HAGERS HANDBUCH DER PHARMAZEUTISCHEN PRAXIS

FÜR APOTHEKER · ARZNEIMITTELHERSTELLER
ÄRZTE UND MEDIZINALBEAMTE

—— VOLLSTÄNDIGE (VIERTE) NEUAUSGABE ——

BEGONNEN VON
WALTHER KERN †

HERAUSGEGEBEN IN GEMEINSCHAFT MIT
H. J. ROTH UND W. SCHMID

VON
P. H. LIST UND L. HÖRHAMMER

ZWEITER BAND

WIRKSTOFFGRUPPEN II

CHEMIKALIEN UND DROGEN

(A — AL)

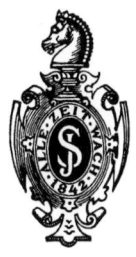

SPRINGER-VERLAG
BERLIN HEIDELBERG GMBH
1969

Abgeschlossen im Juni 1968

ISBN 978-3-642-47926-7 ISBN 978-3-642-47925-0 (eBook)
DOI 10.1007/978-3-642-47925-0

Alle Rechte vorbehalten
Kein Teil dieses Buches darf ohne schriftliche Genehmigung des Springer-Verlages
übersetzt oder in in irgendeiner Form vervielfältigt werden
Library of Congress Catalog Card Number: 67-23458
© by Springer-Verlag Berlin Heidelberg 1925, 1927, 1944, 1958 and 1969
Ursprünglich erschienen bei Springer-Verlag, Berlin/Heidelberg 1969
Softcover reprint of the hardcover 4th edition 1969

Die Wiedergabe von Gebrauchsnamen, Handelsnamen, Warenbezeichnungen usw.
in diesem Werke berechtigt auch ohne besondere Kennzeichnung nicht zu der Annahme,
daß solche Namen im Sinne der Warenzeichen- und Markenschutz-Gesetzgebung
als frei zu betrachten wären und daher von jedermann benutzt werden dürften

Titel Nr. 3882

Mitarbeiter dieses Bandes

Beck, Karin, Dr. rer. nat., Apothekerin u. wiss. Assistentin am Institut für Pharmazeutische Arzneimittellehre der Universität München

Dengler, Bernd, Dr. rer. nat., Apotheker u. wiss. Assistent am Institut für Pharmazeutische Arzneimittellehre der Universität München, z.Z. Visiting-Expert for Pharmacognosy on the National Health Science Institute, Department of Medical Sciences, Bangkok/Thailand

Dultz, Georg, Dr. phil., Farbwerke Hoechst AG, Frankfurt a.M.-Höchst

Groebel, Wilhelm, Dr., Chemisches Landesuntersuchungsamt Nordrhein-Westfalen, Münster

Häussler, Alfons, Dr., Farbwerke Hoechst AG, Frankfurt a.M.-Höchst

Hergott, Josef, Dr., Farbwerke Hoechst AG, Frankfurt a.M.-Höchst

Hörhammer, Ludwig, Dr. phil., Dr. phil. habil., Prof. h.c., Dr. med. h.c., o. ö. Universitätsprofessor für Pharmakognosie, Universität München, Direktor des Instituts für Pharmazeutische Arzneimittellehre

Kühle, Engelbert, Dr., Wiss. Hauptlaboratorium der Farbenfabriken Bayer AG, Leverkusen-Bayerwerk

Kuhnert-Brandstätter, Maria, Dr., o. Professor für Pharmakognosie, Universität Innsbruck, Vorstand des Instituts für Pharmakognosie

List, Paul Heinz, Dr. rer. nat., o. Professor für Pharmazeutische Chemie insbesondere Pharmazeutische Technologie, Universität Marburg/Lahn, Direktor des Instituts für Pharmazeutische Technologie

Luft, Peter, Dr. rer. nat., Universität Marburg/Lahn, Institut für Pharmazeutische Technologie

Mühlbauer, Christa, Apothekerin u. wiss. Assistentin am Institut für Pharmazeutische Arzneimittellehre der Universität München

Neidlein, Richard, Dr. rer. nat., o. Professor für Pharmazeutische Chemie, Universität (TH) Karlsruhe, Direktor des Pharmazeutisch-Chemischen Instituts

Roth, Hermann Josef, Dr. rer. nat., o. Professor für Pharmazie, Universität Bonn, Direktor des Pharmazeutischen Instituts

Rüger, Reinhart, Apotheker u. wiss. Assistent am Institut für Pharmazeutische Arzneimittellehre der Universität München

Schmid, Walter, Dr. med., o. Professor für Pharmakologie und Toxikologie, Universität Marburg/Lahn, Direktor des Pharmakologischen Instituts

Stamm, Helmut, Dr. rer. nat., Dozent, Universität Marburg/Lahn, Institut für Pharmazeutische Chemie

Surborg, Karl-Heinz, Dr., Universität Bonn, Pharmazeutisches Institut

Terlinden, Klaus, Dr. rer. nat., Temmler-Werke, Marburg/Lahn

Wagner, Hildebert, Dr. rer. nat., o. ö. Professor für Spezielle Pharmakognosie, Universität München, Co-Direktor des Instituts für Pharmazeutische Arzneimittellehre

Vorwort

Der vorliegende II. Band der vollständigen (vierten) Neuausgabe von Hagers Handbuch der pharmazeutischen Praxis enthält den Rest der im ersten Band begonnenen Wirkstoffgruppen von „Farbstoffe" bis „Zytostatica". Es wurden jeweils solche Stoffe zusammengefaßt, die nach ihrer pharmakologischen Wirkung, ihrer wirtschaftlichen Anwendung oder nach ihren chemischen Eigenschaften zusammengehören. In mehr oder weniger ausführlichen Vorspannen sind zur jeweiligen Gruppe allgemeine Überblicke über ihre chemischen und physikalischen Eigenschaften und pharmakologischen Wirkungen u. a. Erläuterungen gegeben. Die sich anschließende Aufzählung und Beschreibung der Stoffe kann naturgemäß nicht vollständig sein. Sie enthält stets die in den herangezogenen Arzneibüchern offizinellen Verbindungen und eine Anzahl nicht offizineller handelsüblicher Stoffe, soweit die Angaben darüber den Autoren zugänglich waren. Wenn nachträglich Verbindungen in die in den folgenden Bänden erscheinenden Monographien übernommen wurden, findet sich dort, falls sie zu einer der Wirkstoffgruppen gehören, ein entsprechender Hinweis.

Der Grund für eine solche Trennung ist meist darin zu sehen, daß viele Arzneistoffe nicht eindeutig nur einer der Wirkstoffgruppen zuzuordnen sind. Aus dem gleichen Grund ist auch die Auswahl der Wirkstoffgruppen auf die vorstehend aufgeführten beschränkt worden. Soweit sich Möglichkeiten einer weiteren Zusammenfassung ergaben, sind diese bei der Gestaltung der Monographien genutzt worden.

In einem anschließenden Anhang findet sich der spezielle Teil „Kennzahlen und Beschreibung der Substanzen" zur Identifizierung organischer Substanzen nach L. KOFLER. Er soll dem Benutzer schon vor Abschluß des Handbuches Informationen über physikalische Eigenschaften sehr vieler Arzneistoffe geben.

Im zweiten Teil des II. Bandes beginnen die Monographien der chemischen Verbindungen und Drogen, wobei wiederum nach Möglichkeit eine Zusammenfassung zu Gruppen unter Gesichtspunkten gemeinsamen Ursprungs, gleicher natürlicher oder chemischer Abstammung oder sonstiger gleicher Merkmale erfolgte.

Bei nicht offizinellen Pflanzen, die in der Eingeborenenmedizin oder in der Volksheilkunde verwendet werden, sollen die unter „Anwendung" aufgeführten, oft pharmakologisch oder klinisch unbegründeten, häufig auch unwissenschaftlich klingenden Indikationen lediglich über den bisherigen Gebrauch informieren.

Im Inhaltsverzeichnis sind die für die Wirkstoffgruppen verantwortlich zeichnenden Autoren hinter der Überschrift in Klammern genannt. Die Bearbeitung der Drogenmonographien erfolgte durch Prof. HÖRHAMMER und Mitarbeiter, die der Monographien der chemischen Verbindungen durch Prof. LIST.

Dem Verlag gebührt wiederum besonderer Dank für die gute Ausstattung des Werkes und für die stets gute Zusammenarbeit mit Autoren und Herausgebern. Allen Autoren sind wir für ihre wertvolle Mitarbeit sehr zu Dank verpflichtet.

Im Sommer 1968

Die Herausgeber

Inhaltsübersicht

WIRKSTOFFGRUPPEN II

Farbstoffe	1
Hormone	39
Hypnotica	190
Kunststoffe	237
Lokalanästhetica	275
Organotherapeutica	305
Parasympathomimetica	329
Psychopharmaka	351
Schädlingsbekämpfungsmittel	420
Spasmolytica	484
Sulfonamide	519
Sympathicomimetica	568
Vitamine	621
Zytostatica	738
Nachwort zu den Wirkstoffgruppen	770
Identifizierung organischer Substanzen nach L. KOFLER – Spezieller Teil: Kennzahlen und Beschreibung der Substanzen	771

CHEMIKALIEN UND DROGEN

Chemikalien und Drogen in alphabetischer Reihenfolge von Abies bis Alyxia 869

Ausführliches Inhaltsverzeichnis s. nächste Seite

Inhaltsverzeichnis

WIRKSTOFFGRUPPEN II

Farbstoffe (LIST, LUFT)	1
Nitrofarbstoffe	1
Goldgelb....................	1
Martiusgelb	1
Azofarbstoffe	1
Monoazofarbstoffe	1
Amaranth	1
Chrysoidinum	2
2,4-Diamino-azo-benzol-dihydrojodid	3
Diacetylaminoazotoluolum .	3
Phenazopyridin	4
Tolylblau	4
Bisazofarbstoffe..............	5
Evans Blue	5
Kongorot	6
Bistolazonaphtholum rubrum	7
Sudan III	7
Triphenylmethanfarbstoffe	8
Diaminotriarylmethane	8
Brillantgrün.............	8
Malachitgrün	9
Triaminoarylmethane	9
Crystal Violett	9
Fuchsin	10
Hydroxytriarylmethane	11
Phenolsulfonphthaleinum ..	11
Sulfobromphthalein	12
Jodphthaleinum solubile ...	13
Acridinfarbstoffe	15
Aminoacridini chloridum...	15
Diaminoacridin	15
Aethacridinum lacticum ..	16
Acriflavinium chloratum ...	17
Thiazinfarbstoffe................	18
Azuresin	18
Methylenum caeruleum	19
Toluidinblau	20
Anthrachinonfarbstoffe	21
Dihydroxyanthranolum ...	21
Anthrarobin	22
Chrysarobinum	23
Carminum	24
Dihydroxyanthrachinonum .	25
Xanthenfarbstoffe	26
Eosinum	26
Indigoide Farbstoffe.............	26
Indigo HAB 34	26
Indigo-Karmin	27
Lebensmittelfarbstoffe	28
1. Färbung von Lebensmitteln	28
2. Färbung von Arzneimitteln	29
Alizarinrot S	30
3. Reinheitsforderungen an Lebensmittelfarbstoffe ..	30
4. Chromatographische Trennung der synthetischen Lebensmittelfarbstoffe ..	31
Farbstoffe der Liste A I	32
Gelbe Farbtöne	
Curcumin	32
Tartrazin	32
Chrysoin S	32
Chinolingelb	33
Echtgelb................	33
Orange Farbtöne	
Gellborange S	33
Orange GGN	34
Rote Farbtöne	
Karmin..................	34
Orcein	34
Azorubin................	34
Amaranth	34
Cochenillerot A	34
Scharlach GN	35
Ponceau 6 R	35
Erythrosin	35
Orceinsulfonsäure	36
Anthrachinonblau	36
Patentblau V	36
Indigotin I	37
Grüne Farbtöne	
Chlorophylle..............	37
Chlorophyll-Kupfer-Komplexe	37
Chlorophyllin-Kupfer-Komplexe	37
Schwarze Farbtöne	
Brillantschwarz BN	37
Schwarz 7984.............	37
Carbo medicinalis	37
Verschiedene Farbtöne	
Bixin....................	37

Capsanthin	38
Lycopin	38
Xanthophylle	38
Beetenrot	38
Anthocyane	38
Farbstoffe der Liste A II (Pigmentfarbstoffe)	38
Calciumcarbonat	38
Titandioxid	38
Eisenoxide	38
Aluminium	38
Farbstoffe der Liste B	39
Rubinpigment BK	39
Gebrannte Schwarzerde	39
Farbstoffe der Anlage 4	39
Lactoflavin	39
α-, β-, γ-Carotin	39
β-Apo-8'-Carotinal	39
β-Apo-8'-Carotinsäure-(C_{30})-äthylester	39
Kryptoxanthin	39
Hormone (DULTZ, HÄUSSLER, HERGOTT)	39
Hypophyse	44
Hypophysenvorderlappen-Hormone	45
Wachstumshormon	45
Gonadotrope Hormone	
Follikelreifungshormon	47
Luteinisierungshormon	47
Gonadotropin	47
Serumgonadotropin	52
Gonadotrophinum sericum	52
Schwangerschaftsreaktionen	53
Luteotropes Hormon	55
Thyreotropes Hormon	56
Adrenocorticotropes Hormon	57
Corticotrophin	59
Hypophysenzwischenlappen-Hormone	60
Melanophorenhormon	60
Hypophysenhinterlappen-Hormone	61
Pituitarium Posterius	61
Oxytocin	66
Vasopressin	67
Schilddrüsen-Hormone	68
Thyreoglobulin	70
Thyroid	71
Thyroxinum	73
Thyroxine Sodium	74
Dijodtyrosinum	75
Liothyronine Sodium	76
Nebenschilddrüsen-Hormone	77
Literatur	78
Bauchspeicheldrüsen-Hormone	79
Insulin	79
Insulin DAB 7 - BRD, Insulin Crystals NND 62	82
Injectio Insulini PI.Ed.I/2	82
Insulin-Präparate mit protrahierter Wirkung	86
Globin Zinc Insulin Injection	87
Histon-Zink-Insulinum	88
Protamine Zinc Insulin Injection	88
Triprotamin-Zinc-Insulinum	89
Injectio Insulini aminochincarbamidati	90
Isophane Insulin Injection	90
Orale Antidiabetica	92
Sulfonamide	93
Sulfonylharnstoffe	93
Sulfapyrimidine	94
Biguanide	95
Nebennierenrinden-Hormone	97
Sieben aus der Nebennierenrinde isolierte wirksame Steroide	98
Testmethoden	99
Biosynthese der Steroidhormone	99
Katabolismus der Steroidhormone	100
Synthese der Steroidhormone	100
Schema des biochemischen Aufbaus der Nebennierenrinden- und Sexualhormone	101
Analyse der Steroidhormone und ihrer Metabolite in Körperflüssigkeiten	103
Chromatographischer Nachweis von Fremdsteroiden	104
Steroid-Bestimmung USP XVII	105
Steroid-Nachweis USP XVII	105
Desoxycorticosteronum aceticum	105
Desoxycortone Trimethylacetate	108
Aldosteron	109
Cortison	109
Cortisonacetat	109
Hydrocortisonum	114
Hydrocortisonum acetylatum	115
Hydrocortisonhemisuccinat	116
Hydrocortison-Natriumsuccinat	117
Hydrocortisone Sodium Succinate for Injection	117
Synthetische Corticosteroide mit starkem antiphlogistischem Effekt	118
Betamethasone	118
Dexamethasone	119
Dexamethasone Acetate	120
Dexamethasone Sodium Phosphate	120
Fludrocortisone Acetate	121
Fluocinolone acetonide	122
Fluocortolon	123
Flumethason	123
Fluorometholon	123
9α-Fluorprednisolon-acetat	123
Fluperolon-acetat	123
Fluprednisolon	123
Flurandrenolon	124

Hydrocortamat-hydrochlorid 124
Paramethason 124
Prednisolonum............ 124
Prednisolone Sodium Phosphate 125
Prednisolone Acetate 126
Prednisolone Trimethylacetat 127
Prednisolamate Hydrochloride 127
Methylprednisolone........ 127
Methylprednisolone Acetate 128
Methylprednisolone Sodium Succinate 128
Methylprednisolone Sodium Succinate for Injection 129
16-Methylen-prednisolon ... 129
Prednisonum 129
Prednisone Acetate 131
16β-Methyl-prednison 131
Triamcinolone 132
Triamcinolonacetonid 132
Synthetische Corticosteroide mit starkem antiphlogistischem Effekt 133
Nebennierenmark-Hormone 134
Sexualhormone 135
  Weibliche Sexualhormone . 136
  Männliche Sexualhormone.. 137
Androgene, anabole Steroide .. 138
  Testosteron und seine Ester 138
  Testosteron 138
  Testostérone (acetate de)... 140
  Testosteron-caprinat...... 140
  Testosteron-caprinoylacetat 140
  Testosterone Cyclopentylpropionate 140
  Testosteron-isobutyrat..... 141
  Testosteron-isocapronat.... 141
  Testosteron Enanthate ... 141
  Testosterone Phenylpropionate 142
  Testosteronpropionat 142
  Methyltestosteronum 144
  Fluoxymestrone 146
Anabole, schwach androgene Steroide 146
  Formelbilder der anabolen, schwach androgenen Steroide S. 147
  Androisoxazol 146
  Aethylöstrenol........... 146
  Bolasteron 146
  Chlortestosteronacetat 147
  Dromostanolon-propionat .. 147
  Mestanolon 147
  Methandienone 148
  Methandriolum 148
  Methandrioldipropionat ... 149
  Methenolon 149
  Nandrolone Phenylpropionate 149
  Norboleton 149
  Norethandrolon 149

Oxandrolon 150
Oxymesteron 150
Oxymetholone 150
Stanolon 150
Stanozolol 150
Östrogene 150
  Formelbilder der Östrogene S. 151/152
  Östradiol 151
  Östradiolbenzoat 154
  Östradiolcyclopentylpropionat 156
  Oestradiolum dipropionicum 156
  Östradiolbutyrylacetat..... 157
  Östradiolphenylpropionat .. 157
  Östradioldiönanthat 157
  Östradiolundecylat 157
  Estradiol Valerate......... 157
  Aethinyloestradiolum 158
  Mestranol 160
  17α-Methylöstradiol 160
  Quinöstrol 160
  Östron.................. 160
  16α-Hydroxyöstron-diacetat 161
  Östriol.................. 161
  Piperazine Estrone Sulfate . 162
  Estrogenic Substances Conjugated 162
  Dienoestrolum 163
  Dienoestrolum diaceticum .. 164
  Verschiedene Dienöstrolderivate
  Dienöstrol-dipropionat..... 165
  Dienöstrol-diisovalerianat .. 165
  Dienöstrol-dibenzoat 165
  Dienöstrol-monomethyläther 165
  Dienöstrol-dimethyläther... 165
  Diaethylstilboestrolum 165
  Diaethylstilboestrolumdipropionicum 168
  Natrium diaethylstilboestrolum diphosphoricum . 169
  Diaethylstilboestrolum dimethylicum 170
  Diäthylstilböstrol monomethylat 171
  Hexoestrolum 171
  Benzestrol 172
  Chlorotrianisene 173
  Methallenoestril 174
  Promethestrol Dipropionate 174
  Indenöstroldiacetat........ 175
Gestagene, Progestagene 175
  Progesteronum 176
  Progesteron und seine in 17α-Stellung substituierten Derivate, retro-Progesteron und Dehydro-retro-progesteron . 178
  Hydroxyprogesteron....... 179
  Hydroxyprogesterone capronate 179
  Megestrol 179
  Medroxyprogesterone Acetate 179

Metrogestone 179
Clometherone 179
Chlormadinonacetat 179
Dydrogesterone 180
17α-Aethinyl-testosteron
und 19-nor-Steroide 180
Aethisteronum 180
Dimethisterone 182
Allylöstrenol 182
Aethinodioldiacetat 182
Aethinylöstrenol 183
Methylöstrenolon 183
Norethinodrel 183
Norethisterone 183
Norgestrel................. 184
Relaxin.................. 184
Kombinationspräparate
Östrogene und Androgene.. 185
Gestagene und Androgene.. 185
Gestagene und Östrogene .. 185
Androgene, Gestagene und
Östragene 187
Epiphysenhormon 187
Thymushormon................ 187
Gewebehormone 187
Kinine 187
Bradykinin 188
Kallidin 188
Angiotensin 188
Substanz P 189
Gastrin 189
Gastrin II 189
Serotonin 189

Hypnotica (ROTH) 190
Barbitursäurederivate 190
Barbitursäurederivate –
Übersicht S. 190–196
Acidum diaethylbarbituri-
cum 198
Natrium diaethylbarbituri-
cum 200
Probarbital Sodium 201
Probarbital Calcium 201
Butobarbitone 201
Butabarbital Sodium 202
Pentobarbital............. 202
Pentobarbitalum solubile... 202
Pentobarbital Calcium 203
Amobarbital............... 203
Amobarbital Sodium 203
Hexethal Sodium 204
Acidum phenylaethylbarbi-
turicum 204
Natrium Phenylaethylbar-
bituricum 206
Acidum Isopropyl-furfuryl-
barbituricum 207
Vinbarbital................ 207
Vinbarbital Sodium 207
Crotylbarbitalum 207
Acidum Cyclohexenyläthyl-
barbituricum 208
Calcium cyclohexenyl-
aethyl-barbituricum 209

Heptabarbital 211
Aprobarbitalum........... 211
Aprobarbitalum Sodium ... 212
Acidum isopropyl-brom-
allyl-barbituricum 212
Talbutal 213
Butyl-bromallyl-barbitur-
säure 213
Acidum allyl-isobutyl-bar-
bituricum 214
Secobarbital 214
Secobarbital Sodium 214
Acidum diallylbarbituricum 215
Acidum allyl-cyclopentenyl-
barbituricum 216
Methabarbital 216
Acidum methyl-phenyl-
äthyl barbituricum 216
Acidum Methyl-cyclohexe-
nyl-methyl-barbituricum 217
Natrium methyl-cyclohexe-
nylmethylbarbituricum 219
Acidumbromallyl-isopro-
pyl-methyl-barbituricum ...220
Natrium bromallyl-isopro-
pyl-methyl-barbituricum .. 220
Natrium aethyl-butyl-
thiobarbituricum 220
Natrium isopentyl-äthyl-
thiobarbituricum.......... 220
Natrium aethyl-butylthio-
methyl-thiobarbituricum 222
Natrium 2'-pentyl-methyl-
thioäthyl-thiobarbituricum 222
Natrium allyl-isobutyl-thio-
barbituricum 222
Thiamylal Sodium for in-
jection 222
Natrium cyclohexenylallyl-
thiobarbituricum 223
Cyclische Säureamide 224
Pyrithyldion 224
Ethypiconum 224
Dihyprilon............... 224
Methyprylone 225
Glutethimide 225
Amino-Glutethimide....... 226
Iminophenimidum 226
Aminophenylpyridone 226
Ketohexazinum........... 226
Methaqualon 227
Aethinazon 227
Mogadan 227
Nichtcyclische Harnstoffderi-
vate, Säureamide und Urethane 228
Bromadalum 228
Bromisovalum 229
Acetylcarbromal 230
Apronalid 230
Fenuron 230
Diuron 230
Ibrotalum 231
Valoctamidum........... 231
Urethanum.............. 231
Voluntal 231

Aethinol-Derivate	232
Methylpentinolum	232
Centalun	232
Ethychlorvynol	232
Ethinamate	233
Dolcental	233
Repocal	233
Chloralhydrat und Derivate	233
Chloralum hydratum	233
Toloxichloralum	234
Chloralsalicylamid	234
Petrichloral	234
Chloralose	235
Schlafmittel verschiedener chemischer Konstitution	235
Sulfonalum	235
Methylsulfonalum	235
Amylenum hydratum	236
Ethanion	236
Chlorethiazol	236
Vesparax	236
Hypnazol	237
Calmonal	237
Kunststoffe (ROTH)	237
Begriffe, Definitionen, Einteilung	237
Herstellung	238
Chemisch-physikalische Eigenschaften	239
Verbindungstypen	239
Polymerisate	239
Polyvinylacetat	239
Polyvinylalkohol	240
Polyvinylpyrrolidon	240
Polyacrylsäure	240
Acrylsäure(ester)-Mischpolymerisate	241
Polymethacrylsäure(ester)	242
Mischpolymerisat aus Styrol und Maleinsäureanhydrid	242
Polyäthylenglykole	243
Polykondensate	243
Methylcellulosum	243
Aethyl-hydroxyäthylcellulose	245
Oxidized Cellulose	245
Carboxymethylcellulosi Natrium	246
Cellulosum Ligni regeneratum	247
Dextran	248
Dextran-Sulfat	249
Dextrin	249
Cellulosenitrat	250
Polygalakturonsäureschwefelsäureester	251
Xylan-schwefelsäureester	251
Poloxalkol	252
Hexadimethrine Bromide	252
Polyamine-Methylene Resin	252
Povidone-Iodine	252
Dextriferron	252
Kunststoffe als chirurgisches Nahtmaterial	253
Kunststoffe als chirurgische Hilfsmittel	253
Hilfsstoffe zur Herstellung und Verarbeitung von Kunststoffen	253
Alphabetische Tabelle der wichtigsten Hilfsstoffe bei der Herstellung und Verarbeitung von Kunststoffen S. 255–267	
Analytik der Kunststoffe	268
Analytik der Hilfsstoffe	268
Untersuchungen über die Verwendbarkeit von Kunststoffen	269
Kunststoffe als analytische und präparative Hilfsmittel	272
Therapeutische Anwendung von Kunststoffen	272
Verwendung der Kunststoffe in der Arzneimitteltechnologie	273
Kunststoffe in der Medizin	273
Lokalanästhetica (LIST)	275
Formelübersicht der Lokalanästhetica S. 277	
Analytik der Lokalanästhetica	280
Anästhesin	281
Propäsin	282
p-Aminobenzoesäurebutylester	282
Isobutyl-p-aminobenzoat	283
Methylium aminooxybenzoicum	283
Procain	284
Procainum hydrochloricum	284
Procainum nitricum	285
Procainum boricum	285
Procainglucosid-hydrochlorid	285
Larocain	286
Tutocain	286
Panthesin	286
Naepaine Hydrochloride	287
Butacaine Sulfas	287
Butethamine	288
Tetracain	288
Tetracainum hydrochloricum	289
Tetracaini nitras	291
Cornecain	291
Salicain	291
S 650	292
Oxyprocain-hydrochlorid	292
Butoxy-procain	293
Sympocaine	294
Chlorprocainum hydrochloricum	294
Proparacaine hydrochloride	294
Intracaine	294
Stadacain	295
Cyclomethycaine Hydrochloride	295
Falicain	295
Dyclonine	295

Pramoxine Hydrochloride . 296
Thiocainum 296
Nirvanin................. 296
Lidocainum 296
Lidocainum hydrochloricum 297
Gravocain................ 298
baycain 298
Hostacain................ 298
Scandicain 299
Mepivacaine Hydrochloride. 299
Prilocaine Hydrochloride... 299
Amylocainum hydrochloricum 299
Hexylcain Hydrochloride .. 300
Eucain, Eucain-B 300
Piperocaine Hydrochloride . 301
Phenacaine Hydrochloride . 302
Cinchocainum hydrochloricum 302
Cinchocainum 304
Dimethisoquin Hydrochloride 304
Diperodon Hydrochloride .. 304
Hydroxy-polyäthoxy-dodecan.................... 305

Organotherapeutica (WAGNER) 305
Therapie mit Organen und Organextrakten – Lysat-Therapie.... 306
Hypophysis cerebri 307
Suprarenes 308
Thyreoidea................. 309
Parathyreoidea 310
Thymus 310
Ovarium 311
Testes 313
Hyaluronidase-Präparate...... 314
Blut....................... 314
Arteria 315
Myocard 315
Hepar 317
Knorpelgewebe 319
Milz 319
Renes 320
Pankreas.................. 320
Ventrum.................. 321
Duodenum 322
Gallenblasenwand.......... 322
Placenta 322
Gerinnungsaktive Phospholipidkomplexe 324
Nucleosid- bzw. nucleotidhaltige Organextrakte 324
Polylysate................. 326
Cellular- und Gewebe-Therapie ... 326
Cellulartherapie........... 326
Gewebetherapie nach W. P. FILATOW................ 328
Bogomoletz-Therapie 329
Literaturhinweise zur Organ- und Cellulartherapie .. 329

Parasympathomimetica (ROTH) 329
Direkte Parasympathomimetica... 330
Acetylcholinum chloratum . 330
Carbacholum 332
Methacholinae Chloridum .. 333
Methacholini bromidum ... 334
Bethanechol Chloride 335
Pilocarpine 335
Pilocarpinhydrochlorid..... 336
Pilocarpine nitrate 337
Arecolinum hydrobromicum 338
Arecolin-hydrochlorid...... 339
Muscarin 339
Indirekte Parasympathomimetica . 339
Physostigmine 339
Physostigminum salicylicum 340
Physostigmine sulfate 341
Galanthamin 342
Neostigminum bromatum .. 342
Neostigminum methylsulfuricum.................... 344
Pyridostigmine Bromide ... 345
Benzpyrinium bromide 346
Furamonum 347
Edrophonium Chloride 347
Demecarium Bromide 348
Ambenonium Chloride 348
Echothiophate Iodide...... 349
Isoflurophate 349
Diäthylphosphorsäure-p-nitro-phenolester 350

Psychopharmaka (STAMM) 351
Zusammenfassende Literatur 353
Tranquillizer, Ataractica („minor tranquillizers") 354
Glycerin-Derivate 354
1,3-Glykol-Derivate 354
Andere Alkohole und deren Ester 354
Diphenylmethan-Derivate..... 354
Benzodiazepin-Derivate....... 355
Verschiedene Strukturen 355
Formelübersicht 355
Mephenesinum 357
Mephenesin Carbamate 358
Guajacolum glycerolicum .. 358
Methocarbamol 359
Meprobamatum 359
N-Mono-isopropyl-Derivat des Meprobamats 362
3-Methyl-1-pentyn-3-ol-carbamate 362
Emylcamat 362
Phenprobamat 362
Benactyzine Hydrochloride. 363
Azacyclonol Hydrochloride. 363
Hydroxyzine Hydrochloride 364
Hydroxyzin-pamoat 364
Captodiamin-hydrochlorid . 364
Benztropine Methanesulphonate................. 365
Chlordiazepoxide Hydrochloride 365

Diazepam	366
Nitrazepam	367
Oxazepam	367
Chlormethazanone	367
Äthinazon	367
Neuroleptica („major tranquillizers")	368
Rauwolfia-Aklaloide	368
Benzochinolizin-Derivate	369
Phenothiazin-Derivate	369
Thioxanthen-Derivate	370
Butyrophenon-Derivate	370
Rauwolfia-Alkaloide	371
Reserpinum	371
Deserpidin	375
Rescinnamin	375
Benzochinolizin-Derivate	375
Tetrabenazine	375
Phenothiazin-Derivate	376
Promazini Hydrochloridum	377
Promazinum phosphoricum	378
Chlorpromazinum hydrochloricum	379
Methopromazin	384
Triflupromazinhydrochlorid	384
Acetylpromazine maleas	384
Trimeprazin	385
Trimeprazine Tartrate	386
Levomepromazin	386
Taxilan	386
Trifluoperazine Hydrochloride	387
Butyrylperazin	387
Thioperazin	388
Prochlorperazin	388
Prochlorperazine Maleate	388
Prochlorperazine Methanesulphonate	389
Prochlorperazine Edisylate	390
Dixyrazin	390
Perphenazine	390
Methophenazin	391
Thiopropazate Hydrochloride	392
Fluphenazin	392
Propericiazin	392
Piperacetazin	392
Mepazine	393
Thioridazine Hydrochloride	393
Ethopropazine Hydrochloride	394
Prothipendyl	394
Thioxanthen-Derivate	395
Chlorprothixen	395
Clopenthixol	396
Flupenthixol	396
Butyrophenon-Derivate	396
Haloperidol	397
Trifluperidol	397
Methylperidol	397
Floropipamid	397
Glianimon	398
Droperidol	398
Thymoleptica	398
Imipramine Hydrochloride	401
Desipramin	402
Opipramol	402
Carbamazepin	403
Dibenzepin	403
Amitriptylin	403
Nortriptylin	403
Protriptylin	404
Melitracen	404
Monoaminoxydase-Hemmstoffe (MAO-Hemmer) mit psychotroper Wirkung (Thymerethica)	404
Hydrazin-Derivate	406
Phenelzin	406
Pheniprazin	407
Mebanazin	407
Phenoxypropazin	407
Iproniazid	408
Nialamid	408
Isocarboxazid	408
Pivazid	409
Einfache Amide	409
Tranylcypromin	409
Pargylin	410
Aethyltryptamin-acetat	410
Harmala-Alkaloide	410
Psychotonica	410
Verbindungen mit Amphetamin-Struktur	411
Dimethylaminoäthanol und Derivate	412
Verschiedene Strukturen	412
Formelübersicht S. 413	
Dimephenopan	414
Captagon	414
Aponeuron	415
Prolintan	415
Fencamfamin	415
Pipradol Hydrochloride	415
Methylphenidat	416
Dimethylaminoäthanol	417
Centrophenoxin	417
Orphenadrine Hydrochloride	418
Orphenadrine Citrate	418
Pomolin	418
Pyrithioxin	419
3,3-Pentamethylen-4-hydroxybuttersaures Natrium	419
Psychotomometica (Halluzinogene, psychotoxische Substanzen, Psychodysleptica, Psycholytica)	419
Lysergsäurediäthylamid	420

Schädlingsbekämpfungsmittel (KÜHLE) 420

Chemische Schädlingsbekämpfung	421
Fungizide	422
Herbizide	439
Insektizide	457
Akarizide	473
Nematizide	476
Rodentizide	479

Sonstige Anwendungsgebiete .. 483
  Literatur................ 484
Spasmolytica (ROTH) 484
  Formelübersicht S. 485–492
  Tropasäureester 492
    Atropinum 492
    Atropinum sulfuricum 493
    Hyoscyaminum sulfuricum . 495
    Methylatropinium bromatum 496
    Methylatropinium nitricum. 497
    Scopolaminum hydrobromicum 499
    Scopolamini methylbromidum 500
    Methylscopolamini nitras... 501
    Buscopan 502
    Amprotropine 502
  Mandelsäureester............ 502
    Homatropinum hydrobromicum 502
    Methylhomatropinium bromatum 504
  Benzilsäureester 505
    Mepenzolate Bromide 505
    Pipenzolate methylbromide. 505
    Piribenzil-Methylsulfat..... 505
    Diphemin-Asaletten 505
    Benactyzine hydrochloride . 506
  Partiell hydrierte Benzilsäureester 506
    Oxyphenonium bromide ... 506
    Oxyphencyclimine hydrochloride 506
  Diphenylessigsäure- und Diphenylthioessigsäure-ester 506
    Piperidolate hydrochloride... 506
  Phenylessigsäureester u. ä. Verbindungen 507
    Ventroquart.............. 507
    Valethamate bromide 507
    Cyclopentolate hydrochloride 507
    Bietamiverine 507
    Caramiphen hydrochloride.. 508
    Sedotussin 508
    Metcaraphen 508
  Verschiedene Alkanolaminester. 508
    Penthienate bromide 508
    Propantheline Bromide 509
    Methantheline bromide 509
    Dicyclomine hydrochloride . 510
  Phenyl-propanol- und -äthanolamine 510
    Procyclidine hydrochloride . 510
    Trihexyphenidyl hydrochloride 511
    Tridihexethyl chloride 512
    Tricyclamol Chloride 512
    Cycrimine Hydrochloride... 512
    Biperiden Hydrochloride
      (Lactate)................ 513
    Hexocyclium Methylsulfate. 513

  Basisch substituierte Diphenylessigsäureamide............. 513
    Isopropamide Iodide 513
    Aminopentamide Sulfate... 513
  Aromatisch substituierte Alkylamine und Alkanolaminäther .. 513
    1,1-Diphenyl-3-piperidinopropanhydrochlorid 513
    Benztropine Methanesulphonate................. 514
  Verschiedene 514
    Avacan 514
    Belladonninbisulfat........ 515
    Benzomethamine.......... 515
    Dibutoline Sulfate 516
    Dimethylan 516
    Diphemanil methylsulfate . 516
    Escorpal 517
    Lyspamin 517
    Sigmagyn 517
    Tiemoniumjodid 517
    β-Diäthyl-amino-äthyl-(α-methyl-2,5-endomethylen-Δ^3-tetrahydro-benzhydroxyl)-äther-brommethylat... 518
Sulfonamide (ROTH) 519
  Allgemeine Hinweise zur Analytik der Sulfonamide 523
  Formelübersicht der Sulfonamide S. 524–531
    Sulfanilamidum 534
    Sulfanilacetamidum 536
    Sodium Sulfacetamide 537
    Sulfacarbamidum 537
    Intestin-Euvernil 538
    Sulfacarbamidum Natrium . 538
    Sulfaguanidin 539
    Sulfanilthiocarbamid 540
    Senecionyl-Sulfanilamid ... 541
    Sulfanilylxylamidum 541
    N^1-(4-Isopropoxybenzoyl)-sulfanilamid 541
    Salthion liquidum „vet" ... 541
    Sulcimidum 541
    Sulfapyridine............ 542
    Sulfadiazinum 542
    Sulfadiazini Natrium 544
    Sulfamerazinum 544
    Sulfamerazinum Natricum . 546
    Sulfamethyldiazin 546
    Sulfadimidinum.......... 546
    Sulfadimidini Natrium 547
    Sulfisomidin............. 548
    Sulfamethoxydiazin 549
    Sulfadimethoxine 549
    Sulfamethoxypyridazine ... 549
    Acetyl-Sulfamethoxypyridazine 550
    Sulfisoxazole 550
    Acetyl-Sulfisoxazole 551
    Sulfisoxazole Diethanolamine 552
    Sulfadimethyloxazol 552
    Sulfathiazol 552

Sulfathiazoli Natrium 553
Sulfazolum 554
Sulfaphenazolum 554
Sulphamethizole 555
Sulfaethidolum 556
Sulfanthrolum 556
Sulfachlorpyridazin 557
Sulfamethoxypyrazin 557
Sulfamethoxazol 557
Streptocidum album solubile 557
Succinylsulphathiazole 558
Phthalylsulfathiazolum 559
Oxychinolin-Phthalylsulfathiazol 560
Sulfanilacetamidum Phthalylatum 560
Glucosulfonamidum 561
Formaldehyd-Sulfathiazol .. 561
Diaminoazobenzolsulfonamidum 562
Salicylazo-Sulfapyridine ... 562
Prontosil solubile 562
Marfanil 563
Para-Nitrosulfathiazole 563
Sodium Sulfoxone 563
Baludon 564
Sodium Glucosulfone 564
Solapsone 564
Acediasulfonum natricum .. 565
Thiazolsulfone 565

Kombinationspräparate nach dem Sulfaadditionsprinzip 565
    Andal 565
    Combiamid „Dr. Winzer".. 565
    Dosulfin 566
    Marbadal 566
    Pluriseptal 566
    Protocid 566
    Sulfa-Oratren „Bayer" 566
    Sulfa-Tardocillin-Saft „Bayer" 566
    Sulfacinol-Wander 566
    Supracid 566
    Supronalum 566
    Solu-Supronal 566
    Supronal „B-Puder" 567
    Trisulfapyrimidines Oral Suspension 567
    Trisulfapyrimidines Tablets. 568

Sympathicomimetica (ROTH) 568
    Systematik der Sympathicomimetica S. 571–575
    Allgemeine Hinweise zur Analytik der Sympathicomimetica 575
    Quantitative Bestimmungen der Sympathicomimetica 577
    Adrenalinum 578
    Adrenalinum hydrochloricum 580
    Adrenalinum bitartaricum.. 580
    Noradrenalin hydrochlorid . 581
    Noradrenalinum bitartaricum 582

Dihydroxyphenyl-aminopropanolum hydrochloricum 583
Isoprenaline Sulphate 584
Isoprenalini Hydrochloridum 585
Isolevin 586
Dihydroxyephedrin 586
Butanephrin 587
Methadren 587
Epinine 587
Oxyphenylmethylaminoaethanolum tartaricum 587
Bamethansulfat 589
Suprifen 589
Nylidrin Hydrochloride 590
Hydroxyamphetamine Hydrobromide 590
Pholedrinum sulfuricum ... 591
Phenylephrine Hydrochloride 592
Effortil 594
Novadrol 594
Metaraminol............. 594
Methoxyphenamine Hydrochloride 594
Methoxamide Hydrochloride 595
Apophedrin 596
Phenylpropanolamine Hydrochloride 596
Norpseudoephedrinum hydrochloricum 597
Ephedrin 597
Ephedrinum hydrochloricum 599
Ephedrine Sulfate 600
D,L-Ephedrinum hydrochloricum 601
D,L-Ephedrinsulfat 602
l-Methylephedrini hydrochloridum 602
dl-Methylephedrini hydrochloridum 602
N-Aethyl-L-ephedrin 603
Amphetaminum 603
Amphetamine Sulfate 604
Amphetamine Phosphate... 605
Dextro Amphetamine Sulfate 606
Methylamphetamine 606
Phenyl-methylamino-propanum hydrochloricum 607
Phenylpromethamin 609
Phenylpropylmethylamine Hydrochloride 610
Mephentermine 610
Mephentermine Sulfate 610
Propylhexedrine 611
Propylhexedrinum hydrochloricum 611
Cyclopentamine Hydrochloride 612
Naphazoline Hydrochloride. 613
Naphazoline Nitrate 614
Ritalin 614
Pectamed 615

Adrenalonum 615
Adrenoni hydrochloridum .. 615
Asthma-Tropon 616
Rhinogutt 616
Preludin 616
Cafilon 616
Tuaminoheptan 617
Tuaminoheptane Sulfate ... 617
N,1-Dimethylhexylamin ... 617
Methylhexaneamine 618
Heptaminolum 618
Tyzine 618
Ascensil 618
Alupent 619
Isometheptene Hydrochloride 619
Isometheptene Mucate 619
Isoxsuprine Hydrochloride . 619
Protokylol Hydrochloride .. 619
Xylomethazoline Hydrochloride 620

Vitamine (ROTH, SURBORG) 620

Einteilung der Vitamine S. 621
  Vitamineinheiten 622
  Beziehungen zwischen Vitaminen und Enzymen 622
  Vitamin A 622
  Axerophthylium aceticum .. 633
  Ölige Vitamin-A-Lösungen . 633
  Vitamin A-Palmitat 634
  Vitamin A_2 634
  Vitamin A_1-Aldehyd 635
  Vitamin A_1-Isomere 635
  Neo-a-Vitamin A_1 635
  Neo-b-Vitamin A_1 635
  Neo-c-Vitamin A_1 635
  Iso-a-Vitamin A_1 636
  Iso-b-Vitamin A_1 636
  Provitamine A 636
  α-Carotin 637
  β-Carotin 637
  γ-Carotin 637
  Kryptoxanthin 638
  Echinenon 638
  Citroxanthin 638
  Torularhodin 638
  Calciferolum 639
  Cholecalciferolum 645
  Cholecalciferol-Cholesterin . 648
  Vitamin E 648
  α-Tocopherolacetat 652
  d-Alpha Tocopheryl acetate 653
  Dextocoferyli succinas 654
  dl-Alpha Tocopherol 655
  Tocopherole 655
  β-Tocopherol 655
  γ-Tocopherol 656
  δ-Tocopherol 656
  ε-Tocopherol 656
  ζ_1-Tocopherol 656
  ζ_2-Tocopherol 656
  η-Tocopherol 656
  Vitamin K 657

Übersichtstabelle mit den Bezeichnungen der einzelnen K-Vitamine S. 659
  Phytonadione 660
  Vitamin-K_1-Oxid 661
  Vitamin K_2 661
  Methylnaphthochinon 662
  Menadionum Natrium bisulfurosum 663
  Menadiol-dibutyrat 665
  Acetomenaphthone 666
  Menadiol Sodium Diphosphate 666
  Vitamin K_5 667
  Vitamin K_6 668

Offizinelle, wasserlösliche Vitamine (Tabelle) S. 668
  Vitamin K_7 669
  Vitamin B_1 669
  Thiamine Mononitrate 673
  Thiaminum bromatum 674
  Diacetylthiamin 674
  Dithiopropylthiamin 674
  Thiamin-tetrahydro-furfuryl-disulfid 675
  Benfotiamin 675
  Cocarboxylase 675
  α-Liponyl-thiamin 676
  Vitamin B_2 677
  Natrii riboflavinophosphas . 682
  Methylol Riboflavin 683
  Vitamin B_6 683
  Pyridoxinum hydrochloricum 685
  Pyridoxal hydrochloride ... 688
  Pyridoxamine dihydrochloride 689
  Vitamin B_{12} 689
  Cobalamine 689
  Cyanocobalaminum 691
  Aquocobalamin 693
  Vitamin B_{15} 694
  D-(+)-Pantothensäure 694
  Calcium pantothenicum 696
  Racemic Calcium Pantothenate 698
  Pantothenolum 699
  Nicotinamidum 700
  Codehydrase I 704
  Codehydrase II 704
  Biotin 705
  Biocytin 708
  Inositol 708
  Acidum folicum 709
  Vitamin P 714
  Rutinum 714
  Hesperidin 716
  Naringin 717

Übersicht über weitere Faktoren des Vitamin B-Komplexes S. 717
  Acidum Ascorbicum 717
  Reduktone 726
  Redukton 726
  Reduktinsäure 726

Acidum para-aminobenzoicum 726
Polyvitaminpräparate (Übersicht) S. 728–735
Die Vitaminisierung von Lebensmitteln 736
Antivitamine 737

Zytostatica (NEIDLEIN) 738
Tabellarische Übersicht der Zytostatica S. 739–745
Alkylantien 746
  Stickstofflostderivate 746
    Mustine Hydrochloride 746
    Chlornaphazin 746
    Chloraethaminacil 747
    Chlorambucil 747
    Melphalan................ 748
    Trimustin 749
    Cyclophosphamidum 749
    Trichloräthoxy-phosphamid 751
    Mechloräthaminoxid-hydrochlorid.................... 751
    Novembichinum 751
    Mannomustine Hydrochloride 751
  Aethyleniminderivate 752
    Thiotepa................ 752
    Azetepa................. 752
    Benzodepa 753
    Meturedepa 753
    Uredepa 753
    Tretamine............... 753
    Triaziquonum 754
  Oxiranderivate 754
    Epodyl 754
Antimetaboliten des Nucleinsäurestoffwechsels 754
  Folsäurederivate 754
    Methotrexat.............. 754
    Aminopterin-Natrium 756
  Purinderivate............... 756
    Mercaptopurin 756
    Azathioprin 757
  Pyrimidinderivate 757
    Fluracil................. 757
Naturstoffe mit zytostatischem Effekt 758
  Demecolcin............... 758
  Vinblastinsulfat 758
  Vincristinsulfat 759
  Proresid, SP-G 760
  Proresid, SP-I 761
Antibiotica mit zytostatischem Effekt 763
  Dactinomycin 763
  Actinomycin C 765
  Azaserin 765
  DON 765
Andere Präparate 766
  Busulphan 766
  Thiodiglykol............. 766
  Diphenyl-thiocarbazon 766
  Urethanum............... 767
  Natulan 767
  Diäthylstilboestrol 768
  Diäthylstilboestroldipropionat 768

Nachwort zu den Wirkstoffgruppen .. 770

Identifizierung organischer Substanzen nach L. Kofler (KUHNERT-BRANDSTÄTTER) 771
  Spezieller Teil: Kennzahlen und Beschreibung der Substanzen 771

CHEMIKALIEN UND DROGEN

Chemikalien und Drogen in alphabetischer Reihenfolge von Abies bis Alyxia 869

Abkürzungen

a) Arzneibücher[1], Ergänzungsbücher[1], Nachschlagewerke u. a., die bei der Erarbeitung des Textes herangezogen wurden

Belg. III = Ph. Belg. = Pharmacopoea Belgica ed. III. 1906
Belg. IV = Pharmacopée Belge 4e Edition 1930
BP 14 = The British Pharmacopoeia 1914
BP 32 = The British Pharmacopoeia 1932
BP 53 = British Pharmacopoeia 1953
BP 58 = British Pharmacopoeia 1958
BP 58 – Add. 60 = British Pharmacopoeia 1958 – Addendum 1960
BP 63 = British Pharmacopoeia 1963
BP 63 – Add. 64 = British Pharmacopoeia 1963 – Addendum 1964
BP 63 – Add. 66 = British Pharmacopoeia – Addendum 1966
BPC 34 = British Pharmaceutical Codex 1934
BPC 49 = British Pharmaceutical Codex 1949
BPC 54 = British Pharmaceutical Codex 1954
BPC 59 = British Pharmaceutical Codex 1959
BPC 63 = British Pharmaceutical Codex 1963
Brasil. 1 = Pharmacopeia dos Estados Unidos do Brasil 1926
Brasil. 2 = Farmacopeia dos Estados Unidos do Brasil 1959
B. Vet. C. 53 = British Veterinary Codex 1953
CF 1908 = Ph. Gall. 08 = Code française = Pharmacopée française 1908
CF Vet. 1908 = Médicaments vétérinaires de la Pharmacopée française
CF 37 = Ph. Gall. 37 = Code française = Pharmacopée française 6e Edition 1937
CF 49 = Ph. Gall. 49 = Code Française = Pharmacopoea Gallica 1949
CF 65 = Ph. Gall. 65 = Code Française = Pharmacopoea Gallica 1965
Chil. III = Farmacopea Chilena, Tercera Edición 1941
CsL 2 = Pharmacopoea Bohemoslovenica, Editio secunda
CsL 2 – Add. = Pharmacopoea Bohemoslovenica, Editio secunda Addendum
Croat. II = Pharmacopoea Croatico-Slavonica, ed. II. 1901
DAB 5 = Deutsches Arzneibuch, 5. Ausgabe 1910
DAB 6 = Deutsches Arzneibuch, 6. Ausgabe 1926
DAB 6 – Nachtr. 54 (DDR) = Nachtrag zum DAB 6 aus dem Jahre 1954, DDR
DAB 6 – Nachtr. 59 (DDR) = Nachtrag zum DAB 6 aus dem Jahre 1959, DDR
DAB 6 – 3. Nachtr. (BRD) = 3. Nachtrag zum DAB 6 aus dem Jahre 1957, BRD
DAB 7 – BRD = Deutsches Arzneibuch, 7. Ausgabe, BRD 1968
DAB 7 – DDR = Deutsches Arzneibuch, 7. Ausgabe, DDR
Dan. 1907 – Pharmacopoea Danica 1907
Dan. VIII = Ph. Dan. 33 = Pharmacopoea Danica (Editio VIII) 1933
Disp. Dan. VIII = Dispensatorium Danicum 1938
Dan. IX = Ph. Dan. 48 = Pharmacopoea Danica 1948, Editio IX
Dan. IX – Add. = Ph. Dan. 48 – Add. = Pharmacopoea Danica 1948 Addendum
Disp. Dan. 63 = Dispensatorium Danicum 1963
DGF – Einheitsmethoden = Deutsche Einheitsmethoden zur Untersuchung von Fetten, Fettprodukten und verwandten Stoffen, Deutsche Gesellschaft für Fettwissenschaft, Münster
Egypt. P. 53 = Egyptian Pharmacopoeia 1953
Erg.B. IV = Ergänzungsbuch zum Deutschen Arzneibuch 4. Ausgabe 1916
Erg.B. 6 = Ergänzungsbuch zur 6. Ausgabe des Deutschen Arzneibuches
Extra P. 58 = The Extra Pharmacopoeia 1958 (Martindale)
Extra P. 67 = The Extra Pharmacopoeia 1967 (Martindale, 25. Ausg.)

---

[1] Da im internationalen Schrifttum häufig mehrere Abkürzungen für Arzneibuch- und Ergänzungsbuchnamen gebräuchlich sind, tauchen diese auch im vorliegenden Werk auf. Sie sind hier aufgeführt.

FDA = Food and Drug Administration, Department of Health, Education and Welfare, Washington 25, D.C., USA
Fenn. 37 = Suomen Pharmacopoea Editio sexta 1937
HAB 34 = Deutsches Homöopathisches Arzneibuch 1934
Helv. IV = Ph. Helv. IV = Pharmacopoea Helvetica, ed. IV. 1907
Helv. V = Ph. Helv. V = Pharmacopoea Helvetica 1933, Editio Quinta
Helv. V - Suppl. II = Pharmacopoea Helvetica 1933, Editio Quinta Supplementum secundum
Helv. V - Suppl. III = Pharmacopoea Helvetica 1933, Editio Quinta Supplementum tertium
Hisp. VII = Farmacopea Oficial Española VII, 1905
Hisp. VIII = Farmacopea Oficial Española, octava Edición 1936
Hisp. IX = Farmacopea Oficial Española, novena Edición 1954
HPUS 54 = The Homoeopathic Pharmacopoeia of the United States, 6. Edition Revised 1954
HPUS 64 = The Homoeopathic Pharmacopoeia of the United States, 7. Edition Revised 1964
Hung. III = Ph. Hung. 09 = Pharmacopoea Hungarica ed. III. 1909
Hung. IV = Ph. Hung. 34 = Pharmacopoea Hungarica ed. IV. 1934
Hung. V. = Ph. Hung. 54 = Pharmacopoea Hungarica Editio V. 1954
Ind. P. 55 = The Indian Pharmacopoeia 1955
Ind. P. 66 = The Indian Pharmacopoeia 1966
Ind. P. C. 53 = The Indian Pharmaceutical Codex 1953
Ital. III = Farmacopea Ufficiale del Regno D'Italia ed. III. 1909
Ital. VI = Farmacopea Ufficiale del Regno D'Italia ed. VI 1940
Ital. VII = Farmacopea Ufficiale della Republica Italiana settima Editione 1965
Jap. III = Pharmacopoea of Japan, ed. III. 1907
Jap. 51 = Pharmacopoea Japonica, Editio sexta 1951
Jap. 61 = Pharmacopoea Japonica, Editio septa 1961
Jap. 62 = Pharmacopoea Japonica, Editio septa 1962
Jug. I = Pharmacopoea Jugoslavica 1933
Jug. II = Pharmacopoea Jugoslavica, Editio secunda
Merck Ind. 60 = The Merck Index 1960
Mex. P. 52 = Farmacopea Nacional de los Estados Unidos Mexicanos II.
Ned. IV = Ph. Ned. 05 = Pharmacopoea Nederlandica, ed. IV. 1905
Ned. 5 = Ph. Ned. 26 = Nederlandse Pharmacopee Vijfde Uitgave 1926
Ned. 6 = Ph. Ned. 58 = Nederlandse Pharmacopee Zesde Uitgave 1958
NF I = The National Formulary First Edition 1888
NF VI = The National Formulary Sixth Edition 1936
NF IX = The National Formulary Ninth Edition 1950
NF X = The National Formulary Tenth Edition 1955
NF XI = The National Formulary Eleventh Edition 1960
NF XII = The National Formulary Twelfth Edition 1965
NFN = Nordisk Farmakopénaevn
NND 64 (65; 66) = New and Nonofficial Drugs 1964 (65; 66) vor 1958 als NNR = New and Nonofficial Remedies bezeichnet
Nord. 63 = Pharmacopoea Nordica 1963
Norv. IV = Pharmacopoea Norvegica, ed. IV. 1913
Norv. V = Pharmacopoea Norvegica, ed. V. 1939
ÖAB 8 = Pharmacopoea Austriaca ed. VIII 1906
ÖAB 9 = Österreichisches Arzneibuch, 9. Ausgabe
PI.Ed. I/1 oder I/2 = Internationale Pharmakopöe, I. Ausgabe, 1. oder 2. Teil
PI.Ed. I - Suppl. = Internationale Pharmakopöe I. Ausgabe, Supplement
PI.Ed. II = II. Ausgabe der Internationalen Pharmakopöe 1967
Pol. III = Farmacopea Polska III. 1954
Portug. 1876 = Pharmacopea Portugueza 1876
Portug. 35 = Pharmacopeia Portuguesa 1935
Ross. III = Pharmacopoea Rossica III. 1910
Ross. 34 = Pharmacopoea Rossica 1934
Ross. 8 = Pharmacopoea Rossica 1948, Editio octa
Ross. 8 - Add. 52 = Pharmacopoea Rossica 1948, Addendum 1952
Ross. 9 = Pharmacopoea Rossica 1961, Editio nona
Subs. Pharm. = Subsidia Pharmaceutica, Wissensch. Zentralstelle des Schweizerischen Apothekervereins, Zürich 1957 bis 1967
Svec. IX = Pharmacopoea Svecica Ed. IX. 1908
Svec. 25 = Svenska Farmakopen Ed. X. 1925
Svec. 46 = Svenska Farmakopen Ed. XI. 1946
USD 55 = United States Dispensatory 1955
USD 60 = United States Dispensatory 1960
USP IX = The Pharmacopoeia of the USA IX. 1916
USP XI = The Pharmacopoeia of the USA XI. 1936
USP XVII (XVI, XV, XIV) = The Pharmacopoeia of the USA, XVII. (XVI., XV., XIV.) Revision.

b) Abkürzungen im Text

A. = Äthylalkohol
Abb. = Abbildung(en)
abs. = absolut(e)
Ae. = Diäthyläther
A.G. = Atomgewicht
akt. = aktiv(e)
allg. = allgemein(e)
anorg. = anorganisch(e)
Anw. = Anwendung(en)
AZ = Acetylzahl
BAN = British Approved Name
   (anerkannte, britische Kurzbezeichnung)
bes. = besonders, besondere, insbesondere
Beschr. = Beschreibung(en)
bidest. = doppelt destilliert
Bldg. = Bildung(en)
Brit. = Britisch
Bu-Z = Buchner-Zahl
bzgl. = bezüglich
Bzl. = Benzol
Bzn. = Benzin
Chlf. = Chloroform
d = Dichte
d_4^{20} = Dichte bei 20° gemessen und bezogen auf W. von 4°
Darst. = Darstellung(en)
D.A.S. = Deutsche Auslegeschrift
DBP = Deutsches Bundespatent
DCF = Dénomination Commune Française
D.Chr. = Dünnschichtchromatographie
d.chr. = dünnschichtchromatographisch
DCI = Dénomination Commune Internationale proposée
DCI rec. = Dénomination Commune Internationale recommandée
dest. = destillieren, destilliert(e)
DL = dosis letalis
DRP = Deutsches Reichspatent
d.Th. = der Theorie
d.th. = des theoretischen (z.B. Wertes)
Durchf. = Durchführung(en)
Eig. = Eigenschaften
Einw. = Einwirkung(en)
entspr. = entspricht
Entw. = Entwicklung(en)
Ep. = Erstarrungspunkt
Erk. = Erkennung
EZ = Esterzahl
Farb-VL = Farb-Vergleichslösung
Fbg. = Färbung
Fl. = Flüssigkeit(en)
fl. = flüssig(e)
Fllg. = Fällung
Fp. = Schmelzpunkt
g.chr. = gaschromatographisch
Geh. = Gehalt(e)
gesätt. = gesättigt(e)
Gew. = Gewicht(e)
ggf. = gegebenenfalls
Ggw. = Gegenwart
Gl. = Gleichung
Gln. = Gleichungen
Hb. = Hämoglobin

Herst. = Herstellung
i.c. = intracardial
I.E. = Internationale Einheit
i.m. = intramusculär
inakt. = inaktiv
INN = International Nonproprietory Name
   (internationaler Freiname)
IP = isoelektrischer Punkt
i.p. = intraperitoneal
IR = Infrarot (Ultrarot)
i.v. = intravenös
JZ = Jodzahl
Komm. = Kommentar
Konst. = Konstante(n)
konst. = konstant(e)
konz. = konzentriert(e)
Kp. = Siedepunkt
$Kp._{0,2}$ = Siedepunkt bei 0,2 Torr
krist. = kristallisiert(e)
l.c. = loco citato
Lit. = Literatur
lösl. = löslich
Lsg. = Lösung(en)
Lsgm. = Lösungsmittel
m = molar (Konzentrationsangabe)
M. = Methanol
M.G. = Molekulargewicht
Min. = Minute(n)
Mitt. = Mitteilung(en)
mU = Millieinheit = milliunit
n = normal (Konzentrationsangabe)
n- = normal (Isomerieangabe)
Nachw. = Nachweis
Nd. = Niederschlag
OHZ = Hydroxylzahl
opt. akt. = optisch aktiv(e)
org. = organisch(e)
p.a. = pro analysi
PAe. = Petrolaether
Pat. = Patent
P.Chr. = Papierchromatographie
p.chr. = papierchromatographisch
Po-Z = Polenske-Zahl
prim. = primär(e)
Prod. = Produkt(e)
Prüf. = Prfg. = Prüfung(en)
qual. = qualitativ(e)
quant. = quantitativ(e)
quart. = quartär(e)
rac. = racemisch(e)
Rg. = Reagens
RhZ = Rhodanzahl
Rk. = Reaktion(en)
RL = Reagenslösung
R-M-Z = Reichert-Meißl-Zahl
s. = siehe
s.c. = subcutan
sd. = siedend(e)
Sek. = Sekunde(n)
sek. = sekundär
Spez. Gew. = spezifisches Gewicht
spp. = species
s.S. = siehe Seite

Std. = Stunde(n)
std. = stündig(e)
symm. = symmetrisch(e)
Syn. = Synonym(e)
Synth. = Synthese(n)
synth. = synthetisch(e)
SZ = Säurezahl
T. = Teil(e)
Temp. = Temperatur(en)
tern. = ternär(e)
tert. = tertiär(e)
Tr. = Tropfen
Trbg. = Trübung(en)
U = Umdrehung (z. B. U/min), aber auch Unit (Einheit) (z. B. S. 633)
U.E. = USP-Einheit(en)
ungesätt. = ungesättigt(e)

unlösl. = unlöslich(e)
Unters. = Untersuchung(en)
USAN = United States Adopted Name
UV = Ultraviolett
verd. = verdünnt(e)
vgl. = vergleiche
Vol. = Volumen, volumina
Vol.T. = Volumteil(e)
Vork. = Vorkommen
VZ = Verseifungszahl
W. = Wasser
Wrkg. = Wirkung(en)
wss. = wässerig(e)
Zerf. = Zerfall, Zerfälle
Zers. = Zersetzung(en)
Zersp. = Zersetzungspunkt
ZNS = Zentralnervensystem

c) Abkürzungen der Botanikernamen

AFZEL. = AFZELIUS, ADAM
AGARDH = AGARDH, JAKOB GEORG
AIT. = AITON, WILLIAM
ALL. = ALLIONI, CARLO
ANDR. = ANDREWS, HENRY C.
ANDRZ. = ANDRZEJOWSKI, ANTON LUKIANOWICZ
ASCHERS. = ASCHERSON, PAUL FRIEDRICH AUGUST
AUB. = AUBLET, JEAN BAPTISTE CHRISTOPHORE FUSEE

BABINGT. = BABINGTON, CHARLES CARDALE
BAILL. = BAILLON, HENRI ERNEST
BAK. = BAKER, JOHN GILBERT
BAL. = BALANSA, B.
BALF. f. = BALFOUR, ISAAC BAILEY
BARTL. = BARTLING, FRIEDRICH GOTTLIEB
BEAUV. = BEAUVOIS, PALISOT DE, AMBROISE MARIE FRANÇOIS JOSEPH, Baron
BENTH. = BENTHAM, GEORGE
BERG = BERG, OTTO KARL
BESS. = BESSER, WILLIBALD SWIBERT JOSEPH GOTTLIEB VON
B. S. P. = BRITTON NATHANIEL, STERN, POGGENB.
BGE. = BUNGE, ALEXANDER VON
BLANCO = BLANCO, MANUEL
BL. = BLUME, DR. CARL LUDWIG
BOISS. = BOISSIER, EDMUND
BOIV. = BOIVIN, LOUIS HYACINTHE
BOLUS = BOLUS, L. H. M.
BORNM. = BORNMÜLLER, JOSEPH FRIEDRICH NIKOLAUS
BORZI = BORZI, A.
BRITTON = BRITTON, NATHANIEL LORD
BRONGN. = BRONGNIART, ADOLPHE THEODOR
N. E. BR. = BROWN, NICOLAS EDWARD
BUC'HOZ = BUC'HOZ, PIERRE JOSEPH
BURCH. = BURCHELL, WILLIAM J.
BURM. f. = BURMANN (filius), NIKOLAUS LAURENZ
BURTT DAVY = BURTT DAVY, JOSEPH

CARR. = CARRIERE, ELIE ABEL
CATHEL. = CATHELINEAU, H.
CAV. = CAVANILLES, ANTONIO JOSE
CHAIX = CHAIX, DOMINIQUE
A. CHEV. = CHEVALLIER, AUGUSTE J. B.
C. B. CL. = CLARKE, C. B.
L. E. CODD = CODD, L. E.
CORREA = CORREA DA SERRA, JOSE FRANCISCO

DALLA TORRE = DALLA TORRE, KARL WILHELM
A. DC. = DE CANDOLLE, ALPHONSE
DC. = DE CANDOLLE, AUGUSTIN PYRAMUS
DECNE. = DECAISNE, JOSEPH
DEL. = DELILE, ALIRE RAFFENEAU
DESF. = DESFONTAINES, RENE LOUICHE
DIETR. = DIETRICH, ALBERT
DÖLL = DÖLL, JOH. CHRISTIAN
G. DON = DON, GEORGE
DONN = DONN, JAMES
DRUM. = DRUMMOND, JAMES
DRYAND. = DRYANDER, JONAS

E. u. Z. = ECKLON, CHRISTIAN FRIEDRICH und ZEYHER, KARL
ENGL. = ENGLER, HEINR. GUSTAV ADOLF

FORSK. = FORSKAL, P.
FORST. f. = FORSTER filius, JOHANN GEORG ADAM
J. R. et G. FORST. = FORSTER, JOHANN REINHARD und GEORG
FRANCH. = FRANCHET, ADRIEN R.

GAERTN. = GAERTNER, JOSEPH
J. GAY = GAY, JACQUES
J. GER. = GERMAIN de SAINT PIERRE, J. N. E.
GILIB. = GILIBERT, JEAN EMMANUEL
GODR. = GODRON, DOMINIQUE ALEXANDRE
GORD. = GORDON, GEORGE
GRAEBN. = GRAEBNER, KARL OTTO ROBERT PETER PAUL

GREV. = GREVILLE, R. K.
GREN. = GRENIER, CHARLES
GUILL. = GUILLEMIN, ANTOINE
GUERKE = GUERKE, R. L. A. M.
GUSS. = GUSSONE, GIOVANNI

HANCE = HANCE, HENRI F.
HARMS. = HARMENS, GUSTAV
HARV. = HARVEY, WILLIAM HENRY
HAW. = HAWORTH, ADRIAN HARDY
HEMSL. = HEMSLEY, W. BOTTING
HIERN = HIERN, W. P.
HOCHST. = HOCHSTETTER, CHRISTIAN FRIEDRICH
HOFFM. = HOFFMANN, FRANZ GEORG
HOFFMGG. = HOFFMANNSEGGE, JOHANN CENTURIUS GRAF VON
HOLUB = HOLUB, J.
HOOK. = HOOKER, WILLIAM JACKSON
HOOK. f. = HOOKER (filius), JOSEPH DALTON
HORT. = hortorum = der Gärten, hortulanorum = der Gärtner, an Stelle eines nicht namentlich genannten Autors
HOUTT. = HOUTTUYN, MARTINUS
HUTCH. = HUTCHINSON, J.
HYL. = HYLANDER, N.

IND. KEW. = Index Kewensis

JACQ. = JACQUIN, NICOLAUS JOSEPH BARON VON
JUSS. = JUSSIEU, ANTOINE LAURENT DE

KERN. = KERNER VON MARILAUN, ANTON JOSEPH
KLOTZSCH = KLOTZSCH, JOHANN FRIEDRICH
KOELLE = KOELLE, JOH. LUDW. CHR.
KTZG. = KÜTZ. = KÜTZING, FRIEDRICH TRAUGOTT
O. KTZE. = KUNTZE, CARL ERNST OTTO

LAM. = LAMARCK (LA MARCK), JEAN BAPTISTE ANTOINE PIERRE MONNET
LAMOUR. = LAMOUROUX, J.
LEDEB. = LEDEBOUR, CARL FRIEDRICH VON
LEIGHTON = LEIGHTON, WILLIAM ALLPORT
LEM. = LEMAIRE, CHARLES
LÉV. = LÉVEILLÉ, JOSEPH HENRIE und AUGUSTE ABEL HECTOR
LEWIN = LEWIN, L.
L'HÉRIT. = L'HÉRITIER DE BRUTELLE, CHARLES LOUIS
LINDL. = LINDLEY, JOHN
LINK = LINK, HEINRICH FRIEDRICH
L. = LINNÉ, CARL RITTER VON
L. f. = LINNÉ (filius), CARL VON
LOES. = LOESELIUS, JOHANNES
LOUR. = LOUREIRO, JUAN

MAK. = MAKINO, TOMITARO
MARKGR. = MARKGRAF, F.
MART. = MARTIUS, KARL FRIEDRICH PHILIPP VON
MAST. = MASTERS, MAXWELL T.

M. B. = MARSCHALL V. BIEBERSTEIN, FRIEDRICH AUGUST, FREIHERR
MEISSN. = MEISNER, KARL FRIEDRICH
MERXMÜLLER = MERXMÜLLER, H.
MEY. = MEYER, ERNST HEINRICH FRIEDRICH
G. F. W. MEY. = MEYER, GEORG FRIEDRICH WILHELM
MEZ = MEZ, CARL

L. MILL. = MILLER, L.
MILL. = MILLER, PHILIPP
MIQ. = MIQUEL, FRIEDR. ANTON WILH.
MOENCH = MOENCH, KONRAD
MOQ. = MOQUIN-TANDON, CHRISTIAN HORACE BENEDICT ALFRED
MÜLL. ARG. = MÜLLER, ARGOVIENSIS JEAN
F. v. MUELL. = MUELLER, BARON FERDINAND JAC. HEINR. VON
MURR. = MURRAY, JOH. ANDREAS

NAKAI = NAKAI, T.
NECK. = NECKER, NOEL JOSEPH DE
NEES = NEES AB ESENBECK, CHRISTIAN GOTTFR.
NUTT. = NUTTALL, THOMAS

OERST. = OERSTED, ANDERS SANDÖE
OLIV. = OLIVER, DANIEL

PATRIN = PATRIN, EUGÈNE LOUIS MELCHIOR
PAX. = PAXTON, JOSEPH
PB. = PALISOT DE BEAUVOIS, AMBROISE MARIE FRANÇOIS JOSEPH, BARON
PEREIRA = PEREIRA, JONATHAN
PERR. = PERROTET, G. S.
PET. TH. = THEISSEN, PETER FERDINAND
PILLANS = PILLANS, S. NEVILE
POHL = POHL, JOHANN BAPTISTE EMANUEL
M. POP. = POPOV, M.
POURR. = POURRET DE FIGEAC, P.-A.

RADL. = RADLKOFER, LUDW.
RAFIN. = RAFINESQUE-SCHMALTZ, CONSTANTIN SAMUEL
REG. = REGEL, EDUARD AUGUST VON
RCHB. = REICHENBACH, HEINZ GOTTL. LUDW.
REINW. = REINWARDT, C. G. C.
A. RICH. = RICHARD, ACHILLES
DE LA ROCHE = DE LA ROCHE, FRANÇOIS

ROEM. = ROEMER, FRIEDR. ADOLPH
ROSC. = ROSCOE, WILLIAM
ROXB. = ROXBURGH, WILLIAM
ROYLE = ROYLE, JOHN FORBES
RUIZ et PAV. = RUIZ, HIPOLITO RUIZ LOPEZ et PAVON JOSEPH
RUPR. = RUPRECHT, FRANZ J.

SALISB. = SALISBURY, RICHARD ANTHONY MARKHAM
SCHINDL. = SCHINDLER, ANTON K.
SCHINZ = SCHINZ, HANS
SCHLTR. = SCHLECHTER, R.

Fr. Schmidt = Schmidt, Franz
Sm. = Smith, Sir James Edward
Schmitz = Schmitz, J. Joseph
Schott = Schott, Heinr. Wilh.
Schult. = Schultes, Joseph August
Sch. Bip. = Schultz, Karl Heinrich, genannt Bipontinus
K. Schum. = Schumann, Karl Moritz
Schweinf. = Schweinfurth, Georg
Scop. = Scopoli, Giovanni Antonio
Sieb. = Siebold, Phil. Franz von
Sims = Sims, John
Sm. = Smith, J. E.
Soland. = Solander, Daniel
Sond. = Sonder, W.
Spach = Spach, Eduard
Spreng. = Sprengel, Curt
Stapf = Stapf, O.
Steud. = Steudel, Ernst Gottlieb
Stev. = Steven, Christian
Suessenguth = Suessenguth, Carl
Sw. = Swartz, O.
Sweet = Sweet, Robert
Swingle = Swingle

Tausch = Tausch, J. F.
G. Tayl. = Taylor, George
Ten. = Tenore, Michele
Thell. = Thellung, Albert
Thunb. = Thunberg, Carl Peter
Thw. = Thwaites, George Henry Kendrick

Tod. = Todaro, A.
Pit. Tourn. = Tournefort, Joseph Pitton
Trelease = Trelease, W.
Turcz. = Turczaninow, Nikolai Stepanovich

Vahl = Vahl, Martin
Vaniot = Vaniot
Vent. = Ventenat, Étienne Pierre
Vell. = Vellozo, Jose Marianno da Conceicao
Vis. = Visiani, Roberto de

Wall. = Wallich, Nathanael
Wallr. = Wallroth, Carl Friedrich Wilhelm
Wangerin = Wangerin, Walther
Webb = Webb, Philipp Barker
Weber = Weber, F.
Welw. = Welwitsch, Friedrich
Wendl. = Wendland, Johann Christoph
De Wild. = Wildeman, E. de
Willd. = Willdenow, Karl Ludwig
Wils. = Wilson, Ernest Henry
W. et A. = Wright et Arnott, George Arnold Walker-Arnott

Zucc. = Zuccarini, Joseph Gerhard
Zumagl. = Zumaglini, Antonio Mauritio

Literaturverzeichnis für die Drogenmonographien

Die Liste führt die Standard- und Nachschlagewerke auf, die im Text der Drogenmonographien meist nur mit dem Autornamen erwähnt sind.

Baumgarten, G.: Die herzwirksamen Glykoside, Edition Leipzig 1963. – Benigni, R., C. Capra u. P. E. Cattorini: Piante medicinali chimica farmacologia e terapia, Milano: Inverni & Della Beffa, Bd. I (1962), Bd. II (1964)[1]. – Berger, F.: Synonyma-Lexikon der Heil- und Nutzpflanzen, Wien: Österreichischer Apotheker-Verlag 1954/1955. – Berger, F.: Handbuch der Drogenkunde, Wien: W. Maudrich, Bd. I (1949), Bd. II (1950), Bd. III (1952), Bd. IV (1954), Bd. V (1960), Bd. VI (1964), Bd. VII (1967). – Boit, H.-G.: Ergebnisse der Alkaloid-Chemie bis 1960, Berlin: Akademie-Verlag 1962. – Braun, H.: Heilpflanzen-Lexikon für Ärzte und Apotheker, Stuttgart: Gustav Fischer 1968. – Dragendorff, G.: Die Heilpflanzen der verschiedenen Völker und Zeiten, Stuttgart: Ferd. Enke 1898; Neudruck für Werner Fritsch Antiquariat München 1967. – Fieser, L. F., u. M. Fieser: Organische Chemie, Weinheim/Bergstr.: Verlag Chemie 1968. – Gessner, O.: Die Gift- und Arzneipflanzen von Mitteleuropa, Heidelberg: C. Winter Universitätsverlag 1953. – Gstirner, F.: Prüfung und Verarbeitung von Arzneidrogen, Bd. I u. II, Berlin/Göttingen/Heidelberg: Springer 1955. – Harborne, J. B.: Comparative Biochemistry of the Flavonoids, London/New York: Academic Press 1967. – Heeger, E. F.: Handbuch des Arznei- und Gewürzpflanzenanbaus, Berlin: Deutscher Bauernverlag 1956. – Hegi, G.: Illustrierte Flora von Mitteleuropa, München: J. F. Lehmanns Verlag, Bd. I (1935), Bd. II (1939), Bd. III (1912); München: Hanser, Bd. III/1 (1957); Bd. IV/1 (1919), Bd. IV/2 (1923), Bd. IV/3 (1924), Bd. V/1 (1925), Bd. V/2 (1926), Bd. V/3 (1927), Bd. V/4 (1928), Bd. VI/1 (1918), Bd. VI/2 (1929), Bd. VII (1931). – Hegnauer, R.: Chemotaxonomie der Pflanzen, Basel/Stuttgart: Birkhäuser, Bd. I (1962), Bd. II (1963), Bd. III (1964), Bd. IV (1966). – Hoppe, H. A.: Drogenkunde, Hamburg: Cram, de Gruyter & Co. 1958. – Hörhammer, L.: Teeanalyse, Berlin/Heidelberg/New York: Springer 1969. – Karrer, W.: Konstitution und Vorkommen der organischen Pflanzenstoffe (exclusive Alkaloide), Basel/Stuttgart: Birkhäuser 1958. – Lewin, L.: Gifte und Vergiftungen, Ulm: Haug 1962. – Luckner, M.: Prü-

---

[1] Deutsche Ausgabe in Vorbereitung.

fung von Drogen, Jena: VEB Gustav Fischer 1966. – SCHINDLER, H., u. H. FRANK: Tiere in Pharmazie und Medizin, Stuttgart: Hippokrates-Verlag 1961. – WAGNER, H.: Rauschgiftdrogen, Berlin/Heidelberg/New York: Springer 1969. – WATT, J. M., and M. G. BREYER-BRANDWIJK: The Medicinal and Poisonous Plants of Southern and Eastern Africa, Edinburgh/London: E. & S. Livingstone 1962. – ZANDER, R.: Handwörterbuch der Pflanzennamen, Stuttgart: Eugen Ulmer 1964. – ZECHMEISTER, L.: Fortschritte der Chemie organischer Naturstoffe, Wien: Springer 1938ff.

Berichtigungen für Band I

S. 18: Nach Resolution 6 der 12. Generalkonferenz für Maß und Gewicht vom Oktober 1964 in Paris wird
1. die im Jahre 1901 von der 3. Generalkonferenz für Maß und Gewicht festgesetzte Definition des Liter außer Kraft gesetzt,
2. erklärt, daß das Wort „Liter" als ein dem Kubikdezimeter gegebener besonderer Name benutzt werden kann,
3. empfohlen, daß der Name Liter nicht gebraucht werden sollte, um damit die Ergebnisse von Volumenmessungen hoher Präzision auszudrücken.
Damit ist 1 Liter gleich ein Kubikdezimeter und 1 Milliliter gleich 1 Kubikzentimeter (1 l = 1 dm^3; 1 ml = 1 cm^3).
Die auf Seite 18 gegebenen Bezeichnungen sind hinfällig.

S. 34: Hier gilt das oben Gesagte: 1 ml = 1 cm^3!

S. 50: In der Tabelle der Alkoholverdünnung sind in der 3. und 4. Kolumne die Bezeichnungen kg und Liter zu vertauschen.

S. 94: Vorschrift des DAB 7 – BRD. 3. Satz muß heißen: Nach dem Auffüllen mit W....

S. 100: Die Formel zur Umrechnung der Engler-Grade in absolute Werte muß lauten:

$$\text{Viscosität in cP} = \left(4{,}072 E - \frac{3{,}510}{E}\right) 1{,}797\, d \quad (d = \text{Dichte}).$$

S. 315: statt Methanilgelb lies Metanilgelb

S. 337, 4. Textzeile v. oben muß heißen:
Die Ammoniumgruppe ist im Sinne von BRÖNSTED eine Säure, ...
Mitte: Strukturformel des Meprobamats und des Reaktionsproduktes:

statt HCH$_3$·CH$_2$·CH$_2$–C(H$_3$C)(...) lies CH$_3$·CH$_2$·CH$_2$–C(H$_3$C)(...)

S. 435, 5. Zeile v. unten: Statt Asche lies Substanz

S. 1027, 7. Zeile v. unten: Statt positiv lies negativ

S. 1182: Meclozin-Formel lautet richtig:

Inhalt der weiteren Bände

III.-V. Band   Chemikalien und Drogen (Buchstaben Am–Z)

VI. Band   Arzneiformen, ihre theoretischen Grundlagen, ihre Herstellung und Prüfung

VII. Band   Gesamtregister

Wirkstoffgruppen II

Farbstoffe

Aus der Vielzahl der heute vorwiegend technisch, in gewissem Umfang aber auch medizinisch und pharmazeutisch verwendeten Farbstoffe finden sich hier diejenigen, die entweder als Monographie in einer der gültigen Pharmakopöen vorliegen oder als nicht offizinelle Therapeutica angewendet werden oder die als Lebensmittelfarbstoffe zugelassen sind. Gehört ein Farbstoff einer an anderer Stelle behandelten Stoffgruppe mit bes. Indikationsgebieten oder bes. chemischen Merkmalen an (z. B. Carotinoide, Chlorophylline), so findet er sich dort. Die als Indikatoren in der Maßanalyse verwendeten Farbstoffe finden sich in Bd. I auf S. 311 ff.

1. Nitrofarbstoffe

Goldgelb. 3,5-Dinitro-2-hydroxy-1-methylbenzol. 4,6-Dinitro-o-kresol. DNOC.

$C_7H_6N_2O_5$ M.G. 198,14

In Form des Ammoniumsalzes als Insektizid wirksam gegen Nonnenraupen. Wird auch gegen Hausschwamm verwendet.

Giftig!

Handelsform: Antinonnin (Bayer).

Martiusgelb. Naphthalingelb. Manchestergelb. Naphtholgelb. Safrangelb, ist das Ammonium-, Natrium- oder Calciumsalz des Dinitro-α-naphthols, $C_{10}H_5(OH)(NO_2)_2$.

Orangegelbes Pulver oder Blättchen, lösl. in W.

Anwendung. Zum Färben von Lacken. Es ist früher auch zum Färben von Nudeln benützt worden, ist aber giftig.

2. Azofarbstoffe

a. Monoazofarbstoffe

Amaranth. Amaranth USP XVII. Naphtholrot. FD & C Red No. 2. 1-(4'-Sulfo-1'-naphthylazo)-2-naphthol-3,6-disulfosäure (Tri-Natrium-Salz).

$C_{20}H_{11}N_2Na_3O_{10}S_3$ M.G. 604,48

Gehalt (USP XVII) mindestens 94%, berechnet auf die getrocknete Substanz.

Herstellung. α-Naphthylamino-4-sulfosäure wird diazotiert und mit β-Naphthol-3,6-disulfosäure alkalisch gekuppelt.

Eigenschaften (USP XVII). Rotbraunes Pulver, lösl. in 15 T. W., schwer lösl. in A.

Erkennung (USP XVII). 1. Die wss. Lsg. 1 : 100 ist bei Betrachtung durch eine Schichtdicke von 1 cm fuchsinrot gefärbt. Die Färbung bleibt nach Zugabe von Salzsäure unverändert, während Natronlauge eine Farbvertiefung hervorruft. – 2. Etwa 0,05 g Substanz werden in einem Prüfglas mit 0,2 g Natriumhydroxid zur Schmelze erhitzt. Nach dem Abkühlen wird mit 0,5 ml W. und einem geringen Überschuß an verd. Salzsäure erwärmt. Es tritt der Geruch von Schwefeldioxid auf, angefeuchtetes Kaliumjodatstärkepapier färbt sich blau.

Prüfung (USP XVII). 1. Wasserunlösliche Stoffe. 1 g Amaranth wird in 100 ml heißen W. gelöst. Nach dem Abkühlen wird die Lsg. durch einen Filtertiegel gesaugt, mit W. farbstofffrei gewaschen und 2 Std. bei 105° getrocknet. Der Rückstand darf 0,005 g (0,5%) nicht überschreiten. – 2. Erdalkali- und Schwermetalle. 1 g Amaranth wird mit 2 ml Schwefelsäure versetzt und langsam erhitzt, bis Schwefeltrioxid entweicht. Nach dem Abkühlen wird 1 ml Salpetersäure hinzugefügt und das Ganze vorsichtig abgeraucht. Das erkaltete Reaktionsprodukt wird nach Zugabe von 2 ml Salzsäure auf dem Wasserbad zur Trockne eingedampft und mit 15 ml verd. Salzsäure 5 Min. erwärmt. Die Lsg. wird quantitativ in ein 100-ml-Becherglas überführt, auf 50 ml verdünnt und mit je 5 ml Ammonoxalatlsg. und Ammonphosphatlsg., sowie in kleinen Anteilen unter Rühren mit 20 ml Ammoniak (10%) versetzt. Nach 3stündigem Stehen wird der Niederschlag auf einem Filtertiegel gesammelt und mit Ammoniak (0,1%) chloridfrei gewaschen. Nach dem Trocknen und Glühen darf der Rückstand 0,020 g nicht überschreiten, was einem Metallgehalt von höchstens 1% entspricht. – 3. Ätherlösliche Stoffe. 2 g Substanz werden in 50 ml W. gelöst und zweimal mit je 25 ml gewaschenem Äther (hergestellt durch Schütteln von Äther mit 1/5 seines Volumens W.) 1 Min. im Scheidetrichter geschüttelt. Die vereinigten Ätherauszüge werden mit kleinen Portionen W. (5 bis 7 ml) gewaschen bis die Waschflüssigkeit praktisch farblos ist. Nach Zusatz von 2 ml Natronlauge wird die Farbstofflsg. nochmals wie beschrieben mit Äther extrahiert. Die Ausschüttelung wird ein drittes Mal nach Zugabe von 5 ml verd. Salzsäure (10%) zur wss. Phase wiederholt. Sämtliche Ätherauszüge werden in eine gewogene Porzellanschale überführt und der Äther abgedampft. Nach dem Trocknen im Exsiccator über Silicagel bis zur Gewichtskonstanz darf der Rückstand 0,004 g (0,2%) nicht übersteigen.

Gehaltsbestimmung (USP XVII). Etwa 0,35 g Amaranth, genau gewogen, werden mit 50 ml W. quantitativ in einen 500-ml-Erlenmeyerkolben gebracht, mit 15 g Natriumcitrat versetzt und mit W. auf etwa 150 ml verdünnt. Die Lsg. wird zum Sieden erhitzt und mit 0,1 n Titan(III)-chloridlsg. bis zur Farblosigkeit titriert.

1 ml 0,1 n $TiCl_3$ entspricht 0,01511 g $C_{20}H_{11}N_2Na_3O_{10}S_3$.

Anwendung. Roter Farbstoff zur Färbung von Lebensmitteln[1] und Arzneimitteln.

Handelsformen: Amaranth, Naphtholrot S, Bordeaux S, Naphthylaminrot, Viktoriarubin, Azosäurerubin, Tuchrot, Wollrot extra, Azorubin, Fast Red D.

Chrysoidinum Ph.Dan. IX. Chrysoidin. 2,4-Diamino-azobenzol-hydrochlorid.

$$\left[\underset{H_2N}{\underset{|}{\bigcirc}}-N=N-\bigcirc-NH_3\right]^{\oplus} Cl^{\ominus} \cdot x\, H_2O$$

$C_{12}H_{12}N_4 \cdot HCl \cdot x\, H_2O$ \hfill M.G. 248,71

Herstellung. Phenyldiazoniumchlorid wird mit 1,3-Phenylendiamin-hydrochlorid in schwach saurer Lösung gekuppelt. Das Monohydrochlorid-citrat entsteht beim Zusammenschmelzen molarer Mengen von Chrysoidinhydrochlorid und Citronensäure.

Eigenschaften. Rotbraunes, kristallines, geruchloses, bitter schmeckendes Pulver, lösl. in W. und A. mit orangebrauner Farbe, wenig lösl. in Ae., praktisch unlösl. in Chlf.

Erkennung. 1. Fp. der Base 117,5°. Eine Lsg. 1 + 999 dient als Stammlösung. – 2. 2 Tr. Stammlsg. werden nach Zusatz von 2 ml W. von einigen Tr. Zinn(II)-chloridlsg. entfärbt (Ph.Dan. IX). – 3. 1 ml Stammlsg. färbt sich nach Zusatz von 10 ml Pufferlsg. pH 5,0 orange. Wird 1 ml Stammlsg. mit 10 ml Pufferlsg. pH 8,0 versetzt, so entsteht eine gelbe Färbung (Ph.Dan. IX). – 4. 1 ml Stammlsg. färbt sich nach Zusatz von 1 ml Schwefelsäure tief rot (Ph.Dan. IX). – 5. 0,1 g Substanz wird in einem Porzellantiegel mit 0,5 g

---

[1] Amaranth ist in der vom deutschen Lebensmittelgesetz zugelassenen Farbstoffliste nicht aufgeführt.

getrocknetem Natriumcarbonat erhitzt. Es entstehen basisch reagierende Dämpfe (Ph. Dan. IX).

Prüfung (Ph.Dan. IX). 1. Aethanolunlösliche Stoffe. 0,20 g Chrysoidin werden mit 20 ml A. versetzt und unter öfterem Umrühren 30 Min. stehengelassen. Anschließend wird die Lsg. zum Sieden erhitzt, heiß durch einen gewogenen Glasfiltertiegel (1 G 3) gesaugt und mit A. farbstofffrei gewaschen. Der bei 105° getrocknete Rückstand darf höchstens 0,0040 g wiegen. – 2. Trocknungsverlust. Höchstens 16,0%, bei 110° bis zum konstanten Gewicht getrocknet. – 3. Verbrennungsrückstand. Höchstens 0,1%.

Gehaltsbestimmung (Ph.Dan. IX). 0,100 g Substanz wird in einem 100-ml-Meßkolben mit W. zu 100,00 ml gelöst. 1,00 ml dieser Lsg. wird in einem weiteren Meßkolben auf 25,00 ml verdünnt. Die Flüssigkeit darf nicht schwächer gefärbt sein, als 5,00 ml 0,1 n Kaliumdichromatlösung in 5,00 ml 2 n Schwefelsäure.

Anwendung. Antisepticum und Chemotherapeuticum. Bei Anginen, Stomatitis, Gingivitis, infizierten Hautwunden, Furunkulose, Tuberkulose.

Dosierung. 0,01 bis 0,05 g oral; äußerlich 4%ige wäßrig-äthanolische Lösung.

Unverträglichkeiten. Basisch reagierende Stoffe, Säuren, Halogensalze, Quecksilbersalze, Jod.

Chrysoidin kann bei höherer Dosierung toxisch wirken (Abmagerung, Ekzeme).

Handelsformen: a) Als Monohydrochloridcitrat: Azohel (Dr.Huboldt & Bartsch). Azoangin (Dr. Huboldt & Bartsch). Azo-Pro-Dragees (Dr. Huboldt & Bartsch). – b) Als Monorhodanid: Azorhodan Puder, Salbe (Dr.Huboldt & Bartsch), Dairin (Dr.Huboldt & Bartsch).

2,4-Diamino-azo-benzol-dihydrojodid.

$C_{12}H_{12}N_4 \cdot 2\,HJ$ M.G. 468,11

Rote, länglich prismatische Kristalle, lösl. in W. und A. Fp. 184°. Jodgehalt 53,3%.

Anwendung. Chemotherapeuticum zur inneren und äußeren Anwendung, zur Jodtherapie.

Dosierung. 2%ige Lösung (Wasser, Aethanol, Glycerin).

Handelsform: Azojod (Dr. Huboldt & Bartsch).

Diacetylaminoazotoluolum DAB 7 – DDR, ÖAB 9, Ph.Helv. V. Diacetylaminoazotoluol DAB 7 – BRD. Pellidol DAB 6. 2,3'-Dimethyl-4'-diacetylamino-azobenzol. 4-(N,N-Diacetylamino)-3,2'-azotoluol. 1-(4'-Diacetylamino-3'-methyl-1'-phenylazo)-2-methylbenzol. 1-Diacetylamino-2-methyl-4-(2'-methyl-penylazo)-benzol.

$C_{18}H_{19}N_3O_2$ M.G. 309,36

Herstellung. o-Toluidin wird mit konz. Salzsäure vermischt, gekühlt und mit wss. Natriumnitritlsg. versetzt, wobei unmittelbar die Kuppelung zu Aminoazotoluol erfolgt. Zur Gewinnung des Diacetylderivates wird mit Essigsäureanhydrid in Gegenwart von Natriumacetat erhitzt.

Eigenschaften. Gelbrotes, geruchloses oder höchstens schwach nach Essigsäure riechendes, geschmackloses oder höchstens schwach sauer schmeckendes, mikrokristallines Pulver, praktisch unlösl. in W., lösl. in A., Ae., Bzl., Chlf., Fetten, fetten Ölen, Vaseline und flüssigem Paraffin.

Diacetylaminoazotoluol kristallisiert in zwei Modifikationen, von denen die eine ziegelrote, bei 65° schmelzende Nadeln bildet, die andere orangefarbene Prismen, die bei 75° schmelzen. Der Schmelzpunkt differiert daher je nach Herstellungsart.

Erkennung. 1. Schmelzintervall: 74 bis 76° (DAB 6, Ph.Helv. V), 73 bis 76° (DAB 7 – BRD), 72 bis 74° (DAB 7 – DDR), 70 bis 76° (ÖAB 9). – 2. Eutektische Temperatur der Mischung mit Benzil (1 + 1): 53° (ÖAB 9). – 3. Lichtbrechungsvermögen der Schmelze: $n_D = 1{,}6011$ bei 100 bis 101° (ÖAB 9). – 4. Versetzt man eine Lösung von 0,2 g Diacetylaminoazotoluol in 4 ml A., mit 4 Tr. Schwefelsäure und hält die Mischung etwa 3 Min. im Sieden, so tritt der Geruch nach Essigsäureäthylester auf (ÖAB 9). – 5. Beim Abkühlen der Lsg. (4) scheidet sich ein orangeroter, kristalliner Niederschlag (Monoacetylaminoazotoluol) ab, der mit A. gewaschen und bei 105° getrocknet bei 185° (DAB 6), 183 bis 186° (DAB 7 – DDR, Ph.Helv. V), 186 bis 189° (DAB 7 – BRD), 187 bis 192° (ÖAB 9) schmilzt.

Prüfung. 1. Ätherunlösliche Stoffe. Monoacetylaminoazotoluol: 0,5 g Diacetylaminoazotoluol müssen sich in 5,0 ml Äther klar lösen (DAB 7 – DDR). – 2. Freie Säure. 0,200 g Substanz werden nach Zusatz von 5,0 ml CO_2-freiem Wasser 1 Min. geschüttelt. Das Filtrat muß nach Zusatz von 1 Tr. Phenolphthaleinlsg. und 0,50 ml 0,01 n Kalilauge rot gefärbt sein (DAB 7 – DDR). – 3. Trocknungsverlust. Höchstens 0,5%, bestimmt bei Zimmertemperatur im Vakuumexsiccator (ÖAB 9). – 4. Verbrennungsrückstand. Höchstens 0,1% (Ph.Helv. V). – 5. Sulfatasche. Höchstens 0,1% (DAB 7 – BRD).

Anwendung. Zur Wundbehandlung (Anregung der Epithelisierung); bei Ekzemen, Ulcus cruris.

Dosierung. 2%ige Salbe, 5%iger Puder.

Handelsformen: Pellidol (Hoechst), Dimazon (Heilkraft).

Phenazopyridin. β-Phenylazo-α,α'-diaminopyridinhydrochlorid. 3-Phenylazo-2,6-diaminopyridinhydrochlorid. 2,6-Diamino-3-phenylazo-pyridin-HCl.

$C_{11}H_{11}N_5 \cdot HCl$ M.G. 249,70

Herstellung. Anilin wird diazotiert und mit α,α'-Diaminopyridin gekuppelt.

Eigenschaften. Ziegelrotes, mikrokristallines Pulver von schwach bitterem Geschmack. Wenig lösl. in kaltem W. (1 : 300) und A.; gut lösl. in heißem W. (1 : 20); praktisch unlösl. in Ae., Aceton, Bzl., Chlf. Fp. Base 139°.

Anwendung. Anaesthesierendes Harndesinfiziens, gegen Cystitis, Pyelitis, Blasentenesmen.

Dosierung. Oral 3mal tgl. 0,1 bis 0,2 g.
Phenazopyridin färbt den Harn rotorange.

Unverträglichkeiten. Phenazopyridin darf nicht zusammen mit schwefelhaltigen Mitteln und Mineralwasser eingenommen werden (Sulfhämoglobinbildung).

Handelsformen: Pyridium (Goedecke), Pyridacil (Cilag), Spasmo-Euvernil (Heyden), Mallophene (Mallinckrodt), Bisteril (Opfermann), Pyripyridium, Phenazodine, Uridinal, Uro-Gantrisin (Roche).

Tolylblau. Sodium Anoxynaphthonate BP 63. Anazolene sodium. 1-(8'-Hydroxy-3',6'-disulfo-1'-naphthylazo)-4-phenylnaphthylamin-5-sulfosäure (Tri-Natrium-Salz). 4'-Anilino-8-hydroxy-1,1'-azonaphthalin-3,6,5'-trisulfosäure (Tri-Natrium-Salz).

$C_{26}H_{16}N_3Na_3O_{10}S_3$ M.G. 695,59

Gehalt mindestens 95,0% (BP 63) bezogen auf die wasserfreie Substanz.

Eigenschaften (BP 63). Blaues oder blauschwarzes, hygroskopisches, geruchloses Pulver, lösl. in 30 T. W. mit blauer Farbe, praktisch unlösl. in A., Aceton und Chlf.

Erkennung (BP 63). 1. 0,0005 g Substanz werden in 10 ml W. gelöst und mit einem geringen Überschuß von Natronlauge versetzt. Die Farbe der Lsg. schlägt von Blau nach Rot um. – 2. 0,020 g Substanz werden in 5 ml W. gelöst, mit 2 ml Salzsäure und etwas Zinkstaub versetzt und vorsichtig zum Sieden erhitzt, bis die Flüssigkeit farblos ist. Nach Zusatz von 1 ml einer 5%igen (v/v) Lsg. von Furfurol in Eisessig zu 2 ml der entfärbten Lsg. entsteht eine rotbraune Färbung. – 3. Im Glührückstand läßt sich Na^+ nachweisen.

Prüfung (BP 63). 1. Wasserunlösliche Stoffe. 2,0 g Substanz werden mit 100 ml W. versetzt und 15 Min. gerührt. Nach weiteren 5 Min. wird die Lsg. durch einen gewogenen Glasfiltertiegel (größte Porenweite 5 bis 15 μ. 1 G4) gesaugt, mit W. farbstofffrei gewaschen und bis zur Gewichtskonstanz bei 105° getrocknet. Der Rückstand darf 0,010 g nicht übersteigen. – 2. *Pyrogene Stoffe.* Der Test auf pyrogene Stoffe wird an Kaninchen durchgeführt. Es werden mindestens 2 ml einer 0,25%igen (g/ml) Lsg. in Wasser zur Injektion pro kg Körpergewicht injiziert. – 3. Wassergehalt. 5 bis 15%, bestimmt mit Karl-Fischer-Lösung bei elektrischer Endpunktbestimmung (Dead-Stop-Methode).

Gehaltsbestimmung (BP 63). Etwa 0,1 g Substanz, genau gewogen, werden mit W. zu 500 ml gelöst. 5 ml davon werden mit einer wss. Lsg., die 0,76% Natriumphosphat ($Na_2HPO_4 \cdot 12 H_2O$) und 0,181% Kaliumphosphat (KH_2PO_4) enthält, auf 100 ml aufgefüllt. Die Extinktion dieser Lsg. wird in 1 cm Schichtdicke spektrophotometrisch gemessen bei 570 mµ. $E_{1\%}^{1 \text{ cm}} = 555$.

Sterilisation. Tolylblaulösungen können im Autoklaven oder durch Sterilfiltration sterilisiert werden.

Anwendung. Zur Bestimmung der Blutmenge. Der Farbstoff wird injiziert, nach einigen Min. wird Blut entnommen und die Konzentration des Farbstoffes im Plasma photometrisch bestimmt.

Tolylblau ist gut verträglich und verändert die Hautfarbe nicht.

Dosierung. 50 bis 100 mg intravenös injiziert, gewöhnlich 5 ml einer 2- bis 4%igen Lösung.

Ampullen mit 4%igen Lösungen müssen vor Gebrauch 20 Min. in siedendes Wasser gelegt, anschließend kräftig geschüttelt und auf Körpertemperatur abgekühlt werden.

Handelsformen: Tolylblau SR (Hoechst); Fast Acid Blue, Coomassie-Blue (Imp. Chemic. Ind. Ayerst).

Sulfonsäureblau G, Wollblau, Neutralblau, Sulphon Acid Blue, Pontacyl Sulfone Blue R, Bleu solide pour laine NR, Bleuamidonaphthole R.

b. Bisazofarbstoffe

Evans Blue USP XVII. Azovan Blue BP 58. Azooanum coeruleum. 4,4'-bis[7-(1-Amino-8-hydroxy-2,4-disulfo)-naphthylazo]-3,3'-dimethyldiphenyl (Tetra-Natrium-Salz).

$C_{34}H_{24}N_6Na_4O_{14}S_4$ M.G. 960,82

Gehalt mindestens 95 und höchstens 105% berechnet auf die getrocknete Substanz.

Herstellung. Diazotiertes o-Toluidin wird mit 2 Mol 1-Amino-8-naphthol-2,4-disulfosäure in sodaalkalischer Lösung gekuppelt.

Eigenschaften. Grünes, blaugrünes oder braunes, geruchloses Pulver, leicht lösl. in W. mit blauer Farbe, wenig lösl. in A., praktisch unlösl. in Ae., Bzl., Chlf. und Tetrachlorkohlenstoff.

Die getrocknete Substanz ist hygroskopisch.

Erkennung. 1. Mit Hilfe der Elementaranalyse lassen sich Schwefel und Stickstoff nachweisen. – 2. Eine Lösung von Evans Blue, hergestellt wie unter „Gehaltsbestimmung" beschrieben, zeigt ein Absorptionsmaximum bei 610 mµ.

Prüfung (USP XVII). 1. Wasserunlösliche Stoffe. Etwa 1 g Substanz, genau gewogen, wird in 100 ml W. gelöst und durch einen gewogenen Glasfiltertiegel (kleine Porenweite) gesaugt. Der Rückstand wird mit W. farbstofffrei gewaschen und bei 105° bis zum konstanten Gewicht getrocknet. Er darf 0,05 % der eingewogenen Substanz nicht übersteigen.– 2. Chlorid. 0,025 g Substanz werden in 5 ml W. gelöst. 2 ml dieser Lsg. werden mit 2 ml Salpetersäure versetzt und zum Sieden erhitzt. Nach Zusatz von 9 ml W. und 0,5 ml Silbernitratlösung zu 1 ml der erhitzten Lsg. darf keine Trübung auftreten. – 3. Acetat. 2 ml der zur Prüfung auf Chlorid bereiteten Lsg. von Evans Blue werden mit 2 ml Schwefelsäure und 2 ml A. zum Sieden erhitzt. Es darf kein Geruch nach Essigsäure oder Essigester auftreten. – 4. Schwermetalle. Höchstens 70 ppm. – 5. Trocknungsverlust. Die 2 Std. bei 105° getrocknete Substanz darf nicht mehr als 15% ihres Gewichts verlieren.

Gehaltsbestimmung [USP XVI(!)]. Eine genau gewogene Menge Substanz, die etwa 0,350 g getrocknetem Evans Blue entspricht, wird in einem 1000-ml-Meßkolben mit W. zu 1 Liter gelöst. 10 ml dieser Lsg. werden in einen zweiten 1000-ml-Meßkolben pipettiert und dieser bis zur Eichmarke mit W. aufgefüllt. Nach gutem Durchmischen wird die Extinktion dieser Lsg. in 1 cm Schichtdicke spektrophotometrisch bei 610 mµ gegen W. gemessen. Der Gehalt in mg wird nach der Formel

$$\frac{100\,000 \cdot E}{a}$$

errechnet, wobei E die gemessene Extinktion und a der Extinktionskoeffizient $\left(E_{1\%}^{1\,cm}\right)$ des USP Evans Blue Reference Standard, bestimmt in einer Lsg., die etwa 3,5 mcg pro ml enthält, bedeuten.

Anwendung. Zur Bestimmung der Blutmenge. Eine bekannte Menge Farbstoff wird injiziert und nach einiger Zeit spektrophotometrisch die Konzentration des Farbstoffs in einer Blutprobe ermittelt.

Dosierung. 0,025 g intravenös (5 ml einer 0,5%igen wss. Lösung).

Unverträglichkeiten. Hohe Dosen können eine blaue Verfärbung der Haut verursachen.

Sterilisation. Evans Blue kann im Autoklaven (30 Min. bei etwa 7 atü) sterilisiert werden.

Handelsform: Geigy Blau 536.

Kongorot. Congo Red USP XV. Congazonnatrium Nord. 63. 4,4'-bis[1-Amino-4-sulfonaphthyl-(2)-azo]-diphenyl (Di-Natrium-Salz).

$C_{32}H_{22}N_6Na_2O_6S_2$ M.G. 696,69

Gehalt 98 bis 100,5%, berechnet auf die wasserfreie Substanz (Nord. 63).

Herstellung. 1 Mol Benzidin wird doppelt diazotiert und mit 2 Mol Naphthionsäure in essigsaurer Lösung gekuppelt.

Eigenschaften. Dunkelrotes oder rotbraunes, geruchloses Pulver, das sich unter Lichteinwirkung zersetzt. Es löst sich in W. mit rötlichbrauner Farbe, wenig lösl. in A., praktisch unlösl. in Ae. und Chlf.

Erkennung. 1. Eine Lsg. von Kongorot in 1 Volumenteil Phosphatlsg. und 4 Volumenteilen kohlendioxidfreiem Wasser hat ein Absorptionsmaximum bei 495 ± 1 mµ $E_{1\%}^{1\,cm}$ ≈ 650 (Nord. 63). – 2. Die wss. Lsg. 1:1000 wird mit einer Mineralsäure versetzt. Es scheidet sich ein blauer Niederschlag ab (freie Säure) (USP XV). – 3. Die wss. Lsg. 1:1000 wird mit Bromwasser versetzt. Die braunrote Farbe schlägt nach Gelb um (USP XV). – 4. Etwa 0,2 g Substanz werden in 10 ml Wasser gelöst, mit 3 ml Natronlauge versetzt und 10 Min. gekocht. Nach Zusatz eines geringen Überschusses an verd. Natronlauge entweicht Schwefeldioxid (USP XV). – 5. 5 ml einer 1%igen Kongorotlsg. werden mit 0,5 ml Salzsäure versetzt. In 2 ml des Filtrats, neutralisiert mit Ammoniak (Methylrot als Indikator) läßt sich Natrium nachweisen (Nord. 63).

Prüfung. 1. Säuren und Basen. 0,10 g Substanz, in 10 ml W. gelöst und mit 0,2 ml 0,01 n Natronlauge versetzt, müssen ein pH von mindestens 8,1 und nach Zusatz von 0,4 ml 0,01 n Salzsäure von höchstens 8,1 haben (mit der Glaselektrode gemessen) (Nord. 63). – 2. Empfindlichkeit. 50 ml kohlendioxidfreies W. werden mit 0,1 ml Kongorotlsg. (1:1000) versetzt. Die rote Farbe der Lsg. muß bei Zusatz von 0,05 ml 0,1 n Salzsäure nach Violett umschlagen. 0,05 ml 0,1 n Natronlauge müssen die Lsg. wieder rot färben (USP XV). – 3. Chlorid. Höchstens 300 ppm (Nord. 63). – 4. Zink. Höchstens 100 ppm (Nord. 63). – 5. Schwermetalle. Höchstens 400 ppm (Nord. 63). – 6. Trocknungsverlust. Höchstens 3%, 2 Std. bei 105° getrocknet (Nord. 63). – Sulfatasche. Mindestens 20% und höchstens 24%, berechnet auf die getrocknete Substanz (USP XV). – 8. Toxizität. Es darf nicht mehr als 110% der Toxizität des Nord. Standardpräparates besitzen. Die Prüfung wird an Mäusen vorgenommen.

Gehaltsbestimmung (Nord. 63). Etwa 0,2 g Substanz, genau gewogen, werden in 100 ml W. gelöst und mit 10 g Kalium-Natrium-Tartrat versetzt. Die Lsg. wird zum Sieden erhitzt und die Luft mit Kohlendioxid aus dem Titriergefäß verdrängt. Mit 0,1 n Titan(III)-chloridlsg. wird bis zum Farbumschlag nach Gelb titriert.
1 ml 0,1 n $TiCl_3$ entspricht 0,008 708 g $C_{32}H_{22}N_6Na_2O_6S_2$.

Anwendung. Zur Bestimmung der Blutmenge (s. Evans Blue) und zur Diagnose der Amyloidose (amyloides Gewebe absorbiert Kongorot).

Dosierung. 0,1 bis 0,2 g intravenös.

Unverträglichkeiten. Schon normale Dosen können schwere allergische Erscheinungen, sogar plötzlichen Tod verursachen. Vorsicht bei Arteriosklerotikern und Patienten, denen schon einmal Kongorot injiziert wurde.

Handelsformen: Dianilrot R, Kosmosrot, Directrot C, Congo Red L, Amanil Congo YY, Erie Congo 4 B, Rouge Congo.

Bistolazonaphtholum rubrum ÖAB 9. Scarlet Red BPC 59. Rubrum scarlatinum. Sudan IV. Biebricher Scharlach. 5-o-Tolylazo-2-β-hydroxy-naphthylazotoluol. 1-[4'-(2''-Methyl-1''-phenylazo)-2'-methyl-1'-phenylazo]-2-hydroxy-naphthalin. o-Tolylazo-o-tolylazo-β-naphthol.

$C_{24}H_{20}N_4O$ M.G. 380,42

Herstellung. 4-Amino-3,2'-dimethylazobenzol wird diazotiert und mit β-Naphthol in alkalischer Lösung gekuppelt.

Eigenschaften. Dunkel-rotbraunes, geruchloses Pulver, praktisch unlösl. in W., wenig lösl. in A., Aceton und Bzl., lösl. in fetten Ölen, warmer Vaseline und warmem, flüssigem Paraffin.

Erkennung (ÖAB 9). 1. Etwa 0,001 g Substanz werden mit 1 ml Schwefelsäure versetzt. Es entsteht eine intensiv blaugrün gefärbte Lsg. Fügt man portionsweise W. hinzu, so geht die Färbung in Blau, Violett und Rotviolett über. Schließlich entsteht eine rote Trübung, während die Lsg. im durchscheinenden Licht blau erscheint. − 2. Etwa 0,005 g Substanz werden in 5 ml A. und mit 2 ml Olivenöl kräftig geschüttelt. Die Rotfärbung geht zum größten Teil in die Ölphase über.

Prüfung. 1. Tetrachlorkohlenstoffunlösliche Stoffe. 1,00 g Substanz wird in 50 ml siedendem Tetrachlorkohlenstoff gelöst, die heiße Lsg. durch einen gewogenen Filtertiegel gesaugt und mit heißem Tetrachlorkohlenstoff nachgewaschen, bis die ablaufende Flüssigkeit farblos ist. Der Rückstand darf nach dem Trocknen bei 105° zum konstanten Gewicht höchstens 0,0150 g betragen (ÖAB 9). − 2. Wasserlösliche Stoffe. 1,00 g Substanz werden mit 100 ml W. versetzt und unter häufigem Umschütteln 1 Std. stehengelassen. 50 ml des Filtrats dürfen nach dem Eindampfen und Trocknen höchstens 0,005 g Rückstand hinterlassen (ÖAB 9). − 3. Trocknungsverlust. Höchstens 1%, bei 105° bis zum konstanten Gewicht getrocknet (ÖAB 9). − 4. Sulfatasche. Höchstens 1,5% (BPC 59).

Anwendung. Zur Wundbehandlung. Scharlachrot regt die Epithelisierung bei Wunden und Brandwunden an.

Dosierung. 5%ige Salbe.

Unverträglichkeiten. Salben, stärker als 5%, können durch percutane Resorption der Substanz Gastroenteritis und Nierenreizung bewirken. In Österreich darf Scharlachrot nur zum tierärztlichen Gebrauch abgegeben werden.

Handelsformen: Fettponceau R, Cerotinponceau 3 B, Spirit Red III, Rouge P 1566, Sudan IV.

Sudan III. Aminoazobenzolrot. Pyronalrot B. Cerasinrot. Motitrot 2 R. Aminoazobenzolazo-β-naphthol.

$C_{22}H_{16}N_4O$ $C_6H_5N{=}NC_6H_4N{=}NC_{10}H_6OH$ M. G. 352,38

Es ist dem Biebricher Scharlachrot nahe verwandt und unterscheidet sich von diesem nur durch das Fehlen der Methylgruppen in den beiden Benzolkernen.

Eigenschaften. Ziegelrotes Pulver, unlösl. in W. und verd. Alkalilauge, lösl. in A., fetten Ölen und heißer Essigsäure. Aus letzterer kristallisiert es in braunen Blättchen mit grünem Metallschimmer. Fp. 195°.

Anwendung. Wie Biebricher Scharlach in Salben und in Öl gelöst. In der Mikroskopie als Farbstoff.

3. Triphenylmethanfarbstoffe

a. Diaminotriarylmethane

Brillantgrün. Brillant Green BP 63. Viride nitens Ross. 9. Tetraäthyl-p-aminofuchsonmonium-sulfat BP 63, -oxalat Ross. 9. Di-(4-diethylamino)-triphenylmethanol-anhydride.

$$\left[(C_2H_5)_2-N-\!\!\!\overset{}{\bigcirc}\!\!\!-C=\!\!\!\overset{}{\bigcirc}\!\!\!=N(C_2H_5)_2 \right]^{\oplus} \quad HSO_4^{\ominus} \text{ bzw. } \begin{matrix} COO^{\ominus} \\ | \\ COOH \end{matrix}$$

$C_{27}H_{34}N_2O_4S$ M.G. 482,63

$C_{29}H_{34}N_2O_4$ M.G. 474,58

Gehalt mindestens 96%, bezogen auf die bei 105° bis zum konstanten Gewicht getrocknete Substanz (BP 63).

Herstellung. Benzaldehyd wird mit Diäthylanilin in Gegenwart von Schwefelsäure oder Salzsäure zu Tetraäthyl-diaminotriphenylmethan kondensiert. Die Leukobase wird mit Mennige zum Farbstoff oxydiert.

Eigenschaften. Goldglänzende Kristalle oder grün-goldenes Pulver. Sulfat: Lösl. in W. und A. mit grüner Farbe. Oxalat: Praktisch unlösl. in W. und A., löslich in Chlf.

Erkennung (BP 63). Je 10 ml einer 0,05%igen Brillantgrünlsg. werden versetzt mit 1. einigen Tr. Salzsäure. Die Farbe schlägt von Grün nach Rotgelb um. – 2. einigen Tr. Natronlauge. Ein hellgrüner Niederschlag (die freie Base) fällt aus. – 3. 1 ml Salzsäure und 0,2 g Zinkstaub. Die Lsg. entfärbt sich und das Filtrat darf sich bei Luftzutritt nicht sofort wieder färben.

Prüfung. 1. Alkoholunlösliche Stoffe (Sulfat). 1,0 g Substanz werden mit 50 ml A. (90%) 15 Min. am Rückflußkühler gekocht, durch einen gewogenen Filtertiegel gesaugt, mit heißem A. (90%) farbstofffrei gewaschen und bei 105° bis zur Gewichtskonstanz getrocknet. Der Rückstand darf nicht mehr als 0,010 g betragen (BP 63). – 2. Arsen. Höchstens 4 ppm (BP 63). – 3. Blei. Höchstens 10 ppm (BP 63). – 4. Zink. 0,10 g Substanz werden mit Schwefelsäure befeuchtet und abgeraucht. Der Rückstand wird mit 5 ml verd. Salzsäure, 2 bis 3 Tr. Salpetersäure und 5 ml W. versetzt und zum Sieden erhitzt. Nach Zugabe von 5 ml verd. Ammoniak wird kurz aufgekocht und filtriert. Das Filtrat darf durch 2 Tr. Ammoniumsulfidlsg. nicht verändert werden (BP 63). – 5. Schwermetalle. Höchstens 25 ppm (Ross. 9). – 6. Sulfatasche. Höchstens 1% (BP 63). – 7. Trocknungsverlust. Höchstens 3,5%, bei 105° bis zur Gewichtskonstanz getrocknet (BP 63).

Gehaltsbestimmung (BP 63). Etwa 0,6 g Substanz, genau gewogen, werden in einer Mischung von 25 ml W. und 30 ml 20%iger Natriumcitratlsg. und mit 0,1 g Natriumbicarbonat versetzt. Zur Vertreibung der Luft wird in das Titriergefäß während der gesamten Bestimmung ein steter Kohlendioxidstrom eingeleitet. Nach Zugabe von 50 ml 0,1 n Titan(III)-chloridlösung wird die Flüssigkeit 5 bis 10 Min. unter gelegentlichem Umschütteln am schwachen Sieden erhalten und nach dem Abkühlen mit 20 ml Salzsäure angesäuert. Es wird mit W. auf 150 ml verdünnt und nach Zusatz von 0,2 ml einer 1,5%igen Methylenblaulsg. mit 0,1 n Ferriammonsulfatlsg. bis zum Umschlag nach Grünlichblau zurücktitriert. Unter den gleichen Bedingungen wird ein Blindversuch angesetzt. Die Differenz zwischen dem Verbrauch an 0,1 n Ferriammonsulfatlsg. im Haupt- und im Blindversuch entspricht dem Verbrauch an 0,1 n Titan(III)-chloridlsg.

1 ml 0,1 n $TiCl_3$ entspricht 0,02413 g $C_{27}H_{34}N_2O_4S$.

Anwendung. Antisepticum. Zur Behandlung von infizierten Wunden und Verbrennungen.

Dosierung. 0,05- bis 0,1%ige Lösung.

Handelsformen: Malachitgrün G, Diamantgrün G, Äthylgrün, Benzolgrün G, Smaragdgrün, Brilliant Green, Vert brillante.

Malachitgrün. Symm. Tetramethyl-p-amino-fuchsonimoniumchlorid. 4,4′-Bis-dimethylamino-triphenyl-carbinol (Monohydrochlorid). Tetramethyl-4,4′-diamino-triphenyl-carbinol (Monohydrochlorid). Malachit Green.

$C_{23}H_{24}N_2 \cdot HCl$ M.G. 364,90

Herstellung. Benzaldehyd wird mit Dimethylanilin in Gegenwart von Schwefelsäure kondensiert und die entstandene Leukobase in salzsaurer Lösung oxydiert.

Eigenschaften. Grüne, metallglänzende Kristalle, leicht lösl. in W. mit blaugrüner Farbe, lösl. in A. und Amylalkohol.

Erkennung. 1. Die wss. Lsg. färbt sich nach Zusatz von Salzsäure gelb. – 2. Wird die wss. Lsg. mit Natronlauge versetzt, so entsteht ein grünlich-weißer Niederschlag (Carbinolbase, Fp. 132°).

Anwendung. Antisepticum. Äußerlich gegen Mykosen und bakterielle Hautinfektionen.

Dosierung. 0,05- bis 2%ige wss. Lösung.

Handelsformen: Neuviktoriagrün 0, Benzalgrün 00, Diamantgrün B, Solidgrün 0, Viktoriagrün, Neugrün B 1, Vert malachite NB.

b. Triaminoarylmethane

Crystal Violett BP 63. Gentian Violet USP XVII. Viola crystallina. Medicinal Gentiana Violet. Methylrosaniline Chloride. Kristallviolett.

$C_{25}H_{30}ClN_3$ M.G. 407,99

Kristallviolett ist Hexamethylpararosanilin-chlorid, das normalerweise mit etwas Pentamethyl- und etwas Tetramethylpararosanilin-chlorid verunreinigt ist.

Gehalt: Mindestens 96,0%, berechnet auf $C_{25}H_{30}ClN_3$ und die getrocknete Substanz (BP 63 u. USP XVII).

Eigenschaften. Dunkelgrünes oder grünlich-bronzefarbenes, kristallines Pulver oder Kristalle, die einen metallischen Glanz zeigen. Geruchlos oder höchstens ganz schwach riechend. Löslich bei 20° in etwa 200 T. W., in 10 ml A., in etwa 15 ml Glycerin (jeweils 1 g), löslich in Chloroform, unlöslich in Ae.

Erkennung. a) Etwas Substanz wird auf 1 ml Schwefelsäure aufgestreut. Die Substanz löst sich mit orangeroter oder braunroter Farbe. Wenn mit Wasser vorsichtig verdünnt wird wechselt die Farbe über Braun und Grün nach Blau (USP XVII u. BP 63). – b) Etwa 20 mg Substanz werden in 10 ml W. und 5 Tr. Salzsäure gelöst. 5 ml dieser Lösung werden tropfenweise mit Gerbsäurelösung versetzt; es entsteht ein tiefblauer Niederschlag (BP 63 u. USP XVII). – c) Die verbliebenen 5 ml von b) werden mit 500 mg Zinkstaub versetzt und erhitzt; es tritt rasche Entfärbung der Lösung ein. Wird ein Tropfen der entfärbten Lösung auf ein mit Ammoniak getränktes Filterpapier gegeben, so entsteht an der Berührungsfläche eine blaue Zone (USP XVII u. BP 63).

Prüfung. a) Arsen: Höchstens 4 ppm (BP 63). – b) Blei: Höchstens 10 ppm (BP 63). – c) Zink: 0,10 g Substanz werden mit Schwefelsäure benetzt und verascht. Der Rückstand wird mit einem Gemisch von 5 ml verd. Salzsäure, 2 bis 3 Tr. Salpetersäure und 5 ml Wasser ausgekocht, mit 5 ml verd. Ammoniaklösung versetzt, erneut gekocht und filtriert. Das Filtrat darf nach Zusatz von 2 Tr. Ammoniumsulfidlösung keine Trübung bzw. weiße Fällung zeigen (BP 63). – d) Äthanolunlösliche Verunreinigungen: 1,00 g Substanz wird mit 15 ml A. 15 Min. zum Rückfluß erhitzt, durch einen tarierten Filtertiegel filtriert. Der im Tiegel verbliebene Rückstand wird so lange mit heißem A. gewaschen, bis das Filtrat farblos abläuft und 1 Std. bei 105° getrocknet: Höchstens 1% (USP XVII, BP 63). – e) Verbrennungsrückstand: Höchstens 1,5% (USP XVII). – f) Sulfatasche: Höchstens 1,5% (BP 63).

Gehaltsbestimmung. BP 63 und USP XVII geben titanometrische Titrationsvorschriften an. Ausführung nach USP XVII: 400 mg Substanz werden genau gewogen, in einem 300-ml-Kolben mit 25 ml W. und 10 ml Salzsäure versetzt und aus dem Kolben durch Einleiten von Kohlendioxid die Luft verdrängt. Während der ganzen Bestimmung wird ein kontinuierlicher Kohlendioxidstrom durch die Reaktionsflüssigkeit geleitet. Nach Zugabe von 50,0 ml 0,1 n Titan(III)-chloridlösung wird zum Sieden erhitzt und 10 Min. unter gelegentlichem Umschwenken gelinde erwärmt. Die Lösung wird dann abgekühlt, mit 5 ml 10%iger Ammoniumthiocyanatlösung versetzt und mit 0,1 n Eisen(III)-ammoniumsulfatlösung bis zum Umschlag nach schwach Rot titriert. Vor der Berechnung wird ein Blindversuch ausgeführt. 1 ml 0,1 n Titan(III)-chloridlösung entspricht 20,40 mg $C_{25}H_{30}ClN_3$.

Aufbewahrung. In dicht schließenden Gefäßen.

Fuchsin. Magenta BPC 63.

Gemisch aus 1. *Fuchsin* [Rosanilinhydrochlorid, p,p'-Diamino-m-methyl-fuchsonimoniumchlorid, 4,4',4''-Triamino-3-methyl-triphenylcarbinol (Monohydrochlorid)].

$C_{20}H_{19}N_3 \cdot HCl \cdot 4H_2O$ \hfill M.G. 409,92

2. *Parafuchsin* [Pararosanilinhydrochlorid, p,p'-Diaminofuchsonimoniumchlorid, 4,4',4''-Triamino-triphenyl-carbinol (Monohydrochlorid)].

$C_{19}H_{17}N_3 \cdot HCl \cdot 4H_2O$ \hfill M.G. 395,89

Gehalt mindestens 85,0%, berechnet als Fuchsin ($C_{20}H_{19}N_3 \cdot HCl$), bezogen auf die 1 Std. bei 130° getrocknete Substanz (BPC 63).

Herstellung. Ein Gemisch aus Anilin, o-Toluidin und p-Toluidin wird mit Nitrobenzol in Gegenwart von Salzsäure und Eisen erhitzt (Nitrobenzolverfahren).

Eigenschaften. Metallisch grün glänzende, im durchfallenden Licht rot erscheinende, tetragonale Kristalle oder daraus hergestelltes, geruchloses, bitter schmeckendes Pulver, lösl. in W. und A. mit karmoisinroter Farbe, praktisch unlösl. in Ae. und Chlf.

Erkennung (BPC 63). 0,1 g der Substanz werden in 100 ml W. gelöst. 1. 5 ml der roten Lsg. färben sich nach Zusatz von 0,5 ml verd. Salzsäure gelb. – 2. 5 ml Stammlsg. werden mit 0,5 ml verd. Ammoniaklsg. versetzt. Nach etwa 1 Min. entsteht ein roter Niederschlag. – 3. In 5 ml der Lsg. wird 2 Min. lang Schwefeldioxid eingeleitet. Die Flüssigkeit färbt sich blaßgelb.

Prüfung. 1. Aethanolunlösliche Stoffe. Höchstens 0,0010 g, bestimmt wie bei Eosin angegeben (Nord. 63). – 2. Zink. 0,5 g Fuchsin werden mit Schwefelsäure abgeraucht, der Rückstand in 2 ml heißer verd. Salzsäure gelöst, mit 10 ml W. verdünnt und zum Sieden erhitzt. Nach Zusatz von 2 ml verd. Ammoniaklsg. wird aufgekocht, filtriert, mit verd. Salzsäure gegen Lackmus neutralisiert und mit 4 ml verd. Salzsäure versetzt. Die Lsg. darf sich nach Zusatz von 1 ml Kaliumhexacyanoferrat(II)-lsg. nicht trüben (BPC 63). – 3. Trocknungsverlust. Höchstens 10,0%, bei 130° 1 Std. getrocknet (BPC 53). – 4. Sulfatasche. Höchstens 1,0% (BPC 63).

Gehaltsbestimmung (BPC 63). Etwa 0,3 g Fuchsin, genau gewogen, werden in einer Mischung aus 75 ml A. und 50 ml W. gelöst und mit 25 ml einer 30%igen Kalium-Natriumtartratlsg. versetzt. Die Lsg. wird zum Sieden erhitzt und heiß mit 0,1 n Titan(III)-chloridlsg. titriert. Während der Bestimmung muß durch einen ständigen Kohlendioxidstrom die Luft aus dem Titriergefäß vertrieben werden. 1 ml 0,1 n $TiCl_3$ entspricht 0,01 689 g $C_{20}H_{19}N_3 \cdot HCl$.

Anwendung. Als Anthelminticum s., Bd. I, S. 951.

c. Hydroxytriarylmethane

Phenolsulfonphthaleinum Ph.Helv. V – Suppl. I. Phenolrot. Phenolsulphonphthalein BP 63. Phenolsulfonphthalein USP XVII. Phenolsulfophthaleinum Nord. 63. Rouge de Phénol CF 65. Phenol Red. Rubrum phenoli. Sulton der 4,4′,α-Trioxy-triphenylmethan-2″-sulfosäure.

$C_{19}H_{14}O_5S$ M.G. 354,39

Gehalt 98,0 bis 101,0% (Nord. 63).

Herstellung. o-Sulfo-benzoesäure wird mit Phenol auf 130 bis 135° erhitzt.

Eigenschaften. Ziegelrotes bis dunkelrotes, kristallines, geruchloses, schwach bitter schmeckendes Pulver, lösl. in 1300 Teilen W., lösl. in A. und Aceton, wenig lösl. in Ae. und Chlf.

Erkennung. 1. In verd. Natronlauge löst sich Phenolrot mit dunkelroter, etwas blaustichiger Farbe. Bei starkem Verdünnen mit W. färbt sich die Lsg. bläulichrosa; beim Ansäuern schlägt die Farbe in orangegelb um (Ph.Helv. V – Suppl. I). Wird die saure Lsg. mit etwas Zinkstaub erwärmt, so tritt Entfärbung ein (BP 63). – 2. 0,005 g Substanz werden in einigen Tr. verd. Natronlauge gelöst und mit 2 ml 0,1 n Bromlsg. und 1 ml verd. Salzsäure versetzt. Die Lsg. wird geschüttelt und 5 Min. stehengelassen. Wird hierauf mit 2 ml verd. Natronlauge alkalisch gemacht, so entsteht eine intensiv blaurote Färbung (Ph.Helv. V – Suppl. I). – 3. 0,20 g Substanz wird mit 0,10 g wasserfreiem Natriumacetat und 1 ml Acetanhydrid 2 Min. gekocht. Anschließend wird der Überschuß an Acetanhydrid in einer Porzellanschale abgedampft und der Verdampfungsrückstand in 5 ml warmem Methanol gelöst. Beim Erkalten kristallisiert das Diacetylderivat des Phenolrots aus, das nach mehrmaligem Waschen mit Methanol und Trocknen bei 105° zwischen 130 und 135° schmilzt (Nord. 63).

Prüfung. 1. Säuren und Basen. 0,40 g Substanz werden 2 Min. mit 20 ml W. geschüttelt und filtriert. Das Filtrat muß ein pH von mindestens 2,6 und höchstens 2,9 haben, gemessen mit der Glaselektrode (Nord. 63). – 2. Alkaliunlösliche Stoffe. Etwa 1 g Phenolrot, genau gewogen, wird in einer filtrierten Lsg. von 0,5 g Natriumbicarbonat in 20 ml W. gelöst. Die Lsg. wird unter häufigem Umschütteln 1 Std. stehengelassen und anschließend mit W. auf 100 ml verdünnt. Nach 2 Std. wird durch einen gewogenen Filtertiegel filtriert und zuerst mit 25 ml 1%iger Natriumbicarbonatlsg., sodann mit 25 ml W. in kleinen Anteilen gewaschen. Der 1 Std. bei 105° getrocknete Rückstand darf nicht mehr als 0,2% betragen (USP XVII). – 3. Empfindlichkeit. Ein 100-ml-Jodzahlkolben wird mit frisch ausgekochtem und wieder abgekühltem Wasser so gefüllt, daß zwischen Glasstopfen und Wasseroberfläche ein Luftraum von etwa 3 ml bleibt. Nach Zusatz von 1 ml 0,1%iger Phenolrotlsg. und 0,5 ml 0,02 n Natronlauge wird die Lsg. kräftig geschüttelt. Sie muß sich intensiv rot färben (USP XVI). – 4. Arsen. Höchstens 10 ppm (USP XVII). – 5. Schwermetalle. Höchstens 200 ppm (Nord. 63). – 6. Chlorid. Höchstens 35 ppm (Nord. 63). – 7. Pyrogene Stoffe. 0,05 g Phenolrot werden in einer Mischung von 40 ml pyrogenfreiem, sterilem Wasser und 2,0 ml einer mit pyrogenfreiem, sterilem Wasser bereiteten 1 n Natronlauge gelöst. Die Lsg. wird mit pyrogenfreier, steriler 1 n Salzsäure auf pH 6,0 bis 7,5 eingestellt, mit pyrogenfreiem, sterilem Wasser auf 50 ml verdünnt und durch einen Glassintertrichter filtriert. Von dieser Lsg. werden den Kaninchen zur Prüfung auf Pyrogene 1 ml pro kg Körpergewicht injiziert (BP 63). – 8. Unzulässige Toxizität. Je 0,5 ml der zur Prüfung auf pyrogene Stoffe bereiteten Lösung werden 5 normalen, etwa 20 g schweren Mäusen intravenös injiziert. Kein Tier darf innerhalb von 24 Std. sterben. Überleben nur 4 Mäuse den Test, so wird der Versuch wiederholt. Stirbt kein Tier der zweiten Gruppe innerhalb von 24 Std., gilt die Substanz als verträglich (BP 63). – 9. Trocknungsverlust. Höchstens 1% (Ph.Helv. V – Suppl. I). – 10. Sulfatasche. Höchstens 0,2% (CF 65).

Gehaltsbestimmung (BP 63). 0,87 bis 0,90 g Substanz, genau gewogen, werden in 15 ml 1 n Natronlauge gelöst und mit W. auf 250 ml aufgefüllt. 50 ml der Lsg. werden in einem Jodzahlkolben mit 150 ml W., 50 ml 0,1 n Bromlsg. (Bromid-Bromat) und 5 ml Salzsäure versetzt. Die Lsg. wird 20 Min. ins Dunkle gestellt. Nach Zusatz von 1 g Kaliumjodid wird das ausgeschiedene Jod mit 0,1 n Natriumthiosulfatlsg. titriert, Stärkelsg. als Indikator. 1 ml 0,1 n Br_2 entspricht 0,004 430 g $C_{19}H_{14}O_5S$.

Anwendung. Zur Nierenfunktionsprüfung. Phenolrot wird schnell und zu 94 bis 96% tubulär über die Nieren ausgeschieden. Die Farbstoffausscheidung innerhalb von 15 Min. nach der Injektion gilt als Maß der tubulären Sekretionsfähigkeit.

Dosierung. 6 mg intravenös; gewöhnlich 10 ml einer 0,06%igen Lösung.
Phenolrot dient in der Maßanalyse als Indikator, vgl. Bd. I, S. 312.

Sterilisation. Phenolrot kann durch Erhitzen im Autoklaven oder durch Sterilfiltration sterilisiert werden.

Handelsformen: Phenolsulfophthalein-Lösung „Merck" (Merck), Fenolipuna, Sulphental, Sulphontal.

Sulfobromphthalein. Sulphobromophthalein Sodium BP 63. Sodium Sulfobromophthalein USP XVII. 4,5,6,7-Tetrabromphenolphthalein-3′,3″-disulfosäure (Di-Natrium-Salz).

$C_{20}H_8Br_4Na_2O_{10}S_2$ M.G. 838,02

Gehalt mindestens 36,0% und höchstens 39,0% Brom, sowie mindestens 7,4% und höchstens 8,2% Schwefel, berechnet auf die bei 105° bis zum konstanten Gewicht getrocknete Substanz (BP 63).

Herstellung. Tetrabromphthalsäureanhydrid wird mit Phenol in Gegenwart von Schwefelsäure auf 145 bis 150° erhitzt und anschließend sulfoniert.

Eigenschaften. Weißes, kristallines, bitter schmeckendes, geruchloses, hygroskopisches Pulver, lösl. in W. und Alkali, praktisch unlösl. in A. und Aceton. Die alkalische Lsg. ist intensiv bläulich-purpurrot gefärbt.

Erkennung (BP 63). 1. Die Extinktion einer 0,0005%igen Lsg. in 0,05 n Natronlauge, in 1 cm Schichtdicke spektrophotometrisch gemessen bei 580 mµ beträgt etwa 0,40. – 2. Im Verbrennungsrückstand läßt sich Bromid nachweisen. – 3. Natrium kann durch Flammenfärbung nachgewiesen werden.

Prüfung (BP 63). 1. Wasserunlösliche Stoffe. 0,2 g Substanz müssen sich in 10 ml W. vollständig lösen. Die Lsg. muß klar und farblos sein. – 2. Halogene. 5 ml einer 1%igen Lsg. von Sulfobromphthalein werden mit je 1 ml verd. Salpetersäure und Silbernitratlsg. versetzt. Es darf höchstens eine leichte Opaleszenz auftreten. – 3. Sulfat. 10 ml einer 0,2%igen Lsg. werden mit 5 Tr. verd. Salzsäure zum Sieden erhitzt und mit 1 ml Bariumchloridlsg. versetzt. Die heiße Lsg. muß 2 Min. klar bleiben. (Beim Abkühlen kristallisiert das schwerlösliche Bariumsalz von Sulfobromphthalein aus.) – 4. Calcium. 5,0 g Substanz werden in einem Platintiegel verascht. Der erkaltete Rückstand wird mit 1 ml Salzsäure und 10 ml W. versetzt und 5 Min. auf dem Wasserbad erwärmt. Nach Zugabe von 1 g Ammoniumsulfat und 4 ml verd. Ammoniaklsg. wird nochmals 5 Min. erwärmt. Der Tiegelinhalt wird nun mit Hilfe von 50 ml W. in einen Weithals-Erlenmeyerkolben gespült, mit 20 ml Ammoniaklsg. versetzt und mit W. auf 100 ml verdünnt. Es werden 0,3 ml Natriumsulfidlsg., 1 ml Kaliumcyanidlsg., 74 ml abs. A. und als Indikator 0,1 g einer Mischung aus 1 T. Methylthymolblau und 99 T. Kaliumnitrat hinzugefügt. Die Lösung wird mit 0,01 m Äthylendiamin-tetraessigsäure-Dinatriumsalz-Lösung bis zur schwachen Graufärbung titriert. Hierbei dürfen nicht mehr als 6,25 ml 0,01 m Äthylendiamin-tetraessigsäure-Dinatriumsalz-Lösung verbraucht werden. – 5. Trocknungsverlust. Höchstens 5,0%, bei 105° bis zum konstanten Gewicht getrocknet.

Gehaltsbestimmung (USP XVII). Etwa 100 mg Substanz, genau gewogen, werden zu 500 ml im Meßkolben gelöst. 5 ml der Lsg. werden in einem 200-ml-Meßkolben mit Natriumcarbonatlsg. (1 in 100) bis zur Marke verdünnt. Daneben wird eine Lsg. von etwa 5 mcg je ml mit genau bekannter Menge USP Sulfobromophthalein Natrium Referenz Standard in Natriumcarbonatlsg. (1 in 100) hergestellt. Die Absorptionen beider Lsg. werden in 1 cm Schichtdicke bei 580 mµ gegen Natriumcarbonatlsg. gemessen und der Gehalt der Substanz an $C_{20}H_8Br_4Na_2O_{10}S_2$ nach 20 $C(A_U/A_S)$ errechnet, wobei C die Konzentration des Standards im mcg je ml, A_U und A_S die Absorptionen der Untersuchungs- und der Standardlsg. bedeuten.

Anwendung. Zur Leberfunktionsprüfung. Sulfobromphthalein wird fast ausschließlich von der Leber aufgenommen und durch die Galle ausgeschieden. Bei Störungen der Leberfunktion verschwindet der Farbstoff langsamer aus dem Blut. Zur Beurteilung wird die Farbstoffkonzentration im Blut einige Zeit nach der Injektion gemessen (45-Minuten-Test, 60-Minuten-Test).

Dosierung. 5 mg/kg Körpergewicht intravenös.

Sterilisation. Sulfobromphthalein wird durch Sterilfiltration sterilisiert.

Handelsformen: Bromthalein (Merck), Hepartest (Mainkur), Bromsulfalein (Hynson, Westcott & Dunning).

Jodphthaleinum solubile Ph.Helv. V – Suppl. I. Tetrajodphenolphthalein. Jod-Tetragnost Erg.B. 6. Iodophthalein BP 53. Jodphthaleinum Ph.Dan. IX. Iodophthalein Sodium USP XV. Jodognostum Ross. 9. Natrium tetraiodophenolphthaleinicum. Soluble Iodophthalein. Tethiothalein Sodium. Tetraiodophthalein Sodium.

3′,5′,3″,5″-Tetrajodphenolphthalein (Di-Natrium-Salz).

$C_{20}H_8J_4O_4Na_2$ M.G. 865,95

Gehalt. Natriumtetrajodphenolphthalein kristallisiert mit wechselnden Mengen Kristall-Lösungsmittel (Wasser, Äthanol). Daher schwanken die Gehaltsforderungen in den einzelnen Pharmakopöen, je nach dem, ob Präparate mit Kristalläthanol (etwa 4 Mol C_2H_5OH) oder das Hydrat (3 Mol H_2O) zugelassen sind. — 1. *Kristalläthanol.* 77 bis 86% $C_{20}H_8J_4O_4$. Dieses muß einen Jodgehalt von mindestens 59,5 und höchstens 62,6% aufweisen (Ph.Helv. V — Suppl. I). — 2. *Kristallwasser.* Mindestens 87% $C_{20}H_8O_4J_4$, berechnet auf die bei 105° bis zur Gewichtskonstanz getrocknete Substanz. Diese muß mindestens 60,0 und höchstens 63,0% Jod enthalten (BP 53). — 3. In Ross. 9 ist die 15%ige wäßrige Lösung offizinell. Sie muß mindestens 14,55 und höchstens 15,45% $C_{20}H_8J_4O_4Na_2$ enthalten.

Herstellung. Phenolphthalein wird in der Wärme mit Jodjodkali in alkalischer Lösung umgesetzt.

Eigenschaften. Graues (Kristalläthanol), an der Luft blauwerdendes, blaues (Kristallwasser) oder rötlichblaues, fast geruchloses oder schwach nach A. riechendes, salzig-süß, etwas zusammenziehend schmeckendes Pulver, lösl. in W., wenig lösl. in A., praktisch unlösl. in Ae.

Erkennung (Ph.Helv. V — Suppl. I). 1. Natrium-Tetrajodphenolphthalein färbt sich beim Erhitzen zuerst dunkelblau, dann unter Entwicklung von Joddämpfen braun und schwarz. — 2. 0,3 g Substanz müssen mit 15 ml kohlendioxidfreiem W. eine klare, in der Aufsicht dunkelblaue und in der Durchsicht violettrote Lsg. geben, die sich 3. beim Versetzen mit verd. Salpetersäure entfärbt. Dabei entsteht ein weißer, höchstens gelblichweißer, gallertiger Niederschlag (freie Säure).

Prüfung. 1. Jodid und Chlorid. Höchstens 3500 ppm (Ph.Dan. IX). — 2. Sulfat. Höchstens 60 ppm (Ph.Dan. IX). — 3. Carbonat. Höchstens 10000 ppm (Ph.Dan. IX). — 4. Schwermetalle. Höchstens 20 ppm (Ph.Dan. IX). 1,7 ppm (Ross. 9, Lösung).

Gehaltsbestimmung (Ph.Helv. V — Suppl. I). 1. Tetrajodphenolphthalein. Etwa 0,5 g Substanz, genau gewogen, werden in 50 ml W. gelöst und unter Umrühren mit 20 ml verd. Salzsäure versetzt. Nach 30 Min. wird der Niederschlag auf einem gewogenen Filtertiegel gesammelt und mit insgesamt 50 ml 1 n Salzsäure von etwa 60° in kleinen Portionen gewaschen. Der Tiegel wird 12 Std. an der Luft und anschließend bei 110° bis zum konstanten Gewicht getrocknet. — 2. Jod. Etwa 0,1 g des beim obigen Versuch erhaltenen getrockneten Tetrajodphenolphthaleins genau gewogen, wird in einem kleinen Nickeltiegel mit etwa 1 g getrocknetem Natriumcarbonat vermischt. Der Tiegel wird anschließend mit getrocknetem Natriumcarbonat unter Pressen vollständig gefüllt und umgekehrt in einen passenden größeren Nickeltiegel gestellt. Auch der Zwischenraum zwischen beiden Tiegeln wird unter Anpressen mit getrocknetem Natriumcarbonat gefüllt. Dann wird 20 Min. lang zur starken Rotglut erhitzt. Die abgekühlten Tiegel werden in ein Becherglas gebracht und der Tiegelinhalt durch Kochen mit W. gelöst. Die Lsg. wird in einen 500-ml-Erlenmeyerkolben filtriert und Tiegel und Becherglas mit heißem W. in kleinen Portionen halogenfrei gewaschen. Die vereinigten Flüssigkeiten werden langsam und unter ständigem Umrühren bis zur sauren Reaktion mit einer Mischung aus 25 T. Salpetersäure und 65 T. W. versetzt. Nach Zusatz von 10 ml 0,1 n Silbernitratlsg. und 5 ml Ferriammonsulfatlsg. wird mit 0,1 n Ammoniumrhodanidlsg. bis zum Farbumschlag nach Rötlichgelb titriert.

1 ml 0,1 n $AgNO_3$ entspricht 0,01269 g Jod.

Anwendung. Röntgenkontrastmittel zur Darstellung der Gallenwege (Cholezystographie). Kontraindikationen: Schwere Leber- und Nierenschäden, offene Tbc, Hyperthyreose und Sensibilität gegen Jod.

Dosierung. 4,5 g oral, 2 bis 4 g intravenös, gewöhnlich 50 ml einer 5%igen frischen Lösung.

Unverträglichkeiten. 1. Bei Luftzutritt wird Kohlendioxid absorbiert, wodurch die Löslichkeit unter Freisetzung von Tetrajodphenolphthalein zurückgeht. Lösungen müssen deshalb mit kohlendioxidfreiem Wasser hergestellt und unter Verschluß aufbewahrt werden. — 2. Sauer reagierende Stoffe (Zersetzung).

Sterilisation. Die Sterilisation erfolgt durch einstündiges Erhitzen auf etwa 60 bis 65° an drei aufeinanderfolgenden Tagen (Ph.Helv. V — Suppl. I).

Handelsformen: Jod-Tetragnost (Merck). Cholumbral, Jod-Cholumbral (Siegfried). Cystopac (Grubb Lab.) Foriod (Spécia). Opacin, Cholagnost, Jodeikon, Jodo-Ray. Opacol. Jodognost. Photobilin. Radiotétrane. Shadecol. Tetrajod.

4. Acridinfarbstoffe

Aminoacridini chloridum Nord. 63. Aminoacridin. Aminacrine Hydrochloride BP 63. 9-Aminoacridin-hydrochlorid.

$C_{13}H_{10}N_2 \cdot HCl \cdot H_2O$ M.G. 248,71

Gehalt mindestens 98,5%, berechnet auf die bei 105° bis zum konstanten Gewicht getrocknete Substanz (BP 63).

Herstellung. N-Phenylanthranilsäure wird mit Phosphorpentachlorid erhitzt und anschließend mit Ammoniumcarbonat in Phenol behandelt.

Eigenschaften. Gelbes, kristallines, geruchloses, bitter schmeckendes Pulver, lösl. in W. und A., wenig lösl. in physiologischer Kochsalzlsg., praktisch unlösl. in Ae. und Chlf.

Erkennung. 1. Die gesättigte Lsg. von Aminoacridin ist blaßgelb gefärbt und fluoresziert grünlichblau. Eine stark verdünnte Lsg. fluoresziert intensiv blau (BP 63). – 2. 0,2 g Substanz werden mit 25 ml W. und 1 ml Natronlauge geschüttelt. Es entsteht ein gelber, kristalliner Niederschlag. Die Kristalle werden abfiltriert, mit W. gewaschen, aus verd. A. umkristallisiert und bei 105° getrocknet. Sie schmelzen bei 235° (BP 63). – 3. 0,2 g Substanz, 1,0 g wasserfreies Natriumacetat und 4 ml Acetanhydrid werden 2 Min. gekocht und anschließend mit 30 ml W. verdünnt. Die Lsg. wird nochmals zum Sieden erhitzt. Beim Erkalten scheidet sich ein kristalliner Niederschlag von 9-N-Acetylaminoacridin ab, der nach Waschen mit W. und Umkristallisieren aus 2 ml A. zwischen 148 und 152° schmilzt (Nord. 63). – 4. In der wss. Lsg. ist Chlorid nachweisbar (BP 63).

Prüfung. 1. Säuren und Basen. Das pH einer 0,2%igen Lsg. muß zwischen 5,0 und 6,5 liegen, gemessen mit der Glaselektrode (BP 63). – 2. Wasserunlösliche Stoffe. Eine Lsg. von 0,1 g Substanz in 15 ml W. darf nicht mehr getrübt sein, als eine schwefelsaure Lsg., die 0,01 mg Barium pro ml enthält (Nord. 63). – 3. Sulfat. Höchstens 3000 ppm (Nord. 63). – 4. Trocknungsverlust. Mindestens 6,0 und höchstens 8,0%, bei 105° bis zum konstanten Gewicht getrocknet (BP 63). – 5. Sulfatasche. Höchstens 0,1% (BP 63).

Gehaltsbestimmung (BP 63). Die Gehaltsbestimmung wird wie unter Diaminoacridin angegeben durchgeführt.

1 ml 0,1 m $K_3[Fe(CN)_6]$ entspricht 0,06921 g $C_{13}H_{10}N_2 \cdot HCl$.

Anwendung. Antisepticum. Zur Behandlung von infizierten Wunden, Brandwunden und parasitären Hautkrankheiten.

Dosierung. 0,1%ige Lösung.

Handelsformen: Acriflex (Allen & Hanbury). Aramidine (Wolley). Pologol flavum (Christie George). Monacrin. Minocrin. Acramine yellow.

Diaminoacridin. Proflavine Hemisulphate BP 63. Neutral Proflavine Sulphate. Proflavine. Proflavinae Hemisulfas. 3,6-Diamino-acridin-sulfat.

$(C_{13}H_{11}N_3)_2 \cdot H_2SO_4 \cdot 2 H_2O$ M.G. 552,6

Gehalt mindestens 98%, berechnet auf die wasserfreie Substanz (BP 63).

Herstellung. Aus Formaldehyd und überschüssigem Anilin gewonnenes 4,4'-Diaminodiphenylmethan wird nitriert und zum Tetraaminoderivat reduziert. Durch Oxydation mit Luft bildet sich das 3,6-Diamino-acridin.

Eigenschaften. Orangerotes, kristallines, geruchloses, bitterschmeckendes, hygroskopisches Pulver, lösl. in W. mit tieforanger Farbe, lösl. in Glycerin, schwer lösl. in A., praktisch unlösl. in Ae. und Chlf.

Erkennung (BP 63). Für die folgenden Versuche wird eine Lsg. von 0,1 g Substanz in 30 ml W. verwendet: 1. Wenige Tr. der Lsg. zeigen nach der Verdünnung mit viel W.

eine grünliche Fluoreszenz. – 2. 1 ml Stammlsg. wird mit 2 Tr. Schwefelsäure versetzt. Es bildet sich sofort ein kristalliner Niederschlag aus rötlichorangefarbenen, prismatischen Nadeln. – 3. 2 ml der Lsg. werden mit Natronlauge versetzt. Es entsteht ein zitronengelber Niederschlag. – 4. 5 ml Stammlsg. werden mit 1 ml 1 n Salzsäure und 5 ml einer 10%igen Natriumnitritlsg. versetzt und 1 Min. gekocht. Es entsteht ein brauner Niederschlag; das Filtrat ist gelb gefärbt (Unterscheidung von anderen Acridinderivaten). – 5. In der Stammlsg. läßt sich Sulfat nachweisen.

Prüfung (BP 63). 1. Säuren und Basen. Das pH einer gesättigten Lsg. muß zwischen 6,0 und 8,0 liegen, gemessen mit der Glaselektrode. – 2. Andere Acridinderivate. 0,10 g Substanz müssen sich bei 35° in 100 ml einer 0,9%igen Kochsalzlsg. klar oder fast klar lösen. Die Flüssigkeit darf ihr Aussehen durch 24stdg. Stehen bei 15 bis 20° im Dunkeln nicht merklich verändern. – 3. Wassergehalt. 3,0 bis 7,0%, bestimmt nach der Karl-Fischer-Methode. Anstatt Methanol werden 20 ml einer Mischung aus gleichen T. Eisessig und wasserfreiem Pyridin verwendet. – 4. Sulfatasche. Höchstens 0,5%.

Gehaltsbestimmung (BP 63). Etwa 2 g Substanz, genau gewogen, werden in 750 ml W. gelöst. Die Lsg. wird mit 1 n Salzsäure schwach angesäuert (Kongopapier) und mit 5 g Natriumacetat sowie unter Umrühren mit 50 ml 0,1 m Kaliumhexacyanoferrat(III)-lsg. versetzt. Nach 10 Min. wird filtriert und der Niederschlag 3mal mit je 50 ml W. gewaschen. Die vereinigten Filtrate werden nacheinander unter gutem Umrühren mit 10 ml Salzsäure, 10 g Natriumchlorid, 1 g Kaliumjodid und einer Lsg. von 3 g Zinksulfat in 10 ml W. versetzt. Nach 3 Min. wird das ausgeschiedene Jod mit 0,1 n Natriumthiosulfatlsg. titriert, Stärkelsg. als Indikator. Kurz vor dem Äquivalenzpunkt wird die Titration für 3 Min. unterbrochen und anschließend zu Ende geführt. Unter gleichen Bedingungen wird ein Blindversuch angesetzt. Die Differenz zwischen dem Verbrauch an 0,1 n Natriumthiosulfatlsg. in Haupt- und Blindversuch entspricht dem Verbrauch an 0,1 m Kaliumhexacyanoferrat(III)-lsg.

1 ml 0,1 m $K_3[Fe(CN)_6]$ entspr. 0,07749 g $(C_{13}H_{11}N_3)_2 \cdot H_2SO_4$.

Anwendung. Antisepticum. Bei infizierten Wunden, parasitären Hauterkrankungen.

Dosierung. 0,1%ige wss. Lösung.

Unverträglichkeiten. Diaminoacridin kann, besonders bei frischen Wunden, reizend wirken und unter Umständen zu ausgedehnten Nekrosen führen.

Lösungen sollen in braunen Gefäßen abgegeben werden. Trübe Lösungen gelten als nicht mehr verwendungsfähig.

Handelsformen: Panacridine, Sanoflavin.

Aethacridinum lacticum DAB 7 – DDR, ÖAB 9, Ph.Helv. V – Suppl. III. Äthacridinlactat DAB 7 – BRD. Aethacridinum Ross. 9. Aethacridine. Acrinol. 2-Aethoxy-6,9-diamino-acridin-DL-lactat. Rivanol.

$C_{15}H_{15}N_3O \cdot C_3H_6O_3 \cdot H_2O$ M.G. 361,41 (DAB 7 – BRD, ÖAB 9, Ph.Helv. V – Suppl. III)

$C_{15}H_{15}N_3O \cdot C_3H_6O_3$ M.G. 343,39 (DAB 7 – DDR, Ross. 9)

Gehalt mindestens 99,45 und höchstens 100,80%, bezogen auf die wasserfreie Substanz (Ph.Helv. V – Suppl. III).

Herstellung. 2-Chlor-4-nitrobenzoesäure wird mit Phenacetin, Natriumacetat und Kupferbronze erhitzt und die gebildete Äthoxycarbonsäure mit Phosphoroxychlorid in das Säurechlorid übergeführt, worauf der Ringschluß zum 2-Aethoxy-6-nitro-9-chlor-acridin erfolgt. Mit wss. Ammoniaklsg. wird aminiert und mit Eisen und Salzsäure zur Äthacridinbase reduziert, die in das Lactat überführt wird.

Eigenschaften. Gelbes, mikrokristallines, geruchloses, stark bitter schmeckendes Pulver, lösl. in W., leicht lösl. in heißem W., schwer lösl. in A., praktisch unlösl. in Ae. und Chlf.

Erkennung. 1. Schmelzintervall 225 bis 250° (Zers.). Eutektische Temperatur der Mischung mit a) Salophen: 167°, b) Dicyandiamid: ~150° (ÖAB 9). – 1,000 g Substanz wird in W. zu 50 ml gelöst und dient als Stammlösung (DAB 7 – DDR). – 2. Die Stammlsg. zeigt eine kräftige gelbe Färbung und fluoresziert gelbgrün. – 3. 5 ml Stammlsg. werden mit 1,0 ml frisch bereiteter Natriumnitritlsg. und 1,0 ml 3 n Salzsäure versetzt. Es entsteht eine kräftig rotviolette Färbung. — 4. 5 ml Stammlsg. geben nach Zusatz von 1 ml 3 n Natronlauge einen Niederschlag. Das Filtrat wird mit 2,0 ml 3 n Schwefelsäure versetzt und 2 Tr. dieser Lsg. mit 2,0 ml Schwefelsäure auf einem Wasserbad von 80° 2 Min. erhitzt. Die Lsg. zeigt nach Zusatz von 2 Tr. Guajakollsg. eine rote Färbung (Milchsäure). — 5. 2 Tropfen Stammlsg. geben nach Zusatz von 5,0 ml W. und 3 Tr. 0,1 n Jodlsg. einen kräftigen blaugrünen Niederschlag, der sich nach Zusatz von 5 ml A. löst.

Prüfung. 1. Wasserunlösliche Stoffe. 0,100 g Substanz muß sich in 2,00 ml kohlendioxidfreiem W. klar lösen (DAB 7 – DDR). — 2. Säuren und Basen. Das pH der Stammlsg. muß zwischen 5,5 und 7,0 liegen (DAB 7 – BRD). — 3. Fettsäuren. 0,2 g Substanz werden in 10,0 ml W. gelöst und mit 5,0 ml 3 n Schwefelsäure versetzt. Werden 10,0 ml des Filtrates 5 Min. auf dem Wasserbad erhitzt, so darf kein Geruch nach Fettsäuren wahrnehmbar sein (DAB 7 – DDR). — 4. Arsen. Weniger als 10 ppm (DAB 7 – DDR). — 5. Ammonium. Weniger als 30 ppm (DAB 7 – DDR). — 6. Chlorid. Höchstens 500 ppm (Ross. 9). — 7. Sulfat. Höchstens 250 ppm (DAB 7 – DDR). — 8. Trocknungsverlust. a) Kristallwasserhaltiges Präparat: mindestens 4,5 und höchstens 5,2% (ÖAB 9). b) Kristallwasserfreies Präparat: höchstens 5,0% (DAB 7 – DDR). — 9. Schwermetalle. Höchstens 10 ppm (Ross. 9). — 10. Sulfatasche. Höchstens 0,1% (Ph.Helv. V – Suppl. III).

Gehaltsbestimmung (Ph.Helv. V – Suppl. III). Wie unter Acriflavinium chloratum angegeben, jedoch wird bis zum Farbumschlag nach Blaßblau titriert.

1 ml 0,1 n $K_2Cr_2O_7$ entspricht 0,012047 g $C_{15}H_{15}N_3O \cdot C_3H_6O_3 \cdot H_2O$ oder 0,01145 g $C_{15}H_{15}N_3O \cdot C_3H_6O_3$.

Anwendung. Antisepticum. Bei Wundinfektionen, eiternden Prozessen, Pyodermien, Harnweginfektionen.

Dosierung. Zur Blasenspülung 0,01- bis 0,02%ige wss. Lösung; zur Mundspülung 0,1- bis 0,2%ige wss. Lösung. Salben 0,5 bis 1,0%. Puder 2,5%.

Gegen Amoebendysenterie 0,05 bis 0,2 g oral.

Unverträglichkeiten. Säuren, Alkalien, Alkalihalogenide, Quecksilbersalze (Fällung), Oxydationsmittel (Zersetzung), Traganthschleime (Verflüssigung).

Handelsformen: Rivanol (Hoechst). Rimaon. Vucine. Ethodin. Acrolactine.

Acriflavinium chloratum Ph.Helv. V – Suppl. III, ÖAB 9. Trypaflavin. Acriflavine Gall. 49, BPC 63. Euflavinum Nord. 63, Ph.Dan. 48. Flavacridinum hydrochloricum Ross. 9. Gemisch aus ca. 65% 3,6-Diamino-10-methyl-acridiniumchlorid und ca. 35% 3,6-Diamino-acridin-hydrochlorid.

$C_{14}H_{14}N_3Cl$ M.G. 259,75

$C_{13}H_{11}N_3 \cdot HCl$ M.G. 245,72

Gehalt. Die wasserfreie Substanz muß mindestens 93,0 und darf höchstens 103,0% Acridinderivate enthalten, berechnet als 3,6-Diamino-10-methylacridin (Nord. 63).

Herstellung. 4,4'-Diamino-diphenylmethan wird nitriert und zu 2,2',4,4'-Tetraaminodiphenylmethan reduziert, das beim Erhitzen auf 135° in 3,6-Diaminoacridin übergeht. Nach Acetylierung, teilweiser Methylierung mit Toluolsulfonsäure-methylester und Entacetylierung durch Kochen mit Salzsäure entsteht das vorliegende Gemisch.

Eigenschaften. Orangerotes bis rotbraunes, kristallines, geruchloses, bitter schmeckendes Pulver, lösl. in W. mit braunoranger Farbe, wenig lösl. in A. und Glycerin, praktisch unlösl. in Ae. und Chlf.

Erkennung. 1. 0,1 g Substanz werden in 20 ml W. gelöst. Es entsteht eine gelbe, intensiv grün fluoreszierende Lsg. Die Fluoreszenz der Lsg. verschwindet auf Zusatz von verd. Natronlauge vollständig, auf Zusatz von Salzsäure fast vollständig (ÖAB 9). — 2. Eine Lsg. von etwa 0,002 g Substanz in 1 ml W. wird mit 5 Tr. Jodlsg. versetzt. Es scheidet sich ein

Perjodid als schwarzbrauner, voluminöser Niederschlag aus (ÖAB 9). – 3. Versetzt man eine Lsg. von etwa 0,001 g Substanz in 1 ml W. mit 1 ml verd. Salzsäure und einigen Tr. Natriumnitritlsg., so färbt sich die Flüssigkeit intensiv violett (ÖAB 9). – 4. Etwa 0,010 g Substanz werden in 5 ml W. gelöst und mit einer Lsg. von 0,1 g Natriumsalicylat in 1 ml W. versetzt. Es entsteht ein orangegelber Niederschlag (Unterscheidung von Fluorescein) (ÖAB 9). – 5. Eine Lsg. von 0,020 g Substanz in 1 ml W. gibt mit 2 ml verd. Salpetersäure einen orangeroten Niederschlag. Im Filtrat läßt sich Chlorid nachweisen (Ph.Helv. V – Suppl. III). – 6. Etwa 0,040 g Substanz werden in 2 ml W. gelöst und tropfenweise mit gesättigter Kochsalzlsg. bis zur bleibenden starken Trübung versetzt. Nach 10 bis 15 Min. scheidet sich ein rotes Öl ab, das bald erstarrt (Ph.Helv. V – Suppl. III).

Prüfung. 1. Säuren und Basen. 0,20 g Trypaflavin werden in 10 ml W. gelöst und mit 0,2 ml 0,01 n Natronlauge versetzt. Die Lsg. muß ein pH von mindestens 6,9 und nach Zusatz von 0,4 ml 0,01 n Salzsäure von höchstens 6,9 haben, gemessen mit der Glaselektrode (Nord. 63). – 2. Wasserunlösliche Stoffe. 1,0 g Substanz müssen sich in 50 ml W. vollständig und klar lösen. Die Lsg. darf nach 24stündigem Stehen im Dunkeln bei 15 bis 20° nicht getrübt sein, noch darf sich ein Niederschlag gebildet haben (BPC 63). – 3. Andere Acridinderivate. 0,2 g Substanz werden in 100 ml 0,9%iger Kochsalzlsg. gelöst und filtriert. Es darf sich nach 24stündigem Stehen im Dunkeln kein Niederschlag gebildet haben (Ross. 9). – 4. Arsen. Höchstens 2 ppm (Ross. 9). – 5. Sulfat. Höchstens 3000 ppm (Nord. 63). – 6. Schwermetalle. Höchstens 10 ppm (Ross. 9). – 7. Trocknungsverlust. Höchstens 4% (Ph.Helv. V – Suppl. III). – 8. Sulfatasche. Höchstens 1% (Ross. 9).

Gehaltsbestimmung (Ph.Helv. V – Suppl. III). Etwa 0,3 g getrocknete Substanz, genau gewogen, werden in einem 100-ml-Meßkolben in 25 ml W. gelöst, mit 10 ml Natriumacetatlsg. und 2,50 ml 1 n Salzsäure versetzt. Unter Umschwenken werden langsam 50,00 ml 0,1 n Kaliumdichromatlsg. hinzugefügt und mit W. bis zur Marke aufgefüllt. Die Lsg. wird 1 Std. unter öfterem Umschütteln stehengelassen. Anschließend wird filtriert, wobei die ersten 20 ml des Filtrates verworfen werden. 50,00 ml des Filtrates werden in einem 250-ml-Jodzahlkolben mit 30 ml verd. Schwefelsäure und einer Lsg. von 1 g Kaliumjodid in 9 ml W. versetzt. Der verschlossene Kolben wird 5 Min. ins Dunkle gestellt. Dann wird das ausgeschiedene Jod nach Zusatz von 50 ml W. mit 0,1 n Natriumthiosulfatlsg. bis zum Farbumschlag nach Gelb titriert, Stärkelsg. als Indikator.
1 ml 0,1 n $K_2Cr_2O_7$ entspr. 0,008 658 g $C_{14}H_{14}ClN_3$.

Anwendung. Antisepticum. Bei infizierten Wunden, Brandwunden, parasitären Hauterkrankungen und zur Hals- und Rachendesinfektion.

Dosierung. Oral 0,003 g pro Pastille; äußerlich 0,1- bis 0,5%ige wäßrige Lösung. 1,0- bis 2,0%ige Salben; 5%ige Puder.

Unverträglichkeiten. Säuren, Alkalien einschließlich Carbonate, Quecksilbersalze (Fällung), Oxydationsmittel (Zersetzung), Traganth-, Natriumcarboxymethylcellulose- und Natriumalginatschleime, Betonit-Gel (Verflüssigung).

Handelsformen: Trypaflavin (Hoechst). Panflavin (Hoechst). Euflavin (Bayer, Boots, Imp. Chem. Ind., May & Baker). Gonacrine (Spécia).

5. Thiazinfarbstoffe

Azuresin. Azuresin USP XVI. Azuresin BPC 63. Azure A Carbacrylic Resin. Azuresin ist der an ein Polyacrylsäureharz (Kationenaustauscher) gebundene Farbstoff Azure A. 3-Amino-7-dimethylamino-diphenazthioniumchlorid. 3-Amino-7-dimethylamino-phenothiazoniumchlorid. Assym. Dimethylthioninchlorid.

$$\left[(CH_3)_2N \underset{S}{\overset{N}{\diagdown\diagup}} NH_2 \right]^{\oplus} Cl^{\ominus}$$

$C_{14}H_{14}ClN_3S$ \hfill M.G. 219,79

Gehalt mindestens 5,0% und höchstens 7,0% Azure A, berechnet auf 18 Std. bei 38° im Vakuum getrocknetes Azuresin (USP XVI).

Herstellung. Methylenblau wird mit Dichromat oxydiert.

Eigenschaften. Dunkelblaues oder purpurfarbenes, feuchtes, unregelmäßiges Granulat von schwach eigenartigem Geruch.

Erkennung (USP XVI). 2 g Azuresin werden mit 50 ml W. geschüttelt. Nach dem Absetzen des Harzes darf sich die überstehende Flüssigkeit nur sehr schwach blau färben. Auf Zusatz von 2 ml 1 n Salzsäure entsteht eine tiefblaue Lösung.

Prüfung (USP XVI). 1. Elutionstest. Zwei Jodzahlkolben werden mit je 1,00 ± 0,005 g Substanz, genau gewogen, beschickt. Einer der Kolben wird mit 100 ml W. versetzt, das mit Salzsäure sorgfältig auf pH 1,5 eingestellt wurde. Der andere Kolben erhält einen Zusatz von 100 ml W., das mit Salzsäure auf pH 3,0 eingestellt wurde. Nach einstündigem Schütteln wird das pH der Lösungen gemessen. Es darf sich in keinem Falle um mehr als 0,10 Einheiten verändert haben. – Wenn sich das Harz abgesetzt hat, werden von jeder der beiden Lsgn. 5 ml in je einen 500-ml-Meßkolben pipettiert. Es wird mit 0,1 n Salzsäure bis zur Marke aufgefüllt und kräftig geschüttelt. Von jeder Lsg. wird die Extinktion in 1 cm Schichtdicke bei 630 mµ spektrophotometrisch gegen 0,1 n Salzsäure gemessen. Die Extinktion der Lsg., die vorher auf pH 3,0 eingestellt war, darf nicht mehr als 0,1 E, und die Extinktion der auf pH 1,5 eingestellten Lösung nicht weniger als 0,3 E betragen, wobei E die Extinktion bei 690 mµ der zur Gehaltsbestimmung bereiteten Salzsäure-Äthanol-Lösung bedeutet. – 2. Trocknungsverlust. Nicht weniger als 18% und nicht mehr als 35%, im Vakuum bei 38° 18 Std. getrocknet.

Gehaltsbestimmung (USP XVI). In einem 1000-ml-Meßkolben werden 0,500 ± 0,005 g Azuresin, genau gewogen, mit einer Mischung aus 1 Volumenteil Salzsäure und 2 Volumenteilen Äthanol (50%) versetzt. Es wird mit der gleichen Mischung bis zur Marke aufgefüllt, 4 Std. geschüttelt und über Nacht stehengelassen. 10 ml der überstehenden Flüssigkeit werden in einen 50-ml-Meßkolben pipettiert und mit der Salzsäure-Äthanol-Mischung bis zum angegebenen Volumen aufgefüllt. Die Extinktion dieser Lsg. wird bei 690 mµ in 1 cm Schichtdicke spektrophotometrisch gegen die Salzsäure-Äthanol-Mischung gemessen. Der Gehalt an Azure A pro g Azuresin errechnet sich zu

$$\frac{500\,000 \cdot E}{\varepsilon \cdot p} g,$$

wobei E die gemessene Extinktion, p die Einwaage in g, berechnet auf getrocknetes Azuresin, und ε der Extinktionskoeffizient $\left(E_{1\%}^{1\,cm}\right)$ des USP Azure A Reference Standard bedeuten, auf die gleiche Weise bestimmt in einer Salzsäure-Äthanol-Mischung, die etwa 3 mcg Azure A pro ml enthält $\left[E_{1\%}^{1\,cm} = 1360 \text{ (BPC 63)}\right]$.

Anwendung. Zur Bestimmung der freien Salzsäure im Magensaft. Der an den Ionenaustauscher gebundene Farbstoff wird durch die Magensäure in Freiheit gesetzt und mit dem Urin ausgeschieden. Der Farbstoffgehalt, äquivalent dem Gehalt an freier Säure, wird durch Vergleich mit einem Urin bekannten Azure-A-Gehaltes ermittelt.

Dosierung. 2 g.

Handelsform: Diagnex (Squibb).

Methylenum caeruleum DAB 6. Methylenblau DAB 7 – BRD. Methylenum coeruleum Ph.Helv. V. Methylene Blue BP 63, USP XVII. Methylthionini chloridum Nord. 63. Bleu de méthylène officinal CF 65. Methylenum coeruleum Ross. 9. Methylenii caeruleum. 3,7-Dimethylamino-phenothiazoniumchlorid. Tetramethyl-diamino-diphenazthioniumchlorid.

$C_{16}H_{18}ClN_3S$ M.G. 319,86

Gehalt mindestens 96 und höchstens 101%, berechnet auf die bei 105° bis zum konstanten Gewicht getrocknete Substanz (BP 63).

Herstellung. Oxydation von N,N-Dimethyl-p-phenylendiamin in Gegenwart von Natriumthiosulfat und Aluminiumsulfat zur Thiosulfonsäure. Diese wird zusammen mit Dimethylanilin durch Dichromat zur Indaminthiosulfonsäure oxydiert, die durch Kochen mit Zinkchlorid und Oxydation mit Dichromat in Methylenblau übergeführt wird.

Eigenschaften. Dunkelgrüne Kristalle oder dunkelgrünes, bronzeglänzendes Pulver, bitter schmeckend, geruchlos, gut lösl. in W. und A. mit tiefblauer Farbe, wenig lösl. in Chlf., praktisch unlösl. in Ae. und Benzin.

Erkennung. Je 10 ml einer 0,01%igen Methylenblaulsg. werden 1. mit 1 ml Essigsäure und 0,1 g Zinkstaub erwärmt. Die Lsg. wird entfärbt. Läßt man das Filtrat an der Luft stehen, so kehrt die blaue Farbe allmählich wieder zurück (BP 63). − 2. mit einigen Tropfen Kaliumjodidlsg. versetzt. Es entsteht ein tiefblauer, flockiger Niederschlag, der sich nur langsam absetzt; die überstehende Flüssigkeit ist nur noch blaßblau gefärbt (BP 63). − 3. mit 1 ml verd. Schwefelsäure und einigen Tr. 0,1 n Kaliumdichromatlösung versetzt. Die Lsg. färbt sich rötlichviolett, gleichzeitig fällt ein blauvioletter Niederschlag. Auf Zusatz von schwefliger Säure tritt wieder Blaufärbung ein (BP 63). − 4. mit einigen Tr. 0,1 n Jodlsg. versetzt. Es entsteht eine tiefbraune Färbung. Nach Zusatz von einigen Tr. 0,1 n Natriumthiosulfatlsg. kehrt die ursprünglich blaue Farbe zurück (BP 63). − 5. Lichtabsorption: Maxima zwischen 740 und 750 nm, zwischen 675 und 685 nm, zwischen 285 und 290 nm und zwischen 255 und 260 nm, gemessen an einer Lösung von 0,0005 g Substanz in 100 ml 3 n Salzsäure (DAB 7 − BRD).

$E_{1\%}^{1\,cm}$ (665 ± 1 mμ) = ca. 2600, berechnet auf die wasserfreie Substanz (Nord. 63).

Prüfung. 1. Säuren oder Basen. 0,1 g Substanz, gelöst in 10 ml W., muß nach Zusatz von 0,2 ml 0,01 n Natronlauge ein pH von mindestens 5,5 und nach anschließendem Zusatz von 0,4 ml 0,01 n Salzsäure von höchstens 5,5 haben (gemessen mit der Glaselektrode) (Nord. 63). − 2. Alkoholunlösliche Stoffe, Dextrin. 0,2 g gepulverte Substanz werden 1 Min. mit 20 ml A. ausgekocht und durch einen gewogenen Glasfiltertiegel (1 G 3) gesaugt. Der Rückstand wird mit A. gewaschen, bis das Filtrat praktisch farblos ist und anschließend 1 Std. bei 105° getrocknet. Der Rückstand darf 0,0020 g nicht überschreiten (Nord. 63). Er darf sich, in W. gelöst, nicht mit Jodjodkaliumlsg. rot oder bräunlich färben (CF 65). − 3. Arsen. Höchstens 2 ppm (Ross. 9). − 4. Blei. Höchstens 20 ppm (BP 63). − 5. Eisen. Höchstens 500 ppm (BP 63). − 6. Kupfer. Höchstens 200 ppm (USP XVI). − 7. Zink. Höchstens 50 ppm (Ross. 9). − 8. Schwermetalle. Höchstens 10 ppm (Ross. 9). − 9. Trocknungsverlust. Bei 105° bis zum konstanten Gewicht getrocknet, je nach Kristallwassergehalt. 2 H_2O: Nicht weniger als 8% und nicht mehr als 15% (BP 63). 3 H_2O: Mindestens 18,0% und höchstens 22,0% (DAB 7 − BRD). − 10. Sulfatasche. Höchstens 0,25% (CF 65).

Gehaltsbestimmung (BP 63). Etwa 0,5 g Substanz, genau gewogen, werden in 100 ml W. gelöst, mit 10 ml Salzsäure versetzt und zum Sieden erhitzt. Mit Kohlendioxid wird die Luft aus dem Titriergefäß verdrängt und die Lsg. mit 0,1 n Titan(III)-chloridlsg. bis zum Verschwinden der blauen Farbe titriert. Die austitrierte Lsg. ist dann rötlichgrau gefärbt.

1 ml 0,1 n $TiCl_3$ entspricht 0,01 599 g $C_{16}H_{18}ClN_3S$.

Anwendung. 1. Antidot bei Blausäurevergiftungen. Methylenblau bildet mit seiner Leukoform ein Redoxsystem, das in der Lage ist, als Wasserstoffakzeptor in den intermediären Stoffwechsel einzugreifen und damit in gewissem Umfang energieliefernde Reaktionen in Gang zu halten. Injiziert man Methylenblau bei einer Cyanidvergiftung direkt ins Blut, so wird ein kleiner Teil des Hämoglobins in Methämoglobin verwandelt, das sich mit der Blausäure zu ungiftigem Cyanhämoglobin verbindet. Neues Methämoglobin wird gebildet, bis die gesamte Blausäure beseitigt ist. Dosierung: 50 ml einer 1%igen Lösung intravenös. − 2. Gegen Methämoglobinämie. Zum Beispiel bei Vergiftungen mit Anilin und anderen methämoglobinbildenden Substanzen. Dosierung: 0,001 bis 0,0015 g pro kg Körpergewicht langsam intravenös.

Unverträglichkeiten. Schon normale Dosen können Erbrechen, Unterleibs- und Brustschmerzen, Kopfschmerzen und Schwindelanfälle hervorrufen.

Isotonische Lösung. Zusatz von 1,8% trockenem Natriumsulfat (aus Kochsalzlösungen fällt Methylenblau aus).

Sterilisation. Methylenblaulösungen können im Autoklaven sterilisiert werden.

Handelsformen: Methylenblau B, Blau MTI. Äthylenblau. Methylene Blue ZX.

Toluidinblau. Tolonium chloride NNR 57, NFN 59. Toluidine Blue 0 NF VIII. Tolazul. 2-Amino-7-dimethylamino-3-methyl-phenothiazoniumchlorid.

$C_{15}H_{16}ClN_3S$ M.G. 305,83

Herstellung. Oxydation von N,N-Dimethyl-p-phenylendiamin in Gegenwart von Natriumthiosulfat und Aluminiumsulfat zur Thiosulfonsäure. Diese wird zusammen mit o-Toluidin durch Dichromat zur Indaminthiosulfonsäure oxydiert, die durch Kochen mit Zinkchlorid und Oxydation mit Dichromat in Toluidinblau übergeführt wird.

Eigenschaften. Dunkelgrünes Pulver, lösl. in W. und A. mit blauvioletter Farbe.

Erkennung (NF VIII). 1. Absorptionsmaximum der wss. Lsg. bei 640,4 mµ. − 2. Wird die wss. Lsg. mit Natronlauge versetzt, so entsteht ein schmutzig-violetter Niederschlag.

Gehaltsbestimmung (NF VIII). Etwa 0,3 g Substanz, genau gewogen, werden in 150 ml W. gelöst und mit 10 g Natriumbitartrat versetzt. Die Lsg. wird zum Sieden erhitzt und mit 0,1 n Titan(III)-chloridlsg. bis zum Farbumschlag nach gelb titriert.
1 ml 0,1 n $TiCl_3$ entspricht 0,01529 g $C_{15}H_{16}ClN_3S$.

Anwendung. Perorales Antimenorrhagicum. Gegen Hypermenorrhoe, Meno-Metrorrhagien. Der Farbstoff soll eine heparinartige Hemmsubstanz der Blutgerinnung aktivieren.

Dosierung. 0,1 bis 0,2 g oral.

Unverträglichkeiten. Erbrechen und blaue Verfärbung der Haut wurden bei normalen bis höheren Dosen beobachtet. Toluidinblau färbt den Urin schwach blau.

Handelsformen: Gabilin (Simons Chem. Farb., Berlin). Blutene chloride (Abbott).

6. Anthrachinonfarbstoffe

Dihydroxyanthranolum Ph.Helv. V − Suppl. III. Anthralin USP XVI. Dithranol BP 63. Chrysanthrol. 1,8-Dihydroxy-9-anthranol ⇌ 1,8-Dihydroxy-9-anthron. 1,8,9-Trioxyanthracen ⇌ 1,8-Dioxy-9-oxo-dihydroanthracen. 1,8,9-Anthratriol.

$C_{14}H_{10}O_3$ M.G. 226,23

Gehalt mindestens 95%, berechnet auf die getrocknete Substanz (Ph.Helv. V − Suppl. III).

Herstellung. Durch Reduktion von 1,8-Dihydroxyanthrachinon (Istizin) mit Wasserstoff unter hohem Druck am Nickelkontakt.

Eigenschaften. Gelbes, kristallines, geruch- und geschmackloses Pulver, unlösl. in W., wenig lösl. in A. und Ae., lösl. in Aceton, Bzl., Chlf. und fetten Ölen.

Erkennung. 1. 5 mg Substanz werden mit 5 ml 0,1 n Natronlauge versetzt. Es entsteht eine klare, gelbe bis orangefarbene Lsg., die grün fluoresziert und sich beim Stehen an der Luft allmählich rot färbt (Unterschied zu 1,2-Dihydroxy-9-anthron) (BP 63). − 2. 5 mg Substanz werden in 5 ml A. gelöst und mit 1 Tr. Eisen(III)-chloridlsg. versetzt; die Lsg. färbt sich grünlichbraun (Ph.Helv. V − Suppl. III). − 3. 5 mg Substanz werden in einem trockenen Reagensglas mit 0,1 g geschmolzenem Natriumacetat und 1 ml Acetanhydrid 30 Sek. zum Sieden erhitzt. Nach Verdünnung mit 20 ml A. wird die Lsg. bei diffusem Tageslicht in vertikaler Durchsicht gegen einen schwarzen Grund betrachtet. Es zeigt sich eine intensiv blaue Fluoreszenz (Ph.Helv. V − Suppl. III).

Prüfung. 1. Schmelzpunkt. Der Fp. muß zwischen 176 und 181° liegen (BP 63). Eutektische Temperatur mit a) Benzanilid 140°; b) Salophen 156°. − 2. Dihydroxyanthracen. 0,10 g Substanz müssen sich klar und vollständig in 5 ml heißem Bzl. lösen (BP 63). − 3. Dihydroxyanthrachinon, Alizarin. 0,001 g Substanz wird in einigen Tr. Schwefelsäure gelöst. Es muß eine klare Lsg. ohne Spur einer violetten Verfärbung entstehen (BP 63). − 4. Säuren und Basen. 0,2 g Substanz werden mit 10 ml frisch ausgekochtem und wieder erkaltetem W. 1 Min. geschüttelt. Das pH des Filtrats muß zwischen 6,0 und 7,6 liegen (Ph.Helv. V − Suppl. III). − 5. Chlorid. 1 ml der zur pH-Messung bereiteten Lsg. wird mit 1 ml W. verdünnt. In dieser Lsg. darf Chlorid nicht nachweisbar sein (Ph.Helv. V − Suppl. III). − 6. Sulfat. In der zur pH-Messung bereiteten Lsg. darf Sulfat nicht nachweisbar sein (Ph.Helv. V − Suppl. III). − 7. Schwermetalle. 0,2 g Substanz werden mit 1 ml verd. HCl versetzt und mit 4 ml W. zum Sieden erhitzt. Nach dem Erkalten dürfen im Filtrat keine Schwermetalle nachweisbar sein (Ph.Helv. V − Suppl. III). − 8. Trocknungsverlust. Höchstens 0,5%, bei 100 bis 105° bis zum konstanten Gewicht getrocknet (Ph.Helv. V − Suppl. III). − 9. Sulfatasche. Höchstens 0,1% (BP 63).

Gehaltsbestimmung (Ph.Helv. V – Suppl. III). Etwa 0,04 g Substanz, genau gewogen, werden in einem 100-ml-Meßkolben in Chlf. gelöst und mit Chlf. bis zur Eichmarke aufgefüllt. 5,00 ml dieser Lsg. werden in einem Meßkolben auf 200 ml verdünnt. Von dieser Lsg. werden bei einer Schichtdicke von 1 cm die Extinktionen bei 358 mµ und 432 mµ spektrophotometrisch gegen Chloroform gemessen. Der Gehalt an Anthralin errechnet sich zu

$$\frac{5{,}4 \cdot E_{358} - E_{432}}{0{,}6 \cdot p} \%,$$

wobei E_{358} die Extinktion bei 358 mµ, E_{432} die Extinktion bei 432 mµ und p die Einwaage in g bedeuten.

Anwendung. Starkes Hyperämisierungsmittel in der Dermatologie. Gegen Mykosen, chronische Dermatosen, Psoriasis.

Dosierung. 0,1- bis 1%ige Salbe; 0,1- bis 1%ige Lösung in Benzol.

Unverträglichkeiten. Anthralin ruft bei manchen Menschen Überempfindlichkeitserscheinungen hervor. Anthralin kann durch percutane Resorption bei Applikation auf große Hautflächen Nierenschäden verursachen. Vorsicht, Substanz nicht in die Nähe der Augen bringen; sie wirkt außerdem photosensibilisierend!

Handelsformen: Cignolin (Bayer). Anthralin (Abbott). Chrysodermol (Vigier).

Anthrarobin Ph.Helv. V – Suppl. III, Erg.B. 6. 1,2-Dihydroxy-9-anthron ⇌ 1,2-Dihydroxy-9-anthranol. 1,2-Dioxy-9-oxo-dihydroanthraceen ⇌ 1,2,9-Trioxyanthracen.

$C_{14}H_{10}O_3$ M.G. 226,23

Gehalt mindestens 50% 1,2-Dihydroxy-9-anthron bzw. 1,2-Dihydroxy-9-anthranol (Ph. Helv. V – Suppl. III).

Herstellung. Reduktion von Alizarin (1,2-Dihydroxyanthrachinon) mit Zinkstaub in ammoniakalischer Lösung.

Eigenschaften. Gelbbraunes oder dunkelbraunes, nahezu geruch- und geschmackloses Pulver, schwer lösl. in W. von 20°, leichter in heißem W., lösl. in A. und Aceton. Fp. 149 bis 151°.

Erkennung. 1. Wird eine Spur Anthrarobin (weniger als 0,5 mg) in 10 ml A. gelöst, so entsteht auf Zusatz von 5 Tr. Eisen(III)-chloridlösung eine grüne Färbung (Ph.Helv. V – Suppl. III). – 2. Die wss. Lsg. gibt mit Eisen(III)-chloridlsg. einen blauvioletten und mit Bleiacetatlsg. einen rotbraunen Niederschlag (Erg.B. 6).

Prüfung (Ph.Helv. V – Suppl. III). 1. Alizarin. Wird eine Spur Substanz in 5 ml verd. Natronlauge gelöst, so entsteht eine braunrote Färbung, die erst nach einigem Stehen an der Luft blau werden darf. – 2. Chrysarobin. Eine Spur Substanz wird mit einer abgekühlten Mischung von 5 ml Schwefelsäure und 10 Tr. Wasserstoffperoxid versetzt. Es entsteht eine bräunlichrote Lsg., die sich innerhalb von 15 Min. nicht bläulich oder violett verfärben darf. – 3. Chlorid. 0,2 g Substanz werden mit 5 ml W. geschüttelt. In dem Filtrat darf Chlorid nur in geringen Mengen nachweisbar sein. – 4. Sulfat. 1 ml des zur Prüfung auf Chlorid hergestellten Filtrates wird mit 2 ml W. verdünnt. In dieser Lsg. darf Sulfat nicht nachweisbar sein. – 5. Trocknungsverlust. Höchstens 3,5%, bei 100 bis 105° bis zum konstanten Gewicht getrocknet. – 6. Verbrennungsrückstand. Höchstens 1%.

Gehaltsbestimmung (Ph.Helv. V – Suppl. III). Etwa 0,1 g Substanz, genau gewogen, werden in einem Acetylierungskölbchen (50 ml Inhalt, etwa 1 m langes Steigrohr) mit 5 ml Acetanhydrid und 0,5 g geschmolzenem Natriumacetat auf dem Drahtnetz 1/2 Std. in gleichmäßigem Sieden gehalten. Nach dem Erkalten wird das Reaktionsgemisch mit Chlf. in einen 100-ml-Meßkolben gespült und mit Chlf. nachgewaschen, bis in der Waschflüssigkeit keine blaue Fluoreszenz mehr nachgewiesen werden kann. Nun wird mit Chlf. bis zur Marke aufgefüllt und gut durchmischt. 2,00 ml dieser Lsg. werden durch ein mit Chlf. angefeuchtetes Faltenfilter von 10 cm Durchmesser in einen weiteren 100-ml-Meßkolben filtriert. Das Filter wird mit Chlf. gut nachgewaschen und die Lsg. mit Chlf. bis zur Marke aufgefüllt. Von dieser Lsg. wird bei einer Schichtdicke von 1 cm die Extinktion des bei etwa 385 mµ liegenden Absorptionsmaximums spektrophotometrisch gegen Chloroform gemessen. Der Gehalt berechnet sich zu

$$\frac{15{,}58 \cdot E}{p} \%,$$

wobei E die gemessene Extinktion und p die Einwaage in g bedeuten. Die Lösung darf bei 391 mµ kein Absorptionsmaximum aufweisen (1,8-Dihydroxy-9-anthron).

Anwendung. Antisepticum. Bei Psoriasis, Mykosen, Herpes tonsurans, Akne, Ekzem. Anthrarobin ist ein Reduktionsmittel und bewirkt eine leichte Koagulation der obersten Epidermisschichten mit nachfolgender Abschälung.

Dosierung. Als Salbe 0,5 bis 2%. Als Pinselung 0,5- bis 2%ige Benzollösung.

Unverträglichkeiten. Jod, Jodtinktur, Alkalien, oxydierende Stoffe.

Chrysarobinum ÖAB 9, Nord. 63. Chrysarobin DAB 6, USP XVI, Ph.Helv. V.

Hauptbestandteile: 1. Chrysophansäure-anthron (ca. 45%). 1,8-Dihydroxy-3-methyl-9-anthron.

$C_{15}H_{12}O_3$ M.G. 240,26

2. Frangulaemodinanthron-monomethyläther (ca. 24%). 1,8-Dihydroxy-3-methyl-6-methoxy-9-anthron.

$C_{16}H_{15}O_4$ M.G. 271,29

3. Dihydrofrangulaemodinanthranol-monomethyläther (ca. 10%). Konstitution unsicher.

4. Chrysophansäure (ca. 5%). 1,8-Dihydroxy-3-methyl-anthrachinon.

$C_{15}H_{10}O_4$ M.G. 254,23

Herstellung. Das in den Höhlen und Spalten der Stämme von *Andira araroba Aguiar* (Papilionaceae) ausgeschiedene Araroba- oder Goapulver wird mit Benzol extrahiert, filtriert und eingedampft.

Eigenschaften. Bräunlich bis orangefarbenes, leichtes, kristallines, geruchloses und geschmackloses Pulver, sehr wenig lösl. in W., besser in heißem A. und Ae., lösl. in Chlf. und Bzl.

Chrysarobin ruft, auf Schleimhäute gebracht, Entzündungen hervor!

Erkennung. 1. 0,0100 g Substanz werden in einem 200-ml-Kolben mit 10,00 ml 2 n Natronlauge versetzt und unter häufigem Umschütteln 30 Min. stehengelassen. Zu 1,00 ml der Lsg. werden 10 ml 2 n Natronlauge gegeben und dann mit W. auf 100 ml aufgefüllt. Die Lsg. hat ein Absorptionsmaximum bei 505 ± 5 mµ. $E_{1\,cm}^{1\%}$ = 200 bis 280 (Nord. 63). —

2. Chrysarobin schmilzt (bei etwa 150°) unter Entwicklung gelber Dämpfe (ÖAB 9). – 3. 0,1 g Substanz werden in 5 ml Schwefelsäure gelöst. Es entsteht eine tiefrote Färbung (USP XVI). Wird die Lsg. in 100 ml Wasser gegossen, so bildet sich ein orangegelber Niederschlag (ÖAB 9). – 4. 0,002 g Substanz werden in 2 Tr. rauchender Salpetersäure gelöst. Es entsteht eine rotbraune Lsg., die nach Zusatz von einigen Tr. Ammoniak nach Rotviolett umschlägt (Chrysophansäure würde die Lsg. gelb färben) (USP XVI). – 5. 0,1 g Substanz werden in einer Mischung von 5 ml Natronlauge und 5 ml W. gelöst. Es entsteht eine gelbbraune Lsg., die sich beim Schütteln allmählich intensiv rot färbt (Ph.Helv. V). Wird 1 Tr. dieser Lsg. mit 20 ml W. verdünnt, so zeigt sich im gefilterten UV-Licht eine deutliche, gelbgrüne Fluoreszenz, die bald wieder verschwindet (ÖAB 9).

Prüfung. 1. Schmelzpunkt. Zwischen 140 und 160° (Ph.Helv. V). – 2. Chloroformunlösliche Stoffe. 0,5 g Chrysarobin müssen sich in 15 ml warmem Chlf. ohne Rückstand zu einer goldgelben Flüssigkeit lösen (ÖAB 9). – 3. Säuren und Basen. 0,01 g Chrysarobin werden mit 20 ml W. aufgekocht. Das Filtrat muß gegen Lackmus neutral reagieren und darf durch 1 Tr. Eisen(III)-chloridlsg. nicht verändert werden (ÖAB 9). – 4. Verbrennungsrückstand. Höchstens 0,3% (ÖAB 9).

Anwendung. Antimykoticum. Bei Psoriasis und anderen Hauterkrankungen.

Dosierung. 1- bis 5%ige Salben; 1- bis 10%ige Lsg. in Chlf.

Unverträglichkeiten. Alkalisch reagierende Stoffe, Oxydationsmittel.

Vorsicht, nicht in die Nähe der Augen bringen.

Carminum Ph.Helv. V. Erg. B. 6. Karmin. Carmine BPC 63. Carmin CF 65. Calcium-Aluminium-Lack (Ph.Helv V) der Karminsäure. Aluminium-Lack (BPC 63) der Karminsäure. Karminsäure (Lebensmittelrot 2 der Farbstoff-Verordnung).

$C_{22}H_{20}O_{13}$ M.G. 492,4

Gehalt etwa 50% Karminsäure (BPC 63).

Herstellung. Karminsäure ist der Hauptfarbstoff der *Cochenille*, dem getrockneten, flügellosen Weibchen der Scharlachschildlaus *Coccus cacti L.* Die Cochenille wird mit heißem Wasser extrahiert und nach dem Einengen die Karminsäure mit starker Schwefelsäure freigemacht.

Durch Fällung heißer, wäßriger Cochenilleauszüge oder Karminsäurelösungen mit den entsprechenden Metallsalzen entstehen die Farblacke.

Eigenschaften. Leichte, scharlachrote, unregelmäßige, kantige, leicht zerreibbare, geruchlose, schwach zusammenziehend schmeckende Stücke oder aus diesen hergestelltes Pulver. Karmin ist wenig lösl. in W. und A., leicht lösl. in Alkalien.

Erkennung (Ph.Helv. V). 1. Beim Verbrennen entwickelt Karmin den Geruch nach verbrennenden Haaren. – 2. 5 ml der zur „Prüfung 1" verwendeten Lsg. werden mit 1 ml verd. Salzsäure versetzt. Es scheidet sich ein dunkelroter Niederschlag ab, das Filtrat ist heller rot gefärbt. – 3. 5 ml der zur „Prüfung 1" verwendeten Lsg. geben mit 1 ml Bleiacetatlsg. einen violettroten Niederschlag und nach ein- bis mehrmaligem Filtrieren ein farbloses Filtrat.

Prüfung. 1. Alkaliunlösliche Stoffe. 0,1 g Karmin muß sich in einer Mischung von 1 ml verd. Ammoniak und 9 ml W. beim Erwärmen auf dem Wasserbad vollständig oder beinahe vollständig zu einer tief karmoisinroten Flüssigkeit lösen (Ph.Helv. V). – 2. Wasserlösliche Stoffe. 1 g Karmin wird mit 50 ml W. 15 Min. am Rückflußkühler auf dem Wasserbad erhitzt. Nach Abkühlen und mehrmaligem Filtrieren durch ein vorher nicht benetztes Doppelfilter wird der Verdampfungsrückstand von 20 ml des klaren Filtrats in einem weithalsigen Wägeglas von 50 ml Inhalt bestimmt. Er darf höchstens 0,04 g betragen (Ph.Helv. V). – 3. Farbintensität. Eine 0,20 g getrocknetem Karmin entsprechende Menge Substanz wird in 5 ml verd. Ammoniak gelöst und mit W. auf 200 ml verdünnt. 5 ml dieser Lsg. werden mit W. auf 100 ml verdünnt und in einer 1-cm-Küvette gemessen. Die Farbintensität muß 9,0 bis 11,0 Lovibond Red Units[1] entsprechen (BPC 63). – 4. *Arsen.* Höchstens 4 ppm (BPC 63). – 5. *Aschegehalt.* Mindestens 6 und höchstens 9,5% (Ph.Helv. V). Der Verbrennungsrückstand wird in 6 ml verd. Salzsäure aufgenommen und zu folgenden Prüfungen verwendet: 6. *Barium.* In der Stammlsg. darf Barium nicht nachweisbar sein. – 7. *Schwermetalle.* In der Mischung von 1,5 ml Stammlsg. und 1,5 ml Natriumacetatlsg. dürfen keine in der sauren Phase fällbaren Schwermetallsulfide nachweisbar sein. – 8. *Trocknungsverlust.* a) Calcium-Aluminium-Lack: Höchstens 15% (Ph.Helv. V), b) Aluminumlack: 10 bis 21% (BPC 63).

Anwendung. Zum Färben von Arzneimitteln, kosmetischen Zubereitungen und Lebensmitteln.

Handelsformen: Cochinellelack, Carminlack, Karmesinlack, Carmoisinlack, Nacarat, Purpurcarmin, Krappcarmin, Florentiner Lack, Münchner Lack, Veneziancer Lack, Pariser Lack, Kugellack, Neurotlack.

Dihydroxyanthrachinonum ÖAB 9. Dioxyanthrachinonum DAB 6. Dihydroxyanthrachinon DAB 7 – BRD. Danthron. Chrysazin. 1,8-Dihydroxyanthrachinon.

$C_{14}H_8O_4$ M.G. 240,22

Herstellung. 1,8-Anthrachinondisulfosäure wird mit Kalkwasser und $CaCl_2$ im Autoklaven auf 195 bis 200° erhitzt.

Eigenschaften. Orangegelbes, kristallines, geruch- und geschmackloses Pulver, praktisch unlösl. in W., wenig lösl. in A., Ae. und Chlf., lösl. in heißer Essigsäure und heißem Bzl.

Erkennung. 1. 0,1 g Substanz löst sich in 1 ml H_2SO_4 mit kirschroter Farbe und fällt beim Verdünnen mit W. in eigelben Flocken aus (DAB 6). – 2. 1,8-Dihydroxyanthrachinon löst sich in verd. Natronlauge mit intensivroter bis violettroter Farbe (ÖAB 9). – 3. Eine alkoholische Lsg. von 1,8-Dihydroxyanthrachinon färbt sich auf Zusatz von Eisen(III)-chloridlsg. tiefrot (ÖAB 9). – 4. 0,01 g Substanz wird mit 10 ml Kalilauge (1 + 99) gekocht. Das Filtrat wird mit HCl angesäuert und mit 10 ml Ae. ausgeschüttelt. Wird die gelbe Ätherphase mit 5 ml Ammoniaklsg. geschüttelt, so färbt sich die wäßrige Schicht kirschrot, während der Ae. gelb gefärbt bleibt (DAB 6).

Prüfung. 1. *Physikalische Prüfung.* Schmelzintervall 190 bis 192° (DAB 6), 188 bis 194° (DAB 7 – BRD), 192 bis 196° (ÖAB 9). Eutektische Temp. der Mischung mit Salophen 162° (ÖAB 9). 1,8-Dihydroxyanthrachinon sublimiert bei vorsichtigem Erhitzen. – 2. *Freie Säure* (ÖAB 9). 1 g Substanz wird mit 30 ml W. 1 Min. lang kräftig geschüttelt. 5 ml des Filtrats müssen sich auf Zusatz von 1 Tr. Bromthymolblaulsg. und 1 Tr. 0,1 n Natronlauge blau färben. Je 10 ml des für die Prüfung auf freie Säure bereiteten Filtrates dürfen enthalten: 3. *Chlorid.* Höchstens 100 ppm. 4. *Sulfat.* Höchstens 100 ppm. – 5. *Trocknungsverlust.* Höchstens 0,5% (DAB 7 – BRD). – 6. *Sulfatasche.* Höchstens 0,1% (DAB 7 – BRD).

Anwendung. Laxativum. 1,8-Dihydroxyanthrachinon regt die Peristaltik des Dickdarmes an. Geringe Anteile des Anthrachinonderivates werden resorbiert und führen zu einer gelblichroten, bei alkalischer Reaktion blutroten Verfärbung des Harns.

1,8-Dihydroxyanthrachinon wird an Glucuronsäure gepaart ausgeschieden, wodurch der Harn gelegentlich Nylanders Reagens reduziert.

Dosierung. 0,15 bis 0,3 g oral.

Vet.-Dosierung. Pferde – Kühe 15 bis 45 g. Hunde 0,3 bis 4,0 g. Katzen 0,5 bis 1,2 g.

Handelsformen: Istizin (Bayer). Dionone (Klug). Dorane (Schen Labs.). Altan. Diaquone. Istin. Antrapurgol.

---

[1] Das *Lovibond-Tintometer* ist ein Instrument zum Vergleichen von Farben. Die Vergleichshälfte des Photometerfeldes wird von der gleichen Lichtquelle erleuchtet, die auch die Probe beleuchtet, kann aber in Farbe und Farbintensität durch standardisierte Filterreihen in Rot, Gelb und Blau verändert werden. Die Farbe der Probe kann in den entsprechenden Filtereinheiten ausgedrückt werden. Diese sind in Sätzen von schwach bis stark gefärbten Gläsern angeordnet und sind so numeriert, daß sich die Nummern der Farbintensitäten entsprechend addieren lassen. Zum Beispiel ist der Effekt von Nr. 1 und Nr. 3 einer Farbe der gleiche, wie der von Nr. 4. Wenn man Filter der gleichen Nr. in allen 3 Farben benutzt, so ergibt sich eine neutrale, also graue Farbe.

7. Xanthenfarbstoffe

Eosinum Ph.Dan. IX. Eosin. Bromoeosine. FD & C Red No. 22. 2,4,5,7-Tetrabromfluoran ⇌ 2,4,5,7-Tetrabrom-3,6-dioxy-fluoran (Di-Natrium-Salz).

$C_{20}H_6Br_4Na_2O_5$ M.G. 691,91

Herstellung. Durch Einwirkung von 4 Mol Brom auf 1 Mol Fluorescein in Eisessig.

Eigenschaften. Bräunlichrotes, kristallines, geruchloses, bitter schmeckendes Pulver, lösl. in W. und A. mit rötlicher Farbe, gelbgrün fluoreszierend, prakt. unlösl. in Ae. und Chlf.

Erkennung (Ph.Dan. IX). 1. 1 ml einer 10%igen Eosinlsg. wird mit 1 ml 2 n Salzsäure versetzt. Es entsteht ein gelbroter Niederschlag, der sich nach Zusatz von 8 ml A. löst. — 2. In der Schmelze mit Natriumcarbonat läßt sich Bromid nachweisen.

Prüfung (Ph.Dan. IX). 1. Äthanolunlösliche Stoffe. 0,200 g Eosin werden mit 20 ml A. 1 Min. gekocht und anschließend heiß durch einen gewogenen Glasfiltertiegel (1 G 3) gesaugt. Der Rückstand wird mit A. gewaschen, bis das Filtrat nahezu farblos abläuft und bei 105° bis zum konstanten Gewicht getrocknet. Er darf höchstens 0,0100 g betragen. — 2. Trocknungsverlust. Höchstens 15,0%.

Anwendung. Es wird zur Färbung von Lösungstabletten für Mundwässer u. ä. verwendet.

Handelsformen: Bromofluorescein A. Eosine Yellowish. Bromo Acid. Bronze Bromo.

8. Indigoide Farbstoffe

Indigo HAB 34. Indigoblau. Indigotin. Anil. Bis-[indol-(2)]-indigo.

$C_{16}H_{10}N_2O_2$ M.G. 262,26

Herstellung. 1. Natürlicher Indigo bildet sich bei fermentativer oder saurer Hydrolyse unter Dehydrierung durch Luftsauerstoff aus dem Indoxylglykosid Indican über Indoxyl (3-Oxy-indol) und Indigoweiß (Dihydro-indigo).

Indican

Indican kommt in ostasiatischen Indigoferaarten (*Indigofera tinctoria, I. anil,* Leguminosae), aber auch im heimischen Färberwaid (*Isatis tinctoria,* Cruciferae) vor.

Zur Indigoherstellung werden die Pflanzen zur Blütezeit geschnitten und in Holzbottichen mit Wasser bedeckt 12 bis 15 Std. der Gärung überlassen. Hierbei geht das Indican unter Entwicklung von Kohlendioxid und Glykosidspaltung in Lösung. Bei der nachfolgenden Belüftung scheidet sich der Farbstoff in blauen Flocken ab. Er wird gewaschen, abgepreßt und getrocknet (Rohindigo). Der natürliche Indigo ist heute fast völlig durch das synthetische Produkt verdrängt.

2. Großtechnisch wird Indigo hergestellt durch Kondensation von Anilin mit Formaldehyd und Blausäure bei 96°, Verseifung des entstandenen Phenylacetonitrils mit 50%-iger Natronlauge zum Natriumsalz des Phenylglycins, Schmelzen mit Kaliumhydroxid, Natriumhydroxid und Natriumamid bei 216° und Oxydation der in Wasser gelösten Schmelze mit Luft (Ludwigshafener Verfahren).

Eigenschaften. Dunkelblaues, kupferglänzendes, geruch- und geschmackloses Pulver, praktisch unlösl. in W., A., und Ae., lösl. in warmem Anilin und in warmem Chlf.

Erkennung. 1. Indigo schmilzt bei 390 bis 392° oder sublimiert unzersetzt unter Bildung von kupferroten Prismen. – 2. Indigo löst sich in kalter Schwefelsäure mit grüner Farbe. Die Lsg. färbt sich beim Erwärmen blau. – 3. Die Substanz wird beim Erwärmen mit Natronlauge und Zinkstaub entfärbt.

Prüfung. 1. Gummi, Dextrin. Mit wenig W. verrieben, darf Indigo keine schleimige Flüssigkeit geben. – 2. Stärke. Indigo wird in Salpetersäure gelöst. Nach Zusatz von Kaliumjodidlsg. muß die Flüssigkeit farblos bleiben. – 3. Trocknungsverlust. 5 bis 7%, bei 100° bis zum konst. Gew. getrocknet (HAB 34). – 4. Verbrennungsrückstand. Höchstens 10% (HAB 34).

Gehaltsbestimmung. Etwa 1 g Substanz, genau gewogen, wird mit der gleichen Gewichtsmenge Glaspulver gemischt und mit 30 ml Schwefelsäure ($d = 1,841$) 2 bis 3 Std. auf 50 bis 55° erhitzt. Das Reaktionsprodukt wird auf 1000 ml verdünnt und filtriert. 50 ml des Filtrats werden mit 50 ml W. und 32 g Kochsalz versetzt. Nach einstündigem Stehen wird filtriert, der Niederschlag aus Indigokarmin mit gesättigter Kochsalzlsg. ausgewaschen und in heißem W. gelöst. Die Lsg. wird wie bei Indigokarmin beschrieben, mit 0,1 n Titan-(III)-chloridlösung titriert.

1 ml 0,1 n $TiCl_3$ entspricht 0,01311 g $C_{16}H_{10}N_2O_2$.

Anwendung. Die Anwendung des Indigo in der Küpenfärberei ist heute zugunsten lichtechter Farbstoffe stark zurückgegangen.

Indigo-Karmin. Indigo Carmine BP 63. Sodium Indigotindisulfonate USP XVII. Indigocarminum. Lebensmittelblau 2 (Farbstoff-Verordnung). Indigo-5,5′-disulfonsäure (Di-Natrium-Salz).

$C_{16}H_8N_2Na_2O_8S_2$ M.G. 466,37

Gehalt mindestens 96%, berechnet auf die bei 105° bis zum konstanten Gewicht getrocknete Substanz (USP XVII).

Herstellung. Einwirkung von rauchender Schwefelsäure auf Phenylglycin (DP 63218).

Eigenschaften. Blaues Pulver oder blaues, kupferartig glänzendes Granulat, mit purpurblauer Farbe in W. lösl., kaum lösl. in A., unlösl. in den meisten organischen Lösungsmitteln.

Erkennung. 1. Die wss. Lsg. wird durch Versetzen mit Salpetersäure oder Bromwasser entfärbt. Das gleiche geschieht beim Erwärmen mit Natronlauge und Zinkstaub (BP 63). – 2. Beim Versetzen der wss. Lsg. mit Natronlauge schlägt die Farbe von Blau nach Gelb bis Olivbraun um (USP XVII). – 3. Im Verbrennungsrückstand läßt sich Natrium nachweisen (BP 63). – 4. Indigokarmin wird aus wss. Lsg. durch Natriumchlorid als blauer Niederschlag gefällt (USP XVII).

Prüfung. 1. Niedriger sulfonierte Farbstoffe. Etwa 0,4 g Substanz, genau gewogen, werden in 100 ml W. gelöst. 50 ml dieser Lsg. werden mit 0,25 ml Salzsäure versetzt und nacheinander in 3 Scheidetrichtern mit je 50 ml Amylalkohol ausgeschüttelt. In der gleichen Reihenfolge werden die Amylalkoholextrakte nacheinander mit 50 ml verdünnter Salzsäure (1%) gewaschen. Dies wird wiederholt, bis die Waschflüssigkeit praktisch farblos abläuft. In jedem der 3 Scheidetrichter werden nun die Alkoholauszüge mit dem 1- bis 2fachen ihres Volumens Hexan verdünnt. Die niedriger sulfonierten Farbstoffe werden durch 6maliges Ausschütteln mit je 15 ml W. extrahiert, wobei das Extraktionsmittel die Scheidetrichter in entgegengesetzter Reihenfolge durchläuft. Die vereinigten Wasserauszüge werden mit 0,1 n Titan(III)-chloridlsg. titriert (wie unter Gehaltsbestimmung angegeben, mit Zusatz von 15 g Natriumbitartrat). Unter den gleichen Bedingungen wird ein Blindversuch mit 0,001 g Indigokarmin durchgeführt und der Wert des Hauptversuches gegebenenfalls korrigiert. 1 ml 0,1 n $TiCl_3$ entspricht 0,01822 g Natrium-Indigomonosulfat. — Indigokarmin darf höchstens 5% niedriger sulfonierte Farbstoffe enthalten, bezogen auf die bei 105° getrocknete Substanz (USP XVII). — 2. Säuren oder Basen. 1,0 g Substanz wird in 20 ml heißem W. gelöst, mit 5 g Kochsalz versetzt und geschüttelt. Nach dem Abkühlen wird filtriert und 10 ml des Filtrats, verdünnt mit 10 ml W., werden neutralisiert. Hierbei dürfen nicht mehr als 0,2 ml 0,1 n Natronlauge bzw. 0,1 n Salzsäure verbraucht werden. Methylrot als Indikator (BP 63). — 3. Wasserunlösliche Stoffe. 1 g Substanz werden in 100 ml W. gelöst, durch einen gewogenen Filtertiegel gesaugt und mit W. gewaschen, bis das Filtrat praktisch farblos abläuft. Der Rückstand, 1 Std. bei 105° getrocknet, darf höchstens 0,005 g betragen (USP XVII). — 4. Arsen. Höchstens 4 ppm (BP 63). — 5. Blei. Höchstens 10 ppm (USP XVII). — 6. Pyrogene Stoffe. Die Prüfung auf Pyrogene wird an Kaninchen durchgeführt. Es werden 2 ml einer 0,4%igen Lösung in pyrogenfreiem Wasser pro kg Körpergewicht der Versuchstiere injiziert (BP 63). — 7. Trocknungsverlust. Höchstens 10%, bei 105° bis zum konstanten Gewicht getrocknet (BP 63). — 8. Sulfatasche. 30 bis 40% der bei 105° bis zur Gewichtskonstanz getrockneten Substanz (BP 63).

Gehaltsbestimmung (USP XVII). Etwa 0,5 g Substanz, genau gewogen, werden in 200 ml W. gelöst und mit 15 g Natriumbitartrat versetzt. Die Lsg. wird zum Sieden erhitzt und mit 0,1 n Titan(III)-chloridlsg. titriert. Im Äquivalenzpunkt schlägt die Farbe von Blau nach Farblos oder Rotbraun um.

1 ml 0,1 n $TiCl_3$ entspr. 0,02332 g $C_{16}H_8N_2Na_2O_8S_2$.

Anwendung. Zur Nierenfunktionsprüfung. Bei normaler Funktion färbt sich der Urin etwa 10 Min. nach der Injektion.

Dosierung. 0,01 bis 0,02 g intravenös. Gewöhnlich 5 ml einer 0,4%igen wäßrigen Lsg.

Unverträglichkeiten. Indigokarmin ist sehr empfindlich gegen oxydierende Substanzen.

Handelsform: Indigocarmin „Merck" (Merck).

Lebensmittelfarbstoffe

1. Färbung von Lebensmitteln. Die Verwendung von Farbstoffen bei der Herstellung von Lebensmitteln ist heute weitgehend durch Gesetze und Verordnungen geregelt. Besonders der Zusatz fremder Stoffe, also auch das Färben mit synthetischen Farbstoffen, unterliegt strengen Bestimmungen. Der § 4a Abs. 1 des Lebensmittelgesetzes (LMG) verbietet den Zusatz fremder Stoffe, wenn sie nicht ausdrücklich erlaubt sind. Als nicht fremd im Sinne des Gesetzes gelten Stoffe, die einen Gehalt an verdaulichen Kohlenhydraten, verdaulichem Eiweiß, verdaulichen Fetten, oder einen natürlichen Gehalt an Vitaminen, Provitaminen, Geruchs- oder Geschmacksstoffen aufweisen (§ 4a Abs. 2 LMG).

Als Durchführungsverordnung zu dem allgemeinen Fremdstoffverbot des § 4a LMG ist die Farbstoff-Verordnung (VO über färbende Stoffe vom 19. 12. 1959 in der Fassung vom 20.1.1966) erlassen worden. Sie erlaubt die Färbung einer größeren Anzahl von Lebensmitteln und Verpackungsmitteln mit bestimmten zugelassenen fremden Stoffen im Sinne des § 4a Abs. 2 LMG (§ 1). Die erlaubten Farbstoffe sind in der Anlage 1, Liste A—C aufgeführt. Bei Lebensmitteln ist die Färbung mit diesen Stoffen grundsätzlich durch die Worte „mit Farbstoff" kenntlich zu machen (§ 4).

Außerdem enthält die Verordnung eine Anzahl nicht fremder, färbender Stoffe, deren Verwendung nicht kennzeichnungspflichtig ist (Anlage 4).

Liste A enthält die zum Färben von Lebensmitteln bei der Herstellung und Zubereitung zugelassenen Farbstoffe. Liste B enthält die zum Färben der Überzüge von Käse und der Hüllen von Gelbwurst zugelassenen fremden Stoffe. Liste C enthält Farbstoffe zum Stempeln der Oberfläche von Lebensmitteln und zum Färben von Eierschalen.

In Anlage 3 sind die Lebensmittel aufgeführt, bei denen der Zusatz von Farbstoffen der Liste A erlaubt ist:

Anlage 3

1. Seelachs (Lachsersatz)
2. Anchovispaste
3. Fischrogenerzeugnisse, ausgenommen geräucherter Rogen
4. Garnelen (Krabben) und Kaisergranat (Nephrops norvegicus), deren Haltbarkeit durch Erhitzen in geschlossenen Behältnissen verbessert worden ist.

5. Erdbeer-, Kirsch-, Himbeer- und Pflaumenkonserven in luftdicht verschlossenen Behältnissen
6. Konfitüren, Einfruchtmarmeladen und Gelees aus rotem Beerenobst und Kirschen, sterilisiertes Kirsch-, Himbeer- und Erdbeermark
7. Mehrfrucht- und gemischte Marmeladen
8. künstliche Heiß- und Kaltgetränke, Brausen
9. Cremespeisen, Pudding, Geleespeisen, rote Grütze, süße Suppen und süße Soßen, ausgenommen die mit Kakao, Schokolade, Kaffee, Ei oder Karamel hergestellten Erzeugnisse
10. Kunstspeiseeis, Kunsthonig
11. Kandierte oder mit Zucker überzogene Früchte und Fruchtteile, ausgenommen Zitronat, Orangeat sowie Nuß- und Mandelkerne als solche.
12 a) Zuckerüberzüge aller Art, insbesondere Verzierungen, Drageedecken, Zuckerschichten oder andere besonders erkennbare, auch zur Ausschmückung gefärbte Anteile von Schokolade- und Zuckerwaren, Fein- und Dauerbackwaren und von Kaugummi; ausgenommen sind Überzüge, die ausschließlich aus karamelisiertem Zucker bestehen, und Überzüge, in deren Bezeichnung auf Milch, Butter, Honig, Ei, Malz, Karamel, Kakao, Schokolade, oder Kaffee hingewiesen wird, sowie Lacküberzüge aus den nach § 2 Abs. 2 Nr. 13 der Allgemeinen Fremdstoff-Verordnung zugelassenen Stoffen zum Überziehen von Kakaoerzeugnissen.
b) Geleeartikel; Marzipan und Marzipanwaren; fetthaltige Füllungen von Fein- und Dauerbackwaren, ausgenommen die mit Ei, Malz, Karamel, Kakao, Schokolade, Kaffee hergestellten Erzeugnisse.
13. Sonstige Zuckerwaren, ausgenommen Lakritzen, Brausepulver und Waren, aus deren Bezeichnung hervorgeht, daß sie mit Milch, Butter, Honig, Ei, Malz, Karamel, Kakao, Schokolade oder Kaffee zubereitet sind.
14. Fruchtaromaliköre, Kräuter- und Gewürzliköre und Kräuter- und Gewürzbranntweine
15. Margarine, jedoch nur mit Farbstoff E 160b und unter Mitverwendung von Carotin.
16. Schnittkäse, halbfeste Schnittkäse und Chesterkäse, jedoch nur mit Farbstoff E 160b, auch als Ausgangsstoffe für die Herstellung von Schmelzkäse und Käsezubereitungen.

2. Färbung von Arzneimitteln. Die Färbung von Arzneimitteln ist in Deutschland nicht durch ein spezielles Gesetz geregelt. Daher dürften vorerst die Empfehlungen der Farbstoffkommission der Deutschen Forschungsgemeinschaft (Mitteilung 11 vom 5. März 1962, S. 70) gültig sein. Danach sind für Arzneimittel

a) zum inneren Gebrauch nur die Farbstoffe der Liste A annehmbar. Für die Oberflächenbehandlung von Arzneimitteln (z. B. Überzugsmassen von Dragees, und Gelatinekapseln) können auch die Farbstoffe der Liste B verwendet werden. Abweichend vom DAB 6 sind hier unter „innerem Gebrauch" alle Anwendungsformen verstanden, bei denen das Arzneimittel resorbiert werden soll, also auch die rektale Applikation, die Inhalation und die Injektion.

b) Zum äußeren Gebrauch sind darüber hinaus die Färbemittel für Kosmetica der Mitteilung 3 der Farbstoffkommission, 2. Auflage 1959, verwendbar.

Im übrigen wird auf die in Vorbereitung befindlichen EWG-Richtlinien zur Färbung von Arzneimitteln verwiesen, deren Entwürfe jedoch wegen laufender Änderungen nicht berücksichtigt werden konnten.

Sie werden die mit Nummern versehenen Farbstoffe enthalten.

CF 65 erlaubt die Färbung von Arzneimitteln mit folgenden Stoffen (in Klammern die EWG-Nr. der jeweiligen Farbstoffe):

a) Anorganische Farbstoffe Calciumcarbonat (E 170), Eisencarbonat, synth. Ultramarin, Eisenoxide (E 172), Titandioxid (E 171), natürlicher Ocker, sowie die Calcium-, Magnesium- und Aluminiumlacke der unter b und c genannten Farbstoffe.

b) Farbstoffe tierischen und pflanzlichen Ursprungs. Gelb: β-Carotin (E 160a), Curcuma (E 100), Kreuzbeerenextrakt, Riboflavin (E 101), Rocon und Bixin (E 160b), Safran und Crocin, Xanthophylle (E 161). Braun: Karamel. Rot: Alizarin, Blauholz, Brasilein, Catechu, Cochenille (E 120), Alkanna (Orcanette, Alkanna tinctoria Tausch), Orseille (E 121),

Purpurin, Quercitron. Blau: Indigocarmin (E 132). Grün: Chlorophyll. Schwarz: Carbo medicinalis. Verschiedene Farbtöne: Anthocyane (E 163), Myrtillin.

c) Synthetische organische Farbstoffe. Gelb: β-Carotin synth. (E 160a), Chrysoin S (E 103), Echtgelb (E 105), Chinolingelb (E 104), Riboflavin synth. (E 101), Tartrazin (E 102). Orange: Gelborange S (E 110). Rot: Amaranth (E 123), Chochenillerot A (E 124), Scharlach GN (E 125), Erythrosin, Alizarin synth. und seine sulfonierten Derivate.

Alizarinrot S. Alizarine S. Alizarin Red S. Ext. D C Red No. 7. 1,2-Dihydroxyanthrachinon-3-sulfonsäure (Natriumsalz).

$C_{14}H_7NaO_7S \cdot H_2O$ M.G. 360,27

Herstellung. Alizarin wird mit rauchender Schwefelsäure sulfoniert.

Eigenschaften. Orange bis orange-grünliches Pulver, das im gefilterten UV-Licht dunkel zinnoberfarben fluoresziert. Die wäßrige Lösung (1 : 1000) ist bei pH 2,5 gelb-grünlich, bei pH 10,0 violett-weinrot. Spektrometrie: Maximum bei 520 nm, Minimum bei 400 nm (in 0,02 m Ammoniumacetatlsg.).

Blau: Anthrachinonblau (E 130), Indigocarmin (E 132), Patentblau V (E 131). Schwarz: Brillantschwarz BN (E 151).

Dosierung der Farbstoffe für die Färbung von Arzneimittteln.

Nach CF 65 darf die zugesetzte Menge an synthetischen organischen Farbstoffen höchstens 0,5% der abgabefertigen Arzneizubereitungen betragen.

3. Reinheitsforderungen an Lebensmittelfarbstoffe. Solange nicht im Verordnungswege besondere Reinheitsgebote und Untersuchungsvorschriften festgelegt sind, werden die Reinheitsprüfungen der Farbstoffkommission (Mitteilung 11 vom 5. März 1962, S. 74) zugrunde zu legen sein:

1. *Anorganische Verunreinigungen*
    a) In Lebensmittelfarbstoffen dürfen nicht nachweisbar sein:
    in verdünnter Salzsäure lösliche Bariumverbindungen, ferner Cadmium, Quecksilber und Selen einschließlich Tellur.
    b) Für folgende weitere Verunreinigungen werden als Höchstgrenze festgelegt:
    5 mg/kg Arsen,
    20 mg/kg Blei,
    je 100 mg/kg Antimon, Barium in Form des Sulfats, Chrom, Kupfer, Zink einzeln, jedoch insgesamt nicht mehr als 200 mg/kg.
    c) Bei den mineralischen Pigmenten Titandioxid, Eisenoxid und Eisenoxidhydrate wird zur Prüfung ein Auszug mit 0,1 n Salzsäure verwendet.

2. *Organische Verunreinigungen*
    a) *Aromatische Amine.* Lebensmittelfarbstoffe dürfen nicht mehr als 0,01% aromatische Amine enthalten.
    2-Aminonaphthalin, 4-Aminodiphenyl, (Xenylamin) oder Benzidin dürfen nicht nachweisbar sein.
    b) *Ätherextrahierbare Anteile.* Farbstoffe mit Sulfonsäuregruppen dürfen nicht mehr als 0,2% durch Äther extrahierbare Substanzen enthalten.
    c) *Aromatische Kohlenwasserstoffe* mit mehr als 3 kondensierten Ringen dürfen nicht nachweisbar sein.
    d) *Nebenfarbstoffe.* Bei der Herstellung unvermeidbar anfallende Nebenfarbstoffe dürfen insgesamt 4%, bezogen auf den Hauptfarbstoff, nicht übersteigen. Über die Art der jeweils in Betracht kommenden Nebenfarbstoffe siehe „Mitteilung 8" der Farbstoff-Kommission vom 23. November 1956 und Ergänzungen 1963.

4. Chromatographische Trennung der synthetischen Lebensmittelfarbstoffe. Am zweckmäßigsten verwendet man zur Trennung die Dünnschichtchromatographie (DC). Sie hat gegenüber der Papierchromatographie den Vorteil einer wesentlich kürzeren Laufzeit bei gleicher Nachweisempfindlichkeit. Die angegebenen Laufmittel können aber auch zur papierchromatographischen Untersuchung verwendet werden.

Schichten (S). a) S_1: Cellulosepulver MN 300 zur DC nach E. STAHL. b) S_2: Cellulosepulver MN 300 G (mit Gipszusatz) zur DC nach E. STAHL. (Beide Fa. Macherey, Nagel & Co., Düren a. Rh.).

Herstellung der Schichten. 15 g Cellulosepulver MN 300 oder MN 300 G werden mit 90 ml W. angerührt, am besten mit einem Mixgerät, und mit Hilfe eines Streichgerätes auf die Platten aufgetragen. Nach 10 Min. Trocknen bei 105° sind die Platten gebrauchsfertig. Die angegebene Menge ist ausreichend zum Beschichten von 5 Platten 200 × 200 mm.

Laufmittel (L). a) L_1: 2,5%ige Natriumcitratlsg., 25%iges Ammoniak (4:1). b) L_2: Propanol-Aethylacetat-Wasser (6:1:3). c) L_3: tert. Butanol-Propionsäure-Wasser (50:12:38) mit einem Zusatz von 0,4% KCl.

Ausführung. Das Substanzgemisch (0,1 bis 0,15%ig pro Komponente) wird 1,5 cm vom unteren Plattenrand entfernt aufgetragen. Nach dem Trocknen des Startflecks (Durchmesser höchstens 2 mm) werden die Platten in das mit Laufmittel beschickte Entwicklungsgefäß gestellt.

Entwicklungsdauer. Bei L_1 und L_2 30 Min., bei L_3 90 Min.

Die R_f-Werte der Farbstoffe bei den verschiedenen Schichten- und Laufmittelkombinationen sind in der folgenden Tabelle zusammengestellt:

Farbstoff	R_f-Werte					
	$L_1 S_1$	$L_1 S_2$	$L_2 S_1$	$L_2 S_2$	$L_3 S_1$	$L_3 S_2$
Echtgelb	0,57	0,58	0,53	0,51	0,58	0,45
Tartarzin	0,76	0,72	0,26	0,20	0,17	0,10
Chinolingelb	0,13	0,12	0,35	0,33	0,30	0,18
	0,23 N	0,20 N	0,27 N	0,21 N	0,16 N	0,07 N
	–	–	–	–	0,48 N	0,33 N
Chrysoin S	0,40	0,34	0,78	0,60	0,81	0,78
Orange GGN	0,52	0,45	0,55	0,54	0,64	0,51
	–	–	0,50 N	0,43 N	–	–
Gelborange S	0,48	0,42	0,52	0,52	0,61	0,48
	0,26 N	0,24 N	0,49 N	0,40 N	–	–
Azorubin S	0,16	0,12	0,64	0,56	0,68	0,63
	–	–	0,57 N	0,35 N	0,62 N	0,55 N
Amaranth	0,39	0,31	0,30	0,15	0,13	0,07
Cochenillerot A	0,62	0,55	0,35	0,28	0,34	0,23
Ponceau GR	0,77	0,76	0,13	0,05	0,06	0,04
Scharlach GN	0,85	0,90	0,64	0,64	0,75	0,68
	0,88 N	0,94 N	0,70 N	0,52 N	0,72 N	0,62 N
Anthrachinonblau	0	0	0	0	0	0
Indigotin I	0,12	0,29	0,33	0,22	0,18	0,11
	0,19 N	0,07 N	–	–	0,09 N	0,05 N
Brillantschwarz BN	0,15	0,10	0,20	0,10	0,03	0,02
	–	–	0,08 N	0,03 N	–	–
Erythrosin BN	0,02	0,04	7,00	0,74 X	1,00	1,00
	0,06 N	0,07 N	–	–	–	–
	0,10 N	0,12 N	–	–	–	–
	0,18 N	0,20 N	–	–	–	–

N = Nebenfleck, X = langgezogen.

Das Verfahren wurde von P. WOLLENWEBER [Dünnschichtchromatische Trennung von Farbstoffen an Celluloseschichten. Journal of Chromatography 7, 557 (1962)] ausgearbeitet.

Farbstoffe der Liste A I

Zugelassen für die Färbung in der Masse und auf der Oberfläche des Lebensmittels. Von den angegebenen Stoffen dürfen die freie Säure, sowie die Natrium-, Kalium-, Calcium- und Aluminiumverbindungen verwendet werden. Die auf synthetischem Wege erhaltenen Produkte, die den nachstehenden färbenden Stoffen natürlichen Ursprungs entsprechen, sind ebenfalls zugelassen.

Gelbe Farbtöne

Curcumin. Curcumine, Curcumina (E 100)[1]. 1,7-Bis-(4-hydroxy-3-methoxy-phenyl)-1,6-heptadien-3,5-dion.

$C_{21}H_{20}O_6$ M.G. 368,37

Herstellung. Curcumarhizom wird mit Äthanol ausgezogen, das Filtrat mit Bleiacetat gefällt. Nach Behandeln des Niederschlages mit verd. Schwefelsäure zieht man mit siedendem Äthanol aus und dampft zur Trockne ein.

Eigenschaften. Orangefarbene Prismen oder Kristallpulver, schwer lösl. in W., wenig lösl. in A., leicht lösl. in Ae. Fp. 183°. Spektrometrie: Maximum bei 482 mµ (alkalisch-äthanolische Lsg).

Erkennung. 1. Die äthanolische Lsg. fluoresziert lichtgrün. – 2. Curcumin gibt mit Borsäure eine rotbraune Färbung, die nach Zusatz von Alkali nach Blau umschlägt.

Tartrazin. Hydrazingelb 0. Tartrazine. Tartrazina (E 102)[1]. Jaune tartrarique. FD + C Yellow No. 5. 4-(4'-Sulfo-1'-phenylazo)-1-(4'-sulfophenyl)-5-hydroxy-pyrazolon-3-carbonsäure (Tri-Natrium-Salz).

$C_{16}H_9N_4Na_3O_9S_2$ M.G. 534,38

Herstellung. Einwirkung von 2 Mol Phenylhydrazin-p-sulfosäure auf 1 Mol Dioxyweinsäure.

Eigenschaften. Orangegelbes Pulver, leicht lösl. in W.; hitzebeständig bis 100°. Spektrometrie: Maxima bei 260 und 420 mµ (Wasser).

Erkennung. 1. Chromatographisch. – 2. HCl: unverändert; NaOH: Färbung wird roter; H_2SO_4: orangegelbe Lösung.

Chrysoin S. Tropäolin 0. Resorcin Yellow. Jaune de Resorcine. Chrysoine S. Crisoina S (E 103)[1]. 2,4-Dihydroxyazobenzol-4'-sulfosäure (Natrium-Salz).

$C_{12}H_9N_2NaO_5S$ M.G. 316,25

---
[1] EWG-Nummer.

Herstellung. Resorcin wird mit diazotierter Sulfanilsäure in alkalischer Lsg. gekuppelt.

Eigenschaften. Braunes Pulver, in W. mit rötlichgelber Farbe lösl. Spektrometrie: Maxima bei 438 und 260 mµ (Wasser).

Erkennung. 1. Chromatographisch. — 2. HCl: unverändert; NaOH: rötlichbraun; H_2SO_4: gelb.

Chinolingelb. Chinolingelb extra. Chinolingelb wasserlöslich. Quinoline Yellow. Jaune de Quinoléine. Giallo di chinolina (E 104)[1]. Chinophthalondisulfonsäure (Di-Natrium-Salz).

$C_{18}H_9NNa_2O_8S_2$ M.G. 477,38

Herstellung. Aus Chinaldin und Phthalsäureanhydrid hergestelltes Chinophthalon wird mit rauchender Schwefelsäure sulfoniert.

Eigenschaften. Gelbes Pulver, leicht lösl. in W., hitzebeständig bis 100°. Spektrometrie: Maxima bei 290 und 415 mµ (Wasser).

Erkennung. 1. Chromatographisch. — 2. HCl: Lsg. wird heller; NaOH: Lsg. wird dunkler; H_2SO_4: gelbrote Lsg.

Prüfung. Der Hauptfarbstoff kann aus 3 Komponenten bestehen, die sich lediglich durch die Zahl und Stellung der Sulfonsäuregruppen unterscheiden. Der Gehalt an Monosulfonsäuren soll 38% nicht übersteigen. Die Summe der Nebenfarbstoffe darf nicht mehr als 4% des Hauptfarbstoffes (Summe der 3 Komponenten) betragen.

Echtgelb. Säuregelb. Acid Yellow G. Fast Yellow G. Jaune solide. Giallo solido (E 105)[1]. 1-(4′-Sulfo-1′-phenylazo)-4-aminobenzol-5-sulfonsäure (Di-Natrium-Salz).

$C_{12}H_9N_3Na_2O_6S_2$ M.G. 401,38

Herstellung. p-Aminoazobenzolhydrochlorid wird mit rauchender Schwefelsäure sulfoniert. Dabei entsteht hauptsächlich Disulfonsäure neben wenig Monosulfonsäure.

Eigenschaften. Gelbes Pulver, leicht lösl. in W. Spektrometrie: Maximum bei 385 mµ (Wasser).

Erkennung. 1. Chromatographisch. — 2. HCl: fleischroter, gallertartiger Niederschlag von Aminoazobenzolmonosulfonsäure; rötliche, violett schimmernde Nadeln von Disulfonsäure. NaOH: unverändert. H_2SO_4: orangegelbe Lsg.

Prüfung. Echtgelb darf nicht mehr als 3% 4-Aminoazobenzol-4′-sulfonsäure (Natriumsalz) enthalten.

Orange Farbtöne

Gelborange S. Sunset Yellow FCF. FD + C Yellow No. 6. Jaune Orange S. Giallo arancio S (E 110)[1]. 1-(4′-Sulfo-1′-phenylazo)-2-naphthol-6-sulfonsäure (Di-Natriumsalz).

$C_{16}H_{10}N_2Na_2O_7S_2$ M.G. 452,38

Herstellung. Sulfanilsäure wird diazotiert und mit 2-Naphthol-6-sulfonsäure in alkalischer Lsg. gekuppelt.

---

[1] EWG-Nummer.

Eigenschaften. Gelbrotes Pulver, lösl. in W. mit gelboranger Farbe, schwer lösl. in A. Spektrometrie: Maxima bei 237, 315 und 490 mμ (Wasser).

Erkennung. 1. Chromatographisch. – 2. HCl: unverändert; NaOH: bräunlichrot; H_2SO_4: rötlichorange.

Orange GGN. Orange GGL. Arancio GGN (E 111)[1]. 1-(3'-Sulfo-1'-phenylazo)-2-naphthol-6-sulfonsäure (Di-Natrium-Salz).

$C_{16}H_{10}N_2Na_2O_7S_2$ M.G. 452,37

Herstellung. 3-Amino-benzolsulfonsäure wird diazotiert und mit 2-Naphthol-6-sulfonsäure in alkalischer Lsg. gekuppelt.

Eigenschaften. Gelbes Pulver, mit goldgelber Farbe in W. lösl., wenig lösl. in A. Spektrometrie: Maxima bei 238 und 480 mμ (Wasser).

Erkennung. 1. Chromatographisch. – 2. HCl: goldgelb; NaOH: rotgelb bis braun; H_2SO_4 orange.

Rote Farbtöne

Karmin (E 120)[1]. Siehe Karmin, S. 24.

Orcein (E 121)[1]. Farbstoff der Orseille (s. dort). Gemisch aus roten, violetten und farblosen Substanzen, die aus Flechtenstoffen durch Behandeln mit Ammoniak und Alkalicarbonaten mit oder ohne Gärung entstehen.

Herstellung. Orseilleextrakt wird in Wasser gelöst, mit Salzsäure angesäuert und das eingedampfte Filtrat mit Ae. ausgezogen. Im Vakuum wird konzentriert und das ausgeschiedene Orcein mit W. und Ae. gewaschen.

Eigenschaften. Karminrotes, amorphes Pulver, prakt. unlösl. in W., Ae. und Chlf., lösl. in A. und Aceton.

Erkennung. Orcein gibt mit Salzsäure eine rote und mit Natronlauge eine blauviolette Lsg.

Literatur: MUSSO, H.: Planta med. (Stuttg.) *8*, 432 (1960).

Azorubin. Echtrot C. Pontacyl Ruby G. Azorubine. Carmoisin. Chromotrop FB. Azorubina (E 122)[1]. 2-(4'Sulfo-1-naphthylazo)-1-naphthol-4-sulfonsäure (Di-Natrium-Salz).

$C_{20}H_{12}N_2Na_2O_7S_2$ M.G. 502,43

Herstellung. Naphthionsäure wird diazotiert und mit 1-Naphthol-4-sulfonsäure in alkalischer Lsg. gekuppelt.

Eigenschaften. Granatrotes bis bräunliches Pulver, mit scharlachroter Farbe in W. löslich. Spektrometrie: Maximum bei 516 mμ, Minimum bei 370 mμ (in 0,02 m Ammoniumacetatlsg.).

Erkennung. 1. Chromatographisch. – 2. H_2SO_4: intensiv violettblau, HCl: Niederschlag, HNO_3: unverändert!

Amaranth (E 123)[1] s. S. 1.

Cochenillerot A. Viktoriascharlach 4 R extra. Neucoccin. Cochineal Red A. Rouge cochenille A. Coccine nouvelle. Ponceau 4 R. Rosso cocciniglia A. (E 124)[1].

---

[1] EWG-Nummer.

1-(4'-Sulfo-1'-naphthylazo)-2-naphthol-6,8-disulfonsäure (Tri-Natrium-Salz).

$C_{20}H_{11}N_2Na_3O_{10}S_3$ M.G. 604,47

Herstellung. Naphthionsäure wird diazotiert und mit 2-Naphthol-6,8-disulfonsäure in alkalischer Lsg. gekuppelt.

Eigenschaften. Kräftig scharlachrotes Pulver, das im gefilterten UV-Licht scharlachrot fluoresziert. Die wäßrige Lsg. (1 : 1000) ist kräftig orangerot gefärbt. Spektrometrie: Maximum bei 507 mµ, Minimum bei 375 mµ (in 0,02 m Ammoniumacetatlsg.).

Erkennung. 1. Chromatographisch. – 2. H_2SO_4: violettrot, HNO_3: orange, HCl: unverändert.

Scharlach GN. Ecarlate GN. Ecarlate acide. Scarlatto GN (E 125)[1]. 2-(2'-Sulfo-4',6'-dimethyl-1'-phenylazo)-1-naphthol-5-sulfonsäure (Di-Natrium-Salz).

$C_{18}H_{14}N_2Na_2O_7S_2$ M.G. 480,42

Eigenschaften. Dunkelgranatrotes Pulver, das sich in W. (1 : 1000) mit oranger Farbe löst. Spektrometrie: Maximum bei 490 mµ, Minimum bei 395 mµ (in 0,02 m Ammoniumacetatlsg.).

Erkennung. 1. Chromatographisch. – 2. H_2SO_4: violettrot, HCl: scharlachrot, HNO_3: gelb, verblaßt nach wenigen Minuten.

Ponceau 6 R. Scarlet 6 R. (E 126)[1]. 1-(4'-Sulfo-1'-naphthylazo)-2-naphthol-3,6,8-trisulfonsäure (Tetra-Natrium-Salz).

$C_{20}H_{10}N_2Na_4O_{13}S_4$ M.G. 706,52

Herstellung. Naphthionsäure wird diazotiert und mit 2-Naphthol-3,6,8-trisulfonsäure in alkalischer Lösung gekuppelt.

Eigenschaften. Braunes Pulver, in W. mit fuchsinroter Farbe lösl. Spektrometrie: Maxima bei 340 und 515 mµ (Wasser).

Erkennung. 1. Chromatographisch. – 2. HCl: unverändert; NaOH: rotbraun; H_2SO_4: violette Lsg.

Prüfung. Ponceau 6 R darf nicht mehr als 3% 1-(4'-Sulfo-1'-naphthylazo)-2-naphthol-3,6-disulfonsäure enthalten.

Erythrosin. Erythrosin extra bläulich. Erythrosine BS. Erythrosin J. FD + C Red No. 3. 2,4,5,7-Tetrajod-3,6-dioxy-fluoran (Di-Natrium- oder Di-Kalium-Salz). Tetrajodfluorescein

---

[1] EWG-Nummer.

(Di-Natrium- oder Di-Kalium-Salz).

$C_{20}H_6J_4Na_2O_5$ M.G. 879,86

Herstellung. Fluorescein wird jodiert.

Eigenschaften. Braunes, kristallines Pulver, in W. mit kirschroter Farbe lösl. (ohne Fluoreszenz).

Erkennung. 1. Chromatographisch. — 2. HCl: braungelber Niederschlag; NaOH: lösl. roter Nd.; H_2SO_4: braungelbe Lsg., beim Erwärmen entweicht Jod.

Orceinsulfosäure (Calciumsalz)

Anthrachinonblau. Indanthrenblau RS. Bleu anthraquinonique. Bleu Solanthréne RS. Blu anthrachinonica (E 130)[1]. N,N'-Dihydro-1,2,1',2'-anthrachinonazin.

$C_{28}H_{14}N_2O_4$ M.G. 442,43

Herstellung. 2-Amino-anthrachinon wird mit Kaliumhydroxid in Gegenwart von Kaliumnitrat geschmolzen.

Eigenschaften. Schwärzlichblaues Pulver, prakt. unlösl. in W. und A., lösl. in Chinolin. Sublimiert bei 500° unter Zersetzung. Spektrometrie: Maximum bei 630 mµ (Dimethylformamid).

Erkennung. 1. Chromatographisch. — 2. HCl: unverändert; NaOH: unverändert; H_2SO_4: braune Lsg.

Patentblau V. Patent Blue V. Bleu patenté V. Blu patent. (E 131)[1]. Tetraäthyl-p-amminooxy-disulfofuchsonimonium. 2,4-Disulfo-5-hydroxy-4',4''-bis-(diäthylamino)-triphenylcarbinol (Calciumsalz des inneren Sulfonats).

$(C_{27}H_{31}N_2O_7S_2)_2Ca$ M.G. 1159,44

---
[1] EWG-Nummer.

Herstellung. 1 Mol 3-Nitrobenzaldehyd wird mit 2 Molen Diäthylanilin zu 3-Nitrotetraäthyldiaminotriphenylmethan kondensiert. Nach Reduktion wird die entstandene Aminoverbindung durch Diazotieren und Verkochen in die Hydroxyverbindung überführt. Diese wird sulfoniert und das Calciumsalz (Leukoform) zum Farbstoff oxydiert.

Eigenschaften. Blau-dunkelviolettes Pulver. Die wäßrige Lösung (1 : 1000) ist bei pH 2,5 grün, bei pH 10,0 kräftig blau gefärbt. Spektrometrie: Maxima bei 410 und 640 mµ, Minimum zwischen 430 und 500 mµ (in 0,02 m Ammoniumacetatlsg.).

Erkennung. H_2SO_4: gelb, HNO_3: kräftig gelb, HCl: kräftig gelb.

Indigotin I (E 132)[1]. Lebensmittelblau 2. Siehe S. 27.

Grüne Farbtöne

Chlorophylle (E 140)[1] s. dort.

Chlorophyll-Kupfer-Komplexe und **Chlorophyllin-Kupfer-Komplexe** (E 141)[1].

Herstellung. Aus Chlorophyll durch Abspaltung der Methyl- und Phytyl-Ester-Gruppen mit Alkali, sowie teilweisen Ersatz des Magnesiums durch Kupfer.

Prüfung. Der Gehalt an ionogenem Kupfer darf 200 mg/kg nicht überschreiten.

Schwarze Farbtöne

Brillantschwarz BN. Noir Brillant BN. Nero Brillante BN. (E 151)[1]. 2-[4′-(4″-Sulfo-1‴-phenylazo)-7′-sulfo-1′-naphthylazo]-1-hydroxy-8-acetylamino-naphthalin-3,5-disulfonsäure (Tetra-Natrium-Salz).

$C_{28}H_{17}N_5Na_4O_{14}S_4$ M.G. 868,69

Eigenschaften. Schwarzes Pulver, lösl. in W. mit blauvioletter Farbe, wenig lösl. in A. Spektrometrie: Maxima bei 405 und 570 mµ (Wasser).

Erkennung. 1. Chromatographisch. — 2. HCl: marineblau; NaOH: blauviolett; H_2SO_4: türkisblau, in der Verdünnung rotblau.

Schwarz 7984. Noir 7984. Nero 7984. (E 152)[1]. [4′-(4″-Sulfo-1‴-phenylazo)-7′-sulfo-1′-naphthylazo]-1-hydroxy-7-amino-naphthalin-3,6-disulfonsäure (Tetra-Natrium-Salz).

$C_{26}H_{15}N_5Na_4O_{13}S_4$ M.G. 825,65

Carbo medicinalis (E 153)[1] s. dort.

Die Kohle muß den Anforderungen des DAB 6 entsprechen. Es darf sich nach zweistündiger Extraktion mit optisch leerem Cyclohexan im Lösungsmittel keine Zunahme der Fluoreszenz zeigen.

Verschiedene Farbtöne

Bixin. Norbixin. Bissina. Norbissina. (E 160b)[1]. Annatto. Arnotta. Orlean. Rocou.

Ölextrakt oder alkalisch-wäßriger Auszug aus dem Pericarp der Samen von *Bixa orellana L.* (Annattosaat) s. dort.

---

[1] EWG-Nummer.

Färbende Bestandteile:

1. *Bixin.* 3,7,12,16-Tetramethyl-octadecanonaen-(1,3,5,7,9,11,13,15,17)-dicarbonsäure-(1,18).

$$\begin{array}{c} \overset{\displaystyle CH_3}{|}\overset{\displaystyle CH_3}{|} \\ CH-CH=C-CH=CH-CH=C-CH=CH-COOH \\ \| \\ CH-CH=C-CH=CH-CH=C-CH=CH-COOH \\ \underset{\displaystyle CH_3}{|}\underset{\displaystyle CH_3}{|} \end{array}$$

$C_{24}H_{28}O_4$ M.G. 380,49

Herstellung. Durch ölige Extraktion von Annattosaat.

Eigenschaften. Tief violette, dichroitische Prismen, unlösl. in W., wenig lösl. in kaltem, leichter in heißem A., leicht lösl. in Speiseölen (bis zu 5%) und durch Salzbildung in Alkali. Fp. 198° (bei schnellem Erhitzen). Spektrometrie: Maxima bei 439, 469,5 und 503 mµ (Chloroform).

2. *Norbixin.* 3,7,12,16-Tetramethyl-octadecanonaen-(1,3,5,7,9,11,13,15,17)-1-carbonsäure-18-carbonsäuremethylester.

$$\begin{array}{c} \overset{\displaystyle CH_3}{|}\overset{\displaystyle CH_3}{|} \\ CH-CH=C-CH=CH-CH=C-CH=CH-COOH \\ \| \\ CH-CH=C-CH=CH-CH=C-CH=CH-COOCH_3 \\ \underset{\displaystyle CH_3}{|}\underset{\displaystyle CH_3}{|} \end{array}$$

$C_{25}H_{30}O_4$ M.G. 394,52

Herstellung. Wäßrig-alkalische Extraktion von Annattosaat.

Eigenschaften. Rote Nadeln, prakt. unlösl. in W., leicht lösl. in Pyridin, heißem Eisessig und Alkalilaugen. Fp. 254 bis 255°. Spektrometrie: Maxima bei 442, 474 und 509 mµ (Chloroform).

Capsanthin. Capsorubin. Capsantéine. Capsantina. Capsorubina. (E 160 c)[1]. Extrakt aus Paprika s. dort.

Lycopin. Lycopéne. Licopina. (E 160 d)[1]. Transverbindung des Lycopins als Hauptbestandteil.

Xanthophylle (E 161)[1] s. dort.

Im einzelnen: Flavoxanthin, Flavoxanthine, Flavoxantina (E 161 a)[1]; Lutein, Luteine, Luteina (E 161 b); Rubixanthin, Rubixanthine, Rubixanthina (E 161 d)[1]; Violoxanthin, Violoxanthine, Violoxanthina (E 161 e)[1]; Rhodoxanthin, Rhodoxanthine, Rhodoxanthina (E 161 f)[1]; Canthaxantin, Canthaxanthine, Canthaxantina (E 161 g).

Beetenrot. Betanin. Rouge de betterave. Bétamine. Rosso di barbabietola. Betamina. (E 162)[1].

Anthocyane (E 163)[1] s. dort, jedoch nur aus Erdbeeren, Maulbeeren, Kirschen, Pflaumen, Himbeeren, Brombeeren, schwarzen und roten Johannisbeeren, Rotkohl, roten Zwiebeln, Preiselbeeren, Heidelbeeren, Auberginen, Weintrauben, Holunderbeeren.

Farbstoffe der Liste A II (Pigmentfarbstoffe)

Pigmentfarbstoffe sind nur zur Oberflächenbehandlung von Süßwaren zugelassen.

Calciumcarbonat (E 170)[1].

Titandioxid (E 171)[1].

Eisenoxide und Hydroxide (gelb, rot, braun, schwarz) (E 172)[1].

Aluminium (E 173)[1].

---

[1] EWG-Nummer.

Farbstoffe der Liste B

Liste B enthält Farbstoffe zum Färben von Käse-Überzügen und Gelbwurst-Hüllen: Alle Stoffe der Liste A I und zusätzlich solche, die nur zum Färben von Käse-Überzügen zugelassenen sind:

Rubinpigment BK. Litholrubin BK. Pigment Rubis. Pigmento Rosso. Permament Red 4b. (E 180)[1]. 1-(2′-Sulfo-4′-methyl-1′-phenylazo)-2-naphthol-3-carbonsäure (ausschließlich die Aluminium- und Calciumverbindungen).

$$\left[H_3C-\underset{}{\underset{}{\bigcirc}}-\overset{SO_3^{\ominus}}{\underset{}{}}-N=N-\overset{HO}{\underset{}{}}\overset{COO^{\ominus}}{\underset{}{\bigcirc\bigcirc}} \right] Ca^{2\oplus}$$

$C_{18}H_{12}CaN_2O_6S$ \hfill M.G. 424,45

Herstellung. p-Toluidin-o-sulfonsäure wird diazotiert und mit β-Oxynaphthoesäure in alkalischer Lsg. gekuppelt.

Eigenschaften. Feurigrotes Pulver, in heißem W. mit gelbroter Farbe lösl., prakt. unlösl. in A.

Erkennung. 1. Chromatographisch. – 2. HCl: braunroter Nd.; NaOH: braune Lsg.; H_2SO_4: fuchsinrote Lösung.

Gebrannte Schwarzerde. Terre d'ombre brûlée. Terra d'ombra bruciata. (E 181)[1].

Dieses Erzeugnis wird durch Brennen einer Mischung aus Eisenoxiden und Manganoxiden (jedoch von letzteren nicht mehr als 8%, berechnet als Mn_3O_4), Silicaten, Carbonaten und Sulfaten von Calcium und Aluminium an der Luft gewonnen.

Farbstoffe der Anlage 4

(Nicht fremde Stoffe, die zum Färben von Lebensmitteln zugelassen sind.)

Lactoflavin. Riboflavin. Lactoflavine. Lattoflavina. (E 101)[1]. Siehe S. 677.

α-, β-, γ-Carotin. α-, β-, γ-Carotene. α-, β-, γ-Carotène. (E 160a). Siehe S. 637 ff. Trans-Verbindung des Carotins als Hauptbestandteil.

β-Apo-8′-Carotinal (C_{30}). (E 160e)[1].
Trans-Verbindung des β-Apo-8′-Carotinals als Hauptbestandteil.

β-Apo-8′-Carotinsäure-(C_{30})-äthylester (E 160f)[1].
Transverbindung als Hauptbestandteil.

Kryptoxanthin. Kryptoxanthine. Criptoxantine. (E 161 c)[1].

Hormone

Im Organismus der höheren Tiere und des Menschen wird das zweckmäßige und harmonische Zusammenwirken aller Organe und das Stoffwechselgleichgewicht der Zellen durch eine Reihe von Systemen aufrechterhalten. Neben der Regulation durch motorische und vegetative Nerven spielt die chemische Steuerung durch das hormonale System die wichtigste Rolle. Zwischen den einzelnen regulierenden Systemen bestehen enge Beziehungen, insbesondere zwischen vegetativem Nervensystem und hormonalem System. Als Schaltstelle zwischen beiden Systemen sind bestimmte Regionen im Zwischenhirn anzunehmen. Hor-

---
[1] EWG-Nummer.

mone werden zum überwiegenden Teil von besonderen drüsigen Organen produziert. Diese zeichnen sich durch die Besonderheit aus, daß sie die produzierten Wirkstoffe direkt in die Blutbahn zum Transport über den Blutkreislauf an das Erfolgsorgan abgeben. Sie werden als endokrine Drüsen oder Drüsen mit innerer Sekretion bezeichnet und damit von Drüsen unterschieden, die ihre Sekrete in den Magen-Darm-Kanal oder an andere innere und äußere Körperflächen durch Ausführungsgänge absondern.

Der Ausdruck Hormon ist vom griechischen Wort ὁρμᾶν (= antreiben, anregen) abgeleitet; er wurde 1905 von dem englischen Physiologen E. STARLING zum ersten Mal für das Sekretin, eine die Magensaftsekretion fördernde Wirksubstanz der Darmschleimhaut, gebraucht. Hormone zeichnen sich durch eine hohe Wirksamkeit und durch eine große Spezifität ihrer Wirkung aus; sie sind funktionsspezifisch, jedoch nicht artspezifisch, d.h. ein bestimmtes, von einer beliebigen Wirbeltierart gebildetes Hormon ist in der gleichen Weise auch bei anderen Tierarten und dem Menschen wirksam. Eine genaue Abgrenzung des Begriffes Hormon ist zur Zeit nicht durchführbar.

Zu dem endokrinen System der Wirbeltiere, welches Hormone im eigentlichen Sinne produziert, werden folgende Organe gerechnet:

1. Hypophyse (Hirnanhang)
2. Epiphyse (Zirbeldrüse)
3. Glandula thyreoidea (Schilddrüse)
4. Glandulae parathyreoideae (Nebenschilddrüsen, Epithelkörperchen)
5. Thymus (Bries)
6. Inselapparat des Pankreas (Bauchspeicheldrüse)
7. Glandulae suprarenales (Nebenniere)
8. Gonaden (Geschlechtsorgane)
   a) Ovarium (Eierstock)
   b) Testes (Hoden).

Außer diesen endokrinen Drüsen vermögen auch andere Gewebe Stoffe mit spezieller Wirksamkeit zu produzieren. Ihr Wirkungsbereich ist häufig auf das produzierende Gewebe selbst beschränkt. Diese Stoffe werden meist als Gewebshormone bezeichnet. Zu ihnen gehören z.B. die Kinine. Von dieser Stoffgruppe abzutrennen sind die sog. Überträgerstoffe, welche bei der Erregung von Nerven am Nervenende freigesetzt werden und für die Funktionsänderungen des Erfolgsorgans verantwortlich sind. Im weiteren Sinne spricht man auch von Phytohormonen, Nekrohormonen, Wundhormonen.

Die ersten klassischen Versuche über die Wirkungsweise von Hormonen wurden 1849 von BERTHOLD am Hahn durchgeführt. Er konnte zeigen, daß die nach Entfernung der Hoden auftretenden Veränderungen durch Reïmplantation dieser Organe wieder aufgehoben werden können. Diese Methode wurde auch in der Folgezeit für die Erforschung hormonaler Wirkungen benutzt, und zwar nicht nur für den Nachweis einer endokrinen Funktion überhaupt, sondern auch für die Prüfung von Zubereitungen, die aus solchen Organen hergestellt waren.

Bei der Gewinnung der ersten Hormonpräparate mußte man sich, solange der Wirkstoff nicht bekannt war, auf die Zurichtung der ganzen Drüse (siehe z.B. Glandulae thyreoideae sicc.) oder auf die Herstellung von Extrakten beschränken. Für die Kontrolle eines gleichmäßigen Wirkstoffgehaltes und der Haltbarkeit der Zubereitung mußte eine biologische Wirkung durch Testung am Tier herangezogen werden. Darauf ist die auch heute noch vielfach übliche Deklarierung nach biologischen Wirkeinheiten zurückzuführen; ebenfalls die Schaffung internationaler Standards.

Das Ziel mußte jedoch sein, die reinen Wirkstoffe zu isolieren und sie der Synthese zugänglich zu machen. Erst dann konnte die weitere Entwicklung darauf ausgehen, durch chemische Modifikation des Moleküls einzelne Wirkungen des physiologischen Wirkstoffs quantitativ herauszuheben oder zu verringern. Auf diese Weise kam man zu „synthetischen Hormonen".

Hormonpräparate 41

Hormone und Synthetica mit hormonartiger Wirkung, die Aufnahme in einige moderne Pharmakopöen gefunden haben

Bei den Pharmakopöen ist das Erscheinungsjahr und das Jahr des letzten Nachtrags angegeben. – Es bedeuten: M = In der Pharmakopöe als Monographie, R = als Reagens enthalten. – Die kleinen Buchstaben geben eine Zubereitung an: aus = Augensalbe; c = Creme; gi = Gelinjektion; h = Inhalation; i = Injektionslösung; imp = Implantat; l = Lösung; lo = Lotion; s = Suspension; supp = Suppositorien; t = Tabletten; u = Salbe; zs = Zinkhydroxid-Suspension.

	Belg. V 63	BP 63–64	CsL 54–59	DAB 6 26–59	DAB 7 – BRD	DAB 7 – DDR	CF 65	Helv. V 41–58	Jap. 61	Ned. 6 58	Nord. 63	ÖAB 9 60	Pl.Ed. 51–60	Ross. 9 61	USP XVII 65
I. Hypophysenvorderlappen-Präparate															
Gonadotropinum chorionicum	–	M, i	M	–	–	M	M	–	M, i	–	i	M	M	–	–
Gonadotropinum sericum	–	–	–	–	–	–	M	–	M, i	–	i	M	M	–	–
Corticotropin	–	M, i, gi, zs	–	–	–	M	M, i	–	i	–	–	M, i	–	–	i, gi, zs
II. Hypophysenhinterlappen-Präparate															
Pituitarium posterius	–	R	i	–	–	–	–	–	–	M	–	M, i	M, i	–	M, i
Oxytocin	–	i	–	–	–	–	i	–	i	–	–	–	i	–	i
Vasopressin	–	i	–	–	–	M	–	–	i	–	–	–	–	–	i
III. Schilddrüsenhormon-Präparate															
Thyreoidea siccata	–	M, t	–	M	–	–	–	M	–	M	M, t	M	M	M, t	M, t
Thyroxin	–	M, t	–	–	–	M	M	M	–	M	M	M	–	–	M, t
Dijodtyrosin	–	–	–	–	–	–	–	M	–	–	–	–	–	M	–
Trijodthyronin	–	M, t	–	–	–	–	–	–	–	–	–	–	–	–	M, t
IV. Nebenschilddrüsen-Präparate															
Parathyreoidinum	–	–	–	–	–	–	i	–	–	–	–	–	–	–	i
V. Bauchspeicheldrüsenhormon-Präparate															
Insulin	–	i	–	–	M	M, i	M, i	–	i	–	–	i	i	i	i
Depotpräparate:															
Globin-Zink-Insulin	–	i	–	–	–	i	–	–	–	–	–	–	–	–	–
Isophane Insulin Suspension	–	s	–	–	–	i	–	–	s	–	–	s	s	–	s
Protamin Zink Insulin	–	s	s	–	–	i	s	–	s	–	–	s	s	s	s
Zink-Insulin Suspension	–	s	–	–	–	–	s	–	s	–	–	s	s	–	s
Insulin-Zink-Suspension amorph	–	s	–	–	–	–	s	–	s	–	–	s	s	–	s
Insulin-Zink-Suspension crist.	–	s	–	–	–	–	s	–	s	–	–	s	s	–	s
Aminochinocarbamid-Insulin-Injektionslsg.	–	–	–	–	–	i	–	–	–	–	–	–	–	–	–

Hormone und Synthetica mit hormonartiger Wirkung, die Aufnahme in einige moderne Pharmakopöen gefunden haben (*Fortsetzung*)

	Belg. V 63	BP 63-64	ČsL 54-59	DAB6 26-59	DAB7 -BRD	DAB7 -DDR	ČF 65	Helv. V 41-58	Jap. 61	Ned. 6 58	Nord. 63	ÖAB 9 60	Pl.Ed. 51-60	Ross. 9 61	USP XVII 65
VI. Nebennierenrindenhormon-Präparate															
Desoxycorticosteron acetat	M	M, i, imp	M	M	M	M	M	M	M, i	M	M, i	M	M, i	M, i	M, i, t
Desoxycorticosteron trimethyl- acetat	—	M, s	—	—	—	—	—	—	—	—	—	—	—	—	R
Cortison	M	M, s, t	M	M	M	—	M	M	M, s, t	—	M, t	M	M, t	M, t	—
Cortisonacetat	—	M, u	—	—	M	—	M	—	M, t	—	M, l, t, u	M	M, t	—	M, lo, t, u
Hydrocortison	M	—	—	—	—	—	M	M	—	—	M, aus, c, u	M	M	—	—
Hydrocortisonacetat	M	M, s, u	—	—	—	M	M	M	M, s	—	—	—	—	—	M, s, u
Hydrocortison hydrogensuccinat	—	M	—	—	—	—	M	—	—	—	—	—	—	—	—
Hydrocortison Natrium succinat	—	M, i	—	—	—	—	—	—	—	—	—	—	—	—	M, i
VII. Nebennierenmarkhormon-Präparate															
Adrenalin	M	M	M	M	M, l	M	M, i	M, l	M, i, l	M	M, i, l	M	M	—	M, h, i, l, s
Adrenalin hydrogentartrat	M	M, l, i	—	—	—	M	—	—	M	l	M, i	M	M, i	—	M
Noradrenalin hydrogentartrat	—	M	—	M	M	M	M	M	M, i	—	M	M	M, i	—	M, i
Noradrenalin hydrochlorid	—	—	—	—	M	—	—	—	—	—	—	—	—	—	—
VIII. Männliche Sexualhormon-Präparate															
Testosteron	—	M, imp	M	M	M	M	M	M	M, s	M	—	M	—	—	—
Testosteronacetat	—	—	—	—	—	—	—	—	—	—	—	—	—	—	—
Testosteronönanthat	—	—	—	—	—	—	—	—	M	—	—	—	—	—	—
Testosteronpropionat	M	M, i	—	—	—	M	—	M	M, s, i	M	M, i	M	M, i	M, i	M, i
Testosteronphenylpropionat	—	M, i	—	—	—	—	—	M	M, i	—	—	—	—	—	—
Testosteron-cyclopentylpropionat	—	—	—	—	—	M	—	M	M, s, i	—	—	—	—	—	M, i
IX. Weibliche Sexualhormon-Präparate															
Östradiol	—	—	—	M	M	—	M	M	M, s	M	—	M	M	—	—
Östradiolbenzoat	M	M, i	M	M	M	M	M	M	M, s, i	M	M, i	M	M	—	—
Östradioldipropionat	—	—	—	—	—	—	—	M	—	—	—	—	—	i	—
Östradiolvalerat	—	—	—	—	—	—	R	M	M, i	—	—	M	M	—	M, i
Östron	—	R	—	—	—	—	—	M	—	—	—	M	M	—	—
Progesteron	M	M, i	M	M	M	M	M	M	M, s, i	M	M, i	M	M	M, i	—

Hormonpräparate

X. Synthetica

1. Adrenocorticosteroide

Substanz	1	2	3	4	5	6	7	8	9	10	11	12
Betamethason	—	M, t	—	—	—	—	—	—	—	—	—	—
Dexamethason	—	M, t	—	—	—	—	—	—	—	—	—	—
Dexamethasonacetat	—	M, t	—	—	—	—	—	—	—	—	—	—
Fludrocortisonacetat	—	M, t	—	—	—	—	—	—	—	—	—	—
Fluocinolonacetonid	—	M	—	—	—	—	—	—	—	—	—	—
Methylprednisolon	—	M, t	—	—	—	—	M	—	—	—	—	—
Prednisolon	—	M, t	—	—	—	—	M	M, t	—	M	—	M, t, u
Prednisolonacetat	—	M, t	—	—	—	—	M	M	—	M	—	M, s
Prednisolonphosphat(Di-Na)	—	—	—	—	—	—	—	—	—	—	—	M, i, l
Prednisolon-trimethylacetat	—	M, s	—	—	—	—	M	—	—	—	—	—
Prednison	—	M, t	—	—	—	—	M	M, t	—	M	—	M, t
Prednisonacetat	—	M, t	—	—	—	—	—	—	—	—	—	—

2. Androgene, anabolische Steroide

Substanz	1	2	3	4	5	6	7	8	9	10	11	12
Fluoxymestron	—	M, t	—	—	—	—	—	—	—	—	—	—
Methyltestosteron	—	M, t	M	M	—	M	—	M, t	—	M, t	M, t	—

3. Anabole Steroide schwach androgen

Substanz	1	2	3	4	5	6	7	8	9	10	11	12
Methandienon	M, t	—	—	—	—	—	—	—	—	M	—	—
Methandriol	—	—	—	—	—	—	—	—	—	—	—	—
Methandrioldipropionat	—	M, i	—	—	—	—	—	—	—	—	—	—
Nandrolonphenylpropionat	—	M, t	—	—	—	—	—	—	—	—	—	—
Norethandrolon	—	—	—	—	—	—	—	—	—	—	—	—

4. Östrogene

Substanz	1	2	3	4	5	6	7	8	9	10	11	12
Äthinylöstradiol	—	M, t	M	M	M	M	M	M, t	M, t	M	M, t	M, t
Diäthylstilböstrol	M	M, t	M	M	—	M	M	M, t	M	M, i, t	M, i, t, supp	—
Diäthylstilböstroldimethyläther	—	—	M	M	M	—	—	—	M	—	—	—
Diäthylstilböstroldipropionat	—	—	M	—	—	—	—	—	M	—	—	—
Natriumdiäthylstilböstrol-diphosphat	—	—	M	—	—	—	—	—	—	—	M, i	—
Dienöstrol	—	—	—	—	—	—	—	—	M	M	—	—
Dienöstroldiacetat	—	M, t	—	—	—	—	—	M	M	—	—	—
Hexöstrol	—	—	—	—	—	—	M	—	M	—	M, i, t	—
Octoöstrol	—	—	—	—	—	—	—	—	—	—	M	—

5. Gestagene

Substanz	1	2	3	4	5	6	7	8	9	10	11	12
Äthisteron	—	M, t	M	—	—	—	M	M, t	M	M, t	—	—
Dimethisteron	—	M, t	—	—	—	—	—	—	—	—	—	M, t, s
Medroxyprogesteronacetat	—	—	—	—	—	—	—	—	—	—	—	—
Norethisteron	—	M, t	—	—	—	—	—	—	—	—	—	—

Hypophyse

Hirnanhang. Glandula pituitaria. Hypophysis cerebri.

Die Hypophyse ist ein kleines, in die Schädelbasis eingebettetes Organ. Sie ist beim Menschen walzenförmig, größer als ein Kirschkern. Ihr Gewicht beträgt etwa 0,5 g, schwankt jedoch je nach Funktionszustand. Sie nimmt mit zunehmendem Alter zu, ebenso bei Schwangerschaft, im vorgeschrittenen Alter hingegen wird sie kleiner. Sie sitzt an der sogenannten Hypothalamusregion des Zwischenhirns an einem als Infundibulum bezeichneten trichterförmigen Stiel. Über den Hypophysenstiel besteht eine anatomische Verbindung zum Zwischenhirn. Makroskopisch und histologisch lassen sich beim Menschen zwei Anteile unterscheiden: der bräunlich dunklere, massigere Vorderlappen (Adenohypophyse), der mit dem Trichterstiel zusammenhängende hellere Hinterlappen (Neurohypophyse). Bei vielen Tieren ist noch ein dritter Anteil, der Zwischenlappen, ausgebildet, der beim Menschen nur angedeutet ist.

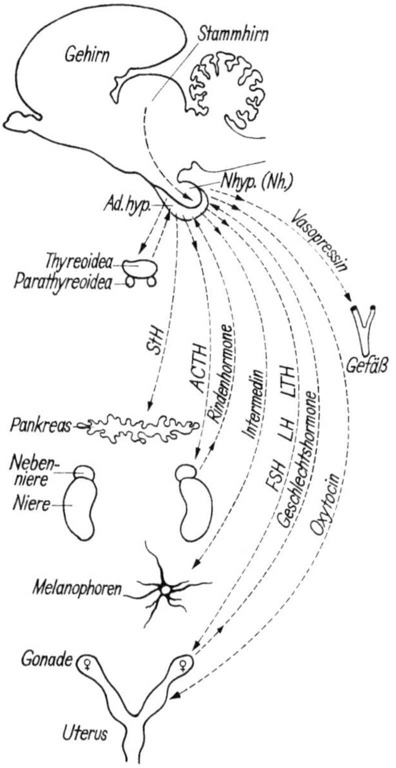

Der Vorderlappen nimmt den größten Teil der Hypophyse ein und setzt sich aus drüsenartig angeordneten Zellen zusammen, die sich im fixierten Zustand gegen Farben different verhalten, schwächer färbbare (chromophobe) und stark färbbare (chromophile) Zellen. Letztere unterteilen sich in acido- (eosino-) und basophile Zellen. Diesem färberischen Unterschied entspricht auch eine differente Funktion, d. h. Produktion verschiedenartiger Wirkstoffe. Der Hinterlappen ist kleiner und enthält vorwiegend nervenähnliches Gewebe, das Nervenfasern durch das Infundibulum zum Hypothalamus ausstrahlt, so daß der Hypothalamus das eigentliche Zentrum für die übergeordnete Steuerung der Hypophysenhormone zu sein scheint. Der Vorderlappen produziert eine Vielzahl von Hormonen, deren Wirkung dadurch gekennzeichnet ist, daß sie die Tätigkeit anderer Drüsen mit innerer Sekretion stimulieren. Man bezeichnet sie deswegen als „...trope" Hormone (Hormone mit gerichtetem Einfluß). Andererseits wird aber die Ausschüttung der „tropen" Hormone wiederum durch den Spiegel der zugeordneten Hormone gesteuert. Das gesamte endokrine System bildet eine Einheit; ein Eingriff an irgendeiner Stelle dieses Systems bleibt nicht ohne Auswirkung auf die übrigen Teilfunktionen, und eine Therapie mit Hormonen oder ähnlichen Stoffen erfordert äußerste Vorsicht unter Berücksichtigung der Zusammenhänge. Die meisten endokrinen Drüsen – Schilddrüse, Nebenniere, Hoden, Ovarium u. a. – stehen in ihrer Sekretionsleistung unter Kontrolle der Hypophyse. Zum Beispiel hemmt das Ansteigen der Keimdrüsenhormone die Ausschüttung und nach längerer Zeit auch die Bildung von gonadotropem Hormon. Aber auch nicht zugeordnete Hormone können auf den Funktionszustand des Vorderlappens Einfluß haben. So kann durch Ausschüttung von Adrenalin aus dem Nebennierenmark adrenocorticotropes Hormon mobilisiert werden, das die Nebennierenrinde stimuliert. Die Sekretion der vom Hypophysenvorderlappen abhängigen Hormone ist von der Blutkonzentration der ent-

Abb. 1. Schematische Übersicht der übergeordneten funktionellen Stellung der Hypophyse zu den übrigen Hormondrüsen der Wirbeltiere.

sprechenden glandotropen Hormone abhängig. Eine Inaktivierung, die hauptsächlich in der Leber stattfindet, beruht auf chemischen Veränderungen, die je nach der chemischen Konstitution des Hormons oxydativer, reduktiver oder proteolytischer Natur sind. Diese über den Hypophysenvorderlappen laufende Steuerung ist variabel; so werden bei Tieren z. B. in der Brunstzeit vermehrt gonadotrope und östrogene Hormone ausgeschüttet. Die Reize, die die Aktivität des Hypothalamus beeinflussen, werden durch Nervenbahnen von der Großhirnrinde bzw. von vegetativen Zentren oder auf humoralem Weg überbracht.

Die Gesamtextrakte des Hypophysenhinterlappens besitzen 3 wichtige Wirkungen: Sie erregen und fördern Wehen des hochschwangeren Uterus, sie erhöhen den Blutdruck durch Gefäßverengung und erregen die Darmperistaltik. Weiterhin hemmen sie den Wasseraustritt und fördern den Salzdurchtritt in der Niere.

Bis jetzt wurden neun Hypophysenhormone in reiner, zum Teil kristalliner Form isoliert:

A. *Hypophysenvorderlappen* (HVL). Wachstumshormon (STH). – Follikelreifungshormon (FSH). – Luteinisierungshormon (LH). – Luteotropes Hormon (LtH). – Adrenocorticotropes Hormon (ACTH). – Thyreotropes Hormon (TH).

B. *Hypophysenmittellappen* (HML). Melanophorenhormon (MSH).

C. *Hypophysenhinterlappen* (HHL). Oxytocin. – Vasopressin.

Nach den vorliegenden biologischen Ergebnissen ist die Existenz einer Reihe weiterer Hormone im Vorderlappen wahrscheinlich, ohne daß gesicherte chemische Befunde vorliegen. So wird u.a. ein pankreotropes Hormon angenommen, das eine Stimulierung der insulinproduzierenden Zellen, der LANGERHANSschen Inseln, in der Bauchspeicheldrüse bewirkt, ein adrenalotropes Hormon, das die Produktion von Wirkstoffen des Nebennierenmarks (des Adrenalsystems) steigert, ferner ein kontrainsuläres Hormon, u.a.m.

I. Hypophysenvorderlappen-Hormone

Die Hormone des Hypophysenvorderlappens kann man chemisch und biologisch in zwei Gruppen einteilen. Chemisch unterscheidet man die reinen Proteine (adrenocorticotropes Hormon, Wachstumshormon und luteotropes Hormon) sowie die zuckerhaltigen Proteide (Follikelreifungs-, Luteinisierungs- und thyreotropes Hormon). Biologisch kann man die Vorderlappenhormone einteilen in die „tropen" Hormone, die die Tätigkeit anderer endokriner Drüsen steuern (adrenocorticotropes, thyreotropes, Follikelreifungs- und Luteinisierungshormon) sowie solche, die ohne Vermittlung anderer Drüsen in den Stoffwechsel eingreifen (Wachstumshormon).

Wachstumshormon (Somatotropes Hormon, STH, Somatotropin, Growth Hormone).

Gewinnung. Aus Rinder-, Schaf- und Schweinedrüsen. Zur Extraktion verwendet man schwach alkalische Lösungen und Salzlösungen. Das Hormon ist ziemlich unbeständig; man arbeitet bei Temperaturen unter $+5\,°C$. Das Hormon kann mit Salzlösungen geeigneter Konzentration (Ammoniumsulfat, Natriumchlorid) ausgesalzen werden. Nach C. H. LI und Mitarb. [J. biol. Chem. *159*, 353 (1945); *211*, 555 (1954)] werden die Hypophysenvorderlappen bei $-10\,°$ in Acetontrockenpulver überführt, dieses wird dann mit Calciumhydroxidlösung pH 11,5 extrahiert. Durch Einleiten von CO_2 wird pH auf 8,7 gebracht, der Niederschlag abgetrennt und die Flüssigkeit mit 2 m Ammoniumsulfatlösung ausgesalzt. Der Niederschlag wird durch Lösen in Wasser und erneutes Aussalzen gereinigt und zur Entfernung der Elektrolyte dialysiert. Während der Dialyse der Lösung scheidet sich der Niederschlag des Hormons ab und wird nach dem Lösen erneut durch Aussalzen bei pH 4,0 mit 0,1 m NaCl-Lösung fraktioniert. Nach Abtrennen des Niederschlages wird mit 5 m NaCl-Lösung gefällt, nochmals fraktioniert und das Hormon nach der Dialyse im isoelektrischen Punkt, pH 6,85, gefällt. Diese Reinigung wird noch zweimal wiederholt. Man erhält aus 1 kg Rindervorderlappen etwa 2 bis 3 g Hormon.

Chromatographisches Verfahren an Hyflo-Super-Cel (Kieselgur): CLAUSER, H., u. C. H. LI: J. Amer. chem. Soc. *76*, 4337 (1954). Gewinnung neben ACTH: PAWELEC, W.: Farm. pol. *10*, 20, 132 (1954). Somatotropinpräparate aus menschlichen Hypophysen: GEMZELL, C. A. u. Mitarb.: Endocrinology *59*, 681 (1956); EHRENBERG, A., u. F. HEIJKENSKJÖLD: Acta chem. scand. *10*, 1675 (1956).

Eigenschaften. STH ist ein Protein. M.G. 44000 bis 47000. IP: pH 6,85. Somatotropin aus Rinderhypophysen enthält nach den Dinitrophenylderivaten aus Hydrolysaten für die Molmasse von 45757 396 Aminosäurereste. Als Endgruppen des Rinderhormons wurden Alanin und Phenylalanin im Verhältnis 1 : 1 festgestellt. Offenbar besteht das Hormonmolekül aus 2 Peptidketten. Über die Zusammensetzung des aus Rinder-, Affen- und Waldrüsen isolierten Hormons bezüglich der Aminosäurefolge der N-endständigen Peptide: LI, C. H. u. Mitarb.: J. biol. Chem. *233*, 1140 (1958). Das Somatotropin der Affen- und Menschendrüsen unterscheidet sich vom Rinderhormon durch ein niedrigeres M.G. (etwa 26000), durch die Zusammensetzung und durch einen niedrigeren pH-Wert des IP. Dieses mag begründen, daß das Somatotropin der Rinderdrüsen beim Menschen unwirksam ist. Es ist eines der seltenen Beispiele für eine Artspezifität eines Hormons. Die meisten Hormone sind bei allen höheren Wirbeltieren wirksam [LI, C. H., u. H. PAPKOFF: Science *124*, 1293 (1956)].

STH ist in Wasser unlösl., lösl. in wss. Harnstofflsg. und Alkalien. Durch Kochen wird es zerstört, ebenso durch fermentative Einwirkung von Proteinasen (Trypsin und Papain). Bei pH 7,5 bis 8,0 und 5°C sind Somatotropinlsg. relativ beständig.

Biologischer Test. Die bisher beste Methode beruht auf der Fähigkeit des STH, das Knochenwachstum zu fördern. Test: Wachstum des proximalen Epiphysenknorpels an der Tibia hypophysektomierter Ratten [GREENSPAN, F. S. u. Mitarb.: Endocrinology *45*, 455 (1949)]. USP-Reference Standard: Growth Hormone.

Spezial-Futtermischungen für hypophysektomierte Ratten: RAUEN, H. M.: Biochemisches Taschenbuch, 2. Aufl., II. Teil, Berlin/Heidelberg/New York: Springer 1964.

Wirkung. Somatotropin ist für das normale Wachstum unentbehrlich. Fehlt es, so kommt es zum Zwergwuchs mit Wahrung der Proportionen zwischen den verschiedenen Körperteilen. Eine übermäßige Bildung des Hormons führt in der Jugend zum Riesenwuchs (Gigantismus), nach Beendigung des normalen Wachstums kommt es nur zur Vergrößerung der Füße, Hände, Kinn, Nase (Körperspitzen), zur sog. Akromegalie. Somatotropin greift ferner in den Eiweißstoffwechsel ein – es ruft Stickstoffretention im Organismus hervor – weiter in den Kohlenhydratstoffwechsel indirekt, indem es das Glucagon der Bauchspeicheldrüse mobilisiert. Bei höherer Dosierung tritt eine Erhöhung des Blutzuckers auf, es kommt zur Ausscheidung von Zucker im Harn. Dieser sog. Somatotropindiabetes kann mit Insulin gut beeinflußt werden.

Handelsformen: Somacton (Ferring, Düsseldorf) Amp.; Somatormone (Guien, Mailand); Ormone Somatotropo (Sim, Mailand).

Gonadotrope Hormone

Schon 1931 fanden H. L. FEVOLD u. F. L. HISAW [Amer. J. Physiol. *97*, 291 (1931)] in Hypophysenextrakten zwei Wirkkörper mit verschiedenartiger gonadotroper Wirkung. Der eine ist für das Wachstum der Follikel im Eierstock wesentlich und beeinflußt auch die Spermatogenese in den Hoden (Follikelreifungshormon, FSH). Der andere (Luteinisierungshormon) übt eine Wirkung in erster Linie auf die interstitiellen Zellen der Keimdrüsen aus (daher auch als ICSH, *interstitial cell stimulating hormone*, bezeichnet). Es bewirkt im weiblichen Organismus die Umwandlung der Follikel in die Corpora lutea (Gelbkörper), beim männlichen Organismus eine vermehrte Bildung von Testosteron und dadurch eine Vergrößerung der sekundären Geschlechtsmerkmale. Die Wirkung beider Hormone ist somit „geschlechtsunspezifisch". Die Bildung und Abgabe des Follikelreifungshormons wird durch Östrogene und Androgene gehemmt, die des Luteinisierungshormons wird durch Östrogene erhöht, durch Progesteron gehemmt.

Im cyclischen Ablauf des weiblichen Organismus ergibt sich etwa folgendes Bild: Zunächst reift im Ovarium unter dem Einfluß des FSH ein Follikel heran. Dieser erzeugt fortlaufend in wachsender Menge Östradiol, wodurch die Abgabe des FSH gebremst und gleichzeitig die Produktion von ICSH gefördert wird. Der FSH-Blutspiegel nimmt daher langsam ab, der von ICSH steigt. Ist ein bestimmtes Verhältnis FSH/ISCH erreicht, kommt es zur Ovulation (Follikelsprung). Dieser Mechanismus ist noch nicht geklärt. Das in großer Menge entstandene Luteinisierungshormon bildet aus den Resten des gesprungenen Follikels den Gelbkörper. Dieser synthetisiert nun in steigendem Maß Progesteron und gibt es ins Blut ab, wodurch die Bildung von ICSH gehemmt wird. Das Absinken von ICSH im

Blut hat die Einstellung der Gelbkörpertätigkeit zur Folge. Hört diese auf, kommt es zur Menstruation.

Mit eintretender Schwangerschaft wird in verstärkter Menge die Bildung gonadotroper Hormone von der Placenta übernommen. Diese werden als choriogene gonadotrope Wirkstoffe bezeichnet (Chorion = griechisch Haut, Bezeichnung der zottenführenden Schicht der Placenta). Sie bestehen aus dem Reifungshormon (Hormon A) und dem Luteinisierungshormon (Hormon B).

Einzelne Hormone, von den Drüsen verschiedener Tiere gewonnen, zeigen gewisse Unterschiede, so daß die Wahl der entsprechenden Tiere wichtig ist. Als Ausgangsmaterial für Gonadotropin und ACTH geben die Hypophysen vom Schwein und vom Schaf höhere Ausbeuten, für das Wachstums- und das thyreotrope Hormon eignen sich besonders Rinderhypophysen.

Follikelreifungshormon. FSH. *Follikelstimulierendes Hormon.* Thylakentrin.

Gewinnung. Aus Hypophysen von Menschen, Pferden, Schafen und Schweinen. Extraktion der gefrorenen, zermahlenen Organe mit Calciumhydroxid. Vorreinigung des Extrakts durch wiederholte Umfällungen und Dialyse. Weitere Reinigung durch Lösen in Alkohol. Ausfällen und erneutes Umfällen mit Ammonsulfat. Alle Operationen müssen in der Kälte durchgeführt werden. Ausbeute: 1,5 bis 3 g FSH je Kilogramm [STEELMAN, S. L. u. Mitarb.: Biochim. biophys. Acta (Amst.) 27, 405 (1958)].

Reinigung durch Ionenaustauscher: LEONORA, J. u. Mitarb.: Endocrinology 63, 867 (1958); SCHÄFER, G.: Pharmazie 16, 508 (1961). Reinigung durch Stärkekegel – Elektrophorese und Chromatographie an Dowex 2-x8, frei von ICSH, STH, ACTH, Prolactin und TSH: LAXENA, B. B. u. Mitarb.: Biochim. biophys. Acta (Amst.) 65, 394 (1962).

Eigenschaften. FSH ist ein Glykoproteid. Das M.G. ist etwa 70000. IP: pH 4,5. FSH ist relativ hitzestabil. Durch kohlenhydratspaltende Fermente wird es inaktiviert. Chymotrypsin vermindert die Wirksamkeit stark, Trypsin jedoch erst, wenn 61 bis 75% des Hormons gespalten sind. Es ist nicht ganz sicher, ob das ganze Molekül zur Wirkung erforderlich ist oder ob nicht kleinere Bruchstücke die eigentlichen Wirkungsträger sind [LI, C. H.: J. Amer. chem. Soc. 72, 2815 (1950)]. Aus Schweine- und Schafshypophysen gewonnene FSH sind wirkungsgleich; sie sind aber durch immunbiologische Methoden einwandfrei voneinander zu unterscheiden.

Biologischer Test. Einige Methoden beruhen auf der raschen Gewichtszunahme der Ovarien bei infantilen Tieren. Bei männlichen Tieren stimuliert das FSH das Epithel der Hodentubuli und fördert die Spermatogenese. Die Hodengewichtszunahme ist der FSH-Dosis proportional.

APOSTOLAKIS, M., u. K.-D. VOIGT: Acta endocr. (Kbh.) 28, 54 (1958); EVANS, H. M.: Endocrinology 25, 529 (1939).

Luteinisierungshormon. LH. *Luteinizing hormone.* ICSH. *Interstitial cell stimulating hormone.* Metakentrin. Gelbkörperreifungshormon.

Gewinnung. Ein wäßrig-alkoholischer Extrakt aus acetongetrockneten Drüsen wird durch Alkoholzusatz gefällt, der Niederschlag mit Wasser extrahiert, mit Aceton erneut gefällt und die Fällung mit Kochsalzlösung ausgezogen. Reinigung durch wiederholte fraktionierte Ammonsulfatfällung und Dialyse. Aus 1 kg Frischdrüse wurden 100 mg eines einheitlichen Proteids unter Anstieg der Aktivität auf mehr als das Tausendfache gewonnen [LI, C. H., M. E. SIMPSON u. H. M. EVANS: J. Amer. Chem. 64, 367 (1942)].

Weitere Darstellungen: TAKEDA, K. u. Mitarb.: Proc. Jap. Acad. 28, 353 (1952), ref. Chem. Abstr. 47, 3383 (1953); OTSUKA, H., u. Y. NODA: J. Biochem. (Tokyo) 41, 547 (1954).

Eigenschaften. ICSH ist ein Glykoproteid. Das M.G. ist bei Gewinnung vom Schaf etwa 40000, vom Schwein etwa 100000. Der IP liegt beim ersteren bei pH 4,6, beim zweiten bei pH 7,45. Der Zucker wurde als Mannose identifiziert. Die Verschiedenheit beider Präparate wurde auch immunologisch erwiesen. Es ist wasserlöslich. Durch die üblichen Fällungsmittel von Eiweißkörpern wie Pikrin-, Pikrolon-, Trichloressigsäure wird das LH gefällt. Verschiedene Enzyme wie Pepsin, Trypsin, Chymotrypsin heben die Aktivität auf.

Biologischer Test. Gewöhnlich in Kombination mit FSH. Bei einer Methode, bei der der ventrale Lappen der Prostata als Testobjekt benutzt wird, stört FSH nicht [GREEP, R. O. u. Mitarb.: Proc. Soc. exp. Biol. (N. Y.) 46, 644 (1941)].

Gonadotropin. *Human chorionic gonadotropin* – HCG. Gonadotrophinum Chorionicum Pl.Ed. I/2, Jap. 61, Ind. P. 55, (INN). Chorionic Gonadotrophin BP 63. Gonadotrophine

Chorionique CF 65. Gonadotropinum chorionicum ÖAB 9. Choriongonadotropinum DAB 7 – DDR.

Gewinnung. Die Gewinnung der gonadotropen Hormone aus dem Harn ist gegenüber der aus Hypophysen relativ einfach, so daß sie daraus auch in fabrikatorischem Maßstab erhalten werden können. Choriongonadotropin ist eine trockene sterile Zubereitung der die Keimdrüsen stimulierenden Substanz aus dem Harn schwangerer Frauen. Das Hormon ist ein Glykoproteid von nur zum Teil bekannter chemischer Struktur. Das Vorhandensein von Tyrosin, Histidin, Arginin und Tryptophan ist erwiesen. Reines Choriongonadotropin soll ein M.G. von etwa 100 000 haben. Der isoelektrische Punkt liegt bei pH 3,2 bis 3,3. Es enthält kein Cystin und wird deshalb im Gegensatz zu den gonadotropen Hormonen der Hypophyse durch Reduktion, z.B. mit Cystein, nicht zerstört.

Herstellung. BP 63: Choriongonadotropin wird mittels Adsorption an ein vorher durch Waschen gereinigtes Ionenaustauscherharz aus angesäuertem Urin schwangerer Frauen und Elution mit Alkalien gewonnen. Das Eluat wird auf pH 5 gebracht und das Hormon durch Zufügen von abs. A. bis zu einer Konzentration von etwa 80% gefällt. Das auf diese Weise oder auch auf eine andere geeignete Methode gereinigte Präparat wird sterilisiert (Keimfiltration) und im Vakuum getrocknet.

Andere Darstellungen siehe P. A. KATZMANN, M. GODFRID, C. K. CAIN u. E. A. DOISY: J. biol. Chem. *148*, 501 (1943) und L. CLAESSON u. Mitarb.: Acta endocr. (Kbh.) *1*, 1 (1948). Letztere erhielten ein kristallines Präparat, das aber weniger aktiv als das nach der Methode KATZMANN u. Mitarb. gewonnene war.

Eigenschaften. Weißes oder leicht bräunliches Pulver, leicht lösl. in W., lösl. in wss. Glycerin und Glykolen, unlösl. in den gebräuchlichen wasserfreien organischen Lösungsmitteln. Aus neutraler oder leicht saurer Lsg. wird es durch 70%igen A. oder Aceton gefällt, ebenso durch Phosphormolybdän- oder Phosphorwolframsäure, nicht aber durch Trichloressigsäure, Sulfosalicylsäure, Pikrin- oder Pikrolonsäure. Verdünnte wss. Lsg. verlieren schnell ihre Aktivität auch bei Aufbewahrung bei 0°. Schutzkolloide (Gelatine, Serumproteine) verzögern etwas die Zersetzung.

Gehalt. 1 mg soll mindestens enthalten: Pl.Ed. I/2 und Ind.P. 55 400, BP 63 1500, ÖAB 9 und CF 65 1000, Jap. 61 800 Internationale Einheiten.

Wertbestimmung. Von den Arzneibüchern werden verschiedene Methoden vorgeschlagen. Pl.Ed. I/2 und Jap. 61 legen die Gewichtszunahme von Ovarien nicht geschlechtsreifer weiblicher Ratten unter dem Einfluß von Choriongonadotropin von 0,01 g auf ein ungefähres Maximum von 0,04 g zugrunde.

BP 63, ÖAB 9 und Nord. 63 empfehlen den Vaginalabstrichtest. Infantile weibliche Ratten reagieren auf parenterale Verabreichung von Gonadotropin mit vaginalen Brunstsymptomen (Verschwinden der Leukozyten, Auftreten von körnigen Zellen und Schollen). ÖAB 9 empfiehlt außerdem den Spermitationstest. Geschlechtsreife männliche Kröten (Bufo viridis, Wechselkröte, oder Bufo bufo, Erdkröte) reagieren auf parenterale Verabreichung von Gonadotropin mit Freisetzung von Spermatozoen in den Hoden und Ausscheidung der freien Spermatozoen im Harn.

CF 65 testet die Vergrößerung des Gewichtes der Samenbläschen und der Prostata infantiler männlicher Ratten.

Biologische Wertbestimmung. BP 63: Die Wirksamkeit einer Choriongonadotropin-Zubereitung wird durch Vergleich ihrer Wirkung auf die Keimdrüsen mit der Wirkung einer Standardzubereitung von Choriongonadotropin mittels einer brauchbaren biologischen Methode festgestellt.

Standardpräparat und Einheit.

Standardpräparat ist ein Trockenextrakt aus dem Harn schwangerer Frauen. Das trockene Pulver wird mit Milchzucker verdünnt.

Als Einheit gilt die spezifisch gonadotrope Wirkung, die in einer von Zeit zu Zeit erneut vom Medical Research Council angegebenen Menge des Standardpräparates enthalten ist und die der Internationalen Einheit genau äquivalent ist. Eine Einheit ist in 0,1 mg des augenblicklich gebräuchlichen Standards (1962) enthalten. Diese Einheit wird zur Bezeichnung des Wirkungswertes aller Gonadotropinzubereitungen aus ausschließlich menschlichem Schwangerenharn verwendet.

Vorgeschlagene Methode.

Für den Test werden infantile weibliche Ratten im Alter von 21 bis 28 Tagen gleicher Herkunft und unter gleichen Fütterungs-, Temperatur- und Lichtbedingungen aufgezogen benutzt. Sie sollen zwischen 26 und 35 g wiegen, die Gewichtsspanne soll bei einem Versuch so eng wie möglich sein. Jedes Tier darf nur einmal für diesen Test genommen werden. Je zwei Dosen für das Standardpräparat und für die zur Testung vorgesehene Probe werden so gewählt, daß die kleinere Dosis genügt, um nur bei einigen Ratten eine positive Reaktion zu geben, und die größere Dosis nicht ganz bei allen Ratten eine positive Reaktion gibt.

Zunächst kann mit einer Annäherungsdosis von 0,6 und 0,9 Einheiten begonnen werden. Die Dosis wird jedoch sehr von der Sensibilität des Versuchstieres abhängen. Jeder der vier Dosierungsgruppen sind 18 Ratten zuzuteilen. Jede Dosis wird in 1 ml physiologischer Kochsalzlösung gelöst; davon werden 0,25 ml viermal über 3 Tage verteilt subcutan injiziert, z. B. die erste Injektion am ersten Tag am Nachmittag, die zweite und dritte am zweiten Tag morgens und am Spätnachmittag und die vierte am Morgen des dritten Tages. Am fünften Tag werden von jeder Ratte am Morgen und am Nachmittag und am Morgen des sechsten Tages das dritte und letzte Mal Vaginalabstriche genommen. Zur Entnahme wird eine kleine, vorher abgeflammte und in Wasser getauchte Platindrahtöse benutzt. Der Abstrich wird ohne Druck und nicht zu tief aus dem hinteren Teil der Vagina entnommen, auf einen sauberen Objektträger mit einem Tropfen Wasser gegeben und 3 Min. in Methanol fixiert, getrocknet, in Giemsa-Lösung gefärbt, mit Wasser gewaschen und an der Luft getrocknet. Das Kriterium einer positiven Reaktion ist die Anwesenheit einer großen Anzahl von körnigen Zellen und Schollen sowie das Fehlen oder das spärliche Auftreten von Leukozyten. Dieser ganze Vorgang soll wiederholt werden, um eine genügende Anzahl von Daten für die Berechnung des Endergebnisses zu beschaffen, die nach den Standardmethoden der Statistik vorzunehmen ist.

Die ermittelte Wirksamkeit soll mindestens 80% und höchstens 125% der angegebenen Wirksamkeit betragen. Gebräuchliche Fehlergrenzen der ermittelten Wirksamkeit (P = 0,95) sind zwischen 64 und 156% der angegebenen Wirksamkeit.

Biologische Wertbestimmung. Jap. 61: Es werden Choriongonadotropinstandard-Lsg. von 4, 8, 16 und 32 Einheiten in 2,5 ml Wasser bereitet. Jeder Ratte von 4 Gruppen mit je 3 bis 5 virginellen weißen Ratten von etwa 45 g Gewicht werden subcutan täglich 0,5 ml der entsprechenden Standardlösung injiziert. Am 6. Tag werden die Ovarien exstirpiert und für 1 bis 2 Std. in Bouinsche Lsg. (75 ml 1%ige Pikrinsäurelösung + 25 ml Formalin + 5 ml Eisessig) gelegt. Nach Entfernung von Fett und anhaftendem unerwünschtem Gewebe werden die Ovarien über Nacht wiederum in Bouinscher Lsg. fixiert. Darauf werden die Ovarien 2 bis 3 Std. in 70%igen A. gelegt und nach Entfernung des anhaftenden A. durch gelindes Pressen zwischen Filtrierpapier sofort gewogen und die Durchschnittsgewichte bestimmt.

Nun wird eine niedrige und eine hohe Dosis der Standardlösung ausgewählt, welche ein Durchschnittsgewicht der Ovarien von 14 bis 20 mg durch die niedrige Dosis und von 22 bis 35 mg durch die hohe Dosis bewirken, während das der Ovarien unbehandelter Kontrolltiere 6 bis 8 mg beträgt. Von den Lösungen des zu testenden Präparates wird eine niedrige Dosis, die der niedrigen Dosis der Standardlösung entspricht, und eine hohe Dosis, die gleich dem Produkt aus der niedrigen Testlösung und dem Quotienten aus der hohen Standarddosis zu der niedrigen Standarddosis ist, ausgewählt.

Die Tiere werden in 4 Gruppen, *A*, *B*, *C* und *D*, mit mehr als 10 Tieren in jeder Gruppe bereitgestellt, wobei das Gewicht der Tiere in jeder Gruppe möglichst gleich sein soll. Jeder Ratte der Gruppe *A* wird die hohe Dosis Standardlösung, jeder der Gruppe *B* die niedrige Dosis Standardlösung, jeder der Gruppe *C* die hohe Dosis der Testlösung und jeder der Gruppe *D* die niedrige Dosis der Testlösung subcutan injiziert.

Aus dem Resultat der Durchschnittsgewichte der Ovarien wird nach den Regeln der Statistik der Wirkungswert des Präparates berechnet. Die ermittelte Wirksamkeit soll mindestens 90% und höchstens 110% der angegebenen Wirksamkeit betragen. Die gebräuchliche Fehlergrenze (P = 0,95) ist zwischen 70 und 143%.

Biologische Wertbestimmung mittels Spermiationstest ÖAB 9.

Prinzip.

Geschlechtsreife männliche Kröten reagieren auf parenterale Verabreichung von Gonadotropin mit Freisetzung von Spermatozoen in den Hoden und Ausscheidung der freien Spermatozoen im Harn. Diese Spermiationsreaktion setzt 10 Min. bis 2 Std. nach der Injektion ein und hält mindestens 6 Std. an; sie ist spezifisch für Gonadotropine und eignet sich in gleichem Maß für die Auswertung der gonadotropen Wirkstoffe aus dem Harn schwangerer Frauen oder aus dem Serum trächtiger Stuten. Die folgenden Auswertungsvorschriften gelten daher für beide Substanzen.

Versuchstiere.

Geschlechtsreife männliche Kröten der Gattung *Bufo viridis* (Wechselkröte) oder *Bufo bufo* (Erdkröte).

Verläßliche männliche Geschlechtsmerkmale bei Kröten sind die Daumenschwielen und die stark entwickelte Unterarmmuskulatur. Geschlechtsreife ist gewährleistet bei ausgeprägten Daumenschwielen oder bei einem Körpergewicht von nicht weniger als 10 g (*B. viridis*) bzw. 15 g (*B. bufo*).

Die innerhalb einer Auswertung verwendeten Kröten sollen hinsichtlich ihres Gewichtes möglichst einheitlich sein, und die größte Gewichtsdifferenz soll nicht mehr als 5 g betragen.

Methodik.

Injektion. Die Präparate sind in dest. Wasser zu lösen[1] und so zu verdünnen, daß die gewünschte Dosis je Kröte in 1 ml enthalten ist; diese Menge wird auf einmal, ohne sterile Kautelen, subcutan injiziert. Hierbei wird die Oberschenkelmuskulatur von kaudal her durchstochen, die Nadelspitze kranialwärts unter die Rückenhaut vorgeschoben und in den dort gelegenen dorsalen Lymphsack injiziert.

Harnentnahme. Eine Harnprobe der Versuchstiere wird 3 bis $3^1/_2$ Std. nach der Injektion durch Katheterisierung mittels einer Glaspipette, deren eines Ende zu einer etwa 2 cm langen Kapillare von 0,2 bis 0,5 mm lichter Weite ausgezogen ist, entnommen. Hierzu wird das kapillare Ende wenige Millimeter in die Kloake des Versuchstieres eingeführt. Meist strömt darauf sofort Harn in die Pipette ein; wenn dies nicht der Fall ist, wird die Pipette unter sanften, drehenden Bewegungen einige Male vor- und zurückgeführt und gleichzeitig mit dem Finger ein leichter Druck auf den Bauch der Kröte ausgeübt. Ansaugen am freien Pipettenende ist zu vermeiden.

Harnuntersuchung. Ein kleiner Tropfen des so gewonnenen Krötenharnes wird mikroskopisch bei 100- bis 200facher Vergrößerung auf das Vorhandensein von Spermatozoen untersucht.

Beurteilung. Sind Spermatozoen nachweisbar, so wird das Ergebnis ohne Berücksichtigung der Zahl oder Beweglichkeit der Spermatozoen als positiv gewertet; wenn keine Spermatozoen gefunden werden, gilt das Ergebnis als negativ.

Wenn es sich bei den Versuchstieren um solche handelt, die während ihrer natürlichen Paarungszeit (März bis Mai) frisch gefangen wurden oder um solche, die vor weniger als 1 Woche für eine Prüfung verwendet wurden, ist vor Versuchsbeginn der Harn auf Spermienfreiheit zu prüfen; Tiere mit Spermatozoen im Harn sind für mindestens 1 Woche von Auswertungen zurückzustellen.

Durchführung des Versuches. Für eine Wertbestimmung sind vom Internationalen Standardpräparat und von jedem der zu untersuchenden Präparate je 2 Dosen, von denen die eine das Doppelte der anderen betragen soll, gleich großen Gruppen von Kröten zu verabfolgen. Die Tierzahl je Dosisgruppe hängt von der für die Bestimmung geforderten Genauigkeit ab, soll aber nicht kleiner als 10 (also 20 Tiere je Substanz) sein. Der Zusammenhang zwischen Auswertungsgenauigkeit und Versuchstieranzahl ist aus der folgenden Tabelle ersichtlich. Die Werte gelten sowohl für *B. viridis* als auch für *B. bufo* und ermöglichen es, für eine Auswertung die Zahl der Versuchstiere so zu wählen, daß erwartungsgemäß die geforderte Genauigkeit erzielt wird.

Zahl der Tiere je Präparat	Durchschnittliche Auswertungsgenauigkeit für die 95 % Wahrscheinlichkeitsstufe
20	73–137%
30	77–130%
40	80–125%
60	88–120%
100	87–115%
200	91–110%

Die Kröten sind gegen Choriongonadotropin empfindlicher als gegen Serumgonadotropin; für beide Gonadotropine sind Wechselkröten empfindlicher als Erdkröten und beide Gattungen zeigen jahreszeitliche Schwankungen ihrer Empfindlichkeit. Als Richtlinien für eine zweckmäßige Wahl der Dosen werden die in der nachstehenden Tabelle angeführten Werte (in I.E.) für die niedere und hohe Dosis vorgeschlagen.

		Frühjahr	Sommer	Herbst, Winter
Bufo viridis	Choriongonadotropin	1,5; 3	2; 4	2,5; 5
	Serumgonadotropin	6; 12	8; 16	10; 20
Bufo bufo	Choriongonadotropin	4,5; 9	6; 12	7,5; 15
	Serumgonadotropin	18; 36	24; 48	30; 60

Wenn die niedere Dosis einer Substanz bei keiner der damit injizierten Kröten eine Spermiationsreaktion auslöst, d. h. zu dem Ergebnis 0% „positiv" führt und außerdem in der

---

[1] Die den Handelspräparaten der Gonadotropine beigegebenen Lösungsmittel enthalten oft für Kröten toxische Zusätze und dürfen daher nicht verwendet werden.

mit der höheren Dosis dieser Substanz behandelten Gruppe weniger als 35% „positiv" beobachtet werden, so ist zusätzlich einer dritten Gruppe von Kröten das Doppelte der höheren Dosis zu injizieren. Im umgekehrten Sinn ist zu verfahren, wenn die hohe Dosis einer Substanz in der damit behandelten Gruppe zu dem Resultat 100% „positiv" führt und auf die niedere Dosis mehr als 65% „positiv" reagieren. In diesem Fall ist zusätzlich einer dritten Gruppe von Tieren die Hälfte der niederen Dosis zu injizieren.

Auswertung.
Für die Auswertung wird die Spermiationsreaktion als eine Alles- oder Nichts-Reaktion behandelt und demgemäß nur der Prozentsatz der positiv reagierenden Tiere in jeder Gruppe berücksichtigt. Die Auswertung erfolgt entweder graphisch, wenn eine Bestimmung der Vertrauensgrenzen nicht gefordert ist, oder nach der Methode der Probitanalyse für exakte Auswertungen mit gleichzeitiger Bestimmung der Vertrauensgrenzen.

a) Graphische Methode. Die Ergebnisse in den einzelnen Dosisgruppen werden als Punkte in ein Wahrscheinlichkeitsnetz, dessen Abszissenachse logarithmisch (1 log Einheit) und dessen Ordinatenachse nach dem GAUSSschen Integral geteilt ist, eingetragen. Für die entsprechenden Dosen des Internationalen Standardpräparates und des zu untersuchenden Präparates nimmt man die gleichen Abszissenwerte, und zwar zweckmäßigerweise unabhängig von den tatsächlich verabfolgten Dosen, den Abszissenwert 1 für die niedere und den Abszissenwert 2 für die höhere Dosis, gemäß deren Verhältnis von 1 : 2. Die Ordinatenwerte ergeben sich aus den Häufigkeiten der positiven Reaktionen (in Prozent) in den Gruppen; im Falle 0% „positiv" bzw. 100% „positiv" werden Hilfspunkte mit den Ordinatenwerten 0,05% bzw. 99,95% eingetragen. Den so erhaltenen Punktepaaren (für Standardpräparat und zu untersuchende Substanz) werden parallele Gerade nach Augenmaß angelegt; sie stellen die Dosis-Wirkungskurven für Standard bzw. zu prüfende Substanz dar. Die horizontale Distanz zwischen diesen beiden Geraden entspricht dem Logarithmus des Wirkungsverhältnisses der verabreichten Dosen des zu untersuchenden Präparates und des Standardpräparates. Die Ablesung dieser Distanz an der logarithmisch geteilten Abszissenachse ergibt direkt den Antilogarithmus.

Es wurden z.B. vom Internationalen Standardpräparat die Dosen 2 und 4 I.E. und von den zu untersuchenden Präparat 4 und 8 µg injiziert, d.h. je 1 I.E. Standard 2 µg der zu untersuchenden Substanz. Die Dosis-Wirkungslinie des Standards läge links von der des zu prüfenden Präparates und der Antilogarithmus des horizontalen Abstandes würde auf der Abszisse als 1,25 abgelesen. Dann ergibt sich das Wirkungsverhältnis wie folgt: 1 I.E. entspricht $1{,}25 \cdot 2\,\mu g = 2{,}5\,\mu g$ des zu prüfenden Präparates, d.h. dieses besitzt eine gonadotrope Wirksamkeit von 400 I.E. je Milligramm.

b) Probitmethode. Nach logarithmischer Transformation der Dosen und Probittransformation der beobachteten Wirkungsprozentsätze erfolgt die Auswertung nach der klassischen Methode der Probitanalyse und der Auswertung mittels paralleler Linien (parallel line assay). Diese Methode ist immer dann anzuwenden, wenn exakte Bestimmungen mit Angabe der Vertrauensgrenzen gefordert sind.

Prüfung auf Abwesenheit von Östrogenen nach BP 63 und Jap. 61. 3 ovarienexstirpierten Ratten oder Mäusen wird wenigstens 2 Wochen vor dem Test eine einzige Dosis von nicht weniger als 100 Einheiten in 0,5 ml physiologischer Kochsalzlösung subcutan injiziert. Die Vaginalabstriche am dritten, vierten und fünften Tag nach der Injektion dürfen keine Anzeichen einer positiven Reaktion unter den Bedingungen der oben angegebenen biologischen Bestimmungsmethode für Choriongonadotropin nach der Abstrichmethode zeigen.

Aufbewahrung. Choriongonadotropin ist in gut verschlossenen Gefäßen vor Licht, Feuchtigkeit und vor dem Eintritt von Mikroorganismen geschützt aufzubewahren. Die Temperatur soll 20° nicht übersteigen. Unter diesen Bedingungen ist es, vom Datum der Herstellung an gerechnet, 2 Jahre lang wirksam (Pl.Ed. I/2, BP 63). ÖAB 9 schreibt noch ein Gefäß mit einem geeigneten Trocknungsmittel vor.

Beschriftung. Das Etikett des Gefäßes muß 1. die Anzahl Einheiten im Gefäß, 2. die Anzahl Einheiten pro Milligramm und 3. das Herstellungsdatum tragen (Pl.Ed. I/2, BP 63).

Dosierung. BP 63, ÖAB 9 und Ind. P. 55: 500 bis 5000 Einheiten zweimal wöchentlich i. m.

Anwendung. Ist es bei der Mannigfaltigkeit des klinischen Bildes im Einzelfall schwer zu entscheiden, welcher Hormonkomplex fehlt, so ist es zweckmäßig, Hypophysenvorderlappenextrakte zu verwenden, die möglichst die gesamten Wirkstoffe des HVL enthalten. Die Wirkung des Choriongonadotropins unterscheidet sich von der der gonadotropen Hormone des Hypophysenvorderlappens. Bei der Frau wirkt das erstere vorwiegend luteinisierend, das letztere hauptsächlich follikelstimulierend, beim Mann stimuliert das Choriongonadotropin die Interstitialzellen der Testes und infolgedessen die Androgensekretion und die Entwicklung der sekundären Geschlechtsmerkmale. *Choriongonadotropin bei der Frau:*

bei Amenorrhöe, Sterilität und Menorrhagien; beim Mann: bei Hypogenitalismus, Kryptorchismus und Dystrophia adiposogenitalis.

Handelsformen:

Aus Hypophysen hergestellte gonadotrope Hormonpräparate: Antepan (Henning, West-Berlin): 1 Dragee bzw. 1 ml = 0,5 g frische Drüse. – Praephyson (Promonta, Hamburg): 1 Tabl. entspricht 0,8 g Hypophysenvorderlappen-Frischdrüse. 1 ml = 25 M.E., 1 ml P. forte = 75 M.E. subcutan oder i.m.

Antefisan Richter (Ormonoterapia, Mailand, Ital.). Antipofisina (Negroni, Cremona). Gonafina (Sinn, Mailand). Profani (Serono, Rom). Profisen (Dessy, Florenz).

Choriongonadotropin: Primogonyl (Schering, Berlin): Amp. zu 300, 1000, 5000 I.E. – Prolan (Bayer, Leverkusen): Amp. zu 500 I.E. – Choragon (Ferring, Düsseldorf): Amp. zu 500, 1500 I.E. – Predalon (Organon, München): Amp. zu 500, 1500, 5000 I.E.

Gonadotraphon L. H. (Paines & Byrne, Greenford, Middlesex). Pregnyl (Organon, Morden, Surrey). Corionic Gonadotrophin (Leo, London). Antuitrin (Parke, Davis, Hounslow, Middlesex). Coriantin Richter (Ormonoterapia, Mailand). Gonadocoryl (Maestretti, Mailand). Follutein (Squibb, New York). Pregnyl (Organon, West Orange, N. J.) A.P.L. (Ayerst, New York, N. Y.).

Serumgonadotropin. Stutenserumhormon. PMSG: *Pregnant mare serum Gonadotropin.*

Im Serum trächtiger Stuten wurde 1930 von COLE und HART sowie von ZONDEK ein weiteres gonadotropes Hormon entdeckt, das zwar seiner Wirkung nach mit den anderen Gonadotropinen identisch ist, sich aber nach seinen physikalisch-chemischen Eigenschaften von diesen unterscheiden läßt. Seine Bildungsstätte ist wahrscheinlich das Gewebe der Chorionzotten oder des Endometriums. Zwischen dem 40. und 100. Tage der Trächtigkeit ist der Blutspiegel am höchsten.

Gonadotrophinum sericum Pl.Ed. I/2, Jap. 61, Ind. P. 55, BP 53, (INN). Gonadotropinum sericum ÖAB 9, Nord. 63. Gonadotrophine sérique CF 65.

Serumgonadotropin ist eine trockene, sterile Zubereitung der follikelstimulierenden Substanz aus dem Serum trächtiger Stuten. 1 mg soll mindestens 100 I.E. enthalten.

Herstellung. BP 53: Blut trächtiger Stuten wird zwischen dem 60. und 75. Tag der Tragzeit über Natriumoxalat gesammelt und über Nacht stehengelassen. Man trennt das Plasma ab und stellt mit Natriumhydroxid auf pH 9 ein. Die mit dem gleichen Volumen A. (95%) erzeugte amorphe Fällung wird durch Filtration entfernt. Zum Filtrat wird so viel abs. A. gegeben, daß die Alkoholkonzentration 70% (v/v) beträgt. Man stellt das Filtrat auf pH 5 ein. Die nach einigen Stunden ausgeschiedene Fällung wird gesammelt, in Wasser suspendiert, auf pH 9 gebracht und mit der gleichen Menge A. (95% v/v) versetzt. Eine erneute amorphe Fällung wird abfiltriert. Zum Filtrat gibt man abs. A. bis zu einer Konzentration von 70% (v/v). Nach Ansäuern bis pH 5 entsteht bei mehrstündigem Stehenlassen ein Niederschlag, der gesammelt wird.

Der nach dieser oder einer anderen gebräuchlichen Methode erhaltene Niederschlag wird im Vakuum getrocknet, pulverisiert und biologisch bestimmt.

Darstellung und Reinigung an Permutit mit der Aktivität 10000 bis 13000 I.E./mg: LEGAULT-DÉMARE, J.: Biochim. biophys. Acta (Amst.) *30*, 169 (1958).

Eigenschaften. Weißes Pulver, löslich in Wasser.

Wertbestimmung. Der biologische Wirkungswert wird nach einem der für Choriongonadotropin benutzten Verfahren bestimmt (vgl. S. 47f.).

Aufbewahrung und Beschriftung. Vor Licht geschützt, in Ampullen oder dicht schließenden Gefäßen, mit einem geeigneten Trocknungsmittel bei einer 20° nicht übersteigenden Temperatur.

Dosierung. ÖAB 9 und Ind. P. 55: 200 bis 1000 Einheiten i.m.

Anwendung. Zur subcutanen und intramuskulären Injektion bei Amenorrhoe und männlicher und weiblicher Sterilität.

Handelsformen: Anteron (Schering, West-Berlin): Amp. zu 1000, 5000 I.E. – Predalon S (Organon, München): Amp. zu 400, 1000 I.E.

Gestyl (Organon, Morden, Surrey). Gonadotraphon F.S.H. (Paines & Byrne, Greenford, Middlesex). Serum Gonadotrophin (Leo, London). Gonadoseryl (Maestretti, Mailand). Equinex (Ayerst, New York, N. Y.).

Literatur: Zusammenfassende Darstellung. WERTH, G.: Die gonadotropen Hormone Arzneimittel-Forsch. *5*, 409, 735 (1955); *6*, 79 (1956); 491 Lit.-Zitate.

Schwangerschaftsreaktionen (s. auch Untersuchung des Harns, Bd. I, 590f.). Der Nachweis einer eingetretenen Schwangerschaft beruht auf der Tatsache, daß wenige Tage nach der Einbettung eines befruchteten Eies sowohl Human-Choriongonadotropin (HCG) wie auch Metabolite des Progesterons, hauptsächlich Pregnandiol, 5β-Pregnan-3α, 20α-diol und Allopregnandiol, 5α-Pregnan-$3\alpha,20\alpha$-diol im Harn ausgeschieden werden. So haben sich auch zwei verschiedene Arten des Schwangerschaftsnachweises herausgebildet. Die eine hat als Grundlage den Nachweis des Choriongonadotropins, die andere den der Progesteronmetabolite. Während man das Choriongonadotropin entweder biologisch am Tier oder immunologisch mittels des Agglutinations-Trübungstestes nachweist und bestimmt, werden die Steroide chemisch ermittelt.

Die erste zufriedenstellende Methode des frühzeitigen Schwangerschaftsnachweises mit einer biologischen Methode im Tierversuch fanden S. Aschheim und B. Zondek im Jahre 1928. Sie ist gegenüber moderneren Methoden mit viel Aufwand an Tieren und Zeit verbunden, wird aber als Aschheim-Zondek-Reaktion (AZR) besonders auch zur Differentialdiagnose noch gern benutzt.

AZR. Zwischen dem 30. und 100. Tag der Gravidität liegt der Höhepunkt der Ausscheidung von HCG. Nach etwa 10 Wochen nimmt der Blut- und damit der Harnspiegel wieder ab und sinkt nach der Geburt wieder auf Null. Fortbestehen nach der Geburt ist ein Zeichen für zurückgebliebene Placentareste oder für die Entwicklung bösartiger Tumoren (Blasenmole, Chorionepitheliom). Durch Einwirkung der gonadotropen Hormone kommt es im Follikelapparat der Ovarien und im inneren Genitalbereich der Versuchstiere zu charakteristischen Reaktionsformen. Die positive Schwangerschaftsreaktion zeigt sich in Blutungen in die wachsenden Follikel, sogenannten Blutpunkten und gelbkörperartigen Bildungen in den Ovarien.

Man injiziert infantilen Mäuseweibchen den sauer reagierenden, filtrierten, auf 36 bis 37° erwärmten Harn in mehreren Portionen im Lauf von 2 Tagen nach einem bestimmten Schema subcutan. Am 3. und 4. Tag werden Scheidenabstriche gemacht, darauf die Mäuse durch Einatmenlassen von Leuchtgas getötet und Uterus und Ovarien auf Blutpunkte oder Gelbkörper untersucht. Wenn bei mindestens 1 Tier von 5 eingesetzten Versuchstieren diese Merkmale der Vollbrunst zu beobachten sind, ist der Nachweis der Schwangerschaft erbracht. Der Scheidenabstrich weist unter dem Mikroskop bei vorhandener Brunst zahlreiche, abgestoßene verhornte, nicht mehr am Kern mit Hämatoxylin färbbare bzw. kernlose Epithelzellen auf, während er sonst nur Schleimfäden, einzelne Leukozyten und Zylinderepithelien enthält.

Weitere Methoden zum Nachweis der Schwangerschaft im Tierversuch beruhen alle darauf, daß durch die Gonadotropine die spezifische Funktion der Keimdrüsen angeregt wird. Sie zeichnen sich zum Teil dadurch aus, daß sie schon früher ansprechen als die AZR und das Ergebnis in wesentlich kürzerer Zeit abgelesen werden kann. Hierzu gehört die Prüfung am Kaninchen (Friedmann-Test), am afrikanischen Krallenfroschweibchen (Xenopus-Test, Hogben-Test), an Männchen von Kröten (Bufo arenarum, Bufo vulgaris), bei denen schon nach 2 bis 5 Std. nach der Injektion einer Harnprobe Spermatozoen im Blaseninhalt auftreten, der mit Hilfe eines Katheters gewonnen wird (Galli-Mainini-Test).

Literatur: Genaue Durchführung der Reaktionen. Hallmann, L.: Klinische Chemie und Mikroskopie, 6. Aufl. u. 9. Aufl., Stuttgart: Thieme 1950 u. 1960. Zusammenfassende Darstellungen: Wimmer: Südd. Apoth.-Ztg 89, 204 (1949); Risse, E.: Südd. Apoth.-Ztg 90, 444 (1950); Dietmann, H.: Südd. Apoth.-Ztg 90, 445 (1950).

Agglutinations-Trübungstest. Bei dieser Methode wird ebenfalls das HCG nachgewiesen. Wie das Blutserum eines Organismus, der bestimmte Infektionskrankheiten überstanden hat, durch Bildung von Agglutininen (Antikörpern) die Fähigkeit besitzt, die Erreger dieser Krankheit (d.h. deren agglutinierbare Stoffe, die Proteidcharakter haben, die Agglutinogene oder agglutinable Antigene) zusammenzuballen, zu agglutinieren, so hat man Stoffe (Agglutinine) gefunden, die die zuckerhaltigen Proteide, aus denen das HCG besteht und die hier als Agglutinogene fungieren, zu agglutinieren. Diese Stoffe, Antikörper des HCG, in Lösung bilden das Antiserum. Als Agglutinogen wird zur Sichtbarmachung der positiven bzw. negativen Agglutination (Antigen-Antikörper-Reaktion) HCG verwendet, das auf Polystyrol-Latex-Partikelchen oder auf mit Formalin und Gerbsäure behandelten Erythrozyten u. a. fixiert wird, also auf ein Material, das einen leicht sichtbaren Träger für das Antigen darstellt, so daß die Antigen-Antikörper-Reaktion makroskopisch abgelesen werden kann (Testantigen). Durch Antiserum und Testantigen erfolgt Agglutination. Werden jedoch die Antikörper des Antiserums durch HCG (des Urins) gebunden, so wird die Agglutination verhindert.

Die Ausführung der Reaktion ist daher einfach: Zunächst wird der Urin der schwangeren Frau zusammen mit dem Antiserum etwa 1 Std. bei 37° gehalten, wobei die im Antiserum befindlichen Antikörper durch das HCG gebunden werden. Wird darauf Testantigen zugefügt und nochmals etwa 2 Std. auf 37° erwärmt, so wird kaum eine Sedimentation als Folge einer Agglutination erfolgen. Wird andererseits die Reaktion mit normalem Harn durchgeführt, so bleiben, da im normalen Harn kein HCG vorhanden ist, die Antikörper des Antiserums frei. Es kommt nach der zweiten Inkubation zur Agglutination, die Teilchen sedimentieren. Neuerdings erlaubt der „Gravindex-Test" unter Wegfall der Inkubationszeiten das Ergebnis in 3 Min. abzulesen. Zu Gravindex-Antiserum wird der Urin einer Schwangeren gegeben, wodurch auf Grund des HCG-Gehaltes die Bindung der Antikörper erfolgt. Das anschließend zugefügte Gravindex-Antigen (reines HCG auf Latexpartikeln fixiert) ergibt eine milchige Trübung und keine Agglutination. Die Reaktion ist positiv. Bei Zugabe von Normalharn können die nicht verbrauchten Antikörper mit Gravindex-Antigen reagieren, wobei eine Agglutination erfolgt. Das Ergebnis ist negativ.

Literatur: Berichte über den Ortho-Schwangerschaftstest der Ortho Pharm. Corp. Raritan, New Jersey: Med. Welt *1962*, S. 2761, desgl. *1963*, S. 204, Münch. med. Wschr. *104*, 2216 (1962), Pharm. Ztg (Frankfurt) *107*, 537 (1962). Hämagglutinationstest mit Pregnosticon Organon: Pharm. Ztg (Frankfurt) *108*, 3436 (1963). Gravindex-Test Ortho Pharm. Corp.: Dtsch. Apoth.Ztg *104*, 809 (1964).

Chemische Tests.

Das Pregnandiol wird als Glucuronid-Natriumsalz ausgeschieden und ist ein Maß für die Aktivität des Corpus luteum. Es erscheint nur während der Sekretionsphase des Menstruationszyklus im Urin. Folgt darauf eine Gravidität, so bleibt die Pregnandiol-Ausscheidung bestehen.

Test nach D. Waldi. Dieser beruht darauf, daß 5 bis 10 Tage nach der Konzeption der Pregnandiol- bzw. Allopregnandiolspiegel im Harn über den Normalwert ansteigt. Bei Nichtgraviden liegt der Maximalwert bei 3 bis 5 mg Pregnandiol im Liter Urin. Beträgt der Gehalt unter 3 mg, so ist der Test negativ, beträgt er über 6 mg je Liter Urin, so ist er positiv. In den ersten 10 bis 14 Tagen nach der Konzeption werden 7 bis 10 mg gefunden, während der Pregnandiolgehalt nach dem Follikelsprung nicht über 3 bis 5 mg hinausgeht wenn keine Konzeption stattgefunden hat. Die Bestimmung wird dünnschichtchromatographisch durchgeführt. Siehe dazu Untersuchung des Harns (Bd. I, 591).

Literatur: WALDI, D.: Klin. Wschr. *40*, 827 (1962). — Genaue Durchführung des Waldi-Testes: RINK, M.: Die Harnanalyse, Stuttgart: Wissenschaftl. Verl.-Ges. 1964. Modifikation nach P. FISCHER: Schweiz. Apoth.-Ztg *103*, 56, 137, 182 (1965).

Problematische, im allgemeinen als unzuverlässig bezeichnete chemische Schwangerschaftsnachweise:

1. Nachweis mit 2,4-Dinitrophenylhydrazin (Richardson-Test): Amer. J. Obstet. Gynec. *61*, 1317 (1951), ref. Dtsch. Apoth.-Ztg *92*, 346 (1952), ref. Chem. Zbl. *1952*, S. 1355, *1953*, S. 8640; Science *115*, 2984 (1952), ref. Dtsch. Apoth.-Ztg *4*, 231 (1952).
2. Jod-Rk. (Schlör-Rk.): Dtsch. Apoth.-Ztg *92*, 346 (1952); Umschau *55*, 504 (1955); Schweiz. Apoth.-Ztg *91*, 296 (1953).
3. Histidinnachweis (Kapeller-Adler-Methode): Dtsch. med. Wschr. *72*, 583 (1947), ref. Pharm. Ztg (Frankfurt) *87*, 191 (1948).
4. Orcin-Rk. (La Barre-Test): Umschau *52*, 728 (1952).
5. Lugol-Test als Frühschwangerschaftsnachweis: MUMALO, J., u. B. KAPETANOVIĆ: Arch. Farmac. (Beograd) *11*, 129 (1961).

Blutungstest.

Dieser Test beruht auf der durch die Praxis bestätigten Überlegung, daß, falls keine auf einer organischen Ursache beruhende länger andauernde Amenorrhoe vorliegt, bei Ausbleiben der Menstruationsblutung entweder eine disfunktionelle Störung des Zusammenwirkens der Hormone von Hypophysenvorderlappen und Ovar oder eine Schwangerschaft besteht. Im Fall einer hormonalen Störung befindet sich das Endometrium im Proliferationszustand (vgl. S. 136). Bei einer von außen zugeführten Dosis Gestagen und Östrogen kommt es zur Auslösung einer menstruationsähnlichen Blutung, einer Entzugsblutung. Besteht dagegen eine Schwangerschaft, so tritt keine Blutung auf, da bei einer Gravidität die Bildung und Entwicklung der Dezidua (Schleimhaut des Gebärmutterkörpers) bereits unter dem Einfluß relativ hoher genuiner Östrogen- und Gestagenmengen erfolgt, und die exogene Zufuhr verhältnismäßig geringer Hormonmengen deshalb nicht blutauslösend wirkt. So läßt sich auf einfache Art bereits frühzeitig eine Gravidität mit großer Wahrscheinlichkeit von einer kurzfristigen Amenorrhoe unterscheiden.

An 2 aufeinanderfolgenden Tagen wird 1 Tablette bzw. 1 Dragee eingenommen. Liegt eine kurzfristige sekundäre Amenorrhoe vor, so tritt am 3. bis 6. Tage eine menstruationsähnliche Entzugsblutung ein. Kommt es nicht zu einer Blutung, so besteht eine Schwangerschaft. – Ein nachteiliger Einfluß auf den Verlauf der Schwangerschaft besteht nicht, im Gegenteil, Östrogene und Gestagene besitzen sogar eine Schutzwirkung. Wie bei jedem Schwangerschaftstest muß die Diagnose durch weitere Beobachtungen gesichert werden.

Präparate zur Erkennung einer Frühschwangerschaft durch Blutungstest: Amenyl (Merck, Darmstadt): 1 Tabl. enthält 4,0 mg Gestafortin (vgl. S. 179) und 0,04 mg Äthinylöstradiol. – Di-Pro (Organon, München): 1 Tabl. enthält 10 mg Pregneninolon und 0,01 mg Äthinylöstradiol. 1 Amp. enthält 12,5 mg Progesteron und 2,5 mg Östradiolbenzoat. – Duogynon (Schering, Berlin): 1 Dragee enthält 10 mg Norethisteronacetat und 0,02 mg Äthinylöstradiol. 1 Amp. enthält 20 mg Progesteron und 2 mg Östradiolbenzoat. Duogynon simplex zur Injektionsbehandlung enthält in 1 ml 50 mg Progesteron und 3 mg Östradiolbenzoat. – Gynäcosid (Boehringer, Mannheim): 1 Dragee enthält 5 mg Methylöstrenolon und 0,3 mg Methylöstradiol. – Lutrogen (Hoechst, Frankfurt a. M.): 1 Amp. zu 1 ml enthält 20 mg Progesteron und 2 mg Östradiolbenzoat.

Luteotropes Hormon. LTH. *Lactogenes Hormon.* Prolactin. Mammotropin. Luteotropin.

Das Luteotropin wird im Hypophysenvorderlappen von acidophilen Zellen mit besonders ausgeprägter Affinität gegenüber Azocarminfarbstoffen ausgeschieden. Dieser Teil der Acidophilen wird auch als „Carmin"-Zellen bezeichnet.

Das Hormon wurde 1928 von P. STRICKER und F. GRÜTER [C. R. Soc. Biol. (Paris) *99*, 1978 (1928)] entdeckt und kommt bei allen Warmblütern vor, und zwar bei beiden Geschlechtern mit gleich hohem Gehalt. Es findet sich beim Menschen bis ins hohe Alter und ist auch in anderen Organen als der Hypophyse, z.B. in der Leber, vorhanden. Seine Bedeutung geht, zum mindesten bei einer Reihe von Tierarten, weit über die Beeinflussung der Mammafunktion hinaus. Es ist notwendig für die Produktion von Progesteron in den Corpora lutea und unterhält deren sekretorische Funktion. Auch Einwirkungen auf den Stoffwechsel, allerdings ungeklärter Art, sind nachweisbar. Seine spezielle Wirkung auf Wachstum und Funktion der Mamma ist kompliziert. So bedarf es der gleichzeitigen Mitwirkung von Östrogenen und von Progesteron; auch andere Hormone wie Nebennierenrindenhormone und Thyroxin scheinen eine gewisse Bedeutung zu haben.

Gewinnung. Als Ausgangsmaterialien dienen Hypophysen von Rindern und Schafen, die etwa mittels 60- bis 80%igem, mit Salzsäure angesäuertem Aceton bei pH 2,0 extrahiert werden. Der Extrakt wird dann durch Erhöhung der Acetonkonzentration auf ungefähr 90% gefällt, wobei das rohe Hormon präzipitiert. Das Produkt ist relativ frei von anderen Hypophysenvorderlappenhormonen. Am meisten stört bei diesem Verfahren das ACTH, das durch Fraktionierung abgetrennt werden muß. Durch wiederholte fraktionierte Ammonsulfatfällungen bei verschiedenen pH-Werten wird fast reines Prolactin erhalten. Eine Kristallisierung gelingt aus Essigsäure, Pyridin oder wäßriger Acetonlösung bei pH 5,4 [WHITE, A.: Ann. N. Y. Sci. *43*, 341 (1943); COLE, R. D., u. C. H. LI: J. biol. Chem. *213*, 197 (1955) und *224*, 399 (1957)]. Aus 1 kg Drüsen wurden 2 g Hormon hergestellt.

Eigenschaften. Das Luteotropin ist ein Polypeptid. Das M.G. ist etwa 32000. Der IP liegt bei pH 5,7. In Wasser ist es ohne Elektrolyte nicht löslich. Das Hormon aus Schafsdrüsen und das aus Rinderdrüsen hat nicht dieselbe Löslichkeit in Pufferlösungen. In 0,357 m NaCl-Lösung bei pH 2,25 besitzt das aus Schafsdrüsen die Löslichkeit 0,606 g/l, das aus Rinderdrüsen nur 0,316 g/l. In Citratpuffer pH 6,36 ist das aus Rinderdrüsen löslicher als das aus Schafsdrüsen. Beide Hormone sind nicht identisch. Das reine Luteotropin ist thermolabil. Nicht ganz reine Lösungen zeigen eine größere Stabilität gegenüber Wärme (Schutzwirkung der begleitenden Eiweißkörper). In saurer oder alkalischer Lösung wird es beim Erwärmen rasch inaktiviert. Proteinasen inaktivieren es ebenfalls. Bezüglich des Gehaltes an den einzelnen Aminosäuren gibt C. H. Li für das Hormon aus Schafsdrüsen folgende Aufstellung [J. biol. Chem. *229*, 153 u. 157 (1957)]: Alanin 11, Arginin 11, Cystin 3, Asparaginsäure 19, Glutaminsäure 22, Glycin 12, Histidin 7, Leucin 4, Isoleucin 37, Lysin 10, Methionon 7, Phenylalanin 8, Prolin 14, Serin 18, Threonin 11, Valin 12, Tyrosin 7, Tryptophan 2, Amidogruppen 17.

Biologische Wertbestimmung. Vorzugsweise wird die am Taubenkropf nach Hormonzufuhr ausgelöste Reaktion benutzt [Riddle, O. u. Mitarb.: Amer. J. Physiol. *105*, 191 (1933)]. Das Gewicht der exstirpierten Kropfdrüsen ist der Menge des injizierten Präparates proportional. 6 bis 10 Wochen alten Tauben wird an 4 Tagen je einmal das zu untersuchende Präparat subcutan injiziert. 96 Std. nach der ersten Injektion erfolgt Autopsie. Die Präparate werden gegenüber einem Standardpräparat beurteilt.

Als internationale Einheit ist 0,1 mg des internationalen Standardpräparates festgesetzt (UNO 1950). Eine Taubeneinheit entspricht ungefähr 10 I.E.

Andere Auswertungsreaktionen sind die der Milchdrüse bei Kaninchen oder Meerschweinchen.

Eine Kanincheneinheit ist die Menge, die bei pseudograviden Kaninchen nach 7 Tagen die spezifische Reaktion der Brustdrüse hervorruft.

Handelsform: Luteolactin Richter (Ormonoterapia, Mailand).

Thyreotropes Hormon. TH. Thyreotropin. Thyrotropin. *T*hyroid *s*timulating *h*ormone. TSH.

Dieses Hormon wird in den basophilen Zellen des Hypophysenvorderlappens gebildet und regelt die Tätigkeit der Schilddrüse. Fehlt das Thyreotropin, so stellt die Schilddrüse ihre Tätigkeit ein und atrophiert. Als Folge der Entfernung der Hypophyse treten alle die Erscheinungen auf, die man bei fehlender oder magelhafter Schilddrüsenfunktion sieht. Nach Verabfolgung des thyreotropen Hormons lassen sich diese Störungen beheben. Voraussetzung hierfür ist natürlich das Vorhandensein einer Schilddrüse, ohne die auch höchste Dosen von Thyreotropin wirkungslos sind. Wird dem normalen Körper Thyreotropin verabreicht, so kommt es zu einer Vergrößerung der Schilddrüse mit einer erheblichen Steigerung ihrer Tätigkeit. Wie nach Injektion von Thyroxin oder bei der Basedowschen Krankheit finden sich Steigerung des Grundumsatzes, Erhöhung der Herzfrequenz, der Temperatur, Abnahme des Körpergewichts usw. Zwischen dem Thyroxinspiegel des Blutes und der Thyreotropinabgabe an das Blut besteht die Beziehung, daß das Absinken des Thyroxinspiegels (organischen Jodspiegels) unter eine bestimmte Grenze die Hypophyse zu einer vermehrten Bildung und Abgabe des thyreotropen Hormons anreizt.

Gewinnung. Die Darstellung der thyreotrop aktiven Substanz stieß lange auf beträchtliche Schwierigkeiten. Erst die chromatographischen und Ionenaustauschermethoden sowie die präparative Elektrophorese führten zu der Gewinnung hochaktiver Hormonpräparate. Man geht von Schweine- und Rinderhypophysenvorderlappen aus und benutzt saure, alkalische Extraktion oder eine solche mittels Salzlösung. Die Extrakte werden mit Aceton gefällt, das Präzipitat mit Wasser aufgenommen und von Eiweißballaststoffen durch Fällung mit Bleiacetat und Trichloressigsäure befreit. Nach der Dialyse erfolgt die weitere Reinigung an Ionenaustauschersäulen von Amberlite IRC-50 bei pH 5,95 und 0,23 m $Na^{\oplus}$. Man eluiert durch Erhöhung der Na-Ionen-Konzentration. Beschreibungen der Verfahren: Ciereszko, L. S.: J. biol. Chem. *160*, 585 (1945); Fels, I. G. u. Mitarb.: J. biol. Chem. *213*, 311 (1955); Pierce, J. G., u. J. F. Nyc: J. biol. Chem. *222*, 777 (1956); Crigler, J. F., u. D. F. Waugh: J. Amer. chem. Soc. *77*, 4407 (1955); Condliffe, P. G., u. R. W. Bates: J. biol. Chem. *223*, 843 (1956); Limanova, E. E.: Probl. Éndokr. Gormonoter. *8*, 69 (1962).

Eigenschaften. Das thyreotrope Hormon ist ein Glykoproteid. Das M.G. beträgt auf Grund von Messungen mit der Ultrazentrifuge etwa 10000, nach Y. A. Fontaine u. P. G. Condliffe [Biochemistry *2*, 290 (1963)] 26000 bis 31000 aus Rinderhypophysen. Der IP liegt bei pH 8,5. Die Aktivität wird durch proteolytische Fermente und durch Reduktion mittels Cystein zerstört.

Es ist in Wasser, in verdünnter Säure und in Alkalien leicht löslich, unlöslich in Äther, A. und Chlf. In wss. Lsg. ist es instabil und wird bei 60° weitgehend, durch Erhitzen vollständig inaktiviert. Einwirkung von Trypsin und Chymotrypsin hebt die Wirksamkeit auf, dagegen nicht Papain.

Biologische Wertbestimmung. Es bestehen Methoden, bei denen der Einfluß des Hormons auf die Schilddrüse gemessen wird, vor allem gravimetrische Methoden und histologische Methoden. Als sehr genau erscheint die Methode der Messung der Retention von ^{131}J nach der Verabreichung von Thyreotropin [BRIMBLECOMBE, R. u. Mitarb.: J. Endocr. *8*, Proc. V (1952)].

Die USP-Einheit ist die Aktivitätsmenge, die in 20 mg eines Standardpräparates enthalten ist. Dieses ist aus Rinderdrüsen hergestellt und mit Lactose verdünnt. Das USP-Standardpräparat ist mit dem internationalen Standard identisch (WHO). Einer USP-Einheit entsprechen 10 bis 12 Junkmann-Schoeller-Einheiten. Diese nehmen diejenige Menge des Präparates als Einheit an, die nach 3tägiger Verabreichung des Hormons signifikante histologische Reaktionen bei 10 bis zu 150 g wiegenden Meerschweinchen hervorrufen [Klin. Wschr. *11*, 1176 (1932)].

Handelsformen: Actyron (Ferring, Schweden). Thyreostimulin (Organon). Thytropar (Armour, Eastbourne, Sussex).

Adrenocorticotropes Hormon. ACTH. *Adrenocorticotrope hormone.*

1926 entdeckte P. E. SMITH [*1*], daß die Hypophyse eine Wirkung auf die Nebennierenrinde ausübt. Eine genauere Aufklärung der Zusammensetzung dieses Inkrets gelang 1942/43, als das ACTH durch LI, SIMPSON und EVANS [*2*], SAYERS, WHITE und LONG [*3*] sowie TYSLOWITZ [*4*] von den anderen Hormonen der Hypophyse abgetrennt und isoliert werden konnte [*6*].

Isolierung und Aufklärung der Struktur wurden durch die Einführung der Ultrazentrifuge, Elektrophorese, Chromatographie und Gegenstromverteilung als technische Hilfsmittel der Forschung begünstigt: 1954 berichtet BELL [*6*] über die Isolierung, Reinigung und vollständige Struktur von β-Corticotropin aus Schweinehypophysen. Weitere Studien wurden speziell am β-Corticotropin durchgeführt [*7–10*]. Sieben aktive Komponenten sind durch Gegenstromverteilung von Oxycellulose-Corticotropin (OC–ACTH) [*15*] aus Schweinehypophysen abgetrennt worden. Das β-Corticotropin stellt die Hauptkomponente dar, ein bedeutender Teil der Corticotropin-Aktivität ist an diese Fraktion gebunden [*16*]. Es wurde deshalb auch für die weiteren chemischen Untersuchungen ausgewählt. Durch Endgruppenbestimmung und quantitative Aminosäureanalyse wurde es genau charakterisiert (s. Formel I).

LI und Mitarb. [*11, 12*] klärten die Struktur von Rinder- und Schafs-Corticotropin auf. Mehrere Forschergruppen beschäftigten sich mit der Aufklärung der Struktur des Corticotropins aus der Hypophyse des Menschen [*13–15*].

Es zeigte sich, daß das Corticotropin verschiedener Spezies stets aus 39 Aminosäuren aufgebaut ist und Unterschiede in der Aminosäuresequenz nur etwa zwischen den Positionen 23 und 36 auftreten. Diese Tatsachen stimmen gut mit den Befunden von BELL und Mitarb. [*7*] überein, wonach die ersten 24 oder 25 Aminosäuren für die volle biologische Aktivität wesentlich sind.

H—Ser—Tyr—Ser—Met—Glu—His—Phe—Arg—Try—Gly—Lys—Pro—Val—Gly—

Asp—Glu—Ala—Gly—Asp—Pro—Tyr—Val—Lys—Val—Pro—Arg—Arg—Lys—Lys—

—Glu—Leu—Ala—Glu—Ala—Phe—Pro—Leu—Glu—Phe—OH

|
NH$_2$

I. Formel von β-Corticotropin [*9*].

Nach Untersuchungen von R. A. BROWN und Mitarb. [*16*] konnte β-Corticotropin als einheitliche Substanz mit Hilfe der Ultrazentrifuge charakterisiert werden. Nach der Archibald-Methode [*17*] wurde ein Molekulargewicht von 4500 errechnet, was gut mit dem theoretischen Wert der Formel I von 4567 übereinstimmt.

1960/61 wurde innerhalb weniger Wochen von 3 verschiedenen Forschergruppen über die unabhängig voneinander geglückte Synthese des ACTH berichtet. Genau genommen handelt es sich um eine Teilsynthese des Moleküls. Für die biologische Aktivität des ACTH sind nur etwa die ersten 20 bis 25 Aminosäuren wesentlich. SCHWYZER und Mitarb. [*18*] aus den Forschungslaboratorien der Ciba AG veröffentlichten ihre Ergebnisse der Synthese eines Nonadeca-peptides mit hoher corticotroper Wirksamkeit (20 bis 30 I.E./mg):

$$\begin{array}{c}NH_2\\|\\ H-Ser-Tyr-Ser-Met-Glu-His-Phe-Arg-Try-Gly-Lys-Pro-Val-Gly\\ HO-Pro-Arg-Arg-Lys-Lys\end{array}$$

II. Formel von β^{1-19}-Corticotropin-Glu^5-γ-amid.

Li und Mitarb. [19] haben ebenfalls ein Nonadecapeptid synthetisiert. Die Aminosäuresequenz ist identisch mit jener der ersten 19 Reste (vom NH_2-Ende) aus Schafs-, Rinder- und Schweine-ACTH. Das Produkt besitzt eine ACTH-Aktivität von 29 bis 31 I.E./mg. In Position 5 (vom NH_2-Ende) der Kette dieses Peptids ist, abweichend von dem Produkt von Schwyzer und Mitarb., Glutaminsäure statt Glutamin eingebaut.

Anfang 1961 berichten K. Hofmann und Mitarb. [20] über die Synthese eines Tricosapeptid-amids (Formel III), das in vivo adrenocorticotrope Aktivität besitzt.

$$H-Ser-Tyr-Ser-Met-Glu-His-Phe-Arg-Try-Gly-Lys-Pro-Val-Lys\\ Try-Val-Lys-Val-Pro-Arg-Arg-Lys$$

III. Formel von *Tricosapeptid-amid*.

Die Ergebnisse dieser Synthesen rechtfertigen den Schluß, daß eine Folge von mehr als 16 Aminosäureresten des Corticotropinmoleküls (vom NH_2-Ende) für eine hohe corticotrope Aktivität erforderlich ist.

Literatur: [1] Smith, P. E.: Anat. Rec. *32*, 221 (1926). – [2] Li, C. H., M. E. Simpson u. H. M. Evans: Science *96*, 450 (1942); J. biol. Chem. *149*, 413 (1943). – [3] Sayers, G., A. White u. C. N. H. Long: J. biol. Chem. *149*, 423 (1943). – [4] Tyslowitz, R.: Science *98*, 225 (1943). – [5] Klingmüller, V.: Arzneimittel-Forsch. *1*, 55 (1955). – [6] Bell, P. H.: J. Amer. chem. Soc. *76*, 5565 (1954). – [7] Bell, P. H., K. S. Howard, R. G. Shepherd, B. M. Finn u. J. H. Meisenhelder: J. Amer. chem. Soc. *78*, 5059 (1956). – [8] Shepherd, R. G. et al.: J. Amer. chem. Soc. *78*, 5051 (1956). – [9] Shepherd, R. G., S. D. Willson, K. S. Howard, P. H. Bell, D. S. Davies, S. B. Davis, E. A. Eigner u. N. E. Shakespeare: J. Amer. chem. Soc. *78*, 5067 (1956). – [10] Howard, K. S., R. G. Shepherd, E. A. Eigner, D. S. Davies u. P. H. Bell: J. Amer. chem. Soc. *77*, 3419 (1955). – [11] Li, C. H., J. J. Geschwind, R. D. Cole, J. D. Raacke, J. I. Harris u. J. S. Dixon: Nature (Lond.) *176*, 687 (1955). – [12] Li, C. H., J. S. Dixon u. D. Chung: J. Amer. chem. Soc. *80*, 2587 (1958). – [13] Lee, T. H., A. B. Lerner u. V. Buettner-Janusch: Ciba Found. Coll. Endocrin. Vol. 13: Human pituitary hormones, London: J. & A. Churchill Ltd. 1960. – [14] Payne, R. W., M. S. Raben u. E. B. Astwood: J. biol. Chem. *187*, 719 (1950). – [15] Astwood, E. B., M. S. Raben, R. W. Payne u. A. B. Grady: J. Amer. chem. Soc. *73*, 2969 (1951). – [16] Brown, R. A., M. Davies, M. Englert u. H. R. Cox: J. Amer. chem. Soc. *78*, 5077 (1956). – [17] Archibald, W. J.: J. Phys. Colloid Chem. *51*, 1204 (1947). – [18] Schwyzer, R., W. Kittel, H. Kappeler u. B. Iselin: Angew. Chem. *72*, 915 (1960). – [19] Li, C. H., J. Meienhofer, E. Schnabel, D. Chung, Tung-bin Lo u. J. Ramachandran: J. Amer. chem. Soc. *82*, 5760 (1960). – [20] Hofmann, K. et al.: J. Amer. chem. Soc. *83*, 487 (1961).

Die durch ACTH mobilisierten NNR-Hormone[1] sind Regulatoren des Kohlenhydrat- und Mineralstoffwechsels. Das ACTH ist deshalb als ein zentrales Stoffwechselhormon anzusehen. Eine besondere Bedeutung kommt ihm bei der Reaktion des Organismus gegenüber sehr verschiedenartigen Schädigungen zu. So fand sich bei schweren Infektionen, bei Verbrennungen und bei allergischen Erkrankungen eine Hypertrophie der NNR und eine vermehrte Ausscheidung von NNR-Hormonen. Bei längerem Bestehen der Schädigung kann es in der 2. Phase zu einer Verkleinerung der NNR und einer Verminderung der NNR-Hormone im Harn kommen. Die auf Grund von tierexperimentellen Beobachtungen, die bei diesen Erscheinungen festgestellt wurden, von Selye propagierte Konzeption des „Stress" und der Adaptionskrankheiten ist noch umstritten. Unter Einwirkung des Corticotropins wird hauptsächlich Cortison ausgeschüttet. Man kann deshalb die Wirkungen des ACTH und

---

[1] NNR = Nebennierenrinde.

dieses Glucocorticosteroids in gewissem Umfang gleichsetzen. Als Folge einer vermehrten ACTH-Produktion findet sich Herabsetzung der Kohlenhydratausnützung, Auftreten von Ketokörpern (Aceton und Acet-Essigsäure), Natrium- und Wasserretention, Erhöhung der Kaliumausscheidung sowie Verkleinerung der lymphatischen Organe und eine Abnahme der eosinophilen Leukozyten.

Schicksal im Organismus. Nach intravenöser Injektion verschwindet ACTH sehr rasch aus dem Blut, geht aber selbst bei Anwendung sehr hoher Dosen nicht in den Harn über. Wie Versuche mit ^{131}Jod-markiertem Hormon zeigten, erscheint es nach der Injektion in der Nebennierenrinde, verschwindet daraus aber wieder nach kurzer Zeit.

Eigenschaften. Weißes Pulver; leicht lösl. in W.; fällt beim isoelektrischen Punkt (pH 4,56 bis 4,80) teilweise aus. Merklich lösl. in 60 bis 70%igem A. oder Aceton. Wird von 2,5%iger Trichloressigsäurelsg. fast vollständig ausgefällt. Ebenso kann es aus verdünnter Lösung durch 20%ige Sulfosalicylsäure oder durch 5%ige Bleiacetatlsg. ausgefällt werden. Die Lösungen sind hitzestabil. Eine auf pH 7,5 gepufferte wss. Lsg. kann bis zu 120 Min. im siedenden Wasserbad erhitzt werden. Die biologische Wirksamkeit einer 0,2%igen Lsg. in 0,1 n HCl bleibt erhalten, wenn diese 60 Min. lang auf 100° erhitzt wird, jedoch geht die Aktivität in 0,1 n NaOH bereits in 30 Min. verloren. Bei 60° behält eine 0,2%ige Lsg. vom pH 10,8 60 Min. lang ihre Wirksamkeit. Im allgemeinen ist die Substanz in saurer Lösung haltbarer. Die biologische Aktivität des ACTH wird durch Pepsin nicht zerstört und seine Hydrolyseprodukte haben die gleiche Wirksamkeit.

Anwendung. ACTH findet bei akuter und chronischer Polyarthritis Anwendung; es treten aber nach Absetzen von ACTH oft Rückfälle ein. Oft ist die Anwendung beim Asthma bronchiale günstig, beim chronischen Asthma treten nach Abschluß der Behandlung aber nahezu regelmäßig Rezidive auf. Weiter wird ACTH bei Erythematodes, bei Gicht und Nephrosen angewendet.

In der Ophthalmologie wird ACTH mit Erfolg bei entzündlichen und allergischen Augenkrankheiten des hinteren Augenabschnittes eingesetzt. Ein dankbares Anwendungsgebiet sind die verschiedenen Hautkrankheiten, z.B. allergische Erscheinungen. Sehr wesentlich ist die Anwendung bei schweren Verbrennungen, wo selbst Fälle, bei denen 70 bis 80% der Körperoberfläche verbrannt waren, gerettet werden konnten.

Kontraindikationen sind Lungentuberkulose, Poliomyelitis, chronische Nephritiden, Hypertension. Vorsicht ist eventuell bei bestehenden Infektionskrankheiten und praepsychotischen und psychotischen Zuständen geboten. Als Nebenerscheinungen treten sehr häufig Ödeme auf; daher soll eine kochsalzarme, kaliumreiche Kost gegeben werden. Störungen treten auch von seiten der Nebenschilddrüse auf, die sich als Osteoporose zeigen. Gelegentlich tritt Akne auf. Da der Vitamin-C-Bedarf der NNR erheblich ansteigt, sollte man bei der ACTH-Behandlung Ascorbinsäure mit verabreichen.

Literatur: „Acethropan Broschüre" Farbwerke Hoechst, Frankfurt a. M./Höchst.

Corticotrophin BP 63, (INN). Corticotropinum DAB 7 — DDR.

Corticotropin kann durch Extraktion der Aceton-getrockneten, pulverisierten Drüsen mit dem 16fachen Volumen an Eisessig bei 70° gewonnen werden. Es wird filtriert und Verunreinigungen durch Zusatz von 8 Volumina Aceton ausgefällt. Schließlich wird die wirksame Substanz durch Zusatz des gleichen Volumens Äther gefällt und der Niederschlag mit Aceton von Eisessig freigewaschen. Die Fällung wird durch Adsorption an Oxycellulose oder durch andere geeignete Methoden gereinigt. Wenn andere Gewinnungsmethoden angewandt werden, sollten sie keine merkliche Hydrolyse oder Wertveränderung der wirksamen Substanz einschließen. Das gereinigte Material kann durch einen Filtrierungsprozeß keimfrei gemacht und durch eine geeignete Methode getrocknet werden.

Eigenschaften. Weiße oder nahezu weiße Flocken oder Pulver, hygroskopisch.

Prüfung (BP 63). 1. Blutdruckwirkung. Die Blutdruckwirkung wird biologisch wie bei Injection of Vasopressin (BP 63) bestimmt und darf auf 100 Corticotropin-Einheiten höchstens 5 Vasopressin-Einheiten entsprechen. – 2. Toxizität. Eine Menge von 9 Einheiten, in höchstens 0,3 ml W. oder physiologischer Kochsalzlösung gelöst, wird jeder von 5 Mäusen mit einem Gewicht von 18 bis 20 g i.v. injiziert. Keines der 5 Tiere darf innerhalb von 48 Std. sterben. Falls eines der Tiere stirbt, ist der Versuch zu wiederholen. Das Präparat entspricht den Anforderungen, wenn im zweiten Versuch keine der Mäuse innerhalb 48 Std. getötet wird. – 3. Klarheit der Lösung. Eine 1%ige (w/v)-Lösung, wenn nötig auf pH 3 bis 4 eingestellt, ist klar oder höchstens schwach opalisierend. – 4. Trocknungsverlust. Beim Trocknen bis zur Gewichtskonstanz bei 60° und bei einem Druck $\leq$ 5 Torr dürfen höchstens 7% Gewichtsverlust auftreten.

Wertbestimmung (BP 63). Man führt den biologischen Corticotropintest aus. Die ermittelte Wirkungsstärke betrage nicht weniger als 80% und nicht mehr als 125% der deklarierten Stärke. Die Vertrauensgrenzen des Fehlers der bestimmten Stärke (P = 0,95) betragen nicht weniger als 64% und nicht mehr als 156% der deklarierten Stärke.

Aufbewahrung. Corticotropin muß in gut verschlossenen Gefäßen, vor Feuchtigkeit, Mikroorganismen und Licht geschützt, bei Temperaturen unter 25° aufbewahrt werden. Unter diesen Bedingungen ist eine gleichbleibende Wirksamkeit für mindestens 2 Jahre zu erwarten. Die Substanz ist nach 3 Jahren von der Verwendung als Arzneimittel auszuschließen (DAB 7 – DDR).

Beschriftung (BP 63). Das Etikett auf dem Gefäß muß folgende Angaben enthalten:
1. Anzahl der Einheiten pro Milligramm,
2. Art und Weise der Injektion, die bei der Bestimmung der Wirkungsstärke angewandt wurde,
3. Tierart, aus der das Präparat gewonnen wurde,
4. Datum der Herstellung,
5. Verfallsdatum,
6. Lagerbedingungen.

Dosierung (DAB 7 – DDR). Einzelmaximaldosis i.m. 30 I.E., s.c. 30 I.E.; Tagesmaximaldosis: i.m. 150 I.E., i.v. 100 I.E. (Dauerinfusion) s.c. 150 I.E.

Zubereitungen. Corticotropin Injektion, Corticotropin Gelatine Injektion, Corticotropin Zinkhydroxid Injektion.

Handelsformen: ACTH Peptid (Ferring Arzneimittel GmbH, Düsseldorf) Ampullen. – ACTH Peptid prolongatum (Ferring Arzneimittel GmbH, Düsseldorf) Ampullen. – Acortan prolongatum (Ferring Arzneimittel GmbH, Düsseldorf) Ampullen. – ACTH „Schering", ACTH-Depot „Schering" (Schering AG, Berlin 65) Ampullen. – ACTH Uvocal (Dr. Kurt Mulli KG, Hamburg 6) Ampullen. – Acethropan (ACTH „Hoechst") (Farbwerke Hoechst AG, Frankfurt a. M./Höchst) Ampullen. – Depot-Acethropan (Farbwerke Hoechst AG, Frankfurt a. M./Höchst) Ampullen. – Cortiphyson ACTH (Chemische Fabrik Promonta GmbH, Hamburg) Ampullen.

II. Hypophysenzwischenlappen-Hormone
Hormone der Pars intermedia hypophysae

Bei vielen Tieren, besonders bei Amphibien und Fischen ist ein Hypophysenzwischenlappen oder Mittellappen ausgebildet. Beim Menschen ist er wenig ausgeprägt, meist vollkommen verlorengegangen. Die Bildungsstätten des Melanophorenhormons sind speciesabhängig. Ist eine Pars intermedia vorhanden, so wird das Hormon dort gebildet, im übrigen läßt es sich vor allem aus dem Hinterlappen und nur in geringem Maß aus dem Vorderlappen isolieren.

Melanophorenhormon. MSH. *M*elanophore *s*timulating *h*ormone. Intermedin. Chromatophorotropin. Melanophores Hormon. Melanotropin. Pigmenthormon.

Extrakte aus Säugetierhypophysen enthalten zwei verschiedene Substanzen mit MSH-Aktivität: α- und β-MSH. Beide sind Polypeptide mit 13 und 18 Aminosäuren, deren Sequenzen bekannt sind. [Isolierung des α- und β-MSH vgl. Proc. Soc. exp. Biol. (N. Y.) *104*, 290 (1960)]. Wie bei anderen Proteohormonen ist der Aufbau des Hormons bei den verschiedenen Tierarten etwas anders.

$$\text{Asp}-\boxed{\text{Glu}}-\text{Gly}-\text{Pro}-\text{Tyr}-\text{Lys}-\text{Met}-\text{Glu}-\text{His}-\text{Phe}-\text{Arg}-\text{Try}-\text{Gly}$$
$$\underset{1}{\phantom{\text{Asp}}}\quad\underset{2}{\phantom{\text{Glu}}}\qquad\qquad\qquad\qquad\qquad\qquad\qquad\qquad\qquad\qquad\qquad\quad |$$
$$\text{HO}-\underset{18}{\text{Asp}}-\text{Lys}-\text{Pro}-\text{Pro}-\text{Ser}$$

Zum Beispiel enthält das Hormon des Schweines in der 2-Stellung ein Glutaminsäuremolekül, während das des Rindes dort ein Serinmolekül eingelagert hat [HARRIS, J. I., u. P. Roos: Nature (Lond.) *178*, 90 (1956). Die Struktur eines Melanozyten stimulierenden Hormons aus der menschlichen Hypophyse: HARRIS, J. I.: Nature (Lond.) *184*, 167 (1959).

Synthese des α-Melanotropins: GUTTMANN, ST., u. R. A. BOISSOMAS: Helv. chim. Acta *42*, 1257 (1959)].

Das Melanophorenhormon ist maßgeblich am Farbwechsel von Tieren beteiligt, z. B. bei Elritzen an der Bildung des Hochzeitskleides und bei Amphibien bei der Farbanpassung an den Untergrund. Gewöhnlich ist das Melanin der Melanozyten (melaninbildende Zellschicht unter der Epidermis) um den Zellkern in Klumpen angeordnet. Die Froschhaut erscheint dann hell und durchsichtig. Bei Verabreichung von MSH wird das Melanin über die ganzen Zellen verstreut, die Haut wird dadurch undurchsichtig, es kommt zu einer Dunkel- bzw. Andersfärbung der Haut. Auch beim Menschen rufen Injektionen des Hormons innerhalb von 24 Std. Hautverdunkelung hervor. Erst 3 bis 4 Wochen nach der letzten Injektion kehrt die Normalfarbe wieder zurück. Über die Aufgaben des MSH bei den höher organisierten Lebewesen weiß man noch wenig. Wahrscheinlich besitzt es eine Bedeutung im normalen Ablauf der tagesperiodischen Vorgänge im Körper. Die jahresperiodischen Veränderungen in der Keimdrüsentätigkeit der Vögel werden von der jahreszeitlich bedingten Lichtzunahme und -abnahme reguliert. Die Steuerung erfolgt über das Auge und die Hypophyse. Vielleicht hat das MSH eine ähnliche Aufgabe beim Säugetier, Lichtreize auf das endokrine System zu übertragen. Vgl. Handbuch der Biologie, Bd. II, Konstanz: Akad. Verlagsges. Athenaion 1966, S. 105. - KRACHT, J.: Das melanozytenstimulierende Hormon. Dtsch. med. Wschr. *81*, 537 (1956).

Biologische Wertbestimmung. Bezugssystem ist die I.E. des Hinterlappenstandardpulvers. 1 Froscheinheit ist die Menge, die bei Fröschen die nach Aufenthalt auf weißem Grund aufgehellte Rückenhaut eben wahrnehmbar dunkler werden läßt. — 1 Phloxinuseinheit ist die Menge, die bei Elritzen (Phloxinus laevis) nach subcutaner Injektion an Brust- und Bauchflossen-Ansatzstellen eine leuchtendpurpurrote Verfärbung hervorruft.

Handelspräparat. Intermedine (Coates & Cooper, West Drayton, Middlesex): sterile isotonische Lösung in Ampullen zu 1 ml zum Gebrauch als Augentropfen.

Anwendung. Behandlung der Kurzsichtigkeit und Netzhaut-Pigmentdegeneration [Nachr. Ophthalmol. *73*, 35 u. 37 (1960), russ. Ref. Chem. Zbl. *1961*, S. 3715].

III. Hypophysenhinterlappen-Hormone

Gesamtextrakte des Hypophysenhinterlappens (HHL) besitzen 3 gleichstarke Wirkungskomponenten: Sie regen Uteruskontraktionen, besonders im Wehenstadium an, sie erhöhen kurzfristig den Blutdruck durch Kontraktion der peripheren und der Splanchnicusgefäße und verstärken die Darmperistaltik besonders die des Dickdarmes; ferner vermindern sie die Wasserausscheidung und erhöhen den Salzdurchtritt in der Niere. Schon 1923 gelang es ABEL und Mitarb. HHL-Extrakte herzustellen, die bis zu einer Konzentration von 0,001 mg/ml uteruserregend wirkten.

1928 konnten erstmalig KAMM und Mitarb. die Anwesenheit von 2 verschieden wirkenden Stoffen in diesen Extrakten nachweisen: Oxytocin, das nur die Uteruskontraktion anregt und Vasopressin, das die beiden oben noch angeführten Wirkungen besitzt. Die Trennung läßt sich auch in technischem Umfang bis zu einem bestimmten Prozentsatz durchführen.

1949/50 gelang es DU VIGNEAUD und Mitarb. das Oxytocin in reiner Form darzustellen. Die Aufklärung der Strukturformel erfolgte durch DU VIGNEAUD und Mitarb. sowie TUPPY. Die Synthese von Oxytocin gelang DU VIGNEAUD 1953 und die des Vasopressins 1954.

Pituitarium Posterius Pl.Ed. I/1. Posterior Pituitary USP XVII. Powdered Pituitary (Posterior Lobe) BPC 63. Pituitrinum siccum. Pulvis partis posterioris glandulae pituitariae Ross. 9. Poudre de Posthypophyse. Poudre de Lobe Postérieur d'Hypophyse, Pulvis posthypophysae CF 65. Hypophysis cerebri pars posterior ÖAB 9. Pituitarium posterius Ph.Ned. 6.

Das Präparat stellt gereinigte, getrocknete und gepulverte Hypophysenhinterlappen von Rindern, Schweinen und Schafen dar.

Gehalt.

	Pl.Ed. I/1	USP XVII	BPC 63	ÖAB 9	CF 65
Einheiten je mg	1	1	0,5	1	1

Gewinnung. Die Hypophysenhinterlappen sind gleich nach Tötung der Tiere zu entnehmen und nach bestimmten Verfahren schnellstens zu trocknen oder bis zur Trocknung möglichst an Ort und Stelle sofort einzufrieren.

Eigenschaften. Die Präparate sind leicht gelbliche oder gräuliche, amorphe, sehr hygroskopische Pulver von charakteristischem Geruch. Sie sind nur zum Teil im Wasser löslich.
Wasserlösliche Asche. CF 65: Höchstens 3%.
Wasserunlösliche Asche. CF 65: Höchstens 6%.

Histologie. USP XVII: Hypophysenhinterlappenpräparate enthalten zahlreiche Pituizyten (spez. Form der Neuroglia) mit granuliertem Inhalt und verzweigten Fortsätzen sowie spindelförmige, bipolare Nervenzellen, die sich beide mit Silbernitratlösung (1 : 100) schwarz färben. Weiter finden sich verstreut Bruchstücke von Kapillaren, die noch Erythrozyten enthalten und deren Endothel von einer Mischung gleicher Teile verdünnter Delafields Hämatoxylin-Lsg. (1 in 2) und Eosin-Y-Lsg. (1 : 100) hell purpur gefärbt wird, während sich die Erythrozyten dunkler färben; weiter findet man Fragmente markloser Nervenfasern mit oder ohne aufgetriebenen Enden, deren Axone von der Hämatoxylin-Eosin-Lösung blaß purpur gefärbt werden; Bruchstücke des Zwischenlappens mit kolloid gefüllten Bläschen, verstreut irregulär geformte, hyaline Fragmente von Kolloiden und runde bis polyedrische chromophile und chromophobe Zellen, wobei sich mit obiger Lösung die Kolloide rosa, die Kerne der chromophilen und chromophoben Zellen blau und ihr Zytoplasma rosa anfärben lassen. Dann sind noch irregulär abgeflachte Bruchstücke von Fasergewebe, oval bis sternförmige Bindegewebszellen zu finden sowie granuläre Intercellularsubstanz, die sich in einer Mischung gleicher Teile von Mallorys Stain und Phosphorwolframsäurelsg. (1 : 100) blau bis blaugrün färben. Gelegentlich findet man Amyloidkörper von eiförmiger, sphärischer oder halbmondförmiger Gestalt, die mit Jodwasser eine Tiefpurpurfärbung ergeben.

Delafields Hämatoxylinlösung. USP XVII: Man bereite 400 ml einer gesättigten Lsg. von Ammoniumalaun (*A*). 4 g Hämatoxylin sind in 25 ml Äthanol zu lösen, mit der Lsg. *A* zu mischen und 4 Tage lang in einem mit einem Wattebausch verschlossenen Kolben unter Einwirkung von Licht und Luft stehenzulassen (*B*). Dann filtriere man die Lsg. *B* und füge Lsg. *C* hinzu, die aus einer Mischung von 100 ml Glycerin und 100 ml Methanol besteht. Nach gründlichem Mischen läßt man die Lsg., bis sie sich dunkel färbt, an einem warmen Ort und im Licht 6 Wochen lang stehen. Die fertige Lsg. ist schließlich in gut verschlossenen Flaschen aufzubewahren. Soll sie zum Färben von endokrinen Drüsen verwendet werden, so ist sie mit der gleichen Menge W. zu verdünnen.

Eosin-Y-Lösung. USP XVII: 50 mg Eosin Y sind in 10 ml W. zu lösen.

Mallorys Stain. USP XVII: 500 mg wasserlösliches Anilinblau, 2 g Orange-G. und 2 g Oxalsäure sind in 100 ml W. zu lösen.

Erkennung. BPC 63: Man extrahiere mit einer 0,25%igen (w/v)-Essigsäure, die genügend warm ist, um die Proteine zu koagulieren und die autolytischen Fermente zu zerstören. Filtriere und bringe das pH auf 3 bis 4. Die Lösung entspricht folgenden Prüfungen:

1. Die Lösung ruft am isolierten Säugetieruterus Spontankontraktionen hervor; sie wird in einer Badflüssigkeit, wie sie für die biologische Bestimmung von Oxytocininjektion vorgesehen ist, beigefügt (BPC 63, Pl.Ed. I/1). – 2. Die Lösung bewirkt Blutdruckerhöhung an einem vollnarkotisierten oder annarkotisierten und anschließend dekapitierten Säugetier (BPC 63, Pl.Ed. I/1, USP XVII). – 3. Die Lösung hemmt nach s. c. Applikation und gleichzeitiger oraler Wassergabe von bestimmtem Volumen die Wasserausscheidung am Tier (BPC 63, USP XVI). – 4. Versetzt man die Lösung mit dem gleichen Vol. 2 n Natronlauge, läßt sie 1 Std. bei Zimmertemperatur stehen und neutralisiert anschließend, geht die Blutdruckwirkung und die Blockierung der Wasserausscheidung verloren. Die Uteruswirksamkeit bleibt bis zu einem Abfall von höchstens 5% gegenüber der ursprünglichen Wirkung erhalten (BPC 63).

Wertbestimmung. Die Bestimmung der Oxytocinwirksamkeit von HHL-Präparaten richtet sich nach den in den jeweiligen Staaten eingeführten Prüfmethoden. Die Methoden fußen auf dem Vergleich der Aktivität eines Präparates mit der des internationalen Standards von Hypophysenhinterlappen. Der Internationale Standard wird von London bezogen, steht jedoch nur in begrenzter Menge zur Verfügung. Es ist daher zweckmäßig und ratsam, einen eigenen Laboratoriumsstandard (Sub-Standard) herzustellen, dessen Wirkungswert erst in einigen Vergleichen mit dem Internationalen Standard ermittelt werden muß.

Internationaler Standard und Einheit. Der Internationale Standard ist ein trockenes mit Aceton extrahiertes und entfettetes Rinderhypophysenhinterlappenpulver. Eine Internationale Einheit (I.E.) entspricht der spezifischen Wirkungsstärke (Oxytocin, antidiuretische oder Blutdruckwirkung), die 0,5 mg des Internationalen Standardpulvers, wenn man nach einem festgelegten Verfahren extrahiert, hervorrufen (PI.Ed. I/1).

Methoden. BP 63 und USP-Methode siehe „Posterior-Pituitary Injection USP XVII".

A. *Herstellung von trockenem Hypophysenhinterlappenpulver* (Laboratoriumsstandard = Substandard) PI.Ed. I/1, USP XVII, BP 63.

Die Hypophysen werden Rindern gleich nach dem Schlachten entnommen, sofort eingefroren und ins Labor gebracht. Zum Einfrieren verwendet man mit Eis und Salzmischung gefüllte Dewar-Gefäße verschiedener Größe. Der Hinterlappen läßt sich viel leichter abtrennen, wenn die Drüse hart gefroren ist. Die birnenförmigen Hinterlappen werden vom anhängenden Gewebe gesäubert und in Kölbchen mit Aceton – 4 ml je Drüse – gegeben und 3 Std. darin gelassen. Anschließend werden sie in kleine Stückchen geschnitten und in frische Acetonlösung von gleichem Volumen gelegt, worin sie bis zum nächsten Tag bleiben. Die so vorbehandelten Drüsenstückchen trocknet man 5 Std. lang im luftleeren Exsiccator über Phosphorpentoxid oder Calciumchlorid. Anschließend wird das getrocknete Material in einem Mörser fein zerrieben und durch ein Sieb mit 0,315 mm Maschenweite (Sieb Nr. 26 PI.Ed. I/1; Sieb Nr. 44 BP 63) passiert.

Das so erhaltene Pulver wird erneut über Nacht im Vakuumexsiccator getrocknet und danach 3 Std. in einem Soxhlet-Extraktionsapparat mit Aceton extrahiert. Anschließend trocknet man noch einmal über Nacht im gleichen Exsiccator über Phosphorpentoxid. Dieses so behandelte Pulver hält sich am besten in verschlossenen Ampullen oder im Exsiccator über Phosphorpentoxid. Vor Gebrauch muß seine Wirksamkeit mit der des Internationalen Standards in mehreren Versuchen an isolierten Uterushörnern einiger Tiere (mindestens 5) verglichen und so die I.E. je Milligramm Pulver ermittelt werden.

B. *Herstellung eines Extraktes aus dem Internationalen Standardpulver oder aus dem Laboratoriumsstandard* (Substandard) ÖAB 9, PI.Ed. I/1.

Man bringt schnell eine Menge von mindestens 10 mg (besser 50 mg) des Standardpulvers in ein Wägeglas, verschließt rasch und wägt die Menge auf einer analytischen Waage. Die Verwendung eines Uhrglases ist wegen der Hygroskopizität des Pulvers untersagt. Wird der Standard in einem Exsiccator aufbewahrt, so muß vor Öffnung desselben langsam Luft, die mindestens durch 3 mit konz. Schwefelsäure halb gefüllte Waschflaschen streicht, eingelassen werden. Nach Wägung spült man das Pulver mit 0,25%iger Essigsäure (1 ml Essigsäure für 1 mg Pulver) in ein trockenes Reagensglas – alkaliarmes Glas oder in ein Hartglasgefäß – und verschließt es mit einem Wattebausch. Das Glasgefäß wird für 5 Min. – BURN u. Mitarb. geben 2 Min. an – in ein bereits gut siedendes Wasserbad gebracht, anschließend unter fließendem kaltem Wasser rasch abgekühlt und außen abgetrocknet. Der Inhalt wird durch ein trockenes Papierfilter in ein anderes Reagensglas bzw. Glasgefäß gegossen. Das Filtrat stellt so einen Auszug des Internationalen Standardpulvers oder eines Substandardpulvers mit einer Wirkungskomponente von 2 I.E. je Milliliter dar oder ist 2 I.E. je Milliliter äquivalent. Dieser wäßrige Internationale Standard bzw. Substandard wird im Verhältnis 1 zu 10 abermals mit 0,25%iger Essigsäure verdünnt. Das verdünnte Filtrat verteilt man in kleinen Portionen in Reagensgläser, verschließt diese mit je einem Wattebausch und „sterilisiert" sie 2 Min. in einem kochenden Wasserbad. Nach Abkühlen werden die Gläser im Eisschrank bei 0° aufbewahrt. Die Wirksamkeit der Lösung bleibt bis zu 6 Monaten voll erhalten, wenn der Wattebausch vom Reagensglas nicht entfernt wird. Die volle Wirksamkeit bleibt bis zu 2 Jahren erhalten, wenn die Lösung nicht in Reagensgläsern, sondern mit einem Konservierungsmittel versehen in Ampullen gefüllt, rasch verschlossen und unter oben angegebenen Bedingungen sterilisiert, im Eisschrank gelagert wird; Jap. 61 gibt 36 Monate an. Nach Ablauf von 6 Monaten ist der Reagensglasstandard zu verwerfen. Der Ampullenstandard ist jährlich – falls eine größere Anzahl von Ampullen hergestellt wurde – mit einem aus dem Internationalen Standard frisch hergestellten Extrakt wie oben beschrieben auf die volle Wirksamkeit zu überprüfen.

C. *Vorgeschlagene Einzelheiten zur Auswertungsmethode* ÖAB 9 und BP 63.

1. Oxytocinauswertung. Für den Test werden weibliche Ratten im Gewicht von 120 bis 200 g verwendet, die sich im Stadium des Proöstrus oder frühen Östrus befinden. In anderen Zyklusphasen zeigen die Uteri sehr oft starke Spontankontraktionen, die eine exakte Auswertung stören. Die weiblichen Tiere sollen vor dem Versuch längere Zeit von den männlichen getrennt gehalten werden. Das Zyklusstadium wird kurz vor dem Versuch mikroskopisch im Scheidenabstrich ermittelt. Das so gewählte Tier tötet man mit Nackenschlag,

entblutet es und präpariert die Uterushörner sorgfältig frei. Ein Horn wird in die mit Nährlösung gefüllte Versuchsapparatur eingehängt, das andere in gleicher Lösung in einer Schale im Kühlschrank bis zum nächsten Tag zur Weiterverwendung aufbewahrt. Die Zusammensetzung der Lösung ist wie folgt (BP 63):

Natriumchlorid	9,0 g
Kaliumchlorid	0,42 g
Calciumchlorid wasserfrei	0,12 g
Natriumhydrogencarbonat	0,5 g
Dextrose	0,25 g
Magnesiumchlorid	0,0025 g
Aqua bidest. (frei von Schwermetallionen)	1000 ml

Die für den Versuch verwendete Magnusapparatur besteht aus einem Glaszylindergefäß von 10 bis 50 ml Inhalt (Organbad) mit einem Glashäkchen am Boden und aus einem auf 32° konstant gehaltenen Wasserbad, in welchem das Zylindergefäß montiert ist. Die im Organbad befindliche Lösung muß ständig, aber langsam mit einem Sauerstoffgemisch (95% Sauerstoff, 5% Kohlendioxid) möglichst feinblasig durchperlt werden. Man kann auch gewöhnliche Luft dazu verwenden. In das Glashäkchen am Boden des Zylinders hängt man das eine Ende des Uterushornes mittels einer Fadenanschlußklemme, das andere Ende verbindet man auf gleiche Art über einen Faden mit einem Schreibhebel.

Die Kontraktionen des Uterushornes können nun mit dem Schreibhebel auf einer berußten Trommel eines langsamlaufenden Kymographions aufgezeichnet werden. Die Wertbestimmung fußt auf dem Vergleich von je 2 Dosen Standardlösung und je 2 Dosen der Lösung des zu prüfenden Präparates. Dabei müssen der logarithmische Dosenabstand und die Injektionsvolumina beim Standard und beim Prüfpräparat gleich sein. Die höhere Dosis muß so gewählt werden, daß sie gegenüber der niedrigeren eine stärkere Reaktion hervorruft. Günstige Dosenverhältnisse sind 4:3, 3:2 oder 8:5. Nicht gewählt werden sollten die Dosen 2:1 oder darüber. Die Ergebnisse werden sonst zu ungenau. Auch dürfen die durch die Dosen ausgelösten Kontraktionshöhen nicht weniger als 10% und nicht mehr als 70% der maximalen Kontraktion des Organs betragen. Je größer der Wirkungsunterschied zwischen hoher und niedriger Dosis ist, um so genauer wird das Versuchsergebnis.

In einem Vorversuch sucht man sich annähernd wirkungsgleiche Kontraktionshöhen für den Standard und für das zu prüfende Präparat in einem der oben angegebenen Verhältnisse und ermittelt die Dosis für die maximale Kontraktion. Die Einwirkungszeit jeder Dosis auf das Organ beträgt 45 Sek., der zeitliche Abstand zwischen den Injektionen in der Regel 3 Min. Bei Auftreten von Spontankontraktionen wird das Wasserbad bis auf 28° gesenkt. Führt diese Maßnahme nicht zum Erfolg, ist das Uterushorn zu verwerfen, desgleichen unempfindliche Uteri.

Für eine exakte Auswertung benötigt man mindestens 4 Blöcke, wobei 1 Block 2 Standard- und 2 Versuchspräparatdosen einschließt. Die Wahl der Blöcke (Reihenfolge) ist jedem einzelnen überlassen, soll aber dann nach Festlegung bei weiteren Testungen beibehalten werden. Beispiel von Blöcken: S II, S I, U II, U I; S I, S II, U II, U I, S I; U I, S I, U II, S II oder ähnlich, wobei S I = Standard niedriger Dosis, S II = Standard höherer Dosis, U I = Unbekannte niedriger Dosis, U II = Unbekannte höherer Dosis darstellen.

Für die Errechnung der Versuchsergebnisse müssen die einzelnen Kontraktionshöhen in Millimeter gemessen und die Mittelwerte von S I, S II und U I, U II aus den 4 Blöcken errechnet werden.

Beispiel:

Block	Kontraktionshöhe je Dose in mm			
	S I	S II	U I	U II
1	20	21	21	36
2	14	42	17	41
3	16	32	16	34
4	14	33	18	33
Summe	64	128	72	144
Mittelwerte	16	32	18	36

Bezeichnung der Mittelwerte mit S 1, S 2, U 1, U 2.

Die weitere Auswertung stützt sich auf die Voraussetzung, daß die Beziehung zwischen dem Logarithmus der Dosis und der Wirkung innerhalb des Dosenbereiches linear verläuft.

Der Logarithmus des Wirkungsverhältnisses (M) wird nach folgender Formel berechnet:

$$M = \frac{I \cdot (U2 + U1 - S2 - S1)}{S2 - U2 - S1 - U1}.$$

I = Logarithmus des Dosenabstandes, in vorliegendem Fall als angenommenes Beispiel 4 : 3; Logarithmus 4 : 3 = 0,125.

In diesem Beispiel ist dann nach der oben genannten Formel

$$M = \frac{0,125 \cdot (36 + 18 - 32 - 16)}{32 + 36 - 16 - 18} = \frac{0,125 \cdot 6}{34} = 0,022.$$

Daher ist R (Wirkungsverhältnis) gleich antilog M. Antilog M von 0,022 = 1,05.
Wurde der Standard 1 : 100 (1 ml = 0,02 I.E.) und die Unbekannte 1 : 60 verdünnt, so ist die Wirkungsstärke der Unbekannten

$$\frac{U}{60} = 1,05 \cdot 0,02, \quad U = 1,26 \text{ I.E.}$$

Dies ist eine Kurzmethode nach dem ÖAB 9, die sich gut bewährt hat. Soll die Parallelität der Regressionslinien und der Streuungsbereich des Wirkungsverhältnisses errechnet werden, so kann dies nach der BP 63 erfolgen.

Andere internationale Prüfmethoden. Blutdrucksenkung am Huhn nach USP XVII, Blutdrucksenkung am Hahn nach BP 63, als 2. Methode angeführt und Uteruswirksamkeit am isolierten Meerschweinchenuterus PI.Ed. I/1 Anlage 27 (Bemerkung: Mit Uterushörnern von 3 bis 7 Tage alten, weiblichen Meerschweinchen sind exaktere Ergebnisse zu erzielen. Fehlergrenze bei einem einzelnen Versuch nur bei ± 15%).

Fehlergrenze. Die Fehlergrenze nach BP 63 ($P = 0{,}95$) einer einfachen Methode der Wirksamkeit, getestet am Rattenuterus, liegt zwischen 80 und 120% (± 20%); nach PI.Ed. I/1 ($P = 0{,}99$) zwischen 80 und 120% (± 20); nach USP XVII zwischen 85 und 120% (− 15 + 20%); nach Nord. 63 zwischen 80 und 125% (− 20 + 25%).

2. Antidiuretische Wirkung. Man nimmt 16 männliche, annähernd gewichtsgleiche Ratten zwischen 120 und 240 g und setzt sie über Nacht auf Hunger. Weibliche Ratten schwanken stärker im Versuchsergebnis, daher ungeeignet. Den Ratten gibt man durch eine Magensonde 5 ml auf Zimmertemperatur angewärmtes Wasser pro 100 g Körpergewicht. 8 Ratten erhalten gleich danach eine geeignete Dosis des Standardpräparates (z.B. 0,006 I.E.) in 0,2 ml Flüssigkeit pro 100 g Tier subcutan. Die restlichen 8 Ratten bekommen das zu prüfende Präparat in physiologischer Kochsalzlösung von gleichem Volumen pro 100 g Tier in einer Konzentration, die erwartungsgemäß der Verdünnung des Standards äquivalent ist.

Die Ratten werden in 4 Gruppen in nach unten trichterförmig verlaufende Käfige aus Kunststoff gesetzt und der Urin in darunterstehenden Meßzylindern aufgefangen. Der Boden der Käfige besteht aus feinmaschigem Drahtgeflecht. Die Zeit der Verabreichung des Wassers und der Injektion des Präparates wird notiert. Ferner wird die Zeit und Menge der ersten Urinabgabe für jeden Käfig aufgeschrieben. Von diesem Zeitpunkt ausgehend wird in Abständen von 15 Min. das Volumen gemessen. In der Regel hört 3 bis 4 Std. nach Versuchsbeginn die Urinausscheidung ganz oder zum größten Teil auf. Die Beobachtungen werden daraufhin abgebrochen und die Zeiten notiert. Nunmehr stellt man das ausgeschiedene Gesamtvolumen vom Urin für jede Gruppe fest und den Zeitpunkt, an dem die Hälfte ausgeschieden war. Der Abstand von der Verabreichung des Wassers bis zu diesem Zeitpunkt wird in Minuten ausgedrückt.

Die Ratten kommen in die Tierhaltungskäfige zurück und werden gefüttert. Frühestens nach 24 Std. wird der Versuch an den gleichen Tieren unter gleichen Bedingungen im Kreuztest wiederholt, d.h. die Achter-Gruppe, die vorher den Standard erhalten hatte, bekommt jetzt das zu prüfende Präparat.

Aus den Ergebnissen der 2 Versuchsteile erhält man die Werte der mittleren Zeiten zwischen der Verabreichung von Wasser und dem Zeitpunkt der Ausscheidung der halben Urinmenge von beiden Gruppen. Diese mittleren Zeiten müssen, falls der Versuch in Ordnung ist, zwischen 135 und 175 Min. liegen. Sind die Werte für das Standardpräparat dem des zu prüfenden Präparates gleich zu setzen, dann erhält das injizierte Volumen vom Prüfpräparat die gleiche Anzahl I.E. wie der Standard bezogen auf 100 g Körpergewicht.

Werden verschiedene Zeiten gefunden, so kann die Wirksamkeit der Prüfsubstanz aus einer vorher vom Standard aufgestellten Kurve ermittelt werden. Diese Kurve drückt das

Verhältnis der injizierten Menge zur Ausscheidungszeit des halben Gesamtvolumens aus. Beispielsweise können in der Kurve folgende Werte aufgetragen sein:

Dosis I.E./100 mg	Zeit der Ausscheidung der Hälfte des Ges.-Vol. (Min.)
0,004	140
0,006	156,5
0,008	166
0,012	180,5

Wenn nun nach diesem Beispiel die Ausscheidungszeit der halben Gesamturinmenge vom Versuchspräparat bei einer Dosierung von 0,0006 ml pro 100 g/Ratte bei 166 Min. und die des Standards bei der Dosierung von 0,006 I.E. pro 100 g/Ratte bei 140 Min. liegt, so verhält sich die Wirksamkeit des Versuchspräparates zum Standard nach angegebener Tabelle wie 0,008 zu 0,004 oder wie 2 : 1. Das Prüfungspräparat ist demnach doppelt so wirksam wie der Standard. 0,0006 ml Prüfpräparat enthält somit 2mal 0,006 I.E. Standard. Die Wirksamkeit des zu untersuchenden Präparates beträgt demnach 20 I.E. pro Milliliter (PI.Ed. I/1, Anlage 27).

Fehlergrenze. Wegen den zur Zeit noch ungenügenden Unterlagen ist noch keine bestimmte Fehlergrenze anzugeben. BURN (1950) gibt 23% bei einer relativ geringen Anzahl von Versuchen an.

3. Blutdruckwirkung. Eine ausgewachsene, gesunde Katze wird mit einem Narcoticum narkotisiert und eine Trachealkanüle eingebunden. Anschließend dekapitiert man das Tier blutig (Durchtrennung des Rückenmarkes in Höhe des zweiten Halswirbels) oder unblutig mittels Injektion von 0,2 bis 0,3 ml einer 30%igen Trichloressigsäure durch das Foramen occipitale magnum in die Medulla oblongata. Die Atmung sistiert sofort, sie muß durch künstliche Beatmung über die Trachealkanüle aufrechterhalten werden. In eine der beiden Beinvenen (Vena Femoralis) bindet man zur Injektion des Standards und Prüfpräparats eine Flügelkanüle ein. In eine freipräparierte Arteria Carotis communis wird eine entsprechend dicke, stumpfe Kanüle eingeführt, ein geeigneter Gummischlauch darüber gestülpt und so die Verbindung mit einem Quecksilbermanometer hergestellt. Das Manometer zeichnet die Blutdruckschwankungen auf einem Kymographion auf. Der Anfangsdruck soll konstant sein und zwischen 50 und 100 Torr liegen. Bis zum Einpendeln des Blutdruckes auf die konstante Höhe wird am so vorbereiteten Prüftier, das auf einem Wärmetisch liegt, kein Versuch vorgenommen. Dann injiziert man durch die Beinvene 0,05 bis 0,1 I.E. des Standards, spült stets mit auf Zimmertemperatur erwärmter physiologischer Kochsalzlösung (0,5 ml) nach und beobachtet den Blutdruckanstieg. In der Regel erzeugt diese Menge einen Druckanstieg von 20 bis 30 Torr. Die nächste Injektion kann erst erfolgen, wenn sich der Blutdruck wieder auf die Ausgangsbasis eingestellt hat. In der Regel dauert das 25 bis 30 Min. Es kann auch vorkommen, daß sich der Blutdruck erst zu einem späteren Zeitpunkt wieder auf das Ausgangsniveau einspielt (bis zu 1 Std.).

Die Injektion von gleichem Volumen Kochsalzlösung als Kontrolle darf keinen Blutdruckanstieg erzeugen. Die gewählte Injektionsmenge von Standard muß so gehalten werden, daß nicht der maximale Blutdruckanstieg erreicht wird.

Man gibt nun abwechselnd Dosen vom Standard und solche vom Prüfpräparat. Dabei soll die Standarddosis konstant bleiben, die vom Prüfpräparat so lange variiert werden, bis die Wirkung vom Versuchspräparat gleich der des Standards ist. Das Ergebnis wird aus dem Mittel der Dosis der Prüflösung errechnet, die gerade noch einen etwas größeren bzw. etwas kleineren Effekt als die des Standards auslösen. Empfohlen wird für die Injektion das Schema: Standard – Prüfpräparat; Prüfpräparat – Standard (PI.Ed. I/1, Anlage 27).

Die Wirkung wird in I.E. pro Milliliter angegeben.

Fehlergrenzen können wegen zu geringer Zahl an Versuchen noch nicht bestimmt werden (PI.Ed. I/1). Nach jahrelangen Auswertungserfahrungen des Autors mit dieser Methode liegt die Fehlergrenze bei ± 15%.

Aufbewahrung. Hypophysenhinterlappenpräparate sind in gut verschlossenen Gefäßen bei Temperaturen nicht über 30° aufzubewahren (PI.Ed. I/1, USP XVII, BPC 63).

Oxytocin (INN).

Oxytocin ist das aus Hypophysenhinterlappen von gesunden Haustieren gewonnene Hormon mit annähernd reiner oxytocischer Komponente. M.G. etwa 1000, IP bei pH 7,7. Trypsin und Tyrosinase zerstören die Aktivität, Pepsin ist ohne Wirkung.

Oxytocin ist das erste Proteohormon, dessen Strukturformel durch die gelungene Synthese vollständig geklärt werden konnte. Nach V. DU VIGNEAUD und Mitarb. [J. Amer.

chem. Soc. 75, 4870 (1953), ref. Mercks J. B. 53] besitzt Oxytocin folgende Strukturformel:

$$
\begin{array}{c}
\text{Oxytocin structure (chemical formula)}
\end{array}
$$

Oxytocin

Oxytocin (schematische Formel):
Cystin — Tyrosin — Isoleucin
      \\ Asparagin — Glutamin
Prolin — Leucin — Glycinamid

Am Aufbau sind wie in der chemischen und schematischen Formel ersichtlich 8 Aminosäuren beteiligt.

Vasopressin.

Vasopressin ist ein Proteohormon, das sich nach V. Du Vigneaud vom Oxytocin im Aufbau der Strukturformel nur durch den Ersatz des Leucins und des Isoleucins durch Phenylalanin und Arginin bzw. Phenylalanin und Lysin – je nach Herkunft, ob vom Rind oder Schwein – unterscheidet (ref. Mercks J. B. 53). Der isoelektrische Punkt liegt um pH 10,3. Die Wirksamkeit wird durch Tyrosinase und Pepsin zerstört, Arginase ist ohne Einfluß.

Isolierung. Vorfraktionierung nach Kamm. Ein essigsaurer Extrakt aus mit Aceton getrocknetem HHL von Rindern oder Schweinen wird mit Ammonsulfat gefällt, das Sediment mit Essigsäure extrahiert und die Lösung wieder durch Äther, Petroläther und Aceton gefällt. Durch wiederholtes Auflösen und Wiederausfällen wird das Vasopressin in den Niederschlägen, das Oxytocin in der Mutterlauge angereichert. Die Reindarstellung des Oxytocins gelingt durch wiederholte Gegenstromverteilung zwischen Isobutanol und 0,05% Essigsäure, die des Vasopressins durch Gegenstromverteilung zwischen Butanol und wäßriger Toluolsulfosäure.

Die Annahme, daß Vasopressin und der „Antidiuresestoff" identisch sind, konnte in letzter Zeit durch verschiedene Veröffentlichungen mit synthetischem Vasopressin nicht bestätigt werden. Die Mehrzahl der synthetisierten Vasopressine zeigt im Vergleich zum Standardpräparat bei starker Pressorwirkung eine geringere antidiuretische Wirkung [Guhl, U.: Schweiz. med. Wschr. 91, 798 (1961); Sawyer, W. H.: Endocrinology 63, 694 (1958); Schmidt, L., W. Bernauer u. H. Menzel: Arzneimittel-Forsch. 12, 1019 (1962); Vogel, G., u. J. Hergott: Arzneimittel-Forsch. 13, 415 (1963)].

Reines Vasopressin besitzt eine gewisse eigenständige oxytocische Wirkung. 100 I.E. Vasopressin erzeugen am isol. Uterus oder am Blutdruck vom Huhn die oxytocische Wirkung von 0,1 bis 1 I.E.

Handelsformen der HHL-Präparate:

I. Gesamtinhaltsstoffe. Hypophysin (Farbwerke Hoechst AG, Frankfurt a. M./Höchst): 3 I.E. u. 10 I.E./ml. – Physormon (Promonta, Hamburg): Schnupfpulver 1 g = 100 V.E. (Voegtlin-Einh.). – Pituigan (Dr. Georg Hennig, Berlin-Tempelhof): 3 V.E. u. 6.V.E./ml, Schnupfpulver, 0,05 g = 30 V.E. – Hypophysis cerebri (Chem. Pharmaceut. Präparate Lakwitz GmbH, Gefrees über Bayreuth): Dragees zu 0,1 g. – Hyphibion (Klinge & Co., München): Tropfen perlingual. – Pituitrin (Hypophysin 10 U.E.) (Parke & Davis, Milano, Laimate, Ital.). – Timoneuren (Hypophysi posteriore) (Dessy, Firenze, Via San Domenico 107 bis 109 Ital.). – Estracto de Hipofisis Lobulo (Inorp, Buenos Aires, Argentinien). – Pituitrin (Hypophysin 10 U.E./ml) (Parke & Davis, Detroit, Michigan, USA). – Cyamal (Posterior Pituitary Solution 20 USP/ml) (National Laboratories Corp. Kansas City, USA).

II. Oxytocinpräparate. Orasthin (Farbwerke Hoechst AG, Frankfurt a. M./Höchst): synthetisches Oxytocin, 3 I.E. und 10 I. E./ml. – Oxytocin „Horm" (Hormonchemie Dr. L. Rammler, München-Freimann): 3 V.E. u. 10 V.E./ml. – Syntocinon „Sandoz" (Sandoz AG, Nürnberg): synthetisches Oxytocin, 3 I.E. u. 10 I.E. – Oxytocin (Cosma – Brescia, Via Soferino 28 A, Ital.). – Syntocinon (Sandoz, Milano Piazza Michele Cappelli 6, Ital.). – Uteracon (Oxytocic Principle Synthetic 20 USP/ml) (National Laboratories Corp. Kansas City, USA).

III. Vasopressinpräparate. Tonephin (Farbwerke Hoechst AG, Frankfurt a. M./Höchst): Lösung, 5 I.E./ml, Pulver (1 g = 25 I.E.). – Pitocin (Parke & Daris, Milano Laimate, Ital.): 10 U.E. – Pitocin (10 U.E./ml) (Parke & Daris, Detroit, Michigan, USA).

Literatur: ABEL, J. J. u. Mitarb.: J. Pharmakol. *22*, 289 (1923). – KAMM, O. u. Mitarb.: J. Amer. chem. Soc. *50*, 573 (1928). – DU VIGNEAUD, V. u. Mitarb.: J. Amer. chem. Soc. *75*, 4879 (1953); *75*, 4880 (1953). – BURN, J. H.: Biological Standardization, 2. Aufl., London/New York/Toronto: Geoffrey Cumberlege, Oxford University Press 1950; Biolog. Auswertungsmethoden, Berlin: Springer 1937. – DU VIGNEAUD, V. u. Mitarb.: J. biol. Chem. *200*, 559–564 (1953); *204*, 871–875 (1953); *206*, 353–360 (1954); J. Amer. chem. Soc. *76*, 3107–3121 (1954); *76*, 4751–4752 (1954); *75*, 4879 (1953).

IV. Schilddrüsen-Hormone

In der phylogenetischen Entwicklung geht die Schilddrüse aus einer Verdauungsdrüse hervor, die einen Ausführungsgang besaß. Im Verlaufe der Entwicklung ging diese Funktion offenbar verloren. Dabei bildete sich der Ausführungsgang zurück. Auch in der Ontogenese des Menschen spiegelt sich diese Entwicklung wieder. Eine Schilddrüse ist bei allen Wirbeltieren, sowohl bei Warm- wie Kaltblütern, vorhanden. Ihre Funktion besteht durch das von ihr produzierte Hormon in der Regulierung der Stoffwechselgeschwindigkeit sowie des Wachstums. Bei einigen Kaltblüterarten spielt sie außerdem eine entscheidende Rolle bei der Metamorphose. Schwere Krankheiten entstehen bei Hypo- bzw. Hyperfunktion der Drüse. Sie können durch Verabreichung von entsprechenden Präparaten therapeutisch beeinflußt oder sogar behoben werden.

Eine Unterfunktion der Drüse durch erworbene Schäden oder angeborene Unterentwicklung verursacht beim Menschen entsprechend dem Grade der Drüsenschädigung eine Einschränkung sämtlicher Stoffwechselprozesse. Eng damit verbunden ist eine starke Verminderung der körperlichen und geistigen Aktions- und Reaktionsfähigkeit. Das Wachstum des Gehirns und der Knochen, besonders an den Epiphysenenden, ist gestört. In der Subcutis sind durch Einlagerung von Mucopolysacchariden und Mucoproteiden teigige Ödeme vor allem in der Gesichts- und Halspartie sowie an den distalen Teilen der Extremitäten zu finden (Myxödem). Klinisch fehlen bei diesem Ödem die sonst typischen Dellenbildungen, wie sie bei dem renalen oder kardialen Ödem grundsätzlich vorhanden sind (siehe REIN/SCHNEIDER).

In manchen Gegenden, vor allem in Gebirgen, in denen infolge Jodmangels im Wasser oder durch unhygienisches Trinkwasser (u. a. Verunreinigung durch Urochrom) Kropf gehäuft vorkommt, findet sich eine typische Wachstumsstörung im Kindesalter, die als Kretinismus bezeichnet wird. Offenbar ist in diesen Fällen bereits eine irreversible Schilddrüsenschädigung in der intrauterinen Entwicklung des Kindes (Feten) eingetreten. Auch das Gehirn kann aufs schwerste geschädigt werden (Oligophrenie). Des öfteren sind bei der Geburt diese Störungen noch nicht völlig vorhanden, da das mütterliche Hormon den Ausfall kompensieren kann. Bei Fehlen der Schilddrüse tritt stets der Tod vor Erreichung des zweiten Lebensjahres ein. Ausfallserscheinungen von seiten der Drüse können ärztlicherseits behoben werden, nicht aber die im Fetalleben gesetzten Dauerschäden. Entscheidende Maßnahmen müssen daher in solchen Gegenden bei schwangeren Müttern durchgeführt werden (Jodgaben, hygienisches Trinkwasser, Lichtverhältnisse usw.) (siehe REIN/SCHNEIDER, THANNHAUSER).

Eine Überfunktion der Drüse findet sich bei der Basedowschen Krankheit mit folgenden Symptomen[1]: Erhöhung der Pulsfrequenz, des Grundumsatzes und des Herzminutenvolumens. Es besteht bei den Patienten eine gesteigerte nervöse Reizbarkeit mit Tremor an Händen, Hervortreten der Augäpfel (Exophthalmus) und eine Vergrößerung der Schilddrüse (Kropfbildung). Als Ursache der Überfunktion scheint nach dem Stand der neuesten Forschungen eine erhebliche Belastung des Systems Hypothalamus – Hypophyse – Schilddrüse in Frage zu kommen. Auf diese Weise ist es zu erklären, daß die Basedowsche Krankheit in kalten Gegenden weit häufiger auftritt als in warmen, auch in jodreichen Gegenden (REIN/SCHNEIDER).

Die Bildung und Abgabe des Schilddrüsenhormons wird vom thyreotropen Hormon des Hypophysenvorderlappens (HVL), dem Thyreotropin (TSH), gesteuert (siehe Hypophysenvorderlappen-Hormonpräparate, S. 56). Thyreotropin reguliert die Jodspeicherung in der Schilddrüse und die Synthese von Tri- und Tetrajodthyronin. Weiter beschleunigt es den Abbau des gebildeten Thyreoglobulins und erhöht die Ausschüttung des Schilddrüsenhormons in Blut und Gewebe.

Durch diese Regelung wird im Normalfall bei der Thyroxinbildung und -ausschüttung ein bestimmtes Maß nicht über- oder unterschritten. Reize zur Bildung und Ausschüttung von TSH bekommt die Hypophyse (HVL) von den vegetativen Zentren des Hypothalamus. Durch Überbelastung dieser Zentren können Dauerimpulse gegeben werden, die schließlich zur Dauerproduktion und -ausschüttung von Schilddrüsenhormon, verbunden mit Überforderung der Drüse und anschließender Hypertrophie führen kann (siehe REIN/SCHNEIDER).

Mit dem thyreotropen Hormon wird vom HVL eine Substanz produziert und ausgeschüttet, die sich vom TSH trennen läßt, deren eigentliche Funktion noch nicht bekannt ist. Bei deren übermäßiger Ausschüttung kommt es im Körper zu einer eigenartigen Fettablagerung in der Augenmuskulatur, der Orbita und des Herzmuskels. Es kommt zur Verdrängung des Augenbulbus, zum Exophthalmus mit Hebung der Oberlider bei gleichzeitiger Schwächung der Muskulatur und zur Herzschwäche. Die Substanz wird vorläufig Exophthalmus produzierende Substanz genannt (EPS) (siehe REIN/SCHNEIDER). Durch Experimente am Tier kann das Vorhandensein dieser Substanz nachgewiesen werden. Exophthalmus läßt sich auch medikamentös durch längere Blockierung der Schilddrüsentätigkeit hervorrufen bei der regulativ vermehrt Hypophysenhormon gebildet wird (siehe REIN/SCHNEIDER, LEUTHARDT).

Eine gewisse Wechselbeziehung findet man auch zwischen Schilddrüsen- und Wachstumshormonen (Somatotropin). Schilddrüsentotalentfernung ist mit einem Wachstumsstillstand verbunden (KOCHER, 1883). Orale Gaben von rohen oder leicht angekochten Drüsen (HOWITZ, FOX 1892), getrocknetem Pulver und Drüsenextrakten (MURRAY, 1891) oder Thyroxin (HARRINGTON und BARGER 1927) vermögen die Ausfallserscheinungen zu kompensieren. Demnach regt Thyroxin (Schilddrüsenhormone) die Bildung und Ausschüttung des Wachstumshormons im HVL an. Umgekehrt verliert Thyroxin nach Exstirpation der Hypophyse seine Wachstumswirkung. Hypophysektomierte Tiere wachsen nur dann, wenn gleichzeitig mit dem Thyroxin Somatotropin verabreicht wird (REIN/SCHNEIDER).

Eine Schilddrüsenvergrößerung ist nicht immer die Folge einer gesteigerten Hormonproduktion. Echte Kropfbildung setzt ein, wenn durch ungenügende Jodzufuhr, durch unhygienische Lebensführung oder einseitige Ernährung (Kohl) die Drüse mit ihrem vorhandenen Gewebe nicht mehr in der Lage ist, einen ausreichenden Thyroxinspiegel im Körper aufrechtzuerhalten und somit einer dauernden Antreibung durch TSH des HVL ausgesetzt ist. Sie wird gezwungen, vermehrt Follikel zu bilden und es kommt somit zur Hypertrophie der Drüse. Auf diese Weise kann vorübergehend eine gewisse Kompensation erreicht werden. Ist die Drüse weiterhin der Belastung ausgesetzt, kommt es zur völligen Erschöpfung und zur Unfähigkeit überhaupt noch Hormone zu produzieren (REIN/SCHNEIDER). Letztlich ist die Entstehung des Kropfes noch immer nicht geklärt.

---

[1] Merseburger Trias: Exophthalmus, Schilddrüsenvergrößerung und Pulsbeschleunigung.

Bei Amphibien ist das Schilddrüsenhormon für die Metamorphose von entscheidender Bedeutung. Exogene Hormonzufuhr beschleunigt bei Kaulquappen die Entwicklung zu Fröschen. Die Anregung der Metamorphose wurde verschiedentlich als Test für die biologische Auswertung von Schilddrüsenpräparaten verwendet. Des Interesses halber sei erwähnt, daß hierzu auch der Axolotl verwendet wurde, der durch Schilddrüsenzufuhr in eine Landform verwandelt wird.

Die Schilddrüse besitzt die Fähigkeit, Jodidionen mit Hilfe aktiver Transportvorgänge durch die Membran gegen ein Konzentrationsgefälle aufzunehmen und im Epithel (Jodination nach SALTER) zu speichern. Dieser Vorgang kann nach Applikation von radioaktivem ^{131}J in Spurendosen eindrucksvoll demonstriert werden. An dem Speicherungsvorgang ist ein Ferment, die Jodinase, beteiligt. In einem 2. Schritt wird das Jodid zu Jod oxydiert (Jodisation), das mit dem Thyrosinrest des Drüseneiweißes zu jodhaltigen Produkten weiterreagiert. Dieser Vorgang wird durch ein Ferment, die Perjodase, ausgelöst, die wahrscheinlich mit der Cytochromoxydase identisch ist. Es werden nacheinander Monojodtyrosin, Dijodtyrosin, dann Trijodthyronin (GROSS u. Mitarb., 1952; ASPER u. Mitarb., 1953) und schließlich Tetrajodthyronin gebildet und an Eiweiß gebunden (Thyreoglobulin) gespeichert, um im Bedarfsfall hydrolytisch wieder abgebaut zu werden. Das bei diesem Prozeß (Bedarfsfall) freiwerdende Mono- und Dijodtyrosin kann durch eine Dehalogenase an Ort und Stelle dejodiert werden. Das so freigewordene Jod findet dann zu anderen Vorgängen Verwendung. Tri- und Tetrajodthyronin werden dabei nicht angegriffen und in die Blutbahn abgegeben. Der Transport im Blut erfolgt unter lockerer Bindung an das Plasmaeiweiß (TAUROG u. CHAIKOFF, 1947), an ein spezifisches α-Globulin. Die Bindung des Trijodthyronins scheint aber sehr locker zu sein, so daß es auf dem Transport rasch in die Zellen, wo es gebraucht wird, eindringen und zur Wirkung kommen kann (GROSS u. Mitarb., 1952 bis 1953). Die Bestimmung des eiweißgebundenen Jods im Blut ist deshalb zu einer wichtigen Nachweismethode geworden, um die Menge des zirkulierenden Schilddrüsenhormons erfassen und beurteilen zu können. Bei der Hormonbildung und -abgabe handelt es sich also um eine Reihe hintereinander geschalteter fermentativer Prozesse, die weitgehend vom Hypophysenvorderlappen gesteuert werden und die einzeln oder zusammen hemmbar sind (Thiouracilgruppe, Perchlorat, Thiocyanat).

Thyreoglobulin.

Thyreoglobulin ist das Proteid, welches das für die Drüse charakteristische „Kolloid" bildet. GRAP (1933), MCCLENDON sowie BEHRENS gewannen das reine Schilddrüsenkolloid, das ein Molekulargewicht von 650000 bis 680000 hat: Der IP liegt bei pH 4,6. Nach den neuesten Forschungen handelt es sich um ein dissoziables Protein, das in 4 Formen, wie oben angegeben, mit verschiedener Molekülgröße vorliegt. Als Protein kann es nicht unverändert, sondern erst nach Abbau in das Blut abgegeben werden. Somit stellt es ein Depot für das Thyreoideahormon dar (LEUTHARDT). Das im Blut kreisende Hormon besteht aus Thyroxin und Trijodthyronin.

Durch Koppelung von 2 Molekülen Dijodtyrosin wird bei gleichzeitiger Abspaltung eines Moleküls Alanin Thyroxin gebildet (siehe Formel). Diese Hypothese wurde erstmals von HARINGTON und BARGER (1927) aufgestellt. Sie gilt in ihren Grundzügen heute noch, wenn auch der Vorgang komplizierter ist als hier angegeben. Die Hypothese fand ihre Bestätigung, indem es gelang, aus L-Dijodtyrosin in vitro L-Thyroxin zu synthetisieren (HARINGTON 1944; REINEKE u. TURNER 1946). Bei der Jodierung tyrosinreicher Proteine, z.B. Casein, wird ebenfalls Thyroxin gebildet. Es hat den Anschein und alles spricht dafür, daß die Synthese des Thyroxins sowohl in vivo als in vitro im Proteinmolekül selbst stattfindet. Die Tyrosinmoleküle werden demnach erst jodiert, wenn sie in das Globinmolekül oder in ein anderes Proteinmolekül eingebaut sind (REIN/SCHNEIDER, LEUTHARDT).

$$HO-\underset{J}{\overset{J}{\bigcirc}}-CH_2-\overset{NH_2}{\underset{}{CH}}-COOH \quad HO-\underset{J}{\overset{J}{\bigcirc}}-CH_2-\overset{NH_2}{\underset{}{CH}}-COOH$$

Dijodtyrosin   Dijodtyrosin

Thyroxin enthält 65% Jod. Das wirksame und natürliche Thyroxin ist linksdrehend, das rechtsdrehende D-Thyroxin ist praktisch wirkungslos (HARINGTON, 1928; REINEKE u. TURNER, 1945).

Auch Trijodthyronin läßt sich synthetisch herstellen. Es ist im Tierversuch 3mal so stark wirksam wie L-Thyroxin. Der Tagesbedarf beim Menschen wird auf 80 γ geschätzt. Myxödeme können bei täglicher Applikation von 20 bis 80 γ mit gutem Erfolg behandelt werden.

Handelsform: Trijodthyronin, Hoechst (Farbwerke Hoechst AG, Frankfurt a. M./Höchst).

Der *Wirkungsmechanismus* des Schilddrüsenhormons ist noch nicht mit Sicherheit geklärt. Fest steht, daß der Angriffspunkt in den Zellen selbst liegt und eine Vermittlung etwa auf nervösem Wege nicht erfolgt. Die Wirkung der Hormone besteht in erster Linie in einer Beschleunigung der oxydativen Prozesse in sämtlichen Zellen. Dieser Vorgang läßt sich am überlebenden Gewebe in Versuchen nachweisen. Bei einer Überfunktion kommt es zu einer Grundumsatzerhöhung. Von der Erhöhung werden Kohlenhydrate, Fette und Eiweiße im gleichen Maße betroffen. Das Leberglykogen nimmt ab, die Fettdepots verschwinden und die N-Ausscheidung im Urin steigt infolge des erhöhten Eiweißabbaues an. Trotz des verstärkten Fettumsatzes kommt es nicht zu einer Ketose, da der Citronensäurezyklus ungestört abläuft. Merkwürdig ist die häufig beobachtete Verminderung der Kohlenhydrattoleranz bei Hyperfunktion der Drüse. Im Falle einer exogenen Glucosezufuhr kommt es dann zu einer anomalen Blutzuckersteigerung und zu einer alimentären Glucosurie. Die Ursache kann eine Leberstoffwechselstörung sein oder eine Schädigung der LANGERHANSSchen Inseln. Weiter wird eine ganze Reihe fermentativer Prozesse durch die Anwesenheit der Schilddrüsenhormone beschleunigt (REIN/SCHNEIDER, LEUTHARDT). Nach MARTIUS gehört Thyroxin zu den Stoffen, welche Oxydation und Phosphorylierung entkoppeln.

Eine weitere Folge der Grundumsatzsteigerung ist eine intensive Durchblutung der meisten Organe und eine Zunahme des Herzminutenvolumens. Der Anstieg des Herzminutenvolumens ist größer als auf Grund des Sauerstoffmehrverbrauches zu erwarten wäre. Er ist mitbegründet in einer enormen Steigerung der Herzfrequenz, hervorgerufen durch erhöhte Impulssendungen über den Sympathicus, infolge Herabsetzung der Schwelle für die Überträgerstoffe durch das Schilddrüsenhormon. Hinzu kommt noch eine direkte Wirkung des Hormons auf den Sinusknoten (REIN/SCHNEIDER, LEUTHARDT).

Thyroid BP 63, USP XVII. Poudre de Glande Thyroide (Pulvis glandulae thyroidae) CF 65. Thyroideum Svec. 46, Nord. 63. Thyreoidea siccata CsL 2, Ph.Helv. V, Pl.Ed. I/2. Thyroideum siccatum Jap. 61. Thyroidea siccata ÖAB 9. Thyreoidinum Ross. 9. Thyreoidum Ph. Ned. 6. Glandulae Thyreoideae siccatae.

Thyroid ist die von Fett und Bindegewebe befreite, gereinigte, möglichst rasch bei einer Temperatur unter 50° getrocknete, gepulverte Schilddrüse von gesunden Haustieren (Rind, Schaf, Schwein).

Das Präparat soll nicht weniger als 0,17% und nicht mehr als 0,23% organisch gebundenes Jod enthalten und soll von anorganisch gebundenem oder von in anderer als der Schilddrüse spezifischen Form vorliegendem Jod frei sein (USP XVII).

Nach BP 63 soll Thyroid 0,23 bis 0,27% Jod organisch gebunden enthalten. Nach Pl.Ed. I/2 und ÖAB 9 enthält Thyroidea mindestens 0,2% organisch gebundenes Jod und mindestens 0,045% und höchstens 0,005% Thyroinjod. Nach Jap. 61 0,3 bis 0,35% organisch gebundenes Jod.

Gewinnung. BP 63: Das anhaftende Bindegewebe und äußere Fett entferne man von der Schilddrüse. Die Drüsen sind bei einer Temperatur von höchstens 60° zu trocknen, zu pulvern und zur weiteren Entfernung des Fettes mit Petroläther (Kp. 40 bis 60°) zu extrahieren. Der Rückstand wird getrocknet. Man bestimme das als Thyroxin vorliegende Jod und stelle, falls erforderlich, durch Vermischung des Rückstandes mit Milchzucker den geforderten Gehalt ein. Nach Pl.Ed. I/2 Trocknungstemperatur 50°, desgleichen ÖAB 9.

Eigenschaften. Gelbliches bis bräunliches Pulver von eigenartigem, etwas an Fleischextrakt erinnerndem Geruch und Geschmack (BP 63).

Erkennung. BP 63, USP XVII: Die getrocknete Drüse zeigt mikroskopisch in einer Mischung von gleichen Teilen Wasser, Glycerin und Methylenblaulösung zahlreiche charakteristische Kolloidteilchen in Form von weichen hyalinen, eckigen oder muschelförmigen Partikeln mit einigen Streifen und in ihrer Größe stark variierend, zwischen 10 und 15 μ und 95 und 140 μ. Stücke des Bindegewebes erscheinen als kleine unregelmäßige zylindrische Fragmente mit leicht gewellter Oberfläche und ausgefransten fibrösen Enden. Gelegentlich hängen kleine Drüsenstückchen noch zusammen, gefüllt mit hyalinem Kolloid. In geringer

Zahl kommen ein paar isolierte Epithelzellen, die oft einen großen Kern zeigen, vor; daneben sind selten Überreste von quergestreiften Muskelfasern zu beobachten. Die Kolloidteilchen werden mit Eosinlösung leicht rot gefärbt, gelb mit Jodlösung und blau bis grünblau mit Methylenblau.

Prüfung. Nach Trocknung im Vakuum bei 60°, 4 Std., Trocknungsverlust USP XVII: Nicht mehr als 6%; ÖAB 9 und Pl.Ed. I/2 höchstens 8%, Jap. 61 nicht mehr als 6%.
Asche. Höchstens 5% Gesamtasche (Pl.Ed. I/2, ÖAB 9, Jap. 61).
Wasserlösliche Asche. CF 65: Höchstens 4%.
Wasserunlösliche Asche. CF 65: Höchstens 3,5%.
Säureunlösliche Asche. BP 63: Nicht mehr als 0,5%.
Anorganische Jodide. USP XVII: Zu 1 g Thyroid füge man in einem trocknen Reagensglas 10 ml einer gesättigten Zinksulfatlösung. Nach 5 Min. filtriert man die Suspension durch eine Glasfritte. Zu 5 ml des Filtrates werden 0,5 ml Stärkelsg., 4 Tr. einer 10%igen Natriumnitratlsg. und 4 Tr. verd. Schwefelsäure gefügt und nach jeder Zugabe umgeschüttelt. Es darf keine Blaufärbung auftreten.

Wertbestimmung. USP XVII: Man wiegt genau 1 g Thyroid in einen Porzellanschmelztiegel, fügt 7 g wasserfreies Kaliumcarbonat hinzu und mischt sorgfältig. Durch mehrmaliges Aufstoßen des Tiegels auf eine Unterlage wird das Gemisch zusammengerüttelt. Man gibt weitere 10 g Kaliumcarbonat zu und wiederholt das Aufstoßen zur weiteren Verdichtung des Materials. Nun erhitzt man die geballte Mischung 25 Min. lang bei 675 bis 700° in einem auf diese Temperatur vorgeheizten Muffelofen. Dann läßt man abkühlen, fügt 20 ml W. und falls nötig mehr hinzu, erhitzt langsam bis zum gelinden Kochen und dekantiert den flüssigen Inhalt durch ein Filter in einen Erlenmeyerkolben. Man wiederholt die Extraktion durch erneutes Kochen des Materials mit 20 ml Wasser. Anschließend spült man den Tiegel und den Rückstand im Filter so lange mit heißem Wasser durch das Filter, bis das Filtrat im Kolben annähernd 200 ml mißt. Dazu gibt man 7 ml frisch hergestelltes Bromwasser (2 bis 3 ml Brom in 100 ml W.), dann langsam 40 ml verd. Phosphorsäure (1 : 2) und kocht so lange, bis Kaliumjodidstärkepapier von den aufsteigenden Dämpfen nicht mehr gefärbt wird. Während des Kochens wird durch Zusatz von W. das Volumen der Flüssigkeit stets auf 200 ml gehalten. Die Wände des Kolbens werden nun mit W. abgespült und der Inhalt nochmals 5 Min. gekocht. Nach dem Abkühlen setzt man 5 ml Phenollsg. (1 : 20) zu, spült die Wände erneut ab und läßt das Ganze 5 Min. lang stehen. Zu der so behandelten Flüssigkeit gibt man 2 ml Phosphorsäure (1 : 2) und 5 ml Kaliumjodidlsg. und titriert sofort mit 0,01 n Natriumthiosulfatlsg. Gegen Ende der Titration werden 3 ml Stärkelsg. als Indikator zugesetzt. Ein Blindversuch muß unbedingt mitlaufen, um notfalls Korrekturen vornehmen zu können. 1 ml 0,01 n Natriumthiosulfat-Lsg. entspr. 0,2115 mg Jod.
BP 63. Etwa 0,2 g, genau gewogen, werden in ein 7,5 × 10 cm Veraschungsfilter gewickelt und nach der „Oxygen Flask Method" (s. Bd. I, 223) verbrannt. Man verwendet dazu einen 2000-ml-Schliffkolben, ein Platindrahtnetz von 2,5 cm Breite und 2 cm Länge und als Absorptionsflüssigkeit eine Mischung von 50 ml W. und 2 ml 1 n Natronlauge. Nach Öffnen des Kolbens verfährt man wie unter „Bestimmung von Jod" (Bd. I, 223) angegeben, verwendet jedoch 0,005 n Natriumthiosulfatlsg. zum Titrieren.
1 ml 0,005 n Natriumthiosulfatlsg. entspr. 0,1058 mg Jod.

Aufbewahrung. Schilddrüse muß in einem dichtverschlossenen Behälter vor Licht geschützt aufbewahrt werden (Pl.Ed. I/2).

Biologische Auswertungsmethoden.

1. Gewichtsmethode am Meerschweinchen nach KREITMAIR. Als Versuchstiere verwendet man junge, gesunde Meerschweinchen im Gewicht von 250 bis 300 g, die ein konstantes Futter erhalten und bei bestimmter Temperatur gehalten werden. Das Futter der Tiere ist so bemessen, daß es nachts aufgebraucht wird. Die Tiere sind morgens nüchtern. In diesem Zustand werden sie täglich gewogen. Zu einer Versuchsgruppe nimmt man 4 Tiere. Das Präparat wird täglich 1mal morgens nach dem Wiegen mit der Schlundsonde als Lösung oder Suspension 6 Tage lang verabreicht. Eine Meerschweincheneinheit ist in derjenigen Substanzmenge enthalten, die an 6 aufeinanderfolgenden Tagen unter den angegebenen Versuchsbedingungen verabreicht, am 7. Tag bei 3 von 4 Tieren einen Gewichtsverlust von 10% herbeiführt.

2. Auswertungsmethode an Axolotln nach KREITMAIR, ZAWADOWSKY und MARX. Zum Versuch werden 6 bis 8 Monate alte, 12 bis 15 cm lange, gut genährte Axolotl mit gut ausgebildeten Kiemenbüscheln ausgesucht. Während des Versuches werden die Tiere in Einzelkäfigen (Terrarium) gehalten. Die Temperatur des Wassers soll 18 bis 22° betragen und täglich erneuert werden. Vor Versuchsbeginn und am Ende werden die Tiere von oben fotografiert. Das Futter der Tiere soll reichlich und konstant sein (Würmer, Schnecken und kleine Fleischstückchen). Das zu untersuchende Präparat wird täglich mit der Sonde per os verabreicht. Für einen Versuch verwendet man 2 bis 5 Tiere. Ist nach 4 Wochen keine

Metamorphose eingetreten, wird der Versuch als negativ gewertet. Eine Axolotl-Einheit ist diejenige kleinste Menge Schilddrüsenpräparat, die einen 12 bis 15 cm langen Axolotl innerhalb 4 Wochen aus einem kiemenatmenden „Molch" in einen lungenatmenden „Salamander" verwandelt.

Handelsformen: Thyreohorm (Hormon-Chemie, D. L. Rammler, München-Freiman, Wildshuter Straße 25): 1 Dragee = 0,1 mg org. geb. Jod = 5 I.E. – Thyratrop (Ferrin-Arzneimittel, Düsseldorf): Ampullen zu 10 I.E. und Lösungen zu 5 ml. – Thyreoid-Dispert (Kali-Chemie, Hannover): 10 E = 0,1 g Thyreoid sicc. Tabletten zu 5 E., 10 E. und 30 E. – Thyreoiton-Feldhoff (Feldhoff W. & Comp., Essen-West): Flüssigkeit zum Einreiben. – Thyreostimulin (Organon, München-Pasing): Lösung zu 3 ml = 30 I.E. = 300 Meerschweinchen-E. – Thyreoidin „Merck" (E. Merck AG, Darmstadt, Frankfurter Str. 250): 1 Dragee = 0,1 g Trockensubstanz = etwa 0,5 g frische Substanz = 40 Axolotl E. (Ax. E.). – Thyreo „Mack" (Heinrich Mack Nachf., Illertissen/Bayern): 1 Dragee = 0,1 bzw. 0,3 g. Gland. Thyreoid. sicc. (Standardisiert im Gewichtsverlusttest am Meerschweinchen). – Tyroxin, Roche-Milano, Paza Duranten. – Levoid (L Thyroxin-Sod), Nutrition Control Products-Washington. – Armour Thyroid, Armour Pharmaceutical Company P.O. Box 511 (Kankakee). – Thyrar Tablets, Armour Pharmaceutical Company P.O. Box 511 (Kankakee). – Thyroid Powder, Armour Pharmaceutical Company P.O. Box 511 (Kankakee). – Thyroid Tablets, Parke, Davis & Comp. Detroit, Michigan.

Thyroxinum ÖAB 9, DAB 6 – Nachtr. 54 (DDR), Ph.Helv. V – Suppl. II. Thyroxin.

Nach ÖAB 9 ist Thyroxinum L-D-Amino-β-[3,5-dijod-4 (3'5'-dijod-4-hydroxyphenoxy)-phenyl]-propion-säure

$$HO-\underset{J}{\overset{J}{C_6H_2}}-O-\underset{J}{\overset{J}{C_6H_2}}-CH_2-\underset{NH_2}{CH}-COOH$$

$C_{15}H_{11}J_4NO_4$ \hspace{4cm} M.G. 776,90

Nach DRP kann Thyroxin aus Proteinen bei mäßiger Temperatur und pH 7 durch Jodierung mit gepulvertem Jod und alkalischem Abbau erhalten werden. Aus 100 g Serumglobulin erhält man 4 g Thyroxin.

Synthetisch läßt sich Thyroxin durch Anlagerung von Jod an unter geeigneten Versuchsbedingungen gewonnene Proteine neben Dijodtyrosin gewinnen (LUDWIG und MUTZENBECHER). Die Reaktion läßt sich wie folgt formulieren:

$$HO-\underset{J}{\overset{J}{C_6H_2}}-CH_2 \atop HOOC-CH_2-NH_2 \quad + \quad HO-\underset{J}{\overset{J}{C_6H_2}}-CH_2CHCOOH \atop NH_2$$

$$\downarrow -2H$$

$$O=\underset{J}{\overset{J}{C_6H_2}}-O-\underset{J}{\overset{J}{C_6H_2}}-CH_2CHCOOH \atop CH_2 \quad NH_2 \atop HOOC-CH-NH_2$$

$$\downarrow$$

$$HO-\underset{J}{\overset{J}{C_6H_2}}-O-\underset{J}{\overset{J}{C_6H_2}}-CH_2CHCOOH \atop NH_2 \quad + \quad CH_3COCOOH + NH_3$$

Eigenschaften. Kleine weiße nadelförmige Kristalle oder weißes kristallines Pulver ohne Geruch und Geschmack [ÖAB 9, DAB 6 – Nachtr. 54 (DDR)].

Thyroxin ist praktisch unlösl. in W., A., Ae. oder Chlf.; in Lösungen von Alkalihydroxiden, Alkalicarbonaten oder Ammoniak sowie in verd. Mineralsäuren löst es sich unter Erwärmung; es löst sich in Gegenwart von A. in verd. Mineralsäuren bei gewöhnlicher Temperatur gut (ÖAB 9).

Fp. 228 bis 233° (Zers.) (ÖAB 9).

Erkennung. ÖAB 9: 1. Erhitzt man 1 Tr. verd. Natriumhydroxid-Lsg., 1 ml W., 2 ml A. und 1 Tr. Phenolphthalein-Lsg. mit Thyroxin bis zur Entfärbung des Indikators, so gibt die nach dem Abkühlen von ungelöster Substanz abgegossene Lsg. mit 1 Tr. Eisen(III)-chlorid-Lsg. einen gallertartigen, violetten Niederschlag. – 2. Versetzt man eine Lsg. von etwa 5 mg Thyroxin in 2 ml A. und 1 Tr. konz. Salzsäure mit 5 Tr. Natriumnitritlsg., so tritt eine schwache Gelbfärbung auf, die sich beim Erwärmen vertieft. Setzt man nach dem Abkühlen 10 Tr. Ammoniak zu, so geht die Färbung in Rot über. – 3. Eine Mischung von etwa 100 mg Thyroxin und 2 ml verd. Salpetersäure färbt sich beim Erhitzen bräunlich-gelb und entwickelt violette Joddämpfe. Schüttelt man die Lsg. nach dem Abkühlen mit Chlf., so färbt sich dieses violett.

Prüfung. 1. Trocknungsverlust höchstens 0,5% (ÖAB 9, Ph.Helv. V – Suppl. II). – 2. Chlorid und Jodid. Schüttelt man 0,01 g feingepulvertes Thyroxin mit 10 ml kohlensäurefreiem W. 1 Min. lang kräftig durch und filtriert durch ein feinporiges Filter, so darf eine Mischung von 1 ml des Filtrates und 9 ml W. nach Zusatz von 1 ml verd. Salpetersäure mit 3 Tr. Silbernitratlsg. nicht stärker getrübt werden als eine mit 10 ml Chloridstandardlsg. vorschriftsmäßig bereitete Vergleichslsg. (ÖAB 9). – 3. Wasserlösliche Basen oder Säuren. Je 2 ml von dem zur Prüfung vorbereiteten Filtrat müssen sich auf Zusatz von 1 Tr. Bromthymolblaulsg. gelb oder grün bzw. auf Zusatz von 1 Tr. Methylrot-Methylenblau-Lsg. grün färben (ÖAB 9).

Gehaltsbestimmung [DAB 6 – Nachtr. 54 (DDR)]. Etwa 0,05 g getrocknetes Thyroxin, genau gewogen, werden in einem Erlenmeyerkolben von 500 ml Inhalt in 2 ml verd. Natronlauge und 2 ml W. gelöst. Dann werden 20 ml einer filtrierten 5%igen Kaliumpermanganatlsg. und 10 ml 50%ige Schwefelsäure zugefügt. Nach Zugabe eines Siedesteinchens wird die Mischung unter gelegentlichem Umschwenken 5 Min. in schwachem Sieden gehalten, abgekühlt und mit 20%iger Natriummetabisulfitlsg. entfärbt. Hierauf versetzt man bis zur bleibenden Gelbfärbung tropfenweise mit filtrierter 5%iger Kaliumpermanganatlsg., gibt 2 ml Stärkelsg. hinzu und läßt aus einer Mikrobürette vorsichtig 0,2%ige Natriummetabisulfitlsg. zutropfen, bis die Blaufärbung verschwindet. Schließlich fügt man 15 ml rauchende Salzsäure und 5 ml 10%ige Kaliumcyanidlsg. zu und titriert sofort mit 0,1 n Kaliumjodatlsg., bis die anfangs blau gewordene Lsg. wieder entfärbt ist und mindestens 1 Min. farblos bleibt (Mikrobürette).

1 ml 0,1 n KJO_3 entspr. 0,004231 g J.

Getrocknetes Thyroxin muß mindestens 64,8% und höchstens 66,8% Jod enthalten (Ph.Helv. V – Suppl. II). Nach DAB 6 – Nachtr. 54 (DDR) muß Thyroxin 64 bis 65,8% Jod enthalten.

Aufbewahrung. Abgesondert, vor Licht geschützt, in gut schließenden Gefäßen.

Thyroxine Sodium BP 63. L-Thyroxine Sodium. Sodium Levothyroxine NNR 55. Thyroxin-Natrium.

$C_{15}H_{10}J_4NNaO_4 \cdot 5H_2O$ M.G. 888,9

Thyroxin-Na ist das Natriumsalz der L-α-Amino-β-[4-(4-hydroxy-3,5-di-jodophenoxy)-3,5-di-jodophenyl]-propionsäure. Es enthält nicht weniger als 97,0% und nicht mehr als 101,0% von $C_{15}H_{10}J_4NNaO_4$, berechnet auf die bei 105° getrocknete Substanz.

Herstellung. Thyroxinnatrium kann gewonnen werden durch Nitrierung von L-Tyrosin, Acetylierung des Produktes, Umwandlung des erhaltenen N-Acetyl-3,5-dinitro-L-tyrosins in den Acetylester, Behandeln mit p-Metoxyphenol, Reduktion des erhaltenen Diphenyl-äthers, Tetrazotierung, Zersetzen mit Jodlsg., Verseifen, Jodierung des erhaltenen Dijodo-L-thyronins und Überführung in das Natriumsalz (vgl. Thyroxin) (BP 54).

Eigenschaften. Weißes bis blaß gelbes Pulver oder krist. Pulver ohne Geruch. Es ist unlösl. in W., Chlf. und Ae.; lösl. bei 20° in 250 T. A. (95%); lösl. in Alkalihydroxidlsg. (BP 63).

Erkennung. BP 63 (s. auch Thyroxin). 1. Man löst 5 mg Thyroxin in einer Mischung von 2 ml A. (50%) und 1 Tr. HCl, gibt dazu 1 Tr. 10%ige (w/v)-Natriumnitritlsg. und kocht alles so lange, bis die Flüssigkeit gelb wird. Dann kühlt man ab und alkalisiert mit Ammoniaklsg. Das Gemisch wird rot. – 2. $E_{1\,cm}^{0,01\%}$ in 0,1 n Natronlauge bei 325 mµ liegt bei 0,76, berechnet auf die bis zur Gewichtskonstanz bei 105° getrocknete Substanz. – 3. Man feuchtet Thyroxin-Na mit Schwefelsäure an und glüht es. Der Rückstand ergibt die für Na charakteristische Reaktion.

Prüfung. Klarheit und Farbe der Lsg. 0,1 g Thyroxin-Na wird in einer siedenden Mischung aus 2 ml 1 n HCl und 8 ml 95%igem A. gelöst. Die Lsg. muß klar, farblos bis schwach gelblich-bräunlich bleiben (BP 63). – Spezifische Drehung. Die optische Drehung von Thyroxin-Na in einer 2%igen (w/v)-Lsg. in 1 Vol. 1 n HCl und 4 Vol. A. (95%) liegt bei + 16° bis + 20°, bezogen auf die bei 105° bis zur Gewichtskonstanz getrocknete Substanz (BP 63). – Natrium. 2,6 bis 3,2%, berechnet auf die getrocknete Substanz, bestimmt nach der unter Liothyronin-Na, S. 76, beschriebenen Methode (BP 63). – Chlorid. Es dürfen nicht mehr als 1,7 ml 0,05 n Silbernitratlsg. benötigt werden. Ausführung der Methode unter Liothyronin-Na S. 76 (BP 63).

Liothyronin-Natrium. Man führt die unter Liothyronni-Natrium, S. 76, beschriebene Prüfung auf Dijodthyronin und Thyroxin-Natrium aus. Man verwendet dabei 0,05 ml einer 1,0%igen (w/v)-Lsg. von Thyroxin-Natrium in einer Mischung von 5 Vol. konz. Ammoniaklsg. und 70 Vol. A. (95%) (Lsg. A) und 0,05 ml einer Lsg. von 1,0% (w/v)-Thyroxin-Natrium und 0,005% (w/v)-Liothyronin-Natrium in der gleichen Mischung (Lsg. B). Das Chromatogramm der Lsg. B zeigt einen starken Thyroxinfleck mit Schwanzbildung bis zum Startpunkt und einen schwächeren, aber distinkten Fleck von Liothyronin. Ein im Chromatogramm der Lsg. A auftretender Liothyroninfleck darf nicht größer sein als der bei Lsg. B.

Trocknungsverlust 6,0 bis 12,0% bei 105° (BP 63).

Gehaltsbestimmung. Mit etwa 25 mg, genau gewogen, führt man die „Oxygen Flask Method" für Jod (s. Bd. I, 223) durch.

1 ml 0,02 n Natriumthiosulfatlsg. entspr. 0,6658 mg $C_{10}H_{15}J_4NNaO_4$.

Aufbewahrung. Thyroxin-Na soll in einem gut verschlossenen Behälter lichtgeschützt aufbewahrt werden (BP 63).

Handelsformen: Thyroxin „Roche" Tabletten, Ampullen und Lsg. Deutsche Hoffmann-La Roche AG, Grenzach/Baden.

Dijodtyrosinum DAB 7 – DDR, Ph.Helv. V – Suppl. II. Dijodtyrosin. Jodgorgosäure. L-β-[3,5-Dijod-4-hydroxyphenyl]-alanin.   L-α-Amino-β-[3,5-dijod-4-hydroxyphenyl]-propionsäure.

$$HO-\underset{J}{\overset{J}{\bigcirc}}-CH_2-\underset{NH_2}{CH}-COOH$$

$C_9H_9J_2NO_3 \cdot H_2O$ (DAB 7 – DDR)	M.G. 451,01
$C_9H_9J_2NO_3 \cdot 2H_2O$ (Ph.Helv. V – Suppl. II)	M.G. 468,97
wasserfrei	M.G. 433,01

Herstellung. Durch Jodierung von Tyrosin in alkalischer Lsg.

Eigenschaften. Weißes oder braunstichiges, mikrokristallines Pulver mit schwach wahrnehmbarem Geruch und schwach bitterem Geschmack.

Fp. 192 bis 200° (Zers.) (DAB 7 – DDR).

α_D = – 1,6 bis – 1,8° (1,00 g mit 2,35 ml n Natronlauge versetzt und mit W. auf 200 ml verd.; l = 200 mm) (Ph.Helv. V – Suppl. II). $[\alpha]_D^{20}$ + 2,89° (0,246 g in 5 g 4%iger HCl) (The Merck Ind. 60). $[\alpha]_D^{20}$ + 2,27° (0,227 g in 5 g 24%ig NH_3) (The Merck Ind. 60).

Sehr schwer lösl. in W.; schwer lösl. in A.; fast unlösl. in Ae. und in Chlf.; leicht lösl. in verd. Mineralsäuren und in Alkalilaugen.

Erkennung. 1. 0,010 g Substanz wird nach Zusatz von 2,0 ml 5 n Salpetersäure erwärmt. Die Lsg. wird braun, beim Erhitzen entweichen violette Dämpfe (DAB 7 – DDR). – 2. 0,020 g Substanz werden mit 7,5 ml W. und 2,5 ml frisch bereiteter Triketohydrindenhydratlsg. (0,100 g/100,0 ml) (Ninhydrinlsg.) versetzt. Die Mischung wird 2 Min. lang im Sieden gehalten. Sie zeigt eine kräftig violette Färbung (DAB 7 – DDR).

Prüfung. 1. Prüflösung: 1,250 g Substanz werden nach Zusatz von 25,0 ml W. 60 Sek. geschüttelt. Das Filtrat wird als Prüflsg. verwendet. – 2. Schwermetall-Ionen. 5,0 ml Prüflsg. dürfen nach Zusatz von 5,0 ml W. bei „Prüf. auf Schwermetallionen", Methode I (s. Bd. I, 254) weder eine Trübung noch eine stärkere Färbung als die Vergleichsprobe zeigen (höchstens 0,004%, ber. als Pb^{2+}) (DAB 7 – DDR). – 3. Chlorid, Jodid. 1,00 ml Prüflsg. wird mit 9,0 ml W. versetzt und nach Bd. I, 257 geprüft (höchstens 0,02%, ber. als Cl^-) (DAB 7 – DDR). – 4. Jodid. 2,00 ml Prüflsg. werden nach Zusatz von 8,0 ml W., 1,0 ml 3 n Schwefelsäure, 3,0 ml Chlf. und 2 Tr. frisch bereiteter Tosylchloramid-Natrium-Lsg. (0,50 g/100,0 ml) geschüttelt. Nach dem Entmischen darf die Chlf.-Schicht nicht gefärbt sein (DAB 7 – DDR). – 5. Sulfat. Höchstens 0,01% SO_4^{2-} (DAB 7 – DDR). – 6. Tyrosin. 0,0100 g Substanz wird mit 5,0 ml W. und 1 Tr. Quecksilber(II)-nitratlsg. versetzt und 2 Min. lang im Wasserbad erhitzt. Nach dem Absetzen des Nd. darf die Fl. keine orange oder rote Färbung zeigen (DAB 7 – DDR). – 7. Sulfatasche. Höchstens 0,10% (DAB 7 – DDR). – 8. Trocknungsverlust. 0,3000 g Substanz werden bei 105° bis zum konstanten Gew. getrocknet. Gewichtsverlust höchstens 8,0% (DAB 7 – DDR).

Gehaltsbestimmung. 0,2000 g getrocknete Substanz werden in einer Mischung aus 5,0 ml W. und 5,0 ml n Natronlauge gelöst. Nach Zusatz von 25,0 ml Kaliumpermanganatlsg. (5,0 g/100,0 ml) und 10,0 ml konz. Schwefelsäure wird die Mischung 5 Min. im Sieden gehalten, anschließend schnell auf 20° abgekühlt und sogleich in 20,0 ml frisch bereitete Natriumsulfitlsg. (24,0 g/100,0 ml) gegeben. Die erkaltete Lsg. wird mit einer gleichen Kaliumpermanganatlsg. bis zur gelbbraunen Färbung und anschließend mit Natriumsulfitlsg. bis zur Entfärbung versetzt. Nach Zusatz von 2,0 ml Stärkelsg. wird tropfenweise 0,1 n Kaliumpermanganatlsg. bis zur deutlich erkennbaren Blaufärbung hinzugefügt und mit 0,1 n Silbernitratlsg. bis zum Umschlag nach Gelb titriert (Feinbürette).

1 ml 0,1 n Silbernitratlsg. entspr. 21,65 mg $C_9H_9J_2NO_3$ (DAB 7 – DDR).

Gehalt der bei 105° getrockneten Substanz 96,5 bis 100,5% Dijodtyrosin (DAB 7 – DDR).

Aufbewahrung. Vorsichtig! Vor Licht geschützt.

Anwendung.[1] Es wirkt wie elementares Jod als Hemmstoff bei Überfunktion der Schilddrüse, es soll auch eine hemmende Wirkung gegenüber dem thyreotropen Hormon des HVL besitzen. Bei schweren Fällen von Thyreotoxikose kann es i.v. injiziert werden.

Dosierung. Einzelmaximaldosis oral 0,3 g, Tagesmaximaldosis oral 0,6 g (DAB 7 – DDR).

Handelsform: Agontan (Knoll, Ludwigshafen) Ampullen.

Liothyronine Sodium BP 63, (INN). L-Tri-jodothyronine Sodium. L-Trijodothyronin-Natrium.

$$NaO-\underset{}{\bigcirc}-O-\underset{}{\bigcirc}-CH_2 \cdot CH(NH_2) \cdot CO_2H$$

(mit J-Substituenten an den aromatischen Ringen)

$C_{15}H_{11}J_3NNaO_4$ \hfill M.G. 673,0

Liothyronin-Na ist ein Na-Salz der L-α-Amino-β-[4-(4-hydroxy-3-jodphenoxy)-3,5-di-jodphenyl]-propionsäure. Es enthält nicht weniger als 95% und nicht mehr als 101% von $C_{15}H_{11}J_3NNaO_4$, berechnet auf die bei 105° bis zum konst. Gew. getrocknete Substanz.

Eigenschaften. Weiße bis lederfarbene, geruchlose Substanz. Unlösl. in W., Chlf. und Ae. Lösl. bei 20° in 500 T. 95%igem A.; lösl. in Alkalihydroxidlsg.

Erkennung. BP 63: 1. Man löst 5 mg Liothyronin-Na in 2 ml A. (50%), dem 1 Tr. Salzsäure beigefügt ist, gibt dann 1 Tr. einer 10%igen (w/v)-Natriumnitritlsg. hinzu und kocht auf. Dabei färbt sich die Lsg. gelb. Anschließend wird abgekühlt und mit Ammoniaklsg. alkalisiert. Die gelbe Farbe schlägt nach Rot um. – 2. $E_{1\,cm}^{0,01\%}$ bei 319 mµ in 0,1 n Natronlauge 0,65. – 3. Man feuchtet Liothyronin-Na mit etwas Schwefelsäure an und glüht. Der Rückstand erzielt die charakteristische Reaktion für Natrium.

Prüfung. Farbe der Lösung. Eine Lsg. von 0,1 g Liothyronin-Na in einer Mischung von 2 ml 1 n HCl und 8 ml A. (95%) ist klar; die Farbe der Lsg. ist blaß braun. – Optische Drehung. Die optische Drehung einer 2%igen Liothyroninlsg. in einer Mischung von 1 Vol.

---

[1] Nach neuesten Angaben ist Dijodtyrosin „praktisch unwirksam" (REIN/SCHNEIDER: Physiologie des Menschen, 15. Aufl., Berlin/Göttingen/Heidelberg: Springer 1964, S. 379; LEUTHARDT, F.: Lehrbuch der physiol. Chemie, 15. Aufl., Berlin: de Gruyter 1963, S. 696), „Mono- und Dijodtyrosin sind inaktiv".

1 n HCl und 4 Vol. A. (95%) liegt bei +18 bis +21°. – Natrium. Der Natriumgehalt liegt bei 2,9 bis 4,0%, bezogen auf die bei 105° getrocknete Substanz, wenn er mit folgender Methode bestimmt wird: 1 g Substanz, genau abgewogen, wird mit Schwefelsäure in einer Quarzschale angefeuchtet und langsam, vorsichtig erhitzt, um einen Na-Jodidverlust durch eventuelle Verdampfung zu vermeiden. Man kühlt ab, befeuchtet nochmals mit Schwefelsäure und glüht bis zum konst. Gew. 1 g des Rückstandes entspr. 0,3238 g Na. Korrigiere das Ergebnis für Natrium entsprechend dem Chlorid, das bei Prüfung auf Chlorid gefunden wird. – Chlorid. Man löst 0,5 g Substanz, genau gewogen, in 5 ml 1 n Natronlauge und 90 ml W., gibt 15 ml Salpetersäure zu und titriert mit 0,05 n Silbernitratlsg. Der Endpunkt wird potentiometrisch bestimmt. Es dürfen nicht mehr als 3,4 ml 0,05 n Silbernitratlsg. benötigt werden. – Anorganisches Jodid. Man löst 0,25 mg Substanz in einer Mischung von 25 ml W. und 2,5 ml 1 n Natronlauge, gibt 10 ml 1 n HCl und W. zu 50 ml zu. Dann mischt man gut durch und filtriert. Zu 25 ml Filtrat gibt man 2,5 ml Wasserstoffperoxidlsg. und extrahiert mit 10 ml Chlf. Die Rosafärbung darf nicht dunkler sein, als die Färbung, die mit 0,275 mg Kaliumjodid als Kontrolle erreicht wird. – Dijodthyronin und Thyroxin-Na: Man schüttelt 5 Vol. Amylalkohol, 5 Vol. t-Amylalkohol, 3 Vol. konz. Ammoniaklsg. und 3 Vol. W. und läßt absetzen. Die untere Schicht dient als stationäre Phase, die obere als mobile Phase zur Entwicklung eines Rundfilterchromatogrammes. Die Temperatur in der Kammer soll 25° betragen. Auf einem runden Filterpapier von 36 cm Durchmesser zeichnet man in die Mitte mit dem Zirkel einen Kreis von 3,8 cm Durchmesser. Nun trägt man auf einen Punkt der Kreislinie 0,02 ml einer 1%igen (w/v)-Liothyronin-Na-Lsg. auf, gelöst in 5 Vol. konz. Ammoniaklsg. und 70 Vol. 95%igem A. (Lsg. A). Auf einem anderen Punkt der Kreislinie werden 0,02 ml einer Lsg. mit gleichem Lösungsmittel gegeben, die 0,05% (w/v)-Liothyronin-Na, 0,05% (w/v)-Thyroxin-Na und 0,02% (w/v)-Dijodthyronin enthält (Lsg. B). Mit einem Baumwolldocht, durch ein Loch in der Mitte des Kreises geführt, legt man das Filterpapier in die Kammer und wartet 4 Std. ab. Dann schiebt man den Docht in die Lsg. des Troges und läßt die Lösungsmittelfront etwa 15 cm weit wandern. Anschließend wird das Papier luftgetrocknet. Jetzt taucht man das Filterpapier in eine 0,25%ige (w/v)-Ninhydrinlsg. in Aceton, die 1% Essigsäure enthält und läßt es abermals 2 Std. lufttrocknen. Das Chromatogramm der Lsg. B enthält 3 Flecken, entsprechend Thyroxin, Liothyronin und Dijodthyronin in der Reihenfolge der R_f-Werte. Die Intensität der Flecken von Thyroxin und Dijodthyronin der Lsg. A darf nicht stärker sein als die der entsprechenden Flecken des Chromatogramms mit Lsg. B. – Trocknungsverlust. Nicht mehr als 4% (BP 63).

Gehaltsbestimmung. Nach der Oxygen-Flask-Methode für Jod (Bd. I, 223). Es müssen 25 mg genau abgewogen werden. 1 ml 0,02 n Natriumthiosulfatlsg. entspr. 0,7480 mg $C_{15}H_{11}J_3NNaO_4$ (BP 63).

Aufbewahrung. Gut verschlossen, vor Licht geschützt.

Dosierung. Je nach Alter und Kondition des Patienten 5 bis 100 γ täglich.

Handelsformen: Thybon-Tabletten (Farbwerke Hoechst AG, Frankfurt a. M./Höchst). – Thyreopasin (August Wolff KG, Bielefeld). Tirogen (Polifarma-Roma, Via Tor, Sapienza 138).

V. Nebenschilddrüsen-Hormone

Die Nebenschilddrüse (Epithelkörperchen) reguliert gewisse Phasen des Phosphat- und Calciumstoffwechsels. Das von ihr gebildete Hormon wird als Parathormon bezeichnet. Nach Totalentfernung der Epithelkörperchen gehen Hunde und Katzen infolge einer sich entwickelnden Tetanie zugrunde. Eine Unterfunktion der Drüse führt zu einer Hypocalcämie, eine Überfunktion zu einer Hypercalcämie (LEUTHARDT).

COLLIP gelang es, aus den Epithelkörperchen Extrakte herzustellen, die die Ausfallserscheinung zu kompensieren vermochten. Durch das Gegenstromverfahren konnte das Hormon gereinigt werden. Es handelt sich um ein hochmolekulares Polypeptid mit einem Molekulargewicht von 8500 (RASMUSSEN).

Das Parathormon ist für die Aufrechterhaltung der normalen Calciumphosphationen-Konzentration im Blut verantwortlich. Demzufolge greift es an den Organen mit an, von welchen der Stoffwechsel der oben genannten Ionen in der Hauptsache abhängig ist. Das sind Nieren, Knochen und Darm.

Das Hormon reguliert die Ausscheidung der Phosphationen durch die Niere. Durch Überfunktion kommt es zu einer Phosphatdiurese mit Absinken des anorganischen Phosphats im Blutplasma. Nach neuester Forschung liegt der Angriffspunkt des Hormons nicht in den Tubuli, sondern in den distalen Abschnitten der Nierenkanälchen, die das Phosphat aktiv sezernieren. Umgekehrt läßt ein Ansteigen des anorganischen Phosphatspiegels im Blutplasma auf ein Fehlen des Hormons schließen. Die Einwirkung des Parathormons auf die Niere läßt sich auch experimentell nachweisen (PULLMAN, LAVENDER u. AHO).

Das Hormon greift auch an den Knochen an, indem es die Knochenmineralien mobilisiert. Mehrere aufeinanderfolgende Injektionen des Hormons erzeugen eine starke Proliferation der Osteoklasten mit Rarefikation des Knochens. Der Ca-Ionenspiegel im Blut steigt an. Das Phosphat der Knochen geht in Lösung. Infolge der einsetzenden Phosphatdiurese wird der Phosphatspiegel des Blutplasmas gesenkt und nicht wie vermutet gehoben. Anscheinend ist die Wirkung des Hormons auf die Niere stärker als auf die Knochen (LEUTHARDT).

Die Wirkung des Parathormons auf den Darm besteht in einer vermehrten Aufnahme von Calciumionen. Seine Funktion ähnelt in dieser Hinsicht sehr der des Vitamin D (LEUTHARDT).

Nach COLLIP wird ein Parathormonextrakt aus den Nebenschilddrüsen von Ochsen durch Ausziehen mit 3- bis 5%iger HCl hergestellt. Den Auszug entfettet man, fällt die Eiweißkörper, trennt vorsichtig fremde Eiweißkörper vom Hormon, löst in Alkohol und fällt in einer Äther-Aceton-Mischung aus.

Der Wirkungswert ist in Einheiten ausgedrückt.

Collip-Einheit: 1/100 der s. c. applizierten Hormonmenge, die den Blut-Ca-Spiegel eines 20 kg schweren Hundes in 10 bis 18 Std. um 5 mg je 100 ml Serum erhöht.

USP-Einheit: 1/100 der Menge von Parathyroid Injection, die den Ca-Gehalt von 100 ml Blutserum von normalen Hunden (8 bis 16 kg) in 16 bis 18 Std. um 1 mg erhöht (USP XVII).

Ross-Einheit: 1/5 der Menge Parathyroidin, die auf 1 kg Hund berechnet, eine Erhöhung des Calciumspiegels um 30% bewirkt (Ross. 9).

Vgl. Parathyroid Injection.

Literatur

ASPER, S. A.: Physiol. Rev. 35, 426 (1955); Bull. Johns Hopk. Hosp. 93, 164 (1953). – v. BASEDOW, K.: Caspers Wschr. 1848, S. 769. – BAUMANN, E.: Münch. med. Wschr. 43, 309 (1896). – BETTENCOURT, R., u. J. A. SERANNO: Sem. méd. 10, 294 (1890); Progr. méd. 12, 170 (1890); J. Amer. med. Ass. 87, 908 (1926); J. biol. Chem. 63, 395 (1925). – COLLIP, J. B.: Biol. Rev. 15, 1 (1940); Canad. med. Ass. J. 24, 646 (1931). – CURLING, T.: Med. chir. Trans. 33, 303 (1850). – FOX, E. L.: Brit. med. J. 1892/II, S. 941. – GRAP, W.: Arch. exp. Path. Pharmak. 167, 313, 413 (1932); 168, 715 (1932); 172, 587 (1933); Klin. Wschr. 1933, S. 1102. – GRAVES, R. J.: Med. a. Surg. J. Lond. 173, 12 (1835). – GROSS, J. u. Mitarb.: Vitam. and Horm. 11, 159 (1953); Recent Progr. Hormone Res. 10, 109 (1954). – GROSS, J., u. R. PITT-RIVERS: Lancet 262, 1044 (1952); Biochem. J. 53, 645 (1953). – GULL, W. W.: Trans. clin. Soc. Lond. 7, 180 (1874). – HARINGTON, C. R.: Biochem. J. 20, 300 (1926); 22, 1429 (1928); 23, 373 (1929); Lancet 228, 1199, 1261 (1935); J. chem. Soc. 1944, S. 193. – HARINGTON, C. R., u. G. BARGER: Biochem. J. 21, 169 (1927). – HARINGTON, C. R., u. R. PITT-RIVERS: Biochem. J. 39, 157 (1945); 43, 223 (1948). – HOWITZ, FR.: Ugeskr. Laeg. 26, 109 (1892). – KENDALL, E. C.: J. biol. Chem. 39, 125 (1919); Endokrinologie 3, 156 (1919); Amer. J. Physiol. 30, 420; 31, 134 (1916); 45, 540 (1918); 49, 136 (1919). – KENDALL, E. C., u. C. E. SIMON: J. biol. Chem. 80, 357 (1928). – KOCHER, T.: Arch. klin. Chir. 29, 254 (1883); Virchows Arch. 208, 86 (1912). – KREITMAIR, H.: Z. ges. exp. Med. 61, 202 (1928); Endokrinologie 6, 339 (1929); Ergebn. Physiol. 30, 202 (1930). – LEUTHARDT, F.: Lehrbuch der physiol. Chem., 15. Aufl., Berlin: de Gruyter 1963, S. 690 bis 702. – LUDWIG, W., u. P. MUTZENBECHER: Z. physiol. Chem. 258, 195 (1939). – MARTIUS, C.: Arch. Biochem. 33, 486 (1951); Die Wirkungsweise des Schilddrüsenhormones in „Hormone und ihre Wirkungsweise", 5. Coll. d. Ges. f. Physiolog. Chemie in Mosbach/Baden, Berlin/Göttingen/Heidelberg: Springer 1955, S. 143; Conférences et Rapports 3. Congrés Internat. de Biochem., Bruxelles (1955). – MARX, H.: Ergebn. Biol. 11, 244 (1935). – MURAY, G. R.: Brit. med. J. 1891/II, S. 796. – ORD, W. M.: Trans. med. Chir. Soc. 56, 57 (1878). – OSWALD, A.: Z. physiol. Chem. 17, 14 (1899); 13, 265 (1897). – PULMAN, TH. N., A. R. LAVENDER u. J. AHO: Endokrinologie 67, 570 (1960). – RASMUSSEN, H.: Amer. J. Med. 30, 112 (1961). – REINEKE, E. P., u. C. W. TURNER: Endocrinology 36, 200 (1945); J. biol. Chem. 162, 369 (1946). – REVERDIN, J. L., u. A. REVERDIN: Rev. méd. Suisse rom. 3, 169, 413 (1883). – SALTER, W. T.: The Chem. a. Physiol. of the Thyroidhormon in G. PINCUS u.

K. V. Thimann: The Hormones, Bd. II, S. 181, S. 301 (The control of thyroid activity); J. clin. Invest. *12*, 327 (1933). − Schiff, E.: Rev. méd. Suisse rom. *4*, 65, 425 (1884); Arch. exp. Path. Pharmak. *18*, 25 (1884). − Rein/Schneider: Physiologie des Menschen, 15. Aufl., Berlin/Göttingen/Heidelberg: Springer 1964, S. 378 bis 393. − Taurog, A. W., u. J. L. Chaikoff: J. biol. Chem. 169, 49 (1947); *171*, 439 (1947); *178*, 997 (1949); *184*, 83 (1950). − Thannhauser, S. J.: Lehrbuch des Stoffwechsels u. der Stoffwechselerkrankungen, Stuttgart: Thieme 1957, S. 167 bis 207. − Zowadowsky, B.: Endokrinologie *10*, 550 (1926); Pflügers Arch. ges. Physiol. *217*, 198 (1927); Z. ges. exp. Med. *62*, 27 (1928).

VI. Bauchspeicheldrüsen-Hormone

Insulin ist eines der beiden von der Bauchspeicheldrüse ins Blut sezernierten Hormone, die den Kohlenhydratstoffwechsel regulieren.

Es ist ein Peptidhormon mit der elementaren Zusammensetzung 49,91% C, 7,16% H, 14,41% N, 2,95% S, dessen Konstitution von Sanger aufgeklärt wurde: 51 Aminosäuren verteilen sich auf 2 Polypeptidketten, die durch Disulfidbrücken von Cystinresten zusammengehalten werden (s. Abb. 2).

Sämtliche Aminosäuren liegen in der L-Form vor.

Aus dem Formelbild errechnet sich das M.G. des Insulins mit 5734. In der Regel bilden 2 oder mehrere dieser kleinsten Insulin-Einheiten Aggregate, wobei in wäßriger Lösung das Dimere (M.G. etwa 12000) und das Octamere (M.G. etwa 48000) eine besondere Stabilität besitzen.

Kristall-Insulin ist ein Zinkkomplex mit einem röntgenkristallographisch bestimmten M.G. von 36000; Zn 0,5 bis 1% (vermutlich 3 Atome je Molekül).

Eine Reduktion der Disulfidbindung zur Sulfhydrylform inaktiviert das Hormon. Mit Perameisensäure läßt sich das Insulin-Molekül durch Oxydation in 2 Ketten spalten, von denen die eine 4, die andere 2 Cystinsäurereste enthält. Die A-Kette beginnt mit Glycin, besitzt eine innere Brücke und ist aus 21 Aminosäuren aufgebaut. Die B-Kette beginnt mit Phenylalanin.

Von Tierart zu Tierart bestehen in der Aminosäuresequenz der Stellen 8, 9 und 10 geringfügige Unterschiede.

Die Abb. 3 zeigt das Human-Insulin und die Änderungen in der Sequenz bei Rinder- und Schweine-Insulin.

Insulin-Wirkungen[1]

Organ	Wirkung	Wirkungsmechanismus
Muskel	1. Erhöhte Glucose-Aufnahme und -Oxydation. Vermehrte Milchsäureabgabe.	Beschleunigung des Glucose-Transports durch die Membrane.
	2. Erhöhte Glykogensynthese.	Aktivierung des Uridyldiphosphatglucose-Glykogen-Glucosyltransferase.
	3. Erhöhte Eiweißbildung?	
Fettgewebe	1. Erhöhte Glucoseaufnahme.	
	2. Hemmung der Freisetzung von Fettsäuren.	Hemmung der Lipolyse.
	3. Erhöhte Glucoseoxydation durch Aktivierung des Glucose-6-Phosphat-Shunts.	Folge: Erhöhte Fettsäurebildung und Triglyceridsynthese.
Leber	1. Erhöhte Glucoseaufnahme oder verminderte Abgabe.	
	2. Erhöhte Fettsäuresynthese.	
	3. Erhöhte Eiweißsynthese.	Aktivierung der Ribosomen.

[1] Nach P. J. Randle, in „Mechanisms of Hormone action", Stuttgart/London/New York: Thieme 1965, S. 95.

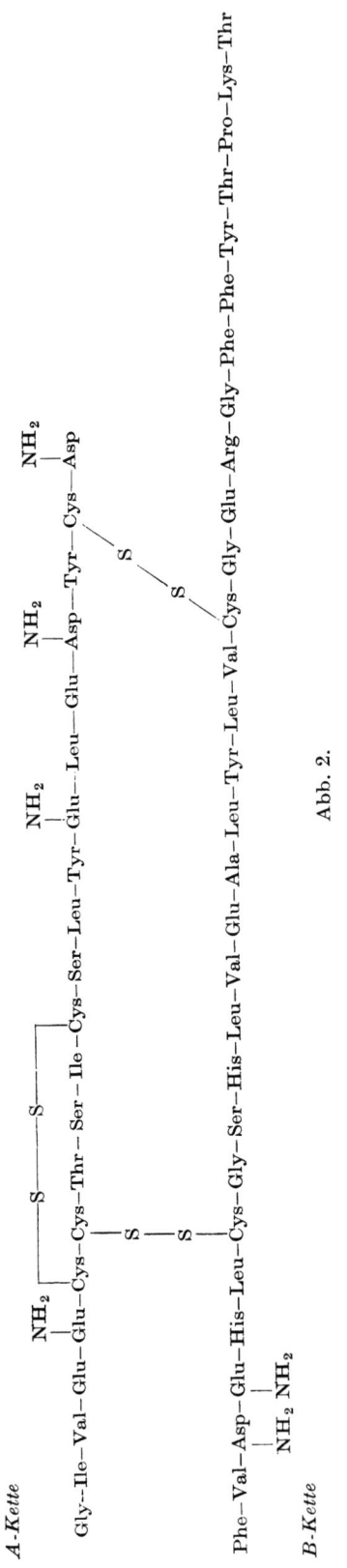

Abb. 2.

Human-Insulin

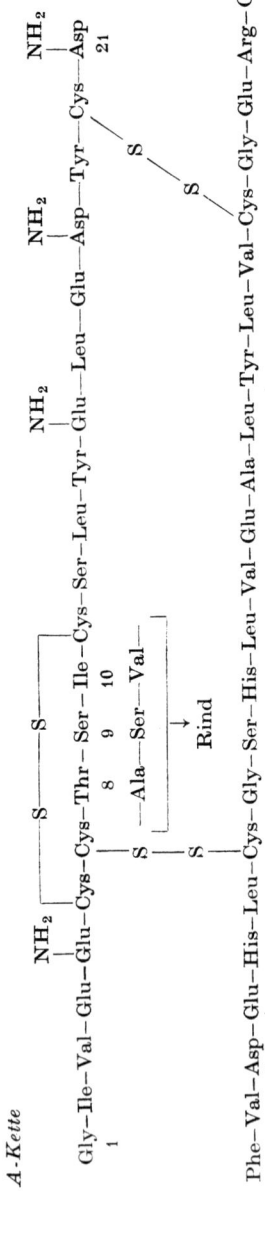

Rind u. Schwein → Ala

Abb. 3.

In seiner Aktivität und in seiner Kristallisationsform unterscheidet sich das von verschiedenen Tierarten gewonnene Insulin nicht. Die hohe biologische Spezifität des Hormons bleibt offenbar trotz einiger Variationsmöglichkeiten in der Aminosäurezusammensetzung erhalten.

Eine für den Wirkstoff spezifische Gruppe wurde bisher im Insulin-Molekül nicht aufgefunden. Wesentlich scheinen die Disulfidbrücken zwischen beiden Ketten und die innere Brücke in der A-Kette zu sein, da ihre Auflösung die Wirksamkeit aufhebt.

Insulin ist löslich in Wasser, in bis zu 80%igem Äthanol, Methanol, Essigsäure und Phenol. Beim isoelektrischen Punkt (pH etwa 5) ist Insulin praktisch unlöslich.

Literatur: SANGER, F.: Biochem. J. *45*, 563 (1949). – SANGER, F. u. Mitarb.: Biochem. J. *58*, VI bis VII (1954). – RYLE, A. P., F. SANGER, L. F. SMITH u. R. KITAI: Biochem. J. *60*, 541 (1955). – BROWN, H., F. SANGER u. R. KITAI: Biochem. J. *60*, 556 (1955). – HARRIS, J. I., F. SANGER u. M. A. NAUGHTON: Arch. Biochem. *65*, 427 (1956). – AMELUNG, D.: Dtsch. med. Wschr. *83*, 2002 (1958). – BEYER, H.: Lehrbuch der organischen Chemie, 8. Aufl., Leipzig: Hirzel-Verlag 1961.

Herstellung. BP 63: Fein zerteilte, frische oder nach der Entnahme aus dem Tier eingefrorene Bauchspeicheldrüsen von Säugetieren werden mit mineralsaurem A. extrahiert und der filtrierte Auszug im Vakuum auf ein kleines Volumen eingeengt. Nach Entfernen des ausgeschiedenen Fettes salzt man das rohe Insulin als Hydrochlorid aus oder fällt es als Pikrat und wandelt dieses anschließend in das Hydrochlorid um. Das Insulin-Hydrochlorid wird in W. gelöst und der wirksame Anteil ausgefällt, indem man ein pH von 5,2 einstellt und stehenläßt. Man reinigt das Produkt durch Kristallisation aus entsprechend gepufferter wss. Lsg., die Zinkchlorid enthält, und kristallisiert so lange um, bis man regulär kubische Kristalle erhält, die nicht weniger als 22 Einheiten pro Milligramm enthalten, bezogen auf die wasserfreie Substanz.

Zum Wirkungsmechanismus. Die blutzuckersenkende Wirkung von Insulin ist auf eine Reihe verschiedener Angriffspunkte zurückzuführen: Im Muskel wird der Einbau von Zukker in Glykogen gefördert, gleichzeitig wird in der Leber die Zuckerbildung (Gluconeogenese) aus Aminosäuren gehemmt und die Fettbildung aus Kohlenhydraten gesteigert. Die Zuckerverbrennung ist erhöht, und die Phosphorylierungsvorgänge sind vermehrt.

Welche Rolle die von CORI gefundene Aktivierung der Hexokinase durch Insulin für dessen Wirkungsmechanismus spielt, ist noch nicht voll geklärt. Besonders stark soll die Wirkung an der Muskelhexokinase sein. Insulin wird im Organismus rasch durch Fermente zerstört. Bei Diabetes soll deren Aktivität erhöht sein. Es ist jedenfalls sicher, daß die Zuckerkrankheit auf verschiedenem Wege entstehen kann, so z.B. auch infolge einer erhöhten Aktivität der α-Zellen.

Histologisch lassen sich in den LANGERHANSschen Inseln des Pankreas 2 Zelltypen unterscheiden: die sog. α-Zellen und die β-Zellen. Insulin wird in den β-Zellen gebildet. Es gibt Substanzen, die isoliert diese Zellen zerstören; dazu gehört das Alloxan und das Dithizon. Bei ihrer Anwendung läßt sich am Tier ein künstlicher Diabetes erzeugen.

Die α-Zellen sind, wie BÜRGER gezeigt hat, die Bildungsstätte eines zweiten in den Kohlenhydratstoffwechsel eingreifenden Hormons, des Glukagons.

Wie Insulin ist Glukagon ein Protein, in dem 29 Aminosäuren in einer geraden Kette aneinandergefügt sind. Sein kleinstes M.G. ist 3482. Die Aminosäuresequenz ist folgende:

$$\text{His−Ser−}\overset{\overset{NH_2}{|}}{\text{Glu}}\text{−Gly−Thr−Phe−Thr−Ser−Asp−Tyr−Ser−Lys−Tyr−Leu−Asp−Ser−Arg−Arg−}$$

$$\text{−Ala−}\overset{\overset{NH_2}{|}}{\text{Glu}}\text{−Asp−Phe−Val−}\overset{\overset{NH_2}{|}}{\text{Glu}}\text{−Try−Leu−Met−Asp−Thr}$$

Das Glukagon kann als Antagonist des Insulins angesehen werden. Es erhöht den Blutzuckergehalt und führt zur Verarmung der Leber an Glykogen. Es unterscheidet sich von Insulin durch seine Stabilität gegenüber Alkali und wird durch Cystein inaktiviert. Im Gegensatz zu Insulin wird es durch Trypsin vollständig zerstört.

Glukagon wurde 1960 dem Handel übergeben. Es wird zur Unterbrechung von hypoglykämischen Zuständen gewöhnlich in einer Dosis von 0,5 bis 1 mg intravenös, intramuskulär oder subcutan angewandt (NND 1962).

Insulin DAB 7 – BRD. Insulin Crystals NND 62. Insulinum DAB 7 – DDR.

Zinkgehalt 0,3 bis 1,0% (DAB 7 – DDR und BRD), 0,45 bis 0,9% (NND: chemisch an das aktive Prinzip gebunden). 1 mg soll mindestens 22 I.E. enthalten (DAB 7 – BRD), 23 I.E. (DAB 7 – DDR).

Eigenschaften. Weißes bis schwach gelbliches, kristallines Pulver. Insulin fällt bei einem pH zwischen 4,8 und 5,2 aus der Lsg. aus. Die Fällung löst sich klar in Säuren und unter Opaleszenz in verd. Alkalilaugen.

Prüfung. 1. Zink: Etwa 0,050 g Substanz, genau gewogen, werden in einem Kolben von etwa 250 ml Inhalt mit 2,0 ml Schwefelsäure und 0,5 ml rauchender Salpetersäure bis zum Entweichen weißer Dämpfe erhitzt. Die klare, farblose Lsg. wird unter Nachspülen mit W. in einem Meßkolben auf 50,0 ml aufgefüllt. 5,00 ml dieser Lsg. werden in einem Scheidetrichter mit 10 ml W. verdünnt. Nach Zusatz einer Mischung gleicher Teile 6 n Ammoniaklsg. und W. bis zur schwach alkalischen Reaktion wird mit 3,0 ml Kaliumnatriumtartratlsg. versetzt. Mit Dithizonlsg. in Anteilen von jeweils 5,0 ml wird so lange ausgeschüttelt, bis der letzte Anteil noch schwach grün gefärbt bleibt. Die vereinigten Dithizonauszüge werden mehrmals mit je 10 ml Natriumsulfidlsg. so lange gewaschen, bis der letzte Anteil farblos bleibt. Der Dithizonauszug wird mit Tetrachlorkohlenstoff auf 60,0 ml aufgefüllt und die Extinktion E dieser Lösung in 1 cm Schichtdicke bei 530 mµ photometrisch gegen eine Blindprobe gemessen.

$$\text{Prozentgehalt Zink} = \frac{E \cdot 35{,}7}{e \cdot 1000}\,;\ e = \text{Einwaage (in g) (DAB 7 – BRD)}.$$

DAB 7 – DDR läßt den Zinkgehalt polarographisch und den N-Gehalt nach KJELDAHL ermitteln.

2. Sulfatasche. Höchstens 2,7% (DAB 7 – BRD).

Aufbewahrung. Vorsichtig aufzubewahren, bei einer Temperatur unter 25 °C gut verschlossen und vor Licht geschützt.

Injectio Insulini[1] Pl.Ed. I/2, DAB 7 – DDR, ÖAB 9, Nord. 63. Insulinum pro Injectionibus Ross. 9. Insulin Injection BP 63. Insulin Injection USP XVII.

Insulin-Injektion ist eine sterile, saure Lösung des spezifisch antidiabetischen Prinzips der Bauchspeicheldrüse von Säugetieren. Sie darf nicht weniger als 90% und nicht mehr als 111% (BP 63) der deklarierten Wirksamkeit – in Einheiten ausgedrückt – besitzen.

Insulin-Injektion enthält 20, 40 oder 80 Einheiten pro Milliliter (BP 63) bzw. 20, 40, 80 oder 100 Internationale Einheiten pro Milliliter (Pl.Ed. I/2) bzw. 40, 80, 100 oder 500 USP-Einheiten pro Milliliter (USP XVII) bzw. 20 oder 40 I.E./ml (ÖAB 9) bzw. 40 I.E./ml (DAB 7 – DDR, Nord. 63).

Herstellung. Durch Auflösen der erforderlichen Menge von Insulin-Kristallen in Wasser zur Injektion, das 1,6% (w/v)-Glycerin (BP 63) bzw. 1,45 bis 1,75 g Glycerin in 100 ml (ÖAB 9) bzw. 1,4 bis 1,8% (w/v) Glycerin (Pl.Ed. I/2, DAB 7 – DDR, USP XVII) bzw. 1,6 bis 1,8% Glycerin (Ross. 9) und so viel Salzsäure enthält, daß ein pH von 3 bis 3,5 (BP 63) bzw. zwischen 2,5 und 3,5 (ÖAB 9, Pl.Ed. I/2, USP XVII, DAB 7 – DDR) resultiert.

Außerdem gibt man ein geeignetes Konservierungsmittel hinzu; nach Pl.Ed. I/2 und USP XVII 0,1 bis 0,25% Kresol (w/v) oder 0,15 bis 0,25% (w/v)-Phenol, DAB 7 – DDR 0,1% Methylhydroxybenzoat.

Die Lsg. ist durch Filtration zu sterilisieren, biologisch zu bestimmen und einzustellen (BP 63).

Eigenschaften. Bei einem Gehalt von nicht mehr als 100 Einheiten pro Milliliter ist die Insulin-Lsg. eine farblose oder fast (USP XVII) farblose Flüssigkeit. Bei einem Gehalt von 500 Einheiten kann sie strohgelb sein. Die Lsg. soll klar sein; bei der Aufbewahrung darf sich kein Bodensatz bilden (BP 63, ÖAB 9).

Das pH der Insulin-Injektionslsg. liegt, bei Messung mit einer Glaselektrode, zwischen 2,5 und 3,5 (ÖAB 9, Pl.Ed. I/2, USP XVII) bzw. zwischen 3 und 3,5 (BP 63).

---

[1] Da Insulin praktisch nur in Form der Zubereitungen in Apotheken vorkommt, werden diese im Gegensatz zu den allgemeinen Arzneiformen bereits hier und nicht in Bd. VI beschrieben.

Erkennung. Pl.Ed. I/2 u. USP XVII. 1. 6 Kaninchen mit einem Gewicht von je 1,8 bis 2,2 kg, die 18 bis 24 Std. hungerten, ist so viel Insulin-Injektionslsg. s.c. zu verabreichen, daß wenigstens 3 der Tiere Krämpfe bekommen. Sofort nach Auftreten der Krämpfe sind dem betreffenden Tier 5 ml einer 50%igen Traubenzuckerlsg. i.v. zu injizieren, wodurch die Krämpfe aufgehoben werden. Die Mehrzahl der Tiere, bei denen Krämpfe aufgetreten waren, muß noch mindestens 3 Tage am Leben bleiben. — 2. Insulin-Injektionslsg. ist auf ein pH zwischen 5,1 und 5,3 einzustellen: Es entsteht eine Fällung, die wieder verschwindet, wenn der pH-Wert auf 2,5 bis 3,5 gebracht wird. Wird ein pH zwischen 8,0 und 8,5 eingestellt, so ergeben Insulin-Lsg. mit einem Gehalt von nicht mehr als 100 Einheiten pro ml meist nur eine leichte Opaleszenz.

Prüfung. Der Ampulleninhalt ist so einzuteilen, daß nachfolgende Bestimmungen von Gesamtstickstoff, Zink und Verbrennungsrückstand gemacht werden können.

1. Gesamtstickstoff (USP XVII). Methode II: In einer genau gewogenen Menge von Insulin-Injektionslsg. von nicht weniger als 200 USP-Insulin-Einheiten wird die Gesamtmenge an Stickstoff nach KJELDAHL bestimmt. Die gefundene Stickstoffmenge pro 100 E. darf bei Injektionslsg. aus Zink-Insulin-Kristallen 0,70 mg, bei anderen Insulin-Injektionslsg. 0,85 mg nicht übersteigen.

2. Zinkgehalt (USP XVII). Der Gehalt an Zink pro 1000 USP-Einheiten darf nicht weniger als 0,1 mg und nicht mehr als 0,4 mg betragen.

Alle verwendeten Reagentien müssen so weit wie möglich frei von Schwermetallen sein. Falls notwendig, ist Wasser in Borsilicatglas zu destillieren. Alle Glasgeräte sind sorgfältig mit warmer, verd. Salpetersäure (1 : 2) und anschließend mit W. zu spülen. Chloroformlösliches Hahnfett ist zu vermeiden.

Alkalische Ammoniumcitratlösung. 50 g Diammoniumcitrat sind mit W. zu 100 ml zu lösen. Man fügt 100 ml konz. Ammoniakflüssigkeit hinzu und entfernt evtl. vorhandene Schwermetalle durch Ausschütteln mit 20-ml-Portionen einer Lsg. von 30 mg Dithizon in 1000 ml Chlf. und 5 ml A., die im Eisschrank aufbewahrt wurde. Das Ausschütteln ist zu wiederholen, bis das Dithizon seine orangegrüne Farbe behält. In der Citratlsg. verbliebenes Dithizon entfernt man durch Ausschütteln mit Chlf.

Chloroform. Man destilliert Chlf. aus einer Jenaer-Glas-Apparatur in die notwendige Menge abs. A., um eine Alkoholkonzentration von 1% im Destillat zu erhalten.

Dithizonlösung. 10 mg Dithizon sind in 1000 ml dest. Chlf. zu lösen und in bleifreien Glasstopfenflaschen, vor Licht geschützt, im Kühlschrank aufzubewahren.

Standard-Zinklösung. 625 mg bis zum konstanten Gewicht gelinde geglühtes Zinkoxid werden genau gewogen, in 10 ml Salpetersäure gelöst und die Lsg. mit W. auf 500 ml gebracht. Diese Lsg. enthält 1,0 mg Zink pro ml.

Verdünnte Standard-Zinklösung. Man verdünnt genau 1 ml der Standard-Zink-Lsg. mit 2 Tr. Salpetersäure und mit W. zu 100 ml. Diese Lsg. enthält 10 µg Zink pro ml. Sie ist 2 Wochen haltbar.

Trichloressigsäurelösung. 100 g Trichloressigsäure sind mit W. zu 1000 ml zu lösen.

Ausführung der Bestimmung.

Man bringt 1 bis 5 ml Insulin-Injektionslsg., genau gemessen, in ein graduiertes 40-ml-Zentrifugenglas. Falls nötig, fügt man tropfenweise so viel etwa 0,2 n Salzsäure hinzu, bis die Lsg. klar ist. Dann gibt man 5 ml Trichloressigsäure-Lsg. hinzu, füllt mit W. auf 40 ml auf, mischt sorgfältig und zentrifugiert.

Eine genau gemessene Menge der überstehenden Flüssigkeit mit einem zu erwartenden Gehalt von 5 bis 20 µg Zink bringt man in einen Scheidetrichter aus Jenaer Glas und verdünnt mit W. auf etwa 20 ml. Dann werden 1,5 ml der alkalischen Ammoniumcitrat-Lsg. und 35 ml Dithizon-Lsg. zugefügt. Man schüttelt kräftig 100mal und läßt die Chlf.-Phase absetzen. Der Auslauf des Scheidetrichters ist mit einem Wattepfropfen zu versehen, um alles mit dem Chlf. evtl. emulgierte W. zurückzuhalten. Die ersten Milliliter des Chlf.-Extraktes werden verworfen und der Rest in einem Reagensglas gesammelt, mit einem Kork verschlossen an einem kühlen Ort bis zur Messung der Absorption in einem Spektrophotometer bei 530 mµ aufbewahrt.

Die Höhe des Zinkgehaltes wird anhand einer Standardkurve ermittelt, die man mit 0,5, 1,0, 1,5 und 2,0 ml der „Verd. Standard-Zinklösung", gemessen gegen eine Blindlsg. mit sämtlichen Reagentien ohne Zink, aufgestellt hat.

Nur wenig modifiziert bestimmen BP 63 und Pl.Ed. I/2 ebenso mit Dithizon-Lsg. den Zinkgehalt.

Nach ÖAB 9 wird der Zinkgehalt mit ÄDTA wie folgt bestimmt:

5,00 ml Insulin-Injektionslsg. werden mit 25 ml W., 5 ml Ammoniumchlorid-Ammoniak-Puffer-Lsg. und 0,1 g Eriochromschwarzverreibung versetzt. Hierauf titriert man mit 0,001 m Natrium-ÄDTA-Lsg. auf Blau (Mikrobürette). Gegen Ende der Titration ist die Titerlsg. nur langsam und tropfenweise zuzusetzen.

Eine zweite Bestimmung führt man in gleicher Weise als Blindprobe aus, wobei man anstelle der Insulin-Injektionslsg. 5 ml W. verwendet. Die Differenz der bei den beiden Titrationen verbrauchten Anzahl ml 0,001 m Natrium-ÄDTA-Lsg. darf für 100 I.E. Insulin nicht mehr als 0,61 ml betragen, entsprechend 0,040 mg Zink.

1 ml 0,001 m Natrium-ÄDTA-Lsg. entspr. 0,0654 mg Zn.

Bestimmung des Glyceringehaltes in Insulin-Injektion (BP 63 bzw. ÖAB 9). Dieser soll zwischen 1,45 und 1,75% (w/v) betragen und wird nach folgender Methode bestimmt. Zu 5 ml Injektionslsg. gibt man 30 ml Wasser, einen kleinen Überschuß einer 10%igen Natriumwolframatlösung und langsam unter beständigem Rühren 2 ml n Schwefelsäure. Man filtriert und wäscht den Rückstand mit W. Filtrat und Waschflüssigkeit werden vereinigt und mit W. auf 200 ml (bzw. ÖAB 9: auf 150 ml) aufgefüllt, 2 Tr. Bromkresolpurpur (bzw. ÖAB 9: 10 Tr. Bromthymolblau) zugefügt und mit soviel 0,1 n Natronlauge versetzt, bis die Farbe eben nach Blau (bzw. ÖAB 9: nach Grün) umschlägt. Dann gibt man 0,7 g Kaliumperjodat hinzu und erhitzt unter gelegentlichem Umschwenken 15 Min. lang auf 37 bis 40°. Nach Zugabe von 3 ml Propylenglykol wird gemischt, 3 bis 5 Min. stehengelassen und schließlich mit 0,1 n Natronlauge titriert, bis die blaue Farbe eben wieder auftritt (bzw. ÖAB 9: bis die grüne Farbe 10 Sek. lang bestehen bleibt). 1 ml 0,1 n Natronlauge entspr. 0,009209 g Glycerin.

Wertbestimmung (USP XVII). Standardlösung. Man löst eine geeignete, genau gewogene Menge von „USP-Zink-Insulin Crystals Reference Standard" in der nötigen Menge W., das 0,1 bis 0,25% (w/v)-Phenol oder Kresol, 1,4 bis 1,8% (w/v)-Glycerin und die erforderliche Menge Salzsäure enthält, um eine Standardlsg. von 40 USP-Insulin-Einheiten und ein pH aus 2,5 bis 3,5 zu erhalten. Die Lsg. ist an einem kühlen Platz aufzubewahren, vor dem Einfrieren zu schützen und innerhalb von 6 Monaten zu verwenden.

Standardverdünnungen. Aus der Standardlsg. sind zwei Verdünnungen zu bereiten. Standardverdünnung 1 enthält 1,0 USP-Insulin-Einheiten pro ml, Standardverdünnung 2 enthält 2,0 USP-Insulin-Einheiten pro ml. Verdünnungsmittel: Eine Lsg. von 0,1 bis 0,25% Phenol oder Kresol, 1,4 bis 1,8% Glycerin und Salzsäure, damit die Lsg. ein pH von 3,0 ± 0,5 hat.

Prüfverdünnungen. Unter Verwendung des gleichen Verdünnungsmittels wie für die Standardverdünnungen werden zwei Verdünnungen der zu untersuchenden Injektionslsg. hergestellt:

Prüfverdünnung 1. Enthält – nach dem vermutlichen Wirkungswert berechnet – etwa 1,0 USP-Einheiten pro ml.

Prüfverdünnung 2. Enthält – nach dem vermutlichen Wirkungswert berechnet – etwa 2,0 USP-Einheiten pro ml.

Dosierung der injizierten Verdünnungen. Man wähle auf Grund von Vorversuchen oder Erfahrungen die Dosen der zu injizierenden Verdünnungen so, daß man im allgemeinen zwischen 0,30 und 0,50 ml zu verabreichen hat. Für jedes Tier muß die injizierte Menge an Standardverdünnung gleich der an Prüfverdünnung sein.

Versuchstiere. Gesunde Kaninchen von mindestens 1,8 kg Gewicht sind wenigstens 1 Woche lang vor dem Versuch im Laboratorium zu halten, mit gleichbleibender Kost zu füttern und zu jeder Zeit mit W. zu versorgen, nur nicht während der Bestimmung.

Ausführung der Bestimmung.
Die Kaninchen werden in 4 Gruppen mit je mindestens 6 Tieren eingeteilt. Am Vortage, etwa 20 Std. vor Versuchsbeginn, erhält jedes Kaninchen die Menge an Futter, die innerhalb von 6 Std. verbraucht sein wird. Der gleiche Fütterungsplan ist vor jedem Versuchstag zu befolgen. Während der Bestimmung sind Futter und W. bis nach der letzten Blutprobe vorzuenthalten. Man behandle die Tiere vorsichtig, um jede schädliche Aufregung zu vermeiden, und injiziere die vorgesehene Dosis s.c. nach folgendem Schema, wobei die „Zweite Injektion" einen oder spätestens 7 Tage nach der „Ersten Injektion" zu erfolgen hat.

Gruppe	„Erste Injektion"	„Zweite Injektion"
1	Standardverdünnung 2	Prüfverdünnung 1
2	Standardverdünnung 1	Prüfverdünnung 2
3	Prüfverdünnung 2	Standardverdünnung 1
4	Prüfverdünnung 1	Standardverdünnung 2

1 und $2^{1}/_{2}$ Std. nach der Injektion sind von jedem Kaninchen aus der Ohrvene Blutproben zu entnehmen und die Blutzuckerkonzentration jeder Probe zu bestimmen.

Blutzuckerbestimmung. In einem sauberen, trockenen Kölbchen oder Reagensglas ist 1 ml des entnommenen Blutes mit 8 ml saurer Zinksulfatlsg. (vgl. unten) zu mischen und kurze Zeit stehenzulassen. Man fügt 1 ml einer Mischung aus 81 ml einer 1 n NaOH und 19 ml W. zu, verschließt das Gefäß, schüttelt kräftig, läßt einige Minuten stehen und filtriert durch ein trockenes Filter in ein sauberes, trockenes Gefäß. Man pipettiert genau 2 bis 5 ml des Filtrates in ein 25 × 200-mm-Reagensglas mit genau 5 ml alkalischer Kupferjodidlsg. (vgl. unten), mischt vorsichtig und verschließt in geeigneter Weise, etwa mit einer Glaskugel. Das Gefäß wird mit einem Metallständer 20 Min. lang etwa 10 cm tief in ein siedendes Wasserbad gestellt. Man kühlt rasch ohne zu erschüttern auf 30° durch Eintauchen in W. ab. Nach Ansäuern mit 5 ml n Schwefelsäure und vorsichtigem Mischen läßt man mindestens 1 Min. stehen und titriert dann mit frisch bereiteter 0,005 n Natriumthiosulfatlsg. Sobald die Jodfbg. blaß wird, setzt man 1 ml Stärkelsg. zu und titriert bis zum Endpunkt. Unter Verwendung der gleichen Menge gleicher Reagentien ist in gleicher Weise ein Blindversuch durchzuführen, bei dem das Blutfiltrat durch eine entsprechende Menge W. ersetzt wird. Die Differenz an verbrauchten Milliliter Thiosulfatlsg. für den Blindversuch und die Blutzuckerbestimmung, multipliziert mit 113 und dividiert durch die eingesetzte Anzahl an Milliliter Blutserum, ergibt den Blutzuckerwert in Milligramm pro 100 ml Blut.

Saure Zinksulfatlösung. Man löst 12,5 g Zinksulfat in etwa 200 ml W., versetzt mit 31,25 ml n Schwefelsäure und füllt mit W. auf 1000 ml auf. Genau 50 ml dieser Lsg. werden mit 3 Tr. Phenolphthaleinlsg. versetzt und langsam mit einer Mischung von 81 ml n Natronlauge und 19 ml W. titriert, bis eine bleibende Rosafbg. entsteht: es müssen 6,20 bis 6,30 ml der Natriumhydroxidlsg. verbraucht werden.

Alkalische Kupferjodidlösung. In etwa 100 ml W. löst man 7,5 g Kupfersulfat ($CuSO_4 \cdot 5H_2O$). 25 g w.freies Natriumcarbonat, 20 g Natriumbicarbonat und 25 g Kaliumnatriumtartrat werden in einem zweiten Gefäß mit etwa 600 ml W. gelöst. Unter ständigem Rühren bringt man die Kupfersulfatlsg. durch einen Trichter auf den Grund der alkalischen Tartratlsg. Dann gibt man 1,5 g Kaliumjodid, 200 g w.freies Natriumsulfat, 50 bis 150 ml 0,02 m Kaliumjodatlsg. hinzu und füllt mit W. auf 1000 ml auf. (Die Menge der erforderlichen Jodatlsg. ist abhängig von der Blutzuckerkonzentration und vom Volumen des verwendeten Blutfiltrates.)

Berechnung. Man berechnet die Wirkung jeder Injektion bei jedem Tier aus der Summe der zwei Blutzuckerwerte und zieht die Wirkung der Verdünnung 1 von der der Verdünnung 2 ab. Auf die chronologische Reihenfolge, in der die Ergebnisse erhalten wurden, wird nicht Rücksicht genommen. Man erhält die individuellen Differenzen y.

Wenn die Ergebnisse von einem oder mehreren Kaninchen fehlen, ist nach geeigneten Methoden mit verschieden großen Gruppen zu rechnen; siehe USP XVII.

Gruppe	Differenzen	Einzelwirkung y	Gesamtwirkung T
1	Standard 2 − Probe 1	y_1	T_1
2	Probe 2 − Standard 1	y_2	T_2
3	Probe 2 − Standard 1	y_3	T_3
4	Standard 2 − Probe 1	y_4	T_4

Wenn die Anzahl (f) der Kaninchen, mit denen die Bestimmung ausgeführt wurde, in allen Gruppen die gleiche ist, so sind die y-Werte jeder Gruppe zu summieren und wie folgt zu rechnen:

$$T_a = -T_1 + T_2 + T_3 - T_4 \quad \text{und} \quad T_b = T_1 + T_2 + T_3 + T_4.$$

Dann ist der Logarithmus der relativen Wirksamkeit

$$M' = 0{,}301\, T_a/T_b,$$

und der Wirkungswert in USP-Einheiten gleich dem

Antilog [log der angenommenen Wirksamkeit M'].

Man bestimme den Zuverlässigkeitsbereich (confidence interval) des log Wirksamkeit M' (USP XVII). Falls dieser größer als 0,1212, was einem Wert $P = 0{,}95$ bei den Zuverlässigkeitsgrenzen von 87 bis 115% der angenommenen Wirksamkeit entspricht, so ist die Bestimmung zu wiederholen, bis die vereinigten Ergebnisse der beiden oder mehrerer Bestimmungen innerhalb dieser Grenzen liegen.

Die vorbeschriebene Wertbestimmung gemäß USP XVII findet sich mit wenigen, unwesentlichen Änderungen auch in BP 63 und Pl.Ed. I/2. Diese beiden Pharmakopöen enthalten eine weitere Bestimmungsmethode.

Bestimmung an Mäusen durch s.c. Injektion gemäß BP 63, Pl.Ed. I/2. Mindestens 96 gesunde Mäuse (gemäß Pl.Ed. I/2: 120), deren Körpergewichte nicht mehr als 5 g auseinanderliegen und die bei angemessener Kost gehalten wurden, sind mindestens 2 Std. und höchstens 20 Std. vor Versuchsbeginn durch Futterentzug auf den Test vorzubereiten. Sie werden in 4 Gruppen eingeteilt, die je eine von 2 Verdünnungen des Standardpräparates und von 2 Verdünnungen der zu prüfenden Injektionslsg. subcutan verabreicht bekommen. Als geeignete Dosen für Mäuse mit einem Gewicht von etwa 20 g sind 0,015 und 0,030 Einheiten zu bezeichnen, jedoch müssen gelegentlich, wegen der verschiedenen Sensibilität örtlicher Mäusepopulationen, Änderungen vorgenommen werden. Als Verdünnungsmittel für die zu prüfende Injektionslsg. und für das Standardpräparat dient salzsaure, physiologische Kochsalzlsg. vom pH 2,5. Die Verdünnungen müssen die zu applizierende Dosis in Volumina von höchstens 0,5 ml enthalten. Die Verdünnungen der Prüflsg. sind so zu bereiten, daß ihr angenommener Wirkungswert dem der entsprechenden Standardverdünnung äquivalent ist.

Nach der Injektion hält man die Mäuse bei gleichbleibender Temperatur zwischen 29 und 35° entweder in einem Brutschrank mit einer Glasfront, in dem die Mäuse sich in Glasbehältern befinden, oder in einer Reihe von kleinen Kästen, die zu zwei Drittel ihrer Höhe in einem Wasserbad von entsprechender Temperatur stehen. Für Belüftung aller Behälter ist Sorge zu tragen.

Der Versuch sollte so aufgebaut werden, daß die Tiere in allen 4 Gruppen gleichmäßig über den ganzen Brutschrank oder Thermostaten verteilt sind und daß die am leichtesten zu fangenden Mäuse nicht alle der einen oder anderen Gruppe angehören.

Man beobachtet die Mäuse $1^1/_2$ Std. lang nach der Injektion und registriert die Anzahl der toten oder in Krämpfen liegenden Mäuse oder der Mäuse, die mehr als 2 bis 3 Sek. auf den Rücken gedreht, liegen bleiben.

Der Wirkungswert wird nach statistischen Standardmethoden errechnet.

Aufbewahrung. Insulin-Injektions-Lsg. in Mehrfachentnahmeflaschen (USP XVII u. DAB 7 – DDR) sollen bei einer möglichst niedrigen Temperatur oberhalb des Gefrierpunktes aufbewahrt werden. Unter diesen Bedingungen kann eine Haltbarkeit von wenigstens 2 Jahren erwartet werden. Bei Temperaturen um 20° tritt Zersetzung ein (BP 63 u. Pl.Ed.I). Gemäß ÖAB 9 bei Kühlschranktemperatur aufbewahren. Nach USP XVII beträgt die Haltbarkeit bei Kühlschrankaufbewahrung 2 Jahre. Ross. 9: Bei Temperaturen von 1 bis 10° Haltbarkeit $1^1/_2$ Jahre.

Beschriftung. Das Etikett muß die Zahl der Einheiten pro ml sowie das Herstellungs- und Verfallsdatum tragen (BP 63, USP XVII, ÖAB 9).

Insulin-Präparate mit protrahierter Wirkung. Zur Verlängerung der blutzuckersenkenden Wirkung wird Insulin durch geeignete Mittel in schwerer lösliche Verbindungen überführt, die vom Organismus langsamer resorbiert werden. Die verlängerte Wirkungsdauer geht meist mit einem verzögerten Wirkungseintritt parallel.

Im Pankreas liegt das Insulin in einer Depotform vor, aus der es nur allmählich in die Blutbahn gelangt. So ist *Nativ-Insulin* ein natürliches Depot-Insulin, das durch besondere Extraktionsverfahren gewonnen wird.

Globin-Zink-Insulin und *Protamin-Zink-Insulin* sind Depot-Insuline, die durch Zusatz von Humanglobin (2 mg auf 100 I.E.) bzw. Globin aus Ochsenblut (4 mg Globin/100 I.E.) und 0,3 mg Zink bzw. Protamin aus dem Sperma von Fischen (Fam. Salmonidae) in schwerresorbierbare Verbindungen überführt wurden. Ross. 9 beschreibt ein *Histon-Zn-Insulin*.

Neben diesen genannten Depot-Insulinen aus Insulin und anderen basischen Eiweißstoffen erhält man Präparate mit Dauerwirkung durch Veränderung der chemisch-physikalischen Eigenschaften und der Zink- und Insulin-Konzentration sowie durch Variation des Puffers der Injektionslösung.

Lente-Insulin-Novo (Novo-Kopenhagen) ist beispielsweise eine Suspension von Zink-Insulin-Kristallen in gepuffertem, wäßrigem Medium unter Zusatz von 0,20 bis 0,25 mg Zink je 100 Einheiten. Durch diesen Zinküberschuß ist Insulin beim pH des Blutes schwer löslich (NNR 55).

Depot-Insulin „Hoechst" klar enthält als protrahiert blutzuckersenkenden Bestandteil den durch Einwirkung von „Surfen" (Hoechst) auf kristallisiertes Insulin entstehenden Surfen-Insulin-Komplex mit etwa 0,004 mg Surfen je I.E. Die protrahierte Wirkung kommt dadurch zustande, daß durch pH-Verdrängung der Komplex im Gewebe niedergeschlagen wird. Im *Iso-Insulin* (Novo, Kopenhagen), heute als Di-Insulin mit Alt-Insulin gemischt im Handel, sind die Aminogruppen des Insulin-Moleküls zum Teil durch Umsetzung mit Phenylisocyanat blockiert:

$$-NH_2 + O=C=N-C_6H_5 \rightarrow -N=C=N-C_6H_5.$$

Globin Zinc Insulin Injection USP XVII. Injectio Insulini Zinci globinati DAB 7 – DDR. Injection of Globin Zinc Insulin BP 63.

Globin-Zink-Insulin-Injektion ist eine durch Zusatz von Zinkchlorid und Globin modifizierte, sterile Lösung von Insulin. Das verwendete Globin ist aus Globinhydrochlorid aus Rinderblut hergestellt und hat den Anforderungen der einzelnen Staaten zu entsprechen. 1 ml der Injektionslösung enthält 40 oder 80 Einheiten.

Herstellung. BP 63: Eine sterile, salzsaure Lsg. von Insulin wird biologisch bestimmt und dann so verdünnt, daß die fertige Lsg. nach Zusatz der weiteren Inhaltsstoffe die erwünschte Anzahl von Einheiten im Milliliter aufweist. Dann gibt man je 100 Einheiten 3,6 bis 4,0 mg Globin, Zinkchlorid entsprechend 0,3 mg Zink, 1,6% (w/v)-Glycerin und die nötige Menge eines geeigneten Konservierungsmittels zu. Das Präparat muß aseptisch bereitet und in sterilisierte Behälter abgefüllt werden.

Eigenschaften. Fast farblose Flüssigkeit, frei von Trübungen und Schwebestoffen. pH der Lsg. 3,0 bis 3,5 (BP 63), 3,4 bis 3,8 (USP XVII).

Prüfung. Gesamtstickstoff USP XVII: Der Stickstoffgehalt ist wie bei Insulin-Injektion zu bestimmen und darf nicht mehr als 1,50 mg Stickstoff auf 100 Insulin-Einheiten betragen.

Gehalt an Zink USP XVII: Der Zinkgehalt wird wie im Insulin bestimmt und liegt zwischen 0,25 und 0,35 mg Zink pro 100 Einheiten.

Wertbestimmung USP XVII. Lösung 1: 300 mg Zinkoxid sind in 116 ml 0,1 n Salzsäure zu lösen. Man fügt 30 g Glycerin und 4,6 g Phenol (oder 3,5 g Kresol) zu und füllt mit W. auf 1000 ml auf.

Lösung 2: Man löst eine genau gewogene Menge „USP-Zinc-Insulin Crystals Reference Standard" in so viel Teilen der Lösung 1, daß pro ml 80 USP-Insulin-Einheiten enthalten sind. Die Lsg. ist kühl, vor dem Einfrieren geschützt, aufzubewahren und innerhalb von 6 Monaten zu verbrauchen.

Lösung 3: Man löst 100 mg USP Globin Reference Standard in 100 ml W. Zu dieser Lsg. gibt man langsam unter Rühren 1 ml 0,1 n Natronlauge und verdünnt mit W. bis zu einer Konzentration von 3,36 mg USP Globin Reference Standard pro ml. Die Lsg. ist stets frisch zu bereiten.

Globin-Zink-Insulin-Standard mit 40 Einheiten pro ml: Eine genau gemessene Menge der Lösung 2 ist mit dem gleichen Volumen der Lösung 3 zu versetzen. Liegt das pH der Mischung nicht zwischen 3,4 und 3,8, so verwerfe man sie und stelle eine gleiche her, bei der eine frische Lösung 3, durch Zusatz von Salzsäure oder Natronlauge auf das richtige pH gebracht, verwendet wird. Die Mischung ist kühl, doch vor dem Einfrieren geschützt, aufzubewahren und innerhalb von 6 Monaten zu gebrauchen.

Globin-Zink-Insulin-Standard mit 80 E./ml: Die Standardlsg. mit 80 Einheiten wird wie die Standardlsg. mit 40 E./ml bereitet, indem man die Konzentration an Zinkoxid und HCl in Lösung 1, das Insulin in Lösung 2 und den Gehalt an Globin in Lösung 3 verdoppelt.

Versuchstiere. Bezüglich der Tiere gelten die Bestimmungen von Insulin-Injektion.

Dosierung der Standard-Globin-Zink-Insulin-Injektion. Die zu injizierende Dosis der unverdünnten Standardlsg. soll so groß sein, daß der durchschnittliche Blutzuckerspiegel zwischen 70 und 95% des Ausgangswertes 6 bis 8 Std. nach der Injektion beträgt; die gewählte Dosis darf aber nicht so groß sein, daß bei mehr als 25% der Tiere Krämpfe auftreten.

Dosierung der zu prüfenden Globin-Zink-Insulin-Injektion: Die Dosis der zu prüfenden Globin-Zink-Insulin-Injektion ist die gleiche wie bei der Standardlsg.

Ausführung der Bestimmung.

Man teilt die Kaninchen in 2 Gruppen von etwa gleicher Anzahl. Die Tiere werden in Einzelkäfigen gehalten, 24 Std. vor dem Versuch wird ihnen das Futter, nicht aber das Wasser entzogen. Während des Versuches ist beides bis zur letzten Blutentnahme zu entziehen. Man behandle die Tiere vorsichtig, um jede schädliche Aufregung zu vermeiden. Man entnimmt etwas mehr als 1 ml Blut aus der Ohrvene eines jeden Tieres und sammelt das Blut in Gefäßen mit jeweils etwa 3 mg Natriumoxalat. Nachdem man aus diesen Proben die Anfangs-Blutzucker-Konzentration wie bei „Insulin-Injektion" bestimmt hat, injiziert man s.c. den Tieren der einen Gruppe eine geeignete Menge von unverdünntem Globin-Zink-Insulin-Standard mit einem Gehalt an Einheiten pro ml, der dem der deklarierten Anzahl Einheiten der zu prüfenden Globin-Zink-Insulin-Injektion entspricht. Den Kaninchen der anderen Gruppe verabreicht man das gleiche Volumen der zu prüfenden Injektionslsg.

Dann entnimmt man wie oben in Abständen von $1^1/_2$ bis 3 Std. mindestens 5 Blutproben von jedem Tier und bestimmt den Blutzuckergehalt jeder Probe.

Etwa 1 Woche später erhalten die Tiere, die vorher die zu prüfende Lsg. bekamen, die gleiche Menge des Standards und umgekehrt. Blutproben sind wie vorher zu entnehmen und auf den Zuckergehalt zu prüfen. Eine Bestimmung besteht aus den Ergebnissen von insgesamt mindestens 30 Kaninchen.

Auswertung der Ergebnisse.

Man subtrahiert die durchschnittliche Blutzuckerkonzentration der ersten Blutprobe der Gruppe, die die zu prüfende Lsg. verabreicht bekam, von der durchschnittlichen Blutzuckerkonzentration der ersten Blutprobe der Gruppe, die den Standard erhielt. Mit den Durchschnittswerten der 2. bis 5. Blutprobe jeder Gruppe verfährt man in gleicher Weise. Die Differenzen dürfen bis einschließlich 5 Std. nach der Injektion nicht mehr als 6 mg pro 100 ml und nach dieser Zeit nicht mehr als 8 mg pro 100 ml betragen. Das Mittel aus allen Differenzen, unter Berücksichtigung der Vorzeichen, darf nicht größer als ± 3 sein.

Aufbewahrung und Beschriftung. Es gelten die gleichen Vorschriften wie bei Insulin-Injektion.

Handelsformen: HG-Insulin (Hoechst), Globin Insulin with Zinc (Burroughs Wellcome, USA), Globin Zinc Insulin (Squibb, USA): 10-ml-Fläschchen mit 40 oder 80 USP-Insulin-Einheiten pro ml, konserviert mit 0,25% Phenol.

Histon-Zink-Insulinum Ross. 9.

1 ml des Präparates enthält 40 Einheiten Insulin, 0,114 mg Zink (in Form des Sulfates), 1 bis 1,2 mg Histon und Dinatriumphosphat zur Einstellung des erforderlichen pH-Wertes – nicht aber über 1%.

Histone sind schwächer basisch als die Protamine und stellen auch in bezug auf die Molekülgröße eine Übergangsstufe zwischen den Protaminen und den hochmolekularen Eiweißstoffen dar.

Eigenschaften. Farblose Flüssigkeit mit einem geringen, gelblichen Bodensatz; pH 6,0 bis 6,8.

Erkennung. Gibt man zu 1 ml des durchgeschüttelten Präparates 0,15 ml 0,1 n Salzsäure, so muß eine klare Lsg. entstehen; fügt man zu dieser Lsg. 1 bis 2 Tr. 5%ige Ammoniaklsg., so entsteht eine Fllg., die sich zum größten Teil durch weitere Ammoniakzugabe wieder löst (Unterscheidung von Triprotamin-Zink-Insulin).

5 ml werden zur Trockne eingedampft und verascht. Den Rückstand löst man in 1 ml verd. Salzsäure, verdünnt mit 3 ml W. und fügt einige Tr. Kaliumferrocyanidlsg. hinzu: es entsteht eine weiße Fllg. Man filtriert, versetzt das Filtrat mit verd. Ammoniaklsg. bis zur alkalischen Rk., versetzt mit einer Mischung gleicher Volumina 10%iger Ammoniumchloridlsg. und 10%iger Magnesiumchloridlsg.: es entsteht eine weiße, kristalline Fllg.

Gehaltsbestimmung. Nach biologischer Bestimmung soll 1 ml 40 Einh. enthalten; die Abweichung von der Deklaration darf — 5 und + 10% nicht übersteigen. Zentrifugiert man das Präparat 10 Min. lang, so soll 1 ml des Zentrifugats nicht mehr als 4 Einh. enthalten.

Protamine Zinc Insulin Injection BP 63, USP XVII. Injectio Insulini Zinci Protaminati Pl.Ed. I/2.

Protamin-Zink-Insulin-Injektion ist eine sterile Suspension von Insulin in gepuffertem wäßrigem Medium unter Zusatz von Protamin und Zinkchlorid. Das Protamin wird aus dem Sperma oder den Testes von geschlechtsreifen Fischen wie *Oncorhynchus Suckley* oder *Salmo Linné* (Fam. Salmonidae) gewonnen. 1 ml Protamin-Zink-Insulin-Injektion enthält 40 oder 80 USP-Insulin-Einheiten.

Herstellung. BP 63: Eine sterile Lsg. von Insulin wird biologisch bestimmt und so verdünnt, daß die fertige Lsg. nach Zusatz der weiteren Inhaltsstoffe die erwünschte Anzahl von Einheiten im ml aufweist. Dann gibt man für je 100 Einheiten 1,0 bis 1,5 mg Protaminsulfat, Zinkchlorid entsprechend 0,2 mg Zink, 1,6% (w/v)-Glycerin und die nötige Menge eines geeigneten Konservierungsmittels zu. Das Präparat muß aseptisch bereitet und in sterilisierte Behälter abgefüllt werden. In jeden Behälter ist die nötige Menge steriler Dinatriumphosphatlsg. zu geben, die gegebenenfalls eine kleine Menge Natriumhydroxid oder Phosphorsäure enthält, so daß die endgültige Mischung auf je 100 Einheiten Insulin 10 bis 11 mg Dinatriumphosphat enthält und ein pH von 6,9 bis 7,3 aufweist (Pl.Ed. I/2: pH 6,9 bis 7,4; USP XVII: pH 7,1 bis 7,4).

Eigenschaften. USP XVII, Pl.Ed. I/2: Protamin-Zink-Insulin-Injektion ist eine weiße oder fast weiße Suspension, die nach dem Umschwenken frei ist von gröberen Bestandteilen.

Identitätsreaktionen. USP XVII, PI.Ed. I/2: 1. Man bringt Protamin-Zink-Insulin-Injektion auf ein pH von 2,5 bis 3,5: die feste Phase der Suspension löst sich, es entsteht eine klare, farblose Flüssigkeit. – 2. Mit einem Teil der nach 1. erhaltenen Lsg. führt man die Prüfung durch, wie bei Insulin-Injektion unter „Identitätsreaktionen 1" angegeben.

Gesamtstickstoff. Der Stickstoffgehalt ist wie bei Insulin-Injektion zu bestimmen und darf nicht mehr als 1,25 mg für 100 Einheiten betragen (USP XVII).

Zinkgehalt. USP XVII, PI.Ed. I/2: Der Gehalt an Zink ist wie bei Insulin-Injektion zu bestimmen und liegt zwischen 0,20 und 0,25 mg pro 100 Einheiten.

Wertbestimmung USP XVII.

Lösung 1: Man löst 183 mg Zinkoxid in 60 ml 0,1 n Salzsäure, gibt 16 g Glycerin und 2,5 g Phenol (oder 2 g Kresol) hinzu und füllt mit W. auf 1000 ml auf.

Lösung 2: Man löst 4 g Dinatriumphosphat (berechnet auf Na_2HPO_4), 16 g Glycerin und 2,5 g Phenol (oder 2 g Kresol) in W. und füllt mit W. auf 1000 ml auf. Falls nötig, stellt man das pH der Lsg. mit Salzsäure oder Natronlauge ein (vgl. unten).

Lösung 3: Mindestens 100 mg USP Protamin Reference Standard sind in so viel Teilen der „Lösung 1" zu lösen, daß 1 ml der Mischung 1 mg Protamin enthält. Die Mischung ist kühl, jedoch vor dem Einfrieren geschützt, aufzubewahren und innerhalb von 6 Monaten zu gebrauchen.

Lösung 4: Man löst eine genau gewogene Menge von USP Zinc Insulin Cristals Reference Standard in so viel Teilen der „Lösung 3", daß 1 ml der erhaltenen Lsg. 80 USP Insulin-Einheiten enthält. Falls erforderlich, fügt man 1 Tr. verd. Salzsäure zu, um eine klare Lsg. zu erhalten. Kühl, vor dem Einfrieren geschützt, aufzubewahren. Innerhalb von 6 Monaten zu verbrauchen.

Protamin-Zink-Insulin-Standard mit 40 Einheiten pro ml. Zu einer genau gemessenen Menge der „Lösung 4" gibt man die gleiche Menge „Lösung 2", schwenkt um und prüft das pH der Mischung. Falls dieses nicht zwischen 7,1 und 7,4 liegt, ist die Mischung zu verwerfen und mit einer mit Natronlauge oder Salzsäure entsprechend eingestellten, frisch bereiteten „Lösung 2" erneut herzustellen. Man bewahrt die Zubereitung an einem kühlen Ort, vor dem Einfrieren geschützt, auf. Die Standardlsg. ist frühestens 2 Tage und spätestens 6 Monate nach der Herstellung zu verwenden.

Protamin-Zink-Insulin-Standard mit 80 Einheiten pro ml. Unter Beibehaltung derselben Verhältnisse der Inhaltsstoffe zur Einheit Insulin ist dieser Standard, wie bei der Verdünnung mit 40 Einh. pro ml beschrieben, herzustellen.

Versuchstiere. Bezüglich der Tiere gelten die Bestimmungen von Insulin-Injektion.

Dosierung der zu prüfenden Protamin-Zink-Insulin-Injektion. Die Dosis der zu prüfenden Protamin-Zink-Insulin-Injektion ist für jedes Tier die gleiche wie vom Protamin-Zink-Insulin-Standard.

Ausführung der Bestimmung. Die Ausführung erfolgt wie unter Globin-Zink-Insulin-Injektion angegeben.

Auswertung der Ergebnisse. Man subtrahiere die durchschnittliche Blutzuckerkonzentration der ersten Blutprobe der Gruppe, die die zu prüfende Lsg. verabreicht bekam, von der durchschnittlichen Blutzuckerkonzentration der ersten Blutprobe der Gruppe, die den Standard erhielt. Mit den Durchschnittswerten der 2. bis 5. Blutprobe jeder Gruppe verfährt man in gleicher Weise. Die Differenzen dürfen nicht mehr als 5 mg pro 100 ml betragen, mit Ausnahme der letzten, die 8 mg pro 100 ml betragen darf. Das Mittel aus allen Differenzen, unter Berücksichtigung der Vorzeichen, darf nicht größer sein als ± 3.

Verpackung, Aufbewahrung und Beschriftung. Es gelten die gleichen Bestimmungen wie bei Insulininjektion. Verfallszeit 2 Jahre.

Handelsformen: Deposulin (Dr. Christian Brunnengräber, Chemische Fabrik & Co. mbH, Lübeck): Krist. Insulin, Protaminsulfat u. Zinkacetat. 40 I.E. in 1 ml. – Depot-Insulin „Horm" (Hormon-Chemie, München): Isotonische klare Lösung von Zink-Insulin-Protaminat und Kristall-Insulin in komplexer Bindung, 1 ml = 40 I.E. – SP-Depot-Insulin „Horm" (Hormon-Chemie, München): Isotonische klare Lsg. von Zink-Insulin-Protaminat und Kristall-Insulin in komplexer Bindung, mit Insulin ausschließlich aus Schweinepankreas (SP), 1 ml = 40 I.E. – Zink-Protamin-Insulin Novo (Novo-Industrie GmbH, Mainz): Kristall. Insulin, Protaminsulfat, Zinkacetat. 40 I.E./ml.

Triprotamin-Zinc-Insulinum Ross. 9.

1 ml der sterilen Suspension enthält:

Insulin	40	E.	Glucose	40 mg
$ZnCl_2$	0,08 mg		(oder Glycerin	16 mg)
Triprotamin	0,8 mg		Na_2HPO_4 etwa	4 mg
			Trikresol	3 mg

Eigenschaften. Farblose oder gelbliche Flüssigkeit mit einem Bodensatz, der 1/15 bis 1/20 des Volumens entspricht. pH = 6,9 bis 7,1.

Erkennung. Wird die Zubereitung geschüttelt, so soll eine gleichmäßige Suspension entstehen. Läßt man stehen, so setzt sich ein Nd. ab, der nach 1/2 Std. etwa 1/3 des Volumens entspricht. Die überstehende Flüssigkeit soll farblos oder schwach gelb sein.

Gibt man zu 1 ml des aufgeschüttelten Präparates 0,15 ml 0,1 n Salzsäure, so soll eine klare Lsg. entstehen. Wird tropfenweise 5%ige Ammoniaklsg. hinzugegeben, so entsteht eine Fllg., die sich bei weiterer Ammoniakzugabe nicht löst.

5 ml des Präparates werden zur Trockne eingedampft und der Rückstand mineralisiert. Man löst die Asche in 1 ml verd. Salzsäure, gibt 3 ml W. und einige Tropfen Kaliumferrocyanid-Lsg. hinzu: es entsteht ein weißer Nd. Man filtriert, versetzt das Filtrat mit Ammoniak-Lsg. bis zur alkalischen Reaktion und mit einer Mischung gleicher Teile 10%iger Ammoniumchlorid-Lsg. und 10%iger Magnesiumchlorid-Lsg.: es bildet sich ein weißer kristalliner Nd.

1 ml des Präparates wird mit einigen Millilitern W. verdünnt; man läßt absitzen und gießt die überstehende Flüssigkeit ab. Erhitzt man diese mit FEHLINGscher Lsg., so scheidet sich Kupfer(I)-oxid ab. Diese Rk. ist nur positiv, wenn das Präparat mit Glucose (nicht mit Glycerin) hergestellt worden ist.

Gehaltsbestimmung. Nach biologischer Bestimmung soll 1 ml 40 Einh. enthalten. Die Abweichung von der Deklaration darf −5 oder +10% nicht überschreiten.

Das Präparat darf nicht mehr als 2 Einheiten freies Insulin pro ml enthalten.

Haltbarkeit. 9 Monate.

Injectio Insulini aminochincarbamidati DAB 7 − DDR. Aminochincarbamid-Insulin-Injektionslösung.

Wäßrige Lösung von Insulin und 0,004 bis 0,005 g N,N′-Bis-[2-methyl-4-aminochinolyl-(6)]-carbamidhydrochlorid je 1000 I.E., die mit 3,8 bis 4,2 g Glucose und 0,1 g Methylhydroxybenzoat je 100 ml Lsg. sowie der erforderlichen Menge 0,1 n Salzsäure versetzt ist.

Eigenschaften. Klare, farblose Flüssigkeit, vom pH 2,5 bis 3,5.

Erkennung. 1. 5,0 ml Substanz werden durch Zusatz von 0,01 n Kalilauge auf einen pH-Wert von 5,0 bis 5,5 eingestellt. Es entsteht eine deutliche Trübung, die sich nach weiterem Zusatz von 0,01 n Kalilauge bis pH 7,0 nicht verändert. Nach darauffolgendem Zusatz von 2 Tr. Zinksulfatlsg. (10,0 g/100,0 ml) entsteht ein weißer Nd. − 2. Die Prüfung wird p.chr. nach dem aufsteigenden Verfahren durchgeführt.

Papier: Sorte D/I; 20 cm × 6 cm.
Aufzutragende Lösung: 45 bis 50 μl Substanz.
Lösungsmittelgemisch: 40,0 ml sek. Butanol, 10,0 ml Essigsäure und 50,0 ml W. werden gemischt.
Laufstrecke: 8 bis 9 cm.
Trocknung: Der Papierstreifen wird bei 20° getrocknet.
Reagens: 1,00 g Quecksilber(II)-chlorid wird in Bromkresolgrünlsg.[1] zu 100,0 ml gelöst.
Sichtbarmachung. Der Papierstreifen wird 10 Min. in das Rg. getaucht und anschließend 3mal je 5 Min. in der jeweils erneuerten Mischung aus 2,00 ml Essigsäure und 78,0 ml W. liegengelassen.
Auswertung. Auf dem Chromatogramm müssen ein kräftig gelbgrüner, gelblich gesäumter Fleck mit einem R_f-Wert von 0,75 bis 0,95 und ein gelblicher Fleck mit einem R_f-Wert von 0,35 bis 0,55 sichtbar sein.
Biologische Wertbestimmung wie unter Insulin angegeben.

Aufbewahrung. In Gefäßen von 10 ml Inhalt, die eine mehrmalige sterile Entnahme ermöglichen, vor Licht geschützt, kühl, bis zu 2 Jahren.

Die Substanz ist klinisch auf Verträglichkeit und Wirksamkeit in dazu bestimmten Einrichtungen zu prüfen.

Isophane Insulin Injection BP 63. Isophane Insulin Suspension USP XVII. NPH Insulin.

Isophane-Insulin-Injektion ist eine sterile Suspension von Zink-Insulin-Kristallen, Protamin und Zink in gepuffertem wäßrigen Medium. Das Protamin ist aus Hoden von geschlechtsreifen Fischen wie *Oncorhynchus Suckley* oder *Salmo Linné* (Fam. Salmonidae) gewonnen und soll den Anforderungen der „Federal Food and Drug Administration" für Arzneimittel, die ganz oder teilweise aus Insulin bestehen, entsprechen.

---

[1] Bromkresolgrünlsg. 0,050 g Bromkresolgrün werden in 10,0 ml A. gelöst. Die Lsg. wird mit W. zu 100,0 ml aufgefüllt.

Isophane-Insulin-Injektion enthält 40 oder 80 USP-Insulin-Einheiten pro Milliliter.

Eigenschaften. Isophane-Insulin-Injektion ist eine weiße Suspension stäbchenförmiger Kristalle von etwa 30 µ Länge (BP 63: etwa 20 µ Länge) und ist frei von größeren Kristallaggregaten. Die Suspension enthält entweder (1) 1,4 bis 1,8% (w/v) Glycerin, 0,15 bis 0,17% (w/v) m-Kresol und 0,06 bis 0,07% (w/v) Phenol oder (2) 0,42 bis 0,45% (w/v) Natriumchlorid, 0,7 bis 0,9% (w/v) Glycerin und 0,18 bis 0,22% (w/v) m-Kresol.

Isophane-Insulin-Injektion enthält außerdem 0,15 bis 0,25% (w/v) Dinatriumphosphat sowie auf je 100 Einheiten 0,016 bis 0,04 mg Zink und 0,3 bis 0,6 mg Protamin. Unter dem Mikroskop ist die unlösl. Masse des Präparates kristallin und zeigt höchstens Spuren von amorphen Bestandteilen.

Erkennung. USP XVII: 1. Man säuert Isophane-Insulin-Injektion auf ein pH von 2,5 bis 3,5 an; die feste Phase der Suspension geht dabei in Lsg., und es entsteht eine klare, farblose Flüssigkeit. – 2. Mit einem Teil der nach 1. erhaltenen Lsg. wird die Prüfung durchgeführt, wie bei Insulin-Injektion unter „Identitätsreaktionen, 1" angegeben.

Prüfung. 1. pH: Das elektrometrisch bestimmte pH von Isophane-Insulin-Injektion liegt zwischen 7,1 und 7,4 (BP 63). – 2. Gesamtstickstoff. USP XVII: Der Stickstoffgehalt ist wie bei Insulin-Injektion zu bestimmen und darf nicht mehr als 0,85 mg pro 100 Einheiten betragen. – 3. Zinkgehalt. USP XVII: Der Zinkgehalt wird wie bei Insulin-Injektion bestimmt und liegt zwischen 0,016 und 0,04 mg Zink pro 100 Insulin-Einheiten. – 4. Protaminase. BP 63: Von 40 ml werden 20 ml zentrifugiert und der Nd. mit abs. A. gewaschen. Danach wird über Phosphorpentoxid im Vakuum unter 5 Torr 24 Std. getrocknet und dann gewogen. Die anderen 20 ml werden 30 Tage bei + 37° gehalten und dann ebenso gewaschen, 24 Std. unter den angegebenen Bedingungen getrocknet und dann gewogen.

Die Differenz der beiden Wägungen darf nicht mehr als 10% betragen, bezogen auf die 1. Wägung.

Biologische Wirkung der überstehenden Flüssigkeit. USP XVII: Man zentrifugiert und führt mit der überstehenden Flüssigkeit die biologischen Bestimmungen wie bei Insulin-Injektion durch, wobei folgende Änderungen zu berücksichtigen sind:

Standardverdünnungen: Aus der Standardlsg. sind zwei Verdünnungen herzustellen. „Standardverdünnung 1" enthält 0,1 USP-Insulin-Einheiten pro ml; „Standardverdünnung 2" enthält 0,2 USP-Insulin-Einheiten pro ml.

Prüfverdünnungen: Unter der Annahme, daß die überstehende Flüssigkeit die unten angegebene Höchstmenge an freiem Insulin enthält, und unter Verwendung des gleichen Verdünnungsmittels wie bei den Standardverdünnungen sind aus der überstehenden Flüssigkeit zwei Verdünnungen herzustellen. „Prüfverdünnung 1" mit einer zu erwartenden Stärke von 0,5 Insulin-Einheiten pro ml; „Prüfverdünnung 2" mit einer zu erwartenden Stärke von 1,0 Einheiten pro ml.

Ausführung der Bestimmung.

Wie bei Insulin. Jedoch kann jede der 4 Gruppen aus nur 3 Kaninchen bestehen.

Bestimmung nach BP 63: Die überstehende klare Lösung, die man durch Zentrifugieren erhält, soll nicht mehr als 2,5% der deklarierten biologischen Aktivität enthalten, wenn die biologische Prüfung nach den Angaben wie unter Insulin-Injektion mit folgenden Modifikationen durchgeführt wird:

Von 2 Gruppen mit je 24 Mäusen erhält eine Gruppe Injektionen der Standard-Verdünnung in einer Dosis, die bei etwa der Hälfte der Tiere Krämpfe hervorruft; die 2. Gruppe bekommt eine Verdünnung der überstehenden Flüssigkeit. Die zur Applikation kommenden Einheitenzahlen und die Volumina sowohl des Standards als auch der Testlösung müssen gleich sein unter der Voraussetzung, daß die überstehende Lösung 2,5% der deklarierten biologischen Aktivität besitzt. Eine geeignete Dosis für etwa 20 g schwere Mäuse sind 0,03 Einheiten. Die Zahl der Tiere, die auf die Injektion mit der Testlösung mit Krämpfen reagiert, ist kleiner als die, denen die Standardlsg. injiziert wurde.

Berechnung. Die Berechnung erfolgt wie unter Insulin angegeben. Das Ergebnis ist nicht größer als ein Drittel der angenommenen Wirksamkeit, falls es jedoch größer ist, aber die angenommene Wirksamkeit selbst nicht übersteigt, so liegt die wie oben errechnete „Zuverlässigkeitsgrenze" nicht höher als bei 115% der angenommenen Wirksamkeit.

Die biologische Wirkung in 1 ml der überstehenden Flüssigkeit darf bei Isophane-Insulin-Injektion mit 40 Einheiten pro ml 1 USP-Insulin-Einheit, bei Isophane-Insulin-Injektion mit 80 Einheiten pro ml 1,5 USP-Insulin-Einheiten nicht übersteigen.

Aufbewahrung. Es gelten die gleichen Vorschriften wie bei Insulin-Injektion.

Beschriftung. Neben den wie bei Insulin-Injektion geforderten Angaben ist noch zu vermerken, daß Isophane-Insulin-Injektion vor Gebrauch kräftig umzuschütteln ist. Die Verfallszeit beträgt 18 Monate vom Tag der Abfüllung an gerechnet (nach BP 63: 2 Jahre).

Handelsformen: NPH Iletin (Lilly, USA), NPH Insulin (Squibb, USA): 40 oder 80 Einheiten im ml, konserviert mit 0,15% m-Kresol und 0,06% Phenol.

Handelsformen anderer Insulin-Präparate: Insulin Novo Lente (Novo-Industrie GmbH, Mainz): 10 ml zu 400 oder 800 Einheiten (enthält 70% krist. Insulin). – Semilente: 10 ml zu 800 Einheiten (amorph). – Ultralente: 10 ml zu 400 Einheiten (enthält 100% krist. Insulin). Lente Iletin (Lilly, USA): 10 ml zu 400 oder 800 Einheiten (entspr. der NNR-55-Vorschrift).

Long-Insulin (Farbwerke Hoechst, Frankfurt a. M./Höchst): Depot-Insulin-Präparat, das kristallisiertes und amorphes Alt-Insulin und kristallisierte Surfen-Salze des Insulins enthält; 10 ml zu 400 Einheiten.

Komb-Insulin (Farbwerke Hoechst, Frankfurt a. M./Höchst): Enthält 1 Teil Alt-Insulin und 2 Teile Depot-Insulin; 10 ml zu 400 Einheiten.

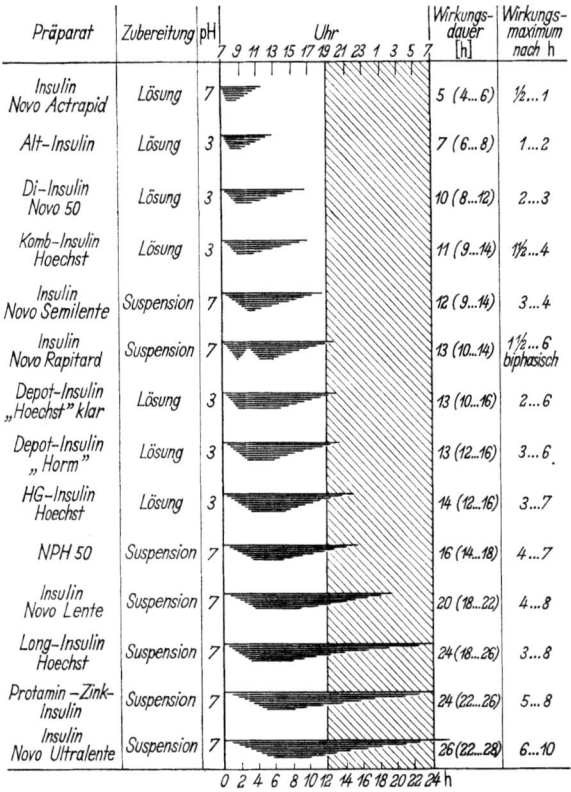

Abb. 4. Übersicht über die verschiedenen Insulin-Präparate, ihre Zubereitung, das pH, Wirkungsart, -dauer und -maximum (entnommen aus E. Dörzbach u. R. Müller: Diabetes mellitus – Pathophysiologie und Klinik).

Orale Antidiabetica

Seit der Entdeckung von Insulin im Jahre 1921 hat es nicht an Versuchen gefehlt, dem Diabetiker die medikamentöse Behandlung durch Entwicklung oraler Antidiabetica zu erleichtern. Neben Pflanzenextrakten sind immer wieder synthetische Arzneimittel geprüft worden. So entdeckte Watanabe die blutzuckersenkende Wirkung des Guanidins, das aber neurotoxische Nebenwirkungen aufwies. Angeregt durch diese Ergebnisse fanden 1925/26 E. Frank, M. Nothmann und Heyn, daß durch Einbau einer Kohlenstoffkette zwischen

2 Guanidin-Reste die blutzuckersenkende Wirkung verstärkt und die Toxizität gesenkt wurden. Auf diesem Weg gelangten E. FRANK und Mitarb. zum Dekamethylendiguanidin Synthalin und später zu Dodekamethylendiguanidin Synthalin B. Die anfänglich großen Hoffnungen, die auf diese Substanzen gesetzt wurden, haben sich aus mehreren Gründen nicht erfüllt.

1941 synthetisierten VONKENNEL und KIMMIG das p-Aminobenzolsulfonamido-*iso*-*propyl-thio*diazol (IPTD), von dem JAUBOU bei Patienten mit Thyphus abdominalis als Nebenwirkung Hypoglykaemien erkannte. LOUBATIÈRES ging diesen Befunden tierexperimentell nach.

1954 wurde die blutzuckersenkende Eigenschaft des N_1-Sulfanilyl-N_2-n-butylcarbamid in den Forschungsabteilungen der Firmen C. H. Boehringer Sohn und Farbwerke Hoechst AG entdeckt und das Präparat anschließend als perorales Antidiabeticum in den Handel gebracht. Kurze Zeit später kam ein verbessertes Harnstoffderivat, das N-[4-Methyl-benzolsulfonyl]-N'-butyl-carbamid, D 860, in den Handel.

Seit dieser Zeit sind mehrere Präparate im Handel, und die Zahl der chemischen und medizinischen Publikationen ist nahezu unübersehbar geworden.

Man unterscheidet heute 2 Typen von peroralen Antidiabetica:
1. die Sulfonamide,
2. die Biguanide.

Literatur: Dtsch. med. J. *14*, 732–737 (1963); Schweiz. Apoth.-Ztg *103*, 675–720 (1965), Sondernummer 5 „Antidiabetica".

1. Sulfonamide

a. Sulfonylharnstoffe

Acetohexamid (DCI, INN)
  Dimelor (Lilly)

N-(Acetyl-4'-benzolsulfonyl)-N'-cyclohexyl-harnstoff

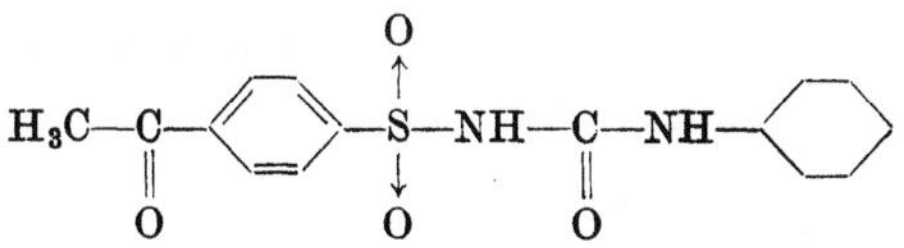

Carbutamid (BAN)
  B.Z. 45
  Glybutamid
  Hypoglycamid
  Antisukrin Berna
  Bucrol (Boots)
  Diabetin (Diasan)
  Dicarbul (Grossmann)
  Glucidoral (Servier)
  Glucofren (Cophar)
  Invenol (Hoechst)
  Midosal (Cilag)
  Nadisan (Boehringer)
  Orabetic (Lilly)
Als Mischung mit Cholinbitartrat:
  Ambolin (Schweizerhall)

N-Sulfanilyl-N'-n-butyl-harnstoff

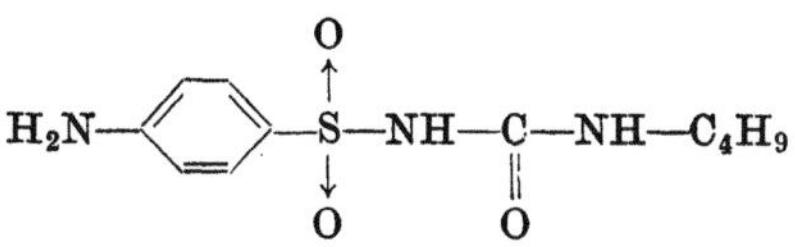

Chlorpropamid (DCI)
  Chlorpropamid N.D.D.
  1959, N.F.N.
  Catanil (De Angeli)
  Diabetabs (Wolfs)
  Diabinese (Pfizer;
    Pfizer-Clin)
  Mellinese (Pfizer)

N-(Chlor-4'-benzolsulfonyl)-N'-propyl-harnstoff

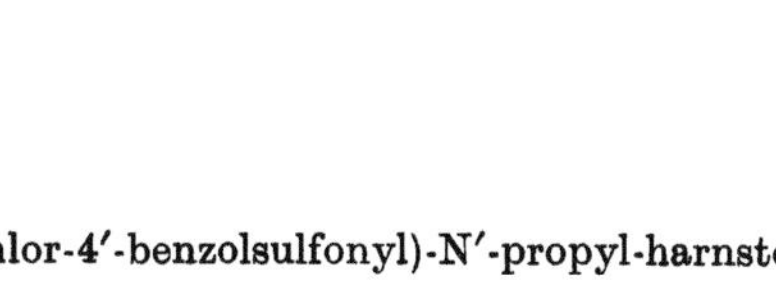

Glycyclamid (DCI) N-p-Toluolsulfonyl-N'-cyclohexyl-harnstoff
   Tolhexamid
   K 386
   Diaboral (Erba)

$$H_3C-\underset{}{\overset{}{\bigcirc}}-\overset{O}{\underset{O}{\overset{\uparrow}{\underset{\downarrow}{S}}}}-NH-\overset{O}{\underset{}{\overset{\|}{C}}}-NH-\bigcirc$$

Metasulfanilyl-butylcarbamid N-(Amino-3-benzolsulfonyl)-N'-n-butyl-harnstoff
   Sucrida Berna

$$\underset{NH_2}{\bigcirc}-\overset{O}{\underset{O}{\overset{\uparrow}{\underset{\downarrow}{S}}}}-NH-\overset{O}{\underset{}{\overset{\|}{C}}}-NH-C_4H_9$$

Tolbutamid (DCI) N-p-Toluolsulfonyl-N'-n-butyl-harnstoff
   Arcosal (Lundbeck)
   Artosin (Boehringer)
   D 860 (Hoechst)
   Diabuton (Teknofarma, Italia)
   Dolipol (Somedia, Frankreich)
   Ipoglicone (Farmitalia)
   Orinase (Upjohn)
   Rastinon »Hoechst«
   Toluina (De Angeli)
   Toluvan (Zambelletti)

$$H_3C-\bigcirc-\overset{O}{\underset{O}{\overset{\uparrow}{\underset{\downarrow}{S}}}}-NH-\overset{O}{\underset{}{\overset{\|}{C}}}-NH-C_4H_9$$

b. Sulfapyrimidine

Glykodiazin Benzolsulfonamido-2-(methoxy-2'-äthoxy)-5-pyrimidin
   als Natriumsalz: SH 717
   Gondafon (Bayer,
   Schering/Schweiz)
   Redul (Bayer,
   Schering/Deutschland)

$$\bigcirc-\overset{O}{\underset{O}{\overset{\uparrow}{\underset{\downarrow}{S}}}}-NH-\underset{N}{\overset{N}{\bigcirc}}-O-CH_2CH_2-O-CH_3$$

Wirkungsweise. Die ersten Versuche mit blutzuckersenkenden Sulfonamiden hatten gezeigt, daß die antidiabetische Wirkung an das Vorhandensein körpereigener Insulin-Reserven gebunden ist. Spätere Untersuchungen mit Sulfonylharnstoffen führten zu gleichen Schlußfolgerungen. So konnte z. B. an total pankreatektomierten Versuchstieren keine blutzuckersenkende Wirkung der Sulfonylharnstoffe beobachtet werden. Voraussetzung für die Wirkung der Sulfonylharnstoffe ist demnach ein – wenn auch vermindert – funktionstüchtiges Pankreas. Auf Grund dieses Wirkungsmechanismus ergeben sich folgende prinzipielle Anwendungsmöglichkeiten: Die Sulfonamide können nur in Anwesenheit von intakten Beta-Zellen ihre Wirkung entfalten. Aus diesem Grund sind sie bei solchen Diabetikern, bei denen die Fähigkeit zur endogenen Insulin-Produktion praktisch verschwunden ist, wirkungslos.

Indikationen. Die Wirkungsweise der Sulfonylharnstoffe bedingt, daß sich zur erfolgversprechenden Therapie mit diesen Substanzen nur solche Patienten eignen, deren endogene Insulin-Produktion noch nicht völlig erschöpft ist. Es sind dies vorwiegend übergewichtige Patienten, bei denen der Diabetes mellitus nach dem 40. Lebensjahr aufgetreten ist und die nicht zur Azidose neigen. Je geringer der Insulin-Bedarf des Patienten ist (oder besser: je größer seine körpereigenen Insulin-Reserven sind), desto aussichtsreicher ist eine Sulfonylharnstoffbehandlung. Die Dauer des Diabetes mellitus und die Dauer einer vorhergehenden Insulin-Therapie wirkt sich nur in geringem Maß ungünstig auf eine Sulfonyltherapie aus.

2. Biguanide

Im Handel sind erhältlich:

Buformin   n-Butyl-guanylguanidin
   Silubin (Grünenthal)

$$C_4H_9-NH-\underset{\underset{NH}{\|}}{C}-NH-\underset{\underset{NH}{\|}}{C}-NH_2$$

Metformin (BAN)   N,N-Dimethylguanylguanidin
   Dimethylbiguanid
   als Chlorhydrat:
   Diabefagos (Welpharm, Rom)
   Glucophage (Rona Labs.)

$$(CH_3)_2N-\underset{\underset{NH}{\|}}{C}-NH-\underset{\underset{NH}{\|}}{C}-NH_2$$

Phenformin (DCI)   β-Phenäthylguanylguanidin
   Phenyläthylbiguanid
   Phenäthylbiguanid
   als Chlorhydrat:
   DBI (Grünenthal; U.S.
     Vitamin)
   Dibotin (Bayer; Winthrop)
   Insoral (U.S. Vitamin;
     Roger Bellon)
   Kataglicina (Marxer-Ivrea)
   Diguabet (Grossmann)
   Diabenide (Bouty, Milan)

C₆H₅—CH₂—CH₂—NH—C(=NH)—NH—C(=NH)—NH₂

Wirkungsweise. Der blutzuckersenkende Effekt ist im Gegensatz zur Wirkungsweise der Sulfonylharnstoffe nicht an das Vorhandensein von funktionsfähigen Inselzellen gebunden. Die Biguanide sind aber kein Insulin-Ersatz, sondern benötigen zu ihrer blutzuckersenkenden Wirkung gewisse Mengen an körpereigenem Insulin oder Fremd-Insulin, das sie außerhalb des Pankreas zur Wirkung bringen und dessen Wirkung sie in der Peripherie zu verstärken scheinen.

Indikationen. Auf Grund dieser besonderen Art der Wirkungsweise werden die Biguanide bevorzugt in Kombination mit Fremd-Insulin oder mit Sulfonylharnstoffen, die körpereigenes Insulin zur Ausschüttung bringen, verabreicht. Dementsprechend erstreckt sich die Indikation der Biguanide auf alle Diabetiker, die entweder mit Diät und Sulfonylharnstoffen oder mit Diät und Insulin nicht befriedigend einzustellen sind.

Nebenwirkungen. Bei höherer Dosierung können bei der Biguanid-Medikation Nebenerscheinungen auftreten, die sich in Appetitlosigkeit, Magenschmerzen, Übelkeit, Brechreiz, zuweilen auch in Erbrechen und Durchfällen äußern und die nach Absetzen des Präparates rasch wieder verschwinden.

Chlorpropamide BP 63, USP XVII. Chlorpropamid (INN)

$$Cl-\underset{}{\bigcirc}-SO_2-NH-\overset{\overset{O}{\|}}{C}-NH-CH_2CH_2CH_3$$

$C_{10}H_{13}ClN_2O_3S$ M.G. 276,74

Chlorpropamid ist N-4-Chlorbenzolsulfonyl-N'-propylharnstoff. Es enthält nicht weniger als 99% und nicht mehr als 101% $C_{10}H_{13}ClN_2O_3S$ (nach USP XVII 87 bis 103%) berechnet auf die bei 105° bis zur Gewichtskonstanz getrocknete Substanz.

Eigenschaften. Weißes, kristallines, fast geruch- und geschmackloses Pulver. Unlösl. in W. Lösl. in 12 T. A. (96%ig) bei 20°, in 9 T. Chlf., in 200 T. Ae. und in 5 T. Aceton, ebenso in verd. Alkalihydroxid-Lsg. – Fp. 126 bis 130° (BP 63), 125 bis 129° (USP XVII).

Erkennung. BP 63. 1. 0,1 g wird mit 8 ml Schwefelsäure (50%ig) 30 Min. lang unter Rückfluß gekocht, abgekühlt und dann filtriert. Der Schmelzpunkt des Niederschlags liegt nach Umkristallisieren aus Wasser bei 143°. — 2. Beim Alkalisieren und Erhitzen des unter 1. gewonnenen Filtrats entsteht ein Geruch nach Ammoniak. — 3. 0,1 g wird mit 1 g wasserfreier Soda 10 Min. lang bei mäßiger Rotglut erhitzt. Nach Abkühlen wird der Rückstand in Wasser aufgenommen und filtriert. Das Filtrat wird verd. Salpetersäure angesäuert. Nach Zugabe von Silbernitrat-Lsg. entsteht ein weißer Nd. — 4. 0,12 g werden in 50 ml M. gelöst. 5 ml dieser Lsg. werden mit 0,01 n Salzsäure auf 100 ml aufgefüllt und wieder 5 ml dieser Lsg. mit 0,01 n Salzsäure auf 100 ml aufgefüllt. Die Lichtabsorption der Endlösung im Bereich von 220 bis 350 mµ entwickelt ein Maximum bei 232 mµ. Die Extinktion dieser Lösung in 1 cm Schichtdicke und bei 232 mµ liegt um 0,36. — 5. Die Erkennung nach USP XVII basiert auf einem Vergleich der Infrarotspektren der zu untersuchenden Substanz mit einem Chlorpropamide-USP-Reference-Standard.

Prüfung. 1. Schwermetalle. Die Substanz muß den Anforderungen, die an Tolbutamid-Substanz (s. unten) gestellt werden, entsprechen (BP 63). Höchstens 30 ppm (USP XVII). — 2. Trocknungsverlust. Bei 105° bis zur Gewichtskonstanz getrocknet, nicht mehr als 1,5% (BP 63). Im Vakuum bei 60° 2 Std. lang getrocknet, nicht mehr als 1% (USP XVII). — 3. Glührückstand. Nicht mehr als 0,1% (BP 63), nicht mehr als 0,4% (USP XVII).

Gehaltsbestimmung. 1. BP 63 bestimmt den Gehalt an Stickstoff. Eingewogen werden etwa 0,3 g, genau gewogen, und 8 ml stickstofffreie Schwefelsäure zugefügt. 1 ml 0,1 n Schwefelsäure entspr. 0,01384 g $C_{10}H_{13}ClN_2O_3S$ (BP 63). — 2. Nach USP XVII wird die Gehaltsbestimmung durch UV-Messung durchgeführt, ähnlich wie sie im BP 63 unter „Erkennung" beschrieben ist. Es wird lediglich nach USP XVII eine Vergleichs-Lsg. mit USP-Reference-Standard hergestellt. Die Messung wird genau bei 232 mµ durchgeführt.

Anwendung. Orales Antidiabeticum. Einzeldosis: 250 bis 500 mg tägl. (BP 63) bzw. 100 bis 250 mg (USP XVII).

Aufbewahrung. In gut schließenden Behältern.

Tolbutamide BP 63, USP XVII. Tolbutamid (INN)

$$H_3C-\text{C}_6H_4-SO_2-NH-\overset{O}{\underset{\|}{C}}-NH-(CH_2)_3CH_3$$

$C_{12}H_{18}N_2O_3S$ M.G. 270,35

Tolbutamide ist N-Butyl-N-toluol-4-sulfonylharnstoff. Es enthält nicht weniger als 99% und nicht mehr als 101% $C_{12}H_{18}N_2O_3S$ (nach USP XVII 98 bis 101%) berechnet auf die bei 105° getrocknete Substanz.

Eigenschaften. Weißes, kristallines, fast geruchloses, schwach bitteres Pulver. Unlösl. in W., lösl. in 10 T. A. (95%ig) bei 20° und in 3 T. Aceton, ebenso in Chlf., in Alkalihydroxid-Lsg. und in Mineralsäuren. Fp. 126 bis 130° (BP 63); 126 bis 132° (USP XVII).

Erkennung. 1. 0,2 g werden mit 8 ml Schwefelsäure (50%ig) 30 Min. lang unter Rückfluß gekocht, abgekühlt und dann filtriert. Das Filtrat wird aufbewahrt. Der Schmelzpunkt des Niederschlags nach Umkristallisation aus wenig Wasser liegt bei 136° (BP 63). — 2. Das unter 1. erhaltene Filtrat wird mit Natriumhydroxid-Lsg. versetzt und erhitzt. Es tritt ein Geruch nach Butylamin auf (BP 63). — 3. Die Erkennung nach USP XVII basiert auf einem Vergleich der Infrarot-Spektren der zu untersuchenden Substanz mit einem Tolbutamide-Reference-Standard. — 4. 100 mg werden mit 8 ml verd. Schwefelsäure (1 : 2) versetzt und 30 Min. lang unter Rückfluß gekocht. Die Lsg. wird mit Natriumhydroxid 1 : 5 stark alkalisch gemacht und 30 Min. lang eine Dampfdestillation durchgeführt. Das Destillat wird in 20 ml etwa 0,1 n Salzsäure gebracht. Zu 1 ml des Destillats werden 100 mg Natriumacetat und 10 ml eines alkalischen Boratpuffers pH 9,4 zugefügt. Die Lsg. wird in einem Eisbad 10 Min. lang gekühlt und dann 1 ml einer frisch bereiteten p-Nitroanilin-Lsg. zugefügt. Die Mischung läßt man 20 Min. lang stehen und fügt dann tropfenweise 2 ml einer Natriumhydroxid-Lsg. 1 : 10 hinzu. Es entsteht eine orangerote Farbe (USP XVII). — 5. Zu 0,1 g werden 8 ml verd. Schwefelsäure 1 : 2 zugefügt und 30 Min. lang unter Rückfluß erhitzt. Die Lsg. wird im Eisbad gekühlt und die ausgefallenen Kristalle auf einem Filter gesammelt. Es wird aus heißem Wasser umkristallisiert und anschließend bei 105° 3 Std. lang getrocknet. Das so erhaltene p-Toluolsulfonamid schmilzt zwischen 135 und 138° (USP XVII).

Prüfung. 1. Schwermetalle. Man löst den bei der Sulfatasche erhaltenen Rückstand in 10 ml verd. Salzsäure durch leichtes Erhitzen. Anschließend wird abgekühlt und mit W. auf 20 ml verdünnt. 5 ml dieser Lsg. werden mit verd. Ammoniak-Lsg. alkalisch gestellt und 0,5 ml einer Mischung von 1 T. Natriumsulfid-Lsg. und 19 T. W. zugefügt. Es darf unmittelbar nach dem Zufügen keine Farbvertiefung eintreten (BP 63). Höchstens 20 ppm (USP XVII). – 2. Trocknungsverlust. Bei 105° bis zur Gewichtskonstanz getrocknet, nicht mehr als 1% (BP 63). Bei 105° 3 Std. lang getrocknet, nicht mehr als 0,5% (USP XVII). – 3. Sulfatasche. Nicht mehr als 0,1% (BP 63). – 4. Sulfonylharnstoff. Man löst 0,5 g in 10 ml verd. Ammoniak. Es darf nicht mehr als eine leichte Opaleszenz resultieren (USP XVII).

Gehaltsbestimmung. 1. BP 63 bestimmt den Gehalt an Stickstoff. Eingewogen werden etwa 0,3 g, genau gewogen, und 8 ml stickstofffreie Schwefelsäure zugefügt. 1 ml 0,1 n Schwefelsäure entspr. 0,01352 g $C_{12}H_{18}N_2O_3S$. – 2. 0,5 g genau gewogenes Tolbutamid werden in 30 ml neutralem Alkohol gelöst und 20 ml W. zugefügt. Nach Zugabe von Phenolphthalein-Lsg. wird mit 0,1 n Natriumhydroxid-Lsg. titriert. 1 ml 0,1 n Natriumhydroxid-Lsg. entspr. 27,04 mg $C_{12}H_{18}N_2O_3S$ (USP XVII).

Aufbewahrung. In gut verschlossenen Behältern.

Anwendung. Perorales Antidiabeticum. Einzeldosis 0,5 bis 1,5 g tägl. (BP 63) bzw. 0,5 bis 2 g tägl. (USP XVII).

VII. Nebennierenrinden-Hormone

Für den normalen Ablauf der Lebensvorgänge sind die Nebennieren (Glandulae suprarenales) bei Mensch und Säugetier unentbehrlich. Sie sind an den oberen Nierenenden als unregelmäßig abgeplattete Gebilde von etwa 12 g angesetzt und von einer dünnen Fettschicht eingehüllt. Schon makroskopisch kann man zwei verschiedenartige Zellschichten unterscheiden. In der Mitte von zwei helleren, fester gefügten Reihen von Rindenzellen (Interrenalorgan) befindet sich ein dunkleres, weicheres Netzwerk, die Marksubstanz (Adrenalorgan). Die das Mark schalenartig umgebende Nebennierenrinde besteht aus 3 verschiedenen Zellschichten, in denen die Bildung der Rindenhormone stattfindet. An der Oberfläche bilden rundliche Zellhaufen die *Zona glomerulosa*, in der Mitte parallel geschichtete Reihen die *Zona fasciculata*, in der inneren Schicht netzartig angeordnete Zellen die *Zona reticularis*.

Physiologisch erweist sich die Rinde als der unbedingt lebensnotwendige Teil der Nebenniere. Eine Exstirpation oder eine Erkrankung dieses Organs, bekannt als ADDISONsche Krankheit (seit 1855), führt unter allgemeiner Muskelschwäche und völlig gestörtem Stoffwechsel zum Tod. Dies wurde schon frühzeitig damit in Verbindung gebracht, daß die von der Rinde ausgeschütteten Corticosteroide mehrere für den normalen Ablauf des Stoffwechsels notwendige Vorgänge steuern. Die nach der Entfernung der Nebennierenrinde erscheinenden Symptome sind Appetitlosigkeit und erhöhte Ermüdbarkeit, die Glykogenvorräte der Leber sind vermindert, der Blutdruck und die Körpertemperatur nehmen ab. Charakteristisch ist die Veränderung des Blutes. Der Natriumgehalt sinkt, während der Kaliumgehalt zunimmt. Dies beruht auf einer vermehrten Natriumausscheidung und einer erhöhten Kaliumretention durch die Niere. Dagegen enthalten die Gewebszellen vermehrt Kalium und binden dadurch osmotisch Wasser. Mit dem Natriumverlust ist ein entsprechendes Defizit von Chloridionen verbunden. Der Säurebasenhaushalt ist meist in acidotische Richtung verschoben, in schweren Fällen ist die Alkalireserve vermindert. Da auch die Wasseraufnahme aus dem Darm gehemmt ist, kommt es zu schweren Störungen des Wasserhaushalts. Die Wasserverarmung des Blutes führt zu einer entsprechenden Zunahme der Blutkörperchen, und damit zu einer starken Belastung des Kreislaufes. Die Resorption von Glucose im Darm ist vermindert, wahrscheinlich infolge Hemmung der zur Resorption notwendigen Hexosephosphatesterbildung. Der Blutzuckerspiegel nimmt ab, und die Insulintoleranz wird herabgesetzt, während der Reststickstoff steigt. Auch der Eiweißstoffwechsel ist verändert, insbesondere ist die Umwandlung von Aminosäuren in Zucker (Gluconeogenese) gehemmt. Bei der ADDISONschen Krankheit kommt als frühzeitiges Symptom auch noch eine allmähliche Braunfärbung (Melanose) von Haut und Schleimhäuten hinzu.

Alle diese Ausfallerscheinungen lassen sich mit Hilfe von Nebennierenrindenextrakten oder mit synthetisch hergestellten Corticosteroiden wieder beheben. Die nähere Untersuchung der wirksamen Rindensteroide hatte gezeigt, daß einerseits das Mineral- und andererseits das Kohlenhydrat-Stoffwechselsystem je nach Wirkstoff in verschieden starkem Umfang beeinflußt wird. Man unterscheidet daher *Mineralcorticoide* und *Glucocorticoide*, wobei jedoch die Unterschiede vorwiegend quantitativer Art sind und sich die Wirkungen beider Gruppen mehr oder weniger stark überschneiden. Hinzu kommt noch ein regulativer Einfluß auf Lymphozyten, Erythrozyten und Eosinophilen des Blutes, und damit auf die Funktion des Lymphgewebes.

Wie klinische Untersuchungen gezeigt haben, steht die entzündungswidrige Wirkung (anti-inflammatory activity) der Nebennierensteroide in enger Verbindung mit ihrer glucocorticoiden Eigenschaft und ebenso die Wirksamkeit, rheumatische und arthritische Beschwerden zu beseitigen [erster aufsehenerregender Bericht: HENCH, P. S., E. C. KENDALL, C. H. SLOCUMB u. H. F. POLLEY: Proc. Mayo Clin. 24, 181 (1949)].

Die Mineralcorticoide werden in der *Zona glomerulosa* der Nebenniere gebildet. Sie regulieren den Natrium-Kalium-Haushalt und sekundär den Chloridspiegel sowie den Wasserhaushalt, wodurch ein normaler Gleichgewichtszustand von Wasser und Chlorionen erreicht wird und das richtige Blutvolumen sowie der richtige Blutdruck erhalten bleibt. Der Angriffspunkt der Mineralcorticoide liegt wahrscheinlich in den Nieren, wo sie die Rückresorption von Kalium, Natrium und Chloriden aus den Tubuli steuern.

Sieben aus der Nebennierenrinde isolierte wirksame Steroide

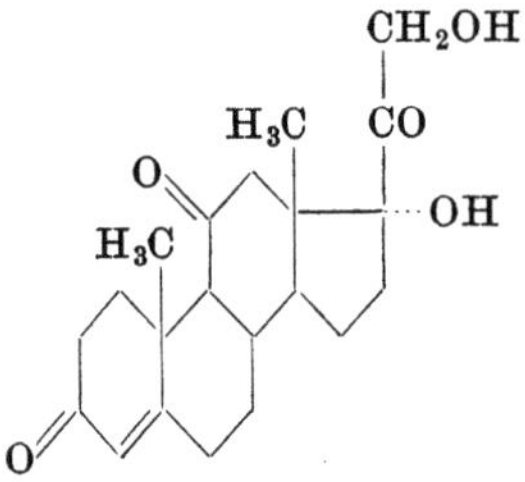

Cortison
Reichstein-Substanz Fa
Kendall compound E

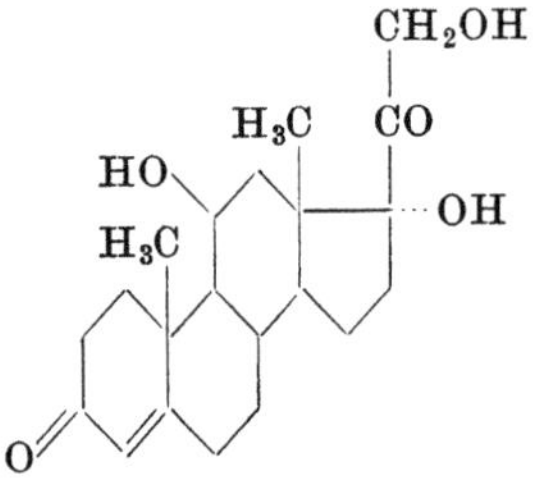

Hydrocortison
Reichstein-Substanz M
Kendall compound F

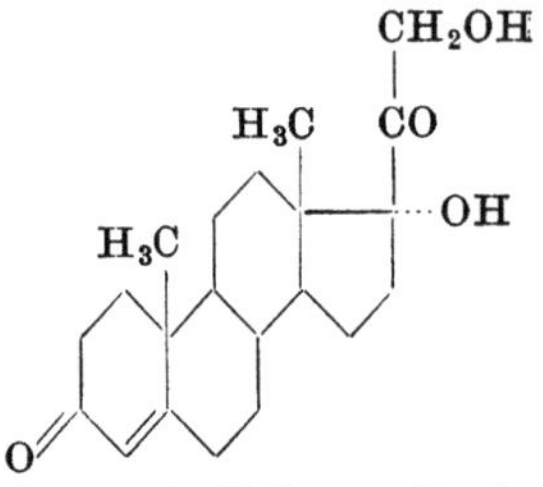

11-Desoxy-17α-Hydroxycorticosteron
Cortexolon
Reichstein-Substanz S

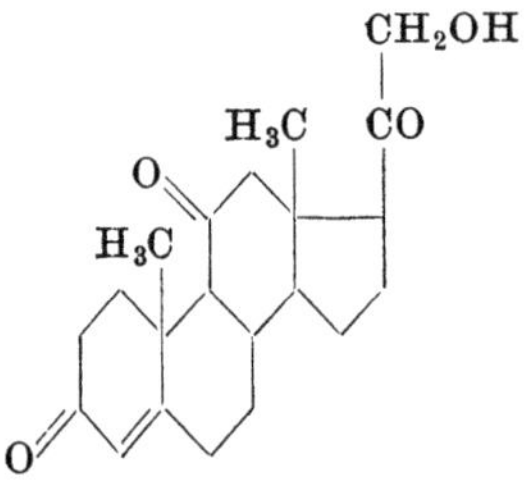

11-Dehydro-corticosteron
Kendall compound A

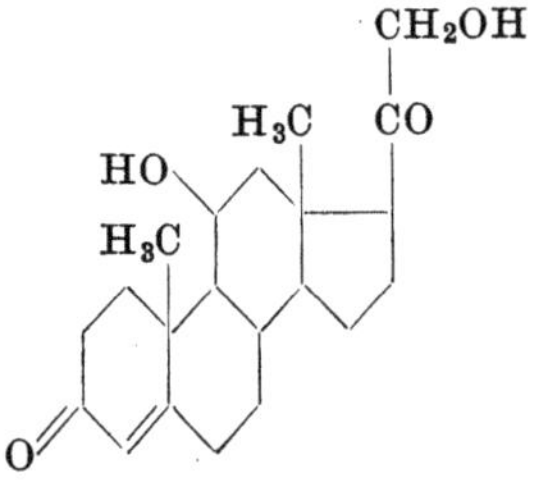

Corticosteron
Reichstein-Substanz H
Kendall compounds B

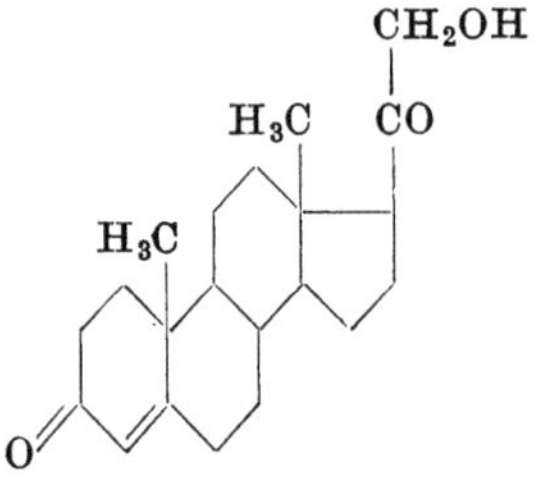

Cortexon
11-Desoxycorticosteron
Reichstein-Substanz Q

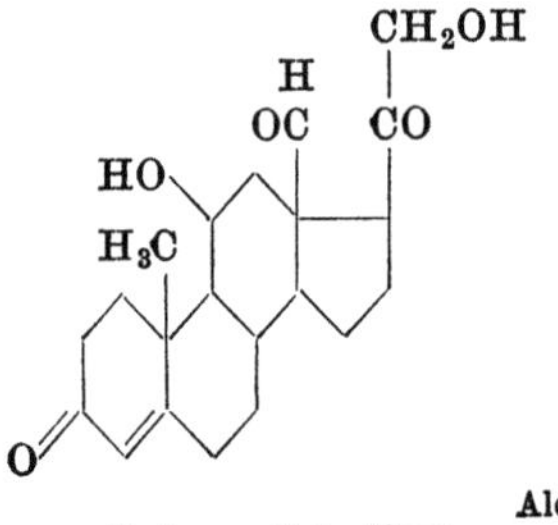

Hydroxyaldehydform

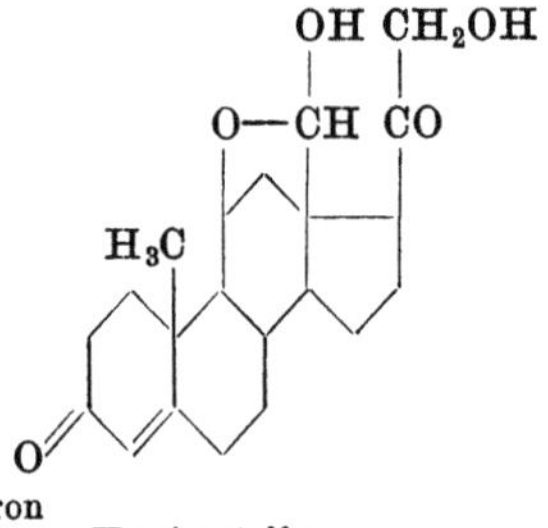

Aldosteron
Hemiacetalform

Eine starke Wirkung dieser Art besitzen das Aldosteron und das 11-Desoxycorticosteron.

Die Glucocorticoide werden in der *Zona fasciculata* gebildet und sind von großer Bedeutung für den Eiweiß- und Kohlenhydratstoffwechsel. Sie bewirken die Überführung bestimmter Aminosäuren in Traubenzucker, setzen den Verbrauch an Kohlenhydraten herab und fördern die Speicherung von Glykogen in Leber und Muskel. In geringerem Umfang können die Glucosteroide jedoch auch den Mineralstoffwechsel beeinflussen. Diese Glucocorticoidwirkung besitzen das Cortison und das Hydrocortison.

Außer diesen Corticosteroiden wurden von KENDALL und REICHSTEIN noch etwa 40 verschiedene, kristallisierte Steroide zum Teil in sehr geringer Menge aus Rinder- und Schweine-Nebennieren isoliert [NEHER, R., u. A. WETTSTEIN: Helv. chim. Acta *39*, 2062 (1956); REICHSTEIN, T. u. Mitarb.: Helv. chim. Acta *41*, 1516, 1667 (1958)]. Die meisten dieser Steroide können als Zwischenprodukte der Biosynthese oder als Produkte des katabolischen Stoffwechsels der Nebennierenrindenhormone selbst angesehen werden und sind ohne bisher erkennbare biologische Wirkung. Auch kleine Mengen Androgene und Progesteron finden sich in der Nebennierenrinde.

An der Isolierung und Konstitutionsaufklärung arbeiteten vor allem die Arbeitskreise: O. WINTERSTEINER, E. C. KENDALL und T. REICHSTEIN in den Jahren 1931 bis 1938 [vgl. K. MIESCHER: Angew. Chem. *51*, 551 (1938)]. Das Aldosteron wurde 1953 von S. A. SIMPSON, J. F. TAIT, A. WETTSTEIN, R. NEHER, J. v. EUW und T. REICHSTEIN aus Rindernebennieren in kristalliner Form isoliert und die Konstitution kurz darauf aufgeklärt [Experientia (Basel) *9*, 333 (1953) und *10*, 132 (1954); Helv. chim. Acta *37*, 1163 (1954)].

Testmethoden. 1. *Lebenserhaltungstest:* Exstirpation der Nebennieren führt nach kurzer Zeit zum Tode. Bestimmung der Überlebensdauer von nebennierenlosen Tieren (Mäuse, Ratten, Katzen, Hunde) nach Applikation der zu prüfenden Substanz. – 2. *Natrium-Retentionstest:* Adrenalexstirpierte männliche Mäuse, die mit einem Standardfutter ernährt werden. Nach Belastung mit glucosehaltiger, physiologischer Kochsalzlsg. wird der Harn der Versuchstiere gesammelt und darin der Natriumgehalt flammenphotometrisch bestimmt. Bei wirksamen Mineralcorticoiden ist die prozentuale Natrium-Retention der Harnmengenverminderung proportional. – 3. *Leberglykogentest:* Bei adrenalektomierten Mäusen ruft eine wirksame zu testende Substanz eine deutliche Steigerung des Glykogengehaltes der Leber gegenüber unbehandelten Kontrollen hervor. Die zu testende Substanz wird innerhalb eines Tages in etwa 8 Injektionen zugeführt; 1 Std. nach der letzten Injektion wird die Leber entnommen und der Gehalt an Glykogen darin bestimmt.

Spezialfuttermischungen für Hormonversuche: RAUEN, H. M.: Biochemisches Taschenbuch, 2. Aufl., II. Teil, Berlin/Heidelberg/New York: Springer 1964, S. 306 u. 314. Literatur über Exstirpationsverfahren: daselbst S. 320.

Biosynthese der Steroidhormone. Die Nebennierenrindenhormone gehören chemisch betrachtet zu der Gruppe der Steroidhormone, wozu auch die männlichen und weiblichen Sexualhormone gehören. Von weiteren Naturstoffen besitzen noch die Sterine (z. B. Cholesterin), die Gallensäuren (z. B. Cholsäure), die pflanzlichen Herzglykoside (z. B. Strophanthidin), Steroidalkaloide (z. B. Solanidin), Saponine (z. B. Sarsasapogenin) und Krötengifte (z. B. Bufalin) Steroidstruktur. Einige dieser Stoffe bilden ein geeignetes Ausgangsmaterial für die partialsynthetische Darstellung der Steroidhormone. Ihre Struktur enthält das unsubstituierte und völlig hydrierte Cyclopentanoperhydrophenanthren

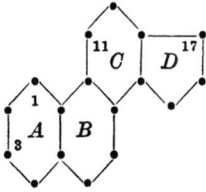

als Grundkörper, der früher mit „Steran" bezeichnet wurde, wovon sich der Name „Steroide" ableitet. Das sind Verbindungen, die im Aufbau ihres Grundskeletts dem Steran ähnlich sind. Einer der ersten entdeckten Körper dieser Klasse war das Cholesterin [CHE-

VREUL, M. E.: Ann. Chim. et Phys. *2*, 339 (1816)], welches im Organismus der Vorläufer für die Hormone vom Pregnen- und Androstentyp, indirekt auch für die Östronhormone, sein kann. Cholesterin kann durch Abbau der Seitenkette im Organismus in alle Steroidhormone übergeführt werden, wozu noch Hydroxylierungen in Stellung 11, 17 und 21 und Oxydationen mit der Bildung von Ketonen in Stellung 3, 11 oder auch am C-Atom 18, wie z.B. beim Aldosteron, gehören. Wie durch Arbeiten von BLOCH u. Mitarb. erwiesen zu sein scheint, kann im Organismus Cholesterin über die Bildung von Squalen aus Acetatresten aufgebaut werden [Helv. chim. Acta *36*, 1611 (1953)]. Mit Hilfe von Gewebsbrei von Ratten- und Schweineleber konnte Squalen in Lanosterin und Cholesterin umgewandelt werden [J. biol. Chem. *226*, 921, 931, 941 (1957)]. Wie aus Versuchen mit Leberschnitten und injiziertem markiertem Acetat hervorgeht, sind zum Aufbau der Steroide diese Zwischenprodukte jedoch nicht notwendig, und es sind sicher auch andere Wege der Biosynthese dieser Hormone direkt aus dem Acetat möglich [POPJAK, G.: Arch. Biochem. *48*, 102 (1954); BLOCH, E. u. Mitarb.: Arch. Biochem. *61*, 245 (1956)].

Die in den letzten Jahren, hauptsächlich mit Hilfe der Isotopentechnik, gewonnenen Erkenntnisse lassen den biochemischen Aufbau der Nebennierenrinden- und der Sexualhormone etwa folgendermaßen erscheinen:

Zunächst erfolgt unter Mitwirkung des Coenzyms A eine Verknüpfung zweier Essigsäuremoleküle zu einem Zwischenprodukt (Acetessigsäure), aus dem durch weitere analoge Kondensationen eine Acetylkette (Acetylaceton, Diacetylaceton usw.) gebildet wird. Reagiert jedoch die Acetessigsäure nicht mit einer CH_3-, sondern mit der CO-Gruppe mit aktivierter Essigsäure, so entsteht die Mevalonsäure, aus der Isoprenketten aufgebaut werden können.

Katabolismus der Steroidhormone. Die Regulation des gesamten endokrinen Systems beruht auf der Möglichkeit, die Menge der wirksamen Hormone je nach Bedarf zu erhöhen oder zu mindern, und die nicht mehr benötigten Hormone unwirksam zu machen und auszuscheiden. Die Inaktivierung der Hormone erfolgt wohl hauptsächlich in der Leber, vielleicht auch in anderen Organen wie Niere, Milz und Geweben, durch eine Veränderung der chemischen Struktur. Diese chemischen Veränderungen durch Reduktion, Oxydation, Hydrolyse, Dehydrierungen, Hydrierungen, Hydroxylierungen, Spaltung von Bindung zwischen Kohlenstoffatomen usw. werden durch vielseitige und bei vielen Organismen vorkommende Enzyme katalysiert. (Solche durch Enzyme katalysierten Vorgänge werden bei dem synthetischen Aufbau von künstlichen, hormonartig wirkenden Verbindungen nutzbringend durch die Verwendung der Enzymsysteme bestimmter Mikroben verwertet, vor allem dort, wo der chemisch-synthetische Weg verhältnismäßig schwierig gegenüber der mikrobiologischen Synthese ist.)

Durch Koppelung dieser Metabolite an Glucuron- oder Schwefelsäure werden sie wasserlöslich gemacht und durch die Niere oder Galle ausgeschieden. Da die Nebenniere im Körper die einzige Quelle für Steroide mit einer Sauerstoff-Funktion an C-11, C-17 oder C-21 ist, muß ein im Urin auftretendes C_{21}- oder C_{19}-Steroid mit einer oder mehrerer dieser Gruppen als Metabolit eines Rindenhormons gelten. Die große Anzahl der im Urin aufgefundenen Metabolite dieser Art werden hauptsächlich durch Reduktion an der 20-Ketogruppe gebildet sowie durch Reduktion des A-Ringes, wobei besonders 5-β-Pregnan-3-α-ole entstehen.

Synthese der Steroidhormone. Die guten Heilerfolge und der immer größere Bedarf an Nebennierenhormonen ließen erkennen, daß die Produktion dieser Substanzen mittels Extraktion des Drüsenmaterials oder des Harns nicht ausreichten. Die Totalsynthese war vor allem dadurch sehr erschwert, daß alle diese Steroide erheblich viele asymmetrische Zentren besitzen, z.B. Cholesterin 8, an C-3, C-8, C-9, C-10, C-13, C-14, C-17 und C-20. Wesentlich für die Corticosteroid-Wirksamkeit ist die Seitenkette $-COCH_2OH$ in Stellung 17, die OH-Gruppe in Stellung 17 und die Sauerstoffunktion in Stellung 11 im Molekül. Der Aufbau gelingt nur über sehr viele Zwischenstufen und wurde für die praktische Gewinnung

Schema des biochemischen Aufbaus der Nebennierenrinden- und Sexualhormone

$$3 \text{ Acetatreste} \xrightarrow{\text{Reduktion}} \text{Mevalonsäure } HOOC \cdot CH_2C\underset{OH}{\overset{CH_3}{|}}CH_2CH_2OH \xrightarrow{-CO_2-H_2O}$$

Isoprenkette. 6 Isoprenreste → Squalen:

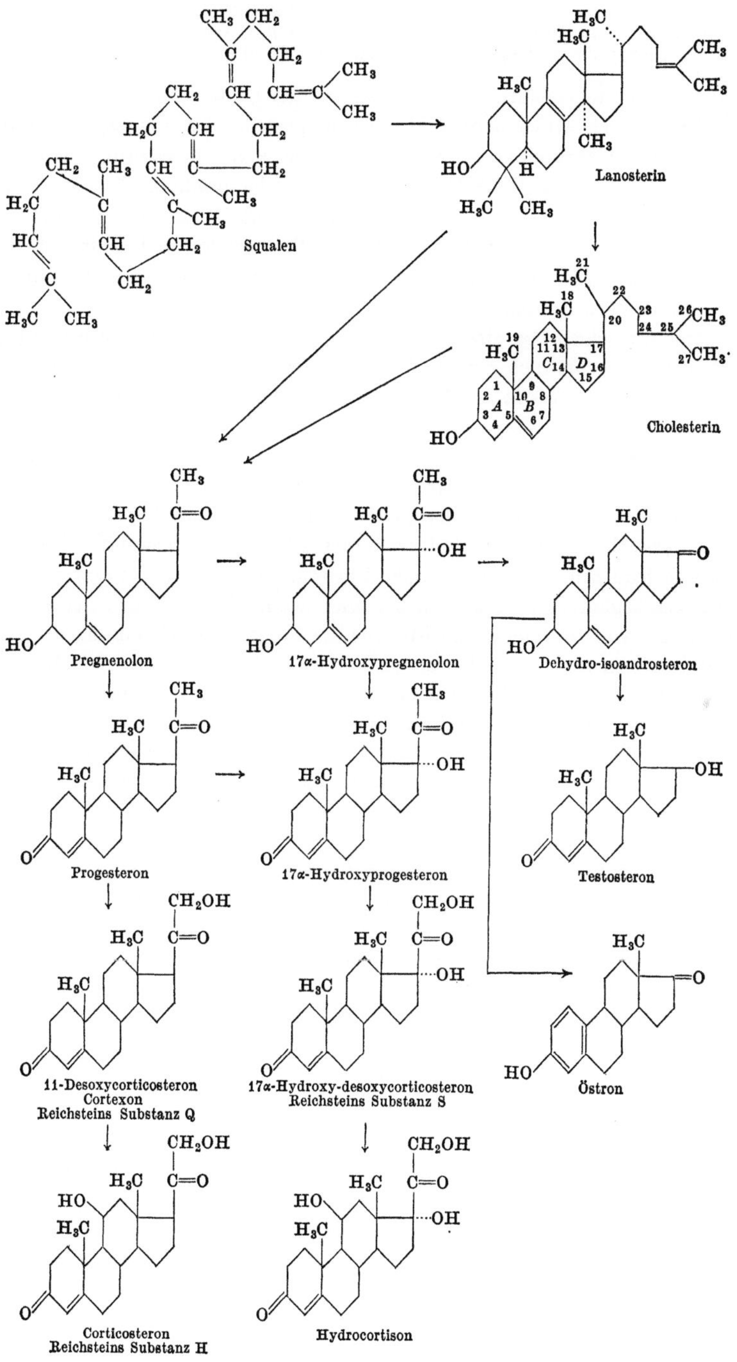

Squalen

Lanosterin

Cholesterin

Pregnenolon → 17α-Hydroxypregnenolon → Dehydro-isoandrosteron

Progesteron → 17α-Hydroxyprogesteron → Testosteron

11-Desoxycorticosteron
Cortexon
Reichsteins Substanz Q

17α-Hydroxy-desoxycorticosteron
Reichsteins Substanz S

Östron

Corticosteron
Reichsteins Substanz H

Hydrocortison

dieser Substanzen bedeutungslos, als es gelang, durch biochemische Verfahren in bereits vorhandene Steroidgerüste die chemisch sehr schwierig einzuführenden funktionellen Gruppen einzubauen. So konnten je nach Wahl der Reaktionsbedingungen und bestimmter Mikroorganismen z. B. Hydroxylierungen des Steroidmoleküls in 11α-, 11β-, 16α-, 17α-, 21-Stellung die Einführung der Doppelbindung in die Stellung Δ^1 vorgenommen werden.

Übersichtsdarstellung: EPPSTEIN, S. H. u. Mitarb.: Microbiological Transformation of Steroids and their Application to the Synthesis of Hormones. Vitam. and Horm. *14*, 360 (1956). – FRIED, J. H. u. Mitarb.: The Use of Microorganisms in the Synthesis of Steroid Hormones. Recent Progr. Hormone Res. *11*, 149 (1955). – WETTSTEIN, A.: Conversions of Steroids by Microorganisms. Experientia (Basel) *11*, 465 (1955).

Mit Hilfe solcher biochemischer Verfahren werden heute technisch Cortison, Hydrocortison und viele noch wirksamere Synthetica hergestellt. Als Ausgangsmaterial werden reichlich in der Natur vorkommende Steroide benutzt, z. B. Cholesterin, Stigmasterin, für den oxydativen Abbau der Seitenkette, wobei als Zwischenprodukte Androst-5-en-3-ol-17-on und Pregn-5-en-3-ol-20-on entstehen, oder Sapogenine (Diosgenin), die sich besonders leicht durch einen speziellen Seitenkettenabbau zu Pregnenolon und Androst-5-en-3-ol-17-on umwandeln lassen. Auf chemischem oder mikrobiologischem Wege werden die Substanzen dann in die aktiven Steroide umgewandelt.

Dieser zum Unterschied von einer *Total-Synthese*, wie sie biochemisch erfolgt (vgl. oben) und auch künstlich, wenn auch mit viel Aufwand, erreicht werden kann, als *Partial-Synthese* bezeichnete Aufbau aus in der Natur vorkommenden Ausgangsstoffen wird auch für die therapeutisch besser nutzbaren künstlichen synthetischen Steroide benutzt. Die Nebennierenrindensteroide dienen einmal bei endokrinen Erkrankungen zur Substitution und dadurch zur Minderung der dabei auftretenden Ausfallserscheinungen, andererseits werden sie bei endokrin Gesunden zu einer pharmakodynamischen Therapie z. B., als entzündungshemmendes, antiarthritisches oder antiproliferierendes Agens, verwendet. Bei dieser Anwendungsart ist jedoch meist eine sehr hohe Dosierung notwendig, die von unerwünschten Nebenwirkungen begleitet ist. Es kommt bei einer solchen Behandlung zu einer verminderten Ausscheidung von Steroiden im Urin, die als Folge einer Hemmung der endogenen ACTH- und Corticoidsekretion gedeutet werden muß. Weiterhin tritt eine Minderung der Resistenz gegen Infektionskrankheiten ein, eine diabetogene Wirkung, eine Störung des Eiweißstoffwechsels, wodurch eine Schwächung der Muskulatur oder eine Osteoporose eintreten kann. Die Bestrebungen zielten daher dahin, durch Änderung von funktionellen Gruppen im Steroidmolekül für die gewünschte Therapie ein pharmakologisch wirksames Corticosteroid mit verminderten Nebenwirkungen zur Verfügung zu haben. So entstand durch Einführung der Doppelbindung in Ring A von C-1 nach C-2 aus Cortison und Hydrocortison das Prednison und das Prednisolon mit etwa 4- bis 5mal höherer Aktivität, so daß in der niedriger anzuwendenden Dosis der Natrium retinierende Effekt kleiner ist. Die Fluorierung in 9α-Stellung verstärkte sowohl die glucotrope, wie die mineralotrope Wirkung. 9α-Fluorcortisol (Fludrocortison) ist 11mal so wirksam wie Cortisonacetat. 2-Methyl-9α-fluorcortisol zeigte 166mal höhere Aktivität als Desoxycorticosteron und 4mal höhere als Aldosteron. Durch die Einführung einer Hydroxy- bzw. Methylgruppe in C-16-Stellung wurde die stark Natrium retinierende Wirkung des 9α-F-Atoms wieder weitgehend aufgehoben. So entstand das Triamcinolon und das Dexamethason. Das Fluormetholon, 21-Desoxy-9α-fluor-6α-methylprednisolon ist bei örtlicher Applikation, z. B. bei chronischen Dermatosen etwa 40mal so wirksam wie Hydrocortison. Diese bisher erzielten Erfolge des Molekülaufbaus in dieser oder jener Wirkungsrichtung geschahen rein empirisch und dieses empirische Forschen geht weiter, es werden weitere Bausteine zusammengetragen, bis man vielleicht Wirkungsweise und Konstitution auch rational und folgerichtig erklären kann. So wurden 9α-6α-Difluorderivate in den Handel gebracht und von Pyrazolderivaten wurde berichtet, die 500- bis 2000mal stärker sein sollen als Hydrocortison [FRIED, J. H. u. a.: J. Amer. chem. Soc. *85*, 236 (1963) u. HIRSCHMANN, R. u. a.: J. Amer. chem. Soc. *85*, 120 (1963)]. Die Erfahrungen in der Chemie polycyclischer Verbindungen haben in der letzten

Zeit die ersten industriell verwertbaren *Total-Synthesen* von Steroidhormonen ermöglicht [vgl. S. EUGYNON, 1908. Total Synthesis: SMITH, H. u.a.: Experientia (Basel) *19*, 177, 394 (1963); DOUGLAS, G. H., H. SMITH u.a.: J. chem. Soc. *1963*, S. 5072; VELLUZ, L., J. VALLS u. G. NOMINÉ: Angew. Chem. *77*, 185 (1965). Physiologische Wirkung: EDGREN, R. A. u.a.: Steroids 2, *1963*, S. 319 u. 731].

Im Verlauf der chemischen Synthese werden zur Anregung oder Vervollständigung der Reaktion Katalysatoren verwendet, wie Osmium, Palladium, Selen, Thallium. Daher haben manche Arzneibücher die Prüfung darauf im Fertigprodukt aufgenommen. Ebenso prüfen die modernen Pharmakopöen die Präparate auf Verunreinigungen mit Fremdsteroiden; das sind solche Steroide, die im Lauf der Synthese entstehen können und etwa nicht vollständig entfernt wurden, weiter können es Zersetzungsprodukte oder hydrolytisch bedingte Artefakte sein [DULTZ, G.: Über die Bestimmung einiger Glucocorticosteroide in pharmazeutischen Zubereitungen. Dtsch. Apoth.-Ztg *101*, 1339 (1961)].

Ausführliche Übersichtsdarstellung. FIESER, L. F., u. M. FIESER: Steroide, Weinheim/Bergstraße: Verlag Chemie 1961. – SHOPPEE, CH. W.: Chemistry of the Steroids, London: Butterworth 1958. – KAUFMANN, H. P.: Arzneimittel-Synthese, Berlin/Göttingen/Heidelberg: Springer 1953.

Übersichtsdarstellungen über Biosynthesen. HAYANO, M. u. Mitarb.: Some Aspects of the Biogenesis of adrenal steroid Hormones. Recent Progr. Hormone Res. *12*, 79 (1956). – PINCUS, G.: Ann. N. Y. Acad. Sci. *61*, 283 (1955). – TSCHESCHE, R.: Neuere Vorstellungen auf dem Gebiete der Biosynthese der Steroide. Fortschr. Chem. org. Naturstoffe *12*, 131 (1955). – WETTSTEIN, A. u. Mitarb.: The Biosynthesis of Aldosterone (Electrocortin) in the Adrenal. Ciba Found. Coll. Endocrin. *8*, 170 (1955). – KARRER, P.: Lehrbuch der organ. Chemie, 14. Aufl., Stuttgart: Thieme 1963.

Zusammenfassung über mikrobiologische Reaktionen an Steroiden. EPPSTEIN, S. H., u. P. D. MEISTER: Vitam. and Horm. *14*, 359 (1956). – VISCHER, F., u. A. WETTSTEIN: Angew. Chem. *69*, 456 (1957).

Index der biologisch wirksamen Steroide. APPLEZWEIG, N.: Index of Biologically Active Steroids. Steroid Drugs Vol. II, San Francisco/London/Amsterdam: Holden-Day Inc. 1964.

Analyse der Steroidhormone und ihrer Metabolite in Körperflüssigkeiten. Die Stoffwechselprodukte im Urin sind sowohl beim gesunden wie beim kranken Organismus eingehend untersucht worden. Das Ziel war es, bei Erkrankungen mannigfaltiger Art durch Abweichungen im Gehalt an Steroiden der verschiedenen Konstitution von den normal im Urin vorhandenen Hormonmetaboliten sichere Diagnosen endokriner Erkrankungen stellen zu können. Jedoch dürfen die Erwartungen infolge der äußerst komplexen Vorgänge im Organismus und angesichts des komplizierten Untersuchungsganges nicht überschätzt werden, nur sehr weitgehende Abweichungen von der Norm können bewertet werden. Vom pharmakologischen Standpunkt aus ist es unerläßlich, die Beeinflussung der Sekretion der innersekretorischen Drüsen durch entsprechende Heilmittel sowie ihr Verweilen und ihren Abbau im Organismus zu kennen, wobei in letzter Zeit auch Methoden mit markierten Atomen angewendet werden.

Bei allen chemischen Bestimmungsmethoden von Steroidmetaboliten in Körperflüssigkeiten müssen zunächst die Steroide mittels Hydrolyse aus ihren wasserlöslichen Konjugaten freigesetzt, eine Extraktion der freien Steroide mit geeigneten organischen Lösungsmitteln vorgenommen und mit Hilfe einer chemischen Reaktion die Steroide in quantitativ meßbare Verbindungen übergeführt werden.

Ein besonderes Problem ist die Hydrolyse, denn das natürliche Material enthält ein Gemisch von Steroiden, die von ungleicher chemischer Beständigkeit sind und viele eine stärkere Einwirkung des hydrolytischen Agens (heiße Verseifung mittels Salz- oder Schwefelsäure) benötigen, durch die andere labile Steroide unter Bildung von Artefakten verändert werden und so falsche Schlüsse bei der Beurteilung der Resultate gezogen werden können. Die enzymatische Hydrolyse (mittels β-Glucoronidase) ergibt andere Resultate als die Säurehydrolyse. Bei dem ausführenden Analytiker muß jedenfalls eine große Erfahrung vorausgesetzt werden. Zur Bestimmung werden die Steroide in Verbindungen übergeführt, die eine quantitative Auswertung ermöglichen. Dabei handelt es sich hauptsächlich um farbige Verbindungen, deren Farbtiefe mit dem Spektrophotometer gemessen wird. In der klinischen Analyse handelt es sich meist um Gruppenbestimmungen. Es werden alle Steroide, die die gleiche reaktionsfähige Gruppe besitzen, zusammen bestimmt, z. B. die 17-Hydroxycorticoide oder die 17-Ketosteroide. Eine besondere Reinigung wird durch Säulen- und Papierchromatographie erzielt, wobei die Bestimmung nach Eluierung auch durch UV-Spektrophotometrie vorgenommen werden kann. Auch polarographische Methoden werden verwendet.

Übersichtsdarstellungen. NEHER, R.: Chromatographie von Sterinen, Steroiden und verwandten Verbindungen, Amsterdam/London: Elsevier Publishing 1958. – ZIMMERMANN, W.: Chemische Bestimmungsmethoden von Steroidhormonen in Körperflüssigkeiten, Berlin/Göttingen/Heidelberg: Springer 1955. – Steroide in: HAIS, J. M., u. K. MACEK: Handbuch der Papierchromatographie, Jena: VEB G. Fischer 1958. – STAHL, F.: Analytik von Steroidhormonen in Körperflüssigkeiten. Pharmazie *19*, 625 (1964). – BUSH, I. E.: The Chromatography of Steroids, Oxford/London/New York/Paris: Pergamon Press 1961. – HIGUCHI, T., u. E. BROCHMANN-HANSSEN: Pharmaceutical Analysis, New York/London: Interscience Publishers 1961.

Chromatographischer Nachweis von Fremdsteroiden BP 63 – Add. 64.

Vorprobe. Absteigende Papierchromatographie. Laufmittel A oder B, spezifiziert nach Tab. 1. Formamid als stationäre Phase. Das Papier wird durch eine 40%ige Lsg. von Formamid in Methanol gezogen und 2mal zwischen reinem Filtrierpapier abgepreßt. Gleich darauf werden 0,005 ml einer Lsg. der zu prüfenden Substanz, eines Standardpräparates und von Cortisonacetat in einer Konzentration nach Tab. 2 aufgetragen, so daß die Flecke 5 mm im Durchmesser nicht überschreiten. Es wird so lange chromatographiert, bis der Abstand der Lösungsmittelfront von der Startlinie die in Tab. 2 angegebene Entfernung erreicht hat. Darauf wird 5 Min. bei Raumtemperatur und 40 Min. bei 105° getrocknet, darauf der Papierstreifen durch eine alkalische Diphenylstyrylphenyltetrazoliumchlorid-Lsg. gezogen und zwischen Filtrierpapier getrocknet. Die zu prüfende Substanz und die Standardsubstanz zeigen auf gleicher Höhe violette Flecke. Erscheinen bei Benutzung des Laufmittels B keine zweiten Flecke, entspricht die Substanz der Anforderung. Sind beim Laufmittel A keine zweiten Flecke unterhalb 22 cm von der Startlinie bei Auftragen von 25 μg, oder oberhalb 22 cm von der Startlinie bei Auftragen von 50 μg sichtbar, entspricht die Substanz der Anforderung. Der Cortisonacetatfleck muß sichtbar sein, andernfalls ist der Test unbrauchbar.

Tabelle 1

Laufmittel A	Laufmittel B
Betamethason	Cortisonacetat
Dexamethason	Dexamethasonacetat
Fluocinolon acetonid	Fludrocortisonacetat
Hydrocortison	Hydrocortisonacetat
Methylprednisolon	Prednisolonacetat
Prednisolon	Prednisolontrimethylacetat
Prednison	Prednisonacetat

Tabelle 2

Lauf-mittel	Menge in μg			Abstand des Lösungsmittels vom Start in cm
	Standard	Prüf-substanz	Cortison-acetat	
A	25	25 50	1,0	33–37
B	25	25 –	0,5	20–24

Hauptprobe. Erfüllt die Prüfsubstanz nicht die Anforderungen der Vorprobe, wird folgende Methode angewendet. Der Abstand des zweiten Flecks von der Startlinie wird gemessen und die Vorprobe mit den in Tab. 3 angegebenen und durch Interpolation erhaltenen Mengen wiederholt, außerdem mit den gleichen Mengen Cortisonacetat wie in der Vorprobe. Ist auf dem Chromatogramm mit der kleineren Menge kein zweiter Fleck sichtbar, entspricht die Substanz der Anforderung. Zeigt das Chromatogramm mit der größeren Menge zweite Flecke, liegen die Verunreinigungen innerhalb der gestatteten Grenze. Der Cortisonacetatfleck muß sichtbar sein, andernfalls ist der Test unbrauchbar.

Tabelle 3

Abstand der zweiten Flecke vom Start in cm	Mengen der zu verwendenden Prüfsubstanz in µg	
4	4	2
8	8	5
12	12	7
16	16	10
20	20	12
24	24	14
28	30	18
32	38	23
36	50	30

Laufmittel A: Eine gesättigte Lsg. von Formamid in Chloroform.
Laufmittel B: Eine gesättigte Lsg. von Formamid in einer Mischung gleicher Volumen Benzol und Chloroform.
Alkalische Diphenylstyrylphenyltetrazolium-chlorid-Lsg.: 5 mg 2,5-Diphenyl-3-(4-styrylphenyl)tetrazolium-chlorid werden in 5 ml Alkohol (95%) gelöst und zu 50 ml mit 2 n Natriumhydroxid-Lsg. verdünnt.

Steroid-Bestimmung USP XVII.

Standardlösung. Der entsprechende USP Reference Standard wird bei 105° 3 Std. getrocknet, genau gewogen und in A. gelöst, so daß eine Lsg. in einer Konzentration von etwa 10 µg/ml entsteht. 20 ml dieser Lsg. werden in einen Erlenmeyer-Schliffkolben gegeben. – Prüflösung. Eine entsprechende Lsg. der zu prüfenden Substanz wird in derselben Weise bereitet. – Ausführung. In jeden der beiden Kolben und in einen dritten, der 20 ml A. enthält und als Blindwert dient, werden 2,0 ml einer Lsg. aus 50 mg Blau-Tetrazolium in 10 ml A. gebracht, darauf 2,0 ml einer Lsg. (1 in 10) von Tetramethylammoniumhydroxid in A. Man läßt 90 Min. im Dunkeln stehen. Danach wird die Extinktion der Lsg. bei 525 nm gemessen und aus dem Quotienten beider Lsg. der Gehalt errechnet.

Steroid-Nachweis USP XVII.

Eine allgemeine, zusätzliche Identifizierung der Steroide ist die mittels Dünnschichtchromatographie. Auf eine 0,25-mm-Schicht Kieselgel werden Lsg. der betreffenden Steroide neben denen ihrer Reference Standards in Chlf. (500 µg/ml) aufgetragen. Nach dem Antrocknen wird das Chromatogramm in einem Laufmittel aus 180 T. Chlf., 15 T. M. und 1 T. W. entwickelt. Nach dem Verdunsten der Lösungsmittel werden die Flecke unter kurzwelligem UV-Licht lokalisiert und mit dem des Reference Standards verglichen.

Desoxycorticosteronum aceticum DAB 7 – DDR, Ross. 9. Desoxycorticosteronacetat DAB 7 – BRD. Desoxycortoni Acetas Pl.Ed. I/1, Jap. 61, Nord. 63. Desoxycortone Acetate BP 63. Desoxycorticosterone Acetate USP XVII. Desoxycorticosteronum acetylatum ÖAB 9. Desoxycortonum aceticum Ph.Helv. V – Suppl. II. Desoxycorticostérone (acétate de) CF 65. 21-Acetoxy-pregn-4-en-3,20-dion. 21-Acetoxy-4-pregnen-3,20-dion. 21-Acetoxy-3,20-diketopregnen-4. 21-Acetoxy-Δ^4-pregnen-3,20-dion. Δ^4-Pregnen-21-ol-3,20-dion-21-acetat. Acétate 21 de Δ 4,5-pregnène-ol 21-dione 3,20. Doca. Cortexon acetat. Acetat der Substanz Q Reichstein.

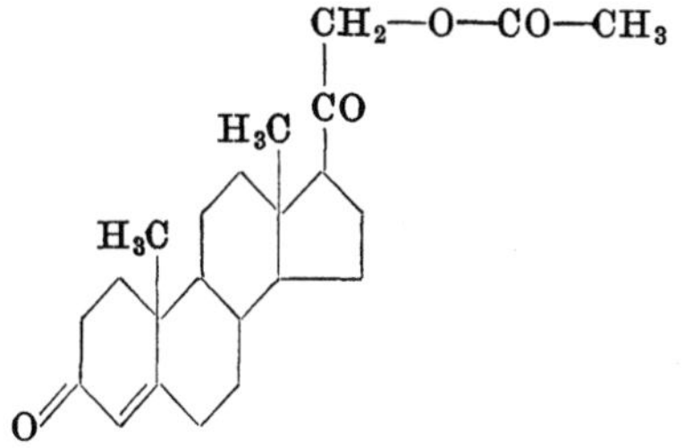

$C_{23}H_{32}O_4$ M.G. 372,51

Herstellung. Durch oxydativen Abbau von Stigmasterin oder Cholesterin wird die 3-Acetoxy-äthiochol-5-en-säure(I) gewonnen, die man mit $SOCl_2$ ins Säurechlorid umsetzt. Dieses wird mit Diazomethan behandelt und mit Essigsäure der Stickstoff abgespalten. Die

OH-Gruppe am C-3 wird mit CrO_3 in Eisessig oxydiert [REICHSTEIN, T.: Helv. chim. Acta 20, 953, 1164 (1937)].

$$COOH \rightarrow CO-Cl \rightarrow CO-CH_2-N_2 \rightarrow CO-CH_2-O-CO-CH_3$$

Abänderungen dieses Syntheseweges sind in zahlreichen Patenten beschrieben worden. Nach SERINI und LOGEMANN kann Desoxycorticosteron aus trans-Dehydroandrosteron synthetisiert werden, „Serini-Reaktion" [Chem. Ber. 71, 1362 (1938) und 72, 391 (1939)], ferner mittels mikrobiologischer Oxydation durch *Ophiobolus herpotrichus* aus Progesteron(II) [Helv. chim. Acta 37, 1548 (1954)]

$$CO-CH_3 \rightarrow CO-CH_2OH$$

Eigenschaften. Farblose Kristalle oder weißes bis nahezu weißes, geruch- und geschmackloses, kristallines Pulver. Nahezu unlösl. in W.; lösl. in 50 T. A., 30 T. Aceton, 170 T. Propylenglykol, 150 T. Äthyloleat, 140 T. Arachisöl (BP 63), 120 T. Ae. (Nord. 63), sehr leicht lösl. in Chlf. und Benzol (PI.Ed. I/1).
Fp. 154 bis 161° (DAB 7 - BRD, CsL 2), 154 bis 160° (PI.Ed. I/1, Belg. V, ÖAB 9, Ross. 9) 155 bis 158° (DAB 7 - DDR,) 155 bis 161° (Nord. 63, Jap. 61, USP XVII), 156 bis 160 (Ph.Ned. 6), 157 bis 161 (BP 63), 158 bis 159° (CF 65). – Fp. nach L. KOFLER: 155 bis 159° (ÖAB 9), Schmelzpunktintervall Metallblock: 157 bis 161° (DAB 7 – BRD).
$[\alpha]_D$: In Dioxan $+168$ bis $+176°$ (PI.Ed. I/1, USP XVII, DAB 7 – DDR, Belg. V, Jap. 61), $+168$ bis $+177°$ (DAB 7 – BRD), in abs. A. $+179$ bis $+184°$ (BP 63) $+182,5 \pm 2,5°$ (CF 65), in A. (95%) $+175$ bis $+181°$ (Ph.Ned. 6), $+175$ bis $+185°$ (ÖAB 9), $+175$ bis $+190°$ (Nord. 63).
UV-Absorption. In abs. A. beim Maximum etwa 240 nm $E_{1\,cm}^{1\%}$ = 430 bis 450 (BP 63, DAB 7 – DDR), 430 bis 460 (Belg. V), 440 bis 460 (Jap. 61), 445 $\pm$ 15 (CF 65), in A. (95%) 425 bis 445 (DAB 7 – BRD), etwa 430 (Ross. 9), nicht unter 440 (PI.Ed. I/1, CsL 2), etwa 445 (Nord. 63).
Erkennung. 1. 0,025 g werden in 2,5 ml M. gelöst und mit einer Lsg. von 0,025 g Kaliumhydrogencarbonat in 0,7 ml W. versetzt. Man läßt die Mischung 16 Std. bei Zimmertemperatur stehen, konzentriert im Vakuum auf ein kleines Volumen, impft mit einigen Kristallen Desoxycorticosteron an und läßt einige Stunden stehen. Die kristalline Fällung wird abgenutscht, mit W. gewaschen und aus wenig Aceton unter Zugabe von etwas Ae. umkristallisiert. Fp. 140 bis 143° (PI.Ed. I/1). – 2. Einige Milligramm werden in 1 ml Ae. A. gelöst, mit 2 ml Schwefelsäure versetzt, geschüttelt und auf 80 bis 90° erwärmt. Die Lsg. ist dichroisch und erscheint im durchfallenden Licht blau mit roter Fluorescenz (PI.Ed. I/1). In ähnlicher Weise wird die Färbung mit konz. Phosphorsäure entwickelt: Etwa 1 mg wird mit 2 ml konz. Phosphorsäure versetzt und langsam bis zum Sieden erhitzt. Die Mischung erscheint im durchfallenden Licht rot, in dünner Schicht längs der Reagensglaswand grünblau (Nord. 63). – 3. Die unter schwachem Erwärmen hergestellte Lsg. von 0,05 g in 2,0 ml M. wird nach dem Erkalten mit 15 ml 2,4-Dinitrophenylhydrazin-Lsg. (1,0 g Dinitrophenylhydrazin und 3,3 ml rauchende Salzsäure werden mit M. durch leichtes Erwärmen zu 100 ml gelöst) versetzt. Nach 3 Std. wird der Nd. abgesaugt, mit M. gewaschen und aus Äthylacetat umkristallisiert. Das orangerote Bis-2,4-dinitrophenylhydrazon des Desoxycorticosteronacetat schmilzt nach 2stünd. Trocknen bei 100 bis 105° zwischen 222 und 226° [DAB 6 – 3. Nachtr. (BRD)]. – 4. Die Lsg. von 50 mg in 10 ml M. wird mit 25 mg Hydroxylaminhydrochlorid und 25 mg wasserfreiem Natriumacetat versetzt und 2 Std. lang unter Rückfluß zum Sieden erhitzt. Nach dem Abkühlen und der Zugabe von 20 ml W. wird die Ausfällung abgesaugt, mit W. gewaschen und aus Äthylacetat umkristallisiert. Das farblose, kristalline Desoxycorticosteronacetatmonoxim schmilzt nach dem Trocknen bei 105° zwischen 243 und 250° (DAB 7 – BRD). – 5. Beim Erhitzen einer Lsg. von 5 mg in 0,5 ml M. mit 0,5 ml alkalischer Kupfertartratlsg. entsteht ein roter Nd. [DAB 6 – 3. Nachtr. (BRD), BP 63]. – 6. 0,005 g werden in 0,5 ml M. gelöst. Die Lsg. wird mit 0,5 ml Silber-Ammoniumnitrat-Lsg. versetzt. Es entsteht eine schwarze Fällung, in der Kälte allmählich, in der Hitze schneller (PI.Ed. I/1). – Ausführung gemäß Ph.Helv. V - Suppl. II: Wird die Lsg. von 1 mg in 0,5 ml M. mit 10 Tr. ammoniakalischer Silbernitrat-Lsg. und 1 Tr. konz. Ammoniak und 1 Tr. Natronlauge versetzt, so muß innerhalb 1 Min. eine grauschwarze Fbg., innerhalb 1 Std. ein Silberspiegel entstehen. – 7. 1 ml der Lsg. 1: 1000 in M. reduziert das gleiche Volumen NESSLERS Reagens (Belg. V). – 8. Versetzt man eine Lsg. von etwa 1 mg in 0,5 ml 95%igem A. mit etwa 1 mg m-Dinitrobenzol und 1 Tr. 8%iger Natronlauge, so färbt sich

die Lsg. sofort tiefgelb und wird im Lauf von 1 Min. erst olivgrün bis braun, dann rotviolett und schließlich intensiv blauviolett (ÖAB 9). – 9. Versetzt man 5 mg mit 0,5 ml weingeistiger Kalilauge, verdampft über einer kleinen Flamme zur Trockne und erhitzt den Rückstand mit 5 mg As_2O_3, so tritt der widerliche Kakodylgeruch auf (Ph.Helv. V – Suppl. II). – 10. 5 mg werden in 10 Tr. abs. A. gelöst, mit 3 Tr. konz. Schwefelsäure versetzt und vorsichtig erwärmt. Es entsteht der Geruch nach Äthylacetat [DAB 6 – 3. Nachtr. (BRD)]. – 11. Etwa 1 mg wird in einem Reagensglas von 20 mm lichter Weite und 100 mm Länge mit 3 Tr. konz. Phosphorsäure versetzt. Das Reagensglas wird mit einem durchbohrten Kork, der ein kleines Reagensglas von etwa 9 mm Durchmesser, das zur Kühlung mit Wasser angefüllt ist, und außen als hängenden Tropfen eine 5%ige Lanthannitrat-Lsg. trägt, verschlossen und während 5 Min. ins Wasserbad gestellt. Nach dem Abkühlen wird der hängende Tropfen auf eine Tüpfelplatte gegeben und mit 1 Tr. 0,02 n Jod-Lsg. versetzt. Hierauf wird ohne zu mischen 1 Tr. n Ammoniak beigefügt. Es entsteht an der Grenzzone nach etwa 5 Min. eine blaue Färbung (wie bei Cortisonum acetylatum Ph.Helv. V – Suppl. III). – 12. Das UV-Spektrum der Lösung. 1 : 100 000 in A. weist den gleichen Kurvenverlauf auf wie der Reference Standard, und die beim Maximum, etwa 240 nm, gemessenen Extinktionen sollen nicht mehr voneinander differieren als 3% (USP XVII). – 13. Das Infrarot-Spektrum weist Maxima bei derselben Wellenlänge auf wie die Standard-Substanz (BP 63). – 14. Identifizierung nach L. KOFLER. Eutektische Temperatur der Mischung mit Phenacetin 111°, Lichtbrechungsvermögen der Schmelze: $n_D = 1,5000$ bei 163 bis 164° (ÖAB 9).

Prüfung. 1. Trocknungsverlust. Bis zum konstanten Gewicht bei 100° getrocknet, nicht über 0,5% (Pl.Ed. I/1), bei 105° (BP 63, DAB 7 – DDR, ÖAB 9, Jap. 61, Ross. 9), bei 100 bis 105° (CF 65). – Im Vakuum über Silicagel 4 Std. nicht über 0,5% (USP XVII). – 2. Glührückstand. Nicht über 0,1% (Pl.Ed. I/1, CsL 2, Jap. 61). Nicht über 0,2% (Nord. 63). – 3. Sulfatasche: Nicht über 0,1% (BP 63, DAB 7 – BRD). – 4. Protolytische Verunreinigungen. Einer Lsg. von 0,02 g in 2 ml 95%igem A. werden 0,01 ml 0,01 n NaOH und 1 Tr. Bromkresolgrün-Lsg. hinzugefügt. Es entsteht eine blaue Farbe, die bei Zusatz von 0,025 ml 0,01 n HCl in Gelb umschlagen soll (Nord. 63). – 5. Freie Säure. 10 ml der Lsg. (1 + 99) in A. müssen sich auf Zusatz von 2 Tr. Bromthymolblau-Lsg. gelb oder grün und bei darauffolgendem Zusatz von 0,2 ml 0,01 n NaOH blau färben (ÖAB 9). – 6. Fluor. 10 mg werden im Sauerstoffkolben nach W. SCHÖNIGER unter Benutzung einer Absorptionslsg. von 20 ml W. und 0,5 ml 0,01 n NaOH verbrannt. Nach erfolgter Verbrennung werden in einem Reagensglas zu 2 ml der Absorptionslsg. und in einem zweiten Reagensglas zu 2 ml W. 0,5 ml Alizarin Fluorine Blue Solution und 0,2 ml einer Lsg., die 12% (g/v) Natriumacetat und 6% (v/v) Essigsäure enthält, gegeben. Beide Mischungen werden mit W. auf 5 ml ergänzt. Darauf werden in beide Gläser je 0,5 ml Cer(III)-nitratlsg. gegeben. Die Farbe in dem ersten Reagensglas darf, verglichen mit derjenigen im zweiten Reagensglas kein deutliches Blau aufweisen (BP 63). – 7. 5,6-en-Steroide. Werden 2 mg mit 2 Tr. Tetranitromethan versetzt, so darf die entstehende Lsg. höchstens leicht gelb, aber nicht dunkelgelb, orange oder braun gefärbt sein (Ph.Helv. V – Suppl. II).

Gehaltsbestimmung. Nord 63: Es werden folgende Lsg. bereitet: $a = 1,00$ mg ($= p$) der zu prüfenden Substanz in 95%igem A., $b = 1,00$ mg ($= q$) Standardsubstanz in 95%igem A., $c = 95$%iger A. – Die Differenz der Extinktionen bei 241 nm von b und c sei k_1. Die Differenz der Extinktionen bei derselben Wellenlänge von b und a sei k_2. Dann errechnet sich der Prozentgehalt an $m = C_{23}H_{32}O_4$ nach folgender Formel:

$$m = \frac{q \cdot n}{p} \cdot \left(1 - \frac{k_2}{k_1}\right),$$

wobei n der Prozentgehalt an $C_{23}H_{32}O_4$ in der Standardsubstanz ist.

BP 63: Während der ganzen Bestimmung sind die Lösungen vor Licht zu schützen. Zu einer genau gewogenen Menge zwischen 440 und 460 µg in 10 ml abs. A., aldehydfrei, gelöst, werden in einem 25-ml-Meßkolben 2,0 ml 0,5%ige äthanolische Triphenyltetrazoliumchlorid-Lsg. gegeben. Die Luft in dem Gefäß wird durch sauerstofffreien Stickstoff verdrängt; unmittelbar darauf werden 2,0 ml verdünnte 1%ige äthanolische Tetramethylammoniumhydroxid-Lsg. zugegeben. Die Luft wird wiederum durch sauerstofffreien Stickstoff verdrängt. Nach leichtem Durchmischen wird die Lsg. bei 30° 1 Std. in ein Wasserbad gestellt, sofort abgekühlt, mit aldehydfreiem abs. A. auf 25 ml aufgefüllt und gemischt. Darauf wird die Extinktion dieser Lsg. in einer verschließbaren 1-cm-Küvette beim Maximum von etwa 485 nm gemessen, indem als Vergleichslsg. 10 ml abs. A. genommen wird, der in derselben Weise behandelt wurde. Der Gehalt an $C_{23}H_{32}O_4$ wird berechnet, indem als theoretischer Wert für $E_{1\,cm}^{1\%} = 405$ eingesetzt wird. Er soll nicht weniger als 96% und nicht mehr als 104%, berechnet auf die bei 105° getrocknete Substanz, betragen.

Unverträglichkeiten. Basisch reagierende und oxydierende Stoffe.

Aufbewahrung. In dicht geschlossenen Gefäßen, vor Licht geschützt.

Anwendung. Zur Corticosteroidtherapie. Bei Störung des Elektrolytstoffwechsels, der durch den Mangel an Hormonausschüttung der Nebennierenrinde verursacht wird. Bei Addisonscher Krankheit, bei Nebenniereninsuffizienz gemeinsam mit Hydrocortison. Obwohl ein mangelhafter Kohlenhydrat- und Proteinstoffwechsel durch Desoxycorticosteron nicht behoben wird, kann durch eine richtig dosierte Anwendung das Leben erhalten bleiben. Benützt werden: Ölige Lösungen für die i.m.-Injektion, Implantationstabletten für die subcutane und Buccaltabletten für die perlinguale Anwendung. Für die i.v.-Injektion wird das Desoxycorticosteronglucosid in wss. Lsg. verwendet.

Dosierung. BP 63: i.m. 2 bis 5 mg täglich. Zur Implantation 0,1 bis 0,4 g; USP XVII: Gebräuchliche Dosis i.m. 1 bis 2 mg, buccal 2 mg täglich; Nord. 63: Maximale Einzeldosis 10 mg, Tagesdosis 20 mg.

Deoxycortone Trimethylacetate BP 63. Desoxycorticosterone Trimethylacetate USP XVI. Desoxycorticosterone Pivalate NF XII. 11-Desoxycorticosteron-trimethylacetat. 21-Pivaloyloxypregn-4-en-3,20-dion. Desoxycorticosteron-pivalat.

$C_{26}H_{38}O_4$ M.G. 414,59

Herstellung. Durch Partialsynthese, vgl. S. 100.

Eigenschaften. Weißes oder cremeweißes, geruchloses, kristallines Pulver. Praktisch unlösl. in W.; lösl. in 350 T. 95%igem A., 160 T. M., 57 T. Dioxan; schwer lösl. in Ölen (BP 63). Fp. 198 bis 204° (das Bad wird auf 188° vorgeheizt).

Spezifische Drehung. $[\alpha]_D$: +153 bis +161° (Dioxan), bezogen auf die getr. Substanz.

UV-Absorption. $E_{1\ cm}^{1\%} = 405$ (Maximum etwa 240 nm, in abs. A.).

Erkennung. 1. Die Lsg. von 5 mg in 2 ml Schwefelsäure ist gelblich mit grüner Fluoreszenz. Beim Verdünnen der Lsg. mit 2 ml W. wird sie dunkel rotblau; bei Zusatz von weiteren 2 ml W. verschwindet die Farbe (USP XVI, NF XII). – 2. Fügt man zu einer warmen 1%igen (g/v) Lsg. in M. die gleiche Menge Kalium-Kupfertartrat-Lsg., so entsteht ein roter Nd. (BP 63). – 3. Das Infrarotspektrum der Kaliumbromiddispersion einer bei 105° 2 Std. getrockneten Substanz darf nur bei denselben Wellenlängen Maxima aufweisen, wie die gleiche Zubereitung einer Standardsubstanz (BP 63, USP XVI, NF XII). – 4. Das UV-Spektrum einer Lsg. 1:100000 in M. darf nur bei derselben Wellenlänge Banden zeigen, wie die USP-Reference Standardsubstanz; bezogen auf die getrocknete Substanz darf sie beim Maximum von etwa 241 nm keine größere Differenz von dem Referencestandard aufweisen als 4% (USP XVI, NF XII).

Prüfung. 1. Trocknungsverlust 2 Std. bei 105° nicht über 0,5%. – 2. Sulfatasche nicht über 0,1%. – 3. Fluor. Entsprechend der Vorschrift bei Desoxycorticosteronacetat, vgl. S. 107.

Gehaltsbestimmung. 10 mg werden in abs. A. zu 100 ml gelöst. 5 ml davon werden zu 50 ml mit abs. A. verdünnt. Die Extinktion dieser Lsg. wird beim Maximum von etwa 240 nm gemessen, und der Gehalt berechnet, indem als theoretischer Wert für $E_{1\ cm}^{1\%}$ 405 eingesetzt wird. Geforderter Gehalt 96 bis 104% (BP 63).

Anwendung. Wie Desoxycorticosteronacetat, s. oben. Das Trimethylacetat wird i.m. als mikrokristalline Suspension verabreicht und besitzt daher eine sehr lange Wirkungsdauer. Infolgedessen wird es hauptsächlich für die Behandlung chronischer primärer und sekundärer Nebennierenrinden-Insuffizienz angewendet.

Dosierung. Gebräuchliche Dosis i.m. 25 bis 100 mg einmal im Monat.

Aufbewahrung. In gut schließenden Gefäßen vor Licht geschützt bei Raumtemperatur.

Handelsformen: DOCA (Organon, München): Ampullen, Implantat, Buccaltabletten. – Cortiron (Schering AG, Berlin): Amp., Buccaltabl., Cortiron-Depot: Desoxycorticosteronönanthat Amp. i.m., Cortiron-Glucosid: Amp. i.v. – Cortenil (Farbwerke Hoechst, Frankfurt a. M./Höchst) Depot: Desoxycorticosteron-cyclopenthylpropionat in öliger Lsg. Amp., Manole, Manoject. Corteniletten: Desoxycorticosteron-acetat (Buccaltabl.) – Percorten (Ciba, Wehr, Baden): Amp., Linguetten. Percorten M: Desoxycorticosterontrimethylacetat: Mikrokristallamp., Percorten, wasserlöslich: Das Glucosid: Amp. – Ellpsoral I (Dr. Ellendorf, Wuppertal-Barmen): Perlingualtabl.

Cortarmour (Armour, Kaukakee, Ill.), Cortate (Schering, Bloomfield, N. J.), Decortin (Schieffelin & Co., New York 3, N. Y.), Decosterone (Barry Lab., Detroit, Mich.), Doca acetate (Organon, WestOrange, N. J.), Percorten acetate (Ciba, Summit, N. J.).

Cortivis (Vismara), Syncortyl (Roussel, Paris).

Aldosteron. Elektrocortin. 18-Aldehydcorticosteron. 11β,21-Dihydroxy-3,20-dioxo-4-pregnen-18-al. Δ⁴-Pregnen-11β,21-diol-18-al-3,20-dion. 18-Formyl-11β,21-dihydroxy-4-pregnen-3,20-dion. Δ⁴-3,20-Dioxo-11β,18-oxido-18,21-dihydroxypregnen. 18-Formyl-Δ⁴-pregnen-11β,21-diol-3,20-dion.

$C_{21}H_{28}O_5$ Strukturformel: S. 98   M.G. 360,45

Aldosteron ist das wirksamste Mineralcorticoid der Nebennierenrinde. Es ist das erste natürliche Steroid mit einer Sauerstoffunktion an C-18. Seine Existenz wurde von S. A. SIMPSON und J. F. TAIT [Endocrinology *50*, 150 (1952)] mit dem sehr empfindlichen Test für mineralcorticoide Aktivität bewiesen, bei dem man am adrenalektomierten Tier die Änderung des Verhältnisses $^{23}Na : ^{42}K$ im Urin nach Applikation des zu prüfenden Materials bestimmt. Kristallisiertes Aldosteron besitzt eine mehr als 100mal so große mineralcorticoide Aktivität wie Desoxycorticosteron und verursacht im Gegensatz zu diesem keine Wasserretention. Zusammenfassung bei A. WETTSTEIN: Verh. dtsch. Ges. inn. Med. *62*, 214 (1956).

Herstellung. Aus 13-Methylsteroiden mittels Loeffler-Freytag-Cyclisierung tert. N-Chloramine [WOLFF, M. E., J. F. KERWIN u.a.: J. Amer. chem. Soc. *82*, 4117 (1960)], mittels direkter Einführung der O-Funktion in C-18 [VELLUZ, L. u.a.: C. R. Acad. Sci. (Paris) *250*, 725 (1960); HEUSLER, K., G. CAINELLI u.a.: Helv. chim. Acta *44*, 502 (1961)], aus Corticosteronacetat-nitrit durch UV-Bestrahlung [BARTON, D. H. R., u. J. M. BEATON: J. Amer. chem. Soc. *82*, 2641 (1960)]. Lit. FIESER, L. F., u. M. FIESER, vgl. S. 103.

Eigenschaften. Weißes, geruchloses, kristallines Pulver. Fp. 164° (wasserfrei). $[α]_D^{23}$ = +152,2° (anhydr. in Aceton), $[α]_D^{25}$ = +161° (Chlf.). Absorptionsmaximum bei 240 nm ε = 15000 (wasserfrei) 21-Acetat: $C_{23}H_{30}O_6$: Flache Nadeln aus Aceton-Äther. Fp. 198 bis 199°. $[α]_D^{24}$ = +121,7° (Chlf.) (Merck Index).

Anwendung. Zur Mineralocorticoid-Therapie, bei akuter und chronischer NNR-Insuffizienz.

Handelsformen: Aldocorten (Ciba, Wehr, Baden): Amp., – Aldosteron (Organon, München).

Cortison. Cortisone (Reagens USP XVII). 17α,21-Dihydroxy-4-pregnen-3,11,20-trion. Δ⁴-Pregnen-17α,21-diol-3,11,20-trion. 17-Hydroxy-11-dehydro-corticosteron. Synonyma: „Substanz Fa" Reichstein, „Compound E" Kendall, „Compound F" Wintersteiner.

$C_{21}H_{28}O_5$ Strukturformel: S. 98   M.G. 360,45

Herstellung. Durch Partialsynthese, vgl. S. 100 und bei Cortisonacetat, siehe unten.

Eigenschaften. Weißes, kristallines Pulver. Praktisch unlösl. in W.; wenig lösl. in M., A., Chlf. und Aceton; sehr schwer lösl. in Ae. und Bzl. Fp. 220° unter Zers. (das Bad wird auf 210° vorerhitzt) (USP XVII). $[α]_D^{25}$ etwa +209° in A. (USP XVII); +164° in Aceton (Merck Index).

UV-Absorption. Maximum bei 238 nm in A. (USP XVII); ε = 1,58 · 10⁴ in A. (Merck Index).

Cortisonacetat DAB 7 – BRD. Cortisoni Acetas Pl.Ed. I/2, Belg. V, Jap. 61, Nord. 63. Cortisone Acetate BP 63, USP XVI (!). Cortisonum acetylatum ÖAB 9, Ph.Helv. V – Suppl. III. Cortisonum aceticum CsL 2 – Suppl. 59, Ross. 9. Cortisone (acétate de) CF 65.

21-Acetoxy-17α-hydroxypregn-4-en-3,11,20-trion. 4-Pregnen-17α,21-diol-3,11,20-trion-21-acetat. Acetoxy-17α-hydroxy-3,11,20-triketopregnen-(4). (+)-21-Acetoxy-17α-hydroxy-3,11,20-trioxopregnen-(4). Acetylcortison.

$C_{23}H_{30}O_6$ Strukturformel: siehe unten.   M.G. 402,49

Gehalt. Bezogen auf die getrocknete Substanz: 96,0 bis 104,0% (BP 63); 95,0 bis 103,0% (Nord. 63).

Herstellung. Mittels Partialsynthese, vgl. S. 100. (Das Ausgangsmaterial für die Herstellung von Cortison bildete lange die aus Ochsengalle isolierte Desoxycholsäure.) Sie erfolgt z.B. über das Pregn-16-en-3αol-11,20-dion und den Aufbau der Seitenkette mittels der Julian-Synthese [JULIAN, P. L. u.a.: J. Amer. chem. Soc. 77, 4601 (1955)]. Gegenüber der Synthese aus Gallensäure erfordert die aus Progesteron (I), das leicht aus Diosgenin zugänglich ist, erheblich weniger Stufen. Die Hydroxylierung zu 11α-Hydroxyprogesteron (II) erfolgt mikrobiologisch durch Schimmelpilze der Mucoraceae und Chonaphoraceae, besonders der Gattung Rhicopus, Cuminghamella und Curvularia. Durch Oxydation bildet sich 11-Ketoprogesteron (III), aus dem sich nach J. A. HOGG u. a. [J. Amer. chem. Soc. 77, 4436 (1955)] eine direkte Cortisonsynthese durchführen läßt. Nach H. RUSCHIG [Ber. dtsch-chem. Ges. 88, 878 (1955)] kondensiert man mit Diäthyloxalat in Gegenwart von Natrium-methylat zum 21-Äthoxyoxalyl-11-keto-progesteron(IV), bromiert dieses bei 0° in Gegenwart von Natriumacetat mit 2 Mol Brom und spaltet den 21-Äthoxyoxalyl-Rest mit Natrium-methylat in Methanol ab. Durch eine Favorsky-Umlagerung [α-Halogenketon $\rightarrow$ Carbon-säure Umlagerung. MARKER, R. E., u. R. B. WAGNER: J. Amer. chem. Soc. 64, 216 (1942)] entsteht cis-Pregna-4,17(20)-dien-3,11-dion-21-carboxy-methylester(V). Um die Carboxyl- und die 11-Ketogruppe mit Lithiumaluminiumhydrid in Dibutyläther reduzieren zu kön-nen, wird die 4-En-3-ketogruppe mit Pyrrolidon und p-Toluolsulfonsäure zur Reaktion ge-bracht. Das entstehende 3-Enamin(VI) wird mit LiAlH$_4$ reduziert. Bei darauffolgender alkalischer Hydrolyse entsteht cis-Pregna-4,17(20)dien-11β,21-diol-3-on-(VII). Nach dem Acetylieren wird das 21-Acetat (VIII) mit Phenyljodoacetat und OsO$_4$ als Katalysator in tert. Butanol/Pyridin zum Hydrocortisonacetat hydrolysiert. Um Cortisonacetat zu er-halten, oxydiert man vorher das 21-Acetat an C-11 (vgl. Schema).

Eine andere Synthese nimmt als Ausgangsprodukt Pregnan-3α-11α-17α-triol-20-on [LEVIN, B. H. u. a.: J. Amer. chem. Soc. 75, 502 (1953) und 76, 546 (1954)].

Nach D. H. PETERSEN u. a. [J. Amer. chem. Soc. 75, 412 (1953)] gelingt die Darstellung aus 17α-Hydroxy-11-desoxycorticosteron (REICHSTEINS Substanz S). Hier fehlt gegenüber Cortison ein Sauerstoffatom am C$_{11}$. Als Ausgangsmaterial dient 16-Dehydropregnenolon (Pregna-5,16-dien-3β-ol-20-on), das aus Diosgenin gewonnen wird. Zur Einführung der 11α-Hydroxy-Gruppe eignen sich die gleichen Mikroorganismen wie bei der Darstellung von 11α-Hydroxy-progesteron, siehe oben.

Literatur: FIESER L. F., u. M. FIESER, vgl. S. 103.

Eigenschaften. Weißes bis nahezu weißes, geruchloses, kristallines Pulver, zunächst ge-schmacklos, dann von nachhaltigem, bitterem Geschmack. Es ist praktisch unlösl. in W. und PAe. 1 g ist lösl. in 350 ml A., 420 ml Ae., 4 ml Chlf., 75 ml Aceton, 30 ml Dioxan (USP XVI).

Fp. 233 bis 243° unter Zers. (PI.Ed. I/2, Belg. V, CsL 2 – Suppl. 59), etwa 240° unter Zers., das Bad wird auf 230° vorgeheizt (USP XVI, BP 63, DAB 7 – BRD, Jap. 61), 240 bis 247° (Nord. 63), 240 bis 250° (ÖAB 9). 235 bis 245° (Zers.) (Ross. 9), 244 bis 247° (CF 65).

Spezifische Drehung. [α]$_D$: In Dioxan: $+ 208$ bis $+ 217°$ (PI.Ed. I/2, USP XVI, Jap. 61, Belg. V, ÖAB 9, CsL 2 – Suppl. 59); $+ 208$ bis $+ 219°$ (BP 63); $+ 208$ bis $+ 220°$ (Nord. 63); $+ 209$ bis $+ 217°$ (Ph.Helv. V – Suppl. III, DAB 7 – BRD); $+ 214 \pm 2°$ (CF 65); in Aceton $+ 178$ bis $+ 194°$ (Ross. 9).

UV-Absorption. $E^{1\%}_{1\ cm}$: In abs. A. bei Maximum etwa 238 nm: 382 bis 400 (PI.Ed. I/2, Belg. V); bei etwa 240 nm: 380 bis 400 (BP 63); in 96%igem A. bei 238 nm: 380 bis 400 (DAB 7 – BRD); in M.: Soll nicht mehr als 2,5% vom Reference Standard differieren (USP XVI); 390 (Jap. 61); 390 $\pm$ 10° (CF 65, Ross. 9, CsL 2 – Suppl. 59).

Erkennung. 1. Ungefähr 0,005 g werden in einem Reagensglas in 2 ml konz. Schwefel-säure gelöst und vorsichtig geschüttelt. Die so erhaltene Lsg. ist zunächst farblos, färbt sich aber nach ungefähr 1 Min. gelb. Beim Beobachten im auffallenden Licht darf sie keine grüne Fluoreszenz zeigen (zum Unterschied von Hydrocortison, das sich fast gleichzeitig gelb färbt und grün fluoresziert) (PI.Ed. I/2). Wird die Lsg. mit 10 ml W. verdünnt, ver-schwindet die Farbe, und die Lsg. bleibt klar (USP XVI). – 2. Man versetzt 10 Tr. 0,1 n Silbernitrat-Lsg. mit 1 Tr. 8%iger Natriumhydroxid-Lsg. und hierauf tropfenweise mit 3,5%iger Ammoniak-Lsg., bis sich der entstandene Nd. gelöst hat, und setzt hierauf noch weitere 2 Tr. Ammoniak-Lsg. zu. Fügt man 2 Tr. dieser Lsg. zu einer Lsg. von etwa 5 mg Cortisonacetat in 1 ml A., so färbt sich die Lsg. sehr rasch grauschwarz, und es scheidet sich nach einiger Zeit metallisches Silber als feiner schwarzer Nd. ab (ÖAB 9). – 3. Etwa 1 mg wird in 2 ml Weingeist gelöst. Die Lsg. wird mit 2 Tr. verd. NaOH und dann mit einer Lsg. von 5 mg Triphenyltetrazoliumchlorid in 1 ml abs. A. versetzt. Es entsteht eine Rotfärbung (Ph.Helv. V – Suppl. III). – 4. Zu 1 ml einer 0,01%igen (g/v) Lsg. in M. werden 8 ml frisch hergestellte Phenylhydrazin-Schwefelsäure (0,065%ige Lsg. von Phenylhydra-zinhydrochlorid in konz. Schwefelsäure) gegeben und 15 Min. lang auf ungefähr 70° er-wärmt. Die Lsg. färbt sich gelb (PI.Ed. I – Suppl., CF 65, Ross. 9). – 5. Versetzt man eine unter Erwärmen bereitete Lsg. von 1 mg in 0,5 ml A. nach dem Abkühlen mit etwa 1 mg m-Dinitrobenzol und 1 Tr. 8%iger Natronlauge, so färbt sich die Lsg. sofort zitronengelb und wird im Lauf von 1 bis 2 Min. erst olivgrün bis braun, dann rotviolett, schließlich blau-violett (ÖAB 9). – 6. Das 2,4-Dinitrophenylhydrazon schmilzt zwischen 232 und 240° unter Zers. (PI.Ed. I/2); zwischen 241 und 245° (CF 65). – 7. Versetzt man etwa 5 mg Cortison-acetat mit 5 Tr. A., 5 Tr. W. und 10 Tr. konz. Schwefelsäure und erwärmt, so tritt nach einiger Zeit der Geruch nach Essigsäureäthylester auf (ÖAB 9). – 8. 0,2 mg werden in 1 ml A. gelöst. Nach dem Eindampfen im Vakuum, Zufügen von 5 ml n Natronlauge und 30 Min.

Erwärmen auf 70° entsteht eine gelbe Lsg. mit einer starken Absorption bei 370 nm (Unterschied von Prednison) (BP 63). – 9. Die Lsg. von 50 mg in 15,0 ml 96%igem A. wird mit 50 mg Hydroxylammoniumchlorid und 50 mg wasserfreiem Natriumacetat versetzt und 20 Std. lang stehengelassen. Nach der Zugabe von 30 ml Wasser wird die Ausfällung abgesaugt, mit Wasser gewaschen und aus 70%igem A. umkristallisiert. Das farblose kristalline Cortisonacetatmonoxim schmilzt nach dem Trocknen bei 105° zwischen 245 und 251° unter Zersetzung (Metallblock 274 bis 280°) (DAB 7 – BRD). – 10. Das Infrarot-Absorptionsspektrum einer Kaliumbromid-Dispersion von vorher 3 Std. bei 105° getrocknetem Cortisonacetat weist Maxima nur bei denselben Wellenlängen auf wie ein auf gleiche Weise zubereiteter Reference-Standard. Tritt eine Differenz auf, werden Probe und Standard in einem geeigneten Lösungsmittel gelöst, das Lösungsmittel wird verdampft und das Infrarot-Spektrum mit dem Rückstand wiederholt (USP XVI). – 11. Das Ultraviolett-Absorptionsspektrum der Lösung 1 : 100000 in M. weist denselben Kurvenverlauf auf wie das des auf dieselbe Weise aufgenommenen Reference Standards. Die Extinktion beim Maximum von etwa 238 nm darf, auf die getrocknete Substanz berechnet, nicht mehr als 2,5% von der des Reference-Standards abweichen (USP XVI). NF XII läßt 3% zu. – 12. Identifizierung nach L. KOFLER. Eutektische Temperatur mit Salophen: 175°. Lichtbrechungsvermögen der Schmelze: $n_D = 1{,}5000$ bei 205 bis 208° (ÖAB 9).

Prüfung. 1. Trocknungsverlust. 3 Std. bei 105° getrocknet, höchstens 1% (USP XVI, Jap. 61); bis zum konst. Gewicht bei 105° getrocknet, höchstens 0,5% (BP 63, Ross. 9, DAB 7 – BRD, CF 65); im Vakuum bei 60 bis 65° über Phosphorpentoxid getrocknet, höchstens 0,5% (PI.Ed. I/2, Belg. V); im Vakuum bei 60 bis 65°, höchstens 0,5% (ÖAB 9); 4 Std. bei 80° im Vakuum, höchstens 1% (Ph.Helv. V – Suppl. III). – 2. *Glührückstand.* Höchstens 0,1% (Jap. 61); unwägbar (USP XVI, Belg. V); höchstens 0,2% (Nord. 63). – 3. Sulfatasche. Höchstens 0,1% (BP 63, DAB 7 – BRD), 0,2% (CF 65). – 4. Hydrocortison. Werden 5 mg mit 2 ml Schwefelsäure versetzt, so bleibt die Mischung zunächst ungefärbt. Nach 1 Min. wird sie gelb ohne eine grüne Fluoreszenz im reflektierten Licht (Belg. V). – 5. Protolytische Verunreinigungen. Wie bei Desoxycorticosteronacetat, S. 107 (Nord. 63). – 6. Freie Säure. Eine Mischung von 5 ml der Lsg. in Dioxan (1 + 99), 5 ml W. und 3 Tr. Bromthymolblau-Lsg. darf bis zum Farbumschlag nach Blau höchstens um 0,02 ml 0,1 n Natronlauge mehr verbrauchen als eine Mischung von 5 ml Dioxan, 5 ml W. und 3 Tr. Bromthymolblau-Lsg. (ÖAB 9). – 7. Fluor. Ausführung entsprechend der Vorschrift auf S. 107. – 8. Fremdsteroide. Gemäß USP XVI: Papier für die aufsteigende Papierchromatographie: Mit Formamid imprägniertes Whatman No. 1 oder gleichwertiges Papier. Aufzutragende Lösungen: Test-Lösung: 25 mg/10 ml Aceton, davon 0,01 ml. Standard-Lösung: USP-Reference Standard oder eine entsprechende Standardsubstanz 25 mg/10 ml Aceton, davon 0,01 ml. Vergleichs-Standardlösungen von Cortison, Hydrocortison und Hydrocortisonacetat: je 2,5 mg auf je 100 ml Aceton, davon je 0,01 und 0,02 ml. Der chromatographische Vorgang wird in einem Chromatographiegefäß Type 1 mit Laufmittel No. 1 (zu einer Mischung von 75 ml Chlf. und 75 ml Äthylacetat wird 1 ml M. zugegeben) begonnen und das Papier so aufgehängt, daß es mit dem Startstrich nach unten gerade in das Lösungsmittel eintaucht. Wenn das Lösungsmittel die Startlinie erreicht hat, wird das Papier aus dem Chromatographiegefäß genommen, 2 Min. getrocknet und anschließend die Chromatographie in Gefäß Type 1 L, das das Laufmittel No. 3 [zu 50 ml Chlf. werden 100 ml Methylchloroform zugefügt (= 1,1,1,Trichloräthan)] enthält, fortgesetzt, bis uas Laufmittel die obere Grenzlinie erreicht hat (bei 25° ungefähr in 1 Std.). Das Chromatogramm wird 5 Min. bei Raumtemperatur getrocknet, darauf unter der Analysenlampe bei 2537 Å mit der Vorderseite zur Lampe hin 3 Min. aktiviert und dann unter dem längerwelligen Licht von 3660 Å bestrahlt. Die Lagen und Intensitäten der Flecke werden ausgewertet. Das Chromatogramm wird nun uerst bei Raumtemperatur 12 bis 18 Std., dann im Vakuum bei 70° 1 bis 2 Std. getrocknet und mit Reagens (zu 100 ml 10%iger NaOH-Lsg. werden 2 ml 0,2%ige Triphenyltetrazoliumchlorid-Lsg. gegeben, täglich frisch zu bereiten) besprüht. Nach dem Trocknen (eine 5 Min. bei 90°) werden die Chromatogramme unter der UV-Lampe verglichen. Die Flecke der Test- und Standard-Lsg. müssen auf gleicher Höhe liegen. Etwa erschienene weitere Flecke in derselben Höhe wie die der aufgetragenen verd. Test-Lsg. dürfen nicht stärker sein als die der aufgetragenen 0,02-ml-Menge dieser verd. Test-Lsg., entsprechend weniger als 2% Fremdsteroide.

Gemäß BP 63: Es wird die absteigende Papierchromatographie Methode II und das Laufmittel B [eine 0,2%ige (v/v) Lsg. von Formamid in einer Mischung gleicher Volumen Bzl. und Chlf.] angewendet. Whatman No. 1 oder gleichwertiges Papier wird mit einer 40%igen (v/v) Lsg. von Formamid in M., imprägniert und ohne Hilfe von Hitze getrocknet. Aufgetragen werden 0,005 ml einer 0,5%igen (g/v) Lsg. des zu untersuchenden Cortisonacetats und ebenso einer auf dieselbe Weise zubereiteten Vergleichslösung mit einer Standardsubstanz. Hat das Laufmittel das Ende des Papierstreifens erreicht, etwa nach $2^{1}/_{2}$ Std., wird der Papierstreifen 5 Min. bei Raumtemperatur getrocknet, dann 40 Min. bei 105° erhitzt und mittels Durchziehen durch alkalische Triphenyltetrazoliumchlorid-Lsg. [1 Volumen einer 0,1%igen (g/v) Lsg. von 2,3,5-Triphenyltetrazoliumchlorid und 9 Volumen 2 n NaOH, frisch bereitet] entwickelt. Die zu untersuchende Substanz und der Standard zeigen in derselben Höhe und derselben Stärke je einen roten Fleck. Es dürfen keine weiteren Flecken erscheinen. Die entwickelten Papierstreifen werden 30 Min. bei 105° getrocknet; im UV-Licht, das Licht der Wellenlänge 366 nm noch enthält, weisen die Flecke eine Fluoreszenz auf.

Gemäß Ph.Helv. V – Suppl. III: Test-Lösung: 5 mg Acetylcortison pro ml (= Lsg. a). Laufmittel: 80 ml Toluol und 20 ml Methyläthylketon werden in einem Scheidetrichter gemischt und in die Kristallisierschale des zur aufsteigenden Papierchromatographie bestimmten Gefäßes eingefüllt. Chromatographiepapier: Schleicher & Schüll 2043b Mgl mit Formamid imprägniert. Aufzutragende Lösung: 0,006 ml der Lsg. a = 0,03 mg Acetylcortison. Es wird chromatographiert, bis die Frontlinie des Laufmittels etwa 30 cm über die Startlinie gestiegen ist (etwa 3 bis 4 Std.). Darauf wird der Streifen bei 100° etwa 30 Min. getrocknet. Der getrocknete Streifen wird mit etwa 10 ml Sprühreagens (10 mg Blautetrazolium werden in 10 ml W. gelöst und mit 90 ml verd. Natronlauge versetzt) gleichmäßig besprüht und nach 5 Min. beobachtet. Das Chromatogramm soll einen blauen Fleck mit einem R_f-Wert von 0,7 bis 0,8 (Acetylcortison) aufweisen. Es dürfen keine weiteren auch nur schwach blauen Flecke auftreten (andere Corticosteroide mit α-Ketolgruppe).

Gehaltsbestimmung. Gemäß NF XII: Standard-Lsg.: 10 µg vorher 3 Std. bei 105° getrockneter Reference Standard Cortisonacetat pro ml werden in A. (95%) gelöst. 20 ml davon (= 200 µg) werden in einen 50-ml-Schliffkolben gegeben. – Prüf-Lsg.: 100 mg Cortisonacetat werden in A. zu 200 ml gelöst. Davon werden 5 ml in einem 250-ml-Meßkolben bis zur Marke verdünnt. 20 ml davon werden in einen 50-ml-Schliffkolben gegeben. – Ausführung. In jeden der beiden Kolben und in einen dritten Kolben mit 20 ml A. als Blindlsg. gibt man 2,0 ml Blau-tetrazolium-Lsg. (500 mg Blue tetrazolium in A. ad 100 ml), mischt und gibt darauf 2 ml einer verdünnten (1 in 10 ml A.) Tetramethylammoniumhydroxid-Lsg. hinzu. Nach 45 Min. langem Stehen im Dunkeln werden die Extinktionen beider Lsg. gegen den Blindwert bei 525 nm gemessen. Die Menge Cortisonacetat in mg errechnet sich nach der Formel $10C(A_U/A_S)$, wobei A_S die Extinktion der Standard-Lsg., A_U die der Prüf-Lsg. und C die Konzentration in µg/ml des Reference Standards in der Standard-Lsg. ist. – Gemäß Jap. 61: 10 mg der 3 Std. bei 105° getrockneten Substanz werden in genau 100 ml M. gelöst. 5 ml dieser Lsg. werden wiederum zu genau 50 ml mit M. verdünnt. Es wird die Extinktion E beim Maximum zwischen 238 und 240 nm bei 1 cm Schichtdicke gemessen. Der Gehalt in mg errechnet sich nach folgender Formel:

$$\text{Gehalt in mg} = \frac{E \cdot 10\,000}{390}.$$

Unverträglichkeiten. Basisch reagierende und oxydierende Stoffe.

Aufbewahrung. In dicht geschlossenen Gefäßen, vor Licht geschützt.

Anwendung. Zur Glucocorticosteroid-Therapie: Cortison beeinflußt neben Kohlenhydrat- und Mineralstoffwechsel bevorzugt die Organe mesenchymaler Herkunft, wie lymphatisches Gewebe, Knochenmark, Bindegewebe und Synovialmembranen. Bei entzündlichen Prozessen hemmt es Ödembildung und Leukozytenaustritt und dämpft damit insgesamt die Entzündung. Eine besonders gute Wirkung wird bei akuten und chronischen rheumatischen Erkrankungen beobachtet, jedoch ist sie nicht causal. Nach dem Einstellen der Gabe erscheint häufig das Krankheitsbild wieder. Bei rheumatischer Arthritis ist die Wirkung nur suppressiv. Eine anhaltende Therapie hat verschiedene z.T. bedenkliche Nebenerscheinungen. Die Sekretion der Nebenniere und der Hypophyse wird zurückgedrängt, das elektrolytische Gleichgewicht und der Wasserhaushalt werden je nach Veranlagung des Patienten verschieden stark gestört, der normale Kohlenhydrat-Stoffwechsel wird in Mitleidenschaft gezogen und die Insulin-Reaktion beeinträchtigt. Im Proteinstoffwechsel zeigt sich bei sehr langer Cortisonanwendung eine negative Stickstoffbilanz. Der Widerstand gegen bakterielle Infektionen ist vermindert.

Lokal wird es am Auge verwendet. Bei allergischer Konjunktivitis, Keratitis, akuter Iritis werden anfänglich 1 oder 2 Tr. der 0,5 bis 2,5%igen Suspension in physiologischer Kochsalzlsg. jede Stunde in den Konjunktivalsack oder eine 1%ige Salbe 3- bis 4mal am Tag appliziert. Da Cortison keine antibakteriellen Eigenschaften besitzt, müssen bei Augeninfektionen Antibiotica oder Sulfonamide mit verabreicht werden. Cortison verhindert die Regeneration des Epithelgewebes und darf daher bei Hornhautgeschwüren nicht verwendet werden. Die Bildung von Narbengewebe wird gehemmt (antifibroplastische Wirkung), wodurch die weitere Anwendung zur Prophylaxe von Verwachsungen gegeben ist. Bei Magen- und Darmgeschwüren ist Cortison kontraindiziert.

Dosierung. Täglich 50 bis 400 mg oral oder i.m. in mehreren Dosen (BPC 63) Maximaldosis einzeln 0,1 g, tägl. 0,2 g (Nord. 63).

Handelsformen: Adreson (Organon, München): Tabl., Susp., Augentr. – Cortison (Ciba, Wehr, Baden): Tabl., Susp., Augentr. – Cortison (Hoechst, Frankfurt a. M.): Tabl., Susp., Augensalbe – Cortison (Dr. Winzer, Konstanz): Augensalbe. – Cortison POS (Bernhard, Buxmann, Saarbrücken): Augentr., Salbe. – Scheroson Depot (Schering, Berlin): -Önanthat und -undecylat Amp. i.m. Scheroson ophthalmicum: -önanthat, ölige Lsg. mit Chloramphenicol.

Cortone (Merck, Sharp & Dohme, USA); Cortril (Pfizer, USA); Cortogen acetate (Schering, USA).

Cortelan (Glaxo, England); Cortistab (Boots, England); Cortisyl (Roussel, England).

Hydrocortisonum PI.Ed. I – Suppl., ÖAB 9, Nord. 63, Jap. 61. Hydrocortisone BP 63, USP XVII, CF 65. Hydrocortison (INN). Cortisol; Substanz M, REICHSTEIN; Compound F, KENDALL. 11β,17α,21-Trihydroxypregn-4-en-3,20-dion. 4-Pregnene-3,20-dione-11β,17α,21-triol. (+)-11β,17α,21-Trihydroxy-3,20-dioxopregnen-(4). Δ^4-Pregnen-11β,17α-21-triol-3,20-dion. 17-Hydroxycorticosteron.

$C_{21}H_{30}O_5$ Strukturformel: S. 98   M.G. 362,47

Gehalt. 96 bis 104% bezogen auf die getrocknete Substanz.

Eigenschaften. Weißes oder nahezu weißes, geruchloses, kristallines Pulver, zunächst geschmacklos, dann von nachhaltig bitterem Geschmack. Unlösl. in W.; lösl. in 40 T. A. (95%), 80 T. Aceton; schwer lösl. in Chlf.; nahezu unlösl. in Ae.; leicht lösl. in Dioxan; lösl. in 4000 T. W., 4000 T. Ae., 500 T. Chlf.

Fp. 209 bis 220° (Nord. 63), 212 bis 218° (ÖAB 9); unter Zers. bei etwa 214° (BP 63), 212 bis 220°, es sei denn, daß sehr feines Pulver, das zu 95% Sieb Nr. 325 passiert, geprüft wird. Letzteres kann bereits bei 209° zu schmelzen beginnen (USP XVII, PI.Ed. I – Suppl.), bei etwa 215° (USP XVII – Suppl. 1); nach KOFLER: 208 bis 220° (ÖAB 9), 221 bis 223° (CF 65). – Spezifische Drehung. $[\alpha]_D$: In A. (95%) + 162 bis + 171° (BP 63); +160 bis + 170° (ÖAB 9); +162 bis + 173° (Nord. 63). In Dioxan + 150 bis + 156° (PI.Ed. I – Suppl., USP XVII; Jap. 61) 153 $\pm$ 3° (CF 65). – UV-Absorption. $E_{1cm}^{1\%}$ beim Maximum etwa 240 nm in abs. A. 420 bis 450 (BP 63); bei 242 nm 439 $\pm$ 11 (CF 65); bei 242 nm in M. 428 bis 450 (PI.Ed. I – Suppl.); 445 (Jap. 61).

Erkennung. 1. Versetzt man etwa 1 mg Substanz mit 1 ml konz. Schwefelsäure, so entsteht eine gelb bis orange gefärbte Lsg., die intensiv grün fluoresziert. Versetzt man die Lsg. mit 1 ml W., so färbt sie sich gelbbraun mit intensiv grüner Fluoreszenz (ÖAB 9, CF 65), versetzt man sie mit 10 ml W., färbt sie sich gelborangegelb mit grüner Fluoreszenz und es bildet sich ein geringer flockiger Nd. (USP XVII). – 2. Reaktion mit Phenylhydrazin-Schwefelsäure, Ausführung wie Nr. 4, S. 111 (PI.Ed. I – Suppl., CF 65). – 3. Reaktion mit m-Dinitrobenzol, Ausführung wie Nr. 5, S. 111 (ÖAB 9). – 4. Reduktion von Silbernitrat, Ausführung wie Nr. 2, S. 111 (ÖAB 9). – 5. IR-Absorptionsspektrum entspr. Nr. 10, S. 112 (USP XVII). – 6. Identifizierung nach L. KOFLER. Eutektische Temperatur der Mischung mit Dicyandiamid etwa 172° (ÖAB 9).

Prüfung. 1. Trocknungsverlust. Bei 105° bis zum konstanten Gewicht getrocknet, höchstens 1% (BP 63, CF 65, Jap. 61); im Vakuum bei 60 bis 65° getrocknet, höchstens 0,5% (ÖAB 9); im Vakuum 4 Std. bei 100° höchstens 1% (PI.Ed. I – Suppl.). – 2. Glührückstand. Höchstens 0,1% (Jap. 61); 0,2% (Nord. 63); unwägbar bei 0,1 g Einwaage (USP XVII). – 3. Sulfatasche. Höchstens 0,1% (BP 63), 0,2% (CF 65). – 4. Fluor. Wie bei Desoxycorticosteronacetat, S. 107 (BP 63). – 5. Lösung. Die Lsg. 1 + 99 in A. muß klar und farblos sein (ÖAB 9); 20 mg in 2 ml A. (95%) müssen bezüglich Klarheit und Farbe der Grenz-Lsg. entsprechen (Nord. 63). – 6. Freie Säure. 10 ml der A.-Lsg. 1 + 99 müssen sich auf Zusatz von 2 Tr. Bromthymolblau-Lsg. gelb oder grün und bei darauffolgendem Zusatz von 0,2 ml 0,01 n NaOH-Lsg. blau färben (ÖAB 9). – 7. Protolytische Verunreinigungen. Wie bei Desoxycorticosteronacetat S. 107. – 8. Fremdsteroide. Gemäß BP 63 vgl. S. 104. – Gemäß USP XVII wird verfahren wie bei Cortisonacetat USP XVI, S. 112, jedoch werden als Vergleichsstandard-Lsg. die von Cortison, Cortisonacetat und Hydrocortisonacetat aufgetragen und die Chromatographie in Gefäß Type 1 L mit dem Laufmittel Nr. 2 (zu 148 ml Chlf. werden 1,5 ml Isobutylalkohol zugefügt) vorgenommen.

Gehaltsbestimmung. Gemäß Jap. 61: Genau 0,01 g, vorher 3 Std. bei 105° getrocknet, werden zu 100 ml M. gelöst. 5 ml der Lsg. werden zu 50 ml mit M. aufgefüllt. Von dieser

Lsg. wird die Extinktion E beim Maximum zwischen 240 und 242 nm in einer 1-cm-Küvette bestimmt. Der Gehalt an Hydrocortison errechnet sich nach der Formel:

$$C_{21}H_{30}O_5 = \frac{E}{445} \cdot 10\,000\,\text{mg}.$$

Gemäß Nord. 63 erfolgt die Bestimmung mit Bezugnahme auf Hydrocortisonacetat als Standardsubstanz in der Ausführung wie bei Desoxycorticosteronacetat, S. 107. Die Messung der Extinktionen erfolgt bei 242 nm. Da als Standardsubstanz das Acetat eingesetzt wird, muß bei der Berechnung mit dem Quotienten der Molekulargewichte 0,8961 multipliziert werden nach der Formel:

$$m = \frac{q \cdot n \cdot 0{,}8961}{p} \cdot \left(1 - \frac{k_2}{k_1}\right).$$

Gemäß BP 63 wird die Triphenyltetrazoliumchlorid-Reaktion absolutcolorimetrisch angewendet (vgl. S. 107), indem als theoretischer Wert bei der Berechnung für $E_{1\,\text{cm}}^{1\%}$ = 435 bei 485 nm eingesetzt wird.

Unverträglichkeit. Basisch reagierende Stoffe.

Anwendung. Zur Glucocorticosteroid-Therapie in Form von Tabl. 10 mg, Susp. 25 mg/ml, Tropfen 0,25%, Suppos. 10 mg, Augentropfen 0,5%, Salbe 0,5, 1 und 2,5%, Creme 1%, Lotion 5 mg/ml, Spray 50 mg/40 g.

Handelsformen: Ficortril (Pfizer, Karlsruhe): Salbe, Lotion, Spray. – Hydrocort (Ferring, Düsseldorf): Augentr. Dermale Tropfen, Salbe, Liniment, Spray, Suppos. – Hydrocortison (Hoechst, Frankfurt a. M.): Tabl., Infusionslsg. – Incortin H (Merck, Darmstadt): Creme.

Hydrocortone (Merck, Sharp & Dohme, USA), Cortef (Upjohn, USA).

Corbadex (Brit. Drug Houses), Efcortelan (Glaxo, England), Genacort (Genatosan, England), Hydrocortisyl (Roussel, England).

Hydrocortisonum acetylatum Ph.Helv. V – Suppl. III, ÖAB 9. Hydrocortisonum Aceticum DAB 7 – DDR. Hydrocortisoni Acetas PI.Ed. I – Suppl., Belg. V, Jap. 61, Nord. 63. Hydrocortisone acetate BP 63, USP XVII. Hydrocortisone (acétate d') CF 65. Hydrocortisonacetat. 21-Acetoxy-11β,17α-dihydroxypregn-4-en-3,20-dion. Δ^4-Pregnen-11β,17α-21-triol-3,20-dion-21-acetat. 17-Hydroxycorticosteronacetat. (+)-21-Acetoxy-11β,17α-dihydroxy-3,20-dioxopregnen-(4). 11β,17α-Dihydroxy-21-acetoxy-Δ^4-pregnen-3,20-dion.

$C_{23}H_{32}O_6$ Strukturformel: S. 110   M.G. 404,51

Gehalt. 97 bis 103% $C_{23}H_{32}O_6$, bezogen auf die getrocknete Substanz.

Eigenschaften. Weißes oder praktisch weißes, geruchloses, kristallines Pulver, zunächst geschmacklos, dann von nachhaltig bitterem Geschmack. Unlösl. in W.; lösl. in 230 T. A. (95%), 150 T. Chlf., 1 : 400 in A. (95%), 1 : 5000 in Ae., 1 : 250 in Chlf.

Fp. 215 bis 225° (Zers.) (Nord. 63), bei 206° eingesetzt 216 bis 222° (USP XVII, Belg. V, DAB 7 – DDR, ÖAB 9), 219° (PI.Ed. I – Suppl.), etwa 220° (BP 63), 222 bis 224° (CF 65), nach L. KOFLER 210 bis 222° (ÖAB 9), in Form eines feinen Pulvers (95% durch Sieb 325 = 44 µm lichte Maschenweite) 213° (USP XVII), etwa 220° (USP XVII – Suppl. 1).

$[\alpha]_D$: In Dioxan $+157$ bis $+167°$ (BP 63), $+157$ bis $+168°$ (Nord. 63), $+158$ bis $+165°$ (PI.Ed. I – Suppl., USP XVII, Belg. V, Jap. 61, DAB 7 – DDR), $+162 \pm 4°$ (CF 65).

UV-Absorption. In abs. A. beim Maximum von etwa 240 nm $E_{1\,\text{cm}}^{1\%}$ = 380 bis 400 (BP 63) bei 242 nm = 395 $\pm$ 10° (CF 65), in A. (95%) = etwa 400 (Nord. 63), in M. bei 242 nm = 395 $\pm$ 10° (PI.Ed. I – Suppl.), = 385 bis 405° (Belg. V), = 390 (Jap. 61), 380 bis 410 (DAB 7 – DDR).

Erkennung. 1. Die Erk.-Rk. entspr. denen von Hydrocortison (S. 114). – 2. Der Acetatrest kann als Äthylacetat nachgewiesen werden. – 3. Identifizierung nach L. KOFLER. Eutektische Temperatur der Schmelze mit Dicyandiamid: 190°. Lichtbrechungsvermögen der Schmelze n_D = 1,5101 bei 196 bis 197° (ÖAB 9). – 4. 0,02 g Substanz werden in einem Mikroreagensglas mit 0,05 g Calciumhydroxid gemischt. Hierbei auftretende Dämpfe färben 1 Tropfen o-Nitrobenzaldehyd-Reagens (1,2 g gepulvertes o-Nitrobenzaldehyd wird 10 Min. mit 100 ml 2 m Natronlauge geschüttelt und die Mischung filtriert; ımmer frisch bereiten) auf einem Stück Filtrierpapier gelbgrün bis blaugrün. Beim Befeuchten mit 2 m Salzsäure nimmt der Fleck eine blaue Farbe an (Nord. 63). Siehe auch Nr. 11, S. 107.

Prüfung. 1. Trocknungsverlust. Höchstens 1%, bei 100 bis 105° bis zum konstanten Gewicht getrocknet (CF 65); 3 Std. bei 105° (BP 63, Jap. 61, USP XVII); im Vakuum bei 60° (Pl.Ed. I – Suppl., Belg. V), 4 Std. im Vakuum bei 80° (Ph.Helv. V – Suppl. III). Höchstens 0,5% im Vakuum bei 60 bis 65° (ÖAB 9). – 2. Glührückstand. Unwägbar (USP XVII, Belg. V), höchstens 0,2% (Nord. 63), höchstens 1% (Jap. 61). – 3. Sulfatasche. Höchstens 0,1% (BP 63), höchstens 0,2% (CF 65). – 4. Freie Säure. Eine Mischung von 5 ml der Lsg. in Dioxan (1 + 99), 5 ml W. und 3 Tr. Bromthymolblau-Lsg. darf bis zum Farbumschlag nach Blau höchstens um 0,02 ml 0,1 n Natronlauge mehr verbrauchen als eine Mischung von 5 ml Dioxan, 5 ml W. und 3 Tr. Bromthymolblau-Lsg. (ÖAB 9). – 5. Fluor. Ausführung entspr. der Vorschrift auf S. 107 (BP 63). – 6. Fremdsteroide. Gemäß Ph.Helv. V – Suppl. III wird ebenso chromatographiert wie bei Cortisonacetat, S. 113. Das Chromatogramm soll einen blauen Fleck mit einem R_f-Wert von 0,6 bis 0,7 (Acetylhydrocortison) aufweisen. Es dürfen keine blauen Flecke mit den R_f-Werten von 0,1 bis 0,2 (Hydrocortison und Cortison) und von 0,7 bis 0,8 (Acetylcortison) auftreten. Etwaige weitere blaue Flecke werden nicht berücksichtigt. Gemäß BP 63 vgl. S. 104.

Gehaltsbestimmung. Ausführung entsprechend den Angaben bei Cortisonacetat, S. 113. Die Messung der Extinktionen erfolgt gemäß Ph.Helv. V – Suppl. III, Jap. 61 und Nord. 63 beim Maximum von etwa 240 bis 242 nm. Bei der Berechnung gemäß BP 63 wird als theoretischer Wert für $E_{1\ cm}^{1\%}$ 390, gemessen bei 485 nm, eingesetzt.

Unverträglichkeiten. Basisch reagierende und oxydierende Stoffe.

Anwendung. Zur Glucocorticosteroid-Therapie. Für die intraarticuläre Injektion als Suspension, örtlich als Creme, Salbe und Lotion, ophthalmologisch als Augentropfen und Augensalbe.

Dosierung. Gebräuchliche Dosis: Intraarticulär 25 mg, i.m. 5 bis 50 mg, extern als Salbe, Augensalbe oder Suspension 0,5 bis 2,5%ig.

Handelsformen: Ficortril (Pfizer, Karlsruhe): Susp., Augensalbe. – Hydro-Adreson (Organon, München): Salbe, Augensalbe, Susp. – Hydrocortison (Ciba, Wehr, Baden): Amp., Creme; (Hoechst, Frankfurt a. M.): Kristallsusp., Salbe; Hydrocortison, POS (Bernhard, Buxmann, Saarbrücken): Augentr., Augensalbe; (Roussel, Koblenz): Salbe. – Litraderm (Desitin, Hamburg): Salbe. – Pabracort (Salopharma, Berlin): Zerstäuberkapseln. – Scheroson F (Schering, Berlin): Kristallsusp., Salbe.

Cortef acetate (Upjohn, USA), Cortril acetate (Pfizer, USA), Cortifan acetate (Schering, USA), Hydrocortone acetate (Merck, Sharp & Dohme, USA), als Hydrocortisonphosphat: Cortiphate (Travenol, USA).

Cortef (Upjohn, England), Hydrocortistab (Boots, England), Pabracort (Paines & Byrne, England), als Hydrocortison-Natriumsuccinat: Corlan (Glaxo, England), Solu-Cortef (Upjohn, England).

Flebocortid (Ormoterapia, Italien).

Hydrocortisonhemisuccinat. Hydrocortisone Hydrogen Succinate BP 63. Hydrocortisone (hémisuccinate d') CF 65. 21-(β-carboxypropionyloxy)-11β,17α-dihydroxypregn-4-en-3,20-dion. 11β,17α-21-trihydroxy-4-pregnen-3,20-dion,21-hemisuccinat.

$C_{25}H_{34}O_8$ M.G. 462,55

Herstellung. Durch Einwirkung von Bernsteinsäureanhydrid auf Hydrocortison.

Gehalt. 96 bis 104% $C_{25}H_{34}O_8$ bezogen auf die bei 100° und nicht über 5 Torr getrocknete Substanz (BP 63), mindestens 98,5% (CF 65).

Eigenschaften. Geruchloses, weißes oder nahezu weißes, kristallines Pulver. Nahezu unlösl. in W.; lösl. bei 20° in 25 T. 5%iger Natriumhydrogencarbonat-Lsg., in 40 T. A. (95%) und in 7 T. abs. A. Mit Zersetzung löst es sich auch in 20%iger Natronlauge.
Fp. etwa 168° (BP 63), 170 bis 173°, nach Rekristallisation zwischen 210 und 214° (CF 65). $[\alpha]_D$: In abs. A. +147 bis +153°, bezogen auf die getrocknete Substanz (BP 63), 130 ± 3° (CF 65). UV-Absorption: In abs. A. $E_{1\ cm}^{1\%} = 345 \pm 10$ bei 242 nm (CF 65).

Erkennung. 1. Das IR-Absorptionsspektrum weist Maxima bei nur denselben Wellenlängen auf wie die Standardsubstanz (BP 63). – 2. 25 mg werden 10 Min. mit 10 ml 10%iger Salzsäure in leichtem Sieden gehalten, dann auf dem Wasserbad zur Trockne eingedampft. Nach Zufügen von 5 ml 10%iger Ammoniak-Lsg. wird in einer kleinen Schale zur Trockne eingedampft und der Rückstand 30 Min. bei 100° getrocknet. Der Rückstand wird mit 2,5 g Zinkstaub gemischt, alles in ein Reagensglas übergeführt und über einer kleinen Flamme erhitzt, während ein vorher mit 32%iger Salzsäure gut befeuchteter Kiefernholzspan in die sich entwickelnden Dämpfe gehalten wird. Der Span wird rot bis braunrot (BP 63). – 3. Einige Milligramm werden in einem Mikrotiegel mit einer kleinen Spatelspitze Zinkpulver, 10 Tr. 7%iger Salzsäure und 3 Tr. 10%iger Ammoniumchlorid-Lsg. vermengt und auf dem Wasserbad zur Trockne eingedampft. Der Tiegel wird mit Filtrierpapier bedeckt, das mit 1 Tr. einer 5%igen Lsg. von p-Dimethylaminobenzaldehyd in 20%iger benzolischer Trichloressigsäure befeuchtet ist, und mit der Sparflamme eines Bunsenbrenners erhitzt. Auf dem Filtrierpapier entsteht eine Rotviolettfärbung. – 4. Einige Milligramm Substanz werden in 0,5 ml abs. A. gelöst und 5 ml 0,1%ige Phenylhydrazin-Lsg. in verd. Schwefelsäure (5 + 20) hinzugefügt. Nach kurzem Erwärmen auf dem Dampfbad bei 60° entwickelt sich eine intensiv gelbe Farbe (CF 65). – 5. Einige Milligramm Substanz werden in 2 ml Schwefelsäure gelöst. Es entwickelt sich eine gelbe bis rotbraune Farbe mit grüner Fluoreszenz (CF 65).

Prüfung. 1. Trocknungsverlust. Bis zum konstanten Gewicht bei 100° bei nicht mehr als 5 Torr getrocknet, höchstens 5% (BP 63). – 2. Sulfatasche. Nicht über 0,1% (BP 63), 1% (CF 65). – 3. Fluor. Ausführung entsprechend der Vorschrift auf S. 107. – 4. Reaktion. 1,0 g gelöst in 20 ml vorher mit Phenolphthalein neutralisiertem abs. A. darf nicht weniger als 20 ml und nicht mehr als 21,5 ml 0,1 n Natronlauge zur Neutralisation verbrauchen, Phenolphthalein als Indikator (BP 63).

Gehaltsbestimmung. BP 63: 10 mg werden zu 100 ml abs. A. gelöst, davon 5 ml zu 50 ml mit abs. A. verdünnt. Von der erhaltenen Lsg. wird die Extinktion bei 1 cm Schichtdicke beim Maximum von etwa 240 nm gemessen. Der Gehalt wird berechnet, indem als theoretischer Wert für $E_{1\,cm}^{1\%}$ 341 eingesetzt wird. – CF 65: Etwa 0,4 g Substanz, genau gewogen, werden in 20 ml abs. A. gelöst und 20 ml W. hinzugefügt, in Eiswasser gekühlt und mit 0,1 n Natriumhydroxid-Lsg. und Phenolphthalein als Indikator titriert. 1 ml 0,1 n Natriumhydroxid-Lsg. entspr. 0,04625 g Hydrocortisonhemisuccinat.

Anwendung. Zur Glucocorticosteroid-Therapie.

Hydrocortison-Natriumsuccinat. Hydrocortisone Sodium Succinate BP 63, USP XVII. Natriumsalz von 21-(3-carboxypropionyloxy)-11β,17α-dihydroxy-pregn-4-en-3,20-dion.

$C_{25}H_{33}NaO_8$ M.G. 484,53

Gehalt. 96 bis 104% $C_{25}H_{33}NaO_8$, bezogen auf die bei 100° und nicht über 5 Torr getrocknete Substanz (BP 63), 97 bis 103 % (USP XVII).

Eigenschaften. Weißes oder nahezu weißes, geruchloses, hygroskopisches, kristallines Pulver. Lösl. bei 20° in 3 T. W., 34 T. A. (95%), 200 T. abs. A.; unlösl. in Chlf. und in Ae. $[α]_D$: +134 bis +146° in 95%igem A., +135 bis +145° (USP XVII).

Erkennung. 1. Die Erk.-Rk. entspr. denen von Hydrocortisonhemisuccinat. – 2. Eine Probe mit Salzsäure befeuchtet und am Platindraht in der Bunsenflamme verbrannt gibt eine gelbe Flamme.

Prüfung. 1. Trocknungsverlust. Höchstens 3,0%, getrocknet bis zum konstanten Gewicht bei 100° und nicht mehr als 5 Torr. (BP 63), 2% (USP XVII). – 2. Fluor. Ausführung entsprechend der Vorschrift auf S. 107.

Gehaltsbestimmung. Wie bei Hydrocortison-hydrogensuccinat. Der Gehalt wird berechnet, indem als theoretischer Wert für $E_{1\,cm}^{1\%}$ 327 eingesetzt wird (BP 63).

Anwendung. Zur Glucocorticosteroid-Therapie. i.v.-Injektion etwa 50 mg.

Hydrocortisone Sodium Succinate for Injection USP XVII, BP 63. Hydrocortison-Natriumsuccinat zur Injektion.

Hydrocortison-Natriumsuccinat zur Injektion ist eine sterile Mischung von Hydrocortison-Natriumsuccinat mit geeigneten Puffersubstanzen.

Gehalt. 90 bis 110% der deklarierten Menge an Hydrocortison ($C_{21}H_{30}O_5$) (USP XVII), 92,5 bis 107,5 % (BP 63).

Erkennung. Etwa 100 mg werden 5 Min. lang mit 20 ml M. geschüttelt und filtriert. Das Filtrat wird auf dem Wasserbad zur Trockne verdampft und der Rückstand 3 Std. im Vakuum bei 60° getrocknet. Mit dem so erhaltenen, kristallinen Rückstand werden die Erk.-Rk. von Hydrocortison-Natriumsuccinat ausgeführt.

Prüfung. 1. pH der Lösung, die je Milliliter 50 mg Hydrocortison enthält, liegt zwischen 7 und 8. – 2. Trocknungsverlust. 3 Std. bei 105° getrocknet, höchstens 2%. – 3. Gehalt an Natrium. 1,0 g Substanz wird unter gelindem Erwärmen in 75 ml Eisessig gelöst. Nach Zugabe von 20 ml Dioxan und Kristallviolett als Indikator wird mit 0,1 n Perchlorsäure titriert. 1 ml 0,1 n Perchlorsäure = 2,299 mg Na. Die Grenzwerte sind 4,60 bis 4,89% Na berechnet auf die getrocknete Substanz. – 4. Sterilität. Es muß den Anforderungen von injizierbaren Substanzen entsprechen.

Gehaltsbestimmung. Eine genau gewogene Menge der Substanz, die etwa 100 mg Hydrocortison entspricht, wird zu genau 100 ml gelöst. 5 ml dieser Lsg. werden in einem Scheidetrichter mit 10 ml W. und 5 ml verd. Salzsäure versetzt und viermal mit je 25 ml Chlf. ausgeschüttelt. Die Chlf.-Auszüge werden jeweils durch einen mit Chlf. gewaschenen Wattebausch in einen 250-ml-Meßkolben filtriert. Man füllt mit Chlf. auf, mischt und nimmt von der Lsg. 10 ml, die in einem 50-ml-Schliffkolben auf dem Wasserbad zur Trockne verdampft werden. Der Rückstand wird in 20 ml A. gelöst und weiter nach der Blautetrazolium-Methode (s. S. 105) behandelt (USP XVII).

Der Gehalt der Einwaage an $C_{21}H_{30}O_5$ errechnet sich nach $10(C/1{,}337)(A_U/A_S)$, wobei 1,337 das Verhältnis des M.G. von Hydrocortison-Natriumsuccinat zu dem von Hydrocortison ist. Gemäß BP 63 werden 50 mg des gemischten Inhaltes von 10 Trockenampullen in 40 ml W. gelöst. Die Lsg. wird mit abs. A. zu 100 ml verdünnt und darauf die Extinktion beim Maximum etwa 240 nm bei 1 cm Schichtdicke gemessen. $E_{1\,cm}^{1\%}$ 435 = 100% für $C_{21}H_{30}O_5$.

Gebräuchliche Dosierung. 100 und 250 mg.

Synthetische Corticosteroide mit starkem antiphlogistischem Effekt.
Konstitutionsformeln: S. 133.

Betamethasone BP 63 – Add. 64, NF XII, (INN). 9α-Fluor-11β,17α,21-trihydroxy-16β-methyl-pregna-1,4-dien-3,20-dion. 9α-Fluor-16β-methyl-prednisolon.

$C_{22}H_{29}FO_5$ Strukturformel: S. 133   M.G. 392,47

Gehalt. 96 bis 104%, berechnet auf die getrocknete Substanz.

Eigenschaften. Weißes oder praktisch weißes, geruchloses, bitteres, kristallines Pulver. Nahezu unlösl. in W.; lösl. bei 20° in 75 T. A. (95%) und 1100 T. Chlf. Fp. etwa 246° (Zers.) (BP 63 – Add. 64), etwa 240° (Zers.) (NF XII).

$[\alpha]_D$: $+115$ bis $+121°$ (BP 63 – Add. 64), $+112$ bis $+120°$ (NF XII). $E_{1\,cm}^{1\%} = 370$ bis 400 beim Maximum etwa 240 nm in abs. A. Der Quotient der Extinktionen beim Maximum und bei 263 nm soll zwischen 1,95 und 2,15 liegen (BP 63 – Add. 64).

Erkennung. 1. 0,5 ml Chromschwefelsäure (BP 63) werden in einem kleinen Reagensglas im Wasserbad 5 Min. erwärmt. Die Lsg. benetzt die Glaswand, haftet jedoch nicht daran. Nach dem Zufügen von 2 oder 3 mg Substanz wird wiederum 5 Min. im Wasserbad erwärmt. Die Lsg. benetzt die Glaswand nicht und läßt sich nicht leicht aus dem Reagensglas gießen (BP 63 – Add. 64). – 2. Zu 2 ml einer 0,01%igen Lsg. in A. (95%) fügt man 10 ml Phenylhydrazin-Lsg. und erwärmt 20 Min. bei 60°, kühlt darauf ab und mißt die Extinktion beim Maximum, etwa 450 nm. $E_{1\,cm}^{1\%}$ darf nicht mehr als 150 sein (Unterschied von Dexamethason) (BP 63 – Add. 64). – 3. Von einer Lsg. mit 500 mg im Milliliter werden 10 μl auf eine geeignete Dünnschichtplatte, die mit einer 0,25 mm Schicht Silicagel G überzogen ist, aufgetragen, ebenso 10 μl einer gleich starken Lsg. mit einem Standardpräparat. Nach dem Trocknen wird das Chromatogramm in einem System Chlf. – Diäthylamin 2 : 1 entwickelt, bis die Lösungsmittelfront 3/4 der Höhe der Platte erreicht hat. Die Platte wird nach Verdampfen des Lösungsmittels mit verd. Schwefelsäure (1 in 2) leicht besprüht und auf einer Heizplatte oder unter einer Lampe erwärmt, bis die Flecke erscheinen. Die R_f-Werte der beiden Lsg. müssen gleich groß sein (NF XII). – 4. IR-Absorption. – 5. UV-Absorption.

Prüfung. 1. Trocknungsverlust. Bis zum konstanten Gewicht bei 100° und nicht mehr als 5 Torr getrocknet, 0,5% (BP 63 – Add. 64); 3 Std. bei 105° höchstens 1% (NF XII). – 2. Sulfatasche. Höchstens 0,1% (BP 63 – Add. 64), höchstens 0,2% (NF XII). – 3. Gehalt an Selen. Ausführung wie bei Dexamethason, S. 119. – 4. Fremdsteroide. Entsprechend dem Test auf Fremdsteroide, S. 104, unter Benutzung des Laufmittels A.

Gehaltsbestimmung. Ausführung wie bei Dexamethason (BP 63 – Add. 64). Gemäß NF XII wird die Bestimmung entsprechend der bei Cortisonacetat, S. 113, ausgeführt, jedoch läßt man zur Farbentwicklung 90 Min. im Dunkeln stehen und unterbricht danach die Farbentwicklung durch einen Zusatz von je 1 ml Eisessig.

Anwendung. Als Glucocorticosteroid mit dem gleichen Indikationsbereich wie die natürlichen Corticoide mit Ausnahme der Substitutionstherapie.

Übliche Dosis. 600 µg 2- bis 4mal tägl.

Handelsformen: Celestone (Schering, Bloomfield, N. J.), Betnesol als Diphosphat (Glaxo-Evans, Paris). Betnovate als 17-Valerat (Glaxo, Bombay).

Dexamethasone BP 63, NF XII. Dexamethason (INN). 9α-Fluor-11β,17α-21-trihydroxy-16α-methyl-pregna-1,4-dien-3,20-dion. 9α-Fluor-16α-methyl-prednisolon.

$C_{22}H_{29}FO_5$ $\qquad$ Strukturformel: S. 133 $\qquad$ M.G. 392,47

Gehalt. 96 bis 104%, bezogen auf die getrocknete Substanz.

Herstellung. Mittels Partial-Synthese, vgl. S. 102, z.B. 16α-Methylierung mittels Grignard-Reaktion [MARKER, R. E., u. H. M. CROOKS JR.: J. Amer. chem. Soc. *64*, 1280 (1942)]. Hydrofluorierung über Bromhydrin und Epoxid sowie Dehydrierung mit SeO_2 ergibt 16α-Methyl-9α-fluor-prednisolon [ARTH, G. E. u.a.: J. Amer. chem. Soc. *80*, 3161 (1958) und OLIVETO, E. P. u.a.: J. Amer. chem. Soc. *80*, 4431 (1958)].

Eigenschaften. Weiße bis hellohfarbene, geruchlose, bittere Kristalle oder kristallines Pulver. Unlösl. in W.; lösl. bei 20° in 42 T. 95%igem A. und 165 T. Chlf. Fp. etwa 255° (BP 63), etwa 250° (NF XII). (Zers.). Spezifische Drehung: $[\alpha]_D$ in Dioxan: +72 bis +80°.— UV-Absorption: in M. beim Maximum von etwa 240 nm $E_{1\,cm}^{1\%}$ = 380 bis 410. Der Quotient der Extinktionen beim Maximum und bei 263 nm soll zwischen 1,92 und 2,13 liegen.

Erkennung. BP 63: 1. Reduktion von Kalium-Kupfertartrat, Ausführung wie Nr. 5, S. 106. – 2. Mittels Infrarot-Absorptionsspektrum entspr. Nr. 13, S. 107. – 3. Im Schöniger-Sauerstoffkolben werden 7 mg verbrannt. Als Absorptionsflüssigkeit dient eine Mischung aus 20 ml W. und 0,5 ml 0,01 n Natronlauge. Nach erfolgter Verbrennung werden 2 ml der Absorptionsflüssigkeit in einem Reagensglas mit 0,5 ml Alizarin Fluorine Blue Solution und 0,2 ml einer Lsg. aus 12% Natriumacetat, 6% Eisessig in 4 ml W. sowie 0,5 ml Cernitrat-Lsg. versetzt. Es entsteht eine tief lilablaue Farbe. Herstellung der Cernitrat-Lsg. und der Alizarin Fluorine Blue Solution s. Bd. I, Reagentienverzeichnis, S. 698 bzw. 678.

Prüfung. 1. Trocknungsverlust. Beim Trocknen bis zum konstanten Gewicht bei 100° und höchstens 5 Torr nicht mehr als 0,5% (BP 63); 3 Std. bei 105° höchstens 1% (NF XII).– 2. Sulfatasche: Nicht mehr als 0,1%. – 3. Selen. 0,1 g wird mit 2 ml rauchender Salpetersäure am Rückflußkühler 8 Std. gekocht, darauf nach dem Abkühlen mit 15 ml W. versetzt und nochmals 30 Min. gekocht, dann abgekühlt. Die Lsg. wird mit 30%iger Ammoniak-Lsg. neutralisiert und auf dem Wasserbad auf 5 ml eingedunstet. Darauf werden 5 ml 0,5 n HCl, 0,1 g Ammoniumsulfamat, 1 ml einer 1,25%igen Lsg. von 3,3'-Diaminobenzidin-tetrahydrochlorid und W. zu 25 ml hinzugefügt und 1 Std. stehengelassen. Darauf wird die Lsg. mit 5 ml Toluol und 7,5 ml 0,5 n NaOH 1 Min. geschüttelt, zur Trennung der Schichten stehengelassen, die wäßrige Schicht abgelassen, die Toluolschicht einmal mit 25 ml W. gewaschen und mit frisch geglühtem Natriumsulfat getrocknet. Die Extinktion dieser Lsg. bei 420 nm und 1 cm Schichtdicke soll nicht größer sein, als die von 2 ml einer Lsg. folgender Zusammensetzung, die auf dieselbe Weise behandelt wurde: 10 mg Selen werden mit 100 ml rauchender Salpetersäure durch Kochen am Rückflußkühler in Lsg. gebracht. 5 ml dieser Lsg. werden zu 100 ml mit rauchender Salpetersäure verdünnt (2 ml = 10 µg = 0,01%) (BP 63). – 4. Fremdsteroide. Ausführung und Auswertung vgl. S. 104, jedoch unter Verwendung des Laufmittels A (eine gesättigte Lsg. von Formamid in Chlf.) (BP 63).

Gehaltsbestimmung. Absolutkolorimetrisch mittels der Triphenyltetrazoliumchlorid-Reaktion. Theoretischer Wert für $E_{1\,cm}^{1\%}$ = 402 bei 485 nm (BP 63). Gemäß NF XII: Blau-Tetrazolium-Reaktion entsprechend Cortisonacetat, S. 113.

Anwendung. Zur Glucocorticoid-Therapie mit denselben Eigenschaften wie Cortison, jedoch mit nur geringer mineralcorticoider Wirkung. Die 16α-Methylierung erhöht die entzündungshemmende und antiarthritische Wirkung sowie die Leberglykogen-Aktivität und vermindert die unerwünschte Natriumretention. Es wirkt etwa 7mal so stark wie Prednisolon und 25- bis 35mal so stark wie Hydrocortison. Applikation: Oral als Tablette.

Dosierung. 0,5 bis 10 mg täglich in Teildosen.

Aufbewahrung. In gut verschlossenen Gefäßen, vor Licht geschützt.

Dexamethasone Acetate BP 63. Dexamethasonacetat. 21-Acetoxy-9α-fluor-11β,17α-dihydroxy-16α-methylpregna-1,4-dien-3,20-dion. 9α-Fluor-16α-methylprednisolon-acetat.

$C_{24}H_{31}FO_6$ M.G. 434,51

Gehalt. 96 bis 104% bezogen auf die getrocknete Substanz.

Eigenschaften. Weißes bis nahezu weißes, geruchloses Pulver. Nahezu unlösl. in W.; lösl. bei 20° in 40 T. 95%igem A., 25 T. abs. A., 17 T. Aceton, 1000 T. Ae. und 33 T. Chlf. Fp. etwa 225° (Zers.). $[\alpha]_D$: in Dioxan +82 bis +88°. UV-Absorption: In abs. A. im Maximum von etwa 240 nm, $E_{1\,cm}^{1\%}$ = 340 bis 370. Der Quotient der Extinktionen beim Maximum und bei 263 nm soll zwischen 1,95 und 2,15 liegen.

Erkennung. 1. Reduktion von Kalium-Kupfertartrat, Ausführung wie Nr. 5, S. 106. – 2. Mittels Infrarot-Absorptionsspektrum entspr. Nr. 13, S. 107. – 3. Nachweis von Fluor, Ausführung wie Nr. 3, S. 119. – 4. Etwa 50 mg werden mit 2 ml 0,5 n alkohol. KOH 5 Min. im Wasserbad erhitzt. Nach dem Abkühlen werden 2 ml 50%ige H_2SO_4 zugefügt und 1 Min. gelinde gekocht. Es entwickelt sich der Geruch nach Äthylacetat.

Prüfung. Ausführung und Beurteilung wie bei Dexamethason, S. 119. Fremdsteroide vgl. S. 104.

Gehaltsbestimmung. Mittels Triphenyltetrazoliumchlorid-Reaktion absolutkolorimetrisch. Theoretischer Wert für $E_{1\,cm}^{1\%}$ = 363.

Anwendung. Zur Glucocorticosteroid-Therapie wie Dexamethason.

Dosierung und Aufbewahrung. Wie bei Dexamethason.

Handelsformen: Tabl. zu 0,5 und 1,5 mg; Kristallsusp. zu 4 u. 8 mg; Inj. zu 5 mg; Salbe 0,1%; Creme 0,01%.

Decadron (Sharp & Dohme, München): Tabl., als -phosphat Inj.-Fl. – Dexacortidelt (Roussel-Koblenz): als -acetat Tabl. – Dexa-Dabroson (Pharma-Dabrowski, Düsseldorf): Tabl. – Dexamethason Ferring (Ferring, Düsseldorf): Tabl. – Dexa-Scheroson (Schering, Berlin): Tabl., als -Natrium-sulfat i.v.; i.m. Amp. – Fortecortin (Merck, Darmstadt): Tabl., Creme, als -acetat Kristallsusp. als Natrium-phosphat Amp. – Millicorten (Ciba, Wehr, Baden): Tabl. – Oradexon (Organon, München): Tabl. als -Natrium-phosphat Amp. – Spoloven (Byk-Gulden, Konstanz): Tabl., als -acetat Kristallsusp., als Natrium-m-sulfobenzoat Amp.

Decadron (Merck, Sharp & Dohme, USA), Deronil (Schering, USA), Gammacorten (Ciba), Hexadrol (Organon), Dexameth (U.S.Vitamin). Dectancyl (Roussel, Paris), Dexa-Cortisyl (Roussel, Wembley Park, Middlesex), Dextelan (Glaxo, England), Deltafluorene (Lepetit, Mailand), Esacortid (Ormonoterapia).

Dexamethasone Sodium Phosphate NF XII. Dexamethason Natriumphosphat.

$C_{22}H_{28}FNa_2O_8P$ M.G. 516,42

Gehalt. Mindestens 95%, bezogen auf die wasser- und alkoholfreie Substanz.

Eigenschaften. Weißes oder schwach gelbliches, kristallines Pulver, geruchlos oder mit schwachem Geruch nach A. Sehr hygroskopisch. 1 g löst sich in etwa 2 ml W.; sehr schwer lösl. in Dioxan; schwer lösl. in A.; unlösl. in Ae. und Chlf. $[\alpha]_D$: In W., bezogen auf die wasser- und alkoholfreie Substanz +74 bis +82°.

Erkennung. 1. 5 mg Substanz in 2 ml Schwefelsäure geben nach 5 Min. eine leicht gelblichbraune Farbe. Beim Verdünnen mit 2 ml W. entsteht eine intensive bräunlichrote Färbung. Werden noch 8 ml W. hinzugefügt, bildet sich die leicht gelblichbraune Farbe wieder zurück und es entsteht ein flockiger Nd. – 2. Der Verbrennungsrückstand gibt die Erkennungsreaktionen für Natrium und Phosphat.

Prüfung. 1. pH einer 1%igen Lsg. in W.: 7,5 bis 10,5. — 2. Bestimmung des Alkoholgehalts: Gaschromatographisch. Der A.-Gehalt darf 8% nicht überschreiten. — Bestimmung des Wassergehaltes: Nach KARL FISCHER. Die Summe des W.- und A.-Gehaltes darf 16% nicht überschreiten. — 3. Phosphationen: Ammoniummolybdat-Lsg.: 6,4 g Ammoniummolybdat werden in 40 ml W. gelöst, 50 ml 10 n Schwefelsäure zugefügt, geschüttelt und mit W. auf 100 ml aufgefüllt. Die Lsg. ist etwa 2 Wochen stabil. — Zinn(II)-chlorid-Lsg.: 1 g Zinn(II)-chlorid · 2 H_2O werden in 5 ml Salzsäure gelöst. 1 ml dieser Lsg. wird zu 100 ml mit W. kurz vor Gebrauch verdünnt. Ausführung. Etwa 200 mg Substanz, genau gewogen, werden zu 100 ml in einem Meßkolben gelöst. Davon werden 10 ml in einen 100-ml-Meßkolben, der 50 ml W. enthält, gegeben, 10,0 ml 10 n Schwefelsäure, 10,0 ml Ammoniummolybdat-Lsg. und 10,0 ml W. hinzugefügt, wobei jedesmal gut umgeschüttelt wird. Darauf werden unter leichtem Umschwenken 5,0 ml Zinn(II)-chlorid-Lsg. zugesetzt. Nach dem Auffüllen des Kolbens mit W. und Durchmischen wird 10 Min. stehengelassen, darauf wird die Extinktion der Lsg. bei 675 nm bestimmt. Sie darf nicht die Extinktion einer Lsg. überschreiten, die 20 µg PO_4-Ionen pro Milliliter enthält und ebenso behandelt wird, wie die Dexamethason Natriumphosphat-Lsg. — 4. Freies Dexamethason. Etwa 25 mg Substanz, genau gewogen, werden zu 25,0 ml in W. gelöst. 5 ml davon werden in ein 50-ml-Glasstopfengefäß gegeben und 25 ml Methylenchlorid zugefügt. Nach Umschütteln läßt man stehen, bis die Methylenchloridschicht klar geworden ist, und bestimmt die Extinktion E bei 236 nm in 1 cm Schicht und Methylenchlorid als Blindwert. Die in der eingewogenen Probe enthaltene Menge freies Dexamethason wird berechnet nach der Formel: 3,205 × E. Es sollen nicht mehr als 250 µg gefunden werden (= 1%).

Gehaltsbestimmung. pH-9-Puffer mit 0,001 m Mg^{++}. Zu einer Lsg. von 3,1 g Borsäure in 500 ml W. fügt man in einem 1000-ml-Meßkolben 21 ml n Natronlauge und 10 ml 0,1 m Magnesiumchlorid-Lsg., verdünnt bis zur Marke mit W. und mischt.
Alkalische Phosphatase-Lösung. 95 ± 5 mg alkaline phosphatase enzyme (z.B. lieferbar von der Worthington Biochemical Corp., Freehold, N. J.) werden in einem 50-ml-Meßkolben in der Puffer-Lsg. zu 50,0 ml gelöst. Die Lsg. ist tägl. frisch zu bereiten, das Enzympulver muß im Eisschrank aufbewahrt werden.
Standard-Lösung. 100 mg N. F. Dexamethason Sodium Phosphate Reference Standard werden genau gewogen und in W. zu 250,0 ml gelöst.
Prüf-Lösung. Etwa 100 mg Substanz werden genau gewogen und zu 250,0 ml W. gelöst.
Ausführung. Je 2 ml der Standard-Lsg. und der Prüf-Lsg. werden in je 2 graduierte 100-ml-Glasstopfenzylinder und in jeden Zylinder 5,0 ml alkalische Phosphatase-Lsg. gegeben. Nach dem Durchschütteln wird 45 Min. bei 37° stehengelassen. Darauf werden jedem Zylinder 50 ml Methylenchlorid zugefügt und die Zylinder 30 Sek. lang in jeder Sekunde einmal gewendet. Sobald die Methylenchlorid-Phasen nach kurzem Stehen klar geworden sind, werden ohne Verzug hintereinander die Extinktionen der Prüf-Lsg. (A_U) und der Standard-Zubereitung (A_S) bei 236 nm und Methylenchlorid als Blindwert gemessen. Das in der verwendeten Menge enthaltene $C_{22}H_{28}FNa_2O_8P$ errechnet sich nach der Formel: 0,25 C · (A_U/A_S) — 1,316 D, wobei C die genaue Konzentration in µg/ml in der Standardsubstanz, bezogen auf die W.- und A.-freie Substanz ist und D die bestimmte Menge von freiem Dexamethason in Milligramm in der Probe. Der Faktor 1,316 ist der Quotient aus den Molekulargewichten von Dexamethason und Dexamethason-Natriumphosphat.

Fludrocortisone Acetate BP 63 (INN). Fludrocortisone (acétate de) CF 65. 21-Acetoxy-9α-fluor-11β,17α-dihydroxypregn-4-en-3,20-dion. Δ^4-Pregnen-9α-fluor-17β-21-triol-3,20-dion-21-acetat. 9α-Fluor-17-hydroxycorticosteron-21-acetat. Fluorhydrocortisonacetat. Fludrocortisonacetat (INN).

$C_{23}H_{31}FO_6$ M.G. 422,48

Herstellung. Durch Partial-Synthese, vgl. S. 102. Zum Beispiel gelangt man vom 11-epi-Hydrocortison aus REICHSTEINS Substanz S zum 9β,11β-Epoxy-4-pregnen-17α-21-diol-3,20-

dion-21-acetat, das in alkoholfreiem Chloroform durch Einwirkung von wasserfreiem Fluorwasserstoff bei 0° zu 9α-Fluor-Hydrocortisonacetat umgesetzt wird.

Gehalt. 96 bis 104%, bezogen auf die bei 105° getrocknete Substanz.

Eigenschaften. Weiße bis blaßgelbliche Kristalle, geruchlos oder nahezu geruchlos, geschmacklos, hygroskopisch. Unlösl. in W.; lösl. bei 20° in 50 T. A. (95%), in 250 T. Ae. und in 50 T. Chlf.

Fp. etwa 225°, eine niedriger schmelzende Modifikation schmilzt bei etwa 209° (BP 63). Etwa 230° (Zers.) (CF 65).

$[\alpha]_D$: in Dioxan $+148$ bis $+156°$ (BP 63), $+145 \pm 10°$ (CF 65). – UV-Absorption. In abs. A. bei etwa 240 nm $E_{1\,cm}^{1\%} = 390$ bis 420 (BP 63), in M. bei 238 nm 403 ± 20 (CF 65).

Erkennung. 1. Reduktion von Kalium-Kupfertartrat, Ausführung wie Nr. 5, S. 106 (BP 63). – 2. Infrarot-Absorptionsspektrum entsprechend Nr. 13, S. 107 (BP 63). – 3. Nachweis von Fluor, Ausführung wie Nr. 3, S. 119 (BP 63). – 4. Nachweis von Acetat, Ausführung wie Nr. 4, S. 120 (BP 63), oder 2 mg werden in 1 ml Dioxan gelöst und 1 ml einer 7%igen wss. Lsg. von Hydroxylamin-hydrochlorid und genau 2 ml einer n NaOH hinzugefügt. Nach 15 Min. fügt man genau 2 ml n HCl und 0,2 ml einer 25%igen (v/v) Eisenchlorid-Lsg., die 2% konz. Salzsäure enthält, hinzu. Es erscheint eine violettrote Färbung (CF 65). – 5. Einige Milligramm werden in 2 ml abs. A. gelöst und einige Tropfen alkalische Kaliumquecksilberjodid-Lsg. hinzugegeben. Es bildet sich schnell eine Trübung und ein grauer Nd. (CF 65). – 6. Einige Milligramm werden in 0,5 ml abs. A. gelöst und 5 ml einer 0,1%igen (p/v) Lsg. von Phenylhydrazin in gekühlter Schwefelsäure (5 Vol. konz. H_2SO_4 und 2 Vol. W.) hinzugefügt. Nach kurzer Erwärmung auf dem Wasserbad bei 60° entwickelt sich eine intensive gelbe Färbung (CF 65) – 7. Einige Milligramm werden in 2 ml konz. Schwefelsäure gelöst. Es entwickelt sich eine rote Farbe mit grüner Fluoreszenz (CF 65). – 8. Einige Milligramm werden in 2 ml abs. A. gelöst und 2 ml 0,2 n NaOH hinzugefügt. Nach 15 Min. fügt man 5 ml Fuchsinschweflige Säure hinzu und läßt 30 Min. im Dunkeln stehen. Es darf keine Farbentwicklung eintreten (CF 65).

Prüfung. 1. Trocknungsverlust. Beim Trocknen bis zum konstanten Gewicht bei 105° höchstens 1% (BP 63), 2 Std. im Vakuum (5 bis 10 Torr) bei 100° höchstens 3% (CF 65). – 2. Sulfatasche. Höchstens 0,1% (BP 63, CF 65). – 3. Fluorbestimmung (CF 65). Eine etwa 1,5 mg F enthaltende Menge wird im Sauerstoff verbrannt. Als Absorptionsflüssigkeit dienen 5 ml n NaOH. Darauf werden 0,8 ml Alizarinsulfonat-Natrium-Lsg. und weiter n HCl bis zum Umschlag von Violett nach Gelb, darauf 4 ml Puffer-Lsg. pH 3 hinzugefügt. Das Ganze wird in einen Kolben von etwa 100 ml übergeführt und mit einer 0,01 m Thoriumnitrat-Lsg. aus einer Mikrobürette bis zum Umschlag von Gelb in Rötlichgelb versetzt. Der Verbrauch sei n. Zur leichteren Beobachtung des Umschlages werden ebenfalls in einem 10-ml-Kolben 5 ml einer Fluor-Lsg. (0,4 mg/ml; 0,442 g Natriumfluorid in 500 ml n NaOH), 25 ml W. und 0,8 ml der Alizarinsulfat-Natrium-Lsg. gegeben. Hinzugefügt werden n HCl bis zum Umschlag von Violett nach Gelb, 5 ml Puffer-Lsg. pH 3 und darauf wird mit 0,01 m Thoriumnitrat-Lsg. wie oben titriert. Der Verbrauch sei n' ml. Der Prozentgehalt an Fluor errechnet sich nach der Formel: $0,2\,n/n' \cdot p$, er soll zwischen 4,1 und 4,9% liegen. – 4. Fremdsteroide. Wie bei Cortisonacetat, S. 112.

Gehaltsbestimmung. Absolutkolorimetrisch mittels Triphenyltetrazoliumchlorid-Reaktion. Theoretischer Wert für $E_{1\,cm}^{1\%} = 374$ bei 485 nm (BP 63).

Anwendung. Zur Adrenocorticoid-Therapie. Eignet sich zur oralen Applikation in Tablettenform, zur lokalen Corticoidtherapie verschiedener Indikation als Salbe mit einem Antibioticum, als Kristallsuspension zur Infiltration in den erkrankten Gewebebezirk und zur intraartikulären Injektion.

Dosierung. Bei akuter adrenocorticoider Insuffizienz Anfangsdosis 1 bis 2 mg täglich, Erhaltungsdosis 0,1 bis 0,2 mg täglich.

Handelsformen: Scherofluron (Schering, Berlin); wss. Kristallsusp., interartikulär, Inj.-Fl. und Salbe.

Alflorone (Merck, Sharp & Dohme, USA), F-Cortef (Upjohn, USA), Florinef (Squibb, USA).

Fluocinolone acetonide BP 63 – Add. 64, (INN). 6α,9α-Difluor-11β,21-dihydroxy-16α,17α-isopropylidendioxypregna-1,4-dien-3,20-dion. 6α,9α-Difluor-16α-hydroxy-prednisolon-16,17-acetonid.

$C_{24}H_{30}F_2O_6$ Strukturformel: S. 133   M.G. 452,50

Eigenschaften. Weißes oder nahezu weißes, kristallines Pulver, geruchlos, geschmacklos. Unlösl. in W.; lösl. bei 20° in 10 T. Aceton, 26 T. abs. A. und in 15 T. Chlf.; nahezu unlösl.

in Leichtpetroleum. Fp. etwa 275° (Zers.). $[\alpha]_D$: In Dioxan $+92$ bis $+96°$. UV-Absorption: In abs. A. beim Maximum, etwa 240 nm $E_{1\,cm}^{1\%} = 330$ bis 390.

Erkennung. 1. Reduktion von Kalium-Kupfertartrat, Ausführung wie Nr. 5, S. 106. 2. Mittels IR-Absorption entspr. Nr. 13, S. 107. – 3. Wie bei Betamethason mit Chromschwefelsäure, S. 118.

Prüfung. 1. Trocknungsverlust. Bei 50° und 5 Torr bis zum konstanten Gewicht getrocknet, höchstens 1,0%. – 2. Sulfatasche. Höchstens 0,1%. – 3. Fluorbestimmung. Gehalt 7,6 bis 8,6%. 4 mg werden in einem Schöniger-Sauerstoffkolben verbrannt. Absorptionsflüssigkeit: 20 ml W. Nach der Verbrennung wird auf 100 ml mit W. aufgefüllt. Zu 2 ml hiervon werden 50 ml W., 10 ml Alizarin-fluorine-blue-Lsg., 3 ml einer Lsg., die 12% Natriumacetat und 6% Eisessig enthält, 10 ml Cernitrat-Lsg. gegeben. Die Mischung wird auf 100 ml mit W. ergänzt. Nach 1stdg. Stehen im Dunkeln wird die Extinktion bei 610 nm und 4 cm Schichtdicke gegen eine ebenso bereitete Blindprobe ohne Prüfsubstanz gemessen. Der Gehalt an Fluor wird an einer mittels Natriumfluorid hergestellten Eichkurve abgelesen. – 4. Fremdsteroide. Entsprechend dem Test auf Fremdsteroide S. 104 unter Benutzung des Laufmittels A.

Gehaltsbestimmung. Ausführung entsprechend der Vorschrift für Desoxycorticosteronacetat, S. 107. Der Gehalt an $C_{24}H_{30}F_2O_6$ wird berechnet, indem als theoretischer Wert $E_{1\,cm}^{1\%} = 334$ bei 485 nm eingesetzt wird.

Aufbewahrung. Vor Licht geschützt.

Anwendung. Örtlich zur Behandlung von Hautkrankheiten.

Handelsformen: Synalar-cream (Syntex; Imperial Chemical Indust.); Jellin (Grünenthal, Stollberg): Salbe, Creme, Lotion.

Fluocortolon ist 6α-Fluor-16α-methyl-1,4-pregnadien-11β,21-diol-3,20-dion. 6α-Fluor-16α-methyl-1-dehydro-corticosteron.

$C_{22}H_{29}FO_4$ Strukturformel: S. 133   M.G. 376,47

Fluocortoloncapronat.

$C_{28}H_{39}FO_5$ M.G. 474,62

Literatur: DOMÉNICO, A. u. a.: Arzneimittel-Forsch. *15*, 46 (1965).

Handelsform: Ultralan (Schering, Berlin): Salbe.

Flumethason (INN) ist 6α,9α-Difluor-11β,17α-21-trihydroxy-16α-methyl-1,4-pregnadien-3,20-dion. 6α-Fluor-dexamethason.

$C_{22}H_{28}F_2O_5$ Strukturformel: S. 133   M.G. 410,46

Handelsform: Locacorten (Ciba, Wehr, Baden): als -Pivalat, Salbe, Creme.

Fluorometholon (INN) NND 64 ist 9α-Fluor-11β,17α-dihydroxy-6α-methyl-1,4-pregnadien-3,20-dion. 21-Desoxy-6α-methyl-9α-fluor-prednisolon.

$C_{22}H_{29}FO_4$ Strukturformel: S. 133   M.G. 376,47

Literatur: SPERO, G. B. u. a.: J. Amer. chem. Soc. *79*, 1515 (1957).

Handelsformen: Oxylon (Upjohn): Creme; Delmeson (Hoechst, Frankfurt a. M.): Creme, Salbe, Schaum, Hämorrhoidalsalbe, -Zäpfchen, Delmeson Tumenol. Ertolan (Chem. Werke Albert): Salbe.

9α-Fluorprednisolon-acetat.

Handelsform: Predef (Upjohn).

Fluperolon-acetat (INN) ist 21-Methyl-9α-fluorprednisolon-acetat.

Handelsform: Methral (Pfizer).

Fluprednisolon (INN) ist 6α-Fluor-prednisolon.

$C_{21}H_{27}FO_5$ Strukturformel: S. 133   M.G. 378,45

Literatur: BOWERS, A., u. H. J. RINGOLD: J. Amer. chem. Soc. *80*, 4423 (1958).

Handelsform: Alphadrol (Upjohn).

Flurandrenolon ist 6α-Fluor-16α-hydroxy-hydrocortison-16,17-acetonid.

$C_{24}H_{33}FO_6$ Strukturformel: S. 133   M.G. 436,52

Literatur: ROSTENBERG, JR., A.: J. New Drugs *1*, 118 (1961).

Handelsform: Cordran (Lilly); Drenison (Serum- und Impfstoffinstitut, Bern).

Hydrocortamat-hydrochlorid (INN) ist 17α-Hydroxycorticosteron-21-diäthyl-aminoacetat-hydrochlorid.

$C_{27}H_{41}NO_6$ Strukturformel: S. 133   M.G. 475,63

Handelsform: Magnacort (Pfizer, New York): Salbe, kontraindiziert für ophthalmologische Zwecke.

Paramethason ist 6α-Fluor-16α-methyl-prednisolon.

$C_{22}H_{29}FO_5$ Strukturformel: S. 133   M.G. 392,47

Literatur: EDWARDS, J. A. u. a.: J. Amer. chem. Soc. *81*, 3156 (1959). – SCHNEIDER, W. P. u. a.: J. Amer. chem. Soc. *81*, 3167 (1959).

Handelsformen: Haldrone (Lilly, Indianapolis, Ind.), Haldrate (Lilly, England), Metilar (Imperial Chemical Ind.), Monocortin S (Grünenthal-Synthex, Stollberg): Amp.; Dilar (Cassenne-Synthex, Paris).

Prednisolonum Ph.Helv. V – Suppl. III, DAB 7 – DDR, Jap. 61. Prednisolone USP XVII, BP 63, (INN). Deltahydrocortisone CF 65. Prednisolon. 11β,17α,21-Trihydroxypregna-1,4-dien-3,20-dion. $\Delta^{1,4}$-Pregnadien-3,20-dion-11β,17α,21-triol. (+)-11β,17α,21-Trihydroxy-3,20-dioxopregna-dien-(1,4). Δ^1-Dehydro-hydrocortison. Metacortandralon. Deltahydrocortison.

$C_{21}H_{28}O_5$ Strukturformel: S. 134   M.G. 360,45

Gehalt. 96 bis 104% (BP 63, DAB 7 – DDR), 97 bis 103% (USP XVII), bezogen auf die bei 105° getrocknete Substanz.

Eigenschaften. Weißes bis nahezu weißes, geruchloses, kristallines Pulver mit bitterem Geschmack. 1 g löst sich in 30 ml A., 50 ml Aceton und 180 ml Chlf. Es ist lösl. in M., Dioxan; sehr schwer lösl. in W.
Fp. etwa 235° (Zers.) (Jap. 61), etwa 229° (Zers.) (BP 63). 225 bis 235°, Block 245 bis 250° (CF 65), 228 bis 232° (Zers.) (DAB 7 – DDR). $[\alpha]_D$: In Dioxan: +95 bis +103° (Ph.Helv. V – Suppl. III), +96 bis +102° (BP 63, DAB 7 – DDR), +97 bis +103° (USP XVII, Jap. 61), +98 ± 2° (CF 65).
UV-Absorption. in abs. A. beim Maximum von etwa 240 nm $E_{1\,cm}^{1\%}$ = 400 bis 430. Der Quotient der Extinktionen beim Maximum und bei 263 nm soll zwischen 1,5 und 1,7 liegen (BP 63, DAB 7 – DDR). In M. $E_{1\,cm}^{1\%}$ = 414 (Jap. 61). Die Extinktion soll nicht mehr als 2,5% vom Reference Standard differieren (USP XVII). In abs. A. bei 243 nm $E_{1\,cm}^{1\%}$ = 415 ± 15.

Erkennung. 1. Werden etwa 2 mg in 2 mg konz. Schwefelsäure gelöst und 5 Min. stehengelassen, so bildet sich eine intensiv weinrote Farbe, die keine Fluoreszenz zeigt. Nach dem Zufügen von 10 ml W. verschwindet die Farbe und es bildet sich ein grauer flockiger Nd. (USP XVII). – 2. Reduktion von Kalium-Kupfertartrat, Ausführung wie Nr. 5, S. 106 (BP 63). – 3. Reduktion von TTC, Ausführung wie Nr. 3, S. 111 (Ph.Helv. V – Suppl. III). – 4. Mittels IR-Absorptionsspektrum entspr. Nr. 10, S. 112 (USP XVII). – 5. Reduktion von Kaliumquecksilberjodid, Ausführung entpsr. Nr. 5, S. 122 (CF 65). – 6. Reaktion mit Phenylhydrazin, Ausführung und Ergebnis wie Nr. 4, S. 111 (CF 65).

Prüfung. 1. Trocknungsverlust. Prednisolon kristallwasserfrei nicht über 1%, kristallwasserhaltig nicht über 7%, 3 Std. bei 105° (USP XVII), 4 Std. bei 80° im Vakuum (Ph.-Helv. V – Suppl. III), 3 Std. bei 105° nicht über 1% (Jap. 61), bis zum konstanten Gewicht bei 105° (BP 63). Bei 100 bis 105° höchstens 0,5% (CF 65). – 2. Glührückstand. 100 mg dürfen keinen wägbaren Rückstand hinterlassen (USP XVII), nicht über 0,1% (Jap. 61). – 3. Sulfatasche. Nicht über 0,1% (BP 63). – 4. Fluor. Entspr. der von Desoxycorticosteron S. 107. – 5. Selen. Wie bei Dexamethason, S. 119 (BP 63). – 6. Fremdsteroide. Gemäß

USP XVII. Wie bei Prednison, jedoch wird die Chromatographie im Gefäß Type 2 mit dem Laufmittel Nr. 4 (zu 40 ml Chlf. werden 20 ml Hexan und 1 ml Isobutylalkohol gegeben) vollendet. – Gemäß BP 63: Wie bei Cortisonacetat, S. 112, jedoch mit dem Laufmittel A (gesättigte Lsg. von Formamid in Chlf.). – Gemäß Ph.Helv. V – Suppl. III. Wie bei Cortisonacetat, S. 113, jedoch dient als Laufmittel Methylenchlorid (50 ml). Auf das in gleicher Weise vorbereitete Papier werden 0,01 ml der Test-Lsg. (= 0,025 mg Prednisolon) auf den Startpunkt aufgetragen. Die Laufzeit beträgt hier etwa 7 bis 9 Std. Das Chromatogramm weist einen blauen Fleck mit einem R_f-Wert von 0,3 bis 0,5 (Prednisolon) auf. Es dürfen keine blauen Flecke mit den R_f-Werten von 0,6 bis 0,7 (Hydrocortison) und von etwa 0,8 (Prednison) auftreten. Etwaige weitere Flecke werden nicht berücksichtigt.

Gehaltsbestimmung. Die Messung der Extinktion der 0,001%igen Lsg. erfolgt gemäß Jap. 61 in M. beim Maximum von 238 bis 240 nm; bei der Berechnung wird als theoretischer Wert $E_{1\,cm}^{1\%} = 414$ eingesetzt. – Gemäß USP XVII wird die Blau-Tetrazolium-Methode angewendet, vgl. S. 105, gemäß Ph.Helv. V – Suppl. III erfolgt die Messung in Weingeist beim Maximum 239 nm und mit dem Vergleich mit der Standard-Substanz. Abweichung nicht mehr als $\pm 4\%$. – Gemäß BP 63 wird die TTC-Reaktion absolutkolorimetrisch angewendet, vgl. S. 107. Als theoretischer Wert für $E_{1\,cm}^{1\%}$ wird 440 bei 485 nm eingesetzt.

Eine weitere Bestimmungsmethode gemäß Ph.Helv. V – Suppl. III wird wie bei Prednison durchgeführt (vgl. S. 131). Bei dieser Bestimmung darf die Extinktion nicht mehr als 0,650 betragen.

Anwendung. Prednisolon hat dieselbe Wirkung und Anwendung wie Prednison. Oral als Tabletten mit 1 und 5 mg, örtlich in Salben von 0,25 und 0,5%.

Dosierung. 10 bis 100 mg täglich in Teildosen.

Handelsformen: Decortin H (Merck, Darmstadt): Tabl., Perlen, Creme, als -acetat Kristallsuspension, Solu-Decortin, H als Natriumsalz des 21-Hemisuccinats Trockenamp. – Deltacortril (Pfizer, Karlsruhe): Tabl., Kristallsusp., als 21-Diäthylaminoacetat-hydrochlorid i.v. Trockenamp. und -D-Salbe. – Hostacortin H (Hoechst, Frankfurt a. M.): Dragees, Tabl., Salbe, als Acetat Kristallsusp., als Natriumsalz des Hemisuccinats -solubile- Amp. – Hydrocortidelt (Roussel, Koblenz); als Acetat Inj.-Fl. – Scherisolon (Schering, Berlin): Tabl., als Acetat Kristallsusp., als Sulfatnatrium Augentropfen 1%ig. – Ultracorten H (Ciba, Wehr, Baden): Tabl., als Natrium-tetrahydrophthalat Trockenamp., als Trimethylacetat Ultracortenol Mikrokristallsusp., Salbe, Augensalbe, Augentropfen.

Co-Hydeltra, als tert.Butylacetat Hydeltra, als 21-Phosphat Hydeltrasol (Merck, Sharp & Dohme). – Delta-Cortef (Upjohn). – Meticortelone, als Succinatnatrium -Soluble (Schering). – Paracortol (Parke-Davis). – Predne-Dome (Dome). – Sterane (Pfizer).

Codelcortone (Merck, Sharp & Dohme). – Delta-Stab (Boots). – Delta-Genacort (Genatosan). – Di-Adreson (Organon). – Precortisy (Roussel). – Als Acetat Prednelan, als Dinatriumphosphat Predsol (Glaxo). – Deltacortelone, als Acetat Sintoftone (Lepetit, Mailand), Hydrocortancyl (Roussel, Paris).

Prednisolone Sodium Phosphate USP XVII, (INN), BP 63 – Add. 66. Prednisolon Natriumphosphat.

Prednisolon 21-dinatriumphosphat.

$C_{21}H_{27}Na_2O_8P$ M.G. 484,40

Gehalt. Mindestens 90% bezogen auf die getrocknete Substanz, 96 bis 104% (BP 63 – Add. 66).

Eigenschaften. Weißes oder schwach gelbliches, bröckliges Granulat oder Pulver. Es ist geruchlos oder besitzt einen sehr geringen Geruch. Schwach hygroskopisch. 1 g löst sich in 4 ml W. und in 13 ml M. Wenig lösl. in A. und Chlf.; sehr schwer lösl. in Aceton und Dioxan. $[\alpha]_D = +90$ bis $+110°$ in W. $+94$ bis $100°$ (BP 63 – Add. 66). – pH einer 1%igen Lsg. zwischen 7,5 und 8,5. In Wasser beim Maximum etwa 247 nm $E_{1\,cm}^{1\%} = 312$ (BP 63 – Add. 66).

Erkennung. 1. 2 mg werden in 2 ml Schwefelsäure gelöst und 5 Min. stehengelassen. Es entsteht eine starke von Fluoreszenz freie, weinrote Farbe. Bei Zusatz von 10 ml W. verschwindet die Farbe und es bildet sich ein grauer flockiger Nd. – 2. Der bei der Verbrennung von etwa 20 mg erhaltene Rückstand zeigt eine positive Reaktion auf Natrium und Phosphat.

Prüfung. 1. Trocknungsverlust. Höchstens 8% bei Trocknung 5 Std. im Vakuum bei 105°. – 2. Phosphationen. 100 mg Prednisolon Natriumphosphat werden genau gewogen und zu 50 ml mit W. verdünnt. 10 ml dieser Lsg. werden in einen 50 ml W. enthaltenden

100-ml-Meßkolben gegeben, 10,0 ml 10 n Schwefelsäure 10,0 ml Ammoniummolybdat-Lsg. und 10,0 ml W. hinzugefügt. Nach jeder Zugabe wird geschüttelt. Darauf werden langsam unter Schütteln 5,0 ml Zinn(II)-chlorid-Lsg. zugegeben. Die Mischung wird durchgeschüttelt, 10 Min. beiseite gestellt und die Extinktion bei 675 nm gemessen. Diese darf die einer ebenso behandelten 20,0 µg/ml PO_4^{---} enthaltenden Lsg. nicht überschreiten. − 3. Freies Prednisolon. 25 mg werden in W. zu 25,0 ml gelöst. 5 ml dieser Lsg. werden in einem 50-ml-Kolben mit 25,0 ml Methylenchlorid versetzt, gelinde durchgeschüttelt und zur Trennung der Schichten etwa 20 Min. stehengelassen. Die Extinktionen der Methylenchlorid-Lsg. wird bei 241 nm gegen Methylenchlorid im Vergleichsstrahlengang gemessen und das freie Prednisolon in der verwendeten Menge mittels der Formel $3{,}1725 \cdot A$ berechnet, wobei A die Extinktion der Lsg. ist. Es dürfen höchstens 2% gefunden werden.

Gehaltsbestimmung. Puffer pH 9 mit Magnesium. 3,1 g Borsäure und 500 ml W. werden in einem 1-l-Kolben gemischt, dann 21 ml n NaOH und 10 ml 0,1 m Magnesiumchlorid-Lsg. zugefügt. Es wird gemischt und bis zur Marke aufgefüllt. − Alkalische Phosphatase-Lsg. 95 ± 5 mg alkalisches Phosphataseenzym werden in einem 50-ml-Meßkolben gelöst und bis zur Marke mit Puffer-Lsg. pH 9 mit Magnesium aufgefüllt. Diese Lsg. ist tägl. frisch zu bereiten. − Standard-Lsg. 16 µg/ml des Prednisolon-Reference-Standardpräparates in Methylenchlorid. − Prüf-Lsg. 100 mg der zu prüfenden Substanz in 250 ml. Ausführung. 2 ml der Prüf-Lsg. werden in einem 100-ml-Schüttelzylinder mit 5,0 ml alkalischer Phosphatase-Lsg. gemischt und bei 37 ± 1° für 45 Min. stehengelassen. Darauf werden 50 ml Methylenchlorid zugefügt, der Zylinder wird 30 Sek. lang jede Sekunde einmal gewendet und dann 20 Min. beiseite gestellt, bis die Methylenchloridschicht klar geworden ist. Darauf wird sofort die Extinktion der Methylenchlorid-Lsg. der Standard- und der Prüf-Lsg. bei 241 nm gegen Methylenchlorid gemessen. Die Menge $C_{21}H_{27}Na_2O_8P$ in der verwendeten Menge wird mittels der Formel $1{,}344 \, [6{,}25 C(A_U/A_S) - P]$ errechnet, in der C die Konzentration an Prednisolon-Reference Standard im Milliliter der Standard-Lsg., A_U und A_S die Extinktion der Prüf- bzw. der Standard-Lsg. ist. 1,344 ist der Quotient der M.G. von Prednisolon-Natriumphosphat und Prednisolon, und P ist die ermittelte Menge freien Prednisolons in der Probemenge in Milligramm (USP XVII).

Gemäß BP 63 − Add. 66 werden etwa 0,1 g genau gewogen und in Wasser ad 200 ml gelöst. 5,0 ml dieser Lsg. werden ad 250 ml mit W. verdünnt. Von dieser Lsg. wird die Extinktion beim Maximum, etwa 247 nm, gemessen und der Gehalt an $C_{21}H_{27}Na_2O_8P$ unter Einsetzung von $E_{1\,cm}^{1\%} = 312$ als theoretischer Wert berechnet.

Prednisolone Acetate USP XVII, BP 63, (INN). Prednisolonum Aceticum DAB 7 − DDR. Prednisoloni Acetas Jap. 61. Prednisolonacetat. Deltahydrocortisone (acétate de) CF 65. 21-Acetoxy-11β,17α-dihydroxypregna-1,4-dien-3,20-dion. $\Delta^{1,4}$-Pregnadien-11β,17α,21-triol-3,20-dion-21-acetat. 1-Dehydro-17α-hydroxy-corticosteronacetat. Δ^1-Dehydrocortisolacetat. Δ^1-Dehydro-hydrocortison.

$C_{23}H_{30}O_6$ M.G. 402,49

Gehalt. 96 bis 104% bezogen auf die bei 105° getrocknete Substanz.

Eigenschaften. Weißes oder nahezu weißes, geruchloses, kristallines Pulver von bitterem Geschmack. Nahezu unlösl. in W.; lösl. bei 20° in 135 T. 95%igem A., 170 T. abs. A. und 150 T. Chlf. Fp. Unter Zers. etwa 235° (bei 225° eingesetzt USP XVII, Jap. 61), 236 bis 240° (DAB 7 − DDR), etwa 240° (BP 63, CF 65). Block: 246 bis 248° (CF 65). UV-Absorption: In abs. A. beim Maximum etwa 240 nm $E_{1\,cm}^{1\%} = 360$ bis 380 (BP 63), bei 243 nm = 373 ± 20° (CF 65). Der Quotient der Extinktionen beim Maximum und bei 263 nm soll zwischen 1,50 und 1,70 liegen (BP 63, DAB 7 − DDR).

$[\alpha]_D$: In Dioxan + 112 bis + 119 (BP 63, USP XVII), + 114 ± 3° (CF 65).

Erkennung. Wie bei Prednisolon, S. 124. Die Acetat-Komponente wie bei Desoxycorticosteronacetat Nr. 10 und Nr. 11, S. 127.

Prüfung. 1. Trocknungsverlust. Beim Trocknen bis zum konstanten Gewicht (BP 63), 3 Std. (USP XVII, Jap. 61) bei 105° nicht über 1,0%, bei 100 bis 105° höchstens 0,5% (CF 65). − 2. Glührückstand. 100 mg dürfen keinen wägbaren Rückstand hinterlassen (USP XVII, Jap. 61). − 3. Sulfatasche. Nicht über 0,1% (BP 63). − 4. Fluor. Wie bei Desoxycorticosteronacetat, S. 107. − 5. Selen. Wie bei Dexamethason, S. 119. − 6. Fremdsteroide. Gemäß USP XVII: Wie bei Cortisonacetat, S. 112, jedoch werden als verdünnte Vergleichs-Lsg. die von Cortisonacetat und von Hydrocortisonacetat aufgetragen. Nach dem chromatographischen Vorgang in Chromatographiergefäß Type I wird die Chromatographie in Gefäß Type 2 mit dem Laufmittel Nr. 6 (zu 10 ml Chlf. werden 20 ml Benzol und 20 ml Cyclohexan gegeben) fortgesetzt. − Gemäß BP 63: Wie bei Cortisonacetat, S. 112, mit dem gleichen Laufmittel B.

Gehaltsbestimmung. Gemäß Jap. 61 wird die Messung der Extinktion der 0,001%igen Lsg. in M. beim Maximum 240 bis 242 nm vorgenommen und bei der Berechnung als theoretischer Wert $E_{1\,cm}^{1\%} = 370$ eingesetzt. — Gemäß USP XVII wird die Blau-Tetrazolium-Methode angewendet, vgl. S. 105, gemäß BP 63 die TTC-Reaktion (vgl. S. 107). Als theoretischer Wert für $E_{1\,cm}^{1\%}$ wird 392 bei 485 nm eingesetzt.

Anwendung. Zur Glucocorticoid-Therapie vgl. Prednison.

Dosierung. 10 bis 100 mg tägl. in Teildosen.

Prednisolone Trimethylacetate BP 63, (INN). 11β,17α-Dihydroxy-21-pivaloyloxypregna-1,4-dien-3,20-dion.

$C_{26}H_{36}O_6$ M.G. 444,57

Gehalt. 96 bis 104% bezogen auf die bei 105° getrocknete Substanz.

Eigenschaften. Weißes oder nahezu weißes, geruchloses, kristallines Pulver. Nahezu unlösl. in W. Lösl. bei 20° in 150 T. 95%igem A. und in 16 T. Chlf. Fp. etwa 229°. $[\alpha]_D$: In Dioxan +104 bis +112°. UV-Absorption. In abs. A. beim Maximum von etwa 240 nm $E_{1\,cm}^{1\%} = 330$ bis 350. Der Quotient der Extinktionen beim Maximum und bei 263 nm soll zwischen 1,50 und 1,70 liegen.

Erkennung. 1. Reduktion von Kalium-Kupfertartrat, Ausführung wie Nr. 5, S. 106. — 2. Mittels IR-Absorptionsspektrum entspr. Nr. 13, S. 107.

Prüfung. 1. Trocknungsverlust. Beim Trocknen bis zum konstanten Gewicht bei 105° nicht über 0,5%. — 2. Sulfatasche. Nicht über 0,1%. — 3. Fluor. Wie bei Desoxycorticosteronacetat, S. 107. — 4. Fremdsteroide. Wie bei Cortisonacetat, S. 112, mit dem gleichen Laufmittel B.

Gehaltsbestimmung. Mittels TTC-Reaktion, vgl. S. 107. Als theoretischer Wert für $E_{1\,cm}^{1\%}$ wird 355 bei 485 nm eingesetzt.

Anwendung. Zur Glucocorticoid-Therapie wie Hydrocortison als entzündungshemmende Salbe zur Behandlung von Hautaffektionen und als mikrokristalline Suspension zur intraarticulären Injektion bei Arthritis.

Dosierung. Zur intraarticulären Injektion 5 bis 20 mg.

Prednisolamate Hydrochloride BPC 63. 21-Diäthylamino-acetoxy-11β,17α-dihydroxy-pregna-1,4-dien-3,20-dion-hydrochlorid.

$C_{27}H_{40}ClNO_6$ M.G. 510,08

Gehalt. Nicht weniger als 97% bezogen auf die getrocknete Substanz.

Eigenschaften. Weißes bis nahezu weißes, geruchloses, kristallines Pulver. Lösl. bei 20° in 7 T. W. und 17 T. A.; sehr schwer lösl. in Chlf., unlösl. in Ae. Fp. etwa 240° (Zers.). $[\alpha]_D$: In W. +120 bis +125°. UV-Absorption. In 95%igem A. $E_{1\,cm}^{1\%} = 290$ bei 242 nm.

Prüfung. 1. Trocknungsverlust. 4 Std. bei 60° im Vakuum getrocknet nicht über 2%. — 2. Sulfatasche. Nicht über 0,1%.

Anwendung. Als entzündungshemmendes Agens in Salben bei Hautaffektionen in derselben Weise wie Hydrocortisonacetat, 0,25%ig.

Methylprednisolone BP 63, NF XII. 6α-Methylprednisolon. 1,4-Pregnadien-6α-methyl-11β,17α,21-triol-3,20-dion.   11β,17α,21-Trihydroxy-6α-methylpregna-1,4-dien-3,20-dion. 6α-Methyl-1,4-pregnadien-3,20-dion-11β,17α,21-triol. 1-Dehydro-6α-methyl-17α-hydroxycorticosteron.

$C_{22}H_{30}O_5$ Strukturformel: S. 134   M.G. 374,48

Herstellung. Durch Partialsynthese, vgl. S. 102, z.B. Umwandlung eines Δ^4-3-Ketons in sein Δ^5-3-Äthylketal. Durch Bildung des 5α-, 6α-Epoxids und Reaktion mit Methylmagnesiumjodid gelangt man zu 6α-Methyl-steroiden (FIESER, L. F., u. M. FIESER: Steroide, Weinheim/Bergstr.: Verlag Chemie 1961, S. 756).

Gehalt. 96 bis 104% (BP 63), 97 bis 103% (NF XII) bezogen auf die getrocknete Substanz.

Eigenschaften. Weißes oder nahezu weißes, geruchloses, kristallines Pulver, zunächst geschmacklos, dann von nachhaltigem bitterem Geschmack. Nahezu unlösl. in W.; lösl. bei 20° in 100 T. abs. A. und in 530 T. Chlf. Fp. etwa 243° (Zers.). $[\alpha]_D$: In Dioxan $+79°$ bis $+86°$. UV-Absorption. In abs. A. beim Maximum von etwa 240 nm $E_{1\,cm}^{1\%} = 390$ bis 410. Der Quotient der Extinktionen beim Maximum und bei 263 nm soll zwischen 1,50 und 1,70 liegen (BP 63).

Erkennung. 1. Reduktion von Kalium-Kupfertartrat, Ausführung wie Nr. 5, S. 106 (BP 63). – 2. Werden etwa 5 mg in 2 ml Schwefelsäure gelöst, so entsteht eine rote Farbe (NF XII). – 3. Mittels IR-Absorptionsspektrum entspr. Nr. 13, S. 107 (BP 63, NF XII). – 4. Mittels UV-Absorption entspr. Nr. 12, S. 107 (NF XII).

Prüfung. 1. Trocknungsverlust. Bei 105° bis zum konstanten Gewicht (BP 63), höchstens 0,5%, 3 Std. bei 105° höchstens 1% (NF XII). – 2. Sulfatasche. Höchstens 0,1% (BP 63), 0,2% (NF XII). – 3. Fluor. Ausführung entspr. der Vorschrift auf S. 107. – 4. Fremdsteroide. Ausführung und Auswertung vgl. S. 104.

Gehaltsbestimmung. Absolutkolorimetrisch mittels Triphenyltetrazoliumchlorid-Reaktion. Theoretischer Wert für $E_{1\,cm}^{1\%} = 421$ für $C_{22}H_{30}O_5$ bei 485 nm (BP 63), gemäß NF XII mittels Blau-Tetrazolium-Reaktion (vgl. S. 105).

Anwendung. Zur Glucocorticoid-Therapie. Die Methylgruppe gibt der Substanz eine gesteigerte Wirkung gegenüber Prednisolon und setzt die mineralcorticoide Aktivität erheblich herab.

Dosierung. 8 bis 80 mg tägl. in Teildosen.

Methylprednisolone Acetate NF XII, (INN).

$C_{24}H_{32}O_6$ M.G. 416,52

Gehalt. 97 bis 103% bezogen auf die getrocknete Substanz.

Eigenschaften. Weißes oder praktisch weißes, geruchloses, kristallines Pulver. Fp. etwa 215° (Zers.) Lösl. in Dioxan; wenig lösl. in Aceton, A., Chlf. und M.; sehr schwer lösl. in Ae.; unlösl. in W. $[\alpha]_D$: In Dioxan $+97$ bis $+105°$.

Erkennung. 1. 5 mg, in 2 ml Schwefelsäure gelöst, geben eine weinrote Farbe. – 2. 5 mg werden mit 2 ml alkohol. Kalilauge 5 Min. im siedenden Wasserbad erwärmt. Nach dem Abkühlen werden 2 ml verd. Schwefelsäure (1 in 3,5) zugefügt und 1 Min. leicht aufge kocht. Es entsteht der Geruch nach Äthylacetat. – 3. Mittels IR-Absorptionsspektrums entspr. Nr. 10, S. 112. – 4. Mittels UV-Absorption entspr. Nr. 12, S. 107. Die Extinktion beim Maximum bei etwa 243 nm darf nicht mehr als 3% von der des Standards abweichen.

Prüfung. 1. Trocknungsverlust. 3 Std. bei 105° getrocknet, höchstens 1%. – 2. Sulfatasche. 0,2%.

Gehaltsbestimmung. Es wird die Blau-Tetrazolium-Methode angewendet, vgl. S. 105.

Gewöhnliche Dosis. Intraarticulär oder i.m. 40 mg. Extern 0,25 bis 1%.

Methylprednisolone Sodium Succinate NF XII, (INN).

$C_{26}H_{33}NaO_8$ M.G. 496,54

Gehalt. 97 bis 103% bezogen auf die getrocknete Substanz.

Eigenschaften. Weiße oder nahezu weiße, geruchlose, hygroskopische, amorphe Substanz. Sehr leicht lösl. in W. und A.; sehr schwer lösl. in Aceton; unlösl. in Chlf. $[\alpha]_D$: In A. $+96$ bis $+104°$.

Erkennung. 1. Werden 100 mg Substanz in 5 ml W. gelöst und 0,5 ml Salzsäure zugefügt, so bildet sich sofort ein weißer Nd. – 2. Werden etwa 3 mg Substanz in 2 ml Schwefelsäure gelöst, so bildet sich nach 5 Min. eine von Fluoreszenz freie weinrote Farbe. – 3. Beim Verbrennen erscheint die charakteristische Flammenfärbung des Natriums. – 4. IR-Absorptionsspektrum entspr. Nr. 10, S. 112. – 5. UV-Absorptionsspektrum entspr. Nr. 12, S. 107.

Prüfung. 1. Trocknungsverlust. 3 Std. bei 105° höchstens 3%. – 2. Natriumgehalt. Etwa 1 g Substanz, genau gewogen, wird unter gelindem Erwärmen in 75 ml Eisessig gelöst. Nach dem Zufügen von 20 ml Dioxan und Kristallviolett als Indikator wird mit 0,1 n Perchlorsäure in Eisessig titriert. Mittels Blindwert wird eine Korrektur vorgenommen. 1 ml 0,1 n Perchlorsäure entspr. 2,299 mg Na. Es sollen wenigstens 4,49% und höchstens 4,77% Natrium, berechnet auf die getrocknete Substanz gefunden werden.

Gehaltsbestimmung. Standard-Lsg. 20 ml einer Lsg. in A. des vorher 3 Std. bei 105° getrockneten NF. Methylprednisolone Sodium Succinate Reference Standard in einer Konzentration von 12,5 µg/ml. – Prüf-Lsg. 100 mg Substanz werden zu 200,0 ml gelöst und davon wiederum 5 ml zu 200 ml verdünnt. 20 ml dieser Verdünnung werden zur Ausführung der Blau-Tetrazolium-Reaktion verwendet. – Blind-Lsg. 20 ml A. – Ausführung. Zu jeder der Lsg. werden in je einem 50-ml-Glasstopfenglas je 2 ml Blau-Tetrazolium-Lsg. gegeben, darauf 4,0 ml verd. (1 in 10 A.) Tetramethylammoniumhydroxid-Lsg. Es wird 90 Min. im Dunkeln stehengelassen, 1 ml Eisessig zugesetzt und dann werden die Extinktionen dieser Lsg. gegen den Blindwert bei 525 nm gemessen.

Methylprednisolone Sodium Succinate for Injection NF XII ist ein steriles Methylprednisolon-Natriumsuccinat mit einem geeignetem Puffer, bzw. eine Trockenampulle mit dem gesonderten entspr. Lösungsmittel.

Gehalt. 90 bis 110% der deklarierten Menge Methylprednisolon.

Erkennung. Eine etwa 100 mg entspr. Menge wird mit 20 ml M. 5 Min. geschüttelt und die Lsg. filtriert. Das Filtrat wird auf dem Dampfbad zur Trockne gebracht, bei 60° im Vakuum 3 Std. getrocknet und in einem Exsikkator aufbewahrt bis der Rückstand kristallisiert. Die Kristalle geben die Erkennungsreaktion Nr. 2, und erfüllen die Forderung an die IR-Absorption für Methylprednisolon-Natriumsuccinat.

Prüfung. 1. pH bei 50 mg/ml 7,0 bis 8,0. – 2. Trocknungsverlust. 3 Std. bei 105° höchstens 2%.

Gehaltsbestimmung. Entsprechend der von Methylprednisolon-Natriumsuccinat. Der Quotient der Molekulargewichte zur Berechnung auf den Gehalt an Methylprednisolon $C_{22}H_{30}O_5$ beträgt 1,326.

16-Methylen-prednisolon, (INN). 1,4-Prednadien-16-methylen-11β,17α,21-triol-3,20-dion. 1-Dehydro-16-methylen-17α-hydroxy-corticosteron.

$C_{22}H_{28}O_5$ Strukturformel: S. 134 M.G. 372,46

Literatur: MANNHARDT, H. J. u. a.: Tetrahedron Letters *16*, 21 (1960). – TAUB, D.: J. org. Chem. *25*, 2258 (1960).

Anwendung. Zur Corticoid-Therapie.

Dosierung. 6, 12, 36, 48, 60 mg tägl.

Handelsformen: Decortilen (Merck, Darmstadt): Tabl. -retard Dragees. Als -21-Diäthylaminoacetat-hydrochlorid: Decortilen solubile, Trockenamp.

Prednisonum Ph.Helv. V – Suppl. III, DAB 7 – DDR, Jap. 61. Prednisone BP 63, USP XVII, (INN). Deltacortisone CF 65. 1,4-Pregnadien-17α,21-diol-3,11,20-trion. 17α-21-Dihydroxypregna-1,4-dien-3,11,20-trion. Δ^1-Dehydrocortison. Metacortandracin. Deltacortison.

$C_{21}H_{26}O_5$ Strukturformel: S. 134 M.G. 358,44

Herstellung. Man erhält die Dehydroverbindung des Cortisons durch mikrobiologische Dehydrierung mit Corynebacterium simplex [NOBILE, A. u. a.: J. Amer. chem. Soc. *77*, 4184 (1955)]. Eine methanolische Lsg. des Substrates wird mit einer 24 Std. alten Kultur des Bacteriums (0,1% Difco-Hefe-Extrakt, Puffer pH 7) gemischt und 3 bis 24 Std. bei 28° inkubiert. Nach der Extraktion des Ansatzes mit Chlf. läßt sich Prednison – bei entspr. Ausgangsmaterial Prednisolon – mit großer Ausbeute aus Aceton kristallisieren. – Einführung der 1-Doppelbindung durch Bakterien der Subtilisgruppe vgl. F. LINDNER, R. JUNK u. a. [Naturwissenschaften *43*, 39 (1956)], durch Schimmelpilze E. VISCHER u. a. [Helv. chim. Acta *38*, 835(1955)]. – Direkte Dehydrierung von Cortison auf chemischem Wege mit SeO_2 in tertiären Alkoholen siehe CH. MEYSTRE, A. WETTSTEIN u.a. [Helv. chim. Acta *39*, 734 (1956)].

Gehalt. 96 bis 104% bezogen auf die bei 105° getrocknete Substanz.

Eigenschaften. Weißes oder nahezu weißes, geruchloses, kristallines Pulver, zunächst geschmacklos, dann von nachhaltig bitterem Geschmack. Nahezu unlösl. in W.; lösl. in 190 T. 95%igem A., 300 T. abs. A., 200 T. Chlf., in 160 T. Aceton; unlösl. in Ae. Fp. bei 215° eingesetzt, etwa 225° (Zers.) (USP XVII, Jap. 61), 226 bis 231° (DAB 7-DDR), etwa 230° (BP 63, CF 65), Block etwa 240 bis 242° (CF 65). $[\alpha]_D$: In Dioxan $+167$ bis $+175°$ (USP XVII, BP 63, Jap. 61, DAB 7 – DDR). $+171 \pm 4°$ (CF 65).

UV-Absorption. In abs. A. beim Maximum etwa 240 nm $E_{1\,cm}^{1\%}$ = 420 bis 440. Der Quotient der Extinktionen beim Maximum und bei 263 nm soll zwischen 1,85 und 2,05 liegen (BP 63, DAB 7 – DDR). $E_{1\,cm}^{1\%}$ = 415 ± 20 bei 239 nm (CF 65).

Erkennung. 1. Versetzt man 2 mg mit 2 ml konz. Schwefelsäure, bildet sich eine zuerst gelbgrüne Farbe, die nach wenigen Minuten orange wird und keine Fluoreszenz am Tageslicht aufweist, jedoch entwickelt sich nach 5 Min. eine im UV-Licht sichtbare fahlgrüne Fluoreszenz. Beim Zufügen von 10 ml W. wird die Lsg. gelb und geht allmählich in Blaugrün über (USP XVII, Jap. 61). – 2. Reduktion von Kalium-Kupfertartrat, Ausführung wie Nr. 5, S. 106 (BP 63). – 3. Reduktion von 2,3,5-Triphenyltetrazoliumchlorid, Ausführung wie Nr. 3, S. 111 (Ph.Helv. V – Suppl. III). – 4. Mittels Infrarot-Absorptionsspektrum entspr. Nr. 10, S. 112 (USP XVII). – 5. 0,2 mg in 1 ml abs. A. gelöst, werden bei vermindertem Druck zur Trockne eingedampft. Nach Zufügen von 5 ml n NaOH und Erwärmen 30 Min. bei 70° wird die Lsg. nur leicht gelblich gefärbt, Unterschied von Cortisonacetat (BP 63). – 6. Reduktion einer Kaliumquecksilberjodid-Lsg., Ausführung entspr. Nr. 5, S. 122. – 7. Reaktion mit Phenylhydrazin, Ausführung und Ergebnis wie bei Nr. 4, S. 111.

Prüfung. 1. Trocknungsverlust. Beim Trocknen bis zum konstanten Gewicht bei 100 bis 105° höchstens 0,5% (CF 65), bei 105° (BP 63), 3 Std. bei 105° (USP XVII, Jap. 61), 4 Std. bei 80° im Vakuum (Ph.Helv. V – Suppl. III) höchstens 1%. – 2. Glührückstand. 100 mg dürfen keinen wägbaren Rückstand hinterlassen (USP XVII), höchstens 0,1% (Jap. 61). – 3. Sulfatasche. Nicht mehr als 0,1% (BP 63). – 4. Fluor. Wie bei Desoxycorticosteron, S. 107 (BP 63). – 5. Selen. Wie bei Dexamethason, S. 119 (BP 63). – Gemäß Ph.Helv. V – Suppl. III. 50 mg getrocknete Substanz wird in einem Schöniger-Sauerstoffkolben, der mit 15 ml W. beschickt ist, verbrannt. Hierauf wird mit 5 ml 10%iger Oxalsäure-Lsg. versetzt und 10 Min. auf dem Wasserbad erhitzt. Nach dem Erkalten wird die Mischung in einem Meßzylinder von 100 ml Inhalt mit Glasstopfen filtriert. Kolben und Filter werden 3mal mit je 10 ml W. gewaschen. Dann werden 10 ml 5 n HCl zugefügt. Die Mischung wird mit W. auf 70 ml ergänzt und geschüttelt. Man läßt während 45 Min. verschlossen stehen. Hierauf wird der gebildete Farbstoff mit 20 ml Chlf. extrahiert. Gleichzeitig wird unter denselben Bedingungen mit denselben Reagentien, aber ohne Verbrennung ein Vergleichsversuch mit 2,5 ml Selendioxid-Lsg. durchgeführt. Die mit Prednison erhaltene Färbung darf nicht stärker sein als die des Vergleichsversuches. – Selendioxid-Lsg. 0,1405 g Selendioxid (SeO_2, M.G. 110,96) werden in einem Meßkolben mit W. zu 200 ml gelöst, entsprechend 0,5 mg Selen pro Milliliter. Bei Bedarf werden 2,0 ml dieser Lsg. in einem Meßkolben mit W. zu 100 ml verdünnt, entsprechend 0,01 mg Selen pro Milliliter. – 6. Fremdsteroide. Gemäß USP XVII. Dieselbe Ausführung mit derselben Auswertung wie bei Cortisonacetat, S. 112, jedoch werden als verdünnte Vergleichsstandard-Lsg. die von Cortison und von Hydrocortison aufgetragen. Nach dem chromatographischen Vorgang im Chromatographiegefäß Type 1 wird die Chromatographie im Gefäß Type 2 mit dem Laufmittel Nr. 5 (zu 30 ml Chlf. werden 10 ml Hexan und 10 ml Cyclohexan gegeben) fortgesetzt. – Gemäß BP 63. Auswertung und Ausführung, vgl. S. 104. – Gemäß Ph.Helv. V – Suppl. III. Ausführung ähnlich der bei Cortisonacetat, S. 113. Als Laufmittel dient jedoch Methylenchlorid (50 ml). Auf das in gleicher Weise vorbehandelte Papier werden 0,005 ml der Test-Lsg. A (= 0,05 mg Prednison) aufgetragen. Die Laufzeit beträgt hier etwa 7 bis 9 Std. Der entwickelte blaue Fleck hat den R_f-Wert 0,7 bis 0,9. Es dürfen keine blauen Flecke mit etwas höherem R_f-Wert als 0,9 (Cortison) und mit einem R_f-Wert von 0,3 bis 0,5 (Prednisolon) auftreten. Etwaige weitere blaue Flecke werden nicht berücksichtigt.

Gehaltsbestimmung. Ausführung entsprechend den Angaben bei Cortisonacetat, S. 113. Die Messung der Extinktion der 0,001%igen Lsg. in M. erfolgt gemäß Jap. 61 beim Maximum 238 bis 240 nm. Der Gehalt errechnet sich aus der Formel:

$$\text{mg } C_{21}H_{26}O_5 = \frac{E \cdot 10\,000}{433}.$$

Gemäß Ph.Helv. V – Suppl. III wird die Extinktion beim Maximum etwa 239 nm mit der Standardsubstanz verglichen. Abweichung nicht mehr als ± 4%. Gemäß USP XVII wird die Blau-Tetrozolium-Methode angewendet, vgl. S. 105.

Eine weitere Bestimmung gemäß Ph.Helv. V – Suppl. III. Eine Lsg. von 500 µg in 5 ml Weingeist werden in einem Reagensglas von 20 ml Inhalt mit Glasstopfen verschlossen während 10 Min. in einem Wasserbad von 25° (± 1°) erwärmt. Hierauf wird 1,0 ml Thiosemicarbazid-Lsg. von 25° hinzugefügt, geschüttelt und die Mischung im verschlossenen Reagensglas während 120 (± 2) Min. in ein Wasserbad von 25° gestellt. Mit dieser Lsg. wird sofort bei einer Schichtdicke von 1 cm die Extinktion bei 302 nm (± 1 nm) gemessen.

Als Bezugsflüssigkeit dient eine gleichzeitig und in gleicher Weise frisch bereitete Mischung derselben Reagentien. Die Extinktion darf nicht höher als 0,850 betragen. — Thiosemicarbazid-Lsg. 0,9114 g Thiosemicarbazid werden in 50 ml 0,2 n Salzsäure gelöst und mit W. auf 100 ml ergänzt (bei Raumtemperatur mehrere Monate haltbar). — Gemäß BP 63 wird die Triphenyltetrazoliumchlorid-Reaktion absolutkolorimetrisch angewendet, vgl. S. 107. Als theoretischer Wert für $E_{1\,cm}^{1\%}$ wird 440 bei 485 nm eingesetzt.

Anwendung. Zur Glucocorticoid-Therapie. Prednison besitzt die Wirkung und kommt zur Anwendung etwa wie Cortisonacetat, jedoch genügt bereits der 5. Teil zur Erzielung der gewünschten entzündungshemmenden, antirheumatischen und antiarthritischen Wirkung. In dieser Dosis ist der Natrium retinierende Effekt erheblich geringer, als der von Cortison. Prednison wird hauptsächlich oral verabreicht.

Dosierung. 10 bis 100 mg tägl. in Teildosen (BP 63); gebräuchliche Dosis 5 mg 2- bis 4mal am Tag für 2 bis 7 Tage (USP XVII). Einzelmaximaldosis: oral 0,03 g, Tagesmaximaldosis: oral 0,1 g (DAB 7 – DDR).

Handelsformen: Cortidelt (Roussel, Koblenz): Tabl. – Decortin H (Merck, Darmstadt): Tabl., Perlen, -retard Dragees. – Di-Adreson (Organon, München): Tabl. – Erftopred (Erfto-Chemie, Nievenheim): Tabl. – Hostacortin (Hoechst, Frankfurt a. M.): Tabl., Dragees. – Keteocort (Desitin, Hamburg): Tabl. – Rectodelt (Trommsdorff, Aachen): Supp. – Ultracorten (Ciba, Wehr, Baden): Tabl.

Co-Deltra (Merck, Sharp & Dohme), Delta-Dome (Dome), Deltasone (Upjohn), Meticorten (Schering), Paracort (Parke-Davis).

Decortisyl (Roussel, Wembley Park, Middlesex). – Deltacortone (Merck, Sharp & Dohm, Hoddesdon, Herts.). – Als -Acetat Delta-Cortelan (Glaxo, Greenford, Middlesex).

Weitere Handelsformen: Cortancyl (Roussel, Paris), Deltacortene (Lepetit, Mailand), Kolpisone (Ormonoterapia, Mailand), Delta Prenovis (Vismara).

Prednisone Acetate BP 63, (INN). Prednisonum aceticum DAB 7 — DDR. Prednisonacetat. Deltacortisone (Acétate de) CF 65. 21-Acetoxy-17α-hydroxypregna-1,4-dien-3,11,20-trion. $\Delta^{1,4}$-Pregnadien-17α,21-diol-3,11,20-trion-21-acetat. Δ^{1}-Dehydrocortisonacetat.

$C_{23}H_{28}O_6$ M.G. 400,47

Gehalt. 96 bis 104% bezogen auf die bei 105° getrocknete Substanz.

Eigenschaften. Weißes oder nahezu weißes, geruchloses, kristallines Pulver, zunächst geschmacklos, dann von nachhaltig bitterem Geschmack. Nahezu unlösl. in W.; lösl. in 120 T. 95%igem A., 160 T. abs. A. und 6 T. Chlf. Fp. etwa 240° (Zers.) (BP 63). 232 bis 236° (Zers.) (DAB 7 – DDR). Block bei etwa 222°, rekristallisiert und schmilzt dann bei etwa 234° (CF 65). $[\alpha]_D$: In Dioxan $+$ 183 bis $+$ 190° (BP 63, DAB 7 – DDR), $+$ 186 $\pm$ 4° (CF 65). UV-Absorption. In abs. A beim Maximum von etwa 240 nm $E_{1\,cm}^{1\%}$ = 360 bis 400 (BP 63), bei 239 nm = 385 $\pm$ 15 (CF 65). Der Quotient der Extinktionen beim Maximum und bei 263 nm soll zwischen 1,85 und 2,05 liegen (BP 63, DAB 7 – DDR).

Erkennung. Ausführung wie bei Prednison, S. 130. Die Acetat-Komponente wie bei Desoxycorticosteronacetat Nr. 10 und 11, S. 107.

Prüfung. 1. Trocknungsverlust. Beim Trocknen bis zum konstanten Gewicht bei 105° nicht mehr als 1,0%. – 2. Sulfatasche. Nicht mehr als 0,1%. – 3. Fluor. Wie bei Desoxycorticosteronacetat, S. 107. – 4. Selen. Wie bei Dexamethason, S. 119. – 5. Fremdsteroide. Ausführung und Auswertung wie bei Cortisonacetat, S. 112, mit der gleichen mobilen Phase B (BP 63).

Gehaltsbestimmung. Gemäß BP 63 wird die Triphenyltetrazoliumchlorid-Reaktion angewendet, vgl. S. 107. Als theoretischer Wert für $E_{1\,cm}^{1\%}$ wird 394 bei 485 nm eingesetzt.

Anwendung. Zur Glucocorticoid-Therapie vgl. Prednison.

Dosierung. 10 bis 100 mg tägl. in Teildosen. – Einzelmaximaldosis: oral 0,03 g, Tagesmaximaldosis: oral 0,1 g (DAB 7 – DDR).

16β-Methyl-prednison (INN) ist 1,4-Pregnadien-16β-methyl-17α-21-diol-3,11,20-trion.

Strukturformel: S. 134.

Anwendung. Zur Corticoid-Therapie.

Handelsform: Bétalone (Lepetit, Mailand/Paris): Buccaltabl.

Triamcinolone BPC 63. Triamcinolon. (INN). 9α-Fluor-11β,16α,17α,21-tetrahydroxy-pregna-1,4-dien-3,20-dion. 9α-Fluor-$\Delta^{1,4}$-pregnadien-11β,16,17,21-terol-3,20-dion. 9α-Fluor-16α-hydroxyprednisolon.

$C_{21}H_{27}FO_6$ Strukturformel: S. 134 M.G. 394,43

Herstellung. Durch mikrobiologische 16α-Hydroxylierung von 9α-Fluor-prednisolon [THOMA, R. W. u. a.: J. Amer. chem. Soc. *79*, 4818 (1957)].

Eigenschaften. Weißes oder nahezu weißes, geruchloses, kristallines Pulver. Lösl. bei 20° in 500 T. W. und 200 T. A.; sehr schwer lösl. in Ae. und Chlf. UV-Absorption. In M. beim Maximum von etwa 238 nm $E_{1\,cm}^{1\%}$ = 361 bis 399.

Erkennung. 1. Zu einer Lsg. von 1 mg in 6 ml 95%igem A. gibt man 5 ml einer 1%igen Lsg. von 2,6-Di-t-butyl-p-kresol in 95%igem A. und 5 ml verd. Natronlauge. Man erwärmt 20 Min. auf dem Wasserbad am Rückflußkühler. Es entsteht eine Rosa-Lavendel-Farbe. – 2. Mittels IR-Absorptionsspektrum entspr. Nr. 13, S. 107. – 3. Nachweis von Fluor entspr. Nr. 3, S. 119.

Prüfung. 1. Trocknungsverlust. Nicht über 2% 3 Std. bei 60° im Vakuum. – 2. Sulfatasche. Nicht über 0,5%. – 3. Gehalt an Fluor. 4,42 bis 5,52% bezogen auf die getrocknete Substanz. 0,035 g, genau gewogen, werden im Schöniger-Sauerstoffkolben verbrannt. Der Kolben wird 2mal mit je 10 ml 95%igem A. ausgespült. Nach Zufügung von 1,2 ml 6%iger Essigsäure wird mit 0,0025 m Thoriumnitrat-Lsg. titriert. Natrium-alizarinsulfonat als Indikator. 1 ml 0,0025 m Thoriumnitrat-Lsg. entspr. 0,1900 mg Fluor.

Anwendung. Triamcinolon besitzt eine hohe glucocorticoide und entzündungshemmende Aktivität nahezu ohne Salzretention. Die erforderliche Dosis ist erheblich niedriger als die von Prednisolon. Es wird hauptsächlich oral verabreicht.

Dosierung. Anfangsdosis 4 bis 48 mg tägl. in Teildosen, Erhaltungsdosis 8 mg tägl.

Triamcinolonacetonid (INN). Triamcinolone Acetonide BPC 63. 9α-Fluor-11β,21-di-hydroxy-16α,17α-isopropylidendioxypregna-1,4-dien-3,20-dion. $\Delta^{1,4}$-Pregnadien-9α-fluor-11β,21-diol-16α-17α-isopropylidendioxy-3,20-dion. Δ^1-Dehydro-9α-fluor-16α-hydroxy-16α-17α-O,O-isopropyliden-hydrocortison. 9α-Fluor-16α-hydroxyprednisolon-acetonid.

$C_{24}H_{30}FO_6$ M.G. 434,50

Eigenschaften. Weißes oder nahezu weißes, geruchloses, kristallines Pulver. Sehr schwer lösl. in W.; lösl. bei 20° in 150 T. A., in 40 T. Chlf. und in 11 T. Aceton. UV-Absorption. In M. beim Maximum etwa 238 nm $E_{1\,cm}^{1\%}$ = 326 bis 360.

Erkennung. 1. Zu einer Lsg. von 1,5 mg in 40 ml 95%igem A. gibt man 5 ml einer 1%igen Lsg. von 2,6-Di-t-butyl-p-kresol in 95%igem A. und 5 ml verd. Natronlauge. Man erwärmt 20 Min. auf dem Wasserbad am Rückflußkühler. Es entsteht eine grünliche Farbe. – 2. Mittels IR-Absorptionsspektrum entspr. Nr. 13, S. 107. – 3. Nachweis von Fluor entspr. Nr. 3, S. 119.

Prüfung. Wie bei Triamcinolon. Der Fluorgehalt soll zwischen 4,0 und 4,75% liegen.

Anwendung. Es eignet sich besonders zur lokalen Applikation und ist noch wirksamer als Triamcinolon. Es wird örtlich als 0,025 und 0,1%ige Salbe, Lotion oder Creme bei der Behandlung verschiedener Dermatosen angewendet.

Handelsformen: Delphicort (Lederle, Cyanamid, München): Tabl., als Diacetat Kristallsuspension in Amp., als Acetonid Salbe, Creme. – Volon (Squibb, Heyden, München): Tabl., als Acetonid Salbe, Creme.

Aristocort (Lederle), Kenacort als Diacetat, Kenalog als Acetonid (Squibb).

Adcortyl (Squibb, Twickenham, Middlesex), Ledercort (Lederle, London).

Weitere Handelsformen: Tédarol (als Diacetat, Solutédarol als Acetonidhemisuccinat (Specia, Paris).

Synthetische Corticosteroide mit starkem antiphlogistischem Effekt

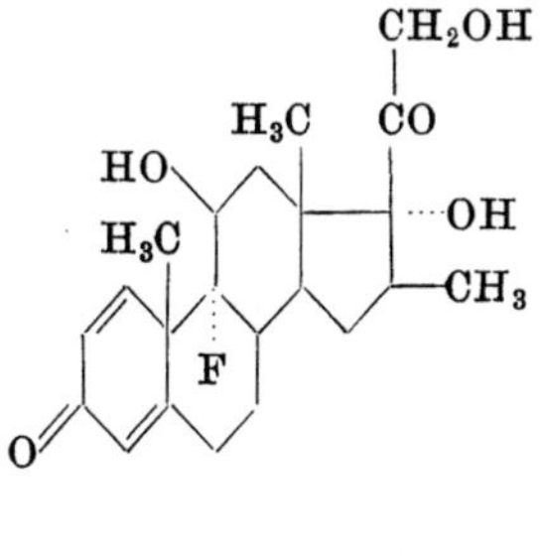

Betamethason

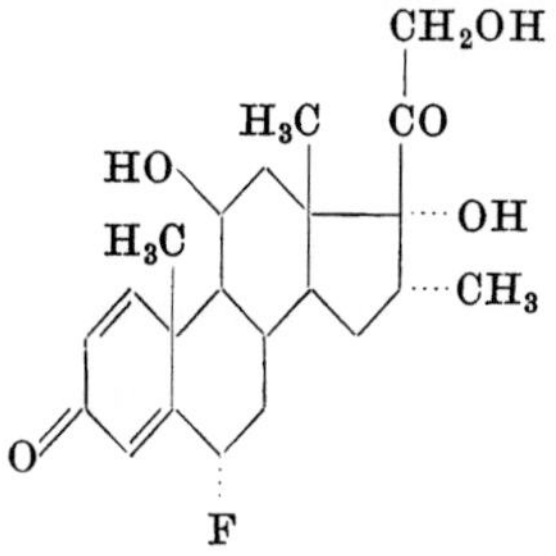

Paramethason

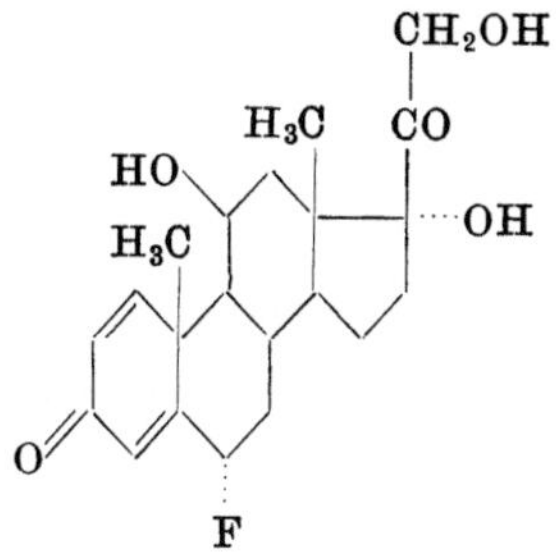

Fluprednisolon

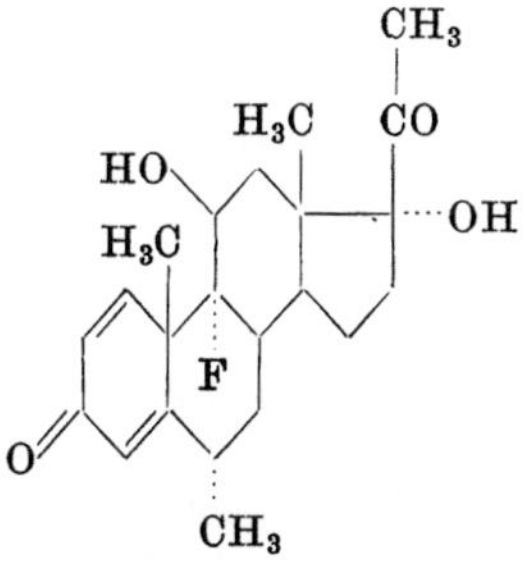

Fluorometholon

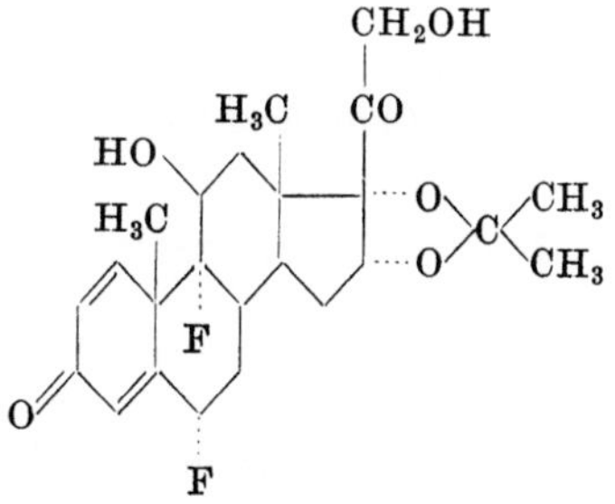

Fluocinolonacetonid

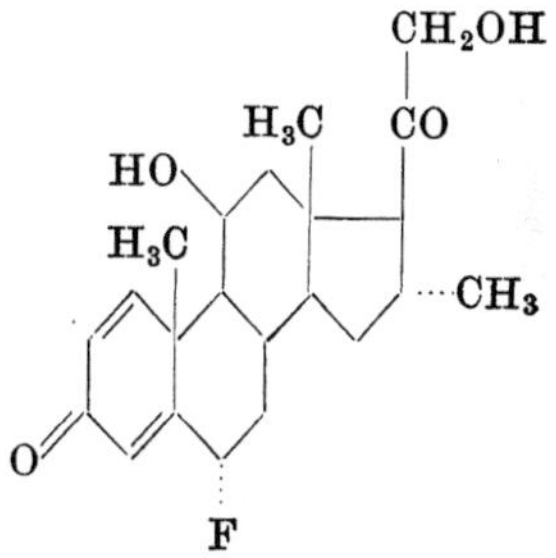

Fluocortolon

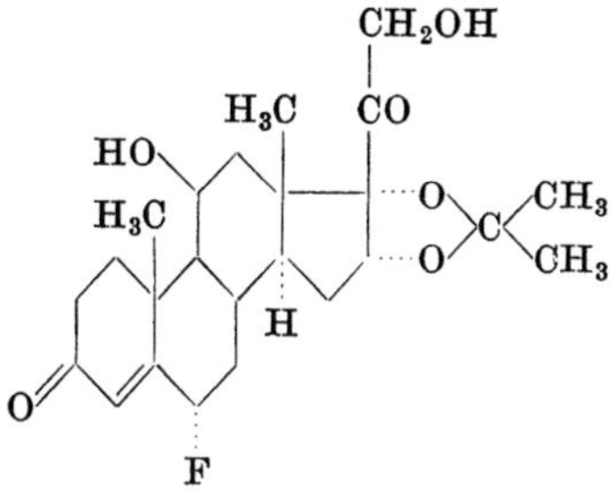

Flurandrenolonacetonid

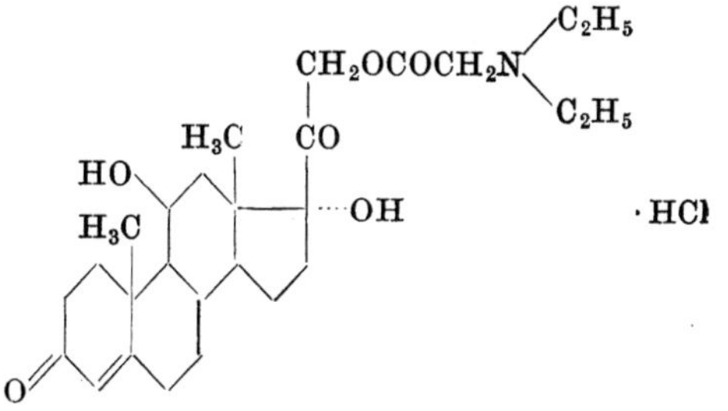

Hydrocortamat-hydrochlorid

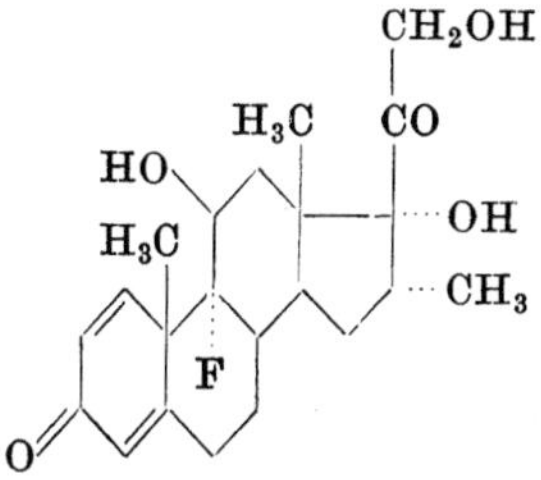

Dexamethason

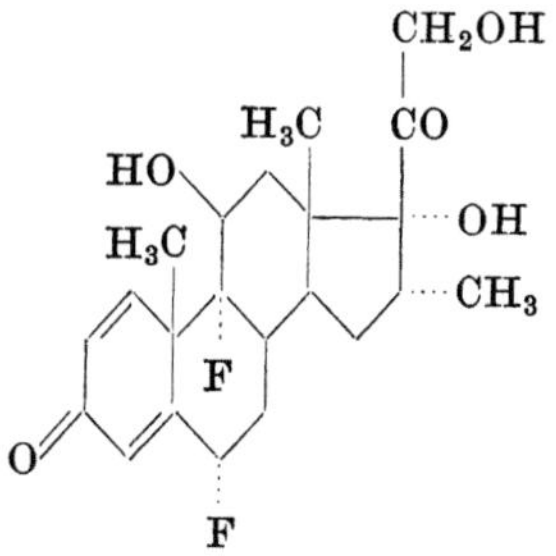

Flumethason

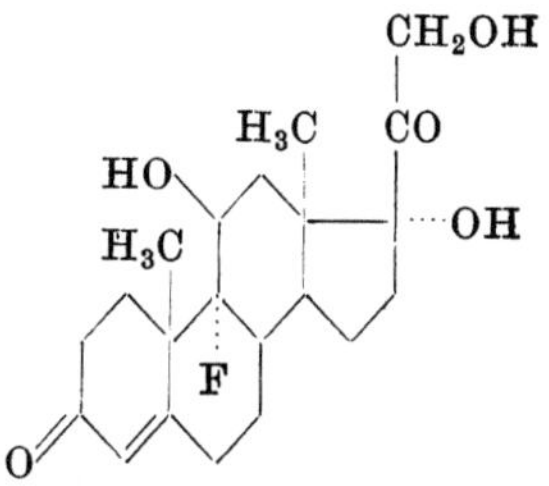

Fludrocortison

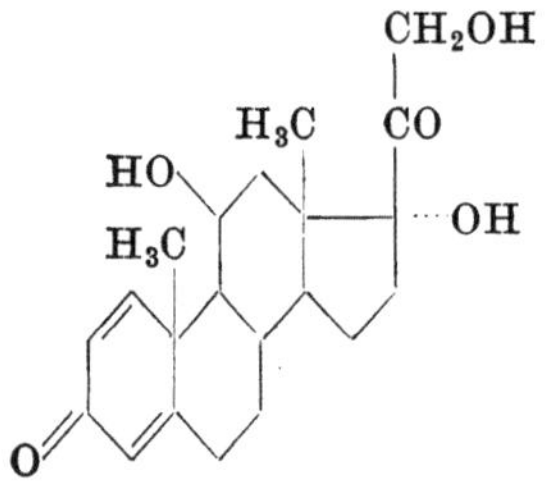

Prednisolon

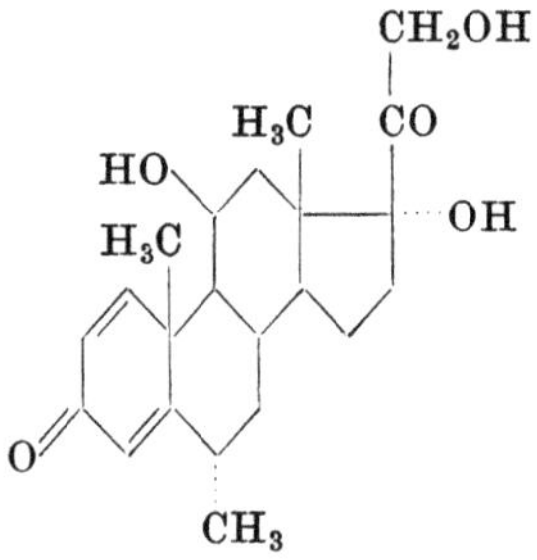

6α-Methylprednisolon

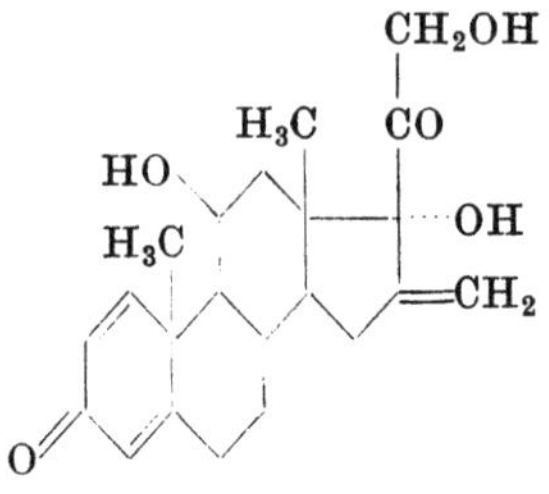

16-Methylen-prednisolon

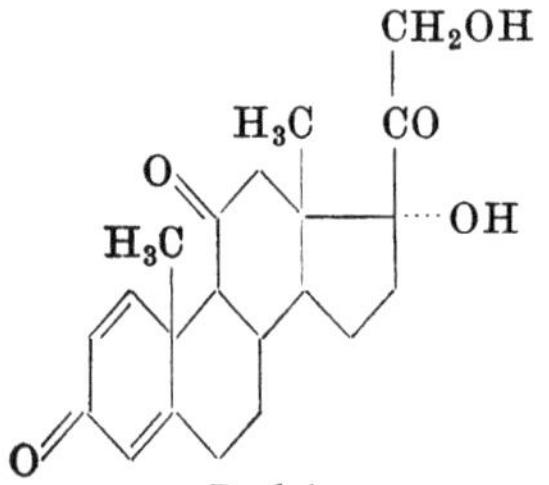

Prednison

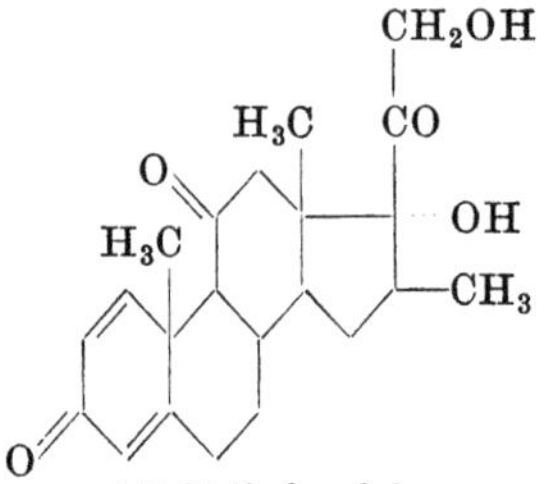

16β-Methylprednison

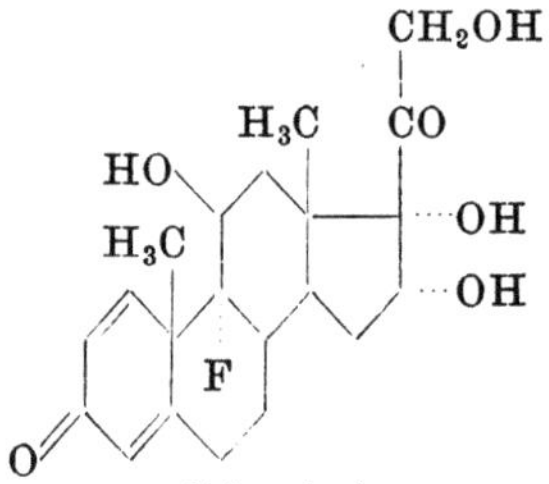

Triamcinolon

VIII. Nebennierenmark-Hormone

Die blutdrucksteigernde Wirkung von Nebennierenextrakten wurde bereits 1895 [OLIVER, G., u. E. A. SCHÄFER: J. Physiol. (Lond.) *18*, 230 (1895)] erkannt. Die Isolierung des Wirkstoffes in kristalliner Form erfolgte erstmals durch J. TAKAMINE [J. Physiol. (Lond.) *27*, Proc. 29 (1901/02)]. Er erhielt den Namen Adrenalin. Adrenalin war das erste Hormon von bekannter chemischer Zusammensetzung. 1904 erfolgte die synthetische Darstellung durch F. STOLZ in den Laboratorien der Hoechster Farbwerke [Chem. Ber. *37*, 4149 (1904)] unter dem Namen Suprarenin. Im Rahmen seiner synthetischen Arbeiten stellte F. STOLZ auch bereits das Noradrenalin dar, das wegen seiner starken blutdrucksteigernden Wirkung den Namen Arterenol erhielt, dessen physiologische Bedeutung als körpereigener Wirkstoff erst 40 Jahre später durch die Arbeiten von U. S. v. EULER [Zusammenfassung in Ergebn. Physiol. *46*, 261 (1950)] und P. H. HOLTZ u. a. [Klin. Wschr. *28*, 145 (1950)] erkannt wurde. Das Mischungsverhältnis beider Substanzen im NNM (= Nebennierenmark) wechselt von Tierart zu Tierart, beim Menschen ist es etwa 1:1. Die weiteren Forschungen haben ergeben, daß sich das Noradrenalin überall in den peripheren sympathischen Fasern und Ganglien findet, und zwar in einer Konzentration bis zu 1 bis 2 mg/100 g Gewebe, während hier der Adrenalingehalt nur wenige Prozent der Arterenolkonzentration ausmacht. Das Arterenol wird deswegen als die eigentliche Übertragersubstanz der peripheren sympathischen Erregung betrachtet.

Zwischen Adrenalin und Noradrenalin bestehen erhebliche und wichtige Wirkungsunterschiede, die den Stoffwechsel und das Gefäßsystem betreffen. Adrenalin beeinflußt vor allem den Kohlenhydratstoffwechsel und bewirkt in einer für Herz und Gefäße noch unzureichenden Dosierung bereits einen vermehrten Abbau von Glykogen in der Leber zu Glucose und im Muskel zu Milchsäure. Noradrenalin jedoch wirkt bereits verengend auf die Gefäße bei noch unzureichender Dosis für eine Wirkung auf den Kohlenhydratstoffwechsel. Adrenalin ist bedeutsam für den Blutzucker und die Regulation des Blutzuckerspiegels, Noradrenalin für den Blutdruck und die Einstellung der Blutdruckhöhe. Kleinste Dosen Adrenalin fördern die Herzfunktion, während die peripheren Gefäße eher erweitert werden. Trotzdem resultiert aber ein Blutdruckanstieg, der beim Menschen häufig von subjektiv unangenehmen Sensationen wie Herzklopfen und Druckgefühl auf der Brust begleitet ist. Arterenol verengt bei den gleichen Dosen die peripheren Gefäße, während das

Herz nicht oder in Richtung einer Herabsetzung der Leistung beeinflußt wird. Auch hier kommt es zum Blutdruckanstieg, der aber auf einem anderen Mechanismus wie der bei Adrenalin beruht. Meist fehlen die Nebenerscheinungen.

In höheren Dosen, wie sie therapeutisch verwendet werden, wirken allerdings beide Stoffe gefäßverengend. Hierbei kann die Herzwirkung des Adrenalins lebensgefährliche Schädigungen herbeiführen, so daß man neuerdings vielfach dem Arterenol allein oder einer Mischung von beiden Substanzen den Vorzug gibt. Auch die Motilität vieler glatter Muskeln (Darm, Uterus) wird durch Arterenol um ein Mehrfaches schwächer beeinflußt als durch Adrenalin.

Aufbau und Abbau des Adrenalins.

Das Adrenalin wird im Organismus zum größten Teil aus Phenylalanin aufgebaut. Diese Synthese ist neuerdings durch Verwendung ^{14}C-markierter Aminosäure bewiesen worden. Nach den Arbeiten von HOLTZ u. a. geht die Biosynthese über folgende Stufen: Phenylalanin → Tyrosin → 3,4-Dihydroxy-phenylalanin (Dopa) → 3,4,Dihydroxyphenyläthylamin (3-Hydroxy-tyramin, Dopamin) → Noradrenalin → Adrenalin. Ein Nebenweg scheint auch vom 3,4-Dihydroxyphenylserin zum Adrenalin zu führen. Der Abbau des Adrenalins und Arterenols erfolgt sowohl unter der Beteiligung von Monoaminooxydase durch Abbau der Seitenkette unter oxydativer Desaminierung als auch durch Methylierung zu Metanephrin mit Hilfe der Methyltransferase in der Leber. Dieser Abbau geht im Organismus relativ langsam vonstatten, so daß für die Eliminierung der beiden Substanzen auch die Ausscheidung durch die Niere von Bedeutung ist. Adrenalin und Noradrenalin erscheinen im Harn teils frei, teils an Glucuronsäure gebunden, ein weiterer Teil wird nach HOLTZ als Hydroxytyramin ausgeschieden. Von künstlich zugeführtem, mit ^{14}C markiertem Adrenalin erscheint innerhalb 20 Std. praktisch die gesamte Aktivität im Harn.

Zum Nachweis kleiner Wirkstoffmengen (1/1000 mg), wie sie in Körperflüssigkeiten oder Organextrakten in Frage kommen, ist eine vorherige Anreicherung erforderlich, die in enteiweißten Extrakten durch Adsorption an Aluminiumhydroxid bei alkalischer Reaktion und anschließender Elution bzw. Auflösung des Adsorbates in Säure durchgeführt werden kann, oder auch mit Hilfe von Ionenaustauschern [BERGSTRÖM, S., u. G. HANSSON: Acta physiol. scand. *22*, 87 (1951)]. Mit Methoden der Papierchromatographie können Adrenalin und Noradrenalin mittels Phenol-HCl oder n-Butanol-HCl als Laufmittel getrennt, die Chromatogramme mit Kaliumcyanoferrat(III) sichtbar gemacht, die Amine eluiert und dann quantitativ biologisch bestimmt werden [VOGT, M.: Brit. J. Pharmacol. *7*, 325 (1952); J. Physiol. (Lond.) *123*, 451 (1954)]. Mittels Messung des Blutdrucks der enthirnten Ratte mit ausgebohrtem Rückenmark können noch ng(1/1000 μg) Adrenalin nachgewiesen werden [SHIPLEY, R. E., u. J. H. TILDEN: Proc. Soc. exp. Biol. (N. Y.) *64*, 453 (1947)].

Zur Unterscheidung zwischen Adrenalin und Noradrenalin wird an mehreren Testobjekten, die verschieden empfindlich auf beide Wirkstoffe ansprechen, getestet z. B. am Blutdruck der Katze, der durch Noradrenalin 3- bis 5mal stärker erhöht wird als durch Adrenalin und am Uterus der Ratte, der auf Adrenalin empfindlicher reagiert. Aus dem Verhältnis beider Werte läßt sich der Gehalt beider Verbindungen etwa berechnen [v. EULER, U. S.: Acta physiol. scand. *19*, 207 (1949)].

Über die chemischen Bestimmungsmethoden sowie über Chemie und Galenik der Nebennierenmarkhormone vgl. Sympathicomimetica, S. 568.

IX. Sexualhormone

Das Geschlecht ist durch die männlichen oder weiblichen Geschlechtsdrüsen (Gonaden) bestimmt. Die sekundären Geschlechtsmerkmale bilden sich erst nach Erlangung der Geschlechtsreife aus, und zwar durch Einwirkung von Hormonen, die von den Geschlechtsdrüsen gebildet werden. Bei den Weibchen sind es die Ovarien, bei den Männchen die Hoden. Während es beim Säugetier nur ein männliches Sexualhormon gibt, existieren bei den Säugerweibchen zwei mit verschiedenen Aufgaben betraute Hormone. Alle drei Hormone sind chemisch Steroide, die sich in 3 Gruppen einteilen lassen: Östrogene, Gestagene (oder Progestagene) und Androgene.

Weibliche Sexualhormone

Die Eierstöcke (Ovarien) bestehen aus der Rinde und dem Mark. Die Rinde enthält eine große Zahl in Bindegewebe gelagerter Follikel (follis = Sack) und interstitielle Zellen. In den Follikeln reifen die Eier heran, und wenn der reife Follikel platzt, wandert das Ei mittels Cilienbewegung der Eileiter (Tuben) in die Gebärmutter (Uterus) [Ovulation]. Der gesprungene Follikel formt sich zu dem *Gelbkörper, Corpus luteum*, um, der sich nach Befruchtung des Eies weiter vergrößert, während der ganzen Schwangerschaft erhalten bleibt und erst nach der Geburt verschwindet. Tritt keine Befruchtung ein, bildet sich der Gelbkörper zurück.

Die Follikel produzieren das weibliche Sexualhormon, das die Brunst (Östrus) hervorruft; es wird daher *östrogenes Hormon* genannt. Es bewirkt die Entwicklung des weiblichen Genitaltraktes und die der sekundären Geschlechtsmerkmale sowie die Ausbildung und das Wachstum der Uterusmuskulatur, der Scheide und der Milchdrüse. Weiter ist es für den normalen Ablauf der zyklischen Veränderungen während der Geschlechtsreife unentbehrlich. Unter seinem Einfluß wird die bei der Menstruation abgestoßene Schleimhaut des Uterus wieder aufgebaut, sie wuchert und bildet die Aufnahmestätte für das aus dem geplatzten Follikel antransportierte Ei. Dieser Abschnitt wird die *Proliferationsphase* genannt, die Uterusschleimhaut (Endometrium) befindet sich im Proliferationszustand. Der Follikelsprung erfolgt in der Mitte zwischen zwei Menstruationen. Es beginnt nun das zweite weibliche Sexualhormon, das Progesteron, zu wirken, das in dem entstandenen Gelbkörper (Corpus luteum) gebildet wird und die Uterusschleimhaut in die *Sekretionsphase* überführt, in der die Schleimhaut auf die Aufnahme eines befruchteten Eies vorbereitet wird. Findet keine Befruchtung statt, bildet sich der Gelbkörper zurück, die Progesteronbildung hört auf, wodurch die Menstruation ausgelöst und die vorher stark durchblutete Uterusschleimhaut abgestoßen wird.

Findet eine Befruchtung statt, so bleibt das Corpus luteum erhalten und setzt die Bildung von Progesteron fort. Später übernimmt die Produktion von Progesteron und auch von Östradiol die Placenta, die nach der Einbettung (Nidation) des sich entwickelnden Keimes in das Endometrium gebildet wird. In der Frühschwangerschaft steht die Uterusschleimhaut unter dem Einfluß sehr großer Mengen von Gelbkörper- und Follikelhormon. Im späteren Stadium der Schwangerschaft inhibiert eine hohe Hormonkonzentration das weitere Wachstum des Uterus. Der zunehmende Östrogengehalt im Blut vor der Entbindung deutet auch auf eine wichtige Mitwirkung der Östrogene in der eigentlichen Geburtsphase.

Im Harn spiegelt sich der Progesteronstoffwechsel in der Höhe der Pregnandiolausscheidung. In der Proliferationsphase findet man sehr wenig, etwa 2 mg im Liter Harn, nach der Ovulation 4 bis 12 mg, dann steigt der Pregnandiolgehalt ständig an und erreicht mit 80 bis 100 mg im Liter seine Spitze im 7. bis 8. Monat. – Die Wirkung des Progesterons knüpft an die des Östrogens an. Während dieses den Uterus und die Milchdrüse vorbereitet, bringt jenes deren weitere Betätigung zur Entfaltung. Es ermöglicht nach Befruchtung die Festsetzung des Eies in der Uterusschleimhaut und bewirkt deren Weiterentwicklung. Dabei verhindert es gleichzeitig das Heranreifen neuer Follikel in den Eierstöcken, während der Gravidität. Es setzt die Erregbarkeit des Uterus durch das Hypophysenhinterlappenhormon Oxytocin herab, und erst wenn die Progesteronerzeugung beim Nahen der Geburt kontinuierlich absinkt, ist die Uterusmuskulatur wieder ansprechbar für das wehenauslösende Oxytocin. Bei mangelhafter Funktion des Gelbkörpers ist die Erhaltung der Schwangerschaft gefährdet. Da dieses Hormon in engem Zusammenhang mit der Schwangerschaft (Gestatio, gestare = tragen) steht, wird es das *gestagene Hormon* genannt. Bei den Hypophysenhormonen wurde bereits erwähnt, daß das gestagene Hormon von dem Luteotropin des Hypophysenvorderlappens gesteuert wird, der noch andere die Funktion der Ovarien anregende Hormone produziert, das die Follikelreifung stimulierende Hormon FSH und das die Sekretion von Östrogen anregende Luteinisierungshormon LH.

Männliche Sexualhormone

Die männlichen Geschlechtsdrüsen, Hoden (Testes), haben eine doppelte Funktion: die Produktion des Spermas und die des männlichen Sexualhormons, des Testosterons. Dieses wird in den Interstitialzellen des Testikulargewebes, den Leydigschen Zellen, unter dem Einfluß des Hypophysenvorderlappens gebildet und ist für die Entwicklung, Erhaltung und Anregung der männlichen Geschlechtsorgane, für die normale Funktion des männlichen Genitalsystems sowie für die Ausbildung der sekundären Geschlechtsmerkmale verantwortlich. Zu den letzteren gehören der Bartwuchs, die tiefe Stimme, der Einfluß auf die Spermatogenese, die Entwicklung der charakteristischen Beschaffenheit des männlichen Skeletts, der Muskeln, der Haut, des Haarwachstums. Diese ganze Gruppe kombinierter Wirkungseigenschaften wird als androgene Wirkung bezeichnet. Alle Ausfallserscheinungen, die bei Fehlen des Testikularhormons auftreten, können durch Gaben von Testosteron behoben werden. Dieselbe qualitative Eigenschaft wie Testosteron besitzen viele synthetisch hergestellte Verbindungen. Alle werden unter der Bezeichnung Androgene zusammengefaßt.

Die Androgene beeinflussen nicht nur die Geschlechtsfunktionen, sondern auch den Stoffwechsel. Ihre Wirkung ist verbunden mit der Vergrößerung des Körpergewichts und der Muskelmasse als Folge einer Retention von Stickstoff, anorganischem Phosphor, Sulfaten, Chloriden, Calcium, Natrium und Kalium. Besonders ausgesprochen ist ihre Wirkung auf den Eiweißstoffwechsel, sie fördern die Bildung und Speicherung von Eiweiß. Diese Wirkungen der Androgene werden als *anabole Effekte* bezeichnet. Insofern sind die Androgene Antagonisten des Cortisons und seiner Abkömmlinge einschließlich aller synthetischen Präparate, die zur Gruppe der katabolen (Eiweiß abbauenden) Hormone gehören. Während die katabolen Hormone zum Cushingsyndrom führen, zu dem auch die Osteoporose gehört, werden die anabolen Hormone zur Behandlung der Osteoporose herangezogen. Sie bewirken eine Stabilisierung des Skeletts. Bei bestimmten Indikationen sind sie von großem Wert für die Therapie bei beiden Geschlechtern.

Wie bei jeder Hormontherapie muß auch hier die Indikation sehr vorsichtig gestellt werden. Bei längerer Zufuhr von Androgenen tritt eine Atrophie der Hoden ein, da sie die Bildung von Gonadotropin im Hypophysenvorderlappen hemmen; bei der Frau unterdrücken sie die Bildung des Prolaktins und hemmen so die Laktation und führen zur Virilisierung. Sie steigern bei beiden Geschlechtern die Libido. Sie können auch Leberschädigungen hervorrufen. Androgene sind kontraindiziert bei schwangeren Frauen und bei Männern mit Prostatacarcinom.

Wegen der zweifachen Wirkung, der ausgesprochen androgenen und der anabolen, war man bestrebt, durch Veränderung des Testosteronmoleküls die androgene Wirkung möglichst abzuschwächen und die anabole Wirksamkeit zu erhöhen, da für die klinische Anwendung die anabole Wirkung (Erhöhung der Gesamtproteine des Organismus,) in vielen Fällen wichtiger ist, als die androgene, besonders bei Frauen, wo der androgene Effekt nur Nachteile hat. Eine verstärkte anabole und eine außerordentlich geschwächte androgene Wirkung konnte auf verschiedene Weise erreicht werden. So führte z.B. eine zusätzliche Doppelbindung beim 17α-Methyltestosteron, eines der bedeutendsten oral wirksamen Androgene, zum Methandrostenolon, eine Substitution zum 4-Hydroxy-17α-methyltestosteron oder zum Stanozolon, die Entfernung der 19-Methylgruppe zum Nortestosteron oder zum Norethandrolon, durch C-1-Methylierung und Einführung einer Doppelbindung am Kohlenstoffatom-1 an 5α-Androstan-17β-ol-3-on zum Primobolan.

Standardisierung. 1 Internationale Einheit entspricht 100 μg Androsteron.

Testung.

Zur Testung der Androgene gibt es hauptsächlich 2 Verfahren: 1. Im Kapaunenkammtest stellt das Flächenwachstum des Kammes eines kastrierten Hahnes das Maß für die

Wirksamkeit dar. Eine Kapauneneinheit entspricht etwa 1 Internationalen Einheit und ist der Menge gleich, die bei täglicher Injektion 5 Tage lang durchschnittlich 5 mm Zunahme an Länge und Höhe des Kammes ergibt [GALLAGHER, T. F., u. C. F. KOCH: J. Pharmacol. exp. Ther. *55*, 97 (1935)]. 1 Kapauneneinheit entspricht 200 µg Dehydroandrosteron, 100 µg Androsteron bzw. rund 14 µg Testosteron. – 2. Im Samenblasentest wird die Gewichtszunahme der Vesikulardrüsen, die bei Kastration verkümmern, an Ratten und Mäusen gemessen.

Die anabole Wirksamkeit wird gemessen an der Gewichtszunahme von Musculus levator ani und Samenblasen kastrierter Ratten [SUCHOWSKY, G., u. K. JUNKMANN: Acta endocr. (Kbh.) *39*, 68 (1962)], weiterhin an der Zunahme der Stickstoffretention im Bilanzversuch durch fortlaufende Kontrolle der Stickstoffausscheidung im 24-Stunden-Urin bei gleichbleibender Eiweißzufuhr.

Literatur: KRÜSKEMPER, H. L., u. H. BREUER: Verh. dtsch. Ges. inn. Med. *67*, 387 (1962). – KRÜSKEMPER, H. L.: Anabole Steroide, Stuttgart: Thieme 1963. – Wirkung und Anwendung anaboler Steroide. Kolloquium Berlin 1963, Berlin: Medicus-Verlag 1964: NOWAKOWSKI, H., u. H. P. SCHMIDT: Vergleichende Untersuchungen über die metabolische Wirkung von Anabolica, S. 131; VERMEULEN, A.: Der antikatabole Effekt anaboler Steroide, S. 420; v. WAYJEN, R. G. A.: Langfristige Bilanzuntersuchungen mit bestimmten anabolen Steroiden, S. 50; WERNER, E.: Anwendung von anabolen Steroiden in der Kinderheilkunde, S. 253. – BIANCO, L. u. a.: Eine Radiochemische Methode zur Bestimmung der anabolen Wirkung von Stoffen. Farmaco, Ed. prat. *19*, 189 (1964).

Androgene, anabole Steroide

Testosteron und seine Ester

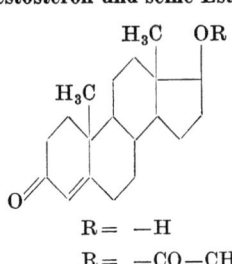

Testosteron:	R = —H
Testosteronacetat	R = —CO—CH$_3$
Testosteron-caprinat:	R = —CO—(CH$_2$)$_8$—CH$_3$
Testosteron-caprinoylacetat:	R = —CO—CH$_2$—CO—(CH$_2$)$_8$—CH$_3$
Testosteron-cyclopentylpropionat:	R = —CO—CH$_2$—CH$_2$—⟨cyclopentyl⟩
Testosteron-isobutyrat:	R = —CO—CH(CH$_3$)$_2$
Testosteron-isocapronat:	R = —CO—CH$_2$—CH$_2$—CH(CH$_3$)$_2$
Testosteron-önanthat:	R = —CO—(CH$_2$)$_5$—CH$_3$
Testosteron-β-phenylpropionat:	R = —CO—CH$_2$—CH$_2$—⟨phenyl⟩
Testosteron-propionat:	R = —CO—CH$_2$—CH$_3$

Testosteron DAB 7 – BRD, (INN). Testosterone BP 63, NF XII. Testosteronum DAB 7 – DDR, ÖAB 9, Ph.Helv. V – Suppl. II, Ph.Ned. 6, Jap. 61. 17β-Hydroxy-4-androsten-3-on. Δ^4-Androsten-17β-ol-3-on. trans-Testosteronum.

C$_{19}$H$_{28}$O$_2$ Strukturformel: s. oben M.G. 288,43

Herstellung. 1931 isolierte A. BUTENANDT aus Männerharn das Androsteron und das 5-Androsten-3-ol-17-on, das Androstenolon. 1935 isolierten K. G. DAVID, E. DINGEMANSE,

J. Freud u. E. Laqueur [Hoppe-Seylers Z. physiol. Chem. *233*, 281 (1935)] aus Stierhoden das bedeutend wirksamere Testosteron, das von L. Ruzicka u. A. Wettstein [Helv. chim. Acta *18*, 1264 (1935)] sowie von A. Butenandt u. G. Hanisch [Chem. Ber. *68*, 1859 (1935)] partialsynthetisch aus Androstenolon dargestellt wurde. Das Androstenolon wurde durch Abbau des Cholesterins und aus den Sitosterinen der Sojabohne gewonnen. Cholesterin wurde mit Natrium und Propylalkohol zum Androstendiol reduziert und dieses durch partielle Hydrolyse seines Diacetates in das 17-Monoacetat übergeführt. R. V. Oppenauer [Rec. Trav. chim. Pays-Bas *56*, 137 (1937)] gelang die Oxydation der 3-OH-Gruppe des 17-Acetates mit Aluminium-tert.butylat und Aceton in Benzol. – Die mikrobiologische Gewinnung von Testosteron aus Androstenolon entwickelte L. Mamoli [Chem. Ber. *71*, 2278 (1938)]. Weitere Verfahren vgl. bei Fieser sowie bei H. P. Kaufmann (s. S. 103).

Eigenschaften. Farblose bis schwach gelbliche Kristalle oder kristallines Pulver ohne Geruch und mit schwach bitterem Geschmack. Nahezu unlöslich in W., lösl. bei 20° in 5 T. A. (95%), in 150 T. Äthyloleat (BP 63), leicht lösl. in A. (90%), Chlf., Aceton, wenig lösl. in Ae., fetten Ölen (DAB 7 – BRD), lösl. in Dioxan (ÖAB 9). Fp. 152 bis 157° (DAB 7 – BRD), 152 bis 156° (DAB 7 – DDR, BP 63), nach L. Kofler 151 bis 155° (ÖAB 9), 153 bis 157° (Jap. 61, Ph.Ned. 6, NF XII), 150,5 bis 153,5° (Ph.Helv. V – Suppl. II). $[\alpha]_D^{20}$: In Dioxan + 101 bis + 105° (DAB 7 – BRD, Jap. 61, NF XII), + 103 bis + 109° (Ph.-Ned. 6); in abs. A. + 106 bis + 112° (BP 63); in A. + 104 bis 113° (ÖAB 9), + 107 bis + 112° (Ph.Helv. V – Suppl. II); in M. + 104 bis + 110° (DAB 7 – DDR). – $E_{1\ cm}^{1\%}$ in A. bei 241 nm: 565 ± 10 (DAB 7 – BRD), 540 bis 580 (Jap. 61), in abs. A. bei etwa 240 nm 560 (BP 63), Extinktion der Lsg. 1 : 100000 in M. bei 241 nm liegt zwischen 0,555 bis 0,575 (DAB 7 – DDR).

Erkennung. 1. 50 mg Substanz werden mit 1 ml Acetanhydrid unter Rückfluß 1 Std. lang zum Sieden erhitzt. Nach dem Abkühlen wird die Lsg. mit 10 ml eisgekühltem W. versetzt. Unter mehrmaligem Schütteln wird so lange stehengelassen, bis der anfangs schmierige Nd. fest geworden und der Geruch nach Acetanhydrid nicht mehr wahrnehmbar ist. Der abgesaugte Nd. wird mit wenig W. gewaschen und aus A. (70%) umkristallisiert. Das Testosteronacetat schmilzt nach dem Trocknen zwischen 137 und 143° (DAB 7 – BRD). – 2. Die Lsg. von 50 mg Substanz in 10 ml A. (90%) wird mit 50 mg Hydroxylamin-hydrochlorid und 50 mg wasserfreiem Natriumacetat versetzt und 2 Std. lang unter Rückfluß zum Sieden erhitzt. Nach Abkühlen und Zugabe von 20 ml W. wird die Ausfällung abgesaugt, mit W. gewaschen und aus Äthylacetat umkristallisiert. Das Testosteronoxim schmilzt nach dem Trocknen bei 105° zwischen 222 und 229° unter Zersetzung (DAB 7 – BRD). – 3. Versetzt man etwa 1 mg Substanz mit 1 ml konz. Schwefelsäure, so entsteht eine farblose bis gelbliche Lsg. Versetzt man die Lsg. mit 1 ml W., so färbt sie sich gelb bis rotbraun mit intensiv grüner Fluoreszenz. Fügt man sodann 4 ml W. und 6 ml konz. Schwefelsäure hinzu, so färbt sich die Lsg. grün mit grüner Fluoreszenz (ÖAB 9). – 4. Versetzt man die Lsg. von etwa 1 mg Substanz in 1 ml konz. Schwefelsäure mit 1 Tr. Eisen-Phosphorsäure-Lsg., so färbt sich die Lsg. bei gelindem Erwärmen intensiv violettrosa. Fügt man 1 ml W. hinzu, so geht die Färbung in Blau über (ÖAB 9). – 5. Versetzt man eine Lsg. von etwa 1 mg Substanz in 0,5 ml A. mit etwa 1 mg m-Dinitrobenzol und 4 Tr. verd. Natriumhydroxidlsg., so färbt sich die Lsg. innerhalb von 5 Min. gelblich bis hell rötlich-braun, nicht aber violettrosa (Unterschied gegenüber 17-Ketosteroiden und gesättigten 3-Ketosteroiden) (ÖAB 9). – 6. Erhitzt man etwa 20 mg Substanz mit einer Mischung von 1 ml Essigsäureanhydrid und 1 ml Pyridin 10 Min. lang unter Rückflußkühlung zum Sieden, fügt nach dem Erkalten 20 ml W. hinzu und schüttelt kräftig durch, so scheidet sich ein kristalliner Nd. von Acetyltestosteron aus. Nach Absaugen, Waschen und Trocknen schmilzt dieser zwischen 136 und 141° (ÖAB 9). – 7. 50 mg Substanz und 50 mg Semicarbazidhydrochlorid werden in einer Mischung von 5 ml Pyridin und 1 ml W. 10 Min. auf dem Wasserbad im Sieden gehalten. Darauf wird tropfenweise W. zugefügt, bis ein Nd. entsteht. Man setzt beiseite bis zur vollständigen Fällung. Der Nd. wird mit W. gewaschen, aus wasserhaltigem Pyridin umkristallisiert und getrocknet. Fp. etwa 225° (Ind.P. 55). – 8. Das IR-Absorptionsspektrum weist Maxima nur bei derselben Wellenlänge auf wie eine Standardsubstanz (BP 63). – 9. Identifizierung nach L. Kofler. Eutektische Temp. der Mischung mit Phenacetin 107°. Lichtbrechungsvermögen der Schmelze $n_D = 1,5204$ bei 157 bis 158°.

Prüfungen. 1. Trocknungsverlust. Bis zum konst. Gew. bei 105° höchstens 0,5% (BP 63), DAB 7 – BRD, DAB 7 – DDR. 4 Std. im Vakuum über Phosphorpentoxid getrocknet höchstens 0,5% (Jap. 61), 1% (NF XII). – 2. Die 1%ige Lsg. in A. (ÖAB 9), in M. (DAB 7 – DDR) muß klar und farblos sein. – 3. Verbrennungsrückstand. Höchstens 0,1% (Jap. 61). Sulfatasche. Höchstens 0,1% (BP 63, DAB 7 – BRD). – 4. Freie Säure. 10 ml der alkoholischen Lsg. (1 + 99) müssen sich auf Zusatz von 2 Tr. Bromthymolblau-Lsg. gelb oder grün und bei darauf folgendem Zusatz von 0,2 ml 0,01 n NaOH blau färben (ÖAB 9). – 5. Alkalisch oder sauer reagierende Verunreinigungen. Prüfung entsprechend der bei Testosteronpropionat angegebenen (DAB 7 – DDR). – 6. 17α-Hydroxysteroide. Erhitzt man 1 mg Substanz mit 1 Tr. Salicylaldehyd und 2 ml konz. Essigsäure 1 Min. lang im Wasserbad und fügt hierauf sofort 10 Tr. konz. Schwefelsäure hinzu, so darf die Lsg. keine grünlichblaue oder blauviolette Färbung mit roter Fluoreszenz aufweisen (ÖAB 9). – 7. Cis-Testosteron. Die Lsg. von 1 mg Substanz in 1 ml Chlf. darf nach Zufügen von 0,5 ml Essigsäureanhydrid und 1 Tr. Schwefelsäure nach 5 Min. keine rote Farbe oder grüne Fluoreszenz aufweisen (Ph.Ned. 6). – 8. 17-Ketosteroide. Die Lsg. von 1 mg Substanz und 1 ml Dinitrobenzol in 25 Tr. A. dürfen nach Zufügen von 1 Tr. NaOH nach 15 Min. keine violettrote Farbe aufweisen (Ph.Ned. 6).

Gehaltsbestimmung. 10 mg, genau gewogen, werden in 100 ml abs. A. gelöst, 5 ml davon werden auf 50 ml abs. A. verdünnt. Von dieser Lsg. wird die Extinktion beim Maximum etwa 240 nm gemessen. $E_{1\,cm}^{1\%}$ = 560 entspr. 100%. Geforderter Gehalt: 97,0 bis 103,0% $C_{19}H_{28}O_2$ (BP 63).

Aufbewahrung. Vor Licht geschützt.

Anwendung. Zur Hormontherapie in Form von Implantationstabl. 75 mg, Injektionssuspension 25, 50, 100 mg/ml, Sublingualtabl. 3, 5, 6, 10, 25 mg.

Handelsformen: Perandren (Ciba, Wehr, Baden) Implantationstabl. Testosteron Supp. Ferring (Ferring, Düsseldorf) Suppositorien. Testoviron T (Schering, Berlin) äthanol. Lsg. transcutan, Tropffl.

Androlin (Lincoln, Decatur H) Aq. Susp., Öl-Lsg. Andronaq (Central Pharm. Hymouh, Ind.) Aq. Susp. Oreton-F (Schering, Bloomfield, N. J.). Aq. Susp., Pellets.

Testoral (Organon, London). Stérandryl als Propionat, Stérandryl retard als Hexahydrobenzoat, Lontanyl als Hexahydrobenzylcarbonat (Roussel, Paris).

Testostérone (acetate de) CF 65. Testosteronacetat.

$C_{21}H_{30}O_3$ Strukturformel: S. 138 M.G. 330,46

Weißes, geruchloses, kristallines Pulver. Unlösl. in W., lösl. in abs. A., leicht lösl. in Chlf. und Bzl.

Fp. 140 bis 141° (Schmelzbeginn 129 bis 130°, nach Rekristallisation bei 140 bis 141°) (CF 65). $[\alpha]_D^{20}$: In abs. A. +87 ± 1° (CF 65), +87 ± 0,5°. – UV-Absorption. In A. bei 241 nm $E_{1\,cm}^{1\%}$ = 500 ± 15.

Erkennung. Einige Milligramm werden in 2 ml einer vorher unter Kühlung hergestellten Mischung von 2 Vol. konz. Schwefelsäure und 1 Vol. abs. A. gelöst. Die Lsg. wird 5 Min. auf dem kochenden Wasserbad gehalten, dann abgekühlt, mit 0,5 ml Glyoxylsäure-Lsg. versetzt und umgeschüttelt. Es entwickelt sich eine rotviolette Färbung mit roter Fluoreszenz (CF 65).

Handelsformen: Deposteron (Syntex), Acéto-Stérandryl (Roussel).

Testosteron-caprinat. Testosteroncaprinsäureester.

$C_{29}H_{46}O_3$ Strukturformel: S. 138 M.G. 442,69

Handelsformen: In Kombination mit Testosteron-propionat, -phenylpropionat und -isocapronat: Sustanon ,,250" (Organon, München), 1 ml enstpr. 250 mg Testosteron.

Testosteron-caprinoylacetat. Testosteron-caprinoylessigsäureester.

$C_{31}H_{48}O_4$ Strukturformel: S. 138 M.G. 484,73

Handelsformen: In Kombination mit Östradiol und Reserpin: Klimatosid-Depot (Boehringer, Mannheim) Amp., mit Testosteronpropionat: Testosid (Boehringer, Mannheim): Amp.

Testosterone Cyclopentylpropionate. USP XVI. Testosterone Cypionate USP XVII, NND 64. 17β-Hydroxy-4-androsten-3-on-17β(3-cyclopentyl-propionat). Androst-4-en-17β-(3-cyclopentylpropionat)-3-on.

$C_{27}H_{40}O_3$ Strukturformel: S. 138 M.G. 412,62

Eigenschaften. Weißes oder cremeweißes, kristallines Pulver, geruchlos. Unlösl. in W., leicht lösl. in A., Chlf., Dioxan und Ae., lösl. in pflanzlichen Ölen. – Fp. 98 bis 104°. – $[\alpha]_D^{25}$: In Chlf. +85 bis +92°.

Erkennung. USP XVII. 1. Das IR-Absorptionsspektrum einer Kaliumbromid-Dispersion von vorher im Vakuum über Silicagel 4 Std. getrockneter Substanz zeigt Maxima nur bei denselben Wellenlängen wie eine gleich behandelte Probe von Testosterone Cyclopentylpropionate Reference Standard. – 2. Das UV-Absorptionsspektrum einer Lsg. 1 : 100000 in A. zeigt denselben Kurvenverlauf wie der USP Reference Standard und die Extinktion beim Maximum von etwa 242 nm, berechnet auf die getrocknete Substanz, darf nicht mehr als 3% von diesem abweichen. – 3. Werden 25 mg Substanz mit 2 ml einer 1%igen Lsg. von KOH in M. 1 Std. unter Rückflußkühlung im Sieden gehalten, mit 10 ml W. verdünnt, filtriert und wird der aus Testosteron bestehende Rückstand mit W. gewaschen, bis das Filtrat neutral gegen Lackmus reagiert, so schmilzt er nach 3stündigem Trocknen im Vakuum bei 60° zwischen 151 und 157°.

Trocknungsverlust im Vakuum über Silicagel 4 Std., höchstens 0,5%.

Aufbewahrung. Vor Licht geschützt.

Dosierung. Injektion i.m. 0,05 bis 0,1 bis 0,25 g alle 1 bis 3 (bis 40) Tage.

Anwendung. Als Hormondepot.

Handelsformen: Depovirin (Hoechst, Frankfurt a. M.) Öl-Lsg. zur Injektion; vgl. auch Kombinationspräparate, S. 185.

Depot-Testosterone Cypionate (Upjohn). Testostérone-retard (Rolland, Paris).

Testosteron-isobutyrat. Testosteron-isobuttersäureester.

$C_{23}H_{34}O_3$ Strukturformel: S. 138 M.G. 358,52

Handelsformen: Perandren M (Ciba, Wehr, Baden) Mikrokristallamp., in Kombination mit Östradiolmonobenzoat: Femandren M (Ciba) Mikrokristallamp.

Testosteron-isocapronat. Testosteron-isocapronsäureester.

$C_{25}H_{38}O_3$ Strukturformel: S. 138 M.G. 386,57

Handelsformen: In Kombination mit Östradiolbenzoat, Östradiolphenylpropionat, Testosteronpropionat und Testosteronphenylpropionat: Lynandron Prolongatum (Organon, München), mit Testosteron-propionat und -phenylpropionat: Sustanon „100" und mit Testosteron-propionat, -phenylpropionat und -caprinat: Sustanon „250" (Organon, München).

Testosterone Enanthate USP XVI, NF XII. Testosteronum oenanthicum DAB 7 – DDR. Testosteron-önanthat. Testosteroni oenanthas Jap. 61. Testosteron Heptanoat.

$C_{26}H_{40}O_3$ Strukturformel: S. 138 M.G. 400,61

Eigenschaften. Weißes oder cremeweißes, kristallines Pulver oder viskose amberfarbene Flüssigkeit, geruchlos oder mit einem schwachen charakteristischen Geruch nach Önanthsäure (USP XVI). Praktisch unlösl. in W., leicht lösl. in vegetabilen Ölen. 1 g ist lösl. in 0,2 ml Aceton, 0,2 ml Bzl., 0,3 ml A., 0,3 ml Ae., 0,3 ml Chlf. (Jap. 61). – Fp. 34 bis 39°, die Anfangstemp. des Bades soll 20° nicht überschreiten (USP XVI, NF XII), etwa 36° (Jap. 61). $[\alpha]_D^{25}$: In Dioxan $+77$ bis $+82°$ (USP XVI, NF XII), $+70$ bis $+88°$ (Jap. 61). In M. $+78,0$ bis $+83,0°$ (DAB 7 – DDR).

Erkennung. Entsprechend den Erkennungsreaktionen von Testosteron-cyclopentylpropionat, S. 140.

Prüfung. 1. Trocknungsverlust. Höchstens 0,05% (Jap. 61); Wasser bestimmt nach KARL FISCHER höchstens 0,05% (USP XVI, NF XII). – 2. Verbrennungsrückstand. Höchstens 0,1% (Jap. 61). – 3. Freie Önanthsäure. 0,5 g Substanz werden in 10 ml A., der vorher gegen Bromthymolblau-Lsg. bis zu einer schwach blauen Farbe neutralisiert wurde, gelöst und schnell mit 0,01 n NaOH bis zur schwach blauen Farbe titriert. Es dürfen nicht mehr als 0,6 ml verbraucht werden, entspr. 0,16% Önanthsäure (USP XVI).

Gehaltsbestimmung. 1. 0,1 g der vorher über Phosphorpentoxid im Vakuum 4 Std. getrockneten Substanz werden in A. zu 100 ml gelöst. 10 ml dieser Lsg. werden wiederum zu 100 ml und davon wiederum 10 ml auf 100 ml mit A. verdünnt. Von dieser Lsg. wird die Extinktion bei 241 nm bestimmt und der Gehalt in Milligramm an $C_{26}H_{40}O_3$ nach der Formel $\dfrac{E \cdot 100000}{426}$ berechnet (USP XVI). – 2. 0,2500 g Substanz werden in einem 100-ml-Rundkolben mit Schliff in 20,00 ml äthanolischer 0,1 n Kalilauge gelöst und im Wasserbad unter Rückflußkühlung 30 Min. erhitzt. Nach dem Erkalten wird die Lsg. mit 10,0 ml kohlendioxid freiem W. sowie 2 Tr. Phenolphthaleinlsg. versetzt und der Überschuß an Lauge mit 0,1 n Salzsäure titriert.

Unter den gleichen Bedingungen ist ein Blindversuch durchzuführen.

1 ml äthanolische 0,1 n Kalilauge entspricht 40,06 mg Testosteronönanthat (DAB 7 – DDR).

Gebräuchliche Dosierung. Intramuskulär 200 mg jede 2. bis 4. Woche, bis zu 400 mg monatlich (USP XVI). – Einzelmaximaldosis: im. 0,5 g, Tagesmaximaldosis: im. 0,5 g (DAB 7 – DDR).

Handelsformen: Delatestryl (Squibb), 200 mg/ml; Reposo TMD (Canfield); Primoteston Depot (Pharmethicals) 250 mg/ml.

In Kombination mit Östradiolvalerianat Primodian-Depot (Schering, Berlin) und mit Testosteronpropionat Testoviron-Depot (Schering, Berlin).

Testosterone Phenylpropionate BP 63. Testosteron-phenylpropionat. 17β-(3-phenyl-propionyloxy)-androst-4-en-3-on.

$C_{28}H_{36}O_3$ Strukturformel: S. 138 M.G. 420,60

Gehalt. 97 bis 103% $C_{28}H_{36}O_3$.

Eigenschaften. Weißes bis cremeweißes, kristallines Pulver mit charakteristischem Geruch. Nahezu unlösl. in W., lösl. bei 20° in 40 T. A. (95%). Fp. 114 bis 117°. $[\alpha]_D^{20}$: In Dioxan + 86 bis + 91°.

Erkennung. 25 mg Substanz werden in 1 ml M. gelöst und 2 ml Semicarbazidacetat-Lsg. hinzugesetzt. Darauf wird 1/2 Std. am Rückflußkühler erhitzt. Das gebildete Semicarbazon wird abgesaugt und getrocknet; es schmilzt bei etwa 218°.

Prüfung. 1. Trocknungsverlust. Höchstens 0,5% bei 105° bis zum konst. Gew. – 2. Sulfatasche. Höchstens 0,1%.

Gehaltsbestimmung. Etwa 10 mg Substanz, genau gewogen, werden in abs. A. zu 100 ml gelöst. 5 ml davon werden zu 50 ml mit abs. A. verdünnt. Von dieser Verdünnung wird die Extinktion beim Maximum von etwa 240 nm gemessen. $E_{1\,cm}^{1\%}$ = 395 entspr. 100%.

Aufbewahrung. Vor Licht geschützt.

Handelsformen: Depot Androteston PP (Organon, München) Amp., Fl. – In Kombination vgl. die Präparate bei Testosteron-caprinat und -isocapronat, S. 140 u. 141.

Testosteronpropionat DAB 7 – BRD. Testosteronum propionicum DAB 7 – DDR, Ross. 9. Testosteronum propionylatum ÖAB 9. Testosterone Propionate BP 63, USP XVII. Testosteroni propionas PI.Ed. I/1, Nord. 63, Belg. V, Ph.Ned. 6, Jap. 61. Testostérone (propionate de) CF 65. 17β-Propionyloxy-4-androsten-3-on. 3-Keto-17-hydroxy-androsten-4-propionat. Δ⁴-Androsten-17β-ol-3-on-17-propionat. (+)-17β-Propionyloxy-3-oxoandrosten-(4).

$C_{22}H_{32}O_3$ Strukturformel: S. 138 M.G. 344,50

Herstellung. Aus Testosteron mit Propionsäureanhydrid.

Eigenschaften. Weißes oder schwach gelbliches, kristallines, geruch- und geschmackloses Pulver. Praktisch unlösl. in W., lösl. bei 20° in 6 T. A. (95%), 4 T. Aceton, 25 T. Arachisöl, 20 T. Äthyloleat (BP 63), leicht lösl. in Ae., Chlf. (DAB 7 – BRD). Fp. 118 bis 122° (DAB 7 – BRD, PI.Ed. I/1, DAB 7 – DDR, Belg. V); 118 bis 123° (USP XVII, Nord. 63, Ross. 9); 119 bis 122° (BP 63, Ph.Ned. 6); 118 bis 121° (Ph.Helv. V – Suppl. II); 121 bis 122° (CF 65); 116 bis 122°, nach L. KOFLER 118 bis 122° (ÖAB 9). $[\alpha]_D^{20}$: In Dioxan + 83 bis + 90° (DAB 7 – BRD, PI.Ed. I/1, BP 63, USP XVII). In abs. A. + 83 bis + 90° (Ph.Ned. 6); + 86 ± 0,5° (CF 65). In A. + 82 bis + 90° (Nord. 63); +,83 bis + 90° (Belg. V); + 87 bis + 90° (Ross. 9). In M. + 80 bis + 90° (DAB 7 – DDR). UV-Absorption: In A. bei 241 nm $E_{1\,cm}^{1\%}$ = 485 ± 12 (DAB 7 – BRD); etwa 490 (Nord. 63); etwa 465 (Ross. 9). In Petroläther (30 bis 60°) bei 230 nm $E_{1\,cm}^{1\%}$ etwa 493 (PI.Ed. I/1). In M. 480 bis 510 bei 241 nm (DAB 7 – DDR), 465 bis 495 (Jap. 61). In abs. A. bei 240 nm 490 (BP 63); bei 241 nm 480 ± 15 (CF 65).

Erkennung. 1. Das Gemisch von 50 mg Substanz, 50 mg Kaliumhydroxid und 5 ml Methanol wird unter Rückfluß auf dem Wasserbad 1 Std. lang erhitzt. Nach dem Abkühlen wird mit 20 ml W. versetzt. Der Nd. wird abgesaugt und mit W. gewaschen. Das Testosteron schmilzt nach dem Trocknen bei 105° zwischen 151 und 157° (DAB 7 – BRD). – 2. Die Lsg. von 50 mg Substanz in 15 ml M. wird mit 25 mg Hydroxylaminhydrochlorid und 25 mg wasserfreiem Natriumacetat versetzt und 2 Std. lang unter Rückfluß zum Sieden erhitzt. Nach Abkühlen und Zugabe von 30 ml W. wird die Ausfällung abgesaugt, mit

W. gewaschen und aus M. umkristallisiert. Das Testosteronpropionatoxim schmilzt nach dem Trocknen bei 105° zwischen 176 und 186° unter Zers. (DAB 7 – BRD), etwa 168° unter Zers. (BP 63). – 3. 20 mg werden 30 Min. mit 2 ml alkoholischer Kalilauge gekocht. Die Lsg. wird mit W. verdünnt und mit verd. HCl angesäuert und filtriert. Der Rückstand schmilzt nach dem Waschen und Trocknen bei 100° zwischen 151 und 155°. 5 mg des Rückstandes in 1,5 ml A. (90%) gelöst, werden mit einem Überschuß von Hydroxylaminhydrochlorid und 1 Tr. Eisessig versetzt und unter Rückfluß 1 Std. lang erwärmt. Nach nahezu vollständigem Abdampfen des A. werden 0,5 ml W. hinzugefügt. Das Testosteronoxim erscheint in Blättchen und hat nach dem Umkristallisieren aus verd. A. einen Fp. von 222° (Ind. P. 55). – 4. Versetzt man eine Lsg. von etwa 1 mg Propionyltestosteron in 0,5 ml A. mit etwa 1 mg m-Dinitrobenzol und 4 Tr. verd. Natriumhydroxid-Lsg., so färbt sich die Lsg. innerhalb von 5 Min. gelblich bis hell rötlichbraun, nicht aber violettrosa (Unterschied gegenüber 17-Ketosteroiden und gesättigten 3-Ketosteroiden) (ÖAB 9). – 5. Die Lsg. von 1 mg Substanz in 1 ml konz. Schwefelsäure ist nach dem Verdünnen mit 1 ml W. gelb gefärbt mit grüner Fluoreszenz. Nach dem Zufügen von 4 ml W. und 6 ml Schwefelsäure entsteht eine grüngelbe bis gelbgrüne Lsg., die grün fluoresziert (Ph.Ned. 6). – Gemäß Nord. 63 werden zu 5 Tr. einer 1%igen Lsg. in A. 3 ml konz. Schwefelsäure gegeben. Die Lsg. bleibt farblos. Beim Zusetzen von 3 ml W. nimmt sie eine gelbliche Farbe an mit grüner Fluoreszenz. Beim Stehen geht diese über Grün nach Blau über. – 6. Versetzt man eine Lsg. von etwa 1 mg Substanz in 1 ml konz. Schwefelsäure mit 1 Tr. Eisen-Phosphorsäure, so färbt sich die Lsg. beim Erwärmen intensiv violettrosa. Fügt man 1 ml W. hinzu, so geht die Färbung in Blau über (ÖAB 9). – 7. Löst man etwa 10 mg Substanz unter Erwärmen in 5 Tr. A. und fügt 5 Tr. W. und 10 Tr. konz. Schwefelsäure zu und erwärmt, so tritt nach einiger Zeit der Geruch nach Propionsäureäthylester auf (ÖAB 9). – 8. Das Filtrat von 1. wird mit 3 n Schwefelsäure angesäuert und mit 5 ml Ae. ausgeschüttelt. Der Eindampfrückstand des Ätherauszugs riecht nach Propionsäure (DAB 7 – BRD). – 9. Das UV-Absorptionsspektrum des Testosteronpropionat, vorher 4 Std. im Vakuum über Silicagel getrocknet, 1 : 100 000 in A. weist denselben Kurvenverlauf auf, wie der USP-Reference Standard und darf beim Maximum von etwa 241 nm nicht mehr als 3% von diesem abweichen (USP XVII). – 10. Das IR-Absorptionsspektrum weist nur bei denselben Wellenlängen Maxima auf, wie ein Standard (BP 63). Gemäß USP XVII in Kaliumbromid-Dispersion wie USP Testosterone Propionate Reference Standard. – 11. Identifizierung nach L. KOFLER. Eutektische Temperatur der Mischung mit Phenacetin 93°. Lichtbrechungvermögen der Schmelze: $n_D = 1,5000$ bei 122° (ÖAB 9).

Prüfung. 1. Die alkoholische Lsg. 1 + 99 muß klar und farblos sein (ÖAB 9). – 2. 2 ml einer 1%igen Lsg. in A. muß die Grenzprüfung B und die Farbgrenze S halten: 0,50 Co, 0,50 Cu, 0,50 Fe (Nord. 63). – 3. Protolytische Verunreinigungen. 2 ml der 1%igen Lsg. in A. sollen beim Zufügen von 0,005 ml 0,01 n NaOH und 1 Tr. Bromkresolgrün-Lsg. eine blaue Farbe annehmen. Beim Zufügen von 0,025 ml 0,01 n HCl soll die Farbe nach Gelb umschlagen (Nord. 63). – 4. Alkalisch oder sauer reagierende Verunreinigungen. 10 ml A. (70%) werden mit 4 Tr. Methylrot-Methylthioninchlorid-Lsg. und gegebenenfalls mit 0,01 n HCl bis zum Farbumschlag nach Grau versetzt. 0,05 g Substanz werden in 5 ml des so vorbehandelten A. unter mäßigem Erwärmen gelöst. Nach dem Erkalten muß die Lsg. grau oder grauviolett und nach darauf folgendem Zusatz von 0,05 ml 0,01 n KOH grün gefärbt sein (DAB 7 – DDR). – 5. Freie Säure. 10 ml der 1%igen alkoholischen Lsg. müssen sich auf Zusatz von 2 Tr. Bromthymolblau-Lsg. gelb oder grün und bei darauffolgendem Zusatz von 0,10 ml 0,01 n NaOH blau färben (ÖAB 9). – 6. Trocknungsverlust. Bei 105° höchstens 0,5% (DAB 7 – BRD, BP 63, DAB 7 – DDR), bei 100 bis 105° höchstens 0,5% (CF 65), 4 Std. im Vakuum über Silicagel höchstens 0,5% (USP XVII). – 7. Verbrennungsrückstand. Höchstens 0,1% (Belg. V). Sulfatasche. Höchstens 0,1% (DAB 7 – BRD, BP 63). – 8. Cis-Testosteron. Wird 1 mg des aus der Erkennungsreaktion 1 erhaltenen Testosteron in 1 ml Chlf. gelöst und werden 0,5 ml Essigsäureanhydrid und 1 Tr. Schwefelsäure zugefügt, darf die Mischung nach 5 Min. nicht rot sein und keine grüne Fluoreszenz aufweisen (Ph.Ned. 6). – 9. 17α-Hydroxysteroide und deren Ester. 0,2 ml der 1%igen alkoholischen Lsg. werden mit 0,2 ml alkoholischer Kalilauge 5 Min. lang unter Vermeidung einer völligen Verdunstung des Lösungsmittels im Wasserbad erwärmt. Hierauf dampft man zur Trockne ein, extrahiert den Rückstand 2mal mit je 5 ml Ae., filtriert die ätherische Lsg. und dampft sie zur Trockne ein. Erhitzt man dann den Rückstand mit 1 Tr. Salicylaldehyd-Lsg. und 2 ml konz. Essigsäure 1 Min. lang im Wasserbad und fügt sofort 10 Tr. konz. Schwefelsäure hinzu, so darf die Lsg. keine grünlichblaue oder blauviolette Färbung mit roter Fluoreszenz aufweisen. – 10. 17-Ketosteroide. Die Lsg. von 1 mg Substanz und 1 mg m-Dinitrobenzol in 25 Tr. A. darf nach Zufügen von 1 Tr. Natronlauge nach 15 Min. keine violette Farbe aufweisen (Ph.Ned. 6).

Gehaltsbestimmung. 1. BP 63: 10 mg werden zu 100 ml in abs. A. gelöst und davon 5 ml zu 50 ml mit abs. A. verdünnt. Von dieser Lsg. wird die Extinktion beim Maximum, etwa

240 nm gemessen. $E_{1\,cm}^{1\%} = 490$ entspr. 100%. – DAB 7 – DDR: 0,250 g getrocknete Substanz werden in einem 100-ml-Rundkolben mit Normalschliff in 20,0 ml äthanol. 0,1 n KOH gelöst und im Wasserbad unter Rückflußkühlung 30 Min. erhitzt. Nach dem Erkalten wird die Lsg. mit 10,0 ml CO_2-freiem W. sowie 2 Tr. Phenolphthalein-Lsg. versetzt und der Überschuß an äthanol. 0,1 n KOH mit 0,1 n HCl titriert. Unter den gleichen Bedingungen wird ein Blindversuch durchgeführt. 1 ml äthanol. 0,1 n KOH entspr. 34,45 mg Testosteronpropionat. – 2. Nord. 63: 50 mg Substanz werden in 10 ml warmem A. gelöst und 10 ml heißes äthanol. Dinitrophenylhydrazin-Reagens zugesetzt. Die Mischung wird kurz unter Schwenken des Kolbens bis zur Bildung von Kristallen zum Sieden erhitzt. Nach dem Abkühlen und Zusetzen von 100 ml 2 m HCl wird die Mischung 1 Std. unter gelegentlichem Schütteln beiseite gestellt, darauf durch ein Glasfilter G 4 filtriert, der Rückstand mit etwa 50 ml W. gewaschen, bei 105° getrocknet und gewogen. 1 g Testosteronpropionat-2,4-dinitrophenylhydrazon entspr. 0,6657 g $C_{22}H_{32}O_3$. 1 g $C_{22}H_{32}O_3$ entspr. 1,523 g Hydrazon.

Aufbewahrung. Vor Licht geschützt.

Handelsformen: Androteston (Organon, München) Amp., Öl-Lsg., Salbe. – Perandren (Ciba, Wehr, Baden) Amp. Öl-Lsg. – Testosid (Boehringer, Mannheim) Amp. Öl-Lsg., Einreibung. – Testosteronpropionat „Eifelfango" (Eifelfango, Bad Neuenahr) Amp., Öl-Lsg. – Testosteron „Vitis" (Vitis, Hösel) Amp., Öl-Lsg. – Testoviron (Schering, Berlin) Amp. – Andromate (Central Pharm, Seymour, Ind.). – Andrusol-P (Smith, Miller & Patch, New York). – Masenate (Schieffelin). – Neo Hombreol (Organon). – Oreton-propionate (Schering). – Perandren (Ciba). Synerone (Pitman-Moore, Indianapolis). – Testodet (Merck, Sharp & Dohme). – Testrone-P (Miller). – Stérandryl (Roussel).

Methyltestosteronum Pl.Ed. I/1, Ph.Helv. V – Suppl. II, DAB 7 – DDR, ÖAB 9, Nord. 63, Jap. 61, (INN). Methyltestosteron DAB 7 – BRD. Methyltestosterone BP 63, USP XVI, NF XII. Methyltestostérone CF 65. 17β-Hydroxy-17α-methyl-4-androsten-3-on. 17β-Hydroxy-17α-methylandrost-4-en-3-on. 17α-Methyl-Δ⁴-androsten-17β-ol-3-on. 17-Oxy-17-methyl-3-keto-androsten-(4). (+)-17β-Hydroxy-17α-methyl-3-oxoandrosten-(4).

$C_{20}H_{30}O_2$ M.G. 302,46

Herstellung. Durch Oxydation von 17-Methyl-Δ⁵-androsten-3,17-diol nach R. V. OPPENAUER [Rec. Trav. chim. Pays-Bas **56**, 137 (1937)]. Ausführliche Darstellung vgl. H. P. KAUFMANN (s. S. 103). Androstenolonacetat wird in Äther mit Methylmagnesiumbromid unter Rühren und Eiskühlung umgesetzt. Nach Zersetzung mit W. und Schwefelsäure erhält man das 17α-Methyl-5-androsten-3β,17β-diol, das mit Cyclohexanon und Aluminiumisopropylat in siedendem Toluol oxydiert wird. Das mit Aluminiumhydroxid ausgefallene Steroid wird nach dem Abdampfen der Lösungsmittel mit Essigester extrahiert.

Eigenschaften. Weißes bis cremeweißes, kristallines Pulver, geruch- und geschmacklos, leicht hygroskopisch, mit schwach bitterem Geschmack. Nahezu unlösl. in W., lösl. bei 20° in 10 T. Aceton, 5 T. A. (95%), 160 T. Arachisöl (BP 63), 60 T. Ae., 1,5 T. Chlf. (Nord. 63). Fp. 161 bis 163,5° (Ph.Helv.V – Suppl. II), 161 bis 166° (DAB 7 – BRD), 161 bis 167° (Ross. 9), 162 bis 167° (BP 63, DAB 7 – DDR, ÖAB 9), nach L. KOFLER 162 bis 165° (ÖAB 9), 163 bis 168° (USP XVI, NF XII, Jap. 61), etwa 164° (CF 65). $[\alpha]_D^{20}$: In A. +77 bis +85° (Nord. 63), +78 bis +85° (ÖAB 9), +79 bis +85° (BP 63), +82 bis +85° (Ross. 9), in A. (90%) +77 bis +83° (Ph.Helv. V – Suppl. II), in M. +75 bis +81° (DAB 7 – DDR), in Bzl. +84 bis +87° (USP XVI, NF XII, Jap. 61), in Dioxan +69 bis +75° (DAB 7 – BRD), +72° (CF 65). UV-Absorption. Bei 241 nm $E_{1\,cm}^{1\%}$ in A. 540 ± 10 (DAB 7 – BRD), etwa 530 (Nord. 63), 510 bis 540 (Jap. 61), 520 bis 540 (Ross. 9), in abs. A. etwa 530 ± 10 (CF 65), in M. 535 bis 555 (DAB 7 – DDR).

Erkennung. 1. Die Lsg. von 50 mg Substanz in 10,0 ml A. (96%) wird mit 50 mg Hydroxylaminhydrochlorid und 50 mg wasserfreiem Natriumacetat versetzt und 2 Std. lang unter Rückflußkühlung zum Sieden erhitzt. Nach dem Abkühlen und Zugabe von 20 ml W. wird die Ausfällung abgesaugt, mit W. gewaschen und nach dem Trocknen aus Bzl. umkristallisiert. Das Methyltestosteronoxim schmilzt nach dem Trocknen bei 105° zwischen 225 und 230° unter Zers. (DAB 7 – BRD). Fp. von in ähnlicher Weise erhaltenem Oxim

215 bis 223° (Zers.) (ÖAB 9), 210 bis 216° (Jap. 61, Pl.Ed. I/1, CsL 2, Ross. 9). – 2. 50 mg Substanz werden mit 0,5 ml Essigsäureanhydrid und 1 Tr. wasserfreiem Pyridin 1 Std. unter Rückflußkühlung gelinde erhitzt, in Eiswasser gekühlt, nach Zufügen von 10 ml eiskaltem W. 30 Min. stehengelassen und filtriert. Der Rückstand wird mit W. gewaschen. Fp. nach dem Umkristallisieren aus verd. A. etwa 176° (BP 63). Fp. von in ähnlicher Weise erhaltenem Acetat: 172 bis 176° (DAB 7 – DDR), 173 bis 176° (Ross. 9), 173 bis 175° (CsL 2). – 3. Das bei der Gehaltsbestimmung erhaltene Methyltestosteron-2,4-dinitrophenylhydrazon schmilzt zwischen 220 und 227° (Nord. 63). – 4. 0,001 g Substanz in 1 ml konz. Schwefelsäure gelöst zeigt eine gelbliche Färbung und eine schwach grüne Fluoreszenz. Nach Zusatz von 1 ml W. zeigt die Lsg. eine kräftig gelbe Färbung und grüne Fluoreszenz (DAB 7 – DDR, ÖAB 9, Ph.Helv. V – Suppl. II). – 5. Versetzt man eine Lsg. von etwa 1 mg Methyltestosteron in 1 ml Schwefelsäure mit 1 Tr. Eisen-Phosphorsäure, so färbt sich die Lsg. beim Erwärmen orangegelb. Fügt man 1 ml W. hinzu so geht die Färbung in Grünlichbraun über (ÖAB 9). – 6. Versetzt man eine Lsg. von etwa 1 mg Methyltestosteron in 0,5 ml A. mit etwa 1 mg m-Dinitrobenzol und 4 Tr. verd. Natronlauge, so färbt sich die Lsg. innerhalb von 5 Min. gelblich bis bräunlich, nicht aber violettrosa (Unterschied gegenüber 17-Ketosteroiden und gesättigten 3-Ketosteroiden) (ÖAB 9). – 7. 1 mg Substanz wird in 1 ml konz. Schwefelsäure gelöst und mit 1 Tr. Kupfersulfat-Lsg. versetzt. Unter Eiskühlung wird 1 ml einer gesättigten ws. Lsg. von guajakolsulfonsaurem Kalium so langsam zugetropft, daß keine merkliche Temperatursteigerung eintritt. Wird das gelbbräunliche, grün fluoreszierende Gemisch 2 Min. im Wasserbad erhitzt, so darf es sich höchstens bräunlich, jedoch nicht bläulich färben (Ph.Helv. V – Suppl. II). – 8. Das UV-Absorptionsspektrum einer Lsg. von vorher 4 Std. im Vakuum über Silicagel getrocknetem Methyltestosteron 1 : 100000 in A. weist denselben Kurvenverlauf auf, wie der USP-Reference Standard und darf beim Maximum von etwa bei 241 nm nicht mehr als 3% von diesem abweichen (USP XVI). – 9. Das IR-Spektrum weist nur bei denselben Wellenlängen Maxima auf, wie ein Standardpräparat (BP 63). Gemäß USP XVI in Kaliumbromid-Dispersion wie USP Methyltestosterone Reference Standard. – 10. Identifizierung nach L. KOFLER. Eutektische Temperatur der Mischung mit Phenacetin 112°. Lichtbrechungsvermögen der Schmelze $n_D = 1{,}5204$ bei 144 bis 145° (ÖAB 9).

Prüfung. 1. Die 1%ige Lsg. in A. muß klar und farblos sein (ÖAB 9). 2 ml einer 1%igen äthanol. Lsg. sollen die Klarheitsgrenzprüfung A und die Farbgrenzprüfung S: 0,50 Co, 0,50 Cu, 0,50 Fe halten (Nord. 63). – 2. Trocknungsverlust. Bis zum konst. Gew. bei 105° höchstens 0,5% (DAB 7 – BRD, DAB 7 – DDR, BP 63, CsL 2, Nord. 63), 1% (CF 65), 1,5% bei 100 bis 105° (Ross. 9). 4 Std. im Vakuum über Silicagel höchstens 1,0% (USP XVI), über Phosphorpentoxid höchstens 1,0% (Jap. 61), im Vakuum bei Zimmertemperatur höchstens 0,5% (ÖAB 9). – 3. Verbrennungsrückstand. Höchstens 0,1% (Jap. 61, Nord. 63, Pl.Ed. I/1). Sulfatasche. Höchstens 0,1% (BP 63, DAB 7 – BRD, CF 65). – 4. Freie Säure. 10 ml der 1%igen äthanol. Lsg. müssen sich auf Zusatz von 2 Tr. Bromthymolblau-Lsg. gelb oder grün und bei darauffolgendem Zusatz von 0,1 ml 0,01 n NaOH blau färben (ÖAB 9). – 5. Alkalisch oder sauer reagierende Verunreinigungen. Prüfung wie unter Testosteronpropionat, S. 143 (DAB 7 – DDR). Protolytische Verunreinigungen. 2 ml einer 1%igen Lsg. sollen beim Versetzen mit 0,005 ml 0,01 n NaOH und 1 Tr. Bromkresolgrün-Lsg. blau werden. Nach Zufügen von 0,015 ml 0,01 n HCl soll sich die Farbe in Gelb ändern (Nord. 63). – 6. Δ^5-Steroide. Werden 2 mg Substanz mit 2 Tr. Chlf. und 5 Tr. Tetranitromethan versetzt, so darf die entstehende Lsg. höchstens leicht gelb, aber nicht dunkelgelb, orange oder braun gefärbt sein (Ph.Helv. V – Suppl. II).

Gehaltsbestimmung. 1. BP 63. Geforderter Gehalt 97 bis 103%. Etwa 10 mg, genau gewogen, werden zu 100 ml in abs. A. gelöst. 5 ml davon werden zu 50 ml mit abs. A. verdünnt. Es wird die Extinktion dieser Verdünnung beim Maximum von etwa 240 nm gemessen. $E_{1cm}^{1\%} = 535$ entspr. 100%. – 2. Nord. 63. Geforderter Gehalt 96 bis 102%. Zu einer Lsg. von 0,05 g Substanz in 2 ml A. und 1 ml W. werden 10 ml siedendes äthanol. Dinitrophenylhydrazin-Reagens zugesetzt. Unter Schwenken des Kolbens wird die Mischung kurz aufgekocht, worauf sich Kristalle abscheiden. Nach Abkühlung und Zusetzen von 100 ml 2 m Salzsäure wird der Kolben 1 Std. unter zeitweiligem Schwenken beiseite gestellt. Nach Filtration durch ein Glasfilter 1 G4 wird der aus Methyltestosteron-2,4-dinitrophenylhydrazon bestehende Rückstand mit etwa 50 ml W. gewaschen, bei 105° getrocknet und gewogen. 1 g Methyltestosteron-2,4-dinitrophenylhydrazon entspr. 0,6268 g $C_{20}H_{30}O_2$. – 1 g $C_{20}H_{30}O_2$ entspr. 1,596 g Hydrazon.

Aufbewahrung. Vor Licht geschützt.

Wirkung und Anwendung. Androgen; anaboles Steroid. Oral und sublingual wirksam.

Dosierung. 25 bis 50 mg tägl. für den Mann, 5 bis 20 mg tägl. für die Frau. Bei Behandlung von Brustdrüsencarcinom 50 bis 100 mg tägl. (BP 63).

Handelsformen: Androteston (Organon, München) Tabl. – Perandren (Ciba, Wehr, Baden) Linguetten. – Testosid (Boehringer, Mannheim) Tabl., -buccal. – Testoviron (Schering, Berlin) Tabl., -buccal. – In Kombination mit Dienöstrol-diacetat: Farmatest (Farmaryn, Berlin), mit Äthinylöstradiol: Femovirin oral (Farbwerke Hoechst, Frankfurt a.M.) und Lynandron (Organon, München).

Dumogran (Squibb), Malestrone (Kirk), Malogen (Testagar), Masenone (Schifflin), Metandren (Ciba), Metrone (Barre), Neo-Hombreol-M (Organon), Oreton (Schering), Synandrets (Pfizer), Synandrostabs (Pfizer), Testobase (Merck, Sharp & Dohme), Testora (Chicago Pharm.).

Glosso-Sterandryl (Roussel) Tabl., Micryston Testosterone (Labs. f. Applied Biology) Suspension.

Fluoxymestrone BP 63, (INN). 9α-Fluor-11,17-dihydroxy-17α-methyl-androst-4-en-3-on. 9α-Fluor-11-hydroxy-17α-methyltestosteron.

$C_{20}H_{29}FO_3$ M.G. 336,45

Eigenschaften. Weißes oder cremeweißes, kristallines Pulver, geruchlos. – Nahezu unlösl. in W., lösl. bei 20° in 70 T. A. (95%) und 200 T. Chlf. Fp. etwa 278°. Spezifische Drehung in A. (95%) $[α]_D^{20}$: +102 bis +112°.

Erkennung. 1. Das IR-Spektrum weist Maxima nur bei denselben Wellenlängen auf, wie das einer Standardsubstanz. – 2. Nachweis von Fluor. Ausführung wie bei Dexamethason, S. 119.

Prüfung. 1. Trocknungsverlust. Trocknung 24 Std. über Phosphorpentoxid bei einem 5 Torr nicht überschreitenden Druck, höchstens 1,0%. – 2. Sulfatasche. Höchstens 0,1%. – 3. Fremdsteroide. Papierchromatographisch mit Benutzung der mobilen Phase B.

Gehaltsbestimmung. Geforderter Gehalt 97 bis 103%. Etwa 10 mg Substanz, genau gewogen, werden zu 100 ml in abs. A. gelöst. 5 ml davon werden zu 50 ml mit abs. A. verdünnt. Von dieser Verdünnung wird die Extinktion beim Maximum von etwa 240 nm gemessen. $E_{1\,cm}^{1\%}$ = 495 entspr. 100%.

Aufbewahrung. Vor Licht geschützt.

Anwendung. Androgen, anaboles Steroid. Oral, Tabl. zu 2,5 und 10 mg.

Dosierung. 1 bis 20 mg tägl.

Handelsformen: Ultandren (Ciba, Wehr, Baden) Tabl. Halotestin (Upjohn) Tabl. Ora-Testryl (Squibb).

Anabole, schwach androgene Steroide

Androisoxazol. 17α-Methyl-17β-hydroxy-5α-androstan-(3,2-c)-isoxazol. (Formel I).

Handelsform: Neo-ponden (Inst. Farm. Serono, Italien) Tabl., Tr.

Äthylöstrenol (INN). 17α-Äthyl-19-nor-androst-4-en-17-ol. 17α-Äthyl-17β-hydroxy-östr-4-en. (Formel II).

Handelsformen: Durabolin-O (Organon, München), Orabolin (Organon, London), Orgabolin (Endopancrine, Paris), Maxibolin (Organon, West Orange, N. J.).

Bolasteron. 7α,17α-Dimethyl-testosteron.

$C_{21}H_{32}O_2$ M.G. 316,48

Handelsform: Myagen (Upjohn).

Formelbilder der anabolen, schwach androgenen Steroide

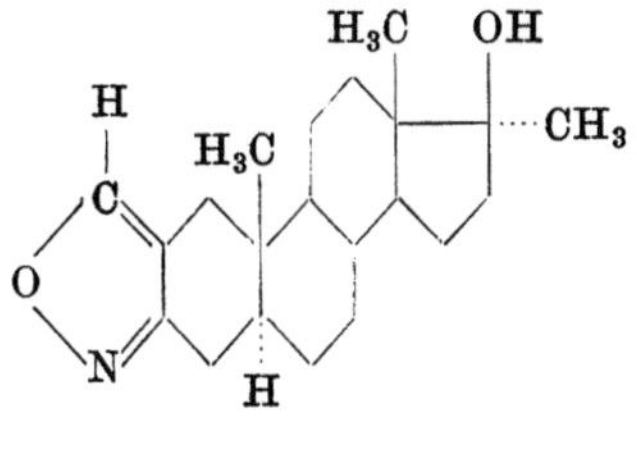

I. Androisoxazol
II. Äthylöstrenol 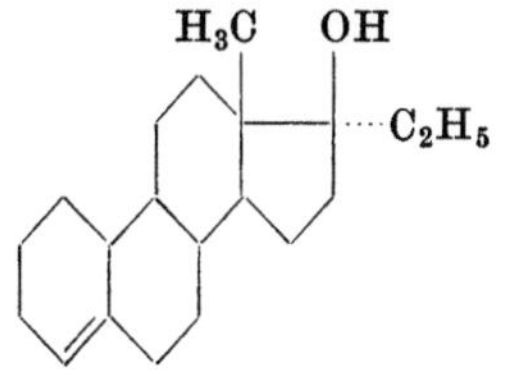
III. Chlortestosteron 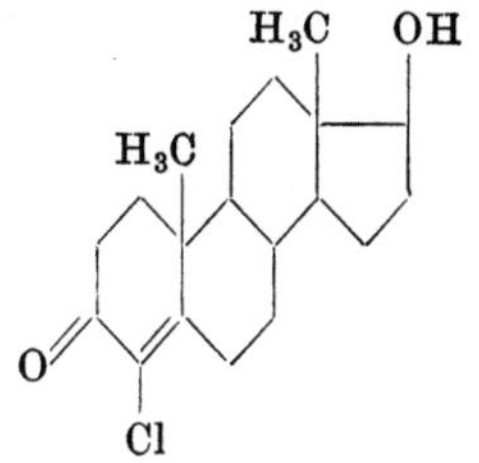
IV. Dromostanolon 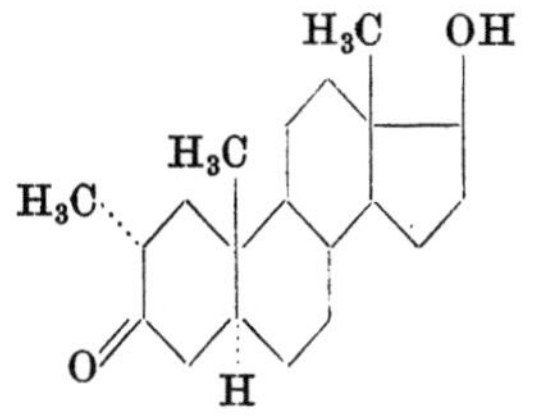
V. Mestanolon 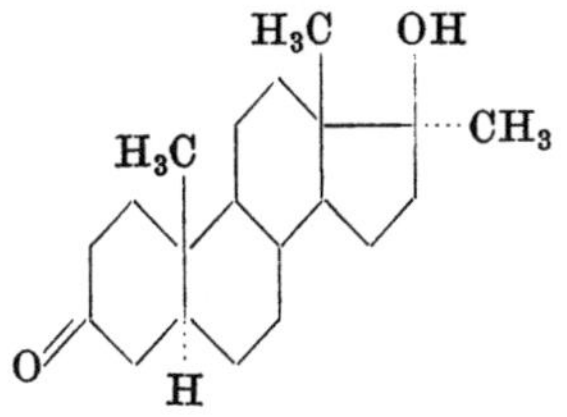
VI. Methandienon 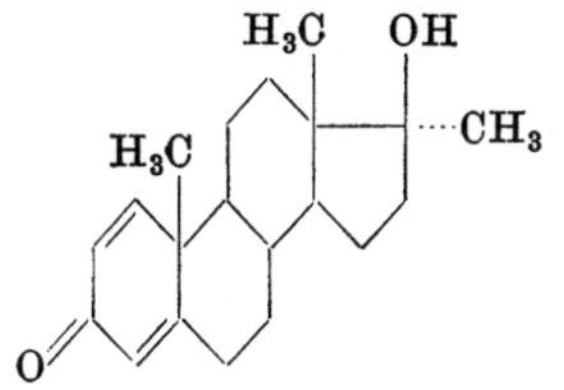
VII. Methandriol 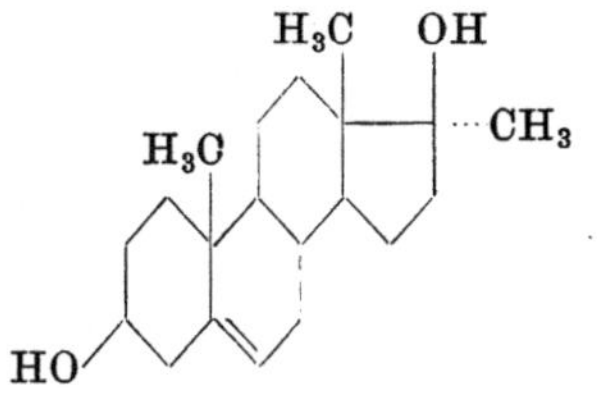
VIII. Methenolon 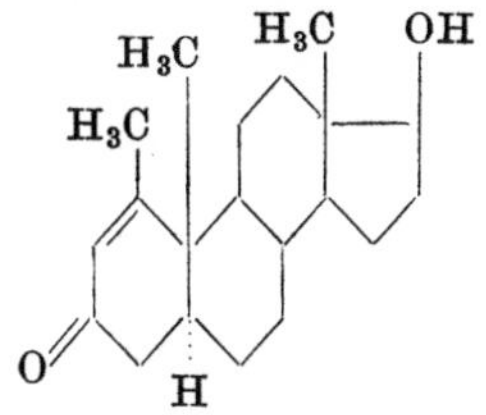
IX. Nandrolon 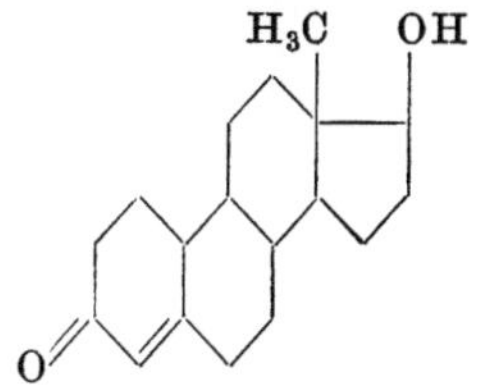
X. Norethandrolon 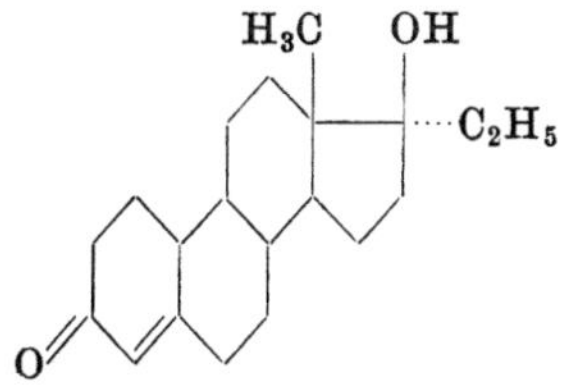
XI. Oxandrolon 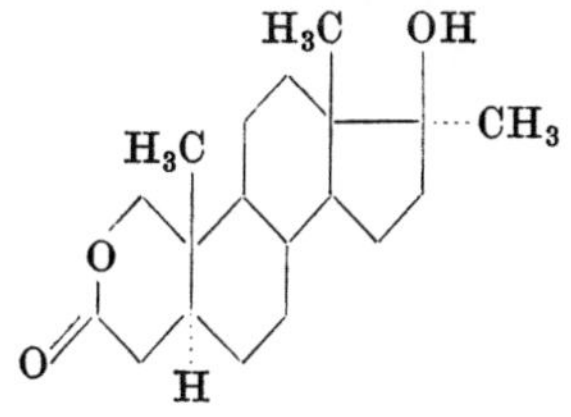
XII. Oxymesteron 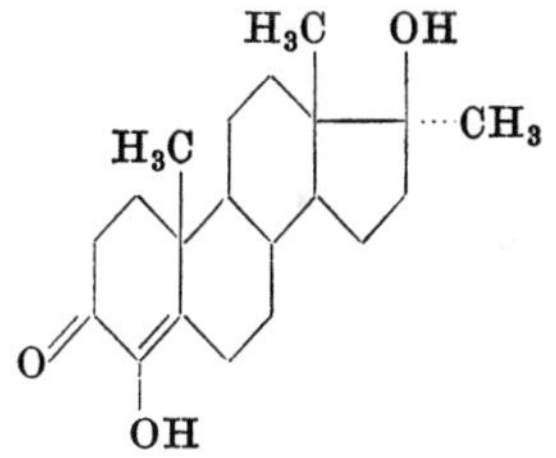
XIII. Oxymetholon 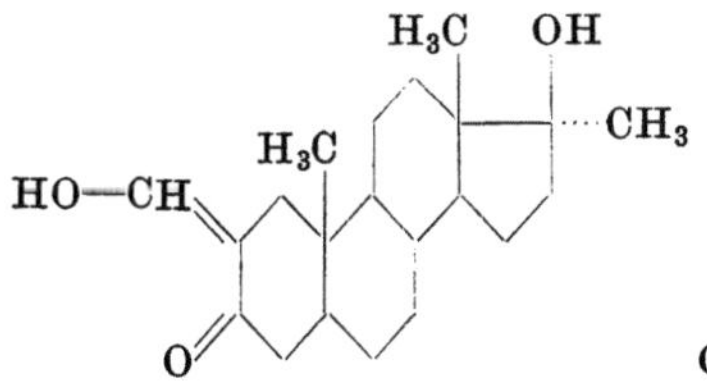
XIV. Stanolon 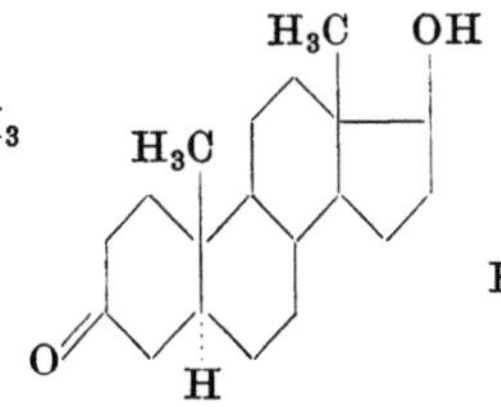
XV. Stanozolol 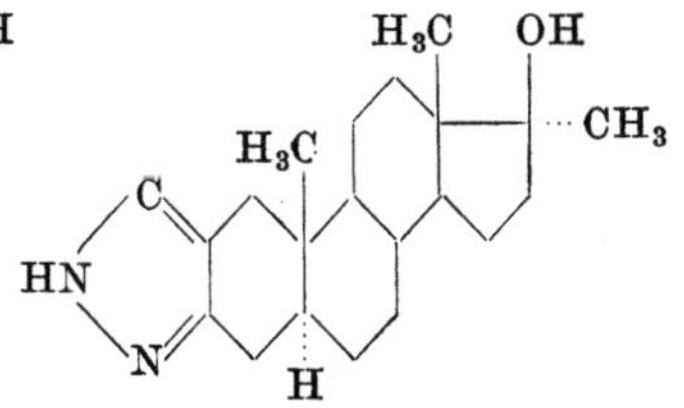

Chlortestosteronacetat. 4-Chlor-17β-hydroxy-androst-4-en-3-on-17β-acetat. (Formel III).
Handelsform: Steranabol (Farmitalia, Freiburg).

Dromostanolon-propionat. 17β-Hydroxy-2α-methyl-5α-androstan-3-on-propionat. (Formel IV). Gilt als Krebsbekämpfungsmittel.
Handelsform: Drolban (Lilly, Indianapolis, Ind.-Syntex).

Mestanolon (INN). 17α-Methyl-17β-hydroxy-5α-androstan-3-on. (Formel V).
Handelsform: Ermalone (Roussel, Paris) Tabl. mit Cyanocobalamin.

Methandienone BP 63. Methandrostenolone NND 64. 17β-Hydroxy-17α-methyl-androsta-1,4-dien-3-on. 1-Dehydro-17α-methyl-testosteron. 17α-Methyl-1,4-androstadien-17β-ol-3-on. (Formel VI).

$C_{20}H_{28}O_2$ M.G. 300,44

Herstellung. Durch Partialsynthese aus 17α-Methyl-testosteron.

Eigenschaften. Weißes oder schwach gelblichweißes, kristallines Pulver, geruchlos. Unlösl. in W., lösl. in A. (95%), Chlf. und Eisessig, schwer lösl. in Ae. Fp. 163 bis 167°. $[\alpha]_D^{20}$: In A. (95%) +7 bis +11°. UV-Absorption: In abs. A. bei 245 nm $E_{1\,cm}^{1\%} = 516$.

Erkennung. 1. Die Lsg. von 50 mg Substanz in 9 ml M. wird mit 1 ml einer Lsg. von Dinitrophenylhydrazin versetzt. Der nach dem Reiben der Glaswand sich bildende kristalline Nd. hat nach dem Waschen mit W. und Trocknen einen Fp. von etwa 213°. – 2. 10 mg Substanz werden in Nitrobenzol gelöst, 0,5 g wasserfreies Aluminiumchlorid hinzugefügt und mehrere Minuten geschüttelt. Es entsteht eine rote Farbe.

Prüfung. 1. Trocknungsverlust. Beim Trocknen bis zum konstanten Gewicht bei 100° und einem nicht über 5 Torr steigenden Druck höchstens 0,5%. – 2. Sulfatasche. Höchstens 0,1%. – 3. Methyltestosteron. Höchstens 0,5%. Zu einer Lsg. von 0,1 g Substanz in 5 ml Eisessig werden 5 ml einer 2,5%igen Lsg. von frisch dest. Anilin in Eisessig gegeben. Die beim Maximum von etwa 460 nm und 1 cm Schichtdicke gemessene Extinktion dieser Lsg., wobei als Blindwert eine Mischung von 5 ml Eisessig und 5 ml der Anilin-Lsg. genommen wird, sei A. Beide Lsg. werden 30 Min. bei 80° gehalten, abgekühlt. Die Extinktion wird bei 460 nm gemessen. Sie sei B. 5 ml einer 0,005%igen (g/v) Lsg. von Methyltestosteron in Eisessig werden mit 5 ml der Anilin-Lsg. gemischt 30 Min. auf 80° erwärmt, abgekühlt und gemessen. Die Extinktion sei C. Der Prozentgehalt an Methyltestosteron wird nach folgender Formel berechnet: 0,5(B − A)/C. – 4. Selen. Ausführung wie unter Dexamethason S. 119.

Gehaltsbestimmung. 50 mg Substanz werden genau gewogen und zu 500 ml mit abs. A. gelöst. 10 ml dieser Lsg. werden zu 100 ml mit abs. A. verdünnt. Die Extinktion dieser Lsg. wird beim Maximum von etwa 245 nm gemessen. $E_{1\,cm}^{1\%} = 516$ entspr. 100%.

Aufbewahrung. In gut geschlossenen Gefäßen, vor Licht geschützt.

Anwendung. In Form von Tabl., Tropfen.

Dosierung. 5 bis 10 mg tägl.

Handelsform: Dianabol (Ciba, Wehr, Baden).

Methandriolum Pl.Ed. I – Suppl., CsL 2 – Add., (INN). Methandriol. 17α-Methyl-5-androsten-3,17-diol. Mestendiol. Methylandrostendiol. (Formel VII).

$C_{20}H_{32}O_2$ M.G. 304,47

Eigenschaften. Weißes, kristallines, geruchloses Pulver. Praktisch unlösl. in W., leicht lösl. in M. und A. (95%), lösl. in Äthylacetat, wenig lösl. in Ae. $[\alpha]_D^{20}$: In Dioxan −80 bis −84°, in A. (95%) −70 bis −77° (Pl.Ed. I – Suppl.), −81 bis −89° (CsL 2 – Add.) (Substanz 4 Std. über Schwefelsäure getrocknet)]. Fp. 198 bis 206° (Pl.Ed. I – Suppl.), 202 bis 204° (CsL 2 – Add.).

Erkennung. 1. Ungefähr 0,005 g werden in 1 ml Chlf. gelöst und 5 Tr. Tetranitromethan zugegeben. Die Lsg. färbt sich gelb (Pl.Ed. I – Suppl.). – 2. 25 mg werden in 1 ml Pyridin gelöst, 0,1 ml Essigsäureanhydrid hinzugegeben, 3 Std. lang auf 50° erwärmt und darauf 5 ml W. zugegeben. Nach Umrühren, Abkühlen und Filtrieren wird der Rückstand mit W. gewaschen, bis das Filtrat gegen Lackmuspapier neutral reagiert. Nach dem Trocknen der Kristalle werden diese in möglichst wenig Aceton gelöst. Zu der Aceton-Lsg. wird die 7fache Menge W. gegeben. Der kristalline Nd. wird mit W. gewaschen und bei 105° 1 Std. lang getrocknet. Schmelzbereich des so erhaltenen Methandriol-3-acetat 174 bis 180° (Pl.Ed. I – Suppl.).

Prüfung. 1. Trocknungsverlust. Bis zur Gewichtskonstanz bei 105° höchstens 0,5%. – 2. Verbrennungsrückstand. Höchstens 0,1%.

Anwendung. Anabolicum mit schwach androgener Wirkung. Oral, buccal, sublingual oder i.m.

Dosierung. Mittlere Einzeleinnahme 0,01 bis 0,025 g bzw. 0,025 bis 0,1 g tägl. Mittlere Injektionsmenge 0,01 g bzw. 0,04 g tägl.

Handelsformen: Androteston-M (Organon, München) Tabl. – Notandron-Depot (Boehringer, Mannheim) als Diönanthoylacetat in öliger Lsg. Enthalten in den Kombinationspräparaten Predasmal und Senton (Organon, München). Stenediol (Organon, London) Tabl. Diolostene (Carnrick, Newark, N. J.). Néosteron (Endopancrine, Paris), Métandriol als Dipropionat (Roussel, Paris).

Methandrioldipropionat. Méthandriol (dipropionate de) CF 65.

$C_{26}H_{40}O_4$ M.G. 416,60

Eigenschaften. Weißes, geschmackloses, kristallines Pulver. Unlösl. in W., wenig lösl. in Ae. und Chlf., lösl. in A. Fp. Schmilzt zunächst bei 83 bis 86°, dann nach Rekristallisation auf dem Block bei 96 ± 2°. $[\alpha]_D^{20}$: In abs. A. − 50 ± 1°.

Erkennung. Zu einigen Milligramm Substanz werden 0,5 ml A. und 2 ml konz. Schwefelsäure gegeben. Es entwickelt sich eine gelborange Farbe mit einer gelbgrünen Fluoreszenz.

Prüfung. 1. Trocknungsverlust. Im Vakuum bei 60° bis zum konst. Gew. höchstens 0,2 %. - 2. Sulfatasche. Höchstens 0,2 %. - 3. pH mittels Bromthymolblau bestimmt. 6,5 bis 7,5. 0,1 g Substanz wird in 1 ml A. gelöst und 2 ml von Kohlendioxid befreites W. hinzugefügt.

Methenolon (INN). 1-Methyl-1-androsten-17β-ol-3-on. 1-Methyl-1-(5α-androsten)-17β-ol-3-on. 17β-Hydroxy-1-methyl-Δ^1-androsten-3-on. (Formel VIII).

Herstellung. Vgl. Dtsch. Apoth.-Ztg *103*, 92 (1963).

Anwendung. In Form von Tabl., Amp., als Acetat und als Önanthat.

Dosierung. Tabl. 10 bis 20 mg tägl., i.m. Injektion 0,02 g Acetat alle 2 Tage, 0,1 g Önanthat alle 14 Tage.

Handelsformen: Primobolan (Schering, Berlin) Tabl., Amp. enthalten das Acetat, Primobolan-Depot enthält das Önanthat. (Schering Chem., Burgess Hill, Sussex.)

Nandrolone Phenylpropionate NND 64. 19-Nor-17-hydroxy-3-keto-androst-4-en-17-phenylpropionat. 17β-Hydroxy-4-östren-3-on-17-phenylpropionat. Norandrostenolon. 19-Nortestosteron. Nortestrionat. Östrenolon. (Formel IX).

Anwendung. In Form von Injektions-Lsg. als Phenylpropionat und als Decanoat.

Dosierung. Erwachsene 25 bis 50 mg i.m. alle 7 bis 10 Tage als Phenylpropionat. Erwachsene 25 bis 50 mg i.m. alle 3 bis 4 Wochen als Decanoat.

Handelsformen: Durabolin (Organon, München) Fl.Amp. als Phenylpropionat. Deca-Durabolin Fl.Amp. als Decanoat(17-Caprinat). Enthalten im Docabolin (Organon) mit Desoxycorticosteron als Phenylpropionat und im Norlangadron als Hexahydrobenzoat (Ferring, Düsseldorf).
Déca-Durabolin (als Decanoat) (Endopancrine, Paris), Dynabolon (als Undecylat) (Théramex, Paris), Norybol als Propionat (Inst. Farmacol., Serono, Italien), Menidrabol als Hemisuccinat (Menarini, Italien), Anabolikum „Sanabo" als Cyclohexylpropionat (Sanabo, Wien).

Norboleton. 13-Äthyl-17-hydroxy-18,19-dinor-17α-pregn-4-en-3-on.

Literatur: J. Amer. pharm. Ass. *1964*, S. 514.

Handelsform: Genabol (Wyeth, Philadelphia, Pa.).

Norethandrolone NND 64, BP 63, (INN). 17α-Äthyl-17β-hydroxy-östr-4-en-3-on. 17α-Äthyl-17-hydroxy-19-nor-4-androsten-3-on. 17α-Äthyl-19-nortestosteron. (Formel X).

$C_{20}H_{30}O_2$ M.G. 302,46

Eigenschaften. Weißes, kristallines Pulver. Unlösl. in W., lösl. bei 20° in 8 T. A. (95%), 3 T. M., 14 T. Bzl. und 5 T. Chlf. Fp. etwa 135°. $[\alpha]_D^{20}$: In M. +20 bis + 22,6°. UV-Absorption: In M. beim Maximum von etwa 240 nm $E_{1\,cm}^{1\%}$ = 565.

Erkennung. Das IR-Spektrum zeigt Maxima nur bei denselben Wellenlängen, wie eine Standardsubstanz.

Prüfung. 1. Trocknungsverlust. Getrocknet bis zum konst. Gew. bei höchstens 5 Torr und 80°, höchstens 0,5%. – 2. Sulfatasche. Höchstens 0,1%.

Gehaltsbestimmung. 50 mg, genau gewogen, werden zu 250 ml in M. gelöst. 5 ml davon werden zu 100 ml mit M. verdünnt. Die Extinktion dieser Lsg. wird bei 240 nm in 1 cm Schichtdicke gemessen. $E_{1\,cm}^{1\%} = 565$ entspr. 100%.

Anwendung. In Form von Tabl., Amp., orale Lsg.

Dosierung. 25 bis 50 mg tägl.

Oxandrolon (INN). 17β-Hydroxy-17α-methyl-2-oxa-5α-androstan-3-on. (Formel XI).

Handelsform: Anavar (Searle) Tabl.

Oxymesteron (INN). 4,17β-Dihydroxy-17α-methyl-androst-4-en-3-on. 4-Hydroxy-17α-methyl-testosteron. (Formel XII).

Handelsformen: Oranabol (Deutsche Farmitalia, Freiburg) Tabl., orale Lsg. Théranabol (Théraplix, Paris).

Oxymetholone NND 64, (INN). 17β-Hydroxy-2-hydroxymethylen-17α-methyl-5α-androstan-3-on. 2-Hydroxymethylen-17α-methyl-dihydrotestosteron. (Formel XIII).

Handelsformen: Adroyd (Parke, Davis, Detroit, Mich.), Anadrol (Clark, West. Divis., Synthex Palo Alto, Calif.). Anapolon (Imp. Chem. Ind., Macclesfield, Chshire). Nastenon (Cassenne-Synthex, Paris).

Stanolon NND 64. 5α-Androstan-17β-ol-3-on. Androstanolon. Dihydrotestosteron. (Formel XIV).

Handelsformen: Anaboleen (Bad. Arzneim.-Ges., Baden-Baden) Tabl. Neodrol (Pfizer). Anaprotin (Uni-Pharma, London). Protona (Grémy-Longuet, Paris).

Stanozolol NND 64. 17β-Hydroxy-17α-methyl-androstan-(3,2-c)-pyrazol. Androstanazol. Stanazol. (Formel XV).

Herstellung. Dtsch. Apoth.-Ztg 103, 92 (1963).

Handelsformen: Winstrol (Winthrop, New York). Stromba (Bayer, Surbiton-upon-Thames, Surrey).

Östrogene

Unter die Östrogene werden die Substanzen gezählt, die die biologische Wirkung des Östradiols, das aus den Ovarialfollikeln ausgeschieden wird, besitzen. Hierzu gehören die aus Schwangerenharn und aus Follikelflüssigkeit der Ovarien isolierten Hormone Östradiol, Östron und Östriol [Isolierung dieser Hormone: DOISY, E. A. u.a.: Amer. J. Physiol. 90, 329 (1929), Proc. Soc. exp. Biol. (N. Y.) 32, 1182 (1935); BUTENANDT, A.: Naturwissenschaften 17, 879 (1929), Dtsch. med. Wschr. 55, 2171 (1929); DINGEMANSE, E. u.a.: Dtsch. med. Wschr. 56, 301 (1930)] sowie das aus dem Harn trächtiger Stuten isolierte Equilin und Equilenin (vgl. Formeln II u. III, S. 151). Die östrogene Wirkung ist relativ wenig substanzspezifisch. Verschiedene Arten, Mensch, Pferd, Rind erzeugen etwas verschiedene östrogene Hormone. Auch in Pflanzen kommen Östrogene vor, z.B. Östron, Östriol, aber auch stark östrogen wirksame Substanzen, die keine Steroide, sondern z.B. Isoflavone sind. Weiterhin sind durch eine starke Wirkung auch synthetisch hergestellte Östrogene, wie Stilbene, ausgezeichnet, obwohl sie chemisch mit den natürlichen Hormonen keine sehr große Ähnlichkeit haben. Östron und Östriol sind biologisch weniger wirksam als Östradiol. Sie sind die Ausscheidungsprodukte des Östradiols und werden mit Schwefelsäure und Glucuronsäure verestert im Harn und zu einem beträchtlichen Teil auch mit der Galle ausgeschieden. Die Inaktivierung wird in der Leber durchgeführt. Die Fermente, die diese Inaktivierung bewirken, sind sehr spezifisch, denn sie sind nicht dazu befähigt, die synthetisch hergestellten Östrogene wie z.B. Stilböstrol oder Hexöstrol oder das Äthinylöstradiol so schnell wie das Östradiol zu zerstören, so daß diese auch oral appliziert ihre Wirksamkeit behalten. Jedoch werden auch diese künstlichen Östrogene rasch aus dem Organismus entfernt. Da sie aber langsamer inaktiviert werden, ist eine bestimmte Zeit hindurch ein wirksamer Östrogenspiegel im Körper vorhanden. Die Geschwindigkeit, mit der die Leber eine bestimmte Substanz zu inaktivieren vermag, ist für ihre Wirkung entscheidend.

Standardisierung. Follikelhormonpräparate werden nach Internationalen Einheiten standardisiert. Standardsubstanzen wurden nach dem Bezug auf das Substanzgewicht im Jahre 1950 aufgehoben [Wld Hlth Org. techn. Rep. Ser. Nr. 2, 9 (1950)]. Eine Internationale Einheit = 0,1 µg Östron. Da verschiedene Ester der Follikelhormone, insbesondere die Benzoesäureester sich gegenüber den natürlichen Hormonen durch eine protrahierte Wirksamkeit auszeichnen, hat man für diese eine besondere Einheit, die Benzoateinheit eingeführt. Eine Internationale Östradiolbenzoateinheit = 0,1 µg Substanz, gemessen an der brunsterzeugenden Wirkung.

Wertbestimmung. Während des gesamten Cyclus finden Veränderungen nicht nur an der Uterusschleimhaut statt, sondern auch an der Schleimhaut der Vagina, die für die Testung der Östrogene von besonderer Bedeutung ist. Am Aussehen der Scheidenausstriche der Ratte oder der Maus kann man feststellen, in welchem Stadium die Schleimhaut sich befindet. Das Brunststadium ist durch das Vorhandensein großer, kernloser, verhornter Zellen, sogenannter Schollen, ausgezeichnet. Die in einer Verdünnungsreihe vorliegende Substanz wird je Verdünnung etwa 20 ovarektomierten Ratten- oder Mäuseweibchen injiziert. Die Dosis, bei der mindestens 50% der Tiere mit Östrus (Brunststadium) reagieren, wird als positiv bewertet. Bei der Auswertung sind viele Faktoren zu berücksichtigen. Bei subcutaner Injektion und Einhaltung bestimmter Bedingungen beträgt bei Östradiol die Ratteneinheit 0,1 µg. In der gleichen Weise getestet ist Östron mit 0,8 µg und Östriol mit 10 µg wirksam.

Östradiol DAB 7 – BRD, (INN). Oestradiolum Pl.Ed. I/1, ÖAB 9, Ph.Helv. V – Suppl. II, Ph.Ned. 6, Jap. 61. Oestradiol CF 65. Estradiol NF XII. Dihydrofolliculin. Betaoestradiol. 1,3,5(10)-Östratrien-3,17β-diol. 3,17β-Dihydroxy-Östratrien-1,3,5. Östra-1,3,5(10)-trien-3,17β-diol. $\Delta^{1,3,5(10)}$-Östratrien-3,17β-diol.

$C_{18}H_{24}O_2$ \hspace{2cm} Strukturformel VI, s. unten \hspace{2cm} M.G. 272,39

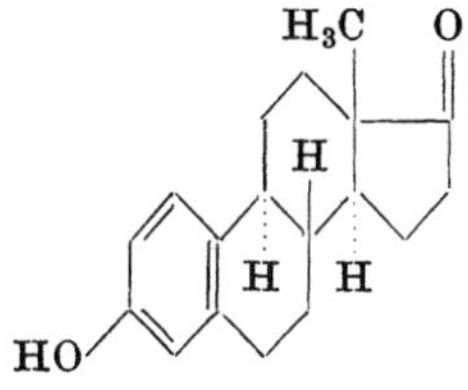

I. Östron

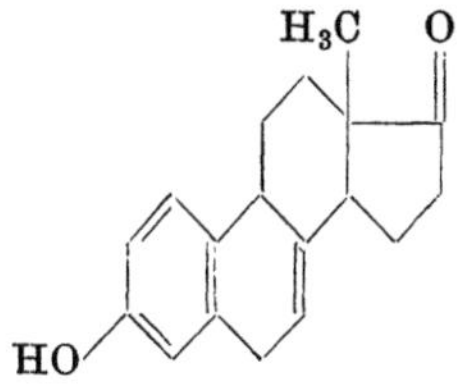

II. Equilin

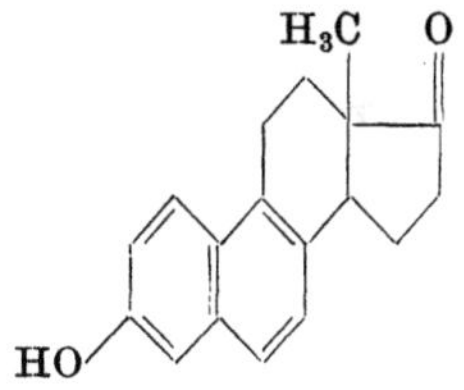

III. Equilenin

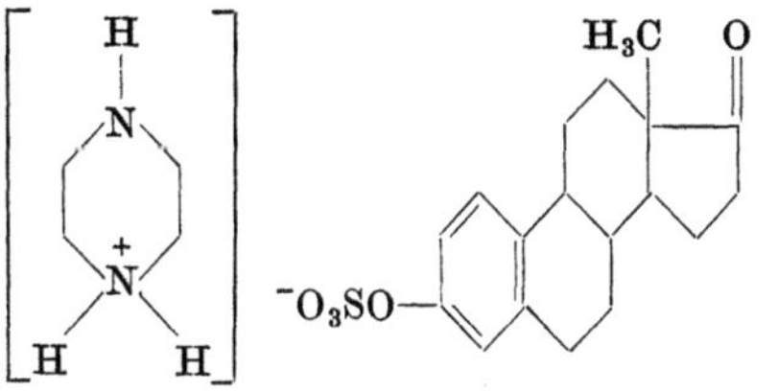

IV. Piperazin-Oestronsulfat

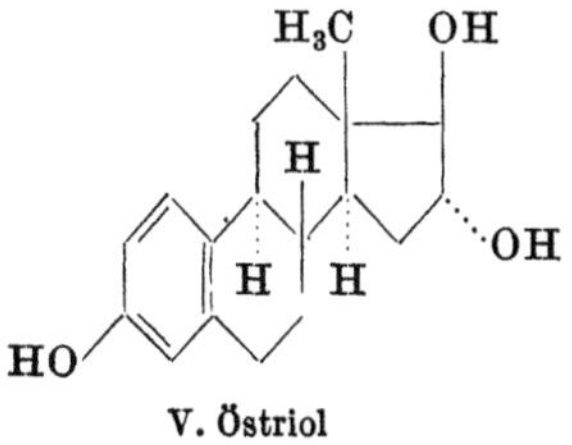

V. Östriol

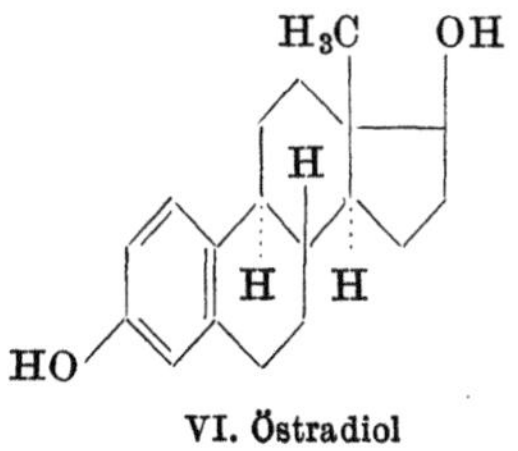

VI. Östradiol

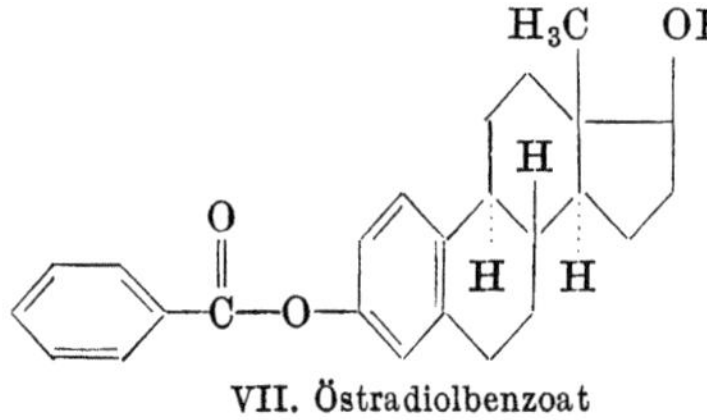

VII. Östradiolbenzoat

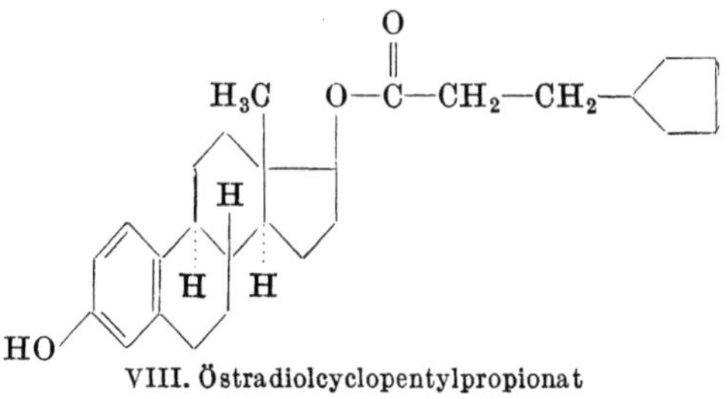

VIII. Östradiolcyclopentylpropionat

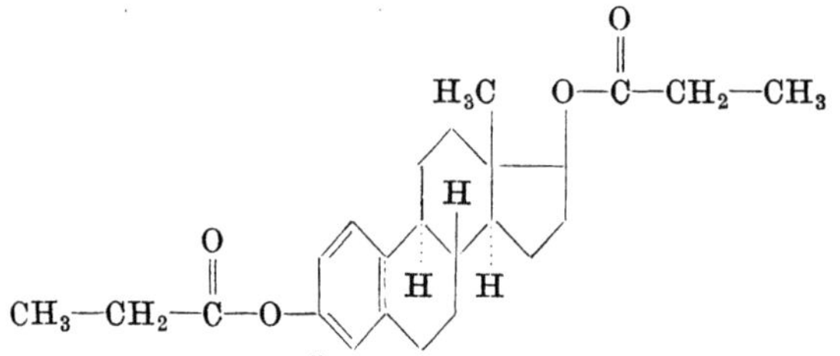

IX. Östradioldipropionat

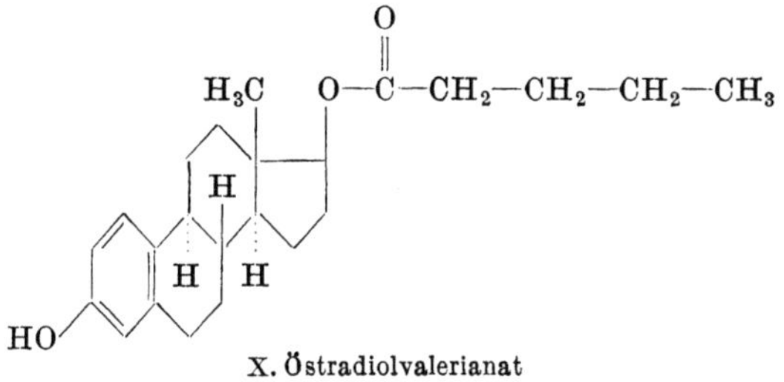

X. Östradiolvalerianat

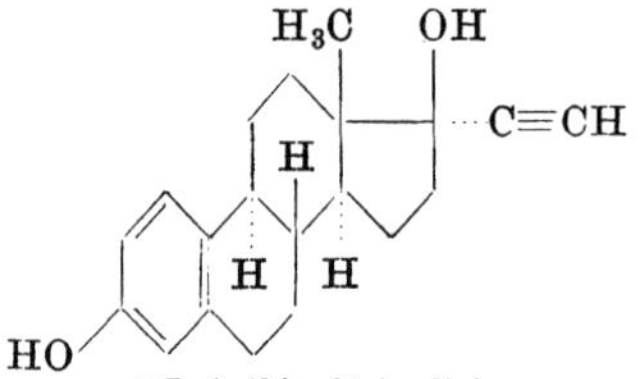

XI. Aethinylöstradiol

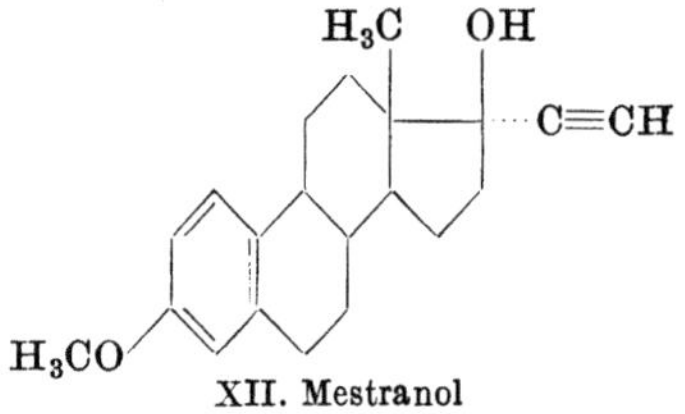

XII. Mestranol

Die 17-Hydroxygruppe des Östradiols hat β-Konfiguration. Sie entsteht überwiegend bei der Reduktion der 17-Ketogruppe des Östrons. Das epimere 17α-Östradiol ist physiologisch wenig wirksam. In älteren Arzneibüchern wird das Östradiol fälschlicherweise noch als „α"-Östradiol bezeichnet.

Herstellung. Partialsynthese aus Androstenolon vgl. H. H. INHOFFEN und G. ZÜHLSDORFF [Z. angew. Chem. *53*, 471 (1940) und *59*, 207 (1947)]. – Aus Östron durch Reduktion mit Natrium in alkohol. Lsg.: GIRARD, A. u. a.: C. R. Soc. Biol. (Paris) *112*, 964 (1933). Zahlreiche andere Verfahren und Patente vgl. H. P. KAUFMANN und L. F. FIESER und M. FIESER (s. S. 103).

Eigenschaften. Farblose bis schwach gelbliche Kristalle oder kristallines Pulver, geruch- und geschmacklos. Praktisch unlösl. in W., leicht lösl. in A. (90%), Aceton und Dioxan, wenig lösl. in Chlf. und fetten Ölen, lösl. in verd. Alkalilaugen unter Phenolatbildung. Fp. 171 bis 176° (Ph.Helv. V – Suppl. II), 173 bis 179° (Jap. 61, NF XII), 173 bis 180° (DAB 7 – BRD), 174 bis 178° (Ph.Ned. 6), 175 bis 178° (BPC 63), 175 bis 180°, L. KOFLER: 175 bis 179° (ÖAB 9), 176 bis 179° (CF 65). $[\alpha]_D$: In Dioxan $+75$ bis $+82°$ (Ph.Ned. 6), $+76$ bis $+83°$ (DAB 7 – BRD, NF XII, Jap. 61), $+78 \pm 1°$ (CF 65), in A. $+76$ bis $+83°$ (ÖAB 9), in Weingeist (Ph.Helv. V – Suppl. II).

Erkennung. 1. 0,002 g werden in 2 ml Schwefelsäure gelöst. Die Lsg. ist grüngelb und fluoresziert grün. Verdünnt man mit 2 ml W., so entsteht eine blasse Orangefärbung. Wird vor dem Verdünnen zur Schwefelsäure-Lsg. 1 Tr. Eisen-Ammoniumsulfat-Lsg. gegeben, so vertieft sich die Grünfärbung; verdünnt man diese Lsg. mit W., so entsteht Rotfärbung (Pl.Ed. I/1, Jap. 61). – DAB 7 – BRD: Beim Lösen von 2,0 mg Substanz in 2,0 ml konz. Schwefelsäure entsteht eine grünlichgelbe Färbung mit grüner Fluoreszenz. Auf Zusatz von 0,05 ml Eisen(III)-chlorid-Lsg. verstärkt sich die grüne Färbung und schlägt nach Verdünnen mit 2,0 ml H_2O nach Orangerot um. Ph.Helv. V – Suppl. II und Ph.Ned. 6 versetzt 1 mg Östradiol mit 3 Tr. Molybdänschwefelsäure; es entsteht eine vorübergehende dunkelblaue Farbe. Nach Zusatz von 1 ml konz. Schwefelsäure und 9 ml W. muß die Verdünnung rosa gefärbt sein und eine gelblichgrüne Fluoreszenz aufweisen. – 2. 0,005 g werden in 5 ml 10%iger (g/v) Kaliumhydroxid-Lsg. gelöst. Man gibt diese Lsg. zu einer eiskalten Lsg. von 0,05 g Sulfanilsäure in 2 ml 3 n Salzsäure und fügt 0,3 ml 10%ige (g/v) Natriumnitrit-Lsg. hinzu: es entsteht eine tiefrote Färbung (Pl.Ed. I/1, DAB 7 – BRD, Jap. 61). – 3. 0,05 g werden in 8 ml Kaliumhydroxid-Lsg. gelöst und die Lsg. auf 5° abgekühlt. Man gibt unter Schütteln 0,7 ml einer Mischung gleicher Volumina Benzoylchlorid und Ae. hinzu und schüttelt bis der Benzoylgeruch verschwunden ist. Das entstandene Östradiolbenzoat wird filtriert und mit W. bis zur neutralen Reaktion gewaschen. Man kristallisiert 2mal aus 2,5 bis 3 ml heißem A. (95%) um. Fp. nach 1stdg. Trocknen bei 100° 191 bis 196° (Pl.Ed. I/1), 189 bis 198° (DAB 7 – BRD), 190 bis 196° (Jap. 61). – 4. Erhitzt man eine Lsg. von etwa 20 mg Östradiol in einer Mischung von 1 ml Essigsäureanhydrid und 1 ml Pyridin 10 Min. lang unter Rückflußkühlung zum Sieden, fügt nach dem Erkalten 20 ml W. hinzu und schüttelt kräftig durch, so scheidet sich ein kristalliner Nd. von Diacetylöstradiol aus. Dieser wird abgesaugt, mit W. bis zum Verschwinden des Pyridingeruches gewaschen und getrocknet. Fp. 123 bis 127° (ÖAB 9). Gemäß Ph.Helv. V – Suppl. II wird die Reaktion ohne Pyridin durchgeführt und nach dem Acetylieren mit 30 ml W. verdünnt. Fp. 120 bis 125°. – 5. Erhitzt man 0,05 mg mit 1 ml einer 2,5%igen (g/g) Lsg. von 2-Naphthol in Schwefelsäure 2 Min. lang auf 100°, kühlt und fügt 1 ml W. hinzu, so bildet sich eine orangegelbe Farbe, die in Rot umschlägt, wenn die Lsg. 90 Sek. lang auf 100° erwärmt wird (BP 63). – 6. Identifizierung nach L. KOFLER. Eutektische Temperatur der Mischung mit Salophen: 153°. Lichtbrechungsvermögen der Schmelze $n_D = 1,5403$ bei 182 bis 184° (ÖAB 9).

Prüfung. 1. Trocknungsverlust. Bei 105° bis zum konst. Gew. höchstens 0,5% (DAB 7 – BRD, BP 63); 4 Std. bei 105° höchstens 3,5% (NF XII); im Vakuum 4 Std. über Phosphorpentoxid höchstens 0,5% (Jap. 61). – 2. Glührückstand. Höchstens 0,5% (Pl.Ed. I/1). – 3. Sulfatasche. Höchstens 0,1% (DAB 7 – BRD, BPC 63). – 4. Lösung und Reaktion. 10 ml der alkoholischen 1%igen Lsg. müssen klar und farblos sein. Auf Zusatz von 2 Tr. Bromthymolblau-Lsg. muß sie sich gelb und bei darauf folgendem Zusatz von 0,25 ml 0,01 n Natronlauge blau färben (ÖAB 9). – Die durch Erwärmen bereitete Lsg. von 50 mg in 2,5 ml A. (95%) muß farblos sein und nach Abkühlung neutral reagieren (Ph.Ned. 6). – 5. α-Östradiol (NF XII). – Standardlösung. 50 μg pro Milliliter Estradiol Reference Standard, vorher 4 Std. bei 105° getrocknet, in Bzl.-Prüflösung. Die zu prüfende Substanz wird in derselben Weise gelöst. – Ausführung. Eine 100 μg entspr. Menge dieser Lsg. wird in je 1 Reagensglas 18mal 100 mm gegeben, das Bzl. verdampft und der Rückstand 1 Std. im Vakuumexsikkator aufbewahrt. In jedes der beiden Reagensgläser und ein drittes als Blindprobe gibt man 1 ml verd. Eisen-Phenol-Reagens (1 Vol. Eisen-Phenol-Reagens und 0,45 Vol. W.), schließt sie mit einem Gummistopfen und setzt sie in ein siedendes Wasserbad für 2 Min. Nach 30 Sek. schüttelt man um, ohne die Gläser aus dem Bad zu entfernen. Darauf bringt man sie für 2 Min. in ein Eisbad, fügt 4 ml verd. (35 in 100) Schwefelsäure hinzu und schüttelt um. Danach wird die Extinktion der Lsg. gegen den Blindwert bei 525 und 420 nm gemessen. Die Berechnung erfolgt nach der Formel:

$$\frac{A_{U\,525} - A_{U\,420}/2}{A_{S\,525} - A_{S\,420}/2},$$

wobei A_U die Extinktion der Prüf-Lsg., A_S die der Standard-Lsg. ist. – Der Gehalt an α-Östradiol in der zu prüfenden Probe Östradiol darf nicht mehr als das 3fache des in dem Standard enthaltenen betragen. – Beim Erhitzen von 5,0 mg Östradiol mit 0,5 ml wasserfreier Ameisensäure 30 Min. bei 100° darf keine grüne Farbe oder Fluoreszenz auftreten. – 6. Östron. Die Lsg. von 2,0 mg Substanz in 1 ml A. (96%) wird mit 0,2 ml 1,3-Dinitrobenzol-Lsg. und 0,1 ml 3 n Kalilauge versetzt und unter Lichtausschluß aufbewahrt. Nach 2 Std. darf die Lsg. nicht stärker gefärbt sein als das gleiche Volumen einer Mischung von 0,1 ml Kobalt(II)-chlorid-Lsg. und 4,0 ml 1%ige Salzsäure (DAB 7 – BRD). – Gemäß BPC 63 werden 2,5 mg Substanz in 0,5 ml n absolut-äthanolischer Kalilauge gelöst und die Lsg. mit 0,2 ml 2%iger absolutäthanolischer Dinitrobenzol-Lsg. versetzt. Man läßt bei 25° vor Licht geschützt 1 Std. stehen und gibt 10 ml abs. A. hinzu. Die Extinktion der Lsg. in 1 cm Schichtdicke bei 520 nm darf nicht größer sein als die einer auf die gleiche Weise bereiteten Lsg. mit 0,1 mg Östron. – 7. Östradiolbenzoat. 10 mg Substanz werden mit 10 mg Kaliumcarbonat und 2 Tr. W. sowie 1 ml M. zur Verflüchtigung des M. 2 Min. gekocht. Den Rückstand versetzt man mit 1 ml W. und 10 Tr. Calciumchlorid-Lsg. und filtriert. Das Filtrat darf durch 1 Tr. verd. Eisen(III)-chlorid-Lsg. (1 = 5) nicht getrübt werden (Ph.Ned. 6).

Anwendung. Zur Substitutionstherapie für Follikelhormon. Östradiol wird angewendet als Tabl. 0,1 und 1 mg, als Implantationstabl. 20 mg, als Injektion 10 mg/ml, als Creme 0,05%ig und als Salbe 0,01%ig (BPC 63).

Handelsformen: Menformon (Organon, München) Tropfen, äthanol. Lsg. Ovocyclin (Ciba, Wehr, Baden) Implantationstabl. Progynon (Schering, Berlin) Buccal-Dragees, Salbe.

Gynostril (Standard-Lab. USA), Lip-Oid (Tutag, USA), Diogyn (Pfizer, USA), Oestroform (Brit. Drug Houses). Gymestryl (Roussel, Paris).

Östradiolbenzoat DAB 7 – BRD. Oestradiolum benzoicum DAB 7 – DDR, Ph.Helv. V – Suppl. II, CsL 2. Oestradioli benzoas Pl.Ed. I/1, Nord. 63, Ph.Ned. 6, Jap. 61. Östradiol (benzoate d') CF 65. Östradiol Benzoate BP 63. Estradiol Benzoate USP XVI, NF XII. Oestradiolum benzoylatum ÖAB 9. Oestradioli Monobenzoas Belg. V. Dihydro-Folliculinbenzoat. 3-Benzoyloxy-1,3,5(10)-östratrien-17β-ol. 3-Benzoyloxyoestra-1,3,5(10)-trien-17β-ol. 1,3,5(10)-Estratriene-3,17β-diol-3-benzoate. $\Delta^{1,3,5(10)}$-Oestratrien-3,17β-diol-3-benzoat. (+)-3-Benzoyloxy-17β-hydroxyestratrin-[1,3,5(10)].

$C_{25}H_{28}O_3$ Strukturformel VII: S. 152 M.G. 376,50

Herstellung. Durch Benzoylierung von Östron und katalytische Reduktion des Esters oder durch Veresterung des Östradiols z. B. in wäßrig-alkalischer Lsg. mit Benzoylchlorid.

Eigenschaften. Farblose bis schwach gelbliche Kristalle oder kristallines Pulver ohne Geruch und Geschmack. Praktisch unlösl. in W., lösl. in A., Ae., Dioxan, leicht lösl. in Aceton, Chlf., wenig lösl. in pflanzlichen fetten Ölen, lösl. in 200 T. Äthyloleat.

Fp. 186 bis 190° (Ph.Helv. V – Suppl. II), 187 bis 195° (Ph.Ned. 6), 189 bis 196° (Nord. 63), 190 bis 195° (DAB 7 – DDR, CsL 2), 190 bis 196° (USP XVI, Jap. 61, Belg. V), 191 bis 196° (Pl.Ed. I/1), 191 bis 198° (DAB 7 – BRD), 193 bis 195° (CF 65), 193 bis 197° (ÖAB 9), L. KOFLER 188 bis 195° (ÖAB 9).

$[\alpha]_D^{20}$: In Dioxan +57 bis +63° (BP 63, DAB 7 – BRD), 58 ± 1° (CF 65), +58 bis +63° (Pl.Ed. I/1, USP XVI, NF XII, Jap. 61, Ph.Ned. 6), in A. +55 bis +62° (ÖAB 9, Nord. 63); in Weingeist +55 bis +62° (Ph.Helv. V – Suppl. II); in Chlf. +57 bis +63° (DAB 7 – DDR, Belg. V).

UV-Absorption. $E_{1\ cm}^{1\%}$ 231 nm in A. (96%) = 500 ± 20 (DAB 7 – DDR), etwa 485 (Nord. 63), 495 bis 520 (DAB 7 – DDR).

Erkennung. 1. Beim Lösen von 2,0 mg Substanz in 2,0 ml konz. Schwefelsäure entsteht eine gelblichgrüne Färbung mit blauer Fluoreszenz und beim anschließenden Verdünnen mit 2,0 ml W. eine gelborange Färbung (DAB 7 – BRD, in ähnlicher Weise Pl.Ed. I/1, USP XVI, NF XII, Jap. 61, CsL 2). – Gemäß Ph.Helv. V – Suppl. II und Ph.Ned. 6: Versetzt man 1 mg mit 3 Tr. Molybdänschwefelsäure, so entsteht eine gelblichgrüne bis grüne Farbe mit intensiv grüner Fluoreszenz. Nach Zusatz von 1 ml konz. Schwefelsäure und 9 ml W. muß die Verdünnung rosa gefärbt sein und schwach grün fluoreszieren. – 2. Gibt man zu der Lsg. von 1 mg in 1 ml konz. Schwefelsäure 1 Tr. Eisenphosphorsäure, so färbt sich die Lsg. vorübergehend intensiv grün, dann grüngelb mit intensiver Fluoreszenz. Fügt man 1 ml W. hinzu, so geht die Färbung in Rot oder Orangerot mit grüner Fluoreszenz über (ÖAB 9). – 3. Das Gemisch von 0,10 g Substanz, 0,10 g Natriumcarbonatmonohydrat, 5,0 ml W. und 10,0 ml M. wird unter Rückfluß auf dem Dampfbad 2 Std. erhitzt. Nach Zusatz von 15 ml W. und Abdampfen des M. wird der Rückstand erneut mit 15 ml W. versetzt, mit Eiswasser gekühlt, der Nd. abgesaugt, mit eisgekühltem W. gewaschen und bei 80° getrocknet. Das Östradiol schmilzt nach dem Umkristallisieren aus Benzol zwischen 172 und 180° (DAB 7 – BRD). – In ähnlicher Weise verfahren USP XVI, Pl.Ed. I/1, Jap. 61, CsL 2. – Fp. 173 bis 179° (USP XVI), NF XII 173 bis 178° (Ph.Ned. 6), 174 bis 180° (ÖAB 9). – Gemäß BP 63: 10 mg werden 30 Min. mit 1 ml alkoholischer Kaliumhydroxid-Lsg. gekocht; die Mischung wird mit W. verdünnt, mit Salzsäure angesäuert und mit Ae. ausgeschüttelt. Die Ätherauszüge wäscht man mit Natriumhydrogencarbonat-Lsg. und anschließend mit W. Der Ae. wird abgedunstet. Fp. etwa 177°. – Die getrockneten Substanzen geben die Erkennungsreaktionen des Östradiols. – 4. Das Filtrat von 3 wird auf dem Wasserbad bis auf etwa 5 ml eingeengt, abgekühlt, in einem Scheidetrichter mit 2,0 ml 3 n Salzsäure versetzt und mit 5,0 ml Ae. ausgeschüttelt. Der Ätherauszug wird mit wenig W. gewaschen, mit geglühtem Natriumsulfat getrocknet und auf dem Wasserbad eingedampft. Die erhaltene Benzoesäure schmilzt nach dem Trocknen bei 80° zwischen

120 und 123° (DAB 7 – BRD). – In ähnlicher Weise verfährt PI.Ed. I/1, USP XVI, NF XII, DAB 6, Jap. 61, CsL 2. Fp. 120 bis 122°. – 5. Das Filtrat von 3 wird auf etwa 0,5 ml eingedampft, mit 10 Tr. Calciumchlorid-Lsg. versetzt und warm filtriert. Das Filtrat gibt mit 1 Tr. verd. Eisen(III)-chlorid-Lsg. (1 = 5) einen gelbbraunen Nd. (Ph.Ned. 6). – 6. Versetzt man 5 ml einer gesättigten wss. Lsg. mit 2 bis 3 Tr. Quecksilbernitrat-Lsg. (MILLONS Reagens), so entsteht beim Erhitzen eine rote Färbung oder Fällung (BP 63). – 7. Das IR-Absorptionsspektrum einer Kaliumbromiddispersion zeigt Maxima nur bei denselben Wellenlängen wie das des Estradiol-Benzoate Reference Standard (USP XVI). – 8. Identifizierung nach L. KOFLER. Eutektische Temperatur mit Salophen: ~ 165°. Lichtbrechungsvermögen der Schmelze: $n_D = 1{,}5403$ bei 187 bis 188° (ÖAB 9).

Prüfung. 1. Trocknungsverlust. Nach Trocknen bei 105° bis zum konst. Gew. nicht über 0,5% (BP 63, CF 65, DAB 7 – BRD, DAB 7 – DDR, Belg. V, CsL 2) Im Vakuum über Phosphorpentoxid 4 Std. nicht über 0,5% (Jap. 61). – 2. Glührückstand. Nicht über 0,5% (PI.Ed. I/1); nicht über 0,1% (Nord. 63). – 100 mg dürfen keinen wägbaren Rückstand hinterlassen (USP XVI, Belg. V). – 3. Sulfatasche. Nicht über 0,1% (BP 63, DAB 7 – BRD), 0,2% (CF 65). – 4. Lösung und Reaktion. Die 1%ige Lsg. muß klar und farblos sein (ÖAB 9). – Die Lsg. von 20 mg in 2,5 ml A. muß die Grenzprüfungen halten für Klarheit der Lsg. Grenze B, für die Farbe S: 0,50 Co, 0,50 Cu, 0,50 Fe (Nord 63). – 5. Freie Säure: 10 ml der 1%igen Lsg. in A. müssen sich auf Zusatz von 2 Tr. Bromthymolblau-Lsg. gelb oder grün und bei darauffolgendem Zusatz von 0,1 ml 0,01 n Natriumhydroxid-Lsg. blau färben (ÖAB 9). – Sauer reagierende Verunreinigungen: 0,05 g Substanz werden in 5,0 ml A. (90 Vol.-%) von $70 \pm 3°$ gelöst. Nach Zusatz von 1 Tr. Methylrot-Methylthioninchlorid-Lsg. muß die Lsg. grün gefärbt sein (DAB 7 – DDR). – Protolytische Verunreinigungen. 2 ml der Lsg. von 20 mg in 2,5 ml A. muß nach Zugabe von 0,005 ml 0,01 n Natriumhydroxid-Lsg. und 1 Tr. Bromkresolgrün-Lsg. eine blaue Farbe geben, die nach Zugabe von 0,02 ml 0,01 n Salzsäure in Gelb umschlagen soll (Nord. 63). – 6. Östron. a) 2,5 mg werden in 0,5 ml n absolutäthanolischer Kaliumhydroxid-Lsg. gelöst und die Lsg. mit 0,2 ml 2%iger Dinitrobenzol-Lsg. in abs. A. versetzt. Man läßt 1 Std. bei 25° vor hellem Licht geschützt stehen und fügt 10 ml abs. A. hinzu. Die entstehende Färbung (mit einer Absorptionsbande im Grünen) soll weniger intensiv sein, als die, die von 0,1 mg Östron nach gleicher Behandlung hervorgerufen wird (BP 63). – b) Wird 1 mg mit 0,5 ml Antimontrichlorid-Lsg. versetzt, so darf weder eine Färbung noch eine Fluoreszenz auftreten (Ph.Helv.V – Suppl. II, Ph.Ned. 6). – c) Die Mischung von 0,15 ml einer Lsg. von 20 mg zu 2,5 ml A., 0,35 ml A. und 1 ml einer 0,5%igen (g/v) Lsg. von m-Dinitrobenzol in A. und 0,2 ml 2 n Kaliumhydroxid-Lsg. sollen nach 1 Std. Stehenlassen und Zufügen von 5 ml A. die Grenzprüfung für Farbe S: 2,00 Co bis 0,40 Fe halten, entspr. 30 mg/g (Nord. 63). – d) Die Lsg. von 2,0 mg Substanz in 1,0 ml A. (96%) wird mit 0,2 ml 1,3-Dinitrobenzol-Lsg. und 0,1 ml 3 n Kalilauge versetzt und unter Lichtausschluß aufbewahrt. Nach 2 Std. darf die Lsg. nicht stärker gefärbt sein, als das gleiche Vol. einer Mischung von 0,1 ml Kobalt(II)-chlorid-Lsg. und 4,0 ml 1%ige Salzsäure (DAB 7 – BRD). – 7. α-Östradiol gemäß USP XVI, NF XII. Ausführung entspr. der α-Östradiolbestimmung in Östradiol, S. 153, jedoch wird die auftretende Rotfärbung nicht gemessen, sondern nur visuell verglichen. Die in der Prüf-Lsg. auftretende Rotfärbung darf nicht intensiver sein als die beim Estradiol Benzoate Reference Standard. – In ähnlicher Weise wird auch gemäß Nord. 63 verfahren. Hier werden die Extinktionen der End-Lsg. wieder gemessen und ausgewertet. Es dürfen höchstens 3 mg/g gefunden werden.

Gehaltsbestimmung. Nord. 63. Von einer Lsg. 4,00 (= p) mg auf 100 ml Benzol werden je 0,5 ml in je 3 Reagensgläser (18×180 mm) gegeben und auf dem Wasserbad eingedampft. Die Reagensgläser werden darauf 1 Min. lang mit der Wasserstrahlpumpe evakuiert. Nach Zufügen von 1,00 ml Eisen-Phenol-Reagens aus einer Bürette werden die Gläser 35 Min. in ein Wasserbad gestellt und alle 5 Min. kräftig geschüttelt. Nach 2 Min. langer Abkühlung im Eisbad werden in jedes Reagensglas 4,00 ml 35%ige (v/v) Schwefelsäure gegeben (= Lsg. $\cdot a_1, a_2, a_3$). – Gleichzeitig wird eine Standard-Lsg. mit Östradiolbenzoat-Standard von 4,00 (= q)mg auf 100,00 ml hergestellt. Ein Teil der Standard-Lsg. wird auf 17α-Östradiol geprüft. Gleichzeitig wird in derselben Weise werden 0,5 ml dieser Standard-Lsg. behandelt, wie bei der Lsg. a angegeben (= Lsg. $b_1 b_2 b_3$) und auch eine Blindprobe aus den Reagentien angesetzt (= Lsg. c). – Die Differenzen der Extinktionen bei 525 nm und 420 nm zwischen b_1 und c seien k_1 und k'_1. Die Differenzen zwischen b_1 und b_2 und die zwischen b_1 und b_3 seien im Durchschnitt k_3 und k'_3. Die Differenzen zwischen den Lsg. b_1 und a_1, zwischen b_1 und a_2 und zwischen b_1 und a_3 seien im Durchschnitt k_2 und k'_2. – Der Gehalt m in Prozent $C_{25}H_{28}O_3$ errechnet sich dann mit Hilfe der Formel:

$$m = \frac{q \cdot n}{p} \cdot \frac{k_1 - k_2 - 1/2 \cdot (k'_1 - k'_2)}{k_1 - 2/3 \cdot k_3 - 1/2 \cdot (k'_1 - 2/3 \cdot k'_3)},$$

wobei n der Prozentgehalt an $C_{25}H_{28}O_3$ im Östradiolbenzoat-Standard ist.

Geforderter Gehalt 95,0 bis 105,0% $C_{25}H_{28}O_3$.

Anwendung. Zur Substitutionstherapie mit Follikelhormon. Östradiolbezoat wird angewendet als Injektion in öliger Lsg. 0,1, 1, 2 und 5 mg/ml und in wss. Suspension 1, 2, 5 und 10 mg/ml, ferner als Implantation 50 und 100 mg (BPC 63).

Dosierung. 1 bis 5 mg i.m. täglich.

Handelsformen: Menformon Prolongatum (Organon, München) als Mischung mit Phenylpropionat, Injektions-Lsg., Ovocyclin M (Ciba, Wehr, Baden) Kristallamp., Progynon B oleosum (Schering, Berlin) Amp., Solestro (Merck, Sharp & Dohme, West Point, Pa.) Amp., Benzo-Gynoestryl (als Hexahydrobenzoat Benzogynoestryl retard) (Roussel, Paris), Gynécormone (Lab. Nigy, Paris).

Östradiolcyclopentylpropionat. Estradiol Cyclopentylpropionate NF XI. Estradiol Cypionate[1] NF XII. Östradiol-17β-(3-cyclopentyl)propionat. 1,3,5(10)-Östratrien-3,17β-diol-17-cyclopentylpropionat.

$C_{26}H_{36}O_3$ Strukturformel VIII: S. 152   M.G. 396,58

Herstellung. Durch Behandlung von Östradiol mit Cyclopentylpropionylchlorid in Pyridin bildet sich der Diester an der 3- und 17-Stellung. Wird der 3,17-Diester mit Kaliumcarbonat in wss. M. behandelt, so tritt eine Verseifung nur in 3-Stellung ein. Durch Zugabe von W. erhält man den rohen 17-Ester, der aus 80%igem M. umkristallisiert wird.

Eigenschaften. Weißes oder praktisch weißes, geruchloses, kristallines Pulver. Praktisch unlösl. in W., lösl. in A., Aceton, Chlf., Dioxan, wenig lösl. in fetten Ölen. Fp. 149 bis 153°. $[\alpha]_D$: In Dioxan +39 bis +44°. UV-Absorption. Die Absorptionskurve weist ein Maximum bei 280 nm ± 2 nm auf (Lsg. 1 : 20000 in A.). Es darf nicht mehr als 3% von dem N.F.-Estradiol Cypionat Reference Standard abweichen.

Erkennung. 1. Eine Lsg. von etwa 2 mg Östradiolcyclopentylpropionat in 2 ml Schwefelsäure ist grünlichgelb mit einer grünen Fluoreszenz. – 2. Etwa 5 mg werden in einem kleinen Becherglas mit 5 ml 10%iger Kaliumhydroxid-Lsg. 15 Min. auf dem Wasserbad erwärmt. 50 mg Sulfanilsäure werden mit 2 ml verd. Salzsäure erwärmt, in Eiswasser gekühlt und langsam mit 0,3 ml einer 10%igen Natriumnitrit-Lsg. versetzt. Bei der Zugabe dieser Lsg. zu der verseiften Östradiolcyclopentylpropionat-Lsg. entsteht eine rote Farbe. – 3. Das IR-Absorptionsspektrum einer Nujol-Verreibung zeigt Maxima nur bei denselben Wellenlängen wie das des N.F.-Reference Standard.

Prüfung. 1. Glührückstand. 100 mg dürfen keinen wägbaren Rückstand hinterlassen. – 2. Trocknungsverlust. 4 Std. bei 105° getrocknet, nicht über 1%.

Anwendung. Wie Östradiol und sein Benzoat und Dipropionat, jedoch besitzt es in öliger Lsg. intramusculär injiziert eine länger verzögerte Wirkung. Durchschnittliche Dauer der Wirkung 3 bis 8 Wochen.

Handelsformen: Depofemin, im Femovirin mit Testosteroncyclopentylpropionat (Hoechst, Frankfurt a. M.) Amp. in ölig. Lsg., Depo-Estradiol (Upjohn, USA).

Oestradiolum dipropionicum Ph.Helv. V – Suppl. II. Oestradiolum dipropionylatum ÖAB 9. Estradiol Dipropionate USP XVI, NF XII. 3,17β-Dipropionoxy-$\Delta^{1,3,5(10)}$-östratrien. 1,3,5(10)-Estratrien-3,17β-diol-dipropionat. – 3,17β-Dipropionyloxyöstra-1,3,5(10)-trien.

$C_{24}H_{32}O_4$ Strukturformel IX: S. 152   M.G. 384,52

Herstellung. Durch Veresterung von Östradiol mittels Propionsäureanhydrid und Pyridin [MIESCHER, K., u. C. SCHOLZ: Helv. chim. Acta 20, 263 (1934)].

Eigenschaften. Weißes oder fast weißes kristallines, geruch- und geschmackloses Pulver. Praktisch unlösl. in W., lösl. in Ae., Aceton, Dioxan, A.; wenig lösl. in fetten pflanzlichen Ölen.
Fp. 104 bis 106,5° (Ph.Helv. V – Suppl. II), 104 bis 109° (Bad bis 94° vorgewärmt) (USP XVI, NF XII), 104 bis 109° (ÖAB 9), L. KOFLER: 104 bis 109° (ÖAB 9). $[\alpha]_D$: In Dioxan +37 bis +41° (USP XVI, NF XII, Ph.Helv. V – Suppl. II); in A. +37 bis +41° (ÖAB 9).

Erkennung. 1. Versetzt man etwa 1 mg mit 1 ml konz. Schwefelsäure, so entsteht eine schwach gelbliche Lsg., die allmählich grünlichgelb wird und grün bis blau fluoresziert.

---

[1] Wortgeschützte Bezeichnung für Cyclopentylpropionat.

Versetzt man die Lsg. mit 1 ml W., so geht die Farbe in Orange über (ÖAB 9). − 2. Versetzt man eine Lsg. von etwa 1 mg Dipropionylöstradiol in 1 ml konz. Schwefelsäure mit 1 Tr. Eisenphosphorsäure, so färbt sich die Lsg. allmählich grüngelb mit intensiver Fluoreszenz. Fügt man 1 ml W. hinzu, so geht die Färbung in Orangerot mit grüner Fluoreszenz über (ÖAB 9). − 3. Erwärmt man etwa 10 mg mit 5 Tr. A., 5 Tr. W. und 10 Tr. konz. Schwefelsäure, so tritt nach einiger Zeit der Geruch nach Propionsäureäthylester auf (ÖAB 9). − 4. 20 mg werden in 2 ml A. gelöst und die Lsg. mit 2 ml weingeistiger Kalilauge und 10 ml W. 1/2 Std. auf dem Wasserbad am Rückflußkühler zum Sieden erhitzt. Nach dem Erkalten wird mit 1 ml verd. Salzsäure und 20 ml W. versetzt und stehengelassen, bis ein weißer Nd. entstanden ist. Das ausgeschiedene Östradiol wird abgenutscht, mit W. neutral gewaschen und bei 103 bis 105° getrocknet. Fp. 171 bis 175° (Ph.Helv. V − Suppl. II). − Gemäß USP XVI löst man 100 mg in 10 ml M., gibt eine Lsg. von 150 mg Kaliumcarbonat in 0,5 ml W. hinzu und kocht 4 Std. auf dem Dampfbad am Rückflußkühler. Dann werden 30 ml W. hinzugegeben und die Mischung auf etwa 15 ml eingedampft. Man kühlt, gibt 15 ml W. hinzu und läßt 1 Std. bei 5 bis 10° stehen. Der Nd. wird abgenutscht, mit kaltem W. gewaschen, bis das W. gegen Lackmus neutral reagiert, und bei 105° getrocknet. Fp. 173 bis 179°. − 5. Löst man etwa 2 mg des durch Hydrolyse gewonnenen Östradiols in 2 ml Schwefelsäure, so entsteht eine grünlichgelbe Fbg. mit grüner Fluoreszenz. Nach Zugabe von 1 Tr. Eisen-Ammoniumsulfat-Lsg. wird die Grünfärbung verstärkt; verdünnt man mit W., so entsteht Rot- bis Orangerotfbg. (USP XVI). − 6. Versetzt man 1 mg Östradioldipropionat mit 1 ml konz. Schwefelsäure und darauf mit 3 Tr. Molybdänschwefelsäure, so muß eine vorübergehende dunkelblaue Farbe entstehen. Nach Zusatz von 9 ml W. muß die Verdünnung rosa gefärbt sein und schwach grün fluoreszieren (Ph.Helv. V − Suppl. II). − 7. Wird 1 mg Östradioldipropionat in 0,5 ml A. gelöst und diese Lsg. mit 2 Tr. m-Dinitrobenzol und 1 Tr. verd. Kalilauge versetzt, so darf sich das Gemisch innerhalb 1 Std. nicht oder höchstens sehr schwach gelbbräunlich färben (Ph.Helv. V − Suppl. II). − 8. Identifizierung nach L. KOFLER. Eutektische Temperatur der Mischung mit Benzil: 70°. Lichtbrechungsvermögen der Schmelze. $n_D = 1{,}5000$ bei 111 bis 113° (ÖAB 9). − 9. Das IR-Absorptionsspektrum einer Kaliumbromiddispersion der 4 Std. im Vakuum über Silicagel getrockneten Substanz zeigt Maxima nur bei denselben Wellenlängen, wie das des Estradiol Dipropionate Reference Standards (USP XVI, NF XII).

Prüfung. 1. Trocknungsverlust 4 Std. im Vakuum über Silicagel getrocknet: nicht über 0,5% (USP XVI, NF XII). − 2. Lösung und Reaktion. 100 mg sollen sich ohne Rückstand beim Erwärmen in 5 ml A. lösen; nach dem Erkalten darf die Lsg. gegen Lackmus nur schwach sauer reagieren (USP XVI, NF XII). − Die Lsg. in A. (1 + 199) muß klar und farblos sein (ÖAB 9). − 3. Freie Säure. 10 ml der Lsg. in A. (1 + 199) müssen sich auf Zusatz von 2 Tr. Bromthymolblau-Lsg. gelb oder grün und bei darauffolgendem Zusatz von 0,1 ml 0,01 n NaOH blau färben (ÖAB 9). − 4. Östron. Wird 1 mg Östradioldipropionat mit 0,5 ml Antimontrichlorid-Lsg. versetzt, so darf weder eine Färbung noch eine Fluoreszenz auftreten (Ph.Helv. V − Suppl. II).

Anwendung. Zur Substitutionstherapie von Follikelhormon. Es wird als Injektion in öliger Lsg. angewendet 1, 2,5, 5 mg in 1 ml oder 10, 50 mg in 10 ml.

Dosierung. 1 bis 5 mg i.m. täglich.

Handelsform: Ovocyclin (Ciba, Wehr, Baden) Amp.

Östradiolbutyrylacetat ist enthalten im Klimanosid „R"-Depot (Boehringer, Mannheim) Amp.

Östradiolphenylpropionat ist enthalten im Menformon prolongatum und im Lynandron prolongatum (Organon, München) Amp.

Östradioldiönanthat ist enthalten im Lactimex (Protina, München).

Östradiolundecylat ist enthalten im Progynon-Depot (Schering, Berlin) Amp.

Estradiol Valerate USP XVII. Oestradiolvalerianat. Oestra-1,3,5(10)-trien-3,17β-diol-17-valerianat.

$C_{23}H_{32}O_3$ Strukturformel X: S. 152   M.G. 356,51

Eigenschaften. Weißes, kristallines Pulver. Gewöhnlich geruchlos, doch zuweilen mit einem schwachen, fettigen Geruch behaftet. Prakt. unlösl. in W., lösl. in Ricinusöl, in M., in Benzylbenzoat und in Dioxan, wenig lösl. in Sesamöl und in Erdnußöl. Fp. 143 bis 150° (USP XVII). $[\alpha]_D^{25}$ +41 bis +47° (Dioxan, c = 2,5) (USP XVII).

Erkennung. USP XVII: Das IR-Spektrum in KBr zeigt den gleichen Kurvenverlauf wie das des USP Extradiol Valerate Reference Standard. – 2. Das UV-Spektrum einer alkoholischen Lsg. (1 in 20000) zeigt den gleichen Kurvenverlauf wie das des USP Estradiol Valerate Reference Standard und weicht im Maximum bei etwa 281 mµ um nicht mehr als 3% der Extinktion ab. – 3. 200 mg werden in 20 ml M. gelöst, mit 1 ml Kaliumcarbonat-Lsg. (1 in 3,3) versetzt und 4 Std. am Rückflußkühler erhitzt. Dann setzt man 30 ml W. zu und dampft langsam auf 15 ml ein, kühlt ab, versetzt mit 15 ml W. und läßt 1 Std. bei 5 bis 10° stehen. Dann saugt man ab und wäscht den Nd. mit kaltem W. neutral. 2 Std. bis 105° getrocknet schmelzen die so erhaltenen Östradiolkristalle zwischen 173 und 179°. – 4. Das bei 3 erhaltene Filtrat versetzt man mit 2 Tr. Kongorot-Lsg., säuert mit verd. Schwefelsäure an und gibt 10 ml Ae. zu. Man schüttelt aus, trennt die Ae.-Schicht ab und wiederholt die Ausschüttelung. Die vereinigten Ae.-Auszüge wäscht man mit 10 ml W., trocknet mit 1 g wasserfreiem Natriumsulfat und filtriert in eine Abdampfschale. Nach Abdampfen des Ae. neutralisiert man genau mit Ammoniak-Lsg. und gibt einige Tropfen Eisen(III)-chlorid-Lsg. zu: es entsteht ein rotbrauner Nd.

Prüfung. USP XVII. 1. Wassergehalt nach KARL FISCHER höchstens 0,1%. – 2. Freie Säure. 25 ml A. werden mit 0,01 n Natronlauge gegen Bromthymolblau neutralisiert. Darin löst man 500 mg Östradiolvalerianat, genau gewogen, und titriert rasch mit 0,01 n Natronlauge auf den ursprünglichen blaßblauen Farbton.

1 ml 0,01 n Natronlauge entspr. 1,021 mg Valeriansäure. Es dürfen nicht mehr als 0,5% freie Säure vorliegen.

Aufbewahrung. Gut verschlossen, vor Licht geschützt.

Anwendung. Östrogentherapie.

Dosierung. 5 bis 40 mg in i.m. Einzelgaben von 5 bis 20 mg alle 3 bis 4 Wochen.

Handelsformen: Östradiolvalerianat ist enthalten im Progynon-Depot (Schering, Berlin) Amp., in Primodian-Depot (Schering, Berlin) Amp., in Delestrogen (Squibb, New York).

Aethinyloestradiolum Pl.Ed. I/2, ÖAB 9, Ph.Helv. V – Suppl. II, CsL 2 – Suppl., Jap. 61, DAB 7 – DDR, (INN). Aethynyloestradiolum Ph.Ned. 6. Ethinyloestradiol BP 63, CF 65. Ethinyl Estradiol USP XVII. Ethinyloestradiolum Nord. 63. Äthinylöstradiol. 17α-Äthinyl-$\Delta^{1,3,5(10)}$-östratrien-3,17β-diol. (+)-17α-Ethynyl-3,17β-dihydroxyestratrien-(1,3,5(10)]. 19-Nor-17α-pregna-1,3,5(10)-trien-20-yne-3,17-diol. 1,3,5(10)-Oestratrien-17α-aethinyl-3,17β-diol.

$C_{20}H_{24}O_2$ \hspace{2em} Strukturformel XI: S. 152 \hspace{2em} M.G. 296,41

Herstellung. Durch Einwirkung von Kaliumacetylid auf Östron in flüssigem Ammoniak, Verdampfen des NH_3, Lösen des Kaliumsalzes in W. und Fällung mit Mineralsäuren (BP 53). Vgl. H. H. INHOFFEN u.a.: Chem. Ber. *71*, 1024 (1938), Naturwissenschaften *26*, 96 (1938).

Gehalt. 98,0 bis 102,0% BP 63, 99% Nord. 63.

Eigenschaften. Weißes, geruchloses, kristallines Pulver. USP XVII, ÖAB 9, DAB 7 – DDR, Jap. 61 gestatten auch schwach gelbliche Färbung. – Praktisch unlösl. in W., lösl. bei 20° in 5 T. Aceton, 6 T. A. (95%), 20 T. Chlf., 4 T. Dioxan, 4 T. Ae. und in wss. Alkalihydroxid-Lsg. Fp. 176 bis 181° (nach 1stdg. Trocknen bei 140°) (Ph.Helv. V – Suppl. II); 178 bis 184° bzw. 142 bis 146° (Ph.Ned. 6); 179 bis 186° (Nord. 63); 179 bis 184° (DAB 7 – DDR); 180 bis 186° bzw. 142 bis 146° (USP XVII, CsL 2, Jap. 61); 180 bis 184°, nach L. KOFLER 180 bis 185° (ÖAB 9); 182 bis 184° bzw. 141 bis 146° (BP 63); 182 bis 184° bzw. 144 bis 146° (Pl.Ed. I/2). $[\alpha]_D$: In Dioxan 0 bis +3° (Pl.Ed. I/2, BP 63); +1 bis +10° (Jap. 61); in A. +2 bis +10° (Ph.Helv. V – Suppl. II, Nord. 63); +1 bis +10° (ÖAB 9); +1 bis +5° (DAB 7 – DDR). UV-Absorption. $E_{1\,cm}^{1\%}$: In A. bei 281 nm 69,5 bis 72,5 (Pl.Ed. I/2), 69,5 bis 72,0 (DAB 7 – DDR), 69 bis 73 (CsL 2, Jap. 61), etwa 70 (Nord. 63), in abs. A. bei etwa 280 nm 71 (BP 63).

Erkennung. 1. 0,002 g werden in 1 ml gekühlter Mischung gleicher Vol. Schwefelsäure und 95%igem A. gelöst. Die Lsg. ist orangerosa und zeigt gelbgrüne Fluoreszenz. Verdünnt man mit 2 ml W., so entsteht Rotfärbung (Pl.Ed. I/2). – Gemäß BP 63 wird die Reaktion so durchgeführt, daß man 2 mg in 2 ml Schwefelsäure löst. Die Lsg. erscheint im durchscheinenden Licht orangerot und fluoresziert gelbgrün im reflektierten Licht. Versetzt man 1 ml der Lsg. mit 1 Tr. Eisen(III)-Ammoniumsulfat-Lsg. und 2 ml W., so entsteht eine rotbraune Fllg. Verdünnt man 1 ml der Schwefelsäure-Lsg mit 2 ml W., so entsteht eine rosenrote Fällung. Gemäß Ph.Helv. V – Suppl. II verdünnt man mit 10 ml W., es entsteht Violettfärbung und ein violetter Nd. – 2. 0,025 g werden in 10 ml 5%iger Kaliumhydroxid-

Lsg. gelöst und die Lsg. mit 0,1 g Benzoylchlorid geschüttelt. Fp. der Fllg. nach dem Umkristallisieren aus M. 200 bis 202° (Äthinylestradiol-3-mono-benzoat) (PI.Ed. I/2). – Gemäß USP XVII benzoyliert man bei etwa 10° durch Schütteln mit 0,3 ml einer Mischung von Benzoylchlorid mit 2 Raumteilen Ae. Gemäß Ph.Helv. V – Suppl. II soll das Benzoat bei 196 bis 199° schmelzen, die Benzoylierung erfolgt in verd. Natronlauge. 199 bis 202° (DAB 7 – DDR), 198 bis 204° (Nord. 63). – 3. Versetzt man etwa 5 mg in 0,5 ml A. mit 5 Tr. ammoniakalischer Silbernitrat-Lsg. so entsteht ein dichter, weißer, flockiger Nd., der sich auf Zusatz von einigen Tropfen verd. Salpetersäure in eine durchscheinende Gallerte umwandelt (ÖAB 9). – 4. Identifizierung nach L. KOFLER. Eutektische Temperatur der Mischung mit Salophen: 151°. Lichtbrechungsvermögen der Schmelze: $n_D = 1,5403$ bei 179 bis 181° (ÖAB 9). – 5. Nach 4stdg. Trocknen im Vakuum über Silicagel zeigt das IR-Absorptionsspektrum einer Kaliumbromiddispersion Maxima nur bei denselben Wellenlängen wie das des Ethinyl-Estradiol-Reference-Standard (USP XVII). – 6. Das UV-Absorptionsspektrum einer Lsg. 1 : 20 000 zeigt denselben Kurvenverlauf wie das des USP-Reference-Standard; die entsprechenden Extinktionen, bezogen auf die getr. Substanz, beim Maximum etwa 281 nm sollen nicht mehr als 3% differieren (USP XVII).

Prüfung. 1. Trocknungsverlust nicht über 0,5% bis zum konst. Gew. getrocknet bei 100° (PI.Ed. I/2), bei 105° (BP 63, ÖAB 9, DAB 7 – DDR), 4 Std. im Vakuum über Silicagel (USP XVII). – 2. Glührückstand. Nicht über 0,1% (PI.Ed. II/2, Jap. 61), ohne Rückstand (Ph.Ned. 6). Sulfatasche: Nicht über 0,1% (BP 63, Nord. 63). – 3. Protolytische Verunreinigung. 2 ml P (= 0,03 g in 3 ml A.) sollen sich nach Zufügen von 0,005 ml 0,01 n Natronlauge und 1 Tr. Bromkresolgrün-Lsg. blau färben. Die Farbe soll nach Zufügen von 0,025 ml 0,01 n Salzsäure in Gelb umschlagen (Nord. 63). – 4. Klarheit der Lösung. Eine 1%ige Lsg. in A. muß klar und farblos sein (ÖAB 9, DAB 7 – DDR). 0,1 g müssen sich klar und vollständig in 5 ml A. lösen (USP XVII). – 5. Färbung der Lösung. 2 ml Prüf-Lsg. sollen die Farbgrenze S (0,5 Co, 0,5 Cu, 0,5 Fe) halten (Nord. 63). – 6. Freie Säure. 10 ml der 1%igen Lsg. in A. müssen sich auf Zusatz von 2 Tr. Bromthymolblau-Lsg. gelb oder grün und bei darauffolgendem Zusatz von 0,2 ml 0,01 n Natriumhydroxid-Lsg. blau färben (ÖAB 9). – 10 ml A. (70%) werden mit 4 Tr. Methylrot-Methylthioninchlorid-Lsg. und gegebenenfalls mit 0,01 n Salzsäure bis zum Farbumschlag nach Grau versetzt. 0,05 g Substanz werden in 5,0 ml des so vorbehandelten A. unter Erwärmen gelöst. Nach dem Erkalten muß die Lsg. grau oder grauviolett und nach darauffolgendem Zusatz von 0,05 ml 0,1 n Kalilauge grün gefärbt sein (DAB 7 – DDR). – 7. Östron. 0,005 g werden in 0,5 ml A. (95%) gelöst, die Lsg. mit 0,005 g Dinitrobenzol versetzt und mit 0,5 ml frisch bereiteter alkoholischer Kaliumhydroxid-Lsg. gemischt. Man läßt 1 Std. im Dunkeln stehen und versetzt mit 10 ml A. (95%). Die Lsg. darf nicht intensiver gefärbt sein als ein Ansatz der Reagentien ohne Äthinylöstradiol (PI.Ed. I/2, Jap. 61). – Gemäß Nord. 63 muß eine Mischung von 0,5 ml einer 1%igen Lsg. von Äthinylöstradiol in A., 1 ml einer 0,5%igen (g/v) Lsg. von m-Dinitrobenzol in A. und 0,2 ml 2 m Kaliumhydroxid-Lsg. nach 1 Std. und Zufügen von 5 ml A. die Grenzprüfung Farbe S halten (2,00 Co bis 0,4 Fe).

Gehaltsbestimmung. Nord. 63. Versuchs-Lsg.: 5,0 (= p) mg in 100 ml A. (= Lsg. *a*). Standard-Lsg.: 5,0 (= q) mg Nordischer Äthinylöstradiol-Standard (= Lsg. *b*), Blind-Lsg.: A. (= c). Es werden die Extinktionen der Lsg. gemessen. Die Differenz der Extinktionen zwischen *b* und *c* sei k_1, die zwischen *b* und *a* sei k_2. Der Gehalt *m* in Prozent $C_{20}H_{24}O_2$ berechnet sich dann nach der Formel:

$$m = \frac{q \cdot n}{p} \cdot \left(1 - \frac{k_2}{k_1}\right),$$

wobei *n* der Prozentgehalt an $C_{20}H_{24}O_2$ im Standardpräparat ist.

Geforderter Gehalt 95 bis 103% $C_{20}H_{24}O_2$.

Anwendung. Äthinylöstradiol gehört zu den aktivsten bekannten Östrogenen. Der Abbau im Magen, Darm und in der Leber ist durch die Äthinylsubstitution gehemmt, so daß es oral wirksam ist, und zwar 20mal stärker als Stilböstrol.

Dosierung. Zur Behandlung der Menopausesymptome 10 bis 50 µg täglich. Für die Suppression der Laktation 100 µg 3mal tägl. für 3 Tage, dann 100 µg tägl. für 6 Tage. Für Behandlung des Prostata- und Brust-Carcinoms 1 bis 2 mg tägl. (BP 63).

Handelsformen: Menformon (Organon, München) Styli. – Progynon (Schering, Berlin) Tabl., -C und -M.
Diogyn-E (Pfizer, USA); Esteed (Warren-Teed, USA); Estigyn (British Drug Houses, Engl.); Estinyl (Schering, USA); Ethinoral (C. D. Smith, USA); Eticylol (Ciba, USA); Estorals (Key Corp., USA); Inestra (Merck Sharp & Dohme, USA); Lynoral (Organon, Engl.); Novestrol (Rorer, USA); Oradiol (Vanpelt & Brown, USA); Palonyl (Palmedico, USA); Crinex (Crinex, Paris).

Mestranol NND 64, (INN). Äthinylöstradiol-3-methyläther. Methoxyäthinylöstradiol. 17α-Äthinyl-3-methoxy-17β-hydroxy-1,3,5(10)-östratrien. 1,3,5(10)-Östratrien-17α-äthinyl-3-methoxy-17β-ol. 3-Methoxy-19-nor-17α-pregna-1,3,5(10)-trien-20-in-17-ol.

$C_{21}H_{26}O_2$ Strukturformel XII: S. 152 M.G. 310,43

Anwendung. Oral wirksames Östrogen zur Therapie bei Cyclusstörungen, meist in Verbindung mit einem Gestagen (vgl. Kombinationspräparate, S. 185).

Handelsformen: Enthalten in Norethindrone with Mestranol NND 64, Norethynodrel with Mestranol NND 64, Aconcen (Merck, Darmstadt), Instoral (Syntex), Lyndiol (Organon, München), Novacyclin (Ciba, Wehr, Baden), Ovulen (Boehringer, Mannheim).

17α-Methylöstradiol ist enthalten in Klimanosid „R" und im Gynäkosid (Boehringer, Mannheim) Dragees.

$C_{19}H_{27}O_2$ M.G. 287,42

Fp. 190 bis 192°.

Quinöstrol. 3-(Cyclopentyloxy)-äthinylöstradiol. 3-(Cyclopentyloxy)-19-nor-17α-pregna-1,3,5(10)-trien-20-yn-17-ol.

Handelsformen: Estrovis (Vismara, Italien), Pentovis (Warner, Eastleigh, Hampshire).

Östron DAB 7 - BRD, (INN). Oestronum PI.Ed. I/1, CsL 2 - Suppl., Jap. 61, Ph.-Ned. 6, ÖAB 9. Estrone USP XVI, NF XII. Oestrone Reagens BP 63, CF 65. Theelin. Folliculin. Ketohydroxyestrin. 3-Hydroxy-1,3,5(10)-östratrien-17-on. 3-Hydroxy-17-keto-oestratrien-1,3,5(10). $\Delta^{1,3,5(10)}$-Östratrien-3-ol-17-on. 1,3,5(10)-Estratrien-3-ol-17-one. 3-Hydroxyoestra-1,3,5(10)-trien-17-on.

$C_{18}H_{22}O_2$ Strukturformel I: S. 151 M.G. 270,37

Herstellung. Östron ist das einzige Steroidhormon, das heute noch z. T. aus natürlichem Material isoliert wird. Merkwürdigerweise ist die reichste Quelle für Östron der Hengstharn. In der Praxis wird es jedoch von *trächtigem Stutenharn* gewonnen, da hiervon größere Mengen zur Verfügung stehen. Es werden Extraktions-, Fällungs- und Adsorptionsmethoden angewendet.

Literatur: ITO, M., u. S. HAYAZU: Münch. med. Wschr. *80*, 1969 (1933); – CURTIS, J. M. u. a.: J. biol. Chem. *107*, 191 (1934). – BEALL, D., u. M. EDSON: Biochem. J. *30*, 577 (1936).

Eigenschaften. Kleine weiße oder schwach gelbliche Kristalle oder kristallines Pulver ohne Geruch und Geschmack. Praktisch unlösl. in W., lösl. in A., Ae., Chlf., Aceton, wenig lösl. in fetten Ölen.

Fp. unter Zers. (Bad auf 220° vorgewärmt) 249 bis 254° (Ph.Helv. V – Suppl. II), 254 bis 262° (Jap. 61, BP 63), 255° (DAB 7 – BRD), 256 bis 262 (Bad auf 220° vorgewärmt) (USP XVI, NF XII), 256 bis 260° (Ph.Ned. 6), 258 bis 262° (PI.Ed. I/1), 260 bis 265° (ÖAB 9), L. KOFLER: Stabile Modifikation 260 bis 263°, instabile Modifikation 252 bis 256°, 260 bis 262° (CF 65).

$[\alpha]_D$: In Dioxan +155 bis +166° (Jap. 61), +158 bis +165° (USP XVI, NF XII), +158 bis +166° (BP 63, DAB 7 – BRD), 160 bis +168° (Ph.Helv. V – Suppl. II, CsL 2 – Suppl.) +161 bis +165° (CF 65), +163 bis +168° (Ph.Ned. 6), in A. +160 bis +166° (ÖAB 9).

UV-Absorption $E_{1\,cm}^{1\%}$. 80 bis 90 in abs. A. bei 280 nm (BP 63,) in A. (96%) 80 ± 5 bei 281 nm (DAB 7 – BRD).

Erkennung. 1. Auf Zusatz von 1,0 ml 1,3-Dinitrobenzol-Lsg. und 1,0 ml 3 n KOH zu einer Lsg. von 2,0 mg Substanz in 1,0 ml A. (96%) entsteht eine rotviolette Färbung (DAB 7 – BRD, ÖAB 9). – 2. Die Lsg. von 50 mg Substanz in 10 ml A. (96%) wird mit 50 mg Hydroxylaminhydrochlorid und 50 mg wasserfreiem Natriumacetat versetzt und 2 Std. lang unter Rückfluß zum Sieden erhitzt. Nach Abkühlung und Zusatz von 20 ml W. wird die Ausfällung abgesaugt, mit W. gewaschen und aus A. (96%) umkristallisiert. Das Östronoxim schmilzt nach dem Trocknen bei 105° zwischen 245 und 252° (Metallblock) (DAB 7 – BRD). Gemäß PI.Ed. I/1 wird anstelle des wasserfreien Natriumacetats 1 ml Eisessig zugegeben und 5 Std. am Rückflußkühler gekocht. Fp. 229 bis 231°. – 3. Zu der eisgekühlten Lsg. von 50 mg Substanz in 4 ml Aceton, 3,5 ml 3 n NaOH und 2,0 ml W. werden tropfenweise 0,40 ml Benzoylchlorid gegeben. Nach kräftigem Schütteln bis zum Verschwinden des Geruches nach Benzoylchlorid wird das Gemisch mit 5,0 ml W. versetzt, der Nd. abgesaugt, mit warmem W. gewaschen und aus Aceton umkristallisiert. Das Östronbenzoat schmilzt nach dem Trocknen bei 105° zwischen 218 und 227° (DAB 7 – BRD), 218 bis 222° (Pl.Ed. I/1, Ph.Ned. 6), 215 bis 222° (Jap. 61). – 4. Versetzt man etwa 1 mg Östron mit 1 ml konz. Schwefelsäure, so entsteht allmählich eine grünlichgelbe Lsg., die intensiv grün fluoresziert. Versetzt man die Lsg. mit 1 ml W., so geht die Färbung in Rotorange über (ÖAB 9). – 5. Erhitzt man eine Lsg. von etwa 20 mg Östron in einer Mischung von 1 ml Essigsäureanhydrid und 1 ml Pyridin 10 Min. lang unter Rückflußkühlung zum Sieden, fügt nach dem Erkalten 20 ml W. hinzu und schüttelt kräftig durch, so scheidet sich ein kristalliner Nd. von Acetylöstron aus. Dieser wird abgesaugt, mit W. bis zum Verschwinden des Pyridingeruches gewaschen und getrocknet. Fp. 123 bis 127° (ÖAB 9). In ähnlicher Weise bereitet, schmilzt das Östronacetat gemäß Ph.Helv. V – Suppl. II zwischen 121,5 und 125°. – 6. Versetzt man 1 mg Östron mit 3 Tr. Molybdänschwefelsäure, so muß eine rasch vorübergehende dunkelblaue Farbe entstehen. Nach Zusatz von 1 ml konz. Schwefelsäure und 9 ml W. muß die Verdünnung rosa gefärbt sein und eine gelbgrüne Fluoreszenz aufweisen (Ph.Helv. V – Suppl. II, Ph.Ned. 6). – 7. 4 mg Dinitrophenylhydrazin werden mit 1 ml A. und 1 Tr. konz. Salzsäure bis zur klaren Lsg. erhitzt. Zu der heißen Lsg. wird eine Lsg. von 5 mg Östron in 3 ml A. gegeben. Das Gemisch wird, ohne den verdampften A. zu ersetzen, so lange gekocht, bis ein gelber Nd. entsteht. Nach Zugabe von 4 ml A. wird während weiteren 2 Min. zum Sieden erhitzt und darauf abgekühlt. Das auskristallisierte Dinitrophenylhydrazon wird abgenutscht, zuerst mit 4 ml A., hierauf mit W. gewaschen und bei 103 bis 105° getrocknet. Der Fp. unter Zersetzung muß zwischen 270 und 274° liegen (Ph.Helv. V – Suppl. II), 276 bis 278° (Ph.Ned. 6). – 8. Das IR-Absorptionsspektrum einer Kaliumbromiddispersion zeigt Maxima nur bei denselben Wellenlängen wie das des Östron Reference Standard (USP XVI, NF XII). – 9. UV-Absorption. Die mittels Erwärmen im Dampfbad hergestellte Lsg. 1: 20000 in A. weist nach dem Abkühlen den gleichen Kurvenverlauf auf, wie der Estrone Reference Standard. Das Maximum bei etwa 280 nm darf vom Standard nicht mehr als 3% abweichen. – 10. Identifizierung nach L. KOFLER. Eutektische Temperatur der Mischung mit Salophen ~ 178°, mit Dicyandiamid ~ 205°.

Prüfung. 1. Trocknungsverlust. Bei 105° getrocknet höchstens 0,5% (DAB 7 – BRD). – 2. Verbrennungsrückstand. Höchstens 0,5% (Pl.Ed. I/1, Jap. 61); 100 mg dürfen keinen wägbaren Rückstand hinterlassen (USP XVI, NF XII, Ph.Ned. 6). – 3. Sulfatasche. Höchstens 0,1% (DAB 7 – BRD). – 4. Lösung. Die Lsg. in A. (1:199) muß klar und farblos sein (ÖAB 9). – 0,1 g Östron werden auf dem Dampfbad in 100 ml n Natronlauge bis zur Lsg. erwärmt. Die Lsg. soll nach dem Abkühlen und Überführen in einen 100-ml-Nessler-Zylinder klar sein (NF XII). – 5. Equilenin und Equilin (s. Formeln III u. II, S. 151). 10 mg werden in A. zu 50 ml gelöst. 5 ml der Lsg. versetzt man mit 5 ml einer Pufferlsg., die aus 2 ml Essigsäure, 13,3 g wasserfreiem Natriumacetat und W. zu 100 ml hergestellt wird, erwärmt auf etwa 50° und gibt 1 ml einer frisch bereiteten 0,5%igen alkoholischen Dibromchinon-chlorimid-Lsg. hinzu. Die Mischung wird 30 Min. stehengelassen und darauf mit 10 ml Chlf. und 20 ml Natronlauge 2 Min. geschüttelt. Die Chlf.-Phase wird abgetrennt und durch Papier filtriert; die ersten 2 ml des Filtrates werden verworfen. Das weitere Filtrat darf gegen einen weißen Hintergrund nicht intensiver rot gefärbt erscheinen als auf die gleiche Weise behandelte 5 ml einer alkoholischen Lsg., die 20 µg Equilenin enthalten (USP XVI, CF 65). – Equilin: Beim schnellen Schmelzen darf Östron nicht rot oder rotviolett gefärbt werden (Ph.Ned. 6). – 6. Östradiol. 1 mg Östron wird mit einer Lsg. von 1 g Phenol in 1 ml konz. Schwefelsäure versetzt. Dann wird 1 ml W. zugegeben, gut durchgemischt und während 3 Min. im Wasserbad erhitzt. Das Gemisch muß sich schwach grün bis blau, jedoch nicht violett oder rosa färben (Ph.Helv. V – Suppl. II, Ph.Ned. 6).

Anwendung. Zur östrogenen Therapie.

Dosierung. Intramusculär 0,2 bis 1 mg (USP XVI).

Handelsformen: Menformon (Organon, München) Dragees, Salbe, Pessarien. Aquacrine (Ebdocrine USA). Estromone (Endo, USA). Estrugenone (Kremers-Urban, USA). Estrusol (Smith, Miller & Patch, USA). Menagen (Parke, Davis, USA). Theelin (Parke, Davis, USA). Thelestrin (Carnrick, USA). Wynestron (Wyeth, USA).

16α-Hydroxyöstron-diacetat.

Handelsform: Colpormon (Rolland, Paris).

Östriol. Estriol NNR 55. 3,16,17-Trihydroxy-1,3,5(10)-östratrien.

$C_{18}H_{28}O_3$ Strukturformel V: S. 151 M.G. 288,39

Herstellung. Nach A. BUTENANDT und E.-L. SCHÄFFLER [Z. Naturforsch. *1*, 82 (1946)] über den Isonitroso-östron-methyläther durch Reduktion und Entmethylierung. US-Pat. 1 967 350-1.

Eigenschaften. Weißes, geruchloses, mikrokristallines Pulver, das im filtrierten UV-Licht rötlich fluoresziert. Veränderungen unter dem Mikroskop bei 270 bis 275°, Fp. 282° (Steigerung der Temp. um 4° je Minute). Praktisch unlöslich in W., lösl. in A., Dioxan und Öl.

Erkennung. Gemäß NNR 52. 1. Man löst etwa 60 mg in einer Mischung von 6 ml Pyridin und 2 ml Essigsäureanhydrid und erhitzt 24 Std. lang auf 95° am Rückflußkühler. Die Lsg. wird in 100 ml eiskaltes W. gegossen und mit 0,1 n Natronlauge titriert. Acetylzahl 121 bis 129, entspr. 3 Acetylgruppen. Ein Blindversuch ist erforderlich. – 2. 40 mg werden in einer Mischung von 6 ml Pyridin und 2 ml Essigsäureanhydrid 24 Std. lang auf 95° am Rückflußkühler erhitzt. Man läßt darauf das Gefäß weitere 24 Std. bei 37° stehen, gibt dann 10 ml verd. A. hinzu und dampft im Vakuum zu einem dicken Sirup ein. Nach Zugabe von 1 ml A. läßt man zur Kristallisation stehen. Die abgenutschten Kristalle werden in 3 ml A. gelöst, der A. abgedunstet und der Rückstand in 4 ml Pyridin gelöst. Man fügt 16 ml W. hinzu und kristallisiert die ausgefallenen weißen Flocken 2mal aus 90%igem A. um. Die Kristalle werden im Vakuum bei 80° über P_2O_5 getrocknet. Fp. des Triacetates 125 bis 127°. – 3. 40 mg werden genau zu 1 ml in frisch dest. Dioxan gelöst. Man bestimmt die optische Drehung im 2-dm-Mikrorohr. $[\alpha]_D^{25} = +58 \pm 5°$.

Prüfung. 1. Trocknungsverlust. Bei 80° im Vakuum (2 Torr) getrocknet, nicht über 0,05%. – 2. Glührückstand. 2 mg dürfen keinen Rückstand hinterlassen.

Gehaltsbestimmung. Kohlenstoff-Wasserstoff-Bestimmung. 72,2 bis 74,6% C entspr. 99,5 bis 100,3% Östriol; 8,0 bis 8,7% H entspr. 95,4 bis 103,7%.

Handelsformen: Ovestin Tabl., Tr., Amp.; als Succinat Orgastyptin, Amp. (Organon, München); Theelol (Parke, Davis, Detroit, Mich.) Kapseln.

Piperazine Estrone Sulfate NF XI, NND 62. Piperazinsalz des Östronschwefelsäureesters.

$C_4H_{10}N_2 \cdot C_{18}H_{22}O_5S$ Strukturformel IV: S. 151   M.G. 436,58

Herstellung. Durch Behandlung mit Chlorsulfonsäure wird Östron in Östron-3-hydrogensulfat übergeführt. Die Überführung in das Piperazinsalz kann durch Lösen der Säure in warmem W., das äquimolare Mengen Piperazin enthält, und Eindampfen zur Trockne vorgenommen werden.

Erkennung. Weißes bis cremefarbenes, geruchloses, kristallines Pulver. Es schmilzt bei etwa 190° zu einem leicht braunen Sirup, der sich bei weiterem Erhitzen wieder festigt und endlich unter Zers. bei 245° schmilzt. Die gesättigte Lsg. reagiert neutral oder schwach alkalisch gegen Lackmus. Schwer lösl. in A. und W.

Erkennung. 1. Zu 5 ml einer Lsg. von Piperazinöstronsulfat werden 5 ml einer Chinon-Lsg. (1 g Chinon in 5 ml Eisessig, verdünnt auf 100 ml) gegeben; die Lsg. wird gekocht und dann abgekühlt. Es entwickelt sich eine rote Farbe (Piperazin). – 2. 5 mg werden mit 2 ml verd. Salzsäure 5 Min. auf dem Dampfbad erwärmt, abgekühlt, mit 10 ml 10%iger Kaliumhydroxidlsg. versetzt und darauf mit der diazotierten Sulfanilsäurelsg. wie auf S. 153 beschrieben. Es entsteht eine tief rote Färbung. – 3. Zu etwa 1 mg gibt man 1 ml 2,5%ige 2-Naphthol-Lsg. in Schwefelsäure und erhitzt 2 Min. lang im siedenden Wasserbad. Nach dem Erkalten wird mit 1 ml W. gemischt: es entsteht Orangegelbfärbung; erhitzt man 90 Sek. im siedenden Wasserbad, so entsteht Rotorangefärbung (Östron).

Prüfung. 1. Trocknungsverlust. 1 Std. bei 105° getrocknet, nicht über 1%. – 2. Sulfatasche. Nicht über 0,1%.

Gehaltsbestimmung. 50 mg, vorher bei 105° 1 Std. getrocknet, werden in einem Scheidetrichter in 50 ml W. gelöst und 5mal mit je 10 ml Chlf. extrahiert. Die Chlf.-Schichten werden verworfen. Die wss. Phase wird durch Erwärmen vom Chlf. befreit und in einem 100-ml-Meßkolben mit W. bis zur Marke verdünnt. 5 ml dieser Lsg. werden in einem 100-ml-Meßkolben mit 2 ml Salzsäure versetzt und 15 Min. auf dem Dampfbad erwärmt, abgekühlt, mit 2 n NaOH gegen Lackmus neutralisiert und bis zur Marke mit 0,1 n NaOH verdünnt. Von dieser Lsg. wird die Extinktion bei 238 nm und 1 cm Schichtdicke mit 0,1 n NaOH als Blindlsg. gemessen. Die Menge $C_4H_{10}N_2 \cdot C_{18}H_{22}O_5S$ errechnet sich nach der Formel: $20000 \cdot (A/a) \cdot 1{,}615$, wobei A die Extinktion der Lsg., a die entspr. bereiteten Lsg. von Estrone Reference Standard und der Faktor 1,615 der Quotient der Molekulargewichte beider Substanzen ist.

Anwendung. Wie Östron in Tabletten tägl. 1,5 bis 4,5 mg.

Estrogenic Substances Conjugated. NND 62. Konjugierte östrogene Substanzen.

Das Präparat stellt eine amorphe, wasserlösliche Zubereitung der natürlichen Östrogene aus dem Harn trächtiger Stuten dar. Der vorherrschende östrogene Bestandteil ist *Natriumöstronsulfat*; daneben sind kleine Mengen anderer Östrogene und relativ viel nichtöstrogene

Stoffe enthalten. Die östrogene Wirkung des Präparates wird in natriumöstronsulfat-äquivalenten Einheiten ausgedrückt.

Herstellung gemäß NNR 52. Frischer Harn trächtiger Stuten im 5. oder fortgeschritteneren Monat der Gravidität wird mit Xylol zur Verhinderung der Hydrolyse versetzt und im Vakuum bei 40 bis 50° konzentriert. Der pH-Wert soll nahe dem Neutralpunkt gehalten werden. Man extrahiert das Konzentrat mehrmals mit wassergesättigtem Butylalkohol, schüttelt die Auszüge einige Male mit 0,1 n Natronlauge aus und konzentriert im Vakuum bei 40 bis 50° auf ein kleines Volumen.

Das Konzentrat wird mit Aceton ausgezogen und der Acetonauszug auf ein kleines Volumen eingeengt. Man behandelt mit einem Überschuß an Ae. und trocknet die entstandene Fllg. Diese stellt ein rotbraunes oder auch helles, amorphes, hygroskopisches Pulver dar; es ist lösl. in W., wobei gelbe Lsg. entstehen, lösl. in A. und Aceton, unlösl. in Bzl. und Ae. Die Herstellung kann auch durch selektive Adsorption und Elution erfolgen. Man reinigt die Eluate durch Verteilung zwischen verschiedenen Lösungsmitteln.

Der Gehalt an östrogenen Substanzen kann chemisch nach der KOBERschen Phenolsulfonsäuremethode, oder biologisch durch orale Verabreichung an erwachsene, ovarienexstirpierte Ratten nach KAHNT-DOISY bestimmt werden. Als Standardsubstanz verwendet man Östron.

Anwendung wie Östron.

Handelsformen: Presomen (Kali-Chemie, Hannover) Trockenamp., Dragees. Equigyne (Lab. Torande, Paris). Amnestrogen, Amniotin (Squibb), Amoryn (Plessner), Barestrogen (Barre), Cogenat (National Drug), Conestron (Wyeth), Estrifol (Premo), Estronoid (Sherman), Glyestrin (First Texas), Konogen (Lilly), Premarin (Ayerst), Proliculin (Merrell), Theogen (Sig), Ultrogen (Ulmer).

Dienoestrolum Pl.Ed. I – Suppl., ÖAB 9. Dienoestrol BP 63, CF 65. Dienestrol USP XVI, NF XII. 3,4-Di-(4-hydroxyphenyl)-hexa-2,4-dien. 3,4-Bis-(4-hydroxyphenyl)-hexadien-(2,4). 3,4-Di-(p-hydroxyphenyl)-hexadien-(2,4). 4,4-(Diethylidineëthylene)-diphenol. Hexadienoestrol. Dehydrostilboestrol.

$C_{18}H_{18}O_2$ M.G. 266,34

Herstellung. Durch Reduktion von 4-Hydroxypropiophenon entsteht unter Dimerisierung ein Glykol, das durch Dehydration – evtl. Chlorierung und HCl-Abspaltung – das Dien gibt (vgl. Dan.-Pat. 59482, 60202).

Gehalt. Nicht weniger als 98% $C_{18}H_{18}O_2$, bezogen auf die bei 105° 2 Std. getrocknete Substanz (Pl.Ed. I – Suppl., USP XVI); 98,5 bis 101,5% (BP 63); 98,5 bis 100,2% (ÖAB 9).

Eigenschaften. Farblose oder weiße oder praktisch weiße, nadelförmige Kristalle oder weißes oder praktisch weißes, kristallines Pulver ohne Geruch. Praktisch unlösl. in W., lösl. bei 20° in 8 T. A. (95), %5 T. Aceton, 15 T. Ae., lösl. in Alkalilaugen, lösl. in M., in Propylenglykol, schwer lösl. in Chlf., sehr schwer lösl. in Bzl. Fp. 227 bis 235° (Pl.Ed. I – Suppl.), 227 bis 231° (USP XVI), 230 bis 235° (BP 63), 231 bis 234° (nach L. KOFLER 228 bis 234, ÖAB 9), 234 ± 1° (CF 65).

Erkennung. 1. 1 mg wird in 5 ml Eisessig gelöst, die Lsg. mit 0,2 ml 1%iger Brom-Lsg. in Eisessig und nach 20 Sek. mit 1 Tr. Phenolum liquefact. versetzt. Erhitzt man 2 Min. auf dem Wasserbad, so entsteht Grünfärbung. Werden einige mg Rohrzucker hinzugefügt und erhitzt man weiter auf dem Wasserbad, so wird die Färbung tiefblau, grau bis strohgelb und schließlich rotbraun (BP 63). – 2. 1 mg wird in 5 ml Eisessig gelöst, die Lsg. mit 1 ml 1%iger Brom-Lsg. in Eisessig versetzt und 2 Min. im Wasserbad erhitzt. 0,5 ml dieser Lsg. gibt man in ein trockenes Reagensglas, mischt mit 0,5 ml abs. A. und 10 ml W. Es entsteht Rotviolettfbg. Schüttelt man mit 5 ml Chlf., so färbt sich die Chlf.-Schicht tief orangerot, während die wss. Phase fast farblos wird (BP 63). – 3. 0,5 mg werden in 0,2 ml Eisessig gelöst. Nach Zufügen von 1 ml Phosphorsäure und 3 Min. Erhitzen im Wasserbad entsteht eine purpurrote Farbe, die beim Verdünnen mit 3 ml Eisessig etwas bläulicher wird (Unterschied von Stilböstrol) (BP 63). – 4. Eine Lsg. von etwa 10 mg in 1 ml verd. A.

färbt sich auf Zusatz von 1 Tr. 10fach verd. Eisen(III)-chlorid-Lsg. gelbgrün. Die Färbung geht allmählich in Gelb über (ÖAB 9). – 5. Versetzt man einige Milligramm mit einigen Tropfen konz. Salpetersäure, so entsteht eine rote bis orangerote Lsg. (ÖAB 9). – 6. Versetzt man etwa 1 mg mit etwa 1 ml konz. Schwefelsäure, so entsteht eine orangegelbe Lsg. die sich beim Verdünnen mit 10 ml W. entfärbt (ÖAB 9). 7. Das bei der Gehaltsbestimmung erhaltene Diacetat schmilzt zwischen 118 und 122° (PI.Ed. I – Suppl., USP XVI, ÖAB 9). – 8. Zu 0,5 ml einer 2,0 (g/v)prozentigen Lsg. in A. (95%) werden 1 ml HCl und etwa 0,05 g Vanillin gegeben. Es entsteht sofort eine Blaufbg., die beim Verdünnen mit W. erhalten bleibt, die aber bei Zugabe von Alkali wieder verschwindet [Unterschied von Diäthylstilböstrol, das farblos bleibt (PI.Ed. I – Suppl., USP XVI) und von Hexanoestrol (CF 65)]. – 9. Löst man einige Milligramm Dienöstrol und Vanillin unter Erwärmen in 10 Tr. konz. Essigsäure und fügt hierauf 0,5 ml konz. Salzsäure hinzu, so entsteht eine intensiv blaugrün bis blau gefärbte Lsg. (ÖAB 9). – 10. Identifizierung nach L. KOFLER. Eutektische Temp. der Mischung mit Salophen 168°, mit Dicyandiamid: 205° (ÖAB 9).

Prüfung. 1. Trocknungsverlust. Bei 100 bis 105° bis zum konst. Gewicht getrocknet, höchstens 0,5% (ÖAB 9, PI.Ed. I – Suppl.), höchstens 1% (CF 65); 2 Std. bei 105° getrocknet höchstens 0,5° (USP XVI, NF XII). – 2. Glührückstand. Höchstens 0,15% (PI.-Ed. I – Suppl.); 0,2% (ÖAB 9). – 3. Sulfatasche. Höchstens 0,1% (BP 63, CF 65), 0,15% (USP XVI, NF XII). – 4. Lösung. Die Lsg. von 0,1 g Dienöstrol in 5 ml A. muß klar sein und darf nicht stärker gefärbt sein als eine Mischung aus 0,3 ml Eisen-Farbstandard und 4,7 ml 1%iger Salzsäure. – 5. Freie Säure. Auf Zusatz von 1 Tr. Methylrot-Methylenblau-Lsg. muß sie sich grün färben. – 6. Laugenunlösliche Stoffe. Eine unter Erwärmen bereitete Lsg. von 0,2 g Dienöstrol in 3 ml n Natronlauge muß nach dem Verdünnen mit 7 ml W. klar sein (ÖAB 9).

Gehaltsbestimmung. Zu ungefähr 1,5 g, genau gewogen, werden 10,0 ml einer 12%igen (g/v) Lsg. von Essigsäureanhydrid in Pyridin gegeben und auf einem Wasserbad 2 Std. lang am Rückflußkühler gekocht. Nach dem Abkühlen werden 50 ml eiskaltes W. durch den Kühler zugegeben. Es wird durch einen Glasfiltertiegel filtriert und der Rückstand 3mal mit je 15 ml eiskaltem W. gewaschen. Das mit den Waschflüssigkeiten vereinigte Filtrat wird langsam unter kräftigem Umschütteln mit 0,5 n Natronlauge unter Verwendung von Phenolphthalein als Indikator titriert, bis die rote Farbe 10 Sek. lang erhalten bleibt. Die Bestimmung wird ohne Zusatz der zu prüfenden Substanz wiederholt. Die Differenz zwischen beiden Titrationen entspricht der zur Acetylierung verbrauchten Essigsäuremenge. 1 ml 0,5 n Natronlauge entspricht 0,06659 g $C_{18}H_{18}O_2$ (PI.Ed. I – Suppl., BP 63). Gemäß USP XVI, NF XII: Etwa 500 mg Substanz werden 2 Std. bei 105° getrocknet, genau gewogen und mit 2 ml Essigsäureanhydrid und 4 ml Pyridin 15 Min. am Rückflußkühler erhitzt. Nach dem Erkalten setzt man 50 ml W. hinzu und läßt über Nacht im Kühlschrank stehen. Der Nd. wird abfiltriert, mit W. gewaschen und 18 Std. bei 80° getrocknet. 1 g des erhaltenen Diacetates entspr. 0,7601 g $C_{18}H_{18}O_2$. 1 g Dienöstrol entspr. 1,3157 g Diacetat. In ähnlicher Weise verfahren ÖAB 9 und CF 65. Der Fp. des Diacetats liegt bei 115 $\pm$ 1° (CF 65).

Anwendung. Als Östrogen in der Cyclustherapie, oral, parenteral und cutan.

Dosierung. Behandlung der Menopausesymptome 0,5 bis 5 mg tägl. Zur Unterdrückung der Lactation 15 mg 3mal tägl. 3 Tage lang, darauf 15 mg tägl. 6 Tage lang. Zur Behandlung des Prostata- und Brust-Carcinoms 15 bis 30 mg tägl. (BP 63). Zur cutanen Behandlung Creme 0,01 und 0,16%ig, Salbe 2,5%ig (BPC 63). Suspension 50 mg in 10 ml (NND 62), i.m. Einzelmaximaldosis 0,003 g, Tagesmaximaldosis 0,006 g (DAB 7 – DDR).

Aufbewahrung. Vor Licht geschützt.

Dienoestrolum diaceticum DAB 7 – DDR. Dienoestrolum diacetylatum ÖAB 9. 3,4-Bis-[4-acetoxyphenyl]-hexadien-(2,4).

$$H_3C-COO-\underset{}{\bigcirc}-\overset{\overset{CH_3}{\underset{}{|}}}{\underset{\underset{CH_3}{\underset{}{|}}}{\underset{CH}{C}}}-\overset{}{\underset{}{C}}-\underset{}{\bigcirc}-OOC-CH_3$$

$C_{22}H_{22}O_4$ \hfill M.G. 350,42

Gehalt der bei 80° getrockneten Substanz 98,5 bis 100,5%.

Eigenschaften. Farblose Kristalle oder weißes, kristallines Pulver ohne Geruch und Geschmack. Praktisch unlösl. in W., lösl. in Ae., Chlf., Aceton, Bzl., wenig lösl. in A. und in fetten Ölen. Fp. 119 bis 122° (DAB 7 – DDR), 119 bis 123° (ÖAB 9). UV-Absorption: 0,0005%ig in Isopropanol in 1 cm Schichtdicke bei 223 nm 0,405 bis 0,425.

Erkennung. 1. 5 mg Substanz und 5 mg Vanillin werden in einer Porzellanschale mit 10 Tr. konz. Schwefelsäure versetzt und auf dem Wasserbad unter Schwenken 1 Min. erhitzt. Die Mischung zeigt eine braune Fbg. und einen rot gefärbten Rand. Nach dem Erkalten und Zusatz von 2 ml A. zeigt sie eine braunrote Fbg. (DAB 7 – DDR). – 2. Löst man einige Milligramm Substanz und Vanillin unter Erwärmen in 10 Tr. konz. Essigsäure und fügt nach dem Abkühlen etwa 0,5 ml HCl hinzu, so entsteht ein weißer Nd. in einer gelblich gefärbten Lsg., die sich allmählich, rascher beim Erhitzen, intensiv blaugrün bis blau färbt (ÖAB 9). – 3. Versetzt man etwa 1 mg Substanz mit etwa 1 ml konz. Schwefelsäure, so entsteht eine orangerote Lsg., die sich beim Verdünnen mit W. entfärbt. (ÖAB 9). – 4. Werden 10 mg Substanz nach Zusatz von 5 Tr. A., 5 Tr. W. und 10 Tr. konz. Schwefelsäure erhitzt, so ist der Geruch nach Äthylacetat wahrnehmbar (ÖAB 9). – 5. Identifizierung nach L. KOFLER. Eutektische Temp. der Mischung mit Phenacetin: 103°. Lichtbrechungsvermögen der Schmelze $n_D = 1{,}5204$ bei 126 bis 127° (ÖAB 9).

Prüfung. 1. Die unter Erwärmen bereitete Lsg. von 0,05 g Substanz in 5 ml A. muß klar und farblos sein. Sie muß sich nach Zusatz von 1 Tr. Methylrot-Methylenblau-Lsg. (ÖAB 9) bzw. Methylrot-Methylthioninchlorid-Lsg. (DAB 7 – DDR) grün färben (freie Säure). – 2. Trocknungsverlust. Nicht über 0,5%, bestimmt bei 80° (ÖAB 9, DAB 7 – DDR). – 3. Glührückstand. Nicht über 0,2% (ÖAB 9). – 4. Dienöstrol. 0,01 g Substanz darf nach Zusatz von 1 ml konz. Salpetersäure innerhalb von 2 Min. keine rötliche Farbe zeigen (ÖAB 9), nach 60 Sek. keine Fbg. zeigen (DAB 7 – DDR).

Gehaltsbestimmung. 0,2 g der bei 80° getrockneten Substanz werden in einem Rundkolben in 2 ml A. unter Erwärmen gelöst. Nach Zusatz von 5 ml 0,5 n alkoholischer KOH wird 15 Min. lang am Rückflußkühler mit aufgesetztem Natronkalkrohr gekocht. Darauf fügt man 5 ml kohlensäurefreies W. und 5 Tr. Phenolphthalein-Lsg. hinzu und titriert das überschüssige KOH mit 0,5 n HCl zurück (Mikrobürette). 1 g Diacetyldienöstrol entspricht 11,41 ml alkoholischer 0,5 n KOH. 1 ml alkoholische 0,5 n KOH entspr. 87,61 mg $C_{22}H_{22}O_4$ (ÖAB 9). Gemäß DAB 7 – DDR wird mit alkoholischer 0,1 n KOH gearbeitet. 1 ml 0,1 n alkoholische KOH entspr. 17,52 mg Dienöstroldiacetat.

Aufbewahrung. Vor Licht geschützt.

Anwendung. Vgl. Dienöstrol. Für das Dienöstroldiacetat (und auch für andere Stilbenderivate) hebt W. LAUBENDER [Arzneimittel-Forsch. 3, 621 (1953)] den geringen Unterschied zwischen peroral und subcutan wirksamer Dosis (1,5:1) hervor. Beim Östradiol ist das Verhältnis 400:1, beim Östron 60:1.

Verschiedene Dienöstrolderivate.
Dienöstrol-dipropionat. Fp. 99 bis 102°. **Dienöstrol-diisovalerianat.** Fp. 112 bis 113°.
Dienöstrol-dibenzoat. Fp. 224°. **Dienöstrol-monomethyläther.** Fp. 142°. **Dienöstrol-dimethyläther.** Fp. 130 bis 131°.

Literatur: The Merck Ind. 60.

Handelsformen: Depot Dienol forte (Hefa, Werne a. d. Lippe) Amp. mit Dienestrol, -monomethyläther und -dimethyläther. – Farmacyrol (Farmaryn, Berlin) Tabl. mit Diacetat, Tropfen, Salbe, Vaginalovale. – Östroral (Kali-Chemie, Hannover) Tabl. Tropfen. – Hormofemin (Medo-Chem, London) Creme. – Dienoestrol (Ortho, High Wycombe, Bucks, England) Creme. – Cycladiène (Lab. Bruneau, Paris), Synestrol (White, Kenilworth, N. J.).

Diaethylstilboestrolum DAB 7 – DDR, Nord. 63, Ross. 9, Belg. V, Ph.Ned. 6, (INN). Diethylstilboestrolum PI.Ed. I/1. Diäthylstilböstrol DAB 7 – BRD. Stilbœstrol BP 63. Diethylstilbestrol USP XVII. Stilboestrolum ÖAB 9, Ph.Helv. V – Suppl. II, CsL 2. 3,4-Di(4-hy-droxyphenyl)-hex-3-en. trans-3,4-Bis-(4-hydroxy-phenyl)-3-hexen. 4,4'-Dioxy-α,α'-diaethylstilben. trans-3,4-Bis(4-hydroxyphenyl)-hexen-(3). Dihydroxydiäthylstilben. Estilbestrol.

$C_{18}H_{20}O_2$ M.G 268,36

Herstellung. Die Strukturformel deutet die Ähnlichkeit mit dem Steringerüst an. Der wirksamen Form kommt trans-Konfiguration zu [Angew. Chem. *65*, 262 (1953)]. Die cis-Form ist nur mit Schwierigkeit darzustellen. Die Darstellung kann auf verschiedenen Wegen erfolgen. Möglich ist z.B. die Umsetzung von Anisoin mit Äthylmagnesiumbromid zum Dioxyäthylderivat. Beim Erwärmen wird W. abgespalten und das Äthyldesoxybenzoin nochmals mit Äthylmagnesiumbromid umgesetzt. Das Reaktionsprodukt gibt bei erneuter Wasserabspaltung das Dimethoxystilbenderivat (DRP 708202).

$$R = CH_3O-\!\!\left\langle\!\!\bigcirc\!\!\right\rangle\!\!- \qquad\qquad R-CO-CHOH-R \rightarrow$$

$$\underset{C_2H_5}{R-\overset{OH}{\underset{|}{C}}-CHOH-R} \rightarrow \underset{C_2H_5}{R-\overset{H}{\underset{|}{C}}-CO-R} \rightarrow \underset{H_5C_2\ \ C_2H_5}{R-\overset{H}{\underset{|}{C}}-\overset{OH}{\underset{|}{C}}-R} \rightarrow \underset{H_5C_2\ \ C_2H_5}{R-C=C-R}$$

Das Stilböstrol wurde von E. C. DODDS u.a. [Nature (Lond.) *141*, 247 (1938)] entdeckt, aus Anisaldehyd synthetisiert und in die Medizin eingeführt. Weitere Verfahren zur Darstellung von Stilböstrol und Hexöstrol: v. VARGHA, L. u. a.: Chem. Ber. *75*, 794 (1942). – DODDS, E. C. u.a.: Proc. roy. Soc. (Lond.) *132*, B, 83 (1944).

Gehalt. Mindestens 97% $C_{18}H_{20}O_2$ (USP XVII), 98,5% (DAB 7 – BRD, Jap. 61, CF 65, Pl.Ed. I/1), 98,5 bis 100,2% (DAB 7 – DDR), 98,5 bis 101,5% (BP 63), mindestens 99% Belg. V, CsL 2, CF 65, Ross. 9), 99 bis 100,2% (Ph.Helv. V – Suppl. II), mindestens 99,5% (Nord. 63, Ph.Ned. 6).

Eigenschaften. Weißes oder nahezu weißes kristallines Pulver, geruch- und geschmacklos. Sehr schwer lösl. in W., lösl. bei 20° in 5 T. A. (95%), in 3 T. Ae., in 40 T. Arachisöl, lösl. in wss. Lsg. von Alkalihydroxiden in 120 T. Chlf. Fp. 165 bis 168° (Ph.Helv. V – Suppl. II), 168 bis 172 (DAB 7 – DDR, Ross. 9), 168 bis 173° (Nord. 63, CF 65), 169 bis 172° (USP XVII), bis 175°, jedoch Schmelzbereich innerhalb 4° (USP XIII – Suppl. 1) 169 bis 173° (Jap. 61, auch nach L. KOFLER, ÖAB 9), 169 bis 174° (BP 63), 178 bis 180° auf dem Metallblock (DAB 7 – BRD). UV-Absorption. $E_{1\,cm}^{1\%}$ in A. bei 240 nm = 580 bis 630 (DAB 7 – DDR).

Erkennung. 1. Ausführung und Ergebnis der Rk. entsprechend der bei Dienöstrol Nr.1, und Nr. 2, S. 163 (BP 63). – 2. 0,5 mg werden in 0,2 ml Eisessig gelöst. Nach Zufügen von 1 ml Phosphorsäure und 3 Min. Erwärmen im Wasserbad entsteht eine tiefgelbe Farbe, die bei der Verdünnung mit 3 ml Eisessig nahezu verschwindet (Unterschied von Dienöstrol) (BP 63). – 3. Zu einer Lsg. von 0,02 g in 2 ml A. (50%) gibt man 1 Tr. einer Mischung von 1 Vol. Eisen(III)-chlorid-Lsg. mit 9 Vol. W.: es entsteht Grünfbg., die allmählich gelb wird (Pl.Ed. I/1, ÖAB 9, Jap. 61). Ähnlich wird die Rk. gemäß DAB 7 – BRD, Ph.Helv. V – Suppl. II, und Ross. 9 durchgeführt. – 4. Versetzt man einige Milligramm mit einigen Tropfen konz. Salpetersäure, so entsteht eine rote bis orangerote Lsg. (ÖAB 9). – 5. Löst man 0,01 g in 1 ml Schwefelsäure, so entsteht Orangefbg., die beim Verdünnen mit etwa 10 Vol. W. verschwindet (Pl.Ed. I/1, DAB 7 – BRD, Ross. 9, CsL 2, CF 65). – 6. Das bei der Gehaltsbestimmung gewonnene Diacetat schmilzt bei 121 bis 124° (Pl.Ed. I/1, Nord. 63, ÖAB 9, DAB 7 – DDR, Jap. 61), 120 bis 122° (Ph.Helv. V – Suppl. II), 121 bis 125° (CF 65). – 7. Die unter Erwärmen hergestellte Lsg. von 5,0 mg Substanz und 5,0 mg Vanillin in 1,0 ml Essigsäure wird nach dem Abkühlen mit 2,0 ml einer Mischung von 2,0 ml konz. Salzsäure und 1,0 ml W. versetzt und 10 Sek. lang zum Sieden erhitzt. Die schnell abgekühlte Lsg. gibt nach Zusatz von 5,0 mg Chloramin-T-Lsg.-I und kurzem Aufkochen eine blaue Fbg. (DAB 7 – BRD). – 8. 5 mg Substanz und 5 mg Vanillin werden in einer Porzellanschale mit 10 Tr. konz. Schwefelsäure versetzt und auf dem Wasserbad unter Schwenken 60 Sek. erhitzt. Die Mischung zeigt eine dunkelrote Fbg. und einen violett gefärbten Rand (DAB 7 – DDR). Gemäß Ph.Helv. V – Suppl. II wird eine Spur Stilböstrol mit einer Spur Vanillin und 5 Tr. konz. Phosphorsäure aufgekocht. Es tritt eine rotviolette Fbg. auf. – 9. Löst man einige Milligramm Substanz und Vanillin unter Erwärmen in 10 Tr. konz. Essigsäure und fügt hierauf etwa 0,5 ml konz. Salzsäure hinzu, so entsteht eine trübe, grünlichgelbe Lsg., die sich allmählich hell blaugrün und nach längerer Zeit, rascher nach Erwärmen, hell violettrosa färbt (ÖAB 9). – 10. 5 mg Substanz werden in 5 Tr. M. gelöst und mit 2 Tr. verd. Natronlauge und 0,5 ml verd. Ammoniaklsg. versetzt. Gibt man zu dieser Lsg. 1 ml Silbernitrat-Lsg. so entsteht ein brauner bis schwarzbrauner Nd. (Ph.Helv. V – Suppl. II). – 11. Identifizierung nach L. KOFLER. Eutektische Temp. der Mischung mit Salophen: 139°. Lichtbrechungsvermögen der Schmelze $n_D = 1,5299$ bei 185 bis 187° (ÖAB 9). – 12. Die UV-Absorption zwischen 230 und 350 nm einer alkoholischen Lsg. von 10 μg in 1 ml und A. als Blindlsg. hat ein Maximum und eine zusätzliche Inflektion bei derselben Wellenlänge wie der auf dieselbe Art bereitete USP-Diethylstilboestrol Reference Standard. Die Extinktionen beim Maximum dürfen nicht mehr als

3% voneinander differieren (USP XVII). – 13. Die UV-Absorptionskurve zwischen 250 nm und 450 nm der bei der Gehaltsbestimmung erhaltenen gelben Bestrahlungslsg. weist Inflektionen nur bei denselben Wellenlängen auf, wie die des auf gleiche Weise behandelten Standards (USP XVII).

Prüfung. 1. 0,1 g Substanz muß sich in 5,0 ml A. (70%) klar und farblos lösen. – 2. Sauer oder alkalisch reagierende Verunreinigungen. Die alkoholische Lsg. darf nach Zusatz von 0,05 ml Methylrot-Lsg. II höchstens 0,05 ml 0,01 n Natronlauge bis zum Umschlag nach Gelb und anschließend höchstens 0,1 ml 0,01 n Salzsäure bis zum Umschlag nach Rot verbrauchen (DAB 7 – BRD). – 3. Die Lsg. 0,1 g in 5,0 ml A. muß sich auf Zusatz von 1 Tr. Methylrot-Methylenblau-Lsg. grün färben (freie Säure). Die unter Erwärmen bereitete Lsg. von 0,2 g Substanz in 3 ml n Natriumhydroxid-Lsg. muß nach dem Verdünnen mit 7 ml W. klar sein (laugeunlösl. Stoffe) (ÖAB 9). – 4. 10 ml A. (70%) werden mit 4 Tr. Methylrot-Methylthioninchlorid-Lsg. und gegebenenfalls mit 0,01 n Salzsäure bis zum Farbumschlag nach Grau versetzt. 0,05 g Substanz werden in 5,0 ml des so vorbehandelten A. gelöst. Die Lsg. muß grau oder grauviolett und nach Zusatz von 0,05 ml 0,01 n Kalilauge grün gefärbt sein (DAB 7 – DDR). – 5. Die Lsg. von 0,1 g in 2 ml 2 m Natriumhydroxid-Lsg. und 8 ml W. soll die Klarheitsgrenzprüfung A halten (Nord. 63). – 6. Die Lsg. 0,1 g in 10 ml A. soll die Farbgrenzprüfung S halten (1,00 Co, 1,00 Cu, 1,00 Fe) (Nord. 63). – 7. Trocknungsverlust. 4 Std. bei 100° (Pl.Ed. I/1, Belg. V), 2 Std. bei 105° (USP XVII), 4 Std. bei 105° (Jap. 61), bis zum konstanten Gewicht (DAB 7 – BRD, DAB 7 – DDR, ÖAB 9, BP 63) getrocknet nicht über 0,5%, höchstens 1% (CF 65). – 8. Glührückstand. Nicht über 0,05% (Pl.Ed. I/1, Jap. 61), nicht über 0,1% (Ph.Ned. 6, Ross. 9), nicht über 0,2% (Nord. 63), unwägbar (Ph.Helv. V – Suppl. II, Belg. V). – 9. Sulfatasche. Nicht über 0,05% (USP XVII), nicht über 0,1% (DAB 7 – BRD, BP 63, CF 65). – 10. Diäthylstilböstrol-dimethyläther. 0,2 g Substanz werden mit 3,0 ml n Natronlauge und 3,0 ml W. versetzt. Die Lsg. darf nicht stärker getrübt sein als die folgende Vergleichslsg. 0,5 ml Natriumchlorid-Lsg. werden mit 5,5 ml W. und 0,1 ml Silbernitrat-Lsg. versetzt. Die Beurteilung erfolgt 5 Min. nach Herstellung der Vergleichslsg. (DAB 7 – BRD). In ähnlicher Weise prüfen Jap. 61, Belg. V, CF 65.

Gehaltsbestimmung. Pl.Ed. I/1. Etwa 0,5 g werden genau gewogen und mit 1,5 ml Essigsäureanhydrid und 3 ml Pyridin 5 Min. am Rückflußkühler erhitzt. Man gibt 50 ml W. hinzu und läßt 1 Std. stehen. Der Nd. wird abfiltriert, mit W. gewaschen, 18 Std. bei 75 bis 80° getrocknet und gewogen. 1 mg Diacetylstilböstrol entspr. 0,7615 mg $C_{18}H_{20}O_2$. 1 g Stilböstrol entspr. 1,3133 g Diacetylstilböstrol. – In ähnlicher Weise wird die Bestimmung durchgeführt gemäß DAB 7 – BRD, DAB 7 – DDR, Ph.Helv.V – Suppl. II, ÖAB 9, Nord. 63, Belg. V, Ph.Ned. 6, CsL 2, Jap. 61, CF 65. Gemäß BP 63: Ausführung wie unter Dienöstrol, S. 164 in 0,5 n NaOH entspr. 0,06709 g $C_{18}H_{20}O_2$. In ähnlicher Weise bestimmt auch Ross. 9. – Gemäß USP XVII. Standardisierung der Bestrahlung. (Die Augen müssen vor dem UV-Licht geschützt werden.) Benutzt werden Quarzküvetten mit mindestens 4 ml Inhalt oder 150-mal-18-mm-Quarztestgläser, die vorher folgendermaßen getestet werden. In die zu testenden Gläser wird eine geeignete Menge der Standardlösung gegeben und 7 cm von einer 15-Watt-Entkeimungslampe 10 Min. lang bestrahlt. Die Lichtabsorption der gelben Lsg. wird in 1-cm-Küvetten bei 418 nm gegen W. gemessen. Darauf werden die Lsg. in 1 bis 3 Min. Intervallen wiederum gemessen. Die für die Entwicklung des Absorptionsfaktors erforderliche Zeit wird notiert. Mit Hilfe der Ergebnisse werden die Gläser herausgesucht, die eine identische Extinktion für die gleiche Zeitperiode zeigen. Der vollständige Bestrahlungsprozeß wird mit anderen Portionen der Standardlösung wiederholt, wobei jedoch der Abstand der Gläser von der Lampe variiert wird. Auf diese Weise wird die günstigste Bedingung für die Entwicklung einer stabilen reproduzierbaren Farbe festgestellt, die bei 418 nm ein Maximum und eine Extinktion von etwa 0,7 hat. – Standardlösung. Eine geeignete Menge des 2 Std. bei 105° getrockneter USP-Diethylstilbestrol Reference Standards wird in A. gelöst und stufenweise verdünnt, so daß in jedem Milliliter 20 µg Diäthylstilböstrol vorhanden sind. 25 ml dieser Lsg. werden mit dem gleichen Vol. einer Dikaliumhydrogenphosphat-Lsg. (1 in 55) verdünnt. Prüflösung. Mit der zu untersuchenden Substanz wird genau so verfahren, wie bei der Standardlösung. – Bestimmung. Gleiche Volumen der Standard- und der Prüflösung werden in die ausgetesteten Quarzgläser gegeben und unter den besten gefundenen Bedingungen bestrahlt. Danach werden beim Maximum, etwa 418 nm die Extinktionen jeder Lsg. gemessen. Die Menge von $C_{18}H_{20}O_2$ pro Milliliter der Prüflösung wird nach folgender Formel berechnet: 10 (A_U/A_S), wobei A_U das Maximum der bestrahlten Prüflösung und A_S das der bestrahlten Standardlösung ist.

Anwendung. Als Östrogen in der Cyclustherapie, oral, parenteral.

Dosierung. Behandlung der Menopausesymptome 0,1 bis 1 mg tägl. Zur Unterdrückung der Lactation 5 mg 3mal tägl. 3 Tage lang, darauf 5 mg tägl. 6 Tage lang. Zur Behandlung des Prostata- und Brustcarcinoms 10 bis 20 mg tägl. (BP 63).

Handelsformen: Cyren (Bayer, Leverkusen) Implantationstabl., Salbe. Oestromon (Merck, Darmstadt) Tropfen, Salbe. Tampovagan (Camden, London) Pessaries. – Distilbène (UCEPHA, Saint-Denis).

Di-Estryl (Normand), Estrosyn (Buffington), Hi-Bestrol (Boyle), Microest (Massengill), Mikarol (Dumas-Wilson), Milestrol (Miller), Stilbetin (Squibb), Stil-Rol (Ballard). Stils (Key-Corp.).

Diaethylstilboestrolum dipropionicum DAB 7 – DDR. Diäthylstilböstroldipropionat DAB 7 – BRD. Diethylstilbestrol Dipropionate NF XII. Diaethylstilboestrolum propionicum Ross. 9. Stilboestrolum dipropionylatum ÖAB 9. trans-3,4-Bis(4-propionyloxy-phenyl)-3-hexen. 4,4'-Dihydroxy-α,α'-diaethylstilben-dipropionat. α,α'-Diäthyl-4,4'-stilbendiol-dipropionat.

$C_{24}H_{28}O_4$ M.G. 380,49

Gehalt. 98,5 bis 100,5% der bei 70 bis 80° getrockneten Substanz (DAB 7 – DDR), mindestens 97,5% (DAB 7 – BRD), mindestens 98% (NF XII), 99 bis 100,5% (ÖAB 9), 99 bis 101% (Ross. 9).

Eigenschaften. Farblose Kristalle oder weißes, kristallines Pulver ohne Geruch und Geschmack. Praktisch unlösl. in W., wenig lösl. in A. (90%), M., lösl. in fetten Ölen, leicht lösl. in Ae., Chlf., Aceton, Bzl., heißem A. und M. Fp. 104 bis 108° bei Bestimmung auf dem Metallblock (DAB 7 – BRD), 104 bis 107° (DAB 7 – DDR, Ross. 9, 105 bis 107° (NF XII), 105 bis 109°, nach L. KOFLER 103 bis 108° (ÖAB 9). UV-Absorption. In A. bei 237 nm $E_{1\,cm}^{1\%}$ = 380 bis 400 (DAB 7 – DDR), bei 238 nm = 395 (Ross. 9).

Erkennung. 1. Die unter Erwärmen hergestellte Lsg. von 5,0 mg Substanz und 5 mg Vanillin in 1 ml Essigsäure wird nach dem Erkalten mit 2 ml einer Mischung von 2 ml konz. Salzsäure und 1 ml W. versetzt und 10 Sek. lang zum Sieden erhitzt. Die schnell abgekühlte Lsg. gibt nach Zusatz von 5 mg Chloramin T und kurzem Aufkochen eine blaue bis grüne Farbe (DAB 7 – BRD). – 2. Die bei der Gehaltsbestimmung titrierte Lsg. wird auf dem Wasserbad bis auf 15 ml eingeengt. Nach Zusatz von 1 ml 3 n Schwefelsäure wird der Nd. abgesaugt, mit 15 bis 20 ml W. gewaschen, bei 105° getrocknet und aus Bzl. umkristallisiert. Das Diäthylstilböstrol schmilzt zwischen 175 und 180° auf dem Metallblock (DAB 7 – BRD). – Das in ähnlicher Weise erhaltene Diäthylstilböstrol schmilzt zwischen 167 und 173° (ÖAB 9), 166 bis 172° (DAB 7 – DDR). – 3. Im Filtrat von 2 ist beim Erwärmen der Geruch nach Propionsäure wahrnehmbar (DAB 7 – BRD, DAB 7 – DDR). – 4. Versetzt man eine Lsg. von etwa 10 mg Dipropionylstilböstrol in 5 Tr. A. mit 5 Tr. W. und 10 Tr. konz. Schwefelsäure und erwärmt, so tritt nach einiger Zeit der Geruch nach Propionsäureäthylester auf (ÖAB 9). – 5. 5 mg Substanz werden in einer Porzellanschale mit 5 mg Vanillin und 10 Tr. konz. Schwefelsäure versetzt und auf dem Wasserbad unter Schwenken 60 Sek. erhitzt. Die Mischung zeigt eine rotbraune Farbe und einen violett gefärbten Rand. Nach dem Erkalten und Zusatz von 2 ml A. zeigt die Mischung eine violette Fbg. (DAB 7 – DDR). – 6. Löst man einige Milligramm Substanz und Vanillin unter Erwärmen in 10 Tr. konz. Essigsäure und fügt hierauf etwa 0,5 ml konz. Salzsäure hinzu, so entsteht eine trübe, grüngelbe Lsg., die sich allmählich hell blaugrün und nach längerer Zeit, rascher beim Erwärmen, hell violettrosa färbt (ÖAB 9). – 7. Versetzt man etwa 1 mg Substanz mit etwa 1 ml konz. Schwefelsäure, so entsteht eine orangegelbe Lsg., die sich beim Verdünnen mit 10 ml W. entfärbt (ÖAB 9, Ross. 9, NF XII). – 8. Fügt man 1 ml einer Lsg. von Antimonpentachlorid in trockenem, alkoholfreiem Chlf. (1 in 2) zu 5 ml einer verd. Lsg. von Diäthylstilböstrol-dipropionat in demselben Lösungsmittel, so färbt sich die Lsg. rot (NF XII). – 9. Identifizierung nach L. KOFLER. Eutektische Temp. der Mischung mit Benzil: 72°. Lichtbrechungsvermögen der Schmelze n_D = 1,5101 bei 96° (ÖAB 9).

Prüfung. 1. Trocknungsverlust. Höchstens 0,5% bei 70 bis 80° im Vakuum (DAB 7 – BRD, DAB 7 – DDR, ÖAB 9), bei 80° (NF XII). – 2. Glührückstand. Höchstens 0,2% (ÖAB 9), 0,1% (Ross. 9), 0,05% (NF XII). – 3. Sulfatasche. Höchstens 0,1% (DAB 7 –

BRD). – 4. 20,0 mg Substanz müssen sich in 2,0 ml A. (90%) unter schwachem Erwärmen klar und farblos lösen (DAB 7 – BRD). – 5. Die alkoholische Lsg. muß sich nach Zusatz von 1 Tr. Methylrot-Methylthioninchlorid-Lsg. (DAB 7 – DDR), bzw. 1 Tr. Methylrot-Methylenblau-Lsg. (ÖAB 9) grün färben. – 6. Eine 1%ige Suspension in A. (49%) ist gegen Lackmuspapier neutral. – 7. Diäthylstilböstrol. 10 mg Substanz dürfen nach Zusatz von 3 Tr. konz. Salpetersäure innerhalb 60 Sek. (DAB 7 – DDR), bzw. von 1 ml konz. Salpetersäure innerhalb 2 Min. (ÖAB 9) keine Fbg. zeigen.

Gehaltsbestimmung. 0,2 g Substanz, genau gewogen, werden unter schwachem Erwärmen in 10 ml A. (96%) gelöst. Die Lsg. wird mit 25,0 ml 0,1 n äthanol. Kalilauge versetzt und 1 Std. lang am Rückflußkühler auf dem Wasserbad erhitzt. Nach Zugabe von 0,1 ml Phenolphthalein-Lsg. wird mit 0,1 n Salzsäure zurücktitriert. Unter gleichen Bedingungen wird ein Blindwert angesetzt. 1 ml 0,1 n äthanol. Kalilauge entspricht 19,03 mg $C_{24}H_{28}O_4$ (DAB 7 – BRD). In ähnlicher Weise verfahren DAB 7 – DDR und Ross. 9. – Gemäß ÖAB 9 wird mit 0,5 n Lsg. gearbeitet. 1 ml äthanol. 0,5 n KOH entspr. 95,12 mg $C_{24}H_{28}O_4$. – Gemäß NF XII werden 300 mg Substanz, genau gewogen, in 10 ml einer Lsg. von Kaliumhydroxid in M. (15 in 100) gelöst und am Rückflußkühler 30 Min. gekocht. Nach Abkühlung wird mit 100 ml W. verdünnt, die Lsg. in einen Scheidetrichter überführt, mit Salzsäure angesäuert und 3mal mit je 20 ml und 2mal mit je 10 ml Ae. extrahiert. Die vereinigten Ätherextrakte werden 3mal mit je 5 ml Natriumhydrogencarbonat-Lsg. (1 in 20) und 1mal mit 5 ml W. gewaschen, durch einen mit Ae. gewaschenen Wattebausch in ein tariertes Becherglas filtriert. Der Scheidetrichter wird 2mal mit je 5 ml Ae. gewaschen und der Waschäther gleichfalls durch den Wattebausch in das Becherglas filtriert. Nach Verdampfen des Ae. in einem Warmluftstrom wird der Rückstand bei 80° bis zum konstanten Gewicht getrocknet. 1 g des so erhaltenen Diäthylstilböstrols entspricht 1,418 g Diäthylstilböstroldipropionat.

Anwendung. Als Östrogen in der Cyclustherapie, oral, parenteral.

Dosierung. Einzelmaximaldosis. Oral 0,001 g, i.m. 0,0005 g, Tagesmaximaldosis oral 0,005 g, i.m. 0,0005 g.

Handelsformen: Cyren B und S (Bayer, Leverkusen) Tabl., Amp. – Dibestil (Breon, USA).

Natrium diaethylstilboestrolum diphosphoricum DAB 7 – DDR. Natriumdiäthylstilböstroldiphosphat. Tetranatriumsalz des trans-4,4′-Diphosphoryloxy-α,β-diäthylstilbens.

$C_{18}H_{18}Na_4O_8P_2$ M.G. 516,26

Gehalt. 97,0 bis 100,5%, berechnet auf die wasserfreie Substanz.

Eigenschaften. Weißes, geruchloses Pulver von laugigem Geschmack. Hygroskopisch. Leicht lösl. in W.; fast unlösl. in A.

Erkennung. 1. Die mit konz. Salzsäure befeuchtete Substanz färbt beim Erhitzen am Platindraht die nichtleuchtende Flamme kräftig und anhaltend gelb. – 2. 1,0 ml Prüflsg. I gibt nach Zusatz von 1,0 ml Silbernitratreagenslsg. beim Erhitzen zum Sieden einen grauschwarzen Nd. – 3. 0,010 g Substanz wird mit 0,020 g Vanillin sowie 2,0 ml Essigsäure versetzt und im Wasserbad 60 Sek. erhitzt. Die Mischung zeigt nach dem Erkalten und Zusatz von 4,0 ml konz. Salzsäure eine gelblichgrüne Färbung, die beim erneuten Erhitzen im Wasserbad in eine blauviolette übergeht. – 4. Papierchromatographische Erkennung und Prüfung.

Papier: Sorte D/II, 50 × 9 cm.

Aufzutragende Lösungen. Lösung 1: 0,0500 g Standardsubstanz werden in 10,00 ml W. gelöst. 10,0 µl werden auf Startpunkt *a* aufgetragen. – Lösung 2: 0,0500 g Substanz werden in 10,00 ml W. gelöst. 10,0 µl werden auf Startpunkt *b* aufgetragen.

Lösungsmittelgemisch. 60,0 ml n Butanol, 15,0 ml Essigsäure und 75,0 ml W. Die untere Schicht der entmischten Emulsion wird zum Klimatisieren, die obere als Laufmittel verwendet.

Reagens. 7,5 ml Eisen(III)-chloridlsg. (10,0 g/100,0 ml), 1,00 ml frisch bereitete Kaliumhexacyanoferrat(III)-Lsg. (5,0 g/100,0 ml) und 1,5 ml W. werden vor der Verwendung gemischt.

Sichtbarmachung. Der luftgetrocknete Papierstreifen wird gleichmäßig mit Formamid besprüht und anschließend bei 105° 30 Min. getrocknet. Danach wird mit dem Rg. besprüht und in einer Mischung aus 300 ml und 20 ml 3 n Salzsäure gewaschen.

Auswertung. Auf dem Chromatogramm muß unter den Startpunkten a und b je ein blauer Fleck in gleichem Abstand vom Startstrich sichtbar sein.

Prüfung. 1. Prüflösung I: 1,000 g Substanz wird in W. zu 20,0 ml gelöst. Prüflösung II: 8,00 ml Prüflsg. I werden nach Zusatz von 12,0 ml 2 n Salpetersäure und 20,0 ml Ae. 30 Sek. geschüttelt. Die wss. Schicht wird abgetrennt, erneut mit 20,0 ml Ae. 30 Sek. geschüttelt und nach dem Abtrennen als Prüflsg. II innerhalb 2 Std. verwendet. – 2. Reaktion der Lsg. Prüflsg. I pH 7,7 bis 8,5, potentiometrisch gemessen. – 3. Unlösl. Verunreinigungen, Farbe der Lsg. 5,0 ml Prüflsg. I müssen klar und farblos sein. – 4. Schwermetallionen. Höchstens 0,004%, ber. als Pb^{2+}. – 5. Chlorid. Höchstens 0,01%. – 6. Phosphat. 1,00 ml Prüflsg. II wird mit W. zu 50,0 ml aufgefüllt. 1,00 ml dieser Lsg. wird mit 4,0 ml W., 3,0 ml 2 n Salpetersäure, 1,0 ml Ammoniummolybdatlsg. (10,0 g/100,0 ml), 10 Tr. Benzidinlsg. sowie 2,0 ml 6 n Ammoniaklsg. versetzt und geschüttelt. Die Lsg. darf innerhalb 2 Min. keine blaue Färbung zeigen. – 7. Diäthylstilböstrol, Diäthylstilböstrolmonophosphat. Auf dem Chromatogramm dürfen unter Startpunkt b keine blauen Flecke mit R_x-Werten größer als 1,1 sichtbar sein. – 8. Wassergehalt. 10,0 bis 15,0%.

Gehaltsbestimmung. 0,1000 g Substanz wird in W. zu 250,00 ml gelöst. 5,00 ml Lsg. werden mit W. zu 100,00 ml aufgefüllt. $E_{1\,cm}$ bei 240 nm wird bestimmt.

Berechnung. Prozent Natriumdiäthylstilböstroldiphosphat, berechnet auf die wasserfreie Substanz $= \dfrac{E \cdot 1773}{E_w \cdot (100 - a)}$, worin E die Extinktion, a den Wassergehalt in Prozent und E_w die Einwaage der Substanz in Gramm bedeutet.

Aufbewahrung. Vor Licht geschützt.

Anwendung. Diäthylstilböstroldiphosphorsäureester, Tetranatriumsalz dient zur Behandlung des Prostatacarcinoms. Er besitzt im gesunden Organismus keine Östrogenwirkung. Er wird in der Prostata selektiv mittels saurer Phosphatasen in die wirksame Form gebracht.

Dosierung. Einzelmaximaldosis: oral 0,5 g, i.v. 0,5 g; Tagesmaximaldosis: oral 1,0 g, i.v. 0,5 g.

Handelsformen: Honvan (Asta, Brackwede, Westf.) Tabl., Amp. – Stilphostrol (Ames, Elkhart, Ind.).

Diaethylstilboestrolum dimethylicum DAB 7 – DDR. Stilboestrolum dimethylatum ÖAB 9. trans-4,4′-Dimethoxy-,α,β-diäthylstilben. trans-3,4-Di(p-methoxyphenyl)-hexen (3).

$C_{20}H_{24}O_2$ M.G. 296,41

Eigenschaften. Farblose Kristalle oder weißes, kristallines Pulver ohne Geruch und Geschmack. Praktisch unlösl. in W.; wenig lösl. in A.; leicht lösl. in Chlf.; lösl. in Ae.; mäßig lösl. in fetten Ölen. Fp. 122 bis 125°, nach L. KOFLER 121 bis 124° (ÖAB 9), 122 bis 124° (DAB 7 – DDR). UV-Absorption. $E_{1\,cm}^{1\%}$ in A. bei 239 nm = 560 bis 585 (DAB 7 – DDR).

Erkennung. 1. Versetzt man etwa 1 mg mit etwa 1 ml Schwefelsäure, so entsteht Orangefbg., die beim Verdünnen mit etwa 10 Vol. W. verschwindet (ÖAB 9). – 2. Versetzt man einige Milligramm mit einigen Tropfen konz. Salpetersäure, so entsteht eine rote bis orangerote Lsg. (ÖAB 9, DAB 7 – DDR). – 3. Werden einige Milligramm mit etwas Vanillin unter Erwärmen in 10 Tr. konz. Essigsäure gelöst, und etwa 0,5 ml konz. HCl hinzugegeben, so entsteht ein weißer, kristalliner Nd., während sich die Lsg. grünlich färbt. Beim Erwärmen geht die Fbg. der Flüssigkeit in Grau und bei längerem Stehen in Violettrosa über (ÖAB 9). – 4. 5 mg Substanz und 5 mg Vanillin werden in einer Porzellanschale mit 10 Tr. konz.

Schwefelsäure versetzt und auf dem Wasserbad unter Schwenken 60 Sek. erhitzt. Die Mischung zeigt eine braunrote Fbg. und einen violett gefärbten Rand. Nach dem Erkalten und Zusatz von 2,0 ml A. zeigt die Mischung eine violette Fbg. (DAB 7 – DDR). – 5. 5 mg werden nach Zusatz von 2,0 ml Silbernitrat-Lsg. im Wasserbad erhitzt. Es entsteht ein grauer Nd. oder ein silberglänzender Beschlag an der Reagensglaswand (DAB 7 – DDR). – 6. Identifizierung nach L. KOFLER. Eutektische Temp. der Mischung mit Phenacetin 115°. Lichtbrechungsvermögen der Schmelze n_D = 1,5299 bei 118 bis 119° (ÖAB 9).

Prüfung. 1. Eine unter Erwärmen bereitete Lsg. von 0,05 g Substanz in 5 ml A. muß klar und farblos sein. Sie muß sich auf Zusatz von 1 Tr. Methylrot-Methylenblau-Lsg. (ÖAB 9) bzw. von 1 Tr. Methylrot-Methylthioninchlorid-I (DAB 7 – DDR) grün färben (freie Säure). – 2. Trocknungsverlust. Bei 105° (DAB 7 – DDR) bzw. bei Raumtemperatur im Vakuumexikkator (ÖAB 9) höchstens 0,5%. – 3. Glührückstand. Höchstens 0,2% (ÖAB 9).

Gehaltsbestimmung. 0,0250 g im Vakuumexikkator getrocknete Substanz müssen bei der Bestimmung des Methoxylgehaltes 10,02 bis 10,14 ml 0,1 n Natriumthiosulfat-Lsg. verbrauchen, entspr. 99,0 bis 100,2% des theoretischen Wertes. Bei der Bestimmung sind der Jodwasserstoffsäure vorsichtig 0,5 ml Essigsäureanhydrid zuzusetzen. 1 ml 0,1 n Natriumthiosulfat-Lsg. entspr. 2,470 mg $C_{20}H_{24}O_2$. – 1 g Stilböstroldimethyläther entspr. 404,8 ml 0,1 n Natriumthiosulfat-Lsg. (ÖAB 9).

Diäthylstilböstrol monomethylat. 3-(4-Hydroxyphenyl)-4-(4-methoxyphenyl)-3-hexen. α,α'-Diäthyl-4'-methoxy-4-stilbenol. Mestilbol. Monomestrol.

$$CH_3O-C_6H_4-C(C_2H_5)=C(C_2H_5)-C_6H_4-OH$$

$C_{19}H_{22}O_2$ M.G. 282,39

Eigenschaften. Farblose Kristalle oder weißes, kristallines Pulver. Unlösl. in W.; lösl. in A.; leicht lösl. in Aceton und Ae.; lösl. in pflanzl. Ölen. Fp. 114 bis 117,5°.

Hexoestrolum Ph.Helv. V – Suppl. II, Ph.Ned. 6, ÖAB 9, (INN). Hexœstrol CF 65, BPC 63. Synoestrolum Ross. 9. Dihydrostilboestrol. meso-3,4-Di(4-hydroxyphenyl)-hexan.

$$HO-C_6H_4-CH(C_2H_5)-CH(C_2H_5)-C_6H_4-OH$$

$C_{18}H_{22}O_2$ M.G. 270,38

Herstellung. Durch katalytische Hydrierung von Dimethoxystilböstrol und Demethylierung des entstandenen Produktes oder durch Umsetzung von Anethol mit Bromwasserstoff und Überführung des entstehenden Produktes in den Dimethyläther des Hexöstrols. Die Demethylierung kann mit äthanolischer KOH unter Druck durchgeführt werden (BPC 63).

Eigenschaften. Farblose Kristalle oder weißes, kristallines Pulver ohne Geruch und Geschmack. Praktisch unlösl. in W.; leicht lösl. in A. oder Ae.; wenig lösl. in Chlf.; lösl. in etwa 100 T. Olivenöl. In Alalihydroxid-Lsg. löst es sich unter Bildung von Phenolat (ÖAB 9). Fp. 181,5 bis 184° (Ph.Helv. V – Suppl. II) ,184 bis 186° (Ross. 9), 185 bis 190° auch nach L. KOFLER (ÖAB 9), 185 bis 186° (CF 65). – UV-Absorption. $E_{1\,cm}^{1\%}$ = 140 bei 280 nm (BPC 63).

Erkennung. 1. Eine Lsg. von etwa 10 mg Substanz in 1 ml verd. A. färbt sich auf Zusatz von 1 Tr. 10fach verd. Eisen(III)-chlorid-Lsg. hell blaugrün. Die Fbg. geht rasch in Gelb über (Ph.Helv. V – Suppl. II, ÖAB 9). – 2. Versetzt man einige Milligramm mit einigen Tropfen konz. Salpetersäure, so färben sich Substanz und Flüssigkeit zitronengelb (ÖAB 9). – 3. Versetzt man etwa 1 mg mit 1 ml konz. Schwefelsäure, so tritt keine Verfärbung ein, fügt man einige Milligramm Paraform hinzu, so färbt sich die Flüssigkeit allmählich schmutzig violettrot (ÖAB 9). – 4. Löst man 0,02 g in 5 ml Schwefelsäure unter leichtem Erwärmen, so entsteht nach einiger Zeit eine schwache, grünliche Fluoreszenz. Gibt man 4,5 ml W. hinzu. so verschwindet die Fluoreszenz (Ross. 9). – 5. Löst man einige Milligramm mit Vanillin unter Erwärmen in 10 Tr. konz. Essigsäure und fügt 0,5 ml konz. HCl hinzu, so entsteht ein weißer krist. Nd., während sich die Lsg. gelblich färbt. Die Fbg. der Lsg.

verändert sich auch beim Erwärmen nicht wesentlich (ÖAB 9). – 6. 5 mg werden in 5 Tr. M. gelöst und mit 2 Tr. verd. Natronlauge und 0,5 ml verd. Ammoniak-Lsg. versetzt. Gibt man zu dieser Lsg. 1 ml Silbernitrat-Lsg., so entsteht allmählich ein feinkristalliner, weißer Nd. (Ph.Helv. V – Suppl. II). – 7. Wird eine Spur Hexoestrol mit einer Spur Vanillin und 5 Tr. konz. Phosphorsäure aufgekocht, so tritt Orangefbg. auf (Ph.Helv. V – Suppl. II). – 8. 0,25 g versetzt man mit 1 ml Essigsäureanhydrid und 2 ml trockenem Pyridin und kocht 15 Min. am Rückflußkühler. Nach dem Erkalten werden 25 bis 50 ml W. hinzugegeben, der Nd. abfiltriert, gewaschen und getrocknet. Er schmilzt bei 134 bis 137° (Ph.Helv.V – Suppl. II). – 9. Werden 2 mg Substanz mit 1 ml Schwefelsäure versetzt, so tritt nach Zufügen von 3 Tr. Molybdänschwefelsäure eine blaue Farbe auf (Ph.Ned. 6). – 10. Der bei der Gehaltsbestimmung erhaltene Nd. hat einen Fp. von 137 bis 139° (CF 65, Ph.Ned. 6), von 135 bis 139° (ÖAB 9). – 10. Identifizierung nach L. KOFLER. Eutektische Temp. der Mischung mit Salophen 146°, mit Dicyandiamid 175° (ÖAB 9).

Prüfung. 1. Eine Lsg. von 0,1 g Hexöstrol in 5 ml A. muß klar und farblos sein. Sie muß sich auf Zusatz von 1 Tr. Methylrot-Methylenblau-Lsg. grün färben (freie Säure) (ÖAB 9). – 2. Eine unter Erwärmen bereitete Lsg. von 0,20 g Hexöstrol in 3 ml n NaOH und 7 ml W. muß klar sein (ÖAB 9). – 3. Trocknungsverlust. Bis zum konst. Gew. bei 100° getrocknet, höchstens 0,5% (Ph.Ned. 6), 1,0% (ÖAB 9, CF 65). – 4. Glührückstand. Höchstens 0,2% (ÖAB 9), nicht wägbar (Ph.Ned. 6). – 5. Sulfatasche. 0,1% (CF 65). – 6. Stilböstrol. Werden 10 mg der Substanz in 1 ml Schwefelsäure unter schwachem Erwärmen gelöst, darf die Lsg. nur schwach gelb gefärbt sein (Ph.Ned. 6). – 7. Dimethoxyderivate. Werden 200 mg in einem Gemisch von 1 ml Natronlauge und 5 ml W. schwach erwärmt, dann muß eine klare Lsg. entstehen (Ph.Ned. 6). – Werden 0,2 g Substanz in einem Gemisch von 3 ml n NaOH und 3 ml W. durch Erwärmen auf 60° gelöst, so darf die entstehende Opaleszenz nicht größer sein als die einer Mischung von 0,1 ml Silbernitrat-Lsg. und 0,5 ml 0,001 n HCl in 6 ml W. (BPC 63).

Gehaltsbestimmung. ÖAB 9. 0,20 g getrocknetes Hexöstrol werden 15 Min. lang mit 1 ml Essigsäureanhydrid und 2 ml Pyridin unter Rückflußkühlung gekocht. Nach dem Erkalten fügt man 30 ml W. hinzu, schüttelt kräftig um und läßt 2 Std. lang stehen. Der entstandene Nd. von Diacetylhexöstrol wird über einen tarierten Filtertiegel abgesaugt mit W. gewaschen bis kein Pyridingeruch mehr wahrnehmbar ist und bei 103 bis 105° getrocknet. Sein Gewicht muß 0,2583 bis 0,2627 g betragen, entspr. 98,5 bis 100,2%, CF 65 wenigstens 99%. 1 mg Diacetylhexöstrol entspr. 0,7628 mg $C_{18}H_{22}O_2$. 1 g Hexöstrol entspr. 1,3110 g Diäthylhexöstrol. – Ross. 9. 0,05 bis 0,07 g, genau gewogen, werden in 25 ml A. in einem 250-ml-Schliffkolben gelöst. Es werden 25 ml 0,1 n Kaliumbromat-Lsg. und 1 g Kaliumbromid zugegeben. Die Lsg. wird 15 Min. in ein Wasserbad von 8 bis 10° gestellt. Es werden 20 ml auf dieselbe Temperatur gebrachte verd. Schwefelsäure (16%) zugefügt. Nach 3 Min. werden 1 g Kaliumjodid und 20 ml W. zugegeben und nach 5 Min. wird das gebildete Jod mit 0,1 n Natriumthiosulfat-Lsg. und Stärke titriert. Unter denselben Bedingungen wird ein Blindversuch angesetzt. 1 ml 0,1 n Kaliumbromat Lsg. entspr. 0,003380 g Hexöstrol. Es sollen mindestens 98,5% gefunden werden.

Anwendung. Wie Diäthylstilböstrol als Östrogen in der Cyclustherapie, jedoch ist es weniger wirksam. Oral.

Dosierung. Oral gegen Menopausesymptome 2 bis 3 mg tägl., als Erhaltungsdosis 0,2 bis 1 mg tägl.

Aufbewahrung. Vor Licht geschützt.

Handelsformen: Synthowo BPC 63. – Malun (Temmler, Marburg a. d. Lahn) Vaginalovale, Cycloestrol (Bruneau, Paris), Synthrogène (Gerda, Tassin, Rhône), Hexital (Ortho Pharmac., Wycombe Bucks, Engl.) Tabl. mit Äthylphenylbarbit., Hexestrol-Tabl. (Massengill, USA), Hexestrol-Tabl. (Merrell, USA), Extra-Plex (Rowell, USA) Vaginal-Creme.

Benzestrol NF XII, (INN). Octoestrol Ross. 9. 3-Äthyl-2,4-bis(4-hydroxyphenyl)-hexan. 4,4′-(1,2-Diäthyl-3-methyltrimethylen)-diphenol.

$C_{20}H_{26}O_2$ M.G. 298,43

Gehalt. Mindestens 98,5%.

Eigenschaften. Weißes, geruchloses, kristallines Pulver. Praktisch unlösl. in W. und verd. Mineralsäuren; leicht lösl. in Aceton, A., Ae., M. und Natronlauge; lösl. in pflanzlichen

Ölen; mäßig lösl. in Eisessig; schwer lösl. in verd. A., Bzl., Chlf., Hexan. Fp. 161 bis 163° (NF XII), 160 bis 162° (Ross. 9).

Erkennung. 1. 10 mg werden in 2 ml Schwefelsäure gelöst, es entsteht eine blasse Gelbfbg., die beim Verdünnen mit W. bestehen bleibt (Diäthylstilböstrol gibt dabei Orangefbg.) (NF XII). – 2. Gibt man einige Tropfen 50%ige Antimonpentachlorid-Lsg. in trockenem, äthanolfreiem Chlf. zu einer sehr verd. Lsg. von Benzestrol im gleichen Lösungsmittel, so entsteht eine Grünfbg., die schnell braun wird (Diäthylstilböstrol gibt hierbei eine rote oder bläulichrote Lsg.) (NF XII). – 3. Man gibt in einem Reagensglas zu 100 mg Benzestrol 1 ml Benzoylchlorid, kocht gelinde 5 Min. lang, kühlt ab, fügt 20 ml n Natronlauge hinzu und schüttelt, bis sich eine weiße, feste Substanz abscheidet. Nach dem Filtrieren, Waschen mit W., zweimaligem Umkristallisieren aus heißem A. und Trocknen bei 80°, 30 Min. lang, schmilzt das 2,4-Di-(4-hydroxyphenyl)-3-äthyl-hexan-dibenzoat zwischen 118 und 120° (NF XII).

Prüfung. NF XII. 1. Trocknungsverlust. 1 Std. bei 105° getrocknet, höchstens 0,1%. – Verbrennungsrückstand. 0,05%. – 2. Die Lsg. von Benzestrol in Äther (1 in 50) soll klar und farblos sein. – 3. Die Lsg. (1 in 50) in vorher neutralisiertem 80%igem A. soll neutral gegen Lackmus sein.

Gehaltsbestimmung. Standardlösung. 100,0 mg 1 Std. bei 105° getrockneten Benzestrol Reference Standards werden in 100,0 ml A. gelöst. 10 ml davon werden zu 100,0 ml mit A. verdünnt. – Prüflösung. 100,0 mg 1 Std. bei 105° getrockneter Substanz werden in 100,0 ml A. gelöst. 10 ml davon werden zu 100,0 ml mit A. verdünnt. – Ausführung. Je 5 ml der Standard- und der Prüflsg. werden in je einen 50-ml-Meßkolben gegeben. Jedem Kolben werden je 2 ml verd. Salzsäure und 4 ml Molybdänphosphorwolfram-Lsg. und nach 10 Min. 10 ml Natriumcarbonat-Lsg. (1 in 4) hinzugefügt. Die Kolben werden mit W. bis zur Marke aufgefüllt, 1 Std. stehengelassen, der Inhalt zentrifugiert und von der klaren überstehenden Flüssigkeit in 1 cm Schichtdicke bei 750 nm die Extinktion gegen einen Blindwert aus den auf die gleiche Weise behandelten Reagentien bestimmt. Die Berechnung der in der Probe enthaltenen Menge $C_{20}H_{26}O_2$ in Milligramm erfolgt nach der Formel $C \cdot A_U/A_S$, wobei C die verwendete Menge Benzestrol in der Standardlsg. in µg/ml, A_U die Extinktion der behandelten Prüflsg., A_S die der behandelten Standardlsg. ist (NF XII).

Anwendung. Als Östrogen in der Cyclustherapie. Benzöstrol gilt als wenig toxisch.

Handelsformen: Octofollin (Schieffelin, USA) Elixir NF XI, Tabl. NF XI, Amp., Vaginaltabl.

Chlorotrianisene NF XII, (INN). Chlor-tris-(4-methoxy-phenyl)-äthylen. Tri-(4-anisyl)-chloräthylen.

$C_{23}H_{21}ClO_3$ M.G. 380,88

Eigenschaften. Weißes, geruchloses, kristallines Pulver. 1 g löst sich in 4200 ml W., 360 ml A. oder M., 28 ml Ae., 7 ml Aceton, 2,5 ml Bzl., 1,5 ml Chlf., es ist praktisch unlösl. in 2,2,4-Trimethylpentan. Fp. 115 bis 117°.

Erkennung. 1. 10 mg werden in 2 ml Schwefelsäure gelöst, es entsteht eine tief dunkelpurpurrote Fbg., die beim Verdünnen mit 5 ml W. in Rosa übergeht (Unterschied von Diäthylstilböstrol, das eine orange Fbg. gibt; von Hexöstrol, das keine Fbg. erzeugt, von Benzöstrol, das eine gelbe, von Promesteroldipropionat, das eine orangerote Farbe ergibt). – 2. 10 mg in 2 ml Salpetersäure gelöst geben eine intensive Purpfbg. Beim Verdünnen mit 5 ml W. entsteht eine gelbe Lsg. mit einem Nd. Nach dem Zufügen von 5 ml 50%iger Natronlauge verstärkt sich die gelbe Farbe und der Nd. löst sich auf. – 3. Die UV-Absorption einer Lsg. 1 in 100000 in Chlf. hat ein Maximum bei 310 ± 2 nm, das von der in der gleichen Weise bereiteten Lsg. des Chlortrianisen Reference Standards 2% abweichen darf.

Prüfung. 1. Trocknungsverlust. 18 Std. bei 80° getrocknet, höchstens 1%. – 2. Verbrennungsrückstand. Höchstens 1%. – 3. Schwermetalle. 10 mg/kg. – 4. pH einer gesättigten Lsg. zwischen 5 und 7.

Gehaltsbestimmung. 0,5 g vorher 18 Std. bei 80° getrocknete Substanz werden in einem 100-ml-Kolben mit 15 ml abs. A. bei mäßiger Wärme am Rückflußkühler in Lsg. gebracht. Der noch siedenden alkohol. Lsg. werden durch das Rückflußrohr 2 g in kleine Stücke geschnittenes reines Natrium zugegeben. Es wird wenigstens 1 Std. unter häufigem Umschütteln im Sieden gehalten, dann während des Siedens noch A. zur Lsg. des überschüssigen Natriums zugefügt und erhitzt, bis es sich restlos gelöst hat. Darauf wird die Mischung in ein 400-ml-Becherglas gegeben, der Rückflußkühler und der Kolben mit etwa 125 ml W. nachgespült und dieses der Mischung zugefügt. Nach Abkühlung werden 15 ml Salpetersäure und 25,0 ml 0,1 n Silbernitratlsg. zugegeben. Sobald der Nd. koaguliert ist, wird filtriert und das Filter mit W. gewaschen. Zu dem Filtrat gibt man 10 ml Eisen(III)-ammoniumsulfat-Lsg. und titriert den Überschuß von Silbernitrat mit 0,1 n Ammoniumthiocyanat-Lsg. zurück. 1 ml 0,1 n Silbernitrat-Lsg. entspr. 38,09 mg $C_{23}H_{21}ClO_3$.

Gehalt. 95 bis 105%.

Anwendung. Als Östrogen in der Cyclustherapie. Die Wirkung wird im Körper gesteigert. Nach oraler Verabfolgung findet man im Stuhl eine größere östrogene Aktivität wieder als sie der verabfolgten Dosis entspricht.

Handelsform: Tace (Merrell, USA, Engl.) Kapseln.

Methallenoestril BPC 63. Methallenestril NND 62, (INN). β-(6-Methoxynaphth-2-yl)-α,α-di-methyl-valeriansäure. α,α-Dimethyl-β-äthyl-6-methoxy-2-naphthalen-propionsäure.

$C_{18}H_{22}O_3$ \hfill M.G. 286,38

Herstellung. Einwirkung von Äthyl-α-brom-α-methylbutyrat und 2-Methoxy-6-propionylnaphthalin in Gegenwart von Zink, darauf folgend Dehydration, Verseifung und Hydrierung (BPC 63).

Eigenschaften. Weißes oder nahezu weißes, geruchloses, kristallines Pulver, mit schwach bitterem Geschmack. Sehr schwer lösl. in W., lösl. bei 20° in 10 T. A., 8 T. Ae., 2 T. Chlf., lösl. in Alkalien. Fp. etwa bei 138°.

Erkennung. Die Lsg. in M. zeigt im UV-Spektrum wohldefinierte Maxima bei 317 und 332 nm. Die Extinktion einer 0,005%igen Lsg. ist im Maximum bei etwa 332 nm etwa 0,340 (BPC 63).

Gehaltsbestimmung. 0,25 g werden in 50 ml Pyridin gelöst und mit 0,1 n Tetrabutylammoniumhydroxid-Lsg. potentiometrisch titriert. 1 ml 0,1 n Tetrabutylammoniumhydroxid-Lsg. entspr. 0,02864 g $C_{18}H_{22}O_3$.

Anwendung. Wie die anderen synthetischen Östrogene,

Handelsform: Vallestril (Searle & Co., Chicago/Ill.) Tabl.

Promethestrol Dipropionate NNR 55, NND 62. 4,4′-(1,2-Diäthyläthylen)-di-o-kresoldipropionat. Dimethylhexoestrol-dipropionat.

$C_{26}H_{34}O_4$ \hfill M.G. 410,56

Eigenschaften. Weißes, geruchloses, kristallines Pulver. Praktisch unlösl. in W., verd. Säuren, verd. Alkalien; schwer lösl. in A.; leicht lösl. in Bzl., Ae., Äthylacetat. Fp. 113 bis 116°.

Erkennung (NNR 52). 10 mg werden in 1 ml Schwefelsäure gelöst. Es entsteht eine orangerote Lsg. Verdünnt man mit 10 ml W., so entsteht eine trübe, rosafarbene Lsg., die nach einigen Minuten weiß wird (Unterscheidung von Benzoestrol, Diäthylstilböstrol, Äthinylöstradiol, Hexöstrol).

Prüfung (NNR 52). 1. Gibt man 1 Tr. Eisen(III)-chlorid-Lsg. zu 2 ml gesättigter Promethestrol-dipropionat-Lsg. in verd. A., so darf keine andere Fbg. entstehen, als wenn man das Reagens zum reinen Lösungsmittel gibt (Benzöstrol, Diäthylstilböstrol, Hexöstrol geben grünlichgelbe Fbg.). — 2. Das durch Hydrolyse gewonnene Promethestrol soll bei 150 bis 158° schmelzen. — 3. Die Verseifungszahl soll 200 bis 210 sein. — 4. Trocknungsverlust im Vakuumexsikkator über P_2O_5 24 Std. lang, höchstens 0,5%. – 5. Glührückstand. Höchstens 0,05%.

Gehaltsbestimmung (NNR 52). Etwa 0,25 g werden genau gewogen und 1 Std. mit 10 ml 15%iger methanol. KOH am Rückflußkühler gekocht. Nach dem Erkalten werden 100 ml W. zugegeben. Man säuert mit 10%iger HCl an und extrahiert 4mal mit je 50 ml Ae. Die vereinigten Ae.-Auszüge werden 3mal mit je 100 ml 5%iger Natriumhydrogencarbonat-Lsg. und 2mal mit je 100 ml W. gewaschen. Der Ae. wird filtriert, zur Trockne eingedampft und der Rückstand bis zum konst. Gew. getrocknet. 1 g entspr. 1,376 g Promethestrol-dipropionat. Forderung 98,5 bis 105,5%.

Anwendung. Wie Diäthylstilböstrol-dipropionat.

Handelsform: Meprane Dipropionate (Reed und Carnrick, Kenilworth, N. J.) Tabl.

Indenöstroldiacetat. 1-Methyl-2-(4-acetoxy-phenyl)-3-äthyl-6-acetoxyinden.

Herstellung. Eine Synthesemöglichkeit vgl. Helv. chim. Acta *36*, 1706 (1953).

Anwendung. Zur Therapie klimakterischer Beschwerden.

Handelsform: Klimoestrol (Woelm, Eschwege) Dragees mit 0,1 mg Indenöstroldiacetat, 140 mg α-Bromisovalerianylharnstoff, 100 mg Bromdiäthylacetylcarbamid.

Gestagene, Progestagene

Das natürliche Hormon dieser Gruppe von weiblichen Sexualhormonen ist das Progesteron. Obwohl es in den gleichen natürlichen Zellen der Ovarien produziert wird wie die Östrogene und es eine diesen sehr ähnliche chemische Struktur besitzt, hat es eine eigene, im vorhergehenden (S. 136) besprochene, von den Östrogenen verschiedene physiologische Wirksamkeit. Bei oraler Applikation ist Progesteron unwirksam. Auf der Suche nach anderen, auch oral wirksamen Gestagenen erwies sich ein Derivat des Testosterons, das 17α-Äthinyl-testosteron, das Äthisteron, als brauchbar, da die androgene Aktivität verschwindend klein ist. Es besitzt oral eingenommen etwa den fünften Teil der Wirksamkeit des parenteral applizierten Progesterons und fand in die meisten Pharmakopöen Eingang. Wegen seiner geringen Wirksamkeit im Vergleich zum Progesteron beginnt immer mehr sein Ersatz durch die in 17α-Stellung substituierten Progesteronderivate, die oral eingenommen z. T. eine erheblich höhere gestagene Aktivität entfalten als Progesteron, was möglicherweise mit einer Behinderung des Abbaus im Stoffwechsel zusammenhängt. Als sehr wirksame Gestagene erwiesen sich weiter für die orale Therapie Abkömmlinge der 19-Norsteroide und auch des retro-Progesterons, welches das Atom H-9 in β-Stellung, die 19-Methyl-Gruppe am C-10 in α-Stellung hat, im Gegensatz zu der normalen 9α,10β-Struktur des Progesterons.

Außer der Behandlung der funktionellen Uterus-Haemorrhagie und des drohenden Abortes werden die Gestagene, besonders ihre synthetischen Derivate, als Mittel zur Frühdiagnose einer Schwangerschaft (vgl. S. 55), als Mittel zur Menstruationsverschiebung und wegen ihrer Wirkung auf die Verhinderung der Ovulation und der Follikelentwicklung als perorale Anticonceptiva verwendet. Besonders bewährt hat sich hierfür die perorale Verwendung der Mischung eines Gestagens und eines Östrogens. Bei der ärztlich indizierten Konzeptionsverhütung ist der Zeitplan der Einnahme streng einzuhalten. 21 Tage Einnahme je eines Dragees, darauf 7 Tage Pause. Anwendungsbeginn am 5. Cyclustag, später jeweils nach einem einnahmefreien Intervall von 7 Tagen. Der 1. Tag der Blutung wird als „Tag 1" bezeichnet. Man nimmt die erste Tablette bzw. das erste Dragee am 5. Tag, anschließend ohne Unterbrechung jeden Abend 1 Tablette oder ein Dragee insgesamt 20 Tage lang. – Der Mechanismus der Ovulationsverhinderung ist noch nicht ganz aufgeklärt, wahrscheinlich besteht eine indirekte Wirkung durch Unterdrückung der Gonadotropinsekretion des Hypophysenvorderlappens.

Neuerdings wird noch ein anderer Weg der Gestagen-Östrogen-Konzeptionsverhütung, der den physiologischen Verhältnissen angeglichener sein soll, beschritten. Im Rahmen einer Zweiphasenmethode wird im ersten Teil des Behandlungszyklus täglich ein Östrogen und erst später täglich eine Östrogen-Gestagen-Kombination zugeführt, wodurch die hormonalen Regulationsvorgänge denen eines normalen Menstruationscyclus entsprechen sollen. Das Handelspräparat Estirona (Lilly) besteht aus 15 Tabl. (weiß) mit je 0,08 mg Mestranol und 5 Tabl. (orange) mit je 2 mg Chlormadinonacetat und 0,08 mg Mestranol.

Standardisierung. Für die Standardisierung von Corpus-luteum-Hormonpräparaten gelten die internationalen Einheiten. Standardsubstanzen wurden nach dem Bezug auf das Substanzgewicht aufgehoben. Eine internationale Einheit ist gleich 1 mg Progesteron. Eine Einheit nach CORNER und ALLEN ist gleich etwa 0,6 bis 0,7 mg kristallisiertem Progesteron [CORNER, G. W., u. W. M. ALLEN: Amer. J. Physiol. *88*, 326 (1929)].

Wertbestimmung. Der Test für das Corpus-luteum-Hormon beruht auf dessen wichtigster physiologischen Aufgabe, der Umwandlung der durch das Follikelhormon erzeugten Proliferationsphase des Uterus in die Sekretionsphase. Als Testtiere verwendet man infantile weibliche Kaninchen von etwa 1 kg Gewicht. Die Tiere erhalten 6 Tage lang tägl. 50 I.E. eines Östrogens injiziert, wodurch die Proliferationsphase ausgebildet wird. Vom 8. bis 12. Tag wird das zu prüfende Präparat verabreicht. Am 12. Tag ergibt die histologische Untersuchung der Uteri Aufschluß über die gestagene Wirksamkeit. Der Grenzwert, d.h. die kleinste wirksame Menge für Progesteron liegt bei 0,6 mg [CLAUBERG, C.: Zbl. Gynäk. *54*, 2757 (1930); HOPPE-SEYLER/THIERFELDER: Handbuch der physiologischen und pathologisch-chemischen Analyse, 10. Aufl., Bd. III/2, Berlin/Göttingen/Heidelberg: Springer 1955, S. 1451ff.].

Progesteronum Pl.Ed. I/1, DAB 6 – 3. Nachtr. (BRD), ÖAB 9, Ph.Helv. V – Suppl. II, DAB 7 – DDR, CsL 2, Jap. 61, Ph.Ned. 6, (INN). Progesteron DAB 7 – BRD. Progesterone BP 63, USP XVI, NF XII. Progestérone CF 65. 4-Pregnen-3,20-dion. Pregn-4-en-3,20-dion. 3,20-Diketo-pregnen-(4). (+)-3,20-Dioxopregnen-(4). Δ^4-Pregnen-3,20-dion.

$C_{21}H_{30}O_2$ Strukturformel I, S. 110 M.G. 314,47

Herstellung. Zum Beispiel aus Stigmasterin über Pregnenolon: BUTENANDT, A., u. E. FERNHOLZ: Chem. Ber. *67*, 2027 (1934). – RUSCHIG, H.: Med. u. Chem. *4*, 327 (1942). – Aus Androstenolon: BUTENANDT, A., u. J. SCHMIDT-THOMÉ: Chem. Ber. *72*, 182 (1939). Zahlreiche weitere Verfahren, insbesondere aus Diosgenin, bei L. F. FIESER u. M. FIESER und bei H. P. KAUFMANN (s. S. 103).

Gehalt. 97,0 bis 103,0% $C_{21}H_{30}O_2$ bezogen auf die getrocknete Substanz (BP 63), 97,0 bis 102,0% (Nord. 63).

Eigenschaften. Weiße bis schwach gelbliche Kristalle oder kristallines Pulver ohne Geruch und von schwach bitterem Geschmack. Progesteron kommt in 2 Modifikationen vor, einer stabilen (α-Progesteron) und einer instabilen Form (β-Progesteron). Die β-Form kann durch Umkristallisieren aus wasserfreiem Methanol in die α-Form übergeführt werden (Ph.-Helv. V – Suppl. II). Praktisch unlösl. in W., löslich in 8 T. A. (95%), 16 T. Ae., 0,33 T. Chlf., 100 T. PAe. (40 bis 60°), 60 T. Arachisöl, 60 T. Äthyloleat (BP 63).
Fp. 127 bis 131° (α-Form) bzw. etwa 121° (β-Form) (Pl.Ed. I/1, Belg. V, CsL 2, 127 bis 131° bzw. 120 bis 122° (DAB 7 – BRD); 128 bis 133° bzw. 120 bis 122° (Jap. 61); 128 bis 133° bzw. etwa 121° (USP XVI, NF XII); 128 bis 131° bzw. 120 bis 122° (ÖAB 9, DAB 7 – DDR); nach L. KOFLER 126 bis 131° bzw. 118 bis 124° (ÖAB 9); 127 bis 129° (Ross. 9); 127 bis 130° (Ph.Helv. V – Suppl. II); 127 bis 133° (Nord. 63); 128 bis 131° (Ph.Ned. 6); 129 bis 130° bzw. etwa 121° (CF 65); 128 bis 131° bzw. etwa 121° (BP 63).

Spezifische Drehung. $[\alpha]_D^{20}$: In Dioxan +172 bis +182°, die Substanz wird vor dem Lösen 4 Std. über Schwefelsäure getrocknet (Pl.Ed. I/1. Jap. 61); +175 bis +183° (USP XVI, NF XII); +178 bis +186° (DAB 7 – BRD). In A. (95%) +186 bis +193° (ÖAB 9, DAB 7 – DDR); +186 bis +194° (Ph.Ned. 6, Belg. V); 187 $\pm$ 1° (CF 65); +186 bis +198° (Nord. 63); +190 bis +200° (Ross. 9); +195 bis +200° (CsL 2).
In abs. A. +186 bis +196° (BP 63). In Weingeist +186 bis +193° (Ph.Helv. V – Suppl. II). In Chlf. +188,0 bis +196° [DAB 6 – 3. Nachtr. (BRD)].

UV-Absorption. $E_{1\,cm}^{1\%}$: 241 nm in A. (95%) 535 $\pm$ 10 (DAB 7 – BRD), etwa 535 (Nord. 63), 0,525 bis 0,545 (DAB 7 – DDR), etwa 515 (Ross. 9), 515 bis 545 (Jap. 61). – In abs. A. 540 (BP 63), 535 $\pm$ 10 (CF 65).

Erkennung. 1. Werden 5 Tr. einer 1%igen Lsg. in A. (95%) mit 0,5 ml A. (95%) verdünnt und 3 ml konz. Schwefelsäure hinzugefügt, so entsteht eine farblose Lsg., die nach Zufügen von 3 ml W. eine schwach gelbliche Farbe mit einer schwachen grünen Fluoreszenz annimmt (Nord. 63, ÖAB 9). – 2. Die Lsg. von 0,05 g Substanz in 2,0 ml M. wird mit 15 ml einer 2,4-Dinitrophenylhydrazin-Lsg. versetzt und 1 Min. zum Sieden erhitzt. Nach 1 Std. wird der Niederschlag abgesaugt, mit M. gewaschen und 2mal aus Aceton umkristallisiert. Das orangerote Bis-2,4-dinitrophenylhydrazon schmilzt nach 2stdg. Trocknen bei 100 bis 105° zwischen 280 und 284° unter Zersetzung [DAB 6 – 3. Nachtr. (BRD)], 284 und 290° (Nord. 63). – 3. Die Lsg. von 50 mg Substanz in 10,0 ml A. (96%) wird mit 0,5 g Hydroxylaminhydrochlorid und 0,5 g wasserfreiem Natriumacetat versetzt und 2 Std. lang unter Rückfluß zum Sieden erhitzt. Nach Abkühlen und Zusatz von 20 ml W. wird die Ausfällung abgesaugt, mit W. gewaschen und aus A. umkristallisiert. Das Progesterondioxim schmilzt nach dem Trocknen bei 105° zwischen 252 und 259° unter Zersetzung (DAB 7 – BRD). Geringfügige Variationen dieser Reaktion finden sich in anderen Arzneibüchern. 236 bis 240° (PI.Ed. I/1), 236 bis 243° (ÖAB 9, DAB 7 – DDR), 235 bis 240° (Jap. 61), 238 bis 242° (Ind. P. 55), etwa 240° (BP 63, Belg. V). – 4. Versetzt man eine Lsg. von etwa 1 mg Progesteron in 0,5 ml A. mit etwa 1 mg m-Dinitrobenzol, und 4 Tr. verd. Natriumhydroxid-Lsg., so färbt sich die Lsg. innerhalb von 5 Min. gelblich bis hell rötlichbraun, nicht aber violettrosa (Unterschied gegenüber 17-Ketosteroiden und gesättigten 3-Ketosteroiden) (ÖAB 9). – 5. Versetzt man etwa 5 mg Progesteron mit 1 ml verd. Natriumhydroxidlsg. und einigen Tropfen Jodlsg. und erhitzt, so tritt der Geruch nach Jodoform auf (ÖAB 9). – 6. Identifizierung nach L. KOFLER. Eutektische Temp. der α-Form mit Phenacetin 95°, der β-Form 91°. Lichtbrechungsvermögen der Schmelze $n_D = 1{,}5204$ bei 121 bis 122° (ÖAB 9). – 8. Das IR-Absorptionsspektrum einer Kaliumbromiddispersion von vorher im Vakuum über Silicagel 4 Std. getrocknetem Progesteron hat Maxima nur bei denselben Wellenlängen wie die gleiche Zubereitung mit dem USP Reference Standard. – 9. Das UV-Absorptionsspektrum einer Lsg. von 1 g in 100 000 ml M. zeigt denselben Kurvenverlauf wie das des USP-Reference-Standards. Die Extinktionen bei 241 nm dürfen nicht mehr als 2% voneinander abweichen.

Prüfung. 1. Klarheit der Lsg. 2 ml einer 1%igen Lsg. in A. sollen die Grenzprüfung B halten (Nord. 63). – 2. Farbe der Lsg. 2 ml einer 1%igen Lsg. in A. sollen die Grenzprüfung S (0,5 Co, 0,5 Cu, 0,5 Fe) halten (Nord. 63). Die 1%ige Lsg. in A muß klar und farblos sein (ÖAB 9, DAB 7 – DDR). – 3. Trocknungsverlust. Bei 105° nicht über 0,5% (DAB 7 – BRD, ÖAB 9, BP 63, Belg. V, CF 65). 4 Std. über Silicagel im Vakuum höchstens 0,5% (USP XVI, NF XII), 4 Std. über Phosphorpentoxid im Vakuum nicht mehr als 0,5% (Jap. 61). – 4. Glührückstand. Nicht über 0,2% (Nord. 63), 0,1% (Jap. 61), ohne Rückstand (Belg. V, Ph.Ned. 6). – 5. Sulfatasche. Nicht über 0,1% [BP 63, DAB 6 – 3. Nachtr. (BRD), DAB 7 – DDR]. – 6. Alkalisch oder sauer reagierende Verunreinigungen. 70,0 ml A. (70%) werden mit 4 Tr. Methylrot-Methylthioninchlorid-Lsg. und gegebenenfalls mit 0,01 n Salzsäure bis zum Farbumschlag nach Grau versetzt. 0,05 g Substanz werden in 5 ml des so vorbehandelten A. unter mäßigem Erwärmen gelöst. Nach dem Erkalten muß die Lsg. grau oder grauviolett und nach darauffolgendem Zusatz von 0,050 ml 0,01 n Kalilauge grün gefärbt sein (DAB 7 – DDR). – 7. Protolytische Verunreinigungen. 2 ml einer 1%igen Lsg. in A. geben mit 0,005 ml 0,01 n Natriumhydroxid-Lsg. und 1 Tr. Bromkresolgrün-Lsg. eine blaue Farbe, die mit 0,025 ml 0,01 n Salzsäure in Gelb übergehen soll. – 8. Andere Steroide. Werden 2 Tr. einer 1%igen Lsg. in Weingeist mit 5 Tr. konz. Schwefelsäure und 0,5 ml Weingeist versetzt, so muß das Gemisch farblos bleiben und keine Fluoreszenz aufweisen (Ph.Helv. V – Suppl. II). Werden 2 mg Progesteron mit 2 Tr. Chlf. und 5 Tr. Tetranitromethan versetzt, so darf die entstehende Lsg. höchstens leicht gelb, aber nicht dunkelgelb, orange oder braun gefärbt sein (Δ-5,6-Steroide) (Ph.Helv. V – Suppl. II).

Gehaltsbestimmung. Nord. 63. Zu 0,05 g in 5 ml A. gelöst, werden 30 ml siedende äthanolische Dinitrophenylhydrazin-Lsg. hinzugegeben. Die Lsg. wird vorsichtig 1 Min. unter Umschwenken im Sieden gehalten. Nach 1 Std. Stehenlassen unter gelegentlichem Umschütteln des Kolbens wird durch ein G4-Glasfilter filtriert. Der Rückstand wird mit einer Mischung von 2 ml konz. Salzsäure, 10 ml A. und darauf mit 25 ml W. gewaschen und bei 105° getrocknet. Fp. 284 bis 290° (bei schnellem Erwärmen von 4 bis 5° pro Minute). 1 g Progesteron-bis(2,4-dinitrophenylhydrazon) entspr. 0,4661 g $C_{21}H_{30}O_2$. 1 g $C_{21}H_{30}O_2$ entspr. 2,146 g Progesteron-bis(2,4-dinitrophenylhydrazon).
Geforderter Gehalt. 97,0 bis 102,0%.
Die Gehaltsbestimmung gemäß BP 63 wird mittels UV-Absorption in alkoholischer Lsg. bei 240 nm ausgeführt. Der theoretische Wert von $E_{1\,cm}^{1\%}$ ist 540.

Aufbewahrung. Vor Licht geschützt in dicht schließenden Gefäßen.

Anwendung. In der Cyclus-Therapie. In Form von Lösungen und Suspensionen für Injektionen sowie von Buccaltabl. und Vaginaltabletten.

Dosierung. BP 63. Intramusculär 20 bis 60 mg täglich. USP XVI. Buccal 10 bis 50 mg, intramusculär 5 bis 50 mg täglich.

Handelsformen: Lutocyclin (Ciba, Wehr, Baden) Amp.; Lutocyclin M Mikrokristall-Amp. – Lutren (Farbwerke Hoechst, Frankfurt a. M.) Lsg. in Manolen, Kristallsuspension. – Progestin (Organon, München) Lsg., Amp. – Progesteron (Eifelfango, Bad Neuenahr) Lsg., Amp. – Progesteron (Vitis, Hösel b. Düsseldorf) Lsg., Amp. – Proluton (Schering, Berlin) Lsg., Amp. – Colposterone (Ayerst) Vaginaltabl., Cortulone (Gold Leaf) Lsg., Amp.; Corpomone (Premo) Lsg. Fl.; Gesterol (Testagar) Susp., Lsg., Fl.; Lingusorbs (Ayerst) Buccaltabl.; Lipo-Lutin (Parke, Davis) Susp., Lsg., Amp.; Lucorteum (Merck, Sharp & Dohme) Susp.; Lutocylin (Ciba) Lsg., Amp.; Lutromone (Endo) Lsg., Amp.; Lutrone (Buffington) Lsg., Amp.; Lutocylol (Ciba) Buccaltabl.; Macrogestin (Kirk) Susp.; Membrettes (Wyeth) Buccaltabl.; Progelan (Lanett) Susp.; Syngesterone (Pfizer) Susp., Lsg., Amp.; Syngestrets (Pfizer) Buccaltabl.

Progesteron und seine in 17α-Stellung substituierten Derivate, retro-Progesteron und Dehydro-retro-progesteron

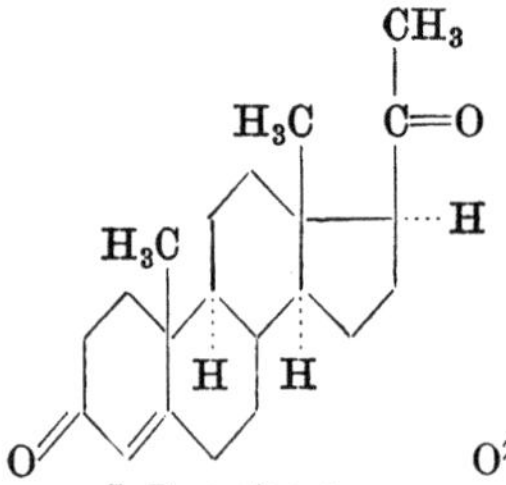

I. Progesteron

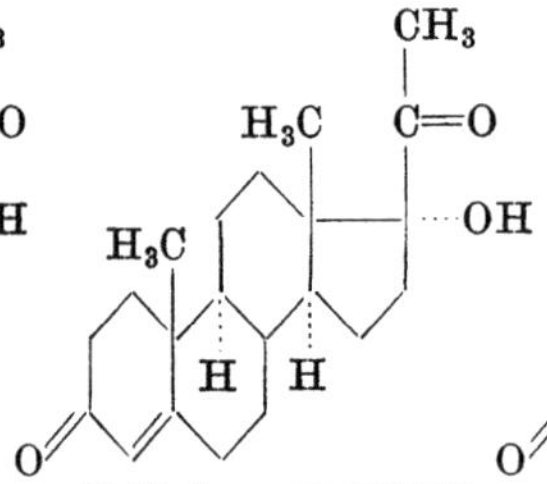

II. Hydroxyprogesteron

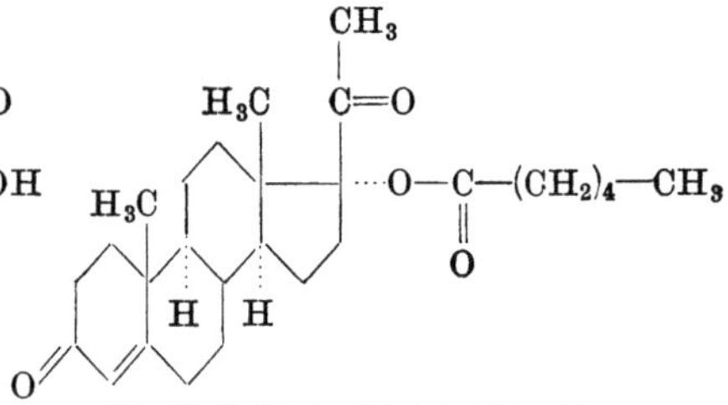

III. Hydroxyprogesteron-capronat

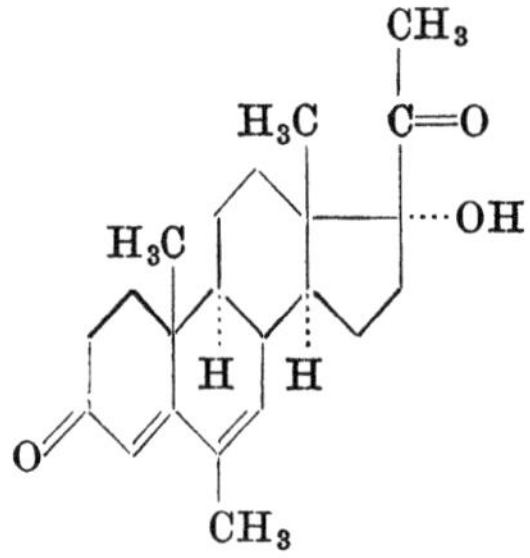

IV. Megestrol

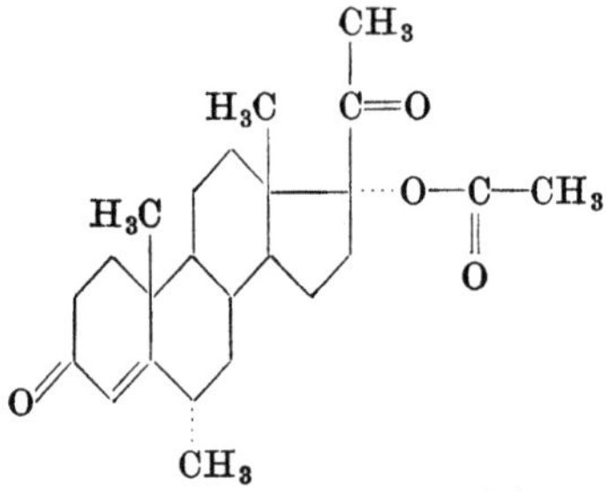

V. Medroxyprogesteron-acetat

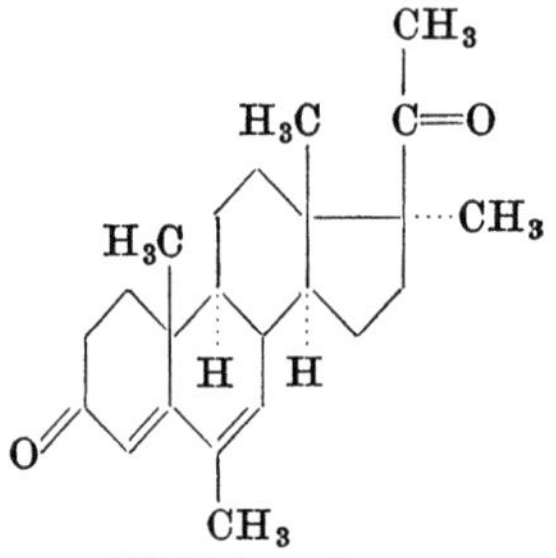

VI. Metrogeston

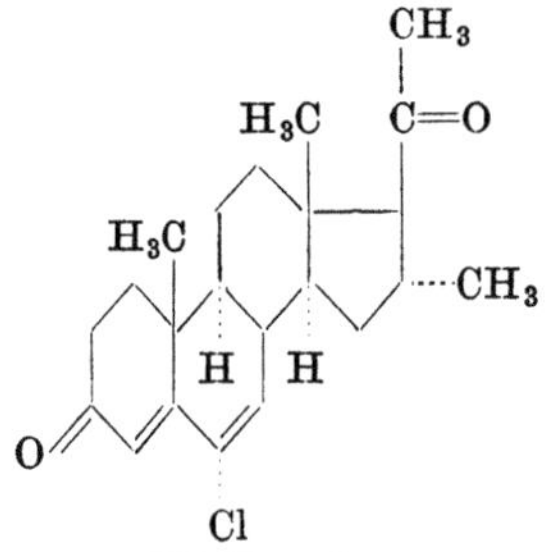

VII. Clometheron

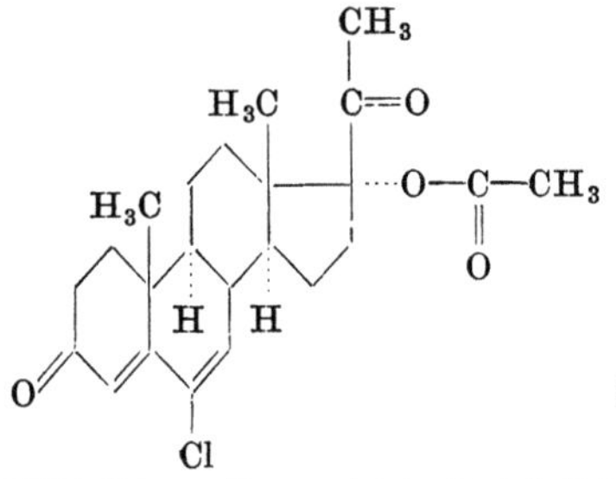

VIII. Chlormadinonacetat (= Gestafortin)

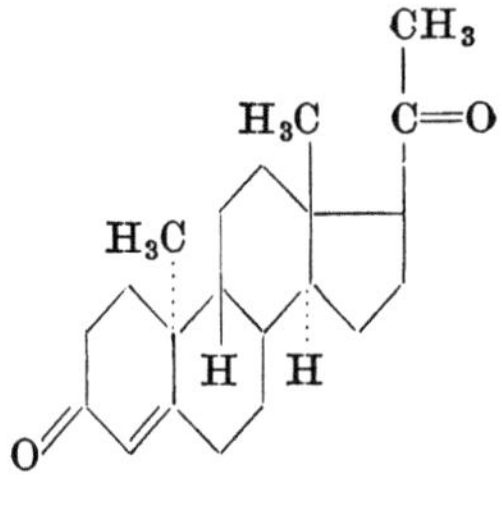

IX. retro-Progesteron

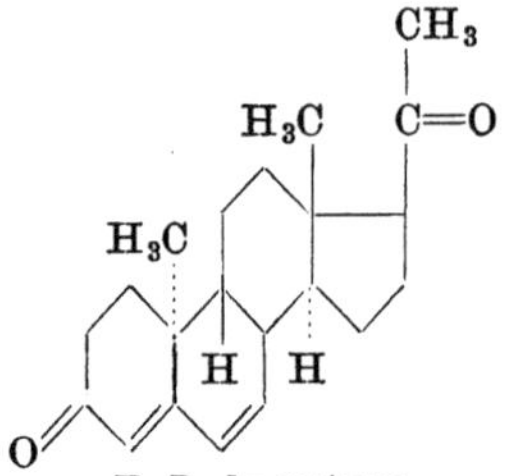

X. Dydrogesteron

Hydroxyprogesteron (Formel II) ist enthalten in Primosiston (Pharmeth., London), als Acetat in Prodox (Upjohn).

Hydroxyprogesterone caproate. 17α-Hydroxyprogesteron-hexanoat NND 64. 4-Pregnen-17α-ol-3,20-dion-17α-capronat. (Formel III).

Anwendung. Gestagen mit verlängerter Wirksamkeit. Therapie bei Cyclusstörungen in öliger Lsg. i.m. 125 bis 250 mg.

Handelsformen: Delalutin (Squibb), Proluton-Depot (Schering, Berlin).

Megestrol. 6-Methyl-6-dehydro-17α-hydroxy-progesteron. 17-Hydroxy-6-methyl-pregna-4,6-dien-3,20-dion. (Formel IV).

Anwendung. Als oral wirksames Gestagen.

Handelsformen: Niagestin als Acetat (Novo, Mainz), Volidan als Acetat (Brit. Drug Houses).

Medroxyprogesterone Acetate USP XVII, (INN). 17-Hydroxy-6α-methylpregn-4-en-3,20-dion-17-acetat. 6α-Methyl-17α-acetoxyprogesteron. (Formel V).

$C_{24}H_{34}O_4$ \hfill M.G. 386,54

Gehalt. 97 bis 103% bezogen auf die getrocknete Substanz.

Eigenschaften. Weißes bis nahezu weißes, geruchloses, kristallines Pulver. Unlösl. in W.; leicht lösl. in Chlf.; lösl. in Aceton und Dioxan; mäßig lösl. in A. und M.; schwer lösl. in Ae. Fp. 200 bis 208°, bis 210° (USP XVII – Suppl. 1) $[\alpha]_D$: $+45$ bis $+51°$ in Dioxan.

Erkennung. 1. Mittels IR-Spektrum im Vergleich mit USP Medroxyprogesterone Acetate Reference Standard. – 2. Mittels UV-Spektrum in A. Die Extinktion beim Maximum von etwa 241 nm darf von der des Reference Standards höchstens um 2,5% differieren. – 3. 2 mg werden in einer Mischung von 5 ml Eisessig und 6 ml Schwefelsäure 5 Min. im kochenden Wasserbad erhitzt. Es entsteht eine fahlgrüne Farbe. – 4. Zu 50 mg fügt man in einem Reagensglas 2 ml alkoholische Kaliumhydroxid-Lsg. und erwärmt 5 Min. im kochenden Wasserbad. Nach dem Abkühlen werden 2 ml verd. Schwefelsäure (1 in 3,5) zugegeben und vorsichtig noch 1 Min. gekocht. Der Geruch nach Äthylacetat wird wahrnehmbar.

Prüfung. 1. Trocknungsverlust. 3 Std. bei 105° höchstens 1%. – 2. Sulfatasche. Höchstens 0,2%.

Gehaltsbestimmung. Standardlösung. Lsg. von etwa 40 µg/ml USP Reference Standard in Chlf. 5 ml dieser Lsg. werden in ein Glasstopfengefäß von 50 ml gegeben. – Prüflösung. 100 mg Substanz werden zu 200 ml in Chlf. gelöst. 20 ml dieser Lsg. werden in einen 250-ml-Meßkolben gegeben und dieser wird bis zur Marke mit Chlf. aufgefüllt. 5 ml davon werden in ein Glasstopfengefäß von 50 ml gegeben.

Ausführung. In beide Gefäße und in ein drittes mit 5 ml Chlf., dessen Inhalt als Blindwert dient, werden 10 ml einer Lsg. von 375 mg Isonicotinsäurehydrazid und 0,47 ml 38%ige Salzsäure in 500 ml M. gegeben. Nach Umschütteln und 45 Min. Stehen wird die Extinktion der erhaltenen Lsg. bei 380 nm bestimmt. Der Gehalt errechnet sich nach der Formel: $2,5 \, C \, (A_U/A_S)$, wobei C die Konzentration in mg/ml des USP Reference Standards in der Standardlsg. ist.

Metrogestone (Ayerst). 6.17-Dimethylpregna-4,6-dien-3,20-dion. (Formel VI).

$C_{23}H_{32}O_2$ \hfill M.G. 340,51

Anwendung. Als oral wirksames Gestagen.

Clometherone (Eli Lilly). 6α-Chlor-16α-methylpregn-4-en-3,20-dion. (Formel VII).

$C_{22}H_{31}ClO_2$ \hfill M.G. 362,95

Anwendung. Als oral wirksames Gestagen.

Chlormadinonacetat (INN). 6-Chlor-6-dehydro-17α-acetoxyprogesteron. (Formel VIII).

Anwendung. Als oral wirksames Gestagen; bei Cyclusstörungen. Tabl. 2 mg.

Handelsformen: Gestafortin (Merck, Darmstadt), Lutoral (Synthex), in Kombinationspräparaten mit Östrogenen Amenyl, vgl. Schwangerschaftsfrühdiagnose, Aconcen, Menova (Merck, Darmstadt) vgl. Contraceptiva, S. 55 u. 175, Lormin (Eli Lilly).

Dydrogesterone NND 64, (INN). 9β-10α-Pregna-4,6-dien-3,20-dion. Dehydroretroprogesteron. Isopregnenon. (Formel X).

Anwendung. Oral wirksames Gestagen; bei Cyclusstörungen. 5 bis 10 bis 30 mg täglich.

Dydrogesteron ist ein synthetisches Gestagen, das sich vom retro-Progesteron (Formel IX) ableitet. Die Änderung der sterischen Konfiguration ist der Grund für seine pharmakologischen Unterschiede vom Progesteron und den anderen Gestagenen. Es erzeugt gestagene Reaktionen in dem östrogen-vorbereiteten Endometrium und bei nicht vorliegender Schwangerschaft Stillung von uterinen Blutungen. Es unterscheidet sich von den anderen Gestagenen dadurch, daß es keine erhöhte Körpertemperatur bewirkt und die Ovulation nicht beeinträchtigt. Es wird zu retro-Pregnenolen abgebaut, das im Urin 20 Min. nach der oralen Einnahme nachgewiesen werden kann.

Handelsformen: Duphaston (Philips Roxane, Columbus, Ohio; Philips-Duphar, Amsterdam; Lab. Duphar C. B., Paris; Crookes, London), Gestatron (Leo, Schweden).

17α-Äthinyl-testosteron und 19-nor-Steroide

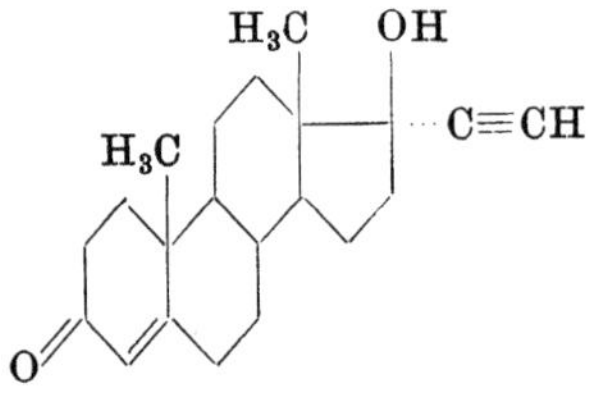

I. Äthisteron

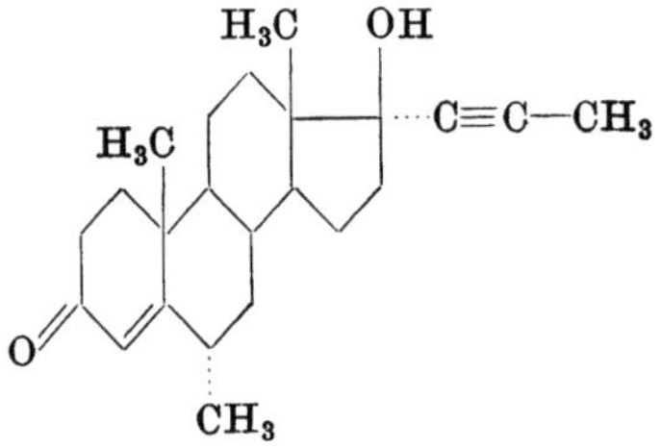

II. Dimethisteron

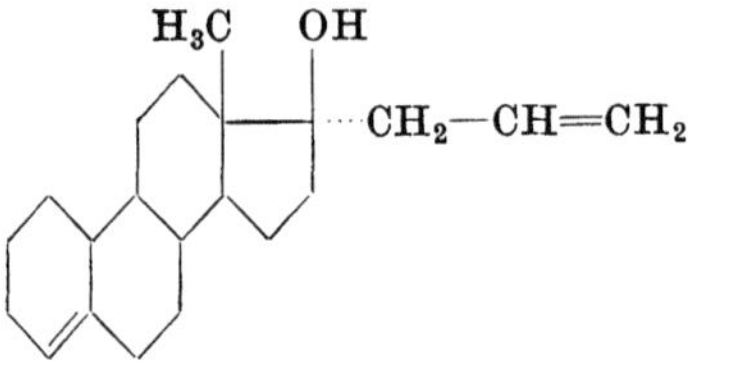

III. Allylöstrenol

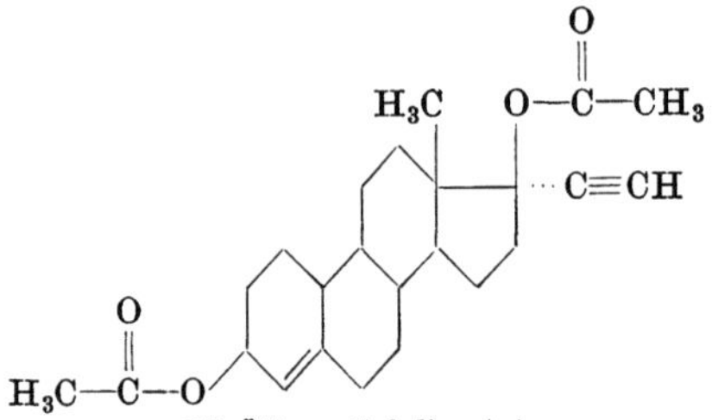

IV. Äthynodiol-diacetat

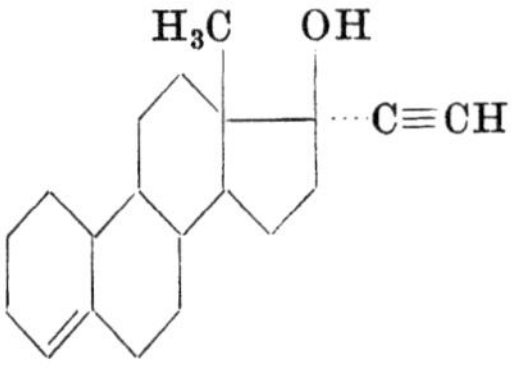

V. Lynöstrenol

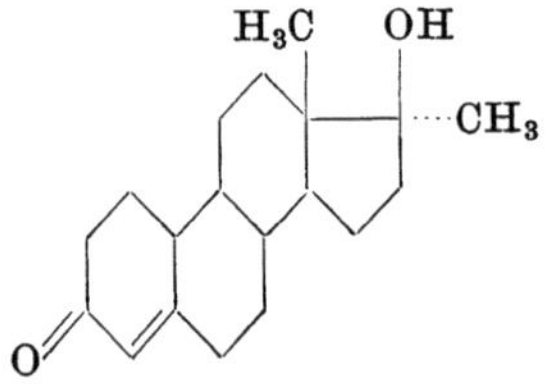

VI. Methylöstrenolon

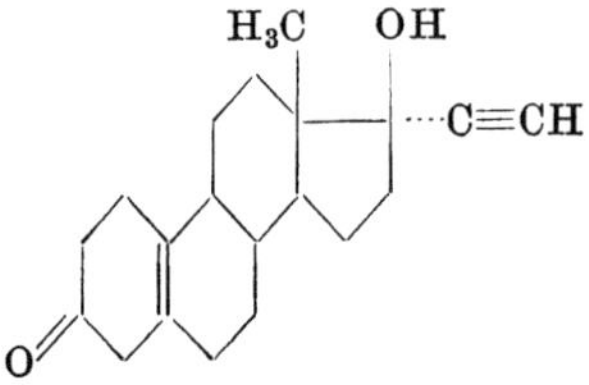

VII. Norethinodrel

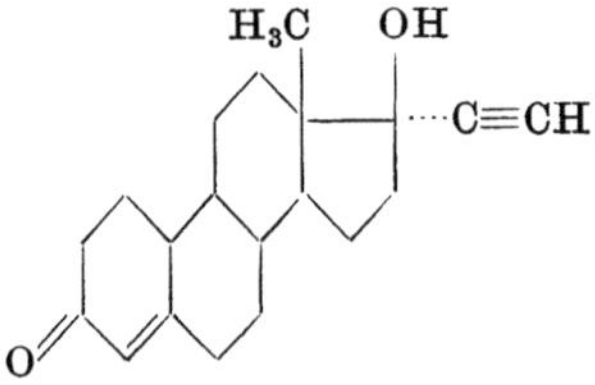

VIII. Norethisteron

Aethisteronum PI.Ed. I/1, ÖAB 9, Ph.Helv. V – Suppl. II, CsL 2, Jap. 61, (INN). Ethistérone CF 65. Ethisterone BP 63, USP XVI, NF XII. Ethisteronum Nord. 63. Praegninum Ross. 9. Anhydrohydroxyprogesteronum Ph.Ned. 6. 17α-Äthinyl-17β-hydroxy-Δ^4-

androsten-3-on. 17β-Hydroxy-17α-pregn-4-en-20-yn-3-on. 17-Ethynyl-4-androsten-17β-ol-3-on. (+)-17α-Ethynyl-17β-hydroxy-3-oxoandrosten-(4). Pregneninolon. Äthinyltestosteron. (Formel I).

$C_{21}H_{28}O_2$ M.G. 312,46

Herstellung. Aus Androstenolen durch Addition von Acetylen an die Carbonylgruppe zu 17α-Äthinyl-androst-5-en-3β,17-diol, dann durch Oppenauer-Oxydation zu 17α-Äthinyltestosteron [INHOFFEN, H. H. u. a.: Chem. Ber. *71*, 1024 (1938)].

Gehalt. 97,0 bis 103,0% $C_{21}H_{28}O_2$ bezogen auf die bei 105° getrocknete Substanz (BP 63).

Eigenschaften. Weißes oder cremeweißes, kristallines Pulver ohne Geruch und Geschmack. Unlösl. in W., lösl. bei 20° in 850 T. Aceton, 800 T. A. (95%), 90 T. Chlf., 35 T. Pyridin, 4000 T. Arachisöl (BP 63), wenig lösl. in Ae., Dioxan (ÖAB 9).

Fp. 256 bis 263° unter Zers. (Das Bad ist auf 245° vorzuwärmen, Ph.Helv. V – Suppl. II), 267 bis 275° unter Zers. (USP XVI, NF XII, Jap. 61), 268 bis 274° (Ross. 9), 269 bis 277° (Nord. 63), 270 bis 276° unter Zers. (ÖAB 9) nach L. KOFLER 270 bis 276° (ÖAB 9), 272 bis 276° (BP 63), 275 bis 279° (CF 65).

Spezifische Drehung. $[α]_D$: In Pyridin 1%ig (g/v) +29 bis +33° (BP 63), 31 ± 4° (CF 65), 4 Std. über Silicagel getrocknet +29 bis +33° (USP XVI), +28 bis +35° (Nord. 63, CsL 2). In Dioxan 1%ig +18 bis +28° (ÖAB 9), +17 bis +26° (Ph.Helv. V – Suppl. II). In A. (95%) +28 bis +32° (Ross. 9).

UV-Absorption. Bei 240 nm in abs. A. $E_{1\,cm}^{1\%}$ = 520 (BP 63), 515 ± 15 (CF 65), mindestens 480 (Pl.Ed. I/1, CsL 2), bei 241 nm in A. mindestens 490 (Ross. 9), bei 241 nm in M. 500 bis 530 (Jap. 61).

Erkennung. 1. Versetzt man etwa 1 mg mit 1 ml konz. Schwefelsäure, so entsteht eine bräunlichorange gefärbte Lsg., die schwach blaugrün fluoresziert. Fügt man 1 ml W. hinzu, so entsteht eine gelbrote fluoreszierende Lsg., die in dünner Schicht blau, in dicker Schicht weinrot erscheint. Auf Zusatz von 10 ml W. wird die Lsg. gelb, und es scheiden sich allmählich gelbe Flocken aus (ÖAB 9). – 2. Versetzt man unter Erwärmen bereitete Lsg. von etwa 5 mg in 0,5 ml A. nach dem Abkühlen mit 5 Tr. ammoniakalischer Silbernitratlsg., so entsteht ein dichter weißer Nd., der auf Zusatz von 2 bis 3 Tr. Salpetersäure in Lsg. geht (ÖAB 9). – 3. 0,025 g werden mit 3 ml einer Lsg. von 0,15 g Semicarbazidhydrochlorid und 0,225 g Natriumacetat in 50 ml M. 2 Std. am Rückflußkühler erhitzt. Nach Entstehen eines Nd. kocht man noch weitere 15 Min., kühlt, filtriert, wäscht den Nd. mit wenig kaltem M. und kristallisiert aus 70%igem M. um. Fp. nach dem Trocknen bei 100° 228 bis 232° (Pl.Ed. I/1). – 4. 0,025 g werden mit 3,5 ml einer Lsg. von 0,05 g Hydroxylaminhydrochlorid und 0,05 g Natriumacetat in 25 ml M. 5 Std. am Rückflußkühler erhitzt. Man fällt das Ketoxim mit 15 ml W., filtriert, wäscht den Nd. mit W. und kristallisiert aus 70%igem M. um. Fp. nach dem Trocknen bei 100° 226 bis 230° (Pl.Ed. I/1), 225 bis 232° (USP XVI, NF XII, Jap. 61, CsL 2), 226 bis 232° (Ross. 9). – 5. 4 mg Dinitrophenylhydrazin werden mit 1 ml A. und 1 Tr. konz. Salzsäure bis zur klaren Lsg. erhitzt. Zu der heißen Lsg. wird von 5 mg Äthisteron in 5 ml A. gegeben. Das Gemisch wird, ohne den verdampfenden A. zu ersetzen, so lange gekocht, bis eine orangegefärbte, kristalline Ausscheidung auftritt, und während 2 Min. weiter zum Sieden erhitzt. Nach Zugabe von 1 ml A. wird noch einmal aufgekocht, dann abgekühlt. Das auskristallisierte Dinitrophenylhydrazon wird abgenutscht, zuerst mit 3 ml A., hierauf mit W. gewaschen und bei 103 bis 105° getrocknet. Fp. 252 bis 256° (Zers.) (Ph.Helv. V – Suppl. II), 256 bis 262° (Nord. 63). – 6. Wird 1 mg mit 1 ml konz. Phosphorsäure langsam erhitzt, so muß eine vorübergehende grünblaue Farbe mit dunkelroter Fluoreszenz auftreten. Wird die Lsg. beim Sieden erhitzt, so muß die Farbe in Braungelb übergehen (Ph.Helv. V – Suppl. II, Nord. 63). – 7. Das UV-Absorptionsspektrum einer Lsg. 1 : 20000 in M. gibt Maxima und Minima bei denselben Wellenlängen wie der USP Ethisterone Reference Standard auf die gleiche Weise behandelt. Die entsprechenden Extinktionen beim Maximum von etwa 241 nm, berechnet auf die getrocknete Substanz, dürfen nicht mehr als 2% voneinander differieren (USP XVI, NF XII). – 8. Das IR-Absorptionsspektrum besitzt Maxima nur bei denselben Wellenlängen wie ein Standard-Ethisteron (BP 63). – 9. Identifizierung nach L. KOFLER. Eutektische Temperatur der Mischung mit Salophen 186°, mit Phenolphthalein 223° (ÖAB 9).

Prüfung. 1. Der wss. Auszug soll neutrale bis nahezu neutrale Reaktion haben. Eine 1%ige Lsg. in Pyridin muß die Grenzprüfung B halten (Nord. 63). Die 1%ige Lsg. in Dioxan muß klar und farblos sein (ÖAB 9). – 2. Trocknungsverlust bei 105° nicht über 0,5% (BP 63, ÖAB 9, Ross. 9, CF 65), 4 Std. im Vakuum über Silicagel (USP XVI, NF XII, Jap. 61). – 3. Glührückstand. Nicht über 0,1% (Jap. 61), nicht über 0,2% (Nord. 63). – 4. Sulfatasche. Nicht über 0,1% (BP 63), höchstens 0,5% (CF 65). – 5. Freie Säure. Eine

Mischung von 5 ml der 1%igen Lsg. in Dioxan, 5 ml W. und 3 Tr. Bromthymolblau-Lsg. darf bis zum Farbumschlag nach Blau höchstens um 0,02 ml 0,1 n Natriumhydroxid-Lsg. mehr verbrauchen als die gleiche Mischung ohne Äthinyltestosteron (ÖAB 9). – 6. Protolytische Verunreinigungen. 0,02 g werden in 2 ml W. aufgeschwemmt. Beim Zufügen von 1 Tr. Phenolphthalein soll die Aufschlämmung farblos, bei darauf folgendem Zusatz von 0,015 ml 0,01 n NaOH rot werden. Nach der Entfärbung mit 0,03 ml 0,01 n HCl soll die Mischung nach Zusatz von 2 Tr. Methylrot-Lsg. eine rote oder orange Farbe annehmen (Nord. 63). – 7. $\Delta^{5,6}$-Steroide. Wird 1 mg mit 10 Tr. Chlf. erwärmt und mit 5 Tr. Tetranitromethan versetzt, so darf das Gemisch höchstens leicht gelb, aber nicht dunkelgelb, orange oder braun gefärbt sein (Ph.Helv. V – Suppl. II).

Gehaltsbestimmung. Spektrophotometrisch in einer Lsg. von 1 mg in 100 ml abs. A. bei 240 nm. $E_{1\,cm}^{1\%} = 520$ entspr. 100% (BP 63). – Nord. 63. Zu 0,050 g, in 50 ml A. mittels Erwärmen gelöst, werden 15 ml heißes äthanolisches Dinitrophenylhydrazin-Reagens gegeben. Unter Schwenken des Kolbens wird vorsichtig 1 Min. zum Sieden erhitzt. Nach Abkühlung wird der Kolben unter gelegentlichem Umschwenken beiseite gestellt, bis sich ein kristalliner Nd. bildet. Es werden 25 ml 2 m Salzsäure zugesetzt. Nach 1 Std. Stehenlassen unter Umschwenken des Kolbens wird durch ein G4-Glasfilter filtriert und mit einem Gemisch von 5 ml A. und 5 ml 2 m HCl und darauf mit etwa 25 ml W. gewaschen. Trocknen bei 105°. Das 2,4-Dinitrophenylhydrazon schmilzt zwischen 256 und 262°. 1 g Äthisteron-2,4-dinitrophenylhydrazon entspr. 0,6343 g $C_{21}H_{28}O_2$, 1 g $C_{21}H_{28}O_2$ entspr. 1,576 g Hydrazon.

Anwendung. Zur oralen Gestagentherapie in Form von Tabletten; auch in Verbindung mit Östrogenen.

Dosierung. 25 bis 100 mg täglich, als Oral- oder Sublingual-Tabletten.

Aufbewahrung. Vor Licht geschützt in dicht schließenden Gefäßen.

Handelsformen: Lutocyclin (Ciba, Wehr, Baden) Linguetten, Amp., Proluton (Schering, Berlin) Amp.

Lucorteum (Merck, Sharp & Dohme) Tabl., Lutocyclol (Ciba, USA) Tabl., Linguetten. Lutoral (Schieffelin) Tabl., Ora-Lutin (Parke, Davis) Tabl., Pranone (Schering) Tabl., Prodroxan (Smith, Dorsey) Tabl., Progestab (Massengill) Tabl., Progestoral (Organon) Tabl., Prone (Barre) Tabl., Syngestrotabs Trosinone (Abbott) Tabl.

Dimethisterone BP 63, BPC 63 ist das Monohydrat des 17β-Hydroxy-6α-21-dimethyl-17α-pregn-4-en-20-yn-3-on. (Formel II).

$C_{23}H_{32}O_2 \cdot H_2O$ M.G. 358,52

Gehalt. 97 bis 103% $C_{23}H_{32}O_2$ bezogen auf die getrocknete Substanz.

Eigenschaften. Weißes oder nahezu weißes, kristallines Pulver, geruch- und geschmacklos. Unlösl. in W., lösl. bei 20° in 3 T. A. (95%), in 0,7 T. Chlf., in 1 T. Pyridin und in 80 T. Arachisöl. Fp. etwa 100° (Zers.). Spezifische Drehung. $[\alpha]_D^{20}$ in 2%iger Lsg. in Chlf. +16 bis +18°.

Erkennung. 1. Wie bei Norethisterone mit Hydroxylaminhydrochlorid. Fp. etwa 233° (Zers.). – 2. Das IR-Absorptionsspektrum weist Maxima nur bei denselben Wellenlängen auf wie eine Standardsubstanz von Dimethisterone.

Prüfung. 1. Wassergehalt nach K. FISCHER 3,5 bis 5,5%. – 2. Sulfatasche. Nicht über 0,1%.

Gehaltsbestimmung. 10 mg werden in abs. A. zu 100 ml gelöst und davon 5 ml zu 50 ml mit abs. A. verdünnt. Die Extinktion dieser Lsg. wird beim Maximum etwa 240 nm gemessen und der Gehalt berechnet. Der theoretische Wert von $E_{1\,cm}^{1\%}$ von $C_{23}H_{32}O_2$ beim Maximum etwa 240 nm ist 467.

Anwendung. Oral wirksames Gestagen mit etwa der gleichen Wirkung wie die gleiche Menge von parenteral verabreichtem Progesteron. Zur Therapie des Cyclus in Form von Tabletten. Große Dosen verursachen Beckenschmerzen und Schwindel.

Dosierung. 15 bis 40 mg täglich in kleinen Dosen von 5 mg.

Handelsform: Secrosteron (British Drug Houses, London) Tabl.

Allylöstrenol (INN). 17α-Allyl-17β-hydroxy-4-östren. (Formel III).

Anwendung. Als Gestagen gegen habituellen und drohenden Abort. Tabl. zu 5 mg.

Handelsformen: Gestanon (Organon, München) Tabl., Gestanin (Organon, London).

Äthinodioldiacetat. Ethynodiol diacetate. 17α-Äthinyl-4-östren-3β,17β-diol-diacetat. 19-Nor-17α-pregn-4-en-20-in-3β,17β-diol-diacetat. (Formel IV).

Anwendung. Als Gestagen in Kombinationspräparaten mit Östrogenen. Blutungsanomalien, Konzeptionsverhütung.

Handelsformen: Ist enthalten in Metrulen (Searle), Ovulen (Boehringer, Mannheim).

Äthinylöstrenol. Lynoestrenol. Ethinylestrenol. 17α-Äthinyl-4-östren-17β-ol. 17β-Hydroxy-17α-äthinyl-19-nor-4-androsten. 19-Nor-17α-pregn-4-en-20-in-17β-ol. (Formel V).

Anwendung. Oral wirksames Gestagen, zur Therapie bei Cyclusstörungen. Tabl. 5 mg.

Handelsformen: Orgametril (Organon, München), enthalten in Noracyclin (Ciba, Wehr, Baden) vgl. Contraceptiva, S. 175.

Methylöstrenolon. 19-Nor-17α-methyl-testosteron. 17α-Methyl-17β-hydroxy-4-östren-3-on. (Formel VI).

Anwendung. Oral aktives Gestagen, zur Therapie bei Cyclusstörungen.

Handelsformen: Orga-Steron (Organon, München), Orgastéron (Lab. Endopancrine, Paris). – Ist enthalten in Gynäkosid (Boehringer, Mannheim) vgl. Schwangerschafts-Frühdiagnose, S. 55.

Norethinodrel BPC 63, (INN). Norethinodrel with Mestranol NND 64. 17-Hydroxy-19-nor-17α-pregn-5(10)-en-20-in-3-on. (Formel VII). (Mestranol vgl. S. 160).

$C_{20}H_{26}O_2$ \hfill M.G. 298,42

Herstellung. Aus Östron durch Methoxylierung in 3-Methoxyöstra-1,3,5(10)-trien-17-on, Reduktion der 17-Ketogruppe, Teilreduktion des A-Ringes, Oxydation der 17-Hydroxylgruppe zur Ketogruppe und Umwandlung des Produktes in 3-Methoxy-19-nor-17α-pregna-2,5(10)-dien-17-ol. Darauf folgen Hydrolyse und Isomerisation. Bei normalem Gang der Synthese enthält das Produkt 1,5% der östrogenen Substanz Mestranol, 17α-Ethinyl-östradiol-3-methyläther.

Eigenschaften. Weißes, geruchloses, kristallines Pulver. Unlösl. in W., lösl. bei 20° in 30 T. A., 60 T. Ae., 7 T. Chlf. Fp. etwa 170°. Spezifische Drehung. $[\alpha]_D^{20°}$ in Dioxan $+118$ bis $+123°$.

Erkennung. 1. Eine Lsg. der isomerisierten Substanz, bereitet, wie bei der Gehaltsbestimmung angegeben, zeigt eine Lichtabsorption, die zwischen 220 und 360 nm nur ein wohldefiniertes Maximum bei etwa 240 nm hat. Die Extinktion einer 0,001%igen (g/v)-Lsg. in 1 cm Schichtdicke bei diesem Maximum ist etwa 0,56. – 2. Das IR-Absorptionsspektrum zeigt Maxima nur bei denselben Wellenlängen wie das eines Standards.

Prüfung. 1. Sulfatasche. Höchstens 0,1%. – 2. Aromatische Verbindungen. Die Extinktion bei 1 cm Schichtdicke einer 0,1%igen Lsg. in M. beim Maximum etwa 278 nm darf nicht über 0,160 liegen. – 3. Konjugierte Verbindungen. Die Extinktion einer 0,020-%igen (g/v)-Lsg. in M. beim Maximum etwa 240 nm darf nicht über 0,358 liegen.

Gehaltsbestimmung. Etwa 0,1 g, genau gewogen, werden in M. gelöst und zu 100 ml mit M. verdünnt. Zu 10 ml dieser Lsg. werden 40 ml M. und eine Mischung aus 3 ml Salzsäure und 2 ml W. gegeben. Nach 1 Std. wird mit M. auf 100 ml verdünnt. 10 ml dieser Lsg. werden zu 100 ml aufgefüllt. Innerhalb von 3 Min. wird die Extinktion dieser Lsg. in 1 cm Schicht beim Maximum von etwa 240 nm gemessen, indem eine 0,001%ige Lsg. der Probe in M. als Blindwert dient. Bei der Berechnung wird für $E_{1 cm}^{1\%}$ 560 für Norethinodrel eingesetzt.

Geforderter Gehalt mindestens 95%.

Anwendung. Oral wirksames Gestagen, zur Therapie bei Cyclusstörungen in Form von Tabletten zur oralen Applikation 5 und 10 mg. – Zur Verhinderung der Ovulation ist das Präparat wirksam, wenn es vom 5. Tag an bis einschließlich 24. Tag des menstrualen Cyclus eingenommen wird.

Dosierung. 5 bis 30 mg täglich.

Handelsformen: Nur in Verbindung mit Mestranol, vgl. Anticonceptiva, S. 175 u. 186. Conovid, Conovid E (Searle), Enovid, Enovid E (Searle), Previson (Roussel).

Norethisterone BP 63. Norethindrone NND 64. Noräthisteron. 17α-Äthinyl-19-nor-4-androsten-17β-ol-3-on. 17α-Ethinyl-17β-hydroxy-östr-4-en-3-on. 17β-Hydroxy-19-nor-17α-pregn-4-en-20-yn-3-on. Äthinylnortestosteron. Anhydro-hydroxy-norprogesteron. (Formel VIII).

$C_{20}H_{26}O_2$ \hfill M.G. 298,42

Gehalt. 97 bis 103% $C_{20}H_{26}O_2$ bezogen auf die bei 105° bis zum konstanten Gewicht getrocknete Substanz.

Eigenschaften. Weißes oder cremeweißes, kristallines Pulver, geruchlos, von schwach bitterem Geschmack. Unlösl. in W., lösl. bei 20° in 150 T. A. (95%), 80 T. Aceton, 30 T. Chlf., 5 T. Pyridin. Nahezu unlösl. in vegetabilen Ölen. Fp. 201 bis 206°. Spezifische Drehung. $[\alpha]_D^{20}$: -23 bis $-27°$ in Chlf.

Erkennung. 1. Zu 25 mg gibt man 3,5 ml einer Lsg. von 50 mg Hydroxyammoniumchlorid (= Hydroxylaminhydrochlorid) und 50 mg wasserfreiem Natriumacetat in 25 ml M. und erhitzt 5 Std. am Rückflußkühler. Darauf werden 15 ml W. hinzugefügt. Nach dem Filtrieren, Waschen mit W. und Umkristallisieren aus wässrigem M. ist der Fp. des Oxims etwa 115° (Zers.). – 2. Das IR-Absorptionsspektrum weist Maxima nur bei denselben Wellenlängen auf wie eine Standardsubstanz von Norethisteron.

Prüfung. 1. Trocknungsverlust. Bei 105° bis zum konstanten Gewicht getrocknet, nicht über 0,5%. – 2. Sulfatasche. Nicht über 0,1%.

Gehaltsbestimmung. 10 mg werden in abs. A. zu 100 ml gelöst und davon 5 ml zu 50 ml mit abs. A. verdünnt. Die Extinktion dieser Lsg. wird beim Maximum von etwa 240 nm gemessen und der Gehalt an $C_{20}H_{26}O_2$ berechnet. $E_{1\,cm}^{1\%} = 571$ entspr. 100%.

Anwendung. Oral wirksames Gestagen mit schwach östrogener, aber ohne androgene Wirkung. Zur Therapie des Cyclus in Form von Tabletten zur oralen Applikation.

Dosierung. Gewöhnlich zusammen mit Östrogenen bei primärer und sekundärer Amenorrhoe 10 bis 20 mg tägl. – Zur Verzögerung oder Verhinderung der Menstruation 20 bis 30 mg tägl. Zur Verhinderung der Ovulation am 5. Tag des Cyclus. Längerer Gebrauch vermindert die Libido (BPC 63).

Durch Acetylierung von Noräthisteron zum Noräthisteron-17-acetat nimmt die gestagene Wirkung zu, während die Nebenerscheinungen abnehmen.

Handelsformen: Primolut N, als Acetat Primolut-Nor (Schering, Berlin), Norlutin, als Acetat Norlutate (Parke, Davis). In Kombinationspräparaten mit Östrogenen Primosiston (Schering, Berlin), Anovlar, Gynovlar (Pharmethicals), Ortho novum (Ortho), Norlestrin (Parke, Davis), Norinyl (Synthex) vgl. Contraceptiva, S. 175 u. 186.

Norgestrel. ($\pm$)-13-Äthyl-17α-äthinyl-17β-hydroxy-4-gonen-3-on.

Es unterscheidet sich vom Norethisterone dadurch, daß es in der 13-Stellung eine Äthyl-, anstelle einer Methylgruppe besitzt.

Anwendung. Ovulationshemmer mit extrem niedriger Dosis.

Handelsform. Eugynon (Schering, Berlin).

Relaxin.

Neben dem Follikelhormon und dem Gelbkörperhormon wird in den Ovarien und der menschlichen Placenta noch ein Proteohormon gefunden, das den Namen Relaxin erhalten hat. Relaxin bewirkt in der Schwangerschaft durch Depolymerisierung der Grundsubstanz und Erhöhung des Wassergehaltes eine Verbreiterung der Symphyse, eine Auflockerung des Beckengürtels und Erschlaffung der Beckenbänder, was ein Auseinanderweichen des Beckens ermöglicht und die Geburt wesentlich erleichtert. Das Hormon ist auch im Blut und im Gewebe schwangerer Frauen nachweisbar. Es ist wasserlöslich und auch im Urin festzustellen. Die Maximalmenge im Serum der schwangeren Frau fand sich mit 2 Meerschweincheneinheiten in der 38. bis 42. Woche. 24 Std. nach der Entbindung ist es nicht mehr nachweisbar. Zur Darstellung kann aus Ovarhomogenat mittels 5%iger Kochsalzlsg. ein Extrakt bereitet werden, aus dem durch Alkohol- und Acetonfällungen bei bestimmtem pH sowie durch Dialyse ein Pulver gewonnen werden kann, das aus einer Mischung von Polypeptiden besteht und an Meerschweinchen biologisch ausgetestet werden kann. Eine Meerschweincheneinheit (3 G.P.U., guinea pig units) wird definiert als die Menge, die bei $^2/_3$ von 12 oder mehr geschlechtsreifen Meerschweinchen eine Relaxation der Symphyse bewirkt (NND 62). Der therapeutische Wert des Relaxins ist noch ungewiß, die Beziehunhen zwischen Relaxin, Östrogen und Gestagen sind noch nicht geklärt.

Handelsformen: Releasin (Warner-Chilcott), Cervilaxin (National Drug).

Kombinationspräparate.

Der Mechanismus der Wirkung dieser Präparate ist noch nicht geklärt. Im Zustand der Gesundheit besteht ein hormonales Gleichgewicht und ein harmonisches Zusammenspiel der einzelnen Inkrete. Mehrere Hormone bzw. hormonwirksame Synthetica gemeinsam verabreicht weisen sowohl synergistische als auch antagonistische Wirkungen auf, und es gilt, durch eine geschickte Dosierung die erwünschte synergistische Wirkung auszunützen und die unerwünschten Nebenwirkungen des einen Hormons durch entsprechende antagonistische Wirkungen des anderen zu verringern oder aufzuheben.

I. Östrogene und Androgene. Beide fördern den Eiweiß- und Mineralstoffwechsel, die periphere und koronare Durchblutung und steigern dadurch die allgemeine Leistungsfähigkeit. Beide Hormone hemmen die während der Wechseljahre sich steigernden Hypophysenfunktionen, besonders die vermehrte Bildung von Follikelreifungshormon, FSH. Da Androgene am Endometrium blutungshemmend wirken, werden Blutungen, die durch Östrogene allein hervorgerufen werden können, durch die gemeinsame Gabe zurückgedrängt oder verhindert; Spannungsbeschwerden in der Brust werden aufgehoben. Durch Androgene verursachte Virilisierungserscheinungen bei Frauen werden bei einer gleichzeitigen Östrogengabe vermindert. Die kombinierte Östrogen-Androgen-Therapie wird hauptsächlich zur Behandlung klimakterischer Beschwerden angewendet, zur Behandlung von Menstruationsstörungen, der Osteoporose und zur Hemmung der Laktation.

Handelsformen: Femovirin (Hoechst, Frankfurt a. M.) Dragees: Methyltestosteron 5 mg, Äthinylöstradiol 0,01 mg. – Amp.: Testosteroncyclopentylpropionat 90 mg, Östradiolcyclopentylpropionat 3,5 mg.
Klimanosid „R" (Boehringer, Mannheim) Dragees: Methyltestosteron 3 mg, Methylöstradiol 0,005 mg, Reserpin 0,05 mg.
Lynandron (Organon, München) Tabl.: Methyltestosteron 4 mg, Äthinylöstradiol 0,004 mg. – Amp.: Testosteronpropionat 10 mg, Östradiolbenzoat 0,5 mg.
Lynandron Prolongatum Amp.: Testosteronpropionat 20 mg, Testosteronphenylpropionat 40 mg, Testosteronisocapronat 40 mg, Östradiolbenzoat 1 mg, Östradiolphenylpropionat 4 mg.
Primodian (Schering, Berlin) Tabl.: Methyltestosteron 4 mg, Äthinylöstradiol 0,002 mg. – Amp.: Primodian-Depot Testosteronönanthat 90,3 mg, Östradiolvalerianat 4 mg.
Einige ausländische Kombinationen.
Dumone (Squibb) Methyltestosteron 4 mg, Äthinylöstradiol 0,008 mg.
Duotrone (US-Standard) Methyltestosteron 5 mg bzw. 10 mg, Äthinylöstradiol 0,02 bzw. 0,04 mg.
Femandren (Ciba) Methyltestosteron 5 mg, Äthinylöstradiol 0,02 mg.
Tace mit Androgen (Merrell) Methyltestosteron 2,5 mg, Chlortrianisene 6 mg.

II. Gestagen und Androgen. Verschiedene unangenehme Symptome in der Zeit vor der Menses haben sich als Folgen einer erhöhten Follikulinausschüttung erwiesen, die sich besonders günstig durch Kombinationen eines Gestagens mit einem Androgen beheben lassen. Durch das Gestagen wird die überhöhte Menge Östrogen dem natürlichen Verhältnis angeglichen. Das Androgen hemmt die Aktivität des Hypophysenvorderlappens und damit auch die Östrogenbildung in den Ovarien.

Anwendung. Bei praemenstruellen Beschwerden.

Handelsformen: Testoluton (Schering, Berlin) Amp.: Testosteronpropionat 15 mg bzw. 25 mg, Progesteron 10 mg bzw. 10 mg.
Androgeston (British Schering) Methyltestosteron 5 mg, Äthisteron 15 mg.

III. Gestagene und Östrogene. Diese Kombinationen werden bei funktionellen Uterusblutungen, bei primärer und sekundärer Amenorrhoe angewendet, zur Behandlung des habituellen und drohenden Aborts benutzt und dienen als Frühdiagnostica einer Schwangerschaft (vgl. S. 55), zur Vorverlegung oder zum Hinausschieben der Menstruation und als Contraceptiva [vgl. K. JUNKMANN: Hormonale Konzeptionsverhütung. Mitt. dtsch. pharm. Ges. *34*, 33 (1964)]. Bei den Präparaten in oraler Form werden als Östrogene eigentlich nur zwei, das Äthinylöstradiol und das Mestranol, verwendet, bei öligen Lösungen für die i.m. Injektion Östradiolbenzoat.

Handelsformen:

Präparat	Hersteller	Gestagen	Östrogen
		Äthinodioldiacetat	*Äthinylöstradiol* — *Mestranol*
Metrulen	Searle	1,0 mg	0,1 mg
Ovulen	Boehringer	1,0 mg	0,1 mg
		Äthinylöstrenol	
Lyndiol	Organon	5,0 mg	0,15 mg
		2,5 mg	0,075 mg
Noracyclin	Ciba	5,0 mg	0,15 mg
		Äthisteron	
Amenorone	Roussel	10,0	0,01 mg
Di-Pro	Organon	10,0	0,01 mg
Duosterone	Roussel	10,0	0,01 mg
Menstrogen	Organon	10,0	0,01 mg
Oracecron	Brit. Schering	10,0	0,05 mg
		Chlormadinonacetat	
Aconcen	Merck	3,0 mg	0,1 mg
Amenyl	Merck	4,0 mg	0,04 mg
Lutoral	Syntex	2,0 mg	0,08 mg
Menova	Merck	2,0 mg	0,02 mg
		Dimethisteron	
Secrodyl	Brit. Drug H.	10,0	0,05 mg
		Medroxyprogesteronacetat	
Provest	Upjohn	10,0	0,05 mg
		Megestrolacetat	
Volidan	Brit. Drug H.	4,0 mg	0,05 mg
		Norethinodrel	
Conovid	Searle	5,0 mg	0,075 mg
Conovid E	Searle	2,5 mg	0,1 mg
Enovid	Searle	5,0 mg	0,075 mg
Enovid E	Searle	2,5 mg	0,1 mg
Previson	Roussel	2,5 mg	0,1 mg
		Norethisteron	
Norinyl	Syntex	2,0 mg	0,1 mg
Norlestrin	Parke, Davis	2,5 mg	0,05 mg
Ortho novum	Ortho	2,0 mg	0,1 mg
		Norethisteronacetat	*Äthinylöstradiol* — *Mestranol*
Anovlar	Schering, Berl.	4,0 mg	0,05 mg
Duogynon	Schering, Berl.	10,0 mg	0,02 mg
Gestest	Squibb	2,5 mg	0,05 mg
Gynovlar	Pharethicals	3,0 mg	0,05 mg
Primodos	Pharethicals	10,0 mg	0,02 mg
Primosiston	Schering, Berl.	2,0 mg	0,01 mg
		Norgestrel	*Äthinylöstradiol*
Eugynon	Schering, Berl.	0,5 mg	0,05 mg
		Progesteron	*Östradiol* — *Östradiolbenzoat*
Di-Pro	Organon	12,5 mg	2,5 mg
Disecron	Brit. Schering	12,5 mg	2,5 mg
Duogynon	Schering, Berl.	20,0 mg	2,0 mg
		50,0 mg	3,0 mg
Lutrogen	Hoechst	20,0 mg	2,0 mg
		Hydroxyprogesteron	
Primosiston	Pharmethicals	250,0 mg	10,0 mg
		Methylöstrenolon	*Methylöstradiol*
Gynäkosid oral	Boehringer	5,0 mg	0,3 mg

IV. Androgene, Gestagene und Östrogene.

Handelsformen: Trihormonal (Key, Miami, USA) Methyltestosteron 0,5 mg, Progesteron 0,5 mg, Östradiol 0,05 mg·Amp.: Testosteronpropionat 25 mg, Progesteron 25 mg, Östradiolbenzoat 1 mg.

Trimone Sublets (Marschal, London) Methyltestosteron 2,5 mg, Äthisteron 5 mg, Äthinylöstradiol 0,005 mg.

X. Das Epiphysenhormon

Die Epiphyse, Zirbeldrüse oder Pinealdrüse gehört zu den Geweben des menschlichen Körpers, die nur im Kindesalter voll entwickelt sind. Sie liegt im Zwischenhirn. Sie soll auf die Entwicklung der Geschlechtsorgane einen hemmenden Einfluß haben. Aus der Epiphyse von Rindern wurde das **Melatonin**, N-Acetyl-5-methoxytryptamin, isoliert, das als Hormon der Zirbeldrüse angesehen wird [LERNER, A. B., u. J. D. CASE: Fed. Proc. *19*, 590 (1960)]. Es besitzt eine Funktion, die die Hautfarbe aufhellt infolge Umkehr des Dunkelungseffektes von MSH (vgl. S. 60).

Fp. 117°.
$$CH_3O\text{-indol(NH)}-CH_2-CH_2-NH-\overset{O}{\overset{\|}{C}}-CH_3$$
M.G. 232,28

Handelsform: Epiphysan „Disperga" (Seck, Ulm) Amp., Tabl. = 0,05 g frische tierische Zirbeldrüse.

XI. Das Thymushormon

Die Thymusdrüse, auch Bries oder Briesel genannt, ist der Kuppe des Herzbeutels aufgelagert. Ihre Größe ist vom Alter abhängig, sie ist im 2. bis 3. Lebensjahr am größten, mit dem 20. bis 25. Lebensjahr bis auf Reste geschwunden. Die Thymusfunktion läßt sich als eine hormonale bezeichnen, wenn das Organ auch keine eigentlichen Drüsenzellen enthält. Es wird heute als wesentliche Produktionsstätte der Lymphozyten und Bildungsstätte von Immunkörpern angesehen. Exstirpation der Thymusdrüse bewirkt schwere Wachstumsstörungen vor allem bei der Knochenbildung, jedoch ist noch nicht eine einheitliche Substanz mit Thymuswirksamkeit aus der Drüse isoliert worden.

Handelsform: Thymus „Henning" (Dr. Henning, Berlin) 1 Dragee entspr. 1,2 g frischer Drüse.

XII. Gewebehormone

Unter diesem Begriff werden Substanzen zusammengefaßt, die nicht, wie die eigentlichen „glandulären Hormone" von speziellen endokrinen Organen, sondern in bestimmten Geweben in den Gewebezellen selbst, also „aglandulär" gebildet werden. Ihre Wirkung kann auf den Ort ihrer Entstehung beschränkt sein, aber sich auch auf andere Organe des Körpers erstrecken. In der letzten Zeit ist eine größere Anzahl von Gewebehormonen chemisch identifiziert und synthetisiert worden. Ob sie eine physiologische Bedeutung haben oder nur bei pathologischen Veränderungen des Gewebes entstehen, ist meist noch nicht völlig geklärt.

Kinine.

Ihre charakteristische Wirkung besteht in einer Blutdrucksenkung, wahrscheinlich infolge Erweiterung der peripheren Gefäße sowie in einer Erregung isolierter glattmuskulärer Organe. Es sind heute 2 Kinine bekannt: das Bradykinin, das nach HABERMANN auch als Kinin 9 bezeichnet wird, und das Kallidin, für das die Bezeichnung Kinin 10 vorgeschlagen wurde. Bei Bradykinin handelt es sich um ein Nona-, bei Kallidin um ein Dekapeptid. Beide wurden synthetisch hergestellt.

Bradykinin: Arg—Pro—Pro—Gly—Phe—Ser—Pro—Phe—Arg.

Kallidin: Lys—Kinin 9 (Bradykinin).

Die beiden Kinine entstehen aus einem Plasmaprotein, dem Kininogen, das zu den α-Globulinen gehört, durch fermentative Abspaltung. Neben den im Reagensglas wirksamen Schlangengiften sowie dem Trypsin kommt unter den Bedingungen des Gesamtorganismus in erster Linie das Ferment Kallikrein in Frage, das ebenfalls aus einer Vorstufe, dem Kallikreinogen, entsteht.

Kallikreine werden als Warmblüterenzyme definiert, welche bei intravenöser Injektion am Hund in kleinen Dosen den Blutdruck senken. Sie kommen im Plasma, im Harn, ferner in der Bauchspeicheldrüse und in den Speicheldrüsen des Mundes, besonders der Glandula submaxillaris, vor. Ihr Molekulargewicht liegt zwischen 24000 und 33000. Die Wirkung von kallikreinhaltigen Spezialitäten, z.B. dem Padutin, ist auf die Freisetzung von Kininen zurückzuführen.

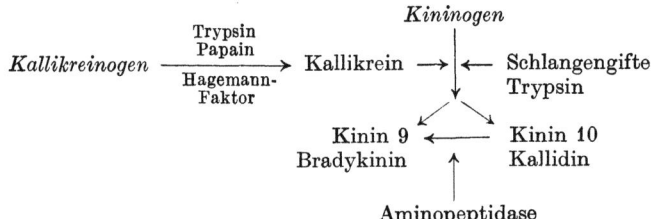

Als ein weiteres bradykininähnliches Peptid wurde das Eledoisin gewonnen und synthetisiert. Es ist ein Endekapeptid und wurde im Wespen- und Hornissengift sowie den hinteren Speicheldrüsen von Eledone gefunden.

Literatur: HABERMANN, E.: Fortschritte auf dem Gebiet der Plasmakinine. Naunyn-Schmiedeberg's Arch. exp. Path. Pharmak. *245*, 230 (1963). — WERLE, E.: Über Plasmakinine. Naunyn-Schmiedeberg's Arch. exp. Path. Pharmak. *245*, 254 (1963).

Angiotensin.

Angiotensin wird als blutdrucksteigernde Substanz charakterisiert. Es steht jedoch nicht fest, ob es an der Regulation des Blutdrucks beteiligt ist. Folgende Möglichkeiten für seine physiologische Wirkung kommen außerdem in Frage: Wirkung auf die Durchblutung der Niere, Beeinflussung der tubulären Nierenfunktion, Anregung der Ausschüttung von Aldosteron, erregende Wirkung auf glattmuskuläre Organe. Es sind heute 2 Angiotensine bekannt, und zwar ein Deka- und ein Octapeptid. Sie entstehen im Plasma durch die Wirkung eines in der Niere entstehenden Enzyms, des Renins, aus einem Substrat, das den $α_2$-Globulinen zugerechnet wird. Die Sequenz der Aminosäuren weist bei einzelnen Tierarten geringe Abweichungen auf; die genaue Zusammensetzung von menschlichem Angiotensin ist bis jetzt nicht bekannt. Das Octapeptid ist als synthetische Substanz unter dem Namen Hypertensin im Handel und wird zur Behandlung von Schock- und Kollapszuständen verwendet, insbesondere, wenn die Ansprechbarkeit auf Catecholamine nicht ausreichend ist.

Entstehung von Hypertensin

```
                                                            Spaltung durch Renin
                                                                    |
Angiotensinogen   Asp-Arg-Val-Tyr-Val-His-Pro-Phe-His-Leu | Leu-Val-Tyr-Ser-Protein
  (α₂-Globulin)  OH
        |                                        Spaltung durch converting enzyme
        ↓                                                           |
Angiotensin I:  H-Asp-Arg-Val-Tyr-Val-His-Pro-Phe- | His-Leu
        |             OH
        ↓                                                           ↓
Angiotensin II:  H-Asp-Arg-Val-Tyr-Val-His-Pro-Phe
```

Literatur: GROSS, F.: Angiotensin. Naunyn-Schmiedeberg's Arch. exp. Path. Pharmak. **245**, 196 (1963).

Handelsform: Hypertensin (Ciba, Wehr, Baden).

Substanz P.

Der Stoff ist in Extrakten aus Gehirn und Darm enthalten. Seine charakteristische Wirkung besteht in einer Blutdrucksenkung am Kaninchen. Im biologischen Test ist er von den Kininen und anderen blutdrucksenkenden Substanzen, z.B. Acetylcholin, Histamin, Adenosin, deutlich abzugrenzen. Charakteristisch ist ferner eine kontraktionserzeugende Wirkung an isolierten glattmuskulären Organen. Am Ganztier wurde auch eine sedative Wirkung und ein Antagonismus gegenüber erregenden Pharmaka festgestellt. Diese Effekte werden aber wahrscheinlich durch Beimengungen hervorgerufen, da sie mit zunehmender Reinigung der Substanz zurückgehen.

Auch die Substanz P ist ein Polypeptid, deren Aminosäurezusammensetzung zwar bekannt, deren Sequenz aber noch nicht ermittelt ist. Die Bestimmung ihrer Wirksamkeit erfolgt deswegen auf biologischem Wege.

Literatur: ZETLER, G.: Substanz P. Naunyn-Schmiedeberg's Arch. exp. Path. Pharmak. **245**, 263 (1963).

Gastrin.

Gastrin wird von der Schleimhaut des Magens, besonders des antralen Anteils, produziert. Es ist neuerdings in reiner Form kristallisiert und synthetisiert worden. Es sind ihm folgende Wirkungen zuzuschreiben: Steigerung der Säure- und Pepsinsekretion im Magen, Steigerung der Sekretion der Bauchspeicheldrüse, Steigerung von Tonus und Motilität der Magen- und Darmmuskulatur.

Es sind 2 Gastrine bekannt: Gastrin II ist ein Heptadekapeptid, Gastrin I unterscheidet sich von diesem nur durch das Fehlen der Tyrosylsulfatestergruppe.

Gastrin II.

$$SO_3H$$
$$|$$
—Glu-Gly-Pro-Try-Met-Glu-Glu-Glu-Glu-Glu-Ala-Tyr-Gly-Try-Met-Asp-Phe-NH$_2$

Literatur: GREGORY, H., P. M. HARDY, D. S. JENES, G. W. KENNER u. R. C. SHEPPARD: The Antral Hormone Gastrin. Nature (Lond.) **204**, 931 (1964).

Außer diesen wohldefinierten Substanzen wurde eine große Anzahl weiterer beschrieben. Unter diesen seien genannt das **Cholecystokinin,** das **Enterogastron,** das **Enterokinin,** das **Villikinin.**

Es ist nicht sicher, ob es sich bei diesen um einheitliche Substanzen handelt. Auch ihre physiologische Bedeutung ist nicht geklärt.

Serotonin (identisch mit Enteramin, Vasoconstrictin, Thrombocytin) ist 5-Hydroxytryptamin. Seine Einreihung ist schwierig. Es wird in besonderen Zellen, den sog. gelben, FEYRTERschen Zellen, gebildet. Diese finden sich in vielen Organen, besonders reichlich in der Schleimhaut des Magen-Darm-Kanals, ferner in den Speicheldrüsen und in der Milz. Serotonin wurde auch im Gehirn, bevorzugt im Stammhirn, ferner in den Blutplättchen, nachgewiesen. Zusammen mit seinem Abbauprodukt, der 5-Hydroxyindolessigsäure, wird es im Harn ausgeschieden. Als weitere Vorkommen seien genannt: Bienengift, Früchte wie Bananen und Walnüsse.

Serotonin wirkt kontrahierend auf Darm- und Uterusmuskulatur, es verengt die Gefäße und wirkt antidiuretisch. Seine Bedeutung für die Funktion des Zentralnervensystems ist noch nicht geklärt, ebensowenig wie seine physiologische Rolle.

Hypnotica

Hypnotica oder *Schlafmittel* setzen die Erregbarkeit des Zentralnervensystems herab, wodurch der Schlafeintritt gefördert wird. In niedriger Dosierung können die Hypnotica als Sedativa verwandt werden. Umgekehrt wirken die Sedativa bei hoher Dosierung wie Schlafmittel. Pharmakologische Verwandtschaft besteht auch zu den Narcotica, die in geeigneter Dosierung sedativ bzw. hypnotisch wirken. Schließlich zählt man die Hypnotica zu den Narcotica im weiteren Sinne.

Nach chemischen Gesichtspunkten werden die Hypnotica in zwei wesentliche Gruppen geteilt:
 I. Barbitursäurederivate
 II. Hypnotica verschiedener chemischer Konstitution.

I. Barbitursäurederivate

Die schlafmachende Wirkung der Barbiturate beruht auf einer narkotischen Lähmung des Zentralnervensystems, vor allem des Großhirns. Diese darf aber nur so schwach sein, daß ein Charakteristikum des natürlichen Schlafes, die Weckbarkeit, nicht aufgehoben wird.

Die *Wirkungsstärke* der Barbiturate nimmt im allgemeinen mit der Länge der lipophilen Seitenketten an C-5 zu. 5,5-Dimethylbarbitursäure ist unwirksam. Um wirksame Barbiturate zu erhalten, müssen die folgenden strukturellen Bedingungen erfüllt sein: An C-5 müssen beide H-Atome substituiert sein, ein Substituent muß offenkettig sein, die Kettenlänge soll 5 C-Atome nicht übersteigen, beide Substituenten sollen, wenn es sich um zwei kettenförmige handelt, zusammen 4 bis 8 C-Atome enthalten.

Für die praktische Anwendung teilt man die Barbiturate zweckmäßig nach ihrer *Wirkungsdauer* ein. Man unterscheidet 4 Gruppen: Verbindungen mit langdauernder Wirkung, mit mittlerer, kurzer und mit ultrakurzer Wirkungsdauer. Von den Barbitursäurederivaten mit langdauernder Wirkung werden einige auch als Antiepileptica verwandt, die ultrakurz wirksamen Derivate dienen in erster Linie zur Kurznarkose. Stoffe mit langer Wirkungsdauer, wie Barbitalum (Veronal) und Phenobarbitalum (Luminal) sind heute als Schlafmittel kaum mehr gebräuchlich, da sie erheblich kumulieren und Nachwirkungen, wie Benommenheit und Schläfrigkeit bis in den nächsten Tag erzeugen. Man gebraucht sie heute in geringer Dosierung als Sedativa. Die Substanzen mit mittlerer Wirkungsdauer, wie beispielsweise Allobarbitalum (Dial) sind als Durchschlafmittel geeignet, während solche mit kurzer Wirkungsdauer als Einschlaf- bzw. Wiedereinschlafmittel Verwendung finden. Als Ultrakurznarcotica werden heute in erster Linie die Thiobarbitursäurederivate gebraucht.

Die *Verteilung* der Barbiturate im Organismus erfolgt bei intravenöser Injektion für kurze Zeit nach dem für Narcotica charakteristischen Verteilungskoeffizienten Öl/Wasser. Nach wenigen Minuten und ebenso bei peroraler Verabreichung ist dieses Verhalten nur angedeutet zu finden. Die *Resorption* vom Magen-Darm-Kanal aus erfolgt in 1/2 bis 2 Std. Zu beachten ist die im Fettdepot des Patienten stattfindende Anreicherung, der eine allmähliche Abgabe an die Blutbahn folgt.

Die *Wirkungsdauer* der Barbiturate wird bestimmt durch die Ausscheidungsgeschwindigkeit und den chemischen Abbau. Stoffe mit langer Wirkungsdauer werden chemisch nur wenig angegriffen und außerdem sehr langsam ausgeschieden. So passieren z. B. 65 bis 80% des verabreichten Barbitalums (Veronal) den Körper unverändert, während nur 20% im Laufe der ersten 24 Std. und etwa 35% in 48 Std. eliminiert werden. Im Gegensatz dazu werden vom Hexobarbitalum (Evipan) weniger als 5% unverändert durch die Niere ausgeschieden, der überwiegende Teil chemisch abgebaut.

Der *Abbau* der Barbiturate erfolgt in der Leber, bei den Thiobarbituraten in mehr oder weniger großem Umfange auch in anderen Geweben. Definierte Abbauschritte sind: 1. Oxydation der Radikale unter Bildung von Hydroxy-, Keto- und Carboxybarbitursäuren, 2. Verlust des N-Radikals, 3. bei Thiobarbituraten Desulfurierung, 4. hydrolytische Öffnung des Barbituratringes.

Nebenwirkungen. Bei fortgesetztem Gebrauch von Barbituraten ist die Gefahr der *chronischen Vergiftung* gegeben, die sich in schweren nervösen und physischen Störungen, Antriebslosigkeit, Gedächtnisschwäche und Ataxien bemerkbar macht. Die *akute Schlafmittelvergiftung* bietet das Bild einer tiefen Narkose mit der Gefahr der Atemlähmung. Sie erstreckt sich meist über Tage und bedarf klinischer Behandlung. Ihre Letalität wird durch die Anwendung moderner Analeptica, wie Cardiazol, Megimid sowie Bluttransfusionen oder Blutersatzmittel und durch Extrakorporaldialyse erheblich vermindert. Eine gefährliche *Nebenwirkung der Barbituratnarkose* besteht in der Ansprechbarkeitssteigerung der Reflexe des Halsgebietes, besonders des Carotissinusreflexes. Sie kann Anlaß zu plötzlichem Herz- und Kreislaufversagen sein. Ihre Anwendung bei Operationen im Mund-Hals-Gebiet sollte deshalb vermieden werden. Bei den Thiobarbituraten, die als Kurznarcotica Verwendung finden, sollen diese Nebenwirkungen wesentlich geringer sein. Bei Kombinationen mit Opiaten kann es leicht zu Lähmungen des Atemzentrums kommen. Bei Lebererkrankungen ist eine Barbituratnarkose kontraindiziert. Es besteht fernes die Gefahr einer Hemmung der Nierentätigkeit.

Die folgende Tabelle enthält die wichtigsten Barbiturate, geordnet nach chemischen Gesichtspunkten:

A. Mit 2 Resten an C-5.
   a) 2 aliphatische, gesättigte Reste,
   b) 1 aliphatischer, gesättigter und 1 aromatischer Rest,
   c) 1 aliphatischer, gesättigter und 1 olefinischer Rest,
   d) 2 olefinische Reste.

B. Mit 2 Resten an C-5 und 1 Rest an N-1.

C. Mit S anstelle von O an C-2.

Allgemeine Bemerkungen zur Synthese der Barbiturate. Der allgemeine Weg zur Darstellung von 5,5-Dialkyl-barbitursäuren besteht in der Kondensation dialkylierter Malonester mit Harnstoff:

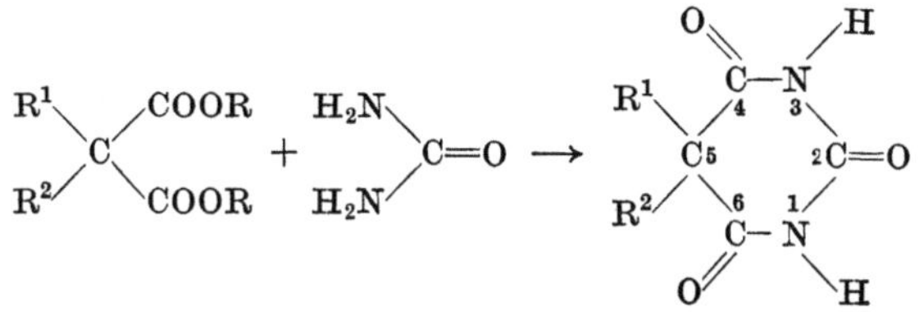
R1
R2
COOR
COOR
C
H2N
H2N
C=O
O
H
C—N
4
3
C5
2C=O
6
1
C—N
O
H

Durch Umsetzung mit Methylharnstoff werden die an N-1 methylierten Derivate erhalten, bei Verwendung von Thioharnstoff resultieren Thiobarbitursäurederivate.

Bromallylderivate (z.B. Noctal, Pernocton, Eunarcon) werden aus 5-Monoalkylbarbitursäuren und 1,2-Dibrompropen in Gegenwart von Natriumäthylat erhalten:

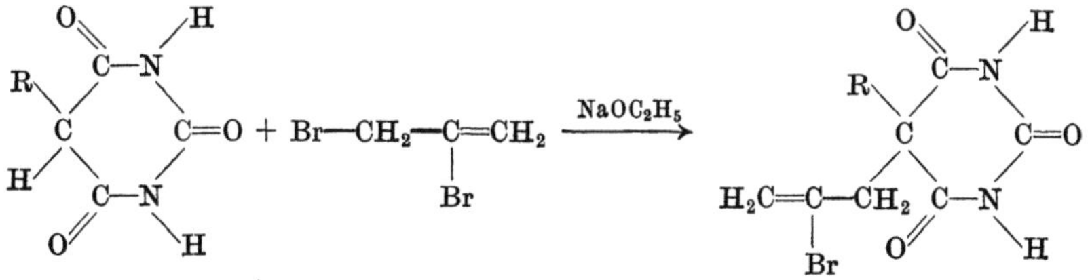
NaOC2H5
Br—CH2—C=CH2
Br
H2C=C—CH2

Läßt sich eine gewünschte Atomgruppierung über die entsprechende Halogenverbindung nicht in den Malonester einführen, z.B. die Cyclohexenylgruppe, so wird im allgemeinen mit Na-Cyanessigester (I) umgesetzt, das erhaltene Produkt (II) weiter alkyliert (zu III)

A

Structure: Barbituric acid core with R¹ and R² substituents on C5, with N-H, C=O groups.

Nr.	R¹	R²	Pharmakopöen	Internat. Bezeichnung oder Warenzeichen	Klassifizierung
1	$-C_2H_5$	$-C_2H_5$	Ac. diaethylbarbituricum ÖAB 9 Barbital DAB 7 – BRD Barbitalum USP XV (!), Pl.Ed.I/1, Ross. 9 Barbitonum BP 53 (!), Ph.Jug. II Diemalum Ph.Dan. IX	Veronal (Bayer, Merck) (nicht mehr im Handel)	L
1a	$-C_2H_5$	$-C_2H_5$	Natrium diaethylbarbituricum ÖAB 9 Barbital-Natrium DAB 7 – BRD Barbitone Sodium BP 63 Barbitalum-Natrium Ross. 9	Veronal Natrium (Bayer, Merck)	L
2a u. b	$-C_2H_5$	$-CH(CH_3)_2$	Probarbitalum NNR 53	Ipral (Squibb)	M
3	$-C_2H_5$	$-(CH_2)_3CH_3$	Butobarbitone BP 63	Neonal (Abbott) Soneryl (May u. Baker)	L

4a	$-C_2H_5$	$-CH-CH_2-CH_3$
		   $\|$
		   CH_3
			Butabarbital Sodium NND 63	Butisol (McNeil, USA)	M

5	$-C_2H_5$	$-CH-CH_2-CH_3$
		   $\|$
		   CH_3
			Pentobarbital NND 63	Nembutal (Abbott)	K

5a	$-C_2H_5$	$-CH-CH_2-CH_3$
		   $\|$
		   CH_3
			Pentobarbitalum solubile Ph.Helv. V – Suppl. II
			Pentobarbitone Sodium BP 63
			Pentobarbital Sodium USP XVI
			Aethaminalum-Natrium Ross. 9
				Nembutal (Abbott)
				Pentol (Vampelt u. Brown)
					K

Zeichenerklärung: Nummern ohne Zusatz bedeuten: freie Säuren, Nummer mit a bedeutet: Natriumsalz, Nummer mit b bedeutet: Calciumsalz.

L = lang dauernde Wirkung;   N = zur Narkose;
M = mittlere Wirkungsdauer;   E = Antiepilepticum.
K = kurze Wirkungsdauer;
UK = ultrakurze Wirkungsdauer;

	R₁	R₂			
5b	—C_2H_5	—CH(CH₃)—CH₂—CH₃	Pentobarbital Calcium NND 63	Nembutal (Abbott)	K
6	—C_2H_5	—(CH₂)₂CH(CH₃)₂	Amobarbital USP XVI Amobarbitone BP 63 Amobarbitalum NF IX Pentymalum Ph.Dan. IX – Add. Barbamylum Ross. 9	Amytal (Lilly)	M
6a	—C_2H_5	—(CH₂)₂CH(CH₃)₂	Amobarbital Sodium USP XVI Amobarbitone Sodium BP 63		M
7	—C_2H_5	—(CH₂)₅CH₃	Hexethal NNR 54		K
8	—C_2H_5	—C₆H₅ (phenyl)	Ac. phenylaethylbarbituricum ÖAB 9 Phenobarbital USP XVI, DAB 7 – BRD Phenobarbitone BP 63 Phenobarbitalum Pl.Ed. I/1, DAB 7 – DDR Phenemalum Ph.Dan. IX	Luminal (Bayer, Merck) Gardenal (May u. Baker) Somonal (Richter, Brit.)	L, E
8a	—C_2H_5	—C₆H₅ (phenyl)	Natrium phenylaethylbarbituricum ÖAB 9 Phenobarbital-Natrium DAB 7 – BRD Phenobarbitalum natricum Pl.Ed. I/1 Phenobarbitalum Natrium DAB 7 – DDR Phenobarbital Sodium USP XVI Phenobarbitone Sodium BP 63	Luminal Natrium (Bayer, Merck)	L, E
9	—CH(CH₃)₂ (isopropyl)	—CH₂-furfuryl	Ac. isopropyl-furfuryl-barbituricum	Dormovit (Diwag)	K
10	—C_2H_5	—C(=CH—CH₂—CH₃)(CH₃)	Vinbarbital NND 63	Delvinal (Sharp & Dohme)	M
10a	—C_2H_5	—C(=CH—CH₂—CH₃)(CH₃)	Vinbarbital Sodium NND 63	Delvinal Sodium (Sharp & Dohme)	M
11	—C_2H_5	—cyclohexenyl	Ac. cyclohexenyl-aethyl-barbituricum ÖAB 9 Cyclobarbitalum DAB 6 – Nachtr. 59 (DDR)	Phanodorm (Bayer, Merck)	K

Fortsetzung der Tabelle von S. 193

Nr.	R¹	R²	Pharmakopöen	Internat. Bezeichnung oder Warenzeichen	Klassifizierung
11b	—C_2H_5	(cyclohexenyl)	Calcium cyclohexenyl-aethyl-barbituricum ÖAB 9 Cyclobarbital-Calcium DAB 7 – BRD Hexemalcalcium Ph.Dan. IX Cyclobarbitone Calcium BP 63 Cyclobarbitalum calcium Ph.Helv.V – Suppl. II, DAB 7 – DDR	Phanodorm Calcium (Bayer, Merck)	K
12	—C_2H_5	(cycloheptenyl)	Heptabarbital NND 63	Medomin (Geigy) Heptadorm (Heptadorm-Arznei-mittel GmbH, Lüdenscheid/Westf.)	M
13	—$CH(CH_3)_2$	—$CH_2CH=CH_2$	Aprobarbitalum DAB 7 – DDR, NNR 53	Alurate (Roche) Numal (Roche)	M
13a	—$CH(CH_3)_2$	—$CH_2CH=CH_2$	Aprobarbitalum Sodium NND 53		M
14	—$CH(CH_3)_2$	—$CH_2-C=CH_2$ $\quad\;\;|$ $\quad\;\;Br$	Isopropyl-bromallyl-barbitursäure DAB 7 – BRD DAB 6 – Nachtr. 59 (DDR)	Noctal (R. d. Haen) Nostal (USA)	K
15	—$CH(CH_2CH_3)CH_3$	—$CH_2CH=CH_2$	Talbutal NND 63	Lotusate (Winthrop-Stearns)	K
16	—$CH(CH_2CH_3)CH_3$	—$CH_2C=CH_2$ $\quad\;\;|$ $\quad\;\;Br$	Butyl-bromallyl-barbitursäure DAB 7 – BRD Ac. sonbutali Ross. 8 (!)	Pernocton (R. d. Haen) Pernoston (USA)	K
17	—$CH_2CH(CH_3)_2$	—$CH_2CH=CH_2$	—	Sandoptal (Sandoz)	K
18	—$CH-(CH_2)_2CH_3$ $\quad\;|$ $\quad CH_3$	—$CH_2CH=CH_2$	Secobarbital USP XVI	Seconal (Lilly)	K
18a	—$CH-(CH_2)_2CH_3$ $\quad\;|$ $\quad CH_3$	—$CH_2CH=CH_2$	Secobarbital Sodium USP XVI Quinalbarbitone Sodium BP 63		K
19	—$CH_2CH=CH_2$	—$CH_2CH=CH_2$	Ac. diallyl-barbituricum ÖAB 9 Diallymalum Ph.Dan. IX Allobarbitonum BPC	Curral (Roche) Dial (Ciba)	M
20	—$CH_2CH=CH_2$	(cyclopentenyl)	Ac. allyl-cyclopentenyl-barbituricum	Cyclopal (Siegfried, Säckingen/Hochrhein)	K

B

Structure: Barbituric acid derivative with R¹, R² on C and R³ on N, with NH on other nitrogen.

Nr.	R¹	R²	R³	Pharmakopöen	Internat. Bezeichnung oder Warenzeichen	Klassifizierung
1	—C$_2$H$_5$	—C$_2$H$_5$	—CH$_3$	Metharbital NND 63	Gemonil (Abbott)	E
2	—C$_2$H$_5$	—C$_6$H$_5$ (phenyl)	—CH$_3$	Ac. methyl-phenyl-aethyl-barbituricum ÖAB 9 Methylphenobarbital DAB 7 – BRD Methylphenobarbitonum BP 53 (!) Mephobarbital USP XVI Enphenemalum Ph.Dan. IX – Add. Phenitonum Ph.Jug. II Methylphenobarbitalum Ph.Helv. V – Suppl. II, DAB 7 – DDR Mephobarbital NND 63	Prominal (Bayer, Merck) Mebaral (Winthrop-Stearns)	L, E
3	—CH$_3$	cyclohexenyl	—CH$_3$	Ac. methyl-cyclohexenyl-methyl-barbituricum ÖAB 9 Hexobarbital DAB 7 – BRD Hexobarbitonum BP 53 (!) Hexobarbitalum DAB 7 – DDR CsL 2, Ph.Helv. V – Suppl. II Enhexymalum Ph.Dan. IX	Evipan (Bayer) Evipal (Winthrop-Stearns) Cyclonal (May u. Baker)	UK, N
3a	—CH$_3$	cyclohexenyl	—CH$_3$	Natrium methyl-cyclohexenyl-methyl-barbituricum ÖAB 9 Hexobarbitalum solubile Ph.Helv. V – Suppl. II, CsL 2 Hexobarbital Sodium NND 60 Hexobarbitalum Natrium DAB 7 – DDR Hexobarbitonum Sodium BP 53 (!), Ph.Jug. II Enhexymalnatrium Ph.Dan. IX	Evipan Natrium Evipal-Sodium Cyclonyl-Sodium	
4	—CH(CH$_3$)CH$_3$ (isopropyl)	—CH$_2$C=CH$_2$ with Br	—CH$_3$	Ac. pronarcosi Ross. 8 (!)		K, N
4a	—CH(CH$_3$)CH$_3$ (isopropyl)	—CH$_2$C=CH$_2$ with Br	—CH$_3$	Na. N-Methyl-bromallyl-isopropyl-barbituricum	Eunarcon (R. d. Haen)	K, N

$$\begin{array}{c} \text{H} \\ | \\ \text{O}=\text{C}\text{N}\text{C}=\text{S} \\ || \\ \text{C}\text{N} \\ \text{R}^1\text{R}^2\text{O}\text{H} \end{array}$$

Nr.	R¹	R²	Pharmakopöen	Internat. Bezeichnung oder Warenzeichen	Klassifizierung
1a	$-C_2H_5$	$-CH-CH_2CH_3$ | CH_3	Na. aethyl-2'-butyl-thiobarbituricum	Inactin (Promonta)	UK, N
2a	$-C_2H_5$	$-CH(CH_2)_2CH_3$	Thiopentalum Natricum Pl.Ed. I/1 Na. isopentyl-aethyl-thiobarbituricum ÖAB 9 Thiopental Sodium USP XVI Thiopentone Sodium BP 63 Thiopentalum solubile Ph.Helv. V – Suppl. II	Pethothal (Abbott) Intravanal (May u. Baker) Trapanal (Promonta)	UK, N
3a	$-C_2H_5$	$-CH_2-S-(CH_2)_2CH_3$	Na. aethyl-(butylthiomethyl)-thiobarbituricum	Thionarcon	UK, N
4a	$-CH(CH_2)_2CH_3$ | CH_3	$-CH_2-S-CH_3$	Na. methylthioaethyl-2'-pentyl-thiobarbituricum	Thiogenal (Merck)	UK, N
5a	$-CH_2CH-CH_3$ | CH_3	$-CH_2CH=CH_2$	Na. allyl-2'-methylpropyl-thiobarbituricum	Baytinal (Bayer)	UK, N
6a	$-CH(CH_2)_2CH_3$ | CH_3	$-CH_2CH=CH_2$	Thiamylal Sodium NND 60 (!) Thiamylal Sodium for Injection USP XVI	Surital (Parke & Davis)	UK, N
7a	$-CH_2CHCH_2$	cyclohexenyl	Na. allyl-cyclohexenyl-thiobarbituricum ÖAB 9	Kemithal (I. C. I., Brit., Rhein-Chemie, Heidelberg)	UK, N

und schließlich mit Harnstoff oder Guanidin kondensiert, wonach die entstandenen Iminogruppen zu Carbonylgruppen verseift werden müssen:

Da sich Arylgruppen in befriedigender Weise weder in Malonester noch in Cyanessigester direkt einführen lassen, geht man von Verbindungen aus, die bereits die gewünschte Arylgruppierung enthalten und sich zum Aufbau von 1,3-Di-estern eignen. Zur Darstellung von Phenyl-äthyl-barbitursäure wird beispielsweise Phenylacetonitril mit Oxalester zu I umgesetzt, die Nitrilogruppe in eine Estergruppe verwandelt (II) und durch thermische Zersetzung (Destillation) die in II enthaltene α-Ketoestergruppierung zu einer Estergruppe abgebaut (III). Der monoalkylierte Malonester III wird zu IV alkyliert und dann mit Harnstoff zu V kondensiert:

Allgemeine Hinweise zur Analytik der Barbiturate. 1. Alle Barbitursäurederivate enthalten Stickstoff, der sich z. B. nach LASSAIGNE nachweisen läßt oder als Ammoniak abgespalten wird, wenn die Substanz mit Alkali geschmolzen wird.

2. In den Thiobarbituraten läßt sich als weiteres Heteroelement Schwefel nachweisen, nach der Hydrolyse als Sulfid oder nach Oxydation als Sulfat.

3. Zwikker-Reaktion. Bei Zusatz von Kobalt(II)-salzen und einem alkalisierenden Reagens [Ba(OH)$_2$, LiOH, Piperidin, Piperazin, Pyridin, aliphatische Amine usw.] zur methanolischen Lösung eines Barbiturates entstehen violette Komplexe. Nach DAB 6 – 3. Nachtr. (BRD) verwendet man dazu etwa 50 mg Substanz, mischt mit 2 ml einer 1%igen, absolut-methanolischen Kobalt(II)-nitratlösung und gibt 0,5 ml einer 10%igen, abs.-methanolischen Piperidinlösung hinzu.

Literatur: ZWIKKER, J. J. L.: Pharm. Weekbl. *68*, 975 (1931). – BODENDORF, K.: Arch. Pharm. (Weinheim) *270*, 290 (1932). – MOHRSCHULZ, W.: Südd. Apoth.-Ztg *90*, 335 (1950). – AWE, W., u. W. WINKLER: Arzneimittel-Forsch. *5*, 378 (1955).

4. Mikroreaktionen. Mit Schwermetallsalzen wie Eisen(III)-chlorid oder Kupfersulfat entstehen charakteristische Komplexe, die unter dem Mikroskop identifiziert werden können.

Literatur: LANG, W., u. M. STEPHAN: Südd. Apoth.-Ztg *90*, 739 (1950). – KAISER, H., u. W. LANG: Dtsch. Apoth.-Ztg *92*, 428 (1952).

5. Barbiturate mit ungesättigten Gruppen in 5-Stellung entfärben in neutraler oder schwach saurer Lösung Kaliumpermanganat.

6. Barbiturate mit halogenierten Alkylgruppen in 5-Stellung ergeben nach Oxydation und alkalischer Hydrolyse eine positive Halogenidreaktion.

7. Da alle Barbiturate feste Verbindungen sind, die im allgemeinen auch gut kristallisieren, kann eine bequeme Identifizierung durch Schmelz- und Mischschmelzpunkt erfolgen.

8. Als gut kristallisierende Derivate eignen sich die p-Nitrobenzylverbindungen und die Xanthydrolverbindungen.

Literatur: BÜCHI, J., u. X. PERLIA: Pharm. Acta Helv. *29*, 290 (1954).

9. Papierchromatographie.

Literatur: MACEK, K.: Arch. Pharm. (Weinheim) *293*, 545 (1960). – KALA, H.: Dtsch. Apoth.-Ztg *99*, 1061 (1959).

10. Dünnschichtchromatographie.

Literatur: BÄUMLER, J., u. S. RIPPSTEIN: Pharm. Acta Helv. *36*, 382 (1961). – FRAHM, M., A. GOTTESLEBEN u. K. SOEHRING: Pharm. Acta Helv. *38*, 785 (1963).

11. Zusammenfassungen über die Analytik von Barbituraten:

Literatur: SCHWENKER, G.: Dtsch. Apoth.-Ztg *97*, 238 (1957). – MOHRSCHULZ, W.: Mitt. dtsch. pharm. Ges. *26*, 117 (1956).

Quantitative Bestimmungen. 1. Acidimetrische Bestimmung. Barbiturate können in wäßrig-alkoholischer Lösung gegen Thymolphthalein mit 0,1 n Lauge titriert werden, wenn man mit einer Farbvergleichslösung arbeitet.

Literatur: POETHKE, W., u. D. HORN: Arch. Pharm. (Weinheim) *287*, 487 (1954).

2. Alkalimetrische Bestimmung. Da die Natriumsalze der Barbitursäuren in wäßriger Lösung stark hydrolysieren, läßt sich der Barbituratgehalt nach Art einer Verdrängungsreaktion direkt mit 0,1 n Säure titrieren.

3. Gravimetrische Bestimmung. Man extrahiert aus saurer Lösung mit einem geeigneten Lösungsmittel (Äther, Chloroform), dampft die Extrakte zur Trockne ein und wägt.

4. Argentometrische Bestimmung. Das Barbiturat wird in Sodalösung gelöst (Na-Salz!) und mit Silbernitratlösung bis zur bleibenden Trübung titriert. Die gebildeten Barbiturat-Ag^+-Komplexe haben normalerweise die Zusammensetzung 1 + 1 und sind wasserlöslich. Die Trübung entsteht durch Bildung von Silbercarbonat bzw. -oxid.

Literatur: BUDDE, H.: Dtsch. Apoth.-Ztg *49* 295 (1934).

5. Die Bildung von Ag-Komplexen wird auch zur genaueren acidimetrischen Bestimmung herangezogen. Man titriert zunächst mit 0,1 n Lauge gegen Thymolphthalein, versetzt dann mit Silbernitratlösung im Überschuß und titriert weiter gegen Phenolphthalein. Aus dem Gesamtverbrauch an Lauge ergibt sich der Gehalt an Barbitursäure.

Literatur: VIEBÖCK, F., u. K. FUCHS: Pharm. Mk. *15*, 19 (1934).

6. Derivate mit ungesättigten Seitenketten lassen sich bromometrisch mit 0,1 n $KBrO_3$/KBr titrieren.

7. Derivate mit bromierten Seitenketten lassen sich nach Oxydation mit Kaliumpermanganat in alkalischer Lösung und Reduktion des überschüssigen Oxydationsmittels mit Natriumhydrogensulfit argentometrisch titrieren.

Literatur: POETHKE, W., P. GEBERT, H. GRÄSER u. R. WIGERT: Pharm. Zentralh. *95*, 238 (1957).

8. Thiobarbiturate lassen sich maßanalytisch mit Hilfe von alkalischer Jodlösung bestimmen, wobei pro Mol Thiobarbitursäure 8 Äquivalente Jod verbraucht werden und der Schwefel zum Sulfat oxydiert wird.

Literatur: WOJAHN, H., u. E. WEMPE: Arch. Pharm. (Weinheim) *285*, 280 (1952).

9. Eine weitere Methode beruht auf der Einwirkung von Silbernitrat, wodurch der Schwefel als Ag_2S quantitativ abgespalten wird. Das überschüssige $AgNO_3$ läßt sich nach VOLHARD bestimmen.

10. Kolorimetrische Bestimmung von Barbituraten.

Literatur: PFEIL, E., u. J. H. GOLDBACH: Hoppe-Seylers Z. physiol. Chem. *302*, 263 (1955).

11. Spektrophotometrische Bestimmung von Barbituraten.

Literatur: PANEUS, W., u. O. PRIBILLA: Arzneimittel-Forsch. *3*, 478 (1953). – LJUNGBERG: Farm. Rev. (Stockh.) *51*, 569 (1952).

12. Photometrische Bestimmung von Thiobarbituraten.

Literatur: HEISE, E., u. K. H. KIMBEL: Arzneimittel-Forsch. *5*, 149 (1955).

Acidum diaethylbarbituricum ÖAB 9. Barbital DAB 7 – BRD. Barbitalum USP XV (!), DAB 7 – DDR, Ross. 9, Ph.Helv. V, Pl.Ed. I/1. Barbitonum BP 53 (!), Ph.Jug. II. Diemalum Dan. IX. Barbital (INN).

Diäthylbarbitursäure, Diäthylmalonylharnstoff.

$C_8H_{12}N_2O_3$ Formel A. 1 M.G. 184,20

5,5-Diäthylbarbitursäure.

Herstellung. Durch Kondensation von Diäthylmalonsäurediäthylester mit Harnstoff in Gegenwart von Natriumäthylat oder durch Umsetzung von Diäthylcyanessigester mit Harnstoff und Verseifung der entstandenen Iminodiäthylbarbitursäure durch Mineralsäure.

Eigenschaften. Farblose Kristalle oder weißes, kristallines, geruchloses Pulver von schwach bitterem Geschmack. Löslichkeit: Löslich in etwa 160 T. W., in etwa 15 T. siedendem W., in etwa 10 T. A. (95%), in etwa 35 T. Ae., in etwa 130 T. Chloroform; unter Salzbildung löslich in Lösungen von Alkalihydroxiden, Alkalicarbonaten und Ammoniak. Schmelzintervall: 188 bis 192° (DAB 7 – BRD), 190 bis 193° (ÖAB 9), 189 bis 192° (Pl.Ed. I/1), 185 bis 188° (Ph.Helv. V).

Erkennung. 1. Werden etwa 50 mg Diäthylbarbitursäure mit 1 ml konz. Natronlauge zum Sieden erhitzt, so entweichen nach einiger Zeit basisch reagierende Dämpfe (ÖAB 9). – 2. 50 mg Substanz werden mit 5,0 ml W. 2 Min. lang geschüttelt. In dem zum Sieden erhitzten Filtrat geben 0,05 ml einer Lösung von 0,10 g Quecksilber(II)-oxid in 0,40 ml 6 n Salpetersäure eine weiße, in 6 n Ammoniaklösung lösliche Fällung (DAB 7 – BRD). – 3. Versetzt man eine Lösung von etwa 2 mg Diäthylbarbitursäure in 1 ml methylalkoholischer Kobaltchloridlösung (0,1%) mit 1 Tr. verd. Ammoniak, so färbt sich die Lösung intensiv violett (ÖAB 9, ähnlich DAB 7 – BRD). – 4. Eine unter Erwärmen bereitete Lösung von etwa 5 mg Diäthylbarbitursäure in 3 ml W. gibt auf Zusatz von 2 Tr. Pyridin und 2 Tr. verd. Kupfersulfatlösung einen hellvioletten, kristallinen Niederschlag (ÖAB 9, ähnlich Pl.Ed. I/1). – 5. Werden etwa 200 mg Diäthylbarbitursäure in etwa 1 g schmelzendes Kaliumhydroxid eingetragen, so entweichen aromatisch riechende Dämpfe, welche befeuchtetes Lackmuspapier bläuen. Die erkaltete Schmelze braust beim Versetzen mit verd. Schwefelsäure auf und entwickelt einen Geruch nach flüchtigen Fettsäuren (Ph.Helv. V, ähnlich Pl.Ed. I/1).

Prüfung. 1. Alkalisch oder sauer reagierende Verunreinigungen: 10,0 ml Prüflsg. dürfen sich auf Zusatz von 0,15 ml Methylrotlsg. II nicht gelb färben und dürfen höchstens 0,10 ml 0,1 n Natronlauge bis zum Umschlag nach Gelb verbrauchen. Prüflsg.: 1,00 g Substanz wird mit 50,0 ml W. 2 Min. lang zum Sieden erhitzt und das nach dem Erkalten erhaltene Filtrat auf 50,0 ml ergänzt (DAB 7 – BRD). – 2. Reinheit: Eine Lösung von 1 T. Diäthylbarbitursäure in 20 T. siedendem W. muß klar und farblos sein und blaues Lackmuspapier röten (ÖAB 9). – 3. Chlorid und Sulfat: Kühlt man die erhaltene heiße Lösung ab und filtriert, so darf im Filtrat weder Chlorid noch Sulfat in unzulässiger Menge nachweisbar sein (ÖAB 9, DAB 7 – BRD). – 4. Ungesättigte Verbindungen: Eine Mischung von 10 ml des für die Prüfung von Chlorid und Sulfat bereiteten Filtrates, 1 ml verd. Schwefelsäure und 1 Tr. Kaliumpermanganatlösung darf die rote Farbe innerhalb 5 Min. nicht vollständig verlieren (ÖAB 9, ähnlich DAB 7 – BRD). – 5. Neutralstoffe, Salze organischer Basen: Eine Lösung von 1,0 g Diäthylbarbitursäure in 16 ml W. und 4 ml verd. Natronlauge muß klar und farblos sein. Die erhaltene Lösung wird mit 20 ml Äther ausgeschüttelt. Die ätherische Lösung wäscht man durch Schütteln mit 5 ml W., filtriert und dampft 10 ml davon zur Trockne ein. Das Gewicht des Rückstandes darf nicht mehr als 0,5 mg betragen (ÖAB 9). – 6. Schwermetalle: In einer Mischung von 2 ml der bei der vorhergehenden Prüfung mit Äther ausgeschüttelten Lösung und 8 ml W. dürfen Schwermetalle nicht nachweisbar sein (ÖAB 9). – 7. Fremde organische Stoffe: Eine Lösung von 0,1 g Diäthylbarbitursäure in 2 ml Schwefelsäure muß klar und farblos sein und darf sich nach Zusatz von 0,1 g Kaliumnitrat beim Erwärmen im Wasserbad innerhalb von 10 Min. nicht verfärben (ÖAB 9, ähnlich DAB 7 – BRD, Ph.Helv. V). – 8. Trocknungsverlust: Höchstens 0,5% (ÖAB 9, DAB 7 – BRD). Verbrennungsrückstand: Höchstens 0,1% (ÖAB 9). – 9. Sulfatasche: Höchstens 0,1% (DAB 7 – BRD).

Gehaltsbestimmung. ÖAB 9: 0,1842 g Diäthylbarbitursäure werden unter Erwärmen in 20 ml kohlensäurefreiem W. gelöst. Nach Zusatz von 10 Tr. Thymolphthaleinlösung titriert man mit 0,1 n Natronlauge, bis eine schwache Blaufärbung bestehen bleibt. Für die angegebene Einwaage müssen 9,80 bis 10,10 ml 0,1 n Natronlauge verbraucht werden. Die austitrierte Lösung versetzt man mit 1 ml Pyridin, fügt hierauf 21 ml 0,1 n Silbernitratlösung und 1 ml Phenolphthaleinlösung hinzu und titriert unter kräftigem Umschütteln mit 0,1 n Natronlauge auf Rot. Der Endpunkt der Titration ist erreicht, wenn die Rotfärbung auf Zusatz von weiteren 5 ml 0,1 n Silbernitratlösung bestehen bleibt. Für die angegebene Einwaage müssen bei den beiden Titrationen insgesamt 19,60 bis 20,10 ml 0,1 n Natronlauge verbraucht werden, entsprechend 98,0 bis 100,5% d. Th. 1 ml 0,1 n NaOH entspricht 9,210 mg $C_8H_{12}N_2O_3$.

DAB 7 – BRD. 0,50 g Substanz, genau gewogen, werden zusammen mit 2,0 g Natriumcarbonat-Monohydrat in 50 ml W. gelöst. Die klare Lösung wird mit 0,1 n Silbernitratlsg. bis zur 5 Min. lang anhaltenden, deutlichen Trübung titriert. 1 ml 0,1 n Silbernitratlsg. entspricht 18,42 mg $C_8H_{12}N_2O_3$.

Aufbewahrung. In gut schließenden Gefäßen.

Dosierung. Gebräuchliche Einzeldosis: 0,3 g; Einzelmaximaldosis: 0,5 g; Tagesmaximaldosis: 1,5 g (ÖAB 9, Ph.Helv. V); 1,0 g (DAB 7 − BRD).

Handelsformen: Veronal (Merck, Bayer), Medinal (Schering).

Natrium diaethylbarbituricum, ÖAB 9. Barbital-Natrium DAB 7 − BRD. Barbitalum solubile Ph.Helv. V. Barbitone Sodium BP 63. Barbitalum Natricum Pl.Ed. I/1. Barbitalum Natrium DAB 7 − DDR. Barbitalum-Natrium Ross. 9. Diäthylbarbitursaures Natrium. Lösliches Barbital. Medinalum. Medinal.

$C_8H_{11}N_2NaO_3$ Formel A. 1 a M.G. 206,18
5,5-Diäthylbarbitursaures Natrium.

Eigenschaften. Weißes, kristallines, laugenhaft und bitter schmeckendes Pulver, das bei Luftzutritt Kohlendioxid anzieht. Löslichkeit: Bei 20° löslich in etwa 5 T. W., in etwa 200 T. A. (90%), in etwa 600 T. A. (96%), praktisch unlöslich in Ae. und Chloroform.

Erkennung. 1. Werden 200 mg Substanz in etwa 1 g schmelzendes Kaliumhydroxid eingetragen, so entweichen aromatisch riechende Dämpfe, welche befeuchtetes Lackmuspapier bläuen. Die erkaltete Schmelze braust beim Versetzen mit verd. Schwefelsäure auf und entwickelt einen Geruch nach flüchtigen Fettsäuren (Ph.Helv. V, ähnlich Pl.Ed. I/1). − 2. In der wäßrigen Lsg. (1 + 4) erzeugen verd. Schwefelsäure oder Essigsäure einen voluminösen, weißen Niederschlag, der nach dem Auswaschen mit wenig Wasser, Umkristallisieren aus A. und Trocknen bei 190 bis 191° schmilzt (ÖAB 9, ähnlich DAB 7 − BRD, Pl.Ed. I/1, BP 63). − 3. Die nach 2. erhaltene Substanz gibt die unter „Barbital" aufgeführten Identitätsreaktionen (DAB 7 − BRD). − 4. Versetzt man eine unter Erwärmen bereitete Lsg. von etwa 2 mg Substanz in 1 ml methanolischer Kobaltchloridlösung (0,1%) nach dem Abkühlen mit 1 Tr. verd. Ammoniak, so färbt sich die Lösung intensiv violettblau (ÖAB 9). − 5. Eine Lösung von etwa 5 mg Substanz in 3 ml W. gibt auf Zusatz von 2 Tr. Pyridin und 2 Tr. verd. Kupfersulfatlösung einen hellvioletten, kristallinen Niederschlag (ÖAB 9, ähnlich Pl.Ed. I/1 und BP 63). − 6. Die Substanz gibt die für Natrium charakteristischen Reaktionen.

Prüfung. 1. Aussehen der Lösung. Die Lösung von 0,50 g Substanz in 5,0 ml ausgekochtem und wieder abgekühltem W. muß 15 Min. lang klar und farblos sein (DAB 7 − BRD). − 2. Alkalisch oder sauer reagierende Verunreinigungen: Die Lösung von 40 mg Substanz zu 10,0 ml darf sich auf Zusatz von 0,15 ml Thymolphthaleinlsg. höchstens schwach blau, muß sich jedoch auf Zusatz von 0,50 ml 0,1 n Natronlauge deutlich blau färben. − 3. Schwermetallionen: 0,75 g Substanz werden mit 10,0 ml W. und 0,30 ml 6 n Essigsäure zum Sieden erhitzt. Das Gemisch wird nach dem Erkalten mit 2,50 ml Acetat-Pufferlösung III versetzt und filtriert. Das Filtrat wird zu 15,0 ml verdünnt. 12,0 ml dieser Lösung werden wie in Bd. I, 254, angegeben, geprüft. Der Zusatz von Pufferlösung zur Prüflösung entfällt (DAB 7 − BRD, ähnlich DAB 7 − DDR). − 4. Chlorid- und Sulfationen: Werden 2 ml der wäßrigen Lösung (1 + 9) mit 2 Tr. Salpetersäure versetzt, so darf 1 ml des Filtrates durch 1 Tr. Silbernitratlösung und darauffolgenden Zusatz von 1 ml Bariumnitratlösung nicht verändert werden. − 5. Oxydierbare Verunreinigungen (ungesättigte Verbindungen): Bei Zugabe von 10,0 ml 3 n Schwefelsäure zu einer Lösung von 0,50 g Substanz in 10,0 ml W. entsteht ein weißer Niederschlag, der abgesaugt wird. Das Filtrat wird unter Nachwaschen des Filters auf 25,0 ml ergänzt. 10 ml dieses Filtrates werden mit 0,50 ml 0,01 n Kaliumpermanganatlösung versetzt. Die Lösung darf sich innerhalb von 5 Min. nicht entfärben. − 6. Neutrale und basische Verunreinigungen: Die Lösung von 1,00 g Substanz in 8,0 ml n Natronlauge und 12,0 ml W. wird mit 25,0 ml Äther 1 Min. lang geschüttelt. Die ätherische Lösung wird nach dreimaligem Waschen mit je 5,0 ml W. auf dem Wasserbad eingedampft. Das Gewicht des 1 Std. lang bei 105° getrockneten Rückstandes darf höchstens 2 mg betragen (DAB 7 − BRD). − 7. Verhalten gegen Schwefelsäure: 0,50 g Substanz werden nach der in Bd. I, 239, gegebenen Vorschrift geprüft. − 8. Blei: Höchstens 10 ppm (Pl.Ed. I/1). − 9. Trocknungsverlust: Höchstens 1%, wenn bei 105° bis zur Gewichtskonstanz getrocknet wird (BP 63, ÖAB 9, ähnlich Pl.Ed. I/1).

Gehaltsbestimmung. Nach Ph.Helv. V und ÖAB 9 wird Natrium diäthylbarbituricum mit 0,1 n Säure titriert. Vorschrift des ÖAB 9: 0,2062 g getrocknetes diäthylbarbitursaures Natrium werden in 20 ml W. gelöst und nach Zugabe von 2 Tr. Methylorangelösung mit 0,1 n Schwefelsäure titriert. Für die angegebene Einwaage müssen 9,80 bis 10,05 ml 0,1 n Schwefelsäure verbraucht werden, entsprechend 98,0 bis 100,5% d. Th. 1 ml 0,1 n H_2SO_4 entspricht 20,62 mg $C_8H_{11}N_2NaO_3$. Gemäß ÖAB 9 wird dann weiterhin die austitrierte Lösung zur Entfernung des Kohlendioxids zum Sieden erhitzt. Sodann fügt man 15 ml 0,1 n Natronlauge hinzu, kühlt ab, versetzt mit 1 ml Pyridin, hierauf mit 21 ml 0,1 n Silbernitratlösung und 1 ml Phenolphthaleinlösung und titriert unter kräftigem Umschütteln mit 0,1 n Natronlauge auf Rot. Der Endpunkt ist erreicht, wenn die Rotfärbung auf Zusatz von weiteren 5 ml 0,1 n Silbernitratlösung bestehen bleibt. Für die angegebene Einwaage müssen insgesamt 19,70 bis 20,10 ml 0,1 n Natronlauge verbraucht werden. 1 ml 0,1 n NaOH entspricht 10,31 mg $C_8H_{11}N_2NaO_3$. Nach BP 63 werden etwa 0,5 g Substanz, genau gewogen, in 5 ml W. gelöst, mit 2 ml verd. Salzsäure versetzt und bis zur erschöpfenden Extraktion mehrmals mit je 25 ml des folgenden Gemisches ausgeschüttelt: 7 Vol.T. Chloroform, 2 Vol.T. absol. A. und 1 Vol.T. Äther. Die vereinigten Extrakte werden mit 2 ml Wasser gewaschen, das 0,05 ml verdünnte Salzsäure enthält, eingeengt und der Rückstand bis zur Gewichtskonstanz bei 105° getrocknet. 1 g Rückstand entspricht 1,119 g $C_8H_{11}N_2NaO_3$. Ähnliche Bestimmung nach PI.Ed. I/1.

Nach DAB 7 – BRD und DAB 7 – DDR wird die Methode nach BUDDE zur quantitativen Bestimmung herangezogen. Vorschrift des DAB 7 – BRD: 0,50 g Substanz, genau gewogen, werden zusammen mit 2,0 g Natriumcarbonatmonohydrat in 50 ml W. gelöst. Die klare Lösung wird mit 0,1 n Silbernitratlösung bis zur 5 Min. lang anhaltenden deutlichen Trübung titriert. 1 ml 0,1 n Silbernitratlösung entspricht 18,32 mg $(C_8H_{11}N_2O_3)^-$, daraus berechnet 20,62 mg $C_8H_{11}N_2NaO_3$.

Aufbewahrung. In dicht schließenden Gefäßen.

Dosierung. Gebräuchliche Einzeldosis: 0,3 g; Einzelmaximaldosis: 0,75 g; Tagesmaximaldosis: 1,5 g (DAB 6 und ÖAB 9). Einzelmaximaldosis bei subcutaner Verabreichung: 0,5 g (ÖAB 9).

Handelsformen: Veronal-Natrium (Merck, Bayer), Medinal (Schering).

Probarbital Sodium NNR 53.

Formel A. 2 a   M.G. 220,21

Natriumsalz der 5-Äthyl-5-isopropylbarbitursäure.

Herstellung. US-Pat. 1 255 951 (1918), 1 576 014 (1926).

Eigenschaften. Weißes, hygroskopisches Pulver, sehr gut löslich in W., wenig löslich in A.; wäßrige Lösungen zersetzen sich beim Stehen an der Luft.

Handelsform: Ipral (Squibb).

Probarbital Calcium NNR 53.

$(C_9H_{13}N_2O_3)_2Ca \cdot 3H_2O$ Formel A. 2 b   M.G. 488,45

Calciumsalz der 5-Äthyl-5-isopropyl-barbitursäure (Trihydrat).

Eigenschaften. Weißes, kristallines Pulver von bitterem Geschmack. 1 g löst sich in etwa 40 ml W., unlöslich in A. Wäßrige Lösungen reagieren gegen Lackmus alkalisch.

Butobarbitone BP 63.

$C_{10}H_{16}N_2O_3$ Formel A. 3   M.G. 212,25

5-Äthyl-5-butyl-barbitursäure.

Eigenschaften. Weißes, feinkristallines Pulver, praktisch geruchlos, von schwach bitterem Geschmack. Löslichkeit: Bei 20° löslich in etwa 250 T. W., in etwa 1 T. A. (95%), in etwa 3 T. Chloroform, in etwa 10 T. Äther, unter Salzbildung löslich in wäßrigen Alkalihydroxid- und Alkalicarbonatlösungen.

Erkennung. 1. 0,1 g Substanz werden in einer Mischung von 0,5 ml n Natronlauge und 2 ml einer 10%igen Pyridinlösung gelöst, mit weiteren 8 ml Pyridinlösung versetzt, geschüttelt, mit 1 ml Kupfersulfat-Pyridin-Lösung versetzt und 10 Min. stehengelassen. Es bildet sich ein rotvioletter Niederschlag. Kupfersulfat-Pyridin-Lösung: 4 g Kupfersulfat werden in 90 ml W. gelöst und mit 30 ml Pyridin versetzt. – 2. 0,6 g Substanz werden mit 0,15 g wasserfreier Soda und 5 ml Wasser verrieben, mit einer Lösung von 0,45 g 4-Nitrobenzylchlorid in 10 ml A. versetzt und auf einem Wasserbad 30 Min. erwärmt. Nach dem Abkühlen wird 1 Std. stehengelassen, abfiltriert und der Rückstand mit 10 ml n Natronlauge sowie anschließend mit Wasser gewaschen. Nach dem Umkristallisieren aus A. (95%)/Chloroform: Fp. etwa 150°. – 3. Die gesättigte wäßrige Lösung reagiert gegen Lackmus sauer. – Fp. 122 bis 125°.

Prüfung. 1. Neutrale und basische Verunreinigungen: 1 g Substanz wird in einer Mischung von 2 ml Natronlauge und 13 ml W. gelöst und 1 Min. lang mit 25 ml Äther geschüttelt. Die ätherische Schicht wird 3mal mit je 5 ml W. gewaschen, eingedampft und 1 Std. bei 105° getrocknet. Der Rückstand darf nicht mehr als 2 mg betragen. – 2. Gewichtsverlust beim Trocknen bis zur Gewichtskonstanz bei 105°: Höchstens 1%. – 3. Sulfatasche: Höchstens 0,1%.

Dosierung. Gebräuchliche Einzeldosis: 100 bis 200 mg.

Handelsformen: Neonal (Abbott), Soneryl (May u. Baker).

Butabarbital Sodium NND 63. 5-sec-Butyl-ethyl-barbiturate.

Formel A. 4 a   M.G. 234,23

Natriumsalz der 5-Äthyl-5-(2'-butyl)-barbitursäure.

Eigenschaften. Weißes, bitter schmeckendes Pulver. 1 T. löst sich in etwa 2 T. W., in 6,7 T. A., unlöslich in Benzol und Äther. Das pH einer 1%igen Lösung ist 9,0 bis 10,2. Die freie Säure schmilzt bei 165 bis 168°.

Handelsform: Butisol (McNeil, USA).

Pentobarbital NND 63, (INN). 5-Ethyl-5-(1-methylbutyl)-barbituric acid.

Formel A. 5

5-Äthyl-5-(2'-pentyl)-barbitursäure.

Eigenschaften. Weißes, körniges Pulver, leicht löslich in A., sehr wenig löslich in W.

Handelsform: Nembutal (Abbott).

Pentobarbitalum solubile Ph.Helv. V – Suppl. II. Pentobarbital Sodium USP XVI. Pentobarbitone Sodium BP 63. Aethalminalum-Natrium Ross. 9. Soluble Pentobarbitone. Soluble Pentobarbital. Pentobarbitonum Sodium. Natrium (1-methyl-butyl)-aethyl-barbituricum. Nembutalum.

$C_{11}H_{17}N_2NaO_3$ Formel A. 5 a   M.G. 248,26

Natriumsalz der 5-Äthyl-5-(2'-pentyl)-barbitursäure.

Eigenschaften. Weißes, kristallines, geruchloses Pulver, von laugenartigem und bitterem Geschmack. Die wäßrige Lösung reagiert gegen Lackmus und gegen Phenolphthalein alkalisch. Löslichkeit: Sehr gut löslich in W., löslich in A., unlöslich in Äther. Beim Stehen der wäßrigen Lösungen tritt allmählich Zersetzung ein, Erhitzen beschleunigt die Zersetzung (Hydrolyse).

Erkennung. 1. Die Substanz gibt die Identitätsreaktion auf Natrium. – 2. Werden 200 mg Substanz in 1 g schmelzendes Kaliumhydroxid eingetragen, so entweichen aromatisch riechende Dämpfe, die befeuchtetes Lackmuspapier bläuen (Ph.Helv. V – Suppl. II). – 3. 5 ml der wäßrigen Lösung (1 + 10) werden mit einem Überschuß verd. Salzsäure versetzt: es entsteht ein weißer Niederschlag von Pentobarbital (USP XVI). – 4. Der beim Verbrennen von etwa 200 mg Substanz verbleibende Rückstand braust mit verd. Säuren auf und gibt die für Natrium charakteristischen Reaktionen (USP XVI). – 5. Der bei der Gehaltsbestimmung verbleibende Rückstand schmilzt bei 127 bis 133° (USP XVI). – 6. 0,1 g Substanz werden in 10 ml einer 10%igen Pyridinlösung gelöst, mit 1 ml Kupfersulfat-Pyridin-Lösung (s. unter Butobarbitone!) versetzt und 10 Min. stehengelassen. Es entsteht ein rotvioletter Niederschlag (BP 63).

Prüfung. 1. Alkalität: Das pH einer 10%igen, wäßrigen Lösung darf den Wert 11 nicht überschreiten (BP 63, ähnlich USP XVI). – 2. Blei: Nicht über 10 T. pro Million (BP 63). – 3. Schwermetalle: Nicht über 30 T. pro Million (USP XVI). – 4. Unlösliche Substanzen: 1 g Substanz wird in 10 ml frisch aufgekochtem und wieder erkaltetem W. in einem mit Glasstopfen verschließbaren Reagensglas gelöst. Die Lösung tritt schnell und vollständig ein, sie muß klar und farblos sein und darf innerhalb 1 Std. keine opalisierende Trübung zeigen (BP 63). – 5. Fremde organische Stoffe: 100 mg lösliches Pentobarbital müssen sich in 2 ml Schwefelsäure klar und farblos oder fast farblos lösen (Ph.Helv. V – Suppl. II, USP XVI). – 6. Gewichtsverlust beim Trocknen bis zur Gewichtskonstanz bei 105°: Höchstens 5,0% (BP 63); höchstens 2,0% (Ph.Helv. V – Suppl. II). – 7. Freies Pentobarbital: Etwa 2 g Pentobarbital Natrium werden genau gewogen und in einem 250-ml-Erlenmeyerkolben mit 75 ml Dimethylformamid gelöst. Nach Zusatz von 5 Tr. einer 1%igen Thymolblaulösung in Dimethylformamid wird mit 0,1 n Natriummethylatlösung titriert. Der Verbrauch wird mit Hilfe eines Blindversuches korrigiert. 1 ml 0,1 n NaOCH$_3$ entspricht 22,63 mg Pentobarbital. Forderung: Höchstens 3% freies Pentobarbital dürfen enthalten sein (USP XVI).

Gehaltsbestimmung. Nach Ph.Helv. V – Suppl. II, USP XVI und BP 63 wird eine bestimmte Einwaage an Pentobarbital Natrium angesäuert und quantitativ extrahiert. Vorschrift der Ph.Helv. V – Suppl. II: Etwa 0,5 g getrocknetes Pentobarbital-Na werden genau gewogen und in einem Scheidetrichter von 100 ml Inhalt in 20 ml W. gelöst. Nach Zusatz von 10 ml verd. Salzsäure wird 3mal mit je 25 ml Chloroform während 1 Min. kräftig geschüttelt. Die Chloroformauszüge werden in einem tarierten Erlenmeyerkolben von 200 ml Inhalt gesammelt, das Chloroform abdestilliert und das zurückgebliebene Pentobarbital während 30 Min. bei 103 bis 105° getrocknet und dann gewogen. 1 g $C_{11}H_{18}N_2O_3$ entspricht 1,0972 g $C_{11}H_{17}N_2NaO_3$. Das gefundene Gewicht muß einem Gehalt von 98,5 bis 100,5% $C_{11}H_{17}N_2NaO_3$ entsprechen, bezogen auf die getrocknete Substanz.

Aufbewahrung. In dicht schließenden Gefäßen.

Dosierung. Gebräuchliche Einzeldosis: 100 bis 200 mg (i.v.), oral: 50 bis 300 mg pro Tag (USP XVI).

Handelsformen: Nembutal (Abbott), Pentol (Vampelt u. Brown).

Pentobarbital Calcium NND 63. Calcium 5-ethyl-5-(1-methyl-butyl)-barbiturate.

Formel A. 5 b   Calciumsalz der 5-Äthyl-5-(2'-pentyl)-barbitursäure.

Eigenschaften. Feinkristallines, weißes Pulver, wenig löslich in W. und A.

Handelsform: Nembutal Calcium (Abbott).

Amobarbital USP XVI. Amylobarbitone BP 63. Amobarbitalum NF. Pentymalum Ph.Dan. IX – Add. Barbamylum Ross. 9. Acidum isoamyl-aethyl-barbituricum (Stada).

$C_{11}H_{18}N_2O_3$ Formel A. 6   M.G. 226,28

5-Äthyl-5-(3'-methylbutyl)-barbitursäure.

Herstellung. US-Pat. 1 514 573 (1924).

Eigenschaften. Weißes, kristallines Pulver, geruchlos, von bitterem Geschmack. Die wäßrige Lösung reagiert gegen Lackmus sauer. Löslichkeit: Bei 20° löslich in 1300 bis 1500 T. W., löslich in etwa 5 T. A., in etwa 20 T. Chloroform, in etwa 6 T. Ae., unter Salzbildung löslich in Lösungen von Alkalihydroxiden und -carbonaten. Schmelzintervall: 156 bis 159° (USP XVI), 155 bis 158° (BP 63), 154 bis 159° (Ph.Dan. IX – Add.), 156 bis 158° (Stada).

Erkennung. 1. Beim Erhitzen mit Natronlauge entwickelt sich Ammoniak (USP XVI). – 2. Das p-Nitrobenzylderivat schmilzt bei 151 bis 154° (USP XVI), 169 bis 173° (Ph.Dan. IX – Add.), bei 150° oder bei 168° (BP 63). – 3. Gibt man zu einer Lösung in n Natronlauge Quecksilbernitratlösung, so entsteht eine weiße Fällung, die in Ammoniak löslich ist. – 4. Gibt man zu der gleichen Lösung Silbernitratlösung, so entsteht eine weiße Fällung, die sich anfangs wieder löst, in Gegenwart des überschüssigen Reagenses aber bestehen bleibt.

Prüfung. 1. Neutrale und basische Stoffe: 1 g Substanz wird in einer Mischung von 2 ml Natronlauge und 13 ml W. gelöst und 1 Min. lang mit 25 ml Äther geschüttelt. Die ätherische Schicht wird 3mal mit je 5 ml W. gewaschen, eingedampft und der Rückstand bei 105° getrocknet: nicht über 2 mg (BP 63). – 2. Fremde organische Stoffe: Die Lösung von 500 mg Substanz in 5 ml Schwefelsäure muß fast farblos sein (nicht stärker farbig als Farbvergleichslösung A USP XVI). – 3. Gewichtsverlust: Höchstens 1%, wenn 4 Std. bzw. bis zur Gewichtskonstanz bei 105° getrocknet wird (USP XVI, BP 63). – 4. Sulfatasche: Höchstens: 0,1% (USP XVI, BP 63).

Gehaltsbestimmung. Nach Ph.Dan. IX – Add. wird eine Kjeldahl-Bestimmung durchgeführt. Für 0,2500 g Substanz sollen bei der Titration 21,80 bis 22,30 ml 0,1 n Salzsäure verbraucht werden, was einem Gehalt von 98,6 bis 100,9% $C_{11}H_{18}N_2O_3$ entspricht. 1 ml 0,1 n HCl entspricht 0,01131 g $C_{11}H_{18}N_2O_3$.

Aufbewahrung. In dicht schließenden Gefäßen.

Dosierung. Gebräuchliche Einzeldosis 100 bis 200 mg (BP 63).

Handelsformen: Amytal (Lilly), Stadadorm (Stada).

Kombinationspräparate: Im Metrotonin (Temmler), neben N-Dimethyl-phenylisopropylamin-hydrochlorid.

Amobarbital Sodium USP XVI. Amylobarbitone Sodium BP 63.

$C_{11}H_{17}N_2NaO_3$ Formel A. 6 a   M.G. 248,26

Natriumsalz der 5-Äthyl-5-(3'-methylbutyl)-barbitursäure.

Eigenschaften. Weißes, körniges, geruchloses Pulver von bitterem Geschmack, hygroskopisch. Die wäßrige Lösung reagiert gegen Lackmus und gegen Phenolphthalein alkalisch. Löslichkeit: Sehr gut löslich in W., löslich in A., praktisch unlöslich in Ae. und in Chloroform. Nach BP 63 löst sich 1 T. in weniger als 1 T. W. und in etwa 2 T. A. (95%).

Erkennung. 1. Der bei der Gehaltsbestimmung erhaltene Rückstand von Amobarbital schmilzt zwischen 156 und 159° (USP XVI) und gibt die dort angegebenen Reaktionen. – 2. Der beim Verbrennen von 200 mg Substanz verbleibende Rückstand braust mit verd. Mineralsäuren auf und gibt die für Natrium charakteristischen Reaktionen (USP XVI). – 3. Beim Versetzen der wäßrigen Lösung mit überschüssiger Säure entsteht ein weißer Niederschlag von Amylobarbital (BP 63). – 4. 0,1 g Substanz werden in 10 ml einer 10%igen Pyridinlösung gelöst, mit 1 ml Kupfersulfat-Pyridin-Lösung versetzt und 10 Min. stehengelassen: es entsteht ein rotvioletter Niederschlag (BP 63) (s. Butobarbitone, S. 201).

Prüfung. 1. Schwermetalle: Höchstens 30 T. pro Million (USP XVI). – 2. Blei: Höchstens 10 T. pro Million (BP 63). – 3. Unlösliche Verunreinigungen: Wie bei Barbitone Sodium (BP 63). – 4. Neutrale und basische Verunreinigungen: Wie bei Amylobarbitone (BP 63). – 5. Alkalität: Das pH einer 10%igen, wäßrigen Lösung darf den Wert 11 nicht überschreiten (BP 63). – 6. Gewichtsverlust: Höchstens 5%, wenn bei 130° bis zur Gewichtskonstanz getrocknet wird (BP 63). – 7. Freies Amobarbital: Etwa 1 g Amobarbital Sodium werden, genau gewogen, in einen mit Glasstöpsel versehenen Zylinder gegeben, mit 50 ml Benzol versetzt und 10 Min. lang geschüttelt. Die überstehende Flüssigkeit wird nach dem Absitzenlassen durch ein Papierfilter in ein tariertes Becherglas filtriert. Die Extraktion wird einmal mit 25 und einmal mit 15 ml Benzol wiederholt, wobei durch das gleiche Filter in das gleiche Becherglas filtriert wird. Die vereinigten Filtrate werden vorsichtig zur Trockne eingedampft, der Rückstand 30 Min. bei 105° getrocknet und gewogen. Forderung: Höchstens 0,5% der Einwaage.

Gehaltsbestimmung. Nach USP XVI und nach BP 63 wird eine bestimmte Einwaage an Amobarbital aus saurer Lösung ausgeschüttelt und gewogen. Vorschrift der BP 63: Etwa 0,5 g Substanz werden genau gewogen, in 15 ml W. gelöst, mit 5 ml verd. Salzsäure versetzt und mit 50 ml Äther sowie anschließend so oft mit je 25 ml Äther extrahiert, bis die Barbitursäure quantitativ ausgeschüttelt ist. Die vereinigten Ätherauszüge werden 2mal mit je 5 ml W. gewaschen, das Waschwasser mit 10 ml Äther gegengeschüttelt, der Äther mit der oben erhaltenen Ätherlösung vereint. Die gesamte Ätherlösung wird auf ein kleines Volumen konzentriert, mit 2 ml abs. A. versetzt und zur Trockne eingedampft. Der Rückstand wird bis zur Gewichtskonstanz bei 105° getrocknet und gewogen. 1 g entspricht 1,097 g $C_{11}H_{17}N_2NaO_3$. Forderung: Mindestens 98,5% und nicht über 101,0%, berechnet auf die getrocknete Substanz.

Aufbewahrung. In dicht schließenden Gefäßen.

Dosierung. Gebräuchliche Einzeldosis 100 bis 200 mg (BP 63).

Handelsform: Amytal-Sodium (Lilly).

Hexethal Sodium NNR 54. Natriumsalz der 5-Äthyl-5-hexyl-barbitursäure.

Formel A. 7a   M.G. 262,29

Herstellung. US-Pat. 1 624 564.

Eigenschaften. Weißes oder schwach gelbliches Pulver von bitterem Geschmack, sehr gut löslich in W., löslich in A., praktisch unlöslich in Benzol, Äther und Chloroform. Die wäßrigen Lösungen sind nicht stabil, beim Kochen entwickelt sich Ammoniak, beim Ansäuern bildet sich ein weißer Niederschlag.

Handelsform: Ortal Sodium (Parke & Davis).

Acidum phenylaethylbarbituricum ÖAB 9. Phenobarbital DAB 7 – BRD, USP XVI. (INN). Phenobarbitone BP 63. Phenobarbitalum PI.Ed. I/1, DAB 7 – DDR. Phenemalum Ph.Dan. IX. Phenyläthylbarbitursäure.

$C_{12}H_{12}N_2O_3$ Formel A. 8   M.G. 232,24

5-Phenyl-5-äthylbarbitursäure.

Eigenschaften. Farblose Kristalle oder weißes, kristallines Pulver, geruchlos, von schwach bitterem Geschmack. Die gesättigte, wäßrige Lösung reagiert sauer gegen Lackmus. Löslichkeit: Bei 20° löslich in etwa 1000 T. W., in etwa 50 T. siedendem W., in etwa 40 T. Chloroform, in etwa 10 T. A., in etwa 25 T. Äther; unter Salzbildung löslich in Lösungen von Alkalihydroxiden, Alkalicarbonaten und Ammoniak. Schmelzintervall: 176 bis 180°

(im Kapillarröhrchen, ÖAB 9), 174 bis 177° (unter dem Mikroskop, ÖAB 9), 174 bis 178° (DAB 7 – BRD, USP XVI), 174 bis 177° (BP 63).

Erkennung. 1. Werden 50 mg Phenyläthylbarbitursäure mit 1 ml konz. Natronlauge erhitzt, so entweichen allmählich basisch reagierende Dämpfe (ÖAB 9). – 2. 50 mg Substanz werden mit 5,0 ml W. 2 Min. lang geschüttelt. Das Filtrat wird zum Sieden erhitzt und mit 0,05 ml einer Lösung von 0,10 g Quecksilber(II)-oxid in 0,40 ml 6 n Salpetersäure versetzt. Es entsteht ein weißer, in 6 n Ammoniaklösung löslicher Niederschlag (DAB 7 – BRD). – 3. Versetzt man die Lösung von etwa 2 mg Substanz in 1 ml methanolischer Kobaltchloridlösung (0,1%) mit 1 Tr. verd. Ammoniak, so färbt sich die Lösung intensiv violett (ÖAB 9). – 4. Eine unter Erwärmen bereitete Lösung von etwa 2 mg Substanz in 3 ml W. gibt nach dem Abkühlen auf Zusatz von 2 Tr. Pyridin und 2 Tr. verd. Kupfersulfatlösung einen hellvioletten, flockigen Niederschlag (ÖAB 9). – 5. Wird eine Lösung von etwa 1 mg Substanz in 4 ml konz. Schwefelsäure mit etwa 0,5 g Paraform erwärmt, so färbt sich die Lösung allmählich intensiv grün und fluoresziert braunrot (ÖAB 9). – 6. Werden 0,1 g Substanz in 2 ml Schwefelsäure gelöst, mit 0,5 g Kaliumnitrat versetzt und die Mischung 10 Min. auf dem Wasserbad erwärmt, so färbt sich die Lösung gelb (Pl.Ed. I/1). – 7. Etwa 300 mg Substanz werden in 3 ml 0,5 n NaOH gelöst, mit 2 ml W. verdünnt, mit einer Lösung von 300 mg p-Nitrobenzylbromid in 10 ml A. versetzt und 30 Min. unter Rückfluß erhitzt. Nach dem Abkühlen wird der erhaltene Niederschlag auf einem kleinen Filter gesammelt und sorgfältig mit W. gewaschen. Der erhaltene Niederschlag schmilzt nach dem Umkristallisieren aus 25 ml A. und halbstündig. Trocknen bei 105° zwischen 183 und 185° (USP XVI, ähnlich BP 63). – 8. 20 mg Substanz geben nach Lösen in einer Mischung von 4,0 ml konz. Schwefelsäure mit 1,0 ml Formaldehydlösung beim Erhitzen im Wasserbad eine tiefrote Färbung (DAB 7 – BRD). – 9. 0,010 g Substanz wird mit 5,0 ml Piperonal-Schwefelsäure-RL versetzt und im Wasserbad 5 Min. erhitzt. Die Lösung zeigt eine olivgrüne Färbung (DAB 7 – DDR).

Prüfung. 1. Erhitzt man 2 mg Substanz mit 40 ml W. 1 Min. lang zum Sieden und filtriert nach dem Erkalten, so muß das Filtrat farblos sein und blaues Lackmuspapier röten (ÖAB 9). – 2. Alkalisch oder sauer reagierende Verunreinigungen: 10,0 ml Prüflösung dürfen sich nach Zusatz von 0,15 ml Methylrotlösung II nicht gelb färben und höchstens 0,10 ml 0,1 n Natronlauge bis zum Umschlag nach Gelb verbrauchen. Prüflösung: 1,00 g Substanz wird mit 50,0 ml W. 2 Min. lang zum Sieden erhitzt und das nach dem Erkalten erhaltene Filtrat unter Nachwaschen des Filters auf 50,0 ml ergänzt (DAB 7 – BRD). – 3. Phenylbarbitursäure: 1,0 g Substanz muß sich beim Kochen mit 5 ml A. (90%) unter Rückfluß innerhalb von 3 Min. klar lösen (Pl.Ed. I/1, ÖAB 9). – 4. Neutrale und basische Substanzen: 0,5 g Substanz werden in einem geringen Überschuß Natronlauge gelöst, mit Äther extrahiert und die gewaschene und getrocknete Ätherlösung eingedampft; der Rückstand darf höchstens 0,001 g betragen (Pl.Ed. I/1, ähnlich ÖAB 9). – 5. Fremde organische Stoffe: Eine Lösung von 0,2 g Substanz muß sich in 5 ml konz. Schwefelsäure ohne Färbung lösen (ÖAB 9). – 6. Ungesättigte Verbindungen: Eine Mischung des unter 1. bereiteten Filtrates mit verd. Schwefelsäure (10 T. + 1 T.) und 1 Tr. Kaliumpermanganatlösung darf die rote Farbe innerhalb von 5 Min. nicht vollständig verlieren (ÖAB 9). – 7. Chlorid und Sulfat: In dem unter 1. bereiteten Filtrat darf weder Chlorid noch Sulfat in unzulässiger Menge nachweisbar sein (ÖAB 9). – 8. Schwermetalle: In einer Mischung von 2 ml der unter 4. ausgeschüttelten Lösung und 8 ml W. dürfen Schwermetalle nicht nachweisbar sein (ÖAB 9, ähnlich DAB 7 – BRD). – 9. Trocknungsverlust: Höchstens 0,5% (ÖAB 9), höchstens 1,0%, wenn bei 105° bis zur Gewichtskonstanz getrocknet wird (BP 63, ähnlich USP XVI). – 10. Sulfatasche: Höchstens 0,1% (DAB 7 – BRD); höchstens 0,25% (DAB 7 – DDR). – 11. Verbrennungsrückstand: Höchstens 0,1% (ÖAB 9, BP 63); höchstens 0,15% (USP XVI).

Gehaltsbestimmung. Nach ÖAB 9: 0,2322 g Phenyläthylbarbitursäure werden in 10 ml A. gelöst. Nach Zusatz von 10 Tr. Thymolphthaleinlösung titriert man mit 0,1 n NaOH, bis eine schwache Blaufärbung bestehen bleibt. Für die angegebene Einwaage müssen 9,85 bis 10,10 ml 0,1 n NaOH verbraucht werden. Die austitrierte Lösung versetzt man mit 1 ml Pyridin, fügt hierauf 21 ml 0,1 n AgNO$_3$-Lösung und 1 ml Phenolphthaleinlösung hinzu und titriert unter kräftigem Umschütteln mit 0,1 n NaOH auf Rot. Der Endpunkt der Titration ist erreicht, wenn die Rotfärbung auf Zusatz von weiteren 0,1 n AgNO$_3$-Lösung bestehen bleibt. Für die angegebene Einwaage müssen bei beiden Titrationen insgesamt 19,40 bis 20,10 ml 0,1 n NaOH verbraucht werden, entsprechend 97,0 bis 100,5% d. Th. 1 ml 0,1 n NaOH entspricht 11,61 mg $C_{12}H_{12}N_2O_3$.

Nach DAB 7 – BRD wird eine Gehaltsbestimmung nach BUDDE durchgeführt: 0,50 g Substanz, genau gewogen, werden zusammen mit 2,0 g Natriumcarbonatmonohydrat in 50 ml W. gelöst. Die klare Lösung wird mit 0,1 n Silbernitratlösung bis zur 5 Min. lang anhaltenden deutlichen Trübung titriert. 1 ml 0,1 n Silbernitratlösung entspricht 23,22 mg $C_{12}H_{12}N_2O_3$.

Aufbewahrung. In gut schließenden Gefäßen.

Dosierung. Gebräuchliche Einzeldosis: 0,015 bis 0,2 g; Einzelmaximaldosis: 0,3 g; Tagesmaximaldosis: 0,6 g (ÖAB 9). 30 bis 120 mg (BP 63); 15 bis 100 mg (USP XVI).

Handelsformen: Luminal (Bayer, Merck), Gardenal (May u. Baker), Somonal (Richter, Brit.).

Natrium Phenylaethylbarbituricum ÖAB 9. Phenobarbital Natrium DAB 7 – BRD. Phenobarbitalum Natrium DAB 7 – DDR. Phenobarbital Sodium USP XVI. Phenobarbitone Sodium BP 63. Phenobarbitalum natricum PI.Ed. I/1. Phenobarbitalum solubile. Phenyläthylbarbitursaures Natrium.

$C_{12}H_{11}N_2NaO_3$ Formel A. 8 a M.G. 254,23
5-Phenyl-5-äthyl-barbitursaures Natrium.

Eigenschaften. Weißes, kristallines oder körniges, geruchloses, hygroskopisches Pulver, das bitter und laugenartig schmeckt und an der Luft Kohlendioxid anzieht. Die wäßrige Lösung reagiert gegen Lackmus und Phenolphthalein alkalisch. Löslichkeit: Bei 20° in etwa 1,5 T. W. oder etwa 15 T. A. löslich; praktisch unlöslich in Äther oder Chloroform. Bei längerem Aufbewahren der wäßrigen Lösung oder beim Kochen tritt teilweise Zersetzung unter Bildung von Phenyläthyl-acetylharnstoff ein, der nach dem Umkristallisieren aus verd. A. bei 147° schmilzt.

Erkennung. 1. Werden 50 mg Substanz mit 1 ml konz. Natronlauge zum Sieden erhitzt, so entweichen nach einiger Zeit basisch reagierende Dämpfe (ÖAB 9). – 2. Nach Zugabe von 10,0 ml 3 n Schwefelsäure zu einer Lösung von 0,50 g Substanz in 10,0 ml W. entsteht ein weißer Niederschlag, der abgesaugt wird. Das Filtrat wird unter Nachwaschen des Filters auf 25,0 ml ergänzt und für die Reinheitsprüfungen verwendet. Die Kristalle schmelzen nach dem Waschen mit W. und Trocknen bei 105° zwischen 174 und 178° und geben die unter „Phenobarbital" angeführten Identitätsreaktionen (DAB 7 – BRD). – 3. In 1 ml der wäßrigen Lösung (1 + 99) entsteht durch 1 Tr. Silbernitratlösung oder 1 Tr. Quecksilberchloridlösung ein weißer, in Ammoniak löslicher Niederschlag (DAB 6). – 4. Versetzt man etwa 2 mg Substanz mit 1 ml methanolischer Kobaltchloridlösung (0,1%), so entsteht eine schwach violett gefärbte Lösung, deren Färbung sich auf Zusatz von 1 Tr. verd. Ammoniak wesentlich vertieft (ÖAB 9). – 5. Eine Lösung von 5 mg Substanz in 3 ml W. gibt auf Zusatz von 2 Tr. Pyridin und 2 Tr. verd. Kupfersulfatlösung einen hellvioletten, flockigen Niederschlag (ÖAB 9). – 6. Fluoreszenzreaktion mit Schwefelsäure/Paraform analog Ac. Phenyläthylbarb. (ÖAB 9). – 7. Der Verbrennungsrückstand von 0,1 g Substanz färbt die nichtleuchtende Bunsenflamme intensiv und anhaltend gelb (ÖAB 9). – 8. Löst man den Verbrennungsrückstand von etwa 0,1 g Substanz unter Erwärmen in etwa 2 ml W., so gibt die filtrierte Lösung beim Erhitzen mit 2 ml Kaliumantimonatlösung einen weißen, kristallinen Niederschlag (ÖAB 9).

Prüfung. 1. Reaktion: Eine Lösung von 1 T. Substanz in 9 T. W. muß klar und farblos sein und gegen Phenolphthalein alkalisch reagieren (ÖAB 9). – 2. Chlorid und Sulfat: Werden 2 ml der wäßrigen Lösung (1 + 99) mit 2 Tr. Salpetersäure versetzt, so darf 1 ml des Filtrates durch 1 Tr. Silbernitratlösung und darauffolgenden Zusatz von 1 Tr. Bariumnitratlösung nicht verändert werden (ÖAB 9). – 3. Fremde organische Stoffe: 0,2 g Substanz müssen sich in 5 ml konz. Schwefelsäure ohne Gasentwicklung klar und farblos lösen (DAB 6, ÖAB 9). – 4. Ungesättigte Verbindungen: Eine Mischung von 5 ml der Lösung (1 + 9), 5 ml Wasser, 2 ml verd. Schwefelsäure und 1 Tr. Kaliumpermanganatlösung darf die rote Farbe innerhalb von 5 Min. nicht vollständig verlieren (ÖAB 9). – 5. Neutralstoffe, organische Basen: Eine Mischung von 10 ml der Lösung (1 + 9), 1 ml verd. Natronlauge und 9 ml W. wird mit 20 ml Äther ausgeschüttelt, die ätherische Schicht durch Schütteln mit 5 ml W. gewaschen und filtriert. 10 ml davon werden zur Trockne eingeengt. Das Gewicht des Rückstandes darf höchstens 1 mg betragen (ÖAB 9). – 6. Freies Barbital: 0,5 g Substanz werden 5 Min. mit 25 ml Äther geschüttelt, filtriert, das Filtrat verdampft und der Rückstand bei 100° getrocknet. Der Rückstand darf höchstens 0,003 g wiegen (PI.Ed. I/1). – 7. Schwermetalle: Höchstens 20 T. pro Million (PI.Ed. I/1). – 8. Blei: Höchstens 10 T. pro Million (BP 63). – 9. Trocknungsverlust: Höchstens 1,0%, nach Trocknen bei 100° bis zur Gewichtskonstanz (PI.Ed. I/1), höchstens 6,0%, bestimmt bei 150° (ÖAB 9), höchstens 7,0%, bei 130° bzw. 150° (BP 63 bzw. USP XVI).

Gehaltsbestimmung. Nach BP 63 und USP XVI, ebenso nach PI.Ed. I/1 wird eine bestimmte Einwaage an Natrium phenyläthylbarbituricum in Wasser gelöst, angesäuert und mit einem geeigneten Lösungsmittel erschöpfend extrahiert. 1 g des erhaltenen Rückstandes entspricht 1,095 g $C_{12}H_{11}N_2NaO_3$. Nach ÖAB 9 werden das Natriumsalz alkalimetrisch und die bei dieser Titration frei werdende Säure acidimetrisch bestimmt:

A. 0,2542 g, bei 150° getrocknetes Phenyläthylbarbitursaures Natrium werden in 20 ml W. gelöst und nach Zusatz von 2 Tr. Methylorangelösung mit 0,1 n H_2SO_4 titriert. Für die angegebene Einwaage müssen 9,85 bis 10,05 ml 0,1 n H_2SO_4 verbraucht werden, entsprechend 98,5 bis 100,5% d. Th. 1 ml 0,1 n H_2SO_4 entspricht 25,42 mg $C_{12}H_{11}N_2NaO_3$. — B. Die austitrierte Lösung wird zur Entfernung des Kohlendioxids zum Sieden erhitzt. Sodann fügt man 15,00 ml 0,1 n NaOH hinzu, kühlt ab, versetzt mit 1 ml Pyridin, hierauf mit 21 ml 0,1 n $AgNO_3$-Lösung und 1 ml Phenolphthaleinlösung und titriert unter kräftigem Umschütteln mit 0,1 n NaOH auf Rot. Der Endpunkt der Titration ist erreicht, wenn die Rotfärbung auf Zusatz von weiteren 5 ml 0,1 n $AgNO_3$-Lösung bestehen bleibt.

Für die angegebene Einwaage müssen insgesamt 19,60 ml 0,1 n NaOH verbraucht werden, entsprechend 98,0 bis 100,5% d. Th. 1 ml 0,1 n NaOH entspricht 12,71 mg $C_{12}H_{11}N_2NaO_3$.

Nach DAB 7 – BRD und DAB 7 – DDR wird eine Bestimmung nach BUDDE vorgenommen. Arbeitsvorschrift des DAB 7 – BRD: 0,50 g Substanz, genau gewogen, werden zusammen mit 2,0 g Natriumcarbonat-monohydrat in 50 ml W. gelöst. Die klare Lösung wird mit 0,1 n Silbernitratlösung bis zur 5 Min. lang anhaltenden deutlichen Trübung titriert. 1 ml 0,1 n Silbernitratlösung entspricht 23,12 mg $(C_{12}H_{11}N_2O_3)^-$, daraus berechnet 25,42 mg $C_{12}H_{11}N_2NaO_3$.

Aufbewahrung. In dicht schließenden Gefäßen.

Dosierung. Größte Einzelgabe 0,5 g, größte Tagesgabe 1,0 g (DAB 7 – BRD). Gebräuchliche Einzeldosis 0,1 g, bei i.m. Verabreichung 0,2 g (ÖAB 9).

Handelsform: Luminal Natrium (Bayer, Merck).

Acidum Isopropyl-furfuryl-barbituricum.

Formel A. 9   5-Isopropyl-5-furfuryl-barbitursäure.

Handelsform: Dormovit (Diwag).

Vinbarbital NND 63. 5-Ethyl-5-(1-methyl-1-butenyl)-barbituric acid.

Formel A. 10   5-Äthyl-5-(1-methyl-1-butenyl)-barbitursäure.

Eigenschaften. Weißes Pulver von charakteristischem Geruch und bitterem Geschmack. Sehr wenig löslich in W., löslich in A.

Handelsform: Delvinal (Merck, Sharp & Dohme).

Vinbarbital Sodium NND 63. Sodium 5-ethyl-5-(1-methyl-1-butenyl)-barbiturate.

Formel A. 10 a   Natriumsalz der 5-Äthyl-5-(1-methyl-1-butenyl)-barbitursäure.

Eigenschaften. Weißes, geruchloses, bitter und laugenartig schmeckendes Pulver, das an der Luft Feuchtigkeit und Kohlendioxid anzieht. Eine 1%ige wäßrige Lösung reagiert alkalisch (pH 8,5 bis 9,5). Ungepufferte wäßrige Lösungen sind nicht haltbar.

Handelsform: Delvinal Sodium (Merck, Sharp & Dohme).

Crotylbarbitalum DAB 7 – DDR. Crotylbarbital.

$$\begin{array}{c} H \quad\quad O \\ \diagdown N \diagup \quad \diagup C_2H_5 \\ O= \quad \quad \\ \diagup N \diagdown \quad \diagdown CH_2-CH=CH-CH_3 \\ H \quad\quad O \end{array}$$

$C_{10}H_{14}N_2O_3$ \hspace{4cm} M.G. 210,24
5-Äthyl-5-crotylbarbitursäure

Eigenschaften. Weißes, kristallines, geruchloses Pulver von bitterem Geschmack. Löslichkeit: Schwer löslich in W., sehr leicht löslich in A. oder Ae., löslich in Chloroform. Fp. 115 bis 120°.

Erkennung. 1. 10 mg Substanz werden in 2 ml Kobalt(II)-nitrat-Lsg. gelöst. Die Lösung zeigt nach dem Zusatz von 1 Tr. 6 n Ammoniaklösung eine violette Färbung. – 2. 10 mg Substanz werden in einer Mischung von 2 ml Chloroform und 3 Tr. Pyridin gelöst und die Lösung nach Zusatz von 2 ml Kupfer(II)-sulfatlösung (1/100) geschüttelt. Nach dem Entmischen zeigt die Chloroformschicht eine violette und die wäßrige Schicht eine blaue Färbung. – 3. 100 mg Substanz werden nach Zusatz von 4 ml 0,1 n Kalilauge und 1 ml W. 3 Min. lang geschüttelt. 2 ml des Filtrates geben nach Zusatz von 5 Tr. Quecksilber(II)-

chloridlösung (5/100) einen weißen Niederschlag, der sich nach Zusatz von 5 ml 6 n Ammoniaklösung auflöst. — 4. 50 mg Substanz werden in der Mischung aus 4,5 ml W. und 10 Tr. 3 n Natronlauge gelöst. Die Lösung zeigt nach Zusatz von 1 Tr. Kaliumpermanganatlösung (1/100) eine grüne Färbung. — 5. 50 mg Substanz zeigen nach dem Lösen in 1 ml konz. Schwefelsäure eine gelbe Färbung.

Prüfung. Prüflösung: 0,250 g Substanz werden mit 15,0 ml W. versetzt. Die Mischung wird zum Sieden erhitzt und nach dem Erkalten filtriert. 1. Unlösliche Verunreinigungen: Farbe der Lösung: 0,2 g Substanz werden in einer Mischung aus 1 ml Natriumcarbonatlösung (2/100) und 1 ml W. gelöst. Die Lösung muß klar und farblos sein. 5 ml Prüflösung müssen farblos sein. — 2. Alkalisch oder sauer reagierende Verunreinigungen: 10 ml Prüflösung müssen nach Zusatz von 1 Tr. Methylrot-Lsg. orangerot gefärbt sein. — 3. Schwermetallionen: 0,200 g Substanz werden mit 4 Tr. 5 n Essigsäure und 5 ml W. versetzt. Die Mischung wird zum Sieden erhitzt und nach dem Erkalten filtriert. Das unter Waschen des Filters mit W. zu 10 ml aufgefüllte Filtrat darf bei der „Prüfung auf Schwermetallionen" nach Methode I des DAB 7 — DDR weder eine Trübung noch eine Fällung zeigen. — 4. Bromid, Chlorid: 2,00 ml Prüflösung dürfen nach Zusatz von 8 ml W. bei der „Prüfung auf Chlorid" nach DAB 7 — DDR keine stärkere Trübung als die Vergleichsprobe zeigen (höchstens 0,05%, berechnet als Cl$^-$). — 5. Sulfat: 5,0 ml Prüflösung dürfen nach Zusatz von 5 ml W. bei der „Prüfung auf Sulfat" nach DAB 7 — DDR keine Trübung zeigen. — 6. Sulfatasche: Zur Bestimmung der Sulfatasche werden 0,500 g Substanz verwandt. Die Substanz darf höchstens 0,25% Rückstand hinterlassen. — 7. Trocknungsverlust: 0,200 g Substanz werden bei 80° getrocknet. Die Substanz darf höchstens 0,50% Masse verlieren.

Aufbewahrung. Vorsichtig! Vor Licht geschützt.

Dosierung. Einzelmaximaldosis: oral 0,5 g, Tagesmaximaldosis: oral 1,5 g.

Acidum Cyclohexenyläthylbarbituricum ÖAB 9. Cyclobarbitalum DAB 6 — Nachtr. 59 (DDR), (INN). Cyclohexenyläthyl-barbitursäure. Zyklobarbital. Cyclobarbitonum.

$C_{12}H_{16}N_2O_3$ Formel A. 11   M.G. 236,28
5-Äthyl-5-(Δ^1-cyclohexenyl)-barbitursäure.

Eigenschaften. Weiße oder nahezu weiße Kristalle, kristallinisches Pulver oder glänzende Kristallblättchen ohne Geruch, von schwach bitterem Geschmack. Löslichkeit: Wenig löslich in W., löslich in etwa 100 T. siedendem W., in etwa 5 T. A., in etwa 15 T. Äther oder Chloroform. Leicht löslich in Lösungen von Alkalihydroxiden, Alkalicarbonaten oder Ammoniak unter Salzbildung; in diesen Lösungen nicht haltbar. Schmelzintervall: 172 bis 174° [DAB 6 — Nachtr. 59 (DDR)], 170 bis 176° (im Kapillarröhrchen, ÖAB 9), 166 bis 173° (unter dem Mikroskop, ÖAB 9).

Erkennung. 1. Beim Erhitzen in konz. Natronlauge entweichen nach einiger Zeit basisch reagierende Dämpfe [ÖAB 9, ähnlich DAB 6 — Nachtr. 59 (DDR)]. — 2. Wird 0,1 g Substanz mit 4 ml 0,1 n KOH und 1 ml W. 3 Min. lang geschüttelt, so entsteht in 2 ml des Filtrates durch 5 Tr. Quecksilberchloridlösung ein weißer, in Ammoniak löslicher Niederschlag [DAB 6 — Nachtr. 59 (DDR)]. — 3. Eine Lösung von 50 mg Substanz in 0,5 ml Natriumcarbonatlösung und 4,5 ml W. nimmt auf Zusatz von 10 Tr. Kaliumpermanganatlösung eine braune Farbe an [DAB 6 — Nachtr. 59 (DDR)]. — 4. Versetzt man eine Lösung von etwa 5 mg Substanz in 2 Tr. verd. Natronlauge und 2 ml W. mit 1 Tr. Kaliumpermanganatlösung, so wird diese innerhalb von 2 Min. unter Grünfärbung reduziert (ÖAB 9). — 5. 50 mg Substanz lösen sich in 1 ml Schwefelsäure mit gelber Farbe, die bald in Orange und dann in tiefes Braunrot übergeht [DAB 6 — Nachtr. 59 (DDR)]. — 6. Versetzt man eine unter Erwärmen bereitete Lösung von etwa 2 mg Substanz in 1 ml methanolischer Kobaltchloridlösung (0,1%) nach dem Abkühlen mit 1 Tr. verd. Ammoniak, so färbt sich die Lösung intensiv violett (ÖAB 9). — 7. Eine unter Erwärmen bereitete Lösung von etwa 5 mg Substanz in 3 ml W. gibt nach dem Abkühlen auf Zusatz von 2 Tr. Pyridin und 2 Tr. verd. Kupfersulfatlösung einen hellvioletten, flockigen Niederschlag (ÖAB 9). — 8. Erwärmt man etwa 1 mg Substanz und etwa 1 mg α-Naphthol mit 2 ml konz. Schwefelsäure, so entsteht eine tief braunrote, grün fluoreszierende Lösung (ÖAB 9).

Prüfung. 1. 0,1 g Substanz muß sich in 1,5 ml Sodalösung (1 + 9) lösen; aus dieser Lösung wird die Cyclohexenyl-äthylbarbitursäure auf Zusatz von verd. Schwefelsäure unverändert wieder ausgeschieden [DAB 6 — Nachtr. 59 (DDR)]. — 2. Kocht man 0,2 g Substanz mit 20 ml W., so müssen 10 ml des nach dem Erkalten erhaltenen Filtrates durch 1 Tr. Methylrotlösung eine orangerote Färbung annehmen [DAB 6 — Nachtr. 59 (DDR)]. — 3. Chlorid und Sulfat: Je 5 ml des vorhergehend erhaltenen Filtrates dürfen durch Silbernitratlösung höchstens opalisierend getrübt und durch Bariumnitratlösung innerhalb von 5 Min. nicht verändert werden [DAB 6 — Nachtr. 59 (DDR), ähnlich ÖAB 9]. — 4. Schwermetalle: Werden 0,2 g Substanz mit 0,2 ml verd. Essigsäure und 5 ml W. aufgekocht, so darf das nach dem Erkalten erhaltene Filtrat durch 3 Tr. Natriumsulfidlösung nicht sofort verändert werden [DAB 6 – Nachtr. 59 (DDR), ähnlich ÖAB 9]. – 5. Neutralstoffe, Salze organischer Basen: Eine Lösung von 1,0 g Substanz in 16 ml W. und 4 ml verd. Natronlauge muß klar sein. Die erhaltene Lösung wird mit 20 ml Äther ausgeschüttelt, die ätherische Schicht gewaschen, filtriert und eingedampft. Das Gewicht des Rückstandes darf höchstens 1 mg betragen (ÖAB 9). – 6. Trocknungsverlust: Höchstens 0,5% (ÖAB 9). – 7. Verbrennungsrückstand: Höchstens 0,1% (ÖAB 9).

Gehaltsbestimmung. Nach ÖAB 9: A. Bromometrische Bestimmung: 0,2363 g Substanz werden in einem Schliffkolben in 15 ml Chloroform gelöst. Die Lösung versetzt man mit 30,00 ml 0,1 n $KBrO_3$-Lösung, fügt etwa 1 g Kaliumbromid und, sobald sich dieses aufgelöst hat, 10 ml verd. Schwefelsäure hinzu, schüttelt 1 Min. lang kräftig um und läßt dann 45 Min. lang unter häufigem Umschütteln verschlossen im Dunkeln stehen. Dann titriert man nach Zusatz einer Lösung von etwa 1 g Kaliumjodid in 10 ml W. langsam und unter kräftigem Schütteln mit 0,1 n $Na_2S_2O_3$-Lösung unter Verwendung von Stärkelösung als Indikator zurück. Für die angegebene Einwaage muß sich ein Verbrauch an 0,1 n $KBrO_3$-Lösung von 19,00 bis 20,10 ml ergeben, entsprechend 95,0 bis 100,5% d. Th. 1 ml 0,1 n $KBrO_3$-Lösung entspricht 11,81 mg $C_{12}H_{16}N_2O_3$. – B. Acidimetrische Bestimmung: 0,4726 g Substanz werden in 20 ml A. gelöst. Nach Zusatz von 10 Tr. Thymolphthaleinlösung titriert man mit 0,1 n NaOH, bis eine schwache Blaufärbung bestehen bleibt. Für die angegebene Einwaage müssen 19,80 bis 20,10 ml 0,1 n NaOH verbraucht werden, entsprechend 99,0 bis 100,5% d. Th. 1 ml 0,1 n NaOH entspricht 23,33 mg $C_{12}H_{16}N_2O_3$.

Aufbewahrung. Vor Licht geschützt, in gut schließenden Gefäßen.

Dosierung. Größte Einzelgabe oral 0,4 g, größte Tagesgabe oral 1,2 g [DAB 6 – Nachtr. 59 (DDR)]. Gebräuchliche Einzeldosis 0,1 bis 0,2 g, Tagesmaximaldosis 0,8 g (ÖAB 9).

Handelsform: Phanodorm (Bayer, Merck).

Anmerkung: Bayer AG, Leverkusen stellt im Interesse der Vereinfachung der Rezeptur und der Übersichtlichkeit ihrer Präparate in Zukunft nur noch Phanodorm-Calcium her, das bekanntlich rascher resorbiert und ausgeschieden wird und besser verträglich ist als Phanodorm.

Calcium cyclohexenyl-aethyl-barbituricum ÖAB 9. Cyclobarbital-Calcium DAB 7 – BRD. Cyclobarbitalum Calcium DAB 7 – DDR. Cyclobarbitone Calcium BP 63. Cyclobarbital Calcium. Cyclohexenyl-äthyl-barbitursaures Calcium. Cyclobarbitalum calcium Ph.Helv. V – Suppl. II. Hexemalcalcium Ph.Dan. IX.

$(C_{12}H_{15}N_2O_3)_2Ca$ Formel A. 11 b M.G. 510,62

Calciumsalz der 5-Äthyl-5-(Δ^1-cyclohexenyl)-barbitursäure.

Eigenschaften. Weißes, kristallines oder körniges Pulver, von bitterem Geschmack, geruchlos. Löslichkeit: Bei 20° löslich in etwa 200 T. W., sehr wenig löslich in A., praktisch unlöslich in Äther oder Chloroform. Die Lösungen bläuen Lackmuspapier.

Erkennung. 1. 0,40 g Substanz werden mit einer Mischung von 10,0 ml 6 n Essigsäure und 10,0 ml W. bis zur klaren Lösung erhitzt. Nach dem Erkalten wird das Kristallisat abfiltriert und das Filtrat unter Nachwaschen des Filters auf 20,0 ml ergänzt. Das kristalline Cyclobarbital schmilzt nach dem Trocknen bei 105° zwischen 171 und 176° (DAB 7 – BRD, ähnlich DAB 7 – DDR). – 2. 50 mg Substanz geben beim Schütteln mit 2,0 ml Kobalt(II)-nitrat-Lösung eine rotviolette Färbung, die auf Zusatz von 50 ml Piperidinlösung in Violett umschlägt (DAB 7 – BRD, ähnlich DAB 7 – DDR und ÖAB 9). – 3. 5,0 ml des Filtrates von 1. geben mit 0,5 ml Ammoniumoxalatlösung einen weißen, kristallinen, in 6 n Essigsäure oder 6 n Ammoniaklösung unlöslichen Niederschlag. – 4. 50 ml des nach 1. erhaltenen Cyclobarbitals werden mit 5,0 ml W. zum Sieden erhitzt. 2,0 ml des nach dem Erkalten erhaltenen Filtrates entfärben innerhalb 1 Min. 0,30 ml 0,01 n Kaliumpermanganatlösung (DAB 7 – BRD), ähnlich DAB 7 – DDR und ÖAB 9). – 5. 0,010 g des getrockneten Niederschlages von 1. werden in der Mischung aus 2,0 ml Chloroform und 3 Tr. Pyridin gelöst und die Lösung nach Zusatz von 2,0 ml Kupfer(II)-sulfat-Lösung (1,00 g/100,0 ml) geschüttelt. Nach dem Entmischen zeigt die Chloroformschicht eine violette und die wäßrige Schicht eine blaue Färbung (DAB 7 – DDR). – 6. 5,0 ml Prüflösung (0,5%ig) geben nach Zusatz von 5 Tr. Quecksilber(II)-chlorid-Lösung (5,0 g/100,0 ml) einen weißen Niederschlag, der sich nach Zusatz von 5,0 ml 6 n Ammoniaklösung löst (DAB 7 – DDR). – 7. 5,0 ml Prüflösung (0,5%ig) zeigen nach Zusatz von 10 Tr. 3 n Natronlauge und 1 Tr. Kaliumpermanganatlösung (1,00 g/100,0 ml) eine blaue Färbung, die in eine grüne übergeht (DAB 7 –

DDR). – 8. 0,050 g Substanz werden in 1,0 ml konz. Schwefelsäure gelöst. Die Lösung zeigt eine orange Färbung, die in eine braunrote übergeht (DAB 7 – DDR). – 9. Erwärmt man etwa 1 mg Substanz und etwa 1 mg α-Naphthol mit 2 ml konz. Schwefelsäure, so entsteht eine tiefbraunrote grünfluoreszierende Lösung (ÖAB 9).

Prüfung. 1. Aussehen der Lösung: eine 0,5%ige Lösung (Prüflösung) muß klar und farblos sein (DAB 7 – DDR). – 2. Alkalisch oder sauer reagierende Verunreinigungen: 0,100 g Substanz werden in 25,0 ml heißem W. gelöst. 10,0 ml der erkalteten Lösung dürfen sich auf Zusatz von 0,1 ml Thymolphthaleinlösung höchstens schwach blau, müssen sich jedoch auf Zusatz von 0,50 ml 0,1 n Natronlauge deutlich blau färben (DAB 7 – BRD). – 3. Schwermetallionen: 0,75 g Substanz werden mit 10,0 ml W. und 0,30 ml 6 n Essigsäure zum Sieden erhitzt. Das Gemisch wird nach dem Erkalten mit 2,50 ml Acetat-Pufferlösung versetzt und filtriert. Das Filtrat wird zu 15,0 ml verdünnt. 12 ml dieser Lösung werden nach Bd. I, 254, geprüft. Der Zusatz von Pufferlösung zur Prüflösung entfällt (DAB 7 – BRD, ähnlich DAB 7 – DDR). – 4. Chloridionen: 5,0 ml des Filtrats von 1. (Erkennung) werden nach Bd. I, 257, geprüft (DAB 7 – BRD). – 5. Sulfationen: 40,0 ml Prüflösung (0,5%ig) geben nach Zusatz von 0,5 ml 5 n Essigsäure beim Reiben der Gefäßwand mit einem Glasstab einen weißen, kristallinen Niederschlag, der auf einem Filter gesammelt wird. 10 ml des Filtrates dürfen bei der „Prüfung auf Sulfat" nach Bd. I, 263, keine Trübung zeigen (DAB 7 – DDR). – 6. Neutrale und basische Verunreinigungen: Die Mischung von 1,00 g Substanz mit 8,0 ml n Natronlauge und 12,0 ml W. wird mit 25,0 ml Ae. 1 Min. lang geschüttelt. Die ätherische Lösung wird nach dreimaligem Auswaschen mit je 5,0 ml W. filtriert, der Rückstand mit wenig Ae. nachgewaschen und das Gesamtfiltrat auf dem Wasserbad verdampft. Das Gewicht des 1 Std. lang bei 105° getrockneten Rückstandes darf höchstens 2 mg betragen (DAB 7 – BRD, ähnlich DAB 7 – DDR). – 7. Neutralstoffe, organische Basen: 1,0 g fein gepulverte Substanz wird mit 20 ml Chloroform 1 Min. lang kräftig geschüttelt und hierauf filtriert. Die Chloroformlösung schüttelt man in einem Scheidetrichter mit 5 ml verd. Natronlauge, wäscht sie sodann durch Schütteln mit 5 ml W., filtriert und dampft 10 ml des Filtrates zur Trockne ein. Das Gewicht des Rückstandes darf nicht mehr als 2 mg betragen—(ÖAB 9). – 8. Freies Cyclobarbital: 1 g Substanz wird mit 50 ml Benzol 10 Min. lang geschüttelt, absitzen gelassen und die überstehende, klare Lösung abgetrennt. Der Arbeitsgang wird mit 25 und dann mit 15 ml Benzol wiederholt. Die vereinigten, filtrierten Benzollösungen werden eingedampft und der Rückstand 30 Min. bei 105° getrocknet. Er darf höchstens 30 mg wiegen (BP 63). – 9. Trocknungsverlust: Höchstens 0,5%, bei 100 bis 105°, (DAB 7 – BRD, DAB 7 – DDR, ÖAB 9), höchstens 1,0% (BP 63).

Gehaltsbestimmung. Nach ÖAB 9, Ph.Dan. IX und BP 63 werden *bromometrische Bestimmungen* durchgeführt. DAB 6 – Nachtr. 59 (DDR), Ph.Dan. IX und ÖAB 9 bringen eine *alkalimetrische Bestimmung.* Vorschrift des DAB 6 – Nachtr. 59 (DDR): Etwa 0,2 g Substanz werden genau gewogen und unter schwachem Erwärmen in einer Mischung von 10,0 ml 0,1 n HCl und 15 ml A. gelöst. Nach dem Erkalten wird die Lösung mit 4 Tr. Bromphenolblaulösung versetzt und mit 0,1 n KOH bis zum Umschlag von Grün nach Blau titriert. Hierfür dürfen für je 0,2 g Substanz nicht weniger als 7,75 und nicht mehr als 7,90 ml 0,1 n HCl verbraucht werden, was einem Gehalt von 98,9 bis 100,8% löslichem Cyclobarbital entspricht. 1 ml 0,1 n HCl entspricht 0,2553 g $(C_{12}H_{15}N_2O_3)_2Ca$, Bromphenolblau als Indikator.

DAB 7 – BRD und DAB 7 – DDR lassen eine direkte *argentometrische Bestimmung* (nach BUDDE) durchführen: Etwa 0,30 g Substanz, genau gewogen, werden mit 6,0 ml Natriumcarbonatlösung und 20 ml W. versetzt. Das Gemisch wird unter Umschwenken auf dem Wasserbad bei 50 bis 60° erwärmt und noch warm filtriert. Kolben und Filter werden 2 mal mit je 10,0 ml einer Mischung gleicher Teile A. und W. gewaschen. Das klare Gesamtfiltrat wird mit 0,1 n $AgNO_3$-Lösung bis zum 1 Min. lang anhaltenden, deutlichen Trübung titriert. 1 ml 0,1 n $AgNO_3$-Lösung entspricht 0,02553 g $(C_{12}H_{15}N_2O_3)_2Ca$.

Ph.Helv. V – Suppl. II schreibt eine *gravimetrische Bestimmung* vor: Etwa 0,5 g getrocknetes Cyclobarbital-Calcium werden genau gewogen und in einem kleinen Erlenmeyerkolben mit 10 ml verd. Salzsäure versetzt. Das Gemisch wird unter Umschwenken während 2 Min. eben zum Sieden erhitzt und nach dem Erkalten in einem Scheidetrichter von 100 ml Inhalt viermal 1 Min. mit je 25 ml Chloroform ausgeschüttelt, das zuvor zum Nachspülen des Kolbens verwendet wurde. Die Chloroformauszüge werden durch wenig Watte in einen tarierten Erlenmeyerkolben von 200 ml Inhalt filtriert, das Chloroform abdestilliert, das verbliebene Cyclobarbital 30 Min. lang bei 103 bis 105° getrocknet und gewogen. 1 g $C_{12}H_{16}N_2O_3$ entspricht 1,0806 g $(C_{12}H_{15}N_2O_3)_2Ca$. Das gefundene Gewicht muß einen Gehalt von 99,0 bis 101,0%, bezogen auf getrocknete Substanz, ergeben.

Nach ÖAB 9 wird auch der *Calciumanteil komplexometrisch* erfaßt: Die bei der alkalimetrischen Bestimmung erhaltene, austitrierte Lösung (Einwaage 0,5106 g getrocknete Substanz) wird mit 100 ml W. verdünnt und mit etwa 5 ml Ammoniumchlorid-Ammoniak-Pufferlösung, 0,3 g Eriochromschwarzverreibung und etwa 10 mg Magnesium-ÄDTA versetzt. Hierauf titriert man mit 0,1 m Natrium-ÄDTA-Lösung auf Blau. Gegen Ende der Titration ist die Titerlösung nur langsam und tropfenweise zuzusetzen. Für die angegebene Einwaage müssen 9,90 bis 10,05 ml 0,1 m Na.-ÄDTA-Lösung verbraucht werden, entsprechend 99,0 bis 100,5% d. Th. 1 ml 0,1 m Na.-ÄDTA-Lösung entspricht 51,06 mg $(C_{12}H_{15}N_2O_3)_2Ca$.

Aufbewahrung. Vor Licht geschützt, in dicht schließenden Gefäßen.

Dosierung. Größte Einzelgabe 0,4 g, größte Tagesgabe 1,2 g [DAB 6 – 3. Nachtr. (BRD)]. Gebräuchliche Einzeldosis 0,1 bis 0,2 g (ÖAB 9).

Handelsform: Phanodorm Calcium (Bayer, Merck).

Heptabarbital NND 63. 5-(1-Cyclohepten-1-yl)-5-ethylbarbituric acid.

Formel A. 12   5-Äthyl-5-(Δ^1-cycloheptenyl)-barbitursäure.

Eigenschaften. Weißes, kristallines, geruchloses, bitterschmeckendes Pulver, schwer löslich in W., stabil gegen Licht- und Lufteinwirkung.

Handelsformen: Medomin (Geigy), Heptadorm (Heptadorm-Arzneimittel GmbH, Lüdenscheid/Westf.).

Aprobarbitalum DAB 7 – DDR, NNR 53, (INN). Aprobarbital NF XII. Acidum Allylisopropylbarbituricum. Allylpropynal. Isonal.

Formel A. 13   M.G. 210,23

5-Isopropyl-5-allyl-barbitursäure.

Herstellung. US-Pat. 1 444 802 (1923).

Eigenschaften. Farblose Kristalle, geruchlos, bitterschmeckend. Löslichkeit: Bei 20° löslich in etwa 350 T. W., in etwa 3 T. A., löslich in Äther und Chloroform, unter Salzbildung löslich in Alkalilaugen und Alkalicarbonatlösungen. Fp. 138 bis 141,5°.

Erkennung. 1. 0,010 g Substanz wird in 2,0 ml Kobalt(II)-nitrat-Lösung gelöst. Die Lösung zeigt nach Zusatz von 1 Tr. 6 n Ammoniaklösung eine violette Färbung (DAB 7 – DDR). – 2. 0,010 g Substanz wird in der Mischung aus 2,0 ml Chloroform und 3 Tr. Pyridin gelöst und die Lösung nach Zusatz von 2,0 ml Kupfer(II)-sulfat-Lösung(1,00 g/100,0 ml) geschüttelt. Nach dem Entmischen zeigt die Chloroformschicht eine violette und die wäßrige Schicht eine blaue Färbung (DAB 7 – DDR). – 3. 0,10 g Substanz wird nach Zusatz von 3,0 ml 0,1 n Kalilauge und 2,0 ml W. 3 Min. geschüttelt. 2,0 ml des Filtrates geben nach Zusatz von 5 Tr. Quecksilber(II)-chlorid-Lösung (5,0 g/100,0 ml) einen weißen Niederschlag, der sich nach Zusatz von 5,0 ml 6 n Ammoniaklösung löst (DAB 7 – DDR). – 4. 0,050 g Substanz werden in einer Mischung aus 4,5 ml W. und 10 Tr. 3 n Natronlauge gelöst. Die Lösung zeigt nach Zusatz von 1 Tr. Kaliumpermanganatlösung (1,00 g/100,0 ml) eine grüne Färbung (DAB 7 – DDR). – 5. 0,100 g Substanz wird in 5,0 ml konz. Schwefelsäure gelöst. Die Lösung zeigt weder eine gelbe noch eine braune Färbung (DAB 7 – DDR).

Prüfung. 1. Unlösliche Verunreinigungen, Farbe der Lösung: 0,200 g Substanz werden in der Mischung aus 3,00 ml Natriumcarbonatlösung (20,0 g/100,0 ml) und 2,00 ml W. gelöst. Die Lösung muß klar und farblos sein. – 2. Diäthylaminunlösliche Verunreinigungen: 0,500 g Substanz werden in der Mischung aus 2,00 ml Diäthylamin und 2,00 ml W. gelöst. Die Lösung muß klar und farblos sein. – 3. Alkalisch oder sauer reagierende Verunreinigungen: 10,0 ml Prüflösung müssen nach Zusatz von 2 Tr. Methylrotlösung orangerot gefärbt sein. Prüflösung: 0,250 g Substanz werden mit 25,0 ml W. versetzt. Die Mischung wird zum Sieden erhitzt und danach auf 2 bis 8° abgekühlt. Die Kristallisation ist durch Reiben der Gefäßwand mit einem Glasstab zu beschleunigen. Nach 30 Min. wird die Mischung filtriert und das Filtrat als Prüflösung verwendet (DAB 7 – DDR). – 4. Schwermetallionen: 0,500 g Substanz werden mit 4 Tr. 5 n Essigsäure und 10,0 ml W. versetzt. Die Mischung wird zum Sieden erhitzt, danach auf 2 bis 8° abgekühlt, nach 30 Min. filtriert. Das unter Waschen des Filters mit W. zu 10,0 ml aufgefüllte Filtrat darf nach dem Zusatz von 2 Tr. 6 n Ammoniaklösung bei der „Prüfung auf Schwermetallionen" nach Methode I (s. Bd. I, 254) weder eine Trübung noch eine stärkere Färbung als die Vergleichsprobe zeigen (höchstens 0,002%, berechnet als Pb^{2+}) (DAB 7 – DDR). – 5. Bromid, Chlorid: 2,00 ml Prüflösung dürfen nach Zusatz von 8,0 ml W. bei der „Prüfung auf Chlorid" (s. Bd. I, 257) keine stärkere Trübung als die Vergleichsprobe zeigen (höchstens 0,05%, berechnet als Cl^-) (DAB 7 – DDR). – 6. Sulfat: 5,0 ml Prüflösung dürfen nach Zusatz von 5,0 ml W. bei der „Prüfung auf Sulfat" (Bd. I, 263) keine Trübung zeigen (DAB 7 – DDR). – 7. Organische Verunreinigungen: Die Lösung von 5. (s. unter „Erkennung") darf 30 Min. nach dem Schwefelsäurezusatz keine stärkere Färbung zeigen als 5,0 ml Farb-VLA (DAB 7 – DDR). – 8. Sulfatasche: Höchstens 0,25% (DAB 7 – DDR). – 9. Trocknungsverlust: Höchstens 0,50%, wenn bei 105° getrocknet wird (DAB 7 – DDR).

Gehaltsbestimmung. Allylpropynal kann mit 0,1 n Alkalilauge gegen Thymolphthalein titriert oder bromometrisch bestimmt werden. Nach NF XII wird eine Titration in Dimethylformamid durchgeführt: Indikator ist Thymolblau, Titrierflüssigkeit ist 0,1 n Lithiummethylatlösung. 1 ml 0,1 n LiOCH$_3$ entspricht 21,02 mg C$_{10}$H$_{14}$N$_2$O$_3$.

Dosierung. Größte Einzelgabe 0,3 g, größte Tagesgabe 0,6 g.

Handelsformen: Alurate (Hofmann-La Roche), Numal (Hofmann-La Roche).

Aprobarbitalum Sodium NNR 53. Natrium allylisopropylbarbituricum.

Formel A. 13 a   Natriumsalz der 5-Isporopyl-5-allyl-barbitursäure.

Eigenschaften. Hygroskopisches, geruchloses, weißes Pulver von laugenartig bitterem Geschmack. Sehr gut löslich in W., schwer löslich in A. Die wäßrigen Lösungen reagieren alkalisch.

Acidum isopropyl-bromallyl-barbituricum DAB 6 – Nachtr. 59 (DDR)(!). Isopropylbromallyl-barbitursäure DAB 7 – BRD.

C$_{10}$H$_{13}$BrN$_2$O$_3$ Formel A. 14   M.G. 289,15
5-Isopropyl-5-(2′-bromallyl)-barbitursäure.

Eigenschaften. Weißes, kristallines Pulver von bitterem Geschmack. Löslichkeit: Löslich in A., schwer löslich in Äther, sehr schwer löslich in W., unter Salzbildung löslich in verd. Alkalilaugen. Schmelzintervall: 179 bis 182°.

Erkennung. 1. Beim Erhitzen mit Natriumcarbonat entwickeln sich basisch reagierende Dämpfe. – 2. Die Lösung von 50 mg Substanz in 2,0 ml Kobalt(II)-nitratlösung gibt auf Zusatz von 0,50 ml Piperidinlösung eine violette Färbung (DAB 7 – BRD). – 3. 50 mg Substanz werden mit 5 ml W. zum Sieden erhitzt. Das nach dem Erkalten erhaltene Filtrat entfärbt 0,30 ml 0,01 n Kaliumpermanganatlösung innerhalb 1 Min. (DAB 7 – BRD). – 4. Die gelbe Lösung von 3. wird erneut mit 0,50 ml 0,01 n Kaliumpermanganatlösung und 5 mg Substanz versetzt, zum Sieden erhitzt und nach dem Abkühlen mit 0,10 ml konz. Wasserstoffperoxidlösung und 0,15 ml 3 n Salpetersäure versetzt. In der klaren, farblosen Lösung entsteht auf Zusatz von 0,10 ml Silbernitratlösung eine Trübung. Beim Erwärmen bildet sich ein gelblichweißer Niederschlag (DAB 7 – BRD). – 5. Wird 0,1 g Substanz mit 3 ml 0,1 n Kalilauge und 2 ml W. 3 Min. lang geschüttelt, so entsteht in 2 ml des Filtrates durch 5 Tr. Quecksilberchloridlösung ein weißer, in Ammoniak löslicher Niederschlag. – 6. 50 mg Substanz lösen sich in 1 ml Schwefelsäure mit hellgelber Farbe, die bei Raumtemp. langsam, beim Erwärmen schnell in Orange übergeht.

Prüfung. Nach DAB 7 – BRD: Prüflösung: 1,0 g Substanz wird mit 50 ml W. 2 Min. lang zum Sieden erhitzt und das nach dem Erkalten erhaltene Filtrat unter Nachwaschen des Filters auf 50 ml ergänzt.

1. Alkalisch oder sauer reagierende Verunreinigungen: Je 10 ml Prüflösung dürfen nach Zusatz von 0,25 ml Methylrotlösung II höchstens 0,25 ml 0,02 n Salzsäure bis zum Farbumschlag nach Rot und höchstens 0,25 ml 0,02 n Natronlauge bis zum Farbumschlag nach Gelb verbrauchen. – 2. Schwermetallionen: 0,75 g Substanz werden mit einer Mischung von 10,0 ml W. und 0,30 ml 6 n Essigsäure zum Sieden erhitzt. Das Gemisch wird nach dem Erkalten mit 2,50 ml Acetat-Pufferlösung III versetzt und filtriert. Das Filtrat wird zu 15,0 ml verdünnt. 12,0 ml dieser Lösung werden nach der Vorschrift Bd. I, 254 geprüft. Der Zusatz von Pufferlösung zur Prüflösung entfällt (DAB 7 – BRD). – 3. Sulfationen: 10,0 ml Prüflösung werden nach der Vorschrift Bd. I, 263 geprüft (DAB 7 – BRD). – 4. Als Bromid abspaltbares Brom: Die Lösung von 0,100 g Substanz in 1,5 ml 3 n Natronlauge und 8,5 ml W. wird kurz aufgekocht, rasch abgekühlt und mit 1,0 ml 6 n Essigsäure versetzt. Das Filtrat darf nach Zusatz von 0,75 ml 3 n Salpetersäure und 0,50 ml 0,1 n Silbernitratlösung nicht stärker getrübt sein als bei der Vergleichslösung nach Bd. I, 257 (DAB 7 – BRD). – 5. Neutrale und basische Verunreinigungen: Die Lösung von 1,00 g Substanz in 8,0 ml n Natronlauge und 12,0 ml W. wird mit 25,0 ml Ae. 1 Min. lang ausgeschüttelt. Die ätherische Lösung wird nach dreimaligem Auswaschen mit je 5,0 ml W. auf dem Wasserbad eingedampft. Das Gewicht des 1 Std. lang bei 105° getrockneten Rückstandes darf höchstens 3 mg betragen (DAB 7 – BRD). – 6. Trocknungsverlust: Höchstens 0,5%, wenn bei 105° getrocknet wird (DAB 7 – BRD). – 7. Sulfatasche: Höchstens 0,1% (DAB 7 – BRD).

Gehaltsbestimmung. Nach DAB 7 – BRD und DAB 6 – Nachtr. 59 (DDR) wird oxydativ abgebaut und das entstandene Bromid argentometrisch titriert: Etwa 0,50 g Substanz, genau gewogen, werden in 5,0 ml Natronlauge gelöst. Die Lösung wird nach Zusatz von 50 ml W. und 15 ml Kaliumpermanganatlösung (6%) im Wasserbad 30 Min. lang erhitzt und langsam abgekühlt. Das Gemisch wird mit 7,0 ml einer Mischung von 1 T. Natriumhydrogensulfitlösung und 2 T. W. und anschließend mit 15,0 ml verd. Schwefelsäure versetzt. Unter Umschwenken wird erneut tropfenweise Natriumhydrogensulfitlösung zugesetzt, bis die Lösung gerade entfärbt ist. Die farblose, klare Lösung wird mit 10,0 ml Salpetersäure, 25,00 ml 0,1 n $AgNO_3$-Lösung und 5,0 ml Toluol versetzt. Nach kräftigem Schütteln wird mit 0,1 n NH_4SCN-Lösung zurücktitriert [5,0 ml Eisen(III)-ammonium-sulfatlösung als Indikator]. 1 ml 0,1 n $AgNO_3$-Lösung entspricht 28,91 mg $C_{10}H_{13}BrN_2O_3$.

Aufbewahrung. Vor Licht geschützt.

Dosierung. Größte Einzelgabe 0,4 g, größte Tagesgabe 0,8 g. Übliche Dosis: abends 0,1 bis 0,2 g.

Handelsformen: Noctal (Riedel de Haen), Nostal (USA).

Talbutal NND 63. 5-Allyl-5-sec-butylbarbituric acid.

Formel A. 15   5-Allyl-5-(2'-butyl)-barbitursäure.

Eigenschaften. Weißes, kristallines Pulver, von bitterem Geschmack, schwer löslich in W., löslich in A.

Handelsform: Lotusate (Winthrop-Stearns).

Butyl-bromallyl-barbitursäure DAB 7 – BRD. Acidum sonbutali Ross. 8 (!). Acidum butyl-bromallyl-barbituricum.

$C_{11}H_{15}BrN_2O_3$ Formel A. 16   M.G. 303,17

5-(2'-Brom-allyl)-5-(1''-methyl-propyl)-barbitursäure.

Eigenschaften. Weißes, kristallines Pulver von schwach bitterem Geschmack. Löslichkeit: Leicht löslich in A. oder Äther, schwer löslich in W., unter Salzbildung löslich in verd. Alkalilaugen. Schmelzintervall: 129 bis 132°.

Erkennung. 1. Das Gemisch von 50 mg Substanz mit 2,0 ml Kobalt(II)-nitratlösung gibt auf Zusatz von 0,50 ml Piperidinlösung eine violette Färbung. – 2. 50 mg Substanz werden mit 5 ml W. zum Sieden erhitzt. Das nach dem Erkalten erhaltene Filtrat entfärbt 0,30 ml 0,01 n Kaliumpermanganatlösung innerhalb 1 Min. – 3. Die gelbe Lösung von 2. wird erneut mit 0,10 ml 0,01 n Kaliumpermanganatlösung versetzt, zum Sieden erhitzt und nach schnellem Abkühlen mit 0,10 ml konz. Wasserstoffperoxidlösung und 0,15 ml 3 n Salpetersäure versetzt. In der farblosen, klaren Lösung entsteht auf Zusatz von 0,10 ml Silbernitratlösung eine Trübung. Beim Erwärmen bildet sich ein gelblichweißer Niederschlag.

Prüfung. Prüflösung: 1,00 g Substanz wird mit 50 ml W. 2 Min. lang zum Sieden erhitzt und das nach dem Erkalten erhaltene Filtrat unter Nachwaschen des Filters auf 50 ml ergänzt.

1. Alkalisch oder sauer reagierende Verunreinigungen: Je 10,0 ml der Prüflösung dürfen nach Zusatz von 0,15 ml Methylorangelösung 11 höchstens 0,25 ml 0,02 n HCl zum Farbumschlag nach Rot und höchstens 0,25 ml 0,02 n KOH bis zum Farbumschlag nach Gelb verbrauchen. – 2. Schwermetalle: Höchstens 0,002%, berechnet als Pb^{2+}. – 3. Chlorid- oder Bromid-Ionen: Höchstens 0,02%, berechnet als Cl^-. – 4. Sulfat: Höchstens 0,05%. – 5. Leicht als Bromid abspaltbares Brom: Höchstens 0,04% (Ausführung analog Ac. isopropyl-bromallyl-barb.). – 6. Neutrale und basische Verunreinigungen: Die Lösung von 1,00 g Substanz in 8,0 ml n Natronlauge und 12,0 ml W. wird mit 25 ml Ae. 1 Min. lang ausgeschüttelt. Die ätherische Lösung wird nach dreimaligem Auswaschen mit je 5 ml W. auf dem Wasserbad eingedampft. Das Gewicht des 1 Std. bei 105° getrockneten Rückstandes darf höchstens 3 mg betragen. – 7. Trocknungsverlust: Höchstens 0,5%, bei 100 bis 105° bis zum konstanten Gewicht getrocknet. – 8. Sulfatasche: Höchstens 0,1%.

Gehaltsbestimmung. Nach dem oxydativen Abbau durch $KMnO_4$ und Reduktion des Überschusses mit $NaHSO_3$ wird das entstandene Bromid argentometrisch erfaßt. Ausführung analog Ac. isopropyl-bromallylbarbituricum! 1 ml 0,1 n $AgNO_3$ entspricht 30,32 mg $C_{11}H_{15}BrN_2O_3$.

Aufbewahrung. Vor Licht geschützt.

Dosierung. Größte Einzelgabe 0,5 g, größte Tagesgabe 0,6 g. Als Durchschlafmittel oral 0,2 g, als Dauerschlafmittel i. m. 0,3 g, als Basisnarcoticum i.v. 0,3 bis höchstens 0,5 g.

Handelsformen: Pernocton (Riedel de Haen), Pernoston (USA).

Acidum allyl-isobutyl-barbituricum.

Formel A. 17   5-Allyl-5-(2'-methyl-propyl)-barbitursäure.

Handelsform: Sandoptal (Sandoz).

Secobarbital USP XVI, (INN), 5-Allyl-5-(1-methylbutyl)barbituric acid.

$C_{12}H_{18}N_2O_3$ Formel A. 18   M.G. 238,29

5-Allyl-5-(1'-methyl-butyl)-barbitursäure.

Eigenschaften. Weißes, amorphes, geruchloses, bitter schmeckendes Pulver. Die ges. wäßrige Lösung reagiert gegen Lackmus sauer. Löslichkeit: Schwer löslich in Wasser, leicht löslich in A. oder Äther, sehr schwer löslich in Petroläther. 1 g Substanz löst sich unter Salzbildung in etwa 8,5 ml 0,5 n NaOH.

Erkennung. 1. Etwa 300 mg Substanz werden in 5 ml Natronlauge (1 in 100) gelöst und mit W. auf 10 ml verdünnt. Die Lösung wird in zwei gleiche Teile geteilt. Zu dem einen wird 1 ml Quecksilbernitratlösung gegeben; es entsteht ein weißer, in überschüssigem Ammoniak löslicher Niederschlag. Der andere Teil der Lösung wird mit 5 ml Silbernitratlösung versetzt; es entsteht ebenfalls ein weißer, in überschüssigem Ammoniak löslicher Niederschlag. – 2. Etwa 300 mg Substanz werden in 5 ml 0,25 n NaOH gelöst, mit einer Lösung von 300 mg p-Nitrobenzylbromid in 10 ml A. versetzt, 30 Min. am Rückfluß gekocht und abgekühlt. Der entstandene Niederschlag wird abfiltriert und gut mit Wasser gewaschen. Nach dem Umkristallisieren aus 25 ml A. und dem Trocknen bei 105° (30 Min. lang) schmilzt das erhaltene Derivat zwischen 156 und 160°.

Prüfung. 1. Trocknungsverlust: Höchstens 1%, wenn 18 Std. über Silicagel getrocknet wird. – 2. Verbrennungsrückstand: Höchstens 0,1%.

Gehaltsbestimmung. Die USP XVI läßt eine Kjeldahl-Bestimmung mit einer Einwaage von etwa 500 mg Substanz durchführen. 1 ml 0,1 n H_2SO_4 entspricht 11,914 mg $C_{12}H_{18}N_2O_3$.

Aufbewahrung. In dicht schließenden Gefäßen.

Dosierung. Übliche Dosis: 100 mg, bis 3mal täglich.

Handelsform: Seconal (Lilly).

Secobarbital Sodium USP XVI. Quinalbarbitone Sodium BP 63. Soluble Secobarbital.

$C_{12}H_{17}N_2NaO_3$ Formel A. 18a   M.G. 260,28

Natriumsalz der 5-Allyl-5-(2'-methylbutyl)-barbitursäure.

Eigenschaften. Weißes, hygroskopisches, bitter schmeckendes, geruchloses Pulver. Die wäßrigen Lösungen reagieren gegen Lackmus und Phenolphthalein alkalisch. Löslichkeit: Leicht löslich in W., löslich in A., praktisch unlöslich in Äther.

Erkennung. 1. Etwa 1 g Substanz wird in einem 600-ml-Becherglas in 100 ml Wasser gelöst und mit 5 ml verd. Essigsäure versetzt. Unter kräftigem Rühren werden allmählich weitere 200 ml W. zugegeben. Dann wird bis zur Lösung der ausgeschiedenen öligen Tröpfchen gekocht. Anschließend kühlt man rasch ab, impft bei beginnender Trübung ab, impft notfalls mit Kristallchen Secobarbital an und läßt zweckmäßig über Nacht stehen. Die erhaltenen Kristalle werden bei 60° 4 Std. lang getrocknet und schmelzen dann zwischen 96 und 100° (USP XVI). – 2. Etwa 300 mg Substanz werden in 5 ml W. gelöst und, wie unter Secobarbital beschrieben, mit 300 mg p-Nitrobenzylbromid umgesetzt. Schmelzintervall des getrockneten Derivates: 156 bis 160° (USP XVI, ähnlich BP 63). – 3. 10 ml einer Lösung (1 in 20) werden mit 2 ml Jodlösung versetzt. Die Färbung verschwindet innerhalb von 5 Min. vollständig (USP XVI). – 4. 0,1 g Substanz werden in 10 ml 10%iger Pyridinlösung gelöst, mit 1 ml einer Kupfersulfat-Pyridin-Lösung versetzt und 10 Min. stehengelassen; es entsteht ein rotvioletter Niederschlag (BP 63). – 5. 0,1 g Substanz gibt nach der Veraschung den üblichen Natriumnachweis (BP 63, USP XVI).

Prüfung. 1. Neutrale und basische Verunreinigungen: 1 g Substanz wird in einer Mischung von 2 ml Natronlauge und 13 ml W. gelöst und 1 Min. lang mit 25 ml Äther ausgeschüttelt. Die abgetrennte ätherische Schicht wird 3mal mit je 5 ml Wasser gewaschen und dann zur Trockne eingeengt. Der 1 Std. lang bei 105° getrocknete Rückstand darf höchstens 3 mg wiegen (BP 63). – 2. Unlösliche Substanzen: In einem verschließbaren Reagensglas werden 1,0 g Substanz in 10 ml frisch aufgekochtem und wieder erkaltetem W. gelöst. Die Lösung muß rasch erfolgen, quantitativ eintreten und eine klare, farblose Flüssigkeit ergeben, die während 1 Std. keinerlei Opaleszenz zeigt (BP 63). – 3. Freies Secobarbital: Etwa 1 g Substanz wird genau gewogen, in einem mit Glasstöpsel versehenen Zylinder 10 Min. mit 50 ml Benzol geschüttelt. Die nach dem Absetzen überstehende, klare Flüssigkeit wird durch ein Papierfilter in ein tariertes Becherglas filtriert. Der Vorgang wird mit 25 ml und dann mit 15 ml Benzol wiederholt, wobei das gleiche Filter benutzt und in das gleiche Becherglas filtriert werden. Die Benzollösung wird vorsichtig zur Trockne eingedampft und der Rückstand 1 Std. bei 80° getrocknet. Das Gewicht des Rückstandes darf 0,5% der Einwaage nicht übersteigen (USP XVI). – 4. Schwermetalle: Nicht über 30 T. pro Million (USP XVI). – 5. Blei: Höchstens 10 T. pro Million (BP 63). – 6. Trocknungsverlust: Höchstens 3%, wenn 5 Std. bei 80° getrocknet wird (USP XVI); höchstens 5%, wenn bei 105° bis zur Gewichtskonstanz getrocknet wird (BP 63).

Gehaltsbestimmung. Nach BP 63 und USP XVI wird eine bestimmte Einwaage angesäuert, das freie Secobarbital extrahiert und gewogen. Vorschrift des USP XVI: Etwa 500 mg Substanz werden genau gewogen, in 15 ml Wasser gelöst, mit 2 ml Salzsäure versetzt und das ausgeschiedene Secobarbital mit Portionen von je 25 ml Chloroform quantitativ ausgeschüttelt. Blindprobe mit 10 ml Chloroform, das beim Verdunsten höchstens 0,5 mg Rückstand hinterlassen darf. Die vereinigten Auszüge werden in ein tariertes Becherglas filtriert, Scheidetrichter und Filter mit kleinen Chloroformmengen nachgespült, die ebenfalls in das Becherglas gegeben werden. Der nach dem Eindampfen verbliebene Rückstand wird 18 Std. über Silicagel getrocknet. Das Gewicht des Rückstands ergibt den Gehalt an $C_{12}H_{17}N_2NaO_3$, wenn man mit 1,092 multipliziert.

Aufbewahrung. In dicht schließenden Gefäßen.

Dosierung. 50 bis 200 mg; parenteral 100 mg, bis 3mal täglich (USP XVI).

Handelsform: Seconal (Lilly).

Acidum diallylbarbituricum ÖAB 9. Diallymalum Ph.Dan. IX. Allobarbitone BPC 59. Diallylbarbitursäure. Diallymal. Allobarbital (INN).

$C_{10}H_{12}N_2O_3$ Formel A. 19 M.G. 208,22
5,5-Diallylbarbitursäure.

Eigenschaften. Weißes kristallines Pulver, oder farblose Kristalle, geruchlos, schwach bitter schmeckend. Löslichkeit: Bei 20° löslich in etwa 300 T. W., in etwa 15 T. A., in etwa 20 T. Äther; löslich in etwa 50 T. siedendem W., unter Salzbildung löslich in Lösungen von Alkalihydroxiden, Alkalicarbonaten und Ammoniak. Schmelzintervall: 173 bis 176° (im Kapillarröhrchen), 172 bis 174° (unter dem Mikroskop) (ÖAB 9).

Erkennung. Nach ÖAB 9: 1. Erhitzt man etwa 50 mg Substanz mit 1 ml konz. Natronlauge zum Sieden, so entweichen nach einiger Zeit basisch reagierende Dämpfe. – 2. Versetzt man eine Lösung von etwa 2 mg Substanz in 1 ml methanolischer Kobaltchloridlösung (0,1%) mit 1 Tr. verd. Ammoniak, so färbt sich die Lösung intensiv violett. – 3. Eine unter Erwärmen bereitete Lösung von etwa 5 mg Substanz in 3 ml W. gibt nach dem Abkühlen auf Zusatz von 2 Tr. Pyridin und 2 Tr. verd. Kupfersulfatlösung einen hellvioletten, kristallinen Niederschlag. – 4. Versetzt man eine Lösung von etwa 5 mg Substanz in 2 Tr. verd. Natronlauge und 2 ml W. mit 1 Tr. Kaliumpermanganatlösung, so wird diese sofort unter Grünfärbung reduziert.

Prüfung. Nach ÖAB 9: 1. Erhitzt man 1,5 g Substanz mit 30 ml W. 1 Min. lang zum Sieden und filtriert nach dem Erkalten, so muß das Filtrat farblos sein und blaues Lackmuspapier röten. – 2. Chlorid und Sulfat: Dürfen in dem oben bereiteten Filtrat in unzulässiger Menge nicht nachweisbar sein. – 3. Neutralstoffe, Salze organischer Basen: Eine Lösung von 1,0 g in 16 ml W. und 4 ml verd. Natronlauge, muß klar und farblos sein. Die erhaltene Lösung wird mit 20 ml Äther ausgeschüttelt. Die ätherische Schicht wäscht man durch Schütteln mit 5 ml W., filtriert und dampft 10 ml davon zur Trockne ein. Das Gewicht des Rückstandes darf nicht mehr als 1 mg betragen. – 4. Schwermetalle: In einer Mischung von 2 ml der bei der vorhergehenden Prüfung mit Äther ausgeschüttelten Lösung und 8 ml W. dürfen Schwermetalle nicht nachweisbar sein. – 5. Trocknungsverlust: Höchstens 0,5%. – 6. Verbrennungsrückstand: Höchstens 0,1%.

Gehaltsbestimmung. Nach ÖAB 9 und nach Ph.Dan. IX wird eine bromometrische Bestimmung durchgeführt. Vorschrift des ÖAB 9: 0,1041 g Diallylbarbitursäure werden in einem Schliffkolben in 20 ml Chloroform gelöst. Die Lösung versetzt man mit 30,00 ml 0,1 n KBrO$_3$-Lösung, fügt etwa 1 g Kaliumjodid und, sobald sich dieses aufgelöst hat, 10 ml verd. Schwefelsäure hinzu, verschließt sofort, schüttelt 1 Min. lang kräftig um und läßt hierauf 45 Min. lang unter häufigem Umschütteln im Dunkeln stehen. Dann titriert man nach Zusatz einer Lösung von etwa 1 g Kaliumjodid in 10 ml W. langsam und unter kräftigem Schütteln mit 0,1 n $Na_2S_2O_3$-Lösung unter Verwendung von Stärkelösung als Indikator. Für die angegebene Einwaage muß sich ein Verbrauch an 0,1 n $KBrO_3$-Lösung von 19,80 bis 20,10 ml ergeben, entsprechend 99,0 bis 100,5 d. Th. 1 ml 0,1 n $KBrO_3$-Lösung entspricht 5,205 mg $C_{10}H_{12}N_2O_3$.

Nach ÖAB 9 kann außerdem eine acidimetrische Bestimmung unter Zusatz von überschüssigem $AgNO_3$ durchgeführt werden (analog Ac. phenyläthylbarbituricum) Einwaage: 0,2082 g; Verbrauch an 0,1 n NaOH: insgesamt 19,60 bis 20,10 ml, entsprechend 98,0 bis 100,5% d. Th.

1 ml 0,1 n NaOH entspricht 10,41 mg $C_{10}H_{12}N_2O_3$.

Aufbewahrung. In dicht schließenden Gefäßen.

Dosierung. Gebräuchliche Einzeldosis 0,1 bis 0,2 g, Einzelmaximaldosis 0,3 g, Tagesmaximaldosis 0,6 g (ÖAB 9).

Handelsformen: Curral (Hofmann-La Roche), Dial (Ciba).

Acidum allyl-cyclopentenylbarbituricum.

$C_{12}H_{14}N_2O_3$ Formel A. 20   M.G. 234,25

5-Allyl-5-(Δ^2-cyclopentenyl)-barbitursäure.

Herstellung. D.P. 589 947 (1930).

Eigenschaften. Weiße Kristalle oder kristallines Pulver, von bitterem Geschmack. Löslich in A. und den üblichen org. Lösungsmitteln, schwer löslich in W., etwas besser in heißem W. Fp. 139 bis 140°.

Dosierung. Oral 50 bis 150 mg.

Handelsform: Cyclopal [Siegfried, Säckingen (Rhein)].

Methabarbital NND 63, (INN). 5,5-Diethyl-1-methylbarbituric acid.

Formel B. 1   5,5-Diäthyl-2-methyl-barbitursäure.

Eigenschaften. Weißes, kristallines Pulver von schwach aromatischem Geruch, schwer löslich in W., löslich in A. Die ges. wäßrige Lösung reagiert leicht sauer (pH 5,6 bis 5,8).

Handelsform: Gemonil (Abbott).

Acidum methyl-phenyl-äthyl-barbituricum ÖAB 9. Methylphenobarbitonum BP 53 (!).
Mephobarbital USP XVI, NND 63. Enphenemalum Ph.Dan. IX – Add. Phenitonum Ph. Jug. II. Methylphenobarbital DAB 7 – BRD. Methylphenobarbitalum Ph.Helv. V – Suppl. II, DAB 7 – DDR. Methyl-phenyl-äthylbarbitursäure.

$C_{15}H_{14}N_2O_3$ Formel B. 2   M.G. 246,27

Eigenschaften. Farblose Kristalle oder weißes kristallines Pulver, praktisch geruch- und geschmacklos. Löslichkeit: Sehr wenig löslich in W., löst sich in etwa 500 T. siedendem W., in etwa 200 T. A., in etwa 150 T. Äther oder in etwa 60 T. Chloroform, unter Salzbildung löslich in verd. Alkalilaugen. Schmelzintervall: 175 bis 178° (DAB 7 – BRD), 176 bis 181° (USP XVI), 173 bis 177° (Ph.Helv. V – Suppl. II), 177 bis 180° (im Kapillarröhrchen, ÖAB 9), 175 bis 180° (unter dem Mikroskop, ÖAB 9).

Erkennung. 1. Die Lösung von 50 mg Substanz in 2 ml Kobalt(II)-nitratlösung gibt auf Zusatz von 0,50 ml Piperidinlösung eine violette Färbung (DAB 7 – BRD). – 2. 50 mg Substanz werden mit 5 ml W. 2 min. geschüttelt und dann filtriert. Das zum Sieden erhitzte Filtrat darf durch 1 Tr. einer Lösung von 0,10 g Quecksilberoxid in 10 Tr. Salpetersäure nicht sofort verändert werden (Unterschied zu den am Stickstoff nicht methylierten Barbituraten) (DAB 7 – BRD). – 3. Erhitzt man etwa 50 mg Substanz mit 1 ml konz. Natronlauge zum Sieden, so entweichen nach einiger Zeit basisch reagierende Dämpfe (ÖAB 9). – 4. Eine Lösung von etwa 5 mg Substanz in 3 ml siedendem W. gibt auf Zusatz von 2 Tr. Pyridin und 2 Tr. verd. Kupfersulfatlösung einen hellvioletten, flockigen Niederschlag (ÖAB 9). – 5. Löst man eine Lösung von etwa 1 mg Substanz in 4 ml konz. Schwefelsäure mit etwa 0,5 g Paraform und erwärmt, so färbt sich die Lösung intensiv olivgrün und fluoresziert braunrot (ÖAB 9). – 6. Versetzt man eine unter Erwärmen bereitete Lösung von etwa 5 mg Substanz in 10 Tr. A. mit 1 Tr. einer mit A. zehnfach verdünnten Phenolphthaleinlösung und fügt hierauf tropfenweise 0,01 n NaOH bis zur bleibenden Rosafärbung hinzu, so darf die Lösung auf Zusatz von einigen Tr. 0,1 n $AgNO_3$-

Lösung entfärbt werden, jedoch gegen Methylrot nicht sauer reagieren [Unterschied gegenüber am Stickstoff nicht methylierten Barbituraten (ÖAB 9)]. – 7. Etwa 300 mg Substanz werden mit 5 ml 0,2 n NaOH geschüttelt, filtriert und das Filtrat in zwei gleiche T. geteilt. Der eine T. wird mit Quecksilbernitratlsg., der andere mit Silbernitratlsg. versetzt. In beiden Fällen bilden sich weiße, in überschüssigem Ammoniak lösliche Niederschläge (USP XVI). – 8. Etwa 200 mg Substanz werden zu einer Mischung von 100 mg Kaliumnitrat und 2 ml Schwefelsäure gegeben und während 90 Min. unter gelegentlichem Umschütteln auf 45 bis 50° erwärmt. Die Reaktionslösung wird dann auf Zimmertemp. abgekühlt und in 10 ml einer Wasser-Eis-Mischung gegossen. Das erhaltene Präcipitat wird abfiltriert, mit 2 bis 3 ml W. gewaschen und aus A. umkristallisiert. Das auf diese Weise erhaltene Mononitro-mephobarbital schmilzt zwischen 155 und 160° (USP XVI).

Prüfung. 1. Erhitzt man 2 g Substanz mit 40 ml W. 1 Min. lang zum Sieden und filtriert nach dem Erkalten, so muß das Filtrat farblos sein und blaues Lackmuspapier röten (ÖAB 9). – 2. Alkalisch oder sauer reagierende Verunreinigungen: Je 10,0 ml Prüflösung dürfen nach Zusatz von 0,15 ml Methylrot-Lösung II höchstens 0,25 ml 0,02 n Salzsäure bis zum Umschlag nach Rot und nach Zusatz von 0,15 ml Bromthymolblaulösung höchstens 0,25 ml 0,02 n Natronlauge bis zum Umschlag nach Blau verbrauchen. Prüflösung: 1,00 g Substanz wird mit 50,0 ml W. 2 Min. lang zum Sieden erhitzt und das nach dem Erkalten erhaltene Filtrat unter Nachwaschen des Filters auf 50,0 ml ergänzt (DAB 7 – BRD). – 3. Ungesättigte Verbindungen: Eine Mischung von 10 ml des unter 1. bereiteten Filtrates, 1 ml verd. Schwefelsäure und 1 Tr. Kaliumpermanganatlösung darf die rote Farbe innerhalb von 5 Min. nicht vollständig verlieren (ÖAB 9). – 4. Neutralstoffe, Salze organischer Basen: Eine Lösung von 1,0 g Substanz in 160 ml W. und 4 ml verd. Natronlauge muß klar und farblos sein. Die erhaltene Lösung wird mit 20 ml Äther ausgeschüttelt. Die ätherische Schicht wäscht man durch Schütteln mit 5 ml W., filtriert und dampft 10 ml davon zur Trockne ein. Das Gewicht des Rückstandes darf höchstens 3 mg betragen (ÖAB 9). – 5. Fremde organische Stoffe: Eine Lösung von 0,1 g Substanz in 2 ml konz. Schwefelsäure muß klar und farblos sein (ÖAB 9). – 6. Chlorid-Ionen: 10,0 ml Prüflösung werden nach Bd. I 257 geprüft (DAB 7 – BRD). – 7. Sulfat-Ionen: 10,0 ml Prüflösung werden nach Bd. I, 263 geprüft (DAB 7 – BRD). – 8. Oxydierbare Verunreinigungen: 2,0 ml Prüflösung dürfen 0,30 ml 0,01 n Kaliumpermanganatlösung innerhalb 10 Min. nicht entfärben (DAB 7 – BRD). – 9. Neutrale und basische Verunreinigungen: Die Lösung von 1,00 g Substanz in 8,0 ml n Natronlauge und 12,0 ml W. wird mit 25,0 ml Ae. 1 Min. lang ausgeschüttelt. Die ätherische Lösung wird nach dreimaligem Auswaschen mit je 5,0 ml W. auf dem Wasserbad eingedampft. Das Gewicht des 1 Std. lang bei 105° getrockneten Rückstandes darf höchstens 10 mg betragen (DAB 7 – BRD). – 10. Organische Verunreinigungen: 0,100 g Substanz wird in 5,0 ml konz. Schwefelsäure unter Schütteln gelöst. 15 Min. nach dem Schwefelsäurezusatz darf die Lösung keine stärkere Färbung zeigen als die Mischung aus 2,50 ml Farb-VLA und 2,5 ml W. (DAB 7 – DDR). – 11. Trocknungsverlust: Höchstens 0,50%, wenn bei 105° getrocknet wird (DAB 7 – BRD und DAB 7 – DDR). – 12. Sulfatasche: Höchstens 0,1% (DAB 7 – BRD); höchstens 0,25% (DAB 7 – DDR).

Gehaltsbestimmung. Nach ÖAB 9 wird eine acidimetrische Titration durchgeführt: 0,4925 g Substanz werden in 20 ml A. gelöst. Nach Zusatz von 10 Tr. Thymolphthaleinlösung titriert man mit 0,1 n NaOH auf Blau. Für die angegebene Einwaage müssen 19,70 bis 20,10 ml 0,1 n NaOH verbraucht werden, entsprechend 98,5 bis 100,5% d. Th. 1 ml 0,1 n NaOH entspricht 24,63 mg $C_{13}H_{14}N_2O_3$.

Aufbewahrung. Vor Licht geschützt, in gut schließenden Gefäßen.

Dosierung. Größte Einzelgabe 0,5 g, größte Tagesgabe 0,8 g (DAB 7 – BRD). Gebräuchliche Einzeldosis 0,03 bis 0,2 g, Einzelmaximaldosis 0,3 g, Tagesmaximaldosis 0,6 g (ÖAB 9).

Handelsformen: Prominal (Bayer), Mebaral (Winthrop-Stearns).

Acidum Methyl-cyclohexenyl-methyl-barbituricum ÖAB 9. Hexobarbital DAB 7 – BRD, Hexobarbitalum DAB 7 – DDR. Ph.Helv. V – Suppl. II, CsL 2, (INN). Hexobarbitonum BP 53 (!). Enhexymalum Ph.Dan. IX. Methyl-cyclohexenylmethyl-barbitursäure.

$C_{12}H_{16}N_2O_3$ Formel B. 3 M.G. 236,28
1,5-Dimethyl-5-(Δ^1-cyclohexenyl)-barbitursäure.

Eigenschaften. Farblose Kristalle oder weißes, kristallines Pulver, das praktisch geruch- und geschmacklos ist. Löslichkeit: Bei 20° löslich in etwa 3000 T. W., in etwa 50 T. A., etwa 50 T. Äther, in etwa 6 T. Chloroform, bei Siedetemp. in etwa 250 T. W., unter Salzbildung löslich in verdünnten Alkalilaugen. Schmelzintervall: 143 bis 145° (DAB 7 – BRD,

144 bis 147° (DAB 7 – DDR), 142 bis 145° (Ph.Helv. V – Suppl. II), 144 bis 149° (im Kapillarröhrchen, ÖAB 9). 143 bis 146° (unter dem Mikroskop, ÖAB 9).

Erkennung. 1. Mit konz. Natronlauge erhitzt, entwickeln sich nach einiger Zeit basisch reagierende Dämpfe (ÖAB 9, Ph.Helv. V – Suppl. II). – 2. Wird 0,1 g Substanz mit 4 ml 0,1 n KOH und 1 ml W. 5 Min. lang geschüttelt, so entsteht in 2 ml des Filtrates durch 5 Tr. Quecksilberchloridlösung ein weißer Niederschlag; gibt man hierzu in einem Guß 3 ml Ammoniakflüssigkeit, so löst sich dieser vorübergehend, worauf sogleich erneute Ausscheidung eines weißen Niederschlages erfolgt (DAB 7 – DDR). – 3. Die Lösung von 50 mg Substanz in 2,0 ml Kobalt(II)-nitratlösung gibt auf Zusatz von 0,50 ml Piperidinlösung eine violette Färbung (ÖAB 9). – 4. 2,0 ml Prüflösung entfärben 0,30 ml 0,01 n Kaliumpermanganatlösung innerhalb 1 Min. Prüflösung: 1,00 g Substanz wird mit 50,0 ml W. 2 Min. lang zum Sieden erhitzt und das nach dem Erkalten erhaltene Filtrat unter Nachwaschen des Filters auf 50,0 ml ergänzt (DAB 7 – BRD). – 5. 50 ml Substanz werden mit 5,0 ml W. 2 Min. lang geschüttelt. Das zum Sieden erhitzte Filtrat darf durch 0,05 ml einer Lösung von 0,10 g Quecksilber(II)-oxid und 0,40 ml 6 n Salpetersäure nicht sofort verändert werden (DAB 7 – BRD). – 6. Versetzt man eine unter Erhitzen bereitete Lösung von 20 mg Substanz in 1 Tr. verd. Natronlauge und 2 ml W. mit 2 Tr. Pyridin und 2 Tr. Kupfersulfatlösung, so entsteht eine violette Färbung; beim Abkühlen und Schütteln scheiden sich violette, harzige Flocken ab (ÖAB 9). – 7. Erwärmt man etwa 1 mg Substanz und etwa 1 mg α-Naphthol mit 2 ml konz. Schwefelsäure, so entsteht eine tief braunrote, grün fluoreszierende Lösung. – 8. Versetzt man eine unter Erwärmen bereitete Lösung von etwa 5 mg Substanz in 10 Tr. A. mit 1 Tr. einer mit A. zehnfach verdünnten Phenolphthaleinlösung und fügt hierauf tropfenweise 0,01 NaOH bis zur bleibenden Rosafärbung hinzu, so darf die Lösung auf Zusatz von einigen Tropfen 0,1 n AgNO$_3$-Lösung entfärbt werden, jedoch gegen Methylrot nicht sauer reagieren (Unterschied gegenüber am Stickstoff nicht methylierten Barbitursäuren) (ÖAB 9). – 9. 50 mg Substanz lösen sich in 1 ml Schwefelsäure mit gelber Farbe, die bei Erhitzen im Wasserbad in eine rotbraune übergeht (DAB 7 – DDR, ähnlich Ph.Helv. V – Suppl. II).

Prüfung. 1. Erhitzt man 1,5 g Substanz mit 30 ml W. 1 Min. lang zum Sieden und filtriert nach dem Erkalten, so muß das Filtrat farblos sein und blaues Lackmuspapier röten (ÖAB 9). – 2. Alkalisch oder sauer reagierende Verunreinigungen: Je 10,0 ml Prüflösung dürfen nach Zusatz von 0,15 ml Methylrotlösung II höchstens 0,25 ml 0,02 n Salzsäure bis zum Umschlag nach Rot und nach Zusatz von 0,15 ml Bromthymolblaulösung höchstens 0,25 ml 0,02 n Natronlauge bis zum Umschlag nach Blau verbrauchen (DAB 7 – BRD). – 3. Schwermetall-Ionen: 0,75 g Substanz werden mit 10,0 ml W. und 0,30 ml 6 n Essigsäure zum Sieden erhitzt. Das Gemisch wird nach dem Erkalten mit 2,50 ml Acetat-Pufferlösung III versetzt und filtriert. Das Filtrat wird zu 15,0 ml verdünnt. 12,0 ml dieser Lösung werden nach Bd. I, 254 geprüft (DAB 7 – BRD). – 4. Chlorid-Ionen: 10,0 ml Prüflösung werden nach Bd. I, 257 geprüft (DAB 7 – BRD). – 5. Sulfat-Ionen: 10,0 ml Prüflösung werden nach Bd. I, 263 geprüft (DAB 7 – BRD). – 6. Neutrale oder basische Verunreinigungen: Die Lösung von 1,00 g Substanz in 8,0 ml n Natronlauge und 12,0 ml W. wird mit 25,0 ml Ae. 1 Min. lang ausgeschüttelt. Die ätherische Lösung wird nach dem dreimaligen Auswaschen mit je 5,0 ml W. auf dem Wasserbad eingedampft. Das Gewicht des 1 Std. lang bei 105° getrockneten Rückstandes darf höchstens 3 mg betragen (DAB 7 – BRD). – 7. Natriumcarbonat: 1,00 g Substanz wird in 5,0 ml Methanol gelöst. Die Lösung darf keine stärkere Trübung zeigen als 5,0 ml der nachstehend beschriebenen Vergleichsprobe. Vergleichsprobe: 0,050 ml Natriumcarbonatlösung (20,0 g/100,0 ml) werden mit 10,0 ml Methanol gemischt. Der Vergleich ist sofort vorzunehmen (DAB 7 – DDR). – 8. Trocknungsverlust: Höchstens 0,5% (DAB 7 – BRD, ÖAB 9); höchstens 0,2% (DAB 7 – DDR). – 9. Sulfatasche: Höchstens 0,1% (DAB 7 – BRD, ÖAB 9).

Gehaltsbestimmung. Nach ÖAB 9 wird eine bromometrische oder eine acidimetrische Bestimmung durchgeführt. A. Bromometrische Best.: Ausführung s. Ac. cyclohexenyläthylbarbituricum. Einwaage 0,2363 g, wofür sich ein Verbrauch von 19,70 bis 20,10 ml 0,1 n KBrO$_3$-Lösung ergeben muß, entsprechend 98,5 bis 100,5% d. Th. 1 ml 0,1 n KBrO$_3$-Lösung entspricht 11,81 mg $C_{12}H_{16}N_2O_3$. – B. Acidimetrische Best.: 0,4726 g Substanz werden in 20 ml A. gelöst. Nach Zusatz von 10 Tr. Thymolphthaleinlösung titriert man mit 0,1 n NaOH auf Blau. Für die angegebene Einwaage müssen 19,70 bis 20,20 ml 0,1 n NaOH verbraucht werden, entsprechend 98,5 bis 101,0% d. Th. 1 ml 0,1 n NaOH entspricht 23,63 mg $C_{12}H_{16}N_2O_3$.

Aufbewahrung. Vor Licht geschützt, in gut schließenden Gefäßen.

Dosierung. Größte Einzelgabe 0,75 g, größte Tagesgabe 1,5 g (DAB 7 – BRD). Gebräuchliche Einzeldosis 0,25 bis 0,5 g, Tagesmaximaldosis 2,0 g (ÖAB 9).

Handelsformen: Evipan (Bayer), Evipal (Winthrop-Stearns), Cyclonal (May u. Baker).

Natrium methyl-cyclohexenylmethylbarbituricum ÖAB 9. Hexobarbitalum solubile. Ph.Helv. V – Suppl. II, CsL 2. Hexobarbitalum Natrium DAB 7 – DDR. Hexobarbital Sodium NND 60. Hexobarbitonum Sodium BP 53 (!), Ph.Jug. II. Enhexymalnatrium Ph. Dan. IX. Methyl-cyclohexenylmethyl-barbitursaures Natrium. Lösliches Hexobarbital.

$C_{12}H_{15}N_2NaO_3$ Formel B. 3 a M.G. 258,26

Natriumsalz der 1,5-Dimethyl-5-(Δ^1-cyclohexenyl)-barbitursäure.

Eigenschaften. Weißes, kristallines Pulver oder lockere schaumartige Masse von bitterem, laugenartigem Geschmack, sehr hygroskopisch, zieht an der Luft Kohlendioxid an. Aus wäßrigen Lösungen scheidet sich beim Einwirken von Kohlendioxid allmählich die freie Säure aus. Löslichkeit: Sehr leicht löslich in W. leicht löslich in A., sehr wenig löslich in Äther.

Erkennung. 1. Beim Erhitzen mit konz. Natronlauge entweichen nach einiger Zeit basisch reagierende Dämpfe (ÖAB 9). – 2. In 5 ml der wäßrigen Lösung (1 + 99) erzeugen 5 Tr. Quecksilberchloridlösung einen weißen Niederschlag; gibt man in einem Guß 3 ml 6 n Ammoniakflüssigkeit hinzu, so löst sich dieser vorübergehend auf, worauf sogleich erneute Ausscheidung eines weißen Niederschlages erfolgt (DAB 7 – DDR). – 3. Versetzt man eine Lösung von 50 mg Substanz in 1 ml W. mit 2 ml 0,1 n Bromid-Bromat und 5 ml verd. Salzsäure, so entsteht ein weißer Niederschlag; die Flüssigkeit darf nicht gelb gefärbt werden (Ph.Helv. V – Suppl. II). – 4. 100 mg Substanz müssen sich in 2 ml konz. Schwefelsäure klar und mit anfangs gelblicher, allmählich in Goldgelb und schließlich in Rotbraun übergehender Farbe lösen (Ph.Helv.V – Suppl. II, ähnlich DAB 7 – DDR – 5. Versetzt man etwa 2 mg Substanz mit 1 ml methanolischer Kobaltchloridlösung (0,1%), so entsteht eine schwach violett gefärbte Lösung, deren Färbung sich auf Zusatz von 1 Tr. verd. Ammoniak wesentlich vertieft (ÖAB 9). – 6. Eine Lösung von etwa 20 mg Substanz in 2 ml W. gibt auf Zusatz von 2 Tr. Pyridin und 2 Tr. verd. Kupfersulfatlösung einen violetten Niederschlag, der sich beim Schütteln in Form harziger Flocken abscheidet (ÖAB 9). – 7. Versetzt man eine Lösung von etwa 5 mg Substanz in 1 ml W. mit 1 Tr.verd. Natronlauge und 1Tr. Kaliumpermanganatlösung, so wird diese innerhalb von 2 Min. unter Grünfärbung reduziert (ÖAB 9). – 8. Erwärmt man etwa 1 mg Substanz und etwa 1 mg α-Naphthol in 2 ml konz. Schwefelsäure, so entsteht eine tief braunrote, grün fluoreszierende Lösung (ÖAB 9). – 9. Versetzt man eine Lösung von etwa 5 mg Substanz in 1 ml W. mit 1 Tr. einer mit A. zehnfach verdünnten Phenolphthaleinlösung, so färbt sie sich rot. Fügt man einige Tr. 0,1 n AgNO$_3$-Lösung hinzu, so darf die Lösung entfärbt werden, jedoch gegen Methylrot nicht sauer reagieren (Unterschied gegenüber am Stickstoff nicht methylierten Barbitursäuren) (ÖAB 9). – 10. Aus einer Lösung von etwa 0,1 g Substanz in 5 ml W. scheidet sich auf Zusatz verd. Schwefelsäure Methylcyclohexenylmethylbarbitursäure als dichter, weißer, kristalliner Niederschlag aus, der abgesaugt, gewaschen und getrocknet wird. Schmelzintervall: 144 bis 149°, im Kapillarröhrchen (ÖAB 9, ähnlich DAB 7 – DDR). – 11. Der Verbrennungsrückstand oder die wäßrige Lösung der Substanz geben die üblichen Identitätsreaktionen auf Natrium.

Prüfung. 1. Eine Lösung von 1 T. Substanz in 9 T. frisch aufgekochtem und wieder erkaltetem W. muß klar und farblos sein und gegen Phenolphthalein alkalisch reagieren (ÖAB 9). – 2. Chlorid, Sulfat, Schwermetalle: Die mit verd. Essigsäure angesäuerte und nach dem Abscheiden des Niederschlages filtrierte wäßrige Lösung (1 + 99), darf weder durch Silbernitratlösung, noch durch Bariumnitratlösung innerhalb von 5 Min. und durch 3 Tr. Natriumsulfidlösung nicht sofort verändert werden (DAB 7 – DDR). – 3. Neutrale und basische Stoffe: Eine Lösung von 0,5 g Substanz in 5 ml W. wird mit 5 ml n KOH versetzt und mit 20 ml Äther 1 Min. lang geschüttelt. Die klare ätherische Schicht wird 3mal mit je 5 ml W. gewaschen. Der nach dem Verdunsten des Äthers und Trocknen bei 105° erhaltene Rückstand darf höchstens 2 mg betragen (DAB 7 – DDR, ähnlich ÖAB 9). – 4. Natriumcarbonat: Die Lösung von 1 g Substanz in 5 ml Methanol darf höchstens schwach getrübt sein (DAB 7 – DDR). – 5. Trocknungsverlust: Höchstens 5% (ÖAB 9); höchstens 2% (DAB 7 – DDR).

Gehaltsbestimmung. Nach ÖAB 9 wird eine bromometrische Bestimmung durchgeführt. Ausführung s. Ac. cyclohexenyläthylbarbituricum! Einwaage: 0,6457 g, wofür sich ein Verbrauch an 19,70 bis 20,20 ml 0,1 n KBrO$_3$-Lösung ergeben muß, entsprechend 98,5 bis 101,0% d. Th. 1 ml 0,1 n KBrO$_3$-Lösung entspricht 12,91 mg $C_{12}H_{15}N_2NaO_3$.

Ph.Helv. V – Suppl. II läßt eine gravimetrische Bestimmung durchführen, wobei eine best. Einwaage angesäuert und mit Chloroform quantitativ ausgeschüttelt wird. Nach ÖAB 9 und nach DAB 7 – DDR können alkalimetrische Titrationen durchgeführt werden. Vorschrift des DAB 7 – DDR: Etwa 0,2 g Substanz werden in einem verschlossenen Wägegläschen genau gewogen, in 5 ml W. und 15 ml A. gelöst und nach Zusatz von

4 Tr. Bromphenolblaulösung mit 0,1 n HCl bis zum Umschlag von Blau nach Grün titriert. Hierbei dürfen für je 0,2 g Substanz nicht weniger als 7,60 und nicht mehr als 7,90 ml 0,1 n HCl verbraucht werden, was einem Gehalt von 98,2 bis 102,0% d. Th. entspricht. 1 ml 0,1 n HCl entspricht 25,83 mg $C_{12}H_{15}N_2NaO_3$.

Aufbewahrung. In mit Glasstopfen dicht verschlossenen oder in zugeschmolzenen Gefäßen.

Dosierung. Gebräuchliche Einzeldosis bei i.v. Verabreichung 0,5 g. Einzelmaximaldosis und Tagesmaximaldosis bei i.v. Verabr. 1,0 g.

Handelsformen: Evipan-Natrium (Bayer), Evipal Sodium (Winthrop-Stearns), Cyclonal Sodium (May u. Baker).

Acidum Bromallyl-isopropyl-methyl-barbituricum. Acidum pronarcosi Ross. 8. N-Methyl-bromallyl-isopropylbarbitursäure.

$C_{11}H_{15}BrN_2O_3$ Formel B. 4   M.G. 303,16

1-Methyl-5-isopropyl-5-(2'-bromallyl)-barbitursäure.

Eigenschaften. Weißes, kristallines Pulver von bitterem Geschmack, löslich in 15 T. A., sehr schwer löslich in W., 1 g löst sich in 3 ml Chloroform (Unterscheidung von Rekton, Barbital, Sonbutal, Quietal, Phenobarbital). Fp. 113 bis 115°.

Prüfung. 1. Chlorid und Sulfat: 0,5 g Substanz werden mit 15 ml W., das mit Essigsäure angesäuert ist, geschüttelt und filtriert. Das Filtrat wird auf Chlorid (nicht über 0,02%) und auf Sulfat (nicht über 0,05%) geprüft. – 2. Acidität: 0,1 g Substanz werden mit 10 ml W. geschüttelt und mit 1 bis 2 Tr. Methylorangelösung versetzt. Es darf keine Rotfärbung entstehen. – 3. Schwermetalle: Nicht über 0,001%. – 4. Verbrennungsrückstand: Nicht über 0,15%.

Gehaltsbestimmung. A. In 2 Kolben gibt man je 20 ml A., 5 Tr. Thymolphthaleinlösung und aus einer Bürette 0,1 n Natronlauge bis zur bleibenden Gelbfärbung. In den einen Kolben werden 0,5 g Substanz zugegeben. Man titriert mit 0,1 n NaOH bis zu einer Farbe, wie sie im zweiten Kolben nach Zugabe von 15 ml W. entsteht. 1 ml 0,1 n NaOH entspricht 0,03032 g $C_{11}H_{15}BrN_2O_3$. Forderung: mindestens 98%. – B. 0,3 g Substanz versetzt man mit 40 ml 0,5 n alkoholischer KOH und dunstet den A., auf dem Wasserbad ab. Den Rückstand löst man in 100 ml W., neutralisiert mit verd. Salpetersäure gegen Lackmus, säuert mit 3 ml verd. Salpetersäure an und gibt 25 ml 0,1 n $AgNO_3$-Lösung hinzu. Nach kräftigem Schütteln wird mit 0,1 n NH_4SCN-Lösung titriert, Eisen(III)-ammoniumsulfat als Indikator. 1 ml 0,1 n $AgNO_3$-Lösung entspricht 0,007992 g Brom. Forderung mindestens 15,9 bis 16,6% Br.

Natrium bromallyl-isopropyl-methyl-barbituricum.

$C_{11}H_{14}BrN_2NaO_3$ Formel B. 4a

Natriumsalz der 1-Methyl-5-isopropyl-5-(2'-bromallyl)-barbitursäure.

Handelsform: Eunarcon und Cito-Eunarcon (Riedel de Haen).

Natrium aethyl-butyl-thiobarbituricum.

Formel C. 1 a   Natriumsalz der 5-Äthyl-5-(2'-butyl)-2-thio-barbitursäure.

Anwendung. Als intravenöses Kurznarcoticum.

Handelsform: Inactin (Promonta).

Natrium isopentyl-äthyl-thiobarbituricum ÖAB 9. Thiopentalum Natricum Pl.Ed. I/1. Thiopental Sodium USP XVI, (INN). Thiopentone Sodium BP 63. Thiopentalum solubile Ph.-Helv. V – Suppl. II.

$C_{11}H_{17}N_2NaO_2S$ Formel C. 2 a   M.G. 264,33

Natriumsalz der 5-Äthyl-5-(1'-methylbutyl)-2-thiobarbitursäure.

USP XVI und Ph.Helv. V – Suppl. II führen die reine Substanz, in den übrigen Arzneibüchern ist ein Gemisch aus 100 T. Thiopentalnatrium und 6 T. wasserfreiem Natriumcarbonat beschrieben: Thiopentalum Natricum cum Natrii carbonatae Pl.Ed. I/1, Natrium isopentylaethylthiobarbituricum cum Natrio carbonico ÖAB 9, Thiopentone Sodium BP 63.

Eigenschaften der reinen Verbindung. Gelbliches, zusammenbackendes, kristallines Pulver von lauchartigem Geruch und unangenehmem Geschmack. Die wäßrigen Lösungen reagieren gegen Lackmus alkalisch. Löslich in Wasser, weniger löslich in Äthanol, unlöslich in Äther und Benzol. Die Lösungen zersetzen sich beim Aufbewahren und scheiden beim Erhitzen einen Niederschlag aus.

Erkennung. 1. Werden 200 mg Substanz in 1 g schmelzendes Kaliumhydroxid eingetragen, so entweichen aromatisch riechende Dämpfe, die befeuchtetes rotes Lackmuspapier bläuen. Die Schmelze färbt sich beim Erkalten orangerot. Wird sie mit überschüssiger verd. Schwefelsäure versetzt und wenn nötig erwärmt, so entweichen Kohlendioxid und Schwefelwasserstoff, der befeuchtetes Bleiacetatpapier bräunt (Ph.Helv. V – Suppl. II, ähnlich USP XVI). – 2. Etwa 500 mg Substanz werden in 10 ml W. gelöst, mit 10 ml verd. Salzsäure angesäuert und das freigesetzte Thiopental mit 2 Portionen Chloroform à 25 ml ausgeschüttelt. Die vereinigten Chloroformauszüge werden zur Trockne eingedampft, mit 10 ml Äther versetzt, erneut zur Trockne eingedampft und die Rücketates 2 Std. bei 105° getrocknet. Fp. 157 bis 161° (USP XVI). – 3. Etwa 500 mg Substanz werden verascht. Der Rückstand gibt die Identitätsreaktionen auf Natrium (USP XVI und Ph.Helv. V – Suppl. II). – 4. Etwa 200 mg Substanz werden in 5 ml Natronlauge gelöst und mit 2 ml Bleiacetatlösung versetzt: es entsteht ein weißer Niederschlag, der beim Erhitzen der Mischung dunkelt. Beim Ansäuern entweicht Schwefelwasserstoff (USP XVI).

Prüfung. 1. 100 mg Substanz müssen sich in 2 ml konz. Schwefelsäure klar und mit hellgelber Farbe lösen (Ph.Helv. V – Suppl. II). – 2. 500 mg Substanz müssen sich bei Raumtemp. in 1 ml frisch aufgekochtem und wieder erkaltetem W. klar und vollständig mit hellgelber Farbe lösen. Diese Lösung wird mit 10 ml W. verdünnt und dient als Stammlösung für die folgenden Prüfungen. 1 ml der Stammlösung muß durch 1 Tr. Poirriers Blau rein blau, und nicht violettblau gefärbt werden. Der Rest der Stammlösung wird mit 1,5 ml verd. Essigsäure versetzt und der entstandene Niederschlag abfiltriert; das Filtrat wird für die folgenden Prüfungen verwandt. Der mit Wasser gewaschene und bei 103 bis 105° getrocknete Niederschlag muß zwischen 154 und 157° schmelzen. Im oben erhaltenen Filtrat dürfen Schwermetalle, Sulfat und Chlorid nicht nachweisbar sein (Ph.Helv. V – Suppl. II). – 3. Freies Thiopental: Etwa 1 g Substanz wird genau gewogen und in einem mit Glasstopfen versehenen Zylinder mit 50 ml Benzol 10 Min. lang geschüttelt. Die überstehende, klare Flüssigkeit wird dann durch ein kleines Papierfilter in ein tariertes Becherglas filtriert, die Extraktion mit 25 ml und anschließend mit 15 ml Benzol wiederholt und die beiden Extrakte durch das gleiche Filter filtriert. Die vereinigten Benzollösungen werden zur Trockne eingedampft und der Rückstand 30 Min. lang bei 105° getrocknet. Das Gewicht des Rückstandes darf höchstens 0,5% der Einwaage betragen (USP XVI). – 4. Gewichtsverlust beim Trocknen: Höchstens 2%, wenn 4 Std., bei 80° getrocknet wird (USP XVI, Ph.Helv. V – Suppl. II, 24 Std. bei 80°!).

Gehaltsbestimmung. Nach Ph.Helv. V – Suppl. II wird eine *gravimetrische Bestimmung* vorgeschrieben: Etwa 0,5 g getrocknetes, lösliches Thiopental werden, genau gewogen, in einem Scheidetrichter von 100 ml Inhalt in 20 ml W. gelöst, nach Zufügen von 10 ml verd. Salzsäure 3mal je 1 Min. lang mit je 25 ml Chloroform ausgeschüttelt und die Chloroformauszüge in einem tarierten Erlenmeyerkolben von 200 ml Inhalt gesammelt. Nach dem Abdunsten des Chloroforms muß das zurückgebliebene Thiopental 30 Min. bei 103 bis 105° getrocknet werden. Das gefundene Gewicht muß einem Gehalt von 97,0 bis 100,0% $C_{11}H_{18}N_2O_2S$, bezogen auf getrocknetes lösliches Thiopental, entsprechen. 1 g $C_{11}H_{18}N_2NaO_2S$ = 1,0908 g $C_{11}H_{17}N_2NaO_2S$.

Nach USP XVI wird eine *spektrophotometrische Bestimmung* ausgeführt. Etwa 100 mg Substanz werden genau gewogen und in einem 200-ml-Meßkolben mit 0,1 n NaOH zu 200 ml gelöst. 5 ml davon werden schrittweise mit 0,1 n NaOH im Verhältnis 1 : 100 verdünnt. Die Absorption dieser Lösung wird in einer 1-cm-Küvette mit Hilfe eines geeigneten Spektralphotometers und 0,1 n NaOH als Vergleichslösung ermittelt. Der Gehalt wird durch die Formel 200000 · (1,091 A/a) ermittelt. A = Absorption der gemessenen Lösung, a die spez. Absorption des USP Thiopental Reference Standard.

Eigenschaften des mit 6 T. Na_2CO_3 versetzten Präparates. Aussehen, Geruch und Geschmack sind ähnlich wie bei reiner Substanz. Löslichkeit: Bei 20° löslich in 1,5 T. W., teilweise löslich in Äthanol, unlöslich in Äther und Benzol.

Erkennung. Gibt die gleichen Identitätsreaktionen, wie das reine Präparat. Weitere Reaktionen: 1. Versetzt man eine Lösung von etwa 2 mg Substanz in 1 ml methanolischer Kobaltchloridlösung mit 1 Tr. verd. Ammoniak, so färbt sich die Lösung violettrot (ÖAB 9). – 2. Eine Lösung von etwa 5 mg Substanz in 3 ml W. gibt auf Zusatz von 2 Tr. Pyridin und 2 Tr. verd. Kupfersulfatlösung einen gelbgrünen, flockigen Niederschlag (ÖAB 9). – 3. Carbonat: Löst man etwa 100 mg Substanz in 1 ml konz. Schwefelsäure, so entweicht unter deutlicher Gasentwicklung Kohlendioxid, das an der Trübung von Bariumhydroxidlösung erkannt wird (ÖAB 9). – 4. Etwa 0,2 g Substanz werden mit 5 ml einer 25%igen Natronlauge gekocht; es darf sich kein Ammoniak entwickeln (PI.Ed. I/1).

Prüfungen. Entsprechen im wesentlichen denen der reinen Substanz.

Gehaltsbestimmung. Eine *alkalimetrische Titration* schreiben vor: PI.Ed. I/1, ÖAB 9, BP 63. – Vorschrift des ÖAB 9: 0,5000 g Substanz werden in 20 ml Wasser gelöst und nach Zusatz von 20 ml Äthanol und 5 Tr. Bromphenolblaulösung mit 0,1 n HCl bis zum Farbumschlag nach Grün titriert. Hierauf erhitzt man zur Entfernung des Kohlendioxids 2 Min. lang zum Sieden und titriert nach dem Abkühlen neuerdings mit 0,1 n HCl nach Grün. Für die angegebene Einwaage müssen 21,75 bis 23,92 ml 0,1 n HCl verbraucht werden, entsprechend einem Gesamtalkaligehalt von 10,0 bis 11,0%, berechnet als Natrium. – *Gravimetrische Bestimmung* werden nach BP 63 und PI.Ed. I/1, analog der Vorschrift von Ph.Helv. V – Suppl. II durchgeführt. – Eine *jodometrische Titrationsvorschrift* gibt ÖAB 9: 0,05000 g Substanz werden in 80 ml W. gelöst. Die Lösung versetzt man mit 15 ml verd. Natronlauge und 30,00 ml 0,1 n Jodlösung und läßt 1 Std. lang stehen. Hierauf versetzt man mit 10 ml Salzsäure und titriert das überschüssige Jod unter Verwendung von Stärkelösung als Indikator zurück. Eine zweite Bestimmung führt man in gleicher Weise, ohne die zu untersuchende Substanz, als Blindprobe aus. Die Differenz der bei den beiden Titrationen verbrauchten Anzahl ml 0,1 n $Na_2S_2O_3$-Lösung muß für die angegebene Einwaage 13,87 bis 14,36 ml betragen, entsprechend einem Gehalt an $C_{11}H_{18}N_2O_2S$ von 84,0 bis 87,0%. 1 ml 0,1 n $Na_2S_2O_3$-Lösung entspricht 3,029 mg $C_{11}H_{18}N_2O_2S$.

Aufbewahrung. (Für beide Substanzen.) In zugeschmolzenen Ampullen oder in evakuierten, mit Stickstoff gefüllten Gefäßen.

Dosierung. Gebräuchliche Einzeldosis bei i.v. Verabreichung: 0,25 bis 0,5 g, als 2,5%ige Lösung. Einzelmaximaldosis, i.v., 1,0 g, Tagesmaximaldosis, i.v. 1,0 g (ÖAB 9). Rektal 25 bis 45 mg pro kg Körpergewicht (USP XVI).

Handelsformen: Pentothal (Abbott), Intravanal (May u. Baker), Trapanal (Promonta).

Natrium aethyl-butylthiomethyl-thiobarbituricum.

Formel C. 3 a   Natriumsalz der 5-Äthyl-5-(n-butylthiomethyl)-2-thiobarbitursäure.

Handelsform: Thionarcon.

Natrium 2′-pentyl-methylthioäthyl-thiobarbituricum.

Formel C. 4 a   Natriumsalz der 5-(2′-Pentyl)-5-methylthioäthyl-2-thiobarbitursäure.

Eigenschaften. Farblose, in W. leicht lösliche Kristalle.

Handelsform: Thiogenal (Merck).

Natrium allyl-isobutyl-thiobarbituricum.

Formel C. 5 a   Natriumsalz der 5-Allyl-5-(2′-methylpropyl)-2-thiobarbitursäure.

Eigenschaften. Gelbliches, leicht wasserlösliches Pulver von schwach eigenartigem Geruch. Die wäßrigen Lösungen reagieren alkalisch.

Handelsform: Baytinal (Bayer).

Thiamylal Sodium for injection USP XVI. Thiamylal Sodium NND 60. Sodium 5-Allyl-5-(1′-methylbutyl)-2-thiobarbiturate.

$C_{12}H_{17}N_2NaO_2S$ Formel C. 6 a   M.G. 276,34

Natriumsalz der 5-Allyl-5-(1′-methylbutyl)-2-thio-barbitursäure.

Thiamylal Sodium for injection ist eine sterile Mischung von Natrium Allyl-methylbutyl-thiobarbiturat mit etwa 6% wasserfreiem Natriumcarbonat. Gehalt nicht unter 93% $C_{12}H_{17}N_2NaO_2S$.

Eigenschaften. Schwach gelbliches, hygroskopisches Pulver von unangenehmem Geruch, leicht löslich in W.; die wäßrigen Lösungen reagieren gegen Lackmus alkalisch.

Erkennung. 1. Etwa 500 mg Substanz werden in 10 ml W. gelöst und mit überschüssiger verd. Salzsäure versetzt; es entsteht ein weißer Niederschlag von Thiamylal. – 2. Werden etwa 500 mg Substanz verascht, so zeigt der Rückstand die Identitätsreaktionen auf Carbonat und Natrium. – 3. Das bei der Gehaltsbestimmung isolierte Thiamylal schmilzt zwischen 133 und 139°.

Prüfung. 1. Vollständigkeit der Lösung: 1 g Substanz muß sich in 20 ml CO_2-freiem Wasser klar lösen. – 2. Schwermetalle: Höchstens 30 ppm. – 3. Trocknungsverlust: Höchstens 2%, wenn 16 Std. i. Vak. über P_2O_5 getrocknet wird. – 4. Freies Thiamylal: Höchstens 0,5%; Ausführung der Prüfung analog Thiopental Sodium (USP XVI).

Gehaltsbestimmung. Nach USP XVI: Etwa 500 mg Substanz werden genau gewogen, in 50 ml W. gelöst, mit 5 ml verd. Salzsäure versetzt und das ausgeschiedene Thiamylal mit 5mal 25 ml Chloroform ausgeschüttelt. Die Chloroformextrakte werden durch einen mit Chloroform angefeuchteten Wattebausch in ein tariertes Becherglas filtriert und die Watte mit wenig Chloroform nachgewaschen. Die vereinten Chloroformlösungen werden auf dem Wasserbad mit Hilfe eines elektrischen Föhnes eingedampft, der Rückstand 30 Min. bei 105° getrocknet, auf Raumtemp. abgekühlt und gewogen. Das Gewicht des Rückstandes ergibt, mit 1,086 multipliziert, den Gehalt an $C_{12}H_{17}N_2NaO_2S$ in der eingewogenen Substanz.

Aufbewahrung. Steril, luftdicht verschlossen, vor Licht geschützt.

Dosierung. Übliche Dosis, i.v. 3 bis 6 ml einer 2,5%igen Lösung; die Geschwindigkeit der Verabreichung soll so bemessen sein, daß innerhalb von 5 Sek. 1 ml injiziert wird (USP XVI).

Handelsform: Surital Sodium (Parke & Davis).

Natrium cyclohexenylallylthiobarbituricum ÖAB 9. Cyclohexenyl-allylthiobarbitursaures Natrium. Thialbarbitalum Natricum. Thialbarbitonum Sodium.

$C_{13}H_{15}N_2NaO_2S$ Formel C. 7 a   M.G. 286,34

Natriumsalz der 5-Allyl-5-(Δ^2-cyclohexenyl)-2-thiobarbitursäure.

Eigenschaften. Gelblichweißes, kristallines, hygroskopisches Pulver von schwach lauchartigem Geruch, von unangenehm bitterem Geschmack, das an der Luft Kohlendioxid anzieht. Wäßrige Lösungen zersetzen sich allmählich schon bei Zimmertemp. und scheiden bei Einwirkung von Kohlendioxid die freie Säure aus. Leicht löslich in W. und A., sehr wenig löslich in Äther oder Chloroform.

Erkennung. 1. Erhitzt man etwa 20 mg Substanz mit 1 ml konz. Natronlauge zum Sieden, so entweichen nach einiger Zeit basisch reagierende Dämpfe. Versetzt man den Rückstand mit 2 ml W. und säuert hierauf mit Salzsäure an, so entweicht Schwefelwasserstoff, erkennbar am Geruch. – 2. Versetzt man eine Lösung von etwa 2 mg Substanz in 1 ml methanolischer Kobaltchloridlösung mit 1 Tr. Ammoniak, so färbt sich die Lösung violettrot. – 3. Eine Lösung von etwa 5 mg Substanz in 3 ml W. gibt auf Zusatz von 2 Tr. Pyridin und 2 Tr. verd. Kupfersulfatlösung einen gelbgrünen, flockigen Niederschlag. – 4. Erwärmt man etwa 1 mg Substanz und etwa 1 mg α-Naphthol mit 2 ml konz. Schwefelsäure, so entsteht eine tiefrote, grün fluoreszierende Lösung. – 5. Aus einer Lösung von etwa 100 mg Substanz in 5 ml W. scheidet sich auf Zusatz von verd. Salzsäure Cyclohexenylallylthiobarbitursäure als dichter, weißer, kristalliner Niederschlag aus, der abgesaugt, gewaschen und bei 80° getrocknet wird. Schmelzintervall (im Kapillarröhrchen) der stabilen Modifikation: 136 bis 142°, der instabilen Modifikation 122 bis 126°. – 6. Substanz und Verbrennungsrückstand geben die für Natrium charakteristischen Identitätsreaktionen.

Prüfung. 1. Eine Lösung von 1 T. Substanz in 9 T. frisch ausgekochtem und wieder erkaltetem W. muß klar und hellgelb sein und gegen Phenolphthalein alkalisch reagieren. – 2. Chlorid, Sulfat und Schwermetalle dürfen in unzulässiger Menge nicht nachweisbar sein. – 3. Trocknungsverlust: Höchstens 2,5%, bestimmt bei 80°.

Gehaltsbestimmung. A. 0,5727 g getrocknete Substanz werden in 20 ml W. gelöst und nach Zusatz von 20 ml A. und 5 Tr. Bromphenolblaulösung mit 0,1 n HCl bis zum Farbumschlag nach Grün titriert. Hierauf erhitzt man zur Entfernung des Kohlendioxids 2 Min. lang zum Sieden und titriert nach dem Abkühlen neuerdings mit 0,1 n HCl auf Grün. Für die angegebene Einwaage müssen 19,80 bis 20,10 ml 0,1 n HCl verbraucht werden, entsprechend 99,0 bis 100,5% d. Th. 1 ml 0,1 n HCl entspricht 28,63 mg $C_{13}H_{15}N_2NaO_2S$. – B. 0,01716 g bei 80° getrocknete Substanz werden in 80 ml W. gelöst. Die Lösung versetzt man mit 15 ml verd. Natronlauge und 30,00 ml 0,1 n Jodlösung und läßt 1 Std. lang stehen. Hierauf versetzt man mit 10 ml Salzsäure und titriert das überschüssige Jod mit 0,1 n $Na_2S_2O_3$-Lösung unter Verwendung von Stärkelösung als Indikator zurück. Eine zweite Bestimmung führt man in gleicher Weise, ohne die zu untersuchende Substanz, als Blindprobe aus. Die Differenz der bei den beiden Titrationen verbrauchten Anzahl ml 0,1 n $Na_2S_2O_3$-Lösung muß für die angegebene Einwaage 19,40 bis 20,00 ml betragen, entsprechend 97,0 bis 100,0% d. Th. 1 ml 0,1 n $Na_2S_2O_3$-Lösung entspricht 3,579 mg $C_{13}H_{15}N_2NaO_2S$.

Aufbewahrung. In evakuierten oder mit Stickstoff gefüllten Gefäßen.

Dosierung. Gebräuchliche Einzeldosis bei i.v. Verabreichung: 0,5 bis 1,0 g. Einzel- und Tagesmaximaldosis, i.v.: 2,0 g.

Handelsform: Kemithal (I. C. I. Brit.; Rhein-Chemie, Heidelberg).

II. Cyclische Säureamide

Die hier beschriebenen Verbindungen gehören im wesentlichen zur Gruppe der *Oxopiperidine*, die in ihrer qualitativen Wirkung den Barbituraten ähnlich sind, jedoch etwas höher dosiert werden müssen, um eine vergleichbare Wirkungsdauer zu gewährleisten. Die üblichen Dosen liegen zwischen 0,2 und 0,5 g, kleinere Gaben werden als Sedativa verabreicht.

Pyrithyldion. Pyrthyldion.

$C_9H_{13}NO_2$ M.G. 167,20

3,3-Diäthyl-2,4-dioxo-1,2,3,4-tetrahydro-pyridin.
3,3-Diäthyl-2,4-dioxo-5,6-dehydro-piperidin.

Herstellung. Durch Einwirkung von Ameisensäuremethylester und Natrium auf Diäthylacetessigsäure-äthylester gelingt die Kettenverlängerung zum 2,2-Diäthyl-3-keto-4,5-dehydro-5-hydroxy-valeriansäureäthylester, der durch Behandlung mit NH_4Cl/NH_3 in das entsprechende 5-Amino-derivat übergeht, das schließlich durch Alkalibehandlung zum Dioxopiperidin ringgeschlossen wird [Helv. chim. Acta *37*, 1839 (1954)].

Eigenschaften. Farb- und geruchloses, schwach bitter schmeckendes, kristallines Pulver; löslich in W., den gebräuchlichen org. Lösungsmitteln und fetten Ölen. Fp. 89 bis 90° (KOFLER), sublimiert bei 75 bis 85°.

Erkennung. Nach Zugabe von Natronlauge fluoresziert die Substanz in wäßriger oder alkoholischer Lösung leuchtend blau; bei Zusatz von Hydroxylamin wird die Fluoreszenz gelöscht.

Nach F. JAMINET (ref. in Chem. Zbl. *1955*, S. 11046) eignet sich zum Nachweis von Pyrithyldion folgende Reaktion: Gibt man zu 2 ml einer wäßrigen Lösung 1 ml n NaOH und 1 Tr. H_2O_2-Lösung und erwärmt einige Min. auf dem Wasserbad, so entsteht eine Gelbfärbung mit einem Max. bei 400 mμ. Gibt man zu dieser Lösung 1 ml H_2SO_4 und 1 Tr. $FeCl_3$-Lösung, so entsteht sofort eine rotviolette Färbung.

Gehaltsbestimmung. JAMINET empfiehlt eine bromometrische Bestimmung.

Anwendung. Als Einschlafmittel, auch als Tagessedativum geeignet. Die Verbindung wird im Organismus weitgehend abgebaut und rasch ausgeschieden.

Handelsformen: Persedon (Hoffmann-La Roche AG), Persidon (Roche, USA).

Ethypiconum (INN).

$C_{10}H_{15}NO_2$ M.G. 181,23

3,3-Diäthyl-2,4-dioxo-5-methyl-1,2,3,4-tetrahydropyridin.
3,3-Diäthyl-2,4-dioxo-5-methyl-5,6-dehydropiperidin.

Dihyprilon (INN). Piperidione.

$C_9H_{15}NO_2$ M.G. 169,22

3,3-Diäthyl-2,4-dioxo-piperidin.

Handelsform: Die Substanz ist enthalten in Esanin (Hoffmann-La Roche).

Methyprylone BPC 63, NND 63, NF XII. Methyprylon (INN).

$C_{10}H_{17}NO_2$
3,3-Diäthyl-2,4-dioxo-5-methyl-piperidin.

M.G. 183,25

Eigenschaften. Weißes, kristallines Pulver von charakteristischem Geschmack, bitter nachschmeckend. Löslichkeit: Bei 20° löslich in 14 T. W., in 0,7 T. A. (97%), in 0,6 T. Chloroform, in 3,5 T. Äther. Fp. 74 bis 77°.

Erkennung. Nach BP 63: 1. Lichtabsorption: Die mit 50%igem A. bereitete Lösung zeigt zwischen 240 und 350 mµ nur ein Maximum bei 290 mµ. Die Extinktion einer 0,25%igen (g/ml) Lösung, gemessen in 1 cm Schichtdicke, beträgt etwa 0,50. – 2. 50 mg Substanz werden mit einer Mischung von 2 ml n NaOH und 5 ml W. versetzt, geschüttelt und mit 0,5 ml Kalium-hexacyanoferrat(III)-Lösung versetzt; die Lösung zeigt dann unter dem UV-Licht eine grüne Fluoreszenz.

Prüfung. 1. Trocknungsverlust: Höchstens 0,5%, wenn bei 50° und einem 5 Torr nicht überschreitenden Druck bis zur Gewichtskonstanz getrocknet wird. – 2. Sulfatasche: Höchstens 0,1%.

Gehaltsbestimmung. Nach BP 63 wird eine potentiometrische Titration mit 0,1 m alkalischer Kalium-hexacyanoferrat(III)-Lösung durchgeführt. 1 ml 0,1 m $K_3[Fe(CN)_6]$-Lösung entspricht 0,009 163 g $C_{10}H_{17}NO_2$.

Aufbewahrung. Vor Licht geschützt, in gut schließenden Gefäßen.

Anwendung. Als Schlaf- und Beruhigungsmittel. Hinsichtlich seiner hypnotischen Wirkung soll die Verbindung eine Mittelstellung zwischen Pyrithyldion und Phenobarbital einnehmen.

Dosierung. Als Schlafmittel: 200 bis 400 mg.

Handelsform: Noludar (Hoffmann-La Roche).

Glutethimide BP 63, NND 63, NFN 59, NF XII, BPC 59, (INN). Gluthedimidum DAB 7 – DDR.

$C_{13}H_{15}NO_2$
3-Phenyl-3-äthyl-2,6-dioxo-piperidin oder α-Phenyl-α-äthyl-glutarsäureimid.

M.G. 217,26

Darstellung. Durch Cyclisierung von α-Phenyl-α-äthyl-glutarsäuremonoamid.

Eigenschaften. Farblose Kristalle oder weißes, kristallines Pulver, geruchlos, von bitterem Geschmack. Löslichkeit: Bei 20° löslich in 5 T. A. (95%), in 20 T. Äther und in weniger als 1 T. Chloroform. Fp. 85 bis 88°.

Erkennung. Nach BP 63: 1. 1 g Substanz wird mit 5 ml Natronlauge und 15 ml W. 30 Min. lang auf dem Wasserbad erhitzt, abgekühlt und gegen Lackmus mit verd. Salzsäure angesäuert; nach dem Filtrieren und Stehenlassen scheidet sich ein Kristallisat aus, das mit Wasser gewaschen und bei 100° getrocknet wird; Fp. bei 159°. – 2. 10 mg Substanz werden mit 2 ml W., 0,1 g Hydroxylamin-hydrochlorid und 1 ml Natronlauge versetzt, 10 Min. stehengelassen, dann mit 2 ml verd. Salzsäure angesäuert und mit 1 ml Eisen(III)-chlorid-Lösung versetzt; es entsteht eine tief braunrote Färbung. – 3. Die mit abs. A. bereitete Lösung zeigt zwischen 230 und 350 mµ drei Maxima: bei 251,5 mµ, 257,5 mµ und 263,5 mµ. Die Extinktion einer 0,025%igen (g/ml) Lösung, gemessen in 1 cm Schichtdicke, beträgt etwa: bei 251,5 mµ: 0,43, bei 257,5 mµ: 0,46 und bei 263,5 mµ: 0,36. – 4. 0,10 g Substanz wird nach Zusatz von 5,0 ml 3 n Natronlauge erhitzt. Die entweichenden Dämpfe färben angefeuchtetes rotes Lackmuspapier blau (DAB 7 – DDR). – 5. 0,10 g Substanz und 0,020 g Kobalt(II)-nitrat werden in 5,0 ml Methanol gelöst. Die Lösung zeigt nach dem Zusatz von 2,0 ml Bariumhydroxid-RL sofort eine Trübung und eine violette Färbung (DAB 7 – DDR).

Prüfung. 1. Unlösliche Verunreinigungen, Farbe der Lösung: 1,00 g Substanz muß sich in 10,0 ml Äthanol lösen. Die Lösung muß klar und darf nicht stärker gefärbt sein als 10,0 ml Farb-VLB (DAB 7 – DDR). – 2. Schwermetall-Ionen: 10,0 ml Prüflösung dürfen bei der

„Prüfung auf Schwermetalle" nach Methode I (Bd. I, 254) weder eine Trübung noch eine stärkere Färbung als die Vergleichsprobe zeigen (höchstens 0,002%, berechnet als Pb^{2+}). Prüflösung: 2,500 g Substanz werden nach Zusatz von 50,0 ml W. 1 Min. geschüttelt. Das Filtrat wird als Prüflösung verwendet (DAB 7 – DDR). – 3. Acetat: 5,0 ml Prüflösung dürfen nach Zusatz von 5,0 ml W. und 5 Tr. Eisen(III)-Chloridlösung (5,0 g/100,0 ml) keine braune oder rote Färbung zeigen (DAB 7 – DDR). – 4. Chlorid: 5,0 ml Prüflösung dürfen nach Zusatz von 5,0 ml W. bei der „Prüfung auf Chlorid" nach Bd. I, 257 keine Trübung zeigen (DAB 7 – DDR). – 5. Sulfat: 10,0 ml Prüflösung dürfen bei der „Prüfung auf Sulfat" nach Bd. I, 263 keine Trübung zeigen (DAB 7 – DDR). – 6. Sulfatasche: Höchstens 0,25% (DAB 7 – DDR); höchstens 0,1% (BP 63). – 7. Trocknungsverlust: Höchstens 0,50% (DAB 7 – DDR); höchstens 1,0%, wenn 24 Std. über Phosphorpentoxid und bei einem 5 Torr nicht überschreitenden Druck getrocknet wird (BP 63).

Gehaltsbestimmung. Nach BP 63: Etwa 0,5 g Substanz werden genau gewogen, mit 10 ml 0,5 n alkoholischer KOH auf dem Wasserbad 1 Std. am Rückfluß erhitzt, abgekühlt und mit 0,2 n HCl unter Verwendung von Phenolphthalein als Indikator titriert. Die Operation wird ohne Glutethimid als Blindversuch wiederholt. Aus der Differenz der beiden Titrationen ergibt sich die durch das Glutethimid verbrauchte Menge Alkali. 1 ml 0,2 n HCl entspricht 0,04345 g $C_{13}H_{15}NO_2$. Forderung: Mindestens 99,0%.

Das DAB 7 – DDR läßt eine Kjeldahl-Bestimmung durchführen. Dabei entspricht 1 ml 0,1 n Säure 21,73 mg Glutethimid.

Aufbewahrung. Vor Licht geschützt, in dicht schließenden Gefäßen.

Anwendung. Als Schlafmittel mittlerer Wirkungsstärke.

Dosierung. 250 bis 500 mg (BP 63).

Handelsform: Doriden (Ciba).

Amino-Glutethimide NND 62.

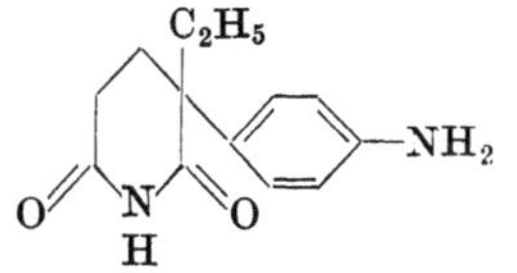

$C_{13}H_{16}N_2O_2$

3-(p-Aminophenyl)-3-äthyl-2,6-dioxo-piperidin.

α-(p-Aminophenyl)-α-äthyl-glutar-säureimid.

M.G. 232,27

Handelsform: Elipten (Ciba).

Iminophenimidum (INN).

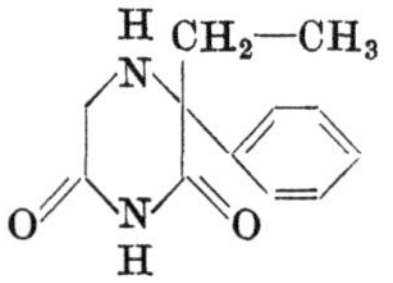

$C_{12}H_{14}N_2O_2$

3-Äthyl-3-phenyl-piperazin-dion-(2,6).

M.G. 218,24

Aminophenylpyridone NFN 61.

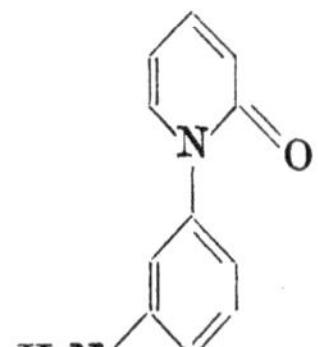

$C_{11}H_{10}N_2O$

N-(m-Aminophenyl)-pyridon-2.

M.G. 186,21

Handelsform: Dornval (Maltbie).

Ketohexazinum NFN 62.

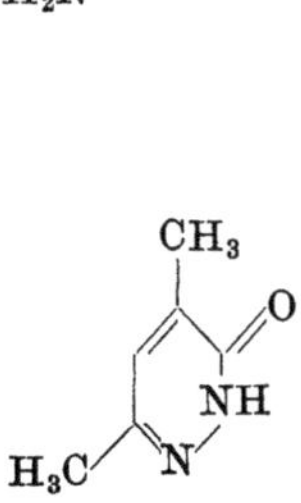

$C_6H_8N_2O$

4,6-Dimethyl-2,3-dihydro-pyridazinon-(3).

M.G. 124,14

Methaqualon (INN).

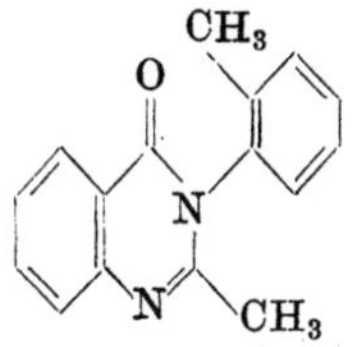

$C_{16}H_{14}N_2O$
2-Methyl-3-o-tolyl-4-(3H)-chinazolinon.

M.G. 250,29

Anwendung. Bei Einschlaf- und Wiedereinschlafstörungen sowie Schlaflosigkeit bei Schmerzen.

Handelsform: Revonal (Merck).

Aethinazon (INN).

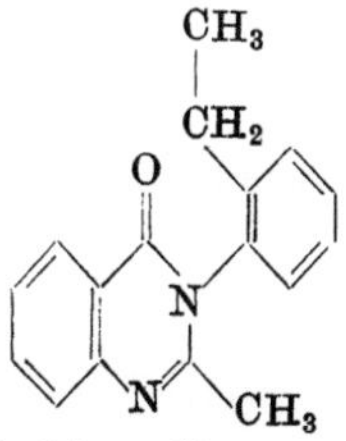

$C_{17}H_{16}N_2O$
2-Methyl-3-o-äthylphenyl-4-(3H)-chinazolinon.

M.G. 264,31

Anwendung. Tagessedativum und mildes Einschlafmittel.

Handelsform: Aolan (Beiersdorf).

Mogadan.

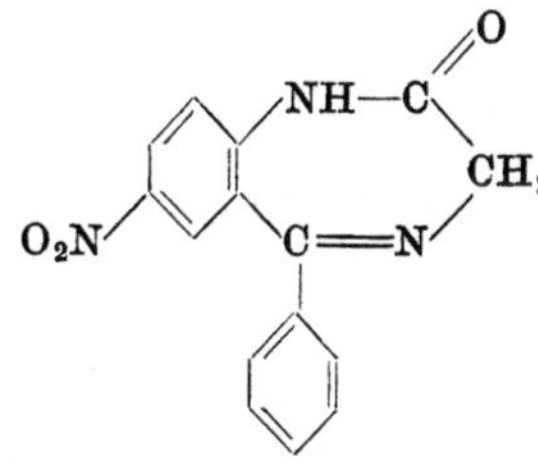

$C_{15}H_{11}N_3O_3$
1,3-Dihydro-7-nitro-5-phenyl-2H-1,4-benzo-diazepin-2-on.

M.G. 281,3

Darstellung s. L. H. STERNBACH u.a.: J. med. pharm. Chem. *6*, 261 (1963).

Eigenschaften. Gelbliches, kristallines Pulver, praktisch geruch- und geschmacklos; löslich in Chloroform, Aceton, Alkoholen, Essigsäureäthylester, unlöslich in W., Ae., Benzol, Hexan, Petroläther. Fp. 216 bis 230°. UV- und IR-Spektrum s. O. PRIBILLA: Arzneimittel-Forsch. (Drug Res.) *15*, 1148 (1965).

Erkennung. 1. Durch saure Hydrolyse erhält man 2-Amino-5-nitro-benzophenon, dessen Hydrochlorid bei 161° (Kofler) schmilzt. — 2. DC: Stationäre Phase: Kieselgel G (Merck), Detektion durch Fluoreszenz im UV-Licht oder Besprühen mit Dragendorffs Reagens.

Mobile Phase	R_f-Wert
Benzol	0,05
Methanol	0,85
Benzol : Methanol = 29 : 0,1	0,05
Chloroform : Aceton = 9 : 1	0,45

3. Polarographie und Oszillopolarographie s. H. OELSCHLÄGER, J. VOLKE, G. T. LIM u. U. FRANK: Arzneimittel-Forsch. (Drug Res.) *16*, 82 (1966).

Pharmakologische Eigenschaften. Mogadan steht als Benzodiazepinderivat hinsichtlich seiner chemischen, pharmakologischen und therapeutischen Eigenschaften den Präparaten Librium und Valium nahe. Es besitzt jedoch auch einen ausgeprägten hypnogenen Effekt und wirkt damit schlafinduzierend. Mogadan unterscheidet sich von den herkömmlichen Schlafmitteln durch seinen Wirkungsmechanismus, seinen normalisierenden Einfluß auf den Wach-Schlaf-Rhythmus, seine gute Verträglichkeit und geringe Toxizität.

Dosierung. Übliche Dosis: 5 bis 10 mg, wodurch eine Schlafdauer von 6 bis 8 Std. erreicht wird.

Anwendung. Bei Schlafstörungen durch Reizbarkeit, Überbeanspruchung, Ärger, Angst, Spannungen, Bedrückungen usw., bei Schlafstörungen, die durch organische Erkrankungen verursacht werden.

Handelsform: Mogadan (Hoffmann-La Roche).

III. Nichtcyclische Harnstoffderivate, Säureamide und Urethane

Die auch als Monoureide bezeichneten, nicht cyclischen Harnstoffderivate werden zur Behandlung leichter Schlafstörungen verwandt. Die Wirkung dauert etwa 3 bis 4 Std. Die Dosierung schwankt zwischen 0,5 und 1,5 g. In kleineren Dosen dienen die aufgezählten Verbindungen meist als Sedativa.

Bromadalum Ph.Helv. V. Bromdiäthyl-acetylcarbamid DAB 7 – BRD. Bromdiaethylacetylcarbamidum ÖAB 9. Carbromalum Ph.Dan. IX. Carbromal BP 63, BPC 54, NF X, (INN). Bromdiäthylacetylcarbamid. Bromdiaethylacetylurea. Bromadal.

$C_7H_{13}BrN_2O_2$ M.G. 237,11

2,2-Diäthyl-2-brom-acetyl-harnstoff.

Eigenschaften. Weißes, praktisch geruch- und geschmackloses, kristallines Pulver; wasserdampfflüchtig, sublimiert geringfügig zwischen 60 und 80°; leicht löslich in A., Aceton, Benzol, löslich in siedendem W., sehr wenig löslich in W. oder Petroläther. Fp. 116 bis 118°.

Erkennung. 1. Werden 0,2 g Substanz mit 3 ml Natronlauge erhitzt, so entwickelt sich Ammoniak. – 2. 0,40 g Substanz werden mit 0,40 g Zinkstaub, 10,0 ml Äthanol 96% und 0,40 ml Essigsäure unter Rückfluß 30 Min. lang auf dem Wasserbad erhitzt. Aus der heiß filtrierten Lösung fällt beim Abkühlen Diäthylacetylcarbamid aus, das nach dem Auswaschen mit W. und Trocknen bei 105° zwischen 209 und 214° schmilzt (DAB 7 – BRD). – 3. 3,0 ml des Filtrates von 2. werden mit 1,0 ml 3 n Schwefelsäure angesäuert, mit 2,0 ml Chloroform und 1,0 ml Chloramin-T-Lösung versetzt. Beim Umschütteln färbt sich die Chloroformschicht braun (DAB 7 – BRD). – 4. Versetzt man die mit Natronlauge bis zur Ammoniakentwicklung erhitzte Lösung nach dem Abkühlen mit verd. Salpetersäure, Chloroform und Kaliumpermanganat bis zur Gelbfärbung, so färbt sich beim Schütteln das Chloroform bräunlich (Ph.Helv. V). – 5. Werden 100 mg Substanz in 1 ml A. gelöst, mit 1 ml konz. Schwefelsäure versetzt und dann zum Sieden erhitzt, so entwickelt sich ein fruchtesterähnlicher Geruch (Ph.Helv. V).

Prüfung. 1. Organische Verunreinigungen: Die Lösung von 100 mg Substanz in 1 ml konz. Schwefelsäure muß farblos oder beinahe farblos sein (Ph.Helv. V). – 2. 100 mg Substanz müssen sich in 2 ml A. klar, farblos und völlig lösen (Ph.Helv. V). – 3. Sulfat: Werden 0,2 g Substanz mit 10 ml W. geschüttelt, so darf das Filtrat Lackmuspapier nicht verändern und durch Bariumnitratlösung nicht getrübt werden (Ph.Helv. V). – 4. Bromid, Chlorid: 500 mg Substanz werden mit 5 ml frisch ausgekochtem und wieder erkaltetem W. während 1 Min. geschüttelt. 1 ml des Filtrates + 1 ml verd. Salpetersäure darf durch 4 Tr. Silbernitratlösung nicht stärker getrübt werden als 1 ml einer Mischung von 1 ml Chlorid-Vergleichslösung (etwa 0,002 n) + 9 ml W., welcher ebenfalls 1 ml verd. Salpetersäure + 4 Tr. Silbernitratlösung zugesetzt sind (Ph.Helv. V). – 5. 0,5 g Substanz dürfen beim Verbrennen keinen wägbaren Rückstand hinterlassen (Ph.Helv. V). – 6. Sulfatasche: Höchstens 0,1% (DAB 7 – BRD).

Gehaltsbestimmung. DAB 7 – BRD, Ph.Dan. IX, BP 63, ÖAB 9 und Ph.Helv. V lassen eine argentometrische Brombestimmung durchführen. Vorschrift nach Ph.Helv. V: Etwa 0,3 g Substanz werden genau gewogen und in einem Erlenmeyerkolben von 200 ml Inhalt am Rückflußkühler mit 10 ml konz. Natronlauge während 15 Min. in schwachem Sieden erhalten. Die Mischung wird mit 50 ml W. und 10 ml konz. Salpetersäure und nach dem Erkalten mit 20,00 ml 0,1 n $AgNO_3$-Lösung versetzt. Unter Verwendung von 2 ml Eisen(III)-ammoniumsulfatlösung wird das überschüssige Silbernitrat mit 0,1 n NH_4SCN-Lösung bis zum Farbumschlag in Rötlichgelb zurücktitriert (Mikrobürette). In einem Blindversuch ist ohne vorangehendes Kochen der Halogengehalt der 10 ml konz. Natronlauge festzustellen. 1 ml 0,1 n AgNO$_3$-Lösung entspricht 0,07992 g Brom. Forderung: Mindestens 33% und höchstens 33,7% Brom. 0,3000 g Substanz müssen mindestens 12,39 und höchstens 12,65 ml 0,1 n AgNO$_3$-Lösung verbrauchen.

Aufbewahrung. In gut verschlossenen Gefäßen.

Dosierung. Größte Einzelgabe 1,5 g, größte Tagesgabe 3,0 g.

Handelsform: Adalin (Bayer).

Bromisovalum Ph.Helv. V, DAB 7 – DDR, Ph.Dan. IX, NF XI. Bromisovalerianylcarbamid DAB 7 – BRD. Bromisovalerianylcarbamidum ÖAB 9. Bromeval BPC 54. Bromvaletone. Bromisoval. α-Bromisovalerylcarbamid. Bromisovalerianylurea. Bromisovalerianylharnstoff.

$$O=C\begin{array}{c}NH_2\\NH-C-\underset{\underset{Br}{|}}{\overset{\overset{H}{|}}{C}}-CH\begin{array}{c}CH_3\\CH_3\end{array}\\\overset{\|}{O}\end{array}$$

$C_6H_{11}BrN_2O_2$ M.G. 223,09
2-Brom-isovalerianyl-harnstoff.

Eigenschaften. Weißes, schwach bitter schmeckendes, fast geruchloses, kristallines Pulver, leicht löslich in A. oder Äther, wenig löslich in W., in siedendem W. löslich unter Zersetzung. Fp. unscharf bei 147 bis 149°.

Erkennung. 1. 0,40 g Substanz werden mit 0,40 g Zinkstaub, 10,0 ml Äthanol (96%) und 0,40 ml Essigsäure unter Rückfluß 30 Min. lang auf dem Wasserbad erhitzt. Aus der heiß filtrierten Lösung fällt beim Abkühlen Isovalerianylcarbamid aus, das nach dem Auswaschen mit W. und Trocknen bei 105° zwischen 202 und 206° schmilzt (DAB 7 – BRD). – 2. 3,0 ml des Filtrates von 1. werden mit 1,0 ml 3 n Schwefelsäure angesäuert, mit 2,0 ml Chloroform und 1,0 ml Chloramin-T-Lösung versetzt. Beim Umschütteln färbt sich die Chloroformschicht braun (DAB 7 – BRD). – 3. 0,10 g Substanz wird nach Zusatz von 5,0 ml 3 n Natronlauge erhitzt, die entweichenden Dämpfe färben angefeuchtetes rotes Lackmuspapier blau (DAB 7 – DDR). – 4. Die Mischung von 3. wird nach Zusatz von 5,0 ml 6 n Schwefelsäure erhitzt. Es ist der Geruch nach Isovaleriansäure wahrnehmbar (DAB 7 – DDR).

Prüfung. 1. Aussehen der Lösung: Die Lösung von 0,10 g Substanz in 2,00 ml Äthanol (90%) muß klar und farblos sein (DAB 7 – BRD), ähnlich DAB 7 – DDR). – 2. Sauer oder alkalisch reagierende Verunreinigungen: Je 5,0 ml Prüflösung dürfen nach Zugabe von 0,10 ml Methylrotlösung II höchstens 0,10 ml 0,02 n Natronlauge bis zum Umschlag nach Gelb und höchstens 0,10 ml 0,02 n Salzsäure bis zum Umschlag nach Rot verbrauchen. Prüflösung: 1,25 g Substanz werden 5 Min. lang mit 25,0 ml W. kräftig geschüttelt. Das Filtrat wird unter Nachwaschen des Filters auf 25,0 ml ergänzt (DAB 7 – BRD). – 3. Chlorid- und Bromid-Ionen: 2,0 ml Prüflösung werden nach der Vorschrift Bd. I, 257 geprüft (DAB 7 – BRD). – 4. Schwermetall-Ionen: 10,0 ml Prüflösung (2,500 g Substanz nach Zusatz von 50,0 ml kohlendioxidfreiem W. 1 Min. geschüttelt. Das Filtrat wird als Prüflösung verwendet) dürfen bei der Prüfung auf Schwermetall-Ionen nach Bd. I, 254 weder eine Trübung noch eine Färbung zeigen (DAB 7 – DDR). – 5. Verhalten gegen Schwefelsäure: 0,100 g Substanz werden nach Bd. I, 239 geprüft. Die Lösung darf nicht stärker gefärbt sein als 5,0 ml einer Mischung von 0,30 ml Eisen(III)-chlorid-Lösung III, 0,10 ml Kobalt(II)-chlorid-Lösung, 0,15 ml Kupfer(II)-sulfat-Lösung II und 49,4 ml Salzsäure, 1%ig (DAB 7 – BRD). – 6. Organische Verunreinigungen: 0,200 g Substanz werden in 5,0 ml konz. Schwefelsäure unter Schütteln gelöst. 15 Min. nach dem Schwefelsäurezusatz darf die Lösung keine stärkere Färbung zeigen als 5,0 ml Farb-VLE (DAB 7 – DDR).–
7. Trocknungsverlust: Höchstens 0,2% (DAB 7 – BRD); höchstens 0,25% (DAB 7 – DDR).–
8. Sulfatasche: Höchstens 0,1% (DAB 7 – BRD und DAB 7 – DDR).

Gehaltsbestimmung. Nach DAB 7 – BRD, DAB 7 – DDR, ÖAB 9, Ph.Dan. IX und nach Ph.Helv. V wird der Bromgehalt argentometrisch bestimmt. Vorschrift der Ph.Helv. V: Ausführung analog Bromadalum. Einwaage etwa 0,3 g, genau gewogen. 1 ml 0,1 n AgNO$_3$-Lösung entsprechen 0,07992 g Brom. Forderung: Mindestens 34%, höchstens 35,8% Brom. 0,3000 g Substanz müssen mindestens 12,76 und höchstens 13,44 ml 0,1 n AgNO$_3$-Lösung verbrauchen.

Aufbewahrung. Vor Licht geschützt, in gut schließenden Gefäßen.

Dosierung. Größte Einzelgabe 1,0 g, größte Tagesgabe 2,0 g.

Handelsform: Bromural (Knoll).

Acetylcarbromal. Acetcarbromal. Acetyladalin. Acetyldiäthylbromacetylcarbamid.

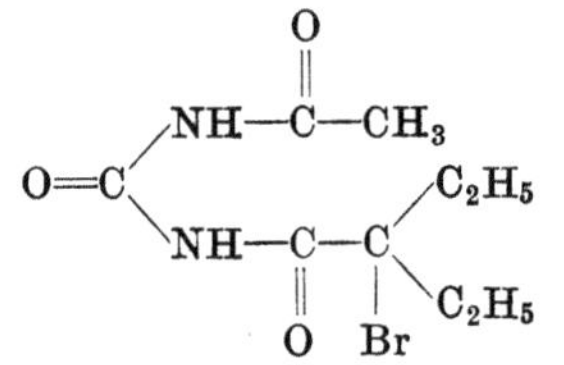

$C_9H_{15}BrN_2O_3$

M.G. 279,06

N-(2-Brom-2,2-diäthyl-acetyl)-N'-acetyl-harnstoff.

Eigenschaften. Weißes, kristallines, geruchloses, schwach bitter schmeckendes Pulver. Leicht löslich in A., schwer löslich in W. Fp. 108 bis 110°.

Erkennung. 1. Beim Erhitzen von etwas Substanz am ausgeglühten Kupferdraht entsteht eine Grünfärbung der Flamme (Beilstein-Probe). – 2. Beim Erhitzen mit Natronlauge tritt der Geruch nach Ammoniak auf. – 3. Die nach 2. erhaltene Lösung gibt nach dem Abkühlen, Ansäuern mit Salpetersäure und Versetzen mit Silbernitratlösung einen gelblichen Niederschlag von Silberbromid. – 4. Die nach 2. erhaltene Lösung gibt nach dem Ansäuern mit Schwefelsäure und Zusatz von A. beim Erhitzen den Geruch nach Essigsäureäthylester.

Prüfung. 1. Werden 0,2 g Substanz mit 10 ml W. geschüttelt, so darf das Filtrat Lackmuspapier nicht röten und durch Bariumnitratlösung nicht verändert werden. – 2. 100 mg Substanz müssen sich in 1 ml konz. Schwefelsäure farblos lösen. – 3. 0,2 g Substanz dürfen nach dem Verbrennen höchstens 0,001 g Rückstand hinterlassen.

Gehaltsbestimmung. Analog Bromisoval oder Carbromal kann eine argentometrische Brombestimmung durchgeführt werden. Dabei müssen für 0,3000 g Substanz 10,5 bis 10,8 ml 0,1 n $AgNO_3$-Lösung verbraucht werden, entsprechend 28,0 bis 28,8% Brom oder 97,7 bis 100,5% $C_9H_{15}BrN_2O_3$.

Dosierung. 0,25 bis 0,5 g dreimal täglich. Größte Einzelgabe 1,0 g, größte Tagesgabe 2,0 g.

Handelsform: Abasin (Bayer; Winthrop).

Apronalid. Apronalum.

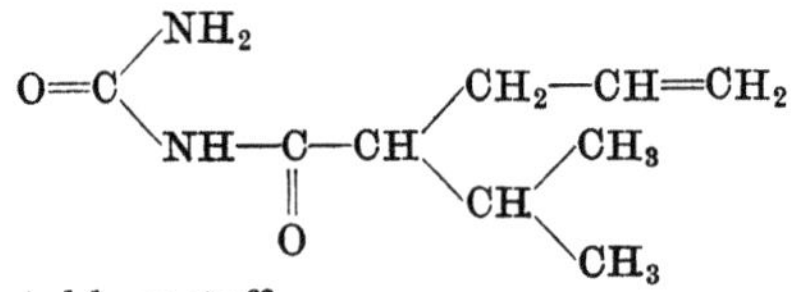

2-Allyl-2-isopropyl-acetyl-harnstoff.

Anwendung. Früher als Schlafmittel verwandt. Heute wegen seiner Nebenwirkungen (Purpura) kaum noch verordnet.

Handelsform: Sedormid (Hoffmann-La Roche).

Fenuron.

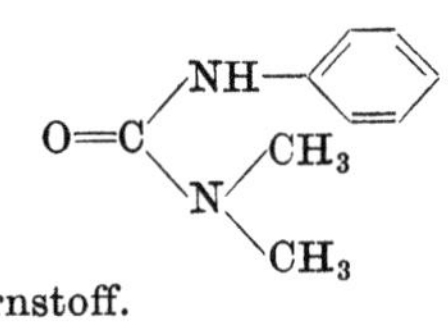

N-Phenyl-N',N'-dimethyl-harnstoff.

Anwendung. Als Beruhigungs- und leichtes Schlafmittel.

Diuron.

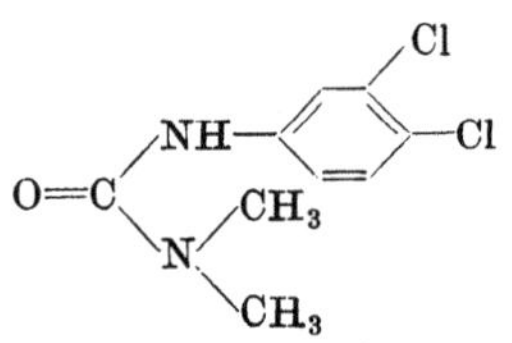

N-(3,4-Dichlorphenyl)-N',N'-dimethyl-harnstoff.

Anwendung. Als Beruhigungs- und leichtes Schlafmittel.

Ibrotalum NFN 57.

$$H_2N-\underset{\underset{O}{\|}}{C}-\underset{\underset{Br}{|}}{\overset{\overset{C_2H_5}{|}}{C}}-\underset{\underset{CH_3}{|}}{CH}-CH_3$$

2-Brom-2-äthyl-3-methyl-butyrylamid.

Valoctamidum NFN 62.

$$H_2N-\underset{\underset{O}{\|}}{C}-\overset{\overset{C_2H_5}{|}}{CH}-\underset{\underset{CH_3}{|}}{CH}-CH_2-CH_3$$

2-Äthyl-3-methyl-valerianyl-amid.

Handelsform: Axiquel (McNeil).

Urethanum DAB 6, Ph.Helv. V, Ph.Dan. IX, Gall. VII, ÖAB 9, Pl.Ed. I/2. Urethan NF XII, USP XVI. Urethane BP 63. Äthylurethan. Äthylcarbamat.

$$H_2N-\underset{\underset{O}{\|}}{C}-OC_2H_5$$

$C_5H_7NO_2$ M.G. 89,10
Carbaminsäureäthylester.

Eigenschaften. Farblose, fast geruchlose Kristalle oder Blättchen, oder weißes gekörntes Pulver von salzig-kühlendem, schwach bitterem Geschmack. Löslichkeit: Bei 20° löslich in etwa 1 T. W. oder A. in etwa 1,5 T. Äther oder Chloroform, in etwa 3 T. Glycerin, wenig löslich in fetten Ölen. Schmelzintervall: Nach dem Trocknen über Schwefelsäure 48 bis 50°.

Erkennung. 1. Beim Erhitzen in etwa 50%iger Schwefelsäure entweicht Kohlendioxid. – 2. Beim Erhitzen mit verd. Natronlauge wird Ammoniak entwickelt, das charakteristisch riecht und angefeuchtetes Lackmuspapier bläut. – 3. Versetzt man die bei der vorhergehenden Prüfung erhaltene Lösung mit einigen Tr. Jodlösung, so entsteht eine gelbe Trübung und es tritt ein intensiver Geruch nach Jodoform auf (ÖAB 9, ähnlich DAB 6, ähnlich Pl.Ed. I/2, BP 63, USP XVI). – 4. Das IR-Spektrum einer 1%igen, mit abs. Chloroform bereiteten Lösung darf im Bereich von 2 bis 16 μ nur bei den gleichen Wellenlängen Banden aufweisen, wie das entsprechend gemessene USP-Standard-Präparat (USP XVI).

Prüfung. 1. Eine Lösung von 1 T. Substanz in 9 T. W. muß klar und farblos sein. – 2. Freie Säure: Eine Mischung von 5 ml der Lösung (1 + 9) und 5 ml W. muß sich nach Zusatz von 2 Tr. Phenolphthaleinlösung und 0,20 ml 0,01 n NaOH rot färben (ÖAB 9). – 3. Chlorid: Die wäßrige Lösung (1 + 9) darf durch Silbernitratlösung nicht verändert werden (DAB 6). – 4. Nitrat: 2 ml der wäßrigen Lösung (1 + 9) dürfen, mit der gleichen Raummenge Schwefelsäure gemischt, nach dem Überschichten mit 1 ml Eisen(II)-sulfatlösung keine gefärbte Zone zeigen (DAB 6). – 5. Ammonium: Eine Mischung von 5 ml der Lösung (1 + 9) und 5 ml W. darf sich auf Zusatz von 2 Tr. NESSLERS Reagens innerhalb von 5 Min. nicht verändern (ÖAB 9). – 6. Harnstoff: Die Lösung von 1 g Substanz in 1 ml W. darf, mit 1 ml konz. Salpetersäure gemischt, keinen Niederschlag geben (DAB 6). – 7. Schwermetalle: In der Lösung (1 + 9) dürfen Schwermetalle in unzulässiger Weise nicht nachweisbar sein (ÖAB 9). – 8. Blei: Höchstens 10 ppm (Pl.Ed. I/2). – 9. Verbrennungsrückstand: Höchstens 0,1% (ÖAB 9), höchstens 0,05% (Pl.Ed. I/2), 0,2 g Substanz dürfen keinen wägbaren Rückstand hinterlassen (DAB 6).

Gehaltsbestimmung. Nach BP 63, Ph.Dan. IX und ÖAB 9 wird eine Kjeldahl-Bestimmung durchgeführt. 1 ml 0,1 n HCl oder H_2SO_4 entspricht 8,910 mg $C_3H_7NO_2$.

Aufbewahrung. In gut verschlossenen Gefäßen.

Dosierung. 0,5 bis 3 g täglich (BP 63). Gebräuchliche Einzeldosis 1,0 bis 2,0 g. Einzelmaximaldosis 3,0 g, Tagesmaximaldosis 6,0 g (ÖAB 9).

Voluntal. Trichloräthyl-urethan.

$$H_2N-\underset{\underset{O}{\|}}{C}-OCH_2CCl_3$$

$C_3H_4NO_2Cl_3$ M.G. 278,51
Carbaminsäure-trichloräthylester.

Eigenschaften. Weißes, kristallines Pulver, fast geruchlos, von schwach bitterem Geschmack. Auf der Zunge verursacht die Substanz eine rasch vorübergehende Gefühllosigkeit. Leicht löslich in A. oder Äther, schwer löslich in W. Fp. etwa 64°.

Erkennung. 1. Gibt eine positive Beilstein-Probe. – 2. Mit Nesslers Reagens entsteht in wäßriger Lösung ein weißer, flockiger Niederschlag. In konz. Schwefelsäure in der Kälte farblos löslich; die Lösung zersetzt sich beim Erwärmen unter Gasentwicklung und Bräunung. – 3. Verdünnt man die unter 2. erhaltene Lösung mit Wasser und übersättigt mit Natronlauge, so wird beim Kochen Ammoniak entwickelt. – 4. Wird die Substanz mit Natronlauge gekocht und die erhaltene Lösung mit Salpetersäure angesäuert, so tritt auf Zusatz von Silbernitratlösung eine starke Fällung von Silberchlorid ein.

Anwendung. Früher als Hypnoticum und Sedativum, heute nur noch wenig verordnet.

Handelsform: Voluntal (Bayer, Leverkusen), enthalten im Compral (Bayer).

IV. Äthinol-Derivate

Die gebräuchlichen Äthinole sind durchweg milde Hypnotica und wirksame Sedativa. Sie besitzen eine kurze bis mittlere Wirkungsdauer und werden daher hauptsächlich als Ein- und Durchschlafmittel verwandt. Die Dosierung erstreckt sich von 0,2 bis 1,0 g. Nebenwirkungen wurden bei normaler Dosierung bisher nicht bekannt.

Methylpentinolum (INN). Methylparafynol. Meparfynol.

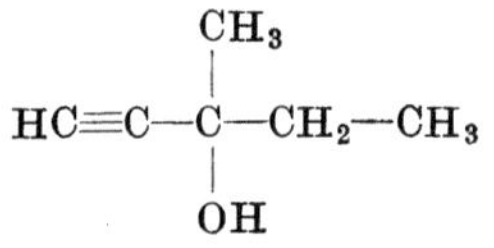

$$HC{\equiv}C-\underset{\underset{OH}{|}}{\overset{\overset{CH_3}{|}}{C}}-CH_2-CH_3$$

$C_6H_{10}O$ M.G. 98,14

3-Methyl-1-pentinol-(3).

Herstellung. Durch Äthinylierung von Methyläthylketon.

Eigenschaften. Flüssig, Kp. 117 bis 118°, von scharfem Geruch und brennendem Geschmack, löslich in Wasser.

Erkennung. Beim Erwärmen mit ammoniakalischer Kupferchloridlösung entsteht ein gelber Niederschlag, der unlöslich in W., löslich in Aceton, Chloroform und Äther ist. Mit ammoniakalischer Silbersalzlösung entsteht ein weißer, voluminöser Niederschlag. Trockene Acetylenide (z.B. die Silber- oder Kupferverbindungen) explodieren beim Erwärmen.

Anwendung. Als Einschlafmittel. Der Schlaf tritt etwa 30 Min. nach der peroralen Einnahme ein. Die Wirkung hält nur 1 bis 2 Std. an.

Handelsformen: Dormison (Schering, USA), Oblivon (Brit. Schering), Dormocit (Chemipharm GmbH, Saarbrücken), Allotropal (Heyl, Berlin-Steglitz).

Centalun.

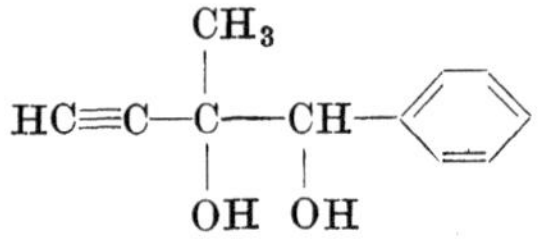

$$HC{\equiv}C-\underset{\underset{OH}{|}}{\overset{\overset{CH_3}{|}}{C}}-\underset{\underset{OH}{|}}{CH}-C_6H_5$$

4-Phenyl-3-methyl-3,4-dihydroxy-butin-(1).

Anwendung. Als Sedativum und leichtes Schlafmittel.

Handelsform: Centalun (Boehringer, Ingelheim).

Ethychlorvynol NND 63, NF XII.

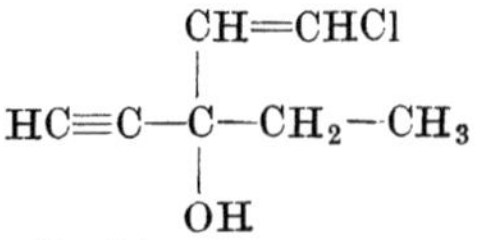

$$HC{\equiv}C-\underset{\underset{OH}{|}}{\overset{\overset{CH=CHCl}{|}}{C}}-CH_2-CH_3$$

2-Hydroxy-2-(2'-chlorvinyl)-butin-(1).

Eigenschaften. Farblose bis leicht gelbliche Flüssigkeit von stechendem Geruch, mischbar mit den üblichen organischen Lösungsmitteln, nicht mischbar mit W.; dunkelt bei Zutritt von Licht und Luft.

Handelsformen: Placidyl (Abbott), Roeridorm (Roerig, Karlsruhe).

Ethinamate NND 63. 1-Äthinyl-cyclohexyl-carbamat NFN 59, NF XII.

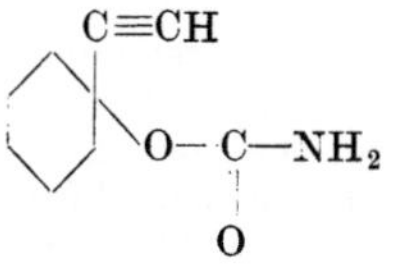

$C_9H_{13}NO_2$ M.G. 167,20
Carbaminsäureester des 1-Äthinyl-cyclohexanols-(1).

Eigenschaften. Weißes, geruchloses Pulver. Gut löslich in A., weniger löslich in W. Die ges. wäßrige Lösung reagiert nahezu neutral (pH 6,5 bis 7,0). Fp. 112° (96 bis 98°).

Anwendung. Bei leichten und mittelschweren Schlafstörungen.

Handelsformen: Valamin (Schering), Valamid (Lilly), Valaminetten (Schering).

Dolcental.

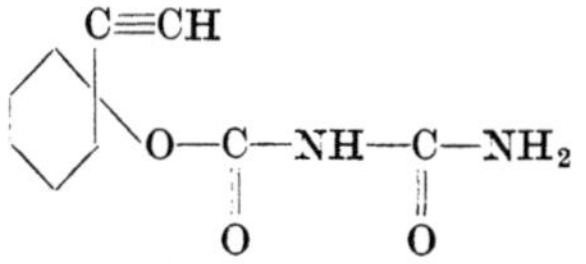

$C_{10}H_{14}N_2O_3$ M.G. 210,22
1-Äthinyl-cyclohexyl-allophanat-(1).

Eigenschaften. Kristallines, farbloses, geruch- und geschmackloses Pulver. Fp. 186 bis 187°.

Anwendung. Als Sedativum und Hypnoticum.

Handelsform: Dolcental (Pharma Rheinpreußen).

Repocal.

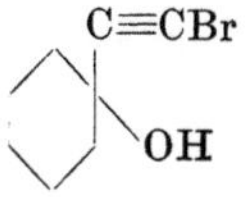

1-(2'-Bromäthinyl)-cyclohexanol-(1).

Handelsform: Repocal (Desitinwerk, Hamburg).

V. Chloralhydrat und Derivate

Chloralhydrat, das zwar ein gutes Schlafmittel ist, wegen seiner lokalen Unverträglichkeit (Schleimhautreizung) und der Geruchsbelästigung, die nach Verabreichung in der ausgeatmeten Luft auftritt, heute nur noch selten gegeben wird, erlangte in Form seiner Derivate wieder therapeutische Bedeutung. Chloralhydrat wird schnell resorbiert; die Wirkung dauert etwa 5 Stunden, wobei keine Katererscheinungen beobachtet werden.

Chloralum hydratum DAB 7 – DDR, ÖAB 9, Ph.Helv.V. Chloralhydrat DAB 7 – BRD. Chloral Hydrate USP XVI, BP 63. Chlorali Hydras Pl.Ed. I/1, Ph.Dan. IX. Chloralhydrat. Chloral.

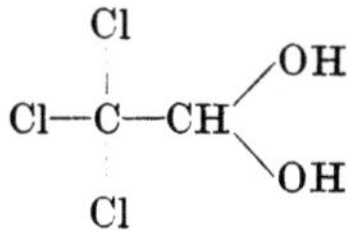

$C_2H_3Cl_3O_2$ M.G. 165,42
Trichloracetaldehyd-hydrat.

Eigenschaften. Farblose, durchsichtige, trockene Kristalle, die an der Luft nicht verwittern, von charakteristischem, stechendem Geruch, von schwach bitterem, brennendem Geschmack. Löslichkeit: Bei 20° löslich in etwa 0,3 T. W., in etwa 1 T. A. oder Äther, in etwa 3 T. Chloroform, in etwa 5 T. Schwefelkohlenstoff, leicht löslich in fetten Ölen. Chloralhydrat verflüchtigt sich an der Luft allmählich. Konzentrierte Lösungen wirken ätzend. Schmelzintervall: 51 bis 57° (im Röhrchen).

Erkennung. 1. Mit Natronlauge gibt Chloralhydrat eine trübe, unter Abscheidung von Chloroform sich klärende Lösung. – 2. Erwärmt man die Lösung bis zum Verschwinden des Chloroformgeruches und säuert hierauf mit Essigsäure an, so entsteht beim Erwärmen mit Quecksilber(II)-chloridlösung ein weißer, feinkristalliner Niederschlag (ÖAB 9). –

3. Beim Erhitzen mit einigen Tr. Anilin und Natriumhydroxid bildet sich der widerliche Isonitrilgeruch (USP XVI, Pl.Ed. I/1).

Prüfung. 1. Chloralhydrat muß trocken sein und darf keine gefärbten Kristalle enthalten (Ph.Helv. V). – 2. Eine Lösung von 1 T. Chloralhydrat in 9'T. W. muß klar und farblos sein (ÖAB 9). – 3. Freie Säure: Die Lösung (1 + 9) darf gegen Methylorange nicht sauer reagieren (ÖAB 9). – 4. Chlorid-Ionen: 5,0 ml Prüflösung (10%ig) werden nach der in Bd. I, 257, gegebenen Vorschrift geprüft (DAB 7 – BRD). – 5. Benzol: Eine Lösung von 0,5 g Substanz in 5 ml Wasser darf beim Erwärmen nicht nach Benzol riechen (DAB 7 – BRD). – 6. Chloralkoholat: Erwärmt man 1 g Chloralhydrat mit 5 ml Salpetersäure 5 Min. lang im Wasserbad, so dürfen sich keine rotbraunen Dämpfe bilden und die Lösung darf sich nicht gelb färben (ÖAB 9). – 7. Verhalten gegen Formaldehyd-Schwefelsäure: 2,00 g Substanz werden mit 10,0 ml konz. Schwefelsäure und 0,20 ml Formaldehydlösung in das bei „Äthanol" beschriebene Prüfglas eingefüllt. Nach dem Umschütteln darf sich das Gemisch innerhalb 30 Min. nicht färben (DAB 7 – BRD). – 8. 500 mg Substanz dürfen bei vorsichtigem Erhitzen in einer offenen Schale keine brennbaren Dämpfe entwickeln und nach dem Verbrennen keinen wägbaren Rückstand hinterlassen (Ph.Helv. V). – 9. Verdampfungsrückstand: Höchstens 0,1% (ÖAB 9). – 10. Sulfatasche: Höchstens 0,10% Rückstand (DAB 7 – DDR und DAB 7 – BRD).

Gehaltsbestimmung. Nach DAB 7 – BRD, DAB 7 – DDR, Ph.Dan. IX, Ph.Helv. V, Pl. Ed. I/1, USP XVI, BP 63 und ÖAB 9 werden acidimetrische Bestimmungen durchgeführt. Vorschrift der Pl.Ed. I/1: Etwa 4 g Substanz, genau gewogen, werden in 10 ml W. gelöst und mit 30 ml n NaOH versetzt. Die Lösung bleibt 2 Min. stehen und wird dann mit n H_2SO_4 unter Verwendung von Phenolphthalein als Indikator titriert. 1 ml n NaOH entspricht 0,1654 g $C_2H_3Cl_3O_2$.

Nach BP 63 wird in der mit Schwefelsäure austitrierten Lösung das Chlorid argentometrisch bestimmt.

Aufbewahrung. Kühl, vor Licht geschützt, in dicht verschlossenen Glasstopfengefäßen.

Dosierung. Einzelmaximaldosis 3,0 g, Tagesmaximaldosis 6,0 g. Gebräuchliche Einzeldosis 0,5 bis 1,5 g (in 100 ml W.).

Abgabe. Lösungen von Chloralhydrat sind bei Bedarf stets frisch zu bereiten.

Toloxichloralum.

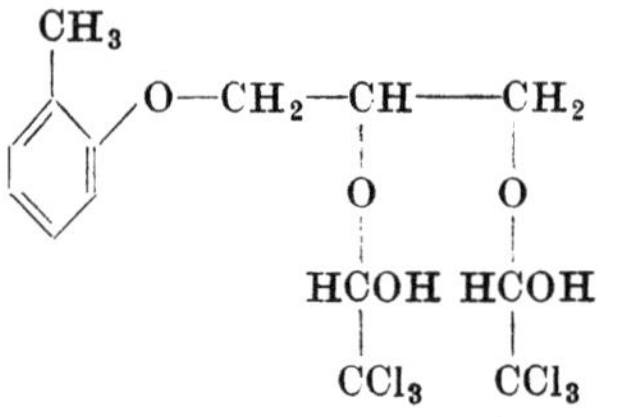

1,2-Bis-(2′,2′,2′-trichlor-1′-hydroxy-äthoxy)-3-(2′toloxy)-propan.

Chloralsalicylamid.

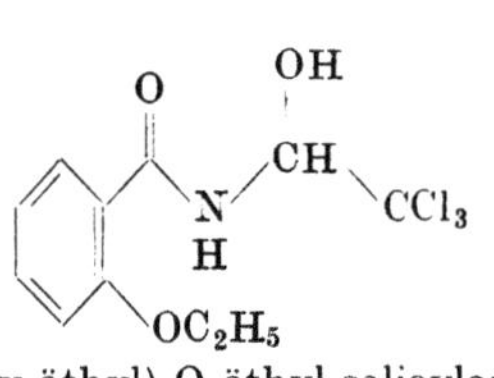

N-(2′,2′,2′-Trichlor-1′-hydroxy-äthyl)-O-äthyl-salicylamid.

Handelsform: Apaisyl (S. M. S. Bruxelles).

Petrichloral NND 63. Pentaerythrol Chloral.

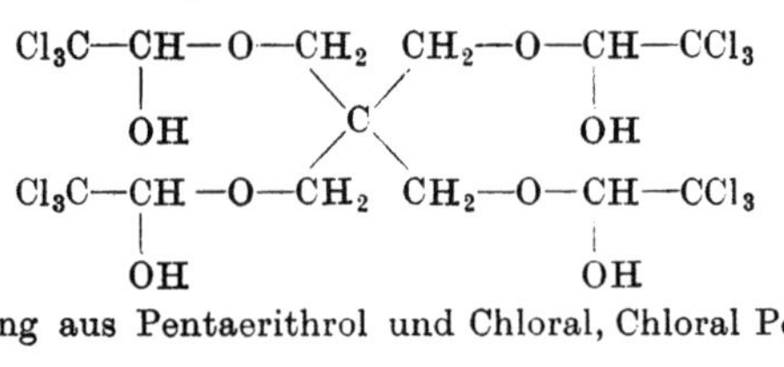

Molekularverbindung aus Pentaerithrol und Chloral, Chloral Pentaerythrolat.

Handelsform: Periclor (Ives-Cameron Company).

Chloralose. α-Chloralose. α-D-Glucochloralose.

$$\begin{array}{c} HC-O \\ \| \quad \quad \searrow CH-CCl_3 \\ C-O \nearrow \\ | \\ HOCH \\ | \\ HCOH \\ | \\ HCOH \\ | \\ H_2COH \end{array}$$

$C_8H_{11}Cl_3O_6$ M.G. 309,54

Eigenschaften. Nadeln aus A. oder Äther. Fp. 187°; $[\alpha]_D^{22} + 19°$ (A. 98%ig). 1 g löst sich in 255 ml W. bei 15°, in 120 ml bei 37°, in 15 ml A. bei 25°. Reduziert nicht ammoniakalische Silbernitratlösung; FEHLINGsche Lösung wird erst nach längerem Erhitzen reduziert. Mit Orcin und HCl entsteht eine Rotfärbung.

VI. Schlafmittel verschiedener chemischer Konstitution

Sulfonalum DAB 6, Ph.Helv. V, NF X, Ph.Gall. 49. Diäthylsulfondimethylmethan. Sulfonal.

$$\begin{array}{c} H_3C \diagdown \quad \diagup SO_2-C_2H_5 \\ C \\ H_3C \diagup \quad \diagdown SO_2-C_2H_5 \end{array}$$

$C_7H_{16}O_4S_2$ M.G. 228,27
2,2-Bis-äthylsulfonyl-propan.

Eigenschaften. Farblose, geruchlose, praktisch geschmacklose, prismatische Kristalle. Löslichkeit: bei 20° löslich in etwa 500 T. W., in etwa 60 T. A., in etwa 100 T. Äther; löslich in 10 T. siedendem W., in etwa 2 T. siedendem A. Fp. 125 bis 126°.

Erkennung. 1. Erhitzt man gleiche Teile Sulfonal und gepulverte Holzkohle im Reagensglas, so tritt der Geruch nach Mercaptan auf. – 2. Werden etwa gleiche Teile Sulfonal und Kaliumcyanid zusammengeschmolzen (Abzug!) und mit wenig Wasser ausgelaugt, so gibt das wäßrige Filtrat nach dem Ansäuern mit Salzsäure auf Zusatz von Eisen(III)-chlorid eine blutrote Färbung (Bildung von Eisen(III)-rhodanid).

Prüfung. 1. Wäßrige Lösungen von Sulfonal dürfen Lackmuspapier nicht verändern. – 2. Löst man 0,5 g Substanz in 25 ml siedendem W., so darf kein Geruch auftreten (Mercaptol). – 3. Die nach dem Erkalten filtrierte Lösung darf weder durch Silbernitrat- noch durch Bariumnitratlösung verändert werden (Chlorid und Sulfat). – 4. 10 ml der Lösung dürfen 1 Tr. Kaliumpermanganatlösung nicht sofort entfärben (Reduzierende Stoffe, Mercaptol). – 5. 0,1 g Substanz muß sich in 2 ml konz. Schwefelsäure klar, farblos und vollständig lösen. – 6. 0,2 (0,5) g Substanz dürfen nach dem Verbrennen keinen wägbaren Rückstand hinterlassen.

Dosierung. Größte Einzelgabe nach DAB 6: 1,0 g; nach Ph.Helv. V: 2,0 g. Größte Tagesgabe nach DAB 6: 2,0 g; nach Ph.Helv. V: 4,0 g.

Methylsulfonalum DAB 6, Ph.Helv. V, NF X. Diäthylsulfonmethyläthylmethan. Methylsulfonal.

$$\begin{array}{c} H_3C-CH_2 \diagdown \quad \diagup SO_2-C_2H_5 \\ C \\ H_3C \diagup \quad \diagdown SO_2-C_2H_5 \end{array}$$

$C_8H_{18}O_4S_2$ M.G. 242,28
2,2-Bis-(äthylsulfon)-butan.

Eigenschaften. Farb- und geruchlose, glänzende Kristalle oder Kristallnadeln von bitterem Geschmack; leicht löslich in A. und Äther, in etwa 450 T. W. löst sich Methylsulfonal zu einer bitter schmeckenden Flüssigkeit, die Lackmuspapier nicht verändert. Fp. 76 bis 78°.

Erkennung. Werden etwa gleiche Teile Substanz und gepulverter Holzkohle im Reagensglas erhitzt, so tritt der Geruch nach Mercaptan auf.

Prüfung. 1. Mercaptol: Löst man 1 g Substanz unter Erwärmen in 50 ml W., so darf kein Geruch bemerkbar sein. – 2. Chlorid, Sulfat, Schwermetalle: Nach dem Erkalten und Abfiltrieren dürfen in dieser Lösung, die neutral reagieren muß, kein Chlorid, Sulfat oder Schwermetalle nachweisbar sein. – 3. Reduzierende Verunreinigungen: Versetzt man 10 ml der unter 1. erhaltenen, filtrierten Lösung mit 1 Tr. Kaliumpermanganat, so darf die Rosafärbung innerhalb 1 Min. nicht verschwinden. − 4. 0,2 bis 0,5 g Substanz dürfen nach dem Veraschen keinen wägbaren Rückstand hinterlassen.

Dosierung. Größte Einzelgabe 1,0 g, größte Tagesgabe 2,0 g.

Handelsform: Trional.

Amylenum hydratum DAB 6, Ph.Helv. V. Amylenhydrat. Amyleni hydras.

$C_5H_{12}O$
2-Methyl-2-hydroxy-butan

$$H_3C-CH_2-\underset{\underset{OH}{|}}{\overset{\overset{CH_3}{|}}{C}}-CH_3$$

M.G. 88,10

Eigenschaften. Klare, farblose, ölige, flüchtige Flüssigkeit von eigenartigem, an Campher erinnerndem Geruch und brennendem Geschmack. Löslich in 8 T. W., in jedem Verhältnis mischbar mit A., Äther, Chloroform, Glycerin. Amylenhydrat brennt mit leuchtender, rußender Flamme. Dichte 0,810 bis 0,815 (DAB 6), Kp. 97 bis 103°.

Erkennung. Versetzt man eine nicht zu stark verdünnte wäßrige Lösung der Substanz mit dem halben Vol. Vanillin-Schwefelsäure, so entsteht eine violette Färbung (Ph.Helv. V).

Prüfung. 1. 20 ml der wäßrigen Lösung (1 + 19) dürfen nach Zusatz von 2 Tr. Kaliumpermanganatlösung die rote Farbe innerhalb von 10 Min. nicht verlieren (Amylen). − 2. Erhitzt man 20 ml der wäßrigen Lösung (1 + 19) mit 1 ml ammoniakalischer Silberlösung 10 Min. lang im siedenden Wasserbad, so darf weder eine Färbung noch eine braunschwarze Ausscheidung eintreten (Aldehyde). − 3. Bei der Siedepunktsbestimmung darf der erste Tr. nicht unter 79° abfallen; die ganze, auf den Vorlauf von höchstens 2,5 ml folgende Fraktion muß im Temperaturintervall von 98 bis 102° überdestillieren (Ph.Helv. V). − 4. 2 ml Substanz müssen sich in 18 ml W. klar und farblos lösen; die Lösung muß neutral reagieren und darf weder, nach dem Ansäuern mit Salpetersäure, durch Silbernitratlösung noch durch Bariumnitratlösung verändert werden. − 5. 5 ml Amylenhydrat dürfen keinen wägbaren Verdampfungsrückstand hinterlassen.

Aufbewahrung. Vor Licht geschützt, in gut verschlossenen Gefäßen.

Dosierung. Größte Einzelgabe 4,0 g, größte Tagesgabe 8,0 g.

Ethanion.

$(C_6H_{11}O_2)_2Ca$
Calciumsalz der 2-Äthylbuttersäure.

$$\left[\begin{matrix}H_5C_2\\H_5C_2\end{matrix}\!\!>\!\!CH-COO\right]_2 Ca$$

M.G. 270,37

Anwendung. Sedativum.

Handelsform: Ethanion (Lab. Roger-Bellon, Neuilly-sur-Seine).

Chlorethiazol.

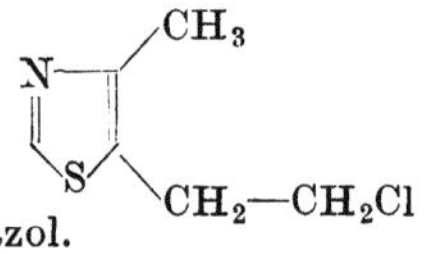

4-Methyl-5-(2′-chloräthyl)-thiazol.

Handelsform: Hemineurin (Debat).

Vesparax.

Neben Secobarbital und Brallobarbital enthält dieses Kombinationspräparat den Wirkstoff:

1-p-Chlorbenzhydryl-4-{2-[2-(2-hydroxyäthoxy)-äthoxy]-äthyl}-piperazin-dihydrogenmaleat

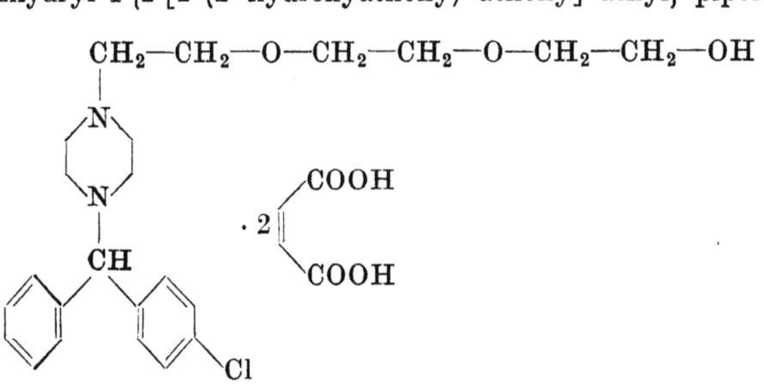

Handelsformen: Vesparax und Vesparax mite (UCB Chemie GmbH, Köln-Braunsfeld).

Hypnazol.

2-(o-Hydroxyphenyl)-oxadiazol-(1,3,4).

Handelsform: Hypnazol (Logeais).

Calmonal.

N-p-Chlorbenzhydryl-N'-m-methyl-benzyl-piperazin-dihydrochlorid.

Anwendung. Als Tagessedativum und Schlafmittel bei Schlafstörungen aller Art.
Handelsform: Calmonal (Chem. Fabr. von Heyden, München).

Kunststoffe

Begriffe, Definitionen, Einteilung. Als *Kunststoffe*, *Plaste* oder auch *Polyplaste* bezeichnet man *makromolekulare*, meist organische *Verbindungen*, die entweder synthetisch oder durch Umwandlung bzw. Abwandlung natürlicher Makromolekeln erhalten wurden (halbsynthetische oder vollsynthetische Makromolekeln).

Makromolekulare Verbindungen sind solche, deren Moleküle sich aus über 1000 Atomen zusammensetzen. Sie entstehen durch Verknüpfung einer großen Anzahl, mindestens 100, oft einfacher, niedermolekularer Bausteine, den *Monomeren*. Sie werden daher auch als *Polymere* bezeichnet.

Nach dem chemischen Aufbau lassen sich die Kunststoffe in folgende Gruppen einteilen, wobei sich die Bezeichnung nach den an der makromolekularen Kette oder Ringkette beteiligten Atomarten richtet:

a) *C-Plaste* (Carbo-Plaste),
b) *C–O-Plaste* (Carbo-oxy-Plaste),
c) *C–N-Plaste* (Carbo-azo-Plaste),
d) *C–S-Plaste* (Carbo-thio-Plaste),
e) *Si–O-Plaste* (Sil-oxy-Plaste).

Eine andere Einteilung ist nach dem physikalischen Verhalten möglich:

a) *Thermoplaste:* Nicht härtbare, bei höheren Temperaturen form- oder fließbare Polymere.
b) *Duroplaste:* Härtbare und gehärtete, makromolekulare Verbindungen.
c) *Elaste:* Zurückfedernde, gummielastisch makromolekulare Stoffe.

Eine dritte Einteilungsmöglichkeit ist durch die Form der Makromolekeln gegeben:

a) *Sphärokolloide:* Buschige oder geknäuelte Makromolekel.
b) *Linearkolloide:* Langgestreckte, fadenförmige Makromolekel.

Ferner können *nichtionogene* und *ionogene* Makromolekeln (Ionenaustauscher) unterschieden werden.

Herstellung. Halbsynthetische Makromolekeln werden durch chemische Veränderung der an natürlichen Makromolekeln vorhandenen funktionellen Gruppen erhalten. Vollsynthetische Makromolekeln werden durch Verknüpfung von monomeren Bausteinen erhalten. Damit die Monomeren zu einer Polymerisation im umfassenden Sinne befähigt sind, müssen sie mindestens bifunktionell sein. Die Verknüpfung von bifunktionellen Monomeren führt zu *linearen Makromolekeln*. Beteiligen sich tri- oder höherfunktionelle Monomere an der Verknüpfung, so entstehen *verzweigte* oder *vernetzte Polymere*. Man unterscheidet 3 wesentliche Bildungsweisen:

a) Polymerisation,
b) Polykondensation,
c) Polyaddition.

Die *Polymerisation* ist eine Kettenreaktion, bei der keine Zwischenstufen isolierbar sind. Die polymerisierbaren monomeren Bausteine enthalten reaktionsfähige Doppelbindungen oder reaktionsfähige Ringe. Sie treten entweder spontan oder unter Einwirkung von *Initiatoren* zu Polymeren zusammen.

Beispiele:

a) Polymerisation von Monomeren mit reaktionsfähiger Doppelbindung.

$$n\,H_2C=CHR \rightarrow n[\cdots H_2C-CHR\cdots] \rightarrow -CH_2-CH\left(\begin{array}{c}-CH_2-CH-\\|\\R\end{array}\right)_{n-2}\begin{array}{c}CH_2-CH-\\|\\R\end{array}$$
$$\,\,\,\,|$$
$$\,\,\,R$$

R = H   Polyäthylen,
R = Cl   Polyvinylchlorid,
R = OH   Polyvinylalkohol,
R = OCOCH$_3$ Polyvinylacetat,
R = —⟨phenyl⟩ Polystyrol,
R = —⟨N-pyrrolidon⟩ Polyvinylpyrrolidon.

b) Polymerisation von Monomeren mit reaktionsfähigem Ring.

$$n\,H_2C\underset{\diagdown O \diagup}{\relbar\!\relbar}CHR \rightarrow n\left[\begin{array}{c}\cdots CH_2-CH-O\cdots\\|\\R\end{array}\right] \rightarrow -CH_2-\underset{R}{\overset{|}{CH}}-O\left(-CH_2-\underset{R}{\overset{|}{CH}}-O-\right)_{n-2}CH_2-\underset{R}{\overset{|}{CH}}-O-$$

Substituiertes Polyäthylenoxid bzw. Polyäthylenglykol

Die *Polykondensation* ist eine Reaktion, bei der die Verknüpfung von Monomeren unter Abspaltung von Molekeln erfolgt (meist H_2O), die aus den in Reaktion getretenen funktionellen Gruppen stammen.

Beispiele:

a) Polykondensation gleichartiger Monomere.

$$HO-CH_2-CH_2-\boxed{OH+H}O-CH_2-CH_2-OH \text{ usw.}$$
$$\xrightarrow{-n\,H_2O} HO-CH_2-CH_2-O(-CH_2-CH_2-O-)_n CH_2-CH_2-OH$$

Polyäthylenglykol bzw. Polyäthylenoxid

b) Polykondensation zweier verschiedener Monomere.

$$HOOC-\langle\!\!\langle\,\rangle\!\!\rangle-COO\boxed{H+HO}-CH_2-CH_2-OH \text{ usw.}$$

Terephthalsäure   Äthylenglykol

$$\xrightarrow{-n\,H_2O} HOOC-\langle\!\!\langle\,\rangle\!\!\rangle-COO\left(-CH_2-CH_2-OOC-\langle\!\!\langle\,\rangle\!\!\rangle-COO-\right)_n CH_2-CH_2-OH$$

Terylen (Polyester)

$$\text{HOOC-(CH}_2)_4\text{-CO}\boxed{\text{OH + H}}\text{NH-(CH}_2)_6\text{-NH}_2 \text{ usw.}$$
Adipinsäure   Hexamethylendiamin

$$\xrightarrow{-n\,H_2O} \quad -\underset{\underset{O}{\|}}{C}-(CH_2)_4-\underset{\underset{O}{\|}}{C}\Big(-\underset{H}{N}-(CH_2)_6-\underset{H}{N}-\underset{\underset{O}{\|}}{C}-(CH_2)_4-\underset{\underset{O}{\|}}{C}\Big\backslash_n \underset{H}{N}-(CH_2)_6-NH-$$
Nylon (Polyamid)

Die *Polyaddition* zeigt schematische Ähnlichkeit mit der Polymerisation. Die bi- oder oligofunktionellen Monomeren addieren sich, ohne daß Moleküle abgespalten werden. Jeder Reaktionsschritt erfolgt jedoch im Gegensatz zur Polymerisation unabhängig vom vorhergehenden.

Beispiel:

$$\text{HO-(CH}_2)_4\text{-OH} + \text{O=C=N-(CH}_2)_6\text{-N=C=O usw.}$$
Diol   Diisocyanat

$$\to \cdots -O-(CH_2)_4-O-\underset{\underset{O}{\|}}{\underset{H}{C-N}}-(CH_2)_6-\underset{\underset{O}{\|}}{\underset{H}{N-C}}-O- \cdots$$
Polyurethan

Chemisch-physikalische Eigenschaften. Die grundlegenden Arbeiten auf dem Gebiet der makromolekularen Chemie zeigten, daß sich Verbindungen mit einem Molekulargewicht ab 10 000 aufwärts durch bestimmte Eigenschaften von niedermolekularen Verbindungen unterscheiden. Erwähnt sei das *Quellungsvermögen*, die Fähigkeit, *kolloide Lösungen* zu bilden, das *Faserbildungsvermögen* und die *Elastizität*. Dabei hängt das physikalische Verhalten nicht allein von der Größe der Molekel, sondern auch vom räumlichen Bau ab, der durch die Art der Verknüpfung zwischen den Monomeren bedingt ist. Die chemischen Eigenschaften richten sich nach den an der Makromolekel vorhandenen funktionellen Gruppen.

Verbindungstypen. In der folgenden Zusammenstellung werden nur solche Kunststoffe kurz besprochen, die pharmazeutische oder medizinische Bedeutung haben. Nicht aufgenommen sind die Grundstoffe zur Herstellung von Krankenpflegeartikeln und Verpackungsmaterial.

Die unter *Eigenschaften* und *Anwendung* gemachten Angaben sind nach pharmazeutischen Gesichtspunkten ausgewählt und berücksichtigen nicht die zahlreichen technischen bzw. großtechnischen Möglichkeiten.

I. Polymerisate

Polyvinylacetat.

$$\left[\begin{array}{c} -CH_2-CH- \\ | \\ O \\ | \\ O=C-CH_3 \end{array} \right]_n$$

Herstellung. Durch Polymerisation von Monovinylacetat, das durch Einwirkung von Essigsäure auf Acetylen gewonnen werden kann:

$$n\,HC\equiv CH + n\,HOCOCH_3 \to n\,H_2C=CH \atop | \atop OCOCH_3 \to \left[\begin{array}{c} -CH_2-CH- \\ | \\ OCOCH_3 \end{array} \right]_n$$

Als Katalysator wird Benzoylperoxid verwandt.

Eigenschaften. Mit W. leicht quellbar; leicht löslich in Ketonen, Estern, niederen Alkoholen, einigen chlorierten Kohlenwasserstoffen, weniger löslich in Isopropanol, Butanol oder Tetrachlorkohlenstoff.

Anwendung. Als Schutzkolloid, als Emulgator, zur Herstellung von Kaugummi.

Handelsformen: Appretan (Farbwerke Hoechst), Emultex (Revertex), Gelval (Shawinigan), Movicoll (Farbwerke Hoechst), Movilith (Farbwerke Hoechst), Rhodopas (Rhône-Poulenc), Vinylite (Carbide and Carbon), Vinnapas (Wacker-Chemie).

Polyvinylalkohol.

$$\left[\begin{array}{c}-CH_2-CH-\\|\\OH\end{array}\right]_n$$

Herstellung. Durch Umesterung von Polyvinylacetat mit Methanol in Gegenwart von Natriumalkoholat:

$$\left[\begin{array}{c}-CH_2-CH-\\|\\OCOCH_3\end{array}\right]_n \xrightarrow[NaOR]{n\,CH_3OH} \left[\begin{array}{c}-CH_2-CH-\\|\\OH\end{array}\right]_n + n\,H_3COCOCH_3$$

Eigenschaften. Lockeres Pulver, hygroskopisch. Die Niedrigpolymere sind leicht wasserlöslich, die Hochpolymere etwas langsamer, unter Quellung. Unlöslich in allen gebräuchlichen organischen Lösungsmitteln. Entsprechend der Konzentration und des Polymerisationsgrades des gelösten Produktes sind die wäßrigen Lösungen dünnflüssig bis hochviskos und farblos-klar bis gelblich-trübe. Die aus wäßrigen Lösungen durch scharfes Trocknen erhaltenen hornartigen Massen oder Filme sind spröde. Durch Zusatz von Glycerin oder Äthylenglykol zur wäßrigen Lösung lassen sich nach dem Trocknen plastische Filme oder Überzüge herstellen.

Anwendung. Als Arzneigrundstoff, als Sprengmittel für Tabletten und andere geformte Arzneizubereitungen.

Unverträglichkeiten. Verd. und konz. Alkalilaugen und Säuren, bestimmte Salze (z. B. Soda, Ammoniumsulfat). Die Anwesenheit von Borax oder Borsäure in Lösungen führt schon bei relativ geringer Konzentration zur Gelbildung. Gerbstoffe bewirken Ausflockung.

Handelsformen: Elvanol (Du Pont), Gelvatol (Shawinigan), Moviol (Farbwerke Hoechst), Polyviol (Wacker-Chemie).

Polyvinylpyrrolidon.

$$\left[\begin{array}{c}H_2C\!-\!-\!-\!-\!CH_2\\H_2C\quad\quad C\\\diagdown N\diagup\quad\diagdown O\\-CH-CH_2-\end{array}\right]_n$$

Herstellung. α-Pyrrolidon wird durch Umsetzung mit Acetylen zum N-Vinylpyrrolidon vinyliert und dieses polymerisiert:

$$n\,\underset{H}{\underset{|}{N}}\!\!\diagup\!\!\diagdown\!O + n\,HC\!\equiv\!CH \longrightarrow n\,\underset{CH=CH_2}{N}\!\!\diagup\!\!\diagdown\!O \longrightarrow \left[\underset{-CH-CH_2-}{N}\!\!\diagup\!\!\diagdown\!O\right]_n$$

Eigenschaften. Löslich in Wasser, Methanol, Äthanol u.a. niederen Alkoholen, Äthylenglykol, Glycerin, Methylenchlorid, Chloroform; mäßig löslich in Dioxan, Tetrahydrofuran, Aceton, Benzol; unlöslich in Äther oder Kohlenwasserstoffen.

Anwendung. Therapeutisch als Blutersatzmittel, zur Schocktherapie, zur Ausschwemmung von Toxinen und anderen Gewebsgiften; galenisch als Schutzkolloid, als Emulgator, zur Bereitung von Injektionen mit Depotwirkung; technisch zum Entfärben von Geweben, als Grundlage für Klebstoffe und Bindemittel.

Unverträglichkeiten. Bei größeren Salzkonzentrationen wird Polyvinylpyrrolidon aus wäßrigen Lösungen ausgefällt.

Handelsformen: Collacrol K, Kollidon (BASF); Periston, Periston N (Bayer).

Polyacrylsäure.

$$\left[\begin{array}{c}-CH_2-CH-\\|\\COOH\end{array}\right]_n$$

Herstellung. Durch Polymerisation der monomeren Acrylsäure, die heute auf verschiedenen Wegen zugänglich ist: z.B. durch Anlagerung von Blausäure an Äthylenoxid zu Äthylencyanhydrin, Wasserabspaltung zu Acrylnitril und dessen Verseifung:

$$H_2C\!-\!\!-\!CH_2 + HCN \rightarrow \underset{\underset{HO\ \ CN}{|\ \ \ |}}{H_2C\!-\!CH_2} \xrightarrow{-H_2O} \underset{\underset{CN}{|}}{H_2C\!=\!CH} \xrightarrow{Verseifung} \underset{\underset{COOH}{|}}{H_2C\!=\!CH}$$

$$n\,\underset{\underset{COOH}{|}}{CH_2\!=\!CH} \rightarrow \left[\underset{\underset{COOH}{|}}{-CH_2\!-\!CH\!-}\right]_n$$

oder durch Anlagerung von Blausäure an Acetylen zu Acrylnitril, dessen Polymerisation und Verseifung:

$$n\,HC\!\equiv\!CH + n\,HCN \rightarrow n\,\underset{\underset{CN}{|}}{HC\!=\!CH} \rightarrow \left[\underset{\underset{CN}{|}}{-CH\!-\!CH\!-}\right]_n \rightarrow \left[\underset{\underset{COOH}{|}}{-CH_2\!-\!CH\!-}\right]_n$$

oder nach dem Reppe-Verfahren aus Acetylen und Kohlenmonoxid:

$$HC\!\equiv\!CH + CO \xrightarrow[\text{carbonyl}]{\text{(als Nickeltetra-}} \left(\underset{\underset{\underset{O}{\|}}{C}}{HC\!=\!CH}\right) \xrightarrow[\text{von }H_2O]{\text{in Ggw.}} \left[\underset{\underset{COOH}{|}}{-CH_2\!-\!CH\!-}\right]_n$$

oder aus Keten und Formaldehyd über β-Propiolacton:

$$HCHO + H_2C\!=\!C\!=\!O \rightarrow \underset{\underset{O}{\rule{2em}{0.4pt}}}{CH_2\!-\!CH\!-\!C\!=\!O} \xrightarrow[\text{von }H_2O]{\text{in Ggw.}} \underset{\underset{COOH}{|}}{H_2C\!=\!CH} \quad usw.$$

Eigenschaften. Anionischer Polyelektrolyt. Hygroskopisches Pulver, teilweise löslich in W., unter Salzbildung löslich in wäßrigen Lösungen von Alkalihydroxiden, Ammoniak oder Aminen.

Anwendung. Zur Herstellung von Schleimen, als Bindemittel in der Arzneimitteltechnologie, zur Bereitung von Depot-Arzneimitteln.

Unverträglichkeiten. Gellösungen von Polyacrylsäure verlieren bei Elektrolytzusatz an Viskosität und werden bei Äthanolzusatz ab 35% koaguliert.

Handelsformen: Carbopol 934 (Goodrich, Celvelang, Ohio, USA), Latekoll (BASF) = Polyacrylsaures Ammonium.

Acrylsäure(ester)-Mischpolymerisate

$$\left[\underset{\underset{COOR'\ \ \ \ R''}{|\ \ \ \ \ \ \ \ \ \ \ \ |}}{-CH_2\!-\!CH\!-\!CH_2\!-\!CH\!-}\right]_n$$

R′ = CH$_3$, C$_2$H$_5$, C$_3$H$_7$ oder C$_4$H$_9$
R″ = Cl, OCOCH$_3$, C$_6$H$_5$ oder CN

Herstellung. Acrylsäure oder Acrylsäureester bilden mit anderen Äthylenderivaten leicht Mischpolymerisate, z.B. mit Acrylnitril, Styrol, Vinylchlorid oder Vinylacetat, wodurch Polymerisate verschiedenartiger Zusammensetzung und verschiedener Plastizität erhalten werden.

Eigenschaften. Polyacrylsäure und Polyacrylsäureester liefern beim Eintrocknen Filme. Die Dehnbarkeit und Klebrigkeit nimmt mit der Größe der Alkoxygruppen zu. Durch Mischpolymerisation mit Monomeren, deren reine Polymerisate harte Plaste ergeben, werden Kunststoffe abgestufter Härte bzw. Plastizität erhalten.

Anwendung. In der Arzneimitteltechnologie zur Lösung verschiedener galenischer Probleme, beispielsweise zur Schaffung magensaftresistenter Überzüge auf Dragees, zur Bereitung fester Arzneiformen aus verschiedenen untereinander unverträglichen Stoffen, zur Umhüllung schlecht schmeckender und riechender Stoffe, zur Bereitung von Depot-Arzneimitteln, zur Fertigung tropenfester Dragees etc.

Polymethacrylsäure(ester). Eudragit.

Im Handel befinden sich Eudragit E, ein kationisches Polymerisat aus Dimethylaminoäthyl-methacrylat und anderen neutralen Methacrylsäureestern

$$\left[\begin{array}{cccc} CH_3 & CH_3 & CH_3 & CH_3 \\ | & | & | & | \\ -C-CH_2-C-CH_2-C-CH_2-C-CH_2- \\ | & | & | & | \\ C=O & C=O & C=O & C=O \\ | & | & | & | \\ CH_2 & OR & CH_2 & OR \\ | & & | & \\ CH_2 & & CH_2 & \\ | & & | & \\ N & & H_3C-\overset{\oplus}{N}-H \\ H_3C\quad CH_3 & & CH_3\quad X^{\ominus} \end{array} \right]_n$$

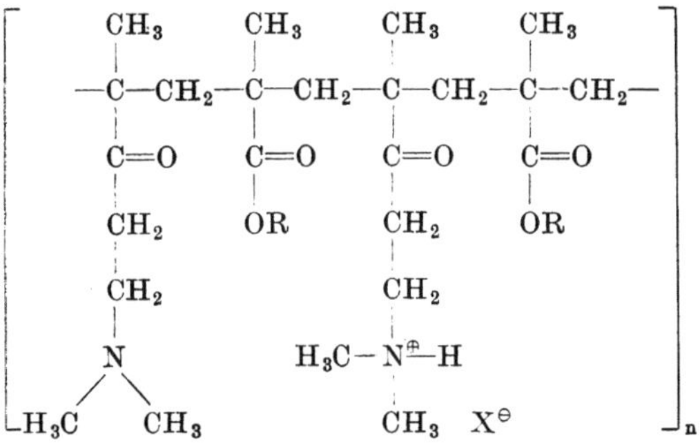

Eudragit E

sowie Eudragit L und S, anionische Polymerisate aus Methacrylsäure und Methacrylsäureestern.

$$\left[\begin{array}{cccc} CH_3 & CH_3 & CH_3 & CH_3 \\ | & | & | & | \\ -C-CH_2-C-CH_2-C-CH_2-C-CH_2- \\ | & | & | & | \\ C=O & C=O & C=O & C=O \\ | & | & | & | \\ OH & OR & O^{\ominus}\;H^{\oplus} & OR \end{array} \right]_n$$

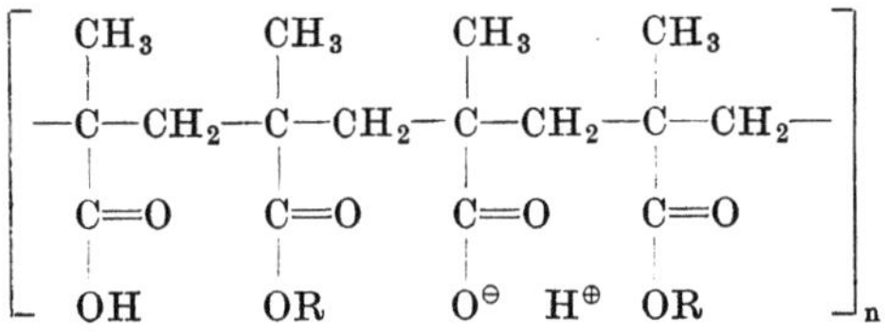

Eudragit L und S

(L und S unterscheiden sich durch die Anzahl freier Carboxylgruppen: Säurezahl$_L$ = 292; Säurezahl$_S$ = 178).

Herstellung. Methacrylsäure und Methacrylsäureester werden polymerisiert.

Eigenschaften. Eudragit E: Löslich in M., A., Propanol, Ketonen, Estern, Halogenwasserstoffen und in Säuren. Wenig löslich in Bzl., Pae. und anderen Kohlenwasserstoffen.

Eudragit L: Löslich in M., A., Propanol, Aceton und Puffern pH > 6; weniger löslich in Chlf., Äthylacetat und Kohlenwasserstoffen.

Eudragit S: Löslich wie Eudragit L, jedoch in Puffern erst mit pH > 7.

Anwendung. Eudragit E als Endlack zum Lackieren fertiger Dragees und Tabletten, löslich im Magensaft.

Eudragit L zur Herstellung magensaftresistenter Überzüge, unlöslich im Magensaft, leicht löslich im Darmsaft.

Eudragit S für magensaftresistente Überzüge mit verzögerter Auflösung im Darmsaft.

Handelsformen: Eudragit E, L und S (Röhm und Haas, Darmstadt).

Mischpolymerisat aus Styrol und Maleinsäureanhydrid.

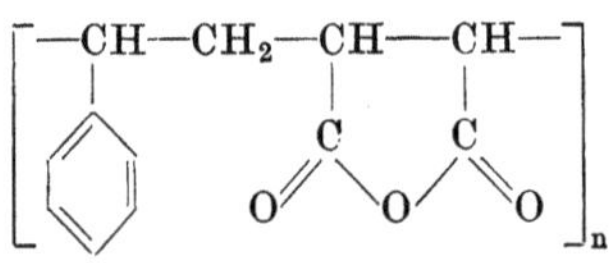

$$\left[\begin{array}{c} -CH-CH_2-CH-CH- \\ |\quad\quad\quad\quad |\quad\;\; | \\ C_6H_5\quad\quad C\;\;\;\;C \\ \quad\quad O^{\nearrow\;\searrow}O^{\swarrow\;\nwarrow}O \end{array} \right]_n$$

Herstellung. Das für sich alleine nicht polymerisierbare Maleinsäureanhydrid läßt sich zur Herstellung von Mischpolymerisaten verwenden, indem es mit der entsprechenden Menge Äthylenderivat (Styrol) vermischt und dann polymerisiert wird:

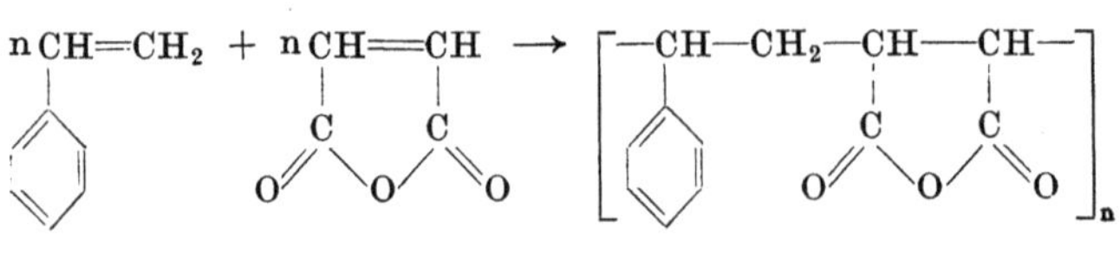

$$n\,CH=CH_2 + n\,CH=CH \longrightarrow \left[-CH-CH_2-CH-CH- \right]_n$$

Eigenschaften. Die Eigenschaften der erhaltenen Mischpolymerisate richten sich nach dem Verhältnis der an der Polymerisation beteiligten Monomerenarten. In Lösungen von Alkalien und Aminen unter Salzbildung löslich.

Verwendung. Zu magensaftresistenten Überzügen und versch. galenischen Zwecken (s. unter Acrylsäure).

Polyäthylenglykole. PÄG. (Siehe auch Bd. VI.)

$$HO-CH_2-CH_2-(O-CH_2-CH_2)_n-O-CH_2-CH_2-OH$$

Herstellung. Äthylenoxid, das man durch HCl-Abspaltung aus Äthylenchlorhydrin oder durch partielle Oxydation von Äthylen gewinnt, wird bei Gegenwart alkalischer Katalysatoren und einer geringen Menge Wasser polymerisiert. Bei Verwendung von Ca-, Ba- oder Sr-Carbonaten gelangt man bei Temperaturen um 100° zu hohen Polymerisationsgraden.

Klassifizierung. Im allgemeinen wird bei Polyäthylenglykolen nicht die Zahl der Monomeren angegeben, sondern das ungefähre M.G. Beträgt n (Polymerisationsgrad, Zahl der polymerisierten Monomeren) beispielsweise 27, so ist das M.G. des vorliegenden Produktes etwa 1200. Man spricht von einem „Polyäthylenglykol 1200". Definitionsgemäß gehören die Polyäthylenglykole erst dann zu den Kunststoffen, wenn sie über 1000 Atome in der Molekel enthalten, d.h. über dem M.G. von rund 6300 liegen. Dazu müssen mindestens 144 Monomere zu einem Polymerisat zusammentreten.

Eigenschaften. Auf Grund von Viskositätsmessungen nimmt man an, daß die Polyäthylenglykolketten nicht gestreckt, sondern gefaltet sind und eine sog. Mäanderform aufweisen:

Die im Handel befindlichen Polymerhomologengemische bestehen aus zweiwertigen, primären Alkoholen, die außerdem Polyäther sind. Dadurch ist auch ihre große Hydrophilie bedingt. Durch Hydratisierung entstehen vielwertige Polyoxoniumhydroxide aus den im wasserfreien Zustand nicht-ionogenen Verbindungen. Während die nicht zu den Kunststoffen zählenden niederpolymeren Homologen flüssige, viskose bis schmalz- und wachsartige Substanzen sind, handelt es sich bei den hier in Frage kommenden höhermolekularen Typen um hartwachsartige bis sehr feste Stoffe, die weitgehend kristallin beschaffen sind. Sie sind noch gut wasserlöslich und ergeben hochviskose Lösungen. Beim Eintrocknen entstehen Filme beachtlicher Festigkeit.

Anwendung. Als Tablettenhilfsstoffe; als Zusatz von 1 bis 2% zu hochaktiven Waschmitteln, wobei die PÄG zunächst in Lösung gehen, dann aber als Filme auf der Haut verbleiben und so eine Austrocknung verhindern. PÄG vom M.G. 100000 an aufwärts sind wasserlösliche Pulver, die u.a. als Weichmacher, Filmbildner, Verdickungsmittel und Dragierhilfsmittel in der Arzneimitteltechnologie Anwendung finden.

Unverträglichkeiten. Polyäthylenglykole höherer Kettenlänge sind physiologisch gut verträglich.

Die chemischen und chemisch-physikalischen Inkompatibilitäten sind allerdings nicht unerheblich. Beispiele: Gelbfärbung mit Sulfonamiden, Entwicklung von Schwefelwasserstoff mit Thioharnstoffderivaten, Ausscheidung von met. Silber aus Silbersalzlösungen, rasche Inaktivierung von Penicillinen, Verseifung von Aspirin zu Salicyl- und Essigsäure, Niederschläge mit Phenolen, Jod-Jodkali etc. Zum Teil sind die genannten und weitere Unverträglichkeiten auf die Beimengung reduzierend wirkender Stoffe unbekannter Struktur zurückzuführen, deren Anteil mit steigendem M.G. der verwendeten Produkte zurückgeht.

Handelsformen und Bezeichnungen: Polydiole, Polywachse, Cremolane, Carbowachse, Polyoxe.

II. Polykondensate

Methylcellulosum ÖAB 9. Methylcellulose USP XVII. Methylcellulose 450 BP 63. Methylcellulose.

Gemisch von Monomethylcellulose und Dimethylcellulose

$$\left[\begin{array}{c}\text{Struktur}\end{array}\right]_n$$

Monomethylcellulose: $R' = H$, $R'' = CH_3$
Dimethylcellulose: $R' = R'' = CH_3$

ÖAB 9: Polymethyläther der Cellulose, entsprechend der Formel

$$H[O-C_6H_7O(OR)_3-O-C_6H_7O(OR)_3]_n-OH$$

wobei n ungefähr zwischen 50 und 400 liegt. R = z.T. H, z.T. CH_3. Die der Bezeichnung „Methylcellulose" angefügte Zahl kennzeichnet Produkte, deren Lösungen bei gleicher Konzentration verschiedene Viskosität aufweisen.

USP XVII: Methylcellulose ist ein Methyläther der Cellulose, der mindestens 26 und höchstens 33% Methoxylgruppen (OCH_3) enthält, berechnet auf die getrocknete Substanz. Die Viskosität einer Lösung von 2 g Substanz pro 100 ml (W.) darf nicht weniger als 80% und nicht mehr als 120% betragen, wenn sie nach dem Verfahren für Viskositätstypen mit 100 oder weniger Centipois ermittelt und darf nicht weniger als 75% und nicht mehr als 140% betragen, wenn sie nach dem Verfahren für Viskositätstypen mit über 100 Centipois ermittelt wird.

BP 63: Methylcellulose 450 ist ein Methyläther der Cellulose mit 26,0 bis 32,0% CH_3O, berechnet auf die 4 Std. lang bei 105° getrocknete Substanz.

Herstellung. Cellulose wird mit überschüssiger, hochprozentiger Natronlauge behandelt, wobei sie in „Natroncellulose" übergeht. Diese wird mit Methylenchlorid umgesetzt.

Eigenschaften. Geringfügig hygroskopische, grießförmige Masse, quillt mit kaltem W. auf und geht in klarviskose Lösungen über, unlöslich in heißem W., in konz. Salzlösungen, Äther, A., Chloroform, löslich in Eisessig und in einer Mischung aus gleichen T. A. und Chloroform. Der pH-Wert wäßriger Lösungen liegt zwischen 7 und 7,8. Die wäßrige Lösung hinterläßt beim Eintrocknen in dünner Schicht Filme.

Nach ÖAB 9: Gelbliche bis grauweiße, faserige, flockige, schuppenförmige oder pulverförmige Substanz, die geruchlos ist und schwach salzig schmeckt. Löslichkeit: Quillt mit W. und bildet eine opalisierende oder schwach trübe, viskose, kolloide Lösung, die gegenüber der meisten Elektrolyten oder A. bis zu einer Konzentration von 40 Vol.-% beständig ist; unlöslich in A., Ae. oder Chloroform.

Erkennung. Nach ÖAB 9: 1. 1 g Substanz wird in 100 ml W. gelöst. Erhitzt man 5 ml dieser Lösung zum Sieden, so tritt eine Trübung oder ein flockiger Niederschlag auf; dieser verschwindet beim Abkühlen wieder (Unterschied gegenüber Carboxymethylcellulose-Natrium). – 2. Je 2 ml der Lösung 1 + 100 geben mit 0,5 ml Tannlösung bzw. einer Lösung von 1 g Resorcin in 1 ml W. bzw. 2 Tr. verflüssigtem Phenol einen weißen Niederschlag (Unterschied gegenüber Carboxymethylcellulose-Natrium). – 3. Erhitzt man 5 ml der Lösung 1 + 100 mit 0,5 ml Bariumhydroxidlösung, so tritt eine Trübung auf; es bildet sich ein Gel, das sich beim Abkühlen wieder verflüssigt (Unterschied gegenüber Carboxymethylcellulose-Natrium oder Tragant). – 4. Gießt man einige Tr. der Lösung 1 + 100 auf eine Glasplatte, so bildet sich nach dem Verdunsten des Wassers ein dünnes, zusammenhängendes Häutchen.

Kennzahlen (ÖAB 9):

Sortenbezeichnung:	25	100	400	600	1000
Viskosität der 2%igen Lsg.: $\eta\ 20°$	40–60 cP	80–120 cP	220–380 cP	600–1000 cP	1500–2500 cP

Zur Bestimmung werden 2,000 g Substanz in einem 250 ml fassenden Weithalskolben in 98 ml W. mit Hilfe eines mechanischen Rührers, unter Vermeidung des Einrührens von Luft, gelöst.

Methoxylgehalt: 25,0 bis 33,0%, bestimmt mit 0,0400 g der getrockneten Substanz, die in eine Gelatinekapsel eingewogen wird.

BP 63: 1. Einige mg Substanz werden in ein dünnes Reagensglas gegeben und dessen Öffnung mit Filtrierpapier bedeckt, das mit einer Mischung gleicher Teile einer 20%igen Morpholinlösung und einer frisch bereiteten 5%igen Natriumpentacyanonitrosylferrat(III)-Lösung benetzt wurde. Man erhitzt bis zum beginnenden Verkohlen der Substanz, wobei sich das Filterpapier blau färben muß. – 2. Einige mg Substanz werden in einem kleinen Reagensglas mit 0,1 ml einer 10%igen Benzoylperoxidlösung in Benzol versetzt und zur Trockne eingedampft. Das Reagensglas wird dann in vertikaler Lage in einem Glycerinbad auf 120 bis 130° erhitzt. Führt man einen mit Chromotropsäurelösung benetzten Glasstab ein, so färbt sich dieser in wenigen Minuten violett.

Prüfung. 1. Trocknungsverlust: Höchstens 5% (ÖAB 9), höchstens 5%, wenn 1 Std. bei 105° getrocknet wird (USP XVII), höchstens 10%, wenn 1 Std. bei 105° getrocknet wird (BP 63). – 2. Verbrennungsrückstand: Höchstens 0,5% (ÖAB 9), höchstens 1,0% (USP XVII). – 3. Sulfatasche: Höchstens 1,0% (BP 63). – 4. Arsen: Höchstens 1 T. pro Million (BP 63). – 5. Blei: Höchstens 5 T. pro Million (BP 63).

Aufbewahrung. In gut schließenden Gefäßen.

Gehaltsbestimmung. Nach ÖAB 9, USP XVII und BP 63 wird jeweils eine Methoxylbestimmung durchgeführt.

Anwendung. Als Laxativum, 1 bis 4 g täglich (BP 63). Zur Bereitung therapeutisch gebrauchter Schleime (Emollientien).

Galenisch: Als Emulsionshilfsmittel, Salbengrundlage für abwaschbare Salben, Klebstoffe, Suspendiermittel, Geschmackskorrigentien etc.

Unverträglichkeiten. Die viskosen Methylcelluloselösungen flocken infolge Dehydratisierung bei Zusatz größerer Salzmengen aus, besonders bei Zusatz von Phosphaten, Carbonaten oder Sulfaten, weniger bei Zusatz von Acetaten, Chloriden, Jodiden oder Nitraten. Phenole oder Gerbstoffe führen zur Koagulation.

Depolimerisationen der makromolekularen Teilchen können in saurer Lösung, durch Einwirkung von Oxydationsmitteln in alkalischer Lösung, durch Einwirkung von Bakterien oder Fermenten, sowie durch UV-Bestrahlung eintreten.

Handelsformen: Tylose SL (Kalle), Methocel (Dow).

Äthyl-hydroxyäthylcellulose

Formel: s. S. 244.

$R' = C_2H_5$, $R'' = C_2H_4OH$.

Herstellung. Durch Umsetzung von „Natroncellulose" (s. Methylcellulose) mit Äthylchlorid und Äthylenchlorhydrin.

Eigenschaften. Grießförmige Masse, die an der Luft Feuchtigkeit anzieht, bei 15 bis 20° mit Wasser aufquillt und bei ausreichender Verdünnung in molekulardisperse Lösungen übergeht. Die Lösungen werden bei etwa 60° gelartig und flocken bei noch höheren Temperaturen aus. Äthyl-hydroxyäthylcellulose-gele zeigen Thixotropie.

Anwendung. Siehe unter Methylcellulose.

Unverträglichkeiten. Es gelten in abgeschwächter Form die unter Methylcellulose gemachten Angaben. Die wäßrigen Lösungen vertragen infolge der zusätzlichen sekundären OH-Gruppe höhere Äthanolzusätze ohne zu koagulieren. Elektrolytzusätze zu den wäßrigen Lösungen bewirken bis zu einem gewissen Grade Viskositätserhöhung. Bei zu hoher Elektrolytkonzentration tritt Koagulation und rascher Viskositätsabfall ein. Die Lösungen werden von solchen Enzymen und Bakterien zersetzt, die auch Cellulose abbauen. Bei Lagerung ist deshalb eine Konservierung notwendig.

Handelsformen: Modocoll, Etulos (ACO, Stockholm).

Oxidized Cellulose USP XVII, NND 63, BPC 63. Cellulosic Acid.

USP XVII: Oxidized Cellulose, die i. Vak. über Phosphorpentoxid 18 Std. getrocknet wurde, darf nicht weniger als 16% und nicht mehr als 24% Carboxylgruppen (COOH) enthalten.

Eigenschaften. Gaze oder Gewebebahnen, fast weiß oder weiß, sauer schmeckend, von leicht brenzligem Geruch. Unlöslich in W. und Säuren, löslich in verdünnten Alkalihydroxidlösungen.

Erkennung. Etwa 200 mg Substanz werden mit 10 ml 1%iger Natronlauge übergossen und 1 Min. lang geschüttelt. Nach Zugabe von 10 ml W. und weiterem Schütteln darf die entstandene Lösung höchstens einige Schlieren zeigen, muß aber frei sein von Fasern und fremden Partikeln. Nach 10minütigem Stehen muß eine klare Lösung vorliegen, die auf Zusatz von verd. Salzsäure einen flockigen weißen Niederschlag gibt.

Prüfung. 1. Trocknungsverlust: Höchstens 15%, wenn i. Vak. über Phosphorpentoxid 18 Std. getrocknet wird. — 2. Verbrennungsrückstand: Höchstens 0,15%. — 3. Stickstoff als Nitrat oder Nitrit: In einem 500-ml-Kjeldahl-Kolben wird 1 g Substanz, die vorher i. Vak. über P_2O_5 18 Std. getrocknet wurde, mit 100 ml frisch aufgekochtem W., 1 g Devarda-Legierung, einem kleinen Stückchen Paraffin und 100 ml Natronlauge versetzt. Der aufgesetzte Kühler taucht in einen Kolben, der 30 ml Borsäurelösung (1 in 25) und 6 Tr. Indikatormischung (1 T. Methylrotlösung und 4 T. Bromkresolgrünlösung) enthält, wobei der Vorstoß in die Flüssigkeit eintaucht. Die im Kjeldahl-Kolben befindliche Mischung wird so lange erhitzt, bis 45 bis 50 ml Destillat übergegangen sind. Nach dem Ausspülen des Kühlers und Zusatz des Waschwassers zum Destillat wird mit 0,02 n Schwefelsäure bis zum Umschlag nach Rosa titriert. 1 ml 0,02 n Schwefelsäure entspricht 0,2801 mg Stickstoff. Forderung: Nicht über 0,5%. — 4. Formaldehyd: Etwa 500 mg Substanz werden genau gewogen und in einen 500-ml-Jodzahlkolben gegeben. Nach Zusatz von 250 ml W. wird mindestens 2 Std. unter gelegentlichem Umschütteln stehengelassen. 0,5 ml der überstehenden Lösung werden in ein mit Glasstopfen verschließbares Reagensglas pipettiert und mit 10 ml Chromotropsäurelösung versetzt. Der Glasstopfen wird leicht aufgesetzt und das Reagensglas 30 Min. im Wasserbad erhitzt. Nach dem Abkühlen wird die Lichtabsorption dieser Lösung bei 570 mμ in einem geeigneten Spektrophotometer bestimmt, wobei eine Mischung von 0,5 ml W. und 10 ml Chromotropsäurelösung als Vergleichsflüssigkeit benutzt wird. Die Extinktion darf nicht stärker sein als die, welche 0,5 ml Formaldehydlösung (1 in 40,00) zeigen, wenn sie in gleicher Weise behandelt werden. — 5. Sterilität: Der Sterilitätstest muß nach einer gegebenen Vorschrift positiv sein, d.h. es dürfen keine Bakterien, Pilze und Sporen vorhanden sein.

Gehaltsbestimmung. Etwa 500 mg getrocknete (s. oben!) Substanz werden genau gewogen, in einem 125-ml-Kolben mit 50,0 ml Calciumacetatlösung (1 in 50) versetzt, umgerührt, bis die Substanz vollkommen benetzt und bedeckt ist und 30 Min. stehengelassen. Dann fügt man Phenolphthaleinlösung hinzu und titriert mit 0,1 n Natronlauge. Mit 50,0 ml Calciumacetatlösung wird ein Blindversuch ausgeführt, der zur Korrektur des gefundenen Verbrauches dient. 1 ml 0,1 n Natronlauge entspricht 4,502 mg Carboxylgruppen (COOH).

Aufbewahrung. In steriler Verpackung, vor direktem Sonnenlicht geschützt, an einem kühlen Platz.

Anwendung. Zur lokalen Blutstillung.

Carboxymethylcellulosi Natrium ÖAB 9. Carboxymethylcellulose-Natrium. Carboxymethylcellulose. Celluloseglykolsäure (Na-Salz). Celluloseglykolat (Na-Salz).

$R = CH_2-COO^{\ominus}Na^{\oplus}$

Pro Glucoseeinheit ist etwa eine Hydroxylgruppe carboxymethyliert.

ÖAB 9: Natriumsalz eines Polycarboxymethyläthers der Cellulose, entsprechend der Formel

$$H-[OC_6H_7O(OH)_2OR-O-C_6H_7O(OH)_2OR]_n-OH$$

wobei n ungefähr zwischen 50 und 400 liegt. R = z.T. H, z.T. CH_2COONa. Die der Bezeichnung „Carboxymethylcellulose-Natrium" angefügte Zahl kennzeichnet Produkte, deren Lösungen bei gleicher Konzentration verschiedene Viskosität aufweisen. Natriumgehalt der getrockneten Substanz: 7,0 bis 8,5% (Na, A.G. 22,991).

Herstellung. Durch Umsetzung von Natroncellulose mit Chloressigsäure.

Eigenschaften. Grießförmige oder amorphe Masse, die an der Luft Feuchtigkeit anzieht. In kaltem und in heißem Wasser löslich, wobei zuerst Quellung eintritt. Die wäßrigen Lösungen vertragen einen Äthanolzusatz bis etwa 50% und einen Acetonzusatz bis etwa 40%. Das pH der wäßrigen Lösungen liegt zwischen 7 und 8. Die Viskosität der Lösung hängt von der verwendeten Sorte des Celluloseglykolats ab und fällt mit steigender Temperatur. Beim Trocknen der wäßrigen Lösungen in dünner Schicht bleiben filmartige Trockengele zurück. Elastische Filme erhält man beim Eintrocknen glycerinhaltiger wäßriger Lösungen.

Erkennung. Nach ÖAB 9: Carboxymethylcellulose: 1. Verreibt man auf einem Objektträger 1 Tr. einer etwa 2%igen Lösung der Substanz mit 3 Tr. Chlorzinkjodlösung, so entsteht ein blauviolettes Koagulat, das bei der mikroskopischen Betrachtung zylindrische und ringförmige Stücke erkennen läßt. – 2. 1 g Substanz wird in 100 ml W. gelöst. Versetzt man 5 ml dieser Lösung mit 1 ml Salzsäure, so entsteht allmählich ein weißer Niederschlag. – 3. Versetzt man 2 ml der Lösung 1 + 100 mit 2 ml Bariumchloridlösung, so tritt allmählich eine weiße Trübung auf. – 4. Erhitzt man 5 ml der Lösung 1 + 100 zum Sieden, so bleibt sie klar (Unterschied gegenüber Methylcellulose). Natrium: Der Verbrennungsrückstand der Substanz färbt die nichtleuchtende Flamme anhaltend intensiv gelb.

Kennzahl: Viskosität.

Sortenbezeichnung	25	100	600	2000	3000
Viskosität der 2%igen Lsg.: η 20°	20–30 cP	55–75 cP	200–300 cP	450–650 cP	4500–7500 cP

Zur Bestimmung werden 2,000 g Substanz in einem 250 ml fassenden Weithalskolben in 98 ml W. mit Hilfe eines mechanischen Rührers, unter Vermeidung des Einrührens von Luft, gelöst.

Prüfung. ÖAB 9: 1. Freie Säuren, freie Basen: 5 ml der Lösung 1 + 100 müssen auf Zusatz von 1 Tr. Phenolphthaleinlösung farblos bleiben und sich auf Zusatz von 1 Tr. Bromthymolblaulösung grün oder blau färben. – 2. Trocknungsverlust: Höchstens 10,0%.

Gehaltsbestimmung. ÖAB 9: 0,5000 g getrocknete Substanz werden verascht. Den Rückstand befeuchtet man mit 1 ml konz. Schwefelsäure, erhitzt vorsichtig, bis keine weißen Dämpfe mehr entweichen und glüht hierauf bei dunkler Rotglut bis zur Gewichtskonstanz. Das Gewicht des Rückstandes von Natriumsulfat muß 0,1081 bis 0,1313 g betragen, entsprechend einem Natriumgehalt von 7,0 bis 8,5%. 1 mg Natriumsulfat entspricht 0,3237 mg Na.

Aufbewahrung. In dicht schließenden Gefäßen.

Achtung! Carboxymethylcellulosenatrium darf nicht unvermischt, trocken eingenommen werden.

Unverträglichkeiten. Beim Ansäuern der Lösungen fällt ab pH 3 die Polycarbonsäure flockenartig aus. Mit Schwermetallionen entstehen unlösliche Salze. Äthanol wirkt in Konzentrationen über 50% als Fällungsmittel, ebenso Gerbsäure.

Handelsformen: Tylose KN (Kalle, Wiesbaden), Hercules CMC (Hercules Powder Co).

Cellulosum Ligni regeneratum DAB 7 – DDR. Zellwolle.

Regenerierte Zellwolle, die nach dem Viskoseverfahren hergestellt ist.

Eigenschaften. Weiße bis gelbliche, glänzende, glatte, 3 bis 4 cm lange Fasern, die weder einen wahrnehmbaren Geschmack noch einen wahrnehmbaren Geruch besitzen.

Erkennung. Zellwolle zeigt beim Betupfen mit 1 Tr. Chlorzinkjod-Lsg. eine blauviolette Färbung, die sofort an Intensität zunimmt.

Prüfung. Prüflösung I: 15,00 g Zellwolle werden in einem Becherglas mit 150 ml siedendem W. versetzt und auf dem Wasserbad 15 Min. erhitzt. Die durch Absaugen erhaltene Flüssigkeit wird gegebenenfalls filtriert. Prüflösung II: 25,0 ml Prüflösung I werden mit 10 Tr. konz. Salpetersäure versetzt und 2mal mit je 20 ml Ae. ausgeschüttelt. Die wäßrige Lösung wird filtriert und als Prüflösung II verwendet. – 1. Ätherlösliche Verunreinigungen: 10,0 g Zellwolle werden in einem Soxhletapparat mit einer Mischung gleicher Volumina Ae. und Methylenchlorid 4 Std. lang extrahiert. Der Extrakt darf nach dem Eindampfen höchstens 0,30% Rückstand hinterlassen. — 2. Alkalisch oder sauer reagierende Verunreinigungen: 50,0 ml Prüflösung I müssen nach Zusatz von 3 Tr. Phenolphthaleinlösung farblos und nach darauffolgendem Zusatz von 0,150 ml 0,1 n Kalilauge rot gefärbt sein. — 3. Calciumionen: 2,00 ml Prüflösung II dürfen nach Zusatz von 8,0 ml W. bei der „Prüfung auf Calciumionen" keine stärkere Trübung als die Vergleichslösung zeigen (höchstens 0,025% Ca^{2+}). — 4. Chlorid: 1,00 ml Prüflösung II darf nach dem Verdünnen mit 9 ml W. bei der „Prüfung auf Chlorid" keine stärkere Trübung als die Vergleichslösung zeigen (höchstens 0,01% Cl^-). — 5. Sulfat: Analog Chlorid: höchstens 0,05% SO_4^{2-}. — 6. Schönungsmittel: 5,0 ml Prüflösung I dürfen nicht stärker gefärbt sein als 5,0 ml der Mischung aus 0,100 ml Eisen-FL, 0,050 ml Kobalt-FL und 9,9 ml 0,5 n Salzsäure. — 7. Fluoreszierende Schönungsmittel: Zellwolle darf im UV-Licht der Wellenlänge 360 nm höchstens eine schwach hellblaue oder schwach rötlichblaue, aber keine starke Fluoreszenz zeigen. — 8. Kupferzahl: Höchstens 1,20, bei sterilisierter Zellwolle höchstens 1,65. — 9. Saugfähigkeit: Die Untersinkdauer darf höchstens 10 Sek. betragen. — 10. Glührückstand: Höchstens 0,30%, bestimmt mit 2,000 g Substanz. — 11. Trocknungsverlust: Höchstens 11,0%, wenn 2 Std. bei 105° getrocknet wird.

Dextran NND 63. Verzweigtes Polysaccharid aus Glucoseeinheiten.

R = H oder Kette

Klassifizierung. Dextran kann als biochemisch gewonnener Kunststoff aufgefaßt werden, da es durch Polykondensation von Glucose unter — heute bewußter — Einwirkung eines Bakteriums dargestellt wird.

Herstellung. Durch Einwirkung von *Leuconostoc mesenteroides* auf Rohrzucker, wobei das Disaccharid zunächst in Glucose und Fructose gespalten wird und dann die Glucose zu einem Glucosan polykondensiert wird. Die Glucosemoleküle werden hauptsächlich in 1,6-Stellung miteinander verknüpft; daneben finden sich aber auch 1,4-Verknüpfungen, wodurch verzweigte Polymere aufgebaut werden. Die Bildung von Dextran, die ursprünglich als unliebsame Nebenerscheinung bei der Rübenzuckergewinnung beobachtet wurde (SCHEIBLER 1869), läßt sich durch die folgende Gleichung ausdrücken:

$$n \text{ } \alpha\text{-Glucosido-}\beta\text{-fructosid} \xrightarrow{\text{Leuc. mesent.}} \text{Glucose}_n + n \text{ Fructose}$$
$$\text{(Saccharose)} \hspace{4cm} \text{(Dextran)}$$

Eigenschaften. Die ursprünglich entstehenden, hochmolekularen Polykondensate mit M.G. von mehreren Millionen werden durch geeignete Hydrolyse (HCl, Aspergillusarten) in

Polymerisate vom mittleren M.G. 75000 fraktioniert. Weißes bis schwach gelbliches Pulver, praktisch geruch- und geschmacklos, amorph, löslich in Wasser, haltbar bei Raumtemperatur.

Anwendung. Als Blut- bzw. Plasmaersatzmittel. Verwendet wird eine 6%ige wäßrige Lösung der Chargen mit dem mittleren M.G. von 75000 unter Zusatz von 0,9% Kochsalz. Die Viskosität solcher Lösungen liegt zwischen 2,5 und 3,5 Centipoise bei 25°. Moleküle mit einem M.G. unter 60000 sind nierenfähig und werden in 5 bis 6 Std. im Urin ausgeschieden. Bei M.G. zwischen 60000 und 130000 besteht Kapillardurchlässigkeit. Moleküle mit einem M.G. zwischen 130000 und 250000 sind etwa 5 Tage lang im Blut nachweisbar. Von der 6%igen Lösung werden üblicherweise 500 ml innerhalb 25 bis 30 Min. intravenös verabfolgt. Die Gesamtmenge kann bei entsprechend längerer Injektionsdauer auch erheblich (bis zu 4 Litern) erhöht werden. Nebenwirkungen, wie Übelkeit, Oppressionsgefühl, Urticaria, Schüttelfrost etc. treten nur selten auf.

Literatur: KOCH, K.: Arzneimittel-Forsch. *3*, 565 (1953). – HILDENBRANDT, F.: Ärztl. Wschr. *5*, 141 (1950). – GRÖNWALL, A.: Dtsch. med. Wschr. *76*, 1023 (1951). – Merck JB *52, 53.* – HUBER, W.: Schweiz. Apoth.-Ztg *93*, 444 (1955). – GEIST, G.: Dtsch. Apoth.-Ztg *92*, 269 (1952).

Handelsformen: Dextran-Benger (Benger-Lab., Engl.); Expander, Expandex (Commercial Solvents, USA); Gentran (Baxter, USA); Intradex (Dextran Ltd., Darlington; Crooke's Lab., Engl.); Macrodex (Knoll, Ludwigshafen); Plavolex (Wyeth, USA).

Dextran-Sulfat. Schwefelsäureester des Dextrans.

Die Substanz wird durch Einwirkung von Chlorsulfonsäure und Pyridin auf Dextran hergestellt. Das M.G. des verwendeten Dextrans muß, damit ein verträgliches Präparat erhalten wird, unter 20000 liegen.

Anwendung. Der Schwefelsäureester des Dextrans hat gerinnungshemmende Eigenschaften. Er ist dem Heparin chemisch verwandt. Dextran-Sulfat übertrifft Heparin in der Wirkungsdauer. Vgl. dazu „Anticoagulantien", Bd. I, 1158.

Literatur: Extra P., Merck JB *52* u. *53*.

Dextrin DAB 7 – BRD. Dextrinum ÖAB 9, Helv. V. Dextrine.

Dextrin ist ein Sammelbegriff für Abbauprodukte der Stärke, die verschiedene Polymerisationsgrade aufweisen und chemisch noch wenig aufgeklärt sind.

DAB 7 – BRD: Gemisch von Polysacchariden, das durch Teilhydrolyse aus Stärke gewonnen wird.

ÖAB 9: Gemisch aus Polysacchariden, das nach dem Röstverfahren durch teilweise Hydrolyse von Stärke gewonnen wird.

Helv. V: Aus Stärke mittels verdünnter Mineralsäure in der Hitze gewonnenes Kohlehydratgemisch.

Herstellung. Die Umwandlung von Stärke in Dextrin kann durch Einwirkung von Hitze, Säuren oder Fermenten geschehen. Danach unterscheidet man die drei folgenden Verfahren.

1. Röstverfahren: Die Stärke wird in heizbaren Behältern, die entweder drehbar oder mit einem Rührwerk versehen sind, längere Zeit auf Temperaturen zwischen 160 und 220° erhitzt. Die notwendige Temperatur richtet sich nach dem Feuchtigkeitsgehalt der verwendeten Stärke. Bei vollkommen trockener Stärke ist 180°, bei lufttrockener Stärke 160° die optimale Temperatur. 220° dürfen in keinem Falle überschritten werden. Nach dem Abkühlen wird das Dextrin mit wasserdampfgesättigter Luft wieder angefeuchtet, so daß es etwa 10 bis 12% Wasser enthält. Das nach diesem Verfahren gewonnene Dextrin wird als *Röstdextrin* oder *Röstgummi* bezeichnet.

2. Säureverfahren: Nach diesem Verfahren wird die Stärke mit verd. Salzsäure befeuchtet und dann wieder vorsichtig getrocknet. Für 100 kg Stärke werden 350 ml konz. Salzsäure und 2 bis 10 l Wasser benötigt. Das Erhitzen erfolgt in den gleichen Apparaturen, wie beim Röstverfahren. Das hierbei gewonnene Dextrin wird als *Säuredextrin* bezeichnet.

3. Fermentverfahren: Durch Einwirkung von Diastase auf Stärke.

Gereinigtes Dextrin wird aus dem Röst- oder Säuredextrin durch Auflösen in Wasser, Filtrieren und Eindampfen gewonnen. Dabei kann der Säuregehalt der Dextrinlösung durch Zusatz von 1 bis 2% Calciumcarbonat und Erhitzen beseitigt werden. Durch Behandeln der Lösungen mit Tierkohle kann eine weitgehende Entfärbung erreicht werden. Durch Fällen einer konz., filtrierten Dextrinlösung mit Äthanol, wobei man die Dextrinlösung unter starkem Rühren in den Alkohol eingießt, erhält man ebenfalls gereinigtes Dextrin, das zugleich frei ist von Stärkezucker, der im gewöhnlichen Dextrin immer in geringer Menge vorhanden ist.

Eigenschaften. Das gewöhnliche Handelsdextrin ist ein weißes, gelbliches bis hellbraunes, fast geruchloses Pulver. Säuredextrin ist meist etwas heller als Röstdextrin. Beim Röstdextrin sind (in Äthanol) unter dem Mikroskop meist noch die Formen der Stärkekörner zu erkennen, so daß sich feststellen läßt, aus welcher Stärkeart das Dextrin hergestellt worden ist. Das aus Kartoffelstärke gewonnene Dextrin hat meistens einen unangenehmen, gurkenartigen Geruch. In kaltem Wasser löst sich das gewöhnliche Dextrin nicht vollständig auf. Es hinterbleibt ein Rückstand, dessen Menge von der Darstellungsart abhängig ist. In heißem Wasser löst es sich meist bis auf eine geringe Trübung. Die wäßrigen Lösungen des Dextrins, auch des Röstdextrins röten Lackmuspapier. Durch Jodlösungen werden Dextrinlösungen mehr oder weniger weinrot gefärbt. Intensität der Farbe und Farbton sind von der Zusammensetzung des Dextrins abhängig.

Das gereinigte Dextrin bildet körnige, gummiähnliche fast farblose bis gelbliche Massen oder weißes bis gelbliches Pulver, das sich in Wasser klar oder fast klar löst, in Äthanol aber unlöslich ist.

Löslichkeit: Löslich in W. von 20°, leicht löslich in siedendem W., praktisch unlöslich in A., Ae. und Chloroform (DAB 7 – BRD u. ÖAB 9).

Mikroskopie. ÖAB 9: Verteilt man Dextrin in einem Tr. Glycerin, so sieht man unter dem Mikroskop die scheinbar unveränderten Körner der Stärke, aus welcher das Dextrin gewonnen wurde. Die Körner besitzen anstelle des Bildungszentrums meist ein zentral oder exzentrisch gelegenes Gasbläschen. Läßt man W. zufließen, so lösen sich einzelne Schichten der Körner in Form von Häutchen ab. Der innerste Teil bleibt meist erhalten (ähnlich DAB 7 – BRD u. Helv. V).

Erkennung. 1. Eine Lösung von Dextrin färbt sich auf Zusatz von einigen Tr. Jodlösung rotviolett (DAB 7 – BRD, ÖAB 9). – 2. Erwärmt man eine Dextrinlösung mit FEHLINGscher Lösung, so entsteht nach kurzer Zeit ein roter Niederschlag (ÖAB 9, DAB 7 – BRD).

Prüfung. Nach ÖAB 9: 1. Eine unter Erwärmen bereitete Lösung von 1 T. Dextrin in 19 T. W. darf nicht stärker trüb sein, als eine mit 10 ml Chlorid-Standardlösung vorschriftsmäßig bereitete Vergleichslösung. – 2. Farbe der Lösung: Die, wenn nötig, filtrierte Lösung (1 + 19) darf nicht stärker gefärbt sein als eine Mischung von 0,80 ml Eisen-Farbstandard, 0,20 ml Kobalt-Farbstandard und 9,00 ml 1%iger Salzsäure. – 3. Freies Alkali, freie Säure: 10 ml der Lösung (1 + 19) dürfen sich auf Zusatz von 2 Tr. Phenolphthaleinlösung nicht verändern. Bei darauffolgendem Zusatz von 0,30 ml 0,1 n Natronlauge muß Rotfärbung auftreten. – 4. Oxalat: 10 ml der, wenn nötig, filtrierten Lösung (1 + 19) dürfen auf Zusatz von 1 ml Ammoniak und 1 ml Calciumchloridlösung innerhalb von 5 Min. nicht getrübt werden. – 5. Calcium: Eine Mischung von 2 ml der, wenn nötig, filtrierten Lösung (1 + 19) und 7 ml W. darf auf Zusatz von 1 ml verd. Essigsäure und 1 ml Ammoniumoxalatlösung innerhalb von 5 Min. nicht getrübt werden. – 6. Verbrennungsrückstand: Höchstens 0,5%, bestimmt mit 1,0000 g Dextrin. – 7. Schwermetalle: Der Verbrennungsrückstand von 6 wird unter Erwärmen in 1 ml verd. Salzsäure gelöst. Die, wenn nötig, filtrierte Lösung muß auf Zusatz von 2 ml W. und 5 ml verd. Ammoniak klar bleiben. In dieser Lösung dürfen Schwermetalle in unzulässiger Menge nicht nachweisbar sein. – 8. Trocknungsverlust: Höchstens 10,0%.

DAB 7 – BRD: Sulfatasche: Höchstens 0,3%.

Aufbewahrung. In gut verschlossenen Gefäßen.

Anwendung. Als Bindemittel bei der Tablettierung und Herstellung von Pillen, als Verdünnungsmittel für Extrakte, besonders Trockenextrakte, als Verdickungsmittel u. ä. Zwecke.

Unverträglichkeiten. Bei Verordnungen (Rezepturen), die Lösungen von Trockenextrakten in Äthanol oder verd. Äthanol verlangen, bildet sich bei Dextrin enthaltenden Extrakten Sedimente oder schleimartige Ausscheidungen.

Cellulosenitrat. „Nitrocellulose". Schießbaumwolle. Kollodiumwolle. Salpetersäurecelluloseester. Colloxylin.

Klassifizierung. Als „Nitrocellulose" bezeichnet man Salpetersäureester der Cellulose (Cellulosenitrate); es liegt also keine wirkliche Nitroverbindung vor. Kollodiumwolle und Schießbaumwolle unterscheiden sich durch den Grad der Veresterung.

Herstellung. Durch Behandeln reiner Baumwolle (entfettete Watte) mit einem Nitriergemisch (HNO_3 + H_2SO_4) bei Raumtemperatur. Die trockene Cellulose wird sukzessive in die Nitriersäure eingetragen, wobei darauf zu achten ist, daß sie ständig mit der Säure bedeckt bleibt. Nach Reaktionszeiten zwischen 30 und 90 Min. wird die äußerlich kaum veränderte Nitrocellulose abgepreßt oder ausgeschleudert, sorgfältig neutral gewaschen und mit großer Vorsicht getrocknet. In feuchtem Zustand kann Nitrocellulose gefahrlos verschickt werden. Den nach dem Abzentrifugieren verbliebenen Wasserrest von etwa 35 % kann man durch Waschen mit Äthanol oder Butanol verdrängen, wonach sich die Nitrocellulose leichter trocknen läßt. Das Trocknen muß bei einer 30° nicht übersteigenden Temperatur vorgenommen werden.

Eigenschaften. Die Löslichkeit der Nitrocellulose hängt stark vom Grad der „Nitrierung" ab. Die pharmazeutisch interessierenden Chargen, die zur Herstellung von Lacken (Kollodium) und Filmen verwendbar sind, haben einen Stickstoffgehalt von etwa 12%. Die Nitrocellulose gleicht äußerlich der ursprünglichen Cellulose, fühlt sich aber etwas härter an. Sie ist unlöslich in W., Ae., A., löslich in Äthylacetat, Amylacetat und Aceton. In Äthanol-Äther-Gemischen ist sie je nach Nitrierungsgrad teilweise bis vollständig löslich. Durch Wasserzusatz wird sie aus den mit Wasser nicht oder nur teilweise mischbaren Lösungen gallertartig ausgeschieden. Die Lösungen hinterlassen beim Verdunsten des Lösungsmittels die Nitrocellulose in Form eines zusammenhängenden, durchsichtigen Filmes.

Anwendung. In Form von Lösungen als Kollodium, das bei Zusatz von Weichmachern (Ricinusöl, Campher) beim Eintrocknen auf der Haut elastische Filme hinterläßt.

Polygalakturonsäure-schwefelsäureester.

R = SO₃Na

Natriumsalz des Polygalakturon-sulfonates.

Herstellung. Durch Einwirkung von Schwefelsäure und Natronlauge auf Polygalakturonsäure.

Anwendung. Zur Prophylaxe und Therapie der Thrombose und Embolie, sowie deren Folgeerscheinungen. Hemmt die Blutgerinnung.

Handelsform: Thrombo-Stop (H. Optime GmbH, Frankfurt a. M.).

Xylan-schwefelsäureester.

R = SO₃Na

Natriumsalz des Xylan-polyschwefelsäureesters u. ä. Pentosanpolyschwefelsäureester.

Herstellung. Aus pflanzlichem Material durch Einwirkung von Schwefelsäure und Neutralisation mit Natronlauge.

Eigenschaften. Schwefelgehalt 13 bis 14%. M.G. etwa 3000.

Anwendung. Als Anticoagulans, zur Verhinderung oder Herabsetzung der Blutgerinnung, zur Verflüssigung von Blutgerinnsel. Vgl. Bd. I, 1158.

Handelsform: Thrombocid (Bene-Chemie, München-Solln).

Poloxalkol NND 63.

Ein Oxyalkyl-Polymerisat.
$$HO(C_2H_4O)_a(C_3H_6O)_b(C_2H_4O)_cH$$

Eigenschaften. Praktisch geschmacklose, nichtionogene, oberflächenaktive Substanz.

Anwendung. Als Laxans.

Handelsform: Polykol (Upjohn Company, USA).

Hexadimethrine Bromide NND 63. Poly-(1,5-dimethyl-1,5-diazaundecamethylene-dimethobromide).

$$\left[\left(-[CH_2]_6-\underset{CH_3}{\overset{CH_3}{\underset{|}{\overset{|}{N}}}}-[CH_2]_3-\underset{H_3C}{\overset{H_3C}{\underset{|}{\overset{|}{N}}}}-\right)^{2+} 2\,Br^-\right]_n$$

Wirkung. Die Substanz wirkt heparinneutralisierend, ähnlich wie Protaminsulfat oder Toluidinblau.

Handelsform: Polybrene (Abbott) Laboratories, USA).

Polyamine-Methylene Resin NND 63.

Ein Polymerisat aus Diphenylol-dimethylmethan, Polyäthylenamin und Formaldehyd.

Eigenschaften. Hell bernsteinfarbenes, körniges, lockeres Pulver, ohne wahrnehmbaren Geruch, unlöslich in A. und W.

Anwendung. Zur Behandlung der Hyperacidität.

Handelsform: Resinat (National Drug Company, USA).

Povidone-Iodine NND 63.

Ein Jodkomplex des Polyvinylpyrrolidons.

Eigenschaften. Wasserlöslicher Komplex, der in Berührung mit der Haut oder mit Schleimhäuten Jod freisetzt.

Anwendung. Zur Behandlung von Infektionen des Mund- und Rachenraumes.

Handelsform: Betadine (Tailby-Nason Company, Inc., USA).

Dextriferron NND 63.

Eine kolloide Lösung von Eisen(III)-chlorid, das komplex an partiell hydrolysiertes Dextrin gebunden ist. 1 ml Lösung enthält 20 mg Fe; der pH-Wert beträgt etwa 7,6. Die Lösung ist etwa 2 Jahre haltbar.

Anwendung. Bei Anämie, zur Förderung der Blutbildung.

Handelsform: Astrafer (Astra Pharmaceutical Products, Inc., USA).

Kunststoffe als chirurgisches Nahtmaterial

Monofilament Nylon Suture BPC 63.

Nylonfäden, oder Polyamidfäden die durch Kombination von Hexamethylendiamin und Adipinsäure hergestellt sind.

Eigenschaften. Weiche, gleichartige Fäden, die rollenförmig aufgewickelt sind.

Erkennung. 1. Etwa 0,02 g Substanz werden in einem Verbrennungsröhrchen in vertikaler Haltung so lange erhitzt, bis sich schwere Dämpfe entwickeln. In die Dämpfe wird ein

Papierstreifen gehalten, der mit einer frisch bereiteten, gesättigten Lösung von o-Nitrobenzaldehyd in Natronlauge benetzt ist; es entsteht eine dunkelviolette Färbung, die langsam verbleicht und beim Waschen mit verdünnter Schwefelsäure und Wasser verschwindet (Unterschied gegenüber Polyesterfaden). – 2. Etwa 0,05 g Substanz werden mit 10 ml verdünnter Salzsäure einige Minuten erhitzt; der Faden muß sich vollkommen auflösen (Unterschied gegenüber Polyesterfäden).

Unverträglichkeiten. Phenole und phenolartige Substanzen.

Plaited Polyester Suture BPC 63.

Plattierte Fäden von Polyestern, die durch Kombination von Äthylenglykol und Terephthalsäure hergestellt sind.

Eigenschaften. Einheitliche plattierte Fäden, indifferent gegenüber Gewebeflüssigkeiten und lebenden Organen.

Erkennung. 1. Bei Ausführung des Testes 1. von Nylon Suture (s. o.) erscheint eine grünlichblaue Farbe auf dem Papierstreifen, die allmählich in Blau übergeht und sich mit verdünnter Schwefelsäure/Wasser auswaschen läßt (Unterschied gegenüber Nylonfaden). – 2. Etwa 0,05 g Substanz werden mit 10 ml verdünnter Salzsäure einige Minuten erhitzt; der Faden bleibt praktisch unverändert (Unterschied gegenüber Nylonfaden).

Kunststoffe als chirurgische Hilfsmittel

Gelatin Sponge, absorbable NND 63.

Steriles, resorbierbares, schwammartiges Material auf Gelatinebasis.

Eigenschaften. Leichtes, fast weißes, nicht elastisches, poröses Material, unlöslich in W. und wäßrigen Lösungen, jedoch allmählich resorbierbar durch Körperflüssigkeiten und lebende Gewebe. Pepsinlösungen bauen die Substanz vollständig ab.

Anwendung. Zur Auflage auf vernähte Operationswunden, zur Blutstillung u.ä. Zwecken. Die Substanz wird innerhalb 4 bis 6 Wochen ohne Komplikationen restlos resorbiert.

Handelsform: Gelfoam (Upjohn Company, USA).

Gelatin Film, absorbable NND 63.

Steriler, resorbierbarer, wasserunlöslicher Gelatinefilm.

Herstellung. Durch Eintrocknen von Gelatine-Formaldehydlösungen bei konstanter Temperatur und konstanter Luftfeuchtigkeit. Die Sterilisation erfolgt durch 12stündiges Erhitzen auf 146 bis 149°.

Eigenschaften. Hellgelbe, transparente, brüchige Platten von 0,076 bis 0,228 mm Dicke, mit einem sehr schwachen, an Bouillon erinnernden Geruch und Geschmack. Praktisch unlöslich in W. und Essigsäure. Die Substanz wird gummiartig, wenn man sie einige Minuten in W. taucht.

Anwendung. Zu chirurgischen Zwecken, bei Dura- und Pleuraoperationen.

Handelsform: Gelfim (Upjohn Company, USA).

Polyurethane Foam NND 63.

Herstellung. Durch Vermischen eines Präpolymers mit einem tertiären Amin (Katalysator) im Verhältnis 4 : 1. Das Präpolymer ist ein Gemisch eines Trihydroxyharzes mit überschüssigem, aromatischem Diisocyanat. Nach dem Vermischen beginnt sofort die Polymerisation unter Freisetzung von Kohlendioxid; es entsteht ein steifer Schaum, dessen Vol. etwa das Doppelte des Ausgangsmaterials beträgt.

Anwendung. Zum Verleimen von Knochenbrüchen.

Handelsform: Ostamer (Wm. S. Merrell Company, USA).

Hilfsstoffe zur Herstellung und Verarbeitung von Kunststoffen

Für den Gebrauch von Kunststoffen als Behälter und Verpackungsmaterial von Arzneimitteln sowie als chirurgische Geräte und Krankenpflegeartikel ist die Kenntnis solcher Verbindungen von Bedeutung, die von der Herstellung oder der Verarbeitung her im Kunststoff enthalten sein können. Es handelt sich dabei oft um physiologisch bedenkliche Stoffe, die auch in Spuren zu toxischen Erscheinungen führen können.

Die folgenden kurzen Erläuterungen definieren die gebräuchlichen Hilfsstoffgruppen, die zur Herstellung und Verarbeitung von Kunststoffen Verwendung finden. Es folgt eine tabellarische Übersicht der wichtigsten Hilfsstoffe, die keinen Anspruch auf Vollständigkeit erheben kann, schon deshalb nicht, weil die Entwicklung neuer Hilfsstoffe noch in vollem Gange ist.

Alterungsschutzmittel: Wärme- und Lichtstabilisatoren. Bei der Verarbeitung, der Anwendung und der Lagerung von Kunststoffen sind diese sog. technoklimatischen Bedingungen ausgesetzt, z. B. Hitze, Licht, Luft, mechanische Einwirkung, chemische Einwirkung. Bei der Umwandlung der polymeren Rohstoffe auf den Verarbeitungsmaschinen kommt das zu verarbeitende Material mit heißen Metallteilen in Berührung und ist somit thermischen oder auch metallkatalytischen Einflüssen ausgesetzt. Diese Einflüsse können sowohl die chemische Struktur als auch die physikalischen Eigenschaften der Kunststoffe verändern. Die zusammenfassend als Alterungserscheinungen bezeichneten Prozesse versucht man durch Zusatz von *Stabilisatoren* oder *Alterungsschutzmittel* zu verhindern oder doch einzuschränken. Nach der hauptsächlichen Wirkung der Stabilisatoren unterscheidet man Wärme- und Lichtstabilisatoren.

Die *Wärmestabilisatoren* sind meist Verbindungen, die Radikale abfangen. Radikale können durch Oxydation unter Wärmeeinwirkung entstehen.

Lichtstabilisatoren sind Verbindungen, die aktives Licht, besonders die ultraviolette Strahlung, abfangen und in thermische Energie (Wärme) verwandeln, wodurch photochemische Prozesse verhindert werden.

Aufheller. Da die ungefärbten oder „weißen" Plaste meist einen wahrnehmbaren Gelbstich zeigen, wird heute das Aussehen dieser Produkte durch Verwendung *optischer Aufheller* verbessert, wie es in der Papierindustrie, der Waschmittelindustrie und der Textilveredlung schon lange üblich ist. Der Bedarf an Aufhellern wird dadurch noch erhöht, daß durch das Altern bei zahlreichen Kunststoffen eine ursprünglich kaum wahrnehmbare Gelbstichigkeit deutlich zutage tritt.

Emulgatoren. Eine Reihe von Monomeren werden vorzugsweise in wässriger Suspension oder Emulsion polymerisiert, z. B. Vinylchlorid, Vinylidenchlorid, Acrylnitril. Die Polymerisationsgeschwindigkeit ist abhängig von der Konzentration des Emulgators, die u. U. relativ hoch liegen kann. Je nach Herstellungsart bleibt der verwendete Emulgator mehr oder weniger im fertigen Kunststoff enthalten.

Extender sind Produkte, die nach ihren Eigenschaften zwischen Weichmacher und Füllstoffe einzuordnen sind. Sie besitzen eine gewisse Weichmachereigenschaft, die aber meist nicht ausreicht, weshalb sie mit hochwirksamen Weichmachern zusammen verarbeitet werden.

Fällungsmittel werden angewandt, wenn bei der Polymerisation das Polymerisat im Monomeren löslich ist. Es handelt sich meist um Elektrolyte, die dann vom ausfallenden Kunststoff in geringem Maße eingeschlossen werden können.

Füllstoffe. Feste Zusätze, die in erster Linie durch Gewichts- und Volumenvergrößerung der Verbilligung von fertigen Produkten dienen, werden als Füllstoffe bezeichnet. Sie können anorganischer oder organischer Natur sein. Sie unterscheiden sich in ihrer Struktur wesentlich von den Kunststoffen. In einigen Fällen tragen sie auch zur Verbesserung der mechanischen Eigenschaften der Kunststoffe bei. Häufig verwendete *anorganische Füllstoffe* sind: Asbestmehl und kurzfaseriger Asbest, Gesteinsmehl, Glasfasern, Glimmerpulver, Kaolin, Kieselgur, Kreide, Schiefermehl, Schwerspat, Talkum. Als *organische Füllstoffe* finden vor allem Holzmehl, Papierschnitzel und Papierbahnen, Textilien und Gewebebahnen sowie kurzfaserige Cellulose Verwendung.

Inhibitoren. Darunter versteht man Stoffe, die eine Polymerisation der Monomeren verhindert. Sie werden deshalb auch als Stabilisatoren für Monomere bezeichnet. Bevor die entsprechenden Monomeren zur Polymerisation gelangen, müssen die Inhibitoren entfernt werden. Aus diesem Grunde ist die Gefahr, wesentliche Mengen an Inhibitoren im fertigen Kunststoff anzutreffen gering, zumal die verwendeten Inhibitormengen oft nur in der Größenordnung von 1 bis 2% liegen. Handelt es sich um Phenole, so können diese meist durch verdünnte Laugen ausgewaschen werden. Bei Verwendung von Aminen als Inhibitoren kann mit wässrigen Säuren ausgewaschen werden, sofern diese nicht mit den Monomeren reagieren.

Initiatoren (Radikalspender, Katalysatoren). Die meisten Äthylenderivate vom Vinyltyp ($H_2C=CHX$) oder vom Äthylidentyp ($H_2C=CXY$) polymerisieren nur unter dem Einfluß von *Katalysatoren*, die man hier als *Initiatoren* bezeichnet. Eine Ausnahme bildet Styrol, das sich spontan, d.h. unter dem Einfluß von Wärme polymerisiert. Für die *Radikalkettenpolymerisation* benötigt man als Initiatoren *Radikalspender*, das sind Verbindungen, die leicht in Radikale zerfallen, z.B. Azoverbindungen, Peroxide, Redoxsysteme, hexasubstituierte Äthanderivate. Für die *Kationenkettenpolymerisation* werden Kationen liefernde Systeme gebraucht, z.B. $BF_3 + HX\ (= XBF_3^{\ominus} + H^{\oplus})$. Anionen liefernde Systeme dienen zur *Anionenkettenpolymerisation* (z.B. Anionen metallorganischer Verbindungen).

Regler. Stoffe oder Verbindungen, die als Kettenüberträger fungieren und dadurch bei der Polymerisation konjugierter Diene eine unbeabsichtigte Verzweigung verhindern oder während des Kettenwachstums die Reaktionsgeschwindigkeit beeinflussen und dadurch den Polymerisationsgrad regulieren, nennt man Regler.

Trennungsmittel (Gleitmittel). Zur verfahrenstechnischen Erleichterung bei der Verarbeitung von zähen Kunststoffen, zur Erhöhung der Fließfähigkeit, zur Beschleunigung der Vermischung auf Walzen, zur Erzielung maßgerechter Profile, zur Erzeugung glatter Oberflächen von Folien und Platten und ähnlicher Vorgänge werden Trennungs- und Gleitmittel eingesetzt. Es sind meist Erdalkalisalze höherer Fettsäuren oder höhermolekulare Wachse.

Weichmacher. Da die üblichen Kunststoffe für viele Anwendungszwecke zu spröde und zu hart sind, müssen sie durch Zusätze geeigneter Stoffe „weich gemacht werden". Stoffe, die vor der Polymerisation zugesetzt werden und zur Bildung von Mischpolymerisaten führen, bezeichnet man als *innere Weichmacher*. Ihrer Anwendung sind Grenzen gesetzt. Größere Bedeutung haben die *äußeren Weichmacher*, die dem fertigen Kunststoff zugesetzt werden. Durch Änderung der Mengenverhältnisse zwischen Polymerisat und äußerem Weichmacher läßt sich der Weichheitsgrad praktisch stufenlos regulieren. In der Praxis werden hierfür besonders hochsiedende Ester der Phthalsäure und der Phosphorsäure verwandt.

Alphabetische Tabelle
der wichtigsten Hilfsstoffe bei der Herstellung und Verarbeitung von Kunststoffen[1]

Bezeichnung der Verbindungen	Formel	Verwendet als	Bei der Herst. od. Verarb. von
Abietinsäuremethylester	(Strukturformel mit H_3C, $COOCH_3$, H_3C, $CH(CH_3)_2$)	W	versch.
Adipinsäurepolyester	$-OC-(CH_2)_4-\underset{\|\|\atop O}{C}-O-(CH_2)_n-O-\underset{\|\|\atop O}{C}-(CH_2)_4-$ $\cdots -(CH_2)_4-\underset{\|\|\atop O}{C}O-(CH_2)_n-O\underset{\|\|\atop O}{C}-$	W	versch.

---

[1] Zeichenerklärung s. S. 267.

Alphabetische Tabelle der wichtigsten Hilfsstoffe
bei der Herstellung und Verarbeitung von Kunststoffen (*Fortsetzung*)

Bezeichnung der Verbindungen	Formel	Verwendet als	Bei der Herst. od. Verarb. von
Acrylate	$(H_2C=CH-COO)_n Me$ Me = Fe, Cu, Cr oder Zn	versch.	versch.
Alkalialkoxide	MeOR Me = Na, K, Li R = CH_3, C_2H_5 etc.	I	PÄ
Alkaliborate	$Na_2B_2O_7 \cdot 10 H_2O$ $NaBO_2$	A	PVC
Alkalimetalle	Na, K, Li	I RS	PÄ PD
Alkalipersulfate	Na_2SO_5, K_2SO_5, $(NH_4)_2SO_5$	RS	PD
Alkohole	H_3COH bis $H_{17}C_8OH$	StW	PVC
Alkoxy-aniline	NH_2—C$_6$H$_4$—OR, R = Alkylrest	StW	PVC
Alkylamine	H_2N—R $HN(R)_2$ $R-N(R)_2$, R = Alkylrest	StW	versch.
Alkylphenole	OH—C$_6$H$_4$—R, R = Alkylrest	StW	PÄ
Alkylsulfonsäure-ester des Phenols und der Kresole	C$_6$H$_3$(R)(SO$_3$R') R = H oder CH_3 R' = längerer Alkylrest z.B. $C_{15}H_{31}$	W	versch.
Aluminiumsulfat	$Al_2(SO_4)_3 \cdot 18 H_2O$	FM	PST PVC
Ameisensäure	HCOOH	I	PÄ
Aminocrotonsäure-ester höherer Fettalkohole (= β-Imino-buttersäureester)	$H_3C-C-CH_2-COOR$ $\parallel$ NH R = längerer Alkylrest	A	PVC
Ammoniak	NH_3	I	PÄ
Ammoniumacetat	$H_3CCOONH_4$	I	PÄ

Hilfsstoffe zur Herstellung und Verarbeitung von Kunststoffen

Alphabetische Tabelle der wichtigsten Hilfsstoffe
bei der Herstellung und Verarbeitung von Kunststoffen (*Fortsetzung*)

Bezeichnung der Verbindungen	Formel	Verwendet als	Bei der Herst. od. Verarb. von
Arylharnstoffe	Diphenylharnstoff-Struktur, R = H, Cl oder CH₃	StW	PVC
Arylthioharnstoffe	Diphenylthioharnstoff-Struktur, R = H, Cl oder CH₃; auch Dinaphthylthioharnstoff	StW	PVC
Acetate	$(H_3CCOO)_2Me$ Me = Mn oder Cu	StL	PA
α,α'-Azoisobuttersäuredinitril	$H_3C-\underset{CN}{\underset{|}{\overset{CH_3}{\overset{|}{C}}}}-N=N-\underset{CN}{\underset{|}{\overset{CH_3}{\overset{|}{C}}}}-CH_3$	RS RS RS	PÄ PST PVC
aliphatische Azoverbindungen	R—N=N—R R = Alkylrest	RS	PD
Benzochinon	p-Benzochinon	I	PÄ
Benzoesäure	C₆H₅-COOH	I StL	PÄ PVC
Benzolsulfonsäure-N-methylamid	C₆H₅-SO₂NHCH₃	W	PA Ni Ac
Benzophenon (und Derivate)	(C₆H₅)₂C=O	StL	PVC
Benzoylperoxid	C₆H₅-C(O)-O-O-C(O)-C₆H₅	RS RS	PST PVC
Benztriazolderivate	Benztriazol-Struktur	StL	PVC

Alphabetische Tabelle der wichtigsten Hilfsstoffe
bei der Herstellung und Verarbeitung von Kunststoffen (*Fortsetzung*)

Bezeichnung der Verbindungen	Formel	Verwendet als	Bei der Herst. od. Verarb. von
Benzyl-butyl-adipat	$H_9C_4OC-(CH_2)_4-COCH_2-C_6H_5$ (mit $\|O\|$ an beiden C)	W	PVC u. a.
Benzyl-butyl-phthalat	Phthalsäureester mit $CO-C_4H_9$ und $CO-CH_2-C_6H_5$	W	Ni PVC u. a.
Benzyl-octyl-adipat	$H_{17}C_8OC-(CH_2)_4-COCH_2-C_6H_5$	W	PVC u. a.
Bleioxide	PbO, PbO_2, Pb_3O_4	A	PVC
Brenzcatechin	$C_6H_4(OH)_2$ (ortho)	I	PÄ
p-Brom-benzoyl-peroxid	$Br-C_6H_4-C(O)-O-O-C(O)-C_6H_4-Br$	RS	PST
p-tert.-Butyl-brenzcatechin	Brenzcatechin mit $C(CH_3)_3$-Substituent	I	PÄ
tert.-Butylhydro-peroxid	$H_3C-C(CH_3)_2-O-OH$	RS	PST
o-tert.-Butylphenole	Phenol mit $C(CH_3)_3$ und R; R = H, CH_3, Cl etc.	StW	PÄ
Butylstearat	$H_3C-(CH_2)_{16}-COC_4H_9$ mit $\|O\|$	W Gl	versch.
Calciumchlorid	$CaCl_2$	FM	PST PVC

Alphabetische Tabelle der wichtigsten Hilfsstoffe bei der Herstellung und Verarbeitung von Kunststoffen (*Fortsetzung*)

Bezeichnung der Verbindungen	Formel	Verwendet als	Bei der Herst. od. Verarb. von
Calciumstearat	$(H_3C-(CH_2)_{16}-COO)_2Ca$	A Gl Gl	PVC PÄ PST
Campher	[Struktur: Campher mit CH₃, H₃C, CH₃, =O]	W	Ni u.a.
Chloraniline	[Struktur: Benzolring mit NH₂ und Cl]	StW	PVC
Chloriertes Diphenyl	[Struktur: Cl-C₆H₄-C₆H₄-Cl]	W	versch.
Chlorierte Paraffine	$H_3C-(CH_2)_n-(CH)_n-CH_3$ u.ä. $\vert$ Cl	Ex	versch.
Chromsalze	z.B. $CrF_3 \cdot 4H_2O$	StL	PA
Citronensäureester des Äthanols und Butanols	CH_2-COOR $\vert$ $HO-C-COOR$ $\vert$ CH_2-COOR $R = C_2H_5$ oder C_4H_9	W	versch.
Dialkyl-zinn(IV)-verbindungen	Alk\\ /R Sn Alk/ \\R Alk = C_2H_5 bis C_4H_9 R = H, OH, OAlk, Cl etc.	StW	PÄ
Diarylamine	[Struktur: R-C₆H₄-N(H)-C₆H₄-R] R = H, CH_3, Cl etc.	StW	PVC
Diäthylphthalat	[Struktur: Benzolring mit zwei $COOC_2H_5$-Gruppen]	W	Ac
aromatische Diazoäther	[Struktur: R-C₆H₄-O-N=N-C₆H₄-R] R = H, Cl, CH_3 etc.	RS	PD

17*

Alphabetische Tabelle der wichtigsten Hilfsstoffe
bei der Herstellung und Verarbeitung von Kunststoffen (*Fortsetzung*)

Bezeichnung der Verbindungen	Formel	Verwendet als	Bei der Herst. od. Verarb. von
Dibutyladipat	$(CH_2)_4\begin{matrix}COOC_4H_9\\COOC_4H_9\end{matrix}$	W	PVC u. a.
Dibutylamin	$HN(C_4H_9)_2$	I	PÄ
Di-tert.-butyl-peroxid	$H_3C-\underset{\underset{CH_3}{\mid}}{\overset{\overset{CH_3}{\mid}}{C}}-O-O-\underset{\underset{CH_3}{\mid}}{\overset{\overset{CH_3}{\mid}}{C}}-CH_3$	RS	PST
Dibutylphthalat	Phthalat mit COC_4H_9-Gruppen	W	PVC Ni u. a.
2,4-Dichlor-6-nitrophenol	2,4-Dichlor-6-nitrophenol	I	PÄ
Dicyclohexyl-phthalat	Phthalat mit Cyclohexylestern	W	PST PVC Ni u. a.
Diisopropyl-xanthogen-disulfid	$\begin{matrix}H_3C\\H_3C\end{matrix}CH-O-\underset{\underset{S}{\parallel}}{C}-S-S-\underset{\underset{S}{\parallel}}{C}-O-CH\begin{matrix}CH_3\\CH_3\end{matrix}$	R	PD
Dimethylformamid	$\begin{matrix}H_3C\\H_3C\end{matrix}N-\underset{\underset{O}{\parallel}}{C}H$	I	PÄ
Dimethylphthalat	Phthalat mit $C-OCH_3$-Gruppen	W	Ac

Alphabetische Tabelle der wichtigsten Hilfsstoffe
bei der Herstellung und Verarbeitung von Kunststoffen (*Fortsetzung*)

Bezeichnung der Verbindungen	Formel	Verwendet als	Bei der Herst. od. Verarb. von
1,3-Dinitrobenzol	(1,3-dinitrobenzene structure)	I	PÄ
2,4-Dinitrochlor-benzol	(2,4-dinitrochlorobenzene structure)	I	PÄ
Dioctylphthalat	(dioctyl phthalate structure)	W	versch.
Diphenylguanidin	(diphenylguanidine structure)	StW	PÄ
Diphenyl-kresyl-phosphat	(diphenyl cresyl phosphate structure)	W	PVC u.a.
Diphenyl-octyl-phosphat	(diphenyl octyl phosphate structure)	W	PVC u.a.
N,N'-Diphenyl-p-phenylendiamin	(N,N'-diphenyl-p-phenylenediamine structure)	A	PA

Alphabetische Tabelle der wichtigsten Hilfsstoffe
bei der Herstellung und Verarbeitung von Kunststoffen (*Fortsetzung*)

Bezeichnung der Verbindungen	Formel	Verwendet als	Bei der Herst. od. Verarb. von
Diphenylphthalat	(Phthalsäure-diphenylester)	W	versch.
Diphenyl-**xylenyl**-phosphat	(Triarylphosphat mit Phenyl- und Xylenyl-Resten)	W	PVC u.a.
Dodecylmercaptan	$H_3C-(CH_2)_8-C(CH_3)_2-SH$	R	PD
Epoxyfettsäure-ester	$CH_3-(CH_2)_n-CH-CH-(CH_2)_n-COOR$ mit Epoxid-O; $R = z.B.\ C_4H_9$	W	versch.
verschiedene Essigsäureester des Glycerins	$\begin{array}{l}H_2C-OR\\HC-OH\\H_2C-OH\end{array},\ \begin{array}{l}H_2C-OR\\HC-OR\\H_2C-OH\end{array},\ \begin{array}{l}H_2C-OR\\HC-OR\\H_2C-OR\end{array},$ $\begin{array}{l}H_2C-OR\\HC-OH\\H_2C-OR\end{array},\ \begin{array}{l}H_2C-OH\\HC-OR\\H_2C-OH\end{array}$ $R = -C(=O)CH_3$	W	Ni Ac
Fettsäure-Äthylenoxid-Addukte	$H_3C-(CH_2)_n-COO-(CH_2-CH_2-O)_n-CH_2-CH_2-OH$	Em	PÄ
Fettsaure Salze	$H_3C-(CH_2)_n-COOMe$	A	PVC
Formamid	$H_2N-CH=O$	I	PÄ
Gallussäure-polyester	$\cdots-O-(CH_2)_n-O-\mathrm{C_6H_2(COOH)(OH)}-O-(CH_2)_n-O-\cdots$	StW	PÄ
Glykol	$HO-CH_2-CH_2-OH$	W	versch.

Alphabetische Tabelle der wichtigsten Hilfsstoffe
bei der Herstellung und Verarbeitung von Kunststoffen (*Fortsetzung*)

Bezeichnung der Verbindungen	Formel	Verwendet als	Bei der Herst. od. Verarb. von
Glycerin	HO—CH$_2$—CH(OH)—CH$_2$—OH	W	versch.
Glycerinester natürlich vorkommender gesättigter und ungesättigter Fettsäuren	CH$_2$—O—C(=O)—R CH—O—C(=O)—R HC$_2$—O—C(=O)—R R = gesättigte oder ungesättigte Alkylreste	Gl	PVC u.a.
Hydrochinon	(p-Dihydroxybenzol, OH ... OH)	I I	PÄ PVC
2-Hydroxybenzophenon und Derivate	R″—C$_6$H$_3$(OH)—C(=O)—C$_6$H$_4$—R′ R′ = R″ = H R′ = H, R″ = OCH$_3$ R′ = OH, R″ = OCH$_3$	StL StL	PA PVC
butyliertes Hydroxyanisol	C$_6$H$_3$(OCH$_3$)(OH)(C$_4$H$_9$)	StW	PÄ
α-Hydroxyoctadecansulfonsaures Natrium	H$_3$C—(CH$_2$)$_{15}$—CH(OH)—COONa	Em	PVC PST
Kaliumhydroxid (fest)	KOH	I	PÄ
Knochenöl Knochenfett	—	Gl	PST
Kobaltnaphthenat	$\left(\text{R-substituierte Naphthenyl-(CH}_2\text{)}_2\text{—COO} \right)_2$Co R = H oder Alkylrest	I	PÄ
Kupfer (met.)	Cu	I	PÄ
Kupfersalze	CuCl$_2$, CuSO$_4$, Cu(CH$_3$COO)$_2$	I	PÄ

Alphabetische Tabelle der wichtigsten Hilfsstoffe
bei der Herstellung und Verarbeitung von Kunststoffen (*Fortsetzung*)

Bezeichnung der Verbindungen	Formel	Verwendet als	Bei der Herst. od. Verarb. von
Lactate	$(H_3C-CH-COO)_2$ $\quad\quad\;\;\;\;\vert$ $\quad\quad\;\;\;\;OH$ Me = Mn oder Cu	StL	PA
Laurate	$(H_3C-(CH_2)_{10}-COO)_2Me$ Me = Ca, Ba, Si, Zn	A	PVC
Laurylperoxid	$H_3C-(CH_2)_{10}-\underset{\underset{O}{\Vert}}{C}-O-O-\underset{\underset{O}{\Vert}}{C}-(CH_2)_{10}-CH_3$	RS	PVC PST
Linolsäureester ein- und mehr- wertiger Alkohole	$H_3C\text{-}(CH_2)_4\text{-}CH=CH\text{-}CH_2\text{-}CH=CH\text{-}(CH_2)_7\text{-}COOR$ R = Reste ein- und mehrwertiger Alkohole	W	versch.
Manganoxidhydrat	$MnO(OH)_2$	A	PVC
2-Mercapto- benzimidazol	[Benzimidazol mit SH-Gruppe]	StW	PÄ u. a.
2,2'-Methylen- bis-(4,6-dialkyl- phenole)	[Strukturformel mit CH_2-Brücke zwischen zwei Phenolen] R = Alkylrest	StW	PÄ
Methylenblau	[Methylenblau-Struktur] Cl^-	I	PÄ
Mineralöle (hochsiedende)	$H_3C-(CH_2)_n-CH_3$	Ex	versch.
Montansäureester	—	Gl	PVC
Natriumcarbonat	Na_2CO_3	A	PVC
Natriumnitrit	$NaNO_2$	I	PÄ
Natriumphosphat	Na_2HPO_4	A	PVC PST
Octadecylalkohol	$H_3C-(CH_2)_{16}-CH_2OH$	Gl	PST
Octen-(1)	$H_3C-(CH_2)_5-CH=CH_2$	I	PÄ
Ölsäureamid	$H_3C-(CH_2)_7-CH=CH-(CH_2)_7-\underset{\underset{O}{\Vert}}{C}-NH_2$	Gl	PÄ

Alphabetische Tabelle der wichtigsten Hilfsstoffe
bei der Herstellung und Verarbeitung von Kunststoffen (*Fortsetzung*)

Bezeichnung der Verbindungen	Formel	Verwendet als	Bei der Herst. od. Verarb. von
Paraffine	$H_3C-(CH_2)_n-CH_3$	A Gl	PVC PST
Paraffinsulfonate	$H_3C-(CH_2)_n-SO_3Me$ n = 10 bis 19 Me = Na, K, Ca	Em	PST PVC
Phenolderivate	OH — C$_6$H$_4$ — R R = H, Alkylrest, Halogen etc.	A I I	PVC PÄ PVC
Salze von Phenolthioäthern	(Ar)—S—(Ar), OMe OMe Me = Ni, Zn, Pb, Mg	A	versch.
Phenothiazin	Phenothiazin-Struktur	I	PÄ
2-Phenylindol	2-Phenylindol-Struktur	StW	PVC u.a.
Phenyl-β-naphthylamin	Phenyl-β-naphthylamin-Struktur	I StW	PÄ versch.
Phthalsäure-äthylenglykolester	o-C$_6$H$_4$(COOCH$_2$·CH$_2$OH)$_2$	W	Ni Ac PVC
Polybutadien-acrylnitril	$(-CH_2-CH=CH-CH_2-CH_2-CH(CN)-)_n$	W	versch.
Polyvinyl-äthyläther	$(-CH_2-CH(OC_2H_5)-CH_2-CH(OC_2H_5)-)_n$	Gl A	PVC PVC

Alphabetische Tabelle der wichtigsten Hilfsstoffe
bei der Herstellung und Verarbeitung von Kunsststoffen (*Fortsetzung*)

Bezeichnung der Verbindungen	Formel	Verwendet als	Bei der Herst. od. Verarb. von

Polyvinylalkohol	$(-CH_2-CH-CH_2-CH-)$
	        $\vert$ $\vert$
	       OH OH
		Em	PVC
			PST

Polyvinylmethyläther	$(-CH_2-CH-CH_2-CH-)_n$
	        $\vert$ $\vert$
	      OCH$_3$ OCH$_3$
		W	versch.

Pyrogallol	HO–C$_6$H$_3$(OH)–OH (1,2,3-Trihydroxybenzol)	I	PÄ
Resinate	Cu-, Zn- oder Mg-Salze von Harzsäuren	I	PÄ

Ricinolate	$(H_3C\cdot(CH_2)_5\cdot CH\cdot CH_2\cdot CH=CH\cdot(CH_2)_7\cdot COO)_2Me$
	                   $\vert$
	                  OH
	Me = Ba, Ca, Si, Zn
		A	PVC

Ricinolsäureester ein- und mehrwertiger Alkohole	$H_3C-(CH_2)_5-CH-CH_2-CH=CH-(CH_2)_7-COOR$
	                $\vert$
	               OH
	R = Reste ein- und mehrwertiger Alkohole
		W	versch.

Ricinusöl	—	W	versch.
Ruß	C_n	StL	ÄP PA
Salicylsäure	C$_6$H$_4$(COOH)(OH)	StL	PVC
Sebacinsäureester	$HOOC-(CH_2)_8-COOR$	W	versch.
Siliconöle	$\quad\ \ CH_3\ \ \ \ \ CH_3\ \ \ \ \ CH_3$ $\quad\ \ \vert\ \ \ \ \ \ \ \ \ \vert\ \ \ \ \ \ \ \ \ \vert$ $(-O-Si-O-Si-O-Si-)_n$ $\quad\ \ \vert\ \ \ \ \ \ \ \ \ \vert\ \ \ \ \ \ \ \ \ \vert$ $\quad\ \ CH_3\ \ \ \ \ CH_3\ \ \ \ \ CH_3$	Gl	PST u.a.
Thio-bisphenole	HO–C$_6$H$_3$(R)–S–C$_6$H$_3$(R)–OH R = CH$_3$, C$_4$H$_9$ etc.	StW	PA

Thio-dipropionsäurelaurylester	$H_3C-CH-COOR$
	        $\vert$
	        S
	        $\vert$
	$H_3C-CH-COOR$ R = CH$_3-(CH_2)_{11}$
		StW	PÄ

Thioharnstoff	$H_2N-C-NH_2$
	         $\Vert$
	         S
		StW	PVC

Alphabetische Tabelle der wichtigsten Hilfsstoffe
bei der Herstellung und Verarbeitung von Kunststoffen (*Fortsetzung*)

Bezeichnung der Verbindungen	Formel	Verwendet als	Bei der Herst. od. Verarb. von
Thiuramdisulfid	$\begin{array}{c}H_3C\\ \\ H_3C\end{array}\!\!N\!\!-\!\!\underset{\underset{S}{\|}}{C}\!\!-\!\!S\!\!-\!\!S\!\!-\!\!\underset{\underset{S}{\|}}{C}\!\!-\!\!N\!\!\begin{array}{c}CH_3\\ \\ CH_3\end{array}$	StW V	PÄ autsch. etc.
Triäthanolamin-oleat	$H_3C-(CH_2)_{10}COO^-[HN(CH_2CH_2OH)_3]^+$	Gl	PÄ
Tributylamin	$N(CH_2CH_2CH_2CH_3)_3$	I	PÄ
Tributylphosphat	$(H_9C_4O)_3P=O$	W	versch.
Trichloräthyl-phosphat	$(ClCH_2-CH_2-O)_3P=O$	W	PVC u.a.
Trikresylphosphat	$\left(H_3C\!\!-\!\!\!\!\begin{array}{c}\\ \bigcirc\\ \end{array}\!\!\!\!-O\right)_3\!\!P=O$	W	PVC u.a.
Trioctylphosphat	$(H_3C-(CH_2)_3-\underset{\underset{\underset{CH_3}{\|}}{CH_2}}{\overset{\|}{CH}}-CH_2O)_3P=O$	W	PVC u.a.
Triphenylphosphat	$\left(\begin{array}{c}\bigcirc\end{array}\!\!-O\right)_3\!\!P=O$	W	PVC u.a.
Tris-(β-hydroxy-äthyl)-amin	$N(CH_2CH_2OH)_3$	I	PÄ
Trixylenylphosphat	$\left(\!\!\begin{array}{c}H_3C\\ \\ H_3C\end{array}\!\!\!\!\bigcirc\!\!-O\right)_3\!\!P=O$	W	versch.
Weinsäureester des Äthanols und Butanols	$\begin{array}{c}COOR\\ \|\\ CHOH\\ \|\\ CHOH\\ \|\\ COOR\end{array}$ $R = C_2H_5, C_4H_9$	W	versch.
Ziegler-Katalysatoren	Versch. metallorgan. Verbindungen	RS	PD
Zinn(IV)-Verbindungen	SnR_4 R = Alkylrest, OH, Cl	A	PVC
Zinkstearat	$(H_3C-(CH_2)_{16}-COO)_2Zn$	Gl	PST

Zeichenerklärung. *Hilfsstoffe*: A = Alterungsschutzmittel (Wärme- und Lichtstabilisator), Em = Emulgator, Ex = Extender, F = Füllstoff, FM = Fällungsmittel, Gl = Gleitmittel und Formentrennmittel, I = Inhibitor, R = Regler, RS = Radikalspender, StL = Lichtstabilisator, StW = Wärmestabilisator, V = Vulkanisationsbeschleuniger, W = Weichmacher. *Kunststofftypen*: Ac = Acetylcellulose, PA = Polyamide, PÄ = Polyäthylene u.ä., PC = Polycarbonate, PD = Polydiene, PST = Polystyrole u.ä., PVC = Polyvinylchloride, chlorierte Polyäthylene u.ä., Ni = Nitrocellulose.

Zur Analytik der Kunststoffe

Elementaranalyse. Kunststoffe, die durch Polymerisation oder Polyaddition hergestellt sind, besitzen unabhängig von der Größe der Molekel praktisch die gleiche elementaranalytische Zusammensetzung wie die entsprechenden Monomeren. Die Elementaranalyse hat hier also nur geringe Bedeutung. Bei Polykondensaten mäßiger Molekülgröße kann aus den Ergebnissen der Elementaranalyse auf die Größe der Molekel geschlossen werden, da sich die elementaranalytische Zusammensetzung mit ihr ändert.

Endgruppenbestimmung. Besitzen die Makromolekeln funktionelle Endgruppen, was bei Polykondensaten und Polyadditionsprodukten meist der Fall ist, so können diese zur Bestimmung der Molekülgröße dienen.

Erkennung des Polymerentyps. Die Erkennung der Kunststofftypen kann auf physikalischem oder chemischem Weg erfolgen. Unter den *physikalischen Verfahren* ist besonders die IR-Spektrophotometrie zu erwähnen. Das wichtigste *chemische Verfahren* besteht im Abbau und in der Identifizierung der entstandenen Monomeren. Der Abbau kann thermisch, hydrolytisch, oxydativ oder reduktiv erfolgen. Sind in einer Makromolekel Aromaten vorhanden, so können diese durch Einwirkung von Salpetersäure erkannt werden, ähnlich wie aromatische Gruppen in Eiweißen durch die Xanthoproteinreaktion. Polyhydroxyverbindungen und Polyamide lassen sich durch Reaktivfarbstoffe anfärben.

Mechanische Eigenschaften. Zur Ermittlung der mechanischen Eigenschaften, wie Festigkeit, Elastizität, Reißfestigkeit, Härte, Sprödigkeit etc. stehen verschiedene Methoden zur Verfügung, die hier nicht näher interessieren.

Chemisch-physikalische Eigenschaften. Während die Feststellung der mechanischen Eigenschaften in erster Linie die Hersteller geformter Kunststoffe interessieren, sind die chemisch-physikalischen Eigenschaften von großer Bedeutung für die pharmazeutische und medizinisch-technische Verwendung von Kunststoffen. Die wichtigsten Eigenschaften sind:

Lichtdurchlässigkeit,

Gasdurchlässigkeit,

Durchlässigkeit für flüssige Stoffe,

Löslichkeit.

Analytik der Hilfsstoffe

An Kunststoffe, die zur Herstellung medizinisch-technischer Geräte und zur Verpackung von Arzneimitteln verwendet werden, sind in bezug auf die Reinheit und Beständigkeit gegenüber Körperflüssigkeiten, physiologischem Material, Lösungsmitteln und Arzneimitteln erhöhte Anforderungen zu stellen.

Die Prüfung muß sich auf eventuell vorhandene Monomere, besonders aber auf alle bei der Verarbeitung der Kunststoffe zu geformten Gegenständen und der Bildung der Polymeren verwendeten Hilfsstoffe erstrecken.

Als Methoden kommen besonders Extraktionsverfahren und die chromatographische Trennung der extrahierten Stoffe in Frage.

Über die qualitative Analyse von Weichmachern mittels Dünnschichtchromatographie s. D. Braun: Chimia *19*, 77 (1965).

Über den Nachweis höherer Alkohole in Packstoffen für Lebensmittel, die in gleicher Weise auch für die Verpackung von Arzneimitteln verwendet werden, berichten J. F. Reith u.a.: Z. Lebensmitt.-Untersuch. *126*, 49 (1964).

Zur physikalischen und chemischen Charakterisierung von Celluloseäthern s. S. Tr. Souci, F. Crössmann u. E. Mergenthaler: Z. Lebensmitt.-Untersuch. *125*, 247, 413 (1964); *126*, 173 (1965).

Untersuchungen über die Verwendbarkeit von Kunststoffen

Über die Verwendungsmöglichkeit von Kunststoffbehältern zur Aufbewahrung von Blut und Infusionslösungen s. B. BRAUN u. H. J. KÜMMELL: Dtsch. Apoth.-Ztg *103*, 467 (1963).

Untersuchungen über die Verwendbarkeit von Kunststoffbehältern für Transport und Aufbewahrung von destilliertem Wasser s. H. BRANTNER: Öst. Apoth.-Ztg *18*, 289 (1964).

Allgemeine Reaktionen zur Reinheitsprüfung von Kunststoffbehältern findet man in den Subsidia Pharmaceutica:

Die Reinheitsprüfungen werden in farblosen, klaren, alkaliarmen Reagensgläsern von etwa 180 mm Höhe und etwa 18 mm äußerem Durchmesser mit den vorgeschriebenen Reagentien, jeweils in der angegebenen Reihenfolge und, wenn nichts anderes vorgeschrieben ist, bei Zimmertemperatur durchgeführt.

Die Reaktion mit dem zu prüfenden Filtrat (Prüfung 4) bzw. den wäßrigen Auszügen (Prüfungen 5d, e, f und g) wird gleichzeitig mit der Grenzprüfung durchgeführt.

Die zu prüfenden Lösungen müssen klar sein. Sie sind daher nötigenfalls vor der Prüfung durch ein möglichst kleines, aschefreies Filter klar zu filtrieren.

Die aufgetretenen Färbungen sind vor einem rein weißen, die Opaleszenz oder Trübungen vor einem rein schwarzen Hintergrund, bei diffusem Tageslicht, in horizontaler Durchsicht, jeweils nach der angegebenen Wartezeit zu beurteilen.

Ammonium. 5 ml des wäßrigen Auszuges werden mit 5 ml verdünnter Natronlauge versetzt und, falls ein Niederschlag entsteht, durch ein kleines, befeuchtetes Filter klar filtriert. Das Filtrat wird mit Wasser durch das Filter auf 10 ml ergänzt. Hierauf wird die Lösung bzw. das Filtrat zu 1 ml Kaliummercurijodobromid gegossen. Es darf keine stärkere Färbung als bei der im folgenden beschriebenen Grenzprüfung auftreten.

Grenzprüfung. Eine Mischung von 2 Tr. Ammonium-Vergleichslösung (etwa 1 µg NH_3) + 5 ml Wasser wird mit 5 ml verdünnter Natronlauge versetzt. Die Lösung wird zu 1 ml Kaliummercurijodobromid gegossen.

Der Ausfall der Reaktionen wird nach 1 Min. verglichen.

Schwermetalle. Das Filtrat (Prüfung 4) bzw. 5 ml des wäßrigen Auszuges (Prüfung 5 g) werden, wenn nötig, mit verdünnter Natronlauge neutralisiert. Hierauf werden in der Lösung 0,5 g festes Ammoniumchlorid (zur Analyse) gelöst; die Lösung wird mit 2 Tr. verdünntem Ammoniak versetzt und mit Wasser auf 10 ml ergänzt. Diese nötigenfalls filtrierte Lösung wird zu 1 Tr. Natriumsulfid gegossen und umgeschüttelt. Es darf höchstens eine sehr schwache weiße Opaleszenz, jedoch keine stärkere Färbung als bei der im folgenden beschriebenen Grenzprüfung auftreten.

Grenzprüfung. Eine Lösung von 0,5 g festem Ammoniumchlorid (zur Analyse) in 9,5 ml Wasser wird mit 2 Tr. verdünntem Ammoniak versetzt. Diese Lösung wird zu 1 Tr. Natriumsulfid gegossen und umgeschüttelt.

Der Ausfall der Reaktionen wird nach 2 Min. verglichen.

Chlorid. 10 ml des wäßrigen Auszuges werden mit Wasser auf 13 ml ergänzt, mit 1 ml verdünnter Salpetersäure versetzt und umgeschüttelt. Hierauf wird mit 3 Tr. Silbernitrat versetzt und sofort 10 Sek. kräftig umgeschüttelt. Es darf keine stärkere Opaleszenz als bei der im folgenden beschriebenen Grenzprüfung auftreten.

Grenzprüfung. Eine Mischung von 1 Tr. Chlorid-Vergleichslösung (etwa 1,25 µg Cl^-) + 13 ml Wasser + 1 ml verdünnter Salpetersäure wird mit 3 Tr. Silbernitrat versetzt und sofort 10 Sek. kräftig geschüttelt.

Der Ausfall der Reaktionen wird nach 3 Min. verglichen.

Sulfat. 10 ml des wäßrigen Auszuges werden mit Wasser auf 13 ml ergänzt. Andererseits werden 2 Tr. Sulfat-Vergleichslösung mit 1 ml Bariumchloridlösung und 1 ml verdünnter Salzsäure versetzt und 0,5 Min. geschüttelt. Hierauf wird die zu prüfende Lösung zugegeben, und es wird wieder umgeschüttelt. Es darf keine stärkere Opaleszenz als bei der im folgenden beschriebenen Grenzprüfung auftreten.

Grenzprüfung. 2 Tr. Sulfat-Vergleichslösung (etwa 5 µg SO_4^{2-}) werden mit 1 ml Bariumchloridlösung und 1 ml verdünnter Salzsäure versetzt, 30 Sek. geschüttelt, hierauf mit 13 ml Wasser versetzt und wieder umgeschüttelt.

Der Ausfall der Reaktionen wird nach 5 Min. verglichen.

Reagentien für die Reinheitsprüfungen:

Bariumchloridlösung. 24,4 g Bariumchlorid ($BaCl_2 \cdot 2 H_2O$, M.G 244,3) werden in Wasser zu 100 ml gelöst. Die Lösung wird nach 24stündigem Stehenlassen klar filtriert.

Kaliummercurijodobromid. 1 g *Hydrargyrum bijodatum* und 5 g *Kalium bromatum* werden in 50 ml Wasser gelöst. Die Lösung wird in einen Meßkolben von 100 ml Inhalt filtriert und mit Wasser bis zur Marke ergänzt. Klare, farblose Flüssigkeit.

Prüfung von Kaliumbromid. 0,5 g Kaliumbromid müssen der Grenzprüfung auf Ammonium genügen. Kaliumbromid muß im übrigen den an *Kalium bromatum* gestellten Anforderungen genügen.

Die übrigen Reagentien sind in der Helv. V aufgeführt.

Vergleichslösungen für die Reinheitsprüfungen:

Ammonium-Vergleichslösung. 1 ml enthält 10 µg NH_3, entsprechend 31,4 mg Ammoniumchlorid (zur Analyse) im Liter.

Chlorid-Vergleichslösung. 1 ml enthält 25 µg Cl^-, entsprechend 52 mg Kaliumchlorid im Liter.

Sulfat-Vergleichslösung. 1 ml enthält 50 µg SO_4^{2-}, entsprechend 90 mg Kaliumsulfat in 1 Liter 25 Gew.-proz. Äthanol.

Über die *Prüfung von Kunststoffbehältern für Infusions- und Injektionslösungen* machen die Subsidia Pharmaceutica folgende Angaben:

1. Die Behälter müssen ungefärbt und durchscheinend sein.
2. Die Behälter dürfen der Lösung keine Arznei- oder Hilfsstoffe entziehen.
3. *Verbrennungsrückstand.* 1,0 g des unbeschrifteten Kunststoffmaterials wird in einem tarierten Platintiegel ohne Zusatz von Schwefelsäure verascht und bis zur Gewichtskonstanz geglüht. Der Rückstand darf höchstens 1 mg betragen. Er dient für Prüfung 4.
4. *Schwermetalle.* Der bei Prüfung 3 erhaltene Rückstand wird mit 1 ml verdünnter Salzsäure versetzt und zum Sieden erhitzt. Dann wird mit 4 ml Wasser verdünnt und filtriert. Das Filtrat muß den Anforderungen der Grenzprüfung genügen.
5. *Extraktivstoffe.* Die Behälter dürfen keine Extraktivstoffe an die Arzneimittellösung abgeben. Hierzu wird folgende Prüfung durchgeführt: 300 cm² unbeschriftete Teile eines Behälters bzw. der zur Herstellung des Behälters verwendeten Kunststoffolien werden in etwa 3 cm² große Stücke zerschnitten. Diese Schnitzel werden in einem Kolben aus alkaliarmem Glase zweimal mit je 100 ml Wasser gründlich gespült. Die so gereinigten Schnitzel werden hierauf in einem Erlenmeyerkolben aus alkaliarmem Glase von 500 ml Inhalt mit 200 ml Wasser versetzt und mit einem mit Gaze umhüllten Pfropfen aus nicht entfetteter Watte verschlossen. Anschließend wird während 30 Min. bei 110° (Autoklav) sterilisiert. In gleicher Weise wird eine Blindprobe angesetzt.

Die Prüfung des wäßrigen Auszuges geschieht in folgender Weise: a) Sinnenprüfung. Der unter Ziffer 5 gewonnene, abgegossene und erkaltete wäßrige Auszug muß farblos, geruch- und geschmacklos sein. Die Schnitzel dürfen nach dieser Behandlung nicht zusammengeschmolzen und höchstens leicht verklebt sein. – b) Schaumprobe. 5 ml des wäßrigen Auszuges werden in einem Reagensglas von 11 mm innerem Durchmesser während 3 Min. kräftig geschüttelt. Nach spätestens 2 Min. muß der Schaum völlig zusammengefallen sein. – c) Reaktion. Zur Prüfung werden je 20 ml des wäßrigen Auszuges bzw. der Blindprobe mit 1 ml einer 0,1%igen Natriumchloridlösung versetzt. Das pH, potentiometrisch bestimmt, darf gegenüber der Blindprobe höchstens um 1 pH-Einheit verschoben sein. – d) Ammonium. 5 ml des wäßrigen Auszuges müssen den Anforderungen der Grenzprüfung genügen. – e) Chlorid. 10 ml des wäßrigen Auszuges müssen den Anforderungen der Grenzprüfung genügen. – f) Sulfat. 10 ml des wäßrigen Auszuges müssen den Anforderungen der Grenzprüfung genügen. – g) Schwermetalle. 5 ml des wäßrigen Auszuges müssen den Anforderungen der Grenzprüfung genügen. – h) Reduzierende Substanzen. 20,00 ml des wäßrigen Auszuges werden mit 20,00 ml 0,01 n Kaliumpermanganat und 1 ml verdünnter Schwefelsäure versetzt und während genau 3 Min. zum Sieden erhitzt. Dann wird sofort unter fließendem Wasser abgekühlt. Nach Zusatz von 0,1 g Kaliumjodid und unter Verwendung von 5 Tr. Stärkelösung wird mit 0,01 n Natriumthiosulfat zurücktitriert. 20,00 ml des wäßrigen Auszuges dürfen unter Berücksichtigung des Blindwertes höchstens 1 ml 0,01 n Kaliumpermanganat verbrauchen. – i) Verdampfungsrückstand. 100 ml des wäßrigen Auszuges dürfen unter Berücksichtigung des Blindwertes einen Rückstand von höchstens 5 mg hinterlassen.

6. *Dampfdurchlässigkeit.* Die mit Wasser gefüllten und hermetisch verschlossenen Behälter werden mindestens 14 Tage bei einer relativen Luftfeuchtigkeit von 65% und einer Temperatur von 20° (± 2°) liegen gelassen. Die Gewichtsveränderung des Inhalts darf unter Berücksichtigung der Tara höchstens 0,2% pro 15 Tage, entsprechend höchstens 5% pro Jahr, betragen.

Steht für die Durchführung dieser Prüfung kein Klimaschrank zur Verfügung, so können an dessen Stelle ein geräumiger Exsikkator oder eine gut schließende Chromatographierwanne verwendet werden, die mit etwa 1 Liter 34%iger Schwefelsäure beschickt ist. Diese

Hygrostaten sind in einem Raume von 20° ($\pm$ 2°) aufzustellen. Von Zeit zu Zeit ist die Konzentration der Schwefelsäure zu kontrollieren und, wenn nötig, wieder auf den geforderten Gehalt von 34% zu bringen.

7. Durchlässigkeit für Mikroorganismen. Die mit der Arzneistofflösung gefüllten Behälter werden in ein mit einer Glasplatte lose verschlossenes Gefäß eingebracht, welches etwa zu einem Drittel mit steriler Pepton-Glucose-Bouillon beschickt ist. Die Nährbouillon wird mit einer Aufschwemmung von *Serratia marcenses* (Bac. prodigiosus) beimpft und während 8 Tagen bei Zimmertemperatur bebrütet. Von Zeit zu Zeit wird der Behälter in der Nährbouillon bewegt. Nach der Bebrütung muß in der Nährbouillon ein kräftiges Wachstum festzustellen sein. Der Inhalt der Behälter muß steril sein (Helv. V – Suppl. II, S. 145). Zur sterilen Entnahme werden die Behälter äußerlich mit Wasser und zur Desinfektion anschließend mit einer Lösung eines geeigneten Antisepticums (z.B. quartäre Ammoniumverbindung) abgespült. Mit einem glühenden Glasstab von mindestens 6 mm Durchmesser wird ein Loch in den Behälter gebohrt und der Inhalt mit einer sterilen Injektionsspritze entnommen.

8. Die Behälter müssen so beschaffen sein, daß die Anforderungen betreffend Sterilität, Pyrogenfreiheit und Toxizität (Helv. V – Suppl. II, S. 145ff.) des Inhalts sichergestellt sind. Bei der Prüfung auf Toxizität ist pro Tier 1 ml zu injizieren. Die Beobachtungszeit ist auf 14 Tage auszudehnen. Nötigenfalls darf bei gegebener Toxizität des Arzneimittels die zu injizierende Menge bis zur Toleranzgrenze herabgesetzt werden.

Vorschriften zur *Prüfung von Kautschukgegenständen* gibt das ÖAB 9:

Prüfung von Kautschuk. Die für pharmazeutischen oder medizinischen Gebrauch bestimmten Geräte, Gegenstände und Verschlüsse aus Weichkautschuk sollen aus einem gut elastischen, indifferenten Material hergestellt sein. Sie dürfen die damit in Berührung kommenden Arzneimittel nicht verändern und durch diese auch keine Veränderungen erleiden. Wenn sie während 7 Tagen bei 90° im Trockenschrank bei guter Luftzirkulation belassen wurden, dürfen sie hinsichtlich Elastizität, Härte und Farbe keine wesentliche Änderung gegenüber einer unbehandelten Probe zeigen.

Zur weiteren Prüfung wird eine neue Probe des Kautschuks in möglichst kleine Stücke von einfacher, geometrisch leicht berechenbarer Form zerschnitten. 5 bis 10 g dieser Stücke, entsprechend einer Gesamtoberfläche von etwa 100 cm², kocht man zunächst zweimal mit je 100 ml Wasser zur Injektion 30 Min. lang aus und verwirft das Wasser. Hierauf werden die gut abgespülten Stücke in einem 300 ml fassenden Erlenmeyerkolben mit 200 ml kohlensäurefreiem Wasser zur Injektion übergossen; die Kolbenöffnung wird vollständig mit einer Scheibe Bleiacetatpapier bedeckt und darüber eine kleine Schale mit flachem Boden gestülpt. Man erhitzt 30 Min. lang bei 120° im Autoklaven[1].

Das Bleiacetatpapier darf nach dieser Zeit nicht stärker gefärbt sein als ein Bleiacetatpapier, das in folgender Weise behandelt wurde: In einen 300 ml fassenden Erlenmeyerkolben werden eine Lösung von 4,0 g Citronensäure in 200 ml Wasser und 0,2 ml einer Mischung von 0,1 ml Natriumsulfidlösung und 50 ml Wasser eingefüllt. Den Kolben bedeckt man in der oben angegebenen Weise und erhitzt die Mischung 30 Min. lang bei 120° im Autoklaven.

Die nach dem Autoklavieren von der wäßrigen Lösung abgetrennten Kautschukstücke dürfen nicht klebrig sein. Der abgetrennte wäßrige Auszug muß folgenden Bedingungen entsprechen:

1. Der wäßrige Auszug muß klar und farblos sein.
2. Der wäßrige Auszug darf nur schwach bitter schmecken.
3. Je 5 ml des wäßrigen Auszuges müssen sich auf Zusatz von 2 Tr. Methylrot-Methylenblaulösung blau oder grün bzw. auf Zusatz von 2 Tr. Phenolrotlösung gelb färben.
4. 10 ml des wäßrigen Auszuges dürfen auf Zusatz von 1 ml NESSLERS Reagens nicht stärker gefärbt werden als eine Vergleichslösung aus 1 ml Ammoniumchlorid-Standardlösung, 9 ml Wasser und 1 ml NESSLERS Reagens.
5. Eine Mischung von 20 ml des wäßrigen Auszuges, 5 ml verdünnter Schwefelsäure und 0,50 ml 0,1 n Kaliumpermanganatlösung darf die rote Farbe innerhalb von 15 Min. nicht vollständig verlieren.
6. Im wäßrigen Auszug dürfen Schwermetalle in unzulässiger Menge nicht nachweisbar sein. Bei der Prüfung darf auch ohne Zusatz von Ascorbinsäure und Kaliumcyanid keine weiße Trübung auftreten.
7. Im wäßrigen Auszug darf Chlorid in unzulässiger Menge nicht nachweisbar sein.
8. 100 ml des wäßrigen Auszuges dürfen nach dem Verdampfen und Trocknen höchstens 10 mg Rückstand hinterlassen.

---

[1] Bei Kautschuk, der nur zum Verschluß von Gefäßen mit trockenen Injektionspräparaten bestimmt ist, entfällt die Prüfung mit Bleiacetatpapier. In diesem Fall werden die Kautschukstücke nur mit Wasser zur Injektion autoklaviert.

9. Der wäßrige Auszug muß den Bedingungen der Prüfung auf pyrogene Stoffe entsprechen.

Kautschuk, der zum Verschluß von Gefäßen mit öligen Injektionspräparaten bestimmt ist, muß außerdem folgender Prüfung entsprechen: 2 bis 3 g der zerschnittenen Kautschukstücke, entsprechend einer Gesamtoberfläche von etwa 25 cm^2, werden mit 25 ml Öl zur Injektion 2 Std. lang im Trockenschrank bei 160° erhitzt. Nach dieser Zeit dürfen die sorgfältig vom Öl befreiten Kautschukstücke nicht klebrig sein; ihre Gewichtszunahme darf nicht mehr als 10% betragen.

Kunststoffe als analytische und präparative Hilfsmittel

Über die Verwendung von *Ionenaustauschern* s. Bd. I, 187.

Sephadex. Ein Verfahren zur Stofftrennung nach Molekülgröße ist die sog. *Gel-Filtration*. Sie wurde besonders durch die Einführung von Sephadex (1959) zu einer weitverbreiteten Laboratoriumsmethode. Sephadex ist eine hochpolymere Substanz, die durch Quervernetzung der linearen Makromoleküle von Dextran hergestellt wird. Die Substanz ist indifferent gegenüber Kationen und Anionen, stark hydrophil infolge zahlreicher Hydroxylgruppen, quillt in Wasser oder Elektrolytlösungen beträchtlich auf und bildet ein Gel mit einer Vielzahl von Poren, deren Größe vom Vernetzungsgrad abhängt. Füllt man die Substanz in ein Chromatographierohr und benetzt mit Wasser oder wäßrigen Lösungen, so kann diese Säule zwischen Molekeln verschiedener Größe unterscheiden. Moleküle, die größer als die größten Poren sind, können die Gelkörner nicht durchdringen, wandern an diesen vorbei und verlassen daher zuerst die Säule. Je kleiner die Moleküle sind, desto mehr Poren werden durchdrungen. Der Weg ist daher größer und sie erscheinen im Eluat in der Reihenfolge abnehmender Molekülgröße. Vgl. Bd. I, 188.

Bezugsquelle: Deutsche Pharmacia GmbH, 6 Frankfurt a. M. 1, Inckusstraße 11.

Ficoll. Inertes, nicht-ionisiertes Polysaccharid, das Lösungen von hoher Dichte und niedriger Viskosität ergibt. Der osmotische Druck dieser Lösungen ist im Vergleich zu Sucroselösungen niedrig. Ficoll diffundiert als Kolloid kaum durch Membranen. Es scheint Säugetierzellen nicht zu schädigen. Ficoll wird durch Polymerisation von Rohrzucker hergestellt. Es enthält keine polaren (ionogenen) Gruppen. Die extreme Löslichkeit ist auf den hohen Gehalt an Hydroxylgruppen (23%) zurückzuführen. Bei pH-Werten unter 3 wird es rasch hydrolysiert, besonders bei höheren Temperaturen; in alkalischen und neutralen Lösungen ist es stabil. Anwendung: Zur Herstellung von Dichtegradienten für die Zentrifugation, die Elektrophorese, für Bestimmungen des spezifischen Gewichtes. Ficoll eignet sich als Bestandteil von isotonischen Lösungen, die zur Präparation von Zellen und Zellfragmenten verwendet werden. Es ist mit gutem Erfolg anwendbar bei der Konzentrierung von Lösungen empfindlicher Stoffe durch Dialyse.

Bezugsquelle: Siehe Sephadex.

Bio-Gel P-2 bis P-300. Sphärische Polyacrylamid-Gele zur Entsalzung und Trennung von Substanzen mit niedrigen (Peptide, Aminosäuren, Nucleotide) und hohen (Polypeptide, Eiweißstoffe, Polysaccharide etc.) Molekulargewichten. Die Gele sind harte Perlen, die rasch quellen und eine leichte Füllung ermöglichen; sie sind druckbeständig, erlauben eine hohe Durchflußgeschwindigkeit in der Säule, können in weiten pH-Bereichen eingesetzt werden und lassen sich wiederholt verwenden.

Bezugsquelle: Calbiochem. AG, 6000 Luzern (Schweiz), Löwengraben 14.

Dextran. Dextranfraktionen und Dextransulfate dienen zur Reinigung, Fraktionierung und Konzentrierung von Zellen, Viren, Mikroorganismen, Proteinen, Nucleinsäuren etc. in wäßrigen Zwei-Phasen-Systemen.

Bezugsquelle: Siehe Sephadex.

Polyamidpulver. Zur säulenchromatographischen und dünnschichtchromatographischen Trennung von Phenolen und phenolischen Substanzen dienen synthetische Polyamidpulver.

Bezugsquelle: Polyamidpulver Merck: E. Merck, Darmstadt.

Zur therapeutischen Anwendung von Kunststoffen

Plasmaersatzstoffe: Polyvinylpyrrolidon s. S. 240; Dextran s. S. 248.

Regelung des Elektrolytgehaltes von Körperflüssigkeiten: Ionenaustauscher s. Bd. I, 183.

Behandlung der Hyperacidität: Ionenaustauscher s. Bd. I, 183.

Behandlung der Subacidität: Ionenaustauscher s. Bd. I, 183.

Depoteffekt, Langzeitwirkung usw.: Ionenaustauscher s. Bd. I, 183; Polyvinylpyrrolidon s. S. 240; Dextran s. S. 248; Polyacrylsäure s. S. 240.

Schockbehandlung: Polyvinylpyrrolidon s. S. 240. Dextran s. S. 248.

Literatur: MEYER, W.: Der haemorrhagische Schock und seine Behandlungsmöglichkeiten. Schweiz. Apoth.-Ztg *102*, 761 (1964).

Ausschwemmung toxischer, nicht nierenfähiger Stoffe: Polyvinylpyrrolidon s. S. 240. Dextran s. S. 248.

Verzögerung der Blutgerinnung: Polygalakturonsäure-schwefelsäureester s. S. 251. Xylan-schwefelsäureester s. S. 251. Polyanetholsulfonsäure. Dextransulfat s. S. 249.

Laxantien, Emollientien, Antidiarrhoica: Celluloseäther s. S. 243. Poloxalkol s. S. 252.

Blutstillung: Oxydierte Cellulose s. S. 245.

Zur Verwendung der Kunststoffe in der Arzneimitteltechnologie

Emulgatoren (vgl. dazu den Abschnitt Emulsionen).

Zur Verwendung von Methyl- und Carboxymethylcellulosen als Emulgatoren s. H. HEBBERLING: Pharmazie *9*, 35 (1954).

Suspensionshilfsmittel (vgl. dazu den Abschnitt Suspensionen).

Zur Verwendung von Carbopol 934 als Suspensionsmittel s. W. B. SWAFFORD u. W. L. NOBLES: J. Amer. pharm. Ass., pract. Pharm. Ed. *16*, 171 (1955).
Zur Verwendung von Methylcellulosen als Suspendiermittel s. J. COHEN u. Mitarb.: J. Amer. pharm. Ass., pract. Pharm. Ed. *14*, 292 (1953).

Salbengrundlagen (vgl. dazu den Abschnitt Unguenta).

Über die Einarbeitung von Polyvinylalkohol, Polyvinylacetat und Polyvinylchlorid in Öl/Wasser- und Wasser/Öl-Emulsionen zur Herstellung von Salben und flexiblen Filmen s. J. E. HABERLE u. G. J. SPERRANDIO: J. Amer. pharm. Ass. *1*, 306 (1961).

Tabletten und Dragees (vgl. dazu die Abschnitte Tabletten und Dragees).

Vergleich von Polyvinylpyrrolidon mit anderen Bindemitteln s. G. P. LEHRMANN u. D. M. SKAUEN: Drug Stand. *26*, 170 (1958).
Methylcellulose und Carboxymethylcellulose als Bindemittel s. G. F. TROTTER u. a.: Amer. J. Pharm. *128*, 50 (1956); W. AWE u. H. J. FREUDENSTEIN: Dtsch. Apoth.-Ztg *97*, 906 (1957).
Amberlite XE 88, als Tablettensprengmittel s. N. J. v. ABBÉ u. J. T. REES: Chem. Zbl. *1960*, S. 3627.
Über Kunststoffe als Tablettenüberzüge s. H. KLÄUI: Schweiz. Apoth.-Ztg *95*, 135 (1957).

Kunststoffe in der Medizin

Man kann die Kunststoffe in der Medizin in zwei Anwendungsbereiche einteilen:

1. Kunststoffe, die zu prothetischen Zwecken im menschlichen Körper als Ersatz für Gewebs- oder Organteile, die durch Unfall oder Krankheit ausgefallen sind, implantiert werden.

2. Kunststoffe, die für die Herstellung medizinischer Bedarfs- und Hilfsartikel verwendet werden.

Zu 1.: Auf Grund der bestechenden Eigenschaften der Kunststoffe – Formbarkeit nach Wunsch, mechanische Festigkeit und gute Gewebsverträglichkeit – hat man versucht, sie als Prothesen für Gelenke und Ersatzteile im Knochengerüst, als röhrenförmige Gefäßprothesen und Gewebsprothesen, Lungenplomben und für viele andere Zwecke zu benutzen. Bei der Beobachtung des histochemischen Verhaltens derartiger implantierter Teile hat sich folgendes ergeben:

In zahlreichen Tierversuchen, insbesondere an Ratten, wurde von OPPENHEIMER, NOTHDORFT und MOHR gezeigt, daß im Säugetierkörper implantierte Kunststoffteile von *flächen-*

hafter Gestaltung sich genau so verhalten wie gleiche Fremdkörper aus Metall, Elfenbein, Glas, Quarz oder unresorbierbarem Eiweiß und Cellulose. Wenn sie nicht innerhalb einer gewissen Zeit resorbiert werden können, findet eine bindegewebliche Einkapselung statt, und nach entsprechender Zeit kann es an dieser Kapsel zu multilokulärer Sarkombildung kommen. Wenn man diese Versuche an Ratten zu den humanen Verhältnissen in Beziehung setzen will, so dürfte daraus zu folgern sein, daß nach einer Latenz von 10 bis 20 Jahren diese Möglichkeit nach der Implantation beim Menschen auch bestehen kann. Dies sollte man bei der Implantation von Kunststoffteilen bedenken, und man sollte sie nur zur Anwendung bringen, wenn die normale Lebenserwartung des betreffenden Patienten diese latente Frist nicht übersteigt und wenn diese Maßnahme die ultima ratio im Behandlungsprogramm darstellt. Zwar ist noch nicht erwiesen, wie OETTEL schreibt, daß der menschliche Organismus in derselben Weise auf die Implantation eines Fremdstoffes reagiert wie die Ratte, die Möglichkeit ist jedoch nicht auszuschließen.

Für Implantationszwecke sollten selbstverständlich nur solche Kunststoffe verwendet werden, die keine toxisch wirkenden Bestandteile haben, die vom menschlichen Gewebe extrahiert werden und zu entsprechenden pathologischen Gewebsreaktionen führen können. Dabei sind nicht nur die monomeren Bestandteile der betreffenden Kunststoffe in Betracht zu ziehen, sondern auch die zu ihrer Verarbeitung notwendigen Stabilisatoren, Weichmacher, Gleitmittel usw.

Daß der betreffende Kunststoff unbedingt sterilisierbar sein muß, ist selbstverständlich. Es wird jedoch leider immer wieder aus Unkenntnis der Chemie der Kunststoffe gegen obige primäre Forderungen gesündigt.

Ganz anders liegen die Verhältnisse bei implantierten Kunststoffgebilden, die *nicht flächenhaft* gestaltet, sondern nach einem Textilverfahren gewebt oder gestrickt sind. In diese Gruppe fallen vor allem Gefäß- und Gewebsprothesen, die bei Aneurysmen oder anderen Defekten großer Gefäße im Bauch und Brustkorb bzw. zum Verschluß von Gewebsdefekten in der Herzwand implantiert werden. Bei ihnen findet von der äußeren und inneren Oberfläche her eine Einwanderung von Granulationsgewebe statt, das mit der Zeit die Funktionen der entsprechenden ursprünglichen Gewebe aufnimmt, wobei das Kunststoffgewebe gleichsam nur noch als Stütz- oder Gerüstgewebe dient. Aber auch hier sollte die Anwendung nur in Fällen dringend notwendiger Alloplastiken stattfinden, bei denen die Implantation der betreffenden Prothesen als die letzte therapeutische Möglichkeit für den Patienten anzusehen ist.

Bei Schönheitskorrekturen, Gesichts- oder Brustplastiken sollte man bezüglich der Anwendung von Kunststofformteilen unter Beachtung obiger Ausführungen sehr kritisch sein.

Zu 2.: Wenn die Indikation von Kunststoffen für Implantate sehr eingeengt ist, so hat sich die Anwendung für die Herstellung *medizinischer Gebrauchsartikel* um so befriedigender entwickelt. Hier sind die Hoffnungen nicht nur erfüllt, sondern übertroffen worden, denn durch die Entwicklung zum Einmalgerät sind der Medizin wirksame Mittel in die Hand gegeben, um den Hospitalismus zu bekämpfen, Arbeitszeit und -kraft zu sparen und vorhandene Techniken zu vereinfachen.

Zuerst haben sich diese Vorteile bei den Geräten für Infusion und Transfusion gezeigt. Die einmalige Verwendung der Schlauchleitungen, Tropfkammern und Kanülen erspart nicht nur dem Pflegepersonal die sorgfältige Reinigung, die die früheren Glas- und Gummiteile erforderten, sondern schaltet auch die Möglichkeit der Bildung pyrogener Stoffe aus.

Die gleichen Vorteile zeigen Kanülen, Sonden zur Drainage, Katheterisation, Infusion und für Ernährungszwecke.

Durch die Konstruktion von Behältnissen zur Aufbewahrung parenteraler Lösungen und Blut wurden die Nachteile der Glasflaschen und ihrer Gummiverschlüsse ausgeschaltet.

Handschuhe zur einmaligen Verwendung für den Zweck der Untersuchung am Patienten und zum Tragen bei Verbandwechsel engen den Hospitalismus ebenso wesentlich ein wie die Einmalinjektionsspritzen.

Sauerstoffmasken und -brillen erleichtern die Zufuhr von Sauerstoff bei Schwerkranken.

Einmalbehälter zum Sammeln der festen und flüssigen Exkremente, Sputumschalen, Urinflaschen, Bettschieber erleichtern die Arbeit des Pflegepersonals und schalten manche Infektionsmöglichkeit aus.

Folien zum Abdecken des Operationsfeldes, zur Herstellung hydrophober Pflaster, Operations- und Verbandschürzen, Gesichtsmasken usw. ersetzen in hohem Maße die bisherigen Textilien und sind in ihrem Gebrauch zuverlässiger.

Operationsschuhe können ebenfalls im Spritzgußverfahren hergestellt werden und die bisherigen Gummi- und Lederschuhe ersetzen.

Aber nicht nur für diese Artikel des täglichen Bedarfs finden die Kunststoffe Anwendung, sondern ganz besonders auch in der Herstellung von Apparaturen, die sich in der großen Chirurgie am Herzen, an Lunge und Gefäßen in den letzten Jahren bewährt haben. Ohne Kunststoffe ist die Konstruktion dieser Maschinen und Apparate gar nicht mehr denkbar.

Die klassische *Sterilisation* bei Kunststoffgeräten mit gespanntem Wasserdampf bei 120 bzw. 134° kann nur bei den Kunststoffen angewandt werden, die bei diesen Temperaturen keine thermoplastischen Veränderungen erfahren. Sie kommt nicht in Frage für Gegenstände aus Polystyrol, Polyvinylchlorid und Hochdruckpolyäthylen. Sie ist anzuwenden bei Gegenständen, die aus Polyamiden, Polypropylen, Polycarbonat, Polyestern, Teflon und Silicon hergestellt sind. Für die erste Gruppe kommt die Sterilisation mit Äthylenoxid-Kohlensäure-Gemisch in Frage, wobei jedoch die genaue Einhaltung der Konzentration, Temperatur, des Feuchtigkeitsgehalts und der Zeit notwendig ist. Als chemische Sterilisation in wäßriger Lösung ist für alle Kunststoffe eine 2- bis 3%ige Wasserstoffperoxidlösung geeignet, die am besten mit Essigsäure auf ein pH von 2 bis 3 eingestellt ist. Hervorragend bewährt hat sich für alle Kunststoffe die Strahlensterilisation sowohl mit Elektronen- als auch mit Gammastrahlen. Leider sind die entsprechenden Anlagen für die Strahlensterilisation außerordentlich teuer, so daß deren wirtschaftliche Auswertung zur Zeit noch nicht gegeben ist.

Literatur

BRAUN, B.: D. A. S. 1065987 (1959). MAATZ, R., u. A. BAUERMEISTER: Der Kieler Knochenspan (Monographie), Herausgeber Med. Pharmaz. Werke B. Braun, Melsungen.

Über die Gefäßkonservierung durch Einbetten in schnellhärtende Kunststoffe s. G. CARSTENSEN: Chirurg *31*, 49 (1960); Langenbecks Arch. klin. Chir. *295*, 757 (1960); *296*, 88 (1960).

Harnstoff-Formaldehyd-Schäume als Wundauflagen s. W. SCHULZE u. H. BAUMANN: Zbl. Chir. *85*, H. 5 (1960); Prakt. Chem. *12*, H. 2, 56 (1961).

Lokalanästhetica

Lokalanästhesie ist die Methode zur Ausschaltung örtlicher sensibler Reize. Die Wirkung der Lokalanästhetica besteht in einer Blockierung der Erregungsfortleitung im Nerven. Sie beruht nach den Untersuchungen von SHANES [J. genet. Physiol. *33*, 57 (1939)] auf einer Membranabdichtung. Mit der dadurch bedingten Stabilisierung der Grenzfläche unter Aufhebung der K^+-Abgabe vereiteln die Lokalanästhetica den Grundprozeß der Erregung und Erregungsleitung (FLECKENSTEIN: Die periphere Schmerzauslösung und Schmerzausschaltung, Frankfurt 1950). Der Ansatzpunkt der Wirkung ist bei peripheren Nerven der RANVIERsche Schnürring, an dem die Nervenfasern bloßliegen. Von anderen Untersuchern wird auf eine gleichzeitig zu beobachtende Stoffwechselsenkung im Nerven als mögliche Ursache der Wirkung hingewiesen [GRAY, T. C., u. J. C. CEDDES: J. Pharm. (Lond.) *6*, 89 (1954); vgl. dazu auch BÜCHI u. PERLIA]. In den letzten Jahren sind Lokalanästhetica, unter ihnen besonders Procain, mehr und mehr zu anderen Indikationen als zu einer chirurgischen Lokalanästhesie herangezogen worden. Die von HUNEKE propagierte „Heilanästhesie" beruht wohl auf der Ausschaltung von Hautreizen, die auf dem Wege der sogenannten cutiviszeralen Reflexe mit Erkrankungen von inneren Organen verbunden sein können. Wichtig ist, daß auch Nerven des vegetativen Systems durch Lokalanästhetica blockiert werden können. Die Blockade wird benützt zur Hyperämisierung schlecht durchbluteter Gefäßgebiete (z. B. Unterbrechung des Grenzstranges bei RAYNAUDscher Gangrän), zur Aufhebung von Krampfzuständen in glattmuskulären Organen. Auch akut auftretende örtliche Kontraktionszustände der quergestreiften Muskulatur können durch Injektion von Lokalanästhetica oft schlagartig behoben werden. Zunehmende Bedeutung erlangten die Allgemeinwirkungen des Procains. Gesichert ist seine zentralanalgetische Wirkung bei intravenöser Injektion in genügend hoher Dosis. Weiterhin vermag es Reflexe, wie sie vom Herzinneren, vom Carotissinus oder von peripheren Gefäßen ausgehen, zu unterdrücken (Endoanästhesie nach K. F. ZIPF). Procain hemmt ferner die Erregbarkeit des Herzmuskels und verlangsamt die Reizleitung. Aus diesen Wirkungen sind die wichtigsten Indikationsgebiete zu verstehen: rheumatische Muskelschmerzen und Myogelosen (auch im Sport), Spasmen der glatten Muskulatur mit örtlicher Applikation, Tachykardien und Arrythmien (z. B. bei Narkose), zentrale Betäubung mit intravenöser Injektion. Procain und die anderen Benzoesäureester werden im Gewebe und in der Leber relativ rasch hydrolytisch gespalten. Die Lokalanästhetica mit Amidbindung werden dagegen an der Applikationsstelle kaum hydrolysiert; ihre Entgiftung erfolgt hauptsächlich in der Leber. Die Spaltprodukte des Procains, p-Aminobenzoesäure und Diäthylaminoäthanol, besitzen zwar Eigenwirkungen, doch können diese bei den zur Lokalanästhesie verwendeten Dosen vernachlässigt werden. Das Auftreten von Nebenwirkungen des Procains bei der intravenösen Injektion ist stark abhängig von der Injektionsgeschwindigkeit. Bei zu schneller Injektion kommt es schon bei 0,03 bis 0,05 g zu Kopfschmerzen, Augenflimmern, Schwindel, allgemeinem Wärmegefühl. Bei der ersten Injektion sollten 0,15 g nicht überschritten werden. Bei akuter Vergiftung kann es zu Erregungs- und Krampfzuständen, zentraler Lähmung und Kollaps kommen. Die Erregung wird bekämpft durch i.v. Injektion von Barbituraten, Kollapszustände durch peripher angreifende Kreislaufmittel (z.B. Sympatol, Suprifen). Bei zentraler Lähmung muß sofort künstliche Atmung eingeleitet werden; vor der Anwendung von Analeptica zur Anregung des Atemzentrums ist dringend zu warnen. Auf Grund der chirurgischen Erfahrung können als Höchstdosen für die Lokalanästhesie bei Procain angenommen werden:

$$0,5\%\text{ige Lösung } 220 \text{ ml} = 1,25 \text{ g}$$
$$1,0\%\text{ige Lösung } 100 \text{ ml} = 1,0 \text{ g}$$
$$2,0\%\text{ige Lösung } 40 \text{ ml} = 0,8 \text{ g}$$
$$4,0\%\text{ige Lösung } 20 \text{ ml} = 0,8 \text{ g}$$

Die oberflächenaktiven Anästhetica vom Typus der Polyäthylenglykoläther sowie der Polyäthylenglykolderivate der Butylaminobenzoesäure werden unter „Polyäthylenglykole" besprochen (s. dort). Das erste Lokalanästheticum, Cocain, findet sich unter „Coca" in Bd. III.

Die anästhetische Wirkung eines Stoffes kann von sehr verschiedenen chemischen Strukturen bedingt sein. So nennt J. Büchi [Arzneimittel-Forsch. 2, 1, 114 (1952)] in einer Zusammenfassung zehn Stoffgruppen, in denen Substanzen mit guter lokalanästhetischer Wirkung gefunden worden sind: Alkohole, Amine, Aminoalkohole, Aminoketone, Aminoalkyläther, verschiedene Ester, Amide, Harnstoffe, Amidine und Guanidine. Für Zusammenhänge zwischen chemischer Konstitution und pharmakologischer Wirkung konnten keine strengen Gesetzmäßigkeiten gefunden werden; es bestehen allenfalls gewisse Zusammenhänge in sehr begrenzten, möglichst homologen Reihen. Dies ist nicht zuletzt darauf zurückzuführen, daß die physikalischen Eigenschaften der Lokalanästhetica, vor allem ihre Lipoidlöslichkeit, für das Eindringen in die Nervenfaser von wesentlicher Bedeutung sind. Besonders häufig hat das Procainmolekül als Basis für synthetische Arbeiten gedient. Carney [Medicinal Chemistry 1, 280 (1951)] gab eine 1060 Benzoesäure-, p-Amino- und p-Hydroxybenzoesäureester umfassende Übersicht, aus der hervorgeht, daß diese Stoffklasse praktisch lückenlos durchgearbeitet worden ist. Die heute gebräuchlichen Lokalanästhetica lassen sich zum größten Teil vom Procain ableiten. Der Übersichtstabelle ist die folgende Einteilung zugrunde gelegt:

I. p-Aminobenzoesäureester

II. Procainreihe

A. Variationen der Amino-Alkohol-Komponente des Procains,

B. Variationen der Amino-Alkohol-Komponente und Alkylierung der aromatischen Aminogruppe,

C. Variationen nach 1. und 2. und zusätzliche Substitution am aromatischen Ring,

D. Ersatz der aromatischen Aminogruppen durch Alkoxygruppen.

III. N-Acylderivate von Anilinabkömmlingen.

IV. Verschiedene Lokalanästhetica.

I. H$_2$N—C$_6$H$_4$—C(=O)—O—R

   1. R = C$_2$H$_5$ Anästhesin, p-Aminobenzoesäureäthylester (S. 281).
   2. R = —CH$_2$—CH$_2$—CH$_2$—CH$_3$ Butylaminobenzoat (S. 282).
   3. R = —CH$_2$—CH(CH$_3$)$_2$ Isobutylaminobenzoat (S. 283).
   4. HO—C$_6$H$_3$(NH$_2$)—COOCH$_3$ Orthoform (S. 283).

II. R = —CH$_2$—CH$_2$—N(CH$_2$—CH$_3$)$_2$ Procainbase und Salze (S. 284).

   A. Variationen der Amino-Alkohol-Komponente.

   1. R = —CH$_2$—C(CH$_3$)$_2$—CH$_2$—N(CH$_2$—CH$_3$)$_2$ · HCl   Larocain (S. 286).
   2. R = —CH(CH$_3$)—CH(CH$_3$)—CH$_2$—N(CH$_3$)$_2$ · HCl   Tutocain (S. 286).
   3. R = —CH$_2$—CH(CH$_2$—CH(CH$_3$)$_2$)(N(C$_2$H$_5$)$_2$) · CH$_3$SO$_3$H   Panthesin (S. 286).
   4. R = —CH$_2$—CH$_2$—NH—CH$_2$—(CH$_2$)$_3$—CH$_3$ · HCl   Naepaine NF XI (S. 287).
   5. R = —CH$_2$—CH$_2$—CH$_2$—N(C$_4$H$_9$)$_2$ · 1/2 H$_2$SO$_4$ Butacaine BPC 63, Pl.Ed. I/1 (S. 287).
   6. R = —CH$_2$—CH$_2$—NH—CH$_2$—CH(CH$_3$)$_2$ Butethamine NND 63 (S. 288).

   B. Variationen der Amino-Alkohol-Komponente und Alkylierung der aromatischen Aminogruppe.

   1. CH$_3$—(CH$_2$)$_3$—NH—C$_6$H$_4$—CO—O—CH$_2$—CH$_2$—N(CH$_3$)$_2$ · HCl   Tetracainhydrochlorid (S. 288).
   2. C$_3$H$_7$—NH—C$_6$H$_4$—CO—O—CH$_2$—CH(OH)—CH$_2$—N(CH$_3$)$_2$ · HCl   Cornecain (S. 291).

   C. Variationen nach A und B und zusätzliche Substitutionen am aromatischen Ring.

   1. (n)C$_4$H$_9$—NH—C$_6$H$_3$(OH)—COO·CH$_2$—CH$_2$—N(CH$_3$)$_2$ Salicain (S. 291).
   2. (n)C$_4$H$_9$·NH—C$_6$H$_3$(OH)—COO·CH$_2$—CH$_2$—N(C$_2$H$_5$)$_2$ „S 650" (S. 292).
   wird nicht mehr hergestellt.

3. H₂N—⌬(—OH)—COO—CH₂—CH₂—N(C₂H₅)₂   Oxyprocain (S. 292).

4. H₂N—⌬(—C₄H₉O)—COO—CH₂—CH₂—N(C₂H₅)₂   Butoxy-procain (S. 293).

5. H₂N—⌬(—OC₄H₉)—COO—CH₂—CH₂—N(C₂H₅)₂   Sympocaine (S. 294).

6. H₂N—⌬(—Cl)—COO—CH₂—CH₂—N(C₂H₅)₂   Chlorprocain (S. 294).

7. C₃H₇O—⌬(—H₂N)—COO—CH₂—CH₂—N(C₂H₅)₂   Proparacaine (S. 294).

D. Ersatz der aromatischen Aminogruppe durch Alkoxygruppen.

1. C₂H₅O—⌬—COO—CH₂—CH₂—N(C₂H₅)₂   Intracaine (S. 294).

2. (n)C₄H₉O—⌬—COO—CH₂—CH₂—N(C₂H₅)₂   Stadacain (S. 295).

3. ⌬—O—⌬—COO—CH₂—CH₂—CH₂—N(piperidyl)   Cyclomethycaine (S. 295).

Ersatz der Carboxylgruppe durch eine Carbonylgruppe.

4. C₃H₇O—⌬—CO—CH₂—CH₂—N(piperidyl)   Falicain (S. 295).

5. C₄H₉O—⌬—CO—CH₂—CH₂—N(piperidyl)   Dyclonine (S. 295).

Ersatz der Carboxylgruppe durch eine Ätherbrücke.

6. C₄H₉O—⌬—O·CH₂—CH₂—CH₂—N(morpholinyl)   Pramoxine (S. 296).

Ersatz der Carboxylgruppe durch eine Thio-carboxylgruppe.

7. H₂N—⌬—C(=O)—S—CH₂—CH₂—N(C₂H₅)₂   Thiocainum (S. 296).

III. N-Acylderivate von Anilinabkömmlingen.

1. (C₂H₅)₂N—CH₂—CO—HN—⌬(—OH, —COOCH₃)   Nirvanin (S. 296)
(seit 1950 nicht mehr hergestellt).

2. (C₂H₅)₂N—CH₂—CO—HN—⌬(—CH₃, —CH₃)   Lidocain (S. 296).

3. $(C_2H_5)_2N-CH_2-CO-HN-C_6H_3(CH_3)(C_2H_5)$ Gravocain (S. 298).

4. $(C_2H_5)_2N-CH_2-CO-HN-C_6H_3(CH_3)(COOCH_3)$ baycain (S. 298).

5. $C_4H_9 \cdot NH \cdot CH_2-CO-HN-C_6H_3(Cl)(CH_3)$ Hostacain (S. 298).

6. $CH_3-N\text{(piperidin)}-CO-HN-C_6H_3(CH_3)_2$ Scandicain (S. 299).

7. $(CH_3)_2C_6H_3-NH-CO-\text{(N-methylpiperidin)}$ Mepivacain (S. 299).

8. $CH_3-C_6H_4-NH-CO-CH(CH_3)-NH-CH_2-CH_2-CH_3$ Prilocain (S. 299).

IV. Verschiedene Substanzen.

1. $C_6H_5-COO-C(CH_3)(C_2H_5)-CH_2-N(CH_3)_2$ Amylocain (S. 299).

2. $C_6H_5-COO-CH(CH_3)-CH_2-NH-C_6H_{11}$ Hexylcain (S. 300).

3. $C_6H_5-COO-\text{(2,2,6-trimethylpiperidin-NH)}$ Eucain (S. 300).

4. $C_6H_5-COO-CH_2-CH_2-CH_2-N\text{(N-methylpiperidin)}$ Piperocain (S. 301).

5. $C_2H_5-O-C_6H_4-NH-C(CH_3)=N-C_6H_4-O-C_2H_5$ Phenacain (S. 302).

6. Chinolin-4-(CO-NH-CH_2-CH_2-N(C_2H_5)_2), 2-O-CH_2-CH_2-CH_2-CH_3   Cinchocain (S. 302).

7. [structure] —CH_2—CH_2—CH_2—CH_3 Dimethisochin (S. 304).

8. [structure with O—CH_2—CH_2—$N(CH_3)_2$ branch] N—CH_2—CH—O—CO·NH—[phenyl]   Diperodon (S. 304).
   CH_2—O—CO·NH—[phenyl]

9. $C_{12}H_{25}$—O—(CH_2—CH_2—O)$_{8-9}$—CH_2—CH_2OH Hydroxy-polyäthoxy-dodecan (S. 305).

Analytik der Lokalanästhetica. Neben den in den Arzneibüchern angegebenen Erkennungsreaktionen lassen sich Papierchromatographie und Dünnschichtchromatographie zur Trennung von Gemischen und zur Identifizierung der einzelnen Lokalanästhetica heranziehen. G. WAGNER und U. ZIMMER [Pharm. Acta Helv. *30*, 385 (1955); ref. in Z. analyt. Chem. *152*, 319 (1956)] trennten an Papier (Gessner u. Kreutzig 388 hart) mit drei verschiedenen Lösungsmittelgemischen nach der aufsteigenden Methode.

Lösungsmittelgemisch I: n-Butanol-Eisessig-Wasser = 4 : 1 : 5
Lösungsmittelgemisch II: n-Butanol-Salzsäure(25%ig)-Wasser = 10 : 5 : 9
Lösungsmittelgemisch III: n-Butanol-Salzsäure(25%ig)-Wasser = 10 : 7 : 9.

Desgleichen trennten sie an mit Phosphatpuffer getränkten Papieren mit wassergesättigtem n-Butanol. Die R_f-Werte für einige Lokalanästhetica sind in den beiden nachfolgenden Tabellen angegeben. Die Auffindung der Flecken erfolgte entweder im UV-Licht oder durch Besprühen der Bogen mit DRAGENDORFFs Rg. (Bd. I, 193) oder p-Dimethylaminobenzaldehyd.

R_f-Werte bei Trennung mit Lösungsmittelgemisch

Lokalanästhetica	I	II	III
Pantocain	1	0,71	0,88
Larocain	0,83	0,59	0,79
Tutocain	0,81	0,53	0,77
Procain = Novocain	0,70	0,34	0,63
Oxyprocain	0,72	0,37	0,63
Chlorprocain	0,83	0,51	0,71
Anästhesien	1	1	1
Procainamid, Novocamid	0,63	0,33	0,62
Cocain	0,81	0,84	1
p-Aminobenzoesäure		0,79	0,88
p-Aminosalicylsäure		0,85	0,93
2 Chlor-4-aminobenzoesäure		1	1
p-Aminobenzoesäureamid		0,42	0,61

R_f-Werte nach Entwicklung mit wassergesättigtem n-Butanol

Lokalanästhetica	Papier getränkt mit Puffer von pH					
	2	4	6	8	10	12
Anästhesien	1	1	1	1	1	1
Pantocain	1	1	0,86	1	1	1
Larocain	0,82	0,81	0,72	1	1	1
Chlorprocain	0,80	0,76	0,63	0,88	1	1
Tutocain	0,74	0,74	0,60	0,87	1	1
Oxyprocain	0,63	0,61	0,44	0,85	1	1
Procain	0,56	0,60	0,40	0,81	1	1
Procainamid	0,39	0,42	0,29	0,47	0,85	1
p-Aminobenzoesäure	0,87	0,90	0,81	0,22	0,05	0,06
2-Chlor-p-Aminobenzoesäure	1	1	0,77	0,21	0,10	0,11
p-Aminosalicylsäure	1	0,86	0,43	0,17	0,10	0,10
p-Aminobenzoesäureamid	0,48	0,61	0,65	0,66	0,63	0,65
Cocain	0,87	0,83	0,70	1	1	1

Dünnschichtchromatographisch wurden bisher nur relativ wenige Untersuchungen durchgeführt. Aus diesen geht hervor, daß Lokalanästhetica auf stark alkalischen Kieselgel-G-Schichten, die mit 0,5 n Natronlauge anstelle von Wasser hergestellt werden, mit neutralen Fließmitteln sehr gut abgegrenzte Flecken ergeben. Stellt man die Platten unter Zusatz von 2% Leuchtstoff her, so sind die Substanzen nach der Trennung im UV-Licht (254 nm) als dunkle Absorptionsflecke zu erkennen. Außerdem eignen sich auch hier p-Dimethylaminobenzaldehyd- oder DRAGENDORFFs-Rg. zur Anfärbung.

R_f-Werte einiger Lokalanästhetica auf alkalischen Sorptionsschichten

| Lokal- | R_f im Fließmittel[1] | |
anästhetica	Chlf.-M. 80 + 10	Cyclohexan-Chlf.-M. 50 + 30 + 10
Procain	0,60	0,32
Tetracain	0,65	0,32
Benzocain	0,74	0,44

[1] Sorptionsschicht: 25 g Kieselgel G und 0,5 g Leuchtstoff werden mit 50 ml 0,5 n Natronlauge angerieben und daraus in der üblichen Weise 5 Platten hergestellt (s. Bd. I, 196). Die Schicht wird 2 Std. bei 120° getrocknet (STAHL, E.: Dünnschichtchromatographie, 2. Aufl., Berlin/Heidelberg/New York: Springer 1967).

Literatur: GRAY, T. CECIL, u. J. C. GEDDES: Übersicht über Lokalanästhetica. J. Pharm. (Lond.) *6*, 89 bis 114 (1954); ref. in Chem. Zbl. *1954*, S. 5567. – BÜCHI, J., X. PERLIA u. A. STREBEL: Vakuummikrosublimation einiger Lokalanästhetica u. ihre Identifizierung. Pharm. Acta Helv. *28*, 109 (1953). – BÜCHI, J., u. J. A. FREREN: Dünnschichtchromatographische Studien an homologen und analogen Reihen von Lokalanästhetica. Pharm. Acta Helv. *41*, 551 (1966). – GRAF, E., u. R. PREUSS: Gadamers Lehrbuch der chemischen Toxikologie und Anleitung zur Ausmittelung der Gifte, Göttingen: Vandenhoeck u. Ruprecht 1966.

Gruppe I (vgl. Tabelle S. 277)

Anästhesin DAB 6. p-Aminobenzoesäureäthylester DAB 7 – BRD. Anaesthesinum Ross. 9. Aethylium paraminobenzoicum Ph.Helv. V. Aethylum para-aminobenzoicum ÖAB 9. Aethylis aminobenzoas PI.Ed. I/1, Ph.Ned. 6. Benzocainum Ph.Dan. IX, Nord. 63, DAB 7 – DDR. Benzocaine BP 63.

$C_9H_{11}NO_2$ Formel I. 1 M.G. 165,19

Herstellung. Durch Reduktion von p-Nitrobenzoesäure mit Eisen bei Gegenwart von wenig Mineralsäure und Veresterung der p-Aminobenzoesäure.

Eigenschaften. Weißes, kristallines, geruchloses Pulver, das schwach bitter schmeckt und auf der Zunge vorübergehend Gefühllosigkeit hervorruft.

Fp. 88 bis 92° (Ph.Dan. IX, Ph.Ned. 6); 88 bis 90° (BP 63); 88,5 bis 90,5 (Ph.Helv. V); 89 bis 91° (DAB 7 – DDR u. BRD); 89 bis 92° (ÖAB 9, Nord. 63); 89 bis 91,5° (Ross. 9); 90 bis 91° (DAB 6). Sehr wenig lösl. in W.; lösl. in etwa 5 T. A., in etwa 4 T. Ae., in etwa 3 T. Chlf., in 30 bis 50 T. fettem Öl. In verd. Mineralsäuren unter Salzbildung lösl.

Erkennung. 1. Versetzt man eine Lsg. von etwa 20 mg Anästhesin in 3 Tr. verd. Salzsäure und 1 ml W. mit 5 Tr. Jodlsg., so scheidet sich ein Perjodid in Form dunkelbrauner, öliger Tröpfchen aus, die nach einiger Zeit zu Kristallen erstarren (ÖAB 9, BP 63, PI.Ed.I/1). Es entsteht kein Nd. mit Kaliumquecksilberjodidlsg. (Unterschied zu Procainhydrochlorid) (PI.Ed. I/1). – 2. Versetzt man eine Lsg. von etwa 5 mg in 5 Tr. verd. Salzsäure und 1 ml W. mit 5 Tr. Natriumnitritlsg. und macht hierauf mit 1 ml verd. Natronlauge alkalisch, so färbt sich die Lsg. auf Zusatz von etwa 5 mg β-Naphthol allmählich intensiv rot (ÖAB 9). – Etwa 20 mg werden in 10 ml W. unter Zusatz von einigen Tr. verd. Salzsäure gelöst und mit 5 Tr. einer 10%igen (w/v) Natriumnitritlsg. und anschließend mit 2 ml einer Lsg. von 0,1 g β-Naphthol in 5 ml Natronlauge versetzt. Es entsteht ein orangeroter Nd. (PI.Ed. I/1). – 3. Erwärmt man etwa 50 mg mit 3 Tr. Essigsäure und 5 Tr. konz. Schwefelsäure, so tritt der Geruch nach Essigsäureäthylester auf (ÖAB 9, Ph.Dan. IX, Ph.Ned. 6, PI.Ed. I/1, DAB 7 – BRD). – 4. Versetzt man eine Lsg. von etwa 5 mg in 2 ml verd. Salzsäure mit 1 ml Phenollsg. und 2 Tr. Kaliumbromatlsg., so färbt sich die Lsg. intensiv rotviolett (ÖAB 9). – 5. Erwärmt man etwa 10 mg mit 2 ml verd. Natronlauge und einigen Tr. Jodlsg., so tritt der Geruch nach Jodoform auf (ÖAB 9; in Ross. 9 ist bei der gleichen Rk. fälschlich „Geruch nach Chloroform" angegeben). – 6. 2 ml der Prüflsg. (0,60 g Benzocain, 3 ml 2 m Salpetersäure, 27 ml W.) geben auf Zusatz von 10 ml Pikrinsäurelsg. einen gelben, kristallinen Nd. von Benzocainpikrat, der nach Absaugen, Auswaschen mit W. und Trocknen bei 105° zwischen 129 und 132° schmilzt (Nord. 63). – 7. Identifizierung nach L. KOFLER. Schmelzintervall (unter dem Mikroskop): 88 bis 90°. Eutektische Temperatur der Mischung mit Benzil: 63°. Lichtbrechungsvermögen der Schmelze $n_D = 1,5502$ bei 104 bis 105° (ÖAB9).

Prüfung. 1. 1,0 g wird in 10 ml vorher gegen Phenolphthalein mit 0,1 n Natronlauge neutralisiertem A. (90%) gelöst. Die Lsg. muß klar und farblos sein, und darf nach Verdünnen mit 10 ml W. und Zusatz von 2 Tr. Phenolphthaleinlsg. nicht mehr als 0,05 ml 0,1 n Natronlauge bis zur Rotfärbung verbrauchen (BP 63). – 2. Schwermetalle. In einer Mischung von 2 ml der alkoholischen Lsg. (1 + 9), 4 ml A. und 4 ml W. dürfen Schwermetalle nicht nachweisbar sein (s. Bd. I, 253) (ÖAB 9). – 3. Säureunlösl. Stoffe. Eine Lsg. von 0,2 g in 2 ml verd. Salpetersäure und 8 ml W. muß klar sein (ÖAB 9). – 4. Verhalten gegen Schwefelsäure. 0,30 g Substanz werden nach Ziffer 38 (s. Bd. I, 239) geprüft. Die Lsg. darf nicht stärker gefärbt sein als 5,0 ml einer Mischung von 0,50 ml Eisen(III)-chlorid-Lsg. III, 0,50 ml Lsg. Kobalt(II)-chlorid-Lsg., 0,50 ml Lsg. Kupfer(II)-sulfat-Lsg. II und 48,50 ml Lsg. 1%ige Salzsäure (DAB 7 – BRD). – 5. Chlorid. In der unter 3. bereiteten Lsg. darf Chlorid nicht nachweisbar sein (ÖAB 9). – 6. Trocknungsverlust. Bei höchstens 5 Torr 24 Std. über Phosphor(V)-oxid getrocknet höchstens 0,5% (BP 63) 0,1% (DAB 7 – DDR). – 7. Sulfatasche. Nicht mehr als 0,1% (BP 63).

Gehaltsbestimmung. 1. Etwa 0,3 g, genau gewogen, werden in 10 ml verd. Salzsäure und 80 ml W. gelöst. Man kühlt die Lsg. auf 15° ab und titriert langsam und unter kräftigem Umrühren mit 0,1 m Natriumnitritlsg. Der Endpunkt der Titration ist erreicht, wenn 1 Tr. der Lsg. 2 Min. nach der letzten Zugabe von 0,1 m $NaNO_2$ beim Tüpfeln auf einem Kaliumjodidstärkepapier sofort Blaufärbung hervorruft. Eine zweite Bestimmung führt man in gleicher Weise ohne die zu untersuchende Substanz als Blindprobe aus. Die Differenz der bei den beiden Titrationen verbrauchten Anzahl ml 0,1 m Natriumnitritlsg. entspricht dem Gehalt an p-Aminobenzoesäureäthylester (ÖAB 9). 1 ml 0,1 m Natriumnitritlsg. entspr. 16,52 mg $C_9H_{11}NO_2$. – BP 63 läßt den Endpunkt der Titration nach der deadstop-Methode bestimmen. – 2. Etwa 400 mg, genau gewogen, werden in 10 ml A. gelöst. Man versetzt mit 10,00 ml 0,5 n Natronlauge und einigen Glasperlen und kocht 30 Min. lang am Rückflußkühler, der mit einem Natronkalkrohr verschlossen ist. Nach dem Abkühlen wird der Überschuß an Lauge gegen Phenolphthalein zurücktitriert. 1 ml 0,5 n Natronlauge entspr. 82,5 mg $C_9H_{11}NO_2$ (Ph.Ned. 6). – 3. 80 bis 90 mg Substanz, genau gewogen, werden in einem 500-ml-Jodzahlkolben in 50,0 ml Essigsäure gelöst. Nach Zusatz von 2,0 g Kaliumbromid, 25,00 ml 0,1 n Kaliumbromatlsg. und 10,0 ml n Salzsäure wird bis zur Lsg. kräftig geschüttelt und 15 Min. lang stehengelassen. Die Lsg. wird sodann mit 1,0 g Kaliumjodid und 50 ml W. versetzt und mit 0,1 n Natriumthiosulfatlsg. unter Zusatz von Stärkelsg. titriert (Feinbürette). 1 ml 0,1 n Kaliumbromatlsg. entspr. 4,130 mg $C_9H_{11}NO_2$ (DAB 7 – BRD u. DDR).

Aufbewahrung. Vor Licht geschützt, in gut schließenden Gefäßen.

Anwendung. Anästhesin ist relativ wenig toxisch. Es besitzt etwa 1/10 der Giftigkeit des Cocains. Innerlich findet es Anwendung zur Schmerzbekämpfung bei Ulcus und Magenkrebs, bei Verletzungen im Mund und in der Speiseröhre. Um bei Bronchoskopie, Laryngoskopie und Gastroskopie den Brechreiz zu mildern, werden Pinselungen mit Anästhesin vorgenommen oder langsam lösliche Tabletten gegeben. Äußerlich unverdünnt oder in bis zu 50%igen Streupulvern oder Salben bei schmerzhaften Wunden, Geschwüren, Hauterkrankungen. In Suppositorien gegen Hämorrhoiden.

Handelsformen: Anaesthesin Hoechst (Farbwerke Hoechst). – Anaesthesin-Bonbons, -Dragees, -Hämorrhoidal-Zäpfchen, -Salbe, -Streupuder (Dr. Ritsert, Frankfurt a. M.). – Anaesthecomp-Hämorrhoidal-Zäpfchen, -Puder, -Salbe; Anaesthecomp-H-Hämorrhoidal-Zäpfchen, -Salbe (Dr. Ritsert, Frankfurt a. M.). – Mitin-Anaesthesie-Puder (Krewel, Eitorf) 10% Anaesthesin in Mitin. – Mitin-Anaesthesie-Salbe (Krewel, Eitorf). – Subcutin-Lsg. 2% (Dr. Ritsert, Frankfurt a. M.) phenolsulfosaures Anaesthesin in W.

Propäsin, p-Aminobenzoesäurepropylester, und Dipropäsin, die Carbonylverbindung des Propäsins, beide von ehem. Fr. Fritzsche u. Co., Hamburg, sind nicht mehr im Handel.

p-Aminobenzoesäurebutylester. Butyl Aminobenzoate NF XII. Butylis Aminobenzoas Pl.Ed. I/1. Butoform.

$C_{11}H_{15}NO_2$ Formel I. 2   M.G. 193,25

Eigenschaften. Weißes, kristallines Pulver ohne Geruch und Geschmack. 1 T. löst sich in etwa 7000 T. W.; lösl. in verd. Säuren, A., Chlf., Ae. und in fetten Ölen. Es wird in siedendem W. langsam hydrolysiert. Fp. 57 bis 59°. Fp. des Pikrates 109 bis 110°.

Erkennung. 1. Zu 2 ml einer 1,0%igen (w/v) Lsg. in 0,1 n Salzsäure gibt man einige Tr. einer 10%igen (w/v) Natriumnitritlsg. und versetzt die Mischung mit einer Lsg. von 0,2 g β-Naphthol in 10 ml 10%iger (w/v) Natronlauge. Es entsteht ein scharlachroter Nd. (Pl. Ed. I/1; NF XII). – 2. Zu 1 ml einer 1,0%igen (w/v) Lsg. in 0,1 n Salzsäure gibt man einige Tr. Jodlsg., schüttelt um und läßt 10 Min. unter gelegentlichem Schütteln stehen. Es entsteht ein dunkelbrauner Nd., der sich in große, rotbraune Prismen umlagert (unter gleichen Bedingungen gibt Anästhesin glänzende Schuppen;) (Pl.Ed. I/1; NF XII).

Prüfung. 1. Unlösl. Anteile. 1 g muß sich in 30 ml A. und in 30 ml Ae. vollständig lösen (Pl.Ed. I/1), und die Lsg. müssen farblos sein (NF XII). – 2. Schwermetalle. Höchstens 10 ppm (Pl.Ed. I/1; NF XII). – 3. Chlorid. 0,2 g werden in 10 ml A. gelöst und mit 1 ml verd. Salpetersäure und einigen Tr. Silbernitratlsg. versetzt. Es darf keine Trübung entstehen (Pl.Ed. I/1; NF XII). – 4. Verbrennungsrückstand. Höchstens 0,15% (Pl.Ed. I/1; NF XII).

Aufbewahrung. Vor Licht geschützt, in dicht schließenden Gefäßen.

Anwendung. Wie Anästhesin. Es hat länger anhaltende Wirkung als die leichter lösl. Lokalanästhetica.

Handelsform: Cycloform (Bayer, Leverkusen) nicht mehr im Handel.

Das Pikrat des p-Aminobenzoesäurebutylesters ist unter dem Namen *Butesinpikrat* oder *Butambenpikrat* im Handel.

$$(C_6H_4(NH_2) \cdot COOC_4H_9)_2 \cdot C_6H_2(NO_2)_5 \cdot OH \qquad M.G. \ 615,58$$

Gelbes Pulver von schwach bitterem Geschmack. Fp. 109 bis 110°. Lösl. in etwa 2000 T. W., in etwa 100 T. Baumwollsamenöl.
Lösl. in A., Ae., Chlf., Bzl.

Anwendung. Als Anästheticum in Salben und Augensalben, Butesin Picrate Ointment with Metaphen (Abbott, North Chicago); Planoform (MAY u. BAKER).

Isobutyl-p-aminobenzoat. Cycloform. Isocaine.

$C_{12}H_{15}NO_2$ \qquad Formel I. 3 \qquad M.G. 205,25

Weißes, kristallines Pulver. Wenig lösl. in W., lösl. in A., Bzl., Ae., Aceton, fetten Ölen. Fp. 65°.

Anwendung. Als Oberflächenanästheticum bei Pruritus und schmerzenden Hämorrhoiden. Es kann auch injiziert werden.

Dosierung. 5- bis 20%ig in Salben, 3%ig in Lsg. zur Injektion, 150 mg pro Suppositorium, 0,02% in Augenlösungen.

Methylium aminooxybenzoicum Ph.Helv. V. Orthoform. Ortocain. Aminobenz. 3-Amino-4-hydroxybenzoesäuremethylester.

$C_8H_9NO_3$ \qquad Formel I. 4 \qquad M.G. 167,16

Herstellung. p-Hydroxybenzoesäuremethylester wird durch Salpetersäure in m-Nitro-p-hydroxybenzoesäuremethylester übergeführt, der zu der Aminoverbindung reduziert wird.

Eigenschaften. Feines, fast weißes, kristallines Pulver oder feine Nadeln (aus Bzl.). Bildet aus Chlf. gelegentlich allotrope Modifikation vom Fp. 111°, die sich beim Erstarren der Schmelze in die stabile Form, Fp. 143°, umlagert. Kaum lösl. in W., lösl. in 5 bis 6 T. A., in 50 T. Ae. Leicht lösl. in Alkalilaugen und in verd. Mineralsäuren (Salzbildung).

Erkennung. 1. Schüttelt man etwa 0,1 g mit 10 ml W., so wird das Filtrat durch verd. Eisen(III)-chloridlsg. zunächst braunrot, dann dunkler gefärbt (Ph.Helv. V). – 2. Die Lsg. von 0,1 g Orthoform in einigen Tr. Salzsäure und 2 ml W. gibt mit etwa 0,02 g Natriumnitrit (in wenig W. gelöst) eine gelbrote Färbung und nach einiger Zeit einen Nd., der sich nach dem Abfiltrieren an der Luft intensiv rot färbt.

Prüfung. 1. Die Lsg. von 1 g Orthoform in 10 ml A. muß vollkommen klar und farblos sein und darf feuchtes Lackmuspapier nicht verändern. – 2. Schwermetalle. Die Lsg. (1 + 9) darf nach Zusatz von 1 bis 2 ml Salzsäure durch Schwefelwasserstoffwasser nicht verändert werden. – 3. Chlorid. Wird 1 g Orthoform mit 10 ml W. geschüttelt, so darf das

Filtrat nach Zusatz von 2 Tr. Salpetersäure durch Silbernitratlsg. nicht verändert werden. – 4. Glührückstand. Höchstens 0,1 %.

Anwendung. Wie Anästhesin, besonders bei Wunden, Brandwunden, Ätzungen. Die Wrkg. tritt langsam ein, hält aber lange an. Innerlich, besonders bei Magengeschwüren, zu 0,5 bis 1,0 g mehrmals täglich. Größte Einzelgabe 1,0 g, größte Tagesgabe 3,0 g.

Gruppe II (vgl. Tabelle S. 277)

Procain (INN). p-Aminobenzoyldiaethylaminoäthanol. Diaethylaminoaethylester der p-Aminobenzoesäure.

$C_{13}H_{20}N_2O_2$ Formel II   M.G. 236,30

Herstellung. Üblicherweise durch Veresterung von p-Nitrobenzoesäure mit 2-Diäthylaminoäthanol und Reduktion der Nitrogruppe zum aromatischen Amin.

Eigenschaften. Hygroskopische Plättchen aus Ae. Fp. 61°. Frisch umkristallisiert löst sich 1 T. in 200 T. W.; lösl. in A., Ae., Bzl., Chlf. Das Dihydrat kristallisiert in Nadeln aus A.; Fp. 51°. Geschmack schwach bitter. Es erzeugt vorübergehende Gefühllosigkeit auf der Zunge.

Anwendung. Als Lokalanästheticum in Form seiner Salze, vor allem des Hydrochlorids.

Procainum hydrochloricum ÖAB 9, Ph.Helv. V, DAB 7 – DDR. Procainhydrochlorid DAB 7 – BRD. Novocain hydrochloricum DAB 6. Novocainum Ross. 9. Procaini Hydrochloricum Pl.Ed. I/1, Ph. Dan. IX, Ph.Ned. 6. Procaini chloridum Nord. 63. Procaine Hydrochloride USP XVII, BP 63. Ethocaine Hydrochloride. Allocain. Syncain. 2-Diaethyaminoaethyl-p-amino-benzoat-hydrochlorid.

$C_{13}H_{20}N_2O_2 \cdot HCl$ M.G. 272,78

Herstellung. Siehe Procain.

Eigenschaften. Farblose Kristalle oder weißes, kristallines Pulver ohne Geruch. Es schmeckt salzig-bitter und ruft auf der Zunge vorübergehend Gefühllosigkeit hervor. Wss. Lsg. zersetzen sich allmählich. Lösl. in etwa 1 T. W., in etwa 13 T. A. oder in etwa 450 T. Chlf.; prakt. unlösl. in Ae. Fp. 153 bis 154° (Ph.Helv. V); 153 bis 156° (USP XVII); 154 bis 156° (ÖAB 9, Ross. 9, BP 63, DAB 7 – DDR); 153 bis 157° (Pl.Ed. I/1); 154 bis 157° (Ph.Dan. IX, Ph. Ned. 6); 156° (DAB 6); 154 bis 158° (Nord. 63).

Erkennung. 1. Procainhydrochlorid gibt positive Chlorid-Rk. – 2. Procainhydrochlorid-Lsg. (1 in 10) geben Fällungen mit Goldchlorid, Jod, Kaliumquecksilberjodid und Pikrinsäure (USP XVI); Fp. des Pikrates 153 bis 157° (Nord. 63). – 3. Eine 10%ige (w/v) Lsg. verändert sich nicht auf Zusatz von Natriumhydrogencarbonatlsg., gibt aber mit Natronlauge oder Natriumcarbonatlsg. einen farblosen, öligen Nd., der bald kristallin erstarrt. Fp. der Kristalle nach Waschen mit W., Trocknen bei 100° und Erstarrenlassen etwa 60° (BP 63). – 4. 100 mg werden in 5 ml W. gelöst und mit je 2 Tr. Salzsäure und Natriumnitritlsg. (1 in 10) versetzt. Dann gibt man eine Lsg. von 200 mg β-Naphthol in einer Mischung aus 3 ml Natronlauge und 7 ml W. zu. Es entsteht ein scharlachroter Nd. (USP XVII). – 5. Versetzt man eine Lsg. von etwa 5 mg in 1 ml W. mit 1 ml verd. Salzsäure, 1 ml Phenollsg. und 2 Tr. Kaliumbromatlsg., so färbt sich die Lsg. intensiv rotviolett (ÖAB 9). – 6. Man gibt zu 5 ml der Lsg. (1 : 10) 3 Tr. verd. Schwefelsäure und 3 Tr. 0,1 n Kaliumpermanganatlsg.; die violette Färbung verschwindet sofort (Unterschied zu Sovcain) (Ross. 9); (Unterschied zu Cocain USP XVII). – 7. Versetzt man eine Lsg. von etwa 10 mg in 1 ml W. mit 1 ml verd. Natronlauge, so scheidet sich die freie Base in Form weißer, öliger Tröpfchen aus. Fügt man einige Tr. Jodlsg. hinzu und erwärmt, so tritt der Geruch nach Jodoform auf (ÖAB 9). – 8. Identifizierung nach L. KOFLER: Schmelzintervall (unter dem Mikroskop): 154 bis 156°. Eutektische Temp. der Mischung mit Benzanilid: 130°. Lichtbrechungsvermögen der Schmelze: $n_D = 1,5611$ bei 166° (ÖAB 9).

Prüfung. 1. Eine Lsg. von 1 T. Procainhydrochlorid in 9 T. W. muß klar und farblos sein (ÖAB 9). – 2. Freie Säure. 10 ml der Lsg. (1 + 9) müssen sich auf Zusatz von 2 Tr. Methylrot-Methylenblaulsg. und 1 Tr. 0,1 n Natronlauge grün färben (ÖAB 9). – pH der 4%igen (w/v) Lsg. 5,0 bis 6,5 (BP 63). – 3. Nitrat. Werden 2 ml der Lsg. (1 + 9) mit Diphenylamin-Schwefelsäure unterschichtet, so darf sich zwischen den beiden Flüssigkeiten keine blaue Zone bilden (ÖAB 9). – 4. Arsen. In 5 ml der Lsg. (1 + 9) darf mit 5 ml Hypophosphitlsg. Arsen nicht nachweisbar sein (ÖAB 9). – 5. Schwermetalle. In einem Scheidetrichter versetzt man 10 ml der Lsg. (1 + 9) mit 5 ml verd. Ammoniak und schüttelt die Base mit Ae. aus. In 10 ml der sorgfältig abgetrennten wss. Schicht dürfen Schwermetalle in unzulässiger Menge nicht nachweisbar sein (ÖAB 9). – Ross. 9 läßt die Sulfatasche auf Schwermetalle prüfen. – 6. p-Aminobenzoesäure. Versetzt man in einem Scheidetrichter 10 ml der Lsg. (1 + 9) mit 1,00 ml 0,1 n Schwefelsäure und schüttelt hierauf mit 20 ml Ae. 1 Min. kräftig durch, so dürfen 10 ml der sorgfältig abgetrennten und filtrierten ätherischen Schicht keinen wägbaren Verdampfungsrückstand hinterlassen (ÖAB 9). – 7. Fremde organische Stoffe. Eine Lsg. von 0,1 g Procainhydrochlorid in 2 ml konz. Schwefelsäure muß klar und farblos sein (ÖAB 9). – 0,5 g in 5 ml Salpetersäure; die Lsg. darf sich nicht sofort färben (Ross. 9). – DAB 7 – BRD: Analog Benzocain (S. 281), Verhalten gegen Schwefelsäure. – 8. Trocknungsverlust. Höchstens 0,5% (ÖAB 9, Ph.Dan. IX, BP 63); 1% (USP XVII). – 9. Verbrennungsrückstand. Höchstens 0,1% (ÖAB 9, Nord. 63, Ph.Dan. IX) 0,15% (USP XVII); (Sulfatasche 0,1%: BP 63).

Gehaltsbestimmung. Analog Anästhesin (S. 281). 1 ml 0,1 m Natriumnitritlsg. entspr. 27,28 mg $C_{13}H_{20}N_2O_2 \cdot HCl$. 1 ml 0,1 n Natronlauge entspr. 27,28 mg $C_{13}H_{20}N_2O_2 \cdot HCl$. Nord. 63 und DAB 7 – DDR lassen in wasserfreiem Medium mit Perchlorsäure gegen Kristallviolett bzw. Metanilgelb titrieren. 1 ml 0,1 n Perchlorsäurelsg. entspr. 27,28 mg $C_{13}H_{20}N_2O_2 \cdot HCl$.

Aufbewahrung. Vor Licht geschützt, in dicht schließenden Gefäßen.

Entkeimung. Lösungen nach dem unter c) angegebenen Verfahren (Bd. VI) unter Zusatz von 0,1% Natriumpyrosulfit (ÖAB 9).

Anwendung. Procainhydrochlorid ist heute der meist gebrauchte Substitut für Cocain in der Lokalanästhesie. Da es nur schlecht von der Haut und Schleimhaut resorbiert wird, wird es hauptsächlich injiziert. Die rasch einsetzende Wirkung klingt rasch ab, kann aber durch Adrenalinzusatz verlängert werden. Die Anw. erfolgt in 1- bis 2%igen Lsg. Gebräuchliche Einzeldosis bei i.m. Verabreichungen 0,2 bis 0,5 g; Einzelmaximaldosis i.m. 1,0 g; Tagesmaximaldosis 2,0 g (ÖAB 9).

Handelsformen: Impletol, äquimol. Lsg. von Procain und Coffein; Depot-Impletol (Bayer, Leverkusen). – Novocain zur Therapie (Farbwerke Hoechst) 1- u. 2%ige isotonische Lsg. – Causat, isotonische Lsg. von Procain, Phenyläthylbarbitursäure, Nicotinsäure u. Atropin (Reiss, Berlin). – Melcain, Procain in Bienenhonigslg.; Myo-Melcain (Woelm, Eschwege). – Neocajod, Procainhydrojodid, Calciumjodid und Coffein (Chem. Fabrik Tempelhof, Berlin). – Prokopin, Kombination von 2% Procain-Procainglucosid in isotonischer Bienenhonigslg.; Prokopin G (Woelm, Eschwege). – Kerocain, Puder, 2%ige Lsg., Tabl. (Kerfrot, Ashton-under-Lyne, Engl.). – Neotonocain, Procainlsg. mit Adrenalin (Gedeon Richter, London). – Parsetin (Parke, Davis, Hounslow, Engl.).

Procainum nitricum Ph.Helv. V, (INN). Novocain nitricum DAB 6. Prokainnitrat. Novokainnitrat. Procaine Nitrate.

$C_{13}H_{20}N_2O_2 \cdot HNO_3$ M.G. 299,32

Eigenschaften. Kleine, farb- und geruchlose Kristalle, die auf der Zunge vorübergehend Gefühllosigkeit hervorrufen. Fp. 100 bis 102°. Leicht lösl. in W. und in A. Die wss. Lsg. (1 + 9) reagiert neutral.

Erkennung. Gibt positive Probe auf Nitrationen. Sonst wie Procainhydrochlorid. Prüfung und Gehalt sinngemäß wie Procainhydrochlorid.

Anwendung. Anstelle des Hydrochlorids wenn gleichzeitig Silbernitrat verabreicht werden soll.

Procainum boricum (INN). Procainborat. Procaine Borate.

$C_{13}H_{20}N_2O_2 \cdot 5HBO_2$ M.G. 455,45

Kleine monokline Kristalle; Fp. 165 bis 166°. Lösl. in etwa 4 T. W.; lösl. in A.; unlösl. in Bzl., Chlf., Ae. Die wss. Lsg. reagiert alkalisch.

Anwendung. Als 0,5- bis 10%ige Lsg. zur Lokalanästhesie.

Procainglucosid-hydrochlorid. N-Glucosido-p-aminobenzoyl-diaethylaminoäthanol-hydrochlorid.

Herstellung. Procainhydrochlorid wird mit Glucose in abs. A. $1^1/_2$ Std. am Rückflußkühler gekocht, wobei fast vollständige Lsg. eintritt. Aus der filtrierten, sich abkühlenden Lsg. scheiden sich Kristalle ab, die aus Äthanol-Methanol-Mischung (1:1) umkristallisiert werden [DBP 916412; GRASSHOF, H., u. U. LIPPOLD: Arzneimittel-Forsch. *3*, 42 (1953)].

Eigenschaften. Farblose Kristalle. Fp. 142 bis 144° (Monohydrat); Fp. 174 bis 176° (wasserfrei aus abs. A.). Spaltet durch salzsaure Hydrolyse wieder in Glucose und Procainhydrochlorid.

Erkennung. Papierchromatographisch mit wassergesättigtem sek. Butanol:

Procainglucosidhydrochlorid $R_f = 0{,}27$
Procainhydrochlorid $R_f = 0{,}56$.

Anwendung. In verschiedenen Spezialitäten (s. Handelsformen, S. 285) zur Heilanästhesie. Sein „Depoteffekt" soll sich nach H. GRASSHOF und H. W. ROTH [Arzneimittel-Forsch. *4*, 729 (1954)] durch gute Verträglichkeit der Präparate auswirken. Nach N. PATEL und H. FRIEBEL [Arch. Pharm. (Weinheim) *295/67*, 106 (1962)] bildet Procainhydrochlorid in wss. Lsg. ebenso wie andere Lokalanästhetica mit freier aromatischer Aminogruppe schon bei Zimmertemperatur in kurzer Zeit N-Glucoside, die keine anästhesierende Wirkung mehr besitzen. Sonstige pharmakodynamische Eigenschaften der Aglucone, z. B. der geringe spasmolytische und der therapeutisch unwesentliche anticonvulsive Effekt, gehen durch die Substitution nicht vollständig verloren. Auch die Toxizität wird nur abgeschwächt.

Gruppe IIA (vgl. Tabelle S. 277)

Larocain. 3-Diaethylamino-2,2-dimethylpropyl-p-aminobenzoat-hydrochlorid. 1-Aminobenzoyl-2,2-dimethyl-3-diaethylaminopropanol-hydrochlorid. Dimethocain (INN).

$C_{16}H_{26}N_2O_2 \cdot HCl$ Formel II A. 1 M.G. 314,85

Kleine Kristalle oder kristallines Pulver von bitterem Geschmack. Sehr leicht lösl. in siedendem, 1:3 lösl. in kaltem W.; lösl. in A.; unlösl. in Ae. und in fetten Ölen. Fp. 196 bis 197°.

Anwendung. Früher in der Oberflächen- und Infiltrationsanästhesie.

Handelsform: Larocain (Hoffmann-La Roche) nicht mehr im Handel.

Tutocain (Bayer, Leverkusen) ist p-Aminobenzoyl-p-dimethylamino-α,β-dimethyl-n-propanol-hydrochlorid.

$C_{14}H_{22}N_2O_2 \cdot HCl$ Formel II A. 2 M.G. 286,80

Eigenschaften. Schwach bitter schmeckende, auf der Zunge vorübergehend Gefühllosigkeit hervorrufende, leicht gelblich-weiße Kristalle oder kristallines Pulver. Fp. 213 bis 215° (die Base schmilzt bei 80 bis 82°). Leicht lösl. in W.; schwer lösl. in A. Die wss. Lsg. (1 : 10) reagiert neutral und ist stabil genug, um durch kurzes Erhitzen sterilisiert werden zu können. Alkalihydroxide und -carbonate fällen die freie Base.

Anwendung. Früher zur Lokal- und Infiltrationsanästhesie, wie Procain.

Handelsform: Tutocain (Bayer, Leverkusen) nicht mehr im Handel.

Panthesin. Methansulfonsaures Salz des N-Diaethyl-leucinol-esters der p-Aminobenzoesäure.

$C_{18}H_{28}N_2O_2 \cdot CH_4O_3S$ Formel II A. 3 M.G. 388,52

Eigenschaften. Weißes oder schwach gelbliches, kristallines Pulver, das sich leicht in W. (1 : 3) und A. löst. Die wss. Lsg. (1 + 9) reagiert gegen Lackmus schwach sauer. Fp. 157 bis 159°. Die Lsg. in W. oder physiologischer Kochsalzlsg. läßt sich durch Aufkochen beliebig oft sterilisieren.

Erkennung. In der wss. Lsg. (1 + 9) erzeugt Quecksilberchlorid einen weißen, Jodlsg. einen braunen Nd. Mit Silbernitrat bleibt die Lsg. klar (Unterschied von Procain). Kalilauge verursacht in der wss. Lsg. eine milchige Trübung, die nach einiger Zeit zu einer wachsartigen, kristallisierten Masse erstarrt. Diese ist sehr leicht lösl. in Ae. und hinterbleibt beim Verdampfen des Ae. als strahlig kristallisierte Nadelbüschel. – Gibt man zu einer Lsg. von 0,1 g Panthesin in 5 ml W. 2 Tr. Salzsäure und 2 Tr. Natriumnitritlsg. und trägt die Mischung darauf in eine Lsg. von 0,2 g β-Naphthol in 1 ml Natronlauge und 9 ml W. ein, so entsteht ein ziegelroter Nd. Setzt man zu 10 bis 20 mg Panthesin in einem Porzellanschälchen 2 bis 3 Tr. einer 1%igen weingeistigen Furfurollsg. und läßt auf den Verdunstungsrückstand Salzsäuredampf einwirken, so färbt er sich intensiv violettrot.

Anwendung. Zur Infiltrations- und Leitungsanästhesie 0,2- bzw. 0,5%ige Lsg. mit dem üblichen Adrenalinzusatz. Zur Lumbalanästhesie 6 ml einer 0,5%igen Lsg. mit 4 ml Liquor gemischt. Zur Oberflächenanästhesie 10%ige Lsg. In der Zahnheilkunde zur terminalen und Leitungsanästhesie 0,5%ige Lsg. mit 1/2 Tr. Adrenalin 1 : 1000 pro ml.

Panthesin-Balsam (Sandoz AG., Nürnberg) besteht aus 5% Panthesinbase (N-Diäthylleucinolester der p-Aminobenzoesäure) in resorbierbarer Salbengrundlage. Handelsform: Salbe.

Anwendung. RheumatischeHaut-, Muskel- und Gelenkschmerzen, juckende und schmerzhafte Hautaffektionen.

Panthesin-Hydergin, (Sandoz AG., Nürnberg), 200 mg Panthesin und 0,3 mg Hydergin in Ampullen zur Therapie und Prophylaxe von Thrombosen und Embolien, bei schweren peripheren Durchblutungsstörungen, Myokardinfarkt, akuter Pankreatitis und Neuroplegie.

Naepaine Hydrochloride NF XI, (INN). 2-Pentylaminoaethyl-p-aminobenzoat-hydrochlorid. Amylsine Hydrochloride.

Früher als Amylcain bezeichnet. Der Name wurde wegen der Verwechslungsmöglichkeit mit Amylocain (Stovain) (S. 299) geändert.

$C_{14}H_{22}N_2O_2 \cdot HCl$ Formel II A. 4   M.G. 286,79

Die bei 105° 4 Std. lang getrocknete Substanz muß wenigstens 98,5% $C_{14}H_{22}N_2O_2 \cdot HCl$ enthalten.

Eigenschaften. Kleine weiße Kristalle oder weißes Pulver, ohne Geruch. Ruft auf der Zunge vorübergehend Gefühllosigkeit hervor. Fp. 175 bis 177° (NF XI); The Merck Index 1960 gibt Dimorphismus an: $Fp._1$ 176°; $Fp._2$ 153,5°; der höhere Fp. wird durch Umkristallisieren aus hoch siedenden Lösungsmitteln erreicht. Leicht lösl. in W.; wenig lösl. in A.; unlösl. in Bzl., Chlf., Ae.

Erkennung. NF XI: 1. Kaliumquecksilberjodid gibt einen weißen Nd. – 2. Fällung mit Pikrinsäure. – 3. Mit Natronlauge fällt aus der wss. Lsg. (1 in 20) die freie Base aus, die mit W. gewaschen und über Phosphor(V)-oxid getrocknet zwischen 64 und 66° schmilzt. – 4. Analog Benzocain – Erk. 2 (Pl.Ed. I/1). – 5. 100 mg werden in 5 ml W. gelöst und mit 2 Tr. Schwefelsäure und 1 ml gesättigter Nitritlsg. versetzt. Erhitzt man die Mischung auf etwa 50°, so scheidet sich ein gelbes Öl ab (Unterschied zu Cocain). – 6. Positive Chlorid-Rk.

Prüfung. NF XI: Trocknungsverlust. 4 Std. bei 105°; nicht mehr als 0,2%. Verbrennungsrückstand. Höchstens 0,1%.

Gehaltsbestimmung. Analog Butethamine Hydrochloride (S. 288) 1 ml 0,02 n Schwefelsäure entspr. 5,736 mg $C_{14}H_{22}N_2O_2 \cdot HCl$.

Anwendung. In 2- oder 4%iger Lsg. zur Hornhautanästhesie, wenn Mydriasis unerwünscht ist.

Handelsform: Amylsine Hydrochloride (Novocol Chem. Mfg. Co., Brooklyn, N. Y.).

Butacaini Sulfas Pl.Ed. I/1. Butacaine Sulphate BPC 63. Butacainsulfat. 3-(p-Aminobenzoxy)-1-di-n-butylaminopropan-sulfat. Butyn Sulfate (Abbott). Butelline.

$(C_{18}H_{30}N_2O_2)_2 \cdot H_2SO_4$ Formel II A. 5   M.G. 710,95

Herstellung. Eine benzolige Lsg. von p-Nitrobenzoylchlorid und γ-Di-n-butylaminopropanol wird am Rückflußkühler gekocht, das Rk.-Produkt mit Säure extrahiert und dessen NO_2-Gruppe mit Zinn(II)-chlorid zum aromatischen Amin reduziert (US-Pat. 1 358 751; 1 676 470).

Eigenschaften. Weißes, kristallines Pulver, ohne Geruch und von schwach bitterem Geschmack; erzeugt vorübergehend Gefühllosigkeit auf der Zunge. Zersetzt sich am Licht. 1 T. löst sich in weniger als 1 T. W.; sehr leicht lösl. in warmem A., in Aceton; wenig lösl. in Chlf.; prakt. unlösl. in Ae. Fp. 100 bis 103°. Die Base ist ölig.

Erkennung. Versetzt man mit Alkalibicarbonatlsg., so fällt ein kristallines Butacaincarbonat aus; auch Butacainhydrochlorid ist relativ schwer lösl. – Eine 10%ige Butacainsulfatlsg. gibt eine weiße Fllg. mit Quecksilber-Kaliumjodidlsg., eine braune Fllg. mit Jod- oder Goldchloridlsg., eine gelbe Fllg. mit Trinitrophenol-Rg. – Löst man 100 mg B.sulfat in 5 ml W., gibt 2 Tr. verd. Salzsäure, 2 Tr. einer 10%igen Natriumnitritlsg. und eine Lsg. von 200 mg β-Naphthol in 10 ml 10%iger Natriumhydroxidlsg. hinzu, so entsteht eine scharlachrote Fllg.

Prüfung. Die wss. Lsg. muß gegen Lackmus praktisch neutral reagieren (Pl.Ed. I/1). Verbrennungsrückstand nicht über 0,2%.

Anwendung. Hauptsächlich als Oberflächenanästheticum; in der Ophtalmologie als 1 bis 2%ige Lsg.

Butethamine NND 64. Monocaine (Novocol) – ist 2-Isobutylaminoäthyl-p-aminobenzoesäureester. (Formel II A. 6). Gebräuchlich sind Formiat und Hydrochlorid.

Herstellung. Durch Umsetzung von p-Nitrobenzoylchlorid mit 2-Isobutylaminoäthanol und anschließende Reduktion der Nitrogruppe (US-Pat. 2139818).

Eigenschaften. Das Formiat schmilzt bei 136 bis 139°; es ist gut lösl. in A. u. W. Das pH einer 1%igen Lsg. ist etwa 6,1. Das Hydrochlorid schmilzt zwischen 192 und 196°; es löst sich schwer in W., sehr schwer in A. und Chlf. Das pH einer 1%igen wss. Lsg. ist etwa 4,7.

Erkennung des Butethaminformiates (Butethamine Formate, NNR 53). M.G. 282,34. Man löst 0,15 g in 10 ml W., gibt 25 ml Chlf. und einige Tr. 25%ige Ammoniaklsg. hinzu. Die Chlf.-Phase wird zur Trockne eingedampft und der Rückstand in 5,5 ml 0,1 n Salzsäure gelöst. Man verdünnt die eine Hälfte der sauren Lsg. auf 40 ml und führt die folgenden Proben durch: a) 5 ml der verd. Lsg. werden mit 0,5 ml verd. Salzsäure und 0,5 ml 10%iger Natriumnitritlsg. versetzt und dann mit 10 ml einer verd. Ammoniaklsg., die 0,2 g β-Naphthol enthält, gemischt: es entsteht eine ätherunlösliche, orangefarbene Fällung (Rk. der primären aromatischen Aminogruppe).
b) Die zweite Hälfte der sauren Lsg. wird auf 5 ml verd. Man gibt 2 Tr. Schwefelsäure und 1 ml gesättigte Natriumnitritlsg. hinzu. Beim Erhitzen auf 50° entsteht eine gelbe Emulsion; bei weiterem Erhitzen wird die Lsg. orangerot, und es bilden sich rote ölige Tropfen am Boden des Reagensglases. In der ursprünglichen wss. Phase der Chlf.-Extraktion wird die Ameisensäure wie folgt nachgewiesen: Man dampft die Lsg. zur Trockne ein, löst den Rückstand in 1 ml 4 n Salzsäure, gibt 40 mg o-Phenylendiamin hinzu und erhitzt 45 Min. am Rückflußkühler. Nach dem Erkalten neutralisiert man mit konz. NH_3-Lsg. und läßt einige Std. stehen; man filtriert und kristallisiert den Rückstand aus W. um. Das entstandene Benzimidazolderivat schmilzt bei 171°.

Gehaltsbestimmung des Butethaminformiates. 0,15 g werden in 10 ml W. gelöst, mit 25 ml Chlf. und einigen Tr. 25%iger Ammoniaklsg. versetzt. Man trennt das Chlf. ab und extrahiert noch mehrere Male mit 15, 10, 10 und 10 ml Chlf. Die vereinigten Chlf.-Lsg. werden durch Watte filtriert und zur Trockne eingedampft. Man löst den Rückstand in 5 ml neutralem A. und erwärmt bis zur Lsg.; nach Zugabe von 10 ml 0,1 n Salzsäure und Methylrot wird der Überschuß an Säure mit 0,1 n Natronlauge zurücktitriert. 1 ml 0,1 n HCl entspr. 0,02823 g Butethaminformiat. Der Gehalt soll nicht unter 95% liegen.

Die wss., mit Chlf. extrahierte Phase wird unter Nachspülen des Schütteltrichters mit 2 mal 20 ml W. in einem Becherglas mit 1 g Natriumcarbonat versetzt, auf etwa 100 ml verdünnt und auf 50 ml eingekocht. Man gibt in die noch heiße Lsg. 25 ml 0,1 n Kaliumpermanganatlsg., säuert vorsichtig mit konz. Schwefelsäure an, fügt 15 ml 0,1 n Oxalsäurelsg. hinzu und titriert den Überschuß der Oxalsäure mit 0,1 n Kaliumpermanganatlsg. zurück. 1 ml 0,1 n Kaliumpermanganatlsg. entspr. 0,002301 g Ameisensäure. Der Ameisensäuregehalt soll zwischen 15,8 und 16,8% liegen.

Erkennung des Butethaminhydrochlorides. M.G. 272,78. Man löst 0,1 g in 50 ml W. Die Chloridionen werden mit Silbernitratlsg. nachgewiesen. – Die β-Naphthol-Rk. wird wie beim Butethaminformiat unter a) beschrieben durchgeführt. – Versetzt man 2 ml der 0,2%igen Lsg. mit 1 ml Quecksilber-Kaliumjodid-Lsg., so entsteht eine weiße Fllg.

Zur Durchführung der Natriumnitrit-Rk. (s. B.formiat) löst man 0,1 g B.hydrochlorid in 5 ml W.

Gehaltsbestimmung des Butethaminhydrochlorides. NNR 53 schreiben eine gravimetrische Chloridbestimmung vor. 1 g AgCl entspr. 0,2473 g Chlorid; der Chloridgehalt soll 12,8 bis 13,2% betragen. Der Gehalt an Butethaminbase kann wie beim Formiat beschrieben bestimmt werden. 1 ml 0,1 n HCl entspr. 0,02728 g Butethaminhydrochlorid. Forderung: 95 bis 105%.

Anwendung. Das Formiat ist zur Spinalanästhesie vorgeschlagen worden; die anästhetische Wirkung und die toxischen Effekte sind um ein Drittel größer als beim Procain. Handelsüblich sind Trockenampullen mit 50 bis 200 mg und eine 5%ige Lsg. Das Hydrochlorid wird in 1- bis 1,5%igen Lsg. zur Nervenblockade bei Zahnbehandlungen und in der kleinen Chirurgie verwendet. Die Wirkung gleicht der Procainwirkung; die Dosierung beträgt 3/4 der beim Procain gebräuchlichen Konzentrationen.

Gruppe II B (vgl. Tabelle S. 277)

Tetracaine USP XVII, (INN). Tetracain.

$C_{15}H_{24}N_2O_2$ Formel II B. 1   M.G. 264,37

als Hydrochlorid.

Gehalt. Mindestens 98 und höchstens 101% $C_{15}H_{24}N_2O_2$, bezogen auf die getrocknete Substanz.

Herstellung s. Tetracainhydrochlorid.

Eigenschaften. Weiße oder gelbliche, wachsartige Substanz. Sehr leicht löslich in W.; löslich in A., Ae., Chlf. und in Bzl. Fp. 41 bis 46°.

Erkennung. 1. Etwa 90 mg, genau gewogen, werden in einem 500-ml-Meßkolben in 10 ml 0,1 n Salzsäure gelöst und mit W. auf 500 ml aufgefüllt. 5 ml dieser Lösung werden in einem 100-ml-Meßkolben mit 2 ml 10%igem pH 6-Phosphatpuffer versetzt und mit W. zu 100 ml verdünnt. Das UV-Spektrum dieser Lösung zeigt die gleichen Maxima und Minima wie eine gleiche Lösung der U.S.P. Tetracaine Hydrochloride Reference Standard. Die Extinktionen im Maximum bei 310 mµ, berechnet auf die trockene Base, dürfen nicht mehr als 2% differieren. – 2. 100 mg werden in 10 ml 0,1 n Salzsäure gelöst. Die Lösung gibt die unter Tetracainhydrochlorid aufgeführten Erkennungsreaktionen.

Prüfung. 1. Trocknungsverlust. 18 Std. im Vakuum über P_2O_5 getrocknet, nicht mehr als 0,5%. – 2. Glührückstand. Nicht mehr als 0,1%.

Gehaltsbestimmung. USP VXII läßt mit einer Lösung von 500 mg in 5 ml Salzsäure und 50 ml W. eine Diazotitration durchführen (s. Bd. I, 334). 1 ml 0,1 m Natriumnitritlösung entspricht 26,44 mg $C_{15}H_{24}N_2O_2$. – Es lassen sich auch die bei Tetracainhydrochlorid aufgeführten Gehaltsbestimmungen durchführen.

Anwendung. Als 0,5%ige Augensalbe.

Tetracainum hydrochloricum DAB 7 – DDR, ÖAB 9, Ph.Helv. V – Suppl. III, CSL 2, (INN). Butylaminobenzoyl-dimethylamino-aethanolum hydrochloricum DAB 6 – 3. Nachtr. (BRD). Tetracainhydrochlorid DAB 7 – BRD, (INN). Tetracaini hydrochloridum Pl.Ed. I/1, Ph.Dan. IX, Tetracaini chloridum Nord. 63. Dicainum Ross. 9. Tetracaine Hydrochloride USP XVII. Amethocaine Hydrochloride BPC 63. Pantocain (Hoechst). 4-n-Butylaminobenzoesäure-dimethylaminoäthylester-hydrochlorid.

$C_{15}H_{24}N_2O_2 \cdot HCl$ Formel II B. 1   M.G. 300,84

Herstellung. Durch Umsetzung von p-n-Butylaminobenzoylchlorid mit Dimethylaminoäthanol (US-Pat. 1 889 645).

Eigenschaften. Farblose Kristalle oder weißes, kristallines Pulver ohne Geruch und von schwach bitterem Geschmack; ruft auf der Zunge vorübergehend Gefühllosigkeit hervor. Lösl. in etwa 8 T. W., in etwa 5 T. A. oder in etwa 30 T. Chlf.; prakt. unlösl. in Ae. Fp. 144 bis 149° (ÖAB 9, Ph. Dan. IX); 145 bis 147° (Ph.Helv. V – Suppl. III); 147 bis 150° (BP 63, Ph.Ned. 6, Ross. 9, DAB 7 – DDR); ~148° (USP XVII[1]); 148 bis 151° (Nord. 63); 146 bis 149°, das Heizbad wird auf 130° vorgeheizt (DAB 7 – BRD).

Erkennung. 1. 0,1 g wird in 10 ml W., das 0,5 g Natriumacetat enthält, gelöst und mit 1 ml einer 25%igen (w/v) Ammoniumrhodanidlsg. versetzt. Der entst. Nd. wird aus W. umkristallisiert und bei 80° getrocknet; Fp. der Kristalle etwa 131° (BP 63, Ph.Ned. 6, DAB 7 – BRD, DAB 7 – DDR, USP XVI, Pl.Ed. I/1). – 2. Etwa 0,1 g wird in 10 ml W. gelöst, mit 0,2 ml verd. Salzsäure und 0,2 ml 10%iger Natriumnitritlsg. versetzt und die Mischung langsam einer Lsg. von 0,1 g β-Naphthol in 10 ml Natronlauge zugesetzt. Es entsteht ein weißer Nd., aber keine Färbung (Unterschied zu Procain) (Pl.Ed. I/1). – 3. Das Gemisch von 2,0 ml Prüflsg. (0,500 g zu 25,0 ml gelöst), 1,0 ml W. und 5 Tr. Natronlauge wird zum Sieden erhitzt. Die sich entwickelnden Dämpfe färben Lackmuspapier blau (DAB 7 – BRD, Ph.Helv. V – Suppl. III). – 4. Versetzt man 5 ml der Stammlsg. (1 : 50) mit 1 ml verd. Ammoniak, so entsteht ein weißer, perlmuttartig glänzender Nd. Der mit W. gewaschene Nd. wird im Vak. über P_2O_5 getrocknet; sein Fp. muß zwischen 41 und 44° liegen (Ph.Helv. V – Suppl. III, Nord. 63, Ph.Dan. IX, DAB 7 – DDR). – 5. Versetzt man eine Lsg. von etwa 5 mg in 1 ml W. mit 5 Tr. Jodlsg., so scheidet sich ein Peroxid in Form dunkelbrauner, öliger Tröpfchen aus (ÖAB 9). – 6. 0,01 g wird im Porzellanschälchen mit 2 bis 3 Tr. konz. Salpetersäure befeuchtet und auf dem Wasserbad zur Trockne gebracht. Fügt man dem erkalteten Rückstand einige Tr. einer 0,05%igen alkoholischen Kalilauge zu, so entsteht eine blutrote Färbung (Ross. 9). – 7. Versetzt man eine Lsg. von etwa 10 mg

---

[1] USP XVII gibt an, daß zwei Modifikationen vorliegen können, deren eine etwa bei 148° und deren andere zwischen 134 und 139° schmilzt. Ein Gemisch von beiden schmilzt zwischen 134 und 147°.

Substanz in 1 ml W. mit 1 ml verd. Natronlauge, so scheidet sich die freie Base in Form weißer, öliger Tröpfchen aus. Fügt man einige Tr. Jodlsg. hinzu und erhitzt, so entfärbt sich die Lsg. und es tritt der charakteristische, widerliche Isonitrilgeruch auf (ÖAB 9). – 8. Versetzt man eine Lsg. von etwa 5 mg in 1 ml W. mit 1 ml verd. Salzsäure, 1 ml Phenollsg. und 2 Tr. Kaliumbromatlsg., so färbt sich die Lsg. intensiv violett (ÖAB 9). – 9. Identifizierung nach L. KOFLER. Schmelzintervall (unter dem Mikroskop) der stabilen Modifikation 147 bis 149°, der instabilen Modifikation 137 bis 140°. Eutektische Temperatur der Mischung mit Phenacetin 106°. Lichtbrechungsvermögen der Schmelze $n_D = 1{,}5502$ bei 143 bis 145° (ÖAB 9). – 10. Gibt positive Rk. auf Cl$^-$.

Prüfung. 1. Eine Lsg. von 1 T. Tetracainhydrochlorid in 9 T. W. muß klar und farblos sein (ÖAB 9). – 2. Freie Säure. 10 ml der Lsg. (1 + 9) müssen sich auf Zusatz von 2 Tr. Methylrot-Methylenblaulsg. und 1 Tr. 0,1 n Natronlauge grün färben. – Das pH der Lsg. (1 in 50) muß zwischen 4,6 und 5,4 liegen (Ph.Helv. V – Suppl. III). – 3. Cocain. Die Lsg. (1 in 50) darf bei 20° im 200-mm-Rohr keine optische Drehung aufweisen (Ph.Helv. V – Suppl. III). – 4. Procain. Wird 1 ml der Lsg. (1 in 50) mit 2 Tr. verd. Salzsäure und 2 Tr. Natriumnitritlsg. versetzt, so darf auf Zusatz von 0,5 ml einer Aufschüttelung von 0,01 g β-Naphthol in 2 ml Natriumcarbonatlsg. keine rote Färbung oder Fllg. auftreten (Ph.Helv. V – Suppl. III). – DAB 7 – DDR läßt mit 1 ml Furfurol-Essigsäure und 1 Tr. konz. Schwefelsäure prüfen. Es darf keine rotviolette Färbung auftreten. – 5. p-Butylaminobenzoesäure. Wie bei Procainum hydrochloricum, Prüf. 6 (S. 285) (ÖAB 9). – 6. Verhalten gegen Schwefelsäure. Die Lsg. von 0,50 g Substanz in 5,0 ml Schwefelsäure muß klar sein und darf nach 5 Min. nicht stärker gefärbt sein als 5,0 ml einer Mischung von 0,40 ml Eisen(III)-chlorid-Lsg. III, 0,10 ml Kobalt(II)-chlorid-Lsg., 0,10 ml Kupfer(II)-sulfat-Lsg. II und 4,40 ml Salzsäure, 1% (DAB 7 BRD). – 7. Schwermetalle, Arsen, Sulfat dürfen in der Lsg. (1 in 50) nicht nachweisbar sein (Ph.-Helv. V – Suppl. III). – 8. Trocknungsverlust. Höchstens 0,5%, getrocknet bei 105° bis zum konst. Gewicht (BP 63) – USP XVII läßt den Wassergehalt nach KARL FISCHER bestimmen: nicht mehr als 2%. – 9. Glührückstand. Höchstens 0,1% (USP XVII, ÖAB 9) – Sulfatasche: höchstens 0,1% (DAB 7 – BRD, BP 63).

Gehaltsbestimmung. 1. Etwa 0,35 g Substanz, genau gewogen, werden nach Zusatz von 2,0 ml Natriumcarbonatlsg. I und 50 ml Methylenchlorid in einem verschlossenen Erlenmeyerkolben von etwa 100 ml Inhalt 5 Min. lang geschüttelt. Nach Zugabe von 1,0 g Tragantpulver und 3 Min. langem Schütteln filtriert man nach 10 Min. durch Watte in einen 250-ml-Kolben und wäscht Kolben und Trichter 3mal mit je 10 ml Methylenchlorid. Das Gesamtfiltrat wird mit 20,00 ml 0,1 n Salzsäure versetzt und das Methylenchlorid auf dem Wasserbad abdestilliert. Nach Erkalten und Zugabe von 2 Tr. Methylrotlsg. und 1 Tr. Methylenblaulsg. wird der Säureüberschuß mit 0,1 n Kalilauge bis zum Farbumschlag nach Graublau zurücktitriert (Feinbürette). 1 ml 0,1 n Salzsäure entspr. 0,03008 g $C_{15}H_{24}N_2O_2$ · HCl. Gefordert 98,5 bis 101,0% [DAB 6 – 3. Nachtr. (BRD), BP 63].

2. Etwa 0,3 g, genau gewogen, getrocknetes Tetracainhydrochlorid werden in einer Mischung von 10 ml A. und 5 ml Chlf. gelöst und nach Zusatz von 10 Tr. Phenolphthaleinlsg. mit 0,1 n Natronlauge unter kräftigem Umschütteln titriert. 1 ml 0,1 n Natronlauge entspr. 30,08 mg $C_{15}H_{24}N_2O_2$ · HCl (ÖAB 9; gefordert 98,5 bis 100,3%). – Ross. 9 läßt ebenso prüfen; gefordert mindestens 99,5%.

3. USP XVII läßt aus der mit Natronlauge alkalisierten Lsg. mit Ae. ausschütteln, den Ae. verdampfen, den Rückstand über Silicagel trocknen und auswägen. Das Gewicht des Rückstandes multipliziert mit 1,138 ergibt das Gewicht an $C_{15}H_{24}N_2O_2$ · HCl.

4. Nord. 63: 0,1500 g, 5 ml Essigsäureanhydrid und 15 ml Eisessig läßt man 1 Min. kochen und abkühlen. Nach Zusatz von 20 ml Dioxan, 5 ml Quecksilber(II)-acetatlsg. (0,15 m) und 5 Tr. Kristallviolettlsg. titriert man mit 0,1 n Perchlorsäurelsg. bis rein Blau (Feinbürette). 1 ml 0,1 n Perchlorsäurelsg. entspr. 0,03008 g $C_{15}H_{24}N_2O_2$ · HCl. – DAB 7 – DDR läßt gegen Methanilgelb titrieren.

Aufbewahrung. Gut verschlossen und vor Licht geschützt.

Anwendung. Tetracain ist zwar toxischer als Cocain und Procain, aber es ist dennoch sicherer, da seine anästhesierende Wirkung sehr viel stärker ist. Eine 0,1%ige Lsg. soll den gleichen Effekt besitzen wie ein 1%ige Procainhydrochloridlsg. Durch Zusatz von Adrenalin kann die Vergiftungsgefahr durch Resorptionsverzögerung noch weiter reduziert werden. Es wird als 0,5 bis 1%ige Lsg. in der Hals-, Nasen- und Ohrenheilkunde, als 0,5 bis 2%ige Lsg. in der Augenheilkunde und als 0,1%ige Lsg. in der Urologie verwendet. 1%ige Salben zur Wundbehandlung. Außerdem findet die Substanz Anwendung in der Periduralanästhesie, zur extraduralen Spinalanästhesie und zur Lumbalanästhesie.

Dosierung. Größte Einzelgabe 0,02 g; größte Tagesgabe 0,02 g.

Handelsformen: Pantocain (Hoechst), Pantocaine Hydrochloride (Winthrop-Stearns).

Tetracaini nitras Nord. 63. Tetracainnitrat.

$C_{15}H_{24}N_2O_2 \cdot HNO_3$ M.G. 327,38

Eigenschaften. Farblose Kristalle oder weißes, kristallines Pulver, ohne Geruch. Lösl. in 120 T. W., in 50 T. A. in 200 T. Chlf.; unlösl. in Ae. Fp. 130 bis 134°.

Erkennung. 1. Gibt positive Rk. auf Nitrationen. – 2. Entspr. sinngemäß den Erk.-Rk. von Tetracainhydrochlorid (S. 289).

Prüfung. Wie Tetracainhydrochlorid (S. 290).

Gehaltsbestimmung. Nach Ausschütteln der mit Ammoniak freigesetzten Base mit Chlf. und Verdampfen des Chlf. bis auf etwa 1 ml wird mit Essigsäureanhydrid versetzt und wie bei Tetracainhydrochlorid (S. 289) verfahren. 1 ml 0,1 n Perchlorsäurelsg. entspr. 0,03274 g $C_{15}H_{24}N_2O_2 \cdot HNO_3$.

Anwendung. Wie Tetracainhydrochlorid.

Dosierung. Nord. 63: Einzeldosis 20 mg; mit gefäßverengenden Zusätzen 50 mg; Tagesdosis 20 mg; mit gefäßverengenden Zusätzen 50 mg.

Cornecain (Farbwerke Hoechst AG) ist p-Propylamino-benzoesäure-γ-dimethylamino-β-oxypropylester-hydrochlorid. (Formel II B. 2).

Eigenschaften. Fp. 133 bis 134°. 1 Teil löst sich in etwa 10 T. W. oder 20 T. A. Die aus alkalischem Milieu ausgeschüttelte Base ist ölig.

Erkennung. Versetzt man eine wss. Lsg. mit Pikrinsäurelsg., so entsteht eine orangefarbene Fllg. Das Pikrat schmilzt nach dem Auswaschen und Trocknen bei etwa 126°. Die Base wird durch konz. H_2SO_4 nicht verändert; gibt man einige Tr. rauchende Salpetersäure hinzu, so entsteht allmählich eine Rotfärbung.

Handelsformen: 1- und 3%ige Lsg., die zur Kennzeichnung der äußerlichen Anwendung blau gefärbt sind.

Anwendung. Zur Oberflächenanästhesie in der Ophthalmologie. In Versuchen am Kaninchenauge nach REGNIER erwies sich Cornecain als dem Tetracain wirkungsgleich und 5mal stärker als Cocain. Die Anästhesie erfolgt auch am menschlichen Auge rasch; zum Unterschied von Tetracain und Cocain verursacht die 1%ige Lsg. kein anfängliches Brennen [BREMER, H.: Klin. Mbl. Augenheilk. *123*, 225 (1953)]. Vergleichende Untersuchungen mit Cocain, Tetracain und Psicain-Neu führte J. H. KÜCHLE durch [Münch. med. Wschr. *96*, 689 (1954); ref. in Chem. Zbl. *1954*, S. 11238].

Gruppe II C (vgl. Tabelle S. 277)

Salicain (Farbwerke Hoechst) ist 4-n-Butylaminosalicylsäuredimethylaminoäthylester-hydrochlorid. (Formel II C. 1).

Synonym: 2-Oxytetracain. M.G. 325,8 (mit 1/2 H_2O).

Herstellung. Aus p-Aminosalicylsäure, β-Dimethylamino-äthanol und konz. Schwefelsäure bei 100 bis 110° (Schweiz. Pat. 289538).

Eigenschaften. Salicain kristallisiert aus W., A., oder Äthylacetat in Nadeln, die 1/2 Mol Kristallwasser enthalten. Das entwässerte Salz nimmt an der Luft allmählich wieder 1/2 Mol H_2O auf. – 100 mg lösen sich in 5 ml W. 1 g wird in der Wärme von je 5 ml W., A. oder Äthylacetat gelöst; beim Abkühlen kristallisiert ein Teil der Substanz wieder aus. – Fp. 155 bis 158°.

Erkennung. 1. Man löst 100 mg Salicain-hydrochlorid in 10 ml W. und fügt 1 ml einer wss. Lsg. von Kaliumrhodanid (1 in 5) hinzu. Das abgeschiedene, farblose, kristalline Rhodanid des Salicains wird aus W. umkristallisiert und bei 80° getrocknet. Es schmilzt zwischen 107 und 109°.

2. 100 mg Salicain-hydrochlorid werden in 10 ml W. gelöst. Zu dieser Lsg. gibt man 1 ml Natriumbicarbonatlsg. (1 in 10). Es scheidet sich die Base des Salicains ab, die zunächst ölig ist, aber nach kurzer Zeit kristallisiert. Das Produkt wird mehrere Stunden an der Luft bei Raumtemperatur getrocknet. Schmelzpunkt zwischen 47 und 49° [Chem. Ber. *84*, 734 (1951)]. –

Anstelle der Natriumbicarbonatlsg. kann man auch Natriumcarbonatlsg. oder Kaliumcarbonatlsg. verwenden.

Im Gegensatz zu Oxyprocainhydrochlorid wird die Salicainbase aus Salicainhydrochloridlsg. durch Natriumcarbonatlsg. abgeschieden.

3. 1 ml Salicainhydrochloridlsg. (1 in 100) gibt keine Verfärbung nach Zugabe von 3 Tr. EHRLICHS Reagens. [Dieses wird hergestellt aus: 5,5 g Natriumacetat ($\cdot$ 3 H_2O), 10 ml W., 10 ml Essigsäure (100%ig), 0,2 g p-Dimethylaminobenzaldehyd.]

4. Eine wss. Lsg. von Salicainhydrochlorid (1 in 100) gibt mit Silbernitratlsg. einen weißen käsigen Nd.

Unterscheidung von Tetracainhydrochlorid. 1. Salicainhydrochlorid ist im Gegensatz zu Tetracainhydrochlorid in überschüssiger Natronlauge lösl. 100 mg Salicainhydrochlorid werden in 5 ml W. gelöst. Setzt man nun zu dieser Lsg. 3 ml Natronlauge tropfenweise zu, so scheidet sich zunächst die Salicainbase milchig ab, die dann durch Zugabe der restlichen Menge Natronlauge gelöst wird. – 2. Im Gegensatz zu Tetracainhydrochlorid geben wss. Lsg. von Salicainhydrochlorid mit Eisen(III)-chloridlsg. intensiv violette Färbungen. – 3. 1 ml einer Lsg. von 2 g Sulfanilsäure in 10 ml 1 n NaOH und 1 ml einer Lsg. von 800 mg Natriumnitrit in 10 ml W. werden gemischt. Zu dieser Lsg. gibt man 1 ml 1 n Salzsäure. Nach Zugabe von 1 ml Salicainhydrochloridlsg. (1 in 100) und 1 ml Natronlauge (1 n) erhält man sofort eine weinrote Lsg. Führt man diese Probe anstelle von Salicainhydrochloridlsg. mit derselben Menge Tetracainhydrochloridlsg. (1 in 100) durch, so findet keine Farbänderung statt. Es wird lediglich die unveränderte Tetracainbase ölig abgeschieden, welche bald kristallisiert. – 4. Das Pikrat schmilzt bei 131° [Chem. Ber. *87*, 179 (1954)].

Prüfung. 1. Trocknungsverlust: Salicainhydrochlorid wird 4 Std. über Schwefelsäure getrocknet. Der Gewichtsverlust darf nicht mehr als 1,5% betragen. – 2. Veraschungsrückstand: Salicainhydrochlorid ergibt nicht mehr als 0,1 % Veraschungsrückstand. – 3. Schwefelsäuretest: 100 mg Salicainhydrochlorid werden in 1 ml Schwefelsäure gelöst. Die Lsg. darf nicht stärker sein als die Vergleichsflüssigkeit G (USP) (s. Bd. I, 239).

Gehaltsbestimmung einer wäßrigen Salicainhydrochloridlösung. In einen Scheidetrichter gibt man eine abgemessene Menge einer wss. Salicainhydrochloridlsg., welche etwa 200 mg Salicainhydrochlorid enthält. Man alkalisiert mit Natronlauge und extrahiert 5mal mit je 20 ml peroxidfreiem Ae. oder Isopropylchlorid.

Die vereinigten Ae. oder Isopropylchloridextrakte werden mit 10 ml W. gewaschen und filtriert. Kolben und Filter werden mit je 10 ml eines dieser Lösungsmittel gewaschen. Die vereinigten Lsg. werden in einem Strom warmer Luft eingedampft. Das erhaltene Produkt wird über Schwefelsäure bis zur Gewichtskonstanz getrocknet. Das Gewicht des Rückstandes multipliziert mit 1,162 ergibt die in der eingesetzten Salicainhydrochloridlsg. enthaltene Menge $C_{15}H_{24}N_2O_3 \cdot HCl \cdot 1/2 H_2O$.

Handelsform: 2%ige Lsg.

Anwendung. Als Oberflächenanästheticum. Salicain soll 10mal wirksamer als Cocain sein. Die Toxizität ist geringer als die von Tetracain.

S 650 (Chem. W. Rheinpreußen AG, Moers-Meerbeck) ist p-Butylaminosalicylsäure-diäthylaminoäthylester-hydrochlorid. (Formel II C. 2).

Auch „Bronchocain" oder „Bronchiocain" genannt.

Eigenschaften. Das Hydrochlorid schmilzt bei 127° [Chem. Ber. *87*, 179 (1954)], 138° [Chem. Ber. *84*, 734 (1951)], das Nitrat schmilzt bei 100° [Chem. Ber. *84*, 734 (1951)]. Das Hydrochlorid löst sich bei 20° in W. zu etwa 2,5%.

Erkennung. Das Pikrat schmilzt bei 97° [Chem. Ber. *87*, 179 (1954)].

Anwendung. Als Oberflächenanästheticum. S 650 gilt als doppelt so wirksam wie Tetracain, aber nur als halb so toxisch.

Handelsform: Früher als Bestandteil des „Gynodal" (Chemiewerk Homburg AG, Frankfurt a. M.). Heute wird „Gynodal" mit dem Äthyläther des gleichen Anästheticums hergestellt.

Oxyprocain-hydrochlorid (Farbwerke Hoechst) ist p-Aminosalicylsäure-β-diäthylaminoäthylester-hydrochlorid.

$C_{13}H_{20}N_2O_3 \cdot HCl$ Formel II C. 3   M.G. 288,77

Herstellung. Aus p-Aminosalicylsäure in Schwefelsäure mit Diäthylamonoäthanol [Chem. Ber. *84*, 734 (1951)].

Eigenschaften. 1 g Oxyprocainhydrochlorid löst sich in 10 ml W. oder in 100 ml A. Beim Erwärmen löst sich 1 g Oxyprocainhydrochlorid in 1 ml W. oder 30 ml A. Beim Abkühlen dieser Lsg. kristallisiert die Substanz zum Teil wieder aus; in Aceton und Chlf. schwer lösl., in Ae. und Bzl. nahezu unlöslich. Fp. 153 und 155°.

Erkennung. 1. Wss. Lsg. von Oxyprocainhydrochlorid geben Nd. mit Jodlsg., Kaliumquecksilberjodidlsg. und Trinitrophenollsg. – 2. Eine wss. Lsg. von Oxyprocainhydrochlorid (1 in 10) bleibt nach Zugabe einer frisch bereiteten wss. Lsg. von Natriumbicarbonat (1 in 20) unverändert. Mit Kaliumcarbonatlsg. oder Natriumcarbonatlsg. bildet sich jedoch eine schwach gelb gefärbte, ölige Abscheidung (Oxyprocainbase), die nicht kristallisiert. – 3. Löst man 100 mg Oxyprocainhydrochlorid in 5 ml W. und fügt je 2 Tr. konz. Salzsäure und einer Lsg. von Natriumnitrit (1 in 10) und dann eine Lsg. von 200 mg β-Naphthol in einer Mischung von 3 ml Natronlauge und 7 ml W. hinzu, so entsteht ein scharlachroter Azofarbstoff. – 4. 1 ml Oxyprocainhydrochloridlsg. (1 in 10) gibt eine intensive Gelbfärbung nach der Zugabe von 3 Tr. EHRLICHS Reagens [hergestellt aus: 5,5 g Natriumacetat (mit 3 H_2O), 10 ml W., 0,2 g p-Dimethylaminobenzaldehyd, 10 ml Essigsäure (100%ig)]. – 5. Das Pikrat schmilzt bei 198° [Chem. Ber. *84*, 734 (1951)].

Unterscheidung von Procainhydrochlorid. 1. Oxyprocainhydrochlorid ist im Gegensatz zu Procainhydrochlorid in überschüssiger Natronlauge lösl. 200 mg Oxyprocainhydrochlorid werden in 5 ml W. gelöst. Setzt man nun zu dieser Lsg. 3 ml Natronlauge tropfenweise hinzu, so scheidet sich zunächst die Oxyprocainbase milchig ab, die dann durch Zugabe der restlichen Menge Natronlauge gelöst wird. – 2. Scheidet man aus wss. Oxyprocainhydrochloridlsg. durch Zugabe verd. Natriumcarbonatlsg. die Oxyprocainbase ab, so bleibt diese ölig im Gegensatz zu Procain, dessen Base beim Stehen kristallisiert. – 3. Im Gegensatz zum Procainhydrochlorid geben wss. Lsg. von Oxyprocainhydrochlorid mit Eisen(III)-chloridlsg. intensiv violette Färbungen. – 4. 1 ml wss. Oxyprocainhydrochloridlsg. (1 in 10) wird mit 1 ml einer wss. Lsg. von Natriumpyrosulfit = $Na_2S_2O_5$ (1 in 10) versetzt. Es bildet sich ein farbloser krist. Nd. Nach dem Umkristallisieren aus W. und Trocknen bei 80° schmilzt die Substanz bei 137 bis 140°. Procainhydrochlorid gibt diese Rk. nicht. – 5. Eine diazotierte Lsg. von 100 mg Oxyprocainhydrochlorid (Identitätsreaktion 3) gibt mit einer Lsg. von 200 mg Oxyprocainhydrochlorid in einer Mischung von 3 ml Natronlauge und 7 ml W. sofort eine weinrote Lsg. Eine analog diazotierte Procainhydrochloridlsg. gibt mit der analogen Menge Procainhydrochlorid, in gleicher Weise bereitet, eine grüngelbe Lsg., die nach einiger Zeit allmählich violett wird.

Unterscheidung von Cocain. Zu einer Lsg. von 100 mg Oxyprocainhydrochlorid in 5 ml W. fügt man 3 Tr. verd. Schwefelsäure und alsdann 5 Tr. Kaliumpermanganatlsg. Die violette Farbe der Permanganatlsg. verschwindet sofort.

Prüfung. 1. Trocknungsverlust: Oxyprocainhydrochlorid wird 4 Std. über Schwefelsäure getrocknet. Der Gewichtsverlust darf nicht mehr als 1% betragen. – 2. Veraschungsrückstand: Oxyprocainhydrochlorid ergibt nicht mehr als 0,15% Veraschungsrückstand. – 3. Schwefelsäuretest: 500 mg Oxyprocainhydrochlorid werden in 5 ml Schwefelsäure gelöst. Die Lsg. darf nicht stärker gefärbt sein als die Vergleichsflüssigkeit G (USP) (Bd. I, 239).

Gehaltsbestimmung einer wäßrigen Oxyprocainhydrochloridlösung. In einen Scheidetrichter gibt man eine abgemessene Menge einer wäßrigen Oxyprocainhydrochloridlsg., die ungefähr 150 mg Oxyprocainhydrochlorid enthält. Man fügt 3 ml Ammoniaklsg. hinzu und extrahiert die abgeschiedene Oxyprocainbase durch mehrmaliges Ausschütteln mit Chlf. Der Chlf.-Extrakt wird filtriert, das Filter mit Chlf. gewaschen und die vereinigten Filtrate in einem Strom von Warmluft eingedampft. Zu dem öligen Rückstand fügt man 5 ml neutralisierten A., genau 15 ml 0,05 n Schwefelsäure und erhitzt auf dem Dampfbad, bis der Geruch nach Chlf. verschwunden ist. Nach dem Abkühlen wird der Säureüberschuß mit 0,05 n Natronlauge (Methylrot) titriert. 1 ml verbrauchter 0,05 n Schwefelsäure entspr. 14,44 mg $C_{13}H_{20}N_2O_3 \cdot HCl$.

Handelsform: Oxyprocain forte NNH (Hoechst) enthält Oxyprocain mit einem Zusatz von 3% Salicain in 2- und 4%iger Lsg. mit Suprarenin und Arterenol.

Butoxy-procain. Benoxinate Hydrochloride NND 62, (INN) – ist 3-Butoxy-4-aminobenzoesäure-diäthylamino-äthanolesterhydrochlorid.

Gesch. Wz.: Novesin (Wander AG, Schweiz), Dorsacain (Smith-Dorsey, USA) (Formel II C. 4).

Fp. 157–160°. Leicht lösl. in W., pH der wss. Lsg. etwa 5. Wss. Lsg. sind durch Hitze sterilisierbar.

Anwendung. Als Oberflächenanästheticum in der Ophthalmologie, Oto-Rhino-Laryngologie und Urologie. Urologie: 0,2%ige Lsg. Ophthalmologie: 0,2- bis 0,4%ig. Oto-Rhino-Laryngologie: 1%ig. Dosis maxima: 1,5 mg pro kg.

Literatur: Schweiz. Apoth.-Ztg *92*, 650 (1954).

Sympocaine. Win 3706. 2-Butoxy-4-aminobenzoesäure-β-diaethylaminoaethylester-hydrochlorid.

$C_{17}H_{28}N_2O_3 \cdot HCl$ Formel II C. 5   M.G. 344,88

Herstellung. US-Pat. 2 689 248.

Anwendung. Vorgeschlagen zur Lumbalanästhesie.

Handelsform: Sympocaine Hydrochloride (Sterling Drug Inc.).

Chlorprocainum hydrochloricum DAB 7 – DDR, (INN). Chlorprocainhydrochlorid. 2-Chlor-4-aminobenzoesäure-β-diäthylaminoäthylesterhydrochlorid. Chloroprocaine hydrochloride NND 64.

$C_{13}H_{19}ClN_2O_2 \cdot HCl$ Formel II C. 6   M.G. 307,22

Eigenschaften. Weißes, krist. Pulver ohne Geruch und von salzig bitterem Geschmack. Ruft auf der Zunge vorübergehend Gefühllosigkeit hervor. Lösl. in W.; schwer lösl. in A.; fast unlösl. in Ae. und Chlf. Fp. 174 bis 177°.

Erkennung. DAB 7 – DDR: 1. 2,0 ml Prüflsg. geben nach Zusatz von 3 Tr. 0,1 n Jodlsg. einen braunen Nd. – 2. 2 ml Prüflsg. zeigen nach Zusatz von 2 ml Furfurolessigsäure und 10 Tr. konz. Schwefelsäure eine rote Färbung. – 3. 2,0 ml Prüflsg. werden zu der Mischung aus 5 Tr. 3 n Schwefelsäure und 1,0 ml frisch bereiteter Kaliumpermanganatlsg. (0,100 g/ 100,0 ml) gegeben. Die violette Färbung verschwindet sofort. – 4. 2,0 ml Prüflsg. werden mit 5 Tr. 3 n Natronlauge versetzt und zum Sieden erhitzt. Die entweichenden Dämpfe färben angefeuchtetes rotes Lackmuspapier blau. – 5. Aus 2,0 ml der Prüflsg. und 10,0 ml heißer Pikrinsäurelsg. werden Kristalle erhalten, die nach Waschen mit W. und Trocknen bei 105° zwischen 148 und 152° schmelzen. – 6. Die Prüflsg. gibt positive Rk. auf Cl⁻.

Prüfung. DAB 7 – DDR: 1. Prüflsg. 0,500 g werden in kohlendioxidfreiem W. zu 50,0 ml gelöst. – 2. Unlösl. Verunreinigungen, Farbe der Lsg. 5,0 ml Prüflsg. müssen klar und farblos sein. – 3. Alkalisch oder sauer rg. Verunreinigungen. 10,0 ml Prüflsg. müssen nach Zusatz von 2 Tr. Methylrotlsg. orangerot oder rot und nach darauffolgendem Zusatz von 0,50 ml 0,01 n Kalilauge gelb gefärbt sein. – 4. Schwermetallionen. In 10,0 ml der Prüflsg. dürfen nach Methode II (Bd. I, 254) keine Schwermetallionen nachweisbar sein. – 5. Organische Verunreinigungen. 0,100 g Substanz wird in 5,0 ml konz. Schwefelsäure unter Schütteln gelöst. Die Lsg. darf innerhalb 15 Min. keine Färbung zeigen. – 6. Sulfatasche. Höchstens 0,10%. – 7. Trocknungsverlust. Bei 105° getrocknet, höchstens 0,50%.

Gehaltsbestimmung. DAB 7 – DDR: 0,2500 g getrocknete Substanz werden in der Mischung aus 10,0 ml Quecksilber(II)-acetatlsg. und 5,0 ml Essigsäureanhydrid gelöst. Nach Zusatz von 25,0 ml wasserfreiem Bzl. und 3 Tr. Metanilgelblsg. wird mit 0,1 n Perchlorsäurelsg. bis zum Farbumschlag nach Violett titriert (Feinbürette).
1 ml 0,1 n Perchlorsäurelsg. entspr. 30,27 mg $C_{13}H_{19}ClN_2O_2 \cdot HCl$.

Aufbewahrung. Vor Licht geschützt.

Dosierung. Einzelmaximaldosis oral 0,5 g, i.m. 0,6 g, i.v. 0,2 g, s.c. 0,6 g. Tagesmaximaldosis oral 1,0 g, i.m. 0,6 g, i.v. 0,2 g, s.c. 0,6 g.

Anwendung. Als Lokalanästheticum mit rascher Penetration ins Nervengewebe zur Infiltrations- und Leitungsanästhesie. In 1-, 2- oder 3%igen Lsg. Es soll weniger toxisch sein als Procain.

Handelsform: Nesacaine Hydrochloride (Strasenburgh, Rochester N. Y.).

Proparacaine hydrochloride NND 64. Ophthaine hydrochloride: 3-Amino-4-propoxybenzoesäure-2-diaethylaminoaethylester-hydrochlorid.

$C_{16}H_{26}N_2O_5 \cdot HCl$ Formel II C. 7   M.G. 330,84

Das Hydrochlorid wird in 0,5%iger Lsg. als Oberflächenanästheticum in der Ophthalmologie verwendet.

Handelsform: Ophthaine Solution (Squibb, New York).

Gruppe II D (vgl. Tabelle S. 278)

Intracaine (Squibb). Diethoxin. Parethoxycaine. Diäthylaminoäthyl-p-äthoxy-benzoesäureester-hydrochlorid (Formel II D. 1).

Herstellung. Die Substanz wurde erstmals von ROHMANN [Arch. Pharm. (Weinheim) *274*, 238 (1936); ref. in Chem. Zbl. *II*, 2531 (1936)] dargestellt.

Eigenschaften. Fp. 174°.

Anwendung. Intracain gilt als doppelt so wirksam wie Procain und ist weniger toxisch [J. Pharmacol. exp. Ther. *61*, 107 (1937) und *63*, 369 (1938)]. Als Vorteil wird hervorgehoben, daß es Gefäßverengung im peripheren Gebiet erzeugt.

Stadacain (Stada) ist das Hydrochlorid des Esters der p-n-Butoxybenzoesäure mit Diäthylaminoäthanol.

$C_{17}H_{27}NO_3 \cdot HCl$ Formel II D. 2   M.G. 329,87

Eigenschaften. Farb- und geruchlose, auf der Zunge anästhesierend wirkende Kristalle; leicht lösl. in W. und Chlf., lösl. in M. und A., schwer lösl. in Bzl. und Toluol. Fp. 146 bis 147°. Die 1%ige wss. Lsg. hat ein pH von 5,8.

Erkennung. Die Base fällt durch Zugabe von Alkalihydroxid ölig aus. – Das Pikrat schmilzt bei 120 bis 121°.

Anwendung. Zur Schleimhautanästhesie. Nach K.-P. BOPP [Med. Klin. *48*, 606 (1953); ref. in Chem. Zbl. *1954*, S. 11 238] ist die Wirkung im Vergleich zu Cocain 10mal intensiver, die Toxizität 10mal geringer. Stadacain hat geringe bakterizide Eigenschaften und hemmt die Wirkung von Sulfonamiden nicht. Es werden äußerlich etwa 1%ige Lsg. und Salben gebraucht.

Cyclomethycaine Hydrochloride (INN). Surfacaine hydrochloride. 3-(-2-Methylpiperidin)-propyl-p-cyclohexyloxybenzoesäure-hydrochlorid. Topocaine hydrochloride. Surfathesine hydrochloride.

$C_{22}H_{33}NO_3 \cdot HCl$ Formel II D. 3   M.G. 395,96

Herstellung. MCELVAIN, CORNEY: J. Amer. chem. Soc. *68*, 2592 (1946).

Eigenschaften. Fp. 178 bis 180° (Zers.). In W. zu etwa 1% lösl. Die wss. Lsg. kann durch Erhitzen sterilisiert werden.

Anwendung. Als Oberflächenanästheticum in Konzentrationen von 0,25% (Lsg.), 0,5% (Creme), 0,75% (Gelee), 1% (Salbe); 10 mg in Suppositorien (The Merck Index 1960). – Wird auch als Sulfat angewandt.

Handelsformen: Surfacaine, Surfacaine Compound (E. Lilly, Indiapolis).

Falicain (VEB Fahlberg-List, Magdeburg) ist β-Piperidinäthyl-p-propoxy-phenyl-ketonhydrochlorid. (Formel II D. 4).

Herstellung. Auf dem Wege der Mannich-Kondensation aus p-Propoxy-acetophenon, Paraformaldehyd und Piperidin [PROFFT, E.: Chem. Tech. *3*, 210 (1951)].

Eigenschaften. Fp. 164. Das Hydrochlorid ist in W. sehr gut lösl. Es löst sich auch in M. und A.

Erkennung. Versetzt man eine alkoholische Lsg. von Falicain mit m-Dinitrobenzol und Kalilauge, so tritt eine tiefe Violettfärbung auf; nach kurzer Zeit setzt sich bei größerer Konzentration ein flockiger Nd. ab. Die Intensität der Rotfärbung nimmt mit der Kohlenstoffatomzahl des als Lösungsmittel angewandten Alkohols zu, am geeignetsten ist n-Propanol [Arch. Pharm. (Weinheim) *278/59*, 82 (1954)].

Kolorimetrische Bestimmung. Eine genau gewogene Menge Falicain wird in 50 ml W. gelöst, mit 1 ml 15%iger Schwefelsäure angesäuert und mit 5 ml 2%iger Reinecke-Salzlsg. gefällt. Die Fllg. wird nach 1stündigem Stehen im Eisschrank filtriert, mit 10 ml W. gewaschen und in 25 ml Aceton gelöst. Man kolorimetriert gegen Aceton z.B. im Lange-Kolorimeter. Eichkurve: 10 mg – E = 0,099; 30 mg – E = 0,281 [Arch. Pharm. (Weinheim) *287/59*, 82 (1954)].

Literatur: PROFFT, E.: Die Falicaine, Berlin: Verlag Technik 1954. – HANNIG, E.: Chem. Konstitution und pharmakologische Wirkung des 4-Propoxy-β-piperidino-propiophenon-hydrochlorids, seiner Bausteine u. Derivate. Arzneimittel-Forsch. *5*, 559 (1955).

Dyclonine (INN). Dyclone. 3-Piperidino-4'-butoxypropiophenonhydrochlorid. (Formel II D. 5).

Herstellung. Wie Falicain aus p-Butoxyacetophenon [PROFFT, E.: Chem. Techn. *4*, 241 (1952); C. A. (N. Y.) *47*, 10531 (1953)].

Eigenschaften. Fp. 175 bis 176°. Lösl. in W., A., Aceton.

Erkennung und Gehaltsbestimmung. Analog Falicain (S. 295).

Anwendung. Oberflächenanästheticum. Kann nicht injiziert werden!

Pramoxine Hydrochloride. Tronothane hydrochloride. 4-[3-(p-Butoxyphenoxy)propyl]-morpholin-hydrochlorid.

$C_{17}H_{27}NO_3 \cdot HCl$ Formel II D. 6 M.G. 329,87

Herstellung. WRIGHT, MOORE: J. Amer. chem. Soc. *73*, 2281 (1951); *76*, 4396 (1954).

Eigenschaften. Wasserlösl. Kristalle. $Kp._6$ der freien Base 196°.

Anwendung. Als 1%ige Gelee, Lotio, Salbe oder Lsg. zur Oberflächenanästhesie auf der Haut oder in Form von Suppositorien rektal. Kann nicht injiziert werden! Wird auch als Aerosol verwendet.

Handelsformen: Tronolen Lotion, Tronothane Hydrochloride Aerosol und Cream (Abbott). Tron-Oto Otic Solution.

Thiocainum (Ross. 8) ist β-Diäthylaminoäthyl-p-aminothiobenzoat-hydrochlorid.

$C_{13}H_{20}N_2OS \cdot HCl$ Formel II D. 7 M.G. 288,83

Herstellung. Durch Erhitzen von β-Chloräthyl-p-amino-thiobenzoat mit Diäthylamin [J. Amer. chem. Soc. *55*, 2872 (1933); US-Pat. 2090756 (1937)].

Eigenschaften. Gelbliches Pulver. Sehr gut lösl. in W., unlösl. in Ae. Fp. 177 bis 178°. Fp. der Base 52 bis 52,5°.

Erkennung. 0,1 g wird mit 0,2 g einer Mischung aus 2 T. wasserfreiem Natriumcarbonat und 1 T. Kaliumchlorat erhitzt. Man löst das Reaktionsgemisch in 10 ml W., neutralisiert und säuert mit Salzsäure an. Die Lsg. gibt Sulfat-Rk.

Reinheitsprüfungen. 1. 1 T. muß sich in 20 ml W. klar lösen. – 2. 5 ml der Lsg. werden mit Methylorange versetzt; durch Zugabe von 1 Tr. 0,1 n Salzsäure muß Rotfärbung entstehen. – 3. Sulfat: Höchstens 0,02%. – 4. Gewichtsverlust beim Trocknen bei 100° bis zum konstanten Gewicht: Nicht über 0,5%. – 5. Sulfatasche: Nicht über 0,1%.

Gehaltsbestimmung. 0,5 g werden in 15 ml W. gelöst und die Lsg. mit 30 ml neutralem A. versetzt. Man titriert mit 0,1 n Natronlauge (Phenolphthalein als Indikator). 1 ml 0,1 n Natronlauge entspr. 0,02888 g. Forderung: Mindestens 98,5%.

Gruppe III (vgl. Tabelle S. 278)

Nirvanin (Farbwerke Hoechst) ist ω-Diäthylaminoessigsäure-3-methylcarboxy-4-oxyanilid. (Formel III. 1).

Es wurde bereits 1900 von EINHORN u. OPPENHEIMER [Justus Liebigs Ann. Chem. *311*, 155 (1900)] hergestellt und in die Therapie eingeführt; heute hat es als solches keine Bedeutung; Derivate dieses Typus haben aber in neuester Zeit größere Beachtung gefunden [Lidocain, Hostacain (Hoechst)].

Lidocainum Pl.Ed. I – Suppl., (INN). Lidocain. Lidocaine USP XVII. 2,6-Dimethyl-N-di-aethylaminoacetylanilin. Diaethylaminoaceto-2,6-xylidid.

$C_{14}H_{22}N_2O$ Formel III 2 M.G. 234,35

Herstellung. Durch Umsetzung von Diäthylamin mit Chloracetylxylid (LÖFGREN, LUNDQUIST: US-Pat. 2441498).

Eigenschaften. Weißes oder schwach gelbliches Pulver von charakteristischem Geruch und laugigem Geschmack. Ruft auf der Zunge vorübergehend Gefühllosigkeit hervor. Praktisch unlösl. in W.; sehr leicht lösl. in A., Chlf., Bzl., Ae. Lösl. in fetten Ölen. Fp. 66 bis 69°.

Erkennung. 1. 0,1 g wird in 1 ml A. gelöst und mit 0,5 ml einer 10%igen Kobalt(II)-chloridlsg. 2 Min. geschüttelt. Es entsteht ein blaugrüner Nd. (Pl.Ed. I – Suppl.). – 2. 0,1 g wird in 15 ml A. gelöst und mit 10 ml Pikrinsäurelsg. versetzt. Man erhitzt die Mischung bis sie klar ist, kühlt ab und filtriert den Nd., der nach Waschen und Trocknen bei etwa 230° schmilzt (PI.Ed. I – Suppl.). – 3. Zu einer Lsg. von etwa 100 mg Lidocain in 5 ml W. und 1 ml verd. Salpetersäure gibt man 3 ml Quecksilbernitratlsg. und erhitzt zum Sieden. Die Lsg. färbt sich gelb bis grün (Unterschied zu Verb. der p-Aminobenzoesäurereihe, die rot oder orange werden) (USP XVII).

Prüfung. 1. Blei: Nicht mehr als 10 ppm (PI.Ed. I – Suppl.). – 2. Trocknungsverlust. Über Calciumchlorid im Vak. bis zur Gewichtskonstanz getrocknet, nicht mehr als 0,5% (PI.Ed. I – Suppl.). – 3. Glührückstand. Nicht mehr als 0,1% (PI.Ed. I – Suppl.). – 4. Sulfat. Etwa 200 mg werden in einer Mischung aus 2 ml verd. Salpetersäure und 20 ml W. gelöst und die Lsg. falls nötig filtriert. Die Hälfte der Lsg. versetzt man mit 1 ml Bariumchloridlsg. Sie darf nicht trüber werden als die verbliebene andere Hälfte (USP XVII). – 5. Halogenide. Zu 10 ml der von 4. verbliebenen Lsg. gibt man 1 ml Silbernitratlsg. Es darf keine Opaleszenz auftreten (USP XVII).

Gehaltsbestimmung. Etwa 0,3 g, genau gewogen, werden in 2 ml A. gelöst, mit 25 ml 0,1 n Salzsäure versetzt und der Säureüberschuß mit 0,1 n Natronlauge gegen Bromkresolgrün zurücktitriert. 1 ml 0,1 n Salzsäure entspr. 0,02343 g $C_{14}H_{22}N_2O$ (PI.Ed. I – Suppl.). Gefordert 99 bis 101% $C_{14}H_{22}N_2O$ (USP XVII).

Anwendung. Lidocain übertrifft in seiner lokalanästhetischen Wirkung Procain um das 2- bis 3fache. Die relative Toxizität ist etwas geringer als die des Procains. Es kann auch ohne Adrenalin- oder Arterenolzusatz verwendet werden und dient sowohl zur Schleimhaut- als auch zur Infiltrationsanästhesie.

Dosierung. Zur Infiltrationsanästhesie werden 0,5%ige Lsg. gebraucht, je nach Bedarf 2 bis 100 ml. Zur Leitungsanästhesie verwendet man 1-, an Schleimhäuten 2%ige Lsg.

Lidocainum hydrochloricum ÖAB 9. Lidocainhydrochlorid. Lidocaini Hydrochloricum PI.Ed. I – Suppl. Lidocaini chloridum Nord. 63. Lignocaine Hydrochloride BP 63, USP XVII.

$C_{14}H_{22}N_2O \cdot HCl \cdot H_2O$ M.G. 288,83

Herstellung. Siehe Lidocain (S. 296).

Eigenschaften. Weißes, kristallines, geruchloses Pulver, das salzig-bitter schmeckt und auf der Zunge vorübergehend Gefühllosigkeit hervorruft. Sehr leicht lösl. in W., lösl. in A., in Chlf.; prakt. unlösl. in Ae. Fp. 76 bis 79°.

Erkennung. 1. Positive Rk. auf Cl-Ionen. – 2. Versetzt man eine Lsg. von etwa 5 mg in 1 ml W. mit 5 Tr. Jodlsg., so scheidet sich ein Perjodid in Form dunkelbrauner Kriställchen aus (ÖAB 9). – 3. Versetzt man eine Lsg. von etwa 5 mg in 1 ml W. mit 1 Tr. Kupfersulfatlsg. und 1 ml verd. Natronlauge, so färbt sich die Lsg. tief violettblau (ÖAB 9). – 4. Erhitzt man etwa 5 mg mit 2 Tr. W. und 10 Tr. konz. Schwefelsäure zum Sieden, bis sich schwere weiße Dämpfe entwickeln, verd. nach dem Erkalten mit 2 ml W., versetzt hierauf mit 5 Tr. Natriumnitritlsg. und raucht nach 1 Min. mit 5 ml verd. Natronlauge alkalisch, so färbt sich die Lsg. auf Zusatz von etwa 5 mg β-Naphthol intensiv orangerot (ÖAB 9). – 5. Versetzt man etwa 1 mg mit 1 ml konz. Schwefelsäure, so entsteht eine farblose Lsg. Diese verändert sich auf Zusatz von etwa 10 mg Paraform nicht. Fügt man einige Tr. Eisenphosphorsäure hinzu und erwärmt, so färbt sich die Lsg. intensiv grün. Nach einiger Zeit erscheint sie in dicker Schicht rot und fluoresziert intensiv rot (ÖAB 9). – 6. Lidocainhydrochlorid gibt außerdem die unter Lidocain (S. 296) aufgeführten Erk-Rk. – 7. Identifizierung nach L. KOFLER. Schmelzintervall (unter dem Mikroskop) 65 bis 78°. Eutektische Temperatur der Mischung mit Benzil $\sim$55°, mit Azobenzol 52° (ÖAB 9).

Prüfung. 1. Eine Lsg. von 1 T. Lidocainhydrochlorid in 9 T. W. muß klar und farblos sein (ÖAB 9). – 2. Freie Säure. Man löst 0,1 g in 10 ml frisch aufgekochtem und wieder erkaltetem W. und titriert mit 0,02 n Natronlauge gegen Methylrot. Es dürfen nicht mehr als 0,25 ml bis zum Farbumschlag verbraucht werden (PI.Ed. I – Suppl.). – 3. Arsen. In 5 ml der Lsg. (1 + 9) darf mit 5 ml Hypophosphitlsg. Arsen nicht nachweisbar sein (Bd. I, 243) (ÖAB 9). – 4. Schwermetalle. In einer Mischung von 1 ml der Lsg. (1 + 9) und 9 ml W. dürfen Schwermetalle nicht nachweisbar sein (Bd. I, 253) (ÖAB 9). – 5. Wasser. 5,0 bis 7,5%, bestimmt nach KARL FISCHER (Bd. I, 58) (PI.Ed. I – Suppl.). 6. Glührückstand. Nicht mehr als 0,1%.

Gehaltsbestimmung. 1. Etwa 0,3 g Lidocainhydrochlorid, genau gewogen, werden in einer Mischung von 10 ml A. und 5 ml Chlf. gelöst und nach Zusatz von 10 Tr. Phenolphthaleinlsg. mit 0,1 n Natronlauge unter kräftigem Schütteln titriert. 1 ml 0,1 n Natronlauge entspr. 28,88 mg $C_{14}H_{22}N_2O \cdot HCl \cdot H_2O$ (ÖAB 9). – 2. Etwa 0,6 g, genau gewogen, werden in 25 ml Eisessig gelöst und mit 10 ml Quecksilberacetateisessiglsg. (Acetous mercuric acetate) versetzt. Man titriert mit 0,1 n Perchlorsäurelsg. gegen Kristallviolett nach rein Grün. 1 ml 0,1 n Perchlorsäurelsg. entspr. 0,027 08 $C_{14}H_{22}N_2O \cdot HCl$ (Pl.Ed. I – Suppl.).

Anwendung. Vgl. Lidocain, S. 296.

Abgabe (ÖAB 9): Lösungen von Lidocainhydrochlorid, die nicht zur Injektion bestimmt sind, dürfen nur mit einem Zusatz von etwa 0,0005% Methylenblau abgegeben werden.

Handelsformen: Xylocain (Astra, Schweden; Pharma-Stern, Hamburg) Lsg. zu 0,5%, 1%, 2%. Lsg. mit Epinephrin (1 : 100000); Lsg. mit Nor-Epinephrin (1 : 80000); Salbe, Spray, Gel.

Gravocain (Bayer, Leverkusen) enthält in 1,0 ml 0,025 g 2-Methyl-6-äthyl-N-diäthyl-amino-acetanilid-phosphat, $C_{15}H_{24}N_2O \cdot H_3PO_4$ (Formel III.3) M.G. 356,36 0,0125 mg Adrenalin und 0,05 mg Lovadil.

Anwendung. Lokalanästheticum mit raschem Wirkungseintritt und guter Tiefenwirkung. Durch Adrenalin wird die Resorption gehemmt, die Anästhesie verstärkt und das Operationsfeld blutleer. Lovadil, ein Kreislaufmittel der Nor-Adrenalinreihe (identisch mit Novadral, s. S. 594), fördert die Verträglichkeit.

baycain (Bayer, Leverkusen). 3-Methyl-2-(diäthyl-amino)-acetylamino-benzoesäure-methylester-hydrochlorid.

$C_{15}H_{22}N_2O_3 \cdot HCl$ Formel III. 4   M.G. 314,81

Herstellung. Die durch Nitrieren vom m-Tolylsäure und durch Behandeln mit A. von isomeren Produkten befreite 2-Nitro-3-methylbenzoesäure wird mit Methanol versetzt, anschließend reduziert und das aromatische Amin mit Chloracetylchlorid umgesetzt. Durch Kochen mit Diäthylamin in Bzl. entsteht baycain.

Eigenschaften. Leicht löslich in W. Hitzesterilisierbar. Fp. 142 bis 143°.

Anwendung. Infiltrations- und Leitungsanästheticum. Es wirkt rascher und länger als Procain bei etwa gleicher Toxizität.

Handelsformen: baycain „gelb" (30 mg baycain, 0,04 mg Epinephrin je ml Lösung); baycain „blau" (30 mg baycain, 0,02 mg Nor-Epinephrin je ml Lösung); baycain „grün" (30 mg baycain, 0,05 mg Nor-Epinephrin je ml Lösung).

Hostacain (Farbwerke Hoechst) ist ω-n-Butylaminoessigsäure-2-methyl-6-chloranilid-hydrochlorid. (Formel III 5).

Eigenschaften. Das Hydrochlorid schmilzt bei 232°; es ist in W. mit neutraler Reaktion lösl.; die Lsg. sind sterilisierbar. Fp. des Phosphates 127 bis 128° (nach dem Trocknen über P_2O_5).

Erkennung. Man versetzt eine Hostacainlsg. mit 0,1 n Natronlauge bis zur alkalischen Reaktion und gibt anschließend 1%ige Pikrinsäurelsg. im Überschuß zu; nach kurzem Erwärmen läßt man bei Zimmertemperatur kristallisieren. Die erhaltenen Kristalle werden filtriert, mit wenig eiskaltem W. gewaschen und getrocknet. Der Fp. liegt bei 157 bis 158°. Zur Erkennung eignet sich auch die Fllg. mit Kaliumferrocyanid [Dtsch. Apoth.-Ztg *95*, 886 (1955)].

Bestimmung nach A. HÄUSSLER und L. THER [Arzneimittel-Forsch. *3*, 609 (1953)]: 5 ml Lsg. mit 25 bis 200 γ Hostacain werden in einem Scheidetrichter mit 5 ml Acetatpuffer vom pH 4,6 und 3 ml 0,1%iger Bromkresolpurpurlsg. versetzt. Anschließend wird 4mal mit je 5 ml Chlf. ausgeschüttelt. Die vereinigten Chlf.-Auszüge werden unter Vermeidung jeglicher Wasserspuren in ein 25-ml-Meßkölbchen gebracht. Man fügt 1 ml alkalisches Reagens (1 ml 15%ige Natronlauge wird mit M. auf 100 ml verd.) hinzu und füllt mit Chlf. zur Marke auf. Die entstandene Färbung wird gemessen. Geeignet ist das Lange-Kolorimeter, Filter OG-2, 10-ml-Küvetten. Nach der gleichen Vorschrift wird eine Eichkurve angelegt. Anstelle von Bromkresolpurpur kann auch Tropäolin 00 verwendet werden; die Extinktionswerte liegen höher [Dtsch. Apoth.-Ztg *95*, 886 (1955)].

Handelsformen: 2%ige Lsg. mit Arterenol- oder Suprareninzusatz, 0,5- und 1%ige Lsg. mit Suprarenin.

Anwendung. In der Zahnheilkunde als Leitungs- und Infiltrationsanästheticum; Hostacain gilt als etwa 4mal so wirksam wie Procain und ist dabei nicht toxischer. Hostacain wird in der Leber rasch gespalten; im Harn läßt sich als Abbauprodukt Chloraminotoluol nachweisen [Arzneimittel-Forsch. *3*, 609 (1953); Dtsch. zahnärztl. Z. *8*, 1224 (1953)].

Scandicain (Bofors, Schweden). Rac. N-Methylhexahydropicolinyl-2,6-dimethylanilid-hydrochlorid.

$C_{15}H_{22}N_2O \cdot HCl$ Formel III. 6   M.G. 282,82

Herstellung. N-Methyl-hexahydropicolinsäure-äthylester wird mit 2,6-Dimethylanilin-magnesium-bromid umgesetzt.

Eigenschaften. Leicht lösl. in W. Die Lsg. kann hitzesterilisiert werden.

Anwendung. Infiltrations- und Leitungsanästheticum mit geringer Toxizität, schnellem Wirkungseintritt und langer Wirkungsdauer.

Handelsform: Scandicain (Woelm, Eschwege).

Mepivacaine Hydrochloride NF XII, (INN). dl-1-Methyl-2′,6′-pipecoloxylidid-hydrochlorid.

$C_{15}H_{22}N_2O \cdot HCl$ Formel III. 7   M.G. 282.82

Gehalt. 98 bis 102% $C_{15}H_{22}N_2O \cdot HCl$ der getrockneten Substanz.

Eigenschaften. Weiße, geruchlose Kristalle. Leicht lösl. in W. und in M., wenig lösl. in Chlf.; praktisch unlösl. in Ae. Fp. 255 bis 262° (Zers.).

Erkennung. 1. Die Lsg. gibt positive Chlorid-Rk. – 2. 250 mg werden in 10 ml W. gelöst. Die Lsg. wird mit Natriumcarbonatlsg. schwach alkalisch gemacht und mit Ae. ausgeschüttelt. Nach Abdunsten der Ae. und 1stdg. Trocknen des Rückstands bei 60° schmilzt dieser zwischen 149 und 153°.

Prüfung. 1. Das IR-Spektrum der getrockneten Substanz (KBr-Verreibung) muß mit dem des N. F. Mepivacaine Hydrochloride Reference Standards identisch sein. – 2. pH der Lösung (1 in 50) ist etwa 4,5. – 3. Trocknungsverlust. 4 Std. bei 105° getrocknet, nicht mehr als 1,0%. – 4. Glührückstand. Höchstens 0,1%.

Gehaltsbestimmung. 350 mg der getrockneten Substanz, genau gewogen, werden nötigenfalls unter Erwärmen in 50 ml Eisessig gelöst. Man fügt 10 ml Quecksilberacetatlsg. und 2 Tr. Kristallviolettlsg. hinzu und titriert mit 0,1 n Perchlorsäure-Eisessig-Lsg. nach Grün. 1 ml 0,1 n Perchlorsäure entspr. 28,28 mg $C_{15}H_{22}N_2O \cdot HCl$.

Anwendung. Lokalanästheticum mit etwa den Wirkungseigenschaften des Lidocains. Allerdings hält seine Wirkung länger an, und es bedarf keines Epinephrinszusatzes.

Dosierung. 1- bis 2%ige Lsg. zur Infiltrations- und Leitungsanästhesie.

Handelsform: Carbocaine Hydrochloride (Winthrop Lab., New York).

Prilocaine Hydrochloride ND 1967, (INN). Citanest Hydrochloride (Astra Pharmaceutical Prod., USA). 2-(Propylamino)-propiotoluidid-hydrochlorid.

$C_{13}H_{20}N_2O \cdot HCl$ Formel III. 8   M.G. 256,78

Anwendung. Wie Mepivacain.

Dosierung. 1- bis 3%ige Lsg.

Handelsform: Citanest (Astra, USA).

Gruppe IV (vgl. Tabelle S. 279)

Amylocainum hydrochloricum Ph.Helv. V. Stovaine. Amyleinum hydrochloricum. 1-(Dimethylaminomethyl)-1-methylpropylbenzoat-hydrochlorid.

$C_{14}H_{21}NO_2 \cdot HCl$ Formel IV. 1   M.G. 271,80

Eigenschaften. Weißes, krist. Pulver, von bitterem Geschmack, das auf der Zunge vorübergehend Gefühllosigkeit hervorruft. Fp. 177 bis 179° (Zers.) (The Merck Index 1960); 169 bis 172° (Ph.Helv. V). 1 g löst sich in 2 ml W., in 3 ml A.; praktisch unlösl. in Ae. Die 5%ige wss. Lsg. reagiert gegen Lackmus schwach sauer, gegen Kongopapier neutral.

Erkennung. 1. Die wss. Lsg. (0,1 + 10) gibt mit Quecksilberchloridlsg. eine weiße Trübung; die Fl. klärt sich bald unter Abscheidung öliger Tröpfchen. – 2. 2 ml der Lsg. (0,2 : 10) werden mit 4 ml Pikrinsäurelsg. versetzt, die Mischung erwärmt und einige Min. stehengelassen. Der entstandene Nd. wird abgenutscht, mit W. gewaschen und bei 103 bis 105°

getrocknet; sein Fp. muß zwischen 112 und 115° liegen (Ph.Helv. V). – 3. Positive Chlorid-Rk.

Prüfung. Ph.Helv. V: 1. Stammlsg: 0,4 g müssen sich in 0,8 ml frisch ausgekochtem, erkaltetem W. klar und farblos völlig lösen. Die Lsg. wird mit dem gleichen W. auf 20 ml verd. – 2. Cocain. Die Stammlsg. darf bei 20° im 200-mm-Rohr keine optische Drehung aufweisen. – 3. Je 1 ml der Stammlsg. muß durch 1 Tr. Methylrotlsg. rot, durch 1 Tr. Bromphenolblaulsg. violett gefärbt werden. – 4. Procain. Wird 1 ml der Stammlsg. mit 2 Tr. verd. Salzsäure und 2 Tr. Natriumnitritlsg. versetzt, so darf auf Zusatz von 0,5 ml einer Aufschüttelung von 10 mg β-Naphthol in 2 ml Natriumcarbonatlsg. keine rote Färbung oder Fällung auftreten. – 5. In der Stammlsg. dürfen Arsen, Schwermetalle und Sulfat nicht nachweisbar sein. – 6. 0,1 g muß sich in 1 ml konz. Schwefelsäure unter Aufbrausen klar und farblos völlig lösen. Die Lsg. muß nach 5 Min. Erhitzen im Wasserbad noch farblos sein. – 7. Wassergehalt. Bestimmt mit 0,5 g, nicht mehr als 0,5%. – 8. Glührückstand. 0,5 g dürfen keinen wägbaren Rückstand hinterlassen.

Gehaltsbestimmung. Analog Tetracainhydrochlorid Methode 2 (S. 288). 1 ml 0,1 n Natronlauge entspr. 0,027 164 g $C_{14}H_{21}NO_2 \cdot HCl$ (Ph.Helv. V).

Anwendung. Amylocain ist zwar nur halb so giftig wie Cocain, doch ist seine lokalanästhetische Wirkung geringer und es reizt stärker. Es wurde früher hauptsächlich zur Lumbalanästhesie verwendet.

Hexylcaine Hydrochloride NF XII. 1-Cyclohexylamino-2-propylbenzoat-hydrochlorid.

$C_{16}H_{23}NO_2 \cdot HCl$ \hspace{2cm} Formel IV. 2 \hspace{2cm} M.G. 297,83

Herstellung. Durch Umsetzung von Isopropanolamin mit Cyclohexanon unter Reduktion in Ggw. von Pt und anschließende Veresterung mit Benzoesäure [J. Amer. chem. Soc. 66, 1453 (1944)].

Eigenschaften. Weißes, bitteres Pulver, von leicht aromatischem Geruch. Fp. 182 bis 184°. 1 T. löst sich in 17 T. W. (25°). Das pH einer Lsg. 1 in 20 liegt zwischen 4,0 und 6,0 (NF XII).

Erkennung. 1. Zu 5 ml einer Lsg. (1 in 20) gibt man 2 Tr. verd. Salzsäure und 2 Tr. Natriumnitritlsg. (1 in 10) und mischt mit einer Lsg. von 200 mg β-Naphthol in 10 ml 10%iger Natronlauge. Es entsteht ein weißer Nd., der sich zu einer gelblichen, öligen Masse umwandelt (NF XII). – 2. Man löst etwa 100 mg in 10 ml W. und teilt die Lsg. in 2 gleiche Teile. Zur einen Hälfte gibt man 2 ml Ammoniaklsg. und filtriert von der Hexylcainbase ab. Das Filtrat wird mit Salpetersäure schwach angesäuert und gibt dann positive $Cl^\ominus$-Rk. Die zweite Hälfte versetzt man mit 10 ml Pikrinsäurelsg. und 2 Tr. verd. Schwefelsäure. Man kühlt die Mischung 30 Min. im Kühlschrank, filtriert, und wäscht den Nd. 3mal mit je 3 ml kaltem Ae. und trocknet 15 Min. bei 105°. Das so erhaltene Pikrat schmilzt bei 129 bis 133° (NF XII). – 3. Eine Lsg. 1 in 100 000 in 0,1 n Salzsäure zeigt Absorptionsmaxima bei etwa 232 nm und 275 nm (NF XII).

Prüfung. 1. Freie Säure. Man löst 1 g in 25 ml W., versetzt mit Methylrotlsg. und titriert mit 0,02 n Natronlauge. Zur Neutralisation dürfen nicht mehr als 0,5 ml verbraucht werden (NF XII). – 2. Trocknungsverlust. 4 Std. im Vakuumexsikkator über P_2O_5 getrocknet, nicht mehr als 0,2% (NF XII). – 3. Glührückstand. Höchstens 0,1% (NF XII). – 4. Schwermetalle. Höchstens 30 ppm (NF XII).

Gehaltsbestimmung. 100 mg der getrockneten Substanz, genau gewogen, werden mit 0,1 n Salzsäure zu 100,0 ml gelöst. 10 ml der Lsg. verdünnt man mit 0,1 n Salzsäure wieder zu 100,0 ml und wiederholt dies nochmals mit 10 ml der zweiten Verdünnung. Von der letzten Lsg. und einer Lsg. von N. F. Hexylcaine Hydrochloride Reference Standard mit 10 mcg/ml werden in 1-cm-Küvetten die Extinktionen bei 232 mµ gegen 0,1 n Salzsäure gemessen. Der Gehalt an $C_{16}H_{23}NO_2 \cdot HCl$ in der Probe errechnet sich nach 10 C × (A_u/A_s), worin C die genaue Konzentration der Standardlsg. in mcg/ml, A_u die Extinktion der Probelsg. und A_s die der Standardlsg. bedeuten (NF XII).

Anwendung. Zur Infiltrationsanästhesie verwendet man 0,25- bis 1%ige Lsg. Hexylcain gilt als etwas toxischer als Procain, ist aber 3- bis 6mal wirksamer.

Handelsform: Cyclaine (Sharp u. Dohme).

Eucain, Eucain-B. Eucaine Hydrochloride. Razemisches Benzamin. Betacaine. Betaeucaine hydrochloride. 2,2,6-Trimethyl-4-benzoxypiperidin-hydrochlorid.

$C_{15}H_{21}NO_2 \cdot HCl$ \hspace{2cm} Formel IV. 3 \hspace{2cm} M.G. 283,80

Weißes, geruchloses, kristallines Pulver. Fp. 270° (Zers.). 1 T. löst sich in 30 T. W., 35 T. A., 6 T. Chlf. Die wss. Lsg. ist gegen Lackmus neutral.

Anwendung. Früher als Oberflächenanästheticum in 1- bis 5%igen Lsg. oder zur Infiltrationsanästhesie in 0,1- bis 2%igen Lsg. Gelegentlich wurde auch das Eucainlactat, wegen seiner besseren Wasserlöslichkeit angewandt. Lösl. in 4 T. W., in 8 T. A. Fp. ~ 152° (The Merck Index 1960).

Piperocaine Hydrochloride USP XVI, BP 63. 3-(2-Methylpiperidino)propyl-benzoat-hydrochlorid.

$C_{16}H_{23}NO_2 \cdot HCl$ Formel IV. 4   M.G. 297,83

Herstellung. Aus 2-Methylpiperidin und γ-Chlorpropylbenzoat durch Kochen am Rückflußkühler bei 120 bis 140°, Verdünnen des Rk.-Produktes mit Äther und Einleiten von HCl-Gas [US-Pat. 1 784 903 (1930)].

Eigenschaften. Kleine weiße Kristalle oder krist. Pulver. Geruchlos, luftbeständig, von schwach bitterem Geschmack. Ruft auf der Zunge vorübergehend Gefühllosigkeit hervor. 1 g löst sich in 1,5 ml W., in 4,5 ml A.; leicht lösl. in Chlf.; prakt. unlösl. in Ae. und in fetten Ölen. Fp. 172 bis 175°.

Erkennung. 1. Lsg. von Piperocainhydrochlorid in W. (1 in 10) geben Nd. mit Goldchloridlsg., Jodlsg., Kaliumquecksilberjodidlsg. und mit Pikrinsäure (USP XVI). – 2. Die Lsg. (1 in 10) gibt auf Zusatz von Natriumbicarbonatlsg. (1 in 20) oder Natronlauge einen farblosen bis gelblichen, öligen Nd., der bei Zimmertemperatur nicht erstarrt (USP XVI). – 3. Erhitzt man die Substanz mit A. und Schwefelsäure, so tritt der Geruch nach Benzoesäureäthylester auf (BP 63). – 4. Die Lsg. in 0,01 n Salzsäure zeigt im Bereich von 230 bis 350 nm nur ein Maximum bei 274 nm; $E_{1\,cm}^{0,001\%} = 0{,}32$ bei 274 nm (BP 63). – 5. Gibt positive Rk. auf Chloridionen.

Prüfung. 1. Freie Säure. Man löst 1,0 g in 20 ml W., versetzt mit 1 Tr. Methylrotlsg. und titriert mit 0,02 n Natronlauge nach Gelb. Es dürfen nicht mehr als 0,5 ml verbraucht werden (USP XVI, BP 63). – 2. Trocknungsverlust. Nicht mehr als 1%, 2 Std. bei 105° getrocknet (USP XVI). – 3. Glührückstand. Nicht mehr als 0,15% (USP XVI). – Sulfatasche: Höchstens 0,1% (BP 63). – 4. Leicht verkohlende Substanzen. 200 mg werden in 2 ml Schwefelsäure 30 Min. bei Raumtemperatur stehengelassen. Die Lsg. muß farblos bleiben (USP XVI). – 5. Chloridgehalt. Etwa 500 mg vorher 2 Std. bei 105° getrocknete Substanz, genau gewogen, werden in einem Schliffkolben in 50 ml W. gelöst. Dann gibt man genau 25 ml 0,1 n Silbernitratlsg., 5 ml verd. Salpetersäure und 3 ml Nitrobenzol zu, schüttelt kräftig, versetzt mit 2 ml Eisen(III)-ammoniumsulfatlsg. und titriert mit 0,1 n Ammoniumrhodanidlsg. zurück. 1 ml 0,1 n Silbernitratlsg. entspr. 3,546 mg Cl. Es müssen 11,6 bis 12,1% Cl gefunden werden (USP XVI).

Gehaltsbestimmung. 1. Etwa 0,3 g, genau gewogen, werden in wasserfreiem Medium mit 0,1 n Perchlorsäure titriert. 1 ml 0,1 n Perchlorsäure entspr. 0,029 78 g $C_{16}H_{23}NO_2 \cdot HCl$ (BP 63).

2. Etwa 150 mg, genau gewogen, werden im Scheidetrichter in etwa 10 ml W. gelöst. Man sättigt die Lsg. mit Natriumchlorid, versetzt mit 5 ml Natronlauge und extrahiert die Base quantitativ mit 6 oder mehr 25-ml-Portionen Ae. Die vereinigten Ae.-Auszüge werden so oft mit je 10 ml W. gewaschen, bis die letzte Waschfl. gegen Lackmus neutral reagiert. Dann extrahiert man die vereinigten Waschwässer nochmals mit 10 ml Ae. und gibt diese zu den Ae.-Auszügen. Nun versetzt man mit genau 20 ml 0,05 n Schwefelsäure, rührt gut um und verdampft vorsichtig den Ae. In der gekühlten Fl. titriert man die überschüssige Säure mit 0,05 n Natronlauge gegen Methylrot zurück. 1 ml 0,05 n Schwefelsäure entspr. 14,89 mg $C_{16}H_{23}NO_2 \cdot HCl$ (USP XVI).

Geforderter Gehalt: 97 bis 101% (USP XVI), mindestens 89,0% (BP 63), bezogen auf die getrocknete Substanz.

Anwendung. Piperocain ist ein sofort wirkendes Lokalanästheticum, das entweder injiziert oder oberflächlich aufgetragen wird. Es ist etwa um 1/3 stärker wirksam als Procain, wirkt schneller und länger. Es hat den Vorteil, zusammen mit Sulfonamiden verwendet werden zu können. 0,5 bis 1%ige Lsg. zur Infiltration, gewöhnlich mit 1 : 200 000 Adrenalin. In Salben etwa 5%ig.

Handelsformen: Metycain, Puder, Lsg., Augensalbe, Ampullen, Suppositorien (E. Lilly, Indianapolis).

Phenacaine Hydrochloride NF XII. N,N'-Bis(p-aethoxyphenyl)-acetamidin-hydrochlorid.

$C_{18}H_{22}N_2O_2 \cdot HCl \cdot H_2O$ Formel IV. 5   M.G. 352,87

Eigenschaften. Kleine, weiße Kristalle, ohne Geruch und von bitterem Geschmack, die auf der Zunge vorübergehend Gefühllosigkeit hervorrufen. Die trockene Substanz schmilzt bei 190 bis 192°. 1 T. löst sich in 50 T. W.; leicht lösl. in A., in Chlf.; unlösl. in Ae.

Erkennung. NF XII: 1. Versetzt man 5 ml der gesättigten Lsg. mit einigen Tr. Natriumhypochloritlsg., so entsteht ein fleischfarbener Nd., der in wenigen Min. eine violette Farbe annimmt. Schüttelt man die Mischung mit Ae., so färbt dieser sich tiefrot. – 2. Die bei der Gehaltsbestimmung erhaltene freie Base hat, aus A. umkristallisiert und 1 Std. bei 105° getrocknet, einen Fp. von 116 bis 118°. – 3. Die Lsg. (1 in 100) gibt positive Chlorid-Rk.

Prüfung. NF XII: 1. Freie Säure. 1 g wird in 50 ml warmen W. gelöst, gekühlt und mit 1 Tr. Methylrotlsg. versetzt. Falls die Lsg. rot ist, dürfen nicht mehr als 0,5 ml 0,02 n Natronlauge bis zum Umschlag nach Gelb verbraucht werden. – 2. Trocknungsverlust. 6 Std. bei 105° getrocknet, nicht mehr als 7%. – 3. Glührückstand. Höchstens 0,15%. – 4. Acetophenetidin. 50 mg Substanz werden in 2 ml Salzsäure gelöst, 2 Min. lang gekocht, abgekühlt und mit 1 Tr. Kaliumdichromatlsg. versetzt. Es darf keine rubinrote Färbung auftreten.

Gehaltsbestimmung. NF XII: In einen Scheidetrichter gibt man zu 25 ml W. und 5 ml Ammoniaklsg. 500 mg vorher 6 Std. bei 105° getrocknetes und genau gewogenes Phenacainhydrochlorid. Die Lsg. schüttelt man mit 4 Portionen von 15, 10, 10 und 10 ml Chlf. aus und läßt die Chlf.-Auszüge durch einen kleinen Wattebausch in ein tariertes Gefäß laufen. Trichter und Watte werden mit wenig Chlf. nachgewaschen. Dann verdampft man vorsichtig das Chlf. und setzt gegen Ende 6 ml A. zu. Wenn auch dieser verdampft ist, trocknet man 1 Std. bei 105° und wiegt. Das erhaltene Gewicht der Phenacainbase, multipliziert mit 1,122, entspr. der Menge an $C_{12}H_{22}N_2O_2 \cdot HCl$. Es müssen 98 bis 102% $C_{18}H_{22}N_2O_2 \cdot HCl$ enthalten sein.

Anwendung. Phenacainhydrochlorid findet als Anästheticum vor allem in der Augenheilkunde in 1%iger Lsg. oder 1- bis 2%iger Salbe Anwendung. Es eignet sich nicht zur Injektion.

Handelsform: Holocain (Bayer Prod.).

Cinchocainum hydrochloricum Ph.Helv. V – Suppl. III, ÖAB 9, CsL 2. (INN). Cinchocaine Hydrochloride BP 63. Cincaini hydrochloridum Ph.Dan. IX. Cincaini chloridum Nord. 63. Dibucaine Hydrochloride USP XVII. Sovcainum Ross. 9. Cinchocainhydrochlorid. 2-n-Butoxychinolin-4-carbonsäurediaethylaminoaethylamid-hydrochlorid. Percain. Nupercaine Hydrochloride. Benzolin.

$C_{20}H_{29}N_3O_2 \cdot HCl$ Formel IV. 6   M.G. 379,94

Herstellung. Überführung der 2-Hydroxychinolincarbonsäure in die 2-Chlor-Verbindung, Umsetzung mit asym. Diaethylaethylendiamin und Erhitzen mit Natriumbutylat. Anschließend Behandlung mit HCl (US-Pat. 1 825 623).

Eigenschaften. Hygroskopische, farblose, glänzende Schuppen oder weißes, krist. Pulver ohne Geruch. Geschmack bitter und brennend scharf; ruft auf der Zunge vorübergehend Gefühllosigkeit hervor. Sehr leicht lösl. in W. und in A., leicht lösl. in Chlf.; sehr wenig lösl. in Ae. Fp. 90 bis 98° (Zers.) (The Merck Index 1960); 93 bis 101° (ÖAB 9); 95 bis 100° (Ph.Dan. IX, Nord. 63, USP XVII); 96,5 bis 99,5° (Ph.Helv. V – Suppl. III).

Erkennung. 1. Versetzt man eine Lsg. von etwa 5 mg Substanz in 1 ml W. mit 2 Tr. Jodlsg., so scheidet sich ein Perjodid als orangegelbe Trübung aus. Fügt man 5 Tr. verd. Salzsäure zu, so geht die Trübung in dunkel rotbraune Tröpfchen über (ÖAB 9). – 2. Man löst 200 mg Substanz in 5 ml W. und gibt 5 ml Natronlauge zu; dabei fällt die freie Base weiß aus. Diese extrahiert man mit 2mal 15 ml Ae., läßt den Ae. verdunsten und trocknet den Rückstand über Phosphorpentoxid. Die so erhaltene Base schmilzt zwischen 62 und 65° (USP XVII; prakt. identisch mit allen andern Pharmakopöen). – 3. Das UV-Spektrum einer Lsg. 1 in 100000 in 1 n Salzsäure zeigt Maxima und Minima bei den gleichen Wellenlängen wie das von USP Dibucaine Hydrochloride Reference Standard und die Extinktion des Maximums bei 247 nm darf um höchstens 3% verschieden sein (USP XVII). – 4. Versetzt man eine Lsg. von 50 mg Substanz in 5 ml W. mit einer Lsg. von etwa 0,2 g Ammoniumrhodanid in 1 ml W., so scheidet sich Cinchocainrhodanid in Form weißer, öliger Tröpfchen aus, die beim Reiben mit einem Glasstab rasch krist. erstarren. Abgesaugt, mit

W. gewaschen und getrocknet haben die Kristalle einen Fp. von 137 bis 142° (ÖAB 9). –
5. 5 ml einer 5%igen Lsg. versetzt man mit 10 ml gesättigter Kaliumperchloratlsg. Der Nd. wird aus W. umkristallisiert und bei 80° getrocknet. Fp. ~132° (BP 63). – 6. Die Lsg. gibt positive Chlorid-Rk. – 7. Identifizierung nach L. KOFLER. Schmelzintervall (unter dem Mikroskop) 93 bis 101°. Eutektische Temperatur der Mischung mit Benzil 74°. Lichtbrechungsvermögen der Schmelze $n_D = 1,5502$ bei 105 bis 107° (ÖAB 9).

Prüfung. 1. Freie Säure. Das pH einer 2,0%igen (w/v) Lsg. muß zwischen 5,0 und 6,0 liegen (BP 63). – Eine Mischung von 5 ml der Lsg. (1 + 9) und 5 ml W. muß sich auf Zusatz von 2 Tr. Methylrot-Methylenblaulsg. und 0,10 ml 0,1 n Natronlauge grün färben (ÖAB 9).

2. Sulfat. In einer Mischung von 2 ml der Lsg. (1 + 9) und 8 ml W. darf Sulfat nicht nachweisbar sein (ÖAB 9).

3. Fremde Salze. Eine Lsg. von 0,5 g Substanz in 1 ml Chlf. muß klar sein (ÖAB 9).

4. Procain, Tetracain. Versetzt man 1 ml der Lsg. (1 + 9) mit 1 ml verd. Salzsäure, 1 ml Phenollsg. und 2 Tr. Kaliumbromatlsg., so darf sich die Lsg. innerhalb von 15 Min. nicht violett färben (ÖAB 9).

5. Cocain. Die Lsg. (1 in 50) darf im 200-mm-Rohr keine optische Drehung zeigen (Ph. Helv. V – Suppl. III).

6. Trocknungsverlust:

Art der Trocknung	max. %	Pharmakopöe
Vakuumexsikkator bei Zimmertemp.	3,0	ÖAB 9
Vakuum, 80°, 5 Std.	1	USP XVII
5 Torr, 70°, bis konst. Gew.	2,5	BP 63
105°, bis konst. Gew.	3	Ph.Dan. IX
Vakuum über P_2O_5, 48 Std.	2	Ph.Helv. V – Suppl. III
105°, bis konst. Gew.	2	Nord. 63

7. Glührückstand. Höchstens 0,1% (ÖAB 9, Ph.Dan. IX, Nord. 63). – Sulfatasche: Höchstens 0,1% (Ross. 9, BP 63).

Gehaltsbestimmung. 1. Etwa 0,3 g getrocknetes Cinchocainhydrochlorid, genau gewogen, werden in einem 150-ml-Scheidetrichter in 30 ml W. gelöst und unter Umschwenken mit 1 ml konz. Natronlauge versetzt. Hierauf wird mit 30 ml Chlf.-Isopropanol (3 Vol. Chlf. + 1 Vol. Isopropanol) während 2 Min. kräftig geschüttelt und nach klarer Trennung der Schichten die organische Schicht abgelassen. Die Ausschüttelung wird noch 2mal mit je 20 ml Chlf.-Isopropanol wiederholt. Die vereinigten Ausschüttelungen werden durch ein mit Chlf. benetztes Filter von 9 cm Durchmesser in einen 200-ml-Erlenmeyerkolben filtriert. Das Filter wird mit 20 ml Chlf.-Isopropanol nachgewaschen. Hierauf wird das Lösungsmittel auf dem Wasserbad abdestilliert, der Rückstand mit 10 ml A. versetzt und auch dieser verdampft. Dann wird der Rückstand in 10 ml A. gelöst, mit 10 ml CO_2-freiem W. und 5 Tr. Methylrotlsg. versetzt und mit 0,1 n Salzsäure bis zum Auftreten der Rotfärbung titriert (Mikrobürette). 1 ml 0,1 n Salzsäure entspr. 0,037 99 g $C_{20}H_{29}N_3O_2 \cdot HCl$ (Ph.Helv. V – Suppl. III).

2. ÖAB 9 bestimmt analog Lidocainhydrochlorid (Best. 1), S. 297. 1 ml 0,1 n Natronlauge entspr. 37,99 mg $C_{20}H_{29}N_3O_2 \cdot HCl$.

3. BP 63 und USP XVII lassen in wasserfreiem Medium mit 0,1 n Perchlorsäure titrieren (Bd. I, 319). 1 ml 0,1 n Perchlorsäure entspr. 0,019 00 g $C_{20}H_{29}N_3O_2 \cdot HCl$.

Geforderter Gehalt:

Ph.Helv. V – Suppl. III	99,0–100,5%	$C_{20}H_{29}N_3O_2 \cdot HCl$
ÖAB 9	98,5–100,2%	$C_{20}H_{29}N_3O_2 \cdot HCl$
BP 63	mindest. 99,0%	$C_{20}H_{29}N_3O_2 \cdot HCl$
USP XVII	mindest. 97%	$C_{20}H_{29}N_3O_2 \cdot HCl$
Nord. 63	97,5–100,1%	$C_{20}H_{29}N_3O_2 \cdot HCl$
Ph.Dan. IX	96,9–100,1%	$C_{20}H_{29}N_3O_2 \cdot HCl$

Anwendung. Cinchocainhydrochlorid ist etwa 5mal so giftig wie Cocain, aber etwa 10mal stärker anästhetisch wirksam. Es wirkt länger als Cocain und Procain und kann als Oberflächen- und als Lumbalanästheticum angewendet werden. Zur Applikation in der Hals-, Nasen-, Ohrenheilkunde werden 1- bis 2%ige Lsg. verwendet. In der Augenheilkunde haben 0,1%ige Lsg. die gleiche Wirkung wie eine 3%ige Lsg. von Cocain. Zur Infiltrationsanästhesie werden 0,05 bis 0,3%ige Lsg. mit 1 : 100 000 Adrenalinhydrochlorid angewandt.

Handelsformen: Nupercain Hydrochlorid (Ciba). Puder, Lsg. zur Lumbal- und Epiduralanästhesie, ölige Lsg., Creme, Salbe, Suppositorien.

Cinchocainum. Cincainum Ph.Dan. IX, Nord. 63. Dibucaine USP XVI. 2-n-Butoxychinolin-4-carbonsäurediaethylaminoaethylamid.

$C_{20}H_{29}N_3O_2$ M.G. 343,48

Eigenschaften. Farbloses oder fast farbloses Pulver, ohne Geruch. Erzeugt auf der Zunge vorübergehend Gefühllosigkeit. Etwas hygroskopisch. Wenig lösl. in W.; lösl. in 1 n Salzsäure und in Ae. Fp. 64° (The Merck Index 1960); 62 bis 65° (USP XVI); 64 bis 66° (Ph. Dan. IX); 64 bis 67° (Nord. 63).

Erkennung und Prüfung. Sinngemäß wie Cinchocainhydrochlorid, S. 303.

Gehaltsbestimmung. 1. USP XVI läßt in wasserfreiem Medium mit 0,1 n Perchlorsäure bestimmen. 1 ml 0,1 n Perchlorsäure entspr. 17,17 mg $C_{20}H_{29}N_3O_2$. – 2. Ph.Dan. IX und Nord. 63: 0,2000 g Cincain, gelöst in 5 ml A., werden nach Zusatz von 5 Tr. Methylrotlsg. mit 0,1 n Salzsäure bis zum beginnenden Farbumschlag titriert. Nach Zusatz von 20 ml W. titriert man zu Ende. 1 ml 0,1 n Salzsäure entspr. 0,03435 g $C_{20}H_{29}N_3O_2$. Geforderter Gehalt. 99,3 bis 100,3% (Ph.Dan. IX); 99,0 bis 101,0% (Nord. 63); mindestens 97% (USP XVI), bezogen auf die getrocknete Substanz.

Anwendung. Siehe Cinchocainhydrochlorid, S. 303.

Dimethisoquin Hydrochloride NF XII. Dimethisochin. Chinosocain (INN). Quotane. Pruralgine. 3-Butyl-1-(2-dimethylaminoaethoxy)-isochinolin-hydrochlorid.

$C_{17}H_{24}N_2O \cdot HCl$ Formel IV. 7   M.G. 308,86

Herstellung. ANDERSON, WILSON, ULLYOT: J. Amer. pharm. Ass., sci. Ed. *41*, 643 (1952).

Eigenschaften. Weißes bis fast weißes krist. Pulver, ohne Geruch. 1 g löst sich in etwa 8 ml W., in 2 ml Chlf., in 3 ml A.; sehr wenig lösl. in Ae. Fp. 144 bis 148°.

Erkennung. NF XII: 1. Eine Lsg. (1 in 100) gibt positive Chlorid-Rk. – 2. Aus einer wss. Lsg. erhält man mit einigen Tr. Ammoniumreineckatlsg. einen rosa Nd. – 3. Eine Lsg. 1 in 20000 in Isopropanol zeigt Absorptionsmaxima bei 328 ± 2 nm, 316 ± 2 nm und 285 ± 2 nm; das Verhältnis der Absorptionen A_{316}/A_{328} liegt zwischen 1,05 und 1,12.

Prüfung. NF XII: 1. pH der Lsg. (1 in 100) = 3,5 bis 5,0. – 2. Trocknungsverlust. Höchstens 2%, 2 Std. bei 105° getrocknet. – 3. Glührückstand. Höchstens 0,05%.

Gehaltsbestimmung. NF XII: 100 mg der getrockneten Substanz, genau gewogen, werden im Meßkolben mit Isopropanol zu 100 ml gelöst und gemischt. 5 ml der Lsg. werden mit Isopropanol erneut auf genau 100 ml verd. und gemischt. Von dieser Lsg. bestimmt man die Absorption bei 328 nm und 360 nm in 1 cm Schichtdicke gegen Isopropanol. Man berechnet die Menge, in mg $C_{17}H_{24}N_2O \cdot HCl$ nach der Formel $2C(A_{u\,328} - A_{u\,360})/(A_{s\,328} - A_{s\,360})$, worin C die genaue Konz. des Standards in mcg/ml, $A_{u\,328}$ und $A_{u\,360}$ die Extinktionen der Probe und $A_{s\,328}$ und $A_{s\,360}$ die des Standards bei 328 mµ und 360 mµ bedeuten. Der Gehalt muß mindestens 98% betragen.

Anwendung. Als wenig toxisches Lokalanästheticum gegen Pruritus ani und chronische, juckende Dermatosen.

Handelsform: Quotane (Smith, Kline u. French): Salbe mit 0,5%.

Diperodon Hydrochloride NNR 54. Diothane Hydrochloride (Merrell) ist 3-(1-Piperidyl)-1,2-propanediol-dicarbanilat-hydrochlorid.

$C_{22}H_{27}N_3O_4 \cdot HCl$ Formel IV. 8   M.G. 433,93

Herstellung. Durch Kondensation von Piperidin mit Glycerinchlorhydrin in Gegenwart von Alkali und anschließende Umsetzung mit Phenylisocyanat [US-Pat. 2004132 (1935)].

Eigenschaften. Fp. 195 bis 200°. Die freie Base ist ölig. Das Hydrochlorid löst sich in A.; in W. im Verhältnis 1 : 100; unlösl. in Bzl. und Ae.

Handelsformen: Diothane (Merrell): Salbe 1%ig, Lsg. 0,5%ig und 1%ig, Lsg. 0,5%ig mit 0,6% NaCl.

Diperodon mit Hydrochinolinbenzoat (Merrell) ist Diperodon + 8-Oxychinolin + Benzoesäure. Salbe mit 1% Diperodon, 0,1% Oxychinolinbenzoat.

Eigenschaften. Gelbliches Pulver; in W. praktisch unlösl., gut lösl. in A., Bzl. und Ae.

Hydroxy-polyäthoxy-dodecan.

Formel IV. 9

Herstellung. Durch Erhitzen von Dodecylalkohol mit Äthylenoxid in Gegenwart geringer Mengen Ätznatron auf etwa 180°.

Anwendung. Oberflächenanästheticum.

Handelsformen: Thesit (Desitinwerke, Hamburg); Pistocain (v. Heyden, München).

Organotherapeutica

Organotherapeutica.

Organpräparate. Organtherapeutische Heilmittel. Opotherapeutica. ($\delta\pi\delta\varsigma$ = der Saft).

Organpräparate werden in der Regel aus frischen tierischen, seltener aus menschlichen Organen gewonnen. Je nach der Aufbereitung und Anwendungsart der Organe unterscheiden wir eine Therapie

a) mit Organextrakten oder ganzen, getrockneten Organen und
b) mit Zell- bzw. Gewebesuspensionen.

Organextrakte können je nach Herstellungsart peroral, intravenös, intramusculär, subcutan, intracutan oder intraarteriell appliziert werden.

Die Anwendung der Zell- bzw. Gewebesuspensionen erfolgt immer durch intramuskuläre Injektion.

Die Therapie mit Organextrakten ist wissenschaftlich begründet und hat sich bereits vielfältig praktisch bewährt.

Die zweite Anwendungsart gründet sich auf jahrzehntelange Empirie und ist wissenschaftlich z.T. noch ungeklärt. Ihrem Wesen nach handelt es sich um eine heteroplastische Gewebetransplantation.

In beiden Fällen aber liegt der Therapie die Annahme zu Grunde, daß man dem menschlichen Organismus mit den von gesunden Tieren gewonnenen Organ- oder Gewebepräparaten Stoffe zuführen kann, die das erkrankte Organ nicht mehr oder nur mehr in ungenügender Menge zu produzieren vermag (Substitutionstherapie). Daneben werden mit einem Organ- oder Gewebepräparat Stoffe zugeführt, die als sogenannte *Reizkörper* fungieren können. Inwieweit mit den einzelnen Präparaten nur organspezifische Beeinflussungen oder auch allgemeine Wirkungen auf den gesamten Organismus erzielt werden können, ist noch nicht in jedem Fall geklärt. Die Substitutionstherapie mit Organpräparaten wurde in den letzten Jahren durch die Verwendung von reinen Hormonen und Enzymen mit definierten Gehaltseinheiten zurückgedrängt. Allerdings zieht man diesen Reinsubstanzen sehr häufig Gesamtauszüge aus einem Organ vor, da diese die Organwirkstoffe in einem natürlichen und physiologischen Mengenverhältnis enthalten und deshalb geringere Gegenreaktionen auslösen sollen.

Inhaltsstoffe. An definierten Inhaltsstoffen werden für die Organpräparate Hormone, Enzyme, Vitamine, Nucleoside, Nucleotide, Lipide, Proteine, Peptide, Aminosäuren und andere organische Säuren, anorganische Salze sowie Spurenelemente angegeben. Ferner finden sich Hinweise, daß, durch eine entsprechende Vorbehandlung der Gewebe, sekundär sogenannte „biogene Stimulatoren" (s. Gewebetherapie nach FILATOW, S. 328) gebildet werden können, die für die Aktivierung von Stoffwechselvorgängen verantwortlich sein sollen. Ihre chemische Natur ist noch unbekannt.

Man hat früher angenommen, daß die beste Form, in der die wirksamen Stoffe der Organe zur Anwendung kommen sollen, die frischen Organe selbst sind. Wie sich aber z.B. im Falle der Leber klar gezeigt hat, kommt heute der Anreicherung von wirksamen Organbestandteilen in dem natürlichen Mengenverhältnis eine zunehmende Bedeutung zu. Da Organpräparate häufig injiziert werden, ist eine entsprechende Organaufbereitung unumgänglich.

Gewinnung. Die Herstellung von Organpräparaten hat mit der größten Sorgfalt unter peinlichster Beachtung der Regeln der Aseptik zu geschehen. Es dürfen nur ganz frische Organe von nachweislich völlig gesunden Tieren verarbeitet werden. Die Verarbeitung hat sofort zu geschehen, damit die Möglichkeit der Einwirkung von Bakterien vermieden wird. Die Zerkleinerung der Organe muß in möglichst aseptisch gehaltenen Räumen stattfinden. Die dabei verwendeten Geräte und die Hände des Arbeitenden sind keimfrei zu machen. Die Herstellung von Organextrakten erfolgt nach firmeneigenen Verfahren, die mitunter eine Anreicherung der wirksamen Fraktion einschließen. Werden die Präparate zur Injektion verwendet, so werden sie enteiweißt und von jeglichen Gewebspartikeln befreit, um allergische und anaphylaktische Reaktionen auszuschließen. Das Enteiweißen erfolgt entweder durch Ausfällen oder durch Abbau. Eine spezielle Methode zum Eiweißabbau ist die Vakuumhydrolyse (s. zytolytische Therapie).

Aufbewahrung. Organpräparate sind, soweit sie nicht sofort nach Entnahme der Organe verwendet werden, in sterilen Gefäßen kühl und vor Licht geschützt aufzubewahren. Bei Fertigpräparaten ist auf entsprechende Hinweise der Firmen zu achten. Meist erfordert hier die Aufbewahrung keine besondere Vorsichtsmaßnahme.

Prüfung. Enthalten die Organpräparate Hormone, so wird deren Gehalt nach den Vorschriften des Abschnittes Hormone (s. S. 39) ermittelt. Der Gehalt an Enzymen kann nach der Vorschriftensammlung von BERGMEYER „Enzymatische Bestimmungsmethoden", Verlag Chemie 1962, oder nach BOYER/LARDY/MYRBÄCK „The Enzymes", Academic Press 1961, geprüft werden. Sind Vitamine als Organextraktbestandteile aufgeführt, so werden diese entsprechend dem Abschnitt „Vitamine" (s. S. 620) oder nach STROHECKER/HENNING „Vitamin-Bestimmungen", Verlag Chemie 1963, analysiert. Die Untersuchung der Peptide und Aminosäuren kann papierchromatographisch oder durch Elektrophorese nach TURBA „Chromatographische Methoden in der Protein-Chemie", Springer-Verlag 1964, durchgeführt werden. Auf Anwesenheit von Eiweißstoffen wird mit der Xanthoproteinreaktion geprüft: Zu 3 ml proteinhaltiger Lösung fügt man 1 ml Salpetersäure. Es bildet sich ein weißer Niederschlag, der sich beim Kochen gelb färbt und in Lösung geht. Kühlt man die Lösung ab und gibt vorsichtig 30%ige Natronlauge zu, so schlägt die Farbe nach Orange um. Die Farbentwicklung basiert auf der Bildung von Nitroderivaten mit Benzolkernen, die in den Aminosäuren Tyrosin und Phenylalanin der Proteine enthalten sind.

Da das wirksame Prinzip vieler Organpräparate ein kompliziertes Gemisch von Verbindungen darstellt, oder aber die chemische Natur noch nicht bekannt ist, wird zur Prüfung häufig ein pharmakologischer oder biologischer Test herangezogen. Sind solche Methoden bekannt, so sind sie bei den entsprechenden Organpräparaten angeführt.

A. Therapie mit Organen und Organextrakten – Lysat-Therapie

Unter den eigentlichen Organpräparaten versteht man Gewebsextrakte, die durch chemische Eingriffe nach firmeneigenen Verfahren gewonnen werden. Sie werden in Vollextrakte und Hydrolysate unterteilt.

Die Hydrolysate sind durch Säure- oder Alkalihydrolyse chemisch weitgehend verändert. Es ist deshalb unwahrscheinlich, daß in Organhydrolysaten noch spezifische Proteine als Wirkungsträger der ehemaligen Zelle zu finden sind.

In der Praxis hat sich die Kombination von Organextrakten mit Vitaminen, Drogenextrakten und synthetischen Wirkstoffen durchgesetzt.

Die Extrakte werden in vielen Fällen auf den Wirkungsgrad von Enzymen oder auf einen bestimmten Vitamingehalt (z. B. an Vitamin B_{12}) standardisiert.

Hypophysis cerebri.

Glandula pituitaria. Hirnanhang (s. a. Hormone, S. 44).

Die Hypophyse, ein an der Basis des Gehirns gelegenes Organ, besteht aus einem Vorderlappen (Glandularteil), einem Mittellappen (Pars intermedia hypophysis) und einen Hinterlappen (Infundibularteil). Für die Therapie kommen Extrakte aus dem Hinterlappen und der gesamten Hypophyse in Frage.

Weshalb man auch heute noch vielfach die Hypophysen-Extrakte in der Therapie den reinen Hormonen vorzieht, ergibt sich aus der einfachen Erfahrungstatsache, daß eine Reihe von Krankheitsbildern, die ihre Ursache in einer Unterfunktion der Hypophyse haben, nur durch die Anwendung von Extrakten rasch und nachhaltig beeinflußt werden. Man darf daher annehmen, daß ähnlich wie bei anderen Organpräparaten das natürliche physiologische Verhältnis, in dem die Hormone in den Extrakten vorliegen, in solchen Fällen von Bedeutung ist. Die in den Extrakten außerdem noch enthaltenen teils bekannten, teils chemisch noch ungeklärten Verbindungen scheinen dabei ebenfalls von Wichtigkeit zu sein.

Die Hypophysenhinterlappen-Extrakte finden Anwendung 1. als Wehenmittel in der Geburtshilfe, 2. als Gefäßtonicum nach Operationen und bei Infektionskrankheiten, 3. zur Diuresehemmung bei Diabetes insipidus und 4. zur Kupierung von Asthma bronchiale-Anfällen.

Anwendung. Hypophysen-Gesamtextrakte werden bei Entwicklungsstörungen hypophysärer Genese gegeben.

Standardisierung. Hypophysenhinterlappen-Extrakte werden entweder nach ihrer Antidiurese- oder Blutdruck-Wirkung getestet oder auf reines Oxytocin bzw. Vasopressin standardisiert. Die Angabe erfolgt in Internationalen- (I.E.) oder Voegtlin-(V.E.)Einheiten.

Hypophysen-Gesamtextrakte können entweder auf Oxytocin bzw. Vasopressin oder auf eines der anderen Hormone standardisiert werden (z. B. auf ICSH-Mäuse-Einheiten).

Die Hypophysen-Präparate, die noch nach den Vorschriften von Pharmakopöen hergestellt werden, s. Hormone, S. 45 ff. USP XVII, BPC 63, CF 65, ÖAB 9, Ned. 6, Pl.Ed. I/1.

Adenoton (Dr. G. Henning, Berlin).

Gesamthypophysen-Extrakt aus 0,5 g frischer Drüse in 2 Drag. bzw. 1 ml.

Anwendung. Hypophysenfunktionsstörungen, endogene Depression.

Asthmolysin (Dr. Kade, Berlin).

1 Amp. enthält in wss. Lsg. 0,03 I.E. Hypophysenhinterlappen-Extrakt (+ 0,8 mg Adrenalin), 1 ml Depot-Asthmolysin, 0,04 I.E. HHL-Extrakt in öliger Lsg. (+ 1 mg Adrenalin), 1 ml Asthmolysin-Inhalat 0,03 I.E. HHL-Extrakt (+ 4 mg Adrenalin).

Anwendung. Prophylaxe und Kupierung von Asthma-Anfällen, spastische und chronische Bronchitis, Heuschnupfen.

Hyphibion (Klinge, München).

Extrakt der gesamten Hypophyse.

Anwendung. Hypophysär-diencephale Regulationsstörungen, präpuberale Entwicklungsstörungen (Adipositas).

Hypophysin (Farbwerke Hoechst).

Gesamtextrakt des Hypophysenhinterlappens. 1 ml Hypophysin-Amp. enthält 3 I.E. (= 3 V.E.). 1 ml Hypophysin stark-Amp. enthält 10 I.E. (= 10 V.E.).

Anwendung. Wehenschwäche in der Austreibungs-, atonische Blutungen in der Nachgeburtsperiode, Asthma bronchiale.

Hypophysis cerebri „Lankwitz" (Lankwitz, Gefrees).

1 Dragée enthält 0,117 g Hypophysis cerebri tot. sicc.

Anwendung. Insuffizienz der Hypophyse, Kachexie, vorzeitiges Altern!

Pituigan (Dr. G. Henning, Berlin).

Standardisierter Hypophysenhinterlappen-Extrakt.

Standardisierung. Auf 30 I.E. in 0,05 g Schnupfpulver eingestellt.

Anwendung. Diabetes insipidus.

Praephyson und Praephyson forte (Promonta, Hamburg).

1 ml Praephyson-Amp. enthält Extr. Gland. pituitar. lob. ant. entsprechend 25 M.E. gonadotropes Hormon (ICSH) – 1 Trockenampulle Praephyson forte enthält 75 M.E. ICSH. 1 Tabl. enthält 90 mg Gland. pituit. lob. ant. sicc. entsprechend 800 mg Frischdrüse).

Anwendung. Wachstumshemmungen, Infantilismus, Hypogenitalismus, Magersucht hypophysärer Genese.

Suprarenes.

Nebennierenrinde-(NNR). Glandulae suprarenales.

Die Nebennierenrinde produziert Hormone, die sich chemisch vom Cyclopentanoperhydrophenanthren (Steran) ableiten und als Corticosteroide bezeichnet werden. Bisher sind über 40 Verbindungen aus Nebennieren isoliert worden (s. Nebennierenrinden-Hormone, S. 97). Obwohl Nebennierenrinden-Hormone in reiner Form zur Verfügung stehen, gibt es noch einige Gründe, die zugunsten von Nebennierenrinden-Extrakten sprechen. Da die Extrakte die Corticosteroide in einem natürlichen biologischen Verhältnis enthalten, sind sie bevorzugt zur Substitutionstherapie geeignet. Die Funktion der Nebennierenrinde kann ersetzt oder stimuliert werden. Da mit den Extrakten nicht die starken Wirkungen hoher Dosen eines Einzelsteroids erzielt werden, sind außerdem unerwünschte Nebenwirkungen seltener.

Anwendung. Nebennierenrinden-Gesamtextrakte eignen sich vor allem zur physiologischen Substitutionstherapie bei Insuffizienz dieses Organs.

Prüfung. Die Einstellung des Wirkstoffgehaltes bei Gesamtextrakten erfolgt zweckmäßigerweise mit biologischen Methoden. Neben dem Lebenserhaltungs- und dem Natrium-Retentionstest wird vor allem der Leberglykogentest verwendet (s. a. Hormone, S. 99).

Cortigarant (Hormon-Chemie, München).

Cortigarant ist ein hochgereinigter Lipid-Extrakt aus frischen biochemisch aktivierten Nebennierenrinden. Das Herstellungsverfahren ermöglicht eine starke Anreicherung und Stabilisierung aller wirksamen NNR-Hormone. Die Standardisierung erfolgt nach chemischen, chromatographischen und biologischen Methoden.

1 ml Injektionslösung oleosum enthält 1,5 mg, 1 ml Injektionslösung aquos. 0,2 mg und 1 Suppositorium 3 mg Gesamtcorticosteroide.

Anwendung. Sekundäre bzw. relative NNR-Insuffizienz, Herzinsuffizienz, Hepatopathie, Hyperemesis, orthostatische Hypotonie, Röntgenkater, Tumorkachexie, Streß-Situationen, Addisonismus.

Cortineurin (Nordmark, Hamburg).

Wäßriger Nebennierenrinden-Extrakt in Ampullen, der am Glykogentest der Rattenleber geprüft ist. 1 ml enthält die Wirkstoffe aus 10 g Frischdrüse.

Anwendung. Coma hepaticum, Polyarthritis rheumatica.

Lipolysin fem. oder masc. (Dr. G. Henning Berlin).

2 Dragées bzw. 1 ml enthalten 0,154 g Thyreoidea sicca, Extrakte aus Hypophyse, Nebennierenrinde, Ovar bzw. Testes.

Anwendung. Adipositas, besonders bei endokrinen Störungen.

Mobilat-Salbe (Luitpold-Werk, München).

Der gereinigte Suprarenal-Extrakt enthält die Nebennierenrindenhormone der körpereigenen Synthese im physiologischen Gesamtkomplex und ist auf gleichbleibenden Gehalt an wirksamen Corticosteroiden standardisiert.

100 g Salbe enthalten 1 g Extract. suprarenal. purificat, 0,2 g Mucopolysaccharidpolyschwefelsäureester, 2 g Salicylsäure.

Anwendung. Entzündliche Gelenkserkrankungen, Arthrosen, Polyarthritiden, Kontusionen, Meniskusschäden, Periostitiden, Muskelrheumatismus.

Nebennierenrinden-Extrakt (Stada, Dortelweil).

Aus Nebennieren frisch geschlachteter Säugetiere nach Entfernung anhaftenden Fettgewebes gewonnener Extrakt, der nach Abtrennung des Adrenalins und unwirksamer Begleitstoffe unter Ausschluß von Oxydations- und Hitzeeinwirkung konzentriert wurde. Die Einstellung des Wirkstoff-Gehaltes erfolgt nach biologischen Methoden auf 13 Ratteneinheiten pro Gramm Extrakt.

Nebennierenrinden-Extrakt ist eine braune, geschmeidige, mit wachsartigen Bestandteilen durchsetzte Masse von Salbenkonsistenz und fettähnlichem Geruch.

Bestandteile. Hormone der Nebennierenrinde in natürlichem Verhältnis.

Prüfung. Dünnschichtchromatographischer Nachweis der Nebennierenrinden-Hormone.

Pancortex (Dr. G. Henning, Berlin).

Ein wäßriger, ascorbinsäurehaltiger, standardisierter und adrenalinfreier Extrakt aus Nebennierenrinde.

1 ml Injektionslösung enthält die 25 g frischer Drüse entsprechenden Wirkstoffe. 1 Dragée enthält einen lipidlöslichen Extrakt aus 10 g frischer Drüse.

Anwendung. Coma hepaticum, Hepatitis, hepatogene Herzmuskelstörungen, Hypotonie, schwere Infekte.

Thyreoidea.

Glandula thyreoidea. Schilddrüse (s. a. Hormone, S. 68).

Die Schilddrüse besteht aus zwei dem Schildknorpel aufliegenden Seitenteilen und einem Mittelstück.

Die Schilddrüse reguliert den Gesamtstoffwechsel. Störungen der Schilddrüsenfunktion wirken sich auf den Grundumsatz aus: er ist erhöht bei Überfunktion (Hyperthyreose, Morbus Basedow) und erniedrigt bei Unterfunktion (Myxödem). Die Regulierung selbst erfolgt durch die Hormone Thyroxin, Dijod- und Trijodthyronin, die bei Bedarf oder durch Stimulation der Drüse durch TH (thyreotropes Hormon) aus dem Thyreoglobulin freigesetzt und in das Blut abgegeben werden.

Das Thyroxin ist maßgebend an Vorgängen beteiligt, die mit der Regulierung der Oxydationsvorgänge des Zellstoffwechsels verbunden sind. Außerdem regt das Thyroxin die Bildung und Ausschüttung des Wachstumshormons (STH) an (vgl. Hormone, S. 69).

Anwendung. Durch Schilddrüsen-Gesamtextrakte oder Schilddrüsen-Pulver lassen sich vor allem Entwicklungsstörungen des jugendlichen Alters und andere Ausfallserscheinungen, die auf einer Unterfunktion der Schilddrüse basieren, beheben.

Standardisierung. Sie erfolgt biologisch entweder durch den Fütterungsversuch an Meerschweinchen (Gewichtsverlust = Meerschweinchen-Einheiten) oder durch den Metamorphose-Test an Axolotln (Axolotl-Einheiten).

Herstellung und Prüfung. Folgende Pharmakopöen geben Vorschriften für die Herstellung und Prüfung von Glandulae thyreoideae siccatae: BP 63, USP XVII, CF 65, Svec. 46, Nord. 63, CsL 2, Helv. V, PI.Ed. I/2 (s. a. Hormone, S. 72).

Astrumin (Mack, Illertissen).

1 Tablette enthält 15 mg Gland. thyreoid. sicc. und 0,066 mg Kalium jodatum (= 0,05 mg Jod) (stand. im Gewichtsverlusttest an Meerschweinchen).

Anwendung. Struma-Prophylaxe und -Therapie, Jodmangel.

Thyreo-Mack (Mack, Illertissen).

1 Tablette enthält 0,2 g Gland. thyreoid. sicc. (stand. im Gewichtsverlusttest an Meerschweinchen).

Anwendung. Schilddrüseninsuffizienz, Fettsuchtformen.

Thyreoidea – Henning (Dr. G. Henning, Berlin).

1 Dragée enthält 0,077 g Thyreoidea sicca entsprechend 0,2 mg Jod.

Thyreoidin „Merck" (E. Merck, Darmstadt).

Schilddrüsenpräparat, standardisiert nach Axolotl-Einheiten. Dragées zu 4, 40 und 120 Ax.E. (entspr. 0,05, 0,5 und 1,5 g frischer Schilddrüsensubstanz).

Anwendung. Hypothyreose, prim. u. sek. Myxödem, Pubertätsfettsucht, kindliche euthyreote Strumen.

Thyreoid-Dispert (Kali-Chemie, Hannover).

Pharmakologisch nach der Acetonitrilmethode stand. Schilddrüsenpräparat. 10 E. entspr. 0,1 g Thyreoid. sicca.

Anwendung. Myxödem, Hypothyreose, Adipositas.

Thyreohorm (Hormonchemie, München).

1 Dragée enthält 0,05 g getrocknete Schilddrüse mit 0,1 mg organisch gebundenem Jod (= 5 I.E.).

Anwendung. Myxödem, Hypothyreose verschiedenen Grades, Adipositas, Entwicklungsstörungen.

Thyreoiton-„Feldhoff" (Feldhoff, Essen).

Die Salbe enthält 18,9% frische Schilddrüsen, 5,4% frische Hypophysen, 35,7% frische Testes und Placenta (im Verhältnis 3 : 1).

Anwendung. Schilddrüsenfunktionsstörung.

Parathyreoidea.

Glandula parathyreoidea. Nebenschilddrüse. Epithelkörperchen (s. a. Hormone, S. 77).

Die Nebenschilddrüse produziert das für den Phosphat- und Calciumstoffwechsel wichtige Parathormon, ein Polypeptid, dessen Wirkungswert in Collip-Einheiten angegeben wird. In seiner Wirkung ist es dem Dihydrotachysterin (AT 10) ähnlich.

Wirkung. Es führt zu einer Steigerung der Phosphat-, Citrat- und Calciumkonzentration im Blut und zu erhöhter Phosphatausscheidung durch die Niere.

Herstellung. Da das Hormon in reiner Form schwer darstellbar ist, verwendet man Extrakte, die nach einem erstmals von J. B. COLLIP [Canad. med. Ass. J. 24, 646 (1931) und Biol. Rev. 15, 1 (1940)] angegebenen Verfahren aus Nebenschilddrüsen von Ochsen hergestellt werden.

Calciocrin (Nordmark-Werke, Hamburg).

Parathyreoid-Extrakt entspr. 0,25 g Frischdrüse je 5 ml Amp. und 0,15 g je Dragée in Verbindung mit isoionem K–Mg–Ca-Salzgemisch.

Anwendung. Lokalisierter oder universeller Pruritus, zur Juckreizbekämpfung bei Ekzemen und Dermatitis, Quinckesches Ödem, Asthma bronchiale.

Parathorm (Hormonchemie, München).

Wirksames Prinzip der Nebenschilddrüse.
1 ml Amp. = 20 Collip-Einheiten (= 100 USP-Einheiten).

Anwendung. Tetanie, postoperative Komplikationen, Anurie.

Paratotal (Labopharma, Berlin).

Epithelkörperchenextrakt.

Anwendung. Nebenschilddrüseninsuffizienz, Tetanie.

Thymus.

Innere Brustdrüse, beim Tier Bries.

Innersekretorische Drüse hinter dem Brustbein, die aus einer lymphozytären Rindenschicht und epithelialen Markschichten besteht. Die Thymusdrüse entwickelt sich nur bis zur Geschlechtsreife, dann erfolgt Rückbildung. Bei infantilen Meerschweinchen treten nach Thymektomie Wachstumshemmungen und progressiver Verfall auf. Der größte Teil der Tiere stirbt durch Kachexie. Die endokrinen Drüsen zeigen während dieser Zeit zwei Reaktionsphasen. In der Hypophyse kommt es zu einer gesteigerten Ausschüttung von Thyreotropin bis zur Verarmung der hormonbildenden Zellen. Danach beobachtet man einen Anregungszustand der Schilddrüse. Die Gonaden werden ebenfalls nach Thymektomie aktiviert, darauf folgt eine Degeneration. Mit einem wasserlöslichen Extrakt aus Thymus können sämtliche Störungen behoben werden. Die wirksame Substanz gibt die Biuretreaktion, ist mit Trichloressigsäure nicht fällbar und enthält weder Phosphor noch -SH-Gruppen (J. COMSA in „Fermente, Hormone, Vitamine", hrsg. von R. AMMON und W. DIRSCHERL, Stuttgart: G. Thieme 1960).

Wirkung. Parenteral und oral zugeführte Thymus-Extrakte können auf Grund ihrer Antithyroxinwirkung die Erscheinungen der Schilddrüsenüberfunktion kompensieren. Neben der Einwirkung auf die Hypophyse, die mit einer verminderten Ausschüttung von thyreotropem Hormon reagiert, kennt man auch eine direkte Wirkung durch eine Beschleunigung des Thyroxinabbaus.

Standardisierung. Nach J. COMSA kann eine Meerschweinchen-Einheit in einem Thymus-Extrakt gerade die Wirkung von 1 mg Thyroxin aufheben.

Thymus „Henning" (Dr. G. Henning, Berlin).
1 Dragée entspricht 1,2 g frischer Drüse.
Anwendung. Hyperthyreose, Wachstums- und Entwicklungsstörungen.

Ovarium.
Eierstöcke (s. a. Hormone, S. 136 u. 150).

Seit der Verwendung von Reinhormonen des Ovars konnte man immer wieder beobachten, daß diese eine den Drüsengesamtauszügen nicht analoge Wirkung haben. Selbst bei Zufuhr eines Kombinationspräparates mit allen bekannten Ovarienhormonen unterscheidet sich der therapeutische Effekt von der Wirkung eines Organextraktes.

Wirkung. Besonders deutliche Unterschiede ergeben sich bei der Behandlung klimakterisch bedingter Ausfallserscheinungen. Diese Beschwerden werden von Gesamtextrakten besonders günstig beeinflußt. Dabei soll es sich um einen Faktor handeln, der die Hypophyse anregt. Diese Anregung ist mit einer gonadotropen Rückwirkung auf das Ovar verbunden. Wie H. G. RIETSCHEL feststellt, sind in den Vollextraktpräparaten häufig nur sehr geringe Hormonmengen vorhanden, so daß Wirkungen, die nach Anwendung solcher Präparate zu beobachten sind, nicht Hormoneffekten zugeschrieben werden können. Es dürften daher noch andere Mechanismen im Spiele sein (RIETSCHEL, H. G.: Problematik und Klinik der Zellulartherapie, München: Urban & Schwarzenberg 1957, S. 248).

Feminal (Lankwitz, Gefrees).
1 Dragée enthält Ovar. tot. sicc. 0,1 g, Dienoestroldiacetat 0,01 mg, Pulsatilla D1 1 mg.
1 Tablette Feminal forte enthält Extr. Ovar. tot. sicc. 5 mg (25fach angereichert), Dienoestroldiacetat 0,25 mg, Pulsatilla D1 1 mg.
Anwendung. Ovarialinsuffizienz, Amenorrhoe, Dysmenorrhoe, Hauterkrankungen endokrinen Ursprungs.

Gynacton (Promonta, Hamburg).
Regulans ovarieller Dysfunktionen. 1 ml enthält Fluidextrakte aus 400 mg Ovarien (Frischorgan) und Drogen.
Anwendung. Klimakterische Beschwerden, prämenstruelle Spannungszustände, Dysmenorrhoe.

Klimakton (Knoll, Ludwigshafen).
Eine Bohne enthält 0,03 g Ovarialsubstanz (Ovaraden), 0,006 g Schilddrüsensubstanz, 0,15 g Bromural und 0,15 g Calcium-Diuretin.
Anwendung. Beschwerden im Klimakterium, Menstruationsstörungen.

Klimova (Organomed, Emmerich).

1 Dragée enthält 0,02 mg Oestradiolbenzoat, 0,05 g Ovar. sicc., 0,06 g Bromeiweiß und 0,05 g Animasa.

Anwendung. Beschwerden im Klimakterium.

Ovanorm (Organomed, Emmerich).

1 Dragée enthält 500 I.E. oestrogene Hormone, Ovar. sicc. 0,025 g.

Anwendung. Innersekretorische Störungen, klimakterische Haut- und Gelenkerkrankungen.

Ovapur-Feldhoff (Feldhoff, Essen).

Frische Ovarien 60%, Ölemulsion, fettfreie Salbenträger.

Anwendung. Spastische und spinale Lähmungen, neurovegetative Erkrankungen, Morbus Buerger.

Ovar-Lysat – B. A. G. (Schwarzhaupt, Köln).

Hydrolysat von voll funktionsfähigen gesunden Ovarien junger Tiere zur intramuskulären Injektion.

Anwendung. Funktionsstörungen der weiblichen Geschlechtsdrüsen.

Ovatest (Organomed, Emmerich).

1 Dragée enthält 0,05 mg Oestradiolbenzoat, 0,05 g Ovar. sicc. und 0,05 g Testes sicc.

Anwendung. Ausfallserscheinungen im Beginn des Klimakteriums, vegetative Dystonie, Prostatahypertrophie.

Ovibion (Klinge, München).

Ovarial-Extrakt.

Anwendung. Klimakterische Beschwerden, Menstruationsanomalien, funktionelle Sterilität.

Ovimpyn (Klinge, München).

Ovarial-Extrakt 90%, eingestellt auf 0,02 mg Ovumin/gtt. (Dienoestroldiacetat), Testis-Extrakt 5%.

Anwendung. Klimakterische Beschwerden, ovarielle Dysfunktionen, endokrin bedingte Dermatosen.

Ovovegan (A. Wolff, Bielefeld).

1 Dragée enthält die Wirkstoffe von 0,5 g Frischovar, 4 γ Oestriol, 25 mg Phenobarbital und 50 mg Chinaalkaloide.

Anwendung. Beschwerden im Klimakterium, Dysmenorrhöen, Pruritis vulvae.

Ovo Vinces (A. Wolff, Bielefeld).

1 Dragée enthält Wirkstoffe des Gesamtovars entsprechend 500 mg Frischovar.

Anwendung. Klimakterisches Beschwerdesyndrom, Menstruationsanomalien, Dermatosen bei ovarieller Insuffizienz.

Polyhormin fem. (Sanabo, Wien).

Kombination der Hormone der Keimdrüse, der Hypophyse und der Schilddrüse im physiologischen Mengenverhältnis 5 : 1 : 1,5.

Anwendung. Hypophysäre Fettsucht, menstruelle Störungen, klimakterische Beschwerden.

Yohosan (Sanabo, Wien).

Kombination von Ovarialsubstanz, aus natürlichen Keimdrüsen gewonnen, und Yohimbin.

1 Dragée enthält Ovarialsubstanz entsprechend 0,3 g frischer Drüse, 0,0025 g Yohimbin.

Anwendung. Hypofunktion der Ovarien, klimakterische Beschwerden, Adipositas post partum.

Testes.

Hoden. Testiculi. Testikel. Männliche Geschlechtsdrüsen. Prostata (Vorsteherdrüse).

Die Testes sind Bildungsstätten des Spermas und des männlichen Sexualhormons, des Testosterons. Das Testosteron sorgt für die normale Funktion des männlichen Genitalsystems und für die Ausbildung der sekundären Geschlechtsmerkmale. Daneben haben diese Hormone und ihre abgewandelten Verbindungen einen Einfluß auf den Eiweißstoffwechsel durch Förderung der Bildung und Speicherung von Eiweiß (s. Sexualhormone, S. 137).

Anwendung. Da die Substitution mit isolierten Hormonen oft nicht befriedigt, versucht man die komplette endokrine Funktion mit Testes-Gesamtextrakten anzuregen. Die Gesamtextrakte enthalten neben den spezifischen Hormonen noch weitere wirksame Substanzen. LAQUEUR [Acta brev. neerl. Physiol. 5, 84 (1935) und Hoppe-Seylers Z. physiol. Chem. *233*, 281 (1935)] hat Fraktionen aus Hoden und Harn gewonnen, die für sich unwirksam waren, aber die Wirksamkeit der männlichen Sexualhormone steigerten. Er vermutet, daß u.a. gewisse Proteine als Biokatalysatoren eine Rolle spielen [s.a. DOERNBACH: Med. Klin. *50*, 1108 (1955)].

Wirkung. Die Organpräparate haben eine gute Wirkung bei Prostatahypertrophie und übertreffen die synthetischen Präparate (STAEHLER: Klinik und Praxis der Urologie, Stuttgart: G. Thieme 1959, S. 711).

Haemorrhoidal-Salbe „Feldhoff" (Feldhoff, Essen).

Frischdrüsensalbe. Frische Testes und Placenta (3:1) 40%, p-Aminobenzoesäureaethylester 5%, Ölemulsion in fettfreiem Salbenträger.

Anwendung. Hämorrhoiden, Analfissuren, Rektalpruritis.

Orchibion (Klinge, München).

Testisextrakt zur oralen Anwendung.

Anwendung. Prostatahypertrophie, Klimakterium virile.

Orchimbin (Sanabo, Wien).

1 Dragée enthält Testissubstanz entsprechend 1 g frischer Drüse und Yohimbin hydrochlorid 0,00025 g.

Anwendung. Organische und funktionelle Störungen des Sexualvorganges.

Polyhormin masc. (Sanabo, Wien).

Kombination der Hormone der Keimdrüse, der Hypophyse und der Schilddrüse im physiol. Mengenverhältnis 5:1:1,5.

Anwendung. Dysfunktion der männlichen Keimdrüsen, Prostatahypertrophie.

Rheumamed-Feldhoff (Feldhoff, Essen).

Frischdrüsensalbe. Frische Testes und Placenta (3:1) 55%, Ol. Sinapis 1,5% in einem Spezialsalbenträger.

Anwendung. Rheuma, Ischias, Arthritiden.

Sanursex „M" (Hormosan, Frankfurt).

1 Dragée enthält 20 mg Test. sicc., 5 mg Gland. pituitaria, daneben Vitamine, anorg. Salze, Lecithin, Glutaminsäure, Ephedrin, Extr. Muirae puamae.

Testasa (Organomed, Emmerich).

1 Dragée enthält 0,05 g Test. sicc., 0,03 g Animasa, 0,005 g Calc. hypophosphorosum und 0,02 g Extr. Yohimbehe.

Anwendung. Klimakterium virile, Potenzstörungen, nervöse Erschöpfungszustände.

Testes-Lysat B. A. G. (Schwarzhaupt, Köln).

Eiweißfreies Hydrolysat aus Testes junger Tiere und in physiologischer Wechselwirkung stehenden Organen zur intramuskulären Injektion.

Anwendung. Hypogenitale Entwicklungsstörungen.

Testifortan (Promonta, Hamburg).

Sexualtherapeuticum.

1 Ampulle zu 2 ml enthält 30 mg Extr. Test. (entspricht 4 g Frischdrüse), 1 mg Papaverinhydrochlorid und 1,15 mg Yohimbin hydrochlorid − 1 Dragée enthält 140 mg Test. sicc. pulv. (entspricht 910 mg Frischdrüse), 2,5 mg Gland. pituitaria lob. ant. sicc. pulv. (entspricht 31,25 mg Frischdrüse) und andere Bestandteile.

Anwendung. Impotenz, sexuelle Neurasthenie, Prostatahypertrophie.

Testigarant und **Testigarant forte** (Hormon-Chemie, München).

Keimdrüsenextrakt mit standardisiertem Testosteron-Gehalt. 1 Suppositorium enthält 0,2 g Organextrakte aus 85% Testes und je 5% Prostata, Ovar und Nebennierenrinde. Das Präparat ist eingestellt auf 10 mg Testosteron (Testigarant) bzw. 40 mg (Testigarant forte)·

Anwendung. Klimakterium virile, Potenz- und Fertilitätsstörungen, Prostatahypertrophie.

Testimed (Adefochemie, Nürnberg).

1 Dragée enthält 0,16 g Testes sicc. pulv., 0,012 g Glandulae Prostatae sicc. und andere Bestandteile.

Anwendung. Neurasthenie, Impotenz, neurovegetative Störungen.

Testogan (Dr. G. Henning, Berlin).

1 Dragée enthält Testes-Extrakt entsprechend 0,5 g frischer Drüse, Thyreoidea-Extrakt, HVL-Extrakt und NNR-Extrakt und andere Zusätze.

Anwendung. Klimakterium virile.

Viracton (Promonta, Hamburg).

Organo-phyto-therapeutisches Regulans für den Mann.

1 ml Tropfen enthält Fluidextrakte aus 400 mg Testes (Frischorgan), 100 mg Nebennieren (Frischorgan) und Drogen.

Anwendung. Konzentrationsschwäche, Klimakterium virile, Prostatahypertrophie.

Visnervin (Lankwitz, Gefrees).

1 Dragée enthält 0,05 g Testes sicc., 0,005 mg Oestradiol, Lecithin, Yohimbin, Calc. phosph.

Anwendung. Adynamie, Klimakterium virile, Prostataadenom, Impotenz.

Hyaluronidase-Präparate

aus Stierhoden.

Hyaluronidasen sind Fermente, die die Mucopolysaccharidsäuren des Bindegewebes abbauen. Infolge der partiellen Auflösung der Grundsubstanz breiten sich Partikel und gelöste Stoffe im Gewebe rascher aus (spreading factor).

Herstellung. Die Hyaluronidase-Präparate werden durch Extraktion aus Stierhoden gewonnen und nach speziellen Methoden gereinigt. Da es sich dabei um praktisch reines Enzym ohne weitere Begleitsubstanzen aus diesem Organ handelt, liegt kein typisches Organotherapeuticum vor (z. B. Kinetin-Amp. Schering, Berlin).

Blut.

Wird bei Kälbern eine Hämolyse provoziert, so erhält man in Milz und Thymus eine Hyperthrophie der Reticulumzellen. Aus dem Blut solcher Tiere und vor allem aus dem Blut sehr junger Milchkälber mit hoher Aktivität des reticuloendothelialen Systems (RES) läßt sich ein eiweißfreier Extrakt gewinnen, der die Zellatmung fördert. Die chemische Zusammensetzung eines solchen Blutextraktes weicht von den Normalwerten eines Serums nur unbeträchtlich ab. Außerdem liegen die Substanzen, die als Einzelsubstrate eine analoge Atmungssteigerung bewirken (Bernsteinsäure, α-Ketoglutarsäure) in dem Extrakt in einer Menge vor, die etwa 3 Zehnerpotenzen unter der als wirksam angesehenen Konzentration liegt. Obwohl das aktive Prinzip bisher noch nicht chemisch definiert werden konnte, läßt sich zeigen, daß sich seine Konzentration im Blut umgekehrt proportional zum Alter des Tieres verhält.

Standardisierung. Sie kann nach K. H. JAEGER u. Mitarb. [Arzneimittel-Forsch. *15*, 750 (1965)] durch den Grad der Atmungssteigerung, der an Lebermitochondrien beobachtet wird, erfolgen.

Wirkung. Die Atmungssteigerung an Mitochondrien geht parallel mit einer Vermehrung der energiereichen Phosphate. Beim Versuchstier beobachtet man eine Zunahme des Herz- und Leberglykogens und eine Beschleunigung der Glucoseaufnahme von Gehirnzellen. Stoffwechselstörungen, die auf einem Sauerstoffmangel des Gehirns und Herzmuskels beruhen, werden günstig beeinflußt. Es kommt zu einer verbesserten Regenerationsfähigkeit des lebenden Gewebes.

Actihaemyl, Solcoseryl im Ausland (Hormon-Chemie, München).

Actihaemyl ist ein eiweißfreier, auf die Förderung der Zellatmung standardisierter Extrakt aus dem Blut von jungen Kälbern mit hoher RES-Aktivität.
Ampullen mit 2 und 5 ml, 5%ige Salbe, 20%iges Gelee.

Anwendung. Periphere Angiopathie, zerebrale und koronare Durchblutungsstörungen, Herzinfarkt, Ulcus ventriculi, Ulcus cruris, verzögerte Frakturheilung, Hauttransplantate (s. auch Animasa unter Gefäß-Präparaten).

Arteria.
Gefäße.

Animasa, Animasa-Forte, Neo-Animasa (Organomed, Emmerich am Rhein).

1 Dragée Animasa enthält 0,006 g Schlagadernhydrolysat, 0,003 g Bluthydrolysat und 0,041 g vakuumgetrocknetes Kälberblut.
1 Dragée Animasa-Forte enthält 0,1 g Animasa und andere Zusätze.
1 Dragée Neo-Animasa enthält 0,05 g Animasa und verschiedene andere Zusätze.

Anwendung. Hypertensionen, Kreislaufstörungen, venöse Stauungen.

Telatuten (Luitpold-Werk, München).

Aus Blutgefäßen junger Tiere dargestelltes Organpräparat mit den physiologisch wirkenden Komponenten der Gefäßwand (Intima, Media, Adventitia).

Anwendung. Arteriosklerose, Angina pectoris, Morbus Raynaud.

Myocard.
Herzmuskel.

Herstellung und Bestandteile. Herzmuskel-Extrakte werden aus Herzmuskeln von embryonalen oder erwachsenen Tieren gewonnen. Sie sind proteinfrei und enthalten Aminosäuren, Nucleotide und Phosphatide als wirksame Substanzen. Man hat als Bestandteil früher auch eine Substanz mit Hormoncharakter angenommen, doch dürfte es sich hierbei um einen Komplex aus Magnesium und einem Nucleoproteid handeln [LETTRÉ, H.: Med. Mschr. *4*, 78 (1950)]. Vorschrift zur Herstellung eines Herzmuskel-Extraktes (Stada, Frankfurt): Aus embryonalen Kälberherzen wird durch Kaltwasserextraktion ein Auszug bereitet. Aus der Lösung werden Proteine und Histamin abgeschieden. Anschließend wird der Auszug unter Vermeidung von Luftoxydation und Hitzeeinwirkung konzentriert. Das Konzentrat wird an einem isolierten Herzen auf einen konstanten Gehalt an „herzwirksamen" Phosphatiden standardisiert. Nach Einstellen auf pH 7,4 wird der Extrakt mit 0,5% Phenol konserviert.

Prüfung. Die Prüfung erfolgt nach J. LA BARRE [Therapiewoche *15*, 78 (1965)] am zweckmäßigsten an Kaninchenherzen, die durch vorherige Gabe von EDTA insuffizient gemacht wurden oder am isolierten Herzmuskel des ermüdeten Frosches. Die Aminosäuren verbessern bei beiden Testen die Kontraktionsleistung, während die Adenosinderivate nur am ermüdeten Froschherzen diese positive Wirkung entfalten. Die Phosphatide, und hier speziell das Lysolecithin, üben einen günstigen Einfluß auf den insuffizienten Herzmuskel aus.

Anwendung. Extrakte aus Säugetierherzen werden in der Therapie von Koronarerkrankungen, vor allem bei Koronarinsuffizienz, erfolgreich eingesetzt. Daneben finden diese Extrakte Verwendung bei entzündlichen und degenerativen Gefäßerkrankungen und bei Gefäßspasmen. Die Extrakte zeichnen sich durch 3 pharmakologische Effekte aus, die experimentell gut zu verfolgen sind:

1. Gefäßerweiterung durch Wirkung auf die glatte Muskulatur. Dadurch kommt es zu einer besseren Koronardurchblutung.

2. Wirkung auf den Stoffwechsel des Herzmuskels. Dieser Effekt kann durch eine Steigerung des Sauerstoffverbrauchs an Gewebeschnitten von Meerschweinchenherzen beobachtet werden. Der Stoffwechseleffekt kann auch auf einer besseren Sauerstoffausnützung basieren. Diese Wirkung greift über das Fermentsystem der Muskelzelle an [WIGAND, H.: Therapiewoche *2*, 16 (1965)].

3. Wirkung auf den Lipidstoffwechsel. Dabei kommt es zu einer Normalisierung erhöhter Cholesterinwerte und zu einer Senkung des Cholesterin-Phospholipid-Quotienten.

Cardiasan-Adenosin (Schaper & Brümmer, Salzgitter-Ringelheim).

1 ml Tropfen = 2 Dragées enthalten Herzextrakt stand. (Adenosin 3 mg), Convallaria-Glykoside 1 mg, Crataegus-Flavan-Kondensat 5 mg.

Anwendung. Altersherz, Präinsuffizienz, Myocardschäden.

Corhormon (Chemiewerk-Homburg, Frankfurt).

Extractum cordis embryonalis aquos. Dieser wird aus allen Zellen von embryonalen Herzen von 2 bis 4 Wochen alten Tierembryonen gewonnen. Als wirksame Verbindung wird u. a. eine Komplexverbindung aus Magnesium und einem Nucleoproteid angesehen.

1 Ampulle mit 1 ml enthält 1 mg Wirkstoffkonzentrat entsprechend 7 mg frischem Organ.

Anwendung. Myodegeneratio cordis, Coronarinsuffizienz, leichte Herzinsuffizienz, Rhythmusstörungen, Leberparenchymschäden.

Cortonin (W. Feldhoff, Essen).

Frischdrüsensalbe. Frische, zerkleinerte Kälberherzen, Frischdrüsen.

Anwendung. Coronarinsuffizienz, Rhythmusstörungen, Cardiotonicum.

Digicor (Hennig, Flörsheim).

1 Dragée enthält 0,05 mg Digitoxin und 13,33 mg Herzmuskel-Extrakt mit den Derivaten des Adenylsäuresystems. 1 ml der Tropfen enthält 0,15 mg Digitoxin und 40 mg Herzmuskel-Extrakt mit den Derivaten des Adenylsäuresystems.

Anwendung. Herzinsuffizienz mit Tachykardie, Altersinsuffizienz.

Extractum Cor (Hennig, Flörsheim).

1 ml Ampulle enthält 40 mg eiweißfreien Herzmuskel-Extrakt mit den Derivaten des Adenylsäuresystems. 1 ml Tropfen entspricht 50 mg.

Anwendung. Herz- und Kreislaufstörungen, Altersherz, Coronarinsuffizienz.

Herzmuskel-Extrakt (Stada, Frankfurt).

Kaltwasserextrakt aus embryonalem Kälberherz, auf einen konstanten Gehalt an herzwirksamen Phosphatiden standardisiert.

Recosenin (Robapharm, Freiburg im Breisgau).

1 ml Ampulle enthält 0,014 g Extractum cordis und 0,003 g m-Kresol. 1 Dragée enthält 0,2 g Praep. part. ferment. sicc. cordis.

Anwendung. Koronarsyndrome, Altersherz, Cor pulmonale chronicum, periphere Durchblutungsstörungen.

Strophocor (Hennig, Flörsheim).

Ampullen enthalten 1/8 mg/ml bzw. 1/4 mg/ml, die Tropfen in 1 ml 2,5 mg g-Strophanthin und jeweils 40 mg eiweißfreien Herzmuskel-Extrakt mit den Derivaten des Adenylsäuresystems.

Anwendung. Degenerative Herzerkrankungen.

Hepar.
Leber.

Herstellung. Die Organotherapeutica aus der Leber werden nach Herstellung und therapeutischer Indikation in zwei Gruppen eingeteilt. Zur ersten Gruppe zählen *Extrakte* mit antiperniziöser Wirkung. Bei ihrer Herstellung wird das Leberhomogenat schonend aufgeschlossen, wobei der Vitamin-B-Komplex, insbesondere das Vitamin B_{12}, erhalten bleibt. Die Testung der Leberextrakte erfolgt nach MINOT, DAMASHEK und CASTLE durch eine Verdoppelung der Reticulocytenzahl. Die Präparate der zweiten Gruppe hingegen werden durch tiefgehende Aufspaltung des Leberhomogenats als *Hydrolysate* erhalten. Dieses Verfahren beabsichtigt, aus makromolekularen Verbindungen wertvolle Faktoren freizulegen. Die regenerationsfördernde Wirkung dieser Hydrolysate wird den Purinen, insbesondere dem Adenin, zugeschrieben.

Standardisierung. Sie erfolgt bei den Extrakten auf Vitamin B_{12} und den Intrinsic-Faktor. Die Hydrolysate können auf Grund ihrer antinekrotischen Wirksamkeit im Allylalkoholtest an Ratten nach EGER eingestellt werden.

Wirkung. Die *Leberhydrolysate* schützen gesunde Leberparenchymzellen und finden Anwendung bei chronischer Hepatitis, Leberzirrhose, hepatokardialem Syndrom, Hepatopathien und Strahlenschäden.

Anwendung. Die *Leberextrakt-Präparate* werden wegen ihres Gehaltes an Vitamin B_{12}, an antianaemischen Faktoren und wegen des Gehaltes an Intrinsic-Faktoren verwendet. Daneben spielt der Vitamin-B-Komplex noch eine Rolle. Diese Präparate werden vor allem bei Anaemien, darüberhinaus bei Erschöpfungszuständen, Altersschwäche, seborrhoischen Dermatosen, Psoriasis vulgaris und in der Rekonvaleszenz verwendet.

A. Extraktpräparate

Campoferron Bayer (Bayer, Leverkusen).

100 ml enthalten 4,5 g Leberextrakt, 1,5 g Ferrum citric. ammoniatum und 0,01 g Cupr. bichlorat.

Anwendung. Sek. Anaemien.

Campolon, Campolon forte „Bayer" (Bayer, Leverkusen).

Injizierbares Leber-Vitamin-B_{12}-Präparat mit den Gesamtwirkstoffen der Leber. 1 ml Campolon enthält 6 γ, 1 ml Campolon forte 30 γ Vitamin B_{12}.

Anwendung. Perniziöse Anaemie, zum Leberschutz, lokal bei Ulcus cruris.

Cicaton (Stada, Frankfurt).

Leberextrakt mit antianaemischer Wirkung. Cicaton wird durch Hydrolyse frischer Gefrierleber von Schlachttieren gewonnen und nach der Reinigung konzentriert, 1 Teil entspricht 30 Teilen Frischleber.

Cholotonon (Promonta, Hamburg).

Organpräparat aus dem gesamten Leber-Gallenweg-System.

1 Dragée enthält 150 mg Fel Suis sicc., 75 mg Vesica fel sicc. und 15 mg Extr. Hepatis.

Anwendung. Akute und chronische Erkrankungen der Leber- und Gallenwege.

Ferronovin (Promonta, Hamburg).

Haemopoeticum-Energeticum.

1 Teelöffel des Saftes enthält 40 mg Leberextrakt (4 g Frischleber), 30 mg Ferrochlorid, Vitamine der B-Gruppe, Ascorbinsäure.

Anwendung. Kräftigungsmittel, zur Blutregeneration.

Heparhorm-Ampullen (Hormon-Chemie, München).

Der Leberextrakt wird durch selektive Extraktions- und Absorptionsmethoden aus frischer Leber gewonnen.

1 ml Injektionslsg. enthält gereinigten Leberextrakt mit 10 γ bzw. 35 γ (Heparhorm forte) Vitamin B_{12} und 0,5 mg Kobalt als Aminosäurekomplex.

Anwendung. Anaemie, chron. Hepatitis, Leberzirrhose, Röntgenkater.

Heparhorm Sirup (Hormon-Chemie, München).

Leberextrakt, standardisiert auf 15 γ Vitamin B_{12}, Vitamine, Spurenelemente, Adenosinphosphate.

Anwendung. Leberschutztherapie, Roborans.

Hepatrat (Nordmark, Hamburg).

Standardisierter Leberextrakt. 1 Bohne: 3 γ Vitamin B_{12}, 1 Eßlöffel von H. liquidum: 15 γ Vitamin B_{12}.

Anwendung. Anaemien, Rekonvaleszenz, seborrhoische Dermatosen, Psoriasis vulgaris.

Hepatrat forte (Nordmark, Hamburg).

1 ml Injektionslsg. enthält 100 mg Leberextrakt mit Vitaminen der B-Gruppe und 2 mg Xylocain.

Anwendung. Wie Hepatrat.

Hepavitex (Chodel, Köln).

1 Ampulle enthält 0,17 g Leberextrakt (entsprechend 5100 g Frischleber) und 40 γ Vitamin B_{12}.

Anwendung. Anaemien, Rekonvaleszenz, allergische Erkrankungen, Vergiftungen.

Hepsit forte (Promonta, Hamburg).

1 Ampulle (2 ml) Extr. Hepatis mit 0,02 mg Vitamin B_{12}.

Anwendung. Anaemie, Leberschädigung, Rekonvaleszenz.

Iloban (Merck, Darmstadt).

Leberextrakt mit Vitamin B_{12} und anderen Vitaminen zur intraglutäalen Injektion.

Anwendung. Makrozytäre Anaemien, Stomatitis, gastrointestinale Störungen, Neuralgien, chronische Ekzeme.

Neo-Gallonorm (Mauermann, Pöcking).

Hepar sicc., Fel Tauri, Pankreatin, Vitamine und verschiedene Drogen mit hepatropen Wirkstoffen.

Anwendung. Gallenblasen- und Leberentzündungen, Stoffwechselstörungen.

Opobyl (Vertriephar, Homburg).

1 Pille enthält Hepar Suis sicc. pulv. (1 g = 5 g frisches Organ), 0,05 g Fel Tauri und Drogen.

Anwendung. Mangelhafte Lebertätigkeit. Entzündungen der Gallenblase, chron. Verstopfung.

Panergon (Lankwitz, Gefrees).

1 Dragée enthält 0,24 g Hepar sicc., 0,04 g Mucosa gastr. sicc., Folsäure und Spurenelemente.

Anwendung. Anaemien, Ernährungsstörungen, Erschöpfungszustände, Ascites, Toxikosen.

Ripason (Robapharm, Freiburg).

1 ml Amp. enthält etwa 0,026 g Extr. Hepatis, 0,003 g m-Kresol, Aqua dest. ad inj. ad 1 ml.

1 Dragée enthält 0,1 g Praep. part. ferment. sicc. Hepatis.

Anwendung. Leberzirrhose, chronische Hepatitis.

B. Hydrolysatpräparate

Fissanamin (Deutsche Milchwerke, Zwingenberg).

Biotonicum.

5 g Granulat enthalten 2 g Fermenthydrolysat aus Casein, Frischhefe und Frischleber im Verhältnis 3 : 2 : 1, Vitamine, 100 mg Calciumphosphat, 100 mg Colaextrakt und 50 mg Condurangoextrakt.

Anwendung. Rekonvaleszenz, Entwicklungsstörungen, Blutarmut, Erschöpfungszustände.

Hepa-Tissan (Deutsche Milchwerke, Zwingenberg).

1 Dragée enthält etwa 300 mg Fermenthydrolysat aus Casein, Frischhefe und Frischleber im Verhältnis 3 : 2 : 1, Vitamine, Cholin und Methionin.

Anwendung. Hepatitis, Leberparenchymschäden, Schwangerschaftstoxikosen.

Prohepar (Nordmark, Hamburg).

Leberhydrolysat mit essentiellen Aminosäuren. 1 ml Injektionslsg. enthält 60 mg Leberhydrolysat mit essentiellen Aminosäuren (antinekrotische Wirksamkeit im Allylalkohor-Test nach EGER eingestellt).

1 Bohne enthält 70 mg Leberhydrolysat mit essentiellen Aminosäuren, Cholin, Inosit und Vitamin B_{12}.

1 Teelöffel Sirup enthält 625 mg Hydrolysat mit essentiellen Aminosäuren, Cholin, Inosit und Vitamin B_{12}.

Anwendung. Chronische Hepatitis, Leberzirrhose, hepatokardiales Syndrom, Myokardose, Hepatopathien, Schwangerschaftstoxikosen, Strahlenschäden, Psoriasis vulgaris, hepatogene Osteoporose.

Knorpelgewebe.

Sanarthrit (Luitpold-Werke, München).

Aus Knorpelgewebe junger Tiere gewonnenes Organpräparat zur intraven. und intramusk. Injektion.

Anwendung. Chronisch-entzündliche Gelenkerkrankungen, Gelenkrheumatismus, Arthritis, Spondylitis.

Milz.

Lien, Splen.

Die Milz ist von Bedeutung für den Umsatz der roten und weißen Blutkörperchen: 1. Erythrozytenzerstörung im Rahmen der Blutmauserung, 2. neben anderen Organen Bildung von Lymphozyten. Als wichtige Funktion wird ihr auch ein hemmender Einfluß auf die Blutbildung im Knochenmark zugeschrieben. Kommt es zu einer Erhöhung der Erythrozytenzahl, so wird als Ursache der Erkrankung gewöhnlich eine Dysfunktion der Milz angenommen. GORLITZER und FRIEDRICH konnten durch Verabreichung einer Milzdiät die Erythrozyten zur Norm bringen [Med. Klin. *56*, 18 (1961)]. Außerdem sollen Milzpräparate regulierend und stützend auf die Leberfunktion wirken [MAHNERT u. MOSER: Wien. med. Wschr. *107*, 530 (1957)].

Prosplen (Ifa, Hamburg).

Dragées, Tropfen und Ampullen. Papierchromatographisch standardisierter Frischmilzextrakt.

Anwendung. Vegetative Dysregulationen, intestinale Allergien (Asthma bronchiale), Bestrahlungsschäden, zur Steigerung körpereigener Abwehrkräfte.

Splenosan (Sanabo, Wien).

Milzextrakt.

Renes.
Nieren.

Neben der Hauptaufgabe der Harnbereitung und Ausscheidung sollen die Nieren noch eine innere Sekretion mit einer spezifischen Wirkung auf das Reticulo-Endothel der Lungen und Bronchien besitzen.

Emphysemon Bürger (Ysatfabrik, Goslar).

Injektionslösungen mit dem eiweißfreien Extrakt aus Nierenparenchym.

Anwendung. Lungenemphysem, Asthma bronchiale.

Pankreas.
Bauchspeicheldrüse.

Die Bauchspeicheldrüse hat, bedingt durch die innere und äußere Sekretion, eine doppelte Funktion. Die *äußere* Sekretion, die etwa 15 bis 30 g Enzymgemisch je Std. liefert, dient dem Abbau der Nahrungsstoffe. Die Sekretion wird durch den Übertritt des sauren Mageninhalts in den Darm ausgelöst. Der alkalisch reagierende Pankreassaft enthält Proteasen zum Abbau der hochmolekularen Eiweißkörper, α-Amylasen zum Abbau von Kohlenhydraten und Lipasen zur Spaltung der Neutralfette. Durch die *innere* Sekretion werden den Kohlenhydratstoffwechsel regulierende Hormone, Insulin und Glucagon ins Blut abgegeben (s. Insulin, S. 79).

Wirkung. Durch Pankreaspräparate werden dem Körper die natürlichen Fermente des Pankreas zugeführt. Der Nahrungsabbau verläuft daher physiologisch. Demgegenüber bauen pflanzliche Fermente das Eiweiß in qualitativ anderer Weise ab.

Anwendung. Pankreasextrakte finden bei Pankreasinsuffizienz, Dyspepsien, Nahrungsmittelallergie, Meteorismus und Appetitlosigkeit Anwendung. Da die Enzyme bei der Magenpassage zerstört werden, erhalten die Präparate einen magensaftresistenten Überzug oder werden mit Gerbsäure stabilisiert.

Gerikreon (Kali-Chemie, Hannover).

Gerikreon ist ein Ferment-Vitamin-Präparat, das neben Pankreon (1 Dragée = 200 mg Pankreon) und Galledispert die wichtigsten Vitamine sowie Eisen und Cholin enthält.

Anwendung. Verdauungsstörungen, vor allem im Alter.

Pankreoflat (Kali-Chemie, Hannover).

1 Dragée bzw. 1 Meßlöffel (= 1 g) Granulat enthält 200 mg Pankreon mit einer Fermentaktivität von 8 Lipase-, 14 Amylase- und 24 Protease-Einheiten nach WILLSTÄTTER und 80 mg Dimethylpolysiloxan.

Anwendung. Meteorismus, Flatulenz, Roemheld-Syndrom.

Pankreon (Kali-Chemie, Hannover).

Standardisiertes magensaftresistentes Pankreasfermentpräparat. Pankreon-Tabletten, Pankreon comp. Dragées und Pankreon-Granulat. 1 Tablette enthält 10 Lipase-, 18 Amylase- und 30 Protease-Einheiten nach WILLSTÄTTER. Pankreon comp. enthält zusätzlich 50 mg Galle-Dispert.

3 g Pankreon-Granulat (= 1 gestrichener Teelöffel) enthalten 40 Lipase-, 50 Amylase- und 130 Protease-Einheiten.

Anwendung. Verdauungsinsuffizienz, Dyspepsien, Meteorismus, nach Magenresektion, Appetitlosigkeit.

„Lipocaic-Faktor" aus Pankreas.

Die Bauchspeicheldrüse enthält einen Faktor, der den Fettstoffwechsel beeinflußt. Bei pankreasektomierten Hunden beobachtete man u. a. degenerative Verfettung der Leber und Störungen der Leberfunktion. Diese Symptome konnten verhindert und zur Rückbildung gebracht werden, wenn den Hunden täglich Rohpankreas verfüttert wurde. Der wirksame Faktor ist alkohollöslich und thermostabil. Er ist nicht identisch mit Methionin oder Cholin.

Lipotrat (Nordmark, Hamburg).

1 Dragée enthält 100 mg Lipocaic-Faktor (lipotrop wirksame Fraktion des Pankreas, standardisiert im biologischen Test nach LEITES und JAKUSCHEWA).

Anwendung. Arteriosklerose, Angiopathia diabetica, Leberverfettung, Lipidosen, Lipidnephrose, Psoriasis vulgaris.

Neo-Gallonorm (Mauermann, Pöcking).

Die Dragées enthalten Pankreatinum conc., Fel Tauri sicc., Hepar sicc., verschiedene Drogen mit hepatotroper und laxativer Wirkung und Vitamine.

Anwendung. Stoffwechselstörungen, Gallengangs- und Leberentzündungen.

Anmerkungen. Siehe auch Panzynorm, Nordmark, Hamburg, unter Extrakte aus Magen und Pylorus im folgenden Abschnitt.

Ventrum.

Magen. Pylorus, Magenpförtner.

Magenextrakte enthalten die Fermente Pepsin und Kathepsin, die die Eiweißverdauung einleiten. Besondere Bedeutung kommt dabei dem Kathepsin zu. Es entfaltet schon bei geringerer Säurekonzentration seine volle Wirkung. Während das Aktivitätsoptimum für Pepsin bei pH 1,5 liegt, hat das Kathepsin bei pH 3,0 seine optimale Wirkung. Das bedeutet, daß die Eiweißverdauung auch bei herabgesetzter Säureproduktion des Magens eingeleitet werden kann.

Pylorusschleimhaut-Extrakte enthalten Gastrin (s. Hormone, S. 189) und den Intrinsic-Faktor. Das Gastrin fördert die Magensaftsekretion, während dem Intrinsic-Faktor bei der Versorgung des Organismus mit dem Vitamin B_{12} Bedeutung zukommt.

Birobin (Sanabo, Wien).
Roborans.

1 Dragée enthält 0,1 g getrocknete Magenschleimhaut, Eisen in komplexer Bindung, Manganglycerophosphat, Kobaltgluconat und Chlorophyll.

Anwendung. Alimentäre Blutarmut, Anaemien in der Gravidität und Rekonvaleszenz nach schweren Krankheiten.

Enzynorm (Nordmark, Hamburg).

Standardisierter Magenextrakt mit peptischer und katheptischer Fermentaktivität und mucingebundener Salzsäure.

Handelsformen: Liquidum, Bohnen, Pulver, für Diabetiker Dia-Enzynorm ohne Zuckerzusatz. 1 Eßlöffel (15 ml) Enzynorm liquidum ist etwa 3 Enzynorm-Bohnen wirkungsgleich.

Anwendung. Subacidität bei akuter und chronischer Gastritis, Gastroenteritis, Magencarzinom, Afermentie nach Magenresektion, Cholezystopathie, Appetitlosigkeit, Akne vulgaris und hypochrome Anämie.

Panzynorm (Nordmark, Hamburg).

1 Dragée enthält 0,1 g Magenextrakt, 0,015 g Pylorusextrakt mit Intrinsic-Faktor-Aktivität, 0,095 g Pankreatin und 0,04 g Fel Tauri.

Anwendung. Verdauungsstörungen, besonders bei Pankreasinsuffizienz, Leber- und Gallenwegserkrankungen, Störungen der Fermentbildung bei Magencarzinom sowie nach Operationen an Magen, Pankreas, Gallenblase und Leber.

Robadin (Robapharm, Freiburg).

1 ml Amp. gegen Ulc. ventr. enthält etwa 0,012 g Extr. Ventriculi, etwa 0,005 g Extr. Duodeni und 0,003 g m-Kresol.

1 ml Amp. gegen Ulc. duod. enthält etwa 0,013 g Extr. Duodeni, etwa 0,0005 g Extr. Ventriculi und 0,003 g m-Kresol.

1 Dragée enthält Praep. part. ferment. sicc. Ventr. und 0,1 g Praep. part. ferment. sicc. Duod.

Anwendung. Ulcus ventr., Ulcus duodeni, Gastritis, Duodenitis.

Duodenum.
Zwölffingerdarm.

Der Zwölffingerdarm als oberster Abschnitt des Dünndarms schließt an den Pylorus des Magens an. Als eventuell wirksame Stoffe kommen Schleimstoffe in Betracht, die vom Duodenum abgesondert werden.

Opocarbyl (Vertriephar, Homburg a. d. Saar).

100 g Granulat enthalten Duodenum sicc. (1 g = 8 g frisches Organ) 0,5 g, Hepar Suis sicc. 0,5 g, Fel Tauri dep. sicc. 0,5 g und andere Zusätze.

Anwendung. Diarrhöen, bakterielle Magen- und Darm-Infektionen, Blähungen.

Anmerkung. Siehe auch Robadin unter Magen.

Gallenblasenwand.

Die Gallenblasenwand sezerniert einen Stoff, der die Wirkung der Pankreaslipase wesentlich steigert. Diese Substanz ist stickstofffrei und dialysierbar [PRIBRAM: Münch. med. Wschr. 46, 1823 (1935)]. Die Proteasen und Amylasen werden durch Gallenblasenwandstoffe nicht aktiviert. Die Standardisierung der Präparate erfolgt mit Hilfe der Pankreaslipase. 1000 Einheiten entsprechen derjenigen Präparatmenge, die innerhalb von 3 Std. die Wirkung der Pankreaslipase auf das Doppelte steigert.

Cholecysmon (Südmedica, München).

Proteinfreier standardisierter Organextrakt mit dem lipaseaktivierenden Stoff der Gallenblase.

1 Pille enthält 500 Einheiten Gallenblasen-Wirkstoff. 1 Ampulle (i.m.) 200 Einheiten.

Anwendung. Ausfallserscheinungen der Gallenblasenfunktion, Hepatopathien, Gallensteinerkrankungen, Verdauungsstörungen unklarer Genese.

Placenta.
Nachgeburt, Mutterkuchen.

Die Placenta, die sich aus der Decidua basalis entwickelt, sorgt für die Ernährung und O_2-Versorgung der Frucht. Das Blut wird der Placenta von der Frucht über die Nabelarterien zugeführt und kehrt über die Nabelvene zurück. Die Placenta fungiert darüber hinaus als endokrine Drüse und bildet mit zunehmender Fruchtreife beträchtliche Mengen östrogener Hormone (Östradiol). Sie kompensiert damit den Ausfall der Follikelbildung im Eierstock während der Gravidität. Umgekehrt nimmt die Bildungsrate an Choriongonadotropin und Progesteron in der Placenta vom dritten Schwangerschaftsmonat ab. Bemerkenswert ist ein relativ hoher Gehalt an Corticosteroiden. Die Placenta wird zusammen mit den Eihäuten in der sogenannten Nachgeburtsperiode ausgetrieben.

Ausgangsmaterial. Tierische und menschliche Placenten, wobei von tierischen Placenten reife (geborene) oder unreife (ungeborene) zur Extraktbereitung benutzt werden.

Prüfung und Wirkung. Anhand des Einbaus von Phenylalanin bei der Proteinsynthese der Ribosomen erwies sich nur der Extrakt von unreifen Placenten als hochwirksam. Ein Extrakt aus reifen Placenten zeigte keinen Effekt [JACHERTS, D. D., BL. JACHERTS u. G. MAY: Med. Klin. 18, 752 (1963)]. Als ausschlaggebend für die Wirksamkeit von Placentaextrakten wird neben der Anwesenheit von Corticosteroiden der Gehalt an „biogenen Stimulatoren", die bei der Aufarbeitung entstehen sollen, angesehen. Placentaextrakte wirken aktivierend auf das Hypophysen-Nebennierenrinden-System und regulierend auf den Stoffwechsel. Außerdem steigern sie die Durchblutung und die Zellatmung. Die therapeutische Wirksamkeit der Handelspräparate hängt stark vom Herstellungsverfahren ab.

Nebenwirkungen. Wegen der möglichen Nebenwirkungen durch östrogene Stoffe sollten Placenten der ersten Schwangerschaftsmonate verwendet werden, da diese keine oder nur

Spuren Follikelhormone enthalten. Für die Anwendung von Placentaextrakten in der Kosmetik wird vom Gesetzgeber die Abwesenheit von Hormonen gefordert. Die Überprüfung von verschiedenen Placentaextrakten auf östrogene Stoffe durch biologische und chemische Methoden hat Mengen ergeben, die an der untersten Erfaßbarkeitsgrenze liegen. Eine endokrine oder direkte hormonelle Wirkung durch derart geringe Substanzmengen ist daher nicht zu erwarten.

Standardisierung. Zur Standardisierung von Placentaextrakten sind verschiedene Methoden vorgeschlagen worden:

1. Bestimmung des Phosphatasegehaltes mit Bezug auf King-Armstrong-Einheiten.

2. Ermittlung der Atmungs- und Glykolysesteigerung auf die menschliche Haut nach KLUDAS und ESCHBACH [Hautarzt *11*, 515 (1960)].

3. Nach J. MEYER, R. ILLIEN und J. G. FAUDI mit Hilfe des Testbacillus Zymomonas mobile durch Plattenkulturen. Die Wachstumszonen sind dabei dem Wirkstoffgehalt direkt proportional [Arzneimittel-Forsch. *11*, 972 (1961)].

4. Einbau von markiertem Phenylalanin in den Ribosomen nach D. D. JACHERTS, BL. JACHERTS und G. MAY [Med. Klin. *18*, 752 (1963)].

Inplacen (Merz, Frankfurt).

Extrakt aus Rinderplacenten des 3. bis 4. Schwangerschaftsmonats, die tiefen Temperaturen ausgesetzt werden, wobei sie neue biologische Fähigkeiten gewinnen (biogene Stimulatoren nach FILATOW). Die Ampullen enthalten einen 10%igen wäßrigen Extrakt aus Rinderplacenten zur subc., intramusc., intraven. und intraarteriellen Injektion.

Anwendung. Periphere Durchblutungsstörungen, Arthrosen, verzögerte Kallusbildung, Adnexentzündungen, Ohrensausen und Ulcus cruris.

Placentadent (Merz, Frankfurt).

Salbe (Extr. Placentae 10%) und Ampullen (100 mg Extr. Placentae und 10 mg Lidocain-HCl in 1 ml).

Anwendung. Gingivitiden, Stomatitiden.

Placentan (Madaus, Köln).

1 Ampulle enthält 10 mg Extractum Placentae hominis; 20 g Salbe enthalten 700 mg lipidlösliche Wirkstoffe aus frischer Humanplacenta.

Anwendung. Durchblutungsstörungen und deren Folgezustände.

Placentapur-Feldhoff (Feldhoff, Essen).

Die Salbe enthält 60% frische tierische Placenta.

Anwendung. Spastische, spinale Lähmungen, venöse Durchblutungsstörungen.

Placenta-Serol-Salbe (Merz, Frankfurt).

10% standardisierter Placenta-Totalauszug in fettfreier Salbengrundlage.

Anwendung. Arthrosen, chron. Polyarthritis, Ulcus cruris, Brandwunden.

Placenta-Suspensata-Depot-Schwarzhaupt (Schwarzhaupt, Köln).

Zubereitung menschlichen Placentagewebes in kolloidaler Form und Partikelaufschwemmung in isoton. Lösung.

Anwendung. Affektionen der Haut, klimakterische Störungen, Arthrosen, periphere Durchblutungsstörungen.

Placentormon (Labopharma, Berlin).

Steriler, zellwandfreier, nach patentiertem Verfahren hergestellter, nach Phosphatase-Einheiten standardisierter Extrakt von frischen ungeborenen Rinderplacenten. Die Salbe enthält 40%, die Suppositorien enthalten 30% Extrakt. Placentormon-Pulpa besteht aus 86,6% kolloider Placenta. Ampullen mit 10% Extrakt zur i.v. und i.m. Injektion.

Anwendung. Durchblutungsstörungen, Altersherz, klimakterische Störungen und Ekzeme.

Placentubex (Merz, Frankfurt).

Hormonfreie Kosmetikcreme.

Re-Pla-Serol Augen-Placenta-Serol (Merz, Frankfurt).

Salbe mit 10% Extr. Placentae.

Anwendung. Dystrophische Hornhautprozesse, Keratitis, Akne rosacea.

Gerinnungsaktive Phospholipidkomplexe

aus tierischem Gewebe.

Tierische Phospholipidkomplexe beeinflussen den Ablauf der Blutgerinnung durch eine signifikante Verkürzung. Die Phospholipide greifen an drei Stellen in diesen Prozeß ein. Sie entfalten eine dem Thrombozytenfaktor III analoge Wirkung (Vorphase der Gerinnung). Sie beteiligen sich in der 1. Gerinnungsphase an der Prothrombinaktivierung. Schließlich haben sie eine Antiheparinwirkung und entsprechen damit dem Thrombozytenfaktor IV. Neben dem Einfluß auf die Blutgerinnung haben diese Gewebeextrakte auch eine Wirkung bei der Kapillarabdichtung, so daß sie Entzündungen und hämorrhagische Diathesen günstig beeinflussen.

Herstellung. Als Ausgangsgewebe dient schonend getrocknetes Hirn- oder Lungengewebe. Der Phospholipidkomplex wird mit entsprechenden Lösungsmitteln extrahiert und gereinigt. Die Extrakte sind eiweiß- und pyrogenfrei.

Gehaltsbestimmung. Die quantitative und qualitative Zusammensetzung kann papier- oder dünnschichtchromatographisch ermittelt werden (s. Lecithin). Die physiologische Standardisierung erfolgt durch die gerinnungsfördernde Aktivität in der Vorphase [EGLI: Thrombos. Diathes. haemorrh. 6, 533 (1961)].

Clauden (Luitpold-Werk, München).

Isolierte Partialthrombokinase aus Hammel- und Schweinelungen. Aktivator der Thromboplastin-Bildung und Accelerator der Prothrombin-Thrombin-Umwandlung.

10 ml Injektionslösung enthalten 50 mg, 1 Tablette enthält 125 mg und 1 Pulverröhrchen 500 mg Partialthrombokinase.

Anwendung. Zur Behandlung von inneren und äußeren Blutungen (Lungen-, Magen-, Darm-, Blasen- und Nierenblutungen, in der kleinen Chirurgie, Oto-, Rhino-, Laryngologie, Zahnheilkunde und Unfallpraxis) (auch prophylaktisch), hämorrhagischen Diathesen und zur Injektionsbehandlung bei Bursitiden, Zysten, Arbeits- und Sportschäden.

Claudemor (Luitpold-Werk, München).

Enthält außer Clauden Aethyl.p-aminobenzoic., p-Aminobenzoyl-diaethylamino-aethanol, Balsam. peruvian., Bismut. subgallic. und Zinc.oxydat.

Salbe und Zäpfchen.

Anwendung. Äußere und innere blutende Hämorrhoiden, Analfissuren, Rhagaden.

Tachostyptan (Hormon-Chemie, München).

Standardisierter, gerinnungsaktiver Phospholipidkomplex aus dem Gehirn gesunder Schlachttiere. Das Präparat enthält neben natürlichen Stabilisatoren (Aminosäuren) folgende Aktivatoren der Thrombokinasebildung: Inositphosphatid, Lysolecithin, Lysokephalin, Lecithin, Phosphatidylserin und Phosphatidyläthanolamin.

5 ml Injektionslsg. enthalten 10 mg gerinnungsaktives Lipidthromboplastin.

Anwendung. Prophylaxe und Therapie von Blutungen, Thrombopathien, Ödemen und Hämatomen.

Tachostyptest (Hormon-Chemie, München).

Standardisierte Suspension von Lipidthromboplastin zur Gerinnungsanalyse. 0,1 ml Suspension entspricht der Plättchenfaktor-III-Aktivität von etwa 30 Mill. Thrombozyten.

Nucleosid- bzw. nucleotidhaltige Organextrakte

Nucleoside sind Bausteine der Nucleinsäuren und setzen sich aus Pyrimidin- bzw. Purinbasen und Ribose bzw. Desoxyribose zusammen. Die Nucleoside haben Trivialnamen, die sich von den jeweiligen Basen ableiten, z. B. Adenosin, Cytidin, Thymidin. Bei den Nucleotiden ist noch Phosphorsäure esterartig im Molekül gebunden. Die Nucleoside bzw. Nucleotide sind integrierende Bestandteile der im Zellkern oder Zytoplasma vorhandenen Nucleinsäuren. In der Desoxyribonucleinsäure des Zellkernes (DNS) ist die Information für die Synthese von Proteinen gespeichert. Im Zytoplasma befinden sich die für die Informationsübertragung (messenger-RNS) und den Aminosäuretransport (transfer-RNS) verantwortlichen Ribonucleinsäuren.

Anwendung. Die therapeutische Anwendung von nucleosid- bzw. nucleotidreichen Organextrakten geht von der Überlegung aus, dem insuffizienten Organ die für die Synthese von körpereigenen Nucleinsäuren notwendigen Vorstufen in physiologischem Verhältnis zuzuführen. Tierexperimentelle Untersuchungen zeigen, daß nucleosidreiche Organextrakte die Herzfrequenz beeinflussen und die Durchblutung der Herzmuskulatur fördern. In höheren Dosen wird der Sympathicotonus gedämpft und dadurch der Blutdruck gesenkt. Die Leistungsfähigkeit der Herz- und der Skelettmuskulatur wird gesteigert. Die Extrakte erzeugen neben der lang anhaltenden Durchblutungsvermehrung der Coronargefäße auch eine solche der peripheren Arterien. Die Gesamtwirkung dieser Präparate ist jedoch durch den Nucleosidgehalt allein nicht voll erklärbar.

Standardisierung. Sie kann dünnschichtchromatographisch (a) oder auf biologischem Wege (b) erfolgen:

a) Quantitative Dünnschichtchromatographie von Nucleotiden nach K. RANDERATH: Dünnschichtchromatographie, Verlag Chemie 1965, S. 240.

Die chromatographische Auftrennung der Nucleotidpräparate erfolgt an Ionenaustauschercellulose, wofür besonders die DEAE-Cellulose (Fa. Macherey, Nagel & Co, Düren/Rhld.) geeignet ist.

Ausführung. Auf die Dünnschichtplatte werden Mengen aufgetragen, die etwa 8 mcg Nucleotide enthalten. Als Fließmittel dient eine 0,02 n Salzsäure. Nach dem Entwickeln werden die Substanzzonen im kurzwelligen UV-Licht (254 mµ) mit einem weichen Bleistift markiert. Man umrandet eine dreieckförmige Zone um den Fleck und beseitigt mit einem Spatel die Schicht außerhalb dieser Umrandung. Anschließend eluiert man das Nucleotid mit einer Elektrolytlösung (0,5 bis 2 m LiCl). Die Lösung wird mit Hilfe einer Mikropipette portionsweise an einer Ecke der dreieckförmigen Zone zugefügt und zusammen mit dem Nucleotid an der Basis des Dreiecks von den Papierstreifen aufgenommen. Nach der Elution trocknet man den Papierstreifen. Unter der UV-Lampe läßt sich feststellen, ob alles eluiert ist. Ist dies nicht erfolgt, wiederholt man mit einer stärkeren Elektrolytlösung. Die Papierstreifen werden anschließend in einem Zentrifugenglas mit 0,5 bis 1,0 ml dest. Wasser (Monophosphate, Nucleotidzucker, DPN) oder 1,2 bis 1,5 m LiCl extrahiert. Nach 12 bis 20 Std. wird bei Raumtemperatur abzentrifugiert und die Extinktion der überstehenden Lösung bei 260 mµ gegen ein Eluat einer Leerzone gemessen.

Es gilt
$$E = \varepsilon \cdot c \cdot d$$
(E = Extinktion, ε = spezifischer Extinktionskoeffizient, c = Konzentration = M/l, d = Schichtdicke in cm).

b) Die Standardisierung kann auch mit Hilfe der Blutdrucksenkung am Kaninchen oder durch die Erschlaffung des isolierten Hühnercolons nach BARSOUM und GADDUM [J. Physiol. (Paris) 85, 1 (1935)] erfolgen.

Adenylocrat-liquidum (Adenylchemie, Gerlingen bei Stuttgart).

100 g enthalten 30 g nucleosid- und nucleotidhaltigen Extrakt aus frischem Warmblütermyocard, eingestellt auf 200 mg Adenosin und 20 mg Adenosin-5'-monophosphorsäure, verschiedene Drogenbestandteile.

Anwendung. Prophylaxe und Therapie cardialer Durchblutungsstörungen, zur Therapie des Altersherzens, cerebrale Durchblutungsstörungen.

Carnigen (Chemische Werke Albert, Wiesbaden).

1 Ampulle zu 2 ml enthält einen nucleosidhaltigen Organextrakt aus Warmblüterorganen, entsprechend 4 mg Adenosin und 20 mg 1-(4′-Hydroxyphenyl)-2-methylaminopropanol-(1)-hydrochlorid–Rac.

1 ml Carnigen-Tropfen entspricht 3 mg bzw. 20 mg, 1 Carnigen-Tablette 1,2 mg bzw. 8 mg.

Anwendung. Hypertonie, Vasolabilität.

Embran (Südmedica, München).

Ampullen (i.m. und i.v.) und Tropfen. Protein- und lipidfreier Extrakt aus Skelettmuskulatur.

Anwendung. Herzerkrankungen, Reizleitungsstörungen, Durchblutungsstörungen, Infektionskrankheiten.

Lacarnol (Chemische Werke Albert, Wiesbaden).

Nucleosidhaltiger Extrakt aus Warmblüterorganen, entspricht 3 mg Adenosin in 1 ml Tropfen.

Anwendung. Koronare Durchblutungsstörungen.

Nucleoton (Hormon-Chemie, München).

Standardisierter Organextrakt mit phosphorylierten und dephosphorylierten Nucleinsäurederivaten, hergestellt aus insulinfreiem Pankreas.

1 ml enthält 3 mg Adenylsäurederivate, insgesamt mindestens 6 mg Gesamtpurine (davon 2 mg Nucleosid-di- und -triphosphate, 2 mg Nucleosid-monophosphate).

Anwendung. Periphere, cardiale und zentrale Durchblutungsstörungen, Hypertonie.

Parmanil (Hoechst, Frankfurt).

2 ml Injektionslsg. = 1 ml Tropflsg. = 1 Dragée enthalten 12 mg nucleosidhaltigen Extrakt aus Warmblüterorganen, entspricht 4 mg Adenosin und 220 mg 7-Hydroxyäthyltheophyllin.

Anwendung. Koronare und zerebrale Durchblutungsstörungen.

Regeneresen nach Prof. Dyckerhoff (Müller, Göppingen).

Organotrope Ribonucleinsäuren aus embryonalen und Jungtier-Zellen.

Anwendung. Siehe Spezialliteratur.

Sanursex „F" (= feminin) (Hormosan, Frankfurt).

1 Dragée enthält unter anderem 20 mg nucleosidhaltigen Organextrakt.

Anwendung. Allgemeine Erschöpfungszustände, Aufbau- und Stärkungsmittel, Klimakterium.

Polylysate
nach Kasakow.

Sie stellt eine Variante der Organpräparate dar, bei der niedermolekulare Spaltprodukte des Eiweißes aus mehreren Organen angewendet werden. Zur Herstellung der Lysate wird die Methode der tiefgreifenden Autoklavhydrolyse benützt. Dabei kommt es zu einem Abbau bis zu den Polypeptiden und Aminosäuren.

Hersteller von Polylysat-Präparaten. Hefa (Werne a. d. Lippe).

Anmerkung. Verwandt mit der Polylysat-Therapie ist die zytoplasmatische Therapie. Hier werden Organe nach der Schlachtung gefriergetrocknet und das Organpulver im Vakuum den Gasen flüchtiger Säuren ausgesetzt.

Hersteller. Vitorgan (Stuttgart).

B. Cellular- und Gewebetherapie

1. Cellulartherapie

Unter der auch heute noch umstrittenen Cellulartherapie nach P. Niehans versteht man die intramuskuläre Applikation von Suspensionen aus Zellen und Gewebepartikeln, die aus Organen fötaler oder jugendlicher Tiere und aus frisch anfallender Placenta gewonnen werden. Die Suspensionen sollen in möglichst unverändertem Zustand verwendet werden. Dazu wurden in den Anfängen der Cellulartherapie die Organe bei der Schlachtung sofort entnommen, mit Spezialinstrumenten zerkleinert und die mit Ringer- oder Tyrodelösung hergestellten Suspensionen unmittelbar im Anschluß daran möglichst an Ort und Stelle injiziert. Diese Methode der unmittelbaren Injektion einer Suspension hat Nachteile. Da die Zeit zwischen Entnahme und Injektion sehr kurz sein soll (20 Min.!), muß der Patient in die Nähe des Schlachthofes gebracht werden oder die Schlachtung hat in der Nähe der Klinik zu erfolgen. Ein weiterer gravierender Nachteil wurde darin gesehen, daß zwischen Entnahme und Injektion keine Sterilitätskontrolle möglich war. Die Übertragung von Krankheitserregern ließ sich trotz gründlicher Voruntersuchung der Tiere und peinlicher Asepsis bei der Zubereitung nicht mit Sicherheit ausschließen. Deshalb hat der wissenschaftliche Beirat des Präsidiums des Deutschen Ärztetages 1957 in einer Entschließung vor der Verwendung von Frischzellen gewarnt und außerdem den therapeutischen Wert dieser Behandlungsmethode in Frage gestellt. Schädigungen und selbst Todesfälle sind bekannt geworden [Ärztl. Mitt. (Köln) *1957*, S. 1062]. Die Entschließung gründet auf Untersuchungen von SCHULTE [Mkurse ärztl. Fortbild. *9*, 378 (1957)] und KANZOW (Medizinische *1957*, S. 447). Demgegenüber stellt RIETSCHEL (Medizinische *1958*, S. 1135) fest, daß die Beiträge von SCHULTE und KANZOW nicht geeignet sind, um über den Wert der Cellulartherapie zu urteilen: Die Zahl der untersuchten Kranken war nicht genügend, bei den Testpersonen handelte es sich um ambulante Patienten, die Placebos waren unzureichend. Einer kritischen Betrachtung wird diese Therapie in „Zellforschung und Zellulartherapie", hrsg. von F. SCHMID und J. STEIN (Verlag H. Huber, Bern/Stuttgart 1963), unterzogen. Neben einer Reihe von Faktoren, die zur Objektivierung dieser Methode angeführt sind, wird dabei besonders auf die Herstellung der Präparate Wert gelegt. Es wird darauf hingewiesen, daß von den drei möglichen Suspensionsformen – Frischzellen, Eiszellen (gefrorene Frischzellen), Trockenzellen (gefriergetrocknete Frischzellen) – nur die letzte allen Forderungen gerecht wird. Die „Eiszellen"-Methode hat zwar gegenüber der „Frischzellen"-Methode den Vorteil, daß zwischen Entnahme und Injektion eine Sterilitätsprüfung eingeschaltet werden kann, jedoch sind die ungenaue Dosierung, die umständliche Lagerung und das Auftauen vor der Anwendung nachteilig. Durch das Auftauen werden außerdem physikalische Vorgänge ausgelöst, die sich auf die Struktur der Zelle auswirken. Aus diesen Gründen werden heute fast ausschließlich *Trockenzellen* verwendet. Die frischen Organe werden dabei sofort nach dem Schlachten eingefroren und im gefrorenen Zustand getrocknet (s. Gefriertrocknung = Lyophilisation).

Allgemeine Wirkung im Organismus. Im Prinzip stehen einem Organismus drei verschiedene Wege zur Verfügung, sich mit körperfremden, transplantierten Geweben, um die es sich bei der Frisch- und Trockenzellentherapie handelt, auseinanderzusetzen:

α) Einbau in die eigenen Gewebe,

β) Abbau mit selektiver Verwertung und selektiver Eliminierung,

γ) Eliminierung in toto in Form eines sterilen Abszesses.

Der erste Weg wird bei körpereigenen (Haut- und Knochentransplantationen) und auch bei artgleichen Übertragungen (Knochen-, Knochenmark-, Gefäß- und Hornhauttransplantationen) beschritten.

Bei Zell- und Gewebesuspensionen findet man die beiden anderen Wege. In der Auseinandersetzung des Körpers mit Fremdgeweben scheint der Auflösung, dem parenteralen Abbau und dem Abtransport durch körpereigene Phagozyten die entscheidende Rolle zuzukommen. Körpereigene Makrophagen sind in der Lage, andere Zellen in toto aufzunehmen und abzubauen. Die foetalen, lyophilisierten Trockengewebe wirken im Empfängerorganismus offensichtlich weniger „fremd", da sie kaum nennenswerte Zellbildverschiebungen zur Folge haben. Der antigene Reiz ist gering. Da die injizierten Zellen oder Gewebepartikel als Ganzes schon innerhalb einer Stunde vom Ort der Injektion verschwinden, kommt ein fermentativer Abbau dafür weniger in Frage. Abtransportierte Zellen werden im reticulären und lockeren Bindegewebe abgelagert, wobei die Fremdzellen mit großer Sicherheit nicht in toto, sondern vermutlich durch Bestandteile ihres Zellplasmas und Zellkernes ihre Wirksamkeit entfalten. Die Teilprodukte der Zelle werden möglicherweise für die Regeneration bestimmter Organdefekte verwendet. Mitochondrien und Mikrosomen sind dafür nicht geeignet, da ihre Strukturen labil sind und zerfallen. Co-Fermente und Ribonucleinsäure dagegen könnten dafür in Frage kommen. Ein wesentlicher Effekt der Injektion fötaler oder adulter heterologer Zellen soll Auslösung von Antigen-Antikörper-Reaktionen sein. Die immunologischen Reaktionen sollen dabei nach NIEHANS zu einer Aktivierung des reticulo-endothelialen Systems führen und „klinisch das Phänomen der allgemeinen Erholung oder Revitalisierung auslösen" (NIEHANS).

Wirkungsspezifität und Indikationen. STEIN berichtet in einem Beitrag zur „Zellforschung und Zellulartherapie", Verlag H. Huber, Bern/Stuttgart 1963, über eine Reihe von Untersuchungen zur Objektivierung der Wirkungsspezifität überpflanzter Zellen. Um die organspezifische Regeneration durch Zellimplantate nachzuweisen, wurden Versuche mit der Schilddrüse, Hypophyse, Placenta, dem Hypothalamus und Pankreas durchgeführt und dabei Effekte festgestellt, die nur durch eine Wirkungsspezifität erklärbar sind. Es konnte nachgewiesen werden, daß die Effekte nicht mit einer unspezifischen Reizkörpertherapie zusammenhängen.

Indikationen und Kontraindikationen. Als Indikationen werden chronische Erkrankungen der Gefäße, vor allem Arteriosklerose, chronische nicht entzündliche Arthritiden, innersekretorische Störungen, Hypertonie, Nephrosen und Hepatosen angegeben.

Bedrohliche immunologische Reaktionen traten im Vergleich zur Zahl der Anwendung relativ selten auf. Dies wird darauf zurückgeführt, daß die Menge an löslichem Eiweiß, die mit einer Injektion zugeführt wird, gering ist (etwa 60 mg). Außerdem wird die Cellulartherapie im Gegensatz zu therapeutischen Seruminjektionen i.m. und sc. angewandt. Ein weiterer Grund für die selten auftretenden allergischen Reaktionen wird darin gesehen, daß hauptsächlich Organe von Schafen verwendet werden.

Kontraindiziert sind Zellpräparate bei allen akuten Infekten, entzündlichen Erkrankungen, Lungentuberkulose, Herzinsuffizienz, Hochdruck und bösartigen Tumoren.

Siccacell (Cybila, Heidelberg).

Durch Gefriertrocknung (Lyophilisation) konservierte, unter Vakuum in Ampullen abgefüllte Frischgewebe aus Herzmuskel, Leber, Milz, Magenschleimhaut, Nieren, Nebennieren, Ovar, Hoden, Hypophyse, Placenta, Thymus und anderen Organen von Tierföten und Jungtieren.

Anwendung. Unterfunktion der Drüsen mit innerer Sekretion, Durchblutungsstörungen, degenerative Organerkrankungen des Herzens, der Niere und der Leber, Entwicklungsstörungen im Kindesalter.

2. Gewebetherapie nach W. P. Filatow

Diese Therapie ist der Cellulartherapie nach P. NIEHANS ähnlich. Sie kann als eine Art von Synthese aus unspezifischer Reiztherapie und Wirkstofftherapie im Sinne der Hydrolysate aufgefaßt werden. Der Anwendung der FILATOWschen Gewebsextrakte liegt die Auffassung zugrunde, daß vom Organismus abgetrennte Gewebe tierischen oder pflanzlichen Ursprungs neue biologische Fähigkeiten gewinnen, wenn sie tiefen Temperaturen ausgesetzt werden. FILATOW schuf für diese Stoffe, die in ihrer chemischen Struktur noch unbekannt sind, den Ausdruck „Biostimuline oder biogene Stimulatoren". Sie sollen wasserlöslich, thermostabil und durch eiweißfällende Mittel nicht beeinflußbar sein.

Für die Bestimmung von Biostimulinen ist von J. MEYER, R. ILLIEN und J. G. FAUDI [Arzneimittel-Forsch. *11*, 972 (1961)] eine Methode ausgearbeitet worden, mit der die Aktivität dieser Stoffe an der Wachstumsrate von Zymomonaskulturen biophotometrisch und gasometrisch verfolgt werden kann.

Die Anschauungen von FILATOW sind nicht unwidersprochen geblieben. Die Existenz spezieller Biostimulatoren wurde in Frage gestellt und die Wirkung seiner Therapie als unspezifische Reiztherapie aufgefaßt.

Biostimulator Holzinger (Holzinger, Wien).

Biogene Katalysatoren aus pflanzlichen Geweben nach W. P. FILATOW gewonnen, standardisiert in isotonischer, steriler Lösung.

Anwendung. Asthma bronchiale, Furunkulose, Lupus, entzündliche Prozesse des Gefäßtraktes des Auges.

Stimocain (Sanabo, Wien).

Biogene Stimulatoren in 2%iger Procainchlorhydratlsg. zur intramuskulären Injektion.

Tissula-Neo (Hefa, Werne a. d. Lippe).

Enteiweißte Wirkstoffe von 1 g bzw. 2 g Gesamt-Human-Placenta in physiologischer Kochsalzlsg. mit anderen Zusätzen.
Ampullen, Salbe, Dragées, Nasenemulsion.

Anwendung. Schwere periphere Durchblutungsstörungen, chronische Arthritiden, hartnäckige Dermatosen, Rhinitis, Stomatitiden.

3. Bogomoletz-Therapie

Das antireticuläre Serum nach BOGOMOLETZ hat nichts mit einer Wirkstofftherapie oder unspezifischen Reizkörpertherapie zu tun. BOGOMOLETZ ging von der Überlegung aus, daß das Bindegewebe wichtige biologische Funktionen im Organismus zu erfüllen hat.

Es wird Milz- und Knochenmarkgewebe jugendlicher Personen, die nicht an einer interkurrenten Erkrankung gestorben waren, mehrfach Kaninchen oder Meerschweinchen eingespritzt. Die Tiere bilden Milz- oder Knochenmark-Menschen-Antikörper. Spritzt man das Blutserum dieser Tiere Menschen ein, so soll eine Immunreaktion entstehen, durch die spezifisch eine Stimulierung des menschlichen Mesenchyms bewirkt werden soll.

Serum Sclavo nach Bogomoletz (Schwarzhaupt, Köln).

Spezifische Antikörper enthaltendes Serum aus Meerschweinchen, vorbehandelt mit menschlichen Organextrakten, Titer 1 : 240 zur intracutanen Applikation.

Anwendung. Stimulans.

Serum nach Bogomoletz SSW (Südmedica, München).

Antireticuloendotheliales Serum von Kaninchen, gewonnen durch mesenchymale Injektionen und anschließende Gefriertrocknung.

Anwendung. Für Erkrankungen, die eine Stimulierung des RES und eine Umstimmung des Organismus erfordern.

Literaturhinweise zur Organ- und Cellulartherapie

FILATOW, W. P.: Die biologischen Grundlagen der Gewebetherapie. Sowjetwissenschaft, naturwissenschaftliche Abteilung *1*, 37 (1952). – NIEHANS, P.: Die Zellulartherapie, München/Berlin/Wien: Urban & Schwarzenberg 1954. – KUHN, W.: Zellulartherapie in Klinik und Praxis, Stuttgart: Hippokrates-Verlag 1956. – RIETSCHEL, H. G.: Problematik und Klinik der Zellulartherapie, München/Berlin/Wien: Urban & Schwarzenberg 1957. – SCHMID, F., u. J. STEIN: Zellforschung und Zellulartherapie, Bern/Stuttgart: Verlag H. Huber 1963. – UHLENBRUCK, P.: Die Therapie mit Organen und Organextrakten.

Parasympathomimetica

Parasympathomimetica (*Parasympathicomimetica*) oder *Cholinergica* verstärken oder stimulieren eine parasympathische Erregung an den Erfolgsorganen. Die Wirkungen dieser Stoffgruppe äußern sich vorwiegend in Blutdrucksenkung infolge Erweiterung von peripheren Gefäßgebieten und Hemmung der Herzfunktion, in Pupillenverengerung, in Erhöhung von Sekretion und Motilität des Magen-Darm-Traktes und in Sekretionssteigerung und Verengerungen an den Bronchien. Nach ihrer Wirkungsweise können zwei Gruppen unterschieden werden:

I. *Direkte Parasympathomimetica* sind Verbindungen, die im therapeutischen Bereich direkt an den parasympathischen Rezeptoren der Endorgane angreifen, während andere Organe, bei denen Acetylcholin ebenfalls als Überträgerstoff auftritt, wie die vegetativen Ganglien und Muskelendplatten im Vergleich dazu nur weniger empfindlich sind. Zu dieser Wirkstoffgruppe gehören das Acetylcholin und weitere Cholinester, über deren Wirkungsmechanismus man sich in den modernen Pharmakologielehrbüchern informiere. Auch Muscarin, Pilocarpin und Arecolin wirken sehr wahrscheinlich auf die gleichen Rezeptoren wie Acetylcholin.

II. *Indirekte Parasympathomimetica* sind Verbindungen, die Cholinesterasen hemmen bzw. inaktivieren (Cholinesterasehemmer). Diese Fermentgruppe (Cholin-Esterhydrolasen) spaltet das Acetylcholin in Cholin und Essigsäure mit hoher Geschwindigkeit und ist für die Beendigung der Übertragung eines parasympathischen Nervenimpulses verantwortlich. Die Wirkung der Cholinesterasehemmer besteht somit in einer Intensivierung und Verlängerung parasympathischer Erregungen. Die Cholinesterasehemmer, gelegentlich auch als Anticholinesterasen oder Anticholinester-Hydrolasen bezeichnet, lassen sich in 3 verschiedene chemische Gruppen unterteilen:

a) Physostigmin, Galanthamin.
b) Verbindungen mit quartärem Stickstoff, z. B. Neostigmin, Pyridostigmin.
c) Polyalkylphosphate, z. B. Fluostigmin, Nitrostigmin (E 605), die in der Therapie nur eine untergeordnete Rolle spielen, dagegen als Insektizide eine große Bedeutung haben.

Die therapeutische Bedeutung des Acetylcholins und seiner Derivate ist gering. Ein wesentlicher Grund dafür liegt in deren lebensbedrohlicher Kreislaufwirkung und in der kurzen Wirkungsdauer. Acetylcholin und Methacholin werden gelegentlich bei peripheren Durchblutungsstörungen zur Erweiterung der Arteriolen, Carbachol ferner zur Anregung der Motorik des Darmes und der Harnblase gegeben. Auch die paroxysmale Tachycardie kann bei Versagen anderer Mittel eine Indikation sein. Eine breitere Anwendung finden die indirekt wirkenden Stoffe. Neostigmin und Pyridostigmin werden parenteral bei Atonie des Darmes (paralytischer Ileus) und der Harnblase verwendet, ferner als Antagonisten bei Überdosierung von D-Tubocurarin und anderen Muskelrelaxantien I. Ordnung. Eine weitere Indikation ist die Myasthenie. Die therapeutische Breite ist auch bei diesen Substanzen wegen der negativen Kreislaufwirkung nicht sehr groß. Sie müssen deshalb vorsichtig dosiert werden. Beinahe alle Parasympathomimetica finden bei örtlicher Applikation Anwendung zur Pupillenverengerung und Erleichterung des Kammerwasserabflusses bei grünem Star (Glaukom).

I. Direkte Parasympathomimetica

Acetylcholinum chloratum ÖAB 9, DAB 7 – DDR, Ross. 9. Acetylcholini chloridum Pl.Ed. I/2, Jap. 61. Acetylcholine Chloride USP XVII (als Reagens!). Chlorure d'Acétylcholine CF 65. Acetylcholinchlorid. Azetylcholinchlorid.

$C_7H_{16}ClNO_2$
$$\left[\begin{array}{c} H_3C\!-\!C\!-\!O\!-\!CH_2\!-\!CH_2\!-\!N(CH_3)_3 \\ \parallel \\ O \end{array} \right]^{\oplus} Cl^{\ominus}$$
M.G. 181,67

β-Acetoxyäthyl-trimethylammoniumchlorid.

Gehaltsforderungen. ÖAB 9: 99,0 bis 100,5% des theroretischen Wertes.
DAB 7 – DDR: 99,0 bis 101,0% Acetylcholinchlorid, der bei 105° getrockneten Substanz.
Ross. 9: Mindestens 97,0%.
Pl.Ed. I/2: Mindestens 98,0 und höchstens das Äquivalent von 100,2% $C_7H_{16}ClNO_2$, bezogen auf die bei 110° bis zur Gewichtskonstanz getrocknete Substanz.

Jap. 61: Die getrocknete Substanz muß mindestens 23,2% und darf nicht mehr als 24,2% Acetyl-Rest (CH_3CO : 43,05) enthalten; der Chloridgehalt darf nicht unter 19,3 und nicht über 19,8% liegen.

USP XVII: Chloridgehalt: zwischen 19,3 und 19,8%.

CF 65: Mindestens 98%.

Eigenschaften. Farblose Kristalle oder weißes, kristallines Pulver von schwach säuerlichem oder schwach aminartigem Geruch und scharf salzigem, etwas bitterem Geschmack. Die Substanz ist stark hygroskopisch. Unter der Einwirkung von Feuchtigkeit und in wäßriger Lösung tritt unter Abspaltung von Essigsäure Zersetzung ein. Löslichkeit: Sehr leicht lösl. in W. und A., leicht lösl. in Chlf., praktisch unlösl. in Ae. und Benzol. Schmelzbereich: 149 bis 152°, nach dem Trocknen; 144 bis 148° (ÖAB 9, im Kapillarröhrchen: zur Bestimmung wird die Substanzprobe in einem evakuierbaren Kapillarröhrchen vor dem Zuschmelzen durch 2stündiges Erhitzen im Wasserbad unter Evakuieren getrocknet); 145 bis 152° (ÖAB 9: Unter dem Mikroskop, wenn die Substanz bei 100° aufgelegt wird); Eutektische Temperatur der Mischung mit Phenacetin: 95° (ÖAB 9: Bereiten der Mischung bei 90° auf dem Heiztisch).

Erkennung. 1. Chlorid: Eine Lsg. von Acetylcholinchlorid gibt mit Silbernitratlsg. einen weißen, käsigen Niederschlag, der in Salpetersäure unlöslich und in verdünntem Ammoniak leicht lösl. ist (ÖAB 9 u.a. Pharmakopöen). — 2. 5 Tr. Prüflsg. werden nach Zusatz von 1,0 ml W. und 0,40 g Natriumhydroxid erhitzt. Die entweichenden Dämpfe färben angefeuchtetes rotes Lackmuspapier blau. Es ist der Geruch des Trimethylamins wahrnehmbar. Prüflösung: 1,000 g Substanz wird in W. zu 10,00 ml gelöst (DAB 7 — DDR). — 3. 5 Tr. Prüflsg. zeigen nach Zusatz von 1,0 ml W., 2 Tr. Kobalt(II)-chlorid-Lsg. (1,00 g/100,0 ml) und 2 Tr. Kaliumhexacyanoferrat(II)-Lsg. (5,0 g/100,0 ml) eine kräftig grüne Färbung (DAB 7 — DDR). — 4. Versetzt man eine Lsg. von etwa 5 mg Substanz in 1 ml W. mit 5 Tr. Jodlsg., so scheidet sich ein Perjodid in Form schwarzbrauner grünlich schillernder, öliger Tröpfchen aus (ÖAB 9). — 5. Versetzt man die unter 2. erhaltene Lsg. mit einigen Tr. Jodlsg. und erwärmt, so tritt der Geruch nach Jodoform auf (ÖAB 9). — 6. Erwärmt man etwa 5 mg Substanz mit 5 Tr. A. und 10 Tr. konz. Schwefelsäure, so tritt der Geruch nach Essigsäureäthylester auf (ÖAB 9). — 7. Die wäßrige Lsg. gibt mit Phosphorwolframsäure, mit Trinitrophenol und mit Jod Niederschläge (PI.Ed. I/2).

Prüfung. 1. Unlösliche Verunreinigungen, Farbe der Lösung: 5,0 ml Prüflsg. müssen klar und farblos sein (DAB 7 — DDR); eine Lsg. von 1 T. Substanz in 4 T. kohlensäurefreiem W. muß klar und farblos sein. — 2. Sauer reagierende Verunreinigungen: 0,4000 g getrocknete Substanz werden in einem mit Glasstopfen verschließbaren 200-ml-Erlenmeyerkolben in 20,0 ml kohlendioxidfreiem W. gelöst. Nach Zusatz von 2 Tr. Phenolphthaleinlsg. darf die Lsg. bei der Titration bis zur Rosafärbung höchstens 1,00 ml 0,01 n Kalilauge verbrauchen (DAB 7 — DDR, ähnlich ÖAB 9). — 3. Ammoniak, flüchtige Amine: Erhitzt man 1 ml der Lsg. (1 + 4) mit 3 ml Natriumcarbonatlsg. zum Sieden, so dürfen die entweichenden Dämpfe rotes Lackmuspapier nicht bläuen (ÖAB 9, ähnlich DAB 7 — DDR). — 4. Arsen: In 4 ml der Lsg. (1 + 4) darf mit 6 ml Hypophosphitlsg. Arsen nicht nachweisbar sein (ÖAB 9). — 5. Schwermetalle: In einer Mischung von 0,5 ml der Lsg. (1 + 4) und 9,5 ml W. dürfen Schwermetalle nicht nachweisbar sein (ÖAB 9, ähnlich DAB 7 — DDR). — 6. Blei: Höchstens 10 ppm (PI.Ed. I/2). — 7. Trocknungsverlust: Höchstens 1,0%, wenn bei 105° getrocknet wird (DAB 7 — DDR, ÖAB 9 u.a.); höchstens 0,75%, wenn bei 110° bis zur Gewichtskonstanz getrocknet wird (PI.Ed. I/2). — 8. Verbrennungsrückstand: Höchstens 0,1% (ÖAB 9, PI.Ed. I/2). — 9. Sulfatasche: Höchstens 0,10% Rückstand; Ausführung mit 1,00 g Substanz (DAB 7 — DDR).

Gehaltsbestimmung. Die meisten Pharmakopöen lassen eine Verseifungstitration durchführen. ÖAB 9 und USP XVII schreiben außerdem eine Bestimmung des Chloridgehaltes vor.

Acetylbestimmung: Arbeitsvorschrift des ÖAB 9: 0,4542 g getrocknete Substanz werden in einem Meßkolben in kohlensäurefreiem W. zu 50,00 ml gelöst. 20,00 ml dieser Lsg. werden in einem Schliffkolben mit 20,00 ml 0,1 n Natriumhydroxidlsg. versetzt und 30 Min. lang bei Zimmertemperatur verschlossen stehengelassen. Hierauf titriert man das überschüssige Natriumhydroxid nach Zusatz von 10 Tr. Phenolphthaleinlsg. mit 0,1 n Salzsäure zurück. Für die angegebene Menge muß sich ein Verbrauch an 0,1 n Natriumhydroxidlsg. von 9,80 bis 10,02 ml ergeben, entsprechend 98,0 bis 100,2% des theoretischen Wertes. 1 ml 0,1 n Natriumhydroxidlsg. entspricht 18,17 mg $C_7H_{16}ClNO_2$.

Vorschrift des DAB 7 — DDR: Die Lsg. nach 3. (Prüfung) wird mit 40,00 ml 0,1 n Kalilauge versetzt und 30 Min. im verschlossenen Erlenmeyerkolben stehengelassen. Anschließend wird der Überschuß an 0,1 n Kalilauge mit 0,1 n Salzsäure zurücktitriert. 1 ml 0,1 n Kalilauge ist 18,17 mg Acetylcholinchlorid äquivalent.

Chloridgehalt: Vorschrift nach ÖAB 9: 20,00 ml der zur quantitativen Bestimmung bereiteten Lsg. (s. oben) werden mit einigen Tr. Kaliumbromatlsg. versetzt und hierauf mit

0,1 n Silbernitratlsg. auf Rötlichgelb titriert. Für die angegebene Menge müssen 9,90 bis 10,05 ml 0,1 n Silbernitratlsg. verbraucht werden, entsprechend 99,0 bis 100,5% des theoretischen Wertes. 1 ml 0,1 n Silbernitratlsg. entspricht 18,17 mg $C_7H_{16}ClNO_2$.

Aufbewahrung. In Ampullen oder in dichtschließenden Gefäßen, mit einem geeigneten Trocknungsmittel.

Die über einem Trocknungsmittel aufbewahrte Substanz ist mindestens in Abständen von 1 Jahr auf den Trocknungsverlust zu prüfen (DAB 7 – DDR).

Dosierung. Gebräuchliche Einzeldosis bei subcutaner Verabreichung: 0,05 bis 0,1 g. Einzelmaximaldosis bei subcutaner Verabreichung: 0,2 g.
Tagesmaximaldosis bei subcutaner Verabreichung: 0,4 g (ÖAB 9).
Einzelmaximaldosis: intramuskulär: 0,2 g.
Einzelmaximaldosis: intravenös: 0,0001 g/kg in Abhängigkeit von der Injektionsgeschwindigkeit (DAB 7 – DDR).

Abgabe. Lsg. von Acetylcholinchlorid sind bei Bedarf stets frisch zu bereiten. Zur Injektion bestimmtes Acetylcholinchlorid ist in zugeschmolzenen sterilen Ampullen, die nach dem Füllen nicht mehr erhitzt werden und die jeweils nur die für 1 Injektion vorgesehene Dosis enthalten dürfen, gemeinsam mit der zur Bereitung der Injektionslsg. erforderlichen Menge W. zur Injektion abzugeben (ÖAB 9).

Carbacholum DAB 7 – DDR, PI.Ed. I/1. Carbachol USP XVII, BP 63. Carbaminoylcholinum chloratum ÖAB 9. Carbacholinum Ross. 9. Carbacholini chloridum Nord. 63. Karbachol. Carbaminoylcholinchlorid. Carbacholine. Karbakoliniumklorid. Karbakolinklorid.

$$\left[H_2N-\underset{O}{\overset{\parallel}{C}}-O-CH_2-CH_2-N(CH_3)_3 \right]^{\oplus} Cl^{\ominus}$$

$C_6H_{15}ClN_2O_2$ \hspace{4cm} M.G. 182,66

β-Carbamoxyäthyl-trimethylammoniumchlorid.

Gehaltsforderungen. DAB 7 – DDR: 99,0 bis 101,0% der bei 105° getrockneten Substanz.
PI.Ed. I/1: Mindestens 97,0%, bezogen auf die bei 110° bis zur Gewichtskonstanz getrocknete Substanz.
Nord. 63: Mindestens 89,5% Carbacholin ($C_6H_{15}N_2O_2 \cdot OH$) entsprechend 99,5% $C_6H_{15}ClN_2O_2$.
USP XVII: Mindestens 99% und höchstens 101%, berechnet auf die getrocknete Substanz.
BP 63: Mindestens 99,5%, berechnet auf die bei 105° bis zur Gewichtskonstanz getrocknete Substanz.

Eigenschaften. Weißes, hygroskopisches, kristallines Pulver von sehr schwachem aminartigem Geruch.
Löslichkeit: Sehr leicht lösl. in W. (die Substanz löst sich in etwa 1 T. W.), lösl. in 50 T. A., praktisch unlösl. in Ae. oder Chlf.
Schmelzbereich: 200 bis 206° unter Zersetzung. Zur Bestimmung ist die getrocknete Substanz zu verwenden (DAB 7 – DDR, ÖAB 9). 198 bis 200° unter Zersetzung bei der Bestimmung unter dem Mikroskop (nach KOFLER) (ÖAB 9). Eutektische Temperatur der Mischung mit Salophen: etwa 165°; mit Dicyandiamid: 107° (ÖAB 9).

Erkennung. 1. 10 Tr. Prüflsg. werden nach Zusatz von 10 Tr. W. und 0,40 g Natriumhydroxid erhitzt. Die entweichenden Dämpfe färben angefeuchtetes rotes Lackmuspapier blau. Es ist der Geruch des Trimethylamins wahrnehmbar. Prüflsg.: 0,500 g Substanz werden in kohlendioxydfreiem W. zu 10,00 ml gelöst (DAB 7 – DDR, ähnlich ÖAB 9, PI.Ed. I/1 u.a. Pharmakopöen). – 2. 10 Tr. Prüflsg. zeigen nach Zusatz von 1,0 ml W., 2 Tr. Kobalt(II)-chloridlsg. (1,00 g/100,0 ml) und 2 Tr. Kaliumhexacyanoferrat(II)-Lsg. (5,0 g/100,0 ml) eine kräftig grüne Färbung (DAB 7 – DDR). – 3. Versetzt man eine Lsg. von etwa 5 mg Substanz in 1 ml W. mit 5 Tr. Jodlsg. so scheidet sich ein Perjodid in Form schwarzbrauner Kristalle aus (ÖAB 9). – 4. 10 Tr. Prüflsg. werden mit 2,50 ml heißer Tetrachlorogold(III)-säurelsg. (2,00 g/100,0 ml) versetzt. Beim Erkalten entsteht ein gelber, kristalliner Niederschlag, der auf einem Filter gesammelt wird. Die 2 mal mit je 5,0 ml W. gewaschenen und bei 105° getrockneten Kristalle schmelzen im Bereich von 182 bis 185° (DAB 7 – DDR, ähnlich USP XVII). – 5. Erhitzt man etwa 20 mg Substanz mit 1 ml verd. Natronlauge zum Sieden, so entweicht nach kurzer Zeit Ammoniak, das charakteristisch riecht und rotes Lackmuspapier bläut. Erhitzt man die Lsg. weiter, bis die Flüssigkeit fast vollständig verdampft ist, so entweicht unter Aufschäumen Trimethylamin, das charakteristisch fischartig riecht und rotes Lackmuspapier bläut. Versetzt man den erhaltenen Rückstand mit

2 ml W. und einigen Tr. Jodlsg. und erwärmt, so tritt der Geruch nach Jodoform auf (ÖAB 9). – 6. Eine Lsg. von etwa 5 mg Substanz in 1 ml W. gibt mit Nesslers Reagens einen hellgelben Niederschlag, der sich beim Erhitzen z.T. auflöst und z.T. zu schwefelgelben Klumpen zusammenballt. Beim Kochen wird die Lsg. plötzlich trüb unter Ausscheidung eines rotbraunen Niederschlages (ÖAB 9). – 7. 5 Tr. Prüflsg. geben nach Zusatz von 2,0 ml W. und 1,0 ml 0,1 n Silbernitratlsg. einen weißen Niederschlag, der sich nach Zusatz von 6 n Ammoniaklsg. löst und durch Ansäuern mit 5 n Salpetersäure erneut entsteht (DAB 7 – DDR, ähnlich alle anderen Pharmakopöen).

Prüfung. 1. Reinheit: Eine Lsg. von 1 T. Substanz in 9 T. W. muß klar und farblos sein (ÖAB 9). – 2. Unlösliche Verunreinigungen, Farbe der Lsg.: 5,0 ml Prüflsg. müssen klar und farblos sein (DAB 7 – DDR). – 3. Freie Base, freie Säure: Eine Mischung von 5 ml der Lsg. (1 + 9) und 5 ml W. muß sich auf Zusatz von 2 Tr. Bromthymolblaulsg. gelb oder grün und bei darauffolgendem Zusatz von 0,10 ml 0,01 n Natriumhydroxidlsg. blau färben (ÖAB 9). – 4. Ammonium: 5 ml Prüflsg. müssen nach Zusatz von 5,0 ml kohlendioxidfreiem W., 1 Tr. Phenolphthaleinlsg., 1,00 ml Formaldehyd und 1,00 ml 0,01 n Kalilauge eine rote Färbung zeigen (DAB 7 – DDR). – 5. Trocknungsverlust: Höchstens 1,0% (ÖAB 9, DAB 7 – DDR, USP XVII und BP 63); höchstens 0,5% nach dem Trocknen bis zur Gewichtskonstanz bei 100° (PI.Ed.I/1). – 6. Sulfatasche: Höchstens 0,20% (DAB 7 – DDR); höchstens 0,1% (BP 63). – 7. Verbrennungsrückstand: Höchstens 0,1% (ÖAB 9, PI.Ed. I/1).

Gehaltsbestimmung. Nach DAB 7 – DDR, USP XVII und BP 63 werden Titrationen in wasserfreiem Milieu durchgeführt. ÖAB 9, PI.Ed. I/1 und Ross. 9 lassen Chloridbestimmungen durchführen. In PI.Ed. I/1 ist außerdem eine Kjeldahlbestimmung aufgeführt.

Vorschrift des DAB 7 – DDR: 0,1500 g getrocknete Substanz werden in der Mischung aus 10,0 ml Quecksilber(II)-acetatlsg. und 10,0 ml wasserfreier Essigsäure gelöst. Nach Zusatz von 3 Tr. Kristallviolettlsg. wird die Lsg. mit 0,1 n Perchlorsäure bis zum Farbumschlag nach Blau titriert (Feinbürette). 1 ml 0,1 n Perchlorsäure ist 18,27 mg Carbachol äquivalent.

Vorschrift nach ÖAB 9: 0,3653 g getrocknete Substanz werden in 20 ml W. gelöst und nach Zusatz von einigen Tr. Kaliumchromatlsg. mit 0,1 n Silbernitratlsg. auf Rötlichgelb titriert. Für die angegebene Einwaage müssen 19,80 bis 20,10 ml 0,1 n Silbernitratlsg. verbraucht werden, entsprechend 99,0 bis 100,5% des theoretischen Wertes. 1 ml 0,1 n Silbernitratlsg. entspricht 18,27 mg $C_6H_{15}ClN_2O_2$.

Aufbewahrung. In sehr gut verschlossenen Gefäßen.

Entkeimung. Keimfiltration mit Überdruck oder Unterdruck und aseptische Weiterverarbeitung. Die zur Keimfiltration erforderlichen Geräte sind nach den Verfahren d) oder f) zu behandeln. Der Zusatz der Keimfilter und ihre Undurchlässigkeit für Bakterien muß regelmäßig überprüft werden (ÖAB 9).

Dosierung. Einzelmaximaldosis: oral 0,004 g, intramuskulär 0,00025 g, subcutan 0,00025 g.

Tagesmaximaldosis: oral 0,012 g, intramuskulär 0,001 g, subcutan 0,001 g (DAB 7 – DDR).

Maximalkonzentration zur Anwendung am Auge: 1% (DAB 7 – DDR).

Handelsformen: Doryl (Merck, Darmstadt); Carcholin (Merck, USA).

Methacholinae Chloridum USP XV (!), BP 53 (!). Methacholine Chloride NF XII. Methacholini chloridum.

$$\left[H_3C-\underset{\underset{O}{\|}}{C}-O-\underset{\underset{CH_3}{|}}{CH}-CH_2-N(CH_3)_3 \right]^{\oplus} Cl^{\ominus}$$

$C_8H_{18}ClNO_2$ M.G. 195,70

Acetyl-β-methylcholinchlorid.

Herstellung. Durch Acetylierung von β-Methylcholin, das man durch katalytische Reduktion von Trimethyl-acetonyl-ammonium-chlorid nach ADAMS und SHIRNER gewinnt.

$$\left[H_3C-\underset{\underset{O}{\|}}{C}-CH_2-N(CH_3)_3 \right]^{\oplus} Cl^{\ominus} \xrightarrow{H} \left[H_3C-\underset{\underset{OH}{|}}{CH}-CH_2-N(CH_3)_3 \right]^{\oplus} Cl^{\ominus} \xrightarrow{Ac_2O} \text{Methacholin-chlorid}$$

Die Darstellung des β-Methacholinsalzes kann auch durch Kondensation von Trimethylamin mit 1-Chlor-propan-ol-(3) erfolgen (US-Pat. 2 192 925; 2 198 629).

Eigenschaften. Farblose, fast geruchlose Kristalle oder weißes, kristallines Pulver. Die wäßrige Lsg. reagiert neutral gegen Lackmus. Fp.: 170 bis 173° (nach 4stündigem Trocknen bei 105°). Löslichkeit: Sehr leicht lösl. in W., gut lösl. in A. und in Chlf.

Erkennung. 1. Zu 100 mg Substanz gibt man auf einem Uhrglas 3 ml Platinchloridlsg., die man vorher mit 2 ml W. verdünnt hat. Es entstehen kleine rhomboedrische Platten, die bei 220 bis 225° schmelzen (Acetylcholinchlorid gibt hierbei strahlenförmige Nadeln, Cholinchlorid keine Kristalle; USP XV). – 2. Zu 1 ml einer 10%igen Lsg. gibt man 1 ml A. und 1 ml Schwefelsäure und erhitzt vorsichtig. Es entsteht Essigsäureäthylester, den man am Geruch erkennt (USP XV, BP 53). – 3. 5 ml einer 10%igen Lsg. versetzt man mit 2 g Kaliumhydroxid und erhitzt vorsichtig. Es entsteht Trimethylamingeruch (USP XV, BP 53). – 4. Die Lsg. gibt die bekannten Chloridreaktionen.

Prüfung. 1. Gewichtsverlust beim Trocknen: Nicht über 1,5%, wenn 4 Std. bei 105° getrocknet wird (USP XV); nicht über 1,5%, wenn bis zum konstanten Gewicht bei 105° getrocknet wird (BP 53). – 2. Verbrennungsrückstand: Nicht über 0,1%. – 3. Acetylcholinchlorid: Zu 2 ml einer 10%igen Lsg. gibt man 3 ml einer 20%igen Natriumperchloratlsg. und taucht das Gefäß für 5 Min. in Eiswasser. Es darf keine Fällung entstehen (USP XV). Gemäß BP 53 verwendet man 0,5 ml 50%ige Perchlorsäure, die mit Natronlauge neutralisiert und auf 3 ml verdünnt wird.

Gehaltsbestimmung. Nach USP XV, BP 53 und NF XII werden jeweils die Acetylgruppen und der Chloridgehalt bestimmt.

1. Acetylgruppen: 500 mg getrocknete Substanz werden in 15 ml W. gelöst, mit 50 ml 0,1 n Natronlauge versetzt und die Mischung 45 Min. auf dem Dampfbad erhitzt. Nach dem Erkalten titriert man die überschüssige Natronlauge mit 0,1 n Schwefelsäure zurück (Phenolphthalein als Indikator). Blindversuch ist erforderlich. 1 ml 0,1 n Natronlauge entspricht 4,304 mg CH_3CO (USP XV, BP 53, ähnlich NF XII). – 2. Chlorid: 500 mg getrocknete Substanz werden in 50 ml W. gelöst. Man gibt 3 ml Salpetersäure, 40 ml 0,1 n Silbernitratlsg. und 3 ml Nitrobenzol hinzu und titriert unter Schütteln mit 0,1 n Ammoniumrhodanidlsg., Eisenammoniumsulfat als Indikator. 1 ml 0,1 n Silbernitratlsg. entspricht 3,546 mg Cl.

Anwendung. Methacholin wirkt acetylcholinähnlich, doch ist es chemisch stabiler. Man verwendet die Substanz speziell bei Fällen aurikulärer, paroxysmaler Tachykardie, bei der übliche therapeutische Maßnahmen versagen.

Dosierung. Übliche Dosis 20 mg subcutan (NF XII).
Oral 0,1 bis 0,2 g, subcutan 10 bis 25 mg (BP 53).

Handelsformen: Mecholyl Chlorid (Sharp u. Dohme, USA); Amechol Chloride (Savory u. Moore, England).

Methacholini bromidum Nord. 63. Methacholine bromide NF XII. Methakolin-bromid. Methakolinium-bromid. Methacholinbromid.

$$\left[H_3C-\underset{\underset{O}{\|}}{C}-O-\underset{\underset{CH_3}{|}}{CH}-CH_2-N(CH_3)_3 \right]^{\oplus} Br^{\ominus}$$

$C_8H_{18}BrNO_2$ M.G. 240,15

Acetyl-β-methylcholinbromid.

Gehaltsforderungen. Nord. 63: Etwa 73,5% Methacholin, entsprechend 99,5% Methacholinbromid.

NF XII: Mindestens 98%, höchstens 102% des theoretischen Wertes, bestimmt mit der 4 Std. bei 105° getrockneten Substanz.

Eigenschaften. Weißes, kristallines Pulver, das einen leicht aminartigen Geruch zeigen kann; sehr hygroskopisch. Der pH-Wert einer frisch bereiteten, 5%igen Lsg. liegt bei 5. Löslichkeit: Leicht lösl. in W. und A., praktisch unlösl. in Ae. und Benzol. Schmelzbereich: 147 bis 150° (NF XII); 149 bis 152° (Nord. 63).

Erkennung. 1. Etwa 1 g Substanz wird in 10 ml W. gelöst. Zu 1 ml dieser Lsg. wird 1 ml A. und 1 ml Schwefelsäure gegeben und auf dem Dampfbad erhitzt. Es tritt der Geruch nach Essigsäureäthylester auf (NF XII). – 2. Zu 5 ml Lsg. werden 2,5 g Natriumhydroxid gegeben und erhitzt. Es tritt der Geruch nach Trimethylamin auf (NF XII). – 3. Der verbliebene Rest der Lsg. wird mit überschüssiger Silbernitratlsg. versetzt, wobei ein gelblicher Niederschlag entsteht, der in Ammoniaklsg. lösl. ist (NF XII, ähnlich Nord. 63). – 4. Das Pikrat schmilzt nach dem Trocknen bei 105° zwischen 129 und 132° (Nord. 63). – 5. Etwa 200 mg Substanz werden in 2 ml Schwefelsäure gelöst. Es bildet sich ein braunes, hygroskopisches Gas (Brom); die Lsg. nimmt eine orangebraune Farbe an (Unterscheidung von Methacholinchlorid; NF XII). – 6. Einige Kriställchen Substanz werden auf einem Objektträger unter dem Mikroskop mit einigen Tr. Platinchloridlsg. versetzt. Es bilden sich kleine, rhomboedrische Platten (Unterscheidung von Acetylcholinchlorid, das bei dieser Behandlung Nadeln ergibt und von Cholinchlorid, das keine Kristalle liefert; NF XII).

Prüfung. 1. Trocknungsverlust: Höchstens 1,5%, wenn 4 Std. bei 105° getrocknet wird (NF XII). – 2. Acetylcholin: Zu 2 ml einer 10%igen Lsg. werden 3 ml einer Lsg. von Natriumperchlorat (1 in 5) gegeben und umgeschüttelt. Beim Kühlen in Eiswasser darf sich kein Niederschlag bilden (NF XII).

Gehaltsbestimmung. Nach Nord. 63 und NF XII werden Titrationen im wasserfreien Medium durchgeführt. Vorschrift der NF XII: Etwa 400 mg Substanz, die 4 Std. lang bei 105° getrocknet wurden, werden genau gewogen, in 50 ml Eisessig gelöst, mit 10 ml Quecksilber-(II)-acetat-Lsg. und 2 Tr. Kristallviolettlsg. versetzt und mit 0,1 n Perchlorsäure in Eisessig titriert. Daneben wird ein Blindversuch zur Korrektur durchgeführt. 1 ml 0,1 n Perchlorsäure entspricht 24,02 mg $C_8H_{18}BrNO_2$.

Dosierung. Übliche Dosis: Innerlich 200 mg, 2- bis 3mal täglich (NF XII).

Unverträglichkeiten. Basische Stoffe wirken zersetzend (Nord. 63).

Handelsformen: Mecholyl Bromide (Sharp u. Dohme, USA); Amechol Bromide (Savory u. Moore, England).

Bethanechol Chloride USP XVII.

$$\left[H_2N-\underset{\underset{O}{\|}}{C}-O-\underset{\underset{CH_3}{|}}{CH}-CH_2-N(CH_3)_3\right]^{\oplus} Cl^{\ominus}$$

$C_7H_{17}ClN_2O_2$ M.G. 196,68

β-Methylcholincarbamatchlorid.

Gehaltsforderung. USP XVII: Mindestens 98% und nicht über 101,5% des theoretischen Wertes, berechnet auf die getrocknete Substanz.

Eigenschaften. Farblose oder weiße Kristalle oder weißes, kristallines Pulver, das meist einen leichten aminartigen Geruch zeigt, hygroskopisch. Die Substanz zeigt Polymorphie. Es wurden 2 Formen beobachtet, die eine schmilzt bei 211°, die andere bei 219°. Löslichkeit: 1 g Substanz löst sich in 1 ml W., in 10 ml A., unlösl. in Chlf. und Ae.

Erkennung. 1. Etwa 50 mg Substanz werden in 2 ml W. gelöst, mit 0,1 ml Kobalt(II)-chlorid-Lsg. (1:100) sowie 0,1 ml Kaliumhexacyanoferrat(II)-Lsg. versetzt. Es entsteht eine smaragdgrüne Färbung, die nach 5 bis 10 Min. verblaßt. (Cholinchlorid gibt die gleiche Farbreaktion, die allerdings bestehen bleibt.) – 2. Zu 1 ml Lsg. (1:100) werden 0,1 ml Jodlsg. gegeben. Es entsteht ein brauner Niederschlag, der rasch eine dunkelolivgrüne Farbe annimmt. – 3. Die Substanz gibt die für Chlorid üblichen Nachweisreaktionen.

Prüfung. 1. Gewichtsverlust: Höchstens 1%, wenn 2 Std. bei 105° getrocknet wird. – 2. Verbrennungsrückstand: Höchstens 0,1%.

Gehaltsbestimmung. 1. Chloridgehalt: Etwa 400 mg Substanz, die zuvor 2 Std. bei 105° getrocknet wurden, werden genau gewogen, in 30 ml W. gelöst und mit 40,0 ml 0,1 n Silbernitratlsg. versetzt. Man fügt dann 3 ml Salpetersäure und 5 ml Nitrobenzol zu und schüttelt einige Minuten um. Nach Zusatz von 2 ml Ammoniumeisen(III)-sulfat-Lsg. wird der Überschuß an Silbernitrat mit 0,1 n Ammoniumthiocyanat zurücktitriert. 1 ml 0,1 n Silbernitratlsg. entspricht 3,545 mg Cl. Forderung: Mindestens 17,7 und höchstens 18,3% Cl. – 2. Titration in wasserfreiem Medium: Etwa 500 mg der getrockneten Substanz werden genau gewogen, in einer Mischung von 10 ml Eisessig und 10 ml Quecksilber(II)-acetat-Lsg. gelöst, mit 0,1 ml Kristallviolettlsg. versetzt und mit 0,1 n Perchlorsäure titriert. Zur Korrektur wird ein Blindversuch durchgeführt. 1 ml 0,1 n Perchlorsäure entspricht 19,67 mg $C_7H_{17}ClN_2O_2$.

Anwendung. Als Parasympathomimeticum; insbesondere zur Anregung der Motalität des Gastrointestinaltraktes und der abführenden Harnwege. Die Substanz wird oral oder subcutan, nicht intravenös oder intramuskulär verabreicht.

Dosierung. Übliche Dosis: Oral, 10 mg, 3mal täglich; subcutan: 2,5 mg 3mal täglich.

Handelsform: Urocholine Chloride (Sharp u. Dohme, USA).

Pilocarpine CF 63. Pilocarpinum.

$C_{11}H_{16}N_2O_2$ M.G. 208,25.

Eigenschaften. Viskose Masse oder schwer zu trocknender Kristallbrei. Fp.: etwa 34°. Löslichkeit: Leicht lösl. in A. und Ae., lösl. in W., wenig lösl. in Benzol. $[\alpha_D^{20}] = +106°$ [2,0 auf 100,0 W. (g/ml)].

Die wäßrigen Lsg. des Pilocarpins reagieren alkalisch und neutralisieren starke Säuren; umgekehrt löst sich jedoch Pilocarpin in wäßrigen Lsg. von Alkalilaugen und Bariumhydroxid unter Salzbildung.

Erkennung. 1. Einige mg Substanz werden mit einem Kaliumhydroxidplätzchen versetzt und im Reagenzglas erhitzt. Es tritt aminartiger Geruch auf. 2. Zu 2 ml einer 0,5%igen wäßrigen Lsg. gibt man 2 ml Chlf. und 1 Tr. 2%iger Kaliumdichromatlsg. Die Chloroformschicht bleibt zunächst farblos, wird jedoch auf Zusatz von 1 ml Wasserstoffperoxidlsg. und Durchschütteln blau. Fügt man anschließend Zinn(II)-chloridlsg. zu und schüttelt durch, so verschwindet die Färbung.

Prüfung. 1. Eine 2%ige wäßrige Lsg. muß die spezifische Drehung von $[\alpha]_D^{20} = +106 \pm 2°$ zeigen. – 2. Trocknungsverlust: Höchstens 0,5%, wenn bei 100 bis 105° getrocknet wird. – 3. Sulfatasche: Höchstens 0,1%.

Aufbewahrung. In gut schließenden Gefäßen, unter Ausschluß von Licht- und Lufteinwirkung.

Pilocarpinhydrochlorid DAB 7 – BRD. Pilocarpinum hydrochloricum DAB 7 – DDR, ÖAB 9, Helv. V, Ross. 9, CsL 2. Pilocarpine hydrochloride USP XVII. Pilocarpini chloridum Nord. 63, Jap. 61. Pilokarpinhydrochlorid. Pilokarpinklorid. Pilokarpiniumklorid.

$C_{11}H_{17}ClN_2O_2$ M.G. 244,72

Gehaltsforderungen. DAB 7 – BRD: Mindestens 99,0%, berechnet auf die getrocknete Substanz.
DAB 7 – DDR: 98,5 bis 100,7%, berechnet für die bei 105° getrocknete Substanz.
ÖAB 9: 99,0 bis 100,5% des theoretischen Wertes.
Helv. V: Mindestens 99,5%.
Ross. 9: Mindestens 99,5%.
CsL 2: Mindestens 98,1%.
USP XVII: Mindestens 98,5%, berechnet für die getrocknete Substanz.
Nord. 63: Etwa 85% Pilocarpin entsprechend 100% Pilocarpinchlorid.

Eigenschaften. Farblose Kristalle oder weißes, kristallines Pulver, ohne Geruch, von bitterem Geschmack, hygroskopisch. Löslichkeit: Sehr leicht lösl. in W., lösl. in etwa 5 T. A., in etwa 600 T. Chlf., praktisch unlösl. in Ae. Schmelzbereich: 199 bis 204°; Schmelzintervall im Kapillarröhrchen: 201 bis 205°. Schmelzintervall unter dem Mikroskop: 195 bis 202°. Eutektische Temperatur der Mischung mit Salophen: 149° (ÖAB 9). Lichtbrechungsvermögen der Schmelze mit Salophen: $n_d = 1,5101$ bei 175 bis 177° (ÖAB 9).

Spezifische Drehung:

$[\alpha]_D^{20} = +89$ bis $+93°$, $(c = 2,0)$ (DAB 7 – BRD),
$[\alpha]_D^{20} = +88,0$ bis $+92,0°$ $(c = 2,0)$ (DAB 7 – DDR).

Spezifische Drehung: Mindestens 88,5 und höchstens 91,0° berechnet auf die getrocknete Substanz, bestimmt an einer Lsg., die 200 mg in 10 ml W. enthält (USP XVII).

Erkennung. 1. 0,50 ml Prüflsg. werden mit 5,0 ml W. verdünnt und mit einem Gemisch von 0,05 ml 3 n Schwefelsäure, 1,0 ml verd. Wasserstoffperoxidlsg., 1,0 ml Benzol und 0,50 ml 0,1 n Kaliumdichromatlsg. geschüttelt. Die Benzolschicht wird blauviolett gefärbt. Als Prüflsg. wird die bei „spezifischer Drehung" hergestellte Lsg. verwendet: 2%ig. (DAB 7 – BRD, ähnlich DAB 7 – DDR, ÖAB 9, USP XVII u.a.). – 2. 2,0 ml Prüflsg. geben auf Zusatz von 0,50 ml 3 n Salpetersäure und 0,10 ml Silbernitratlsg. einen weißen, sich zusammenballenden Niederschlag (DAB 7 – BRD, DAB 7 – DDR u.a. Pharmakopöen). – 3. Versetzt man eine Lsg. von etwa 2 mg Substanz in 1 ml W. mit 5 Tr. Jodlsg., so scheidet sich ein Perjodid in Form schwarzbrauner öliger Tröpfchen aus (ÖAB 9). – 4. Man versetzt eine Lsg. von etwa 5 mg Substanz in 1 ml W. und mit 5 Tr. Pentacyanonitrosylferrat(II)-Lsg. Säuert man nach 5 Min. mit verd. Salzsäure an, so färbt sich die Lsg. violettrot. Fügt man 2 Tr. verd. Wasserstoffperoxidlsg. hinzu, so geht die Färbung in Dunkelrot über (ÖAB 9).

Prüfung. 1. Aussehen der Lsg.: 5,0 ml Prüflsg. müssen klar und farblos sein (DAB 7 – BRD, ähnlich DAB 7 – DDR, ÖAB 9). – 2. Sauer oder alkalisch reagierende Verunreinigungen: 5,0 ml Prüflsg. dürfen auf Zusatz von 0,10 ml Bromkresolgrünlsg. weder gelb noch blau gefärbt werden (DAB 7 – BRD). Freie Base, freie Säure: Je 1 ml der Lsg. (1 + 9) muß sich auf Zusatz von 1 Tr. Methylrotlsg. rot bzw. auf Zusatz von 1 Tr. Bromphenolblaulsg. blau oder violettblau färben (ÖAB 9). – 3. Nitrat-Ionen: Beim Unterschichten einer Mischung von 0,50 ml Prüflsg. und 1,0 ml Eisen(II)-sulfat-Lsg. mit 2,0 ml konz. Schwefelsäure darf an der Berührungszone kein brauner Ring entstehen (DAB 7 – BRD, DAB 7 – DDR, ÖAB 9). – 4. Fremde Alkaloide: Eine Verdünnung von 2,0 ml Prüflsg. mit 2,0 ml W. muß auf Zusatz von 0,50 ml 6 n Ammoniaklsg. klar bleiben. 2,0 ml Prüflsg. müssen auf Zusatz von 1,50 ml 0,1 n Kaliumdichromatlsg. klar bleiben (DAB 7 – BRD, DAB 7 – DDR, ÖAB 9). – 5. Fremde organische Stoffe: Eine Lsg. von 0,01 g Substanz in 1 ml konz. Schwefelsäure muß klar und farblos sein. Die Lsg. darf sich auf Zusatz von 10 Tr. Salpeter–Schwefelsäure nicht verändern (ÖAB 9, ähnlich DAB 7 – DDR). – 6. Trocknungsverlust: Höchstens 1,0% (DAB 7 – BRD, DAB 7 – DDR, ÖAB 9); höchstens 3%, wenn 2 Std. bei 105° getrocknet wird (USP XVII). – 7. Verbrennungsrückstand: Höchstens 0,2% (ÖAB 9); höchstens 0,3% (USP XVII). – 8. Sulfatasche: Höchstens 0,3% (DAB 7 – DDR); höchstens 0,1% (DAB 7 – BRD).

Gehaltsbestimmung. Eine Verdrängungstitration in alkoholisch-chloromischer Lsg. wird nach DAB 7 – DDR, DAB 7 – BRD, ÖAB 9 u.a. Pharmakopöen durchgeführt. Eine Titration im wasserfreien Milieu enthält die USP XVII.

Arbeitsvorschrift des DAB 7 – BRD: 0,20 g Substanz, genau gewogen, werden in einer Mischung von 20,0 ml A. (96%ig) und 10,0 ml Chloroform gelöst und nach Zusatz von 0,50 ml Phenolphthaleinlsg. mit 0,1 n Natronlauge unter kräftigem Schütteln bis zur Rosafärbung titriert (Feinbürette). 1 ml 0,1 n Natronlauge entspricht 20,93 mg $(C_{11}H_{17}N_2O_2)^+$, daraus berechnet 24,47 mg $C_{11}H_{17}ClN_2O_2$.

Arbeitsvorschrift der USP XVII: Etwa 500 mg Substanz werden genau gewogen, in einer Mischung von 20 ml Eisessig und 10 ml Quecksilber(II)-acetat-Lsg. unter leichtem Erwärmen gelöst. Danach wird die Lsg. auf Raumtemperatur abgekühlt, mit 2 Tr. Kristallviolettlsg. versetzt und mit 0,1 n Perchlorsäure titriert. Zur Korrektur wird ein Blindversuch durchgeführt. 1 ml 0,1 n Perchlorsäure entspricht 24,47 mg $C_{11}H_{17}ClN_2O_2$.

Aufbewahrung. Vor Licht geschützt, in dicht schließenden Gefäßen.

Entkeimung. Durch Erhitzen im freiströmenden Wasserdampf (von etwa 100°) während 30 Min. (ÖAB 9).

Dosierung. Größte Einzelgabe: 0,02 g; größte Tagesgabe 0,04 g. Gebräuchliche Konzentration in Augentropfen: 1% (ÖAB 9).

Pilocarpine nitrate USP XVII, BP 63. Pilocarpini nitras PI.Ed. I/1. Nitrate de Pilocarpine CF 65. Pilocarpinnitrat.

$C_{11}H_{16}N_2O_2 \cdot HNO_3$ Formel: vgl. Pil. hydrochlorid

$C_{11}H_{17}N_3O_5$ M.G. 271,28

Gehaltsforderungen. USP XVII: Mindestens 98,5%, berechnet auf die getrocknete Substanz.

BP 63: Mindestens 98,5%, berechnet auf die bei 105° bis zur Gewichtskonstanz getrocknete Substanz.

CF 65: Analytische Zusammensetzung: Pilocarpinbase 77,0%, Salpetersäure 23,0%.

Eigenschaften. Farblose Kristalle oder weißes, kristallines Pulver, geruchlos, von bitterem Geschmack. Die Substanz ist gegen Luft stabil, wird jedoch bei Lichteinwirkung verändert. Die Lsgn. reagieren sauer gegen Lackmus. Löslichkeit: 1 g löst sich in 4 ml W., in 75 ml A., praktisch unlösl. in Chlf. und Ae. Schmelzbereich: 174 bis 178° (PI.Ed. I/1, BP 63); 174 bis 179° (USP XVII); etwa 175° (CF 65).

Spezifische Drehung:

$[\alpha]_D^{20} = + 81°$ $(c = 2)$ (CF 65),

$[\alpha]_D^{20} = + 80$ bis $+ 83°$ (PI.Ed. I/1, BP 63).

Die spezifische Drehung muß mindestens +79,5 und darf höchstens +82,0° betragen, berechnet auf die getrocknete Base, bestimmt an einer Lsg., die 200 mg in 10 ml enthält (USP XVII).

Erkennung. 1. Zu einer Lsg. von 10 mg Substanz in 5 ml W. werden 2 Tr. verd. Schwefelsäure, 1 ml Wasserstoffperoxidlsg., 1 ml Benzol und 1 Tr. einer 5%igen wäßrigen Lsg. von Kaliumchromat gegeben und durchgeschüttelt. Das Benzol färbt sich bläulichviolett, die wäßrige Schicht bleibt gelb (PI.Ed. I/1, ähnlich die anderen Pharmakopöen). – 2. Einige Kristalle Substanz werden mit einem Kaliumhydroxidplätzchen verrieben und im Reagensglas erhitzt. Es entwickelt sich ein aminartiger Geruch (CF 65). – 3. Die Substanz und deren Lsg. geben die üblichen Nitratnachweise.

Prüfung. 1. Spezifische Drehung: Eine 10%ige wäßrige Lösung muß eine spezifische Drehung von $[\alpha]_D^{20} = +81° \pm 2°$ aufweisen (CF 65). – 2. pH-Wert: Der pH-Wert einer wäßrigen, 0,5%igen Lsg. (g/ml) muß zwischen 3,8 und 5,4 liegen (CF 65). – 3. Chlorid: Zu 5 ml einer 2%igen wäßrigen Lsg., die mit Salpetersäure angesäuert ist, werden einige Tropfen Silbernitratlsg. zugegeben. Die Lsg. darf sich nicht sofort trüben (PI.Ed. I/1). – 4. Fremde Alkaloide: a) zu einer 1%igen wäßrigen Lsg. wird verd. Ammoniak gegeben. Die Lsg. darf sich nicht trüben. b) Zu einer 1%igen wäßrigen Lsg. wird Kaliumdichromatlsg. zugegeben. Die Lsg. darf sich nicht trüben (PI.Ed. I/1, ähnlich USP XVII). – 5. Trocknungsverlust: Höchstens 0,5%, wenn bei 100° bis zur Gewichtskonstanz getrocknet wird (PI.Ed. I/1, CF 65); höchstens 0,5%, wenn bei 105° bis zur Gewichtskonstanz getrocknet wird (BP 63); höchstens 2%, wenn 2 Std. bei 105° getrocknet wird (USP XVII). – 6. Verbrennungsrückstand: Höchstens 0,2% (USP XVII); höchstens 0,1% (CF 65, BP 63 und PI.Ed. I/1).

Gehaltsbestimmung. Nach USP XVII wird eine Titration im wasserfreien Milieu durchgeführt: Etwa 600 mg Substanz werden genau gewogen, in 30 ml Eisessig unter leichtem Erwärmen gelöst, auf Raumtemperatur abgekühlt und mit 0,1 n Perchlorsäure titriert, wobei der Endpunkt der Titration potentiometrisch ermittelt wird. 1 ml 0,1 n Perchlorsäure entspricht 27,13 mg $C_{11}H_{17}N_3O_5$.

Aufbewahrung. In dicht schließenden Gefäßen, vor Licht geschützt.

Dosierung. 0,1 ml einer 0,5 bis 4%igen wäßrigen Lsg. zur Anwendung am Auge; 1- bis 6mal täglich (USP XVII).

Arecolinum hydrobromicum Helv. V, CsL 2, Ross. 9. Arecoline Hydrobromide NF XII. Arecolini bromidum Nord. 63. Arecolini hydrobromidum. Arekolinbromid. Arekoliniumbromid.

$C_8H_{14}BrNO_2$ M.G. 236,12

Methylester des N-Methyl-1,2,5,6-tetrahydronicotinsäurehydrobromids.

Eigenschaften. Weiße, oder nahezu weiße, Kristalle oder kristallines Pulver, ohne Geruch, bitter schmeckend, zersetzlich bei Lichteinwirkung. Löslichkeit: 1 g Substanz löst sich in etwa 1 ml W., etwa 10 ml A., etwa 2 ml siedendem A., sehr wenig lösl. in Ae. und Chlf. Schmelzintervall: Zwischen 169 und 171° (Helv. V); 171 bis 177° (Nord. 63); 169 bis 173° (Ross. 9).

Erkennung. 1. Die Lsg. der Substanz gibt positive Bromidnachweise. – 2. Die wäßrige Lsg. (1 : 50) wird mit einigen Tropfen Jodlsg. versetzt. Es bildet sich ein rotbrauner Niederschlag (NF XII). – 3. Zu 1 Tr. der Lsg. (1 : 20) wird 1 Tr. Quecksilber(II)-chlorid-Lsg. gegeben. Es bildet sich ein Niederschlag, der sich beim Umschütteln wieder löst. Setzt man weitere 0,5 ml Quecksilber(II)-chlorid-Lsg. zu, so erscheint der Niederschlag erneut, der sich bei weiterem Zusatz von 4 ml Quecksilber(II)-chlorid-Lsg. wieder löst. Einige Stunden später kristallisiert eine farblose Substanz aus (Ross. 9).

Prüfung. 1. Aussehen der Lösung: 400 mg Substanz müssen sich in 2 ml frisch ausgekochtem und wieder erkaltetem W. klar und farblos lösen. Diese Lsg. ist nach dem Verdünnen mit weiteren 6 ml ausgekochtem W. als Stammlsg. zu den folgenden Prüfungen zu verwenden (Helv. V). – 2. 1 ml Stammlsg. muß durch 1 Tr. Methylrot orange oder rot, aber nicht stärker rot gefärbt werden als 1 ml einer Mischung von 3 ml Natriumacetat+3ml verd. Essigsäure + W. zu 20 ml (Helv. V). – 3. In der Stammlsg. darf Sulfat nicht nachweisbar sein (Helv. V). – 4. Fremde Alkaloide: Die Lsg. von 250 mg Natriumchlorid in 1 ml Stammlsg. darf durch 5 Tr. verd. Natronlauge nicht getrübt werden (Helv. V). – 5. Organische Verunreinigungen: Die in einem Schälchen befindliche Lsg. von 500 mg Substanz in 1 ml konz. Schwefelsäure ist gelb, muß aber bei leichtem Erwärmen auf dem Wasserbad farblos oder höchstens schwach gelb werden (Helv. V); setzt man 5 ml einer Lsg. (1 : 20) Ammoniaklsg. oder Natronlauge zu, so darf weder ein Niederschlag noch eine Trübung entstehen (NF XII). – 6. Fremde Alkaloide: Je 1 Drittel der vorangehend mit konz. Schwefelsäure bereiteten Lsg. darf weder durch ein Kriställchen Kaliumdichromat violett (Strychnin, Yohimbin) noch durch 2 Tr. konz. Salpetersäure rot (Morphin, Brucin) noch durch 1 Kriställchen Ammoniummolybdat überhaupt gefärbt werden (andere Alkaloide) (Helv. V). – 7. Trocknungsverlust: Höchstens 1%, wenn 2 Std. bei 80° getrocknet wird (NF XII). Verbrennungsrückstand: Höchstens 0,5% (NF XII).

Gehaltsbestimmung. Nach Ross. 9 und Nord. 65 werden Titrationen im wasserfreien Medium durchgeführt. Ross. 9 läßt außerdem eine Verdrängungstitration in alkoholisch-chloroformischer Lsg. durchführen.

Arbeitsvorschriften der Ross. 9: 1. Etwa 0,25 g Substanz werden genau gewogen, in einer Mischung von 10 ml A. und 5 ml Chlf. gelöst, die vorher gegen Phenolphthalein neutralisiert wurde. Anschließend wird mit 0,1 n Natriumhydroxidlsg. gegen Phenolphthalein titriert bis zum Auftreten einer rosa Färbung. 1 ml 0,1 n Natriumhydroxidlsg. entspricht 23,61 mg $C_8H_{14}BrNO_2$. – 2. Etwa 0,25 g Substanz werden in 20 ml wasserfreier Essigsäure unter leichtem Erwärmen gelöst, mit 5 ml Quecksilber(II)-acetat-Lsg. versetzt und mit 0,1 n Perchlorsäure bis zum Auftreten einer grünen Färbung titriert (Kristallviolett als Indikator). 1 ml 0,1 n Perchlorsäure entspricht 23,61 mg $C_8H_{14}BrNO_2$.

Aufbewahrung. In dicht schließenden Gefäßen, vor Licht geschützt.

Dosierung. Einzelmaximaldosis: 2 mg; Tagesmaximaldosis: 6 mg (Nord. 65).

Arecolin-hydrochlorid. Arecolinum hydrochloricum.

$C_8H_{13}NO_2 \cdot HCl$ Vgl. Formel von Arecol. hydrobromid.
$C_8H_{14}ClNO_2$ M.G. 191,67

Eigenschaften. Weiße, zerfließliche Kristalle, leicht löslich in W. und A. Fp.: 158°.

Aufbewahrung. Gut verschlossen und vor Licht geschützt.

Muscarin. (–)-Muscarin. Pilzmuscarin.

$C_9H_{20}ClNO_2$ M.G. 209,72

2-Methyl-3-hydroxy-5-trimethylaminomethyl-tetrahydrofuranchlorid.

Eigenschaften. Zerfließliche, farblose Kristalle oder sirupöse Flüssigkeit. Leicht lösl. in W., A. und Methanol, schwer lösl. in Chlf. und Isopropanol, praktisch unlösl. in Ae. und Aceton. Zersetzlich bei Lufzutritt, besonders in saurer Lsg. Die wäßrige Lsg. reagiert neutral gegen Lackmus. Fp.: 181 bis 182°.

$[\alpha]_D^{20} = +8$ (Äthanol).

Aufbewahrung. Unter einem inerten Gas.

Wirkung. Tonussteigerung der glatten Muskulatur des Magen-Darm-Kanals und der Bronchien; Erzeugung von Bradykardie, Gefäßerweiterung und Blutdrucksenkung. Da Muscarin kein Ester ist, wird seine Wirkung auch nicht durch Cholinester-Hydrolasen gehemmt.

Durch Atropin kann die Muscarinwirkung aufgehoben werden. Therapeutisch wird die Substanz nicht verwendet.

II. Indirekte Parasympathomimetica

Physostigmine USP XVII. Physostigmin. Physostigminum. Eserin. Eserinum.

$C_{15}H_{21}N_3O_2$ M.G. 275,35

Gehaltsforderung. Mindestens 97 und höchstens 102% des theoretischen Wertes, berechnet auf die getrocknete Substanz.

Eigenschaften. Weißes, geruchloses, mikrokristallines Pulver. Bei der Einwirkung von Hitze, Licht, Luft oder Metallspuren nimmt die Substanz eine rötliche Färbung an. Fp.: Nicht unter 103°, wenn die Substanz vorher 24 Std. über Silicagel getrocknet wurde. Leicht lösl. in Chlf. und Dichlormethan, gut lösl. in A., lösl. in Benzol und fetten Ölen, schwer lösl. in W.

Erkennung. 1. Etwa 5 mg Substanz werden mit 5 Tr. Ammoniaklsg. versetzt und auf 'em Dampfbad eingedampft. Es hinterbleibt ein blauer Rückstand, der nach dem Lösen in A. und Zusatz von 4 Tr. Eisessig eine kräftige rote Fluoreszenz zeigt. — 2. 5 ml der Lsg. (1 in 100) werden mit einigen Tropfen Natronlauge versetzt. Es bildet sich rasch eine Rosafärbung.

Prüfung. 1. Spezifische Drehung: Mindestens $-119°$ und nicht über $-121°$, berechnet auf die getrocknete Substanz, bestimmt an einer Lsg., die 100 mg in 10 ml enthält. — 2. Trocknungsverlust: Höchstens 1%, wenn die Substanz 24 Std. über Silicagel getrocknet wird. — 3. Verbrennungsrückstand: 100 mg Substanz dürfen keinen wägbaren Rückstand hinterlassen. — 4. Leicht zersetzliche Verunreinigungen: 100 mg Substanz werden in 5 ml Schwefelsäure gelöst. Nach 5 Min. darf diese Lsg. nicht stärker gefärbt sein als Farbvergleichslsg. J (Bd. I, 239).

Gehaltsbestimmung. Etwa 175 mg Substanz werden genau gewogen und in 25 ml Chlf. gelöst. Nach Zusatz von 25 ml Eisessig wird mit 0,02 n Perchlorsäure in Dioxan titriert, wobei der Endpunkt potentiometrisch ermittelt wird. 1 ml 0,02 n Perchlorsäure entspricht 5,507 mg $C_{15}H_{21}N_3O_2$.

Aufbewahrung. In dicht schließenden Gefäßen, vor Licht geschützt; in Mengen, die 1 g nicht übersteigen.

Dosierung. Äußerlich: 0,25%ige Salbe zur Behandlung des Auges; bis zu 4 mal täglich.

Physostigminum salicylicum DAB 7 — DDR, ÖAB 9, Helv. V, CsL 2, Ross. 9. Physostigminsalicylat DAB 7 — BRD. Physostigmine salicylate USP XVII, BP 63. Physostigmini salicylas PI.Ed. I/1, Nord. 63, Jap. 61. Physostigminsalizylat. Eserinsalicylat.

$C_{22}H_{27}N_3O_5$ M.G. 413,48

5-(N-Methylcarbamoyloxy)-1,1′,3-trimethylpyrrolidino-(2′,3′ : 2,3)-indolin-salicylat.

Gehaltsforderungen. DAB 7 — BRD: Mindestens 99,0%, berechnet auf die getrocknete Substanz.
DAB 7 — DDR: 99 bis 100,5%, berechnet auf die bei 105° getrocknete Substanz.
ÖAB 9: 99,0 bis 101,0% des theoretischen Wertes.
Ross. 9: Mindestens 99%, berechnet auf die getrocknete Substanz.
USP XVII: Mindestens 97 und nicht mehr als 102% des theoretischen Wertes, berechnet auf die getrocknete Substanz.

Eigenschaften. Farblose oder fast farblose Kristalle oder weißes bzw. nahezu weißes bis gelbliches, kristallines Pulver, ohne Geruch. Die Substanz färbt sich, besonders in Lsg. bei Luftzutritt und am Licht allmählich rötlich. Löslichkeit: 1 T. löst sich in etwa 10 T. Chlf., in etwa 12 T. A., in etwa 90 T. W., sehr wenig lösl. in Ae. Schmelzintervall: 186 bis 189° (DAB 7 — BRD); 178 bis 185° unter Zersetzung (DAB 7 — DDR); 179 bis 185° unter Zersetzung (im Kapillarröhrchen; ÖAB 9); 178 bis 185° unter Zersetzung (unter dem Mikroskop; ÖAB 9); eutektische Temperatur der Mischung mit Benzanilid: 139°, mit Salophen: 156° (ÖAB 9). — Optische Drehung:
$[\alpha]_D^{20} = -91$ bis $-94°$ ($c = 1,0$) (DAB 7 — BRD),
$[\alpha]_D^{20} = -89,0$ bis $-94°$ ($c = 1,0$) (DAB 7 — DDR),
$[\alpha]_D^{20} = -90$ bis $-94°$ ($c = 1,0$) (ÖAB 9).

Erkennung. 1. 2,0 ml Prüflsg. färben sich durch Zugabe von 0,10 ml 6 n Natronlauge nach einigen Sekunden rot. Prüflsg.: 1%ige wäßrige Lsg., bereitet mit der getrockneten

Substanz (DAB 7 – BRD), ähnlich DAB 7 – DDR, ÖAB 9. – 2. 2,0 ml Prüflsg. werden auf Zusatz von 0,10 ml Eisen(III)-chlorid-Lsg. III violett gefärbt (DAB 7 – BRD, DAB 7 – DDR, ÖAB 9 u. a.). – 3. Versetzt man eine Lsg. von etwa 2 mg Substanz in 1 ml W. mit 5 Tr. Jodlsg., so scheidet sich ein Perjodid als rotbraune Trübung und in Form harziger Flocken aus (ÖAB 9). – 4. 1,5 ml Prüflsg. hinterlassen nach Zusatz von 1,0 ml 6 n Ammoniaklsg. beim Eindampfen auf dem Wasserbad einen blauen oder graublauen Rückstand. Dieser wird in der Mischung aus 3,0 ml 5 n Essigsäure und 2,0 ml W. gelöst. Die Lsg. zeigt eine violette Färbung und kräftig rote Fluoreszenz (DAB 7 – DDR, ähnlich ÖAB 9). – 5. Einige mg Substanz werden mit mehreren Tr. verd. Ammoniak erwärmt. Es bildet sich eine gelblichrote Lsg. Nach dem Abdampfen dieser Lsg. verbleibt ein bläulicher Rückstand, der folgende Forderungen erfüllt: a) Der Rückstand muß sich in Äthanol mit blauer Farbe lösen. Die Lösung erscheint nach Zugabe von Essigsäure im durchscheinenden Licht blau, sie zeigt eine rote Fluoreszenz, die bei der Verdünnung mit W. stärker hervortritt. b) Der Rückstand muß sich in Schwefelsäure mit grüner Farbe lösen. Diese Lsg. färbt sich bei allmählicher Zugabe von A. rot und wird beim Verdampfen des Ae. wieder grün (Pl.Ed. I/1, ähnlich BP 63).

Prüfung. 1. Aussehen der Lsg.: 5,0 ml Prüflsg. müssen klar und farblos sein (DAB 7 – BRD und DAB 7 – DDR, ähnlich ÖAB 9). – 2. Alkalisch oder sauer reagierende Verunreinigungen: 10,0 ml Prüflsg. müssen sich auf Zusatz von 0,10 ml Methylrotlsg. II rot färben und dürfen höchstens 0,10 ml 0,02 n Natronlauge bis zum Umschlag nach Gelb verbrauchen (DAB 7 – BRD, ähnlich ÖAB 9 und DAB 7 – DDR). – 3. Eseridin: Versetzt man 5 ml der Lsg. (1 + 99) mit 5 Tr. verd. Salzsäure, 1 ml 0,1 n Kaliumjodatlsg. und 1 ml Chlf. und schüttelt 1 Min. lang kräftig durch, so darf sich die Chloroformschicht nicht violettrot färben (ÖAB 9, ähnlich DAB 7 – DDR). – 4. Fremde organische Stoffe: Eine Lsg. von 0,01 g Substanz in 2 ml konz. Schwefelsäure muß unmittelbar nach ihrer Herstellung klar und farblos oder fast farblos sein (ÖAB 9, ähnlich DAB 7 – BRD und DAB 7 – DDR). – 5. Sulfat: In der Lsg. (1 + 99) darf Sulfat nicht nachweisbar sein. Bei der Prüfung ist keine Salzsäure zuzusetzen (ÖAB 9, ähnlich DAB 7 – BRD, DAB 7 – DDR). – 6. Optische Reinheit: Die spezifische Drehung muß zwischen $-89,0°$ und $-94,0°$ liegen. Dementsprechend darf der Drehungswinkel von 0,2000 g Substanz, gelöst in Wasser zu 20 ml, bei 20° im 200-mm-Rohr bestimmt, nicht weniger als $-1,78$ und nicht mehr als $-1,88°$ betragen (Helv. V). – 7. Trocknungsverlust: Höchstens 1,0%, wenn die Substanz bei 105° getrocknet wird (DAB 7 – BRD, ÖAB 9, DAB 7 – DDR); höchstens 1%, wenn 24 Std. über Silicagel getrocknet wird (USP XVII). – 8. Sulfatasche: Höchstens 0,2%; Einwaage 50 mg (DAB 7 – BRD); 100 mg dürfen keinen wägbaren Rückstand hinterlassen (USP XVII).

Gehaltsbestimmung. Die meisten Pharmakopöen, z.B. DAB 7 – BRD, DAB 7 – DDR, ÖAB 9, Ross. 9, lassen eine Verdrängungstitration in äthanolisch-chloroformischer Lsg. durchführen. USP XVII enthält eine Titration in wasserfreiem Milieu.
Arbeitsvorschrift nach DAB 7 – BRD: 0,20 g Substanz, genau gewogen, werden in einer Mischung von 15,0 ml A. (96%ig) und 5 ml Chlf. gelöst und nach Zusatz von 0,50 ml Phenolphthaleinlsg. mit 0,1 n Natronlauge unter kräftigem Schütteln bis zur Rosafärbung titriert (Feinbürette). 1 ml 0,1 n Natronlauge entspricht 27,64 mg $(C_{15}H_{22}N_3O_2)^+$, daraus berechnet 41,35 mg $C_{22}H_{27}N_3O_5$.
Arbeitsvorschrift nach USP XVII: Etwa 250 mg Substanz werden genau gewogen und in 25 ml Chlf. gelöst. Nach Zusatz von 25 ml wasserfreier Essigsäure titriert man mit 0,02 n Perchlorsäure in Dioxan, wobei der Endpunkt potentiometrisch bestimmt wird. 1 ml 0,02 n Perchlorsäure entspricht 8,270 mg $C_{15}H_{21}N_3O_2 \cdot C_6H_7O_3$.

Aufbewahrung. In dicht schließenden Gefäßen aus alkaliarmem Glas, vor Licht geschützt.

Abgabe. Lösungen von Physostigminsalicylat sind bei Bedarf stets frisch zu bereiten und dürfen nicht erhitzt werden.

Entkeimung. Durch Keimfiltration mit Überdruck oder Unterdruck und aseptische Weiterverarbeitung (ÖAB 9).

Dosierung. Einzelmaximaldosis: Oral 0,001 g; subcutan 0,0005 g.
Tagesmaximaldosis: Oral 0,003 g; subkutan 0,001 g.
Maximalkonzentration zur Anwendung am Auge: 1% (DAB 7 – DDR und DAB 7 – BRD).
Gebräuchliche Konzentration in Augentropfen: 0,25 bis 0,5% (ÖAB 9).

Physostigmine sulfate USP XVII. Physostigmini sulfas PI.Ed. I/1, Nord. 63. Physostigminsulfat. Eserini sulfas. Eserinsulfat. Eserine sulfate.

$(C_{15}H_{21}N_3O_2)_2 \cdot H_2SO_4$ Formel: vgl. Physostigminsalicylat.
$C_{30}H_{44}N_6O_8S$ M.G. 648,78

Gehaltsforderungen. USP XVII: Mindestens 97 und nicht über 102% des theoretischen Wertes, berechnet auf die getrocknete Substanz.

Eigenschaften. Farblose oder schwach gelbliche Kristalle bzw. kristallines Pulver, das sich an der Luft oder am Licht allmählich rot färbt, geruchlos, Geschmack bitter. Fp.: 144 bis 146°, nach dem Trocknen (Pl.Ed. I/1 und Jap. 61); nicht unter 143° (USP XVII). Löslichkeit: Sehr leicht lösl. in W. und A., lösl. in Chlf., praktisch unlösl. in Ae.

Erkennung. 1. Eine 1%ige wäßrige Lsg. bildet mit einer verd. wäßrigen Lsg. von Natriumhydroxid einen weißen Niederschlag, der sich allmählich rosa färbt. Der Niederschlag löst sich in überschüssigem Reagens mit roter Farbe (Pl.Ed. I/1). – 2. Zu 5 ml einer 1%igen Lsg. gibt man einige Tropfen Natronlauge. Es entsteht sofort eine rötliche Färbung (Jap. 61). – 3. Einige mg Substanz werden mit mehreren Tr. verd. Ammoniak erwärmt. Es bildet sich eine gelblichrote Lsg. Nach dem Abdampfen dieser Lsg. verbleibt ein bläulicher Rückstand, der folgende Forderungen erfüllen muß: a) Der Rückstand muß sich in A. mit blauer Farbe lösen. Die Lsg. erscheint nach Zugabe von Essigsäure im durchscheinenden Licht blau und zeigt eine rote Fluoreszenz, die beim Verdünnen mit W. stärker wird. b) Der Rückstand muß sich in Schwefelsäure mit grüner Farbe lösen. Die Lsg. färbt sich bei allmählicher Zugabe von A. rot und wird beim Verdampfen des A. wieder grün (Pl.Ed. I/1). – 4. Die wäßrige Lsg. gibt die Reaktionen auf Sulfat.

Prüfung. 1. Spezifische Drehung: Mindestens $-113°$ und nicht über $-116°$, berechnet auf die getrocknete Substanz, bestimmt in einer Lsg., die 100 mg pro 10 ml W. enthält (USP XVII). – 2. Salicylsäure: 50 mg Substanz werden in 5 ml W. gelöst und mit 1 Tr. Eisen(III)-chlorid-Lsg. versetzt. Es darf sich keine violette Färbung zeigen (Jap. 61). – 3. Reaktion: Eine 1%ige wäßrige Lsg. reagiert neutral gegen Methylorange und schwach sauer gegen Lackmus. – 4. Trocknungsverlust: Höchstens 1,0% nach dem Trocknen bei 100° (Pl.Ed. I/1, Jap. 61); höchstens 1% (wenn 24 Std. über Silicagel getrocknet wird) (USP XVII). – 5. Verbrennungsrückstand: 100 mg Substanz dürfen keinen wägbaren Rückstand hinterlassen (USP XVII); höchstens 0,1% (Jap. 61, Pl.Ed. I/1).

Aufbewahrung. In kleinen, dicht schließenden Gefäßen, vor Licht geschützt.

Anmerkung. Physostigminlösungen färben sich am Licht rot; sie sollen nach Möglichkeit frisch bereitet werden; beim Lagern müssen sie in zugeschmolzenen Behältern aufbewahrt werden (Pl.Ed. I/1).

Gehaltsbestimmung. Nach USP XVII werden etwa 175 mg Substanz, genau gewogen, in 25 ml W. gelöst. Die Lsg. wird durch Zugabe von etwa 1 g Natriumhydrogencarbonat alkalisch gemacht und 3mal mit je 25 ml Chlf. extrahiert. Die Chloroformauszüge werden durch ein trockenes Papierfilter filtriert. Man setzt dann 25 ml Eisessig zu und titriert mit 0,02 n Perchlorsäure, wobei der Endpunkt potentiometrisch bestimmt wird. 1 ml 0,02 n Perchlorsäure entspricht 6,488 mg $(C_{15}H_{21}N_3O_2)_2 \cdot H_2SO_4$.

Dosierung. Übliche Einzeldosis: 0,3 mg; übliche Tagesdosis: 1 mg; Maximaldosen: einfach: 1 mg; täglich: 3 mg (Jap. 61).

Für die Anwendung am Auge verwendet man 0,1 ml einer 0,25%igen Lösung, bis 4mal täglich (USP XVII).

Galanthamin.

$C_{17}H_{21}NO_3$ M.G. 287,37

Vorkommen: In verschiedenen Amaryllidaceen, bes. Galanthus Woronowii.

Eigenschaften. Weißes, kristallines Pulver. Fp.: 126 bis 129°, $[\alpha]_D^{20} = -119°$ (Äthanol). Hydrochlorid: Fp.: 256 bis 257°. Hydrojodid: Fp.: 260 bis 261°. Perchlorat: Fp. 227°. Acetylderivat: Fp.: 130°.

Wirkung. Inhibiert die Cholinester-Hydrolyse, ähnelt im übrigen dem Physostigmin.

Neostigminum bromatum DAB 7 – DDR. Neostigmine bromate USP XVII, BP 63. Neostigmini bromidum Pl.Ed. I/1, Nord. 63, Jap. 61. Bromure de Néostigmine CF 65. Neostigminbromid. Synstigminum bromatum ÖAB 9. Synstigminbromid. Synstigmini bromidum. Dimethylcarbaminoyloxyphenyl-trimethylammonium-bromid DAB 7 – BRD. Dimethylcarbaminoyl-oyxphenyl-trimethylammonium bromatum.

$C_{12}H_{19}BrN_2O_2$ M.G. 303,22

[3-(Dimethyl-carbamoyl-oxy)-phenyl]-trimethylammoniumbromid.

Gehaltsforderungen. DAB 7 – BRD: Mindestens 99%, berechnet auf die getrocknete Substanz.
DAB 7 – DDR: 98,5 bis 101,0% des theoretischen Wertes, berechnet auf die bei 105° getrocknete Substanz.
ÖAB 9: 98,5 bis 100,5% des theoretischen Wertes.
USP XVII: Mindestens 98 und nicht mehr als 102% des theoretischen Wertes, berechnet auf die getrocknete Substanz.
Nord. 63: Etwa 78,5% Neostigmin, entsprechend etwa 99% Neostigminbromid.
BP 63: Mindestens 98,5%, berechnet auf die bei 105° getrocknete Substanz.
PI.Ed. I/1: Mindestens 98,0%, bezogen auf die 6 Std. bei 100° getrocknete Substanz.

Eigenschaften. Weißes, kristallines u. U. hygroskopisches Pulver, ohne Geruch, von schwach salzigem und bitterem Geschmack. Löslichkeit: 1 T. löst sich in etwa 1 T. W., in etwa 4 T. A., in etwa 10 T. Chlf., praktisch unlösl. in Ae.
Schmelzintervall: 217 bis 221° (DAB 7 – BRD); 170 bis 175° unter Zersetzung (im Kapillarröhrchen; ÖAB 9); teilweises Schmelzen bei 190 bis 196°, die restlichen Kristalle zersetzen sich bei 205 bis 215° (unter dem Mikroskop nach KOFLER; ÖAB 9); eutektische Temperatur der Mischung mit Salophen: 148°, mit Dicyandiamid 105° (ÖAB 9).

Erkennung. 1. 50 mg Substanz werden mit 0,40 g Kaliumhydroxid und 2,0 ml A. (90%) unter gelegentlichem Umschütteln und unter Ersatz des verdampften A. auf dem Wasserbad erwärmt. Nach etwa 15 Min. ist ein fischartiger Geruch wahrnehmbar. Die entweichenden Dämpfe färben angefeuchtetes rotes Lackmuspapier blau. Nach 30 Min. wird die Lsg. mit 2,0 ml W. versetzt und abgekühlt. Auf Zusatz einer Mischung von 5,0 ml Sulfanilsäurelsg. und 0,050 ml Natriumnitritlsg. II entsteht eine tiefrote Färbung DAB 7 – BRD, ähnlich DAB 7 – DDR, ÖAB 9). – 2. Versetzt man eine Lsg. von etwa 2 mg Substanz in 1 ml W. mit 5 Tr. Jodlsg., so scheidet sich ein Perjodid in Form feiner dunkelbrauner, öliger Tröpfchen aus (ÖAB 9, ähnlich DAB 7 – DDR). – 3. 2,0 ml Prüflsg. werden mit 5,0 ml Pikrinsäurelsg. I im Wasserbad bis zur fast klaren Lsg. erwärmt. Die nach dem Erkalten ausgefallenen Kristalle werden abfiltriert und mit wenig W. gewaschen. Das Pikrat schmilzt nach dem Trocknen bei 105° zwischen 183 und 188° (DAB 7 – BRD), ähnlich DAB 7 – DDR – 4. Die Lsg. der Substanz gibt die üblichen Bromidnachweise.

Prüfung. 1. Aussehen der Lsg.: 5,0 ml Prüflsg. müssen klar und farblos sein (Prüflsg. = 5%ige wäßrige Lsg.) (DAB 7 – BRD). – 2. Sauer oder alkalisch reagierende Verunreinigungen: 2,0 ml Prüflsg. dürfen sich nach Zusatz von 0,05 ml Bromkresolpurpurlsg. weder gelb noch violett färben (DAB 7 – BRD). – 3. Sulfat: In einer Mischung von 5 ml der Lsg. (1 + 9) und 5 ml W. darf Sulfat in unzulässiger Menge nicht nachweisbar sein (ÖAB 9). – 4. Dimethylaminophenol: Versetzt man 1 ml der Lsg. (1 + 9) mit 2 ml verd. Natriumhydroxidlsg. und fügt hierauf eine Mischung von 2 ml Sulfanilsäurelsg. und 5 Tr. Natriumnitritlsg. hinzu, so darf sich die Mischung nicht rötlich färben (ÖAB 9). – 5. 3-Hydroxyphenyltrimethylammoniumbromid: 1,00 g Substanz muß sich in 10,0 ml Chlf. klar lösen (DAB 7 – BRD, ähnlich DAB 7 – DDR, ähnlich ÖAB 9). – 6. Trocknungsverlust: Höchstens 0,5%, wenn bei 105° getrocknet wird (DAB 7 – BRD); höchstens 1,0% (DAB 7 – DDR, ÖAB 9, BP 63); höchstens 2%, wenn 3 Std. bei 105° getrocknet wird (USP XVII). – 7. Verbrennungsrückstand: Höchstens 0,1% (ÖAB 9); höchstens 1,05% (USP XVII, PI.-Ed. I/1). – 8. Sulfatasche: Höchstens 0,1% (DAB 7 – DDR und BP 63).

Gehaltsbestimmung. Die meisten Pharmakopöen lassen den Gehalt nach Art einer Kjeldahl-Bestimmung ermitteln, so z.B. USP XVII, BP 63, PI.Ed. I/1. DAB 7 – BRD schreibt zur Gehaltsbestimmung die Ionenaustauschermethode vor. Im DAB 7 – DDR ist eine Titration im wasserfreien Medium enthalten.
Vorschrift der PI.Ed. I/1: Ungefähr 0,35 g Substanz, genau gewogen, werden in einem 500-ml-Kjeldahl-Kolben in 200 ml W. gelöst und 50 ml Natriumhydroxidlsg. zugegeben.

Der Kolben wird über einen Destillationsaufsatz (z. B. nach REITMEYER) mit einem gut gekühlten Kühler verbunden, der in einen mit 25 ml 0,1 n Salzsäure beschickten Kolben taucht. Es werden ungefähr 200 ml überdestilliert und der Säureüberschuß mit 0,1 n Natriumhydroxidlsg. unter Verwendung von Methylrot als Indikator zurücktitriert. Die Bestimmung wird mit denselben Reagensmengen und auf dieselbe Art, aber ohne Neostigminbromid wiederholt. Die Differenz zwischen beiden Titrationen ergibt die Säuremenge, die zur Neutralisation des Destillates erforderlich war. 1 ml 0,1 n Salzsäure entspricht 0,03032 g $C_{12}H_{19}BrN_2O_2$.

Vorschrift des DAB 7 – BRD: In einem Glasrohr (10 mm lichte Weite, etwa 300 mm Länge), das unten mit einem Hahn verschließbar und darüber mit Glaswolle abgedichtet ist, werden 5,0 g stark basischer Anionenaustauscher mit frisch aufgekochtem und wieder abgekühltem W. bedeckt. Nach 5 Min. wird bis zur neutralen Reaktion gegen Lackmuspapier gewaschen. 0,20 g Substanz, genau gewogen, werden in 10,0 ml W. gelöst. Die Lsg. wird auf den Austauscher aufgegossen, die Durchlaufgeschwindigkeit auf etwa 2 bis 3 ml/min eingestellt und die abtropfende Flüssigkeit in einer Vorlage, die 10,00 ml 0,1 n Salzsäure enthält, aufgefangen. Der gerade noch mit Flüssigkeit bedeckte Austauscher wird mit 10 ml W. bei unveränderter Durchlaufgeschwindigkeit und anschließend mit 50 ml W. bei völlig geöffnetem Hahn nachgewaschen. Der Säureüberschuß, der in der Vorlage gesammelten Flüssigkeit wird nach Zugabe von 0,15 ml Methylrot-Mischindikator-Lsg. mit 0,1 n Natronlauge zurücktitriert (Feinbürette). 1 ml 0,1 n Salzsäure entspricht 7,991 mg Br^-, daraus berechnet 30,32 mg $C_{12}H_{19}BrN_2O_2$.

Vorschrift des DAB 7 – DDR: 0,2500 g getrocknete Substanz werden in 5,0 ml wasserfreier Essigsäure unter Erwärmen gelöst. Nach dem Erkalten und Zusatz von 10,0 ml Quecksilber(II)-acetat-Lsg., 25,0 ml wasserfreiem Benzol und 3 Tr. Brillantgrünlsg. wird die Lsg. mit 0,1 n Perchlorsäure bis zum Farbumschlag nach Gelb titriert (Feinbürette). 1 ml 0,1 n Perchlorsäure ist 30,32 mg Neostigminbromid äquivalent.

Aufbewahrung. In dicht schließenden Gefäßen, vor Licht geschützt.

Entkeimung. Die Lsg. werden durch Erhitzen im gesättigten Wasserdampf im Autoklaven 20 Min. bei 120° sterilisiert; der pH-Wert darf dabei 6 nicht übersteigen (ÖAB 9).

Dosierung. Größte Einzelgabe bei oraler Verabreichung 0,016 g, größte Tagesgabe bei oraler Verabreichung 0,048 g (DAB 7 – BRD). Maximalkonzentration zur Anwendung am Auge: 5% (DAB 7 – DDR).

Gebräuchliche Einzeldosis bei subcutaner Verabreichung: 0,0005 bis 0,001 g (ÖAB 9).

Neostigminum methylsulfuricum DAB 7 – DDR. Neostigmine methylsulfate USP XVII. Neostigmine methylsulphate BP 63. Neostigmini methylsulfas PI.Ed. I/1, Jap. 61. Méthylsulfate de Néostigmine CF 65. Neostigminmethylsulfat. Synstigminum methylsulfuricum ÖAB 9. Synstigminmethylsulfat. Synstigmini methylsulfas. Dimethylcarbaminoyloxyphenyl-trimethylammonium-methylsulfat DAB 7 – BRD. Dimethyl-carbaminoyl-oxyphenyl-trimethylammonium methylsulfuricum.

$C_{13}H_{22}N_2O_6S$ M.G. 334,39

[3-(Dimethyl-carbamoyl-oxy)-phenyl]-trimethylammonium-methylsulfat.

Gehaltsforderungen. DAB 7 – BRD: Mindestens 98,5%, berechnet auf die getrocknete Substanz.

DAB 7 – DDR: 87,5 bis 100,8% des theoretischen Wertes, berechnet auf die bei 105° getrocknete Substanz.

PI.Ed. I/1: Mindestens 98,0%, berechnet auf die 6 Std. bei 100° getrocknete Substanz.
ÖAB 9: 98,0 bis 100,5% des theoretischen Wertes.
USP XVII: Mindestens 98 und nicht über 102% des theoretischen Wertes, berechnet auf die getrocknete Substanz.

Eigenschaften. Weißes, kristallines, hygroskopisches Pulver von schwach salzigem und bitterem Geschmack, ohne Geruch. Löslichkeit: 1 T. löst sich in etwa 0,5 T. W., in etwa 3 T. A., in etwa 3 T. Chlf., praktisch unlösl. in Ae. Schmelzbereich: 143 bis 148° (DAB 7 –

BRD); 142 bis 145° (PI.Ed. I/1); 142 bis 146° (DAB 7 – DDR); 142 bis 146° im Kapillarröhrchen; zur Bestimmung wird die Substanzprobe in einem evakuierbaren Kapillarröhrchen vor dem Zuschmelzen durch 2stündiges Erhitzen im Wasserbad unter Evakuieren getrocknet (ÖAB 9); 143 bis 147° unter dem Mikroskop (nach KOFLER, ÖAB 9); eutektische Temperatur der Mischung mit Phenacetin: 103° (ÖAB 9); Lichtbrechungsvermögen dieser Schmelze: n_D = 1,4936, bei 142 bis 143° (ÖAB 9).

Erkennung. 1. 0,100 g Substanz wird nach Zusatz von 0,40 g Kaliumhydroxid und 2,0 ml A. m Wasserbad unter wiederholtem Schütteln und Ersetzen des verdampften A. erhitzt Es ist der Geruch des Dimethylamins wahrnehmbar. Die entweichenden Dämpfe färben angefeuchtetes rotes Lackmuspapier blau. Nach 30 Min. wird die Mischung mit 10,0 ml W. versetzt und auf 20° abgekühlt. 5,0 ml der Lsg. zeigen nach Zusatz von 10 Tr. 6 n Salzsäure, 1,0 ml Sulfanilsäurelsg. und 2 Tr. frisch bereiteter Natriumnitritlsg. (1,0 g/100,0 ml) eine orangerote Färbung (DAB 7 – DDR, ähnlich DAB 7 – BRD, ÖAB 9, u.a. Pharmakopöen). – 2. 5 ml der vorangehend beschriebenen Lsg. geben nach Zusatz von 10 Tr. 6 n Salzsäure und 10 Tr. Bariumchloridlsg. (5%ig) einen weißen kristallinen Niederschlag (DAB 7 DDR, ähnlich alle anderen Pharmakopöen). – 3. 2,0 ml Prüflsg. (5%ig) werden mit 5,0 ml Pikrinsäurelsg. I im Wasserbad bis zur fast klaren Lsg. erwärmt. Die nach dem Erkalten ausgefallenen Kristalle werden abfiltriert und mit wenig W. gewaschen. Das Pikrat schmilzt nach dem Trocknen bei 105° zwischen 183 und 188° (DAB 7 – BRD, ähnlich DAB 7 – DDR). – 4. 2,0 ml Prüflsg. (2%ig) geben nach Zusatz von 3 Tr. 0,1 n Jodlsg. einen braunen Niederschlag (DAB 7 – DDR).

Prüfung. 1. Unlösliche Verunreinigungen, Farbe der Lsg.: 5,0 ml Prüflsg. müssen klar und farblos sein (DAB 7 – DDR, DAB 7 – BRD). – 2. Alkalisch oder sauer reagierende Verunreinigungen: 10,0 ml Prüflsg. müssen nach Zusatz von 2 Tr. Methylrotlsg. orangerot oder rot und nach darauffolgendem Zusatz von 0,70 ml 0,01 n Kalilauge gelb gefärbt sein (DAB 7 – DDR); 2,0 ml Prüflsg. müssen sich nach Zugabe von 0,05 ml Bromkresolpurpurlsg. gelb bis grün, dürfen sich jedoch nicht violett färben (DAB 7 – BRD). – 3. Sulfat-Ionen: In einer Mischung von 0,5 ml der Lsg. (1 + 9) und 10,5 ml W. darf Sulfat in unzulässiger Menge nicht nachweisbar sein. Bei der Prüfung ist keine Salzsäure zuzusetzen (ÖAB 9, ähnlich DAB 7 – BRD und DAB 7 – DDR). – 4. Chlorid, Bromid: Eine Mischung von 2 ml der Lsg. (1 + 9) und 8 ml W. darf nach Zusatz von 1 ml verd. Salpetersäure mit 3 Tr. Silbernitratlsg. nicht stärker getrübt werden als eine mit 1 ml Chlorid-Standardlsg. vorschriftsmäßig bereitete Vergleichslsg. (ÖAB 9). – 5. Dimethylaminophenol: Versetzt man 1 ml der Lsg. (1 + 9) mit 2 ml verd. Natriumhydroxidlsg. und fügt hierauf eine Mischung von 2 ml Sulfanilsäurelsg. und 5 Tr. Natriumnitritlsg. hinzu, so darf sich die Mischung nicht rötlich färben (ÖAB 9). – 6. Trocknungsverlust: Höchstens 1%, wenn bei 105° bis zur Gewichtskonstanz getrocknet wird (BP 63, USP XVII); höchstens 1,5% (ÖAB 9); höchstens 0,5% (DAB 7 – BRD). – 7. Sulfatasche: Höchstens 0,1% (DAB 7 – BRD, DAB 7 – DDR, BP 63, USP XVII). – 8. Verbrennungsrückstand: Höchstens 0,1% (ÖAB 9).

Gehaltsbestimmung. Die Gehaltsbestimmungen werden nach den bei Neostigminbromid gegebenen Vorschriften durchgeführt. DAB 7 – DDR läßt hierbei ebenfalls eine Gehaltsermittlung nach Art einer Kjeldahl-Bestimmung durchführen. 1 ml 0,1 n Schwefelsäure ist 33,44 mg Neostigminmethylsulfat äquivalent. 1 ml 0,1 n Salzsäure entspricht 11,11 mg $(CH_3SO_4)^-$, daraus berechnet 33,44 mg $C_{13}H_{22}N_2O_6S$.

Aufbewahrung. Vor Licht geschützt, in dicht schließenden Gefäßen.

Entkeimung. Wie unter Neostigminbromid angegeben.

Dosierung. Größte Einzelgabe bei parenteraler Verabreichung: 0,001 g, größte Tagesgabe bei parenteraler Verabreichung: 0,005 g (DAB 7 – BRD), Einzelmaximaldosis: 0,001 g (intramuskulär und subcutan), Tagesmaximaldosis: 0,005 g (intramuskulär und subcutan) (DAB 7 – DDR), gebräuchliche Einzeldosis bei subkutaner Verabreichung: 0,0005 bis 0,001 g (ÖAB 9).

Pyridostigmine Bromide USP XVII, BP 63, NND 63. Pyridostigminum bromatum. Pyridostigmini bromidum. Pyridostigminbromid.

$C_9H_{13}BrN_2O_2$ M.G. 261,13

3-Hydroxy-1-methylpyridinium-dimethyl-carbamat-bromid.

Gehaltsforderungen. USP XVII: Mindestens 98,5%, berechnet auf die getrocknete Substanz.

BP 63: Mindestens 98,5%, berechnet auf die bis zur Gewichtskonstanz bei 105° getrocknete Substanz.

Eigenschaften. Weißes, oder fast weißes, kristallines Pulver oder farblose Kristalle von charakteristischem, angenehmem Geruch, von bitterem Geschmack, hygroskopisch. Löslichkeit: Bei 20° löst sich 1 T. in 1 T. W., in etwa 1 T. A. (95%) und in 1 T. Chlf.; praktisch unlösl. in Ae. Schmelzbereich: 153 bis 156° (USP XVII); 154 bis 157° (BP 63, wenn die Substanz vorher im Vakuum über Phosphorpentoxid 4 Std. bei 100° getrocknet wurde).

Erkennung. 1. Zu 0,1 g Substanz werden 0,6 ml einer 5%igen Lsg. von Natriumhydroxid gegeben. Es entsteht eine orange Färbung. Beim Erwärmen wird die Farbe gelb und die entstehenden Dämpfe färben rotes Lackmuspapier blau (BP 63, USP XVII). — 2. Zu einer Lsg. von 20 mg Substanz in 10 ml W. werden 5 ml einer 2%igen Ammoniumreineckatlsg. in Methanol gegeben. Man läßt unter gelegentlichem Umrühren 30 Min. stehen. Es entsteht ein rosafarbener Niederschlag, der zwischen 153 und 156° schmilzt (USP XVII). — 3. Die Lichtabsorption im Bereich von 230 bis 350 mµ der wäßrigen Lsg. zeigt nur ein Maximum zwischen 259 und 270 mµ. Die Extinktion einer 1 cm dicken Schicht der 0,0025%igen Lsg. beim Maximum beträgt etwa 0,46 (BP 63). — 4. Die Substanz gibt die üblichen Bromidnachweise (BP 63, USP XVII).

Prüfung. 1. Trocknungsverlust: Höchstens 2,0%, wenn bei 105° bis zur Gewichtskonstanz getrocknet wird (BP 63); wenn im Vakuum über Phosphorpentoxid bei 100° 4 Std. lang getrocknet wird (USP XVII). — 2. Sulfatasche: Höchstens 0,1% (BP 63). — 3. Verbrennungsrückstand: Höchstens 0,1% (USP XVII).

Gehaltsbestimmung. Beide Pharmakopöen lassen eine Titration in wasserfreiem Milieu durchführen. Arbeitsvorschrift der USP XVII: Etwa 850 mg Substanz werden genau gewogen, in 80 ml Eisessig gelöst, mit 25 ml Quecksilber(II)-acetat-Lsg. und 2 Tr. Chinaldinrotlsg. versetzt und mit 0,1 n Perchlorsäure in Dioxan bis zum farblosen Endpunkt titriert. Der Wert wird an Hand eines Blindversuches korrigiert. 1 ml 0,1 n Perchlorsäure entspricht 26,11 mg $C_9H_{13}BrN_2O_2$.

Aufbewahrung. In dicht schließenden Gefäßen, vor Licht geschützt.

Dosierung. Übliche Dosis: 60 mg bis 3mal täglich. Dosierungsbereich: 180 bis 600 mg täglich (USP XVII). Subcutane, intramuskuläre und intravenöse Injektion 0,001 g.

Benzpyrinium bromide NF XII, NND 63.

$C_{15}H_{17}BrN_2O_2$ M.G. 337,22

1-Benzyl-3-hydroxypyridinium-dimethyl-carbamat-bromid.

Gehaltsforderung. NF XII: Mindestens 98,5%, berechnet auf die 4 Std. bei 80° getrocknete Substanz.

Eigenschaften. Weiße oder leicht gelbliche Kristalle bzw. kristallines Pulver, praktisch geruchlos, leicht löslich in A. und W., praktisch unlösl. in Ae. Eine 1%ige wäßrige Lsg. reagiert leicht sauer; pH-Bereich: 4,5 bis 5,5. Schmelzbereich: 114 bis 120°.

Erkennung. 1. Zu etwa 2 ml einer Lsg. (1 in 100) werden 1 ml verd. Salpetersäure gegeben. Diese Lsg. gibt die üblichen Bromidnachweise (NF XII). — 2. Etwa 1 mg Substanz wird in einem kleinen Porzellanschälchen mit 5 ml Natriumhydroxidlsg. versetzt. Man dampft auf dem Wasserbad bis zur Trockne ein, bringt den Rückstand in ein kleines Reagensglas, erhitzt ihn im Ölbad 30 Sek. lang auf 250° und kühlt ab. Der erhaltene Rückstand wird in 0,5 ml W. gelöst, im Eisbad gekühlt und mit 1 ml diazotierter Sulfanilsäure versetzt. Es entsteht eine kirschrote Färbung (NF XII). — 3. Zu 50 ml einer Lsg. (1 in 500) werden 24 ml einer gesättigten Pikrinsäurelsg. gegeben, die 2 ml Schwefelsäure enthält. Nach 2 Std. wird der entstandene Niederschlag abfiltriert, mit 15 ml kaltem W. gewaschen und getrocknet. Das auf diese Weise erhaltene Pikrat schmilzt zwischen 114 und 120°.

Prüfung. 1. Trocknungsverlust: Höchstens 1%, wenn 4 Std. bei 80° getrocknet wird. — 2. Verbrennungsrückstand: Höchstens 0,1%.

Gehaltsbestimmung. NF XII: Etwa 500 mg Substanz, die 4 Std. bei 80° getrocknet sind, werden genau gewogen, in 60 ml Eisessig gelöst, mit 15 ml Quecksilber(II)-acetat-Lsg. versetzt und mit 0,1 n Perchlorsäure unter Verwendung von Kristallviolett als Indikator titriert. An Hand eines Blindversuches wird das Ergebnis korrigiert. 1 ml 0,1 n Perchlorsäure entspricht 33,72 mg $C_{15}H_{17}BrN_2O_2$.

Aufbewahrung. In dicht schließenden Gefäßen, vor Licht geschützt.

Dosierung. Übliche Dosis: 2 mg intramuskulär (NF XII).

Furamonum Ross. 8—Add. 52(!). Furtretonium Iodide NNR 52(!).

$C_8H_{14}JNO$ $\qquad\qquad$ M.G. 267,12

Furfuryl-trimethylammoniumjodid.

Eigenschaften. Weißes bis cremefarbenes kristallines Pulver von charakteristischem Geruch. Fp.: 115 bis 119° (NNR 52); 116 bis 120° (Ross. 8 – Add. 52). Sehr gut lösl. in W. und A., praktisch unlösl. in Benzol und Ae. Die 1%ige Lsg. soll klar und praktisch farblos sein und einen pH-Wert von 5,3 bis 6,0 zeigen.

Erkennung. 1. 50 mg Substanz gibt man zu 2 ml Schwefelsäure und schüttelt mit 5 ml Chlf. Die Chloroformschicht wird violett (NNR 52). – 2. 0,05 g Substanz werden in 2 ml W. gelöst, einige Tropfen verd. Schwefelsäure und 1 ml Chlf. sowie 2 bis 3 Tr. Natriumnitritlsg. hinzugegeben. Nach energischem Schütteln färbt sich die Chloroformschicht violett (Ross. 8 – Add. 52). – 3. Man löst 0,1 g Substanz in 5 ml W., säuert mit Schwefelsäure an und gibt einen Überschuß gesättigter Pikrinsäurelsg. hinzu. Der entstandene Niederschlag schmilzt nach dem Trocknen bei 167 bis 170° (NNR 52).

Prüfung. Trocknungsverlust: Nicht über 5,0%, wenn 4 Std. i. Vak. über Phosphorpentoxid getrocknet wird. – 2. Sulfatasche: Nicht über 0,1% (NNR 52). – 3. Alkalität: 5 ml einer 10%igen Lsg. versetzt man mit 2 Tr. Methylrotlsg. Es entsteht Gelbfärbung, die nach Zugabe von 2 Tr. 0,01 n Salzsäure in Rot übergehen soll (Ross. 8 – Add. 52). – 4. Schwermetalle: Nicht über 0,001% (Ross. 8 – Add. 52).

Gehaltsbestimmung. Nach NNR 52: 1. Stickstoff. Es werden 0,25 g Substanz einer Kjeldahl-Bestimmung unterworfen. 1 ml 0,05 n Salzsäure entspricht 0,0007004 g N bzw. 0,01336 g Furtretoniumjodid. Forderung: 5,0 bis 5,3% N, entsprechend 95,4 bis 101,0% Furtretoniumjodid. – 2. Jodid. Es wird eine argentometrische Bestimmung durchgeführt. 1 g AgJ entspricht 0,5405 g J bzw. bzw. 1,138 g Furtretoniumjodid. Forderung: 46,1 bis 48,0% J, entsprechend 97,0 bis 101,0% Furtretoniumjodid. Nach Ross. 8 – Add. 52 werden 0,5 g Substanz in 25 ml W. gelöst, mit 5 Tr. Eosin-natrium-Lsg. und 2 ml verd. Essigsäure versetzt. Man titriert mit 0,1 n Silbernitratlsg. bis der gelbe Niederschlag rosafarben wird. 1 ml 0,1 n Silbernitratlsg. entspricht 0,02671 g Furamon. Forderung: Mindestens 98,5% in der getrockneten Substanz.

Anwendung. Furtretoniumjodid wirkt qualitativ methacholinähnlich. Oral ist es wirksamer als Methacholin. Furtretonium soll nicht intravenös injiziert werden. Man verwendet das Präparat bei Harnblasen-Atonie. Oral verabfolgt man 10 bis 30 mg 2- bis 3mal täglich, subkutan 3 mg.

Handelsformen: Furmethide Iodide (Smith, Kline u. French, USA). Als Toluolsulfonat: Fisostina (Carlo Ebra, Mailand). Als Benzolsulfonat: Bensamon (russ.).

Edrophonium Chloride USP XVII, BP 63.

$C_{10}H_{16}ClNO$ $\qquad\qquad$ M.G. 201,70

Dimethyl-äthyl-(3-hydroxyphenyl)-ammonium-chlorid.

Gehaltsforderungen. USP XVII: Mindestens 98%, berechnet auf die getrocknete Substanz.

BP 63: Mindestens 98,5%, berechnet auf die über Phosphorpentoxid bei einem Druck von höchstens 5 Torr in 20 Std. getrocknete Substanz.

Eigenschaften. Weiße, geruchlose Kristalle oder kristallines Pulver, von bitterem salzartigem Geschmack. Die 10%ige Lsg. ist praktisch farblos und zeigt einen pH-Wert von 4 bis 5. Löslichkeit: 1 g Substanz löst sich in etwa 0,5 ml W., in etwa 5 ml A. und ist praktisch unlösl. in Chlf. und Ae. Fp.: 268° (BP 63); zwischen 169 und 174° unter Zersetzung (USP XVII).

Erkennung. 1. Das UV-Absorptionsspektrum einer Lsg. 1:20000 in 0,1 n Salzsäure zeigt Maxima und Minima bei denselben Wellenlängen wie die USP-Standardsubstanz, die entsprechend gemessen wird. Die Extinktionen bei den Wellenlängen der Maxima etwa 273 mµ dürfen nicht mehr als 2% differieren (USP XVII). – 2. Zu 10 ml der Lsg. (1 in 10) wird 1 Tr. Eisen(III)-chlorid-Lsg. gefügt. Es entsteht eine violette Färbung (USP XVII, ähnlich BP 63). – 3. Die Lichtabsorption der Lsg. in 0,1 n Natronlauge zeigt im Bereich von 220 bis 350 mµ 2 Maxima, bei 240 und bei 294 mµ. Die Extinktion einer 1 cm dicken Schicht einer 0,002%igen Lsg. bei 240 mµ beträgt etwa 1,10 und bei 294 mµ etwa 0,34 (BP 63). – 4. Die Substanz gibt die für Chlorid charakteristischen Reaktionen.

Prüfung. 1. Dimethylaminophenol: Etwa 500 mg, genau gewogen, werden in ein mit eingeschliffenem Glasstopfen versehenes 50-ml-Zentrifugenglas gegeben. Man setzt 5 ml W. und 5 ml Phosphatpuffer (pH 8,0) zu und schüttelt um. Anschließend wird mit 20 ml n-Heptan durch Ausschütteln extrahiert und die beiden Phasen durch Zentrifugieren getrennt. Die obere Schicht wird quantitativ in 100-ml-Meßkolben übergeführt. Dann wird dieser Vorgang 4mal mit je 20 ml n-Heptan wiederholt und die erhaltenen Extrakte der ersten n-Heptanlsg. zugefügt. Die Absorption dieser Lsg., bestimmt in einer 1 cm dicken Schicht bei 252 mµ mit einem geeigneten Spektralphotometer, darf nicht mehr betragen als die Absorption einer Lsg. von Dimethylaminophenol 1:20000 in n-Heptan, die auf die gleiche Weise vermessen wird (USP XVII; ähnlich, aber in 0,1 n Natronlauge gemessen, BP 63). – 2. Trocknungsverlust: Höchstens 0,5%, wenn 3 Std. über Phosphorpentoxid i. Vak. getrocknet wird (USP XVII, BP 63). – 3. Schwermetalle: 1 g Substanz wird in 23 ml W. gelöst und mit 2 ml verd. Essigsäure versetzt. In dieser Lsg. dürfen höchstens 20 T. pro Million an Schwermetallen enthalten sein (USP XVII). – 4. Sulfatasche: Höchstens 0,1% (BP 63, USP XVII).

Gehaltsbestimmung. Beide Pharmakopöen lassen eine Titration in wasserfreiem Medium durchführen. Arbeitsvorschrift der USP XVII: Etwa 175 mg Substanz werden genau gewogen, in 20 ml wasserfreier Essigsäure gelöst, mit 5 ml Quecksilber(II)-acetat-Lsg. und einigen Tropfen Chinaldinrotlsg. versetzt und mit 0,1 n Perchlorsäure titriert. Der gefundene Wert wird mit Hilfe eines Blindversuches korrigiert. 1 ml 0,1 n Perchlorsäure entspricht 20,17 mg $C_{10}H_{16}ClNO$.

Aufbewahrung. In gut schließenden Gefäßen.

Dosierung. Intravenös: 10 mg; die Verabreichung kann notfalls nach 5 bis 10 Min. wiederholt werden. Üblicher Dosisbereich: 5 bis 20 mg (USP XVII).

Demecarium Bromide NND 63.

Anwendung. Zur Behandlung des Glaucoms.

Wirkungsweise. Cholinester-Hydrolasehemmer.

Handelsform: Humorsol (Merck, Sharp & Dohme, USA).

Ambenonium Chloride NND 63.

Anwendung. Wie Neostigmin.

Wirkungsweise. Cholinester-Hydrolasehemmer.

Handelsform: Mytelase Chloride (Winthrop Laboratories, USA).

Echothiophate Iodide USP XVII, NND 63.

$$\left[\begin{array}{c} OC_2H_5 \\ | \\ O \leftarrow P-S-CH_2-CH_2-N(CH_3)_3 \\ | \\ OC_2H_5 \end{array} \right]^{\oplus} J^{\ominus}$$

$C_9H_{23}JNO_3PS$ M.G. 383,23

S-Ester von (2-Mercaptoäthyl)-trimethylammoniumjodid mit O,O'-Diäthyl-monothiophosphorsäure.

Gehaltsforderung. Mindestens 88%.

Eigenschaften. Weiße, kristalline, hygroskopische, feste Masse oder amorphes Pulver mit einem an Mercaptane erinnernden Geruch. Die Lsg. reagieren sauer, pH: Etwa 4. Löslichkeit: 1 g löst sich in etwa 1 ml W., in etwa 3 ml Methanol, in etwa 25 ml wasserfreiem A., praktisch unlösl. in Ae., Benzol und den anderen organischen Lösungsmitteln. Schmelzbereich: Zwischen 116 und 122° unter Zersetzung.

Erkennung. 1. Etwa 100 g Substanz werden in 2 ml W. gelöst und mit 1 ml Salpetersäure versetzt. Es entsteht eine braune Fällung von Jod. Schüttelt man um und bringt 1 Tr. dieser Lsg. in ein anderes Reagensglas und versetzt mit 1 ml Tetrachlorkohlenstoff, so nimmt die Tetrachlorkohlenstoffschicht beim Schütteln eine rosarote Färbung an (USP XVII). – 2. Die nach 1. erhaltene Lsg. wird über freier Flamme so stark erhitzt, bis sie farblos geworden ist (etwa 3 Min.). Nach dem Abkühlen verdünnt man mit W. zu 10 ml. 2 ml hiervon geben einen positiven Phosphatnachweis, 2 ml werden zum Nachweis des entstandenen Sulfates verwandt.

Prüfung. Gewichtsverlust: Höchstens 1%, wenn 3 Std. bei 50° über Phosphorpentoxid i. Vak. getrocknet wird.

Gehaltsbestimmung. Nach USP XVII: Etwa 100 mg Substanz werden genau gewogen, in 5 ml frisch aufgekochtem und wieder erkaltetem W. gelöst und in einen geeigneten Titrationskolben übergeführt. Nach Zusatz von 6 ml Natriumhydroxidlsg. wird die Oberfläche der Lsg. mit Stickstoff begast, das Gefäß sofort leicht verschlossen und für 2 Min. in ein Wasserbad der Temperatur 50 ± 1° gehalten. Dann wird das Gefäß sofort für 2 Min. in einem Eisbad abgekühlt. Anschließend wird mit 2 ml 6 n Salzsäure und mit einem kleinen Kristall Kaliumjodid versetzt und sofort mit 0,01 m Kaliumjodatlsg. aus einer 10-ml-Mikrobürette titriert, bis eine gelbe Färbung entsteht. Das erhaltene Ergebnis wird dadurch korrigiert, daß man einen Blindversuch ohne vorhergehende alkalische Hydrolyse durchführt, wobei freie Thiolgruppen erfaßt werden. Die Anzahl ml an 0,01 m Kaliumjodatlsg. beim Blindversuch werden dem Verbrauch beim Hauptversuch abgezogen. 1 ml 0,01 m Kaliumjodatlsg. entspricht 22,99 mg $C_9H_{23}JNO_3PS$.

Aufbewahrung. In dicht schließenden Gefäßen, lichtgeschützt, bei einer Temperatur von etwa 0°.

Handelsform: Phospholine Iodide (Campbell Pharmaceuticals, Inch., USA).

Isoflurophate USP XV(!), NND 63. Fluostigmin. Dyflos BPC 63. DFP.

$$\begin{array}{c} O-CH-(CH_3)_2 \\ | \\ O \leftarrow P-F \\ | \\ O-CH-(CH_3)_2 \end{array}$$

$C_6H_{14}FO_3P$ M.G. 184,15

Di-isopropyl-fluorophosphat.

Herstellung. Durch Umsetzung von Phosphortrichlorid mit Isopropanol, Chlorierung des Zwischenproduktes und Behandlung mit Natriumfluorid.

Eigenschaften. Farblose, fast geruchlose Flüssigkeit, die durch Wassereinwirkung schon bei Raumtemperatur H_2F_2 abspaltet. Dichte: Etwa 1,055. $Kp_{5\,mm}$: 46°; $Kp_{9\,mm}$: 62°; $Kp_{760\,mm}$: etwa 130°. Gefrierpunkt: $-85°$. $n_D^{25} = 1,382$. Löslichkeit: 1 T. löst sich in etwa 65 T. W., sehr gut lösl. in A., Ae., Chlf., Benzol und fetten Ölen.

Bemerkung. Die Dämpfe der Substanz sind sehr giftig.

Erkennung. 1. Gibt man 1 mg Substanz zu einer heiß gesättigten Lsg. von Kaliumdichromat in Schwefelsäure, so erscheinen an der Glaswand oberhalb des Meniskus charakteristische ölige Tropfen (BPC 63). – 2. Einige Tropfen Substanz werden in einen Platintiegel gegeben, mit Schwefelsäure versetzt und der Tiegel schnell mit einem sauberen Uhrglas bedeckt. Man läßt 10 Min. stehen und erwärmt dann weitere 5 bis 10 Min. auf dem Dampfbad. Das Uhrglas muß deutliche Ätzung zeigen (USP XV). – 3. Platintiegel und Inhalt (von 2.) werden bis zum Erscheinen weißer Dämpfe erhitzt. Man läßt erkalten, überdeckt den Tiegel in einem Becherglas mit W., gibt 3 ml Salpetersäure hinzu und kocht einige Minuten. Nach dem Erkalten wird Ammoniaklsg. bis zum wahrnehmbaren Ammoniakgeruch zugesetzt. Man fügt dann 1 ml Salpetersäure hinzu, filtriert, falls erforderlich, erwärmt auf etwa 40° und mischt mit 10 ml Ammoniummolybdatlsg. Es entsteht eine gelbe, in Ammoniaklsg. lösl. Fällung (USP XV).

Toxizität. Nach BPC 63 injiziert man subcutan 10 normalen Mäusen, deren Gewicht zwischen 17 und 22 g schwankt, je 0,5 ml einer Lsg. in W. oder physiologischer Kochsalzlsg., die 9 mg Substanz je Kilogramm Körpergewicht enthält. Es müssen innerhalb 48 Std. mindestens 5 Mäuse sterben.

Gehaltsbestimmung. Nach BPC 63: Man löst 0,6 g Substanz in 10 ml abs. A., setzt sukzessive 0,5 g metallisches Natrium hinzu und erhitzt, nachdem sich das Natrium vollständig gelöst hat, die erhaltene Flüssigkeit 5 Min. am Rückflußkühler. Nach dem Verdünnen mit W. auf 100 ml säuert man mit verd. Salpetersäure gegen Phenolblau schwach an und macht dann mit verd. Natronlauge gerade eben alkalisch. Nach Zugabe von 3 ml 10%iger Natriumchloridlsg. wird mit W. auf 250 ml verdünnt, 1 ml Salzsäure hinzugegeben und auf 80° erhitzt. Unter Rühren gibt man 5 g feingepulvertes Bleinitrat hinzu und nach dem Auflösen 5 g Natriumacetat. Der gebildete Rückstand wird abfiltriert, zunächst mit W., dann 4mal mit Bleifluoridlsg. und anschließend wieder mit W. gewaschen. Zu diesem Rückstand gibt man 50 ml W., 50 ml verd. Salpetersäure und 50 ml 0,1 n Silbernitratlsg., erhitzt 30 Min. auf dem Wasserbad, kühlt, filtriert, wäscht den Rückstand mit W. und titriert das überschüssige Silbernitrat mit 0,1 n Ammoniumisothiocyanatlsg. zurück [Eisen(III)-ammoniumsulfatlsg. als Indikator]. 1 ml 0,1 n Silbernitratlsg. entspricht 0,0184 g $C_6H_{14}FO_3P$. Forderung: Mindestens 90,0%.

Anwendung. DFP hemmt die Cholinesterhydrolasen und andere Esterasen und so den Abbau von Acetylcholin. Die Wirkungsdauer ist länger wie bei Physostigmin oder Pilocarpin. Praktische Anwendung findet die Substanz in der Behandlung des Glaucoms, und zuweilen bei Myasthenia gravis. Beim Glaucom gibt man 1- oder 2mal täglich 1 Tr. einer 0,1%igen Lsg. in Erdnußöl ins Auge. Bei Überdosierung treten Schwindel, Übelkeit, Erbrechen, Muskelschwäche auf. Als Gegenmittel ist 1 bis 2 mg Atropinsulfat intravenös oder intramuskulär zu injizieren.

Dosierung. Äußerlich 0,01- bis 0,1%ige Lsg., 1- bis 3mal täglich (USP XV).

Aufbewahrung. In luftdicht verschlossenen Gefäßen oder zugeschmolzenen Ampullen, an einem kühlen Platz.

Handelsform: Floropryl (Merck, USA).

Diäthylphosphorsäure-p-nitrophenolester.

$$O \leftarrow P(O-C_2H_5)(O-C_2H_5)-O-C_6H_4-NO_2$$

$C_{10}H_{14}NO_6P$ \hfill M.G. 276,09

Herstellung. Durch Umsetzung von p-Nitrophenolnatrium mit Chlorphosphinsäurediäthylester oder Nitrierung des Diäthylphosphorsäurephenylesters.

Anwendung. Als Parasympathomimeticum zur Therapie des Glaucoms.

Handelsform: Mintacol (Bayer, Leverkusen).

Psychopharmaka

Psychopharmaka sind Arzneimittel, die das psychische Verhalten, wie Stimmungslage und Antrieb, beeinflussen. Gleichzeitig können jedoch intellektuelle Leistungen verändert werden.

Im allgemeinen zeigen die hier aufzuführenden Substanzen daneben mehr oder weniger starke Wirkungen auf andere zentrale und periphere vegetative oder motorische Funktionen. Diese „Nebenwirkungen" können oft schon bei geringer Änderung der Molekülstruktur dominieren, womit Übergänge und Überschneidungen mit anderen Arzneimittelklassen gegeben sind. Genannt werden müssen in diesem Zusammenhang vor allem Antihistamine, Hypnotica-Sedativa, Muskelrelaxantien, Sympathicomimetica, Anticholinergica (Spasmolytica) und Analeptica. Die historische Entwicklung ging oft den umgekehrten Weg von der psychotropen Nebenwirkung zum Psychopharmakon. Allgemein hervorzuheben ist die Häufigkeit, mit der psychotrop wirkende Substanzen mit den Wirkungen anderer Pharmaka interferieren, und zwar teils in fördernder (Potenzierung), teils in hemmender Richtung. Auch Präparate, die man zweifellos primär anderen Wirkstoffklassen zuordnen muß, werden oder wurden allein oder kombiniert in der Psychopharmakotherapie verwendet, wie etwa Weckamine und Barbiturate (z.B. anfangs der zwanziger Jahre die Schlafkuren nach

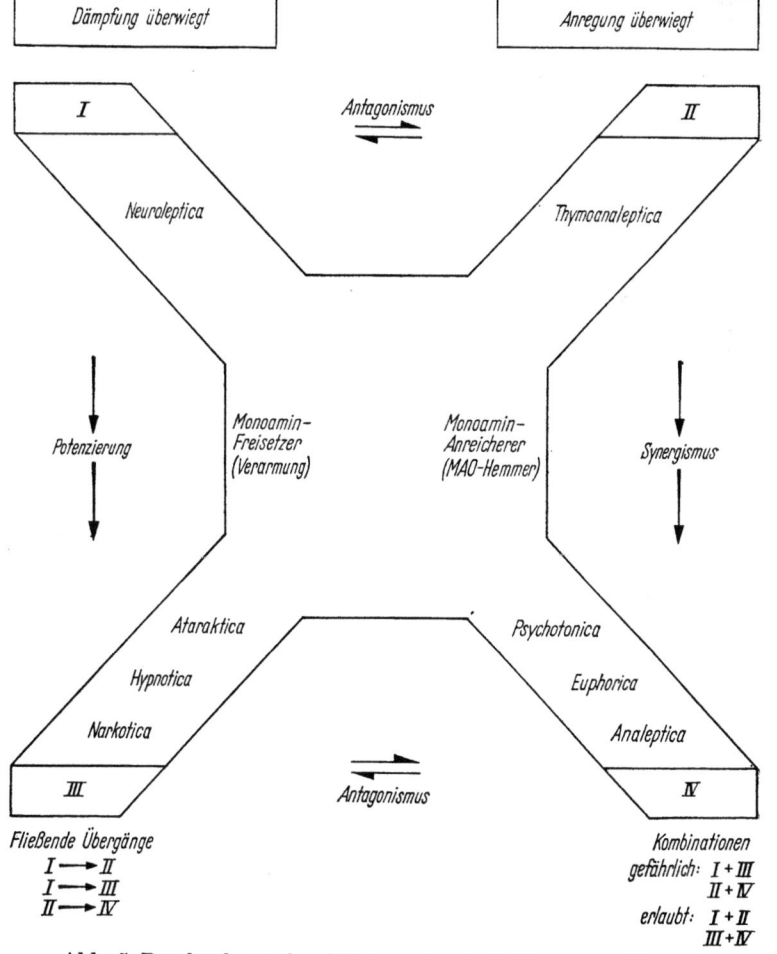

Abb. 5. Psychopharmaka; Wirkung (nach K. KANIG, modifiziert).

KLAESI mit Somnifen). Aus diesem Grund werden z. B. von W. PÖLDINGER Hypnotica, Sedativa, Antiepileptica und Psychostimulantia als ,,Psychopharmaka im weiteren Sinne" klassifiziert.

Die Literatur über dieses junge Gebiet zeigt keine einheitliche Systematik und Nomenklatur. Eine übersichtliche Darstellung ist nur unter starker Vereinfachung möglich. Als Beispiel sei das Einteilungsschema nach K. KANIG in der Modifikation nach H. SELBACH gebracht (Abb. 5), dessen Klassifizierungsprinzip Minderung oder Steigerung der psychischen und zentralnervösen Aktivität ist.

Hier stehen sich die psychisch dämpfenden Gruppen der Neuroleptica, Ataractica und MA[1]-Freisetzer einerseits und die anregenden Gruppen der Thymoanaleptica, Psychotonica und MAO[2]-Hemmer andererseits gegenüber. Indessen sind die Trennungslinien zwischen den einzelnen Gruppen nicht so scharf, wie es nach einem solchen Schema den Anschein hat. So können selbst zwischen antagonistischen Gruppen, wie Neuroleptica und Thymoanaleptica, fließende Übergänge bestehen.

In diesem Kapitel folgt die stoffliche Einteilung weitgehend dem Buch von D. WANDREY und V. LEUTNER. Andere Einteilungen (J. DELAY und P. DENIKER) unterscheiden Psycholeptica (Beruhigungsmittel), Psychoanaleptica (Anregungsmittel) und Psychodysleptica (halluzinogene und berauschende Mittel) oder aber ,,major tranquillizers", ,,minor tranquillizers" und ,,psychoenergizers".

Die therapeutischen Wirkungen der Psychopharmaka gehen möglicherweise in einigen Fällen über symptomatische Effekte hinaus. Hinsichtlich der Wirkungsmechanismen ist nämlich bei manchen Stoffen eine direkte oder indirekte Beteiligung der biogenen Amine Serotonin, Dopamin (m,p-Dihydroxyphenyläthylamin), Adrenalin und Noradrenalin sowie der γ-Aminobuttersäure (GABA) wahrscheinlich. Der Körper verfügt über Reservoire dieser Amine (Monoamine, MA) in inaktiver, gespeicherter Form. Aktiv sind sie erst nach Aus-

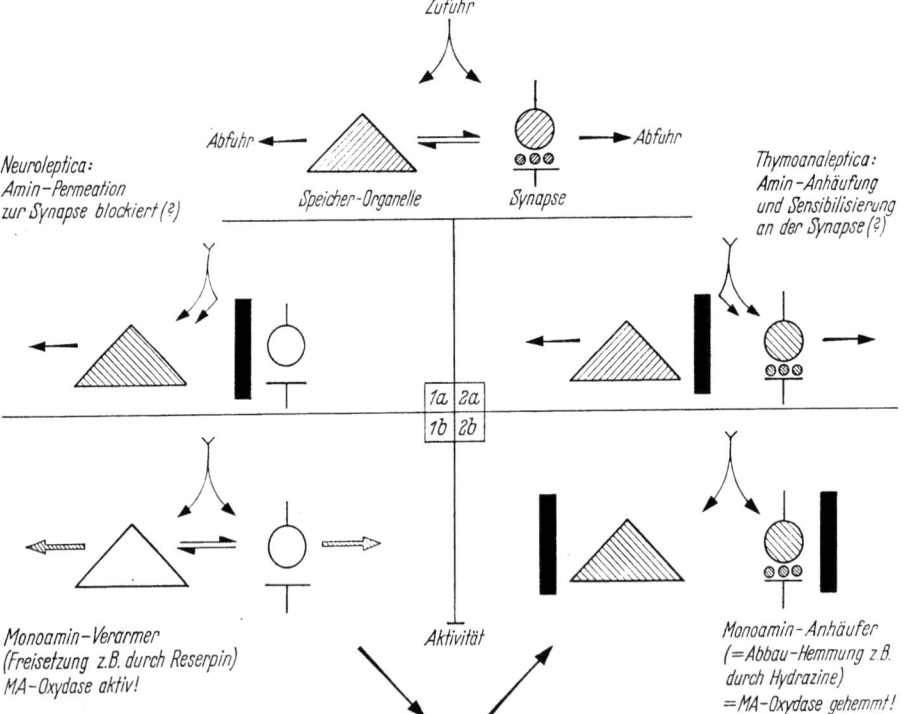

Abb. 6. Psychopharmaka und Monoamin-Stoffwechsel (nach PLETSCHER).

---

[1] MA = Monoamin. [2] MAO = Monoaminoxydase.

schüttung aus den jeweiligen Speichern, desaktiviert werden sie durch Oxydation mit Hilfe von Monoaminoxydase (MAO) und anderen Abbaufermenten. Das Gegenspiel von Ausschüttung und Desaktivierung reguliert die Konzentrationen an freien, aktiven Aminen. Psychopharmaka können in diese Regulation eingreifen, nicht nur direkt, sondern auch über Transport und Permeation der MA, oder sie können die Empfindlichkeit der Rezeptoren verändern. Die mehr dämpfenden MA-Freisetzer wie Reserpin führen über eine Entleerung der Speicher an den Synapsen und Zerstörung der freigesetzten MA durch die MAO zu einer Verarmung an MA. Die mehr psychisch aktivierenden MAO-Hemmer hemmen den Abbau der MA, wodurch sich diese Amine anreichern. Neuroleptica und ihre „Gegenspieler", die Thymoanaleptica, scheinen die MA-Sensibilität der Synapsen zu beeinflussen. Eine schematische Darstellung der Verhältnisse nach dem heutigen Erkenntnisstand stammt von PLETSCHER (Abb. 6).

Die Verknüpfung der psychopharmakologischen Aktivität mit einem gleichzeitigen Einfluß auf das Vegetativum kommt darin zum Ausdruck, daß im allgemeinen psychomotorisch dämpfende Stoffe ein Dominieren des trophotropen und psychomotorisch anregende Stoffe ein Dominieren des ergotropen Systems bewirken.

Gehirnteile, denen eine wichtige Rolle für die normalen psychischen Funktionen und damit auch eine medikamentöse Beeinflußbarkeit zugeschrieben wird, sind die Formatio reticularis, das Thalamus-Hypothalamus-Gebiet und das sogenannte limbische System.

Die Gruppe der Psychopharmaka als Ganzes zeigt eine Vielfalt chemischer Strukturen, die sich jedoch in einzelnen Abteilungen auf bestimmte Merkmale beschränken kann. So überwiegt bei den Thymoleptica und Neuroleptica als Bauprinzip der kondensierte Tricyclus, dessen beide Außenringe aromatisch sind und dessen mittlerer Ring eine basisch substituierte Kohlenstoffkette trägt.

„Bemerkt sei noch, daß all diese antipsychotischen Psychopharmaka (d. h. Neuroleptica und Thymoleptica) keine Sucht entwickeln und von gesunden Menschen in der Regel wegen ihres zunächst dysphorischen Effektes abgelehnt werden" (H. SELBACH).

Andererseits verleiten sie leicht zu übermäßigem Gebrauch und gelegentlich zu Mißbrauch.

Zusammenfassende Literatur

Psychopharmacological Agents, Vols. I/II, Herausgeber M. GORDON, aus der Monographiereihe „Medicinal Chemistry", Herausgeber G. DE STEVENS, New York/London: Academic Press 1964 u. 1967. – WANDREY, D., u. V. LEUTNER: Neuro-Psychopharmaca in Klinik und Praxis, Stuttgart: Schattauer-Verlag 1965. – HELWIG, B.: Moderne Arzneimittel, Stuttgart: Wissenschaftl. Verl.-Ges. 1961; dazu Nachtrags- und Ergänzungsband 1961–1964, 1964. – SELBACH, H.: Psychiatrische Pharmako-Therapie: Ergebnisse und Probleme in: Das Arzneimittel in unserer Zeit, Forum Philippinum 1964, herausgegeben vom Marburger Universitätsbund. – SCHENK, E., u. H. HERBST: Phenothiazine und Azaphenothiazine als Heilmittel, in E. JUCKER: Fortschritte der Arzneimittelforschung, Bd. 5, Basel/Stuttgart: Birkhäuser Verlag 1963, S. 269 bis 627. – STACH, K., u. W. PÖLDINGER: Strukturelle Betrachtungen der Psychopharmaka: Versuch einer Korrelation von chemischer Konstitution und klinischer Wirkung, in E. JUCKER: Fortschritte der Arzneimittelforschung, Bd. 9, Basel/Stuttgart: Birkhäuser Verlag 1966, S. 129 bis 190. – 3. Symposion der Deutschen Arbeitsgemeinschaft für Neuropsychopharmakologie, Nürnberg, 1963, veröffentlicht in Arzneimittel-Forsch. 14, H. 6a, S. 479 bis 604 (1964). – Die systematische Analyse von Antihistaminen, Phenothiazinen und Substanzen mit phenothiazinähnlichen Ringsystemen. Pharm. Ztg (Frankfurt) 107, 1333 (1962). – Vortragsreferat über Nebenwirkungen und polarographische Analyse der Psychosedativa: Dtsch. Apoth.-Ztg 104, 1080 (1964). – TAESCHLER, M., u. E. SCHLAGER: Psychopharmaka. Schweiz. Apoth.-Ztg 99, 683 (1961), 100, 61 (1962). – JUCKER, E.: Chemie der psychotropen Pharmaka. Chimia (Zürich). – PÖLDINGER, W.: Kompendium der Psychopharmakotherapie. Wissenschaftlicher Dienst „Roche", Grenzach/Baden.

Analytik: EBERHARDT, H., O. W. LERBS u. J. FREUNDT: Der Nachweis von psychotropen Phenothiazin-Derivaten und ihrer Ausscheidungsprodukte mit Hilfe der Dünnschichtchromatographie. Arzneimittel-Forsch. 13, 804 (1963). – PLETSCHER, A., K. F. GEY u. P. ZELLER: Monoaminoxydase-Hemmer, Chemie, Biochemie, Pharmakologie, Klinik, in E. JUCKER: Fortschritte der Arzneimittelforschung, Bd. 2, Basel/Stuttgart: Birkhäuser Verlag 1960, S. 417 bis 590. – JUCKER, E.: Einige neuere Entwicklungen in der Chemie der

Psychopharmaka. Angew. Chem. *75*, 524 bis 538 (1963). – WIRTH, W.: Chemie und Pharmakologie der Psychopharmaka. Dtsch. Apoth.-Ztg *104*, 1 bis 8 (1964). – GRÄFE, G.: Über Psychopharmaka. Chemie und Wirkung psychotomimetischer und psychotolytischer Verbindungen. Dtsch. Apoth.-Ztg *103*, 509 bis 514 (1963).

I. Tranquillizer, Ataractica („minor tranquillizers")

Unter diesen Bezeichnungen werden zentral dämpfende Stoffe zusammengefaßt, die in therapeutischen Dosen übermäßige Angst und Spannung zu lösen und agitierte Personen zu beruhigen (Ataraxia = Seelenruhe, Gleichmut; Tranquillitas = Windstille, Meeresstille) vermögen, ohne Schlaf oder Ataxie zu verursachen. Infolge ihrer beruhigenden Wirkung sind sie jedoch imstande, „den Schlaf anzustoßen". Die Spanne zwischen tranquillierender und sedierender Wirkung ist größer als bei den klassischen Sedativa und Hypnotica. Die geistigen Leistungen sollen von ihnen möglichst wenig beeinträchtigt werden. Im Gegensatz zu den stärker wirksamen „major tranquillizers", den Neuroleptica, sind sie nur bei im wesentlichen normalen Personen wirksam und versagen gegenüber Psychosen.

Die Gruppe ist in bezug auf die Molekülstruktur ihrer Mitglieder recht inhomogen. Entwicklungsmäßig bestehen Beziehungen zu den Muskelrelaxantien, Sedativa und Anticonvulsiva. Entsprechende Wirkungskomponenten werden in unterschiedlicher Stärke angetroffen.

Von manchen Seiten werden die stärker und spezifischer wirksamen Benzodiazepin-Derivate in eine eigene Gruppe zwischen Tranquillizer und Neuroleptica gestellt. Aus dieser Gruppe wird Mogadan gegen psychisch bedingte Schlaflosigkeit verwendet und gehört indikationsmäßig schon eher zu den Hypnotica.

Die Unterteilung der Ataractica wird zweckmäßig nach chemischen Gesichtspunkten vorgenommen:

a. Glycerin-Derivate

Die hier aufgeführten Verbindungen lassen sich auch an anderer Stelle (als Muskelrelaxantien und teilweise auch als Expectorantien) einordnen. Die Anwendung als Psychosedativa folgte historisch erst nach diesen anderen Indikationsstellungen. Mephenesin war das erste moderne Psychopharmakon, wird jedoch heute als solches kaum noch verwendet.

b. 1,3-Glykol-Derivate

Das Meprobamat kann man als klassischen Vertreter der „kleinen Tranquillizer" betrachten, der durch Weiterentwicklung aus den Glycerinderivaten hervorgegangen ist.

Gewisse in 2-Stellung verzweigte 1,3-Propandiole waren pharmakologisch in mancher Beziehung den Glycerinderivaten überlegen, hatten aber wie diese nur eine kurze Wirkungsdauer. Die kurze Wirkungsdauer beruht, wie bei Mephenesin, auf der schnellen enzymatischen Oxydation der primären Alkoholgruppe. Wirkungsverlängerung wurde daher durch Schutz dieser Gruppe durch Veresterung angestrebt. Dieser Weg führte von den Propandiolen zum Meprobamat. Meprobamat wirkt ähnlich wie Mephenesin, jedoch länger anhaltend, viel stärker anticonvulsiv und wegen der größeren Stabilität des Moleküls bei oraler Applikation allgemein stärker. – Das N-Isopropyl-Derivat des Meprobamats wird vorwiegend als Relaxans bei pathologisch erhöhtem Tonus der Skelettmuskulatur verwendet (Carisoprodol, Sanoma), wirkt jedoch auch zentral dämpfend.

c. Andere Alkohole und deren Ester

Diese etwas heterogene Gruppe zeigt häufiger Übergänge zu den Sedativa und Hypnotica.

d. Diphenylmethan-Derivate

Diese Gruppe ist nach Wirkung und chemischer Struktur sehr heterogen. Benactyzin ist auch anticholinergisch wirksam, und zwar etwa $1/3$ so stark wie Atropin. Das zentral beruhigende Azacyclonol wirkt antagonistisch gegen das stellungsisomere Pipradol und gegen

Amphetamin. Hydroxyzin leitet sich von den Antihistaminen Chlorcyclizin und Meclizin (Bd. I, 1194, 1196) ab und verbindet dementsprechend die tranquillierende Wirkung mit einem deutlichen Antihistamineffekt. Dieser Effekt fehlt dagegen beim Captodiamin, das sich durch Beruhigung und papaverinähnliche Spasmolyse auszeichnet. Die einzelnen Verbindungen potenzieren häufig die Wirkung von Alkohol, Hypnotica, Analgetica und Phenothiazinen. – Auch das Orphenadrin (Bd. I, 1202) kann man hier einordnen.

e. Benzodiazepin-Derivate

Diese Gruppe hat chemisch die wenigsten Beziehungen zu anderen Arzneistoffklassen. Die Präparate wirken entspannend auf Psyche, Vegetativum und Muskulatur (zentral und peripher). Pharmakologisch ist die zähmende Wirkung auf Wildtiere hervorzuheben, die eine Dämpfung der Aggressivität anzeigt. Der bahnende und regulierende Einfluß auf den Schlafrhythmus hat ihnen auch den Namen Euhypnica eingebracht. Das Nitrazepam wird als neuartiges Schlafmittel verwendet und gehört deshalb nur bedingt hierher.

f. Verschiedene Strukturen

Chlormethazanon ist wie Carisoprodol ein zentrales Muskelrelaxans mit tranquillierenden, sedativen und analgetischen Wirkungskomponenten. Das Aethinazon kann man als nächst höheres Homologes des Einschlaf- und Wiedereinschlafmittels Methaqualon (Revonal) betrachten. Im Aethinazon trägt der Phenylrest in o-Stellung eine Aethylgruppe, im Methaqualon eine Methylgruppe. Dementsprechend ist im Aethinazon die Sedierung ausgeprägt vorhanden.

a. Glycerin-Derivate

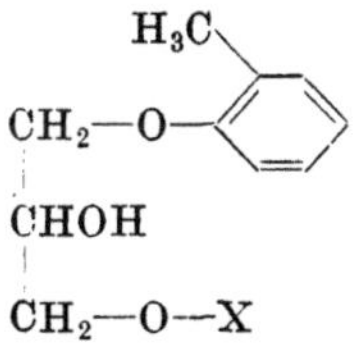

a. 1. X = H, Mephenesin
a. 2. X = $-CO-NH_2$ =
 = Mephenesin-carbamat

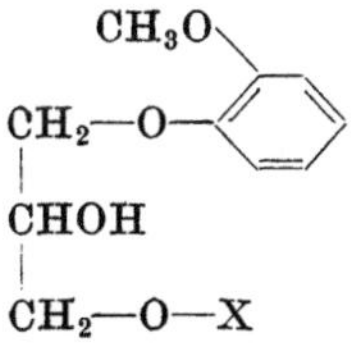

a. 3. X = H, Guaiphenesin
a. 4. X = $-CO-NH_2$ =
 = Methocarbamol

b. 1,3-Glykol-Derivate

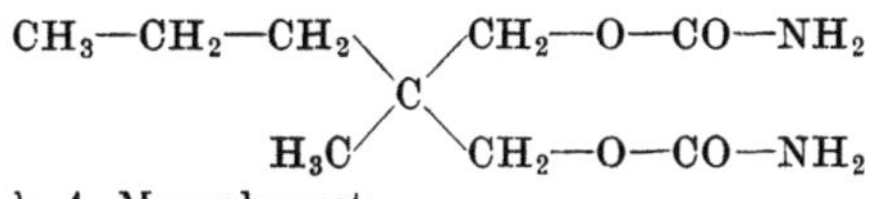

b. 1. Meprobamat

c. Andere Alkohole und deren Ester

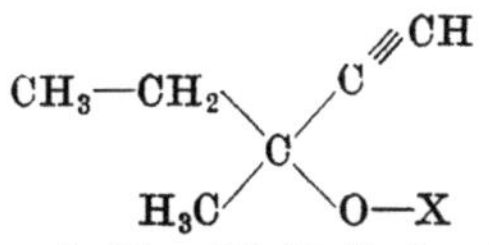

c. 1. X = H, Methylpentinol
 s. S. 232
c. 2. X = $-CO-NH_2$,
Methylpentinolcarbamat

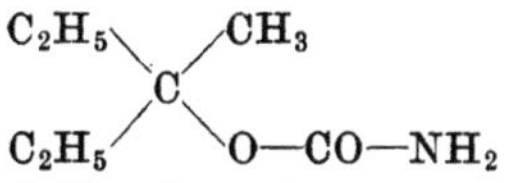

c. 3. Emylcamat

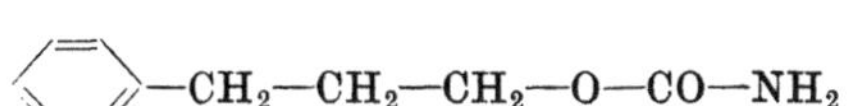

c. 4. Phenprobamat

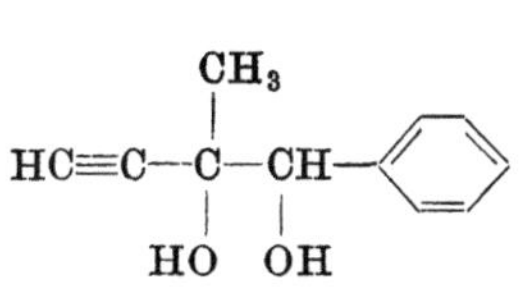

c. 5. Centalun, s. S. 232

d. Diphenylmethan-Derivate

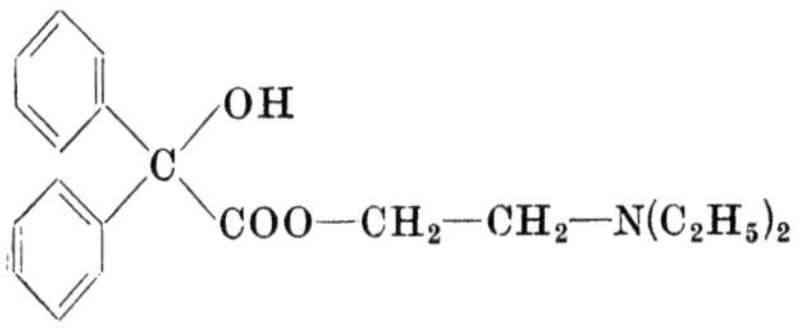

d. 1. Benactyzin

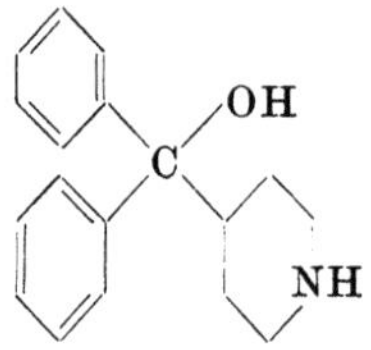

d. 2. Azacyclonol

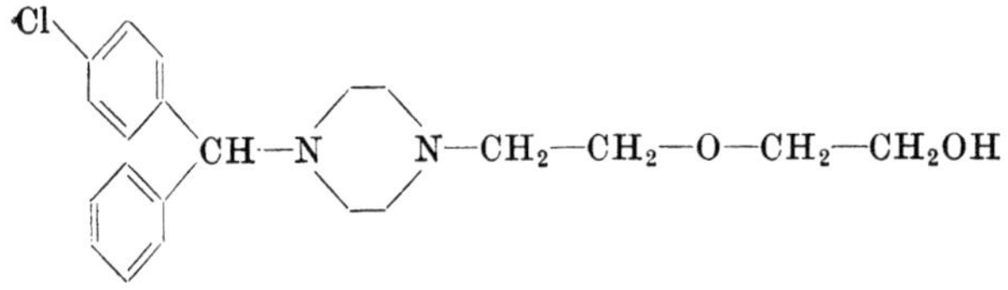

d. 3. Hydroxyzin

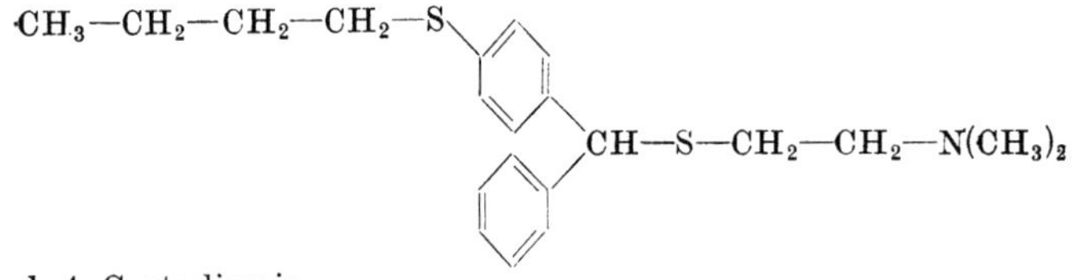

d. 4. Captodiamin

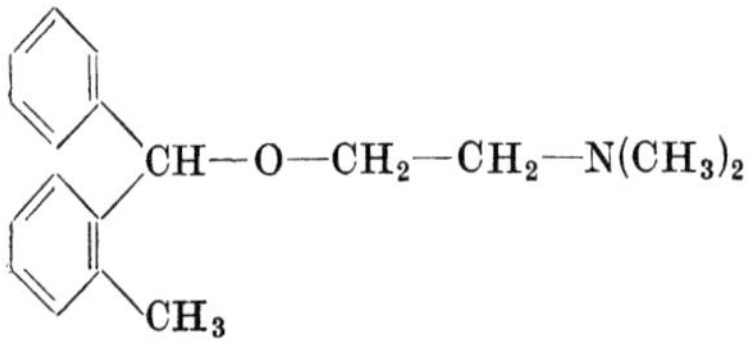

d. 5. Orphenadrin

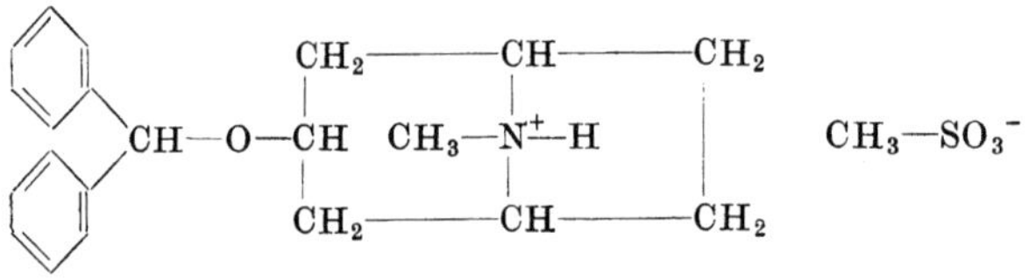

d. 6. Benztropin-methansulfonat

e. Benzodiazepin-Derivate

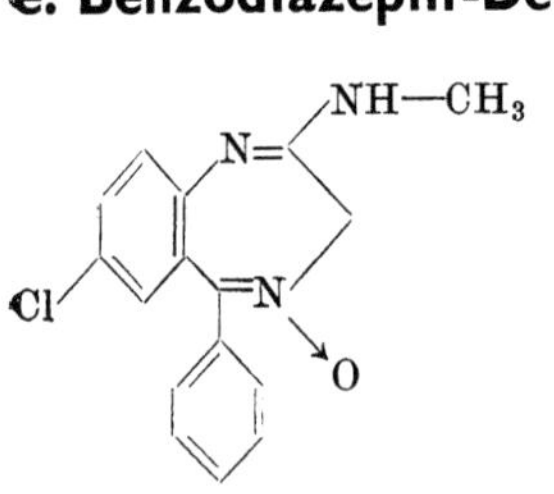

e. 1. Chlordiazepoxyd

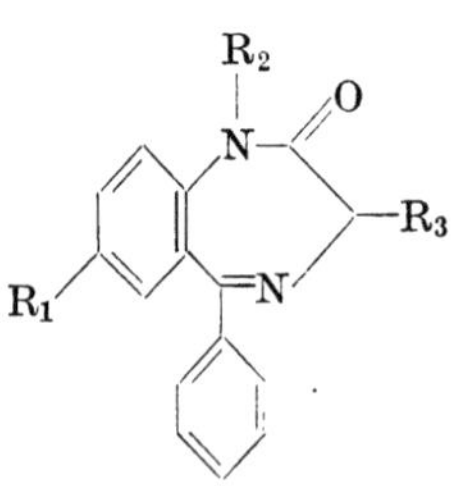

e. 2. $R_1 = Cl$, $R_2 = CH_3$, $R_3 = H$
Diazepam

e. 3. $R_1 = NO_2$, $R_2 = H$, $R_3 = H$
Nitrazepam

e. 4. $R_1 = Cl$, $R_2 = H$, $R_3 = OH$
Oxazepam

f. Verschiedene Strukturen

f. 1. Chlormethazon

f. 2. Äthinazon

Mephenesinum Jap. 61. Mephenesin BPC 63, NF XII, INN. 3-(o-Tolyloxy)-propandiol-(1,2). 1,2-Dihydroxy-3-(2′-methyl-phenoxy)-propan. α-(o-Tolyl)-glycerinäther.

$C_{10}H_{14}O_3$ Formel a. 1, S. 355 M.G. 182,20

Herstellung. Aus 3-Chlor-propandiol-(1,2) und o-Kresol mit Hilfe von wss. Alkali bei etwa 100°.

Eigenschaften. Weißes kristallines Pulver. Ohne Geruch (Jap. 61), fast geruchlos (BPC 63), mit schwachem charakteristischem Geruch (NF XII). − Geschmack bitter (BPC 63, NF XII), ruft ein taubes Gefühl auf der Zunge hervor (NF XII). − Fp. 68 bis 73° (Jap. 61), 70 bis 73° (BPC 63), 70 bis 73,5° (NF XII), 70 bis 72° (Merck Ind. 60).
Lösl. in 8 T. A., in 12 T. Chlf., in 100 T. W. bei 20° (Jap. 61, BPC 63), in 7 T. Propylenglykol (BPC 63), in 11 T. Ae. (Merck Ind. 60), wenig lösl. in Bzl. (NF XII). − Harnstoff und Urethan erhöhen die Löslichkeit in W.; lösl. in 60 T. 5%iger Urethan-Lsg., in 40 T. 10%iger Urethan-Lsg., in 4,5 T. 25%iger Urethan-Lsg. (Merck Ind. 60). pH der gesättigten wss. Lsg. etwa 6 (Merck Ind. 60). Wss. Lsg. sind stabil, können hitzesterilisiert werden und sind verträglich und gut mischbar mit Lsg. von Natriumchlorid, Glucose, Barbituraten und Thiobarbituraten (Merck Ind. 60).

Erkennung. 1. Eine Lsg. von 10 mg Mephenesin in 0,5 ml Schwefelsäure entwickelt eine rote (NF XII: rosa) Farbe (leicht carbonisierbare Verbindung), die bei Zusatz von 3 Tr. Formalin (NF XII: 1 Tr. 3%iger Formaldehyd-Lsg.) tief rot wird (Jap. 61, NF XII). − 2. Eine innige Mischung von 10 mg Mephenesin und 2 ml Natriumhydroxid-Lsg. wird mit 2 ml Kaliumpermanganat-Lsg. versetzt, erhitzt, bis die rote Lsg. braun wird, mit 5 ml W. verdünnt und filtriert. Das Filtrat ergibt mit 2 bis 3 Tr. p-Nitrobenzoldiazoniumchlorid-Lsg. eine rote Farbe, die beim Ansäuern mit Salzsäure verschwindet (Phenolstruktur) (Jap. 61, NF XII). − Herstellung der p-Nitrobenzoldiazoniumchlorid-Lsg.: Eine Lsg. von 100 mg p-Nitroanilin in 1,5 ml Salzsäure wird mit 1,5 ml W. verdünnt, in einem Eisbad gekühlt und tropfenweise unter ständigem Schütteln mit 5 ml Natriumnitrit-Lsg. (1 in 10) versetzt (NF XII). − 3. 1 g Mephenesin wird mit 2 ml Methylcarbonat und 0,2 ml einer Lsg. von 0,5 g Natrium in 10 ml entwässertem A. auf dem Wasserbad erhitzt, bis ein gelatinöser Nd. zurückbleibt. Die letzten Reste des Lösungsmittels werden durch Erwärmen unter vermindertem Druck entfernt. Der Rückstand wird unter Erwärmen in 10 ml entwässertem A. gelöst, filtriert, und der Verdampfungsrückstand in einem Luftstrom getrocknet. Der Rückstand schmilzt bei etwa 95° (BPC 63). − 4. Die wss. Lsg. zeigt im Bereich von 230 bis 360 nm ein gut ausgeprägtes Absorptionsmaximum nur bei etwa 270 nm $\left(E^{0,01\%}_{1\,cm}\text{ etwa 0,79}\right)$ (BPC 63). Absorptionsmaximum bei 270 nm: $E^{0,005\%}_{1\,cm} = 0,395$ (Merck Ind. 60).

Prüfung. 1. Unlösliche Verunreinigungen und Farbe der Lsg. Eine Lsg. von 0,10 g Mephenesin in 10 ml W. ist klar und farblos (Jap. 61). − 2. Chlorid. 0,6 g Mephenesin werden mit 20 ml W. 1 Min. geschüttelt und filtriert. 10 ml des Filtrates dienen als Test-Lsg. Zur Vergleichs-Lsg. werden 0,7 ml 0,01 n Salzsäure zugesetzt. Nicht mehr als 0,083% (Jap. 61). − 2,0 g werden mit 40 ml W. geschüttelt und filtriert. Das Filtrat muß dem Grenztest für Chlorid entsprechen (BPC 63). − 3. Kresole. Die Lsg. von 0,10 g Mephenesin in 10 ml W. ist geruchlos und entwickelt mit 1 Tr. verd. Eisen(III)-chlorid-Lsg. keine grüne Farbe (Jap. 61). − Eine Lsg. von 100 mg Mephenesin in 5,5 ml W. wird mit 3 ml Natriumhexametaphosphat-Lsg. (1 in 25), 1,5 ml Folin-Ciocalteu-Phenolreagens und 400 mg wasserfreiem Natriumcarbonat versetzt, 5 Min. auf dem Dampfbad erhitzt und abgekühlt. Eine eventuell auftretende blaue Farbe darf nicht intensiver sein als die von einer Mischung aus 1 ml o-Kresol-Lsg. (1 in 100000) und 4,5 ml W. bei gleicher Behandlung (NF XII). − Wie vorstehend, statt Folin-Ciocalteu-Reagens 1,5 ml Lithium- und Natriummolybdophosphowolframat-Lsg., gleich zu behandelnde Vergleichs-Lsg. aus 3 ml 0,001%iger (g/v) wss. o-Kresol-Lsg. und 2,5 ml W. (BPC 63). − 4. Arsen. Test-Präparation mit 1 g Mephenesin muß den Bedingungen des Arsentests für organische Verbindungen genügen. 10 ppm As_2O_3 (NF XII). – 5. *Schwermetalle.* Eine Lsg. von 1 g Mephenesin in 5 ml Eisessig und 15 ml W. wird mit Ammoniak-Lsg. auf pH etwa 4 gebracht und mit W. auf 25 ml verdünnt. Mit dieser Lsg. wird auf Schwermetalle geprüft. Höchstens 20 ppm. – 6. *Trocknungsverlust.* Höchstens 0,50%, Einwaage 0,5 g, 24 Std. unter vermindertem Druck über Phosphorpentoxid (Jap. 61, NF XII). – NF XII auch titrimetrisch. Höchstens 1,0%, 24 Std. über Phosphorpentoxid im Vakuum (BPC 63). – 7. *Glührückstand.* Höchstens 0,10%, Einwaage 1 g (Jap. 61, NF XII). – 8. *Sulfatasche.* Höchstens 0,1% (BPC 63)

Gehaltsbestimmung. 1. Etwa 0,2 g vorher wie bei Prüf. auf Trocknungsverlust getrocknetes Mephenesin, genau gewogen, werden in einem Jodzahlkolben mit 5 ml einer Lsg. von Essigsäureanhydrid in Pyridin (3 ml auf 50 ml aufgefüllt) versetzt. Ein Rückflußkühler wird mittels Schliffverbindung aufgesetzt und die Mischung 2 Std. auf dem Wasserbad erhitzt. Es wird abgekühlt, der Kühler mit 10 ml W. in den Jodzahlkolben ausgespült und die Lsg. mit 0,1 n Natronlauge titriert. Indikator: 1 Tr. Phenolphthalein-Lsg. und 3 Tr. Methylgrün-Lsg. In der gleichen Weise wird eine Leerbestimmung durchgeführt und, falls erforderlich, die entsprechende Korrektur angebracht. 1 ml 0,1 n Natronlauge entspr. 9,111 mg $C_{10}H_{14}O_3$ (Jap. 61). – Entsprechend mit etwa 2,0 g Substanz, 20 ml 15%igem (v/v) Essigsäureanhydrid/Pyridin 40 ml W. und 1 n Natronlauge. 1 ml n Natronlauge entspr. 0,09111 g $C_{10}H_{14}O_3$ (BPC 61).

2. Etwa 100 mg genau gewogenes Mephenesin werden in einem 100-ml-Meßkolben unter Schütteln in 50 ml A. gelöst, mit A. aufgefüllt und gemischt. 2,0 ml dieser Lsg. werden in einem 50-ml-Meßkolben mit A. aufgefüllt und gemischt. Die Extinktion dieser Lsg. beim Maximum von etwa 272 nm wird in 1-cm-Küvetten mit Hilfe eines geeigneten Spektralphotometers gegen A. gemessen. Gleichzeitig wird auf gleiche Weise die Extinktion von Mephenesin-Standard gemessen. Die Anzahl mg Mephenesin ergibt sich aus der Formel $2,5\,C \times \dfrac{A_U}{A_S}$, wobei C die genaue Konz. der Mephenesin-Standard-Lsg. in mcg/ml, A_U die Extinktion der Analysen-Lsg. und A_S die Extinktion der Standard-Lsg. bedeuten (NF XII).

Geforderter Gehalt. Mind. 98,0%, bezogen auf die getrocknete Substanz (Jap. 61), mind. 97%, bezogen auf die getrocknete Substanz (NF XII), mind. 99,0%, bezogen auf die getrocknete Substanz (BPC 63).

Dosierung. Einzeldosis 0,6 bis 1,0 g, Tagesdosis 2,5 bis 5 g (Jap. 61); oral 0,5 bis 1,0 g ein- bis sechsmal täglich, i.m. oder i.v. 0,1 bis 1,0 g (BPC 63); gebräuchliche Dosierung 2 bis 3 g drei- bis fünfmal täglich oral, 30 bis 150 ml einer 2%igen Lsg. i.v. mit einer Geschwindigkeit von 6 oder 7 ml/Min. (NF XII).

Anwendung. Bei Spasmen der quergestreiften Muskeln, Lumbago, Muskelschmerzen. Wirkung zentral muskelerschlaffend durch Interneuronenblockade und schwach sedierend. Begleiterscheinungen Müdigkeit, Übelkeit, Erbrechen, Appetitlosigkeit. – DL_{50} 890 mg/kg Maus oral.

Handelsformen: Myanesin (British Drug Houses), Rhex „Hobein", Byk-M_1, Renarcol (Byk).

Mephenesin Carbamate Merck Ind. 60. 3-o-Tolyloxy-1,2-propandiol-1-carbamat.

$C_{11}H_{15}NO_4$ Formel a. 2, S. 355   M.G. 225,24

Herstellung. Durch Überführung von Mephenesin mit Phosgen in den Chlorameisensäureester und dessen Umsetzung mit Ammoniak [US-Pat. 2609386 (1952), CA (N.Y.) *49*, 1801c (1955)].

Eigenschaften. Kristalle. Fp. 93° (als Hemihydrat Fp. 80 bis 84°). Lösl. in W. etwa 0,3%, in Chlf. etwa 2,0%. Leicht lösl. in A. Lichtabsorption in A.: Maxima bei 271 nm $\left(E_{1\,cm}^{1\%}\ 72,7\right)$ und 277 nm $\left(E_{1\,cm}^{1\%}\ 64,1\right)$, Minima bei 240 nm und 275,5 nm.

Anwendung. Wirkung ähnlich wie Mephenesin, aber etwas länger anhaltend. DL_{50} 7,7 mg/kg Maus i. p.

Handelsform: Tolseram (Squibb).

Guajacolum glycerolicum DAB 7 – DDR. Guaiacol Glyceryl Ether Merck Ind. 60. Guaiphenesin. Guajacol-glycerinäther. o-Methoxyphenoxypropandiol. 1,3-Dihydroxy-3-(o-methoxyphenoxy)-propan. Guajakolglyzeroläther.

$C_{10}H_{14}O_4$ Formel a. 3, S. 355   M.G. 198,20

Herstellung. Aus Guajacol und Glycerin mit Dehydratisierungsmitteln oder aus Guajacol und Monochlorhydrin mit Alkali [J. chem. Soc. *101*, 305 (1912)].

Eigenschaften. Weißes oder nahezu weißes, mikrokristallines Pulver. Geruch wahrnehmbar. Geschmack bitter (und aromatisch). Fp. 77 bis 82° (DAB 7 – DDR). Fp. 78,5 bis 79°, Kp.$_{19}$ 215° (Merck Ind. 60). Lösl. in 20 T. W. bei 20°, leicht lösl. in heißem W., in A. und in Chlf., lösl. in Glycerin, Propylenglykol und Dimethylformamid, mäßig lösl. in Bzl., schwer lösl. in Ae., unlösl. in PAe.

Erkennung. 1. 2 ml einer Lsg. von 0,050 g Substanz in 5,0 ml konz. Schwefelsäure zeigen nach Zusatz von 1 Tr. Formaldehyd-Lsg. eine rotviolette Färbung (DAB 7 – DDR). – 2. 2 ml der Lsg. nach 1. zeigen nach Zusatz von 1 Tr. Eisen(III)-chlorid-Lsg. (5,0 g/100,0 ml) eine blaue Färbung (DAB 7 – DDR). – 3. Eine warm hergestellte Lsg. von 0,050 g Substanz in 3,0 ml n Natronlauge zeigt nach Erkalten und Zusatz einer Mischung aus 10 Tr. frisch bereiteter Natriumnitrit-Lsg. (1,00 g/100,0 ml) und 7,0 ml Sulfanilsäure-Reagenslösung eine gelbe bis gelborange Färbung (DAB 7 – DDR).

Prüfung (DAB 7 – DDR). Prüflösung: 2,000 g Substanz werden in W. zu 50,0 ml gelöst. 1. Unlösliche Verunreinigungen, Farbe der Lsg. 5,0 ml Prüflösung müssen klar und farblos sein. – 2. Alkalisch oder sauer reagierende Verunreinigungen. 10,0 ml Prüflösung müssen nach Zusatz von 2 Tr. Methylrot-Lsg. rot und nach darauf folgendem Zusatz von 0,100 ml 0,01 n Kalilauge gelb gefärbt sein. – 3. Schwermetall-Ionen. Bei der Prüf. von 10,0 ml Prüflösung nach Meth. I darf weder Trbg. nach Fbg. auftreten. – 4. Chlorid. 1,00 ml Prüflösung darf nach Zusatz von 9,0 ml W. bei der ,,Prüf. auf Chlorid" keine stärkere Trbg. als die Vergleichsprobe zeigen (höchstens 0,025% Cl⁻). – 5. Sulfat. 10,0 ml Prüflösung dürfen bei der ,,Prüf. auf Sulfat" keine Trübung zeigen. – 6. 2-Methoxyphenol. 5,0 ml Prüflösung dürfen 5 Min. nach Zusatz von 1 Tr. Eisen(III)-chlorid-Lsg. (5,0 g/100,0 ml) keine stärkere Fbg. zeigen als die Mischung aus 1,50 ml Eisen-FL, 0,50 ml Kobalt-FL und 3,00 ml 0,5 n Salzsäure. – 7. Organische Verunreinigungen. 0,200 g Substanz werden in 5,0 ml konz. Schwefelsäure unter Schütteln gelöst. Nach 15 Min. darf die Fbg. nicht stärker sein als die einer Mischung aus 0,80 ml Kupfer-FL, 0,80 ml Kobalt-FL, 0,300 ml Eisen-FL und 3,10 ml 0,5 n Salzsäure. – 8. Sulfatasche. Höchstens 0,10%. – 9. Trocknungsverlust. Höchstens 0,25% bei 0,5000 g Substanz nach 24 Std. über Silicagel.

Gehaltsbestimmung (DAB 7 – DDR). 0,0800 g getrocknete Substanz und 1,0 g Kaliumbromid werden in einem 200-ml-Jodzahlkolben in 50 ml W. gelöst. Die Lsg. wird mit 10,0 ml konz. Salzsäure, 20,00 ml 0,1 n Kaliumbromat-Lsg. und unter Umschütteln mit 10,0 ml frisch bereiteter Kaliumjodid-Lsg. (10,0 g/100,0 ml) versetzt. Nach 60 Sek. wird erneut geschüttelt und das ausgeschiedene Jod mit 0,1 n Natriumthiosulfat-Lsg. titriert. Sobald die Lsg. nur noch schwach gelb gefärbt ist, werden 2,0 ml Stärke-Lsg. hinzugefügt. 1 ml 0,1 n Kaliumbromat-Lsg. entspr. 4,956 mg $C_{10}H_{14}O_4$.

Geforderter Gehalt. 98,5 bis 101,0% der getrockneten Substanz.

Dosierung. Einzelmaximaldosis oral 0,5 g, i.v. 3,0 g, Tagesmaximaldosis oral 2,0 g, i.v. 10,0 g.

Anwendung. Ursprünglich als Expectorans und Muskelrelaxans, später zur Beruhigung bei Erregungs-, Angst-, Spannungs-, Hemmungs- und Depressionszuständen und anderen psychischen Störungen; ferner bei Spannungserhöhungen der quergestreiften Muskulatur.

Handelsformen: Reorganin (Brunnengräber), Resyl (Ciba), Sirotol (Stada), Guaynesin (Various Mfr.), Myoscain (Holzinger).

Methocarbamol Merck Ind. 60. 3-(o-Methoxyphenoxy)-1,2-propandiol-1-carbamat. 3-(o-Methoxyphenoxy)-2-hydroxypropyl-1-carbamat. Guajacol-glycerinäther-carbamat.

$C_{11}H_{15}NO_5$ Formel a. 4, S. 355   M.G. 241,25

Herstellung. Aus dem Chlorameisensäureester des Guajacol-glycerinäthers mit Ammoniak [US-Pat. 2 770 649 (1956), CA (N. Y.) *51*, 7413 h (1957)].

Eigenschaften. Kristalle. Fp. 92 bis 94°. Löslich in 40 T. W. bei 20°, in A., in Propylenglykol.

Dosierung. 1 bis 1,5 g oral.

Anwendung. Bei schmerzhaften Muskelspasmen (auch Tetanus), als Adjuvans im Rahmen der Psychotherapie.

Handelsformen: Robaxin (Robins), Etroflex (Etro).

Meprobamatum DAB 7 – DDR, Nord. 63, Jap. 61. Meprobamate BP 63, BPC 63, USP XVI, NF XII. Procalmadiol, Procalmadiolum CF 65. Meprobamat INN. 2-Methyl-2-n-propyl-propandiol-(1,3)-dicarbamat.   2-Methyl-2-propylpropandiol-(1,3)-dicarbamidsäureester. 2,2-Di(carbamoyloxymethyl)pentan. Bis-(carbamoyloxy)-1,3 méthyl-2 propyl-2 propane.

$C_9H_{18}N_2O_4$ Formel b. 1, S. 355 M.G. 218,25

Herstellung. Aus dem zugrunde liegenden 2-Methyl-2-n-propylpropandiol-(1,3) nach verschiedenen Methoden. Die älteste Methode besteht in der Umsetzung mit Phosgen in Gegenwart eines tert. Amins als Protonenacceptor zum zweifachen Chlorameisensäureester und dessen Umsetzung mit Ammoniak [J. Amer. chem. Soc. *73*, 5779 (1951), US-Pat. 2 724 720].

Eigenschaften. Weißes, kristallines oder mikrokristallines Pulver, ohne wahrnehmbaren Geruch (DAB 7 – DDR), fast geruchlos (BP 63, BPC 63, Jap. 61, CF 65), mit schwachem eigentümlichem Geruch (Nord. 63, USP XVI, NF XII), mit bitterem Geschmack (NF XII, USP XVI, Nord. 63, Jap. 61), mit stark bitterem Geschmack (DAB 7 – DDR), mit schwach bitterem Geschmack (BP 63, BPC 63), mit charakteristisch bitterem Geschmack (CF 65). – Fp. 103 bis 107° (DAB 7 – DDR, BP 63, BPC 63, NF XII, USP XVI), dabei innerhalb 2° schmelzend ohne Zers. (NF XII, USP XVI), 105 bis 107° (Jap. 61), 104 bis 107° (Nord. 63), 103 bis 106° (CF 65). – Lösl. in 5 bis 7 T. A. (BP 63, BPC 63, Nord. 63), in 80 T. Chlf. (Nord. 63), in 70 bis 120 T. Ae. (BP 63, BPC 63, Nord. 63), bei 20° in 240 T. W. (BP 63, BPC 63), in 300 T. W. (Jap. 61), in 400 T. W. (Nord. 63), bei 25° in 250 T. W. und bei 50° in 71 T. W. (CF 65), bei 37° in 130 T. W. (Jap. 61), bei 20° zu 0,34% und bei 37° zu 0,79%, bildet leicht übersättigte Lsg. mit heißem W. (Merck Ind. 60), leicht lösl. in Aceton (USP XVI), leicht lösl. in organischen Lösungsmitteln (CF 65).

Erkennung. 1. Ammoniaknachweis nach Verseifung. 0,050 g Substanz werden nach Zusatz von 5,0 ml 3 n Natronlauge im Wasserbad 5 Min. erhitzt. Die entweichenden Dämpfe färben angefeuchtetes rotes Lackmuspapier blau (DAB 7 – DDR). Jap. 61 schreibt für diese Prüf. 0,5 g Substanz vor. – 2. Diacetylderivat. 0,50 g Substanz werden in der Mischung aus 1,0 ml Essigsäureanhydrid und 1 Tr. konz. Schwefelsäure unter Rühren gelöst. Die Lsg. wird unter wiederholtem Rühren 30 Min. stehengelassen. Danach werden unter Rühren 50 ml W. anteilweise hinzugefügt. Nach 8 Std. wird der entstandene Nd. auf einem Filter gesammelt und mit W. ausgewaschen, bis der Geruch der Essigsäure nicht mehr wahrnehmbar ist. Die über Silicagel 24 Std. getrockneten Kristalle schmelzen im Bereich von 124 bis 128° (DAB 7 – DDR). Entsprechend, wobei aber die klare Acetylierungslsg. tropfenweise zu 50 ml W. gegeben wird und später der Nd. bei 60° getrocknet wird und ein Fp. von 125 bis 130° gefordert wird (CF 65). Entsprechend, aber mit 0,05 ml Schwefelsäure und Eingießen der Acetylierungs-Lsg. unter kräftigem Rühren in 20 ml W. und Trocknen des gewaschenen Nd. während 1 Std. bei 60° und maximal 5 Torr, Fp. 127° (BP 63). Entsprechend, aber mit Eingießen der Acetylierungs-Lsg. unter kräftigem Rühren in 50 ml W. und Trocknen des gewaschenen Nd. bei etwa 60°, Fp. innerhalb 2° zwischen 124 und 130° (USP XVI). Wie USP XVI, aber Trocknen während 2 Std. bei 60° und vermindertem Druck (Jap. 61). 0,20 g Substanz, 1,0 ml Essigsäureanhydrid und 1 Tr. konz. Schwefelsäure hält man 1 Min. im Sieden und setzt vorsichtig 7 ml 2 m Natriumhydroxid-Lsg. zu. Man erwärmt zum Sieden und filtriert. Das Filtrat gibt beim Stehen und Reiben einen weißen kristallinen Nd. von Diacetylmeprobamat, das nach Auswaschen mit W., Umkristallisieren aus 5 ml W. und Trocknen bei 105° zwischen 124 und 127° schmilzt (Nord. 63). – 3. Zu 0,5 g Substanz gibt man 5 ml Schwefelsäure, erhitzt langsam und leitet das sich entwickelnde Gas in Calciumhydroxid-Lsg.: die Lsg. wird trübe (Jap. 61). – 4. Vergleich des IR-Spektrum (in KBr) mit Standard-Meprobamat (NF XII). – 5. 0,02 g werden in 2 ml einer Lsg. (10% g/v) von p-Dimethylaminobenzaldehyd in konz. Schwefelsäure gelöst. Dabei entwickelt sich eine gelbe Fbg., die innerhalb einiger Minuten in Orange übergeht. Nach 2 Min. auf dem siedenden Wasserbad wird die Fbg. intensiv rot. Die Mischung wird abgekühlt und tropfenweise zu 5 ml Eiswasser gegeben. Sie wird dabei zuerst dunkelrot und schließlich ziemlich haltbar violett-blauschwarz (CF 65).

Prüfung. 1. Unlösliche Verunreinigungen, Farbe der Lsg. 0,50 g Substanz müssen sich in 10,0 ml A. lösen. Die Lsg. muß klar und farblos sein (DAB 7 – DDR, Jap. 61). – Eine Lsg. von 0,50 g Substanz in 10 ml starkem A. soll die Prüfung A für Auflösungsunklarheiten und die Prüfung B für Farbe der Lsg. halten (Nord. 63). – 2. Alkalisch oder sauer reagierende Verunreinigungen. 0,75 g Substanz werden mit Zusatz von 15,0 ml W. 120 Sek. kräftig geschüttelt. 10,0 ml des klaren Filtrates müssen nach Zusatz von 2 Tr. Phenolphthalein-Lsg. farblos und nach darauffolgendem Zusatz von 0,200 ml 0,01 n Kalilauge rot gefärbt sein. Diese Mischung muß nach Zusatz von 0,400 ml 0,01 n Salzsäure farblos und nach darauffolgendem Zusatz von 2 Tr. Methylrot-Lsg. rot oder orange gefärbt sein (DAB 7 – DDR). – Prüf-Lsg. 2,00 g Substanz mit 40 ml W. zum Sieden erhitzen und unter Schütteln abkühlen und filtrieren. 10 ml Prüf-Lsg. müssen nach Zusatz von 2 Tr. Phenolphthalein-Lsg. farblos bleiben, nach anschließendem Zusatz von 0,2 ml 0,01 n Natronlauge rot werden. Nach Entfärben mit 0,4 ml 0,01 n Salzsäure muß die Mischung bei Zusatz von 5 Tr. Methylrot-Lsg. rot oder orange gefärbt sein (Nord. 63). – 3. Schwermetall-Ionen. 0,200 g Substanz werden in der Mischung aus 1,00 ml 5 n Essigsäure und 15,0 ml W. unter Erwärmen gelöst. Nach dem Erkalten wird die Lsg. mit W. zu 20,0 ml aufgefüllt und filtriert. 10,0 ml des Filtrates dürfen nach Meth. II keine stärkere Trbg. zeigen als die in gleicher Weise wie das Filtrat behandelte Mischung aus 9,5 ml W. und 0,50 ml 5 n Essigsäure (DAB 7 – DDR). – Test durchführen mit einer Lsg. aus 1,0 g Substanz in 20 ml A., 2 ml verd. Essigsäure und Wasser aufgefüllt auf 50 ml. Vergleichs-Lsg. aus 3,0 ml Standard-Blei-Lsg., 20 ml A., 2 ml verd. Essigsäure und Wasser aufgefüllt auf 50 ml. Nicht mehr als 30 ppm (Jap. 61). – Blei nicht mehr als 10 ppm (BP 63). – Die Prüf.-Lsg. muß die Prüfung A halten (Nord. 63). – 4. Chlorid. 0,200 g Substanz werden in der Mischung aus 1,00 ml 2 n Salpetersäure und 15,0 ml W. unter Erwärmen gelöst. Nach dem Erkalten wird die Lsg. mit W. zu 20,0 ml aufgefüllt und filtriert. 10,0 ml des Filtrates dürfen bei der „Prüf. auf Chlorid" keine stärkere Trbg. zeigen als die nachstehend beschriebene Vergleichsprobe (höchstens 0,01% Cl⁻). Vergleichsprobe: Mischung aus 1,00 ml Chlorid-VL (s. Bd. I, 257), 8,5 ml W. und 0,50 ml 2 n Salpetersäure (DAB 7 – DDR). – 5. Sulfat. 5 ml Prüf-Lsg., 1 ml starker A. und 4 ml W. sollen die Grenzprüfung, Grenze A, bestehen. 0,1 mg/g (Nord. 63). – 6. Glührückstand. Höchstens 0,1%, Einwaage 0,50 g (Nord. 63, Jap. 61). – 7. Sulfatasche. Höchstens 0,10%, Einwaage 1,000 g (DAB 7 – DDR, BP 63). – 8. Trocknungsverlust. Nicht mehr als 0,5% (BP 63), getrocknet 4 Std. bei 60° und maximal 5 Torr (DAB 7 – DDR), getrocknet 3 Std. im Vakuum bei 60° (USP XVI, Jap. 61), Einwaage 0,3000 g (DAB 7 – DDR), 1 g (Jap. 61).

Gehaltsbestimmung. 1. Stickstoffbestimmung nach KJELDAHL. Vorher getrocknete Einwaage 0,3000 g (DAB 7 – DDR), 0,02 g (Jap. 61). – Zu etwa 0,5 g genau gewogener Substanz fügt man 25 ml einer Mischung gleicher Vol. Schwefelsäure (50% v/v) und W. und erhitzt 3 Std. unter Rückfluß. Nach Abkühlen fügt man Natriumhydroxid-Lsg. im Überschuß hinzu und destilliert das freigesetzte Ammoniak in 20 ml einer 4%igen (g/v) Borsäure-Lsg. und titriert mit 0,1 n Schwefelsäure gegen Methylrot-Lsg. Man wiederholt die Bestimmung ohne Meprobamat. Die Differenz zwischen den beiden Bestimmungen ergibt die Menge freigesetztes Ammoniak (BP 63). 1 ml 0,1 n Schwefelsäure entspr. 10,91 mg Meprobamat, $C_9H_{18}N_2O_4$. 1 ml 0,01 n Schwefelsäure entspr. 1,0913 mg (Jap. 61).

2. 0,200 g Substanz und 10 ml konz. Salzsäure-A. werden 3 Std. unter Rückfluß gekocht und dann auf dem Wasserbad bis zur Trockne eingedampft. Der Eindampfrückstand wird unter Kochen in 10 ml wasserfreier Essigsäure und 10 ml 0,15 m Quecksilber(II)-acetat-Lsg. gelöst, nach Abkühlen und Zusatz von 20 ml Dioxan und 5 Tr. Kristallviolett-Lsg. mit 0,1 n Perchlorsäure auf blau titriert. 1 ml 0,1 n Perchlorsäure entspr. 0,01091 g $C_9H_{18}N_2O_4$, 1 g $C_9H_{18}N_2O_4$ entspr. 91,64 ml 0,1 n Perchlorsäure (Nord. 63).

3. Etwa 400 mg genau gewogenes Meprobamat werden in einen geeigneten Erlenmeyerkolben gegeben, 40 ml Salzsäure und einige Siedesteinchen zugefügt und 90 Min. unter Rückfluß erhitzt. Der Kühler wird entfernt und der Kolben weiterhin erhitzt, bis das Vol. auf 5 bis 10 ml reduziert ist. Dann wird auf Raumtemp. abgekühlt, 50 ml W. und 1 Tr. Methylrot-Lsg. zugesetzt und unter ständigem Kühlen vorsichtig mit Natriumhydroxid-Lsg. (4 in 10) bis zum Farbumschlag neutralisiert. Falls erforderlich, wird n Salzsäure bis zur Wiederherstellung der rosa Farbe zugefügt und dann vorsichtig mit 0,1 n Natronlauge neutralisiert. Eine vorher mit 0,1 n Natronlauge gegen Phenolphthalein neutralisierte Mischung von 15 ml Formaldehyd-Lsg. und 15 ml W. wird dann zugesetzt und anschließend mit 0,1 n Natronlauge auf Gelb titriert. Nach Zusatz von 0,2 ml Phenolphthalein-Lsg. wird mit 0,1 n Natronlauge auf deutlich Rosa weiter titriert. Eine Leerbestimmung wird durchgeführt und eine evtl. erforderliche Korrektur vorgenommen. 1 ml des Gesamtverbrauchs 0,1 n Natronlauge nach Zusatz der Formaldehyd-Lsg. entspr. 10,91 mg $C_9H_{18}N_2O_4$ (USP XVI).

4. In einem Rundkolben von 250 ml mit aufgesetztem 500 mm langem Rückflußkühler werden etwa 0,35 g genau gewogener Substanz mit 40 ml konz. Salzsäure versetzt sowie einigen kleinen Siedesteinen und während 1,5 Std. im schwachen Sieden gehalten. Der Kühler wird mit W. ausgewaschen und dann entfernt. Das Erwärmen wird fortgesetzt, bis das Volumen der Flüssigkeit etwa 10 ml beträgt. Nach Abkühlenlassen werden 50 ml W. und 2 Tr. Methylrotlsg. zugesetzt. Unter Kühlung wird der Säureüberschuß mit Natronlauge bis zum Farbumschlag neutralisiert. Durch Zugabe einiger Tr. n Salzsäure wird wieder angesäuert und dann durch vorsichtige Zugabe von 0,1 n Natriumhydroxid bis zum Farbumschlag nach rein Gelb genau neutralisiert. Nach Zusetzen von 30 ml neutralisierter Formaldehydlsg. wird die freigesetzte Säure mit 0,5 n Natriumhydroxidlsg. titriert, zuerst bis zum Farbumschlag nach Gelb, dann, nach Zugabe von 8 Tr. Phenolphthaleinlsg., bis zur bleibenden Rosafärbung. Der Verbrauch bei einem Blindversuch wird abgezogen. 1 ml 0,5 n Natronlauge entspr. 0,05456 g Meprobamat (CF 65).

Geforderter Gehalt. 98,0 bis 100,5% (Nord. 63); Gehalt der getrockneten Substanz 98,0 bis 101,0% (DAB 7 – DDR), mindestens 97,0% (BP 63, Jap. 61, USP XVI), mindestens 98,0% (CF 65).

Unverträglichkeit. Sauer oder basisch reagierende Stoffe (Spaltung) (Nord. 63). Jedoch beständig gegen verd. Säuren und Laugen (CF 65) sowie gegen Magen- und Darmsaft (Merck Ind. 60).

Dosierung. Einzelmaximaldosis oral 1,0 g, Tagesmaximaldosis 5,0 g (DAB 7 – DDR); 0,8 g und 2,4 g (Nord. 63). Gebräuchliche Dosis 0,4 bis 1,2 g täglich, unterteilt in Einzeldosen (BP 63); Einzeldosis 0,4 g, täglich 1 bis 1,6 g (Jap. 61); 0,400 g drei- bis viermal täglich, gebräuchlicher Dosisbereich 1 bis 4 g täglich (USP XVI).

Anwendung. Bei Angst- und Spannungszuständen, bei Muskelkrämpfen; ferner bei Schlaflosigkeit und zu Entwöhnungskuren bei Alkoholismus. Nebenwirkungen: verhältnismäßig häufig ist Schläfrigkeit zu beobachten; gelegentlich Kopfschmerz, Schwindelgefühl, Übelkeit, Erbrechen, Diarrhoe, Dermatitis, Urticaria, Fußödem, Gelenkschmerzen, geistige Erregung. Abrupter Entzug kann nach Zufuhr größerer Mengen Konvulsionen hervorrufen. – Meprobamat unterdrückt die interneuronale Leitung im Hypothalamus und im Rückenmark, nicht aber in der Medulla oblongata und im autonomen Nervensystem.

Handelsformen: Miltaun, Miltown (Wallace), Cyrpon (Tropon), Mepavlon (ICI), Meprocompren (MBK), Aneural (Wyeth).

Literatur: EIDEN, F., u. B. S. NAGAR: Nachweis und Bestimmung von Meprobamat und Carisoprodol. Dtsch. Apoth.-Ztg *104*, 281 (1964).

Das N-Mono-isopropyl-Derivat des Meprobamats (Formel b. 1, X = –NH–CH(CH$_3$)$_2$) wird als Analgeticum und Spasmolyticum der quergestreiften Muskulatur verwendet.

Handelsformen: Carisoprodol, Sanoma (Merck).

3-Methyl-1-pentyn-3-ol Carbamate Merck Ind. 60. Methylpentinol-carbamat.

C$_7$H$_{11}$NO$_2$ Formel c. 2, S. 355   M.G. 141,17

Herstellung. Aus Methylpentinol und Chlorameisensäurephenylester und anschließende Ammonolyse des erhaltenen gemischten Kohlensäureesters [J. org. Chem. *20*, 1379 (1955)]. Aus Methylpentinol, Kaliumcyanat und Trichloressigsäure [US-Pat. 2 814 637 (1957), CA (N. Y.) *52*, 2901 e (1958)].

Eigenschaften. Kristalle. Fp. 55,8 bis 57°, 53,5 bis 55°. Kp$_{16}$ 120 bis 121°, Kp$_{0,01}$ 95°. 1,6 g lösen sich in 100 ml W.

Dosierung. 300 bis 600 mg täglich.

Anwendung. Angstzustände, neurotische Störungen, Adjuvans bei psychosomatischen Erkrankungen und Enuresis nocturna. Begleiteffekte Übelkeit und paradoxe Effekte. DL$_{50}$ 445 mg/kg Maus oral.

Handelsform: Trusono (Schur).

Emylcamat INN. 1-Äthyl-1-methyl-propylcarbamat.

Formel c. 3, S. 355

Herstellung. Durch Ammonolyse des gemischten Kohlensäureesters aus 1-Äthyl-1-methyl-propanol-(1) und Phenol [Brit. Pat. 851 646 (1960), CA (N. Y.) *55*, 8776b (1961)].

Eigenschaften. Fp. 54 bis 55°.

Dosierung. 600 bis 800 mg täglich.

Anwendung. Bei psychosomatischen Erkrankungen, neurotischen Reaktionen, Angst- und Spannungszuständen, Muskelverspannung. Begleiterscheinungen Schläfrigkeit und Benommenheit.

Handelsformen: Nuncital, Restital (Kabi), Striatan (Merck, Sharp & Dohme).

Phenprobamat INN. Proformiphen. γ-Phenyl-propyl-carbamat.

Formel c. 4, S. 355

Herstellung. 3-Phenylpropanol wird mit Phosgen in den Chlorameisensäureester übergeführt, der bei der Ammonolyse das Carbamat ergibt [Brit. Pat. 837 718 (1960), CA (N. Y.) *54*, 24803a (1960)].

Eigenschaften. Fp. 101 bis 102°.

Dosierung. 1,2 bis 2,4 g täglich.

Anwendung. Bei Muskelspasmen, auch mit psychischer Komponente.

Handelsform: Gamaquil (Siegfried).

Benactycine Hydrochloride INN, Merck Ind. 60. Benzilsäure-β-diäthylaminoäthylester-hydrochlorid. β-Diäthylaminoäthyl-benzilat-hydrochlorid.

$C_{20}H_{25}NO_3 \cdot HCl$ Formel d. 1, S. 356 M.G. 363,88

Literatur: Arzneimittelstandardisierung 4, 689 (1963).

Herstellung. Aus β-Diäthylaminoäthanol und Benzilsäuremethylester durch Umesterung [Schweiz. Pat. 187825 (1936), Chem. Zbl. *1937*, II, 256].

Eigenschaften. Weißes, mikrokristallines Pulver in Form feiner Nadeln. Geruch nicht wahrnehmbar, Geschmack bitter. Fp. 177 bis 178° (Merck Ind. 60), 172 bis 179°. Fp. der instabilen Modifikation 154°. Lösl. bei 25° 14,9 g in 100 ml W., unlösl. in Ae. (Merck Ind. 60), lösl. in 20 T. W., 50 T. Chlf., 100 T. Aceton und in Essigsäure, unlösl. in n-Hexan, Cyclohexan und Tetrachlorkohlenstoff.

Erkennung. 1. Fp. der freien Base 51°. - 2. Benzilsäurederivat. 0,05 g Substanz geben mit 2 ml konz. Schwefelsäure eine gelb-orangefarbene Lsg., deren Fbg. rasch nach Dunkelrot umschlägt.

Gehaltsbestimmung. 1. Durch Austauschchromatographie mit Titration der freigesetzten Base. - 2. Durch Titration mit Perchlorsäure in Eisessig unter Zusatz von Quecksilber(II)-acetat. - 3. UV-spektrophotometrisch bei 258 nm in W. oder 0,01 n Schwefelsäure oder bei 259 nm in 0,01 n Kalilauge oder A. (96%).

Dosierung. Oral 1 bis 3 mg, 3 bis 9 mg täglich.

Anwendung. Bei leichteren Angstzuständen und Psychoneurosen mit depressiver Reaktion, Phobien, Zwangsvorstellungen. Im übrigen ist das Wirkungsbild parasympatholytisch, daher ist Glaucom eine Kontraindikation. Die Wirkung tritt in voller Stärke erst nach drei Tagen bis drei Wochen ein.

Handelsformen: Suavitil (Schweizerhall; Glaxo; Haury).

Azacyclonol Hydrochloride NF XII, INN, Merck Ind. 60. Gamma-Pipradol. α,α-Diphenyl-4-piperidinmethanol-hydrochlorid. α-(4-Piperidyl)-benzhydrol-hydrochlorid.

$C_{18}H_{21}NO \cdot HCl$ Formel d. 2, S. 356 M.G. 303,84

(mit 1 Mol Kristallwasser: Merck Ind. 60).

Herstellung. Durch katalytische Hydrierung von Diphenyl-4-pyridyl-carbinol.

Eigenschaften. Kleine weiße Kristalle oder kristallines Pulver, geruchlos, an trockener Luft beständig (NF XII). - Fp. zwischen 270 und 281° (Zers.) (NF XII). - Lösl. in etwa 200 T. W. und in etwa 1000 T. A., praktisch unlösl. in Chlf., Ae., Aceton und Hexan (NF XII).

Erkennung. 1. IR-Spektrum. Das IR-Spektrum (in KBr) der Substanz zeigt die gleichen Maxima wie das Spektrum des Standard-Azacyclonol-hydrochlorids (NF XII). - 2. UV-Absorption. Die wss. Lsg. (1 in 1000) der Substanz zeigt ein Absorptionsmaximum bei 258 ± 2 nm, dessen Extinktion höchstens 2% von der Extinktion einer gleichzeitig gemessenen entsprechenden Lsg. von Standard-Azacyclonol-hydrochlorid abweichen darf (NF XII).

Prüfung. 1. pH einer Lsg. (1 in 200) liegt zwischen 5 und 7 (NF XII). - 2. Schwermetalle. 1 g Substanz wird in 75 ml W., das 2 ml Eisessig enthält, unter Erwärmen auf dem Dampfbad gelöst. Nach Abkühlen wird auf 100 ml aufgefüllt und filtriert. 50 ml Filtrat dürfen mit 10 ml Schwefelwasserstoff-Lsg. keine Farbe ergeben, die dunkler ist als die einer Vergleichs-Lsg. aus 49 ml W., 1 ml Eisessig, 0,5 ml Standard-Blei-Lsg. und 10 ml Schwefelwasserstoff-Lsg. (10 ppm) (NF XII). - 3. Trocknungsverlust. Höchstens 1% nach 2 Std. bei 105° (NF XII). - 4. Glührückstand. Höchstens 0,2% (NF XII).

Gehaltsbestimmung. Etwa 500 mg Substanz, vorher getrocknet und genau gewogen, werden in einer Mischung von 40 ml A. und 20 ml W. gelöst und gegen Dichlorfluorescein mit 0,1 n Silbernitrat-Lsg. titriert. 1 ml 0,1 n Silbernitrat-Lsg. entspr. 30,38 mg $C_{18}H_{21}NO \cdot HCl$ (NF XII).

Geforderter Gehalt. 98 bis 102% der getrockneten Substanz (NF XII).

Dosierung. Gebräuchliche Dosis 20 mg dreimal täglich (NF XII). Oral 20 bis 100 mg, i.v. 100 mg.

Wirkung und Anwendung. Zentral dämpfend und halluzinationsbeseitigend. Anwendung als Ataracticum bei nicht psychotischer Angst, Spannung, Erregung und dadurch bedingter Schlaflosigkeit, psychosomatischen Störungen, Halluzinationen bei Schizophrenie und alkoholdeliranten Syndromen. Als Begleiterscheinungen können allergische Hautreaktionen auftreten.

Handelsformen: Frenquel und Mer 17 (Merrell).

Hydroxyzine Hydrochloride NF XII, INN, Dihydrochlorid von 2,2,4-(p-Chlor-α-phenyl-benzyl)-1-piperazinyl-äthoxy-äthanol. Dihydrochlorid von 1-(p-Chlorbenz-hydryl)-4,2-(2-hydroxy-äthoxy)-äthyl-piperazin.

$C_{21}H_{27}ClN_2O_2 \cdot 2\,HCl$ Formel d. 3, S. 356   M.G. 447,85

Herstellung. Piperazin wird mit den Seitenketten stufenweise verknüpft durch Umsetzung mit den entsprechenden Halogenverbindungen, z.B. p-Chlorbenzhydrylchlorid und 2-(2-Hydroxyäthoxy)-äthylchorid (US-Pat. 2899436).

Eigenschaften. Weißes geruchloses Pulver oder Kristalle von bitterem Geschmack. Fp. zwischen 196 und 204° (Zers.) (NF XII), 193° (Merck Ind. 60). – Lösl. in etwa 11 T. Chlf., sehr leicht lösl. in W., wenig lösl. in Aceton und praktisch unlösl. in Ae. (NF XII).

Erkennung. 1. Chlorid. 10 ml Hydroxyzin-hydrochlorid-Lsg. (1 in 400) gibt nach Zusatz von 2 Tr. Salpetersäure und 1 ml Silbernitrat-Lsg. einen käsigen weißen Nd., unlösl. in verd. Salpetersäure, aber lösl. in Ammoniak-Lsg. (NF XII). – 2. UV-Absorption. Eine Lsg. (1 in 100000) von Hydroxyzin-hydrochlorid in A. zeigt ein Absorptionsmaximum bei 230 ± 2 nm. Die Extinktion dieser Lsg. bei 230 nm darf um höchstens 3% von der der entsprechenden Lsg. der Standard-Substanz abweichen (NF XII).

Prüfung. 1. Schwermetalle. Der Glührückstand von 1 g Substanz wird in 23 ml W. gelöst und mit 2 ml verd. Essigsäure versetzt: Mit dieser Lsg. wird auf Schwermetalle geprüft. Höchstens 50 ppm für die Substanz (NF XII). – 2. Trocknungsverlust. Höchstens 5% nach 2 Std. bei 105° (NF XII). – 3. Glührückstand. Höchstens 0,5% (NF XII).

Gehaltsbestimmung. 150 mg Substanz, vorher getrocknet und genau gewogen, werden in 15 ml Chlf. gelöst, mit 10 ml Eisessig, 5 ml Quecksilber(II)-acetat-Lsg. und 1 Tr. Chinaldinrot-Lsg. versetzt und mit 0,1 n Perchlorsäure titriert. Mit einer Leerbestimmung wird die evtl. erforderliche Korrektur bestimmt.

1 ml 0,1 n Perchlorsäure entspr. 22,39 mg $C_{21}H_{27}ClN_2O_2 \cdot 2\,HCl$ (NF XII).

Geforderter Gehalt. Mindestens 98% der getrockneten Substanz (NF XII).

Dosierung. Gebräuchliche Dosis 25 mg dreimal täglich (NF XII). – 10 bis 25 mg oral (Merck Ind. 60).

Anwendung. Wirkung sedierend, muskelrelaxierend, antiemetisch, antikonvulsiv, leicht analgetisch und temperatursenkend. DL_{50} 45 mg/kg Ratte i.v. Anwendung als Tranquillizer bei Angstzuständen und kleineren Neurosen, bei psychischen und vegetativen Funktionsstörungen u.a. Unwirksam bei schweren Psychosen. Begleiterscheinungen: Schläfrigkeit, Schwächegefühl, paradoxe Effekte, Kopfschmerz.

Potenziert Analgetica und Phenothiazine.

Handelsformen: Atarax (Union Chimique Belge), Ataraxoid und Vistaril Parenteral (Pfizer). Kombinationspräparate: Diligan (Pfleger/Union Chimique Belge), Opticardon, Postafen Supp. und Vesparax (Union Chimique Belge).

Hydroxyzin-pamoat. Salz der Hydroxyzinbase mit 1,1-Methylen-bis-(2-hydroxy-3-carboxy-naphthalin).

Eigenschaften. Kristalle, lösl. in W.

Handelsformen: Masmoran „Roerig", Vistaril (Pfizer).

Captodiamin-hydrochlorid. Captodiam. Covatin Merck Ind. 60. p-Butylmercaptobenzhydryl-β-dimethylaminoäthylsulfid-hydrochlorid. 2-(p-Butylthio-α-phenylbenzylthio)-N,N-dimethyl-amin-hydrochlorid.

$C_{21}H_{30}NS_2 \cdot HCl$ Formel d. 4, S. 356   397,08

Herstellung. Aus dem Natriumsalz des p-Butylmercaptobenzhydrylmercaptans und β-Dimethylaminoäthylchlorid [Brit. Pat. 729619 (1955), CA (N. Y.) *50*, 6516f (1956)].

Eigenschaften. Fp. 131 bis 132°.

Dosierung. 150 bis 450 mg täglich.

Anwendung. Bei neurovegetativen Regulationsstörungen, innerer Unruhe, Spannungszuständen, Stimmungslabilität, Reizbarkeit. Begleiteffekte: Magenbeschwerden, paradoxe Reaktionen, Schläfrigkeit. – DL_{50} pro kg Maus: i.v. 44 mg, i.p. 116 mg, oral 1500 mg.

Handelsformen: Covatix, Covatin (Gödecke; Lundbeck; Warner).

Benztropine Methanesulphonate BP 63, BPC 63. Benztropine Mesylate BP 63 – Add. 64, NF XII, Benztropine Methanesulfonate (Merck Ind. 60). Tropin-benzhydryl-äther-mesylat. 3-(Diphenylmethoxy)-tropan-methansulfonat.

$C_{21}H_{25}NO \cdot CH_3SO_3H$ M.G. 403,53

Herstellung. Aus Tropin und Diphenyldiazomethan [US-Pat. 2595405 (1952), CA (N.Y.) *47*, 2218h (1953)].

Eigenschaften. Weißes, kristallines, geruchloses Pulver von bitterem Geschmack (BP 63). Leicht hygroskopisch (NF XII). Fp. 142 bis 144°. Lösl. bei 20° in 0,7 T. W. und in 1,5 T. A. (95%), unlösl. in Ae. (BP 63). pH der wss. Lsg. etwa 6 (Merck Ind. 60).

Erkennung. 1. Als Jodmethylat. Eine Lsg. von 0,2 g Substanz in 15 ml W. wird mit 5 ml verd. Ammoniaklsg. versetzt und zweimal mit je 10 ml Essigsäureäthylester extrahiert. Die vereinigten Extrakte werden mit wasserfreiem Natriumsulfat getrocknet und bleiben nach Zusatz von 0,5 ml Methyljodid 30 Min. stehen. Der mit Essigsäureäthylester gewaschene Nd. schmilzt bei etwa 253° (BP 63). Fp. 252 bis 254° (NF XII). – 2. UV-Absorption. Die wss. Lsg. zeigt im Bereich von 230 bis 350 nm ein Maximum nur bei 258 nm, $E_{1\,cm}^{0,05\%}$ etwa 0,56 (BP 63). – Maximum bei 259 nm mit E_M 437 (Merck Ind. 60).

Prüfung. 1. Trocknungsverlust. Höchstens 5,0% bei 105° (BP 63), nach 12 Std. über Diphosphorpentoxid im Vakuum (NF XII). – 2. Sulfatasche. Höchstens 0,1% (BP 63). – 3. Glührückstand. Höchstens 0,1% (NF XII).

Gehaltsbestimmung. Etwa 60 mg Substanz, genau gewogen, werden in 25 ml W. gelöst, mit 5 ml Natriumcarbonatlsg. versetzt und viermal mit je 10 ml Chlf. extrahiert. Die vereinigten Extrakte werden mit 10 ml W. gewaschen, das Waschwasser mit 5 ml Chlf. extrahiert und diese Chlf.-Lsg. mit den anderen Chlf.-Extrakten vereinigt. Die Chlf.-Extrakte werden filtriert und das Filter mit 5 ml Chlf. ausgewaschen. Filtrat und Waschflüssigkeit werden vereinigt und nach Zusatz von 25 ml Dioxan mit 0,01 n Perchlorsäure gegen Methylrot (3 Tr. einer 1%igen Lsg., g/v in M.) titriert. 1 ml 0,01 n Perchlorsäure entspr. 4,035 mg $C_{21}H_{25}NO \cdot CH_3SO_3H$ (BP 63). – NF XII läßt die Bestimmung mit der getrockneten Substanz durchführen und läßt die Chlf.-Extrakte durch einen Wattebausch filtrieren.

Gehalt. Mindestens 98,0% bezogen auf die getrocknete Substanz (BP 63, NF XII).

Dosierung. Anfangsdosis 500 bis 750 mcg, Erhaltungsdosis 2 bis 6 mg täglich.

Anwendung. Parkinsonsche Erkrankung in ihrer postenzephalitischen, idiopathischen und atherosklerotischen Form. Atropinähnliche Wirkung.

Handelsform: Cogentinol (Pharma-Stern).

Chlordiazepoxid Hydrochloride NF XII, INN. 7-Chlor-2-(methyl-amino)-5-phenyl-3-H-1,4-benzodiazepin-4-oxid-hydrochlorid.

$C_{16}H_{14}ClN_3O \cdot HCl$ Formel e. 1, S. 356   M.G. 336,22

Herstellung. 2-Amino-5-chlor-benzophenonoxim wird mit Chloracetylchlorid in das N-Chloracetyl-Derivat übergeführt und dieses durch Wasserabspaltung mit Beckmann-

Gemisch (CH₃COOH/HCl) in 2-Chlormethyl-4-phenyl-7-chlor-chinazolin-3-oxid umgewandelt. Aus diesem erhält man bei der Umsetzung mit Methylamin unter Ringerweiterung das Chlordiazepoxid [J. org. Chem. 26, 1111 (1961); J. org. Chem. 27, 4671 (1962); US-Pat. 2893992].

Eigenschaften. Weißes oder fast weißes, geruchloses, lichtempfindliches kristallines Pulver. Fp. zwischen 212 und 218° (Zers.). Lösl. in W. und in A., unlösl. in Hexan.

Erkennung. 1. 20 mg Substanz werden in 5 ml Salzsäure und 10 ml W. bis zur Hydrolyse gekocht. Die abgekühlte Lsg. wird mit 2 ml Natriumnitrit-Lsg. (1 in 1000), 1 ml Ammoniumsulfamat-Lsg. (1 in 200) und 1 ml N-(1-Naphthyl)-äthylendiamin-dihydrochlorid-Lsg. (1 in 1000) versetzt; dabei entsteht eine rötliche Farbe (NF XII). − 2. UV-Absorption. Herstellen der Lösung unter Verwendung wenig lichtdurchlässiger Glasgeräte! Eine Lsg. (1 in 150000) von Chlordiazepoxidhydrochlorid in 0,1 n alkoholischer Schwefelsäure zeigt Absorptionsmaxima bei 245 ± 2 nm und bei 311 ± 2 nm. Die Extinktion bei 245 ± 2 nm darf um höchstens 3% von der der entsprechenden Lsg. der Standard-Substanz abweichen (NF XII).

Prüfung. 1. 5-Chlor-2-amino-benzophenon. Zu 100 mg Substanz in einem wenig lichtdurchlässigen 25-ml-Meßkolben werden 1 ml A., 1 ml verd. Salzsäure, 15 ml W. und 1 ml Natriumnitrit-Lsg. (1 in 1000) gegeben, gut gemischt und die Mischung 3 Min. stehengelassen. Nach Zusatz von 2 ml Ammoniumsulfamat-Lsg. (1 in 200) wird gemischt und 2 Min. stehengelassen. Nach Zusatz von 1 ml N-(1-Naphthyl)-äthylendiamin-hydrochlorid-Lsg. (1 in 1000), Mischen und erneutem Stehen für 5 Min. wird mit verd. A. aufgefüllt: eine evtl. auftretende Rosa-Fbg. darf nicht dunkler sein als die, die von 1 ml einer alkoholischen Lsg. von 45 mcg USP Sulfisoxazol-Standard-Substanz hervorgerufen wird (0,05% 5-Chlor-2-amino-benzophenon) (NF XII). − 2. Schwermetalle. Nach Meth. I. 1 g Substanz werden in 1 ml verd. Essigsäure und genügend W. gelöst und mit W. auf 25 ml aufgefüllt. Höchstens 20 ppm (NF XII). − 3. Trocknungsverlust. Höchstens 0,5% nach 4 Std. bei 60° im Vakuum über Phosphorpentoxid (NF XII). − 4. Glührückstand. Höchstens 0,1% (NF XII).

Gehaltsbestimmung. Etwa 1 g Substanz, vorher getrocknet, genau gewogen, werden in 80 ml Eisessig gelöst, mit 15 ml Quecksilber(II)-acetat-Lsg. versetzt und gegen Kristallviolett mit 0,1 n Perchlorsäure titriert. Mit einer Leerbestimmung wird die evtl. erforderliche Korrektur ermittelt. 1 ml 0,1 n Perchlorsäure entspr. 33,62 mg $C_{16}H_{14}ClN_3O \cdot HCl$ (NF XII).

Geforderter Gehalt. 99 bis 101% der getrockneten Substanz (NF XII).

Aufbewahrung. Vor Licht geschützt.

Dosierung. Gebräuchlicher Dosisbereich oral 10 bis 100 mg täglich, i.m. 50 bis 100 mg (NF XII).

Wirkung und Anwendung. Tranquillizer mit „Soforteffekt". Ausgeprägt ist seine starke angst- und spannungsdämpfende Wirkung, die vorwiegend durch selektive Dämpfung des limbischen Systems erklärt wird. Starke zähmende Wirkung auf angriffslustige Tiere ohne Beeinträchtigung der Aktivität. Deutlich muskelrelaxierend und antikonvulsiv, in hohen Dosen kräftig sedierend.

Anwendung bei psychischen Störungen, bei denen Angst, Spannung und Unruhe vorherrschen, bei Aktualkonflikten, Lampenfieber, psychosomatischen Erkrankungen, u.a. Prämedikation in der Zahnheilkunde und der Chirurgie. Begleiterscheinungen: anfangs Müdigkeit, ataktische Erscheinungen, Schwindel, Schläfrigkeit.

Kann die Alkoholwirkung verändern und verstärken.

Handelsformen: Librium (Roche).

Diazepam. 7-Chlor-1,3-dihydro-1-methyl-5-phenyl-2H-1,4-benzodiazepin-2-on.

$C_{16}H_{13}ClN_2O$ Formel e. 2, S. 356   M.G. 284,74

Literatur zur Analytik: Arch. Pharm. (Weinheim) 297, 431 (1964); Z. anal. Chem. 202, 28 (1964).

Herstellung. Aus 5-Chlor-2-amino-benzophenon wird mit Hilfe von Glycinester-hydrochlorid in einer Stufe oder durch Chloracetylierung, Umsetzung mit Ammoniak und Ringschluß in drei Stufen 7-Chlor-1,3-dihydro-5-phenyl-2H-1,4-benzodiazepin-on erhalten [J. org. Chem. 27, 3788 (1962)], das über sein Natriumsalz methyliert wird [J. org. Chem. 26, 4936 (1961)].

Eigenschaften. Fp. 125 bis 126°.

Dosierung. 6 bis 60 mg täglich.

Anwendung. Ähnlich Chlordiazepoxid, jedoch ist im Wirkungsbild der tranquillisierende, sedierende, schlaffördernde, muskelrelaxierende und antikonvulsive Effekt stärker ausgeprägt.

Handelsform: Valium (Roche).

Nitrazepam. 1,3-Dihydro-7-nitro-5-phenyl-2H-1,4-benzodiazepin-2-on.

$C_{15}H_{11}N_3O_3$ Formel e. 3, S. 356   M.G. 281,28

Literatur (Pharmakologie und Analytik). Verschiedene aufeinanderfolgende Publikationen in Arzneimittel-Forsch. *15*, 1126 bis 1162 (1965).

Herstellung. Durch Umsetzen von N-Bromacetyl-2-amino-5-nitrobenzophenon mit Ammoniak zum N-Glycyl-Derivat und dessen kondensierende Cyclisierung oder durch Nitrierung von 1,3-Dihydro-5-phenyl-2H-1,4-benzodiazepin-2-on mit einem Gemisch von Kaliumnitrat und konz. Schwefelsäure [J. med. Chem. *6*, 261 (1963)].

Eigenschaften. Fp. 224 bis 226°.

Dosierung. Abends 5 bis 20 mg.

Anwendung. Bei psychogener Schlaflosigkeit sowie Einschlaf- und Durchschlafstörungen leichteren und mittleren Grades. – Kontraindikation: Myasthenia gravis.

Handelsformen: Mogadan, Mogadon (Roche).

Oxazepam. 7-Chlor-1,3-dihydro-3-hydroxy-5-phenyl-2H-1,4-benzodiazepin-2-on. 7-Chlor-2,3-dihydro-3-hydroxy-5-phenyl-1H-benzo-1,4-diazepin-2-on.

$C_{15}H_{11}ClN_2O_2$ Formel e. 4, S. 356   M.G. 286,27

Herstellung. Durch Acylierung von 7-Chlor-1,3-dihydro-5-phenyl-2H-1,4-benzodiazepin-2-on-4-oxid wird unter Umlagerung ein Ester des 7-Chlor-1,3-dihydro-3-hydroxy-5-phenyl-2H-1,4-benzodiazepin-2-ons erhalten, der sauer verseift wird [Franz. Pat. 1378343 (1964), US-Pat. 3176009 (1965); CA (N. Y.) *62*, 10454 g, 16281 e (1965)]. Aus 7-Chlor-1,3-dihydro-3-amino-5-phenyl-2H-1,4-benzodiazepin-2-on durch Umsetzen mit salpetriger Säure oder Butylnitrit [Franz. Pat. 1363 973 (1964), CA (N. Y.) *62*, 577d (1965)].

Eigenschaften. Fp. 203 bis 204° (US-Pat. 3176009), 204 bis 205° (Franz. Pat. 1363973).

Anwendung. Nervosität, rastlose Getriebenheit, Unruhe, Angstzustände, Schlafstörungen, vegetative Dystonie. Ausgleichende und beruhigende Wirkung im affektiven und emotionellen Bereich.
Der spannungslösende Effekt erstreckt sich auch auf die Muskulatur.

Handelsformen: Adumbran (Thomae), Praxiten (Wyeth). Kombinationspräparat Tranquo-Alupent (C. H. Boehringer-Ingelheim).

Chlormethazanone Merck Ind. 60. Chlormezanon INN. Chlormethazon. 2-(4-Chlorphenyl)-3-methyl-4-metathiazanon-1,1-dioxid.

$C_{11}H_{12}ClNO_3S$ Formel f. 1, S. 357   M.G. 273,75

Herstellung. Durch azeotrope Kondensation von β-Mercaptopropionsäure mit der Schiffschen Base aus p-Chlorbenzaldehyd und Methylamin wird 2-(4-Chlorphenyl)-3-methyl-4-metathiazanon erhalten, das anschließend mit Permanganat in Eisessig oxydiert wird [J. Amer. chem. Soc. *80*, 3469 (1958)].

Eigenschaften. Kristalle, Fp. 116,2 bis 118,2°. Lösl. bei 25° in W. weniger als 0,25%, in A. (95%) weniger als 1,0%.

Dosierung. Oral 100 mg.

Anwendung. Skelettmuskelspasmen, Angst- und Spannungszustände. Zentrales Muskelrelaxans. Begleiterscheinungen: Schwindel, Übelkeit, Erbrechen, Appetitlosigkeit, Muskelschwäche, allergische Hautreaktionen.

Handelsformen: Trancopal, muskel-trancopal (Winthrop).

Äthinazon. 2-Methyl-3-(o-äthylphenyl)-benzopyrimidon-(4).

$C_{17}H_{16}N_2O$ Formel f. 2, S. 357   M.G. 264,33

Anwendung. Ängstliche Verspannung, Stimmungslabilität, Gereiztheit, psychische Übererregbarkeit.

Handelsformen: Aolan (Beiersdorf).

II. Neuroleptica („major tranquillizers")

Diese früher auch Neuroplegica („Plegica" = Dämpfungsmittel, Lähmungsmittel) genannten Arzneimittel sollen den zentralnervösen Grundtonus und besonders den psychischen Spannungsgrad herabsetzen, ohne das Bewußtsein auszuschalten. Sie führen eine zentrale und periphere Dämpfung herbei und sind vorwiegend gegen Erregungszustände gerichtet. Zum Unterschied von den Hypnotica wird auch durch hohe Dosen keine Narkose erreicht. Im Gegensatz zu den in etwa gleichsinnig wirkenden Ataractica sind sie auf Grund ihrer stärkeren Dämpfung und der geringeren therapeutischen Breite oft weniger als diese für eine ambulante Behandlung geeignet. Sie wirken ausgesprochen auch bei Psychosen und werden entsprechend in der Psychiatrie verwendet. Dämpfung und antipsychotische Wirkung gehen jedoch nicht immer parallel. So gibt es schwach dämpfende, aber gleichzeitig stark antipsychotisch wirksame Neuroleptica, die eine Dauerbehandlung ambulanter Patienten ermöglichen („Langzeit-Neuroleptica").

Häufig treten bei hoher Dosierung als Nebenwirkung sog. extrapyramidale Erscheinungen durch Übererregung des extrapyramidalen Systems (EPS) im Gehirn auf: Zungen-Schlund-Syndrom (Schwierigkeiten beim Sprechen und Schlucken), parkinsonähnliche Zustandsbilder (besonders nach längerer Verabreichung).

Die unten aufgeführten Gruppen a und b entfalten offenbar durch MA-Freisetzung ihre Wirkung. Bei den Gruppen c bis e nimmt man zur Erklärung der Wirkung eine Abschirmung des aufsteigenden retikulären Systems gegen sensorische Reize an; eine Beeinflussung der Funktionen der Formatio reticularis ist demonstriert worden. Als Wirkungsmechanismus wird eine Hemmung der MA-Permeation im Zentralnervensystem vermutet. Auf die eine oder andere Art wirken die Neuroleptica also antiadrenergisch.

Bei manchen Neuroleptica der Gruppe c bis e zeichnen sich Übergänge zu den Thymoleptica durch Andeutung antidepressiver Eigenschaften ab. Thioridazin, Mepazin und Chlorprothixen stehen in etwa in der Mitte zwischen den typischen Neuroleptica und den typischen Thymoleptica.

a. Rauwolfia-Alkaloide

a. 1. Reserpin $R_1 = -OCH_3$

a. 2. Deserpidin $R_1 = H$

a. 3. Rescinnamin $R_1 = -OCH_3$ $R_2 = -CH=CH-$ (3,4,5-Trimethoxyphenyl)

b. Benzochinolizin-Derivate

b. 1. Tetrabenazin

c. Phenothiazin-Derivate
(s. auch Kapitel Antihistaminica, Bd. I, S. 1177 ff.).

Hier werden nur die Phenothiazine aufgeführt, die nach Anwendung bzw. Wirkungsbild hierhergehören. Die Bezifferung des Phenothiazin-Ringgerüstes ist uneinheitlich. In diesem Kapitel erfolgt die Bezifferung nach: The Ring Index, ACS Monograph Series No. 84, New York: Reinhold 1960.

Im deutschen und französischen Schrifttum folgt die Bezifferung oft dem Beilstein, dabei wird aus einem 2-Substituenten ein 3-Substituent.

c. 1. $R_1 = -CH_2-CH_2-CH_2-N(CH_3)_2$
    a) $R_2 = H$ Promazin
    b) $R_2 = Cl$ Chlorpromazin
    c) $R_2 = -OCH_3$ Methoxypromazin, Methopromazin
    d) $R_2 = -CF_3$ Triflupromazin, Trifluopromazin
    e) $R_2 = -CO-CH_3$ Acetylpromazin, Acepromazin

c. 2. $R_1 = -CH_2-CH(CH_3)-CH_2-N(CH_3)_2$
    a) $R_2 = H$ Trimeprazin
    b) $R_2 = -OCH_3$ Levopromazin, Levomepromazin

c. 3. $R_1 = -CH_2-CH_2-CH_2-N\overbrace{\qquad}N-CH_3$
    a) $R_2 = H$ Perazin
    b) $R_2 = -CF_3$ Trifluoperazin
    c) $R_2 = -CO-CH_2-CH_2-CH_3$ Butyrylperazin
    d) $R_2 = -SO_2-N(CH_3)_2$ Thioperazin, Thioproperazin
    e) $R_2 = Cl$ Prochlorperazin, Chlorperazin, Prochlorpemazin

c. 4. $R_1 = -CH_2-CH(CH_3)-CH_2-N\overbrace{\qquad}N-CH_2-CH_2-O-CH_2-CH_2-OH$
    $R_2 = H$ Dixyrazin

c. 5. $R_1 = -CH_2-CH_2-CH_2-N\overbrace{\qquad}N-CH_2-CH_2-O-R_3$
    a) $R_2 = Cl$ $R_3 = H$ Chlorperphenazin, Perphenazin
    b) $R_2 = Cl$ $R_3 = -CO-\underset{OCH_3}{\overset{OCH_3}{C_6H_2}}-OCH_3$ Methophenazin
    c) $R_2 = Cl$ $R_3 = -CO-CH_3$ Thiopropazat
    d) $R_2 = -CF_3$ $R_3 = H$ Fluphenazin

c. 6. $R_1 = -CH_2-CH_2-CH_2-N\!\!\bigcirc\!\!-OH$
$R_2 = -CN$
Propericiazin, Periciazin (Aolept)

c. 7. $R_1 = -CH_2-CH_2-CH_2-N\!\!\bigcirc\!\!-CH_2-CH_2-OH$
$R_2 = -CO-CH_3$
Piperacetazin

c. 8. $R_1 = -CH_2-\!\!\bigcirc\!\!$ (N–CH$_3$)
$R_2 = H$
Mepazin [Pacatal (Promonta)]

c. 9. $R_1 = -CH_2-CH_2-\!\!\bigcirc\!\!$ (N–CH$_3$)
$R_2 = -S-CH_3$
Thioridazin

c. 10. $R_1 = -CH_2\cdot \overset{CH_3}{\underset{}{CH}}\cdot N(C_2H_5)_2$
$R_2 = H$
Ethopropazin

c. 11.

$CH_2-CH_2-CH_2-N(CH_3)_2$
Prothipendyl, Dominal

d. Thioxanthen-Derivate

d. 1. $X = Cl$ $R = -CH_2-CH_2-N(CH_3)_2$ Chlorprothixen

d. 2. $X = Cl$ $R = -CH_2-CH_2-N\!\!\bigcirc\!\!N-CH_2-CH_2-OH$
Clopenthixol, Chlorperphentixen

d. 3. $X = -CF_3$ $R = -CH_2-CH_2-N\!\!\bigcirc\!\!N-CH_2-CH_2-OH$
Flupenthixol

e. Butyrophenon-Derivate

$F-\!\!\bigcirc\!\!-CO-CH_2-CH_2-CH_2-N\!\!\bigcirc\!\!\genfrac{}{}{0pt}{}{R_1}{R_2}$ e. 1–e. 5

e. 1. $R_1 = OH$ $R_2 = -\!\!\bigcirc\!\!-Cl$
Haloperidol

e. 2. $R_1 = -OH$ $R_2 = -\!\!\bigcirc\!\!-CF_3$
Trifluperidol, Triperidol

e. 3. $R_1 = -OH$ $R_2 = -\langle\bigcirc\rangle-CH_3$

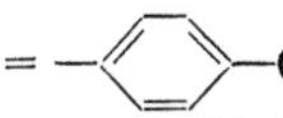

Methylperidol, Moperone

e. 4. $R_1 = -CO-NH_2$ $R_2 = -N\langle\bigcirc\rangle$

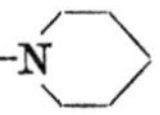

Floropipamid, Fluorobutyrophenon

e. 5. $R_1 = H$ $R_2 = -N\langle\bigcirc\rangle NH$

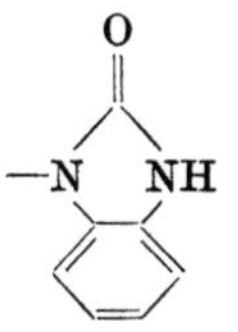

Glianimon

e. 6. 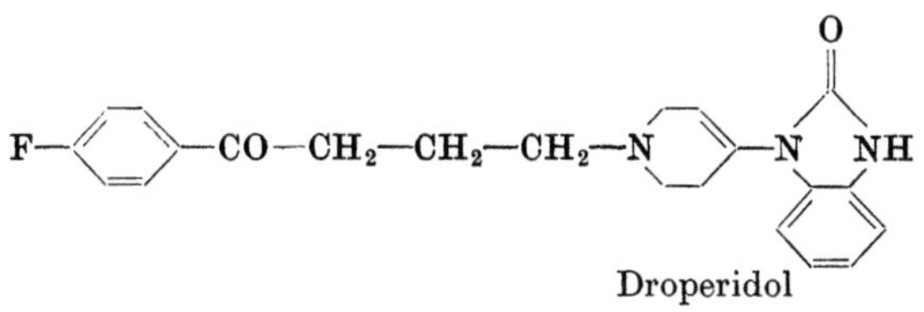 $F-\langle\bigcirc\rangle-CO-CH_2-CH_2-CH_2-N\langle\bigcirc\rangle-N\langle\bigcirc\rangle NH$

Droperidol

a. Rauwolfia-Alkaloide

Von den yohimbinähnlichen Rauwolfia-Alkaloiden besitzen nur die 18-Hydroxyyohimbine eine tranquillisierende, neuroleptische Wirkung. Ihr Hauptvertreter und das wichtigste Rauwolfia-Alkaloid überhaupt ist das Reserpin (Isolierung 1952 durch J. M. MÜLLER, E. SCHLITTLER und H. J. BEIN, Totalsynthese 1956 durch R. B. WOODWARD und Mitarbeiter). Reserpin bewirkt eine Sedierung des Zentralnervensystems (es kann Schlaf herbeiführen) zusammen mit einer Dämpfung des zentralen Sympathicustonus und gleichzeitigem Überwiegen des Parasympaticustonus. Peripher ist bei therapeutischen Dosen eine sympathicolytische Wirkung kaum nachzuweisen. Man bringt die Wirksamkeit des Reserpins mit der Freisetzung von Monoaminen und nachfolgenden Verarmung an diesen, vorwiegend Serotonin und/oder Arterenol, in Zusammenhang. Vorbehandlung mit MAO-Hemmern kann im Tierversuch zu einer Wirkungsumkehr führen. Als Neurolepticum wirkt es im allgemeinen qualitativ ähnlich den Phenothiazinen (Gruppe c), nur mit langsamerem Wirkungseintritt. Außerdem wird durch Reserpin das aufsteigende retikuläre System des Hirnstammes erregt. Analgetica werden durch Reserpin nicht potenziert.

Die Alkaloide Rescinnamin und Deserpidin wirken ähnlich Reserpin. Dem stellungsisomeren (Methoxygruppe von 11 nach 10) 10-Methoxydeserpidin geht dagegen die zentraldämpfende Wirkung fast ganz ab. Die Stereoisomeren des Reserpins sind pharmakologisch uninteressant. Die Wirkung ist offenbar an eine bestimmte räumliche Anordnung des ziemlich starren Yohimbin-Skeletts im Molekül gebunden (Anordnung entsprechend 3-Epi-α-yohimbin). – Zur Epimerisierung des Reserpsäuregerüstes am C_3 durch Säuren vgl.: Tetrahedron 23, 4053 (1967).

Reserpinum DAB 7 – DDR, ÖAB 9, Nord. 63, Ross. 9, Jap. 61. Reserpin DAB 7 – BRD. Reserpine BP 63, BPC 63, CF 65, NF XII, USP XVII. 3,4,5-Trimethoxybenzoylreserpsäure-methylester (links drehende Form). 11,17α-Dimethoxy-18β-(3,4,5-trimethoxybenzoyloxy)-3β,15α, 20α-yohimban-16β-carbonsäuremethylester. (−)-2α,11-Dimethoxy-1β-methoxycarbonyl-3β-(3,4,5-trimethoxybenzoyl-oxy)-1,2,3,4,4α,5,7,8,13,13bβ,14,14aα-dodecahydrobenz[g]indolo[2,3-a]chinolizin (Nord. 63, Bezifferung entspr. Ring-Index). (−)-2,11-Dimethoxy-3-(3′,4′,5′-trimethoxybenzoyloxy)-yohimban-carbonsäure(1)-methylester (ÖAB 9, Bezifferung entspr. Ring-Index).

$C_{33}H_{40}N_2O_9$ Formel a. 1, S. 368   M.G. 608,70

Vorkommen. In fast allen bisher untersuchten Rauwolfia-Arten, ferner in geringeren Mengen in verwandten Apocynaceen wie Alstonia constricta F. MÜLL., Excavattia coccinea

MEJSMANN und BINNERDIJK, Mgf., Ochrosia Poweri BAILY, Tonduzia longifolia MARKGRAF, Vallesia dichotoma RUIZ und PAVON, Vinca minor L. und Vinca rosea L.

Gewinnung. Vorwiegend aus den Wurzeln von Rauwolfia serpentina *Benth.* und R. vomitoria *Afz.* nach den üblichen Alkaloidgewinnungsmethoden. Daneben synthetisch [J. Amer. chem. Soc. *78*, 2023, 2651 (1956); US-Pat. 2 883 384].

Eigenschaften. Kristallines Pulver oder Kristalle, weiß bis schwach gelblich. Aus wss. Aceton lange Prismen (Merck Ind. 60). – Färbt sich am Licht allmählich dunkler. Ohne Geruch und Geschmack. Der wss. Auszug reagiert neutral oder schwach sauer. Schwache Base, pK 6,6 (Merck Ind. 60). – Fp. um 270° (Zers.) nach Einbringen der Substanz bei 250° (BP 63, BPC 63, Jap. 61), 269 bis 276° bei schnellem Aufheizen und Einbringen der Substanz bei 255° (Nord. 63), 261 bis 265° (Zers.) bei Aufheizung der exsikkatorgetrockneten Substanz um 5°/Min. (Ross. 9), Zers. 264 bis 265°, 277 bis 277,5° im evakuierten Röhrchen (Merck Ind. 60). – Optische Drehung. 1%ige Lsg. (Gew./Vol.) in Chlf., $[\alpha]_D^{20} =$ – 114 bis – 131° (DAB 7 – BRD, Jap. 61), – 113 bis – 127° (Nord. 63), – 113 bis –122° (Ross. 9), – 113 bis – 123° (BP 63), – 118° (CF 65); $[\alpha]_D^{20} = -124°$, $[\alpha]_D^{20} = -124°$, $[\alpha]_D^{20} = -141°$ (CF 65). – (Merck Ind. 60): $[\alpha]_D^{23} = -118°$ ($c = 1$ in Chlf.), $[\alpha]_D^{26} = -164°$ ($c = 0,96$ in Pyridin), $[\alpha]_D^{26} = -168°$ ($c = 0,624$ in Dimethylformamid). – Lösl. in etwa 5 T. Chlf., in Methylenchlorid, in Eisessig, in etwa 100 T. Aceton; wenig lösl. in Bzl., in Essigester; sehr wenig lösl. in kaltem M., in A., in Ae., in wss. Essigsäure und Citronensäure; fast unlösl. in W.

Erkennung. 1. Lichtabsorption. DAB 7 – BRD vgl. Prüfung auf 3,4-Dehydroreserpin und andere Rauwolfia-Alkaloide. – $E_{1\,cm}^{1\%}$ (2 mg getrocknete Substanz in 100 ml Essigsäure, 10-mm-Schicht) bei 290 nm 178 bis 192, λ_{max} (im Bereich von 255 bis 295 nm) 267 bis 268 nm (Jap. 61). – $E_{1\,cm}^{1\%}$ in Chlf. beim Absorptionsmaximum 268 nm beträgt etwa 292 (CF 65). Die Lsg. in 5 ml Essigsäure zeigt ein Maximum bei 269 ± 2 nm mit $E_{1\,cm}^{1\%}$ von etwa 280 und eine Inflexion oder ein leicht ausgeprägtes Maximum bei 289 ± 2 nm mit $E_{1\,cm}^{1\%}$ von etwa 190 (Nord. 63). – Die alkoholische (95%) Lsg. zeigt im Bereich von 230 bis 350 nm ein Maximum bei 268 nm mit $E_{1\,cm}^{0,002\%}$ von etwa 0,54, im Bereich von 288 bis 295 nm ist $E_{1\,cm}^{0,002\%}$ etwa 0,34 (BP 63). – Eine entsprechend der Standard-Präparation bei der Gehaltsbestimmung hergestellte Lsg. (1 in 50 000) muß im Bereich von 225 bis 350 nm die gleichen Maxima aufweisen wie die gleichzeitig gemessene Standard-Präparation und die gegen eine Mischung von 3,6 Vol. Chlf. und 1,4 Vol. M. gemessenen Extinktionen der Maxima bei etwa 268 nm und etwa 295 nm dürfen für Substanz und Standard nicht um mehr als 3% differieren (USP XVII). – Maxima in Chlf. 216 nm ($\varepsilon = 61\,700$), 267 nm ($\varepsilon = 17\,000$) und 295 nm ($\varepsilon = 10\,200$) (Merck Ind. 60). – 2. 1,0 mg Substanz gibt mit 2,0 ml konz. Schwefelsäure eine gelbgrüne Lsg., deren Färbung auf Zusatz von 0,25 ml Eisen(III)-chlorid-Lsg. IV nach Blau und auf anschließende Zugabe von 0,10 ml 3 n Salpetersäure nach Gelbbraun umschlägt (DAB 7 – BRD). – ÖAB schreibt für diese Prüf. 1 ml konz. Schwefelsäure, 3 Tr. Eisen-Phosphorsäure und 10 Tr. Salpeter-Schwefelsäure vor. – 3. 1 mg Substanz versetzt mit 0,1 ml einer 0,1%igen Lsg. von Natriummolybdat in Schwefelsäure unmittelbar eine Gelbfärbung, die in etwa 2 Min. nach Blau umschlägt (BP 63). – 4. Versetzt man eine Lsg. von etwa 1 mg Reserpin in 2 Tr. konz. Essigsäure mit etwa 1 ml W. und 5 Tr. Jodlösung, so scheidet sich ein Perjodid als dunkelbrauner, flockiger Nd. ab (ÖAB 9). – 5. Versetzt man eine Lsg. von etwa 1 mg Reserpin in 5 Tr. konz. Essigsäure mit etwa 1 mg Kaliumdichromat und fügt hierauf 2 ml konz. Schwefelsäure hinzu, so färbt sich die Lsg. tiefgrün und wird dann violett und schließlich rötlichbraun (ÖAB 9). – 6. Eine Lsg. von etwa 1 mg Reserpin in 1 ml A. färbt sich auf Zusatz von 1 Tr. verd. Schwefelsäure und einigen Tr. Natriumnitrit-Lsg. allmählich gelbgrün mit intensiv grüner Fluoreszenz (ÖAB 9). – Eine Lsg. von 1 mg Reserpin in 2 ml A. entwickelt nach Zusatz von 1 ml 0,5 n Salzsäure und 0,5 ml m Natriumnitrit-Lsg. innerhalb 1 bis 2 Min. eine blaue Fluoreszenz (Ross. 9). – 7. 1 mg Reserpin ergibt mit 0,2 ml einer frisch bereiteten 1%igen Lsg. von Vanillin in Salzsäure in etwa 2 Min. eine Rosafärbung (BP 63, Ross. 9), mit 2 bis 3 Tr. Vanillin-Salzsäure-Lsg. eine deutliche purpurrote Farbe (Jap. 61). – Wenn man eine Mischung von 0,5 ml Eisessig und 1 Tr. Lsg. 2 (s. Gehaltsbestimmung) mit 1 ml einer 2%igen Lsg. von Vanillin in Salzsäure versetzt, entwickelt sich eine rosa Farbe, die innerhalb einiger Minuten oder bei 10- bis 20sekundigem Erhitzen tief violettrot wird (USP XVII). – 8. 0,5 mg (CF 65: 1 mg) Reserpin ergibt mit 5 mg Dimethylaminobenzaldehyd, 0,2 ml Eisessig und 0,2 ml konz. Schwefelsäure eine grüne Färbung, die beim Verdünnen mit 1 ml Eisessig nach Rot umschlägt (BP 63, CF 65). – 9. Eine Lsg. von etwa 1 mg Reserpin in 3 ml Eisessig und 7 ml W. versetzt man mit 1 ml Wasserstoffperoxid-Lsg. und erhitzt 5 Min. auf dem siedenden Wasserbad: im UV-Licht tritt eine gelbgrüne Fluoreszenz auf (CF 65). – 10. Eine Lsg. von 0,050 g Reserpin in 1 ml konz. Essigsäure und 5 ml starkem A. gibt nach Zusatz von 3 Tr. konz. Perchlorsäure beim Reiben eine weiße kristalline Fällung von Reserpinperchlorat, das nach Auswaschen mit W., Umkristallisieren aus 4 ml W. und 2 ml starkem A. und Trocknen bei 105° nach schnellem Aufheizen zwischen 260 und 266° schmilzt (Nord. 63). – 11. Eine Lsg. von 1 mg Reserpin in 0,5 ml verd. Essigsäure gibt bei Zusatz von 5 Tr. Natriumchlorid-Lsg. einen weißen Nd. (Jap. 61). – 12. Eine Lsg. von 1 mg Reserpin in 5 ml Chlf. gibt bei Zusatz von 5 ml einer Lsg. (1 in 10) von Trichloressigsäure in Chlf. nach einigen Minuten eine helle Gelbfärbung, die von einer grünlichen Fluoreszenz begleitet wird (Jap. 61).

Prüfung. 1. 3,4-Dehydroreserpin und andere Rauwolfia-Alkaloide (DAB 7 – BRD). a) 20 mg Substanz werden in 30,0 ml Essigsäure gelöst und mit W. auf 100,0 ml verdünnt. Die Lsg. ist unter Ausschluß direkter Lichteinwirkung sofort zu untersuchen; die Extinktion bei 388 nm in einer Schichtdicke von 1 cm darf höchstens 0,10 betragen. – b) 10,0 ml einer Lsg. von a) werden mit einer Lsg., die 30,0 ml Essigsäure in 100,0 ml enthält, auf 100,0 ml verdünnt. Die Extinktion bei 268 nm in einer Schichtdicke von 1 cm muß zwischen 0,546 und 0,574 liegen. – c) 50,0 ml der verd. Lsg. von b) werden mit 2,30 ml Natriumnitrit-Lsg. IV versetzt und mit einer Lsg., die 30,0 ml Essigsäure in 100,0 ml enthält, zu 100,0 ml verdünnt. Nach dreistündigem Stehenlassen wird die Extinktion bei 388 nm gemessen; diese muß bei einer Schichtdicke von 1 cm zwischen 0,380 und 0,410 liegen. – 2. Reserpsäure und andere Rauwolfia-Alkaloide. 2 mg Reserpin, vorher 3 Std. im Vakuum bei 60° getrocknet und dann gewogen, werden in 100 ml Chlf. gelöst. Die Extinktionen der Lsg. bei 268 nm und bei 295 nm gegen Chlf. werden gemessen. Das Verhältnis E_{268}/E_{295} muß zwischen 1,75 und 1,85 betragen (Jap. 61, CF 65). – CF 65 verlangt eine gewaschene und getrocknete Chlf.-Lsg. und ferner $E_{1\,cm}^{1\%}$ 286 bis 300 bei 268 nm. In 5 ml Essigsäure muß E_{269}/E_{289} zwischen 1,43 und 1,53 betragen (Nord. 63). – Jap. 61 verlangt ferner: Kein Maximum bei 380 nm und kaum Fluoreszenz im UV-Licht. – 3. Optische Drehung einer 1%igen (g/v) Lsg. in Chlf., gemessen innerhalb 15 Min. nach Herstellung der Lsg.: $[\alpha]_D^{20}$ = $-120° \pm 3°$ (CF 65). – 4. Fp. (Block) $296 \pm 1°$ (CF 65). – 5. Farbe der Lsg. Die Lsg. in Chlf. $(1 + 99)$ darf unmittelbar nach ihrer Herstellung nicht stärker gefärbt sein als eine Mischung von 0,40 ml Eisen-Farbstandard, 0,20 ml Kobalt-Farbstandard, 0,20 ml Kupfer-Farbstandard und 9,20 ml 1%iger Salzsäure (ÖAB 9). – Eine Lsg. von 0,050 g Reserpin in 10 ml Chlf. muß unmittelbar nach der Herstellung die Grenzprüfung, Farb-S: 1,00 Co – 1,00 Cu – 2,00 Fe, halten (Nord 63). – 6. Unlösl. Verunreinigungen. Die für 5. benutzte Lsg. muß also Grenzprüfung B halten (Nord. 63), muß klar sein (ÖAB 9). – 7. Sauer oder alkalisch reagierende Verunreinigungen. Prüf-Lsg.: 0,20 g pulverisiertes Reserpin werden 2 Min. mit 20 ml W. geschüttelt und filtriert; das Filtrat muß neutral reagieren (Nord. 63). – 8. Trocknungsverlust. Höchstens 1,0%, 2 Std. bei 60° über Phosphor(V)-oxid unterhalb 20 Torr (DAB 7 – BRD), 2 Std. bei 103 bis 105° (ÖAB 9), 2 Std. bei 60° und höchstens 5 Torr (BP 63). – Höchstens 0,5%, 3 Std. bei 60° (USP XVII), 3 Std. bei 60° im Vakuum (Jap. 61), bei 100° (CF 65). – 9. Sulfatasche. Höchstens 0,2%, Einwaage 50 mg (DAB 7 – BRD, CF 65). – Höchstens 0,1% (BP 63). – Sulfatasche von 0,2 g unwägbar (Ross. 9). – 10. Glührückstand. Höchstens 0,2% (ÖAB 9, Nord. 63). Höchstens 0,25% von 0,2 g (Jap. 61). Höchstens 0,1% von 1 g (USP XVII). – 11. Schwermetalle. 0,500 g Reserpin werden mit 5 ml 1 n Salzsäure einige Minuten zum Sieden erhitzt und nach Abkühlen auf 0° filtriert. Das Filter wird mit W. gewaschen bis zu einem Gesamtfiltrat von 10 ml. Das Filtrat wird mit Natronlauge gegen Phenolphthalein neutralisiert, dann mit einigen Tr. Eisessig angesäuert und mit 2 ml Schwefelwasserstoff-Lsg. versetzt. Nach 5 Min. darf eine evtl. Braunfärbung nicht stärker sein als die von 1 ml einer Lsg. mit 0,010 g Blei in 1000 ml bei gleicher Behandlung (CF 65).

Gehaltsbestimmung. 1. Titration mit 0,1 n Perchlorsäure: 0,25 g in Eisessig gegen 1-Naphtholbenzein-Lsg. (DAB 7 – BRD), 0,3 g in Chlf. gegen Kristallviolett auf Blau (Nord. 63), 0,05 bis 0,1 g in Eisessig gegen Kristallviolett auf Grün (Ross. 9). – Titration mit 0,01 n Perchlorsäure: 0,0609 g in 10 ml Eisessig + 10 ml Dioxan gegen Gentianaviolett auf Blau (ÖAB 9). Titration mit 0,1 n Perchlorsäure: 0,5 g in Eisessig gegen Chinaldinrot (CF 65). – 1 ml 0,1 n Perchlorsäure entspr. 60,87 mg $C_{33}H_{40}N_2O_9$. 2. Die Lsg. sind während der Bestimmung ständig vor Licht zu schützen. Etwa 20 mg Reserpin, genau gewogen und vorher 2 Std. bei 60° und höchstens 5 Torr getrocknet, werden mit 2 ml A. (95%) angefeuchtet und nach Zugabe von 2 ml 0,5 n Schwefelsäure und 10 ml A. (95%) leicht bis zum Auflösen erwärmt. Die Lsg. wird abgekühlt und mit A. (95%) auf 100 ml aufgefüllt. 5 ml dieser Lsg. werden mit A. (95%) auf 50 ml aufgefüllt. 10 ml dieser Lsg. werden mit 2 ml 0,5 n Schwefelsäure und 2 ml einer frisch bereiteten 0,3%igen (g/v) Natriumnitrit-Lsg. in einem Siederohr gemischt und 30 Min. in einem Wasserbad bei 55° erhitzt. Die Lsg. wird abgekühlt, 1 ml einer frisch bereiteten 5%igen (g/v) Sulfaminsäure-Lsg. hinzugefügt und mit A. (95%) auf 20 ml aufgefüllt. Die Extinktion dieser Lsg. bei 390 nm wird in einer 1-cm-Küvette gegen eine zweite Lsg. gemessen, bei deren im übrigen gleicher Bereitung das Natriumnitrit fortgelassen worden ist. Für Reserpin, $C_{33}H_{40}N_2O_9$, ist $E_{1\,cm}^{1\%} = 400$ (BP 63).

3. USP XVII. Standard-Präparation: 25,0 mg genau gewogenes und vorher 3 Std. bei 60° getrocknetes USP-Standard-Reserpin werden in 0,25 ml Chlf. gelöst, mit etwa 30 ml 50° warmem M. gemischt, mit Hilfe von warmem M. in einen 250-ml-Meßkolben überführt, auf Raumtemp. abgekühlt und mit M. aufgefüllt und gemischt (= Lsg. 1). Die Lsg. ist vor Licht zu schützen. Unmittelbar vor der Verwendung bei der Gehaltsbestimmung werden 10 ml Lsg. 1 in einen 50-ml-Meßkolben pipettiert, 36 ml Chlf. zugefügt und mit M. aufgefüllt (= Standard-Präparation).

Analysen-Präparation: 25,0 mg genau gewogenes Reserpin werden in Chlf. gelöst und in einem 25-ml-Meßkolben mit Chlf. aufgefüllt (= Lsg. 2). 5 ml Lsg. 2 werden mit Chlf. auf 50 ml aufgefüllt (= Analysen-Präparation). Die Lsg. sind vor Licht zu schützen.

Verfahren: (Anmerkung: Die gesamte Bestimmung muß schnell und ohne Einwirkung von direktem Sonnenlicht ausgeführt werden. Die vorgeschriebenen Extraktionen sind in einem geeigneten Scheidetrichter vorzunehmen oder in einem mit geeignetem Stopfen versehenen 50-ml-Zentrifugenglas, wobei die Trennung durch Zentrifugieren bewirkt wird und die benötigte Phase mit einer Injektionsspritze mit Hilfe einer gerade abgeschnittenen 15 cm langen Kanüle Nr. 14 entnommen wird.) 10 ml der Analysen-Präparation werden in das Extraktionsgefäß pipettiert und mit 10 ml Citronensäure-Lsg. (1 in 50) 2 Min. kräftig geschüttelt. Die Chlf.-Lsg. wird abgetrennt und die Citronensäure-Lsg. noch zweimal mit je 10 ml Chlf. gewaschen. Alle Chlf.-Lsg. werden vereinigt, 2 Min. mit 10 ml Natriumhydrogencarbonat-Lsg. (1 in 100) geschüttelt, abgetrennt und durch einen Wattebausch in einen 50-ml-Meßkolben filtriert. Die wss. Phase wird im Extraktionsgefäß noch dreimal mit je 2 ml Chlf. extrahiert und jede Chlf.-Portion durch das Filter in den Meßkolben filtriert. Mit M. wird aufgefüllt und gemischt. Sowohl von der Chlf.-M.-Lsg. als auch von der Standard-Präparation werden jeweils 2 Proben (1 Probenpaar) zu 5 ml abpipettiert und in vier verschiedenen 10-ml-Meßkolben mit jeweils 2 ml M. versetzt. Von jedem Probenpaar wird der erste Meßkolben mit 1,0 ml Natriumnitrit-Lsg. (3 in 1000 50%igem M.) und 5 Tr. Salzsäure und der zweite Kolben (zur Herstellung der Leerlösung für die Messung) mit 1 ml 50%igem M. und 5 Tr. Salzsäure versetzt. Nach Durchmischen bleiben die Kolben 30 Min. stehen, werden jeweils mit 0,5 ml Ammoniumsulfamat-Lsg. (1 in 20) versetzt, mit M. aufgefüllt und bleiben weitere 10 Min. stehen. Die Absorption aller Lsg. werden mit einem geeigneten Spektralphotometer in 1-cm-Küvetten bei 390 nm gegen eine Mischung von 3,6 Vol. Chlf., 5,4 Vol. M. und 1 Vol. W. gemessen.

Die Anzahl mg Reserpin, $C_{33}H_{40}N_2O_9$, in der Analysenprobe ergibt sich nach der Formel $25 \frac{(A - A_0)_U}{(A - A_0)_S}$, wobei $A - A_0$ jeweils für das zu untersuchende Reserpin (Index U) und das Standard-Reserpin (Index S) die Absorptionsdifferenz der nitritbehandelten (A) und der unbehandelten Lsg. (Leerlösung) (A_0) bedeutet.

4. Jap. 61. Etwa 2 mg Reserpin, genau gewogen und vorher 3 Std. bei 60° unter vermindertem Druck getrocknet, werden in einen Scheidetrichter überführt und in 50 ml Chlf. gelöst. Die Chlf.-Lsg. wird zweimal mit je 50 ml verd. Salzsäure (1 in 1000) gewaschen und die Waschflüssigkeiten vereinigt. Die Chlf.-Schicht wird zweimal mit je 50 ml Natriumhydrogen-carbonat-Lsg. (1 in 100) gewaschen und die Waschflüssigkeiten wieder vereinigt. Jede der beiden vereinigten Waschflüssigkeiten wird zweimal mit je 10 ml Chlf. gewaschen. Diese Chlf.-Extrakte werden zur Chlf.-Haupt-Lsg. gegeben und die gesamte Chlf.-Lsg. in einem Meßkolben mit Chlf. auf 100 ml aufgefüllt. 20,0 ml dieser Chlf.-Lsg. werden mit 0,5 g wasserfreiem Natriumsulfat gut geschüttelt. Die Absorption E_T der geklärten Lsg. wird in einer 1-cm-Küvette bei 268 nm gemessen. 2 mg Standard-Reserpin werden völlig gleich behandelt und die Absorption E_S bestimmt.

Die Anzahl mg Reserpin, $C_{33}H_{40}N_2O_9$, ergibt sich aus der Formel

$$\text{Einwaage (mg) Standard-Reserpin} \times \frac{E_T}{E_S}.$$

Geforderter Gehalt. 99,0 bis 101,0% (DAB 7 – BRD), 98,5 bis 101,5% (Ross. 9), 99,0 bis 101,5% (ÖAB 9), 98,5 bis 101,0% (Nord. 63), mind. 98,5% (CF 65), mind. 96,0% (Jap. 61), 97,0 bis 101,5% (BP 63), 96 bis 101% (USP XVII).

Dosierung. Größte Einzelgabe 1,5 mg, größte Tagesgabe 3 mg (DAB 7 – BRD), gebräuchliche Einzeldosis 0,25 bis 0,5 mg, Maximaldosen wie DAB 7 – BRD (ÖAB 9), gebräuchliche Dosen täglich 0,25 bis 1,5 mg (als Hypotensivum) und 1 bis 6 mg (als Sedativum), maximal 10 mg täglich (Jap. 61), größte Einzeldosis 1 mg, größte Tagesdosis 50 mg (Ross. 9), in der Psychiatrie 1 bis 5 mg täglich (unterteilt in Einzeldosen), bei Hypertension 0,5 mg täglich (BP 63), gebräuchliche Dosis oral oder parenteral 0,1 bis 0,25 mg täglich in zwei bis drei Einzeldosen, üblicher Dosisbereich 0,05 bis 0,5 mg als Antihypertensivum (USP XVII).

Unverträglichkeit. Basisch reagierende Stoffe (Spaltung), oxydierende Stoffe (Oxydation) (Nord. 63).

Aufbewahrung. Vor Licht und Wärme geschützt.

Anwendung. Hauptanwendungsgebiet ist die Behandlung der Hypertonie. Die Wirksamkeit beruht auf einer zentralen Dämpfung des sympathischen Nervensystems (im Tierversuch erkennbar an Miosis, Ptosis, Nickhautrelaxation, Hypotension, Bradycardie, vergrößerter sekretorischer und motorischer Aktivität des Magen-Darm-Traktes, Hypothermie) und wird erklärt mit der Entspeicherung von Catecholaminen durch Reserpin.

Die in höheren Reserpindosen eintretende sedative Wirkung ist anwendbar bei Psychosen, Angst- und Spannungszuständen. Sie wird zurückgeführt auf die Freisetzung von Serotonin und auch Catecholaminen im Zentralnervensystem, insbesondere im Hypothalamus.

Begleiteffekte: Neben peripheren Wirkungen, die auf das Dominieren des Parasympathicus zurückgehen, Angstträume, Depressionen, Parkinsonismus, vor allem nach längerdauernder Verabreichung. Schleimhautschwellung z.B. in der Nase.

Handelsformen: Serpasil (CIBA), Sedaraupin (Boehringer Mannheim), Rivasin (Giulini). Kombinationspräparate: Adelphan, Serpatonil (CIBA), rauwo-sanol (Sanol), Megaphen comp. (Bayer), Phaseïn forte (Boehringer Mannheim). In Form der Gesamtalkaloide siehe Rad. Rauwolfiae.

Deserpidin. Canescine Merck Ind. 60. Recanescin. 11-Desmethoxyreserpin.

$C_{32}H_{38}N_2O_8$ Formel a. 2, S. 368 M.G. 578,64

Vorkommen. In Rauwolfia canescens und anderen Apocynaceen-Arten.

Eigenschaften. Fünf- oder sechsseitige Plättchen. Fp. (Zers.) 230 bis 234°. $[\alpha]_D^{20} - 163°$ (c = 0,5 in Pyridin). Lichtabsorption in A. Maxima bei 218 nm (log ε = 4,79), 272 nm (log ε = 4,26) und 290 nm (log ε = 4,07).

Erkennung. Das Hydrochlorid zersetzt sich bei 247 bis 253°.

Dosierung. Oral 0,1 bis 0,5 mg.

Anwendung. Ähnlich Reserpin.

Handelsformen: Harmonyl (Abbott), Raunormine (Pennic).

Rescinnamin. Rescinnamine Merck Ind. 60. 3,4,5-Trimethoxyzimtsäureester des Methylreserpats.

$C_{35}H_{42}N_2O_9$ Formel a. 3, S. 368 M.G. 634,71

Vorkommen. In Rauwolfia serpentina und anderen Apocynaceen-Arten.

Eigenschaften. Nadeln. Fp. 238 bis 239°. Optische Drehung. $[\alpha]_D^{24} - 97°$ (c = 1 in Chlf.). Lichtabsorption in A. Maxima bei 229 nm (log ε = 4,73) und 302 nm (log ε = 4,39), Minimum bei 258 nm (log ε = 3,88). Praktisch unlösl. in W., mäßig lösl. in M., Bzl., Chlf.

Dosierung. Individuell oral 0,25 bis 1,0 mg, i.m. 5 bis 15 mg.

Anwendung. Ähnlich Reserpin. Der zentrale Dämpfungseffekt ist jedoch weniger stark ausgeprägt und die Nebenwirkungen sind weniger häufig.

Handelsformen: Moderil (Pfizer), Raupyrol (Schweizerhall). Kombinationspräparate Triraupin (Boehringer Mannheim), Rauwopur (Giulini).

b. Benzochinolizin-Derivate

Tetrabenazin schließt sich eng an Reserpin an. Es ist ebenfalls ein MA-Freisetzer und Antagonist der Antidepressiva. Tetrabenazinvorbehandelte Tiere werden deshalb zur pharmakologischen Prüfung auf antidepressive Wirkung herangezogen.

Tetrabenazine Hydrochloride INN, Merck Ind. 60. 2-Oxo-3-isobutyl-9,10-dimethoxy-1,2,3,4,6,7-hexahydro-11 bH-benzo[a]chinolizin-hydrochlorid.

$C_{19}H_{27}NO_3 \cdot HCl$ Formel b. 1, S. 369 M.G. 353,88

Herstellung. Aus 6,7-Dimethoxy-1,2,3,4-tetrahydroisochinolin durch Mannich-Kondensation mit i-Butylmalonsäuredimethylester und Paraformaldehyd, anschließende Dieckmann-Kondensation zum Hexahydrobenzochinolizin-Derivat und Abspaltung der Estergruppe durch saure Hydrolyse unter gleichzeitiger Decarboxylierung [Helv. chim. Acta *41*, 119 (1958)].

Eigenschaften. Kristalle. Fp. 208 bis 210°. Lichtabsorption in A. Maxima bei 230 nm (ε = 7780) und 284 nm (ε = 3820). Lösl. in heißem W., praktisch unlösl. in Aceton.

Erkennung. Base: (aus M.) Fp. 125 bis 126°. Oxim der Base: (aus verd. A.) Fp. 158°.

Dosierung. Klinisch 100 bis 150 mg, ambulant 50 bis 100 mg.

Anwendung. Bei psychomotorischen Erregungszuständen, akuten und chronischen Psychosen oder Neurosen, die mit Halluzinationen, Wahnideen und Angstzuständen einhergehen.

Handelsform: Nitoman (Roche).

c. Phenothiazin-Derivate

Diese Gruppe der Neuroleptica hat sich aus den Antihistaminen der Phenothiazinreihe entwickelt. Ist das Stickstoffatom der basischen Seitenkette nur durch zwei Kohlenstoffatome vom Ringstickstoffatom getrennt, überwiegen die Antihistamineigenschaften. Beträgt der Abstand dagegen drei Kohlenstoffatome, überwiegen im allgemeinen die neuroleptischen und dämpfenden Eigenschaften. Teilweise Einbeziehung dieser Dreikohlenstoffkette in einen gesättigten Ring (Mepazin, Thioridazin) und manchmal auch die Ausbildung einer Verzweigung (Lävopromazin, Methopromazin) scheint die antipsychotische Wirksamkeit zugunsten einer gewissen antidepressiven (thymoleptischen) Komponente zu vermindern, gleichzeitig treten Anzeichen extrapyramidal-motorischer Aktivitätssteigerung auf. Nicht nur bei den Phenothiazinen, sondern auch bei den anderen tricyclischen Psychopharmaka gibt es keine absolute Trennung in antidepressiv und neuroleptisch wirksame Präparate. Bei manchen dieser Verbindungen hängt es vielmehr weitgehend von der Dosierung ab, ob die eine oder die andere Wirkung vorherrscht („Dosisregel"). So wirken Chlorprothixen, Mepazin und Thioridazin in niedrigen Dosen antidepressiv. Entsprechend können auch bei genügend hoher Dosierung eines Präparates (z. B. Chlorpromazin) akute Dämpfung, antidepressive Wirkung und antipsychotische Wirkung zeitlich aufeinanderfolgen.

Die Art des in der Seitenkette fixierten basischen Restes beeinflußt das Wirkungsbild deutlich. So bringen Piperazinreste im allgemeinen die antipsychotisch-neuroleptische Komponente stärker zum Tragen. Eine Ausnahme macht dabei das Dixyrazin, das mehr tranquillierend als antipsychotisch wirkt. Weitere Substitution des tricyclischen Grundkörpers ist nur in 2-Stellung günstig im Sinne einer Wirkungsverstärkung. Die einzelnen, in der gesamten Klasse vorhandenen Wirkungskomponenten können dabei unterschiedlich verstärkt werden. Im übrigen findet man eine Vielfalt von Wirkungen nebeneinander, so außer der hier interessierenden psychomotorischen Dämpfung, dem antipsychotischen und teils auch antidepressiven Effekt z. B. antiemetische und analgetische Eigenschaften, Blutdrucksenkung, Temperatursenkung, Antagonismus gegen Histamin und Serotonin, anticholinergische und antiadrenergische Wirkungen, Lokalanästhesie. Häufig wird die Wirkung von Narcotica verstärkt („potenzierte Narkose"). Bei hohen Dosen und langdauernder Anwendung finden sich extrapyramidale Nebenwirkungen. Hyperkinetisch-dystone Phänomene, sogenannte dysleptische Anfälle können auftreten.

Indikationen in der Psychiatrie sind Schizophrenie, manische Zustände, toxische und senile Psychosen. Auch zur Unterstützung bei Entziehungskuren (Alkohol und Opiate) werden die Phenothiazine verwendet. Im nichtpsychiatrischen Bereich dienen sie zur Behandlung von Erbrechen, Singultus, psychisch ausgelösten Krankheiten (Asthma und Pruritus) sowie zur Vorbehandlung (Prämedikation) bei Narkosen. – Die potenzierende Wirkung kann durch Kombination mit Schlafmitteln oder narkotisch-analgetischen Mitteln in Form der „lytischen Mischungen" zu Schlafkuren und zur kontrollierten Hypothermie ausgenützt werden.

Die Azaphenothiazine unterscheiden sich durch Austausch von CH-Gruppen gegen N im aromatischen Teil von den eigentlichen Phenothiazinen. Sie werden ebenfalls in dieser Gruppe erfaßt.

An toxischen Wirkungen der Phenothiazine sind Leberschäden, Photosensibilisierung und allergische Reaktionen (z. B. Agranulozytose, Exantheme) zu nennen. Bei längerem Gebrauch werden deshalb regelmäßige Leber- und Blutkontrollen empfohlen. Akuter Einfluß größerer Narcotica-Hypnotica-Mengen (Alkohol, Barbiturate u. ä.) gilt als Kontraindikation.

Eine Anleitung zur Behandlung von akuten Vergiftungsfällen mit Phenothiazinen dieser Gruppe gibt BPC 63 unter Chlorpromazin, wie überhaupt Chlorpromazin die erste neuroleptisch verwendete Verbindung dieser Reihe war und wohl als Prototyp angesehen werden kann.

Ihrem Wirkungsbild nach gehören eigentlich nicht oder nur bedingt in dieses Kapitel die Wirkstoffe Trimeprazin, Prochlorperazin und Ethopropazin.

Literatur zur Analytik: EIDEN, F., u. H.-D. STACHEL: Beitrag zur Analytik von arzneilich verwendeten Phenothiazin-Derivaten. Dtsch. Apoth.-Ztg *100*, 1369 (1960). – STACHEL, H.-D., u. F. EIDEN: Beitrag zur Analytik von arzneilich verwendeten Phenothiazin-Derivaten. Pharm. Ztg (Frankfurt) *105*, 1330 (1960). – EIDEN, F., u. H. D. STACHEL: Das chromatographische Verhalten von Phenothiazin-Derivaten an verschiedenen Adsorbentien. Dtsch. Apoth.-Ztg *103*, 121 (1963). – STACHEL, H.-D., u. F. EIDEN: Die Bestimmung von Phenothiazinen in Ampullen und Tropfen. Dtsch. Apoth.-Ztg *103*, 753 (1963).

Promazini Hydrochloridum Jap. 61. Promazine Hydrochloride BP 63, NF XII. Promazine Merck Ind. 60. Promazin-hydrochlorid. 10-(3-Dimethylaminopropyl)-phenothiazinhydrochlorid.

$C_{17}H_{20}N_2S \cdot HCl$ Formel c. 1. a), S. 369   M.G. 320,89

Herstellung. Durch Erhitzen von Phenothiazin und 3-Dimethylamino-propylchlorid in Xylol in Ggw. von Natriumamid [US-Pat. 2519886 (1950), CA (N. Y.) *45*, 673c (1951)].

Eigenschaften. Weißes oder (fast weißes, BP 63) schwach gelbliches, kristallines Pulver (Jap. 61, NF XII), geruchlos (Jap. 61), praktisch geruchlos (NF XII), geruchlos oder fast geruchlos (BP 63), Geschmack bitter (BP 63). Schwach hygroskopisch (BP 63, Merck Ind. 60). Promazinhydrochlorid färbt sich allmählich am Licht (Jap. 61), oxydiert sich, wenn es längere Zeit der Luft ausgesetzt wird, und nimmt eine blaue oder rosa Farbe an (NF XII). Fp. 178 bis 181° (Jap. 61), 177 bis 181° (BP 63), zwischen 172 und 182° innerhalb 3° (NF XII), Zers. 181° (Block) (Merck Ind. 60). Lösl. bei 20° in 1 T. W., 2 T. A., 2 T. Chlf. (BP 63), gut lösl. in W., A., Chlf., praktisch unlösl. in Ae., Bzl. (Jap. 61), gut lösl. in W. und in Chlf. (NF XII), lösl. in etwa 3 T. W., in M., in A., in Chlf., praktisch unlösl. in Ae. und in Bzl. (Merck Ind. 60).

Die Lsg. (1 → 20) reagiert sauer (Jap. 61). pH einer 5,0%igen (g/v) Lsg. zwischen 4,2 und 5,4 (BP 63), zwischen 4,2 und 5,2 (NF XII).

Base: Öl mit Amingeruch. Kp.$_{0,3}$ 203 bis 210° (Merck Ind. 60).

Erkennung. 1. Pikrat. Eine Lsg. von 0,2 g in 4 ml wasserfreiem M. wird auf dem Wasserbad bis fast zum Sieden erhitzt und sofort mit 2 ml einer siedenden 3,5%igen (g/v) Lsg. von Pikrinsäure in wasserfreiem M. versetzt und 2 Min. gekocht. Nach Abkühlen in Eis wird filtriert und dreimal mit wasserfreiem M. ausgewaschen. Die Kristalle werden in 10 ml heißem wasserfreiem M. gelöst und wie vorher zur Kristallisation gebracht, filtriert und ausgewaschen. Die so erhaltenen rostroten Kristalle zeigen nach einstündigem Trocknen bei 105° einen Fp. von etwa 144° (BP 63). – Entsprechend, aber mit den fünffachen Mengen und Abkühlen unter Rühren, Sammeln der Kristalle im Sintertiegel, falls notwendig, Heißfiltration beim Umkristallisieren und anschließend Zusatz von 20 ml Hexan zur vollständigeren Kristallisation, Auswaschen mit 10 ml M. und dann mit 20 ml Hexan, 15minütigem Trocknen bei 80° und geforderter Fp. zwischen 140 und 147° (NF XII). – 2. Eine Lsg. von 0,2 g in 10 ml W. wird mit 0,2 ml Salpetersäure versetzt. Dabei entsteht ein rötlichbrauner Nd. Nach Zugabe von weiteren 0,8 ml Salpetersäure löst sich der Nd. zu einer rötlich-braunen Lsg., die nach 1 Min. gelb wird (BP 63). – Durch Zugabe von 0,5 ml verd. Salpetersäure zu 2 ml Promazinhydrochloridlsg. (1 → 1000) wird eine rote Lsg. erhalten (Jap. 61). – Eine Lsg. von 500 mg in 20 ml W. ergibt mit 0,5 ml Salpetersäure einen orange gefärbten Nd., der schnell braun wird. Bei Zugabe von weiteren 2 ml Salpetersäure und Erwärmen entsteht eine gelbe Lsg. (NF XII). – 3. Verhalten gegen Schwefelsäure. Wie bei Chlorpromazinhydrochlorid (BP 63). – 4. Chlorid. Promazinhydrochlorid gibt die Rk. B für Chlorid (BP 63), gibt den Chloridtest, wie er für Alkaloidhydrochloride spezifiziert ist (NF XII). – Eine Lsg. von 0,5 g in 5 ml W. wird mit 2 ml Ammoniaklsg. versetzt und filtriert. 5 ml des Filtrates werden mit verd. Salpetersäure angesäuert. Die erhaltene Lsg. entspricht dem qualitativen Test für Chlorid (Jap. 61). – 5. 2 Tr. Eisen(III)-chloridlsg. färben 5 ml Lsg.

(1 → 1000) beständig dunkel rötlichbraun, 5 ml äthanolischer Lsg. (1 → 1000) gelb (Jap. 61). − 6. UV-Absorption. In wss. Lsg. liegt im Bereich von 220 bis 350 nm ein Maximum bei 251 nm und ein weniger gut ausgeprägtes Maximum bei etwa 301 nm. $E_{1\,cm}^{0,001\%}$ 0,91 bei 251 nm (BP 63). − Die UV-Absorption der zur Gehaltsbestimmung verwendeten Lsg. bei 301 nm gegen verd. Salzsäure (1 in 100) wird bestimmt. Analog wird die Absorption einer mit der gleichen Säure hergestellten 1 : 10-Verdünnung dieser Lsg. bei 251,2 nm bestimmt. Das Verhältnis 10 ($E_{251,5}/E_{301}$) liegt zwischen 7,1 und 7,9 (NF XII).

Prüfung. 1. Schwermetalle. Der Glührückstand von 1,0 g wird in 2 ml Salzsäure und 0,5 ml Salpetersäure aufgenommen und auf dem Wasserbad zur Trockne eingedampft. Nach Zusatz von 2 ml verd. Essigsäure und 15 ml W. wird einige Minuten erwärmt, filtriert und mit W. ausgewaschen. Filtrat und Waschwasser werden vereinigt und mit W. auf 50 ml verdünnt. Mit dieser Lsg. wird die Prfg. ausgeführt. Zur Kontrollsg. werden 2,0 ml Standard-Blei-Lsg. zugesetzt (nicht mehr als 20 ppm) (Jap. 61). Entsprechend, aber gefordert nicht mehr als 50 ppm (NF XII). − 2. Trocknungsverlust. Nicht mehr als 0,5% bei 105° (BP 63), nicht mehr als 0,5% nach 2 Std. bei 105°, bestimmt mit 1 g (Jap. 61). − 3. Verbrennungsrückstand. Nicht mehr als 0,10% (1 g) (NF XII, Jap. 61). − 4. Sulfatasche. Nicht mehr als 0,1% (BP 63). − 5. Vollständigkeit und Klarheit der Lsg. Die Lsg. (1 in 10) in W. sind praktisch klar und höchstens leicht gelb gefärbt (NF XII).

Gehaltsbestimmung 1. Etwa 1 g, genau gewogen, werden in 10 ml W. gelöst und nach Zugabe von 5 ml 0,1 n Natriumhydroxidlsg. mit 50 ml und dann dreimal mit je 25 ml Ae. ausgeschüttelt. Die vereinigten Ätherauszüge werden zweimal mit je 5 ml W. gewaschen. Die beiden Waschwässer werden nacheinander mit denselben 20 ml Ae. ausgeschüttelt. Dieser Ätherauszug wird mit dem ersten vereinigt und zur Trockne eingedampft. Der Rückstand wird in 2 ml A. gelöst und nach Hinzufügen von 50 ml 0,1 n Salzsäure bis zur vollständigen Auflösung erwärmt. Nach Abkühlen wird der Säureüberschuß mit 0,1 n Natriumhydroxidlsg. gegen Methylrot/Methylenblau zurücktitriert. 1 ml 0,1 n Salzsäure entspricht 0,03209 g $C_{17}H_{20}N_2S \cdot HCl$ (BP 63). − 2. Etwa 0,2 g, genau gewogen und vorher 2 Std. bei 105° getrocknet, werden in 20 ml Aceton für wasserfreie Titration gelöst und nach Zufügen von 5 ml Quecksilber(II)-acetat-Lsg. für wasserfreie Titration mit 0,05 n Perchlorsäure in Dioxan gegen 3 Tr. Bromkresolgrün/Methylrosanilinchlorid-Lsg. auf Blauviolett titriert. In einem Blindversuch wird eine eventuell erforderliche Korrektur bestimmt. 1 ml 0,05 n Perchlorsäure in Dioxan entspr. 16,045 mg $C_{17}H_{20}N_2S \cdot HCl$ (Jap. 61). − 3. Photometrisch. Für die Bestimmung sind Glasgefäße zu verwenden, die nur wenig lichtdurchlässig sind. Etwa 50 mg, vorher 2 Std. bei 105° getrocknet und genau gewogen, werden in einem 100-ml-Meßkolben mit verd. Salzsäure (1 in 100) zu 100 ml gelöst. Ohne Verzögerung wird die Absorption dieser Lsg. sowie die einer Lsg. (50 mcg/ml) von NF-Promazinhydrochlorid-Bezugsstandard im selben Lsgm. mit einem geeigneten Spektralphotometer gegen verd. Salzsäure gemessen (1-cm-Küvetten, λ etwa 301 nm). Die Anzahl mg $C_{17}H_{20}N_2S \cdot HCl$, die in der Einwaage enthalten waren, errechnet sich aus der Formel

$$c \cdot \frac{A_U}{A_S},$$

wobei c die genaue Konzentration (in mcg/ml) der Standardlsg., A_U die Absorption der zu untersuchenden Lsg. und A_S die Absorption der Standardlsg. bedeuten (NF XII).

Geforderter Gehalt. 98,0 bis 102,0%, bezogen auf die bei 105° getrocknete Substanz (BP 63, NF XII), mindestens 98,0% (Jap. 61).

Aufbewahrung. Gut verschlossen und vor Licht geschützt (BP 63, NF XII, Jap. 61).

Unverträglichkeit. Alkalien, Oxydantien, Schwermetalle (Merck Ind. 60).

Dosierung. 50 bis 800 mg täglich, unterteilt in Einzeldosen (BP 63). Gebräuchliche Dosis: Einzeln 15 bis 60 mg, täglich 50 bis 400 mg (Jap. 61), 25 bis 200 mg (NF XII, Merck Ind. 60), i.v. bei akuter Erregung 50 bis 400 mg (Merck Ind. 60). Maximaldosis: 1 g täglich (Jap. 61).

Anwendung. Angst-, Unruhe- und Erregungszustände, leichte Psychosen, Schlafstörungen, Entziehungskuren, Delirium tremens. Neurolepticum mehr für akute als für chronische Fälle. − Nebenwirkungen: Schläfrigkeit, Trockenheit des Mundes, Obstipation, Benommenheit, Agranulozytose, Urticaria, Dermatitis, Beeinträchtigung der Leberfunktion, Lichtscheu, parkinsonähnliche Erscheinungen, Konvulsionen, Hypotonie, Verstärkung bestehender Psychosen.

Handelsformen: Protactyl (Wyeth), Talofen (Pierrel).

Promazinum phosphoricum DAB 7 − DDR. Promazinphosphat. N-[3-Dimethylaminopropyl]-phenothiazindihydrogenphosphat.

$C_{17}H_{20}N_2S \cdot H_3PO_4$ Formel c. 1. a), S. 369   M.G. 382,42

Eigenschaften. Weißes, krist. Pulver ohne Geruch und von brennend bitterem Geschmack mit vorübergehender Anästhesie. Die Substanz verfärbt sich allmählich durch Lichteinwirkung. Lösl. in W., schwer lösl. in A., fast unlösl. in Ae. und in Chlf. Fp. 151 bis 158°.

Erkennung. 1. 5 bis 10 mg Substanz in 1 ml konz. Schwefelsäure gelöst, geben eine rosa Färbung, die über Orange nach Gelbbraun übergeht. – 2. 10 mg Substanz werden in 1 ml W. gelöst und mit 1 ml frisch bereiteter Chloraminlsg. (5%ig) versetzt. Es entsteht eine rötlichbraune Färbung, die in eine helle, violettblaue übergeht, und eine Trübung, die beim Schütteln eine harzige Abscheidung ergibt. Schüttelt man mit 2 ml Chlf., so färbt sich die Chlf.-Schicht gelblichrosa. – 3. Der Rückstand der Sodaschmelze gibt Sulfat-Rk. – 4. 5 bis 10 mg Substanz geben mit 2 ml einer Mischung aus 1 ml konz. Salpetersäure und 9 ml konz. Schwefelsäure eine dunkelgrüne Färbung. Verdünnt man nach 1 Min. tropfenweise und unter Kühlung mit 10 ml W., so schlägt die Färbung über Braun und Rot nach Bräunlichrot um. – 5. 100 mg Substanz geben mit Pikrinsäurelsg. bei Gegenwart von 3 Tr. 3 n Salzsäure einen Nd., der nach zweimaligem Umkristallisieren aus Aceton und Trocknen zwischen 141 und 146° schmilzt. – 6. Die Substanz gibt positive Phosphat-Rk.

Prüfung. 1. 0,100 g Substanz wird in W. zu 10,00 ml gelöst. Die Lsg. zeigt einen pH-Wert im Bereich von 4,0 bis 5,0 (potentiometrisch). – 2. Unlösl. Verunreinigungen, Farbe der Lsg. Die obige Lsg. muß klar und farblos sein. – 3. Ammonium. Darf nicht nachweisbar sein. – 4. Schwermetallionen. In 10 ml der 1%igen Lsg. dürfen Schwermetallionen nach Methode II (Bd. I, 254) nicht nachweisbar sein. – 5. Sulfat darf nicht nachweisbar sein. – 6. Sulfid. Das Filtrat des Phosphatnachweises aus 0,050 g Substanz und 3,0 ml W. darf mit Nitroprussidnatrium keine violette Färbung zeigen. – 7. Trocknungsverlust. Bei 105° getrocknet höchstens 0,50%.

Gehaltsbestimmung. 0,2000 g getrocknete Substanz werden in 30,0 ml Essigsäureanhydrid unter Erwärmen gelöst und die noch warme Lsg. mit 0,1 n Perchlorsäurelsg. gegen Malachitgrün nach rein Gelb titriert (Feinbürette).
1 ml 0,1 n Perchlorsäurelsg. entspr. 38,24 mg $C_{17}H_{20}N_2S \cdot H_3PO_4$.

Aufbewahrung. Vor Licht geschützt.

Dosierung. Einzelmaximaldosis oral 0,2 g, i.m. und i.v. 0,1 g; Tagesmaximaldosis 0,5 g.

Handelsform: Verophen (Bayer). Suppositorien enthalten die Base.

Chlorpromazinum hydrochloricum DAB 7 – DDR. Chlorpromazine Hydrochloride BP 63, BPC 63, USP XVII. Chlorpromazini Hydrochloridum Jap. 61, Pl.Ed. I – Suppl. Clorpromazine (chlorhydrate de) CF 65. Chlorpromazini chloridum, Klorpromazinklorid Nord. 63. Chlorpromazin Merck Ind. 60. Aminazinum Ross. 9. 2-Chlor-10-(3-dimethylaminopropyl)-phenothiazin-hydrochlorid.

$C_{17}H_{19}ClN_2S \cdot HCl$ Formel c. 1. b), S. 369   M.G. 355,33

Herstellung. Aus 2-Chlorphenothiazin (verunreinigt mit 4-Chlorphenothiazin) und 3-Dimethylaminpropylchlorid mit Hilfe von Natriumamid in siedendem Xylol [C. R. Acad. Sci. (Paris) *235*, 59 (1952); US-Pat. 2645640 (1953), CA (N. Y.) *49*, 3268i (1955)].

Eigenschaften. Weißes, kristallines oder mikrokristallines Pulver (DAB 7 – DDR), farblose Kristalle oder weißes bis fast weißes Kristallpulver (Nord. 63), weißes kristallines Pulver (CF 65), weißes oder leicht cremefarbenes Pulver (BP 63, BPC 63, USP XVII, Jap. 61, Pl.Ed. I – Suppl., Ross. 9). Geruch schwach wahrnehmbar (DAB 7 – DDR), geruchlos (CF 65, USP XVII) oder fast geruchlos (Nord. 63), höchstens (Pl.Ed. I – Suppl.) mit schwachem Geruch (BP 63, BPC 63), manchmal mit schwachem charakteristischem Geruch (Jap. 61). Geschmack sehr bitter (BP 63, BPC 63, Jap. 61, Nord. 63, Pl.Ed. I – Suppl.), süß, dann bitter (CF 65), Geschmack brennend, schwach bitter, vorübergehend anästhesierend (DAB 7 – DDR), verursacht vorübergehende Gefühllosigkeit in der Mundhöhle (Nord. 63). Chlorpromazinhydrochlorid ist nicht hygroskopisch (CF 65), ist an Luft von mehr als etwa 50% Feuchtigkeit hygroskopisch (Nord. 63), ist hygroskopisch (Ross. 9); färbt sich am Licht (bei längerer Einwirkung: USP XVII, Pl.Ed. I – Suppl.) (allmählich: Jap. 61, DAB 7 – DDR) dunkel (Nord. 63, Ross. 9), blaurosa (CF 65).

Fp. 194 bis 198°, wobei die Probe bei 185° eingeführt wird (Pl.Ed. I – Suppl.), 194 bis 197° (BP 63, BPC 63, Ross. 9), 194 bis 199°, wenn die Substanz bei 145 bis 150° in die Apparatur eingebracht wird (Nord. 63), 194 bis 198° (Jap. 61, DAB 7 – DDR), zwischen 195 und 198° (USP XVII), 179 bis 180° (Zers.) (CF 65), 179 bis 180° (Kapillare) und 194 bis 196° (Block) (Merck Ind. 60).

Es kann für Bestimmungen bei 105° getrocknet werden (Nord. 63).

Lösl. bei 20° in 0,4 T. (weniger als 1 T., BPC 63) W., 1,3 T. A., 1 T. Chlf., unlösl. in Bzl. und in Ae. (BP 63, BPC 63), sehr leicht lösl. in W., lösl. in 1,5 T. A., in 1 T. Chlf., fast unlösl. in Ae. (Nord. 63), lösl. in 2,5 T. W. (Merck Ind. 60), leicht lösl. in W., A., M., Chlf., wenig lösl. in Aceton, praktisch unlösl. in Bzl., Ae., Tetrachlorkohlenstoff, Schwefelkohlenstoff (CF 65), lösl. in 0,4 T. W., in etwa 1,5 T. A. und in Chlf., praktisch unlösl. in Ae. und in Bzl. (PI.Ed. I − Suppl.), ähnliche Angaben in Jap. 61, USP XVII, DAB 7 − DDR; leicht lösl. in W., A., Chlf., praktisch unlösl. in Ae. und in Bzl. (Ross. 9).

Die wss. Lsg. (1 → 20, Jap. 61) reagiert (schwach: Nord. 63, Jap. 61) sauer (USP XVII), pH einer frisch bereiteten 10%igen (g/v) Lsg. liegt zwischen 4,0 und 5,0 (BP 63, BPC 63, PI.Ed. I − Suppl.), einer 5%igen Lsg. zwischen 4,0 und 5,5 (Merck Ind. 60), einer frisch bereiteten wss. Lsg. (0,5%) zwischen 4,0 und 6,5 (CF 65). − pK_A 7,8 (Nord. 63).

UV-Absorption: Arch. Pharm. (Weinheim) *288*, 400 (1955).

Base: Öl mit Amingeruch, $Kp_{.0,8}$ 200 bis 205° (Merck Ind. 60).

Erkennung. Prüflösung: 1,00 g in 50 ml W. (Nord. 63); 0,700 g in W. von 20° zu 70,0 ml gelöst, innerhalb 1 Std. zu verwenden (DAB 7 − DDR); 0,15 g in 15 ml W. (Ross. 9). − 1. Fp. (Nord. 63). − 2. Base. Eine Lsg. von 0,50 g in 5 ml W. wird mit 1 ml Natronlauge versetzt und die freigesetzte Base zweimal mit je 10 ml Ae. extrahiert. Die vereinigten Ätherauszüge werden mit Kaliumcarbonat geschüttelt, filtriert und eingedampft. Der Rückstand geht allmählich in eine kristalline Masse über. Die Kristallisation kann durch Animpfen beschleunigt werden. Die letzten Lösungsmittelreste werden durch Aufbewahren im Vakuum über Schwefelsäure entfernt. Die so erhaltene Chlorpromazinbase schmilzt zwischen 55 und 58° (CF 65). 5 ml Prüflösung geben mit 0,5 ml Natronlauge sofort einen weißen Nd. (Ross. 9). − 3. Pikrat. Fp. 172 bis 173° (Merck Ind. 60). Eine Lsg. von 0,10 g des gemäß Prfg. 2 erhaltenen Rückstandes (freie Base) in 2 ml M. wird in eine etwa 50° warme Lsg. von 0,4 g Pikrinsäure in 10 ml M. eingegossen. Das kristalline Pikrat wird auf einer Fritte gesammelt, mit M. ausgewaschen und im Vakuum über konz. Schwefelsäure bei normaler Temperatur getrocknet. Die Kristalle schmelzen bei 171 bis 172° (CF 65). − Eine Lsg. von 0,2 g Substanz in 2 ml W. wird mit Kaliumcarbonat gesättigt und zweimal mit je 10 ml Ae. extrahiert. Die vereinigten Ätherauszüge werden zur Trockne eingedampft. Der Rückstand wird in 2 ml M. gelöst und in eine auf etwa 50° vorgewärmte Lsg. von 0,4 g Pikrinsäure in 10 ml M. gegossen. Dann wird abgekühlt und durch Kratzen der Glaswand die Kristallisation ausgelöst. Nach 3 bis 4 Std. Stehen wird abfiltriert und mit M. ausgewaschen. Der Rückstand schmilzt bei etwa 175° (BP 63). − Eine Lsg. von 0,10 g in 10 ml starkem A. ergibt nach Zusatz von 10 ml Pikrinsäurelsg. (0,04 m) beim Stehenlassen und gegebenenfalls nach Reiben einen orangefarbenen kristallinen Nd. des Pikrats, der nach Auswaschen mit W. und Trocknen bei 105° zwischen 175 und 179° schmilzt (Nord. 63). − 10,0 ml Prüflösung werden mit 3 Tr. 3 n Salzsäure und 10,0 ml Pikrinsäurelsg. versetzt. Es entsteht ein orangefarbener Nd., der nach 5 Std. auf einem Filter gesammelt wird. Die mit 50 ml W. gewaschenen, aus 10,0 und 5,0 ml Aceton umkristallisierten und über Silicagel 24 Std. getrockneten Kristalle schmelzen im Bereich von 173 bis 176° (DAB 7 − DDR). − 4. Verhalten gegen Schwefelsäure. Beim Auflösen von 5 mg in 5 ml Schwefelsäure entsteht eine kirschrote Farbe, die beim Stehen allmählich dunkler wird. Ein Teil der Lsg. wird erwärmt, wobei sich die Farbe über Braun nach Fuchsinrot ändert. Der andere Teil ergibt mit einigen Tropfen 0,1 n Kaliumdichromat eine Farbänderung nach Bräunlichrot (BP 63). − Die Lsg. von etwa 0,2 g in 1 bis 2 ml konz. Schwefelsäure ist weinrot gefärbt (CF 65). − 2 Tr. Prüflsg. ergeben bei Zusatz von 2 ml konz. Schwefelsäure eine rote Farbe. Nach Zusatz von ein paar Tropfen konz. Salpetersäure ändert sich die Farbe nach Dunkelbräunlichgrün. (Nord. 63). − Die Lsg. von 0,005 bis 0,010 g in 1,0 ml konz. Schwefelsäure ist violettrot gefärbt (DAB 7 − DDR). − 5. Verhalten gegen Salpetersäure. Chlorid. Eine Lsg. von etwa 0,5 g in 10 ml W. ergibt bei Zusatz von 5 ml Salpetersäure einen roten Nd., der sich zu einer gelben Lsg. wieder auflöst. Bei Zugabe von 1 ml Silbernitratlsg. (5%) fällt Silberchlorid aus (CF 65). − 1 ml einer Lsg. (1 in 1000) werden mit 0,5 ml einer Mischung von 1 Volumen Salpetersäure und 2 Volumina W. versetzt. Dabei entstehen eine rote Farbe und eine vorübergehende weiße Trbg. Die Farbe wird schnell intensiver. Innerhalb 1 Std., je nach Temperatur, wird die Lsg. ganz plötzlich farblos (USP XVII). − Entsprechend, aber mit Mischung gleicher Volumina Salpetersäure und W. (PI.Ed. I − Suppl.). − Entsprechend, aber mit 0,6 ml verd. Salpetersäure, plötzlicher Entfärbung bereits nach 2 bis 3 Min. und anschließendem Chloridnachweis mit 1 Tr. Silbernitratlsg. (Jap. 61). − 6. Chlorid. Gibt die für Chlorid charakteristischen Rk. (BP 63, PI.Ed. I − Suppl.). Eine Lsg. (1 in 10) entspr. den Prfg. für Chloride (USP XVII). 10 Tr. Prüflsg. und 3 ml W. werden nach Zusatz von 5 Tr. Natriumcarbonatlsg. (1 ml) mit 10 ml Ae. ausgeschüttelt. Der filtrierte wss. Auszug gibt die Identitätsreaktion A für Chlorid (Nord. 63). 5,0 ml Prüflsg. werden mit 5 Tr. 6 n Ammoniaklsg. versetzt, bis zur Abscheidung öliger Tr. erhitzt und anschließend filtriert. Das Filtrat gibt nach Zusatz von 10 Tr. 5 n Salpetersäure und 1,0 ml 0,1 n Silbernitratlsg. einen weißen Nd., der sich nach Zusatz von 3,0 ml 6 n Ammoniaklsg. löst (DAB 7 − DDR). Die nach Prfg. 2 erhaltene Mischung wird nach 5 Min. durch ein dickes Papierfilter filtriert, mit verd. Salpetersäure angesäuert und mit 0,5 ml Silbernitratlsg. versetzt. Ein weißer, in Ammoniak lösl. Nd. fällt aus (Ross. 9). — 7. 0,5 g werden mit 10 ml Bromwasserstoffsäure 10 Min. am Rückflußkühler gekocht. Dann wird abgekühlt und nach Zusatz von 100 ml W. abfiltriert. Nach Auswaschen mit W. schmilzt der Rückstand bei etwa 195° (BP 63). — 8. 5 ml Lsg. (1 → 1000) färben sich nach Zugabe von 1 Tr. Eisen(III)-chlorid-Lsg. rot (Jap. 61). Entsprechend, aber mit 2 Tr. Eisen(III)-chlorid-Lsg. eine bleibende Rotfärbung und bei gleicher Behandlung einer entsprechenden Lsg. in A. eine Gelbfärbung (Pl.Ed. I — Suppl.). — 9. Das IR-Absorptionsspektrum einer KBr-Dispersion der Substanz darf Maxima nur bei denselben Wellenlängen zeigen wie das einer gleichartigen Präparation von USP-Chlorpromazinhydrochlorid-Bezugsstandard (USP XVII). — 10. 5 ml Prüflsg. werden mit W. auf 10 ml verdünnt und mit 1 ml Bromwasser zum Sieden erhitzt. Dabei entsteht eine transparente leicht karmesinrote Lsg. (Ross. 9). — 11. 1,0 ml Prüflsg. zeigt nach Zusatz von 1 ml frisch bereiteter Tosylchloramid-Natrium-Lsg. (5,0 g/100,0 ml) eine violette Fbg., die in eine helle violettblaue Fbg. übergeht, und eine Trbg. Beim Schütteln zeigen sich an der Reagensglaswand dunkle, harzige Abscheidungen. Nach Schütteln mit 2,0 ml Chlf. zeigt die Chlf.-Schicht eine rotviolette Fbg. (DAB 7 — DDR). — 12. 0,20 g werden in einem Porzellantiegel mit 0,25 g Kaliumcarbonat und 0,25 g Natriumcarbonat versetzt. Die Mischung wird 10 Min. geglüht. Nach dem Erkalten wird der Rückstand in 5,0 ml 3 n Salzsäure gelöst und die Lsg. filtriert. Das Filtrat gibt nach Zusatz von 10 Tr. Bariumchloridlsg. (5,0 g/100,0 ml) einen weißen, kristallinen Nd. (DAB 7 — DDR). — 13. 0,005 bis 0,010 g werden in 2,0 ml der Mischung aus 1,0 ml konz. Salpetersäure und 9,0 ml konz. Schwefelsäure gelöst. Die Lsg. zeigt eine violettstichige, dunkelbraune Fbg. Nach 60 Sek. werden 10,0 ml W. tropfenweise unter Schütteln und Kühlen hinzugegeben. Die Fbg. schlägt über Braun und Grün nach Rotbraun um (DAB 7 — DDR).

Prüfung. 1. Fp. (Nord. 63). — 2. Unlösliche Verunreinigungen. Die Prüflsg. soll die Grenzprüfung B halten (Nord. 63). Die wss. Lsg. (10%) muß klar sein oder darf höchstens eine winzige Trbg. zeigen (CF 65). 10 ml Prüflsg. müssen klar sein (DAB 7 — DDR). — 3. Die wss. Lsg. (10%) darf bei ihrer Herstellung keine stärkere Fbg. zeigen als eine Verdünnung von 2 ml 0,1 n Jodlösung auf 1000 ml (CF 65). 10,0 ml Prüflsg. müssen klar sein und dürfen nicht stärker gefärbt sein als 10,0 ml der Mischung aus 0,350 ml Eisen-FL und 99,7 ml 0,5 n Salzsäure (DAB 7 — DDR). Die Lsg. von 0,25 g in 10 ml W. darf nicht stärker gefärbt sein als Standard Nr. 5 (Ross. 9). — 4. Sauer oder alkalisch reagierende Verunreinigungen. 10 ml Prüflsg. soll nach Zusatz von 0,4 ml 0,01 n Natriumhydroxidlsg. und 5 Tr. Bromkresolgrünlsg. eine blaue Farbe annehmen, die bei Zusatz von 0,6 ml 0,01 n Salzsäure nach Gelb umschlagen soll (Nord. 63). — Die Lsg. von 0,5 g in 10 ml W. nimmt nach Zusatz von 1 Tr. Methylrotlsg. eine rosa Farbe an, die bei Zugabe von 0,05 ml 0,05n Natronlauge nach orangegelb umschlägt (Ross. 9). pH der wss. Lsg. (0,5%) zwischen 4,0 und 6,5 (CF 65). — 5. Sulfat. Die Prüflsg. soll die Grenzprüfung A (Reinheitsklasse 0,3 mg/g) halten (Nord. 63). 10,0 ml Prüflsg. dürfen bei der „Prüfung auf Sulfat" keine Trbg. zeigen (DAB 7 — DDR). Eine Lsg. von 0,2 g in 10 ml W. soll nicht mehr Sulfat enthalten als 10 ml der Standardlsg., d.h. nicht mehr als 0,05% in der Substanz (Ross. 9). — 6. Schwermetalle. 0,20 g werden mit 0,20 g getrocknetem Natriumsulfat vermischt und geglüht, ohne daß das Natriumsulfat schmilzt. Nach dem Abkühlen wird der Rückstand mit 1 ml Salzsäure (2 m) bis zum Sieden erhitzt und mit 29 ml warmem W. versetzt. Die Mischung wird abgekühlt und filtriert. 9,5 ml Filtrat mit 0,5 ml Ammoniaklsg. versetzt soll die Grenzprüfung, Grenze A, halten (Nord. 63). — Eine Lsg. von 0,5 g in 5 ml W. wird mit 5 ml Schwefelwasserstofflsg. versetzt. Wenn eine Fbg. entsteht, so darf sie nicht stärker sein als die einer gleich (5 ml + 5 ml) behandelten Lsg., die 0,001 g Blei auf 1000 ml enthält (10 ppm) (CF 65). — Die Sulfatasche soll nicht mehr Schwermetalle enthalten als 10 ml der Standardlsg., d.h. nicht mehr als 0,001% in der Substanz (Ross. 9). — 10,0 ml Prüflsg. dürfen bei der „Prfg. auf Schwermetallionen" nach Methode II weder eine Trbg. noch eine stärkere Fbg. als die Mischung aus 10,0 ml Prüflsg. und 3,0 ml W. zeigen (DAB 7 — DDR). — 7. Arsen. 0,5 g darf keine Rk. auf Arsen geben (Prfg. auf Arsen, Vorbehandlung wie angegeben, aber 1 Std. in konz. Schwefelsäure kochen (Ross. 9). — 8. Ammonium. 10,0 ml Prüflsg. werden, wie bei der „Prfg. auf Ammonium" angegeben, behandelt. Das Lackmuspapier darf keine blaue Fbg. zeigen (DAB 7 — DDR). — 9. Sulfid. 0,050 g werden in 5,0 ml kohlendioxidfreiem W. gelöst. Die Lsg. darf nach Zusatz von 2,0 ml Blei(II)-acetat-Lsg. keine stärkere Fbg. als die Lsg. von 0,050 g Substanz in 7,0 ml W. zeigen. Die Beobachtung ist sofort nach dem Reagenszusatz vorzunehmen (DAB 7 — DDR). — 10. Höchstgehalt an Chlorphenothiazin. Man verreibt 0,5 g mit 10 ml Bzl. in einem kleinen Glas, filtriert in einen Scheidetrichter und wäscht die Benzollsg. zuerst mit 0,1 n Salzsäure (dreimal mit je 2 ml) und dann mit W. (zweimal mit je 2 ml). Man filtriert die gewaschene Benzolschicht in eine Porzellanschale, dampft auf dem Wasserbad zur Trockne ein, überführt den Rückstand mit 3 ml A. in ein Reagensglas, fügt 1 ml kalt gesättigtes Bromwasser hinzu und erhitzt 2 Min. auf dem siedenden Wasserbad, bis die gelbe Farbe des Broms verschwindet. Dann füllt man die Lsg. mit A. auf 8 ml auf. Die Farbe dieser Lsg. darf nicht stärker sein als die Farbe der Standardlsg. Standardlsg.: 2 g Kobaltchloridhexahydrat (CoCl$_2 \cdot$ 6 H$_2$O) (Ross. 9). – 11. Chromatographische Prfg. auf fremde organische Beimengungen. Man löst 0,1 g in 1 ml A. und gibt mit einer Mikropipette von 0,1 bis 0,2 ml Fassungsvermögen 0,01 ml dieser Lsg. auf die Startlinie. Der Durchmesser der Flecks soll nicht mehr als 0,4 bis 0,6 cm betragen. Der so vorbereitete Papierstreifen wird 25 bis 30 Min. in die Chromatographiekammer placiert. Dann wird absteigend mit n-Butanol/W./Essigsäure (50 : 50 : 1) chromatographiert, bis die Lösungsmittelfront 12 bis 15 cm gewandert ist. Das luftgetrocknete Chromatogramm wird mit Dragendorffs Reagens entwickelt. Am Start darf kein Fleck vorhanden sein (Ross. 9). – 12. Trocknungsverlust. Nicht mehr als 1,0% bei 105° (BP 63, BPC 63); nicht mehr als 0,5% nach 2 Std. bei 105° (USP XVII, PI.Ed. I – Suppl.); nicht mehr als 0,5% bei 100 bis 105°, bestimmt mit etwa 1 g Substanz (CF 65); nicht mehr als 0,10% (1 g, Jap. 61); nicht mehr als 1,5% nach 2 Std. bei 105°, bestimmt mit 0,20 g Substanz (Nord. 63); 2,000 g werden nach Vorschrift behandelt und bei 105° getrocknet. Die Substanz darf höchstens 0,50% verlieren und ist für die Gehaltsbestimmung zu verwenden (DAB 7 – DDR); nicht mehr als 0,5% bei 100 bis 105°, bestimmt mit etwa 0,5g (Ross. 9). – 13. Verbrennungsrückstand. Nicht mehr als 0,1% (USP XVII, PI.Ed. I – Suppl.), bestimmt mit 1 g (Jap. 61), mit 0,50 g (Nord. 63). – 14. Sulfatasche. Nicht mehr als 0,1% (BP 63, Ross. 9), bestimmt mit etwa 1 g (CF 65), mit 1,000 g (DAB 7 – DDR).

Gehaltsbestimmung. 1. Etwa 700 mg werden genau gewogen und in 75 ml Eisessig gelöst und nach Zusatz von 10 ml Quecksilberacetatlsg. mit 0,1 n Perchlorsäure bei potentiometrischer Endpunktsanzeige titriert. 1 ml 0,1 n Perchlorsäure entspricht 35,53 mg C$_{17}$H$_{19}$ClN$_2$S $\cdot$ HCl (USP XVII, BP 63). – Entsprechend, aber wahlweise auch gegen 2 Tr. essigsaure Blau-BZL-Lsg. als Indikator (PI.Ed. I – Suppl.). – Entsprechend, aber mit etwa 0,4 g vorher 2 Std. bei 105° getrockneter Substanz, die in einer Mischung aus 6 ml Quecksilberacetatlsg. und 50 ml Aceton (beide Reagentien für wasserfreie Titration) gelöst werden und gegen 3 Tr. Bromkresolgrün-Methylrosanilinchlorid-Lsg. als Indikator auf Blauviolett titriert werden und unter Berücksichtigung eines Blindversuches berechnet werden (Jap. 61). – Wie Jap. 61, aber mit 0,25 g Substanz, 100 ml Aceton, 5 ml Quecksilber(II)-acetat-Lsg. in Acetanhydrid, 1 ml gesätt. Lsg. von Helianthin in Aceton als Indikator und Farbumschlag nach Rosa (CF 65). – 0,2000 g getrocknete Substanz (von der Bestimmung des Trocknungsverlustes) werden in 30,0 ml Acetanhydrid gelöst. Nach Zusatz von 3 Tr. Malachitgrünlsg. wird die Lsg. mit 0,1 n Perchlorsäure bis zum Farbumschlag nach rein Gelb titriert (Feinbürette) (DAB 7 – DDR). – 2. 0,1000 g werden in 20 ml W. und 10 ml) Schwefelsäure (1 m) gelöst und sofort mit 0,1 n Cer(IV)-sulfat-Lsg. titriert, bis die beim Titrieren auftretende rote Farbe verschwindet (Halbmikrobürette). 1 ml 0,1 n Cer(IV)-sulfat-Lsg. entspr. 0,01777 g C$_{17}$H$_{19}$N$_2$ClS $\cdot$ HCl, 1 g C$_{17}$H$_{19}$ClN$_2$S $\cdot$ HCl entspr. 56,29 ml 0,1 n Cer(IV)-sulfat-Lsg. (Nord. 63). – 3. Man löst 0,5 g genau gewogene Substanz in 10 ml W., fügt die vorher gegen Phenolphthalein neutralisierte Mischung von 20 ml A. und 10 ml Chlf. hinzu und titriert mit 0,1 n Natronlauge gegen Phenolphthalein auf Rosa. 1 ml 0,1 n Natronlauge entspricht 0,03553 g Aminazin (Ross. 9).

Geforderter Gehalt. 98,0 bis 101,5% (Nord. 63), bezogen auf die getrocknete Substanz (USP XVII); mindestens 98%, bezogen auf das getrocknete Produkt (CF 65, Jap. 61); 99,0 bis 101,0%, bezogen auf die getrocknete Substanz (BP 63, BPC 63, Ross. 9); 98,0 bis 101,0%, bezogen auf die (2 Std., PI.Ed. I – Suppl.) bei 105° getrocknete Substanz (DAB 7 – DDR).

Aufbewahrung. Vor Licht geschützt (BP 63, BPC 63, DAB 7 – DDR) und gut verschlossen (Nord. 63, USP XVII, Jap. 61, PI.Ed. I – Suppl.).

Sterilisation. Injektionslsg. werden durch Erhitzen im Autoklaven in einer Atmosphäre von Stickstoff oder einem anderen geeigneten Gas sterilisiert (BPC 63). – Mit 0,1% Natriumpyrosulfit: Autoklavieren (Nord. 63).

Unverträglichkeit. Basisch reagierende Stoffe (Ausfällung), oxydierende Stoffe (Verfärbung) (Nord. 63).

Warnung vor Kontaktexzemen. Chlorpromazin kann schwere Dermatitis bei sensibilisierten Personen hervorrufen. Bei häufigerem Umgang mit der Substanz sollten Masken und Gummihandschuhe getragen werden (BPC 63), oder man soll mit Gummihandschuhen unter dem Abzug arbeiten und nach Beendigung der Arbeit die Hände mit kaltem, am besten angesäuertem W. ohne Seife waschen (Ross. 9).

Dosierung. In der Psychiatrie 75 bis 500 mg täglich, als Antemeticum 25 bis 50 mg (BP 63, BPC 63).

Gebräuchliche Dosis: 10 bis 50 mg einzeln und 30 bis 200 mg täglich (Jap. 61), viermal täglich 25 mg, 10 mg bis 1 g täglich (USP XVII), 10 bis 400 mg täglich, individuell dosiert (Merck Ind. 60).

Maximaldosis: Einzeln 0,1 g, täglich 0,4 g (Nord. 63); täglich 1 g (Jap. 61); oral und i.m. einzeln 0,1 g, täglich 0,2 g (DAB 7 – DDR); oral und i.m. einzeln 0,15 g und täglich 0,5 g, i.v. einzeln 0,05 g und täglich 0,2 g (Ross. 9).

Dosierung in der Veterinärmedizin, nach Merck Ind. 60 (pro amerikanisches Pfund):

	i.m. mg	i.v. mg
Rind	0,5–1,0	0,1–0,5
Pferd	0,5–1,8	0,1
Katze, Schaf	1,0–3,0	0,25–2,0
Hund	0,5–3,0	0,25–2,0

Anwendung. Psychiatrie: Angst- und Spannungszustände, psychomotorische Erregung, Halluzinationen, Delirium tremens, Wahnstimmungen, Dämmerzustände, schizophrene und cerebralsklerotische Psychosen, Eklampsie, Entziehungskuren. Vorher aggressive und verwirrte Patienten werden ruhig und verträglich. Bei oraler Gabe werden die Patienten nach etwa 1 Std. schläfrig, apathisch, weniger ängstlich und manchmal euphorisch. Bei älteren oder debilen Patienten ist vorsichtig zu dosieren und evtl. abzusetzen, falls die Depression zunimmt.

Sonstige Anwendung: Erbrechen und Schluckauf, juckende Dermatosen, Potenzierung von Analgetica bzw. Narcotica, und zwar zur Verminderung der bei malignen Erkrankungen notwendigen Narcoticadosen oder zum Narkotisieren (z.B. 50 mg mit 50 mg Promethazin und 100 mg Pethidin kombiniert).

Zur Herbeiführung des „Künstlichen Winterschlafes" (Hibernation artificielle), für den man in Deutschland häufig den von WEESE vorgeschlagenen Ausdruck „gesteuerte Hypothermie" gebraucht, verwendet man komplizierte Arzneimischungen, die man in ihrer Zusammensetzung stark variiert. Wesentliche Bestandteile dieses „Coctail Laborit" (nach H. LABORIT so genannt) oder „Coctail lytique" sind gemäß einer Zusammenstellung in Merck JB 52 die folgenden:

1. Zur zentralen Dämpfung: Phenobarbital oder Pentobarbital, Pethidin oder Methorphinan, Scopolamin, Procain, Magnesiumsulfat, Aminophenazon.
2. Sympathikolytica: Phenothiazinderivate, z.B. Chlorpromazin, Promethazin, Diethazin, Phentolamin.
3. Parasympathikolytica: Atropin, Scopolamin, Promethazin, Diethazin, Chlorpromazin.
4. Antihistamine: Promethazin, Diethazin.
5. Ganglioplegica: Pendiomid (Ciba), Hexamethoniumsalze, Spartein, Magnesiumsulfat.
6. Antifibrillatorisch am Herzen wirkende Mittel: Procain oder Procainamid, Spartein, Chinin und Chinidin.
7. Muskelrelaxantien, gemeinsam mit Thiopenton oder Lachgas: d-Tubocurarinchlorid, Gallaminae Triethiodidum, Succinylcholinchlorid u.a. Magnesiumsulfat.
8. Gefäßwirksame Stoffe: Synthetische Östrogene, Vitamin E.
9. Antibiotica und die Vitamine B_1, B_6, B_{12}, C.

Literatur: Arzneimittel-Forsch. *4*, 223 (1954); Mitt. dtsch. pharm. Ges. *24*, 76 (1954).

Nebenwirkungen: Allergische Erscheinungen, Gelbsucht, selten Agranulozytose, Kreislaufkollaps, akute Hypertension, Hypothermie, bei sehr hohen Dosen parkinsonähnliche Erscheinungen, Lichtempfindlichkeit, paradoxe Rk., Benommenheit, Akkommodationsstörungen, Mundtrockenheit.

Kontraindikation: Akuter Einfluß großer Narcoticamengen, Leberkrankheiten.

Pharmakologische Charakterisierung: Intensiv zentral dämpfend, antiemetisch, adrenolytisch, spasmolytisch, antipyretisch, histaminantagonistisch, Narcotica-Analgetica-Hypnotica potenzierend.

DL_{50} (14 Tage) in mg/kg:

	Ratte	Maus
i.p.	75–100	225–250 (24 Std.)
s.c.	540	160–200 ⎫ je nach
		400–465 ⎭ Futter
p.o.	492	
i.v.	25	27

Gegenmaßnahmen bei Vergiftung mit Chlorpromazin (BPC 63). Bei akuter Vergiftung Magenspülung. Bei akuter Hypotension den Patienten schräg lagern, Kopf nach unten,

Füße nach oben, und Noradrenalin durch Tropfinfusion zuführen. Die ZNS-Lähmung soll von selbst vorübergehen, nur soll Penicillin parenteral gegeben werden zur Verhinderung einer Pneumonie. Die Körpertemperatur soll sich ebenfalls von selbst normalisieren, sofern sie nicht so weit abgesunken ist, daß Herzarrhythmien zu befürchten sind.

Handelsformen: Megaphen (Bayer), Largactil und Hibanil (Specia), Propaphenin (Dt. Hydrierwerke Rodleben), Thorazine (Smith, Kline & French), Hibernal (Leo). Kombinationspräparat: Megaphen compositum (Bayer).

Methopromazin (INN) Merck Ind. 60. Methoxypromazin. Mopazin. 10-(3-Dimethylaminopropyl)-2-methoxyphenothiazin.

$C_{18}H_{22}N_2OS$	Formel c. 1. c), S. 369 Base	M.G. 314,46
$C_4H_4O_4 \cdot C_{18}H_{22}N_2OS$	Hydrogenmaleat	M.G. 430,51
$C_2H_2O_4 \cdot C_{18}H_{22}N_2OS$	Hydrogenoxalat	M.G. 404,48

Herstellung. Aus 2-Methoxyphenothiazin und 3-Dimethylaminopropylchlorid in Gegenwart von Natriumamid [C. R. Acad. Sci. (Paris) *235*, 59 (1952)].

Eigenschaften. Base: Fp. 44 bis 48°. – Hydrogenmaleat: Fp. 141 bis 145°. Lichtempfindlich. – Löslichkeit bei 25° in W. 0,3% in M. 4%, in Chlf. 12,5%, in Dimethylformamid 100 g auf 100 ml. Sehr wenig lösl. in A., Bzl. Unlösl. in Ae. pH der gesätt. wss. Lsg. etwa 5. – Hydrogenoxalat: Kristalle Zers. 178 bis 179°. – Pikrat: Rötliche Kristalle, Fp. 141 bis 142°.

Dosierung. 25 mg oder mehr, individuell (Merck Ind. 60). Klinisch 50 bis 300 mg täglich, ambulant 25 bis 150 mg täglich.

Anwendung. Angst-, Spannungs-, Erregungszustände, Psychasthenie, neurotisch-hypochondrische Verhaltungsweise mit depressiver Verstimmung, Schmerzen und Spasmen im Magen-Darm-Trakt, juckende Hautkrankheiten.

Handelsformen: Mopazin (Specia), Tentone (Lederle).

Triflupromazinhydrochlorid (INN) Merck Ind. 60. Trifluormethylpromazin. 2-Trifluormethyl-10-(3-dimethylaminopropyl)-phenothiazin-hydrochlorid.

$C_{18}H_{19}F_3N_2S \cdot HCl$ Formel c. 1. d), S. 369   M.G. 388,89

Herstellung. Durch Verschmelzen von 3-Trifluormethyldiphenylamin mit Schwefel und etwas Jod entsteht ein Gemisch von 2- und 4-Trifluormethylphenothiazin, das sich durch Kristallisation trennen läßt. Das 2-Trifluormethylphenothiazin wird mit Natriumamid und 3-Dimethylaminopropylchlorid in siedendem Xylol umgesetzt [J. Amer. chem. Soc. *79*, 4375 (1957)].

Eigenschaften. Kristalle. Zers. 173 bis 174°. Lösl. in W., A., Aceton. pH einer wss. Lsg. (2%) 4,1. Bei Erhöhung des pH-Wertes auf 6,4 fällt die freie Base aus. UV λ_{max} 255 nm und 305 nm mit $E_{1\ cm}^{1\%}$ 700 bzw. 90.

Dosierung. 25 mg, bei Bedarf mehr, muß sorgfältig individuell angepaßt werden (Merck Ind. 60). Klinisch 50 bis 250 mg täglich, ambulant 10 bis 50 mg täglich.

Anwendung. Unruhe-, Angst- und Spannungszustände, psychomotorische Erregung bei organischen Gehirnerkrankungen, Entziehungskuren, Erbrechen, Operationsvorbehandlung.

Handelsformen: Psyquil und Nivoman (Heyden), Vesprin und Nivoman (Squibb), Fluorofen und Fluomazina (Savio).

Acetylpromazini maleas (INN) Jap. 61. Acetylpromazinmaleat. Acetylpromazin Merck Ind. 60. Acepromazine Maleate BPC 63. 2-Acetyl-10-(3'-Dimethylaminopropyl)-phenothiazin-hydrogenmaleat.

$C_{19}H_{22}N_2OS \cdot C_4H_4O_4$ Formel c. 1. e), S. 369   M.G. 442,54

Herstellung. Aus Acetyl-phenothiazin und 3-Dimethylaminopropylchlorid mit Hilfe von Natriumamid [Brit. Pat. 808049 (1959), CA (N. Y.) *53*, 12312e (1959)]. Oder durch Umsetzen von 2-Acetylphenothiazin mit Phosgen zum 10-Carbonsäurechlorid, das mit 3-Dimethylaminopropanol zum entsprechenden Ester kondensiert wird. Die freie Base des Esters wird in Gegenwart von Kupferpulver zum Acetylpromazin pyrolysiert. Acetylphenothiazin läßt sich durch Friedel-Crafts-Acetylierung von N-Propionylphenothiazin und anschließende Abspaltung des Propionylrestes mit alkoholischer Kalilauge gewinnen (Bull. Soc. chim. Fr. *1957*, S. 938).

Eigenschaften. Gelbes kristallines Pulver, geruchlos und mit bitterem Geschmack (Jap. 61, BPC 63), gelbe Kristalle (Essigester) (Merck Ind. 60). Fp. 136 bis 141° (Jap. 61), 135 bis 138° (BPC 63), 135 bis 136° (Merck Ind. 60). Leicht lösl. in Chlf., in siedendem W. und in warmem A., lösl. in W. und in A., praktisch unlösl. in Ae. und in PAe. (Jap. 61); bei 20° lösl. in 23 T. W., in 40 T. A. und in 3 T. Chlf., wenig lösl. in Ae. (BPC 63). pH der Lsg. (1 → 100) zwischen 4,0 und 4,8 (Jap. 61), pH der Lsg. (1,0%, g/v) in kohlendioxidfreiem W. zwischen 4,0 und 4,5 (BPC 63). – Base: Orange gefärbtes Öl. Kp.$_{0,5}$ 220 bis 240° (Merck Ind. 60).

Erkennung. 1. Die Lichtabsorption der zur Gehaltsbestimmung verwendeten Lsg. wird gemessen. Die Lsg. zeigt Maxima bei 243 ± 1 nm und 278 ± 1 nm. Die Absorptionen E und E' bei diesen Wellenlängen werden gemessen. Das Verhältnis E/E' liegt zwischen 1,33 und 1,44 (Jap. 61). – 2. Je 5 ml Lsg. (1 → 500) geben mit Jodlsg. einen rötlichbraunen Nd., mit Mayers Rg. einen gelblichweißen Nd., mit Pikrinsäurelsg. einen gelben Nd. (Acetylpromazin) (Jap. 61). – 3. 5 ml Lsg. (1 → 500) werden mit 3 bis 4 Tr. Eisessig und 5 mg p-Nitrophenylhydrazin auf siedendem Wasserbad erhitzt. Dabei entsteht eine orangerote Farbe und beim Abkühlen scheidet sich ein orange bis rötlich-orange gefärbter Nd. ab (Acetylpromazin) (Jap. 61). – 4. Man kocht 0,5 g 2 Std. mit 20 ml W. und 0,5 g Hydroxylammoniumchlorid am Rückflußkühler, kühlt ab und macht mit Natriumhydroxidlsg. alkalisch gegen Lackmuspapier. Der sich bildende Nd. schmilzt nach Umkristallisieren aus Essigester und Trocknen bei etwa 157° (BPC 63). – 5. 1 Tr Kaliumpermanganatlsg. wird durch 5 ml Lsg. (1 → 500) von Acetylpromazinmaleat sofort entfärbt (Maleinsäure) (Jap. 61). – 6. Zu 0,2 g gibt man 3 ml W. und 2 ml Natriumhydroxidlsg. Dabei entsteht eine gelbe viskose Schicht. Dann schüttelt man dreimal mit je 3 ml Ae. aus und erhitzt die wss. Lsg. mit 2 ml Bromlsg. AsT 10 Min. auf dem Wasserbad, kocht auf, kühlt ab und fügt 0,2 ml davon zu einer Lsg. von 10 mg Resorcin in 3 ml Schwefelsäure. Dann erhitzt man 15 Min. auf dem Wasserbad, dabei entsteht eine blauschwarze Farbe (BPC 63).

Prüfung. 1. Schwermetalle. Der Verbrennungsrückstand von 2,0 g wird in 2 ml Salzsäure gelöst und auf dem Wasserbad wieder eingedampft bis zur Trockne. Dieser Rückstand wird in 2 ml verd. Essigsäure aufgenommen und mit W. auf 50 ml aufgefüllt. Mit dieser Lsg. wird die Prfg. durchgeführt. Zur Vergleichslsg. gibt man 2,0 ml Standard-Blei-Lsg. (nicht mehr als 10 ppm) (Jap. 61). – 2. Chlorid. Man löst 0,20 g in 4 ml W., gibt 1 ml verd. Salpetersäure und 0,2 ml Silbernitratlsg. hinzu und läßt 5 Min. stehen. Es darf keine Opaleszenz entstehen (BPC 63). – 3. Trocknungsverlust. Nicht mehr als 0,50% (0,5 g, 105°, 4 Std.) (Jap. 61); nicht mehr als 1,0% bei 105° (BPC 63). – 4. Verbrennungsrückstand. Nicht mehr als 0,10% (2 g) (Jap. 61). – 5. Sulfatasche. Nicht mehr als 0,2% (BPC 63).

Gehaltsbestimmung. 1. Etwa 0,1 g vorher 4 Std. bei 105° getrockneter Substanz werden genau gewogen und mit W. auf genau 1000 ml aufgefüllt. Genau 10 ml dieser Lsg. bilden nach Verdünnen mit W. auf genau 100 ml die Prüflsg. Die Lichtabsorption E bei 243 nm und einer Schichtdicke von 10 mm wird bestimmt. Die Anzahl mg $C_{19}H_{22}N_2OS \cdot C_4H_4O_4$ ergeben sich aus $100000 \cdot E/592$ (Jap. 61). – 2. Durch wasserfreie Titration nach BP 63 von etwa 0,5 g genau gewogener Substanz. 1 ml 0,1 n Perchlorsäure entspr. 0,04425 g $C_{23}H_{26}N_2O_5S$ (BPC 63).

Geforderter Gehalt. Mindestens 98,0% (Jap. 61), 98,5 bis 101,5%, bezogen auf die getrocknete Substanz (BPC 63).

Aufbewahrung. Dicht verschlossen (Jap. 61), vor Licht geschützt (BPC 63).

Dosierung. Einzeldosis 10 bis 30 mg; Tagesdosis 30 bis 150 mg; Maximaldosis täglich 1 g (Jap. 61); Anfangsdosis das Äquivalent von 10 bis 26 mg der Base dreimal täglich, später, falls nötig, allmählich steigernd (BPC 63); bei Psychosen 150 bis 300 mg, bei Neurosen und anderen Indikationen 10 bis 30 mg (Merck Ind. 60); Tagesdosis klinisch 50 bis 100 mg und ambulant 10 bis 50 mg.

Anwendung. Angst-, Erregungs- und Verwirrtheitzustände, Schizophrenie, symptomatische Psychosen, Stimmungslabilität, Schlafstörungen, zentrales Erbrechen, Prämedikation bei Operationen, zur Potenzierung von Analgetica. Acepromazin ist wirksamer und weniger toxisch als Chlorpromazin, es besitzt eine geringe antipsychotische Wirkung bei mittelmäßiger zentraler Dämpfung und ausgeprägter adrenolytischer Wirkung. – Nebenwirkungen (seltener und schwächer als bei Chlorpromazin): Hypotension, extrapyramidale Symptome, Benommenheit, nächtliche Erregung, Obstipation, Dermatosen. – DL_{50} der Base: per os 130 mg/kg Maus, i.v. 70 mg/kg Ratte.

Handelsformen: Notensil (Fisons Pharmaceuticals), Plégicil (Clin-Comar).

Trimeprazin.

Formel c. 2. a), S. 369

Siehe Bd. I, 1193.

Trimeprazine Tartrate BPC 63. Trimeprazine Merck Ind. 60. 10-(2-Methyl-3-dimethylaminopropyl)-phenothiazin-tartrat.

$C_{40}H_{50}N_4O_6S_2$ M.G. 747,00

Herstellung. Aus Phenothiazin und 3-Dimethylamino-2-methyl-propylchlorid in Gegenwart von Natriumamid [BPC 63; US-Pat. 2837518 (1958), CA (N. Y.) 52, 16382d (1958)].

Eigenschaften. Weißes oder schwach cremefarbenes, am Licht sich verfärbendes Pulver; geruchlos, Geschmack bitter. Fp. 160 bis 164°. Lösl. bei 20° in 4 T. W., in 30 T. A. und in 75 T. Chlf., sehr wenig lösl. in Ae. und in Bzl. (BPC 63). pH einer Lsg. (2,0%, g/v) in kohlendioxidfreiem W. liegt zwischen 5,5 und 7,0 (BPC 63). Base: Fp. 68°, Kp.$_{0,3}$ 150 bis 175° (Merck Ind. 60). Maleat: Fp. 187° (Merck Ind. 60). Hydrochlorid: Zers. 216 bis 217° (Merck Ind. 60).

Erkennung (BPC 63). 1. Man löst 0,5 g in 5 ml W., gibt 1,5 ml Natriumhydroxidlsg. zu, extrahiert zweimal mit je 10 ml Ae. und hebt die wss. Schicht auf. Die vereinigten Ätherauszüge werden mit wasserfreiem Natriumsulfat geschüttelt, filtriert und eingedampft. Der Rückstand wird zur Kristallisation gebracht und schmilzt nach 16stündigem Trocknen im Vakuum über Phosphorpentoxid bei etwa 60°. – 2. 2 ml der nach 1 erhaltenen wss. Lsg. macht man mit Essigsäure schwach sauer gegen Lackmuspapier, gibt 1 ml einer Lsg. von 1 g Ammoniumvanadat in 2 ml Natriumhydroxidlsg. und 18 ml W. hinzu. Es entsteht eine orangerote Farbe. – 3. Eine Lsg. von 0,5 g in 10 ml W. gibt nach Zusatz von 1 ml Salpetersäure eine rote Farbe und einen weißen Nd., der sich schnell wieder auflöst. Beim Erwärmen schlägt die Farbe plötzlich nach Dunkelgrün um. – 4. Die Lichtabsorption einer Lsg. in 0,01 n Salzsäure zeigt im Bereich von 230 bis 360 nm gut ausgeprägte Maxima nur bei etwa 251 nm und 302 nm. Für $\lambda = 251$ nm ist $E_{1\ cm}^{0,0006\%}$ etwa 0,42.

Prüfung (BCP 63). 1. Trocknungsverlust. Bei 100° im Vakuum nicht mehr als 1,0%. 2. Sulfatasche. Nicht mehr als 0,1%.

Gehaltsbestimmung (BPC 63). Durch wasserfreie Titration nach BP 63 von etwa 1 g genau gewogener Substanz. 1 ml 0,1 n Perchlorsäure entspr. 0,03735 g $C_{40}H_{50}N_4O_6S_2$.

Geforderter Gehalt. 99,0 bis 101,0%, bezogen auf die getrocknete Substanz (BPC 63).

Dosierung. Individuell, oral 2,5 bis 10 mg (Merck Ind. 60); bei Pruritus Erwachsene 10 bis 40 mg täglich, Kinder 7,5 bis 15 mg täglich, zur Operationsvorbereitung bei Kindern 2 bis 5 mg/kg Körpergewicht (BPC 63).

Anwendung. Pruritus dermatologischen und nichtdermatologischen Ursprungs. – Nebenwirkungen: Müdigkeit, gelegentlich Benommenheit, Mundtrockenheit, Magen-Darm-Störungen.

Levomepromazin Merck Ind. 60. Methotrimeprazinmaleat (INN). 2-Methoxy-10-(2-methyl-3-dimethylaminopropyl)-phenothiazin-hydrogenmaleat.

$C_{19}H_{24}N_2OS \cdot C_4H_4O_4$	Formel c. 2. b), S. 369	M.G. 444,54
$C_{19}H_{24}N_2OS$	Base	M.G. 328,46

Eigenschaften. Kristalle, die am Licht dunkler werden. Zers. bei etwa 190°. Löslichkeit in W. 0,3% bei 20°, in A. 0,4%. pH einer 0,3%igen Lsg. 4,3. Freie Base: $[\alpha]_D^{20} - 17$ (c = 5 in Chlf.).

Dosierung. 0,25 mg oder mehr, individuell. Suppositorien 100 mg.

Anwendung. Siehe Chlorpromazin. Sehr stark zentral dämpfend, ausgeprägt histaminantagonistisch, schwach antikonvulsiv.

Handelsformen: Neurocil (Bayer), Nozinan und Minozinan (Specia), Laevopromazin (Rhône-Poulenc), Veractyl (May & Baker), Methoxytrimeprazin.

Taxilan Merck Ind. 60. Perazin. 10-[3-(4-methyl-piperazino)-propyl]-phenothiazin.

$C_{20}H_{25}N_3S$ Formel c. 3. a), S. 369 Base M.G. 339,49

Herstellung. Aus Phenothiazin und 1-Methyl-4-γ-chlorpropyl-piperazin oder aus N-Methylpiperazin und 10-(γ-Brompropyl)-phenothiazin [Mh. Chemie 88, 56, 193 (1957)].

Eigenschaften. Base: Kristalle. Fp. (Tetrachlorkohlenstoff) 196 bis 189° (andere Angabe 114 bis 116°). Sublimiert bei etwa 145°. Siedet bei 150 bis 160° Badtemperatur und 0,001 Torr. Lösl. in Schwefelkohlenstoff mit gelber Farbe.
Dihydrochlorid: Hygroskopische Nadeln. Zers. 228 bis 230°.
Dihydrochlorid-hemihydrat: Plättchen. Fp. (A.) 225 bis 227°.

Dosierung. 50 bis 150 mg.

Anwendung. Affektive Erregung, emotionelle Spannungszustände, psychomotorische Unruhe, depressive Verstimmung. Die mittelstarke zentrale Dämpfung setzt bald ein, die antipsychotische Wirkung ist relativ schwach. Vorsicht bei Leber- und Blutkrankheiten.

Handelsform: Taxilan (Promonta).

Trifluoperazine Hydrochloride (INN) BP 63, BPC 63. 2-Trifluormethyl-10-[3-(4-methyl-piperazino)-propyl]-phenothiazin-dihydrochlorid. 10-[3-(4-methylpiperazin-1-yl)-propyl]-2-trifluormethylphenothiazin-dihydrochlorid.

Merck Ind. 60 beschreibt auch die Base, das Maleat und das Sulfoxid-dihydrochlorid.

$C_{21}H_{24}F_3N_3S \cdot 2HCl$ Formel c, 3, b), S. 369   M.G. 480,41
$C_{21}H_{26}Cl_2F_3N_3S$

Herstellung. Aus 2-Trifluormethyl-phenothiazin und 1-Methyl-3-γ-chlorpropyl-piperazin mit Hilfe von Natriumamid [J. org. Chem. *22*, 709 (1957)].

Eigenschaften. Hell cremefarbenes oder sehr schwach gelbes kristallines Pulver, geruchlos oder fast geruchlos und von bitterem Geschmack. Fp. etwa 240°. Lösl. bei 20° in 2 T. W., wenig lösl. in A. und in Isopropylalkohol, unlösl. in Ae. Die wss. Lsg. (5,0%, g/v) hat ein pH zwischen 1,7 und 2,6.

Base: $C_{21}H_{24}F_3N_3S$, M. G. 407,49. Kp.$_{0,7}$ 202 bis 210° (Merck Ind. 60).
Bis-hydrogenmaleat: $C_{21}H_{24}F_3N_3S \cdot 2C_4H_4O_4$. Fp. 193 bis 194° (Merck Ind. 60).
Sulfoxid-dihydrochlorid: $C_{21}H_{24}F_3N_3OS \cdot 2HCl \cdot 3H_2O$. Fp. 173 bis 175° (Merck Ind. 60).

Erkennung (BP 63). 1. Die Lichtabsorption in 0,01 n Salzsäure zeigt im Bereich von 220 bis 350 nm ein Maximum nur bei 256 nm, mit $E_{1cm}^{0,001\%}$ etwa 0,63. – 2. Fluornachweis nach Identitätsprobe D von Dexamethason. Man verbrennt 7 mg nach der Sauerstoffkolbenmethode (BP 63, Bd. I, 223), wobei man eine Mischung aus 20 ml W. und 0,5 ml 0,01 n Natriumhydroxid als Absorptionsflüssigkeit verwendet. Nach Abschluß der Prozedur überführt man 2 ml der Flüssigkeit in ein Reagensglas, fügt 0,5 ml Alizarinkomplexonlsg. („alizarin fluorine blue solution") und 0,2 ml einer Lsg. hinzu, die 12% (g/v) Natriumacetat und 6% (v/v) Eisessig enthält, verdünnt mit 4 ml W. und gibt 0,1 ml Cer(III)-nitrat-Lsg. hinzu. Dabei entsteht eine tief lilablaue Farbe. – 3. Fp. etwa 240°. – 4. Die Substanz gibt die Chloridreaktion B.

Prüfung (BP 63). 1. Trocknungsverlust. Nicht mehr als 1,0% bei 105°. – 2. Sulfatasche. Nicht mehr als 0,1%.

Gehaltsbestimmung (BP 63). Durch wasserfreie Titration von etwa 0,4 g genau gewogener Substanz gegen Oracetblau-B-Lsg. als Indikator. 1 ml 0,1 n Perchlorsäure entspr. 0,02402 g $C_{21}H_{24}F_3N_3S \cdot 2HCl$.

Geforderter Gehalt. 98,5 bis 101,0% (BP 63, BPC 63).

Aufbewahrung. Vor Licht geschützt (BP 63, BPC 63).

Sterilisation. Injektionslsg. werden durch Erhitzen im Autoklaven in einer Atmosphäre von Stickstoff oder einem anderen geeigneten Gas oder durch Filtration sterilisiert (BPC 63).

Dosierung. In der Psychiatrie 2 bis 30 mg täglich, in Einzeldosen unterteilt; als Antiemeticum 1 bis 6 mg täglich (BP 63, BPC 63). Individuell, 2 bis 20 mg oral, 1 bis 2 mg i.m. (Merck Ind. 60).

Anwendung. Trifluoperazin wirkt ähnlich wie Chlorpromazin, jedoch genügen wesentlich geringere Dosen. Angst-, Unruhe-, Erregungszustände, Geburtserleichterung, Operationsvorbereitung, Erbrechen. – Nebenwirkungen: Müdigkeit, Schwindelgefühl, verschwommene Sicht, Kopfschmerzen, Mundtrockenheit, Appetitlosigkeit, Hautreaktionen.

Handelsformen: Jatroneural und Jatroneural mite (Röhm und Haas), Stelazine (Smith, Kline und French).

Butyrylperazin. 3-n-Butyryl-10-[3-(4-methylpiperazino)-propyl]-phenothiazin-bis-hydrogenmaleat.

$C_{24}H_{31}N_3OS$ Formel c. 3. c), S. 369   M.G. 409,60

Anwendung. Als starkes Neurolepticum bei Psychosen des schizophrenen Formenkreises, Hebephrenie, Defektschizophrenie, manischen Zuständen, Erregungs- und Angstzuständen, zentralem Erbrechen.

Handelsform: Randolectil (Bayer).

Thioperazin. Thiproperazin. Thiopropemazin. 10-[3-(4-Methylpiperazino)-propyl]-phenothiazin-2-sulfonsäure-dimethylamid.

$C_{22}H_{30}N_4O_2S_2$ Formel c. 3. d), S. 369   M.G. 446,65

Anwendung. Akute Schizophrenien und schwerste Katatonien, paranoid-halluzinatorisches Syndrom, Erregungszustände, Manien. – Nebenwirkung: Häufig depressive Rk., Angstzustände, gelegentlich Euphorie.

Handelsformen: Majeptil (May und Baker), Vontil (Smith, Kline und French).

Prochlorperazin (INN). Prochlorpemazin. Chlorperazin. 2-Chlor-10-[3-(4-methyl-piperazino)-propyl]-phenothiazin. Prochlorperazine NF XII.

$C_{20}H_{24}ClN_3S$ Formel c. 3. e), S. 369   M.G. 373,95

Herstellung. Aus 2-Chlorphenothiazin und 4-Methyl-1-(3-chlorpropyl)-piperazin [Franz. Pat. 1167627 (1955), Chem. Zbl. *1960*, S. 1943].

Eigenschaften. Klare, schwach gelbe, viskose Flüssigkeit, lichtempfindlich. Sehr wenig lösl. in W., sehr gut lösl. in A., Chlf. und Ae.

Erkennung. Prochlorperazin entspr. der Identifikationsprüfung auf organische Stickstoffbasen (NF XII), wobei Prochlorperazinmaleat-Bezugsstandard der USP als Standard zum Vergleich dient.

Prüfung. Verbrennungsrückstand. Nicht mehr als 0,1 %.

Gehaltsbestimmung. Man überführt etwa 500 mg genau gewogener Substanz in einen 125-ml-Erlenmeyerkolben, fügt 30 ml Eisessig hinzu und erwärmt zum Auflösen auf dem Dampfbad. Man fügt 2 Tr. Kristallviolettlsg. hinzu und titriert mit 0,1 n Perchlorsäure in Eisessig auf Blau. Mit Hilfe eines Blindversuches wird eine evtl. erforderliche Korrektur ermittelt.

1 ml 0,1 n Perchlorsäure entspricht 18,70 mg $C_{20}H_{24}ClN_3S$.

Aufbewahrung. Dicht verschlossen und vor Licht geschützt.

Dosierung. Rectal 2,5 bis 25 mg.

Anwendung. Bei Erbrechen, Reisekrankheit, Kopfschmerz, Migräne, Unruhe- und Erregungszuständen. – Nebenwirkungen: Schläfrigkeit, Benommenheit, Hautreaktionen, selten extrapyramidale Symptome. DL_{50} oral 1,25 mg/kg Maus.

Handelsformen: Nipodal (Bayer), Compazine (Smith, Kline & French), Tamatil (Rhône-Poulenc), Stemetil und Tementil (Specia).

Prochlorperazin wird als Base, Maleat, Methansulfonat und Edisylat beschrieben.

Prochlorperazine Maleate BP 63, USP XVII, BPC 63, Merck Ind. 60. Prochlorpémazine (maléate de) CF 65. Prochlorpemazini Maleas. Diماléate de chloro-3-[(méthyl-4-pipérazinyl)-3-propyl]-10-phénothiazine. Bis-(hydrogenmaleat) des Prochlorperazins. 2-Chlor-10-[3-(4-methylpiperazino)-propyl]-phenothiazin-bis-hydrogenmaleat.

$C_{20}H_{24}ClN_3S \cdot 2 C_4H_4O_4$ M.G. 606,07

Eigenschaften. Weißes Pulver, das sich am Licht rosa färbt (CF 65), weißes oder schwach gelbes, kristallines Pulver (BP 63, USP XVII, BPC 63), winzige Kristalle (Merck Ind. 60), ohne Geruch (CF 65), Geschmack schwach bitter (BP 63, BPC 63). Fp. 198 bis 203° (BP 63, BPC 63), 228° (Merck Ind. 60), ohne klar definierten Fp., gegen 220° (CF 65). Fast unlösl. in W. und in A., sehr wenig lösl. in Bzl., unlösl. in Ae. (BP 63), weniger als 0,1 % bei 20° lösl. in W., etwas lösl. in M. und in A., unlösl. in Ae., Bzl. und Chlf. (Merck Ind. 60), lösl. in Dimethylformamid bei 70°, sehr wenig lösl. in W. und in A., praktisch unlösl. in Ae. und in Chlf. (CF 65), praktisch unlösl. in W. und in A., wenig lösl. in warmem Chlf. (USP XVII). Die gesätt. Lsg. reagiert sauer gegen Lackmus (USP XVII). pH der gesätt. Lsg. liegt zwischen 3,0 und 4,0 (CF 65).

Erkennung. 1. Maleinsäure. Eine Lsg. von 0,20 g in 2 ml W. wird mit 1 ml Natronlauge und 10 ml Ae. geschüttelt. Nach Abtrennen der ätherischen Schicht wird die wss. Schicht zweimal mit je 10 ml Ae. gewaschen. Zu 3 ml der wss. Schicht gibt man 1 ml Bromwasser und vertreibt das überschüssige Brom durch Kochen. Gleichzeitig werden in einem Reagensglas einige Milligramm Resorcin in 9 ml konz. Schwefelsäure gelöst. Dazu gibt man einige

Tropfen der mit Brom behandelten Lsg. und erwärmt 15 Min. auf dem Wasserbad. Dabei entwickelt sich eine weinrote Farbe (CF 65). – 2. Prochlorperazin als Pikrat. Die Ätherauszüge von Erkennungsprüfung 1. werden mit entwässertem Natriumsulfat getrocknet, filtriert und bei normaler Temperatur eingedampft. Der Rückstand wird in 10 ml M. gelöst und mit einer Lsg. von 0,15 g Pikrinsäure in 10 ml M. versetzt. Die sich bildenden Kristalle werden auf einer Fritte gesammelt, mit M. ausgewaschen und im Vakuumexsikkator über Schwefelsäure getrocknet. Sie schmelzen unter Zers. um 270° (CF 65). – 0,2 g werden in einer Mischung von 3 ml W. und 2 ml Natriumhydroxidlsg. gelöst und dreimal mit je 3 ml Ae. extrahiert. Die wss. Schicht wird aufgehoben für die Identitätsprüfung 3. Die vereinigten Ätherauszüge werden zur Trockne eingedampft. Der Rückstand wird in 10 ml heißem M. gelöst und in eine Lsg. von 0,4 g Pikrinsäure in 30 ml heißem M. gegossen. Nach Abfiltrieren und Auswaschen mit M. schmilzt der Rückstand um 255° (Zers.) (BP 63). – 3. Maleinsäure. Zu der wss. Schicht von Identitätsprüfung 2 gibt man 2 ml Bromlsg. AsT, erwärmt 10 Min. im Wasserbad, erhitzt zum Sieden, kühlt ab und fügt 2 Tr. einer Lsg. von 10 mg Resorcin in 3 ml Schwefelsäure hinzu. Bei 15minütigem Erhitzen auf dem Wasserbad entwickelt sich eine blauschwarze Farbe (BP 63). Zu etwa 500 mg gibt man 5 ml W. und 2 ml stärkeres Ammoniakwasser und extrahiert dreimal mit je 5 ml Chlf. Man dampft die wss. Lsg. zur Trockne ein, fügt zum Rückstand einige Tropfen verd. Schwefelsäure, dann etwa 5 ml W. und extrahiert die Lsg. viermal mit je 25 ml Ae. Der Ae. wird in einem warmen Luftstrom verjagt. Der Rückstand (Maleinsäure) schmilzt zwischen 128 und 133° (USP XVII). – 4. Prochlorperazinmaleat entspr. der Identifikationsprüfung auf organische Stickstoffbasen. Dabei wird die Auflösung des Salzes durch Zusatz von 0,5 ml verd. Salzsäure zu der in der Vorschrift angegebenen Menge W. und Erwärmen herbeigeführt (USP XVII). – 5. Verhalten gegen Schwefelsäure. Wie Identitätsprüfung 4 bei Chlorpromazinhydrochlorid (BP 63). – 6. Wie Identitätsprüfung 7 (HBr) bei Chlorpromazinhydrochlorid (BP 63).

Prüfung. 1. Der pH der gesätt. Lsg. muß zwischen 3,0 und 4,0 liegen (CF 65). – 2. Schwermetalle. Der Rückstand der Sulfataschebestimmung wird in 1 ml konz. Salzsäure aufgenommen und auf dem Wasserbad eingedampft. Dann wird erneut in 5 ml W. aufgenommen und mit 5 ml Schwefelwasserstofflsg. versetzt. Falls eine Färbung entsteht, so darf sie nicht stärker sein als die einer mit der gleichen Reagensmenge versetzten Mischung von 5 ml W. und 1 ml einer Lsg., die 0,01 g Blei auf 1000 ml enthält (10 ppm) (CF 65). – 3. Trocknungsverlust. Nicht mehr als 1,0% bei 105° (BP 63, BPC 63), nicht mehr als 0,5% bei 100 bis 105°, bestimmt an etwa 1 g (CF 65), nicht mehr als 0,5% nach 2 Std. bei 105° (USP XVII). – 4. Sulfatasche. Nicht mehr als 0,1% (BP 63) bestimmt mit etwa 1 g (CF 65). – 5. Verbrennungsrückstand. Nicht mehr als 0,1% (USP XVII).

Gehaltsbestimmung. Durch wasserfreie Titration von etwa 0,6 g genau gewogener Substanz (BP 63). Etwa 0,25 g werden genau gewogen in 50 ml Eisessig unter schwachem Erwärmen gelöst. Nach Abkühlen werden 4 bis 5 Tr. α-Naphtholbenzeinlsg. zugegeben. Mit 0,1 n Perchlorsäure wird bis zum Farbumschlag nach Grün titriert. Der Verbrauch von einem Blindversuch wird abgezogen (CF 65). 1 ml 0,1 n Perchlorsäure entspr. 0,0303 g $C_{20}H_{24}ClN_3S \cdot 2C_4H_4O_4$. – Etwa 400 mg werden genau gewogen, in ein Becherglas überführt, und in 30 ml Chlf. unter Erwärmen auf dem Dampfbad gelöst. Man gibt 100 ml Eisessig hinzu, kühlt auf Zimmertemperatur ab und titriert mit 0,05 n Perchlorsäure bei potentiometrischer Endpunktbestimmung.
1 ml 0,05 n Perchlorsäure entspr. 15,15 mg $C_{20}H_{24}ClN_3S \cdot 2C_4H_4O_4$ (USP XVII).

Geforderter Gehalt. Bezogen auf das bei 105° getrocknete Produkt mindestens 98,0% (CF 65), 98,0 bis 101,0% (BP 63), 98,0 bis 101,5% (USP XVII).

Aufbewahrung. Vor Licht geschützt (BP 63, BPC 63) und gut verschlossen (CF 65, USP XVII).

Dosierung. In der Psychiatrie 15 bis 100 mg täglich, unterteilt in Einzeldosen, als Antiemeticum 10 bis 30 mg (BP 63, BPC 63); oral 5 bis 10 mg, in der Psychiatrie bei hospitalisierten Patienten bis 25 mg (Merck Ind. 60); als Antiemeticum 8 bis 15 mg (entspr. 5 bis 10 mg Base), übliche Dosis 8 mg (entspr. 5 mg Base) drei- bis viermal täglich (USP XVII).

Prochlorperazine Methanesulphonate BP 63, BPC 63. 2-Chlor-10-[3-(4-methylpiperazino)-propyl]-phenothiazin-bis-methansulfonat.

$C_{20}H_{24}ClN_3S \cdot 2CH_3SO_3H$
$C_{22}H_{32}ClN_3O_6S_3$ M.G. 566,16

Eigenschaften. Weißes, oder fast weißes, geruchloses Pulver mit schwach bitterem Geschmack. Fp. etwa 242°. Lösl. bei 20° in weniger als 0,5 T. W. und in 40 T. A., wenig lösl. in Chlf., unlösl. in Ae. pH einer 2,0%igen wss. Lsg. zwischen 2,0 und 3,0.

Erkennung. 1. Entsprechend den Identitätsprüfungen 2., 4. und 5. von Prochlorperazinmaleat. — 2. Man mischt 50 mg mit 0,2 g pulverisiertem Ätznatron, erhitzt zum Schmelzen und noch einige Sekunden länger, kühlt ab, gibt 0,5 ml W. und einen geringen Überschuß verd. Salzsäure hinzu und erwärmt. Dabei entwickelt sich Schwefeldioxid, das feuchtes Jodatstärkepapier blau färbt. — 3. Fp. um 242°. — 4. Lichtabsorption einer Lsg. in A. mit 0,01% (v/v) konz. Ammoniak. Im Bereich von 220 bis 350 nm tritt ein Maximum nur bei 258 nm auf, $E_{1\,cm}^{0,0007\%}$ etwa 0,44.

Prüfung. 1. Trocknungsverlust. Bei 100° und höchstens 5 Torr nicht mehr als 1,0%. — 2. Sulfatasche. Nicht mehr als 0,1%.

Gehaltsbestimmung. Nach Methode I für Stickstoffbestimmung mit etwa 0,6 g genau gewogener Substanz und 15 ml stickstofffreier Schwefelsäure.

1 ml 0,1 n Schwefelsäure entspr. 0,01887 g $C_{20}H_{24}ClN_3S \cdot 2CH_3SO_3H$.

Geforderter Gehalt. 98,0 bis 101,0%, bezogen auf die getrocknete Substanz.

Aufbewahrung. Vor Licht geschützt.

Sterilisation. Injektionslsg. werden in einem Autoklaven in einer Atmosphäre von Stickstoff oder einem anderen geeigneten Gas sterilisiert.

Dosierung. In der Psychiatrie zwei- bis dreimal täglich 12,5 bis 25 mg durch tiefe i.m. Injektion, als Antiemeticum 12,5 mg i.m. Weitere Anwendung in Sirupen.

Prochlorperazine Edisylate USP XVII. Prochlorperazin-äthandisulfonat. 2-Chlor-10-[3-(4-methylpiperazino)-propyl]-phenothiazin-äthandisulfonat.

$C_{20}H_{24}ClN_3S \cdot C_2H_6O_6S_2$ M.G. 564,15

$C_{20}H_{26}ClN_3S^{++}$ $\begin{array}{l}CH_2-SO_3^-\\ |\\ CH_2-SO_3^-\end{array}$

Eigenschaften. Weißes bis sehr schwach gelbes, geruchloses, kristallines Pulver. Lösl. in etwa 2 T. W. und in etwa 1500 T. A., unlösl. in Ae. und in Chlf. Die Lsg. reagieren sauer gegen Lackmus.

Erkennung. 1. Prochlorperazinedisylat entspr. der Identifikationsprüfung auf organische Stickstoffbasen, wobei Prochlorperazinmaleat-Bezugsstandard der USP als Standard zum Vergleich dient. — 2. Man schmilzt etwa 100 mg mit einigen Rotuli Ätznatron. Die erkaltete Schmelze gibt den Sulfitnachweis.

Prüfung. 1. Trocknungsverlust. Nicht mehr als 0,5% nach 3 Std. bei 100° im Vakuum. — 2. Verbrennungsrückstand. Nicht mehr als 0,1%.

Gehaltsbestimmung. Man überführt etwa 750 mg genau gewogener Substanz in einen Scheidetrichter, der 40 ml W. enthält, und schüttelt bis zur Auflösung. Man macht die Lsg. alkalisch mit starkem Ammoniakwasser und extrahiert dreimal mit je 25 ml Ae. Die vereinigten Ätherauszüge wäscht man einmal mit etwa 25 ml W., verwirft das Waschwasser, und dampft die Ätherlsg. auf dem Dampfbad zur Trockne ein. Man löst den Rückstand in 60 ml Eisessig, fügt Kristallviolettlsg. hinzu und titriert mit 0,1 n Perchlorsäure.

1 ml 0,1 n Perchlorsäure entspr. 28,21 mg $C_{20}H_{24}ClN_3S \cdot C_2H_6O_6S_2$.

Geforderter Gehalt. 98,0 bis 101,5%, bezogen auf die getrocknete Substanz.

Dosierung. 8 bis 16 mg als Injektion. Übliche Dosis 8 mg, entsprechend 5 mg Base, alle 3 oder 4 Std. Weiter Anwendung in Sirupen.

Dixyrazin. 10-{2-Methyl-3-[4-(2-hydroxyäthoxyäthyl)-piperazino]-propyl}-phenothiazin.

$C_{24}H_{33}N_3O_2S$ Formel c. 4., S. 369   M.G. 427,61

Anwendung. Psychosen, Neurosen, Angst, exogene Depressionen, neurovegetative Dystonien. — Nebenwirkungen: Müdigkeit, Mundtrockenheit, Schwindelgefühl.

Handelsform: Esucos (UCB-Chemie Köln).

Perphenazine (INN) BP 63, BPC 63, Merck Ind. 60. Perphenazin. Chlorperphenazin. 2-Chlor-10-{3-[4-(2-hydroxyäthyl)-piperazino]-propyl}-phenothiazin.

$C_{21}H_{26}ClN_3OS$ Formel c. 5. a), S. 369   M.G. 403,97

Herstellung. Aus 2-Chlor-10-(3-chlorpropyl)-phenothiazin und 1-(β-Hydroxyäthyl)-piperazin [Chem. Engng. News *35*, 27 (1957)].

Eigenschaften. Weißes, oder creme-weißes, fast geruchloses und bitterschmeckendes Pulver (BP 63, BPC 63), lichtempfindliche Kristalle (Merck Ind. 60). Fp. 96 bis 100° (BP 63, BPC 63), 94 bis 100° (Merck Ind. 60). Fast unlösl. in W., lösl. bei 20° in 20 T. A., in 1 T. Chlf. und in 80 T. Ae., leicht lösl. in verd. Salzsäure (BP 63, BPC 63), praktisch unlösl. in W. und in Sesamöl; lösl. in 1 l A. sind 153 g und in 1 l Aceton 82 g (Merck Ind. 60).

Erkennung (BP 63). 1. Man löst 0,2 g in 2 ml M. und gießt die Lsg. in eine Lsg. von 0,4 g Pikrinsäure in 10 ml M. bei 50°. Man kühlt ab und läßt 4 Std. stehen. Der Nd. schmilzt nach Umkristallisieren aus M. und Auswaschen mit M. bei etwa 248° unter Zers. – 2. Man löst 5 mg in 5 ml Schwefelsäure. Dabei entsteht eine fuchsinrote Farbe, die beim Erwärmen dunkler und beim Abkühlen heller wird. – 3. Die UV-Absorption in 0,1 n Salzsäure zeigt im Bereich von 230 bis 350 nm ein Maximum bei 254 nm und ein weniger gut ausgeprägtes Maximum bei etwa 305 nm. $E_{1\,cm}^{0,0008\%}$ bei 254 nm etwa 0,65.

Prüfung (BP 63). 1. Trocknungsverlust. Nicht mehr als 0,5% bei 65°. – 2. Sulfatasche. Nicht mehr als 0,1%.

Gehaltsbestimmung (BP 63). Durch wasserfreie Titration von etwa 0,5 g genau gewogener Substanz. 1 ml 0,1 n Perchlorsäure entspr. 0,02020 g $C_{21}H_{26}ClN_3OS$.

Geforderter Gehalt (BP 63, BPC 63). 98,5 bis 101,5%, bezogen auf die 65° getrocknete Substanz.

Sterilisation. Injektionslsg. werden durch Erhitzen im Autoklaven oder durch Filtration sterilisiert (BPC 63).

Aufbewahrung. Vor Licht geschützt (BP 63, BPC 63).

Dosierung. In der Psychiatrie 8 bis 24 mg täglich, in Einzeldosen unterteilt, als Antiemeticum 4 bis 8 mg (BP 63, BPC 63). Oral 2 bis 16 mg, dabei täglich nicht mehr als 64 mg und bei ambulanten Patienten nicht mehr als 24 mg, i.m. 5 bis 10 mg, i.v. 1 bis 5 mg (durch langsame Infusion oder Injektion in mehreren Portionen), Suppositorien 4 bis 16 mg (Merck Ind. 60).

Dosierung in der Veterinärmedizin (Merck Ind. 60). Bezogen auf das amerikanische Pfund (= lb.; s. Bd. I, 19).

	i.v.	i.m.	oral
Rinder			
von 800–1100 lb.	75 mg	100 mg	
von 1200–1500 lb.	100 mg	125 mg	
mehr als 1500 lb.	125 mg	150 mg	
Kälber und Färsen			
weniger als 800 lb.	10 mg/100 lb.	10 mg/100 lb.	
Schweine	10 mg/100 lb.	10 mg/100 lb.	
Hunde	5–20 mg/20 lb.	5–20 mg/20 lb.	8–32 mg/20 lb.
Katzen	2,5 mg/10 lb.	2,5 mg/10 lb.	2 mg/5 lb.

Anwendung. Wirkung und Anwendung ähnlich Chlorpromazin. Angst-, Erregungs- und Spannungszustände, Schizophrenie, manische Zustände, Dämmerzustände, Entziehungskuren, triebhafte Unruhe bei Schwachsinnigen, Erbrechen. – Nebenwirkungen: extrapyramidale Störungen, Mundtrockenheit, Akkomodationsstörungen, Kreislauflabilität. In therapeutischen Dosen sind Nebenwirkungen selten.

Handelsformen: Decentan (Merck), Trilafon (Schering USA), Fentazin (Allen & Hanbury).

Methophenazin. 2-Chlor-10-(3-{4-[β-(3,4,5-trimethoxybenzoyloxy)-äthyl]-piperazino}-propyl)-phenothiazin. N-(β-Hydroxyäthyl)-N'-[γ-(2-chlor-10-phenothiazinyl)-propyl]-piperazin-3,4,5-trimethoxybenzoat.

$C_{33}H_{40}ClN_3O_6S$ Formel c. 5. b), S. 369   M.G. 642,22

Anwendung. Schizophrene Verlaufsformen, die mit Antriebs- und Kontaktarmut einhergehen.

Handelsform: Frenolon (Richter).

Thiopropazate Hydrochloride (INN) BPC 63. Thiopropazat Merck Ind. 60. Thiopropazol.
2-Chlor-10-{3-[4-(2-acetoxyäthyl)-1-piperazino]-propyl}-phenothiazin-dihydrochlorid.

$C_{23}H_{28}ClN_3O_2S \cdot 2\,HCl$ Formel c. 5. c), S. 369
$C_{23}H_{30}Cl_3N_3O_2S$ M.G. 518,94

Herstellung. Durch Erhitzen von 2-Chlor-10-(γ-chlorpropyl)-phenothiazin mit überschüssigem Piperazin in Methyläthylketon in Gegenwart von Natriumamid und anschließende Umsetzung des erhaltenen Piperazinopropylderivates mit Essigsäure-β-bromäthylester in Toluol in Gegenwart von Kaliumcarbonat [US-Pat. 2766235 (1956), CA (N.Y.) 51, 7442i (1957)].

Eigenschaften. Fast weißes, kristallines Pulver, Geruch schwach, Geschmack bitter. Fp. etwa 230° (BPC 63), Zers. 223 bis 229° (Merck Ind. 60). Lösl. bei 20° in 4 T. W. und in 126 T. A., sehr wenig lösl. in Chlf., unlösl. in Ae. (BPC 63).
Base: $Kp._{0,1}$ 214 bis 218°. Lösl. in Ae. (Merck Ind. 60).

Erkennung. 1. Beim Lösen von 5 mg in 1 ml Schwefelsäure entsteht eine rote Farbe, die beim Erwärmen in Braun übergeht. – 2. Eine Lsg. in 0,01 n Salzsäure zeigt eine Lichtabsorption, die im Bereich von 230 nm bis 360 nm gut ausgebildete Maxima nur bei etwa 255 nm und 305 nm besitzt. Bei 255 nm ist $E_{1\,cm}^{0,001\%}$ etwa 10,61 und bei 305 nm ist $E_{1\,cm}^{0,001\%}$ etwa 0,08. – 3. Eine Lsg. (10%, g/v) in kohlendioxidfreiem W. reagiert sauer gegenüber Lackmuspapier. – 4. Fp. etwa 230°. – 5. Thiopropazat-hydrochlorid gibt die für Chlorid charakteristischen Rk.

Prüfung. 1. Trocknungsverlust. Nicht mehr als 1,0% bei 105°. – 2. Sulfatasche. Nicht mehr als 0,1%.

Gehaltsbestimmung. Durch wasserfreie Titration (Methode BP 63) von etwa 0,6 g genau gewogener Substanz, die man nicht in 50 ml Eisessig, sondern in 30 ml Eisessig und 20 ml Aceton löst.
1 ml 0,1 n Perchlorsäure in Dioxan entspr. 0,02595 g $C_{23}H_{30}Cl_3N_3O_2S$.

Geforderter Gehalt. 98,0 bis 102,0%, bezogen auf die getrocknete Substanz.

Dosierung. 5 bis 10 mg dreimal täglich (BPC 63), falls notwendig mehr (Merck Ind. 60). Klinisch 15 bis 60 mg täglich, ambulant 5 bis 15 mg täglich.

Anwendung. Schwere psychomotorische Erregungszustände, Schizophrenie, Oligophrenie. Ähnlich Chlorpromazin. – Nebenwirkungen: Häufig extrapyramidale Erscheinungen wie Tremor, Speichelfluß, Zungen-Schlund-Syndrom, Hypotonie, verschwommenes Sehen, seltener als bei Chlorpromazin Leber- und Blutschädigungen. – Kontraindikation. Wie bei den anderen Phenothiazinen.

Warnung vor Kontaktdermatosen. Thiopropazat kann schwere Dermatosen bei sensibilisierten Personen hervorrufen. Bei häufigerem Umgang mit der Substanz sollten Masken und Gummihandschuhe getragen werden.

Handelsformen: Dartal und Dartalen (Searle).

Fluphenazin (INN). 10-{3-[4-(2-hydroxyäthyl)-piperazino]-propyl}-2-trifluormethyl-phenothiazin-dihydrochlorid.

$C_{24}H_{30}F_3N_3O_2S$ Formel c. 5. d), S. 369   M.G. 481,58

Anwendung. Schizophrenie, Manie, agitierte Depression, Erbrechen, vegetative Dystonien, Überforderungen, Angst- und Spannungszustände.

Handelsformen: Lyogen (Byk-Gulden), Omca (Heyden), Prolixin und Anatensol (Squibb), Sevinol (Schering USA).

Propericiazin. 3-Cyan-10-[3-(4-hydroxypiperidino)-propyl]-phenothiazin.

$C_{21}H_{23}N_3OS$ Formel c. 6., S. 370   M.G. 365,49

Anwendung. Ambulante Erhaltungs- und Dauertherapie aller Psychosen des schizophrenen Formenkreises, stationär bei akuten leichten bis mittelschweren Psychosen, Verhaltensstörungen bei psychotischen Erkrankungen, Schmerzzustände zentralen Ursprungs.

Handelsform: Aolept (Bayer).

Piperacetazin. 2-Acetyl-10-{3-[4-(β-hydroxyäthyl)-piperidino]-propyl}-phenothiazin.

$C_{24}H_{30}N_2OS$ Formel c. 7., S. 370   M.G. 394,58

Anwendung. Akute Psychosen mit Erregungszuständen und Halluzinationen, affektive Labilität, Erbrechen.

Handelsform: Quide (Pitman-Moore).

Mepazine Merck Ind. 60. Pecazin. 10-[1-(1-Methyl-3-piperidyl)-methyl]-phenothiazinhydrochlorid.

$C_{19}H_{22}N_2S \cdot HCl$ Formel c. 8., S. 370   M.G. 364,92

Eigenschaften. Lichtempfindliche Kristalle von bitterem Geschmack. Zers.: 171 bis 174° (Kapillare), 185 bis 188° (Block). Sehr leicht lösl. in W., gut lösl. in A., lösl. in Chlf., praktisch unlösl. in Ae., Bzl. Pikrat: Orange Prismen vom Fp. 169°.

Erkennung. Die Pacatalbase ist ölig. Pacatal gibt als Phenothiazinderivat im allgemeinen Rk. wie Ethopropazin und Promethazin. Eine Unterscheidung ist mit Bromwasser möglich. Versetzt man eine etwa 0,5%ige Lsg. mit einigen Tr. frischem Bromwasser, so entsteht eine braune Fllg., die nach dem Aufkochen braunrot wird. Die UV-Absorptionskurve zeigt Maxima bei 250 und 300 mμ [NEUHOFF, E. W., u. H. AUTERHOFF: Arch. Pharm. (Weinheim) *288/60*, 400 (1955)].

Dosierung. 50 mg (Merck Ind. 60). Klinisch 200 bis 600 mg täglich, ambulant 50 bis 150 mg täglich.

Anwendung. Psychosen, schwere Neurosen, Schlafstörungen, Entziehungskuren, Operationsvorbereitung, Potenzierung von Analgetica, Narcotica und Curaresubstanzen, Geburtserleichterung, juckende Dermatosen. – Nebenwirkungen: Mundtrockenheit, verschwommenes Sehen, Rk. des Magen-Darm-Traktes, leichte Hypotension, Blutkrankheiten. Überdosen können tödlich wirken durch Herzstillstand.

Handelsformen: Pacatal (Promonta), Pactal (Warner-Chilcott), Lacumin (Lundbeck),

Thioridazine Hydrochloride BP 63, BPC 63. Melleril Merck Ind. 60. 2-Methylmercapto-10-[2-(N-methyl-2-piperidyl)äthyl]-phenothiazin-hydrochlorid.   10-[2-(1-Methyl-2-piperidyl)-äthyl]-2-methylthio-phenothiazin-hydrochlorid.

$C_{21}H_{26}N_2S_2 \cdot HCl$ Formel c. 9., S. 370   M.G. 407,03

Herstellung. Aus m-Methylmercapto-diphenylamin und 1-Methyl-2-(β-chloräthyl)-piperidin erhält man mit Hilfe von Natriumamid das N-[2-(1-Methyl-2-piperidyl)-äthyl-m-methylmercapto-diphenylamin, das mit Schwefeldichlorid in Bzl. bei Zimmertemperatur zur Phenothiazinverbindung kondensiert wird [Helv. chim. Acta *41*, 1072 (1958)].

Eigenschaften. Weißes oder cremefarbenes kristallines Pulver mit schwachem Geruch und sehr bitterem Geschmack (BP 63, BPC 63). Fp. 159 bis 163° (BP 63), 157 bis 163° (BPC 63), 158 bis 160° und Sintern ab 153° (Merck Ind. 60). Lösl. bei 20° in 9 T. W., in 10 T. A. und in 1,5 T. Chlf., fast unlösl. in Ae. (BP 63, BPC 63). pH der Lsg. (10%, g/v) zwischen 3,5 und 4,5 (BP 63, BPC 63).

Base: M. G. 370,56. Fp. 72 bis 74°. Kp.$_{0,02}$ 230°.
Hydrogenfumarat: $C_{21}H_{26}N_2S_2 \cdot C_4H_4O_4$. Fp. 158 bis 160°.
Hydrogentartrat: $C_{21}H_{26}N_2S_2 \cdot C_4H_6O_6 \cdot H_2O$ Zers. 130°.

Erkennung (BP 63). 1. Die Lsg. von 10 mg in 2 ml Schwefelsäure ist tief blau gefärbt. – 2. Man löst 2 mg in 20 ml einer 1%igen (g/v) von Weinsäure. 1 ml dieser Lsg. mischt man mit 2 ml Dimethylaminobenzaldehydlsg. und läßt 10 Min. stehen. Eine tief bläulich-grüne Farbe entsteht. – 3. Man löst 10 mg in 2 ml W. und fügt ein paar Tropfen 0,1 n Cerammoniumsulfat hinzu. Es entsteht eine tief blaue Farbe, die bei Zusatz von einem Überschuß an 0,1 n Cerammoniumsulfat verschwindet. – 4. Die Substanz gibt die für Chlorid charakteristischen Rk.

Prüfung (BP 63). 1. Trocknungsverlust. Nicht mehr als 0,5% bei 105°. – 2. Sulfatasche. Nicht mehr als 0,1%.

Gehaltsbestimmung (BP 63). Man löst etwa 0,5 g genau gewogener Substanz in 30 ml W., gibt 2,5 ml verd. Ammoniaklsg. hinzu und extrahiert einmal mit 50 ml und viermal mit je 25 ml Chlf. Man vereinigt die Auszüge, filtriert, wäscht das Filter mit Chlf. und dampft zur Trockne ein. Den Rückstand löst man in 5 ml A., gibt 20 ml 0,1 n Salzsäure hinzu, erwärmt bis zur vollständigen Auflösung und titriert den Überschuß an Säure mit 0,1 n Natronlauge gegen Methylrotlsg. als Indikator.

1 ml 0,1 n Salzsäure entspr. 0,04070 g $C_{21}H_{26}N_2S_2 \cdot HCl$.

Geforderter Gehalt. 99,0 bis 101,0%, bezogen auf die bei 105° getrocknete Substanz (BP 63, BPC 63).

Aufbewahrung. Gut verschlossen und vor Licht geschützt (BP 63, BPC 63).

Dosierung. 30 bis 600 mg täglich, in Einzeldosen unterteilt (BP 63, BPC 63), klinisch 200 bis 800 mg täglich, ambulant 25 bis 150 mg täglich.

Anwendung. Angstzustände, Psychosen, depressive Zustandsbilder leichten Grades, zur Potenzierung von Narcotica und Hypnotica. Nebenwirkungen sollen seltener auftreten und schwächer sein als bei anderen Phenothiazinen, sind aber im übrigen gleicher Art.

Handelsformen: Melleril und Melleretten (Sandoz).

Ethopropazine Hydrochloride (INN) BP 63. Profenamini Hydrochloridum Pl.Ed. I/2. N-(2'-Diäthylamino-2'-methyl)-aethylphenothiazin-hydrochlorid. Phenopropazin. Isothazine.

$C_{19}H_{24}N_2S \cdot HCl$ Formel c. 10, S. 370   M.G. 348,93

Herstellung. Aus 10-Phenothiazin-propyl-chlorid mit Diäthylamin in Gegenwart von Kupfer oder durch Einwirkung von Diäthylaminopropylchlorid auf Phenothiazin [US-Pat. 2607773 (1952), CA (N. Y.) *47*, 6989i (1953)].

Eigenschaften. Weißes oder schwach cremefarbenes Pulver, nahezu geruchlos und von bitterem Geschmack. 1 T. löst sich in 225 T. W., in 35 T. A. und in 7 T. Chlf.; prakt. unlösl. in Ae. und Bzl. Fp. 211 bis 212° (Zers.) (Pl.Ed. I/2); 225° (Zers.) (BP 63). Tiefere Fp. als 223 bis 225° werden durch beigemengtes isomeres 10-(2-Diäthylaminoäthyl-1-methyl-äthyl)-phenothiazin-hydrochlorid verursacht, das bei 166 bis 168° schmilzt (Merck Ind. 60). Die Base schmilzt bei 53 bis 55°.

Erkennung. 1. 0,2 g werden in 5 ml heißem W. gelöst, die Lsg. abgekühlt und mit 1 ml 1 n Natronlauge versetzt. Dann schüttelt man die Base 3mal mit je 5 ml Ae. aus, verdampft die Ae.-Auszüge zur Trockne, löst den Rückstand in 2 ml M. und versetzt mit 50° warmer Lsg. von 0,4 ml Pikrinsäure in 10 ml M. Der Nd. wird mit M. und Ae. gewaschen. Er schmilzt bei etwa 145° (BP 63; Pl.Ed. I/2 läßt mit Chlf. ausschütteln; Fp. des Pikrates 146 bis 149°). – 2. 5 mg werden in 5 ml Schwefelsäure gelöst. Es entsteht eine kirschrote Färbung, die beim Stehenlassen allmählich dunkler wird. Erwärmt man einen Teil der Lsg., so geht dessen Farbe über Braun nach Fuchsinrot. Zum anderen Teil der Lsg. gibt man einige Tr. 0,1 n Kaliumdichromatlsg.; die Farbe ändert sich nach Bräunlichrot (BP 63). – 3. Ethopropazinhydrochlorid gibt positive Rk. auf Cl-Ionen.

Prüfung. 1. 1 g muß sich in 19 ml W. von 75° klar lösen. Die Farbe der Lsg. darf nicht stärker sein als die einer 0,00005 n Jodlsg. (Pl.Ed. I/2). – 2. Säure oder Alkali. 0,15g werden in 50 ml CO_2-freiem W. gelöst; die Lsg. darf gegen Methylrot nicht sauer sein und darf bis zum Farbumschlag nicht mehr als 0,2 ml 0,01 n Salzsäure verbrauchen (BP 63). pH der gesättigten Lsg. bei 20° 4,5 bis 6,5 (Pl.Ed. I/2). – 3. Blei. Nicht mehr als 10 ppm (s. Bd. I, 244) (BP 63). – 4. Trocknungsverlust. Bei 105° bis zum konstanten Gewicht getrocknet, nicht mehr als 0,5% (BP 63). – 5. Glührückstand. Nicht mehr als 0,1% (Pl.Ed. I/2) Sulfatasche höchstens 0,1% (BP 63).

Gehaltsbestimmung. 1. Etwa 0,7 g, genau gewogen, werden in wasserfreiem Medium titriert (Endpunktbestimmung potentiometrisch). 1 ml 0,1 n Perchlorsäure entspr. 0,03489 g $C_{19}H_{24}N_2S \cdot HCl$ (BP 63). – 2. Von etwa 0,3 g, genau gewogen, wird der N-Gehalt nach KJELDAHL bestimmt. 1 ml 0,1 n Schwefelsäure entspr. 0,01745 g $C_{19}H_{24}N_2S \cdot HCl$ (Pl.Ed. I/2).

Aufbewahrung. Gut verschlossen, vor Licht geschützt.

Anwendung. Ethopropazin wird hauptsächlich als Parasympatholyticum und Antispasmodicum bei Parkinsonismus angewendet. Anfangsdosis 50 mg, bei schweren Fällen steigend bis tgl. 500 mg.

DL_{50} oral 650 mg/kg Maus. Kontraindikation: Glaukom.

Handelsformen: Dibutil (Bayer) Dragees; Lysivane (May a. Baker) Tabl.; Parsidol (Warner-Chilcott, USA); Rodipal (Dtsch. Hydr.-Werke, Rodleben).

Prothipendyl (INN). 10-(3-Dimethylaminopropyl)-1-azaphenothiazin-hydrochlorid.

$C_{16}H_{19}N_3S$ Formel c. 11., S. 370   M.G. 285,41

Dosierung. Klinisch 200 bis 400 mg täglich, ambulant 80 bis 200 mg täglich.

Anwendung. Vegetative Dystonie, Angst- und Spannungszustände, Einschlafstörungen, Reisekrankheiten.

Handelsformen: Dominal und Dominal forte (Homburg), Tolnate (Smith, Kline und French).

d. Thioxanthen-Derivate

Die Psychopharmaka der Thioxanthenreihe unterscheiden sich von den entsprechenden Phenothiazinen durch Austausch von $\searrow$N—CH$_2$— gegen $\searrow$C=CH— an der Verknüpfungsstelle von Tricyclus und Seitenketten. Sie schließen sich auch in ihren Wirkungsqualitäten eng an die Phenothiazine an: man findet eine starke zentrale Dämpfung, eine kataleptische Wirkung und Antagonismus gegen die Benzedrinerregung, ferner gegen Serotonin, Histamin. Die antipsychotische Komponente ist gegenüber den Phenothiazinen etwas abgeschwächt, der Wirkungseintritt erfolgt jedoch rasch. Beim Chlorprothixen tritt ferner ein antidepressiver Effekt deutlich hervor. Die anticholinergische und die adrenolytische Wirkung sind viel stärker als beim Chlorpromazin. Schwerwiegende Schädigungen sollen weniger oft auftreten als bei den analogen Phenothiazinverbindungen. Die therapeutische Breite ist beim Clopenthixol ziemlich klein. – Die beruhigende Wirkung von Chlorprothixen setzt ziemlich schnell ein.

Auf Grund der olefinischen Doppelbindung können die Verbindungen dieser Reihe (X = H) in zwei geometrischen Isomeren auftreten, die gewöhnlich bei der Synthese gemeinsam als Gemisch anfallen. Die stärkere Wirkung besitzt die trans-Form (Formel d, S. 370), bei der der 2-Substituent X des Thioxanthens und der flexible Teil R der basischen Seitenkette trans zueinander stehen.

Chlorprothixen INN. 2-Chlor-9-(γ-dimethylaminopropyliden)-thioxanthen.

Formel d. 1, S. 370

$C_{18}H_{18}ClNS$ als Base	M.G. 315,86
$C_{18}H_{18}ClNS \cdot HCl$ als Hydrochlorid	M.G. 352,32
$C_{18}H_{18}ClNS \cdot C_2H_4O_2$ als Acetat	M.G. 375,91

Angewendet wird das α-Isomere, dem ursprünglich die trans-Struktur zugeschrieben wurde, das aber lt. Röntgenanalyse eindeutig die cis-Verbindung darstellt [Helv. chim. Acta 47, 1897 (1964)].

Literatur: Brit. Pat. 829763 (1960), CA (N.Y.) 54, 18555h (1960); Brit. Pat. 834143 (1960), CA (N.Y.) 54, 24811f (1960); DBP 1044103 (1958), CA (N.Y.) 55, 2691efg (1961); Experientia (Basel) 16, 325 (1960); Brit. Pat. 932494 (1963), CA (N.Y.) 61, 9478a (1964); US-Pat. 3149103 (1964), CA (N.Y.) 62, 536h (1965).

Herstellung. Durch Addition von 3-Dimethylaminopropylmagnesiumbromid an 2-Chlorthioxanthon und anschließende Dehydratisierung mit Hilfe von Acetylchlorid, Chlorwasserstoff oder Phosphoroxychlorid. Aus dem erhaltenen Isomerengemisch der Base scheidet sich beim Stehen oder bei der Behandlung mit Lösungsmitteln das α-Isomere aus. – Isomerisierung der geometrischen Isomeren durch Erhitzen mit Dimethylamin.

Eigenschaften des α-Isomeren: Fp. der Base 98 bis 99°, 95°, 97 bis 98°. Fp. des Hydrochlorids 211 bis 212,5° unter Zers., 191 bis 193°, 193 bis 194°, 223 bis 224°. Fp. des neutralen Sulfates 131 bis 140°. – Fp. des anderen Isomeren 43°, 47 bis 48°, 49°, als Hydrochlorid 212 bis 213°, 212 bis 214°.

Eigenschaften des Isomerengemisches: Kp.$_{0,50}$ 160 bis 162°. Fp. des Hydrochlorids 189 bis 190°.

Erkennung. 1. Lichtabsorption. Maxima bei 230 nm, 268 nm und 325 nm. – 2. Mit Schwefelsäure ergibt sich eine Rosafärbung mit den Absorptionsmaxima bei 389 nm, 492 nm und 518 nm. – 3. Bei UV-Bestrahlung zeigt sich eine gelbe Fluoreszenz mit dem Maximum bei 559 nm.

Dosierung. Klinisch 150 bis 800 mg, ambulant 5 bis 60 mg täglich.

Anwendung. Bei psychomotorischen Unruhe- und Erregungszuständen, depressiven Verstimmungen, cerebralsklerotischen und posttraumatischen Erregungszuständen, Halluzinationen, Wahnvorstellungen, Neurosen. – Begleiteffekte: Orthostatische Blutdrucksenkung, Tachycardie, Schläfrigkeit. – DL$_{50}$ i.v. 45 mg/kg Maus, i.p. 114 mg/kg Maus, p.os 217 mg/kg Maus. – Als Metabolit wurde das zugehörige Sulfoxid gefunden.

Handelsformen: Taractan (Roche), Truxal (Tropon).

Clopenthixol INN. Chlorperphentixen. 2-Chlor-9-[3-(4-β-hydroxyäthyl-piperazino)-propyliden]-thioxanthen-dihydrochlorid.

$C_{22}H_{25}ClN_2OS \cdot 2HCl$ Formel d. 2, S. 370   M.G. 473,89

Literatur: Belg. Pat. 613363 (1962), CA (N. Y.) *59*, 3898e (1963); Brit. Pat. 932494 (1963), CA (N. Y.) *61*, 9478a (1964); US-Pat. 3149103 (1964), CA (N. Y.) *62*, 536h (1965).

Herstellung. Durch Addition von 3-Methoxypropylmagnesiumbromid an 2-Chlorthioxanthon zum entsprechenden sek. Alkohol, der durch Erhitzen mit Bromwasserstoffsäure unter Dehydratisierung und Ätherspaltung zum Brompropylidenderivat umgewandelt wird, das anschließend mit 1-Hydroxyäthylpiperazin umgesetzt wird. – Die dem Brompropylidenderivat entsprechende Chlorverbindung kann auch aus 2-Chlorthioxanthon durch Addition von Allylmagnesiumbromid zum 9-Allyl-thioxanthydrol und Behandeln des letzteren mit Thionylchlorid erhalten werden. Der weitere Aufbau kann stufenweise zuerst mit Piperazin zum Piperazinoderivat und dann durch Hydroxyäthylierung mit Äthylenoxid erfolgen. – Clopenthixol ist auch durch Umaminierung aus Chlorprothixen erhältlich.

Eigenschaften. Fp. 257 bis 258°, 250 bis 260°.

Dosierung. Klinisch 75 bis 150 mg, ambulant 10 bis 30 mg täglich.

Anwendung. Bei Unruhe-, Erregungs- und Verwirrtheitszuständen, Schizophrenien. – Begleiterscheinungen: Tachycardie und Blutdrucksenkung. – DL_{50} i.v. 125 mg/kg Maus, i.p. 222 mg/kg Maus und p.os 560 mg/kg Maus.

Handelsformen: Ciatyl (Tropon), Sordinol (Lundbeck).

Flupenthixol (INN). 2-Trifluormethyl-9-[3-(4-β-hydroxyäthyl-piperazino)-propyliden]-thioxanthen-dihydrochlorid.

$C_{23}H_{25}F_3N_2OS \cdot 2HCl$ Formel d. 3., S. 370   M.G. 507,44

Literatur: Subsidia med. (Wien) *19*, 48 (1967); Brit. Pat. 925538 (1963), CA (N. Y.) *59*, 12823a (1963); Acta pharmacol. (Kbh.) *19* (1), 87 (1962); Pharm. Ztg (Frankfurt) *112*, 516 (1967).

Herstellung. 2-Benzyloxy-äthanol wird mit Tosylchlorid in den p-Toluolsulfonsäureester übergeführt. Dieser liefert bei der Umsetzung mit 1-Äthoxycarbonyl-piperazin 1-Benzyloxyäthyl-4-äthoxycarbonyl-piperazin. Daraus erhält man durch langes Kochen mit Salzsäure unter Verseifung und Decarboxylierung 1-Benzyloxyäthyl-piperazin, das mit 3-Brompropanol zum 1-Benzyloxyäthyl-4-(3'-hydroxypropyl)-piperazin umgesetzt wird. Letzteres wird als Dihydrochlorid mit Thionylchlorid in das entsprechende 3'-Chlorpropylderivat umgewandelt und daraus mit Magnesium die entsprechende Grignardverbindung hergestellt. Die Grignardverbindung wird an 2-Trifluormethyl-thioxanthon zur entsprechenden 9-Hydroxy-thioxanthenverbindung addiert. Diese wird mit konz. Salzsäure gleichzeitig dehydratisiert und debenzyliert zum cis-trans-Isomerengemisch des Flupenthixols.

Eigenschaften. Weißes oder gelblich-weißes Pulver von bitterem Geschmack.

Dosierung. 0,25 bis 1 mg dreimal täglich, bei Schizophrenie Steigerung bis zu 3 mg zweimal täglich.

Anwendung. Langzeitbehandlung von ruhigen chronischen oder akuten schizophrenen Patienten. Paraphrenie. Als Adjuvans bei schweren Angstzuständen neurotischen Charakters. – Die kataleptische Wirksamkeit bei Mäusen ist stärker als die von Chlorprothixen, auch werden die bedingten Reaktionen stärker gehemmt. Dagegen ist die Potenzierung von Barbituraten schwächer. DL_{50} i.v. 94 mg/kg Maus, i.p. 240 mg/kg Maus und p.os 875 mg/kg Maus.

Handelsform: Fluanxol (Lundbeck, Tropon).

e. Butyrophenon-Derivate

Diese bei der Suche nach pethidinähnlichen Analgetica aufgefundene Gruppe von Neuroleptica enthält stark und ungewöhnlich rasch wirksame Präparate. Beim Methylperidol z.B. soll sich eine klinische Wirkung innerhalb 10 Tagen zeigen, andernfalls ist keine Wirkung mehr zu erwarten. Besonders rasch und vorübergehend (1 bis 2 Std.) ist die Wirkung des Droperidols, das als Neuroleptanalgeticum in der Anästhesiologie verwendet wird. Im übrigen sind die zentraldämpfenden Eigenschaften nur beim Haloperidol besonders deutlich ausgeprägt, das zuweilen bei schwersten Psychosen noch wirksam sein soll, wo andere

Neuroleptica (Phenothiazine und Reserpin) ungenügend wirken. Die Präparate Methylperidol und Floropipamid wirken u.a. günstig auf Stimmung und Antrieb sowie affektentspannend. Triperidol wirkt zwar stark antipsychotisch, aber daneben auch spezifisch antriebssteigernd. Damit leiten diese drei Präparate wiederum zu den Thymoleptica über. Floropipamid soll weder hypnotisch noch sedativ wirken.

Haloperidol INN. 1-(3-p-Fluorbenzoylpropyl)-4-p-chlorphenyl-4-hydroxy-piperidin.

$C_{21}H_{23}ClFNO_2$ Formel e. 1, S. 370   M.G. 375,87

Literatur: J. med. pharm. Chem. *1*, 281 (1959).

Herstellung. Aus 4-Chlor-p-fluorbutyrophenon und 4-Hydroxy-4-p-chlorphenyl-piperidin. Die letztere Zwischenverbindung wird ausgehend vom α-Methyl-p-chlorstyrol über das mit Formaldehyd und Ammoniumchlorid erhältliche 6-Methyl-6-p-chlorphenyl-tetrahydrooxazin, dessen säurekatalysierte Umlagerung zum 4-p-Chlorphenyl-1,2,3,6-tetrahydropyridin, Addition von Bromwasserstoff an die Doppelbindung und Hydrolyse des gesättigten Bromids gewonnen.

Eigenschaften. Fp. 148,0 bis 149,4°. pK_A 8,3. Lichtabsorption in Isopropanol/0,1 n Salzsäure (9 + 1): Maximum bei 247 nm ($\varepsilon = 11\,900$). Löslichkeit 1,4 mg in 100 ml W. Fp. des Hydrochlorids 226,0 bis 227,5°.

Dosierung. Klinisch 5 bis 16 mg, ambulant 0,5 bis 5 mg täglich.

Anwendung. Motorische und psychische Agitation, Manien, paranoidhalluzinatorische Zustandsbilder, agitierte Depressionen, Delirium tremens, Aggressivität, Melancholien. - DL_{50} i.v. 15 mg/kg Maus, s.c. 60 mg/kg Maus.

Handelsformen: Haloperidol (Janssen), Aldol, Haldol (Leo), Serenase (Searle).

Trifluperidol. Triperidol. 1-(3-p-Fluorbenzoylpropyl)-4-m-trifluormethylphenyl-4-hydroxy-piperidin-hydrochlorid.

$C_{22}H_{23}F_4NO_2 \cdot HCl$ Formel e. 2, S. 370   M.G. 445,89

Literatur: Brit. Pat. 895 309 (1962), CA (N. Y.) *57*, 15 081 d (1962).

Herstellung. Durch Umsetzen von m-Trifluormethylphenylmagnesiumbromid mit 1-Benzylpiperidon-(4), katalytisch-reduktive Debenzylierung des erhaltenen Produktes und schließliche Alkylierung des debenzylierten Piperidinderivates mit 4-Chlor-p-fluorbutyrophenon.

Eigenschaften. Fp. 200,5 bis 201,3°.

Dosierung. 1,5 bis 3 mg täglich.

Anwendung. Ähnlich Haloperidol, bei Autismus.

Handelsform: Triperidol (Janssen).

Methylperidol. Moperone. 1-(3-p-Fluorbenzoylpropyl)-4-p-methylphenyl-4-hydroxy-piperidin-hydrochlorid. 4-(p-Tolyl)-1-(3-p-fluorbenzoylpropyl)-piperidinol-(4)-hydrochlorid.

$C_{22}H_{26}FNO_2 \cdot HCl$ Formel e. 3, S. 371   M.G. 391,92

Literatur: J. med. pharm. Chem. *1*, 281 (1959).

Herstellung. Entsprechend Haloperidol, ausgehend vom α,p-Dimethylstyrol.

Eigenschaften. Fp. 212,0 bis 213,0°. pK_A 8,3. Lichtabsorption in Isopropanol/0,1 n Salzsäure (9 + 1): Maximum bei 247,5 nm ($\varepsilon = 13\,500$). Fp. der Base 118,0 bis 119,5°.

Dosierung. Klinisch 6 bis 60 mg, ambulant 6 bis 15 mg täglich.

Anwendung. Bei Schizophrenien mit kataton-stuporöser oder paranoid-halluzinatorischer Symptomatik, Hebephrenie, Pseudoneurasthenie.

Handelsform: Luvatrena (Cilag).

Floropipamid. Fluorobutyrophenon. 1-(3-p-Fluorbenzoylpropyl)-4-piperidino-4-carbamido-piperidin. 1-(3-p-Fluorbenzoylpropyl)-4-piperidino-piperidin-4-carbonsäureamid.

$C_{21}H_{30}FN_3O_2$ Formel e. 4, S. 371   M.G. 375,49

Herstellung. Aus 4-Chlor-p-fluorbutyrophenon und 4-Piperidino-piperidin-4-carbonsäureamid [Belg. Pat. 610 830 (1962). CA (N. Y.) *57*, 13 740b (1962)].

Eigenschaften. Fp. 124,5 bis 126,0°.

Dosierung. Klinisch 120 bis 360 mg, ambulant bis 60 mg täglich.

Anwendung. Psychosen, besonders chronische Schizophrenien, dysphorische Zustände.

Handelsform: Dipiperon (Janssen).

Glianimon. 1-[3-(4-Fluorbenzoyl)-propyl]-4-[2-oxobenzimidazolinyl(1)]-piperidin.

$C_{22}H_{24}FN_3O_2$ Formel e. 5, S. 371   M.G. 381,46

Dosierung. 1,5 bis 6 mg täglich.

Handelsform: Glianimon (Tropon).

Droperidol. 1-(3-p-Fluorbenzoylpropyl)-4-(2-oxo-1-benzimidazolinyl)-1,2,3,6-tetrahydropyridin. ω-[4-(2-Oxo-1-benzimidazolinyl)-Δ4-piperideino]-p-fluorbutyrophenon.

$C_{22}H_{22}FN_3O_2 \cdot H_2O$ Formel e. 6, S. 371   M.G. 397,46

Literatur: Arzneimittel-Forsch. *13*, 205, 401 (1963); Belg. Pat. 626307 (1963); CA (N. Y.) *60*, 10690a (1964).

Herstellung. Durch Umsetzung von o-Phenylendiamin mit 1-Benzyl-4-oxo-piperidin-3-carbonsäureäthylester wird 1-Benzyl-4-(2-oxo-1-benzimidazolinyl)-1,2,3,6-tetrahydropyridin erhalten. Dieses wird hydrierend entbenzyliert und mit 4-Chlor-p-fluorbutyrophenon alkyliert.

Eigenschaften. Fp. 145,0 bis 146,5°. – Fp. des Oxalates 175 bis 197°.

Dosierung. Zur Prämedikation 2,5 bis 10 mg i.m., zur Einleitung 15 bis 25 mg i.m., während der Narkose nach Bedarf.

Anwendung. In der Anästhesiologie zur Neuroleptanalgesie. DL_{50} i.v. 20 mg/kg Maus, s.c. 250 mg/kg Maus.

Handelsform: Dehydrobenzperidol (Janssen).

III. Thymoleptica

Thymoleptica sind Arzneimittel mit spezifisch antidepressiven, stimmungshebenden und antriebssteigernden Wirkungen. Es sind Stoffe, die Gemüt (Thymós = Gemüt) und Stimmung bei depressiven Zuständen günstig beeinflussen sollen, d. h. also auf diese Bereiche anregend, aktivierend wirken. Daher ist auch der Ausdruck Thymoanaleptica in Gebrauch. Direkt erregend wie Analeptica und Psychotonica wirken die Thymoleptica in normaler Dosierung nicht. Auch bei Überdosierung von Desipramin tritt eine Hyperaktivität nur bei Patienten mit endogener Depression auf, nicht bei normalen Menschen.

Die Thymoleptica im engeren Sinne, wie sie in diesem Kapitel verstanden werden, unterscheiden sich von den manchmal ebenfalls als Thymoleptica bezeichneten und ebenfalls antidepressiv wirkenden MAO-Hemmern in erster Linie durch den offenbar andersartigen Wirkungsmechanismus, der nicht mit einer Hemmung der MAO in Verbindung gebracht werden kann. Es scheint so, als ob sie die Gewebskonzentrationen und Depots der körpereigenen Amine nicht beeinflußten.

Bisher einheitlich finden wir bei den Thymoleptica das von den Neuroleptica her bekannte Bauprinzip: Tricyclus mit basischer Seitenkette. Jedoch ist der mittlere Ring des kondensierten Tricyclus größer oder sperriger als bei den Neuroleptica. Wirkungsmäßig tritt durch diese Strukturänderung anstelle der psychomotorischen Dämpfung der Neuroleptica vorwiegend eine psychomotorische Aktivierung. Allerdings können, wie bereits bei der Besprechung der Neuroleptica erwähnt, bei erhöhter Dosierung auch dämpfende neuroleptische Eigenschaften auftreten, jedoch im allgemeinen schwächer als bei den eigentlichen Neuroleptica. Der fließende Übergang zwischen Antidepressiva und Neuroleptica läßt sich in folgender Reihe darstellen, und zwar nach ihrer Wirkung auf den psychomotorischen Antrieb: MAO-Hemmstoffe – Desipramin – Nortriptylen – Imipramin – Noveril – Amitriptylin – Thioridazin – Chlorprothixen. Die MAO-Hemmstoffe wirken stark psychomotorisch stimulierend ohne neuroleptische Komponente. Beim Imipramin sind in höheren Dosen neuroleptische Eigenschaften bereits angedeutet, beim Amitriptylin schon deutlicher ausgeprägt. Die letzten beiden Glieder der Reihe rechnet man schon zu den Neuroleptica. Das Opipramol mit seiner milden thymoleptischen und leichten neuroleptischen Wirkung wäre wohl mehr in der Mitte dieser Reihe einzuordnen.

Andererseits besteht ein Antagonismus zu den Neuroleptica, der sich u.a. darin äußern kann, daß Thymoleptica zur „Symptomprovokation bei larvierten schizophrenen Psychosen, zur abrupten Provokation manischer Phasen und zur Erzeugung deliranter Verwirrtheitszustände" fähig sind [BENTE, D., M.-P. ENGELMEYER, K. HEINRICH, H. HIPPIUS u. W. SCHMITT: Arzneimittel-Forsch. 14, 539 (1964)]. Diese Symptomprovokation kann zur Differentialdiagnose ausgenützt werden.

Wichtig ist weiterhin speziell der Antagonismus gegenüber Reserpin und Tetrabenazin, und zwar nicht nur im Hinblick auf die nach Reserpin und Tetrabenazin beobachteten Depressionen, sondern vor allem auch in Bereichen, die im Tierversuch einer Messung oder Beobachtung zugänglich sind. Das sind die durch Reserpin oder Tetrabenazin verursachten Erscheinungen der Sedierung, Ptosis, Hypothermie, Miosis, Katalepsie u.a. Die Verhinderung oder Aufhebung dieser Erscheinungen wird in der pharmakologischen Prüfung neuer Substanzen am Tier als Test auf thymoleptische Wirkung herangezogen. Es muß jedoch erwähnt werden, daß der positive Ausfall dieser Prüfungen durchaus noch kein ausreichender Nachweis thymoleptischer Wirksamkeit ist. Auch LSD, einige Lokalanästhetica und Serotonin sind z.B. solche Reserpinantagonisten. Weiter kann auf die Prüfungsmethoden hier nicht eingegangen werden. Es soll nur noch bemerkt werden, daß bei den Thymoleptica eine direkte stimulierende Wirkung im allgemeinen nicht beobachtet wird, sondern nur eine Verstärkung oder Abschwächung der Wirkungen anderer Substanzen.

Die antidepressive Wirkung der Thymoleptica macht sich erst nach länger dauernder Medikation bemerkbar, nach einer Latenzzeit, die einige Wochen betragen kann. Bei der Untersuchung der Metaboliten von Imipramin wurde gefunden, daß das Desmethylderivat schneller und vielleicht auch stärker wirkt als die Dimethylverbindung selbst. Die Entmethylierung im Körper, die man in vitro mit Hilfe von Enzymen der Lebermikrosomen nachvollziehen kann, scheint also bei der Wirkung der Dimethylaminoverbindung eine Rolle zu spielen. Das gleiche gilt für das Amitriptylin. Die beiden Monomethylaminoverbindungen haben unter der wissenschaftlichen Kurzbezeichnung Desipramin und Nortriptylin therapeutische Verwendung gefunden. Andere basische Gruppen als die Monomethyl- und Dimethylaminopropylgruppe scheinen keine Fortschritte zu bringen, ebensowenig wie Ringsubstitution im Tricyclus.

Die wichtigsten Präparate leiten sich von den Ringsystemen Dibenzazepin (Iminostilben) (Formel b), Dihydrodibenzazepin (Iminodibenzyl) (Formel a), Dihydrodibenzodiazepinon (Formel c) und Dibenzocycloheptadien (Formel d) ab. Weitere Tricyclen, deren nach bewährten Prinzipien konstruierte Derivate thymoleptisch wirken, sind das Dibenzocycloheptatrien (Formel e), das 9,9-Dimethylacridan (Formel f), das 9,9-Dimethyl-9,10-dihydroanthracen, das Dihydrodibenzoxepin (Formel h, X = O) und das Dihydrodibenzthiepin (Formel h, X = S) mit den Wirkstoffen Protriptylin, Istonil, Melitracen, Doxepin und Prothiaden. Istonil fällt ebenso wie Dibenzepin aus der Reihe der übrigen Thymoleptica dadurch heraus, daß die entsprechende N-Desmethylverbindung nicht stärker wirkt als die Dimethylverbindung. Das Dibenzepin hat als einzige Verbindung statt einer Aminopropyl- oder Aminopropyliden- eine Aminoäthylgruppe, die obendrein an einer ungewöhnlichen Verknüpfungsstelle des Tricyclus befestigt ist.

In der Praxis werden Thymoleptica häufig mit Tranquillantien kombiniert gegeben, besonders bei ängstlich getriebenen und agitierten Depressionen. Die ausgeprägt antriebssteigernden Thymoleptica allein sind vor allem bei gehemmten Depressionen angezeigt. Gleichzeitige Wirksamkeit gegen ängstlich gefärbte Depressionen findet man bei den Präparaten, die in der oben angeführten Übergangsreihe in der Nähe der Neuroleptica stehen, am stärksten beim Amitriptylin.

Potenzierungseffekte finden wir bei den Thymoleptica gegenüber Alkohol, Barbituraten, Analgetica u.a.

Carbamazepin ist im wesentlichen der strukturellen Verwandtschaft wegen hier aufgeführt. Die Verbindung ist ein Antiepilepticum mit geringer psychotroper Wirkung.

a.   10,11-Dihydro-5H-dibenz[b,f]azepin, Iminodibenzyl (R = H)

a. 1. R = —CH$_2$—CH$_2$—CH$_2$—N(CH$_3$)$_2$ Imipramin
a. 2. R = —CH$_2$—CH$_2$—CH$_2$—NH—CH$_3$ Desipramin

b.   5H-Dibenz[b,f]azepin, Iminostilben (R = H)

b. 1. R = —CH$_2$—CH$_2$—CH$_2$—N⌒N—CH$_2$—CH$_2$—OH   Opipramol

b. 2. R = —CO—NH$_2$ Carbamazepin

c.   5-Methyl-10,11-dihydro-5H-dibenzo[b,e]-[1,4]-diazepinon-(11), 5-Methyl-10,11-dihydro-11-oxo-5H-dibenzo[b,e]-1,4-diazepin (R = H)

c. 1. R = —CH$_2$—CH$_2$—N(CH$_3$)$_2$ Dibenzepin

d.   Dibenzo[a,d]cycloheptadien-(1,4) (R = H$_2$)

d. 1. R = =CH—CH$_2$—CH$_2$—N(CH$_3$)$_2$ Amitriptylin
d. 2. R = =CH—CH$_2$—CH$_2$—NH—CH$_3$ Nortriptylin

e.   Dibenzo[a,d]cycloheptatrien-(1,4,6) (R = H)

e. 1. R = —CH$_2$—CH$_2$—CH$_2$—NH—CH$_3$ Protriptylin, 5-(3-Methylaminopropyl)-dibenzo[a,d]cycloheptatrien-(1,4,6)

f.   9,9-Dimethylacridan (R = H)

f. 1. R = —CH$_2$—CH$_2$—CH$_2$—N(CH$_3$)$_2$ Istonil, 9,9-Dimethyl-10-(3-dimethylaminopropyl)-acridan, SD 709

g.

9,9-Dimethyl-9,10-dihydroanthracen
(R = H₂)

g. 1. R = =CH—CH₂—CH₂—N(CH₃)₂   Melitracen, 9-(3-Dimethylaminopropyliden)-
10,10-dimethyl-9,10-dihydroanthracen

h.

6,11-Dihydro-dibenz[b,e]oxepin
(X = O, R = H)
6,11-Dihydro-dibenz[b,e]thiepin
(X = S, R = H)

h. 1. X = O, R = =CH—CH₂—CH₂—N(CH₃)₂   Doxepin, 11-(3-Dimethyl-
aminopropyliden)-6,11-dihydro-
dibenz[b,e]oxepin

h. 2. X = S, R = =CH—CH₂—CH₂—N(CH₃)₂   Prothiaden, 11-(3-Dimethyl-
aminopropyliden)-6,11-dihydro-
dibenz[b,e]thiepin

Imipramine Hydrochloride BP 63, BPC 63, NF XII, INN. Hydrochlorid von 5-(3-Dimethylaminopropyl)-10,11-dihydro-5H-dibenz[b,f]azepin. Hydrochlorid von 1-(3-Dimethylaminopropyl)-4,5-dihydro-2,3 : 6,7-dibenzazepin. Hydrochlorid von N-(3-Dimethyl-aminopropyl)-iminodibenzyl. Tofranil Merck Ind. 60.

$C_{19}H_{24}N_2 \cdot HCl$ Formel a. 1, S. 400   M.G. 316,88

Herstellung. Bei der Behandlung von o-Nitrotoluol mit Natriumalkoholat in der Kälte entsteht o,o'-Dinitrodibenzyl, das katalytisch zu o,o'-Diaminodibenzyl hydriert wird. Salze des letzteren gehen bei der Pyrolyse in Iminodibenzyl oder 10,11-Dihydro-5H-dibenz[b,f]-azepin über. N-Alkylierung mit Hilfe von 3-(Dimethylamino)-propylchlorid und Natriumamid führt zum Imipramin [US-Pat. 2764580, CA (N. Y.) *51*, 4447f (1957); US-Pat. 2554736; CA (N. Y.) *46*, 3094d (1962); Helv. chim. Acta *37*, 472 (1954)].

Eigenschaften. Weißes bis fast weißes, kristallines Pulver, geruchlos oder fast geruchlos, Geschmack brennend, gefolgt von einem Taubheitsgefühl. Imipramin verfärbt sich am Licht gelb bis rötlich (Merck Ind. 60). Fp. 168 bis 171° (BP 63, BPC 63), Klasse Ia, zwischen 170 und 174° (NF XII) 174 bis 175° (Merck Ind. 60). Lösl. bei 20° in 2 T. W., in 1,5 T. A., leicht lösl. in Chlf. (BP 63, BPC 63), in etwa 5 T. W., in etwa 10 T. A., in etwa 15 T. Aceton, unlösl. in Ae. und Bzl. (NF XII), lösl. in Chlf., sehr wenig lösl. in Ae. (BP 63, BPC 63). – Base: Kp.$_{0,1}$ 160° (Merck Ind. 60).

Erkennung. 1. Eine Lsg. von 5 mg Substanz in 2 ml Salpetersäure zeigt eine intensive blaue Farbe (BP 63, NF XII). – 2. Pikrat. Eine Lsg. von 0,5 g in 20 ml A. (95%) wird zum Sieden erhitzt, mit 5 ml einer gesättigten Lsg. von Trinitrophenol in A. (95%) versetzt und abkühlen gelassen. Fp. des mit A. (95%) gewaschenen Nd. etwa 140° (BP 63). – 3. Die Lsg. in 0,01 n Salzsäure zeigt im Bereich von 230 bis 350 nm ein Maximum nur bei 251 nm mit $E_{1 cm}^{0,002\%}$ etwa 0,53 (BP 63). – 4. Chlorid. Substanz gibt die für Chloride charakteristischen Rk. (BP 63). – Eine Lsg. von 100 mg Substanz in 2 ml A. wird mit 1 ml verd. Salpetersäure und 3 Tr. Silbernitrat-Lsg. versetzt. Es entsteht ein weißer Nd., der sich bei der tropfenweisen Zugabe von starkem Ammoniakwasser auflöst (NF XII).

Prüfung. 1. pH einer 1,0%igen (g/v) Lsg. ist 5,7 bis 6,4 (BP 63, BPC 63). – 2. Schwermetalle. Bestimmung im Glührückstand, für Imipraminhydrochlorid höchstens 10 ppm (NF XII). – 3. Trocknungsverlust. Höchstens 0,5% nach Trocknen bei 105° bis zur Gewichtskonstanz (BP 63). Höchstens 0,5% nach 2 Std. bei 105° (NF XII). – 4. Sulfatasche. Höchstens 0,1% (BP 63). – 5. Glührückstand. Höchstens 0,1% (NF XII).

Gehaltsbestimmung. 1. Nach Meth. II der Stickstoffbestimmung mit etwa 0,25 g, genau gewogen, und 8 ml stickstofffreier Schwefelsäure. 1 ml 0,1 n Schwefelsäure entspr. 15,84 mg $C_{19}H_{24}N_2 \cdot HCl$ (BP 63). – 2. Etwa 300 mg Substanz, genau gewogen, werden in 80 ml Eisessig gelöst, mit 10 ml Quecksilber(II)-acetat-Lsg. und 1 Tr. Kristallviolett-Lsg. versetzt und mit 0,1 n Perchlorsäure auf Blau titriert. Mit einer Leerbestimmung wird eine evtl.

erforderliche Korrektur ermittelt. 1 ml 0,1 n Perchlorsäure entspr. 31,69 mg $C_{19}H_{24}N_2 \cdot HCl$ (NF XII).

Geforderter Gehalt. Mind. 98% bezogen auf die getrocknete Substanz (BP 63, BPC 63,) 98 bis 102% (NF XII).

Aufbewahrung. Vor Licht geschützt (BP 63, BPC 63).

Dosierung. 75 bis 150 mg täglich, in Einzeldosen unterteilt (BP 63, BPC 63). Gebräuchliche Dosis (oral und i.m.): Anfangs 75 mg (falls hospitalisiert 100 mg) täglich (alle Tagesdosen unterteilt), Erhaltungsdosis 50 bis 150 mg täglich (NF XII). – Bei älteren Patienten sind evtl. nur 10 bis 30 mg täglich erforderlich (BPC 63). – Maximaldosis im allgemeinen 250 mg täglich (Merck Ind. 60).

Wirkung und Anwendung. Antidepressiv ohne MAO-Hemmung, psychomotorisch aktivierend. Geringere zentrale Dämpfung als bei Chlorpromazin. Antagonist zur reserpinbedingten Sedation und zur chlorpromazinerzeugten Katalepsie. Wirkungsmechanismus unklar, vielleicht durch Wirkungsverstärkung adrenergischer Transmittersubstanzen im Zentralnervensystem. Anwendung bei endogenen Depressionen, psychomotorischen Hemmungszuständen, Depressionen oder depressiven Verstimmungszuständen, psychovegetativen Erschöpfungszuständen u.a. Der Eintritt spürbarer Wirkungen ist langsam, meist erst zwei bis drei Wochen nach Behandlungsbeginn. Wenn die gewünschte Wirkung eintritt, kann die Dosis allmählich vermindert werden. Oft ist aber eine längere Medikation erforderlich. Refraktäre Fälle können mit Elektroschock kombiniert werden.

Alkohol kann die Imipraminwirkung verstärken. Vor Kombination mit MAO-Hemmern wird gewarnt, ebenfalls vor Ablösung durch MAO-Hemmer ohne Leerintervall.

Begleiteffekte. Tachycardie, Blutdrucksenkung mit Kollapsneigung, Übelkeit, Schwitzen, Mundtrockenheit, Exantheme, Tremor, Schlafstörungen, Blasenstörungen, verschwommenes Sehen. – DL_{50} i.v. 35 mg/kg Maus und 22 mg/kg Ratte, p.os 666 mg/kg Maus und 625 mg/kg Ratte. – Metaboliten: Desipramin, N-Oxid (Seitenkette), 2-Hydroxy-Derivate.

Handelsformen: Tofranil und Tofranil mite (Geigy).

Desipramin. Desmethylimipramin. 5-(γ-Monomethylaminopropyl)-10,11-dihydro-5H-dibenz[b,f]azepin-hydrochlorid. 5-(γ-Methyl-amino-propyl)-iminodibenzylum hydrochloricum.

$C_{18}H_{22}N_2 \cdot HCl$ Formel a. 2, S. 400   M.G. 302,84

Herstellung. Desipramin kann durch Entmethylierung von Imipramin mit Hilfe von Chlorameisensäureestern und anschließende Spaltung des als Zwischenprodukt anfallenden Urethans erhalten werden [Belg. Pat. 614616 (1962), CA (N. Y.) 58, 11337c (1963)].

Eigenschaften. Weiße Kristalle. Fp. 206 bis 208°. Ziemlich gut lösl. in W.

Dosierung. Klinisch 50 bis 200 mg, ambulant 25 bis 100 mg täglich.

Anwendung. Bei Depressionen mit psychomotorischer Hemmung, Neurosen, psychoreaktiven Störungen, Antriebsarmut. – Begleiterscheinungen ähnlich Imipramin. – DL_{50} i.v. 41 mg/kg Maus, 30 mg/kg Ratte, p.os 625 mg/kg Ratte, 935 mg/kg Maus.

Handelsformen: Pertofran (Geigy), Norpramin (Lakeside).

Opipramol INN. 5-[γ-(4-β-Hydroxyäthyl-piperazino)-propyl]-5H-dibenzo[b,f]azepin-hydrochlorid. 5-[γ-(4-β-Hydroxyäthyl-piperazino)-propyl]-iminostilben-dihydrochlorid. [3-(5H-Dibenzo[b,f]azepin-5-yl)-propyl]-1-piperazinäthanolum dihydrochloricum.

$C_{23}H_{29}N_3O \cdot 2HCl$ Formel b. 1, S. 400   M.G. 436,44

Herstellung. Durch pyrolytische Kohlendioxidabspaltung aus dem 3-(4-Acetoxyäthyl-piperazino)-propylester der Iminostilben-N-carbonsäure und anschließende hydrolytische Abspaltung des Acetylrestes, oder aus N-(Piperazinopropyl)-iminostilben und Äthylenoxid [Schweiz. Pat. 359143 und 360061 (1962), CA (N. Y.) 58, 10218fh (1963)]. Oder aus N-(3-Chlorpropyl)-iminostilben und N-Acetoxyäthylpiperazin und nachfolgende Verseifung [DBP 1133729 (1962), CA (N. Y.) 58, 10219 a (1963)].

Eigenschaften. Fp. 228 bis 230°. Fp. der Base 100 bis 101°.

Dosierung. 50 bis 300 mg täglich.

Anwendung. Bei Angst, Spannung, Unruhe, Schlaflosigkeit, vegetativen Störungen, Neurosen, leichten depressiven Verstimmungszuständen.

Handelsformen: Insidon, Ensidon (Geigy).

Carbamazepin INN. 5-Carbamyl-5 H-dibenzo[b,f]azepin.

$C_{15}H_{12}N_2O$ Formel b. 2, S. 400 M.G. 236,28

Eigenschaften. Weiße Kristalle. Fp. 190 bis 193°. Praktisch unlösl. in W., lösl. in Propylenglykol [Arzneimittel-Forsch. *13*, 122 (1963)].

Anwendung. Bei epileptischen Zuständen, Trigeminusneuralgie.

Handelsformen: Tegretal, Tegretol (Geigy).

Dibenzepin INN. 5-Methyl-10-β-dimethylaminoäthyl-10,11-dihydro-11-oxo-5 H-dibenzo-[b,e]-1,4-diazepin-hydrochlorid.

$C_{18}H_{21}N_3O \cdot HCl$ Formel c. 1, S. 400 M.G. 331,85

Herstellung. Aus 5-Methyl-10,11-dihydro-11-oxo-5H-dibenzazepin und Dimethylaminoäthylhalogenid mit Hilfe von Natriumamid in Dioxan [Arzneimittel-Forsch. *13*, 324 (1963)].

Eigenschaften. Fp. 234 bis 240°. Fp. der Base 116 bis 117°.

Dosierung. Klinisch 240 bis 480 mg, ambulant anfangs 80 bis 160 mg täglich.

Anwendung. Sowohl bei gehemmten als auch bei agitierten Depressionen. – Begleiteffekte: Müdigkeit, Schlafstörungen, innere Unruhe u. a. – DL_{50} p.os 215 mg/kg Maus.

Handelsform: Noveril (Wander).

Amitriptylin. Amytriptylin. 5-(3-Dimethylaminopropyliden)-5H-dibenzo[a,d]-cycloheptadien-(1,4)-hydrochlorid.

$C_{20}H_{23}N \cdot HCl$ Formel d. 1, S. 400 M.G. 313,85

Literatur: Brit. Pat. 858186 und 858187 (1961), CA (N. Y.) *55*, 14415f und 14484i (1961); Tschech. Pat. 99623 und 99624 (1961), CA (N. Y.) *56*, 4704fh (1962); J. med. pharm. Chem. *4*, 411 (1961); J. org. Chem. *27*, 230 (1962).

Herstellung. Durch Addition von 3-Dimethylaminopropylmagnesiumchlorid an 2,3 : 6,7-Dibenzosuberon und anschließende Dehydratisierung mit Acetanhydrid oder alkoholischer Salzsäure.

Eigenschaften. Weiße Kristalle. Fp. 194 bis 195°, 196 bis 197,5°, 197 bis 199°. 20 g sind in 100 ml W. lösl. – Fp. des Pikrates 144,5 bis 146°. – Base: $Kp._{1,8}$ 162 bis 182°, $Kp._{2,5}$ 173 bis 176°.

Dosierung. Klinisch 100 bis 300 mg, ambulant 25 bis 150 mg täglich.

Anwendung. Bei agitierten und gehemmten Depressionen und depressiven Verstimmungszuständen. – DL_{50} i.p. 76 mg/kg Maus, i.v. 21 bzw. 29 mg/kg Maus, oral 140 bzw. 280 mg/kg Maus. – Metaboliten: Nortriptylin und 10-Hydroxy-Derivate.

Handelsformen: Laroxyl (Roche), Tryptizol, Elavil (Merck, Sharp u. Dohme), Saroten (Lundbeck; Tropon).

Nortriptylin. 5-(3-Methylaminopropyliden)-dibenzo[a,d]cycloheptadien-(1,4)-hydrochlorid. Desmethylamitriptylin.

$C_{19}H_{21}N \cdot HCl$ Formel d. 2, S. 400 M.G. 299,84

Literatur: Subsidia med. (Wien) *17*, 86 bis 89 (1965), dort Originalstellen.

Herstellung. Aus 5-(3-Chlorpropyliden)-dibenzo[a,d]cycloheptadien-(1,4) und Methylamin. Die Chlorverbindung kann man durch Addition von Cyclopropylmagnesiumbromid an 2,3 : 6,7-Dibenzosuberon zum 5-Hydroxy-5-cyclopropyl-dibenzo[a,d]cycloheptadien-(1,4) und anschließende Behandlung mit Chlorwasserstoff erhalten [J. org. Chem. *27*, 4134 (1962)].

Eigenschaften. Weiße Kristalle. Fp. 216 bis 219°. Leicht lösl. in W.

Dosierung. Klinisch 75 bis 150 mg, ambulant 30 bis 40 mg.

Anwendung. Bei Depressionen, neurotischen Verstimmungszuständen mit depressiver Symptomatik, Schizophrenien, Alkoholismus, Psychoneurosen, Psychasthenie, Enuresis. – Begleiterscheinungen: Mundtrockenheit, Schläfrigkeit, Obstipation, Schwindel, Tremor, Unruhe. – DL_{50} i.v. 39 mg/kg Maus, i.p. 94 mg/kg Maus und etwa 70 mg/kg Ratte, oral 340 mg/kg Ratte.

Handelsformen: Nortrilen (Tropon), Aventyl, Acetexa (Lilly).

Protriptylin. 5-(3-Methylaminopropyl)-dibenzo[a,d]cycloheptatrien-(1,4,6).

$C_{19}H_{21}N$ Formel e. 1., S. 400   M.G. 263,39

Dosierung. 30 bis 120 mg täglich.

Anwendung. Gehemmte Depressionen. – Nebenwirkungen: Schlafstörungen, Tachycardie.

Handelsformen: Concordin, Triptil, Vivactil.

Melitracen. 9-(3-Dimethylaminopropyliden)-10,10-dimethyl-9,10-dihydroanthracen.

$C_{21}H_{25}N$ Formel g. 1., S. 401   M.G. 291,44

Literatur: Arzneimittel-Forsch. *17*, 1329 (1967).

Dosierung. 30 bis 250 mg täglich.

Anwendung. Depressionen mit ängstlichem Gepräge. – Nebenwirkungen: Mundtrockenheit, Herzklopfen, Schwitzen, Müdigkeit.

Handelsform: Trausabun (Byk-Gulden).

IV. Monoaminoxydase-Hemmstoffe (MAO-Hemmer) mit psychotroper Wirkung (Thymerethica)

Eine Reihe weiterer Substanzen mit antriebssteigernder und antidepressiver Wirkung ist dadurch gekennzeichnet, daß sie zu einer Hemmung der Monoaminoxydase (MAO) führen, die mit der klinischen Wirkung dieser Substanzen in Zusammenhang gebracht wird. Durch die Blockade der MAO wird der oxydative enzymatische Abbau der körpereigenen Monoamine (MA), wie Adrenalin, Noradrenalin, Dopamin, Tyramin, Tryptamin, Serotonin, Normetanephrin, Phenäthylamin, vermindert, so daß sie in Gehirn, Herzmuskel und anderen Organgeweben angereichert werden. In vivo macht sich der verminderte Abbau durch vermehrte Ausscheidung der Amine im Harn, vor allem nach entsprechender Belastung des Organismus mit einem dieser Amine, bemerkbar.

Der oxydative Abbau folgt der summarischen Gleichung

$$R-CH_2-NH_3^+ + O_2 + H_2O = R-CHO + NH_4^+ + H_2O_2.$$

Die Aldehyde lassen sich durch Carbonylreagentien abfangen, werden aber normalerweise schnell weiter umgewandelt zu den entsprechenden Carbonsäuren, ebenso wie das gebildete Wasserstoffperoxid sofort in Wasser und Sauerstoff zerlegt wird. Im übrigen beschränkt sich dieser Abbau nicht auf prim. Amine, sondern erfaßt auch sek. und selbst tert. Amine, wobei Alkylamine statt Ammoniak abgespalten werden. Die Affinität des Substrats zum Enzym geht nicht mit der Umsetzungsgeschwindigkeit parallel.

Außer den hier zu besprechenden Verbindungen gibt es eine ganze Anzahl weiterer MAO-Hemmer, die nur in vitro wirksam sind und durchweg keine psychomotorische Aktivität besitzen.

Die in vivo wirksamen MAO-Hemmer werden nach Wirkungsdauer in zwei Gruppen eingeteilt: die therapeutisch verwendeten, lang wirkenden Verbindungen, die sich überwiegend vom Hydrazin ableiten, und die kurz wirkenden Harmanderivate, die nach ihrer Wirkung auf den Menschen eigentlich besser den Halluzinogenen oder Psychotomimetica zugeordnet werden. Die folgende Darstellung beschränkt sich ausschließlich auf die erste Gruppe.

Die Hemmung der MAO durch Iproniazid (in vitro), den ersten und wohl am besten untersuchten Vertreter dieser Arzneistoffklasse, und vermutlich ebenso die Hemmung durch die anderen Hydrazinderivate verläuft in zwei Schritten. Sie ist zunächst kompetitiv und reversibel, nimmt aber anschließend nach einem Zeitgesetz erster Ordnung zu – offensichtlich auf Grund von Redoxvorgängen am gebildeten Enzym-Substrat-Komplex, die möglicherweise zu einer Reaktion zwischen Enzym und einem radikalischen Bruchstück des Hemmers führen – und ist dann weitgehend irreversibel. Die geringe oder fehlende Reversibilität der Enzym-Hemmstoff-Reaktion steht im Einklang mit der tagelangen Wirkungsdauer der Hydrazinverbindungen und der Kumulationswirkung auch unterschwelliger wiederholter Gaben.

Die Hydrazinderivate besetzen bei der Primärreaktion im aktiven Zentrum der MAO wahrscheinlich die gleiche Stelle wie die natürlichen Substrate. J. A. CARBON, W. P. BURK-

HARD und E. A. ZELLER [Helv. chim. Acta *41*, 1883 (1958)] vermuten als Reaktionsort im Enzym eine nichtaldehydische und nichtketonische Carbonylgruppe. Die Dissoziationskonstante des Enzym-Iproniazid-Komplexes wird mit $2 \cdot 10^{-4}$ angegeben. Damit ist die Affinität von Iproniazid zu MAO 15mal größer als die eines physiologischen Substrats wie Tyramin.

Im Gehirn läßt sich eine MAO-Hemmung länger nachweisen als eine Erhöhung des MA-Spiegels. Das beruht wahrscheinlich darauf, daß für einen wesentlichen Anstieg des MA-Gehaltes die MAO mindestens zu 80% blockiert sein muß.

Außer der oxydativen Desaminierung durch die MAO gibt es noch andere physiologische Inaktivierungsprozesse für die MA; außerdem kann der Anteil der MAO an ihrer gesamten physiologischen Inaktivierung verschieden sein. Nach heutigen Kenntnissen werden vorwiegend durch MAO inaktiviert die MA Phenäthylamin, p- und m-Tyramin und Tryptamin. Bei Dopamin ist noch unklar, ob die direkte Desaminierung oder eine vorhergehende O-Methylierung den größten Anteil zur Inaktivierung beiträgt. Mindestens scheint aber die MAO beim Dopamin-Abbau im Gehirn wesentlich beteiligt zu sein. Das gleiche gilt für das Serotonin. Histamin wird anscheinend vor einer Desaminierung durch MAO zum größten Teil N-methyliert. Bei Adrenalin und Noradrenalin schließlich scheint die 3-O-Methylierung eine größere Rolle zu spielen als die Desaminierung; hier kann die Anreicherung nach MAO-Hemmern nicht so zwingend erklärt werden. Unter anderem wird deshalb auch eine Beeinflussung der Speicherfähigkeit des Gewebes durch die MAO-Hemmer diskutiert. Auch für den Antagonismus der MAO-Hemmer gegen Reserpin und Tetrabenazin kommen neben einer direkten MAO-Hemmung ähnliche Erklärungen in Betracht.

Die Hemmwirkung beschränkt sich nicht die MAO, sondern erfaßt auch mehr oder weniger andere Aminoxydasen und andere Oxydasen. Zum Beispiel wird die Verlängerung der Barbituratnarkose durch MAO-Hemmer auf eine Herabsetzung der Seitenkettenoxydation der Barbiturate in den Lebermikrosomen zurückgeführt.

Abschließend zur kurz skizzierten Biochemie muß betont werden, daß für die MAO-Hemmer ein ursächlicher Zusammenhang zwischen Veränderung des MA-Stoffwechsels und Psychostimulierung zwar wahrscheinlich, aber noch nicht gesichert ist. Für die weiteren pharmakologischen Wirkungen ist ein solcher Zusammenhang nur teilweise wahrscheinlich.

Die therapeutisch nutzbare antidepressive Wirkung von Iproniazid „besteht in Hebung der Stimmung und Antriebssteigerung. Das Depressionsgefühl wird aufgehellt, die Patienten werden gelockert, nehmen wieder Anteil an der Umgebung und passen sich in die Umwelt ein. Das Müdigkeitsgefühl geht zurück, geistige und körperliche Aktivität und Appetit nehmen zu" (PLETSCHER, A., K. F. GEY u. P. ZELLER, l. c.).

Zum Unterschied von den Thymoleptica kann es sogar zu einer psychomotorischen Erregung kommen, vereinzelt selbst bis zu psychotischen Zustandsbildern mit Halluzinationen. Bei richtiger Dosierung läßt sich jedoch der Stimmungsumschwung ohne wesentliche Erregung erreichen, im Gegensatz zu den Weckaminen, die außerdem den Appetit zügeln. Ferner kann es zu einer Abnahme von Libido und Potenz, Verzögerung der Ejakulation und zur Frigidität der Frau kommen.

Der Wirkungseintritt erfolgt im allgemeinen erst nach einer Latenzzeit von etwa ein bis drei Wochen.

Potenzierende Effekte (Wirkungsverstärkung oder -verlängerung) werden für Sympathicomimetica, Narcotica, Hypnotica und Analgetica beschrieben. Die Kombination mit Thymoleptica ist kontraindiziert, beim Übergang von MAO-Hemmern zu Thymoleptica ist ein Leerintervall von 10 bis 14 Tagen einzuschalten. Auch bei der Kombination mit MA-Freisetzern (Reserpin und Tetrabenazin) ist Vorsicht geboten.

Unter der Medikation mit MAO-Hemmern kann es nach Genuß tyramin- und tryptaminreicher Käsesorten zu akuten Blutdruckkrisen mit starken Kopfschmerzen und gelegentlichem zerebralem Insult kommen. Die chronische Toxizität der MAO-Hemmer äußert sich gelegentlich in Leberschäden, die bis zu schwerem Ikterus gehen können. Nialamid soll sich durch geringe Hepatotoxizität auszeichnen. – Die toxischen Nebenwirkungen der MAO-Hemmer haben dazu geführt, daß einige Präparate wieder aus dem Handel gezogen worden sind.

Die MAO-Hemmer haben auch Anwendung außerhalb der Psychiatrie und ihrer Grenzgebiete gefunden. So wird vor allem der anginöse Schmerz bei schwerer, therapierefraktärer Angina pectoris gedämpft, weniger ausgeprägt auch bei Myocardinfarkt. Die als Nebenwirkung vorhandene Blutdrucksenkung erinnert an die strukturell verwandten Hydrazinophthalazine und kann bei Hypertonie ausgenützt werden. Auch bei Schmerzzuständen und Begleitdepressionen im Gefolge chronischer Erkrankungen, wie rheumatischer Arthritis, sind günstige Erfolge erzielt worden.

Analytik (s. auch Isoniazid). 1. Dünnschichtchromatographische Trennungen antidepressiv wirksamer Psychopharmaka: SCHMID, E., E. HOPPE, Chr. MEYTHALER jr. u. L. ZICHA: Arzneimittel-Forsch. *13*, 969 (1963). – 2. Hydrazine und Hydrazide lassen sich mit Jodlösung in schwach alkalischer Lsg. [CANBÄCK, T.: J. Pharm. Pharmacol. *4*, 407 (1952)] oder mit Kaliumjodat-Lsg. in salzsaurer Lsg. [BARKE, D. J., u. E. R. COLE: J. appl. Chem. *5*, 477 (1955)] titrieren. Der bei der letzten Umsetzung freigesetzte Stickstoff kann nach volumetrischer Bestimmung im Azotometer ebenfalls zur quantitativen Bestimmung dienen [MCKENNIS jr., H., J. D. WEATHERBY u. E. P. DELLIS: Analyt. Chem. *30*, 499 (1958)]. Weitere zur Titration geeignete Oxydationsmittel sind Natriumhypochlorit und Kaliumperoxosulfat in Gegenwart von Jodmonochlorid [SINGH, B., G. P. KASHYAN u. S. S. SAHOTA bzw. B. SINGH, S. S. SAHOTA u. I. SINGH: Z. anal. Chem. *162*, 256, 357 (1958)], und Bis-(äthylendiamin)-cer(IV)sulfat-Lsg. [SINGH, B.: Analyt. chim. Acta (Amst.) *17*, 467 (1958)].

a. Hydrazin-Derivate

a. 1. $C_6H_5-CH_2-CH_2-NH-NH_2$ Phenelzin

a. 2. $C_6H_5-CH_2-CH(CH_3)-NH-NH_2$ Pheniprazin

a. 3. $C_6H_5-CH(CH_3)-NH-NH_2$ Mebanazin

a. 4. $C_6H_5-O-CH_2-CH(CH_3)-NH-NH_2$ Phenoxypropazin

b. 1. Pyridyl-$CO-NH-NH_2$ Isoniazid

b. 2. Pyridyl-$CO-NH-NH-CH(CH_3)_2$ Iproniazid

b. 3. Pyridyl-$CO-NH-NH-CH_2-CH_2-CO-NH-CH_2-C_6H_5$ Nialamid

b. 4. (3-Methyl-isoxazol-5-yl)-$CO-NH-NH-CH_2-C_6H_5$ Isocarboxazid

b. 5. $(CH_3)_3C-CO-NH-NH-CH_2-C_6H_5$ Pivazid

Phenelzin INN. Phenelzine Sulphate BP 63, BPC 63. β-Phenäthyl-hydrazin-dihydrogensulfat. 1-Phenyl-2-hydrazino-äthan-dihydrogensulfat.

$C_8H_{12}N_2 \cdot H_2SO_4$ Formel a. 1, S. 406   M.G. 234,27

Herstellung. Aus Phenäthylhalogeniden und überschüssigem Hydrazin-hydrat [J. Amer. chem. Soc. *81*, 2805 (1959)].

Eigenschaften. Weißes Pulver oder perlweiße Blättchen. Geruch stechend, Geschmack charakteristisch. Fp. 164 bis 168°. Lösl. bei 20° in 7 T. W., fast unlösl. in A. (95%), unlösl. in Chlf. und Ae. – Hydrochlorid: Fp. 174°. – Base: Kp.$_{0,1}$ 74°.

Erkennung. 1. Eine Lsg. von 0,1 g Substanz in 5 ml W. gibt nach Alkalisieren mit Natronlauge und Zusatz von 1 ml Kalium-cupritartrat-Lsg. einen roten Nd. − 2. Gibt die für Sulfat charakteristischen Reaktionen.

Prüfung. Trocknungsverlust. Höchstens 1,0% nach 24 Std. über Diphosphorpentoxid bei höchstens 5 Torr.

Gehaltsbestimmung. Etwa 0,25 g genau gewogene Substanz werden in 50 ml W. gelöst, mit 1,5 g Natriumhydrogencarbonat und 50 ml 0,1 n Jodlösung versetzt und bleiben dann 90 Min. stehen. Nach Zusatz von 20 ml verd. Salzsäure wird mit 0,1 n Natriumthiosulfat-Lsg. gegen Stärke titriert, wobei der Stärkekleister erst gegen Ende der Titration zugesetzt wird. Das Ergebnis eines Blindversuches wird von dem Jodverbrauch abgezogen. 1 ml Jodlösung entspr. 5,857 mg $C_8H_{12}N_2 \cdot H_2SO_4$.

Geforderter Gehalt. Mind. 98,0% der getrockneten Substanz.

Aufbewahrung. Kühl und vor Licht geschützt.

Dosierung. 15 bis 45 mg täglich.

Anwendung. Bei reaktiven, endogenen, involutiven und cerebral-sklerotischen Depressionen, bei schweren chronischen Schmerzzuständen. Der Einfluß auf Angina pectoris ist verhältnismäßig gering. Die zentralen und peripheren Effekte sind schwächer als bei Iproniazid. − Begleiteffekte: orthostatische Hypotension mit Kollapsneigung, Schwindelgefühl, Schlafstörungen, Erregungen, Abnahme von Libido und Potenz. Phenelzin verstärkt die Wirkung von Alkohol, Äther, Dolantin, Procain, Phenylephrin. − DL_{50} i.p. 190 mg/kg Maus, oral 90 mg/kg Maus [J. med. Chem. *6*, 63 (1963)].

Handelsformen: Nardil, Nardelzin (Warner-Chilcott; Goedecke), Stinerval (Wander).

Pheniprazin. α-Methyl-β-phenyl-äthylhydrazin-hydrochlorid. 1-Phenyl-2-hydrazino-propan-hydrochlorid.

$C_9H_{14}N_2 \cdot HCl$ Formel a. 2, S. 406   M.G. 186,68

Herstellung. Durch katalytische Hydrierung des Phenyl-aceton-hydrazons bzw. durch reduktive Hydrazinierung von Phenyl-aceton [J. Amer. chem. Soc. *81*, 2805 (1959)].

Eigenschaften. Fp. 124 bis 125°. − Base: $Kp._{0,6}$ 82 bis 84°, n_D^{20} 1,5338, 1,5369, 1,5375.

Dosierung. Klinisch 3 bis 12 mg, ambulant 3 bis 6 mg täglich.

Anwendung. Bei Psychosen mit psychomotorischer Hemmung und depressiver Symptomatik. Bei Angina pectoris. Bei rheumatischer Arthritis. Wirkungseintritt nach einer Latenzzeit bis zu drei Wochen, meist ein bis zwei Wochen. − Begleiteffekte: Relativ häufig schwere Schädigung von Leber und Kreislauf. − DL_{50} i.p. 125 mg/kg Maus, oral 250 mg/kg Maus [J. med. Chem. *6*, 63 (1963)].

Handelsformen: Catroniazid (Lakeside, Pharma-Stern), Cavodil (Benger).

Mebanazin INN. α-Methyl-benzylhydrazin.

$C_8H_{12}N_2$ Formel a. 3, S. 406   M.G. 136,20

Herstellung. Durch katalytische Hydrierung von Acetophenon-hydrazon [J. Amer. chem. Soc. *81*, 2805 (1959)].

Eigenschaften. Phosphat ($C_8H_{12}N_2 \cdot H_3PO_4$): Fp. 150°. − Base: $Kp._{0,65}$ 69°.

Dosierung. 10 bis 40 mg täglich.

Anwendung. Bei Depressionen mit psychomotorischer Hemmung. Das Präparat zeigt ferner hypoglykämische Wirkung bei Diabetes mellitus.

Handelsform: Actomol (ICI).

Phenoxypropazin. N-(1-Methyl-2-phenoxy-äthyl)-hydrazin.

$C_9H_{14}N_2O$ Formel a. 4, S. 406   M.G. 166,22

Herstellung. 1-Methyl-2-phenoxy-äthanol wird mit Hilfe von Phosphortribromid in 1-Methyl-2-phenoxy-äthylchlorid umgewandelt und dieses mit Hydrazinhydrat umgesetzt [J. med. Chem. *6*, 63 (1963)].

Eigenschaften. Maleat ($C_9H_{14}N_2O \cdot C_4H_4O_4$): Fp. 107 bis 108°. − Base: $Kp._{0,2}$ 98 bis 102°. pK_4 6,9.

Dosierung. Klinisch 15 bis 30 mg, ambulant 5 bis 15 mg täglich.

Anwendung. In der Psychotherapie ähnlich den anderen MAO-Hemmern wie Iproniazid. – Begleiteffekte ähnlich Iproniazid. – DL_{50} i.p. 350 mg/kg Maus, oral 500 mg/kg Maus.

Handelsform: Drazin (Smith and Nephew).

Iproniazid INN, Merck Ind. 60. Isonicotinsäure-2-isopropylhydrazid. 1-Isonicotinoyl-2-isopropyl-hydrazin.

$C_9H_{13}N_3O$ Formel b. 2, S. 406   M.G. 179,22

Herstellung. Durch katalytische Hydrierung des Hydrazons aus Isonicotinsäurehydrazid und Aceton [J. org. Chem. *18*, 994 (1953)].

Eigenschaften. Nadeln. Fp. 112,5 bis 113,5°. Leicht lösl. in W. und in A., pH der wss. Lsg. etwa 6,7. – Fp. des Dihydrochlorids 227 bis 228° (Zers.).

Dosierung. Oral 10 bis 50 mg.

Anwendung. Psychosen verschiedener Genese, die mit depressiver Symptomatik und psychomotorischer Hemmung einhergehen. Angina pectoris. Hypertonie. – Begleiteffekte: Hypotension mit Kollapsneigung, Schwindel, Kopfschmerzen, Obstipation, Schlaflosigkeit, emotionelle Labilität.

Handelsformen: Marsilid (Roche). Produktion wurde 1962 eingestellt.

Nialamid INN. N-Isonicotinoyl-N'-(β-N-benzyl-carboxamido-äthyl)-hydrazin. N-Benzyl-β-(isonicotinylhydrazino)-propionamid.

$C_{16}H_{18}N_4O_2$ Formel b. 3, S. 406   M.G. 298,35

Herstellung. Aus 1-Isonicotinoyl-2-(β-methoxycarbonyläthyl)-hydrazin durch Aminolyse mit Benzylamin [US-Pat. 2 894 972 (1959), CA (N. Y.) *54*, 582a (1960)] oder durch Addition von Isonicotinsäurehydrazid an N-Benzyl-acrylamid [US-Pat. 2 980 728 (1961), CA (N. Y.) *55*, 20 903i (1961)].

Eigenschaften. Fp. 151,1 bis 152,1°.

Dosierung. Klinisch 100 bis 200 mg, ambulant 50 bis 100 mg täglich.

Anwendung. Ähnlich Iproniazid. Ferner gegen Schmerzzustände und Begleitdepressionen bei chronischen Erkrankungen. – Begleiteffekte ähnlich Iproniazid. – DL_{50} oral 1000 mg/kg Maus und 1700 mg/kg Ratte, i.p. 742 mg/kg Maus und 760 mg/kg Ratte [Toxicol. appl. Pharmacol. *1*, 523 (1959), CA (N. Y.) *54*, 1752a (1960)].

Handelsformen: Niamid (Pfizer), Espril (Saba, Turin).

Isocarboxazid BPC 63. 1-Benzyl-2-(5-methyl-3-isoxazolyl-carbonyl)-hydrazin. 3-N'-Benzylhydrazinocarbonyl-5-methylisoxazol.

$C_{12}H_{13}N_3O_2$ Formel b. 4, S. 406   M.G. 231,25

Herstellung. Aus dem Benzaldehyd-5-methyl-3-isoxazolylcarbonyl-hydrazon durch Reduktion mit Lithiumalanat oder Kaliumboranat oder aus 5-Methyl-isoxazol-3-carbonsäureestern und Benzylhydrazin durch Hydrazinolyse [J. med. pharm. Chem. *2*, 133 (1960)].

Eigenschaften. Weißes oder cremefarbenes, kristallines Pulver von schwachem, charakteristischem Geruch. Fp. 105 bis 107°. Wenig lösl. in W., bei 20° lösl. in 150 T. A., in 50 T. Ae. und in 3 T. Chlf.

Erkennung. 1. Eine Lsg. von 0,01 g Substanz in 10 ml Aceton ergibt nach Zusatz von 0,2 ml W. und 0,2 ml einer Lsg. (1%, g/v) von Ammoniummolybdat in verd. Salzsäure eine Orangefärbung. – 2. Eine Lsg. von 0,01 g Substanz in A. (95%) wird mit einer 1% (v/v) Salzsäure enthaltenden Lsg. von 1% (g/v) Dimethylaminobenzaldehyd in A. (95%) versetzt. Es entsteht eine gelbe Fbg.

Prüfung. 1. Trocknungsverlust. Höchstens 0,5% nach 4 Std. bei 60° im Vakuum. – 2. Sulfatasche. Höchstens 0,1%.

Gehaltsbestimmung. Etwa 0,5 g genau gewogene Substanz werden in 20 ml Eisessig gelöst und nach Zusatz von 10 ml Salzsäure und 40 ml W. 0,1 m Natriumnitritlösung titriert unter elektrometrischer Endpunktsanzeige. 1 ml 0,1 m Natriumnitritlsg. entspr. 23,13 mg $C_{12}H_{13}N_3O_2$.

Geforderter Gehalt. Mind. 98,5% bezogen auf die getrocknete Substanz.

Dosierung. 20 bis 40 mg täglich in Einzeldosen unterteilt. Gebräuchliche Einzeldosis 10 mg oral.

Anwendung und Begleiteffekte ähnlich Phenelzin und Iproniazid. Begleiteffekte seltener und weniger ausgeprägt als nach Iproniazid.

Handelsformen: Marplan (Roche).

Pivazid. 1-Pivaloyl-2-benzyl-hydrazin. Pivalinsäure-2-benzyl-hydrazid. (Pivalinsäure = Trimethylessigsäure).

$C_{12}H_{18}N_2O$ Formel b. 5, S. 406 M.G. 206,28

Herstellung. Durch intermolekulare Wasserabspaltung aus Pivalinsäure und Benzylhydrazin in Acetonitril mit Hilfe von Dicyclohexylcarbodiimid unterhalb 30° [Schweiz. Pat. 369471 (1963), CA (N. Y.) *60*, 6768e (1964)].

Eigenschaften. Fp. 68 bis 69°.

Dosierung. Klinisch 75 bis 300 mg, ambulant 50 bis 200 mg täglich.

Anwendung. Bei Angina pectoris.

Handelsform: Tersavid (Roche).

b. Einfache Amine

Ephedrin und Amphetamin hemmen in vitro die MAO, jedoch nicht in vivo. Das strukturell nahe verwandte Tranylcypromin zeigt nicht nur in vitro eine stärkere Hemmung als Iproniazid, sondern ist auch in vivo wirksam. Die antidepressive Wirkung soll etwa so stark sein wie die der stärker wirksamen Hydrazinverbindungen. Die Wirkung setzt schneller ein und ist kürzer als bei den Hydrazinverbindungen, sie ist aber beträchtlich länger als bei den Harmala-Alkaloiden. Höhere Dosen rufen amphetaminähnliche Wirkungen hervor.

Das verwendete trans-Racemat ist im pharmakologischen Test wirksamer als das cis-Racemat. Die Lebertoxizität soll geringer sein als bei den Hydrazinen.

Äthyltryptamin wirkt schwächer und kürzer als Tranylcypromin. Nachdem Anzeichen auf die Gefahr einer Agranulozytose hindeuteten, wurde es aus dem Handel gezogen. Das niedere Homologe α-Methyltryptamin zeigt psychotomimetische Effekte ähnlich LSD-25. Das gleiche gilt für das N,N-Diäthyltryptamin und N,N-Dimethyltryptamin.

Von allen Nichthydrazinen scheint Pargylin in seinen MAO-Hemmeigenschaften dem Iproniazid am meisten zu ähneln. Es wird als Antihypertonicum verwendet.

c. 1. 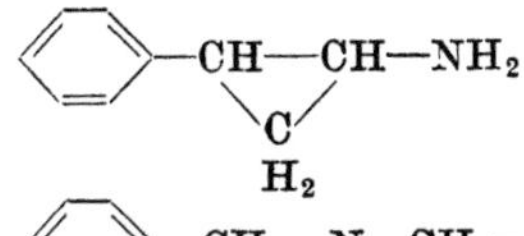 Tranylcypromin

c. 2. 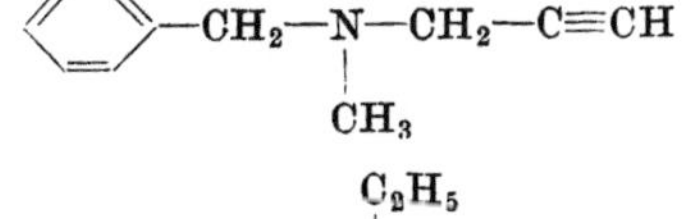 Pargylin

c. 3. 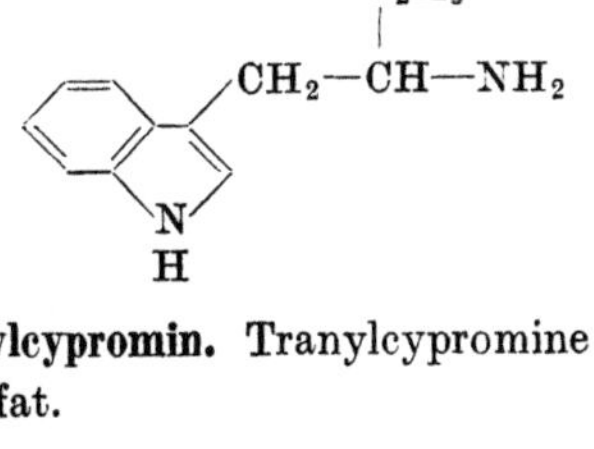 Äthyltryptamin, Etryptamin

Tranylcypromin. Tranylcypromine Sulfate NND 64. trans-d,l-2-Phenylcyclopropylamin-sulfat.

$2(C_9H_{11}N) \cdot H_2SO_4$ Formel c. 1, S. 409 M.G. 364,46

Herstellung. trans-2-Phenyl-cyclopropan-carbonsäure wird nach üblichen Methoden in ihr Azid übergeführt und dieses dem Curtius-Abbau zum trans-2-Phenyl-cyclopropyl-isocyanat unterworfen. Hydrolyse des Isocyanats mit Salzsäure liefert das Amin. Zur Isomerisierung der cis-2-Phenyl-cyclopropan-carbonsäure kann man diese durch Erhitzen mit Thionylchlorid in das Säurechlorid der trans-Säure umwandeln [J. Amer. chem. Soc. *70*, 2198 (1948); J. med. pharm. Chem. *5*, 1243 (1962); US-Pat. 2997422 (1959), CA (N. Y.) *56*, 1392e (1962); Latvijas PSR Zinatnu Akad. Vestis, Kim. Ser. *1963*, (1), 106, CA (N. Y.) *59*, 9919b (1963)].

Eigenschaften. Fp. 226 bis 228°. – Base: $Kp._{0,5}$ 69 bis 71°, Fp. 44 bis 45°. – Hydrochlorid: Fp. 153,5 bis 156,5° (Zers., bei 151,1° Sintern). 151 bis 154°.

Dosierung. Anfangsdosis 20 mg täglich, später individuell.

Anwendung. Bei psychomotorischen Hemmungszuständen mit depressiver Symptomatik.

Handelsformen: Parnate (Smith, Kline & French). Kombinationspräparat Jatrosom Röhm u. Haas).

Pargylin. Pargyline Hydrochloride NND 64. N-Methyl-N-(2-propynyl)-benzylaminhydrochlorid. N-Methyl-N-propargyl-benzylamin-hydrochlorid.

$C_{11}H_{13}N \cdot HCl$ Formel c. 2, S. 409   M.G. 195,69

Herstellung. N-Methyl-benzylamin wird mit Propargylbromid in A. in Gegenwart von Soda umgesetzt [Brit. Pat. 906245 (1962), CA (N. Y.) *58*, 5570h (1963)].

Eigenschaften. Fp. 154 bis 155°. – Base: $Kp._{11}$ 96 bis 97°.

Dosierung. Anfangs 25 bis 50 mg täglich, eventuelle Steigerung in mindestens 7tägigen Abständen.

Anwendung. Bei Hypertension.

Handelsform: Eutonyl (Abbott).

Äthyltryptamin-acetat. Etryptamin. 3-(2-Aminobutyl)-indol.

$C_{12}H_{16}N_2 \cdot C_2H_4O_2$ Formel c. 3, S. 409   M.G. 248,32

Herstellung. Indol-3-carboxaldehyd wird mit 1-Nitropropan zum 3-(2-Nitro-1-butenyl)-indol (formuliert in der mesomeren zwitter-ionischen Struktur) kondensiert. Die Nitroverbindung wird mit Lithiumalanat zum Äthyltryptamin reduziert [J. org. Chem. *25*, 1548 (1960)].

Eigenschaften. Fp. 164 bis 165,5°, 165 bis 166°. Lichtabsorption: Maxima bei 220,5 nm ($\varepsilon = 37050$), 281 nm ($\varepsilon = 6150$) und 289,5 nm ($\varepsilon = 5350$). – Base: Fp. 97 bis 99°.

Dosierung. Klinisch 75 bis 150 mg, ambulant 10 bis 25 mg täglich.

Anwendung. Bei vitalen Depressionen mit Antriebshemmung.

Handelsform: Monase (Upjohn). – Monase wurde aus dem Handel gezogen.

c. Harmala-Alkaloide

Die hypotensive und zentralerregende Wirkung der Harmala-Alkaloide ist bereits länger bekannt. Die Kenntnis ihrer Hemmwirkung gegenüber MAO ist naturgemäß jüngeren Datums. Harmin, Harmalin, Harmalol, Tetrahydroharmin und verwandte β-Carbolin-Derivate hemmen die MAO in vitro stärker als die meisten Hydrazin-Derivate, wobei die Hemmung eindeutig reversibel ist. Ihre Enzymaffinität ist offenbar größer als die der Hydrazine. In vivo wirken sie wesentlich rascher und kürzer als die anderen MAO-Hemmer. Harmin gehört seiner psychomotorischen Wirkung nach zu den Halluzinogenen oder Psychotomimetica.

Die Alkaloide werden an anderer Stelle unter Peganum harmala beschrieben.

V. Psychotonica

Es gibt eine Reihe weiterer Substanzen, die auf die psychische Sphäre anregend wirken, ohne einer der vorstehend beschriebenen Arzneistoffklassen zuzugehören. Zweckmäßig werden diese Verbindungen als Psychotonica oder Psychoanaleptica zusammengefaßt, obwohl strukturelle Gemeinsamkeiten nur bei einem Teil der Verbindungen vorhanden sind und auch der Wirkungstyp nicht einheitlich ist.

Psychotonica erhöhen die psychische und physische Leistungsfähigkeit und heben im Zusammenhang damit die Stimmung und steigern den Antrieb. Die Wirkung ist am deutlichsten bei Ermüdung und Erschöpfungszuständen sowie bei schwächeren depressiven

Reaktionen. Die Anhebung der Stimmungslage bis zur Euphorie birgt die Gefahr des gewohnheitsmäßigen Dauergebrauchs in sich.

Die Wirkung kann ähnlich einem Analepticum schnell und direkt stimulierend einsetzen oder langsam „tonisierend" wie etwa beim Pyrithioxin. Bei den Verbindungen des ersten Typs verschwimmen die Grenzen zu den eigentlichen Analeptica. So kann man auch die an anderer Stelle dieses Handbuches beschriebenen Weckamine und das Coffein hier einordnen. Die ebenfalls unsichere Abgrenzung gegenüber den Thymoleptica und den MAO-Hemmern ergibt sich dadurch, daß die Psychotonica gegen echte psychotische Depressionen nur wenig wirksam sind.

Auf der anderen Seite bestehen Überschneidungen mit den Nerventonica und Allgemeinroborantien und man könnte eventuell z. B. den GABA-Vorläufer Glutaminsäure und die anorganischen und organischen Phosphorsäure- und Phosphorigsäurepräparate, die an anderer Stelle behandelt werden, in dieses Grenzgebiet einordnen.

Die Terminologie der Psychotonica ist uneinheitlich, und oft besitzt ein Präparat seinen eigenen, von einer allgemeinen Systematik unabhängigen Terminus. So findet man außer Psychotonicum noch Bezeichnungen wie Psychoenergizer, Psychoanalepticum, zentrales Physiolepticum, Neurotonicum, Neuroanabolicum, dynamisierendes Neurotrophicum.

a. Verbindungen mit Amphetamin-Struktur

Die an anderer Stelle beschriebenen Weckamine, wie Amphetamin und Methamphetamin, besonders aber Methylphenidat, sind bei Müdigkeit und bei depressiven Reaktionen angezeigt, die z. B. bei chronischen Schmerzen, in der Menopause und im Alter auftreten.

Entsprechend ihrer strukturellen und pharmakologischen Verwandtschaft mit dem Adrenalin ist die zentrale Erregung durch die Weckamine u. a. von peripherer Vasokonstriktion, Erhöhung des Sauerstoffverbrauchs und der unveresterten Fettsäuren im Blutplasma sowie von zentral ausgelöster Appetitminderung begleitet. Strukturelle Abwandlung des Amphetaminmoleküls kann die einzelnen Wirkungsrichtungen verschieden stark herausarbeiten oder unterdrücken. So kommt es, daß auch einige nicht zu den Weckaminen gerechnete Amphetaminderivate als Psychotonica im Handel sind. Dimephenopan („Dimethylamphetamin", im Metrotonin) wird in Kombination mit Amobarbital bei psychischer Labilität gegeben. Ein weiteres tertiäres Amin ist das Prolintan (zusammen mit Vitaminen im Katovit), bei dem tierexperimentell Blutzuckererhöhung und Kontraktion der Samenblase fehlen. Es wirkt schwächer erregend als Amphetamin, aber wesentlich stärker als Coffein.

Beim 7-(α-Methylphenäthylamino)-äthyltheophyllin (Captagon) sind sozusagen Amphetamin und Coffein in einem Molekül vereinigt. Ähnlich den Weckaminen werden durch Captagon psychische Funktionen gesteigert: im Leistungsbereich psychomotorisches Tempo, Konzentrationsvermögen, Denk- und Assoziationsgeschwindigkeit; im emotionellen Bereich Kontaktstreben, Stimmung, Aktivitätsbereitschaft und evtl. Aggressionsneigung. Periphere Kreislaufeffekte sind gering.

Eine weitgehende konformative Fixierung der Amphetaminstruktur liegt im 2-Aethylamino-3-phenyl-norcamphan (Fencamfamin, enthalten in Reactivan) vor. Die Substanz wirkt stark stimulierend ohne wesentliche Beeinflussung von Blutdruck und Herz. Bei erhöhten Anforderungen, insbesondere an das Konzentrationsvermögen, steigert sie die Antriebskomponenten des Leistungsvermögens ohne eine qualitative Leistungsbeeinträchtigung. Gleichzeitig wird das subjektive Leistungsgefühl leicht stabilisiert und höchstens kurzfristig gehoben.

Ein Amphetaminderivat, das in heißem Wasser eine Rückspaltung zum Amphetamin erleidet, ist das Aponeuron. Es wirkt stärker stimulierend als Coffein.

Eine stärker abgewandelte Amphetaminstruktur liegt im Pipradol vor. Das einfache β-Phenyl-äthylamin-Gerüst des Amphetamins ist durch ein β,β-Diphenyl-äthylamin-Gerüst ersetzt. Die weiteren Strukturelemente sind nicht ungewöhnlich für diese Stoffgruppe: die Hydroxylgruppe findet man beim Ephedrin wieder, und das Stickstoffatom ist beim Methylphenidat auf gleiche Weise in einen Piperidinring einbezogen. Pipradol wirkt zentral stimulierend und hat viel weniger Einfluß auf Herz und Kreislauf als die eigentlichen Weckamine.

Nach der Stärke der Stimulierung liegt Pipradol zwischen Coffein und Amphetamin. Im Gegensatz zu den Weckaminen soll nach Pipradol keine Reizbarkeit und keine Appetitminderung eintreten. – Die stellungsisomere Verbindung Azacyclonol enthält kein Amphetamingerüst mehr und wirkt nicht mehr zentral stimulierend, sondern im Gegenteil zentral dämpfend. Sie ist im Unterkapitel Tranquillizer beschrieben.

b. Dimethylaminoäthanol und Derivate

Dimethylaminoäthanol ist Ausgangsmaterial für die Acetylcholinsynthese. Es wird als mildes Neurotropicum bezeichnet und soll bei herabgesetztem Konzentrationsvermögen und bei Neurasthenie wirksam sein. Verwendet werden verschiedene Salze, z. B. Tartrat, Citrat und p-Acetamidobenzoat.

Der Ester des Dimethylaminoäthanol mit dem pflanzlichen Wuchsregulator p-Chlorphenoxyessigsäure ist das Centrophenoxin, das als cortico-subcorticales Neuroanabolicum und Psychoanalepticum bezeichnet wird. Es soll anregend (Stimulierung des Hypothalamusgebietes) und psychisch harmonisierend wirken, vor allem bei Bewußtseinsstörungen und cerebralen Insulten. Die Indikationen ähneln denen des Pyrithioxins. Im Tierversuch ist die Spontanaktivität gesteigert und die Krampfschwelle erniedrigt, und bei Kreislauf und Atmung macht sich eine leichte Sympathicuserregung bemerkbar.

Formell schließt sich hier ein Äther des Dimethylaminoäthanols an, der o-Methylbenzhydryläther, das Orphenadrin. Die Verbindung ist jedoch wohl kaum als Dimethylaminoäthanol-Lieferant anzusehen. Sie kann auch nur mit Vorbehalt als Psychotonicum eingeordnet werden. Der Struktur nach leitet sie sich von den Antihistaminen ab. Sie wird dementsprechend im Kapitel Antihistaminica dieses Handbuches (Bd. I, 1202) als BS 5930 kurz besprochen. Die Antihistaminwirkung ist jedoch schwach, und man muß Orphenadrin seiner Hauptwirkung nach als peripheres Muskelrelaxans und Antiparkinsonmittel mit schwach anticholinergischer Wirkung einstufen. Daneben wirkt es schwach antriebssteigernd und euphorisierend bei erschöpften und deprimierten Patienten, so daß eine Einordnung an dieser Stelle vielleicht doch erlaubt ist. Es wird auch mit Reserpin kombiniert gegeben.

c. Verschiedene Strukturen

Wirkungsmäßig schließt sich an die Amphetamingruppe eine Substanz an, von der man der Struktur nach eher eine dämpfende als eine stimulierende Wirkung erwarten könnte: das Pomolin oder Phenoxazol. Die Stärke seiner zentral erregenden Wirkung stellt es zwischen Coffein und Amphetamin. Es zeichnet sich dadurch aus, daß es anders als die Weckamine keine Kreislaufwirkung besitzt und die Nahrungsaufnahme fördert. Die normale Atmung wird nur wenig angeregt, stark dagegen die morphingeschädigte Atmung.

Ebenfalls direkt stimulierend wirkt das Natriumsalz der 3,3-Pentamethylen-4-hydroxybuttersäure (Gevilon), das einer Gruppe von zentral erregenden Spirolactonen entstammt, deren Wirkung man bei der Suche nach Hypnotica entdeckte. – Das unsubstituierte Butyrolacton ist ein Schlafmittel.

Ein ganz anderer Wirkstofftyp liegt im Pyrithioxin vor, das der Struktur nach ein Abkömmling des Vitamins B_6 ist, des Pyridoxins. Dieses „Pyridoxin-5-disulfid" besitzt jedoch eine sehr geringe Vitamin-B_6-Wirkung. Pharmakologisch lassen sich beruhigende und antikataleptische Wirkungen am Tier sowie eine Steigerung der psychomotorischen Leistungsbereitschaft beim Menschen nachweisen. Der Kreislauf bleibt im wesentlichen unbeeinflußt. Als „dynamisierendes Neurotrophicum" soll es eine Ökonomisierung des Gehirnstoffwechsels bewirken, die zu einer allmählichen cerebralen Leistungsverbesserung führt. Entsprechend erstreckt sich die Behandlung im allgemeinen über einen längeren Zeitraum. Es wirkt weniger stimulierend als langsam aufbauend und zeigt günstige Wirkungen vor allem bei Insuffizienzen des Vigilitätstonus, die sich durch Störungen im Wach-Schlaf-Rhythmus (nachts schlechter Schlaf und bei Tage Mattigkeit), Antriebsstörungen, depressive Stimmungen, Konzentrationsschwäche, Gedächtnis- und Hörstörungen sowie Kopfschmerzen bemerkbar machen. Das psychische Verhalten von Neurasthenikern und älteren Patienten wird gebessert. – Bei Parkinsonismus wird vor allem die Akinese gebessert, gegen Rigor und Tremor besteht kaum eine Wirkung. In der Behandlung der Epilepsie rufen therapeutische Dosen keine Sedierung hervor.

Allgemeine Literatur

EBERHARDT, H., u. M. DEBACKERE: Der Nachweis von zentral stimulierenden Substanzen in reiner Form und nach Körperpassage mit der Dünnschichtchromatographie. Arzneimittel-Forsch. *15*, 929 bis 930 (1965).

a. Verbindungen mit Amphetamin-Struktur

$$\text{C}_6\text{H}_5-\text{CH}_2-\underset{\underset{\text{CH}_3}{|}}{\text{CH}}-\text{N}\underset{R_2}{\overset{R_1}{<}}$$

a. 1. $R_1 = R_2 = CH_3$ Dimephenopan

a. 2. $R_1 = H$
       $R_2 = -CH_2-CH_2-$ [theophyllin ring]   7-(α-Methylphenäthylamino)-äthyltheophyllin (Captagon)

a. 3. $R_1 = H$
       $R_2 = -\underset{\underset{\text{CN}}{|}}{\text{CH}}-\text{C}_6\text{H}_5$ Aponeuron

a. 4. $C_6H_5-CH_2-\underset{\underset{N}{|}}{CH}-CH_2-CH_2-CH_3$ Prolintan
       (N = pyrrolidinyl)

a. 5. [norcamphan mit Phenyl und HN-C₂H₅]   2-Äthylamino-3-phenyl-norcamphan (Fencamfamin)

a. 6. $(C_6H_5)_2\underset{\underset{N}{|}}{\overset{\overset{\text{OH}}{|}}{C}}-H$ Pipradol
       (N = piperidinyl)

a. 7. $C_6H_5-\underset{\underset{NH}{|}}{CH}-COOCH_3$ Methylphenidat
       (NH = piperidinyl)

b. Dimethylaminoäthanol und Derivate

$$R-O-CH_2-CH_2-N{\overset{\displaystyle CH_3}{\underset{\displaystyle CH_3}{\diagdown}}}$$

b. 1.   R = H   Deanol, Dimethylaminoäthanol

b. 2.   R = Cl—⟨⟩—O—CH₂—CO—   Centrophenoxin

b. 3.   R = (Diphenyl-o-methylphenyl)-CH—   Orphenadrin

c. Verschiedene Strukturen

c. 1.   [Phenyl-oxazolinon-Struktur]   Pomolin, Phenoxazol

c. 2.   [Pyridin-Disulfid-Struktur]   Pyrithioxin, Pyritinol

c. 3.   [Cyclohexyl-CH₂OH / CH₂—COONa]   3,3-Pentamethylen-4-hydroxy-
                                                buttersaures Natrium (Gevilon)

Dimephenopan. 1-Phenyl-2-dimethylaminopropan-hydrochlorid, N-Dimethylphenylisopropylaminum hydrochloricum.

$C_{11}H_{17}N \cdot HCl$ Formel a. 1, S. 413   M.G. 199,72

Herstellung. Nach ESCHWEILER-CLARKE aus β-Phenylisopropylamin mit Formaldehyd und Ameisensäure [Bull. Soc. chim. Fr. *1963*, 2744, CA (N. Y.) *60*, 7938g (1964)].

Eigenschaften. Fp. 158°. – Base: Kp. 218°.

Dosierung. Kombiniert mit Isoamyläthylbarbitursäure morgens 5 mg, nachmittags 2,5 mg sowie als Erhaltungsdosis 2,5 mg täglich.

Anwendung. Bei neurovegetativen Störungen, Depressionen, Angstzuständen, neurotisch-hypochondrischen Symptomen, Exaltationen, Morgenmüdigkeit, Wetterfühligkeit.

Handelsform: Kombiniert mit Isoamyläthylbarbitursäure als Metrotonin (Temmler).

Captagon. 7-(N-α-Methylphenäthyl-aminoäthyl)-theophyllin-hydrochlorid. 7-[2-(1-Methyl-2-phenyl-äthylamino)äthyl]-theophyllin-hydrochlorid.

$C_{18}H_{23}N_5O_2 \cdot HCl$ Formel a. 2, S. 413   M.G. 377,87

Literatur: DAWEKE, H., u. A. OBERDORF: Neue Aminoalkyl-Derivate des Theophyllins. Arzneimittel-Forsch. *8*, 190 bis 196 (1958). – JANKE, W., u. H. BOSS: Experimentelle Untersuchungen über die psychischen Wirkungen eines neuen Psychotonicums. Arzneimittel-Forsch. *11*, 783 bis 786 (1961).

Herstellung. Aus 7-β-Chloräthyltheophyllin und überschüssigem α-Methyl-phenäthylamin [DBP 1 123 329 (1962), CA (N. Y.) *57*, 5933e (1962)].

Eigenschaften. Fp. 237 bis 239°. Eine Modifikation vom Fp. 227 bis 229° entsteht bei längerem Erhitzen mit A. Löslichkeit in W. 7%.

Dosierung. Anfangs 100 bis 200 mg, Erhaltungsdosis 25 bis 100 mg täglich.

Anwendung. Bei psychischer und physischer Erschöpfung, Leistungsabnahme, Konzentrationsmangel, leichter Ermüdbarkeit, depressiven Verstimmungszuständen, Antriebsarmut und in der Rekonvaleszenz. – DL_{50} i.p. 89 mg/kg Maus.

Handelsform: Captagon (Homburg).

Aponeuron. α-Phenyl-N-(β'-phenylisopropyl)-aminoacetonitril-hydrochlorid.

$C_{17}H_{18}N_2 \cdot HCl$ Formel a. 3, S. 413 M.G. 286,80

Herstellung. Rac. β-Phenylisopropylamin-hydrochlorid wird mit Natriumcyanid und Benzaldehyd in M./W. umgesetzt {J. prakt. Chem. [4] *20*, 275 (1963)}.

Eigenschaften. Fp. 158 bis 160°, Sintern bei 102 bis 104°. – Base: Fp. 85 bis 87°. Zersetzt sich in heißem W. zu Phenylisopropylamin, Cyanwasserstoff und Benzaldehyd.

Dosierung. Morgens 10 bis 20 mg, evtl. mittags 10 mg.

Anwendung. Zur Erhöhung des Vitaltonus und zur Steigerung der intellektuellen Leistungsbereitschaft. Bei Müdigkeit, Erschöpfungszuständen, depressiver Verstimmung, Arbeitsunlust und psychisch bedingten Potenzstörungen.

Handelsform: AN 1 (Dr. H. Voigt, Berlin).

Prolintan. 1-Phenyl-2-pyrrolidinopentan-hydrochlorid.

$C_{15}H_{23}N \cdot HCl$ Formel a. 4, S. 413 M.G. 253,82

Literatur: KADATZ, R., u. E. PÖTZSCH: Pharmakologische Eigenschaften des neuen Analepticums 1-Phenyl-2-pyrrolidino-pentan. Arzneimittel-Forsch. *7*, 344 bis 349 (1957).

Herstellung. Aus Benzylmagnesiumchlorid und α-Pyrrolidinovaleronitril [Brit. Pat. 814152 (1952), CA (N. Y.) *53*, 22023d (1959)]. Durch reduktive Alkylierung von Pyrrolidin mit Benzylpropylketon und katalytisch aktiviertem Wasserstoff (DBP 1093799 (1960), CA (N. Y.) *55*, 19950 e (1961)].

Eigenschaften. Fp. 134 bis 135°, 133 bis 134°. – Base: $Kp._{16}$ 153°, $Kp._{0,25}$ 90 bis 92°.

Dosierung. Morgens 5 bis 10 mg, am frühen Nachmittag 5 mg.

Anwendung. Bei hypotonen Kreislaufstörungen, verminderter Leistungsfähigkeit, Erschöpfungszuständen; in der Rekonvaleszenz. – DL_{50} oral 257 mg/kg Maus, s.c. 99 mg/kg Maus, i.v. 28 mg/kg Maus.

Handelsform: Kombiniert mit Vitaminen als Katovit (Thomae).

Fencamfamin. 2-Äthylamino-3-phenyl-norcamphan-hydrochlorid.

$C_{15}H_{21}N \cdot HCl$ Formel a. 5, S. 413 M.G. 251,80

Literatur: HOTORY, R., H. J. ENENKEL, J. GILLISSEN, A. HOFFMANN, U. JAHN, H.-G. KRAFT, H. MÜLLER-CALGAN, S. SOMMER u. R. STRULLER: Pharmakologische Eigenschaften des 2-Äthylamino-3-phenyl-nor-camphans. Arzneimittel-Forsch. *11*, 20 bis 24 (1961). – v. KLEBELSBERG, D.: Experimental-psychologische Prüfung der Wirkung eines neuen Camphan-Derivates, Arzneimittel-Forsch. *11*, 24 bis 27 (1961).

Herstellung. 3-Phenyl-2-amino-norcamphan wird durch Erhitzen mit Acetaldehyd in die Schiffsche Base übergeführt und diese katalytisch zum Äthylderivat hydriert [DBP 1110159 (1961), CA (N. Y.) *56*, 2352i (1962)].

Eigenschaften. Fp. 192°. – Base: $Kp._{0,1}$ 128 bis 131°.

Dosierung. Morgens 10 bis 20 mg, evtl. mittags 10 mg.

Anwendung. In Kombination mit Vitaminen bei psychischer und physischer Erschöpfung in der Rekonvaleszenz, bei Leistungsabnahme, depressiven Verstimmungen, vegetativen Dysregulationen mit vorherrschend trophotroper Ausgangslage. – DL_{50} oral 135,0 kg/mg Maus, s.c. 85,5 mg/kg Maus, i.v. 15,7 mg/kg Maus.

Handelsform: Kombinationspräparat mit Vitaminen: Reactivan (Merck).

Pipradol Hydrochloride NF XII, BPC 63, Merck Ind. 60, INN. α-Pipradolhydrochlorid. α,α-Diphenyl-2-piperidinmethanol-hydrochlorid. α-(2-Piperidyl)-benzhydrol-hydrochlorid. Diphenylpiperid-2-ylmethanol-hydrochlorid.

$C_{18}H_{21}NO \cdot HCl$ Formel a. 6, S. 413 M.G. 303,84

Herstellung. Aus 2-Benzoyl-pyridin und Phenylmagnesiumbromid wird Diphenyl-α-pyridyl-carbinol erhalten, das bei der katalytischen Hydrierung Pipradol ergibt [J. Amer. chem. Soc. *70*, 4001 (1948); US-Pat. 2 624 739]. Diphenyl-α-pyridyl-carbinol kann man auch aus Benzophenon und α-Pyridyl-lithium herstellen.

Eigenschaften. Weiße, kleine Kristalle oder kristallines Pulver ohne Geruch. Geschmack schwach bitter. An der Luft stabil. – Fp. etwa 295° (Zers.) (BPC 63), zwischen 285 und 295° (Zers.) (NF XII), 308 bis |309° (Merck Ind. 60). – Lösl. in etwa 33 T. W., in etwa 8 T. M., in etwa 50 T. A., sehr wenig lösl. in Chlf., praktisch unlösl. in Ae. (NF XII). – Bei 20° lösl. in 29 T. W., in 35 T. A., in 1000 T. Chlf. (BPC 63). – Lösl. in 60 ml heißem W. (Merck Ind. 60).

Erkennung. 1. Die Lsg. (1 in 200) gibt den Chlorid-Test (NF XII, BPC 63). – 2. Das IR-Spektrum (in KBr) der getrockneten Substanz zeigt die gleichen Maxima wie das Spektrum der Standard-Substanz (NF XII). – 3. UV-Absorption. Die Lsg. (1 in 3333) zeigt ein Absorptionsmaximum bei $257{,}5 \pm 2$ nm und ein Minimum bei 245 ± 2 nm. Die Extinktion bei 257,5 nm darf höchstens um 3% von der einer gleichen Lsg. der Standard-Substanz abweichen (NF XII). – Die wss. Lsg. zeigt im Bereich von 230 bis 360 nm ein gut ausgeprägtes Maximum nur bei etwa 257 nm mit $E_{1\,cm}^{0,03\%}$ etwa 0,45 (BPC 63). – 4. Bei Zugabe von 2 ml Schwefelsäure zu 0,01 g Substanz entsteht eine tiefe Orangefärbung, die beim Stehen in Rot übergeht. Bei Zusatz von 0,05 ml Formaldehyd-Lsg. erfolgt sofort Farbumschlag nach Dunkelrotbraun (BPC 63). – 5. Unterscheidung von Azacyclonol-hydrochlorid. Eine Lsg. von 0,3 g Substanz in 100 ml W. wird mit Natriumcarbonat-Lsg. gegen Lackmus alkalisch gemacht und bleibt dann 16 Std. stehen. Der kristalline Nd. schmilzt nach Auswaschen mit W. und Trocknen bei etwa 84° (BPC 63).

Prüfung. 1. pH. Die Lsg. von Pipradol-hydrochlorid (1 in 100) hat ein pH zwischen 5 und 7 (NF XII). – 2. Schwermetalle. Prüflsg.: 1 g Pipradol-hydrochlorid in 48 ml W. und 2 ml verd. Essigsäure. Höchstens 10 ppm (NF XII). – 3. Trocknungsverlust. Höchstens 1% nach 2 Std. bei 105° (NF XII, BPC 63). – 4. Glührückstand. Höchstens 0,1% (NF XII). – 5. Sulfatasche. Höchstens 0,1% (BPC 63).

Gehaltsbestimmung. Etwa 200 mg Pipradol-hydrochlorid, vorher 2 Std. bei 105° getrocknet und genau gewogen, werden in 50 ml Eisessig gelöst, nötigenfalls unter Erwärmen. Nach Abkühlen auf Raumtemperatur werden 10 ml Quecksilber(II)-acetat-Lsg. und 2 Tr. Kristallviolett-Lsg. zugesetzt und mit 0,05 n Perchlorsäure titriert. Mit einer Leerbestimmung wird die evtl. erforderliche Korrektur ermittelt. Die Titration kann auch potentiometrisch durchgeführt werden. 1 ml 0,05 n Perchlorsäure entspr. 15,19 mg $C_{18}H_{21}NO \cdot HCl$ (NF XII). – Entsprechend mit etwa 0,5 g Substanz und 0,1 n Perchlorsäure. 1 ml 0,1 n Perchlorsäure entspr. 30,38 mg $C_{18}H_{21}NO \cdot HCl$ (BPC 63).

Geforderter Gehalt. 98,0 bis 102,0%, bezogen auf die getrocknete Substanz (NF XII, BPC 63).

Dosierung. 2 bis 6 mg täglich (6 mg als Anfangsdosis). Gebräuchliche Dosis 2,5 mg zweimal täglich.

Aufbewahrung. Vor Licht geschützt (BPC 63).

Anwendung. Bei verschiedenen Depressionszuständen und Müdigkeit. Begleiterscheinungen: Übererregbarkeit, Schlafstörungen, Appetitlosigkeit. Kontraindiziert bei Psychosen und schweren Neurosen.

Handelsformen: Meratran (Merrell), Leptidrol (Kabi). – Kombinationspräparat: Meratran W (Merrell).

Methylphenidat. Methylphenidate Hydrochloride (NF XII). Methyl-α-Phenyl-2-piperidinacetat-hydrochlorid. α-Phenyl-α-piperidyl-(2)-essigsäuremethylester-hydrochlorid.

$C_{14}H_{19}NO_2 \cdot HCl$ Formel a. 7., S. 413   M.G. 269,77

Herstellung. Phenylacetonitril und α-Chlorpyridin werden mit Hilfe von Natriumamid zu Phenyl-α-pyridyl-acetonitril kondensiert. Verseifung mit Schwefelsäure ergibt das entsprechende Amid, aus dem man durch Veresterung mit M./HCl und katalytische Hydrierung Methylphenidat erhält [Helv. chim. Acta *27*, 1748 (1944), US-Pat. 2 507 631 (1950), CA (N. Y.) *44*, 8379d (1950)].

Bei der Synthese wird ein Gemisch von zwei Racempaaren erhalten. Das wirksame Racemat wird durch Hydrolyse der Esterfunktion bei pH 6, wobei sich die zum wirksamen Racemat gehörende Carbonsäure bevorzugt abscheidet, und Wiederveresterung gewonnen [US-Pat. 2 838 519 (1958), CA (N. Y.) *52*, 16374c (1958)].

Eigenschaften. Feines, weißes, geruchloses, kristallines Pulver (NF XII). Die wss. Lsg. reagiert sauer. Fp. 208 bis 209°. Leicht lösl. in W. und M., lösl. in A., wenig lösl. in Aceton und in Chlf. (NF XII).

Erkennung. 1. Methylphenidat-hydrochlorid gibt den Chlorid-Test (NF XII). − 2. Das IR-Spektrum (in Nujol) der getrockneten Substanz zeigt die gleichen Maxima wie das Spektrum der Standardsubstanz (NF XII).

Prüfung. 1. Schwermetalle. Schwermetall-Grenzwert nach Methode II ist 10 ppm (NF XII). − 2. Trocknungsverlust. Höchstens 0,5% nach 4 Std. bei 60° im Vakuum (NF XII). − 3. Glührückstand. Höchstens 0,1% (NF XII).

Gehaltsbestimmung. Standardpräparation: Etwa 50 mg vorher getrocknete und genau gewogene Standardsubstanz werden in W. gelöst und auf 50,0 ml aufgefüllt.

Analysenpräparation: Etwa 50 mg genau gewogene und vorher getrocknete Substanz werden in W. gelöst und auf 50,0 ml aufgefüllt.

Verfahren. Je 4 ml Analysenpräparation, Standardpräparation und W. werden in verschiedene Teströhrchen pipettiert. Jedes Teströhrchen wird mit 1,0 ml 1 m Hydroxylamin-hydrochlorid-Lsg. und 1,0 ml 3,5 n Natronlauge unter Umschwenken nach jeder Zugabe versetzt. Nach 10 Min. wird jedes Röhrchen mit 1,0 ml 3,5 n Salzsäure und 1,0 ml Eisen(III)-chlorid-Lsg. (0,3 m in 0,1 n Salzsäure) versetzt, wobei nach jeder Zugabe gemischt wird. Die Röhrchen bleiben 30 Min. stehen. Man läßt dann zur Entfernung von Gasblasen 1 bis 2 Min. lang einen Luftstrom durch die Lsg. strömen. Mit einem geeigneten Spektralphotometer werden die Extinktionen der nach obigen Angaben behandelten Analysenpräparation (A_U) und Standardpräparation (A_S) gleichzeitig bei 500 nm gegen die nach obigen Angaben behandelte Leerlsg. gemessen. Die Anzahl Milligramm Methylphenidat-hydrochlorid ergibt sich nach der Formel 0,05 C (A_U/A_S), wobei C die genaue Konzentration in mg/ml der Standardpräparation ist.

Gehalt. Mindestens 98%, bezogen auf die getrocknete Substanz.

Dosierung. Gebräuchliche Dosis oral oder parenteral dreimal täglich 10 mg.

Anwendung. Als zentrales Stimulans mit Wirkungsstärke zwischen Coffein und den Weckaminen. Bei Ermüdungserscheinungen, depressiven Verstimmungen, herabgesetzter Konzentrationsfähigkeit.

Handelsformen: Ritalin (Ciba). Kombinationspräparat Serpatonil (Ciba).

Dimethylaminoäthanol. Daenol. Daenol acetamidobenzoate NND 64.

$C_4H_{11}NO$ Formel b. 1, S. 414   M.G. 89,14

Herstellung. Dimethylaminoäthanol wird technisch u. a. durch Hydroxyäthylierung von Dimethylamin mit Hilfe von Äthylenoxid gewonnen [Ullmanns Encyklopädie der technischen Chemie, Bd. 3, München/Berlin 1953, S. 103].

Eigenschaften. Wasserlösliche Flüssigkeit, Kp. 135°, d^{20} 0,8866. n_D^{20} 1,43. − Verwendet werden die Salze mit verschiedenen Säuren.

Dosierung. Entsprechend 25 bis 300 mg Base täglich.

Anwendung. Bei herabgesetztem Konzentrationsvermögen (auch bei Kindern im Schulalter), Neurasthenie und vegetativen Neurosen. − Die Anwendung als Psychotonicum ist pharmakologisch nicht gesichert.

Handelsformen: Als Tartrat im Dimethaen (Ferring), als p-Acetamidobenzoat im Deaner (Riker), als Citrat im Kombinationspräparat MAR (Stada-Chemie).

Centrophenoxin. p-Chlorphenoxyessigsäure-dimethylaminoäthylester-hydrochlorid.

$C_{12}H_{16}ClNO_3 \cdot HCl$ Formel b. 2, S. 414   M,G. 294,19

Herstellung. Aus p-Chlorphenoxyessigsäurechlorid und Dimethylaminoäthanol oder aus p-Chlorphenoxyessigsäure und Dimethylaminoäthylchlorid [C. R. Acad. Sci. (Paris) *249*, 2081 (1959); CA (N. Y.) *54*, 12380c (1960)].

Eigenschaften. Fp. 131°, 135 bis 139° [CA (N. Y.) *55*, 18898b (1961)].

Dosierung. Dreimal täglich 100 bis 300 mg.

Anwendung. Als Psychoanalepticum bei zerebralen Insuffizienzen, bei kindlichen Entwicklungs-, Leistungs- und Verhaltensstörungen, bei Folgezuständen von Hirntraumen und apoplektischen Insulten mit Anoxie, bei zentral bedingten vegetativen Störungen. − DL_{50} 1750 mg/kg Ratte. Ratten vertragen eine Tagesgabe von 400 mg/kg mehrere Monate lang [Nature (Lond.) *188*, 152 (1960); CA (N. Y.) *55*, 6706c (1961)].

Handelsform: Helfergin (Helfenberg).

Orphenadrine Hydrochloride BPC 63, INN. Dimethyl-[2-(α-o-tolylbenzyloxy)-äthyl]-amin-hydrochlorid. β-Dimethylaminoäthyl-2-methylbenzhydryläther.

$C_{18}H_{23}NO \cdot HCl$ Formel b. 3, S. 414   M.G. 305,85

Eigenschaften. Weißes, kristallines, geruchloses Pulver. Geschmack bitter mit anschließender örtlicher Taubheit. Fp. etwa 162°. Lösl. bei 20° in 1 T. W., in 1 T. A., in 2 T. Chlf., unlösl. in Ae.

Erkennung. 1. UV-Absorption. Die Lsg. in 0,01 n Salzsäure zeigt im Bereich von 230 bis 360 nm ein gut ausgeprägtes Maximum nur bei etwa 264 nm mit $E_{1\,cm}^{0,03\%}$ etwa 0,62. — 2. Gibt Test 2 von Orphenadrin-Citrat. — 3. Gibt die für Chlorid charakteristischen Reaktionen.

Prüfung. 1. Blei. Höchstens 10 ppm. — 2. Trocknungsverlust. Höchstens 0,5% bei 105° bis zur Gewichtskonstanz. — 3. Sulfatasche. Höchstens 0,1%.

Gehaltsbestimmung. Durch wasserfreie Titration nach BP 63 von etwa 1 g genau gewogener Substanz. 1 ml 0,1 n Perchlorsäure entspr. 30,59 mg $C_{18}H_{23}NO \cdot HCl$.

Geforderter Gehalt. 98,0 bis 102,0% bezogen auf die getrocknete Substanz.

Dosierung. 200 bis 400 mg täglich, mit 200 mg beginnend.

Anwendung. Wirkung zentral muskelrelaxierend und schwach stimulierend, Antihistaminwirkung nur schwach. Anwendung bei Parkinsonismus, altersbedingten psychomotorischen Antriebsstörungen, postkommotionellen Beschwerden, leichteren psychischen Störungen, Singultus. Vermindert Schweiß- und Speichelbildung.

Handelsformen: Mephenamin (Boehringer), Brocasipal, Disipal (Brocades). — Kombinationspräparate: Phasein, Phasein forte, Gompyrid (Boehringer).

Orphenadrine Citrate BPC 63. Orphenadrin-citrat. Orphenadrin-dihydrogencitrat.

$C_{18}H_{23}NO \cdot C_6H_8O_7$ M.G. 461,53

Eigenschaften. Weißes, kristallines Pulver. Fast geruchlos, Geschmack bitter mit anschließender örtlicher Taubheit. — Fp. etwa 136°. — Bei 20° lösl. in 55 T. W., wenig lösl. in A., unlösl. in Ae. und in Chlf.

Erkennung. 1. UV-Absorption. Die Lsg. in 0,01 n Salzsäure zeigt im Bereich von 230 bis 360 nm ein gut ausgeprägtes Maximum nur bei etwa 264 nm mit $E_{1\,cm}^{0,03\%}$ etwa 0,42. — 2. Pikrat der Base. Eine Lsg. von 0,1 g in 10 ml A. (95%) ergibt nach Zusatz von 10 ml Trinitrophenol-Lsg. und Abkühlen in Eis einen Nd., der nach dem Auswaschen mit W. und Trocknen im Vakuum bei etwa 89° oder bei etwa 107° schmilzt. — 3. Citronensäure. 1,0 g wird mit 10 ml W. und 2 ml Natronlauge geschüttelt und zweimal mit je 10 ml Chlf. extrahiert. Nach Trennung der Phasen gibt die wss. Schicht die für Citronensäure-Lsg. charakteristischen Reaktionen.

Prüfung. 1. Blei. Höchstens 10 ppm. — 2. Trocknungsverlust. Höchstens 0,5% bei 105° bis zur Gewichtskonstanz. — 3. Sulfatasche. Höchstens 0,1%.

Gehaltsbestimmung. Durch Titration in wasserfreiem Medium nach BPC 63 von etwa 1 g genau gewogener Substanz. 1 ml 0,1 n Perchlorsäure entspr. 46,15 mg $C_{24}H_{31}NO_8$.

Geforderter Gehalt. 98,0 bis 102,0% bezogen auf die getrocknete Substanz.

Dosierung. 200 bis 400 mg täglich.

Anwendung. Wie Orphenadrin-hydrochlorid.

Pomolin. Phenoxazol. 5-Phenyl-2-imino-4-oxo-oxazolidin. Phenylisohydantoin.

$C_9H_8N_2O_2$ Formel c. 1, S. 414   M.G. 176,17

Literatur: SCHMIDT, L.: 5-Phenyl-2-imino-4-oxo-oxazolidin — ein zentral erregender Stoff. Arzneimittel-Forsch. *6*, 423 bis 426 (1956). — LIENERT, G. A., u. W. JANKE: Pharmakopsychologische Untersuchung über 5-Phenyl-2-imino-4-oxo-oxazolidin. Arzneimittel-Forsch. *7*, 436 bis 439 (1957).

Herstellung. Durch Erhitzen von Mandelsäureäthylester und Guanidin in A. [US-Pat. 2 892 753 (1959), CA (N. Y.) *53*, 20 709c (1959)].

Eigenschaften. Fp. 256°.

Dosierung. Morgens 20 bis 30 mg, mittags 10 bis 20 mg.

Anwendung. Bei Ermüdungs- und Erschöpfungszuständen, Konzentrations- und Leistungsschwäche, Antriebsschwäche, depressiven Verstimmungen, Wetterfühligkeit, in der

Rekonvaleszenz und als Adjuvans in der antiepileptischen Behandlung. – DL_{50} oral 500 mg/kg Ratte.

Handelsformen: Tradon (Beiersdorf), Kethamed (Medo-Chemicals).

Pyrithioxin. Pyritinol. Bis-(3-hydroxy-4-hydroxymethyl-2-methylpyridyl-[5]-methyl)-disulfid-dihydrochlorid (Monohydrat). Dipyridoxolyldisulfid. Pyridoxin-5-disulfid.

$C_{16}H_{20}N_2O_4S_2 \cdot 2HCl \cdot H_2O$ Formel c. 2, S. 414   M.G. 459,42

Literatur: KRAFT, H.-G., L. FIEBIG u. R. HOTOVY: Zur Pharmakologie des Vitamins B_6 und seiner Derivate. Arzneimittel-Forsch. *11*, 922 bis 929 (1961). – HOTOVY, R., H. J. ENENKEL, J. GILLISSEN, U. JAHN, H.-G. KRAFT, H. MÜLLER-CALGAN, P. MÜRMANN, S. SOMMER u. R. STRULLER: Zur Pharmakologie des Vitamins B_6 und seiner Derivate. Arzneimittel-Forsch. *14*, 26 bis 29 (1964).

Herstellung. 2-Methyl-3-hydroxy-4,5-bis-(hydroxymethyl)-pyridin-hydrobromid ergibt bei der Behandlung mit Bromwasserstoffsäure 2-Methyl-3-hydroxy-4,5-bis-(brommethyl)-pyridin-hydrobromid, das man in wss. Lsg. unter Kühlung mit Kaliumäthylxanthogenat reagieren läßt. Das dabei entstehende S-(2-Methyl-3-hydroxy-4-hydroxymethyl-5-pyridyl)-methyl-O-äthyl-xanthogenat geht bei der Behandlung mit wss.-alkoholischem Ammoniak in Pyrithioxin über. Man kann auch das 2-Methyl-3-hydroxy-4,5-bis-(brommethyl)-pyridin-hydrobromid in Gegenwart von W. mit Natriumdisulfid direkt zum Pyrithioxin umsetzen [Franz. Pat. (Méd.) 948 (1961), CA (N. Y.) *58*, 9032g (1963); Brit. Pat. 927666 (1963), CA (N. Y.) *60*, 5467h (1964); US-Pat. 3010966 (1961), CA (N. Y.) *56*, 13022h (1962)].

Eigenschaften. Fp. 184°. Leicht lösl. in W. – Base: Fp. 220°.

Dosierung. Dreimal täglich 100 mg und mehr. Die Behandlung muß über mehrere Wochen durchgeführt werden.

Anwendung. Bei cerebralen Abbauerscheinungen, Erschöpfungs- und Versagenszuständen nach psychischer Überlastung, Folgezuständen nach Schädel- und Hirntraumen, Entwicklungsverzögerung bei Kindern, postapoplektischen und postenzephalitischen Folgezuständen, Störungen des Schlaf-Wach-Rythmus, Migräne. – DL_{40} oral 6140 mg/kg Maus, s.c. 3170 mg/kg Maus, i.v. 225 mg/kg Maus.

Handelsformen: Encephabol, Bonifen (Merck), Kombinationspräparate Gerontabol und Gerontabol comp. (Merck).

3,3-Pentamethylen-4-hydroxy-buttersaures Natrium.

$C_9H_{15}Na \cdot H_2O$ Formel c. 3, S. 414   M.G. 164,23

Literatur: ENDERS, A., W. D. VIGELIUS u. G. C. VAN WESSEM: Die Pharmakologie einer neuen Gruppe zentral-erregender Substanzen. Arzneimittel-Forsch. *10*, 243 bis 250 (1960).

Herstellung. Cyclohexanon wird nach GUARESCHI mit 2 Mol Cyanessigester und Ammoniak bei $-10°$ zum Ammoniumsalz des β,β-Pentamethylen-α,α'-dicyanglutarimids kondensiert. Durch Erhitzen mit starker Schwefelsäure auf 190° erhält man daraus Cyclohexan-1,1-diessigsäure, deren Disilbersalz nach HUNSDIECKER mit Jod zum β,β-Pentamethylen-butyrolacton abgebaut wird. Verseifung mit Natronlauge ergibt das β,β-Pentamethylen-hydroxy-buttersaure Natrium. US-Pat. 2960441 (1960), CA (N. Y.) *55*, 9308i (1961).

Eigenschaften. Fp. 104 bis 107°.

Dosierung. Dreimal täglich 25 bis 50 mg.

Anwendung. Bei Minderung der Leistungsfähigkeit im Präsenium, psychischen Veränderungen bei cerebraler Sklerose, Psychoasthenie, Ermüdungszuständen und Antriebsschwäche. In der Rekonvaleszenz. DL_{50} 3 mg/kg Ratte i.v.

Handelsform: Gevilon (Goedecke).

VI. Psychotomimetica (Halluzinogene, psychotoxische Substanzen Psychodysleptica, Psycholytica)

Die hier einzuordnenden Substanzen sind weniger aus therapeutischen als aus wissenschaftlichen Gründen interessant und haben darüber hinaus teilweise als Rausch- und Suchtmittel Bedeutung. Sie bewirken ausgeprägte Veränderungen im psychischen Bereich normaler Menschen ohne Verlust des Bewußtseins. Oft rufen sie einen Verlust des Raum- und Zeitgefühls hervor. Das visuelle Empfinden ist im allgemeinen besonders betroffen im

Sinne einer Sensitivierung; Halluzinationen sind häufig. Neuerdings wird die Bezeichnung Psychotomimetica (auch Psychosomimetica) der älteren Bezeichnung Halluzinogene vorgezogen. D. F. DOWNING [Quart. Rev. (Lond.) *16*, 133 (1962)] definiert ein Psychotomimeticum als ein Mittel, „das stets Veränderungen von Gedanken, Wahrnehmungsvermögen und Stimmung verursacht, ohne schwere Störungen des autonomen Systems oder eine andere ernsthafte Beeinträchtigung hervorzurufen".

Es ist eine Reihe psychotoxischer Substanzen (bzw. Drogen) bekannt, von denen die meisten natürlichen Ursprungs sind und bei den entsprechenden Drogen oder Stammpflanzen abgehandelt werden: zum Beispiel N,N-Dialkyltryptamine, Bufotenin, Psilocybin, Psilocin, Yohimbin, Iboga-Alkaloide, Harmala-Alkaloide, Haschisch, Mezcalin, Atropa-Alkaloide. Als Syntheticum soll hier lediglich das LSD (Lysergsäurediäthylamid) besprochen werden.

Das Lysergsäurediäthylamid wurde ursprünglich wegen möglicher Beziehungen zum analeptisch wirkenden Nicotinsäurediäthylamid synthetisiert. Die psychotoxische Wirkung wurde durch Zufall entdeckt. Bei näherer Untersuchung stellte sich heraus, daß bereits 20 bis 30 mcg oral gegeben beim gesunden Menschen psychische Veränderungen zusammen mit Farbvisionen und Halluzinationen bewirken. Die Wirkung ist ähnlich der nach Mezcalin, jedoch benötigt man vom Mezcalin etwa dreihundert- bis zehntausendfach höhere Dosen.

LSD hat zur Zeit als Rauschmittel in vielen Ländern, besonders in den USA, ausgedehnte Verwendung gefunden. Die medizinische Anwendung beschränkt sich auf die Psychotherapie zur Unterstützung psychoanaytlischer Behandlungsverfahren. „Durch den rauschartigen Zustand wird versucht, die affektive Entäußerungsfähigkeit gehemmter Patienten zu erleichtern, und durch gesteigerte Imaginationsfähigkeit wird die Produktion von Bildern angeregt, durch deren spätere assoziative Interpretation eine Bewußtwerdung unbewußter Zusammenhänge ermöglicht wird" (STACH, K. u. W. PÖLDINGER: Strukturelle Betrachtungen der Psychopharmaka: Versuch einer Korrelation von chemischer Konstitution und klinischer Wirkung, in E. JUCKER: Fortschritte der Arzneimittelforschung, Bd. 9, Basel/Stuttgart: Birkhäuser Verlag 1966, S. 132).

Literatur: CERLETTI, A., E. SCHLAGER, F. SPITZER u. M. TAESCHLER: Psychodysleptica. Schweiz. Apoth.-Ztg *101*, 210 (1963). — LEUNER, H. C.: Die experimentelle Psychose, Berlin/Göttingen/Heidelberg: Springer 1962. — WOOLLEY, D. W., u. E. SHAW: Biochemical and Pharmacological Suggestion about Certain Mental Disorders. Science *119*, 587 (1954).

(+)-**Lysergsäurediäthylamid.** (D)-Lysergsäurediäthylamid. LSD. LSD-25. (Siehe auch Mutterkornalkaloide.)

Literatur: STOLL, A.: Recent Investigations on Ergot Alkaloids, in L. ZECHMEISTER: Fortschritte der Chemie organischer Naturstoffe, Bd. IX, Wien 1952, S. 114 bis 174, speziell S. 164 bis 166.

Herstellung. Aus natürlichem Material gewonnene Lysergsäure wird über den Methylester und das Hydrazid in das Azid umgewandelt, das schließlich bei der Umsetzung mit Diäthylamin LSD ergibt.

Eigenschaften. Zugespitzte Prismen (aus Benzol). Fp. 83°. $[\alpha]_D^{20} + 30°$ (in Pyridin). (D)-Isolysergsäurediäthylamid: Große Prismen (aus Aceton). Fp. 182°, $[\alpha]_D^{20} + 217°$ (in Pyridin).

Schädlingsbekämpfungsmittel

Aufgabe der Schädlingsbekämpfung ist die Abwehr oder Vernichtung solcher pflanzlicher und tierischer Lebewesen, die die Gesundheit oder die Ernährung der Menschen in irgendeiner Weise direkt oder indirekt bedrohen. Die Bekämpfung der Schädlinge kann mit biologischen, physikalischen oder chemischen Mitteln erfolgen. In jüngster Zeit wird die sogenannte integrierte Bekämpfungsweise angestrebt, bei der die biologische Schädlingsbekämpfung mit der physikalischen oder chemischen Methode gekoppelt werden soll.

Bei der biologischen Bekämpfung werden die natürlichen Feinde der Schädlinge zu deren Vernichtung eingesetzt. Auch werden mitunter „künstliche" biologische Maßnahmen getroffen. So richtet sich beispielsweise der Einsatz von Präparaten mit Bacillus thuringiensis selektiv gegen etwa 100 Raupenarten, während Nutzinsekten von diesen Bakterien verschont bleiben. Der „Kampf der Pilze untereinander" wird zum Teil mit bestimmten, von Pilzen erzeugten Antibiotica ausgetragen (vgl. S. 437).

Die physikalische Schädlingsbekämpfung hat zwar früher eine recht große Bedeutung erlangt, ist aber heute weitgehend von den chemischen Mitteln verdrängt worden. So ist z. B. das mechanische Unkrautjäten – abgesehen von wenigen Kulturen – mehr und mehr durch die Anwendung selektiver Herbizide abgelöst worden. An Stelle von Leimringen oder Fliegenfängern sind ungiftige Insektizide getreten. Die physiologisch wirkende Heißwasserbeize zur Bekämpfung des Weizen- und Gerstenflugbrandes wird dagegen in Ermangelung eines wirksamen chemischen Mittels auch heute noch durchgeführt (vgl. S. 424).

Die biologische und physikalische Schädlingsbekämpfung wird indessen von den modernen chemischen Schädlingsbekämpfungsmitteln weit in den Schatten gestellt. Mit ihrer Hilfe gelang es erst, die Schädlinge so wirksam zu bekämpfen, daß die Ernteerträge in hohem Maße gesteigert und eine Reihe von Krankheiten und Seuchen durch Bekämpfung ihrer Überträger eingedämmt bzw. deren epidemisches Auftreten bei Mensch und Tier verhindert werden konnte. Durch die chemische Schädlingsbekämpfung sind allerdings auch einige unliebsame Nebenerscheinungen mit in Kauf genommen worden, wie z. B. mitunter eine gewisse Störung des biologischen Gleichgewichtes (bei zu häufiger Spritzfolge der Präparate), das Auftreten von Resistenzerscheinungen (insbesondere bei Spinnmilben und Hausfliegen) oder aber der Verbleib der chemischen Wirkstoffe oder deren Abbauprodukte in Pflanzen und Erntegut (Rückstandsproblem).

Die Resistenzerscheinungen bei Insekten und Milben (bei Pilzen konnte bislang in der Praxis noch keine Resistenz beobachtet werden) lassen sich meist mit Mitteln aus anderen chemischen Verbindungsklassen beheben. – Die Rückstandswerte der chemischen Wirkstoffe bzw. deren Abbauprodukte in den Pflanzen werden heute schon in manchen Staaten (besonders in den USA und Europa) vom Gesetzgeber streng überwacht durch die Festsetzung zulässiger Höchstrückstandsmengen im Pflanzenmaterial (sog. Toleranzwerte) sowie durch die Forderung auf Einhaltung bestimmter Karenzzeiten zwischen letzter Spritzung und Ernte.

Hinsichtlich der Anwendungsgebiete unterscheidet man bei der Schädlingsbekämpfung zwischen dem Pflanzenschutz, Vorratsschutz, der Hygiene sowie Holz- und Materialschutz, wobei allerdings dem Pflanzenschutz die größte Bedeutung zukommt.

Der Pflanzenschutz umfaßt alle landwirtschaftlichen Zweige (Acker-, Obst-, Wein-, Hopfen-, Gemüse- und Zierpflanzenbau, Grünland, Gewächshauskulturen) und die Forstkulturen.

Das Saatgut (Beizung) und der Keimling im Boden (Bodenentseuchung) müssen genauso vor Schädlingen geschützt werden wie die Pflanzen und Früchte bis zur Erntezeit. Mit der Abwehr und Vernichtung der Schädlinge (Insekten, Milben und Nager) am Erntegut und den Lebensmittelvorräten befaßt sich dann der Vorratsschutz.

Die Anwendung auf dem Hygienesektor richtet sich schließlich vor allem gegen tierische Schädlinge, die bei Mensch und Tier als Überträger oder Zwischenwirte wichtiger Krankheiten auftreten.

Der Holz- und Materialschutz wird im Rahmen dieses Handbuches nicht behandelt.

Chemische Schädlingsbekämpfung

Die Anwendung der chemischen Schädlingsbekämpfungsmittel erfolgt in geeigneten physikalischen Zubereitungsformen (Formulierung), die je nach Wirkstoffeigenschaften oder nach den zu schützenden Objekten geeignete Inertmaterialien (z. B. Kaolin, Talcum, Kieselsäure), Hilfsstoffe (Emulgatoren, Netzmittel), organische Lösungsmittel oder Inertgase (z. B. Frigen) enthalten können.

Man unterscheidet bei den Wirkstoffzubereitungen:

a) Spritzpulver (Wettable powders), bei denen der Wirkstoff zusammen mit Inertmaterial sowie Netz- und Dispergiermitteln fein vermahlen (Teilchengröße 1 bis 20 μ) und vor der Anwendung in Wasser suspendiert wird.

b) Stäubemittel, bei denen der Wirkstoff in geringer Konzentration mit überschüssigem Inertmaterial evtl. unter Zusatz von Hilfsstoffen (Haftfestigkeit) fein vermahlen (Teilchengröße 10 bis 50 μ) und ohne weitere Streckung angewendet wird.

c) Granulate, bei denen der Wirkstoff auf Inertmaterial geeigneter Korngröße (zwischen 300 µ und einigen Millimetern) aufgezogen und so ausgestreut wird.

d) Emulgierbare Konzentrate, bei denen der Wirkstoff unter Zusatz von Emulgatoren in einem organischen Lösungsmittel möglichst konzentriert gelöst wird. Beim Eingießen in Wasser soll hierbei eine Spontanemulgierung eintreten.

e) Lösungen, bei denen der Wirkstoff ohne Emulgator in einem organischen Lösungsmittel (Mineralölfraktionen) gelöst direkt zur Anwendung gelangt. Sonderformen der Lösungen sind die Aerosole und Nebelmittel.

f) Räuchermittel, bei denen der Wirkstoff zusammen mit einem exotherm reagierenden Salzgemisch (z.B. Natriumchlorat und Bariumcarbonat) zur Anwendung kommt. Diese Anwendungsform eignet sich besonders in geschlossenen Räumen (Gewächshäusern).

Die Ausbringung der chemischen Schädlingsbekämpfungsmittel erfolgt mit speziellen technischen Geräten (Rückenspritze, Motorspritze, Sprüher, Beizgeräte usw.). Eine Zusammenstellung der modernen Pflanzenschutzgeräte findet man bei H. KOCH und H. GOOSSEN: „Die technischen Mittel des Pflanzenschutzes" in: Sorauers Handbuch der Pflanzenkrankheiten, Bd. VI, 2. Aufl., 3. Lfg., Berlin/Hamburg: Parey 1961, S. 303–554.

Die chemischen Schädlingsbekämpfungsmittel kann man entsprechend der zu bekämpfenden Schadorganismen einteilen in:

Fungizide (S. 422 ff.);

Herbizide (S. 439 ff.);

Insektenbekämpfungsmittel (S. 456 ff.);

Akarizide (S. 473 ff.);

Nematizide (S. 476 ff.);

Rodentizide (S. 479 ff.);

Sonstige Anwendungsgebiete (Molluskizide, Vogelabschreckmittel, Nagetierabschreckmittel (S. 483 ff.).

Der Marktanteil der einzelnen Mittel an der gesamten chemischen Schädlingsbekämpfung geht aus einer neueren Übersicht in Chem. Week vom 25. 5. 1963, S. 119, hervor, worin die Werte von 1962 und die geschätzten Werte von 1975 miteinander verglichen werden (für USA):

	1962 %	1975 (geschätzt) %
Insektizide	49	33
Fungizide	24	26
Herbizide	24	36
Sonstiges	3	5

Diese Gegenüberstellung zeigt recht deutlich, daß in naher Zukunft eine starke Verschiebung von den Insektiziden zu den Herbiziden zu erwarten sein dürfte (Arbeitskräftemangel), während der Anteil der funginiziden Mittel nahezu konstant bleiben wird.

A. Fungizide

Unter Fungiziden versteht man in der Schädlingsbekämpfung pilztötende Mittel zur Verhinderung und Bekämpfung von solchen Pflanzenkrankheiten, die durch phytopathogene Pilze verursacht werden.

Pflanzenkrankheiten können auf unbelebte und belebte Ursachen zurückgeführt werden. Unbelebte Ursachen sind bedingt durch Klimaeinflüsse (Wassermangel bei Dürre) oder aber durch mangelhafte Böden und Nährstoffmangel (Fehlen von Spurenelementen). Die Bekämpfung erfolgt hier zum Beispiel durch künstliche Bewässerung bzw. Dünge- und Bodenverbesserungsmittel. Als belebte Ursachen kommen phytopathogene Organismen in Frage:

a) *Pilze* lösen die wirtschaftlich bedeutendsten Erkrankungen aus, die chemisch durch Fungizide bekämpft werden.

b) *Bakterien* verursachen Pflanzenkrankheiten, die heute noch meistens durch Hygiene- und Kulturmaßnahmen bekämpft werden, da voll wirksame Bakterizide noch fehlen (Organoquecksilberverbindungen und Antibiotica wie Actidion oder Griseofulvin sind teilweise wirksam). Von wirtschaftlicher Bedeutung ist beispielsweise Xanthomonas malvacearum, eine Bakteriose der Baumwolle.

c) *Viren* erzeugen Virosen, die bis heute nur durch Pflanzenzüchtung, Hygienemaßnahmen oder indirekt dadurch bekämpft werden können, daß man die Überträger der Viruskrankheiten (meistens Insekten) vernichtet. Als Beispiel ist hier die Vernichtung der Blattläuse mit insektiziden Mitteln bei der Bekämpfung der Vergilbungskrankheit der Rüben zu erwähnen.

Der Pilz lebt als niedere Pflanze in enger Gemeinschaft (Ekto- oder Endo-Parasit) mit der Wirtspflanze zusammen und wird in Form von Sporen oder Mycel auf diese übertragen. Da der Zeitpunkt des Pilzbefalles in den meisten Fällen nicht bekannt ist, müssen die Fungizide in der Regel vorbeugend (protektiv oder präventiv) angewendet werden; aus diesem Grunde wird von den Bekämpfungsmitteln eine hohe Dauerwirkung erwartet. Verschiedene Präparate zeigen allerdings auch eine gewisse Tiefenwirkung in der Pflanze, so daß ihre Anwendung auch nach eingetretener Infektion, aber noch vor Ausbruch der Krankheit erfolgen kann (kurative Mittel).

Eine gewisse kurative Wirkung zeigen die Organoquecksilberverbindungen und das Dodecylguanidinacetat. Verbindungen, die auch nach Sichtbarwerden der Krankheitssymptome noch wirksam sind, die sogenannten Eradicativa, gibt es bisher noch nicht in befriedigendem Maße. Ansatzpunkte haben in jüngster Zeit das Acricid und Morestan beim Gurkenmehltau gezeigt. Systemische Fungizide, d. h. Mittel, die in die Pflanze eindringen und den Pilz „von innen her" vernichten, sind bis heute ebenfalls noch nicht bekannt geworden. Systemische Effekte hat man bei der Anwendung von Antibiotica (z. B. Griseofulvin und Actidion) beobachtet.

Hinsichtlich ihres Anwendungsbereiches unterscheidet man bei den Fungiziden zwischen:

Saatbeizmitteln und Bodenfungiziden sowie
Blattfungiziden.

Saatbeizmittel und Bodenfungizide

Die Saatbeizmittel schützen bereits die Saat vor pilzlichen Krankheitserregern, die in Form ihrer Verbreitungsorgane (z. B. Sporen, Hyphen, Sclerotien) dem Samen anhaften. Die Anwendung der Beizen dient bei den samenbürtigen Krankheiten der Saatgutdesinfektion und bei den bodenbürtigen Krankheiten als Keimlingsschutzmittel. Reicht im letzteren Falle die Beizung nicht so lange vor, wie die Kulturpflanze durch Bodenpilze bedroht ist, so ist eine chemische Bodenbehandlung (zum Teil mit Karenzzeit) erforderlich, die allerdings arbeitstechnisch umständlicher und auch zeitraubender sowie präparatemäßig aufwendiger ist. Eine spezielle Bodenbehandlung zur Bekämpfung bodenbürtiger pilzlicher Krankheiten steckt heute noch in den Anfängen (Bodenentseuchung).

Die wirtschaftlich bedeutendsten Kulturpflanzen, bei denen in der Praxis eine Saatgutbeizung durchgeführt wird, sind die Getreidearten einschließlich Mais und Reis (vorwiegend samenbegleitende Pilze) sowie Rüben, Baumwolle, Flachs und Leguminosen (samen- und bodenbürtige Krankheiten). Die umstehende Übersicht umfaßt die wichtigsten Krankheiten und die einschlägigen Bekämpfungsmittel.

Geschichtliche Entwicklung der Saatbeizmittel. Bereits im Altertum wurde das Saatgut mit Harn, Wein oder Sodawasser „gebeizt". Im 18. Jahrhundert wurden anorganische Salze wie Kochsalz, Kalk, Glaubersalz und auch Kupfersulfat als Beizen verwendet. Später kamen die quecksilberchloridhaltigen Präparate (Sublimat) dazu. Als erste organische Verbindung wurde Formaldehyd gegen Haferflugbrand eingesetzt. Die modernen Beizmittel gliedern sich in die quecksilberhaltigen und die quecksilberfreien Präparate.

1. Quecksilberhaltige Beizmittel

Ausgehend von den bekannten quecksilberchloridhaltigen Naßbeizen (Sublimatlösungen) wurde 1915 von den Farbenfabriken Bayer Uspulun, ein Mittel auf Basis von Chlorphenol-quecksilber, als Naßbeize gegen Weizensteinbrand und die Streifenkrankheit der Gerste eingeführt; diese Verbindung wies gegenüber den anorganischen Quecksilberver-

Wirtspflanze	Krankheit	Bekämpfungsmittel
Gerste	Hartbrand (Ustilago hordei)	Organoquecksilberverbindungen
	Flugbrand (Ustilago nuda)	Behandlung mit Heißwasser bzw. Methanol, neuerdings auch chemisch mit Vitavax
	Streifenkrankheit (Helminthosporium gramineum)	Organoquecksilberverbindungen
Hafer	Flugbrand (Ustilago avenae)	Alkylquecksilberverbindungen, Formaldehyd
Roggen und Weizen	Schneeschimmel (Fusariumarten)	Organoquecksilberverbindungen Furidazol
Weizen	Flugbrand (Ustilago tritici)	wie Gerstenflugbrand
	Steinbrand (Tilletia tritici)	Organoquecksilberverbindungen Hexachlorbenzol, Pentachlornitrobenzol
Mais	Beulenbrand (Ustilago zeae)	Organoquecksilberverbindungen
	Keimlingskrankheiten (bes. Pythium spp.)	Captan, Dexon
Reis	Bakanaekrankheit (Gibberella fujikuroi)	Organoquecksilberverbindungen
Rüben	samenbürtiger Wurzelbrand (Phoma betae)	Organoquecksilberverbindungen, TMTD
	bodenbürtiger Wurzelbrand (Pythium- und Aphanomycesarten)	Captan, Ceredon, Dexon
Baumwolle	samenbürtige Krankheiten: Colletotrichum gossypii, Xanthomonas malvacearum (Bakteriose!)	Organoquecksilberverbindungen
	Keimlingskrankheiten: (Pythium-, Rhizoctonia-, Fusariumarten)	Captan, Dexon, Pentachlornitrobenzol
Leguminosen	samenbürtige Keimlings- und Blattfleckenkrankheiten: (Ascochyta-, Colletotrichumarten)	Organoquecksilberverbindungen
	bodenbürtige Keimlingskrankheiten: (Pythium-, Aphanomyces-, Rhizoctoniaarten)	Captan, Dexon, TMTD
Zierpflanzen	bodenbürtige Krankheiten: Umfallkrankheiten (Pythium spp., Thielaviopsis basicola)	Organoquecksilberverbindungen, Captan, TMTD

bindungen eine bessere Pflanzenverträglichkeit auf. Ein entscheidender Schritt erfolgte beim Übergang von den Naßbeizen zu den heute fast ausnahmslos verwendeten Trockenbeizen. Hier wurde als erste die Uspulun-Trockenbeize mit Nitrophenol-quecksilber als Wirkstoff entwickelt. In der Folgezeit wurden von der IG Farbenindustrie die sogenannten Ceresan-Naß- und Trockenbeizen hergestellt, die nach dem zweiten Weltkrieg unter der gleichen Bezeichnung auch von verschiedenen anderen – insbesondere ausländischen – Firmen vertrieben wurden.

Im folgenden sind die gebräuchlichsten Organoquecksilberverbindungen mit den wichtigsten Daten aufgeführt:

Phenylquecksilberacetat.

$$\text{C}_6\text{H}_5\text{—HgOCOCH}_3$$

Erste Ceresan-Universal-Trockenbeize mit 2,5% Wirkstoffgehalt.

Herstellung. Umsetzung von Benzol mit Quecksilberacetat in Eisessig.

Eigenschaften. Farblose, geruchlose Kristalle vom Fp. 149 bis 153°. Löslich in Alkohol, Aceton und Benzol.

Toxizität. LD_{50}: 50 mg/kg Ratte.

Äthylquecksilberchlorid.

$$C_2H_5HgCl$$

Herstellung. Aus Diäthylquecksilber und Sublimat.

Eigenschaften. Farblose Kristalle vom Fp. 192,5°.

Toxizität. LD_{50}: 30 mg/kg Ratte.

Methoxyäthylquecksilberchlorid. Ceresan-Universal-Naßbeize. Agallol (Bayer). Aretan (Bayer).

$$CH_3OCH_2 \cdot CH_2HgCl$$

Herstellung. Die Einwirkung von Äthylen auf eine methanolische Quecksilberacetatlösung ergibt das Methoxyäthylquecksilberacetat, das leicht in das Chlorid oder in das ebenfalls gebräuchliche Silicat übergeführt werden kann.

Eigenschaften. Farblose Kristalle vom Fp. 65°, löslich in Aceton und Alkohol.

Toxizität. LD_{50}: 45 mg/kg Ratte.

Methylquecksilber-dicyandiamid. Panogen (Panogen Inc.).

$$CH_3-Hg-NH-\underset{\underset{NH}{\|}}{C}-NH-CN$$

Herstellung. Aus Methylquecksilberhydroxid und Dicyandiamid.

Eigenschaften. Farblose Kristalle vom Fp. 156 bis 157° mit charakteristischem Geruch; löslich in Wasser, Alkohol und Aceton.

Toxizität. LD_{50}: 45 mg/kg Ratte.

Diese Verbindung wird als Feucht- oder Ölbeize angewandt; hierdurch wird die Flüchtigkeit vermindert und eine Gefährdung durch Staub ausgeschlossen.

N-(Äthylquecksilber)-p-toluolsulfanilid. Ceresan-M (DuPont).

$$CH_3-\langle\rangle-SO_2-\underset{C_6H_5}{N}-Hg-C_2H_5$$

Herstellung. Aus p-Toluolsulfanilid und Äthylquecksilberacetat.

Eigenschaften. Farblose Kristalle vom Fp. 154 bis 157°, löslich in Aceton und Chloroform.

Toxizität. LD_{50}: 100 mg/kg Ratte.

Toxikologie der Organoquecksilberverbindungen. Die Giftaufnahme der Organoquecksilberverbindungen (akute orale LD_{50} an der Ratte meistens unterhalb 100 mg) kann durch den Mund, durch die Haut und durch Einatmen des Staubes oder des Dampfes erfolgen. Die Verbindungen werden vom Körper rasch resorbiert, wo sie mit Mercaptogruppen reagieren. Es können hierbei Vergiftungserscheinungen, insbesondere Schädigung des ZNS eintreten. Bei Hautkontakt kommt es zu Rötungen und Blasenbildungen, besonders an feuchten Hautstellen. Die Behandlung ist wie bei Brandblasen durchzuführen.

2. Quecksilberfreie Beizmittel

Die quecksilberfreien Beizen werden bei der Saatgutbehandlung vorwiegend als Keimlingsschutzmittel verwendet, und sind im Gegensatz zu den quecksilberhaltigen Universalbeizen selektiv nur bei einzelnen Krankheiten wirksam. Als Bodenbehandlungsmittel sollen sie dagegen Wurzeln und Stengelhals der Pflanzen vor Pilzbefall schützen. Beim Einsatz als Bodenfungizide muß bei verschiedenen Präparaten wegen ihrer pflanzenschädigenden Nebenwirkungen mitunter eine kürzere oder längere Karenzzeit eingehalten werden,

d. h. das Bodenfungizid wird eine bestimmte Zeit vor der Aussaat in den Boden ausgebracht. In der nachfolgenden Übersicht sind die wichtigsten quecksilberfreien Beiz- und Bodenbehandlungsmittel mit Angabe der Anwendungsgebiete zusammengestellt.

Hexachlorbenzol. Hexachlorobenzène CF 65. H.C.B.

C_6Cl_6 M.G. 284,79

Herstellung. Chlorierung von Benzol in Gegenwart von Kernchlorierungskatalysatoren.

Eigenschaften. Farblose Kristalle vom Fp. 226°, praktisch unlöslich in Wasser, wenig löslich in organischen Lösungsmitteln.

Anwendung. Gegen Weizensteinbrand und Weizenzwergbrand.

Toxizität. Geringe akute Warmblütertoxizität; LD_{50}: >10 g/kg Ratte.

Pentachlornitrobenzol. Quintozen. Brassicol (Hoechst).

Herstellung. Chlorierung von Nitrobenzol in Gegenwart von Jod.

Eigenschaften. Farblose Kristalle vom Fp. 146°, löslich in Benzol und Chloroform.

Anwendung. Als Saatbeize gegen Weizensteinbrand und Weizenzwergbrand, als Bodenfungizid gegen Rhizoctonia z.B. bei Baumwolle und Rüben.

Toxizität. LD_{50}: > 12 g, bei Menschen sind bisher keine Vergiftungen bekannt geworden.

Chloranil. Spergon (US Rubber).

Eigenschaften. Gelbe Kristalle vom Fp. 290°, schwer löslich in heißem Alkohol, mäßig löslich in Äther.

Anwendung. Als Saatbeize bei Getreide, Reis, Leguminosen und Baumwolle.

Toxizität. LD_{50}: 4 g/kg Ratte.

2,3-Dichlor-1,4-naphthochinon. Dichlone. Phygon (US Rubber).

Herstellung. Chlorieren von 4-Amino-naphthalin-1-sulfosäure in schwefelsaurer Lösung in Gegenwart von Eisen.

Eigenschaften. Gelbe Kristalle vom Fp. 193°, schlecht löslich in Aceton und Benzol, mäßig löslich in Xylol.

Fungizide

Anwendung. Als Saatbeizmittel bei Mais und Rüben. Auch als Blattfungizid bei Apfelschorf verwendbar.

Toxizität. LD$_{50}$: 1300 mg/kg Ratte. Haut- und Schleimhautreizend.

4-Dimethylamino-benzol-diazosulfosaures Natrium. DAS. Dexon (Bayer).

$$\text{H}_3\text{C}\diagdown\text{N}-\langle\text{C}_6\text{H}_4\rangle-\text{N}=\text{N}-\text{SO}_3\text{Na} \diagup \text{H}_3\text{C}$$

Herstellung. Diazotierung von N,N-Dimethyl-p-phenylendiamin und nachfolgende Umsetzung mit Natriumsulfit.

Eigenschaften. Gelblichbraunes Pulver, das in Wasser und Alkohol löslich ist.

Anwendung. Als Beiz- und Bodenbehandlungsmittel gegen Pythium-, Aphanomyces- und bodenbewohnende Phythophthoraarten z.B. bei Baumwolle und Rüben.

Toxizität. LD$_{50}$: 60 mg/kg Ratte.

Chinonoxim-benzoylhydrazon. Benquinose. Ceredon (Bayer).

$$\text{HON}=\langle\text{C}_6\text{H}_4\rangle=\text{N}-\text{NH}-\text{CO}-\langle\text{C}_6\text{H}_5\rangle$$

Herstellung. Umsetzung von p-Nitrosophenol mit Benzhydrazid in saurem Medium.

Eigenschaften. Gelblichbraune Kristalle vom Fp. 195° (Zers.), löslich in wäßrig-alkalischer Lösung und in organischen Lösungsmitteln.

Anwendung. Als Saatbeizmittel gegen Keimlingskrankheiten, auch in Kombination mit Organoquecksilberverbindungen und TMTD.

Toxizität. LD$_{50}$: 100 mg/kg Ratte.

Tetramethyl-thiuram-disulfid. Thiram. TMTD.

$$(\text{CH}_3)_2\text{N}-\underset{\underset{\text{S}}{\|}}{\text{C}}-\text{S}-\text{S}-\underset{\underset{\text{S}}{\|}}{\text{C}}-\text{N}(\text{CH}_3)_2$$

Herstellung. Oxydation von dimethyldithiocarbamidsaurem Natrium mit Wasserstoffperoxid.

Eigenschaften. Farblose Kristalle vom Fp. 155 bis 156°, löslich in Chloroform und Aceton.

Anwendung. Vor allem als protektives Blattfungizid (vgl. S. 431) sowie als Beizmittel und Bodenfungizid mit einem breiten Wirkungsspektrum, vor allem bei Rüben, Kartoffeln und Leguminosen.

Toxizität. LD$_{50}$: 780 mg/kg Ratte, haut- und schleimhautreizend.

2-(2′-Furyl)-benzimidazol. Furidazol. In Mischung mit Hexachlorbenzol als Voronit (Bayer).

[Strukturformel: Benzimidazol mit Furylgruppe]

Herstellung. Kondensation von 1,2-Phenylendiamin mit Brenzschleimsäure.

Eigenschaften. Wasserunlösliches Kristallisat vom Fp. 284 bis 288°; lösl. in A. und Aceton.

Anwendung. Wirksam gegen Fusariosen. Voronit wird zur Beizung von Weizen und Roggen verwendet.

Toxizität. LD$_{50}$: 481 mg/kg Ratte.

2,3-Dihydro-5-carboxanilido-6-methyl-1,4-oxathiin. Vitavax (US Rubber).

[Strukturformel: 1,4-Oxathiin-Derivat mit CH$_3$ und CONH-C$_6$H$_5$ Gruppen]

Herstellung. Chlorierung von Acetessigsäureanilid zum 2-Chloracetessigsäureanilid; weitere Umsetzung mit 2-Mercaptoäthanol und nachfolgende Cyclisierung durch azeotrope Entwässerung in Gegenwart von p-Toluolsulfonsäure.

Eigenschaften. Farbloses Kristallisat von Fp. 93 bis 95°, lösl. in Aceton.

Anwendung. Als systemisches Fungizid, vor allem gegen Rost- und Brandpilze im Getreide.

Toxizität. DL_{50}: 3200 mg/kg Ratte.

Blattfungizide

Im Gegensatz zu den Saatbeizmitteln und Bodenfungiziden werden die Blattfungizide zum Schutz von Blättern und Früchten eingesetzt. In der folgenden Tabelle sind die bedeutendsten pilzlichen Blatt- und Fruchterkrankungen in den einzelnen Pflanzenkulturen mit Angabe der wichtigsten Bekämpfungsmittel zusammengestellt.

Geschichtliche Entwicklung der Blattfungizide. Die gute fungizide Wirksamkeit der Kupfersalze wurde 1862 in Frankreich entdeckt, als man beobachtete, daß die zum Schutz vor Diebstählen mit einem Gemisch aus dem giftigen Schweinfurter-Grün und Kalk bedeckten Rebstöcke keinen Peronosporabefall zeigten. Diese „Giftmischung" wurde dann bald durch die billigere Kupfer-Kalk-Brühe (aus Kupfersulfat und Kalk) ersetzt, die noch heute als Bordeauxbrühe ein oft verwendetes Fungizid darstellt. Im Obst- und Ackerbau ist diese Kupfersalzlösung in der Zwischenzeit weitgehend durch Fertig-Kupferpräparate (insbesondere durch das sogenannte Kupferoxychlorid) verdrängt worden. Neben den Kupfermitteln haben die gegen Mehltaupilze wirksamen Schwefelpräparate (Schwefel, Schwefel-Kalk-Brühe und Bariumpolysulfid) eine große wirtschaftliche Bedeutung. Schwefel ist bereits 1821 als Stäubeschwefel gegen den Pfirsichmehltau eingesetzt worden. Im Laufe der Zeit konnte seine Wirkung durch physikalische Vorbehandlung stark verbessert werden (Kolloid- und Netzschwefel). So gilt der Netzschwefel auch heute noch als Standardpräparat bei der Bekämpfung des echten Mehltaus der Reben.

Die ursprünglich als Vulkanisationsbeschleuniger für Kautschuk entwickelten Thiurame und Dithiocarbamate (z.B. TMTD, Ziram, Ferbam) wurden bereits in den 30iger Jahren mit Erfolg als Blattfungizide angewandt. Erst nach dem zweiten Weltkrieg wurde die fungizide Wirkung von Salzen der Äthylen-bis-dithiocarbamidsäure gefunden. Die entsprechenden Zink- und Mangansalze (Zineb und Maneb) haben eine weltweite Bedeutung als Blattfungizide erlangen können. Gleichfalls nach Beendigung des zweiten Weltkrieges setzte die eigentliche systematische Forschung über die Synthese und Anwendung von organischen Blattfungiziden ein. Im Zuge dieser Arbeit konnte eine Reihe moderner Pflanzenschutzmittel geschaffen werden (z.B. Captan, Phaltan, Karathan, Acrizid, Melprex, Morestan, Euparen).

In der nachfolgenden Übersicht sind die gebräuchlichsten Blattfungizide nach chemischen Gesichtspunkten zusammengestellt ohne Berücksichtigung der gegen mehrere Pilzerkrankungen wirksamen handelsüblichen Kombinations- und Mischpräparate.

1. Kupferhaltige Blattfungizide

Kupfer-Kalk-Brühe. Bordeauxbrühe.

$$CuSO_4 \cdot 4\,Cu(OH)_2 \cdot 3\,Ca(OH)_2$$

Herstellung. Zugabe einer Kupfersulfatlösung zu einer Löschkalkbrühe.

Eigenschaften. Blaue amorphe Suspension in Wasser; gute Haftfähigkeit auf der Pflanze.

Anwendung. Breit wirksames Blattfungizid, vorwiegend gegen falsche Mehltaupilze.

Toxizität. Für Warmblüter ungiftig. Die orale Aufnahme kleiner Kupfermengen führt zu Erbrechen ohne nennenswerte Nachwirkungen.

Kupferoxychlorid. 40 bis 50% Cu-Gehalt.

$$CuCl_2 \cdot 3\,Cu(OH)_2$$

Herstellung. Einwirkung von Luft auf Kupfer in Kupferchlorid-Natriumchlorid-Lösungen.

Eigenschaften. Grünlichblaues Pulver, in Wasser unlöslich, löslich in Ammoniak und schwachen Säuren.

Fungizide

Kultur	Krankheiten	Mittel zur Bekämpfung
Obstbau	Schorferkrankungen: z.B. Apfelschorf (Venturia inaequalis)	Captan, TMTD, Zineb, Ziram, Dodin, Euparen
	Birnenschorf (Venturia pirina)	Delan, Nirit, Ziram
	Mehltauerkrankungen: z.B. Apfelmehltau (Podosphaera leucotricha) amerik. Stachelbeermehltau (Sphaerotheca mors uvae) Erdbeermehltau (Sphaerotheca humuli)	Schwefel, Karathan, Acricid, Morestan
	Sonstige Erkrankungen: z.B. Graufäule der Erdbeeren (Botrytis cinerea)	TMTD, Phaltan, Euparen
	Kräuselkrankheit der Pfirsiche (Taphrina deformans)	Kupferpräp., TMTD
	Schrotschußkrankheit der Pflaumen und Kirschen (Clasterosporium carpophilum)	TMTD
	Moniliaerkrankung der Kirschen	Captan
Weinbau	Falscher Mehltau der Reben (Plasmopara viticola) Echter Mehltau der Reben (Oidium tuckeri)	Kupferpräp., Zineb, Captan, Phaltan, Euparen, Difolatan, An-Schwefel [tracol, Basfungin
	Grauschimmel der Trauben (Botrytis cinerea)	Euparen, Phaltan
Hopfenbau	Falscher Mehltau des Hopfens (Pseudoperonospora humuli)	Kupferpräp., Metiram, Euparen, Antracol
Gemüsebau	Erkrankungen durch echte Mehltaupilze: z.B.: echter Gurkenmehltau (Erysiphe spp.)	Schwefel, Morestan, Karathan
	Erkrankungen durch falsche Mehltaupilze: z.B.: falscher Mehltau des Salats (Bremia lactucae) falscher Mehltau der Zwiebel (Peronospora schleideni)	Kupferpräp., Zineb
Ackerbau	Erkrankungen durch falsche Mehltaupilze: z.B.: Kraut- und Knollenfäule der Kartoffeln und Tomaten (Phytophthora infestans)	Kupferpräp., Zineb, Maneb Difolatan
	Rosterkrankungen: z.B.: Schwarzrost des Weizens (Puccinia graminis tritici)	Zineb + Nickelsulfat
	Branderkrankungen: z.B.: Weizensteinbrand (Tilletia tritici) Haferflugbrand (Ustilago avenae)	Beizung vgl. S. 424
	Blattfleckenerkrankungen: z.B.: Cercosporakrankheit der Rüben (Cercospora beticola)	Kupferpräp., Brestan
Zierpflanzenbau[1]	Erkrankungen durch echte Mehltaupilze: z.B.: der Rosen (Sphaerotheca pannosa)	Schwefel, Karathan, Wepsin, Phaltan, Euparen
	Chrysanthemen (Oidium chrysanthemi)	Schwefel, Karathan

[1] Infolge großer Sortenverschiedenheit bei den Zierpflanzen kommt es durch die einzelnen Präparate mitunter zu Pflanzenschäden.

Kultur	Krankheiten	Mittel zur Bekämpfung
Zierpflanzenbau	Welkeerkrankungen: z.B.: der Nelken (Fusarium dianthi, Phialophora cinerescens) der Chrysanthemen und Astern (Verticillium alboatrum)	chemisch direkt nicht bekämpfbar; unter Einhaltung einer Karenzzeit durch Bodendesinfektion
	Rosterkrankungen: z.B.: der Nelken (Uromyces caryophyllinus) der Chrysanthemen (Puccinia chrysanthemi)	Zineb, Maneb
	Grauschimmelerkrankungen: z.B.: Tulpenfeuer (Botrytis tulipae) der Cyclamen (Botrytis cinerea)	TMTD TMTD
	Blattfleckenerkrankungen: z.B.: Sternrußtau der Rosen (Diplocarpon rosae) Septoriakrankheit der Chrysanthemen (Septoria chrysanthemella) Alternariakrankheit der Nelken (Alternaria dianthicola)	Zineb, Phaltan, Euparen Zineb, Maneb Kupferpräp., Zineb, Maneb, TMTD
	Blattwucherungen und Tumoren: z.B.: Ohrläppchenkrankheit der Azaleen (Exobasidium japonicum)	Kupferpräp., Zineb
Tropische und subtropische Kulturen	Blatt- und Fruchterkrankungen: Sigatokakrankheit der Bananen (Mycosphaerella musicola) Melanose bei Citrus (Diaporthe citri) Kaffeerost (Hemilea vastatrix) Anthraknose des Kaffees (Colletotrichum coffeanum) Fruchtfäule an Kakao (Phytophthora palmivora) Augenfleckenkrankheit an Oliven (Cycloconium oleaginum) Blasenkrankheit des Tees (Exobasidium vexans) Brusonekrankheit des Reises (Piricularia oryzae) Blattfleckenkrankheit des Reises (Corticium sasakii)	Kupferpräp., Maneb, Mineralöl Kupferpräp., Zineb, Captan Kupferpräp., Zineb, Urbacid Kupferpräp., Urbacid Kupferpräparate Organoquecksilberverbindungen Blasticidin S, Kasugamycin, Blastin, Kitazin, Hinosan Urbacid
	Welkeerkrankungen: Panamakrankheit der Banane (Fusarium cubense) Welkeerkrankung an Baumwolle (Fusarium vasinfectum, Verticillium alboatrum) Welkeerkrankung an Eierpflanzen (Verticillium alboatrum)	chemisch nicht bekämpfbar. Kulturmaßnahmen und Bodendesinfektion
Sonstige Kulturen	z.B.: falscher Mehltau des Tabaks (Peronospora tabacina)	Antracol, Maneb
Forstkulturen	Echte Mehltauerkrankungen: z.B.: Eichelmehltau (Microsphaera quercina)	Schwefel
	Blattfleckenerkrankungen: z.B.: Kiefernschütte (Lophodermium penastri)	Dithiocarbamate

Anwendung. Breit wirksames Blattfungizid, insbesondere bei der Kraut- und Knollenfäule der Kartoffel und der Cercosporakrankheit der Rüben.

Toxizität. LD_{50}: 1500 mg/kg Ratte.

2. Schwefelhaltige Präparate

Schwefel. Stäube-, Kolloid- und Netzschwefel.

Anwendung. Im Obstbau zur Schorf- und Mehltaubekämpfung, im Wein-, Gemüse- und Zierpflanzenbau zur Mehltaubekämpfung.

Toxizität. Ungiftig.

Bariumpolysulfid. Solbar (Bayer).

$$BaS_x$$

Herstellung. Schmelzen von Bariumsulfat oder Bariumoxid mit Kohle und Schwefel.

Eigenschaften. Wasserlösliches, gelbgraues Pulver.

Anwendung. Allgemein zur Mehltaubekämpfung und zur Schorfbekämpfung im Obstbau.

Toxizität. LD_{50}: 375 bis 500 mg/kg Ratte; 2 bis 5 g können für den Menschen tödlich sein, da die Verbindung durch die Magensäure in das giftige Bariumchlorid übergeführt wird.

3. Thiurame und Dithiocarbamate

Tetramethylthiuramdisulfid (TMTD).

Vgl. unter quecksilberfreie Saatbeizmittel (S. 427).

Anwendung. Bei Obstschorf und Grauschimmel an Erdbeeren.

Zinkdimethyl-dithiocarbamat. Ziram.

$$[(CH_3)_2N-\underset{\underset{S}{\|}}{C}-S-]_2Zn$$

Herstellung. Fällung einer wäßrigen Lösung von dimethyldithiocarbamidsaurem Natrium mit einem wasserlöslichen Zinksalz.

Eigenschaften. Farbloses Pulver vom Fp. 246°, wenig löslich in Wasser und Alkohol, löslich in Chloroform und Schwefelkohlenstoff.

Anwendung. Bei Pilzerkrankungen an Steinobst und bei Obstschorf.

Toxizität. LD_{50}: 1400 mg/kg Ratte, haut- und schleimhautreizend.

Eisendimethyl-dithiocarbamat. Ferbam.

$$[(CH_3)_2N-\underset{\underset{S}{\|}}{C}-S]_3Fe$$

Herstellung. Fällung einer wäßrigen Lösung von dimethyldithiocarbamidsaurem Natrium mit einem wasserlöslichen Eisensalz.

Eigenschaften. Schwarzes Pulver, Zers. 180°, wasserunlöslich, löslich in Chloroform und Pyridin.

Anwendung. Bei Obstschorf.

Toxizität. LD_{50}: 4 g/kg Ratte, mögliche Haut- und Schleimhautreizung.

Methylarsin-bis-(dimethyldithiocarbamat). Urbacid (Bayer).

$$(CH_3)_2N-\underset{\underset{S}{\|}}{C}-S-\underset{\underset{CH_3}{|}}{As}-S-\underset{\underset{S}{\|}}{C}-N(CH_3)_2$$

Herstellung. Umsetzung von Methylarsinoxid mit Dimethyldithiocarbamidsäure.

Eigenschaften. Farblose Kristalle vom Fp. 144°, löslich in den meisten organischen Lösungsmitteln.

Anwendung. Bei Obstschorf [besonders in Mischung mit TMTD und Ziram (Tuzet)], bei Kaffee- und Reiskrankheiten.

Toxizität. LD_{50}: 175 mg/kg Ratte.

Zinkäthylen-bis-dithiocarbamat. Zinèbe CF 65. Zineb.

$$\begin{array}{c} CH_2-NH-\overset{\overset{\displaystyle S}{\|}}{C}-S \\ | \hspace{3.5cm} \diagdown Zn \\ CH_2-NH-\underset{\underset{\displaystyle S}{\|}}{C}-S \diagup \end{array}$$

$C_4H_6N_2S_4Zn$ \hspace{4cm} M.G. 275,73

Herstellung. Umsetzung von Äthylendiamin mit 2 Mol Schwefelkohlenstoff in Gegenwart von Natronlauge und nachfolgende Fällung mit einem wasserlöslichen Zinksalz.

Eigenschaften. Gelbbraunes Pulver, Zers. über 240°, sehr schwer löslich in Wasser, Säuren und Alkali; unlöslich in organischen Lösungsmitteln; zersetzt sich bei der Einwirkung von Luft, Licht und Feuchtigkeit.

Anwendung. Breit wirksames Fungizid mit guter Pflanzenverträglichkeit.

Toxizität. LD_{50}: > 5200 mg/kg Ratte. Haut- und Schleimhautreizungen möglich.

Manganäthylen-bis-dithiocarbamat. Maneb.

$$\begin{array}{c} CH_2-NH-\overset{\overset{\displaystyle S}{\|}}{C}-S \\ | \hspace{3.5cm} \diagdown Mn \\ CH_2-NH-\underset{\underset{\displaystyle S}{\|}}{C}-S \diagup \end{array}$$

Herstellung. Fällung des wasserlöslichen Dinatriumsalzes der Äthylen-bis-dithiocarbamidsäure mit Mangansulfat oder -chlorid.

Eigenschaften. Gelbliches Pulver, Zers. über 240°, nur schwer löslich in Wasser; unlöslich in organischen Lösungsmitteln.

Anwendung. Breit wirksames Blattfungizid.

Toxizität. LD_{50}: etwa 4 g/kg Ratte. Mögliche Haut- und Schleimhautreizung.

Zink-propylen-bis-dithiocarbamat. Propineb. Antracol (Bayer).

$$\begin{array}{c} CH_3-CH-NH-\overset{\overset{\displaystyle S}{\|}}{C}-S \\ | \hspace{4cm} \diagdown Zn \\ CH_2-NH-\underset{\underset{\displaystyle S}{\|}}{C}-S \diagup \end{array}$$

Herstellung. Umsetzung von 1,2-Propylendiamin mit zwei Mol Schwefelkohlenstoff in alkalischem Medium und nachfolgende Fällung mit einem wasserlöslichen Zinksalz.

Eigenschaften. Gelblich-weißes Pulver, das sich bei Temperaturen über 80° noch unterhalb des Schmelzpunktes zersetzt; unlösl. in allen gebräuchlichen Lösungsmitteln.

Anwendung. Breit wirksames Fungizid wie Zineb mit Nebenwirkung gegen echte Mehltaupilze und Spinnmilben.

Toxizität. LD_{50}: 8500 mg/kg Ratte.

Metiram. PÄTD. Polyram-combi (BASF). Mischung aus Zineb und dem zugehörigen Thiuramdisulfid.

Herstellung. Das aethylen-bis-dithiocarbamidsaure Natrium wird zum Teil mit Wasserstoffperoxid oxydiert und zum Teil mit Zinksulfat gefällt.

Fungizide

Eigenschaften. Pulver mit Fp. (Zers.) > 120°, unlöslich in organischen Lösungsmitteln.

Anwendung. Bei Obstschorf, Reben- und Hopfenperonospora.

Toxizität. LD_{50}: 3,8 g/kg Ratte.

Propimet. Basfungin (BASF). Komplexverbindung aus Zink-propylen-bis-dithiocarbamat und dem N,N-'Poly-1,2-propylen-bis-(thiocarbamoyl)-disulfid.

Herstellung. Ein wasserlösliches Salz der 1,2-Propylen-bis-dithiocarbamidsäure wird durch einen Unterschuß von Zinkionen teilweise in das Zinksalz und der Rest. durch Oxydation in das Thiuramdisulfid übergeführt.

Eigenschaften. Hellgelbes Pulver vom Zersetzungspunkt 124°, in Wasser suspendierbar.

Anwendung. Bei Rebenperonospora und beim Roten Brenner mit Wirkung gegen Botrytis. Nebenwirkungen gegen Spinnmilben und Odium.

Toxizität. LD_{50}: 5600 mg/kg Ratte.

4. N-(Trihalogenmethylthio)-Verbindungen

N-(Trichlormethylthio)-tetrahydrophthalimid. Captan. Orthocid (California Chem. Co.).

Herstellung. Einwirkung von Ammoniak auf das durch Addition von Maleinsäureanhydrid an Butadien entstehende Tetrahydrophthalsäureanhydrid und nachfolgende Umsetzung des Tetrahydrophthalimids mit dem durch Chlorierung von Schwefelkohlenstoff zugänglichen Trichlormethansulfenylchlorid.

Eigenschaften. Farbloses Kristallisat vom Fp. 172°, löslich in organischen Lösungsmitteln.

Anwendung. Bei Obstschorf und Rebenperonospora.

Toxizität. LD_{50}: 9 g/kg Ratte.

N-(Trichlormethylthio)-phthalimid. Folpet. Phaltan (California Chem. Co.).

Herstellung. Umsetzung von Phthalimid mit Trichlormethansulfenylchlorid.

Eigenschaften. Farblose, kristalline Verbindung, vom Fp. 177°, in organischen Lösungsmitteln mäßig löslich.

Anwendung. Bei Hopfen- und Rebenperonospora, Grauschimmel und Rosenmehltau.

Toxizität. LD_{50}: > 10 g/kg Ratte.

N,N-Dimethyl-N'-phenyl-N'-(fluordichlormethylthio)-sulfamid. Dichlofluanid. Euparen (Bayer).

Herstellung. Durch Einwirkung des aus Dimethylamin und Sulfurylchlorid zugänglichen Dimethylsulfamidsäurechlorids auf Anilin und nachfolgende Umsetzung des hierbei entstehenden N,N-Dimethyl-N'-phenyl-sulfamids mit dem durch Fluorierung von Trichlormethansulfenylchlorid erhältlichen Fluordichlormethansulfenylchlorid.

Eigenschaften. Farbloses Kristallisat vom Fp. 105°, in Wasser unlöslich, in organischen Lösungsmitteln löslich.

Anwendung. Bei Obstschorf, Grauschimmelerkrankungen, Reben- und Hopfenperonospora und Rosenmehltau mit Nebenwirkungen gegen Mehltaupilze und Spinnmilben.

Toxizität. LD_{50}: 1000 mg/kg Ratte.

N-(1,1,2,2-Tetrachloräthylthio)-tetrahydrophthalimid. Difolatan (California Chem. Co.).

$$\underset{\substack{\displaystyle\bigcirc\\}}{\text{Tetrahydrophthalimid-N-SCCl}_2\text{CHCl}_2}$$

Herstellung. Umsetzung von Tetrahydrophthalimid (vgl. unter Captan, S. 433) mit 1,1,2,2-Tetrachloräthansulfenchlorid.

Eigenschaften. Farbloses Kristallisat vom Fp. 160 bis 161°, lösl. in Aceton.

Anwendung. Zur Bekämpfung von Nichtmehltaupilzen im Kartoffel- und Weinbau.

Toxizität. LD_{50}: 4600 mg/kg Ratte.

5. Nitroverbindungen

2,4-Dinitrorhodanobenzol. Nirit (Hoechst).

$$O_2N-C_6H_3(NO_2)-SCN$$

Herstellung. Umsetzung von 2,4-Dinitrochlorbenzol mit Ammoniumrhodanid.

Eigenschaften. Gelbliche Kristalle vom Fp. 138°, löslich in den meisten organischen Lösungsmitteln.

Anwendung. Bei Obstschorf.

Toxizität. LD_{50} des 50%igen Präparates: etwa 2,75 g/kg Maus.

2,6-Dichlor-4-nitranilin. Dicloran. Allisan (Boots Pure Drug Comp.).

$$O_2N-C_6H_2(Cl)_2-NH_2$$

Herstellung. Chlorierung von p-Nitranilin.

Eigenschaften. Gelbliche Nadeln vom Fp. 192 bis 194°, löslich in organischen Lösungsmitteln.

Anwendung. Bei Grauschimmel im Zierpflanzenbau und bei Sclerotinia-Erkrankungen im Gemüsebau.

Toxizität. LD_{50}: $>$ 10 g/kg Ratte.

2(-1-Methylheptyl)-4,6-dinitrophenylcrotonat. Dinocap. Karathane (Röhm u. Haas).

$$O_2N-C_6H_2(NO_2)(CH(CH_3)C_6H_{13})-O-CO-CH=CH-CH_3$$

Herstellung. Dinitrierung von 2-Isocapryl-phenol und nachfolgende Umsetzung mit Crotonylchlorid in Pyridin.

Eigenschaften. Braune Flüssigkeit vom Kp.$_{0,05}$ 138 bis 140°. Löslich in den meisten organischen Lösungsmitteln.

Anwendung. Zuerst als Akarizid, dann als Fungizid bei echten Mehltaupilzen im Wein-, Obst-, Gemüse- und Zierpflanzenbau entwickelt.

Toxizität. LD$_{50}$: 980 mg/kg Ratte.

(2-sek.-Butyl-4,6-dinitro-phenyl)-dimethylacrylat. Binapacryl. Acricid (Hoechst).

Herstellung. Dinitrierung von 2-sek.-Butylphenol und nachfolgende Veresterung mit Dimethylacrylchlorid.

Eigenschaften. Farblose Kristalle vom Fp. 69°, löslich in den meisten organischen Lösungsmitteln.

Anwendung. Als Akarizid und Fungizid bei echten Mehltaupilzen.

Toxizität. LD$_{50}$: etwa 160 mg/kg Ratte.

6. Dithiaverbindungen

1,4-Dithia-2,3-dicyano-anthrachinon. Dithianon. Delan (Merck).

Herstellung. Umsetzung von 2,3-Dichlor-1,4-naphthochinon mit Dimercaptodicyanoäthylen.

Eigenschaften. Bräunliches Kristallisat vom Fp. 225°, in einigen organischen Lösungsmitteln löslich.

Anwendung. Bei Obstschorf und Rebenperonospora.

Toxizität. LD$_{50}$: 1015 mg/kg Ratte.

6-Methyl-2,3-chinoxalin-dithiocarbonat. Chinomethionat. Morestan (Bayer).

Herstellung. Cyclisierung von 6-Methyl-2,3-dimercapto-chinoxalin mit Phosgen.

Eigenschaften. Gelbliches Kristallpulver vom Fp. 172°, unlöslich in Wasser, in den meisten organischen Lösungsmitteln nur mäßig löslich, gut löslich in Dimethylformamid.

Anwendung. Als Akarizid gegen resistente Spinnmilben, als Fungizid bei Mehltaupilzen im Obst- und Gemüsebau.

Toxizität. LD$_{50}$: etwa 2500 mg/kg Ratte.

7. Sonstige Verbindungen

Dodecylguanidinacetat. Dodin. Cyprex (American Cyanamid.). Melprex.

$$C_{12}H_{25}-NH-\underset{\underset{NH}{\|}}{C}-NH_2 \cdot CH_3COOH$$

Herstellung. Umsetzung von Dodecylamin mit einer Methylisothiuronium-Verbindung und Behandlung mit Essigsäure.

Eigenschaften. Farblose Kristalle vom Fp. 136°, in heißem Wasser löslich, in den meisten organischen Lösungsmitteln unlöslich; oberflächenaktiv.

Anwendung. Bei Obstschorf mit zum Teil kurativer Wirkung. Nebenwirkung gegen Mehltau.

Toxizität. LD_{50}: > 1000 mg/kg Ratte. Hautreizend.

2,4-Dichlor-6-(2-chloranilino)-triazin. Zinochlor. Dyrene (Chemagro). Botrysan (Riedel-de-Haën).

$$\text{Cl-triazine-NH-(2-chlorophenyl)}$$

Herstellung. Umsetzung von Cyanurchlorid mit 2-Chloranilin.

Eigenschaften. Farblose Kristalle vom Fp. 155 bis 157°, unlöslich in Wasser, löslich in den meisten organischen Lösungsmitteln.

Anwendung. Bei Grauschimmelerkrankungen.

Toxizität. LD_{50}: 2710 mg/kg Ratte. Hautreizend.

Tetrachlorisophthalodinitril. Daconil 2787 (Diamond Alkali Comp.).

$$\text{Tetrachloroisophthalonitrile structure}$$

Herstellung. Chlorierung von Isophthalodinitril.

Eigenschaften. Fp. 250 bis 251°; Kp. 350°; Farblose Kristalle; mäßig lösl. in Xylol.

Anwendung. Als Blattfungizid bei Kartoffeln und einigen tropischen Kulturen sowie als Bodenfungizid bei Baumwolle.

Toxizität. LD_{50}: >10 g/kg Ratte.

Pentachlorbenzylalkohol. Blastin (Sankyo, Japan).

$$\text{Pentachlorobenzyl alcohol: } C_6Cl_5\text{-}CH_2OH$$

Herstellung. Kernchlorierung von Benzylchlorid und anschließende Hydrolyse.

Eigenschaften. Farblose Kristalle vom Fp. 198°; lösl. in Pyridin.

Anwendung. Zur protektiven Bekämpfung von Piricularia oryzae in Reis.

Toxizität. LD_{50}: 3600 mg/kg Maus.

Triphenylzinnacetat. Fentin. Brestan (Hoechst).

$$(C_6H_5)_3SnOCOCH_3$$

Herstellung. Umsetzung von Triphenylzinnhydroxid mit Natriumacetat.

Eigenschaften. Farblose Kristalle vom Fp. 124 bis 125°, schlecht löslich in Wasser und organischen Lösungsmitteln.

Anwendung. Bei Kraut- und Knollenfäule der Kartoffel und der Cercosporakrankheit der Rüben.

Toxizität. LD_{50}: 136 mg/kg Ratte.

1-Bis-(dimethylamido)-phosphoryl-3-phenyl-5-amino-1,2,4-triazol. Triamphos. Wepsyn. (Philips Duphar).

Herstellung. Umsetzung von 3-Phenyl-5-amino-1,2,4-triazol-natrium mit Bis-(dimethylamido)-phosphorylchlorid.

Eigenschaften. Farblose Kristalle vom Fp. 166 bis 170°, unlöslich in Wasser, löslich in den meisten organischen Lösungsmitteln.

Anwendung. Bei echtem Mehltau im Zierpflanzenbau. Darüber hinaus insektizid und akarizid wirksam.

Toxizität. LD_{50}: 20 mg/kg Ratte. Näheres unter Phosphorinsektizide.

O,O-Diäthyl-S-benzylthiophosphat. Kitazin (Ihara, Japan).

Herstellung. Umsetzung des Ammoniumsalzes der Diäthyl-thiophosphorsäure mit Benzylchlorid.

Eigenschaften. Flüssigkeit vom $Kp._{0,6}$ 130°, lösl. in organischen Lösungsmitteln.

Anwendung. Zur kurativen Bekämpfung von Piricularia oryzae im Reis.

Toxizität. LD_{50}: 235 mg/kg Maus.

O-Äthyl-S,S-diphenyl-dithiophosphat. Hinosan (Bayer).

Herstellung. Umsetzung von Äthylphosphorsäuredichlorid mit Thiophenol.

Eigenschaften. Gelbliche Flüssigkeit vom $Kp._{0,01}$ 154°, lösl. in Aceton und Xylol.

Anwendung. Zur kurativen Bekämpfung von Piricularia oryzae im Reis.

Toxizität. LD_{50}: 218 mg/kg Maus.

8. Antibiotica

Cycloheximid. Actidion (Upjohn Co.).

Herstellung. Nebenprodukt bei der Streptomycingewinnung aus Streptomyces griseus.

Eigenschaften. Farblose Kristalle vom Fp. 115,5 bis 117°, schlecht löslich in Wasser, löslich in Chloroform und Isopropanol.

Anwendung. Als Saatbeize bei Weizensteinbrand und verschiedenen Getreiderosten; bei echten Mehltaupilzen im Gewächshaus und bei Blattfleckenkrankheiten z.B. der Kirschen (stark phytotoxisch).

Toxizität. LD_{50}: 2,5 mg/kg Ratte.

Griseofulvin (s. Bd. I, 1035).

Herstellung. Extraktion aus Kulturlösungen von Penicillium griseofulvum mit Butylacetat.

Eigenschaften. Farblose Kristalle vom Fp. 222°; unlöslich in Wasser, löslich in Dimethylformamid.

Anwendung. Als systemisches Fungizid bei Grauschimmel- und Blattfleckenkrankheit und bei Gerstenmehltau. Wirksam bei Bakteriosen.

Toxizität. LD_{50}: > 10 g/kg Ratte.

Blasticidin S (Kaken Chem. Japan).

BAB = Benzylaminobenzolsulfonat

Herstellung. Aus Kulturfiltraten von Streptomyces griseochromogenes.

Eigenschaften. Farblose Nadeln vom Fp. 235 bis 236°. In Wasser und Essigsäure löslich, in anderen organischen Lösungsmitteln unlöslich.

Anwendung. Als Bakterizid bei Pseudomonaserkrankungen; als Fungizid bei Piricularia oryzae an Reis.

Toxizität. LD_{50} (freie Base): 16,3 mg/kg Ratte.

Kasugamycin. Kasumin (Hokko-Japan).

Herstellung. Antibioticum aus Streptomyces Kasugaensis.

Eigenschaften. Kasugamycin ist eine schwache Base; das Chlorhydrat schmilzt bei 202 bis 204° (Zers.) und ist wasserlöslich.

Anwendung. Zur kurativen und protektiven Bekämpfung von Piricularia oryzae im Reis.

Toxizität. LD_{50}: >2000 mg/kg Maus.

Das Antibioticum Chloramphenicol wirkt in Verbindung mit Phenylquecksilberacetat (vgl. S. 424) gegen bakterielle Erkrankungen des Reises.

B. Herbizide

Unter Herbiziden versteht man Mittel zur Vernichtung von Pflanzen bzw. zur Verhinderung des Pflanzenwuchses. Man unterscheidet je nach ihrer Wirkungsbreite zwischen:

I. Den Totalherbiziden, die jegliches Pflanzenwachstum verhindern bzw. vernichten,

II. den selektiven Herbiziden, die in pflanzlichen Kulturen unter Schonung der Nutzpflanzen den unerwünschten Pflanzenwuchs (Unkräuter) bekämpfen,

III. den Wasserherbiziden, zur Bekämpfung von Wasserpflanzen in stehenden und fließenden Gewässern und

IV. den Erntehilfsmitteln.

Während die selektiven Mittel vorwiegend in der Landwirtschaft Verwendung finden und nur eine zeitlich beschränkte Wirkung entfalten sollen, werden die Totalmittel überall dort angewendet, wo der Pflanzenwuchs schlechthin unerwünscht ist, wie z.B. in Gleisanlagen, auf Industrie- und Hafengelände, Sportplätzen und Straßen, aber auch auf Gartenwegen, Friedhöfen und in Parkanlagen. Von den Totalmitteln wird deshalb neben einem möglichst breiten Wirkungsspektrum gegen viele Pflanzenarten auch eine hohe Dauerwirkung verlangt.

Hinsichtlich der Wirkungsweise der Herbizide kann man die Wirkstoffe unterteilen in:

1. Kontaktmittel (contact herbicides), bei denen die Pflanzen bereits durch Berührung mit dem chemischen Wirkstoff absterben (z.B. Dinitro-o-kresol) und

2. Mittel, die über Blätter oder Wurzeln in die Pflanze eindringen (translocated herbicides) und deren physiologische Vorgänge beeinflussen (z.B. Zellstreckung durch Wuchsstoffpräparate).

Schließlich lassen sich die Herbizide noch nach dem Zeitpunkt ihrer Anwendung klassifizieren:

1. Vorsaatbehandlung (pre-sowing). Die Mittel werden vor der Aussaat bzw. vor der Pflanzung in den Boden eingearbeitet, z.B. zur Flughaferbekämpfung in Rüben und Getreide,

2. Vorauflaufbehandlung (pre-emergence). Die Mittel werden vor dem Auflaufen der Kulturpflanzen bzw. bei den Totalmitteln vor dem Auflaufen der gesamten Flora ausgebracht,

3. Nachauflaufbehandlung (post-emergence). Die Anwendung der Mittel erfolgt in verunkrauteten stehenden Kulturen bzw. bei den Totalmitteln bei unerwünschtem vorhandenem Pflanzenwuchs.

Geschichtliches. Bis etwa 1930 haben lediglich anorganische Salze als Totalmittel (Chlorate, Borate) und auch als selektive Herbizide (Arsenite, Kupfersalze, Nitrate) Verwendung gefunden. Als erstes organisches Kontaktherbizid wurde das seit der Jahrhundertwende als Insektizid bekannte Dinitro-o-kresol als Totalmittel sowie zur selektiven Anwendung in Getreide eingesetzt. 1942 wurde die herbizide Wirkung der Wuchsstoffpräparate auf Basis von 2,4-Dichlorphenoxy-essigsäure beschrieben; hieraus wurden dann später andere Phenoxyessigsäuren sowie die chlorierten Phenylessigsäuren und Benzoesäuren als Herbizide entwickelt. Etwa zur gleichen Zeit wurden die N-Arylcarbamate (IPC, CIPC) eingeführt, denen ab etwa 1950 die N-Aryl-N',N'-dialkylharnstoffe (Monuron, Diuron) folgten. Zu der seit 1944 als Herbizid bekannten Trichloressigsäure kamen später die 2,2-Dichlorpropionsäure und andere chlorierte Fettsäuren hinzu. Ein bedeutender Fortschritt auf der Suche nach modernen Herbiziden war die Auffindung der substituierten Triazine (Simazin u.a.), die als Totalmittel und je nach Substitution des Triazinringes auch als Selektiva in verschiedenen Kulturen breiten Eingang in die Praxis gefunden haben.

Totalherbizide

Der Begriff „Totalherbizide" läßt sich zwar definitionsgemäß (vgl. weiter oben) klar von den selektiven Herbiziden abgrenzen, bei der praktischen Anwendung dieser Mittel ist diese Unterscheidung jedoch nicht mehr so eindeutig. So können Selectiva bei zu hoher Aufwandmenge als Totalmittel eingesetzt werden, während Totalherbizide in geringer Anwendungskonzentration mitunter eine auch praktisch verwertbare Selektivität zeigen (z.B. Triazine, Harnstoffe).

In der folgenden Übersicht sind die wichtigsten Totalherbizide bzw. entsprechende Wirkstoffkombinationen zusammengestellt, die heute praktische Anwendung finden:

1. Anorganische Mittel: Natriumchlorat, Borax; Chlorat in Mischung mit 2,4-D-Mitteln (s. S. 444) und Trichloressigsäure.

2. N-Aryl-N',N'-dialkylharnstoffe: Fenuron, Monuron, Diuron, Trichloracetat des Monurons; Mischung aus Monuron und Borax.

3. Stickstoffheterocyclen: Triazine wie Simazin, Atrazin, Propazin und Mischungen dieser Wirkstoffe untereinander sowie mit 2,4-D-Mitteln und Aminotriazol; Aminotriazol in Mischung mit 2,4-D-Mitteln und Trichloressigsäure; Bromacil (Hyvar X), Daxtron.

Monokotyle Pflanzen (Gräser) werden von Trichloressigsäure und 2,2-Dichlorpropionsäure vernichtet.

Dikotyle Pflanzen (breitblättrige Pflanzen) werden mit den Wuchsstoffpräparaten (2,4-D; 2,4,5-T; MCPA u.a., s. S. 445) bekämpft.

Selektive Herbizide

Ein gutes selektives Herbizid darf bei Vernichtung möglichst der gesamten Unkrautflora die zu schützende Nutzpflanze nicht schädigen bzw. in ihrem Wuchs beeinträchtigen. Diese Anforderungen werden von den einzelnen Mitteln aber nur bis zu einem gewissen Grade erfüllt, so daß nicht immer alle Unkräuter von einem Präparat erfaßt werden. Der Praktiker hat sich deshalb – je nach der Zusammensetzung der regionalen Unkrautflora – für das eine oder andere Mittel oder aber für entsprechende Wirkstoffkombinationen zu entscheiden. Da die einzelnen Präparate von den verschiedenen Kulturpflanzen nur in bestimmten Aufwandmengen hinreichend vertragen werden, müssen selektive Mittel für jede Pflanzenkultur unter Berücksichtigung der Anwendungskonzentration und der Spritztermine genauestens erarbeitet werden.

In den nachfolgenden Übersichten sind die wichtigsten landwirtschaftlichen Kulturen bzw. Kulturpflanzen mit Angabe der gebräuchlichen Unkrautbekämpfungsmittel und der bekämpfbaren Unkräuter aufgeführt.

Wasserherbizide

Die Bekämpfung von submersen und freischwimmenden Wasserunkräutern erfolgt hauptsächlich in den tropischen und subtropischen Gewässern. Die hier verwendeten Verbindungen dürfen bei Landpflanzen nicht phytotoxisch sein (künstliche Bewässerung) und müssen toxikologisch unbedenklich sein (Trinkwasser, Fischbestände). Die gebräuchlichsten Mittel sind: Natriumarsenit, Diquat, Paraquat, Endothal.

In Deutschland wird zur Schilfbekämpfung Amitrol und Dalapon verwendet.

Erntehilfsmittel

1. Die Krautabtötung bei Kartoffeln wird durchgeführt, um die maschinelle Arbeit bei der Ernte zu erleichtern und Infektionen mit Phytophthora infestans an den Knollen zu verhüten. Es kommen zur Anwendung: Pentachlorphenol und Dinitro-o-kresol in Öl-Wasser-Emulsionen (Saatkartoffelbau) sowie Reglone.

2. Die Entblätterungsmittel (Defoliants) werden vorwiegend bei der Baumwollernte verwendet, um das maschinelle Pflücken zu ermöglichen und die manuelle Arbeit zu erleichtern. Zur praktischen Anwendung gelangen: Endothal, Amitrol, Tributyltrithiophosphit und Tributyltrithiophosphat sowie Magnesiumchlorat, Pentachlorphenol und Diquat als Desiccants.

3. Die Austrocknungsmittel (Desiccants) bewirken ein Austrocknen der Blätter und werden vorwiegend im Samenbau verwendet, um dort ein gleichmäßiges Reifen der Samen und einen maschinellen Ernteeinsatz zu ermöglichen. Bei Luzerne, Klee, Rüben, Buschbohnen und Gras finden Monochloressigsäure und Diquat Verwendung.

Mittel	Bekämpfbare Unkräuter	Anwendungszeit
1. Getreide		
Mineraldünger (Kainit, Kalkstickstoff)	Fast alle Samenunkräuter	pre-sowing post-emergence
DNOC, Aretit	Fast alle Samenunkräuter einschließlich Klettenlabkraut und Vogelmiere	post-emergence
2,4-D-Salze und -ester MCPA-Salze und -ester	Fast alle breitblättrigen Wurzelunkräuter, Wicken und Disteln sowie Samenunkräuter	post-emergence
CMPP	wie 2,4-D besonders bei Klettenlabkraut und Vogelmiere	post-emergence
2,4-DP	wie 2,4-D besonders bei Knöterich, Klettenlabkraut und Vogelmiere	post-emergence
2,4,5-T oder Mischung mit 2,4-D oder MCPA	besonders bei holzigen Pflanzen und Ackerhohlzahn	post-emergence
MCPA + TBA	besonders bei Kamille	post-emergence
Carbyne	Flughafer	post-emergence
Avadex	Flughafer und Ackerfuchsschwanz	pre-sowing
Simazin	Windhalm und Ackerfuchsschwanz	pre-emergence
Ioxynil	Samenunkräuter u. tiefwurzelnde Unkr.	post-emergence
CCC	Halmverkürzung bei Weizen	post-emergence
Aniten	Samenunkräuter u. tiefwurzelnde Unkr.	post-emergence
2. Wiesen und Weiden		
Kalkstickstoff	Breitblättrige Samenunkräuter	pre-emergence
2,4-D, MCPA, 2,4,5-T	Breitblättrige Samen- und Wurzelunkräuter	post-emergence
Amitrol, Dalapon	Rasenschmiele	post-emergence
Tordon	Umbelliferen	post-emergence
3. Rüben		
Alipur	Die wichtigsten keimenden einjährigen Unkräuter außer Wicken und Taubnesseln	pre-emergence
Avadex	Flughafer und Ackerfuchsschwanz	pre-sowing
Simazin	Späte Unkräuter, bes. Franzosenkraut	Unterblattspritzung
Pyramin	Fast alle Samenunkräuter einschließlich Wicken und Taubnesseln	pre- und post-emergence
Gatnon	Samenunkräuter	pre-emergence
4. Kartoffeln		
Aretit	Samenunkräuter außer Gräser und Wicken	post-emergence
Afalon	Keimende Unkräuter außer Gräser und Wicken	pre-emergence
Aresin	Keimende Unkräuter einschließlich Gräser und Wicken	pre-emergence
Patoran	Samenunkräuter	pre-emergence
Simazin	Auflaufende Unkräuter einschließl. Gräser	pre-emergence
Reglone	Vollentwickelte Unkräuter zur Erntezeit. Krautabtötung	post-emergence
5. Mais		
Aretit	Samenunkräuter außer Gräser und Wicken	post-emergence
Atrazin, Simazin	Die meisten Unkräuter außer Hirsearten	pre-emergence
Afalon	Keimende Unkräuter	pre-emergence
6. Reis		
Aminsalze von 2,4-D, 2,4,5-T und MCPA	Breitblättrige Unkräuter	post-emergence
Surcopur	Breitblättrige und grasartige Unkräuter	post-emergence

Mittel	Bekämpfbare Unkräuter	Anwendungszeit
7. Baumwolle		
Diuron	Die meisten breitblättrigen Unkräuter und Gräser	pre-emergence und Unterblattspritzung
CIPC	Die meisten breitblättrigen Unkräuter und Gräser	pre-emergence
Dacthal, Dalapon	Gräser und keimende Unkräuter	pre-emergence
Cotoran	Samenunkräuter	pre-emergence
8. Zuckerrohr		
2,4-D, 2,4,5-T	Breitblättrige Unkräuter	post-emergence
Monuron, Diuron	Breitblättrige Unkräuter und einjährige Gräser	pre-emergence
9. Raps		
TCA	Ackerfuchsschwanz	pre-emergence
10. Gemüsekulturen		
Erbsen		
Simazin	Auflaufende Unkräuter und Gräser	pre-emergence
Alipur	Samenunkräuter und Gräser	pre-emergence
Avadex	Flughafer	pre-sowing
Buschbohnen		
Alipur	Samenunkräuter und Gräser	pre-emergence
Aresin	Keimende Unkräuter und Gräser	pre-emergence
Möhren und Zwiebeln		
Afalon	Samenunkräuter	pre- u. post-emergence
CIPC, Alipur	Samenunkräuter und Gräser	pre-emergence
Potablan	Breitblättrige Unkräuter im Jugendstadium	post-emergence
Spargel		
Simazin, Diuron	Samenunkräuter und Gräser	pre-emergence
11. Obst- und Weinbau		
Kernobst		
Atrazin	Die meisten Unkräuter	pre-emergence
Simazin + Amitrol	Die meisten Unkräuter	pre-emergence
Beerenobst		
Simazin, Afalon	Samenunkräuter	pre-emergence
Weinbau		
Atrazin	Keimende Unkräuter	pre- u. post-emergence
DNOC		post-emergence
Afalon		pre-emergence
Diuron		pre-emergence
Mischung von Diuron oder Atrazin mit MCPA		pre-emergence
12. Zierpflanzenbau		
Hier werden vorzugsweise Simazin, CIPC, Alipur, Afalon und Solan verwendet.		
13. Forstkulturen		
Amitrol, Tordon	Adlerfarn	post-emergence
Dalapon	Gräser	pre-emergence
2,4-D, 2,4,5-T	Unerwünschter Strauch- und Baumwuchs	post-emergence
Simazin (nur in Forstbaumschulen)		pre-emergence

4. Keimhemmungsmittel. Es handelt sich hierbei um Mittel des Vorratsschutzes, die ein Auskeimen der Kartoffeln, Zwiebeln und Rüben verhindern bzw. unterdrücken sollen. Hier finden N-Phenylisopropylcarbamat, Tetrachlornitrobenzol und zum Teil noch Maleinsäurehydrazid Verwendung.

Herbizide Wirkstoffe

1. Anorganische Verbindungen

Natriumchlorat.

$$NaClO_3$$

Anwendung. Als Totalmittel auf Wegen und Plätzen bei Aufwandmengen von 300 kg/ha. Wirkungsdauer etwa 2 bis 6 Monate — als Selectivum im Zuckerrohr und im Forst. Das Magnesiumchlorat dient als Entblätterungsmittel.

Toxizität. LD_{50}: 1200 mg/kg Ratte.

Natriumtetraborat. Borax.

$$Na_2B_4O_7 \cdot 10 H_2O$$

Anwendung. Als Totalmittel bei Aufwandmengen von 750 bis 4300 kg/ha. Größere Dauerwirkung als Natriumchlorat. Auch in Kombination mit Natriumchlorat und Monuron.

Toxizität. LD_{50}: 5330 mg/kg Ratte.

Kaliumchlorid-Magnesiumsulfat. Kainit.

$$KCl \cdot MgSO_4 \cdot 3 H_2O$$

Eigenschaften. Wasserlösliches Doppelsalz.

Anwendung. Als Selectivum in Getreide.

Toxizität. Geringe Warmblütertoxizität.

Calciumcyanamid. Kalkstickstoff.

$$CaCN_2$$

Eigenschaften. Grauschwarzes Pulver, zersetzt sich mit Wasser langsam zu Harnstoff und Ammoniumcarbonat.

Anwendung. Als Selectivum in Wintergetreide, Gemüse und Kartoffelbau (Krautabtötung), und zur Baumwollentblätterung. Düngemittel.

Toxizität. LD_{50}: 1400 mg/kg Kaninchen.

Natriumarsenit.

$$NaAsO_2$$

Anwendung. Zur Krautabtötung bei Kartoffeln, als Desiccant und als Wasserherbizid.

Toxizität. LD_{50}: 10 mg/kg Ratte.

2. Phenolabkömmlinge

4,6-Dinitro-o-kresol. DNOC.

$$O_2N-\underset{}{\underset{CH_3}{\bigcirc}}-OH \quad (NO_2)$$

Herstellung. Nitrierung von o-Kresol.

Eigenschaften. Gelbliche Kristalle vom Fp. 86°, wasserunlöslich, löslich in den meisten organischen Lösungsmitteln und in Alkalien. Meistens in Form der Alkali- und Ammoniumsalze verwendet. Hautfärbend.

Anwendung. Zuerst als Kontaktinsektizid entwickelt. Verwendung als selektives Kontaktherbizid in Getreide, Flachs, Erbsen und Zwiebeln. Großes Wirkungsspektrum gegen einjährige Unkräuter, bei mehrjährigen Unkräutern werden nur die oberirdischen Teile vernichtet.

Toxizität. LD_{50}: 40 mg/kg Ratte.

4,6-Dinitro-o-sek.-butylphenol. DNBP. Dinoseb.

Herstellung. Umsetzung von Phenol mit Butylen und nachfolgende Nitrierung des o-Isomeren.

Eigenschaften. Das technische Produkt ist eine dunkelbraune Flüssigkeit (Fp. der reinen Verbindung 42°). Löslich in organischen Lösungsmitteln und Alkalien. Verwendung in Form des Natrium- oder Aminsalzes. Hautfärbend.

Anwendung. Anwendungsbreite wie DNOC, jedoch milder in der Wirkung. Als Desiccant im Samenbau.

Toxizität. LD_{50}: 40 mg/kg Ratte.

2-sek.-Butyl-4,6-dinitrophenylacetat. Dinosch-acetat. Aretit (Hoechst).

Herstellung. Acetylierung von 4,6-Dinitro-2-sek.-butylphenol.

Eigenschaften. In Wasser schwer lösliche, braune Flüssigkeit (Fp. 26,5 bis 28,5°), die im Gegensatz zum freien Phenol die Haut nicht färbt.

Anwendung. Wie Dinoseb.

Toxizität. LD_{50}: 55 mg/kg Ratte.

Pentachlorphenol. PCP.

Herstellung. Katalytische Chlorierung von Phenol.

Eigenschaften. Farblose Kristalle von phenolischem Geruch vom Fp. 191°, unlöslich in Wasser, löslich in Lauge und organischen Lösungsmitteln.

Anwendung. Als Insektizid und Termitenmittel, als Baumwollentblätterungsmittel und als Selectivum gegen keimende Unkräuter bei Zuckerrüben, Zwiebeln und Möhren.

Toxizität. LD_{50}: 210 mg/kg Ratte. Schleimhautreizend.

2,4-Dichlor-phenoxyessigsäure. 2,4-D.

Herstellung. Umsetzung von 2,4-Dichlorphenolnatrium mit Chloressigsäure.

Eigenschaften. Farbloses Kristallisat vom Fp. 138°, wasserunlöslich, löslich in Alkohol und Alkali.

Anwendung. In Form des Natriumsalzes, der Aminsalze, des Isopropyl-, Butyl- und Butoxyäthylesters als Selectivum gegen breitblättrige Unkräuter in Getreide, Mais, Zuckerrohr, Kaffeekulturen, Rasen und als Wasserherbizid.

Toxizität. LD_{50}: 375 mg/kg Ratte.

2,4,5-Trichlorphenoxyessigsäure. 2,4,5-T.

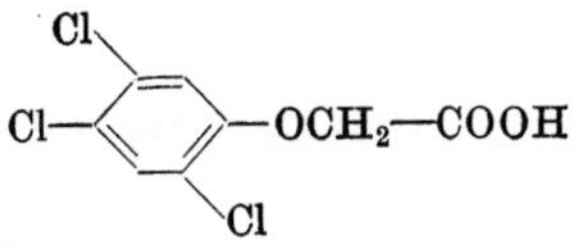

Cl—C₆H₂(Cl)(Cl)—OCH$_2$—COOH

Herstellung. Analog zu 2,4-D.

Eigenschaften. Farbloses Kristallisat vom Fp. 155°, wasserunlöslich, löslich in Alkali.

Anwendung. Wie 2,4-D, besonders wirksam bei holzigen Unkräutern (Gebüsche und Unterholz).

Toxizität. LD$_{50}$: 500 mg/kg Ratte.

2-Methyl-4-chlorphenoxyessigsäure. MCPA.

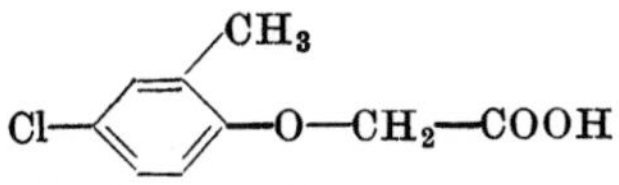

Cl—C₆H₃(CH$_3$)—O—CH$_2$—COOH

Herstellung. Analog zu 2,4-D.

Eigenschaften. Leicht braunes Pulver vom Fp. 99 bis 107° (Isomerengemisch). Löslich in Laugen und Alkohol.

Anwendung. Wie 2,4-D, gegenüber Kulturpflanzen verträglicher.

Toxizität. LD$_{50}$: 700 mg/kg Ratte.

α-(2-Methyl-4-chlorphenoxy)-propionsäure. MCPP. Mecoprop.

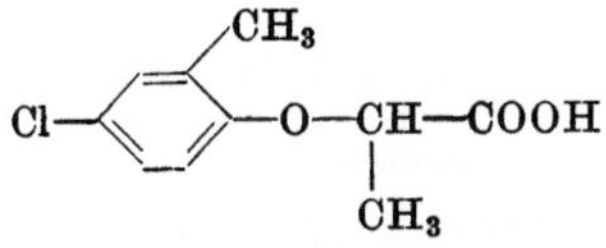

Cl—C₆H₃(CH$_3$)—O—CH(CH$_3$)—COOH

Herstellung. Umsetzung von 2-Methyl-4-chlorphenol-natrium mit α-Chlorpropionsäure.

Eigenschaften. Farbloses Kristallisat vom Fp. 94 bis 95°, löslich in Alkohol und Lauge.

Anwendung. Zur Vernichtung breitblättriger, schwer bekämpfbarer Unkräuter wie Klettenlabkraut und Vogelmiere bei einkeimblättrigen Kulturpflanzen. In Form des Esters bei Sträuchern wirksam.

Toxizität. LD$_{50}$: 700 mg/kg Ratte.

α-(2,4-Dichlor-phenoxy)-propionsäure. 2,4-DP. Dichlorprop.

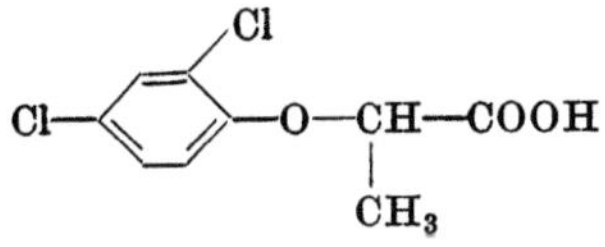

Cl—C₆H₃(Cl)—O—CH(CH$_3$)—COOH

Herstellung. Analog zu MCPP.

Eigenschaften. Farbloses Kristallisat vom Fp. 117 bis 118°, löslich in Laugen.

Anwendung. Als Selectivum in Sommer- und Wintergetreide und als Wasserherbizid.

Toxizität. LD$_{50}$: 800 mg/kg Ratte.

γ-(2-Methyl-4-chlorphenoxy)-buttersäure. MCPB.

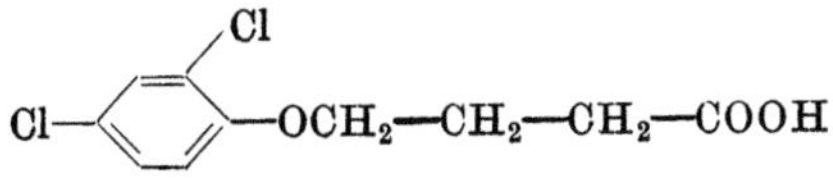

Cl—C₆H₃(Cl)—OCH$_2$—CH$_2$—CH$_2$—COOH

Herstellung. Umsetzung von 2-Methyl-4-chlorphenol mit γ-Butyrolacton.

Eigenschaften. Farbloses Kristallisat vom Fp. 99 bis 100°, löslich in Lauge.

Anwendung. Als Selectivum in Getreide, Kartoffeln, Erbsen und Bohnen.

Toxizität. LD$_{50}$: 700 mg/kg Ratte.

β-(2,4-Dichlorphenoxy)-äthylsulfat. SES. Seson.

$$Cl-C_6H_3(Cl)-O-CH_2-CH_2-O-SO_3Na$$

Herstellung. Einwirkung von Chlorsulfonsäure auf 2,4-Dichlorphenoxyäthanol.
Eigenschaften. Wasserlösliche Verbindung vom Fp. 170°.
Anwendung. Als Selectivum in Spargel, Obstanlagen und Baumschulen.
Toxizität. LD_{50}: 1400 mg/kg Ratte.

3. Halogenierte Carbonsäuren

Trichloressigsäure. TCA.

$$Cl_3C-COOH$$

Herstellung. Chlorierung von Essigsäure.
Eigenschaften. Hygroskopisches Kristallisat vom Fp. 56 bis 57° und Kp. 196 bis 197°, leicht löslich in Wasser und Alkohol.
Anwendung. Gute Wirkung gegen ein- und mehrjährige Gräser, insbesondere gegen die Quecke. Schnelle, aber keine andauernde Wirkung. Als Selectivum in Rüben, Obst und Gartenkulturen. Wegen der geringen Fischtoxizität auch bei verunkrauteten Entwässerungsgräben anwendbar. Als Totalmittel in Verbindung mit 2,4-D oder Amitrol.
Toxizität. LD_{50}: 5000 mg/kg Ratte; die freie Säure ist stark hautreizend.

2,2-Dichlorpropionsäure. Dalapon.

$$CH_3-CCl_2-COOH$$

Herstellung. Chlorierung von Propionsäure.
Eigenschaften. Das Natriumsalz ist ein hygroskopisches Salz vom Fp. 193 bis 197°, leicht löslich in Wasser und Alkohol.
Anwendung. Wie TCA einschließlich der Verwendung als Mittel zur Bekämpfung von Wasserunkräutern. Im Forst zur Bekämpfung von Adlerfarn.
Toxizität. LD_{50}: 6590 mg/kg Ratte; schleimhautreizend.

2,3,6-Trichlorbenzoesäure. TBA.

$$C_6H_2Cl_3-COOH$$

Herstellung. Chlorierung von 2,3,6-Trichlortoluol zum 2,3,6-Trichlorbenzotrichlorid und nachfolgende Hydrolyse.
Eigenschaften. Kristallisat vom Fp. 125°, löslich in Alkohol und Aceton. Die Alkalisalze sind wasserlöslich. Bei den technischen Produkten handelt es sich meist um Isomerengemische.
Anwendung. Wirksam bei tiefwurzelnden breitblättrigen Unkräutern. In Kombination mit 2,4-D als Selectivum in Getreide, besonders bei Anwesenheit von Klettenlabkraut und Kamille.
Toxizität. LD_{50}: 750 mg/kg Ratte.

2,3,6-Trichlorphenylessigsäure. Fenac.

$$C_6H_2Cl_3-CH_2-COOH$$

Herstellung. Chlorierung von 2,3,6-Trichlortoluol zum Trichlorbenzylchlorid, Umsetzung mit Kaliumcyanid zum Trichlorbenzylcyanid und nachfolgende Hydrolyse.

3-Amino-2,5-dichlorbenzoesäure. Chloramben. Amiben.

Herstellung. Reduktion der 3-Nitro-2,5-dichlorbenzoesäure.

Eigenschaften. Kristallisat vom Fp. 200 bis 201°, löslich in Alkohol und wäßrigem Alkali.

Anwendung. Als Selectivum in Sojabohnen, Tomaten und Gemüsekulturen.

Toxizität. LD$_{50}$: 3500 mg/kg Ratte.

4-Amino-3,5,6-trichlorpicolinsäure. Picloram. Tordon (Dow).

Herstellung. Perchlorierung von 2-Methyl-pyridin, nachfolgende Hydrolyse und Aminolyse.

Eigenschaften. Kristallisat vom Fp. 209,5 bis 210°, löslich in Aceton.

Anwendung. Als Selectivum in Wiesen und Weiden, Mais, Reis, Zuckerrohr und Kohlarten gegen tiefwurzelnde, breitblättrige Unkräuter.

Toxizität. LD$_{50}$: 8200 mg/kg Ratte.

2,6-Dichlorbenzonitril. Dichlobenil. Casoron (Philips).

Herstellung. Aus 2,6-Dichlortoluol, Ammoniak und Sauerstoff über Vanadiumkatalysatoren.

Eigenschaften. Kristallisat vom Fp. 141 bis 144°, löslich in Alkohol und Aceton.

Anwendung. Als Selectivum in verschiedenen Kulturen. Wegen der Flüchtigkeit Einarbeitung in den Boden erforderlich.

Toxizität. LD$_{50}$: 2710 mg/kg Ratte.

Ähnlich wirkt auch das 2,6-Dichlorthiobenzamid (Chlorthiamid).

3,5-Dijod-4-hydroxybenzonitril. Ioxynil. Bentrol (Amchem), (May u. Baker).

Herstellung. Der durch Jodierung von 4-Hydroxybenzaldehyd zugängliche 3,5-Dijod-4-hydroxybenzaldehyd wird mit Hydroxylamin in das Aldehyd-oxim übergeführt, das durch Acetylierung und nachfolgende alkalische Verseifung das 3,5-Dijod-4-hydroxy-benzonitril liefert.

Eigenschaften. Kristallisat vom Fp. 205 bis 206°, lösl. in A.

Anwendung. Selektives Herbizid in Sommer- und Wintergetreide.

Toxizität. LD$_{50}$: 110 mg/kg Ratte.

4. Carbamate

N-Phenylisopropylcarbamat. IPC. Propham.

$$\text{C}_6\text{H}_5-\text{NH}-\underset{\underset{\text{O}}{\|}}{\text{C}}-\text{O}-\text{CH}(\text{CH}_3)_2$$

Herstellung. Umsetzung von Phenylisocyanat mit Isopropanol.

Eigenschaften. Farbloses Kristallisat vom Fp. 87°, löslich in fast allen organischen Lösungsmitteln.

Anwendung. Als Selectivum gegen verschiedene Gräser, in Baumwolle, Zuckerrüben, Sojabohnen und Gemüsekulturen sowie als Keimhemmungsmittel bei Kartoffeln.

Toxizität. LD_{50}: 1000 mg/kg Ratte.

N-(3-Chlorphenyl)-isopropylcarbamat. CIPC. Chlorpropham.

$$\text{3-Cl-C}_6\text{H}_4-\text{NH}-\underset{\underset{\text{O}}{\|}}{\text{C}}-\text{O}-\text{CH}(\text{CH}_3)_2$$

Herstellung. Wie IPC.

Eigenschaften. Das technische Produkt ist bei Raumtemperatur flüssig, der reine Wirkstoff schmilzt bei 36 bis 40°, löslich in organischen Lösungsmitteln.

Anwendung. Als Selectivum wie IPC mit größerer Dauerwirkung.

Toxizität. LD_{50}: 5000 mg/kg Ratte.

4-Chlorbutin-2-yl-N(-3-chlorphenyl)-carbamat. Barban. Carbyne (Spencer).

$$\text{3-Cl-C}_6\text{H}_4-\text{NH}-\underset{\underset{\text{O}}{\|}}{\text{C}}-\text{O}-\text{CH}_2-\text{C}\equiv\text{C}-\text{CH}_2\text{Cl}$$

Herstellung. Umsetzung von 3-Chlorphenylisocyanat mit 4-Chlor-2-butinol.

Eigenschaften. Kristallisat vom Fp. 75 bis 76°, löslich in organischen Lösungsmitteln.

Anwendung. Spezifisch wirksam gegen Flughafer in Getreide und Rüben.

Toxizität. LD_{50}: 1350 mg/kg Ratte. Hautreizend.

1-Butinyl-3-N-(3-chlorphenyl)-carbamat. Chlorbufam. Zusammen mit N-Cyclooctyl-N′,N′-di-methylharnstoff im Alipur (BASF).

$$\text{3-Cl-C}_6\text{H}_4-\text{NH}-\underset{\underset{\text{O}}{\|}}{\text{C}}-\text{O}-\text{CH}(\text{CH}_3)-\text{C}\equiv\text{CH}$$

Herstellung. Umsetzung von 3-Chlorphenylisocyanat mit 1-Butin-3-ol.

Eigenschaften. Kristallisat vom Fp. 45 bis 46°, löslich in organischen Lösungsmitteln.

Anwendung. In Kombination mit N-Cyclooctyl-N′,N′-dimethyl-harnstoff als Selectivum in Rüben und Gemüsekulturen.

Toxizität. LD_{50}: 2400 mg/kg Ratte.

S-Äthyl-N,N-di-n-propyl-thiolcarbamat. EPTC. Eptam (Stauffer).

$$(\text{CH}_3-\text{CH}_2-\text{CH}_2)_2\text{N}-\underset{\underset{\text{O}}{\|}}{\text{C}}-\text{S}-\text{C}_2\text{H}_5$$

Herstellung. Umsetzung von N,N-Dipropylcarbamidsäurechlorid mit Äthylmercaptan.

Eigenschaften. Aromatisch riechende Flüssigkeit vom Kp_{20} 127°, mischbar mit organischen Lösungsmitteln.

Anwendung. Als Selectivum bei Kartoffeln und Gemüsekulturen; Einarbeitung in den Boden erforderlich.

Toxizität. LD_{50}: 1630 mg/kg Ratte.

In ähnlicher Weise wirkt das S-Propyl-N-aethyl-N-butyl-thiolcarbamat (PEBC; Tillam) (Kp_{20} 142,5°). (LD_{50}: 1120 mg/kg Ratte).

S-(2,3-Dichlor-allyl)-N,N-diisopropyl-thiolcarbamat. Diallate. Avadex (Monsanto).

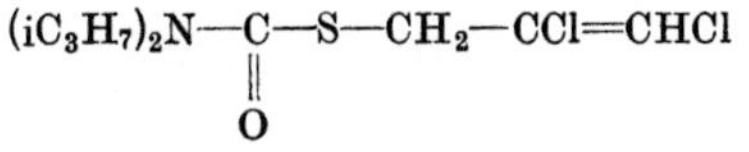

$$(iC_3H_7)_2N-\underset{\underset{O}{\parallel}}{C}-S-CH_2-CCl=CHCl$$

Herstellung. Umsetzung von N,N-Diisopropylcarbamidsäurechlorid mit 2,3-Dichlor-allyl-mercaptan.

Eigenschaften. Flüssigkeit vom Kp_9 150°, mischbar mit organischen Lösungsmitteln.

Anwendung. Als Selectivum gegen Flughafer in Getreide und Rüben, das vor der Saat in den Boden eingearbeitet werden muß.

Toxizität. LD_{50}: 395 mg/kg Ratte.

Das Triallate,

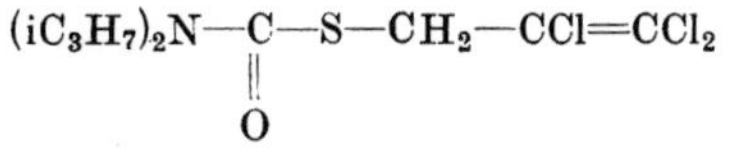

$$(iC_3H_7)_2N-\underset{\underset{O}{\parallel}}{C}-S-CH_2-CCl=CCl_2$$

wird ebenfalls zur Bekämpfung von Flughafer und Ackerfuchsschwanz verwendet.

S-(2-Chlor-allyl)-N,N-diäthyl-dithiocarbamat. CDEC. Vegadex (Monsanto).

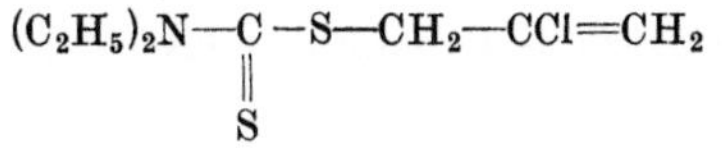

$$(C_2H_5)_2N-\underset{\underset{S}{\parallel}}{C}-S-CH_2-CCl=CH_2$$

Herstellung. Umsetzung von diäthyldithiocarbamidsaurem Natrium mit 2,3-Dichlor-propen.

Eigenschaften. Flüssigkeit vom Kp_1 128°, mischbar mit organischen Lösungsmitteln.

Anwendung. Als Selectivum in Gemüsekulturen.

Toxizität. LD_{50}: 850 mg/kg Ratte.

5. Harnstoffe

N-Aryl-N',N'-dialkylharnstoffe.

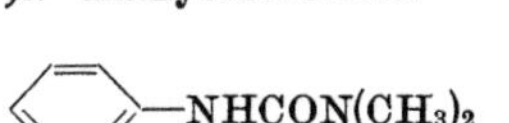

⟨C₆H₅⟩—NHCON(CH₃)₂

Fenuron
Dybar

Fp. 136°
LD_{50}: 6400 mg/kg Ratte

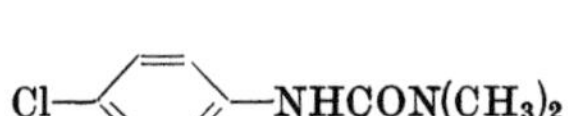

Cl—⟨C₆H₄⟩—NHCON(CH₃)₂

Monuron
Telvar

Fp. 170 bis 171°
LD_{50}: 3600 mg/kg Ratte

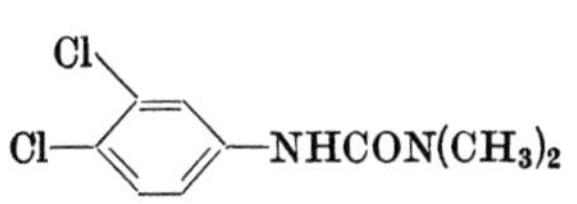

Cl,Cl—⟨C₆H₃⟩—NHCON(CH₃)₂

Diuron
Karmex

Fp. 158 bis 159°
LD_{50}: 3400 mg/kg Ratte

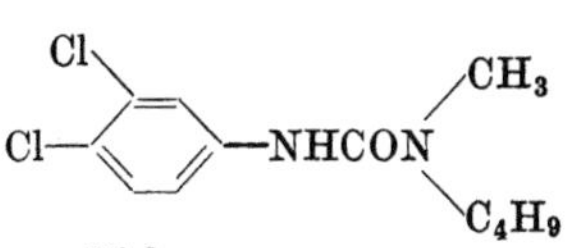

Cl,Cl—⟨C₆H₃⟩—NHCON(CH₃)(C₄H₉)

Neburon
Kloben

Fp. 101 bis 103°
LD_{50}: > 11000 mg/kg Ratte

Herstellung. Umsetzung der entsprechenden Arylisocyanate mit Dimethyl- bzw. Methyl-butyl-amin.

Eigenschaften. In der Reihenfolge von Fenuron zum Neburon abnehmende Wasserlöslichkeit; löslich in Alkohol.

Anwendung. In hohen Dosierungen (10 bis 50 kg/ha) werden die Harnstoffe als Totalherbizide verwendet, zum Teil auch in Form der Trichloracetate. In geringer Aufwandmenge als Selectiva: Monuron im Weinbau und Spargel, Diuron bei Zuckerrohr, Baumwolle, Citrus und Spargel, Neburon im Zierpflanzenbau.

N-Cyclooctyl-N',N'-dimethylharnstoff. OMU. Cycluron (BASF).

$$\text{Cyclooctyl}-NH-\underset{\underset{O}{\|}}{C}-N(CH_3)_2$$

Herstellung. Umsetzung von Dimethylcarbamidsäurechlorid mit Cyclooctylamin.

Eigenschaften. Kristallisat vom Fp. 138° und geringer Wasserlöslichkeit.

Anwendung siehe bei 1-Butinyl-3-N(3-chlorphenyl)-carbamat.

Toxizität. LD_{50}: 2600 mg/kg Ratte.

N-(4-Chlorphenyl)-N'-methoxy-N'-methyl-harnstoff. Monolinuron. Aresin (Hoechst).

$$Cl-\text{C}_6H_4-NH-\underset{\underset{O}{\|}}{C}-N\underset{\diagdown OCH_3}{\diagup CH_3}$$

Herstellung. Umsetzung von 4-Chlorphenylisocyanat mit Hydroxylamin und nachfolgende Methylierung.

Eigenschaften. Farbloses Kristallisat vom Fp. 76 bis 78°, löslich in Alkohol und Aceton.

Anwendung. Als Selectivum in verschiedenen Kulturen wie Kartoffeln, Buschbohnen und im Weinbau.

Toxizität. LD_{50}: 1800 mg/kg Ratte.

N-(3,4-Dichlorphenyl)-N'-methoxy-N'-methyl-harnstoff. Linuron. Afalon (Hoechst). Lorox (Du Pont).

$$Cl_2-\text{C}_6H_3-NH-\underset{\underset{O}{\|}}{C}-N\underset{\diagdown OCH_3}{\diagup CH_3}$$

Herstellung vergleiche vorstehende Verbindung.

Eigenschaften. Kristallisat vom Fp. 93 bis 94°, löslich in Alkohol und Aceton.

Anwendung. Als Selectivum in Möhren, Mais, Sojabohnen, Kartoffeln, Obstanlagen und Ziergehölzen.

Toxizität. LD_{50}: 1500 mg/kg Ratte.

N-(4-Bromphenyl)-N'-methoxy-N'-methyl-harnstoff. Metobromuron, Patoran (BASF, Ciba).

$$Br-\text{C}_6H_4-NHC\underset{\underset{O}{\|}}{}N\underset{\diagdown OCH_3}{\diagup CH_3}$$

Herstellung. Umsetzung von 4-Bromphenylisocyanat mit Hydroxylamin und nachfolgende Methylierung.

Eigenschaften. Kristallisat vom Fp. 95,5 bis 96°, lösl. in A., Aceton und Chlf.

Anwendung. Als Vorauflaufherbizid in Kartoffeln, Mais, Flachs, Sojabohnen, Erdnüssen, Baumwolle und Möhren.

Toxizität. LD_{50}: >1000 mg/kg Ratte.

N-[4(4'-Chlorphenoxy)-phenyl]-N',N'-dimethylharnstoff. Chloroxuron. Tenoran (Riedel de Haen; Merck).

$$\text{Cl}-\underset{}{\bigcirc}-\text{O}-\underset{}{\bigcirc}-\text{NH}-\underset{\underset{\text{O}}{\|}}{\text{C}}-\text{N(CH}_3)_2$$

Herstellung. Umsetzung von 4-(4'-Chlorphenoxy)-phenylisocyanat mit Dimethylamin.
Eigenschaften. Kristallisat vom Fp. 151 bis 152°, löslich in Aceton.
Anwendung. Als Selectivum in Möhren, Erbsen, Sellerie, Lauch, Zwiebeln und Erdbeeren.
Toxizität. LD_{50}: > 1000 mg/kg Ratte.

N-(3-Trifluormethylphenyl)-N',N'-dimethylharnstoff. Cotoran (Ciba).

$$\text{F}_3\text{C}-\underset{}{\bigcirc}-\text{NHCN(CH}_3)_2$$

Herstellung. Umsetzung von 3-Trifluormethylphenylisocyanat mit Dimethylamin.
Eigenschaften. Farblose Kristalle vom Fp. 163 bis 164,5°, lösl. in Aceton und Dimethylformamid.
Anwendung. Als selektives Herbizid in Baumwolle, Citrus und Zuckerrohr mit breitem Wirkungsspektrum gegen Gräser und breitblättrige Pflanzen.
Toxizität. LD_{50}: des 80%igen Präparates 8900 mg/kg Ratte.

N-(2-Benzthiazolyl)-N'-methylharnstoff. Benzthiazuron. Gatnon (Bayer).

Herstellung. Umsetzung von 2-Aminobenzthiazol mit Methylisocyanat.
Eigenschaften. Farbloses amorphes Pulver vom Fp. 287° (Zers.), lösl. in Aceton, Xylol und Dimethylformamid.
Anwendung. Vorsaat- und Vorauflaufherbizid gegen Unkräuter in Zucker- und Futterrüben.
Toxizität. LD_{50}: >1000 mg/kg.

6. Carbonsäureamide

N,N-Diallylchloracetamid. CDAA. Randox (Monsanto).

$$\text{ClCH}_2-\underset{\underset{\text{O}}{\|}}{\text{C}}-\text{N(CH}_2-\text{CH}=\text{CH}_2)_2$$

Herstellung. Umsetzung von Chloracetylchlorid mit Diallylamin.
Eigenschaften. Flüssigkeit vom Kp_2 92°, mischbar mit organischen Lösungsmitteln.
Anwendung. Gegen Gräser in Mais, Möhren, Kohl, Zwiebeln, Bohnen, Erbsen, Rüben, Sellerie und Salat.
Toxizität. LD_{50}: 700 mg/kg Ratte. Stark hautreizend (Umgang nur mit Gummihandschuhen).

N-(3,4-Dichlorphenyl)-propionsäureamid. Propanil. Surcopur (Bayer).

$$\text{Cl}-\underset{\underset{\text{Cl}}{}}{\bigcirc}-\text{NH}-\underset{\underset{\text{O}}{\|}}{\text{C}}-\text{C}_2\text{H}_5$$

Herstellung. Umsetzung von 3,4-Dichloranilin mit Propionylchlorid.

Eigenschaften. Kristallisat vom Fp. 91 bis 92°, in organischen Lösungsmitteln löslich.

Anwendung. Als Selectivum in Reiskulturen, speziell gegen Gräser.

Toxizität. LD_{50}: 1300 mg/kg Ratte.

N-(3-Chlor-4-methylphenyl)-2-methylpentanamid. CMA. Solan.

$$CH_3-\underset{}{\underset{}{C_6H_3}}(Cl)-NH-\underset{\parallel}{C}-\underset{|}{CH}-C_3H_7$$
$$\quad\quad\quad\quad\quad\quad\quad O\;\;CH_3$$

Herstellung. Umsetzung von 3-Chlor-4-methylanilin mit α-Methylvaleriansäurechlorid.

Eigenschaften. Kristallisat vom Fp. 85 bis 86°, löslich in organischen Lösungsmitteln.

Anwendung. Als Nachauflaufherbizid für Baumwolle und verschiedene Gemüsekulturen.

Toxizität. LD_{50}: > 10 000 mg/kg Ratte.

Ähnlich wirksam ist

N-(3,4-Dichlorphenyl)-methacrylamid = Dicryl.

(Fp. 127 bis 128°; LD_{50}: 3160 mg/kg Ratte.)

N-(4-Chlorphenyl)-α,α-dimethylvaleriansäureamid = Potablan (Schering) wird als Selectivum in Möhren verwendet.

7. Stickstoffheterocyclen

Maleinsäurehydrazid. MH.

$$\begin{array}{c} O \\ \parallel \\ C \\ HC\diagup\;\;\diagdown NH \\ \parallel\quad\quad\quad | \\ HC\diagdown\;\;\diagup NH \\ C \\ \parallel \\ O \end{array}$$

Herstellung. Umsetzung von Maleinsäureanhydrid mit Hydrazinhydrat.

Eigenschaften. Kristallisat vom Fp. 292°, in Wasser und Alkohol fast unlöslich, löslich in wäßriger Lauge.

Anwendung. Als Mittel zur Hemmung des Graswachstums auf Rasenflächen. Als Keimhemmungsmittel bei Kartoffeln, Zwiebeln und Rüben. Verhinderung des Nachtriebes nach dem Ausgeizen bei Tabak.

Toxizität. LD_{50}: 4000 mg/kg Ratte.

1-Phenyl-4-amino-5-chlorpyridazon-6. PCA. Pyramin (BASF).

$$C_6H_5-N\begin{array}{c}\diagup N=CH\diagdown \\ \\ \diagdown C\;\;-\;\;C\diagup \\ \parallel\quad\;\; | \\ O\quad\; Cl\end{array}C-NH_2$$

Herstellung. Kondensation von Phenylhydrazin mit Mucochlorsäure zum 1-Phenyl-4,5-dichlor-pyridazon-6 und nachfolgende Umsetzung mit Ammoniak.

Eigenschaften. Kristallisat vom Fp. 202°, in Wasser unlöslich, in Alkohol schlecht löslich.

Anwendung. Als Vor- und Nachauflaufherbizid für Rüben.

Toxizität. LD_{50}: 3600 mg/kg Ratte.

3-Sek. Butyl-5-brom-6-methyl-uracil. Bromacil. Hyvar X (Du Pont).

$$\begin{array}{c} \text{CH}_3-\text{C} \overset{\text{H}}{\underset{}{\text{N}}} \text{C}=\text{O} \\ \| \| \\ \text{Br}-\text{C} \text{N}-\text{CH} \\ \text{C} \\ \| \\ \text{O} \end{array}$$

Herstellung. Cyclisierung des β-Ureido-crotonsäure-sek-butylamids zum 3-sek-Butyl-6-methyluracil und nachfolgende Bromierung.

Eigenschaften. Kristallisat vom Fp. 158 bis 159°. Gut löslich in Alkohol und Aceton.

Anwendung. Als Totalmittel bei perennierenden Gräsern und breitblättrigen Pflanzen (geringe Aufwandmenge und große Dauerwirkung).

Toxizität. LD_{50}: 3400 mg/kg Ratte. Mögliche Hautreizung.

3-Cyclohexyl-5,6-trimethylen-uracil. Venzar (Du Pont).

Herstellung. N-Cyclohexylharnstoff und 2-Cyclopentanon-1-carbonsäure-äthylester werden unter Zusatz von p-Toluolsulfonsäure in siedendem Xylol kondensiert.

Eigenschaften. Kristallisat vom Fp. 310 bis 313°, lösl. in Dimethylformamid.

Anwendung. Als selektives Herbizid in Spinat, Erdbeeren und Rüben.

Toxizität. LD_{50}: >11 g/kg Ratte.

3-Amino-1,2,4-triazol. Amitrol.

Herstellung. Kondensation von Aminoguanidin mit Ameisensäure.

Eigenschaften. Wasserlösliches Kristallisat vom Fp. 153 bis 154°.

Anwendung. Als Nachauflaufherbizid, das in die Blätter eindringt und das Chlorophyll zerstört. Bekämpfung widerstandsfähiger Unkräuter.

In Kombination mit TCA, 2,4-D, Harnstoffen oder Triazinen als Totalmittel anwendbar.

Toxizität. LD_{50}: 1100 mg/kg Ratte.

2,3,5-Trichlor-4-pyridinol. Daxtron (Dow Chem. Co.).

Herstellung. Das durch Chlorierung von Pyridin entstehende 2,3,4,5-Tetrachlorpyridin wird mit Natronlauge zum 2,3,5-Trichlor-4-pyridinol verseift.

Eigenschaften. Farbloses Kristallisat vom Fp. 216°, lösl. in Aceton und verd. Alkali. Angewendet als Kaliumsalz.

Anwendung. Als systemisch wirkendes Totalmittel, insbesondere gegen tiefwurzelnde Pflanzen.

Toxizität. LD_{50}: 80 mg/kg Ratte.

Substituierte 2-Chlor-4,6-bis-aminotriazine (Geigy).

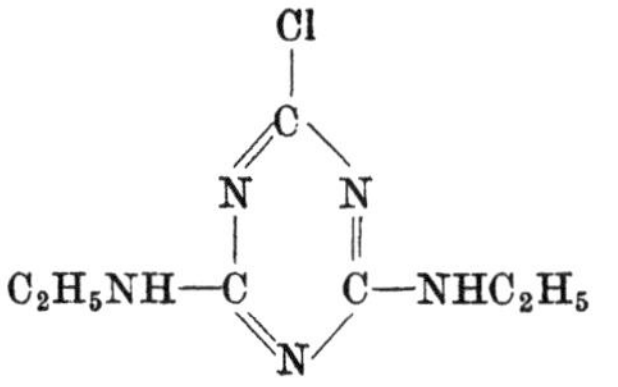

Simazin
Fp. 224 bis 225°
LD_{50}: > 5000 mg/kg Ratte

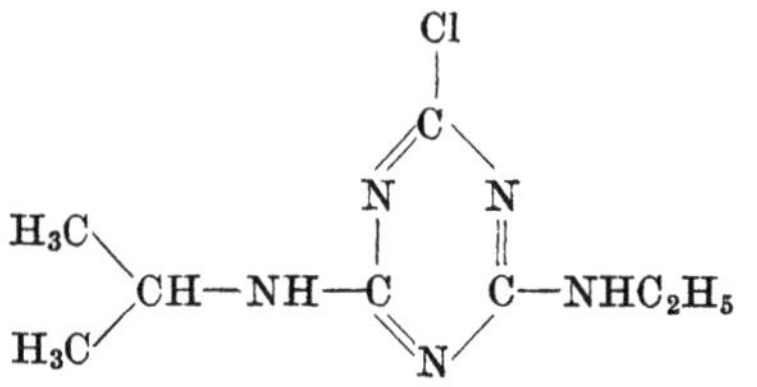

Atrazin
Fp. 173 bis 175°
LD_{50}: 3080 mg/kg Ratte

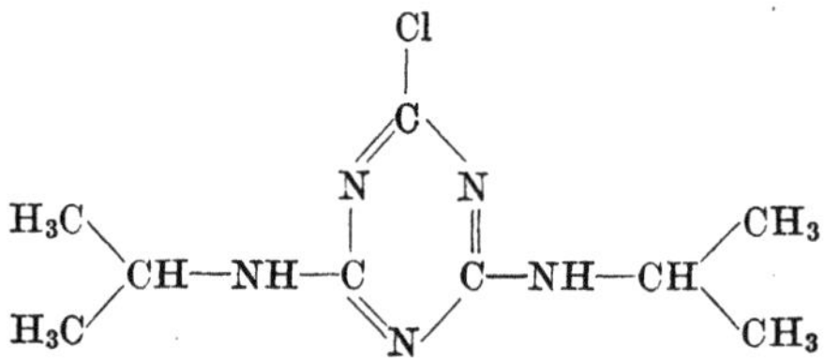

Propazin
Fp. 212 bis 214°
LD_{50}: > 5000 mg/kg Ratte

Herstellung. Umsetzung von Cyanurchlorid mit Äthylamin und/oder Isopropylamin.

Eigenschaften. Die Verbindungen besitzen eine geringe Wasser- und Alkohollöslichkeit.

Anwendung. Simazin und Atrazin werden im Vorauflaufverfahren als Totalmittel verwendet (5 bis 10 kg/ha). In geringer Aufwandmenge werden sie als Selectiva in verschiedenen Kulturen wie Mais, Zuckerrohr, Spargel und im Wein- und Obstbau eingesetzt. Propazin wird im Gemüsebau (Möhren und Karotten) verwendet.

2-Methyl-thio-4,6-bis-isopropylamino-triazin. Prometryn (Geigy).

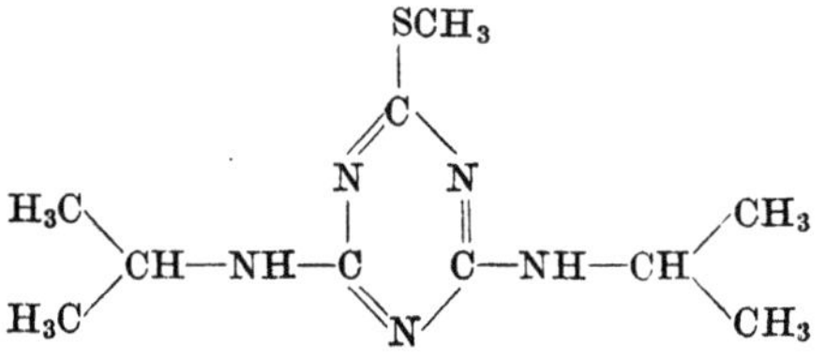

Herstellung. Umsetzung von 2-Chlor-4,6-bis-isopropylamino-triazin (Propazin) mit Methylmercaptan in alkalischem Medium.

Eigenschaften. Kristallisat vom Fp. 118 bis 120° und geringer Wasserlöslichkeit.

Anwendung. Als Nachauflaufherbizid in Baumwolle und verschiedenen Gemüsekulturen.

Toxizität. LD_{50}: 3750 mg/kg Ratte.

8. Sonstige Verbindungen

N-(1-Naphthyl)-phthalamidsäure. NPA. Naptalan. Alanap (US Rubber).

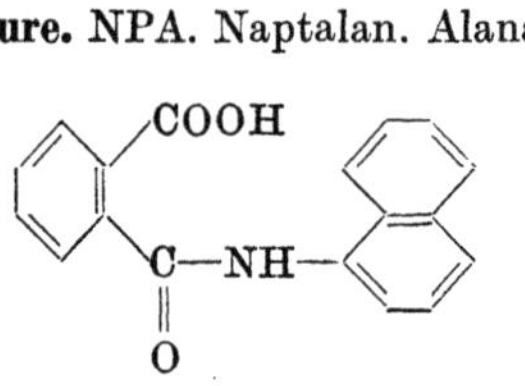

Herbizide

Herstellung. Umsetzung von Phthalsäureanhydrid mit 1-Naphthylamin.
Eigenschaften. Kristallisat vom Fp. 203°, schlecht löslich in Wasser, gut löslich in Laugen.
Anwendung. Als Vorauflaufherbizid in Gurken und Spargel.
Toxizität. LD_{50}: > 8500 mg/kg Ratte.

3,6-Endoxo-hexahydrophthalsäure. Endothal (Pennsalt).

Herstellung. Diensynthese aus Maleinsäureanhydrid und Furan und nachfolgende Hydrierung.
Eigenschaften. Die freie Säure schmilzt bei 116 bis 117°, das Dinatriumsalz bei 263 bis 266°, letzteres ist wasserlöslich.
Anwendung. Als Vorauflaufherbizid in Rüben; als Entblätterungsmittel in Baumwolle; als Wasserherbizid.
Toxizität. LD_{50}: 35 mg/kg Ratte. Hautreizend.

N,N-Dipropyl-2,6-dinitro-4-trifluormethylanilin. Trifluralin. Treflan (Eli Lilly).

Herstellung. Umsetzung von 4-Trifluormethyl-2,6-dinitro-chlorbenzol mit Di-n-propylamin.
Eigenschaften. Gelboranges Kristallisat vom Fp. 46 bis 47°, löslich in organischen Lösungsmitteln.
Anwendung. Vorauflaufherbizid bei Rasen und Gemüsekulturen sowie bei Baumwolle.
Toxizität. LD_{50}: 10000 mg/kg Ratte.

Tetrachlor-terephthalsäure-dimethylester. DCPA. Dacthal (Diamond Alkali).

Herstellung. Veresterung von Tetrachlorterephthalsäure mit Methanol.
Eigenschaften. Kristallisat vom Fp. 156°, löslich in Aceton.
Anwendung. Selektives Vorauflaufherbizid bei verschiedenen Gemüsekulturen.
Toxizität. LD_{50}: > 3000 mg/kg Ratte.

1,1'-Äthylen-2,2'-dipyridylium-dibromid. Diquat. Reglone (Merck).

Herstellung. Quaternierung von 2,2'-Dipyridyl mit Äthylen-dibromid.
Eigenschaften. Wasserlösliches, gelbes Kristallsalz vom Fp. 335 bis 340°.
Anwendung. Als Entblätterungsmittel in Baumwolle, zur Krautabtötung in Kartoffeln, als Wasserherbizid und zur allgemeinen Unkrautbekämpfung mit schneller und kurz anhaltender Wirkung.
Toxizität. LD_{50}: 400 mg/kg Ratte.

N,N′-Dimethyl-4,4′-dipyridylium-bis-methansulfat. Paraquat. Gramoxone (Merck).

$$\left[\text{CH}_3-\text{N}\underset{}{\bigcirc}-\underset{}{\bigcirc}\text{N}-\text{CH}_3\right]^{2\oplus} \quad 2\,\text{CH}_3\text{SO}_4^{\ominus}$$

Herstellung. Quaternierung von 4,4′-Dipyridyl mit Dimethylsulfat.
Eigenschaften. Wasserlösliches, gelbes Kristallsalz vom Fp. > 300°.
Anwendung. Wie vorstehende Verbindung, aber bessere Gräserwirkung.
Toxizität. LD$_{50}$: 157 mg/kg Ratte.

S,S,S-Tri-n-butyl-trithiophosphat. Def (Chemagro).

$$(n\text{C}_4\text{H}_9\text{S})_3\text{—P=O}$$

Herstellung. Umsetzung von Phosphortrichlorid mit Butylmercaptan zum Tributyltrithiophosphit und nachfolgende Luftoxydation.
Eigenschaften. Flüssigkeit vom Kp$_{0,3}$ 150°, löslich in organischen Lösungsmitteln.
Anwendung. Als Entblätterungsmittel in Baumwolle.
Das Tributyltrithiophosphit (Folex) ist gleichfalls wirksam.
Toxizität. LD$_{50}$: 325 mg/kg Ratte.

2-Chloräthyl-trimethylammoniumchlorid. Chlormequat. CCC (Amer. Cyanamid, BASF).

$$[(\text{CH}_3)_3\text{NCH}_2\text{CH}_2\text{Cl}]^{\oplus}\text{Cl}^{\ominus}$$

Herstellung. Addition von 1,2-Dichloräthan an Trimethylamin.
Eigenschaften. Wasserlösliches Salz.
Anwendung. Zur Halmverkürzung bei Weizen.
Toxizität. LD$_{50}$: 670 mg/kg Ratte.

9-Hydroxy-fluoren-9-carbonsäure. Flurenol (Merck).

Aniten: Gemisch aus Flurenol + MCPA.

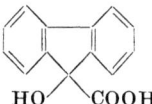

Herstellung. Durch alkalische Verseifung von Phenanthrenchinon.
Eigenschaften. Die kristallwasserhaltige Verbindung schmilzt bei 125°, die wasserfreie bei 166°.
Anwendung. Aniten dient als selektives Herbizid im Sommer- und Wintergetreide.

C. Insektenbekämpfungsmittel

Zu den Insektenbekämpfungsmitteln rechnet man im allgemeinen die:

I. Insektizide = insektentötende Mittel,
II. Repellents = insektenabweisende Mittel,
III. Attractants = insektenanlockende Mittel und
IV. Sterilisantien = insektensterilisierende Mittel.

Die mit Abstand größte praktische Bedeutung kommt den Insektiziden zu, während ein bescheidener Anteil bislang nur noch den Repellents eingeräumt werden kann. Die Attractants (insbesondere Sexuallockstoffe) und Sterilisantien haben bisher den Versuchsmaßstab nicht überschritten und sollen deshalb in dieser Zusammenstellung außer Betracht bleiben.

Insektizide

Im Gegensatz zu den Fungiziden, die vornehmlich protektiv angewandt werden, kommen die Insektizide erst bei vorhandenem Insektenbefall zum Einsatz. Eine vorbeugende Behandlung wird lediglich zum Schutz von Materialien (z. B. Holzschutz) oder Textilien (z. B. Mottenschutz) durchgeführt. Außerdem werden Bodeninsekten (Drahtwürmer, Engerlinge u. a.) bereits durch protektive Maßnahmen bekämpft.

Die Vielzahl der modernen Insektizide ist u. a. bedingt durch
1. den Artenreichtum der Insekten (über eine halbe Million),
2. das Auftreten von resistenten Stämmen (besonders bei Fliegen),
3. die Forderung nach selektiven Wirkstoffen (Schonung der Nutzinsekten und Bienen) und
4. die Entwicklung von neuen Verbindungen mit geringer Warmblütertoxizität und guter Pflanzenverträglichkeit.

Im allgemeinen sind die Insektizide bei allen Entwicklungsstadien der Insekten (Eier, Larven, Imagines) wirksam, jedoch ergeben sich oft große graduelle Unterschiede. Je nach ihrem Wirkungsschwerpunkt unterscheidet man daher noch Ovizide (eiabtötende Mittel) und Larvizide (Mittel zur Abtötung der Larven).

In einer Grobeinteilung kann man bei den Insekten unterscheiden zwischen
1. den beißenden Insekten (z.B. Käfer und Raupen) und
2. den saugenden Insekten (z.B. Blattläuse und Wanzen).

Die Dipteren (Fliegen und Mücken) nehmen in der Ernährungsweise eine Mittelstellung zwischen diesen beiden Gruppen ein.

Die Aufnahme der Wirkstoffe durch das Insekt kann auf dem Atemwege, durch Berührung oder Fraß erfolgen. So spricht man von:
1. Kontaktgiften, wenn das Mittel durch Berührung in die Cuticula des Insektes eindringt (z.B. DDT),
2. Atemgiften, wenn das Insektizid in geschlossenen Räumen oder im Boden in Form von Gasen oder Nebeln angewandt wird (z.B. Blausäure, Chlorpikrin, Äthylenoxid) und
3. Fraßgiften, wenn die Wirkung des Mittels nach direkter oraler Aufnahme einsetzt (z.B. anorganische Arsen- und Fluorverbindungen).

In den allermeisten Fällen sind jedoch verschiedene Wege der Giftaufnahme zu berücksichtigen, wobei innerhalb einer Wirkstoffgruppe die Art der Aufnahme weitgehend von den physikalischen Eigenschaften (z.B. Flüchtigkeit, Lipoidlöslichkeit) der speziellen Verbindungen abhängig ist.

Hinsichtlich der Wirkungsweise kann man die einzelnen Wirkstoffgruppen einteilen in:
1. Allgemeine Zellgifte (Eiweißfäller) (z.B. Dinitro-o-kresol),
2. Fermentgifte (z.B. Phosphorsäureester und N-Alkylcarbamate als Cholinesterasehemmer) und
3. Nervengifte (z.B. chlorierte Kohlenwasserstoffe).

Systemische Mittel. Bei den im Pflanzenschutz gebräuchlichen Insektiziden reicht die Palette der Wirkstoffe von solchen Verbindungen, die nicht in die Pflanze eindringen, bis zu den Mitteln, die rasch und fast quantitativ von der Pflanze aufgenommen werden. Bei den letzteren gibt es wiederum Präparate, die schnell abgebaut werden, und andere, die eine gewisse Zeit erhalten bleiben und z.T. im Saftstrom der Pflanze transportiert werden. Solche Verbindungen nennt man systemische oder innertherapeutische Mittel; sie wirken vornehmlich bei saugenden Insekten.

Synergisten. Substanzen, die ohne eigene insektizide Wirkung in Verbindung mit Insektiziden deren biologische Aktivität wesentlich erhöhen bzw. ihre Wirkungsdauer verlängern, nennt man Synergisten. Als bekanntes Beispiel sei die synergistische Wirkung des Piperonyl-butoxids bei Pyrethrum erwähnt.

Geschichtliches. Bereits im Altertum wurden Arsenverbindungen zur Schädlingsbekämpfung eingesetzt. Im 18. Jahrhundert vernichtete man Blattläuse mit Tabaksbrühen. Im 19. Jahrhundert folgten dem aus diesen Tabaksbrühen isolierten Nicotin weitere natürlich gewonnene Insektizide (Derris, Quassia, Pyrethrum). Hinzu kam die Schwefel-Kalk-Brühe zur Bekämpfung der San José-Schildlaus. Erst im Jahre 1938 wurde mit dem Tetranitrocarbazol das erste vollsynthetische Insektizid zur Bekämpfung des Heu- und Sauerwurms im Weinbau geschaffen. Wenige Jahre später trat das DDT als ungiftiges und universal anwendbares Insektizid seinen Siegeszug an (P. MÜLLER, Geigy). Ihm folgten wenig später andere chlorierte Kohlenwasserstoffe. Hochwirksame Verbindungen wurden dann in der Reihe der von G. SCHRADER (Bayer) breit bearbeiteten Phosphorsäureester aufgefunden; die weitere Entwicklung auf diesem Gebiet dauert heute noch an. Auf ähnliche Weise wirken die modernen N-Alkylcarbamate (Cholinesterasehemmer).

1. Anorganische Insektizide

Die anorganischen Mittel wirken meistens als Fraßgifte. Wegen ihrer hohen Warmblütertoxizität und großen Stabilität (keine Zersetzung durch Witterungseinflüsse, Anreicherung im Boden, Rückstände auf der Pflanze) sind sie in der Praxis weitgehend von den organischen Wirkstoffen verdrängt worden. In den heute gültigen deutschen Pflanzenschutzmittelverzeichnissen werden sie nicht mehr geführt. Es genügt deshalb an dieser Stelle eine Zusammenstellung der wichtigsten Verbindungen. Arsenverbindungen: Blei- und Calciumarsenat, Schweinfurter-Grün. Fluorverbindungen: Natriumfluorid, Natriumfluosilicat, Kryolith.

2. Pflanzliche Insektizide

Die pflanzlichen Insektizide wirken meistens als Kontaktgifte und zeichnen sich mit Ausnahme des Nicotins durch eine sehr geringe Warmblütertoxizität aus. Aus diesem Grunde werden sie vorwiegend auf dem Hygienesektor eingesetzt. Einer breiten Anwendung steht allerdings der relativ hohe Preis hindernd im Wege, wenn auch die Wirksamkeit durch preisgünstige Synergisten stark verbessert werden kann. Die für pflanzliche Insektizide entwickelten Synergisten wie Piperonyl-butoxid und Sesoxan bewirken auch bei anderen Verbindungsklassen eine Steigerung der insektiziden Potenz.

Pyrethrum. Beim Pyrethrum handelt es sich um einen Rohextrakt, in dem hauptsächlich vier verschiedene Ester vorhanden sind:

Pyrethrin I, Pyrethrin II, Cinerin I, Cinerin II.

Pyrethrin I: $R_1 = CH_3$; $R_2 = CH_2-CH=CH-CH=CH_2$
Pyrethrin II: $R_1 = COOCH_3$; $R_2 = CH_2-CH=CH-CH=CH_2$
Cinerin I: $R_1 = CH_3$; $R_2 = CH_2-CH=CH-CH_3$
Cinerin II: $R_1 = COOCH_3$; $R_2 = CH_2-CH=CH-CH_3$

Gewinnung. Die Pyrethrine kommen in den Blüten verschiedener Chrysanthemenarten vor, in denen sie bis zu etwa 3% vorhanden sind. Sie werden durch Extraktion isoliert und als 25%ige Konzentrate angewandt. Unter den Bezeichnungen *Allethrine* sind auch bereits synthetische Pyrethrine ähnlicher Konstitution hergestellt worden

$$(R_1 = CH_3, R_2 = CH_2-CH=CH_2).$$

Eigenschaften. Öle, die sich in organischen Lösungsmitteln lösen, und langsam unter Lichteinfluß abgebaut werden.

Toxizität. LD_{50}: 570 mg/kg Ratte.

Nicotin. β-Pyridyl-α-methyl-pyrrolidin.

Gewinnung. Als Tabakslauge, Rohnicotin, Reinnicotin oder in Form von Salzen durch Extraktion oder Wasserdampfdestillation von Tabaksblättern.

Eigenschaften s. Nicotiana tabacum.

Anwendung. Örtlich noch im Weinbau und in Gewächshäusern zur Bekämpfung von Blattläusen von Bedeutung, sonst weitgehend verdrängt durch die synthetischen Insektizide.

Toxizität. LD_{50}: 60 bis 80 mg/kg Ratte.

Rotenon. Derris.

Gewinnung. Durch Mahlen und Extraktion getrockneter Derriswurzeln (Derris elliptica).

Eigenschaften. Sehr oxydationsempfindliches Kristallisat vom Fp. 163°, löslich in organischen Lösungsmitteln.

Anwendung. Die Bedeutung des Präparates als Insektizid ist stark zurückgegangen, Verwendung in der Veterinärmedizin zur Bekämpfung von Dasselfliegen.

Toxizität. LD_{50}: 3000 mg/kg Ratte.

3. Chlorkohlenwasserstoffe und verwandte Verbindungen

Die chlorierten Kohlenwasserstoffe wirken, soweit bekannt, über das Nervensystem. Sie sind lipoidlöslich und meistens chemisch recht stabil. Hieraus ergibt sich eine gute Dauerwirkung, andererseits aber eine Neigung zur Rückstandsbildung auf der Pflanze und zur Akkumulation im Körper.

Dichlor-diphenyl-trichloräthan DAB 7 – BRD. Dichlor-diphenyl-trichloräthan. Chlorphenothanum ÖAB 9, Nord. 63. Chlorphenotan. Klorfenotan. Chlorophenothanum (WHO). Penticidum Ph.Dan. 48. Chlorphenetanum Svec. 46. D.D.T. Technique CF 65. D.D.T. crudum CF 65. DDT. Gesarol (Geigy).

$C_{14}H_9Cl_5$ M.G. 354,51

4,4'-Dichlor-diphenyl-trichlormethyl-methan.

Herstellung. Durch Kondensation von Chlorbenzol mit Chloral in Gegenwart von Schwefelsäure.

Eigenschaften. DAB 7 – BRD: Gehalt: Mindestens 9,8 und höchstens 10,5% abspaltbares Chlor. Nord 63: Gehalt etwa 99% $C_{14}H_9Cl_5$. CF 65: DDT technique ist eine Mischung von DDT und ähnlichen Verbindungen.

Weißes bis gelblichweißes, kristallines oder amorphes Pulver von schwach aromatischem Geruch, Fp. 108,5° das nach DAB 7 – BRD bis 10% Isomere, vorwiegend 2-(4'-Chlorphenyl)-2-(2'-Chlorphenyl)-1,1,1,-trichloräthan, enthalten kann. Löslichkeit: wenig lösl. in A. oder PAe., leicht lösl. in Ae., Chlf., Aceton, Bzl. oder siedendem A., praktisch unlösl. in W.

Erkennung. Nach DAB 7 – BRD: a) Die Lösung von 0,25 g Substanz in 20 ml A. und 0,75 m 3 n Natronlauge wird unter Rückfluß auf dem Wasserbad 20 Min. lang erhitzt. Nach dem Verdünnen mit 5 ml W. wird in einer Porzellanschale auf dem Wasserbad auf etwa 5 ml eingeengt. Der Rückstand wird im Scheidetrichter mit 10 ml Ae. ausgeschüttelt und der Ätherauszug eingedampft. Das aus A. (90%) umkristallisierte und getrocknete Dichlordiphenyl-dichloräthylen schmilzt zwischen 87 und 90°. – b) Die mit Ae. ausgeschüttelte, wss. Lsg. gibt nach dem Ansäuern mit 1,5 ml 3 n Salpetersäure und 0,20 ml Silbernitratlsg. einen weißen, käsigen Nd. – Nach ÖAB 9: c) Erhitzt man die Substanz in einem Reagensglas über den Schmelzpunkt, so tritt unter Entweichung von Chlorwasserstoffgas Zersetzung ein, das an einem mit konz. Ammoniak befeuchteten Glasstab dichte, weiße Nebel erzeugt. – d) Versetzt man eine Lsg. von 10 mg Hydrochinon in 2 ml konz. Schwefelsäure mit einigen mg DDT und erhitzt, so färbt sich die Lsg. weinrot. – e) Erstarrungspunkt nicht unter 90°, bestimmt nach Methode I des ÖAB 9.

Prüfung. Nach DAB 7 – BRD: Prüflösung: 0,300 g Substanz werden mit 30,0 ml W. 2 Min. lang geschüttelt und filtriert. – 1. Alkalisch oder sauer reagierende Verunreinigungen: Je 10,0 ml Prüflsg. dürfen nach Zusatz von 0,10 ml Methylrotlsg. II höchstens 0,10 ml 0,1 n Salzsäure bis zum Farbumschlag nach Rot und höchstens 0,10 ml 0,1 n Natronlauge bis zum Farbumschlag nach Gelb verbrauchen. – 2. Chloridionen: Höchstens 0,08%. – 3. Sulfatasche: Höchstens 0,3%. – Nach ÖAB 9: 4. Chloralhydrat: 2 g Substanz werden in 20 ml Bzl. gelöst, mit 40 ml W. 1 Min. lang kräftig durchgeschüttelt und die wss. Schicht filtriert. Erhitzt man 10 ml hiervon, 1 ml verd. Ammoniak und 1 ml Silbernitratlsg. bis zum beginnenden Sieden, so darf die Lsg. nicht stärker gefärbt sein, als eine Mischung von 0,90 ml Eisen-Farbstandard, 0,50 ml Kobalt-Farbstandard, 0,40 ml Kupfer-Farbstandard und 8,20 ml 1%iger Salzsäure. – 5. Verbrennungsrückstand: Höchstens 0,5%.

Gehaltsbestimmung. Nach DAB 7 – BRD, ÖAB 9 und Nord. 63 wird mit Lauge verseift, mit Salpetersäure angesäuert und das gebildete Chlorid nach VOLHARD titriert. Ausführung nach DAB 7 – BRD: Etwa 0,50 g Substanz, genau gewogen, werden mit 20 ml A. (90%) und 20 ml 0,5 n alkoholischer Kalilauge unter Rückfluß auf dem Wasserbad 30 Min. lang erhitzt. Die abgekühlte Lsg. wird mit 20 ml W., 10 ml verd. Salpetersäure, 20,00 ml 0,1 n Silbernitratlsg. und 5,00 ml Toluol versetzt. Nach kräftigem Schütteln wird mit 0,1 n Ammoniumrhodanidlsg. zurücktitriert [5 ml Eisen(III)-ammoniumsulfatlsg. als Indikator]. 1 ml 0,1 n Silbernitratlsg. entspricht 0,003546 g Chlor. 1 g DDT entspricht 28,21 ml 0,1 n Silbernitratlsg.

Aufbewahrung. Vor Licht geschützt, in gut schließenden Gefäßen. Vorsichtig aufzubewahren (Separandum).

Anwendung. Erstes synthetisches Insektizid mit großer Wirkungsbreite gegen die meisten Insekten, schwache Wirkung gegen saugende Insekten. Keine Wirkung gegen Spinnmilben.

Toxizität. LD_{50}: 150 bis 500 mg/kg Ratte je nach Lösungsmittel. Bei Menschen wirken oral 10 bis 30 g DDT tödlich.

4,4'-Dimethoxy-diphenyl-trichlormethyl-methan. Methoxychlor. DMDT.

$$CH_3O-\!\!\left\langle\rule{0pt}{8pt}\right\rangle\!\!-CH-\!\!\left\langle\rule{0pt}{8pt}\right\rangle\!\!-OCH_3$$
$$\underset{CCl_3}{|}$$

Herstellung. Kondensation von Anisol mit Chloral in Gegenwart von Schwefelsäure.

Eigenschaften. Farbloses Kristallisat vom Fp. 89°, löslich in aromatischen Kohlenwasserstoffen.

Anwendung. Da die Verbindung weniger toxisch ist als DDT, wird sie vor allem im Vorratsschutz, im Hygiene- und Veterinärsektor eingesetzt.

Toxizität. LD_{50}: 5000 bis 7000 mg/kg Ratte.

Hexachlorcyclohexan DAB 7 – BRD. Hexachlorcyclohexanum Ph.Ned. 6. gamma-Hexachlorcyclohexanum ÖAB 9. γ-Hexachlorcyclohexan. γ-Hexachlorcyclohexanum DAB 7 – DDR. Hexicidum Nord. 63. Hexicid. H.C.H. Officinal CF 65. H.C.H. officinale.

Hexachlorcyclohexaan. Gammabenzeni Hexachloridum (WHO). HCH. Gammexan. Lindan.

$$\begin{array}{c}\text{Cl}\\\text{Cl}\diagup\;\;\big|\;\;\diagdown\text{Cl}\\\text{H}\\\text{Cl}\diagdown\;\;\big|\;\;\diagup\text{Cl}\\\text{Cl}\end{array}$$

γ-Isomeres von 1,2,3,4,5,6-Hexachlorcyclohexan = 1a,2a,3a,4e,5e,6e-Hexachlorcyclohexan

$C_6H_6Cl_6$ \hfill M.G. 290,85

Herstellung. Durch Chlorieren von Benzol im Sonnenlicht oder bei Bestrahlung mit einer Quecksilberdampflampe entsteht ein Gemisch stereoisomerer Hexachlorcyclohexane, das etwa 10 bis 15% γ-Isomeres enthält. Zur Trennung und Isolierung des reinen HCH wird mit Hilfe verschiedener organ. Lösungsmittel extrahiert und fraktioniert kristallisiert.

Eigenschaften. Farblose Kristalle oder weißes, kristallines Pulver von schwach muffigem Geruch. Löslichkeit: praktisch unlösl. in W.; lösl. in etwa 30 T. A. oder Ae., in etwa 4 T. Chlf., in etwa 3 T. Bzl., in etwa 2 T. Aceton, wenig lösl. in PAe. Schmelzintervall: 112 bis 114° (DAB 7 – BRD), 111 bis 114° (ÖAB 9), 113 bis 115° (Nord. 63). Erstarrungstemperatur: 112 bis 112,7° (DAB 7 – DDR).

Erkennung. Nach DAB 7 – DDR: a) 0,50 g Substanz werden nach Zusatz von 1,0 g Zinkstaub und 10,0 ml A. im Wasserbad 2 Min. erhitzt, wodurch Benzolgeruch entwickelt wird. – b) Das Filtrat gibt nach Zusatz von 10 ml W. und 1 ml 0,1 n Silbernitratlsg. einen weißen, käsigen Nd.

Prüfung. 1. Aussehen der Lösung: Eine Lsg. von 0,50 g Substanz in 5,0 ml Aceton muß klar und farblos sein (DAB 7 – BRD); eine Lsg. von 2 g Substanz in 8 ml Bzl. muß klar sein (ÖAB 9). – 2. Freie Säure: Schüttelt man in einem Scheidetrichter die bereitete benzolische Lösung nach dem Verdünnen mit 12 ml Bzl. 1 Min. lang mit 20 ml W. kräftig durch, so müssen sich 10 ml der filtrierten wss. Schicht nach Zusatz von 2 Tr. Methylrotlsg. und 1 Tr. 0,1 n Natronlauge gelb färben (ÖAB 9). – 3. Chlorid: In einer Mischung von 1,5 ml der voranstehend beschriebenen, wss. Lsg. und 8,5 ml W. darf Chlorid in unzulässiger Menge nicht nachweisbar sein (ÖAB 9). – 4. Schwermetalle: dürfen in 5 ml der Prüflösung auf freie Säure nicht nachweisbar sein (ÖAB 9). – 5. Sulfatasche: Höchstens 0,1% (DAB 7 –BRD). – 6. Unzulässige Menge isomerer Hexachlorcyclohexane: ÖAB 9: Der Erstarrungspunkt, bestimmt nach Methode I, darf nicht unter 112° liegen.

Gehaltsbestimmung. Nach DAB 7 – BRD, DAB 7 – DDR, ÖAB 9 und Nord. 63 wird mit äthanolischer Lauge verseift und das gebildete Chlorid in der mit Salpetersäure versetzten Lsg. nach VOLHARD titriert. Arbeitsvorschrift des ÖAB 9: 0,1939 g Substanz werden in einem 100 ml fassenden Meßkolben in 50 ml A. unter Erwärmen gelöst. Nach dem Abkühlen versetzt man die Lsg. mit 10 ml alkoholischer Kaliumhydroxidlsg. und läßt 10 Min. lang im verschlossenen Kolben stehen. Hierauf verdünnt man mit 20 ml W., fügt 7 ml Salpetersäure und 25,00 ml 0,1 n Silbernitratlsg. zu und füllt mit W. bis zur Marke auf. Man schüttelt kräftig um, bis sich der Nd. zusammengeballt hat, filtriert durch ein trockenes Filter und verwirft die ersten 20 ml des Filtrates. In 50 ml des Filtrates wird nach Zusatz von 5 ml Eisen(III)-ammoniumsulfatlsg. das überschüssige Silbernitrat mit 0,1 n Ammoniumrhodanidlsg. zurücktitriert (Mikrobürette). Für die angegebene Einwaage müssen 19,80 bis 20,20 ml 0,1 n Silbernitratlsg. verbraucht werden, entsprechend 99,0 bis 101,0% d. th. Wertes. 1 ml 0,1 n Silbernitratlsg. entspricht 9,695 g $C_6H_6Cl_6$. 1 g γ-Hexachlorcyclohexan entspricht 103,1 ml 0,1 n Silbernitratlsg.

Aufbewahrung. In gut schließenden Gefäßen, vor Licht geschützt. Vorsichtig aufzubewahren (Separandum).

Anwendung. Gegen Bodeninsekten und gegen saugende und beißende Insekten in verschiedenen Kulturen, auch als Räuchermittel.

Toxizität. LD_{50}: 600 mg/kg Ratte (Isomerengemisch), LD_{50}: 125 mg/kg Ratte (γ-Isomeres).

Octachlor-camphen. Toxaphen. Chemisch nicht definiert, empirische Formel $C_{10}H_{10}Cl_8$.

Herstellung. Chlorierung von Camphen bis zu einem Chlorgehalt von 67 bis 69%.

Eigenschaften. Gelbe, wachsartige Verbindung von typischem Terpengeruch und einem Schmelzintervall von 65 bis 90°, löslich in organischen Lösungsmitteln.

Anwendung. Als bienenungefährliches Kontakt- und Fraßmittel, besonders zur Bekämpfung von Heuschrecken und des Baumwollkapselkäfers sowie gegen beißende Insekten in verschiedenen Kulturen. Außerdem wirkt die Verbindung als Rodentizid gegen Feldmäuse. In der Veterinärmedizin wird Toxaphen zur Zeckenbekämpfung angewandt.

Toxizität. LD_{50}: 60 bis 100 mg/kg Ratte je nach Zusammensetzung der technischen Produkte.

1,2,4,5,6,7,8,8-Octachlor-2,3,3a,4,7,7a-hexahydro-4,7-methano-inden. Octachlor. Chlordan.

Herstellung. Diensynthese von Cyclopentadien an Hexachlorcyclopentadien und nachfolgende Chloraddition.

Eigenschaften. Eine viskose Flüssigkeit, die außerdem noch Chlorden, Heptachlor und Isomere des Chlordans enthält, löslich in organischen Lösungsmitteln.

Anwendung. Besonders zur Bekämpfung von Termiten, Heuschrecken, Ameisen und Bodeninsekten.

Toxizität. LD_{50}: 450 bis 500 mg/kg Ratte. Wegen Resorption durch die Haut keine Anwendung auf dem Hygienesektor.

1,4,5,6,7,8,8-Heptachlor-3a,4,7,7a-tetrahydro-4,7-methano-inden. Heptachlor.

Herstellung. Chlorierung des Adduktes von Cyclopentadien an Hexachlorcyclopentadien mit Sulfurylchlorid in Gegenwart von Benzoylperoxid.

Eigenschaften. Die reine Verbindung schmilzt bei 95 bis 96°, löslich in organischen Lösungsmitteln. Das technische Produkt (etwa 72%ig) ist eine wachsartige Verbindung.

Anwendung. Wie die vorstehende Verbindung Chlordan sowie gegen Baumwollschädlinge.

Toxizität. LD_{50}: 130 bis 135 mg/kg Ratte.

1,2,3,4,10,10-Hexachlor-1,4,4a,5,8,8a-hexahydro-1,4-endo-exo-5,8-dimethanonaphthalin. Aldrin (Shell).

Herstellung. Diensynthese von Hexachlorcyclopentadien an Bicyclo-2,2,1-heptadien.

Eigenschaften. Die reine Verbindung schmilzt bei 104 bis 104,5°, das technische Produkt ist eine dunkelbraune Kristallmasse vom Schmelzbereich 49 bis 60°, löslich in organischen Lösungsmitteln.

Anwendung. Gegen Heuschrecken, Baumwollschädlinge und Bodeninsekten.

Toxizität. LD_{50}: 45 bis 60 mg/kg Ratte.

1,2,3,4,10,10-Hexachlor-6,7-epoxy-1,4,4a,5,6,7,8,8a-octahydro-1,4-endo-exo-5,8-dimethanonaphthalin. Dieldrin (Shell).

Herstellung. Oxydation von Aldrin mit Peressigsäure.

Eigenschaften. Die reine Verbindung schmilzt bei 175 bis 177°, löslich in organischen Lösungsmitteln. Die technische Ware mit einem Schmelzpunkt > 95° ist gelbbraun gefärbt.

Anwendung. Wie Aldrin sowie im Materialschutz, insbesondere gegen Termiten.

Toxizität. LD_{50}: 60 bis 90 mg/kg Ratte.

Das 1,4-endo-endo-Stereoisomere des Dieldrins ist das Endrin (Fp. 245°; LD_{50}: 10 bis 12 mg/kg Ratte), das als Insektizid vor allem im Baumwollanbau und gegen Weichhautmilben sowie wegen der hohen Warmblütertoxizität auch als Rodentizid angewandt wird.

6,7,8,9,10,10-Hexachlor-1,5,5a,6,9,9a-hexahydro-6,9-methano-2,4,3-benzodioxa-thiepin-3-oxid. Endosulfan. Thiodan (Hoechst).

Herstellung. Diensynthese von Hexachlorcyclopentadien an Buten-2-diol-1,4-diacetat, Verseifung zum freien Diol und nachfolgender Ringschluß mit Thionylchlorid.

Eigenschaften. Isomerengemisch vom Fp. 95 bis 97°, löslich in organischen Lösungsmitteln.

Anwendung. Als Insektizid gegen beißende und saugende Insekten; bienenungefährlich.

Toxizität. LD_{50}: 100 mg/kg Ratte.

4. Organische Phosphorverbindungen

Der Wirkungsmechanismus aller insektizid wirksamen organischen Phosphorsäureester beruht auf der Blockierung der Cholinesterase. Die Verbindungen zeichnen sich fast alle durch eine große Hydrolyseanfälligkeit aus, so daß sie rasch auf der Pflanze oder im Boden in ungiftige anorganische Phosphate abgebaut werden. Wegen der Giftigkeit der meisten Phosphorsäureester – auch für den Menschen – sollen nachfolgend kurz die Vergiftungssymptome sowie eine Therapie bei Vergiftungen skizziert werden.

Symptome. Bei der oralen Aufnahme größerer Mengen eines Phosphorsäureesters kann die Vergiftung innerhalb weniger Minuten zum Tode führen. Bei nicht tödlichen Vergiftungen treten die Vergiftungserscheinungen je nach der Menge und Art der Aufnahme nach wenigen Minuten (bei Inhalation), bis zu einer Stunde (bei oraler Aufnahme) oder nach 2 bis 3 Std. (bei Hautresorption) ein. Als Symptome können auftreten Schwindel, Gleichgewichtsstörungen, Übelkeit, Erbrechen, Kopfschmerzen, Cyanose, Miosis, Sehstörungen, Schweißausbruch, Muskelzuckungen, Bewußtseinsstörungen, Magen- und Darmbeschwerden, Bradycardie, Lungenödem und Koma.

Behandlung. Sofortige Magenspülung unter Zusatz von Medizinalkohle, künstliche Beatmung, Injektion hoher Dosen an Atropin und PAM (= Pyridin-2-aldoxim-methojodid) oder Toxogonin (Vorschriften beachten!).

Ausführliche Angaben befinden sich in O. R. KLIMMER: ,,Pflanzenschutz- und Schädlingsbekämpfungsmittel. Abriß einer Toxikologie und Therapie von Vergiftungen", Hattingen/Ruhr: Hundt-Verlag 1964, S. 46 bis 50.

O,O-Diäthyl-O-(4-nitrophenyl)-thiono-phosphat. Parathion. E-605 (Bayer).

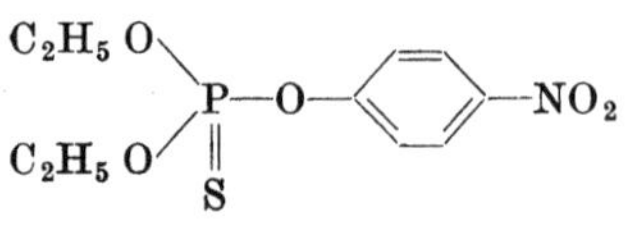

$$\begin{array}{c} C_2H_5O \\ \diagdown \\ C_2H_5O \diagup P-O-\!\!\!\!\bigcirc\!\!\!\!-NO_2 \\ \| \\ S \end{array}$$

Herstellung. Umsetzung von Diäthyl-thiono-phosphorylchlorid (aus Thionophosphorylchlorid, Alkohol und Natriumäthylat) mit 4-Nitro-phenol-natrium.

Eigenschaften. Gelbbraune, schwach lauchartig riechende Flüssigkeit, löslich in organischen Lösungsmitteln.

Anwendung. Als breit wirksames Insektizid und Akarizid gegen beißende und saugende Insekten, Bodeninsekten sowie gegen Spinnmilben. Bienengefährlich, gute Pflanzenverträglichkeit mit Ausnahme einiger Zierpflanzen und weniger Obstsorten.

Toxizität. LD_{50}: 6 bis 15 mg/kg Ratte.

Wirkstoffe ähnlicher Struktur und etwa gleicher Wirkung sind

Methylparathion

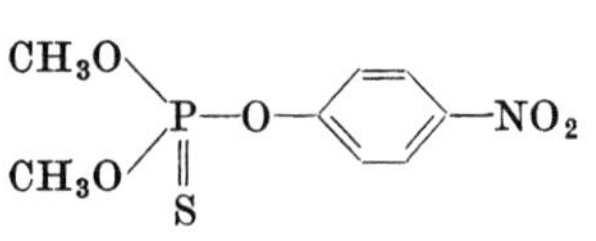

$$\begin{array}{c} CH_3O \\ \diagdown \\ CH_3O \diagup P-O-\!\!\!\!\bigcirc\!\!\!\!-NO_2 \\ \| \\ S \end{array}$$

Dalf (Bayer).

Fp. 35 bis 36°
LD_{50}: 14 bis 42 mg/kg Ratte

Fenitrothion

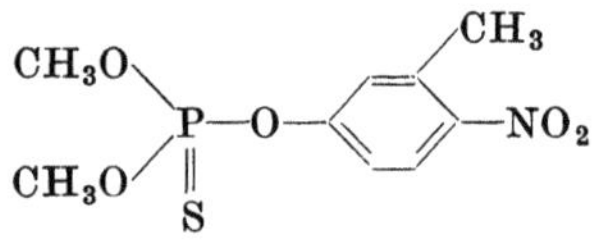

$$\begin{array}{c} CH_3O \\ \diagdown \\ CH_3O \diagup P-O-\!\!\!\!\bigcirc\!\!\!\!-NO_2 \\ \| \\ S \end{array} \begin{array}{c} CH_3 \\ \end{array}$$

Folithion. Sumithion.

Kp.$_{0,1}$ 109°
LD_{50}: 200 bis 500 mg/kg Ratte

Chlorthion

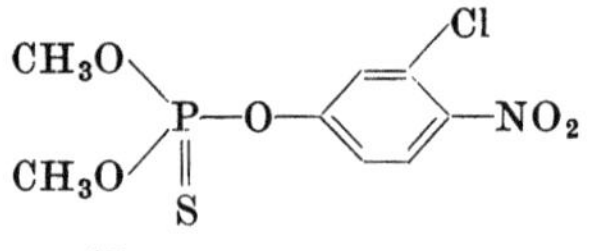

$$\begin{array}{c} CH_3O \\ \diagdown \\ CH_3O \diagup P-O-\!\!\!\!\bigcirc\!\!\!\!-NO_2 \\ \| \\ S \end{array} \begin{array}{c} Cl \\ \end{array}$$

(Bayer).

Kp.$_{0,2}$ 136°
LD_{50}: 625 bis 880 mg/kg Ratte.
Besonders wirksam gegen Mücken und Blattläuse.

Fenthion

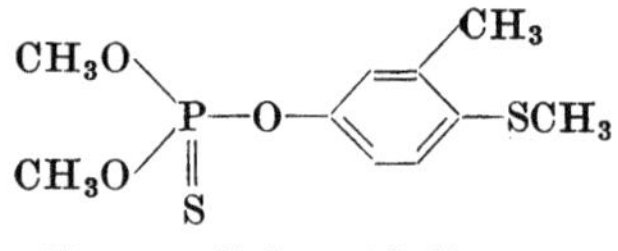

$$\begin{array}{c} CH_3O \\ \diagdown \\ CH_3O \diagup P-O-\!\!\!\!\bigcirc\!\!\!\!-SCH_3 \\ \| \\ S \end{array} \begin{array}{c} CH_3 \\ \end{array}$$

Baytex. Lebaycid (Bayer).

Kp.$_{0,01}$ 87°
LD_{50}: 241 bis 316 mg/kg Ratte.
Hohe Residualwirkung. Auch im Hygienesektor und in der Veterinärmedizin (Dasselfliegenlarven) zu verwenden.

Bromophos

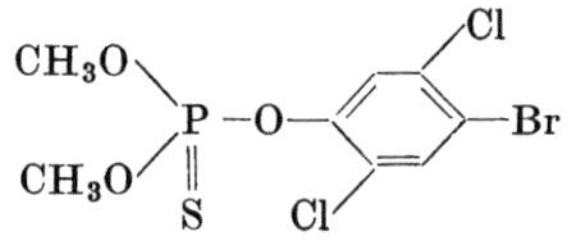

$$\begin{array}{c} CH_3O \\ \diagdown \\ CH_3O \diagup P-O-\!\!\!\!\bigcirc\!\!\!\!-Br \\ \| \\ S \end{array} \begin{array}{c} Cl \\ Cl \end{array}$$

Nexion (Cela).
Fp. 48 bis 52°.
LD_{50}: 3750 mg/kg Ratte.

Tetraäthyl-dithio-pyrophosphat. Sulfotepp. Bladafum (Bayer).

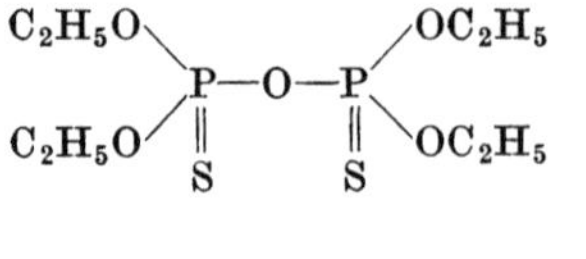

$$\begin{array}{c} C_2H_5O \\ \diagdown \\ C_2H_5O \diagup P-O-P \\ \| \quad \| \\ S \quad S \end{array} \begin{array}{c} OC_2H_5 \\ \diagup \\ \diagdown OC_2H_5 \end{array}$$

Herstellung. Umsetzung von Diäthylthiono-phosphorylchlorid mit diäthylthionophosphorsaurem Natrium.

Eigenschaften. Gelbliche Flüssigkeit vom $Kp._1$ 92°, wenig wasserlöslich.

Anwendung. Als Räuchermittel in Gewächshäusern gegen Spinnmilben, Schmier- und Blattläuse, in Champignonkulturen gegen die Champignonfliege.

Toxizität. LD_{50}: 5 mg/kg Ratte.

Tetraäthylpyrophosphat. TEPP. Bladan (Bayer).

$$\begin{array}{c} C_2H_5O \\ \end{array} \!\!\! \underset{O}{\overset{}{P}} \!\!-\! O \!-\! \underset{O}{\overset{}{P}} \!\!\! \begin{array}{c} OC_2H_5 \\ OC_2H_5 \end{array}$$

($Kp._1$ 124°, mit Wasser mischbare Flüssigkeit von angenehmem Geruch; LD_{50}: 1,12 mg/kg Ratte) wird nur noch im Ausland als Insektizid verwendet.

O,O-Dimethyl-O-(1-carbomethoxy-1-propen-2-yl)-phosphat. Mevinphos. Phosdrin (Shell).

$$\begin{array}{c} CH_3O \\ \end{array} \!\!\! \underset{O}{\overset{}{P}} \!\!-\! O \!-\! \underset{CH_3}{\overset{}{C}} \!\!=\! CH \!-\! CO_2 \!-\! CH_3$$

Herstellung. Umsetzung von Trimethylphosphit mit α-Chlor-acetessigsäure-methylester.

Eigenschaften. Mit Wasser mischbare Flüssigkeit vom $Kp._{0,2}$ 76° und hoher Flüchtigkeit, löslich in Aceton und Benzol.

Anwendung. Gegen beißende und saugende Insekten sowie gegen Spinnmilben. Aufnahme und schneller Abbau durch die Pflanze, geringe Karenzzeit.

Toxizität. LD_{50}: 4 bis 7 mg/kg Ratte.

O,O-Dimethyl-S-(1,2-dicarbäthoxy-äthyl)-dithiophosphat. Malathion (Am. Cyanamid Comp.).

$$\begin{array}{c} CH_3O \\ \end{array} \!\!\! \underset{S}{\overset{}{P}} \!\!-\! S \!-\! \underset{CH_2-CO_2C_2H_5}{\overset{}{CH}} \!\!-\! CO_2C_2H_5$$

Herstellung. Addition von Dimethyl-dithio-phosphorsäure an Maleinsäurediäthylester.

Eigenschaften. Kohlartig riechende gelbliche Flüssigkeit vom $Kp._{0,8}$ 146°, löslich in organischen Lösungsmitteln.

Anwendung. Zur Bekämpfung saugender und beißender Insekten sowie Spinnmilben. Wegen der geringen Warmblütertoxizität auch im Hygienesektor (Stubenfliegen) anwendbar.

Toxizität. LD_{50}: 400 bis 2100 mg/kg Ratte, je nach Reinheitsgrad des Präparates.

O,O-Dimethyl-S-(3,4-dihydro-4-oxo-1,2,3-benzotriazin-3-yl-methyl)-dithiophosphat. Azinphos. Gusathion (Bayer).

Der entsprechende O,O-Diäthyl-dithiophosphorsäureester ist unter der Bezeichnung Gusathion A im Handel.

Herstellung. Chlormethylierung von Benzazimid und nachfolgende Umsetzung mit dem Ammoniumsalz der Dimethyl-dithio-phosphorsäure.

Eigenschaften. Kristallisat vom Fp. 73 bis 74°, löslich in organischen Lösungsmitteln (Gusathion A schmilzt bei 53°).

Anwendung. Zur Bekämpfung von Insekten und Spinnmilben im Baumwoll-, Citrus- und Obstanbau. Hohe Dauerwirkung.

Toxizität. LD_{50}: 17 mg/kg Ratte (LD_{50} von Gusathion A: 18 mg/kg Ratte).

O,O-Diäthyl-O-(2-isopropyl-4-methyl-pyrimidyl-6-)thionophosphat. Diazinon (Geigy).

$$(CH_3)_2CH-\underset{N}{\underset{|}{C}}=\underset{N}{\underset{|}{C(CH_3)}}-OP(OC_2H_5)_2, \parallel S$$

Herstellung. Kondensation von Acetessigester mit Isobutyroamidin zum 2-Isopropyl-4-methyl-6-oxy-pyrimidin und nachfolgende Phosphorylierung mit Diäthyl-thiono-phosphorylchlorid.

Eigenschaften. Gelbliche Flüssigkeit vom $Kp._1$ 125°, leicht löslich in organischen Lösungsmitteln.

Anwendung. Zur Bekämpfung von Insekten und Spinnmilben.

Toxizität. LD_{50}: 108 bis 225 mg/kg Ratte.

O,O-Diäthyl-S-(4-chlorphenyl-thiomethyl-)-dithio-phosphat. Carbophenothion. Trithion (Stauffer, Chemical Comp.).

$$\begin{array}{c} C_2H_5O \\ \diagdown \\ P-S-CH_2-S-\hspace{-2pt}\langle\hspace{-2pt}\rangle\hspace{-2pt}-Cl \\ \diagup \parallel \\ C_2H_5O S \end{array}$$

Herstellung. Chlormethylierung von 4-Chlor-thiophenol und nachfolgende Umsetzung mit dem Natriumsalz der Diäthyl-dithio-phosphorsäure.

Eigenschaften. Gelbes wasserunlösliches Öl, vom $Kp._{0,01}$ 130°, löslich in organischen Lösungsmitteln.

Anwendung. Zur Bekämpfung von Insekten und Spinnmilben.

Toxizität. LD_{50}: 30 mg/kg Ratte.

O,O-Dimethyl-(1-hydroxy-2,2,2-trichloräthyl)-phosphonat. Trichlorphon. Dipterex (Bayer).

$$(CH_3O)_2P-CH-CCl_3 \atop \parallel| \atop OOH$$

Herstellung. Umsetzung von Dimethylphosphit mit Chloral.

Eigenschaften. Farbloses Kristallisat vom Fp. 83 bis 84°, löslich in Wasser und in den meisten organischen Lösungsmitteln.

Anwendung. Breit anwendbares Mittel mit guter Wirkung gegen beißende Insekten, Dipteren, Wanzen und Zikaden. Auf dem Hygienesektor als Stallspritzmittel und als Ameisenköder.

Toxizität. LD_{50}: 450 bis 625 mg/kg Ratte.

O,O-Dimethyl-O-(2,2-dichlor-vinyl-)phosphat. DDVP. Dichlorphos.

$$\begin{array}{c} CH_3O \\ \diagdown \\ P-O-CH=CCl_2 \\ \diagup \parallel \\ CH_3O O \end{array}$$

Herstellung. Umsetzung von Chloral mit Trimethylphosphit oder Abspaltung von Chlorwasserstoff aus Trichlorphon mittels Natronlauge, wobei Umlagerung eintritt.

Eigenschaften. Farblose Flüssigkeit von geringer Wasserlöslichkeit mit einem $Kp._1$ von 74°.

Anwendung. Vorwiegend zur Fliegenbekämpfung in geschlossenen Räumen (Tugon-teller, Sprühdosen) sowie gegen Gewächshausschädlinge. Im Pflanzenschutz als Insektizid und Akarizid.

Toxizität. LD_{50}: 60 bis 80 mg/kg Ratte.

Octamethyl-pyrophosphorsäure-amid. OMPA. Schradan.

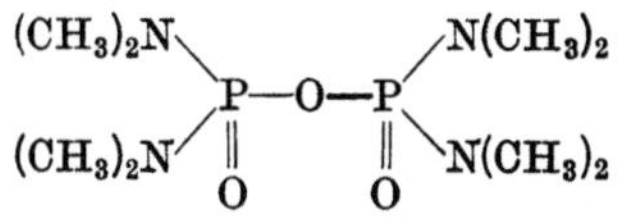

$$(CH_3)_2N\diagdown\quad\diagup N(CH_3)_2$$
$$P\!-\!O\!-\!P$$
$$(CH_3)_2N\diagup\underset{O}{\|}\quad\underset{O}{\|}\diagdown N(CH_3)_2$$

Herstellung. Umsetzung von Phosphoroxychlorid mit Dimethylamin in Gegenwart der erforderlichen Wassermenge. Die Reaktion verläuft hierbei über die Stufe des Bis-(dimethyl-amino-)-phosphorylchlorids.

Eigenschaften. Farblose Flüssigkeit, löslich in Wasser und den meisten organischen Lösungsmitteln.

Anwendung. Erste organische Phosphorverbindung mit systemischer Wirkung zur Bekämpfung von saugenden Insekten (Blattläuse) und Spinnmilben, heute nur noch von geringer Bedeutung.

Toxizität. LD_{50}: 9 mg/kg Ratte.

O,O-Diäthyl-O-[2-(äthylmercapto)-äthyl]-thiophosphorsäureester. Demeton. Systox (Bayer).

Gemisch aus 70%

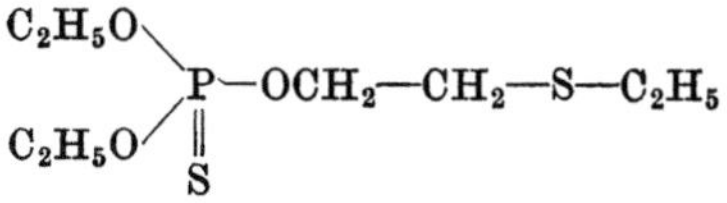

$$C_2H_5O\diagdown$$
$$P\!-\!OCH_2\!-\!CH_2\!-\!S\!-\!C_2H_5$$
$$C_2H_5O\diagup\underset{S}{\|}$$

und 30%

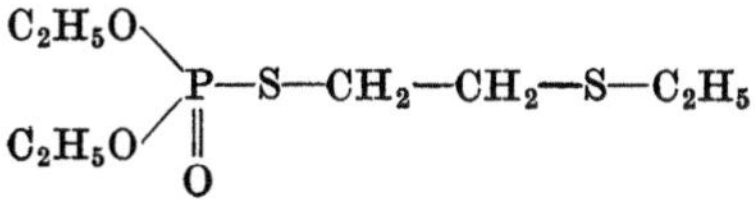

$$C_2H_5O\diagdown$$
$$P\!-\!S\!-\!CH_2\!-\!CH_2\!-\!S\!-\!C_2H_5$$
$$C_2H_5O\diagup\underset{O}{\|}$$

Herstellung. Umsetzung von Diäthylthionophosphorylchlorid mit 2-Äthyl-mercapto-äthanol.

Eigenschaften. Mercaptanartig riechende gelbliche Flüssigkeit, löslich in Wasser und den meisten organischen Lösungsmitteln.

Anwendung. Als Kontakt- und systemisches Insektizid mit guter Pflanzenverträglichkeit gegen saugende Insekten und Spinnmilben im Acker-, Obst-, Wein-, Hopfen- und Zierpflanzenbau sowie in Forstkulturen. Durch Bekämpfung der Blattläuse auch mittelbar wirksam gegen die Rübenvergilbung, Blattrollkrankheit der Kartoffeln und andere Viruskrankheiten.

Toxizität des Isomerengemisches. LD_{50}: 6 bis 12 mg/kg Ratte. Die Verbindung ist sehr flüchtig und wird durch die Haut und durch die Atemorgane gut aufgenommen.

Dem vorstehenden Phosphorsäureester verwandt sind die nachfolgenden Verbindungen:

70%   30%

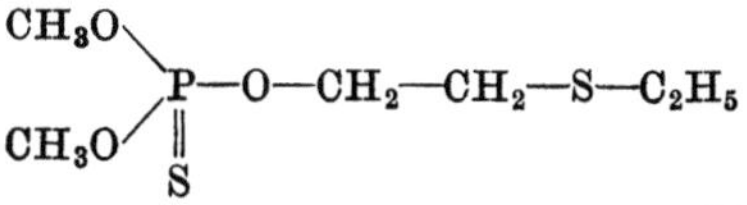

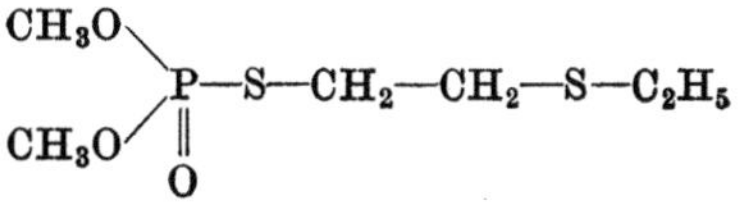

$$CH_3O\diagdown\qquad CH_3O\diagdown$$
$$P\!-\!O\!-\!CH_2\!-\!CH_2\!-\!S\!-\!C_2H_5\qquadP\!-\!S\!-\!CH_2\!-\!CH_2\!-\!S\!-\!C_2H_5$$
$$CH_3O\diagup\underset{S}{\|}\qquad CH_3O\diagup\underset{O}{\|}$$

Metasystox
LD_{50}: 120 mg/kg Ratte

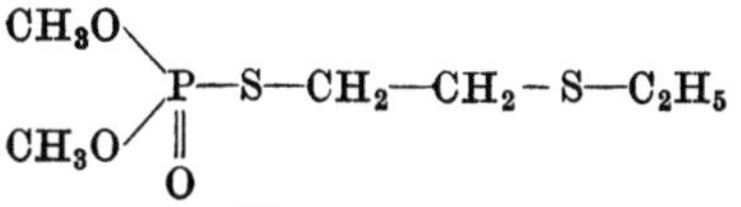

$$CH_3O\diagdown\qquad CH_3O\diagdown$$
$$P\!-\!S\!-\!CH_2\!-\!CH_2\!-\!S\!-\!C_2H_5\qquadP\!-\!S\!-\!CH_2\!-\!CH_2\!-\!S\!-\!C_2H_5$$
$$CH_3O\diagup\underset{O}{\|}\qquad CH_3O\diagup\underset{O}{\|}\underset{O}{\|}$$

Metasystox (i)   Metasystox R
LD_{50}: 40 bis 60 mg/kg Ratte LD_{50}: 56 bis 80 mg/kg Ratte

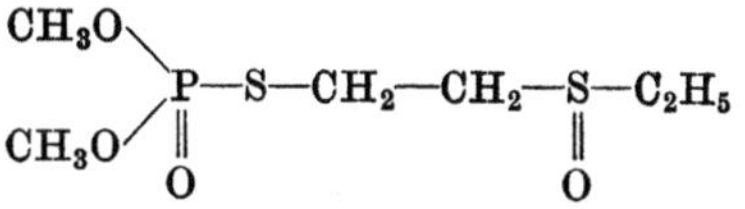

Anwendung. Wie bei Systox; die Präparate zeigen eine geringere Flüchtigkeit als Systox; Metasystox ist im Gegensatz zu den anderen Verbindungen dieser Reihe geruchlos.

O,O-Diäthyl-S-2-(äthylmercapto)-äthyl-dithiophosphorsäureester. Disulfoton. Disyston (Bayer).

$$\begin{array}{c}C_2H_5O\\ \diagdown\\ P-S-CH_2-CH_2-S-C_2H_5\\ \diagup\|\\ C_2H_5OS\end{array}$$

Herstellung. Umsetzung von 2-Äthylmercapto-äthyl-chlorid mit Diäthyl-dithiophosphorsäure.

Eigenschaften. Lauchartig riechende Flüssigkeit vom $Kp._{0,01}$ 62°, löslich in organischen Lösungsmitteln.

Anwendung. Als systemisches Insektizid und Akarizid mit langanhaltender Wirkung. Geeignet zur Saatgutbehandlung.

Toxizität. LD_{50}: 12,5 mg/kg Ratte.

O,O-Dimethyl-O-(1-chlor-1-N-diäthyl-carbaminyl-1-propen-2-yl)-phosphat. Phosphamidon (Ciba).

$$\begin{array}{c}Cl\\ CH_3O|\\ \diagdown\\ P-O-C=C-CON(C_2H_5)_2\\ \diagup\||\\ CH_3OOCH_3\end{array}$$

Herstellung. Umsetzung von Trimethylphosphit mit α,α-Dichloracet-essigsäure-diäthylamid.

Eigenschaften. Farb- und geruchlose Flüssigkeit vom $Kp._{0,2}$ 115°, löslich in Wasser und organischen Lösungsmitteln.

Anwendung. Als systemisches Insektizid und Akarizid.

Toxizität. LD_{50}: 16 bis 20 mg/kg Ratte.

O,O-Dimethyl-dithio-phosphor-essigsäure-N-methylamid. Dimethoate. Rogor (Soc. Montecatini).

$$\begin{array}{c}CH_3O\\ \diagdown\\ P-S-CH_2-CONHCH_3\\ \diagup\|\\ CH_3OS\end{array}$$

Herstellung. Umsetzung von dimethyldithiophosphorsaurem Kalium mit Bromessigsäuremethylamid.

Eigenschaften. Farbloses Kristallisat vom Fp. 51 bis 52°, löslich in organischen Lösungsmitteln.

Anwendung. Als systemisches Insektizid und Akarizid.

Toxizität. LD_{50}: 400 mg/kg Ratte. Schneller Abbau im Warmblüterorganismus.

O,O-Dimethyl-S-(methyl-carbamoylmethyl)-thiophosphat. Omethoat. Folimat (Bayer).

$$\begin{array}{c}CH_3O\\ \diagdown\\ P-S-CH_2-CNHCH_3\\ \diagup\|\|\\ CH_3OOO\end{array}$$

Herstellung. Umsetzung von dimethylmonothiophosphorsaurem Natrium mit Chloressigsäuremonomethylamid.

Eigenschaften. Nicht destillierbares Öl vom n_D^{22} 1,4990; lösl. in W., A. und Aceton.

Anwendung. Als systemisches Akarizid und Insektizid zur Bekämpfung saugender und beißender Schädlinge.

Toxizität. LD_{50}: 55 mg/kg Ratte.

O,O-Diäthyl-S-(N-isopropylcarbamoylmethyl)-dithiophosphat. Prothoate. FAC 20 (Montecatini).

$$\begin{array}{c} C_2H_5O \\ \diagdown \\ C_2H_5O \end{array} \! \! P\text{—}S\text{—}CH_2\text{—}\underset{\underset{O}{\|}}{C}NH\underset{CH_3}{\overset{CH_3}{\diagup}}CH$$

Herstellung. Umsetzung von diäthyldithiophosphorsaurem Natrium mit Chloressigsäureisopropylamid.

Eigenschaften. Farblose Kristalle vom Fp. 23 bis 24°; lösl. in organischen Lösungsmitteln.

Anwendung. Systemisches Indektizid und Akarizid.

Toxizität. LD_{50}: 8 mg/kg.

N-Methyl-5-(O,O-dimethylthiolophosphoryl)-3-thia-2-methyl-valeramid. Vamidothion. Kilval (Rhône-Poulenc).

$$\begin{array}{c} CH_3O \\ \diagdown \\ CH_3O \end{array} \! \! \underset{\underset{O}{\|}}{P}\text{—}S\text{—}CH_2\text{—}CH_2\text{—}S\text{—}\underset{CH_3}{\overset{}{C}}H\text{—}\underset{\underset{O}{\|}}{C}\text{—}NHCH_3$$

Herstellung. Umsetzung von dimethylthiophosphorsaurem Natrium mit N-Methyl-5-chlor-3-thia-2-methylvaleramid.

Eigenschaften. Die reine Verbindung schmilzt bei 46 bis 48° (Fp. der technischen Ware 33 bis 38°) und ist wasserlöslich.

Anwendung. Systemisches Insektizid und Akarizid mit besonderer Wirkung gegen die Blutlaus.

Toxizität. LD_{50}: 64 mg/kg Ratte.

5. Carbamidsäureester

Die N-Alkyl-carbamidsäureester sind wie die insektizid wirksamen Phosphorsäureester Cholinesterasehemmer, werden allerdings im Gegensatz zu den Phosphorverbindungen fest an das Enzymsystem gebunden. Es ist daher bei Vergiftungen nicht möglich, durch Zugabe von Antidota (wie Atropin oder PAM) die Cholinesterase wieder in Freiheit zu setzen. Die Warmblütertoxizität der einzelnen Carbamidsäureester ist sehr unterschiedlich; sie sind generell bienengefährlich.

1-Isopropyl-3-methyl-pyrazolyl-5-N,N-dimethylcarbamat. Isolan (Geigy).

Herstellung. Umsetzung von 1-Isopropyl-3-methyl-pyrazolon-5 mit Dimethyl-carbamidsäurechlorid.

Eigenschaften. Der technische Wirkstoff ist eine rotbraune Flüssigkeit vom $Kp._{0,33}$ 105 bis 107°, löslich in Wasser, Alkohol und Aceton.

Anwendung. Als Mittel zur Bekämpfung saugender Insekten einschließlich Blutlaus und Fliegen.

Toxizität. LD_{50}: 23 mg/kg Ratte. Der Wirkstoff ist sehr flüchtig und besitzt eine große Hauttoxizität.

In ähnlicher Weise wirkt das **1-Phenyl-3-methyl-pyrazolyl-5-N,N-dimethylcarbamat** (Pyrolan; Fp. 50°; LD_{50}: 52 mg/kg Ratte).

2-(N,N-Dimethylcarbamoyl-)3-methyl-pyrazolyl-5-N,N-dimethylcarbamat. Dimetilane (Geigy).

$$(CH_3)_2N-\underset{\underset{O}{\|}}{C}-N\underset{N}{\overset{\overset{CH_3}{|}}{\diagdown}}\diagup OC-N(CH_3)_2$$
$$\|$$
$$O$$

Herstellung. Umsetzung von **3**-Methyl-pyrazolon-5 mit 2 Mol Dimethyl-carbamidsäurechlorid.

Eigenschaften. Wasserlösliches Kristallisat vom Fp. 56 bis 57°.

Anwendung. Spezielles Mittel zur Fliegenbekämpfung, insbesondere der gegen chlorierte Kohlenwasserstoffe und Phosphorester resistenten Stämme (Fliegenteller, Fliegenbänder).

Toxizität. LD_{50}: 64 mg/kg Ratte. Die Inhalationstoxizität ist sehr gering.

1-Naphthyl-N-methylcarbamat. Carbaryl. Sevin (Union Carbide Comp.).

$$\text{O}-\underset{\underset{O}{\|}}{\text{C}}-\text{NHCH}_3$$

Herstellung. Umsetzung von Methylisocyanat mit 1-Naphthol.

Eigenschaften. Farbloses Kristallisat vom Fp. 142°, löslich in organischen Lösungsmitteln.

Anwendung. Zur Bekämpfung von Raupen, Käfern, Heu- und Sauerwurm im Obst- und Baumwollbau.

Toxizität. LD_{50}: 510 bis 850 mg/kg Ratte. Geringe Inhalationstoxizität.

3,5-Dimethyl-4-methylmercapto-phenyl-N-methylcarbamat. Metmercapturon. Mesurol (Bayer).

$$CH_3S-\underset{H_3C}{\overset{H_3C}{\diagdown}}-O-\underset{\underset{O}{\|}}{C}-NHCH_3$$

Herstellung. Umsetzung von Methylisocyanat mit 3,5-Dimethyl-4-methyl-mercaptophenol.

Eigenschaften. Farbloses Kristallisat vom Fp. 121°, löslich in organischen Lösungsmitteln.

Anwendung. Zur Bekämpfung von saugenden und beißenden Insekten sowie von Spinnmilben einschließlich der phosphorester-resistenten Stämme.

Toxizität. LD_{50}: 85 bis 130 mg/kg Ratte.

2-Isopropoxy-phenyl-N-methylcarbamat. Propoxur. Baygon. Blattanex. Unden (Bayer).

$$\overset{OCH(CH_3)_2}{\diagup}-O-\underset{\underset{O}{\|}}{C}-NHCH_3$$

Herstellung. Umsetzung von Methylisocyanat mit 2-Isopropoxyphenol.

Eigenschaften. Farbloses Kristallisat vom Fp. 91,5°, in Wasser schlecht, in organischen Lösungsmitteln gut löslich.

Anwendung. Zur Bekämpfung saugender und beißender Insekten sowie von Hygieneschädlingen, insbesondere Schaben.

Toxizität. LD_{50}: 90 bis 100 mg/kg Ratte.

3-Methyl-4-dimethylamino-phenyl-N-methylcarbamat. Aminocarb. Matacil (Bayer).

$$(CH_3)_2N-\underset{H_3C}{\underset{|}{\bigcirc}}-O-\underset{\underset{O}{\|}}{C}-NHCH_3$$

Herstellung. Umsetzung von Methylisocyanat mit 3-Methyl-4-dimethyl-aminophenol.

Eigenschaften. Farbloses Kristallisat vom Fp. 93 bis 94°, löslich in organischen Lösungsmitteln.

Anwendung. Als Insektizid gegen beißende Insekten, insbesondere gegen Raupen im Baumwoll- und Gemüsebau.

Toxizität. LD_{50}: 30 mg/kg Ratte.

In ähnlicher Weise wirkt das **3,5-Dimethyl-4-dimethylamino-phenyl-N-methylcarbamat** [Zectran (Dow Chemical Comp.); Fp. 85°, LD_{50}: 15 bis 63 mg/kg Labortier].

3-Methyl-5-isopropyl-phenyl-N-methylcarbamat. Promecarb. Carbamult (Schering).

$$\underset{C_3H_7i}{\overset{CH_3}{\bigcirc}}-O-\underset{\underset{O}{\|}}{C}-NH-CH_3$$

Herstellung. Umsetzung von 3-Methyl-5-isopropylphenol mit Methylisocyanat.

Eigenschaften. Farbloses Kristallisat vom Fp. 87°, lösl. in Aceton.

Anwendung. Gegen beißende Insekten und Käfer.

Toxizität. LD_{50}: 35 mg/kg Ratte.

2-Methyl-2-(methylthio)-propionaldehyd-O-(methylcarbamoyl)-oxim. Temik (Union Carbide).

$$CH_3-\underset{\underset{CH_3}{|}}{\overset{\overset{CH_3}{|}}{\underset{|}{\overset{|}{C}}}}-CH=NOC-NHCH_3$$
$$\qquad\qquad S \qquad\qquad \|$$
$$\qquad\qquad\qquad\qquad\qquad\qquad O$$

Herstellung. Umsetzung von Methylmercaptan-natrium mit dem dimeren 2-Chlor-2-methyl-1-nitrosopropan zum 2-Methyl-2-methylthio-propionaldehydoxim, an das Methylisocyanat addiert wird.

Eigenschaften. Farbloses Kristallisat vom Fp. 95°, lösl. in Essigsäureäthylester.

Anwendung. Als systemisches Insektizid gegen saugende Insekten. Nebenwirkung gegen Nematoden.

Toxizität. LD_{50}: 1 mg/kg Ratte! Vorsicht!

6. Begasungsmittel

Zur Schädlingsbekämpfung in Gewächshäusern, Lebensmittellagern, Schiffen und Silos sowie zur Bodendesinfektion werden gasförmige Mittel ausgebracht, die den gesamten Raum bzw. den Boden durchdringen sollen. **Alle hier aufgeführten Begasungsmittel dürfen aber nur durch konzessionierte Betriebe angewendet werden.**

Blausäure. HCN.

Die Blausäure wird in Form von Calciumcyanid oder als Zyklon (Blausäure an Kieselgur unter Zusatz von Bromessigester als Reizstoff) eingesetzt.

Anwendung. Zur Durchgasung von Mühlen und Silos.

Toxizität. Blausäure ist ein hochgiftiges Gas, das auf dem Atemwege und durch die Haut in den Körper eindringt. Die LD_{50} beim Menschen beträgt etwa 1 mg/kg. Bei leichten Vergiftungsfällen genügt Zufuhr frischer Luft, bei schwereren Fällen müssen direkte Sauerstoffzufuhr und künstliche Beatmung durchgeführt werden. Über weitere Angaben vgl. O. R. KLIMMER: „Pflanzenschutz- und Schädlingsbekämpfungsmittel. Abriß einer Toxikologie und Therapie von Vergiftungen", Hattingen/Ruhr: Hundt-Verlag 1964.

Methylbromid. CH_3Br.

Eigenschaften. Flüssigkeit vom Kp. 4,5° und chloroformartigem Geruch.

Anwendung. Zur Durchgasung von Silos und Speichern.

Toxizität. Durch häufiges Inhalieren und durch Hautresorption treten allmählich irreparable Lungenschäden (Pneumonie) sowie Erregungs- und Lähmungserscheinungen auf.

Phosphorwasserstoff. PH_3.

Eigenschaften. Phosphorwasserstoff ist ein brennbares, nach faulen Fischen riechendes Gas. Er wird meistens in Form von Aluminium-, Calcium- oder Zinkphosphiden angewandt, die bei Anwesenheit von Feuchtigkeit den Phosphorwasserstoff in Freiheit setzen.

Anwendung. Zur Wühlmausbekämpfung in der Landwirtschaft sowie zur Insektenbekämpfung in Silos (Delitia-Verfahren).

Toxizität. Vergiftungen können durch Einatmen des Phosphorwasserstoffes oder durch Verschlucken der Phosphide auftreten. Symptome sind Kopfschmerz, Erbrechen, Durchfälle, Lungenödem. LD_{50} von Zinkphosphid: 45 mg/kg Ratte.

Acrylnitril. $CH_2=CH-CN$.

Eigenschaften. Flüssigkeit vom Kp. 77,5°, mischbar mit Wasser und organischen Lösungsmitteln.

Anwendung. Zur Durchgasung von Mühlen und Silos.

Toxizität. LD_{50}: 93 mg/kg Ratte. Die Giftaufnahme erfolgt auf dem Atemwege und durch die Haut. Therapie wie bei einer Cyanidvergiftung.

Äthylenoxid.

$$\begin{array}{c} CH_2-CH_2 \\ \diagdown O \diagup \end{array}$$

Eigenschaften s. S. 1136.

Anwendung. Zur Raumbegasung.

Toxizität. Äthylenoxid wird durch Einatmen und von der Haut aufgenommen. Es verursacht starke Reizerscheinungen, Kopfschmerzen, Übelkeit, Cyanose und Lungenödem.

Insektenrepellents

Die Insektenrepellents werden vornehmlich auf dem Hygienesektor zum Schutz von Mensch und Tier vor Insektenbefall eingesetzt. Die gebräuchlichsten Wirkstoffe sind:

3-Toluylsäure-diäthylamid. Delphen (Hercules Powder Comp.).

$$H_3C-\underset{}{\bigcirc}-CON(C_2H_5)_2$$

Herstellung. Umsetzung von 3-Toluylchlorid mit Diäthylamin.

Eigenschaften. In Alkoholen lösliche Flüssigkeit vom $Kp._1$ 111°.

Anwendung. Als Repellent bei Stechmücken.

Toxizität. LD_{50}: 2000 mg/kg Ratte.

Bernsteinsäure-di-n-butylester. Tabutrex (Glenn Chem. Comp.).

$$\begin{array}{c} O \\ \parallel \\ CH_2-C-C_4H_9n \\ | \\ CH_2-C-C_4H_9n \\ \parallel \\ O \end{array}$$

Herstellung. Veresterung von Bernsteinsäure mit Butanol.

Eigenschaften. Eine in organischen Lösungsmitteln lösliche Flüssigkeit vom $Kp._4$ 108°.

Anwendung. Als Repellent bei verschiedenen Insekten einschließlich Stechfliegen.

Toxizität. LD_{50}: 8000 mg/kg Ratte.

3,4-Dihydro-2,2-dimethyl-4-oxo-2-H-pyran-6-carbonsäure-n-butylester. Indalon (Fairfield Chem. Comp.).

Herstellung. Umsetzung von Oxalsäure-di-n-butylester mit Mesityloxid in Gegenwart von Natriumalkoholat.

Eigenschaften. Flüssigkeit vom Kp. 256 bis 270°, löslich in organischen Lösungsmitteln.

Anwendung. Als Repellent bei Fliegen und Stechmücken.

Toxizität. LD_{50}: 7,4 ml/kg Ratte.

2,5-Pyridin-dicarbonsäure-di-n-propylester. MGK-Repellent 326.

Herstellung. Oxydation von 2-Methyl-5-äthylpyridin zur Isocinchomeronsäure und nachfolgende Veresterung mit Propanol.

Eigenschaften. Flüssigkeit vom Kp. 186 bis 187°.

Anwendung. Als Fliegenrepellent.

Toxizität. Sehr geringe Warmblütertoxizität.

2,3; 4,5-Bis-(Δ^2-butenylen)-tetrahydrofurfurol. MGK-Repellent 11.

Herstellung. Addition von 2 Mol Butadien an Furfurol bei erhöhter Temperatur.

Eigenschaften. Gelbliche Flüssigkeit vom Kp. 307°.

Anwendung. Als Fliegenrepellent.

Toxizität. LD_{50}: 2500 mg/kg Ratte.

D. Akarizide

Unter Akariziden versteht man Mittel zur Bekämpfung von Milben, insbesondere von Spinnmilben.

Die Spinnmilben gehören zu den Gliederfüßlern (Arthropoden), zeichnen sich durch eine starke Vermehrung aus (bis zu etwa 10 Generationen innerhalb einer Vegetationsperiode) und können beträchtliche Blattschäden im Obst-, Wein-, Gemüse-, Hopfen- und Zierpflanzenbau sowie in Gewächshauskulturen verursachen. Sie sind besonders in den letzten Jahren zu einer drohenden Gefahr für die Landwirtschaft geworden, da

1. verschiedene Insektizide, wie z.B. die chlorierten Kohlenwasserstoffe gegen Spinnmilben bzw. deren Eier unwirksam sind,
2. ihre natürlichen Feinde unter den Insekten (z.B. Raubwanze, Marienkäfer, Kurzflügler) durch die Anwendung von Insektiziden stark dezimiert worden sind und
3. in Folge ihrer schnellen Vermehrung in starkem Maße Resistenzerscheinungen aufgetreten sind, die einen Ersatz bzw. eine chemische Abwandlung der gebräuchlichen Akarizide erforderlich machen (z.B. gibt es phosphorsäureester-resistente Spinnmilbenrassen, bei denen die meisten phosphororganischen Verbindungen in den üblichen Anwendungskonzentrationen nicht mehr hinreichend wirksam sind).

Geschichtliches. Bis vor etwa 20 Jahren bekämpfte man die Spinnmilben noch in ihrem überwinternden Eistadium durch Anwendung von sogenannten Winterspritzmitteln auf Basis von Dinitro-o-kresol und Mineralölen; im Sommer verwendete man dann zur Vernichtung der beweglichen Stadien zusätzlich Schwefel bzw. Schwefel-Kalk-Brühen. Unter den modernen Verbindungsgruppen zeichneten sich zunächst einige organische Phosphorsäureester durch eine gute akarizide Wirksamkeit aus. Das Auftreten von resistenten Spinnmilbenrassen machte einen Übergang zu phosphorfreien Wirkstoffen erforderlich. Da auch hier mit schnellen Resistenzerscheinungen gerechnet werden muß, ist die Entwicklung neuer Akarizide eine Notwendigkeit.

Akarizide Wirkstoffe, die bereits in den vorstehenden Kapiteln berücksichtigt worden sind:

Bei den Fungiziden: Schwefel, Dinocap, Binapacryl, Chinomethionat, Wepsyn.

Bei den Insektiziden:

a) Phosphorester: Parathion, Methylparathion, Fenitrothion, Chlorthion, Fenthion, Sulfotepp, Mevinphos, Malathion, Azinphos, Diazinon, Carbophenothion, OMPA, Systox, Metasystox, Metasystox (i), Metasystox R, Disyston, Phosphamidon, Dimethoate.

b) Carbamidsäureester: Metmercapturon.

Spezielle akarizide Wirkstoffe

1. Phosphorsäureester

O,O-Diäthyl-S-(2,5-dichlorphenyl-mercaptomethyl)-dithiophosphat. Phencapton (Geigy)

$$\begin{array}{c} C_2H_5O \\ \diagdown \\ P-S-CH_2-S- \\ C_2H_5O\diagup\| \\ S \end{array}$$

Herstellung. Umsetzung von 2,5-Dichlorphenyl-chlormethyl-thioäther mit diäthyldithiophosphorsaurem Natrium.

Eigenschaften. Nicht ohne Zersetzung destillierbare Flüssigkeit, löslich in organischen Lösungsmitteln.

Anwendung. Wirksam bei allen Stadien der Spinnmilben einschließlich der Eier, geringer insektizider Effekt.

Toxizität: LD_{50}: 182 mg/kg Ratte.

Die zugehörige 4-Chlorphenyl-Verbindung ist unter der Bezeichnung Trithion (Stauffer) als Akarizid entwickelt worden (LD_{50}: 30 mg/kg Ratte).

2. Schwefelfreie Derivate von chlorierten Aromaten

Bis-(4-chlor-phenoxy)-methan. Neotran (Dow Chem. Comp.).

$$Cl-\!\!\!\bigcirc\!\!\!-O-CH_2-O-\!\!\!\bigcirc\!\!\!-Cl$$

Herstellung. Umsetzung von Methylenchlorid mit 4-Chlorphenol-natrium.

Eigenschaften. Kristallisat vom Fp. 65°, löslich in Aceton und aromatischen Kohlenwasserstoffen.

Anwendung. Spezielles Ovizid, wirksam auch gegen die beweglichen Stadien.

Toxizität. LD_{50}: 5800 mg/kg Ratte.

1,1-Bis(4-chlorphenyl)-2,2,2-trichloräthanol. Dicofol. Kelthane (Rohm u. Haas).

$$\begin{array}{c} OH \\ | \\ Cl-\!\!\!\bigcirc\!\!\!-C-\!\!\!\bigcirc\!\!\!-Cl \\ | \\ CCl_3 \end{array}$$

Herstellung. Verseifung von 1,1-Bis(4-chlorphenyl)-1,2,2,2-tetrachloräthan mit 90%iger Ameisensäure in Gegenwart von Toluolsulfosäure.

Eigenschaften. Farbloses Pulver vom Fp. 77 bis 78°, löslich in organischen Lösungsmitteln.

Anwendung. Breit anwendbares Akarizid von guter Pflanzenverträglichkeit; keine ovizide Wirkung.

Toxizität. LD_{50}: 730 mg/kg Ratte.

4,4'-Dichlorbenzilsäure-äthylester. Chlorbenzilat (Geigy).

$$Cl-\underset{}{\bigcirc}-\underset{\underset{COOC_2H_5}{|}}{\overset{\overset{OH}{|}}{C}}-\underset{}{\bigcirc}-Cl$$

Herstellung. Veresterung der 4,4'-Dichlorbenzilsäure mit Diäthylsulfat.

Eigenschaften. Gelbliches Öl vom $Kp._{0,06}$ 141 bis 142°, löslich in organischen Lösungsmitteln.

Anwendung. Mittel zur Bekämpfung aller Stadien, vornehmlich der beweglichen.

Toxizität. LD_{50}: 3200 mg/kg Ratte.

3. Schwefelhaltige Derivate von chlorierten Aromaten

2,4,4',5-Tetrachlordiphenylsulfid. Tetrasul. Animert V 101 (Philips Duphar).

$$Cl-\underset{\underset{Cl}{|}}{\overset{\overset{Cl}{|}}{\bigcirc}}-S-\bigcirc-Cl$$

Herstellung. Umsetzung von 4-Chlor-thiophenol-natrium mit 1,2,4,5-Tetrachlorbenzol.

Eigenschaften. Cremefarbenes Kristallisat vom Fp. 80 bis 87°, löslich in Aceton.

Anwendung. Mittel mit besonderer Wirkung gegen Larven und Eier einschließlich der Wintereier.

Toxizität. LD_{50}: 6800 mg/kg Ratte.

4-Chlorphenyl-4-chlorbenzyl-sulfid. Chlorbenside. Chlorparacide (Boots Pure Drug Comp.).

$$Cl-\bigcirc-CH_2-S-\bigcirc-Cl$$

Herstellung. Umsetzung von 4-Chlorbenzylchlorid mit 4-Chlor-thio-phenol.

Eigenschaften. Farbloses Kristallisat vom Fp. 72°, löslich in Aceton und aromatischen Kohlenwasserstoffen.

Anwendung. Gute und anhaltende Wirkung gegen Larven und Eier; nur gering wirksam bei den Adulten.

Toxizität. LD_{50}: Oberhalb 10000 mg/kg Ratte.

2,4,4',5-Tetrachlordiphenylsulfon. Tetradifon. Tedion (Philips Duphar).

$$Cl-\underset{\underset{Cl}{|}}{\overset{\overset{Cl}{|}}{\bigcirc}}-SO_2-\bigcirc-Cl$$

Herstellung. Kondensation von 2,4,5-Trichlorbenzol-sulfosäurechlorid mit Chlorbenzol in Gegenwart von Aluminiumchlorid.

Eigenschaften. Kristallisat vom Fp. 145 bis 146°, löslich in Chloroform und aromatischen Kohlenwasserstoffen.

Anwendung. Mittel mit guter Dauerwirkung gegen Larven und Eier; nur wenig wirksam bei den adulten Formen und bei Insekten.

Toxizität. LD_{50}: oberhalb 15000 mg/kg Ratte.

Ähnlich wie Tetradifon wirkt das chemisch verwandte **4-Chlor-diphenyl-sulfon** (Fp. 90°; LD_{50}: 14000 mg/kg Ratte).

Aromatische Sulfosäurearylester.

Fenson	Genite	Chlorfenson Ovotran (Dow Chem. Comp.)
Fp. 61 bis 62°	Fp. 42°	Fp. 86°
LD_{50}: 1350 mg/kg Ratte	LD_{50}: 1400 mg/kg Ratte	LD_{50}: 2050 mg/kg Ratte

Die Präparate wirken bei Larven und Eiern und haben eine geringe Adultenwirkung.

Herstellung. Umsetzung von Benzol- bzw. 4-Chlor-benzol-sulfochlorid mit 4-Chlor- bzw. 2,4-Dichlor-phenol-natrium.

2-(4-tert.-Butyl-phenoxy)-isopropyl-2′-chloräthylsulfit. Aramite (US Rubber).

Herstellung. Umsetzung von Chlorsulfinsäure-(2-chloräthylester) mit dem aus 4-tert.-Butylphenol und Propylenglykol zugänglichen 2-(4-tert.-Butylphenoxy)-isopropanol.

Eigenschaften. Das technische Produkt ist eine braune Flüssigkeit mit etwa 90% Wirkstoffgehalt und mischbar mit den meisten organischen Lösungsmitteln. Die reine Verbindung siedet bei 175°/0,1 mm.

Anwendung. Gute Wirkung gegen alle beweglichen Stadien bei geringer ovizider Wirkung.

Toxizität. LD_{50}: 3900 mg/kg Ratte.

4. Sonstige Verbindungen

Chinoxalin-2,3-trithiocarbonat. Chinothionat. Eradex (Bayer).

Herstellung. Umsetzung von 2,3-Dimercapto-chinoxalin mit Thiophosgen.

Eigenschaften. Bräunliches Pulver vom Fp. 180°, schwer löslich in organischen Lösungsmitteln, wie Alkohol und Aceton.

Anwendung. Gute und langandauernde Wirkung bei allen Stadien, speziell auch bei phosphoresterresistenten Rassen.

Toxizität. LD_{50}: 1800 mg/kg Ratte.

E. Nematizide

Unter Nematiziden versteht man Mittel zur Bekämpfung von phytopathogenen Nematoden. Es handelt sich hierbei um freilebende oder nichtfreilebende Fadenwürmer bzw. Älchen, die im Boden oder in der Pflanze vorkommen.

Nach ihrer wirtschaftlichen Bedeutung kann man die Nematoden in folgende Gruppen einteilen:
1. Wurzelgallennematoden (Meloidogyne spec.)
   an Tomaten, Gurken, Tabak und Baumwolle.
2. Freilebende Wurzelnematoden
   a) Endoparasitisch (Pratylenchus spec.)
   b) Ektoparasitisch (Rotylenchus, Paratylenchus, Hoplolaimus spec.)
      an Getreide, Baumwolle, Citrus, Kaffee, Tee, Baumschulen und Zierpflanzen.
3. Cystenbildende Nematoden (Heterodera spec.)
   an Kartoffeln, Rüben, Kohl, Hafer und Klee.
4. Blattnematoden (Aphelenchoides spec.)
   an Chrysanthemen, Gloxinien, Erdbeeren und Reis.
5. Stengelnematoden (Ditylenchus spec.)
   an Roggen, Klee, Futterrüben und Zwiebeln.

Die Nematodenbekämpfungsmittel müssen möglichst gleichmäßig in den Boden eingebracht bzw. eingearbeitet werden; dies geschieht:
a) durch Ausbringung in Form eines Granulates oder Pulvers und durch nachfolgendes mechanisches Einarbeiten (Einfräsen),
b) durch Verspritzen einer wäßrigen Lösung oder Emulsion,
c) mittels Injektoren in gewissen regelmäßigen Abständen (etwa 30 cm); hierzu eignen sich nur Verbindungen, die sich über die Gasphase im Boden verteilen (Gase, leicht siedende Flüssigkeiten).

Da die meisten Nematizide auch die Kulturpflanzen in gewissem Maße schädigen, muß zwischen der Bodenbehandlung und der Aussaat bzw. Anpflanzung der Kulturpflanze eine bestimmte Frist (Karenzzeit) eingehalten werden, deren Dauer außer von den speziellen Mitteln auch von Bodenart und Klima abhängig ist.

Die wichtigsten Nematodenbekämpfungsmittel sind:

1. Halogenierte Kohlenwasserstoffe

Gemisch aus 1,3-Dichlorpropen und 1,2-Dichlorpropan (2 : 1). Shell D-D.

$$CHCl=CH-CH_2Cl + CH_2Cl-CHCl-CH_3$$

Herstellung. Nebenprodukte bei der Glycerinherstellung aus Propylen.
Eigenschaften. Dunkel gefärbte Flüssigkeit vom Siedebereich 90 bis 160°, unlösl. in W.
Anwendung. Mittel gegen freilebende, wurzelgallen- und cystenbildende Nematoden unter Einhaltung einer Karenzzeit.
Toxizität. LD_{50}: 140 bis 300 mg/kg Ratte; schleimhautreizend.

1,2-Dibrom-3-chlorpropan. Nemagon (Shell).

$$CH_2Br-CHBr-CH_2Cl$$

Herstellung. Bromaddition an Allylchlorid.
Eigenschaften. Wasserunlösliche Flüssigkeit, vom Kp. 196°.
Anwendung. Wie D-D, besonders bei Rüben- und Kartoffelnematoden.
Toxizität. LD_{50}: 173 mg/kg Ratte; schleimhautreizend.

In ähnlicher Weise wirken Methylbromid und 1,2-Dibromäthan.

2. Methylsenföl und Methylsenföl-Abspalter

Methylsenföl. Trapex (Schering AG).

$$CH_3-N=C=S$$

Herstellung. Umsetzung eines N-methyldithiocarbamidsauren Salzes mit Phosgen in wäßriger Lösung.

Eigenschaften. Stechend riechende Kristallmasse vom Fp. 35° und Kp. 118°, lösl. in organischen Lösungsmitteln.

Anwendung. Universalmittel gegen alle Nematodenarten unter Einhaltung einer Karenzzeit mit Nebenwirkungen gegen Bodenpilze und Unkrautsamen (Bodenentseuchung).

Toxizität. LD_{50}: 95 mg/kg Ratte; stark haut- und schleimhautreizend.

N-Methyldithiocarbamidsaures Natrium. Metam. Vapam (Stauffer Chem. Comp.).

$$CH_3-NH-\underset{\underset{S}{\|}}{C}-SNa$$

Herstellung. Umsetzung von Methylamin mit Schwefelkohlenstoff in wäßriger Natronlauge.

Eigenschaften. Der Wirkstoff ist nur haltbar als 20- bis 40%ige wäßrige Lösung.

Anwendung. Wie Methylsenföl.

Toxizität. LD_{50}: 820 mg/kg Ratte; haut- und schleimhautreizend.

3,5-Dimethyl-tetrahydro-1,3,5-thiadiazin-2-thion. Dazomet. Mylon (Union Carbide).

Herstellung. Umsetzung von Methylamin mit Schwefelkohlenstoff und Formaldehyd.

Eigenschaften. Farb- und geruchlose Kristalle vom Fp. 99,5°, unlösl. in W. ,lösl. in Aceton und Chlf.

Anwendung. Wie Methylsenföl.

Toxizität. LD_{50}: 650 mg/kg Ratte.

3. Phosphorsäureester

Von den unter den Insektenbekämpfungsmitteln (vgl. S. 463ff.) beschriebenen Phosphorsäureestern wirkt E 605 gegen Blattnematoden.

O,O-Diäthyl-O-(2,4-Dichlorphenyl)-thionophosphat. Dichlorfenthion. VC 13 (Virginia – Carolina).

Herstellung. Umsetzung von O,O-Diäthyl-thiophosphorylchlorid mit 2,4-Dichlorphenolnatrium.

Eigenschaften. Wasserunlösliches Öl, vom $Kp._{0,2}$ 120 bis 123°, lösl. in organischen Lösungsmitteln.

Anwendung. Mittel gegen freilebende Nematoden.

Toxizität. LD_{50}: 270 mg/kg Ratte.

O,O-Diäthyl-O-(2-pyrazinyl)-thionophosphat. Thionazin. Zinophos (American Cyanamide).

Herstellung. Umsetzung von O,O-Diäthylthiophosphorylchlorid mit Pyrazinol.

Eigenschaften. Flüssigkeit von geringer Wasserlöslichkeit, mischbar mit organischen Lösungsmitteln.

Anwendung. Mittel gegen freilebende, cystenbildende und Wurzelgallennematoden mit systemischer Wirkung.

Toxizität. LD_{50}: 12 mg/kg Ratte.

O,O-Diäthyl-O-(4-methylsulfinylphenyl)-thionophosphat. Fensulfothion. Terracur P (Bayer).

$$\begin{array}{c} C_2H_5O \\ \diagdown \\ P\!-\!O\!-\!\!\!\left\langle\right\rangle\!\!\!-\!\overset{\displaystyle O}{\underset{\|}{S}}\!-\!CH_3 \\ \diagup \| \\ C_2H_5O S \end{array}$$

Herstellung. Oxydation von O,O-Diäthyl-O-(-4-methylmercaptophenyl)-thionophosphat mit Wasserstoffperoxid in Methanol.

Eigenschaften. Gelbliche Flüssigkeit vom $Kp._{0,01}$ 138 bis 141°, lösl. in organischen Lösungsmitteln.

Anwendung. Als Mittel gegen Stengelnematoden bei Rüben sowie als Nematizid in Rosenkulturen und Baumschulen.

Toxizität. LD_{50}: 1,16 bis 2,45 mg/kg Ratte.

F. Rodentizide

Rodentizide sind Mittel zur Bekämpfung von schädlichen Nagetieren (Rodentia), insbesondere von Ratten und Mäusen.

Die nachfolgende Übersicht enthält die wichtigsten Nagetiere mit Angabe der Bekämpfungsmittel.

Tierart	Bekämpfungsmittel
I. Mäuse (Muridae)	
1. Langschwanzmäuse (Murinae)	
Hausratte (Rattus rattus)	Thalliumsulfat, Cumarinpräparate[1], Strychnin, Promurit, Raticate, Zinkphosphid
Wanderratte (Rattus norvegicus)	
Hausmaus (Mus musculus)	Thalliumsulfat, Cumarinpräparate, Strychnin, Zinkphosphid
2. Kurzschwanzmäuse (Microtinae)	
Feldmaus (Microtus arvalis)	Toxaphen, Endrin, Zinkphosphid, Castrix
Erdmaus (Microtus agrestis)	Toxaphen, Endrin, Zinkphosphid
Große Wühlmaus (Arvicola terrestris)	Thalliumsulfat, Calcium-, Aluminium- und Zinkphosphid
II. Taschenratten (Geomyoidae)	
Gopherarten	Strychnin
III. Spezielle Bekämpfungen	
Wildkaninchen (in Australien)	Strychnin
Ziesel (in Rußland)	
Erdhörnchen (in Amerika)	

Je nach den örtlichen Gegebenheiten sind bei einer Nagetierbekämpfung verschiedene Anwendungsmethoden erforderlich:

1. Im Felde werden entweder ganze Flächen behandelt (Spritzbrühen), oder es werden Köder ausgelegt.

2. In Haus und Hof werden die Rodentizide als Streumittel (die orale Aufnahme erfolgt hier beim Sichputzen der Tiere) oder in Form eines Köders ausgebracht.

---

[1] Bei der Verwendung von Cumarinpräparaten ist gegenüber der Wanderratte die etwa 10fache Dosis erforderlich.

3. In geschlossenen Räumen (Silos, Schiffe) oder den unterirdischen Bauten der Schadnager wird eine Begasung durchgeführt.

4. Zur Wühlmausbekämpfung bringt man in die Gänge granuliertes Calcium- oder Aluminiumphosphid ein; oft werden aus Sicherheitsgründen auch Brennsätze verwendet, bei denen Calciumphosphat unter reduzierenden Bedingungen in Calciumphosphid übergeführt wird; aus den Phosphiden bildet sich dann durch Feuchtigkeitseinfluß Phosphorwasserstoff.

Mit Ausnahmen der langsam wirkenden Anticoagulantien auf Cumarin- und Indandionbasis, die ihre volle Wirkung erst bei mehrfacher Aufnahme entfalten, sind alle anderen Rodentizide „Starkgifte" mit rasch einsetzender Wirkung, so daß bei behandelten Rattenpopulationen schon nach kurzer Zeit eine Gift- oder Köderscheu als Abwehrreaktion einsetzt; dadurch ist eine Totalbekämpfung oft in Frage gestellt.

Geschichtliches. In früherer Zeit benutzte man Arsenik, Phosphor sowie die Meerzwiebel zur Nagetierbekämpfung. 1920 wurde als erstes synthetisches Rodentizid das 3-Methylxanthin eingeführt. Ab 1921 folgten die Arbeiten über Thalliumverbindungen; 1930 wurde Zinkphosphid in den Handel gebracht, und 1937 wurde die rodentizide Wirkung des Chlordimethylaminopyrimidins aufgefunden. Nach dem zweiten Weltkrieg erschien dann das erste Rodentizid aus der Reihe der Anticoagulantien (Warfarin).

Rodentizide Wirkstoffe

1. Anorganische Mittel

Thalliumsulfat. Tl_2SO_4.

Eigenschaften. Farblose Kristalle vom Fp. 632°, bis zu etwa 4,5% wasserlösl.

Anwendung. Zur Bekämpfung von Ratten, Haus- und Wühlmäusen in Form von Ködern.

Toxizität. LD_{50}: 16 mg/kg Wanderratte. Tödliche Dosis beim Menschen etwa 1 bis 1,5 g. Gegenmittel bei Vergiftungen: Medizinalkohle, Brechmittel und Magenspülungen.

Zinkphosphid (vgl. auch unter Phosphorwasserstoff). Zn_3P_2.

Eigenschaften. Graues Pulver vom Fp. 420°, lösl. in Bzl. und Schwefelkohlenstoff, zersetzt sich bei Feuchtigkeitseinfluß langsam unter PH_3-Entwicklung. Im sauren Medium des Magens erfolgt die Zersetzung rasch.

Anwendung. Zur Bekämpfung von Ratten, Hausmäusen sowie von Feld-, Erd- und Wühlmäusen.

2. Naturstoffe

Strychnin (s. dazu Strychnos).

Anwendung. Zur Bekämpfung von Langschwanzmäusen, Taschenratten, Ziesel, Erdhörnchen und Wildkaninchen.

Toxizität. LD_{50}: 1 bis 10 mg/kg Ratte.

Scillirosid (s. dazu Scilla).

Herstellung. Extrakte der roten Meerzwiebel (Scilla maritima).

Eigenschaften. Kristallisat vom Fp. 168 bis 170°, lösl. in A.

Anwendung. Zur Ratten- und Mäusebekämpfung in Spezialfällen.

Toxizität. Je nach Herkunft und Reinheit der Extrakte LD_{50} zwischen 100 und 600 mg Meerzwiebelextrakt/kg Ratte. Für reines Scillirosid beträgt die LD_{50} 0,5 bis 0,7 mg/kg Ratte.

3. Organische Starkgifte

Natriumfluoracetat. FCH_2COONa Compound 1080.

Eigenschaften. Hygroskopische Verbindung, die sich bei etwa 200° zersetzt.

Anwendung. Zur Bekämpfung von Ratten. Die Anwendung dieser Verbindung ist in Deutschland verboten.

Toxizität. LD_{50}: 0,22 mg/kg Ratte.

1-Naphthylthioharnstoff. ANTU.

Herstellung. Umsetzung von 1-Naphthylamin mit Ammoniumrhodanid.

Eigenschaften. Kristallisat vom Fp. 198°, lösl. in A. und Aceton.

Anwendung. Zur Bekämpfung von Wanderratten.

Toxizität. LD_{50}: 5 bis 9 mg/kg Wanderratte, 500 mg/kg Hausratte.

3,4-Dichlorbenzol-diazothioharnstoff. Chlor-Promurit. Muritan (Bayer).

Herstellung. Behandlung von 3,4-Dichlorbenzol-diazocyanamid-natrium und Natriumhydrogensulfid in wäßriger Lösung mit überschüssigem Kohlendioxid.

Eigenschaften. Gelbliche Kristalle vom Fp. 145°, mäßig lösl. in W., lösl. in den meisten organischen Lösungsmitteln.

Anwendung. Zur Bekämpfung von Haus- und Wanderratte.

Toxizität. LD_{50}: 1 bis 2 mg/kg Ratte.

2-Chlor-4-dimethylamino-6-methylpyrimidin. Crimidin. Castrix (Bayer).

Herstellung. Kondensation von Harnstoff mit Acetessigester, nachfolgende Chlorierung und Einwirkung von Dimethylamin.

Eigenschaften. Bräunliche, wachsartige Verbindung (Reinsubstanz Fp. 87°) vom $Kp._4$ 140 bis 147°, lösl. in Aceton und A.

Anwendung. In Form von Giftkörnern zur Bekämpfung von Haus- und Feldmäusen.

Toxizität. LD_{50}: 1,25 bis 2,6 mg/kg Ratte. Beim Menschen wirken etwa 50 mg tödlich. Gegenmittel: Medizinalkohle und sofortige Magenspülung.

5-(α-Hydroxy-α-2-pyridylbenzyl)-7-(α-2-pyridylbenzyliden)-5-norbornen-2,3-dicarboximid. Norbormid. Raticate (Tavolek Lab.).

Herstellung. Basenkatalysierte Umsetzung von Cyclopentadien mit 2-Benzoylpyridin im Molverhältnis 1:2 und nachfolgende Diensynthese mit Maleinimid.

Eigenschaften. Farbloses Kristallisat vom Fp. 190 bis 198°.

Anwendung. Die Verbindung wirkt speziell bei Ratten.

Toxizität. LD_{50}: 12 mg/kg Wanderratte, 35 bis 40 mg/kg Hausratte und etwa 1000 mg/kg Katze, Hund, Affe und Geflügel.

4. Chlorierte Kohlenwasserstoffe

Die hierunter fallenden Wirkstoffe Endrin und Toxaphen sind bei den Insektenbekämpfungsmitteln näher beschrieben (s. S. 461 u. 463).

5. Anticoagulantien

(s. dazu auch Bd. I, 1158)

Bei den Anticoagulantien handelt es sich um Verbindungen, durch welche die Blutgerinnung infolge einer Blockierung der Prothrombinbildung (Verdrängung von Vitamin K) gehemmt wird. Es kommt hierbei zu Blutdiffusionen in das Gewebe und somit allmählich zu einer Verblutung. Die subchronische Warmblütertoxizität ist größer als die bei einmaliger Applikation auftretende akute Toxizität. Bei Vergiftungen kommt es nach etwa 1 bis 2 Tagen an der Haut zu Blutaustritten. Als Gegenmittel wird Vitamin K_3 verabreicht.

Die Verwendung der Anticoagulantien als Rodentizide erstreckt sich nur auf die Bekämpfung von Langschwanzmäusen.

3-(α-Acetonylbenzyl)-4-hydroxycumarin. Warfarin.

Herstellung. Kondensation von 4-Hydroxycumarin mit Benzalaceton.

Eigenschaften. Geruch- und geschmackloses Kristallisat vom Fp. 159 bis 161°, lösl. in Aceton.

Toxizität. LD_{50}: 14 bis 20 mg/kg Ratte.

3-(α-Acetonyl-4-chlorbenzyl)-4-hydroxycumarin. Cumachlor. Tomorin (Geigy).

Herstellung. Kondensation von 4-Hydroxycumarin mit 4-Chlorbenzalaceton.

Eigenschaften. Farbloses Kristallisat vom Fp. 169 bis 171°, lösl. in Aceton.

Toxizität. LD_{50}: 400 bis 1200 mg/kg Ratte, 2000 mg/kg Maus.

3-(α-Tetralyl)-4-hydroxycumarin. Cumatetralyl. Racumin 57 (Bayer).

Herstellung. Kondensation von 4-Hydroxycumarin mit α-Tetralol.

Eigenschaften. Geruch- und geschmackloses Kristallisat vom Fp. 172 bis 176°, lösl. in den meisten organischen Lösungsmitteln und in wäßrigem Alkali.

Toxizität. LD_{50}: 16,5 mg/kg Ratte.

3-(α-Furyl-β-acetyläthyl)-4-hydroxycumarin. Fumarin. Cumafuryl. Cumarax-FU (Spieß).

Herstellung. Kondensation von 4-Hydroxycumarin mit Furfurylidenaceton.
Eigenschaften. Kristallisat vom Fp. 124, lösl. in Aceton.
Toxizität. LD_{50}: 400 mg/kg Ratte.

2-Pivaloyl-1,3-indandion. Pindon. Pival (Kilgore Chem. Co.).

Herstellung. Kondensation von Phthalsäurediäthylester mit Pinacolin in Gegenwart von Natriummethylat.
Eigenschaften. Gelbliches Kristallisat vom Fp. 108,5 bis 110,5°, lösl. in den meisten organischen Lösungsmitteln.
Toxizität. LD_{50}: etwa 30 mg/kg Ratte.

Zur Wirkungssteigerung wird Pindon mit Warfarin kombiniert: Actosin P (Schering).

G. Sonstige Anwendungsgebiete

Abschließend sollen noch folgende Gebiete der Schädlingsbekämpfung kurz behandelt werden:
    I. Molluskizide,
   II. Vogelabschreckmittel,
  III. Nagetierabschreckmittel.

I. *Molluskizide:* Hierunter versteht man Mittel zur Schneckenbekämpfung[1]. Die Schäden durch Schneckenfraß werden hauptsächlich durch Acker- und Wegschnecken verursacht. Vorwiegend werden dabei Salatpflanzen, Bohnen und Erdbeeren sowie einige Zierpflanzen geschädigt.

Als wirksames Mittel wird Metaldehyd (tetramerer Acetaldehyd, wasserunlöslich, LD_{50}: 600 bis 1000 mg/kg Hund) in Form eines 5- bis 10%igen Kleieköders angewandt.

In jüngster Zeit werden außerdem Präparate auf Basis von Carbamidsäureestern (vgl. S. 470f.) wie Zectran und Mesurol als Kleieköder empfohlen.

II. *Vogelabschreckmittel:* Sie dienen zum Schutz
1. des Saatgutes nach der Feldbestellung,
2. des Erntegutes und
3. von Gebäuden.

Mit chemischen Mitteln läßt sich nur das Saatgut (Getreide, Mais, Erbsen) befriedigend gegen Krähenfraß schützen, und zwar mit Teerölen, Tetramethylthiuramdisulfid (vgl. S. 427) oder Anthrachinon [Morkit (Bayer); Fp. 285°, LD_{50}: > 5000 mg/kg Ratte].

Beim Schutz des Erntegutes vor Vogelfraß reicht die Wirkung von Anthrachinon nicht immer aus. Hier werden meistens mechanische Abwehrmittel (z. B. Gespinstkabel im Weinbau) eingesetzt.

---

[1] Die Bekämpfung der krankheitsübertragenden Schnecken wird an anderer Stelle dieses Handbuches behandelt (s. dazu Anthelmintica, Bd. I, 899, bes. 968).

Der Gebäudeschutz wird in der Regel mit Polyisobutylen durchgeführt, wodurch die Vögel beim Auffliegen und Landen leicht ins Gleiten geraten.

III. *Nagetierabschreckmittel* sollen Samen und Sämlinge von schädigenden Nagern freihalten. Zur Vermeidung von Wildschäden in Forst- und Obstgehölzen werden sog. Wildverbißmittel angewandt. Geeignete Mittel sind:

Tetramethylthiuramdisulfid (vgl. S. 427),

Zinkdimethyldithiocarbamat-Cyclohexylamin-Komplex (ZIP, Fp.104°, LD_{50}: > 500 mg/ kg Ratte),

Anthropin (Gemisch niederer Carbonsäuren).

Geruchlich abschreckend wirken Verwitterungsmittel, die meist in getränkten Lappen (z. B. mit Tieröl) angewendet werden.

Literatur

FREAR, D. E. H.: Pesticide Handbook, 16. Ed., State College, Pennsylvania: College Science Publishers 1964 (Übersicht über sämtliche Pesticide mit USA-Toleranzwerten). – GUNTHER, F. A., u. L. R. JEPPSON: Modern Insecticides and World Food Production London: Chapman & Hall 1960. – MAIER-BODE, H.: Pflanzenschutzmittelrückstände, Stuttgart: Eugen Ulmer 1965. – MARTIN, H.: Guide to the Chemicals used in Crop Protection, 4. Ed., Research Branch, Canada Department of Agriculture, Publication 1093. – MARTIN, H.: Insecticide and Fungicide Handbook for Crop Protection, Oxford: Blackwell Scientific Publications 1963 (Übersicht über die wichtigsten Schädlinge und Pflanzenkrankheiten sowie die chemischen Bekämpfungsmittel). – METCALF, R. L.: Advances in Pest Control Research, New York/London: Interscience Publishers, seit 1957. – PERKOW, W.: Die Insektizide, Heidelberg: Dr. A. Hüthig 1956 (Chemie, Wirkungsweise und Toxizität). – SCHRADER, G.: Die Entwicklung neuer insektizider Phosphorsäure-Ester, 3. Aufl., Weinheim/Bergstraße: Verlag Chemie 1963. – TIELECKE, H.: Pflanzenschutzmittel, Berlin: Akademie-Verlag 1963. – WEST, T. F., u. J. E. HARDY: Chemical Control of Insects, 2. Ed. London: Chapman & Hall 1961. – WOODFORD, E. K.: Weed Control Handbook, 4. Ed., Oxford: Blackwell Scientific Publications. – Pflanzenschutzmittel-Verzeichnis, Biologische Bundesanstalt für Land- und Forstwirtschaft in Braunschweig. Erscheint jährlich.

Spasmolytica

Als Spasmolytica bezeichnet man Substanzen, die den Tonus der glatten Muskulatur herabsetzen, insbesondere wenn dieser pathologisch erhöht ist. Zu ihrem Wirkungsbereich gehören im weiteren Sinn das periphere Gefäßsystem, der Bronchialtractus, der Magen-Darm-Kanal mit den Gallenwegen, die abführenden Harnwege einschließlich der Harnblase. Da sich an den Gefäßen und an den Bronchien in der Praxis speziellere Arzneimittelgruppen bewährt haben, ist es weithin üblich, unter den Spasmolytica im engeren Sinn diejenigen Stoffe zusammenzufassen, deren Hauptindikationen Spasmen im Magen-Darm-Kanal und in den abführenden Harnwegen sind. Dies schließt allerdings nicht aus, daß sie auch an den anderen glattmuskulären Organen wirksam sind. Durch einige Substanzen dieser Wirkstoffgruppen werden außerdem spastische Zustände der quergestreiften Muskulatur beeinflußt, vor allem solche, die mit Tremor einhergehen (Parkinsonismus), und zwar teils durch zentrale und teils durch periphere Angriffspunkte. Sie werden auch als Antispasmodica bezeichnet.

Die Wirkung der Spasmolytica kann entweder vorwiegend über die Beeinflussung des vegetativen Nervensystems zustandekommen oder unabhängig von der vegetativen Innervation sein. Im ersten Falle spricht man von *neurotropen*, im zweiten von *muskulo-* oder *myotropen Spasmolytica*.

Das natürliche Vorbild der neurotropen Spasmolytica ist das *Atropin*. Synthetica mit atropinartiger Wirkung bezeichnet man auch als *Parasympathicolytica*, da Atropin den Parasympathicus lähmt. Der Prototyp der myotropen Spasmolytica ist das *Papaverin*.

Atropin hemmt die Wirkung des Acetylcholins, das am parasympathischen Nervenende freigesetzt wird. Am Rezeptor des Erfolgsorgans kommt es zwischen Acetylcholin und Atropin zur Konkurrenz. Atropinartige Spasmolytica werden deshalb auch *Anticholinergica* genannt. Nach dem gleichen Mechanismus wird auch die Wirkung anderer Parasympathicomimetica aufgehoben.

Papaverin greift an der glatten Muskulatur, z.B. der Coronar- und Hirngefäße, des Magen-Darm-Kanals, des Uterus, der Bronchien, der Gallen- und Harnwege, unabhängig von deren vegetativen Innervation an, und wird besonders dann angewandt, wenn Tonuserhöhungen dieser Muskulatur vorliegen.

Pharmakologische Unterscheidungsmöglichkeiten zwischen Atropin und Papaverin bestehen darin, daß ein durch Cholinester ausgelöster Spasmus praktisch nur vom Atropin gelöst werden kann, während die durch Bariumchlorid hervorgerufenen Spasmen besser durch Papaverin aufgehoben werden.

Unter den gebräuchlichen synthetischen Spasmolytica gibt es eine Reihe von Substanzen, die neben papaverinähnlichen Wirkungen auch atropinartige Wirkungskomponenten aufweisen und umgekehrt. Eine strenge Trennung in neuro- und myotrope Substanzen ist daher nicht immer möglich.

Da die parasympathische Blockade auch unerwünschte Wirkungen, wie Hemmung der Speichelsekretion, Pupillenerweiterung, Akkomodationshemmung im Auge, Beschleunigung der Herzfrequenz usw. hervorruft, war man bemüht, synthetische Spasmolytica mit selektiver Wirkung zu finden.

Bei den folgenden beschriebenen Substanzen handelt es sich teilweise um Parasympathicolytica, die vorwiegend den Gastrointestinaltrakt und die ableitenden Galle- und Harnwege und nur wenig oder nicht die Drüsen, das Herz oder das Zentralnervensystem beeinflussen.

I. Tropasäureester

$$C_6H_5-CH(CH_2OH)-C(=O)-O-R$$

Nr.	R	Bezeichnung	Vorherrschende Wirkung
1	NCH$_3$	Atropin, Hyoscyamin	Atr.
2	H$_3$C—N$^\oplus$—CH$_3$	Methylatropin Eumydrin (Bayer)	Atr.
3	NCH$_3$, O	Scopolamin, Hyoscin	Atr.
4	H$_3$C—N$^\oplus$—CH$_3$, O	Methylscopolamin Pamine (Upjohn)	Atr.
5	[H$_9$C$_4$—N—CH$_3$, O]$^\oplus$ Br$^\ominus$	Buscopan (Boehringer, Ingelheim)	Atr. (ohne Atr.-Nebenwirkungen)
6	—CH$_2$—C(CH$_3$)(CH$_3$)—CH$_2$—N(C$_2$H$_5$)(C$_2$H$_5$)	Amprotropine Syntropan (Roche)	Pap.

II. Mandelsäureester

$$\text{Ph-CH(OH)-C(=O)-O-R}$$

Nr.	R	Bezeichnung	Vorherrschende Wirkung
1	(Tropanyl, H, NCH₃)	Homatropin	Mydr.
2	[Tropanyl, H, H₃C—N⁺—CH₃] X⁻	Methylhomatropin	Atr.
3	(2,2,6,6-Tetramethylpiperidinyl, N—CH₃)	Eucatropin	

III. Benzilsäureester

$$\text{Ph}_2\text{C(OH)-C(=O)-O-R}$$

Nr.	R	Bezeichnung	Vorherrschende Wirkung
1	(Tropanyl, H, NCH₃)	Benzilpseudotropein, Komp. von Emedian (Merck)	Atr.
2	[Pyridinium, N–CH₃]⁺ Br⁻	Clidiniumbromide, Quarzan (Roche)	Atr.
3	[Piperidinium, N(CH₃)₂]⁺ Br⁻	Mepenzolate methylbromide, Cantil (Lakeside)	Atr.
4	[Piperidinium, N(CH₃)(C₂H₅)]⁺ Br⁻	Pipenzolate methylbromide, Piptal (Lakeside)	Atr.

Spasmolytica

III. Benzilsäureester (*Fortsetzung*)

Nr.	R	Bezeichnung	Vorherrschende Wirkung
5	[–CH$_2$–(N-methylpyrrolidinium with H$_3$C–N–CH$_3$)]$^⊕$ CH$_3$OSO$_3^⊖$	Poldine methylsulfate, Nacton (Bencard)	Atr.
6	[–CH$_2$–(N-methylpiperidinium with H$_3$C–N–CH$_3$)]$^⊕$ CH$_3$OSO$_3^⊖$	Piribenzil methylsulfate Acabel (Chemie Grünenthal)	Atr.
7	–CH$_2$–CH$_2$–N(CH$_3$)$_2$	Diphemin-Asaletten (Asal)	Zur Linderung des Schnupfens
8	–CH$_2$–CH$_2$–N(C$_2$H$_5$)$_2$	Benactyzine, Suavitil (Medicinalco)	Atr. (Tranqu.)
9	–CH$_2$–CH$_2$–N(piperidino)	Lyseen (Hommel)	Atr.
10	[–CH$_2$–CH$_2$–N(C$_2$H$_5$)$_2$–CH$_3$]$^⊕$ Br$^⊖$	Benactyzine methylbromide, Spatomac (Laroze), Paragon (Tewa)	Atr.

IV. Partiell hydrierte Benzilsäureester

$$\text{C}_6\text{H}_5-\underset{\underset{\text{OH}}{|}}{\text{C}}(\text{C}_6\text{H}_{11})-\underset{\underset{\text{O}}{\|}}{\text{C}}-\text{O}-\text{R}$$

Nr.	R	Bezeichnung	Vorherrschende Wirkung
1	[–CH$_2$–CH$_2$–N(C$_2$H$_5$)$_2$–CH$_3$]$^⊕$ Br$^⊖$	Oxyphenonium bromide, Antrenyl (Ciba)	Atr.
2	–CH$_2$–(4,5-dihydroimidazol with N–CH$_3$)	Oxyphencyclimine Daricon Dominil } (Roerig-Pfizer) Zamanil	Atr.

V. Diphenylessigsäure- und Diphenylthioessigsäure-ester

$$(C_6H_5)_2CH-\underset{\underset{X}{\|}}{C}-O-R$$

Nr.	X	R	Bezeichnung	Vorherrschende Wirkung
1	O	$-CH_2-CH_2-N(C_2H_5)_2$	Adiphemine, Trasentin (Ciba)	Pap.
2	O	N-Methylpiperidin-3-yl	Piperidolate, Dactil (Lakeside)	Pap.
3	S	$-CH_2-CH_2-N(C_2H_5)_2$	Thiphenamine Trocinate (Poytress)	Pap.

VI. Phenylessigsäureester und ähnliche Verbindungen

$$C_6H_5-\underset{R^1}{CH}-\underset{\underset{O}{\|}}{C}-O-R^2$$

Nr.	R^1	R^2	Bezeichnung	Vorherrschende Wirkung
1	$-C_2H_5$	$-CH_2-CH_2-N(C_2H_5)_2$	Ventroquart (Dr. Thilo)	Atr., Pap.
2	$-CH_2-CH_2-CH_3$	$-CH_2-CH_2-N(C_2H_5)_2$	Propivane (Specia)	Pap.
3	$-CH(CH_3)(C_2H_5)$	N-Methylpiperidin-4-yl	Pentapiperidinium, Lyspafen (Cilag)	Pap., Atr.
4	$-CH(CH_3)(C_2H_5)$	$[-CH_2-CH_2-\overset{\oplus}{N}(C_2H_5)_2CH_3]X^\ominus$	Valethamate, Epidosin (Kali-Chemie) Murel (Ayerst)	Atr., Pap.
5	1-Hydroxycyclopentyl	$-CH_2-CH_2-N(CH_3)_2$	Cyclopentolate, Mydrilate (Blenkinsop) Cyclogyl (Schieffelin)	Atr.
6	Piperidin-1-yl	$-CH_2-CH_2-N(C_2H_5)_2$	Bietamiverine, Spasmaparid (Nordmark)	Pap.
7	Piperidin-1-yl	$-CH_2-CH_2-$piperidin-1-yl	Dipiproverine, Spasmonal (Heyden) Levospasm (Dausse)	Pap.

Spasmolytica 489

VI. Phenylessigsäureester und ähnliche Verbindungen (*Fortsetzung*)

Nr.	Formel	Bezeichnung	Vorherrschende Wirkung
8	(Phenyl)(cyclopentyl)C–C(=O)–O–CH$_2$–CH$_2$–N(C$_2$H$_5$)$_2$	Caramiphen Parpanit (Geigy) Taoryl (Geigy)	Pap., Atr.
9	(Phenyl)(cyclopentyl)C–C(=O)–O–CH$_2$–CH$_2$–O–CH$_2$–CH$_2$–N(C$_2$H$_5$)$_2$	Sedotussin (Pfleger)	Hustensedativum
10	(3,4-Dimethylphenyl)(cyclopentyl)C–C(=O)–O–CH$_2$–CH$_2$–N(C$_2$H$_5$)$_2$	Metcaraphen Netrin (Geigy)	Pap., Atr.

VII. Verschiedene Alkanolaminester

Nr.	Formel	Bezeichnung	Vorherrschende Wirkung
1	[(2-Thienyl)(cyclopentyl)(OH)C–C(=O)–O–CH$_2$–CH$_2$–N$^{\oplus}$(C$_2$H$_5$)$_2$(CH$_3$)] Br$^{\ominus}$	Penthienate bromide	
2	(Fluoren-9-yl)–C(=O)–O–CH$_2$–CH$_2$–N(C$_2$H$_5$)$_2$	Pavatrine (Searle)	Pap., Atr.
3	[(Xanthen-9-yl)–C(=O)–O–CH$_2$–CH$_2$–N$^{\oplus}$(CH(CH$_3$)$_2$)$_2$(CH$_3$)] Br$^{\ominus}$	Propantheline bromide	Atr.
4	[(Xanthen-9-yl)–C(=O)–O–CH$_2$–CH$_2$–N$^{\oplus}$(C$_2$H$_5$)$_2$(CH$_3$)] Br$^{\ominus}$	Methantheline bromide	Atr.

Spasmolytica

VII. Verschiedene Alkanolaminester (*Fortsetzung*)

Nr.	Formel	Bezeichnung	Vorherrschende Wirkung
5	(C₆H₁₁)(C₆H₁₁)C(=O)–O–CH₂–CH₂–N(C₂H₅)₂	Dicyclomine, Bentyl (Merell) Atumin (Beiersdorf)	Pap., Atr.
6	(C₆H₁₁)(C₆H₁₁)C(=O)–O–CH₂–CH₂–N(piperidyl)	Dihexyverin, Spasmodex (Crinex-Uvé)	Pap., Atr.

VIII. Phenyl-propanol- und -äthanol-amine

Grundstruktur: Phenyl–C(C₆H₁₁)(OH)–CH₂–CH₂–R

Nr.	R	Bezeichnung	Vorherrschende Wirkung
1	–N(pyrrolidyl)	Procyclidine, Kemadrin (Burroughs-Wellcome)	Atr.
2	–N(piperidyl)	Trihexyphenidyl Artane (Lederle)	Atr.
3	[–N(C₂H₅)₃]⁺ Cl⁻	Tridihexethyl chloride Pathilon (Lederle) Claviton (Lederle)	Atr.
4	[–N(piperidyl)(CH₃)]⁺ Cl⁻	Tricyclamol chloride Elorine (Lilly) Tricoloid (Burroughs-Wellcome)	Atr.

Nr.	Formel	Bezeichnung	Vorherrschende Wirkung
5	Phenyl–C(cyclopentyl)(OH)–CH₂–CH₂–N(piperidyl)	Cycrimine Pagitan (Lilly)	
6	Phenyl–C(bicycloheptenyl)(OH)–CH₂–CH₂–N(piperidyl)	Bi(s)periden Akineton (Knoll)	Atr.

Spasmolytica

VIII. Phenyl-propanol- und äthanol-amine (*Fortsetzung*)

Nr.	R	Bezeichnung	Vorherrschende Wirkung
7	[Phenyl-(2-thienyl)-C(OH)-CH$_2$-CH$_2$-N(CH$_3$)(morpholino)]$^\oplus$ J$^\ominus$	Tiemonium jodid Komp. im Bort (Ravensburg)	Atr., Pap.
8	[Phenyl-CH(CH(CH$_3$)$_2$)-CH(OH)-CH$_2$-CH$_2$-N(CH$_3$)(piperidino)]$^\oplus$ X$^\ominus$	Mepiperphenindol, Darstine (Merck, Sharp, Dohme)	Atr.
9	[Phenyl-(cyclohexyl)-C(OH)-CH$_2$-N(piperazin)(CH$_3$)$_2$]$^\oplus$ CH$_3$SO$_4^\ominus$	Hexocyclium methylsulfate	Atr.

IX. Basisch substituierte Diphenylessigsäureamide

$$(\text{C}_6\text{H}_5)_2\text{C}(\text{R})-\underset{\underset{\text{O}}{\|}}{\text{C}}-\text{NH}_2$$

Nr.	R	Bezeichnung	Vorherrschende Wirkung
1	—CH$_2$—CH$_2$—N(piperidino)	Komp. in Efosin (Hoechst)	Atr.
2	[—CH$_2$—CH$_2$—N(CH$_3$)(C$_2$H$_5$)(CH$_3$)]$^\oplus$ Br$^\ominus$	Ambutonium bromide, Komp. von Aludrox (Wyeth)	Atr.
3	[—CH$_2$—CH$_2$—N(CH(CH$_3$)$_2$)(CH$_3$)(CH(CH$_3$)$_2$)]$^\oplus$ J$^\ominus$	Isopropamide jodide, Priamide (Janssen) Darbid (Smith, Kline, French)	Atr.
4	—CH$_2$—CH(CH$_3$)—N(CH$_3$)(CH$_3$)	Aminopentamide, Centrine (Bristol)	Atr.

X. Aromatisch substituierte Alkylamine und Alkanolaminäther

Nr.	Formel	Bezeichnung	Vorherrschende Wirkung
1	(Ph)₂CH—CH₂—CH₂—N(piperidin)	Aspasan (Hoechst) Komp. im Efosin (Hoechst)	Broncho-spasmolytikum
2	[Xanthenyl—CH₂—CH₂—N(piperidin)(CH₃)]⁺ X⁻	Spalisal (außer Handel) (Wander)	Atr.
3	(Ph)₂CH—O—(Tropan)NCH₃	Benztropine, Cogentin (Merck, Sharp, Dohme)	Nict.
4	(Ph)₂CH—O—(Tropan)NC₂H₅	Ethybenzatropine Ponalid (San)	Nict.

Zeichenerklärung für die Tabellen I bis X. Atr.: wirkt bevorzugt atropinartig; Pap.: wirkt bevorzugt papaverinartig; Nict.: wirkt bevorzugt nicotinähnlich; Mydr.: wirkt bevorzugt mydriatisch; Tranqu.: wirkt bevorzugt als Tranquilizer.

I. Tropasäureester

Atropinum Erg.B. 6. Atropine BP 63, CF 65, Pl.Ed. I/1. Atropin.

$C_{17}H_{23}NO_3$ Formel Nr. I 1, S. 485   M.G. 289,38

Atropin ist die optisch inaktive Form des Hyoscyamins (D+L-Hyoscyamin), dessen linksdrehende Form in verschiedenen Solanaceen: Atropa Belladonna L., Datura Stramonium L., Hyoscyamus niger L., Scopolia japonica, Duboisia myoporoides R.Br. und anderen, vorkommt. Das Atropin wurde zuerst aus Atropa Belladonna L. gewonnen und hat daher den Namen. Es ist aber in der Pflanze nicht als solches enthalten, sondern entsteht erst während der Gewinnung aus dem L-Hyoscyamin. Die Umwandlung des L-Hyoscyamins in das inaktive Atropin erfolgt leicht durch Einwirkung von Alkalien. Das Atropin wird meist aus der Belladonnawurzel oder aus Stechapfelsamen gewonnen.

Gewinnung. 1000 T. gepulverte Tollkirschenwurzel werden mit Äthanol durch Perkolieren ausgezogen, bis die Menge des Auszuges 6000 T. beträgt. Der Auszug wird mit 50 T. Calciumhydroxid versetzt und nach 24 Std. filtriert. Das Filtrat wird mit verd. Schwefelsäure schwach angesäuert, wieder filtriert und zur völligen Beseitigung von Fett, Harz, Farbstoff u.a. wiederholt mit Ae. oder PAe. ausgeschüttelt. Die so gereinigte Alkaloidsalzlsg. wird dann mit wenig Kaliumcarbonatlsg. versetzt, bis zur schwach alkalischen Reaktion, wodurch noch harzige Verunreinigungen, aber noch kein Alkaloid abgeschieden werden. Die wieder filtrierte Flüssigkeit wird dann mit Kaliumcarbonatlsg. im Überschuß versetzt, und nach 24 Std. das ausgeschiedene Atropin abfiltriert. Das in der wäßrigen Flüssigkeit gelöst bleibende Atropin wird durch Ausschütteln mit Chlf. gewonnen. Das Rohatropin wird in Äthanol gelöst, die Lsg. mit Wasser bis zur eben beginnenden Trübung und dann wieder mit einer kleinen Menge Äthanol versetzt und stehen gelassen. Das Atropin scheidet sich dann kristallin aus, während kleine Mengen von unverändertem Hyoscyamin und von anderen Basen in der Mutterlauge gelöst bleiben. Durch Umkristallisieren in gleicher Weise kann es gereinigt werden. Die Ausbeute beträgt etwa 0,3 bis 0,4%. Aus dem Stechapfelsamen kann das Atropin zu etwa 0,25% in gleicher Weise gewonnen werden. Die Umwandlung (Racemisierung) von Hyoscyamin in Atropin läßt sich auf folgende Weise ausführen: Eine Lsg. von Hyoscyamin in Äthanol wird mit einigen Tropfen Natronlauge versetzt und etwa 2 Std. lang stehen gelassen, bis sie inaktiv geworden sind. Aus der Lsg. kann das Atropin dann durch Zusatz von Wasser abgeschieden werden.

Herstellung. Durch Veresterung von Tropin mit DL-Tropasäure.

Eigenschaften. Farblose, durchscheinende, glänzende, säulenförmige oder spießige Kristalle oder weißes kristallines Pulver, geruchlos, von bitterem Geschmack. Löslichkeit bei 20°: In 3 T. A. (95%), in 8 T. A. (90%), in 2 T. Chlf., in 35 T. Bzl., in 60 T. Ae., in 500 T. W. in 50 T. siedendem W., wenig in fetten Ölen. Fp. 115 bis 117° (Erg.B. 6), 115 bis 116° (CF 65), 115 bis 118° (BP 63). Die alkoholische Lsg. reagiert alkalisch und besitzt einen bitteren, kratzenden Geschmack.

Erkennung. 1. Wird 0,01 g Substanz mit 5 Tr. rauchender Salpetersäure in einem Porzellanschälchen auf dem Wasserbad eingetrocknet, so hinterbleibt ein kaum gelblich gefärbter Rückstand, der nach dem Erkalten beim Übergießen mit alkoholischer Kalilauge eine violette Farbe annimmt (Erg.B. 6, ähnlich CF 65 und BP 63). – 2. 50 mg Substanz werden in 5 ml W. suspendiert, mit Salzsäure angesäuert und mit Goldchloridlsg. versetzt. Es bildet sich ein zitronengelber Niederschlag, der rasch kristallin wird. Nach dem Umkristallisieren aus siedendem, salzsaurem W. erhält man winzige Kristalle, die beim Trocknen stumpf und pulverförmig werden. Fp. bei 136° (Unterscheidung von Hyoscyamin) (BP 63, ähnlich CF 65).

Prüfung. 1. 50 mg Atropin müssen sich in 1 ml konz. Schwefelsäure ohne Färbung lösen; nach Zusatz von 1 Tr. Salpetersäure darf sich diese Lsg. höchstens schwach gelb färben (fremde Alkaloide) (Erg.B. 6). – 2. 5 ml der mit Hilfe geringer Mengen verd. Salzsäure hergestellten wäßrigen Lsg. (1 + 79) dürfen durch 2 ml Ammoniakflüssigkeit nicht sofort verändert werden (Apoatropin) (Erg.B. 6). – 3. 5 ml einer 1%igen Lsg. in 0,05 n Salzsäure werden mit 0,25 ml 0,1 n Kaliumpermanganatlsg. versetzt; innerhalb 5 Min. darf die Permanganatfarbe nicht vollständig verschwunden sein (rasch oxydierbare Substanzen, Apoatropin) (BP 3, ähnlich CF 65). – 4. Die Substanz darf höchstens 0,1% Sulfat enthalten (CF 65). – 5. Optische Aktivität: Eine 10%ige, alkoholische (90%) Lsg. darf, gemessen in einem 2-dm-Rohr, die Ebene des polarisierten Lichtes von $-0,25°$ bis $+0,05°$ verändern (BP 63). – 6. Sulfatasche: Höchstens 0,1% (BP 63). – 7. 0,2 g Atropin dürfen nach dem Verbrennen keinen wägbaren Rückstand hinterlassen (Erg.B. 6).

Gehaltsbestimmung. Nach BP 63: Etwa 0,25 g Substanz werden genau gewogen, in 5 ml 95%igem, gegen Methylrot neutralisierten Äthanol gelöst, mit 20,0 ml 0,1 n Salzsäure versetzt und der Überschuß an Salzsäure mit 0,1 n Natronlauge gegen Methylrot als Indikator zurücktitriert. 1 ml 0,1 n Salzsäure entspricht 0,02894 g $C_{17}H_{23}NO_3$.

Mittlere Einzelgabe. Erg.B. 6: Als Einnahme 0,0003 g, als Zäpfchen 0,0003 g.

Unverträglichkeiten. Gerbsäure und gerbstoffhaltige Zubereitungen (Fällung), alkalisch reagierende Stoffe, diäthylbarbitursaures Natrium, gebrannte Magnesia, Magnesiumperoxid, Natriumbicarbonat, phenyläthylbarbitursaures Natrium (Zers.). (In trockenem Zustand tritt Zers. erst nach längerer Aufbewahrung in Erscheinung.)

Anwendung. Spasmolyticum, Parasympatholyticum.

Atropinum sulfuricum DAB 7 – DDR, ÖAB 9, Helv. V u. Suppl. I, Ross. 9, CsL 2. Atropine sulfate USP XVII. Atropine sulphate BP 63. Sulfate d'Atropine CF 65. Atropini sulfas PI.Ed. I/1, Nord. 63, Jap. 61, Ned. 6. Atropinsulfat DAB 7 – BRD. Atropiniumsulfat. Atropinium sulfuricum. Sulfato di Atropina. Siran atropinia.

$C_{34}H_{48}N_2O_{10}S \cdot H_2O$ Formel Nr. I 1, S. 485   M.G. 694,86
$(C_{17}H_{23}O_3N)_2 \cdot H_2SO_4 \cdot H_2O$

Gehaltsforderungen. DAB 7 – BRD: Mindestens 99,0%, berechnet auf die getrocknete Substanz.

DAB 7 – DDR: 98,6 bis 101,0%, berechnet auf die bei 110° getrocknete Substanz.

BP 63: Mindestens 98%, berechnet auf die bei 110° getrocknete Substanz.

Nord. 63: Etwa 82,5% Atropinbase, etwa 99% Atropinsulfat · 1 H_2O.
Jap. 61: Mindestens 98% wasserfreie Substanz.

Zusammensetzung. CF 65: Atropinbase 83,3%, Schwefelsäure 14,1%, Wasser 2,6%.

Herstellung. Eine unter guter Abkühlung hergestellte Mischung von 1 T. konz. Schwefelsäure und 10 T. abs. A. wird mit fein zerriebenem Atropin (etwa 6 T.) versetzt, bis die Flüssigkeit angefeuchtetes Lackmuspapier nicht mehr verändert. Die weingeistige Lsg. von Atropinsulfat wird dann in einer Flasche mit der vierfachen Raummenge wasserfreiem Ae. überschichtet und an einem kühlen Ort (unter 12°) stehen gelassen. Da das Atropinsulfat in Ae. fast unlösl. ist, wird es allmählich durch die durch Diffusion erfolgende Vermischung des Ae. mit dem A. kristallin abgeschieden. Der Kristallbrei wird abgesogen, mit wasserfreiem Ae. gewaschen und bei Raumtemperatur getrocknet.

Eigenschaften. Farblose Kristalle oder weißes, kristallines Pulver, ohne Geruch, von bitterem Geschmack. Atropinsulfat verwittert allmählich an trockener Luft. Löslichkeit: Sehr leicht lösl. in W., lösl. in etwa 4 T. A., wenig lösl. in Chlf., praktisch unlösl. in Ae und Bzl.

Erkennung. 1. Eine Lsg. von Atropinsulfat gibt mit Bariumchloridlsg. einen weißen, feinkristallinen Nd., der in Salzsäure unlösl. ist (ÖAB 9, ähnlich alle anderen Pharmakopöen). – 2. 1,0 ml Prüflsg. (nach DAB 7 – DDR: 1,000 g Substanz wird in kohlendioxidfreiem W. zu 20,00 ml gelöst) gibt nach Zusatz von 1,0 ml W. und 10 Tr. 0,1 n Jodlsg. einen braunen Nd. (DAB 7 – DDR, ähnlich ÖAB 9). – 3. 2 bis 5 mg Substanz werden mit 0,50 ml rauchender Salpetersäure zur Trockne eingedampft. Nach dem Erkalten wird der gelbliche Rückstand in 5,0 ml Aceton gelöst. Auf Zusatz von 1,0 ml 0,1 n äthanolischer Kalilauge färbt sich die Lsg. violett (DAB 7 – BRD, ähnlich DAB 7 – DDR, ÖAB 9, Pl.Ed. I/1, USP XVII u. a. Pharmakopöen). Hyoscin und Hyoscyamin geben dieselbe Farbreaktion; die Gegenwart anderer Alkaloide kann diese Reaktion überdecken (Pl.Ed. I/1). – 4. 5,0 ml Prüflsg. (DAB 7 – DDR) zeigen nach Zusatz von 2,0 ml 6 n Ammoniaklsg. eine Trübung. Beim Reiben der Gefäßwand mit einem Glasstab entsteht ein kristalliner Nd., der auf einem Filter gesammelt wird. Die mit 10 ml W. gewaschenen und 24 Std. über Silicagel getrockneten Kristalle schmelzen im Bereich von 114 bis 116° (DAB 7 – DDR, ähnlich die meisten anderen Pharmakopöen). Die erhaltene Base muß die unter „Atropin" beschriebenen Nachweisreaktionen geben (BP 63). – 5. Eine Lsg. (1 in 50) wird mit Goldchloridlsg. versetzt; es entsteht ein glanzloser Nd. Hyoscaymin gibt einen glänzenden Nd. (USP XVII). – 6. Erhitzt man etwa 2 mg Substanz mit 2 Tr. W. und 5 Tr. konz. Schwefelsäure bis zur beginnenden Braunfärbung, so tritt ein angenehmer, honigähnlicher Geruch auf (ÖAB 9). – 7. Versetzt man eine Lsg. von etwa 3 mg Substanz in 1 ml W. mit 1 ml Nesslers Rg., so entsteht eine weiße Trübung. Beim Erhitzen verschwindet die Trübung und es scheidet sich ein gelber, flockiger Nd. aus (ÖAB 9). – 8. Lsg. von Atropinsulfat wirken mydriatisch (CF 65). – 9. Schmelzintervall (im Kapillarröhrchen, bestimmt mit der bei 103 bis 105° getrockneten Substanz): 188 bis 195° (Zers.). Identifizierung nach KOFLER: Schmelzintervall unter dem Mikroskop: 188 bis 193°. Eutektische Temperatur der Mischung mit Salophen: 149°, mit Benzamilid: 146° (ÖAB 9).

Prüfung. 1. Aussehen der Lsg.: 5,0 ml Prüflsg. müssen klar und farblos sein. Prüflsg.: 5%ige Lsg. in CO_2-freiem Wasser (DAB 7 – BRD, DAB 7 – DDR, ÖAB 9). – 2. Alkalisch oder sauer reagierende Verunreinigungen: 10,0 ml Prüflsg. müssen sich nach Zusatz von 0,10 ml Methylrotlsg. II rot färben und dürfen höchstens 0,15 ml 0,02 n Natronlauge bis zum Umschlag nach Gelb verbrauchen (DAB 7 – BRD, ähnlich DAB 7 – DDR, ÖAB 9). – 3. Hyoscyamin: $[\alpha]_D^{20°} = +0,2°$ bis $-0,4°$, gemessen an einer 5%igen Lsg. in 10 cm Schichtdicke (DAB 7 – BRD). $\alpha_D^{20°} = -0,2$ bis $+0,2°$, bestimmt in einem Beobachtungsrohr von 20 cm Länge (DAB 7 – DDR, ähnlich ÖAB 9). – 4. Oxydierbare Verunreinigungen: Eine Mischung von 2,0 ml Prüflsg. mit 10,0 ml W. und 0,10 ml 0,1 n Kaliumpermanganatlsg. darf innerhalb 3 Min. nicht völlig entfärbt werden (DAB 7 – BRD, ähnlich ÖAB 9, BP 63). – 5. Organische Verunreinigungen: 0,0100 g Substanz werden mit 1,00 ml konz. Schwefelsäure unter Schütteln gelöst. Die Lsg. muß farblos sein und darf nach Zusatz von 1 Tr. 5 n Salpetersäure keine stärkere Färbung zeigen als 1,00 ml der Mischung aus 0,100 ml Eisen-FL und 3,90 ml 0,5 n Salzsäure (DAB 7 – DDR). – 6. Verhalten gegen Schwefelsäure: 0,200 g Substanz werden in 5,0 ml Schwefelsäure unter Schütteln gelöst. Die Lsg. darf nicht stärker gefärbt sein als eine Mischung von 0,40 ml Eisen(III)-chlorid-Lsg. III, 0,10 ml Kobalt(II)-chlorid-Lsg., 0,10 ml Kupfer(II)-sulfat-Lsg. II und 4,40 ml 1%ige Salzsäure (DAB 7 – BRD). – 7. Apoatropin, Belladonnin, fremde Alkaloide: 1,00 ml Prüflsg. gibt nach Zusatz von 2 Tr. 6 n Ammoniaklsg. einen weißen Nd., der sich nach Zusatz von 2,00 ml W. lösen muß (DAB 7 – DDR, ähnlich ÖAB 9, USP XVII, Pl.Ed. I/1). – 8. Morphin, Brucin: 20 mg Substanz müssen sich in 1 ml konz. Salpetersäure farblos lösen (Helv. V). – 9. Nicht veresterte Tropasäure: 5,0 ml Prüflsg. werden mit 20 ml W. verdünnt und nach Zusatz von 1,0 ml 3 n Schwefelsäure 2mal mit je 20 ml Ae. ausgeschüttelt. Die abgetrennten Ätherauszüge werden filtriert und eingedampft; der Rückstand wird in 10 ml warmem W. gelöst. Nach Zusatz von 0,10 ml Phenolphthaleinlsg. und 1,00 ml 0,02 n Natronlauge muß sich die Lsg. rot färben (DAB 7 – BRD). – 10. Trocknungsverlust: 2,0 bis 4,0% bei 125° getrocknet (DAB 7 – BRD); höchstens 4,0%, bei 110° getrocknet (DAB 7 – DDR, PI.Ed. I/1, BP 63); 2,5 bis 3% (ÖAB 9); höchstens 4%, getrocknet bei 100 bis 105° (CF 65). – 11. Wassergehalt: höchstens 4%, titrimetrisch bestimmt (USP XVII). – 12. Glührückstand: Höchstens 0,10% (DAB 7 – DDR, PI.Ed. I/1); höchstens 0,2% (ÖAB 9). – 13. Sulfatasche: Höchstens 0,2% (DAB 7 – BRD); höchstens 0,1% (BP 63).

Gehaltsbestimmung. Nach DAB 7 – BRD, ähnlich ÖAB 9 und Ross. 9: 0,30 g Substanz, genau gewogen, werden in einer Mischung von 30,0 ml A. 90% und 10,0 ml Chlf. gelöst und nach Zusatz von 1,0 ml Phenolphthaleinlsg. mit 0,1 n Natronlauge unter kräftigem Schütteln bis zur Rosafärbung titriert (Feinbürette). 1 ml 0,1 n Natronlauge entspricht 29,04 mg $(C_{17}H_{24}NO_3)^+$, daraus berechnet 33,84 mg $C_{34}H_{48}N_2O_{11}S$.

Nach BP 63, ähnlich Jap. 61: Etwa 0,25 g Substanz werden genau gewogen, in 25 ml W. gelöst, mit 10 ml verd. Ammoniaklsg. versetzt und mit Mengen von je 20 ml Chlf. quantitativ ausgeschüttelt. Die Chloroformauszüge werden mit 10 ml W. gewaschen, mit 2 ml A. (95%) versetzt und eingedampft. Der Rückstand wird in 2 ml A. (95%) gelöst, mit 20 ml 0,1 n Salzsäure versetzt und der Überschuß an Salzsäure mit 0,1 n Natronlauge gegen Methylrot als Indikator zurücktitriert. 1 ml 0,1 n Salzsäure entspricht 0,03384 g $(C_{17}H_{23}NO_3)_2 \cdot H_2SO_4$.

Nach DAB 7 – DDR: 0,3500 g Substanz, die bei der „Bestimmung des Trocknungsverlustes" anfällt, werden in einem Erlenmeyerkolben mit aufgesetztem Silicagelrohr in 20,0 ml Essigsäureanhydrid unter Erwärmen gelöst. Nach dem Erkalten und Zusatz von 5 Tr. Bromphenolblaulsg. wird die Lsg. mit 0,1 n Perchlorsäure bis zum Farbumschlag nach Blaugrün titriert (Feinbürette). 1 ml 0,1 n Perchlorsäure ist 67,68 mg wasserfreiem Atropinsulfat äquivalent.

Aufbewahrung. Vor Licht geschützt, in dicht verschlossenen Behältern.

Dosierung. Nach DAB 7 – BRD: Größte Einzelgabe 0,005 g, größte Tagesgabe 0,01 g.

Nach DAB 7 – DDR: Einzelmaximaldosis: oral 0,001 g, subkutan 0,001 g. Tagesmaximaldosis: oral 0,003 g, subkutan 0,003 g. Maximalkonzentration: 1% zur Anwendung am Auge.

Nach BP 63: Bei subkutaner und intramuskulärer Injektion: 0,25 bis 2 mg.

Nach ÖAB 9: Gebräuchliche Einzeldosis bei oraler oder subkutaner Verabreichung: 0,00025 bis 0,0005 g. Einzelmaximaldosis: (oral oder subkutan) 0,001 g. Tagesmaximaldosis: (oral oder subkutan) 0,003 g. Gebräuchliche Konzentration in Augentropfen: 0,2%.

Entkeimung. Nach ÖAB 9: Durch Erhitzen der Lsg. im gesättigten Wasserdampf im Autoklaven während 20 Min. bei 120°, unter Zusatz von 0,1% 0,1 n Salzsäure.

Hyoscyaminum sulfuricum Helv. V – Suppl. I. Hyoscyaminumsulfat. Sulfate d'hyoscyamine. Sulfato di iosciamina.

$(C_{17}H_{23}NO_3)_2 \cdot H_2SO_4 \cdot H_2O$ Formel Nr. I 1, S. 485   M.G. 694,86

L-Hyoscyamin ist die dem Razemat Atropin entsprechende optisch aktive Form.

Eigenschaften. Lockeres, weißes Pulver oder weiße Kristallmasse, ohne wahrnehmbaren Geruch, von sehr bitterem Geschmack. Die Substanz ist lichtempfindlich, die wäßrigen Lsg. reagieren sauer gegen Lackmus. Löslichkeit: 1 g Hyoscyaminsulfat löst sich in etwa 0,5 ml W. und in etwa 5 ml A. Es ist praktisch unlösl. in Ae.

Erkennung. Hyoscyaminsulfat gibt die unter Atropinsulfat beschriebenen Reaktionen Nr.: 1. bis 4. und 7. bis 8. – 5. 1 ml der Lsg. (1 in 20) wird unter Schütteln tropfenweise mit Goldchloridlsg. versetzt, bis ein deutlicher Nd. entsteht. Nach Zusatz einer geringen Menge verd. Salzsäure wird durch Erwärmen gelöst. Beim Abkühlen scheiden sich glänzende goldgelbe Schuppen aus (Unterscheidung von Atropin und Scopolamin) (NF XII). – 6. Schmelzbereich: Die 4 Std. bei 105° getrocknete Substanz darf unterhalb 200° nicht schmelzen (NF XII).

Prüfung. 1. Wassergehalt: Mindestens 2,3% und höchstens 2,9%, ermittelt an 1 g Substanz (Helv. V – Suppl. I). – 2. Aussehen der Lsg.: Etwa 1 g wasserfreie Substanz, genau gewogen, muß sich in 2,5 ml frisch ausgekochtem und wieder erkaltetem W. klar und farblos völlig lösen. Diese Lsg. wird im Meßkölbchen mit frisch ausgekochtem und wieder erkaltetem Wasser auf 20 ml ergänzt und ist nach Feststellung der optischen Drehung als Stammlsg. für die übrigen Prüfungen zu verwenden (Helv. V – Suppl. I). – 3. Spezifische Drehung: Muß zwischen −26,5° und −28,5° liegen; demnach muß der Drehungswinkel von 1,000 g wasserfreier Substanz, gelöst in W. zu 20 ml, bei 20° im 20-mm-Rohr bestimmt, nicht weniger als $-2{,}65°$ und nicht mehr als $-2{,}85°$ betragen (Helv. V – Suppl. I). Nicht weniger als $-24°$, gemessen an einer wäßrigen Lsg. von 500 mg der 4 Std. bei 105° getrockneten Substanz in 10 ml (NF XII). – 4. Alkalisch oder sauer reagierende Verunreinigungen: 1 ml der Stammlsg. muß durch 1 Tr. Bromthymolblaulsg. gelb oder grünlichgelb, aber nicht grün, durch 1 Tr. Methylrotlsg. gelb, orange oder rot, aber nicht stärker rot gefärbt werden, als 1 ml einer Mischung von 3 ml Natriumacetat (27,2 g Natrium aceticum werden in W. zu 100 ml gelöst) + 3 ml verd. Essigsäure + W. zu 20 ml (Helv. V – Suppl. I). – 5. Fremde Anionen: In der Stammlsg. darf Bromid nicht nachweisbar sein (Helv. V – Suppl. I). – 6. Organische Verunreinigungen: Die Lsg. von 10 mg in 1 ml konz. Schwefelsäure muß farblos sein (Helv. V – Suppl. I, ähnlich NF XII). – 7. Morphin, Brucin: 20 mg Substanz müssen sich in 1 mol konz. Salpetersäure farblos lösen (Helv. V – Suppl. I). – 8. Fremde Alkaloide: 250 mg Substanz werden in 1 ml 0,1 n Salzsäure gelöst und mit W. auf 15 ml verdünnt. 5 ml dieser Lsg. werden mit wenigen Tropfen Platinchloridlsg. versetzt: Es darf kein Nd. entstehen. Zu weiteren 5 ml der Lsg. werden 2 ml Ammoniaklsg. gegeben: Es darf höchstens eine schwache Opaleszenz, jedoch keine sofortige Trübung oder ein Nd. entstehen (NF XII). – 9. Apoatropin, Belladonnin: Wird eine Mischung von 0,5 ml der Stammlsg. + 0,5 ml W. mit 4 Tr. verd. Ammoniaklsg. versetzt, so muß sich die Lsg. trüben; auf nachträglichen Zusatz von 2 ml W. muß die Trübung wieder verschwinden (Helv. V – Suppl. I). – 10. Aus 2 ml der Stammlsg. fällt auf Zusatz von 10 Tr. verd. Ammoniaklsg. Hyoscyamin aus. Dieses wird einige Minuten stehen gelassen, dann abfiltriert, mit wenig W. bis zur Sulfatfreiheit gewaschen und während 24 Std. im Schwefelsäureexsikkator getrocknet. Sein Schmelzpunkt muß zwischen 104 und 107° liegen (Helv. V – Suppl. I). – 11. Verbrennungsrückstand: Höchstens 0,2% (NF XII); 2 ml der Stammlsg. dürfen nach dem Verdampfen keinen wägbaren Verbrennungsrückstand hinterlassen (Helv. V – Suppl. I).

Gehaltsbestimmung. Nach Helv. V – Suppl. I.: 5 ml der Stammlsg., genau gemessen, werden mit 3 ml Chlf. versetzt und unter Verwendung von Phenophthalein mit 0,1 n Natronlauge unter Umschwenken bis zur Rosafärbung titriert (Feinbürette). 1 ml 0,1 n NaOH entspricht 0,033823 g $(C_{17}H_{23}NO_3)_2 \cdot H_2SO_4$.
Gehaltsforderung: Mindestens 99,3%.

Aufbewahrung. Vor Licht geschützt, in gut verschlossenem Glase.

Sterilisation. Durch Erhitzen im freiströmenden Wasserdampf (von etwa 100°) während 30 Min. (Helv. V – Suppl. I).

Dosierung. Helv. V – Suppl. I: Einzelmaximaldosis 0,0005 g, Tagesmaximaldosis 0,0015 g.

Unverträglichkeiten. Alkalien und alkalisch reagierende Stoffe (Razemesierung und Fällung); Jod, Gerbsäure (Fällung).

Anwendung. Als Parasympatholyticum.

Methylatropinium bromatum ÖAB 9, Helv. V – Suppl. I. Atropinum methylobromatum Erg.B. 6. Methylatropini bromidum Nord. 63. Methylatropinbromid. Atropinbrommethylat. Atropini methobromidum. Brommethylate d'atropine. Brommetilato di atropina.

$C_{18}H_{26}BrNO_3$ Formel Nr. I/2, S. 485 M.G. 384,33

Eigenschaften. Farblose Kristalle oder weiße Blättchen oder weißes, kristallines Pulver, ohne Geruch, von bitterem Geschmack. Löslichkeit: Lösl. in etwa 1 T. W. oder in etwa 20 T. A., praktisch unlösl. in Ae. oder Chlf. Fp. 219 bis 221° (Erg.B. 6), 212 bis 216,5° (Helv. V – Suppl. I), 219 bis 223° im Kapillarröhrchen (ÖAB 9).

Erkennung. 1. Die wäßrige Lsg. gibt mit Silbernitratlsg. einen gelblichweißen, käsigen Nd., der in Salpetersäure unlösl. und in konz. Ammoniaklsg. lösl. ist (ÖAB 9). – 2. Versetzt man eine mit verd. Salzsäure angesäuerte Lsg. mit etwa 10 mg Chloramin und schüttelt mit Chlf., so färbt sich dieses braun (ÖAB 9, ähnlich Erg.B. 6). – 3. Versetzt man eine Lsg. von etwa 2 mg Substanz in 1 ml W. mit 5 Tr. Jodlsg., so scheidet sich ein Perjodid in Form schwarzbrauner, öliger Tröpfchen aus (ÖAB 9). – 4. Dampft man etwa 1 mg Substanz mit 1 ml rauchender Salpetersäure auf dem Wasserbad zur Trockne ein und befeuchtet den gelblichen Rückstand mit einigen Tropfen alkoholischer Kaliumhydroxidlsg., so entsteht eine violette Lsg., deren Färbung sich auf Zusatz von etwa 5 ml Aceton vertieft (ÖAB 9, ähnlich Helv. V – Suppl. I und Erg.B. 6). – 5. Versetzt man etwa 2 mg Substanz mit 2 Tr. W. und 5 Tr. konz. Schwefelsäure bis zur beginnenden Bräunung, so tritt ein angenehmer, honigähnlicher Geruch auf (ÖAB 9). – 6. Versetzt man eine Lsg. von etwa 5 mg Substanz in 1 ml W. mit 1 ml Nesslers Rg., so entsteht ein hellgelber, käsiger Nd. (ÖAB 9). – 7. Nach alkalischer Verseifung der Substanz läßt sich nach dem Ansäuern mit verd. Salzsäure die Tropasäure mit Hilfe von Ae. extrahieren. Fp. nach Trocknen bei 105° zwischen 117 und 120° (Nord. 63). – 8. Identifizierung nach KOFLER: Schmelzintervall unter dem Mikroskop: 222 bis 226° (Zers., wobei in der Schmelze kleine Nadeln entstehen). Eutektische Temp. der Mischung mit Salophen: 166°; mit Dicyandiamid: 127° (ÖAB 9).

Prüfung. 1. Aussehen der Lösung: Eine Lsg. von 1 T. Substanz in 19 T. kohlensäurefreiem W. muß klar und farblos sein (ÖAB 9, ähnlich Helv. V – Suppl. I). – 2. Optisch aktive Stoffe: Das optische Drehungsvermögen ($\alpha_D^{20°}$ l = 2) der Lsg. (1 + 19) darf um höchstens ±0,1° von 0° abweichen (ÖAB 9; bei 20° im 200-mm-Rohr keine optische Drehung, Helv. V – Suppl. I). – 3. Freies Alkali, freie Säure: Eine Mischung von 4 ml der Lsg. (1 + 19) und 6 ml kohlensäurefreiem W. muß sich auf Zusatz von 2 Tr. Bromthymolblaulsg. gelb oder grün und bei darauffolgendem Zusatz von 1 Tr. 0,01 n Natronlauge blau färben (ÖAB 9). – 4. Fremde Alkaloide: Man schüttelt eine Mischung von 10 ml Lsg. (1 + 19 und 1 ml Ammoniaklsg. in einem Scheidetrichter 1 Min. lang mit 20 ml Ae. aus. Die ätherische Lsg. wäscht man durch Schütteln mit 5 ml W., filtriert und dampft 10 ml davon zur Trockne ein. Das Gewicht des Rückstandes darf nicht mehr als 1 mg betragen (ÖAB 9); wird 1 ml Stammlsg. (1 + 19) tropfenweise mit verd. Ammoniaklsg. versetzt, so darf auch vorübergehend keine Trübung oder Fällung auftreten (Helv. V – Suppl. I). – 5. Leicht oxydierbare Stoffe: Eine Mischung von 2 ml der Lsg. (1 + 19), 8 ml W. und 0,10 ml Kaliumpermanganatlsg. darf die rote Farbe innerhalb von 5 Min. nicht vollständig verlieren (ÖAB 9). – 6. Nitrat: Werden 2 ml der Lsg. (1 + 19) mit Diphenylamin-Schwefelsäure unterschichtet, so darf sich zwischen beiden Flüssigkeiten keine blaue Zone bilden (ÖAB 9, ähnlich Helv. V – Suppl. I). – 7. Sulfat: In der Lsg. (1 + 19) darf Sulfat nicht nachweisbar sein (ÖAB 9). – 8. Trocknungsverlust: Höchstens 0,5% (ÖAB 9). – 9. Verbrennungsrückstand: Höchstens 0,2% (ÖAB 9); 4 ml Stammlsg. (1 + 19) dürfen nach dem Verdampfen keinen wägbaren Verbrennungsrückstand hinterlassen (Helv. V – Suppl. I). 0,2 g Substanz dürfen keinen wägbaren Verbrennungsrückstand hinterlassen (Erg.B. 6).

Gehaltsbestimmung. Nach ÖAB 9: 0,3843 g Methylatropinbromid werden in einem Schliffkolben in 10 ml kohlensäurefreiem W. gelöst. Die Lsg. versetzt man mit 20,00 ml 0,1 n Natriumhydroxidlsg. und läßt hierauf 1 Std. lang verschlossen stehen. Sodann titriert man das überschüssige Natriumhydroxid nach Zusatz von 10 Tr. Phenolphthaleinlsg. mit 0,1 n Salzsäure zurück. Für die angegebene Einwaage muß sich ein Verbrauch an 0,1 n Natriumhydroxidlsg. von 9,90 bis 10,18 ml ergeben, entsprechend 99,0 bis 101,8% des theoretischen Wertes. 1 ml 0,1 n Natriumhydroxidlsg. entspricht 38,43 mg $C_{18}H_{26}BrNO_3$, 1 g Methylatropinbromid entspricht 26,02 ml 0,1 n Natriumhydroxidlsg.

Nach Helv. V – Suppl. I: 5 ml Stammlsg. (1 + 19) werden genau gemessen und mit W. auf 50 ml verdünnt. Dann werden 10 ml verd. Salpetersäure, 5 ml Eisen(III)-ammoniumsulfatlsg. und 10,00 ml 0,1 n Silbernitratlsg. zugefügt. Die Mischung wird geschwenkt, bis sich das gebildete Silberbromid zusammengeballt hat. Hierauf wird mit 0,1 n Ammoniumrhodanidlsg. bis zum Farbumschlag nach Rötlichgelb zurücktitriert (Mikrobürette). 1 ml 0,1 n $AgNO_3$ entspricht 0,038414 g $C_{18}H_{26}BrNO_3$. Methylatropinbromid muß mindestens 99,5% $C_{18}H_{26}BrNO_3$ enthalten. 0,2500 g müssen also mindestens 6,47 ml und dürfen höchstens 6,51 ml 0,1 n $AgNO_3$ verbrauchen.

Aufbewahrung. Vor Licht geschützt, in gut schließenden Gefäßen.

Unverträglichkeiten s. Atropin.

Dosierung. Erg.B. 6 und Helv. V – Suppl. I: Größte Einzelgabe 0,001 g, größte Tagesgabe 0,003 g.

Nach ÖAB 9: Gebräuchliche Einzeldosis 0,0005 bis 0,001 g. Einzelmaximaldosis 0,002 g. Tagesmaximaldosis 0,004 g. Gebräuchliche Konzentration in Augentropfen: 1 bis 2%.

Entkeimung. Die Lsg. werden unter Zusatz von 0,1% 0,1 n Salzsäure durch Erhitzen im gesättigten Wasserdampf in Autoklaven während 20 Min. bei 120° sterilisiert.

Anwendung. Parasympatholyticum.

Methylatropinium nitricum ÖAB 9. Atropine methonitrate BP 63. Atropini Methanitras Pl.Ed. I – Suppl. Methylatropinnitrat. Methylatropini Nitras. Atropinum Methylonitricum. Atropinmethonitrat.

$C_{18}H_{26}NO_3 \cdot NO_3$ Formel Nr. I/2, S. 485   M.G. 366,42
$C_{18}H_{26}N_2O_6$

Atropinmethylnitrat ist das Methonitrat des Alkaloids Atropin bzw. D,L-Tropasäuretropinester-Methonitrat.

Gehaltsforderungen. Pl.Ed. I – Suppl.: Mindestens 98,0% und höchstens das Äquivalent von 100,9% $C_{18}H_{26}N_2O_6$.

BP 63: Mindestens 98,0% in der bei 105° konstant getrockneten Substanz.
ÖAB 9: 99,0 bis 101,8% des theoretischen Wertes.

Herstellung. Durch Umsetzung von Atropin-methojodid oder -methobromid mit Silbernitrat.

Eigenschaften. Farblose Kristalle oder weißes, kristallines Pulver, ohne Geruch. Löslichkeit: Lösl. in etwa 1 T. W., in etwa 13 T. A., praktisch unlösl. in Ae. und Chlf. Schmelzintervall im Kapillarröhrchen: 160 bis 166°, unter dem Mikroskop: 163 bis 169° (ÖAB 9); Schmelzbereich nach dem Trocknen bei 105°, 166 bis 168° (PI.Ed. I – Suppl. und BP 63).

Erkennung. 1. Nitrat: Unterschichtet man eine Lsg. von etwa ½ mg Substanz in 1 ml W. mit Diphenylamin-Schwefelsäure, so bildet sich zwischen den beiden Flüssigkeiten eine tiefblaue Zone (ÖAB 9, ähnlich BP 63 und PI.Ed. I – Suppl.). – 2. Versetzt man eine Lsg. von etwa 2 mg Substanz in 1 ml W. mit 5 Tr. Jodlsg., so scheidet sich ein Perjodid in Form feiner, brauner, öliger Tröpfchen aus (ÖAB 9). – 3. In 5 ml einer 10%igen wss. Lsg. werden 0,5 ml Salzsäure und 2,5 ml Gold(III)-chlorid-Lsg. gegeben. Das gebildete Gold(III)-chlorid-Salz hat nach dem Umkristallisieren aus mit Salzsäure angesäuertem, siedendem W. und nach dem Trocknen bei 105° eine Schmelztemp. von ungefähr 205° (Unterschied zu Atropin und Hyoscyamin) (PI.Ed. I – Suppl. und BP 63). – 4. In 5 ml einer 2%igen Lsg. werden 2 ml Natriumhydroxidlsg. gegeben; die Alkaloidbase darf nicht ausgefällt werden (PI.Ed. I – Suppl. und BP 63). – 5. Dampft man etwa 1 mg Substanz mit 1 ml rauchender Salpetersäure auf dem Wasserbad zur Trockne ein und befeuchtet den gelblichen Rückstand mit einigen Tropfen alkoholischer Kalilauge, so entsteht eine violette Lsg., deren Färbung sich auf Zusatz von etwa 5 ml Aceton vertieft (ÖAB 9, ähnlich BP 63 und PI.Ed. I – Suppl.). – 6. Versetzt man eine Lsg. von etwa 5 mg Substanz in 1 ml W. mit 1 ml Nesslers Rg., so entsteht ein hellgelber, käsiger Nd. (ÖAB 9). – 7. Eutektische Temperatur der Mischung mit Phenacetin: 118°; Lichtbrechungsvermögen der Schmelze: $n_D = 1{,}5204$ bei 166 bis 168° (ÖAB 9).

Prüfung. 1. Reinheit: Eine Lsg. (1 + 19) in kohlensäurefreiem W. muß klar und farblos sein (ÖAB 9). – 2. Halogenide: Eine Mischung von 2 ml der Lsg. (1 + 19), 8 ml W. und 1 ml verd. Salpetersäure darf auf Zusatz von 3 Tr. Silbernitratlsg. innerhalb 5 Min. nicht getrübt werden (ÖAB 9, ähnlich BP 63, PI.Ed. I – Suppl.). – 3. Silber: In 1 ml einer 10 prozentigen wss. Lsg. werden 0,2 ml Natriumsulfidlsg. gegeben; die Lsg. darf sich nicht dunkler färben (PI.Ed. I – Suppl. und BP 63). – 4. Schwermetalle: In einer Mischung von 2 ml der Lsg. (1 + 19) und 8 ml W. dürfen Schwermetalle nicht nachweisbar sein (ÖAB 9). – 5. ÖAB 9: „Die übrigen Reinheitsprüfungen sind in der bei Methylatropinium bromatum" angegebenen Weise auszuführen, wobei jedoch die Prüfungen auf Nitrat und Sulfat entfallen. – 6. Optische Drehung: Eine 4%ige Lsg. ist optisch inaktiv (PI.Ed. I – Suppl.); –0,25 bis +0,05°, gemessen an einer Lsg., die 10% des wasserfreien Salzes enthält, in einem 2-dm-Rohr (BP 63). – 7. Trocknungsverlust: Höchstens 0,5%, nach dem Trocknen bei 105° bis zur Gewichtskonstanz (PI.Ed. I – Suppl. und BP 63). – 8. Verbrennungsrückstand: Höchstens 0,1% (PI.Ed. I – Suppl.). – 9. Sulfatasche: Höchstens 0,1% (BP 63).

Gehaltsbestimmung. Nach ÖAB 9: 0,3664 g Methylatropinnitrat werden in einem Schliffkolben in 10 ml kohlensäurefreiem W. gelöst. Die Lsg. versetzt man mit 20,00 ml 0,1 n Natriumhydroxid und läßt hierauf 1 Std. lang verschlossen stehen. Sodann titriert man das überschüssige Natriumhydroxid nach Zusatz von 10 Tr. Phenolphthaleinlsg. mit 0,1 n Salzsäure zurück. Für die angegebene Einwaage muß sich ein Verbrauch an 0,1 n Natriumhydroxidlsg. von 9,90 bis 10,18 ml ergeben, entsprechend 99,0 bis 101,8% des theoretischen Wertes. 1 ml 0,1 n Natriumhydroxidlsg. entspricht 36,64 mg $C_{18}H_{26}NO_3 \cdot NO_3$. 1 g Methylatropinnitrat entspricht 27,29 ml 0,1 n Natriumhydroxidlsg.

Nach PI.Ed. I – Suppl.: Ungefähr 0,1 g, genau gewogen, wird in 40 ml W. gelöst, 20 ml verd. Schwefelsäure und 30 ml Ammoniumreineckatlsg. zugegeben, gut gemischt und 30 Min. lang stehen gelassen. Nach dem Filtrieren wird der Rückstand zunächst so oft mit Atropinmethylreineckatlsg. gewaschen, bis die Waschflüssigkeiten sulfatfrei sind, anschließend mit 3 ml W. und schließlich mit 2 ml Ae. (95%). Über Phosphorpentoxid wird bei höchstens 5 Torr 2 Std. lang getrocknet. 1 g des Rückstandes entspricht 0,5884 g $C_{18}H_{26}N_2O_6$.

Nach BP 63: Durch Titration im wasserfreien Milieu. Einwaage etwa 0,5 g Substanz, Lösungsmittel: Wasserfreie Essigsäure, Titrationslsg.: 0,1 n Perchlorsäure, Endpunktsbestimmung: potentiometrisch. 1 ml 0,1 n Perchlorsäure entspricht 0,03664 g $C_{18}H_{26}N_2O_6$.

Aufbewahrung. Vor Licht geschützt, in gut verschlossenen Gefäßen.

Entkeimung. ÖAB 9: Injektionspräparate werden nach dem aseptischen Verfahren hergestellt.

Dosierung. ÖAB 9: Gebräuchliche Einzeldosis 0,0005 bis 0,001 g. Einzelmaximaldosis 0,002 g. Tagesmaximaldosis 0,004 g. Gebräuchliche Konzentration in Augentropfen 1 bis 2%.

Anwendung. Als Parasympatholyticum.

Scopolaminum hydrobromicum ÖAB 9, DAB 7 – DDR, Helv. V, CsL 2, Ross. 9. Scopolaminhydrobromid DAB 7 – BRD. Scopolamine hydrobromide USP XVII. Bromhydrate de Scopolamine CF 65. Scopolamini bromidum Nord. 63. Scopolamini hydrobromidum Jap. 61. Hyoscine hydrobromide BP 63. Hyoscini Hydrobromidum PI.Ed. I. Bromidrato di Scopolamina. Hyoscinum hydrobromicum. Hyoscinhydrobromid.

$(C_{17}H_{21}NO_4)HBr \cdot 3H_2O$ Formel Nr. I/3, S. 485 M.G. 438,32
$(C_{17}H_{22}BrNO_4) \cdot 3H_2O$

Tropasäure-6,7-epoxy-tropylester hydrobromid. (−)-Tropasäure-scopylester-hydrobromid.

Bemerkung. Die D,L-Form wird als Atroscin bezeichnet.

Gehaltsforderungen. DAB 7 – BRD: Mindestens 99,0%, berechnet auf die getrocknete Substanz.
Helv. V: Mindestens 99,3%, berechnet auf die wasserfreie Substanz.
Ross. 9: Mindestens 98,5%, berechnet auf die wasserfreie Substanz.
CsL 2: Mindestens 98,0%, berechnet auf die bei 100° getrocknete Substanz.
DAB 7 – DDR: 98,8 bis 101,0%, berechnet auf die bei 105° getrocknete Substanz.
ÖAB 9: 99,0 bis 103,0% des theoretischen Wertes.
Nord. 63: 98,2 bis 103,7% $C_{17}H_{21}NO_4 \cdot HBr \cdot 3H_2O$ bzw. 68,0 bis 71,8% $C_{17}H_{21}NO_4$.
USP XVII: 98,5 bis 102,0%, berechnet auf die wasserfreie Substanz.

Zusammensetzung. CF 65: Scopolaminbase 69,21%, Bromwasserstoff 18,46%, Wasser 12,33%.

Eigenschaften. Farblose Kristalle oder weißes, kristallines Pulver, ohne Geruch, das an der Luft leicht verwittert. Löslichkeit: Lösl. in etwa 2 T. W., in etwa 20 T. A. (95%), in etwa 15 T. A. (90%), wenig lösl. in Chlf., praktisch unlösl. in Ae.

Schmelztemperatur: bestimmt mit:

Helv. V:	191–194°		getrockneter Substanz
Ross. 9:	192–196°	3 Std. bei 100–105°	getrockneter Substanz
CsL 2:	193–196°	bei 100°	getrockneter Substanz
DAB 7 – DDR:	194–197°		getrockneter Substanz
USP XVII:	195–199°	3 Std. bei 105°	getrockneter Substanz
ÖAB 9:	195–200° im Kapillarröhrchen und unter dem Mikroskop	bei 103–105°	getrockneter Substanz
Jap. 61:	195–198°	3 Std. bei 105°	getrockneter Substanz
BP 63:	195–198°		getrockneter Substanz
PI.Ed. I:	197–200°		getrockneter Substanz
DAB 7 – BRD:	199–203° auf dem Metallblock		getrockneter Substanz

Spezifische Drehung: $[\alpha]_D^{20°} = -24$ bis $-26°$, $c = 5$ (DAB 7 – BRD, DAB 7 – DDR, ÖAB 9, CsL 2, USP XVII, PI.Ed. I, Jap. 61); $[\alpha]_D^{20°} = -24$ bis $-26,5°$ (BP 63); $[\alpha]_D^{20°} = -25° \pm 2°$ (CF 65); $[\alpha]_D^{20°} = -22$ bis $-26°$, $c = 5$ (Ross. 9); $[\alpha]_D$ −19,5 bis 24,0°, $c = 2$, $\alpha_D = -0,78$ bis $-0,96°$ (200 mm) (Nord. 63).

Erkennung. 1. Die Lsg. der Substanz gibt mit Silbernitratlsg. einen gelblichweißen, käsigen Nd., der in Salpetersäure unlösl., in konz. Ammoniaklsg. lösl. ist (ÖAB 9 und andere Pharmakopöen). – 2. Versetzt man eine mit verd. Salzsäure angesäuerte Lsg. mit etwa 10 mg Chloramin und schüttelt mit Chlf., so färbt sich dieses braun (ÖAB 9 und andere Pharmakopöen). – 3. 2 bis 5 mg Substanz werden mit 0,50 ml rauchender Salpetersäure zur Trockne eingedampft. Nach dem Erkalten wird der gelbliche Rückstand in 5,0 ml Aceton gelöst. Auf Zusatz von 1,0 ml 0,1 n äthanolischer Kalilauge färbt sich die Lsg. violett (DAB 7 – BRD, ähnlich die meisten anderen Pharmakopöen). – 4. Versetzt man eine Lsg. von etwa 2 mg Substanz mit 1 ml W. und 5 Tr. Jodlsg., so scheidet sich ein Perjodid in Form schwarzbrauner, harziger Flocken aus (ÖAB 9, ähnlich DAB 7 – DDR). – 5. Erhitzt man etwa 2 mg Substanz mit 2 Tr. W. und 5 Tr. konz. Schwefelsäure bis zur beginnenden Braunfärbung, so tritt ein angenehmer, honigähnlicher Geruch auf (ÖAB 9). – 6. Versetzt man eine Lsg. von etwa 3 mg Substanz in 1 ml W. mit 1 ml Nesslers Rg., so bleibt die Lsg. klar. Beim Erhitzen entsteht allmählich eine feine graue Trübung von metallischem Quecksilber (ÖAB 9). – 7. Eutektische Temperatur der Mischung mit Salophen: 165°, mit Dicyandiamid: 126° (ÖAB 9).

Prüfung. 1. Aussehen der Lösung: Die Prüflsg. (1 + 19) muß klar und farblos sein (DAB 7 - BRD, DAB 7 - DDR, ÖAB 9). - 2. Sauer reagierende Verunreinigungen: 5,0 ml Prüflsg. (5%ig) dürfen nach Zusatz von 0,10 ml Methylrotlsg. II höchstens 0,20 ml 0,02 n Natronlauge bis zum Farbumschlag nach Gelb verbrauchen (DAB 7 - BRD). - 3. Alkalische oder sauer reagierende Verunreinigungen: 5,0 ml Prüflsg. (5%ig) müssen nach Zusatz von 1 Tr. Methylrotlsg. und 0,100 ml 0,01 n Salzsäure rot und nach darauffolgendem Zusatz von 0,400 ml 0,01 n Kalilauge gelb gefärbt sein (DAB 7 - DDR). - 4. Fremde Alkaloide: Die Verdünnung von 2,0 ml Prüflsg. mit 3,0 ml W. darf auf Zusatz von 1,0 ml 6 n Ammoniaklsg. nicht getrübt werden (DAB 7 - BRD, ähnlich DAB 7 - DDR und ÖAB 9). - 5. Oxydierbare Verunreinigungen: Eine Mischung von 2,0 ml Prüflsg. mit 10 ml W. und 0,10 ml 0,1 n Kaliumpermanganatlsg. darf innerhalb 5 Min. nicht völlig entfärbt werden (DAB 7 - BRD, ähnlich ÖAB 9 und DAB 7 - DDR). - 6. Nicht veresterte Tropasäure: 5,0 ml Prüflsg. werden mit 20 ml W. verdünnt und nach Zusatz von 1,0 ml 3 n Schwefelsäure 2mal mit je 20 ml Ae. ausgeschüttelt. Die abgetrennten Ätherauszüge werden filtriert. Der Abdampfrückstand wird in 10 ml warmem W. gelöst. Nach Zusatz von 0,10 ml Phenolphthaleinlsg. und 1,00 ml 0,02 n Natronlauge muß sich die Lsg. rot färben (DAB 7 - BRD). - 6. Trocknungsverlust: 11,0 bis 13,0%, im Exsikkator 24 Std. lang und anschließend bei 105° getrocknet (DAB 7 - BRD); höchstens 13,0%, über Silicagel 24 Std. und anschließend bei 105° getrocknet, ausgeführt mit 1,6000 g Substanz (DAB 7 - DDR); 9,5 bis 12,5%, bestimmt bei 103 bis 105° nach 24stündigem Vortrocknen des fein gepulverten Substanz im Vakuumexsikkator (ÖAB 9); mindestens 12% und höchstens 13%, nach dem Trocknen bis zur Gewichtskonstanz bei 100° (PI.Ed. I); mindestens 10%, höchstens 13% (BP 63); höchstens 13% (USP XVII). - 7. Verbrennungsrückstand: Höchstens 0,1% (DAB 7 - DDR, PI.Ed. I); höchstens 0,2% (ÖAB 9). - 8. Sulfatasche: Höchstens 0,1% (BP 63); höchstens 0,2% (DAB 7 - BRD).

Gehaltsbestimmung. Nach DAB 7 - BRD und ÖAB 9 wird in hydrogencarbonathaltiger Lsg. nach MOHR eine argentometrische Bestimmung ausgeführt.

Vorschrift des DAB 7 - BRD: 0,25 g Substanz, genau gewogen, werden in 10 ml W. gelöst, mit 20 mg Natriumhydrogencarbonat und 1,0 ml Kaliumchromatlsg. versetzt und mit 0,1 n Silbernitratlsg. titriert (Feinbürette). 1 ml 0,1 n Silbernitratlsg. entspricht 7,991 mg Br⁻, daraus berechnet 38,43 mg $C_{17}H_{22}BrNO_4$. Nach DAB 7 - DDR, USP XVII, CF 65, Ross. 9 und andere Pharmakopöen wird im wasserfreien Milieu titriert.

Vorschrift des DAB 7 - DDR: 0,3500 g getrocknete Substanz werden in 10,0 ml wasserfreier Essigsäure gelöst. Nach dem Erkalten und Zusatz von 10,0 ml Quecksilber(II)-acetat-Lsg. sowie 3 Tr. Kristallviolettlsg. wird die Lsg. mit 0,1 n Perchlorsäure bis zum Farbumschlag nach Blaugrün titriert (Feinbürette). 1 ml 0,1 n Perchlorsäure entspricht 38,43 mg wasserfreier Substanz.

Aufbewahrung. Vor Licht geschützt, in gut schließenden Gefäßen.

Dosierung. Größte Einzelgabe 0,001 g (DAB 7 - BRD und DDR, ÖAB 9). Größte Tagesgabe 0,003 g. Gebräuchliche Einzeldosis 0,00025 bis 0,0005 g (ÖAB 9). Einzelmaximaldosis bei subcutaner Verabreichung 0,0005 g (ÖAB 9, DAB 7 - DDR). Tagesmaximaldosis bei subcutaner Verabreichung 0,0015 g (ÖAB 9), 0,002 g (DAB 7 - DDR). Maximalkonzentration zur Anwendung am Auge: 0,5% (DAB 7 - DDR).

Hinweis. DAB 7 - BRD: Lsg. von Scopolaminhydrobromid dürfen nicht erhitzt werden. Wird Hyoscinum hydrobromicum verordnet, ist Scopolaminhydrobromid zu verwenden.

Entkeimung. ÖAB 9: Bei einem pH unter 7 können Lsg. durch Erhitzen im gesättigten Wasserdampf im Autoklaven während 20 Min. bei 120° entkeimt werden.

Unverträglichkeiten. Alkalien und alkalisch reagierende Stoffe, Jod, Silbersalze (Fällungen).

Anwendung. Parasympatholyticum; zur Dämpfung des Zentralnervensystems.

Scopolamini methylbromidum Jap. 61. Methscopolamine bromide NF XII, NND 63. Scopolamine methylbromide. N-Methylscopolammoniumbromide. Scopolaminmethobromid.

$C_{18}H_{24}BrNO_4$ Formel Nr. I/4, S. 485 M.G. 398,31

Gehaltsforderungen. Jap. 61: Mindestens 98,0% in der getrockneten Substanz. NF XII: Mindestens 98 und höchstens 101% in der getrockneten Substanz.

Eigenschaften. Weiße Kristalle oder weißes, kristallines Pulver, ohne Geruch, von bitterem Geschmack. Löslichkeit: Leicht lösl. in W., weniger lösl. in A., sehr wenig lösl. in Aceton und Chlf., unlösl. in Ae. Die wss. Lsg. (1 + 99) reagiert praktisch neutral. Fp. etwa 225° (Zers.) (Jap. 61); zwischen 222 und 228° (NF XII). Spezifische Drehung: −21 bis

$-25°$, $c = 5$, berechnet auf die getrocknete Substanz (NF XII; ebenso Jap. 61: 0,2 g, W., 10 ml, 100 mm). Lichtabsorption: $E_{1\ cm}^{1\%}$ (257 mµ): 4,5~4,98 (0,1 g, W., 100 ml, 10 mm) (Jap. 61).

Erkennung. 1. 1 mg Substanz wird mit 3 Tr. rauchender Salpetersäure versetzt und auf dem Wasserbad zur Trockne eingedampft. Der Rückstand wird in 1 ml Dimethylformamid gelöst und mit 5 bis 6 Tr. einer Tetraäthylammonium-hydroxidlsg. (1 + 4) versetzt; es entwickelt sich eine purpurrote Färbung (Jap. 61). - 2. Etwa 5 mg Substanz werden in 5 ml W. gelöst, mit 3 Tr. Ammoniumreineckatlsg. versetzt und 5 Min. stehengelassen; es entsteht ein roter Nd. (NF XII, ähnlich Jap. 61). - 3. Die Lsg. der Substanz muß einen positiven Bromidnachweis geben. - 4. Das UV-Spektrum einer Lsg. 1 + 999, gemessen in einer 10-mm-Küvette zeigt Maxima bei 252 mµ (E_1), 257 mµ (E_2) und 263 mµ sowie Minima bei 248 mµ, 254 mµ und 261 mµ. Das Verhältnis $E_2/E_1 : E_1/E_2$ muß 1,10 : ~1,38 betragen (Jap. 61).

Prüfung. 1. Apoatropin: 0,15 g Substanz werden in 15 ml W. gelöst, mit 0,05 ml 0,1 n Kaliumpermanganatlsg. versetzt und 5 Min. stehengelassen; die rötliche Färbung darf nicht vollkommen verschwinden (Jap. 61). - 2. Fremde Alkaloide: 0,05 g Substanz werden in 1 ml W. gelöst und mit wenigen Tropfen Ammoniaklsg. versetzt; es darf keine Trübung entstehen (Jap. 61). - 3. Trocknungsverlust: Höchstens 3,0% (1 g, 105°, 4 Std.) (Jap. 61); höchstens 2% (105°, 3 Std.) (NF XII). - 4. Verbrennungsrückstand: Höchstens 0,10% (NF XII und Jap. 61).

Gehaltsbestimmung. Jap. 61: Etwa 0,7 g der bei 105° 4 Std. lang getrockneten Substanz werden genau gewogen, in 75 ml W. gelöst, mit 10 ml verd. Salzsäure und dann mit genau 25 ml 0,1 n Silbernitratlsg. versetzt. Der Überschuß an Silbernitrat wird mit 0,1 n Ammoniumthiocyanatlsg. gegen Eisen(III)-ammoniumsulfatlsg. als Indikator zurücktitriert. 1 ml 0,1 n Silbernitratlsg. entspricht 39,831 mg $C_{18}H_{24}BrNO_4$.

NF XII: Etwa 750 mg Substanz werden genau gewogen, in einer Mischung von 30 ml wasserfreier Essigsäure und 10 ml Quecksilberacetatlsg. unter vorsichtigem Erwärmen gelöst, auf Raumtemperatur abkühlen gelassen, mit 2 Tr. Kristallviolettlsg. versetzt und mit 0,1 n Perchlorsäure/Eisessig titriert. Der Verbrauch wird mit Hilfe eines Blindversuches korrigiert. 1 ml 0,1 n Perchlorsäure entspricht 39,83 mg $C_{18}H_{24}BrNO_4$.

Aufbewahrung. Lichtgeschützt, in gut schließenden Gefäßen.

Dosierung. Übliche Einzeldosis 2,5 mg, übliche Tagesdosis 5 mg, Einzelmaximaldosis 5 mg, Tagesmaximaldosis 15 mg (Jap. 61).

Handelsformen: Lescopine Bromide (Lincoln Laboratories, Inc., USA); Pamine Bromide (The Upjohn Company, USA).

Methylscopolamini nitras Nord. 63. Methscopolamine nitrate NND 63. Methylscopolaminnitrat. Methylscopolaminiumnitrat. Scopolaminmethonitrat.

$C_{18}H_{24}NO_4 \cdot NO_3$ Formel Nr. I/4, S. 485   M.G. 380,40
$C_{18}H_{24}N_2O_7$

Gehaltsforderung. Nord. 63: Etwa 87,5% Methylscopolamin, entsprechend etwa 99,5% Methylscopolaminnitrat.

Beschreibung. Weißes, kristallines Pulver oder farblose Kristalle ohne Geruch, von bitterem Geschmack. Löslichkeit: Leicht lösl. in A., unlösl. in Chlf. und Ae. pH-Wert einer 0,05%igen, wss. Lsg.: 5,0 bis 5,4. Fp. 194 bis 199° (bei 105° getrocknet). $[\alpha]_D$: $-22,0$ bis $-26,5°$, $c = 2$; α_D: $-0,88$ bis $-1,06°$, 200 mm.

Erkennung. Nach Nord. 63 (Prüflsg: 0,80 g Substanz in 40 ml W.). 1. 5 Tr. Prüflsg., verdünnt mit 2 ml W., geben einen positiven Nitratnachweis. - 2. Das Pikrat schmilzt nach dem Trocknen bei 105° zwischen 154 und 159°.

Gehaltsbestimmung. Nord. 63: 0,2000 g Substanz werden in 10 ml wasserfreier Essigsäure gelöst, mit 20 ml Dioxan, 10 ml Benzol und 5 Tr. Kristallviolettlsg. versetzt und mit 0,1 n Perchlorsäure bis zum Farbumschlag nach Blaugrün titriert (Semimikrobürette). 1 ml 0,1 n Perchlorsäure entspricht 0,03804 g $C_{18}H_{24}NO_4 \cdot NO_3$; 1 g $C_{18}H_{24}NO_4 \cdot NO_3$ entspricht 26,29 ml 0,1 n Perchlorsäure.

Aufbewahrung. Vor Licht geschützt, in gut schließenden Gefäßen.

Unverträglichkeiten. Basisch reagierende Stoffe.

Dosierung. Oral: Einzelmaximaldosis 2 mg, Tagesmaximaldosis 4 mg. Parenteral: Einzelmaximaldosis 0,5 mg, Tagesmaximaldosis 1 mg (Nord. 63).

Handelsformen: Scopolate Nitrate (Strasenburgh Laboratories, USA); Scopyl (Pharmacia Laboratories, USA).

Buscopan. Hyoscin-N-butylbromid. n-Butylscopolamin.

$C_{21}H_{30}BrNO \cdot 1/2 H_2O$ Formel Nr. I/5, S. 485   M.G. 449,38

Eigenschaften. Weißes, kristallines Pulver, ohne Geruch. Löslichkeit: Leicht lösl. in W. und in Chlf., schwer lösl. in A., praktisch unlösl. in Ae. und Bzl. Fp. 144 bis 146° (auf dem Metallblock nach DAB 7 – BRD). Die UV-Absorptionskurve zeigt ein Maximum bei 258 nm.

Erkennung. 1. Etwa 50 mg Buscopan werden mit einigen Tropfen rauchender Salpetersäure auf dem Wasserbad zur Trockne eingedampft. Der gelbe Rückstand färbt sich nach Zugabe von 10%iger alkoholischer Kalilauge zunächst violett und dann braun. – 2. Wird eine 10%ige wss. Lsg. mit einigen Tropfen Silbernitratlsg. versetzt, so entsteht ein gelblich-weißer Nd.

Gehaltsbestimmung. Etwa 800 mg Substanz, genau gewogen, werden in wasserfreiem Eisessig gelöst und nach Zugabe von 10 ml 10%iger Quecksilberacetatlsg. mit 0,1 n Perchlorsäure gegen α-Naphtholbenzein titriert.
1 ml 0,1 n Perchlorsäure entspricht 44,94 mg $C_{21}H_{30}BrNO \cdot 1/2 H_2O$.

Amprotropine. Syntropan (Hoffmann-La Roche, Basel).

$C_{18}H_{29}NO_3 \cdot H_3PO_4$ Formel Nr. I/6, S. 485   M.G. 405,44
$C_{18}H_{32}NO_7P$

Eigenschaften. Weiße, körnige Kristalle oder weißes, kristallines Pulver, leicht lösl. in W., wenig lösl. in A., unlösl. in Chlf. und Ae. Die wss. Lsg. reagiert schwach sauer und schmeckt bitter.

Erkennung. 1. Die Substanz gibt die VITALIsche Reaktion: beim Eindampfen mit einigen Tropfen rauchender Salpetersäure hinterbleibt ein gelblicher Rückstand, der nach dem Erkalten beim Übergießen mit alkoholischer Kalilauge eine rotviolette Farbe annimmt. – 2. Mit Ammoniak oder Natronlauge wird aus wss. Lsg. die Base in Form einer milchigen Trübung ausgeschieden, die im Gegensatz zum Atropin nicht kristallisiert. – 3. Zum Nachweis des Phosphates muß aus der wss. Lsg. mit Alkali zuerst die Base abgeschieden und dann mit Ae. ausgeschüttelt werden. In der verbleibenden wss. Lsg. muß dann Phosphat mit Magnesiamixtur oder Ammoniummolybdat nachweisbar sein.

Anwendung. Bei spastischen Zuständen im Bereich des Magen-Darm-Kanals, der Gallenwege und des Urogenitalsystems.

II. Mandelsäureester

Homatropinum hydrobromicum DAB 7 – DDR, ÖAB 9, Helv. V, CsL 2, Ross. 9. Homatropinhydrobromid DAB 7 – BRD. Homatropini hydrobromidum Pl.Ed.I, Jap. 61. Homatropini bromidum Nord. 63. Homatropine hydrobromide USP XVII, BP 63. Bromhydrate d'homatropine. Bromidrato di omatropina.

$C_{16}H_{21}NO_3 \cdot HBr$ Formel Nr. II/1, S. 486   M.G. 356,26
$C_{16}H_{22}BrNO_3$

D,L-Mandelsäuretropylesterhydrobromid.

Gehaltsforderungen. DAB 7 – DDR: 98,6 bis 100,7% Substanz bei 105° getrocknet.
ÖAB 9: 99,0 bis 103,0% des theoretischen Wertes.
DAB 7 – BRD, Jap. 61, BP 63: Mindestens 99,0%, berechnet auf die getrocknete Substanz.
Helv. V, Ross. 9: Mindestens 99,3%, berechnet auf die getrocknete Substanz.
CsL 2: Mindestens 99,4%, berechnet auf die getrocknete Substanz.
USP XVII: Mindestens 98,5%, berechnet auf die getrocknete Substanz.
Nord. 63: Etwa 77% Base, entsprechend etwa 100% Hydrobromid.
Pl.Ed. I: Mindestens 76,7%, höchstens 77,5% Base.

Eigenschaften. Farblose Kristalle oder weißes, kristallines Pulver, geruchlos, von bitterem Geschmack. Löslichkeit: Lösl. in etwa 6 T. W., in etwa 40 T. A. (90%), wenig lösl. in Chlf., unlösl. in Ae. Schmelzbereich: 211 bis 215° (Zers.) (DAB 7 – DDR); 220 bis 224° auf dem Metallblock (DAB 7 – BRD); 214 bis 219° im Kapillarröhrchen, 213 bis 218° (Zers.) unter dem Mikroskop (ÖAB 9).

Erkennung. Prüflösung nach DAB 7 – BRD und DDR: 5%ig, in kohlendioxidfreiem W. 1. Bromid: 2,0 ml Prüflsg. geben mit 0,50 ml 3 n Salpetersäure und 0,50 ml Silbernitratlsg. einen gelblichweißen, sich zusammenballenden Nd. (DAB 7 – BRD, ähnlich andere Pharmakopöen); der Nd. ist in Salpetersäure unlöslich, in konz. Ammoniak lösl. (ÖAB 9). 2,0 ml Prüflsg. werden nach Zusatz von 1 ml W., 5 Tr. 3 n Schwefelsäure, 3,0 ml Chlf. und 10 Tr. frisch bereiteter Tosylchloramid–Natrium-Lsg. (5,0 g/100,0 ml) geschüttelt. Nach dem Entmischen zeigt die Chloroformschicht eine rotbraune Färbung (DAB 7 – DDR, ähnlich ÖAB 9). – 2. Versetzt man eine Lsg. von etwa 2 mg Substanz in 1 ml W. mit 5 Tr. Jodlsg., so scheidet sich ein Perjodid in Form feiner, schwarzbrauner Tröpfchen aus, die nach einiger Zeit kristallin erstarren (ÖAB 9, ähnlich DAB 7 – DDR). – 3. 10 mg Substanz werden in einem Reagensglas bis zur Bildung weißer Nebel erhitzt, mit 1,0 ml konz. Schwefelsäure versetzt und kurz erwärmt. Beim Eingießen der Mischung in 2 ml W. entwickelt sich der Geruch nach Benzaldehyd (DAB 7 – BRD, ähnlich Helv. V). – 4. 2 Tr. Prüflsg. werden nach Zusatz von 5 Tr. 3 n Natronlauge und 3 Tr. W. zum Sieden erhitzt. Nach Zusatz von 2,0 ml 3 n Schwefelsäure sowie 5 Tr. Kaliumdichromatlsg. (5,0 g/100 ml) und erneutem Erhitzen ist der Geruch des Benzaldehyds wahrnehmbar (DAB 7 – DDR, ÖAB 9). – 5. 2,0 ml Prüflsg. werden mit 6,0 ml Pikrinsäurelsg. versetzt. Es entsteht ein gelber, kristalliner Nd., der auf einem Filter gesammelt wird. Die mit 5,0 ml W. gewaschenen, aus 2,0 ml siedendem W. umkristallisierten und bei 105° getrockneten Kristalle schmelzen im Bereich von 183 bis 185° (DAB 7 – DDR). – 6. Versetzt man eine Lsg. von etwa 3 mg Substanz in 1 ml W. mit 1 ml Nesslers Rg., so bleibt die Lsg. klar. Beim Erhitzen scheidet sich ein eigelber, flockiger Nd. aus (ÖAB 9). – 7. Versetzt man eine Lsg. (1 : 20) mit Natronlauge, so scheidet sich ein weißer Nd. aus, der sich im Überschuß des Rg. wieder löst (Ross. 9). – 8. Etwa 10 mg Substanz werden in 1 ml W. gelöst und mit einem geringen Überschuß an Ammoniaklsg. versetzt. Die Lsg. wird mit 5 ml Chlf. ausgeschüttelt, die abgetrennte Chloroformschicht auf dem Dampfbad zur Trockne eingeengt und der erhaltene Rückstand mit etwa 1,5 ml der folgenden Lsg. erwärmt: 500 mg Quecksilberchlorid werden in 25 ml einer Mischung von 5 Vol.-T. A. und 3 Vol.-T. W. gelöst. Die Mischung ist zuerst gelb und wird schließlich ziegelrot (Unterscheidung von den meisten anderen Alkaloiden, ausgenommen Atropin und Hyoscyamin) (USP XVII, BP 63, Jap. 63). – 9. Eutektische Temperatur der Mischung mit Salophen 169°, mit Dicyandiamid 144° (ÖAB 9).

Prüfung. 1. Aussehen der Lösung: Die Prüflsg. muß klar und farblos sein (DAB 7 – BRD, DAB 7 – DDR, ÖAB 9). – 2. Alkalisch oder sauer reagierende Verunreinigungen: 10,0 ml Prüflsg. müssen nach Zusatz von 0,10 ml Methylrotlsg. II rot gefärbt sein und dürfen höchstens 0,20 ml 0,02 n Natronlauge bis zum Umschlag nach Gelb verbrauchen (DAB 7 – BRD, ähnlich DAB 7 – DDR und ÖAB 9). – 3. Atropin und andere Tropaalkaloide: 0,10 ml Prüflsg. werden mit 0,50 ml rauchender Salpetersäure versetzt und auf dem Wasserbad zur Trockne eingedampft. Der gelbliche Rückstand muß sich auf Zusatz von 0,15 ml 0,1 n äthanolischer Kalilauge orange, darf sich aber nicht violett färben (DAB 7 – BRD, ähnlich DAB 7 – DDR und ÖAB 9). – 4. Fremde Alkaloide: 2,0 ml Prüflsg. dürfen auf Zusatz von 0,25 ml Tanninlsg. keinen Nd. geben (DAB 7 – BRD, ähnlich DAB 7 – DDR und ÖAB 9). – 5. Trocknungsverlust: Höchstens 0,2% (DAB 7 – BRD); höchstens 1,0% (ÖAB 9 und DAB 7 – DDR); höchstens 1,5% (USP XVII). – 6. Verbrennungsrückstand: Höchstens 0,2% (ÖAB 9); höchstens 0,25% (USP XVII, DAB 7 – DDR). – 7. Sulfatasche: Höchstens 0,1% (BP 63); höchstens 0,2% (DAB 7 – BRD).

Gehaltsbestimmung. Nach Helv. V wird eine Verdrängungstitration durchgeführt. DAB 7 – BRD und ÖAB 9 enthalten eine argentometrische Bestimmung des Bromids nach MOHR. DAB 7 – DDR, BP 63 und USP XVII lassen eine Titration im wasserfreien Milieu ausführen.

Vorschrift der Helv. V: Etwa 0,2 g Substanz werden genau gewogen, in einem Gemisch von 5 ml A. und 2,5 ml Chlf. gelöst und unter Verwendung von 2 Tr. Phenolphthaleinlsg. mit 0,1 n Natronlauge unter Umschwenken bis zur Rosafärbung titriert (Mikrobürette). 1 ml 0,1 n Natronlauge entspricht 0,03563 g $C_{16}H_{21}NO_3 \cdot HBr$.

Vorschrift des DAB 7 – BRD: 0,25 g Substanz, genau gewogen, werden in 10 ml W. gelöst und nach Zusatz von 20 mg Natriumhydrogencarbonat und 0,30 ml Kaliumchromatlsg. mit 0,1 n Silbernitratlsg. titriert (Feinbürette). 1 ml 0,1 n Silbernitratlsg. entspricht 7,991 mg Br^-, daraus berechnet 35,63 mg $C_{16}H_{22}BrNO_3$.

Vorschrift des DAB 7 – DDR: 0,3000 g getrocknete Substanz werden in 10,0 ml wasserfreier Essigsäure unter mäßigem Erwärmen gelöst. Nach dem Erkalten und Zusatz von 10,0 ml Quecksilber(II)-acetat-Lsg. sowie 3 Tr. Kristallviolett-Lsg. wird die Lsg. mit 0,1 n Perchlorsäure bis zum Farbumschlag nach Blaugrün titriert (Feinbürette). 1 ml 0,1 n Perchlorsäure ist 35,63 mg Homatropinhydrobromid äquivalent.

Aufbewahrung. Vor Licht geschützt, in gut schließenden Gefäßen.

Entkeimung. Lösungen können bei einem pH unter 7 während 15 Min. durch Erhitzen im freiströmenden Wasserdampf (von etwa 100°) entkeimt werden (ÖAB 9).

Dosierung. Einzelmaximaldosis: oral 0,001 g, Tagesmaximaldosis: oral 0,003 g (DAB 7 – DDR und ÖAB 9). Gebräuchliche Einzeldosis: 0,0005 g (ÖAB 9). Gebräuchliche Konzentration in Augentropfen: 0,5 bis 1,0 % (ÖAB 9). Maximalkonzentration: 1 % zur Anwendung am Auge (DAB 7 – DDR).

Unverträglichkeiten. Alkalien oder alkalisch reagierende Stoffe, Silbersalze, Jod (Fällung).

Methylhomatropinium bromatum ÖAB 9. Homatropine methylbromide USP XV(!), NNR 55, NF XII. Methylhomatropinbromid. Methylhomatropini Bromidum. Homatropini Methobromidum. Homatropinum methylobromatum. Homatropinbrommethylat.

$C_{17}H_{24}BrNO_3$ Formel Nr. II/2, S. 486   M.G. 370,30

DL-Mandelsäure-tropylester-methobromid.

Gehaltsforderungen. ÖAB 9: 99,0 bis 101,8 % des theoretischen Wertes. NF XII: Mindestens 98,5 %, berechnet auf die getrocknete Substanz.

Eigenschaften. Weißes, kristallines, geruchloses Pulver, das sich am Licht allmählich verfärbt. Seine Lsg. reagieren gegen Lackmus praktisch neutral. Löslichkeit: Lösl. in etwa 1 T. W., in etwa 15 T. A., praktisch unlösl. in Ae., Chlf. oder Aceton, aber lösl. in Aceton, das 20 % W. enthält. Schmelzintervall im Kapillarröhrchen: 190 bis 195° (Zers.) (ÖAB 9); 190 bis 198° (NF XII); unter dem Mikroskop: stabile Modifikation: 190 bis 195°; instabile Modifikation 182 bis 185°.

Erkennung. 1. Bromid s. Homatropinhydrobromid. – 2. Versetzt man eine Lsg. von etwa 2 mg Substanz in 1 ml W. mit 5 Tr. Jodlsg., so scheidet sich ein Perjodid in Form schwarzbrauner, öliger Tröpfchen aus, die nach einiger Zeit kristallin erstarren (ÖAB 9). – 3. Kocht man etwa 2 mg Substanz mit 10 Tr. verd. Natronlauge kurz auf, versetzt hierauf mit 2 ml verd. Schwefelsäure und 5 Tr. Kaliumdichromatlsg. und erwärmt, so tritt ein intensiver Geruch nach Benzaldehyd auf (ÖAB 9). – 4. Versetzt man eine Lsg. von etwa 5 mg Substanz in 1 ml W. mit 1 ml Nesslers Rg., so entsteht ein hellgelber, käsiger Nd. (ÖAB 9, ähnlich NF XII). – 5. Versetzt man die Lsg. (1 : 50) oder konzentrierte Lsg. mit Alkalilauge oder Lsg. von Alkalicarbonaten, so tritt keine Fällung ein (Unterscheidung von den meisten anderen Alkaloiden) (NF XII). – 6. Versetzt man die Lsg. (1 : 50) mit Ammoniumreineckatlsg., so entsteht eine rote Fällung (NF XII). – 7. Eutektische Temperatur der Mischung mit Salophen: 153°, mit Benzanilid: 143° (ÖAB 9).

Prüfung. 1. Eine Lsg. von 1 T. Substanz in 19 T. kohlensäurefreiem W. muß klar und farblos sein (ÖAB 9). – 2. Freies Alkali, freie Säure: Eine Mischung von 4 ml der Lsg. (1 + 19) und 6 ml W. muß sich auf Zusatz von 2 Tr. Bromthymolblaulsg. gelb oder grün und bei darauffolgendem Zusatz von 1 Tr. 0,01 n Natronlauge blau färben (ÖAB 9). – 3. Atropin, Hyoscyamin und deren quartäre Salze: Dampft man 0,01 g Substanz mit 10 Tr. rauchender Salpetersäure auf dem Wasserbad zur Trockne ein und löst den Rückstand in 5 ml Aceton, so muß eine auf Zusatz von 1 ml alkoholischer Kalilauge etwa auftretende Violettfärbung sofort wieder verschwinden (ÖAB 9). – 4. Homatropin, Atropin und andere Solanaceen-Alkaloide: 1 ml der Lsg. (1 in 50) wird mit einigen Tropfen Ammoniaklsg. versetzt, mit 5 ml Chlf. ausgeschüttelt, die Chloroformschicht abgetrennt und auf dem Dampfbad zur Trockne eingeengt. Der Rückstand wird mit 1,5 ml der folgenden Lsg. erwärmt: 500 mg Quecksilberchlorid werden in 25 ml einer Mischung von 5 Vol.-T. A. und 3 Vol.-T. W. gelöst. Es darf sich keine gelbe oder rote Farbe entwickeln (NF XII). – 5. Fremde Alkaloide: Man schüttelt eine Mischung von 10 ml der Lsg. (1 + 19) und 1 ml Ammoniaklsg. in einem Scheidetrichter 1 Min. lang mit 20 ml Ae. aus. Die ätherische Lsg. wäscht man durch Schütteln mit 5 ml W., filtriert und dampft 10 ml davon zur Trockne ein. Das Gewicht des Rückstandes darf nicht mehr als 1 mg betragen (ÖAB 9). – 6. Trocknungsverlust: Höchstens 0,5 % (ÖAB 9 und NF XII). – 7. Verbrennungsrückstand: Höchstens 0,2 % (ÖAB 9).

Gehaltsbestimmung. Nach ÖAB 9: 0,3703 g Substanz werden in einem Schliffkolben in 10 ml kohlensäurefreiem W. gelöst. Die Lsg. versetzt man mit 20,00 ml 0,1 n Natronlauge und läßt hierauf 1 Std. lang verschlossen stehen. Sodann titriert man das überschüssige Natriumhydroxid nach Zusatz von 10 Tr. Phenolphthaleinlsg. mit 0,1 n Salzsäure zurück. 1 ml 0,1 n Natronlauge entspricht 37,03 mg $C_{17}H_{24}BrNO_3$. 1 g Methylhomatropinbromid entspricht 27,01 ml 0,1 n Natronlauge.

Nach NF XII: Etwa 1,5 g Substanz werden genau gewogen, in einer Mischung von 20 ml wasserfreier Essigsäure und 10 ml Quecksilberacetatlsg. gelöst, mit 2 Tr. Kristallviolettlsg. versetzt und mit 0,1 n Perchlorsäure titriert. Der gefundene Wert wird mit Hilfe eines Blindversuches korrigiert. 1 ml 0,1 n Perchlorsäure entspricht 37,03 mg $C_{17}H_{24}BrNO_3$.

Aufbewahrung. Vor Licht geschützt, in gut schließenden Gefäßen.

Entkeimung. Injektionspräparate werden nach dem aseptischen Verfahren hergestellt (ÖAB 9).

Dosierung. Gebräuchliche Einzeldosis: 0,001 bis 0,005 g (ÖAB 9); 5 mg, 4mal täglich (NF XII). Einzelmaximaldosis: 0,01 g. Tagesmaximaldosis: 0,03 g (ÖAB 9).

III. Benzilsäureester

Mepenzolate Bromide NND 63. 1-Methyl-3-piperidyl benzilate methylbromide.

$C_{21}H_{26}BrNO_3$ Formel Nr. III/3, S. 486   M.G. 420,36

Anwendung. Hauptsächlich als anticholinergische Komponente bei Spasmen und Hypermotilität infolge Erkrankungen des unteren Gastrointestinaltraktes.

Handelsform: Cantil (Lakeside Laboratories, Inc. USA).

Pipenzolate methylbromide NND 63. 1-Ethyl-3-piperidyl benzilate bromide.

$C_{22}H_{28}BrNO_3$ Formel Nr. III/4, S. 486   M.G. 434,39

Anwendung. Hauptsächlich zur unterstützenden Behandlung von Magen- und Dünndarm-Ulcera.

Handelsform: Piptal (Lakeside Laboratories, Inc. USA).

Piribenzil-Methylsulfat. Benzilsäure-(N,N-dimethyl-2-hydroxymethyl-piperidinium)-ester-methylsulfat.

$C_{23}H_{31}NO_7S$ Formel Nr. III/6, S. 487   M.G. 465,58

Eigenschaften. Weiße, kristalline Substanz, leicht lösl. in W., A. und Methanol, schwer lösl. in Aceton, Ae. und Benzol; geruchlos, bitter schmeckend. Fp.: 133,5 bis 136°.

Wirkungsweise. Ausgewogene muskulotrope und neurotrope Eigenschaften; führt zu lang anhaltender Spasmolyse und Schmerzlinderung.

Handelsformen: Acabel und Acabel compositum (Chemie Grünenthal GmbH, Stolberg im Rhld.).

Diphemin-Asaletten (Asal, Berlin). α,α-Diphenyl-α-oxy-essigsäure-(β-dimethylaminoäthyl)-ester als benzilsaures und salzsaures Salz.

Formel Nr. III/7, S. 487

Hydrochlorid:

$C_{18}H_{21}NO_3 \cdot HCl = C_{18}H_{22}ClNO_3$ M.G. 335,83

Eigenschaften. Mikrokristalline, weiße Nadeln. Fp.: 186 bis 188°. Lösl. in kaltem W., in warmem A., unlösl. in Ae. und Benzol.

Erkennung. 1. Die wss. Lsg. der Substanz gibt auf Zusatz von Natronlauge einen weißen Niederschlag der freien Base. Diese schmilzt nach dem Waschen und Trocknen zwischen 83 und 85°, aus Petroläther umkristallisiert zwischen 88 und 90°. – 2. Die Substanz gibt die üblichen Chloridnachweise. – 3. Wird die Substanz mit konz. Schwefelsäure erwärmt, so entsteht eine dunkelrote Färbung.

Prüfung. Die Substanz muß auf einem Silberblech ohne Rückstand verbrennen.

Benzilat:

$C_{18}H_{21}NO_3 \cdot C_{14}H_{12}O_2 = C_{32}H_{33}NO_5$ M.G. 511,63

Eigenschaften. Kleine, weiße, glitzernde Prismen. Fp.: 158 bis 160°. Lösl. in heißem A.

Erkennung. 1. Die wss. Suspension ergibt beim Schütteln mit Natronlauge einen käsigen, weißen Nd der freien Base. – 2. Beim Erwärmen mit konz. Schwefelsäure entsteht eine rote Farbe.

Prüfung. Die Substanz muß ohne Rückstand verbrennen.

Anwendung. Zur Verhütung, Kupierung oder Linderung des Schnupfens.

Benactyzine hydrochloride BPC 59(!). 2-Diethylaminoethyl-benzilate hydrochloride.

$C_{20}H_{26}ClNO_3$ Formel Nr. III/8, S. 487 M.G. 363,88

Gehaltsforderung. Mindestens 99,0% und nicht mehr als 102,0% des theoretischen Wertes.

Eigenschaften. Weißes, kristallines Pulver, geruchlos, von bitterem Geschmack. Fp.: 177 bis 181°. Löslichkeit: Lösl. bei 20° in 14 T. W. und in 22 T. A., sehr schwer lösl. in Ae.

Erkennung. 1. 0,1 g Substanz werden in 1 ml Schwefelsäure gelöst; es entsteht eine gelbbraune Farbe, die rasch in Kirschrot übergeht. – 2. Die alkoholische Lsg. (mit 95%igem A. bereitet) zeigt eine charakteristische Lichtabsorption mit Maxima bei 252, 258 und 165 mμ; die Extinktion einer 0,04%igen Lsg. (g/ml), gemessen in 1 cm Schichtdicke, beträgt bei diesen Maxima 0,43, 0,49 und 0,39. – 3. Die Substanz gibt einen positiven Chloridnachweis.

Prüfung. 1. Acidität: Der pH-Wert einer 2,0%igen Lsg. (g/ml) in kohlensäurefreiem W. liegt zwischen 3,5 und 5,7. – 2. Aussehen der Lösung: 1,0 g Substanz ergibt in 50 ml frisch aufgekochtem und wieder erkaltetem W. eine klare, farblose Lsg. – 3. Freie Benzilsäure: Höchstens 0,2%, bestimmt nach der folgenden Methode: Etwa 0,5 g Substanz werden genau gewogen, in 40 ml 0,5 n Salzsäure ohne Erhitzen gelöst und mit 50 ml Äther pro narcosi extrahiert. Der Ätherextrakt wird 4mal mit je 10 ml 0,5 n Salzsäure gewaschen, zur Trockne eingedampft und der Rückstand in 10 ml absol. A. gelöst. Anschließend wird die Extinktion dieser Lsg. in 1 cm Schichtdicke beim Maximum von etwa 258 mμ gemessen. Der Prozentgehalt an freier Benzilsäure errechnet sich aus der Formel E (1%, 1 cm) $\cdot$ 5,0. – 4. Sulfatasche: Höchstens 0,1%.

Gehaltsbestimmung. Etwa 0,7 g Substanz werden genau gewogen, in 60 ml wasserfreier Essigsäure gelöst, mit 10 ml Quecksilberacetatlsg. versetzt und mit 0,1 n Perchlorsäure gegen Kristallviolett als Indikator von Violettblau nach rein Blau titriert. Der erhaltene Verbrauch wird an Hand eines Blindversuches korrigiert. 1 ml 0,1 n Perchlorsäure entspricht 0,03639 g $C_{20}H_{26}ClNO_3$.

Anwendung. Anticholinergicum mit Traquillizer-Eigenschaften.

Dosierung. 1 bis 2 mg als Einzelgabe.

Handelsform: Suavitil (Medicinalco).

IV. Partiell hydrierte Benzilsäureester

Oxyphenonium bromide NND 63. Oxyphenamine bromide. Diethyl-(2-hydroxyethyl)-methyl-ammonium bromide α-phenyl-α-cyclohexylglycolate.

$C_{21}H_{34}BrNO_3$ Formel Nr. IV/1, S. 487 M.G. 428,44

Anwendung. Anstelle von Atropin und Scopolamin bei Patienten, die überempfindlich auf Belladonnaalkaloide reagieren, als Spasmolyticum bei Magen- und Darmgeschwüren.

Handelsform: Antrenyl Bromide (Ciba Pharmaceutical Company, USA).

Oxyphencyclimine hydrochloride NND 63. (1-Methyl-1,4,5,6-tetrahydro-2-pyrimidyl)-methyl-α-cyclohexyl-α-phenylglycolate hydrochloride.

$C_{20}H_{28}N_2O_3$ Formel Nr. IV/2, S. 487 M.G. 344,45

Anwendung. Als Adjuvans bei der Behandlung von Magen- und Darmgeschwüren.

Handelsformen: Daricon (Pfizer Laboratories); Dominil, Zamanil (Roerig-Pfizer); Vio-Thene (Rowell Laboratories, Inc, USA).

V. Diphenylessigsäure- und Diphenylthioessigsäure-ester

Piperidolate hydrochloride NND 63. 1-Ethyl-3-piperidyl-diphenylacetate hydrochloride.

$C_{21}H_{25}NO_2$ Formel Nr. V/2, S. 488 M.G. 323,44

Anwendung. Zur Unterstützung der Behandlung gastrointestinaler Funktionsstörungen.

Handelsform: Dactil (Lakeside Laboratories, Inc. USA).

VI. Phenylessigsäureester u. ä. Verbindungen

Ventroquart (Dr. Thilo, Mainz) enthält Phenyläthylessigsäure-p-diäthylaminoäthylester-citrat.

$C_{16}H_{25}NO_2$ Formel Nr. VI/1, S. 488 M.G. 263,39

Anwendung. Bei Ulcus ventriculi et duodeni und bei Hyperacidität.

Valethamate bromide NND 63. 2-Diethylaminoethyl-3-methyl-2-phenylvalerate-methyl-bromide. 1-Phenyl-2-methyl-valeriansäure-β-diäthylamino-äthylester-brommethylat.

$C_{19}H_{32}BrNO_2$ Formel Nr. VI/4, S. 488 M.G. 416,38

Anwendung. Bei Spasmen des Magen-Darm-Traktes, Ulcusbeschwerden, Spasmen der Gallen- und Harnwege, spastische Obstipation.

Handelsformen: Epidosin (Kali-Chemie); Murel (Ayerst Laboratories, USA).

Cyclopentolate hydrochloride USP XVII, NND 63. 2-Dimethylaminoethyl-1-hydroxy-α-phenylcyclopentaneacetate hydrochloride.

$C_{17}H_{25}NO_3 \cdot HCl$ Formel Nr. VI/5, S. 488 M.G. 327,85

Gehaltsforderung. Mindestens 98%, berechnet auf die getrocknete Substanz.

Eigenschaften. Weißes kristallines Pulver, das bei Lagerung einen charakteristischen Geruch annimmt. Die Lsg. reagieren sauer gegen Lackmus. Löslichkeit: Leicht lösl. in W., lösl. in A., unlösl. in Ae. Fp. 137 bis 141°.

Erkennung. USP XVII: 1. Etwa 500 mg Substanz werden in einem 60-ml-Scheidetrichter mit 10 ml W. gelöst, mit etwa 2 g wasserfreiem Natriumcarbonat versetzt und 2mal mit je 10 ml Ae. ausgeschüttelt. Der Ätherextrakt wird mit wasserfreiem Natriumcarbonat getrocknet und durch ein trockenes Filter filtriert. Nach Zusatz von etwa 0,2 ml Dimethylsulfat läßt man 2 Std. bei Raumtemperatur stehen. Das auf diese Weise erhaltene Methyl-(sulfat)-Derivat wird aus Aceton umkristallisiert, im Vak. über Silicagel 2 Std. getrocknet und muß dann zwischen 139 und 143° schmelzen. - 2. Die Lsg. (1 in 500) gibt einen positiven Chloridnachweis.

Prüfung. USP XVII: 1. pH: Der pH-Wert einer Lsg. (1 in 100) muß zwischen 5,0 und 5,4 liegen. - 2. Trocknungsverlust: Höchstens 0,5%, wenn die Substanz 4 Std. bei 105° getrocknet wird. - 3. Verbrennungsrückstand: Höchstens 0,05%.

Gehaltsbestimmung. USP XVII: Etwa 300 mg Substanz werden genau gewogen und in einem Scheidetrichter in 10 ml gesättigter Natriumchloridlsg. gelöst. Die Lsg. wird mit Ammoniaklsg. deutlich alkalisch gemacht und mit Portionen von je 10 ml Ae. erschöpfend extrahiert. Die vereinigten Ätherextrakte werden mit 5 ml W. gewaschen und das Waschwasser verworfen. Dann wird die ätherische Lsg. auf einem Dampfbad bis fast zur Trockne eingeengt, der Rückstand - wenn nötig unter Erwärmen - in 20,0 ml 0,1 n Schwefelsäure gelöst, die Lsg. solange erhitzt bis kein Äthergeruch mehr wahrnehmbar ist, mit Methylrot-lsg. versetzt und mit 0,1 n Natronlauge zurücktitriert. 1 ml 0,1 n Schwefelsäure entspricht 32,79 mg $C_{17}H_{25}NO_3 \cdot HCl$.

Aufbewahrung. Vor Licht geschützt, in dicht schließenden Gefäßen.

Anwendung. Als Anticholinergicum in der Ophthalmologie. Die Substanz ist ein synthetisches Spasmolyticum, das beim Einträufeln einer Lsg. ins Auge eine intensive Akkommodationslähmung und Mydriasis hervorruft.

Dosierung. 0,1 ml einer 0,5- bis 1%igen Lsg. als Augentropfen, 1- bis 6mal täglich.

Handelsformen: Mydrilate (Blenkinsop); Cyclogyl (Schieffelin u. Co., USA).

Bietamiverine. Spasmaparid (Nordmark). Phenyl-(1-piperidino)-essigsäure-β-diäthylamino-äthylester-dihydrochlorid.

$C_{19}H_{32}Cl_2N_2O_2$ Formel Nr. VI/6, S. 488 M.G. 391,38

Wirkungsweise. Löst Krampfzustände der glatten Muskulatur auf neuro- und muskulatropem Wege, ist dabei frei von hypnotischer Wirkung, hemmt die Speichelsekretion nicht. Die Pupille wird nicht erweitert und die Akkommodation nicht gestört.

Anwendung. Bei Magen-, Darm- und Gallenkoliken sowie bei durch Meteorismus ausgelösten Beschwerden und Blasentenesmen.

Caramiphen hydrochloride BP 63. Caramipheni Hydrochloridum Extra P. Caramiphenii chloridum.

$C_{18}H_{27}NO_2 \cdot HCl$ Formel Nr. VI/8, S. 489 M.G. 325,88

Gehaltsforderung. Mindestens 98,5%, berechnet auf die bei 105° bis zur Gewichtskonstanz getrocknete Substanz.

Eigenschaften. Weiße oder fast weiße Kristalle oder kristallines Pulver, von schwachem, charakteristischem Geruch, von bitterem Geschmack, dem eine vorübergehende Gefühllosigkeit der Zunge folgt. Löslichkeit: Lösl. bei 20° in 4 T. W., in 8 T. A. (95%), praktisch unlösl. in Ae. Fp. 142 bis 146°.

Erkennung. 1. Beim Erwärmen mit Schwefelsäure entsteht eine blutrote Färbung. – 2. Eine geringe Menge Substanz wird auf dem Wasserbad mit 2 ml W. und 2 ml Salzsäure 30 Min. erhitzt. Die nach dem Erkalten, dem Waschen mit W. und Trocknen erhaltenen Kristalle schmelzen bei 159°. – 3. Die Substanz gibt einen positiven Chloridnachweis.

Prüfung. 1. Trocknungsverlust: Höchstens 1,0%, wenn die Substanz bei 105° bis zur Gewichtskonstanz getrocknet wird. – 2. Sulfatasche: Höchstens 0,1%.

Gehaltsbestimmung. Etwa 0,7 g Substanz werden genau gewogen, in 20 ml Quecksilberacetatlsg. gelöst, mit 25 ml 0,1 n Perchlorsäure versetzt und mit 0,1 n Natriumacetatlsg. gegen Oracetblau B als Indikator zurücktitriert. 1 ml 0,1 n Perchlorsäure entspricht 0,03259 g $C_{18}H_{27}NO_2 \cdot HCl$.

Anwendung. Parasympatholyticum, das zur Behandlung des Parkinson-Syndroms benutzt wird.

Dosierung. Anfangsdosis 50 mg täglich, in mehrere Gaben aufgeteilt; Steigerung bis 600 mg täglich.

Handelsformen: Parpanit (Geigy); Taoryl (Geigy).

Sedotussin (Pfleger, Bamberg) enthält 1-Phenyl-cyclopentancarbonsäure-(1)-2-(2-diäthylaminoäthoxy)-äthylester als Citrat.

$C_{26}H_{39}NO_{10}$ Formel Nr. VI/9, S. 489 M.G. 525,60

Anwendung. Dämpfend bei allen Hustenformen.

Metcaraphen. 1-(Carbo-β-diäthylaminoäthoxy)-1-(3′,4′-dimethylphenyl)-cyclopentanhydrochlorid.

$C_{19}H_{32}ClNO_2$ Formel Nr. VI/10, S. 489 M.G. 369,94

Anwendung. Als Spasmolyticum mit muskulotroper und neurotroper Wirkung.

VII. Verschiedene Alkanolaminester

Penthienate bromide NF XII, NND 63. 2-Diethylaminoethyl-α-cyclopentyl-2-thiopheneglycolate methobromide. 2-Diethylaminoethyl-2-cyclopentyl-2-(2-thienyl)-hydroxyacetate methobromide.

$C_{18}H_{30}BrNO_3S$ Formel Nr. VII/1, S. 489 M.G. 420,42

Gehaltsforderung. Mindestens 98%, bezogen auf die bei 60° im Vak. bis zur Gewichtskonstanz getrocknete Verbindung.

Eigenschaften. Weißes, kristallines, geruchloses Pulver. Fp. 122 bis 128° Löslichkeit: Lösl. in W. und A., wenig lösl. in Chlf., praktisch unlösl. in Ae.

Erkennung. 1. Die wss. Lsg. gibt einen positiven Bromidnachweis. – 2. Siehe Schmelzbereich!

Prüfung. Trocknungsverlust: Höchstens 1%, wenn bei 60° im Vak. bis zur Gewichtskonstanz getrocknet wird.

Gehaltsbestimmung. Etwa 1 g der bei 60° im Vak. bis zur Gewichtskonstanz getrockneten Substanz wird genau gewogen, in 50 ml wasserfreier Essigsäure gelöst, mit 15 ml Quecksilberacetatlsg. und 2 Tr. Kristallviolettlsg. versetzt und mit 0,1 n Perchlorsäure titriert. Der gefundene Verbrauch wird mit Hilfe eines Blindversuches korrigiert. 1 ml 0,1 n Perchlorsäure entspricht 42,02 mg $C_{18}H_{30}BrNO_3S$.

Aufbewahrung. In dicht schließenden Gefäßen.

Dosierung. Übliche Dosis: 5 mg, bis 4mal täglich.

Anwendung. Zur Hemmung der Magensaftsekretion und der Motilität des Magen-Darm-Traktes.

Handelsform: Monodral Bromide (Winthrop Laboratories, USA).

Propantheline Bromide USP XVII, BP 63, BPC 63, NND 63. (2-Hydroxyethyl)-diisopropyl-methylammonium-bromide-9-xanthene-carboxylate.

$C_{23}H_{30}BrNO_3$ Formel Nr. VII/3, S. 489 M.G. 448,41

Gehaltsforderungen. USP XVII: Mindestens 98,0%, berechnet auf die getrocknete Substanz.

BP 63: 98,0 bis 102,0% des theoretischen Wertes, berechnet auf die bis zur Gewichtskonstanz getrocknete Substanz.

Eigenschaften. Weiße, fast weiße oder schwach gelbliche Kristalle oder kristallines Pulver, geruchlos, von bitterem Geschmack. Löslichkeit: Sehr leicht lösl. in W., lösl. in A. und in Chlf., praktisch unlösl. in Ae. und in Bzl. Fp. 155 bis 160° unter Zers. (getrocknete Substanz!)

Erkennung. 1. Etwa 500 mg Substanz werden in 10 ml W. gelöst, mit 2 ml 10%iger Natronlauge versetzt und vorsichtig bis zum beginnenden Sieden über einer Sparflamme erhitzt. Ohne weiteres Erhitzen wird die Lsg. sofort in eine etwa 60° warme Mischung von 5 ml verd. Salzsäure und 50 ml W. gegossen und kontinuierlich gerührt. Anschließend wird unter kräftigem Rühren gekühlt, der entstandene Nd. abfiltriert, mit W. gewaschen und bei 105° getrocknet. Die so erhaltene Xanthonsäure schmilzt zwischen 217 und 222° (USP XVII); nach BP 63 wird aus A. umkristallisiert. Der Fp. der bei 105° getrockneten Substanz liegt bei 220°. – 2. Etwa 10 mg der erhaltenen Xanthonsäure werden in einem Reagensglas mit 5 ml Schwefelsäure übergossen; man erhält eine leuchtend gelbe bis orangefarbene Lsg. (USP XVII und BP 63). – 3. 5 ml der Lsg. (1 in 100) werden mit 2 ml verd. Salpetersäure versetzt. Diese Lsg. gibt einen positiven Bromidnachweis (USP XVII, BP 63). – 4. Die wss. Lsg. reagiert gegen Lackmus sauer (BP 63).

Prüfung. 1. Trocknungsverlust: Höchstens 0,5%, wenn 4 Std. bei 105° getrocknet wird (USP XVII); höchstens 2%, wenn bei 105° bis zur Gewichtskonstanz getrocknet wird (BP 63). – 2. Verbrennungsrückstand: Höchstens 0,1% (USP XVII). – 3. Sulfatasche: Höchstens 0,1% (BP 63).

Gehaltsbestimmung. Nach USP XVII und BP 63 wird in wasserfreier Lsg. titriert. USP XVII läßt ferner den Bromidgehalt bestimmen.

Vorschriften der USP XVII: 1. Bromid: Etwa 500 mg Substanz werden genau gewogen, in 40 ml W. gelöst, mit 10 ml Eisessig, 40 ml Methanol und einigen Tropfen Eosin-Y-Lsg. versetzt und mit 0,1 n Silbernitratlsg. titriert. 1 ml 0,1 n Silbernitratlsg. entspricht 7,991 mg Br⁻. Es darf nicht weniger als 17,5 und nicht mehr als 18,2% Bromid gefunden werden, berechnet auf die getrocknete Substanz. – 2. Etwa 1 g Substanz wird genau gewogen, in einer Mischung von 20 ml wasserfreier Essigsäure und 20 ml Quecksilberchloridlsg. – wenn nötig unter leichtem Erwärmen – gelöst, mit 1 Tr. Kristallviolettlsg. versetzt und mit 0,1 n Perchlorsäure titriert. Der gefundene Verbrauch wird mit Hilfe eines Blindversuches korrigiert. 1 ml 0,1 n Perchlorsäure entspricht 44,84 mg $C_{23}H_{30}BrNO_3$.

Aufbewahrung. In luftdicht verschlossenen Gefäßen.

Dosierung. Übliche Dosis: 15 mg, bis 4mal täglich (USP XVII), 15 bis 30 mg, bis 3mal täglich (BPC 63). Höchstdosis: 60 mg, 4mal täglich (USP XVII).

Anwendung. Bei allen Formen cholinergisch bedingter Reizzustände und Erkrankungen des Magen-Darm-Traktes.

Handelsform: Pro-Banthine Bromide (G. D. Searle & Co, USA).

Methantheline bromide NF XII, NND 63. Diethyl(2-hydroxyethyl)-methylammonium-bromide-xanthene-9-carboxylate.

$C_{21}H_{26}BrNO_3$ Formel Nr. VII/4, S. 489 M.G. 420,36

Gehaltsforderung. Mindestens 98%, berechnet auf die getrocknete Substanz.

Eigenschaften. Weißes, oder fast weißes, mikrokristallines Pulver, praktisch geruchlos, von sehr bitterem Geschmack. Löslichkeit: Leicht lösl. in W., weniger lösl. in A. und Chlf., praktisch unlösl. in Ae. Die wss. Lsg. zersetzen sich allmählich. Eine frisch bereitete, 2%ige wss. Lsg. zeigt einen pH-Wert von 5,0 bis 5,5. Fp. 171 bis 177°.

Erkennung. NF XII: 1. Etwa 250 mg Substanz werden in 10 ml W. gelöst. 2 ml dieser Lsg. werden mit 5 ml W., 2 ml verd. Salpetersäure und 2 ml Silbernitratlsg. versetzt. Es entsteht ein hellgelber, in Ammoniak lösl. Nd. – 2. Die restlichen 8 ml Lsg. von 1. werden mit 10 ml Natronlauge versetzt und zum Sieden erhitzt. Die heiße Lsg. wird nach 2 Min. etwas abgekühlt und mit 5 ml verd. Salzsäure angesäuert. Nach weiterem Abkühlen wird der entstandene Nd. abfiltriert, mit W. gewaschen, aus 50%igem A. umkristallisiert und 1 Std. bei 105° getrocknet. Die so erhaltenen Kristalle schmelzen zwischen 218 und 223°. – 3. Etwa 10 mg der unter 2. erhaltenen Kristalle werden in einem Reagensglas mit 5 ml Schwefelsäure versetzt. Es entsteht eine leuchtend gelbe bis orangefarbene Lsg.

Prüfung. NF XII: 1. Trocknungsverlust: Höchstens 0,5%, 4 Std. bei 105° getrocknet. – 2. Verbrennungsrückstand: Höchstens 0,15%.

Gehaltsbestimmung. NF XII: 1. Etwa 500 mg Substanz werden genau gewogen, in etwa 100 ml W. gelöst und mit 3 ml Salpetersäure versetzt. Nach Zusatz von 25,0 ml 0,1 n Silbernitratlsg. wird bis zur Koagulation des Nd. geschüttelt, durch eine Glasfritte filtriert und das Gefäß sowie die Fritte 3mal mit je 10 ml W. nachgewaschen. Die vereinigten Filtrate und Waschflüssigkeiten werden mit 2 ml Eisen(III)-ammoniumsulfat-Lsg. versetzt und das überschüssige Silbernitrat mit 0,1 n Ammoniumthiocyanatlsg. zurücktitriert. 1 ml 0,1 n Silbernitratlsg. entspricht 7,991 mg Br$^-$. Der Bromidgehalt, berechnet auf die getrocknete Substanz, muß zwischen 18,6 und 19,2% liegen. – 2. Mit etwa 150 mg Substanz wird eine Kjeldahl-Bestimmung durchgeführt. 1 ml 0,01 n Schwefelsäure entspricht 4,204 mg $C_{21}H_{26}BrNO_3$.

Aufbewahrung. In dicht schließenden Gefäßen.

Dosierung. Übliche Dosis: 50 mg, bis 4mal täglich (NF XII).

Anwendung s. Propantheline bromide.

Handelsform: Banthine Bromide (G. D. Searle & Co, USA).

Dicyclomine hydrochloride BPC 63, NND 63. Biscyclohexylcarbonsäure-diäthylamino-äthylester-hydrochlorid.

$C_{19}H_{36}ClNO_2$ Formel Nr. VII/5, S. 490   M.G. 345,96

Gehaltsforderung. 99,0 bis 102,0% des theoretischen Wertes, berechnet auf die getrocknete Substanz.

Eigenschaften. Weißes oder fast weißes, kristallines Pulver, praktisch geruchlos, von bitterem Geschmack, dem eine lokale Gefühllosigkeit folgt. Löslichkeit: Bei 20° lösl. in 20 T. W., in 5 T. A. und in 2 T. Chlf., unlösl. in Ae. Fp. 172 bis 174°.

Erkennung. 1. 3 ml einer 0,1%igen, wss. Lsg. von Natriumlaurylsulfat werden mit 5 ml Chlf. und 0,05 ml einer 1%igen, wss. Methylenblaulsg. versetzt und durchgemischt. Nach Trennung der beiden Phasen ist die Chloroformschicht blau gefärbt. Nun wird eine Lsg. von 0,02 g Substanz in 2 ml W. zugesetzt, erneut durchgeschüttelt und die Trennung der beiden Phasen abgewartet. Die blaue Färbung muß nun in der wss. Schicht erscheinen. – 2. 0,5 g Substanz werden in 20 ml W. gelöst, mit 1,5 ml verd. Salpetersäure versetzt und 2mal mit je 10 ml Ae. ausgeschüttelt. Dann wird die wss. Lsg. mit 5 ml Silbernitratlsg. versetzt, wobei sich ein weißer Nd. bilden muß.

Prüfung. Trocknungsverlust: Höchstens 1,0%, wenn bei 105° bis zur Gewichtskonstanz getrocknet wird.

Gehaltsbestimmung. Etwa 0,6 g Substanz werden genau gewogen und nach der Methode der BP 63 wasserfrei titriert. 1 ml 0,1 n Perchlorsäure entspricht 0,03460 g $C_{19}H_{36}ClNO_2$.

Dosierung. 10 bis 20 mg (BPC 63).

Anwendung. Als Spasmolyticum mit atropin- und papaverinähnlicher Wirkung bei krampfartigen Schmerzzuständen des Magen- und Darmtraktes, der Gallen- und Harnwege sowie des weiblichen Genitalsystems.

Handelsformen: Atumin (Beiersdorf, Hamburg); Bentyl Hydrochloride (Wm. S. Merell Company, USA).

VIII. Phenyl-propanol- und -äthanol-amine

Procyclidine hydrochloride BP 63, BPC 63. 1-Phenyl-1-cyclohexyl-3-pyrrolidino-1-propanol-hydrochlorid.

$C_{19}H_{29}NO \cdot HCl$ Formel Nr. VIII/1, S. 490   M.G. 323,91

Gehaltsforderung. Mindestens 99,0%, bezogen auf die bei 105° bis zur Gewichtskonstanz getrocknete Substanz.

Eigenschaften. Weißes, kristallines Pulver von schwach wahrnehmbarem Geruch und bitterem Geschmack. Löslichkeit: Bei 20° lösl. in 40 T. W., in 15 T. A. (95%), unlösl. in Aceton und Ae. Fp. 225 bis 227°.

Erkennung. BP 63: 1. 0,25 g Substanz werden in 10 ml W. gelöst, mit verd. Ammoniaklsg. alkalisch gemacht und 3mal mit je 10 ml Ae. ausgeschüttelt. Die vereinigten Ätherextrakte werden über wasserfreiem Natriumsulfat getrocknet, filtriert und der Äther abgedampft. Den Rückstand kratzt man, bis er kristallin oder fest geworden ist. Er muß dann bei 85° schmelzen. – 2. Die Substanz gibt einen positiven Chloridnachweis. – 3. Lichtabsorption: Die Extinktionen einer 0,08%igen Lsg. (g/ml), gemessen in 1 cm Schichtdicke, müssen bei 257 mµ zwischen 0,475 und 0,510, bei 263,5 mµ zwischen 0,350 und 0,390 liegen. Der Quotient aus der Extinktion bei 257 mµ und der Extinktion bei 263,5 mµ muß mindestens 1,30 betragen.

Prüfung. BP 63: 1. Acidität: Der pH-Wert einer 1,0%igen Lsg. (g/ml) muß zwischen 4,5 und 6,5 liegen. – 2. Trocknungsverlust: Höchstens 0,5%, wenn bei 105° bis zur Gewichtskonstanz getrocknet wird. – 3. Sulfatasche: Höchstens 0,1%.

Gehaltsbestimmung. Etwa 0,7 g Substanz werden genau gewogen, in 20 ml W. gelöst, mit 5 ml verd. Ammoniaklsg. versetzt und nacheinander mit Portionen von 20, 15, 10 und 10 ml Ae. extrahiert. Die vereinten Ätherextrakte werden 2mal mit je 5 ml W. gewaschen, auf einem Wasserbad zur Trockne eingedampft, der Rückstand in 25 ml 0,1 n Salzsäure gelöst und der Überschuß der Säure mit 0,1 n Natriumhydroxid gegen Methylrot als Indikator zurücktitriert. 1 ml 0,1 n Salzsäure entspricht 0,03239 g $C_{19}H_{29}NO \cdot HCl$.

Dosierung. Anfangsdosis 7,5 mg täglich, auf mehrere Gaben verteilt; Steigerung bis 30 mg täglich, ebenfalls auf mehrere Gaben verteilt.

Anwendung. Parasympatholyticum; zur Behandlung des Parkinsonismus geeignet.

Handelsform: Kemadrin (Burroughs-Wellcome, USA).

Trihexyphenidyl hydrochloride USP XVII. Benzhexol hydrochloride BPC 63. Benzhexolis Hydrochloridum. 1-Phenyl-1-cyclohexyl-3-piperidino-propanol-(1)-hydrochlorid.

$C_{20}H_{31}NO \cdot HCl$ Formel Nr. VIII/2, S. 490   M.G. 337,94

Gehaltsforderung. Mindestens 98%, berechnet auf die getrocknete Substanz.

Eigenschaften. Weißes oder beinahe weißes, kristallines Pulver von höchstens sehr schwachem Geruch. Löslichkeit: Leicht lösl. in W., lösl. in A. und Chlf. Fp. 247 bis 253° (Zers.).

Erkennung. USP XVII: 1. 5 ml der Lsg. (1 in 100) werden mit 1 ml einer Lsg. von 2 g Trinitrophenol (Pikrinsäure) in 100 ml Chlf. versetzt und gut umgeschüttelt; es entsteht momentan ein leuchtend gelber Nd. – 2. 5 ml der Lsg. (1 in 100) werden mit 2 ml Natronlauge versetzt; es entsteht sofort ein weißer Nd. – 3. 5 ml der Lsg. (1 in 100) werden mit 2 ml Silbernitratlsg. versetzt; es bildet sich sofort eine weiße Opaleszenz.

Prüfung. USP XVII: 1. Trocknungsverlust: Höchstens 0,5%, wenn 3 Std. bei 105° getrocknet wird. – 2. Verbrennungsrückstand: Höchstens 0,1%.

Gehaltsbestimmung. USP XVII: 1. Chlorid: Etwa 500 mg Substanz werden genau gewogen, in 200 ml W. von 60 bis 70° gelöst, mit 10 ml Salpetersäure versetzt, umgerührt und auf Raumtemperatur abgekühlt. Dann werden allmählich unter Umrühren 25,0 ml 0,1 n Silbernitratlsg. zugetropft. Anschließend versetzt man mit 5 ml Nitrobenzol, schüttelt kräftig durch, setzt dann 5 ml Eisen(III)-sulfat-Lsg. zu und titriert den Überschuß an Silbernitrat mit 0,1 n Ammoniumthiocyanatlsg. zurück. 1 ml 0,1 n Silbernitratlsg. entspricht 3,545 mg Cl. Es muß zwischen 10,3 und 10,7% Cl gefunden werden. – 2. Etwa 500 mg Substanz werden genau gewogen, in 100 ml Chlf. gelöst, mit 5 ml Quecksilberacetatlsg., dann mit 5 Tr. einer Lsg. von 1 g Thymolblau in 100 ml Dimethylformamid versetzt und mit 0,1 n Perchlorsäure in Dioxan titriert. Der Verbrauch wird anhand eines Blindversuches korrigiert. 1 ml 0,1 n Perchlorsäure entspricht 33,79 mg $C_{20}H_{31}NO \cdot HCl$.

Aufbewahrung. In gut schließenden Gefäßen.

Dosierung. 2 mg, 3 bis 4mal täglich; bis höchstens 15 mg täglich (USP XVII).

Anwendung. Gegen Parkinsonismus.

Handelsform: Artane (Lederle).

Tridihexethyl chloride NF XII, NND 63. (3-Cyclohexyl-3-hydroxy-3-phenylpropyl)-triethyl-ammonium Chloride.

$C_{21}H_{36}ClNO$ Formel Nr. VIII/3, S. 490   M.G. 353,98

Gehaltsforderung. Mindestens 98%, bezogen auf die 2 Std. bei 105° getrocknete Substanz.

Eigenschaften. Weißes, kristallines, geruchloses, bitter schmeckendes Pulver. Löslichkeit: Leicht lösl. in W., lösl. in M. und Chlf., praktisch unlösl. in Ae. und in Aceton. Fp. 163 bis 167°.

Erkennung. NF XII: 1. 25 mg Substanz werden in 10 ml W. gelöst. 5 ml dieser Lsg. versetzt man mit 2 ml pH 5,3-Phosphatpuffer (s. unten), 1 ml Bromkresolpurpurlsg. (s. unten) und 5 ml Chlf. Nach kräftigem Umschütteln wartet man die Phasentrennung ab und beobachtet; die Chloroformschicht muß eine gelbe Farbe annehmen. pH 5,3-Phosphatpuffer: 38,0 g Natriumdihydrogenphosphat ($NaH_2PO_4 \cdot H_2O$) und 2,0 g wasserfreies Dinatriumhydrogenphosphat werden in W. gelöst und auf 1000 ml aufgefüllt. Bromkresolpurpurlsg.: 400 mg Bromkresolpurpur werden in 30 ml W. gelöst, mit 6,4 ml 0,1 n Natronlauge versetzt und mit W. auf 500 ml aufgefüllt. – 2. Die restlichen 5 ml Lsg. (von 1.) geben einen positiven Chloridnachweis. – 3. Etwa 200 mg Substanz werden in 10 ml W. gelöst und unter Rühren mit 50 ml Natriumtetraphenylboratlsg. versetzt. Nach halbstündigem Stehen wird der gebildete Nd. auf einer Glassinternutsche gesammelt, 3mal mit je 5 ml W. gewaschen und durch halbstündiges Luftdurchsaugen getrocknet. Dann wird der Nd. in 5 ml Aceton gelöst, notfalls filtriert und unter kräftigem Umrühren in 50 ml W. eingegossen. Die Mischung wird erneut 30 Min. stehengelassen. der Nd. auf einer Glassinternutsche gesammelt, 3mal mit je 5 ml W. gewaschen und im Vakuumexsikkator über Silicagel 18 Std. lang getrocknet. Das auf diese Weise erhaltene Tetraphenylborat schmilzt unter leichtem Zersetzen zwischen 166 und 167°.

Prüfung. NF XII: 1. Trocknungsverlust: Höchstens 0,5%, wenn 2 Std. bei 105° getrocknet wird. – 2. Verbrennungsrückstand: Höchstens 0,1%. – 3. Sulfat: Höchstens 400 ppm; dazu werden 500 mg Substanz in 25 ml W. gelöst, auf 70° erwärmt und wieder auf Raumtemperatur abgekühlt. Das Filtrat darf nicht mehr Sulfat enthalten als 0,2 ml 0,02 n Schwefelsäure. – 4. Chloridgehalt: Höchstens 9,81%. Etwa 500 mg der 2 Std. bei 105° getrockneten Substanz werden genau gewogen, in 200 ml W. gelöst, mit 10 ml Salpetersäure und mit 25,0 ml 0,1 n Silbernitratlsg. versetzt. Nach dem Mischen fügt man 5 ml Nitrobenzol und 5 ml Eisen(III)-ammoniumsulfatlsg. hinzu und titriert mit 0,1 n Ammoniumthiocyanatlsg. zurück. 1 ml 0,1 n Silbernitratlsg. entspricht 3,545 mg Cl. – 5. Schwermetalle: Höchstens 200 ppm.

Gehaltsbestimmung. NF XII: Etwa 600 mg der 2 Std. bei 105° getrockneten Substanz werden genau gewogen, in 100 ml Chlf. gelöst, mit 5 ml Quecksilberacetatlsg. und einigen Kriställchen Thymolblau versetzt und bis zum Umschlag nach Rosa mit 0,1n Perchlorsäure in Dioxan titriert. 1 ml 0,1 n Perchlorsäure entspricht 35,40 mg $C_{21}H_{36}ClNO$.

Aufbewahrung. In dicht schließenden Gefäßen.

Dosierung. 25 bis 50 mg, bis 4mal täglich (NF XII).

Handelsform: Pathilon Chloride (Lederle).

Das entsprechende Jodid wird unter der Bezeichnung Claviton (Lederle) gehandelt.

Tricyclamol Chloride NND 63. 1-Cyclohexyl-1-phenyl-3-pyrrolidino-1-propanol-methylchloride.

$C_{20}H_{32}ClNO$ Formel Nr. VIII/4, S. 490   M.G. 337,93

Eigenschaften. Weißes, kristallines Pulver von extrem bitterem Geschmack und schwach charakteristischem Geruch; lösl. in A. und W.

Handelsformen: Elorine Chloride (Eli Lilly and Company, USA), Tricoloid Chloride (Burrough Wellcome & Co, USA).

Cycrimine Hydrochloride NNR 55. 1-Phenyl-1-cyclopentyl-3-piperidino-propanol-(1)-hydrochlorid.

$C_{19}H_{30}ClNO$ Formel Nr. VIII/5, S. 490   M.G. 323,91

Eigenschaften. Weißes, kristallines Pulver, Fp. 241 bis 244° (Zers.). Löslichkeit: 1 g löst sich in 50 ml A., in 33 ml Chlf., in 165 ml W. Das pH einer 0,5%igen Lsg. ist 4,9 bis 5,4.

Anwendung. Als Antispasmodicum bei Parkinsonismus.

Dosierung. Bei Paralysis agitans 4mal täglich 2,5 mg bis alle 2 Std. 5 mg (max/die 45 mg).

Handelsform: Pagitan (Lilly, USA).

Biperiden Hydrochloride (Lactate) NND 63. α-(Bicyclo-[2,2,1]-hept-5-en-2-yl)-α-phenyl-1-piperidinopropanol-hydrochloride bzw. -lactate.

$C_{21}H_{29}NO$ Formel Nr. VIII/6, S. 490   M.G.$_{(Base)}$ 311,47

Anwendung. Bei Parkinsonismus und verschiedenen Spasmen.

Handelsformen: Akineton (Knoll A.G., Ludwigshafen); Akineton Hydrochloride und Akineton Lactate (Knoll Pharmaceutical Conpany, USA).

Hexocyclium Methylsulfate NND 63. N-(β-Cyclohexyl β-hydroxy-β-phenethyl)-N'-methylpiperazine-dimethylsulfate.

$C_{21}H_{36}N_2O_5S$ Formel Nr. VIII/9, S. 491   M.G. 428,59

Anwendung. Bei gastrointestinalen Störungen.

Handelsform: Hexocyclium methylsulfate (Abbott Laboratories, USA).

IX. Basisch substituierte Diphenylessigsäureamide

Isopropamide Iodide NND 63. (3-Carbamoyl-3,3-diphenylpropyl)-diisopropylmethyl-ammoniumiodide.

$C_{23}H_{33}IN_2O$ Formel Nr. IX/3, S. 491   M.G. 480,43

Anwendung. Zur Behandlung gastrointestinaler Störungen.

Handelsformen: Darbid (Smith, Kline & French Laboratories, USA), Priamide (Janson).

Aminopentamide Sulfate NND 63. 4-Dimethylamino-2,2-diphenyl-valeramidesulfate.

$C_{19}H_{24}N_2O$ Formel Nr. IX/4, S. 491   M.G.$_{(Base)}$ 296,41

Eigenschaften. Weißes, kristallines, geruchloses Pulver, lösl. in A. und W. Eine 2,5%ige Lsg. reagiert sauer; pH 1,3 bis 2,2.

Anwendung. Anstelle von Atropin bei gastrointestinalen Störungen.

Handelsform: Centrine (Bristol Laboratories Inc. USA).

X. Aromatisch substituierte Alkylamine und Alkanolaminäther

1,1-Diphenyl-3-piperidino-propan-hydrochlorid.

$C_{20}H_{26}ClN$ Formel Nr. X/1, S. 492   M.G. 355,89

Eigenschaften. Weißes, kristallines, geruchloses Pulver, leicht löslich in W., 90%igem A. und Chlf., praktisch unlöslich in Ae. und PAe., Gehalt mindestens 98,0% $C_{20}H_{26}ClN$, berechnet auf die getrocknete Substanz. Schmelzbereich: 215 bis 218°.

Erkennung. 0,1 g wird in einer Mischung von 5 ml 90%igem A. und 5 ml W. gelöst und mit 3 ml einer gesättigten wäßrigen Lsg. von Pikrinsäure versetzt. Es entsteht ein gelber Nd. der, bei 105° getrocknet, bei 136 bis 137° schmilzt.

Prüfung. 1. Trocknungsverlust: bei 100 bis 105° höchstens 1%. – 2. Sulfatasche: Höchstens 0,1%.

Gehaltsbestimmung. 1. Etwa 0,5 g, genau gewogen, werden in etwa 25 ml W. gelöst und nach Zusatz von 0,20 ml Phenolphthaleinlsg. mit 0,1 n Natronlauge unter kräftigem Schütteln bis zur Rosafärbung titriert. 1 ml 0,1 n Natronlauge entspricht 31,59 mg $C_{20}H_{26}ClN$. – 2. Etwa 0,5 g, genau gewogen, werden in 50 ml Eisessig gelöst. Nach Zugabe von 10 ml 5%iger Quecksilber(II)-acetatlsg. wird mit 0,1 n Perchlorsäure bis zum Farbwechsel des Indikators (Kristallviolett) auf Grünblau titriert. 1 ml 0,1 n Perchlorsäure entspricht 31,59 mg $C_{20}H_{26}ClN$.

Handelsformen: Aspasan, Afran und Efosin (Hoechst).

Die Aspasan-Inhalationslsg. enthält außerdem noch Dioxyephedrin und Suprifen und dient zur Vorbeugung und Bekämpfung asthmatischer Anfälle. Afran enthält außerdem

Prednison, Suprifen und Dimethylaminophenyldimethylpyrazolon in Tropfen und Suppositorien; die Dragees enthalten zusätzlich noch Coffein. Afran ist indiziert bei Asthma bronchiale, spastischen Bronchitiden, Emphysembronchitis und Heuschnupfen. Efcsin enthält außerdem noch 2,2-Diphenyl-4-piperidino-butyramidhydrochlorid und wird angewendet zur Beschleunigung der normalen Geburt, zur Behebung von Muttermundspasmen während der Geburt und bei spastischer Dysmenorrhoe.

Benztropine Methanesulphonate BP 63, BPC 63.

$C_{21}H_{25}NO_1CH_3SO_3H$ Formel Nr. X/3, S. 492   M.G. 403,55
$C_{22}H_{29}NO_4S$

Gehaltsforderung. Mindestens 98,0%, berechnet auf die bei 105° bis zur Gewichtskonstanz getrocknete Substanz.

Eigenschaften. Weißes, kristallines, geruchloses, bitter schmeckendes Pulver. Löslichkeit: Bei 20° lösl. in 0,7 T. W. und in 1,5 T. A. (95%), unlösl. in Ae. Fp. 142 bis 144°.

Erkennung. 1. 0,2 g Substanz werden in 15 ml W. gelöst, mit 5 ml verd. Ammoniaklsg. versetzt und 2mal mit je 10 ml Äthylacetat ausgeschüttelt. Die vereinigten Extrakte werden über wasserfreiem Natriumsulfat getrocknet, mit 0,5 ml Methyljodid versetzt und 30 Min. stehengelassen. Der Schmelzpunkt des erhaltenen Nd. liegt nach dem Waschen mit Äthylacetat bei 253°. – 2. Die UV-Absorptionskurve der wss. Lsg. zeigt zwischen 230 und 350 mµ nur ein Maximum bei 258 mµ. Die Extinktion einer 0,05%igen Lsg., gemessen in 1 cm Schichtdicke, beträgt bei 258 mµ etwa 0,56.

Prüfung. 1. Trocknungsverlust: Höchstens 0,5%, wenn bei 105° bis zur Gewichtskonstanz getrocknet wird. – 2. Sulfatasche: Höchstens 0,1%.

Gehaltsbestimmung. Etwa 60 mg Substanz werden genau gewogen, in 25 ml W. gelöst, mit 5 ml Natriumcarbonatlsg. versetzt und 4mal mit je 10 ml Chlf. extrahiert. Die vereinigten Extrakte werden mit 10 ml W. gewaschen, das Waschwasser mit 5 ml Chlf. durchgeschüttelt und das Chlf. den ursprünglichen Extrakten zugefügt. Die gesamte Chloroformlsg. wird anschließend filtriert, das benutzte Filter mit 5 ml Chlf. gewaschen. Filtrat und Waschchloroform werden vereint, mit 25 ml Dioxan versetzt und mit 0,01 n Perchlorsäure gegen 3 Tr. einer 1%igen Methylrotlsg. in M. titriert. 1 ml 0,01 n Perchlorsäure entspricht 4,035 mg $C_{21}H_{25}NO \cdot CH_3SO_3H$.

Aufbewahrung. In dicht schließenden Gefäßen.

Anwendung. Parasympatholyticum zur Behandlung des Parkinsonismus.

Dosierung. Anfangsdosis 0,5 mg täglich; Steigerung bis zu 6 mg täglich.

Handelsform: Cogentin (Merck, Sharp & Dohme).

XI. Verschiedene
(in alphabetischer Reihenfolge)

Avacan. Acamylophenin. α-(β-Diäthylaminoäthyl)-amino-phenylessigsäure-isoamylester-dihydrochlorid.

C_6H_5—CH—COO·C_5H_{11}
           |
           NH—CH_2—CH_2—N$(C_2H_5)_2$ · 2 HCl

$C_{19}H_{34}Cl_2N_2O_2$ M.G. 393,42

Eigenschaften. Weißes, kristallines Pulver, geruch- und geschmacklos. Löslichkeit: Leicht lösl. in W. und A., praktisch unlösl. in Ae., Chlf. und PAe. Fp. 170 bis 175° (bestimmt nach USP).

Erkennung. Papierchromatographie. Prüflösung: 100 mg Substanz werden in 10 ml W. gelöst; 10 µl enthalten 100 µg. Papier: Schleicher & Schüll 2043 b. Fließmittel: n-Butanol-Ameisensäure-Wasser = 12 : 1 : 7 (Volumina); verwendet wird die organische Phase. Ausführung: 10 µl der Prüflsg. werden 7 cm vom unteren Ende eines mindestens 3 cm breiten Filterpapierstreifens aufgetragen, über Nacht in der Chromatographierkammer konditionieren gelassen und danach aufsteigend entwickelt. Nachweis: Die entwickelten und hernach luftgetrockneten Streifen werden mit Dragendorff-Rg. besprüht. R_f-Werte: Etwa 0,7.

Gehaltsbestimmung. 1. Chlorid-Titration: Etwa 170 mg Substanz, genau gewogen, werden in 10 ml W. gelöst, mit verd. Salpetersäure angesäuert und der Chloridgehalt nach

VOLHARD bestimmt. 1 ml 0,1 n Silbernitrat entspricht 19,67 mg $C_{19}H_{34}Cl_2N_2O_2$. — 2. Perchlorsäuretitration: 10 ml Eisessig werden mit 5 ml einer 6%igen Lsg. von Quecksilber(II)-acetat in Eisessig versetzt und unter Verwendung von Oracet-Blue-B-Indikator mit 0,1 n Perchlorsäure in Eisessig neutralisiert. In diese austitrierte Lsg. werden etwa 170 mg Substanz, genau gewogen, eingebracht und mit 0,1 n Perchlorsäure in Eisessig titriert. 1 ml 0,1 n Perchlorsäure entspricht 19,67 mg $C_{19}H_{34}Cl_2N_2O_2$.

Anwendung. Als Spasmolyticum bei Spasmen der glatten Muskulatur im Bereich des Abdomens: Magen, Darm, Gallenblase, Niere, Harnleiter, Harnblase, Uterus; der Gefäße: Angina pectoris, Migräne; in der Kinderheilkunde: Pylorospasmus.

Handelsformen: Avacan (Asta, Brackwede), Avafortan (Kombinationspräparat; Asta, Brackwede), Belosin (Kombinationspräparat; Asta, Brackwede).

Belladonninbisulfat.

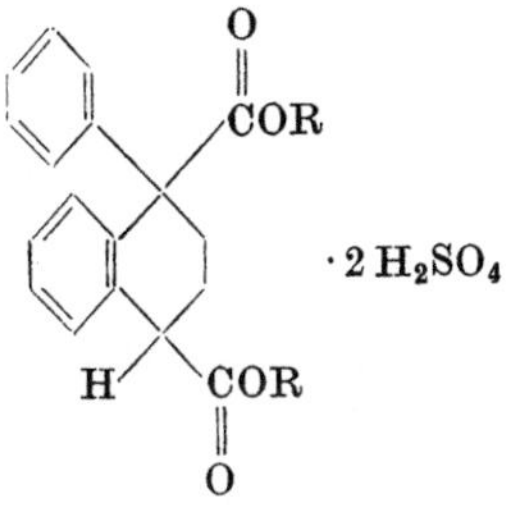

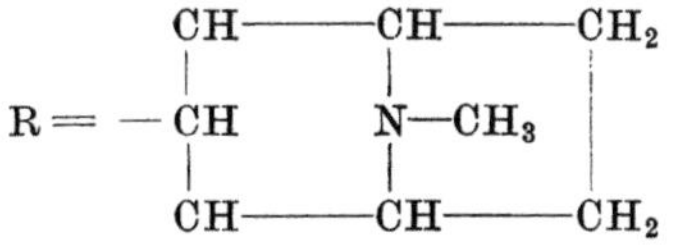

$C_{34}H_{46}N_2O_{12}S_2$ M.G. 738,86

Herstellung. Das durch Wasserabspaltung aus Atropin(I) entstehende Apoatropin(II) wird nach Art einer Dien-Reaktion zu III dimerisiert und dieses zu IV (Belladonnin) aromatisiert:

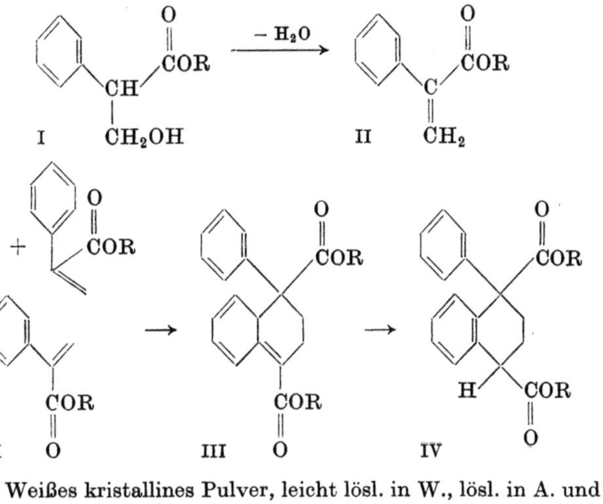

Eigenschaften. Weißes kristallines Pulver, leicht lösl. in W., lösl. in A. und M., praktisch unlösl. in Ae. Fp. der Base: 129°.

Anwendung. Hauptsächlich bei Parkinsonismus.

Aufbewahrung. In dicht schließenden Gefäßen.

Handelsform: Bellacristin (E. Merck, Darmstadt).

Benzomethamine. (Atr.)

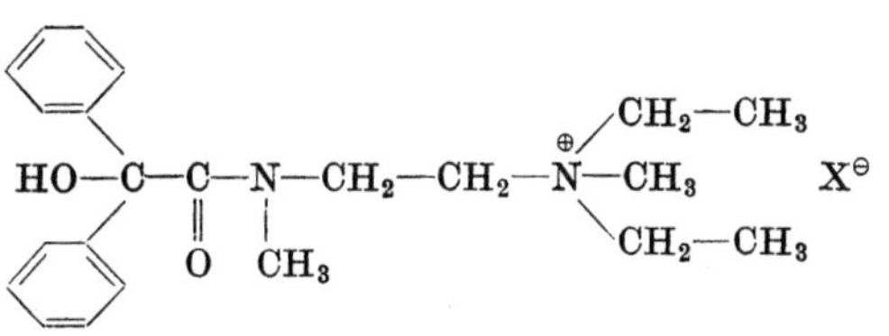

Handelsform: Contramil (Squibb).

Dibutoline Sulfate NND 63.

$$\left[\begin{array}{c} H_3C-CH_2-CH_2-CH_2 \\ H_3C-CH_2-CH_2-CH_2 \end{array} \!\!\!\!\!\!\!\!\!\!\!\! N-\underset{\underset{O}{\|}}{C}-O-CH_2-CH_2-\overset{\oplus}{N} \!\!\!\!\!\!\!\!\!\! \begin{array}{c} CH_3 \\ CH_2-CH_3 \\ CH_3 \end{array} \right]_2 SO_3^{2\ominus}$$

Anwendung. Bei gastrointestinalen Störungen.

Handelsform: Dibuline Sulfate (E. Merck, Sharp & Dohme, USA).

Dimethylan. 2,2-Diisopropyl-4-hydroxymethyl-1,3-dioxalan.

$C_{10}H_{20}O_3$ M.G. 188,26

Anwendung. Dimethylan blockiert interneurale Übertragungen und wird vornehmlich als Antispasmodicum bei Dismenorrhöe angewandt.

Diphemanil methylsulfate NF XII, NND 63. 4-Diphenylmethylene-1,1-dimethylpiperidinium-methylsulfate.

$C_{21}H_{27}NO_4S$ M.G. 389,52

Gehaltsforderung. Mindestens 97%, berechnet auf die getrocknete Substanz.

Eigenschaften. Weißes oder fast weißes, kristallines Pulver von bitterem Geschmack und schwach charakteristischem Geruch, hitze- und lichtbeständig, etwas hygroskopisch. Löslichkeit: 1 g Substanz löst sich in etwa 33 ml W., etwa 33 ml A. und in etwa 33 ml Chlf. Fp. 189 bis 196°.

Erkennung. 1. 10 ml der Lsg. (1 in 100) werden mit 1 ml Kaliumpermanganatlsg. versetzt und unter gelegentlichem Schütteln stehengelassen; es bildet sich ein brauner Nd. – 2. 10 ml der Lsg. (1 in 100) werden mit 7 ml einer gesättigten Pikrinsäurelsg. versetzt und unter gelegentlichem Umrühren stehengelassen. Das erhaltene Präzipitat wird abfiltriert, mit A. gewaschen und 5 Std. über Phosphorpentoxid im Vakuum getrocknet. Das auf diese Weise erhaltene Pikrat schmilzt zwischen 194 und 200°. – 3. Der pH-Wert der Lsg. (1 in 100) liegt zwischen 4 und 6.

Prüfung. 1. Trocknungsverlust: Höchstens 0,5%, wenn 4 Std. bei 105° getrocknet wird. – 2. Verbrennungsrückstand: Höchstens 0,1%. – 3. Schwermetalle: Höchstens 20 ppm. Zu dieser Prüfung wird der Verbrennungsrückstand von 1 g Substanz in 23 ml W. gelöst, mit 2 ml verd. Essigsäure angesäuert und untersucht.

Gehaltsbestimmung. Etwa 150 mg Substanz werden genau gewogen, in einem 150-ml-Becherglas in 50 ml W. gelöst und im Eisbad gekühlt. Unter Umrühren werden 17 ml einer in gleicher Weise gekühlten und filtrierten Ammoniumreineckatlsg. zugesetzt und die Mischung unter Kühlung 1 Std. stehengelassen. Der entstandene Nd. wird in einer tarierten Glasfritte gesammelt, mit kaltem W. solange gewaschen, bis die Waschflüssigkeit farblos abläuft und 2 Std. bei 105° getrocknet. Durch Multiplikation des Gewichtes des so erhaltenen Reineckats mit dem Faktor 0,6527 ergibt sich der Gehalt (in Milligramm) an $C_{21}H_{27}NO_4S$ in der angewandten Probe.

Aufbewahrung. In dicht schließenden Gefäßen.

Anwendung. Bei gastrointestinalen Störungen.

Dosierung. Oral: 100 mg alle 4 bis 6 Std.; i.m. und s.c.: 25 mg 4mal täglich (NF XII).

Handelsform: Prantal Methylsulfate (Shering Corporation, USA).

Escorpal. Phencarbamid. Diphenylcarbamidsäure-(2-diäthyl-aminoäthyl)-thioester.

$C_{19}H_{24}N_2OS$ M.G. 328,48

Eigenschaften. Weißes, geruchloses, luftbeständiges, kristallines Pulver, sehr leicht lösl. in M., Ae., Chlf., leicht lösl. in P.Ae., praktisch unlösl. in W. Fp. 48 bis 49°.

Hydrochlorid.

$C_{19}H_{24}N_2OS \cdot HCl$ M.G. 364,94

Eigenschaften. Weißes, kristallines Pulver, leicht lösl. in W., A. und Chlf., praktisch unlösl. in Ae. und P.Ae. Fp. 180 bis 182°.

Anwendung. Spasmolyticum für die Geburtshilfe.

Handelsform: Escorpal (Bayer, Leverkusen).
(Ampullen enthalten das Hydrochlorid, Suppositorien die freie Base!) Als Komponente enthalten in Spasmo-Dolviran (Bayer, Leverkusen).

Lyspamin ist ein Kombinationspräparat, das neben Phenobarbital als spasmolytische Komponente das 1-Nicotinoylamino-1,2-diphenyläthan enthält:

$C_{20}H_{18}N_2O$ M.G. 302,36

Eigenschaften. Farblose, nadelförmige Kristalle von leicht bitterem Geschmack, leicht lösl. in Eisessig, wenig lösl. in A. Fp. ~158°.

Anwendung. Zur Behebung myogener und neurogener Spasmen; auf Grund vasodilatorischer Wirkung zur Behandlung von Angina pectoris; bei Zirkulationsstörungen und Hypertonie; in der Geburtshilfe.

Handelsformen: Lyspamin, Lyspamin forte, Adysmen (Cilag GmbH, Alsbach/Bergstraße).

Sigmagyn ist ein Kombinationspräparat, das als spasmolytische Komponente den α-Phenylglycin-n-heptylester enthält:

$C_{15}H_{23}NO_2$ M.G. 249,34

Anwendung. Bei dysmenorrhoeischen Beschwerden.

Handelsform: Sigmagyn Tabletten (OWG Chemie, Kiel).

Tiemoniumjodid (INN).

$C_{16}H_{24}JNO_2S$ M.G. 445,37

N-Methyl-N-(3-phenyl-3.2'-thienyl-3-hydroxy)-propyl-morpholiniumjodid. 4-(3'-Hydroxy-3'-phenyl-3'-(2''-thienyl))-propyl-4-methyl-morpholiniumjodid.

4-(3'-Hydroxy-3'-phenyl 3'-(2''-thienyl))-propyl-4-methyl-tetrahydro-1.4-oxaziniumjodid.

Eigenschaften. Gelblich-weißes, kristallines Pulver ohne Geruch und von sehr bitterem Geschmack. Fp. 189 bis 192° unter Zersetzung. Leicht lösl. in M.; lösl. in heißem W. und A.; wenig lösl. in W. (1 g/100 ml); schwer lösl. in A. und warmem Aceton; sehr schwer lösl. in Aceton und Chlf. (0,4 mg/100 ml) und Benzol (1,0 mg/100 ml) und den meisten organischen Lösungsmitteln.

Erkennung. 1. UV-Spektrum: Maximum bei 227 nm ($c = 2$ mg/100 ml W.), E (1%, 1 cm) = 471. – 2. Eine Spatelspitze Substanz gibt mit verd. Schwefelsäure (1 : 4) und Natriumnitrit Abscheidung von Jod; nach dem Verdünnen erhält man auf Zusatz von Stärkelsg. Blaufärbung. – 3. Mit Nesslers Rg. entsteht eine weiße Fällung, die mit konzentrierter Salpetersäure braun wird; dabei ist die Lsg. dunkler als der Niederschlag. – 4. Mit Quecksilber(II)-chlorid-Lsg. entsteht ein weißer Nd., der beim Erwärmen mit rosa Farbe in Lsg. geht und beim Erkalten wieder ausfällt. – 5. Mit Jod/Kaliumjodid fällt ein schwarzglänzendes Perjodid aus, das sich in M. mit brauner Farbe löst. – 6. Versetzt man 1 g mit 10 ml Pufferlsg. pH 7,5 und 2 ml Bromthymolblau-Lsg. (150 mg/100 ml Pufferlsg.) und schüttelt mit 10 ml Dichlormethan, so erhält man eine blaue wäßrige und eine gelbe organische Phase (Maximum bei 410 nm). Die organische Phase wird beim Versetzen mit 2 bis 3 Tr. 0,1 n Tetrabutylammoniumhydroxid in Isopropanol/Methanol blau (Maximum bei 630 nm).

Prüfung. 1. Beim Verbrennen dürfen höchstens 0,1% Asche hinterbleiben. – 2. 10 ml einer Lsg. von 300 mg in 30 ml W. dürfen auf Zusatz von 1 ml Salzsäure (1 : 4) und 1 ml Bariumchloridlsg. keine stärkere Trübung zeigen als eine Vergleichsprobe mit 0,5 ml Sulfat-Standardlsg. (1 ml = 0,1 mg Sulfat), 9,5 ml W., 1 ml Salzsäure und 1 ml Bariumchloridlsg. (= höchstens 0,05% Sulfat). – 3. 10 ml einer Lsg. von 300 mg in 30 ml W. dürfen nach Zusatz von 5 Tr. Eisessig und 2 Tr. Natriumsulfidlsg. nicht verändert werden (= Schwermetalle in 100 mg nicht nachweisbar). – 4. Trocknungsverlust: Höchstens 1,5%, wenn bei 105° 2 Std. getrocknet wird.

Gehaltsbestimmung. 1. Stickstoff: Theoretisch 3,145%. Aufschluß von 200 mg nach KJELDAHL, 5 ml konz. Schwefelsäure, Spatelspitze Selen-Reaktions-Gemisch. Zur Destillation 30 ml 40%ige Natronlauge. 1 ml 0,1 n Säure entspricht 1,4008 mg Stickstoff. – 2. Jod: 500 mg werden in 40 ml W. und 5 ml Schwefelsäure (1 : 4) gelöst, mit 20 ml 0,1 n Silbernitratlsg. versetzt und mit Ammoniumrhodanid gegen Eisen(III)-Indikator titriert. 1 ml Silbernitratlsg. entspricht 12,691 mg Jod (Theorie 28,50%). 30 mg Substanz werden in 10 ml Wasser gelöst, mit 40 ml Isopropanol p.a. und 1 ml in Isopropanol p.a. gesättigte Lsg. von Diphenylcarbazon versetzt und mit 0,01 n Quecksilberperchloratlsg. auf Violettrot titriert.

1 ml entspricht 1,2691 mg Jod oder 4,4537 mg Tiemoniumjodid.

Anwendung. Die Verbindung hat spasmolytische, parasympathicolytische, anticholinergische, sowohl unmittelbar an den glatten Muskelfasern als auch über die postganglionären Nervenfasern des Darmplexus angreifende Effekte und wird medizinisch als krampflösendes Mittel bei spastischen Zuständen der glatten Muskulatur eingesetzt, vorwiegend also bei Krampfzuständen im Magen-Darm-Bereich, im Bereich der Gallenwege, der Harnwege und bei gynäkologisch-geburtshilflichen Indikationen.

Handelsformen: Im Kombinationspräparat Bort als Spasmolyticum neben Metamizol enthalten (Ravensburg GmbH, Konstanz).

β-Diäthyl-amino-äthyl-(α-methyl-2,5-endomethylen-Δ^3-tetrahydro-benzhydroxyl)-äther-brommethylat.

Wirkungsweise. Cholinolytisch und ausgeprägt myotrop spasmolytisch.

Handelsformen: Dolo-Adamon und Tranquo-Adamon; Kombinationspräparate (Asta-Werke AG, Brackwede/Westf.).

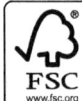

MIX
Papier aus verantwortungsvollen Quellen
Paper from responsible sources
FSC® C105338

If you have any concerns about our products,
you can contact us on
ProductSafety@springernature.com

In case Publisher is established outside the EU,
the EU authorized representative is:
**Springer Nature Customer Service Center GmbH
Europaplatz 3, 69115 Heidelberg, Germany**

Printed by Libri Plureos GmbH
in Hamburg, Germany

HAGERS HANDBUCH DER PHARMAZEUTISCHEN PRAXIS

FÜR APOTHEKER · ARZNEIMITTELHERSTELLER
ÄRZTE UND MEDIZINALBEAMTE

—— VOLLSTÄNDIGE (VIERTE) NEUAUSGABE ——

BEGONNEN VON
WALTHER KERN †

HERAUSGEGEBEN IN GEMEINSCHAFT MIT
H. J. ROTH UND W. SCHMID

VON
P. H. LIST UND L. HÖRHAMMER

ZWEITER BAND

WIRKSTOFFGRUPPEN II

CHEMIKALIEN UND DROGEN
(A — AL)

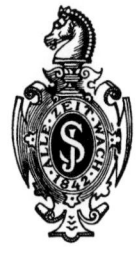

SPRINGER-VERLAG
BERLIN HEIDELBERG GMBH
1969

Abgeschlossen im Juni 1968

ISBN 978-3-642-47926-7   ISBN 978-3-642-47925-0 (eBook)
DOI 10.1007/978-3-642-47925-0

Alle Rechte vorbehalten
Kein Teil dieses Buches darf ohne schriftliche Genehmigung des Springer-Verlages
übersetzt oder in in irgendeiner Form vervielfältigt werden
Library of Congress Catalog Card Number: 67-23458
© by Springer-Verlag Berlin Heidelberg 1925, 1927, 1944, 1958 and 1969
Ursprünglich erschienen bei Springer-Verlag, Berlin/Heidelberg 1969
Softcover reprint of the hardcover 4th edition 1969

Die Wiedergabe von Gebrauchsnamen, Handelsnamen, Warenbezeichnungen usw.
in diesem Werke berechtigt auch ohne besondere Kennzeichnung nicht zu der Annahme,
daß solche Namen im Sinne der Warenzeichen- und Markenschutz-Gesetzgebung
als frei zu betrachten wären und daher von jedermann benutzt werden dürften

Titel Nr. 3882

Mitarbeiter dieses Bandes

Beck, Karin, Dr. rer. nat., Apothekerin u. wiss. Assistentin am Institut für Pharmazeutische Arzneimittellehre der Universität München

Dengler, Bernd, Dr. rer. nat., Apotheker u. wiss. Assistent am Institut für Pharmazeutische Arzneimittellehre der Universität München, z. Z. Visiting-Expert for Pharmacognosy on the National Health Science Institute, Department of Medical Sciences, Bangkok/Thailand

Dultz, Georg, Dr. phil., Farbwerke Hoechst AG, Frankfurt a. M.-Höchst

Groebel, Wilhelm, Dr., Chemisches Landesuntersuchungsamt Nordrhein-Westfalen, Münster

Häussler, Alfons, Dr., Farbwerke Hoechst AG, Frankfurt a.M.-Höchst

Hergott, Josef, Dr., Farbwerke Hoechst AG, Frankfurt a. M.-Höchst

Hörhammer, Ludwig, Dr. phil., Dr. phil. habil., Prof. h. c., Dr. med. h. c., o. ö. Universitätsprofessor für Pharmakognosie, Universität München, Direktor des Instituts für Pharmazeutische Arzneimittellehre

Kühle, Engelbert, Dr., Wiss. Hauptlaboratorium der Farbenfabriken Bayer AG, Leverkusen-Bayerwerk

Kuhnert-Brandstätter, Maria, Dr., o. Professor für Pharmakognosie, Universität Innsbruck, Vorstand des Instituts für Pharmakognosie

List, Paul Heinz, Dr. rer. nat., o. Professor für Pharmazeutische Chemie insbesondere Pharmazeutische Technologie, Universität Marburg/Lahn, Direktor des Instituts für Pharmazeutische Technologie

Luft, Peter, Dr. rer. nat., Universität Marburg/Lahn, Institut für Pharmazeutische Technologie

Mühlbauer, Christa, Apothekerin u. wiss. Assistentin am Institut für Pharmazeutische Arzneimittellehre der Universität München

Neidlein, Richard, Dr. rer. nat., o. Professor für Pharmazeutische Chemie, Universität (TH) Karlsruhe, Direktor des Pharmazeutisch-Chemischen Instituts

Roth, Hermann Josef, Dr. rer. nat., o. Professor für Pharmazie, Universität Bonn, Direktor des Pharmazeutischen Instituts

Rüger, Reinhart, Apotheker u. wiss. Assistent am Institut für Pharmazeutische Arzneimittellehre der Universität München

Schmid, Walter, Dr. med., o. Professor für Pharmakologie und Toxikologie, Universität Marburg/Lahn, Direktor des Pharmakologischen Instituts

Stamm, Helmut, Dr. rer. nat., Dozent, Universität Marburg/Lahn, Institut für Pharmazeutische Chemie

Surborg, Karl-Heinz, Dr., Universität Bonn, Pharmazeutisches Institut

Terlinden, Klaus, Dr. rer. nat., Temmler-Werke, Marburg/Lahn

Wagner, Hildebert, Dr. rer. nat., o. ö. Professor für Spezielle Pharmakognosie, Universität München, Co-Direktor des Instituts für Pharmazeutische Arzneimittellehre

Vorwort

Der vorliegende II. Band der vollständigen (vierten) Neuausgabe von Hagers Handbuch der pharmazeutischen Praxis enthält den Rest der im ersten Band begonnenen Wirkstoffgruppen von „Farbstoffe" bis „Zytostatica". Es wurden jeweils solche Stoffe zusammengefaßt, die nach ihrer pharmakologischen Wirkung, ihrer wirtschaftlichen Anwendung oder nach ihren chemischen Eigenschaften zusammengehören. In mehr oder weniger ausführlichen Vorspannen sind zur jeweiligen Gruppe allgemeine Überblicke über ihre chemischen und physikalischen Eigenschaften und pharmakologischen Wirkungen u. a. Erläuterungen gegeben. Die sich anschließende Aufzählung und Beschreibung der Stoffe kann naturgemäß nicht vollständig sein. Sie enthält stets die in den herangezogenen Arzneibüchern offizinellen Verbindungen und eine Anzahl nicht offizineller handelsüblicher Stoffe, soweit die Angaben darüber den Autoren zugänglich waren. Wenn nachträglich Verbindungen in die in den folgenden Bänden erscheinenden Monographien übernommen wurden, findet sich dort, falls sie zu einer der Wirkstoffgruppen gehören, ein entsprechender Hinweis.

Der Grund für eine solche Trennung ist meist darin zu sehen, daß viele Arzneistoffe nicht eindeutig nur einer der Wirkstoffgruppen zuzuordnen sind. Aus dem gleichen Grund ist auch die Auswahl der Wirkstoffgruppen auf die vorstehend aufgeführten beschränkt worden. Soweit sich Möglichkeiten einer weiteren Zusammenfassung ergaben, sind diese bei der Gestaltung der Monographien genutzt worden.

In einem anschließenden Anhang findet sich der spezielle Teil „Kennzahlen und Beschreibung der Substanzen" zur Identifizierung organischer Substanzen nach L. KOFLER. Er soll dem Benutzer schon vor Abschluß des Handbuches Informationen über physikalische Eigenschaften sehr vieler Arzneistoffe geben.

Im zweiten Teil des II. Bandes beginnen die Monographien der chemischen Verbindungen und Drogen, wobei wiederum nach Möglichkeit eine Zusammenfassung zu Gruppen unter Gesichtspunkten gemeinsamen Ursprungs, gleicher natürlicher oder chemischer Abstammung oder sonstiger gleicher Merkmale erfolgte.

Bei nicht offizinellen Pflanzen, die in der Eingeborenenmedizin oder in der Volksheilkunde verwendet werden, sollen die unter „Anwendung" aufgeführten, oft pharmakologisch oder klinisch unbegründeten, häufig auch unwissenschaftlich klingenden Indikationen lediglich über den bisherigen Gebrauch informieren.

Im Inhaltsverzeichnis sind die für die Wirkstoffgruppen verantwortlich zeichnenden Autoren hinter der Überschrift in Klammern genannt. Die Bearbeitung der Drogenmonographien erfolgte durch Prof. HÖRHAMMER und Mitarbeiter, die der Monographien der chemischen Verbindungen durch Prof. LIST.

Dem Verlag gebührt wiederum besonderer Dank für die gute Ausstattung des Werkes und für die stets gute Zusammenarbeit mit Autoren und Herausgebern. Allen Autoren sind wir für ihre wertvolle Mitarbeit sehr zu Dank verpflichtet.

Im Sommer 1968

Die Herausgeber

Inhaltsübersicht

WIRKSTOFFGRUPPEN II

Farbstoffe	1
Hormone	39
Hypnotica	190
Kunststoffe	237
Lokalanästhetica	275
Organotherapeutica	305
Parasympathomimetica	329
Psychopharmaka	351
Schädlingsbekämpfungsmittel	420
Spasmolytica	484
Sulfonamide	519
Sympathicomimetica	568
Vitamine	621
Zytostatica	738
Nachwort zu den Wirkstoffgruppen	770
Identifizierung organischer Substanzen nach L. KOFLER – Spezieller Teil: Kennzahlen und Beschreibung der Substanzen	771

CHEMIKALIEN UND DROGEN

Chemikalien und Drogen in alphabetischer Reihenfolge von Abies bis Alyxia 869

Ausführliches Inhaltsverzeichnis s. nächste Seite

Inhaltsverzeichnis

WIRKSTOFFGRUPPEN II

Farbstoffe (LIST, LUFT)	1
Nitrofarbstoffe	1
Goldgelb	1
Martiusgelb	1
Azofarbstoffe	1
Monoazofarbstoffe	1
Amaranth	1
Chrysoidinum	2
2,4-Diamino-azo-benzol-dihydrojodid	3
Diacetylaminoazotoluolum .	3
Phenazopyridin	4
Tolylblau	4
Bisazofarbstoffe	5
Evans Blue	5
Kongorot	6
Bistolazonaphtholum rubrum	7
Sudan III	7
Triphenylmethanfarbstoffe	8
Diaminotriarylmethane	8
Brillantgrün	8
Malachitgrün	9
Triaminoarylmethane	9
Crystal Violett	9
Fuchsin	10
Hydroxytriarylmethane	11
Phenolsulfonphthaleinum ..	11
Sulfobromphthalein	12
Jodphthaleinum solubile ...	13
Acridinfarbstoffe	15
Aminoacridini chloridum ...	15
Diaminoacridin	15
Aethacridinum lacticum ...	16
Acriflavinium chloratum ...	17
Thiazinfarbstoffe	18
Azuresin	18
Methylenum caeruleum	19
Toluidinblau	20
Anthrachinonfarbstoffe	21
Dihydroxyanthranolum ...	21
Anthrarobin	22
Chrysarobinum	23
Carminum	24
Dihydroxyanthrachinonum .	25
Xanthenfarbstoffe	26
Eosinum	26
Indigoide Farbstoffe	26
Indigo HAB 34	26
Indigo-Karmin	27
Lebensmittelfarbstoffe	28
1. Färbung von Lebensmitteln	28
2. Färbung von Arzneimitteln	29
Alizarinrot S	30
3. Reinheitsforderungen an Lebensmittelfarbstoffe ..	30
4. Chromatographische Trennung der synthetischen Lebensmittelfarbstoffe ..	31
Farbstoffe der Liste A I	32
Gelbe Farbtöne	
Curcumin	32
Tartrazin	32
Chrysoin S	32
Chinolingelb	33
Echtgelb	33
Orange Farbtöne	
Gellborange S	33
Orange GGN	34
Rote Farbtöne	
Karmin.................	34
Orcein	34
Azorubin................	34
Amaranth	34
Cochenillerot A	34
Scharlach GN	35
Ponceau 6 R	35
Erythrosin	35
Orceinsulfonsäure	36
Anthrachinonblau	36
Patentblau V	36
Indigotin I	37
Grüne Farbtöne	
Chlorophylle.............	37
Chlorophyll-Kupfer-Komplexe	37
Chlorophyllin-Kupfer-Komplexe	37
Schwarze Farbtöne	
Brillantschwarz BN	37
Schwarz 7984	37
Carbo medicinalis	37
Verschiedene Farbtöne	
Bixin..................	37

Capsanthin	38
Lycopin	38
Xanthophylle	38
Beetenrot	38
Anthocyane	38
Farbstoffe der Liste A II (Pigmentfarbstoffe)	38
Calciumcarbonat	38
Titandioxid	38
Eisenoxide	38
Aluminium	38
Farbstoffe der Liste B	39
Rubinpigment BK	39
Gebrannte Schwarzerde	39
Farbstoffe der Anlage 4	39
Lactoflavin	39
α-, β-, γ-Carotin	39
β-Apo-8'-Carotinal	39
β-Apo-8'-Carotinsäure-(C_{30})-äthylester	39
Kryptoxanthin	39

Hormone (Dultz, Häussler, Hergott) 39

Hypophyse	44
Hypophysenvorderlappen-Hormone	45
Wachstumshormon	45
Gonadotrope Hormone	
Follikelreifungshormon	47
Luteinisierungshormon	47
Gonadotropin	47
Serumgonadotropin	52
Gonadotrophinum sericum	52
Schwangerschaftsreaktionen	53
Luteotropes Hormon	55
Thyreotropes Hormon	56
Adrenocorticotropes Hormon	57
Corticotrophin	59
Hypophysenzwischenlappen-Hormone	60
Melanophorenhormon	60
Hypophysenhinterlappen-Hormone	61
Pituitarium Posterius	61
Oxytocin	66
Vasopressin	67
Schilddrüsen-Hormone	68
Thyreoglobulin	70
Thyroid	71
Thyroxinum	73
Thyroxine Sodium	74
Dijodtyrosinum	75
Liothyronine Sodium	76
Nebenschilddrüsen-Hormone	77
Literatur	78
Bauchspeicheldrüsen-Hormone	79
Insulin	79
Insulin DAB 7 – BRD, Insulin Crystals NND 62	82
Injectio Insulini PI.Ed.I/2	82
Insulin-Präparate mit protrahierter Wirkung	86
Globin Zinc Insulin Injection	87
Histon-Zink-Insulinum	88
Protamine Zinc Insulin Injection	88
Triprotamin-Zinc-Insulinum	89
Injectio Insulini aminochincarbamidati	90
Isophane Insulin Injection	90
Orale Antidiabetica	92
Sulfonamide	93
Sulfonylharnstoffe	93
Sulfapyrimidine	94
Biguanide	95
Nebennierenrinden-Hormone	97
Sieben aus der Nebennierenrinde isolierte wirksame Steroide	98
Testmethoden	99
Biosynthese der Steroidhormone	99
Katabolismus der Steroidhormone	100
Synthese der Steroidhormone	100
Schema des biochemischen Aufbaus der Nebennierenrinden- und Sexualhormone	101
Analyse der Steroidhormone und ihrer Metabolite in Körperflüssigkeiten	103
Chromatographischer Nachweis von Fremdsteroiden	104
Steroid-Bestimmung USP XVII	105
Steroid-Nachweis USP XVII	105
Desoxycorticosteronum aceticum	105
Desoxycortone Trimethylacetate	108
Aldosteron	109
Cortison	109
Cortisonacetat	109
Hydrocortisonum	114
Hydrocortisonum acetylatum	115
Hydrocortisonhemisuccinat	116
Hydrocortison-Natriumsuccinat	117
Hydrocortisone Sodium Succinate for Injection	117
Synthetische Corticosteroide mit starkem antiphlogistischem Effekt	118
Betamethasone	118
Dexamethasone	119
Dexamethasone Acetate	120
Dexamethasone Sodium Phosphate	120
Fludrocortisone Acetate	121
Fluocinolone acetonide	122
Fluocortolon	123
Flumethason	123
Fluorometholon	123
9α-Fluorprednisolon-acetat	123
Fluperolon-acetat	123
Fluprednisolon	123
Flurandrenolon	124

Hydrocortamat-hydrochlorid 124
Paramethason 124
Prednisolonum............ 124
Prednisolone Sodium Phosphate 125
Prednisolone Acetate 126
Prednisolone Trimethylacetat 127
Prednisolamate Hydrochloride 127
Methylprednisolone........ 127
Methylprednisolone Acetate 128
Methylprednisolone Sodium Succinate 128
Methylprednisolone Sodium Succinate for Injection 129
16-Methylen-prednisolon ... 129
Prednisonum 129
Prednisone Acetate 131
16β-Methyl-prednison 131
Triamcinolone 132
Triamcinolonacetonid 132
Synthetische Corticosteroide mit starkem antiphlogistischem Effekt 133
Nebennierenmark-Hormone 134
Sexualhormone 135
   Weibliche Sexualhormone . 136
   Männliche Sexualhormone.. 137
Androgene, anabole Steroide .. 138
   Testosteron und seine Ester 138
   Testosteron 138
   Testostérone (acetate de)... 140
   Testosteron-caprinat....... 140
   Testosteron-caprinoylacetat 140
   Testosterone Cyclopentylpropionate 140
   Testosteron-isobutyrat..... 141
   Testosteron-isocapronat.... 141
   Testosterone Enanthate ... 141
   Testosterone Phenylpropionate 142
   Testosteronpropionat 142
   Methyltestosteronum 144
   Fluoxymestrone 146
Anabole, schwach androgene Steroide 146
   Formelbilder der anabolen, schwach androgenen Steroide S. 147
   Androisoxazol 146
   Aethylöstrenol........... 146
   Bolasteron 146
   Chlortestosteronacetat..... 147
   Dromostanolon-propionat .. 147
   Mestanolon 147
   Methandienone 148
   Methandriolum 148
   Methandrioldipropionat ... 149
   Methenolon 149
   Nandrolone Phenylpropionate................... 149
   Norboleton 149
   Norethandrolone 149

Oxandrolon 150
Oxymesteron 150
Oxymetholone 150
Stanolon................. 150
Stanozolol 150
Östrogene 150
   Formelbilder der Östrogene S. 151/152
   Östradiol 151
   Östradiolbenzoat 154
   Östradiolcyclopentylpropionat 156
   Oestradiolum dipropionicum 156
   Östradiolbutyrylacetat..... 157
   Östradiolphenylpropionat .. 157
   Östradioldiönanthat 157
   Östradiolundecylat 157
   Estradiol Valerate......... 157
   Aethinyloestradiolum...... 158
   Mestranol 160
   17α-Methylöstradiol 160
   Quinöstrol 160
   Östron.................. 160
   16α-Hydroxyöstron-diacetat 161
   Östriol.................. 161
   Piperazine Estrone Sulfate . 162
   Estrogenic Substances Conjugated 162
   Dienoestrolum 163
   Dienoestrolum diaceticum.. 164
   Verschiedene Dienöstrolderivate
   Dienöstrol-dipropionat..... 165
   Dienöstrol-diisovalerianat .. 165
   Dienöstrol-dibenzoat 165
   Dienöstrol-monomethyläther 165
   Dienöstrol-dimethyläther... 165
   Diaethylstilboestrolum 165
   Diaethylstilboestrolumdipropionicum 168
   Natrium diaethylstilboestrolum diphosphoricum . 169
   Diaethylstilboestrolum dimethylicum 170
   Diäthylstilböstrol monomethylat 171
   Hexoestrolum 171
   Benzestrol 172
   Chlorotrianisene 173
   Methallenoestril 174
   Promethestrol Dipropionate 174
   Indenöstroldiacetat........ 175
Gestagene, Progestagene 175
   Progesteronum 176
   Progesteron und seine in 17α-Stellung substituierten Derivate, retro-Progesteron und Dehydro-retro-progesteron . 178
   Hydroxyprogesteron....... 179
   Hydroxyprogesterone capronate 179
   Megestrol 179
   Medroxyprogesterone Acetate 179

Metrogestone 179
Clometherone 179
Chlormadinonacetat 179
Dydrogesterone 180
17α-Aethinyl-testosteron
und 19-nor-Steroide 180
Aethisteronum 180
Dimethisterone 182
Allylöstrenol 182
Aethinodioldiacetat 182
Aethinylöstrenol 183
Methylöstrenolon 183
Norethinodrel 183
Norethisterone 183
Norgestrel................ 184
Relaxin.................. 184
Kombinationspräparate
Östrogene und Androgene .. 185
Gestagene und Androgene .. 185
Gestagene und Östrogene .. 185
Androgene, Gestagene und
Östragene 187
Epiphysenhormon 187
Thymushormon................. 187
Gewebehormone 187
Kinine 187
Bradykinin 188
Kallidin 188
Angiotensin 188
Substanz P 189
Gastrin.................. 189
Gastrin II 189
Serotonin 189
Hypnotica (ROTH) 190
Barbitursäurederivate 190
Barbitursäurederivate –
Übersicht S. 190–196
Acidum diaethylbarbituricum 198
Natrium diaethylbarbituricum 200
Probarbital Sodium 201
Probarbital Calcium 201
Butobarbitone 201
Butabarbital Sodium 202
Pentobarbital............. 202
Pentobarbitalum solubile... 202
Pentobarbital Calcium 203
Amobarbital.............. 203
Amobarbital Sodium 203
Hexethal Sodium 204
Acidum phenylaethylbarbituricum 204
Natrium Phenylaethylbarbituricum 206
Acidum Isopropyl-furfurylbarbituricum 207
Vinbarbital............... 207
Vinbarbital Sodium 207
Crotylbarbitalum 207
Acidum Cyclohexenyläthylbarbituricum 208
Calcium cyclohexenylaethyl-barbituricum 209

Heptabarbital 211
Aprobarbitalum........... 211
Aprobarbitalum Sodium ... 212
Acidum isopropyl-bromallyl-barbituricum 212
Talbutal 213
Butyl-bromallyl-barbitursäure 213
Acidum allyl-isobutyl-barbituricum 214
Secobarbital 214
Secobarbital Sodium 214
Acidum diallylbarbituricum 215
Acidum allyl-cyclopentenylbarbituricum 216
Methabarbital 216
Acidum methyl-phenyläthyl barbituricum 216
Acidum Methyl-cyclohexenyl-methyl-barbituricum 217
Natrium methyl-cyclohexenylmethylbarbituricum 219
Acidumbromallyl-isopropyl-methyl-barbituricum ...220
Natrium bromallyl-isopropyl-methyl-barbituricum .. 220
Natrium aethyl-butylthiobarbituricum 220
Natrium isopentyl-äthylthiobarbituricum.......... 220
Natrium aethyl-butylthiomethyl-thiobarbituricum 222
Natrium 2'-pentyl-methylthioäthyl-thiobarbituricum 222
Natrium allyl-isobutyl-thiobarbituricum 222
Thiamylal Sodium for injection 222
Natrium cyclohexenylallylthiobarbituricum 223

Cyclische Säureamide 224
Pyrithyldion 224
Ethypiconum 224
Dihyprilon 224
Methyprylone 225
Glutethimide 225
Amino-Glutethimide....... 226
Iminophenimidum 226
Aminophenylpyridone 226
Ketohexazinum........... 226
Methaqualon 227
Aethinazon 227
Mogadan 227

Nichtcyclische Harnstoffderivate, Säureamide und Urethane 228
Bromadalum 228
Bromisovalum 229
Acetylcarbromal 230
Apronalid 230
Fenuron 230
Diuron 230
Ibrotalum 231
Valoctamidum........... 231
Urethanum.............. 231
Voluntal 231

Aethinol-Derivate 232
   Methylpentinolum......... 232
   Centalun................. 232
   Ethychlorvynol 232
   Ethinamate 233
   Dolcental 233
   Repocal.................. 233

Chloralhydrat und Derivate ... 233
   Chloralum hydratum 233
   Toloxichloralum 234
   Chloralsalicylamid......... 234
   Petrichloral 234
   Chloralose 235

Schlafmittel verschiedener
chemischer Konstitution 235
   Sulfonalum............... 235
   Methylsulfonalum 235
   Amylenum hydratum 236
   Ethanion 236
   Chlorethiazol 236
   Vesparax 236
   Hypnazol 237
   Calmonal 237

Kunststoffe (ROTH) 237
   Begriffe, Definitionen, Einteilung................. 237
   Herstellung 238
   Chemisch-physikalische Eigenschaften 239
   Verbindungstypen 239
   Polymerisate 239
      Polyvinylacetat.......... 239
      Polyvinylalkohol.......... 240
      Polyvinylpyrrolidon 240
      Polyacrylsäure 240
      Acrylsäure(ester)-Mischpolymerisate 241
      Polymethacrylsäure(ester) .. 242
      Mischpolymerisat aus Styrol und Maleinsäureanhydrid................ 242
      Polyäthylenglykole........ 243
   Polykondensate 243
      Methylcellulosum 243
      Aethyl-hydroxyäthylcellulose 245
      Oxidized Cellulose 245
      Carboxymethylcellulosi Natrium 246
      Cellulosum Ligni regeneratum 247
      Dextran 248
      Dextran-Sulfat 249
      Dextrin................. 249
      Cellulosenitrat 250
      Polygalakturonsäureschwefelsäureester 251
      Xylan-schwefelsäureester... 251
      Poloxalkol 252
      Hexadimethrine Bromide .. 252
      Polyamine-Methylene Resin 252
      Povidone-Iodine 252
      Dextriferron 252

Kunststoffe als chirurgisches Nahtmaterial 253
Kunststoffe als chirurgische Hilfsmittel 253
Hilfsstoffe zur Herstellung und Verarbeitung von Kunststoffen 253
   Alphabetische Tabelle der wichtigsten Hilfsstoffe bei der Herstellung und Verarbeitung von Kunststoffen S. 255–267
Analytik der Kunststoffe 268
Analytik der Hilfsstoffe 268
Untersuchungen über die Verwendbarkeit von Kunststoffen . 269
Kunststoffe als analytische und präparative Hilfsmittel 272
Therapeutische Anwendung von Kunststoffen 272
Verwendung der Kunststoffe in der Arzneimitteltechnologie ... 273
Kunststoffe in der Medizin 273

Lokalanästhetica (LIST) 275
   Formelübersicht der Lokalanästhetica S. 277
   Analytik der Lokalanästhetica 280
   Anästhesin 281
   Propäsin 282
   p-Aminobenzoesäurebutylester 282
   Isobutyl-p-aminobenzoat .. 283
   Methylium aminooxybenzoicum 283
   Procain 284
   Procainum hydrochloricum . 284
   Procainum nitricum 285
   Procainum boricum 285
   Procainglucosid-hydrochlorid.................. 285
   Larocain 286
   Tutocain................ 286
   Panthesin 286
   Naepaine Hydrochloride ... 287
   Butacaine Sulfas.......... 287
   Butethamine 288
   Tetracain 288
   Tetracainum hydrochloricum 289
   Tetracaini nitras 291
   Cornecain 291
   Salicain 291
   S 650................... 292
   Oxyprocain-hydrochlorid .. 292
   Butoxy-procain 293
   Sympocaine 294
   Chlorprocainum hydrochloricum.................. 294
   Proparacaine hydrochloride. 294
   Intracaine 294
   Stadacain 295
   Cyclomethycaine Hydrochloride 295
   Falicain................. 295
   Dyclonine 295

Pramoxine Hydrochloride . 296
Thiocainum 296
Nirvanin.................. 296
Lidocainum 296
Lidocainum hydrochloricum 297
Gravocain................. 298
baycain 298
Hostacain................. 298
Scandicain 299
Mepivacaine Hydrochloride. 299
Prilocaine Hydrochloride... 299
Amylocainum hydrochloricum 299
Hexylcain Hydrochloride .. 300
Eucain, Eucain-B 300
Piperocaine Hydrochloride . 301
Phenacaine Hydrochloride . 302
Cinchocainum hydrochloricum 302
Cinchocainum 304
Dimethisoquin Hydrochloride 304
Diperodon Hydrochloride .. 304
Hydroxy-polyäthoxy-dodecan...................... 305

Organotherapeutica (WAGNER) 305
Therapie mit Organen und Organextrakten – Lysat-Therapie.... 306
Hypophysis cerebri 307
Suprarenes 308
Thyreoidea................. 309
Parathyreoidea 310
Thymus 310
Ovarium 311
Testes 313
Hyaluronidase-Präparate...... 314
Blut...................... 314
Arteria 315
Myocard 315
Hepar 317
Knorpelgewebe 319
Milz 319
Renes 320
Pankreas.................. 320
Ventrum 321
Duodenum 322
Gallenblasenwand.......... 322
Placenta.................. 322
Gerinnungsaktive Phospholipidkomplexe 324
Nucleosid- bzw. nucleotidhaltige Organextrakte 324
Polylysate................. 326
Cellular- und Gewebe-Therapie ... 326
Cellulartherapie............ 326
Gewebetherapie nach W. P. FILATOW 328
Bogomoletz-Therapie 329
Literaturhinweise zur Organ- und Cellulartherapie .. 329

Parasympathomimetica (ROTH) 329
Direkte Parasympathomimetica... 330
Acetylcholinum chloratum . 330

Carbacholum 332
Methacholinae Chloridum .. 333
Methacholini bromidum ... 334
Bethanechol Chloride 335
Pilocarpine................ 335
Pilocarpinhydrochlorid..... 336
Pilocarpine nitrate 337
Arecolinum hydrobromicum 338
Arecolin-hydrochlorid...... 339
Muscarin 339
Indirekte Parasympathomimetica . 339
Physostigmine 339
Physostigminum salicylicum 340
Physostigmine sulfate 341
Galanthamin 342
Neostigminum bromatum .. 342
Neostigminum methylsulfuricum 344
Pyridostigmine Bromide ... 345
Benzpyrinium bromide 346
Furamonum............... 347
Edrophonium Chloride 347
Demecarium Bromide 348
Ambenonium Chloride 348
Echothiophate Iodide...... 349
Isoflurophate 349
Diäthylphosphorsäure-p-nitro-phenolester 350

Psychopharmaka (STAMM) 351
Zusammenfassende Literatur 353
Tranquillizer, Ataractica („minor tranquillizers") 354
Glycerin-Derivate 354
1,3-Glykol-Derivate 354
Andere Alkohole und deren Ester 354
Diphenylmethan-Derivate 354
Benzodiazepin-Derivate 355
Verschiedene Strukturen 355
Formelübersicht 355
Mephenesinum 357
Mephenesin Carbamate 358
Guajacolum glycerolicum .. 358
Methocarbamol 359
Meprobamatum........... 359
N-Mono-isopropyl-Derivat des Meprobamats 362
3-Methyl-1-pentyn-3-ol-carbamate 362
Emylcamat 362
Phenprobamat 362
Benactyzine Hydrochloride. 363
Azacyclonol Hydrochloride . 363
Hydroxyzine Hydrochloride 364
Hydroxyzin-pamoat 364
Captodiamin-hydrochlorid . 364
Benztropine Methanesulphonate.................. 365
Chlordiazepoxide Hydrochloride 365

Diazepam 366
Nitrazepam 367
Oxazepam 367
Chlormethazanone 367
Äthinazon 367

Neuroleptica („major tranquillizers") 368

Rauwolfia-Aklaloide 368
Benzochinolizin-Derivate 369
Phenothiazin-Derivate 369
Thioxanthen-Derivate 370
Butyrophenon-Derivate 370
Rauwolfia-Alkaloide 371
   Reserpinum 371
   Deserpidin 375
   Rescinnamin 375

Benzochinolizin-Derivate 375
   Tetrabenazine 375

Phenothiazin-Derivate 376
   Promazini Hydrochloridum . 377
   Promazinum phosphoricum . 378
   Chlorpromazinum hydrochloricum 379
   Methopromazin 384
   Triflupromazinhydrochlorid 384
   Acetylpromazine maleas ... 384
   Trimeprazin 385
   Trimeprazine Tartrate 386
   Levomepromazin.......... 386
   Taxilan 386
   Trifluoperazine Hydrochloride 387
   Butyrylperazin 387
   Thioperazin 388
   Prochlorperazin.......... 388
   Prochlorperazine Maleate .. 388
   Prochlorperazine Methanesulphonate 389
   Prochlorperazine Edisylate . 390
   Dixyrazin 390
   Perphenazine 390
   Methophenazin 391
   Thiopropazate Hydrochloride 392
   Fluphenazin............. 392
   Propericiazin 392
   Piperacetazin 392
   Mepazine 393
   Thioridazine Hydrochloride. 393
   Ethopropazine Hydrochloride 394
   Prothipendyl 394

Thioxanthen-Derivate 395
   Chlorprothixen 395
   Clopenthixol............. 396
   Flupenthixol 396

Butyrophenon-Derivate 396
   Haloperidol 397
   Trifluperidol 397
   Methylperidol 397
   Floropipamid 397
   Glianimon 398
   Droperidol 398

Thymoleptica................. 398
   Imipramine Hydrochloride . 401
   Desipramin.............. 402
   Opipramol 402
   Carbamazepin 403
   Dibenzepin 403
   Amitriptylin............. 403
   Nortriptylin 403
   Protriptylin 404
   Melitracen 404

Monoaminoxydase-Hemmstoffe (MAO-Hemmer) mit psychotroper Wirkung (Thymerethica) 404
   Hydrazin-Derivate 406
   Phenelzin 406
   Pheniprazin 407
   Mebanazin 407
   Phenoxypropazin 407
   Iproniazid............... 408
   Nialamid................. 408
   Isocarboxazid 408
   Pivazid 409
   Einfache Amide........... 409
   Tranylcypromin 409
   Pargylin 410
   Aethyltryptamin-acetat.... 410
   Harmala-Alkaloide 410

Psychotonica 410
   Verbindungen mit Amphetamin-Struktur 411
   Dimethylaminoäthanol und Derivate 412
   Verschiedene Strukturen 412
   Formelübersicht S. 413
   Dimephenopan 414
   Captagon 414
   Aponeuron 415
   Prolintan 415
   Fencamfamin 415
   Pipradol Hydrochloride ... 415
   Methylphenidat 416
   Dimethylaminoäthanol 417
   Centrophenoxin.......... 417
   Orphenadrine Hydrochloride 418
   Orphenadrine Citrate 418
   Pomolin 418
   Pyrithioxin.............. 419
   3,3-Pentamethylen-4-hydroxybuttersaures Natrium. 419

Psychotomometica (Halluzinogene, psychotoxische Substanzen, Psychodysleptica, Psycholytica) 419
   Lysergsäurediäthylamid.... 420

Schädlingsbekämpfungsmittel
(KÜHLE) 420
   Chemische Schädlingsbekämpfung. 421
   Fungizide 422
   Herbizide 439
   Insektizide 457
   Akarizide 473
   Nematizide 476
   Rodentizide 479

Sonstige Anwendungsgebiete .. 483
Literatur................ 484

Spasmolytica (ROTH) 484

Formelübersicht S. 485–492
Tropasäureester 492
Atropinum 492
Atropinum sulfuricum 493
Hyoscyaminum sulfuricum . 495
Methylatropinium bromatum 496
Methylatropinium nitricum. 497
Scopolaminum hydrobromicum 499
Scopolamini methylbromidum 500
Methylscopolamini nitras... 501
Buscopan 502
Amprotropine 502
Mandelsäureester............. 502
Homatropinum hydrobromicum 502
Methylhomatropinium bromatum 504
Benzilsäureester 505
Mepenzolate Bromide 505
Pipenzolate methylbromide. 505
Piribenzil-Methylsulfat..... 505
Diphemin-Asaletten 505
Benactyzine hydrochloride . 506
Partiell hydrierte Benzilsäureester 506
Oxyphenonium bromide ... 506
Oxyphencyclimine hydrochloride 506
Diphenylessigsäure- und Diphenylthioessigsäure-ester 506
Piperidolate hydrochloride.. 506
Phenylessigsäureester u. ä. Verbindungen 507
Ventroquart 507
Valethamate bromide 507
Cyclopentolate hydrochloride 507
Bietamiverine 507
Caramiphen hydrochloride.. 508
Sedotussin 508
Metcaraphen 508
Verschiedene Alkanolaminester. 508
Penthienate bromide 508
Propantheline Bromide 509
Methantheline bromide 509
Dicyclomine hydrochloride . 510
Phenyl-propanol- und -äthanolamine 510
Procyclidine hydrochloride . 510
Trihexyphenidyl hydrochloride 511
Tridihexethyl chloride 512
Tricyclamol Chloride 512
Cycrimine Hydrochloride... 512
Biperiden Hydrochloride
(Lactate)................ 513
Hexocyclium Methylsulfate. 513

Basisch substituierte Diphenylessigsäureamide 513
Isopropamide Iodide 513
Aminopentamide Sulfate... 513
Aromatisch substituierte Alkylamine und Alkanolaminäther .. 513
1,1-Diphenyl-3-piperidinopropanhydrochlorid 513
Benztropine Methanesulphonate................. 514
Verschiedene 514
Avacan 514
Belladonninbisulfat........ 515
Benzomethamine.......... 515
Dibutoline Sulfate 516
Dimethylan 516
Diphemanil methylsulfate . 516
Escorpal 517
Lyspamin 517
Sigmagyn 517
Tiemoniumjodid 517
β-Diäthyl-amino-äthyl-(α-methyl-2,5-endomethylen-Δ^3-tetrahydro-benzhydroxyl)-äther-brommethylat... 518

Sulfonamide (ROTH)................ 519

Allgemeine Hinweise zur Analytik der Sulfonamide 523
Formelübersicht der Sulfonamide S. 524–531
Sulfanilamidum 534
Sulfanilacetamidum 536
Sodium Sulfacetamide 537
Sulfacarbamidum 537
Intestin-Euvernil 538
Sulfacarbamidum Natrium . 538
Sulfaguanidin 539
Sulfanilthiocarbamid 540
Senecionyl-Sulfanilamid ... 541
Sulfanilylxylamidum 541
N^1-(4-Isopropoxybenzoyl)-sulfanilamid 541
Salthion liquidum „vet".... 541
Sulcimidum 541
Sulfapyridine............. 542
Sulfadiazinum 542
Sulfadiazini Natrium 544
Sulfamerazinum 544
Sulfamerazinum Natricum . 546
Sulfamethyldiazin 546
Sulfadimidinum........... 546
Sulfadimidini Natrium 547
Sulfisomidin 548
Sulfamethoxydiazin 549
Sulfadimethoxine 549
Sulfamethoxypyridazine ... 549
Acetyl-Sulfamethoxypyridazine 550
Sulfisoxazole 550
Acetyl-Sulfisoxazole 551
Sulfisoxazole Diethanolamine 552
Sulfadimethyloxazol 552
Sulfathiazol 552

Sulfathiazoli Natrium 553
Sulfazolum 554
Sulfaphenazolum 554
Sulphamethizole 555
Sulfaethidolum 556
Sulfanthrolum 556
Sulfachlorpyridazin 557
Sulfamethoxypyrazin 557
Sulfamethoxazol 557
Streptocidum album solubile 557
Succinylsulphathiazole ... 558
Phthalylsulfathiazolum ... 559
Oxychinolin-Phthalylsulfathiazol 560
Sulfanilacetamidum Phtalylatum 560
Glucosulfonamidum 561
Formaldehyd-Sulfathiazol .. 561
Diaminoazobenzolsulfonamidum 562
Salicylazo-Sulfapyridine ... 562
Prontosil solubile 562
Marfanil 563
Para-Nitrosulfathiazole ... 563
Sodium Sulfoxone 563
Baludon 564
Sodium Glucosulfone 564
Solapsone 564
Acediasulfonum natricum .. 565
Thiazolsulfone 565

Kombinationspräparate nach dem
Sulfaadditionsprinzip 565
Andal 565
Combiamid „Dr. Winzer" .. 565
Dosulfin 566
Marbadal 566
Pluriseptal 566
Protocid 566
Sulfa-Oratren „Bayer" 566
Sulfa-Tardocillin-Saft
„Bayer" 566
Sulfacinol-Wander 566
Supracid 566
Supronalum 566
Solu-Supronal 566
Supronal „B-Puder" 567
Trisulfapyrimidines Oral
Suspension 567
Trisulfapyrimidines Tablets . 568

Sympathicomimetica (ROTH) 568
Systematik der Sympathicomimetica S. 571–575
Allgemeine Hinweise zur Analytik der Sympathicomimetica 575
Quantitative Bestimmungen der Sympathicomimetica 577
Adrenalinum 578
Adrenalinum hydrochloricum 580
Adrenalinum bitartaricum .. 580
Noradrenalin hydrochlorid . 581
Noradrenalinum bitartaricum 582

Dihydroxyphenyl-aminopropanolum hydrochloricum 583
Isoprenaline Sulphate 584
Isoprenalini Hydrochloridum 585
Isolevin 586
Dihydroxyephedrin 586
Butanephrin 587
Methadren 587
Epinine 587
Oxyphenylmethylaminoaethanolum tartaricum 587
Bamethansulfat 589
Suprifen 589
Nylidrin Hydrochloride 590
Hydroxyamphetamine Hydrobromide 590
Pholedrinum sulfuricum ... 591
Phenylephrine Hydrochloride 592
Effortil 594
Novadrol 594
Metaraminol 594
Methoxyphenamine Hydrochloride 594
Methoxamide Hydrochloride 595
Apophedrin 596
Phenylpropanolamine Hydrochloride 596
Norpseudoephedrinum hydrochloricum 597
Ephedrin 597
Ephedrinum hydrochloricum 599
Ephedrine Sulfate 600
D, L-Ephedrinum hydrochloricum 601
D, L-Ephedrinsulfat 602
l-Methylephedrini hydrochloridum 602
dl-Methylephedrini hydrochloridum 602
N-Aethyl-L-ephedrin 603
Amphetaminum 603
Amphetamine Sulfate 604
Amphetamine Phosphate .. 605
Dextro Amphetamine Sulfate 606
Methylamphetamine 606
Phenyl-methylamino-propanum hydrochloricum 607
Phenylpromethamin 609
Phenylpropylmethylamine Hydrochloride 610
Mephentermine 610
Mephentermine Sulfate 610
Propylhexedrine 611
Propylhexedrinum hydrochloricum 611
Cyclopentamine Hydrochloride 612
Naphazoline Hydrochloride . 613
Naphazoline Nitrate 614
Ritalin 614
Pectamed 615

Adrenalonum	615
Adrenoni hydrochloridum	615
Asthma-Tropon	616
Rhinogutt	616
Preludin	616
Cafilon	616
Tuaminoheptan	617
Tuaminoheptane Sulfate	617
N,1-Dimethylhexylamin	617
Methylhexaneamine	618
Heptaminolum	618
Tyzine	618
Ascensil	618
Alupent	619
Isometheptene Hydrochloride	619
Isometheptene Mucate	619
Isoxsuprine Hydrochloride	619
Protokylol Hydrochloride	619
Xylomethazoline Hydrochloride	620

Vitamine (ROTH, SURBORG) 620

Einteilung der Vitamine S. 621

Vitamineinheiten	622
Beziehungen zwischen Vitaminen und Enzymen	622
Vitamin A	622
Axerophthylium aceticum	633
Ölige Vitamin-A-Lösungen	633
Vitamin A-Palmitat	634
Vitamin A_2	634
Vitamin A_1-Aldehyd	635
Vitamin A_1-Isomere	635
Neo-a-Vitamin A_1	635
Neo-b-Vitamin A_1	635
Neo-c-Vitamin A_1	635
Iso-a-Vitamin A_1	636
Iso-b-Vitamin A_1	636
Provitamine A	636
α-Carotin	637
β-Carotin	637
γ-Carotin	637
Kryptoxanthin	638
Echinenon	638
Citroxanthin	638
Torularhodin	638
Calciferolum	639
Cholecalciferolum	645
Cholecalciferol-Cholesterin	648
Vitamin E	648
α-Tocopherolacetat	652
d-Alpha Tocopheryl acetate	653
Dextocoferyli succinas	654
dl-Alpha Tocopherol	655
Tocopherole	655
β-Tocopherol	655
γ-Tocopherol	656
δ-Tocopherol	656
ε-Tocopherol	656
ζ_1-Tocopherol	656
ζ_2-Tocopherol	656
η-Tocopherol	656
Vitamin K	657

Übersichtstabelle mit den Bezeichnungen der einzelnen K-Vitamine S. 659

Phytonadione	660
Vitamin-K_1-Oxid	661
Vitamin K_2	661
Methylnaphthochinon	662
Menadionum Natrium bisulfurosum	663
Menadiol-dibutyrat	665
Acetomenaphthone	666
Menadiol Sodium Diphosphate	666
Vitamin K_5	667
Vitamin K_6	668

Offizinelle, wasserlösliche Vitamine (Tabelle) S. 668

Vitamin K_7	669
Vitamin B_1	669
Thiamine Mononitrate	673
Thiaminum bromatum	674
Diacetylthiamin	674
Dithiopropylthiamin	674
Thiamin-tetrahydro-furfuryl-disulfid	675
Benfotiamin	675
Cocarboxylase	675
α-Liponyl-thiamin	676
Vitamin B_2	677
Natrii riboflavinophosphas	682
Methylol Riboflavin	683
Vitamin B_6	683
Pyridoxinum hydrochloricum	685
Pyridoxal hydrochloride	688
Pyridoxamine dihydrochloride	689
Vitamin B_{12}	689
Cobalamine	689
Cyanocobalaminum	691
Aquocobalamin	693
Vitamin B_{15}	694
D-(+)-Pantothensäure	694
Calcium pantothenicum	696
Racemic Calcium Pantothenate	698
Pantothenolum	699
Nicotinamidum	700
Codehydrase I	704
Codehydrase II	704
Biotin	705
Biocytin	708
Inositol	708
Acidum folicum	709
Vitamin P	714
Rutinum	714
Hesperidin	716
Naringin	717

Übersicht über weitere Faktoren des Vitamin B-Komplexes S. 717

Acidum Ascorbicum	717
Reduktone	726
Redukton	726
Reduktinsäure	726

Acidum para-aminobenzoicum 726
Polyvitaminpräparate (Übersicht) S. 728–735
Die Vitaminisierung von Lebensmitteln 736
Antivitamine 737

Zytostatica (NEIDLEIN) 738
Tabellarische Übersicht der Zytostatica S. 739–745
Alkylantien 746
  Stickstofflostderivate 746
    Mustine Hydrochloride 746
    Chlornaphazin 746
    Chloraethaminacil 747
    Chlorambucil 747
    Melphalan 748
    Trimustin 749
    Cyclophosphamidum 749
    Trichloräthoxy-phosphamid 751
    Mechloräthaminoxid-hydrochlorid 751
    Novembichinum 751
    Mannomustine Hydrochloride 751
  Aethyleniminderivate 752
    Thiotepa 752
    Azetepa 752
    Benzodepa 753
    Meturedepa 753
    Uredepa 753
    Tretamine 753
    Triaziquonum 754
  Oxiranderivate 754
    Epodyl 754
Antimetaboliten des Nucleinsäurestoffwechsels 754
  Folsäurederivate 754
    Methotrexat 754
    Aminopterin-Natrium 756
  Purinderivate 756
    Mercaptopurin 756
    Azathioprin 757
  Pyrimidinderivate 757
    Fluracil 757
Naturstoffe mit zytostatischem Effekt 758
  Demecolcin 758
  Vinblastinsulfat 758
  Vincristinsulfat 759
  Proresid, SP-G 760
  Proresid, SP-I 761
Antibiotica mit zytostatischem Effekt 763
  Dactinomycin 763
  Actinomycin C 765
  Azaserin 765
  DON 765
Andere Präparate 766
  Busulphan 766
  Thiodiglykol 766
  Diphenyl-thiocarbazon 766
  Urethanum 767
  Natulan 767
  Diäthylstilboestrol 768
  Diäthylstilboestroldipropionat 768

Nachwort zu den Wirkstoffgruppen .. 770

Identifizierung organischer Substanzen nach L. Kofler (KUHNERT-BRANDSTÄTTER) 771
  Spezieller Teil: Kennzahlen und Beschreibung der Substanzen 771

CHEMIKALIEN UND DROGEN

Chemikalien und Drogen in alphabetischer Reihenfolge von Abies bis Alyxia 869

Abkürzungen

a) Arzneibücher[1], Ergänzungsbücher[1], Nachschlagewerke u. a., die bei der Erarbeitung des Textes herangezogen wurden

Belg. III = Ph. Belg. = Pharmacopoea Belgica ed. III. 1906
Belg. IV = Pharmacopée Belge 4e Edition 1930
BP 14 = The British Pharmacopoeia 1914
BP 32 = The British Pharmacopoeia 1932
BP 53 = British Pharmacopoeia 1953
BP 58 = British Pharmacopoeia 1958
BP 58 – Add. 60 = British Pharmacopoeia 1958 – Addendum 1960
BP 63 = British Pharmacopoeia 1963
BP 63 – Add. 64 = British Pharmacopoeia 1963 – Addendum 1964
BP 63 – Add. 66 = British Pharmacopoeia – Addendum 1966
BPC 34 = British Pharmaceutical Codex 1934
BPC 49 = British Pharmaceutical Codex 1949
BPC 54 = British Pharmaceutical Codex 1954
BPC 59 = British Pharmaceutical Codex 1959
BPC 63 = British Pharmaceutical Codex 1963
Brasil. 1 = Pharmacopeia dos Estados Unidos do Brasil 1926
Brasil. 2 = Farmacopeia dos Estados Unidos do Brasil 1959
B. Vet. C. 53 = British Veterinary Codex 1953
CF 1908 = Ph. Gall. 08 = Code française = Pharmacopée française 1908
CF Vet. 1908 = Médicaments vétérinaires de la Pharmacopée française
CF 37 = Ph. Gall. 37 = Code française = Pharmacopée française 6e Edition 1937
CF 49 = Ph. Gall. 49 = Code Française = Pharmacopoea Gallica 1949
CF 65 = Ph. Gall. 65 = Code Française = Pharmacopoea Gallica 1965
Chil. III = Farmacopea Chilena, Tercera Edición 1941
CsL 2 = Pharmacopoea Bohemoslovenica, Editio secunda

CsL 2 – Add. = Pharmacopoea Bohemoslovenica, Editio secunda Addendum
Croat. II = Pharmacopoea Croatico-Slavonica, ed. II. 1901
DAB 5 = Deutsches Arzneibuch, 5. Ausgabe 1910
DAB 6 = Deutsches Arzneibuch, 6. Ausgabe 1926
DAB 6 – Nachtr. 54 (DDR) = Nachtrag zum DAB 6 aus dem Jahre 1954, DDR
DAB 6 – Nachtr. 59 (DDR) = Nachtrag zum DAB 6 aus dem Jahre 1959, DDR
DAB 6 – 3. Nachtr. (BRD) = 3. Nachtrag zum DAB 6 aus dem Jahre 1957, BRD
DAB 7 – BRD = Deutsches Arzneibuch, 7. Ausgabe, BRD 1968
DAB 7 – DDR = Deutsches Arzneibuch, 7. Ausgabe, DDR
Dan. 1907 = Pharmacopoea Danica 1907
Dan. VIII = Ph. Dan. 33 = Pharmacopoea Danica (Editio VIII) 1933
Disp. Dan. VIII = Dispensatorium Danicum 1938
Dan. IX = Ph. Dan. 48 = Pharmacopoea Danica 1948, Editio IX
Dan. IX – Add. = Ph. Dan. 48 – Add. = Pharmacopoea Danica 1948 Addendum
Disp. Dan. 63 = Dispensatorium Danicum 1963
DGF – Einheitsmethoden = Deutsche Einheitsmethoden zur Untersuchung von Fetten, Fettprodukten und verwandten Stoffen, Deutsche Gesellschaft für Fettwissenschaft, Münster
Egypt. P. 53 = Egyptian Pharmacopoeia 1953
Erg. B. IV = Ergänzungsbuch zum Deutschen Arzneibuch 4. Ausgabe 1916
Erg. B. 6 = Ergänzungsbuch zur 6. Ausgabe des Deutschen Arzneibuches
Extra P. 58 = The Extra Pharmacopoeia 1958 (Martindale)
Extra P. 67 = The Extra Pharmacopoeia 1967 (Martindale, 25. Ausg.)

---

[1] Da im internationalen Schrifttum häufig mehrere Abkürzungen für Arzneibuch- und Ergänzungsbuchnamen gebräuchlich sind, tauchen diese auch im vorliegenden Werk auf. Sie sind hier aufgeführt.

FDA = Food and Drug Administration, Department of Health, Education and Welfare, Washington 25, D.C., USA
Fenn. 37 = Suomen Pharmacopoea Editio sexta 1937
HAB 34 = Deutsches Homöopathisches Arzneibuch 1934
Helv. IV = Ph. Helv. IV = Pharmacopoea Helvetica, ed. IV. 1907
Helv. V = Ph. Helv. V = Pharmacopoea Helvetica 1933, Editio Quinta
Helv. V – Suppl. II = Pharmacopoea Helvetica 1933, Editio Quinta Supplementum secundum
Helv. V – Suppl. III = Pharmacopoea Helvetica 1933, Editio Quinta Supplementum tertium
Hisp. VII = Farmacopea Oficial Española VII, 1905
Hisp. VIII = Farmacopea Oficial Española, octava Edición 1936
Hisp. IX = Farmacopea Oficial Española, novena Edición 1954
HPUS 54 = The Homoeopathic Pharmacopoeia of the United States, 6. Edition Revised 1954
HPUS 64 = The Homoeopathic Pharmacopoeia of the United States, 7. Edition Revised 1964
Hung. III = Ph. Hung. 09 = Pharmacopoea Hungarica ed. III. 1909
Hung. IV = Ph. Hung. 34 = Pharmacopoea Hungarica ed. IV. 1934
Hung. V. = Ph. Hung. 54 = Pharmacopoea Hungarica Editio V. 1954
Ind. P. 55 = The Indian Pharmacopoeia 1955
Ind. P. 66 = The Indian Pharmacopoeia 1966
Ind. P. C. 53 = The Indian Pharmaceutical Codex 1953
Ital. III = Farmacopea Ufficiale del Regno D'Italia ed. III. 1909
Ital. VI = Farmacopea Ufficiale del Regno D'Italia ed. VI 1940
Ital. VII = Farmacopea Ufficiale della Republica Italiana settima Editione 1965
Jap. III = Pharmacopoea of Japan, ed. III. 1907
Jap. 51 = Pharmacopoea Japonica, Editio sexta 1951
Jap. 61 = Pharmacopoea Japonica, Editio septa 1961
Jap. 62 = Pharmacopoea Japonica, Editio septa 1962
Jug. I = Pharmacopoea Jugoslavica 1933
Jug. II = Pharmacopoea Jugoslavica, Editio secunda
Merck Ind. 60 = The Merck Index 1960
Mex. P. 52 = Farmacopea Nacional de los Estados Unidos Mexicanos II.
Ned. IV = Ph. Ned. 05 = Pharmacopoea Nederlandica, ed. IV. 1905
Ned. 5 = Ph. Ned. 26 = Nederlandse Pharmacopee Vijfde Uitgave 1926
Ned. 6 = Ph. Ned. 58 = Nederlandse Pharmacopee Zesde Uitgave 1958
NF I = The National Formulary First Edition 1888
NF VI = The National Formulary Sixth Edition 1936
NF IX = The National Formulary Ninth Edition 1950
NF X = The National Formulary Tenth Edition 1955
NF XI = The National Formulary Eleventh Edition 1960
NF XII = The National Formulary Twelfth Edition 1965
NFN = Nordisk Farmakopénaevn
NND 64 (65; 66) = New and Nonofficial Drugs 1964 (65; 66) vor 1958 als NNR = New and Nonofficial Remedies bezeichnet
Nord. 63 = Pharmacopoea Nordica 1963
Norv. IV = Pharmacopoea Norvegica, ed. IV. 1913
Norv. V = Pharmacopoea Norvegica, ed. V. 1939
ÖAB 8 = Pharmacopoea Austriaca ed. VIII 1906
ÖAB 9 = Österreichisches Arzneibuch, 9. Ausgabe
Pl.Ed. I/1 oder I/2 = Internationale Pharmakopöe, I. Ausgabe, 1. oder 2. Teil
Pl.Ed. I – Suppl. = Internationale Pharmakopöe I. Ausgabe, Supplement
Pl.Ed. II = II. Ausgabe der Internationalen Pharmakopöe 1967
Pol. III = Farmacopea Polska III. 1954
Portug. 1876 = Pharmacopea Portugueza 1876
Portug. 35 = Pharmacopeia Portuguesa 1935
Ross. III = Pharmacopoea Rossica III. 1910
Ross. 34 = Pharmacopoea Rossica 1934
Ross. 8 = Pharmacopoea Rossica 1948, Editio octa
Ross. 8 – Add. 52 = Pharmacopoea Rossica 1948, Addendum 1952
Ross. 9 = Pharmacopoea Rossica 1961, Editio nona
Subs. Pharm. = Subsidia Pharmaceutica, Wissensch. Zentralstelle des Schweizerischen Apothekervereins, Zürich 1957 bis 1967
Svec. IX = Pharmacopoea Svecica Ed. IX. 1908
Svec. 25 = Svenska Farmakopen Ed. X. 1925
Svec. 46 = Svenska Farmakopen Ed. XI. 1946
USD 55 = United States Dispensatory 1955
USD 60 = United States Dispensatory 1960
USP IX = The Pharmacopoeia of the USA IX. 1916
USP XI = The Pharmacopoeia of the USA XI. 1936
USP XVII (XVI, XV, XIV) = The Pharmacopoeia of the USA, XVII. (XVI., XV., XIV.) Revision.

b) Abkürzungen im Text

A. = Äthylalkohol
Abb. = Abbildung(en)
abs. = absolut(e)
Ae. = Diäthyläther
A.G. = Atomgewicht
akt. = aktiv(e)
allg. = allgemein(e)
anorg. = anorganisch(e)
Anw. = Anwendung(en)
AZ = Acetylzahl
BAN = British Approved Name
 (anerkannte, britische Kurzbezeichnung)
bes. = besonders, besondere, insbesondere
Beschr. = Beschreibung(en)
bidest. = doppelt destilliert
Bldg. = Bildung(en)
Brit. = Britisch
Bu-Z = Buchner-Zahl
bzgl. = bezüglich
Bzl. = Benzol
Bzn. = Benzin
Chlf. = Chloroform
d = Dichte
d_4^{20} = Dichte bei 20° gemessen und bezogen auf W. von 4°
Darst. = Darstellung(en)
D.A.S. = Deutsche Auslegeschrift
DBP = Deutsches Bundespatent
DCF = Dénomination Commune Française
D.Chr. = Dünnschichtchromatographie
d.chr. = dünnschichtchromatographisch
DCI = Dénomination Commune Internationale proposée
DCI rec. = Dénomination Commune Internationale recommandée
dest. = destillieren, destilliert(e)
DL = dosis letalis
DRP = Deutsches Reichspatent
d.Th. = der Theorie
d.th. = des theoretischen (z.B. Wertes)
Durchf. = Durchführung(en)
Eig. = Eigenschaften
Einw. = Einwirkung(en)
entspr. = entspricht
Entw. = Entwicklung(en)
Ep. = Erstarrungspunkt
Erk. = Erkennung
EZ = Esterzahl
Farb-VL = Farb-Vergleichslösung
Fbg. = Färbung
Fl. = Flüssigkeit(en)
fl. = flüssig(e)
Fllg. = Fällung
Fp. = Schmelzpunkt
g.chr. = gaschromatographisch
Geh. = Gehalt(e)
gesätt. = gesättigt(e)
Gew. = Gewicht(e)
ggf. = gegebenenfalls
Ggw. = Gegenwart
Gl. = Gleichung
Gln. = Gleichungen
Hb. = Hämoglobin

Herst. = Herstellung
i.c. = intracardial
I.E. = Internationale Einheit
i.m. = intramusculär
inakt. = inaktiv
INN = International Nonproprietary Name (internationaler Freiname)
IP = isoelektrischer Punkt
i.p. = intraperitoneal
IR = Infrarot (Ultrarot)
i.v. = intravenös
JZ = Jodzahl
Komm. = Kommentar
Konst. = Konstante(n)
konst. = konstant(e)
konz. = konzentriert(e)
Kp. = Siedepunkt
$Kp._{0,2}$ = Siedepunkt bei 0,2 Torr
krist. = kristallisiert(e)
l.c. = loco citato
Lit. = Literatur
lösl. = löslich
Lsg. = Lösung(en)
Lsgm. = Lösungsmittel
m = molar (Konzentrationsangabe)
M. = Methanol
M.G. = Molekulargewicht
Min. = Minute(n)
Mitt. = Mitteilung(en)
mU = Millieinheit = milliunit
n = normal (Konzentrationsangabe)
n- = normal (Isomerieangabe)
Nachw. = Nachweis
Nd. = Niederschlag
OHZ = Hydroxylzahl
opt. akt. = optisch aktiv(e)
org. = organisch(e)
p.a. = pro analysi
PAe. = Petrolaether
Pat. = Patent
P.Chr. = Papierchromatographie
p.chr. = papierchromatographisch
Po-Z = Polenske-Zahl
prim. = primär(e)
Prod. = Produkt(e)
Prüf. = Prfg. = Prüfung(en)
qual. = qualitativ(e)
quant. = quantitativ(e)
quart. = quartär(e)
rac. = racemisch(e)
Rg. = Reagens
RhZ = Rhodanzahl
Rk. = Reaktion(en)
RL = Reagenslösung
R-M-Z = Reichert-Meißl-Zahl
s. = siehe
s.c. = subcutan
sd. = siedend(e)
Sek. = Sekunde(n)
sek. = sekundär
Spez. Gew. = spezifisches Gewicht
spp. = species
s.S. = siehe Seite

Std. = Stunde(n)
std. = stündig(e)
symm. = symmetrisch(e)
Syn. = Synonym(e)
Synth. = Synthese(n)
synth. = synthetisch(e)
SZ = Säurezahl
T. = Teil(e)
Temp. = Temperatur(en)
tern. = ternär(e)
tert. = tertiär(e)
Tr. = Tropfen
Trbg. = Trübung(en)
U = Umdrehung (z. B. U/min), aber auch Unit (Einheit) (z. B. S. 633)
U.E. = USP-Einheit(en)
ungesätt. = ungesättigt(e)

unlösl. = unlöslich(e)
Unters. = Untersuchung(en)
USAN = United States Adopted Name
UV = Ultraviolett
verd. = verdünnt(e)
vgl. = vergleiche
Vol. = Volumen, volumina
Vol.T. = Volumteil(e)
Vork. = Vorkommen
VZ = Verseifungszahl
W. = Wasser
Wrkg. = Wirkung(en)
wss. = wässerig(e)
Zerf. = Zerfall, Zerfälle
Zers. = Zersetzung(en)
Zersp. = Zersetzungspunkt
ZNS = Zentralnervensystem

c) Abkürzungen der Botanikernamen

AFZEL. = AFZELIUS, ADAM
AGARDH = AGARDH, JAKOB GEORG
AIT. = AITON, WILLIAM
ALL. = ALLIONI, CARLO
ANDR. = ANDREWS, HENRY C.
ANDRZ. = ANDRZEJOWSKI, ANTON LUKIANOWICZ
ASCHERS. = ASCHERSON, PAUL FRIEDRICH AUGUST
AUB. = AUBLET, JEAN BAPTISTE CHRISTOPHORE FUSEE

BABINGT. = BABINGTON, CHARLES CARDALE
BAILL. = BAILLON, HENRI ERNEST
BAK. = BAKER, JOHN GILBERT
BAL. = BALANSA, B.
BALF. f. = BALFOUR, ISAAC BAILEY
BARTL. = BARTLING, FRIEDRICH GOTTLIEB
BEAUV. = BEAUVOIS, PALISOT DE, AMBROISE MARIE FRANÇOIS JOSEPH, Baron
BENTH. = BENTHAM, GEORGE
BERG = BERG, OTTO KARL
BESS. = BESSER, WILLIBALD SWIBERT JOSEPH GOTTLIEB VON
B. S. P. = BRITTON NATHANIEL, STERN, POGGENB.
BGE. = BUNGE, ALEXANDER VON
BLANCO = BLANCO, MANUEL
BL. = BLUME, DR. CARL LUDWIG
BOISS. = BOISSIER, EDMUND
BOIV. = BOIVIN, LOUIS HYACINTHE
BOLUS = BOLUS, L. H. M.
BORNM. = BORNMÜLLER, JOSEPH FRIEDRICH NIKOLAUS
BORZI = BORZI, A.
BRITTON = BRITTON, NATHANIEL LORD
BRONGN. = BRONGNIART, ADOLPHE THEODOR
N. E. BR. = BROWN, NICOLAS EDWARD
BUC'HOZ = BUC'HOZ, PIERRE JOSEPH
BURCH. = BURCHELL, WILLIAM J.
BURM. f. = BURMANN (filius), NIKOLAUS LAURENZ
BURTT DAVY = BURTT DAVY, JOSEPH

CARR. = CARRIERE, ELIE ABEL
CATHEL. = CATHELINEAU, H.
CAV. = CAVANILLES, ANTONIO JOSE
CHAIX = CHAIX, DOMINIQUE
A. CHEV. = CHEVALLIER, AUGUSTE J. B.
C. B. CL. = CLARKE, C. B.
L. E. CODD = CODD, L. E.
CORREA = CORREA DA SERRA, JOSE FRANCISCO

DALLA TORRE = DALLA TORRE, KARL WILHELM
A. DC. = DE CANDOLLE, ALPHONSE
DC. = DE CANDOLLE, AUGUSTIN PYRAMUS
DECNE. = DECAISNE, JOSEPH
DEL. = DELILE, ALIRE RAFFENEAU
DESF. = DESFONTAINES, RENE LOUICHE
DIETR. = DIETRICH, ALBERT
DÖLL = DÖLL, JOH. CHRISTIAN
G. DON = DON, GEORGE
DONN = DONN, JAMES
DRUM. = DRUMMOND, JAMES
DRYAND. = DRYANDER, JONAS

E. u. Z. = ECKLON, CHRISTIAN FRIEDRICH und ZEYHER, KARL
ENGL. = ENGLER, HEINR. GUSTAV ADOLF

FORSK. = FORSKAL, P.
FORST. f. = FORSTER filius, JOHANN GEORG ADAM
J. R. et G. FORST. = FORSTER, JOHANN REINHARD und GEORG
FRANCH. = FRANCHET, ADRIEN R.

GAERTN. = GAERTNER, JOSEPH
J. GAY = GAY, JACQUES
J. GER. = GERMAIN de SAINT PIERRE, J. N. E.
GILIB. = GILIBERT, JEAN EMMANUEL
GODR. = GODRON, DOMINIQUE ALEXANDRE
GORD. = GORDON, GEORGE
GRAEBN. = GRAEBNER, KARL OTTO ROBERT PETER PAUL

Abkürzungen

Grev. = Greville, R. K.
Gren. = Grenier, Charles
Guill. = Guillemin, Antoine
Guerke = Guerke, R. L. A. M.
Guss. = Gussone, Giovanni

Hance = Hance, Henri F.
Harms. = Harmens, Gustav
Harv. = Harvey, William Henry
Haw. = Haworth, Adrian Hardy
Hemsl. = Hemsley, W. Botting
Hiern = Hiern, W. P.
Hochst. = Hochstetter, Christian Friedrich
Hoffm. = Hoffmann, Franz Georg
Hoffmgg. = Hoffmannsegge, Johann Centurius Graf von
Holub = Holub, J.
Hook. = Hooker, William Jackson
Hook. f. = Hooker (filius), Joseph Dalton
Hort. = hortorum = der Gärten, hortulanorum = der Gärtner, an Stelle eines nicht namentlich genannten Autors
Houtt. = Houttuyn, Martinus
Hutch. = Hutchinson, J.
Hyl. = Hylander, N.

Ind. Kew. = Index Kewensis

Jacq. = Jacquin, Nicolaus Joseph Baron von
Juss. = Jussieu, Antoine Laurent de

Kern. = Kerner von Marilaun, Anton Joseph
Klotzsch = Klotzsch, Johann Friedrich
Koelle = Koelle, Joh. Ludw. Chr.
Ktzg. = Kütz. = Kützing, Friedrich Traugott
O. Ktze. = Kuntze, Carl Ernst Otto

Lam. = Lamarck (La Marck), Jean Baptiste Antoine Pierre Monnet
Lamour. = Lamouroux, J.
Ledeb. = Ledebour, Carl Friedrich von
Leighton = Leighton, William Allport
Lem. = Lemaire, Charles
Lév. = Léveillé, Joseph Henrie und Auguste Abel Hector
Lewin = Lewin, L.
L'Hérit. = L'Héritier de Brutelle, Charles Louis
Lindl. = Lindley, John
Link = Link, Heinrich Friedrich
L. = Linné, Carl Ritter von
L. f. = Linné (filius), Carl von
Loes. = Loeselius, Johannes
Lour. = Loureiro, Juan

Mak. = Makino, Tomitaro
Markgr. = Markgraf, F.
Mart. = Martius, Karl Friedrich Philipp von
Mast. = Masters, Maxwell T.

M. B. = Marschall v. Bieberstein, Friedrich August, Freiherr
Meissn. = Meisner, Karl Friedrich
Merxmüller = Merxmüller, H.
Mey. = Meyer, Ernst Heinrich Friedrich
G. F. W. Mey. = Meyer, Georg Friedrich Wilhelm
Mez = Mez, Carl

L. Mill. = Miller, L.
Mill. = Miller, Philipp
Miq. = Miquel, Friedr. Anton Wilh.
Moench = Moench, Konrad
Moq. = Moquin-Tandon, Christian Horace Benedict Alfred
Müll. Arg. = Müller, Argoviensis Jean
F. v. Muell. = Mueller, Baron Ferdinand Jac. Heinr. von
Murr. = Murray, Joh. Andreas

Nakai = Nakai, T.
Neck. = Necker, Noel Joseph de
Nees = Nees ab Esenbeck, Christian Gottfr.
Nutt. = Nuttall, Thomas

Oerst. = Oersted, Anders Sandöe
Oliv. = Oliver, Daniel

Patrin = Patrin, Eugène Louis Melchior
Pax. = Paxton, Joseph
Pb. = Palisot de Beauvois, Ambroise Marie François Joseph, Baron
Pereira = Pereira, Jonathan
Perr. = Perrotet, G. S.
Pet. Th. = Theissen, Peter Ferdinand
Pillans = Pillans, S. Nevile
Pohl = Pohl, Johann Baptiste Emanuel
M. Pop. = Popov, M.
Pourr. = Pourret de Figeac, P.-A.

Radl. = Radlkofer, Ludw.
Rafin. = Rafinesque-Schmaltz, Constantin Samuel
Reg. = Regel, Eduard August von
Rchb. = Reichenbach, Heinz Gottl. Ludw.
Reinw. = Reinwardt, C. G. C.
A. Rich. = Richard, Achilles
De la Roche = De la Roche, François

Roem. = Roemer, Friedr. Adolph
Rosc. = Roscoe, William
Roxb. = Roxburgh, William
Royle = Royle, John Forbes
Ruiz et Pav. = Ruiz, Hipolito Ruiz Lopez et Pavon Joseph
Rupr. = Ruprecht, Franz J.

Salisb. = Salisbury, Richard Anthony Markham
Schindl. = Schindler, Anton K.
Schinz = Schinz, Hans
Schltr. = Schlechter, R.

Fr. Schmidt = Schmidt, Franz
Sm. = Smith, Sir James Edward
Schmitz = Schmitz, J. Joseph
Schott = Schott, Heinr. Wilh.
Schult. = Schultes, Joseph August
Sch. Bip. = Schultz, Karl Heinrich, genannt Bipontinus
K. Schum. = Schumann, Karl Moritz
Schweinf. = Schweinfurth, Georg
Scop. = Scopoli, Giovanni Antonio
Sieb. = Siebold, Phil. Franz von
Sims = Sims, John
Sm. = Smith, J. E.
Soland. = Solander, Daniel
Sond. = Sonder, W.
Spach = Spach, Eduard
Spreng. = Sprengel, Curt
Stapf = Stapf, O.
Steud. = Steudel, Ernst Gottlieb
Stev. = Steven, Christian
Suessenguth = Suessenguth, Carl
Sw. = Swartz, O.
Sweet = Sweet, Robert
Swingle = Swingle

Tausch = Tausch, J. F.
G. Tayl. = Taylor, George
Ten. = Tenore, Michele
Thell. = Thellung, Albert
Thunb. = Thunberg, Carl Peter
Thw. = Thwaites, George Henry Kendrick

Tod. = Todaro, A.
Pit. Tourn. = Tournefort, Joseph Pitton
Trelease = Trelease, W.
Turcz. = Turczaninow, Nikolai Stepanovich

Vahl = Vahl, Martin
Vaniot = Vaniot
Vent. = Ventenat, Étienne Pierre
Vell. = Vellozo, Jose Marianno da Conceicao
Vis. = Visiani, Roberto de

Wall. = Wallich, Nathanael
Wallr. = Wallroth, Carl Friedrich Wilhelm
Wangerin = Wangerin, Walther
Webb = Webb, Philipp Barker
Weber = Weber, F.
Welw. = Welwitsch, Friedrich
Wendl. = Wendland, Johann Christoph
De Wild. = Wildeman, E. de
Willd. = Willdenow, Karl Ludwig
Wils. = Wilson, Ernest Henry
W. et A. = Wright et Arnott, George Arnold Walker-Arnott

Zucc. = Zuccarini, Joseph Gerhard
Zumagl. = Zumaglini, Antonio Mauritio

Literaturverzeichnis für die Drogenmonographien

Die Liste führt die Standard- und Nachschlagewerke auf, die im Text der Drogenmonographien meist nur mit dem Autornamen erwähnt sind.

Baumgarten, G.: Die herzwirksamen Glykoside, Edition Leipzig 1963. – Benigni, R., C. Capra u. P. E. Cattorini: Piante medicinali chimica farmacologia e terapia, Milano: Inverni & Della Beffa, Bd. I (1962), Bd. II (1964)[1]. – Berger, F.: Synonyma-Lexikon der Heil- und Nutzpflanzen, Wien: Österreichischer Apotheker-Verlag 1954/1955. – Berger, F.: Handbuch der Drogenkunde, Wien: W. Maudrich, Bd. I (1949), Bd. II (1950), Bd. III (1952), Bd. IV (1954), Bd. V (1960), Bd. VI (1964), Bd. VII (1967). – Boit, H.-G.: Ergebnisse der Alkaloid-Chemie bis 1960, Berlin: Akademie-Verlag 1962. – Braun, H.: Heilpflanzen-Lexikon für Ärzte und Apotheker, Stuttgart: Gustav Fischer 1968. – Dragendorff, G.: Die Heilpflanzen der verschiedenen Völker und Zeiten, Stuttgart: Ferd. Enke 1898; Neudruck für Werner Fritsch Antiquariat München 1967. – Fieser, L. F., u. M. Fieser: Organische Chemie, Weinheim/Bergstr.: Verlag Chemie 1968. – Gessner, O.: Die Gift- und Arzneipflanzen von Mitteleuropa, Heidelberg: C. Winter Universitätsverlag 1953. – Gstirner, F.: Prüfung und Verarbeitung von Arzneidrogen, Bd. I u. II, Berlin/Göttingen/Heidelberg: Springer 1955. – Harborne, J. B.: Comparative Biochemistry of the Flavonoids, London/New York: Academic Press 1967. – Heeger, E. F.: Handbuch des Arznei- und Gewürzpflanzenanbaus, Berlin: Deutscher Bauernverlag 1956. – Hegi, G.: Illustrierte Flora von Mitteleuropa, München: J. F. Lehmanns Verlag, Bd. I (1935), Bd. II (1939), Bd. III (1912); München: Hanser, Bd. III/1 (1957); Bd. IV/1 (1919), Bd. IV/2 (1923), Bd. IV/3 (1924), Bd. V/1 (1925), Bd. V/2 (1926), Bd. V/3 (1927), Bd. V/4 (1928), Bd. VI/1 (1918), Bd. VI/2 (1929), Bd. VII (1931). – Hegnauer, R.: Chemotaxonomie der Pflanzen, Basel/Stuttgart: Birkhäuser, Bd. I (1962), Bd. II (1963), Bd. III (1964), Bd. IV (1966). – Hoppe, H. A.: Drogenkunde, Hamburg: Cram, de Gruyter & Co. 1958. – Hörhammer, L.: Teeanalyse, Berlin/Heidelberg/New York: Springer 1969. – Karrer, W.: Konstitution und Vorkommen der organischen Pflanzenstoffe (exclusive Alkaloide), Basel/Stuttgart: Birkhäuser 1958. – Lewin, L.: Gifte und Vergiftungen, Ulm: Haug 1962. – Luckner, M.: Prü-

---

[1] Deutsche Ausgabe in Vorbereitung.

fung von Drogen, Jena: VEB Gustav Fischer 1966. – SCHINDLER, H., u. H. FRANK: Tiere in Pharmazie und Medizin, Stuttgart: Hippokrates-Verlag 1961. – WAGNER, H.: Rauschgiftdrogen, Berlin/Heidelberg/New York: Springer 1969. – WATT, J. M., and M. G. BREYER-BRANDWIJK: The Medicinal and Poisonous Plants of Southern and Eastern Africa, Edinburgh/London: E. & S. Livingstone 1962. – ZANDER, R.: Handwörterbuch der Pflanzennamen, Stuttgart: Eugen Ulmer 1964. – ZECHMEISTER, L.: Fortschritte der Chemie organischer Naturstoffe, Wien: Springer 1938 ff.

Berichtigungen für Band I

S. 18: Nach Resolution 6 der 12. Generalkonferenz für Maß und Gewicht vom Oktober 1964 in Paris wird

1. die im Jahre 1901 von der 3. Generalkonferenz für Maß und Gewicht festgesetzte Definition des Liter außer Kraft gesetzt,
2. erklärt, daß das Wort „Liter" als ein dem Kubikdezimeter gegebener besonderer Name benutzt werden kann,
3. empfohlen, daß der Name Liter nicht gebraucht werden sollte, um damit die Ergebnisse von Volumenmessungen hoher Präzision auszudrücken.

Damit ist 1 Liter gleich ein Kubikdezimeter und 1 Milliliter gleich 1 Kubikzentimeter (1 l = 1 dm^3; 1 ml = 1 cm^3).
Die auf Seite 18 gegebenen Bezeichnungen sind hinfällig.

S. 34: Hier gilt das oben Gesagte: 1 ml = 1 cm^3!

S. 50: In der Tabelle der Alkoholverdünnung sind in der 3. und 4. Kolumne die Bezeichnungen kg und Liter zu vertauschen.

S. 94: Vorschrift des DAB 7 – BRD. 3. Satz muß heißen: Nach dem Auffüllen mit W....

S. 100: Die Formel zur Umrechnung der Engler-Grade in absolute Werte muß lauten:

$$\text{Viscosität in cP} = \left(4{,}072 E - \frac{3{,}510}{E}\right) 1{,}797\, d \quad (d = \text{Dichte}).$$

S. 315: statt Methanilgelb lies Metanilgelb

S. 337, 4. Textzeile v. oben muß heißen:
Die Ammoniumgruppe ist im Sinne von BRÖNSTED eine Säure, ...
Mitte: Strukturformel des Meprobamats und des Reaktionsproduktes:

statt HCH$_3$·CH$_2$·CH$_2$–C(H$_3$C)... lies CH$_3$·CH$_2$·CH$_2$–C(H$_3$C)...

S. 435, 5. Zeile v. unten: Statt Asche lies Substanz

S. 1027, 7. Zeile v. unten: Statt positiv lies negativ

S. 1182: Meclozin-Formel lautet richtig:

Inhalt der weiteren Bände

III.-V. Band Chemikalien und Drogen (Buchstaben Am–Z)

VI. Band Arzneiformen, ihre theoretischen Grundlagen, ihre Herstellung und Prüfung

VII. Band Gesamtregister

Sulfonamide

Trotz Entdeckung der Antibiotica und ihrer auffallenden therapeutischen Eigenschaften haben die als „Sulfonamide" bezeichneten Chemotherapeutica ihre Bedeutung zur Behandlung bakterieller Infektionen behalten. Von den seit der Synthese des „Prontosils" durch MIETZSCH und KLARER und der Erkennung seiner streptokokkenhemmenden Eigenschaft durch DOMAGK dargestellten, die Zahl 3000 übersteigenden, näher untersuchten Derivaten des p-Aminobenzolsulfonsäureamids, die im deutschen Sprachgebiet abgekürzt als Sulfonamide bezeichnet werden, besitzen heute die Vertreter mit der größten Wirksamkeit und der besten Verträglichkeit therapeutische Bedeutung.

Nach der chemischen Konstitution unterscheidet man die folgenden Typen:

A. Sulfonamide, die nur am Amidstickstoff ($= N^1$) substituiert sind,
B. solche, die am Amidstickstoff und am Stickstoff der aromatischen Aminogruppe ($= N^4$) substituiert sind,
C. Verbindungen, deren aromatische Aminogruppe in eine Azogruppe übergeführt ist,
D. Derivate, die anstelle der aromatischen Aminogruppe eine Aminoalkylgruppe besitzen,
E. solche, deren aromatische Aminogruppe durch eine Nitrogruppe ersetzt ist und schließlich
F. die Diphenyl-sulfone.

Nach dieser Einteilung ist die auf S. 524 ff. beginnende tabellarische Übersicht gegliedert, die im wesentlichen die heute offizinellen, derzeitig handelsüblichen und daneben auch einige klassische Sulfonamide enthält, die nur noch gelegentlich verordnet werden.

Die *Synthese* der unter A. genannten Sulfonamide geht meist vom Acetanilid (I) aus, das zur N-Acetyl-anilinsulfonsäure (II) sulfoniert und mit Phosphorpentachlorid zum Säurechlorid (III) umgesetzt wird. III läßt sich auch durch unmittelbare Einwirkung von Chlorsulfonsäure auf I gewinnen. Durch Umsetzung mit Ammoniak, Aminen oder Harnstoffderivaten erhält man N^4-acetylierte Sulfonamide (IV), die durch saure Hydrolyse die N-Acetylgruppe abspalten und in V übergehen:

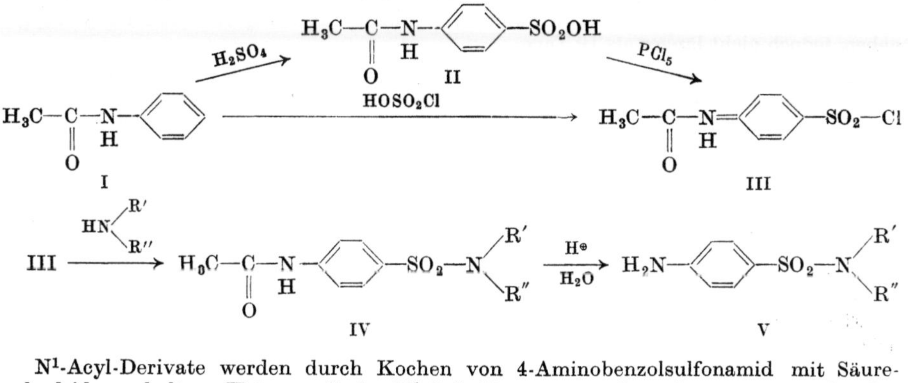

N^1-Acyl-Derivate werden durch Kochen von 4-Aminobenzolsulfonamid mit Säureanhydriden erhalten. Heterocyclische N^1-Substituenten werden oft aus entsprechenden Harnstoff-, Thioharnstoff- oder Guanidin-Derivaten aufgebaut. So läßt sich z.B. das Sulfathiazol durch Umsetzung von 4-Aminophenylsulfonyl-thioharnstoff mit Chloracetal aufbauen:

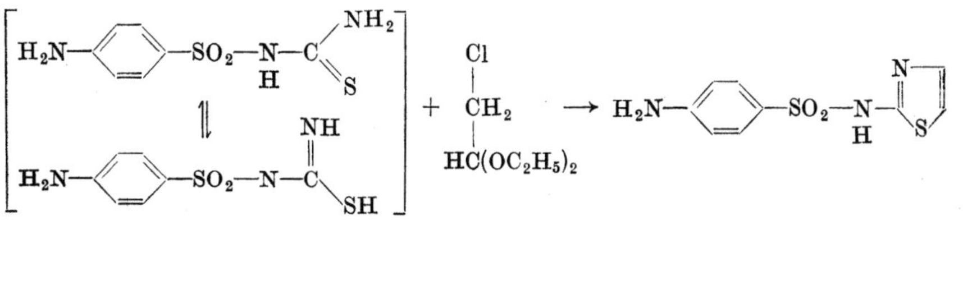

Durch Alkylierung oder Acylierung am N^4 gelangt man zur Reihe B. Diazotierung mit salpetriger Säure und Kupplung mit aromatischen Aminen oder Phenolen führt in die Reihe C. Die Derivate des 4,4′-Diamino-diphenyl-sulfons (Reihe F) werden aus p-Nitrochlorbenzol (I) und Natriumsulfid über das Sulfid II durch Oxydation zum Sulfon III und Reduktion dessen Nitrogruppen zu Aminogruppen (IV) erhalten. Die Aminogruppen lassen sich anschließend alkylieren oder acylieren (V):

$$O_2N-\langle\rangle-Cl + NaSNa + Cl-\langle\rangle-NO_2 \rightarrow O_2N-\langle\rangle-S-\langle\rangle-NO_2$$
$$\text{I} \qquad \text{I} \qquad \text{II}$$

$$\xrightarrow{O_2} O_2N-\langle\rangle-SO_2-\langle\rangle-NO_2 \xrightarrow{H_2} H_2N-\langle\rangle-SO_2-\langle\rangle-NH_2$$
$$\text{III} \qquad \text{IV}$$

$$\xrightarrow{XR} RHN-\langle\rangle-SO_2-\langle\rangle-NHR$$
$$\text{V}$$

Anwendung. Sulfonamide üben eine bakteriostatische Wirkung auf Pneumokokken, Meningokokken, Gonokokken, grampositive Streptokokken sowie in geringem Maße auf Coli-Bakterien und auf die Shigella-Gruppe aus. Sie werden bei Infektionen, die durch solche Bakterien hervorgerufen sind, in relativ hoher Dosierung verabreicht. Bei den üblichen therapeutischen Dosen wird ein Blutspiegel zwischen 5 und 10 mg/100 ml erreicht. Diese Konzentration reicht aus, um bei sulfonamidempfindlichen Bakterien eine Hemmung der Vermehrung zu erzielen. Nur in sehr viel höherer Konzentration, die im menschlichen Körper nicht realisierbar ist, wirken einige Sulfonamide auch bakterizid. Die Beseitigung der beeinflußten oder geschädigten und der nicht mehr vermehrungsfähigen Bakterien erfolgt durch den Organismus selbst, in erster Linie durch Phagozytose.

Wirkungsweise. Nach der heute allgemein angenommenen Auffassung besteht der Wirkungsmechansimus der Sulfonamide in einer Verdrängung der p-Aminobenzoesäure (Vitamin H′), die nach dem Massenwirkungsgesetz abläuft. Das Wirkungsverhältnis ist etwa so, daß ca. 1600 Sulfonamidmolekeln 1 Molekel p-Aminobenzoesäure verdrängen. Nach Untersuchungen mit ^{14}C-markierter p-Aminobenzoesäure wird diese in ein für die Vermehrung der Bakterien notwendiges, der Tetrahydroformylfolsäure sehr nahestehendes Folsäurederivat eingebaut [WACKER, GRISEBACH, TREBST, WEYGAND: Angew. Chem. **66**, 326 (1954)].

Behandlungsschema. Die perorale Behandlung mit klassischen Sulfonamidpräparaten beginnt mit etwa 2 g Sulfonamid, dann wird 3 bis 4 Tage lang etwa alle 4 Std. 1 g gegeben, jedoch nicht länger als 10 Tage.

Eliminations-Halbwertszeit. Für die Wirksamkeit der Sulfonamide ist die Verweildauer im Organismus von ausschlaggebender Bedeutung. Als Maß der Verweildauer benutzt man heute die biologische Eliminations-Halbwertszeit, eine relative Größe, die angibt, wie schnell die Sulfonamidkonzentration im Blut abnimmt. Man bestimmt die Zeitspanne, in der ein bestimmter Blutspiegel auf die Hälfte absinkt.

Kurzzeit- und Langzeit-Sulfonamide. Nach der Halbwertszeit können die Sulfonamide in Ultrakurz-, Kurz-, Mittel-, Mittellang-, Langzeit-Gruppen usw. eingeteilt werden. Aus praktischen Gründen spricht man jetzt allgemein bei einer Halbwertszeit unter 10 Std. von Kurzzeitsulfonamiden, bei einer Halbwertszeit von mehr als 10 Std. von Langzeitsulfonamiden.

Einen gedrängten Überblick über die unterschiedlichen Eigenschaften der gebräuchlichen Sulfonamide vermitteln 3 schematische Abbildungen (Abb. 7 bis 9), die dem Aufsatz „Langzeitsulfonamide" von TH. STRULLER [Pharm. Acta Helv. **40**, 1 (1965)] entnommen sind.

Sulfaaddition. Wesentliche Fortschritte hat die Sulfonamidtherapie in den letzten Jahren durch die Anwendung des Prinzips der „Sulfaaddition" oder „Sulpha-combination" erzielt. Man versteht darunter die Anwendung von Sulfonamid-Mischpräparaten anstelle eines einzelnen Sulfonamids. Dadurch wird einerseits der antibakterielle Effekt additiv gesteigert und das Wirkungsspektrum erweitert und andrerseits die auf der relativen Schwerlöslichkeit der Sulfonamide beruhende Konkrementbildung in den Harnwegen vermieden. Da sich die einzelnen Sulfonamidkomponenten in ihrer Löslichkeit gegenseitig fast nicht beeinflussen, wird bei der Gabe mehrerer Sulfonamide jedes fast so gut gelöst, als wäre kein weiteres anwesend. Dadurch ist beispielsweise ein Gemisch von 3 in ihrer Löslichkeit vergleichbaren Sulfonamiden etwa **3mal** leichter löslich als die gleiche Gewichtsmenge eines einzelnen Sulfonamids. Die bessere Löslichkeit bedingt auch eine höhere Konzentration im Serum. Ferner liegt die Toxizität rationeller Kombinationen unter denjenigen der einzelnen Komponenten.

Nebenwirkungen. Leichtere toxische Reaktionen sind Kopfschmerzen, Schwindel, Übelkeit und Erbrechen. Infolge Methämoglobinbildung kann es besonders bei der Verabreichung von Sulfanilamid und Sulfapyridin zu Cyanose kommen. Während einer Sulfonamidkur sind Sulfate, z.B. Magn. sulfuricum, zu vermeiden, da die Gefahr der (irreversiblen) Sulfhämoglobinbildung besteht. Schwere toxische Erscheinungen sind gelegentlich auftretende Hautausschläge und Leberschäden, die mit Gelbsucht verbunden sind. Bei der Sulfonamidkur ist auch Vorsicht mit alkoholischen Getränken geboten. In seltenen Fällen,

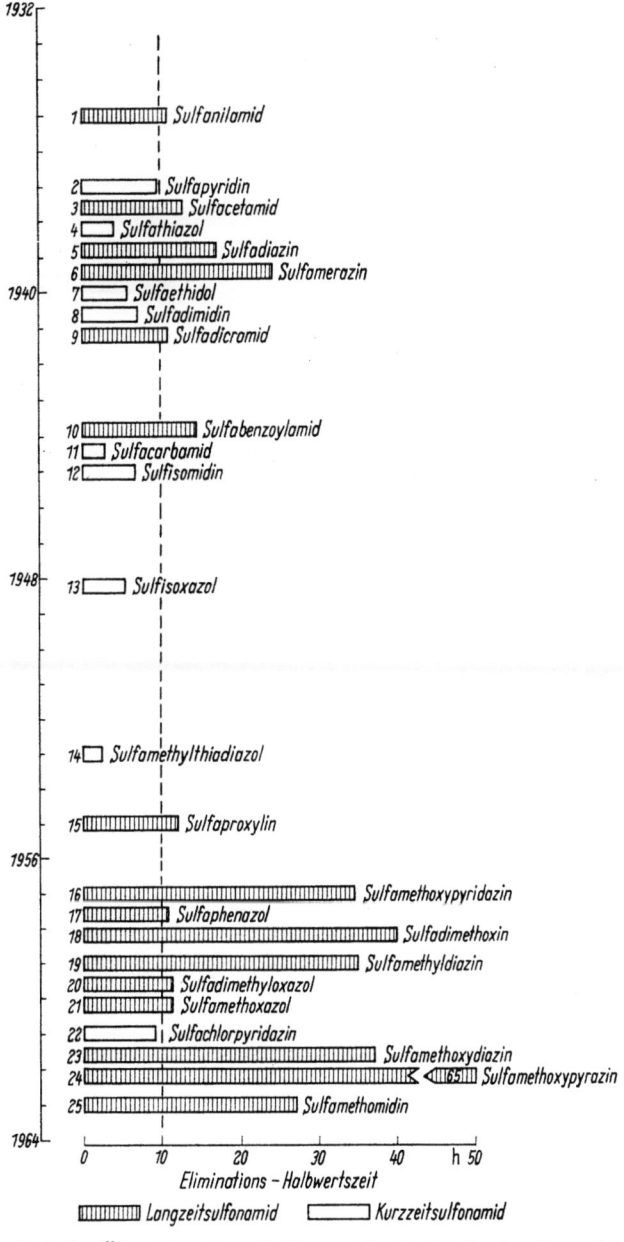

Abb. 7. Chronologische Übersicht über Sulfonamide, die bis heute eine größere Bedeutung erlangt haben. (Die Länge der Säulen entspricht der durchschnittlichen Eliminations-Halbwertszeit in Stunden.)

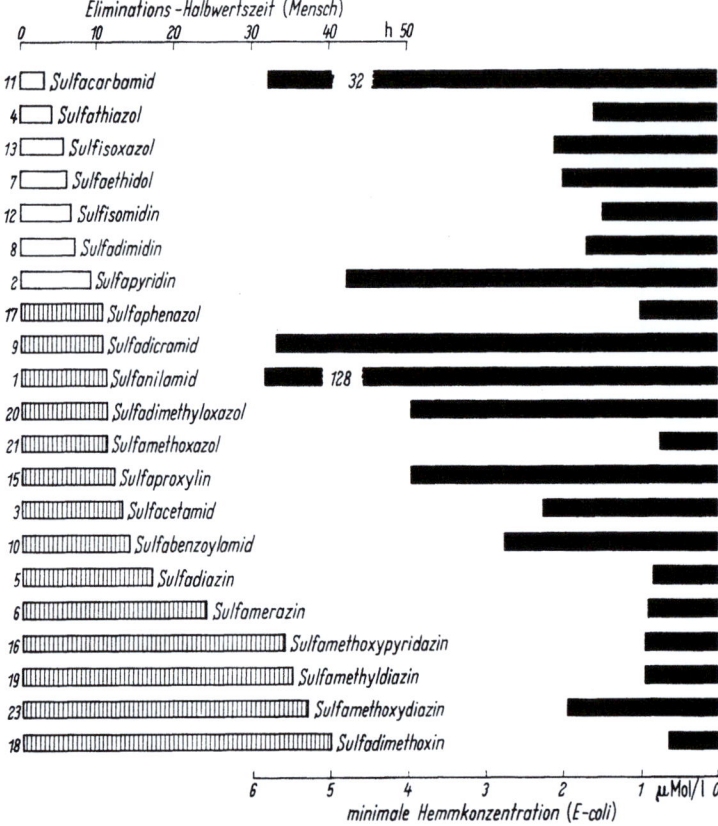

Abb. 8. Vergleich der durchschnittlichen Eliminations-Halbwertszeit älterer und neuerer Sulfonamide mit der in vitro-Aktivität (Escherichia coli).

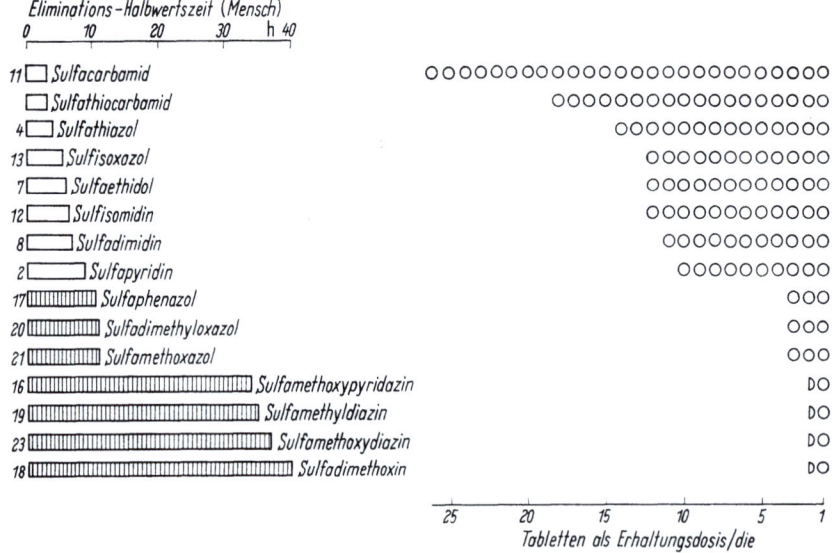

Abb. 9. Vergleich der durchschnittlichen Eliminations-Halbwertszeit älterer und neuerer Sulfonamide mit der im Schrifttum empfohlenen Anzahl Tabletten als mittlere tägliche Erhaltungsdosis.

besonders bei zu lang andauernder oder bei wiederholter Sulfonamidanwendung kann es zum Schwund der Leukozyten (Agranulozytose), u. U. auch zu Anämie kommen.

Ausscheidung. Etwa 80% des verabreichten Sulfonamids werden teils unverändert, teils acetyliert durch die Niere ausgeschieden. Da alle in Frage kommenden Verbindungen schwer wasserlöslich sind, vor allem bei saurer Reaktion des Harnes, besteht die Gefahr der Kristallisation und damit der Verstopfung der Harnkanälchen. Diese ist besonders bei älteren Sulfonamiden, darunter dem Sulfapyridin, gegeben. Durch Alkalisieren des Harnes (Diät, Na. hydrogencarbonat usw.) sowie durch reichliche Flüssigkeitszufuhr während der Sulfonamidkur, kann das Auskristallisieren vermieden oder stark verringert werden.

Resistenz. Durch Entwicklung unempfindlicher Mutanten kann sich Resistenz gegen Sulfonamide ausbilden. Diese Gefahr besteht vor allem dann, wenn zu geringe Dosen verabreicht werden. Sulfonamidresistente Bakterien sind aber noch empfindlich gegen Antibiotica.

Einteilung nach pharmakologischen Gesichtspunkten. Durch unterschiedliche Resorption, Verteilung im Organismus und Ausscheidung der einzelnen Sulfonamidpräparate ergeben sich verschiedene Anwendungsmöglichkeiten der an sich, in bezug auf die einzelnen Organe unspezifisch wirkenden Sulfonamide.

1. Sulfonamide, die peroral oder parenteral verabreicht werden und von der Blutbahn auswirken. Hier kommen die Sulfonamide mit der besten Löslichkeit in Frage.
2. Sulfonamide, die in den ableitenden Harnwegen noch wirksam sind. Solche Verbindungen dürfen bei der Körperpassage bis in die Harnwege in ihrer Konzentration nicht wesentlich abnehmen und müssen bis dorthin unverändert bleiben.
3. Schwerlösliche Sulfonamide zur Behandlung von infektiösen Darmkrankheiten. Es sind Verbindungen, die im Darm schwer resorbiert werden und deshalb eine lang andauernde lokale Wirkung entfalten.
4. Sulfonamide, die äußerlich angewandt werden.

Die folgenden Tabellen (s. S. 524ff.) enthalten die wichtigsten Sulfonamide und Sulfonderivate nach der auf S. 519 gegebenen Einteilung nach chemisch-konstitutionellen Gesichtspunkten.

Allgemeine Hinweise zur Analytik der Sulfonamide

Sulfonamide der Gruppe A (s. Tabelle S. 524) mit nicht substituiertem N^4 und monosubstituierter Sulfonamidgruppe sind amphotere Verbindungen, die mit Mineralsäuren an N^4 (I) und mit Alkalilaugen an N^1 (II) Salze bilden:

$$\left[\begin{array}{c} H \\ HN \\ H \end{array} - \bigcirc - SO_2 - N\begin{array}{c} H \\ R \end{array}\right]^{\oplus} X^{\ominus} \qquad \left[H_2N - \bigcirc - SO_2 - \overline{N} - R\right]^{\ominus} Na^{\oplus}$$

$$\text{I} \qquad\qquad\qquad\qquad \text{II}$$

Ebenso verhält sich das Marfanil (Gruppe D). Verbindungen des Typs A a und A b sind schwache Basen, Verbindungen des Typs B besitzen meist sauren Charakter.

Allen Sulfonamiden ist gemeinsam, daß sie wenig löslich in Wasser und Alkoholen sowie sehr wenig löslich in Äther und Chloroform sind. Die Löslichkeit in verd. Laugen und Säuren beruht jeweils auf der Salzbildung nach I oder II. Zur Isolierung aus dem Untersuchungsmaterial extrahiert man am besten mit Aceton, und zwar die amphoteren Verbindungen aus neutraler bis schwach saurer Lösung, die schwach basischen aus alkalischer und die sauren aus saurer Lösung bzw. aus dem jeweils eingedampften Rückstand. Umkristallisiert wird dann aus Wasser, Äthanol, gegebenenfalls unter Zusatz von Aceton.

Zur Erkennung und Unterscheidung der gebräuchlichen Sulfonamide eignet sich die von H. KAISER und W. LANG [Arch. Pharm. (Weinheim) 285, 230 (1954)] eingeführte mikroanalytische Methode.

Durchführung. Einige mg des Sulfonamids werden auf einem Objektträger mit 1 bis 2 Tropfen Reagens versetzt und mit einem Deckglas bedeckt. Über einer Mikroflamme wird bis zur Blasenbildung erwärmt. Nach dem Erkalten lassen sich die entstandenen Kristalle unter dem Mikroskop identifizieren (Abbildung s. Originalveröffentlichung).

Zusammensetzung der Reagentien. Eisenjodid-Komplex-Reagens: Liqu. Ferri sesquichlorati 3,0, Acid. hydrochl. conc. 1,0, Kal. jodat. 3,0, Aqua dest. ad 10,0. Kupferjodid-

(Fortsetzung s. S. 532)

A. Sulfonamide

$H_2N-\underset{}{\underset{}{\bigcirc}}-SO_2-N\genfrac{}{}{0pt}{}{H}{R}$

Nr.	R	Internationale Bezeichnung	Geschützte Warenzeichen	Pharmakopöen
1	—H	Sulfanilamid	Prontalbin (Bayer); Gombardol (C. F. Boehringer, Mannheim)	Pl.Ed. I/1, Ph.Dan. IX; DAB 7 – BRD, Erg.B. 6, DAB 7 – DDR, Ph.Helv. V – Suppl. I, ÖAB 9, Ross. 9
2	—C(=O)—CH₃	Sulfacetamid, Sulfanilacetamid	Albucid (Schering); Sulamyd (Schering Comp., USA)	ÖAB 9, NND 63; DAB 7 – DDR. Ross. 8(!)
3	—C(=O)—NH₂	Sulfanilurea	Euvernil (Heyden)	DAB 7 – DDR
4	—C(=NH)—NH₂	Sulfaguanidin	Resulfon (Nordmark-Werke); Guaniciel (Cilag); Ruocid (Homburg)	DAB 7 – DDR; DAB 7 – BRD; ÖAB 9, Ph.Helv. V – Suppl. II; Pl.Ed. I/1, CsL 2, Ph.Jug. II, Ross. 9
5	—C(=S)—NH₂	Sulfathiourea	Badional (Bayer)	DAB 7 – BRD, DAB 6 – Nachtr. 54 (DDR)
6	—C(=O)—CH=C(CH₃)—CH₃	Senecionyl-Sulfanilamid, Sulfacryl	Irgamid (Geigy)	
7	—C(=O)—(2,4-(CH₃)₂C₆H₃)	Sulfanilyl-Xylamid, Sulfametoyl	Irgafen (Geigy)	
8	—C(=O)—C₆H₄—O—CH(CH₃)₂	Sulfaproxylin	Bestandteil des Dosulfin (Geigy)	
9	—CH₂—SO₃⁻ ⁺HN(CH₂—CH₂—OH)₃		Saltion „vet" (Knoll)	

#	Structure	Name	Trade name (Manufacturer)	References
10	—CN	Sulcimid		Ross. 8(!)
11	pyridine-CH₃	Sulfapyridin	Eubasin (Nordmark-Werke) Sulfapyridin (Bayer, Homburg)	USP XVII, Ross. 8(!), BPC 59
12	pyrimidine	Sulfadiazin Sulfapyrimidin	Debenal (Bayer)	Pl.Ed. I/1, Ph.Dan. IX, ÖAB 9, Ph.Helv. V – Suppl III, BP 63, Ph.Jug. II, USP XVII
13	pyrimidine-CH₃	Sulfamerazin	Bestandteil verschiedener Handelspräparate	Pl.Ed. I/1, Ph.Dan. IX, ÖAB 9, Ph.Helv. V – Suppl. III, USP XVII, NND 63
14	pyrimidine-CH₃	Sulfamethyldiazin	Pallidin (Merck)	
15	4,6-dimethylpyrimidine	Sulfadimidin Sulfamethazine	Diazil (Cilag) Sulfamethazine (Imp. Chem. Products)	ÖAB 9, Ph.Helv. V – Suppl. II BP 63, Ph.Dan. IX – Add. USP XVII, CsL 2, NND 63, Ph.Jug. II, Ross. 9
16	2,6-dimethylpyrimidine	Sulfisomidin Sulfasomidin	Aristamid (Nordmark-Werke) Elkosin (Ciba)	DAB 7 – BRD BP 63, NND 63 DAB 7 – DDR
17	4-methyl-6-methoxypyrimidine	Sulfamethoxydiazin	Durenat (Bayer, Schering)	
18	2,6-dimethoxy-4-methylpyrimidine	Sulfadimethoxin	Madribon (Roche)	NND 63

A. Sulfonamide (*Fortsetzung*)

Nr.	R	Internationale Bezeichnung	Geschützte Warenzeichen	Pharmakopöen
19	(pyridazine with OCH₃ and CH₃)	Sulfamethoxypyridiazin	Kynex (Lederle, USA) Midicel (Park Davis & Co., USA)	BP 63, USP XVII, NND 63, DAB 7 – DDR
20	(isoxazole with two CH₃)	Sulfisoxazol	Gantrisin (Roche)	BP 63, USP XVII, NND 63
21	(isoxazole with two CH₃) · HN(CH₂–CH₂–OH)₂	Sulfisoxazol-Diäthanolamin	Gantrisin Diethanolamine (Roche Lab. Dir., USA)	USP XVI(!), NND 63
22	(oxazole with two CH₃)	Sulfadimethyloxazol	Sulfuno (Nordmark-Werke) Tardamid (Grünenthal)	
23	(thiazole with CH₃)	Sulfathiazol	Eleudron (Bayer) Cibazol (Ciba)	DAB 7 – BRD, ÖAB 9, Pl.Ed. I/1, Ph.Dan. IX, Ph.Helv. V – Suppl. II, DAB 7 – DDR, Ross. 8(!)
24	(thiazole with CH₃)	Sulfazol (Sulfamethylthiazol)	Ultraseptyl (Sanabo, Wien)	Ross. 8(!)
25	(pyrazole with phenyl)	Sulfaphenazol	Orsine Orisul(Ciba)	DAB 7 – DDR

Nr.				Pharmakopöen
26	(N-N thiadiazole with CH₃, S)	Sulfamethizol	Thiosulfil (Ayerst Lab., USA) Lucosil	BP 63, NND 63, Ph.Dan. IX – Add.
27	(N-N thiadiazole with C₂H₅, S)	Sulfaethidol (Sulfaäthylthio-diazol)	Globucid (Schering) Sul-Spansion } (Smith, Kline u. Sul-Spantab } French, USA)	NND 63, DAB 7 – DDR
28	(phenyl-COONa)	Sulfanthrolum		Ross. 9

A.a) und A.b) Sulfonamide

$$H_2N-\underset{}{}-SO_2-N{<}{R^1 \atop R^2}$$

Nr.	R¹	R²	Internationale Bezeichnung	Geschützte Warenzeichen	Pharmakopöen
2a	–C(=O)–CH₃	Na	Sulfacetamid Natrium	Sodium Sulamyd (Schering Corp., USA)	BP 63, CsL 2, USP XVII, Ross. 9, NND 63
3a	–C(=O)–NH₂	Na	Sulfacarbamid-Natrium		DAB 7 – DDR
12a	pyrimidinyl	Na	Sulfadiazin Natrium		ÖAB 9, Ph.Jug. II, USP XVII, Ph.Dan. IX – Add., Pl.Ed. I/1
13a	4-methylpyrimidinyl	Na	Sulfamerazin Natrium		ÖAB 9, USP XV (!), Pl.Ed. I/1
15a	4,6-dimethylpyrimidinyl	Na	Sulfadimidin Natrium		BP 63, ÖAB 9, Ph.Dan. IX – Add.

A. a) und A. b) [Sulfonamide (*Fortsetzung*)

Nr.	R^1	R^2	Internationale Bezeichnung	Geschützte Warenzeichen	Pharmakopöen
23a	(thiazol ring)	Na	Sulfathiazol Natrium		ÖAB 9, BP 53(!), Pl.Ed. I/1, USP XIV(!), Ph.Dan. IX, Ross. 8(!)
19b	(methoxy-pyridazin ring)	$-\overset{\text{O}}{\underset{\|}{C}}-CH_3$	Acetyl-Sulfamethoxy-Pyridazin	Kynex Acetyl (Lederle, USA)	NND 63
20b	(dimethylisoxazol ring)	$-\overset{\text{O}}{\underset{\|}{C}}-CH_3$	Acetyl-Sulfisoxazol	Gantrisin Acetyl (Roche Lab. Div., USA)	USP XVI(!), NND 63

B. Sulfonamide

$$\overset{H}{\underset{R^1}{}}N-\!\!\!\!\bigcirc\!\!\!\!-SO_2-N\overset{H}{\underset{R^2}{}}$$

Nr.	R^1	R^2	Internationale Bezeichnung	Geschützte Warenzeichen	Pharmakopöen
1	NaO_3S-CH_2-	H	Streptocidum album solubile		
2	$\overset{O=C-}{\underset{H_2C-}{}}\!\!\overset{}{\underset{H_2C-COOH}{}}$	(thiazol)	Succinyl-Sulfathiazol	Colistatin (Herts. Pharmac.) Sulfasuxidine (Merck, Sharp & Dohme)	Ross. 9 BP 63, NND 63, Pl.Ed. I/1
3	$\overset{O=C-}{\underset{HC-}{}}\!\!\overset{}{\underset{HC-COOH}{}}$	(thiazol)	Maleyl-Sulfathiazol		
4	$\overset{O=C-}{\underset{}{}}\!\!\bigcirc\!\!-COOH$	(thiazol)	Phthalyl-Sulfathiazol	Taleudron (Bayer), Sulfathalidine (Merck, Sharp & Dohme), Thalazole (May u. Baker), Thalistatyl (Herts. Pharmac.)	BP 63, DAB 7 – DDR USP XVI(!), NND 63 Ph.Helv. V – Suppl. II, Ross. 9

Sulfonamide   529

5	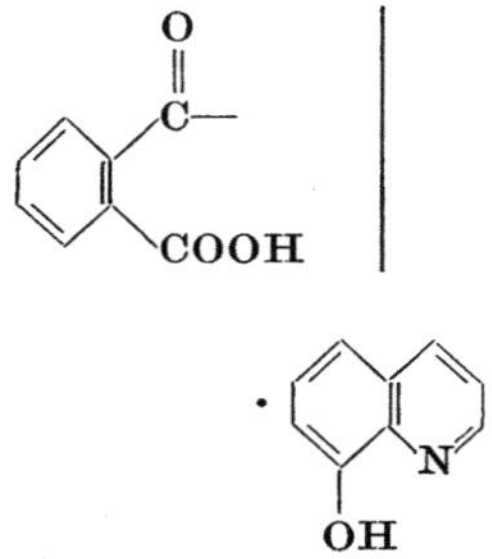 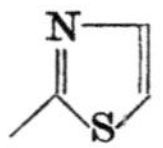 Oxychinolin-Phthalyl-Sulfathiazol	[structure]	Ilentazol (Geistlich Söhne, Schweiz)
6	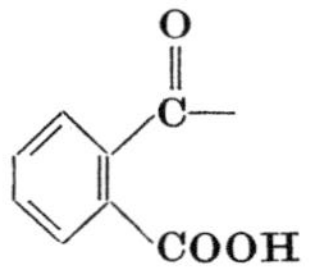 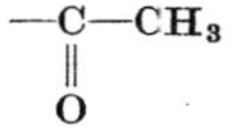 Phthalyl-Sulfanilacetamid	[structure]	ÖAB 9
7	Glucosulfonamid	[structure]	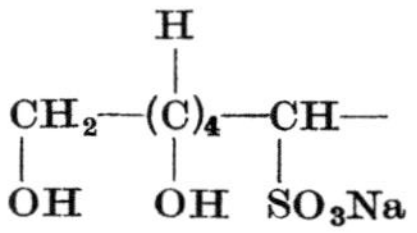 Ladogal (C. F. Boehringer, Mannheim)
8	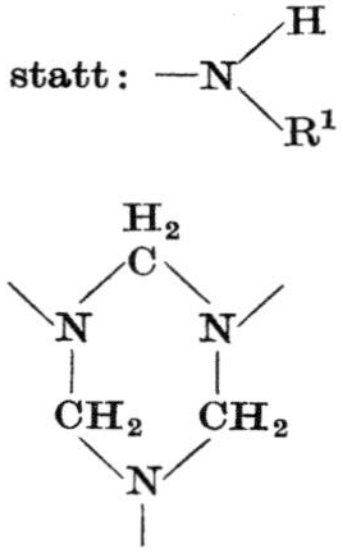 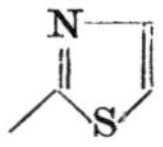 Formaldehyd-Sulfathiazol	[structure] statt: —N(H)R^1	Formo-Cibazol (Ciba)

34 Hagers Handbuch, Bd. II

$$R^1-\!\!\!\left\langle\!\!\bigcirc\!\!\right\rangle\!\!-SO_2-N\!\!<^H_{R^2}$$

Nr.	R¹	R²	Internationale Bezeichnung	Geschützte Warenzeichen	Pharmakopöen
C.					
1	H₂N–C₆H₃(NH₂)–N=N–	H	Prontosilum rubrum		Erg.B. 6, ÖAB 9
2	HOOC–C₆H₃(OH)–N=N–	2-Pyridyl	Salazosulfapyridin / Salicylazosulfapyridin	Azulfidine (Pharmacia, USA)	NND 63
3	H₃C–C(=O)–NH–[naphthyl(OH)(N=N–)(SO₃Na)(SO₃Na)]	H	Prontosil solubile		Erg.B. 6
D.					
1	H₂N–CH₂–C₆H₄–	H		Marfanil	
E.					
1	O₂N–	2-methyl-thiazolyl	para-Nitrosulfathiazol	Nisulfazole (Breon Lab., USA)	NND 63

F. Diphenyl-sulfone

Structure: H-N(R¹)-C₆H₄-SO₂-C₆H₄-N(H)(R²)

Nr.	$R^1 = R^2 =$	Internationale Bezeichnung	Geschützte Warenzeichen	Pharmakopöen
1	$-CH_2-SO_2Na$	Sulfoxon Natrium	Diasone Sodium (Abbott, USA)	USP XVII, NND 63
2	$-CH-SO_3Na$ $\quad\mid$ $\quad CH_3$		Baludon (Bayer)	
3	$-CH-(CHOH)_4-CH_2-OH$ $\quad\mid$ $\quad SO_3Na$	Glucosulfon Natrium	Promin (Parke u. Davis)	USP XVII (als Injektionslsg.!), NND 63
4	$-CH-CH_2-CH-C_6H_5$ $\quad\mid\qquad\quad\mid$ $\ SO_3Na\quad SO_3Na$	Solapson	Sulphetrone (Burroughs Wellcome), Sulfon (Cilag), Cimedone (Specia)	BP 63
5	$-CH_2-COONa$ $(= R^1)$	Acediasulfon Natrium	Ciloprin (Cilag)	
	H $(= R^2)$			
6	$H_2N-C_6H_4-SO_2-$thiazol-NH_2	Thiazolsulfon	Promizole (Parke u. Davis, USA)	NND 60 (!)

Komplex-Reagens: Cuprum sulfuric. 0,3, Acid. hydrochloric. conc. 1,0, Kal. jodat. 3,0, Aqua dest. ad 10,0.

Allgemeine Reaktionen der Sulfonamide:

1. *Schwefelnachweis.* Neben den üblichen Abbaureaktionen, die mit metallischem Natrium zum Sulfid und mit Salpetersäure zum Sulfat führen, wird bei den Sulfonamiden vor allem die folgende oxydative Spaltung angewandt: Etwa 50 mg Substanz werden in einem kleinen Becherglas mit 1 bis 2 ml 30%igem Wasserstoffperoxid und 1 Tr. Eisen(III)-chloridlösung versetzt, wobei eine heftige Reaktion eintritt, die notfalls durch Kühlung kontrolliert wird. Nachdem das Reaktionsgemsich eine hellgelbe Färbung angenommen hat, wird mit Wasser auf 5 ml verdünnt und mit $Ba(NO_3)_2HNO_3$ das entstandene Sulfat als weißer Niederschlag nachgewiesen.

2. *Nachweis der aromatischen Aminogruppe.* a) Durch Diazotierung und Kupplung mit einem Phenol, z.B. β-Naphthol:

Dazu wird eine kleine Probe der Substanz in n HCl gelöst, unter Wasserkühlung mit wenig Natriumnitrit versetzt und nach einigen Sekunden unter Kühlung zu einer alkalischen, 2%igen β-Naphthollösung gegeben, wobei ein orangefarbener Niederschlag entsteht.

b) Durch Kondensation mit p-Dimethylaminobenzaldehyd (EHRLICHS Reagens):

Die zu untersuchende Substanz wird in verdünnter Salzsäure gelöst und mit einigen Tropfen einer 1%igen Lösung von p-Dimethylaminobenzaldehyd in verdünnter Salzsäure (s. DAB 6) versetzt. Beim Erwärmen entsteht ein orangefarbener oder orangeroter Niederschlag.

Bei Sulfonamiden, die am N^4 acyliert sind, muß vor Ausführung der Reaktionen a) und b) die Acylgruppe durch Kochen mit Mineralsäure abhydrolysiert werden. Marfanil und Prontosil geben die Reaktionen a) und b) nicht.

Über dünnschichtchromatographische Trennung von Sulfonamiden in Arzneimitteln s. Pharm. Zentralh. *103*, 95 (1964), Dtsch. Apoth.-Ztg *104*, 1763 (1964) u. Pharm. Ztg (Frankfurt) *110*, 260 (1965).

Zur *quantitativen Bestimmung* der Sulfonamide eignen sich verschiedene Methoden.

a) Für die Beurteilung von Arzneimitteln, die außer einem Sulfonamid keine weiteren schwefelhaltigen Verbindungen enthalten, ist die Bestimmung des Schwefelgehaltes ein Verfahren relativ großer Spezifität und Sicherheit. W. HOFFMANN [Südd. Apoth.-Ztg *88*, 216 (1948)] gibt folgende Arbeitsvorschrift: Etwa 0,1 bis 0,3 g des fein gepulverten Sulfonamids werden genau gewogen und in einen trockenen 1/2-Liter-Stehkolben gegeben. Die Höhe der Einwaage richtet sich nach der Art des Sulfonamids (Sulfathiazol enthält z.B. 2 S-Atome, Sulfadiazin 1 S-Atom). Die Substanz wird mit 10 g 30%iger, *sulfatfreier* Wasserstoffperoxidlösung übergossen. Bei besonders schwer zu oxydierenden Sulfonamiden, z.B. Sulfathiazol, hält man die Einwaage niedrig und nimmt 15 g H_2O_2-Lösung, bei Verwendung eines 3/4-Liter-Kolbens. Durch kreisende Bewegung des Kolbens wird das Sulfonamid möglichst gleichmäßig verteilt. Man fügt dann 5 Tr. Eisen(III)-chloridlösung hinzu und erwärmt. Unter Gasentwicklung setzt eine kräftige Reaktion ein; man läßt die Reaktion außerhalb der Flamme zu Ende gehen, kühlt unter der Wasserleitung und fügt dann aus einer Tropfpipette so viel verdünnte Natronlauge hinzu, daß das anfänglich ausfallende Eisenhydroxid wieder in Lösung geht. Einen etwaigen Überschuß an Lauge beseitigt man durch 1 Tr. verd. Salzsäure. Man fügt nun nochmals 10 g der 30%igen Wasserstoffperoxidlösung sowie 2 bis 3 Tr. Eisen(III)-chloridlösung hinzu und erwärmt. Während der zweiten Reaktion trübt sich das Gemisch durch Ausscheidung basischer Eisenverbindungen. Man kocht noch kurze Zeit, um den Rest des Wasserstoffperoxids zu zerstören. Nach Zugabe von 10 ml verd. Salzsäure wird gekühlt und danach 1 g Natriumnitrit hinzugefügt. Die entstehenden nitrosen Gase werden durch Erhitzen verjagt. Man verdünnt mit Wasser, fällt mit Bariumchloridlösung und bringt in üblicher Weise das Bariumsulfat zur Wägung. In der folgenden Tabelle sind einige Faktoren zusammengestellt, mit denen die Bariumsulfatwerte multipliziert werden müssen, um die entsprechenden Sulfonamidwerte zu erhalten.

Sulfonamid	Faktor Faktor × BaSO$_4$ = Sulfonamid
Sulfanilacetamid	0,9177
Sulfathiourea	0,4955
Sulfadiazin	1,072
Sulfamerazin	1,132
Sulfathiazol	0,5469
Sulfapyridin	1,068
Sulfanilurea	0,9220
Sulfaäthylthiazol	0,6920
„Marbadal" (Bayer)	0,5962
Sulfanilamid	0,7378
Prontosil rubrum	1,248
Sulfaguanidin	0,9182

b) H. Wojahn [Südd. Apoth.-Ztg **88**, 395 (1948)] hat Methoden zur bromometrischen Sulfonamidtitration ausgearbeitet.

Sulfonamide reagieren mit Brom nach dem allgemeinen Schema:

$$H_2N-\langle\!\!\!\bigcirc\!\!\!\rangle-SO_2-NHR + 2\,Br_2 \rightarrow H_2N-\langle\!\!\!\overset{Br}{\underset{Br}{\bigcirc}}\!\!\!\rangle-SO_2-NHR + 2\,HBr.$$

Der Bromüberschuß wird jodometrisch oder arsenometrisch bestimmt. Es müssen dabei genau vorgeschriebene Bedingungen eingehalten werden, da sich bei der Umsetzung mit Brom nicht alle Sulfonamide gleich verhalten; so reagieren z. B. Sulfathiazol und Sulfapyrimidinverbindungen mit 6 Äquivalenten Halogen, für Irgamid ist eine besonders lange Einwirkungszeit erforderlich usw.

Die allgemeine Arbeitsvorschrift lautet: Eine salzsaure oder schwefelsaure Lösung, deren Säurekonzentration 5 bis 10% beträgt und die annähernd 0,1 bis 0,2 g Sulfonamid enthält, wird mit 1 g Kaliumbromid und Essigsäure oder Methanol versetzt. Die Menge des organischen Lösungsmittels muß so bemessen sein, daß während der Bromierung keine Ausfällung unvollständig bromierter Produkte eintritt. Im allgemeinen ist eine Essigsäurekonzentration von 50% der Gesamtlösung ausreichend; der Methylalkoholzusatz muß mitunter größer sein. Die Lösung wird dann mit überschüssiger 0,1 n Kaliumbromatlösung versetzt. Bei Einhaltung der angegebenen Sulfonamidkonzentrationen genügt ein Zusatz von 30 bis 40 ml. Die erforderliche Dauer der Bromierung ist aus der nachfolgenden Tabelle zu ersehen.

Präparat	Mindestdauer der Bromierung	Mindestdauer von KJ-Zusatz bis zur Na$_2$S$_2$O$_3$-Titration	1 ml 0,1 n KBrO$_3$ entspricht g
Sulfanilamid	2 Min.	1 Min.	0,004 305
Sulfanilacetamid	2 Min.	1 Min.	0,005 035
Senecionyl-Sulfanilamid	60 Min.	1 Min.	0,004 236
Sulfanilyl-Xylamid	20 Min.	1 Min.	0,007 606
Sulfanilurea	2 Min.	1 Min.	0,005 379
Sulfaguanidin	2 Min.	1 Min.	0,005 354
Sulfapyridin	höchst. 10 Sek.	1 Min.	0,006 230
Sulfaäthylthiazol	2 Min.	1 Min.	0,007 106
Sulfathiazol	5 Min.	1 Min.	0,004 254
Sulfamethylthiazol	5 Min.	45 Min.	a) 0,006 731 b) 0,004 487
Sulfapyrimidin	5 Min.	1 Min.	0,004 169
Sulfamerazin	5 Min.	45 Min.	a) 0,006 605 b) 0,004 403
Sulfisomidin	5 Min.	1 Min.	0,006 955

Die Rücktitration kann a) jodometrisch oder b) arsenometrisch erfolgen.

a) Man versetzt mit 0,5 bis 1,0 g Kaliumjodid. Das ausgeschiedene Jod wird nach der in der Tabelle angegebenen Zeit mit 0,1 n Natriumthiosulfatlösung, in Gegenwart von Stärkelösung titriert.

b) Man versetzt mit einem deutlichen Überschuß an 0,1 n Natriumarsenitlösung und titriert sodann erneut mit 0,1 n Kaliumbromatlösung bis zur deutlichen Gelbfärbung. In Gegenwart von Methylorange oder Indigokarmin ist der Endpunkt der Reaktion besser zu erkennen.

Th. Boehm und G. Horsch [Pharm. Zentralh. *91*, 219 (1952)] haben eine Vorschrift zur direkten Titration mit 0,1 n Kaliumbromatlösung in Gegenwart von Kaliumbromid vorgeschlagen.

c) Nach der PI.Ed. I und einigen ausländischen Pharmakopöen werden die Sulfonamide durch Titration mit Nitrit bestimmt (Diazotitration), die nach der folgenden Gleichung verläuft:

$$RHN-SO_2-\langle\bigcirc\rangle-NH_2 + HNO_2 \xrightarrow{HX} \left[RHN-SO_2-\langle\bigcirc\rangle-\overset{\oplus}{N}\equiv N\right]X^{\ominus}$$

Ob das entstandene Diazoniumsalz dabei erhalten bleibt oder teilweise „verkocht" wird, spielt für den Nitritverbrauch keine Rolle. An der aromatischen Aminogruppe acylierte Sulfonamide müssen vor dieser Bestimmung mit Mineralsäure entacyliert werden.

Arbeitsvorschrift nach PI.Ed. I/1: Etwa 500 mg des Sulfonamidpräparates werden genau gewogen und in einer Mischung von 75 ml Wasser und 10 ml 25%iger Salzsäure gelöst. Die Lösung wird auf unter 15° gekühlt und langsam mit einer 0,1 n Natriumnitritlösung titriert. Den Endpunkt erkennt man durch Tüpfeln mit Jodid-Stärke-Lösung bzw. -Paste. Er ist erreicht, wenn 1 Tr. der Lösung Jodid-Stärke-Lösung sofort blau färbt und diese Reaktion auch nach 2minütigem Stehen der Titrationsflüssigkeit positiv ausfällt.

Jodid-Stärke-Lösung: 0,75 g KJ werden in 5 ml Wasser und 2 g Zinkchlorid in 10 ml Wasser gelöst. Nach dem Mischen der beiden Lösungen füllt man mit Wasser auf 100 ml auf. Die Lösung wird dann zum Sieden erhitzt, unter Rühren mit einer Suspension von 5 g Stärke in 35 ml Wasser versetzt und 2 Min. gekocht.

Faktoren zur Berechnung des Sulfonamidgehaltes: 1 ml 0,1 n Natriumnitritlösung entspricht:

0,03545 g Succinylsulfathiazol (ohne Kristallwasser)
0,02503 g Sulfadiazin
0,02723 g Sulfadiazin-Natrium
0,02142 g Sulfaguanidin (ohne Kristallwasser)
0,02643 g Sulfamerazin
0,02863 g Sulfamerazin-Natrium
0,01722 g Sulfanilamid
0,02553 g Sulfathiazol
0,02773 g Sulfathiazol-Natrium (ohne Kristallwasser).

d) Photometrische Bestimmungen, die meist der Erfassung kleinster Sulfonamidmengen in Körperflüssigkeiten dienen, beruhen auf der Diazotierung und Kupplung zu farbigen Azoverbindungen oder auf der Kondensation mit p-Dimethylaminobenzaldehyd. Literatur: Krebs u. Franke: Klin. Wschr. *18*, 1248 (1939); Kühnau: Klin. Wschr. *17*, 116 (1938).

Sulfanilamidum DAB 7 - DDR, Ph.Helv. V - Suppl. I, ÖAB 9, PI.Ed. I/1. Prontalbin Erg.B. 6. Sulfanilamid DAB 7 — BRD. p-Aminophenylsulfonamid. Prontosil album. Streptocidum album Ross. 9. Prontalbin. Gombardol. Chemodyn.

$C_6H_8N_2O_2S$ Formel A. 1   M.G. 172,15
4-Amino-benzolsulfonamid.

Eigenschaften. Farblose Kristalle oder fast weißes, körniges oder kristallines Pulver, geruchlos, schwach bitter schmeckend, mit süßlichem Nachgeschmack. Löslichkeit: Sulfanilamid löst sich in etwa 200 T. W. von 20°, in etwa 2 T. siedendem W., in etwa 4 T. Aceton, in etwa 30 T. A. (90%), in Glycerin, sehr wenig löslich in Ae. und Chloroform, unter Salzbildung löslich in verd. Mineralsäuren und verd. Alkalilaugen. Schmelzintervall: 163 bis 167° (DAB 7 - BRD), 162 bis 165° (Ph.Helv. V - Suppl. I), 164 bis 167° (ÖAB 9), 165° (Erg.B. 6), 164 bis 167° (DAB 7 - DDR), 164,5 bis 166,5° (PI.Ed. I/1).

Erkennung. a) Bei vorsichtigem Erhitzen über den Fp. färbt sich Sulfanilamid violett und entwickelt bei weiterem Erhitzen den Geruch nach Ammoniak und Anilin. – b) Die unter Erwärmen hergestellte Lösung von 0,050 g Substanz in 1,0 ml verd. Salzsäure gibt mit 5 Tr. 4-Dimethylaminobenzaldehydlösung (2%ige, salzsaure, frisch bereitete Lsg.) eine Gelborangefärbung, nach einigen Min. eine gleichfarbige Fällung. – c) 10 mg Sulfanilamid und 2 Tr. verd. Salzsäure werden in 1 ml W. gelöst. Die Lösung wird mit 2 Tr. Natriumnitritlösung versetzt. Beim darauffolgenden Zutropfen einer Lösung von 100 mg β-Naphthol in 2 ml verd. Natronlauge entsteht zuerst ein orangefarbener Niederschlag, dann eine tiefrote Färbung (Ph.Helv. V - Suppl. I; ähnlich in ÖAB 9). – d) Löst man 0,01 g Sulfanilamid in 1 ml Essigsäure und fügt 1 ml Furfurolessigsäure hinzu, so tritt eine rotgelbe Färbung auf; fügt man nach 2 Min. 1 Tr. Schwefelsäure hinzu, so färbt sich die Mischung tiefrot (DAB 7 – DDR). – e) 0,050 g Substanz werden in einem kleinen Becherglas mit 1,0 ml Wasserstoffperoxidlösung (30%ig) und 0,05 ml Eisen(III)-chloridlösung I versetzt. Unter heftiger Reaktion, die gegebenenfalls durch Wasserkühlung zu dämpfen ist, geht die anfangs tiefrote Färbung in Hellgelb über. Nach dem Verdünnen mit 3,0 ml W. und Zusatz von 1,0 ml 3 n Salzsäure und 1,0 ml Bariumchloridlösung III entsteht ein weißer, kristalliner, in 6 n Salzsäure unlöslicher Niederschlag (DAB 7 – BRD). – f) Versetzt man eine Lösung von etwa 2 mg Sulfanilamid in 1 ml verd. Salzsäure mit 1 ml Phenollösung (1%ig) und 2 Tr. Kaliumbromatlösung (0,1 n), so färbt sich die Lösung intensiv rotviolett (ÖAB 9). – g) Erhitzt man 0,2 g Sulfanilamid mit 0,25 g Kaliumcarbonat und 0,25 g getrocknetem Natriumcarbonat in einem Porzellantiegel und glüht 10 Min., so entweichen basisch reagierende Dämpfe. Nach dem Erkalten wird die weiße Schmelze in 5 ml verd. Salpetersäure gelöst, die Lösung filtriert und mit Bariumnitratlösung versetzt; es entsteht ein weißer, in verd. Säuren unlöslicher Niederschlag (DAB 7 – DDR und ÖAB 9). – h) Erhitzt man eine Mischung von 1 Tr. n Natronlauge, 1 ml W. und 1 Tr. Thymophthaleinlösung mit Sulfanilamid bis zur Entfärbung, so gibt die abgekühlte Lösung mit 1 Tr. Kupfersulfatlösung einen hellblauen, gallertigen Niederschlag, der beim Erhitzen hellblaugrün und flockig wird (ÖAB 9). – i) Löst man Sulfanilamid in wenig Kalilauge, so scheidet es sich auf Zusatz von Ammoniumchloridlösung wieder aus (Erg.B. 6).

Prüfung. Nach DAB 7 – BRD: Prüflösung: 1,00 g Substanz wird mit 50,0 ml W. 5 Min. lang auf 70° erwärmt und das nach dem Erkalten erhaltene Filtrat unter Nachwaschen des Filters auf 50,0 ml ergänzt. a) Alkalisch oder sauer reagierende Verunreinigungen: 10 ml Prüflösung dürfen durch 0,10 ml Phenolphthaleinlösung nicht rot gefärbt werden und höchstens 0,04 ml 0,02 n Natronlauge bis zum Farbumschlag nach Rot verbrauchen. – b) Schwermetallionen: Höchstens 0,002%, berechnet als Pb^{2+}. – c) Chloridionen: Höchstens 0,02% Cl^-. – d) Sulfationen: Höchstens 0,05% SO_4^{2-}. – e) Alkaliunlösliche Verunreinigungen: 0,100 g Substanz müssen sich in einer Mischung von 1,0 ml W. und 0,25 ml 3 n Natronlauge klar lösen. – f) Säureunlösliche Verunreinigungen: 0,100 g Substanz müssen sich in einer Mischung von 1,0 ml W. und 0,25 ml 3 n Salpetersäure klar lösen. – g) Trocknungsverlust: Höchstens 0,5%, bei 100 bis 105° bis zum konstanten Gewicht getrocknet. – h) Sulfatasche: Höchstens 0,1%. – i) Werden 100 mg Sulfanilamid in 1 ml Schwefelsäure während 3 Min. im Wasserbad erhitzt, so darf sich die Flüssigkeit nicht gelb färben (Ph. Helv. V – Suppl. I, organische Verunreinigungen). – k) Die wäßrige Lösung (1 + 99) darf beim Erwärmen mit 1 ml Natronlauge kein Ammoniak entwickeln [DAB 6 – Nachtr. 54 (DDR)(!), Ammoniumsalze].

Gehaltsbestimmung. Nach DAB 7 – BRD, DAB 7 – DDR und Ph.Helv. V – Suppl. I wird Sulfanilamid bromometrisch bestimmt. Arbeitsvorschrift nach DAB 7 – BRD: 0,100 bis 0,110 g Substanz, genau gewogen, werden in einem Jodzahlkolben von 200 ml Inhalt in 10,0 ml Essigsäure und 10,0 ml 6 n Salzsäure heiß gelöst. Nach Zusatz einer Lösung von 1,0 g Kaliumbromid in 2,0 ml Wasser und 20,0 ml Essigsäure wird die abgekühlte Lösung unter Umschwenken mit 30,00 ml 0,1 n Kaliumbromatlösung versetzt. Nach 2 Min. werden 0,50 g Kaliumjodid hinzugefügt. Nach einer weiteren Min. wird mit 0,1 n Natriumthiosulfatlösung zurücktitriert (Feinbürette, Stärkelösung als Indikator). 1 ml 0,1 n $KBrO_3$ entspricht 0,004305 g $C_6H_8N_2O_2S$.

Nach DAB 6 – Nachtr. 54 (DDR)(!) wurde die direkte bromometrische Titration durchgeführt: Etwa 0,1 g Sulfanilamid wird in einem Kölbchen von 100 ml Inhalt genau gewogen. Sodann fügt man 10 ml Salzsäure, 10 ml Essigsäure und die Lösung von 1 g Kaliumbromid in 1,5 ml Wasser hinzu. Die klare Lösung titriert man unter Umschwenken mit 0,1 n Kaliumbromatlösung bis zum Auftreten einer eben sichtbaren blaßgelben Färbung. Zur besseren Sichtbarmachung des Farbumschlages kann man gegen Ende der Titration 3 Tr. Indigokarminlösung hinzufügen und bis zur Entfärbung titrieren. Für je 0,1 g Sulfanilamid müssen mindestens 22,9 ml 0,1 n $KBrO_3$ verbraucht werden, was einem Mindestgehalt von 98,5% Sulfanilamid entspricht. 1 ml 0,1 n $KBrO_3$ entspricht 0,004305 g Sulfanilamid.

Nach Pl.Ed. I/1 und ÖAB 9 wird eine titrimetrische Bestimmung mit Natriumnitritlösung in saurer Lösung durchgeführt (Diazotitration).

Arbeitsvorschrift des ÖAB 9: 0,3444 g Sulfanilamid werden in 10 ml konzentrierter Salzsäure und 50 ml Wasser gelöst. Die Lösung kühlt man auf 15° ab und titriert hierauf langsam und unter kräftigem Umrühren mit 0,1 n Natriumnitritlösung. Der Endpunkt der Titration ist erreicht, wenn 1 Tr. der Lösung 2 Min. nach der letzten Zugabe von 0,1 n

Natriumnitritlösung beim Tüpfeln auf einem Kaliumjodidstärkepapier sofort Blaufärbung hervorruft. Eine zweite Bestimmung führt man in gleicher Weise, ohne die zu untersuchende Substanz, als Blindprobe aus. Die Differenz der bei den beiden Titrationen verbrauchten ml 0,1 m Natriumnitritlösung muß für die angegebene Einwaage 19,80 bis 20,10 ml betragen, entsprechend 99,0 bis 100,5%. 1 ml 0,1 m $NaNO_2$ entspricht 17,22 mg $C_6H_8N_2O_2S$.

Aufbewahrung. Vor Licht geschützt, in gut schließenden Gefäßen.

Anwendung. Zur Behandlung von Streptokokken-, Staphylokokken- und B. coli-Infektionen.

Dosierung. Dosis maxima simplex 1,0 g, Dosis maxima pro die 5,0 g (Ph.Helv. V – Suppl. I). Gebräuchliche Einzeldosis 1,0 bis 2,0 g, Einzelmaximaldosis 3,0 g, Tagesmaximaldosis 12,0 g (ÖAB 9).

Handelsformen: Chemodyn (Nordmark-Werke, Hamburg), Gombardol (C. F. Boehringer, Mannheim), Prontalbin (Bayer).

Sulfanilacetamidum DAB 7 – DDR, ÖAB 9, CsL 2. Sulfacetamide NND 63. Sulfacylum Ross. 8(!). Sulfacetamid. Sulfanilacetamid. 4-Aminobenzolsolfonacetamid. N^1-Acetylsulfanilamid. Albucid. Sulamyd.

$C_8H_{10}N_2O_3S$ Formel A. 2   M.G. 214,25
4-Aminobenzolsulfonylacetamid.

Eigenschaften. Weißes, kristallines, geruchloses Pulver von schwach salzigem oder säuerlichem Geschmack, das sich am Licht allmählich verfärbt. Löslichkeit: Sulfanilamid löst sich in 150 bis 200 T. Wasser, in etwa 15 T. A. (ÖAB 9), in etwa 60 T. A., in etwa 10 T. Aceton, sehr wenig löslich in Äther oder Chloroform, löslich in etwa 10 T. siedendem Wasser, leicht löslich in verd. Mineralsäuren und verd. Alkalilaugen unter Salzbildung, nach ÖAB 9 ebenso in Lösungen von Alkalikarbonaten und Ammoniak. Die wäßrige Lösung rötet Lackmuspapier. Schmelzintervall: 180 bis 184° (ÖAB 9 u. DAB 7 – DDR).

Erkennung. a) Versetzt man eine Lösung von etwa 2 mg Sulfanilacetamid in 1 ml verd. Salzsäure mit 2 Tr. Natriumnitritlösung (0,1 m) und macht hierauf mit 2 ml verd. Natronlauge alkalisch, so färbt sich die Lösung auf Zusatz von etwa 5 mg β-Naphthol intensiv rot (ÖAB 9). – b) Versetzt man eine Lösung von etwa 2 mg Sulfanilacetamid in 1 ml verd. Salzsäure mit 1 ml 1%iger Phenollösung und 2 Tr. 0,1 n Kaliumbromatlösung, so färbt sich die Lösung intensiv rotviolett (ÖAB 9). – c) Löst man 0,01 g Substanz unter Erwärmen in 1 ml Essigsäure und fügt 1 ml Furfurolessigsäure hinzu, so tritt eine rotgelbe Färbung auf; fügt man nach 2 Min. 1 Tr. Schwefelsäure hinzu, so färbt sich die Mischung tiefrot (DAB 7 – DDR). – d) Nach dem Schmelzen und Glühen mit Natriumcarbonat/Kaliumcarbonat läßt sich Sulfat mit Bariumnitratlösung nachweisen; s. unter Sulfanilamid (DAB 7 – DDR, ÖAB 9). – e) Erwärmt man 0,1 g Sulfanilacetamid mit 1 ml Schwefelsäure und 10 Tr. Alkohol, so tritt der Geruch des „Essigäthers" auf (DAB 7 – DDR). – f) Erhitzt man eine Mischung von 1 Tr. Natronlauge, 1 ml Wasser und 1 Tr. Thymolphthaleinlösung bis zur Entfärbung, so bleibt die abgekühlte Lösung auf Zusatz von 2 Tr. Kupfersulfatlösung klar. Beim Erhitzen entsteht ein hell blaugrüner, feinkristalliner Niederschlag (ÖAB 9).

Prüfung. a) Eine Lösung von 0,5 g Sulfanilacetamid in 10 ml heißem W. muß klar sein (ÖAB 9). – b) Alkalisch reagierende Stoffe, freie Säure: Kühlt man die bereitete heiße Lösung rasch ab und filtriert, so muß sich das Filtrat auf Zusatz von 3 Tr. Bromphenolblaulösung grün färben (ÖAB 9). – c) Sulfat und Chlorid: Werden 0,2 g Sulfanilacetamid mit 10 ml W. angeschüttelt und dem Gemisch 2 ml Salpetersäure zugesetzt, so muß eine klare Lösung entstehen, die weder durch Bariumnitratlösung sofort verändert, noch durch Silbernitratlösung mehr als opalisierend getrübt werden darf (DAB 7 – DDR). – d) Schwermetalle: Die unter Erwärmen bereitete Lösung von 0,1 g Sulfanilacetamid in 3 ml W. und 2 ml verd. Essigsäure darf nach Zusatz von 3 Tr. Natriumsulfidlösung nicht sofort verändert werden [DAB 6 – Nachtr. 54 (DDR)]. – e) Arsenverbindungen: Ein Gemisch von 0,1 g Sulfanilacetamid und 3 ml Natriumhypophosphitlösung darf nach viertelstündigem Erhitzen im Wasserbad keine dunklere Färbung annehmen (DAB 7 – DDR). – f) Fremde organische Stoffe: Die Lösung von 0,1 g Sulfanilacetamid in 3 ml Schwefelsäure darf nach 5 Min. langem Erhitzen im Wasserbad höchstens hellgelb gefärbt sein (DAB 7 – DDR). – g) p-Acetaminobenzolsulfonylacetamid (und andere säureunlösliche Stoffe): Eine ohne Erwärmen bereitete Lösung von 0,5 g Sulfanilacetamid in einer Mischung von 5 ml verd. Salpetersäure und 5 ml Wasser muß klar sein (ÖAB 9). – h) Trocknungsverlust: Höchstens 0,5%. – i) Verbrennungsrückstand: Höchstens 0,1%.

Gehaltsbestimmung. Nach ÖAB 9: a) 0,4285 g Sulfanilacetamid werden unter Erwärmen in 20 ml kohlensäurefreiem Wasser gelöst und nach Zusatz von 10 Tr. Phenolphthaleinlösung mit 0,1 n Natronlauge auf Rosa titriert. Nun fügt man 21 ml 0,1 n Silbernitratlösung und 10 Tr. Phenolrotlösung hinzu und titriert weiter mit 0,1 n Natronlauge auf Rot. Für die angegebene Einwaage müssen 19,70 bis 20,10 ml 0,1 n NaOH verbraucht werden, entsprechend 98,5 bis 100,5% d. Th. 1 ml 0,1 n NaOH entspricht 21,43 mg $C_8H_{10}N_2O_3S$. – b) Titration mit Natriumnitritlösung in saurer Lösung, analog der Gehaltsbestimmung von Sulfanilamid. Bei einer Einwaage von 0,4285 g Sulfanilacetamid müssen 19,60 bis 20,10 ml 0,1 m Natriumnitritlösung verbraucht werden, entsprechend 98,0 bis 100,5% d. Th. 1 ml 0,1 m $NaNO_2$ entspricht 21,43 mg $C_8H_{10}N_2O_3S$. – c) Nach DAB 7 – DDR: Bromometrische Bestimmung analog Sulfanilamid. Einwaage: Etwa 0,1 g. Für je 0,1 g Sulfanilacetamid müssen mindestens 18,4 ml 0,1 n Kaliumbromatlösung verbraucht werden, was einem Mindestgehalt von 98,5% Sulfanilacetamid entspricht. 1 ml 0,1 n $KBrO_3$ entspricht 0,005356 g Sulfanilacetamid.

Aufbewahrung. Vor Licht geschützt, in gut schließenden Gefäßen.

Anwendung. Bei verschiedenen Infektionen: Pneumonie, Pleuritis, Magen-Darm-Infektionen, Pyelitis, Cholecystitis, Angina, Stirn- und Nasennebenhöhlenaffektionen, mischinfizierte Abszesse (s. dazu S. 520).

Dosierung. Gebräuchliche Einzeldosis 1,0 bis 2,0 g, Einzelmaximaldosis 4,0 g, Tagesmaximaldosis 12,0 g (ÖAB 9).

Handelsformen: Albucid (Schering AG, Berlin), Sulamyd (Schering Corporation, USA).

Sodium Sulfacetamide USP XVII. Sulphacetamide Sodium BP 63, NND 63. Sulfacetamidum solubile CsL 2. Sulfacylum solubile Ross 9. Soluble Sulfacetamide. Soluble Sulfacyl. N-Sulfanilacetamide Sodium.

$C_8H_9N_2NaO_3S \cdot H_2O$ Formel A. 2 a M.G. 254,25
Natriumsalz des 4-Aminobenzolsulfonylacetamids (Hydrat).

Eigenschaften. Weißes, kristallines, geruchloses, bitterschmeckendes Pulver. Löslichkeit: 1 T. löst sich in 1,5 bis 2,5 T. Wasser, wenig löslich in A. und Aceton, praktisch unlöslich in Benzol, Äther und Chloroform.

Erkennung. 1 g Substanz wird in 10 ml Wasser gelöst und mit 2 ml Eisessig versetzt. Das ausgefallene Präzipitat wird abfiltriert, mit kaltem Wasser gewaschen und bei 105° getrocknet. Die erhaltene Substanz muß den Anforderungen für Sulfacetamid entsprechen. Im Filtrat läßt sich Natrium nachweisen.

Prüfung. a) Reaktion der wäßrigen Lösung: Das pH einer 5%igen Lösung liegt zwischen 8,0 und 9,5. – b) Aussehen der Lösung: Eine 5%ige wäßrige Lösung ist klar und nicht stärker farbig als schwach gelb. – c) Schwermetalle: Nicht mehr als 0,000001%. – d) Gewichtsverlust beim Trocknen: Nicht weniger als 6% und nicht mehr als 8%, wenn bei 105° bis zur Gewichtskonstanz getrocknet wird.

Gehaltsbestimmung. USP XVII: Titrimetrische Bestimmung mit Natriumnitrit in saurer Lösung. 1 ml 0,1 m $NaNO_2$ entspricht 25,42 mg $C_8H_9N_2NaO_3S \cdot H_2O$. BP 63: Gleiche Methode, Einwaage etwa 0,5 g, Titration nach der dead-stop-end-point-Methode. 1 ml 0,1 m $NaNO_2$ entspricht 0,02362 g $C_8H_9N_2NaO_3S$.

Aufbewahrung. Vor Licht geschützt, in gut schließenden Gefäßen.

Anwendung. Vgl. Sulfacetamid; hauptsächlich zur Behandlung von Infektionen am Auge.

Dosierung. Augensalbe: 10%ig oder Augentropfen: 30%ig, alle 4 Std. 1 bis 2 Tropfen.

Handelsform: Sodium Sulamyl (Schering Corp., USA).

Sulfacarbamidum DAB 7 – DDR. Sulfanilcarbamidum. Sulfanilharnstoff. Sulfanilurea Euvernil.

$C_7H_9N_3O_3S \cdot H_2O$ Formel A. 3 M.G. 233,25
4-Amino-benzolsulfonylharnstoff.

Eigenschaften. Weißes, kristallines, praktisch geruchloses Pulver. Bei Raumtemp. sehr schwer löslich in W., leicht löslich in siedendem W., löslich in verd. Mineralsäuren, in verd. Alkalilaugen und in Ammoniakflüssigkeit, praktisch unlöslich in Äther und Chloroform, wenig löslich in A., leicht löslich in Aceton. Die wäßrige Lösung rötet Lackmuspapier. Fp. 151 bis 154° (unter Gasentwicklung).

Erkennung. a) 0,01 g Substanz werden in 1 ml Essigsäure unter Erwärmen gelöst und mit 1 ml Furfurolessigsäure (2 T. frisch dest. Furfurol in 98 T. Eisessig) versetzt; es tritt eine rotgelbe Färbung auf; fügt man nach 2 Min. 1 Tr. Schwefelsäure hinzu, so färbt sich die Mischung tiefrot. – b) Nach dem Glühen mit Natrium-Kaliumcarbonat läßt sich Sulfat nachweisen (Ausführung s. Sulfanilamid). – c) Erwärmt man 0,2 g Substanz in einem Reagensglas vorsichtig bis zum Schmelzen, so entwickelt sich Ammoniak; bei weiterem Erwärmen färbt sich die Schmelze violettrot. Übergießt man die noch warme Schmelze mit 5 ml A., so färbt sich die Lösung rötlich-violett.

Prüfung. a) Sulfat und Chlorid: Werden 0,2 g Substanz mit 10 ml W. angeschüttelt und dem Gemisch 2 ml Salpetersäure zugesetzt, so muß eine klare Lösung entstehen, die weder durch Bariumnitratlösung sofort verändert noch durch Silbernitratlösung mehr als opalisierend getrübt werden darf. – b) Schwermetalle: Die unter Erwärmen bereitete Lösung von 0,1 g Substanz in 3 ml W. und 2 ml verd. Essigsäure darf nach Zusatz von 3 Tr. Natriumsulfidlösung nicht sofort verändert werden. – c) Arsenverbindungen: Ein Gemisch von 0,1 g Substanz und 3 ml Natriumhypophosphitlösung darf nach viertelstündigem Erhitzen im Wasserbad keine dunklere Färbung annehmen. – d) Fremde organische Stoffe: Die Lösung von 0,1 g Substanz in 3 ml Schwefelsäure darf nach 5 Min. langem Erhitzen im Wasserbad höchstens blaßgelb gefärbt werden. – e) Gewichtsverlust beim Trocknen: 0,2 g Sulfanilharnstoff dürfen durch Trocknen bei 100° höchstens 0,015 g an Gewicht verlieren. – f) Verbrennungsrückstand: 0,2 g dürfen keinen wägbaren Rückstand hinterlassen.

Gehaltsbestimmung. Bromometrisch, wie Sulfanilamid. Einwaage etwa 0,1 g; für je 0,1 g Sulfanilharnstoff müssen mindestens 16,9 ml 0,1 n Kaliumbromatlösung verbraucht werden, was einem Mindestgehalt von 98,5% entspricht. 1 ml 0,1 n $KBrO_3$ entspricht 0,005 831 g Sulfanilharnstoff.

Aufbewahrung. Vor Licht geschützt.

Anwendung. Als Chemotherapeuticum bei bakteriellen Infektionen, insbesondere der Harnwege (s. dazu S. 520).

Handelsform: Euvernil (Chem. Fabr. v. Heyden, München).

Intestin-Euvernil (Heyden) ist „Formo-Phthalyl-Euvernil", Methylol-4-Phthalylaminobenzol-sulfonylcarbamid.

Die Verbindung ist im Gegensatz zu Euvernil schwer resorbierbar und wird daher als darmspezifisches Sulfonamid verwandt.

Sulfacarbamidum Natrium DAB 7 – DDR. Sulfacarbamid-Natrium.

$C_7H_8N_3NaO_3S \cdot H_2O$ Formel A. 3a   M.G. 255,23

Natriumsalz des N-(4-Aminobonzolsulfonyl)-harnstoffes.

Gehalt. 99,0 bis 102,0%, berechnet auf die bei 120° wasserfrei getrocknete Substanz.

Eigenschaften. Weißes oder nahezu weißes, kristallines Pulver, praktisch ohne Geruch, mit wahrnehmbarem Geschmack.

Löslichkeit: Leicht löslich in W., schwer löslich in A., praktisch unlöslich in Ae. Die Prüflösung reagiert schwach alkalisch.

Erkennung. 1. Die mit konz. Salzsäure befeuchtete Substanz färbt beim Erhitzen am Platindraht die nichtleuchtende Flamme kräftig und anhaltend gelb. – 2. 0,010 g Substanz wird in 1,0 ml Essigsäure gelöst. Nach Zusatz von 1,0 ml Furfurol-Essigsäure zeigt die Lsg. eine gelbrote Färbung. Nach 120 Sek. wird 1 Tr. konz. Schwefelsäure hinzugefügt. Die Lsg. zeigt eine kräftige Rotfärbung. – 3. 0,20 g Substanz werden in einem Porzellantiegel mit 0,25 g wasserfreiem Natriumcarbonat und 0,25 g Kaliumcarbonat versetzt. Die Mischung wird 10 Min. geglüht. Nach dem Erkalten wird der Rückstand in 5,0 ml 6 n Salzsäure gelöst und die Lsg. gegebenenfalls filtriert. Nach Zusatz von 10 Tr. Bariumchloridlsg. (5,0 g/100,0 ml) gibt die Lsg. einen weißen, kristallinen Niederschlag.

Prüfung. Prüflösung: 2,000 g Substanz werden in W. zu 20,0 ml gelöst. 1. Unlösliche Verunreinigungen, Farbe der Lsg.: 3,0 ml Prüflsg. müssen nach Zusatz von 2,0 ml W. klar und dürfen nicht stärker gefärbt sein als 5,0 ml Farb-VL B. – 2. Alkalisch reagierende Verunreinigungen: 5,0 ml Prüflsg. dürfen nach Zusatz von 3 Tr. Phenolphthalein-Lsg. und 1,50 ml 0,01 n Salzsäure nicht rot gefärbt sein. – 3. Schwermetall-Ionen: 10 ml Prüflsg. werden zu 3 Tr. Natriumsulfid-Lsg. gegeben. Die Lsg. darf weder eine Trübung noch eine stärkere Färbung als 5,0 ml Prüflsg. zeigen. – 4. Chlorid: 1,00 ml Prüflsg. darf nach Zusatz von 9,0 ml W. bei der „Prüfung auf Chlorid" keine stärkere Trübung als die Vergleichsprobe zeigen (höchstens 0,01% Cl⁻). – 5. Sulfat: 1,00 ml Prüflsg. darf nach Zusatz von 9,0 ml W. bei der „Prüfung auf Sulfat" keine Trübung zeigen. – 6. Trocknungsverlust: 0,2000 g Substanz werden bei 120° getrocknet. Die Substanz darf nicht weniger als 6,0 und nicht mehr als 8,0% Masse verlieren. Die getrocknete Substanz ist für die Gehaltsbestimmung aufzubewahren.

Gehaltsbestimmung. 0,1200 bis 0,1300 getrocknete Substanz werden in einem mit Glasstopfen verschließbaren 200-ml-Erlenmeyerkolben in der Mischung aus 6,5 ml konz. Salzsäure und 3,50 ml W. gelöst. Nach Zusatz von 20,0 ml Essigsäure sowie 5,0 ml Kaliumbromidlsg. (20,0 g/100,0 ml) wird die Lsg. unter Schwenken mit 30,00 ml 0,1 n Kaliumbromatlsg. versetzt und 5 Min. stehengelassen. Anschließend werden 0,50 g Kaliumjodid hinzugefügt. Nach 60 Sek. wird das ausgeschiedene Jod mit 0,1 n Natriumthiosulfatlsg. titriert (Feinbürette). Sobald die Lsg. nur noch schwach gelb gefärbt ist, werden 2,0 ml Stärke hinzugefügt.

1 ml 0,1 n Kaliumbromatlsg. ist 5,930 mg wasserfreiem Sulfacarbamid-Natrium äquivalent.

Aufbewahrung. Vor Licht geschützt.

Dosierung. Einzelmaximaldosis: oral 5,0 g, intravenös 5,0 g. Tagesmaximaldosis: oral 15,0 g, intravenös 15,0 g.

Sulfaguanidin DAB 7 – BRD. Sulfaguanidinum ÖAB 9, Ph.Helv. V – Suppl. II, Pl. Ed. I/1, USP XIV (!), CsL 2, Ph.Jug. II, DAB 7 – DDR. Sulphaguanidine BP 53 (!). Sulginum Ross. 9 Sulfanilguanidin, Sulgin. Resulfon, Guanicil, Ruocid.

$C_7H_{10}N_4O_2S \cdot H_2O$ Formel A. 4 M.G. 232,26
4-Aminobenzolsulfonylguanidin.

Eigenschaften. Weißes oder nahezu weißes, kristallines, geruchloses, schwach bitter schmeckendes Pulver, das sich bei Belichtung allmählich verfärbt. Löslichkeit: Schwer löslich in Wasser von 20° (etwa 1000 T.), leicht löslich in siedendem Wasser (etwa 10 T.), wenig löslich in A. (90%) oder Aceton, praktisch unlöslich in Äther, unter Salzbildung löslich in verd. Mineralsäuren, unlöslich in Alkalilaugen. Schmelzintervall: Die bei 100 bis 105° bis zur Gewichtskonstanz getrocknete Substanz schmilzt bei 188 bis 192° (DAB 7 – BRD, 188 bis 191° (DAB 7 – DDR), 189 bis 193° (ÖAB 9), 185 bis 188° (Ph.Helv. V – Suppl. II), 189 bis 192° (Pl.Ed. I/1.)

Erkennung. a) Die Substanz färbt sich beim vorsichtigen Schmelzen unter Gasentwicklung violett. Die hierbei auftretenden Dämpfe riechen nach Ammoniak und färben rotes Lackmuspapier blau. – b) Reaktion mit 4-Dimethylaminobenzaldehyd führt zu einer gelborangefarbenen Fällung, deren Entstehen durch Abkühlen und Reiben mit einem Glasstab beschleunigt werden kann; Ausführung wie bei Sulfanilamid – c) Zersetzung mit Wasserstoffperoxid und Nachweis des entstandenen Sulfates wie unter Sulfanilamid (DAB 7 – BRD). – d) Die Lösung von 50 mg Substanz in 1 ml verd. Salzsäure gibt auf Zusatz von 4,0 ml Natronlauge eine starke, beim Erhitzen sich wieder lösende Fällung. Die hierbei auftretenden Dämpfe färben rotes Lackmuspapier blau (DAB 7 – BRD). – e) Reaktion mit Furfuroleisessig wie unter Sulfanilamid (DAB 7 – DDR). – f) Beim Glühen mit Natriumkaliumcarbonat läßt sich Sulfat in der Schmelze nachweisen; s. Sulfanilamid (DAB 7 – DDR). – g) Diazotierung mit Natriumnitrit in salzsaurer Lösung und Kupplung mit β-Naphthol führt zu einer tiefroten Färbung; s. Sulfanilamid oder Sulfacetamid (Ph.Helv. V – Suppl. II und ÖAB 9). – h) Farbreaktion mit Phenol und Kaliumbromatlösung analog Sulfanilamid (ÖAB 9). – i) Eine unter Erhitzen bereitete Lösung von etwa 5 mg Sulfaguanidin in 5 ml W. gibt nach dem Abkühlen mit Nesslers Reagens einen gelblichweisen, flockigen Niederschlag, der beim Erhitzen gelb wird (ÖAB 9).

Prüfung. Nach DAB 7 – BRD: Prüflösung: 1,00 g Substanz wird in 50 ml W. 5 Min. lang auf etwa 70° erwärmt und das nach dem Erkalten erhaltene Filtrat unter Nachwaschen des Filters auf 50,0 ml ergänzt. a) Alkalisch oder sauer reagierende Verunreinigungen: 10 ml Prüflösung dürfen durch 0,20 ml Methylrotlösung II nicht gelb gefärbt werden und höchstens 0,30 ml 0,02 n Natronlauge bis zum Farbumschlag nach Gelb verbrauchen. – b) Schwermetalle: Höchstens 0,002%, berechnet als Pb^{2+}. – c) Chlorid: Höchstens 0,02% Cl^-. – d) Sulfat: Höchstens 0,05% SO_4^{2-}. – e) Säureunlösliche Verunreinigungen: 0,100 g Substanz müssen sich in einer Mischung von 1,0 ml W. und 0,40 ml 3 n Salpetersäure lösen. – f) Trocknungsverlust: Mindestens 6,0 und höchstens 8,0%, bei 100 bis 105°, bis zur Gewichtskonstanz getrocknet. – g) Sulfatasche: Höchstens 0,1%. – h) Fremde organische Stoffe: Die Lösung von 0,1 g Sulfaguanidin in 3 ml Schwefelsäure darf nach 5 Min. langem Erhitzen im Wasserbad höchstens blaßgelb gefärbt werden.

Gehaltsbestimmung. Bromometrische Bestimmungen werden nach DAB 7 – BRD, DAB 7 – DDR und Ph.Helv. V – Suppl. II unter Anwendung einer Rücktitration mit Natriumthiosulfat/Kaliumjodid durchgeführt. Nach Pl.Ed. I/1, ÖAB 6, USP XIV und BP 53 wird mit Natriumnitrit in saurer Lösung titriert.

DAB 7 – BRD: 0,095 bis 0,100 g Substanz, genau gewogen, werden in einem Jodzahlkolben von etwa 200 ml Inhalt in 5 ml 6 n Salzsäure gelöst. Nach Zusatz einer Lösung von 5,0 g Kaliumbromid in 10,0 ml Wasser und 15,0 ml Essigsäure wird die Lösung unter Umschwenken mit 20,00 0,1 n Kaliumbromatlösung versetzt. Nach 2 Min. werden 0,50 g Kaliumjodid hinzugefügt. Nach einer weiteren Min. wird mit 0,1 n Natriumthiosulfatlösung zurücktitriert (Feinbürette, Stärkelösung als Indikator). 1 ml 0,1 n $KBrO_3$ entspricht 0,005356 g $C_7H_{10}N_4O_2S$.

ÖAB 9: 0,4285 g getrocknetes Sulfaguanidin werden in 10 ml konz. Salzsäure und 50 ml Wasser gelöst. Die Lösung kühlt man auf 15° ab und titriert langsam unter kräftigem Umrühren mit 0,1 m Natriumnitritlösung. Endpunkt s. Best. von Sulfanilamid. Die Differenz der beim Haupt- und Blindversuch verbrauchten ml 0,1 m Natriumnitritlösung muß für die angegebene Einwaage 19,80 bis 20,10 ml betragen, entsprechend 99,0 bis 100,5% d. Th. 1 ml 0,1 m $NaNO_2$ entspricht 21,43 mg $C_7H_{10}N_4O_2S$.

Aufbewahrung. Vor Licht geschützt, in gut schließenden Gefäßen.

Anwendung. Bei Cholera, bazillärer Dysenterie, zur Prophylaxe bei Darmoperationen; in allen Fällen, in denen eine hohe Sulfonamidkonzentration im Darm und eine geringe im Blut erreicht werden soll.

Dosierung. Gebräuchliche Einzeldosis 2,0 g, Einzelmaximaldosis 3,0 g, Tagesmaximaldosis 12,0 g (ÖAB 9).

Handelsformen: Guanicil (Cilag), Resulfon (Nordmarkwerke), Ruocid (Chemiewerke Homburg), Sulfoguanidin (Calco), Sulfoguanil (Wander).

Sulfanilthiocarbamid DAB 7 – BRD. Sulfanilthiocarbamidum DAB 6 – Nachtr. 54 (DDR)(!). Sulfathiourea. Sulfanilthioharnstoff. 4-Aminobenzolsulfothiocarbamid. Badional.

$C_7H_9N_3O_2S_2$ Formel A. 5 M.G. 231,29
4-Amino-benzolsulfonyl-thioharnstoff.

Eigenschaften. Weißes, kristallines, fast geruchloses Pulver. Löslichkeit: Leicht löslich in Aceton, schwer löslich in A. (90%), sehr schwer löslich in W., unter Salzbildung löslich in verdünnten Mineralsäuren, verdünnten Alkalilaugen und Ammoniakflüssigkeit. Die wäßrige Lösung rötet Lackmuspapier. Schmelzintervall: Die bei 100 bis 105° bis zur Gewichtskonstanz getrocknete Substanz schmilzt zwischen 175 und 178° unter Zers. Das Schmelzpunktsröhrchen wird in ein auf 160° vorerhitztes Heizbad eingeführt und unter Temperatursteigerung von 4° je Min. weiter erhitzt.

Erkennung. a) 0,5 g Substanz werden 1 Min. lang mit 3 ml 3 n Natronlauge erhitzt. In der abgekühlten Lösung entwickelt sich nach Zusatz von 3 ml 6 n Salzsäure der Geruch nach Schwefelwasserstoff. Bleiacetatpapier wird allmählich schwarz gefärbt (DAB 7 – BRD). – b) Reaktion mit 4-Dimethylaminobenzaldehyd, s. Sulfanilamid. – c) Oxydative Zersetzung mit Wasserstoffperoxid und Nachweis des entstandenen Sulfates s. Sulfanilamid. – d) Die Lösung von 0,010 g Substanz in 2,0 ml verd. Salpetersäure gibt mit einigen Tr. Silbernitratlösung einen gallertigen, weißen Niederschlag, der sich auf Zusatz von 3,0 ml Ammoniakflüssigkeit schwarz färbt. – Nach DAB 6 – Nachtr. 54 (DDR): e) Reaktion mit Furfuroleisessig s. Sulfanilamid. – f) Nach dem Glühen mit Natrium-Kaliumcarbonat läßt sich in der Schmelze Sulfat nachweisen; Ausführung s. Sulfanilamid.

Prüfung. Nach DAB 7 – BRD: Prüflösung: 1,00 g Substanz wird mit 50,0 ml W. 5 Min. lang auf etwa 70° erhitzt und das nach dem Erkalten erhaltene Filtrat unter Nachwaschen des Filters auf 50,0 ml ergänzt. a) Alkalisch oder sauer reagierende Verunreinigungen: 10 ml Prüflösung dürfen durch 0,25 ml Bromkresolgrünlösung nicht grünblau gefärbt werden und höchstens 0,30 ml 0,02 n Natronlauge bis zum Farbumschlag nach Grünblau verbrauchen. – b) Schwermetall-Ionen: Der Rückstand der „Sulfatasche" wird in einer Mischung von 2,50 ml 3 n Salzsäure und 2,0 ml Tr. heiß gelöst. Die Lsg. wird mit 3 n Natronlauge neutralisiert, mit Tr. zu 15 ml verdünnt und filtriert. 12 ml dieser Lsg. werden nach Bd. I, 254 geprüft. – d) Sulfat: Höchstens 0,05%. – e) Alkaliunlösliche Verunreinigungen: 0,100 g Substanz müssen sich in einer Mischung von 2,0 ml W. und 0,25 ml 3 n Natronlauge lösen. – f) Säureunlösliche Verunreinigungen: 0,100 g Substanz müssen sich beim Schütteln in 5,0 ml 3 n Salzsäure bis auf eine geringe Trübung lösen. – g) Trocknungsverlust: Höchstens 0,5%, bei 100 bis 105° bis zum konstanten Gewicht getrocknet. – h) Sulfatasche: Höchstens 0,1%, Einwaage 1,50 g. – Nach DAB 6 – Nachtr. 54 (DDR): i) Arsenverbindungen: Ein Gemisch von 0,1 g Sulfanilthioharnstoff und 3 ml Natriumhypophosphitlösung darf nach viertelstündigem Erhitzen im Wasserbad keine dunklere Färbung annehmen. – k) Fremde organische Stoffe: Die Lösung von 0,1 g Sulfanilthioharnstoff in 3 ml Schwefelsäure darf nach 5 Min. langem Erhitzen im Wasserbad höchstens blaßgelb gefärbt werden.

Gehaltsbestimmung. Nach DAB 7 – BRD: 0,25 g Substanz, genau gewogen, werden unter Zusatz von 0,50 ml 6 n Natronlauge zu 25,00 ml gelöst. 5,00 ml dieser Lsg. werden mit 25,0 ml 6 n Natronlauge und 40,00 ml 0,1 n Jodlsg. versetzt; nach 1 Min. wird die Lsg. mit 100 ml W. verdünnt und mit 30,0 ml 6 n Schwefelsäure angesäuert. Ohne Rücksicht auf die Neutralisationswärme wird sofort mit 0,1 n Natriumthiosulfatlsg. unter Zusatz von Stärkelsg. zurücktitriert. 1 ml 0,1 n Jodlsg. entspricht 2,891 mg $C_7H_9N_3O_2S_2$.

Anwendung. Oral und parenteral bei Infektionen der Harnwege. Lokal bei Pilzerkrankungen. Hervorzuheben ist die gute Verträglichkeit und die gute Löslichkeit im sauren und alkalischen Bereich, wodurch eine Konkrementbildung in den ableitenden Harnwegen vermieden wird (s. dazu S. 520).

Handelsformen: Badional (Bayer), Fontamide (Rhone Poulenc).

Senecionyl-Sulfanilamid. N^1-Dimethylacroyl-sulfanilamid. Sulfadicramid. Sulfacryl.

$C_{11}H_{14}N_2O_3S$ Formel A. 6   M.G. 254,31
4-Amino-benzolsulfonyl-(ω-dimethylacroyl)-imid.

Herstellung. Durch Umsetzung von β,β-Dimethylacrylamid mit p-Nitrobenzolsulfonsäurechlorid in Gegenwart von Natriumamid und anschließender Reduktion der Nitrogruppe mit Eisen und Säure (US-Pat. 2 417 005).

Eigenschaften. Der Schmelzpunkt der Substanz liegt bei 184 bis 185°. Die Substanz ist in W. und Ae. wenig, in A. und Aceton gut löslich.

Erkennung. Erhitzt man 50 mg Substanz mit 0,5 g wasserfreiem Natriumacetat im Glührohr, so entwickeln sich Dämpfe, die befeuchtetes Bleiacetatpapier schwärzen.

Handelsform: Irgamid (Geigy AG, Basel und K. Thomae GmbH, Biberach a. d. Riß).

Sulfanilylxylamidum. Sulfabenzoylamid. Sulfametoyl. N^1-3,4-Dimethylbenzoyl-sulfanilamid.

Formel A. 7   4-Aminobenzolsulfonyl-3'4'-dimethylbenzoyl-imid.

Herstellung. Durch Umsetzung von p-Nitrobenzolsulfonamid mit 3,4-Dimethylbenzoylchlorid; die Nitrogruppe wird anschließend mit Eisen und verd. Essigsäure reduziert (US-Pat. 2 383 874).

Eigenschaften. Die aus A. kristallisierende Substanz schmilzt bei 221 bis 224°.

Erkennung. Glühprobe wie bei Senecionyl-Sulfonilamid.

Handelsform: Irgafen (Geigy AG, Basel).

N^1-(4-Isopropoxybenzoyl)-sulfanilamid. Sulfaproxylin.

Formel A. 8   4-Amino-benzolsulfonyl-(4'-isopropoxybenzoyl)-imid.

Die Substanz ist Bestandteil des Kombinationspräparates „Dosulfin", das außerdem noch Sulfamerazin zu gleichen Teilen enthält.

Anwendung. Alle Gebiete der Sulfonamidtherapie, besonders bei Infektionen der ableitenden Harnwege.

Handelform: Dosulfin (Geigy AG, Basel).

Salthion liquidum „vet" (Knoll AG, Ludwigshafen a. Rh.) ist eine Lösung von 4-Aminobenzolsulfonyl-N^1-aminomethansulfonsaurem Triäthanolamin.

Formel A. 9

Anwendung. Für veterinärmedizinische Zwecke, verdünnt oder unverdünnt, intrauterin, lokal oder oral. Seit dem 1. 1. 1956 auch als Lösung und Salbe für die Humanmedizin im Handel.

Sulcimidum Ross. 8(!). Sulfanil-cyanamid.

Formel A. 10   M.G. 197,21
4-Amino-benzolsulfonyl-cyanamid.

Erkennung. 0,1 g Substanz wird in 3 ml 8%iger Natriumhydrogencarbonatlösung gelöst: es entwickelt sich Kohlendioxid.

Eigenschaften. Wenig löslich in W., Ae., A. und Benzol, löslich in Alkalilaugen.

Anwendung. Die Verbindung ist wenig wirksam, doch brauchbar als Zwischenprodukt bei der Synthese versch. Sulfonamide.

Sulfapyridine USP XVII. Sulphapyridine BPC 59(!). Sulfidinum Ross. 8(!). Sulfapyridin.

$C_{11}H_{11}N_3O_2S$ Formel A. 11 M.G. 249,29
2-(4'-Amino-benzol-sulfonylamido)-pyridin.

Eigenschaften. Sulfapyridin ist ein weißes, oder nur sehr schwach gelbliches, kristallines oder körniges Pulver, geruchlos, stabil gegen Luftsauerstoff, dunkelt bei Belichtung. Löslichkeit: 1 g löst sich in etwa 3500 ml W., in etwa 440 ml A. und in etwa 65 ml Aceton; leicht löslich in verdünnten Mineralsäuren und verdünnten Alkalilaugen. Fp. 191 bis 193°.

Erkennung. Nach USP XVII: a) 100 mg Substanz werden mit 5 ml verd. Salzsäure etwa 5 Min. erhitzt. Nach dem Kühlen im Eisbad werden 4 ml Natriumnitritlösung (1 : 100) zugesetzt, mit 10 ml W. verdünnt und 10 Min. im Eisbad belassen. Zu 5 ml der gekühlten Lösung werden 50 mg β-Naphthol gegeben, die in 2 ml 10%iger Natronlauge gelöst sind. Es entsteht eine orangerote Fällung, die beim Stehen dunkler wird. – b) 50 mg Sulfapyridin werden im Reagensglas über offener Flamme oder im Sandbad vorsichtig geschmolzen: es entsteht eine braune Färbung. Bei weiterem Erhitzen entstehen gelbe Dämpfe, die den Geruch des Schwefeldioxids zeigen (Unterscheidung von Sulfanilamid, das eine blauviolette Färbung annimmt und den Geruch nach Ammoniak entwickelt). – c) Zu einer Suspension von 20 mg Sulfapyridin und 5 ml W. wird bis zur Lösung tropfenweise Natronlauge zugefügt. Bei Zusatz von 3 Tr. Kupfersulfatlösung entsteht eine grünliche Fällung, die beim Stehen graugrün wird. (Unterscheidung von Sulfathiazol, das eine purpurfarbene, und von Sulfanilamid, das eine blaue Fällung gibt.)

Prüfung. Nach USP XVII: a) Acidität: 2 g Sulfapyridin werden 5 Min. lang mit 100 ml W. auf etwa 70° erwärmt. Nach dem Abkühlen auf etwa 20° wird filtriert. Zu 25 ml dieser Lösung werden 2 Tr. Phenolphthaleinlösung gegeben und mit 0,1 n Natronlauge titriert. Zur Neutralisation dürfen nicht mehr als 0,2 ml verbraucht werden. – b) Gewichtsverlust: 1 g Substanz wird genau gewogen und 2 Std. bei 105° getrocknet: höchstens 0,5%. – c) Verbrennungsrückstand: Höchstens 0,1%. – d) Aussehen der Lösung: Eine Lösung von 1 g Sulfapyridin in einer Mischung von 20 ml W. und 5 ml Natronlauge ist klar und farblos. – e) Schwermetalle: Schwermetalle dürfen in unzulässiger Menge nicht nachweisbar sein.

Gehaltsbestimmung. Nach USP XVII: Titration mit 0,1 m Natriumnitritlösung in salzsaurer Lösung. Einwaage etwa 500 mg, Kühlung durch Zusatz von 25 g Eis in die Titrationsflüssigkeit, Endpunktsbestimmung durch Tüpfeln mit Kaliumjodid-Stärkepaste. 1 ml 0,1 m $NaNO_2$ entspricht 24,93 mg $C_{11}H_{11}N_3O_2S$.

Aufbewahrung. In gut verschlossenen Gefäßen, vor Licht geschützt.

Anwendung. Unter anderem bei Dermatitis herpetiformis (s. dazu S. 520).

Dosierung. 500 mg bis 1 g, bis 3mal täglich.

Sulfadiazinum ÖAB 9, Pl.Ed. I/1, Ph.Dan. IX, Ph.Jug. II, Ph.Helv. V – Suppl. III. Sulfadiazine USP XVII. Sulphadiazine BP 63. Sulfadiazin. Sulfa-pyrimidin. 2-Sulfanilamido-pyrimidin.

$C_{10}H_{10}N_4O_2S$ Formel A. 12 M.G. 250,29
2-(4'-Amino-benzolsulfonylamido)-pyrimidin.

Darstellung. Durch Umsetzung von 2-Aminopyrimidin mit 4-Acetylaminobenzolsulfonylchlorid und anschließender Entacetylierung mit Natronlauge (Brit. Pat. 557055).

Eigenschaften. Weißes oder fast weißes, kristallines, geruchloses, fast geschmackloses Pulver, das sich bei Lichtzutritt allmählich verfärbt, aber nicht oxydationsempfindlich ist. Löslichkeit: Praktisch unlöslich in W., löslich in etwa 500 T. siedendem W., in etwa 1200 T. A., in etwa 300 T. Aceton, praktisch unlöslich in Ae. oder Chloroform, unter Salzbildung löslich in verd. Mineralsäure, verd. Alkalilaugen, sowie Lösungen von Alkalicarbonaten und Ammoniak. 1 g löst sich bei 37° in etwa 620 ml Humanserum.

Schmelzintervall: 252 bis 257° (Zers.) (ÖAB 9), 252 bis 256° (USP XVII), 245 bis 249° (Ph.Helv. V – Suppl. III), um 255° (Zers.) (BP 63).

Erkennung. a) Werden etwa 50 mg Substanz in einem kleinen, trockenen Reagensglas vorsichtig geschmolzen, so entsteht eine rotbraune Färbung. Die dabei entstehenden Dämpfe verändern angefeuchtetes Bleiacetatpapier nicht (Unterscheidung von Sulfathiazol) (USP XVII, BP 63). – b) Etwa 1 g Sulfadiazin wird im Reagensglas so lange erhitzt, bis ein Sublimat entsteht. Von diesem werden mit einem Glasstab einige mg abgenommen und in einem zweiten Reagensglas mit 1 ml einer 5%igen, äthanolischen Resorcinlösung gemischt. Nach Zusatz von 1 ml Schwefelsäure und dem Mischen durch Umschütteln entsteht sofort eine tiefrote Farbe. Beim vorsichtigen Verdünnen mit 25 ml eiskaltem Wasser und Versetzen mit Ammoniak im Überschuß entsteht eine blaue oder rotblaue Färbung (USP XVII, BP 63). – c) 10 mg Substanz werden in einer Mischung von 10 ml W. und 2 ml 0,1 n Natronlauge gelöst. Nach Zusatz von 0,5 ml Kupfersulfatlösung entsteht eine olivgrüne Fällung, die beim Stehen grauviolett wird (BP 63; ähnlich ÖAB 9). – d) Reaktion mit Nitrit und β-Naphthol führt zu einem orangefarbenen Niederschlag und zur tiefroten Lösung; Ausführung s. Sulfanilamid (BP 63, ÖAB 9, Ph.Helv. V – Suppl. III). – e) Reaktion mit Phenollösung und Kaliumbromat führt zu einer intensiv rotvioletten Lösung; Ausführung s. Sulfanilamid (ÖAB 9). – f) Erhitzt man etwa 10 mg Sulfadiazin in einem Porzellantiegel mit 0,1 g wasserfreiem Natriumcarbonat zum Schmelzen, so entweichen basisch reagierende Dämpfe. Löst man den Schmelzkuchen nach dem Erkalten in verd. Salzsäure, so gibt die filtrierte Lösung mit Bariumchloridlösung einen weißen, feinkristallinen Niederschlag (ÖAB 9). – g) 50 mg Sulfadiazin werden mit 400 mg getrocknetem Natriumcarbonat vermischt und in einem Reagensglas ohne zu glühen bis zur Verkohlung der organischen Substanz erhitzt. Nach dem Erkalten wird der Rückstand in 3 ml W. aufgenommen, mit 5 Tr. Bleiacetatlösung versetzt und mit konz. Salzsäure angesäuert. Nach dem Abklingen der Kohlendioxidentwicklung wird das Reagensglas mit einem mit Fuchsin-Formaldehyd getränkten Filtrierpapierscheibchen bedeckt und in ein heißes Wasserbad gestellt. Das Filtrierpapier färbt sich blau oder blauviolett.

Prüfung. a) Alkalisch reagierende Stoffe, freie Säure: Erhitzt man 1 g Sulfadiazin mit 50 ml W. 5 Min. lang auf etwa 70°, kühlt hierauf rasch ab und filtriert, so müssen sich 20 ml des Filtrats auf Zusatz von 3 Tr. Methylrotlösung rot oder orange und bei darauffolgendem Zusatz von 1 Tr. 0,1 n Natronlauge gelb färben (ÖAB 9, ähnlich Ph.Helv. V – Suppl. III, mit Phenolphthalein BP 63 und USP XVII). – b) Chlorid, Sulfat, Schwermetalle: In der oben erhaltenen Lösung dürfen Chlorid, Sulfat und Schwermetalle in unzulässiger Menge nicht nachweisbar sein (ÖAB 9). – c) Arsen: 0,5 g Sulfadiazin werden in einem mindestens 15 ml fassenden Porzellantiegel mit 0,5 g Magnesiumoxid sorgfältig gemischt und vorsichtig verascht. Den Rückstand glüht man so lange, bis er rein weiß geworden ist, befeuchtet ihn nach dem Erkalten mit wenig Wasser, löst ihn hierauf unter Erwärmen in 6 ml Salzsäure und filtriert durch Glaswolle. In der erhaltenen Lösung darf nach Zusatz von 0,1 g Kaliumjodid und 5 ml Hypophosphitlösung Arsen nicht nachweisbar sein (ÖAB 9). – d) Laugenunlösliche Stoffe: Eine Lösung von 0,5 g Sulfadiazin in 5 ml verd. Natronlauge und 5 ml Wasser muß klar sein (ÖAB 9). – e) Gewichtsverlust beim Trocknen bis zur Gewichtskonstanz bei 105°: Höchstens 0,5%. – f) Sulfatasche: Nicht über 0,1%.

Gehaltsbestimmung. a) Nach Ph.Helv. V – Suppl. III: Etwa 1 g Sulfadiazin wird genau gewogen und in einem Meßkolben von 100 ml Inhalt in 8 ml verd. Ammoniak gelöst. Die Lösung wird mit Wasser auf 100 ml verdünnt. 25,00 ml dieser Lösung werden unter leichtem Umschwenken in einen zweiten Meßkolben von 100 ml Inhalt zufließen gelassen, der eine Mischung von 15,00 ml 0,1 n Silbernitratlösung und 25 ml Wasser enthält. Nach 15 Min. Stehenlassen im Dunkeln werden 2 ml verd. Essigsäure zugesetzt; sollte das Gemisch dann noch alkalisch reagieren, so wird tropfenweise weitere verd. Essigsäure zugefügt, bis blaues Lackmuspapier eben schwach gerötet wird. Dann wird mit Wasser zu 100 ml ergänzt und nach einstündigem Stehenlassen im Dunkeln durch ein trockenes Filter filtriert. Die ersten 10 ml des Filtrates werden verworfen. 50,00 ml des klaren Filtrates werden mit 5 ml verd. Salpetersäure und 1 ml Eisen(III)-sulfatlösung versetzt und mit 0,1 n Ammoniumrhodanidlösung bis zum Farbumschlag nach Rötlichgelb titriert (Mikrobürette).

$$\text{Gehalt an } C_{10}H_{10}N_4O_2S = \left(\frac{a}{b} - b\right) \cdot \frac{20{,}02}{p} \%$$

a = zugefügte Anzahl ml 0,1 n Silbernitratlösung,
b = bei der Rücktitration verbrauchte Anzahl ml 0,1 n Ammoniumrhodanidlösung,
p = Einwaage in g.

Der so gefundene Gehalt an Sulfadiazin muß 99,0 bis 100,5% betragen.

b) Nach BP 63 und USP XVII wird der Gehalt an Sulfadiazin durch Titration mit 0,1 m $NaNO_2$ in saurer Lösung ermittelt. 1 ml 0,1 n $NaNO_2$ entspricht 25,03 g $C_{10}H_{10}N_4O_2S$.

c) Im ÖAB 9 ist neben der Titration mit Nitrit die folgende Gehaltsbestimmung angegeben: 0,5006 g Sulfadiazin werden in 20 ml siedendem A. möglichst vollständig gelöst. Nach Zusatz von 10 Tr. Phenolphthaleinlösung titriert man mit 0,1 n Natronlauge auf Rosa. Hierauf erhitzt man neuerdings zum Sieden, bis vollständige Lösung eingetreten ist, kühlt ab, fügt 21 ml 0,1 n Silbernitratlösung und 10 Tr. Phenolrotlösung hinzu und titriert weiter mit 0,1 n Natronlauge auf Rot. Für die angegebene Einwaage müssen insgesamt 19,70 bis 20,10 ml 0,1 n Natronlauge verbraucht werden, entsprechend 98,5 bis 100,5% d. Th. 1 ml 0,1 n NaOH entspricht 25,03 mg $C_{10}H_{10}N_4O_2S$.

Aufbewahrung. Vor Licht geschützt, in gut schließenden Gefäßen.

Anwendung. Zur Chemotherapie von Strepto-, Staphylo-, Gono-, Pneumo-, Meningokokken- und Coli-Infektionen.

Dosierung. Gebräuchliche Einzeldosis 1,0 bis 2,0 g, Einzelmaximaldosis 4,0 g, Tagesmaximaldosis 12,0 g (ÖAB 9). Initialdosis 4,0 g, dann 4mal täglich 1 g (BP 63 und USP XVII).

Handelsform: Debenal (Bayer).

Sulfadiazini Natrium ÖAB 9. Sodium Sulfadiazine USP XVII. Sulfadiazinum Natricum PI.Ed. I/1, Ph.Dan. IX – Add. II, Ph.Jug. II. Sulfadiazin Natrium. Soluble Sulfadiazine.

$C_{10}H_9N_4NaO_2S$ Formel A. 12 a   M.G. 272,27
2-(4'-Amino-benzolsulfonylamido)-pyrimidin-Natrium.

Eigenschaften. Weißes oder fast weißes, kristallines, praktisch geruchloses Pulver, das schwach bitter und laugenhaft schmeckt und sich bei Belichtung allmählich verfärbt. An der Luft zieht die Substanz Kohlendioxid an, wobei sie teilweise schwer löslich in Wasser wird. Löslichkeit: Löslich in etwa 2 T. W., wenig löslich in A.

Erkennung. Aus einer Lösung von etwa 0,1 g Sulfadiazinnatrium in 2 ml W. scheidet sich auf Zusatz von 1 ml verd. Essigsäure Sulfadiazin als weißer kristalliner Niederschlag aus, der abgesaugt, gewaschen und getrocknet wird. Identifizierung s. Reaktionen des Sulfadiazins. Zum Nachweis des Natriums löst man den Verbrennungsrückstand von etwa 0,1 g Sulfadiazinnatrium unter Erwärmen in 2 ml W. und filtriert. Das Filtrat gibt beim Erhitzen mit 2 ml Kaliumantimonatlösung einen weißen, kristallinen Niederschlag (ÖAB 9).

Prüfung. Nach ÖAB 9: a) Eine Lösung von 1 T. Sulfadiazinnatrium in 9 T. kohlensäurefreiem W. muß klar sein und gegen Thymolphthalein alkalisch reagieren. – b) Freies Alkali: Versetzt man eine Mischung von 5 ml der Lösung (1 + 9) und 25 ml kohlensäurefreiem W. mit 10 Tr. Phenolrotlösung und hierauf unter kräftigem Umschütteln mit 20 ml 0,1 n Silbernitratlösung, so muß die Flüssigkeit gelb gefärbt sein. – c) Chlorid und Sulfat: Dürfen in unzulässiger Menge nicht nachweisbar sein. – d) Arsen: Beim Glühen von 0,5 g Sulfadiazinnatrium mit Magnesiumoxid (Durchführung s. Sulfadiazin) darf Arsen nicht nachweisbar sein. – e) Schwermetalle: Im Verbrennungsrückstand von 0,5 g Substanz dürfen Schwermetalle in unzulässiger Menge nicht nachweisbar sein. – f) Trocknungsverlust: Höchstens 0,5%.

Gehaltsbestimmung. Nach USP XVII, PI.Ed. I/1 und ÖAB 9 wird in saurer Lösung mit 0,1 m $NaNO_2$ titriert. 1 ml 0,1 m $NaNO_2$ entspricht 27,23 mg $C_{10}H_9N_4O_2SNa$.

Nach ÖAB 9 wird außerdem eine acidimetrische Bestimmung durchgeführt: 0,5445 g getrocknetes Sulfadiazinnatrium werden in 50 ml W. gelöst und nach Zusatz von 10 Tr. Methylrotlösung mit 0,1 n Salzsäure auf Rot titriert. Nun erhitzt man kurz zum Sieden und titriert gegebenenfalls nach 3 Min. neuerdings mit 0,1 n Salzsäure auf Rot. Für die angegebene Einwaage müssen 19,60 bis 20,04 ml 0,1 n Salzsäure verbraucht werden, entsprechend 98,0 bis 100,2% d. Th. 1 ml 0,1 n HCl entspricht 27,23 mg $C_{10}H_9N_4NaO_2S$.

Aufbewahrung. Vor Licht geschützt, in dicht schließenden Gefäßen.

Dosierung. 4 g in 5%iger Lösung, intravenös innerhalb 8 Std. (USP XVII). Gebräuchliche Einzeldosis bei intravenöser Verabreichung: 1,0 bis 2,0 g (als 5%ige Lösung). Einzelmaximaldosis bei intravenöser Verabreichung: 4,0 g, Tagesmaximaldosis bei intravenöser Verabreichung: 8,0 g (ÖAB 9).

Sulfamerazinum ÖAB 9, Ph.Helv. V – Suppl. III, PI.Ed. I/1, Ph.Dan. IX. Sulfamerazine USP XVII, BPC 59(!), NND 63. Sulfamerazin. N^1-(4-Methyl-2-pyrimidinyl)-sulfanilamide. Sulfamethylpyrimidin.

$C_{11}H_{12}N_4O_2S$ Formel A. 13   M.G. 264,32
2-(4'-Amino-benzolsulfonylamido)-4-methylpyrimidin.

Eigenschaften. Weißes oder fast weißes, kristallines, geruchloses, fast geschmackloses Pulver, das sich bei Belichtung allmählich verfärbt. Schmelzintervall: 234 bis 238° (PI.-Ed. I/1, ÖAB 9, USP XVII), 228,5 bis 232,5° (Ph.Helv. V – Suppl. III). Löslichkeit: Schwer löslich in Wasser (in etwa 6300 T.), löslich in etwa 250 T. siedendem W., in etwa 300 T. A., in etwa 60 T. Aceton, sehr wenig löslich in Äther und Chloroform, unter Salzbildung löslich in verd. Mineralsäuren, sowie in Lösungen von Alkalihydroxiden, Alkalicarbonaten und Ammoniak.

Erkennung. a) Diazotierung und Kupplung mit β-Naphthol führt zu einer intensiv roten Färbung; Ausführung s. Sulfanilamid (ÖAB 9, Ph.Helv. V – Suppl. III). – b) Reaktion mit Phenol und Kaliumbromat analog Sulfanilamid (ÖAB 9). – c) Etwa 200 mg Sulfamerazin werden in 5 ml Wasser suspendiert und bis zur Lösung tropfenweise mit Natronlauge versetzt. Bei Zusatz von 3 Tr. Kupfersulfatlösung entsteht ein olivgrüner Niederschlag, der beim Stehen dunkelgrau wird (USP XVII, Pl.Ed. I/1, ähnlich Ph.Helv. V – Suppl. III). – d) Etwa 500 mg Sulfamerazin werden in einem Reagensglas, dessen Hals mit feuchtem Filtrierpapier umwickelt ist, in einem Bad auf 240 bis 280° erhitzt, bis im Hals des Glases ein weißes Sublimat entsteht. Die während der Sublimation entwickelten Dämpfe färben angefeuchtetes Bleiacetatpapier dunkel. Der Schmelzintervall des kristallinen Sublimates beträgt 153 bis 157° (USP XVII, Pl.Ed. I/1). – e) 50 mg Sulfamerazin werden mit 400 mg getrocknetem Natriumcarbonat vermischt und in einem Reagensglas ohne zu glühen bis zur Verkohlung der organischen Substanz erhitzt. Nach dem Erkalten wird der Rückstand in 3 ml W. aufgenommen, mit 5 Tr. Bleiacetatlösung versetzt und mit konz. Salzsäure angesäuert. Nach Abklingen der Kohlendioxidentwicklung wird das Reagensglas mit einem mit Fuchsin-Formaldehyd getränkten Filtrierpapierscheibchen bedeckt und in ein heißes Wasserbad gestellt. Das Filtrierpapier färbt sich blau oder blauviolett (Ph.Helv. V – Suppl. III). – f) Nach dem Schmelzen mit Natriumcarbonat läßt sich im Schmelzkuchen Sulfat nachweisen; Ausführung s. Sulfanilamid (ÖAB 9).

Prüfung. a) Alkalisch reagierende Stoffe, freie Säuren: Erhitzt man 1 g Sulfamerazin mit 50 ml W. 5 Min. lang auf etwa 70°, kühlt hierauf rasch ab und filtriert, so müssen sich 20 ml des Filtrates auf Zusatz von 3 Tr. Methylrotlösung rot oder orange und bei darauffolgendem Zusatz von 1 Tr. 0,1 n Natronlauge gelb färben (ÖAB 9, ähnlich USP XVII). – b) Chlorid und Sulfat: In 5 ml der oben beschriebenen Prüflösung darf weder Chlorid noch Sulfat in unzulässiger Menge nachweisbar sein (ÖAB 9). – c) Arsen: s. Sulfanilamid. – d) Säureunlösliche Stoffe: Eine unter Erhitzen im Wasserbad bereitete Lösung von 0,5 g Sulfamerazin in einer Mischung von 5 ml verd. Salpetersäure und 5 ml W. muß klar sein (ÖAB 9). – e) Laugenunlösliche Stoffe: Eine Lösung von 0,5 g Sulfamerazin in 5 ml verd. Natronlauge und 5 ml Wasser muß klar sein (ÖAB 9). – f) Trocknungsverlust: Höchstens 0,5%, nach 2stündigem Trocknen bei 105° (USP XVII). – g) Verbrennungsrückstand: Höchstens 0,1%, bestimmt mit 0,5000 g Sulfamerazin (ÖAB 9). – h) Schwermetalle: Der erhaltene Verbrennungsrückstand wird mit 2 ml konz. Salpetersäure zur Trockne eingedampft. Den Rückstand löst man in 4 ml heißer, verd. Salzsäure, versetzt nach dem Abkühlen mit 6 ml verd. Ammoniak und filtriert. Im Filtrat dürfen Schwermetalle in unzulässiger Menge nicht nachweisbar sein (ÖAB 9).

Gehaltsbestimmung. Nach USP XVII, Pl.Ed. I/1 und ÖAB 9 wird in saurer Lösung mit 0,1 m $NaNO_2$ titriert. 1 ml 0,1 m $NaNO_2$ entspricht 26,43 mg $C_{11}H_{12}N_4O_2S$.

Nach ÖAB 9 kann außerdem die folgende Bestimmung durchgeführt werden: 0,5286 g Sulfamerazin werden in 20 ml siedendem A. gelöst und nach Zusatz von 10 Tr. Phenolphthaleinlösung mit 0,1 n Natronlauge bis Rosa titriert. Nun kühlt man ab und fügt 21 ml 0,1 n Silbernitratlösung und 10 Tr. Phenolrotlösung hinzu und titriert weiter mit 0,1 n Natronlauge auf Rot. Für die angegebene Einwaage müssen insgesamt 19,70 bis 20,10 ml 0,1 n Natronlauge verbraucht werden, entsprechend 98,5 bis 100,5% d. Th. 1 ml 0,1 n NaOH entspricht 26,43 mg $C_{11}H_{12}N_4O_2S$.

Nach Ph.Helv. V – Suppl. III: Etwa 1 g Sulfamerazin werden, genau gewogen, in einem Meßkolben von 100 ml in 6 ml verd. Ammoniak gelöst und die Lösung mit W. auf 100 ml verdünnt. 25,00 ml dieser Lösung werden unter leichtem Umschwenken in einem zweiten Meßkolben von 100 ml Inhalt zufließen gelassen, der eine Mischung von 15 ml 0,1 n Silbernitratlösung (genau gemessen) und 25 ml Wasser enthält. Nach 15 Min. Stehenlassen im Dunkeln werden 1,5 ml verd. Essigsäure zugesetzt. Sollte das Gemisch dann noch alkalisch reagieren, so wird noch tropfenweise verdünnte Essigsäure zugesetzt, bis blaues Lackmuspapier eben schwach gerötet wird. Dann wird mit Wasser zu 100 ml ergänzt und nach einstündigem Stehenlassen im Dunkeln durch ein trockenes Filter filtriert. Die ersten 10 ml des Filtrates werden verworfen. 50,00 ml des klaren Filtrates werden mit 5 ml verd. Salpetersäure und 1 ml Eisen(III)-sulfatlösung versetzt und mit 0,1 n Ammoniumrhodanidlösung bis zum Farbumschlag nach Rötlichgelb titriert (Mikrobürette).

$$\text{Gehalt an } C_{11}H_{12}N_4O_2S = \left(\frac{a}{b} - b\right) \cdot \frac{21{,}14}{p} \%$$

a = zugefügte Anzahl ml 0,1 n Silbernitratlösung,
b = bei der Rücktitration verbrauchte Anzahl ml 0,1 n Ammoniumrhodanidlösung,
p = Einwaage in g.

Der so gefundene Gehalt an $C_{11}H_{12}N_4O_2S$ muß 99,0 bis 100,5% betragen.

Aufbewahrung. Vor Licht geschützt, in gut schließenden Gefäßen.

Dosierung. Gebräuchliche Einzeldosis 1,0 bis 2,0 g, Einzelmaximaldosis 4,0 g, Tagesmaximaldosis 8,0 g (ÖAB 9).

Handelsformen: Sulfamerazine (American Pharmaceutical Comp., Inc.; Eli Lilly & Comp., USA; Merck, Sharp & Dohme, USA).

In Kombination mit anderen Sulfonamiden in den Präparaten:
Pluriseptal (Bayer), Supronal (Bayer), Protocid (Schering), Dosulfin (Geigy), Andal (Schering).

Sulfamerazinum Natricum PI.Ed. I/1. Sulfamerazini Natrium ÖAB 9. Sulfamerazine Sodium USP XV (!). Sulphamerazine Sodium BPC 59 (!). Sulfamerazin-Natrium. Sulfamerazinum solubile. Sulfamethylpyrimidin-Natrium.

$C_{11}H_{11}N_4NaO_2S$ Formel A. 13 a M.G. 286,30

2-(4'-Amino-benzolsulfonylamido)4-methylpyrimidin-Natrium.

Eigenschaften. Weißes oder fast weißes, geruchloses, kristallines Pulver, das schwach bitter und laugenartig schmeckt und sich am Licht allmählich verfärbt. Bei Luftzutritt zieht die Substanz Kohlendioxid an und wird dabei teilweise wasserunlöslich. Löslichkeit: 1 g löst sich in etwa 4 ml Wasser, wenig löslich in A., praktisch unlöslich in Äther und Chloroform.

Erkennung. Eine Lösung von etwa 0,1 g Sulfamerazinnatrium in 2 ml W. scheidet auf Zusatz von 1 ml verd. Essigsäure Sulfamerazin als weißen, kristallinen Niederschlag aus, der abgesaugt, gewaschen und getrocknet wird. Fp. 235 bis 138°. Identitätsreaktionen s. Sulfamerazin. Natriumnachweis s. Sulfadiazinnatrium.

Prüfung. Eine Lösung von 1 T. Sulfamerazinnatrium in 9 T. kohlensäurefreiem Wasser muß klar sein und gegen Thymolphthalein alkalisch reagieren (ÖAB 9). Freies Alkali, Chlorid, Sulfat, Arsen und Schwermetalle s. Sulfadiazinnatrium. Trocknungsverlust: Höchstens 2,0% (ÖAB 9), höchstens 2,5% (PI.Ed. I/1).

Gehaltsbestimmung. Nach PI.Ed. I/1, ÖAB 9 und USP XV: Durch Titration mit Natriumnitrit in saurer Lösung. 1 ml 0,1 m $NaNO_2$ entspricht 28,63 mg $C_{11}H_{11}N_4NaO_2S$. Forderung: Nicht unter 99%. Nach ÖAB 9 wird außerdem mit 0,1 n HCl alkalimetrisch titriert. Ausführungen s. Sulfadiazinnatrium.

Aufbewahrung. Vor Licht geschützt, in dicht schließenden Gefäßen.

Dosierung. Gebräuchliche Einzeldosis bei intravenöser Verabreichung: 2,0 g (als 5%ige Lösung). Einzelmaximaldosis bei i.v. Verabreichung: 3,0 g, Tagesmaximaldosis bei i.v. Verabreichung: 6,0 g (ÖAB 9).

Sulfamethyldiazin. Pallidin (Merck).

$C_{11}H_{12}N_4O_2S$ Formel A. 14 M.G. 264,32

2-(4'-Amino-benzolsulfonylamido)-5-methylpyrimidin.

Anwendung. Als Depot-Sulfonamid (s. dazu S. 520).

Sulfadimidinum Ph.Helv. V – Suppl. II, ÖAB 9, CsL 2, Ph.Dan. IX – Add., Ph.Jug. II. Sulphadimidine BP 63. Sulfamethazine USP XVII, NND 63. Sulfodimezinum Ross. 9. Sulfadimidin. Sulfamethazin. Sulfamezathin. Sulfadimethylpyrimidin.

$C_{12}H_{14}N_4O_2S$ Formel A. 15 M.G. 278,34

2-(4'-Amino-benzolsulfonylamido)-4,6-dimethylpyrimidin.

Herstellung. Durch Umsetzung von Acetylsulfanilylchlorid mit 2-Amino-4,6-dimethylpyrimidin in Pyridin oder Pyridin/Aceton; anschließend wird natronalkalisch hydrolysiert. 2-Amino-4,6-dimethylpyrimidin wird aus Acetylaceton und Guanidincarbonat in Toluol hergestellt.

Eigenschaften. Weißes oder fast weißes, kristallines, geruchloses, schwach bitter schmeckendes Pulver, das sich bei Belichtung allmählich verfärbt. Löslichkeit: 1 T. Sulfadimidin löst sich in etwa 3000 T. W., etwa 250 T. siedendem W., in etwa 120 T. A., in etwa 20 T. Aceton, wenig löslich in Chloroform, sehr schwer löslich in Äther, unter Salzbildung löslich in verd. Mineralsäuren, sowie Lösungen von Alkalihydroxiden, Alkalicarbonaten und Ammoniak. Schmelzintervall: 197 bis 200° (USP XVII, ÖAB 9), 197 bis 199° (BP 63), 196 bis 200° (Ph.Dan. IX – Add.), 193 bis 196° (Ph.Helv. V – Suppl. II).

Erkennung. a) Reaktion mit Phenol und Kaliumbromat s. Sulfanilamid (ÖAB 9). – b) Diazotierung mit Natriumnitrit in saurer Lösung und Kupplung mit β-Naphthol, s. Sulfanilamid (Ph.Helv. V – Suppl. II, ÖAB 9, BP 63). – c) Sulfatnachweis nach dem Glühen mit Natriumcarbonat, s. Sulfanilamid (Ph.Helv. V – Suppl. II, ÖAB 9). – d) Erhitzt man eine Mischung von 1 Tr. n Natronlauge, 1 ml Wasser und 1 Tr. Thymolphthaleinlösung mit Sulfadimidin bis zur Entfärbung, so gibt die abgekühlte Lösung mit 1 Tr. Kupfersulfatlösung einen gelbgrünen, flockigen Niederschlag, der bald braun und feinkristallin wird (ÖAB 9, ähnlich Ph.Helv.V – Suppl. II, BP 63, USP XVII). – e) Etwa 500 mg Substanz werden in einem Reagensglas, das oben mit einem feuchten Papierstreifen umwickelt ist, im Ölbad auf 230 bis 250° erhitzt. Es entsteht ein weißes, kristallines Sublimat, die entweichenden Dämpfe riechen nach H_2S. Das Sublimat wird abgehoben und in einem zweiten Reagensglas umsublimiert. Nach 24stündigem Trocknen über Phosphorpentoxid schmilzt es zwischen 151 und 153° (zugeschmolzene Kapillare!) (USP XVII).

Prüfung. a) Alkalisch reagierende Stoffe, freie Säuren: Erhitzt man 0,5 g Sulfadimidin mit 25 ml W. 5 Min. lang auf etwa 70°, kühlt hierauf rasch ab und filtriert, so müssen sich 20 ml des Filtrates auf Zusatz von 3 Tr. Methylrotlösung rot oder orange und bei darauffolgendem Zusatz von 1 Tr. 0,1 n Natronlauge gelb färben (ÖAB 9); 0,5 g Substanz werden mit 25 ml warmem Wasser unter häufigem Schütteln 5 Min. stehengelassen, dann wird auf Raumtemp. abgekühlt und filtriert. Das Filtrat muß sich auf Zusatz von 2 Tr. Phenolphthaleinlösung und höchstens 0,5 ml 0,1 n Natronlauge rosa färben (Ph.Helv. V – Suppl. II). – b) Säureunlösliche Stoffe: Eine Lösung von 0,5 g Sulfadimidin in einer Mischung von 5 ml verd. Salpetersäure und 5 ml W. muß klar sein (ÖAB 9); 0,5 g Sulfadimidin müssen sich in 5 ml verd. Salzsäure klar und mit höchstens blaßgelber Farbe lösen (Ph.Helv. V – Suppl. II). – c) Chlorid, Sulfat, Schwermetalle: 1 g Sulfadimidin wird mit 15 ml siedend heißem Wasser geschüttelt und nach dem Abkühlen filtriert. Im Filtrat dürfen Chlorid, Sulfat und Schwermetalle nicht nachweisbar sein. Bei der Prüfung auf Abwesenheit von Chlorid darf höchstens eine schwache Opaleszenz auftreten (Ph.Helv. V – Suppl. II, ähnlich ÖAB 9). – d) Arsen: In 50 mg darf Arsen nicht nachweisbar sein (Ph.Helv. V – Suppl. II, ÖAB 9: in 500 mg). – e) Laugenunlösliche Stoffe: Eine Lösung von 0,5 g Sulfadimidin in 5 ml verd. Natronlauge und 5 ml Wasser muß klar sein (ÖAB 9). – f) Trocknungsverlust: Höchstens 0,5%, wenn 2 Std. oder bis zur Gewichtskonstanz bei 105° getrocknet wurde. – g) Verbrennungsrückstand: Höchstens 0,1%.

Gehaltsbestimmung. Nach USP XVII, BP 63 und ÖAB 9: Titration mit Natriumnitrit in saurer Lösung. 1 ml 0,1 m $NaNO_2$ entspricht 27,83 mg $C_{12}H_{14}N_4O_2S$. Nach ÖAB 9 kann auch eine acidimetrische Titration mit 0,1 n Natronlauge unter Zusatz von Silbernitratlösung durchgeführt werden; vgl. Sulfamerazin. Nach Ph.Helv. V – Suppl. II wird eine argentometrische Titration durchgeführt; Ausführung wie unter Sulfamerazin beschrieben. Einwaage etwa 1 g Substanz.

$$\text{Gehalt an } C_{12}H_{14}N_4O_2S = \left(\frac{a}{2} - b\right) \cdot \frac{22,26}{p} \%$$

p = Einwaage in g,
a = zugefügte Anzahl ml 0,1 n Silbernitratlösung,
b = bei der Rücktitration verbrauchte Anzahl ml 0,1 n Ammoniumrhodanidlösung.

Forderung: Mindestens 99%.

Aufbewahrung. Vor Licht geschützt, in gut schließenden Gefäßen.

Dosierung. Gebräuchliche Einzeldosis 1,0 bis 2,0 g, Einzelmaximaldosis 4,0 g, Tagesmaximaldosis 10,0 g (ÖAB 9).
Zur Behandlung allgemeiner Infektionen: Anfangsdosis 3 g, dann bis 6 g täglich.
Zur Behandlung von Infektionen der Harnwege: Anfangsdosis 2 g, dann bis 4 g täglich (BP 63) (s. auch S. 520).

Handelsformen: Diazil (Cilag), Sulfamethazine (Lincoln Lab. Inc., USA), Neazina, Vertolan.

Sulfadimidini Natrium ÖAB 9. Sulphadimidine Sodium BP 63. Sulfadimidinnatrium Ph.Dan. IX – Add. Sulfadimidin-Natrium. Sulfamethazin-Natrium. Sulfadimethylpyrimidin-Natrium.

$C_{12}H_{15}N_4NaO_2S$ Formel A. 15 a   M.G. 300,33
2-(4'-Amino-benzolsulfonylamido)-4,6-dimethylpyrimidin-Natrium.

Eigenschaften. Weißes oder fast weißes, kristallines, geruchloses, schwach bitter und laugenartig schmeckendes Pulver, das sich bei Belichtung allmählich verfärbt. Sulfadimidin-Natrium zieht an der Luft Kohlendioxid an, wobei es teilweise wasserunlöslich wird. Löslichkeit: Löslich in etwa 2,5 T. Wasser, wenig löslich in A., (etwa 60 T. A. 96%), unlöslich in Ae.

Erkennung. Aus einer Lösung von etwa 0,1 g Sulfadimidinnatrium in 2 ml W. scheidet sich auf Zusatz von 1 ml verd. Essigsäure Sulfadimidin als weißer, kristalliner Niederschlag aus, der abgesaugt, gewaschen und getrocknet wird. Schmelzintervall: 196 bis 200°. Identitätsreaktionen s. Sulfadimidin. Natrium: Löst man den Verbrennungsrückstand von etwa 0,1 g Sulfadimidinnatrium unter Erwärmen in 2 ml W. und filtriert, so gibt das Filtrat mit 2 ml Kaliumantimonatlösung beim Erhitzen einen weißen, kristallinen Niederschlag.

Prüfung. a) Aussehen der Lösung: Eine 5%ige, wäßrige Lösung ist klar und nicht stärker farbig als schwach gelblich. – b) Reaktion der Lösung: Das pH einer 10%igen, wäßrigen Lösung liegt zwischen 10,0 und 11,0 (BP 63). – c) Freies Alkali: Versetzt man eine Mischung von 5 ml der Lösung (1 + 9) und 25 ml kohlensäurefreiem Wasser mit 10 Tr. Phenolrotlösung und hierauf unter kräftigem Umschütteln mit 20 ml 0,1 n Silbernitratlösung, so muß die Flüssigkeit gelb gefärbt sein. – d) Chlorid, Sulfat, Schwermetalle, Arsen: Analog Sulfadiazinnatrium und Sulfamerazinnatrium. – e) Trocknungsverlust: Höchstens 2% (ÖAB 9 und BP 63), wenn bei 105° bis zur Gewichtskonstanz getrocknet wurde.

Gehaltsbestimmung. Nach BP 63 und ÖAB 9: Durch Titration mit Natriumnitrit in saurer Lösung. 1 ml 0,1 m NaNO$_2$ entspricht 30,03 mg C$_{12}$H$_{13}$N$_4$NaO$_2$S. ÖAB 9 gibt außerdem noch eine alkalimetrische Methode an: 0,6007 g getrocknetes Sulfadimidinnatrium werden in 50 ml Wasser gelöst und nach Zusatz von 10 Tr. Methylrotlösung mit 0,1 n Salzsäure auf Rot titriert. Nun erhitzt man kurz zum Sieden, kühlt ab und titriert gegebenenfalls nach 3 Min. erneut mit 0,1 n Salzsäure auf Rot. Für die angegebene Einwaage müssen 19,70 bis 20,04 ml 0,1 n HCl verbraucht werden, entsprechend 98,5 bis 100,2% d. Th. 1 ml 0,1 n HCl entspricht 33,03 mg C$_{12}$H$_{13}$N$_4$NaO$_2$S.

Aufbewahrung. Vor Licht geschützt, in dicht schließenden Gefäßen.

Dosierung. Gebräuchliche Einzeldosis bei i.v. Verabreichung: 1,0 bis 2,0 g (als 33%ige Lösung). Einzelmaximaldosis bei i.v. Verabreichung: 4,0 g, Tagesmaximaldosis bei i.v. Verabreichung: 10,0 g (ÖAB 9).

Sulfisomidin DAB 7 – BRD. Sulfisomidinum DAB 7 – DDR. Sulphasomidine BP 63. Sulfasomidin.

C$_{12}$H$_{14}$N$_4$O$_2$S   Formel A. 16   M.G. 278,33

6-(4'-Amino-benzolsulfonylamido)-2,4-dimethylpyrimidin.

Eigenschaften. Weißes bis gelblich-weißes, kristallines, schwach bitter schmeckendes Pulver mit süßlichem Nachgeschmack. Fp. 239 bis 242° (DAB 7 – DDR), bei etwa 240° (DAB 7 – BRD). Löslichkeit: Schwer löslich in Wasser von 20°, löslich in etwa 60 T. siedendem W., wenig löslich in A. und Aceton, fast unlöslich in Ae. und Chloroform, unter Salzbildung löslich in verd. Mineralsäuren, verd. Alkalilaugen und Ammoniaklösung. Die wäßrige Lösung soll Lackmuspapier nicht verändern.

Erkennung. a) Die bei schwachem Erhitzen von 0,05 g Substanz auftretenden Dämpfe färben rotes Lackmuspapier blau und Bleiacetatpapier schwarz (DAB 7 – BRD). – b) die Lösung von 0,05 g Substanz in 1 ml 3 n Salzsäure gibt mit 5 Tr. 4-Dimethylaminobenzaldehydlösung eine Gelborangefärbung und nach einigen Min. eine gleichfarbige Fällung. – c) Die Lösung von 0,05 g Substanz in 2,5 ml 0,1 n Natronlauge gibt mit 0,20 ml Kupfersulfatlösung einen olivgrünen, allmählich in Gelbgrün übergehenden Niederschlag (DAB 7 – BRD). – d) 0,10 g Substanz werden mit einer Mischung von 2,5 ml 6 n Essigsäure und 2,5 ml Wasser einige Min. lang geschüttelt. Im Filtrat entsteht auf Zusatz von 5,0 ml MAYERS Reagens (Kaliumquecksilberjodid) ein hellgelber Niederschlag (DAB 7 – BRD). – e) Die Lsg. von 50 mg Substanz in 1,0 ml 3 n Salzsäure gibt mit 0,5 ml Natriumnitritlsg. und 0,10 ml 2-Naphthollsg. eine orangerote Färbung oder Fällung (DAB 7 – BRD). – f) Reaktion mit Furfuroleisessig, s. Sulfacetamid (DAB 7 – DDR). – g) Sulfatnachweis nach dem Glühen mit Natrium-Kaliumcarbonat s. Sulfacetamid (DAB 7 – DDR). – h) 0,1 g Substanz werden in 10 ml Eisessig gelöst und mit 5 ml einer 5%igen Lösung von Antimontrichlorid in Äther versetzt: es entsteht eine weiße Fällung (BP 63). – i) Diazotierung und Kupplung mit β-Naphthol, s. Sulfadiazin (BP 63).

Prüfung. Nach DAB 7 – BRD: Prüflösung: 1 g Substanz wird mit 50 ml Wasser 50 Min. lang auf etwa 70° erwärmt und das nach dem Erkalten erhaltene Filtrat unter Nachwaschen des Filters auf 50,0 ml ergänzt. a) Alkalisch oder sauer reagierende Verunreinigungen: 10 ml Prüflösung dürfen durch 0,20 ml Methylrotlösung II nicht gelb gefärbt werden und höchstens 0,30 ml 0,02 n Natronlauge bis zum Farbumschlag nach Gelb verbrauchen. – b) Schwermetallionen: Höchstens 0,002%, berechnet als Pb^{2+}. – c) Chlorid: Höchstens 0,02%. – d) Sulfat: Höchstens 0,05%. – e) Alkaliunlösliche Stoffe: 0,100 g Substanz müssen sich in einer Mischung von 1,0 ml Wasser und 0,25 ml 3 n Natronlauge klar lösen. — f) Säureunlösliche Stoffe: 0,100 g Substanz müssen sich in einer Mischung von 1,0 ml Wasser und 0,25 ml 3 n Salpetersäure klar lösen. — g) Trocknungsverlust: Höchstens 0,5%, bei 100 bis 105° bis zum konstanten Gewicht getrocknet. — h) Sulfatasche: Höchstens 0,1%.

Gehaltsbestimmung. Nach DAB 7 – BRD: 0,100 bis 0,110 g Substanz, genau gewogen, werden in einem Jodzahlkolben von etwa 200 ml Inhalt in 10,0 ml 6 n Salzsäure gelöst. Nach Zusatz von 10,0 ml Essigsäure und 1,0 g Kaliumbromid wird die Lösung unter Umschwenken mit 20,00 ml 0,1 n Kaliumbromatlösung versetzt. Nach 5 Min. werden 0,50 g Kaliumjodid hinzugefügt. Nach einer weiteren Min. wird mit 0,1 n Natriumthiosulfatlösung zurücktitriert (Feinbürette, Stärkelösung als Indikator). 1 ml 0,1 n Kaliumbromatlösung entspricht 0,006958 g $C_{12}H_{14}N_4O_2S$. Eine ähnliche Bestimmung schreibt DAB 7 – DDR vor.

Nach DAB 6 – Nachtr. 54 (DDR) wurde eine direkte bromometrische Titration durchgeführt. Ausführung analog Sulfanilamid. Nach BP 63 wird in saurer Lösung mit 0,1 m Natriumnitritlösung titriert. Ausführung analog Sulfadiazin. 1 ml 0,1 m $NaNO_2$ entspricht 0,02783 g $C_{12}H_{14}N_4O_2S$. Endpunkt nach der dead-stop-Methode.

Aufbewahrung. Vor Licht geschützt, in gut schließenden Gefäßen.

Dosierung. Zur Behandlung allgemeiner Infektionen: Anfangsdosis 3 g, dann bis 6 g täglich. Zur Behandlung von Infektionen der Harnwege: 3 bis 4 g täglich in mehreren Gaben (BP 63) (s. dazu S. 520).

Handelsformen: Aristamid (Nordmark-Werke), Elkosin (Ciba), Mefanal (Dehydag). Kombinationspräparate: Aristasept, Aristogyn, Aristocillin (Nordmark-Werke), Globichthol mit Sulfonamid (Ichthyol-Ges.), Elkocillin (Ciba).

Sulfamethoxydiazin. Durenat (Bayer, Schering).

Formel A. 17   2-(4'-Amino-benzolsulfonylamido)-5-methoxypyrimidin.

Langwirkendes Sulfonamid. U. a. zur Behandlung von Angina und Mischinfektionen bei Grippe.

Sulfadimethoxine NND 63. N^1-(2,6-Dimethoxy-4-pyrimidyl)-sulfanilamide. 2,4-Dimethoxy-6-sulfanilamido-1,3-diazine.

Formel A. 18   4-(4'-Amino-benzolsulfonylamido)-2,6-dimethoxy-pyrimidin.

Handelsformen: Madribon (Roche), Madribon und Madriqid (Roche Lab. Div., USA). Lang wirkendes Sulfonamid.

Sulfamethoxypyridazine USP XVII, NND 63. Sulphamethoxypyridazine BP 63. Sulfamethoxypyridazinum DAB 7 – DDR. N^1-(6-Methoxy-3-pyridazinyl)-sulfanilamide.

$C_{11}H_{12}N_4O_3S$ Formel A. 19   M.G. 280,32
3-(4'-Amino-benzolsulfonylamido)-6-methoxy-pyridazin.

Eigenschaften. Weißes oder leicht gelbliches, kristallines, praktisch geruchloses Pulver mit bitterem Nachgeschmack. Es ist gegen Luftsauerstoff stabil, verfärbt sich jedoch allmählich bei Belichtung. Löslichkeit: Schwer löslich in Wasser, wenig löslich in A. und Aceton, leicht löslich in verd. Mineralsäuren und verd. Alkalilaugen unter Salzbildung. Schmelzintervall: 180 bis 183° (USP XVII); 178 bis 181° (DAB 7 – DDR).

Erkennung. a) Etwa 500 mg Substanz werden in 9 ml W. suspendiert und mit so viel Salzsäure versetzt, daß gerade Lösung eintritt. Die Hälfte dieser Lösung wird mit 2 ml Trinitrophenollösung versetzt. Es entsteht ein grobflockiger Niederschlag. Der Rest der Lösung wird mit 3 Tr. Formalin versetzt. Es bildet sich ein blaßgelbes, flockiges Präzipitat, das beim Erwärmen der Lösung im Wasserbad in Lösung geht, wobei eine rotorange Lösung entsteht, aus der beim Abkühlen ein hell-orangefarbener Niederschlag ausfällt (USP XVII, BP 63). — b) Das Infrarotspektrum eines KBr-Preßlings der Substanz muß in der Lage der verschiedenen Banden identisch sein mit einem entsprechend dargestellten Spektrum der USP-Standardsubstanz (USP XVII). — c) 20 bis 25 mg Substanz werden in 2 ml 4 n Schwefelsäure gelöst und dann vorsichtig mit einem Tr. ges. Kaliumbromatlösung versetzt. Es entsteht eine gelbe Färbung, die in dunkelbernsteingelb übergeht; evtl. bildet sich ein brauner Niederschlag (USP XVII, BP 63). — d) Beim Diazotieren und Kuppeln mit β-Naphthol entsteht ein orangeroter Niederschlag (BP 63). — e) 0,10 g Substanz wird in 1,0 ml Essigsäure unter Erwärmen gelöst. Nach Zusatz von 1,0 ml Furfurol-Essigsäure-Lsg. zeigt die Lsg. eine rotgelbe Färbung. Nach 2 Min. wird 1 Tr. konz. Schwefelsäure hinzugefügt. Die Lsg. zeigt eine kräftige rote Färbung (DAB 7 – DDR). – f) 0,20 g Substanz werden in einem Porzellantiegel mit 0,25 g wasserfreiem Natriumcarbonat und 0,25 g Kaliumcarbonat versetzt. Die Mischung wird 10 Min. geglüht. Nach dem Erkalten wird der Rückstand in 5,0 ml 6 n Salzsäure gelöst und die Lsg. gegebenenfalls filtriert. Nach Zusatz von 10 Tr. Bariumchloridlsg. (5,0 g/100,0 ml) gibt die Lsg. einen weißen, kristallinen Niederschlag (DAB 7 – DDR). – g) 0,50 g Substanz werden in 2,0 ml Essigsäure unter Erwärmen gelöst. Die Lsg. wird nach Zusatz von 0,50 ml Essigsäureanhydrid in einem Wasserbad von 80° 5 Min. erhitzt und anschließend mit 10,0 ml W. versetzt. Nach dem Erkalten wird der entstandene Niederschlag auf einem Filter gesammelt, mit 2,0 ml A. gewaschen und bei 105° 60 Min. lang getrocknet. Die aus 5,0 ml Essigsäure umkristallisierten und bei 105° getrockneten Kristalle schmelzen im Bereich von 221 bis 225° unter Zersetzung (DAB 7 – DDR).

Prüfung. a) Aussehen der Lösung. 1 g Substanz muß sich in einer Mischung von 10 ml Natronlauge und 15 ml W. klar lösen; die Lösung darf höchstens blaßgelb gefärbt sein (USP XVII, BP 63). – b) Schwermetalle: Nicht über 10 T. pro Million (BP 63), nicht über 20 T. pro Million (USP XVII). – c) Trocknungsverlust: Nicht über 0,5%, beim Trocknen bis zur Gewichtskonstanz, oder 2 Std. bei 105° (USP XVII, BP 63). – d) Verbrennungsrückstand: Höchstens 0,1% (USP XVII, Sulfatasche BP 63). – e) Säureunlösliche Verunreinigungen: 0,100 g Substanz muß sich in der Mischung von 5,0 ml W. und 1,00 ml 6 n Salzsäure lösen. Die Lsg. muß klar bleiben (DAB 7 – DDR). – f) Alkalisch oder sauer reagierende Verunreinigungen: 1,40 g Substanz werden mit 70,0 ml W. versetzt. Die Mischung wird auf 70° erwärmt und 5 Min. bei dieser Temperatur gehalten. Nach dem Abkühlen auf 20° wird die Mischung 30 Min. stehengelassen und anschließend filtriert. 25,0 ml des Filtrates müssen nach Zusatz von 3 Tr. Phenolphthaleinlsg. farblos und nach daraufolgendem Zusatz von 0,90 ml 0,1 n Kalilauge rot gefärbt sein (DAB 7 – DDR).

Gehaltsbestimmung. Nach BP 63 wird mit Natriumnitrit in saurer Lösung titriert. 1 ml 0,1 m $NaNO_2$ entspricht 0,02803 g $C_{11}H_{12}N_4O_3S$. Nach USP XVII wird im wasserfreien Milieu titriert: Etwa 500 mg Sulfamethoxypyridazin werden genau gewogen, in einen 125-ml-Jodzahlkolben gegeben, mit 30 ml Dimethylformamid versetzt, sofort verschlossen und 2 bis 3 Min. geschüttelt. Dann werden 5 Tr. einer 1%igen Thymolblaulösung in Dimethylformamid zugesetzt und mit 0,1 n Natriummethylatlösung auf Blau titriert. Der Verbrauch wird an Hand eines Blindversuches korrigiert. 1 ml 0,1 n $NaOCH_3$ entspricht 28,03 g $C_{11}H_{12}N_4O_3S$.

Nach DAB 7 – DDR wird eine argentometrische Bestimmung durchgeführt: 0,3000 g getrocknete Substanz werden in einem 100-ml-Meßkolben in 2,00 ml 3 n Ammoniaklsg. gelöst. Die Lsg. wird mit 20,0 ml W. sowie 20,00 ml 0,1 n Silbernitratlsg. versetzt und geschwenkt. Nach 15 Min. werden 4,00 ml 2 n Essigsäure hinzugefügt. Die Mischung wird mit W. zu 100,00 ml aufgefüllt und nach 60 Min. durch ein trockenes Filter filtriert. Die ersten 15,0 ml Filtrat werden verworfen. 50,00 ml des klaren Filtrates werden mit 10,0 ml 5 n Salpetersäure und 5,0 ml Eisen(III)-ammoniumsulfat-Lsg. versetzt. Der Überschuß an 0,1 n Silbernitratlsg. wird mit 0,1 n Ammoniumthiocyanatlsg. bis zur rötlichgelben Färbung titriert (Feinbürette). 1 ml 0,1 n Silbernitratlsg. entspricht 28,03 mg $C_{11}H_{12}N_4O_3S$.

Aufbewahrung. Vor Licht geschützt, in gut schließenden Gefäßen.

Dosierung. Anfangsdosis 1 g, dann 500 mg täglich (USP XVII und BP 63).

Handelsformen. Kynex (Lederle, USA), Midicel (Parke, Davis & Comp., USA).

Acetyl-Sulfamethoxypyridazine NND 63. N^1-Acetyl-N^1-(6-methoxy-3-pyridazinyl)-sulfanilamide. 3-(N^1-Acetylsulfanilamido)-6-methoxypyridazine.

Formel A. 19 b   3-(4'-Amino-benzolsulfonyl-acetyl-imido)-6-methoxypyridiazin.

Handelsform: Kynex-Acetyl (Lederle, USA).

Sulfisoxazole USP XVII, NND 63. Sulphafurazole BP 63. N^1-(3,4-Dimethyl-5-isoxazolyl)-sulfanilamide.

$C_{11}H_{13}N_3O_3S$ Formel A. 20   M.G. 267,32
5-(4'-Amino-benzolsulfonylamido)-3,4-dimethyl-isoxazol

Herstellung. Durch Umsetzung von Acetyl-sulfanilylchlorid mit 3,4-Dimethyl-5-aminoisoxazol und anschließender Desacetylierung (US-Pat. 2430094, Brit. Pat. 595775).

Eigenschaften. Weißes oder leicht gelbliches, kristallines, geruchloses Pulver von leicht bitterem Geschmack. Löslichkeit: Löslich in etwa 6700 T. W., in etwa 10 ml siedendem A., in etwa 50 T. A., in etwa 1000 T. Chloroform, in etwa 800 T. Ae., in 30 T. 5%iger, wäßriger

Natriumhydrogencarbonatlösung, leicht löslich in verd. Mineralsäuren. Schmelzintervall: 194 bis 199° (USP XVII), um 196° (BP 63).

Erkennung. a) Das UV-Absorptionsspektrum einer 1%igen, mit Phosphatpuffer vom pH 7,5 bereiteten Lösung muß identisch sein mit dem Spektrum der USP-Standardsubstanz (USP XVII). Das in 0,01 n Salzsäure aufgenommene UV-Spektrum zeigt zwischen 230 und 350 mµ nur ein Maximum bei 268 mµ; die Extinktion einer 0,001%igen Lösung beträgt bei 1 cm Schichtdicke etwa 0,48 (268 mµ) (BP 63). Das in 0,01 n Natronlauge aufgenommene UV-Spektrum zeigt zwischen 230 und 350 mµ nur ein Maximum bei 253 mµ; die Extinktion einer 0,0005%igen Lösung beträgt bei 1 cm Schichtdicke etwa 0,39 (253 mµ) (BP 63). – b) Zu einer Suspension von 20 mg Substanz in 5 ml W. gibt man tropfenweise Natronlauge bis zur vollständigen Lösung und anschließend einige Tr. Kupfersulfatlösung: die Lösung wird grün und es entsteht eine blaugrüne Fällung (USP XVII, BP 63). – c) Nach der Diazotierung und Kupplung mit β-Naphthol entsteht ein orangeroter Niederschlag (USP XVII, BP 63).

Prüfung. a) Aussehen der Lösung: Eine 5%ige Lösung in verd. Salzsäure ist klar und höchstens blaßgelb gefärbt. – b) Acidität: 1,0 g Substanz wird mit 50 ml kohlendioxidfreiem W. 5 Min. auf 70° erwärmt, dann schnell auf Raumtemp. abgekühlt und filtriert. 25 ml des Filtrats dürfen zur Neutralisation nicht mehr als 0,25 ml 0,1 n Natronlauge erfordern (Phenolphthalein als Indikator) (BP 63). – c) Schwermetalle: Nicht mehr als 10 T. pro Million (BP 63; 20 T./Mill. USP XVII). – d) Gewichtsverlust beim Trocknen während 2 Std. bei 105°: Nicht über 0,5% (USP XVII, BP 63). – e) Sulfatasche: Höchstens 0,1%.

Gehaltsbestimmung. Nach BP 63: Etwa 0,2 g, nach USP XVII: Etwa 0,8 g werden, wie unter Sulfamethoxypyridazin beschrieben, im wasserfreien Milieu (Dimethylformamid) mit Natriummethylat und Thymolblau als Indikator titriert. Der Verbrauch an 0,1 n NaOCH$_3$ wird mit Hilfe eines Blindversuches korrigiert. 1 ml 0,1 n NaOCH$_3$ entspricht 26,73 mg $C_{11}H_{13}N_3O_3S$.

Aufbewahrung. Vor Licht geschützt, in gut schließenden Gefäßen.

Anwendung. Als Chemotherapeuticum bei Infektionen verschiedener Lokalisation, vor allem aber der Harnwege (s. dazu S. 520).

Dosierung. Anfangsdosis 4 g, dann alle 4 Std. 1 g (USP XVII). Bei der Behandlung von Infektionen versch. Lokalisation, Initialdosis 3 g, dann bis insgesamt 6 g täglich in mehreren Dosen; bei der Behandlung von Infektionen der Harnwege, Initialdosis 2 g, dann bis 4 g täglich in mehreren Gaben (BP 63).

Handelsform: Gantrisin (Roche).
Kombinationspräparat: Gantrisin-Bepanthen (Roche).

Acetyl-Sulfisoxazole USP XVI(!), NND 63. N^1-Acetyl-sulfisoxazole. N^1-Acetyl-N^1-(3,4-dimethyl-5-isoxazolyl)-sulfanilamide.

$C_{13}H_{15}N_3O_4S$ Formel A. 20 b   M.G. 309,35
5-(4'-Amino-benzolsulfonyl-acetyl-imido)-3,4-dimethyl-isoxazol.

Beschreibung. Weißes oder schwach gelbliches, kristallines Pulver. Löslichkeit: Praktisch unlöslich in W., wenig löslich in A., sehr wenig löslich in Chloroform. Fp. 192 bis 194°.

Erkennung. a) Das UV-Spektrum in Äthanol muß identisch sein mit dem der USP-Standardsubstanz. – b) 10 mg Substanz werden in 1 ml Salzsäure gelöst und 1 Min. auf 100° erhitzt. Nach dem Abkühlen wird diazotiert und mit β-Naphthol gekuppelt: es entsteht eine orangefarbene Fällung. – c) 100 mg Substanz werden in einem Reagensglas mit 2 ml 10%iger Natronlauge versetzt, 2 Min. gekocht, abgekühlt und dann vorsichtig, tropfenweise mit verd. Salzsäure versetzt, bis ein Niederschlag entsteht und derselbe sich wieder aufgelöst hat. Dann wird mit Calciumcarbonat in kleinen Portionen neutralisiert, bis die Gasentwicklung beendet ist. Nach dem Filtrieren werden 3 Tr. Eisenchloridlösung zugesetzt: es entsteht eine rotbraune Färbung.

Prüfung. a) Schwermetalle: Höchstens 20 T. pro Million. – b) Gewichtsverlust: Höchstens 0,5%, wenn 3 Std. bei 105° getrocknet wird. – c) Verbrennungsrückstand: Höchstens 0,1%.

Gehaltsbestimmung. USP XVI: Etwa 1 g Acetylsulfisoxazol werden genau gewogen, in einem 250-ml-Becherglas mit 15 ml Eisessig durch kreisende Bewegung in Lösung gebracht, mit 2 ml Schwefelsäure und 25 ml Salzsäure versetzt und 80 ml W. zugefügt. Dann wird gekühlt und sofort mit 0,1 m Natriumnitritlösung titriert, wobei der Endpunkt potentiometrisch ermittelt wird (Kalomel- und Platinelektrode). 1 ml 0,1 m NaNO$_2$ entspricht 30,94 mg $C_{13}H_{15}N_3O_4S$.

Aufbewahrung. Vor Licht geschützt, in gut schließenden Gefäßen.

Dosierung. Anfangsdosis 4,6 g (entsprechend 4 g Sulfisoxazol), dann alle 4 bis 6 Std. 1,15 g (entsprechend 1 g Sulfisoxazol) (USP XVI).

Handelsformen: Gantrisin Acetyl, Lipo-Gantrisin Acetyl (Roche Lab., Div., USA).

Sulfisoxazole Diethanolamine USP XVI(!), NND 63. 2,2'-Iminodiethanol salt of N^1-(3,4-dimethyl-5-isoxazolyl)-sulfanilamide.

$C_{11}H_{13}N_3O_3S \cdot C_4H_{11}NO_2$ Formel A. 21   M.G. 372,46

Diäthanolaminsalz des 5-(4'-Amino-benzolsulfonylamido)-3,4-dimethyl-isoxazols.

Herstellung. Einer Lösung von Sulfisoxazol wird so viel Diäthanolamin zugesetzt, daß sie ein pH um 7,5 zeigt. Dann wird i. Vak. eingeengt und umkristallisiert.

Eigenschaften. Blaßgelbes, kristallines Pulver. Löslichkeit: Leicht löslich in W., löslich in A., wenig löslich in Chloroform, praktisch unlöslich in Ae. Fp. 120 bis 123°.

Erkennung. a) Das UV-Spektrum einer mit Phosphatpuffer vom pH 7,5 bereiteten, 1%igen Lösung muß mit dem im gleichen Puffer gemessenen Spektrum der USP Sulfisoxazol-Standardsubstanz identisch sein. – b) Diazotierung und Kupplung mit β-Naphthol führt zu einem orangeroten Niederschlag.

Prüfung. a) Schwermetalle und b) Verbrennungsrückstand wie bei Sulfisoxazol. – c) Gewichtsverlust: Höchstens 0,2%, wenn i. Vak. 4 Std. lang über Phosphorpentoxid getrocknet wurde.

Gehaltsbestimmung. USP XVI: Titration im wasserfreien Milieu. Ausführung wie bei Sulfamethoxypyridazin. Einwaage etwa 1 g. 1 ml 0,1 n $NaOCH_3$ entspricht 37,24 mg $C_{11}H_{13}N_3O_3S \cdot C_4H_{11}NO_2$.

Aufbewahrung. Vor Licht geschützt, in gut schließenden Gefäßen.

Anwendung. Als Salbe, Augentropfen und Injektionslösung (s. dazu S. 520).

Handelsform: Gantrisin Diethanolamine (Roche Lab. Div., USA).

Sulfadimethyloxazol. 2-Sulfanilamido-4,5-dimethyloxazol. 2-(p-Amino-benzolsulfonamido)-4,5-dimethyloxazol. Sulfuno (Nordmark-Werke), Tardamid (Grünenthal).

$C_{11}H_{13}N_3O_3S$ Formel A. 22   M.G. 267,30

2-(4'-Amino-benzolsulfonylamido)-4,5-dimethyl-oxazol.

Anwendung. Als langwirkendes Sulfonamid bei den verschiedensten Infektionen.

Dosierung. Am 1. Tag morgens und abends je 1 g, dann 2mal täglich 0,5 g.

Sulfathiazol DAB 7 – BRD. Sulfathiazolum DAB 7 – DDR, Ph.Helv. V – Suppl. II, Pl.Ed. I/1, ÖAB 9, CsL 2, Ph.Dan. IX, USP XIV (!). Sulphathiazole BP 53 (!). Norsulfazolum Ross. 8. Sulfathiazol. Sulfanilamidothiazol.

$C_9H_9N_3O_2S_2$ Formel A. 23   M.G. 255,32

2-(4'-Amino-benzolsulfonylamido)-thiazol.

Eigenschaften. Weißes bis schwach gelbliches, kristallines, geruchloses Pulver, das schwach süßlich-bitter schmeckt und sich bei Belichtung allmählich verfärbt. Löslichkeit: Sehr schwer löslich in W. von 20°, löslich in etwa 40 T. W. von 100°, in etwa 50 T. Aceton, in etwa 100 T. A. (90%), praktisch unlöslich in Ae. und Chloroform, unter Salzbildung löslich in verd. Mineralsäuren, verd. Alkalilaugen sowie Lösungen von Alkalicarbonaten und Ammoniak. Schmelzintervall: 189 bis 201° (DAB 7 – BRD), 197 bis 200° (DAB 7 – DDR), 199 bis 204° (ÖAB 9), 200 bis 204° (Pl.Ed. I/1), 196 bis 199° (Ph.Helv.V – Suppl. II).

Erkennung. a) Die beim Erhitzen eines Gemisches von 0,05 g Substanz und 0,05 g getrocknetem Natriumcarbonat sich entwickelnden Dämpfe färben rotes Lackmuspapier blau und Bleiacetatpapier schwarz (DAB 7 – BRD). – b) Ungefähr 0,05 g Substanz werden in einem trockenen Reagensglas bis zum Schmelzen erhitzt; es bildet sich eine braune bis rote Färbung und bei weiterem Erhitzen entwickeln sich die Gerüche nach Ammoniak, Anilin und Schwefelwasserstoff (Unterschied von bestimmten anderen Sulfonamiden) (Pl.-Ed. I/1). – c) Nach dem Glühen oder Erhitzen mit Natriumcarbonat oder einem Gemisch von Natrium- und Kaliumcarbonat läßt sich im Rückstand Sulfat nachweisen (Ph.-Helv. V – Suppl. II, DAB 7 – DDR, ÖAB 9). – d) Die Lösung von 0,05 g Substanz in 2,5 ml 0,1 n Kalilauge gibt mit einigen Tr. Kupfersulfatlösung eine grauviolette, voluminöse

Fällung (DAB 7 – BRD, ähnlich ÖAB 9, Ph.Helv. V – Suppl. II). – e) Diazotierung und Kupplung mit β-Naphthol gibt eine orangefarbene Fällung und eine tiefrote Lösung (Ph.-Helv. V – Suppl. II, ÖAB 9, PI.Ed. I/1). – f) Kondensation mit 4-Dimethylaminobenzaldehyd führt zu einer orangefarbenen Färbung und Fällung. – g) Reaktion mit Furfuroleisessig führt zu einer tiefroten Färbung (DAB 7 – DDR). – h) Übergießt man in einem Reagensglas ein Gemisch von 0,1 g Sulfathiazol und 0,2 g Zinkfeile mit 2 ml Salzsäure, so tritt ein merkaptanähnlicher Geruch auf (DAB 7 – DDR). – i) Reaktion mit Phenol und Kaliumbromat ergibt eine rotviolette Färbung (ÖAB 9).

Prüfung. a) Vollständigkeit und Farbe der Lösung: 0,5 g Substanz lösen sich vollständig in einer Mischung von 3 ml Natronlauge und 20 ml Wasser zu einer farblosen Lösung (PI.Ed. I/1). – b) Alkalisch oder sauer reagierende Verunreinigungen: Erhitzt man 1 g Substanz mit 50 ml W. 50 Min. lang auf etwa 70°, kühlt dann rasch ab und filtriert, so müssen sich 20 ml des Filtrates auf Zusatz von 3 Tr. Methylrotlösung rot oder orange und bei darauffolgendem Zusatz von 1 Tr. 0,1 n Natronlauge gelb färben (ÖAB 9, ähnlich DAB 7 – BRD, Ph.Helv. V – Suppl. II). – c) Schwermetalle: Höchstens 0,002%, berechnet als Pb^{2+} (DAB 7 – BRD, PI.Ed. I/1). – d) Chlorid: Höchstens 0,02%. – e) Sulfat: Höchstens 0,05%. – f) Alkaliunlösliche Verunreinigungen: 0,1 g Substanz müssen sich in einer Mischung von 1,0 ml W. und 0,25 m 3 n Natronlauge lösen (DAB 7 – BRD, ähnlich ÖAB 9). – g) Säureunlösliche Verunreinigungen: 0,1 g Substanz müssen sich in einer Mischung von 2,0 ml W. und 0,40 ml 3 n Salpetersäure beim Erwärmen lösen und beim Erkalten gelöst bleiben (DAB 7 – BRD, ähnlich Ph.Helv. V – Suppl. II, ÖAB 9). – h) Trocknungsverlust: Höchstens 0,5%, bei 100 bis 105° bis zur Gewichtskonstanz getrocknet. – i) Sulfatasche: Höchstens 0,1%.

Gehaltsbestimmung. a) Nach DAB 7 – BRD: Bromometrische Bestimmung mit Rücktitration des überschüssigen Broms. Ausführung wie bei Sulfanilamid. Einwaage etwa 0,1 g. 1 ml 0,1 n $KBrO_3$ entspricht 0,004 255 g $C_9H_9N_3O_2S_2$ (ähnlich in Ph.Dan. IX u. DAB 7 – DDR). – b) Eine Titration mit Natriumnitrit in saurer Lösung lassen durchführen: PI.Ed. I/1, ÖAB 9 und CsL 2. – c) Nach ÖAB 9 wird außerdem eine acidimetrische Titration unter Zusatz von Silbernitrat vorgeschlagen; Ausführung s. Sulfamerazin. 1 ml 0,1 n NaOH entspricht 25,53 mg $C_9H_9N_3O_2S_2$. – d) Nach DAB 6 – Nachtr. 54 (DDR) wurde eine direkte bromometrische Bestimmung durchgeführt. Ausführung s. Sulfanilamid. 1 ml 0,1 n $KBrO_3$ entspricht 0,004 255 g $C_9H_9N_3O_2S_2$. – e) Nach Ph.Helv. V – Suppl. II wird argentometrisch titriert. Ausführung analog Sulfamerazin.

$$\text{Gehalt an } C_9H_9N_3O_2S_2 = \left(\frac{a}{2} - b\right) \cdot \frac{20,42}{p} \%$$

p = Einwaage in g,
a = zugefügte Anzahl ml 0,1 n Silbernitratlösung,
b = bei der Rücktitration verbrauchte Anzahl ml 0,1 n Ammoniumrhodanidlösung.

Aufbewahrung. Vor Licht geschützt, in gut schließenden Gefäßen.

Anwendung. Bei Infektionen durch Pneumokokken, Gonokokken, Meningokokken, Staphylokokken, auch bei Coliinfektionen und bei Bazillenruhr. Sulfathiazol wird schnell resorbiert und schnell ausgeschieden.

Dosierung. Gebräuchliche Einzeldosis 1,0 bis 2,0 g, Einzelmaximaldosis 3,0 g, Tagesmaximaldosis 8,0 g (ÖAB 9).

Handelsformen: Cibazol (Ciba), Eleudron (Bayer), Thiazomide (Rhône-Poulenc).

Sulfathiazoli Natrium ÖAB 9. Sulfathiazolum Natrium DAB 7 – DDR. Sulfathiazolum Natricum PI.Ed. I/1. Sulfathiazolnatrium Ph.Dan. IX. Sulfathiazole Sodium USP XIV (!). Sulphathiazole Sodium BP 53 (!). Norsulfazolum solubile Ross. 8 (!), Sulfathiazol-Natrium.

$C_9H_8N_3NaO_2S_2 \cdot 1\frac{1}{2} H_2O$ Formel A. 23 a   M.G. 304,33
2-(4'-Amino-benzolsulfonylamido)-thiazol-Natrium.

Eigenschaften. Farblose Kristalle oder weißes oder fast weißes, kristallines, geruchloses Pulver von schwach bitterem und laugenartigem Geschmack, das an der Luft Kohlendioxid anzieht und dadurch teilweise unlöslich in Wasser wird. Löslichkeit: 1 T. löst sich in etwa 3 T. W. und in etwa 20 T. A.

Erkennung. Aus einer Lösung von etwa 0,1 g Sulfathiazolnatrium in 2 ml Wasser scheidet sich auf Zusatz von 1 ml verd. Essigsäure Sulfathiazol als weißer, kristalliner Niederschlag aus, der abgesaugt, gewaschen und getrocknet wird. Fp. 199 bis 204°.

Identitätsreaktionen s. unter Sulfathiazol. Natrium: s. unter Sulfadiazinnatrium.

Prüfung. Nach ÖAB 9: a) Reaktion der Lösung: Eine Lösung von 1 T. Sulfathiazolnatrium in 9 T. kohlendioxidfreiem W. muß klar sein und gegen Thymolphthalein alkalisch reagieren. – b) Freies Alkali: Versetzt man eine Mischung von 5 ml der Lösung (1 + 9) und 25 ml kohlendioxidfreiem W. mit 10 Tr. Phenolrotlösung und dann unter kräftigem Umschütteln mit 20 ml 0,1 n Silbernitratlösung, so muß die Flüssigkeit gelb gefärbt sein. – c) Chlorid: In einer Mischung von 2,5 ml der Lösung (1 + 9), 3,5 ml verd. Salpetersäure und 5 ml W. darf Chlorid in unzulässiger Menge nicht nachweisbar sein. – d) Sulfat: In einer c) entsprechenden, salzsauren Lösung darf Sulfat in unzulässiger Menge nicht nachweisbar sein. – e) Arsen: In einer Lösung von 0,5 g Substanz in 5 ml Salzsäure darf nach Zusatz von 0,1 g Kaliumjodid mit 5 ml Hypophosphitlösung Arsen nicht nachweisbar sein. – f) Schwermetalle: In einer Mischung von 1 ml der Lösung (1 + 9) und 9 ml W. dürfen Schwermetalle nicht nachweisbar sein. – g) Trocknungsverlust: 8 bis 9,5%, bestimmt bei 120°.

Gehaltsbestimmung. Nach Pl.Ed. I/1 und ÖAB 9 wird in saurer Lösung mit Natriumnitrit titriert. 1 ml 0,1 m $NaNO_2$ entspricht 27,73 mg $C_9H_8N_3NaO_2S_2$. Die Substanz wird zuvor quantitativ getrocknet. Nach Ross. 8 und ÖAB 9 wird eine alkalimetrische Bestimmung mit 0,1 n Salzsäure, Methylorange bzw. Methylrot als Indikator, durchgeführt.

Nach DAB 7 – DDR wird eine argentometrische Bestimmung durchgeführt: 0,3000 g getrocknete Substanz werden in einem 100-ml-Meßkolben in 20,0 ml W. gelöst. Die Lsg. wird mit 20,00 ml 0,1 n Silbernitratlsg. versetzt und umgeschwenkt. Nach 15 Min. werden 3,00 ml Weinsäurelsg. (20,0 g/100,0 ml) hinzugefügt. Die Mischung wird mit W. zu 100,00 ml aufgefüllt und nach 60 Min. durch ein trockenes Filter filtriert. Die ersten 15 ml Filtrat werden verworfen, dem klaren Filtrates werden mit 10,0 ml 5 n Salpetersäure und 5,0 ml Eisen(III)-ammoniumsulfat-Lsg. versetzt. Der Überschuß an 0,1 n Silbernitratlsg. wird mit 0,1 n Ammoniumthiocyanatlsg. bis zur rötlichgelben Färbung titriert (Feinbürette). 1 ml 0,1 n Silbernitratlsg. entspricht 27,73 mg $C_9H_8N_3NaO_2S_2$.

Aufbewahrung. Vor Licht geschützt, in gut schließenden Gefäßen.

Dosierung. Gebräuchliche Einzeldosis bei i. v. Verabreichung: 1 bis 2 g, Einzelmaximaldosis bei i.v. Verabreichung: 3,0 g, Tagesmaximaldosis bei i.v. Verabreichung: 8,0 g (ÖAB 9).

Sulfazolum Ross. 8 (!), Sulfamethylthiazol. Ultraseptyl.

$C_{10}H_{11}N_3S_2$ Formel A. 24 M.G. 269,33

2-(4'-Amino-benzolsulfonylamido)-4-methyl-thiazol.

Eigenschaften. Gelbliches, kristallines Pulver. 1 T. löst sich in etwa 2000 T. W., unlöslich in Äther, unter Salzbildung löslich in Säuren und Alkalilaugen. Fp. nach Trocknen bei 105 bis 110° bis zum konstanten Gewicht 235 bis 240°.

Erkennung. Diazotieren und Kuppeln mit β-Naphthol.

Prüfung. a) Sulfat und Chlorid: 0,5 g Substanz werden 5 Min. lang mit 50 ml W. geschüttelt und filtriert. 10 ml des Filtrates werden auf Sulfat und 10 ml auf Chlorid geprüft. Berechnet auf die Substanz dürfen nicht über 0,1% Chlorid und nicht über 0,02% Sulfat nachweisbar sein. – b) Sulfanilsäure: 0,2 g Substanz werden mit 20 ml Wasser aufgekocht. Man läßt erkalten, filtriert und gibt zu 5 ml des Filtrates 1 Tr. Methylorangelösung: Es darf keine Rotfärbung auftreten. – c) Schwermetalle: Nicht über 0,001%. – d) Sulfatasche: Nicht über 0,2%.

Gehaltsbestimmung. 0,3 g Substanz werden genau gewogen, in einer Mischung von 25 ml Aceton und 25 ml W. unter Erwärmen bis auf 50 bis 60° gelöst und mit 0,1 n Natronlauge titriert (2 ml 0,1%ige Thymolphthaleinlösung als Indikator). Der Verbrauch wird mit Hilfe eines Blindversuches korrigiert.

Handelsform: Ultraseptyl (Sanabo, Wien).

Sulfaphenazolum DAB 7 – DDR. Sulfaphenazol. 3-Sulfanilamido-2-phenyl-pyrazol.

$C_{15}H_{14}N_4O_2S$ Formel A. 25 M.G. 314,37

5-(4-Aminobenzolsulfonamido)-1-phenylpyrazol.

Gehalt. 90,0 bis 101,0% der Theorie.

Eigenschaften. Weißes oder fast weißes, mikrokristallines Pulver, Geruch nicht wahrnehmbar, von bitterem Geschmack. Löslichkeit: In W. fast unlöslich, in A. schwer löslich, in Ae. praktisch unlöslich, löslich in Aceton, unter Salzbildung löslich in verd. Alkalilaugen und verd. Mineralsäuren. Schmelzbereich: 180 bis 183°.

Erkennung. a) 0,010 g Substanz wird in 1,0 ml Essigsäure unter Erwärmen gelöst. Nach Zusatz von 1,0 ml Furfurol-Essigsäure-Lsg. zeigt die Lsg. eine gelbrote Färbung. Nach 2 Min. wird 1 Tr. konz. Schwefelsäure hinzugefügt. Die Lsg. zeigt eine kräftig rote Färbung. – b) 0,20 g Substanz werden in einem Porzellantiegel mit 0,25 g wasserfreiem Natriumcarbonat und 0,25 g Kaliumcarbonat versetzt. Die Mischung wird 10 Min. geglüht. Nach dem Erkalten wird der Rückstand in 5,0 ml 6 n Salzsäure gelöst und die Lsg. gegebenenfalls filtriert. Nach Zusatz von 10 Tr. Bariumchloridlsg. (5,0 g/100,0 ml) gibt die Lsg. einen weißen, kristallinen Niederschlag.

Prüfung. a) Laugenunlösliche Verunreinigungen, Farbe der Lsg.: 0,75 g Substanz müssen sich in der Mischung aus 11,0 ml W. und 3,75 ml n Kalilauge lösen. Die Lsg. muß klar sein. 5,0 ml der Lsg. dürfen keine stärkere Färbung zeigen als 5,0 ml der Mischung aus 0,150 ml Eisen-FL, 0,150 ml Kobalt-FL, 0,200 ml Kupfer-FL und 9,5 ml 0,5 n Salzsäure. – b) Säureunlösliche Verunreinigungen: 0,1000 g Substanz muß sich in der Mischung aus 3,0 ml W. und 2,00 ml 6 n Salzsäurelsg. lösen. Die Lsg. muß klar sein. – c) Alkalisch oder sauer reagierende Verunreinigungen: 1,20 g Substanz werden mit 60,0 ml W. versetzt. Die Mischung wird auf 70° erwärmt, 5 Min. bei dieser Temperatur gehalten und nach dem Erkalten filtriert. 25,0 ml des Filtrates müssen nach Zusatz von 3 Tr. Phenolphthaleinlsg. farblos und nach darauffolgendem Zusatz von 3,00 ml 0,01 n Kalilauge rot gefärbt sein. – d) Schwermetall-Ionen: 5,0 ml der Lsg. von a) werden zu 3 Tr. Natriumsulfidlsg. gegeben. Diese Lsg. darf weder eine Trübung noch eine stärkere Färbung zeigen als 5,0 ml der Lsg. von a). – e) Chlorid: 5,0 ml des Filtrates von c) dürfen nach Zusatz von 5,0 ml W. bei der Prüfung auf Chlorid (Bd. I, 257) keine stärkere Trübung als die Vergleichsprobe zeigen (höchstens 0,01 % Cl⁻). – f) Sulfat: 5,0 ml des Filtrates von c) dürfen nach Zusatz von 5,0 ml W. bei der Prüfung auf Sulfat (Bd. I, 263) keine Trübung zeigen. – g) Sulfatasche: 1,00 g Substanz darf höchstens 0,10% Rückstand hinterlassen. – h) Trocknungsverlust: 0,200 g Substanz werden 24 Std. über Silicagel getrocknet. Die Substanz darf höchstens 0,50% Masse verlieren. Der Rückstand ist zur Gehaltsbestimmung aufzubewahren.

Gehaltsbestimmung. 0,1200 bis 0,1300 g getrocknete Substanz von h) werden in einem mit Glasstopfen verschließbaren 200-ml-Erlenmeyerkolben in der Mischung aus 6,50 ml konz. Salzsäure und 3,50 ml W. gelöst. Nach Zusatz von 50,0 ml Essigsäure und 5,0 ml Kaliumbromidlsg. (20,0 g/100,0 ml) wird die Lsg. unter Schwenken mit 30,00 ml 0,1 n Kaliumbromatlsg. versetzt und 10 Min. stehen gelassen. Anschließend werden 0,50 g Kaliumjodid hinzugefügt. Nach 1 Min. wird das ausgeschiedene Jod mit 0,1 n Natriumthiosulfatlsg. titriert (Feinbürette). Sobald die Lsg. nur noch schwach gelb gefärbt ist, werden 2,0 ml Stärkelsg. hinzugefügt. 1 ml 0,1 n Kaliumbromatlsg. ist 5,239 mg Sulfaphenazol äquivalent.

Aufbewahrung. Vor Licht geschützt.

Anwendung. Langwirkendes Sulfonamid zur Behandlung verschiedener Infektionen. Äußerlich als Gel anwendbar, in der Ophthalmologie als Salbe (s. auch S. 520).

Dosierung. Einzelmaximaldosis: oral 2,0 g. Tagesmaximaldosis: oral 4,0 g.

Handelsformen: Orisul (Ciba); Orsine.

Sulphamethizole BP 63. Sulfamethizole NND 63. Sulfamethizolum Ph.Dan. IX – Add. N^1-(5-Methyl-1,3,4-thiadiazol-2-yl)-sulfanilamide. 2-Sulfanilamido-5-methyl-1,3,4-thiadiazole.

$C_9H_{10}N_4O_2S_2$ Formel A. 26 M.G. 270,34
2-(4'-Amino-benzolsulfonylamido)-5-methyl-1,3,4-thiodiazol.

Eigenschaften. Farblose Kristalle oder weißes bis schwach gelbliches, kristallines, praktisch geruchloses Pulver von schwach bitterem Geschmack. Löslichkeit: Löslich in etwa 3000 T. W. von 20°, in etwa 60 T. siedendem W., in etwa 25 T. A., in etwa 15 T. Aceton, wenig löslich in Ae. und Chloroform sowie Benzol, unter Salzbildung löslich in verd. Mineralsäure und verd. Alkalilaugen. Fp. um 209° (BP 63), 209 bis 212° (Ph.Dan. IX – Add.).

Erkennung. a) 10 mg Substanz werden in einer Mischung von 10 ml W. und 2 ml 0,1 n Natronlauge gelöst und mit 0,5 ml Kupfersulfatlösung versetzt. Es entsteht eine hellgrüne Fällung, die beim Stehen ihre Farbe nicht verändert (BP 63). – b) Nach Diazotierung und Kuppeln mit β-Naphthol entsteht eine orangerote Fällung, die beim Stehen dunkler wird. – c) 0,2 g Sulfamethizol werden mit 5 ml Eisessig und 0,5 ml Acetanhydrid 3 Min. lang gekocht und mit 10 ml W. verdünnt. Es kristallisiert das Acetylprodukt von Fp. 241 bis 244° aus (Ph.Dan. IX – Add., BP 63).

Prüfung. Nach BP 63: a) Acidität: 1 g Substanz wird mit 50 ml W. 5 Min. lang auf etwa 70° erhitzt, rasch abgekühlt und filtriert. 25 ml des Filtrates dürfen zur Neutralisation gegen Phenolphthalein nicht mehr als 0,5 ml 0,1 n Natronlauge verbrauchen. –

b) *Aussehen der Lösung:* Eine 5%ige, mit verd. Salzsäure bereitete Lösung ist klar und nicht stärker gefärbt als blaßgelb. – c) *Blei:* Nicht über 10 T. pro Million. – d) *Gewichtsverlust:* Nicht über 0,5% bei 105° bis zur Gewichtskonstanz getrocknet. – e) *Sulfatasche:* Nicht über 0,1%.

Gehaltsbestimmung. Nach Ph.Dan. IX – Add. wird eine acidimetrische Titration durchgeführt: 0,1250 g Substanz werden unter Erwärmen in 10 ml A. gelöst, mit 10 ml W. verdünnt und mit 5 Tr. Thymolblaulösung versetzt. Der Verbrauch an 0,1 n Natronlauge soll 4,58 bis 4,67 ml betragen, was einem Gehalt von 99,0 bis 101,0% $C_9H_{10}N_4O_2S_2$ entspricht. Nach BP 63 wird in bekannter Weise mit Natriumnitrit in saurer Lösung titriert. 1 ml 0,1 m $NaNO_2$ entspricht 0,02703 g $C_9H_{10}N_4O_2S_2$. Forderung: Nicht unter 99%.

Aufbewahrung. Vor Licht geschützt, in gut schließenden Gefäßen.

Anwendung. In erster Linie zur Behandlung von Infektionen der Harnwege.

Dosierung. 100 bis 200 mg alle 4 bis 6 Std. (BP 63).

Handelsformen: Thiosulfil (Ayerst Lab., USA), Lucosil.

Sulfaethidolum DAB 7 – DDR. Sulfäthidol. Sulfaethidole NND 63, Sulfaäthylthiodiazol. N^1-(5-Ethyl-1,3,4-thiadiazol-2-yl)-sulfanilamide. 2-Sulfanilamido-5-ethyl-1,3,4-thiadiazole.

$C_{10}H_{12}N_4O_2S_2$ Formel A. 27   M.G. 284,34

2-(4'-Amino-benzolsulfonylamido)-5-äthyl-1,3,4-thiodiazol.

Eigenschaften. Weißes, kristallines, leicht bitter schmeckendes Pulver. Löslichkeit: Schwer löslich in W. und in A., löslich in Aceton, unter Salzbildung löslich in verd. Mineralsäuren und verd. Alkalilaugen. Aus der Lösung in 10 T. verd. Salzsäure scheiden sich beim Stehen feine Kristalle aus. Die wäßrige Lösung von Sulfaäthidol rötet Lackmuspapier schwach. Fp. 185 bis 188°.

Erkennung. a) Reaktion mit Furfuroleisessig wie bei Sulfathiazol. – b) Sulfatnachweis in der Kalium-Natriumcarbonat-Schmelze wie bei Sulfathiazol. – c) Wird die Lösung von 0,01 g Substanz in einer Mischung von 5 ml W. und 2 Tr. Natronlauge mit 2 ml einer Lösung von 1 T. Kupfersulfat in 9 T. W. versetzt, so entsteht ein grünlicher Niederschlag. – d) Übergießt man in einem Reagensglas ein Gemisch von 0,1 g Substanz und 0,2 g Zinkfeile mit 2 ml Salzsäure, so tritt ein merkaptanähnlicher Geruch auf (DAB 7 – DDR).

Prüfung. a) Sulfat und Chlorid: Die Lösung von 0,2 g Substanz in 10 ml verd. Salpetersäure muß klar sein und darf weder durch Bariumnitratlösung sofort verändert noch durch 3 Tr. Silbernitratlösung mehr als opalisierend getrübt werden. – b) Schwermetalle: 0,1 g Substanz wird unter Erwärmen in 3 ml W. und 2 ml verd. Essigsäure gelöst. Nach dem Erkalten wird filtriert. Wird das klare Filtrat mit 3 Tr. Natriumsulfidlösung versetzt, so darf es nicht sofort verändert werden. – c) Arsen: Ein Gemisch von 0,1 g Substanz und 3 ml Natriumhypophosphitlösung darf nach viertelstündigem Erhitzen im Wasserbad keine dunklere Färbung annehmen. – d) Fremde organische Stoffe: Die Lösung von 0,1 g Substanz in 3 ml Schwefelsäure darf nach 5 Min. langem Erhitzen im Wasserbad höchstens blaßgelb gefärbt werden. – e) Verbrennungsrückstand: 0,2 g Substanz dürfen nach dem Verbrennen keinen wägbaren Rückstand hinterlassen.

Gehaltsbestimmung. Direkte bromometrische Titration, Ausführung wie bei Sulfacetamid oder Sulfaguanidin. Einwaage etwa 0,1 g. 1 ml 0,1 n $KBrO_3$ entspricht 0,007108 g Sulfaäthylthiodiazol. Forderung: Nicht unter 98,1%.

Aufbewahrung. Vor Licht geschützt.

Handelsformen: Globucid (Schering), Sul-Spansion und Sul-Spantab (Smith, Kline & French, USA).

Sulfanthrolum Ross. 9. Sulfanthrol. 2-(p-Aminobenzolsulfonamido)-sodium benzoate hydrate.

$C_{13}H_{11}N_2NaO_4S \cdot 1^1/_2 H_2O$ Formel A. 28   M.G. 341,33

Natrium-2-(4'-amino-benzolsulfonylamido)-benzoat.

Eigenschaften. Weißes oder fast weißes, kristallines Pulver, löslich in W., leicht löslich in heißem W., wenig löslich in A.

Erkennung. a) 0,1 g Substanz werden mit 2 ml verd. Salzsäure vermischt und mit 5 ml 0,1 m Natriumnitritlsg. versetzt. Nach dem Schütteln gibt man diese Lsg. zu 5 ml alkalischer β-Naphthollsg. Es entsteht eine kirschrote Färbung. – b) 0,1 g Substanz wird in 5 ml

W. gelöst und mit 1 ml Kupfer(II)-sulfat-Lsg. versetzt. Es fällt ein hellgrüner Niederschlag aus, der nach 1 bis 2 Min. eine hell-blaugrüne Färbung annimmt (Unterschied zu anderen Sulfonamiden). – c) Die Substanz gibt eine gelbe Flammenfärbung.

Prüfung. a) Aussehen der Lösung: 0,5 g Substanz werden in 10 ml W. gelöst. Die Lsg. muß klar und farblos sein. – b) Sulfat: 0,3 g Substanz werden in 14 ml W. gelöst und mit 1 ml verd. Salpetersäure versetzt. Das ausgefällte Sulfonamid wird nach kurzem Stehen abfiltriert und das klare Filtrat auf Sulfat geprüft: höchstens 0,01% der Substanz. – c) Trocknungsverlust: Etwa 0,5 g Substanz werden genau gewogen und bei 115 bis 120° bis zur Gewichtskonstanz getrocknet. Trocknungsverlust höchstens 8%. – d) Schwermetallionen: Die Sulfatasche darf höchstens 0,001% Schwermetallionen, berechnet für die Substanz, enthalten. – e) Arsen: Höchstens 0,0002%.

Gehaltsbestimmung. Ross. 9 läßt entweder eine Diazotitration oder eine acidimetrische Titration durchführen. Vorschrift zur acidimetrischen Bestimmung: 0,1 bis 0,2 g Substanz werden genau gewogen, in 10 ml Methanol gelöst, mit dem gleichen Volumen Aceton versetzt und mit 0,1 n Salzsäure gegen Thymolblau bis zum Farbumschlag nach Rosa titriert. 1 ml 0,1 n Salzsäure (bzw. 1 ml 0,1 m Natriumnitrit) entspricht 0,03143 g getrocknetem Sulfanthrol.

Aufbewahrung. Vorsichtig! In gut schließenden Gefäßen, an einem trockenen Platz.

Sulfachlorpyridazin.

$C_{10}H_9ClN_4O_2$ M.G. 284,74

Handelsformen: Consulid, Nefrosulfin.

Sulfamethoxypyrazin. Sulfalen.

$C_{11}H_{12}N_4O_3S$ M.G. 280,31

Handelsform: Kelfizina.

Sulfamethoxazol.

$C_{10}H_{11}N_3O_3S$ M.G. 253,29

Handelsform: Gantanol.

Streptocidum album solubile Ross. 9.

$C_7H_9N_2NaO_5S_2$ Formel B: 1   M.G. 288,28

Benzolsulfonylamid-4-aminomethansulfonat-natrium.

Eigenschaften. Sehr gut löslich in Wasser, unlöslich in organischen Lösungsmitteln.

Erkennung. 0,1 g Substanz löst man in 10 ml Salzsäure und kocht einige Min.: Es entsteht der Geruch nach schwefliger Säure. Das in der Lösung verbleibende Sulfanilamid gibt die S. 534 beschriebenen Reaktionen.

Prüfung. a) Eine 10%ige Lösung soll farblos sein. – b) Chlorid: Höchstens 0,02%. – c) Sulfitgehalt: Eine Lösung von 0,4 g Substanz in 40 ml Wasser versetzt man mit 3 Tr. Stärkelösung und titriert mit 0,1 n Jodlösung. Der Verbrauch darf höchstens 0,05 ml betragen. – d) Gewichtsverlust beim Trocknen bei 100° bis zum konstanten Gewicht: Nicht über 3%. – e) Sulfatasche: Nicht über 27,8%. – f) Schwermetalle: Nicht über 0,001%.

Gehaltsbestimmung. 0,2 g Substanz werden mit 5 ml 10%iger Natronlauge zur Trockne eingedampft. Den Rückstand versetzt man mit 15 bis 20 ml 10%iger Salzsäure und kocht bis zur Beendigung des Schwefeldioxidgeruchs. Dann werden 35 ml 0,1 n Kaliumbromatlösung, 2 g Kaliumbromid und 15 ml 10%iger Salzsäure zugegeben. Nach Zusatz von 15 ml 10%iger Kaliumjodidlösung wird mit 0,1 n Natriumthiosulfatlösung titriert. 1 ml 0,1 n $KBrO_3$ entspricht 0,0072 g. Forderung 96%.

Succinylsulphathiazole BP 63. Succinylsulfathiazole USP XV (!), NND 63. Succinylsulfathiazolum PI.Ed. I/1, CsL 2. 2-(N^4-Succinyl-sulfanilamido)-thiazol.

$C_{13}H_{13}N_3O_5S_2 \cdot H_2O$ Formel B. 2   M.G. 373,41

2-(4'-Succinylamido-benzolsulfonylamido)-thiazol (als Monohydrat).

Herstellung. Durch Umsetzung von Bernsteinsäureanhydrid mit Sulfathiazol (US-Pat. 2 324 013/4) oder aus p-Succinylamido-benzolsulfonylchlorid mit 2-Amino-thiazol in Benzol (Brit. Pat. 578 004).

Eigenschaften. Weißes oder schwach gelbliches, kristallines, geruchloses Pulver von schwach bitterem Geschmack. Löslichkeit: Unlöslich in Wasser, löslich in etwa 200 T. A. (95%) bei 20°, wenig löslich in Aceton, unlöslich in Chloroform und Äther, löslich in Alkalilaugen und in Natriumhydrogencarbonatlösungen unter CO_2-Entwicklung. Fp. 188 bis 196 (PI.Ed. I/1), um 190° (BP 63) (Zers.).

Erkennung. a) Etwa 50 mg werden in einem trockenen Röhrchen bis zum Schmelzen erhitzt; bei weiterem Erhitzen entwickeln sich stechend riechende Dämpfe, die angefeuchtetes Bleiacetatpapier dunkel färben (BP 63, PI.Ed. I/1). – b) Succinylsulfathiazol gibt nach dem Verseifen durch Diazotieren und Kuppeln mit β-Naphthol einen orangefarbenen Niederschlag (PI.Ed. I/1). – c) Etwa 0,1 g Substanz werden mit 5 ml Natronlauge und 2,5 ml Wasser 1 Std. auf dem Wasserbad erhitzt. Nach dem Abkühlen wird auf 10 ml verdünnt und mit verd. Salzsäure neutralisiert. Es bilden sich Kristallschuppen, die abfiltriert, mit Wasser gewaschen und bei 100° getrocknet werden. Fp. 198 bis 204° (PI.Ed. I/1, ähnlich BP 63). – d) 0,5 g Substanz werden mit 10 ml verd. Salzsäure 10 Min. lang gelinde erhitzt und dann auf dem Wasserbad zur Trockne eingedampft. Dann werden 5 ml verd. Ammoniaklösung zugesetzt und in einem Schälchen auf dem Wasserbad erneut zur Trockne eingedampft. Anschließend wird 30 Min. bei 105° getrocknet. Der Rückstand wird mit 2,5 g Zinkstaub vermischt und in einem Reagensglas über freier Flamme vorsichtig erhitzt. In die entweichenden Dämpfe wird ein mit verd. Salzsäure angefeuchteter Fichtenspan gehalten, der eine rote bis rotbraune Färbung annimmt (BP 63; Kiefernholzspan: PI.Ed. I/1).

Prüfung. a) Vollständigkeit und Farbe der Lösung: 1 g Substanz muß sich in einem Gemisch von 20 ml Wasser und 5 ml Natronlauge vollständig lösen, wobei die Lösung höchstens schwach gelblich gefärbt sein darf (PI.Ed. I/1, ähnlich BP 63). – b) Acidität: 2 g Substanz werden mit 50 ml Wasser 5 Min. lang auf etwa 70° erhitzt, abgekühlt und filtriert. 25 ml des Filtrates dürfen zur Neutralisation gegen Phenolphthalein höchstens 1,0 ml 0,1 n Natronlauge verbrauchen (BP 63, PI.Ed. I/1). – c) Chlorid und Sulfat dürfen im gleichen Filtrat in unzulässiger Menge nicht nachweisbar sein (PI.Ed. I/1). – d) Blei: Höchstens 10 T. pro Million. – e) Schwermetalle: Höchstens 20 T. pro Million. – f) Arsen: Höchstens 2 T. pro Million. – g) Freies Sulfathiazol: Zu einer Lösung von 0,25 g Substanz in 45 ml A. (50%) werden 1 ml einer 10%igen, wäßrigen Lösung von Essigsäure und 2,5 ml einer 0,1%igen wäßrigen Lösung von Natriumnitrit zugegeben. Nach dem Mischen läßt man 3 Min. stehen. Dann wird 1 ml einer 2%igen, wäßrigen Lösung von Harnstoff zugesetzt, falls notwendig filtriert, die Lösung 10 Min. stehen gelassen, auf 50 ml aufgefüllt und 1 ml einer 0,1%igen Lösung von N-(1-Naphthyl)-äthylendiaminhydrochlorid zugegeben. Die gebildete Färbung darf nicht dunkler sein als eine entsprechend hergestellte Vergleichslösung aus 1,25 ml einer Lösung von 0,1 g Sulfathiazol und 0,5 ml Salzsäure in 100 ml Wassser, die mit Wasser auf 45 ml aufgefüllt und wie oben angegeben behandelt wurde (PI.Ed. I/1, ähnlich BP 63). – h) Trocknungsverlust: Höchstens 5%, nach dem Trocknen bei 105° bis zur Gewichtskonstanz (PI.Ed. I/1; zwischen 4,0 und 5,5% BP 63). – i) Sulfatasche: Höchstens 0,1%.

Gehaltsbestimmung. Nach BP 63 werden etwa 0,9 g, nach PI.Ed. I/1 etwa 0,5 g Substanz genau gewogen und mit Salzsäure in der Hitze verseift. Nach dem Abkühlen wird, wie unter Sulfathiazol beschrieben, mit Natriumnitrit titriert. 1 ml 0,1 m $NaNO_2$ entspricht 0,03 554 g $C_{13}H_{13}N_3O_5S_2$. Forderung nach BP 63: 99,0 bis 101,0%, berechnet auf die getrocknete Substanz; nach PI.Ed. I/1: Mindestens 99,0%. Nach USP XV werden 0,5 g Substanz 4 Std. bei 105° getrocknet, natronalkalisch verseift, mit Salzsäure im Überschuß versetzt und dann ebenfalls mit Natriumnitrit titriert. Forderung: Mindestens 99,0%.

Aufbewahrung. Vor Licht geschützt, in dicht schließenden Gefäßen.

Anwendung. Als Chemotherapeuticum bei infektiösen Darmerkrankungen.

Dosierung. 10 bis 20 g täglich, in versch. Gaben (BP 63).

Handelsformen: Sulfasuxidine (Merck, Sharp & Dohme), Colistatin (Herts Pharmac., USA).

Phthalylsulfathiazolum DAB 7 – DDR. Ph.Helv. V – Suppl. II, Ph.Dan. IX – Add. Phthalylsulfathiazole USP XVII, NND 63. Phthalylsulphathiazole BP 63. 4'-(2-Thiazolylsulfamoyl)-phthalanilic acid. Phthalazolum Ross. 9.

$C_{17}H_{13}N_3O_5S_2$ Formel B. 4 M.G. 403,44
2-(4'-Phthalylamido-benzolsulfonylamido)-thiazol.

Herstellung. Durch Kondensation von Sulfathiazol mit Phthalsäureanhydrid (US-Pat. 2 324 013–15).

Eigenschaften. Farblose bis schwach gelbliche Kristalle oder weißes bis schwach gelbliches, geruchloses, schwach bitter schmeckendes, kristallines Pulver, das bei Belichtung allmählich dunkler wird. Löslichkeit: Fast unlöslich in Wasser und in Chloroform, sehr schwer löslich in Äther, löslich in jeweils etwa 250 T. A. oder Aceton, unlöslich in verd. kalter Salzsäure, löslich in Natronlauge und Natriumhydrogencarbonatlösung. Fp.: Phthalylsulfathiazol bräunt sich bei raschem Erhitzen bei etwa 245° und zersetzt sich zwischen 271 und 275°.

Erkennung. a) 250 mg Substanz werden mit 500 mg Natriumhydrogencarbonat und 10 ml Wasser erwärmt; die Substanz löst sich unter CO_2-Entwicklung (USP XVII). – b) Nach dem Verseifen mit verd. Salzsäure wird diazotiert und mit β-Naphthol gekuppelt: tiefrote Färbung (Ph.Helv. V – Suppl. II). – c) Nach dem Schmelzen oder Glühen mit Natrium-Kaliumcarbonat läßt sich Sulfat nachweisen (Ph.Helv. V – Suppl. II). – d) 0,1 g Substanz und 0,1 g Resorcin werden in einem Reagensglas mit 1 Tr. Schwefelsäure versetzt und vorsichtig erhitzt, bis die Schmelze eine Orangefärbung angenommen hat. Nach dem Erkalten werden vorsichtig 2 ml Natronlauge zugesetzt. Einige Tr. des Gemisches erzeugen in 200 ml Wasser eine gelbe Färbung mit starker grüner Fluoreszenz (DAB 7 – DDR, ähnlich in USP XVII, Ph.Helv. V – Suppl. II, BP 63). – e) 50 mg Substanz werden in einem trockenen Röhrchen stark erhitzt; die entstehenden, stechend riechenden Dämpfe färben angefeuchtetes Bleiacetatpapier dunkel (BP 63). – f) 2 g Substanz werden mit 20 ml Natronlauge 10 Min. lang gekocht, abgekühlt, mit 15 ml Salzsäure versetzt, erneut abgekühlt und so lange in kleinen Portionen mit Natriumhydrogencarbonatlösung versetzt, bis die CO_2-Entwicklung beendet ist und eine weiße Fällung entstanden ist. Nach dem Umkristallisieren aus Wasser und dem Trocknen bei 105° zeigt die Substanz einen Fp. um 200° (BP 63).

Prüfung. a) Lösliche Säure: 0,6 g Phthalylsulfathiazol werden 1 Min. lang mit 30 ml Wasser geschüttelt und dann filtriert. 10 ml des Filtrates dürfen nach Zusatz von 2 Tr. Phenolphthaleinlösung höchstens 0,2 ml 0,1 n Kalilauge bis zur bleibenden schwachen Rotfärbung der Lösung verbrauchen. – b) Sulfat und Chlorid: Das mit 0,5 ml Salpetersäure versetzte Filtrat darf weder durch Bariumnitratlösung sofort verändert noch durch Silbernitratlösung mehr als opalisierend getrübt werden. – c) Schwermetalle: Das Filtrat darf nach Zusatz von 3 Tr. verd. Essigsäure durch 3 Tr. Natriumsulfidlösung nicht sofort verändert werden. – d) Arsen: Ein Gemisch von 0,1 g Phthalylsulfathiazol und 3 ml Natriumhypophosphitlösung darf nach viertelstündigem Erhitzen im Wasserbad keine dunklere Färbung annehmen. – e) Fremde organische Stoffe: Die Lösung von 0,1 g Substanz in 3 ml Schwefelsäure darf nach 5 Min. langem Erhitzen im Wasserbad höchstens gelb gefärbt sein. – f) Freies Sulfathiazol: 0,1 g Substanz wird 1 Min. lang mit 0,5 ml verd. Salzsäure und 9,5 ml Wasser geschüttelt. 2 ml des Filtrates dürfen sich nach Zusatz von 2 Tr. Natriumnitritlösung nicht stärker gelb färben als 2 ml einer Lösung von 0,01 g Sulfathiazol in 5 ml verd. Salzsäure und 95 ml Wasser nach Zusatz von 2 Tr. der gleichen Natriumnitritlösung. – g) Verbrennungsrückstand: 0,2 g Phthalylsulfathiazol dürfen nach dem Verbrennen keinen wägbaren Rückstand hinterlassen. – Nach BP 63 und USP XVI: h) Gewichtsverlust beim Trocknen bis zur Gewichtskonstanz bei 105°: nicht über 2%. – i) Sulfatasche: Höchstens 0,1%.

Gehaltsbestimmung. Nach BP 63 und USP XVII wird mit verd. Salzsäure verseift und die erkaltete Lösung mit Natriumnitrit titriert. BP 63: Einwaage etwa 0,8 g, Endpunktsbestimmung mit der dead-stop-Methode. Forderung: 98,5 bis 102,5%; 1 ml 0,1 m $NaNO_2$ entspricht 0,04034 g $C_{17}H_{13}N_3O_5S_2$. USP XVI: Einwaage etwa 1 g. Forderung: Mindestens 98%.

Nach DAB 7 – DDR und Ph.Helv. V – Suppl. II wird eine argentometrische Titration durchgeführt. Vorschrift DAB 7 – DDR: 0,4000 g getrocknete Substanz werden in einem Meßkölbchen von 100 ml Inhalt in 1,00 ml 3 n Ammoniakflüssigkeit gelöst. Die Lösung wird mit 20 ml Wasser und 20 ml 0,1 n Silbernitratlösung versetzt und umgeschüttelt. Nach 15 Min. werden 6 ml Weinsäurelösung hinzugefügt; dann wird die Lösung kräftig umgeschüttelt und mit Wasser auf 100 ml aufgefüllt. Nach 1 Std. wird durch ein trockenes Filter filtriert. Die ersten 15 ml des Filtrates werden verworfen. 50 ml des klaren Filtrates werden mit 15 ml 5 n Salpetersäure und 5 ml Eisen(III)-sulfatlösung versetzt und mit 0,1 n Ammoniumrhodanidlösung bis zum Farbumschlag titriert. Für je 0,2 g Phthalylsulfathiazol müssen mindestens 4,86 ml 0,1 n Silbernitratlösung verbraucht werden, was einem Mindestgehalt von 98,0% entspricht. 1 ml 0,1 n AgNO$_3$ entspricht 0,043034 g C$_{17}$H$_{13}$N$_3$O$_5$S$_2$.

Aufbewahrung. Vor Licht geschützt, in gut schließenden Gefäßen.

Anwendung. Als Chemotherapeuticum bei infektiösen Darmerkrankungen und prophylaktisch prae- und postoperativ bei Magen- und Darmoperationen.

Dosierung. 1 g alle 4 Std. (USP XVII). 5 bis 10 g täglich, in versch. Gaben (BP 63).

Handelsformen: Taleudron (Bayer), Sulfathalidine (Merck, Sharp & Dohme), Thalazole (May u. Baker), Thalistatyl (Herts Pharmac.).

Oxychinolin-Phthalylsulfathiazol. Ilentazol.

Formel B. 5 Salzartige Verbindung aus 8-Hydroxychinolin und 2-(4'-Phthalylamidobenzolsulfonylamido)-thiazol.

Eigenschaften. Kristalle, die sich oberhalb 220° zersetzen. In W. schwer löslich. Spaltbar durch starke Säuren.

Anwendung. Zur Behandlung von Magen-Darm-Infektionen. Hervorgehoben wird das breite Wirkungsspektrum.

Literatur: BRODHAGE, H., u. A. E. WILDER-SMITH: Arzneimittel-Forsch. 4, 735 (1954).

Handelsform: Ilentazol (Geistlich Söhne AG, Wolhusen, Schweiz).

Sulfanilacetamidum Phthalylatum ÖAB 9. Phthalylsulfanilacetamid.

C$_{16}$H$_{14}$N$_2$O$_6$S Formel B. 6 M.G. 362,37
4-Phthalylamido-benzolsulfonyl-acetamid.

Eigenschaften. Weißes, kristallines Pulver, geruchlos, von schwach säuerlichem Geschmack, verfärbt sich bei Belichtung allmählich. Löslichkeit: Löslich in etwa 1200 T. W. von 20°, löslich in siedendem W., wenig löslich in A., mäßig löslich in Aceton, unlöslich in Säuren, unter Salzbildung und allmählicher Zersetzung löslich in Lösungen von Alkalihydroxiden, Alkalicarbonaten, Alkalihydrogencarbonaten und Ammoniak. Schmelzintervall 192 bis 196°.

Erkennung. a) Erhitzt man etwa 2 mg Substanz und 2 mg Resorcin mit 4 Tr. konz. Schwefelsäure bis zum Eintreten der Reaktion, welche unter Gasentwicklung und Grünfärbung der Mischung abläuft, verdünnt nach dem Abkühlen mit 5 ml Wasser und macht mit konz. Ammoniak alkalisch, so entsteht eine rötlichgelbe Lösung, die, besonders nach starkem Verdünnen, intensiv grün fluoresziert. – b) Erhitzt man etwa 0,1 g Substanz mit 2 ml verd. Natronlauge, 2 Min. lang zum Sieden und säuert hierauf nach Zusatz von 2 ml W. mit 2 ml Salzsäure an, so scheidet sich beim Abkühlen ein weißer, kristalliner Niederschlag von Phthalsäure aus. – c) Filtriert man von der Phthalsäure ab, so wird das Filtrat durch Diazotieren und Kuppeln mit β-Naphthol intensiv rot. – d) Reaktion mit Phenol und Kaliumbromat s. Sulfanilacetamid. – e) Sulfatnachweis in der Carbonatschmelze s. Sulfanilacetamid. – f) Erhitzt man eine Mischung von 1 Tr. n Natronlauge, 1 ml W. und 1 Tr. Phenolphthaleinlösung mit Phthalylsulfanilacetamid bis zur Entfärbung, so bleibt die abgekühlte Lösung auf Zusatz von 1 Tr. Kupfersulfatlösung klar. Beim Erhitzen entsteht ein hell blaugrüner, feinkristalliner Niederschlag. – g) Erhitzt man etwa 10 mg Substanz mit 5 Tr. W., 5 Tr. Äthanol und 10 Tr. konz. Schwefelsäure, so tritt der Geruch nach Essigsäureäthylester auf.

Prüfung. a) Wasserlösliche, sauer oder alkalisch reagierende Stoffe: Erhitzt man 1 g Substanz mit 50 ml W. 5 Min. lang auf etwa 70°, kühlt hierauf rasch ab und filtriert, so müssen sich 20 ml des Filtrats auf Zusatz von 5 Tr. Phenolblaulösung gelb oder grün und bei darauffolgendem Zusatz von 0,10 ml 0,1 n Natronlauge grün oder blau färben. – b) Chlorid und Sulfat dürfen in der oben erhaltenen Prüflösung in unzulässiger Menge nicht nachweisbar sein. – c) Arsen: In einer Mischung von 0,5 g Substanz und 5 ml Salzsäure darf nach Zusatz von 0,1 g Kaliumjodid mit 5 ml Hypophosphitlösung Arsen nicht nachweisbar sein. – d) Ammoniakunlösliche Stoffe: Eine Lösung von 0,5 g Substanz in 5 ml verd. Ammoniak und 5 ml W. muß klar und farblos sein. – e) In einer Mischung von 2 ml der bei der Prüfung auf ammoniakunlösliche Stoffe erhaltenen Lösung und 8 ml W. dürfen Schwermetalle nicht nachweisbar sein. – f) Freies Sulfanilacetamid: 0,020 g Phthalylsulfanilacetamid. werden in einem 50 ml fassenden Meßkolben in 2 ml Aceton gelöst. Die Lösung versetzt man mit 30 ml W. und 6 ml verd. Salzsäure, fügt hierauf 0,4 ml Natriumnitritlösung (0,1 m) hinzu, mischt und läßt 3 Min. lang stehen. Nun versetzt man mit etwa 0,2 g Ammoniumsulfamat ($NH_4SO_3NH_2$), läßt 5 Min. lang stehen, fügt 4 ml N-(1-Naphthyl)-äthylendiaminhydrochloridlösung (0,1%ig) hinzu, mischt und füllt mit W. bis zur Marke auf. Die erhaltene Lösung darf nicht stärker gefärbt sein als eine gleichzeitig in folgender Weise bereitete Vergleichslösung: 0,010 g Sulfanilacetamid wird in einem Meßkolben in 3 ml verd. Salzsäure und W. zu 100 ml gelöst. 5,00 ml dieser Lösung versetzt man in einem 50 ml fassenden Meßkolben mit 2 ml Aceton und 30 ml W. und behandelt die erhaltene Lösung weiter in der oben beschriebenen Weise. – g) Trocknungsverlust: Höchstens 0,5%. – h) Verbrennungsrückstand: Höchstens 0,1%.

Gehaltsbestimmung. a) 0,3624 g Substanz werden in 10 ml siedendem A. gelöst und nach Zusatz von 10 Tr. Phenolphthaleinlösung mit 0,1 n Natronlauge auf Rosa titriert. Nun fügt man 21 ml 0,1 n Silbernitratlösung hinzu und titriert weiter mit 0,1 n Natronlauge, unter Zusatz von 10 Tr. Phenolrotlösung, auf Rot. Für die angegebene Einwaage müssen insgesamt 19,80 bis 20,20 ml 0,1 n NaOH verbraucht werden, entsprechend 99,0 bis 101,0% d. Th. 1 ml 0,1 n NaOH entspricht 18,12 mg $C_{16}H_{14}N_2O_6S$. – b) 0,3624 g Substanz werden mit 80 ml einer Mischung von 1 Vol.-T. Salzsäure und 1 Vol.-T. W. 1 Std. lang unter Rückfluß gekocht. Die erhaltene Lösung kühlt man auf 15° ab und titriert hierauf langsam unter kräftigem Umrühren mit 0,1 n Natriumnitritlösung. Endpunktsermittlung durch Tüpfeln auf Kaliumjodidstärkepapier, Korrektur durch Blindversuch. Die Differenz der bei den beiden Titrationen verbrauchten ml 0,1 m $NaNO_2$ muß für die angegebene Einwaage 9,90 bis 10,10 ml betragen, entsprechend 99,0 bis 101,0% d. Th. 1 ml 0,1 m $NaNO_2$ entspricht 36,24 mg $C_{16}H_{14}N_2O_6S$.

Aufbewahrung. Vor Licht geschützt, in gut schließenden Gefäßen.

Dosierung. Gebräuchliche Einzeldosis 0,5 bis 1,0 g, Einzelmaximaldosis 1,0 g, Tagesmaximaldosis 3,0 g.

Glucosulfonamidum. p-Aminobenzolsulfanyl-oxymethylamid-N^4-D-glucosidosulfonsaures Natrium. Ladogal.

Formel B. 7
4-Amino-benzolsulfonyl-hydroxymethylamid-N^4-D-glucosidosulfonsaures Natrium.

Anwendung. Als Chemotherapeuticum, insbesondere in Fällen, wo eine gute Wasserlöslichkeit gefordert wird (s. dazu S. 520).

Handelsform: Ladogal (C. F. Boehringer, Mannheim).

Formaldehyd-Sulfathiazol. Formo-Cibazol.

Formel B. 8   Kondensationsprodukt von Sulfathiazol und Formaldehyd.

Herstellung. Bei der Kondensation von Sulfathiazol und HCHO entsteht nach NADKARNY, BHATNAGAR u. a. [Chem. Zbl. *II*, 408 (1950)] zunächst eine SCHIFFsche Base, worauf dann Trimerisierung erfolgt:

$$\underbrace{\overset{N}{\underset{S}{\diagdown}}\!\!\!-\!\!\!\overset{|}{\underset{H}{N}}\!\!-\!\!SO_2\!-\!\!\!\langle\!\!\!\!\bigcirc\!\!\!\!\rangle\!\!\!-\!\!NH_2}_{R} + HCHO \xrightarrow{H_2O} R\!-\!N\!\!=\!\!CH_2$$

$$3\,R\!-\!N\!\!=\!\!CH_2 \longrightarrow \begin{array}{c} R\diagdown N \diagup CH_2 \diagdown N \diagup R \\ | \qquad\qquad | \\ H_2C \qquad\quad CH_2 \\ \diagdown N \diagup \\ | \\ R \end{array}$$

Eigenschaften. Formo-Cibazol ist ein amorphes Pulver, das in W. praktisch unlöslich ist. Es löst sich in der Kälte auch nicht in verd. Säuren oder Alkalien. Fp. 226° (Zers.).

Anwendung. Als Chemotherapeuticum bei infektiösen Darmerkrankungen und zur Peritonitisprophylaxe vor und nach Darmoperationen.

Handelsformen: Formo-Cibazol (Ciba) enthält einen Zusatz von 1% Sapamin, einem Netzmittel aus Ölsäurechlorid und einem Diäthylendiaminderivat.

Kombinationspräparate: Viozol (Ciba), Forbina-Streupulver (Ciba), Sulfa-Kohle-Compretten (Merck, Boehringer, Knoll).

Diaminoazobenzolsulfonamidum ÖAB 9. Prontosil rubrum Erg.B. 6. Diaminoazobenzolsulfonamid. 4-Sulfonamido-2,4-diaminoazobenzol. Rotes Prontosil.

$C_{12}H_{13}N_5O_2S$ Formel C. 1   M.G. 291,34

2′,4′-Diaminoazobenzol-4-sulfonsäureamid.

Eigenschaften. Orangerotes bis bräunlichrotes, kristallines, geruchloses und geschmackloses Pulver. Löslichkeit: Sehr wenig löslich in W., wenig löslich in A. oder Ae., löslich in Aceton und in verd. Essigsäure, unter Salzbildung löslich in verd. Alkalilaugen. Schmelzintervall 233 bis 235° (ÖAB 9), um 226° (Erg.B. 6).

Erkennung. Nach ÖAB 9: a) Sulfatnachweis in der Carbonatschmelze. – b) Erhitzt man etwa 10 mg Substanz mit 3 ml verd. Salzsäure und etwa 0,1 g Zinkstaub, so entsteht eine farblose Lösung. Filtriert man die Lösung vom überschüssigen Zinkstaub ab und versetzt die Hälfte des Filtrates nach dem Abkühlen mit einigen Tr. Natriumnitritlösung, so färbt sich die Lösung tiefrot. – c) Der Rest des Filtrates wird auf Zusatz von Phenol und Kaliumbromat (s. Sulfanilamid) intensiv rotviolett.

Prüfung. a) Laugenunlösliche Stoffe: Eine unter Erhitzen im Wasserbad bereitete Lösung von 0,5 g Substanz in einer Mischung von 1 ml verd. Natronlauge und 9 ml W. muß klar sein. – b) Ammonium: Erhitzt man 4 ml der bei der vorhergehenden Prüfung erhaltenen Lösung mit 2 ml verd. Natronlauge zum Sieden, so dürfen die entweichenden Dämpfe rotes Lackmuspapier nicht bläuen. – c) Anorganische Salze: Eine Lösung von 0,1 g Substanz in 5 ml Aceton muß klar sein. – d) Chlorid: Schüttelt man 0,2 g Substanz mit 10 ml W. 1 Min. lang kräftig durch und filtriert, so darf in einer Mischung von 2,5 ml des Filtrates und 7,5 ml W. Chlorid nicht nachweisbar sein. – e) Sulfat: In einer Mischung von 1 ml des oben bereiteten Filtrates und 9 ml W. darf Sulfat nicht nachweisbar sein. – f) Arsen: 0,5 g Substanz werden in einem mindestens 15 ml fassenden Porzellantiegel mit 0,5 g Magnesiumoxid sorgfältig gemischt und hierauf vorsichtig verascht. Den Rückstand glüht man so lange, bis er rein weiß geworden ist, befeuchtet ihn nach dem Erkalten mit wenig W., löst ihn hierauf unter Erwärmen in 6 ml Salzsäure und filtriert durch Glaswolle. In der erhaltenen Lösung darf nach Zusatz von 0,1 g Kaliumjodid mit 5 ml Hypophosphitlösung Arsen nicht nachweisbar sein. – g) Trocknungsverlust: Höchstens 0,1%. – h) Verbrennungsrückstand: Höchstens 0,2%, bestimmt mit 0,5000 g Substanz. – i) Schwermetalle: Der erhaltene Verbrennungsrückstand wird mit 2 ml Salpetersäure zur Trockne eingedampft. Den Rückstand löst man in 4 ml heißer, verd. Salzsäure, versetzt nach dem Abkühlen mit 6 ml verd. Ammoniak und filtriert. Im Filtrat dürfen Schwermetalle in unzulässiger Menge nicht nachweisbar sein.

Aufbewahrung. Vor Licht geschützt, in gut schließenden Gefäßen.

Dosierung. Einzelmaximaldosis 2,0 g, Tagesmaximaldosis 5,0 g (ÖAB 9).

Anwendung. Bei allen durch Streptokokken und Staphylokokken hervorgerufenen Erkrankungen und bei Koliinfektionen (s. dazu S. 520).

Handelsform: Prontosil (Bayer).

Salicylazo-Sulfapyridine NND 63. 5-[p-(2-Pyridylsulfamyl)-phenylazo]-salicylic-acid. Salazosulfapyridinum. Pyridylsulfamyl-phenylazo-salicylsäure.

Formel C. 2   3′-Carboxy-4′-hydroxy-azobenzol-4-sulfon-säure-α-pyridylamid.

Eigenschaften. Gelbbraunes, geruchloses Pulver, wenig löslich in A., praktisch unlöslich in Benzol, Chloroform, Ae. und W. Fp. 220 bis 240° (Zers.).

Anwendung. Oral, zur Behandlung chronischer Kolitis.

Handelsform: Azulfidine (Pharmacia Lab., USA).

Prontosil solubile Erg.B. 6. Lösliches Prontosil.

$C_{18}H_{14}N_4Na_2O_{10}S_3$ Formel C. 3   M.G. 588,50

Dinatriumsalz der 4′-Sulfonylamido-phenylazo-7-acetyl-amino-1-hydroxynaphthalin-3,6-disulfonsäure.

Eigenschaften. Dunkelrotes, feinkristallines Pulver, löslich in etwa 12 T. W. mit tiefroter Farbe.

Erkennung. Versetzt man die wäßrige Lösung (1 + 15) mit gleichen Teilen Kalilauge, so schlägt die Farbe in Braunrot um.

Anwendung wie Prontosil.

Dosierung. Größte Einzelgabe 0,25 g, größte Tagesgabe 0,75 g.

Handelsform: Prontosil solubile (Bayer).

Marfanil (Bayer). 4-Aminomethyl-benzolsulfonylamid.

Formel D 1, unterscheidet sich vom Typus des normalen Sulfanilamidderivates dadurch, daß es keine kernständige, sondern eine aliphatisch gebundene Aminogruppe besitzt (Benzylamin-Derivat). Diese strukturelle Verschiedenheit prägt sich auch im chemotherapeutischen Effekt aus. Während das Marfanil in seiner Streptokokkenwirksamkeit dem p-Aminobenzolsulfanilamid unterlegen ist, zeigt es eine hohe Wirksamkeit gegen anaerobe Erreger, insbesondere gegen Pararauschbrandbakterien. In dieser Eigenschaft übertrifft das Marfanil bei weitem die Sulfanilamidderivate.

Anwendung. Marfanil wird heute zu Kombinationspräparaten nach dem Sulfaadditionsprinzip verwandt. Es ist beispielsweise in den Kombinationspräparaten Marfanil-Prontalbin, Marbadal, Supronalum, Solu-Supronal und Supronal B (Bayer) enthalten; s. S. 565ff.

Para-Nitrosulfathiazole NND 63. 2-(p-Nitrophenylsulfonamido)-thiazole. 1-Nitro-N-2-thiazolylbenzenesulfonamide.

Formel E. 1   2-(4'-Nitro-benzolsulfonylamido)-thiazol.

Eigenschaften. Gelbes oder graugelbes, geruchloses, bitterschmeckendes Pulver, wenig löslich in A., sehr wenig löslich in W., Chloroform und Ae., unlöslich in Benzol, löslich in verd. Alkalilaugen. Fp. 255 bis 262°.

Anwendung. 10%ige Suspensionen werden rektal zur Behandlung unspezifischer, ulcerativer Kolitis und Proktitis verwendet.

Handelsform: Nisulfazole (Breon Lab., Inc., USA).

Sodium Sulfoxone USP XVII, NND 63. Sulfoxone Sodium. Sulfoxon Natrium. Disodium sulfonylbis(p-Phenylene-imino)-di-(methanesulfinate).

$C_{14}H_{14}N_2Na_2O_3S_5$ Formel F. 1   M.G. 448,46

4,4'-Diamino-diphenylsulfon-N,N'-di-methylen-sulfoxylat-dinatrium.

Herstellung. Aus p,p'-Sulfonyl-dianilin und Formaldehyd-sulfoxylat in Essigsäure oder Äthanol (US-Pat. 2 234 981 – 1941).

Eigenschaften. Weißes bis schwach gelbes Pulver mit charakteristischem Geruch, leicht löslich in W., wobei eine klare, blaßgelbe Lösung entsteht, wenig löslich in A.

Erkennung. a) 10 ml der Lösung (1 in 100) werden mit 1 ml Jodlösung und 2 ml Chloroform versetzt und stark durchgeschüttelt. Nachdem sich die beiden Schichten getrennt haben, darf keine gefärbt sein. – b) Man erhitzt eine Lösung von etwa 1 g Substanz in 30 ml W. mit 60 ml alkalischer Kupfertartratlösung 10 Min. zum Rückfluß. Nach dem Erkalten im Eisbad filtriert man den Niederschlag ab und wäscht mit Wasser nach. Die organische Komponente des erhaltenen Niederschlages wird mit 40 ml heißem A. extrahiert, das Filtrat mit etwa 50 ml W. verdünnt und auf dem Wasserbad zur Entfernung der Hauptmenge an A. erhitzt. Beim langsamen Abkühlen bilden sich farblose Nadeln von p,p'-Diamino-diphenylsulfon, die nach dem Trocknen im Vakuumexsikkator bei etwa 175 bis 177° schmelzen.

Prüfung. a) Gewichtsverlust beim Trocknen i. Vak. bei 60° nach 18 Std.: nicht über 5%. – b) Schwermetalle: Nicht über 20 T. pro Million. – c) Ungewöhnliche Toxizität: Man stellt eine Lösung 1 in 10 her. 25 Mäuse mit Einzelgewichten zwischen 20 und 25 g werden in 3 Gruppen geteilt. Den Mäusen der ersten Gruppe verabfolgt man oral je 0,02 ml der Lösung pro g Maus, den Mäusen der zweiten und dritten Gruppe je 0,025 bzw. 0,03 ml pro g Maus. Alle Mäuse der ersten Gruppe müssen 5 Tage überleben, von der zweiten Gruppe mindestens vier, von der dritten Gruppe mindestens zwei Tiere.

Gehaltsbestimmung. a) Zubereitung des Standards: 100 mg p,p'-Diamino-diphenylsulfon, das bei der Prüfung auf Identität gewonnen wurde, werden genau abgewogen und mit Aceton zu 100 ml gelöst (USP XV). Nach USP XVII wird hierzu USP-Reference Standard verwandt, der bei 105° 4 Std. lang getrocknet wurde. Die Acetonlösung wird dann schrittweise mit Wasser 1 : 100 verdünnt. – b) *Bereitung der Untersuchungslösung:* Etwa 125 mg Sulfoxone Sodium werden genau gewogen, in einen 250 ml fassenden Meßkolben gegeben und mit Wasser zu 250 ml gelöst. 4 ml dieser Lösung werden abpipettiert, in einen 100-ml-Meßkolben gegeben und mit 1 ml p-Toluolsulfonsäurelösung (1 in 5) und 0,5 ml verd. Salzsäure versetzt. Der Meßkolben wird dann 30 Min. in siedendes Wasser gehalten. Dann wird abgekühlt und mit W. bis zur Marke aufgefüllt. – c) *Durchführung:* 1 ml der Untersuchungslösung wird in ein Reagensglas pipettiert und in ein zweites 1 ml der Standardlösung. In jedes Reagensglas werden dann 1 ml verd. Salzsäure, 5 ml W. und 1 ml Natriumnitritlösung (1 in 1000) gegeben. Nach genau 3 Min. werden jeweils 0,5 ml Ammonium-sulfamatlösung (1 in 200) und 2 Min. später je 5 ml N-(1-Naphthyl)-äthylendiaminhydrochloridlösung (1 in 200) zugesetzt. Nach etwa 10 Min. wird die jeweilige Absorption der Lösungen bei 560 mµ mit Hilfe eines geeigneten Spektrophotometers gemessen. Der Gehalt an mg $C_{14}H_{14}N_2Na_2O_6S_3$ in der Einwaage wird berechnet nach der Formel:

$$62{,}5 \cdot (1{,}806\, A_u/A_s).$$

A_u = Absorption der Untersuchungslösung,
A_s = Absorption der Standardlösung,
1,806 = Verhältnis zwischen dem M.G. von Sulfoxone Sodium und p,p'-Diamino-diphenylsulfon.

Forderung: 73 bis 81%, berechnet auf die wasserfreie Substanz.

Aufbewahrung. Vor Licht geschützt, in dicht schließenden Gefäßen.

Anwendung. Chemotherapeuticum zur Behandlung von Lepra.
Als toxische Nebenerscheinungen können Nausea, Haematurie, Methaemoglobinurie und Leukopenie auftreten.

Dosierung. Gebräuchliche Tagesdosis 300 mg (oral), Tagesmaximaldosis 900 mg.

Handelsform: Diasone Sodium (Abbott, USA).

Baludon (Bayer) ad. us. vet. ist eine 50%ige, wäßrige Lösung von Acetaldehydbisulfit-diaminodisulfon-dinatrium.

Formel F. 2

Anwendung. Als Chemotherapeuticum zur Behandlung bakterieller Infektionskrankheiten der Tiere, insbesondere Streptokokkeninfektionen.

Sodium Glucosulfone NND 63. p,p'-Diaminodiphenylsulfone-N,N'-di-(dextrose-sodium-sulfonate). Glucosulfone Sodium. Glucosulfon Natrium.

$C_{24}H_{34}N_2Na_2O_{18}S_3$ Formel F. 3   M.G. 780,73
4,4'-Diamino-diphenylsulfon-N,N'-di-D-glucosesulfoxylat-dinatrium.

Herstellung. Durch Umsetzung von 4,4'-Diamino-diphenylsulfon mit Glucose und Natriumbisulfit in 80%igem Äthanol.

Eigenschaften. Sodium Glucosulfone ist eine Mischung, die etwa 88,5% 4,4'-Diaminidiphenylsulfon-N,N'-di-D-glucosesulfoxylatdinatrium und etwa 11,5% D-Glucose enthält. Weißes, amorphes Pulver, sehr gut löslich in W., unlöslich in lipophilen Lösungsmitteln, geruchlos, von süßlichem Geschmack.

Anwendung. Zur Behandlung von Lepra. Als toxische Nebenerscheinungen können vorübergehend Anämie und Arzneimittelfieber auftreten.

Handelsform: Promin Sodium (Parke, Davis & Comp., USA).

Solapsone BP 63. Solapson.

$C_{30}H_{28}N_2Na_4O_{14}S_5$ Formel F. 4   M.G. 892,84
Tetra-natrium-4,4'-diamino-diphenylsulfon-N,N'-di-(γ-phenyl-α,γ-disulfoxylato-propan).

Solapson enthält hauptsächlich hydratisiertes Tetranatriumsalz von ,,Bis-[4-(3-phenyl-1,3-disulphopropylamino)-phenyl]-sulphone''. Gehalt nicht unter 90,0% $C_{30}H_{28}N_2Na_4O_{14}S_5$, berechnet auf die bei 100° und 5 Torr bis zur Gewichtskonstanz getrocknete Substanz.

Herstellung. Durch Umsetzung von 4,4'-Diamino-diphenylsulfon mit Zimtaldehyd und anschließender Behandlung der Dicinnamylidenverbindung mit Natriumhydrogensulfit (Brit. Pat. 491265 – 1938).

Eigenschaften. Weißes oder fast weißes, amorphes, praktisch geruchloses, alkalisch schmeckendes Pulver, das leicht wasserlöslich und praktisch unlöslich in allen lipophilen Lösungsmitteln ist. 20- bis 40%ige wäßrige Lösungen sind thermostabil und können im Autoklaven sterilisiert werden, wenn sie neutral oder schwach alkalisch sind. Im sauren Milieu tritt Zersetzung ein.

Erkennung. a) 1 g Substanz wird in 10 ml W. gelöst, mit Salzsäure angesäuert und erhitzt. Schwefeldioxid und Zimtaldehyd werden entwickelt. – b) Eine 0,001%ige wäßrige Lösung hat in einer 1-cm-Küvette bei 306 mµ eine Extinktion von 0,350.

Prüfung. a) Acidität oder Alkalität: Der pH-Wert einer 10%igen, mit CO_2-freiem Wasser bereiteten Lösung liegt zwischen 5,5 und 7,5. – b) Gewichtsverlust: Nicht unter 5% und nicht über 10%, wenn bei 100° und 5 Torr bis zur Gewichtskonstanz getrocknet wird.

Gehaltsbestimmung. Etwa 0,5 g Substanz werden genau gewogen, in 100 ml W. gelöst, mit 20 ml verd. Salzsäure versetzt und 1 Std. gekocht, wobei das verdampfende Wasser ersetzt wird. Nach dem Abkühlen wird in bekannter Weise mit 0,1 m Natriumnitritlösung titriert. 1 ml 0,1 m $NaNO_2$ entspricht 0,04464 g $C_{30}H_{28}N_2Na_4O_{14}S_5$.

Aufbewahrung. Vor Licht geschützt, in dicht schließenden Gefäßen.

Anwendung. Zur Behandlung von Lepra und als Adjuvans bei Tuberkulose. Eventuelle Nebenerscheinungen: Nausea, vorübergehende Anämie.

Dosierung. 1 bis 3 g täglich.

Handelsformen: Sulphetrone (Burroughs Wellcome), Sulfon (Cilag), Cimedone (Specia).

Acediasulfonum natricum. Ciloprin. Acediasulfon Natrium.

Formel F. 5 4-Carboxymethylamino-4'-amino-diphenylsulfon-natrium.

Herstellung. 4-Acetylamino-4'-chlor-diphenylsulfon wird mit Glykokoll, festem NaOH, 50%igem Methanol, Cu-Bronze im Drehautoklaven 20 Std. auf 200° erhitzt. Das Rohprodukt wird über das Natrium- oder Pyridinsalz gereinigt. (Schweiz. Pat. 278481 und 278482, sowie Zus. zu Schweiz. Pat. 254803; ref. in Chem. Zbl. *1949*, S. E 1697; *1954*, S. 7057).

Eigenschaften. Fp. 194°. Löslich in Methanol, Aceton, verd. Alkalilaugen, unlöslich in W.

Anwendung. Als Chemotherapeuticum zur lokalen Behandlung von bakteriellen Infektionen des Gehörganges.

Handelsform: Ciloprin (Cilag).

Thiazolsulfone NND 60 (!). 2-Amino-5-sulfanilyl-thiazole.

Formel F. 6 4'-Aminophenyl-2-aminothiazolyl-5-sulfon.

Herstellung. Aus dem Reaktionsprodukt von p-Nitrobenzolsulfonylchlorid und 2-Aminothiazol im Molverhältnis 1 : 2, nach Reduktion der Nitrogruppe mit Eisen in Ammoniumchloridlösung (US-Pat. 2389126).

Literatur: J. Amer. chem. Soc. *67*, 671 (1945).

Eigenschaften. Weißes, geruchloses, kristallines Pulver oder feine Nadeln (aus A.), die bei 219 bis 221° u. teilw. Zers. schmelzen. Wenig löslich in W., löslich in Aceton, Dioxan, A. (70%) und verdünnten Säuren. In 10%igem Alkali nur unter Zersetzung löslich!

Anwendung. Zur Behandlung von Lepra und Tuberkulose. Eventuelle toxische Nebenerscheinungen: Vorübergehende Anämie.

Dosierung. Anfangsdosis 1 g täglich, nach Erreichen der Toleranz 4 bis 6 g täglich in versch. Dosen.

Handelsform: Promizole (Parke u. Davis).

Kombinationspräparate nach dem Sulfaadditionsprinzip
(in alphabetischer Reihenfolge)

Andal (Schering AG, Berlin-West).
Enthält zu gleichen Teilen Sulfaethidol (Globucid), Sulfadiazin und Sulfamerazin.

Combiamid „Dr. Winzer" (Dr. Winzer, Konstanz).
Augentropfen mit 9% Sulfacetamid und 1% 4-Aminomethyl-benzolsulfonylamid (entspricht der Marfanilbase „Bayer").

Dosulfin (Geigy, Basel; Dr. Thomae, Biberach a. d. Riß).

Besteht aus gleichen Teilen 4-Amino-benzolsulfonyl-(4'-isopropoxybenzoyl)-imid (Formel A 8) und Sulfamerazin.

Anwendung. Alle Gebiete der Sulfonamidtherapie, besonders bei Infektionen der ableitenden Harnwege.

Marbadal (Bayer, Leverkusen).

Besteht aus 55% Badional (Bayer) und 45% Marfanil (Bayer) und ist als das 4-Aminobenzolsulfothiocarbamidsalz des 4-Aminomethylsulfonamids anzusehen.

Eigenschaften. Die Verbindung kristallisiert aus Wasser in farblosen Nädelchen. Bei 37° lösen sich 2 g in 100 ml W., bei 100° löst sich 1 T. Substanz in 1 T. W. Marbadal schmilzt u. Zers. bei 175°, wobei die Bestimmung in einem auf 160° vorgeheizten Bad durchgeführt wird.

Prüfung. Marbadal kann charakterisiert werden durch Bestimmung des organisch gebundenen Schwefels, wobei beide Komponenten erfaßt werden, und bromometrische Titration, wobei nur der Badionalanteil ermittelt wird [Pharmazie 5, 158 (1950)].

Anwendung. Als Chemotherapeuticum zur lokalen Anwendung bei bakteriellen Infektionen sowohl durch anaerobe wie aerobe Erreger. Als einheitliche chemische Verbindung ist Marbadal durch Hitzeeinwirkung sterilisierbar und daher auch besonders zur intraperitonealen, intrapleuralen und intrauterinen Anwendung geeignet.

Pluriseptal (Bayer, Leverkusen).

Kombination aus 40% Sulfamerazin (genannt Debenal M) und 60% Sulfadimidin.

Anwendung. Als Chemotherapeuticum zur Behandlung bakterieller Infektionen, insbesondere bei Pneumonien und Infektionen der Harn- und Gallenwege.

Protocid (Schering AG, Berlin-West).

Kombination von Sulfamerazin (genannt Pyrimal M) und Sulfaethidol (Globucid).

Anwendung. Als Chemotherapeuticum zur Behandlung bakterieller Infektionen, insbesondere Pneumonie, Pleuritis, Mischinfektionen bei Grippe, Angina u. ä. Erkrankungen.

Sulfa-Oratren „Bayer" (Bayer, Leverkusen).

1 Tablette enthält 60 mg Oratren (= 100000 E. Phenoxymethylpenicillin) und je 166,7 mg Sulfadiazin, Sulfamerazin, Sulfadimidin.

Sulfa-Tardocillin-Saft „Bayer" (Bayer, Leverkusen).

1 ml Saft enthält 30000 E. Tardocillin (Penicillin G + Dibenzyläthylendiamin im Molverhältnis 2 + 1) und je 33 mg Sulfadiazin, Sulfamerazin und Sulfadimidin.

Sulfacinol-Wander (Wander GmbH, Frankfurt a. M.).

Kombination aus gleichen Teilen Sulfadiazin, Sulfadimidin und Sulfacetamid.

Supracid (VEB-Schering-Adlershof, Berlin-Adlershof).

Entspricht chemisch dem „Protocid".

Supronalum (Bayer, Leverkusen).

Kombination gleicher Teile Marbadal (= Badional + Marfanil) und Sulfamerazin.

Prüfung. Da sich das Bromierungsprodukt von Sulfamerazin gegen Jodid und gegen arsenige Säure verschieden verhält, gelingt es, die Badional- und Sulfamerazinkomponenten nebeneinander durch Differenztitration zu bestimmen. Ermittelt man nach der „Sulfatmethode" die Gesamtmenge organisch gebundenen Schwefels, so läßt sich unter Berücksichtigung der bromometrisch ermittelten Werte der Marfanilanteil berechnen [Pharmazie 5, 158 (1950)].

Anwendung. Als Chemotherapeuticum bei Infektionen durch aerobe und anaerobe Erreger. Besonders hervorgehoben wird der günstige Verteilungskoeffizient (etwa 0,8) zwischen Blut und Gewebe (s. dazu S. 520).

Solu-Supronal (Bayer, Leverkusen).

Lösung, die in 100 ml 20,0 g Supronal und 29,9 g Natrium-1-phenyl-3-oxypropan-1,3-disulfonicum enthält.

pH der Lösung ist etwa 6,5.

Anwendung. Zur Behandlung von Infektionen durch aerobe und anaerobe Erreger; intravenös und lokal (rektal, zur Instillation, zur Inhalation). Die neutrale Reaktion der Lösung ermöglicht die Verwendung von Solu-Supronal als Lösungsmittel für Penicillin. Die gleichzeitige Anwendung von Supronal und formaldehydabspaltenden Harnantiseptica (z. B. Hexamethylentetramin) ist, wie das auch allgemein für andere Sulfonamide gilt, zu vermeiden, da es in den Harnwegen zur Bildung schwer löslicher SCHIFFscher Basen kommen kann.

Supronal „B-Puder" (Bayer, Leverkusen).
Besteht aus 90% Supronal und 10% Marfanil B (Bayer).
„Marfanil B" ist das Naphthalin-1,5-disulfonsaure Salz der Marfanilbase.

Anwendung. Supronal B-Puder findet in erster Linie zur Wundbehandlung in der Chirurgie Verwendung und hat auf Grund seiner relativ schwer löslichen Komponenten eine deutliche Depotwirkung. Als Sulfonamidgemisch ist der Puder nicht sterilisierbar und daher zur intraperitonealen und intrapleuralen Anwendung ungeeignet.

Trisulfapyrimidines Oral Suspension USP XVI.
100 ml Suspension sollen nicht weniger als 9,3 g und nicht mehr als 10,7 g Gesamtsulfapyrimidine enthalten. Die Menge der drei Einzelkomponenten soll je zwischen 3,0 und 3,7 g pro 100 ml liegen. Einzelkomponenten: Sulfadiazin ($C_{10}H_{10}N_4O_2S$), Sulfamerazin ($C_{11}H_{12}N_4O_2S$) und Sulfamethazin ($C_{12}H_{14}N_4O_2S$). Die Suspension darf Natriumcitrat oder Natriumlactat und eine geeignete antibakterielle Substanz enthalten.

Erkennung. Eine etwa 2 g Gesamtsulfapyrimidine entsprechende Menge wird mit der zweifachen Wassermenge gemischt und tropfenweise mit konz. Ammoniaklösung versetzt, bis eine klare Lösung entsteht. Man erhitzt dann auf etwa 80° und gibt tropfenweise Essigsäure hinzu, bis der entstehende Niederschlag sich nicht mehr vergrößert. Die Mischung wird unter Rühren 30 Min. auf 80° gehalten. Man gießt die überstehende Flüssigkeit ab und wäscht noch zweimal durch Dekantieren mit Wasser nach. Der Rückstand wird filtriert, 4 Std. bei 105° getrocknet und zu einem feinen Pulver zerrieben. Mit dem erhaltenen Pulver werden die folgenden Reaktionen durchgeführt: a) Eine etwa 150 mg Sulfadiazin entsprechende Menge Pulver wird in einem 500-ml-Weithalskolben mit 400 ml einer bei Raumtemp. bereiteten Sulfadiazinlösung in abs. A. versetzt. Der Kolben wird mit Aluminiumfolie verschlossen und unter gelegentlichem Umschütteln 18 Std. bei Raumtemp. stehengelassen. Den ungelösten Rückstand filtriert man durch eine Glassinternutsche und wäscht mit 15 ml der gesättigten Sulfadiazinlösung nach. Der auf dem Filter verbliebene Rückstand wird mit einem möglichst kleinen Volumen heißem abs. A. gelöst, die Lösung konzentriert und zur Kristallisation gebracht. Die erhaltenen Kristalle von Sulfadiazin schmelzen nach dem Umkristallisieren aus heißem abs. A. und Trocknen bei 105° zwischen 252 und 256°. - b) Eine etwa 150 mg Sulfamerazin entsprechende Menge des Pulvers wird mit 400 ml abs. A., der mit Sulfamerazin gesättigt ist, wie unter a) beschrieben, behandelt. Die gewonnenen Kristalle schmelzen bei 234 bis 238°. - c) Eine etwa 150 mg Sulfamethazin entsprechende Menge des Pulvers wird mit abs. A., der mit Sulfamethazin gesättigt ist, wie unter a) beschrieben, behandelt. Die erhaltenen Kristalle schmelzen bei 196 bis 200°.

Gehaltsbestimmung. Gesamtsulfapyrimidinegehalt: Eine etwa 500 mg Gesamtsulfapyrimidine entsprechende Menge Suspension wird genau gewogen, mit 10 ml Salzsäure 10 Min. erhitzt, die Lösung filtriert und der Rückstand auf dem Filter 3mal mit je 20 ml verd. Salzsäure gewaschen. Dann kühlt man auf 15° ab, gibt 25 g zerstoßenes Eis hinzu und titriert mit 0,1 m Natriumnitritlösung in der bei Sulfadiazin angegebenen Weise. 1 ml 0,1 m $NaNO_2$ entspricht 26,43 mg Gesamtsulfapyrimidin.

Gehalt an einzelnen Sulfonamiden: Standardkurven: Je 50 mg Sulfadiazin USP-Standard, Sulfamerazin USP-Standard und Sulfamethazin-USP-Standard werden in je 5 ml 0,1 n Natronlauge gelöst und die Lösungen mit Wasser auf je 100 ml verdünnt. 0,01 ml dieser Lösungen enthalten je 5 γ des Sulfonamids. Man trägt auf Chromatographiepapierstreifen je 0,01, 0,02, 0,03, 0,04 und 0,05 ml auf und chromatographiert in der unten beschriebenen Weise. Die nach der Elution ermittelten Absorptionen werden in ein arithmetisches Koordinatenpapier eingetragen.

Zubereitung der Probe: Eine etwa 1,5 g Gesamtsulfapyrimidin entsprechende Menge Suspension wird genau gewogen und in einer Mischung von 1 Vol. konz. Ammoniak und 9 Vol. Wasser durch 15 Min. langes Schütteln gelöst. Dann füllt man mit der verdünnten Ammoniaklösung auf 250 ml auf und verdünnt 25 ml der entstehenden Lösung mit Wasser auf 100 ml. 0,01 ml der Verdünnung entsprechen etwa 5 γ des einzelnen Sulfapyrimidinderivates.

Bestimmung. Der Boden eines Papierchromatographiegefäßes wird mit einer frisch bereiteten Emulsion von gleichen Teilen n Butanol und 3%iger Ammoniaklösung bedeckt. Man benutzt Papierstreifen von 4 × 57 cm, trägt von der Verdünnung der Suspension mit einer Mikropipette 0,02 ml auf und hängt die Streifen zur Sättigung in den Kasten. Als Lösungsmittel benötigt man für jeden Streifen etwa 10 ml mit 3%iger Ammoniaklösung gesättigtes n Butanol. Dann chromatographiert man absteigend 18 Std. lang oder bis die Lösungsmittelfront 25 mm von unteren Ende des Papierstreifens liegt. Die Streifen werden an der Luft getrocknet. Die Lokalisation der einzelnen Sulfonamide bestimmt man auf einem Vergleichsstreifen, indem man mit einer Mischung von 25 ml n Butanol, 50 ml Butylnitrit und 5 ml Essigsäure besprüht, 10 Min. trocknet und erneut mit einer Mischung von 100 mg N-(1-Naphthyl)-äthylendiamindihydrochlorid, 95 ml n-Butanol und 5 ml 2 n Salzsäure besprüht. Es entstehen violette Flecken.

Sulfadiazin wandert am langsamsten, der Sulfamerazinfleck liegt in der Mitte, Sulfamethazin wandert am weitesten. Aus nicht entwickelten Streifen schneidet man die entsprechenden Stellen heraus, eluiert jeweils 30 Min. lang mit 10 ml 0,12 n Salzsäure, zentrifugiert und pipettiert 5 ml der klaren Lösung ab. Zu den abpipettierten 5 ml Lösung gibt man 1 ml einer frisch bereiteten 0,1%igen Natriumnitritlösung, schüttelt 3 Min. lang, gibt 1 ml 0,5%ige Ammoniumsulfamatlösung hinzu, schüttelt 2 Min. lang und versetzt mit 1 ml 0,1%iger N-(1-Naphthyl)-äthylendiamindihydrochloridlösung. Nach 15 Min. wird die Durchlässigkeit bei 545 mμ gemessen. Mit Hilfe eines Blindversuches an einem Stück Papier, das keine Substanz enthält, werden die Werte korrigiert. Den Gehalt an den einzelnen Sulfonamiden errechnet man nach einem Mittelwert aus mindestens 3 Streifen.

Aufbewahrung. In dicht schließenden Gefäßen, bei einer dem Gefrierpunkt nahen Temperatur.

Dosierung. Anfangsdosis 40 ml Suspension (entspricht 4 g Trisulfapyrimidin), dann alle 4 Std. 10 ml.

Trisulfapyrimidines Tablets USP XVI.

Gehalt 95 bis 105% der deklarierten Menge der Gesamtsulfapyrimidine (Zusammensetzung wie unter Trisulfapyrimidine Suspension). Der Gehalt an jedem einzelnen der drei Sulfapyrimidine soll 31,5 bis 35,0% der deklarierten Gesamtsulfapyrimidinmenge betragen.

Erkennung. Die unter ,,Trisulfapyrimidines Oral Suspension" beschriebenen Reaktionen a), b) und c) werden mit fein pulverisierten Tabletten durchgeführt.

Gehaltsbestimmung. Gehalt an Gesamtsulfapyrimidinen: Mindestens 20 Tabletten werden zu einem feinen Pulver verrieben. Eine etwa 500 mg entsprechende Menge des Pulvers wird genau gewogen, mit 20 ml Salzsäure und 50 ml W. versetzt und so lange gerührt, bis alle lösliche Substanz in Lösung gegangen ist. Dann wird filtriert und der Rückstand 3mal mit je 20 ml verd. Salzsäure nachgewaschen, das gesamte Filtrat auf 15° abgekühlt und mit Natriumnitrit, wie unter Sulfadiazin beschrieben, titriert. 1 ml 0,1 m NaNO$_2$ entspricht 26,43 mg Gesamtsulfapyrimidin.

Gehalt an einzelnen Sulfonamiden: Mindestens 20 Tabletten werden zu einem feinen Pulver verrieben. Eine etwa 1,5 g Gesamtsulfapyrimidin entsprechende Menge des Pulvers wird mit 20 ml konz. Ammoniaklösung und 20 ml W. 15 Min. lang geschüttelt und die Mischung zentrifugiert. Man dekantiert die klare Lösung und wäscht den Rückstand 3mal mit je 10 ml W. Die Lösungen werden vereint und mit W. auf 250 ml aufgefüllt. 25 ml verdünnt man mit W. auf 100 ml. Fortsetzung der Bestimmung siehe Trisulfapyrimidinsuspension.

Dosierung. Entsprechend der Suspension.

Sympathicomimetica

Als ,,Sympathicomimetica" oder ,,Sympathomimetica" bezeichnet man Wirkstoffe des autonomen Nervensystems, die die sympathischen Nerven erregen oder deren Wirkung der Reizung sympathischer Nerven ähnelt. Therapeutisch wird in erster Linie die Beeinflussung des Kreislaufes ausgenutzt. Der Schwerpunkt der Wirkung liegt von Stoff zu Stoff dieser Reihe verschieden.

Am längsten bekannt sind die Effekte des Adrenalins und des Ephedrins. Nach O. SCHAUMANN liegen in diesen beiden Stoffen zwei Wirkungsextreme vor. Während vom Adrenalin als Überträgerstoff der sympathischen Erregung hauptsächlich periphere Wirkungen bekannt sind, wirkt Ephedrin zentral erregend und sympathicomimetisch.

Wegen ihrer adrenalinartigen Eigenschaften werden die Sympathicomimetica auch als ,,Adrenergica" bezeichnet. Ihre Wirkung auf den Kreislauf setzt sich zusammen aus einer Verengung der peripheren Gefäße und einer mehr oder weniger deutlichen Verstärkung der Herztätigkeit. Daraus resultiert meist eine Erhöhung des Blutdrucks und eine Beschleunigung des Herzschlages. Die bronchienerweiternde Wirkung der Sympathicomimetica wird häufig zur Behandlung von Asthma bronchiale ausgenutzt, besonders dann, wenn die Kreislaufwirkung der einzelnen Verbindungen relativ gering ist. Die Fähigkeit der Sympathicomimetica, die Pupillen zu erweitern und die Magen- und Darmmuskulatur zum Erschlaffen zu bringen, wird therapeutisch verhältnismäßig wenig ausgewertet. Beim Zusatz zu Lokalanästhetica wird die weitgehend auf den Ort der Applikation beschränkte Wirkung benützt, um die Resorption des Anästheticums zu verlangsamen und für den operativen Eingriff eine Blutleere zu erzeugen. Auf die Schleimhäute aufgebracht, wird eine Abschwellung bei katarrhalischen Entzündungen herbeigeführt, die allerdings nur eine symptomatische Besserung des Zustandes bedeutet.

Die sympathicomimetischen Substanzen mit starker zentral erregender Wirkung faßt man als „Weckamine" zusammen. Leider geht ihre an sich sehr gute und lang anhaltende analeptische Wirkung einher mit psychischer Anregung, die bis zur Euphorie gesteigert werden kann. Sie gab den Anlaß, die Substanzen unter die Verordnung über das Verschreiben von Betäubungsmitteln zu stellen (Pol.Verordn. v. 12. 6. und 22. 7. 1941).

Eine weitere Gruppe wird heute unter der Bezeichnung „Appetitzügler" abgegrenzt. Diese werden bei Entfettungskuren angewendet, weil sie einerseits die Eßlust herabsetzen und außerdem wohl auch auf Grund ihrer erregenden, coffeinähnlichen Wirkung die allgemeine Agilität steigern. Da sie bei Weckaminsucht als Ausweichmittel benutzt werden können, wurden sie in der BRD rezeptpflichtig.

Die mit Adrenalin und Ephedrin verwandten synthetischen Stoffe, von denen heute etwa 550 bekannt sind, stehen ihren Eigenschaften nach zwischen den beiden Naturstoffen und tendieren je nach ihrer Konstitution zur Adrenalin- oder Ephedrinähnlichkeit.

Die Sympathicomimetica sind Derivate des β-Phenyl-äthyl-amins:

$$\text{C}_6\text{H}_5-\overset{|}{\underset{|}{\text{C}}}-\overset{|}{\underset{|}{\text{C}}}-\text{N}\diagup$$

Die Bedeutung der Strukturelemente für die sympathicomimetischen Eigenschaften der einzelnen Verbindungen ist systematisch untersucht worden:

Kohlenstoffkette. Die größte Blutdruckwirksamkeit ist bei einem Abstand von 2 Kohlenstoffatomen zwischen aromatischem Ring und Stickstoff vorhanden:

$$\text{Ar}-\overset{|}{\underset{|}{\text{C}}}-\overset{|}{\underset{|}{\text{C}}}-\text{N}\diagup$$

Benzylaminderivate

$$\left(\text{Ar}-\overset{|}{\underset{|}{\text{C}}}-\text{N}\diagup\right)$$

und 1-Amino-1-phenyl-äthanderivate

$$\left(\text{Ar}-\overset{|}{\underset{\underset{|}{-\text{C}-}}{\text{C}}}-\text{N}\diagup\right)$$

sind unwirksam.

Die Wirkung wird auch geringer, wenn die Anzahl der C-Atome zwischen Ring und Stickstoff über zwei hinaus erhöht wird. Das oral wenig wirksame β-Phenyl-äthylamin wird gegen enzymatischen Angriff durch Substitution mit einer Methylgruppe stabilisiert. Von den beiden möglichen Isomeren, dem 1-Amino-2-phenyl-propan (α-Form):

$$\text{Ar}-\overset{|}{\underset{\underset{|}{-\text{C}-}}{\text{C}}}-\overset{|}{\underset{|}{\text{C}}}-\text{N}\diagup$$

und dem 1-Phenyl-2-amino-propan (β-Form):

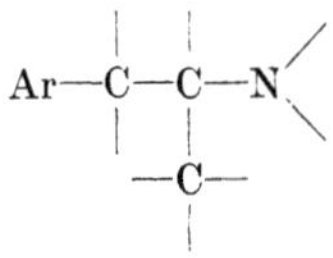

$$\text{Ar}-\overset{|}{\underset{|}{\text{C}}}-\overset{|}{\underset{|}{\underset{\underset{|}{-\text{C}-}}{\text{C}}}}-\text{N}\diagdown$$

ist die letztere stabiler und damit länger und stärker wirksam.

Auch die optischen Antipoden der einzelnen Verbindungen sind in ihrer Wirkungsstärke verschieden.

Hydroxylgruppen in der Seitenkette haben etwa den gleichen Einfluß wie Methylgruppen; so gleichen sich z. B. Ph—CH(CH$_3$)CH$_2$NH$_2$ und Ph—CH(OH)CH$_2$NH$_2$ in ihrer Blutdruckwirkung und Toxizität.

Phenolische OH-Gruppen. In bezug auf die Blutdruckerhöhung liegt das Maximum bei der Brenzcatechinstruktur. Die Wirkung fällt bei Einführung eines dritten Hydroxyls wieder ab. Mögliche Grundgerüste:

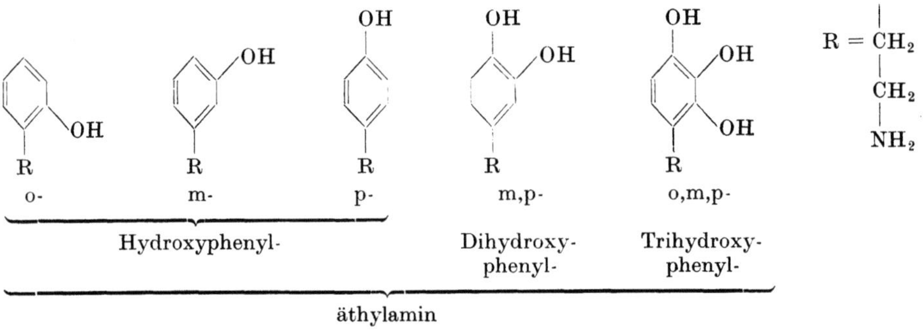

o-	m-	p-	m,p-	o,m,p-	$R = CH_2$
Hydroxyphenyl-			Dihydroxyphenyl-	Trihydroxyphenyl-	CH_2
					NH_2

äthylamin

Veresterung und Verätherung der phenolischen OH-Gruppen schwächen die Blutdruckwirkung ab.

Verbindungen, die weder phenolische, noch alkoholische OH-Gruppen enthalten, wirken ausgeprägt zentral erregend. Gefäßkontraktion und Blutdruckerhöhung sind hier nur Nebenwirkungen, doch sind sie unter Umständen therapeutisch von Nutzen, z. B. bei der Behandlung von Vergiftungen. Hierher gehören die als Weckamine bezeichneten Substanzen. Sie verdrängen das Ermüdungsgefühl und regen meist die Gedankenassoziationen an. In manchen Fällen erzeugen sie eine ausgesprochene Euphorie und rauschähnliche Zustände, die Anlaß zur Sucht werden können. Neuerdings werden einige dieser Verbindungen auch als Entfettungsmittel empfohlen, da sie den Appetit herabsetzen und die körperliche Agilität erhöhen.

N-Alkylierung. Die Beobachtung BLASCHKOS und RICHTERS, daß die Aminoxidase für den Abbau von adrenalinartigen Substanzen Bedeutung hat, führte zur Untersuchung verschiedenster, N-alkylierter Derivate. Im allgemeinen nimmt mit zunehmender Alkylierung die Wirkung auf die peripheren Gefäße ab, während die Herzwirksamkeit erhalten bleibt. So steigert z. B. Isopropylarterenol nicht mehr den Blutdruck, während n-Butylnorsynephrin sogar Blutdrucksenkung hervorruft. Auch Dialkylierung am Stickstoff schwächt im allgemeinen die Wirkung ab.

Kern. Der Phenylkern kann durch andere, auch pseudoaromatische oder nicht aromatische Ringsysteme ausgetauscht werden, ohne daß die Wirkung verlorengeht. So ist das dem Amphetamin entsprechende 2-Thiophenyl-Derivat sehr wirksam. Hydrierung des Phenylkerns der Sympathicomimetica steigert die zentralerregende Wirkung. Substituenten im Phenylrest können die Wirkung in verschiedener Richtung beeinflussen. Nach HARTUNG soll ein p-ständiges Chlor die Wirkung erhöhen, ein p-ständiger Methylrest die

(Fortsetzung s. S. 575)

Sympathicomimetica

Nr.	Pharmakopöen- u. internat. Bezeichnungen (WHO)*	Geschützte Warenzeichen[1]							

Structural formula header: phenyl ring (two substituent positions) – C – C – N (two substituents)

A. Dihydroxyphenyl-Derivate

Nr.	Pharmakopöen- u. internat. Bezeichnungen (WHO)*	Geschützte Warenzeichen[1]	Ring	Ring	C	C	C	N	N
1	Adrenalin BP 63, DAB 7 – BRD; Adrenalinum DAB 7 – DDR; Adrénaline CF 65; Epinephrine USP XVII; Epirenaminum Jap. 61	Suprarenin (Hoechst)	OH	OH	OH	H	H	H	CH₃
2	Noradrenalin* BP 63 DAB 7 – BRD, DAB 7 – DDR; Norepirenaminum Jap. 61; Levarterenol USP XVII	Arterenol (Hoechst)	OH	OH	OH	H	H	H	H
		Aktamin (Schering)							
		Levophed (W.-St.)							
3	Corbadrin*	Corbasil (Hoechst)	OH	OH	OH	H	CH₃	H	H
4	Isoprenalin* BP 63, Jap. 61; Isoprenalinum DAB 7 – DDR; Isoproterenol USP XVII	Aludrin (B., I.)	OH	OH	OH	H	H	H	HC(CH₃)₂
		Isolevin (Cilag)							
		Isuprel (W.-St.)							
		Neo-Epinin (B. W.)							
		Norisodrine (Abbott)							
5		Butanephrin (W.-St.)	OH	OH	OH	H	C₂H₅	H	H
6		Methadren (Lakeside)	OH	OH	OH	H	H	CH₃	CH₃
7		Epinin (B. W.)	OH	OH	H	H	H	H	CH₃

B. p-Hydroxyphenyl-Derivate

Nr.	Pharmakopöen- u. internat. Bezeichnungen (WHO)*	Geschützte Warenzeichen[1]	Ring	Ring	C	C	C	N	N
1	Oxyphenylmethylaminoaethanolum DAB 7 – DDR; Hydroxyphenyl-methylaminoäthanol DAB 7 – BRD; Synephrin*	Sympatol (B., I.); Synephrin (W.-St.)	OH	H	OH	H	H	H	CH₃

Sympathicomimetica

Structural formula (header): phenyl–C–C–N with substituents at ring positions, α-C, β-C and N.

Nr.	Pharmakopöen u. internat. (WHO)*-Bezeichnungen	Geschützte Warenzeichen[1]	Ring	Ring	Ring	Cα	Cα	Cβ	N	N
2	Bamethan*	Vasculat (B., I.)	OH	H	H	OH	H	H	H	nC$_4$H$_9$
3		Suprifen (Hoechst)	OH	H	H	OH	H	CH$_3$	H	CH$_3$
4	Buphenin* Nylidrin NND 60	Dilatol (Troponwerke) Arlidrin (Arlington)	OH	H	H	OH	H	CH$_3$	H	HC(CH$_3$)CH$_2$–CH$_2$–C$_6$H$_5$
5	Hydroxyamphetamin* USP XVII	Paredrine (S. K. F.)	OH	H	H	H	H	CH$_3$	H	H
6	Pholedrin* Pholedrinum DAB 7 – DDR	Veritol (Knoll) Pholetone (Boots)	OH	H	H	H	H	CH$_3$	H	CH$_3$

C. m-Hydroxyphenyl-Derivate

Nr.	Pharmakopöen u. internat. (WHO)*-Bezeichnungen	Geschützte Warenzeichen[1]	Ring	Ring	Ring	Cα	Cα	Cβ	N	N
1	Phenylephrin* USP XVII, BP 63 Neosynephrine CF 65 Mesatonum Ross. 9	Adrianol (B., I.) Neo-Synephrin (W.-St.) Phenylephrine (Boots)	H	OH	H	OH	H	H	H	CH$_3$
2		Effortil (B., I.)	H	OH	H	OH	H	H	H	C$_2$H$_5$
3		Novadral (Diwag)	H	OH	H	OH	H	H	H	H
4	Metaraminol* USP XVII	Icoral B (Bayer) Aramine (M. S. & D.)	H	OH	H	OH	H	CH$_3$	H	H

D. o-substituierte Phenyl-Derivate

Nr.	Pharmakopöen u. internat. (WHO)*-Bezeichnungen	Geschützte Warenzeichen[1]	Ring	Ring	Ring	Cα	Cα	Cβ	N	N
1	Methoxyphenamin* NND 60	Orthoxin (Upjohn)	H	H	OCH$_3$	H	H	CH$_3$	H	CH$_3$
2	Methoxamin* USP XVII	Vasoxyl (B. W.)	2,5-Bis-OCH$_3$			OH	H	CH$_3$	H	H

E. Phenyl-Derivate

1	Bis-Norephedrin		H	H	H	H	H	H	H	H
2	Norephedrin DAB 7 – BRD u. – DDR Norpseudoephedrinum DAB 7 – DDR Phenylpropanolamin NND 60	Propadrin (M. S. & D.)	H	H	H	OH	H	CH$_3$	H	H
3	l-Ephedrin(e) DAB 7 – BRD u. – DDR, ÖAB 9, USP XVII, Helv. V, ČsL 2, Pl.Ed. I, CF 65, Jap. 61 DL-Ephedrinum DAB 7 – DDR	Ephetonin	H	H	H	OH	H	CH$_3$	H	CH$_3$
4	L- und DL-Methylephedrinum Jap. 61		H	H	H	OH	H	CH$_3$	CH$_3$	CH$_3$
5	N-Äthylephedrin	Nethamine (Merrell)	H	H	H	OH	H	CH$_3$	CH$_3$	C$_2$H$_5$
6	Amphetamin* BP 63 (dl) USP XVI (!), Jap. 61, CF 65 Dexamphetamin* BP 63 (d) USP XVI (!) Dexamphétamine CF 65	Benzedrin (S. K. F.) Elastonon (Nordmarkwerk) Ortedrine (Specia) d-Dexedrin (S. K. F.)	H	H	H	H	H	CH$_3$	H	H
7	Methamphetamin* (d) USP XV (!) DAB 7 – DDR, Jap. 61 Phenylmethylaminopropan DAB 7 – BRD	Pervitin (Temmlerwerk) Isophen (Knoll)	H	H	H	H	H	CH$_3$	H	CH$_3$
8	Phenpromethamin* Phenylpropylmethylamin NND 60	Vonedrine (Merrell)	H	H	H	CH$_3$	H	H	H	CH$_3$
9	Mephentermin* USP XVI (!)	Wyamine (Weyth)	H	H	H	H	CH$_3$	CH$_3$	H	CH$_3$

[1] Hier gebrauchte Abkürzungen von Firmennamen:

B., I. = Boehringer, Ingelheim,   S. K. F. = Smith, Kline, French,   B. W. = Burroughs Wellcome,   W.-St. = Winthrop-Stearns,
M. S. & D. = Merck, Sharp & Dohme.

Nr.	Pharmakopöen- u. internat. (WHO)*- Bezeichnungen	Geschützte Warenzeichen[1]	Strukturformel
		F.	◯—C—C—N⟨
1	Propylhexedrin USP XVI(!), DAB 7 – DDR	Enthalten in Eventin (Chem. Werke, Minden) und in Benzedrex (S. K. F.)	⌬(H)—CH_2—CH—$NHCH_3$ $\mid$ CH_3
2	Cyclopentamin* NND 63	Clopane (Lilly)	⬠—CH_2—CH—$NHCH_3$ $\mid$ CH_3
3	Naphazolin* USP XIV(!) CF 65, Jap. 61, ÖAB 9	Privin (Ciba)	Naphthyl—CH_2—⟨N—NH⟩
4		Ritalin (Ciba)	Ph—CH(OCOCH$_3$)—⟨piperidin H⟩
5		enthalten in Pectamed (Merck)	Ph—CH(H)—C(CH$_3$)(CH$_3$)—NH (morpholin)
		G.	Ph—C(=O)—C—N⟨
1	Adrenalon*	Styphnon (Chemosan) Kephrine (W.-St.)	(HO)(HO)C$_6$H$_3$—C(=O)—CH_2—$NHCH_3$
2		Asthma-Tropon (Tropon-Werke)	(HO)(HO)C$_6$H$_3$—C(=O)—CH(CH$_3$)—NHCH(CH$_3$)(CH$_2$CH$_2$C$_6$H$_5$)
		H.	Ph—C—C—N— $\mid\quad\mid\quad\mid$ O—C—C—
1		Rhinogutt (Thomae)	(HO)(HO)C$_6$H$_3$—⟨morpholin⟩
2		Preludin (B., I.) enthalten in Cafilon (Ravensburg)	H$_3$C—⟨morpholin with Ph⟩
3		enthalten in Cafilon (Ravensburg)	H$_3$C—⟨morpholin with Ph⟩—N—CH$_2$—CH$_2$—O—C(=O)—CH(C$_6$H$_5$)—C$_2$H$_5$

[1] Gebrauchte Abkürzungen von Firmennamen s. Fußnote S. 573.

Nr.	Pharmakopöen- u. internat. (WHO)*- Bezeichnungen	Geschützte Warenzeichen[1]	Strukturformel

I. Höhere, aliphatische Amine

Nr.	Pharmakopöen- u. internat. (WHO)*- Bezeichnungen	Geschützte Warenzeichen[1]	Strukturformel
1	Tuaminoheptan NND 60	Tuamine (Lilly)	$CH_3-(CH_2)_4-CH-CH_3$ $\quad\quad\quad\quad\quad\quad\quad\;\; |$ $\quad\quad\quad\quad\quad\quad\quad NH_2$
2		Oenethyl (Bilhuber-Knoll)	$CH_3-(CH_2)_4-CH-CH_3$ $\quad\quad\quad\quad\quad\quad\quad\;\; |$ $\quad\quad\quad\quad\quad\quad\quad NHCH_3$
3	Methylhexaneamin NND 60	Forthane (Lilly)	$CH_3-CH_2-CH-CH_2-CH-CH_3$ $\quad\quad\quad\quad\quad\;\; |\quad\quad\quad\;\; |$ $\quad\quad\quad\quad\quad CH_3\quad\;\; NH_2$
4	Heptaminol*		$\quad\quad\quad CH_3$ $\quad\quad\quad\;\; |$ $CH_3-C-(CH_2)_3-CH-CH_3$ $\quad\quad\quad\;\; |\quad\quad\quad\quad\quad\;\; |$ $\quad\quad\quad OH\quad\quad\quad\quad NH_2$

K. Verschiedene

Nr.	Pharmakopöen- u. internat. (WHO)*- Bezeichnungen	Geschützte Warenzeichen[1]	Strukturformel
1		Tyzine (Pfizer)	(Indan mit Imidazolin-Ring)
2		Ascensil (Raschig)	(4-Methyl-2-amino-pyridin)

(Fortsetzung von S. 570)

Wirkung abschwächen. Nach MANNICH und BERGER wird durch eine o-Aminogruppe die Wirkung verringert.

Die gebräuchlichen Sympathicomimetica aus der Gruppe der Phenyläthylamine können nach verschiedenen Gesichtspunkten geordnet werden. In der voranstehenden, in Anlehnung an das von W. GRAUBNER [Angew. Chem. 66, 371 (1954)] gegebene Schema zusammengestellten Tabelle sind die einzelnen Verbindungen nach ihrer chemischen Konstitution geordnet.

Neben den Phenyläthylamin-Derivaten finden auch einige Verbindungen als Sympathicomimetica Verwendung, die nur noch entfernte oder überhaupt keine chemische Verwandtschaft mit den Grenztypen Adrenalin und Ephedrin besitzen. In den Tabellen auf S. 574–575 sind die bekanntesten Verbindungen zusammengestellt.

Allgemeine Hinweise zur Analytik der Sympathicomimetica

1. Alle Sympathicomimetica der Phenyläthylaminreihe und anderer Konstitution geben einen positiven Stickstoffnachweis (z. B. nach LASSAIGNE).

2. Phenylalkylamine sind, sofern sie keine phenolischen OH-Gruppen enthalten, aus natronalkalischer Lösung ausschüttelbar, wegen der relativ guten Wasserlöslichkeit jedoch meist nicht quantitativ.

3. In vielen Fällen lassen sich die Basen durch Zusatz von Ammoniak zur wäßrigen Lösung der handelsüblichen Salze auskristallisieren.

4. Einige Phenylalkylamine, wie Ephedrin, Pervitin, Benzedrin usw. sind leicht wasserdampfflüchtig.

5. Verbindungen mit phenolischen OH-Gruppen geben Färbungen mit Eisen(III)-chlorid. Einwertige Phenole geben in schwach saurer bis neutraler Lösung eine meist blau- oder rotstichige Violettfärbung, Brenzkatechinderivate eine grünliche Färbung.

6. Verbindungen, die in α-Stellung zum Aromaten ein alkoholisches Hydroxyl und in β-Stellung die Aminogruppe tragen, erleiden die sog. „Hydraminspaltung". Bei trockenem Erhitzen der entsprechenden Salze tritt überwiegend Hydraminspaltung 1. Art ein:

$$\underset{\underset{H}{\overset{\oplus}{N}}\underset{R''}{\overset{R'}{<}}\;X^{\ominus}}{\overset{OH}{Ar-CH-CH-R}} \xrightarrow{\text{thermischer Abbau}} Ar-\underset{O}{\overset{\|}{C}}-CH_2-R + HN\underset{R''}{\overset{R'}{<}} \cdot HX$$

Erhitzt man mit konz. Phosphorsäure, so kommt es nach H. AUTERHOFF und H. J. ROTH [Angew. Chem. 67, 426 (1955); Arch. Pharm. (Weinheim) 298, 470 (1958)] zur Hydraminspaltung 2. Art:

$$\underset{OH\;\;\;N<^{R'}_{R''}}{Ar-CH-CH-R} \xrightarrow{H_3PO_4} Ar-CH_2-\underset{O}{\overset{\|}{C}}-R + HN\underset{R''}{\overset{R'}{<}}$$

7. Verbindungen der Phenyläthylaminreihe mit sekundärer alkoholischer Gruppe in Nachbarschaft zum aromatischen Ring werden durch Kaliumhexacyanoferrat(III), Kaliumperjodat oder Jod in alkalischer Lösung oxydativ gespalten, wobei als leicht faßbares Spaltstück Benzaldehyd oder ein entsprechend substituiertes Derivat entsteht.

8. 1,2-Aminoalkohole mit sekundärer OH-Gruppe und primärer oder sekundärer Aminogruppe erleiden in wäßriger Lösung bei Einwirkung von Perjodsäure eine Glykolspaltung: z. B.

$$\underset{OH\;\;NHCH_3}{Ar-CH-CH-CH_3} \xrightarrow{HJO_4} Ar-CHO + CH_3CHO + NH_2CH_3$$

9. 1,2-Aminoalkohole mit sekundärer OH-Gruppe und primärer, sekundärer oder auch tertiärer Aminogruppe [s. H. J. ROTH u. A. BRANDAU: Arch. Pharm. (Weinheim) 293, 27 (1960); H. J. ROTH: Arch. Pharm. (Weinheim) 294, 427 (1961)] werden durch Bleitetraacetat in wasserfreier Lösung, beispielsweise in Eisessig oder in Benzol in zwei Carbonylverbindungen gespalten:

z. B.

$$\underset{OH\;\;N(CH_3)_2}{Ar-CH-CH-CH_3} \xrightarrow{Pb(OAc)_4} Ar-CHO + CH_3-\overset{\oplus}{C}=N\underset{CH_3}{\overset{CH_3}{<}}\;\;OAc^{\ominus}$$

$$\downarrow +H_2O$$

$$CH_3-CHO + HN(CH_3)_2$$

10. 1,2-Aminoalkohole mit aromatischem Ring geben mit Cu(II)-Salzen nach dem Alkalisieren im allgemeinen einen mit organischen Lösungsmitteln ausschüttelbaren chelatartigen Komplex (*Chen Kao*-Reaktion).

11. Verbindungen mit primärer Aminogruppe geben die folgenden Reaktionen: a) mit Aldehyden, besonders leicht mit p-Dimethylaminobenzaldehyd entstehen SCHIFFsche Basen:

$$\underset{R}{-CH-NH_2} + OHC-\!\!\left\langle\!\!\!\bigcirc\!\!\!\right\rangle\!\!-N(CH_3)_2 \rightarrow \underset{R}{-CH-N}=CH-\!\!\left\langle\!\!\!\bigcirc\!\!\!\right\rangle\!\!-N(CH_3)_2$$

b) mit Schwefelkohlenstoff entstehen Dithiocarbaminsäurederivate, die durch $HgCl_2$ oder andere Schwermetallsalze in Senföle und Quecksilbersulfid oder andere Sulfide zerlegt werden:

$$-\underset{R}{CH}-NH_2 + CS_2 \rightarrow -\underset{R}{CH}-NH-\underset{S}{C}-SH \xrightarrow{HgCl_2} -\underset{R}{CH}-N=C=S + HgS + 2\,HCl$$

c) mit Chloroform und Alkalihydroxid werden Isonitrile gebildet:

$$-\underset{R}{CH}-NH_2 + CHCl_3 + 3\,KOH \rightarrow -\underset{R}{CH}-\overset{\oplus}{N}\equiv\overset{\ominus}{C} + 3\,KCl + 3\,H_2O$$

d) durch Einwirkung von salpetriger Säure entstehen entsprechende Alkohole (Glykole):

$$R-\underset{OH}{CH}-\underset{NH_2}{CH}-R \xrightarrow{HNO_2} R-\underset{OH}{CH}-\underset{OH}{CH}-R + N_2 + H_2O$$

12. Verbindungen mit sekundärer Aminogruppe geben bei Einwirkung von salpetriger Säure Nitrosamine, die sich mit konz. Schwefelsäure grünblau färben:

$$-\underset{R}{CH}-NHCH_3 \xrightarrow{HNO_2} -\underset{R}{CH}-\underset{NO}{N}-CH_3 + H_2O$$

13. **Papierchromatographie.** Nach einem von A. WANKMÜLLER [Dtsch. Apoth.-Ztg *6*, 247 (1954)] angegebenen Verfahren: Papier: Schleicher & Schüll 2043b; aufsteigende Methode; Lösungsmittel: n-Butanol : Eisessig : Wasser = 4 : 1 : 2. Detektion: Die bei 90° getrockneten Streifen werden mit einer Ninhydrinlösung besprüht und sofort im Trockenschrank einige Minuten auf 120 bis 140° erhitzt. Es entstehen im allgemeinen helle oder dunkle, violettgraue Flecken. Sympatol muß mit Joddämpfen sichtbar gemacht werden. In einigen Fällen sind auch DRAGENDORFFs Reagens oder andere Alkaloidreagentien als Detektionsmittel angebracht.

14. **Dünnschichtchromatographie.** WALDI, S. D.: Arch. Pharm. (Weinheim) *295*, 125 (1962).

Quantitative Bestimmungen

Wegen der guten Wasserlöslichkeit ist die allgemein zur Bestimmung von stickstoffhaltigen Basen gebräuchte Ausschüttelung und anschließende Titration mit Säure bei den Sympathicomimetica nicht anwendbar.

1. Chromatographische Bestimmung an einer Aluminiumoxidsäule nach H. BÖHME und H. HOCKE [Arch. Pharm. (Weinheim) *290*, 422 (1957)].

2. Titration in nicht wäßrigem Milieu mit $HClO_4$; Beispiel: Ephedrin [s. R. POHLOUDEK-FABINI u. K. KÖNIG: Pharm. Zentralh. *98*, 176 (1959)].

3. Bromometrische Methode. Beispiele: Sympatol, Vasculat, Suprifen, Dilatol, Veritol, Effortil und Adrianol [s. W. AWE u. H. STOHLMANN: Pharm. Zentralh. *96*, 371, 568 (1957)].

4. Kjeldahl-Bestimmung. Beispiele Dan. IX.

5. UV-Spektrophotometrische Methode. Beispiel: DAB 6 - 3. Nachtr. (BRD), Messung der Absorption von Noradrenalin bei 279 mµ.

6. Kolorimetrie der a) Pikrate in starker Verdünnung, b) p-Nitrobenzoldiazoniumchlorid-Kupplungsprodukte, c) Umsetzungsprodukte mit Ninhydrin [vgl. E. GRAF: Pharmazie *5*, 108 (1950)].

7. Volhard-Titration des Halogenid-Ions der Salze. Beispiele: Ephedrin und Methylamphetamin nach DAB 6 - 3. Nachtr. (BRD).

Adrenalinum Pl.Ed. I, DAB 7 – DDR. Adrenalin DAB 7 – BRD. Adrenalina BP 63. Adrénaline CF 65. Epinephrine USP XVII. Epirenaminum Jap. 61.

Suprarenin. Adrenalin. Paranephrin. Epinephrin. Epirenan. Takamine.

$C_9H_{13}NO_3$ Formel A. 1   M.G. 183,21

L-Form des 1-(m,p-Dihydroxyphenyl)-2-methylamino-äthanol-(1).

Gewinnung. Nebennieren von Rindern oder Schafen werden zerkleinert und in der Hitze mit schwach angesäuertem Wasser, dem zur Verhütung einer Oxydation des zu gewinnenden Materials etwas Zinkstaub zugesetzt ist, ausgezogen, der erhaltene Extrakt im Vakuum unter Durchleiten von CO_2 bei 50° eingeengt, der verbliebene Sirup mit Methanol vermischt und mit Bleiacetat versetzt, wodurch Eiweißstoffe, Phosphate und andere Nebenprodukte der Extraktion ausgefällt werden. Die mit Schwefelwasserstoff vom Blei befreite Lösung wird erneut im Kohlensäurestrom eingeengt und mit Ammoniakflüssigkeit versetzt, wobei sich das Adrenalin kristallin ausscheidet. Die Reinigung wird durch mehrmaliges Umfällen aus saurer Lösung mit Ammoniak durchgeführt.

Herstellung (DRP 137300, Farbwerke Hoechst). Brenzcatechin wird in einer Friedel-Crafts-Reaktion mit Chloracetylchlorid zum ω-Chlor-m,p-dihydroxy-acetophenon umgesetzt und dieses durch Einwirkung von Methylamin, in das entsprechende Aminoketon (Methylaminoacetobrenzcatechin, Adrenalon) übergeführt. Durch Reduktion mit Natriumamalgam wird das Racemat des zugehörigen Aminoalkohols erhalten, das mit Hilfe von Weinsäure in die beiden optisch aktiven Formen zerlegt wird (DRP 222451). Die fast unwirksame rechtsdrehende Form läßt sich durch Erhitzen mit 3- bis 4%iger Salzsäure oder 5%iger Schwefelsäure racemisieren (DRP 220355), so daß es möglich ist, das D-Adrenalin praktisch vollständig in die linksdrehende Form umzuwandeln.

Nach einem anderen Verfahren wird Veratrol mit Phthalyl-glycylchlorid umgesetzt. Der erhaltene Phthalimido-acetobrenzcatechin-dimethyläther wird zum Aminoketon verseift und dieses mit p-Toluolsulfochlorid umgesetzt. Die erhaltene Verbindung wird mit Methyljodid methyliert, mit Salzsäure verseift und entalkyliert, worauf unter Druck zum Adrenalin reduziert wird:

Gehalt. BP 63: Mindestens 99,0%, berechnet auf die über Phosphorpentoxid bei einem 5 Torr nicht übersteigenden Druck getrocknete Substanz. USP XVII: Mindestens 97%, berechnet auf die getrocknete Substanz. DAB 7 – BRD: Mindestens 95,0%, berechnet auf die getrocknete Substanz. DAB 7 – DDR: Mindestens 98,0 und höchstens 100,5%, berechnet auf die bei 15 bis 25 Torr getrocknete Substanz.

Eigenschaften. Weißes bis cremefarbenes, mikrokristallines Pulver, geruchlos, von bitterem Geschmack, das sich bei Licht- und Luftzutritt allmählich bräunlich verfärbt. Sehr schwer löslich in Wasser, praktisch unlöslich in A., Aceton, Ae., Chlf., fetten und ätherischen Ölen, löslich in verdünnten Mineralsäuren und verdünnten Alkalilaugen unter Salzbildung, jedoch nicht in Ammoniak oder Alkalicarbonatlösungen, mit denen es aus sauren, wäßrigen Lösungen als Base ausgefällt werden kann. Fp. 200 bis 210° unter Zers., wenn die Substanz in ein auf 180° vorgeheiztes Bad gebracht wird, dessen Temp. je Min. um 6° gesteigert wird; bei raschem Erhitzen im Block 253 bis 255°; bei sehr raschem Erhitzen 263°. $[\alpha]_D^{20}$ = -50 bis $-53°$, gemessen an einer 2%igen Lösung in 0,5 n HCl oder an einer 4%igen Lösung in n HCl.

Erkennung. 1. PI.Ed. I: Unbeständig in neutralen oder alkalischen Lösungen. Diese Lösungen färben sich an der Luft schnell rot. – 2. Adrenalin reduziert ammoniakalische Silbersalzlösung, FEHLINGsche Lösung und in alkalischer Lösung TTC. – 3. PI.Ed. I: Wird 1 ml einer 0,1%igen wäßrigen Lösung mit 4 ml Wasser verdünnt und mit 1 Tr. einer 10%igen wäßrigen Eisen(III)-chloridlösung versetzt, so bildet sich eine smaragdgrüne Färbung, die nach Zugabe von 4 Tr. verdünntem Ammoniak in Kirschrot umschlägt. – 4. DAB 7 – BRD: Die Mischung von 0,10 ml einer 2%igen salzsauren Lösung und 4,0 ml Wasser wird mit 1,0 ml 0,1 n Jodlösung versetzt und gut umgeschüttelt; nach 2 Min. werden 2,0 ml 0,1 n Natriumthiosulfatlösung zugegeben, wobei sich die Lösung stark rot färbt. – 5. PI.-Ed. I: 1 ml einer 0,1%igen wäßrigen Lösung wird zu 5 ml einer 10%igen wäßrigen Lösung von Natriumacetat gegeben. Zu dieser Mischung fügt man 2 Tr. Quecksilber(II)-chloridlösung (6,5%ig), wobei sich allmählich eine Rotfärbung bildet, die nach einer halben Stunde Stehen bei Raumtemp. am stärksten ist. Bei kurzem Erwärmen im Wasserbad (10 bis 15 Sek.!) erscheint die Färbung schneller. – 6. Nach L. ROSENTHALER [Pharm. Ztg (Frankfurt) *20*, 100 (1955)] tritt Rotfärbung auf, wenn man zu einer sauren Lösung Nitrit gibt und anschließend alkalisch macht. – 7. Beim Erwärmen mit Alkalilauge spaltet Adrenalin Methylamin ab. – 8. Lösungen des Adrenalins werden durch die meisten Alkaloidreagentien nicht gefällt. – 9. DAB 7 – DDR: Lichtabsorption: 0,400 ml Prüflösung werden mit 0,01 n Salzsäure zu 100,00 ml aufgefüllt. 10,00 ml dieser Lsg. werden mit 0,01 n Salzsäure zu 100,0 ml aufgefüllt. Diese Lsg. wird in einer Schichtdicke von 1 cm gemessen. Extinktion: 0,308 bis 0,328 bei 279 nm. Diese Lsg. ist für die Prüfung auf Adrenalon aufzubewahren.

Prüfung. 1. Pflanzenalkaloide. USP XVI(!): Eine saure Lösung (1 : 1000) darf bei Zugabe von Pikrinsäure, Tannin, Phosphormolybdänsäure, Kaliumquecksilberjodid oder Platinchlorid keine sichtbaren Fällungen geben. – 2. Fremde Basen: 0,05 g müssen sich in einer Lösung von 0,1 g fester Oxalsäure in 1,5 g A. bei Raumtemp. klar und vollständig lösen. Die Lösung muß auch beim Stehen während 1 Std. klar bleiben. – 3. Pflanzenalkaloide und Eiweiß. Helv. V: Die Lösung von 0,1 g Adrenalin in 0,3 ml Wasser + 0,3 ml verdünnter Essigsäure darf durch 1 Tr. MAYERS Reagens nicht getrübt werden. – 4. Adrenalon. PI.Ed. I: 0,05 g müssen sich vollständig in einer Mischung von 0,15 ml Wasser und 0,15 ml Essigsäure lösen. – DAB 7 – DDR: Adrenalon: Die Lichtabsorption der Lsg. von 9. (s. Erkennung) wird in einer Schichtdicke von 2 cm bei der Wellenlänge von 310 nm gemessen. Die Extinktion darf höchstens 0,160 betragen. – DAB 7 – BRD: Bei der Messung der Extinktion in 1 cm Schichtdicke bei 310 mµ an einer genau 0,1%igen, salzsauren Lösung darf $E_{1\,cm}^{1\%}$ höchstens 3,34 betragen. – 5. Noradrenalin. USP XVII: 10 mg Adrenalin werden in 2 ml 0,5%iger Weinsäure gelöst. 1,0 ml der Lösung mischt man mit 4,0 ml Boratpuffer vom pH 9,6 und 1,0 ml einer frisch bereiteten 0,5%iger β-Naphthochinon-4-natriumsulfonatlösung und läßt 30 Min. stehen. Man fügt weiter 0,2 ml Benzalkoniumchloridlösung (1 : 1000) und 15 ml Toluol, das vorher mit Boratpuffer gewaschen und durch ein trockenes Papierfilter filtriert wurde, hinzu. Die Mischung wird 30 Min. lang unter gelegentlichem Umschütteln stehengelassen. Man läßt dann absitzen oder zentrifugiert im Bedarfsfall. Die eventuelle Rotfärbung der Toluolschicht darf nicht dunkler sein, als eine Färbung, die man erzielt, wenn man 1,0 ml einer Lösung mit 0,40 mg Levarterenolbitartrat und 9 mg Epinephrinbitartrat-USP-Standard den gleichen Operationen unterwirft (4%). – DAB 7 – BRD: Noradrenalin: 1,00 ml Prüflsg. (0,2000 g der unterhalb 20 Torr unter Lichtausschluß getrockneten Substanz werden zu 10,00 ml einer Mischung aus 5 T. 0,5 n Salzsäure und 5 T. frisch ausgekochtem und wieder abgekühltem W. gelöst) wird mit 3,00 ml frisch ausgekochtem und wieder abgekühltem W. verdünnt. 1,00 ml dieser Lsg. wird mit 4,0 ml

Borat-Pufferlsg. und 1,0 ml 1,2-Naphthochinon-4-natriumsulfonat-Lsg. versetzt und 30 Min. lang stehengelassen. Nach Zusatz von 0,20 ml Alkyldimethylbenzylammoniumchlorid-Lsg. II wird mit 15,0 ml Toluol 30 Min. lang ausgeschüttelt. Die abgetrennte Toluolschicht darf nicht stärker gefärbt sein als das gleiche Volumen einer Mischung von 0,90 ml Eisen(III)-chlorid-Lsg. III, 20 ml Kobalt(II)-chlorid-Lsg., 7,20 ml Kupfer(II)-sulfat-Lsg. II und 33,7 ml 1%ige Salzsäure. – 6. Brenzcatechin: Werden 0,005 g mit 2 ml Aceton 2 Min. lang geschüttelt und dann durch ein gehärtetes Filter filtriert, so darf das Filtrat nach dem Verdünnen mit 3 ml Wasser durch 1 Tr. stark verdünnter Eisen(III)-chlorid-Lsg. nicht grün gefärbt werden. – 7. Glührückstand: Höchstens 0,01%. – 8. Gewichtsverlust beim Trocknen über Schwefelsäure: Höchstens 0,5%.

Gehaltsbestimmung. DAB 7 – BRD: 2,00 ml einer genau 0,1%igen salzsauren Adrenalinlösung werden im 100-ml-Meßkolben mit 0,01 n HCl aufgefüllt. Die Extinktion dieser Lösung wird in 1 cm Schichtdicke bei 279 mµ gemessen. $E_{1\,cm}^{1\%}$ muß mindestens 140,0 und darf höchstens 148,9 betragen, entsprechend einem Gehalt von 95 bis 101% $C_9H_{13}NO_3$, berechnet auf die getrocknete Substanz $\left(E_{1\,cm}^{1\%} = 147,4 \text{ bei } 279 \text{ m}\mu\right)$.

USP XVII: 300 mg Substanz werden genau gewogen und, wenn nötig, unter leichtem Erwärmen in 50 ml Eisessig gelöst. Nach Zusatz von Kristallviolett-Lsg. wird mit 0,1 n Perchlorsäure titriert. Ein Blindversuch dient zur Korrektur des Verbrauches an Normallösung. 1 ml 0,1 n Perchlorsäure entspricht 18,32 mg $C_9H_{13}NO_3$. Eine gleichartige Bestimmung ist nach DAB 7 – DDR vorgeschrieben.

Aufbewahrung. Adrenalin muß in dicht schließenden Gefäßen vor Licht und Luft geschützt aufbewahrt werden, am besten in evakuierten, braunen Ampullen.

Anwendung. Subcutan hauptsächlich bei akutem Asthmaanfall, bei schwerem Kollaps und als Zusatz zu Lokalanästheticis.

Dosierung. Einzelmaximaldosis: i.m. 0,001 g; i.v. 0,0003 g; s.c. 0,001 g; intracardial 0,0003 g. Tagesmaximaldosis: i.m. 0,003 g; s.c. 0,003 g (DAB 7 – DDR).

Handelsformen: Adrenalin, Paranephrin, Epinephrin, Epirenan, Esphygmogenia, Takamina, Suprarenin (Hoechst), Suprarenalin (Armour), Supranephrin (Rorer), Renaglandin (Oppenheimer), Vaso-Constrictine (Duncam, Flockhart).

Adrenalinum hydrochloricum. Suprareninum hydrochloricum. Suprarenin Hydrochlorid.

$C_9H_{13}NO_3 \cdot HCl$ M.G. 219,68

Herstellung. Durch Neutralisation von natürlicher oder synthetischer L-Adrenalin-Base.

Eigenschaften. Nadelförmige Kristalle, löslich in Wasser, unlöslich in abs. A.; Fp. 161°.

Erkennung. a) Die wäßrige, salpetersaure Lösung gibt mit Silbernitrat einen weißen Niederschlag von Silberchlorid. – b) Wird die wäßrige Lösung mit Ammoniak versetzt, so fällt die Adrenalinbase aus; diese muß die für Adrenalin angegebenen Reaktionen zeigen. – c) Wäßrige Lösungen färben sich beim Aufbewahren rot, wenn das Glas auch nur Spuren von Alkalisilicaten an das Wasser abgibt.

Aufbewahrung. Vor Licht geschützt.

Adrenalinum bitartaricum ÖAB 9 DAB 7 – DDR. Adrenalini bitartras Pl.Ed. I, Dan. IX. Epinephrine bitartrate USP XVII. Adrenaline acid tartrate BP 63. Adrenalinum tartaricum CsL 2. Epirenomini bitartras Jap. 61. Adrenalinhydrogentartrat. L-Adrenalin-D-hydrogentartrat.

$C_9H_{13}N_3O \cdot C_4H_6O_6$ M.G. 333,29

Gehalt. DAB 7 – DDR: 98,0 bis 101,0%, bezogen auf die bei 15 bis 25 Torr getrocknete Substanz. Pl.Ed. I/2: Mindestens 95,0% und höchstens das Äquivalent von 101,0%, bezogen auf die wasserfreie Substanz. BP 63: Mindestens 99,0%, bezogen auf die über Phosphorpentoxid, bei einem 5 Torr nicht übersteigenden Druck während 18 Std. getrocknete Substanz. CsL 2: Mindestens 96,0%. USP XVII: Mindestens 97 und höchstens 102%, bezogen auf die getrocknete Substanz.

Herstellung. Durch Einengen einer L-Adrenalinlösung, die eine äquivalente Menge D-Weinsäure enthält.

Eigenschaften. Weißes, bis grauweißes, kristallines Pulver, das bei Licht- und Luftzutritt allmählich dunkler wird. 1 g löst sich in etwa 3 ml W.; schwer löslich in A. Fp. 147

bis 152° unter Zers. (USP XVII); um 150° unter Zers. (BP 63). $[\alpha]_D^{20} = -49{,}5$ bis $-53{,}5$ (CsL 2); $[\alpha]_D^{20} = -16{,}5$ bis $-18{,}7$, $c = 5$ in Wasser, $l = 2$ (ÖAB 9). Lichtabsorption: $E_{1\,cm}^{1\%}$ bei 279 mµ = 77 bis 82. Zur Bestimmung werden 0,0900 bis 0,1100 g Adrenalinbitartrat in einem Meßkolben in 0,01 n HCl zu 50,00 ml gelöst (Stammlösung). 1,00 ml der Stammlösung verdünnt man in einem zweiten Meßkolben mit 0,01 n HCl auf 50,00 ml und mißt hierauf in der vorgeschriebenen Weise (ÖAB 9). Reaktion einer 1%igen wäßrigen Lösung: pH 3,5 bis 5,0 (PI.Ed. I).

Erkennung. 1. Etwa 500 mg in 20 ml W. gelöst, das 100 mg Natriumhydrogensulfit enthält. Nach Versetzen mit Ammoniaklösung im Überschuß wird 1 Std. im Eisschrank gekühlt. Den entstandenen Niederschlag filtriert man ab, wäscht 3mal mit je 2 ml kaltem W., anschließend mit 5 ml kaltem A. und 5 ml kaltem Ae. Der Rückstand wird 3 Std. über Schwefelsäure getrocknet und soll den Identifizierungsreaktionen von „Epinephrin" entsprechen. Zur Bestimmung der spez. Drehung löst man 200 mg in 10 ml 0,5 n HCl, Forderung: -50 bis $-53{,}5°$ (USP XVII). – 2. Nach der BP 63 wird diese Identitätsreaktion in ähnlicher Weise mit 300 mg durchgeführt. – 3. Eine Lösung von etwa 50 mg Adrenalinbitartrat in 1 ml W. gibt mit einer Lösung von 0,1 g Kaliumchlorid in 1 ml W. allmählich einen weißen, kristallinen Niederschlag (ÖAB 9). – 4. Eine Lösung von etwa 2 mg Adrenalinbitartrat in 10 ml Pufferlösung vom pH 3,6 färbt sich auf Zusatz von 1 Tr. 0,1 n Jodlösung innerhalb von 1 Min. rot (Unterschied gegenüber Noradrenalin und Dihydroxyphenylaminopropanol). Fügt man 0,5 ml verdünnte Natronlauge hinzu, so verändert sich die Farbe nicht wesentlich (ÖAB 9). – 5. 0,1 g wird in einem kleinen Scheidetrichter in 10 ml W. gelöst, 3 g Natriumhydrogencarbonat und 0,3 ml Essigsäureanhydrid zugegeben, kräftig geschüttelt und von Zeit zu Zeit entlüftet. Das Schütteln wird bis zur Beendigung der Gasentwicklung fortgesetzt. Hierauf werden noch zweimal 0,3 ml Essigsäureanhydrid zugegeben und die Mischung anschließend geschüttelt. Nach Beendigung der Gasentwicklung wird die Mischung 15 Min. lang stehengelassen. Dann wird verd. Schwefelsäure vorsichtig bis zur sauren Reaktion der Mischung gegen Kongorot und anschließend noch weitere 5 ml verd. Schwefelsäure zugegeben. Unmittelbar danach wird viermal mit je 25 ml Chloroform extrahiert. Jeder Auszug wird mit einer Lösung von 1 g Natriumhydrogencarbonat in 10 ml W. gewaschen. Die vereinigten Chloroformauszüge werden mit getrocknetem Natriumsulfat entwässert, filtriert, auf ein kleines Volumen eingeengt und in einen kleinen Behälter gebracht. Dann wird zur Trockne eingedampft und i. Vak. über Phosphorpentoxid getrocknet. Der Rückstand wird in 0,15 ml Aceton gelöst und 1 ml Ae. zugegeben. Die Kristalle werden gesammelt und über Phosphorpentoxid i. Vak. getrocknet; Schmelzbereich des Rückstandes 93 bis 95° (PI.Ed. I).

Prüfung. 1. Eine Lösung von 1 T. Adrenalinbitartrat in 9 T. frisch ausgekochtem und wieder erkaltetem W. muß klar und fast farblos sein. – 2. Reaktion der Lösung: Eine Mischung von 2 ml der Lösung (1 + 9) und 8 ml W. muß sich auf Zusatz von 2 Tr. Bromphenolblaulösung grün färben (ÖAB 9). – 3. Adrenalon: $E_{1\,cm}^{1\%}$ darf bei 310 mµ höchstens 2,0 betragen (ÖAB 9). – 4. Noradrenalin: 0,020 g Adrenalinbitartrat werden unter gelindem Erwärmen in 10,0 ml Methanol gelöst. 1,00 ml dieser Lösung versetzt man mit 3 ml Pyridin und 1 ml einer Lösung von 25 mg Natriumnaphthochinonsulfat in 10 ml Methanol und läßt 30 Min. lang im Dunkeln stehen. Fügt man hierauf eine Lösung von 50 mg Ascorbinsäure in 5 ml Pyridin hinzu und schüttelt um, so darf die Flüssigkeit nicht stärker gefärbt sein als eine Mischung von 0,60 ml Eisenfarbstandard [50,0 g Eisen(III)-chlorid werden in 1%iger HCl zu 1000 ml gelöst], 1,50 ml Kobaltfarbstandard (65,0 g Kobaltchlorid werden in 1%iger HCl zu 1000 ml gelöst), 1,00 ml Kupferfarbstandard (65,0 g Kupfersulfat werden in 1%iger HCl zu 1000 ml gelöst) und 6,90 ml 1%iger HCl (ÖAB 9). – 5. Gewichtsverlust: Höchstens 0,5% beim Trocknen über Phosphorpentoxid, bei einem Druck von etwa 5 mm Hg, nach 18 Std. (BP 63). – 6. Sulfatasche: Höchstens 0,1% (BP 63).

Gehaltsbestimmung. BP 63: Etwa 0,5 g werden genau gewogen, in Eisessig gelöst und mit einer 0,1 n Perchlorsäure-Eisessiglösung (Kristallviolett als Indikator) titriert. 1 ml 0,1 n HClO$_4$ entspricht 0,03333 g $C_9H_{13}NO_3 \cdot C_4H_4O_6$.
USP XVII: Ebenfalls Titration in wasserfreiem Milieu, wobei etwa 500 mg Substanz in 20 ml Eisessig gelöst werden und mit einem Blindversuch gearbeitet wird.

Aufbewahrung. Vor Licht geschützt, in dicht schließenden Gefäßen.

Dosierung. Einzeldosis bei subc. Inj. 0,0001 g. Max. Einzeldosis bei subc. Inj. 0,0005 g, Max. Einzeldosis bei i.v. Inj. 0,00025 g.

Noradrenalin hydrochlorid DAB 7 – BRD. Noradrenalinum hydrochloricum.

$C_8H_{11}NO_3 \cdot HCl$ Formel A. 2. M.G. 205,65

L-1-(3′,4′-Dihydroxyphenyl)-2-amino-äthanol-(1)-hydrochlorid.

Gehalt. Mindestens 95,0 und höchstens 101,0% $C_8H_{11}NO_3 \cdot HCl$, berechnet auf die 6 Std. lang i. Vak. über Schwefelsäure getrocknete Substanz.

Eigenschaften. Weißes bis bräunlich-weißes, kristallines Pulver, das sich langsam unter Licht- und Lufteinwirkung verfärbt. Sehr leicht löslich in W., löslich in A. 90%. Schmelzintervall: 142 bis 148° unter Zers. $[\alpha]_D^{20} = -37,0$ bis $-41,0°$ ($c = 2,0$, berechnet auf die getrocknete Substanz).

Erkennung. Prüflösung 2%ig. 1. 0,50 ml Prüflösung geben mit 2,5 ml W., 3,0 ml Natriumacetatlösung und 0,10 ml Quecksilber(II)-chloridlösung eine rotviolette Färbung. – 2. Die Verdünnung von 0,15 ml Prüflösung mit 10 ml W. gibt mit Eisen(III)-chloridlsg. IV eine Grünfärbung, die mit 0,10 ml 6n Ammoniaklsg. in rot umschlägt. – 3. 0,15 ml Prüflösung geben nach Zusatz von 2,0 ml W. und einigen Tr. Salpetersäure mit Silbernitrat einen weißen, käsigen Niederschlag.

Prüfung. 1. Aussehen der Lösung: 5,0 ml der frisch bereiteten Prüflösung müssen klar sein und dürfen nicht stärker gefärbt sein, als eine Mischung von 0,20 ml Eisen(III)-chloridlösung (93,00 g Eisen(III)-chlorid werden mit 25,0 ml Salzsäure versetzt und mit W. zu 1000 ml aufgefüllt), 0,20 ml Kobaltchloridlösung (65,0 g $CoCl_2 \cdot 6H_2O$ + 25 ml Salzsäure, auf 1000 ml), 0,10 ml Kupfersulfatlösung (62,42 g je 1000 ml) und 4,50 ml 1%ige Salzsäure. – 2. pH-Wert: Der pH-Wert der Prüflösung muß zwischen 3,5 und 4,5 liegen (Glaselektrode). – 3. Adrenalin: 0,25 ml Prüflösung werden mit 5,0 ml W. und 0,10 ml Essigsäure versetzt. Diese Lösung darf nach Zusatz von 0,05 ml Natriumnitritlösung I innerhalb 1 Min. nur eine Gelbfärbung, jedoch keine gelbrote Färbung zeigen. – 4. Trocknungsverlust: Höchstens 0,5%, 6 Std. lang i. Vak. über Schwefelsäure getrocknet. – 5. Sulfatasche: Höchstens 0,2%.

Gehaltsbestimmung. Etwa 1,5 mg Substanz werden auf einer Mikrowaage genau gewogen und ein einem Meßkolben von 50 ml Inhalt in 0,01 n HCl gelöst. Die Extinktion dieser Lösung wird in 1 cm Schichtdicke bei 279 mµ spektrophotometrisch bestimmt. $E_{1cm}^{1\%}$ muß mindestens 125,4 und darf höchstens 133,3 betragen, entspr. einem Gehalt von 95,0 bis 101,0% $C_8H_{11}NO_3 \cdot HCl$, berechnet auf die getrocknete Substanz ($E_{1cm}^{1\%} = 132$ bei 279 mµ).

Aufbewahrung. Vor Licht geschützt, in evakuierten Ampullen.

Dosis. Größte Einzelgabe 0,001 g; bei i. m. und i. v. Verabreichung 0,00025 g.

Noradrenalinum bitartaricum DAB 7 – DDR, ÖAB 9. Noradrenalinhydrogentartrat DAB 7 – BRD. Levarterenol Bitartrate USP XVII. Levarterenoli Bitratras PI.Ed. I/II. Noradrenaline Acid Tartrate BPC 63. Norepirenamini bitartras Jap. 61. Noradrenaline Tartras Acidus.

$C_8H_{11}NO_3 \cdot C_4H_6O_6 \cdot H_2O$ Formel A. 2   M.G. 337,29

L-1-(3′,4′-Dihydroxyphenyl)-2-amino-äthanol-(1)-D-hydrogentartrat.

Herstellung. Durch Umsetzung von Chloracetylbrenzcatechin mit Ammoniak und anschließender Reduktion der Ketogruppe zum sek. Alkohol. Das entstandene Racemat wird über die D-weinsauren Salze in die optischen Antipoden getrennt. Nur die L-Form findet therapeutische Verwendung.

Gehalt. DAB 7 – BRD: Mindestens 95,0%. DAB 7 – DDR: Mindestens 97,0 höchstens 101,0%, berechnet auf die bei 15 bis 25 Torr getrocknete Substanz. USP XVII: Mindestens 97 und höchstens 102%, berechnet auf die bis zur Gewichtskonstanz getrocknete Substanz. PI.Ed. I/2: Mindestens 95,0% und höchstens das Äquivalent von 101,0%, bezogen auf die wasserfreie Substanz.

Eigenschaften. Weißes oder fast weißes, kristallines Pulver, das sich bei Licht- und Luftzutritt allmählich dunkler färbt. 1 g löst sich in 2,5 ml W.; schwer löslich in A. (1 : 300), praktisch unlöslich in Ae. pH einer 0,1%igen Lösung ist 3,0 bis 4,0. Fp. 100 bis 106° (trübe Schmelze!) (DAB 7 – BRD, ÖAB 9 und USP XVII). (Die Base schmilzt bei 215 bis 218°.) $[\alpha]_D^{20} = -9,0$ bis $-12,0°$ ($c = 5$, in W.); -10 bis $-12°$ (DAB 7 – BRD und USP XVII, $c = 2$, in W.); $-9,8$ bis $-11,2°$ (PI.Ed. I/2). Lichtabsorption: $E_{1cm}^{1\%}$ bei 279 mµ = 76 bis 84. Zur Bestimmung werden 0,0900 bis 0,1100 g wie unter Adrenalinbitartrat beschrieben behandelt (ÖAB 9).

Erkennung. 1. Bitartrat: Eine Lösung von etwa 50 mg Noradrenalin Bitartrat in 1 ml W. gibt mit einer Lösung von 0,1 g Kaliumchlorid in 1 ml W. allmählich einen weißen, kristallinen Niederschlag (ÖAB 9). — 2. *Noradrenalin:* Eine Lösung von 0,01 g in 2 ml W. versetzt man mit 1 Tr. Eisen(III)-chloridlösung; es tritt Grünfärbung auf, die beim Zusatz von 1 bis 2 Tr. Ammoniakflüssigkeit in Rot umschlägt. — 3. Die Lösung von 0,050 g Substanz und 0,10 g Resorcin in 1,0 ml Wasser wird mit 1,0 ml verd. Schwefelsäure versetzt. Nach dem Unterschichten mit 3,0 ml konz. Schwefelsäure entsteht beim schwachen Erwärmen der Schwefelsäureschicht etwas unterhalb der Berührungsfläche eine violettrote Färbung, die bei weiterem Erhitzen auf die gesamte Schwefelsäure übergeht (DAB 7 – BRD). — 4. 0,50 ml 2%iger Prüflösung geben mit 1,5 ml W., 4,0 ml Natriumacetatlösung und 2 Tr. Quecksilber(II)-chloridlösung eine rotviolette Färbung (DAB 7 – BRD). — 5. Eine Lösung von etwa 2 mg Noradrenalinbitartrat in 10 ml Pufferlösung vom pH 3,6 färbt sich auf Zusatz von 1 Tr. 0,1 n Jodlösung innerhalb von 1 Min. gelb, nicht aber rot (Unterschied gegenüber Adrenalin). Fügt man 0,5 ml verd. Natronlauge hinzu, so geht die Färbung in rot über (ÖAB 9).

Prüfung. 1. Aussehen der Lösung: Wie unter Adrenalinhydrochlorid beschrieben (DAB 7 – BRD). — 2. pH-Wert: der pH-Wert einer 2%igen wäßrigen Lösung muß zwischen 3,0 und 4,5 liegen (Glaselektrode) (DAB 7 – BRD). — 3. Eine Mischung von 2 ml der Lösung (1 + 9) und 8 ml Wasser muß sich auf Zusatz von 2 Tr. Bromphenolblaulösung grün färben (ÖAB 9). — 4. Noradrenalon: $E_{1\,cm}^{1\%}$ bei 310 mµ darf höchstens 2,0 betragen (ÖAB 9 und USP XVII). — 5. Adrenalin: 5 Tr. 2%iger Prüflösung werden mit 5,0 ml W. und 2 Tr. Essigsäure versetzt. Diese Lösung darf nach Zusatz von 1 Tr. Natriumnitritlösung innerhalb 1 Min. nur eine Gelbfärbung, jedoch keine gelbrote Färbung zeigen (DAB 7 – BRD). — 6. Wassergehalt: Nicht weniger als 4,5 und nicht mehr als 5,8%, bestimmt nach der Karl-Fischer-Methode (USP XVII). — 7. Sulfatasche: Höchstens 0,2% (DAB 7 – BRD).

Gehaltsbestimmung. a) Etwa 2,5 mg Substanz werden auf einer Mikrowaage genau gewogen und in einem Meßkolben von 50 ml Inhalt in 0,01 n HCl gelöst. Die Extinktion dieser Lösung wird in 1 cm Schichtdicke bei 279 mµ spektrophotometrisch gemessen. $E_{1\,cm}^{1\%}$ muß mindestens 76,5 und darf höchstens 81,3 betragen, entspr. einem Gehalt von 95,0 bis 101,0% $C_8H_{11}NO_3 \cdot C_4H_6O_6 \cdot H_2O$ $\left(E_{1\,cm}^{1\%} = 80,3 \text{ bei } 279 \text{ m}\mu\right)$ (DAB 7 – BRD).

b) Titration im wasserfreien Milieu: Etwa 500 mg, genau gewogen, werden in 20 ml Eisessig, notfalls unter leichtem Erwärmen gelöst und unter Verwendung von Kristallviolett als Indikator mit 0,1 n Perchlorsäure-Eisessiglösung titriert, wobei der Verbrauch an Hand eines Blindversuches korrigiert wird. 1 ml 0,1 n $HClO_4$ entspricht 31,93 mg $C_8H_{11}NO_3 \cdot C_4H_6O_6$ (USP XVII).

c) Fluorometrische Bestimmung s. K. ERNE und T. CANBÄCK [J. Pharm. (Lond.) *7*, 248 (1955); ref. in Pharm. Ztg (Frankfurt) *91/100*, 1164 (1955)].

Aufbewahrung. In evakuierten Ampullen, vor Licht geschützt.

Anwendung und Dosierung. Als Sympathicomimeticum. Größte Einzelgabe: 0,001 g. Bei intravenöser Infusion: 5 γ pro Minute (USP XVII).

Handelsformen: Aktamin (Schering, Berlin-West): Amp. zu 1 ml mit 1 mg; Lösung: 1 : 1000; *Arterenol* (Hoechst): Amp. zu 1 ml mit 1 mg; Lösung: 1 : 1000; *Solution Levophed Bitartrate* (Winthrop-Stearns, USA): 0,2% 4-ml-Amp. mit 0,2% Natriumbisulfit als Konservierungsmittel; *Levophed* (Bayer Products, England).

Dihydroxyphenyl-aminopropanolum hydrochloricum ÖAB 9. Corbadrin. Corbasil.

$C_9H_{13}NO_3 \cdot HCl$ Formel A. 3   M.G. 219,68

1-(3′,4′-Dihydroxyphenyl)-2-amino-propanol-(1)-hydrochlorid (Racemat).

Herstellung. Analog der Adrenalinsynthese.

Eigenschaften. Weißes oder fast weißes, geruchloses Pulver, das sich bei Licht- und Luftzutritt allmählich verfärbt. Löslich in etwa 1,5 T. W., in etwa 12 T. A., praktisch unlöslich in Ae. oder Chloroform. Fp. 178 bis 179°; Schmelzintervall im Kapillarröhrchen: 164 bis 170° (Zers., trübe Schmelze) (ÖAB 9). $[\alpha]_D^{20} = -22,0$ bis $-27,0°$ ($c = 2,5$ in W., $l = 2$) (ÖAB 9). Lichtabsorption: $E_{1\,cm}^{1\%}$ bei 279 mµ = 120 bis 130; Bestimmung analog Adrenalinum bitartaricum (ÖAB 9).

Erkennung. Gemäß ÖAB 9: 1. Chlorid: Eine Lösung von Dihydroxyphenylaminopropanolhydrochlorid gibt mit Silbernitratlösung einen weißen, käsigen, allmählich grau werdenden Niederschlag, der in Salpetersäure unlöslich ist. — 2. Dihydroxyphenylaminopropanol: Eine Lösung von etwa 2 mg Substanz in 10 ml Pufferlösung vom pH 3,6 färbt sich auf Zusatz von 1 Tr. 0,1 n Jodlösung innerhalb 1 Min. gelb, nicht aber rot (Unterschied gegenüber Adrenalin). Fügt man 0,5 ml verd. Natronlauge hinzu, so geht die Färbung in Rot über.

Prüfung. Gemäß ÖAB 9: 1. Aussehen der Lösung: Eine Lösung von 1 T. Substanz in 9 T. frisch ausgekochtem und wieder erkaltetem Wasser muß klar sein und darf unmittelbar nach ihrer Herstellung nicht stärker gefärbt sein als eine Mischung von 0,10 ml Eisen-Farbstandard, 0,10 ml Kobalt-Farbstandard, 0,10 ml Kupfer-Farbstandard und 9,70 ml 1%iger Salzsäure (Farbstandardlösungen vgl. Prüfung des Adrenalinum bitartaricum, S. 581). – 2. Freie Base, freie Säure: Eine Mischung von 2 ml der Lösung (1 + 9) und 8 ml Wasser darf zur Neutralisation gegen Methylrot nicht mehr als 0,10 ml 0,01 n HCl oder 0,25 ml 0,01 n NaOH verbrauchen. – 3. Sulfat: In einer Mischung von 2 ml der Lösung (1 + 9) und 8 ml W. darf Sulfat nicht nachweisbar sein. – 4. Dihydroxyphenylaminoäthylketon: $E_{1\text{ cm}}^{1\%}$ bei 310 mµ darf höchstens 2,0 betragen. Zur Messung verwendet man die für die Bestimmung der Lichtabsorption bereitete Stammlösung. – 5. Trocknungsverlust: Höchstens 0,5%, bestimmt bei Raumtemperatur im Vak.-Exsikkator. – 6. Verbrennungsrückstand: Höchstens 0,2%.

Aufbewahrung. Vor Licht geschützt, in dicht schließenden Gefäßen aus alkaliarmem Glas.

Anwendung und Dosierung. Als Zusatz zu Lokalanästhetica zur Oberflächen- und Infiltrationsanästhesie. Im Wirkungswert entspricht die 1%ige Corbasillösung ungefähr der 1⁰/₀₀igen Suprareninlösung, so daß von der handelsüblichen 1%igen Corbasillösung jeweils die gleiche Tropfenzahl zur Lösung des Lokalanästheticums zugesetzt werden kann, wie von der handelsüblichen (1⁰/₀₀igen) Suprareninlösung.

Einzelmaximaldosis bei subcutaner Verabreichung: 0,003 g (ÖAB 9).

Bemerkungen zur Sterilisation. Sterile wäßrige Corbasillösungen sind wesentlich haltbarer als die des Suprarenins. Vor Licht sind jedoch die Corbasillösungen ebenfalls zu schützen. Sie dürfen auch nicht lange gekocht werden. Die Herstellung einer sterilen Novocain-Corbasil-Lösung erfolgt zweckmäßig in der Weise, daß man zuerst die Novocainlösung sterilisiert und hierauf die Corbasillösung zusetzt. Gegen ein kurzes Aufkochen der Nov.-Corb.-Lösung bestehen dann keine Bedenken. Freies Alkali wirkt schon in Spuren zersetzend auf Corbasillösungen ein. N.-C.-Lösungen sind daher in Ampullen aus alkalifreiem Glas abzufüllen. Verdorbene Corbasillösungen zeigen Gelb- bis Braunfärbungen. Vgl. auch ÖAB 9!

Handelsformen: Corbasil (Hoechst) als Zusatz zu Novocain (Hoechst) in Amp. und Tab.; als „N-C"-Präparate bezeichnet, im Gegensatz zu „N-A"-Präparaten (Novocain-Arterenol) und „N-S"-Präparaten (Novocain-Suprarenin).

Isoprenaline Sulphate BP 63. Isoprenalinum sulfuricum DAB 7 – DDR. Isoprenalini Sulfas PI.Ed. I/2. Isoproterenol Sulfate NND 63. Isoprenalinsulfat. Isopropylnoradrenalinsulfat. Aludrin. Norisodrine. Isonorin. Aleudrin. Isupren. Neo-Epinine. Isuprel.

$C_{11}H_{17}NO_3 \cdot 1/2\,H_2SO_4 \cdot H_2O$ Formel A. 4   M.G. 278,32

1-(3′,4′-Dihydroxyphenyl)-2-isopropylamino-äthanol-(1)-sulfat. (Racemat.)

Gehalt. BP 63: Mindestens 98,5%, bezogen auf die bei 100° und einem 5 Torr nicht übersteigenden Druck bis zur Gewichtskonstanz getrocknete Substanz. PI.Ed. I/2: Mindestens 95,0% und höchstens das Äquivalent von 101,0%, bezogen auf die wasserfreie Substanz. DAB 7 – DDR: 98,0 bis 100,2% (wasserfreie Substanz).

Herstellung. Durch katalytische Hydrierung des 3,4-Dihydroxy-phenacyl-isopropylamins. Analog der Adrenalinsynthese (DRP 723278).

Eigenschaften. Weißes oder fast weißes Pulver, geruchlos, von bitterem, adstringierendem Geschmack, löslich in 4 T. W., unlöslich in A. (95%), Ae., Chloroform und Benzol. Fp. 128° (Zers.).

Erkennung. 1. 2 ml einer 1%igen Lösung versetzt man mit 2 Tr. Eisenchloridlösung T. S.: es entsteht eine smaragdgrüne Färbung, die beim allmählichen Zusatz von Natriumhydrogencarbonatlösung nach Blau und dann nach Rot umschlägt (BP 63). – 2. Gibt man zu 5 ml einer 1%igen Lösung 2 Tr. Silbernitratlösung, so entsteht nach einiger Zeit ein grauer Niederschlag und die überstehende Lösung wird rosa (BP 63). – 3. Zu einer Lösung von 1 g Ammoniummolybdat in 10 ml Schwefelsäure gibt man 10 mg Substanz: es entsteht eine braune bis schwarze Färbung (Unterschied zu Amphetamin, Ephedrin, Methamphetamin, Naphazolin, Phenylpropanolamin, Phenylpropylmethylamin und Tuaminoheptan) (NNR 52). – 4. Wäßrige Lösungen werden beim Stehen an der Luft rötlich. – 5. In der salzsauren Lösung entsteht auf Zusatz von Bariumchloridlösung ein weißer Niederschlag. – 6. Lichtabsorption: Zwischen 230 und 350 mµ zeigt eine wäßrige 0,005%ige (g/v)-Lösung in einer Schichtdicke von 1 cm nur ein Maximum bei 280 mµ mit einer Extinktion um 0,50 (BP 63).

Prüfung. 1. Reaktion der Lösung: Der pH-Wert einer 1%igen Lösung liegt zwischen 4,5 und 5,5 (BP 63). – 2. Trocknungsverlust: Durch Trocknen bei 100° und 5 Torr bis zur Gewichtskonstanz: nicht mehr als 7,5% und nicht weniger als 5% (BP 63). – 3. Wassergehalt: Bei Bestimmung nach der Karl-Fischer-Methode: nicht über 7,0% (NNR 52). – 4. Sulfatasche: Nicht über 0,1% (BP 63).

Gehaltsbestimmung. 1. Nach BP 63: N-Bestimmung nach KJELDAHL, wobei etwa 0,5 g Substanz und 9 ml konz., N-freie Schwefelsäure gebraucht werden. 1 ml 0,1 n H_2SO_4 entsprechen 0,02603 g $C_{11}H_{17}NO_3 \cdot 1/2 H_2SO_4$.

2. Nach BP 53(!): S-Bestimmung: 0,5 g werden in 100 ml W. gelöst, mit 2 ml verd. Salzsäure versetzt, die Mischung zum Sieden erhitzt und mit 4 ml siedender Bariumchloridlösung versetzt. Man läßt 1 Std. im Wasserbad stehen, filtriert und glüht den Rückstand bis zur Gewichtskonstanz. 1 g Rückstand entsprechen 0,1374 g S.

3. Spektrophotometrische Bestimmung nach PI.Ed. I/2: Man bestimmt $E_{1\,cm}^{1\%}$ bei 279 mµ in 0,01 n HCl und berechnet den Gehalt an $C_{11}H_{17}NO_3 \cdot 1/2 H_2SO_4$, bezogen auf die wasserfreie Substanz, an Hand des Wertes 105,0 für $E_{1\,cm}^{1\%}$ bei 279 mµ von Isoprenalinsulfat in 0,01 n HCl.

4. DAB 7 – DDR: 0,3000 g Substanz werden in einem Erlenmeyerkolben mit aufgesetztem Silicagelrohr in 30,0 ml wasserfreier Essigsäure unter mäßigem Erwärmen gelöst. Nach dem Erkalten und Zusatz von 3 Tr. Kristallviolett-Lsg. wird die Lsg. mit 0,1 n Perchlorsäure bis zum Farbumschlag nach Blaugrün titriert (Feinbürette). 1 ml 0,1 n Perchlorsäure ist 55,66 mg Isoprenalinsulfat äquivalent.

Aufbewahrung. In einem dicht schließenden Gefäß, vor Licht geschützt.

Anwendung und Dosierung. Bei Asthma bronchiale peroral, nicht subcutan, oder zur Inhalation; auch bei Bronchitiden verschiedener Genese. Literatur: „Aludrin", zusammenfassende Darstellung, von C. H. BOEHRINGER, Ingelheim a. Rh. 1952.

5 bis 20 mg sublingual oder zur Inhalation (BP 63).

Handelsformen: Aludrin (früher *Aleudrin*) (C. H. Boehringer, Ingelheim); Tabletten zu 0,02 g und 1%ige Lsg.; Elixier mit 0,005 g Aludrin und 0,015 g rac. Adrianol in 5 ml; *Powder (Inhalant) Norisodrine Sulfate* 10% und 25% (Abbott, USA): 10 mg und 25 mg in „Aerohalor Cartridges"; *Sol. (Inhal.) Norisodrine Sulfate* 1: 100 (Abbott, USA), konserviert mit 0,1% Natriummetabisulfit und 0,15% Methylparaben; *Inhalant Solution Isonorin Sulfate* 1 : 200 (Carroll Dunham Smith Pharmacal Co., USA), konserviert mit 0,5% Chlorbutanol und 0,1% Natriummetabisulfit; *Aleudrin* (Lewis Lab., Engl.): Lsg. 1%ige und Tabl. zu 20 mg; *Isupren* (Bayer Prod., Engl.): Lsg. 1%ig und Tab. zu 20 mg; *Neodrenal* (Savory u. Moore, Engl.): Lsg. 1%ig und Tabl. zu 20 mg; *Neo-Epinine* (Burroughs Wellcome, Engl.); Nr. 1 = Lösg. 1%ig, Nr. 2 = Compound Spray Solution: 1% Isoprenalinsulfat, 2% Papaverin. hydrochlor., 0,2% Atropinmethonitrat; *Norisodrine* (Abbott Lab., Engl.): 10%ige und 25%ige Verreibung mit Laktose zur Inhalation. *Combaludrin* (C. H. Boehringer, Ingelheim) enthält Aludrin 7,5 mg, Effortil 3,0 mg, Buscopan 3,0 mg, Atropin.-sulf. 0,1 mg, Ac, phen. aeth. barb. 20 mg je Dragee.

Isoprenalini Hydrochloridum PI.Ed. I/2, Jap. 61. Isoproterenol Hydrochloride USP XVII. Isopropylarterenol Hydrochloride NND 63. Isopropylnoradrenalinhydrochlorid.

$C_{11}H_{17}NO_3 \cdot HCl$ Formel A. 4   M.G. 247,73

1-(3′,4′-Dihydroxyphenyl)-isopropylamino-äthanol-(1)-hydrochlorid. (Racemat).

Gehalt. PI.Ed. I/2: Mindestens 95,0% und höchstens das Äquivalent von 101,0%, bezogen auf die wasserfreie Substanz. USP XVII: Mindestens 97,0% und höchstens 101,5%, bezogen auf die getrocknete Substanz.

Eigenschaften. Weiße oder nahezu weiße, geruchlose, schwach bitter schmeckende, nicht hygroskopische, kristalline Substanz vom Fp. 167 bis 172°. 1 g löst sich in 3 ml W., in 50 ml A. (95%); unlöslich in Chloroform und Ae. An der Luft und am Licht färbt sich die Substanz allmählich dunkler.

Erkennung. 1. Chlorid: Die Substanz gibt mit Silbernitrat die Reaktion auf Chloride. – 2. Zu einer Lösung von 10 mg Substanz in 5 ml W. wird 1 Tr. Eisenchloridlösung gegeben: es tritt eine intensive Grünfärbung auf, die bei tropfenweisem Zusatz von frisch bereiteter Natriumhydrogencarbonatlösung (1 in 20) zuerst in Blau und dann in Rot übergeht (USP XVII). – 3. Je 1 ml einer 0,1%igen Lösung werden in 2 Kolben gegeben. Einer der Kolben enthält 10 ml einer Pufferlösung vom pH 3,5, der andere 10 ml Pufferlösung vom pH 6,5. Nach Zugabe von 1 ml 0,1 n Jodlösung zu beiden Kolben werden diese 5 Min. lang stehengelassen und je 2 ml 0,1 n Natriumthiosulfatlösung zugefügt. In der Lösung vom pH 3,5 bildet sich eine stark rote und in der Lösung vom pH 6,5 eine stark rotviolette Färbung (Unterschied zu Levarterenol) (PI.Ed. I/2). – 4. Zu einer Lösung von 10 mg Substanz in 1 ml W. wird 1 Tr. Phosphorwolframsäurelösung (1 : 100) gegeben: es fällt sofort ein weißer Niederschlag aus, der beim Stehen braun wird (Unterschied zu Epinephrin) (USP XVII).

Prüfung. 1. Reaktion der wäßrigen Lösung: pH einer 1%igen Lösung 4,5 bis 6,0 (PI.Ed. I/2), um 5 (USP XVI). – 2. Wassergehalt: Nach der Karl-Fischer-Methode höchstens 1% (PI.Ed. I/2). – 3. Gewichtsverlust, bei Trocknen i. Vak. über Phosphorpentoxid nach 4 Std., höchstens 1% (USP XVII). – 4. Verbrennungsrückstand: Nicht mehr als 0,2% (USP XVII). – 5. Isoprenalon: Die Absorptivität bis 310 mµ, gemessen an einer Lösung, die 4 mg Substanz in 100 ml W. enthält darf nicht über 2 gehen (USP XVI); $E_{1 \text{ cm}}^{1\%}$ bei 310 mµ, bestimmt in 0,01 n HCl darf höchstens 3,0 sein (PI.Ed. I/2).

Gehaltsbestimmung. 1. Titration im wasserfreien Milieu nach USP XVI: Etwa 500 mg Substanz werden über Phosphorpentoxid i. Vak. 4 Std. lang getrocknet, genau gewogen und in einer Mischung von 10 ml Eisessig und 10 ml Quecksilberacetat-Eisessiglösung, wenn nötig unter gelindem Erwärmen gelöst. Nach Zugabe von 2 Tr. Methylrosanilinhydrochloridlösung wird mit 0,1 n Perchlorsäure-Eisessiglösung titriert, wobei der Verbrauch mit Hilfe eines Blindversuches korrigiert wird. 1 ml 0,1 n $HClO_4$ entspricht 24,77 mg $C_{11}H_{17}NO_3 \cdot HCl$.

2. Bestimmung des N-Gehaltes nach KJELDAHL: 400 bis 450 mg der getrockneten Substanz werden genau gewogen und zusammen mit 250 mg Benzoesäure nach KJELDAHL mineralisiert. Zum Auffangen des entstehenden Ammoniaks werden 30,0 ml 0,1 n HCl oder H_2SO_4 vorgelegt und der Säureüberschuß mit 0,1 n NaOH zurücktitriert. 1 ml 0,1 n Säure entspricht 1,401 mg N. Forderung: 5,5 bis 5,8% N.

3. Spektrophotometrische Bestimmung nach PI.Ed. I/2: Man bestimmt $E_{1 \text{ cm}}^{1\%}$ bei 279 mµ in 0,01 n HCl und berechnet den Gehalt an $C_{11}H_{17}NO_3 \cdot HCl$, bezogen auf die wasserfreie Substanz an Hand des Wertes 110,0 für $E_{1 \text{ cm}}^{1\%}$ bei 279 mµ in 0,01 n HCl.

4. Bestimmung des Chloridgehaltes nach USP XVI: Etwa 500 mg des wie oben beschrieben, getrockneten Präparates werden in 5 ml W. gelöst, nachdem sie genau gewogen waren. Dann werden 5 ml Eisessig und 40 ml Methanol zugefügt und mit 0,1 n Silbernitratlösung unter Verwendung von Eosin als Indikator titriert. 1 ml 0,1 n Silbernitratlösung entsprechen 3,546 mg Cl. Forderung: 14,0 bis 14,7% Cl.

5. Nach USP XVII wird mit Hilfe der USP-Standard-Substanz eine spektrophotometrische Bestimmung durchgeführt.

Aufbewahrung. In dicht schließenden Gefäßen, vor Licht geschützt.

Übliche Dosis. Sublingual 10 mg alle 4 Std., falls erforderlich. Zur Inhalation, falls notwendig, bis 0,25 mg.

Handelsformen: Sublingual Tablets Aludrine Hydrochlorid (Eli Lilly & Co.): 5 und 10 mg; *Inhalant Solution Isoprel Hydrochloride* 1 : 100 und 1 : 200 (Winthrop-Stearns): 1 ml entspr. 10 bzw. 5 mg, konserviert mit 0,5% Chlorbutanol und 0,3% Natriumbisulfit; *Glossets Isuprel Hydrochloride* (Winthrop-Stearns): 10 oder 15 mg pro Tablette, konserviert mit 2 mg Natriumhydrogensulfit.

Isolevin-Tropfen (Cilag GmbH, Alsbach/Bergstraße) enthalten L-Isopropylnoradrenalin-D-bitartrat, das wirksamer sein soll, als das Racemat. 1 ml = 7,5 mg.

Formel A. 4

Anwendung. Bei Asthma bronchiale zur Inhalation. Literatur: Schweiz. Apoth.-Ztg *93*, 450 (1955).

Dihydroxyephedrin. D,L-1-(3',4'-Dihydroxyphenyl)-2-methylamino-propanol-(1). Im Aspasan (Bayer) enthalten.

Formel

Butanephrin (Winthrop-Stearns). D,L-1-(3',4'-Dihydroxyphenyl)-2-aminobutanol-(1)-hydrochlorid.

$C_{10}H_{15}NO_3 \cdot HCl$ Formel A. 5   M.G. 233,70

Anwendung. Bei asthmatischen Erkrankungen und darniederliegendem Kreislauf.

Methadren (Lakeside). D,L-1-(3',4'-Dihydroxyphenyl)-2-dimethyl-amino-äthanol-(1). N-Methylepinephrine.

$C_{10}H_{15}NO_3$ Formel A. 6   M.G. 197,24

Anwendung. Als Vasoconstrictorzusatz zu Lokalanästheticalösungen.

Epinine (Burroughs Wellcome, Engl. und USA).

$C_9H_{13}NO_2 \cdot HCl$ Formel A. 7   M.G. 203,68

1-(3',4'-Dihydroxyphenyl)-2-methyl-amino-äthan-hydrochlorid.

Herstellung. a) Aus dem bei der Aufarbeitung des Opiums als therapeutisch wertlos anfallenden Laudanosin (I) durch Oxydation zu einem substituierten Lactam (II), das beim Erhitzen mit Salzsäure auf 170° aufgespalten, entmethyliert und zu III decarboxyliert wird; F. L. PYMAN [J. chem. Soc. *95*, 1266, 1610 (1909)]:

b) Synthetisch nach KINDLER u. PESCHKE sowie KINDLER u. HESSE [Arch. Pharm. (Weinheim) *270*, 340 (1932); *271*, 439 (1933); BUCK: J. Amer. chem. Soc. *52*, 4119 (1930)].

Eigenschaften (Base!): Farblose Kristalle, wenig löslich in W. und A., Fp. 188 bis 189°; bildet mit Mineralsäuren kristalline Salze.

Erkennung. 1. Die wäßrige Lösung wird durch einige Tr. verd. Eisen(III)-chloridlösung vorübergehend blau, dann grün gefärbt und geht auf Zusatz von Ammoniak in Rot über. –
2. In formaldehydhaltiger, konz. Schwefelsäure löst sich die Substanz mit violetter, später kirschroter Farbe.

Gehaltsbestimmung. a) Durch N-Bestimmung nach KJELDAHL. – b) Durch Titration in Eisessig mit Perchlorsäure.

Aufbewahrung. Vor Licht geschützt, in dicht schließenden Gefäßen.

Anwendung. In gleicher Weise wie Adrenalin; die Blutdruckwirkung ist etwa 10mal schwächer als die des Adrenalins, hält dafür aber wesentlich länger an.

Oxyphenylmethylaminoaethanolum tartaricum DAB 7 – DDR. Hydroxyphenylmethylamino-äthanol-tartrat DAB 7 – BRD. para-Hydroxyphenylmethylaminoäthanolum tartaricum ÖAB 9. Oxedrini Tartras Dan. IX. Oxedrinum tartaricum ČsL 2. Synephrini Tartras. Sympatol. Synephrin.

$(C_9H_{13}NO_2)_2 \cdot C_4H_6O_6$ Formel B. 1   M.G. 484,50

D,L-1-(4'-Hydroxyphenyl)-2-methyl-amino-äthanol-(1)-D-tartrat.

Gehalt. DAB 7 – DDR: 98,6 bis 100,5%, bezogen auf die bei 105° getrocknete Substanz. DAB 7 – BRD: Mindestens 98,5%, berechnet auf die getrocknete Substanz. ÖAB 9: 99,0 bis 101,0% (wasserfreie Substanz).

Herstellung. a) Nach DRP 566 578 durch katalytische Hydrierung des 4-Hydroxyphenacyl-methylamins.

b) Benzoyliertes oder acyliertes Phenol (I) wird in einer Friedel-Crafts-Reaktion mit Bromacetylbromid oder Chloracetylchlorid umgesetzt (II), dann mit einem Alkalisalz des p-Toluolsulfonsäuremethylamids zur Reaktion gebracht (III) und schließlich mit Mineralsäure hydrolysiert, wobei sowohl der Toluyl- als auch der Benzoylrest als Säuren abgespalten werden. Das erhaltene Keton IV wird [s. a)!] katalytisch zu V reduziert.

c) Eine andere Möglichkeit besteht in der Umsetzung des Halogenketons II mit Benzylmethylamin zu VI, das hydrolytisch von der Acylgruppe am phenolischen Sauerstoff und bei der Hydrierung der Ketogruppe zum Carbinol gleichzeitig von der Benzylgruppe befreit wird:

R = C_6H_5
X = Cl oder Br
Me = Na oder K

Literatur: Kommentar zu DAB 6 – 3. Nachtr. (BRD). – HÜCKEL, W.: Pharm. Chemie und Arzneimittelsynthese, Bd. II, 2. Aufl., Stuttgart: F. Enke 1962. – KAUFMANN, H. P.: Arzneimittelsynthese, Berlin/Göttingen/Heidelberg: Springer 1953.

Eigenschaften. Weißes, kristallines, geruchloses Pulver von bitterem Geschmack; löslich in etwa 2 T. W. schwer löslich in A. (90%), unlöslich in Ae., oder Chloroform. Schmelzintervall: 186 bis 190°; $[\alpha]_D^{20} = +12,5$ bis $+14,5°$ ($c = 5$, in Wasser).

Erkennung. Prüflösung nach DAB 7 – BRD: 5%ig (g/ml); nach DAB 7 – DDR: 10%ig (g/ml). – 1. 2,0 ml Prüflsg. werden mit 0,75 ml 3 n Natronlauge versetzt. Auf Zugabe von 1,0 ml Kupfer(II)-sulfatlsg. III entsteht eine ultramarinblaue Färbung; beim Schütteln mit 2,0 ml Ae. bleibt die Ätherschicht farblos (DAB 7 – BRD; ähnlich DAB 7 – DDR). – 2. In 2,0 ml Prüflsg. werden nach Zugabe von 2 ml 3 n Schwefelsäure 0,20 g Resorcin gelöst. Nach dem Unterschichten mit 5,0 ml konz. Schwefelsäure entsteht bei schwachem Erwärmen der Schwefelsäureschicht etwas unterhalb der Berührungsfläche eine violette Färbung, die bei weiterem Erhitzen auf die gesamte Schwefelsäure übergeht (DAB 7 – BRD). – 3. 10 Tr. Prüflsg. geben nach Zusatz von Brom-RL bis zur bleibenden Gelbfärbung einen weißen, flockigen Niederschlag. – 4. 1,0 ml Prüflsg. zeigt nach Zusatz von 2 Tr. Essigsäure, 2 Tr. frisch bereiteter Eisen(II)-sulfatlsg. (5,0 g/100,0 ml) und 4 Tr. verd. Wasserstoffperoxidlsg. eine grüne Färbung, die nach Zusatz von 4 Tr. 6 n Ammoniaklsg. in eine dunkelrote übergeht. – 5. 2,5 ml Prüflsg. werden mit 1,5 ml 6 n Ammoniaklsg. versetzt. Beim Reiben der Gefäßwand mit einem Glasstab entsteht ein weißer, kristalliner Niederschlag, der auf einem Filter gesammelt wird. Die mit wenig W. gewaschenen und bei 105° getrockneten Kristalle schmelzen im Bereich von 176 bis 180° u. Zers. Die Kristalle lösen sich in 3 n Natronlauge. – 6. 0,200 g Substanz werden nach dem Befeuchten mit 1 Tr. W. in 2,0 ml konz. Schwefelsäure gelöst. Die Lsg. zeigt nach Zusatz von 0,020 g Resorcin beim mäßigen Erwärmen eine kräftig rotviolette Färbung. – 7. Eine Lösung von etwa 0,1 g Substanz in 1 ml W. gibt nach Zusatz von 1 ml verd. Essigsäure mit einer Lösung von 0,1 g Kaliumchlorid in 1 ml W. allmählich einen weißen, kristallinen Niederschlag. (ÖAB 9). – 8. Eine Lösung von etwa 5 mg Substanz in 1 ml W. färbt sich auf Zusatz von 1 Tr. Eisen(III)-chloridlösung zitronengelb (ÖAB 9). – 9. Erhitzt man etwa 5 mg Substanz mit 1 ml verd. Schwefelsäure und 1 ml Natriumnitritlösung 5 Min. lang unter häufigem Umschütteln im Wasserbad, so färbt sich die Lösung orange und bleibt klar (ÖAB 9).

Prüfung. 1. Aussehen der Lösung: Eine 5%ige (DAB 7 – BRD) bzw. eine 10%ige mit frisch aufgekochtem und wieder erkaltetem Wasser bereitete Lösung (ÖAB 9) muß klar und farblos sein. – 2. Reaktion der Lösung: 2 ml Prüflösung (5%ig) dürfen durch 0,05 ml Bromthymolblaulösung nicht blau gefärbt werden (DAB 7 – BRD). – 3. Freie Basen, freie Säuren: 5 ml der Lösung (1 + 9) dürfen sich auf Zusatz von 1 Tr. Bromthymolblaulösung weder blau noch rein gelb färben (ÖAB 9). – 4. Chlorid und Sulfat: In einer Mischung von 5 ml der Lösung (1 + 9) und 5 ml W. dürfen weder Chlorid noch Sulfat in unzulässiger Menge nachweisbar sein (ÖAB 9). – 5. p-Hydroxyphenyl-methylamino-äthanon: 1,00 ml Prüflösung (5%ig) darf nach Zusatz von 1,0 ml W., 3,0 ml 1,3-Dinitrobenzollösung (1%ig in A. 96%) und 0,30 ml 3 n Natronlauge innerhalb 30 Min. nicht stärker gefärbt sein als die Mischung von 0,20 ml Eisen(III)-chloridlsg. III, 0,35 ml Kobalt(II)-chloridlsg. II, 0,10 ml Kupfer(II)-sulfatlsg. II und 4,35 ml 1%ige Salzsäure (DAB 7 – BRD). – 6. Fremde organische Stoffe: Die Lösung von 0,20 g Substanz in 5,0 ml Schwefelsäure muß klar und darf nicht stärker gefärbt sein als eine Mischung von 1,50 ml Eisen(III)-chloridlösung, 0,40 ml Kobalt(II)-chloridlösung, 0,30 ml Kupfer(II)-sulfatlösung und 2,80 ml 1%iger Salzsäure (DAB 7 – BRD). – 7. Schwermetalle: In einer Mischung von 5 ml der Lösung (1 + 9) und 5 ml W. dürfen Schwermetalle in unzulässiger Menge nicht nachweisbar sein (ÖAB 9). – 8. Trocknungsverlust: Höchstens 0,5%, wenn bei 100 bis 105° bis zur Gewichtskonstanz getrocknet wird (DAB 7 – BRD und ÖAB 9). – 9. Sulfatasche: Höchstens 0,1% (DAB 7 – BRD).

Gehaltsbestimmung. DAB 7 – BRD, DAB 7 – DDR und ÖAB 9 lassen eine bromometrische Bestimmung durchführen. Vorschrift nach DAB 7 – BRD: Etwa 0,150 g Substanz, genau gewogen, werden in einem Meßkölbchen von 50 ml Inhalt in W. gelöst. 10,00 ml dieser Lösung werden in einem Jodzahlkolben von etwa 100 ml Inhalt mit 4,0 ml n HCl, 2,0 g Kaliumbromid und nach dessen Auflösung unter Umschwenken mit 10,00 ml 0,1 n Kaliumbromatlösung versetzt. Den verschlossenen Kolben läßt man 60 Sek. lang stehen, setzt 0,50 g Kaliumjodid hinzu und titriert nach 1 Min. mit 0,1 n Natriumthiosulfatlösung zurück (Feinbürette, Stärkelösung als Indikator). 1 ml 0,1 n Kaliumbromatlösung entsprechen 6,056 mg $(C_9H_{13}NO_2)_2 \cdot C_4H_6O_6$.

Aufbewahrung. Vor Licht geschützt, in dicht schließenden Gefäßen.

Anwendung und Dosierung. Bei Kreislaufschwäche; zur Unterstützung des Kreislaufs bei Infektionskrankheiten, während und nach Operationen sowie bei vasomotorischen Störungen in der Rekonvaleszenz. Dosierung: Subk., i.v. oder i.m. 0,06 g (1- bis 2mal täglich); gebräuchliche Einzeldosis bei oraler Verabreichung: 0,1 g; Einzelmaximaldosis bei oraler oder subc. Verabreichung: 0,2 g; Tagesmaximaldosis: 0,6 g.

Handelsformen: Sympatol (C. H. Boehringer, Ingelheim): 10%ige Lösung (Sympatol liquidum), Amp. mit je 0,06 g; *Sympatovit-Lingual-Dragees* (C. H. Boehringer): enthalten je Dragee 50 mg Sympatol und versch. Vitamine; *Synthenate Tartrate* (Breon, USA); *Synephrine* (Winthrop-Stearns).

Bamethansulfat. Vasculat.

Formel B. 2   D,L-1-(4'-Hydroxyphenyl)-2-n-butylaminoäthanol-(1)-sulfat.

Eigenschaften. Fp. 172 bis 174°. Fp. der Base 117 bis 119°.

Lichtabsorption: Die Base zeigt in alkoholischer Lösung eine Maximum bei 280 mµ (log $\varepsilon \approx 3,11$).

Gehaltsbestimmung. Bromometrisch, s. W. AWE und H. STOHLMANN [Pharm. Zentralh. 96, 371 (1957)].

Anwendung. „Vasculat" ruft Gefäßerweiterung und Blutdrucksenkung hervor und wird bei Durchblutungsstörungen und Hypertonie angewandt. Systematische pharmakologische Untersuchung: UNNA K.: Naunyn-Schmiedebergs Arch. exp. Path. Pharmak. 213, 207 (1951).

Handelsformen: Vasculat (C. H. Boehringer, Ingelheim): Tabl. mit 25 mg, Amp. mit 50 mg.

Suprifen

$C_{10}H_{15}NO_2 \cdot HCl$ Formel B. 3   M.G. 217,70

D,L-1-(4'-Hydroxyphenyl)-2-methylamino-propanol-(1)-hydrochlorid.

Herstellung. DRP 547 174, E. P. 396 951, Fr. P. 821 798.

Eigenschaften. Weißes, kristallines Pulver, löslich in etwa 2,5 T. W., etwa 10 T. A., etwa 5 T. Glycerin, schwer löslich in Aceton und abs. A. Fp. 203 bis 205° (Zers.). Fp. der Base 153 bis 155°. Lichtabsorption: Die Base zeigt in äthanolischer Lösung bei 180 mµ ein Maximum (log ε ≈ 3,16).

Erkennung. 1. Die mit verd. Salpetersäure angesäuerte 1%ige Suprifenlösung gibt mit Silbernitratlösung einen weißen, in Ammoniakflüssigkeit löslichen Niederschlag. – 2. 5 ml der 1%igen Lösung werden mit 3 Tr. 10%iger Kupfersulfatlösung und 3 Tr. Natronlauge versetzt. Nach 10 Min. tritt eine Violettfärbung auf, die mit Äther nicht ausgeschüttelt werden kann.

Gehaltsbestimmung. Bromometrisch, s. W. AWE und H. STOHLMANN [Pharm. Zentralh. 96, 371 (1957)].

Anwendung. Als orales und parenterales Kreislauftonicum und Cardiacum. In pharmakologischer Hinsicht ähnelt das Suprifen dem Ephedrin, es ist jedoch wirksamer und dabei weniger toxisch als Ephedrin. Im Gegensatz zu Adrenalin ist es peroral wirksam.

Handelsformen: Suprifen (Hoechst): Tabl. zu 35 mg, Tropfen 2%ig, Amp. 2 ml je 1%ig.

Nylidrin Hydrochloride NND 63. Bunephrin, Dilatol, Arlidin.

$C_{19}H_{25}NO_2 \cdot HCl$ Formel B. 4   M.G. 335,88

D,L-1-(4'-Hydroxyphenyl)-2-(1''-methyl-3''-phenyl-propylamino)-propanol-(1)-hydrochlorid.

Eigenschaften. Nylidrin Hydrochloride ist ein weißes, geruchloses, praktisch geschmackloses, kristallines Pulver, wenig löslich in A. und W. pH einer 1%igen, wäßrigen Lösung 4,5 bis 6,5. Fp. der Base 111 bis 112°, Fp. des Hydrochlorids 228°. Bei der Synthese entstehen neben der therapeutisch gebrauchten Form auch andere Stereoisomere; eine in erheblicher Menge anfallende Substanz vom Fp. 139 bis 140° kann durch Kristallisation aus Methanol abgetrennt werden (HÜCKEL, W.: Pharm. Chemie u. Arzneimittelsynthese, Bd. II, 2. Aufl., Stuttgart: F. Enke 1962).

Quantitative Bestimmung. Bromometrisch nach AWE und STOHLMANN [Pharm. Zentralh. 96, 371 (1957)].

Anwendung. Bei peripheren Durchblutungsstörungen. Die Substanz, die im Prüfungsstadium als „Suprifen Psb" (Psb = Phenyl-sek.butyl) bezeichnet wurde, erweitert die Gefäße, ohne wesentliche Wirkung auf den Blutdruck zu entfalten. Grundlegende Veröffentlichung s. F. KÜLZ und M. SCHNEIDER [Klin. Wschr. 28, 535 (1950)].

Handelsformen: Dilatol (Troponwerke, Köln-Mühlheim): Tabletten zu 6 mg, Ampullen zu 5 mg/1 ml, Tropfenlösung mit 5 mg in 15 Tropfen. *Arlidin* (Arlington Funk, USA). *Douglan* (früher *Dilatol-Chinin*) (Troponwerke, Köln-Mülheim): Drag. mit 1,5 mg Dilatol, 25 mg Chininsulfat und 43,5 mg Dimethylaminophenazon; zur Schnupfen- und Grippekupierung.

Hydroxyamphetamine Hydrobromide USP XVII. Paredrine.

$C_9H_{13}NO \cdot HBr$ Formel B. 5   M.G. 232,14

1-(4'-Hydroxyphenyl)-2-amino-propan-hydrobromid, p-(2-Aminopropyl)-phenol-hydrobromid.

Herstellung. a) Aus p-Nitrobenzylchlorid und einem Salz des aci-Nitroäthans mit anschließender Reduktion der Nitrogruppen und Austausch der einen NH_2-Gruppe gegen OH [HOOVER, F. W., u. H. B. HAAS: J. org. Chem. 12, 501 (1947)]. – b) Nach MANNICH und JACOBSOHN [Chem. Ber. 43, 189 (1910)] aus dem Oxim des p-Methoxyphenylacetons (DRP 243 546):

a)

b)

OCH₃ — CH₂—C—CH₃ with ‖N—OH →H₂→ OCH₃ — CH₂—CH—CH₃ with NH₂ →HJ→ OH — CH₂—CH—CH₃ with NH₂

Eigenschaften. Weißes, kristallines Pulver, Fp. 189 bis 192°, 1 g löst sich in etwa 1 ml W. und etwa 2,5 ml A., wenig löslich in Chloroform, praktisch unlöslich in Ae.; Fp. des Hydrochlorids 171 bis 172°; Fp. des Hydrojodids 155°.

Erkennung. 1. Gibt man zu einer Lösung von 10 mg Substanz in 10 ml W. 0,5 ml Eisen-(III)-chloridlösung, so entsteht eine Rotfärbung (Unterschied zu Epinephrin und Isoprenalin, die Grünfärbungen geben). – 2. Etwa 500 mg Ammoniummolybdat werden in 10 ml Schwefelsäure gelöst und mit etwa 2 mg Hydroxyamphetamin-hydrobromid versetzt: es entsteht eine intensive Blaufärbung (ähnliche Amine, z.B. Amphetamin oder Methamphetamin, die keine phenolische OH-Gruppe besitzen, geben diese Reaktion nicht) (USP XVII). – 3. 200 mg Substanz werden in 2 ml Wasser gelöst und diese Lösung mit einer Lösung von 500 mg Kaliumcarbonat in 2 ml Wasser versetzt. Man extrahiert 2mal mit je 10 ml Äther, dampft die ätherische Lösung zur Trockne ein und trocknet den Rückstand bei etwa 80°: die gewonnene Base schmilzt bei 124 bis 127° (USP XVII). – 4. Zu einer Lösung von 10 mg Substanz in 10 ml Wasser gibt man nach dem Ansäuern mit 1 ml verd. Salpetersäure Silbernitratlösung: es entsteht eine gelbliche Fällung, die in Ammoniak wenig löslich ist (USP XVII). – 5. Man kühlt eine Lösung von 10 mg Substanz in 10 ml verd. Salzsäure im Salzeisbad, fügt 5 ml 20%ige Natriumnitritlösung hinzu und nach 5 Min. 10 ml Chloroform: die Chloroformschicht färbt sich bernsteingelb [Unterschied zu Phenylephrin, das Blaufärbung hervorruft (NNR 52)].

Prüfung. 1. Reaktion der wäßrigen Lösung: Die wäßrigen Lösungen des Hydroxyamphetamin-hydrobromids reagieren gegen Lackmus schwach sauer und zeigen ein pH um 5 (USP XVII). – 2. Gewichtsverlust beim Trocknen: Höchstens 0,5%, 2 Std. bei 105° (USP XVII). – 3. Verbrennungsrückstand: Höchstens 0,1% (USP XVII).

Gehaltsbestimmung. USP XVII: a) Bromidgehalt: Etwa 400 mg Hydroxyamphetaminhydrobromid werden genau gewogen, in 50 ml Wasser gelöst und mit 50 ml Methanol sowie 10 ml Eisessig versetzt. Nach Zugabe von Eosin Y-Lsg. als Indikator wird mit 0,1 n Silbernitratlösung titriert. 1 ml 0,1 n $AgNO_3$ entspricht 7,992 mg Br. Forderung: Nicht weniger als 33,6% und nicht mehr als 35,2% Br, berechnet auf die getrocknete Substanz.

b) Hydroxyamphetamin: Etwa 400 mg Substanz werden genau gewogen und in einer Mischung von 10 ml Eisessig sowie 10 ml Quecksilberchlorid-Eisessiglösung, falls erforderlich unter leichtem Erwärmen gelöst. Dann wird mit 0,1 n Perchlorsäure-Eisessiglösung, Kristallviolett als Indikator, titriert. 1 ml 0,1 n $HClO_4$ entspricht 23,21 mg $C_9H_{13}NO \cdot HBr$; der Verbrauch wird an Hand eines Blindversuches korrigiert.

Aufbewahrung. Vor Licht geschützt, in dicht schließenden Gefäßen.

Anwendung. Als gefäßverengendes Mittel zur Behandlung von Schwellungen der Nasenschleimhäute. Am Auge als Mydriaticum.

Handelsformen: Aqueous Solution Paredrine Hydrobromide (Smith, Kline u. French, USA): 1 ml enthält 10 mg Hydroxyamphetamin, konserviert mit Thimerosal 1 : 100000; *Ophthalmic Solution Paredrine Hydrobromide* (Smith, Kline u. French, USA): 1 ml enthält 10 mg Hydroxyamphetamin und 20 mg Borsäure (letztere, um die Lösung isotonisch zu machen), konserviert mit Thimerosal 1 : 50000.

Pholedrinum sulfuricum DAB 7 – DDR. Pholedrine Sulfas BPC 49(!). Pholedrine. Pholedrinsulfat. Oxyphenylmethylaminopropanolum sulfuricum. Pholetane. Paredrine.

$(C_{10}H_{15}NO)_2 \cdot H_2SO_4$ Formel B. 6   M.G. 428,54

DL-1-(4'-Hydroxyphenyl)-2-methylamino-propan-sulfat, DL-p-(2-Methylaminopropyl)-phenol-sulfat.

Gehalt. Nach DAB 7 – DDR: 98,6 bis 100,5%, bezogen auf die bei 105° getrocknete Substanz.

Herstellung. a) Nach G. A. ALLES [J. Amer. chem. Soc. *54*, 271 (1932)] kondensiert man p-Methoxybenzaldehyd mit Nitroäthan, reduziert anschließend elektrolytisch, methyliert am Stickstoff und entmethyliert das phenolische Hydroxyl.

b) Eine vom Anethol ausgehende Synthese haben SSAWITZKI und MASCHENKO beschrieben [ref. in Chem. Zbl. *I*, 2764 (1942)].

a)

Eigenschaften. Weißes, kristallines Pulver von schwach bitterem Geschmack, löslich in 20 T. W., schwer löslich in A., praktisch unlöslich in Ae., oder Chloroform. Fp. 320 bis 323° (Zers.).

Erkennung. 1. Versetzt man 2,5 ml der wäßrigen Lösung (1 + 24) mit 0,5 ml einer Lösung von 1 T. Natriumcarbonat in 5 T. W. und reibt mit einem Glasstab, so entsteht allmählich ein kristalliner Niederschlag, der nach dem Waschen und Trocknen bei 163 bis 165° schmilzt. – 2. 2 ml 2,5%ige Lösung geben auf Zusatz von 10 ml Pikrinsäurelösung eine gelbe Trübung und nach längerem Stehen unter Kühlung einen gelben, kristallinen Niederschlag. Nach dem Waschen und Trocknen schmilzt das Pikrat bei 155 bis 158°. – 3. Die wäßrige Lösung des Sulfates (1 + 24) gibt mit 1 Tr. Eisen(III)-chloridlösung eine blauviolette Färbung und 4. mit Bromwasser im Überschuß eine rötlichgelbe Fällung. – 5. Bariumnitrat fällt aus der salpetersauren Lösung Bariumsulfat aus.

Prüfung. 1. Reaktion der Lösung: Die wäßrige Lösung (1 + 24) ist farblos und verändert Lackmuspapier nicht, oder rötet es nur ganz schwach. – 2. Fremde Basen: Schüttelt man eine Lösung von 0,2 g in 1 ml W. und 1 ml 3 n Natronlauge mit 2 ml Chloroform und läßt 1 ml der abgetrennten Chloroformschicht verdunsten, so darf der Rückstand nach dem Trocknen bei 105° nicht mehr als 0,001 g betragen. – 3. Schwermetalle und Chlorid: 2 ml 2,5%ige Lösung dürfen durch 3 Tr. Na_2S-Lösung und nach Zusatz von 1 Tr. Salpetersäure durch 1 Tr. Silbernitratlösung nicht verändert werden. – 4. Asche: 0,2 g dürfen nach dem Verbrennen keinen wägbaren Rückstand hinterlassen. – 5. Trocknungsverlust: Höchstens 0,5% (bei 105°).

Gehaltsbestimmung. Nach DAB 7 – DDR: 0,300 g getrocknete Substanz werden in W. zu 100,00 ml gelöst. 10,00 ml Lösung werden in einem 100-ml-Jodzahlkolben mit 10,00 ml 0,1 n Kaliumbromatlösung und 10 Tr. 6 n Salzsäure versetzt. Nach Zusatz von 1,0 g Kaliumbromid wird die Lösung unter wiederholtem Umschwenken 90 Sek. stehengelassen. Dann wird in einem Guß die Lösung von 0,50 g Kaliumjodid in der Mischung aus 2 ml W. und 10 ml Methanol zugefügt. Die Mischung wird geschüttelt und nach 2 Min. das ausgeschiedene Jod mit 0,1 n Natriumthiosulfatlösung titriert (Feinbürette). Sobald die Lösung nur noch schwach gelb gefärbt ist, werden 2,0 ml Stärkelsg. zugefügt. 1 ml 0,1 n Kaliumbromatlösung entspricht 5,357 mg Pholedrinsulfat.

Aufbewahrung. Vor Licht geschützt, in gut verschlossenen Gefäßen.

Anwendung. Bei Kreislaufinsuffizienz, Hypotonie und Kollaps. Als Mydriaticum, ohne wesentliche Steigerung des intraokularen Druckes.

Dosierung. Einzelmaximaldosis: oral 0,05 g; im. 0,05 g; iv. 0,01 g; sc. 0,05 g. Tagesmaximaldosis: oral 0,2 g; im. 0,15 g; iv. 0,02 g; sc. 0,15 g. (DAB 7 – DDR).

Handelsformen: Veritol (Knoll AG, Ludwigshafen a. Rh.): Lösung 1%ig, Ampullen zu 1,1 ml/0,02 g; Augentropfen: 5%ige Lösung von Veritol-Formiat; *Pholetone* (Boots, Engl.); *Stimatone* (Ward, Blenkinsop, Engl.); *Veritain* (Savory u. Moore, Engl.); *Pholedrin* „Grünau" (VEB Chem. Fabr. Grünau, DDR).

Phenylephrine Hydrochloride USP XVII, BP 63. Mesatonum Ross. 9. Adrianol. Phenylephrine. Chlorhydrate de Néosynéphrine CF 65. Neo-Synephrine.

$C_9H_{13}NO_2 \cdot HCl$ Formel C. 1   M.G. 203,68

L-1-(3′-Hydroxyphenyl)-2-methylamino-äthanol-(1)-hydrochlorid.

Gehalt. CF 65: Mindestens 99%. BP 63: Mindestens 98,5%, bezogen auf die bei 105° bis zur Gewichtskonstanz getrocknete Substanz. USP XVII: Mindestens 97,5 und höchstens 102,5%, bezogen auf die getrocknete Substanz. Ross. 9: Mindestens 98,5%.

Herstellung. a) Durch reduktive Methylierung von m-Hydroxymandelsäurenitril. – b) Durch katalytische Hydrierung des m-Hydroxyphenacyl-methylamins. Zur Spaltung in die optischen Antipoden eignet sich α-Camphersulfonsäure.

```
       OH                OH                 OH
       |                 |                  |
     [ring]    a)→     [ring]     ←b)     [ring]
       |                 |                  |
     CH—CN             CH—CH₃             C—CH₂
       |               |   |              ‖   |
      OH              OH   NHCH₃          O   NHCH₃
```

Eigenschaften. Farblose oder nahezu farblose Kristalle, geruchlos, von bitterem Geschmack, löslich in 2 T. W. und in 4 T. A., unlöslich in Oleum Arachidis. Fp. 140 bis 145° (USP XVII), 141 bis 144° (BP 63). $[\alpha]_D^{20} = -42$ bis $-47,5°$ (500 mg/10 ml in W., berechnet auf das getrocknete Hydrochlorid) (USP XVII), -43 bis $-47°$ ($c = 2$, in W.) (BP 63). Fp. der Base 172 bis 173°. Lichtabsorption der Base: Max. bei 280 mµ (log ε ≈ 3,0), in äthanolischer Lösung.

Erkennung. 1. Eine Lösung von 300 mg in 3 ml W. wird mit 1 ml Ammoniakflüssigkeit versetzt. Beim Reiben mit einem Glasstab scheidet sich die Base ab. Nach dem Waschen mit einigen Tr. eiskaltem W. wird 16 Std. über Silicagel getrocknet. Fp. der erhaltenen Base 170 bis 177° (USP XVII). – 2. Eine Lösung von 10 mg Substanz in 1 ml W. wird mit 1 ml Kupfersulfatlösung und 1 ml 20%iger Natronlauge versetzt. Es entsteht eine purpurrote (violette) Färbung, die nicht mit Äther extrahierbar ist (USP XVII bzw. BP 63). 3. Eine Lösung von 10 mg Substanz in 1 ml W. versetzt man mit 1 Tr. Eisen(III)-chloridlösung: es entsteht eine Blauviolettfärbung (USP XVII). – 4. Eine 1%ige Lösung gibt mit Silbernitrat den Chloridnachweis (USP XVII). – 5. Die Substanz zeigt in 0,1 n Schwefelsäure gelöst zwischen 230 und 350 mµ nur ein Maximum bei 273 mµ; die Extinktion einer 0,005%igen (g/v) Lösung in einer Schichtdicke von 1 cm beträgt etwa 0,48.

Prüfung. 1. Gewichtsverlust: Bei 2stündigem Trocknen bei 105°, höchstens 1% (USP XVII); bis zur Gewichtskonstanz bei 105°, höchstens 1,0% (BP 63). – 2. Verbrennungsrückstand: Nicht über 0,2% (USP XVII und BP 63). – 3. Sulfat: Eine Lösung von 50 mg Substanz in 25 ml W. darf keine stärkere Trübung zeigen als 0,1 ml 0,02 n Schwefelsäure in gleicher Verdünnung (0,2%) (USP XVII). – 4. Ketone: Zu einer Lösung von 200 mg Substanz in 1 ml W. gibt man 2 Tr. Nitroprussidnatriumlösung, 1 ml Natronlauge und schließlich 0,6 ml Eisessig. Die Mischung darf nicht intensiver gefärbt sein, als eine mit den gleichen Reagentien durchgeführte Blindprobe (USP XVII und BP 63).

Gehaltsbestimmung. a) Chloridbestimmung nach USP XVI(!): Etwa 300 mg Substanz werden genau gewogen und in 5 ml W. gelöst. Nach Zusatz von 5 ml Eisessig, 50 ml Methanol und Eosin Y-Lsg., als Indikator, wird mit 0,1 n Silbernitratlösung titriert. 1 ml 0,1 n AgNO₃ entspricht 3,546 mg Cl. Forderung: Zwischen 17,0 und 17,7% Cl, berechnet für die getrocknete Substanz. – b) Bromometrische Bestimmung nach USP XVII: Etwa 100 mg Substanz werden genau gewogen, in 40 ml W. gelöst, die sich in einem Jodzahlkolben befinden, mit 50,0 ml 0,1 n Bromlösung und dann mit 5 ml Salzsäure versetzt und sofort verschlossen. Die Mischung wird unter gelegentlichem Umschütteln 15 Min. stehengelassen. Hierauf werden mit einem Guß 10 ml Kaliumjodidlösung (1 in 10) zugesetzt, durchgeschüttelt, Stopfen und Kolbenhals mit einer kleinen Menge W. nachgespült, 1 ml Chloroform zugegeben, umgeschüttelt und das ausgeschiedene Jod mit 0,1 n Natriumthiosulfat, unter Zusatz von Stärke gegen Ende der Titration, titriert. Der Verbrauch wird mit Hilfe eines Blindversuches korrigiert. 1 ml 0,1 n Na₂S₂O₃ entspricht 3,395 mg C₉H₁₃NO₂ · HCl. – c) Titration im wasserfreien Milieu nach BP 63, wobei etwa 500 mg eingesetzt werden. 1 ml 0,1 n HClO₄ entspricht 0,02037 g C₉H₁₃NO₂ · HCl.

Aufbewahrung. Vor Licht geschützt, in dicht schließenden Gefäßen.

Anwendung und Dosierung. Phenylephrin wirkt stärker gefäßverengend als Synephrin und auch bei oraler Verabfolgung blutdruckerhöhend. Auf Schleimhäute gebracht, bewirkt Phenylephrin eine Abschwellung. Bei Bindehautentzündung lindert es durch Kapillarkontraktion den Reizzustand.

Subcutan und intramusculär 5 mg, bis 3mal täglich.

Handelsformen: Adrianol-Emulsion (C. H. Boehringer, Ingelheim): 0,25%ig, in Paraffinölemulsion; *Visadron-Augentropfen* (C. H. Boehringer, Ingelheim): 0,125%ig, in 3%iger Borsäurelösung; *Broemmel Pharmac. (USA): Sol. Isophrin Hydrochloride* 0,25%ig, konserviert mit 0,1% Chlorbutanol und 0,1% Natriumsulfit; *Sol. Isophrin Hydrochloride Ophthalm.* 0,125%, konserviert mit 0,01% Methylparaben, 0,005% Propylparaben, 0,01% Chlorbutanol und 0,1% Natriumsulfit; *Winthrop-Stearns (USA): Capsul Neo-Synephrine Hydrochloride:* 10 mg und 25 mg; *Elixier Neo-Synephrine Hydrochloride:* Alkohol. Lösung mit 1 mg/ml: *Emuls. Neo-Synephrine Hydrochloride:* 0,25% (*Intranasal*): 2,5 mg Substanz und 4 mg Natriumbenzoat im ml, konserviert mit 0,5% Chlorbutanol; *Emuls. Neo-Synephrine Hydrochloride:* 10%: 0,1 g Substanz und 4 mg Natriumbenzoat im ml, konserviert mit 0,1% Natriumbisulfit, 1% Ascorbinsäure und 0,5% Chlorbutanol; *Jelly Neo-Synephrine Hydrochloride* 0,5%: 5 mg Substanz und 5 mg NaCl im g, konserviert mit 0,45% Natriumbenzoat; *Sol. Neo-Synephrine Hydrochloride* 0,12%: gepufferte Lösung mit 1,25 mg im ml, konserviert mit 0,4% Chlorbutanol und 0,1% Natriumsulfit; *Sol. Neo-Synephrine Hydrochloride* 0,2% (für parenterale Zwecke): 2 ml Amp. mit 2 mg/ml, konserviert mit 0,1% Natriumbisulfit; *Nasal Sol. Neo-Synephrie Hydrochloride* 0,25%: konserviert mit Phenyl-quecksilberacetat 1 : 50000; *Sol. Neo-Synephrine Hydrochloride* 0,25%: gepufferte Lösung, konserviert mit 0,02% Methylparaben, 0,01% Propylparaben und 0,2% Natriumbisulfit; *Sol. Neo-Synephrine Hydrochloride in isotonic. Sol. of Three Chlorides* (aromatic), konserviert mit 0,1% Natriumbisulfit; *Sol. Neo-Synephrine Hydrochloride* (*Intranasal*): gepufferte Lösung, konserviert mit 0,02% Methylparaben, 0,01% Propylparaben und 0,2% Natriumbisulfit; *Sol. Neo-Synephrine Hydrochloride* 1%: 10 mg Substanz und 5 mg NaCl im ml, konserviert mit 0,02% Methylparaben und 0,01% Propylparaben und 0,1% Natriumbisulfit; *Sol. Neo-Synephrine Hydrochloride* 1% (für parenterale Zwecke): 1 ml Amp. und 5 ml Tropfen mit 6 mg NaCl im ml, konserviert mit 0,1% Natriumbisulfit; *Sol. Neo-Synephrine Hydrochloride* 2,5%: konserviert mit 0,4% Chlorbutanol und 0,2% Natriumbisulfit; *Sol. Neo-Synephrine Hydrochloride* 10%: gepufferte Lösung, konserviert mit 0,4% Chlorbutanol und 0,3% Natriumbisulfit; *Ophthalmic Sol. Neo-Synephrine Hydrochloride* 10%: gepufferte Lösung, konserviert mit 0,4% Chlorbutanol und 0,3% Natriumbisulfit.

Effortil (C. H. Boehringer, Ingelheim).

Formel C. 2   D,L-1-(3'-Hydroxyphenyl)-2-äthylamino-äthanol-(1)-hydrochlorid.

Eigenschaften. Weißes, kristallines Pulver, Fp. 119 bis 120°. Fp. der Base 142 bis 143,5°. Lichtabsorption: Die Base zeigt in alkoholischer Lösung bei 280 mµ (log $\varepsilon \approx 2,95$) ein Maximum.

Gehaltsbestimmung. Bromometrisch, s. W. AWE und H. STOHLMANN [Pharm. Zentralh. 96, 568 (1957)].

Anwendung. Als Sympathicomimeticum mit lang andauernder und guter peroraler Wirkung bei Kreislaufschwäche und Hypotonie.

Handelsformen: Amp. zu 0,01, Tabletten zu 0,005 g.

Novadral (Diwag, Berlin-Waidmannslust).

Formel C. 3   D,L-1-(3'-Hydroxyphenyl)-2-amino-äthanol-(1)-hydrochlorid.

Anwendung. Gegen Hypotonie jeglicher Art.

Handelsformen: Tabl. zu 3 mg, Tropfen mit 6 mg/ml, Amp. zu 10 mg/ml.

Metaraminol. Icoral B. Aramine.

Formel C. 4   L-1-(3'-Hydroxyphenyl)-2-amino-propanol-(1).

Anwendung. Metaraminol ähnelt in Struktur und Wirkung dem Ephedrin. Wird bei Rhinitis, Sinusitis u. ä. Erscheinungen zum Abschwellen der Schleimhäute verwandt.

Handelsformen: Früher im Kombinationspräparat *Icoral* (Bayer). *Aramine* (Merck, Scarp & Dohme): 0,25%ige isotonische Lösung als Spray oder Tropfen zur Abschwellung der Nasenschleimhäute.

Methoxyphenamine Hydrochloride NND 63. Orthoxin.

$C_{11}H_{17}NO \cdot HCl$ Formel D. 1   M.G. 215,72

D,L-1-(2'-Methoxyphenyl)-2-methylamino-propan-hydrochlorid.

Eigenschaften. Farbloses, geruchloses, kristallines Pulver von bitterem Geschmack. Fp. 124 bis 128°. Sehr gut löslich in A., Chloroform und W., sehr schwer löslich in Ae. und Benzol. pH einer 5%igen wäßrigen Lösung: 5,3 bis 5,7.

Erkennung. 0,1 g werden mit 5 ml 55- bis 58%iger Jodwasserstoffsäure erhitzt und etwa 2 ml davon überdestilliert: am Boden des Auffanggefäßes bildet sich ein Tropfen Methyljodid (Nachweis der OCH_3-Gruppe). Den Rückstand verdünnt man mit 5 ml Wasser, kühlt auf 10° ab und gibt einige Tr. einer sauren, diazotierten p-Nitranilinlösung hinzu. Beim Alkalisieren mit Natriumcarbonatlösung entsteht eine orangerote Fällung (Nachweis der Hydroxyphenylgruppierung).

Prüfung. 1. Gewichtsverlust bei 24stündigem Trocknen i. Vak. über Phosphorpentoxid: Nicht über 0,5%. – 2. Sulfatasche: Nicht über 0,5%.

Gehaltsbestimmung. a) Methoxyphenamin: N-Bestimmung nach KJELDAHL. Durchführung mit etwa 250 mg. 1 ml 0,1 n Säure entspr. 0,01793 g Methoxyphenamin bzw. 0,02157 g Methoxyphenaminhydrochlorid, das entspricht 81,4 bis 84,8% Base oder 98,0 bis 102% des Hydrochlorids. – b) Chlorid: Analog Sodium chloride USP XVI. Forderung: 16,3 bis 16,7% Cl, das entspricht 98,9 bis 101,3% Methoxyphenaminhydrochlorid.

Anwendung. Als Sympathicomimeticum mit geringer Blutdruckwirkung, aber ausgeprägter bronchodilatorischer Wirkung. Bei Asthma und allergischer Rhinitis.

Handelsformen: Syrup Orthoxine Hydrochloride (Upjohn, USA): 1 ml enthält 10 mg, konserviert mit 0,1% Methylparaben; Tabletten zu 0,1 g.

Methoxamide Hydrochloride USP XVII, NND 63. Vasoxyl.

$C_{11}H_{17}NO_3 \cdot HCl$ Formel D. 2   M.G. 247,73
D,L-1-(2',5'-Dimethoxyphenyl)-2-amino-propanol-(1)-hydrochlorid.

Eigenschaften. Weißes, bitterschmeckendes, kristallines Pulver. 1 g löst sich in etwa 2,5 ml W., in etwa 12 ml A., sehr wenig löslich in Ae. und in Chloroform. pH einer 2%igen wäßrigen Lösung ist etwa 5. Fp. 212 bis 216°.

Erkennung. 1. Zu einer Lösung von 20 mg Substanz in 2 ml W. gibt man 5 ml p-Nitroanilinlösung und 0,8 ml Natriumcarbonatlösung. Nach 1 bis 2 Min. Stehen wird 1 ml Natronlauge hinzugefügt: es entsteht eine tiefe Rotfärbung, die mit Butanol extrahierbar ist (USP XVI!). p-Nitroanilinlösung: 350 mg p-Nitroanilin werden mit 1,5 ml Salzsäure vermischt. Dann wird mit Wasser auf 50 ml aufgefüllt, gut durchgeschüttelt und absitzen gelassen. 5 ml der klaren, überstehenden Flüssigkeit gibt man in einen 100-ml-Meßkolben und kühlt im Eisbad. Nach Zugabe von 1 ml verd. Salzsäure und 2 ml 1%iger Natriumnitritlösung wird mit W. auf 100 ml aufgefüllt. – 2. Etwa 1 mg Substanz wird in einem Porzellanschälchen mit 3 Tr. einer Mischung von 3 ml Schwefelsäure und 2 Tr. Formaldehydlsg. versetzt; es entsteht sofort eine Purpurfärbung, die in Braun und dann in Grün übergeht (USP XVII). – 3. Die Substanz gibt einen positiven Chloridnachweis mit Silbernitrat.

Prüfung. 1. Gewichtsverlust beim Trocknen, 2 Std. bei 105°, höchstens 1%. – 2. Verbrennungsrückstand: Nicht über 0,2%.

Gehaltsbestimmung. a) Chloridgehalt nach USP XVII: Etwa 400 mg Substanz werden genau gewogen und in 50 ml Wasser gelöst. Dieser Lösung setzt man 50 ml Methanol und 10 ml Eisessig zu. Dann wird mit Eosin Y-Lsg. als Indikator und mit 0,1 n Silbernitratlösung titriert. 1 ml 0,1 n $AgNO_3$ entspricht 3,546 mg Cl. Forderung: Zwischen 14,1 und 14,5% Cl, berechnet auf die getrocknete Substanz. – b) Methoxamin: Titration im wasserfreien Milieu nach USP XVII: Etwa 400 mg werden genau gewogen und in einer Mischung von 10 ml Eisessig und 10 ml Quecksilberacetat-Eisessiglösung, falls erforderlich unter leichtem Erwärmen, gelöst. Dann wird mit 0,1 n Perchlorsäure-Eisessiglösung, Kristallviolett als Indikator, titriert. 1 ml 0,1 n $HClO_4$ entspricht 24,77 mg $C_{11}H_{17}NO_3 \cdot HCl$. Der Verbrauch an 0,1 n $HClO_4$ wird an Hand eines Blindversuches korrigiert.

Anwendung. Sympathicomimeticum, das bei geringer zentraler Wirkung peripher vasokonstriktorisch wirkt und zum Unterschied von anderen Sympathicomimetica die Herztätigkeit verlangsamt. Es wird intramuskulär oder intravenös zur Kreislaufunterstützung bei Operationen verabfolgt.

Dosierung. Intramuskulär 15 mg, intravenös 5 mg. Üblicher Dosierungsbereich: intramuskulär 5 bis 20 mg, intravenös 2,5 bis 10 mg (USP XVII).

Handelsformen: Sol. Vasoxyl Hydrochloride (Burroughs Wellcome, USA): Amp. mit 20 mg/1 ml; *Sol. Vasoxyl Hydrochloride with Procaine Hydrochloride:* Amp. zu 1 ml mit 15 mg Substanz und 10 mg Procainhydrochlorid, konserviert mit 0,1% Kaliummetabisulfit.

Apophedrin (Riedel de Haën AG, Seelze und Berlin). Bis-nor-ephedrin-sulfat. Phenyl-äthanolaminsulfat.

$(C_8H_{11}NO)_2 \cdot H_2SO_4$ \hspace{2em} Formel E. 1 \hspace{2em} M.G. 372,43

D,L-1-phenyl-2-amino-äthanol-(1)-sulfat.

Eigenschaften. Weißes Pulver oder derbe Kristalle, löslich in W., wenig löslich in A., unlöslich in Ae. Fp. 264 bis 265°. Fp. der Base 103 bis 105°. Lichtabsorption: Die Base zeigt in äthanolischer Lösung bei 240 mµ (log ε ≈ 2,74) ein Maximum.

Erkennung. Phenyläthanolamin wird durch salpetrige Säure in Phenyläthylenglykol umgesetzt, das mit Kaliumpermanganat oder Chromsäure Benzaldehyd und Formaldehyd liefert [GRAF, E.: Pharmazie **5**, 110 (1950)].

Anwendung. Phenyläthanolaminsulfat wirkt nach TAINTNER [J. Pharmacol. exp. Ther. **33**, 129 (1928)] ephedrinähnlich. Es wird als Kreislaufmittel angewandt und kann äußerlich als 2%ige Lösung zur Abschwellung der Nasenschleimhaut Verwendung finden.

Handelsformen: Apophedrin (früher „*Nor-Ephedrin*") (Riedel de Haën, Seelze und Berlin): 15%ige Tropflösung und Amp. zu 0,06 g/1 ml.

Phenylpropanolamine Hydrochloride NND 60. D,L-Norephedrin. Propadrine.

$C_9H_{13}NO \cdot HCl$ \hspace{2em} Formel E. 2 \hspace{2em} M.G. 187,67

D,L-1-Phenyl 2-amino-propanol-(1)-hydrochlorid.

Herstellung. a) Aus Benzaldehyd und Nitroäthan in alkoholischer Natronlauge und anschließende Reduktion der Nitrogruppe. — b) Durch Reduktion des Phenylmethyl-diketonmonoxims:

Eigenschaften. Farbloses, kristallines Pulver, sehr gut löslich in W. und A., unlöslich in Benzol, Chloroform und Ae. Fp. 190 bis 194°. Wäßrige Lösungen reagieren gegen Lackmus neutral.

Erkennung gemäß NNR 52: 1. 2 ml einer 0,05%igen Lösung geben mit 5 Tr. Eisen(III)-chloridlösung Gelbfärbung (Unterscheidung von Corbadrin und Epinephrin). — 2. Eine 0,05%ige Lösung gibt mit Kaliumquecksilberjodid-Lsg. keine Fällung (Unterscheidung von Amphetamin). — 3. 0,5 g werden in 25 ml W. gelöst und mit 5 ml gesättigter Natriumcarbonatlösung versetzt. Man kühlt im Eisbad, filtriert die ausgeschiedenen Kristallnadeln ab, wäscht und trocknet sie bei 80°: die so gewonnene Base schmilzt bei 101,0 bis 101,5°.

Prüfung gemäß NNR 52: 1. Sulfat: Gibt man zu einer Lösung von 0,1 g in 5 ml Wasser 1 ml verd. Salzsäure und 1 ml Bariumchloridlösung, so darf keine Trübung entstehen. — 2. Gewichtsverlust beim Trocknen: Nicht über 1,0%. — 3. Verbrennungsrückstand: Nicht über 0,3%.

Gehaltsbestimmung. Nach NNR 52: a) N-Bestimmung nach KJELDAHL: Durchführung mit 0,2 g Substanz. 1 ml 0,1 n Säure entspricht 0,001401 g N bzw. 0,01877 g Phenylpropanolaminhydrochlorid. Forderung: 7,3 bis 7,5% N, entsprechend 98,3 bis 100,8% Phenylpropanolaminhydrochlorid. — b) Chloridbestimmung: 0,2 g Substanz werden gelöst und mit Silbernitrat gefällt. 1 g AgCl entspricht 99,8 bis 105,6% Phenylpropanolaminhydrochlorid.

Anwendung. Die Wirkung ist ephedrinähnlich, soll aber länger anhalten und frei von Nebenwirkungen sein (bes. geringere zentralerregende Wirkung als Ephedrin).

Handelsformen: Merck, Sharp & Dohm, USA: *Caps. Propadrine Hydrochloride:* 25 mg und 50 mg; *Elixier Propadrine Hydrochloride:* 4 mg Substanz im ml; *Sol. Propadrine Hydrochloride:* 1%ig und 3%ig: Isotonische Lösungen, konserviert mit 0,5% Chlorbutanol.

Kombinationspräparate: *Prohexinol:* 1,5% Propadrine Hydrochloride mit Hexylresorcin 1 : 3000 als Nasentropfen; *Prothricin:* 1,5% Propadrine Hydrochloride, 0,02%

Tyrothricin, als Antibioticum und Vasokonstriktor; *Riona:* Kapseln mit 3/4 grain Propadrine Hydrochloride, 2 grain Phenacetin und 3 grain Ac. acetylosalic., gegen Erkältung, bei Heufieber und bei Dysmenorrhöe.

Norpseudoephedrinum hydrochloricum DAB 7 — DDR. Norpseudoephedrinhydrochlorid.

$C_9H_{14}ClNO$ Formel E. 2   M.G. 187,67

D,L-threo-1-Phenyl-2-aminopropanol-(1)-hydrochlorid.

Gehalt. 99,0 bis 100,5%, berechnet auf die bei 105° getrocknete Substanz.

Eigenschaften. Weißes, kristallines oder mikrokristallines Pulver, Geruch nicht wahrnehmbar, Geschmack bitter. Löslichkeit: Sehr leicht löslich in W., leicht löslich in A., fast unlöslich in Ae. Schmelzbereich: 169 bis 173°. Reaktion der wäßrigen Lsg.: Die Prüflsg. zeigt einen pH-Wert im Bereich von 4,5 bis 5,4.

Erkennung. Prüflösung: 2,000 g Substanz werden in kohlendioxidfreiem W. zu 20,0 ml gelöst. — 1. 0,50 g Substanz werden in 2,0 ml W. gelöst. Die Lsg. wird nach Zusatz von 5,0 ml 3 n Natronlauge und 2,0 ml Ae. geschüttelt. Die Ätherschicht wird abgetrennt. Nach dem Verdunsten des Ae. wird der Rückstand über Silicagel 24 Std. getrocknet. Die entstandenen Kristalle schmelzen im Bereich von 66 bis 72°. — 2. 1 ml Prüflsg. wird mit 2 Tr. 3 n Essigsäure, 5 Tr. Triketohydrindenhydrat-Lsg. sowie 2,0 ml Methanol versetzt und 5 Min. im Wasserbad erhitzt. Die Lsg. zeigt eine violettblaue Färbung. — 3. 4 Tr. Prüflsg. werden nach Zusatz von 0,50 ml Kupfer(II)-sulfatlsg. (10,0 g/100,0 ml), 1,0 ml 6 n Natronlauge und 5,0 ml n-Butanol kräftig geschüttelt. Nach dem Entmischen wird die Butanolschicht abgetrennt. Sie zeigt eine violette Färbung. — 4. 1,0 ml Prüflsg. gibt nach Zusatz von 5 Tr. 5 n Salpetersäure und 1,0 ml 0,1 n Silbernitratlsg. einen weißen Niederschlag.

Prüfung. 1. Unlösliche Verunreinigungen, Farbe der Lsg.: 5,0 ml Prüflsg. müssen klar und dürfen nicht stärker gefärbt sein als 5,0 ml der Mischung aus 0,500 ml Eisen-FL und 9,5 ml W. — 2. Schwermetall-Ionen: 1,00 ml Prüflsg. dürfen nach Zusatz von 9,0 ml W. bei der „Prüfung auf Schwermetall-Ionen" nach Methode I (Bd. I, 254) weder eine Trübung noch eine Färbung zeigen. — 3. Sulfat: 1,00 ml Prüflsg. darf nach Zusatz von 9,0 ml W. bei der „Prüfung auf Sulfat" nach Bd. I, 263, keine Trübung zeigen. — 4. Organische Verunreinigungen: 0,250 g Substanz werden in 5,0 ml konz. Schwefelsäure unter Schütteln gelöst. 15 Min. nach dem Schwefelsäurezusatz darf die Lsg. keine stärkere Färbung zeigen als 5,0 ml der Mischung aus 0,200 ml Eisen-FL, 0,200 ml Kupfer-FL, 0,300 ml Kobalt-FL und 9,3 ml 0,5 n Salzsäure. — 5. Sulfatasche: Die Substanz darf höchstens 0,25% Rückstand hinterlassen; Ausführung mit 0,4000 g Substanz. — 6. Trocknungsverlust: Die Substanz darf höchstens 0,50% Masse verlieren, wenn 0,4000 g bei 105° bis zur Gewichtskonstanz getrocknet werden.

Die getrocknete Substanz ist für die Gehaltsbestimmung aufzubewahren.

Gehaltsbestimmung. 0,1800 g getrocknete Substanz werden in der Mischung aus 10,0 ml Essigsäure und 10,0 ml Quecksilberacetat-Lsg. gelöst. Nach Zusatz von 3 Tr. Kristallviolett-Lsg. wird die Lsg. mit 0,1 n Perchlorsäure bis zum Farbumschlag nach Blau titriert (Feinbürette).

1 ml 0,1 n Perchlorsäure ist 18,77 mg Norpseudoephedrinhydrochlorid äquivalent.

Dosierung. Einzelmaximaldosis: oral 0,1 g, Tagesmaximaldosis: oral 0,3 g.

Ephedrin. L-Ephedrin. Ephedrine NF XII, USP XIV (!), BP 53 (!). Éphédrine CF 65. Ephedrinum Dan. IX.

$C_{10}H_{15}NO$ Formel E. 3   M.G. 165,12

erythro-L-1-Phenyl-2-methylamino-propanol-(1).

Räumlicher Bau (Konfiguration und Konstellation): Ephedrin, das zwei Asymmetriezentren aufweist, besitzt Erythrokonfiguration, Pseudoephedrin, das die gleiche Struktur hat, besitzt Threokonfiguration. Konstellationsanalytische Untersuchungen haben ergeben, daß in der Ephedrinbase die OH- und die Methylaminogruppe räumlich entfernt, in den Ephedrinsalzen jedoch räumlich benachbart angeordnet sind, wenn man die Molekel in Richtung der C—C-Achse betrachtet. Literatur: HÜCKEL, W.: Pharm. Chemie u. Arzneimittelsynthese, Bd. II, 2. Aufl., Stuttgart: F. Enke 1962; Dtsch. Apoth.-Ztg *95*, 302 (1955). — ZYMALKOWSKI, F., u. H. RIMEK: Arch. Pharm. (Weinheim) *294*, 581 (1961). — ROTH, H. J., u. H. NOUR EL DIN: Arch. Pharm. (Weinheim) *295*, 679 (1962); *296*, 265 (1963). — ROTH, H. J.: Dtsch. Apoth.-Ztg *103*, 520 (1963). — ROTH, H. J., u. B. MILLER: Arch. pharm. (Weinheim *297*, 602 (1964).

L-Ephedrin ist das wirksame Alkaloid verschiedener asiatischer *Ephedraarten* (Gnetaceae), deren Kraut unter dem Namen *Ma Huang* in China schon seit etwa 5000 Jahren arzneilich verwendet wird. Als Stammpflanzen der Droge kommen hauptsächlich *Ephedra sinica* Stapf. mit einem Gehalt von 1,3% Ephedrin und *Ephedra equisetina* Bunge mit 2% Ephedrin in Frage. Andere, in Asien heimische Ephedraarten, z.B. *Ephedra vulgaris* L. enthalten weniger Ephedrin. Im Mittelmeergebiet heimische Ephedraarten enthalten kein L-Ephedrin, sondern das diesem isomere Pseudoephedrin, das rechts dreht, aber nicht die rechtsdrehende Form des Ephedrins ist (Diastereomere). Manche der zahlreichen Ephedraarten enthalten beide Alkaloide.

Gewinnung aus Ephedrakraut. Das Kraut kann 1. mit Äthanol, 2. in Gegenwart von Natriumcarbonat oder Ammoniak mit organischen Lösungsmitteln, oder 3. mit angesäuertem Wasser extrahiert werden. Aus den eingeengten Extrakten wird mit Salzsäure das Chlorid hergestellt und dieses aus Äthanol unter Zusatz von Aceton oder Äther kristallisiert. Vom Pseudoephedrin und anderen Nebenalkaloiden befreit man durch Umkristallisieren. Aus dem Hydrochlorid wird durch Zusatz von Ammoniak und Ausschütteln mit Chloroform die Base gewonnen.

Synthetische Herstellung. a) Eine Synthese, die direkt zum optisch aktiven Ephedrin führt, besteht in der katalytischen, reduktiven Methylaminierung des optisch aktiven Acyloins, das beim Zusatz von Benzaldehyd zu gärenden Zuckerlösungen (Acetaldehyd) auf enzymatischem Wege gewonnen wird:

b) Phenylmethyldiketon liefert bei der reduktiven Methylaminierung neben sehr wenig racemischen Pseudoephedrin fast reines racemisches Ephedrin, wenn Platin als Katalysator verwendet wird:

c) Propiophenon (I) wird bromiert zu II, mit Methylamin zu III umgesetzt und zu IV reduziert. IV ist ein Gemisch von rac. Ephedrin und rac. Pseudoephedrin, das durch Kristallisation getrennt werden kann:

Die Synthesen nach b) und c) liefern die Racemform des Ephedrins, die als solche Verwendung findet (s. Ephetonin). Die Trennung mit Hilfe optisch aktiver Säuren hat heute keine praktische Bedeutung mehr, da nach a) direkt optisch aktives Ephedrin erhalten wird und die D,L-Form ähnliche therapeutische Wirkung besitzt wie die L-Form.

Eigenschaften. Hemihydrat: $(C_{10}H_{15}NO)_2 \cdot H_2O$ M.G. 348,50 bzw. $C_{10}H_{15}NO \cdot 1/2\ H_2O$ M.G. 174,25. Farblose hexagonale Kristalle, in reinem Zustand geruchlos, von eigenartig bitterem Geschmack, löslich in Wasser mit alkalischer Reaktion (Lackmuspapier wird stark gebläut), in A., Ae., Chloroform, in etwa 25 T. Glycerin, in etwa 90 T. Paraffinum liquidum, in etwa 25 T. Oleum Olivarum. Fp. 39 bis 42°, mit dem Feuchtigkeitsgehalt wechselnd, 40 bis 41° (BP 53). $[\alpha]_D^{20°} = -33$ bis $-35°$, gemessen an einer Lösung, die in 50 ml 2,05 g wasserfreies Ephedrin und 15 ml verd. Salzsäure enthält (BP 53). Die wäßrigen Lösungen drehen rechts, die äthanolischen links, wäßrige Lösungen des Hydrochlorids sind linksdrehend.

Erkennung. 1. 10 mg Substanz werden in 1 ml W. gelöst und mit 0,2 ml verd. Salzsäure versetzt. Dann gibt man 0,1 ml Kupfersulfatlösung und 1 ml Natronlauge hinzu, wobei sich die Flüssigkeit violett färbt. Nach Zusatz von 1 ml Äther und Umschütteln färbt sich die ätherische Schicht purpurrot, während die wäßrige Schicht eine blaue Farbe annimmt. – 2. Wird die wäßrige, etwa 0,2%ige Lösung mit 3 Tr. verd. Natronlauge und 3 Tr. Kaliumhexacyanoferrat(III)-lösung gelinde erwärmt, so tritt der Geruch nach Benzaldehyd auf. – 3. 0,2 g Substanz werden in 30 ml Chloroform gelöst und 12 Std. offen bei Raumtemp. stehengelassen, so daß das Chloroform allmählich verdunsten kann; es entsteht ein weißes Kristallisat von Ephedrinhydrochlorid, das mit 10 ml und dann noch 2mal mit je 5 ml Chloroform gewaschen und bei 105° getrocknet wird. Fp. des so erhaltenen Hydrochlorids um 218° (BP 53).

Prüfung. 1. Die Lösung von 0,25 g Ephedrin in 2 ml Salpetersäure (22%ig) und 3 ml W. muß klar und farblos sein und darf 2. weder mit Bariumchloridlösung, noch 3. mit Silbernitratlösung eine Trübung geben (Sulfat und Chlorid). – 4. 0,10 g Ephedrin müssen sich in 1 ml konz. Schwefelsäure farblos lösen.

Gehaltsbestimmung. Nach BP 53: Etwa 0,5 g werden genau gewogen, in 5 ml A. (95%) gelöst, mit 35 ml 0,1 n Salzsäure versetzt und mit 0,1 n Natronlauge zurücktitriert (Methylrot als Indikator). 1 ml 0,1 n HCl entspricht 0,01652 g $C_{10}H_{15}NO$.

Aufbewahrung. Vor Licht geschützt, in dicht schließenden Gefäßen.

Anwendung. Siehe Ephedrinhydrochlorid.

Ephedrinum hydrochloricum ÖAB 9, CsL 2, Helv. V, Ross. 9. L-Ephedrinum hydrochloricum DAB 7 – DDR. Ephedrini hydrochloridum Pl.Ed. I/1, Dan. IX, Jap. 61. Ephedrine Hydrochloride BP 63, NF XII. Ephedrinhydrochlorid DAB 7 – BRD. Chlorhydrate d'Éphédrine CF 65.

$C_{10}H_{15}NO \cdot HCl$ Formel E. 3   M.G. 201,69

L-erythro-1-Phenyl-2-methylamino-propanol-(1)-hydrochlorid.

Gehalt. DAB 7 – BRD: Mindestens 99,0%, berechnet auf die getrocknete Substanz. DAB 7 – DDR: 98,8 bis 100,8%. ÖAB 9: 99,0 bis 100,5% des theoretischen Wertes. CF 65: Mindestens 99%. Pl.Ed. I/1: Mindestens 80,0 und höchstens 82,5%. $C_{10}H_{15}NO$. Ross. 9: Mindestens 99,0%.

Herstellung s. L-Ephedrin.

Eigenschaften. Farblose Kristalle oder weißes, kristallines, geruchloses Pulver von bitterem Geschmack, löslich in etwa 4 T. W., etwa 9 T. A. (90%), praktisch unlöslich in Chloroform und Ae. Schmelzintervall 217 bis 220° (DAB 7 – BRD, BP 63, Pl.Ed. I/1), 218 bis 221° (ÖAB 9), 212 bis 215° (Helv. V). $[\alpha]_D^{20°} = -34,0$ bis $-35,0°$, $(c = 5)$, berechnet auf die getrocknete Substanz (DAB 7 – BRD, Helv. V), -33 bis $-35,5°$ $(c = 5)$ (BP 63), -33 bis $-36°$ $(c = 5$, in Wasser) (Pl.Ed. I/1).

Erkennung. Gemäß DAB 7 – BRD: Prüflösung I: Als Lösung wird die bei der „Spezifischen Drehung" hergestellte Lösung verwendet. Prüflösung II: 2,00 ml Prüflösung I werden mit 8,00 ml W. verdünnt. 1. In 2 ml Prüflösung II entsteht auf Zusatz von 2 Tr. Kupfer(II)-sulfatlösung III und 1,5 ml 3 n Natronlauge eine violette Färbung. Beim Ausschütteln mit 1 ml Äther färbt sich dieser rotviolett, die wäßrige Schicht blau. – 2. 2 ml Prüflösung II entwickeln beim Erhitzen mit einigen Tr. Kaliumhexacyanoferrat(III)-lösung und 1 ml Natronlauge den Geruch von Benzaldehyd. Die dabei entstehenden Dämpfe färben Lackmuspapier blau. – 3. In 2 ml Prüflösung II entsteht nach dem Ansäuern mit Salpetersäure mit einigen Tr. Silbernitratlösung ein weißer, käsiger Niederschlag. – 4. Nach ÖAB 9: Versetzt man eine Lösung von etwa 5 mg Ephedrinhydrochlorid in 1 ml Wasser mit 5 Tr. Jodlösung (25,0 g KJ + 14 g J_2/100 ml), so scheidet sich ein Perjodid in Form schwarzer, öliger Tropfen aus. – Nach DAB 7 – DDR: 5. 0,50 g Substanz werden in 2,0 ml W. gelöst. Die Lsg. wird nach Zusatz von 5,0 ml 3 n Natronlauge und 2,0 ml Ae. geschüttelt. Die Ätherschicht wird abgetrennt. Nach dem Verdunsten des Ae. wird der Rückstand über Silicagel 24 Std. getrocknet. Die entstandenen Kristalle schmelzen im Bereich von 35 bis 38°. – 6. 1,0 ml Prüflsg. (5%ig) wird mit 3 Tr. 3 n Schwefelsäure und 2,0 ml Kaliumtetrajodowismutat(III)-Lsg. versetzt. Die Mischung wird 12 Std. stehengelassen. Der entstandene Niederschlag zeigt bei der Betrachtung unter dem Mikroskop nur rote, nadelförmige Kristalle.

Prüfung. Gemäß DAB 7 – BRD: 1. Aussehen der Lösung: 5,0 ml der Prüflösung I müssen klar und farblos sein. – 2. Alkalisch oder sauer reagierende Verunreinigungen: Je

5,00 ml Prüflösung I dürfen nach Zusatz von 0,10 ml Methylrot-Lsg. II höchstens 0,10 ml 0,02 n Salzsäure bis zum Umschlag nach Rot und höchstens 0,10 ml 0,02 n Natronlauge bis zum Umschlag nach Gelb verbrauchen. − 3. Fremde Alkaloide: 1,00 ml der Prüflösung I muß auf Zugabe von 1,0 ml Wasser und 1,5 ml 3 n Natronlauge klar bleiben. − 4. Fremde organische Stoffe: Die Lösung von 0,100 g Substanz in 2,0 ml Schwefelsäure muß klar und farblos sein. − 5. Trocknungsverlust: Höchstens 0,5%, bei 100 bis 105° bis zum konstanten Gewicht getrocknet. − 6. Sulfatasche: Höchstens 0,1%. − Nach ÖAB 9: 7. Freie Basen, freie Säuren: 10 ml der Lösung (1 + 49) dürfen zur Neutralisation gegen Methylrot nicht mehr als 0,10 ml 0,01 n Salzsäure oder 0,20 ml 0,01 n Natronlauge verbrauchen. − 8. Sulfat: In der Lösung (1 + 49) darf Sulfat nicht nachweisbar sein. − 9. Schwermetalle: In einer Mischung von 9 ml der Lösung (1 + 49) und 1 ml verd. Ammoniak dürfen Schwermetalle nicht nachweisbar sein.

Gehaltsbestimmung. a) DAB 7 − BRD: Argentometrische Titration nach VOLHARD: Etwa 0,15 g Substanz, genau gewogen, werden in 25 ml W. gelöst. Die Lösung wird mit 6 ml 3 n Salpetersäure, 20,00 ml 0,1 n Silbernitratlösung und 5,0 ml Toluol versetzt. Nach kräftigem Schütteln wird mit 0,1 n Ammoniumthiocyanatlösung zurücktitriert [5,0 ml Eisen(III)-ammoniumsulfatlösung als Indikator]. 1 ml 0,1 n Silbernitratlösung entspricht 0,02017 g $C_{10}H_{15}NO \cdot HCl$.

b) ÖAB 9: Argentometrische Bestimmung nach MOHR. Einwaage 0,15 bzw. etwa 0,4 g. Forderung: Mindestens 98,8% $C_{10}H_{15}NO \cdot HCl$.

c) Ross. 9: 0,3 g löst man in 10 ml W., gibt 3 Tr. Bromphenolblaulösung und tropfenweise verd. Essigsäure hinzu, bis die Lösung eine grünlichgelbe Färbung annimmt. Diese Lösung wird dann mit 0,1 n Silbernitratlösung titriert, bis der Silberchloridniederschlag violett wird. Forderung: Mindestens 99% $C_{10}H_{15}NO \cdot HCl$.

d) CsL 2: Auf chromatographischem Wege. Siehe hierzu auch H. BÖHME und H. HOCKE [Arch. Pharm. (Weinheim) *290*, 422 (1957)].

e) Pl.Ed. I/1: Isolierung der Base durch mehrmaliges Ausschütteln der alkalisierten Lösung mit Äther, Waschen, Trocknen, Versetzen mit 0,1 n Schwefelsäure, Abdampfen des Äthers und Rücktitration mit 0,1 n Natronlauge.

f) Dan. IX: N-Bestimmung nach KJELDAHL.

g) DAB 7 − DDR: Titration im wasserfreien Milieu. 0,1500 g Substanz werden in 10,0 ml wasserfreier Essigsäure gelöst. Nach Zusatz von 10,0 ml Quecksilber(II)-acetat-RL und 3 Tr. Kristallviolett-Lsg. wird die Lösung mit 0,1 n Perchlorsäure bis zum Farbumschlag nach Blau titriert (Feinbürette). 1 ml 0,1 n Perchlorsäure entspricht 20,17 mg L-Ephedrinhydrochlorid.

Aufbewahrung. Vor Licht geschützt, in gut schließenden Gefäßen.

Anwendung und Dosierung. Bei Asthma bronchiale, Allergien, Emphysembronchitis, chronischer Bronchitis, Heufieber, Rhinitis, Hypotonie, Kreislaufschwäche; lokal bei allergischer Konjunktivitis.

Größte Einzelgabe 0,05 g, größte Tagesgabe 0,15 g (DAB 7 − BRD). Gebräuchliche Einzeldosis 0,025 bis 0,05 g. Einzelmaximaldosis 0,06 g. Tagesmaximaldosis 0,15 g. Gebräuchliche Einzeldosis bei subcutaner Verabreichung 0,03 g. Einzelmaximaldosis bei subcutaner Verabreichung 0,06 g. Tagesmaximaldosis bei subcutaner Verabreichung 0,12 g (ÖAB 9).

Handelsformen: Ephedrin „Knoll" (Knoll AG, Ludwigshafen a. Rh.) Tabl. zu 0,05 mg Ephedrinhydrochlorid; *Ephedrin „Merck"* (E. Merck, Darmstadt): Tabl. zu 0,05 g Ephedrinhydrochlorid.

Ephedrine Sulfate USP XVII. Ephedrinum sulfuricum. L-Ephedrinsulfat.

$(C_{10}H_{15}NO)_2 \cdot H_2SO_4$ Formel E. 3   M.G. 428,56

L-erythro-1-Phenyl-2-methylamino-propanol-(1)-sulfat.

Herstellung s. L-Ephedrin.

Eigenschaften. Weißes, geruchloses, kristallines Pulver, leicht löslich in W., löslich in etwa 90 T. A. Schmelzintervall 240 bis 247°. $[\alpha]_D^{20°} = -30$ bis $-32,0°$ ($c = 5$, in Wasser), berechnet für die bei 105° während 3 Std. getrocknete Substanz.

Erkennung. 1. s. Reaktion 1. bei Ephedrinum hydrochloricum. − 2. s. weitere Reaktionen bei Eph. hydrochl. − 3. Die wäßrigen Lösungen geben eine positive Sulfatreaktion.

Prüfung. Gemäß USP XVII: 1. Freie Säuren, freie Basen: 1 g Substanz wird in 20 ml W. gelöst und mit 1 Tr. Methylrotlösung versetzt. Wenn die Lösung gelb gefärbt ist, muß sie bei Zusatz von nicht mehr als 0,1 ml 0,02 n Schwefelsäure in Rot umschlagen. Ist die Lösung rosa gefärbt, muß sie bei Zusatz von nicht mehr als 0,1 ml 0,02 n Natronlauge in Gelb umschlagen. − 2. Gewichtsverlust beim Trocknen: Nicht mehr als

2% bei 3stündigem Trocknen bei 105°. − 3. Verbrennungsrückstand: Höchstens 0,1%. −
4. Chlorid: 200 mg Substanz dürfen, in Lösung auf insgesamt 50 ml verdünnt, keine stärkere Trübung zeigen als 0,4 ml 0,02 n Salzsäure bei gleicher Verdünnung.

Gehaltsbestimmung. USP XVII: Etwa 400 mg Substanz werden in W. gelöst, die Lösung mit Kochsalz gesättigt und mit Äther quantitativ extrahiert. Nach Einengen wird mit überschüssiger 0,1 n H_2SO_4 versetzt und mit 0,1 n NaOH zurücktitriert. 1 ml 0,1 n H_2SO_4 entspricht 21,43 mg $(C_{10}H_{15}NO)_2 \cdot H_2SO_4$.

Aufbewahrung. Vor Licht geschützt, in dicht schließenden Gefäßen.

Anwendung s. Ephedrinhydrochlorid.

Dosierung. Oral und parenteral übliche Dosis 25 mg (alle 4 Std.). Größte Einzelgabe 50 mg.

D,L-Ephedrinum hydrochloricum DAB 7 − DDR. Racephedrinae Hydrochloridum. Racephedrine Hydrochloride NND 58, NF XII. D,L-Ephedrinhydrochlorid. Racemisches Ephedrinhydrochlorid. Ephetonin.

$C_{10}H_{15}NO \cdot HCl$ Formel E. 3   M.G. 201,69

D,L-1-Phenyl-2-methylamino-propanol-(1)-hydrochlorid.

Herstellung. Fr. P. 659 882, DRP 472 466, US-Pat. 1 799 100.

Eigenschaften. Weißes, kristallines, geruchloses Pulver von bitterem Geschmack, löslich in etwa 4 T. W., etwa 14 T. A., fast unlöslich in Ae., sehr schwer löslich in Chloroform; die wäßrigen Lösungen sind gegen Lackmus neutral. Fp. 188 bis 190°.

Erkennung. 1. 0,50 g Substanz werden in 2,0 ml W. gelöst. Die Lsg. wird nach Zusatz von 5,0 ml 3 n Natronlauge und 2,0 ml Ae. geschüttelt. Die Ätherschicht wird abgetrennt. Nach dem Verdunsten des Ae. wird der Rückstand über Silicagel 24 Std. getrocknet. Die entstandenen Kristalle schmelzen im Bereich von 73 bis 76°. − 2. 1,0 ml Prüflsg. (5%ig) wird nach Zusatz von 5 Tr. Kupfer(II)-sulfatlsg. (10,0 g/100,0 ml), 1,0 ml 3 n Natronlauge und 1,0 ml Ae. geschüttelt. Nach dem Entmischen zeigt die Ätherschicht eine rotviolette und die wäßrige Schicht eine blaue Färbung. − 3. 1,0 ml Prüflsg. wird mit 10 Tr. 3 n Natronlauge, 10 Tr. frisch bereiteter Kaliumhexacyanoferrat(III)-Lsg. (5,0 g/100,0 ml) sowie 3,0 ml W. versetzt und zum Sieden erhitzt. Es ist der Geruch des Benzaldehyds wahrnehmbar. Die entweichenden Dämpfe färben angefeuchtetes rotes Lackmuspapier blau. − 4. 1,0 ml Prüflsg. wird mit 3 n Schwefelsäure und 2,0 ml Kaliumtetrajodowismutat(III)-Lsg. versetzt. Die Mischung wird 12 Std. stehengelassen. Der entstandene Niederschlag zeigt bei der Betrachtung unter dem Mikroskop nur rote, prismenförmige Kristalle. − 5. 1,0 ml Prüflsg. gibt nach Zusatz von 5 Tr. 5 n Salpetersäure und 1,0 ml 0,1 n Silbernitratlsg. einen weißen Niederschlag.

Prüfung. 1. Unlösliche Verunreinigungen, Farbe der Lsg.: 5,0 ml Prüflsg. müssen klar und farblos sein. − 2. Schwermetall-Ionen: 2,00 ml Prüflsg. dürfen nach Zusatz von 8,0 ml W. bei der ,,Prüfung auf Schwermetall-Ionen" nach Methode I (s. Bd. I, 254) weder eine Trübung noch eine Färbung zeigen. − 3. Sulfat: 2,00 ml Prüflsg. dürfen nach Zusatz von 8,0 ml W. bei der ,,Prüfung auf Sulfat" (s. Bd. I, 263) keine Trübung zeigen. − 4. Fremde Alkaloide: 1,00 ml Prüflsg. darf nach Zusatz von 1,0 ml W. und 1,00 ml 3 n Natronlauge keine Trübung zeigen. − 5. Organische Verunreinigungen: 0,250 g Substanz werden in 5,0 ml konz. Schwefelsäure unter Schütteln gelöst. 5 Min. nach dem Schwefelsäurezusatz darf die Lsg. keine stärkere Färbung zeigen als 5,0 ml Farb-Lsg. B. − 6. Sulfatasche: 1,000 g Substanz wird, wie unter ,,Bestimmung der Sulfatasche" angegeben, behandelt. Die Substanz darf höchstens 0,10% Rückstand hinterlassen.

Gehaltsbestimmung. 0,1500 g Substanz werden in einem Erlenmeyerkolben mit aufgesetztem Silicagelrohr in 10,0 ml wasserfreier Essigsäure unter Erwärmen gelöst. Nach dem Abkühlen auf 20° und Zusatz von 10,0 ml Quecksilber(II)-acetat-Lsg. sowie 3 Tr. Kristallviolett-Lsg. wird die Lsg. mit 0,1 n Perchlorsäure bis zum Farbumschlag nach Blau titriert (Feinbürette). 1 ml 0,1 n Perchlorsäure ist 20,17 mg DL-Ephedrinhydrochlorid äquivalent.

Aufbewahrung. Vor Licht geschützt, in gut schließenden Gefäßen.

Anwendung. Wie Ephedrin.

Dosierung. DAB 7 − DDR: Einzelmaximaldosis: oral 0,1 g; i.m. 0,1 g; s.c. 0,1 g. Tagesmaximaldosis: oral 0,3 g; i.m. 0,3 g; s.c. 0,3 g. Maximalkonzentration zur Anwendung am Auge und an den Schleimhäuten der Nase: 5%.

Handelsformen: Ephetonin (E. Merck, Darmstadt): Tabl. zu 0,5 g, Perlen zu 0,01 g, Amp. zu 0,05/1 ml, Salbe 3%ig, Hustensaft mit 0,2 g in 100 ml. *Cps. Racephedrine Hydro-*

chloride (Upjohn, USA) zu 25 mg; *Sol. Racephedrine Hydrochloride* 1%ig (Upjohn, USA): In Ringer-Lsg., mit 0,5% Chlorbutanol.

Ephecor (E. Merck, Darmstadt), früher *Ephetonin liquidum compositum:* Lösung von 2% Ephetonin und 2% Pyrazincarbosäure-isopropylidenhydrazid.

D,L-Ephedrinsulfat. Racephedrinsulfat.

$(C_{10}H_{15}NO)_2 \cdot H_2SO_4$ Formel E. 3   M.G. 428,54

D,L-1-Phenyl-2-methylamino-propanol-(1)-hydrochlorid.

Fp. 247°, löslich in A. und W.; wäßrige Lösungen reagieren gegen Lackmus neutral (pH 6).

l-Methylephedrini hydrochloridum Jap. 61. l-Methylephedrine hydrochloride. L-Methylephedrinhydrochlorid.

$C_{11}H_{18}ClNO$ Formel E. 4   M.G. 215,73

L-erythro-1-Phenyl-2-dimethylaminopropanol-(1)-hydrochlorid.

Gehalt. Mindestens 98,0%, bezogen auf die getrocknete Substanz.

Eigenschaften. Weißes, kristallines Pulver, geruchlos, von bitterem Geschmack. Löslichkeit: Löslich in W. und A., praktisch unlöslich in Ae. Schmelzbereich: 190 bis 195°, optische Drehung: $[\alpha]_D^{20}$: −28,0 bis −31,5°, bezogen auf die getrocknete Substanz, 0,5 g, W., 10 ml, 100 mm.

Erkennung. 1. Zu 2 ml einer 1%igen Lsg. wird 1 Tr. Kupfersulfatlsg. und 2 ml Natriumhydroxidlsg. gegeben: Es entsteht eine purpurblaue Farbe. Zu dieser Mischung fügt man 1 ml Ae. und schüttelt durch: Die Ätherschicht wird purpurrot und die Wasserschicht bleibt purpurblau. – 2. 1 ml der Lsg. (1 in 20) wird mit Natronlauge alkalisch gemacht, mit einigen Tr. Kaliumpermanganatlsg. versetzt und erhitzt: Der Geruch von Benzaldehyd entsteht und die gebildeten Dämpfe färben rotes Lackmuspapier blau. – 3. 0,1 g Substanz werden in 5 ml W. gelöst, mit 1 ml Natronlauge (20%ig) versetzt und 3mal mit je 20 ml Ae. ausgeschüttelt. Nach dem Abdampfen des Ae. verbleibt ein öliger Rückstand, der beim Erkalten kristallisiert. Die entstandenen Kristalle müssen bei etwa 88° schmelzen. – 4. Die Lsg. der Substanz gibt positive Chloridnachweise.

Prüfung. 1. Saure und basische Verunreinigungen: 1 g Substanz wird in 20 ml W. gelöst und mit 1 Tr. Methylrotlsg. versetzt. Wenn sich die Lsg. hierbei gelb färbt, muß auf Zusatz von 0,10 ml 0,02 n Schwefelsäure ein Farbumschlag nach Rot eintreten. Sollte die Lsg. rosa gefärbt sein, so muß auf Zusatz von 0,20 ml 0,02 n Natronlauge ein Farbumschlag nach Gelb eintreten. – 2. Trocknungsverlust: Höchstens 0,50%, wenn 1 g Substanz 3 Std. bei 105° getrocknet wird. – 3. Verbrennungsrückstand: Höchstens 0,10%, Ausführung mit 1 g Substanz.

Gehaltsbestimmung. Etwa 0,4 g der 3 Std. bei 105° getrockneten Substanz werden genau gewogen, in einen Scheidetrichter gegeben, mit 10 ml gesättigter Kochsalzlsg. und 5 ml Natronlauge versetzt und zuerst mit 25 ml, dann 6mal mit 10 ml Ae. extrahiert. Die vereinigten Ätherextrakte werden 2mal mit je 5 ml gesättigter Kochsalzlsg. gewaschen. Die vereinigten Waschflüssigkeiten mit 10 ml Ae. ausgeschüttelt und die ätherische Lsg. dem ursprünglichen Ätherextrakt zugefügt. Die vereinigten Ätherextrakte werden mit genau 25 ml 0,1 n Schwefelsäure versetzt, durchgeschüttelt und so lange erwärmt, bis kein Ätherrgeruch mehr wahrnehmbar ist. Die zurückgebliebene Lsg. wird abgekühlt und der Überschuß an Säure mit 0,1 n Natronlauge unter Verwendung einiger Tr. Methylrot zurücktitriert. Der gefundene Gehalt wird an Hand einer Blindprobe korrigiert. 1 ml 0,1 n Schwefelsäure entspricht 21,573 mg $C_{11}H_{18}ClNO$.

Aufbewahrung. In gut schließenden Gefäßen unter Lichtausschluß.

Dosierung. Einfache Dosis: 30 bis 100 mg, Tagesdosis: 100 bis 150 mg.

dl-Methylephedrini hydrochloridum Jap. 61. dl-Methylephedrine hydrochloride. DL-Methylephedrinhydrochlorid.

$C_{11}H_{18}ClNO$ Formel E. 4   M.G. 215,73

DL-erythro-1-Phenyl-2-dimethylaminopropanol-(1)-hydrochlorid.

Gehalt. Mindestens 98,0%, berechnet auf die getrocknete Substanz.

Eigenschaften. Farblose Kristallplättchen oder weißes, kristallines Pulver, geruchlos, von bitterem Geschmack. Löslichkeit: 1 g Substanz löst sich in 4 ml W. und in 13 ml A. und ist praktisch unlöslich in Ae. Die 10%ige Lsg. zeigt kein optisches Drehungsvermögen. Schmelzbereich: 207 bis 210°.

Erkennung. 1. u. 2.: Analog l-Methylephedrini hydrochloridum. – 3. 1 g Substanz wird in 5 ml W. gelöst, mit 1 ml 20%iger Natronlauge versetzt und dann 3mal mit je 20 ml Ae. ausgeschüttelt. Die vereinigten Ätherextrakte werden auf dem Wasserbad zur Trockne eingedampft. Der ölige Rückstand kristallisiert allmählich und muß bei etwa 60° schmelzen. – 4. Siehe unter 4. bei l-Methylephedrini hydrochloridum.

Prüfung. Analog l-Methylephedrini hydrochloridum.

Gehaltsbestimmung. Siehe unter l-Methylephedrini hydrochloridum.

Aufbewahrung. Vor Licht geschützt, in gut schließenden Gefäßen.

Dosierung. Einfache Dosis: 30 bis 100 mg, Tagesdosis: 100 bis 150 mg.

N-Äthyl-L-ephedrin. Nethamine (Merell).

Formel E. 5   L-erythro-1-Phenyl-2-methyläthylamino-propanol-(1)

Anwendung. Bronchodilator und Vasokonstriktor. Nethamine (Merell) ist L-N-Äthylephedrin-hydrochlorid.

Amphetaminum Pl.Ed. I/1. Amphetamine BP 53 (!), USP XIV (!).

$C_9H_{13}NO$ Formel E. 6   M.G. 135,22

D,L-1-Phenyl-2-amino-propan.

Gehalt. Pl.Ed. I/1: Mindestens 97% (wasserfreie Substanz). BP 53: Mindestens 98%, bezogen auf die bei 105° bis zur Gewichtskonstanz getrocknete Substanz.

Herstellung. a) Durch Reduktion des Phenylacetonoxims (I), oder b) nach KINDLER durch Hydrierung von Isonitroso-propiophenon (II). – c) Geeignet ist auch die Umsetzung von Phenylaceton mit Formamid nach LEUCKART und anschließende Hydrolyse mit Salzsäure:

Eigenschaften. Farblose, bewegliche Flüssigkeit von charakteristischem Geruch und scharfem Geschmack, verflüchtigt sich langsam schon bei Raumtemperatur. Schwer löslich in W., sehr leicht löslich in A., Ae. und Chloroform, löslich in fetten und ätherischen Ölen und verd. Mineralsäuren. Siedeintervall 200 bis 203° (Zers.). Spez. Gew. 0,930 bis 0,936 (USP XIV); Gew. pro ml bei 20°: 0,930 bis 0,935; Dichte: 0,929 bis 0,934 (Pl.-Ed. I/1).

Erkennung. Zu 1 g Substanz in einem Gemisch von 30 ml W. und 20 ml 10%iger Natronlauge gibt man so lange Benzoylchlorid in Mengen von 0,5 ml, bis kein weiterer Niederschlag mehr entsteht. Der Niederschlag wird abfiltriert, mit 15 ml kaltem W. gewaschen,

2mal aus verd. A. umkristallisiert und 2 Std. bei 80° getrocknet. Fp. des Benzoylamphetamins 131 bis 135° (USP XIV), etwa 135° (BP 53) und 132 bis 135° (PI.Ed. I/1).

Prüfung. 1. Verdunstungsrückstand: 0,5 ml dürfen nach dem Verdunsten auf dem Dampfbad und 1stündigem Trocknen bei 105° nicht mehr als 2 mg Rückstand hinterlassen (USP XIV); nach PI.Ed. I/1 und BP 53 dürfen 0,5 ml nicht mehr als 2,5 mg hinterlassen. – 2. Wasser: 0,1 g müssen sich in 10 ml Paraffinum liqu. ohne Trübung lösen (BP 53); nach PI.Ed. I/1 soll 1 ml in 10 ml klar löslich sein. – 3. Alkalität: Wäßrige Lösungen färben Lackmuspapier blau. – 4. Optische Aktivität: Eine Lösung in verd. Schwefelsäure soll optisch inaktiv sein (PI. Ed.I/1). – 5. Verbrennungsrückstand: Nicht über 0,1% (PI.-Ed. I/1).

Gehaltsbestimmung. USP XIV: Man löst 300 mg in 10 ml W. und 30 ml 0,1 n Schwefelsäure und titriert den Säureüberschuß mit 0,1 n Natronlauge (Methylrot) zurück. 1 ml 0,1 n Schwefelsäure entspricht 13,52 mg $C_9H_{13}N$. Forderung: Mindestens 97%.

BP 53: 0,25 g löst man in 25 ml 0,1 n Salzsäure und titriert mit 0,1 n Natronlauge (Methylrot). Forderung: Mindestens 98% $C_9H_{13}N$.

PI.Ed. I/1: 0,25 g löst man in 10 ml A. (95%) und titriert mit 0,1 n Salzsäure (Methylrot). Forderung: Mindestens 97% $C_9H_{13}N$.

Anwendung. Wegen der gefäßverengenden Wirkung wird Amphetamin als Base in öliger Lösung zur Inhalation bei Erkrankungen der Nasenschleimhaut, bei Heufieber, Asthma usw. angewandt. Die zentralerregenden Eigenschaften verbieten eine Daueranwendung. Vor einer Überdosierung ist zu warnen.

Amphetamine Sulfate USP XVI(!), BP 63. Amphetamini Sulfas PI.Ed. I/1 Jap. 61, Dan. IX. Amphetaminum sulfuricum Helv. V – Suppl. I, CsL 2. Sulfate d'Amphétamine CF 65. Phenylaminopropanum racemicum sulfuricum ÖAB 9. Desoxynorephedrin-sulfat.

$(C_9H_{13}N)_2 \cdot H_2SO_4$ Formel E. 6   M.G. 368,50

D,L-1-Phenyl-2-amino-propan-sulfat.

Gehalt. USP XVI: Mindestens 98%, bezogen auf die 2 Std. bei 105° getrocknete Substanz. BP 63: Mindestens 99,0%, bezogen auf die bei 105° bis zur Gewichtskonstanz getrocknete Substanz. PI.Ed. I/1: Mindestens 98,0%. CsL 2: Mindestens 98,0%. CF 65: Mindestens 98%.

Herstellung s. Amphetamine.

Eigenschaften. Weißes, kristallines, geruchloses Pulver von schwach bitterem Geschmack, löslich in etwa 10 T. W. oder 400 bis 500 T. A., praktisch unlöslich in Ae. und Chloroform. Fp. 260 bis 275° (unter dem Kofler-Schmelzpunktsmikroskop) (ÖAB 9).

Erkennung. Sulfat: Eine salzsaure Lösung der Substanz gibt mit Bariumchloridlösung einen weißen, feinkristallinen, in Salzsäure unlöslichen Niederschlag.

Phenylaminopropan: 1. Werden etwa 10 mg Substanz mit 2 ml verd. Natronlauge und einigen Tropfen Chloroform erwärmt, so tritt Isonitrilgeruch auf (ÖAB 9 und PI.Ed. I/1). – 2. 1 g Substanz wird in 50 ml W. gelöst. Zu dieser Lösung werden 10 ml Natronlauge und 0,5 ml Benzoylchlorid zugegeben. Man schüttelt und gibt so lange jeweils 0,5 ml Benzoylchlorid zu, bis keine weiße Fällung mehr entsteht. Nach 2maligem Umkristallisieren aus Äthanol (50%) und nach dem Trocknen beträgt das Schmelzintervall des Niederschlages 132 bis 135° (PI.Ed. I/1, BP 63 und USP XVI). – 3. 2 mg Substanz werden in 4 ml W. gelöst und nacheinander versetzt mit 1 ml n Salzsäure, 1 ml Lösung von diazotiertem p-Nitroanilin, 4 ml n Natronlauge und 2 ml n-Butanol. Nach dem Umschütteln und Absetzen nimmt das Butanol eine rote Farbe an (Unterscheidung von Methylamphetamin) (BP 63). – 4. Versetzt man eine Lösung von etwa 10 mg Substanz in 1 ml W. mit 5 Tr. Jodlösung (s. Ephedrinhydrochlorid!), so scheidet sich ein Perjodid in Form schwarzbrauner, öliger Tröpfchen aus (ÖAB 9). – 5. Eine Lösung von etwa 0,1 g Substanz in 5 ml W. gibt auf Zusatz von 10 ml Pikrinsäurelösung (1%ig in W.) einen gelben, kristallinen Niederschlag von Phenylaminopropanpikrat, der nach dem Absetzen abgesaugt, gewaschen und im Exsikkator getrocknet wird. Schmelzintervall 86 bis 90° (ÖAB 9, ähnlich Dan. IX). – 6. Eine 2%ige, wäßrige Lösung ist optisch inaktiv (Unterscheidung von Dexamphetamin) (BP 63, PI.Ed. I/1).

Prüfung. 1. Aussehen der wäßrigen Lösung: Eine Lösung von 1 T. Substanz in 19 T. W. muß klar und farblos sein (ÖAB 9). – 2. Reaktion der wäßrigen Lösung: Zu 10 ml einer 2%igen Lösung werden 5 Tr. Methylrotlösung gegeben, wobei sich eine gelbe oder schwach orange Färbung ergibt (pH 5,4 oder größer) (Pl.Ed. I/1). – 3. *Freie Basen, saures Salz:* 10 ml der Lösung (1 + 19) dürfen zur Neutralisation gegen Methylrot nicht mehr als 0,20 ml 0,01 n Salzsäure oder 0,20 ml 0,01 n Natronlauge verbrauchen (ÖAB 9, BP 63). – 4. *Chlorid:* In der Lösung (1 + 19) darf Chlorid in unzulässiger Menge nicht nachweisbar sein (ÖAB 9). – 5. *Schwermetalle:* In einer Mischung von 7 ml der Lösung (1 + 19), 1 ml verd. Ammoniak und 2 ml A. dürfen Schwermetalle in unzulässiger Menge nicht nachweisbar sein (ÖAB 9). – 6. *Trocknungsverlust:* Nach Trocknen bei 100 bis 105° bis zur Gewichtskonstanz: Höchstens 1,0% (BP 63, USP XVI, Pl.Ed. I/1, ÖAB 9). – 7. *Verbrennungsrückstand:* Höchstens 0,1% (ÖAB 9), höchstens 0,2% (Pl.Ed. I/1, USP XVI, BP 63).

Gehaltsbestimmung. a) Nach Pl.Ed. I/1 und USP XVI: Acidimetrische Titration der aus alkalischer Lösung mit Äther extrahierten Base.

b) Nach ÖAB 9: N-Bestimmung nach KJELDAHL: Einwaage 0,3685 g. Forderung: 19,60 bis 20,02 ml 0,1 n Schwefelsäure, entsprechend 98,0 bis 100,1% d. Th. 1 ml 0,1 n Schwefelsäure entspricht 18,43 mg $(C_9H_{13}N)_2 \cdot H_2SO_4$.

c) Nach BP 63: Wasserdampfdestillation von etwa 0,4 g Substanz, die in 120 ml W. und 2 ml Natronlauge gelöst sind. Vorlage: 50 ml 0,1 n Salzsäure, Rücktitration mit 0,1 n Natronlauge, Methylrot als Indikator. 1 ml 0,1 n HCl entspricht 0,01842 g $(C_9H_{13}N)_2 \cdot H_2SO_4$.

d) Nach Ph.Helv. V – Suppl. I: 0,2 g werden in einem unter Verwendung von 3 Tr. Phenolphthaleinlösung mit 0,1 n Natronlauge neutralisierten Gemisch von 2,5 ml Formaldehyd und 7,5 ml W. gelöst. Die Lösung wird mit 0,1 n Natronlauge bis zur beginnenden Rotfärbung titriert (Mikrobürette). 1 ml 0,1 n NaOH entspricht 0,01814 $(C_9H_{13}N)_2 \cdot H_2SO_4$.

Aufbewahrung. Vor Licht geschützt, in gut schließenden Gefäßen.

Anwendung. Psychische und physische Depressionen, vagotone Zustände, Kollapsneigung, Hypotonie, Narcoticavergiftungen. Als sog. Weckamin. Da Amphetamin das Hungergefühl dämpft, findet es bei Entfettungskuren Anwendung. Daneben besitzt es antiallergische Eigenschaften. Amphetamin wird versuchsweise bei gewissen Erkrankungen des Nervensystems angewandt, so z. B. Narkolepsie, postencephalitischem Parkinsonismus und als Hilfsmittel zur Behandlung des Alkoholismus. Seiner breiten Anwendung steht die Gefahr der Süchtigkeit entgegen.

Dosierung. Gebräuchliche Einzeldosis 0,005 g, Einzelmaximaldosis 0,015 g, Tagesmaximaldosis 0,03 g (ÖAB 9), 5 bis 10 mg, morgens und mittags (BP 63).

Handelsformen: Amphetamine Sulfate Tabl. zu 5 oder 10 mg (USA: Biorganic Lab., Gold Leaf Pharmac., Lincoln Lab., Physician Drug., Premo Pharmac. Lab.); *Amphamed* (Medo-Chemicals, Engl.); *Benzedrine Sulfate* (Smith, Kline und French, USA): „Spansule Substained Release Capsules" zu 15 mg, Tabl. zu 5 und 10 mg; *Benzedrine Sulphate* (Menley-James, Engl.); *Elastonon* (Nordmark-Werke, Hamburg): Amp. zu 15 mg/ml, Tabl. zu 5 mg, Tropfen mit 5 mg in 20 gtt.; *Adipan* (Gerot, Wien); *Aktedron* (Sanabo, Ungarn); *Simpamina* (Recordati, Italien).

Amphetamine Phosphate NF XII, NNR 55.

$C_9H_{13}N \cdot H_3PO_4$ Formel E. 6   M.G. 233,21

D,L-1-Phenyl-2-amino-propan-dihydrogenphosphat.

Eigenschaften. Farbloses, geruchloses Pulver von bitterem Geschmack. Sintert bei etwa 150°, zersetzt sich bei etwa 300°. Sehr gut löslich in W., schwer löslich in A., praktisch unlöslich in Benzol, Chloroform und Ae. Die 10%ige wäßrige Lösung zeigt ein pH von etwa 4,6.

Erkennung. Phosphat: 1. Man löst 0,1 g in 5 ml W. und gibt einige Tr. Silbernitratlösung hinzu: es entsteht ein gelber Niederschlag, der in verd. Salpetersäure oder in Ammoniakflüssigkeit löslich ist. – 2. Eine Lösung von 0,1 g in 5 ml W. gibt mit einigen Tr. Ammoniummolybdatlösung eine gelbe, in Ammoniakfl. lösliche Fällung. – Phenylaminopropan: s. Reaktionen des Amphetamine Sulfate!

Prüfung. 1. Sulfat: 10 ml einer 1%igen Lösung dürfen mit 2 ml Bariumchloridlösung keine Trübung geben. – 2. Schwermetalle: Eine 1%ige Lösung darf bei der Sättigung mit H_2S keine Färbung annehmen. – 3. Gewichtsverlust beim Trocknen, bei 105° bis zur Gewichtskonstanz: Nicht über 1%. – 4. Verbrennungsrückstand: Nicht über 5%.

Gehaltsbestimmung. Nach NNR 52: 0,2 g werden in W. gelöst, mit Natronlauge versetzt und mit Chloroform extrahiert. Die vereinigten Chloroformauszüge werden gewaschen, mit 0,1 n Schwefelsäure versetzt und der Überschuß an Säure mit 0,1 n Natronlauge zurücktitriert, nachdem das Chloroform abgedunstet wurde. Forderung: 57,1 bis 58,8% Amphetamin, entsprechend 98,5 bis 101,5% Amphetaminphosphat. 1 ml 0,1 n H_2SO_4 entspricht 0,01352 g Amphetamin bzw. 0,02332 g Amphetaminphosphat.

Anwendung. Wie Amphetaminsulfat.

Handelsformen: Elixier Raphetamine Phosphate (Strasenburgh, USA): Alkohol. Lösung mit 1,25 mg in ml; *Sol. Raphetamine Phosphate* 1% (Strasenburgh, USA): 10-ml-Fläschchen, konserviert mit 0,5% Chlorbutanol; *Tabl. Amphetamine Phosphate* zu 5 mg (Keith-Victor Pharmacal Co., USA).

Dextro Amphetamine Sulfate USP XVII. Dexamphetamine Sulphate BP 63. Sulfate d'Déxamphétamine CF 65. Sulfat der rechtsdrehenden Form des Amphetamins.

$(C_9H_{13}N)_2 \cdot H_2SO_4$ Formel E. 6   M.G. 368,50
D-1-Phenyl-2-amino-propan-sulfat.

Gehalt. USP XVII: Mindestens 98%, bezogen auf die getrocknete Substanz. BP 63: Mindestens 99,0%, bezogen auf die bei 105° bis zur Gewichtskonstanz getrocknete Substanz. CF 65: Mindestens 98%.

Eigenschaften. Weißes oder fast weißes, kristallines Pulver, löslich in 9 T. W. bei 20° und etwa 800 T. A. (90%), praktisch unlöslich in Ae. und Chloroform. Die Lösung (1 + 19) reagiert gegen Lackmus schwach sauer; pH 5 bis 6.

Erkennung. 1. Die Substanz gibt einen positiven Sulfatnachweis. – 2. Das Benzoylierungsprodukt des D-Amphetamins schmilzt bei 155 bis 158°; Ausführung der Reaktion wie beim racemischen Produkt. – 3. Isonitrilreaktion und 4. Reaktion mit diazotiertem p-Nitroanilin wie bei Amphetamin.

Prüfung. 1. Spezifische Drehung: $[\alpha]_D^{20°} = +19,5$ bis 22°, bestimmt an einer 8%igen wäßrigen Lösung (BP 63); $[\alpha]_D^{20°} = +20$ bis $+23,5°$, bestimmt an einer 4%igen wäßrigen Lösung, berechnet auf die 2 Std. bei 105° getrocknete Substanz (USP XVII). – 2. Reaktion der wäßrigen Lösung: s. Amphetaminsulfat. – 3. Trocknungsverlust: Nicht über 1%, wenn bei 105° bis zur Gewichtskonstanz getrocknet wird (BP 63) bzw. wenn 2 Std. bei 105° getrocknet wird (USP XVII). – 4. Verbrennungsrückstand: Höchstens 0,1% (USP XVII), bzw. Sulfatasche: Höchstens 0,1% (BP 63).

Gehaltsbestimmung. Wie bei Amphetaminsulfat.

Anwendung. Die Wirkung gleicht qualitativ derjenigen des racemischen Produktes; es wird zur Behandlung der Fettsucht angewandt.

Dosierung. 5 bis 10 mg, morgens und mittags (BP 63). 5 mg, alle 4 bis 6 Std., wenn nötig; übliche Dosis 5 bis 60 mg (USP XVII).

Handelsformen: Dexamed (Medo-Chemical, Engl.); *Dexedrine* (Smith, Kline u. French, USA; Menley-James, Engl.); *Dephadren* (Paines u. Byrne, Engl.); weitere Spezialitäten vgl. K. SOEHRING u. J. WITTEN [Pharm. Ind. (Aulendorf) *16*, 157 (1954)].
Beispiele von Kombinationspräparaten: *Drinamyl* (Smith, Kline u. French, USA; Menley-James, Engl.): Tabl. mit 5 mg D-Amphetamin und 32 mg Amylobarbiton; *Theosol* (Savory u. Moore, Engl.): „weiße Tabl." zu 2,5 mg D-Amphetamin mit Thyreoidea-Zub., Theobromin und Natriumsalicylat, „braune Tabl." mit Thyreoidea-Zub., Theobromin, Natriumsalicylat, Phenobarbiton und Aloin.

Methylamphetamine BPC 59. N-Methylamphetamin. Phenyl-methylamino-propan.

$C_{10}H_{15}N$ Formel E. 7   M.G. 149,24
D-1-Phenyl-2-methylamino-propan.

Herstellung. a) Durch Reduktion von D-Pseudoephedrin oder L-Ephedrin mit Jodwasserstoff und Phosphor oder durch katalytische Reduktion dieser Verbindungen gelangt man direkt zum optisch aktiven Methylamphetamin. – b) D-Pseudoephedrin, das bei verschiedenen Ephedrinsynthesen als Nebenprodukt anfällt, wird mit Phosphorpentachlorid oder Phosphoroxychlorid in D-Chlorpseudoephedrin verwandelt – das gleiche Produkt erhält man auch aus L-Ephedrin, – das sich leicht zum optisch aktiven Methylamphetamin katalytisch reduzieren läßt. – c) Durch Methylierung von optisch aktivem Amphetamin mit Formaldehyd in Gegenwart von aktiviertem Aluminium. Wird diese Reaktion mit rac. Amphetamin durchgeführt, so muß anschließend in die optischen Antipoden getrennt werden. – d) Durch reduktive Methylaminierung von Phenylaceton analog der Manske-Johnson- bzw. der Skita-Synthese des Ephedrins und Antipodentrennung. Die Trennung der optisch aktiven Basen wird mit D-Weinsäure durchgeführt. D-1-Phenyl-2-methylamino-propan-D-tartrat ist in Methanol und A. gut löslich.

a) Ph–*CH(OH)–*CH(NHCH₃)–CH₃ →(HJ/P) Ph–CH₂–*CH(NHCH₃)–CH₃

↓ PCl₅

b) Ph–*CH(Cl)–*CH(NHCH₃)–CH₃ →(H₂) Ph–CH₂–*CH(NHCH₃)–CH₃

c) Ph–CH₂–*CH(NH₂)–CH₃ →(HCHO) [Ph–CH₂–*CH(N=CH₂)–CH₃] →(Al/H₂) Ph–CH₂–*CH(NHCH₃)–CH₃

d) Ph–CH₂–C(=O)–CH₃ →(H₂NCH₃) [Ph–CH₂–C(=NCH₃)–CH₃] →(H₂) Ph–CH₂–*CH(NHCH₃)–CH₃

Eigenschaften. Klare, farblose, bewegliche Flüssigkeit von charakteristischem, geranienähnlichem Geruch. Kp. 214°, schwer löslich in W., mischbar mit A., Ae., Chloroform und Aceton. Gewicht pro ml bei 20°: 0,921 bis 0,922 g. $[\alpha]_D^{20°} = +16$ bis $+18$ ($c = 5$, in Wasser, als Hydrochlorid).

Erkennung. 1. Fp. des Hydrochlorids: 173°. − 2. Fp. des Pikrates: um 146°. − Siedepunkt: 214°. − 3. Eine wäßrige, gesättigte Lösung reagiert gegen Lackmus alkalisch.

Prüfung. 1. Spezifische Drehung: s. oben! − 2. Sulfatasche: Nicht mehr als 0,1%.

Gehaltsbestimmung. Man löst genau 1 g in 5 ml A. (95%), gibt 10 ml W. und verd. Salzsäure bis zur sauren Reaktion hinzu und dampft auf dem Wasserbad zur Trockne ein. Der bei 105° bis zur Gewichtskonstanz getrocknete Rückstand wird gewogen. 1 g Rückstand entspricht 0,8036 g $C_{10}H_{15}N$. Forderung: Nicht unter 99,0%.

Anwendung. Wie Amphetamin.

Handelsformen: „Methedrine Inhaler" (Burroughs Wellcome, USA).

Phenyl-methylamino-propanum hydrochloricum ÖAB 9. Phenyl-methylamino-propan-hydrochlorid DAB 7 − BRD. Methylamphetamine Hydrochloride BP 63, USP XV(!), BPC 63. Methamphetaminum hydrochloricum DAB 7 − DDR. Methylamphetamini hydrochloridum Jap. 61. Desoxyephedrinhydrochlorid.

$C_{10}H_{15}N \cdot HCl$ Formel E. 7   M.G. 185,70
D-1-Phenyl-2-methylamino-propan-hydrochlorid.

Bemerkung. Nach DAB 7 — BRD wird die Substanz als „L-2-Methylamino-1-phenyl-propan-hydrochlorid" bezeichnet, während DAB 7 — DDR und ÖAB 9 „D"- oder „D(+)-1-Phenyl-2-methylamino-propan-hydrochlorid" schreiben. Es handelt sich dabei um die gleiche, rechtsdrehende Verbindung!

Gehalt. DAB 7 — BRD: Mindestens 99,0%, berechnet auf die getrocknete Substanz. DAB 7 — DDR: 98,5 bis 100,5%. ÖAB 9: 98,0 bis 100,5% des theoretischen Wertes. BP 63: Mindestens 99,0%, bezogen auf die bei 105° bis zur Gewichtskonstanz getrocknete Substanz.

Herstellung s. Methylamphetamin.

Eigenschaften. Farblose Kristalle oder weißes bzw. fast weißes, kristallines Pulver, geruchlos, von bitterem Geschmack. Fp. 171 bis 175° (DAB 7 — BRD, ÖAB 9, USP XV), 172 bis 174° (BP 63), 170 bis 173° (DAB 7 — DDR)]. 1 g löst sich in 2 ml W., in etwa 3 ml A., etwa 7 ml Chloroform, praktisch unlöslich in Ae., sehr schwer löslich in Aceton. $[\alpha]_D^{20°} = +16,0$ bis $+18,0°$ ($c = 5$, in Wasser, berechnet auf die getrocknete Substanz) (DAB 7 — BRD, BP 63); $[\alpha]_D^{20°} = +16$ bis $+19°$ ($c = 2$, in Wasser) (ÖAB 9, USP XV, DAB 7 — DDR).

Erkennung. Chlorid: Die 1%ige wäßrige Lösung gibt nach dem Ansäuern mit Salpetersäure bei Zusatz von 1 Tr. Silbernitratlösung einen weißen, käsigen Niederschlag, der sich in verd. Ammoniakflüssigkeit leicht löst.

Phenylmethylaminopropan: 1. In 2,0 ml 5%iger, wäßriger Lösung entsteht auf Zusatz von 10,0 ml Pikrinsäurelösung (1%ig in Wasser oder Pikrinsäure-Pikratlösung) ein gelber Niederschlag, der bald kristallin wird. Die gesammelten, mit wenig Wasser gewaschenen Kristalle schmelzen nach dem Trocknen bei 100 bis 105° zwischen 144 und 146° (DAB 7 — BRD, ÖAB 9: 145 bis 147°, DAB 7 — DDR: 143-146°). — 2. Versetzt man eine Lösung von etwa 5 mg Substanz in 1 ml W. mit 5 Tr. Jodlösung (s. Ephedrinhydrochlorid), so scheidet sich ein Perjodid als braunschwarzer Niederschlag aus (ÖAB 9). — 3. Zu 1 mg Substanz werden auf einer Tüpfelplatte 3 Tr. einer Mischung von Schwefelsäure und 2 Tr. Formalinlösung gegeben: es entsteht sofort eine intensive, ziegelrote Färbung, die bald in Braun und allmählich in Dunkelolivgrün übergeht (BP 63). — 4. 1 g Substanz wird in 20 ml Wasser gelöst, mit 10 ml Natronlauge und 2 g Dinitrobenzoylchlorid versetzt. Man schüttelt 30 Min., filtriert und wäscht den entstandenen Niederschlag, bis das Waschwasser gegen Phenolphthalein neutral reagiert. Nach 2maligem Umkristallisieren aus A. (60%) und Trocknen i. Vak. über Phosphorpentoxid besitzt das erhaltene Produkt einen Fp. um 115° (BP 63). — 5. 2 mg Substanz werden in 1 ml n Salzsäure gelöst und nacheinander versetzt mit 4 ml W., 2 ml Lösung von diazotiertem p-Nitroanilin, 4 ml n Natronlauge und 2 ml n-Butanol. Nach dem Umschütteln und Absetzen darf die Butanolschicht keine Färbung zeigen (Unterscheidung von Amphetamin) (BP 63). — 6. Gibt man zu einer 1%igen Lösung Quecksilberchloridlösung, so entsteht ein kristalliner Niederschlag (Unterscheidung von Ephedrin, Epinephrin. Phenylephrin, die keine Fällung geben) (USP XV). — 7. Man versetzt eine Lösung von 0,5 g in 10 ml W. mit 0,5 ml etwa 4,3%iger Natronlauge: es scheidet sich eine ölige Schicht ab; Sdp. der Base: etwa 214° (BPC 59). — 8. Pikrolonat: Fp. 183°. — 9. Versetzt man 1 ml der wäßrigen Lösung (1 + 19) mit 0,5 bis 1 ml Kaliumbleijodidlösung, so entsteht beim Schütteln allmählich ein ziegelroter Niederschlag. — 10. Weitere Reaktionen und Unterscheidung von anderen Sympathicomimetica, bes. von Benzedrin, s. E. GRAF [Pharmazie 5, 108 (1950)].

Prüfung. 1. Aussehen der Lösung: Eine 5%ige, wäßrige Lösung muß klar und farblos sein (DAB 7 — BRD, ÖAB 9). — 2. Reaktion der Lösung: 2,0 ml der ausgekochten und wieder erkalteten Lösung (5%ig) dürfen durch Zusatz von 1 Tr. Methylrotlösung weder gelb noch rot gefärbt werden — 3. Freie Base, freie Säure: 10 ml der Lösung (1 + 19) dürfen zur Neutralisation gegen Methylrot nicht mehr als 0,20 ml 0,01 n Salzsäure oder 0,20 ml 0,01 n Natronlauge verbrauchen (ÖAB 9). — 4. Fremde organische Stoffe: Die Lösung von 0,100 g Substanz in 2,0 ml Schwefelsäure muß klar sein und 5 Min. lang farblos bleiben. — 5. Phenole: 1 ml der wäßrigen Lösung (1 + 19) darf nach Zusatz von 1 Tr. verd. Eisenchloridlösung (1 + 9) keine andere Färbung annehmen als eine Mischung von 1 ml W. und 1 Tr. der gleichen Eisenchloridlösung (DAB 7 — DDR). — 6. Sulfat: In der Lösung (1 + 19) darf Sulfat in unzulässiger Menge nicht nachweisbar sein (ÖAB 9, BP 63). — 7. Phosphat: Beim Erwärmen einer 1%igen Lösung mit 3 ml Ammoniummolybdatlösung darf kein gelblicher Niederschlag entstehen. — 8. Schwermetalle: In einer Mischung von 7 ml der Lösung (1 + 19), 2 ml A. und 1 ml verd. Ammoniak dürfen Schwermetalle in unzulässiger Menge nicht nachweisbar sein (ÖAB 9). — 9. Trocknungsverlust: Höchstens 0,5%, bei 100 bis 105° bis zur Gewichtskonstanz getrocknet (DAB 7 — BRD, ÖAB 9), unter 1% (BP 63). — 10. Sulfatasche: Höchstens 0,1% (DAB 7 — BRD, ÖAB 9, BP 63).

Gehaltsbestimmung. a) Nach DAB 7 — BRD: Chloridtitration nach VOLHARD: Etwa 0,30 g Substanz, genau gewogen, werden in 50 ml W. gelöst. Die Lösung wird mit 5,0 ml

Salpetersäure, 30,00 ml 0,1 n Silbernitratlösung und 5,0 ml Toluol versetzt. Nach kräftigem Schütteln wird mit 0,1 n Ammoniumthiocyanatlösung zurücktitriert [5,0 ml Eisen-(III)-ammoniumsulfatlösung als Indikator]. 1 ml 0,1 n $AgNO_3$ entspricht 0,01857 g $C_{10}H_{15}N \cdot HCl$. – b) Nach ÖAB 9: Chloridtitration nach MOHR: 0,3724 g Substanz werden in 20 ml W. gelöst und nach Zusatz von einigen Tr. Kaliumchromatlösung mit 0,1 n Silbernitratlösung auf Rötlichgelb titriert. Für die angegebene Einwaage müssen 19,60 bis 20,10 ml 0,1 n $AgNO_3$ verbraucht werden, entsprechend 98,0 bis 100,5% d. Th. 1 ml 0,1 n $AgNO_3$ entspricht 18,57 mg $C_{10}H_{15}N \cdot HCl$.

c) Nach USP XV: N-Bestimmung nach KJELDAHL im Makro- oder Semimikromaßstab.

d) Nach BP 63: Durch Wasserdampfdestillation der freigesetzten Base; Ausführung wie bei Amphetaminsulfat. 1 ml 0,1 n Salzsäure entspricht 0,01857 g $C_{10}H_{15}N \cdot HCl$.

e) Nach DAB 7 – DDR: Titration im wasserfreien Milieu. 0,1500 g getrocknete Substanz werden in 10,0 ml wasserfreier Essigsäure gelöst. Nach Zusatz von 10,0 ml Quecksilber(II)-acetat-Lsg. und 3 Tr. Kristallviolett-Lsg. wird die Lsg. mit 0,1 n Perchlorsäure bis zum Farbumschlag nach Blau titriert (Feinbürette). 1 ml 0,1 n Perchlorsäure ist 18,57 mg Methamphetaminhydrochlorid äquivalent.

Aufbewahrung. Gut verschlossen, vor Licht geschützt.

Anwendung und Dosierung. Methylamphetamin unterscheidet sich in der Wirkung nur wenig vom Amphetamin; der zentralerregende Effekt ist stärker ausgeprägt, die Kreislaufwirkung etwas geringer. Man dosiert Methylamphetamin gewöhnlich etwas geringer als Amphetamin. Größte Einzelgabe 0,015 g, größte Tagesgabe 0,03 g (DAB 7 – BRD), gebräuchliche Einzeldosis 0,003 g, Einzelmaximaldosis 0,009 g, Tagesmaximaldosis 0,02 g (ÖAB 9). Dosierung 2,5 bis 10 mg, bei intramuskulärer oder intravenöser Injektion 10 bis 30 mg (BP 63).

Handelsformen: BRD: *Isophen* (Knoll AG, Ludwigshafen a. Rh.): Tabl. zu 3 mg, Amp. zu 15 mg; *Pervitin* (Temmler-Werke, Marburg a. d. Lahn): Tabl. zu 3 mg, Amp. zu 15 mg. – England: *Methedrine* (Burroughs, Wellcome). – USA: *Desoxyn Hydrochloride* (Abbott, USA und Engl.): Elixier mit 0,66 mg/ml, Amp. mit 1 ml/20 mg, Tabl. zu 2,5 und 5 mg; *Tabl. Norodin Hydrochloride* (Endo): zu 2,5 und 5 mg; *Amphedroxyn Hydrochloride* (Eli Lilly): Elixier mit 0,62 mg/ml, Tabl. zu 2,5 und 5 mg; *Efroxine Hydrochloride* (Maltbie Lab.): Elixier mit 0,66 mg/ml, Tabl. zu 5 mg; *Tabl. Semoxydrine Hydrochloride* (Massengill): zu 2,5, 5 und 7,5 mg; *Syndrox Hydrochloride* (McNeil): Elixier mit 0,67 mg/ml, Tabl. zu 5 mg; *Doxyfeed Hydrochloride* (Raymer Pharm.): Sol. mit 1,5 mg/ml, Tabl. zu 2,5 und 5 mg; *Tabl. Methamphetamine Hydrochloride* (Rexall Drug): zu 2,5 und 5 mg; *Desoxyphedrine Hydrochloride* (Upjohn): Tabl. zu 5 mg; *Tabl. Dexoval Hydrochloride* (Vale Chem.): zu 2,5 und 5 mg; *Tabl. Methamphetamine Hydrochloride* (Warren-Teed): zu 5 mg.

Weitere ausländische Spezialitäten s. K. SOEHRING und J. WITTEN [Pharm. Ind. (Aulendorf) *16*, 157 (1954)].

Phenylpromethamin. Phenylpropylmethylamine NNR 57. N,β-Dimethylphenethylamine. Vonedrine.

$C_{10}H_{15}N$ Formel E. 8   M.G. 149,23

D,L-1-Methylamino-2-phenyl-propan.

Herstellung. Durch Kondensation von Chlorbenzol mit Allylchlorid und anschließende Umsetzung mit Methylamin [PATRICK, MCBEL u. HASS: J. Amer. chem. Soc. *68*, 1009 (1946)].

Eigenschaften. Farblose bis leicht gelbliche Flüssigkeit, die bei 203° zu sieden beginnt und zu 98% zwischen 205 und 210° übergeht. Spez. Gew. 0,915 bis 0,925; $n_D^{20} = 1,507$ bis 1,511. Sehr gut löslich in A., Benzol und Ae.; 1 T. löst sich in 80 T. W. Das pH einer Lösung von 0,1 ml in 10 ml W. ist etwa 10,5.

Erkennung. 1. Man löst 0,5 ml in 10 ml trockenem Benzol und leitet getrocknetes HCl-Gas ein, bis ein Niederschlag entsteht, der aus Benzol umkristallisiert und mit Benzol und Äther gewaschen wird. Fp. 147 bis 150°. – 2. Man bestimmt den Brechungsindex (s. oben).

Prüfung. 1. Chlorid: Man löst 0,5 ml Substanz in 10 ml 10%iger Salpetersäure und gibt 1 ml Silbernitratlösung hinzu; es darf keine stärkere Trübung entstehen als mit 0,4 ml 0,01 n HCl. – 2. Rückstand beim Trocknen: Nicht über 0,5% beim Trocknen bis zur Gewichtskonstanz auf dem Dampfbad.

Gehaltsbestimmung. 0,5 bis 1,0 g Substanz werden in verd. A. zu 50 ml gelöst. Zu 10 ml der Lösung gibt man 20 ml 0,1 n Schwefelsäure und titriert den Überschuß mit 0,1 n Natronlauge (Methylrot als Indikator) zurück. 1 ml 0,1 n H_2SO_4 entspricht 0,01492 g Phenylpropylmethylamin. Forderung: 96,0 bis 101,0%.

Anwendung. Äußerlich zur Gefäßverengerung bei Schwellungen der Nasen- und Rachenschleimhaut. Die Substanz soll keine oder nur geringe zentralerregende und cardiovasculäre Eigenschaften haben.

Handelsformen: Inhaler Vonedrine: Einzeldosis 0,25 g Substanz mit aromatisierenden Zusätzen.

Phenylpropylmethylamine Hydrochloride NND 63. N,β-Dimethylphenethylaminhydrochlorid. Vonedrine (Merell, USA).

$C_{10}H_{15}N \cdot HCl$ Formel E. 8 M.G. 185,70
D,L-1-Methylamino-2-phenyl-propan-hydrochlorid.

Eigenschaften. Handelsüblich sind wäßrige Lösungen, die klar, farblos und nahezu geruchlos sind. Die pH-Werte liegen zwischen 5,5 und 6,5. Trockensubstanz ist nicht im Handel.

Erkennung. 10 ml Lösung sättigt man mit Kochsalz und gibt 15 ml n Natronlauge hinzu. Die freie Base wird mit 40, 30 und 30 ml Ae. extrahiert. Man wäscht die vereinigten ätherischen Lösungen mit 10 ml Wasser und trocknet 1 Std. mit 10 g wasserfreiem Natriumsulfat. Das Filtrat wird vorsichtig vom Äther befreit, der Rückstand mit 15 ml Benzol aufgenommen und trockenes HCl-Gas eingeleitet. Das ausfallende Hydrochlorid wird mit Benzol und Ae. gewaschen und in strömender Luft getrocknet. Fp. 147 bis 150°.

Gehaltsbestimmung. Nach NNR 52: 3 ml Lösung verdünnt man mit 10 ml W., sättigt mit Kochsalz, versetzt mit 5 ml n Natronlauge und extrahiert mit 40, 30 und 30 ml Ae. Die vereinigten ätherischen Lösungen wäscht man mit 5 ml W. und schüttelt sie anschließend mit 35 ml 0,02 n Schwefelsäure aus. Die Ätherphase wird mit 10 ml und anschließend 5 ml W. gewaschen und das Waschwasser zur sauren Phase gegeben. Nach dem Vertreiben von Ätherresten titriert man mit 0,02 n Natronlauge (Methylrot als Indikator). 1 ml 0,02 n Schwefelsäure entspricht 0,002 985 g Phenylpropylmethylamin bzw. 0,003 714 g des Hydrochlorides. Forderung: 74,7 bis 86,0% Base bzw. 93,0 bis 107,0% des Hydrochlorids im angegebenen Gehaltsanteil der Lösung.

Anwendung s. Phenylpropylmethylamin.

Handelsformen: Sol. Vonedrine Hydrochloride (Merell, USA): 1 ml enthält 28 mg Phenylpropylmethylaminhydrochlorid und 0,2 g Cetylpyridiniumchlorid, konserviert mit 0,05% Methylparaben und 0,01% Propylparaben.

Mephentermine NND 63. N,α,α-Trimethylphenethylamin. Wyamine.

$C_{11}H_{17}N$ Formel E. 9 M.G. 163,25
1-Phenyl-2-methylamino-2-methyl-propan.

Eigenschaften. Klare, farblose bis blaßgelbe Flüssigkeit mit fischartigem Geruch. Sehr gut löslich in A., praktisch unlöslich in W. Kp. 82 bis 83°; $n_D^{20°} = 1,511$; $d_{20°}^{20°} = 0,9231$. Die Verbindung besitzt zum Unterschied von den meisten gebräuchlichen Sympathicomimetica kein asymmetrisches Kohlenstoffatom.

Mephentermine Sulfate USP XVI(!). Mephentermine Sulphate BP 63. N,α,α-Trimethyl-phenethylamine Sulfate. Wyamine Sulfate.

$(C_{11}H_{17}N)_2 \cdot H_2SO_4 \cdot 2H_2O$ Formel E. 9 M.G. 460,64
1-Phenyl-2-methylamino-2-methyl-propan-sulfat-dihydrat.

Eigenschaften. Weißes, kristallines, geruchloses Pulver oder farblose Kristalle. 1 g löst sich bei 20° in 20 ml W. und in etwa 150 ml A. (95%); unlöslich in Chloroform und Ae. Die wäßrigen Lösungen reagieren gegen Lackmus sauer (pH $\approx$ 6).

Erkennung. Sulfat: Die wäßrige, mit Salzsäure angesäuerte Lösung gibt mit Bariumchloridlösung einen weißen Niederschlag von Bariumsulfat. – Mephentermin: 1. 20 mg Substanz werden in 10 ml W. gelöst. 5 ml davon werden mit einigen Tr. Jodlösung versetzt: es bildet sich ein brauner Niederschlag (BP 63, USP XVI). – 2. Die restlichen 5 ml werden mit Kaliumquecksilberjodidlösung versetzt: es entsteht ein cremefarbenes Präzipitat, das sich im Überschuß des Fällungsmittels löst (BP 63, USP XVI). – 3. 0,1 g Substanz werden in 5 ml W. gelöst, mit 10 ml Trinitrotoluollösung versetzt, umgerührt und 30 Min. stehen gelassen. Nach dem Waschen mit Wasser und Trocknen bei 105° zeigt der entstandene Niederschlag einen Fp. um 156° (BP 63); (154 bis 158°, USP XVI).

Prüfung. 1. Reaktion der Lösung: Eine 2%ige, wäßrige Lösung zeigt einen pH-Wert zwischen 4,0 und 6,5 (BP 63). – 2. Trocknungsverlust: Nicht unter 5,0% und nicht über

8,0%, wenn bei 105° bis zur Gewichtskonstanz getrocknet wird (BP 63); nicht über 8% (USP XVI). – 3. Sulfatasche: Nicht über 0,1% (BP 63, USP XVI).

Gehaltsbestimmung. USP XVI und BP 63: Etwa 400 mg Substanz werden genau gewogen, in 20 ml W. gelöst, mit 5 g Kochsalz und nach dessen Auflösung mit 5 ml Natronlauge versetzt und mit 30 ml sowie 4mal mit je 20 ml Ae. ausgeschüttelt. Die vereinigten Ätherextrakte werden 2mal mit je 10 ml W. gewaschen und das vereinigte Waschwasser mit 10 ml Ae. extrahiert, die dann der zuerst erhaltenen ätherischen Lösung zugefügt werden. Die ätherische Lösung wird mit genau 30 ml 0,1 n Schwefelsäure versetzt, durchgeschüttelt und der Äther abgedampft. Nach dem Erkalten wird Methylrot als Indikator zugegeben und der Säureüberschuß mit 0,1 n Natronlauge zurücktitriert. 1 ml 0,1 n H_2SO_4 entspricht 21,23 mg $(C_{11}H_{17}N)_2 \cdot H_2SO_4$. Forderung: Nicht unter 98%, berechnet auf die bei 105° getrocknete Substanz.

Aufbewahrung. Vor Licht geschützt, gut verschlossen.

Anwendung und Dosierung. Als Sympathicomimeticum, lokal zur Gefäßkontraktion und Schleimhautabschwellung bei Rhinitis, intravenös oder intramuskulär bei hypotensiven Zuständen. Es gilt als weniger wirksam, aber auch weniger toxisch als Amphetamin; die zentralerregenden Wirkungen sind geringer als die des Amphetamins und Methylamphetamins.

Intramuskulär und intravenös 20 mg (USP XVI). Tagesmaximaldosis 80 mg.

Handelsformen: Wyamine Sulfate Injection (Wyeth, Philadelphia): 1 und 10 ml, entsprechend 15 mg Base pro ml; *Wyamine Sulfate Nasal Solution* (Wyeth, Philadelphia): 0,5%ige Lösung in isotonischer NaCl-Lösung.

Propylhexedrine USP XVI(!). N,α-Dimethyl-2-cyclohexylethylamine. „CHP".

$C_{10}H_{21}N$ Formel F. 1 M.G. 155,29

D,L-1-Cyclohexyl-2-methylamino-propan.

Herstellung. Durch katalytische Hydrierung der entsprechenden Phenylverbindung in Eisessig mit Platin als Katalysator [nach ADAMS: J. Amer. chem. Soc. **69**, 1117 (1947)].

Eigenschaften. Klare, farblose Flüssigkeit von charakteristischem, aminartigem Geruch. Verdunstet langsam bei Raumtemperatur. Wäßrige Lösung reagieren gegen Lackmus alkalisch. Kp. etwa 205°. Wenig löslich in W., mischbar mit A., Chloroform und Ae. Spez. Gewicht: 0,848 bis 0,852. Das Hydrochlorid der D,L-Form schmilzt bei 127 bis 128°, die Hydrochloride der D- und der L-Form bei 138 bis 139°.

Erkennung. 1. Zu 3 ml W. gibt man 0,1 ml Propylhexedrin und 0,5 ml n Salzsäure. Nach Zugabe von 20 ml Pikrinlösung wird einige Min. lang geschüttelt und der Ansatz 2 Std. lang stehengelassen. Man filtriert den Niederschlag ab, wäscht mit 20 ml kaltem W. und trocknet 4 Std. bei 60°. Fp. 108 bis 110°. – 2. Eine nach 1. bereitete Lösung gibt mit Jodlösung einen braunen und mit Quecksilber-Kaliumjodidlösung einen weißen Niederschlag.

Gehaltsbestimmung. In einen tarierten Jodzahlkolben mit 15 ml W. gibt man etwa 0,5 ml Propylhexedrine und wiegt genau. Nach Zugabe von 30 ml neutralem A. und 2 bis 3 Tr. Methylrotlösung titriert man mit 0,1 n Schwefelsäure. 1 ml 0,1 n H_2SO_4 entspricht 15,53 mg $C_{10}H_{21}N$. Forderung: 98 bis 101%.

Anwendung. CHP unterscheidet sich vom Weckamin Methamphetamin chemisch dadurch, daß die Ringkomponente hydriert ist. Dem CHP fehlen stärkere zentralstimulierende Eigenschaften. Man verwendet es in Nasentropfen, wo es eine Abschwellung der Schleimhäute bedingen soll. In Kombination mit „Soventol" (Knoll) wird es zum Ausgleich der sedativen Eigenschaften dieses Antihistaminicums gebraucht.

Handelsformen: Eventin-Bohnen (Chem. Werke, Minden) mit 25 mg des Hydrochlorides zur Anwendung gegen Fettsucht; *Inhaler Benzedrex* (Smith, Kline u. French, USA): Mit je 0,25 g Propylhexedrine; *Pernasator* (Chem. Werke, Minden): CHP, Menthol und ätherische Öle.

Propylhexedrinum hydrochloricum DAB 7 – DDR. Propylhexedrinhydrochlorid.

$C_{10}H_{22}ClN$ Formel F. 1 M.G. 191,75

Gehalt. 99,0 bis 100,5%, bezogen auf die bei 105° getrocknete Substanz.

Eigenschaften. Weißes, kristallines oder mikrokristallines Pulver, Geruch nicht wahrnehmbar, Geschmack bitter. Löslichkeit: Sehr leicht löslich in W., leicht löslich in A. und Chlf., fast unlöslich in Ae. Schmelzbereich: 126 bis 130°. Reaktion der Lösung: Die Prüflsg. zeigt einen pH-Wert im Bereich von 5,1 bis 6,0. Prüflsg.: 2,000 g Substanz werden in kohlendioxidfreiem Wasser zu 20,0 ml gelöst.

Erkennung. 1. 4,0 ml Prüflsg. werden mit 16,0 ml Pikrinsäurelsg. versetzt. Es entsteht eine ölige Abscheidung, die nach dem Abkühlen der Mischung auf 0 bis 4° und Reiben der Gefäßwand mit einem Glasstab kristallin wird. Der orangefarbene, kristalline Niederschlag wird auf einem Filter gesammelt und 3mal mit je 10,0 ml W. von 1 bis 2° gewaschen. Die über Silicagel 24 Std. getrockneten Kristalle schmelzen im Bereich von 107 bis 112°. – 2. 1,0 ml Prüflsg. wird mit 4,0 ml 0,1 n Salzsäure, 3,0 ml Chloroform, 1,0 ml Kupfer(II)-acetat-Schwefelkohlenstoff-Lsg. sowie 0,1 ml konz. Ammoniaklsg. versetzt und mit der Mischung 30 Sek. geschüttelt. Nach dem Entmischen zeigt die Chloroformschicht eine braune Färbung und die wäßrige Schicht eine schwach gelbliche oder keine Färbung. – 3. 1,0 ml Prüflsg. gibt nach Zusatz von 5 Tr. 5 n Salpetersäure und 1,0 ml 0,1 n Silbernitratlsg. einen weißen Niederschlag.

Prüfung. 1. Unlösliche Verunreinigungen, Farbe der Lsg.: 5,0 ml Prüflsg. müssen klar und dürfen nicht stärker gefärbt sein als 5,0 ml der Mischung aus 0,300 ml Eisen-FL und 9,7 ml W. – 2. Schwermetall-Ionen: 0,200 g Substanz werden in einem Porzellantiegel verascht. Der Rückstand wird in 2,0 ml heißer 3 n Salzsäure gelöst, die Lsg. nach dem Erkalten mit 3 n Natronlauge auf einen pH-Wert im Bereich von 6,0 bis 8,0 eingestellt und mit W. zu 10,0 ml aufgefüllt. Die Lsg. darf bei der „Prüfung auf Schwermetall-Ionen" (s. Bd. I, 254) nach Methode I weder eine Trübung noch eine stärkere Färbung als die Vergleichsprobe zeigen (höchstens 0,005%, berechnet als Pb^{2+}). – 3. Sulfat: 2,00 ml Prüflsg. dürfen nach Zusatz von 8,0 ml W. bei der „Prüfung auf Sulfat" (s. Bd. I, 263) keine stärkere Trübung als die Vergleichsprobe zeigen (höchstens 0,025% SO_4^{2-}). – 4. Organische Verunreinigungen: 0,250 g Substanz werden in 5,0 ml konz. Schwefelsäure unter Schütteln gelöst. 15 Min. nach dem Schwefelsäurezusatz darf die Lsg. keine stärkere Färbung zeigen als 5,0 ml der Mischung aus 0,200 ml Eisen-FL, 0,200 ml Kupfer-FL, 0,300 ml Kobalt-FL und 9,3 ml 0,5 n Salzsäure. – 5. Sulfatasche: 0,500 g Substanz werden, wie unter „Bestimmung der Sulfatasche" angegeben, behandelt. Die Substanz darf höchstens 0,25% Rückstand hinterlassen. – 6. Trocknungsverlust: 0,4000 g Substanz werden, wie unter „Bestimmung des Trocknungsverlustes" angegeben, behandelt und bei 105° getrocknet. Die Substanz darf höchstens 0,50% Masse verlieren. Die getrocknete Substanz ist für die Gehaltsbestimmung aufzubewahren.

Gehaltsbestimmung. 0,1800 g getrocknete Substanz werden in der Mischung aus 10,0 ml wasserfreier Essigsäure und 10,0 ml Quecksilber(II)-acetat-Lsg. gelöst. Nach Zusatz von 3 Tr. Kristallviolett-Lsg. wird die Lsg. mit 0,1 n Perchlorsäure bis zum Farbumschlag nach Blau titriert (Feinbürette). 1 ml 0,1 n Perchlorsäure ist 19,17 mg Propylhexedrinhydrochlorid äquivalent.

Dosierung. Einzelmaximaldosis: oral 0,1 g; Tagesmaximaldosis: oral 0,3 g.

Cyclopentamine Hydrochloride NND 63, NNR 52. N,α-Dimethyl-cyclopentanäthylaminhydrochlorid. Clopane.

$C_9H_{19}N \cdot HCl$ Formel F. 2   M.G. 177,72

D,L-1-Cyclopentyl-2-methylamino-propan-hydrochlorid.

Eigenschaften. Farbloses, fast geruchloses, kristallines Pulver von bitterem Geschmack. Fp. 113 bis 116°. 1 T. löst sich in 1 T. W. und in 1,8 T. A., in 23,8 T. Benzol und in 1,3 T. Chloroform, sehr wenig löslich in Ae. pH einer 1%igen, wäßrigen Lösung etwa 6,2.

Erkennung. 1. Zu 2 ml einer 2,5%igen Lösung gibt man 0,5 g Natriumnitrit und kocht 30 Sek. auf. Nach dem Erkalten werden 1,5 ml Salzsäure tropfenweise hinzugegeben: es entsteht eine gelborange gefärbte, ölige Abscheidung. Bei Zugabe von mehr Salzsäure verschwindet die ölige Schicht, und es entsteht ein weißer Niederschlag, der sich nach dem Abgießen der überstehenden Flüssigkeit in 5 ml W. löst. – 2. Zu einer Lösung von 0,5 g in 5 ml verd. Schwefelsäure und 20 ml W. gibt man 1 g Kaliumcyanat. Nach 1stündigem Erhitzen auf dem Dampfbad wird gekühlt und der entstandene Niederschlag abfiltriert. Man kristallisiert 2mal aus siedendem W. um und trocknet 4 Std. bei 80°. Fp. 126 bis 129°.

Prüfung. 1. Primäre Amine: 0,3 g Substanz werden in 2 ml W. gelöst, mit 5 Tr. Chloroform, 2 ml A. und 0,5 ml 50%iger Kalilauge versetzt und erhitzt. Es darf dabei kein Isonitrilgeruch auftreten. – 2. Gewichtsverlust beim Trocknen: Nicht über 0,4%, nach 3 Std., bei 80°. – 3. Verbrennungsrückstand: Nicht über 0,05%.

Gehaltsbestimmung. Nach NNR 52: 0,25 g Substanz löst man in 200 ml W., fügt 50 ml 50%ige Natronlauge hinzu und destilliert 150 ml in vorgelegte 40 ml 0,05 n Salzsäure (entsprechend 100 ml 0,02 n Salzsäure) über. Der Säureüberschuß wird mit 0,02 n Natronlauge zurücktitriert (Methylrot als Indikator). Ein Blindversuch ist erforderlich. Forderung: 98,0 bis 102,0%.

Anwendung. Cyclopentaminhydrochlorid ruft Blutdruckerhöhung und lokal Gefäßverengerung hervor. Zum Unterschied von Ephedrin hat es keine zentralerregenden Eigenschaften. Oral gegeben soll es wirksamer als Ephedrin sein.

Handelsformen: Sol. Clopane Hydrochloride (Eli Lilly, USA): 1 ml Amp. mit 25 mg; *Topical Sol. Clopane Hydrochloride* 0,5%: Isotonische Lösung mit 5 mg im ml, konserviert mit Phenylquecksilbernitrat 1 : 50000; *Sol. Clopane Hydrochloride* 1%: Isotonische Lösung mit 10 mg im ml, konserviert mit Phenylquecksilbernitrat 1 : 50000.

Naphazoline Hydrochloride BP 63, NND 63, NF XII. Naphazolinae Hydrochloridum USP XIV (!). Naphthylmethylimidazolinum hydrochloricum ÖAB 9. Naphazolini hydrochloridum Jap. 61. Privin. 2-(1'-Naphthylmethyl)-imidazolin-hydrochlorid.

$C_{14}H_{14}N_2 \cdot HCl$ Formel F. 3   M.G. 246,74
2-(1'-Naphthylmethyl)-Δ^2-imidazolin-hydrochlorid.

Herstellung. a) Durch Kondensation von 1-Naphthylacetonitril oder b) 1-Naphthylthioacetamid mit Äthylendiamin. – c) Durch Umsetzung von α-Naphthyl-acetimidoäthyläther mit Äthylendiamin.

Eigenschaften. Farbloses, geruchloses, kristallines Pulver von bitterem Geschmack. Fp. 255 bis 260° (Zers.). 1 T. löst sich bei 20° in 6 T. W. und in 15 T. A.; sehr schwer löslich in Chloroform, praktisch unlöslich in Ae.

Erkennung. 1. Eine Lösung von 300 mg in 25 ml W. alkalisiert man mit Natronlauge und extrahiert 2mal mit je 25 ml Ae. Die ätherischen Auszüge werden zur Trockne eingedampft und der Rückstand 1 Std. bei 80° getrocknet. Fp. 117 bis 120°. – 2. 20 mg der nach 1. erhaltenen Base löst man in einigen Tr. verd. Salzsäure, verdünnt mit 5 ml W. und fügt 2 ml Ammoniumreineckatlösung hinzu: es entsteht ein violetter Niederschlag. – 3. Lichtabsorption: Die Substanz zeigt, in 0,01 n Salzsäure gelöst, im Bereich zwischen 230 und 350 mµ 4 Maxima. Die Extinktion einer 0,002%igen Lösung beträgt bei einer Schichtdicke von 1 cm: bei 271 mµ ~ 0,46, bei 281 mµ ~ 0,53, bei 288 mµ ~ 0,37 und bei 291 mµ ~ 0,37 (BP 63). – 4. Die Substanz gibt eine positive Chloridreaktion.

Prüfung. 1. Reaktion der Lösung: Das pH einer 1%igen wäßrigen Lösung liegt zwischen 5,0 und 6,5 (BP 63). – 2. Gewichtsverlust beim Trocknen: Nicht über 0,5%, wenn bei 105° bis zur Gewichtskonstanz getrocknet wird (BP 63). – 3. Sulfatasche: Nicht über 0,1% (BP 63), nicht über 0,2% (USP XIV). – 4. Reinheit: Eine Lsg. von 1 T. Substanz in 49 T. W. muß klar und farblos sein (ÖAB 9). – 5. Freie Base, freie Säure: 10 ml der Lsg. (1 + 49) müssen sich auf Zusatz von 5 Tr. Bromthymolblau-Lsg. gelb und bei daraufolgendem Zusatz von 1 Tr. 0,1 n Natronlauge grün färben (ÖAB 9). – 6. Nitrat: Werden 2 ml der Lsg. (1 + 49) mit Diphenylamin-Schwefelsäure unterschichtet, so darf sich zwischen den beiden Flüssigkeiten keine blaue Linie bilden (ÖAB 9). – 7. Sulfat: In der Lsg. (1 + 49) darf Sulfat in unzulässiger Menge nicht nachweisbar sein (ÖAB 9). – 8. Ammonium: Erhitzt man 5 ml der Lsg. (1 + 49) mit 1 ml verd. Natronlauge zum Sieden, so dürfen die entweichenden Dämpfe rotes Lackmuspapier nicht bläuen (ÖAB 9).

Gehaltsbestimmung. Nach BP 63: Etwa 300 mg werden genau gewogen, in 30 ml W. gelöst, mit 2 ml Natronlauge versetzt und 5mal mit je 25 ml Chloroform ausgeschüttelt. Die vereinigten Chloroformextrakte werden 2mal mit je 5 ml W. gewaschen, zur Trockne eingedampft, in 20 ml 0,1 n Salzsäure gelöst und mit 0,1 n Natronlauge (Methylrot als Indikator) titriert. 1 ml 0,1 n HCl entspricht 0,02367 g $C_{14}H_{14}N_2 \cdot HCl$. Forderung: Mindestens 98,5%.

Nach ÖAB 9: 0,2468 g Substanz werden in 10 ml kohlensäurefreiem W. gelöst und nach Zusatz von 10 ml Chloroform und 10 Tr. Phenolphthalein-Lsg. mit 0,1 n Natronlauge unter kräftigem Umschütteln titriert. Für die angegebene Einwaage müssen 9,90 bis 10,10 ml 0,1 n Natronlauge verbraucht werden, entsprechend 99,0 bis 101,0% des theoretischen Wertes. 1 ml 0,1 n Natronlauge entspricht 24,68 mg $C_{14}H_{15}ClN_2$.

Aufbewahrung. Vor Licht geschützt, gut verschlossen.

Dosierung. Gebräuchliche Konzentration in Nasentropfen: 0,05 bis 0,1%. Einzelmaximaldosis bei Verabreichung als Nasentropfen: 0,0004 g. Tagesmaximaldosis bei Verabreichung als Nasentropfen: 0,0012 g.

Anwendung. Als gefäßverengendes Mittel zur Abschwellung der Mucosa des Nasen-Rachen-Raumes und der Conjunctiva. Die Wirkung ist anhaltender als bei Adrenalin. Oral oder parenteral wird Naphazolin nicht angewandt. Im Tierversuch ruft es bei parenteraler Verabreichung starke Blutdrucksteigerung hervor. Vorsicht bei Säuglingen!

Handelsformen: Privin-Tropfenlösung (Ciba AG, Wehr, Baden): 1 : 2000 und 1 : 1000; *Privin-Nebulisator:* 10 ml Lösung 1 : 2000; *Privin-Cibazol:* Emulsion mit Privin 1 : 2000 und 5% Cibazol; *Antistin-Privin:* Nebulisator und Tropfenflaschen; *Nasal Jelly Privine Hydrochloride* (USA): 0,05%ig, in wasserlöslicher Grundmasse mit Glycerin, Tragant und aromatischen Zusätzen, konserviert mit 0,05% Thimerosal; *Sol. Privine Hydrochloride* 0,1% (Ophthalmic): gepufferte Lösung, konserviert mit 0,0065% Methylparaben und 0,0035% Propylparaben; *Sol. Privine Hydrochloride* 0,1% (für Erwachsene): Mit 0,26% Natriumphosphat, 0,32% Natriumchlorid, 0,22% Kaliumchlorid und 0,74% Kaliumhydrogenphosphat, konserviert mit Thimerosal 1 : 100000; *Sol. Privine Hydrochloride* 0,05%: Mit anorganischen Zusätzen wie bei vorstehender Lösung, konserviert mit Thimerosal 1 : 100000.

Naphazoline Nitrate BP 63, BPC 63. Nitrate de Naphazoline CF 65. Naphthylmethylimidazolinum nitricum ÖAB 9. Naphazolini nitras Jap. 61. 2-(1'-Naphthylmethyl)-imidazolin-nitrat.

$C_{14}H_{14}N_2 \cdot HNO_3$ Formel F. 3   M.G. 273,29

2-(1'-**Naphthylmethyl**)-Δ^2-imidazolin-nitrat.

Eigenschaften. Weißes oder fast weißes, kristallines Pulver von bitterem Geschmack. Löslich in 36 T. Wasser, in 16 T. A. (95%), wenig löslich in Chloroform, praktisch unlöslich in Ae., Fp. um 168°.

Erkennung. 1. Siehe Reaktion 1. unter Naph. Hydrochlorid. – 2. Siehe Rkt. 2. ebenda. – 3. Lichtabsorption: Bestimmung wie beim Hydrochlorid. Extinktionen bei: 271 mμ ∼ 0,43, bei 281 mμ ∼ 0,51, bei 288 mμ ∼ 0,35 und bei 291 mμ ∼ 0,34. – 4. Die Substanz gibt eine positive Nitratreaktion. – 5. Versetzt man eine Lsg. von 2 mg Substanz in 1 ml W. mit 3 Tr. Jodlsg., so scheidet sich ein Perjodid in Form schwarzer, grünlich schillernder, öliger Tröpfchen aus (ÖAB 9). – 6. Versetzt man eine Lsg. von etwa 5 mg Substanz in 1 ml W. mit 2 Tr. Bromwasser, so entsteht eine gelbe Trübung. Beim Erhitzen wird die Flüssigkeit klar und färbt sich hierauf intensiv violett (ÖAB 9). – 7. Versetzt man etwa 1 mg Substanz mit 1 ml Paraform-Schwefelsäure, so entsteht eine olivgrüne Lsg., die sich beim Erwärmen schmutzig-violett färbt (ÖAB 9).

Prüfung. 1. Reaktion der Lösung: Das pH einer 1%igen, wäßrigen Lösung liegt zwischen 5,0 und 6,5. – 2. Gewichtsverlust beim Trocknen: Nicht über 0,5%, wenn bei 105° bis zur Gewichtskonstanz getrocknet wird. – 3. Sulfatasche: Nicht über 0,1%. – 4. Reinheit: Eine Lsg. von 1 T. Substanz in 49 T. W. muß klar und farblos sein (ÖAB 9). – 5. Chlorid: In der Lsg. (1 + 49) darf Chlorid in unzulässiger Menge nicht nachweisbar sein (ÖAB 9). – 6. Schwermetalle: In einer Mischung von 5 ml der Lsg. (1 + 49), 4 ml A. und 1 ml verd. Ammoniak dürfen Schwermetalle nicht nachweisbar sein (ÖAB 9).

Gehaltsbestimmung. Ausführung wie bei Naphazolinhydrochlorid. 1 ml 0,1 n Salzsäure entspricht 0,02733 g $C_{14}H_{14}N_2 \cdot HNO_3$. Forderung: Mindestens 98,5% (BP 63). ÖAB 9: 1 ml 0,1 n NaOH entspricht 27,33 mg $C_{14}H_{14}N_2 \cdot HNO_3$; Ausführung analog Naphazolinhydrochlorid. Forderung: 99,0 bis 101,0% der Theorie.

Aufbewahrung. Vor Licht geschützt, gut verschlossen.

Anwendung. Wie Naphazolinhydrochlorid.

Ritalin. Ritaline. α-Phenyl-α-piperidyl-2-essigsäuremethylester-hydrochlorid.

$C_{14}H_{19}NO_2 \cdot HCl$ Formel F. 4   M.G. 268,76

D,L-α-2-Piperidyl-phenylessigsäure-methylester-hydrochlorid.

Eigenschaften. Weißes, bitter schmeckendes, kristallines Pulver. Fp. 207 bis 208°. Bei der Fp.-Bestimmung mit dem Kofler-Schmelzpunktsmikroskop erhält man ab 145° ein Sublimat, das bei 203 bis 207° schmilzt [KAISER, H., u. TH. HAAG: Dtsch. Apoth. Ztg *94*, 1256 (1954)].

Die Base läßt sich aus natronalkalischem Milieu mit Ae. ausschütteln.

Anwendung. Als zentrales Stimulans bei gesteigerter Ermüdbarkeit, mangelnder Konzentrationsfähigkeit und als Antidepressivum. Wegen der appetithemmenden Wirkung zur Unterstützung bei Entfettungskuren.

Handelsformen: Ritalin (Ciba): Tabl. zu 10 mg; *Plimasin* (Ciba): Kombinationspräparat mit Pyribenzamin.

Pectamed (E. Merck, Darmstadt); Hustentropfen, die als wesentlichen Bestandteil Dimethyl-phenyl-äthylenimin enthalten.

$C_{10}H_{13}N$ Formel F. 5   M.G. 147,21
D,L-1-Phenyl-2-dimethyl-äthylenimin.

Zusammensetzung: 0,2% Dimethyl-phenyl-äthylenimin, 0,75% Ephetonin. 2,0% Ammoniumchlorid. Extr. Thymi, Extr. Primulae, Menthol, Ol. Anisi. „Pectamed mit Codein" enthält außerdem 1,0% Codein. phosphoric.

Adrenalonum 1-(3′,4′-Dihydroxyphenyl)-2-methylamino-äthanon-(1).

$C_7H_{11}NO_3$ Formel G. 1   M.G. 181,19

Adrenoni hydrochloridum Dan. IX, Ross. 8. Styphnon. Kephrine. Adrenalonum hydrochloricum.

$C_7H_{11}NO_3 \cdot HCl$ Formel G. 1   M.G. 217,65
1-(3′,4′-Dihydroxyphenyl)-2-methylamino-äthanon-(1)-hydrochlorid.

Herstellung. Adrenalon, das dem sekundären Alkohol Adrenalin entsprechende Keton, ist ein Zwischenprodukt der Adrenalinsynthese (s. Adrenalin) und entsteht aus 4-(Chloracetyl)-brenzkatechin und Methylamin oder aus dem ω-(p-Toluolsulfonyl-methylamino)-3,4-dimethoxy-acetophenon durch Erhitzen mit Salzsäure unter Druck (DRP 152814 und 277540).

Eigenschaften. Das Hydrochlorid schmilzt bei 249 bis 251°; sehr gut löslich in W., löslich in A., unlöslich in Ae. Die Base schmilzt bei 235 bis 236°; schwer löslich in W., A. und Ae.

Erkennung. 0,5 g Substanz werden in 5 ml W. gelöst und mit 1 Tr. Eisenchloridlösung versetzt: es entsteht eine Grünfärbung, die bei starkem Verdünnen in Violett übergeht (Ross. 8).

Prüfung. Nach Ross. 8: 1. Acidität und Alkalität: 0,25 g Substanz werden in 5 ml W. gelöst und mit 1 Tr. 0,1 n Salzsäure versetzt. Die Lösung soll klar sein und nach Zugabe von 1 Tr. Bromphenolblaulösung Gelbfärbung annehmen. Gibt man 1 Tr. 0,1 n Natronlauge hinzu, so soll Violett-Blaufärbung auftreten. – 2. Ammoniumchlorid und Methylammoniumchlorid; 0,3 g Substanz werden in 10 ml W. gelöst und die Lösung in zwei Reagensgläser verteilt. Man setzt je 1 Tr. Methylrotlösung hinzu, wobei in beiden Fällen Rotfärbung auftritt. In ein Reagensglas wird dann 1 ml Formalinlösung, die gegen Methylrot neutralisiert ist, gegeben, in das zweite 1 ml Wasser. Die Rotfärbung in beiden Gemischen soll durch Zugabe von jeweils der gleichen Tropfenzahl 0,1 n Natronlauge in Gelb umschlagen. – 3. Gewichtsverlust beim Trocknen: Nicht über 3%, wenn bei 100 bis 105° bis zur Gewichtskonstanz getrocknet wird. – 4. Sulfatasche: Nicht über 0,1%. In der mit 0,5 g Substanz hergestellten Sulfatasche dürfen Schwermetalle nicht nachweisbar sein.

Gehaltsbestimmung. Nach Ross. 8: 0,3 g Substanz werden mit 2 ml n Natronlauge und 1 g Natriumhydrogencarbonat vorsichtig zur Trockne eingedampft. Zum Rückstand gibt man 5 ml W. und tropfenweise so viel verd. Salpetersäure, bis keine Gasblasen mehr gebildet werden. Man filtriert, wäscht mit W. nach, gibt 2 ml verd. Salpetersäure und 25,0 ml 0,1 n Silbernitratlösung hinzu, schüttelt gut durch, läßt 1 bis 2 Min. stehen und titriert dann mit 0,1 n Ammoniumrhodanidlösung [Eisen(III)-ammoniumsulfat als Indikator] den Überschuß an Silbernitrat zurück. 1 ml 0,1 n $AgNO_3$ entspricht 0,02177 g Adrenalonum. Forderung: Mindestens 99%, bezogen auf das getrocknete Präparat.

Anwendung. Wegen der gefäßverengenden Eigenschaften zur örtlichen Blutstillung. Höchste subcutane Einzeldosis 0,01 g.

Handelsformen: Kephrine Hydrochloride (Winthrop-Stearns, USA); *Styphnon* (Chemosan-Union AG, Wien, und Mainland GmbH, Frankfurt a. M.): Haftpulver mit 5% Adrenalon, 1% Tetracain, Borsäure, Borax und vegetab. Quellstoff; Styphnon-Lösung: 1 ml = 0,05 g Adrenalon; Injektionslösung zur subcutanen Verabreichung: mit 0,5% Adrenalon, zur intravenösen Verabreichung: mit 0,05% Adrenalon; Suppositorien: mit 3% Adrenalon, 1,5% Papaverinum Hydrochlor., 0,5% Extr. Bellad.; Verbandstoffe (Verbandst.-Fabrik P. Hartmann AG, Heidenheim/Brenz): Watte (15%), Pellets (25%), Gaze und Binden (8%), Tupfer (10%).

Asthma-Tropon (Tropon-Werke, Köln-Mülheim) ist D,L-1-(3′,4′-Dihydroxyphenyl)-2-(1″-methyl-3″-phenyl-propylamino)-propanon-(1)-hydrochlorid.

$C_{19}H_{23}NO_3 \cdot HCl$ Formel G. 2 M.G. 349,84

Anwendung. Bei Asthma bronchiale, asthmoider Bronchitis, Emphysem und allen Formen chron. Lungenstauung. Literatur: Klin. Wschr. *30*, 709 (1952).

Handelsformen: Amp. zu 20 mg/ml und Tabl. zu 10 mg.

Rhinogutt (Thomae, Biberach a. d. Riß) enthält als Wirkstoff 2-(3′,4′-Dihydroxyphenyl)-tetrahydro-1,4-oxazin-hydrochlorid.

$C_{10}H_{13}NO_3 \cdot HCl$ Formel H. 1 M.G. 231,59

Die Verbindung kann als Adrenalinabkömmling betrachtet werden, in dem die alkoholische OH-Gruppe und die N-Methylgruppe durch eine Methylengruppe zum Ring geschlossen sind.

Anwendung. Der Rhinoguttwirkstoff hat Adrenalineigenschaften, ist etwa 5mal weniger wirksam als das Adrenalin, dafür aber etwa 10mal weniger toxisch (an der Maus getestet). Praktische Anwendung findet Rhinogutt zur Gefäßkontraktion und Schleimhautabschwellung bei Rhinitis und Sinusitis.

Handelsform: 0,2%ige Lösung in Spezial-Sprayflaschen.

Preludin (C. H. Boehringer, Ingelheim a. Rh.) ist 2-Phenyl-3-methyl-tetrahydro-1,4-oxazin-hydrochlorid.

$C_{11}H_{15}NO \cdot HCl$ Formel H. 2 M.G. 213,70

Eigenschaften. Weißes, kristallines, bitterschmeckendes Pulver, leicht löslich in W. und A., löslich in Chloroform, wenig löslich in Ae. Fp. (im Röhrchen) 178° (Zers.); Fp. (KOFLER) ab 130° Tröpfchenbildung. Zur Erkennung eignet sich eine Mikroreaktion mit komplexem Kalium-Eisenjodid [KAISER, H., u. TH. HAAG: Dtsch. Apoth.-Ztg *94*, 1256 (1954)].

Anwendung. Als Appetitzügler. Literatur: KREBS, K. G.: Dtsch. Apoth.-Ztg *94*, 1043 (1954).

Handelsform: Tabletten zu 25 mg.

Cafilon (Ravensburg GmbH, Konstanz), Kombinationspräparat aus ,,Phenylmorpholin-(dimethylchlor)-xanthinat (I) und ,,Phenyläthyl-essigsäure-(phenylmethyl)-morpholino-N-äthanolester-hydrochlorid" (II).

I ist das Salz aus der Preludin-Base und 8-Chlortheophyllin als Säure. II besitzt die Formel H. 3.

I = 2-Phenyl-3-methyl-tetrahydro-1,4-oxazin-1,3-dimethyl-8-chlor-xanthinat.

II = 2-Phenyl-3-methyl-tetrahydro-1,4-oxazin-4-äthanol-2′-phenyl-buttersäureester-hydrochlorid.

Anwendung. Zur Appetitminderung, gegen übermäßigen Fettansatz.

Handelsformen: Tabletten mit 30 mg I und 20 mg II.

Tuaminoheptan NND 63. 1-Methylhexylamin. Tuamine.

$C_7H_{17}N$ Formel I. 1   M.G. 115,22

D,L-2-Aminoheptan.

Herstellung. Durch Reduktion von 2-Nitroheptan mit Zinn und Salzsäure oder durch Umsetzung von 2-Bromheptan mit Ammoniak unter Druck.

Eigenschaften. Farblose bis hellgelbe Flüssigkeit, die zwischen 138,5 und 142,5° siedet. Sehr gut löslich in A., Benzol, Chloroform und Ae., schwer löslich in W. $n_D^{25} = 1,4150$ bis 1,4200. Spez. Gew. 0,7600 bis 0,7660. pH einer 1%igen, wäßrigen Lösung 11,45 bis 11,5. Fp. des Hydrochlorids 133°.

Erkennung. NNR 52: Man löst 1 ml Tuaminoheptan und 1 g Kaliumcyanat in 20 ml W. und 5 ml 10%iger Schwefelsäure, erwärmt 1 Std. auf dem Dampfbad, kühlt, filtriert, wäscht und trocknet die erhaltenen Kristalle bei 105°; Fp. 127 bis 129°.

Als primäres Amin gibt Tuaminoheptan mit einigen Tropfen Chloroform und Natronlauge beim Erwärmen die Isonitrilreaktion.

Prüfung. NNR 52: 1 ml muß sich in 10 ml Paraffin. liqu. klar lösen. Rückstand beim Verdampfen auf dem Wasserbad: Höchstens 0,2%.

Gehaltsbestimmung. NNR 52: Man löst 1 g in 25 ml 0,5 n Schwefelsäure und titriert mit 0,5 n Natronlauge (Methylrot als Indikator) zurück. 1 ml 0,5 n H_2SO_4 entspricht 0,05761 g Tuaminoheptan. Forderung: Nicht unter 99%.

Anwendung. Zur Inhalation als gefäßverengendes Mittel bei Rhinitis.

Handelsform: Inhaler Tuamine (Lilly, USA): 0,325 g Tuamin mit aromatischen Zusätzen.

Tuaminoheptane Sulfate NND 63. 1-Methylhexylaminsulfat. Tuamine.

$(C_7H_{17}N)_2 \cdot H_2SO_4$ Formel I. 1   M.G. 328,51

D,L-2-Aminoheptansulfat.

Eigenschaften. Farbloses, geruchloses Pulver, sehr gut löslich in W., pH einer 1%igen, wäßrigen Lösung etwa 5,4.

Erkennung. Man erhitzt 1,2 g mit 1 g Kaliumcyanat in 25 ml W. 1 Std. auf dem Dampfbad. Fp. der ausgeschiedenen, gewaschenen, getrockneten Kristalle: 127 bis 129°.

Prüfung. 1. Gewichtsverlust beim Trocknen: Nicht über 1%, wenn bei 105° bis zur Gewichtskonstanz getrocknet wird. – 2. Sulfatasche: Nicht über 0,1%.

Gehaltsbestimmung. NNR 52: a) Tuaminoheptan: Man löst 1 g Substanz in W. und füllt auf 25,00 ml auf. Zu 5,00 ml dieser Lösung gibt man 3 ml 40%ige Natronlauge und destilliert mit Wasserdampf 25 ml in 20 ml vorgelegte 0,1 n Salzsäure über. Der Säureüberschuß wird mit 0,1 n Natronlauge (Methylrot als Indikator) zurücktitriert. 1 ml 0,1 n HCl entspricht 0,01152 g Tuaminoheptan bzw. 0,01643 g Tuaminoheptansulfat. Forderung: Nicht unter 67,7% Tuaminoheptanbase bzw. 96,5% Tuaminoheptansulfat. – b) Sulfat: Man löst 0,2 g in 100 ml W., gibt 1 ml Salzsäure hinzu und zur siedenden Lösung tropfenweise 20 ml Bariumchloridlösung. Nach 4stündigem Stehen wird filtriert, gewaschen und gewogen. 1 g $BaSO_4$ entspricht 0,4115 g Sulfat bzw. 1,407 g Tuaminoheptansulfat. Forderung: 28,5 bis 30,0% Sulfat entsprechend 97,5 bis 102,6% Tuaminoheptansulfat. – c) Stickstoff: Nach KJELDAHL 8,35 bis 8,75% N, entsprechend 97,9 bis 102,6% Tuaminoheptansulfat.

Anwendung. Als gefäßverengendes Mittel zur Behandlung von Schwellungen der Nasen-Rachen-Schleimhaut.

Handelsformen: Sol. Tuaminae Sulfate 1% (Lilly, USA): 1 ml enthält 10 mg Tuaminoheptansulfat, 6,8 mg Kaliumdihydrogenphosphat und 0,9 mg Natriumchlorid, konserviert mit Phenylquecksilbernitrat 1 : 50000; *Sol. Tuaminae Sulfate* 2% (Lilly, USA): 1 ml enthält 20 mg Tuaminoheptansulfat und 6,8 Kaliumdihydrogenphosphat, konserviert mit Phenylquecksilbernitrat 1 : 50000.

N,1-Dimethylhexylamin ist 2-Methylamino-heptan. Oenethyl ist das Hydrochlorid.

$C_8H_{19}N$ Formel I. 2   M.G. 129,24

Herstellung. Aus Heptanon-(2) durch Reduktion mit aktiviertem Aluminium in Gegenwart von Methylamin (US-Pat. 2256434).

Eigenschaften. Öl von aminartigem Geruch. Kp.$_{700}$ 155°. Wenig löslich in Wasser.

Anwendung. Zur Verhütung hypotonischer Zustände bei Spinalanästhesie.

Handelsformen: Oenethyl (Billhuber-Knoll, USA): Amp. mit 50 mg/1 ml und 100 mg/2ml; Nasentropfen, 1%ig und 2%ig, Lösungen des Sulfats.

Methylhexaneamine NND 63. 1,3-Dimethylamylamin. Forthane. Methylhexamin.

$C_7H_{17}N$ Formel I. 3   M.G. 115,22

D,L-2-Amino-4-methyl-hexan.

Herstellung. US-Pat. 2350318, 2386273.

Eigenschaften. Farblose bis blaßgelbe Flüssigkeit von ammoniakartigem Geruch. Kp.$_{760}$ 130 bis 135°; $n_D^{22°} = 1,4150$ bis 1,4175; Spez. Gew. 0,7620 bis 0,7655. Sehr gut löslich in A., Chloroform und Ae., sehr schwer löslich in W., unter Salzbildung löslich in verd. Mineralsäuren.

Erkennung. NNR 52: 1. 5 Tr. werden mit 2 ml verdünnter Salzsäure und dann mit 1 ml 10%iger Natriumnitritlösung versetzt. Es entwickelt sich ein farbloses Gas (N_2 aus primärem Amin). – 2. Man löst 1 ml in 5 ml verd. Schwefelsäure und 20 ml W. und gibt 1 g Kaliumcyanat hinzu. Nach 1stündigem Erhitzen auf dem Dampfbad wird gekühlt, filtriert, 2mal aus siedendem W. umkristallisiert und über Nacht im Vakuumexsikkator getrocknet. Fp. 118 bis 121°.

Prüfung. NNR 52: 1. 1 ml Substanz muß sich in 10 ml Paraffin liqu. klar lösen (Wasser). – 2. Verdampfungsrückstand: Nicht über 0,2% beim Verdampfen auf dem Wasserbad.

Gehaltsbestimmung. NNR 52: 1 ml Substanz wird genau gewogen, in 25 ml 0,5 n Schwefelsäure gelöst und der Säureüberschuß mit 0,5 n Natronlauge (Methylrot als Indikator) zurücktitriert. 1 ml 0,5 n H_2SO_4 entspricht 0,05761 g Methylhexanamin. Forderung: 99,0 bis 101,0%.

Anwendung. Zur Inhalation als gefäßverengendes Mittel bei allergischer oder infektiöser Rhinitis und Sinusitis.

Handelsform: Inhaler Forthane (Lilly, USA): 250 mg Methylhexanamin als Carbonat und 32 mg Menthol.

Heptaminolum ist 2-Methyl-6-amino-heptanol-(2). „RP 2931".

$C_8H_{19}NO$ Formel I. 4   M.G. 145,24
$C_8H_{19}NO \cdot HCl$ (Hydrochlorid)   M.G. 181,71

Eigenschaften. Fp. des Hydrochlorids 150°, sehr gut löslich in W., löslich in A., unlöslich in Benzol und Ae.; eine 2%ige wäßrige Lösung hat ein pH von 4,5 bis 5,5.

Anwendung. Als Cardiotonicum.

Tyzine (Pfizer, New York; C. H. Boehringer, Ingelheim a. Rh.) ist 2-(1,2,3,4-Tetrahydro-1-naphthyl)-imidazolin-hydrochlorid.

$C_{13}H_{16}N_2 \cdot HCl$ Formel K. 1   M.G. 236,74

Anwendung. Lokales Vasokonstringens. Bei Rhinitis vasomotorica, Rhinitis allergica, Sinusitis und Heufieber zur Abschwellung der Schleimhäute im Nasen-Rachen-Raum.

Handelsformen: Tyzine-Nasentropfen: 0,1%ige, wäßrige Lösung in Flasche mit Tropfpipette; 0,05%ige, wäßrige Lösung, für Kinder; *Tyzine compositum „Pfizer"* enthält 1,0 mg Tyzine, 0,2 mg Prednisolon und 0,6 mg Neomycin pro ml.

Ascensil (Raschig) ist 2-Amino-4-methyl-pyridin.

$C_6H_8N_2$ Formel K. 2   M. G. 108,14

Anwendung. Bei Herz- und Kreislaufschwäche, Hypotonie, Kreislaufkollaps, Barbituratvergiftungen.

Handelsformen: Ascensil-Lösung (Raschig, Ludwigshafen a. Rh.): 20 Tr. enthalten etwa 100 mg Ascensil, 25 mg Coffein und 10 mg Ephedrin; *Ascensil*-Tabletten: 1 Tabl. enthält 100 mg Ascensil, 25 mg Coffein und 10 mg Ephedrin.

Alupent (C. H. Boehringer, Ingelheim a. Rh.) enthält als Wirkstoff 1-(3′,5′-Dihydroxyphenyl)-2-isopropylamino-äthanol-(1)-sulfat:

$$\text{(HO)}_2\text{C}_6\text{H}_3\text{-CH(OH)-CH}_2\text{-NH-CH(CH}_3\text{)}_2$$

Anwendung. Bei Asthma bronchiale, chronischer Bronchitis, Silicose, Emphysem. Es ist oral etwa 3mal wirksamer als die entsprechende 3′-4′-Dihydroxyphenyl-Verbindung, das „Aludrin", parenteral aber wesentlich schwächer.

Handelsformen: Tabletten zu 0,01 g; Ampullen zu 0,5 mg/1 ml; Aerosol: 2%ige Lösung; 5%ige Lösung zur Inhalation mit Handvernebler; *Alupent-Dosier-Aerosol:* 1%ige Suspension; *Alupent-Asthmapulver:* 1 Pulver enthält 0,005 g Alupent, 0,6 g Phenyldimethylpyrazolon und 0,1 g Coffein.

Isometheptene Hydrochloride NND 63. 2-Methylamino-6-methyl-5-hepten-hydrochlorid.

$$\text{H}_3\text{C-C(CH}_3\text{)=CH-CH}_2\text{-CH}_2\text{-CH(NHCH}_3\text{)-CH}_3 \cdot \text{HCl}$$

D,L-2-Methyl-6-methylamino-2-hepten-hydrochlorid.

Handelsform: Octin-Hydrochloride (Knoll Pharmac. Comp., USA).

Isometheptene Mucate NND 63. 2-Methylamino-6-methyl-5-hepten-mucat.

$$\text{H}_3\text{C-C(CH}_3\text{)=CH-CH}_2\text{-CH}_2\text{-CH(NHCH}_3\text{)-CH}_3 \cdot \text{HO-CO-CH(OH)-CH(OH)-CH(OH)-CH(OH)-COOH}$$

D,L-2-Methyl-6-methylamino-2-hepten-mucat (= schleimsaures Salz).

Handelsform: Octin-Mucate (Knoll Pharmac. Comp., USA).

Isoxsuprine Hydrochloride NND 63. 1-(p-Hydroxyphenyl)-2-[(1′-methyl-2′-phenyoxy)-ethanolamino]-1-propanol-hydrochloride.

$$\text{HO-C}_6\text{H}_4\text{-CH(OH)-CH(CH}_3\text{)-NH-CH(CH}_3\text{)-CH}_2\text{-O-C}_6\text{H}_5 \cdot \text{HCl}$$

D,L-1-(4′-Hydroxyphenyl)-2-(2″-phenoxy-1″-methyl-äthylamino)-propanol-(1)-hydrochlorid.

Handelsformen: Vasodilan (Mead Johnson, Lab., USA).

Protokylol Hydrochloride NND 63. α[(α-Methyl-3,4-methylene-dioxy-phenethylamino)-methyl]-protocatechuylalcohol-hydrochloride.

$$\text{(HO)}_2\text{C}_6\text{H}_3\text{-CH(OH)-CH}_2\text{-NH-CH(CH}_3\text{)-CH}_2\text{-C}_6\text{H}_3\text{(OCH}_2\text{O)} \cdot \text{HCl}$$

D,L-1-(3′,4′-Dihydroxyphenyl)-2-[2-(3″,4″-methyl-endioxyphenyl)-1-methyl-äthylamino]-äthanol-(1)-hydrochlorid.

Handelsform: Caytine (Lakeside Lab., USA).

Xylomethazoline Hydrochloride NND 63. 2-(4-tert.Butyl-2,6-dimethyl-benzyl)-2-imidazoline-hydrochloride.

$$\text{(H}_3\text{C)}_3\text{C}-\underset{\underset{\text{CH}_3}{|}}{\overset{\overset{\text{CH}_3}{|}}{\bigcirc}}-\text{CH}_2-\overset{\text{N}}{\underset{\text{N}}{\bigcirc}} \cdot \text{HCl}$$

1-(4-tert-Butyl-2,6-dimethyl-benzyl)-Δ^2-imidazolin-hydrochlorid.

Handelsformen: Otrivin Hydrochloride (Ciba Pharmac. Comp., USA). – *Otriven* (Ciba AG, Wehr/Baden): Nebulisator mit 10 ml 0,1%iger Lösung; Pipettenflasche mit 10 und 20 ml 0,1%iger Lösung. Für Säuglinge und Kleinkinder: Pipettenflasche mit 10 ml 0,05%iger Lösung. *Anwendung.* Zur Abschwellung der Schleimhaut im Nasen-Rachen-Raum und an der Augenbindehaut. – *Otriven-Millicorten* (Ciba AG, Wehr/Baden): Kombinationspräparat, Supp. mit 0,05% Otriven und 0,02% Millicorten (Ciba) als Trimethylacetat; Nasentropfen.

Vitamine

Definition, allgemeine Bemerkungen. Vitamine sind Stoffe, die für den normalen Ablauf der Lebensvorgänge im tierischen Organismus unentbehrlich sind, in kleinen Mengen eine große Wirksamkeit entfalten und dauernd von außen, d.h. mit der Nahrung dem Körper zugeführt werden müssen. Der tierische Organismus ist im allgemeinen nicht in der Lage, Vitamine selbst zu synthetisieren. Durch diese Bedingung unterscheiden sich die Vitamine von den *Hormonen*, nämlich solchen Stoffen, die für den tierischen Organismus ebenfalls unentbehrlich sind, sich durch hohe physiologische Wirksamkeit auszeichnen und – im Gegensatz zu den Vitaminen – vom gesunden Organismus selbst produziert werden.

Der menschliche Körper ist zur Aufrechterhaltung der Lebensvorgänge, des Wachstums und der Fortpflanzung im allgemeinen darauf angewiesen, die Vitamine entweder in fertiger Form oder als Vorstufen, als sog. *Provitamine* mit der Nahrung aufzunehmen. Obwohl der tierische Organismus Vitamine in bestimmtem Umfang speichern und bei Bedarf freigeben kann, wodurch kürzere Perioden vitaminarmer Ernährung überbrückt werden, treten Mangelerscheinungen, sog. *Hypovitaminosen* beim Menschen relativ häufig auf. *Avitaminosen,* d.h. gänzliches Fehlen eines oder mehrerer Vitamine kommen bei normaler Ernährung selten vor. *Hypervitaminosen,* das sind Schädigungen nach Verabreichung zu großer Vitamingaben, sind in der Therapie bei einigen Vitaminen möglich; sie können durch Nahrungsmittel praktisch nicht verursacht werden. Bei bestimmten Belastungen hat der Mensch einen erhöhten Vitaminbedarf, z.B. bei Infekten, in der Rekonvaleszenz, in Wachstumsperioden, bei gesteigerter körperlicher und geistiger Anstrengung, in der Schwangerschaft und der Stillzeit, im Alter. Die dadurch bedingten Hypovitaminosen können oft durch die Nahrung allein nicht behoben werden. Zu Vitaminmangelerscheinungen kann es auch infolge von Erkrankungen des Magen-Darm-Traktes oder infolge enzymatisch bzw. hormonell bedingter Verwertungsstörungen kommen. In solchen Fällen werden Einzelvitamine oder Vitaminkombinationen peroral oder parenteral verabreicht, um den gestörten Vitaminhaushalt auszugleichen oder einem Defizit vorzubeugen. Verschiedene Vitamine besitzen aber auch davon unabhängig Eigenschaften von Arzneimitteln mit echter pharmakologischer Wirkung. Die Dosierung beträgt dann allerdings ein Vielfaches des bekannten Tagesbedarfs.

Das Einteilungsprinzip „Vitamine – Hormone" hat an Schärfe verloren, seitdem man festgestellt hat, daß Stoffe, die für eine bestimmte Tierart die Bedeutung eines Vitamins haben, bei anderen Organismen die Funktion eines Hormons erfüllen und umgekehrt. Beispielsweise ist die Ascorbinsäure für den Menschen ein Vitamin, da der Mensch seinen Bedarf an diesem Ernährungsfaktor aus der Nahrung decken muß. Für den Hund und die Ratte stellt die Ascorbinsäure jedoch nach obiger Definition ein Hormon dar, weil beide

Tierarten diesen Stoff selbst zu synthetisieren vermögen. Man hat daher den Vorschlag gemacht, beide Stoffklassen unter dem Begriff „Ergone" oder „Wirkstoffe" zusammenzufassen, da eine klare Abtrennung der Vitamine von den Hormonen nicht mehr möglich ist. Im folgenden wird dennoch, hauptsächlich aus praktischen Gründen zwischen Vitaminen und Hormonen unterschieden. Der Begriff „Ergone" hat sich bisher nicht eingebürgert, während der Begriff „Vitamine" geläufig geblieben ist. Darüber hinaus stellen die in dem Kapitel *Vitamine* behandelten Stoffe solche Faktoren dar, die – so weit sie für den Menschen von Bedeutung sind – die Rolle eines Vitamins gemäß der ursprünglichen Definition spielen.

Einteilung. In chemischer Hinsicht handelt es sich bei den meisten Vitaminen nicht um Amine, wie man aus dem 1912 von FUNK geprägten Namen entnehmen könnte. Stickstoffhaltig sind nur die Vitamine des B-Komplexes. Eine Gruppeneinteilung nach chemischen Gesichtspunkten ist schwierig, da sich die einzelnen Vitamine in ihrer Konstitution stark unterscheiden. Im allgemeinen hält man an der Einteilung in *fettlösliche* und *wasserlösliche* Vitamine fest, die aus den Anfängen der Vitaminforschung stammt und sich nur auf die physikalischen Eigenschaften. Innerhalb der beiden Gruppen sollen die einzelnen Vitamine hier in alphabetischer Reihenfolge besprochen werden.

Die folgende Tabelle enthält die Bezeichnung nach Buchstaben, den chemischen Trivialnamen und die funktionelle Bezeichnung.

Einteilung der Vitamine

Buchstaben-bezeichnung	Trivialnamen	Funktionelle Bezeichnung
Fettlösliche Vitamine		
A	Axerophthol, Retinol	Antixeropthalmisches Vitamin, Epithelschutzvitamin, Antiinfektiöses Vitamin
D_2	Calciferol	Antirachitisches Vitamin
D_3	Cholecalciferol	Antirachitisches Vitamin
E	Tocopherol	Antisterilitätsvitamin, Fruchtbarkeitsvitamin
K_1	α-Phyllochinon, Phytonydion	Antihämorrhagisches Vitamin, Koagulationsvitamin
K_2	β-Phyllochinon, Farnochinon	Antihämorrhagisches Vitamin, Koagulationsvitamin
K_3	Menadion, Menaphthon	Antihämorrhagisches Vitamin, Koagulationsvitamin (Prothrombinfaktor)
Wasserlösliche Vitamine		
B_1	Aneurin, Thiamin	Antineuritisches Vitamin, Antiberiberi-Wirkstoff
B_2	Lactoflavin, Riboflavin	
B_3	Pantothensäure	Anti-graue-Haare-Faktor, Filtrat-Faktor
B_5	Nicotinsäureamid	Pellagraschutzstoff, PP-Faktor
B_6	Adermin, Pyridoxin	
B_{12}	Cobalamin, Cyanocobalamin	Antiperniziosa-Wirkstoff, Antianämisches Vitamin, Animal protein factor, Extrinsic-factor
B_c	Folsäure	Antianämie-Faktor
H	Biotin	Hautvitamin
H'	p-Aminobenzoesäure	Wachstumsvitamin
C	Ascorbinsäure	Antiscorbutisches Vitamin
P	Citrin, Rutin	Permeabilitätsvitamin

Vitamineinheiten. Zur quantitativen Erfassung der Vitaminwirkung wurden zu einer Zeit, als die Konstitution der einzelnen Vitamine noch nicht bekannt war „Vitamineinheiten" eingeführt, die jeweils durch das Eintreten eines bestimmten biologischen Effektes festgelegt waren. Nachdem die Struktur der meisten Vitamine bekannt war, hat man „Internationale Einheiten" aufgestellt, welche die Wirkung einer bestimmten Menge eines reinen Vitamins oder eines Provitamins charakterisieren. Die folgende Tabelle enthält die Vitamine, für welche eine Internationale Einheit festgelegt ist:

Vitamin	1 I.E. entspricht
A	0,3 γ Vitamin-A-Alkohol = 0,344 γ Vitamin-A-Acetat = 0,6 γ β-Carotin
D	0,025 γ krist. Vitamin D_3
E	1 mg D,L-Tocopherolacetat
K	keine I.E. festgelegt; 1 Dam.E. = 0,1 γ Vitamin K_1
B_1	3 γ krist. Aneurinchloridhydrochlorid
C	0,05 mg krist. L-Ascorbinsäure

Beziehungen zwischen Vitaminen und Enzymen. Schon bald nach der Entdeckung der Vitamine wurde erkannt, daß zwischen diesen und einigen Enzymen enge Beziehungen bestehen. Einige Vitamine haben sich nämlich als die eigentlich wirkende Gruppe von Enzymen erwiesen. Nach dem allgemeinen Bauprinzip setzt sich ein Enzym aus einem *Coenzym* und einem *Apoenzym* (*Coferment* und *Apoferment*) zusammen; beide bilden zusammen das reaktionsfähige *Holoenzym* (*Holoferment*):

$$\text{Coenzym} + \text{Apoenzym} = \text{Holoenzym.}$$

Während das Apoenzym hochmolekularer, eiweißartiger Natur ist und die Aufgabe einer spezifischen Trägersubstanz erfüllt, kommen für das Coenzym niedermolekulare Verbindungen in Frage. Diesen Coenzymen kommt die eigentliche Wirksamkeit zu. Coenzyme einiger wichtiger Holoenzyme sind Vitamine, die oft über Phosphorsäure, in wenigen Fällen auch über andere niedermolekulare Substanzen an das Apoenzym gebunden sind. Beispiele:

Vitamin	Als Coenzym oder Teil eines Coenzyms enthalten in
Thiamin	Cocarboxylase
Riboflavin	Gelbes Atmungsferment u. a. gelbe Fermente
Nicotinsäureamid	Codehydrasen I u. II, Coferment n. WARBURG
Pyridoxin	Verschiedene wichtige Enzyme, die im Eiweißstoffwechsel eine Rolle spielen
Pantothensäure	Coacetylase, „Coenzym A"
Axerophtol	Rhodopsin

Vitamin A. Vitamin A USP XVII. Vitamine A CF 65. Axerophthol. Retinol. Epithelschutzvitamin. Antiinfektiöses Vitamin. Wachstumsvitamin. Antixerophthalmisches Vitamin. Vitamin A_1.

$C_{20}H_{30}O$ M.G. 286,46

all-trans 3,7-Dimethyl-9-(2',6',6'-trimethyl-1'-cyclohexen-1'-yl)-2,4,6,8-nonatetraen-1-ol.

Offizinelle, fettlösliche Vitamine (ohne Zubereitungen)

	USP XVII	BP 63	PI.Ed. I	DAB 7 – BRD	DAB 7 – DDR	ÖAB 9	CsL 2	CF 65	Ross. 9	Nord. 63	Helv. V-Suppl. II
Vitamin A	+	–	–	–	–	–	+	–	–	–	–
Vitamin-A-Acetat	–	+	–	+	–	+	–	–	–	–	–
Vitamin D_2	+	+	+	+	+	+	+	+	–	+	+
Vitamin D_3	+	–	–	–	–	+		+	–	–	–
Vitamin-D_3-Cholesterin	–	–	–	+	–	–	–	–	–	–	–
Vitamin E	–	–	–	–	–	–	–	–	–	–	–
Vitamin-E-Acetat	–	–	–	–	+	+	–	–	–	+	–
Vitamin-E-Succinat	–	–	–	–	–	–	–	–	–	+	–
Vitamin K_1	+	+	–	–	–	–	–	+	–	–	–
Vitamin K_2	–	–	–	–	–	–	–	–	–	–	–
Vitamin K_3	+	+	+	–	–	+	–	–	–	–	–
Vitamin K_3 (wasserlöslich)	–	+	–	–	+	–	–	–	+	+	–
Vitamin K_4 (wasserlöslich)	+	–	–	–	–	–	–	+	–	–	–
Acetomenaphthone	–	+	–	–	–	–	–	–	–	–	–

Darstellung. Zur Anreicherung des Vitamins aus Fischleberölen werden diese unter besonderen Vorsichtsmaßnahmen (Ausschluß von Luftsauerstoff) verseift und die nicht verseifbaren Anteile mit organischen Lösungsmitteln extrahiert. Die so erhaltenen Produkte enthalten neben Vitamin A noch Vitamin D, Sterine und Reste von unverseiftem Fett. Die weitere Reinigung kann chromatographisch erfolgen.

Gewinnung von Vitamin-A-Konzentraten und des reinen Vitamin A. Als Ausgangsmaterial dienen Fischleberöle, insbesondere die Leberöle vom Heilbutt und der Makrele; die frischen Fischlebern werden, sofern sie nicht gleich zur Verarbeitung gelangen, auf 75 bis 80° erwärmt, wodurch zersetzende Fermente inaktiviert und Mikroorganismen unschädlich gemacht werden. Hierauf erfolgt Tiefkühlung und Aufbewahrung der Lebern unter einer Kohlensäureatmosphäre, um das sauerstoffempfindliche Vitamin A vor Oxydation zu schützen. Neben der Gasabdichtung verwendet man auch die Isolierung mit flüssigem Paraffin, indem man die Lebern damit überspritzt. Die Gewinnung des Öles aus den Lebern kann auf verschiedenen Wegen erfolgen. Man behandelt entweder die Organe mit heißem Wasserdampf, oder man preßt die gefrorenen Lebern aus, oder man extrahiert sie mit geeigneten organischen Lösungsmitteln bzw. Gemischen dieser. Das gewonnene Öl muß wieder unter Kohlensäure- oder Stickstoffatmosphäre aufbewahrt werden. Die Notwendigkeit, das Vitamin A vor Oxydation zu bewahren, besteht auch während der weiteren Verarbeitung. Statt den Luftsauerstoff durch indifferente Gase auszuschließen, verhindert man die Oxydation auch durch Zusatz geeigneter Reduktionsmittel. In Frage kommen zwei- und dreiwertige Phenole wie z. B. Brenzkatechin, Hydrochinon, Pyrogallol.

Um vitaminreiche Fraktionen aus den Leberölen zu gewinnen, wird zunächst das fette Öl verseift. Die Verseifung darf wegen Zersetzungsgefahr nicht bei der Siedehitze erfolgen; sie wird bei Zimmertemperatur oder bei höchstens 60° durchgeführt. Außerdem muß für Luftabschluß gesorgt werden (Verseifung unter Stickstoffatmosphäre). Zwecks schnellerer Verseifung arbeitet man nicht in wäßrigen, sondern in wäßrig-alkoholischem bzw. acetonischem Medium. Als Verseifungsmittel dienen Kalium- oder Natriumhydroxid. Aus der verseiften Masse werden dann die Vitamine auf recht verschiedene Art isoliert. Das übliche Verfahren, Extraktion mit organischen Lösungsmitteln, wird in weitem Maße angewandt. Als Extraktionsmittel benutzt man vorzugsweise Äther, Petroläther oder Äthylendichlorid. Die vereinigten Auszüge werden im Vakuum eingedunstet, wobei man ein Produkt erhält, das außer den Vitaminen noch Sterine und Reste von unverseiftem Fett enthält. Für jede Operation zur Gewinnung der Leberöle und Leberölkonzentrate sind in der Patentliteratur des In- und Auslandes zahlreiche Patente beschrieben worden, auf deren Wiedergabe hier verzichtet werden muß. – Die gewonnenen Konzentrate enthalten stets beide fettlöslichen Vitamine A und D nebeneinander (vgl. hierzu auch die unter „D-Vitamine" beschriebene Gewinnung von Vitamin D_3, s. dort). Durch geeignete Auswahl der Fischsorten und durch die besondere Art der Weiterverarbeitung können die Mengenverhältnisse der beiden Vitamine zugunsten des einen oder anderen weitgehend verändert werden.

Für die weitere Anreicherung des Unverseifbaren an Vitamin A stehen wieder mehrere Methoden zur Verfügung. Nach einem Patentverfahren löst man das Unverseifbare in Methylalkohol und kühlt die Lösung mit Kohlensäureschnee und Aceton. Von den auftretenden Abscheidungen wird abfiltriert, das Filtrat mit wenig Wasser verdünnt und erneut tiefgekühlt. Hierbei wird eine zweite Abscheidung gewonnen, von der ebenfalls abfiltriert wird. Das Filtrat wird noch dreimal in entsprechender Weise behandelt. Hierbei werden fünf Fraktionen mit verschiedenem Vitamin-A-Gehalt erzielt. Den höchsten Vitamingehalt weist nach diesem Patentverfahren die Fraktion III auf.

Die Gewinnung reinster Präparate erfolgt durch die chromatographische Adsorptionsanalyse. Die Isolierung des reinen Vitamin A hat jedoch nur theoretische Bedeutung. In der Technik begnügt man sich meist mit der Darstellung hochwirksamer Vitamin-A-Konzentrate, da eine völlige Abtrennung der Sterinreste und des Vitamin D nicht erforderlich ist.

1. Synthese nach O. Isler, W. Huber u. a. [Helv. chim. Acta **30**, 1911 (1947)].

β-Ionon wird mit Chloressigester in Gegenwart von Natriumalkoholat zu einem hitzeempfindlichen Ester kondensiert, aus dem beim Verseifen und Decarboxylieren unter Verschiebung einer Doppelbindung der Aldehyd I entsteht:

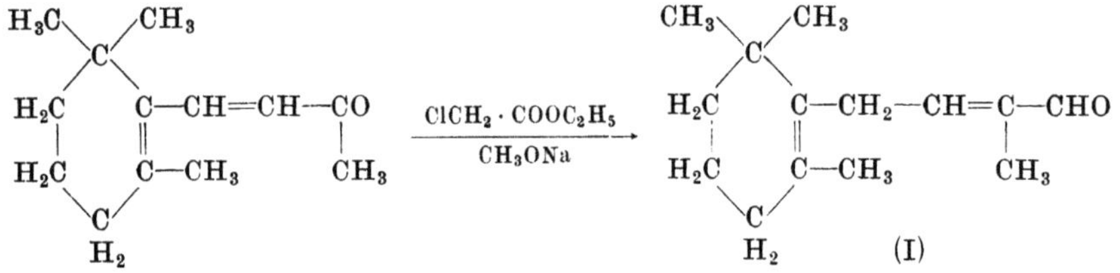

Acetylenlithium und Methylvinylketon werden in flüssigem Ammoniak kondensiert. Das Rk.-Produkt erleidet in verd. Schwefelsäure eine Allylumlagerung und wird mit Äthylmagnesiumbromid zur Grignard-Verbindung II umgesetzt:

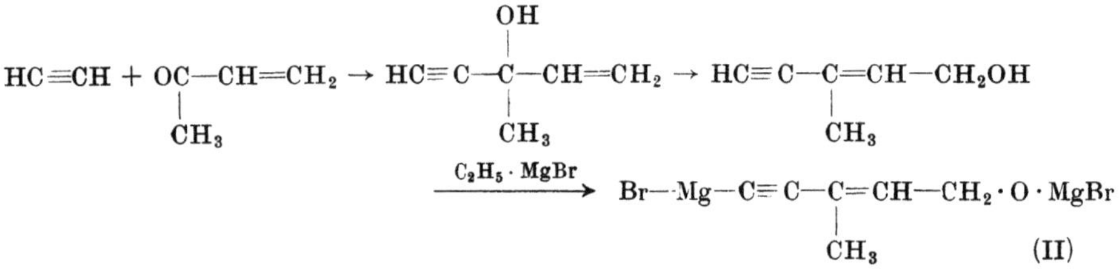

I und II werden kondensiert, das Rk.-Produkt partiell hydriert und zum Schutz der primären Alkoholgruppe acetyliert (III):

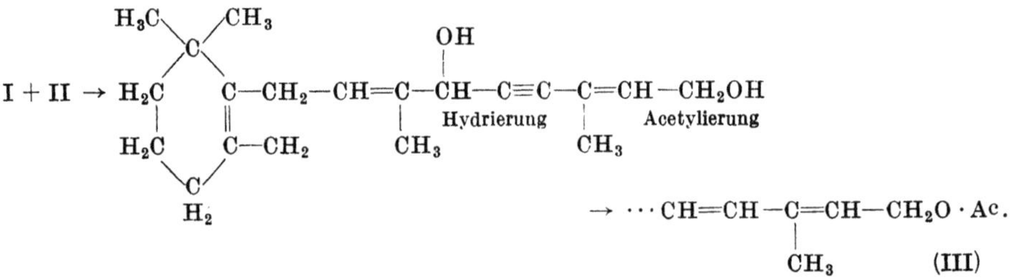

Den Ester dehydratisiert man in Petroläther in Gegenwart geringer Mengen Jod oder man setzt die sekundäre Alkoholgruppe mit konz. Bromwasserstoff um und spaltet dann durch Rühren mit W. HBr ab. Die Dehydratisierung erfolgt erst nach einer Allylumlagerung. Anschließende Verseifung liefert Vitamin A.

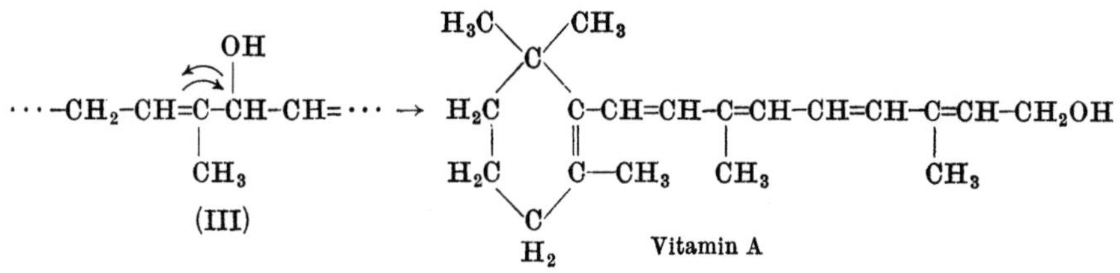

$$\cdots-CH_2-CH=\overset{OH}{\underset{CH_3}{\overset{\rightleftarrows}{C}}}-CH-CH=\cdots \rightarrow$$

[Struktur Vitamin A]

(III)   Vitamin A

2. Synthese nach D. A. Dorp und J. F. Arens [Nature (Lond.) 160, 189 (1947)].

β-Jonon wird mit Äthylbromacetat nach REFORMATZKY umgesetzt, das Rk.-Produkt dehydratisiert und mit LiAlH₄ in A. hydriert (I):

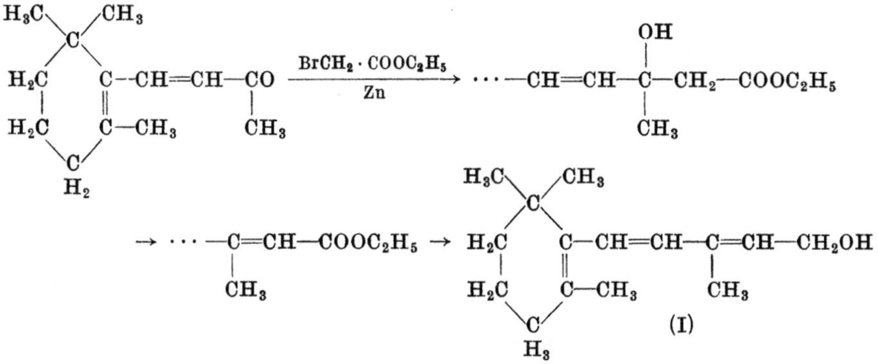

$$\text{β-Jonon} \xrightarrow[\text{Zn}]{BrCH_2\cdot COOC_2H_5} \cdots-CH=CH-\underset{CH_3}{\overset{OH}{C}}-CH_2-COOC_2H_5$$

$$\rightarrow \cdots-\underset{CH_3}{C}=CH-COOC_2H_5 \rightarrow \text{(I)}$$

I wird nach OPPENAUER oxydiert, der entstehende Aldehyd mit Aceton kondensiert, das C_{18}-Keton mit der Grignard-Verbindung des Acetylenäthyläthers umgesetzt, das Produkt (II) katalytisch partiell hydriert und mit HCl zum Vitamin-A-Aldehyd dehydratisiert:

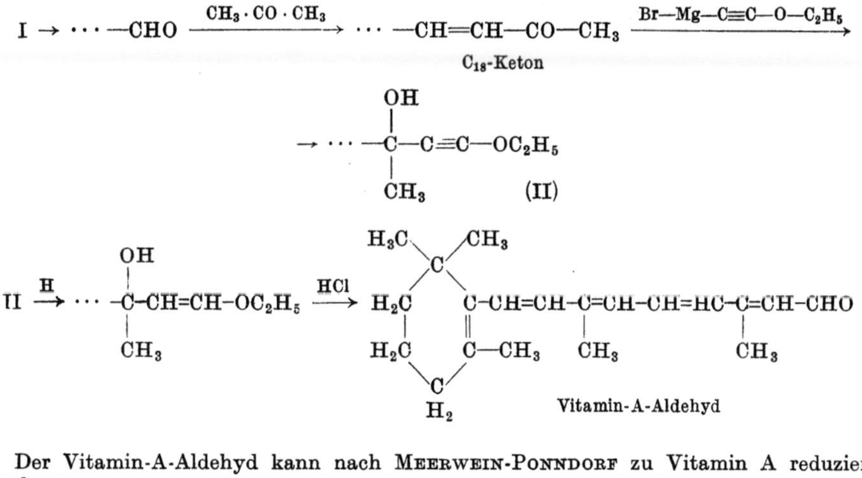

$$I \rightarrow \cdots-CHO \xrightarrow{CH_3\cdot CO\cdot CH_3} \cdots-CH=CH-CO-CH_3 \xrightarrow{Br-Mg-C\equiv C-O-C_2H_5}$$

C_{18}-Keton

$$\rightarrow \cdots-\underset{CH_3}{\overset{OH}{C}}-C\equiv C-OC_2H_5 \quad \text{(II)}$$

$$II \xrightarrow{H} \cdots-\underset{CH_3}{\overset{OH}{C}}-CH=CH-OC_2H_5 \xrightarrow{HCl} \text{Vitamin-A-Aldehyd}$$

Der Vitamin-A-Aldehyd kann nach MEERWEIN-PONNDORF zu Vitamin A reduziert werden.

Neben den beiden beschriebenen Synthesewegen gibt es noch eine Reihe weiterer Möglichkeiten; die Unterschiede liegen zumeist in verschiedenen Grignardierungs-Rkk.

3. Synthesen nach H. Pommer [DBP 951212 (Chem. Zbl. 1957, S. 4194); DBP 950551 (Chem. Zbl. 1957, S. 4776); D.A.S. 1001256 (Chem. Zbl. 1958, S. 10451)].

Hierbei wird die „Carbonyl-Olefinierung" nach G. WITTIG angewendet.

a) Das olefinische, 5 C-Atome enthaltende Halogenid I wird mit Triphenylphosphin zum Phosphoniumhalogenid II umgesetzt und auf dieses der C-15-Aldehyd III einwirken gelassen. Das Reaktionsprodukt IV wird anschließend mit Lithiumalanat zum Axerophthol reduziert:

$$R-OOC-CH=\overset{\underset{|}{CH_3}}{C}-CH_2Br + P(C_6H_5)_3 \rightarrow \left[(C_6H_5)_3\overset{\oplus}{P}-CH_2-\overset{\underset{|}{CH_3}}{C}=CCH-COOR\right] Br^{\ominus}$$

I   II

[β-ionyl-CHO] III + II → [polyene-COOR] IV + $(C_6H_5)_3PO$ + HBr

↓ LiAlH₃

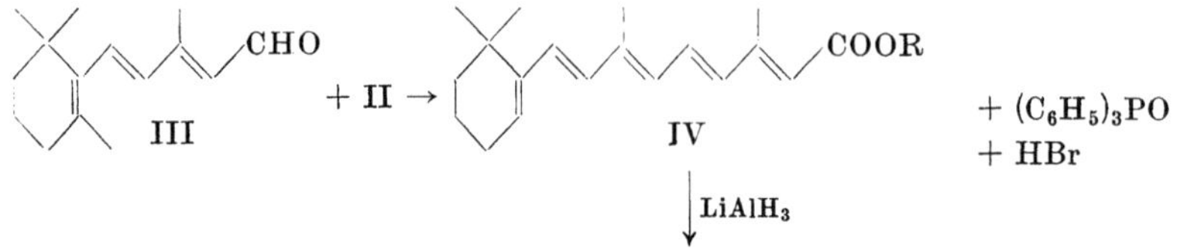

Axerophthol

b) Eine andere Möglichkeit besteht in der Umsetzung von β-Ionylhalogenid mit einem Phosphin zum Phosphoniumhalogenid, Umwandlung desselben in ein β-Ionylidenphosphinylid und Einwirkung eines Aldehyds der allgemeinen Formel:

$$OHC-CH=CH-\overset{\underset{|}{CH_3}}{C}=CH-CH_2OR$$

c) β-Jonon (I) wird mit 6-Brom-3-methylhexen-(2)-in-(4)-säureäthylester-(1) (II) in Gegenwart aktivierter Metalle in wasserfreiem Tetrahydrofuran zu III umgesetzt. III wird nach Wasserabspaltung in mehreren Schritten selektiv zum Axerophthol reduziert:

[β-Jonon] I + $Br-CH_2-CH\equiv C-\overset{\underset{|}{CH_3}}{C}=CH-COOR$

II

$\xrightarrow{Me}$ [ring]–C(OH)(CH₃)–CH₂–C≡C–C(CH₃)=CH–COOR III

↓ $-H_2O; H_2$

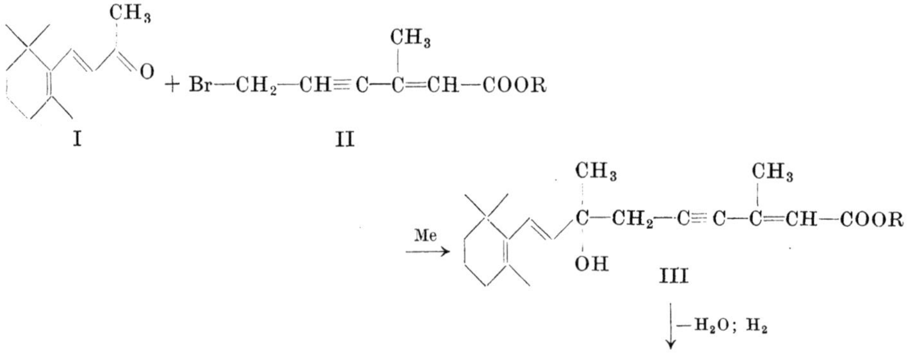

Axerophthol

Vorkommen. Vitamin A kommt nicht in Pflanzen, sondern nur in Tieren und Tierprodukten vor. Viele Pflanzen enthalten die als Provitamine A bezeichneten Carotinoide, aus denen der menschliche und tierische Organismus Vitamin A bilden kann.

Vitamin A₁ ist vorwiegend in Form von Estern höherer Fettsäuren enthalten in Fischlebertran, Säugetierleber, Milch, Butter, Eigelb. Eigelb enthält zum großen Teil auch freien Vitamin-A-Alkohol.

Eigenschaften. Reines Vitamin A (all-trans-Konfiguration): Hellgelbe Nadeln, praktisch unlöslich in W., kann mit Hilfe stark oberflächenaktiver Stoffe in kolloide Lösungen übergeführt werden, sehr leicht löslich in Ae., Petroläther, Chloroform, Aceton, Methanol, Äthanol und fetten Ölen, stark licht- und sauerstoffempfindlich. Fp. 63 bis 64°. $n_D^{40} = 1{,}627$.

Die offizinellen Präparate bestehen zum großen Teil aus Vitamin-A-Alkohol, enthalten daneben aber auch Vitamin-A-Ester.

USP XVII gibt folgende Beschreibung: Vitamin A enthält eine geeignete Retinolform und muß mindestens 95% der deklarierten Vitamin-A-Aktivität besitzen. Es kann freies Retinol und Retinolester genießbarer Fettsäuren enthalten, vorwiegend Essigsäure- und Palmitinsäureester. Es kann mit eßbaren Ölen verdünnt oder in feste Arzneigrundlagen eingearbeitet sein und darf geeignete Konservierungsmittel, Antioxydantien usw. enthalten. Beschreibung: Hellgelbes bis rötliches Öl, das beim Unterkühlen erstarren kann. Es soll nahezu geruchlos sein oder mild fischartig riechen, darf aber nicht ranzig riechen oder schmecken. Löslichkeit: In flüssiger Form löslich in abs. A. und in pflanzlichen Ölen, leicht löslich in Ae. und Chloroform, unlöslich in W. und Glycerin.

Vitamin-A-Gehalt verschiedener Nahrungsmittel pro 100 g Frischgewicht

	I. E.	mg
Medizinallebertran (z. B. DAB 7 – BRD)	85000	26
Heilbuttlebertran	2 000 000–36 000 000	600–10 800
Dorschlebertran	40 000–1 000 000	12–300
Kabeljaulebertran	60 000–400 000	18–120
Steinbuttlebertran	ca. 50 000	15
Thunfischlebertran	3 400 000–12 000 000	1020–3600
Geräucherter Hering	500–1500	0,15–0,45
Kalbsleber	10 000–160 000	3–50
Schweineleber	8000–36 000	3–12
Rindsleber	12 700–41 800	4–13
Niere (Rind)	ca. 750	0,22
Butter	1000–3000	0,3–0,9
Vollfettkäse	ca. 1400	0,42
Kuhmilch	100–200	0,03–0,06
Hühnerei	400–1100	0,12–0,30
Margarine (vitaminisiert)	2000–3000	0,6–0,9

CF 65 macht folgende Angaben: Vitamin A kommt in nennenswerter Menge vergesellschaftet mit Vitamin D in verschiedenen Ölen vor, besonders in bestimmten Fischleberölen (Thunfisch, Hai, Flunder, Kabeljau). Vitamin A ist ein primärer Alkohol mit 5 konjugierten Doppelbindungen. Die Konfiguration des synthetischen Produktes ist fast vollkommen „trans", im natürlichen Produkt liegt teilweise cis-Konfiguration vor. Das Vitamin-A-Acetat bildet blaßgelbe Kristalle, die zwischen 57 und 60° schmelzen. Es ist unlöslich in Wasser, löslich in A., Chloroform, Ae., Petroläther und fetten Ölen. Das synthetische Vitamin A wird mitunter als freier Alkohol dargestellt; dieser ist jedoch leicht oxydierbar. Man bevorzugt deshalb das kristalline Acetat oder Palmitat. Sehr häufig liegt Vitamin A in stark konzentrierten öligen Lösungen oder wäßrigen Suspensionen vor. Das natürliche Vitamin A besteht aus Mischungen von Estern, deren Eigenschaften denen des Palmitats ähnlich sind.

Optische Eigenschaften: Nach CF 65: Das freie oder veresterte Vitamin A zeigt im Ultravioletten ein charakteristisches Absorptionsspektrum, dessen Maximum für den freien Alkohol bei 325 mµ, für das Acetat und Palmitat bei 326 mµ und für Gemische der natürlichen Ester bei 328 mµ liegt.

Die spezifischen Absorptionen der Lösungen in Isopropanol betragen bei der Konzentration von 0,0003 T. pro 100 T. (g/vol).

$E_{1\,cm}^{1\%} = 1820$ (Vitamin-A-Alkohol)

$E_{1\,cm}^{1\%} = 1525$ (Vitamin-A-Acetat)

Die Absorptionswerte beiderseits der Maxima, bezogen auf den Wert 1,0 sind in der folgenden Tabelle angegeben:

Vergleichsspektren von Vitamin A in Isopropanol (optische Dichten)

λ mµ	Vitamin-A-Alkohol	Vitamin-A-Acetat	Vitamin-A-Palmitat
300	0,593	0,578	0,590
310	0,852	0,815	0,825
320	0,960	0,948	0,950
325	1,000	–	–
326	0,995	1,000	1,000
328	0,974	–	0,992
330	0,937	0,972	0,981
340	0,718	0,786	0,795
350	0,433	0,523	0,527

Erkennung. Nach USP XVII: a) Zu 1 ml der Lösung in Chloroform, die etwa 1 mcg Retinol enthält, werden 10 ml einer Antimon(III)-chloridlösung gegeben [20 g Antimon(III)-chlorid auf 100 ml Chloroform; wenn nötig filtrieren]. Es entsteht sofort eine Blaufärbung. – b) Chromatographischer Nachweis: Vitamin A oder seine Derivate werden dünnschichtchromatographisch mit einem Standard verglichen. Sorbens: Kieselgel. Fließmittel: Cyclohexan/Äther = 4/1. Sprühlösung: Antimon(III)-chloridlösung (s. o.). Laufstrecke: 10 cm. Standardlösung: Der Inhalt einer Ampulle „USP-Vitamin-A-Reference-Standard" wird zu 250 ml mit Chloroform gelöst. Liegt das zu untersuchende Vitamin in flüssiger Form vor, so wird eine Menge eingesetzt, die etwa 15 000 USP-Einheiten entspricht und zu 10 ml mit Chloroform gelöst. Liegt das Vitamin in fester Form vor, so wird eine Menge abgewogen, die ebenfalls 15 000 USP-Einheiten entspricht. Diese Einwaage wird in einem Schütteltrichter 1 Min. lang mit 75 ml W. kräftig durchgeschüttelt und dann 1 Min. lang mit 10 ml Chloroform ausgeschüttelt. Der Chloroformextrakt wird durch Zentrifugieren geklärt. Am Startpunkt werden 0,015 ml der Standardlösung und 0,01 ml der zu untersuchenden Vitamin-A-Lösung aufgetragen. Die Entwicklerkammer ist mit Filtrierpapier ausgekleidet, das in das Lösungsmittel eintaucht. Die entwickelte Platte wird an der Luft getrocknet. Der blaue Fleck nach dem Besprühen mit Antimon(III)-chloridlösung ist beweisend für die Anwesenheit von Retinol. Die mittleren R_f-Werte der Hauptflecken betragen für

Vitamin-A-Alkohol   0,1
Vitamin-A-Acetat   0,45
Vitamin-A-Palmitat   0,7

Weitere Identitätsreaktionen:

c) Messung des UV-Absorptionsspektrums; Maxima s. o.!

d) Überführung in Anhydrovitamin A: P. BUDOWSKI und A. BONDI [The Analyst *82*, 751 (1957)] beschrieben eine spektrophotometrische Methode, die auf der Umwandlung von Vitamin A in Anhydrovitamin A beruht. Vitamin A gibt als Alkohol in wasserfreiem Benzol bei Einwirkung von p-Toluolsulfonsäure eine Molekel Wasser ab:

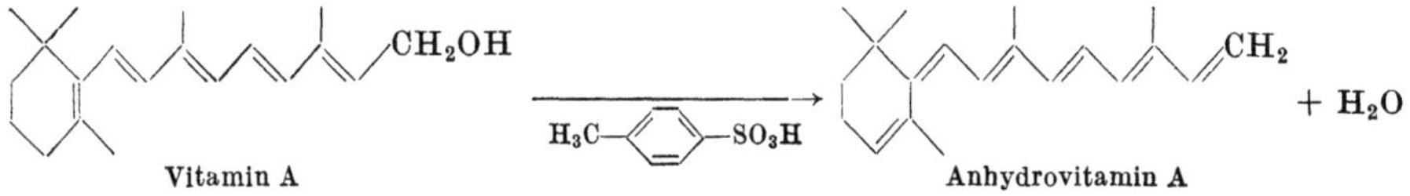

Das Absorptionsspektrum des entstandenen, stärker ungesättigten Kohlenwasserstoffs unterscheidet sich deutlich von dem des Vitamin A. Es enthält zwei ausgeprägte Maxima, bei 377 und 399 mµ. Da Vitamin A bei 399 mµ praktisch kein Licht absorbiert, können bei dieser Wellenlänge auch quantitative Messungen durchgeführt werden.

e) Biologische Bestimmungen:
Prophylaktischer und kurativer Wachstumstest an der Ratte, s. USP XIV.
Kolpokeratosetest an der Ratte und der Maus, s. W. HOHLWEG und M. DOHRN: Z. ges. exp. Med. *71*, 762 (1930) und Biochem. J. *30*, 932 (1936).
Antioestrustest, s. W. HOHLWEG: Klin. Wschr. *29*, 193 (1951) und Z. ges. inn. Med. *6*, 272 (1951) und Pharmazie *7*, 280 (1952).
Vitamin-A-Leberspeicherungstest an der Ratte, s. K. GUGGENHEIM u. W. KOCH: Biochem. J. *38*, 256 (1944).

Prüfung USP XVII: Die Abweichung der bei 325 mµ gemessenen Extinktion (Ausführung s. unter Gehaltsbestimmung von Vitamin A) von der korrigierten, beobachteten (A_{325}) darf nicht mehr als 0,85 betragen.

Gehaltsbestimmungen. Quantitative Bestimmungen sind außer in USP XVII und CF 65 auch in einigen Pharmakopöen zu finden, die Vitamin A nur in Zubereitungen oder Leberölen enthalten. Direkte spektrophotometrische Bestimmungsmethoden findet man z. B. in USP XVII, CF 65, DAB 6 – 3. Nachtr. (BRD), ÖAB 9.

Vorschrift des DAB 6 – 3. Nachtr. (BRD): Die Bestimmung ist unter Verwendung von Glasschliffgeräten möglichst schnell und vor Tageslicht geschützt auszuführen. Die in den einzelnen Monographien angegebene Gewichtsmenge Öl wird mit 30 ml Aceton (96%) und einer Lösung von 1,0 g Kaliumhydroxid in 3,0 ml W. auf dem Wasserbad unter Rückfluß und Einleiten von Stickstoff 30 Min. lang erhitzt. Nach dem Abkühlen auf Zimmertemp. wird mit 35 ml W. versetzt, das Gemisch in einen Scheidetrichter übergeführt und 4mal mit je 30 ml Ae. ausgeschüttelt. Der Gesamtätherauszug wird mit Wasser bis zur neutralen Reaktion des Waschwassers gegen Phenolphthaleinlösung gewaschen und sofort im Destillierkolben unter Einleiten von Stickstoff und schwachem Erwärmen eingedampft. Der Abdampfrückstand wird in einer genau gemessenen Menge Isopropanol gelöst. Aus dieser Stammlösung wird durch mehrfaches Verdünnen mit Isopropanol eine Meßlösung hergestellt, die 10 bis 15 I.E. Vitamin A/ml enthält, entsprechend einer Extinktion von etwa 0,4 bis 0,8 bei 325 mµ. Die Extinktion dieser Lösung wird in 1 cm Schichtdicke bei 310, 325 und 334 mµ spektrophotometrisch gemessen. Nach der Formel

$$E = 7 E_{325} - 2{,}625 E_{310} - 4{,}375 E_{334}$$

wird die korrigierte Extinktion berechnet. Für die Umrechnung in Internationale Einheiten gilt die Formel

$$1\ \text{I.E. Vitamin A/g} = E_{1\ \text{cm}}^{1\%}\ (\text{korrigiert}) \cdot 1830.$$

Die Fehlergrenze der Methode beträgt ± 8 %.
CF 65 enthält 5 Vitamin-A-Bestimmungsmethoden:
1. Direkte spektrophotometrische Bestimmung.
2. Spektrophotometrische Bestimmung nach Verseifung.
3. Spektrophotometrische Bestimmung nach Verseifung und Chromatographie.
4. Kolorimetrische Bestimmung nach Verseifung und Chromatographie.
5. Biologische Bestimmung.

Zunächst wird die 1. Bestimmungsart versucht. Die Verfahren 2., 3. und 4. kommen dann zur Anwendung, wenn sich das zu untersuchende Präparat nicht auf die unten beschriebene Weise bestimmen läßt. Versagt jede physikalische Methode, dann steht noch die biologische zur Verfügung.

Ausführung der direkten, spektrophotometrischen Methode: Man stellt sich eine etwa 0,2%ige Lösung (bezogen auf Vitamin A) in Isopropanol (für spektroskopische Zwecke) her und verdünnt mit diesem Lösungsmittel so lange, bis die Extinktion, gemessen in 1 cm Schichtdicke bei der Wellenlänge des Maximums den Wert 0,5 beträgt. Man mißt dann die Absorption von 300 bis 350 mµ und bezieht die für das Maximum beobachtete Extinktion, die zwischen 325 und 328 mµ gemessen werden muß auf den Wert 1,000. Auf diese Weise erhält man die relativen Extinktionswerte beiderseits des Maximums, die mit den in obiger Tabelle angegebenen Werten nahezu identisch sein müssen (Abweichung ± 0,03). Durch Multiplikation der Absorption im Maximum mit 1830 (für Vitamin A) oder mit 1900 (für Vitamin-A-Ester) erhält man den Gehalt in I.E. in 100 ml der untersuchten Lösung. Fehlergrenze ±2,5%.

Kolorimetrische Vitamin-A-Bestimmungen. Carr-Price-Reaktion [Biochem. J. **20**, 497 (1926)]: Vitamin A (ebenso die Carotinoide) geben in wasser- und alkoholfreiem Chloroform auf Zusatz von Antimon(III)-chlorid im gleichen Lösungsmittel eine intensive Blaufärbung, die unter bestimmten Bedingungen zur kolorimetrischen Bestimmung verwandt werden kann. Das Maximum der Absorption liegt bei 620 mµ. Nach J. BRÜGGEMANN und Mitarb. [Naturwissenschaften *38*, 362 (1951)] soll die Blaufärbungsreaktion auf den Gehalt an Antimon(V)-chlorid zurückzuführen sein. Nach G. CAVINA (Chem. Zbl. *1957*, S. 9706) ist die Anwesenheit von $SbCl_5$ nicht erforderlich.

Ausführung: Die Carr-Price-Reaktion wird entweder mit reinen Vitamin-A-Präparaten oder mit dem unverseifbaren Anteil öliger Lösungen durchgeführt. Die in Fischleberölen enthaltenen ungesättigten Fettsäuren stören die Bestimmung.

Antimon(III)-chloridlösung (nach Vitamin-Bestimmungen, E. Merck AG, Darmstadt, Verlag Chemie 1963, S. 48): Etwa 500 ml Chloroform p. A. werden im Schütteltrichter 3- bis 4mal mit je 200 ml Wasser ausgeschüttelt. Dann wird mit Kaliumcarbonat im gut verschlossenen Kolben über Nacht stehengelassen. Das Chloroform wird durch vorsichtiges Abgießen, notfalls durch Filtration, vom Kaliumcarbonat getrennt und über neu hinzugefügtem Kaliumcarbonat abdestilliert. Die ersten Anteile des Destillates werden verworfen. Etwa 30 g Antimon(III)-chlorid werden in möglichst großen Stücken schnell in eine Reibschale eingewogen und mit etwa 20 ml des frisch destillierten Chloroforms übergossen. Durch mehrmaliges schnelles Umschwenken werden die Kristalle auf allen Seiten abgespült. Die Spülflüssigkeit wird möglichst vollständig abgegossen. Die noch anhaftenden Chloroformreste verdunsten rasch. Die groben Stücke werden sofort etwas zerkleinert. Etwa 21 bis 23 g davon werden auf der Tarierwaage abgewogen, in einen absolut trockenen 100-ml-Meßkolben gegeben und in dem nach dem obigen Verfahren getrockneten und frisch destillierten Chloroform zu 100 ml gelöst. Die fertige Lösung kann zur besseren Haltbarkeit über wasserfreiem Natriumsulfat aufbewahrt werden. Ihr Gehalt an Antimon(III)-chlorid kann zur Kontrolle jodometrisch titriert werden.

Aufstellung der Eichkurve: 50 mg kristallisiertes Vitamin-A-Acetat werden genau gewogen und in Chloroform zu 50 ml gelöst. 1,0 ml dieser Lösung wird mit Chloroform auf 100 ml verdünnt. Von dieser Verdünnung werden jeweils in der 1-cm-Küvette mit Chloroform auf 1,0 ml ergänzt:

0,60 ml = 6 γ Vitamin-A-Acetat = 17,44 I.E. Vitamin A

0,50 ml = 5 γ Vitamin-A-Acetat = 14,54 I.E. Vitamin A

0,40 ml = 4 γ Vitamin-A-Acetat = 11,63 I.E. Vitamin A

0,30 ml = 3 γ Vitamin-A-Acetat = 8,72 I.E. Vitamin A

0,20 ml = 2 γ Vitamin-A-Acetat = 5,81 I.E. Vitamin A

Aus einer Pipette mit weiter Ausflußöffnung läßt man jeweils 3 ml Antimon(III)-chloridlösung in die Küvette fließen. Die Extinktion wird sofort im Photometer bei 620 mµ bzw. entsprechendem Farbfilter gegen eine Leerküvette gemessen. Die Zugabe der Antimon(III)-chloridlösung und die Ablesung der Extinktion werden zweckmäßig von 2 Personen ausgeführt, in dem eine Person die 3 ml Reagenslösung in starkem Strahl aus einer Pipette in die Küvette fließen läßt, während die andere die Extinktion mißt. Die Ablesung muß spätestens nach 8 Sek. beendet sein, weil die Farbintensität sofort nachläßt. Die gemessenen Extinktionen werden gegen die eingesetzte Menge Vitamin-A-Acetat (in µg) oder, was günstiger ist, gegen die entsprechende Menge an I.E. aufgetragen. Die Kurve ist jedesmal zu überprüfen, wenn eine neue Reagenslösung angebrochen oder angefertigt wird. Für den Fall, daß die Reagenslösung selten oder nur in großen Zeitabständen benutzt wird, empfiehlt es sich, die Kurve jedesmal durch Messung einer Eichlösung zu kontrollieren. Als Eichsubstanzen können auch konzentrierte, ölige Viatmin-A-Lösungen mit synthetischem Vitamin-A-Acetat oder -Palmitat verwendet werden. Verseifung des Untersuchungsmaterials: Ölige oder stark ölhaltige bzw. fetthaltige Proben werden am besten direkt mit äthanolischer Kalilauge verseift. Es empfiehlt sich oft, trockenes Material vorher mit Fettlösungsmitteln zu extrahieren. Der Extrakt wird eingedampft und der Rückstand anschließend alkalisch verseift. Dies ist allerdings nur unter der Voraussetzung möglich, daß das Vitamin A in extrahierbarer Form, also nicht in Form eines Gelatinegranulats vorliegt. Für die Vitamin-A-Bestimmung in Lebensmitteln und Futtermitteln sind besondere Maßnahmen zu beachten. Bei pharmazeutischen Zubereitungen wird im allgemeinen eine Menge von 1 g Untersuchungsmaterial in einem Verseifungskölbchen (Spitzkölbchen) genau gewogen und mit 30 ml Äthanol sowie 3 ml Kaliumhydroxidlösung auf dem Wasserbad unter Rückfluß und gleichzeitigem Einleiten von sauerstofffreiem Stickstoff 30 Min. lang erhitzt. Nach dem Abkühlen auf Zimmertemperatur und dem Verdünnen der alkalisch-äthanolischen Seifenlösung mit Wasser wird das Vitamin A mit Äther oder Petroläther extrahiert. Die vereinigten organischen Auszüge werden mit Wasser alkalifrei gewaschen und mit wasserfreiem Natriumsulfat getrocknet. Das Natriumsulfat wird nochmals mit Äther oder Petroläther gewaschen und die Waschflüssigkeit mit dem organischen Extrakt vereint. Das Lösungsmittel wird vorsichtig, am besten im Rotationsverdampfer bei einer Wasserbadtemperatur von etwa 40° eingedampft. Der Abdampfrückstand wird sofort in so viel Chloroform gelöst, daß 1 ml Chloroformlösung etwa 10 bis 15 I.E. Vitamin A enthält. 1 ml dieser Lösung wird in die 1-cm-Küvette des Photometers pipettiert. Nach Zugabe von 3 ml Antimon(III)-chloridlösung wird die Extinktion bei 620 mµ bzw. dem entsprechenden Filter sofort gegen eine Leerküvette gemessen (s. o.). Der Gehalt an Vitamin A wird der Eichkurve entnommen.

Photometrische Bestimmung nach A. E. Sobel und H. Werbin [Ind. Engng. analyt. Edit. 18, 570 (1946)].

Die Methode nach SOBEL und WERBIN besitzt die gleiche Spezifität wie die Carr-Price-Reaktion, sie spricht also auch auf Carotinoide und andere Polyene an. Als Reagens wird aktiviertes Glycerindichlorhydrin verwandt, das mit Vitamin A und seinen Estern eine Blaufärbung ergibt, die in eine relativ beständige Violettfärbung übergeht. Da die Extinktion zwischen der zweiten und zehnten Minute nach Zugabe des Reagenses ihren maximalen Wert erreicht, kann die Messung von einer Person angeführt werden. Ein weiterer Vorteil gegenüber der Carr-Price-Methode liegt in den angenehmeren Eigenschaften des Reagenses, das nicht die ätzenden Eigenschaften konzentrierter Antimon(III)-chloridlösungen hat. Von Nachteil ist die geringere Empfindlichkeit; die Extinktion beträgt etwa ein Drittel, verglichen mit der Blaufärbung mit Antimon(III)-chlorid. Es empfiehlt sich, die Lösungen bei gleicher Temperatur zu messen bei der die Eichkurve ermittelt wurde.

Reagenslöung (nach Vitamin-Bestimmungen, E. Merck AG, Darmstadt, Verlag Chemie 1963, S. 52): 1 Liter α-Dichlorhydrin wird mit einer Lösung von etwa 20 g Antimon(III)-chlorid in 100 ml äthanolfreiem Chloroform gemischt. Die Mischung wird im Vakuum destilliert. Der Vorlauf, der bei 15 Torr bis etwa 70° übergeht, wird verworfen (hauptsächlich Chloroform). Die Hauptfraktion, das eigentliche Reagens, destilliert bei diesem Druck zwischen 72 und 75° als farblose Flüssigkeit über. In einer dunklen Flasche aufbewahrt, hält sich das Reagens einige Wochen. Für jedes frisch hergestellte Reagens ist eine neue Eichkurve herzustellen.

Ausführung: 2 ml einer Chloroformlösung, die zwischen 2 und 20 µg (= etwa 6 bis 60 I.E.) Vitamin A, berechnet als Vitamin-A-Acetat, enthalten, werden in ein 10-ml-Meßkölbchen pipettiert. Dann wird mit aktiviertem Dichlorhydrin zur Marke ergänzt und die Lösung durchgemischt. Die Extinktion dieser Lösung wird nach Ablauf von 5 Min., gerechnet von der Zugabe des Reagenses, innerhalb der auf diesen Zeitpunkt folgenden 5 Min., in der 1-cm-Küvette in einem geeigneten Photometer bei der Wellenlänge 555 mµ oder mit einem entsprechenden Filter gegen die Blindlösung (Mischung aus 2 ml Chloroform plus 8 ml Reagens) gemessen. Der Vitamin-A-Gehalt wird an Hand einer Eichkurve, die mit 2 bis 20 µg reinem Vitamin-A-Acetat unter den gleichen Bedingungen aufgestellt worden ist, berechnet. Anstelle von Vitamin-A-Acetat kann auch eine Vogan-Kapsel als Eichsubstanz verwendet werden. Der günstigste Meßbereich liegt bei Messungen in der 1-cm-Küvette zwischen 5 und 15 µg Vitamin-A-Acetat (etwa 15 bis 45 I. E. Vitamin A). Ist der Vitamin-A-Gehalt niedriger als 5 µg/10 ml Meßlösung, so kann die Messung selbstverständlich auch in der 2-cm-Küvette oder in einer 5-cm-Mikroküvette vorgenommen werden.

Biologische Wertbestimmungen. Zur Wertbestimmung von Vitamin A und seinen Derivaten können auch die gleichen Reaktionen herangezogen werden, die schon unter „Erkennung" genannt wurden. Die wichtigsten biologischen Methoden sind:

1. Prophylaktischer Test: Untersuchung der pathologischen Veränderungen, die durch Vitamin-A-Mangel im Zentralnervensystem von Ratten entstehen [IRVIN, J. T., u. M. B. RICHARDS: Biochem. J. *34*, 198 (1940)].

2. Kurative Teste: Heilung von Vitamin-A-Mangelsymptomen bei Ratten. Dabei wird die Gewichtszunahme kontrolliert.

a) Kurativer Wachstumstest, modifiziert nach Chr. BOMSKOW [Z. ges. exp. Med. *106*, 377 (1939)].

b) Xerophthalmietest [WAGNER, K. H.: Biochem. Z. *296*, 193 (1938)].

c) Kolpokeratosetest [PUGSLEY, L. J. u. Mitarb.: J. Nutr. *28*, 365 (1944)].

Biologische Wertbestimmungen findet man beispielsweise in CF 65, PI.Ed. I/1 und in Helv. V – Suppl. II.

PI.Ed.I/1 macht folgende Angaben: Die Wirksamkeit eines Vitamin-A-Präparates wird biologisch durch den Vergleich mit der Wirksamkeit des internationalen Vitamin-A-Standardpräparates ermittelt. Als Vergleichspräparat kann auch ein Laboratoriumsstandard von bekanntem Wirkungswert dienen.

Internationaler Standard und Einheit: Das Internationale Standardpräparat ist Vitamin-A-Acetat. Als Internationale Einheit (I.E.) gilt die spezifische Wirkung von 0,344 γ des Internationalen Standardpräparates (1949).

Vorgeschlagene biologische Methode: 10 oder 12 Würfe mit je 4 oder 5 männlichen Ratten von 30 bis 40 g Gewicht erhalten so lange eine Kost, die alle wachstumsnotwendigen Stoffe mit Ausnahme von Vitamin A enthält, bis ihre Vitaminreserven ausgeschieden sind und die Tiere zu wachsen aufhören. Dies dauert, für den Fall, daß die Tiere aus einer Zucht stammen, die nur mit mäßig vitamin-A-haltiger Kost versorgt wurde, etwa 4 bis 5 Wochen.

Zusammensetzung der Kost für den Versuch:

Natrium-Caseinat	15%	Getrocknete, gewöhnliche Bierhefe	8%
Stärke, teilweise dextrinisiert	73%	Salzmischung	4%

Geeignete Salzmischung für die obengenannte Kost:

Natriumchlorid	23,4 Teile	Dicalciumphosphat	68,6 Teile
Magnesiumsulfat	24,6 Teile	Calciumlactat	15,4 Teile
Natriumphosphat	35,8 Teile	Eisencitrat	6,0 Teile
Kaliumphosphat	69,6 Teile	Kaliumjodid	0,2 Teile

Zusätzlich erhält jede Ratte einmal wöchentlich per os eine Dosis von 10 I.E. Vitamin D, die als Lösung von kristallisiertem Vitamin D_3 in einem vitaminfreien Öl verabreicht wird. An Stelle der Stärke kann die Kost auch 15% vitamin-A-freies Pflanzenfett, wie gehärtetes Arachisöl, enthalten. In diesem Fall kann das Vitamin D_3 dem Fett zugefügt werden. Jede Ratte erhält wöchentlich 5 mg DL-α-Tocopherolacetat. Täglich wird frisches Leitungswasser gegeben. Die Ratten werden zweimal wöchentlich gewogen; wenn drei aufeinanderfolgende Wägungen nicht mehr als 2 g Gewichtszunahme ergeben, dann ist die betreffende Ratte für die Bestimmung vorbereitet.

Man verwendet vier Gruppen auf diese Weise vorbereiteter männlicher Ratten. Die Tiere werden so verteilt, daß die einzelnen Gruppen eine gleiche Anzahl Ratten aus jedem der Würfe enthalten. Zwei Gruppen erhalten täglich oder halbwöchentlich Dosen des Internationalen Standardpräparates (geeignet sind pro Ratte und Tag 1 und 2 oder 3 I.E.). Die beiden anderen Gruppen erhalten jeweils am gleichen Tag Dosen des zu prüfenden Präparates im gleichen Verhältnis (bei Lebertran ist 1,0 mg als kleinere Dosis geeignet).

Die täglich oder halbwöchentlich gegebenen Dosen des Standards und des zu untersuchenden Präparates sollen per Schlundsonde durch eine Mikroinjektionsspritze mit stumpfer Nadel oder mit einer geeichten Mikropipette verabreicht werden. Die Ratten werden 3 Wochen lang, wenn nötig auch länger, wöchentlich gewogen. Die Genauigkeit des Testes erhöht sich bei der Verlängerung auf 4 oder 5 Wochen nur gering. Genauere Endgewichte erhält man, wenn die Ratten am 20., 21. und 22. Versuchstag gewogen und die Durchschnittsgewichte errechnet werden. Man ermittelt die durchschnittlichen Gewichtszunahmen der Tiere der 4 Gruppen und zieht den Vergleich zwischen den Gruppen, die den Standard und denen, die das zu untersuchende Präparat erhielten.

Aufbewahrung. In dicht schließenden Gefäßen, sorgfältig vor Licht geschützt, am besten unter Stickstoff oder einem anderen inerten Gas.

Vitamin-A-Einheiten.

1 I.E.	= 0,3 γ Vitamin-A-Alkohol = 0,6 γ β-Carotin = 0,34 γ Vitamin-A-Acetat
1 USP-E.	= 1 I.E.
1 I.P.E.	= die spezifische Aktivität, die in 0,344 γ des Internationalen Standardpräparates enthalten ist
1 Ratten-E.	= 3 I.E.
1,5 bis 2 Sherman-E.	= 1 I.E.

Tagesbedarf. 2000 bis 5000 I.E. Vitamin A = 0,7 bis 1,5 mg.

Dosierung (USP XVII). Prophylaktisch 1,5 mg (5000 I.E.) täglich. Therapeutisch 7,5 mg (25000 I.E.).

Üblicher Dosierungsbereich (USP XVII): Prophylaktisch 0,6 bis 1,5 mg (2000 bis 5000 I.E.), therapeutisch 7,5 bis 60 mg (25000 bis 200000 I.E.).

Physiologische Funktionen und Mangelsymptome. Vitamin A ist im ganzen menschlichen Organismus anzutreffen. Es wird hauptsächlich in der Leber gespeichert, die den Organismus bei Bedarf versorgt.

Besondere Bedeutung hat Vitamin A für den Aufbau und den Schutz epithelialer Gewebe wie Haut, Schleimhäute und Endothelien. Vitamin-A-Mangelsymptome äußern sich in charakteristischen Haut- und Schleimhautveränderungen wie Trockenheit und verstärkter Verhornung, bzw. Rückgang und Stillstand der Schleimsekretion. Ein weiteres Mangelsymptom besteht im Brüchigwerden und Ausfall der Haare. Durch die Schädigung der epithelialen Gewebe, insbesondere der Schleimhäute werden das Eindringen pathogener Keime erleichtert und damit infektiöse Prozesse gefördert. Durch Vitamin-A-Mangel wird der Allgemeinzustand beeinträchtigt (Nachlassen des Appetits, Müdigkeit usw.) und das Körperwachstum verlangsamt. Beeinflußt wird ferner die Bildung des Zahnschmelzes und des Dentins.

Eine der wichtigsten Funktionen des Vitamins A besteht in der Beteiligung am Aufbau des Sehpurpurs. Ein frühzeitig auftretendes Mangelsymptom ist die Nachtblindheit (Hemeralopie). Unter dem Einfluß von NAD (= DPN) wird der Vitamin-A-Alkohol unter Beteiligung von Alkohol-transhydrogenase zum Vitamin-A-Aldehyd (Retinen) oxydiert. Dieses verbindet sich nach Isomerisierung zu Neo-b-Retinen mit Opsin zum Rhodopsin (Sehpurpur). Das Rhodopsin, möglicherweise auch ein weiteres Chromoproteid, das Skotopsin sind für die Dunkeladaption verantwortlich. Das Rhodopsin geht bei Belichtung über orangefarbene Zwischenstufen in Sehgelb (Retinin) und Opsin über. Im Dunkeln wird das Rhodopsin wieder regeneriert.

Therapeutische Anwendungen (Indikationen). Innere Medizin: Bei erhöhter Anfälligkeit für katarrhalische Affektionen der Atemwege, des Urogenitaltraktes und der Verdauungsorgane: Enteritis, Laryngitis, Bronchitis, Urethritis, Zystitis, Nephrolithiasis, Cholelithiasis, Steatorrhoe, Fettresorptionsstörungen, Stomatitiden, anazide und subazide Gastritis, Ulcus ventriculi und duodeni, Colitis, Leberparenchymschäden, Hyperthyreose, Thyreotoxikosen, Magersucht und Unterernährung. Ferner zur Unterstützung der Karzinombehandlung in Kombination mit Vitamin C. – *Ophthalmologie:* Hemeralopie, Photophobie, Xeropthalmie, Keratomalazie, Gesichtsfeldeinengung für Gelb und Blau, Abnahme der Tränendrüsensekretion, Praexerosis der Hornhaut und der Bindehaut, Chalazion; bei arteriosklerotischer Chorioretinopathie in Kombination mit Vitamin E. – *Dermatologie:* Hyperkeratosen und Dyskeratosen: Hyperkeratosis follicularis, Ichthyosis, Morbus Darier, Pityriasis rubra pilaris, Keratosis pilaris, Xerosis cutis, Acne vulgaris, Arznei-Akne, Warzenbildung, Leukoplakien, Lichen pilaris, Phrynoderma, Comedonen, Keratoma senile, Nagelwachstumsstörungen, Brüchigwerden der Fingernägel; Glanzverlust, Trockenheit und Brüchigwerden der Haare. – *Oto-Rhino-Laryngologie:* Katarrhe der oberen Luftwege, Resistenzminderung der Schleimhäute gegen Infektionen, Ozaena, Abnahme des Riechvermögens, Innenohrschwerhörigkeit, Ohrensausen. – *Pädiatrie:* Zur ausreichenden Deckung des Vitamin-A-Bedarfs in der Wachstumsperiode, zur Erhöhung der Widerstandsfähigkeit gegen Infektionen insbesondere Schleimhautinfektionen, bei erhöhter Anfälligkeit gegen Katarrhe. – *Chirurgie:* Zur Förderung der Wundheilung, als Leberschutzmittel vor Narkosen. – *Gynäkologie:* Prämenstruelle Beschwerden, Kolpokeratose, Kraurosis vulvae, Pruritis genitalis, Leukoplakie; während der Schwangerschaft und der Stillzeit zum Schutz der Vitamin-A-Verarmung von Mutter und Kind.

Axerophthylium aceticum CsL 2. All-trans Vitamin-A-Acetate BP 63. Essigsäureester des Vitamin-A-Alkohols. Vitamin-A-Acetat.

$C_{22}H_{32}O_2$ M.G. 328,48

Eigenschaften. Blaßgelbe, prismatische Kristalle, Fp. 58 bis 59° (CsL 2), 57 bis 60° (BP 63). Löslich in A. (95%), Ae., Chloroform, Petroläther und fetten Ölen, unlöslich in W. UV-Absorptionsmaximum (in Isopropanol): 328 mµ; $\varepsilon = 50\,000$ (CsL 2).

$E_{1\,cm}^{1\%}$ bei 325 mµ, in Isopropanol: mindestens 0,4575 (BP 63)

$E_{1\,cm}^{1\%}$ bei 327,5 mµ, in Cyclohexan: mindestens 0,4545 (BP 63)

$E_{1\,cm}^{1\%}$ bei 326 mµ, in abs. A.: mindestens 0,4635 (BP 63)

Erkennung. Antimon(III)-chlorid-Reaktion mit 0,05 mg Substanz.

Gehaltsbestimmung. 0,020 g werden in 100 ml Isopropanol gelöst und 2 ml der Lösung mit Isopropanol auf 100 ml aufgefüllt. Man stellt mit der Verdünnung eine UV-Absorptionskurve zwischen 300 und 350 mµ auf. Bei 328 mµ muß $E_{1\,cm}^{1\%} = 1525 \pm 3\%$ sein. Berechnungsfaktor: 1900. Die Absorptionen bei 313 und 338,5 mµ müssen um 0,857 niedriger sein als bei 328 mµ (CsL 2).

Gemäß BP 63 sollen 0,003%ige Lösungen in Cyclohexan gemessen werden. Die relativen Extinktionen bezogen auf E bei 327,5 mµ sind folgender Tabelle zu entnehmen:

	E
300 mµ	0,545–0,565
312,5 mµ	0,845–0,865
337,5 mµ	0,845–0,865
345 mµ	0,685–0,705
360 mµ	0,290–0,310

Handelsform: Arovit (Hoffmann-La Roche).

Ölige Vitamin-A-Lösungen DAB 7 – BRD.

Ölige Vitamin-A-Lsgn. enthalten den Essigsäureester oder einen anderen geeigneten Fettsäureester des synthetischen Vitamins A ($C_{20}H_{30}O$; 286,5). Der Zusatz von Stabilisatoren ist gestattet.

Gehalt. Mindestens 50 000 I.E./Gramm Lsg. 1 I.E. Vitamin A entspricht 0,300 µg Vitamin A oder 0,344 µg Vitamin-A-acetat.

Eigenschaften. Klare, hellgelbe bis braungelbe, ölige Flüssigkeit. Bei konz. Vitamin-A-Lsgn. können sich kristalline Ausscheidungen von Vitamin-A-Estern, vorwiegend des Essigsäureesters, bilden.

Erkennung. 1. In 1,0 ml einer Lsg., die eine etwa 20 I.E. entsprechende Menge Vitamin A in äthanol- und wasserfreiem Chloroform enthält, entsteht auf Zusatz von 4,0 ml Antimon-(III)-chlorid-Lsg. sofort eine blaue, allmählich verblassende Färbung. – 2. Die bei der Gehaltsbestimmung verwendete Lsg. des unverseifbaren Anteils in Isopropanol hat ein Absorptionsmaximum bei 325 nm.

Prüfung. Säurezahl: Höchstens 2,8. Einwaage 2,0 g Substanz, bis zur 3. Dezimale des Grammgewichtes gewogen.

Gehaltsbestimmung. Die spektrophotometrische Bestimmung von Vitamin A ist unter Verwendung von Glasschliffgeräten möglichst schnell und unter Ausschluß direkter Lichteinwirkung durchzuführen. Die jeweils angegebene Gewichtsmenge Öl wird mit 30 ml Äthanol 96% und 3,0 ml einer Lsg. von 5,0 g Kaliumhydroxid in 10,0 ml W. auf dem Wasserbad unter Rückfluß und Einleiten von Stickstoff 30 Min. lang erhitzt. Nach dem Abkühlen auf Raumtemperatur wird mit 35 ml W. versetzt, das Gemisch in einen Scheidetrichter übergeführt und 4mal mit je 30 ml peroxidfreiem Ae. ausgeschüttelt. Der gesamte Ätherauszug wird mit W. bis zur neutralen Reaktion des Waschwassers gegen Phenolphthalein-Lsg. gewaschen und sofort unter schwachem Erwärmen auf etwa 5 ml eingedampft. Der Rest des Lösungsmittels wird im Stickstoffstrom bei einer Temperatur des Wasserbades von höchstens 40° beseitigt. Der noch wasserhaltige Abdampfrückstand wird mit Isopropanol zu 100,0 ml gelöst. Aus dieser Stammlsg. wird durch mehrfaches Verdünnen mit Isopropanol eine Meßlsg. hergestellt, die 7 bis 15 I.E. Vitamin A/ml enthält, entsprechend einer Extinktion von etwa 0,4 bis 0,8 bei 325 nm.

Die Extinktion dieser Lsg. wird in einer Schichtdicke von 1 cm bei 310 nm, 325 nm und 334 nm gegen Isopropanol gemessen. Nach der Formel

$$E_{korr} = 6{,}815\ E_{325} - 2{,}555\ E_{310} - 4{,}260\ E_{334}$$

wird die korrigierte Extinktion berechnet. Weicht die korrigierte Extinktion (E_{korr}) um nicht mehr als $\pm 3\%$ von E_{325} ab, so wird der Vitamin-A-Gehalt in Internationalen Einheiten folgendermaßen berechnet:

$$\text{I.E. Vitamin A/Gramm} = 1830 \cdot E^{1\%}_{1\ cm\ (325\ nm)}.$$

Ist die Abweichung größer als 3%, so ist die folgende Formel anzuwenden:

$$\text{I.E. Vitamin A/Gramm} = 1830 \cdot E^{1\%}_{1\ cm\ (korr)}.$$

Bei Verwendung der Korrektur beträgt die Fehlergrenze der Methode $\pm 8\%$.

Aufbewahrung. Vor Licht und Wärme geschützt, in dicht verschlossenen, möglichst vollständig gefüllten Gefäßen oder unter einem indifferenten Gas.

Hinweis. Sofern nicht anders verordnet wird, müssen ölige Vitamin-A-Lsgn. mit einem Gehalt von 50000 bis 55000 I.E./Gramm Lsg. abgegeben werden.

Vitamin A-Palmitat. Axerophtholpalmitat. Palmitinsäureester des Vitamin-A-Alkohols.

$C_{36}H_{60}O_2$ \hfill M.G. 524,88

Eigenschaften. Hellgelbe Kristalle, praktisch unlöslich in W., löslich in vegetabilen Ölen. Fp. 28 bis 29°. $E^{1\%}_{1\ cm} = 955$ bei 327 mµ in Isopropanol, = 975 bei 325 bis 328 mµ in Äthanol. 0,55 g Vitamin-A-Palmitat entsprechen 1 I.E. Vitamin A.

Erkennung. Carr-Price-Reaktion.

Gehaltsbestimmung s. Vitamin A.

Aufbewahrung. In gut verschlossenen Gefäßen, vor Licht geschützt, bei einer 25° nicht übersteigenden Temperatur.

Handelsformen: Arovit, Vogan, Myvax, Avoleum, Davitamon A, Prepalin, Ro-A-Vit, Vitapex, Vitavel-A.

Vitamin A_2. 3-Dehydroretinol. All-trans-Vitamin A_2.

$C_{20}H_{28}O$ \hfill M.G. 284,46
3′,4′-Dehydrovitamin A_1

Eigenschaften. Hellgelbe Nadeln, λ_{max} bei 267, 286 und 350 mµ: E = 550, 710 und 1450, löslich in A. und Kohlenwasserstoffen. p-Phenylazobenzoat: dimorph: 1. hellorangefarbene Nadeln, Fp. 96 bis 98°, 2. orangefarbene, feine Nadeln, Fp. 74 bis 76°.

Vitamin A_2, das sich analytisch vom Vitamin A durch seine Verschiebung des Absorptionsmaximums des blauen Reaktionsproduktes mit Antimon(III)-chlorid unterscheidet, kommt in Leberölen von Süßwasserfischen oder Fischen, die im Süßwasser laichen, vor. Das Vitamin A_2 besitzt nach biologischen Versuchen an Ratten etwa 10% der Wirksamkeit des Vitamin A_1 (KAUFMANN, H. P.: Arzneimittelsynthese, Berlin/Göttingen/Heidelberg: Springer 1953). Nach neueren Ansichten besitzt Vitamin A_2 etwa 40% Vitamin-A-Aktivität [RAUEN, H. M. (Hrsg.): Biochemisches Taschenbuch, 2. Aufl., Berlin/Göttingen/Heidelberg/New York: Springer 1964].

Vitamin-A_1-Aldehyd. ß-Retinen. All-trans-Vitamin A_1-Aldehyd.

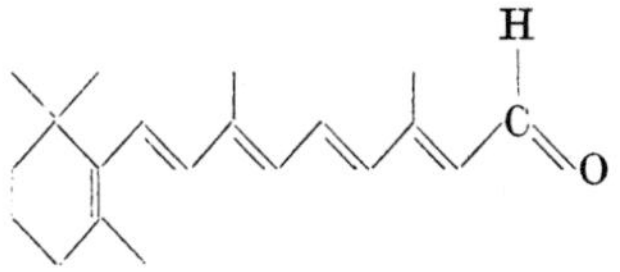

$C_{20}H_{28}O$ M.G. 284,46

Eigenschaften. Orangefarbene Prismen (dimorph), Fp. 57,6° bzw. 62 bis 64°, löslich in A., Chloroform und K. W. λ_{max} bei 381 mµ: E = 1530 (Äthanol). Oxim: orangegelbe Nadeln, Fp. 134 bis 136° bzw. 141 bis 143° (dimorph). 2,4-Dinitrophenylhydrazon: tief purpurrote Nadeln, Fp. 215°.

Vorkommen. In Citrusfrüchten, grünem Gemüse, Hagebutten, Leber, in der Darmmucosa.

Darstellung. Durch Oxydation von Vitamin A mit Braunstein in Petroläther.

Vitamin-A-Aktivität: 91%.

Vitamin-A_1-Isomere.

Neben dem all-trans-Vitamin A_1 gibt es noch einige cis- und cis-trans-Isomere. Entsprechende Isomere kennt man teilweise auch vom Vitamin-A_1-Aldehyd und vom Vitamin A_2. Diese Isomere werden im Organismus durch Fermente (Isomerasen) in die all-trans-Form umgewandelt.

Die wichtigsten Isomeren des Vitamin A_1 sind:

Neo-a-Vitamin A_1. 2-cis-Vitamin A_1 (Genfer Nomenklatur). 13-cis-Vitamin A_1 (Carotinoidnomenklatur).

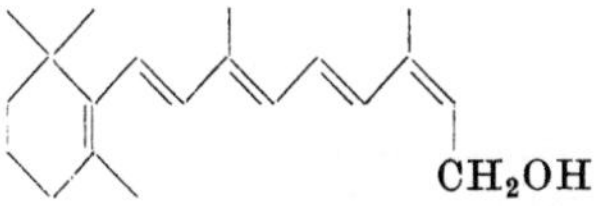

Eigenschaften. Gelbe Prismen, λ_{max} bei 328 mµ: E = 1686 (Äthanol), Fp. 58 bis 59°.

Vorkommen. In Fischleberölen.

Darstellung. Durch Reduktion von 13-cis-Vitamin-A-Carbonsäuremethylester mit Lithiumalanat.

Vitamin-A-Aktivität: 75%.

Neo-b-Vitamin A_1. 4-cis-Vitamin A_1 (Genfer Nomenklatur). 11-cis-Vitamin A_1 (Carotinoidnomenklatur).

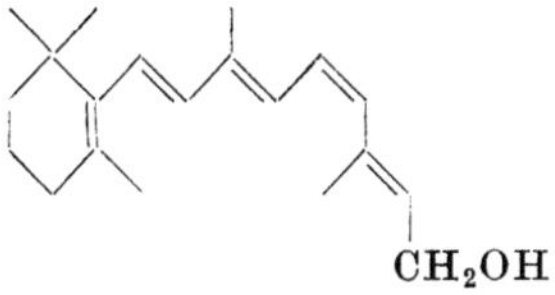

Eigenschaften. Orangegelbes Öl, λ_{max} bei 233 mµ: E = 370 und bei 319 mµ: E = 1220 (Äthanol).

Vorkommen. In der Retina.

Darstellung. Synthetisch.

Vitamin-A-Aktivität: 23% (Vorstufe des Sehpigmentes).

Neo-c-Vitamin A_1. 2,4-di-cis-Vitamin A_1 (Genfer Nomenklatur). 11,13-di-cis-Vitamin A_1 (Carotinoidnomenklatur).

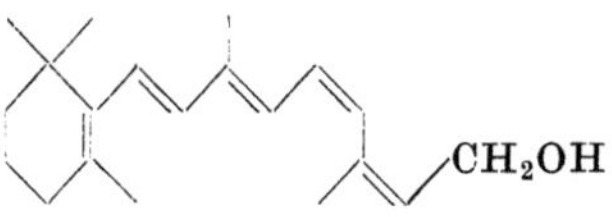

Eigenschaften. Lange farblose Nadeln (Petroläther/Ae.), λ_{max} bei 311 mμ: E = 1024 (Äthanol), Fp. 86 bis 88°, löslich wie die all-trans-Verbindung.

Vitamin-A-Aktivität: 15%.

Iso-a-Vitamin A$_1$. 6-cis-Vitamin A$_1$ (Genfer Nomenklatur). 9-cis-Vitamin A$_1$ (Carotinoidnomenklatur).

Eigenschaften. Gelbe Prismen, λ_{max} bei 258 mμ: E = 382, bei 323 mμ: E = 1477 (Äthanol), Fp. 81,5 bis 82,5°, löslich wie die all-trans-Verbindung.

Vitamin-A-Aktivität: 21%.

Iso-b-Vitamin A$_1$. 2,6-di-cis-Vitamin A$_1$ (Genfer Nomenklatur). 9,13-di-cis-Vitamin A$_1$ (Carotinoidnomenklatur).

Eigenschaften. Gelbe Prismen, λ_{max} bei 263 mμ: E = 330, bei 324 mμ: E = 1379 (Äthanol), Fp. 58 bis 59°, löslich wie bei all-trans-Verbindung.

Vitamin-A-Aktivität: 24%.

Provitamine A.

Als biologische Vorstufen kommen solche Pflanzenstoffe in Frage, die in ihrer Molekel das Vitamin A ein- oder zweimal vorgebildet enthalten. Es sind dies in erster Linie die Carotinoide α-, β- und γ-Carotin, die sich als ständige Begleiter des Chlorophylls in zahlreichen höheren Pflanzen befinden und bei der chromatographischen Analyse von Blattauszügen als rötlichgelbe oder orangefarbene Zonen oder Flecke im Chromatogramm erscheinen. Weiterhin fungieren als Provitamine A Kryptoxanthin, Echineon, Citroxanthin, Myxoxanthin, Torularhodin und Aphanin. Da Carotinoide in jedem grünen Pflanzenteil auftreten, wird die Vitamin-A-Wirksamkeit von frischen Pflanzen erklärlich. Über den Gehalt an Carotinen unterrichtet die folgende Tabelle in der die wichtigsten, carotinreichen Pflanzen aufgeführt sind.

100 g veg. Material enthalten	mcg Carotin	100 g veg. Material enthalten	mcg Carotin
Ananas	60–160	Rosenkohl	240–2100
Aprikosen	250–2300	Endiviensalat	ca. 1200
getrocknete Aprikosen	5100–5500	Feldsalat	900–7500
Bananen	50–250	Kopfsalat	ca. 320
Blattsalat	1500–2400	frischer Orangensaft	120–400
getrocknete Datteln	ca. 100	Sellerieblätter	5700–7400
Hagebutten	3600–6000	Spargel	ca. 600
schwarze Johannisbeeren	180–300	Spinat	2600–7800
Melonen	ca. 1800	rote Tomaten	300–2100
gelbe Pfirsiche	880–2000	Wirsing	ca. 1000
Grünkohl	6000–20000	Maisöl	ca. 250
Karotten	1800–9600	Olivenöl	0–100
Kresse	2400–4200	gelbes Palmkernöl	ca. 600
Lauch	400–1000	rotes Palmkernöl	40000–300000
rote Paprika	3000–37000	Rapsöl	ca. 400

Carotine finden sich ferner in der Niere, der Leber, der Milz, im Serum, in der Milch, der Butter und im Käse.

Nach Aufnahme der Carotinoide mit der Nahrung findet überwiegend in der Darmwand eine Aufspaltung statt. Die Ausnutzung der Carotinoide insbesondere des β-Carotins erfolgt nicht quantitativ. Die Bauart des β-Carotins ist streng symmetrisch; beide Ringe an den Enden der Polyenketten stellen β-Jononringe dar. Werden an die mittelständige Doppelbindung 2 Mol Wasser unter Spaltung des Moleküls angelagert, so entstehen theoretisch 2 Mol Vitamin A. Diese Aufspaltung wird auch in der Leber des tierischen Organismus vollzogen. Ihre Nachahmung auf künstlichem Wege ist bisher nicht gelungen. Die Leber dient gleichzeitig als Hauptspeicherorgan für das gebildete Vitamin A. Eine ähnliche Aufspaltung erfahren auch die übrigen Carotinoide. Im Gegensatz zu dem symmetrisch gebauten β-Carotin liefern die übrigen Provitamine bei ihrer Spaltung theoretisch jeweils nur ein Mol Vitamin A. Dieses unterschiedliche Verhalten ist durch ihren unsymmetrischen Bau begründet. Sie enthalten zwar alle die gleiche Polyenkette wie das β-Carotin, jedoch nur einen β-Jononring. Das andere Ende der Kette wird von einer Atomanordnung eingenommen, die zwar dem β-Jononring weitgehend entspricht, sich aber dennoch strukturell von diesem unterscheidet. Entscheidend für die Vitamin-A-Wirksamkeit ist also das Vorhandensein eines intakten β-Jononringes. Dagegen können in den Polyenseitenketten gewisse chemische Veränderungen vorgenommen werden, ohne den Vitamincharakter zu zerstören.

α-Carotin.

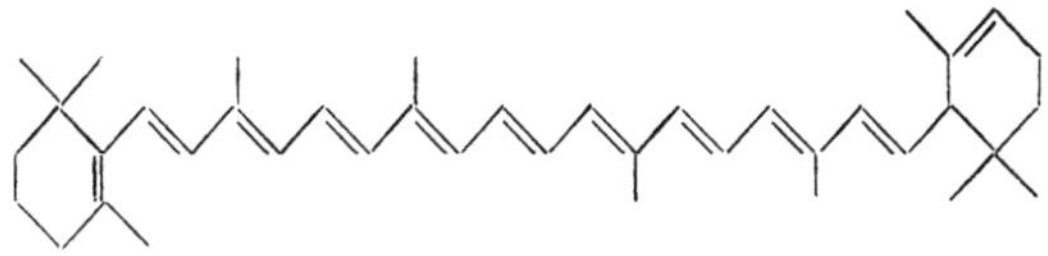

$C_{40}H_{56}$ M.G. 536,85

Eigenschaften. Dunkelviolette, prismatische Kristalle, sehr leicht löslich in Chloroform und Schwefelkohlenstoff, leicht löslich in Benzol und Ae., wenig löslich in Petroläther, praktisch unlöslich in A., W., Säuren und Alkalien. Fp. 187 bis 188°. Optisch aktiv: $[\alpha]_{Cd}^{18} = +359°$ (in Chloroform) $= +385°$ ($c = 0,08$ in Benzol) (Merck Ind. 60). Nimmt aus der Luft Sauerstoff auf. Die Oxydationsprodukte sind farblos und therapeutisch unwirksam.

Vorkommen. Zusammen mit Chlorophyll und β-Carotin in fast allen pflanzlichen und tierischen Bereichen, besonders in Palmöl, Vogelbeeren und Kastanienblättern.

Vitamin-A-Aktivität, bezogen auf β-Carotin: 50%.

β-Carotin.

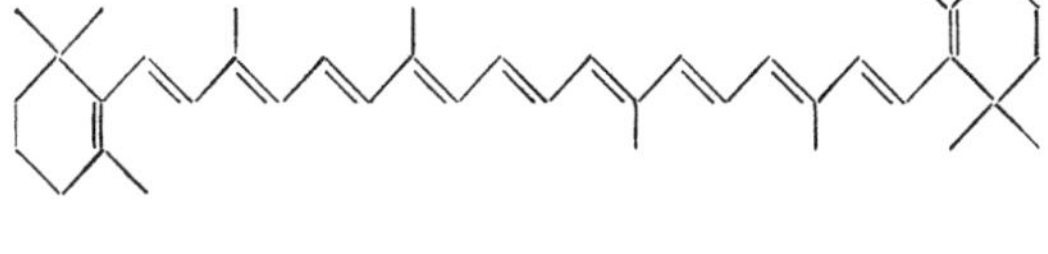

$C_{40}H_{56}$ M.G. 536,85

Eigenschaften. Dunkelviolette, prismatische Kristalle (Benzol + Methanol), praktisch unlöslich in W., Säuren und Alkalilaugen, leicht löslich in Schwefelkohlenstoff mit gelbroter Farbe, in Benzol und Methanol schwerer löslich als α-Carotin; optisch inaktiv; Fp. 184°. Wird an der Luft allmählich oxydiert zu farblosen Produkten, die therapeutisch unwirksam sind.

Wirksamkeit. 1 g = 1 666 000 I.E. Provitamin A; 0,6 mcg = 1 I.E.

Gewinnung. Synthetisch oder aus Karotten, Paprika, Kürbis, Palmöl und Brennesseln.

Verträglichkeit. β-Carotin besitzt eine sehr gute Dauerverträglichkeit.

γ-Carotin.

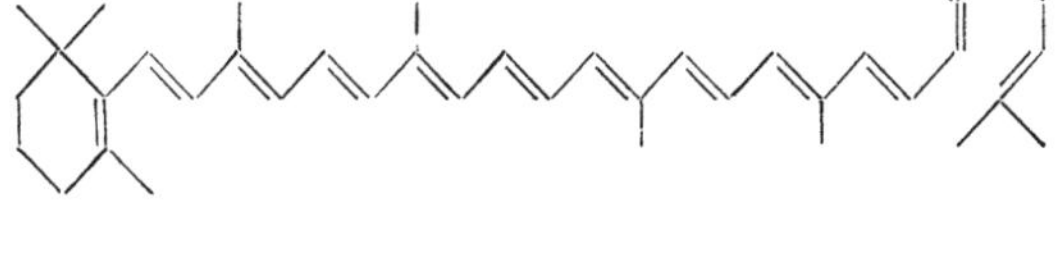

$C_{40}H_{56}$ M.G. 536,85

Eigenschaften. Dunkelrote, bläulich glänzende Kristalle, weniger löslich als β-Carotin in den entsprechenden Lösungsmitteln. Fp. 178°; optisch inaktiv.

Vorkommen. Besonders in den Narben von Krokusblüten, in den Früchten von Rosa rubiginosa und dem Fruchtfleisch von Aprikosen. γ-Carotin ist eines der seltensten natürlich vorkommenden Carotinoide; in Rübencarotin etwa 0,1% der β-Isomeren.

Kryptoxanthin. 3-Hydroxy-β-carotin.

$C_{40}H_{56}O$ M.G. 552,85

Eigenschaften. Rote, metallischglänzende Blättchen (Ae./Methanol). Leicht löslich in Benzol, Chloroform, Pyridin, löslich in Petroläther, A. und Methanol. Fp. 158 bis 159°.

Vorkommen. In geringer Konzentration im Mais, Beeren, Orangenschalen, Eigelb, Butter, Blutserum.

Echinenon. Aphanin. Myxoxanthin. 4-Keto-β-carotin. 4-Oxo-β-carotin.

$C_{40}H_{54}O$ M.G. 550,83

Eigenschaften. Mattrote, rechteckige Platten (Benzol/Methanol), wenig löslich in Chloroform, leicht löslich in Chloroform/Äther. Fp. 178 bis 179°.

Vorkommen. In bestimmten Drüsen des Seeigels, in Algen (Rivularia nitida und Oscillatoria rubescens).

Citroxanthin. Mutatochrom. β-Carotin-oxid. β-Carotin-8,5-epoxid.

$C_{40}H_{56}O$ M.G. 552,85

Eigenschaften. Glänzende, orangefarbene Platten mit abgerundeten hellgelben Ecken (Benzol/Methanol); Fp. 163 bis 164°.

Vorkommen. In Orangenschalen, Früchten und Blättern von Capsicum annuum.

Torularhodin. 3′,4′-Dehydro-18′-carotinsäure.

$C_{40}H_{52}O_2$ M.G. 564,83

Eigenschaften. Dunkelviolettes Kristallpulver (Toluol), Fp. 210 bis 212°.

Vorkommen. Rote Hefe, Rhodotorula mucilaginosa.

Calciferolum Pl.Ed. I/1, Helv. V – Suppl. II, Nord. 63, CsL 2. Calciferol BP 63, DAB 7 – BRD. Calciférol CF 65. Ergocalciferolum DAB 7 – DDR, ÖAB 9. Ergocalciferol USP XVII. Vitamin D_2. Antirachitisches Vitamin. Ergokalziferol.

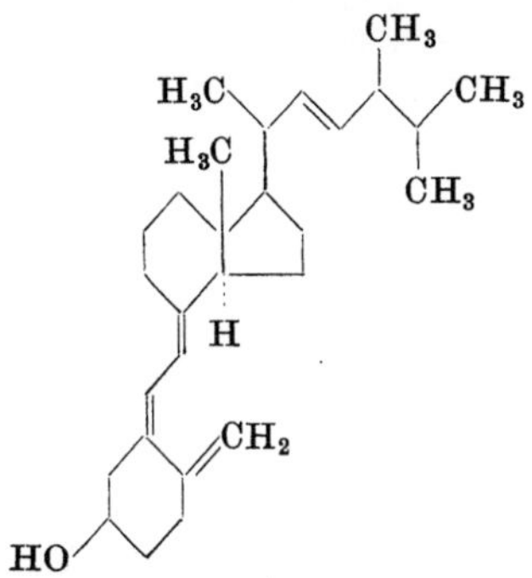

9,10-Seko-$\Delta^{5(6),7,10(19),22}$-ergosta-tetraen-$3\beta$-ol, (+)-$3\beta$-Hydroxy-24-methyl-9,10-secocholestatetraen-[5,7,10(19),22]

$C_{28}H_{44}O$ M.G. 396,66

Vorkommen. Vitamin D_2 kommt in kleinen Mengen in Fischleberölen und manchen Schwämmen vor. Dagegen ist das Vitamin D_3 in der Natur weit verbreitet (s. dort).

Herstellung. Vitamin D_2 wird durch Bestrahlung von Ergosterinlösungen mit UV-Licht dargestellt. Als Lösungsmittel dienen peroxidfreier Ae., Benzol oder A. Die Umsetzung wird während der Bestrahlung spektrophotometrisch verfolgt, um bei einem Gehalt von 4% Ergosterin abgebrochen zu werden, da dann die Bildung von „Suprasterinen", antirachitisch unwirksamer, aber stark toxischer Verbindungen, unterbleibt. Lichtquelle ist die Quecksilberbogenlampe oder der Magnesiumfunken.

Aus dem Bestrahlungsgemisch wird Vitamin D_2 durch fraktionierte Kristallisation gewonnen, nachdem zuvor Ergosterin durch Digitonin und Tachysterin durch Citraconsäure entfernt wurden. Calciferol kann auch als 3,5-Dinitrobenzoat abgetrennt, hydrolysiert und umkristallisiert werden. [Zur Chemie der Dinitrobenzoate s. Chem. Ber. *89*, 1634 (1956)].

Nach neueren Untersuchungen laufen bei der Bestrahlung die folgenden Reaktionen ab:

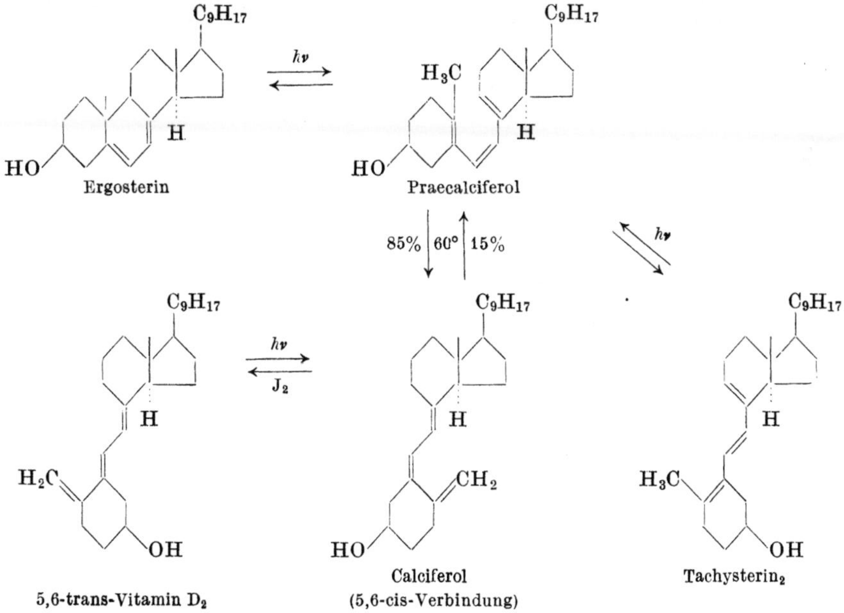

Ergosterin   Praecalciferol

85% | 60° | 15%

5,6-trans-Vitamin D_2 Calciferol (5,6-cis-Verbindung)   Tachysterin$_2$

Die photochemischen Reaktionen sind umkehrbar. Von Bedeutung ist, daß neben der Photoisomerisierung des Ergosterins auch eine thermische Isomerisierungsreaktion auftritt, die im Dunkeln verläuft und die Umwandlung des Praecalciferols in das Calciferol bis zum Gleichgewicht bewirkt.

Eigenschaften. Weiße Kristalle oder kristallines Pulver, ohne Geruch und Geschmack, gegen Licht und Luft empfindlich. Fp. DAB 7 – BRD: 113 bis 117°; Pl.Ed. I/1: Das mit der Substanz beschickte Röhrchen ist zu evakuieren, zuzuschmelzen und in ein auf 100° vorgeheiztes Bad zu bringen: 115 bis 118°; CsL 2: 115 bis 118°; Helv. V – Suppl. II: 110 bis 117°; Dan. IX: 115 bis 119° bzw. 117 bis 120° (bestimmt unter dem Mikroskop); Nord. 63: 112 bis 118°; DAB 7 – DDR: Das Bad ist 10° unter der zu erwartenden Schmelztemperatur zu erwärmen: 115 bis 118°; USP XVII: 115 bis 118°; BP 63: 115 bis 118°; ÖAB 9: 112 bis 118° (Kofler-Schmelzpunktsmikroskop); CF 65: 120° (ermittelt durch Aufstreuen des trockenen Pulvers auf den erhitzten Messingblock), 115 bis 118° (in der Kapillare, langsames Erhitzen der Badflüssigkeit).

Optisches Drehungsvermögen:

$[\alpha]_D^{20}$ = $+102,5$ bis $+107,5$ ($c = 4,0$, abs. Äthanol, frisch bereitete Lösung) (DAB 7 – BRD, BP 63, PI.Ed. I/1)

$[\alpha]_D^{20}$ = $+102$ bis $+108$ ($c = 1$, Äthanol) (ÖAB 9)

$[\alpha]_D^{20}$ = nicht weniger als $+103$ und nicht mehr als $+106$ ($c = 1,5$, Äthanol, frisch bereitete Lösung) (USP XVII)

$[\alpha]_D^{20}$ = $+79,5$ bis $+83,5$ (0,3200 g Substanz zu 20 ml mit Aceton gelöst) (DAB 7 – DDR)

$[\alpha]_D^{20}$ = $+79,5$ bis $+83,5$ ($c = 1,6$, Aceton) (CsL 2)

$[\alpha]_D^{20}$ = $+102$ bis $+109$ ($c = 4$, abs. Äthanol) (Helv. V – Suppl. II)

$[\alpha]_D^{20}$ = $+105$ ($c = 2\%$ Gew./Vol., 95%iges Äthanol) bzw. $+100$ ($c = 2\%$ Gew./Vol., abs. Äthanol) (CF 65)

α_D = $+4,10$ bis $+4,35$ (40,0 mg Substanz in 2,00 ml Lösung, abs. Äthanol, $1 = 200$ mm) (Dan. IX)

$[\alpha]_D$ = $+100$ bis $+108$ (Äthanol, $c = 1,00$ g in 100 ml) bzw. $= 2,00$ bis $+2,16$ (200 mm) (Nord. 63)

Lichtabsorption:

$E_{1\,cm}^{1\%}$ = 445 bis 485, bei 265 mµ, in abs. Äthanol (DAB 7 – BRD)

$E_{1\,cm}^{1\%}$ = 460, bei 265 mµ, in abs. Äthanol (PI.Ed. I/1)

$E_{1\,cm}^{1\%}$ = 450 bis 485, bei 265 mµ, in Äthanol (ÖAB 9)

$E_{1\,cm}^{0,001\%}$ = 0,560 bis 0,504, bei 265 mµ, in abs. Äthanol; 0,0500 g Substanz werden zu 50,0 ml gelöst; 1,00 ml dieser Lösung wird zu 100,00 ml aufgefüllt (DAB 7 – DDR)

$E_{1\,cm}^{0,001\%}$ = mindestens 0,460, bei 265 mµ, in Cyclohexan (BP 63)

$E_{1\,cm}^{1\%}$ = etwa 473, bei 265 mµ, in abs. Äthanol (CF 65)

$E_{1\,cm}^{1\%}$ = 460, bei 265 mµ, in Äthanol (Helv. V – Suppl. II)

$E_{1\,cm}^{1\%}$ = etwa 470, bei 265 mµ, in abs. Äthanol (Nord. 63)

E (1%) = darf bei 265 mµ nicht mehr als 3% von der des Vergleichsstandards abweichen; in Äthanol (USP XVII)

ε = 18 250, bei 265 mµ, in Hexan (CsL 2).

Löslichkeit: Praktisch unlöslich in W., löslich in A. und fetten Ölen, leicht löslich in abs. A., Ae., Chloroform und Aceton, löslich in 50 bis 100 T. fettem Öl, bei 20° in 2 T. A. (95%), in 2 T. Ae., in 0,7 T. Chloroform, in 10 T. Aceton.

IR-Spektrum: USP XVII: Die Substanz muß, gemessen als KBr-Preßling, zwischen 2 und 12 µ die gleichen Banden aufzeigen wie der USP-Calciferol-Reference-Standard.

Erkennung. a) Zu einer Lösung von 0,5 mg Substanz in 5 ml Chloroform fügt man 0,3 ml Acetanhydrid und 0,1 ml Schwefelsäure zu und schüttelt kräftig durch. Es entsteht eine leuchtend rote Farbe, die schnell über Violett und Blau nach Grün übergeht (USP XVII, ähnlich DAB 7 – DDR, ÖAB 9, CsL 2, DAB 7 – BRD). – b) Versetzt man etwa 1 mg Substanz mit 1 ml konz. Schwefelsäure, so entsteht eine orangegelbe Lösung, die bald intensiv orangerot wird. Versetzt man diese Lösung mit etwa 2 ml W., so wird sie hellrotviolett und trüb (ÖAB 9). – c) In 0,5 ml Prüflösung (2,0 mg Substanz in 1,0 ml Chloroform) entsteht auf Zusatz von 4,0 ml einer gesättigten Antimon(III)-chloridlösung in Chloroform eine orangegelbe Färbung (DAB 7 – BRD, ähnlich DAB 7 – DDR und CF 65; gemäß CsL 2 liegt das Absorptionsmaximum dieser Lösung bei 500 mµ). – d) Man löst 50 mg Substanz und 50 mg 3,5-Dinitrobenzoylchlorid in je 1 ml Pyridin. Die Lösungen werden vermischt und 10 Min. lang auf dem Wasserbad erwärmt, mit 5 ml W. versetzt, filtriert und der Niederschlag mit kleinen Portionen kaltem W. gewaschen. Der Niederschlag wird 2 mal aus Aceton umkristallisiert und 2 Std. lang im Vakuumexsikkator getrocknet. Das Derivat schmilzt zwischen 147 und 149° (USP XVII, Pl.Ed. I/1, BP 63, Nord. 63: 144 bis 148°). Die spezifische Drehung des Dinitrobenzolyderivates beträgt: $[\alpha]_D^{20} = +68{,}5$ bis $+72{,}5$ ($c = 1$, Benzol) (Pl.Ed. I/1); $[\alpha]_D^{20} =$ etwa $+58$ (Benzol, $c = 1$) (BP 63). – e) Man löst einige mg Substanz in 1 ml Benzol, fügt 1 ml einer 2%igen Lösung von Furfurol in Benzol und 5 ml 85%iger Lösung von Trichloressigsäure in Benzol hinzu. Dann erhitzt man 1 Min. lang auf dem siedenden Wasserbad. Es entwickelt sich eine intensiv rosaviolette Farbe, die nach dem Erkalten noch beständig ist (Unterschied zu Ergosterol) (CF 65).

Prüfung. a) Ergosterin: Man löst 10 mg Substanz in 2 ml A. (90%), fügt eine Lösung von 20 mg Digitonin in 2 ml A. (90%) hinzu, vermischt und läßt 1 Std. lang stehen. Es darf kein Niederschlag entstehen (USP XVII, ähnlich DAB 7 – DDR, Pl.Ed. I/1, Ph.Helv. V – Suppl. II, CsL 2). – b) Hydrochinon: 50 mg Substanz werden in 10 ml Isooctan gelöst und 3mal mit je 3 ml Wasser extrahiert. Die vereinigten Extrakte werden in einem 10-ml-Meßkolben mit W. bis zur Marke aufgefüllt. Man bereitet eine Standardlösung mit 5 mg Hydrochinon pro ml und bestimmt die Absorption der Standardlösung und des Extraktes gegen W. bei 287 und 320 mµ. Die Differenz der Absorptionen (A_{287} bis A_{320}) des wäßrigen Extraktes von Ergocalciferol darf nicht größer sein als der entsprechende Wert der Hydrochinon-Standard-Lösung (0,1%) (USP XVII). – c) Unlösliche Verunreinigungen: Farbe der Lösung: 1,0 ml Prüflösung müssen klar und farblos sein. Prüflösung: 0,0200 g Substanz werden in äthanolfreiem Chloroform zu 10,0 ml gelöst (DAB 7 – DDR).

Gehaltsbestimmung. Helv. V – Suppl. II (vgl. H. SCHNEIDER: Diss. Nr. 2110 der Eidg. Techn. Hochschule, Zürich 1952; BÜCHI u. SCHNEIDER: Festschrift A. JERMSTAD, 1955, S. 87): Etwa 0,01 g Calciferol, genau gewogen, werden im Meßkolben in thiophenfreiem Benzol zu 100 ml gelöst. 1 ml dieser Lösung wird in einem Reagensglas mit eingeschliffenem Steigrohr mit 2 ml Cuminaldehydlösung gemischt, dann gibt man 4 ml thiophenfreies Benzol und 3 Tr. Perchlorsäurereagens zu, versetzt mit einem Stückchen Glas und erhitzt $1^1/_2$ Min. im W.-Bad. Die rote Lösung wird 7 Min. erkalten lassen, dann in einen 10-ml-Meßkolben gebracht und das Reagensglas mit abs. Essigsäure nachgespült und damit bis zur Marke aufgefüllt. 9 Min. nach dem Erhitzen wird die Extinktion dieser Lösung bei 550 mµ und einer Schichtdicke von 1 cm gegen W. gemessen.

$$\text{Gehalt an } C_{28}H_{44}O = \frac{2{,}33 \cdot E}{p} \%.$$

E = gefundene Extinktion, p = Einwaage in g.

Der Gehalt soll mindestens 90,0% $C_{28}H_{44}O$ entsprechen. Die Farbbildung beruht auf der Kondensation des Calciferol-Carbenium-Perchlorates mit dem Cuminaldehyd:

Die Spezifität der Farbreaktion soll gut sein, da die Kondensationsgeschwindigkeit und die Intensitätsunterschiede je nach der Konstitution der Sterine sehr verschieden sind. Die Methode geht auf Untersuchungen von H. SCHALTEGGER zurück [Experientia (Basel) *2*, 27 (1946); Helv. chim. Acta *29*, 285 (1946)].

CsL 2: Von einer Lösung in spektralreinem Hexan wird eine UV-Absorptionskurve zwischen 220 und 320 mµ aufgenommen. Das Maximum soll bei 265 mµ liegen. $E_{1\,cm}^{1\%} = 465 \pm 5\%$, Faktor 86000.

USP XVII: Es wird eine ausführliche Vorschrift zur Vorbereitung der Proben mittels Chromatographie und eine photometrische Bestimmung nach der Methode von BROCKMANN und CHEN [mit Antimon(III)-chlorid] gegeben.

Biologische Vitamin-D-Bestimmung nach DAB 7 – BRD:

Die Bestimmung erfolgt im prophylaktischen Rattenversuch, für den ein gleichartiges, am besten aus einer Inzucht stammendes und gleichmäßig ernährtes Tiermaterial Verwendung finden kann.

Die Muttertiere werden während ihrer Trächtigkeit mit einem vitamin-D-armen Futtergemisch ernährt und müssen weiter so gefüttert werden, daß die Jungtiere in 3 bis 4 Wochen das Einsatzgewicht von 32 bis 45 g erreichen.

Beispiel für ein vitamin-D-armes Futtergemisch:

Maisschrot 5 T., Weizen 10 T., Milch 8 T., Hafer 4 T. oder Brot 4 T., Casein 0,4 T. oder Reis 2 T., Natriumchlorid 0,06 T., Calciumcarbonat 0,025 T. und tägliche Zugabe von abwechselnd Blattgemüse, Rüben und Karotten.

Die für den Versuch notwendigen Tiere werden so verteilt, daß Tiere aus einem Wurf verschiedene Präparate und Dosen erhalten.

Während des Versuchs werden die Tiere auf Drahtsieben in sauberen Käfigen (z.B. Emaillekessel oder Glasgefäße) gehalten, die in einem abgedunkelten und gleichmäßig temperierten Raum (20 bis 26°) stehen, der tagsüber durch künstliches Licht beleuchtet wird. Die Versuchstiere erhalten aus Trinkkölbchen destilliertes W. nach Belieben und als Futter die McCollum-Kost 3243 folgender Zusammensetzung:

Maisschrot 33 T., Weizenschrot 33 T., Weizenkleber 15 T., Gelatine 15 T., Calciumcarbonat 3 T., Natriumchlorid 1 T., unbestrahlte Milch 50 T., W. 100 T.

Die Lösung der Gelatine in 100 T. heißem, destilliertem W. wird mit den vorher gut gemischten Bestandteilen vermengt. Der noch heiße Brei wird in 1,5 bis 2 cm Schichthöhe auf Bleche mit 4 cm hohem Rand aufgetragen. Die McCollum-Kost wird im Eisschrank aufbewahrt und für den Gebrauch in etwa 10 bis 20 g schwere Stücke geschnitten, die zur Fütterung direkt auf das Drahtnetz gelegt werden.

Vor Beginn des Versuchs werden die Jungtiere mit dem oben angegebenen Gewicht zunächst 2 Tage lang mit dieser Versuchsdiät gefüttert. Während des Versuchs, der sich über 14 Tage erstreckt, werden den Tieren 0,1 ml der öligen Lösung des vitamin-D-haltigen Präparates in die Schnauze gegeben.

Jede Versuchsserie besteht aus der Kontrollreihe, der Standardreihe und der Versuchsreihe.

Die Kontrollreihe umfaßt 10 Tiere, die nur das zur Verdünnung benutzte Sesamöl ohne Vitamin D erhalten. An Stelle von Sesamöl kann hier in der Standardreihe und in der Versuchsreihe auch Erdnußöl verwendet werden. Beide Öle müssen peroxidfrei sein.

In der Standardreihe werden 3 Dosen Vitamin D an je 10 Tieren geprüft. Als Standard dient kristallisiertes Vitamin D_3, das in Sesamöl gelöst ist. Es wird in Tagesdosen von 1,0 I.E., 0,75 I.E., 0,50 I.E. und 0,33 I.E. geprüft.

$$1 \text{ I.E.} = 0{,}025 \, \gamma \text{ Vitamin } D_3.$$

In der Versuchsreihe werden die zu untersuchenden Öle mit Sesamöl so verdünnt, daß in der Einzeldosis von 0,1 ml voraussichtlich ebenfalls 1,0, 0,75, 0,50 und 0,33 I.E. enthalten sind.

Diese 4 Einzelgaben werden wie in der Standardreihe ebenfalls an je 10 Tieren geprüft.

Die angegebenen Zahlen sind als Richtlinie zu betrachten. Sie können mit der Empfindlichkeit des Tiermaterials in gewissem Umfang schwanken. Für die Auswertung eines Öles mit etwa 100 I.E./Gramm wird also beispielsweise folgende Versuchsanordnung benutzt:

Tierzahl	Tägliche Dosis
10 Ratten	0,1 ml Sesamöl
10 Ratten	0,75 I.E. Vitamin D_3 in 0,1 ml Sesamöl
10 Ratten	0,50 I.E. Vitamin D_3 in 0,1 ml Sesamöl
10 Ratten	0,33 I.E. Vitamin D_3 in 0,1 ml Sesamöl
10 Ratten	7,50 mg Öl in 0,1 ml Sesamöl
10 Ratten	5,00 mg Öl in 0,1 ml Sesamöl
10 Ratten	3,33 mg Öl in 0,1 ml Sesamöl

Während des Versuchs werden die Tiere alle 2 Tage gewogen und die Käfige gereinigt. Tiere, die während des Versuchs mehr als 22 g oder weniger als 5 g zugenommen haben, werden bei der Beurteilung ausgeschaltet.

Nach Abschluß der 14tägigen Versuchsperiode – 24 Std. nach der letzten Gabe – werden die Kniegelenke geröntgt. Zu diesem Zweck werden die Tiere so aufgespannt, daß das Fibula-Köpfchen den Gelenkspalt nicht verdeckt. Der Grad der Rachitis wird nach der Breite des Epiphysenspaltes am proximalen Ende der Tibia beurteilt. Verbreiterung der Epiphysenlinie in Form eines durchgehenden Spaltes von mindestens 0,5 mm Breite und deutliche Abhebung des Epiphysenkopfes gilt als Rachitis. Bei geschützten Tieren ist der Epiphysenspalt als schmale Linie eben noch erkennbar.

Für jede Tiergruppe wird auf Grund der Röntgenaufnahmen die Prozentzahl der geschützten Tiere errechnet. Sie muß bei der Kontrollgruppe gleich Null sein. Die Auswertung der übrigen Zahlen erfolgt graphisch. Dazu wird der prozentuale Anteil der geschützten Tiere in Abhängigkeit vom Logarithmus der Dosis auf Wahrscheinlichkeitspapier

eingetragen. Für Standard und jedes geprüfte Präparat werden Gerade gezeichnet, die bei gleicher Neigung den jeweils 3 Punkten am nächsten liegen. Aus der Standardgeraden wird der Prozentsatz der Tiere abgelesen, die durch 0,025 γ Vitamin D_3 = 1 I.E. geschützt worden sind. Die Dosis der zu prüfenden Präparate, für die aus den zugehörigen Geraden der gleiche Schutz abzulesen ist, enthält 1 I.E. Aus dieser Dosis wird der Gehalt des Präparates in I.E./Gramm wie folgt errechnet:
1000 dividiert durch die einer I.E. Vitamin D_3 entsprechende Menge des zu prüfenden Präparates in Milligramm.

Biologische Wertbestimmung von Vitamin D nach PI.Ed. I/1:

Die Wirksamkeit eines Vitamin-D-Präparates wird durch Vergleich mit der Wirksamkeit des Internationalen Standardpräparates ermittelt. Das Ergebnis wird in I.E. pro g ausgedrückt.

Internationaler Standard und Einheit. Das Internationale Standardpräparat besteht aus kristallisiertem Vitamin D_3.

Die Internationale Einheit ist die antirachitische Wirksamkeit, die in 0,025 γ des Internationalen Standardpräparates enthalten ist.

Vorgeschlagene Methode. Die folgenden Methoden sind geeignet zur Bestimmung von Ölen, die am Menschen verwendet werden sollen. Bei Ölen für die Geflügelzucht müssen Hühner als Versuchstiere verwendet werden.

a) Heilwirkung. Für die Bestimmung sind mindestens 40 junge Ratten gleichen Geschlechts kurz nach dem Entwöhnen zu verwenden. Man wählt etwa 10 Würfe von 4 oder 8 Ratten aus, von denen das schwerste Tier eines Wurfes nicht mehr als 10 g schwerer sein darf als das leichteste. Sie werden etwa 3 Wochen mit rachitogener Kost gefüttert, die wie folgt zusammengesetzt sein kann:

Gemahlener gelber Mais	33%	oder	
Ganzer Weizen	33%	Gemahlener gelber Mais	76%
Weizenkleber	15%	Weizenkleber	20%
Gelatine	15%	Calciumcarbonat	3%
Calciumcarbonat	3%	Natriumchlorid	1%
Natriumchlorid	1%		

Die Entwicklung des erforderlichen Stadiums der Rachitis kann durch Röntgenographie der oberen Teile der Tibia und der unteren Teile von Ulna und Radius jeder Ratte unter leichter Narkose festgestellt werden.

Man teilt die Ratten in 4 Gruppen, indem man von Würfen mit 4 Tieren je eines, von solchen mit 8 je zwei einer Gruppe zuteilt. Die Ratten von 2 Gruppen erhalten Dosen von x und $n \cdot x$ Einheiten des Internationalen Standardpräparates (wobei n einen geeigneten Wert wie z. B. 2 oder 3 darstellt), während die Ratten der anderen beiden Gruppen je eine Dosis des zu untersuchenden Präparates erhalten, die im gleichen Verhältnis zueinander stehen wie die Dosen des Standards (1 : 2 oder 1 : 3). Geeignete Dosen des Standardpräparates sind 2 bis 8 I.E. für die niedrigere Dosierung. Jedes Tier kann die Gesamtdosis auf einmal oder auch in etwa 8 entsprechenden Tagesdosen erhalten.

10 bis 14 Tage nach Verabreichung der Vitamin-D-Gaben, bei verteilter Applikation 10 bis 14 Tage nach Verabfolgung der ersten Rate, werden die Tiere getötet. Dann wird anhand von Röntgenaufnahmen oder durch Untersuchung der gefärbten Knochen festgestellt, wieweit die Rachitis geheilt worden ist. In beiden Fällen ist das Ergebnis durch Vergleich mit einer Standardskala (vgl. Abbildungen USP XV) zu ermitteln. Zur Färbung werden die unteren Enden der Ulnae und Radii entfernt, dann werden die Knochen 24 Std. in eine 4%ige Formaldehydlösung gelegt, längs gespalten, einige Minuten in eine 1,5%ige Silbernitratlösung getaucht, einige Minuten dem Licht ausgesetzt und schließlich in W. gelegt.

Der Grad der Heilung durch eine gegebene Dosis von Vitamin D wechselt von Tier zu Tier. Infolgedessen wird der Durchschnitt des Heilungsgrades der Ratten jeder Gruppe ermittelt und die entsprechende Heilung der Ratten, die die zu bestimmende Probe erhalten haben, mit der Heilung der Ratten verglichen, die das Internationale Standardpräparat erhielten.

Fehlergrenzen. Die Fehlergrenzen der Bestimmung werden aus den Werten dieser Bestimmung selbst errechnet. Wenn die Schätzung der Steigung der Kurve, die eine Funktion des Logarithmus der Dosis und der Wirkung darstellt, ihren Standardfehler nicht um das Achtfache übertrifft, so können die Zuverlässigkeitsgrenzen errechnet werden.

b) Vorbeugende Wirkung. Mindestens 32 junge Ratten gleichen Geschlechts werden sofort nach dem Absetzen für die Bestimmung verwendet. Die Tiere werden in 4 Gruppen geteilt, wobei aus jedem Viererwurf je 1 Ratte jeder Gruppe zugeteilt wird.

Die Ratten werden mit einer der unter a) angegebenen Rachitisdiäten 4 oder 5 Wochen gefüttert. Während dieser Zeit erhalten die Tiere der verschiedenen Gruppen tägliche Dosen des Internationalen Standardpräparates oder der zu bestimmenden Probe im Verhältnis von 2 : 1. Geeignete Dosen des Internationalen Standards liegen zwischen 0,025 und 0,1 I.E.

Nach 4 bis 5 Wochen werden die Ratten getötet und entsprechende Knochen, z. B. Femora oder Humeri, sorgfältig aus jedem Tier herauspräpariert. Feuchtigkeit und Fett werden nach geeigneten Methoden von den Knochen entfernt: Man trocknet z. B. die Knochen bei 105°, füllt sie gespalten in Musselinsäckchen und extrahiert 48 Std. mit kochendem A. am Rückflußkühler. Dann werden die Knochen getrocknet, gewogen und in einem Tiegel verglüht. Für jede Ratte wird das Aschegewicht besonders bestimmt und der Prozentgehalt der Asche auf die getrockneten und extrahierten Knochen berechnet.

Dann wird der durchschnittliche Aschegehalt der Rattenknochen jeder Gruppe ermittelt und die Durchschnittszahlen der 4 Gruppen miteinander verglichen [wie unter a)].

Fehlergrenzen wie unter a).

Weitere Farbreaktionen s. A. BRASCH [Pharm. Acta Helv. *24*, 377 (1949)] und W. DIEMAIR u. Mitarb. [Pharm. Zentralh. *89*, 58 (1950)].

Aufbewahrung. Unter Stickstoff, luftdicht verschlossen, kühl und vor Licht geschützt. Ein zur Prüfung geöffnetes Gefäß muß umgehend unter Begasung mit Stickstoff wieder verschlossen werden, falls der Inhalt nicht sofort verwendet wird.

Standard.

1 I.E. = 0,025 (mcg) kristallisiertes Vitamin D_2
1 USP-Einheit = 1 I.E.
1 I.E. = 1 MRCU (1 Medical Research Council Unit)
1 I.E. = 1 internat. Kükeneinheit
1 g Vitamin D_2 entspricht 40 000 000 I.E.
1 klinische Einheit = ca. 12 bis 17 I.E. (0,3 bis 0,425 mcg)
1 biologische Einheit = ca. 0,125 I.E. (0,003 mcg)
1 Schutzeinheit = ca. 0,125 I.E. (0,003 mcg)
1 Coward-Einheit = ca. 1 I.E. (0,025 mcg)
1 Laquer-Einheit = ca. 0,14 I.E. (0,0035 mcg)
1 Poulsson-Einheit = ca. 0,2 I.E. (0,005 mcg)
1 Steenbock-Einheit = ca. 3 I.E. (0,075 mcg)

Dosierung. Nach BP 63: Prophylaxe: täglich nicht mehr als 20 mcg (800 I.E.); bei Rachitis und Osteomalazie: 0,125 bis 1,25 mg (5000 bis 50 000 I.E.) täglich; bei Hypoparathyreodismus: 1,25 bis 5 mg (50 000 bis 200 000 I.E.) täglich.

Zur Wirkung der Vitamine D. Geschichtliches. Gegen die als Krankheit schon lange bekannte Rachitis wurde 1822 erstmals Lebertran (v. A. TROUSSEAU) und Licht (J. SNIADECKI) empfohlen. Seit 1890 erkannte man den Zusammenhang zwischen rachitischen Wachstumsstörungen und Lichtmangel. 1919 stellten E. MELLANBY und MCCOLLUM erstmals heraus, daß in einigen animalischen Fetten ein antirachitischer Faktor enthalten ist, nachdem es MCCOLLUM gelungen war, durch geeignete Kost an Hunden Rachitis zu erzeugen. Im gleichen Jahr entdeckte HULDSCHINSKY die rachitisheilende Wirkung des ultravioletten Lichts. 1921 wurde von HESS und STEENBOCK unabhängig voneinander entdeckt, daß Rachitis durch ultraviolett bestrahlte Nahrungsmittel geheilt werden kann. 1926 teilten WINDAUS, POHL und HESS ihre Versuche mit, bei denen aus Ergosterin durch Bestrahlung Vitamin D_2 entstanden war. 1930 wurde dieses kristallin erhalten (WINDAUS u. Mitarb., ASKEW). 1935 wurde 7-Dehydrocholesterin aus Fischleber als Provitamin D_3 erkannt und ebenfalls durch UV-Bestrahlung in Vitamin D_3 überführt (WINDAUS, BROCKMANN, LETTRÉ und SCHENK).

Physiologische Funktionen und Mangelsymptome. Vitamin D spielt im Calcium- und Phosphatstoffwechsel eine beherrschende Rolle: 1. Förderung der Resorption von Calcium aus dem Darm. – 2. Beteiligung am Transport von Calcium und Phosphat sowie am selektiven Einbau der Calciumsalze in die organische Matrix der Knochen. – 3. Begünstigung der Rückresorption von Phosphat in den Tubuli der Nieren und dadurch Verminderung der Ausscheidung von Phosphat mit dem Harn. Für die Wirkung auf den Phosphatstoffwechsel wird die durch den erhöhten Blutcalciumspiegel erzeugte Hemmung der Nebenschilddrüse verantwortlich gemacht.

Über den Wirkungsmechanismus von Vitamin D ist noch wenig bekannt. Man weiß, daß Vitamin D die Aktivität der alkalischen Phosphatase steigert, die bei Rachitis vermindert ist. Es hemmt ferner die Oxydation der Citronensäure, wodurch die Citratkonzentration im Blut, in den Geweben und im Knochen gesteigert wird. Durch die verstärkte Calciumresorption wird sekundär durch das Vitamin D die Nebenschilddrüsentätigkeit gehemmt. Ferner besteht auch eine Beziehung des Vitamin D zum Aminosäurenstoffwechsel. Bei rachitischen Erkrankungen tritt eine Aminoazidurie auf. Diese vermehrte Ausscheidung einiger Aminosäuren im Harn geht bei Behandlung mit Vitamin D rasch zurück.

Vitamin-D-Mangel führt zu verschiedenen Störungen des Calcium- und Phosphatstoffwechsels, die sich in folgenden Erscheinungen äußern: Erweichung und Deformation der Knochen, besonders der langen Röhrenknochen (bei Säugetier und Vogel), Hemmung der Verkalkung an der Epi-Diaphysengrenze, Verbreiterung der Wachstumszonen, Rachitis. Mangelsymptome beim Säugling: Wachstumsstörungen, Offenbleiben der Fontanellen, Schwitzen am Kopfe, Schreien, Schreckhaftigkeit und depressive Verstimmung.

Kennzeichen des Vitamin-D-Mangels sind das caput quadratum bzw. natiforme, der verzögerte Durchbruch der Zähne, Schmelzdefekte an den Zähnen, Hypoplasien, Stellungsanomalien, rachitischer Rosenkranz, typische Deformationen des Brustkorbs, des Beckens, der Extremitäten, Neigung zu Knochenbrüchen und Verdickung der Epiphysengrenze in der Wachstumszone des Knochens.

Therapeutische Anwendungen (Indikationen). Die wichtigsten Indikationen sind: Rachitisprophylaxe und -therapie, Spätrachitis, Osteomalazie, Spasmophilie, Förderung der Zahnbildung und des Zahndurchbruchs, Förderung der Callusbildung bei Frakturen. Tagesbedarf: Erwachsene: 400 I.E., Kinder: 400 I.E., Frühgeborene: 800 bis 1400 I.E., Mütter während der Schwangerschaft und Stillzeit: 600 bis 700 I.E.

Rachitisprophylaxe beim Säugling: Die Prophylaxe kann parenteral zusammen mit Calcium über die Mutter im letzten Schwangerschaftsdrittel oder im frühen Säuglingsalter erfolgen. Die bisher übliche Rachitisprophylaxe mit Stoßdosen ist heute wieder zugunsten der protrahierten Verabreichung kleinerer Mengen (300 bis 400 I.E. pro Tag) verlassen werden.

Toxikologie. Bei übermäßig hohen Dosen wird der Vitamineffekt umgekehrt. Es kommt zur Entkalkung von Knochen, während im weichen Gewebe, vor allem in Hämatomen oder dem Druck ausgesetzten Körperstellen Kalkeinlagerungen (Verknöcherungen) auftreten können. Gefährdet sind besonders die Nieren und die großen Blutgefäße, in denen sich irreparable arteriosklerotische Veränderungen ausbilden können. Im Blut findet sich ein erhöhter Reststickstoff, daneben treten Polyurie und zentralnervöse Störungen auf. Vergiftungen wurden nach insgesamt 45 mg, ein Todesfall nach insgesamt 150 mg beobachtet. Nach leichteren Vergiftungsfällen kommt es in einigen Monaten zur Erholung.

Handelsformen: Vigantol (Bayer, Merck), Detalup (Bayer, Merck), Vigorsan forte (Albert), D-Tracetten (Albert); ferner enthalten in vielen Multivitaminpräparaten, Calcium-D-Cedoxon (Hoffmann-La-Roche), Cal-C-Vita (Hoffmann-La-Roche), Detavit-Aquat (Merck), Gerobion und Hormo-Gerobion (Merck).

Cholecalciferolum ÖAB 9. Cholecalciferol USP XVII. Activated 7-Dehydrocholestero USP XVI. Vitamine D_3 CF 65. Vitamin D_3. Antirachitisches Vitamin.

$C_{27}H_{44}O$ M.G. 384,65
Aktiviertes 5,7-Cholestadien-3β-ol

Vitamin D_3 ist wirksamer als Calciferol, jedoch ist der Wirkungsunterschied am Menschen nicht sehr groß. Am Küken besitzt es dagegen die 30- bis 100fache Wirksamkeit des Vitamins D_2. Gegenüber Calciferol soll Cholecalciferol aber noch den Vorteil größerer Stabilität und geringerer Toxizität haben. Dies gilt weniger für das reine Vitamin D_3, sondern mehr für den äquimolekularen Komplex mit Cholesterin. In vergleichenden Untersuchungen wurde der „toxische Grenzwert" für Vitamin D_2 und D_3 bestimmt und ein Verhältnis der Toxizitäten von etwa 4:3 ermittelt (Mäuse, Ratten, Hunde).

Unterschiedlich ist die Wirkung der beiden Vitamine D bei Verabfolgung durch intramusculäre Injektion; Vitamin D_2 wird dabei langsamer resorbiert, die Wirkung ist dafür anhaltender.

Vorkommen. Während Vitamin D_2 in der Natur nur in vereinzelten Fällen und kleinen Mengen anzutreffen ist, kommt Vitamin D_3 weit verbreitet vor. Über die wichtigsten natürlichen Quellen informiert die folgende Tabelle.

100 g Tierprodukt enthalten	I.E. Vitamin D:
Fische und Fischprodukte:	
Lachs	200–800
Kabeljau, frisches Fleisch	50 und mehr
Hering, frisches Fleisch	300–1700
Hering, geräuchert	5000
Sardine, frisches Fleisch	1800
Makrele, frisches Fleisch	500–700
Aal, geräuchert	bis 5000
Forelle, frisches Fleisch	500–4000
Medizinallebertran [DAB 6 – 3. Nachtr. (BRD)]	mind. 8500
Heilbuttlebertran	120 000–400 000
Dorschlebertran	6000–30 000
Thunfischlebertran	700 000–4 500 000
Säugetierprodukte:	
Kalbsleber	10–20
Rindsleber	40–100
Schafsleber	20
Schweineleber	40–180
Kuhmilch, frisch	Spuren bis 10
Kuhmilch, bestrahlt	bis 20
Schweinefleisch	40–50
Butter (je nach Jahreszeit)	10–100
Sahne	50
Vollfettkäse	50–200
Hühnerprodukte:	
Hühnerleber	60
Eidotter	150–500
Pilze:	
Verschiedene Speisepilze	80–125
Steinpilz	80
Pfifferling	80
Champignon, im Freien gewachsen	20
Champignon, im Dunkeln gewachsen	60

Darstellung. Neben der Anreicherung und Gewinnung aus Fischleberölen, die durch Chromatographie der unverseifbaren Anteile erfolgt, kann Vitamin D_3 aus Cholesterin dargestellt werden.

Cholesterylacetat liefert durch Oxydation (Chromsäure oder Luftsauerstoff) die 7-Oxo-Verbindung. Mit Aluminiumisopropylat läßt sich die Ketogruppe zur sek. Alkoholgruppe reduzieren. Das entstandene 7-Hydroxycholesterin gibt als Dibenzoat beim Erhitzen auf 200° 7-Dehydrocholesterin-benzoat, das nach Verseifung durch UV-Bestrahlung in Vitamin D_3 übergeht:

Die Abscheidung aus dem Bestrahlungsgemisch erfolgt wie bei Calciferol am leichtesten als 3,5-Dinitro-4-methylbenzoat. Man versetzt die Mischung zunächst mit Citraconsäure und läßt mehrere Tage stehen, filtriert die entstandene Fällung ab und schüttelt das Filtrat in wäßriger Phase mit Petroläther aus. Den Abdampfrückstand löst man in Bzl. und setzt das Vitamin D_3 mit Pyridin und 3,5-Dinitro-4-methyl-benzoylchlorid um. Der Ester wird umkristallisiert.

Eigenschaften. Weiße Kristalle, kristallines Pulver oder feine Nadeln (aus verdünntem Aceton) ohne Geruch und Geschmack, praktisch unlöslich in W., leicht löslich in A., Ae., Chloroform oder Aceton, mäßig löslich in fetten Ölen. Fp. 83 bis 88°, im evakuierten Kapillarrohr, Bad 10° unter Schmelztemperatur vorgewärmt (ÖAB 9); 84 bis 88° (USP XVII); 85 bis 86°, Kapillarröhrchen mit allmählicher Erwärmung (CF 65) bzw. 88°, durch Aufstreuen des getrockneten Pulvers auf den vorgeheizten Messingblock (CF 65).

Optisches Drehungsvermögen:

$[\alpha]_D^{20} = +102$ bis $+112°$ ($c = 1$, Äthanol) (ÖAB 9)

$[\alpha]_D^{20} = +108$ bis $+109°$ ($c = 0,5$, Gew.-Vol., Äthanol 95%ig) (CF 65)

$[\alpha]_D^{20} = +106$ bis $107°$ ($c = 0,5$ Gew.-Vol., abs. Äthanol) (CF 65)

$[\alpha]$ = nicht weniger als $+105°$ und nicht mehr als $+112°$ ($c = 50$ mg Substanz auf 10 ml A.; die Substanz soll einem nicht länger als 30 Min. geöffneten Gefäß entnommen werden. Die Drehung soll innerhalb von 30 Min. nach Bereitung der Lösung gemessen werden) (USP XVII).

Lichtabsorption:

$E_{1\,cm}^{1\%} = 450$ bis 490 bei 265 mµ, in Äthanol (ÖAB 9)

$E_{1\,cm}^{1\%} =$ ca. 470 bei 265 mµ, in abs. Äthanol (CF 65).

Die Extinktion einer Lösung in A., darf bei 265 mµ nicht mehr als 3% von der des USP-Reference-Standard abweichen (USP XVII).

Erkennung. a) 1 mg Substanz wird mit 1 ml konz. Schwefelsäure versetzt. Es entsteht eine orangegelbe Lösung, die bald intensiv orangerot wird. Auf Zusatz von etwa 2 ml W. wird sie rotviolett und trüb (ÖAB 9). – b) 0,5 mg Substanz werden in 2 ml Chloroform gelöst, mit 2 Tr. Essigsäureanhydrid und 2 Tr. konz. Schwefelsäure versetzt. Die Lösung färbt sich beim Schütteln zunächst orange und wird dann sehr rasch violett, blau und schließlich intensiv grün (ÖAB 9; ähnlich USP XVII und CF 65). – c) 50 mg Substanz und 50 mg 3,5-Dinitrobenzoylchlorid werden getrennt in je 1 ml wasserfreiem Pyridin gelöst. Die Lösungen werden vermischt und 10 Min. lang auf dem Dampfbad erwärmt. Nach Zugabe von 5 ml W. wird die Lösung filtriert, der Niederschlag mit kleinen Portionen kalten W. gewaschen, 2mal aus Aceton umkristallisiert und dann im Vak.Exsikkator 2 Std. getrocknet. Das so erhaltene Dinitrobenzoylderivat schmilzt zwischen 133 und 135° (USP XVII). – d) Das IR-Spektrum der Substanz muß, gemessen als KBr-Preßling, zwischen 2 und 12 µ, identisch sein mit dem unter gleichen Bedingungen gemessenen Spektrum des USP-Reference-Standards (USP XVII). – e) Einige mg Substanz werden in 2 ml abs. A. gelöst, mit 1 ml einer 0,005%igen, alkoholischen Furfurollösung versetzt, durch Einstellen in Eis gekühlt, und langsam unter Kühlen und Umschwenken mit 7 ml konz. Schwefelsäure versetzt. Es entsteht eine gelborange Färbung (Vitamin D_2 ergibt hierbei eine rotviolette Färbung) (CF 65).

Gehaltsbestimmung. Zur quantitativen Analyse von Vitamin D_3 werden die gleichen Bestimmungsmethoden wie unter Vitamin D_2 (s. d.) ausgeführt.

Quantitative Bestimmungen von Vitamin D in Konzentraten, Arzneimitteln und weiteren Kombinationspräparaten mittels Dünnschichtchromatographie s. H. R. BOLLIGER und A. KÖNIG [Z. analyt. Chem. 214, 1 (1965)]. Die eindimensionale Trennung auf Kieselgelschichten und die kolorimetrische Messung zur Bestimmung von Vitamin D in den verschiedensten Präparaten wird beschrieben. Das Analysengut wird je nach seiner Zusammensetzung sowie Form und Menge des Vitamin D schonend und ohne Verseifung für die Dünnschichtchromatographie vorbereitet. Die Methode arbeitet verlustlos, zuverlässig und genau. Die Resultate stimmen mit den biologisch gefundenen Werten überein, die relative Standardabweichung beträgt 1,8 bis 2,7% und eine Doppelbestimmung dauert, abhängig von der Vorbehandlung, 3 bis 7 Std. Die grundlegenden Versuche und die Grenzen des Verfahrens werden diskutiert.

Aufbewahrung. Kühl, vor Licht geschützt, in evakuierten oder mit einem indifferenten Gas gefüllten, zugeschmolzenen Glasgefäßen.

Dosierung. Nach ÖAB 9: Gebräuchliche Einzeldosis 0,00001 bis 0,0005 g (400 bis 20 000 I.E.), Tagesmaximaldosis bei wiederholter Anwendung 0,0015 g (60 000 I.E.), Einzelmaximaldosis bei Stoßtherapie 0,015 g (600 000 I.E.).

Standardisierung.

1 I.E. Vitamin D_3 = 0,025 cmg kristallisiertes Vitamin D_3 = 1 USP-Einheit
1 mcg Vitamin D_3 = 1 mcg Vitamin D_2 = 40 I.E.

Handelsformen: Vi-De-3 hochkonzentriert (Wander), Vi-De-3 Hydrosol (Wander), Vigorsan forte D_3 (Albert).

Cholecalciferol-Cholesterin DAB 7 – BRD. Cholecalciferol-Cholesterinum. Vitamin-D_3-Cholesterin.

$C_{27}H_{44}O \cdot C_{27}H_{46}O$ M.G. 771,31

Molekülverbindung aus 1 Mol Cholecalciferol und 1 Mol Cholesterin

1 g Vitamin-D_3-Cholesterin entspricht in seiner antirachitischen Wirksamkeit 18 000 000 bis 20 000 000 I.E.

Eigenschaften. Farblose Kristalle, oder weißes, kristallines Pulver. Löslichkeit: Leicht löslich in Ae., Methanol, Chloroform und Aceton, wenig löslich in 96%igem A. und fetten Ölen, praktisch unlöslich in W. Schmelzintervall: 115 bis 121°.

Spezifische Drehung: $[\alpha]_D^{20} = +24,0$ bis $+28,0°$, gemessen an einer Lösung in Aceton. ($c = 2,0$, polarisiertes Licht der Wellenlänge 589,2 mµ, Schichtdicke 10 cm, Temp. $20 \pm 1°$).

Ultraviolettabsorption: $E_{1\,cm}^{1\%} = 230$ bis 258 bei 265 mµ, gemessen in A. 96%ig.

Erkennung. Prüflösung: 0,010 g Substanz werden in 2,0 ml Chloroform gelöst. a) 1,0 ml Prüflösung gibt mit 1,0 ml Acetanhydrid und 0,05 ml konz. Schwefelsäure sofort eine Rotfärbung, die schnell über Violett nach Blau umschlägt. – b) In 1,0 ml Prüflösung entsteht nach Zugabe von 4,0 ml Antimon(III)-chloridlösung eine orangegelbe Färbung.

Aufbewahrung. In evakuierten oder mit einem indifferenten Gas gefüllten Ampullen, kühl und vor Licht geschützt.

Dosierung. Größte Einzelgabe 0,03 g, größte Tagesgabe 0,03 g.

Vitamin E. Tocopherol. Antidystrophisches Vitamin. Antisterilitätsvitamin. Fertilitätsvitamin.

Vitamin E ist der Gruppenname für alle Tocopherole, die sich durch Anzahl und Stellung der Methylgruppen am Hydroxychromanring, teilweise auch durch das Vorhandensein von Doppelbindungen in der Phytylseitenkette, unterscheiden. Im allgemeinen versteht man unter Vitamin E das α-Tocopherol oder sein Acetat, welches von allen Tocopherolen die größte biologische Wirksamkeit besitzt. Große Bedeutung kommt auch dem β-Tocopherol zu; daneben sind noch 5 weitere Tocopherole bekannt, von diesen sind die γ- und δ-Tocopherole relativ verbreitet.

Vorkommen der E-Vitamine. Wir finden die Tocopherole weit verbreitet im Pflanzenreich, und zwar als typisch lipoidlösliche Substanzen hauptsächlich in den Ölen der Pflanzen. Tierische Öle und Fette weisen nur geringen Vitamingehalt auf; jedoch enthält der Tierkörper bemerkenswerte Tocopherolmengen in Placenta und im Hypophysenvorderlappen. Die ergiebigste Vitaminquelle sind die Weizenkeimlinge, aus deren Öl die beiden Tocopherole zuerst isoliert worden sind. Das Weizenkeimlingsöl stellt auch das Ausgangsmaterial für die pharmazeutisch verwendeten Vitamin-E-Konzentrate (z. B. Ereton u. a.) dar. Relativ hohe Vitaminmengen trifft man ferner in den Ölen des Reis, der Erdnüsse und der Baumwollsamen an. Grüne Blätter sind ebenfalls Vitamin E-haltig, so daß eine Ernährung mit viel frischem Gemüse den Vitaminbedarf des Menschen vollauf decken kann. Als vitaminreich sind besonders der Salat und der Lattich zu bezeichnen. Der Vitamingehalt der grünen Blätter verringert sich beim Trocknen nur unwesentlich. Längeres Lagern bei Licht- und Luftzutritt bedingt jedoch einen Wirksamkeitsverlust, indem die Tocopherole einer allmählichen Oxydation anheimfallen. – Das im Tierkörper aufgefundene Vitamin stammt wohl in fast allen Fällen aus dem Vitamingehalt der als Nahrung verzehrten Pflanzen. Jedenfalls haben sich keine Anzeichen dafür ergeben, daß der tierische Organismus die Tocopherole selbst zu synthetisieren vermag. Doch ist er in der Lage, das Vitamin längere Zeit in seinen Organen zu speichern.

Quantitative Angaben über das Vorkommen der Tocopherole in pflanzlichen und tierischen Produkten findet man in der folgenden Tabelle:

100 g Substanz enthalten	mg Gesamttocopherole	100 g Substanz enthalten	mg Gesamttocopherole
Pflanzliche Öle:		Feldsalat	6
Kokosnußöl	5	Petersilie	5,5
Olivenöl	5	Lauch	8
Rapsöl	56	Schwarzwurzel	6
Leinöl	23	Wirsing	3–8
Erdnußöl	20	Sellerie	2,6
Sojabohnenöl	118	Spinat	1,7
Maisöl	100	Sojabohnen (grün)	18–19
Sonnenblumenöl	51		
Baumwollsaatöl	81	Tierische Produkte:	
Weizenkeimöl	255	Kalbsniere	ca. 10
Gerstenöl	238	Rindsniere	8–13
Roggenöl	248	Kalbsthymus (frisch)	3,5–5
Haferöl	61	Bückling	1,8
Palmkernöl	75	Kabeljaurogen	5,3–7,5
Reiskleieöl	90	Milch (frisch)	0,1
Senföl	52	Butter	1–2
Gemüse:		Eidotter	3–5
Endiviensalat	ca. 2	Dorschlebertran	30
Kopfsalat	3	Steinbuttlebertran	45

Gewinnung von Vitamin E-Konzentraten und des reinen natürlichen Vitamins. Als Ausgangsmaterial dienen in den meisten Fällen die Vitamin E-reichen Weizenkeimlinge. Diese werden vom Korn abgetrennt und mit Äther oder Petroläther extrahiert. Neben der Extraktion ist auch das Auspressen gebräuchlich. Die Ausbeute an Weizenkeimöl, das nach Abdunsten des Lösungsmittels als dunkelbraunes Öl hinterbleibt, beträgt 8 bis 10%. Nunmehr erfolgt die Abtrennung des Hauptballaststoffes, nämlich des fetten Öles. Dies geschieht durch Verseifung mit 10 bis 20%iger alkoholischer Kalilauge, also in prinzipiell ähnlicher Weise wie bei der Gewinnung der Vitamine A und D aus den Fischleberölen. Zur Schonung des Vitamin E läßt man hierbei milde Temperaturen obwalten. Die verseifte Lösung wird nach dem Verdünnen mit Wasser erschöpfend mit Petroläther ausgezogen. Das Vitamin E liegt jetzt im Unverseifbaren vor, das nach dem Abdunsten des Petroläthers eine dunkle, wachsartig erstarrende Masse darstellt. Aus dieser wird die Hauptmenge der Sterine, die im wesentlichen aus Sitosterin bestehen, durch fraktionierte Kristallisation aus Pentan entfernt. Die Mutterlauge liefert nach dem Abdunsten des Pentans ein hochwirksames Vitamin E-Konzentrat, welches für medizinische Zwecke vielfach Verwendung findet.

Zur weiteren Anreicherung an Vitamin E können verschiedene Wege eingeschlagen werden. EVANS führte ein recht kompliziertes Reinigungsverfahren durch, das in einer mehrfachen Behandlung des Konzentrates mit Methanol und Petroläther, erneuter Verseifung, Abtrennung der Sitosterinreste durch Fällung mit Digitonin und in einer anschließenden Hochvakuumdestillation bestand.

Eine schnelle und gute Reinigung erreicht man durch Überführung des Vitamin E in das gut kristallisierende Allophanat (Ester der Allophansäure $H_2N \cdot CO \cdot NH \cdot COOH$), indem man in die petrolätherische Lösung des von Sitosterin weitgehend befreiten Vitaminkonzentrates Cyansäure einleitet. Durch Adsorption an eine Aluminiumoxidsäule wird das Allophanat weiterhin gereinigt. Aus dem umkristallisierten Allophanat erhält man durch Verseifung das reine Vitamin.

Vitamine

Synthese der Tocopherole. Nach P. KARRER geht man vom Trimethylhydrochinon (= Pseudocumohydrochinon) aus, das in Gegenwart von wasserfreiem Zinkchlorid mit Phytylbromid kondensiert wird, wobei in guter Ausbeute das D,L-α-Tocopherol erhalten wird:

[Strukturformeln: Pseudocumohydrochinon, Phytylbromid → α-Tocopherol]

Durch andere Autoren wurde diese Synthese in einigen Punkten modifiziert.

Literatur: KARRER, P. u. Mitarb.: Helv. chim. Acta *21*, 520, 820, 1234 (1938). – SMITH, L. J. u. Mitarb.: Science (New York) *88*, 37 (1938); J. Amer. chem. Soc. *61*, 2615 (1939); *64*, 440 (1942); *65*, 1276 (1943). – BERGEL, F. u. Mitarb.: J. chem. Soc. *1938*, S. 1382.

Synthese nach W. JOHN [JOHN, W., P. H. GÜNTHER u. F. H. RATHMAN: Hoppe-Seylers Z. physiol. Chem. *268*, 104 (1941); Chem. Ber. *72*, 649 (1939)]:

Als Ausgangsstoff für α-Tocopherol dient Pseudocumol, das nach GATTERMANN in den 3,4,6-Trimethyl-benzaldehyd überführt wird. Dieser wird mit Aceton kondensiert. Das entstandene Trimethylbenzyliden-Aceton wird hydriert und durch Nitrierung in das 2,5-Dinitro-3,4,6-trimethyl-benzyl-aceton übergeführt. Durch Reduktion erhält man das Diamin, das zum Chinon oxydiert werden kann. Zum Hydrochinon reduziert, wird dieses mit der Magnesiumverbindung des Phytylbromids nach GRIGNARD umgesetzt:

[Reaktionsschema mit mehreren Strukturformeln, endet bei α-Tocopherol]

Auf ähnliche Weise können die übrigen Tocopherole dargestellt werden.

Physiologische Funktionen und Mangelsymptome. Das klassische Vitamin E-Mangelsymptom ist die Resorptionssterilität weiblicher Tiere, die auf einer fehlerhaften Anlage und Entwicklung der fötalen Gefäße beruht. Eine E-Avitaminose tritt am deutlichsten bei der Ratte in Erscheinung. Sie bedingt schwere Fortpflanzungsstörungen, die auch andere Schäden im Gefolge haben. Insbesondere wird die Hypophyse nachteilig beeinflußt. Beim Rattenweibchen tritt partielle Unfruchtbarkeit auf, die sich in der nächsten Generation zur völligen Sterilität steigert. Es erfolgt noch eine normale Befruchtung; aber der Foetus wird intrauterin resorbiert. Beim Rattenmännchen offenbart sich eine E-Avitaminose in der Verkümmerung der Hoden; die Spermien werden in ihrer Bewegung langsam und das Tier zeigt sich am Geschlechtsleben desinteressiert. Durch Verfütterung von Vitamin E-haltigem Material können diese Schäden behoben werden; beim Männchen allerdings nur dann, wenn die letzten Stadien der Sterilität noch nicht erreicht sind. Andernfalls sind die Schäden irreparabel.

Interessant ist die Bedeutung des Vitamin E für das Bienenvolk. Eine Biene wird nur dann zur Königin, wenn sie mit Vitamin E-haltiger Nahrung gefüttert wird. Aus den übrigen Bienen, die als Larven keine solche Nahrung erhalten haben, entwickeln sich die sterilen Arbeitsbienen.

Bei den höheren Tieren, insbesondere bei Nutztieren und beim Menschen, kann die Neigung zu Fehlgeburten ein Zeichen für das Vorliegen eines Vitamin E-Mangels bzw. einer E-Avitaminose sein. Auch hier kann Heilung durch die Vitamin E-Therapie erzielt werden. Hervorzuheben ist, daß dem Vitamin E eine östrogene Wirksamkeit nicht zukommt.

Vitamin E ist auch am Eiweißstoffwechsel beteiligt. Es fördert u. a. die Nucleinsäuresynthese, steht mit den schwefelhaltigen Aminosäuren in Beziehung, wodurch es indirekt eine Leberschutzfunktion übernimmt und greift ferner über den Phosphokreatinumsatz in den Muskelstoffwechsel ein.

Einen weiteren Einfluß hat das Vitamin E auf den Kohlenhydrat- und Energiehaushalt. Ein erhöhter Sauerstoffverbrauch kann in einigen Geweben durch Vitamin E-Zufuhr herabgesetzt werden. Beziehungen bestehen ferner zum Bindegewebe, zu den Gefäßen, zum Hypophysen-Nebennierenrindensystem. Bei Vitamin E-Mangel kommt es zu Kreatinurie, die mit Angriffspunkten an der Muskulatur zusammenhängt.

Eine auffallende Wirkung der E-Vitamine ist ihr antioxydativer Effekt. Sie schützen leicht oxydable Vitamine, besonders das Vitamin A im Darm und in den Geweben vor Oxydationen. Dadurch wird einem Vitamin A-Mangel vorgebeugt.

Therapeutische Anwendungen. Innere Medizin: Osteochondrosen der Wirbelsäule, Lumbago, Myopathien, Zervical-Syndrom, zentralbedingte Fett- und Magersucht, periphere Gefäßstörungen, dystrophische Magengeschwüre, vegetative Störungen, essentielle Hypertonie, progressive Muskeldystrophie, Neuritiden, Lähmungszustände nach Diphtherie und Poliomyelitis, Fertilitätsstörungen des Mannes, Herz- und Kreislaufstörungen. In Kombination mit Vitamin A: Arteriosklerose, Hepatopathien, Magen- und Darmgeschwüre, degenerative Veränderungen der Gefäße, der Haut, der Schleimhäute und der Bindegewebe. – *Gynäkologie:* Klimakterische Beschwerden, Amenorrhoe, Oligomenorrhoe, Dysmenorrhoe, Menorrhagie, Pruritis vulvae, Kraurosis vulvae, Sterilität (die nicht durch anatomische Veränderungen bedingt ist), habitueller Abort, drohender Abort. In Kombination mit Vitamin A: Prämenstruelle Beschwerden, Kraurosis vulvae. – *Dermatologie:* Sklerodermie, Erythematodes, Narbenkeloide, Induratio penis plastica. In Kombination mit Vitamin A: Bei Akne vulgaris. – *Pädiatrie:* Säuglingsdystrophie, Sklerödem, Enuresis nocturna, zur Steigerung des Appetits, des Körpergewichts und zur Besserung der Muskelfunktionen.

Dosierung. Die therapeutischen und prophylaktischen Vitamin E-Gaben betragen ein Vielfaches des Tagesbedarfs. Sie richten sich nach der Indikation und dem klinischen Bild. Im allgemeinen benötigt man Mengen über 200 mg pro Tag, um Wirkungen zu beobachten.

Tagesbedarf. 10 bis 25 mg Vitamin E, berechnet als α-Tocopherol. Der Bedarf ist während der Schwangerschaft, im höheren Lebensalter, bei fettreicher Ernährung und bei Stress-Zuständen des Stoffwechsels erhöht.

Biologische Prüfung von Vitamin E-Konzentraten und -Präparaten. Die Prüfung erfolgt an virginellen Rattenweibchen, welche durch 3- bis 4monatige Verfütterung von Vitamin E-freier Kost in das Stadium der Resorptionssterilität gelangt sind. Nach erneuter Befruchtung wird das zu prüfende Material der Nahrung zugesetzt, und festgestellt, ob Fruchtbarkeit einsetzt, die durch die Geburt normal entwickelter Jungen zum Ausdruck kommen muß. Als Vitamin E-Einheit wurde diejenige Menge festgelegt, die bei einmaliger Gabe bei der Hälfte der Tiere das Austragen mindestens eines Jungen bewirkt. Diese Wirksamkeit entspricht der von 3 mg α-Tocopherol bzw. der von 5 mg β-Tocopherol.

Die zur Prüfung erforderliche Mangeldiät kann durch Besprühen des Futters mit 1%iger ätherischer Eisen(III)-chloridlösung hergestellt werden, wobei aber zu berücksichtigen ist, daß durch diese Behandlung nicht nur das Vitamin E oxydativ zerstört wird, sondern auch die Carotinoide der Oxydation anheimfallen. Zweckmäßiger erscheint die Anwendung der von Evans angegebenen Mangeldiät, die sich folgendermaßen zusammensetzt: Stärke 40%, Casein 32%, Schweinefett 22%, Lebertran 2%, Salzmischung nach McCollum 4% nebst einem Hefezusatz von 0,4 bis 0,5 g pro Tag und Ratte. Da frisches Schweinefett und frischer Lebertran einen geringen Vitamin E-Gehalt aufweisen, dürfen beide Bestandteile nur im gelagerten Zustande zugesetzt werden.

Bei den biologischen Versuchen hat sich ergeben, daß eine Überdosierung an Vitamin E ohne schädigenden Einfluß ist.

α-Tocopherolacetat DAB 7 – BRD. Alpha-Tocopherolum acetylatum ÖAB 9. Tocoferyli acetas Nord. 63. Tocopherylium aceticum CsL 2. Tocopherolum aceticum. Tocopherolum acetylatum. Tocopherolacetat.

$$\text{Structural formula}$$

$C_{31}H_{52}O_3$ M.G. 472,76

D,L-2,5,7,8-Tetramethyl-2-(4',8',12'-trimethyl-tridecyl)-6-acetoxy-chroman

Eigenschaften. Klare, gelbliche, viskose, nahezu geruchlose, geschmacklose Flüssigkeit, die sich am Licht allmählich bräunlich färbt. Löslichkeit: praktisch unlöslich in W., leicht löslich in A., in jedem Verhältnis mischbar mit Ae., Chloroform, Aceton oder fetten Ölen; 1 T. löst sich in ca. 20 T. A. (94%). pH: 0,1 g Substanz wird in 2 ml Petroläther gelöst und mit frisch ausgekochtem und wieder erkaltetem W. geschüttelt. Der pH-Wert des wäßrigen Auszuges = 4,8 bis 7,9.

Dichte:

ϱ = 0,954 bis 0,966 (ÖAB 9)
ϱ = 0,952 bis 0,966 (DAB 7 – BRD)
ϱ = ca. 0,96 (Nord. 63)

Brechungsindex:

n_D^{20} = 1,495 bis 1,497 (ÖAB 9)
n_D^{20} = 1,4958 bis 1,4970 (Subs. Pharm. 61)
n_D^{20} = 1,496 bis 1,499 (DAB 7 – BRD)
n_D = 1,495 bis 1,498 (Nord. 63)

Lichtabsorption:

$E_{1\,cm}^{1\%}$ = 42 bis 45, bei 285 mµ, in Äthanol (ÖAB 9)

$E_{1\,cm}^{1\%}$ = 46 bis 52, bei 285 mµ, in Äthanol (CsL 2)

$E_{1\,cm}^{1\%}$ = 42 bis 45, bei 285 mµ, in abs. Äthanol (DAB 7 – BRD)

$E_{1\,cm}^{1\%}$ = 42,0 bis 44,0, bei 284 mµ, in abs. Äthanol (Subs. Pharm. 61)

$E_{1\,cm}^{1\%}$ = ca. 45, bei 285 $\pm$ 1 mµ, in Äthanol (Maximum)

$E_{1\,cm}^{1\%}$ = ca. 10, bei 254 $\pm$ 2 mµ, in Äthanol (Minimum) (Nord. 63).

Erkennung. a) 1 Tr. Substanz wird in 1 ml abs. A. gelöst (bzw. 10 ml abs. A., nach DAB 7 – BRD), mit 1 ml 65%iger Salpetersäure versetzt und 5 Min. im Wasserbad zum Sieden erhitzt (bzw. mit 2 ml rauchender Salpetersäure, 15 Min. erhitzt). Die anfänglich gelbe Lösung muß nach dieser Zeit ziegelrot gefärbt sein. – b) Versetzt man etwa 5 mg Substanz mit 1 ml konz. Schwefelsäure, so entsteht allmählich eine intensiv grünlichgelbe Lösung. Fügt man, sobald sich die gesamte Substanz gelöst hat, 3 Tr. konz. Salpetersäure hinzu, so färbt sich die Lösung intensiv bräunlichrot (ÖAB 9). – c) Die Mischung von 2 Tr. Substanz mit 2,0 ml weingeistiger Kalilauge wird auf dem Wasserbad 5 Min. lang erhitzt, abgekühlt, mit 4,0 ml Wasser versetzt und mit 10,0 ml Ä. ausgeschüttelt. 2,0 ml des abgetrennten Ätherauszuges geben nach Zusatz von 3 Tr. 2,2'-Dipyridyllösung und 6 Tr. äthanol. Eisen(III)-chloridlösung eine rote Färbung [DAB 6 – 3. Nachtr. (BRD)(!)]. – d) Eine Lösung von etwa 0,1 g Substanz in 1 ml A. wird mit 1 Tr. konz. Natronlauge versetzt und hierauf im Wasserbad eingedampft. Den Rückstand löst man unter Erwärmen in 1 ml A., kühlt ab, versetzt mit 1 ml W. und fügt sehr vorsichtig 2 ml konz. Schwefelsäure hinzu. Erwärmt man die erhaltene Flüssigkeit, so tritt nach kurzer Zeit der Geruch nach Essigsäureäthylester auf (ÖAB 9). – e) Unterschied zu D-α-Tocopherolacetat: α_D für eine Lösung in Chloroform (10 g/100 ml) darf höchstens $\pm$ 0,05° (200 mm) betragen (Nord. 63). – f) Die Lösung von 0,10 g Substanz in 2,0 ml A. 96% wird nach Zugabe von 0,10 ml konz. Schwefelsäure 5 Min. lang im Wasserbad erhitzt. Nach Abkühlen und Zusatz von 3,0 ml A. 96% werden 0,2 ml Phenanthrolinhydrochloridlsg. und nach dem Durchmischen

0,30 ml Eisen(III)-chlorid-Lsg. zugegeben. Es entsteht eine Orangefärbung, die sich allmählich vertieft (DAB 7 – BRD).

Prüfung. a) Freies Tocopherol: 0,1 g Substanz muß sich in 4 ml abs. A. klar lösen. Diese Lösung muß farblos sein und sich nach Zusatz von 2 Tr. Diphenylaminlösung und 1 Tr. 0,1 n Cer(IV)-sulfatlösung kräftig blauviolett färben. Diese Färbung verschwindet nach einigen Sekunden (Subs. Pharm. 61, ähnlich DAB 7 – BRD). – b) Fremde Tocopherole: 1 Tr. Substanz wird in 5 ml abs. A. in einem Meßzylinder mit Glasstopfen von etwa 30 ml Inhalt gelöst. Man versetzt mit 0,2 ml konz. Essigsäure und 0,5 ml Natriumnitritlösung, schüttelt und läßt 1 Min. stehen. Diese Lösung wird mit 5 ml 2 n Natronlauge und 8 ml W. verdünnt und mit 5 ml Petroläther geschüttelt. Nach Trennung der beiden Phasen muß die Petrolätherschicht farblos sein (Subs. Pharm. 61). – c) Aussehen der Lösung: Eine Lösung von 0,1 g Substanz in 5 ml Petroläther muß klar und fast farblos sein (ÖAB 9). – d) Freies Alkali, freie Säure: Schüttelt man die bereitete Petrolätherlösung (s. voranstehende Prüfung) in einem Scheidetrichter mit 5 ml kohlensäurefreiem W. 1 Min. lang kräftig durch, so müssen sich je 2 ml der sorgfältig abgetrennten wäßrigen Schicht auf Zusatz von 1 Tr. Methylrotlösung gelb oder orange bzw. auf Zusatz von 1 Tr. Bromthymolblaulösung gelb oder grün färben (ÖAB 9). – e) Chlorid, Metalle und Glührückstand: s. Nord. 63 (S. 654).

Gehaltsbestimmung. Cerimetrische Gehaltsbestimmungen findet man in den Subs. Pharm. 61, im DAB 7 – BRD und in der Nord. 63.

Arbeitsvorschrift des DAB 7 – BRD: Etwa 0,050 g Substanz, genau gewogen, werden in 25,0 abs. A. gelöst und nach Zusatz von 10 ml Äthanol-Schwefelsäure am Rückfluß 2 Std. lang zum Sieden erhitzt. Die abgekühlte Lösung wird mit abs. A. in einen Meßkolben von 50 ml Inhalt übergespült und aufgefüllt. 10,00 ml dieser Lösung werden nach Zusatz von 0,05 ml Diphenylamin-Schwefelsäure mit 0,01 N-Ammoniumcer(IV)-sulfatlösung bis zu einer 10 Sek. lang anhaltenden Blaufärbung titriert (Feinbürette). 1 ml 0,01 n Cer(IV)-Sulfatlösung entspricht 0,002364 g $C_{31}H_{52}O_3$.

Aufbewahrung. Bei einer Temperatur unter 25°, gut verschlossen und vor Licht geschützt.

Standardisierung.

1 mg D,L-Tocopherolacetat = 1 I.E. Vitamin E
1 mg D,L-Tocopherol = 1,1 I.E. Vitamin E
1 mg D-Tocopherolacetat = 1,36 I.E. Vitamin E
1 mg D-Tocopherol = 1,49 I.E. Vitamin E
1 mg D-Tocopherolsuccinat = 1,21 I.E. Vitamin E (nach NF XII)
1 MFD (medien fertility dose = 1 mg D,L-Tocopherolacetat
1 Ratteneinheit = etwa 3 mg D-Tocopherol.

Dosierung. Gebräuchliche Einzeldosis: 0,003 bis 0,03 g (ÖAB 9). Nach Subs. Pharm. 61: Maximaldosis: Einzeldosis 50 mg, Tagesdosis 100 mg, Einzeldosis für i.m. Injektion 100 mg, Tagesdosis für i.m. Injektion 100 mg. Gebrauchsdosis: Einzeldosis 10 bis 50 mg, Tagesdosis 10 bis 100 mg, Einzeldosis für i.m. Injektion 30 mg, Tagesdosis für i.m. Injektion 30 bis 60 mg.

Handelsformen: Ephynal (Hoffmann-La-Roche), E-Vicortrat (Heyl), Davitamon, Eprolin, Ereton, Esorb, Evion (Merck), Eviterbin, Tocomine, Tocopherex, Vitemonta.

d-Alpha Tocopheryl acetate NF XII. D-α-Tocopherolacetat. Konstitutionsformel s. D,L-α-Tocopherolacetat.

$C_{31}H_{52}O_3$ M.G. 472,76

Gehalt: Mindestens 96% $C_{31}H_{52}O_3$, wenn die unten angegebene Bestimmung durchgeführt wird.

Eigenschaften. Gelbes, nahezu geruchloses, klares, viskoses Öl. Beim Stehen in der Kälte kann es erstarren und dann wieder bei etwa 25° schmelzen. Es wird durch Alkali zerstört und ist lichtempfindlich. Löslichkeit: Unlöslich in W., löslich in A., in jedem Verhältnis mischbar mit Ae., Chloroform, Aceton und vegetabilen Ölen.

Erkennung. a) Zu 10 ml der getrockneten, äthanolischen Lösung, die bei der Gehaltsbestimmung erhalten wird, fügt man unter Rühren 2 ml Salpetersäure und erhitzt auf 75° (15 Min. lang); es entwickelt sich eine kräftig rote bis orangerote Farbe. – b) Optische Drehung: α = +0,25, Schichtdicke 200 mm, c = 1 in 10, Chloroform. – c) Lichtabsorption: Mindestens 4,0 und höchstens 4,4 bei 284 mµ, in Äthanol (bezogen auf die „Absorptivität"). – d) Spezifisches Gewicht: Mindestens 0,950, höchstens 0,964. – e) Brechungsindex: Höchstens 1,4985, mindestens 1,4940.

Gehaltsbestimmung. 250 mg Substanz (bzw. etwa 250 mg) werden genau gewogen, in einem 150-ml-Kjeldahl-Kolben (lichtundurchlässig) in 25 ml abs. A. gelöst und mit 20 ml einer 5 n äthanolischen Schwefelsäure versetzt. Die entstandene Lösung wird nach Aufsetzen eines Rückflußkühlers unter Vermeidung von direktem Sonnenlicht 3 Std. lang erhitzt. An der Apparatur dürfen nur Glasteile sein. Anschließend wird auf Raumtemperatur abgekühlt, die Lösung quantitativ in einen 200-ml-Meßkolben (lichtundurchlässig) übergespült und mit abs. Äthanol bis zur Marke aufgefüllt. 50 ml dieser Lösung werden in einen 250-ml-Erlenmeyerkolben pipettiert, mit 50 ml 0,5 n äthanolischer Schwefelsäure und 20 ml W. versetzt, 2 Tr. Diphenylaminlösung zugefügt und mit 0,01 n Cersulfatlösung bis zur 10 Sek. bestehenden Blaufärbung titriert. Der Zusatz der Maßlösung muß so erfolgen, daß innerhalb 10 Sek. etwa 25 Tr. zufließen. Mit 100 ml 0,5 n äthanolischer Schwefelsäure, 20 ml W. und 2 Tr. Diphenylaminlösung wird ein Blindversuch ausgeführt. 1 ml 0,01 n Cersulfatlösung entspricht 2,364 mg $C_{31}H_{52}O_3$.

Aufbewahrung. In dicht schließenden Gefäßen, vor Licht geschützt.

Dextocoferyli succinas Nord. 63. d-Alpha-Tocopheryl acid succinate NF XII. Dextokoferylsuccinat.

$C_{33}H_{54}O_5$ $\qquad\qquad\qquad\qquad\qquad\qquad$ M.G. 530,80

(+)-6-(3-Carboxypropionyloxy)-2,5,7,8-tetramethyl-2-(4',8',12'-trimethyl-tridecyl)-chroman

Gehalt: Etwa 80,5% D-Tocopherol ($C_{29}H_{50}O_2$); das entspricht ca. 99,5% Dextocopherolsuccinat ($C_{33}H_{54}O_5$).

Eigenschaften. Farblose bis fast farblose Kristalle oder weißes bis gelblichweißes, kristallines Pulver, nahezu geruch- und geschmacklos. Der wäßrige Extrakt zeigt schwach saure Reaktion. Löslichkeit: Praktisch unlöslich in W., löslich in 5 T. A. (95%), in 1 T. Ae., in 0,8 T. Chloroform und in 60 T. Oleum Arachidis. Fp. 74 bis 79°. $[\alpha]_D = +2,1$ bis $+2,6°$, bestimmt mit einer Lösung in Chloroform, $c = 10,0$ g auf 100 ml. ($\alpha_D = +0,42$ bis $+0,52°$, 200 mm). Lichtabsorption (nach Nord. 63):

$E_{1\,cm}^{1\%} =$ ca. 34, bei 278 ± 1 mµ, in Äthanol $\Big\}$ Maxima
$E_{1\,cm}^{1\%} =$ ca. 38, bei 285 ± 1 mµ, in Äthanol

$E_{1\,cm}^{1\%} =$ ca. 33, bei 280 ± 1 mµ, in Äthanol $\Big\}$ Minima
$E_{1\,cm}^{1\%} =$ praktisch keine Absorption bei 254 ± 2 mµ in Äthanol

Erkennung. Nach Nord. 63: Prüflösung: 0,50 g Substanz in 25 ml A. 0,5 g Substanz werden mit 2 ml Natronlauge (2 m) und 5 ml W. 15 Min. lang unter häufigem Umschwenken erwärmt. Nach dem Abkühlen wird das Gemisch im Schütteltrichter mit 15 ml Petroläther ausgeschüttelt. Nach einigen Minuten wird die trübe wäßrige Schicht abgetrennt und nach Zusatz von 5 ml A. (95%) 2mal mit je 15 ml Petroläther ausgeschüttelt. Die wässrige Lösung wird mit 3 ml 1 m Schwefelsäure versetzt und filtriert. Das Filtrat wird im Schütteltrichter 2mal mit je 25 ml Aether pro narcosi ausgeschüttelt. Die filtrierten Ätherauszüge werden im Wasserbad zur Trockne eingedampft. Als Rückstand verbleibt Bernsteinsäure, die nach dem Trocknen bei 105° einen Fp. von 185 bis 189° zeigt.

Prüfung. a) Die Prüflösung muß klar und fast farblos sein (Vergleich mit einer vorgeschriebenen Lösung). – b) Freie Säure, freies Alkali: 0,40 g Substanz werden 2 Min. lang mit 20 ml W. geschüttelt und das Gemisch filtriert. 10 ml Filtrat dürfen sich nach Zusatz von 2 Tr. Phenolphthaleinlösung farblich nicht verändern. Nach Zusatz von 0,6 ml 0,01 n Natronlauge muß sich die Lösung rot, nach Zusatz von 0,8 ml 0,01 n Salzsäure und 5 Tr. Methylrotlösung rot oder orange färben. – c) Dextocopherol: 5 ml Prüflösung werden mit 2 Tr. Diphenylamin-Schwefelsäure und 0,1 ml 0,1 n Cer(IV)-sulfatlösung versetzt. Es entsteht sofort eine kräftig blaue Farbe. – d) Chloridionen und Metallionen dürfen nicht nachweisbar sein. – e) Glührückstand: Bei 0,50 g Substanz 0,0005 g (= 0,1%).

Gehaltsbestimmung (Nord. 63): Geforderter Gehalt: 98,0 bis 101,0%. Man kocht 0,0500 g Substanz und 10 ml A. (95%) 1 Min. lang in einem Schliffkolben, der mit einem Rückflußkühler versehen ist. Während des Erhitzens wird mit Hilfe eines Glasrohres ein schwacher

Stickstoffstrom durch den Kühler in die Lösung eingeleitet. Dann setzt man durch den Kühler ohne Unterbrechung des Stickstoffstromes 0,5 g NaOH zu und erhitzt weiter. Nach 15 Min. fügt man unter gleichen Bedingungen 10 ml 1 m Schwefelsäure, 30 ml W., 20 ml Chloroform hinzu und bringt das Gemisch nach dem Abkühlen in einen Scheidetrichter. Es wird 3mal mit je 10 ml Chloroform ausgeschüttelt. Die vereinten, filtrierten Chloroformauszüge werden auf dem Wasserbad zur Trockne eingedampft. Der Rückstand wird sofort in einem abgekühlten Gemisch von 1,5 ml konz. Schwefelsäure und 100 ml A. gelöst. Man versetzt mit 10 ml W. und 2 Tr. Diphenylamin-Schwefelsäure und titriert mit 0,01 n Cersulfatlösung bis zur Blaufärbung, die 5 Sek. lang bestehen bleiben muß. 1 ml 0,01 n Cer(IV)-sulfatlösung entspricht 2,654 mg $C_{33}H_{54}O_5$. 1 g $C_{33}H_{54}O_5$ entsprechen 376,8 ml 0,01 n Cer(IV)-sulfatlösung.

Aufbewahrung. Vor Licht geschützt, in dicht schließenden Gefäßen.

Unverträglichkeiten. Basisch reagierende Stoffe (Spaltung), oxydierende Stoffe (Oxydation).

dl-Alpha Tocopherol NF XII. D,L-α-Tocopherol.

$C_{29}H_{50}O_2$ M.G. 430,72

D,L-2,5,7,8-Tetramethyl-2-(4′,8′,12′-trimethyl-tridecyl)-6-chromanol

Eigenschaften. Gelbes, nahezu geruchloses, klares, viskoses Öl, das bei Licht- und Lufteinwirkung dunkel und oxydiert wird. Löslichkeit: unlöslich in W., löslich in A., mischbar mit Ae., Chloroform, Aceton und vegetabilen Ölen.

Erkennung. a) 10 mg Substanz werden in 10 ml abs. A. gelöst, unter Rühren mit 2 ml Salpetersäure versetzt und 15 Min. lang auf 75° erhitzt. Es entsteht eine kräftige rote bis orangerote Farbe. – b) Optische Drehung: Darf nicht erkennbar sein, wenn eine Lösung in Chloroform (1 in 10) gemessen wird. – c) Absorptivität: Mindestens 7,1 und höchstens 7,6, bei 292 mµ, in Äthanol. – d) Spezifisches Gewicht: Mindestens 0,947 und höchstens 0,958. – e) Brechungsindex: Mindestens 1,5030 und höchstens 1,5070 bei 20°.

Gehaltsbestimmung. Etwa 50 mg Substanz werden genau gewogen, in 100 ml 0,5 n äthanolischer Schwefelsäure gelöst, mit 20 ml W. und 2 Tr. Diphenylaminlösung versetzt und mit 0,01 n Cer(IV)-sulfatlösung titriert. Der Endpunkt ist erreicht, wenn die Blaufärbung 10 Sek. bestehen bleibt. Die Titration muß so durchgeführt werden, daß pro 10 Sek. 25 Tr. Maßflüssigkeit zulaufen. Das Ergebnis wird an Hand eines Blindversuches korrigiert. 1 ml 0,01 n Cer(IV)-sulfatlösung entspricht 2,154 mg $C_{29}H_{50}O_2$.

Aufbewahrung. Vor Licht geschützt, in luftdicht verschlossenen Gefäßen.

Tocopherole.

Neben dem vorangehend beschriebenen α-Tocopherol besitzen verschiedene weitere Tocopherole Vitamin E-Wirksamkeit. Eigenschaften: die Tocopherole sind bei Raumtemperatur klare viskose, farblose bis blaß-gelbliche Öle. Sie sind praktisch unlöslich in Wasser, gut löslich in Fetten, fetten Ölen, Lipoiden und organischen Lösungsmitteln, wie Äther, Aceton, Chloroform, Methanol und Äthanol.

Im folgenden werden die Strukturformeln der wichtigsten, natürlichen Tocopherole wiedergegeben:

$C_{28}H_{48}O_2$ M.G. 416,66

β-Tocopherol. 5,8-Dimethyltocol. 2,5,8,-Trimethyl-2-(4′,8′,12′-trimethyl-tridecyl)-6-chromanol. Cumotocopherol. Neotocopherol. p-Xylotocopherol.

$C_{28}H_{48}O_2$ M.G. 416,66

γ-Tocopherol. 7,8-Dimethyltocol. 2,7,8,-Trimethyl-2-(4′,8′,12′-trimethyl-tridecyl)-6-chromanol. o-Xylotocopherol.

$C_{27}H_{46}O_2$ M.G. 402,64

δ-Tocopherol. 8-Methyltocol. 2,8,-Dimethyl-2-(4′,8′,12′-trimethyl-tridecyl)-6-chromanol.

$C_{28}H_{42}O_2$ M.G. 410,64

ε-Tocopherol. 5,8-Dimethyltocotrienol.

$C_{29}H_{44}O_2$ M.G. 424,67

ζ₁-Tocopherol. 5,7,8-Trimethyltocotrienol.

$C_{28}H_{48}O_2$ M.G. 416,66

ζ₂-Tocopherol. 5,7-Dimethyltocol. 2,5,7,-Trimethyl-2-(4′,8′,12′-trimethyl-tridecyl)-6-chromanol).

$C_{27}H_{46}O_2$ M.G. 402,64

η-Tocopherol. 7-Methyltocol. 2,7,-Dimethyl-2-(4′,8′,12′-trimethyl-tridecyl)-6-chromanol.

Gegen chemische Einflüsse und gegen höhere Temperaturen sind die Tocopherole verhältnismäßig unempfindlich. Mineralsäuren üben selbst in der Wärme keinen schädigenden Einfluß aus. Temperaturen bis 170° werden anstandslos vertragen. Auch gegen den Luftsauerstoff sind die Tocopherole beständig; längeres Lagern von Vitamin E-haltigem Material bedingt jedoch eine allmähliche Oxydation, besonders bei Zutritt von UV-Licht.

Gegen die Einwirkung von alkoholischem Kaliumhydroxid in der Kälte sind die Tocopherole stabil. Mit zunehmender Temperatur (über 40°) erfolgt Zersetzung.

Starke Oxydationsmittel, wie z. B. Kaliumpermanganat, zerstören schnell die Vitamine, eine Oxydation erfolgt bereits durch Eisen(III)-chlorid. Von dieser Tatsache macht man Gebrauch bei der Herstellung von Mangeldiäten. Empfindlich sind ferner die Tocopherole gegen Peroxide; ölige Vitaminlösungen verderben daher, wenn die Öle zur Autoxydation befähigt sind und Peroxide bilden (Öle mit hohen Jodzahlen). Auch in ranzig gewordenen Ölen erfolgt Zerstörung des Vitamins.

Infolge der phenolischen Hydroxylgruppe lassen sich die Tocopherole verestern; so wurden Essigsäure-, Benzoesäure- und Naphthoesäureester hergestellt. Die genannten Ester weisen ebenfalls Vitaminwirksamkeit auf. Vom α-, β- und γ-D-Tocopherol sind die Allophanate bekannt:

D-α-Tocopherol-allophanat: Fp. 172°
D-β-Tocopherol-allophanat: Fp. 138°
D-γ-Tocopherol-allophanat: Fp. 136°

Vitamin K. Koagulationsvitamin. Antihämorrhagisches Vitamin.

Der Grundkörper aller Vitamin K-wirksamen Substanzen ist das 2-Methyl-1,4-naphthchinon:

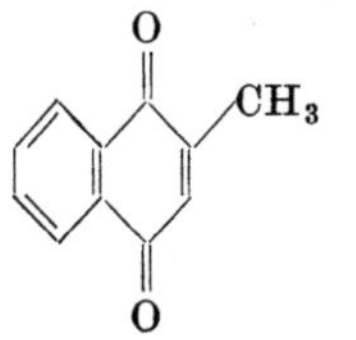

Es sind zwei natürliche K-Vitamine bekannt: Das Vitamin K_1, welches von der grünen, assimilierenden Pflanze gebildet wird und das Vitamin K_2, das durch die Tätigkeit zahlreicher Bakterienarten, z. B. des Bacterium coli des Darmes entsteht. Daneben gibt es zahlreiche, ähnlich gebaute, synthetische Produkte, von denen heute einige unter der Bezeichnung Vitamin K_3, K_4, K_5 usw. therapeutisch verwendet werden. Die K-Vitamine üben einen Einfluß auf die Blutgerinnung aus, indem sie die Gerinnungszeit auf der Norm halten. Fehlen sie in der Nahrung, so wird bei Vögeln (Hühner, Enten, Gänse) der Prothrombingehalt des Blutes und damit auch die Gerinnungsfähigkeit stark herabgesetzt. Blutungen dauern in diesem Falle 30 Min. und länger an. Durch Zufuhr von Vitamin K-haltigem Material kann die Blutgerinnungszeit bald wieder auf die Norm (2 bis 4 Min.) zurückgebracht werden. Vitamin K ist kein Bestandteil des Prothrombins, sondern ist zur Bildung des Prothrombins notwendig. Voraussetzung für seine Wirksamkeit ist eine ungestörte Funktion der Leber (Verwendung von Vitamin K zur Leberfunktionsprüfung). Die eigentliche Rolle, die dem Vitamin K zukommt, ist noch nicht bekannt. Der Chemismus könnte darin bestehen, daß durch die Naphthochinone die Bildung von Disulfidbindungen katalysiert wird, denn solche Bindungen sollen für den Bau des Prothrombinmoleküls charakteristisch sein.

Beim Säugetier und auch beim Menschen hat man eine K-Avitaminose, die lediglich durch den Entzug des in der grünen Pflanze gebildeten Vitamin K_1 bedingt wäre, nicht kennengelernt. Die Darmflora erzeugt das Vitamin K_2 in solchen Mengen, daß im Blut ein ausreichender Prothrombinspiegel vorliegt. Wenn bei Vögeln das von der Darmflora gebildete Vitamin K_2 nicht zur Auswirkung gelangt, so ist hierfür die kurze Darmlänge verantwortlich zu machen, welche eine ausreichende Resorption des Vitamins nicht gestattet.

Beim Menschen und beim Säugetier tritt jedoch dann eine K-Avitaminose auf, wenn durch Gallenleiden (Ikterus, Darmverschluß) der normale Galleabfluß zum Darm gestört oder unterbunden ist und daher weder das mit der Nahrung aufgenommene Vitamin K_1 noch das von der Darmflora produzierte Vitamin K_2 resorbiert werden können. Der Grund hierfür ist die typische Lipoidlöslichkeit beider K-Vitamine. Bei derartigen Leiden können Blutungen, insbesondere bei operativen Eingriffen, den Patienten schwer gefährden. Hier ist die Vitamin K-Therapie am Platze, welche, wie weiter unten gezeigt wird, sich von den beiden natürlichen K-Vitaminen unabhängig gemacht hat. Da die Vitamin K-wirksamen Kunstprodukte durch die Injektion direkt zur Resorption gebracht werden, erübrigt sich die gleichzeitige Zufuhr von Gallenpräparaten. Voraussetzung für den Erfolg ist jedoch, daß dem Organismus auch solche Vitamine zur Verfügung stehen, welche für die physiologische Funktion der Capillaren von Bedeutung sind, d. h. also die Vitamine C, E und P.

Ohne Einfluß ist die Vitamin K-Therapie auf solche Fälle, in denen die Bereitschaft zu lange anhaltenden Blutungen weder durch einen Mangel an Vitamin noch durch eine unzureichende Resorption desselben bedingt sind. Hierzu gehören vor allem die erbliche Bluterkrankheit (Hämophilie), die man zur Zeit als eine pluriglanduläre Erkrankung auffaßt, ferner starke Menstruationsblutungen, Fibrinogenopenie und Leberinsuffizienzen. Im letzteren Falle kann trotz des Vorliegens genügender Mengen an K-wirksamen Substanzen keine Bildung des für die Blutgerinnung erforderlichen Prothrombins stattfinden.

Vorkommen der K-Vitamine. Das Vitamin K_1 treffen wir vorzugsweise in grünen, gut belichteten Blättern an. Unbelichtete Blätter sind vitaminarm. Als gute Vitaminlieferanten sind z. B. die Blätter des Spinats und der Kohlarten zu bezeichnen. Andere Pflanzenteile wie Blüten, Früchte, Knollen, Wurzeln weisen im allgemeinen geringen Vitamingehalt auf. Mäßig ist auch der Gehalt tierischer Organe. Typische Speicherstätten für das Vitamin konnten bisher im Organismus nicht angetroffen werden. Doch läßt sich Vitamin K in Schweineleber oder im Eigelb deutlich nachweisen. Bemerkenswert ist der relativ hohe Vitamingehalt der Bakterienflora im Darm, insbesondere des Bacterium coli. Er ist wahrscheinlich von Bedeutung für die Vitamin K-Versorgung des menschlichen Organismus. Das Vitamin K_2 ist von DOISY aus faulendem Sardinenmehl isoliert worden.

Es wird auch durch Darmbakterien synthetisiert.

Einige quantitative Angaben macht die folgende Tabelle:

100 g Substanz enthalten	mg Vitamin K	100 g Substanz enthalten	mg Vitamin K
Pflanzliche Produkte:		Tierische Produkte:	
Brennesseln	1,6–3,2	Hühnerei (ganz)	ca. 0,02
Erbsen	0,1–0,3	Kuhmilch	ca. 0,002
Erdbeeren	ca. 0,1	Frauenmilch	ca. 0,02
Hagebutten	ca. 0,1	Dorschleber	ca. 0,1
Kartoffeln	ca. 0,1	Kabeljauleber	ca. 0,1
Kastanienblätter	6,4–8,0	Rindsleber	ca. 0,1–0,2
Wirsing ⎫		Ochsenleber	ca. 0,1–0,2
Federkohl ⎬ Kohlsorten	ca. 3,2	Schafsleber	ca. 0,1–0,2
Grünkohl ⎭		Schweineleber	0,4–0,9
Luzerne	1,6–3,2	Rindfleisch	0,1–0,2
Spinat (frisch)	3,0–4,6	Schafsfleisch	0,1–0,2
Grüne Tomaten	ca. 0,8	Schweinefleisch	0,1–0,2
Reife Tomaten	ca. 0,4		

Gewinnung des natürlichen Vitamin K_1. Als geeignetes Ausgangsmaterial hat sich die Alfalfa-Luzerne bewährt. Die Pflanze wird getrocknet und im pulverisierten Zustand mit Petroläther ausgezogen. Aus dem Petrolätherextrakt läßt sich durch wiederholte Chromatographie und Hochvakuumdestillation das Vitamin K_1 in einer Ausbeute von etwa $0,02^0/_{00}$ (bezogen auf die trockene Pflanze) isolieren.

Eine schnelle Reinigung erzielt man nach FIESER, wenn man das Vitamin K_1 durch Schütteln des petrolätherischen Konzentrates mit einer methylalkoholischen Lösung von Kaliumhydroxid und Natriumhydrosulfid zu dem entsprechenden Naphthohydrochinonderivat reduziert. Dieses geht als Natriumsalz in den Methylalkohol über, während fremde lipoidlösliche Ballaststoffe im Petroläther verbleiben. Das Naphthohydrochinonderivat läßt sich in einfacher Weise zu dem Naphthochinonderivat, d. h. zum Vitamin K_1, reoxydieren.

Synthese des Vitamin K_1. Die Synthese ist von FIESER, ALMQUIST und anderen Autoren durchgeführt worden. Nach FIESER wird Phytol mit einem Überschuß von 2-Methylnaphthohydrochinon bei Gegenwart von Oxalsäure kondensiert. Als Lösungsmittel dient Dioxan. Außer Nebenprodukten entsteht hierbei in brauchbarer Ausbeute das 2-Methyl-3-phytyl-naphthohydrochinon (= Dihydro-Vitamin K_1), welches mit Silberoxid zu Vitamin K_1 oxydiert wird. ALMQUIST führt die Synthese des Vitamin K_1 durch Kondensation von 2-Methyl-naphthochinon mit Phytylbromid durch. Hier erübrigt sich eine nachträgliche Oxydation zum Naphthochinonderivat. Es sei darauf hingewiesen, daß das Phytylbromid auch bei der Vitamin-E-Synthese als Reaktionspartner diente.

Vitamin-K_1-Synthese nach FIESER

[Reaktionsschema: 1,4-Dihydroxy-2-methylnaphthalin + HO·CH$_2$—CH=C(CH$_3$)—(CH$_2$)$_3$—CH(CH$_3$)—(CH$_2$)$_3$—CH(CH$_3$)—(CH$_2$)$_3$—CH(CH$_3$)$_2$]

$\longrightarrow$ Dihydro-Vitamin K_1 $\xrightarrow{Ag_2O}$ Vitamin K_1

Vitamin-K_1-Synthese nach ALMQUIST

[Reaktionsschema: 2-Methyl-1,4-naphthochinon + Br·CH$_2$—CH=C(CH$_3$)—(CH$_2$)$_3$—CH(CH$_3$)—(CH$_2$)$_3$—CH(CH$_3$)—(CH$_2$)$_3$—CH(CH$_3$)$_2$]

$\longrightarrow$ [Vitamin K_1-Struktur: 2-Methyl-3-phytyl-1,4-naphthochinon]

Vitamin K_1

Der Naphthochinoncharakter beider K-Vitamine (K_1 und K_2) ist in eingehenden Untersuchungen bewiesen worden. Besonders aufschlußreich war die Tatsache, daß beide K-Vitamine bei der hydrierenden Acetylierung in die entsprechenden Diacetyl-naphtho-hydrochinon-derivate übergingen und daß ferner die perhydrierten und farblos gewordenen Vitamine an der Luft allmählich wieder gelb wurden (Reoxydation zu den Naphthochinonderivaten). Über den Bau der Seitenketten gaben Chromsäureoxydation, Bromierung, katalytische Hydrierung und vor allem die Ozonisierung Auskunft.

Standardisierung. Eine internationale Einheit ist nicht festgelegt.

1 Dam-Glavind-Einheit (DGE) = 0,083 mcg Vitamin K_1
         = 0,14 mcg Vitamin K_2
         = 0,04 mcg Menadion
1 Almquist-Einheit   = 16 mcg Vitamin K_1
         = 4,3 mcg Menadion
1 Schoenheyder-Einheit = 1 DGE
1 Ansbacher-Einheit   = 20 DGE
1 Thayer-Doisy-Einheit = 10 DGE
1 Doisy-Einheit   = 30 DGE

Übersichtstabelle mit den Bezeichnungen der einzelnen K-Vitamine

Vitamin	Chemische Bezeichnung
K_1	Phyllochinon; α-Phyllochinon; 2-Methyl-3-phytyl-1,4-naphthochinon
K_2	Farnochinon, β-Phyllochinon, 2-Methyl-3-difarnesyl-1,4-naphthochinon.
K_3 (öllöslich)	Menadion; 2-Methyl-1,4-naphthochinon
K_3 (wasserlöslich)	Menadion-Natriumhydrogensulfit
K_4	Menadiol; 2-Methyl-1,4-naphthohydrochinon
K_4 (öllöslich)	Menadiol-dibutyrat; 2-Methyl-1,4-naphthohydrochinon-dibutyrat
K_4 (wasserlöslich)	Menadiol-Natriumdiphosphat; 2-Methyl-1,4-naphthohydrochinon-diphosphorsäureester-tetranatriumsalz
K_5	2-Methyl-1-hydroxy-4-amino-naphthalin
K_6	2-Methyl-1,4-diamino-naphthalin
K_7	3-Methyl-1-hydroxy-4-amino-naphthalin

Phytonadione USP XVII. Phytoménadione CF 65. Phytomenadione BP 63. Vitamin K_1. 3-Phytyl-menadion. Phyllochinon. α-Phyllochinon. Phytonadion.

$$\text{Structure: 2-Methyl-3-phytyl-1,4-naphthochinon}$$
[Naphthochinon-Ring mit CH_3 und $CH_2-CH=C(CH_3)-[(CH_2)_3-CH(CH_3)]_3-CH_3$]

$C_{31}H_{46}O_2$ M.G. 450,71
2-Methyl-3-phytyl-1,4-naphthochinon

Eigenschaften. Klare, gelbe, sehr viskose, geruchlose oder fast geruchlose Flüssigkeit, beständig gegen Luft und Wärme, zersetzlich bei Einwirkung von Sonnenlicht und Alkali. Die Dichte beträgt etwa 0,967 (USP XVII). Löslichkeit: Sehr gut löslich in Benzol, Chloroform, Ae., pflanzlichen und tierischen Ölen, löslich in A., wenig löslich in Methanol, unlöslich in W. Nach BP 63 löst sich 1 T. bei 20° in 70 T. A. (95%).
Brechungsindex:

n_D^{25} = zwischen 1,5230 und 1,5252 (USP XVII)

n_D^{20} = 1,5255 bis 1,5285 (BP 63)

n_D^{20} = 1,526 (CF 65).

Erkennung. a) Eine Lösung von 0,05 ml oder einem Tr. Substanz wird mit 10 ml Methanol vermischt und mit 1 ml einer 20%igen Lösung von KOH in Methanol versetzt. Es entsteht eine grüne Farbe, die sich bei vorsichtigem Erwärmen in eine purpurrote und schließlich in eine rötlichbraune Farbe verwandelt (BP 63, ähnlich CF 65, USP XVII). – b) Man löst 1 Tr. Substanz in 10 ml 95%igem A. und gibt zu einigen Tr. dieser Lösung 2 ml 2%ige Natriumäthylatlösung. Es entwickelt sich eine klare gelbe Farbe, die über Blauviolett schnell nach Rotbraun übergeht (CF 65). – c) Man fügt zu 2 ml einer Lösung von 0,5 mg Substanz in 95%igem A. 2 ml einer 5%igen äthanolischen Lösung von Diäthylthiocarbamat und 1 ml Natriumäthylatlösung. Es entsteht eine kobaltblaue Farbe (CF 65). – d) 500 mg Substanz werden in 10 ml Methanol suspendiert, mit einer frisch bereiteten Lösung von 750 mg Natriumhydrogensulfit in 2 ml warmem W. versetzt und die Mischung einige Minuten lang kräftig durchgeschüttelt. Es entwickelt sich eine rötliche bis purpurne Farbe, die bald verblaßt (USP XVII).

Prüfung. a) Reaktion: Eine 5%ige Lösung der Substanz in 95%igem A. soll gegen Lackmus neutral sein (CF 65, ähnlich USP XVII). – b) Menadion: 50 mg Substanz, 1 ml 95%iger A., 1 ml konz. Ammoniaklösung und 1 Tr. Cyanessigsäureäthylester werden vermischt und gut durchgeschüttelt. Es darf weder eine blaue, noch eine rote Farbe entstehen (CF 65, ähnlich USP XVII). – c) UV-Absorption: Das Spektrum einer 0,001%igen Lösung in Trimethylpentan, Schichtdicke 1 cm, zeigt Maxima bei etwa 243, 249, 261 und 270 mμ. Die Extinktionen bei diesen Wellenlängen betragen etwa 0,398, 0,420, 0,385 und 0,390. Die Absorptionsminima liegen etwa bei 228, 246, 254 und 266 mμ. Das Verhältnis der Extinktionen des Minimums bei etwa 254 mμ und des Maximums bei etwa 249 mμ beträgt nicht weniger als 0,70 und nicht mehr als 0,75. $E_{1\,cm}^{0,01\%}$ = 0,69 bei 327 mμ (Maximum), = 0,22 bei 285 mμ (Minimum) (BP 63); USP XVII läßt das UV-Spektrum von Phytonadion in n-Hexan (1:100000) mit dem des USP-Reference-Standards vergleichen. Die maximale Absorption bei etwa 248 mμ darf nicht mehr als 3% von der des Reference-Standards abweichen; CF 65: Man löst 200 mg Substanz in 200 ml Isooctan. 2 ml dieser Lösung werden mit Isooctan auf 100 ml aufgefüllt. Man bestimmt schnell die Extinktionen dieser Lösung bei folgenden Wellenlängen: 249, 254, 270, 285 bis 287 mμ (in Quarzküvetten von 1 cm Schichtdicke). Man bezieht den bei den verschiedenen Wellenlängen gemessenen Extinktionswert auf den bei 249 mμ gemessenen. Die so erhaltenen Ergebnisse sollen zwischen folgenden Werten liegen:

$$\frac{E_{254\,m\mu}}{E_{249\,m\mu}} = 0,69 \text{ bis } 0,73$$

$$\frac{E_{270\,m\mu}}{E_{249\,m\mu}} = 0,91 \text{ bis } 0,95$$

$$\frac{E_{285\,m\mu} - E_{287\,m\mu}}{E_{249\,m\mu}} = 0,04 \text{ bis } 0,07.$$

Gehaltsbestimmung. Nach CF 65: Man löst eine etwa 100 mg Substanz entsprechende Menge, genau gewogen, in 100 ml Isooctan. 10 ml dieser Lösung werden auf 100 ml aufgefüllt. Von dieser Lösung werden erneut 10 ml auf 100 ml aufgefüllt. Als Lösungsmittel wird in beiden Fällen Isooctan verwandt. Die Extinktion dieser Lösung wird in einer Quarzküvette von 1 cm Durchmesser gegen Isooctan bei 249 mµ gemessen. Man berechnet $E_{1\,cm}^{1\%}$. Diese soll mindestens 403 betragen, was einem Gehalt von mindestens 96% Phytomenadion entspricht.

BP 63 macht folgende Angaben: Die Durchführung der Bestimmung erfolgt bei gedämpfter Beleuchtung. Man löst 0,1 g Substanz, genau gewogen, auf 200 ml Trimethylpentan. 2 ml dieser Lösung bringt man auf eine Aluminiumoxidsäule. Man eluiert mit 20 ml einer Mischung von 1 Vol.T. Aether pro narcosi und 49 Vol.T. Trimethylpentan und verdünnt mit Trimethylpentan auf 50 ml. $E_{1\,cm}^{1\%}$ soll bei 249 mµ den Wert 420 betragen. Herstellung der Säule. Man bringt 4,5 g neutrales Aluminiumoxid (7% W. enthaltend) in ein Glasrohr von 5 mm lichter Weite, das mit Trimethylpentan gefüllt ist. Man wartet, bis sich das Aluminiumoxid abgesetzt hat und der Flüssigkeitsmeniskus 2 mm über dem Sorbens steht.

Aufbewahrung. Gut verschlossen und vor Licht geschützt.

Dosierung. Nach BP 63: Als Gegenmittel für Anticoagulantien (ausgenommen Heparin) 5 bis 20 mg, bei i.v. Injektion 50 bis 150 mg. Diese Dosis kann nach einigen Stunden wiederholt werden. Bei Blutungen von Neugeborenen i.v. 5 bis 10 mg; prophylaktisch über die Mutter 0,5 bis 2 mg oral.

Nach USP XVII: Tägliche Dosis: oral 20 mg; i.m. oder i.v. 5 mg; täglicher Dosierungsbereich: oral 1 bis 100 mg, i.m. oder i.v. 0,5 bis 25 mg.

Handelsformen: Konakion (Hoffmann-La Roche), Mephyton (Merck, Sharp & Dohme, USA).

Vitamin-K₁-Oxid. 2-Methyl-3-phytyl-1,4-naphthochinon-2,3-oxid.

$C_{31}H_{40}O_3$ M.G. 466,68

R = Phytylrest (s. Vitamin K₁)

Eigenschaften. Farbloses Öl, gegen Licht beständiger als Vitamin K₁; Absorptionsbanden in A. bei 259 und 305 mµ (log ε = 3,79 und 3,31).

Wirkung und Anwendung. Die biologische Wirkung entspricht der des Vitamin K₁ in qualitativer und quantitativer Hinsicht. Es kommt in der Natur vor [FERNHOLZ, E., S. ANSBACHER u. Mitarb.: J. Amer. chem. Soc. *61*, 1613 (1939)] und kann durch Behandeln von Vitamin K₁ mit Wasserstoffperoxid dargestellt werden [FIESER, L. F. u. Mitarb.: J. Amer. chem. Soc. *61*, 3216 (1939)]. Vitamin-K₁-Oxid soll nach D. F. JAMES, J. L. BENNET u. Mitarb. die wirksamste Vitamin K-Verbindung sein. Während nach der i.v. Injektion von Menadion-Natriumbisulfit der Prothrombinspiegel des Blutes nach durchschnittlich 4,7 Tagen und bei Verwendung von Menadiol-Natriumdiphosphat nach 5,3 Tagen soweit erhöht ist, daß nicht mehr mit einer Blutung zu rechnen ist, tritt dieser Zustand bei Vitamin-K₁-Oxid bereits nach 4 Std. ein (Merck JB *1949*, S. 444). Vitamin-K₁-Oxid ist wie Vitamin K₁ zur Behandlung von Überdosierungen bei Cumarinderivaten geeignet (Merck JB *1954*, S. 276).

Vitamin K₂. 2-Methyl-3-difarnesyl-1,4-naphthochinon. Farnochinon. β-Phyllochinon.

$C_{41}H_{56}O_2$ M.G. 580,86

Eigenschaften. Hellgelbes, mikrokristallines Pulver, wenig löslich in den meisten organischen Lösungsmitteln, Fp. 54° (aus Petroläther). $E_{1\,cm}^{1\%}$ in Hexan = 520 bei 249 mµ.

Herstellung. Durch Extraktion von faulendem Fischmehl [MCKEE, BINKLEY, THAYER, MCCORQUODALE u. DOISY: J. biol. Chem. *131*, 327 (1939)].

Vitamine

Aufbewahrung. Gut verschlossen und vor Licht geschützt.

Wirkung. Etwas schwächer wirksam als Vitamin K_1.

Methylnaphthochinon DAB 7 – BRD. Methylnaphthochinonum ÖAB 9. Menadion PI.-Ed. I/1. Menadione USP XVII. Menaphthone BP 63. Vitamin K_3.

$C_{11}H_8O_2$
2-Methyl-naphthochinon-(1,4)

M.G. 172,19

Achtung! Methylnaphthochinon reizt die Schleimhäute und die Haut. Alkoholische Lösungen wirken blasenziehend (USP XVII).

Herstellung. Methylnaphthochinon kann durch Oxydation von 2-Methylnaphthalin mit Wasserstoffperoxid oder Chromtrioxid hergestellt werden (BP 63).

Eigenschaften. Zitronengelbes, kristallines Pulver, von schwachem, charakteristischem Geruch. Durch Einwirkung von Sonnenlicht wird es hellbraun gefärbt. Fp. 105 bis 108° (DAB 7 – BRD); 105 bis 107° (PI.Ed. I/1, BP 63, USP XVII); 105 bis 108° (in der Kapillare) bzw. 104 bis 107° (unter dem Mikroskop) (ÖAB 9). Löslichkeit: Unlöslich in W., wenig löslich in A. (95%), bei 20° in 50 Tr. fetten Ölen löslich, löslich in etwa 13 T. A., mäßig löslich in Ae., leicht löslich in Chloroform und Aceton, 1 g löst sich in etwa 10 ml Benzol.

Erkennung. a) Man löst etwa 0,5 mg Substanz in 5 ml A. (95%), fügt 2 ml konz. Ammoniaklösung hinzu und versetzt mit einigen Tr. Cyanessigsäureäthylester: Es entsteht eine violette Färbung. Nach Zusatz von 5 ml Natronlauge geht die Farbe in Braungelb über. Die violette Farbe wird durch Zusatz von Säure oder durch Einwirkung von Sonnenlicht zerstört (BP 63). – b) 50 mg Substanz versetzt man mit 5 ml W. und 75 mg Natriumhydrogensulfit, erhitzt auf dem Dampfbad, bis eine fast farblose Lösung entsteht, vermischt und verdünnt auf 50 ml. 2 ml dieser Lösung versetzt man mit einer Mischung von 1 ml konz. Ammoniaklösung, 1 ml A. und 3 Tr. Cyanessigsäureäthylester: Es entsteht eine rotblaue Färbung, die nach Zugabe von 1 ml Natronlauge (1 in 3) grün und dann gelb wird (PI.Ed. I/1, ähnlich USP XVII). – c) Eine Lösung von etwa 1 mg Substanz in 1 ml A. färbt sich auf Zusatz von 1 Tr. verdünnter Natronlauge rasch intensiv grün (ÖAB 9). – d) Erhitzt man eine Lösung von etwa 1 mg Substanz in etwa 0,5 ml A. mit 2 ml konz. Salzsäure im Wasserbad, so färbt sich die Lösung allmählich violettrosa (ÖAB 9, ähnlich DAB 7 – BRD).

Prüfung. a) Chrom: 0,5 g Substanz werden in einem Platintiegel verascht, der Rückstand wird in etwa 10 mg einer Mischung von 1,75 T. Kaliumcarbonat, 1,35 T. wasserfreiem Natriumcarbonat und 1 T. Natriumperoxid geschmolzen. Nach dem Abkühlen löst man die Schmelze in 10 ml W., säuert mit verd. Schwefelsäure an und füllt mit W. auf 25 ml auf. Zu 5 ml dieser Lösung gibt man 4 Tr. Diphenylcarbazidlösung (0,2%ige Lösung in einer Mischung von 10 ml Eisessig und 90 ml 90%igem A.) und füllt mit W. zu 10 ml auf. Eine eventuell entstehende Violettfärbung darf nicht stärker sein als die schwefelsaure Mischung von 1 ml einer 0,00283%igen Lösung von Kaliumchromat und 4 Tr. Diphenylcarbazidlösung, die mit W. auf 10 ml aufgefüllt wurde (BP 63). – b) Trocknungsverlust: Höchstens 0,3%; bei Raumtemperatur im Vakuumexsikkator bei höchstens 15 Torr, bis zur Gewichtskonstanz getrocknet (ÖAB 9); höchstens 0,2%: im Vakuum über Schwefelsäure bis zur Gewichtskonstanz getrocknet (DAB 7 – BRD); höchstens 0,5%: über Phosphorpentoxid im Vakuum getrocknet, bei höchstens 5 Torr, 4 Std. lang (BP 63); höchstens 0,3%: 4 Std. über Schwefelsäure getrocknet (PI.Ed. I/1). – c) Sulfatasche: Höchstens 0,1% (DAB 7 – BRD, BP 63, USP XVII).

Gehaltsbestimmung. Nach DAB 7 – BRD und PI.Ed. I/1 wird eine cerimetrische, nach BP 63 eine titanometrische und nach ÖAB 9 eine jodometrische Bestimmung durchgeführt.

Arbeitsvorschrift der PI.Ed. I/1: Man wägt etwa 150 mg Substanz, die zuvor im Dunkeln 4 Std. über Schwefelsäure getrocknet wurde, genau ab, bringt die Substanz vollständig in einen 150-ml-Kolben und löst in 15 ml Eisessig und 15 ml verd. Salzsäure. Dann gibt man 3 g Zinkstaub hinzu, verschließt mit einem Bunsenventil, schüttelt gut um und läßt 1 Std. im Dunkeln unter wiederholtem Umschütteln stehen. Die Lösung wird rasch durch einen Wattebausch in einen anderen Kolben abgegossen; man wäscht den Reduktionskolben 3mal mit je 10 ml frisch aufgekochtem und wieder abgekühltem W. nach, gibt

0,1 ml o-Phenanthrolin-Indikatorlösung zu und titriert sofort die vereinten Flüssigkeiten mit 0,1 n Cer(IV)-sulfatlösung. In gleicher Weise führt man einen Blindversuch aus und bringt nötigenfalls Korrekturen an. 1 ml 0,1 n Cer(IV)-sulfatlösung entsprechen 8,609 mg $C_{11}H_8O_2$. Forderung: Mindestens 98,5%, in der getrockneten Substanz.

Arbeitsvorschrift der BP 63: 0,2 g Substanz werden genau gewogen und in einer Mischung von 10 ml A. (95%) und 15 ml Eisessig gelöst. Man gibt 4 g wasserfreies Natriumcarbonat und 25 ml einer 10%igen (Gew./Vol.) wäßrigen Lösung von Natriumkaliumtartrat hinzu und titriert mit 0,1 n Titan(III)-chloridlösung in CO_2-Atmosphäre. Als Indikator werden 3 Tr. 0,1%ige, wäßrige Indigokarminlösung hinzugegeben. 1 ml 0,1 n Titan(III)-chloridlösung entsprechen 8,609 mg $C_{11}H_8O_2$. Forderung: mindestens 98,5%.

Arbeitsvorschrift des ÖAB 9: Es wird zunächst nach der Vorschrift der PI.Ed. I/1 verfahren. Einwaage: 0,1722 g Substanz. Man läßt den Reduktionskolben 30 Min. lang unter häufigem Umschütteln im Dunkeln stehen. Hierauf filtriert man die Flüssigkeit rasch durch einen befeuchteten Wattebausch in einen 500 ml fassenden Erlenmeyerkolben, der 30,00 ml 0,1 n Jodlösung und 5 g Natriumhydrogencarbonat enthält. Kolben und Watte wäscht man 3mal mit je 10 ml frisch aufgekochtem und wieder erkaltetem W. nach, schüttelt um und titriert das überschüssige Jod mit 0,1 n Natriumthiosulfatlösung unter Verwendung von Stärke als Indikator. Für die angegebene Einwaage muß sich ein Verbrauch an 0,1 n Jodlösung von 19,70 bis 20,20 ml ergeben, entsprechend einem Gehalt von 98,5 bis 101,0% d. Th. 1 ml 0,1 n Jodlösung entsprechen 8,609 mg $C_{11}H_8O_2$. 1 g Methylnaphthochinon entsprechen 116,2 ml 0,1 n Jodlösung.

Aufbewahrung. Vor Licht geschützt, gut verschlossen.

Dosierung. Nach ÖAB 9: Gebräuchliche Einzeldosis: 0,001 g bis 0,005 g; Einzelmaximaldosis: 0,015 g; Tagesmaximaldosis: 0,04 g. Nach BP 63: Bei i.m. Injektion 5 bis 10 mg täglich, in Übereinstimmung mit der Prothrombinaktivität des Blutes. Nach USP XVII: Tägliche Dosis 2 mg; täglicher Dosierungsbereich: 1 bis 5 mg.

Menadionum Natrium bisulfurosum DAB 7 – DDR. Menadioni Natrii bisulfis Nord. 63. Menadione Sodium Bisulfite NF XII. Menaphthone Sodium Bisulphite BP 63. Vikasolum Ross. 9. Wasserlösliches Vitamin K_3.

$C_{11}H_9NaO_5S \cdot 3H_2O$ M.G. 330,30
Natriumsalz des 2-Methyl-2-sulfo-1,4-naphthochinons

Nord. 63 enthält ein Menadion-Natriumbisulfit mit nur 2 Mol Kristallwasser: $C_{11}H_9NaO_5S \cdot 2H_2O$, M.G. 312,28; Natrium($\pm$)2-methyl-1,4-dioxotetralin-sulfonat-(2)-dihydrat.

Herstellung. Durch Umsetzung von Menadion mit Natriumhydrogensulfit.

Gehaltsbestimmung. Mindestens 96% $C_{11}H_9NaO_5S$ (DAB 7 – DDR); 52,6 bis 56,1% Menadion, entsprechend 95,4 bis 101,7% Menadion-Natriumbisulfit + $2H_2O$ (Nord. 63); nicht unter 95% (Ross. 9); nicht weniger als 94% (BP 63).

Eigenschaften. Weißes, kristallines Pulver mit nicht wahrnehmbarem Geruch und bitterem Geschmack, hygroskopisch, löslich in 2 T. W., in 95%igem A., fast unlöslich in Ae. und Chloroform. Nach Nord. 63: Farblose bis nahezu farblose Kristalle oder weißes bis rötlichweißes, kristallines Pulver, ohne Geruch und mit eigentümlichem, bitterem Geschmack, hygroskopisch in Luft mit mehr als 80% Feuchtigkeitsgehalt; die wäßrige Lösung zeigt schwach saure Reaktion.

Erkennung. a) 5,0 ml Prüflösung (1,000 g Substanz zu 50,0 ml CO_2-freiem W.) werden in einem Scheidetrichter mit 10,0 ml Chloroform versetzt und geschüttelt. Dann werden 0,2 bis 0,3 g NaOH zugegeben. Nach kräftigem Schütteln bis zur Lösung des Natriumhydroxids wird das Chloroform abgetrennt, mit 10,0 ml W. gewaschen, durch ein mit Chloroform getränktes Filter in eine kleine Abdampfschale filtriert und auf dem Wasserbad verdampft. Der über Silicagel, vor Chloroform, 24 Std. getrocknete Rückstand schmilzt im Bereich von 102 bis 106° (DAB 7 – DDR). Ähnliche Reaktionen beschreiben BP 63 (Fp. etwa 105°), Nord. 63 (Fp. 103 bis 107°) und Ross. 9 (Fp. 104 bis 107°); die Differenzen sind wohl hauptsächlich durch die unterschiedliche Art der Trocknung des Rückstandes bedingt. – b) 2,0 ml Prüflösung (s. o.) zeigen nach Zusatz von 1,0 ml A. und 1,0 ml konz.

Ammoniaklösung eine gelbliche Färbung, die in eine rote übergeht. Nach darauffolgendem Zusatz von 1 Tr. Äthylcyanacetat zeigt die Lösung eine tiefblaue bis blauviolette Färbung, die nach Zusatz von 3,0 ml 3 n Natronlauge zunächst in eine grüne und nach 5 Min. in eine grünbraune übergeht (DAB 7 – DDR). – c) Man versetzt 5 Tr. Prüflösung (1,00 g in 50 ml H_2O) mit 10 Tr. Dinitrophenylhydrazin, 1 ml W. und hält das Gemisch ca. 1 Min. lang im Sieden. Nach dem Abkühlen versetzt man mit 3 ml A. (95%), 2 ml Amylalkohol und 2 ml Ammoniaklösung (5 m): Es entsteht eine grüne Färbung, die beim Versetzen mit 10 ml W. und kräftigem Schütteln in die Amylalkoholschicht übergeht (Nord. 63). – d) Die mit konz. Salzsäure befeuchtete Substanz färbt beim Erhitzen am Platindraht die nichtleuchtende Flamme kräftig und anhaltend gelb (DAB 7 – DDR). – e) Zu 5 ml einer Lösung (1 auf 50, W.) gibt man 1 ml konz. Schwefelsäure: es tritt der Geruch nach Schwefeldioxid auf (Ross. 9). – f) Man erwärmt 2 ml einer 40%igen, wäßrigen Lösung mit einigen Tr. verd. Salzsäure; es entwickelt sich Schwefeldioxid (BP 63). – g) Zu 0,1 g Substanz gibt man 3 ml 2 m Salzsäure; es entwickelt sich ein Gas, das einen auf Filtrierpapier aufgetragenen Tr. Jodlösung entfärbt (Nord. 63). – h) 5,0 ml Prüflösung (s. o.) werden in einem 25-ml-Erlenmeyerkolben mit 1,0 ml 3 m Phosphorsäure gemischt. Der Kolben wird mit 2 durchbohrten Uhrgläsern bedeckt, zwischen denen im Bereich der Bohrungen ein Stück Filtrierpapier liegt, das mit einer Anreibung von 0,10 g Kaliumjodat in 2,0 ml Stärkeindikator angefeuchtet ist. Beim Erwärmen der Mischung zeigt das Filterpapier eine blaue Färbung, die beim Erhitzen der Mischung teilweise verschwindet (DAB 7 – DDR).

Prüfung. a) Unlösliche Verunreinigungen, Farbe der Lösung: 5,0 ml Prüflösung (s. o.) müssen klar und dürfen nicht stärker gefärbt sein, als die Mischung aus 2,50 ml Farb-VL B und 2,5 ml 0,5 n Salzsäure (DAB 7 – DDR, ähnlich Nord. 63 und Ross. 9). – b) Alkalisch oder sauer reagierende Verunreinigungen: 10,0 ml Prüflösung (s. o.) müssen nach Zusatz von 5 Tr. Bromkresolgrün-Lsg. und 0,100 ml 0,01 n Kalilauge blau und nach darauffolgendem Zusatz von 0,300 ml 0,01 n Salzsäure gelb gefärbt sein (DAB 7 – DDR); 10 ml der frisch bereiteten Prüflösung (2%ig, wäßrig) müssen sich nach Zusatz von 0,2 ml 0,01 n Natronlauge und 5 Tr. Methylrotlösung gelb färben und nach Zusatz von 0,4 ml 0,01 n Salzsäure rot färben (Nord. 63). Eine 1%ige, wäßrige Lösung reagiert gegen Lackmus neutral (BP 63). – c) Chromverbindungen: 0,600 g Substanz werden in einem Porzellantiegel verascht und 30 Min. lang geglüht. Der Rückstand wird mit 0,100 g der Mischung aus 0,50 g Kaliumcarbonat, 0,50 g wasserfreiem Natriumcarbonat und 0,30 g Kaliumnitrat versetzt und geschmolzen. Nach dem Erkalten wird dieser Rückstand in 5,0 ml W. unter Erwärmen gelöst, die Lösung in einen 25-ml-Meßkolben überführt und der Porzellantiegel 2mal mit je 3,0 ml W. gewaschen. Die Waschflüssigkeiten werden zu der Lösung gegeben. Nach Zusatz von 2,0 ml 3 n Schwefelsäure wird die Lösung mit W. zu 15,0 ml aufgefüllt. 5,0 ml dieser Lösung dürfen nach Zusatz von 5,0 ml W. und 4 Tr. Diphenylcarbazid-Lsg. keine stärkere Färbung als die nachstehend beschriebene Vergleichsprobe zeigen (höchstens 0,005% Chrom); Vergleichsprobe: 0,1000 g Kaliumdichromat wird in W. zu 100 ml gelöst. 1,00 ml Lösung wird mit W. zu 100,0 ml aufgefüllt; 3,00 ml dieser Lösung werden mit 1,0 ml 3 n Schwefelsäure, 6,0 ml W. und 4 Tr. Diphenylcarbazid-Lsg. versetzt (DAB 7 – DDR). Eine ähnliche Bestimmung enthält BP 63. – d) Natriumsulfat: 0,3000 g Substanz werden in einem 100 ml Erlenmeyerkolben mit 30,0 ml A. versetzt und im Wasserbad unter häufigem Schwenken 8 Min. erhitzt. Anschließend wird die Mischung durch einen, bei 105° bis zur Konstanz getrockneten Glasfiltertiegel (G 4) filtriert. Kolben und Glasfiltertiegel werden mit insgesamt 20,0 ml A. gewaschen. Der Rückstand wird bei 105° bis zur Konstanz getrocknet. Die Substanz darf höchstens 2% Rückstand hinterlassen (DAB 7 – DDR und Nord. 63). – e) 2-Methyl-1,4-naphthohydrochinon-3-sulfonat: 5,0 ml Prüflösung (s. o.) dürfen nach Zusatz von 2 Tr. Ferroinindikator keine Trübung zeigen (DAB 7 – DDR). Man fügt zu 0,1 g Substanz in 5 ml W. 0,1 ml Ferroin-Eisen-Komplexlösung: Es darf kein Niederschlag entstehen (BP 63). – f) Chlorid: 10,0 ml Prüflösung (s. o.) dürfen bei der Prüfung auf Chlorid keine stärkere Trübung als die Vergleichsprobe zeigen. (Höchstens 0,005% Cl-Ionen) (DAB 7 – DDR, ähnlich Nord. 63). – g) Schwermetallionen: 0,500 g Substanz werden in einem Porzellantiegel nach Zusatz von 1,0 ml konz. Schwefelsäure vorsichtig erhitzt und anschließend 30 Min. geglüht. Der Rückstand wird in 5,0 ml heißer 5 n Salpetersäure gelöst und mit 50 ml W. in einen 100-ml-Meßkolben gespült. Nach Zusatz von 10,0 ml 3 n Ammoniaklösung wird mit W. zu 100 ml aufgefüllt. 10,0 ml dieser Lösung dürfen bei der Prüfung auf Schwermetallionen nach Methode I weder eine Trübung noch eine Färbung zeigen (DAB 7 – DDR, ähnlich Nord. 63). Nach Ross. 9 soll die Sulfatasche von 0,5 g Substanz nicht mehr als 0,001% Schwermetalle enthalten. – h) Wassergehalt: 11,0 bis 16,5% (BP 63); 10,0 bis 13,0%, bestimmt durch Titration (Nord. 63). – i) Natriumhydrogensulfit: Man löst 1 g Substanz, genau gewogen, in 30 ml W., fügt 20 ml 0,1 n Schwefelsäure und 30,00 ml 0,1 n Jodlösung hinzu. Der Überschuß an Jod wird mit 0,1 n Natriumthiosulfatlösung zurücktitriert. Stärkelösung als Indikator. 1 ml 0,1 n Jodlösung entsprechen 0,005203 g $NaHSO_3$. Forderung: Nicht mehr als 2% (Ross. 9).

Gehaltsbestimmung. Nach DAB 7 – DDR: Die Bestimmung ist unverzüglich und unter Lichtschutz durchzuführen. 0,3000 g Substanz werden in einem Scheidetrichter in 20,0 ml W. gelöst. Die Lösung wird mit 20,0 ml Chloroform versetzt und geschüttelt. Dann werden 0,4 bis 0,6 g Natriumhydroxid zugegeben. Nach kräftigem Schütteln bis zur Lösung des Natriumhydroxids wird das Chloroform in einen zweiten Scheidetrichter abgelassen und die wäßrige Schicht 2mal mit je 20 ml Chloroform versetzt und ausgeschüttelt. Die vereinigten Chloroformauszüge werden mit 10,0 ml W. gewaschen und durch ein mit Chloroform getränktes Filter in einen 200-ml-Erlenmeyerkolben mit Schliff filtriert. Das Filter wird mit 5,0 ml Chloroform gewaschen. Die vereinigten Filtrate werden im Wasserbad vorsichtig zur Trockne eingedampft. Nach Zusatz von 15,0 ml Essigsäure und 15,0 ml 3 n Salzsäure wird die Mischung umgeschwenkt, bis der Rückstand gelöst ist. Nach Zusatz von 3,0 g Zinkstaub wird der Kolben sofort durch einen Stöpsel mit Bunsenventil verschlossen und vor Licht geschützt unter häufigem Schütteln 60 Min. stehengelassen. Darauf wird die Lösung über Watte in einen zweiten Erlenmeyerkolben dekantiert, der Rückstand 3mal mit je 10,0 ml kohlendioxidfreiem W. gewaschen und die Waschflüssigkeit durch die Watte filtriert. Die vereinigten Filtrate werden mit 2 Tr. Ferroinindikator versetzt und sofort mit 0,1 n Cer(IV)-sulfatlösung bis zur Grünfärbung titriert. Unter den gleichen Bedingungen ist ein Blindversuch durchzuführen. 1 ml 0,1 n Cer(IV)-sulfatlösung entspricht 16,51 mg Menadion-Natriumbisulfit.

BP 63 verfährt zunächst ähnlich, läßt aber dann das isolierte 1-Methylnaphthochinon nach Zugabe von 4 g wasserfreiem Natriumcarbonat und 25 ml einer 10%igen, wäßrigen Kaliumtartratlösung titanometrisch bestimmen [0,1 n Titan(III)-chloridlösung, 3 Tr. Indigokarminlösung als Indikator; vgl. Bestimmung von Menadione nach BP 63].

Eine ähnliche titanometrische Bestimmung führt Nord. 63 durch, jedoch wird hier als Indikator Kongorotlösung (als Dinatriumsalz; 0,1%ige wäßrige Lösung) verwendet.

Nach Ross. 9 wird das isolierte 1-Methylnaphthochinon genau gewogen. Durch Multiplikation der ausgewogenen Menge mit dem Faktor 1,9183 erhält man den Gehalt an Vikasol (Menadion-Natriumbisulfit, in 0,3 g der ursprünglichen Einwaage).

Äquivalente: 1 ml 0,1 n Cer(IV)-sulfatlösung entspricht 16,51 mg $C_{11}H_9NaO_5S \cdot 3H_2O$ (DAB 7 – DDR).

1 ml 0,1 n Titan(III)-chloridlösung entspricht 0,01381 g $C_{11}H_9NaO_5S$ (BP 63 u. Nord. 63).

1 g $C_{11}H_9NaO_5S$ entspricht 72,40 ml 0,1 n Titan(III)-chloridlösung (Nord. 63).

Aufbewahrung. Vor Licht geschützt, in gut verschlossenen Gefäßen.

Unverträglichkeiten. Sauer oder basisch reagierende Stoffe (wirken spaltend), oxydierende Stoffe.

Sterilisation der Lösung. In Anwesenheit von 0,2% Natriumpyrosulfit und 2% 0,1 n Salzsäure: 100°, 20 Min. (Nord. 63). Injektionslösungen werden, wenn nichts anderes angegeben, unter diesen Bedingungen hergestellt. Injektionslösungen mit Menadion-Natriumbisulfit kann man aufbewahren und in Ampullen abfüllen (Nord. 63).

Dosierung. Nach DAB 7 – DDR: Einzelmaximaldosis: oral 0,05 g, i.m. 0,05 g, i.v. 0,05 g; Tagesmaximaldosis: 0,15 g, i.m. 0,05 g, i.v. 0,05 g. Nach BP 63: Bei s.c. und i.m. Injektion 1 bis 2 mg täglich, in Übereinstimmung mit der Prothrombinaktivität des Blutes. In dringenden Fällen bis zu 10 mg, alle 4 Std. in Übereinstimmung mit der Prothrombinaktivität des Blutes. Bei s.c. Injektion bei der Behandlung von Neugeborenen bis zu 1 mg als Einzeldosis. Nach Ross. 9: Einzelmaximaldosis: 0,015 g, i.m. 0,015 g; Tagesmaximaldosis 0,03 g, i.m. 0,02 g.

Menadiol-dibutyrat. Dibuttersäureester des 1,4-Dihydroxy-2-methylnaphthalins. Öllösliches Vitamin K_4.

$C_{19}H_{22}O_4$ M.G. 314,39
2-Methyl-1,4-naphthohydrochinon-dibutyrat

Eigenschaften. Weißes Pulver, praktisch unlöslich in W., löslich in A., Benzol und fetten Ölen. Fp. um 53°.

Wirksamkeit. 1 mg Substanz entspricht etwa 27000 Dam-Einheiten.

Aufbewahrung. Gut verschlossen und vor Licht geschützt.

Acetomenaphthone BP 63. Diessigsäureester des 1,4-Dihydroxy-2-methylnaphthalins.

$C_{15}H_{14}O_4$ M.G. 258,3
1,4-Diacetoxy-3-methyl-naphthalin

Herstellung. Durch Reduktion von 2-Methyl-1,4-naphthochinon mit Zink und Essigsäure in Gegenwart von Essigsäureanhydrid.

Eigenschaften. Weißes, kristallines Pulver, geruchlos oder von schwachem Geruch nach Essigsäure und von bitterem Geschmack. Praktisch unlöslich in W., wenig löslich in kaltem A. (95%), löslich in 3,3 T. siedendem A. (95%). Fp. 112 bis 115°. UV-Absorption bei 285 mµ in absolut. A.: $E_{1\,cm}^{0,003\%}$ 0,69 bis 0,78.

Erkennung. 50 mg werden einige Min. mit 5 ml 0,1 n Natronlauge erwärmt; man kühlt, gibt einige Tropfen Wasserstoffperoxidlösung hinzu und neutralisiert mit verd. Salzsäure. Der Niederschlag wird filtriert und gewaschen und gibt dann die Menaphthonreaktionen. Im Filtrat läßt sich Acetat nachweisen.

Prüfung. a) Zink: 1 g wird mit 10 ml verd. Salzsäure erhitzt. Man filtriert und wäscht mit heißem W., bis 50 ml Filtrat gewonnen werden. Nach Zugabe von 1 ml Kaliumhexacyanoferrat(III)-lösung darf keine stärkere Trübung auftreten, als 0,2 mg Zinksulfat in 40 ml W. und 10 ml verd. Salzsäure mit 1 ml Kaliumhexacyanoferrat(III)-lösung geben. – b) Gewichtsverlust beim Trocknen: Beim Trocknen bei 80° bis zum konstanten Gewicht – nicht über 0,5%. – c) Sulfatasche: Nicht über 0,1%.

Gehaltsbestimmung. 0,2 g werden genau gewogen, mit 15 ml Eisessig und 15 ml verd. Salzsäure 15 Min. am Rückflußkühler gekocht. Nach dem Erkalten titriert man mit 0,05 n Cer(IV)-Ammoniumsulfatlösung, 0,1 ml o-Phenanthrolin-Eisenkomplexlösung als Indikator. Ein Blindversuch ist zur Korrektur erforderlich. 1 ml 0,05 n Cer(IV)-Ammoniumsulfatlösung entspr. 0,006457 g $C_{15}H_{14}O_4$. Forderung: Mindestens 98,0%, in der getrockneten Substanz.

Dosierung. 2 bis 10 mg.

Handelsformen: Davitamon-K (Oral) (Organon Lab.), Kapilon (Glaxo Lab.), Kappaxan (Oral) (Bayer-Prod.), Prokayvit-Oral (Brit. Drug. Houses), Vitavel-K (Oral) (Vitamins Ltd.).

Menadiol Sodium Diphosphate USP XVII. Menadiolum solubile CsL 2. Menadion-Diphosphate. Menadiol-Tetranatriumdiphosphat. Wasserlösliches Vitamin K_4.

$C_{11}H_8Na_4O_8P_2 \cdot 6\,H_2O$ M.G. 530,20

Gemäß CsL 2 – xH_2O, wasserfrei M.G. 422,11.

Eigenschaften. Weißes bis rosa gefärbtes Pulver von charakteristischem Geruch. Es ist hygroskopisch. Wäßrige Lösungen reagieren gegen Lackmus neutral oder schwach alkalisch (pH 7 bis 9). Sehr gut löslich in W., unlöslich in A. – UV-Absorptionsmaximum bei 298 mµ $\left(E_{1\,cm}^{1\%}\ 133,5\right)$, Minimum bei 254 mµ (CsL 2).

Erkennung. USP XVII: a) Man löst etwa 200 mg Menadiol-Natrium-Diphosphat in 10 ml W., gibt 10 ml verd. Schwefelsäure, 10 ml 0,1 n Cer(IV)-sulfatlösung und eine Mischung von 1 ml 30%igem Wasserstoffperoxid und 5 ml W. zu und extrahiert die Lösung zweimal mit je 10 ml Chlf. Die klare Chlf.-Lsg. wird auf dem W.-Bad zur Trockne eingedampft und 1 Std. bei 80° getrocknet. Der Rückstand schmilzt zwischen 104 und 107° und entspricht den Identitätsreaktionen von Menadion.

b) Zu etwa 20 mg Menadiol-Natrium-Diphosphat gibt man in einem kleinen Becherglas 1 ml W., 2 Tr. Salpetersäure und 1 ml Schwefelsäure und erwärmt langsam bis zum Auftreten weißer Nebel. Nach dem Abkühlen verdünnt man vorsichtig mit 10 ml W. und filtriert, falls nötig. Das Filtrat oder die klare Lösung wird mit Ammoniak schwach alkalisch gemacht (Lackmus) und dann mit Salpetersäure angesäuert. Zur warmen Lösung gibt man 3 ml Ammoniummolybdatlösung: innerhalb weniger Minuten entsteht ein gelber Niederschlag.

Prüfung. Wassergehalt. Etwa 500 mg Menadiol-Natrium-Diphosphat werden bei 120° bis zur Gewichtskonstanz getrocknet: der Gewichtsverlust soll zwischen 19 und 21,5% liegen; theoretisch enthält das Hexahydrat 20,39% W., das Dodecahydrat 33,78%. – CsL 2 läßt den Wassergehalt nach der Karl-Fischer-Methode bestimmen.

Gehaltsbestimmung. USP XVII: Etwa 100 mg Menadiol-Natrium-Diphosphat werden genau gewogen und in 25 ml W. gelöst. Man gibt 25 ml Eisessig und 25 ml verd. Salzsäure zu und titriert die Lösung mit 0,02 n Cer(IV)-sulfatlösung. Der Endpunkt wird potentiometrisch unter Verwendung einer Platin-Kalomel-Elektrodenkette bestimmt.

1 ml 0,02 n Cer(IV)-sulfatlösung entspricht 4,221 mg $C_{11}H_8Na_4O_8P_2$. Forderung: Mindestens 97,5% und höchstens 102,0% in der getrockneten Substanz. – Gemäß CsL 2 wird der Gehalt UV-spektrophotometrisch ermittelt. – Polarographische Bestimmung siehe O. HRDY: Chem. Zbl. *1956*, S. 2828.

Verpackung und Aufbewahrung. Dicht verschlossen, kühl und vor Licht geschützt.

Dosierung. USP XVII: Parenteral 5 mg täglich, Dosierungsbereich: 4 bis 8 mg.
CsL 2: Einzeldosis 0,01 g, Tagesdosis 0,03 g.

Handelsformen: Synka-Vit (Hoffmann-La Roche, Grenzach/Baden). Bezeichnung in den USA: Synkayvite (früher war das Disuccinylderivat im Handel).

Vitamin K₅. 2-Methyl-1-hydroxy-4-aminonaphthalin-hydrochlorid. 4-Amino-2-methyl-1-naphthol-hydrochlorid.

$C_{11}H_{12}ClNO$ M.G. 209,68

Herstellung. Menadion wird an der einen Ketogruppe oximiert und das Monoxim zur entsprechenden Aminoverbindung reduziert.

Eigenschaften. Farblose Nadeln, die unter Zers. bei 280 bis 282° schmelzen und sich unter Licht- und Lufteinwirkung rosa färben. Leicht löslich in W., Methanol, löslich in A., Propylenglykol, praktisch unlöslich in Ae. Die wäßrigen Lösungen sind sehr instabil und werden durch Zusatz von Natriummetabisulfit haltbar gemacht.

Nach J. ONETO u. P. SAH [Pharm. Acta Helv. *24*, 108 (1949); ref. Pharm. Nachr. *1*, 58 (1949); vgl. auch Z. Lebensmitt.-Untersuch. *91*, 207 (1950)] soll Vitamin K₅ stark antihämorrhagisch wirken und dabei wenig toxisch sein. Die Substanz hemmt das Pilzwachstum und verhindert die alkoholische Gärung; sie soll auch bakterizid wirken und das Wachstum von Tuberkelbakterien hemmen.

Wirksamkeit. 1 mg Substanz entspricht etwa 1500 Dam-Einheiten.

Aufbewahrung. Unter Stickstoff, in zugeschmolzenen Ampullen, vor Licht geschützt.

Anwendung. Vitamin K₅ ist als Konservierungsmittel in der Lebensmittelchemie vorgeschlagen worden. Medizinische Verwendung findet Vitamin K₅ zusammen mit Nicotinsäurebenzylester in der „K₅-Tinktur" (Nordmark-Werke, Hamburg) bei Alopecie verschiedener Genese.

Handelsformen: Kavitrat (Nordmark-Werke) enthält N-Acetyl-Vitamin K_5, Synkamin, Kayvisyn (Parke-Davis).

Vitamin K_6. 1,4-Diamino-2-methyl-naphthalin. 2-Methyl-1,4-diaminonaphthalin (Dihydrochlorid).

$C_{11}H_{14}Cl_2N_2$ M.G. 245,16

Eigenschaften. Farblose Kristalle, leicht löslich in W., unlöslich in Ae., sintert bei etwa 300°.

Aufbewahrung. In dicht schließenden Gefäßen, vor Licht geschützt.

Offizinelle, wasserlösliche Vitamine (ohne Zubereitungen)

	USP XVII	BP 63	Pl.Ed. I/1,2	DAB 7 – BRD	DAB 7 – DDR	ÖAB 9	CsL 2	CF 65	Ross. 9	Nord. 63	Helv. V – Suppl. I, II, III	NF XII
Vitamin B_1:												
Thiaminchlorid-hydrochlorid	+	+	+	+	+	+	+	+	–	+	+	–
Thiaminbromid-hydrobromid	–	–	–	–	–	–	–	–	+	–	–	–
Thiaminmononitrat	+	–	–	+	–	–	–	–	–	–	–	–
Vitamin B_2:												
Riboflavin	+	+	+	+	+	+	+	+	+	+	+	–
Riboflavin-Natrium-phosphat	–	–	–	–	–	–	–	–	–	+	–	–
Vitamin B_6:												
Pyridoxolhydrochlorid	+	+	–	+	+	+	–	+	+	+	–	–
Pyridoxalhydrochlorid	+	–	–	–	–	–	–	–	–	–	–	–
Pyridoxamindihydrochlorid	+	–	–	–	–	–	–	–	–	–	–	–
Vitamin B_{12}:												
Cyanocobalamin	+	+	+	+	+	+	–	+	+	+	–	–
Folsäure	+	+	+	–	+	–	–	–	–	+	–	–
D,L-Calciumpantothenat	+	–	–	–	–	–	–	–	–	–	–	–
D-Calciumpantothenat	+	–	–	+	+	–	–	+	–	+	–	–
Pantothenol	–	–	–	+	+	–	–	–	–	+	–	–
Nicotinamid	+	+	+	+	+	+	+	+	+	+	+	–
Biotin	+	–	–	–	–	–	–	–	–	–	–	–
Vitamin C:												
Ascorbinsäure	+	+	+	+	+	+	+	+	+	+	+	–
Vitamin H':												
p-Aminobenzoesäure	+	+	–	–	–	+	–	–	–	–	–	–
Vitamin P:												
Rutin	–	–	–	+	+	–	+	+	–	–	–	+[1]
Hesperidin	–	–	–	–	–	–	–	–	–	–	–	–
Inositol	–	–	–	–	–	–	+	–	–	–	–	+
Calc.Inosito-hexaphosphat	–	–	–	–	–	–	+	–	–	–	–	–

[1] NF XI.

Vitamin K₇. 4-Amino-3-methyl-1-naphthol. 1-Hydroxy-3-methyl-4-amino-naphthalin. 3-Methyl-4-amino-1-hydroxy-naphthalin (Hydrochlorid).

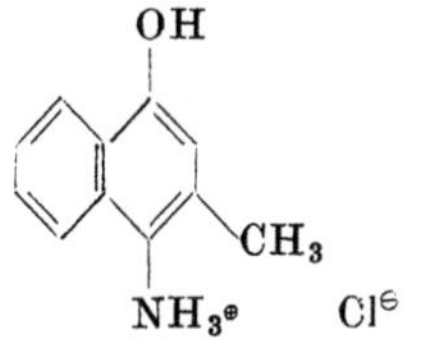

$C_{11}H_{12}ClNO$ M.G. 209,68

Eigenschaften. Farblose Kristalle, die sich bei Einwirkung von Licht und Luft violett verfärben. Löslich in W., unlöslich in Ae. Fp. 270° unter Zers.

Aufbewahrung. Dicht verschlossen, vor Licht und Luft geschützt, bei einer Temperatur unter 25°.

Vitamin B₁. Aneurinum hydrochloricum ÖAB 9. Aneurinchloridhydrochlorid DAB 7 – BRD. Aneurine Hydrochloride BP 63. Thiaminum hydrochloricum CsL 2, DAB 7 – DDR. Thiamine hydrochloride USP XVII. Thiamini hydrochloridum PI.Ed. I/1. Aneurinum Ph.-Helv. V – Suppl. I. Chlorhydrate de Thiamine CF 65. Thiaminhydrochlorid. Thiamin. Aneurin. Antineuritisches Vitamin. Anti-Beri-Beri-Vitamin. Beri-Beri-Schutzstoff. Torulin.

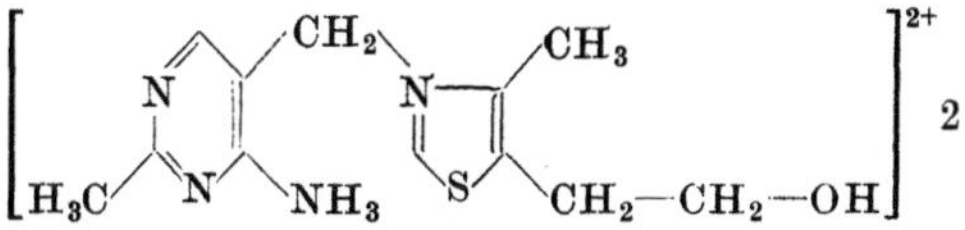

$C_{12}H_{17}ClN_4OS \cdot HCl$ M.G. 337,27

3-[2-Methyl-4-aminopyrimidyl-(5)-methyl]-4-methyl-5-(2-hydroxyäthyl)-thiazoliumchlorid-hydrochlorid

Gehalt: Die meisten Pharmakopöen fordern einen Gehalt zwischen 98 und 101%.

Herstellung. Die beiden wichtigsten Verfahren bestehen 1. in einem getrennten Aufbau des Pyrimidin- und des Thiazolringes, die anschließend miteinander verknüpft werden, mit nachfolgender Quaternisierung zum Thiazoliumsalz und 2. in einer Synthese der Pyrimidinkomponente, die in 5-Stellung eine CH_2-NH_2-Gruppe enthält, welche verlängert und nachträglich zum Thiazoliumring geschlossen wird.

Zu 1.:

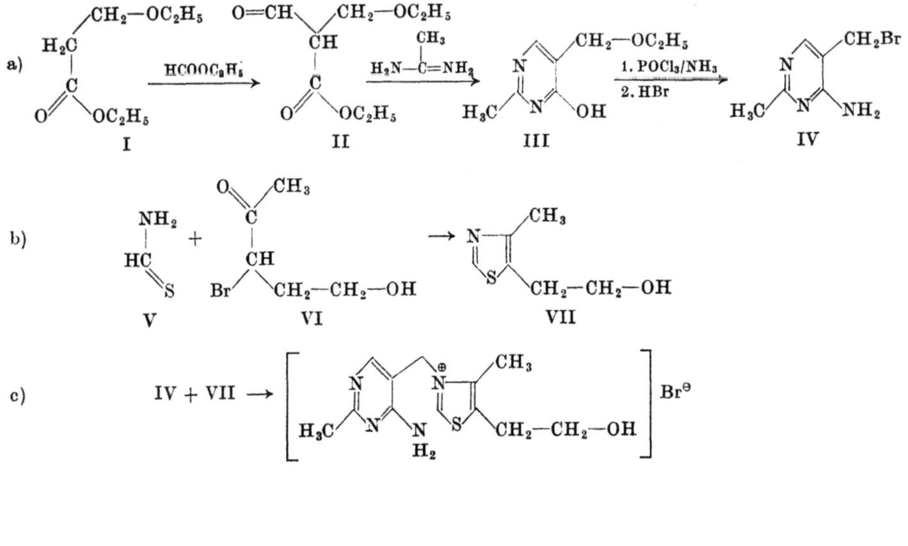

a) I → II → III → IV

b) V + VI → VII

c) IV + VII →

Vorkommen.

100 g Substanz enthalten	mcg Vitamin B_1	100 g Substanz enthalten	mcg Vitamin B_1
Fische:		Apfelsinen	50–100
Dorsch	40–100	Pfirsiche	10–50
Hering	ca. 50	Pflaumen	50–150
Thunfisch	40–65	Walnüsse	300–500
Hühnerprodukte:		Haselnüsse	300–500
Eiklar	Spuren	Zwiebeln (frisch)	ca. 50
Dotter	200–400	Weißkohl	60–120
Säugetierprodukte:		Tomaten	50–100
Kalbfleisch	70–150	Spinat	50–550
Rindfleisch	50–200	Sojabohnen (reif)	1000–1300
Rinderleber	250–300	Bohnen (grün)	100–600
Rinderhirn	150–400	Bohnen (weiß)	450–1500
Rinderniere	300–500	Erbsen (frisch, grün)	250–500
Schweinefleisch	500–1500	Erbsen (getrocknet)	600–1400
Schweineleber	300–400	Grünkohl	20–200
Schweineniere	ca. 700	Karotten	50–100
Gekochter Schinken	70–100	Linsen (getrocknet)	ca. 950
Kuhmilch (Vollmilch)	30–70	Kartoffeln (roh)	70–170
Frauenmilch	0–23	Gerste (Korn)	300–700
Vollfettkäse	ca. 50	Hafer (Korn)	ca. 1150
Pflanzliche Produkte:		Reis (Vollkorn)	280–400
Äpfel	10–100	Reis (poliert)	50–200
Bananen	30–160	Reiskleie	1500–2500
Kirschen	30–50	Roggen (Vollkorn)	250–500
		Roggenkeime	900–1000
		Weizen (Vollkorn)	200–700
		Weizenkeime	2500–12000

Eigenschaften. Farblose Kristalle oder weißes, kristallines bis mikrokristallines Pulver von schwachem, an Hefe erinnerndem Geruch und eigenartigem, schwach bitterem und schwach sauerem Geschmack. Löslichkeit: 1 T. löst sich in etwa 1 T. W., in etwa 100 T. A., löslich in Glycerin, praktisch unlöslich in Aceton, Ae. oder Chloroform. Die Substanz zersetzt sich bei etwa 250° unter Braunfärbung.

Erkennung. a) Thiochromreaktion: 0,10 ml Prüflösung (2,50 g Substanz, gelöst zu 25,0 ml) werden nach Zusatz von 3,0 ml n Natronlauge, 0,10 ml einer frisch bereiteten Kalium-hexacyanoferrat(III)-lösung und 5,0 ml Isobutanol-(1) einige Minuten lang kräftig geschüttelt. Nach der Entmischung zeigt die obere Schicht eine blauviolette Fluoreszenz, die auf Zusatz von 0,10 ml n Salzsäure verschwindet und nach anschließender Zugabe von 0,10 ml n Natronlauge wieder auftritt (DAB 7 – BRD, ähnlich ÖAB 9, DAB 7 – DDR, USP XVII, BP 63). – b) Chloridnachweis: 0,50 ml Prüflösung geben mit 1,0 ml Silbernitratlösung einen weißen, käsigen Niederschlag (DAB 7 – BRD, ähnlich viele weitere Pharmakopöen). – c) Erwärmt man die bei der vorhergehenden Prüfung erhaltene und mit verd. Ammoniak bis zur Lösung des Niederschlages versetzte Lösung, so färbt sie sich gelb bis braun und es entsteht nach einiger Zeit eine braune Trübung (ÖAB 9). – d) Versetzt man eine Lösung von etwa 10 mg Substanz in 1 ml W. mit 5 Tr. Jodlösung, so scheidet sich ein Perjodid in Form schwarzbrauner, öliger Tröpfchen aus (ÖAB 9). – e) 1,0 ml Prüflösung (3,000 g Substanz, gelöst zu 30,0 ml in CO_2-freiem W.) gibt nach Zusatz von 2,0 ml Quecksilber(II)-chloridlösung einen weißen Niederschlag (DAB 7 – DDR). – f) 10 Tr. Prüflösung (s. o.) zeigen nach Zusatz von 1,0 ml Blei(II)-acetatlösung und 2,0 ml 6 n Natronlauge sofort eine gelbe Färbung. Beim darauffolgenden Erhitzen entsteht ein braunschwarzer Niederschlag (DAB 7 – DDR). – g) Die Lösung der Substanz gibt mit Pikrinsäure einen gelben Niederschlag (USP XVII u. BP 63). Wird das erhaltene Pikrat bei 105° auf einem Tonteller 30 Min. lang getrocknet so schmilzt es bei etwa 207° unter Dunkelfärbung und Zersetzung, nachdem bei etwa 200° Sinterung eingetreten ist (BP 63).

Prüfung. Nach DAB 7 – BRD: a) Aussehen der Lösung: 5,0 ml Prüflösung (s. o.) müssen klar sein und dürfen nicht stärker gefärbt sein, als 5,0 ml einer Mischung von 0,10 ml Eisen(III)-chloridlösung III und 10 ml W. – b) Reaktion: Je 1,0 ml einer Verdünnung von 1 T. Prüflösung und 1 T. W. muß durch 1 Tr. Methanilgelblösung gelb und durch 1 Tr. Methylorangelösung rot gefärbt werden. – c) pH-Wert: Der pH-Wert einer Lösung von 0,50 g/10,0 ml muß zwischen 2,5 und 3,2 liegen (Glaselektrode). – d) Schwermetallionen:

Höchstens 0,002%, berechnet als Pb^{2+}. – e) Sulfat: Höchstens 0,01%. – f) Trocknungsverlust: Höchstens 5,0%, bei 100 bis 105° bis zum konstanten Gewicht getrocknet. – g) Sulfatasche: Höchstens 0,2% (BP 63: nicht über 0,1%). – h) Nitrat (nach USP XVII): 2 ml einer 2%igen Lösung werden mit 2 ml Schwefelsäure versetzt, gekühlt und mit 2 ml einer Eisen(II)-sulfatlösung überschichtet; es darf an der Berührungsfläche kein brauner Ring entstehen.

Gehaltsbestimmung. Die meisten Pharmakopöen führen sowohl eine acidimetrische Verdrängungstitration als auch eine argentometrische Bestimmung an.

Arbeitsvorschriften nach DAB 7 – BRD:

a) Etwa 0,25 g Substanz werden genau gewogen, in 20 ml frisch ausgekochtem und wieder erkaltetem W. gelöst und nach Zusatz von 0,10 ml Bromthymolblaulösung mit 0,1 n Natronlauge titriert (Feinbürette). 1 ml 0,1 n Natronlauge entspricht 33,73 mg $C_{12}H_{17}ClN_4OS \cdot HCl$.

b) Etwa 0,25 g Substanz werden genau gewogen und in 20 ml W. gelöst. Die Lösung wird mit 5 ml 6 n Salpetersäure, 25,00 ml 0,1 n Silbernitratlösung und 5,0 ml Toluol versetzt. Nach kräftigem Schütteln wird mit 0,1 n Ammoniumthiocyanatlösung zurücktitriert [5 ml Ammoniumeisen(III)-sulfatlösung als Indikator]. 1 ml 0,1 n Silbernitratlösung entspricht 3,545 mg Cl^-, daraus berechnet 16,86 mg $C_{12}H_{17}ClN_4OS \cdot HCl$.

BP 63 läßt das Gesamtchlorid und das als Hydrochlorid enthaltene Cl^- titrimetrisch bestimmen und enthält außerdem eine gravimetrische Bestimmungsmethode für den Aneurinteil der Molekel:

a) Gesamt-Cl^-: Etwa 0,2 g Substanz werden genau gewogen, in 20 ml W. gelöst, mit verd. Salpetersäure angesäuert und mit 15 ml 0,1 n Silbernitratlösung versetzt. Man filtriert, wäscht mit W. nach und titriert das Filtrat mit Waschflüssigkeit mit 0,1 n Ammoniumthiocyanatlösung; Ammoniumeisen(III)-sulfat als Indikator. 1 ml 0,1 n Silbernitratlösung entspricht 0,003546 g Cl. Forderung: mindestens 20,6% und höchstens 21,2%.

b) Cl^- als Hydrochlorid: Etwa 0,2 g Substanz werden genau gewogen, in 20 ml W. gelöst und mit 0,1 n Natronlauge gegen Bromthymolblau titriert, und zwar bis zu einer Blaugrünfärbung, die ein pH um 7 anzeigt. 1 ml 0,1 n Natronlauge entsprechen 0,003546 g Cl^- Forderung: Mindestens 10,4 und höchstens 10,7%.

c) Etwa 50 mg Substanz werden genau gewogen, in 50 ml W. gelöst, mit 2 ml Salzsäure versetzt und zum Sieden erhitzt. Die siedende Lösung wird tropfenweise (rasch) mit 4 ml Silicowolframsäurelösung versetzt und 4 Min. im Sieden gehalten. Dann wird durch eine Glassinternutsche filtriert. Man wäscht mit 50 ml einer siedend heißen Mischung von 1 Vol.T. Salzsäure und 19 Vol.T.. W., die 0,2% Silicowolframsäure enthält und dann 2mal mit je 5 ml Aceton. Der Rückstand wird 1 Std. bei 105° getrocknet, 10 Min. lang abgekühlt und dann 2 Std. lang in einem Exsikkator aufbewahrt, der mit 38%iger Schwefelsäure beschickt ist. 1 g Rückstand entspricht 0,1929 g $C_{12}H_{17}ClN_4OS \cdot HCl$.

Nord. 63 läßt eine Titration im wasserfreien Milieu durchführen:

0,1000 g Substanz werden unter schwachem Erwärmen in 20 ml wasserfreier Essigsäure gelöst und nach dem Abkühlen sowie Versetzen mit 5 ml 0,15 m Quecksilber(II)-acetatlösung, 20 ml wasserfreiem Dioxan und 5 Tr. Kristallviolettlösung mit 0,1 n Perchlorsäure bis zum Farbumschlag nach Blau titriert. 1 ml 0,1 n Perchlorsäure entspricht 0,01776 g $C_{12}H_{17}ClN_4OS \cdot HCl \cdot H_2O$. 1 g $C_{12}H_{17}ClN_4OS \cdot Cl \cdot H_2O$ entspricht 56,29 ml 0,1 n Perchlorsäure.

Nach Dan. IX wird der organisch gebundene Schwefel in 0,300 g Substanz bestimmt und als $BaSO_4$ gewogen. 1 g $BaSO_4$ entspricht 1,455 g $C_{12}H_{17}ClN_4OS \cdot HCl$.

USP XVII und Pl.Ed. I/1 enthalten fluorimetrische Bestimmungen.

Vorschriften der Pl.Ed. I/1:

a) Visuelle Methode. 0,02 bis 0,1 g werden auf $\pm 0,0001$ g genau gewogen und in W. zu 100 ml gelöst. 20 ml dieser Lösung mischt man mit 100 ml 0,1 n Salzsäure und verdünnt mit W. auf 1000 ml. Je 1 ml der Verdünnung – gemessen mit einer Mikropipette mit der Genauigkeit $\pm 0,002$ ml – gibt man in zwei mit Glasstöpseln verschlossene Schütteltrichter, die mit A und B bezeichnet werden. 1 ml einer Standardlösung von Thiaminhydrochlorid FT, mit der gleichen Genauigkeit gemessen, gibt man in einen dritten Schütteltrichter C. In jeden Schütteltrichter werden 2 ml Methanol FT hinzugegeben. Zu A und C gibt man je 1 ml Natronlauge und 1 Tr. Kaliumferricyanid FT-Lösung; zu B wird nur 1 ml Natronlauge gegeben. Nach 1 Min. fügt man zu A, B und C je 0,5 ml W. und 10 ml Isobutanol FT, schüttelt 1 Min. lang, läßt absitzen und verwirft die wäßrigen Phasen. Die Isobutanolphasen werden in markierten 15 ml-Fläschchen mit absolutem A.-FT auf je 15 ml aufgefüllt. Je 10 ml der Lösung A und B werden in gleiche Reagensgläser aus nichtfluoreszierendem Glas gegeben. – Mit Hilfe einer Mikrobürette gibt man die Lösung C so lange zu B, bis A und B im UV-Licht einer Quecksilberdampflampe mit einem Wood-Glasfilter gleich intensiv fluoreszieren. Die Lösungen sollen ihrer Zersetzlichkeit wegen nicht länger als erforderlich dem UV-Licht ausgesetzt werden. Man vergleicht die Fluoreszenz mehrfach und erlaubt dem Auge, sich zwischendurch jeweils einige Minuten im Dunkeln zu erholen. 1 ml der Lsg. C entspr. 0,000002667 g wasserfreiem Thiaminhydrochlorid.

Standardlösung von Thiaminhydrochlorid FT: Die Internationale Standardsubstanz wird in einer Menge entsprechend 20 ± 0,0001 g wasserfreiem Thiaminhydrochlorid in 0,01 n äthanolischer Salzsäure FT zu 100 ml gelöst.

b) Photoelektrische Methode. Man geht wie bei der „visuellen Methode" vor, doch ist der Schütteltrichter C nicht erforderlich, und man extrahiert jeweils mit 25 ml Isobutanol FT. Die Messung der Fluoreszenz wird in einem geeigneten Fluorometer durchgeführt. Als Standard dient eine auf die gleiche Weise behandelte Thiaminhydrochlorid-Standardsubstanz (als stabile Standardsubstanz kann Chininsulfat verwendet werden; eine etwa 0,0001%ige Lösung von Chininsulfat in 0,1 n Schwefelsäure wird mit dem Internationalen Thiaminhydrochloridstandard eingestellt).

Eine einfache Gehaltsbestimmung für Vitamin B_1 durch Titration mit Silicowolframsäure und Metanilgelb als Indikator beschreiben E. GRAF und E. FIEDLER: Arzneimittel-Forsch. 3, 489 (1953).

Bestimmung von Vitamin B_1 auf polarographischem Wege siehe E. GÜNTHER: Pharmazie 6, 577 (1951).

Bestimmung von Vitamin B_1 durch Umsetzung mit diazotierten Aminen siehe folgende Autoren: RUNTI, C. S.: Chem. Zbl. 1948, II, S. 729; LODI, M.: Z. Lebensmitt.-Untersuch. 89, 206 (1949); KAPELLER, K.: Z. Lebensmitt.-Untersuch. 88, 272 (1948) und Pharm. Zentralh. 88, 153 (1949).

Zur photometrischen Bestimmung des Vitamin B_1 als Thiaminreineckat siehe F. J. BANDELIN und J. V. TUSCHHOFF: Analytic Chem. 25, 1198 (1953).

Mikrobiologische Methoden:

Zur Messung der Gewichtszunahme von Phycomyces Blakesleanus siehe J. BOUMAN: J. Acta physiol. pharmacol. neerl. 2, 94 (1951) und R. GOODHART u. H. M. SINCLAIR: J. biol. Chem. 132, 11 (1940).

Zur Messung der Gärungsintensität von Saccharomyces cerevisiae siehe H. W. SCHOPFER: Z. Vitaminforsch. 7, 143 (1938) und Experientia (Basel) 1, 183 (1945).

Zur Messung der Vermehrung von Streptococcus salivarius siehe C. F. NIVEN und K. L. SMILEY: J. biol. Chem. 150, 1 (1943).

Gehaltsforderungen.

Pl.Ed. I/1: Mindestens 98,0% Thiaminchlorid-hydrochlorid ($C_{12}H_{17}ClN_4OS \cdot HCl$), nach 3 Std. Trocknen bei 100°.

BP 63: Mindestens 98,5% Thiaminchlorid-hydrochlorid, wenn bei 105° bis zur Gewichtskonstanz getrocknet wurde.

CF 65: 94,93% Thiaminchlorid-hydrochlorid wasserfrei. 19,96% Gesamtchlor, 5,07% H_2O, 15,77% Stickstoff.

CsL 2: Mindestens 97% Thiaminchlorid-hydrochlorid, nach Trocknen bei 105° bis zur Gewichtskonstanz.

Dan. IX: 97,3 bis 100,7% Thiaminchlorid-hydrochlorid, nach Trocknen bei 105° bis zur Gewichtskonstanz.

DAB 7 - BRD: Mindestens 98,0 Thiaminchlorid-hydrochlorid, berechnet auf die bei 100 bis 105° bis zur Gewichtskonstanz getrocknete Substanz.

DAB 7 - DDR: 98,0 bis 100,10% bei 105° bis zur Gewichtskonstanz getrocknet.

Helv. V - Suppl. I: 98,5 bis 100,5%, in der getrockneten Substanz.

Nord. 63: 85% Thiamin, entsprechend ca. 100,5% Thiaminchlorid-hydrochlorid.

USP XVII: Mindestens 98% und höchstens 102%, berechnet auf die wasserfreie Substanz.

Aufbewahrung. Bei einer Temperatur unter 25°, in dicht schließenden Gefäßen, vor Licht geschützt.

BP 63: Die Substanz soll beim Aufbewahren nicht mit Metallen in Berührung kommen. Sterile Lösungen, die auf etwa pH 4 eingestellt sind, verlieren nur sehr langsam an Wirksamkeit, neutrale und alkalische Lösungen dagegen sehr rasch, besonders bei Einwirkung von Luft.

Dosierung. Nach ÖAB 9: Gebräuchliche Einzeldosis bei oraler oder parenteraler Verabreichung 0,002 bis 0,05 g. Nach BP 63: Prophylaktisch 2 bis 5 mg täglich; therapeutisch 25 bis 100 mg täglich; bei subc. oder i.m. Injektion 25 bis 100 mg.

Standard. 1 I.E. = 3 mcg Thiamin.

Vitamin B

Biologische Funktionen und Mangelsymptome. Das Thiamin ist als Cofaktor in verschiedene Enzyme eingebaut: s. Cocarboxylase und α-Liponylthiamin.

Die Cocarboxylase ist das Coenzym der Carboxylase, die an verschiedenen wichtigen Reaktionen des Kohlenhydratstoffwechsels teilnimmt, wobei besonders die Decarboxylierung der Brenztraubensäure zu erwähnen ist.

Bei kohlenhydratreicher Kost ist der tägliche Vitamin B_1-Bedarf erhöht. Bei vermehrter Fettzufuhr verringert sich der Thiaminbedarf. Der Bedarf wird auch durch vermehrte Muskelarbeit gesteigert, weil dadurch der Kohlenhydratumsatz erhöht wird und durch vermehrte Schweißabsonderung ein Verlust an Vitamin B_1 eintritt. Die wichtigsten Mangelsymptome sind Störungen des Kohlenhydratstoffwechsels und des Wasserhaushaltes. Die am längsten bekannte und schwerste Stoffwechselentgleisung ist die Beriberi.

Einzelne Symptome beim Menschen:

a) Neurologische und vegetative Symptome: Kopfschmerzen, Müdigkeit, Schlaffheit, Untertemperatur, Schlaflosigkeit, erhöhtes Schwitzen, Parästhesien, periphere Neuritis, Retrobulbärneuritis, Nystagmus, Papillenödem, Netzhautblutungen.

b) Gastrointestinale Symptome: Appetitlosigkeit, Gewichtsverlust, Achylie, Magen-Darm-Atonie, Resorptionsstörungen, Verstopfung, Erbrechen.

c) Symptome am Bewegungsapparat: Muskelschwäche, Muskelschwund, Neigung zu Wadenkrämpfen.

d) Cardio-vaskuläre Symptome: Herzklopfen, Dyspnoe bei geringster Anstrengung, Extrasystolen, Überleitungsstörungen, Tachykardie, Erweiterung des rechten Ventrikels und Rechtsversagen des Herzens bei Beriberi. Das so geschädigte Herz spricht bei einer Avitaminose (B_1) nicht auf Digitalis an.

Therapeutische Anwendungen (Indikationen). Neurologie: Polyneuritis, neuritische Zustände nach Infektionen, Alkohol-, Metall-, Arzneimittel-, gewerblichen Intoxikationen. Ischias, Neuritis, Neuralgien, Myalgien, Muskellähmungen, Viruserkrankungen des Nervensystems, Parästhesien. – *Innere Medizin:* Herz- und Kreislaufstörungen, fieberhafte Erkrankungen, akute und chronische Nierenerkrankungen. – *Gynäkologie:* Neuritis bei Schwangerschaftstoxikose, Emesis, Toxämie; zur Abkürzung der Geburtsdauer und Verminderung der Geburtsschmerzen (hohe Dosen), in der Schwangerschafts- und Stillzeit.

Thiamine Mononitrate USP XVII. Aneurinnitrat DAB 7 – BRD.

$C_{12}H_{17}N_5O_4S$ M.G. 327,37

Eigenschaften. Weißes, kristallines Pulver von schwachem, charakteristischem Geruch. 1 g löst sich in etwa 35 ml W.; schwer löslich in A. und Chlf.

Erkennung. Siehe Thiaminhydrochlorid. Nachweis des Nitrations: 2 ml einer 2%igen Lösung mischt man mit 2 ml Schwefelsäure, kühlt und überschichtet mit 2 ml Eisen(II)-sulfatlösung: es entsteht an der Berührungsstelle ein brauner Ring.

Prüfung. 1. Aussehen der Lsg.: 5,0 ml Prüflsg. müssen klar und dürfen nicht stärker gefärbt sein als 5,0 ml einer Mischung von 0,10 ml Eisen(III)-chlorid-Lsg. III und 20,0 ml W.; Prüflsg.: 1,00 g Substanz wird zu 50,0 ml gelöst (DAB 7 – BRD). – 2. pH-Wert: 6,0 bis 7,5, gemessen in der Prüflsg. (DAB 7 – BRD, USP XVII). – 3. Schwermetall-Ionen: 12,0 ml Prüflsg. werden nach Bd. I, 254 geprüft. Für die Vergleichslsg. ist 1,00 ml Blei(II)-nitrat-Lsg. II zu verwenden (DAB 7 – BRD). – 4. Chlorid-Ionen: 4,00 ml Prüflsg. werden nach Bd. I, 257 geprüft (DAB 7 – BRD); nicht über 600 T. pro Million (USP XVII). – 5. Sulfat: 5 ml einer 1%igen Lsg. versetzt man mit 0,5 ml verd. Salzsäure und 0,5 ml Bariumchloridlsg. Es darf innerhalb 5 Min. keine Trübung auftreten (USP XVII). – 6. Trocknungsverlust: Höchstens 0,1% (DAB 7 – BRD); wenn 2 Std. bei 105° getrocknet wird (USP XVII). – 7. Sulfatasche: Höchstens 0,2% (DAB 7 – BRD, USP XVII).

Gehaltsbestimmung. Nach DAB 7 – BRD wird in wasserfreiem Medium titriert, USP XVII läßt eine fluorimetrische Bestimmung durchführen. Vorschrift des DAB 7 – BRD: 0,08 bis 0,10 g Substanz, genau gewogen, werden in 100 ml Essigsäure gelöst. Die Lsg. wird nach Zusatz von 0,05 ml 1-Naphtholbenzein-Lsg. mit 0,1 n Perchlorsäure bis zum Umschlag nach Grün titriert (Feinbürette). 1 ml 0,1 n Perchlorsäure entspricht 16,37 mg $C_{12}H_{17}N_5O_4S$.

Arbeitsvorschrift der USP XVII: Etwa 50 mg werden nach vorherigem 2stündigem Trocknen bei 105° genau gewogen und in W. zu 1000 ml gelöst. Ein etwa 500 γ entsprechendes Volumen der Lösung verdünnt man auf 500 ml. Die Bestimmung wird weiter wie mit Thiaminhydrochlorid (USP XVII) durchgeführt. Berechnung: mg $C_{12}H_{17}N_5O_4S$ in der verwendeten Menge Thiaminmononitrat = $(A/S) \times 0{,}9706 \times 50$. Forderung: Mindestens 98% und höchstens 102% $C_{12}H_{17}N_5O_4$ in der getrockneten Substanz.

Thiaminum bromatum Ross. 9. Thiaminbromidhydrobromid.

$C_{12}H_{17}BrN_4OS \cdot HBr \cdot {}^1/_2 H_2O$ \hfill M.G. 435,19

Eigenschaften. Weißes bis leicht gelbliches, kristallines Pulver von charakteristischem Geruch. Gut löslich in W. und M., schwer löslich in A., unlöslich in Ae. Wäßrige Lösungen reagieren sauer; pH einer 0,12%igen Lösung ist etwa 3. Fp. 210 bis 215° (Zers.). Saure Lösungen sind stabil; in alkalischer und neutraler Lösung tritt leicht Zersetzung ein.

Erkennung. 5 ml einer 0,1%igen mit Salpetersäure angesäuerten Lösung versetzt man mit 5 ml 0,1%iger Kaliumhexacyanoferrat(III)-lösung und 1 ml 0,1 n Natronlauge. Nach Zugabe von 5 ml Butanol oder Isoamylalkohol wird 2- bis 3mal durchgeschüttelt; die Alkoholphase zeigt eine blaue Fluoreszenz.

Prüfung. a) Farbe der Lösung: 0,2 g werden in 5 ml W. gelöst. Die Lösung soll farblos oder höchstens schwach gelblich gefärbt sein; eine eventuelle Färbung darf nicht intensiver sein als die von 5 ml der Vergleichslösung Nr. 5. – b) Sulfat: Nicht über 0,05%. – c) Gewichtsverlust beim Trocknen bis zum konstanten Gewicht im Vakuum über Schwefelsäure – nicht über 2%.

Gehaltsbestimmung. 0,3 g werden genau gewogen, in 30 ml W. gelöst und mit 0,1 n Natronlauge bis zur Gelbfärbung von Bromthymolblau titriert. Man säuert darauf mit Salpetersäure an, versetzt mit 1 ml Eisen(III)-ammoniumsulfatlösung und 2 Tr. 0,1 n Ammoniumrhodanidlösung und titriert mit 0,1 n Silbernitratlösung. Von den verbrauchten ml der Silbernitratlösung werden die verbrauchten ml Natronlauge subtrahiert. Multipliziert mit 0,04352 erhält man die Thiaminbromidmenge. Forderung: Mindestens 98,5%.

Ross. 9 gestattet anstelle des Thiaminbromids die Verwendung des Chlorids.

Fettlösliche Vitamin B_1-Derivate.

Diacetylthiamin.

$C_{16}H_{22}N_4O_4S$ \hfill M.G. 366,43

Eigenschaften. Geruchloses, fettlösliches Vitamin B_1-Derivat.

Bemerkung zur Struktur. Im Gegensatz zum Thiamin enthält dieses Derivat einen geöffneten Thiazolring, der zweifach acetyliert ist. Ein Acetylrest ist an dem durch die Ringöffnung bindungsfähig gewordenen S-Atom fixiert.

Bemerkung zur Wirksamkeit. Infolge der lipophilen Eigenschaften des Diacetylthiamins ergeben sich bei oralen Verabreichungen die folgenden Vorteile: Erhöhte Resorption, hoher Blutspiegel, prolongierte Gewebskonzentration, signifikante Erhöhung der Organ-Cocarboxylase.

Anwendung. Bei Neuritis, Polyneuritis, Neuralgien, Myalgie, akuten rheumatischen Schmerzen, Myocardinsuffiziens, Herzrhythmusstörungen, Hepatopathien, Alkoholleber, Ischias, Wurzelschmerzen, Trigeminus- und Intercostalneuralgie, Schulter-Arm-Syndrom, Amputationsschmerzen, Migräne, Lumbago, Torticollis, Muskelkrämpfen, Nicotinabusus, Herpes zoster, Schwangerschaftsneuritis, polyneuritischen Schüben bei Diabetes.

Handelsformen: Thianeuron (Badische Arzneimittelgesellschaft mbH. Baden-Baden); enthalten im Thianeuron forte (neben Salicylamid und Phenyl-4-n-butyl-3,5-dioxopyrazolidin, Polymethylsiloxan und Aluminiumhydroxid).

Früher wurde unter der Bezeichnung „Thianeuron" das Dithiopropylthiamin verstanden (s. u.).

Dithiopropylthiamin. Thiamin-propyl-disulfid.

Eigenschaften. Lipophiles Vitamin B_1-Derivat, in dem der Thiazolring geöffnet ist und eine Thiopropylgruppe an dem durch die Ringöffnung bindungsfähig gewordenen S-Atom fixiert ist.

Anwendung und Wirkung. Ähnlich wie bei Diacetylthiamin.

Thiamin-tetrahydro-furfuryl-disulfid TTFD.

$C_{17}H_{26}N_4O_3S_2$ M.G. 398,53

Eigenschaften. Fettlösliches Vitamin B_1-Derivat.

Wirkung. Es besitzt gegenüber dem gebräuchlichen, wasserlöslichen Thiamin bei oraler Verabreichung eine außergewöhnliche biologische (pharmakologische) Aktivität. Sie beruht auf der fast unbeschränkten Resorption, der hohen und lang anhaltenden Blut- und Gewebekonzentration sowie auf einer Steigerung der stoffwechselaktiven Cocarboxylase um etwa 100%.

Indikationen s. Diacetylthiamin.

Handelsformen: Judolor (Woelm, Eschwege); enthalten im Judolor compositum (neben Magnesium methylaminophenyl-dimethyl-pyrazolon-methansulfonicum), in Judolor-Salbe (neben Dibenzoylthiamin und Pyridin-β-carbonsäurebenzylester).

Benfotiamin (INN).

$C_{12}H_{23}N_4O_6PS$ M.G. 466,47

S-Benzoylthiamin-O-monophosphat.

Eigenschaften. Farb- und geruchlose, prismatische Kristalle oder kristallines Pulver. Fp. Etwa 195° unter Zers., leicht löslich in W.

Wirkungsweise. Die nach oraler Verabfolgung erreichten Serum- und Gewebsspiegelwerte liegen wesentlich höher als nach vergleichbaren Thiaminhydrochlorid-Dosen. Die Umwandlungsquote in Cocarboxylase ist bei Benfotiamin, den pharmakologischen Untersuchungsergebnissen zufolge, 2- bis 5mal höher als nach Gabe gleicher Vitamin B_1-Mengen.

Anwendung. Innere Medizin: Myocardschäden infolge Vitamin B_1-Mangel, diabetische Polyneuritis, rheumatische Erkrankungen usw. *Neurologie:* Neuritiden, Polyneuritiden, Intoxikationen durch Alkohol und Nicotin, Neuralgien, Lumbago, Ischias usw. *Gynäkologie und Geburtshilfe:* Schwangerschaftstoxikosen, Schwangerschaftsneuritis, Geburtsschmerzen, Schwangerschaftserbrechen. *Chirurgie:* Zustand nach Magenresektion, Strahlenschäden des Dünndarms, postoperative Motilitätsstörungen des Darms.

Handelsformen: Cortigamma, Milgamma und Pyragamma [Ankermann & Co., Friesoythe (Oldb.)-Berlin].

Cocarboxylase – ist die prosthetische Gruppe des Ferments Carboxylase und chemisch der Pyrophosphorsäureester des Vitamins B_1.

$C_{12}H_{19}ClN_4O_7P_2S \cdot H_2O$ M.G. 478,78

Andere Aneurin-Phosphorsäureester siehe O. ZIMA u. Mitarb., Mercks JB 53.

Eigenschaften. Fp. 240 bis 244°. Löslich in W.; pH einer 0,3%igen Lösung. 2,23. Die trockene Substanz ist stabil, Lösungen sind unstabiler als Thiaminhydrochloridlösungen (Merck Ind. 60).

Wirkung und Anwendung. Die Cocarboxylase steuert als Bestandteil des Fermentes Carboxylase die Verwertung der im Organismus entstehenden Brenztraubensäure. Diese wird wahrscheinlich phosphoryliert und dadurch zur Spaltung aufgelockert. Es entstehen dabei CO_2 und auf oxydativem Wege ein Essigsäurerest, der für Acetylierungen verwandt bzw. über den Citronensäurecyclus abgebaut werden kann (LEHNARTZ, E.: Chem. Physiologie, Berlin/Göttingen/Heidelberg: Springer 1952). Normalerweise bildet sich bei ausreichender Vitamin B_1-Zufuhr die Cocarboxylase in den Körperzellen in genügender Menge. Bei Phosphorylierungsstörungen z.B. im Coma diabeticum ist diese Rk. gehemmt und der Brenztraubensäurespiegel erhöht. Cocarboxylasegaben verringern die Brenztraubensäurevermehrung und die dadurch bedingte Acidose (vgl. α-Liponylthiamin).

Indikationen für die Cocarboxylase als Arzneimittel sind Acidosen verschiedener Genese, Toxikämien und Nephropathien während der Schwangerschaft, Toxikosen und Dyspepsien bei Säuglingen, die multiple Sklerose, Röntgenbestrahlungsschäden.

Dosierung. 50 bis 100 mg i.v., i.m. oder auch subcutan täglich.

Handelsform: Berolase (Hoffmann-La Roche, Grenzach/Baden): Trockenampullen zu 50 mg mit Solvensampulle (Natriumacetat-Puffer-Lösung) zu 2 ml.

α-Liponyl-thiamin.

Die Spaltung der Brenztraubensäure (BTS) durch die Carboxylase zu Acetaldehyd ist zwar bei der alkoholischen Gärung der Hauptweg des BTS-Abbaus, beim tierischen Organismus bedeutet sie aber nur einen Nebenweg. Hier wird die Brenztraubensäure oxydativ decarboxyliert zur „aktivierten Essigsäure" [= Acetyl-Coenzym A, vgl. auch Pantothensäure, S. 694]. Das Ferment für diese wichtige, schon länger bekannte Reaktion war bisher noch nicht gefunden worden; man wußte nur, daß auch für sie Thiaminphosphat notwendig ist. Diese Lücke ist nunmehr durch Arbeiten von L. J. REED und Mitarb. geschlossen worden: Es wurde gefunden, daß α-Liponsäure für bestimmte Bakterien ein Wuchsstoff ist und die sonst als Substrat erforderliche Essigsäure zu ersetzen vermag.

α-Liponsäure wurde aus Leberextrakten isoliert (30 mg aus 10 Tonnen Leber!). Sie besitzt die Summenformel $C_8H_{14}O_2S_2$ und die Strukturformel:

$$H_2C\underset{\diagdown CH_2 \diagup}{\overset{\diagup S-S \diagdown}{}} CH_2-(CH_2)_4-COOH$$

Schließlich wurde mit mikrobiologischen Methoden gefunden, daß α-Liponsäure und Thiamin zu einem Coferment verbunden sind. [Vgl. Ref. Schweiz. Apoth.-Ztg 93, 496 (1955); Angew. Chem. 65, 118 (1953).]

Die Wirkungsweise des Ferments ist folgendermaßen zu denken: Brenztraubensäure wird nach Anlagerung an die Disulfidbrücke der α-Liponsäure gespalten, wobei $-COCH_3$ an ein S-Atom gebunden wird. Der Essigsäurerest wird dann auf die Thiogruppe des Coenzyms A übertragen.

Vitamin B$_2$. Riboflavinum ÖAB 9, DAB 7 – DDR, Nord. 63, Ross. 9, Pl.Ed. I/1, CsL 2. Riboflavin DAB 7 – BRD, USP XVII. Riboflavine BP 63, CF 65. Lactoflavinum Helv. V – Suppl. I. Riboflavin. Lactoflavin.

$$\begin{array}{c}CH_2OH\\|\\H-C-OH\\|\\H-C-OH\\|\\H-C-OH\\|\\CH_2\end{array}$$

[Isoalloxazin-Ringsystem mit 6,7-Dimethyl- und N-9-ribityl-Substitution]

$C_{17}H_{20}N_4O_6$ M.G. 376,38
6,7-Dimethyl-9-(D-1'-ribityl)-isoalloxazin

Vorkommen. Riboflavin kommt in der Natur praktisch nur in gebundener Form vor: Riboflavin-5'-phosphorsäureester (Flavin-mononucleotid) und Riboflavin-phosphorsäure-adenin-dinucleotid (Flavin-adenin-dinucleotid). Diese Nucleotide sind im tierischen und pflanzlichen Organismus an spezifische Eiweißstoffe gebunden und bilden die sog. ,,Gelben Fermente". Besonders riboflavinreich sind: Hefen, Leber, Niere, Herz, Milch, versch. Gemüse und Hülsenfrüchte.

Die Bezeichnung ,,Lactoflavin" hängt mit dem relativ hohen Gehalt der Milch und der Isolierung aus Molke zusammen.

Die folgende Tabelle enthält die wichtigsten natürlichen Vitamin-B$_2$-Quellen:

100 g Substanz enthalten	mcg Riboflavin	100 g Substanz enthalten	mcg Riboflavin
Fischprodukte:		Gemüse und Hülsenfrüchte:	
Hering	250–300	Bohnen (grün)	150–300
Dorsch	50–150	Bohnen (weiß)	200–400
Thunfisch	300–400	Erbsen (grün, frisch)	100–300
Säugetierprodukte:		Erbsen (getrocknet)	200–500
Kalbfleisch	200–400	Grünkohl	100–350
Rindfleisch	100–400	Karotten	20–100
Rinderleber	2800–3400	Linsen (getrocknet)	ca. 50
Rinderhirn	150–300	Sojabohnen (reif)	230–300
Rinderniere	1500–3000	Spinat	100–350
Schweinefleisch	150–300	Tomaten	10–60
Schweineleber	ca. 3000	Weißkohl	60–100
Frauenmilch	30–45	Zwiebeln	ca. 25
Kuhmilch	50–160	Kartoffeln (roh)	40–50
Vollfettkäse	300–450	Getreide:	
Hühnerprodukte:		Gerste (Korn)	100–300
Hühnerei:		Hafer (Korn)	ca. 165
Eiklar	300–600	Haferflocken	130–200
Dotter	200–600	Reis (Korn)	50–100
Obst:		Reiskorn (poliert)	20–50
Äpfel	5–50	Reiskleie	200–250
Bananen	20–75	Roggen (Korn)	300–800
Orangen	20–60	Roggenkeime	600–1500
Pflaumen	20–80	Weizen (Korn)	150–900
Walnüsse	ca. 100	Weizenkeime	500–1200

Herstellung. Es sind mehrere Synthesen von KARRER, KUHN und v. EULER durchgeführt worden. Alle Synthesen haben gemeinsam, daß ihr letzter Schritt in einer Kondensation eines, mit einem N-ständigen Zuckerrest versehenen Dimethylphenylen-diamins mit Alloxan besteht.

Literatur: KARRER, P., K. SCHÖPP u. F. BENZ: Helv. chim. Acta *18*, 426 (1935). – v. EULER, H., P. KARRER, H. MALMBERG, K. SCHÖPP, F. BENZ, B. BECKER u. P. FREI: Helv. chim. Acta *18*, 522 (1935). – KARRER, P., B. BECKER, F. BENZ, P. FREI, H. SALOMON u. K. SCHÖPP: Helv. chim. Acta *18*, 1435 (1935). – KUHN, R., K. REINEMUND, F. WEYGAND u. R. STRÖBELE: Ber. dtsch. chem. Ges. *68*, 1765 (1935). – KARRER, P., u. H. F. MEERWEIN: Helv. chim. Acta *18*, 1130 (1935) und *19*, 264 (1936).

Nach KARRER und MEERWEIN kondensiert man unter gleichzeitiger katalytischer Reduktion das 3,4-Dimethylanilin (I) mit D-Ribose zum 3,4-Dimethylphenyl-D-ribamin (II). Dieses führt man mit Phenyldiazoniumchlorid in den Azofarbstoff III über. III wird mit $Na_2S_2O_4$ zum 3,4-Dimethyl-6-aminophenyl-D-ribamin (IV) reduziert bzw. gespalten. IV wird anschließend mit Alloxan (V) in Eisessig zu VI kondensiert.

Diese Kondensation wird durch die Gegenwart von Borsäure entscheidend beeinflußt und durch sie in guter Ausbeute durchgeführt. Die Hauptschwierigkeit der Synthese lag in der Darstellung des Phenylendiaminderivates, so daß die Lactoflavinsynthese von der Synthese dieses Körpers und dessen Ausbeuten abhängig war. Seine Darstellung ist den Forschern KUHN und KARRER auf verschiedenen Wegen gelungen. Auf ihre Schilderung muß hier verzichtet werden. Bei der Synthese des Phenylendiaminderivates wurden die verschiedensten Pentosen (Arabinose, Ribose, Xylose, Lyxose) verwendet, um auf diese Weise herauszufinden, welches der synthetischen Produkte nach Kondensation mit Alloxan dem natürlichen Lactoflavin entsprach. Dabei ergab sich, daß dasjenige Produkt, das den Ribitylrest trug, identisch mit Lactoflavin war. Der sterische Bau der zuckerähnlichen Seitenkette im Lactoflavin entspricht dem der D-Ribose. Mit dieser Feststellung waren gleichzeitig Konstitutionsermittlung und Synthese zum Abschluß gebracht worden. Die synthetischen Flavine mit anderer stereochemischer Bauart der Seitenkette – theoretisch sind 8 Stereoisomere möglich – zeigten zwar auch Vitaminwirksamkeit, doch war diese schwächer und unregelmäßiger als die des Lactoflavins.

Von den zur Synthese benötigten Ausgangsmaterialien – o-Xylol, D-Ribose, Alloxan – ist die D-Ribose am schwersten zugänglich. Sie kann über die Arabinose durch Abbau der Glucose gewonnen werden; oder man zerlegt Hefenucleinsäuren, indem man aus ihnen die Phosphorsäure auf enzymatischem Wege und die basischen Nucleotidkomponenten durch Kochen mit verdünnten Säuren abspaltet, wobei D-Ribose zurückbleibt.

$R = CH_2-(CHOH)_3-CH_2OH$

Gewinnung des natürlichen Lactoflavins aus Molke. Die Labmolke, die bei der Käsebereitung als Nebenprodukt gewonnen wird, wird mit Adsorptionsmitteln (Fullererde, Frankonit) behandelt, wobei das Lactoflavin fast vollständig vom Adsorbens aufgenommen wird. Hierauf eluiert man mit einem Pyridin-Methanol-Wassergemisch. Adsorption und

Elution werden mehrere Male wiederholt, wobei verschiedene Adsorptionsmittel zur Anwendung gelangen. Aus dem Eluat werden die letzten Anteile fremder basischer Substanzen durch Fällen mit Pikrinsäure entfernt.

Eigenschaften. Gelbes bis orangegelbes, kristallines Pulver, fast geruchlos, von schwach bitterem Geschmack. Die Substanz schmilzt bei etwa 280° unter Zers. und wird durch Lichteinwirkung allmählich zersetzt. Geruch: Höchstens schwach wahrnehmbar. Löslichkeit: Fast unlöslich in W., schwer löslich in siedendem W., sehr schwer löslich in A. und Chloroform, leicht löslich unter Salzbildung in Natronlauge. Gegen Säuren und Oxydationsmittel ist es recht beständig, nicht aber gegen Alkali. Die 4 seitenständigen alkoholischen Hydroxylgruppen lassen sich leicht verestern. So liefert Lactoflavin mit Essigsäureanhydrid in Pyridin ein gut kristallisierendes Tetra-acetylderivat. In neutralen Lösungen des Lactoflavins rufen Silbernitrat und Bleiacetat Fällungen hervor. Geeignete Reduktionsmittel, insbesondere reaktionsfähiger Wasserstoff, führen das gefärbte Lactoflavin in die farblose Leukoverbindung (Leukolactoflavin) über; beim Schütteln der Lösung mit Luft kehrt die gelbe Farbe wieder, indem die Leukoverbindung wieder zu Lactoflavin oxydiert wird.

Spezifische Drehung: $[\alpha]_D^{20} = -110,0$ bis $-130,0°$, gemessen an einer Lösung von 0,0500 g der bei 100 bis 105° unter Lichtausschluß getrockneten Substanz zu 10,00 ml einer Mischung aus 2 T. 0,1 n äthanolischer Kalilauge und 8 T. frisch aufgekochtem und wieder erkaltetem W. Die Bestimmung muß spätestens 30 Min. nach Herstellung der Lösung ausgeführt werden (DAB 7 – BRD, ähnlich DAB 7 – DDR, ÖAB 9, Nord. 63, CsL 2 und PI.-Ed. I/1). USP XVII: Mindestens $-112°$ und höchstens $-120°$, berechnet auf die getrocknete Substanz. Bereitung der Lösung s. o.!
BP 63: -126 bis $-138°$, Lösung analog DAB 7 – BRD.
CF 65: $[\alpha]_D^{20} = -127° \pm 12°$.

Lichtabsorption: Maxima bei 267, 375 und 444 nm, gemessen an der unter Gehaltsbestimmung angegebenen Lösung.

Erkennung. a) Die Lösung von 1,0 mg Substanz in 100 ml W. ist im durchscheinenden Licht grünlichgelb gefärbt und zeigt intensiv gelbgrüne Fluoreszenz, die auf Zusatz von 1,0 ml verd. Salzsäure oder 1,0 ml Natronlauge verschwindet (DAB 7 – BRD, ähnlich ÖAB 9, DAB 7 – DDR, USP XVII, CF 65, PI.Ed. I/1, CsL 2 und Helv. V – Suppl. I). – b) Bei Zusatz von Natriumhydrogensulfit verschwindet sowohl die Fluoreszenz als auch die Farbe (Ross. 9). – c) Die Fluoreszenz verschwindet bei Zusatz von Mineralsäuren, Alkalilaugen oder von reduzierenden Substanzen, wie etwa Natriumdithionit (BP 63). – d) 1,0 mg Substanz gibt bei Zusatz von 1,0 ml Silbernitratlösung innerhalb einiger Minuten eine rote Färbung und nach längerem Stehenlassen einen roten Niederschlag (DAB 7 – BRD, ähnlich ÖAB 9, DAB 7 – DDR, Helv. V – Suppl. I). – e) Etwa 10 mg Substanz werden in 5 ml Schwefelsäure gelöst: Es entsteht eine rote Lösung (CsL 2). – f) 0,10 g Substanz wird einige Minuten mit 5 ml Pyridin und 5 ml Essigsäureanhydrid gekocht. Nach dem Erkalten gibt man 10 ml Chloroform, 5 ml 2 n Salzsäure und 5 ml W. hinzu und schüttelt durch. Die wäßrige Phase wird noch einmal mit 10 ml Chloroform ausgeschüttelt und die vereinigten Chloroformauszüge mit 5 ml 2 n Salzsäure und 5 ml W. und anschließend 3mal mit je 20 ml W. gewaschen. Man trocknet die Chloroformlösung mit Natriumsulfat und dampft zur Trockne ein. Der Rückstand, Lactoflavintetraacetat, kann aus 100 ml W. umkristallisiert werden: Fp. 241 bis 247° (Dan. IX; ähnlich Nord. 63: Fp. des aus W. umkristallisierten und bei 105° getrockneten Riboflavintetraacetats: 243 bis 248°). – g) Das Verhältnis der Extinktion bei 375 nm zu der bei 267 nm liegt zwischen 0,314 bis 0,333 und das Verhältnis der Extinktion bei 444 nm zu der bei 276 nm zwischen 0,364 bis 0,388 (DAB 7 – BRD).

Prüfung. a) Alkalisch oder sauer reagierende Verunreinigungen: 0,10 g Substanz werden mit 10 ml W. einige Minuten lang kräftig geschüttelt. Das Filtrat muß gegen Lackmus neutral reagieren (PI.Ed. I/1, CsL 2). Nach DAB 7 – DDR soll das Filtrat schwach sauer reagieren. Nach ÖAB 9 schüttelt man 0,40 g Substanz mit 20 ml kohlensäurefreiem W. 1 Min. lang kräftig durch und filtriert durch ein feinporiges Filter. 10 ml des Filtrates müssen auf Zusatz von 5 Tr. Bromthymolblaulösung gelb bleiben und sich bei darauffolgendem Zusatz von 0,20 ml 0,01 n Natronlauge grün färben (ÖAB 9, ähnlich Dan. IX und Nord. 63). – b) Acidität: 0,20 g Substanz werden mit 30 ml W. 2 Min. lang gekocht. Man läßt unter Luftausschluß (CO_2!) abkühlen und titriert die Suspension auf pH 7 mit 0,02 n Natronlauge. Dabei dürfen höchstens 0,2 ml 0,02 n Natronlauge verbraucht werden (BP 63). – c) Lumiflavin: 0,0250 g Substanz werden mit 10,0 ml Chloroform 5 Min. lang unter Lichtausschluß geschüttelt. Das Filtrat darf nicht stärker gefärbt sein, als eine Mischung von 0,25 ml Eisen(III)-chlorid-Lsg. III und 10 ml W. (DAB 7 – BRD, ähnlich Nord. 63, ÖAB 9, DAB 7 – DDR; USP XVII, BP 63 und CF 65 lassen einen Farbvergleich mit einer Kaliumdichromatlösung durchführen). – d) Trocknungsverlust: Höchstens 1,5%, bei 100 bis 105° unter Lichtausschluß bis zum konstanten Gewicht getrocknet (DAB 7 – BRD, CsL 2, BP 63, USP XVII, PI.Ed. I/1, ÖAB 9, Ross. 9, Dan. IX, wobei auf verschiedene Art getrocknet wird). Höchstens 1% nach DAB 7 – DDR. – e) Sulfatasche: Höchstens 0,3% (DAB 7 – BRD, DAB 7 – DDR, ÖAB 9, Ross. 9, BP 63); höchstens 0,5% (CF 65). – f) Verbrennungsrückstand: Höchstens 0,3% (USP XVII); höchstens 0,5% (Pl. Ed. I/1, Dan. IX, Nord. 63); höchstens 0,1% (Helv. V – Suppl. I); gemäß CsL 2 dürfen 0,2 g Substanz keinen wägbaren Rückstand hinterlassen. – g) Chlorid: In einer Mischung von 5 ml des Filtrats von der Prüfung auf Alkali und freie Säure und 5 ml W. darf Chlorid in unzulässiger Höhe nicht nachweisbar sein (ÖAB 9).

Gehaltsbestimmung. Methoden, die auf einer Perjodatspaltung beruhen, sind aufgeführt in ÖAB 9 und Nord. 63.

Arbeitsweise des ÖAB 9: 0,1000 g Substanz werden in einem Schliffkolben unter Erhitzen in 100 ml W. gelöst. Nach dem Abkühlen auf etwa 30° versetzt man die Lösung mit 30 ml Natriumperjodatlösung und läßt 30 Min. lang verschlossen im Dunkeln stehen. Hierauf fügt man 3 ml Propylenglykollösung hinzu und titriert nach Zusatz von 1 ml Bromthymolblaulösung mit 0,1 n Natronlauge bis zum Farbumschlag nach Olivgrün (Feinbürette). Für 0,1000 g als getrocknete Substanz berechnetes Riboflavin müssen 5,26 bis 5,39 ml 0,1 n Natronlauge verbraucht werden, entsprechend 99,0 bis 101,5% d. Th. 1 ml 0,1 n Natronlauge entspricht 18,82 mg $C_{17}H_{20}N_4O_6$. 1 g Riboflavin entspricht 53,14 ml 0,1 n Natronlauge.

Eine spektrophotometrische Methode enthalten DAB 7 – DDR, DAB 7 – BRD und BP 63.

Arbeitsvorschrift des DAB 7 – DDR: Die Bestimmung ist unter Lichtschutz durchzuführen. 0,0500 g getrocknete Substanz (bei 105°) werden in der Mischung aus 2,0 ml Essigsäure und 200 ml W. unter Erhitzen im Wasserbad gelöst. Die Lösung wird mit 700 ml W. versetzt und nach dem Erkalten mit W. zu 1000,0 ml aufgefüllt. 10,00 ml der Lösung werden nach Zusatz von 3,50 ml Natriumacetatlösung (1,36 g/100,0 ml) mit W. zu 100,00 ml aufgefüllt. Die Extinktion dieser Lösung wird in einer Schichtdicke von 1 cm bei der Wellenlänge von 267 mµ gegen die Blindprobe gemessen.

Berechnung: % Riboflavin = $\dfrac{E \cdot 11{,}76}{Ew}$.

E = Extinktion der Lösung, Ew = Einwaage der Substanz in g.

Nach BP 63 wird die Probelösung ähnlich vorbereitet. Die Messung wird jedoch bei 444 mµ durchgeführt.

Nach USP XVII und CsL 2 werden spektrofluorimetrische Methoden ausgeführt: 50 mg getrocknetes Riboflavin werden genau gewogen, mit 5 ml Essigsäure und etwa 800 ml W. versetzt und auf dem Wasserbade bis zur Lösung erhitzt. Man kühlt auf 25° ab und verdünnt auf genau 1000 ml. 10 ml dieser Lösung werden mit W. auf 1000 ml weiter verdünnt. Sofern das verwendete Fluorometer es verlangt, kann noch weiter verdünnt werden.

Man stellt sich eine Lösung etwa gleicher Konzentration mit der USP-Riboflavin-Standardsubstanz her und mißt die Intensitäten der Fluoreszenzen in einem geeigneten Fluorometer bei etwa 460 mµ. Sofort nach der Ablesung gibt man zu den Lösungen je 10 mg „Natriumhydrosulfit" ($Na_2S_2O_4$), rührt gut durch und mißt wiederum die Fluoreszenzen. Die Differenzen der Ablesungen entsprechen den Riboflavinfluoreszenzen. Forderung: Mindestens 98% $C_{17}H_{20}N_4O_6$ bzw. mindestens 98% der Fluoreszenz des Standards.

Eine polarographische Bestimmung siehe W. J. SEAGERS [J. Amer. pharm. Ass., sci. Ed. *42*, 317 (1953)].

Nach Ross. 9, Dan. IX und Pl.Ed. I/1 werden Kjeldahl-Bestimmungen durchgeführt.

Vorschrift der Ed. I/1: 0,1 g werden genau gewogen, mit 1 g wasserfreiem Natriumsulfat, 0,05 g pulverisiertem Kupfersulfat und 3,5 ml N-freier Schwefelsäure mineralisiert. Nachdem die Flüssigkeit farblos geworden ist, erhitzt man noch weitere 2 Std., kühlt, verdünnt mit 30 ml W. und versetzt in einer Ammoniakdestillationsapparatur mit 20 ml 30% (w/v) Natronlauge und einigen Körnchen Zink. Das Destillat wird in 15 ml 0,1 n Schwefelsäure aufgefangen und mit 0,1 n Natronlauge gegen Methylrot titriert. 1 ml 0,1 n Schwefelsäure entspr. 0,0014008 g N.

Forderung: 14,5 bis 15,2% N in der getrockneten Substanz.

Lumiflavinmethode siehe O. WARBURG und W. CHRISTIAN: Biochem. Z. *266*, 377 (1933).

Biologische Methoden:

Mikrobiologischer Test: Turbidimetrische Wachstumsmessung oder Bestimmung der Milchsäurebildung durch Lactobacillus casei ATCC 7469 siehe E.C. ROBERTS und E. E. SNELL: J. biol. Chem. *163*, 499 (1946).

Lactobacillus-helveticus-Test siehe M. LANDY und D. M. DICKEN: J. Lab. clin. Med. *27*, 1086 (1942).

Die biologische Prüfung erfolgt im Rattenversuch. Junge Ratten werden so lange mit einer lactoflavinfreien Nahrung, der sog. Bourquin-Sherman-Diät, gefüttert, bis Gewichtsstillstand eingetreten ist. Hierauf wird das zu prüfende Präparat zugegeben und der einsetzende Gewichtsanstieg ermittelt. Um bei einer gewichtskonstanten Ratte nach 20 Tagen eine Gewichtssteigerung von durchschnittlich 20 g zu erzielen, ist eine tägliche Dosis von etwa 3 γ Lactoflavin erforderlich. Diese Menge wird als eine Ratteneinheit (1 RE.) bezeichnet.

Aufbewahrung. Gut verschlossen und vor Licht geschützt.

Unverträglichkeiten. Basische Stoffe wirken spaltend (Nord. 63).

Dosierung. ÖAB 9: Gebräuchliche Einzeldosis: 0,002 bis 0,015 g. USP XVII: Täglich – oral oder sc. – prophylaktisch 2 mg, therapeutisch 10 bis 15 mg; täglicher Dosierungsbereich 2 bis 15 mg. BP 63: Prophylaktisch 1 bis 4 mg täglich, therapeutisch 5 bis 10 mg täglich.

Standard. Eine I.E. ist nicht festgelegt.

1 Bourquin-Sherman-Einheit = 2 bis 3 γ Riboflavin
1 Ratten-Einheit = 2 bis 3 γ Riboflavin
1 Cornell-Einheit = etwa 1 γ Riboflavin
1 v. Euler-Einheit = 5 γ Riboflavin.

Wirkung und Bedeutung. Riboflavin ist ein Bestandteil einer größeren Anzahl sog. „gelber Fermente". Es ist in die prosthetische Gruppe meist in Form eines Adenin-dinucleotids, seltener als Mononucleotid eingebaut. Durch Anlagerung der prosthetischen Gruppe an bestimmte, differente Eiweißkörper kommt die Spezifität der gelben Fermente zustande. Ihr gemeinsamer Wirkungsmechanismus ist der der Wasserstoffaufnahme bzw. Übertragung. Der Ort des Eingriffs wird durch das Eiweiß des Holoferments bestimmt.

		Substrat
Altes gelbes Atmungsferment	Mononucleotid	$CoH_2 - II$
Gelbes Atmungsferment	Dinucleotid	$CoH_2 - II$
Diaphorase	Dinucleotid	$CoH_2 - I$
Cytochrom-c-Reduktase	Mononucleotid	$CoH_2 - II$
Aminooxydase	Dinucleotid	Aminosäuren
Glucoseoxydase (Notatin)	Dinucleotid	Glucose

Schicksal im Organismus: Lactoflavin wird bei peroraler Verabfolgung in der Darmwand mit Phosphorsäure verestert und in dieser Form in Leber, Herz und Niere gespeichert. Der Aufbau der spezifischen Fermente erfolgt vor allem in der Leber. Es wird als „Uroflavin", einem Harnfarbstoff mit Vitamineigenschaften, ausgeschieden. Die Depots werden sehr stark festgehalten, so daß sie auch bei schwerem äußeren Mangel nur um etwa 30% reduziert werden. In den Faeces ist der B_2-Gehalt häufig größer als die mit der Nahrung zugeführte Menge, was auf eine Synthese durch Darmbakterien hinweist.

Mangelsymptome: Reine „Ariboflavinosen" sind selten, was angesichts des gemeinsamen Vorkommens des Gesamt-B-Komplexes verständlich ist. Trotzdem kann eine Anzahl charakteristischer Erscheinungen am Menschen genannt werden: Entzündung der Mundschleimhaut mit Atrophie der Zungenpapillen, Glänzend- und Rissigwerden der Haut um den Mund, besonders an den Mundwinkeln, mit borkigen Rhagaden (Cheilosis). Besonders häufig stehen im Vordergrund Erscheinungen an den Augen; diese bestehen in Lichtscheu, verminderter Sehschärfe, Lidbrennen, u. U. Lidkrampf. Objektiv findet sich ein Einwachsen von Gefäßen in die Hornhaut, das als eine Folge der verminderten Gewebsatmung gedeutet wird. Weiterhin ist der Hämoglobinstoffwechsel gestört, so daß es zur Porphyrinurie kommt. Auch Hautveränderungen (Schuppung, fleckige Rötung, Talgansammlung) werden beobachtet.

Zum B_2-Mangel kann es außer bei extremem Nahrungsmangel vor allem bei chronischer Diarrhöe infolge verminderter Resorption, aber auch wohl bei „Sterilisation" des Darms durch Sulfonamide und Antibiotica kommen.

Am Tier (Ratte) treten außer Wachstumsstörungen Schädigungen der Haut, Schleimhäute und des Auges (Keratitis, Star) auf.

Anwendung. Bei langdauernder Enterocolitis wie Sprue, Ruhr und nach Sulfonamid- und Antibioticakuren. Bei Hauterkrankungen, besonders bei Psoriasis. Als Adjuvans bei Eisenmangelanämie (BINGOLD, K., u. W. STICH: Münch. med. Wschr. 1953, S. 76). Bei Röntgenschädigung der Leber. Hier soll es unter B_2 zu einer Erhöhung des Glykogengehalts kommen (Mercks JB 53).

Handelsformen: Beflavin (Hoffmann-La Roche); Lactoflavin (Bayer u. Merck).

Warenzeichen gemäß Extra P. 58: Beflavit (Roche Products), Lactobene (Bayer Products), Ribovel (Vitamins Ltd.).

Enthalten in: Iloban, Lanibion, Multibionta, Polybion (Merck); BVK-Roche (Hoffmann-La Roche).

Natrii riboflavinophosphas Nord. 63. Natriumriboflavinfosfat. Mononatrium-riboflavinphosphat.

$$\begin{array}{c}
\text{OH} \\
| \\
CH_2-O-P=O \\
| \hspace{2em} | \\
HOCH \hspace{1em} O^{\ominus}\ Na^{\oplus} \\
| \\
HOCH \\
| \\
HOCH \hspace{1em} +\ 2\ H_2O \\
| \\
CH_2 \\
\end{array}$$

(Riboflavin ring system with H_3C substituents)

$C_{17}H_{20}N_4NaO_9P \cdot 2\,H_2O$ \hfill M.G. 514,37
Mononatriumsalz des Riboflavin-5-phosphorsäureesters

Die Substanz darf auch Dinatriumsalz enthalten. Gehalt: 65,2 bis 77,0% Riboflavin ($C_{17}H_{20}N_4O_6$) bzw. 89,0 bis 105,3% Natriumriboflavinphosphat ($C_{17}H_{20}N_4NaO_9P$, $2\,H_2O$).

Eigenschaften. Gelbes bis orangegelbes, kristallines Pulver, ohne Geruch, von bitterem Geschmack; in Luft mit mehr als 30% Feuchtigkeit ist die Substanz hygroskopisch. $pK_A = 2,5;\ 6,5;\ 10,3$. Die wäßrigen Lösungen sind gelb, zeigen eine gelbgrüne Fluoreszenz und reagieren neutral bis schwach sauer. Löslichkeit: 1 T. in 20 T. W., schwer löslich in A., nahezu unlöslich in Ae. und Chloroform.

Erkennung. Prüflösung: 0,50 g werden in 25 ml W. gelöst. a) Spezifische Drehung: $[\alpha]_D^{20} = -30,0$ bis $-50,0°$. Zur Messung werden 0,500 g Substanz in 100,0 ml einer Mischung von 1 T. 0,1 n Natronlauge und 1 T. W. gelöst. $\alpha_D = -0,30$ bis $-0,50°$, 200 mm. – b) 0,10 g Substanz werden unter Erwärmen bis Kochen in 1 ml 5 m Salzsäure gelöst und mit 10 ml A. versetzt. Nach dem Abkühlen und Kratzen an den Gefäßwänden fällt ein kristalliner, gelboranger Niederschlag von Riboflavinphosphorsäure an. Dieser wird auf einer Glasfritte (G 4) gesammelt, mit A. und Ae. gewaschen und getrocknet. Fp. 194 bis 200°, wobei schnell erhitzt wird. – c) Etwa 0,1 g Substanz werden verascht. Nach dem Abkühlen wird der verbliebene Rückstand unter Erwärmen bis Kochen mit 5 ml 2 m Salpetersäure ausgezogen und das entstandene Gemisch nach dem Erkalten filtriert. 2 ml Filtrat geben eine positive Identitätsreaktion auf Phosphat. – d) Etwa 0,1 g Substanz werden in 2 ml W. gelöst. Diese Lösung zeigt eine positive Natriumreaktion.

Prüfung. a) Aussehen der Lösung: Die Prüflösung wird mit einer Farblösung verglichen. – b) Saure Verunreinigungen: Der pH-Wert der Prüflösung muß zwischen 4,0 und 6,3 liegen; bestimmt mit der Glaselektrode. – c) Lumichrom und Lumiflavin: 0,050 g Substanz werden 5 Min. lang mit 20 ml Chloroform geschüttelt und das Gemisch filtriert. Das Filtrat darf nicht stärker gefärbt sein als eine Mischung von 0,50-Co-, 0,50-Cu-, 0,75-Fe-Farbstandard. – d) Phosphat: 0,50 ml Prüflösung und 10 ml W. werden mit 5 ml folgender Mischung versetzt: 1 ml Kupfer(II)-sulfatlösung (1 m). 47 ml 5 m Essigsäure, 17 ml 2 m Ammoniaklösung und Wasser ad 100,00 ml. Dann werden 2 ml einer 3%igen Lösung von Ammoniummolybdat, 1 ml einer Lösung von 2,0 g p-Methylaminophenolsulfat und 5 g Natriumpyrosulfit in 100 ml W., 1 ml 2%iger Perchlorsäurelösung und so viel W. zugefügt, daß genau 25,00 ml entstehen. Der Extinktionskoeffizient dieser Lösung, gemessen nach 5minütigem Stehen soll höchstens 0,60 betragen; gemessen bei 865 mμ. – e) Metalle: 0,50 g Substanz werden mit 0,20 g Natriumsulfat (wasserfrei) bis zum Schmelzen erhitzt. Nach dem Abkühlen wird das Gemisch unter Erwärmen bis Kochen mit 1 ml 2 m Salzsäure extrahiert und mit 29 ml warmem W. versetzt. 9,5 ml des abgekühlten Filtrates dürfen nach Zugabe von 0,5 ml 2 m Ammoniaklösung Metalle in unzulässiger Menge nicht enthalten.

Gehaltsbestimmung. Es wird eine spektrophotometrische Methode angegeben, die mit Hilfe einer Vergleichslösung von Riboflavin in einem Gemisch von 1 Vol. T. 2 m Essigsäure und 99 Vol. T. W. durchgeführt wird. Die Messung wird bei 267 mµ vorgenommen; die Konzentration der Vergleichslösung beträgt 0,80 mg/100,00 ml. Beide Lösungen werden gegen Wasser als Vergleichslösung vermessen.

Aufbewahrung. Gut verschlossen, vor Licht geschützt.

Unverträglichkeiten. Säuren, verschiedene Metallsalze (Fällungen).

Sterilisation. Die Hitzesterilisation im Autoklaven ist möglich, wenn der pH-Wert der Lösungen 6 nicht überschreitet.

Methylol Riboflavin NNR 55, NND 63 – ist eine Mischung von Methylolderivaten des Riboflavins. Die Zahl der Methylolgruppen variiert zwischen eins und drei.

$$\text{CH}_2-\text{CH}-\text{CH}-\text{CH}-\text{CH}_2\text{OX} \quad X = 1-3 \text{ H und } 3-1 \ (-\text{CH}_2\text{OH}).$$

Herstellung. Durch Einwirkung von Formaldehyd auf Riboflavin in schwach alkalischer Lösung.

Eigenschaften. Orangefarbenes oder gelbes, hygroskopisches Pulver, fast geruchlos oder mit einem schwachen Geruch nach Formaldehyd. Löslich in W., praktisch unlöslich in A., Bzl., Chlf. und Ae. Die Substanz ist rechtsdrehend. pH einer 10%igen Lösung ist 6,7 bis 7,9. Das trockene Präparat ist nicht stabil; die biologische Aktivität geht in einigen Monaten zurück; Formaldehyd wird dabei frei, und es entstehen z. T. in W. unlösliche Verbindungen.

Erkennung. NNR 52: 10 mg werden in 1000 ml W. gelöst. Es entsteht eine im durchfallenden Licht blaß grüngelbe Lösung mit deutlich gelbgrüner Fluoreszenz. Zu 100 ml der Lösung gibt man einige Tropfen verd. Salzsäure und zu weiteren 100 ml einige Tropfen verd. Natronlauge: in beiden Fällen verschwindet die Fluoreszenz.

Reinheitsprüfungen. NNR 52: Prüfung auf Lumiflavin: Siehe Riboflavin. – Gewichtsverlust beim Trocknen: 18 Std. im Vakuum über Schwefelsäure – nicht über 4,0%. – Asche: Nicht über 3,0%.

Gehaltsbestimmung. NNR 52: 0,2 g werden nach KJELDAHL mineralisiert. Geforderter N-Gehalt: 11,0 bis 12,0%. – Die Riboflavinaktivität wird mikrobiologisch gemäß USP XIV (!) bestimmt.

Handelsform: Solution Hyflavin with Benzyl Alcohol 2% (Endo, USA): 1-ml-Amp. und 10-ml-Fläschchen, entsprechend 10 mg Riboflavin im ml.

Vitamin B_6. Pyridoxin. Adermin. Anti-Akrodynie-Faktor. Anti-Dermatitis-Faktor. Rattenpellagra-Schutzstoff.

Nomenklatur. Unter der Bezeichnung „Pyridoxin" faßt man heute die Gruppe der drei definierten Wirkstoffe Pyridoxol, Pyridoxal und Pyridoxamin zusammen:

Pyridoxol   Pyridoxal   Pyridoxamin

In vielen Arzneibüchern und in der älteren Literatur wird unter „Pyridoxin" der heute exakt als Pyridoxol bezeichnete Alkohol verstanden. Alle drei Verbindungen entfalten im Organismus Vitamin B_6-Wirkung. Ein Gemisch von Pyridoxal und Pyridoxamin wurde eine Zeitlang als einheitlich angesehen und „Pseudopyridoxin" genannt.

Geschichtliches. 1925 wurde von GOLDBERGER das Vorkommen von Pellagra bei Ratten entdeckt und 1935 von GYÖRGYI und HARRIS von der menschlichen Pellagra dadurch abgegrenzt, daß ihr Schutzstoff in anderen Substraten zu finden war, als der der menschlichen Erkrankung. 1938/39 erfolgte durch KUHN, WERNER, HAARIS und FOLKER die Strukturermittlung und Synthese des Wirkstoffes Pyridoxol (der damals als Pyridoxin bezeichnet wurde). 1940 bis 1945 wurden weitere „Pyridoxine" entdeckt.

Vorkommen.

100 g Substanz enthalten	mcg Vitamin B_6	100 g Substanz enthalten	mcg Vitamin B_6
Fische und Fischprodukte:		Obst:	
Dorsch	ca. 350	Erdbeeren	ca. 50
Dorschleber	ca. 3000	Apfelsinen	ca. 80
Dorschrogen	2500		
Hering	130–200	Gemüse:	
Kabeljau	ca. 150	Tomaten	50–70
Hühnerprodukte:		Zwiebeln (frisch)	ca. 60
Eiklar	ca. 100	Spinat	80–500
Eidotter	ca. 450	Sojabohnen (reif)	650–1000
Säugetierprodukte:		Mohrrüben	ca. 120
Rindfleisch	800–1000	Grünkohl	ca. 100
Rinderleber	500–1000	Erbsen (getrocknet)	ca. 300
Rinderhirn	ca. 160	Erbsen (frisch)	50–200
Rinderniere	350–450	Bohnen (grün)	ca. 550
Schweinefleisch	100–400	Kartoffeln (roh)	ca. 200
Schweineleber	ca. 500	Getreide:	
Schweineniere	ca. 500	Gerste (Korn)	800–2300
Kuhmilch (Vollmilch)	60–75	Hafer (Korn, enthülst)	ca. 200
Frauenmilch	3–23	Reis (Vollkorn)	300–1000
Käse (Vollfett)	60–70	Reis (Korn, poliert)	ca. 200
Obst:		Reiskleie	800–5000
Äpfel	ca. 25	Weizen (Vollkorn)	350–650
Bananen	ca. 350	Weizenkeime	500–1000

Biologische Funktionen und Mangelsymptome. Im Organismus stellen die drei Derivate des Vitamin B_6 als Phosphorsäureester wichtige Cofermente des Eiweißstoffwechsels dar. Ihre Funktion erstreckt sich auf Decarboxylierungen, bei denen z. B. aus Aminosäuren die entsprechenden Amine entstehen (Tyramin aus Tyrosin). Außerdem sind sie an Transaminierungen von Ketosäuren zu Aminosäuren beteiligt und vermögen die D- oder L-Form einer Aminosäure zu racemisieren. Weitere Fermente, in denen Pyridoxalphosphat als Coferment auftritt, sind Transsulfurasen und Desmolasen.

Näher aufgeklärt ist ihre Rolle beim Tryptophanstoffwechsel. Das aus dem Tryptophan entstehende Kynurenin wird durch ein Ferment, die Kynureninase, zu Oxykynurenin oxydiert. Die Kynureninase enthält als Coferment Pyridoxalphosphat.

Mangelerscheinungen: Am Tier, speziell an der Ratte, ergeben Schwellung, Rötung, Abschuppung der Haut an symmetrischen Körperstellen, wie Augen, Ohren, Pfoten, Schnauze und außerdem Wachstumsstillstand, das Bild der Akrodynie. Am Hund und an anderen Tieren kommt es obendrein zu degenerativen Veränderungen am Nervensystem, die sich mit Krämpfen äußern. Welche Mangelerscheinungen am Menschen auftreten, ist noch nicht völlig geklärt.

F. THEDERING JR. (Medizinische *1955*, S. 1763) hat folgende Mangelerscheinungen beschrieben: Beim Kind Gewichtsstillstand, Übererregbarkeit und Reizbarkeit, Neigung zu Krämpfen. Beim Erwachsenen stehen Veränderungen der Haut und Schleimhäute im Vordergrund. Es treten juckende, schuppende Erytheme um Mund, Nase und Augen auf, u. U. kommt es zu Brennen der Lippen. Ferner wurden Nervenentzündungen und Anämie beobachtet.

Weitere einzelne Mangelsymptome sind: Epileptiforme Krämpfe bei Säuglingen, neuritische Erscheinungen, brennende Schmerzen in den Füßen, seborrhoische Hautveränderungen, Erosionen an Lippen und Mundschleimhaut, megaloblastäre, hyperchrome Anämie.

Solche Mangelerscheinungen am Menschen lassen sich auch künstlich durch das als Antivitamin wirksame 4-Desoxypyridoxin erzeugen. Da Isonicotinsäurehydrazid ebenfalls B_6-antivitaminotisch zu wirken vermag, ist bei längerer Verabreichung dieser Substanz, z. B. bei Tuberculose, mit Mangelerscheinungen zu rechnen.

Zur Diagnose des B_6-Mangels dient die mengenmäßige Xanthurensäureausscheidung nach Verabreichung von 20 g Tryptophan, deren Mechanismus noch nicht näher geklärt ist.

B$_6$-Mangel		Normal
	Tryptophan: (Indol-CH$_2$-CHNH$_2$-COOH)	
Kynurensäure: ←	Kynurenin:	→ Anthranilsäure:
(OH, C, CH, C—COOH, N)	(C=O, CH$_2$, NH$_2$, CHNH$_2$, COOH)	(—COOH, —NH$_2$)
	+ Kynureninase (Coferment: Pyridoxalphosphat) ↓	
Xanthurensäure: ←	3-Oxykynurenin:	→ 3-Oxyanthranilsäure:
(OH, CH, C—COOH, N, OH)	(C=O, CH$_2$, NH$_2$, CHNH$_2$, COOH, OH)	(—COOH, —NH$_2$, OH) ↓ Nicotinsäure: (—COOH, N)

Therapeutische Anwendungen (Indikationen). Neurologie: Paralysis agitans, Chorea minor, Enzephalitiden, Hemiplegien, Gehirntumor, frühinfantile Hirnsklerose, LITTLEsche Krankheit, Epilepsie, toxische Nervenschädigungen. – *Innere Medizin:* Behandlung von Strahlenkrankheiten, Emesis gravidarum, postnarkotischer und postoperativer Vomitus, Nausea, Reisekrankheiten. – *Dermatologie:* Akne juvenilis, seborrhoische Dermatitis. – *Gynäkologie:* Menorrhagien, Metrorrhagien.

Standardisierung. Eine I.E. ist nicht festgelegt.

1 Ratten-Einheit = ca. 7,5 mcg Pyridoxin.

Pyridoxinum hydrochloricum Ross. 9, DAB 7 – DDR. Pyridoxinhydrochlorid DAB 7 – BRD. Pyridoxine hydrochloride USP XVII, BP 63. Chlorhydrate de Pyridoxine CF 65. Pyridoxini chloridum Nord. 63. Pyridoxolum hydrochloricum ÖAB 9. Aderminum hydrochloricum. Pyridoxinhydrochlorid.

$$\left[\begin{array}{c} CH_2OH \\ HOH_2C - \underset{\underset{H}{\overset{+}{N}}}{\bigcirc} - OH \\ -CH_3 \end{array} \right] Cl^-$$

$C_8H_{11}NO_3 \cdot HCl$ M.G. 205,64
2-Methyl-3-hydroxy-4,5-bis-(hydroxymethyl)-pyridin-hydrochlorid

Herstellung. Es wurden zwei grundsätzliche Wege der Pyridoxinsynthese entwickelt. R. KUHN u. Mitarb. gingen von Chinolin- bzw. Isochinolinderivaten aus und bauten sie zu den entsprechenden Pyridindicarbonsäuren ab. HARRIS und FOLKERS synthetisierten die benötigten Pyridine aus 1,3-Diketonen. Dieser Weg hat sich in der Technik durchgesetzt.

a) Synthese nach R. KUHN. 2-Methyl-3-methoxy-pyridin-4,5-dicarbonsäure wird über das Diamid in das Dinitril übergeführt. Durch katalytische Hydrierung erhält man daraus das Bis(aminomethyl)-derivat, das mit salpetriger Säure den Methyläther des Aderminchlorhydrats liefert. Mit Bromwasserstoff entsteht unter Spaltung des Äthers das Hydrobromid des 2-Methyl-3-hydroxy-4,5-bis-(brommethyl)-pyridins, das mit Silberacetat zum Pyridoxin verseift wird:

b) Synthese nach HARRIS und FOLKERS. Äthoxy-acetylaceton und Cyanacetamid werden in Gegenwart von Piperidin als Katalysator in A. zu 5-Cyan-4-äthoxymethyl-2-methyl-pyridon-(6) kondensiert. Dieses wird mit rauchender Salpetersäure in Essigsäureanhydrid unter Zusatz von Harnstoff in die 3-Nitroverbindung übergeführt. Man erhitzt dann in trockenem Chlorbenzol mit Phosphorpentachlorid und erhält das 6-Chlor-pyridinderivat, dessen Nitrogruppe reduziert wird. Das 2-Methyl-3-amino-4-äthoxymethyl-5-cyan-6-chlor-pyridin wird bis zur Aufnahme von 3 Mol Wasserstoff hydriert, wobei das Nitril zur Aminomethylverbindung unter gleichzeitiger Abspaltung des Chloratoms reduziert wird. Mit salpetriger Säure entsteht 2-Methyl-3-hydroxy-4-äthoxy-methyl-5-hydroxymethyl-pyridin, das zur Spaltung der Äthergruppe mit Bromwasserstoff behandelt wird. Mit Silberoxid bildet sich Adermin:

Neben den beiden genannten Synthesewegen gibt es noch zahlreiche andere Methoden, die sich durch verschiedene Darstellung der Zwischenstufen unterscheiden.

Literatur: KAUFMANN, H. P.: Arzneimittelsynthese, Berlin/Göttingen/Heidelberg: Springer 1953. − BURGER, A.: Medicinal Chemistry, Bd. 1, New York/London: Interscience Publishers 1951.

Eigenschaften. Weißes bis fast weißes, kristallines Pulver, das sich bei etwa 210° unter Braunfärbung zersetzt, ohne Geruch und von saurem, schwach bitterem Geschmack. Löslichkeit: Löslich in etwa 5 T. W., in etwa 80 T. A., praktisch unlöslich in Ae. und Chloroform. Die Substanz ist luftbeständig, wird aber durch Sonneneinstrahlung allmählich zersetzt.

Erkennung. a) In einer Verdünnung von 0,05 ml Prüflösung (10%) mit 1,0 ml W. entsteht auf Zusatz von 0,05 ml Eisen(III)-chloridlösung I eine rote Färbung, die beim Ansäuern in Gelb übergeht (DAB 7 − BRD, ähnlich ÖAB 9, DAB 7 − DDR, Ross. 9). − b) Aus einer Lösung von 0,10 g Substanz in 0,50 ml W. scheiden sich nach Zusatz von 3,0 ml Pikrinsäurelösung I innerhalb einiger Stunden gelbe Nadeln des Pyridoxinpikrates ab. Nach dem Absaugen, Auswaschen mit eiskaltem W. und 2stündigem Trocknen bei 100 bis 105° schmilzt die Verbindung zwischen 157 und 159° (DAB 7 − BRD, ähnlich DAB 7 − DDR). − c) 5,0 ml Prüflösung (10%) zeigen nach Zusatz von 1,0 ml 3 n Natronlauge an der Oberfläche eine sich vertiefende, rotbraune Färbung. Nach dem Schütteln zeigt die gesamte Lösung eine dunkle, rotbraune Färbung (DAB 7 − DDR). − d) Versetzt man eine Lösung von etwa 2 mg Substanz in 1 ml W. mit 5 Tr. Jodlösung, so scheidet sich ein Perjodid in Form brauner, grünglänzender nadelförmiger Kristalle aus (ÖAB 9). − e) Versetzt man etwa 0,5 ml Sulfanilsäurelösung mit 3 Tr. Natriumnitritlösung und macht hierauf mit 1 ml verd. Natronlauge alkalisch, so färbt sich die Lösung auf Zusatz von etwa 5 mg Substanz tiefgelb. Fügt man 2 ml verd. Essigsäure hinzu, so geht die Färbung in Orangerot über (ÖAB 9). − f) Versetzt man eine Lösung von etwa 5 mg Substanz in 1 ml W. mit 1 Tr. Kupfersulfatlösung, so färbt sich die Lösung auf Zusatz von 1 ml verd. Natronlauge intensiv violettblau (ÖAB 9). − g) 1 mg Substanz wird in 10 ml W. gelöst. Zu 1 ml dieser Lösung fügt man 1 ml einer 0,04%igen Lösung von Dichlorchinonchlorimid in abs. Äthanol und 0,05 ml verd. Ammoniaklösung: Es entsteht eine Blaufärbung. Zu einem weiteren ml der Lösung fügt man 1 ml einer gesättigten Borsäurelösung und 1 ml der Dichlorchinonchlorimidlösung und 0,05 ml verd. Ammoniaklösung: Es darf keine Blaufärbung entstehen (BP 63; ähnlich USP XVII; Ross. 9, ohne vergleichende Probe mit Borsäure!; CF 65, ohne Borsäure, Butanol als Lösungsmittel; DAB 7 − DDR). − h) 2 ml einer 0,5%igen Lösung werden mit 0,5 ml Phosphorwolframsäure-Lsg. versetzt: Es entsteht ein weißer Niederschlag (USP XVII, ähnlich CF 65). − i) Die aus wäßriger Lösung durch Zusatz von Natronlauge gefällte Base schmilzt nach dem Trocknen bei 105° zwischen 155 und 158° (Nord. 63). − j) Die Substanz gibt einen positiven Chloridnachweis. − k) Die in 0,1 n Salzsäure gelöste Substanz zeigt im Bereich von 230 bis 320 mµ nur ein Maximum bei 291 mµ. Die Extinktion einer 0,001%igen Lösung beträgt bei einer Schicht von 1 cm etwa 0,43 bei 291 mµ (BP 63).

Prüfung. Nach ÖAB 9: a) Eine Lösung von 1 T. Substanz in 9 T. W. muß klar und farblos oder fast farblos sein. − b) Freie Base, freie Säure: Je 1 ml der Lösung 1 + 9 muß sich auf Zusatz von 1 Tr. Methylorangelösung rot bzw. auf Zusatz von 1 Tr. Thymolblaulösung gelb färben. − c) Ammoniumionen: Eine Mischung von 2 ml der Lösung 1 + 9 und 7 ml W. darf sich auf Zusatz von 3 Tr. NESSLERS Reagens innerhalb von 5 Min. nicht verändern. − d) Schwermetalle: In einer Mischung von 2 ml der Lösung 1 + 9, 7 ml W. und 1 ml verd. Ammoniaklösung dürfen Schwermetalle nicht nachweisbar sein. − e) Trocknungsverlust: Höchstens 0,5%. − f) Verbrennungsrückstand: Höchstens 0,2%. − Nach DAB 7 − BRD: g) Eisenionen: Höchstens 0,002%. (Trocknungsverlust: Höchstens 0,2%). − h) Sulfatasche: Höchstens 0,1%.

Gehaltsbestimmung. Titrationen im wasserfreien Milieu lassen USP XVII, BP 63, CF 65, Nord. 63 und Subsidia Pharmazeutica durchführen.

Vorschrift der Subs. Pharm.: Etwa 0,2 g getrocknete Substanz werden genau gewogen, in einem Erlenmeyerkolben mit Glasstopfen von 100 ml in 20 ml wasserfreiem Eisessig gelöst und nach Zusatz von 5 ml Essigsäureanhydrid sowie 10 ml gesättigter Quecksilber(II)-acetatlösung (wasserfreie Essigsäure) unter Verwendung von 3 Tr. Kristallviolettlösung als Indikator mit 0,1 n Perchlorsäure bis zum Farbumschlag von Blau nach grünstichig Blau titriert (Feinbürette). Mit der gleichen Menge gesättigter Quecksilber(II)-acetatlösung wird ein Blindwert bestimmt, der von der verbrauchten Menge Perchlorsäure abgezogen wird. 1 ml 0,1 n Perchlorsäure entspricht 20,565 mg $C_8H_{11}NO_3 \cdot HCl$.

Eine argentometrische Bestimmung läßt ÖAB 9 ausführen. 0,2057 g Substanz werden in 20 ml W. gelöst. Die Lösung neutralisiert man mit 1 n Natronlauge gegen Methylrot und titriert hierauf nach Zusatz von einigen Tr. Kaliumchromatlösung mit 0,1 n Silbernitratlösung auf Rötlichgelb. Für die angegebene Einwaage müssen 9,85 bis 10,10 ml 0,1 n Silbernitratlösung verbraucht werden, entsprechend einem Gehalt von 98,5 bis 101,0% d. Th. 1 ml 0,1 n Silbernitratlösung entspricht 20,57 mg $C_8H_{11}NO_3 \cdot HCl$. 1 g $C_8H_{11}NO_3 \cdot HCl$ entspricht 48,63 ml 0,1 n Silbernitratlösung.

DAB 7 – BRD läßt eine spektrophotometrische Bestimmung durchführen: 0,100 g Substanz, genau gewogen, werden in 0,1 n Salzsäure zu 100,0 ml gelöst. 1,00 ml dieser Lsg. wird mit 0,1 n Salzsäure zu 100,0 ml verdünnt. Die Extinktion dieser Verdünnung wird in einer Schichtdicke von 1 cm bei 290 nm gegen 0,1 n Salzsäure gemessen.

$E_{1\,cm}^{1\%}$ muß mindestens 422 und darf höchstens 438 betragen, entsprechend einem Gehalt von 98,0 bis 102,0%. $C_8H_{12}ClNO_3$, berechnet auf die getrocknete Substanz: $E_{1\,cm}^{1\%} = 430$ bei 290 nm.

Ross. 9 gibt folgende Vorschriften: 1. Man löst etwa 0,1 g Substanz, genau gewogen, in einem 50-ml-Meßkolben in Wasser und füllt zur Marke auf. 20 ml dieser Lösung werden mit 2 bis 3 Tr. Bromthymolblaulösung versetzt und mit 0,1 n Natronlauge bis zum Farbumschlag nach Hellblau titriert (Feinbürette). 1 ml 0,1 n Natronlauge entspricht 20,56 mg Pyridoxinhydrochlorid. – 2. Etwa 0,06 g Substanz werden genau gewogen, in 10 bis 15 ml W. gelöst, mit 1 Tr. verd. Salpetersäure sowie 8 bis 10 Tr. Diphenylcarbazidlösung versetzt und mit 0,1 n Quecksilberoxidnitratlösung bis zum Farbumschlag von Gelb nach Violett titriert (Feinbürette). 1 ml 0,1 n Quecksilberoxidnitratlösung entspricht 20,56 mg Pyridoxinhydrochlorid, entsprechend einem Gehalt von 98,5 bis 100,5%.

DAB 7 – DDR läßt eine Kjeldahl-Bestimmung durchführen:

1 ml 0,1 n Schwefelsäure entspricht 20,56 mg Pyridoxinhydrochlorid.

Aufbewahrung. Vor Licht geschützt, in dicht schließenden Gefäßen.

Dosierung. ÖAB 9: Gebräuchliche Einzeldosis: 0,005 g. USP XVII: Oral oder parenteral: prophylaktisch 1 bis 2 mg, therapeutisch 5 bis 150 mg.

Unverträglichkeiten. Oxydierende Stoffe.

Sterilisation. Nord. 63: Die Hitzesterilisation ist im Autoklaven bei einem pH-Wert von höchstens 5 möglich.

Handelsformen: Benadon (Hoffmann-La Roche), Hexobion (Merck).

Pyridoxal hydrochloride USP XVII.

$C_8H_9NO_3 \cdot HCl$ M.G. 203,63

2-Methyl-3-hydroxy-4-formyl-5-hydroxymethyl-pyridin-hydrochlorid

Eigenschaften. Weiße oder schwach gelbliche Kristalle oder kristallines Pulver, das unter Lichteinwirkung oder an der Luft allmählich dunkelt. 1 g löst sich in etwa 2 ml W., in etwa 25 ml A., unlöslich in Aceton, Chloroform und Ae. Die wäßrige Lösung reagiert sauer: pH-Wert etwa 3. Fp. zwischen 171 und 175° unter teilweiser Zers.

Prüfung. a) Glührückstand: Höchstens 0,1%. – b) Trocknungsverlust: Höchstens 0,5%, wenn 2 Std. bei 105° getrocknet wird.

Gehaltsbestimmung. 1. Stickstoffgehalt: Die 2 Std. bei 105° getrocknete Probe wird nach KJELDAHL bestimmt. Der Stickstoffgehalt soll zwischen 6,7 und 7,1% liegen. – 2. Chloridgehalt: Etwa 500 mg Sustanz werden 2 Std. bei 105° getrocknet, genau gewogen und in 50 ml W. gelöst. Nach Zusatz von 3 ml Salpetersäure und 50,0 ml 0,1 n Silbernitratlösung wird mit 3 ml Nitrobenzol versetzt und 2 Min. lang geschüttelt. Dann gibt man Eisen(III)-ammoniumsulfatlösung als Indikator zu und titriert den Überschuß an Silbernitrat mit 0,1 n Ammoniumthiocyanatlösung zurück. 1 ml 0,1 n Silbernitratlösung entspricht 3,545 mg Cl^-. Forderung: Zwischen 17,2 und 17,7%.

Pyridoxamine dihydrochloride USP XVII.

$$\left[\begin{array}{c} CH_2\overset{+}{N}H_3 \\ HOH_2C\diagup\diagdown OH \\ \underset{\underset{H}{\overset{+}{N}}}{\diagdown\diagup} CH_3 \end{array} \right] 2\,Cl^-$$

$C_8H_{12}N_2O_2 \cdot 2\,HCl$ \hfill M.G. 241,12

2-Methyl-3-hydroxy-4-aminomethyl-5-hydroxymethyl-pyridin-dihydrochlorid

Eigenschaften. Weiße bis schwach gelbe Kristalle oder kristallines Pulver, das unter Einwirkung von Sonnenlicht oder Luft allmählich dunkelt. 1 g löst sich in etwa 1 ml W., in etwa 60 ml A., unlöslich in Chloroform und Ae. Die wäßrige Lösung der Substanz reagiert sauer. Fp. 225 bis 230° unter teilweiser Zers.

Prüfung. a) Verbrennungsrückstand: Höchstens 0,15%. – b) Trocknungsverlust: Höchstens 0,5%, wenn bei 105° 2 Std. lang getrocknet wird.

Gehaltsbestimmung. 1. Stickstoffgehalt: Die 2 Std. bei 105° getrocknete Probe wird nach KJELDAHL bestimmt. Der Stickstoffgehalt soll zwischen 11,3 und 11,8% liegen. – 2. Chloridgehalt: Analog Pyridoxal hydrochloride, s. o. Forderung: 29,1 bis 29,6% Cl⁻.

Vitamin B_{12}. Cyanocobalamin. Erythrotin. Animal protein factor (APF). Antiperniciosa-Faktor. Extrinsic factor.

Cobalamine. Außer dem Cyanocobalamin konnte bisher eine beträchtliche Anzahl von anderen Vitamin B_{12}-Faktoren isoliert und dargestellt werden, die sich durch Verschiedenheit im Nucleotidanteil unterscheiden. Sie werden zusammenfassend als Cobalamine bezeichnet und besitzen unterschiedliche biologische B_{12}-Aktivität. Daneben kennt man einige natürliche und halbsynthetische Cobalamine, die sich durch die Gruppe unterscheiden, die anstelle von CN steht (Hydroxycobalamin, Nitrosocobalamin, Aquocobalamin).

In den heutigen Arzneibüchern ist stets das Cyanocobalamin aufgeführt.

Geschichtliches. Mitte der zwanziger Jahre wurde von MINOT u. MURPHY die grundlegende Entdeckung gemacht, daß die bis dahin nicht wirksam zu behandelnde perniciöse Anämie durch orale Zufuhr größerer Mengen frischer roher Tierleber therapeutisch günstig beeinflußt werden kann. Es gelang dann, Leberextrakte darzustellen, die zur parenteralen Behandlung der perniciösen Anämie geeignet waren und mehrere Jahrzehnte hindurch mit Erfolg therapeutische Verwendung fanden. Der eigentlich wirksame Faktor der Leberpräparate war aber nicht bekannt. Als die Folsäure durch STOCKSTAD isoliert wurde, glaubte man anfänglich, das wirksame Prinzip gefunden zu haben. Man erkannte auch, daß Thymin die Blutregeneration anregt. Beide Stoffe konnten aber nicht der Antiperniciosafaktor sein, da sie erst in Mengen wirken, die auch in den wirksamsten Leberextrakten nicht enthalten sind.

1946 stellten CARY u. HARTMANN fest, daß Ratten trotz Zugabe aller bekannten B-Vitamine mit hochgereinigtem Casein nicht am Leben gehalten werden können, wenn ihnen ein in vielen Nahrungsmitteln vorkommender Stoff fehlt. Dieser Stoff „X" war in der Geflügelzucht als „animal protein factor" bekannt. 1947 fand M. SHORB, daß der Lactobacillus Dorner außer allen bekannten B-Vitaminen einen Faktor benötigt, der vor allem in Leberextrakten vorkommt. Dieser „Lactobacillus-lactis-Dorner-Faktor" (LLD-Faktor) wurde dem Cary-Hartmann-Faktor gleichgesetzt. 1948 gelang es in den USA FOLKERS, RICKES u. Mitarb. aus Leber einen außerordentlich wirksamen Antiperniciosafaktor in kristalliner Form darzustellen; sie nannten ihn „Vitamin B_{12}". Unabhängig von den amerikanischen Forschern gelang L. SMITH in England gleichzeitig die Darstellung des kristallinen Vitamins B_{12}. Das Vitamin kommt in der Leber nur in sehr geringer Menge vor; so konnten aus 1000 kg Frischleber 20 mg dargestellt werden. Die therapeutische Verwendung war darum erst möglich, als man lernte, aus Streptomyces-griseus-Kulturen Vitamin B_{12} in größerer Menge herzustellen. Besonders zweckmäßig sind auch Kulturen von Bacillus megatherium und Streptomyces olivaceus.

Nach wertvollen Vorarbeiten zahlreicher Forschergruppen gelang es A. TODD u. Mitarb. 1955 unter Zuhilfenahme physikalischer Methoden (Röntgenanalyse, Computer) eine befriedigende Strukturformel aufzustellen [Ref. i. Angew. Chem. *67*, 428 (1955)]. Nur die genaue Stellung der Doppelbindungen war noch nicht gesichert.

Vorkommen und Gewinnung. Besonders Vitamin B_{12}-reich sind die folgenden Substrate:

Animalische: Leber, Milz, Niere, Herzmuskel, Thymus, Gehirn, Muskelfleisch, Fischextrakte, Faeces von Mensch und Tier, Kuhmist.

Mikrobiologische: Kulturmedien von Streptomycesarten, besonders von Streptomyces griseus, Rückstände der Streptomycinfabrikation, Kulturmedien vieler anderer Bakterien.

100 g Substanz enthalten	mcg Vitamin B_{12}	100 g Substanz enthalten	mcg Vitamin B_{12}
Fischprodukte:		Säugetierprodukte:	
Hering	9–11	Schweineleber	20–180
Heringsmehl	ca. 26	Rindfleisch	2–3
Kabeljau	ca. 10	Rinderleber	30–150
Schellfisch	ca. 11	Rinderniere	20–32
Austern	15–280	Kalbsleber	ca. 240
		Kalbsmilz	ca. 95
Hühnerprodukte:		Käse	ca. 20
Hühnereier		Kuhmilch	0,3–1,2
(ganz, ohne Schale)	5–10	Ziegenmilch	0,007–0,02
Eidotter	10–40	Frauenmilch	0,003–0,15

Vitamin B_{12} wird bevorzugt aus Kulturen von Streptomyces griseus und ähnlicher Organismen gewonnen.

Physiologische Bedeutung. Der Wirkungsmechanismus im menschlichen Organismus ist noch nicht eindeutig geklärt. Es steht aber fest, daß Vitamin B_{12} für die Blutbildung unbedingt erforderlich ist. Nach WHRIGT ist es als Coenzym der Nucleosidsynthese zu betrachten; so kann sich Thymidin aus Thymin nur in Gegenwart von Vitamin B_{12} bilden. Vitamin B_{12} ist höchstwahrscheinlich mit dem antiperniciösen Wirkstoff der Leber und gleichzeitig mit dem „CASTLESchen extrinsic factor" identisch.

Im Gegensatz zu der großen Wirksamkeit des Vitamin B_{12} nach parenteraler Zufuhr ist die Wirksamkeit des per os zugeführten Vitamins beim Perniciosakranken gering und unregelmäßig, da der größte Teil nicht zur Resorption kommt; diese ist an die Gegenwart eines im normalen Magensaft vorkommenden eiweißartigen Stoffes, des sog. „intrinsic factor", der im Magensaft des Perniciosakranken fehlt, gebunden. Man stellt sich vor, daß der „intrinsic factor", auch Apoerythein genannt, selbst keine Wirkung hat, das Vitamin aber vor den Darmbakterien und vor chemischen Veränderungen schützt. In der Darmwand wird der Apoerythein-B_{12}-Komplex dann wieder zerlegt.

Literatur: WODSAK, W.: Pharm. Ind. (Aulendorf) *14*, 335 (1952). – BOETGE, K.: Arzneimittel-Forsch. *3*, 348 (1953) [208 Lit.-Zit.] u. Arzneimittel-Forsch. *4*, 715 (1954) [245 Lit.-Zit.]. – DORNOW, A., u. G. PETSCH: Arzneimittel-Forsch. *5*, 305 (1955). – JOHNSON, A. W., u. A. TODD: Endeavour *15*, 29 (1956) [16 wichtige Lit.-Zit.]. – HEINRICH, H. C., u. J. KÜHNAU: Vitamin B_{12} und Intrinsic Factor. 2. Europäisches Symposium, Hamburg 1961, Stuttgart: F. Enke 1962.

Anwendung. Spezifisch ist die Wirkung bei perniciöser Anämie und makrozytärer Anämie nach Ernährungsstörungen. Unspezifisch sind die lipotrope Wirkung bei Leberparenchymschäden, die Wirkung bei Wachstumsstörungen im Kindesalter und die Haut- und Schleimhautwirkungen bei seborrhoischer Dermatitis, Colitis ulcerosa u. ä. Bei Neuralgien und Polyneuritiden, die auf kleinere Dosen nicht ansprechen, ist es üblich geworden, sehr große Dosen wie 1000 γ anzuwenden.

Da Patienten mit perniciöser Anämie unterschiedlich reagieren, ist während der Behandlung eine laufende Blutbildkontrolle erforderlich; bei leichter perniciöser Anämie (über 3 Mill. Erythrozyten pro mm³) werden wöchentlich etwa 30 γ intramusculär injiziert, bei mittelschweren perniciösen Anämien (2 bis 3 Mill. Erythrozyten pro mm³) – in der ersten Woche etwa 60 γ, dann wöchentlich etwa 30 γ, bei schweren perniciösen Anämien (unter 2 Mill. Erythrozyten pro mm³) – in der ersten Woche etwa 90 γ, dann wöchentlich etwa 30 γ.

Neben der medizinischen Verwendung hat Vitamin B_{12} als Zusatz zu Futtermitteln große Bedeutung erlangt. Es wird eine Verbesserung der Gewichtszunahme erreicht, insbesondere bei Anwendung in Kombination mit Antibiotica. Die zugemischten Mengen an Vitamin B_{12} und an Antibiotica sind gering, z. B. pro Tonne Futtermittel 5 bis 20 mg B_{12} und 5 bis 20 g Antibioticum. Der Gesamtbedarf an Vitamin B_{12} ist durch diese Verwendung aber sehr stark gestiegen [vgl. Schweiz. Apoth.-Ztg *94*, 96 (1956)].

Cyanocobalaminum PI.Ed. I/2, ÖAB 9, Ross. 9, DAB 7 – DDR. Cyanocobalamin DAB 7 – BRD, BP 63, USP XVII. Cyanocobalamine CF 65. Cycobeminum Nord. 63. Zyanokobalamin. Vitamin B_{12}.

$C_{63}H_{88}CoN_{14}O_{14}P$ M.G. 1355,40

Eigenschaften. Dunkelrote Kristalle oder kristallines Pulver; ohne Geruch und Geschmack; sehr hygroskopisch. An der Luft nimmt das wasserfreie Produkt bis zu 12% W. auf. 1 g löst sich in etwa 80 ml W., in 150 ml A. Unlöslich in Aceton, Chlf. und Ae. – Beim Erhitzen auf etwa 200° verliert die Substanz ihre Farbe, schmilzt aber auch bis 300° nicht.

Erkennung. 1. Lichtabsorption:

Maximum bei 278 mµ (± 1 mµ)
Maximum bei 361 mµ (± 1 mµ)
Maximum bei 550 mµ (± 2 mµ)

gemessen an einer wäßrigen Lösung, berechnet auf die getrocknete Substanz. Das Verhältnis der Extinktion bei 361 mµ zu der bei 278 mµ liegt zwischen 1,62 und 1,88 und das der Extinktion bei 361 mµ zu der bei 550 mµ zwischen 2,83 und 3,45 (DAB 7 – BRD).

0,002000 g getrocknete Substanz werden in W. zu 50,00 ml gelöst. Die Lösung wird in einer Schichtdicke von 1 cm gemessen.

Extinktionen:

0,786 bis 0,828 bei 361 mµ (± 1 mµ)
0,437 bis 0,460 bei 278 mµ (± 1 mµ)
0,239 bis 0,252 bei 550 mµ (± 2 mµ) (DAB 7 – DDR).

2. 0,001 g wird mit 0,05 g Kaliumbisulfit in einem Porzellantiegel geschmolzen und die Schmelze in 3 ml W. unter Kochen gelöst. Man gibt 1 Tr. Phenolphthaleinlösung hinzu und versetzt mit so viel Natronlauge, daß die Lösung gerade Rosafärbung annimmt. Nach Zugabe von 0,5 g Natriumacetat, 0,5 ml verd. Essigsäure und 0,5 ml 0,2%iger wäßriger 1-Nitroso-2-naphthol-3,6-dinatriumsulfonatlösung (Nitroso-R-Salz USP) entsteht eine rote oder orangerote Färbung. Die Färbung bleibt bestehen, wenn man 0,5 ml Salzsäure hinzugibt und die Mischung 1 Min. lang kocht (PI.Ed. I/2, ähnlich DAB 7– BRD, CF 65, BP 63, USP XVII, Ross. 9).

3. 1,5 bis 2,0 mg werden in 5 ml W. gelöst und die Lösung in einem 50-ml-Destillationskolben mit 2,5 ml unterphosphoriger Säure (H_3PO_2) versetzt. Das Ende des Kühlers

taucht in 1 ml 0,5 n Natronlauge. Man erhitzt zuerst 10 Min. lang und destilliert dann 1 ml über. Das Destillat wird mit 4 Tr. kalt gesättigter Eisen(II)-ammoniumsulfatlösung und 30 mg NaF versetzt und aufgekocht. Gibt man tropfenweise 25%ige Schwefelsäure bis zur Klärung der Mischung und dann 3 bis 5 Tr. überschüssige Säure hinzu, so entsteht in einigen Minuten eine blaue oder blaugrüne Färbung (USP XVII).

4. 0,5 mg Substanz werden in einem Porzellantiegel nach Zusatz von 20 mg Kaliumhydrogensulfat bis zur Bildung einer klaren Schmelze erhitzt. Nach dem Erkalten wird der Rückstand unter Benutzung eines Glasstabes mit 1 Tr. W. versetzt und angerührt. Die Mischung zeigt nach Zusatz von 5 bis 10 Tr. Ammoniumthiocyanat-Aceton RL eine blaugrüne Färbung (DAB 7 – DDR, ähnlich Nord. 63, ÖAB 9).

5. 0,5 mg Substanz werden in einem Reagensglas von 8 mm Durchmesser und 70 mm Länge in zwei Tr. W. gelöst und mit 1 Tr. 3 n Schwefelsäure versetzt. Die Öffnung des Reagensglases wird mit einem Streifen Filterpapier, das mit Benzidin-Kupfer(II)-acetat RL getränkt wurde, bedeckt. Die Flüssigkeit wird vorsichtig zum Sieden erhitzt. Das Filterpapier zeigt eine blaue Färbung (DAB 7 – DDR, Nord. 63).

Prüfung. 1. Fremde lichtabsorbierende Stoffe:

$$\frac{E\,(1\%,\,1\text{ cm}) \text{ bei } 361 \text{ m}\mu}{E\,(1\%,\,1\text{ cm}) \text{ bei } 278 \text{ m}\mu} = 1,65 \text{ bis } 1,90$$

$$\frac{E\,(1\%,\,1\text{ cm}) \text{ bei } 361 \text{ m}\mu}{E\,(1\%,\,1\text{ cm}) \text{ bei } 548 \text{ m}\mu} = 3,10 \text{ bis } 3,45$$

(ÖAB 9, ähnlich DAB 7 – DDR, Ross. 9 und Pl.Ed. 1/2).

2. Hydroxocobalamin:

$$\frac{E\,(1\%,\,1\text{ cm}) \text{ bei } 361 \text{ m}\mu}{E\,(1\%,\,1\text{ cm}) \text{ bei } 351 \text{ m}\mu} = 1,54 \text{ bis } 1,75 \qquad (\text{ÖAB 9}).$$

3. Pseudo-cyanocobalamin: 1,0 mg Substanz werden in 20 ml W. gelöst, in einem Scheidetrichter mit 5 ml einer Mischung von gleichen Vol.-T. Tetrachlorkohlenstoff und Kresol versetzt und 1 Min. lang durchgeschüttelt. Nachdem sich die Schichten getrennt haben wird die obere Phase in einen zweiten Scheidetrichter gegeben, mit 5 ml verd. Schwefelsäure versetzt und gut durchgeschüttelt. Nachdem sich diese beiden Phasen getrennt haben (notfalls durch Zentrifugieren) darf die obere Phase nicht stärker gefärbt sein als eine Mischung von 0,15 ml 0,1 n Kaliumpermanganatlösung und 250 ml W. (USP XVII, ähnlich Nord. 63).

4. Farbige Verunreinigungen: Höchstens 4,0%, nach der folgenden Methode: Man schüttelt 500 ml W. mit 500 ml s-Butanol (Butanol-2) und läßt über Nacht bei 25 bis 30° stehen. Es wird absteigend chromatographiert (Papier). Als stationäre Phase verwendet man die obere Schicht des Lösungsmittels, der man 1% Essigsäure und 0,5 g Kaliumcyanid hinzufügt. Als mobile Phase verwendet man die untere Schicht, der man 5% s-Butanol und 1% Essigsäure zusetzt. Etwa 5 mg Substanz werden genau gewogen und in der kleinstmöglichen Menge W. gelöst. Diese Lösung trägt man auf eine mit Bleistift markierte Linie in einer Länge von 22,5 cm auf, wobei der Abstand zu beiden Papierenden 2,5 cm beträgt. Nach Einhängen des Chromatogramms läßt man mindestens 4 Std. zur Sättigung stehen. Man läßt so lange entwickeln, bis das Cyanocobalamin 2/3 der Länge des Papiers durchlaufen hat. Aus dem getrockneten Chromatogramm wird die Cyanocobalaminzone herausgeschnitten und verworfen. Aus den verbliebenen beiden Papierstücken werden die ungefärbten Zonen herausgeschnitten. Die verbliebenen beiden Streifen werden zu zwei Zylindern gefaltet und so lange auf feuchtem Filterpapier aufgestellt, bis die farbigen Zonen jeweils die oberen Enden erreicht haben. Die farblosen Zonen werden wiederum entfernt und die gefärbten Papierstreifen durch absteigende Chromatographie mit der kleinstmöglichsten Menge Wasser eluiert. Die beiden Eluate werden vereint, mit Wasser auf ein geeignetes Volumen aufgefüllt und durch eine Glasinternutsche filtriert. Man mißt die Extinktion des Filtrates beim Maximum von etwa 361 mμ. Als Vergleichslösung wird die Flüssigkeit verwendet, die man bei Wiederholung des gesamten Prozesses ohne Cyanocobalamin erhält. Dabei müssen Papierzylinder von den gleichen Zonen verwendet werden wie im Hauptversuch und auch die gleichen Zonen jeweils eliminiert werden. Die Extinktion $\left(E_{1\,\text{cm}}^{1\%}\right)$ der gefärbten Verunreinigungen beträgt 207 bei 361 mμ (BP 63).

5. Trocknungsverlust: Höchstens 12%, wenn bei 100° in der Trockenpistole unterhalb 20 Torr über Phosphorpentoxid bis zum konstanten Gewicht getrocknet wird (DAB 7 – BRD). Die weiteren Pharmakopöen lassen ebenfalls höchstens 12% Gewichtsverlust zu, wobei auf verschiedene Art getrocknet wird.

Gehaltsbestimmung. Die in den verschiedenen Pharmakopöen angegebenen Methoden beruhen sämtlich auf der spektrophotometrischen Cobalaminbestimmung. USP XVII und Nord. 63 arbeiten mit einem Vergleichsstandard.

Vorschrift nach DAB 7 – BRD: 0,0020 g Substanz werden auf einer Mikrowaage bis zur 6. Dezimale des Grammgewichtes gewogen und in einem Meßkolben von 50 ml Inhalt in W. gelöst. Die Extinktion dieser Lösung wird in 1 cm Schichtdicke bei 361 mµ spektrophotometrisch gemessen. $E_{1\,cm}^{1\%}$ muß mindestens 196,7 und darf höchstens 207 betragen, entsprechend einem Gehalt von 95,0 bis 100,0% Cyanocobalamin, berechnet auf die getrocknete Substanz $\left(E_{1\,cm}^{1\%} = 207 \text{ bei } 361 \text{ mµ}\right)$.

Vorschrift nach DAB 7 – DDR: Die Extinktion der Prüflösung (0,002000 g Substanz, gelöst zu 50,00 ml mit W.) wird in einer Schichtdicke von 1 cm bei der Wellenlänge von 361 ± 1 nm gemessen.

Berechnung: % Cyanocobalamin = $\dfrac{E \cdot 5000}{207 \cdot Ew \cdot (100 - a)}$.

E = Extinktion der Prüflösung, Ew = Einwaage der zur Herstellung der Prüflösung verwendeten Substanz in Gramm, a = Trocknungsverlust der Substanz in Masseprozent.

Kolorimetrische Bestimmung siehe H. C. Heinrich: Fresenius Z. analyt. Chem. *135*, 251 (1952).

Polarographische Bestimmung siehe H. Vogel und H. Knobloch: Chemie und Technik der Vitamine, 3. Aufl., Bd. 2/1, Stuttgart: F. Enke 1955, S. 255.

Mikrobiologische Methoden: Zur Gehaltsbestimmung kann auch die allerdings nicht ganz spezifische Wachstumsanregung gewisser Milchsäurebakterien (z. B. Lactobacillus Leichmannii) ausgenutzt werden [vgl. Ref. in Dtsch. Apoth.-Ztg *91*, 764 (1951)]. Die mikrobiologische Methode wird insbesondere bei Konzentraten wie Leberpräparaten verwandt. Boxer u. Richards bestimmen den HCN-Gehalt [Ang. Chem. *63*, 318 (1951)]. H. C. Heinrich nutzt zur colorimetrischen Bestimmung die durch Hydrolyse entstehende kobalthaltige sog. „rote Säure" aus (Ref. i. Chem. Zbl. *1953*, S. 85). Schwitzer u. Wittern berichteten über die Abtrennung von Vitamin B_{12} aus Leberextrakten mittels der Papierelektrophorese [Arzneimittel-Forsch. *2*, 185 (1952)].

Wachstumstest mit Lactobacillus Leichmannii: Thompson, H. T., L. S. Dietrich u. C. A. Elvehjem: J. biol. Chem. *184*, 175 (1950).

Wachstumstest mit Escherichia coli: Aronovitch, J. N., u. N. Grossowicz: Clin. Chem. *4*, 22 (1958).

Wachstumstest mit Euglena gracilis: Heinrich, H. C., G. Rädel u. L. Sommer: Z. Vitamin-, Hormon- u. Fermentforsch. *7*, 124 (1955).

Wachstumstest mit Ochromonas malhamensis: Wolkes, F., u. M. H. Woolam: J. Pharm. Pharmacol. *9*, 850 (1957).

Aufbewahrung. Vor Licht geschützt, in sehr gut verschlossenen Gefäßen. Die Substanz ist mindestens in Abständen von 2 Jahren zu prüfen (DAB 7 – DDR).

Unverträglichkeiten. Alkalien, reduzierende Substanzen (beispielsweise Ascorbinsäure).

Standardisierung.

1 I.E. ist nicht festgelegt.
1 USP-Einheit = etwa 1 mcg Vitamin B_{12}
1 mcg Vitamin B_{12} = 11 000 Lactobacillus lactis Dorner-Einheiten.

Handelsformen: Cytobion (Merck), Rubivitan (Bayer), Dociton (Rhein-Chemie), enthalten in Eryfol, neben Folsäure (Hoffmann-La Roche), B_{12} Siegried (Siegfried, Säckingen, Schweiz), Cycoplex (Tosse u. Co., Hamburg), Docigram (Frankf. Arzneim.-Fabr.), Beridax (Abbott, USA), Bifacton (Organon, USA), Cytadon (Glaxo Lab., G.Br.) Megalovel (Vitamins Ltd., G.Br.), Anacobin (Brit. Drug Houses, G.Br.), Biteran (Evans Med. Suppl., G.Br.), Rubramin (Squibt, New York).

Aquocobalamin. Hydroxycobalamin. Vitamin B_{12a}. Vitamin B_{12b}.

$C_{62}H_{90}CoN_{13}O_{15}P$ \hfill M.G. 1347,40

Während das Cyanocobalamin eine CN-Gruppe in komplexer Bindung am zentralen Kobaltatom enthält, ist im Aquocobalamin ein H_2O angelagert.

Eigenschaften. Dunkelrote Nadeln, etwas hydrophiler als Cyanocobalamin, das in Wasser gemessene Spektrum zeigt Maxima bei 274, 350 und 522 mµ.

Es weist die gleiche biologische Vitamin-B_{12}-Wirksamkeit wie Cyanocobalamin auf, verbleibt jedoch länger im menschlichen Organismus und kann daher als Depotform des Vitamin B_{12} aufgefaßt werden. Die längere Retinierung im Organismus beruht auf einer schnelleren und festeren Bindung an die Serumproteine. Aquocobalamin ist bisher in der Natur nicht aufgefunden worden und wird synthetisch aus Cobalamin durch Belichtung, katalyt. Reduktion oder chem. Hydrierung dargestellt.

Vitamin B_{15}. Pangaminsäure. Pangamsäure. Pangametin.
Empirische Formel:
$C_{10}H_{19}NO_8$ M.G. 281,26

Es scheint ein sekundäres Aminoderivat der Glucuronsäure zu sein.

Eigenschaften. Als farbloses, kristallines Natriumsalz isoliert. Die freie Säure ist leicht löslich in W. und unlöslich in den üblichen Fettlösungsmitteln.

Vorkommen. Reiskleie, pflanzliche Samen, Aprikosenkerne, Ochsenblut, Pferdeleber.

Physiologische Funktionen. Wenig bekannt. Soll fördernd in die Oxydationsvorgänge eingreifen. Ist möglicherweise am oxydativen Abbau der Glucose beteiligt.

Tagesbedarf. Schätzungsweise unter 2 mg.

D-(+)-Pantothensäure. Filtratfaktor. Küken-Antidermatitis-Faktor. Anti-Graue-Haare-Faktor der Ratte.

$$HOCH_2-\underset{\underset{H_3C}{|}}{\overset{\overset{CH_3}{|}}{C}}-\underset{\underset{OH}{|}}{CH}-\underset{\overset{||}{O}}{C}-\underset{\underset{H}{|}}{N}-CH_2-CH_2-COOH$$

$C_9H_{17}NO_5$ M.G. 219,23

D(+)-N-(α,γ-Dihydroxy-β,β-dimethyl-butyryl)-β-alanin

Geschichtliches. 1930 wurde die Dermatitis der Hühner (Hühnerpellagra) von NORRIS und RINGROSE als Avitaminose erkannt. 1933 isolierte R. J. WILLIAMS aus Säugetierleber die Pantothensäure und stellte fest, daß sie in allen Pflanzen vorkommt. Er erkannte sie als Wuchsstoff für Bakterien und Hefe. 1937 wurde von ELVEHJEM, INKES u. Mitarb. aus der B-Gruppe der „Hühnerdermatitisfaktor" abgetrennt und auf dessen Ähnlichkeit mit Pantothensäure hingewiesen. Sie wurde 1938 von WILLIAMS endgültig bestätigt. 1940 gelang die Aufklärung der Konstitution der Pantothensäure sowie ihre Synthese (WILLIAMS u. MAJOR, KUHN, WIELAND, REICHSTEIN). 1946 fanden LIPMAN u. KAPLAN, daß sie ein Bestandteil des Coenzyms A und für die Umsetzung der Essigsäure in jedem lebenden Organismus unentbehrlich ist.

100 g Substanz enthalten	mcg Pantothensäure	100 g Substanz enthalten	mcg Pantothensäure
Fischprodukte:		Gemüse und Hülsenfrüchte:	
Heringe	930–950	Spinat	180–200
Kabeljau	ca. 1600	Sojabohnen (reif)	1000–4000
Sardinen		Karotten	200–1000
Makrelen	100–500	Grünkohl	200–300
Thunfisch		Erbsen (frisch, grün)	300–1000
		Bohnen (weiß)	1700–2000
Säugetierprodukte:		Bohnen (grün)	ca. 800
Kalbfleisch	1000–2500	Kartoffeln (roh)	ca. 600
Rindfleisch	500–1000		
Rinderhirn	1000–3000	Obst:	
Rinderniere	ca. 4000	Walnüsse	ca. 800
Schweinefleisch	500–1500	Haselnüsse	ca. 2500
Schweineleber	4000–10000	Pflaumen	ca. 50
Schweineniere	ca. 3600	Apfelsinen	100–350
Kuhmilch	200–470	Erdbeeren	ca. 260
Frauenmilch	160–360	Bananen	ca. 180
Käse (Vollfett)	150–1000	Äpfel	ca. 50
Hühnerprodukte:		Getreidearten:	
Eiklar	ca. 600	Gerste (Korn)	ca. 1000
Eidotter	ca. 7000	Hafer (enthülstes Korn)	ca. 2500
		Reis (Vollkorn)	ca. 1700
Gemüse und Hülsenfrüchte:		Reis (poliertes Korn)	ca. 600
		Reiskleie	ca. 3000
Champignons	1700–2500	Roggen (Vollkorn)	ca. 1000
Zwiebeln (frisch)	ca. 130	Roggenkeime	ca. 800
Weißkohl	ca. 1100	Weizen (Vollkorn)	800–1600
Tomaten	300–400	Weizenkeime	300–2000

Vorkommen. Das Vorkommen der Pantothensäure erstreckt sich sowohl auf pflanzliches wie auf tierisches Material. Wir finden sie in Bakterien, Algen, Pilzen, Samenpflanzen, niederen Tieren (Schaltieren, Regenwürmern), in Organen höherer Tiere, kurz gesagt in fast jeder biologischen Materie.

Gewinnung. Als bestes Ausgangsmaterial für die Gewinnung der Pantothensäure hat sich die Leber von Rindern, Schafen und Schweinen erwiesen. Doch boten Reindarstellung und Konstitutionsermittlung große Schwierigkeiten, zumal die Pantothensäure im kristallinen Zustande nur als Calciumsalz erhalten werden konnte. Der Ertrag der sehr mühevollen Aufarbeitung ist mäßig; 250 kg Leber ergeben durchschnittlich nur etwa 1 g einer noch unreinen Pantothensäure. Störend wirkte sich ferner ihre hohe Wasserlöslichkeit aus.

Herstellung. Die Synthese der Pantothensäure erfolgt durch Koppelung der Komponenten I und II, wobei der Butyrolactonanteil auf verschiedenen Wegen erhalten werden kann. Das β-Alanin wurde hierbei als Methylester zur Reaktion gebracht.

$$\underset{\text{I}}{\underset{\begin{array}{c}|\quad\;\;|\\\;\;\;\;\;\;\;\;\text{O}\end{array}}{\begin{array}{c}\;\;\;\;\;\;\;\;\text{CH}_3\\\;\;\;\;\;\;\;\;|\\\text{CH}_2\text{—C—CH—CO}\\\;\;\;\;\;\;\;\;|\;\;\;\;\;|\\\;\;\;\;\;\;\;\;\text{CH}_3\;\;\text{OH}\end{array}}} + \underset{\text{II}}{\text{H}_2\text{N—CH}_2\text{—CH}_2\text{—COOCH}_3}$$

$$\longrightarrow \text{Pantothensäure-methylester} \xrightarrow{\text{verseift}} \text{Pantothensäure}.$$

REICHSTEIN und GRÜSSNER vollzogen die Koppelung beider Komponenten in methylalkoholischer Lösung, während WILLIAMS u. Mitarb. die beiden trockenen Reaktionspartner (das β-Alanin als Na-Salz) erhitzten und hierbei sofort das pantothensaure Natrium in fast theoretischer Ausbeute erhielten.

Die Synthese liefert die racemische Pantothensäure, welche im biologischen Versuch nur halb so wirksam war wie die natürliche Pantothensäure. R. KUHN gelang es, die D, L-Pantothensäure mit Hilfe der gut kristallisierenden Chininsalze in die optischen Antipoden zu zerlegen. Versuche an Ratten, Hühnern und pflanzlichen Mikroorganismen zeigten, daß die synthetische rechtsdrehende Pantothensäure die gleiche Wirksamkeit wie die natürliche Pantothensäure besaß. Damit war die Totalsynthese dieses Stoffes gelungen.

Da die linksdrehende Form der synthetischen Säure im biologischen Versuch versagte, liegt hier Konfigurationsspezifität der Wirkung vor.

Zur synthetischen rechtsdrehenden Pantothensäure gelangt man auch, wenn man statt des racemischen Butyrolactons seine linksdrehende Form mit β-Alanin zur Reaktion bringt.

Das als Pantolacton bezeichnete Butyrolactonderivat I wird, ausgehend vom Isobutyraldehyd (III) über den α,α-Dimethyl-β-hydroxy-propionaldehyd (IV), dessen Bisulfitverbindung mit KCN zum Nitril V umgesetzt wird, durch Verseifung über die Pantoinsäure (VI) erhalten:

$$\underset{\text{III}}{\begin{array}{c}\text{CH}_3\\|\\\text{CH—CHO}\\|\\\text{CH}_3\end{array}} \xrightarrow{\text{HCHO}} \underset{\text{IV}}{\begin{array}{c}\text{CH}_3\\|\\\text{CH}_2\text{—C—CHO}\\|\;\;\;\;\;|\\\text{OH}\;\;\text{CH}_3\end{array}} \xrightarrow{\text{KCN}} \underset{\text{V}}{\begin{array}{c}\text{CH}_3\\|\\\text{CH}_2\text{—C—CH—CN}\\|\;\;\;\;\;|\;\;\;\;\;|\\\text{OH}\;\;\text{CH}_3\;\text{OH}\end{array}}$$

$$\xrightarrow{\text{HCl}} \underset{\text{VI}}{\left[\begin{array}{c}\text{CH}_3\\|\\\text{CH}_2\text{—C—CN—COOH}\\|\;\;\;\;\;|\;\;\;\;\;|\\\text{OH}\;\;\text{CH}_3\;\text{OH}\end{array}\right]} \xrightarrow{-\text{H}_2\text{O}} \text{I}$$

Eigenschaften. Unstabiles, sehr hygroskopisches, viskoses Öl. $[\alpha]_D^{25} + 37{,}5°$. Sehr gut löslich in W., Äthylacetat, Dioxan und Eisessig; schwer löslich in Ae. und Amylalkohol; praktisch unlöslich in Bzl. und Chlf.

Die gute Wasserlöslichkeit verdankt die Pantothensäure ihrem Gehalt an 2 alkoholischen Hydroxylen und einer Carboxylgruppe. Da im Molekül 1 asymmetrisches C-Atom vorhanden ist, zeigt die natürliche Pantothensäure optische Aktivität, und zwar dreht sie nach rechts. Von ihren Salzen sei das Calciumsalz, $(C_9H_{16}NO_5)_2Ca$, erwähnt, das im Gegensatz zu der amorphen Säure mikrokristalline Struktur besitzt.

Bei der hydrolytischen Spaltung der peptidartigen Bindung (—CO · NH—) zerfällt die Pantothensäure in β-Alanin und in α,γ-Dihydroxy-β,β-dimethylbuttersäure, welche sofort ein substituiertes γ-Butyrolacton bildet.

$$\underset{\alpha\text{-Hydroxy-}\beta,\beta\text{-dimethyl-}\gamma\text{-butyrolacton}}{\underbrace{\begin{array}{c} \mathrm{CH_3} \\ | \\ \mathrm{CH_2{-}C{-}CH{-}CO} \\ |\quad\;\; |\quad\;\; | \\ \mathrm{CH_3\; OH} \\ \hline \mathrm{O} \end{array}}} \qquad \underset{\beta\text{-Alanin}}{\begin{array}{c} \mathrm{CH_2{-}CH_2{-}COOH} \\ | \\ \mathrm{NH_2} \end{array}}$$

Als Test für die Pantothensäure verwertet man ihre das Wachstum von Hefen und Milchsäurebakterien fördernde Eigenschaft. Als Maß für die Vermehrung dieser Mikroorganismen dient die Trübung der Kulturlösung, welche photoelektrometrisch bestimmt wird.

Die Pantothensäure ist ein im Tier- und Pflanzenreich weit verbreiteter biologischer Faktor. Ihr Fehlen bedingt bei Mikroorganismen (Hefen, verschiedenen Bakterienarten) Stillstand in der Vermehrung, bei Tieren Wachstumsstörungen. Letztere wurden besonders an Hühnern und Ratten beobachtet; neben der Wachstumsverzögerung tritt bei Hühnern noch eine Hautkrankheit auf. Durch Gaben von Pantothensäure bzw. pantothensäurehaltigem Material konnten die Vermehrung der Mikroorganismen gefördert und die Wachstumsstörungen der Hühner und Ratten behoben werden. Für den tierischen Organismus hat also die Pantothensäure die Bedeutung eines Vitamins, während sie für den pflanzlichen Organismus die Rolle eines Bioostoffes spielt.

Der sog. Filtratfaktor = Hühnchenantidermatitisfaktor hat sich als identisch mit der Pantothensäure erwiesen; sehr wahrscheinlich ist die Pantothensäure auch identisch mit dem das Wachstum der Ratten fördernden Filtratfaktor.

Wirkungsmechanismus. Die Pantothensäure ist ein Bestandteil des Coenzyms A bzw. des am Schwefel acetylierten Coenzyms A, der „aktivierten Essigsäure", und nimmt so eine zentrale Stellung im intermediären Stoffwechsel ein. Folgendes Schema zeigt die Umsatzmöglichkeiten:

$$\begin{array}{c} \text{Milchsäure} \rightleftharpoons \text{Brenztraubensäure} \rightleftharpoons \text{Alanin} \\ \Updownarrow \\ \text{Acetylierungen} \leftarrow \text{CoA{-}S{-}CO{-}CH}_3 \rightleftharpoons \text{Acetessigsäure} \leftarrow \beta\text{-Oxydation-Fettsäuren} \\ \Updownarrow \\ \text{Oxalessigsäure} \\ \Updownarrow \\ \text{Citronensäure} \end{array}$$

Mangelerscheinungen. Am Küken Wachstumsstillstand, Dermatitis und Federdepigmentation, an der Ratte ebenfalls Wachstumsstillstand und Motilitätsstörungen im Magen-Darm-Kanal mit Schleimhautatrophie und Blutungen in der Nebenniere. Ähnliche Erscheinungen werden auch beim Hund beobachtet. Hier tritt Verfettung der Leber hinzu. Beim Menschen ist kein ausgesprochenes Mangelsymptom bekannt, doch werden Störungen der Nebennierenrinde und Paraesthesien in den peripheren Körperpartien, wie sie beim Burning-feet-Syndrom bei Mangelernährung im spanischen Bürgerkrieg und in Ostasien beobachtet wurden, mit Pantothensäuremangel in Zusammenhang gebracht.

Anwendung. Meist als Calciumsalz. – Bei Lebererkrankungen (Leberschutztherapie), bei chronischen entzündlichen Erkrankungen des Magen-Darm-Kanals und der Luftwege, beim „Burning-feet-Syndrom", bei allergischen Dermatosen und varicösen Ulcera. Zur Förderung der Wundheilung bei Brand- und Schürfwunden und Geschwüren.

Calcium pantothenicum DAB 7 – DDR, ÖAB 9, Helv. V – Suppl. III. Calcium-D-pantothenat DAB 7 – BRD. Calcium Pantothenate USP XVII. Pantothénate de Calcium CF 65. Calciumpantothenat. Pantothensaures Calcium. Dextro Calcium Pantothenate.

Darunter wird in allen Fällen das Calciumsalz des D-N-(α,γ-Dihydroxy-β,β-dimethylbutyryl)-β-alanins verstanden.

$$\left[\begin{array}{c} \mathrm{CH_3} \\ | \\ \mathrm{CH_2{-}C{-}CH{-}C{-}N{-}CH_2{-}CH_2{-}COO} \\ |\quad\;\; |\quad\;\; |\quad\; \|\;\;\; | \\ \mathrm{OH\quad CH_3\; OH\; O\;\; H} \end{array} \right]_2 \mathrm{Ca^{2+}}$$

$\mathrm{C_{18}H_{32}CaN_2O_{10}}$ \hfill M.G. 476,54

Herstellung s. Pantothensäure.

Eigenschaften. Schwach hygroskopisches, weißes, geruchloses Pulver von bitterem Geschmack. Es ist an der Luft stabil. Wäßrige Lösungen reagieren gegen Lackmus neutral oder schwach alkalisch (pH 7 bis 9). 1 g löst sich in etwa 3 ml W.; löslich in Glycerin, praktisch unlöslich in A., Chlf. und Ae. Fp. 194 bis 200° (DAB 7 – DDR), 194 bis 200°, im Kapillarröhrchen unter Zers. (ÖAB 9), 190 bis 195° (Ph.Helv. V – Suppl. III).

Optisches Drehungsvermögen:

$[\alpha]_D^{20°} = + 26,0$ bis $+28,0°$ (bestimmt mit der getrockneten Substanz, $c = 5$, in W.) (ÖAB 9)

$[\alpha]_D^{20°} = + 25,5$ bis $27,5°$ (berechnet auf die getrocknete Substanz, $c = 5,0$) (DAB 7 – BRD)

$[\alpha]_D^{20°} = + 25,0$ bis $+27,5°$ (zur Bestimmung wird 1,0000 g getrocknete Substanz in W. zu 20,00 ml gelöst) (DAB 7 – DDR, analog USP XVII)

$[\alpha]_D^{20°} = + 26$ bis $27,5°$ (wäßrige, 4%ige Lösung, bezogen auf die getrocknete Substanz) (CF 65)

$[\alpha]_D^{20°} = + 25,0$ bis $+27,0°$ (dementsprechend darf der Drehungswinkel, ermittelt an 1,250 g getrockneter Substanz, gelöst in W. zu 50 ml bei 20° im 200-mm-Rohr bestimmt, nicht weniger als $+1,25°$ und nicht mehr als $+1,35°$ betragen) (Helv. V – Suppl. III).

Erkennung. 1. Die Mischung von 1,0 ml Prüflösung (1,50 g Substanz zu 30,0 ml W.), 4,0 ml W. und 3,0 ml n Salzsäure wird im Wasserbad 20 Min. lang erhitzt. Der abgekühlten Lösung werden 2,0 ml Hydroxylaminhydrochloridlösung und 7,0 ml n Kalilauge hinzugefügt. Nach 5 Min. wird mit 4,5 ml n Salzsäure versetzt. 1,0 ml dieser Lösung gibt nach dem Verdünnen mit 1,0 ml W. auf Zusatz von 6 Tr. Eisen(III)-chloridlösung eine tiefweinrote Färbung (DAB 7 – BRD, ähnlich CF 65). – 2. Eine Lösung von etwa 10 mg Substanz in 1 ml W. färbt sich auf Zusatz von 1 Tr. Eisen(III)-chloridlösung bräunlich-gelb. Beim Erhitzen wird die Lösung intensiv gelbbraun (ÖAB 9). – 3. Erhitzt man etwa 10 mg Substanz mit 1,0 ml Natronlauge etwa 1 Min. lang zum Sieden und fügt hierauf 1,1 ml n Salzsäure hinzu, so färbt sich die Lösung nach dem Abkühlen auf Zusatz von 1 Tr. Eisen(III)-chloridlösung zitronengelb (ÖAB 9, ähnlich DAB 7 – DDR, Helv. V – Suppl. III, USP XVII). – 4. Eine Lösung von etwa 10 mg Substanz in 2 ml verd. Natronlauge färbt sich auf Zusatz von 3 Tr. Kupfersulfatlösung tiefblau (ÖAB 9, ähnlich DAB 7 – BRD, DAB 7 – DDR, CF 65, Helv. V – Suppl. III). – 5. Versetzt man eine Lösung von etwa 10 mg Substanz in 1 ml W. vorsichtig mit 3 ml konz. Schwefelsäure und erhitzt, bis sich reichlich kleine Gasbläschen bilden, so färbt sich die Lösung auf Zusatz von einigen mg Guajakolcarbonat violettrot (ÖAB 9). – 6. Das als KBr-Preßling gemessene IR-Spektrum der 3 Std. lang bei 105° getrockneten Substanz muß mit dem analog gemessenen Spektrum des USP-Reference-Standards übereinstimmen (USP XVII). – 7. Die Substanz gibt eine positive Calciumreaktion.

Prüfung. Nach ÖAB 9: 1. Aussehen der Lösung: Eine Lösung von 1 T. Substanz in 9 T. CO_2-freiem W. muß klar und farblos sein. – 2. Freies Alkali, freie Säure: 5 ml der Lösung (1 + 9) müssen auf Zusatz von 1 Tr. Phenolphthaleinlösung farblos bleiben und sich bei darauffolgendem Zusatz von 0,30 ml 0,01 n Natronlauge rosa färben. – 3. Chlorid: In einer Mischung von 1 ml der Lösung (1 + 9) und 9 ml W. darf Chlorid nicht nachweisbar sein. – 4. Schwermetalle: In einer Mischung von 1 ml der Lösung (1 + 9) und 9 ml W. dürfen Schwermetalle nicht nachweisbar sein. – 5. Alkaloide: Eine Mischung von 4 ml der Lösung (1 + 9) und 1 ml verd. Salzsäure darf auf Zusatz von 2 Tr. MAYERS Reagens nicht getrübt werden. – 6. Trocknungsverlust: Höchstens 3,0%. – Trocknungsverlust nach USP XVII: Höchstens 5%, nach DAB 7 – BRD: Höchstens 5%, nach DAB 7 – DDR sowie CF 65: Höchstens 2%. – Nach DAB 7 – DDR: zusätzlich: 7. Sulfat: 10,0 ml Prüflösung dürfen höchstens 0,01% SO_4^{2-} enthalten. Nach Helv. V – Suppl. III: zusätzlich: 8. Bariumionen: 4 ml Stammlösung (1,25 g auf 50,00 ml) werden mit 2 ml Gipswasser versetzt, wobei innerhalb 5 Min. weder ein Niederschlag noch eine Trübung entstehen dürfen.

Gehaltsbestimmung. Eine Kjeldahl-Bestimmung zur Ermittlung des Stickstoffgehaltes und eine komplexometrische Bestimmung des Calciumgehaltes bringen USP XVII, DAB 7 – DDR und CF 65. Im DAB 7 – BRD ist lediglich die komplexometrische Ca-Bestimmung aufgeführt. Das ÖAB 9 und die Helv. V – Suppl. III bringen außer der komplexometrischen Ca-Bestimmung eine Formoltitration der hydrolysierten Substanz.

Kjeldahl-Bestimmung. Nach USP XVII: Etwa 500 mg 3 Std. bei 105° getrocknete Substanz werden genau gewogen und unter den üblichen Bedingungen im Kjeldahl-Kolben naß verascht. Der überdestillierte Ammoniak wird in überschüssiger 0,1 n Salz- oder Schwefelsäure aufgefangen und der Säureüberschuß mit 0,1 n Lauge zurücktitriert. 1 ml 0,1 n Mineralsäure entspricht 1,401 mg Stickstoff. Forderung: Mindestens 5,7%, höchstens 6,0%.

Komplexometrische Calciumbestimmung. DAB 7 – BRD: 0,60 g Substanz, genau gewogen, werden in 150 ml W. gelöst. Nach Zusatz von 5,00 ml 0,1 m Zinksulfatlsg., 10,0 ml Ammonium-Pufferlsg. I und 70 mg Chromschwarz-Mischindikator wird mit 0,1 m Natrium-ÄDTA-Lsg. bis zum Umschlag nach Grün titriert. Aus der Differenz zwischen dem Verbrauch an 0,1 m Natrium-ÄDTA-Lsg. und der vorgelegten Menge an 0,1 m Zinksulfatlsg. wird der Gehalt berechnet. 1 ml 0,1 m Natrium-ÄDTA-Lsg. entspricht 4,008 mg Ca^{2+}, daraus berechnet 47,65 mg $C_{18}H_{32}CaN_2O_{10}$. Der gefundene Gehalt muß zwischen 97,5 und 102,5% liegen.

Formoltitration. Nach ÖAB 9: 0,2383 g getrocknete Substanz werden in 10 ml W. gelöst und nach Zusatz von 1 ml verd. Natronlauge 30 Min. lang unter Rückflußkühlung gekocht. Hierauf fügt man 2 Tr. Methylrotlösung hinzu, versetzt tropfenweise mit 2 n Salzsäure bis zum Farbumschlag nach Rot, fügt noch weitere 0,2 ml n Salzsäure hinzu und erhitzt 1 Min. lang zum Sieden. Nach dem Abkühlen neutralisiert man mit 0,1 n Natronlauge gegen Phenolphthalein, fügt sodann 10 ml gegen Phenolphthalein neutralisierte Formaldehydlösung hinzu und titriert hierauf mit 0,1 n Natronlauge auf deutlich Rot. Zur Erkennung des Endpunktes verwendet man zweckmäßigerweise eine Vergleichslösung aus 15 ml W., 10 ml der neutralisierten Formaldehydlösung, 2 Tr. Methylrotlösung, so viel Phenolphthaleinlösung, als der Probe zugesetzt wurde und 0,20 ml 0,1 n Natronlauge. Für die angegebene Einwaage müssen 9,50 bis 10,10 ml 0,1 n Natronlauge verbraucht werden, entsprechend 95,0 bis 101,0% d. Th.

1 ml 0,1 n Natronlauge entspricht 23,83 mg $(C_9H_{16}O_5N)_2Ca$ oder 1 g Calciumpantothenat entspricht 41,97 ml 0,1 n Natronlauge.

Aufbewahrung. In dicht schließenden Gefäßen.

Unverträglichkeiten. Alkalien und Säuren, Sulfate, Phosphate, Carbonate und Salze von Säuren, deren Ca-Salze schwer löslich sind.

Veränderlichkeit. Die Substanz zersetzt sich beim Erhitzen unter Ammoniakabspaltung (Helv. V – Suppl. III).

Standardisierung.

    1 I.E. ist nicht festgelegt.
    1 Hühncheneinheit = 14 mcg Pantothensäure
    1 Hefewachstumseinheit = 0,08 mcg Calciumpantothenat
    1 Coenzym-A-Einheit = 0,7 mcg gebundene Pantothensäure.

Dosierung. ÖAB 9: Gebräuchliche Einzeldosis: 0,005 bis 0,02 g. USP XVII: Übliche Dosis: 10 mg; üblicher Dosierungsbereich: 10 bis 50 mg.

Entkeimung. ÖAB 9: Durch Erhitzen im gesättigten Wasserdampf im Autoklaven bei 110°, während 30 Min., bei einem pH von 5 bis 7.

Racemic Calcium Pantothenate USP XVII.

Strukturformel s. Calcium pantothenicum.

$C_{18}H_{32}CaN_2O_{10}$ M.G. 476,54

Racemisches Calciumpantothenat ist ein Gemisch der Calciumsalze der links- und rechtsdrehenden Pantothensäure. Es enthält mindestens 45% D-Calciumpantothenat, berechnet auf die getrocknete Substanz.

Die physiologische Aktivität der Substanz entspricht etwa der Hälfte der Aktivität der rechtsdrehenden Form.

Eigenschaften. Weißes, schwach hygroskopisches Pulver, geruchlos, von bitterem Geschmack, luftbeständig. Die wäßrige Lösung reagiert gegen Lackmus neutral bis schwach alkalisch. Die Substanz ist optisch inaktiv. Löslichkeit: Leicht löslich in W., löslich in Glycerin, praktisch unlöslich in A., Chloroform und Ae.

Erkennung s. Calcium pantothenicum.

Prüfung. a) Alkalität: 1,00 g Substanz werden in 15 ml CO_2-freiem W. gelöst. Sobald die Substanz gelöst ist, fügt man 1,6 ml 0,1 n Salzsäure und 0,05 ml Phenolphthaleinlösung hinzu und mischt. Innerhalb von 5 Sek. darf keine rosa Färbung entstehen. – b) Trocknungsverlust: Höchstens 5%, wenn die Substanz 3 Std. lang bei 105° getrocknet wird. – c) Schwermetalle: Höchstens 20 T. pro Million. Dazu wird 1 g Substanz in 20 ml W. gelöst, mit 1 ml 1 n Salzsäure versetzt und auf 25 ml verdünnt.

Gehaltsbestimmung s. Calcium pantothenicum.

Aufbewahrung s. Calcium pantothenicum.

Dosierung. Übliche Dosis: 20 mg (entsprechend 10 mg D-Calciumpantothenat); üblicher Dosierungsbereich: 20 bis 100 mg.

Pantothenolum DAB 7 – DDR, ÖAB 9, Nord. 63. Pantothenylalkohol. Dexpantholum. Pantothenol.

$$\text{HO—CH}_2-\underset{\underset{\text{CH}_3}{|}}{\overset{\overset{\text{CH}_3}{|}}{\text{C}}}-\underset{\underset{\text{OH}}{|}}{\text{CH}}-\underset{\underset{\text{H}}{|}}{\overset{\overset{\text{}}{\|}}{\text{C}}}-\text{N—CH}_2-\text{CH}_2-\text{CH}_2-\text{OH}$$

$C_9H_{19}NO_4$ M.G. 205,26

D(+)-N-(α,γ-Dihydroxy-β,β-dimethyl-butyryl)-γ-amino-n-propanol

Herstellung. Durch Umsetzung von Propanolamin mit optisch aktivem α,γ-Dihydroxy-β,β-dimethylbutyrolacton. Schweiz. Pat. 227706, Brit.Pat. 582, 156, US-Pat. 2413077.

Eigenschaften. Klare, farblose, hochviskose Flüssigkeit, schwach hygroskopisch, ohne Geruch, von bitterem Geschmack. Leicht löslich in W. oder A., mäßig löslich in Ae., löslich in 100 T. Chloroform. Dichte: ϱ = ca. 1,2 (Nord. 63).

Brechungsindex:

$n_D^{20°}$ = 1,496 bis 1,498 (ÖAB 9, DAB 7 – DDR),

n_D = 1,497 bis 1,501 (Nord. 63).

Optisches Drehungsvermögen:

$[\alpha]_D^{20°}$ = + 29,0 bis + 30,0°

(bestimmt mit der getrockneten Substanz, c = 5, W. als Lösungsmittel) (ÖAB 9 u. DAB 7 – DDR)

$[\alpha]_D$ = + 29,0 bis + 32,0°

(bestimmt für eine 2%ige, wäßrige Lösung; α_D = + 1,16 bis + 1,28°, 200-mm-Rohr) (Nord. 63).

Erkennung. 1. Eine Lösung von etwa 5 mg Substanz in 1 ml W. färbt sich auf Zusatz von 1 Tr. Eisen(III)-chloridlösung zitronengelb (ÖAB 9, DAB 7 – DDR). – 2. 2 ml Prüflösung (0,50 g Substanz in 50 ml W.) werden mit 5 Tr. 2 n Natronlauge versetzt und 1 Min. lang erhitzt. Nach dem Abkühlen wird die Lösung mit 6 Tr. 2 n Salzsäure und 1 Tr. 0,1 m Eisen(III)-chloridlösung versetzt. Es entsteht eine kräftig gelbe Färbung (Nord. 63). – 3. Versetzt man eine Lösung von etwa 10 mg Substanz in 2 ml verd. Natronlauge mit 3 Tr. Kupfersulfatlösung, so färbt sich die Lösung tiefblau (ÖAB 9, ähnlich DAB 7 – DDR). – 4. Versetzt man eine Lösung von etwa 10 mg Substanz in 1 ml W. vorsichtig mit 3 ml konz. Schwefelsäure und erhitzt, bis sich reichlich kleine Gasbläschen bilden, so färbt sich die Lösung auf Zusatz von einigen mg Guajakolcarbonat violettrot (ÖAB 9). – 5. Erwärmt man etwa 10 mg Substanz mit 2 ml verd. Natronlauge und 5 Tr. Chloroform, so tritt nach einiger Zeit der charakteristische, widerliche Isonitrilgeruch auf (ÖAB 9). – 6. 5 Tr. Prüflösung (s. o.) werden mit 1 ml 2 n Salzsäure versetzt und 1 Min. lang gekocht. Nach dem Abkühlen versetzt man die Lösung mit ca. 0,01 g Hydroxylaminhydrochlorid und 1,5 ml 2 n Natronlauge. Nach 2minütigem Stehen zeigt die Lösung auf Zusatz von 0,6 ml 2 n Salzsäure und 1 Tr. 0,1 m Eisen(III)-chloridlösung eine rotviolette Farbe (Nord. 63).

Prüfung. Nach ÖAB 9: 1. Aussehen der Lösung: Die wäßrige Lösung (1 + 19) muß klar und farblos sein. – 2. Freies Alkali: 5 ml der Lösung (1 + 19) dürfen zur Neutralisation gegen Phenolphthalein nicht mehr als 0,20 ml 0,1 n Salzsäure verbrauchen. – 3. Chlorid: In einer Mischung von 2 ml der Lösung (1 + 19) und 8 ml W. darf Chlorid nicht nachweisbar sein. – 4. Sulfat: In der Lösung (1 + 19) darf Sulfat nicht nachweisbar sein. – 5. Schwermetalle: In einer Mischung von 2 ml der Lösung (1 + 19) und 8 ml W. dürfen Schwermetalle nicht nachweisbar sein. – 6. Trocknungsverlust: Höchstens 2%. – 7. Verbrennungsrückstand: Höchstens 0,1%. – Nord. 63: zusätzlich: 8. Saure Verunreinigungen: 10 ml der frisch bereiteten Prüflösung (s. o.) zeigen nach dem Versetzen mit 0,1 ml 0,01 n Natronlauge und 2 Tr. Phenolphthaleinlösung eine rote Farbe. Nach dem Versetzen mit 1,1 ml 0,01 n Salzsäure und 5 Tr. Methylrotlösung muß die Lösung rot oder orange gefärbt sein.

Gehaltsbestimmung. DAB 7 – DDR und ÖAB 9 lassen nach dem Verseifen der Substanz und dem Neutralisieren eine Formoltitration ausführen.

Arbeitsweise des DAB 7 – DDR: 0,2000 g Substanz werden in einem 100-ml-Rundkolben mit Normalschliff in 10,0 ml W. gelöst. Die Lösung wird nach Zusatz von 1,00 ml 3 n Natronlauge unter Rückflußkühlung 30 Min. im Sieden gehalten und nach dem Erkalten mit 2 Tr. Methylrot sowie mit n Salzsäure bis zum Farbumschlag versetzt. Die Lösung wird nach Zusatz von weiteren 0,20 ml n Salzsäure 60 Sek. im Sieden gehalten und nach dem Erkalten und Zusatz von 2 Tr. Phenolphthalein mit 0,1 n Kalilauge bis zum Farbumschlag über Gelb nach Rosa versetzt. Danach werden 10,0 ml Formaldehyd-Lsg. zugegeben. Die Lösung wird mit 0,1 n Kalilauge titriert, bis sie die Färbung der Mischung aus 10,0 ml Formaldehyd-Lsg., 15,0 ml W., 2 Tr. Methylrot (I), 2 Tr. Phenolphthalein und 0,20 ml 0,1 n Kalilauge zeigt.

Berechnung: $\% \text{ Pantothenol} = \dfrac{a \cdot 205{,}3}{\text{Ew} \cdot (100 - b)}$.

a = Anzahl ml verbrauchter 0,1 n Kalilauge, b = Wassergehalt in Masseprozent, Ew = Einwaage der Substanz in Gramm.

1 ml 0,1 n Natron- bzw. Kalilauge entspricht 20,53 mg $C_9H_{19}NO_4$. 1 g Pantothenylalkohol entspricht 48,72 ml 0,1 n Lauge.

Nach Nord. 63 wird eine Titration im wasserfreien Milieu durchgeführt: 0,1000 g Substanz werden 20 Min. lang unter Rückfluß mit 10,00 ml 0,1 n Perchlorsäure erhitzt. Nach dem Abkühlen gibt man durch den Rückflußkühler 20 ml Dioxan zu. Das Gemisch wird nach dem Versetzen mit 5 Tr. Kristallviolettlösung mit 0,1 n Natriumacetatlösung bis zur Violettfärbung zurücktitriert (Feinbürette). 1 ml 0,1 n Perchlorsäure entspricht 20,53 mg $C_9H_{19}NO_4$. 1 g Pantothenylalkohol entspricht 48,72 ml 0,1 n Perchlorsäure.

Aufbewahrung. In dicht schließenden Gefäßen.

Unverträglichkeiten. Saure oder basische Stoffe (Spaltung), Oxydantien.

Sterilisation. ÖAB 9: Im Autoklaven, durch Erhitzen im gesättigten Wasserdampf, bei 110°, 30 Min. lang, pH: 3 bis 5. Nord. 63: bei 100°, 20 Min. lang, pH: 4 bis 7.

Wäßrige Lösungen können auf übliche Weise durch Erhitzen sterilisiert werden; eine Racemisierung tritt erst bei längerem Erhitzen ein. Die Stabilität ist im allgemeinen größer im sauren Gebiet als im alkalischen.

Dosierung. ÖAB 9: Gebräuchliche Einzeldosis: 0,1 g.

Handelsform: Bepanthen (Hoffmann-La Roche).

Nicotinamidum DAB 7 – DDR, Pl.Ed. I/1, Nord. 63, Ross. 9. Nicotinsäureamid DAB 7 – BRD. Nicotinamide BP 63, CF 65. Nicotinylamidum ÖAB 9. Nicotinoylamidum. Niacinamide USP XVII. Niacinamidum CsL 2. Nicotylamidum Helv. V – Suppl. I. Nicotinamid. Nicotinsäureamid. Vitamin PP. Pellagraschutzfaktor. PP-Faktor. Pellagra preventive factor. Pyridinum aminocarbonicum.

$C_6H_6N_2O$ M.G. 122,13
Pyridin-3-carbonsäureamid

Geschichtliches. GOLDBERGER u. Mitarb. (1925) sowie SPIES (1935) zeigten, daß Pellagra eine Avitaminose ist und durch Hefeextrakte verhütet und geheilt werden kann. Das wirksame Prinzip erhielt den Namen „Pellagra-preventive-(PP-)Faktor". Es konnte auch gezeigt werden, daß die „schwarze Zunge" sowie Haut- und Schleimhautgeschwüre, die bei Hunden durch Mangeldiät erzeugt werden können, auf den gleichen Faktor ansprechen. 1937 isolierten ELVEHJEM u. Mitarb. das wirksame Agens aus Leber und identifizierten es als Nicotinsäureamid. (Nicotinsäure selbst ist schon von FUNK 1911 aus Reisschalen und Hefe dargestellt worden.)

Vorkommen. Nicotinsäureamid ist in der Natur weit verbreitet. Sie tritt in der Tier- und Pflanzenwelt in freier und in gebundener Form auf. Besonders nicotinamidreich sind Hefen und Pilze, ferner einige tierische Organe, wie Herzmuskel, Niere und Leber.

100 g Substanz enthalten	mg Nicotinamid	100 g Substanz enthalten	mg Nicotinamid
Fischprodukte:		Säugetierprodukte:	
Thunfisch	10–15	Kalbfleisch	6–12
Kabeljau	2–2,5	Rindfleisch	4–10
Heringe	3–5	Rinderleber	12–25
Dorsch	1,5–2	Rinderhirn	3–6

100 g Substanz enthalten	mg Nicotinamid	100 g Substanz enthalten	mg Nicotinamid
Säugetierprodukte:		Obst:	
Rinderniere	7–17	Äpfel	0,05–0,6
Schweinefleisch	3–9	Bananen	0,6–0,7
Schweineleber	10–25	Kirschen	0,1–0,2
Schweineniere	7–18	Apfelsinen	0,2–0,3
Kuhmilch (Vollmilch)	0,02–0,12	Pfirsiche	ca. 1,0
Frauenmilch	0,12–0,22	Pflaumen	ca. 0,5
Käse (Vollfett)	1–1,6	Walnüsse	1,0–1,2
Hühnerprodukte:		Getreide:	
Eiklar:	0,005–0,01	Gerste (Korn)	5,5–6,5
		Hafer (enthülstes Korn)	ca. 1,1
Gemüse:		Reis (Vollkorn)	2,5–5,5
Kartoffeln (roh)	0,4–1,2	Reis (poliertes Korn)	1,4–1,9
Zwiebeln (frisch)	ca. 0,1	Reiskleie	20–100
Weißkohl	0,2–0,4	Maiskorn	1,6–2,4
Tomaten	0,3–1,0	Roggen (Vollkorn)	1,0–4,0
Spinat	0,4–1,7	Roggenkeime	ca. 2,3
Pilze	ca. 65	Weizen (Vollkorn)	4,8–10,6
Linsen (getrocknet)	ca. 2,6	Weizenkeime	2,2–5,4
Karotten	0,3–0,5	Verschiedenes:	
Grünkohl	ca. 0,2	Preßhefe	40–50
Erbsen (getrocknet)	2,5–3,6	Röstkaffee	2–10
Erbsen (frisch, grün)	1,5–3,3	Weizenmehl (75%)	0,8–1,0
Bohnen (weiß)	0,8–3,6	Weizenvollkornbrot	ca. 4
Bohnen (grün)	0,9–2,5	Roggenbrot (dunkel)	ca. 2

Herstellung. Herstellung der Nicotinsäure s. S. 974.
Die drei wichtigsten Darstellungsmethoden des Amids sind:
1. Umsetzung der Nicotinsäure mit Thionylchlorid und Behandeln des erhaltenen Säurechlorids mit Ammoniak:

$$\text{Pyridin-3-COOH} \xrightarrow{SOCl_2} \text{Pyridin-3-COCl} \xrightarrow{NH_3} \text{Pyridin-3-CONH}_2$$

2. Aus Nicotinsäureestern durch Umsetzung mit Ammoniak:

$$\text{Pyridin-3-COOR} \xrightarrow{NH_3} \text{Pyridin-3-CONH}_2 + HOR$$

3. Aus Nicotinsäurenitril durch partielle Hydrolyse:

$$\text{Pyridin-3-C}\equiv\text{N} + H_2O \rightarrow \text{Pyridin-3-CONH}_2$$

Eigenschaften. Weißes, geruchloses, kristallines Pulver, von kühlendem und bitterem Geschmack oder verfilzte, glänzende Nadeln mit den gleichen Eigenschaften. Löslichkeit: Löslich in etwa 2 T. W., in etwa 4 T. A., in etwa 10 T. Glycerin, wenig löslich in Ae. oder Chloroform. Fp. 128 bis 131° (USP XVII, Ross. 9, BP 63, DAB 7 – DDR), 128 bis 130° (CF 65), 127 bis 131° (Nord. 63), 128 bis 132° (DAB 7 – BRD), 126 bis 128° (Helv. V – Suppl. I).

Erkennung. 1. Beim Erhitzen von 0,10 g Substanz mit 5,0 ml Natronlauge entwickelt sich der Geruch von Ammoniak (DAB 7 – BRD, ähnlich Helv. V – Suppl I, ÖAB 9, DAB 7 – DDR, BP 3, CF 65, Ross. 9, USP XVII). – 2. Beim Erhitzen von 0,10 g Substanz und 0,10 g getrocknetem Natriumcarbonat entwickelt sich der Geruch von Pyridin (DAB 7 – BRD, ähnlich ÖAB 9, DAB 7 – DDR, Ross. 9, CF 65). – 3. 0,010 g einer Verreibung von 1 T. Substanz und 2 T. 2,4-Dinitrochlorbenzol werden in einem Reagensglas einige Sekunden lang geschmolzen. Die erkaltete Schmelze wird mit 2,0 ml weingeistiger 0,5 n Kalilauge gelöst; es entsteht eine tiefrote Färbung (DAB 7 – BRD, ähnlich DAB 7 – DDR,

Helv. V— Suppl. I). – 4. Versetzt man die bei der Prüfung 1. erhaltene Lösung mit 1 Tr. Phenolphthaleinlösung und fügt hierauf verd. Schwefelsäure bis zur Entfärbung hinzu, so gibt die erhaltene Lösung mit Kupfersulfatlösung einen hellblauen, kristallinen Niederschlag (ÖAB 9). – 5. 2 ml einer 0,1%igen, wäßrigen Lösung werden mit 6 ml einer Bromcyanlösung und 1 ml einer 2,5%igen Anilinlösung versetzt. Es entsteht eine goldgelbe Farbe (BP 63, ähnlich CF 65, wobei Sulfanilamid anstelle von Anilin verwendet wird). – 6. Die Prüflösung (5%ig) gibt auf Zusatz von 0,04 m-Pikrinsäurelösung einen Niederschlag von Nicotinamidpikrat, der nach dem Auswaschen mit W. und Trocknen bei 105° zwischen 192 und 196° schmilzt (Nord. 63). – 7. Etwa 20 mg Substanz werden in Wasser zu 1 Liter gelöst. Man mißt die Lichtabsorption bei 245 und 262 mµ in der 1-cm-Küvette, wobei W. als Vergleichsflüssigkeit verwendet wird. Das Verhältnis der Absorptionen bei 245 und 262 mµ muß zwischen 0,63 und 0,67 liegen (USP XVII).

Prüfung. Nach DAB 7 – BRD: 1. Aussehen der Lösung: 5,0 ml Prüflösung (2,00 g Substanz in 20,0 ml W.) müssen klar und farblos sein. – 2. Sauer reagierende Verunreinigungen: 0,25 g Substanz werden in 10 ml frisch ausgekochtem und wieder abgekühltem W. gelöst und mit 2 Tr. Phenolphthaleinlösung versetzt. Bis zur Rosafärbung dürfen höchstens 0,10 ml 0,1 n Natronlauge verbraucht werden. – 3. Schwermetallionen: Höchstens 0,003%, berechnet als Pb^{2+}. – 4. Sulfationen: Höchstens 0,01% SO_4^{2-}. – 5. Fremde organische Stoffe: 0,050 g Substanz werden in 5,0 ml Schwefelsäure gelöst. Nach 15 Min. darf die Lösung nicht stärker gefärbt sein, als eine Mischung von 0,20 ml Eisen(III)-chlorid-Lsg. III, 0,20 ml Kobalt(II)-chlorid-Lsg., 0,20 ml Kupfer(II)-sulfat-Lsg. II und 4,40 ml Salzsäure (1%ig). – 6. Trocknungsverlust: Höchstens 0,5%, bei 100 bis 105° bis zum konstanten Gewicht getrocknet. – 7. Sulfatasche: Höchstens 0,1%. – Zusätzlich: Nach ÖAB 9: 7. Freies Alkali und freie Säure: 10 ml der Lösung (1 + 9) müssen auf Zusatz von 2 Tr. Phenolphthaleinlösung farblos bleiben und sich bei darauffolgendem Zusatz von 0,10 ml 0,1 n Natronlauge rot färben. – 8. Chlorid: In einer Mischung von 5 ml der Lösung (1 + 9) und 5 ml W. darf Chlorid nicht nachweisbar sein. – Nach DAB 7 – DDR: 9. Nitroverbindungen: 5,0 ml Prüflösung (10%ig in CO_2-freiem W.) dürfen nach Zusatz von 4,0 ml W. und 1,00 ml 6 n Natronlauge keine stärkere Färbung zeigen als 10,0 ml der Mischung aus 1,0 ml Eisen-FL, 0,200 ml Kobalt-FL, 0,200 ml Kupfer-FL und 98,6 ml 0,5 n Salzsäure. – Nach Helv. V – Suppl. I: 10. In der Stammlösung dürfen u. a. Nitrat und Arsen nicht vorhanden sein. Nach Nord. 63 wird außerdem mit Hilfe einer Formoltitration auf Ammoniak geprüft.

Gehaltsbestimmung. Titrationen im wasserfreien Milieu sind beschrieben in ÖAB 9, USP XVII, DAB 7 – DDR, DAB 7 – BRD und Nord. 63.

Nach BP 63, Ross. 9, CF 65, Helv. V – Suppl. I und PI.Ed. I/1 wird die Einwaage mit Natronlauge verseift und der entstandene Ammoniak nach Art einer Kjeldahl-Bestimmung überdestilliert und alkalimetrisch erfaßt. CsL 2 läßt eine polarographische Gehaltsbestimmung durchführen.

Vorschrift des ÖAB 9: 0,1221 g getrocknete Substanz werden in 10 ml wasserfreier Essigsäure gelöst und nach Zusatz von 5 Tr. Gentianaviolettlösung mit 0,1 n Perchlorsäure-Essigsäurelösung auf Blaugrün titriert. Für die angegebene Einwaage müssen 9,85 bis 10,00 ml 0,1 n Perchlorsäure-Essigsäurelösung verbraucht werden, entsprechend 98,5 bis 100,0% d. Th. 1 ml 0,1 n Perchlorsäure entspricht 12,21 mg $C_6H_6N_2O$. 1 g Nicotinamid entspricht 81,88 ml 0,1 n Perchlorsäure.

Vorschrift des DAB 7 – DDR: 0,1000 g getrocknete Substanz wird in 10,0 ml wasserfreier Essigsäure gelöst. Nach Zusatz von 10,0 ml wasserfreiem Benzol, 1 Tr. Kristallviolett und 1 Tr. Malachitgrün wird die Lösung mit 0,1 n Perchlorsäure bis zum Farbumschlag nach Grün titriert (Feinbürette). Forderung: 98,5 bis 100,5%, berechnet auf die 105° getrocknete Substanz.

Vorschrift der PI.Ed. I/1 (die in ähnlicher Form auch in der USP XV(!) zu finden ist: 0,3 g Substanz werden genau gewogen, in 200 ml W. gelöst und mit 50 ml 30,0%iger (w/v)-Natriumhydroxidlösung versetzt. Das Ende des leistungsfähigen Kühlers wird in 40 ml 0,1 n Schwefelsäure getaucht, die Mischung 20 Min. gekocht und dann etwa 200 ml überdestilliert. Nach dem Erkalten gibt man 75 ml W. hinzu und destilliert weitere 70 ml in dieselbe Vorlage über. Nach Zugabe einiger Tropfen Methylrotlösung wird mit 0,1 n Natronlauge titriert. Zur Korrektur wird ein Blindversuch ohne Nicotinamid durchgeführt. 1 ml 0,1 n Schwefelsäure entspr. 0,01221 g $C_6H_6N_2O$. BP 53 läßt die Bestimmung fast auf die gleiche Weise durchführen, gemäß Helv. V – Suppl. I und Dan. IX geht man von 0,25 g Nicotinamid aus: die Methoden unterscheiden sich durch geringfügige Änderungen der Destillations- und Vorlagevolumina.

Forderungen des Gehalts an $C_6H_6N_2O$ in der getrockneten Substanz: Mindestens 98,5% (PI.Ed. I/1, BP 53, USP XV, DAB 7 – BRD), mindestens 98,4% (Dan. IX), mindestens 99% (Helv. V – Suppl. I).

Aufbewahrung. Vor Licht geschützt, in dicht schließenden Gefäßen.

Unverträglichkeiten. Säuren und Basen (wirken spaltend) (Nord. 63).

Entkeimung. Nach ÖAB 9: Die Lösungen können durch Erhitzen im Autoklaven im ges. Wasserdampf während 20 Min. bei 120° sterilisiert werden.

Dosierung. Nach ÖAB 9: Gebräuchliche Einzeldosis: 0,015 bis 0,25 g. Nach USP XVII: Übliche Dosis: Oral oder parenteral: prophylaktisch 20 mg, therapeutisch 3- bis 10mal täglich 50 mg; üblicher Dosierungsbereich: bis zu 500 mg täglich. Nach BP 63: Bei i.v. Injektion: 50 bis 250 mg täglich.

Standardisierung. 1 I.E. oder andere Einheiten sind nicht festgelegt. Die Dosierung erfolgt in Gewichtseinheiten.

Biologische Funktionen und Mangelsymptome. Die Nicotinsäure bzw. das aus ihr entstehende Amid erfüllen ihre physiologische Funktion als prosthetische Gruppe von Fermenten, und zwar der Codehydrase I (Diphosphopyridinnucleotid = DPN = NAD), der Codehydrase II (Triphosphopyridinnucleotid = TPN = NADP) sowie verschiedener weiterer Dehydrasen. Diese Fermentgruppe funktioniert an verschiedenen Stellen des Stoffwechsels als Wasserstoffüberträger, so im Kohlenhydrat- und Eiweißab- und -aufbau. Die hydrierten Fermente geben ihren Wasserstoff entweder an Substrate oder an andere wasserstoffübertragende Fermente wie die gelben Fermente ab. Wie bei den gelben Fermenten wird der Ort der Reaktion im Stoffwechsel durch das Apoferment bestimmt.

Mangelerscheinungen: Nicotinsäureamidmangel hat bei Mensch und Tier schwere Stoffwechselstörungen zur Folge, die zu Veränderungen an Haut und Schleimhäuten sowie am peripheren und zentralen Nervensystem führen. Charakteristisch beim Hund ist die „schwarze Zunge", die als Test für Wirksamkeitsbestimmungen verwendet wird. Die menschliche Pellagra ist ebenfalls in erster Linie durch Nicotinsäuremangel bedingt, doch spielt in vielen Fällen auch das Fehlen von anderen Faktoren des B-Komplexes eine Rolle. Als wesentliche Krankheitserscheinungen sind zu nennen: Dermatitis mit Geschwürs- und Rhagadenbildung, vor allem an den dem Licht ausgesetzten Hautteilen, Zahnfleischentzündung, Inappetenz, Durchfälle, Nervosität, Angst- und Erregungszustände, Paraesthesien.

Schicksal im Organismus: Nicotinsäure wird im Organismus in das Amid umgewandelt und in der Leber gespeichert. Wesentlich ist aber, daß sie im Organismus selbst aufgebaut werden kann. Ihre Entstehung aus der Aminosäure Tryptophan kann heute auf folgendem Wege als gesichert gelten (s. dazu auch S. 685):

Tryptophanstoffwechsel bei Neurospora nach F. A. HASKINS u. H. K. MITCHELL.

Der gleiche Weg wie bei Neurospora führt auch im Warmblüterorganismus zur Nicotinsäure. Wahrscheinlich spielt als Ferment Pyridoxalphosphat eine Rolle. Die Wichtigkeit dieser Genese geht daraus hervor, daß Pellagra durch Zufuhr von Tryptophan geheilt werden kann. Dies erklärt auch, warum bei einseitiger Maisernährung Pellagra entstehen kann, da Mais nur sehr spärlich Tryptophan enthält.

Nicotinsäureamid wird im Harn zu 80% als N-Methyl-nicotinsäureamid und als N-Methylpyridonsäureamid ausgeschieden. Der Umbau zu Trigonellin ist nach neueren Anschauungen wenig wahrscheinlich.

Nicotinsäureamid wird auch von Darmbakterien synthetisiert, doch ist entweder die Menge zu gering oder die Resorption zu schlecht, so daß der Organismus offenbar auf die Eigensynthese angewiesen ist. Interessanterweise kann in den Codehydrasen Nicotinsäureamid ohne Wirkungsverlust durch andere Pyridinderivate, z. B. Nicotinsäurediäthylamid, Chinolinsäure, Pyrazin-mono- und -dicarbonsäure ersetzt werden.

Anwendung. Nicotinsäureamid wird außer bei echter Pellagra zur Behandlung von toxisch oder alimentär bedingten Hauterkrankungen, bei Enteritiden infolge Infektion, bei Alkoholismus, nach Magen-Darm-Operationen und nach Behandlung mit Chemotherapeutica angewandt. Hier handelt es sich in allen Fällen darum, den Nicotinsäureamidmangel, der durch Ausfall des von Darmbakterien stammenden Vitamins entsteht, zu ersetzen. Günstige Wirkungen wurden aber auch beobachtet bei Röntgenkater, Hyperemesis gravidarum und Perniones. Dies ist z. T. auf die ausgesprochen gefäßerweiternde Wirkung zurückzuführen, die Nicotinsäure außer ihren Vitamineigenschaften besitzt. Auf dieser Wirkung beruht auch die Anwendung bei vasomotorischen Kopfschmerzen und bei Durchblutungsstörungen der Netzhaut des Auges und der Coronargefäße (vgl. Acidum nicotinicum).

Handelsformen: Benicot (Hoffmann-La Roche), Niadon (Riedel de Haen), Nicobion (Merck), Niozymin (Zyma-Blaes, München).

Codehydrasen I und II.

Synonyma:

Codehydrase I = Codehydrogenase I = Diphosphopyridin-nucleotid = DPN = Nicotinamid-adenin-dinucleotid = NAD = Cozymase.

Codehydrase II = Codehydrogenase II = Triphosphopyridin-nucleotid = TPN = Nicotinamid-adenin-dinucleotid-phosphat = NADP.

Strukturformeln und Eigenschaften:

Codehydrase I.

$C_{21}H_{27}N_7O_{14}P_2$ \hfill M.G. 663,45

Weiße, etwas hygroskopische Substanz, amorph, leicht löslich in W., unlöslich in A. und Aceton. Bildet mit Schwermetallen unlösliche Salze. Kristallisiert mit Chinin im Molverhältnis 2 : 3 und kann dadurch in reinem Zustand gewonnen werden. Konzentrierte wäßrige Lösungen sind in der Kälte einige Tage haltbar. Verdünnte wäßrige Lösungen sind unbeständig. Die wäßrigen Lösungen reagieren sauer und sind gegenüber Oxydationsmitteln ziemlich beständig.

Codehydrase II.

$C_{21}H_{28}N_7O_{17}P_3$ \hfill M.G. 743,43

Weißes, amorphes Pulver, leicht löslich in W., löslich in Methanol, unlöslich in A., Aceton, Essigester. Bildet mit Schwermetallen unlösliche Salze.

Die beiden Codehydrogenasen sind an vielen Reaktionen des tierischen Organismus beteiligt, die über fermentative Dehydrierungen ablaufen. Über die wichtigsten, heute bekannten Stoffwechselumsetzungen dieser Art gibt die folgende Tabelle Aufschluß (entnommen aus: Vitamine in der ärztlichen Praxis, E. Merck, Darmstadt 1959):

Angriffspunkt im Stoffwechsel	Katalysierte Reaktion		Benötigte Codehydrogenase
Kohlenhydratstoffwechsel	Glucose	⇌ Gluconsäure	I, II
	Glucose-6-phosphorsäure	⇌ 6-Phosphogluconsäure	II
	Glycerinaldehydphosphorsäure	⇌ 1,3-Diphosphoglycerinsäure	I
	Äthylalkohol	⇌ Acetaldehyd	I
	Äpfelsäure	⇌ Oxalessigsäure	I
	Äpfelsäure	⇌ Brenztraubensäure + CO_2	II
	Milchsäure	⇌ Brenztraubensäure	I
	Isocitronensäure	⇌ Oxalbernsteinsäure	II
Fettstoffwechsel	β-Hydroxybuttersäure	⇌ Acetessigsäure	I
	Fettsäuren	⇌ Dehydrofettsäuren	II
Eiweißstoffwechsel	Glutaminsäure	⇌ Iminoglutarsäure	I, II
	Betainaldehyd	⇌ Betain	I
Hormonstoffwechsel	Testosteron	⇌ Androstendion	I
	Androsteron	⇌ Androstendion	I
	Oestradiol	⇌ Oestron	I
Vitaminstoffwechsel	Vitamin-A-aldehyd (= Retinen)	⇌ Vitamin A (Alkohol) (= Vitamin A)	I
Mineralstoffwechsel	Nitrit	⇌ Nitrat	II

Biotin USP XVII. Vitamin H. Hautvitamin. Coenzym R. Bios II. Bios IIb. Antiseborrhoisches Vitamin. β-Biotin.

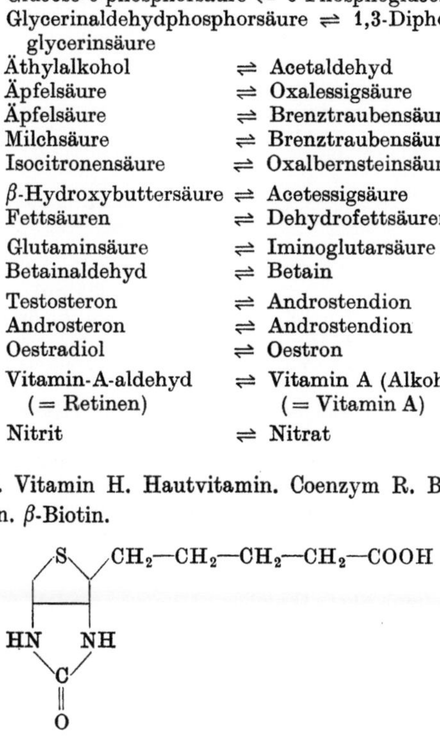

$$\begin{array}{c} S\diagup CH_2-CH_2-CH_2-CH_2-COOH \\ HN\quad NH \\ \diagdown C\diagup \\ \parallel \\ O \end{array}$$

$C_{10}H_{16}N_2O_3S$ M.G. 244,31

(+)-3,4-(2′-Ketoimidazolido)-2-(ω-carboxybutyl)-thiophan
oder cis-Hexahydro-2-oxo-1H-thieno-(3,4)-imidazoline-4-valeric Acid (USP XVII)

Geschichtliches. E. WILDIERS entdeckte 1901, daß die Hefe für ein optimales Wachstum einen damals noch unbekannten Wuchsstoff braucht, den er „Bios" nannte. F. KÖGL hat diesen Stoff isoliert und näher untersucht. Er nannte ihn Biotin. GYÖRGY fand, daß der von BOAS als Faktor X bezeichnete Wuchsstoff die Hautfunktionen regelt und zugleich den Stoffwechsel der Fette und Eiweißstoffe beeinflußt, und bezeichnete ihn als Vitamin H.

Heute sind alle diese Faktoren als identisch erkannt:

Bios (WILDIERS 1901),
Bios II (LUCAS 1924),
Faktor X (BOAS 1927),
Vitamin H (GYÖRGY 1931),
Coenzym R (ALLISON, HOOVER u. BURK 1933),
Bios IIb (MILLER 1934),
Anti-egg-white-injury-Factor (LEASE u. PARSONS 1934),
Biotin (KÖGL 1935),
Faktor W (ELVEHJEM 1936),
Vitamin Bw (LUNDE u. KRINGSTAD 1940)
S- oder Hautfaktor (Skin-Factor) (MARSHALL 1939).

KAUFMANN, H. P.: Arzneimittelsynthese, Berlin/Göttingen/Heidelberg: Springer 1953.

Vorkommen. Biotin ist in der Natur weit verbreitet. Es findet sich in Bakterien und Pilzen (besonders in Torula utilis), in höheren Pflanzen und in tierischen Geweben, besonders reichlich in der Leber. Die Biotinversorgung des tierischen Organismus könnte zum Teil durch Eigensynthese von seiten der Darmbakterien erfolgen, doch ist es fraglich, ob es in ausreichender Menge resorbiert wird. Jedenfalls geht die Ausscheidung im Harn parallel mit der peroralen Aufnahme [OPPEL, T. W.: Amer. J. med. Sci. *204*, 886 (1942)].

Biotin findet man selten frei vor; meist liegen Verbindungen mit Eiweißstoffen vor (vgl. Biocytin).

100 g Substanz enthalten	mcg Biotin	100 g Substanz enthalten	mcg Biotin
Fischprodukte:		Gemüse und Hülsenfrüchte:	
Thunfisch	3–6	Spinat	5,9–7,1
Heringe	3–6	Sojabohnen (reif)	ca. 60
Säugetierprodukte:		Karotten	1–5
Rindfleisch	2,5–7,5	Grünkohl	ca. 2,5
Rinderleber	90–580	Erbsen (frisch, grün)	2–12
Schweinefleisch	2–7,5	Blumenkohl	ca. 17
Schweineleber	ca. 250	Bohnen (grün)	ca. 7
Schweineniere	ca. 180	Obst:	
Kuhmilch (Vollmilch)	2–11	Äpfel	ca. 1
Frauenmilch	0–0,5	Bananen	ca. 4,5
Käse (Vollfett)	1–7	Erdbeeren	ca. 4
Hühnerprodukte:		Apfelsinen	ca. 2
Eidotter	ca. 30	Pfirsiche	ca. 1,7
Gemüse und Hülsenfrüchte:		Getreidearten:	
Kartoffeln (roh)	0,5–1,0	Reis (Vollkorn)	ca. 12
Champignons	ca. 15	Reis (poliertes Korn)	ca. 4
Tomaten	3,1–5,0	Reiskleie	ca. 45
		Weizen (Vollkorn)	5–30

Herstellung. (Literatur: KAUFMANN, H. P.: Arzneimittelsynthese, Berlin/Göttingen/Heidelberg: Springer 1953.) Bisher soll nur ein Verfahren zur Herstellung von Biotin praktisch verwendet werden. Es ist dies die Synthese nach GOLDBERG u. STERNBACH (FP 947209). Dabei wird Fumarsäure zu Dibrombernsteinsäure bromiert und in die Bis-benzylaminobernsteinsäure verwandelt. Mit Phosgen umgesetzt, entsteht daraus die 1,3-Dibenzylimidazolidon-(2)-cis-4,5-dicarbonsäure (I), die mit Essigsäureanhydrid ins Anhydrid überführt wird. Die Reduktion mit Zink ergibt das 3,4-(1',3'-Dibenzyl-2'-keto-imidazolido)-2-keto-5-acetoxytetrahydrofuran, das mit Schwefelwasserstoff und Salzsäure in 3,4-(1',3'-Dibenzyl-2'-keto-imidazolido)-2-keto-thiophan (II) umgewandelt wird. Dieses wird nach GRIGNARD mit 4-Methoxybutyl-magnesiumbromid umgesetzt und aus dem Kondensationsprodukt W. abgespalten. Dabei entsteht die 1'-ω-Methoxybutylidenverbindung, die zum ω-Methoxybutylthiophan (III) hydriert wird. Dann wird in flüssigem Ammoniak mit Natrium der 1'-Benzylrest abgespalten und mit Bromwasserstoff und anschließend mit KCN die ω-Cyanverbindung (IV) dargestellt. Die Verseifung mit KOH führt zu N-Benzyl-d,l-Biotin, aus dem durch Verseifen mit Natrium in flüssigem Ammoniak der zweite Benzylrest abgetrennt wird.

Die gegebene Formel trifft für das aus Milch und Leber isolierte Biotin zu (DU VIGNEAUD). Seinem 1935 aus Eigelb isolierten Biotin gab KÖGL eine Formel mit anderer Seitenkette:

$$-CH-CH-CH(CH_3)_2$$
$$\diagdown|$$
$$SCOOH$$
$$\diagup$$

Es ist noch nicht eindeutig entschieden, ob beide Biotine nicht identisch sind. Zunächst wird das Eierbiotin als „α-Biotin" und das Leberbiotin als „β-Biotin" bezeichnet.

Eigenschaften des Leberbiotins (β-Biotin): $C_{10}H_{16}N_2O_3S$. M.G. 244,31.

Dünne, lange Nadeln; Fp. 232 bis 233° [α-Biotin (KÖGL) soll bei 220° schmelzen]; $[\alpha]_D^{21°} + 91°$ ($c = 1$ in 0,1 n NaOH); isoelektrischer Punkt bei pH 3,5; pH einer 0,01%igen Lösung = 4,5; bei 25° lösen sich etwa 22 mg in 100 ml W., leichter löslich in heißem W., bei 25° lösen sich etwa 80 mg in 100 ml A. (95%).

Es ist unlöslich in anderen, gebräuchlichen organischen Lösungsmitteln. Die reine Verbindung ist luft- und hitzebeständig. Leicht saure oder leicht alkalische Lösungen halten sich mehrere Monate. Wäßrige Lösungen schimmeln leicht. Saure Lösungen können durch Hitzeeinwirkung sterilisiert werden. Biotin verträgt nicht die Einwirkung von oxydierenden Agentien, Formaldehyd, starken Säuren und Laugen.

Eigenschaften des USP-Präparates. Weißes, kristallines Pulver, das durch Einwirkung von oxydierenden Substanzen, wie Wasserstoffperoxid oder peroxidhaltigem Ae. zersetzt wird. Sehr leicht löslich in W., leicht löslich in Lösungen von Alkalien, unlöslich in kaltem A. und anderen gebräuchlichen organischen Lösungsmitteln. Fp. 230 bis 232° unter teilweiser Zers. Spezifische Drehung: + 92°, bestimmt in einer 0,3%igen Lösung in 0,1 n Natronlauge bei 22°.

β-Biotin-methylester, $C_{11}H_{18}N_2O_3S$, bildet Kristalle, die bei 166,5° schmelzen; $[\alpha]_D^{15°} + 82°$ (7,5 mg in 1,28 g M.).

Leicht löslich in W.; 1 T. löst sich in etwa 100 T. M. Löslich in anderen Alkoholen, Aceton, Methyl-äthyl-keton, Benzol, Cyclohexen, aber unlöslich in gesättigten Kohlenwasserstoffen.

Wirkung. Die Wirkungsweise ist noch nicht völlig geklärt. Es wird aber angenommen, daß Biotin als prosthetische Gruppe eines Coferments in die Umsetzung der Brenztraubensäure eingreift und auf diese Weise als Wuchsstoff für viele Bakterien und Pilze und als Wachstumsfaktor für pflanzliche und tierische Zellen wirksam ist. Es ist für Decarboxylierungen sowie Transaminierungen von Bedeutung und ist an der Harnstoffbildung (aus Citrullin) beteiligt. Ferner greift es in die Fixierung von CO_2 bei Synthesen ein z.B. der des Adenins. Embryonale Gewebe und Tumoren sind besonders biotinreich.

Mangelsymptome. Ein Bestandteil des rohen Hühnereiweißes, das Glucoproteid Avidin, bindet Biotin in stöchiometrischem Verhältnis[1] so fest, daß es im Darm nicht resorbiert werden kann. Auch Hefe vermag den Komplex nicht zu verwerten. So kann durch einseitige Zufuhr von Hühnereiweiß an Mensch und Tier eine H-Avitaminose erzeugt werden. Sie kann auch eintreten, wenn der Darm durch Sulfonamid- oder Antibioticakuren „sterilisiert" wurde. Am Tier kommt es zum Wachstumsstillstand, schlechtem Allgemeinbefinden; das Fell wird matt und struppig, stellenweise fallen die Haare aus (Alopecie). Ratten zeigen außerdem eine ekzematöse Dermatitis. Am Menschen wurde bei täglicher Einnahme von 200 g Trockenei über mehrere Wochen eine schuppende Dermatitis mit fahler, trockener Haut und Zungenatrophie beobachtet. Weiterhin bestand Müdigkeit, Appetitlosigkeit, Störungen der sensiblen Innervation und depressive Stimmung [SYDENSTRIKER u. Mitarb.: Science *95,* 176 (1942)].

Anwendung. Bei schuppenden Hauterkrankungen kann Biotin versucht werden. Heilung wurde bei der sog. Erythrodermia desquamativa (LEINER) der Kinder beobachtet, ferner erzielte man Besserungen bei Ichthyosis und bei seborrhoischen Hauterkrankungen. Biotinentzug durch Hühnereiweißernährung führte bei Carcinom zu keinem Erfolg.

Dosierung. Parenteral: 5 bis 10 mg. Der Tagesbedarf wird mit 0,1 bis 0,3 mg angegeben.

Standardisierung. 1 I.E. ist nicht festgelegt. 1 Ratten-Einheit = etwa 0,04 mcg Biotin. Im allgemeinen werden als 1 Biotin-Einheit 10 mcg angegeben.

Unverträglichkeiten. Salpetersäure und andere Oxydationsmittel, Formaldehyd, starke Säuren und starke Alkalien.

Handelsform: Biotin V. L. (Vitamin Ltd., Gr.Brit.).

---

[1] Über das Biotin-Avidin-Gleichgewicht siehe Chem. Zbl. *1956,* S. 3254.

Biocytin ist das ε-N-Biotinyl-1-lysin, $C_{16}H_{28}N_4O_4S$.

$$\begin{array}{c}
\text{NH—CH—CH—}(CH_2)_4\text{—}\overset{\overset{O}{\|}}{C}\text{—NH—}(CH_2)_4\text{—CH—COOH} \\
\text{OC}\big|\big| \\
\text{S}\text{NH}_2 \\
\text{NH—CH—CH}_2
\end{array}$$

Biocytin ist eine natürlich vorkommende Verbindung des Biotins, das meist in dieser Form vorliegt und daraus erst durch Fermente des Magens oder des Darmes freigesetzt wird.

Kristalle vom Fp. 228,5°. Leicht löslich in W. (Merck Ind. 52).

Inositol CF 65, USP XVII. Inosit. Meso-Inosit. Bios I. Inositolum. Hexahydroxycyclohexan.

$C_6H_{12}O_6$ M.G. 180,2

Hexahydroxycyclohexan $\frac{1, 2, 4, 6,}{3, 5}$ Anhydrid (CF 65)

Neben der wasserfreien Form existiert ein Dihydrat (nicht in CF 65 enthalten!):

$C_6H_{12}O_6 \cdot 2\,H_2O$ M.G. 216,19

Vorkommen. Mesoinosit kommt in der Natur sowohl in freier Form als auch in verschiedenen Verbindungen wie Phytin, Liposterin usw. vor. Im Gehirn findet es sich im Kephalin, in der Pflanze am häufigsten als saures Calcium-Magnesiumsalz der Phytinsäure (Hexaphosphorsäureester des Inosits), daneben auch als Mono- und Triphosphorsäureester.

100 g Substanz enthalten	mg Inosit	100 g Substanz enthalten	mg Inosit
Fische:		Gemüse und Hülsenfrüchte:	
Heilbutt	15–20	Spinat	ca. 27
Säugetierprodukte:		Karotten	26–27
		Bohnen (grün)	ca. 120
Rindfleisch	ca. 11		
Rinderleber	ca. 50	Obst:	
Rinderhirn	ca. 200	Äpfel	ca. 24
Schweinefleisch	35–45	Bananen	ca. 35
Kuhmilch (Vollmilch)	3–40	Apfelsinen	210–320
Frauenmilch	20–50	Pfirsiche	ca. 95
Hühnerei (ganz)	ca. 33	Getreidearten:	
Gemüse und Hülsenfrüchte:		Maismehl (entkeimt)	ca. 45
Kartoffeln (roh)	ca. 30	Weizen (Vollkorn)	170–250
Tomaten	40–55	Weizenkeime	700–900

Herstellung. Synthetisiert wurde Mesoinosit von WIELAND u. WISHART [Chem. Ber. 47, 2082 (1914)], aus Leber isoliert von WEOLLEY [J. biol. Chem. 139, 29 (1941)].

Eigenschaften (der wasserfreien Substanz, CF 65 u. USP XVII). Weißes, mikrokristallines Pulver, geruchlos, von leicht süßlichem Geschmack. Fp. 224 bis 225° (CF 65), 223 bis 226° (USP XVII) luftbeständig. Löslichkeit: Sehr leicht löslich in abs. A., Essigsäure, löslich in W., unlöslich in Aceton, Ae. und Chloroform. Die wäßrige Lösung reagiert gegen Lackmus neutral. Sie reduziert weder in der Kälte noch in der Hitze FEHLINGsche Lösung. Die Lösung ist optisch inaktiv.

Erkennung. Werden 1 bis 2 mg Substanz mit 1 Tr. Quecksilber(II)-nitratlösung auf dem Wasserbad zur Trockne eingedampft, mit 5 Tr. einer 1%igen Bariumacetatlösung in Eisessig versetzt und erneut eingedampft, so entsteht eine Rosafärbung, die sich vertieft, wenn nochmals 2 bis 3 Tr. der Bariumacetatlösung zugegeben werden und erneut eingedampft wird (CF 65).

Prüfung. 1. Barium, Chloride, Eisen, Blei und Schwermetalle, Sulfate, Dextrine: Die Substanz muß hierbei den Anforderungen entsprechen, die an Glucose (CF 65) gestellt werden. – 2. Albumine: 0,50 g Substanz werden in 5 ml W. gelöst, mit 3 ml Natronlauge und 1 Tr. einer 4%igen Kupfersulfatlösung versetzt: Es darf keine Violettfärbung auftreten. – 3. Phosphate: 500 mg Substanz dürfen nach dem Lösen in W. mit Ammoniummolybdat keine gelbe Fällung oder Trübung ergeben. – 4. Trocknungsverlust: Höchstens 0,2%, bezogen auf die bei 100 bis 105° bis zur Gewichtskonstanz getrocknete Substanz (CF 65); höchstens 0,5%, 4 Std. bei 105° getrocknet (USP XVII). – 5. Sulfatasche: Höchstens 0,1%. – 6. Glührückstand: Höchstens 0,1% (USP XVII).

Bemerkung. Es existiert eine andere Inositol-Handelsform: Das Dihydrat. Von diesem entsprechen 120 g 100 g wasserfreiem Inositol.

Eigenschaften des Dihydrats: Verwitternde Kristalle von süßem Geschmack. Fp. 218°. Es verliert bei 100° sein Kristallwasser. Das Dihydrat entsteht bei Kristallisation unter 50°.

Aufbewahrung. In gut verschlossenen Behältern.

Wirkung. Über den Wirkungsmechanismus ist nichts Näheres bekannt. Man weiß, daß es wie Cholin und Methionin in den Fettstoffwechsel als sogenannte lipotrope Substanz eingreift.

Mangelsymptome wurden bei Mäusen und Ratten beobachtet; es kommt zu Gewichtssturz und Haarausfall. Am Hund kommt es zur Hemmung der Darmmotorik. Mangelerscheinungen sind am Menschen bis jetzt nicht bekannt geworden, doch wurde eine lipotrope Wirkung bei Carcinom des Magens und des Darmes beobachtet. Der Blutspiegel bei Menschen beträgt 0,37 bis 0,76 mg/100 ml.

Viele Cerealien enthalten reichlich Phytinsäure (s. S. 708!). Da ihr natürlich vorkommendes Calciumsalz schwer löslich ist, wird weder dieses noch das Phosphat in nennenswertem Umfang resorbiert. Es scheint sogar noch zusätzlich Calcium gebunden werden zu können, so daß bei Kindern eine rachitogene Wirkung auftreten kann. Durch Hefegärung, z. B. bei Hefegebäck, wird die Phytinsäure abgebaut.

Anwendung. Mesoinosit wird bei Lebererkrankungen und als Roborans empfohlen, zuweilen auch in der Dermatologie und bei Muskeldystrophie zusammen mit Vitamin E (vgl. Mercks JB 53).

Literatur: BECKMANN, R.: m-Inosit, Aulendorf: Editio Cantor-Vlg. 1954.

Standardisierung. 1 I.E. ist nicht festgelegt.

Tagesbedarf. Schätzungsweise 1 bis 1,5 g.

Handelsform: Inositol-V.L- (Vitamin Ltd., Gr.Brit.).

Acidum folicum ÖAB 9, Pl.Ed. I/2, Nord. 63. Folic acid USP XVII, BP 63. Folsäure, DAB 7 – BRD. Pteroylglutaminsäure. Vitamin B_C. Vitamin M. Eluatfaktor (Leber). Lactobacillus casei-Faktor. Folacin. Norit-Eluat-Faktor. Streptococcus lactis R-Faktor. SLR-Faktor. Vitamin B_{10}. Vitamin B_{11}.

$C_{19}H_{19}N_7O_6$ M.G. 441,42

N-[4-(2'-Amino-4'-hydroxy-pteridyl(6')-methyl)-aminobenzoyl]-L(+)-glutaminsäure

Geschichtliches. Die Folsäure ist ein Faktor des Vitamin-B-Komplexes, der in Hefe, Eiern, Leber, verschiedenen anderen Organen und in Blättern vorkommt; vom letzteren Vorkommen ist der Name abgeleitet. MITCHELL, SNELL u. WILLIAMS isolierten sie aus Spinat (1947). Zu ihrer Entdeckung führten verschiedene Wege. Einmal erkannte man, daß für das Wachstum von Lactobacillus casei Leber- und Hefeextrakte erforderlich waren. Wirksame Extrakte konnten durch Aktivkohle in verschiedene Faktoren zerlegt werden, von denen einzelne wie Pyridoxin und Biotin bereits bekannt waren; ein aus einem Kohleadsorbat eluierter Faktor zeigte aber neuartige Wirkungen. Der gleiche Faktor war bei Küken wirksam, bei denen man durch eine Diät, die alle bis dahin bekannten Faktoren enthielt, Anämie erzeugt hatte. Die Anämie konnte auch durch einen „Leberfaktor B_c" verhindert werden, der sich als mit dem Lactus casei-Faktor identisch erwies. Auch ein sog. „Faktor M", bei dessen Fehlen Macacus-Affen an makrozytärer Anämie erkranken, war mit den vorgenannten Faktoren gleich.

Chemisch wurde die Folsäure als Verbindung aus dem Pteridinfarbstoff Xanthopterin, der p-Aminobenzoesäure und der Glutaminsäure erkannt. Daß alle gefundenen, biologisch wirksamen Faktoren dieses Typus nicht völlig gleich wirksam waren, erklärte sich durch den verschiedenen Glutaminsäuregehalt: Vitamin B_c ist die eigentliche Folsäure oder Pteroylglutaminsäure mit 1 Mol Glutaminsäure, ein sog. „Gärungs-L-casei-Faktor" trägt 3 Mol Glutaminsäure und ein „Vitamin-B_c-Konjugat", das erst nach fermentativer Spaltung (B_c-Konjugase) Vitaminwirkung erhält, 7 Mol Glutaminsäure.

Vorkommen. Die Folsäure kommt in erster Linie als Konjugat in der Natur vor: Pteroylhexaglutaminyl-glutaminsäure, Pteroyl-diglutaminsäure. Sie wird durch zahlreiche Mikroorganismen produziert: Proteus vulgaris, Escherichia coli, Enterococcen, Hefen.

100 g Substanz enthalten	mcg Folsäure	100 g Substanz enthalten	mcg Folsäure
Säugetierprodukte:		Gemüse und Hülsenfrüchte:	
Kalbfleisch	20–170	Linsen (getrocknet)	ca. 210
Kalbsleber	430–880	Karotten	60–130
Rindfleisch	30–100	Grünkohl	90–100
Rinderleber	150–450	Erbsen (frisch, grün)	25–120
Rinderniere	30–100	Bohnen (grün)	ca. 220
Rinderhirn	ca. 50	Blattsalat	10–70
Kuhmilch	0–0,25	Sojabohnenmehl	30–70
Frauenmilch	33–50	Obst:	
Käse (Vollfett)	2–5	Äpfel	ca. 8
Hühnerprodukte:		Bananen	5–10
Eiklar	6–9	Erdbeeren	ca. 23
Dotter	ca. 30	Apfelsinen	ca. 85
Gemüse und Hülsenfrüchte:		Pfirsiche	ca. 17
Kartoffeln (roh)	ca. 140	Grapefruit	ca. 24
Champignons	ca. 100	Getreidearten:	
Tomaten	40–110	Gerste (Korn)	ca. 65
Spinat	100–300	Hafer (enthülstes Korn)	ca. 55
Petersilie	ca. 170	Weizen (Vollkorn)	50–200
Spargel	100–140	Weizenkeime	330–1100
		Hefen	200–800

Herstellung. 1. Durch Kondensation von 2,4,5-Triamino-6-hydroxy-pyrimidin (I) mit β,γ-Dibrompropionaldehyd (II) und p-Aminobenzoyl-1-(+)-glutaminsäure (III) [ANGIER, R. B.: J. Amer. chem. Soc. *70*, 19 (1948); vgl. H. P. KAUFMANN: Arzneimittelsynthese, Berlin/Göttingen/Heidelberg: Springer 1953]. – 2. Man stellt zunächst die Pyridinium-Verbindung V durch Kondensation von I mit II in Gegenwart von Pyridin her. V wird dann in Gegenwart von Natriummethylat in Äthylenglykol zur Folsäure (IV) umgesetzt:

Eigenschaften. Gelbes bis gelboranges, kristallines oder mikrokristallines Pulver, ohne Geruch und Geschmack, das sich oberhalb von 250° dunkel färbt und allmählich verkohlt. Löslichkeit: Praktisch unlöslich in kaltem W., löslich in ca. 5000 T. siedendem W., praktisch unlöslich in A., Ae. oder Chloroform, löslich unter Salzbildung in Lösungen von Alkalihydroxiden, Alkalicarbonaten oder Ammoniak sowie in warmen, verdünnten Mineralsäuren. Die Lösungen sind schwach gelb gefärbt. Hygroskopisch in Luft mit einem Feuchtigkeitsgehalt über 80%. Die wäßrigen Lösungen zeigen eine schwach saure Reaktion.

Spezifisches Drehungsvermögen:

$[\alpha]_D^{20°} = +17$ bis $+23°$, berechnet auf die getrocknete Substanz ($c = 0,5$, in 0,1 n Natronlauge, $1 = 2$) (ÖAB 9).

$[\alpha]_D^{20°} = +18,0$ bis $+23,0°$, gemessen an einer Lösung von 0,0500 g der bei 70 bis 75° in der Trockenpistole unterhalb 20 Torr über P_2O_5 bis zum konstanten Gewicht getrockneten Substanz zu 10,00 ml 0,1 n Natronlauge (DAB 7 – BRD).

Die spezifische Drehung einer 0,5%igen Lösung in 0,1 n Natronlauge beträgt ca. $+20°$ (BP 63).

Lichtabsorption:

$E_{1 cm}^{1\%}$ bei 256 mµ = 545 bis 565, bei 283 mµ = 530 bis 545, bei 365 mµ = 190 bis 200, gemessen in 0,1 n Natronlauge (ÖAB 9).

Maxima bei 256 nm, bei 283 nm und bei 365 nm, gemessen an der unter Gehaltsbestimmung angegebenen Verdünnung (DAB 7 – BRD).

$E_{1 cm}^{1\%}$ (basische Lösung): bei 256 ± 1 mµ = ca. 585, bei 283 ± 1 mµ = ca. 570, bei 365 ± 1 mµ = ca. 205, wobei die Substanz in 0,1 n Natronlauge gelöst und auf die wasserfreie Substanz berechnet wird (Nord. 63).

$E_{1 cm}^{1\%}$ (saure Lösung): bei 298 ± 1 mµ = ca. 465, Minimum bei ca. 245 mµ, wobei die Substanz in 0,1 n Salzsäure gelöst und auf die wasserfreie Substanz berechnet wird (Nord. 63).

$E_{1 cm}^{1\%}$ bei 256 mµ = ca. 570, bei 283 mµ = ca. 560, bei 365 mµ = ca. 200, bezogen auf die bei 105° bis zur Gewichtskonstanz getrocknete Substanz, die zur Messung in 0,1 n Natronlauge gelöst wird (Pl.Ed. I/2).

Die in 0,1 n Natronlauge gelöste Substanz zeigt im Bereich von 230 bis 380 mµ 3 Maxima bei 256 mµ, 283 mµ und 365 mµ. Die Extinktionen bei einer Schichtdicke von 1 cm gemessen an einer Lösung von 0,0015% betragen: bei 256 mµ etwa 0,82, bei 283 mµ etwa 0,80 und bei 365 mµ etwa 0,28. Das Verhältnis der Extinktionen bei 256 mµ und 365 mµ beträgt 2,80 bis 3,00 (BP 63).

Das UV-Spektrum einer 1%igen Lösung in 0,1 n Natronlauge muß die gleichen Maxima und Minima zeigen, wie die entsprechende Lösung des USP-Reference-Standards. Das Verhältnis der Absorption bei 265 mµ zu 365 mµ liegt zwischen 2,80 und 3,00 (USP XVII).

Erkennung. 1. Versetzt man eine Mischung von 1 Tr. 1 n Natronlauge und 1 ml W. mit Folsäure, bis eine schwache Trübung bestehen bleibt, und verdünnt hierauf mit 2 ml W., so gibt 1 ml der erhaltenen Lösung mit 2 Tr. Kupfersulfatlösung einen grünlichgelben, flockigen Niederschlag (ÖAB 9). – 2. 1 ml der unter 1. bereiteten Lösung gibt mit 5 Tr. Silbernitratlösung einen orangegelben, gallertigen Niederschlag, der sich in 1 bis 2 Tr. konz. Ammoniak mit gelber Farbe löst. Versetzt man die Lösung mit 1 Tr. verd. Natronlauge und erhitzt, so färbt sie sich tief rotbraun (ÖAB 9). – 3. Versetzt man eine unter Erwärmen bereitete Lösung von etwa 5 mg Substanz in 1 ml verd. Salzsäure nach dem Erkalten mit 5 Tr. Jodlösung, so scheidet sich ein Perjodid als dunkelbrauner, kristalliner Niederschlag aus (ÖAB 9). – 4. Versetzt man eine unter Erwärmen bereitete Lösung von etwa 5 mg Substanz in 1 ml verd. Salzsäure nach dem Erkalten mit 1 ml Phenollösung und 2 Tr. Kaliumbromatlösung, so färbt sich die Lösung tief violett und wird nach kurzer Zeit weinrot (ÖAB 9). – 5. Versetzt man eine unter Erwärmen bereitete Lösung von etwa 5 mg Substanz in 2 ml verd. Salzsäure mit etwa 0,1 g Zinkstaub, so wird die Lösung entfärbt. Filtriert man nach 5 Min. und versetzt das Filtrat mit 2 Tr. Natriumnitritlösung, so färbt sich die Lösung vorübergehend hellviolettrot und dann gelblich. Fügt man eine Lösung von etwa 5 mg β-Naphthol in 3 ml verd. Natronlauge hinzu, tritt eine intensive Rotfärbung auf (ÖAB 9, ähnlich Nord. 63). – 6. Das Verhältnis der Extinktion bei 256 nm zu der bei 365 nm liegt zwischen 2,80 und 3,00 (DAB 7 – BRD).

Prüfung. 1. Reinheit: Eine Lösung von 0,1 g Substanz in 5 ml verd. Ammoniak muß klar sein. Versetzt man die erhaltene Lösung mit 5 ml Salzsäure, so muß sich der vorübergehend ausfallende Niederschlag beim Erwärmen im Wasserbad wieder klar lösen (ÖAB 9). – 2. Trocknungsverlust: Höchstens 5% (ÖAB 9); höchstens 10%, wenn bei 105° bis zur Gewichtskonstanz getrocknet wird (Pl.Ed. I/2). – 3. Wassergehalt: Höchstens 8,5%, bestimmt nach der Karl-Fischer-Methode) (USP XVII, DAB 7 – BRD); 5,0 bis 8,5% (BP 63). – 4. Verbrennungsrückstand: Höchstens 0,5% (Pl.Ed. I/2, Nord. 63);

100 mg dürfen keinen wägbaren Rückstand hinterlassen (USP XVII). – 5. Sulfatasche: Höchstens 0,2% (DAB 7 – BRD); höchstens 0,1% (BP 63). – 6. p-Aminobenzoylglutaminsäure: Die bei der quantitativen Bestimmung abgelesene Extinktion (2.) darf für die angegebene Einwaage, berechnet als getrocknete Substanz, höchstens 0,200 betragen (ÖAB 9). – 7. Saure Verunreinigungen: 10 ml Prüflösung (0,30 g gepulverte Substanz werden 1 Min. lang mit 30 ml W. gekocht und nach dem Abkühlen filtriert) müssen nach dem Versetzen mit 2 Tr. Phenolphthaleinlösung farblos bleiben und sich nach dem darauffolgenden Zusatz von 1,5 ml 0,01 n Natronlauge rot färben. Nach weiterem Zusatz von 1,7 ml 0,01 n Salzsäure und 5 Tr. Methylrotlösung muß die Lösung rot bis orangefarben sein (Nord. 63). – 8. Chlorid, Bromid: Die Substanz darf Chlorid und Bromid in unzulässiger Menge nicht enthalten (Nord. 63).

Gehaltsbestimmung. Nach ÖAB 9. PI.Ed. I/2, USP XVII BP 63, Nord. 63 und DAB 6 – 3. Nachtr. BRD(!) wird die Substanz mit Zink und Salzsäure reduziert, das erhaltene Spaltprodukt mit Natriumnitrit diazotiert und mit N-(1-Naphthyl)-äthylendiamin gekuppelt. Die entstandene Azofarbstofflösung wird spektrophotometrisch oder photometrisch bestimmt. DAB 6 – 3. Nachtr. BRD unterscheidet dabei zwischen Gesamtaminen und freien Aminen.

Vorschrift des DAB 6 – 3. Nachtr. (BRD)(!): Stammlösung: Etwa 0,050 g Substanz, genau gewogen, werden in einem Meßkolben von 50 ml Inhalt in 0,1 n KOH gelöst. 1,00 ml dieser Lösung wird in einem Meßkolben von 100 ml Inhalt mit 70 ml W., 18,0 ml verd. HCl versetzt und mit W. aufgefüllt.

a) Zur Bestimmung der Gesamtamine (GA) werden 75 ml Stammlösung in einem Erlenmeyerkolben mit 0,50 g Zinkstaub versetzt. Nach einmaligem Umschütteln läßt man 15 Min. lang stehen, filtriert durch ein trockenes Filter in ein trockenes Gefäß und verwirft die ersten 10 ml. 2,00 ml des Filtrats werden in einem Meßkolben von 10 ml Inhalt nach Zusatz von 3,0 ml W., 0,70 ml verd. HCl und 1,0 ml 0,1%iger Natriumnitritlösung umgeschüttelt. Nach 3 Min. wird 1,0 ml Ammoniumsulfamatlösung, nach weiteren 2 Min. 1,0 ml N-(1-Naphthyl)-äthylendiamindihydrochloridlösung hinzugefügt und mit W. ergänzt. Nach 5 Min. wird die Extinktion der violetten Lösung bei 550 mµ photometrisch gegen eine Leerprobe gemessen.

b) Zur Bestimmung der freien Amine (FA) werden 2,00 ml der nicht mit Zinkstaub in Rk. gebrachten Stammlösung in gleicher Weise wie das Filtrat nach a) behandelt.

c) Zur Herstellung einer Eichkurve werden 0,050 g der zuvor 2 Std. lang über Schwefelsäure getrockneten 4-Aminobenzoesäure genau gewogen und in einem Meßkolben von 50 ml Inhalt nach dem Lösen in 25 ml A. 96% mit W. auf 50 ml verdünnt. 1,00 ml dieser Verdünnung wird im Meßkolben von 250 ml Inhalt nach Zusatz von 175 ml W. und 45 ml verd. HCl mit W. aufgefüllt. Von dieser Lösung, die in 1 ml 0,004 mg 4-Aminobenzoesäure enthält, werden genau gemessene Volumina von 1, 2, 3 und 4 ml in Meßkolben von je 10 ml Inhalt jeweils auf 5,00 ml verdünnt. Nach Zusatz von 0,70 ml verd. HCl und 1,0 ml 0,1%iger Natriumnitritlösung wird weiter wie nach a) verfahren. Aus den gemessenen Extinktionswerten und den entsprechenden Gewichtsmengen wird eine Eichkurve aufgestellt.

Der Gehalt an Folsäure wird nach folgender Formel berechnet:

$$\text{Prozentgehalt Folsäure} = \frac{(GA - FA) \cdot 3{,}22 \cdot 25 \cdot 10\,000}{e}.$$

GA = mg Gesamt-Amine; FA = mg Freie Amine; e = mg Einwaage. (Der Faktor 3,22 ist das Verhältnis des M.G. der Folsäure zu dem der 4-Aminobenzoesäure.)

DAB 7 – BRD läßt eine spektrophotometrische Bestimmung durchführen: 50 mg Substanz, genau gewogen, werden in 0,1 n Natronlauge zu 100,0 ml gelöst. 2,00 ml dieser Lsg. werden mit 0,01 n Natronlauge zu 100,0 ml verdünnt. Die Extinktion dieser Verdünnung wird in einer Schichtdicke von 1 cm bei 256 nm gegen 0,1 n Natronlauge gemessen. $E_{1cm}^{1\%}$ muß mindestens 572 und darf höchstens 602 betragen, entsprechend einem Gehalt von 97 bis 102% $C_{19}H_{19}N_7O_6$, berechnet auf die wasserfreie Substanz.

Gehaltsforderungen.

DAB 7 – BRD: Mindestens 97,0% und höchstens 102% $C_{19}H_{19}N_7O_6$, berechnet auf die im Vakuum bei 70 bis 75° bis zum konstanten Gewicht getrocknete Substanz.

ÖAB 9: Mindestens 94,0%, berechnet auf die getrocknete Substanz.

PI.Ed. I/2: Mindestens 85,0%, bezogen auf die bei 105° bis zur Gewichtskonstanz getrocknete Substanz.

Nord. 63: 86,5 bis 95,8%, bezogen auf die wasserfreie Substanz.

USP XVII: Mindestens 98 und höchstens 102%, bezogen auf die wasserfreie Substanz.

BP 63: Mindestens 95,0%, bezogen auf die wasserfreie Substanz.

Aufbewahrung. Vor Licht geschützt, in gut schließenden Gefäßen.

Dosierung. ÖAB 9: Gebräuchliche Einzeldosis: 0,002 bis 0,01 g. Nach USP XVII: Therapeutisch: oral oder i.m.: 10 mg täglich. BP 63: 5 bis 20 mg täglich.

Unverträglichkeiten: Reduzierende oder oxydierende Stoffe.

Standardisierung.

    1 I.E. ist nicht festgelegt.
    1 Sauberlich-Baumann-Einheit = 0,00015 mcg Folinsäure
    1 Keresztesy-Silverman-Einheit = 0,0057 mcg Folinsäure
    1 mikrobiologische Einheit: entspricht der 100fachen Folsäuremenge, die bei Lactobacillus casei in 10 ml Nährmedium halbmaximales Wachstum hervorruft.
    1 mg kristallisierte Folsäure = 20000 mikrobiologische Einheiten.

Wirksamer als die Folsäure bzw. die eigentliche Wirkform ist die **Folinsäure** (folinic acid), ein Formylderivat der Tetrahydro-Folsäure:

[Strukturformel der Folinsäure]

Die Folinsäure wird auch als „Citrovorumfaktor" bezeichnet, die synthetische Substanz als „Leukovorin" [Fp. 240 bis 250° (Zers.), $E_{1\ cm}^{1\%}$ (bei 282 mµ) = 545. Herstellung: J. Amer. chem. Soc. *73*, 1979 (1951)].

Literatur: LEHNARTZ, E.: Chem. Physiologie, Berlin/Göttingen/Heidelberg: Springer 1952. – KAUFMANN, H. P.: Arzneimittelsynthese, Berlin/Göttingen/Heidelberg: Springer 1953. – Mercks JB *52, 53, 54/55.*

Mangelsymptome. Störungen der Hämopoese, gastrointestinale Symptome, entzündliche Veränderungen der Mundschleimhaut, Hautläsionen.

Der Folsäurebedarf des Menschen wird im allgemeinen durch die bakterielle Synthese im Darm gedeckt, so daß primäre Folsäuremangelsymptome praktisch nicht vorkommen.

Der sekundäre Folsäuremangel kann verschiedene Ursachen haben: Hinderung einer ausreichenden Resorption durch krankhafte Veränderungen der Darmschleimhaut (z. B. bei Entzündungen). Störung der intestinalen Synthese durch Antibiotica oder Sulfonamide. Folsäureverdrängung durch strukturmäßig ähnlich gebaute Verbindungen (Barbiturate, Hydantoine).

Wirkung. Biologische Funktionen. Die Bedeutung der Folsäuren im Intermediärstoffwechsel beruhen auf der Fähigkeit, aktivierte C_1-Fragmente zu übertragen. Sie greifen u.a. in den Thymonucleinsäurestoffwechsel ein. Uracil kann zu Thymin nur in Gegenwart der Folsäure methyliert werden; Thymin verbindet sich mit Desoxyribose zum Nucleosid Thymidin nur in Gegenwart von Vitamin B_{12}. So sind beide Vitamine für die Neubildung von Zellen unbedingt erforderlich.

$$\text{Uracil} \xrightarrow{\text{Folsäure}} \text{Thymin} \xrightarrow{B_{12}} \text{Thymidin.}$$

Im Tierversuch wirkt die Folsäure als Wachstumsvitamin, so ist sie z. B. bei Vögeln für die Ausbildung des Federkleides notwendig. Beim Menschen zeigen sich die ersten Mangelsymptome in der Ausschüttung unausgereifter roter Blutzellen. Zur Aufrechterhaltung einer normalen Blutbildung scheint der gesunde Erwachsene etwa 1 bis 2 mg Folsäure täglich zu benötigen.

Anwendung. Zur Behandlung von Mangelerscheinungen, die sich am roten Blutbild zeigen. Das Hauptindikationsgebiet sind makrozytäre Anämien, die ohne neurale Begleitsymptome verlaufen. Auch Anämien, die alimentäre Ursachen haben, können mit Folsäure erfolgreich behandelt werden.

Handelsformen: Cytofol (Lappe), Folbal (Geigy), Folcidin (Bayer), Folinor (Nordmark-Werke), Folsan (Kali-Chemie). Enthalten in Eryfol (Hoffmann-La Roche), in Rubrocyt (Kali-Chemie), in Nicofol (Nordmark-Werke), in B_{12}compositum (Siegfried).

Vitamin P. Rutin. Vitamin-P-Faktor. Antipermeabilitätsfaktor.

Das zur Vitamin B-Gruppe zählende Vitamin P, das oft mit „Rutin" gleichgesetzt wird, ist chemisch kein einheitlicher Stoff. Es handelt sich um verschiedene Verbindungen, die unter diesem Sammelbegriff zusammengefaßt sind und zur Gruppe der Flavon-, Flavonol- und Flavanonderivate gehören. Sie sind gemeinsam dadurch ausgezeichnet, daß sie in Kombination mit Vitamin C die Gefäßbrüchigkeit und die Durchlässigkeit der Gefäßwände herabsetzen.

Der gebräuchlichste dieser Faktoren ist Rutin (Rutosid), weitere, definierte Verbindungen sind das Hesperidin und das Narginin.

Rutinum ÖAB 9, Ross. 9. Rutin DAB 7 – BRD. Rutine CF 65. Rutosidum DAB 7 – DDR. Rutosid. Quercetin-3-rutinosid.

$C_{27}H_{30}O_{16}$ M.G. 610,51
$C_{27}H_{30}O_{16} + 3 H_2O$ M.G. 664,46

Rutin ist das 3-Rutinosid des Quercetins. Quercetin ist 3,5,7,3′,4′-Pentahydroxyflavon bzw. 5,7,3′,4′-Tetrahydroxyflavonol. Die Rutinose ist β-L-Rhamnosido-6-β-D-Glucose.

Geschichtliches. Es wurde bereits 1842 von dem Nürnberger Apotheker WEISS aus der Gartenraute (Ruta graveolens) isoliert, wird aber erst seit neuerer Zeit therapeutisch angewandt.

Vorkommen und Gewinnung. Es findet sich in zahlreichen Pflanzen, besonders reichlich aber (1 bis 2%) im Buchweizen (Fagopyrum esculentum), der auch der praktischen Darstellung dient (vgl. Chem. Zbl. *1950*, I, S. 212). Ferner in Ruta graveolens, Saphora japonica, Eucalyptusarten.

Eigenschaften. Aus W. kristallisiert die Verbindung mit $3 H_2O$; trocknet man bei 95 bis 97°, so geht nur $1 H_2O$ weg. Die wasserfreie Verbindung wird nach 12stündigem Trocknen im Vakuum (10 mm Hg) gewonnen. Diese wird bei 195 bis 197° weich und zersetzt sich unter Aufbrausen bei 214 bis 215°. Die wasserfreie Verbindung ist hygroskopisch und nimmt aus der Luft 2,5 Mol H_2O auf.

Feines, gelbes bis grünlichgelbes, mikrokristallines Pulver, geruch- und geschmacklos, das bei etwa 185° erweicht und sich bei weiterem Erhitzen zersetzt. Löslichkeit: Löslich in etwa 300 T. siedendem W., in etwa 180 T. A., sehr wenig löslich in kaltem W., praktisch unlöslich in Ae. oder Chloroform. Unter Phenolatbildung löslich in Lösungen von Alkalihydroxiden oder Ammoniak, wobei orangegelbe Lösungen entstehen. In W. gut löslich ist ein Komplex aus 3 Mol Rutin und 1 Mol Methylglucamin. Unter Lichteinwirkung wird die Substanz leicht bräunlich.

Erkennung. 1. Optisches Drehungsvermögen: $[\alpha]_D^{20°} = -37$ bis $-40°$ ($c = 1$, in wasserfreiem Pyridin) (ÖAB 9). – 2. Lichtabsorption: 0,0500 g Substanz werden in wasserfreiem A. zu 100,00 ml gelöst. 1,000 ml Lösung wird mit wasserfreiem A. zu 50,00 ml aufgefüllt. Diese Lösung wird in einer Schichtdicke von 1 cm gemessen. Die Extinktion bei 330 mμ = 0,290 bis 0,310 (DAB 7 – DDR); die Lösung 1/50000 in 95%igem A. zeigt, gemessen in einer Schichtdicke von 1 cm 2 Maxima: bei 259 mμ und 362,5 mμ (CF 65). – 3. In 5,0 ml Prüflösung (0,020 g Substanz werden in 10,0 ml heißem W. gelöst) entsteht auf Zusatz einiger Tr. Bleiessig ein orangefarbener Niederschlag (DAB 7 – DDR). – 4. Die Verdünnung von 1,0 ml Prüflösung mit 10,0 ml W. wird durch Zusatz von 1 Tr. Eisen(III)-chloridlösung dunkelgrün und auf Zusatz von 1 Tr. Natronlauge rotbraun gefärbt (DAB 7 – BRD, ähnlich DAB 7 – DDR, Ross. 9, ÖAB 9, CF 65). – 5. Die Lösung von 0,010 g Substanz in 5,0 ml abs. A., mit 1,0 g Zinkfeile und 2,0 ml Salzsäure versetzt, färbt sich nach einigen Minuten rot (DAB 7 – BRD, ähnlich DAB 7 – DDR, analog mit metal. Magnesium: CF 65 und Ross. 9). – 6. Versetzt man eine unter Erhitzen bereitete Lösung von etwa 1 mg Rutin in 2 ml verd. Salzsäure mit etwa 0,5 g Zinkstaub, so färbt sich die Lösung vorübergehend himbeerrot und wird bald nahezu farblos. Versetzt man die vom überschüssigen Zinkstaub abgegossene Lösung mit 2 ml konz. Ammoniak, so färbt sie sich hellblauviolett (ÖAB 9). – 7. Etwa 50 mg Substanz werden mit etwa 5 ml verd. Salzsäure gekocht, bis sich aus der in der Hitze zunächst klaren Lösung ein hellgelber Niederschlag ausscheidet. Man kühlt ab und filtriert. Versetzt man 1 ml des Filtrates mit 1 ml verd. Natronlauge und 2 ml FEHLINGscher Lösung und erhitzt, so scheidet sich nach kurzer Zeit ein feiner, gelbroter Niederschlag aus (ÖAB 9). – 8. Erhitzt man den Rest des bei der vorhergehenden Prüfung bereiteten Filtrates mit der doppelten Menge konz. Salzsäure und etwa 0,1 g Vanillin 15 Min. lang im Wasserbad, so färbt sich die Lösung tief olivgrün bis blaugrün (ÖAB 9). – 9. Papierchromatographischer Nachweis: Es werden 5 ml einer 1%igen methanolischen Lösung bei 20 ± 1° aufgetragen. Lösungsmittel: Butanol : Eisessig : Wasser = 4 : 1 : 5 (Vol.-T.). R_f-Wert ohne vorhergehende Sättigung: 0,48 ± 0,02; bei 24stündiger Sättigung: 0,58 ± 0,02. Detektion: UV-Licht oder Besprühen mit 1%iger alkoholischer Aluminium(III)-chloridlösung sowie Betrachten im filtrierten UV-Licht (CF 65).

Prüfung. 1. Aussehen der Lösung: 5,0 ml der heißen Prüflösung (0,020 g Substanz werden in 10,0 ml heißem W. gelöst) müssen klar sein (DAB 7 – BRD, ähnlich Ross. 9). – 2. Unlösliche Verunreinigungen, Farbe der Lösung: 0,100 g Substanz muß sich in 5,00 ml 6 n Ammoniaklösung lösen. Die Lösung muß klar und orange gefärbt sein (DAB 7 – DDR). – 3. Äthanolunlösliche Verunreinigungen: 0,250 g Substanz müssen sich in 12,5 ml wasserfreiem A. unter Erwärmen lösen. Die Lösung muß klar sein (DAB 7 – DDR), ähnlich DAB 7 – BRD). – 4. Chlorophyll: 0,100 g Substanz wird nach Zusatz von 10,0 ml Ae. 60 Sek. lang geschüttelt. Das Filtrat muß farblos sein (DAB 7 – DDR, ähnlich Ross. 9). – 5. Chlorophyll und rote Pigmente: 0,40 g Substanz werden in 100 ml Isopropanol bis zur beinahe quantitativen Lösung erwärmt und filtriert. Das Filtrat darf bei 590 mµ (rote Pigmente) und bei 655 mµ (Chlorophyll) keine Absorptionsmaxima zeigen (CF 65). – 6. Quercetin: 0,50 ml der Lösung von Prüfung 3. werden in einem mit Glasstopfen verschließbaren Reagensglas mit 5,0 ml W., 1 Tr. Eisen(III)-chloridlösung (10%ig) sowie 5,0 ml Ae. versetzt und geschüttelt. Der abgetrennte Ae. muß farblos sein (DAB 7 – DDR). – 7. Reduzierende Verunreinigungen: 0,100 g Substanz wird in 5,0 ml 3 n Natronlauge gelöst. Nach Zusatz von 5,0 ml FEHLINGscher Lösung wird die dunkelgrüne Lösung zum Sieden erhitzt, sofort unter fließendem W. abgekühlt und nach 60 Sek. unter Spülen des Reagensglases mit W. durch einen Glasfiltertiegel G 4 gesaugt. Es darf weder der Glasfiltertiegel einen roten Rückstand enthalten noch die Filterplatte eine rötliche Färbung zeigen (DAB 7 – DDR). – 8. Reduzierende Zucker: Eine Lösung von 0,1 g Rutin in 5 ml verd. Natronlauge darf beim Erhitzen mit 5 ml FEHLINGscher Lösung im Wasserbad innerhalb von 1 Min. nicht getrübt werden (ÖAB 9). – 9. Quercetin und reduzierende Zucker: 0,10 g Substanz werden mit 10,0 ml alkalischer Kupfertartratlösung zum Sieden erhitzt. Nach dem Abkühlen darf die Mischung innerhalb 1 Min. weder eine bräunliche Verfärbung, noch eine rote Fällung geben (DAB 7 – BRD). – 10. Trocknungsverlust: Höchstens 8,5%, 3 Std. lang bei 130° getrocknet (DAB 7 – BRD; Ross. 9: bei 135° bis zum konstanten Gewicht getrocknet). Zwischen 6 und 9%, 4 Std. lang bei 125° getrocknet (CF 65). Nicht weniger als 5,5% und nicht mehr als 9,5%, bei 125° getrocknet (DAB 7 – DDR). 5,5 bis 8,5%, bei 110 bis 115° getrocknet (ÖAB 9). – 11. Sulfatasche: Höchstens 0,1% (DAB 7 – BRD, Ross. 9, DAB 7 – DDR). Höchstens 0,5% (CF 65). – 12. Verbrennungsrückstand: Höchstens 0,2% (ÖAB 9). – 13. Schwermetalle in der Sulfatasche: Höchstens 0,001% (Ross. 9). – 14. Alkaloide: 2 bis 3 ml der gesättigten, äthanolischen Lösung der Substanz werden mit 2 bis 3 ml Pikrinsäurelösung versetzt. Es darf kein Niederschlag entstehen (Ross. 9).

Gehaltsbestimmung. Die in den Pharmakopöen angegebenen Bestimmungen beruhen auf der Verseifung des Glykosides und der gravimetrischen Erfassung des entstandenen Quercetins.

Arbeitsvorschrift des DAB 7 – BRD: Etwa 0,50 g Substanz, genau gewogen, werden mit einer Mischung von 20 ml 3 n Schwefelsäure und 40 ml W. unter Rückfluß 1 Std. lang zum Sieden erhitzt. Nach 3 Std. langem Aufbewahren bei etwa 0° wird der aus Quercetin bestehende Niederschlag in einem Filtertiegel gesammelt, mit 20 ml kaltem W. gewaschen, 2 Std. lang bei 130° getrocknet und gewogen. 0,1 g Quercetin entsprechen 0,2020 g $C_{27}H_{30}O_{16}$. F. v. BRUCHHAUSEN u. W. KÜSSNER [Pharm. Ind. (Aulendorf) *17*, 37 (1955)] geben zusätzlich an, daß das isolierte Quercetin ungefähr bei 312° unter Zersetzung schmelzen soll.

Gehalt. Ross. 9: Mindestens 97,0 und höchstens 102,0% $C_{27}H_{30}O_{16}$, berechnet auf die 3 Std. lang bei 120 bis 125° getrocknete Substanz.

DAB 7 – DDR: Mindestens 97,0% Rutosid; ebenso DAB 7 – BRD, berechnet auf die getrocknete Substanz.

ÖAB 9: 97,0 bis 101,0%, bezogen auf die wasserfreie Substanz.

CF 65: Mindestens 95% wasserfreies Rutin.

Aufbewahrung. Vor Licht geschützt, in gut schließenden Gefäßen.

Sterilisation. Lösungen können durch Erhitzen im gesättigten Wasserdampf im Autoklaven während 20 Min. bei 120° sterilisiert werden (ÖAB 9).

Dosierung. Gebräuchliche Einzeldosis bei oraler oder parenteraler Verabreichung: 0,02 g bis 0,1 g (ÖAB 9).

Wirkung. Rutin wirkt von den bisher bekannten Derivaten der Gruppe der Flavone, Flavonole und Flavanone in bezug auf die sog. ,,Vitamin-P-Wirksamkeit" am stärksten. Es normalisiert eine erhöhte Permeabilität der Kapillargefäße, die sich unter anderem in verstärkter Lymphzirkulation, vermehrtem Eiweißaustritt und Neigung zur Ödembildung äußert. Auch die Kapillarbrüchigkeit (Fragilität), die sich durch Neigung zu kapillären Blutungen (Petechien) zu erkennen gibt, wird durch Rutin gemindert.

Diese Wirkungen lassen sich am Tier nachweisen: Beeinflussung der Permeabilität der Kapillarwände für kolloidgelöste Farbstoffe [AMBROSE u. DE EDS: J. Pharmacol. (Am.) 90, 359 (1947)], Hemmung der Ödembildung (KUSCHINSKY: Klin. Wschr. 1949, 17/18, S. 317), Unterdrückung von Saugblutung und Quaddelbildung.

Der Wirkungsmechanismus ist noch nicht völlig geklärt. Rutin hemmt das Ferment Hyaluronidase, das durch den Abbau der Hyaluronsäure die Permeabilität steigert. Weiterhin geht Rutin mit Eiweißstoffen stabile Bindungen ein. Dem Aglucon Quercetin wird andererseits die Rolle eines Redoxkatalysators zugeschrieben. GRIFFITH, J. A., CH. F. KREWSON u. J. NAGHSKI: Rutin and related Flavonoids, Easton/USA: Mack Publishing Co. 1954, 803 Lit. Zit.)

Anwendung. Ein Anwendungsgebiet für Rutin ist die Hypertonie. Rutin vermag zwar nicht den Blutdruck zu senken, doch ist die Fragilität der Kapillaren bei Drücken von mehr als 160 mm Hg stark erhöht. Rutinmedikation soll die Gefahr der Apoplexie verringern. Auch hat es sich bei der Behandlung von Blutungen verschiedenster Art bewährt. Es eignet sich weiter bei Ödemneigung (nicht bei manifesten Ödemen) und findet Anwendung bei Kapillarschäden, die durch Dauermedikation anderer Präparate wie Insulin, Sulfonamide, Gold-, Arsen-, Salicylsäure-, Rhodan- und Dicumarolderivate entstehen können.

Dosierung. Peroral: Prophylaktisch 50 bis 100 mg täglich, therapeutisch 150 bis 200 mg täglich (400 mg sind ohne Schaden verträglich); i.m., i.v.: 100 bis 200 mg täglich.

Handelsformen: Birutan (Merck), die Ampullenlösung enthält das Natriumsalz des Rutinsulfats. Fagopyrol (Bonomedic, München), Rucetin (Bigot-Schärfe, Hamburg), Rutinion (Rhein-Chem., Heidelberg), Calcium-Rutinion, Ce-Rutinion.

Hesperidin – ist Hesperetin-7-rutinosid. Hesperetin ist 3',5,7-Trihydroxy-4'-methoxyflavanon; Rutinose siehe Rutin.

$C_{28}H_{34}O_{15}$ M.G. 610,55

Eigenschaften. Fp. 258 bis 262° (Zers.); $[\alpha]_D^{20°} - 76°$ (0,3 g in 15 ml Pyridin).

Schwer löslich in M., Essigsäure; unlöslich in W. (1 in 50000), in Aceton, Bzl. und Chlf. (Merck Ind. 52).

Wirkung und Anwendung. Die Vitamin-P-Wirksamkeit ist geringer als die des Rutins. Man hat Hesperidinphosphat – aus der Überlegung heraus, daß es die Hyaluronidase hemmt – zur Konzeptionsverhütung Männern und Frauen in einer Dosierung von täglich 300 bis 400 mg oral gegeben. Die Wirkung trat nicht immer ein (Mercks JB 52 u. 53). Auch in Tierversuchen an Ratten konnte die Wirkung nicht von allen Untersuchern bestätigt werden.

Handelsform: Hesperidin ,,Promonta" (Promonta, Hamburg).

Naringin ist Naringenin-7-glucorhamnosid.
Naringenin ist 4′,5,7-Trihydroxy-flavanon.
Synonyme von Naringin: Aurantiin, Isohesperidin, Naringosid, Glucorhamnose.

$C_{27}H_{32}O_{14}$ M.G. 596,52

Eigenschaften. Nadeln aus W. (+ 8 H_2O), Fp. 82°, Fp. für die wasserfreie Substanz 171°; $[\alpha]_D$ —82 bis —89° (für die wasserfreie Subst. in A.); Geschmack bitter; leicht lösl. in A., siedendem W., unlösl. in Ae.

Dünnschichtchromatographische Trennung und spektralphotometrische Bestimmung der Vitamin P-Faktoren (Rutin, Hesperidin und Naringin) s. F. DRAWERT, W. HEIERMANN u. A. ZIEGLER: Fresenius Z. analyt. Chem. *217*, 22 (1966).

Übersicht über weitere Faktoren des Vitamin B-Komplexes

Außer den voranstehend beschriebenen, genau definierten Verbindungen des Vitamin-B-Komplexes existieren noch einige weitere Substanzen, die infolge bestimmter Eigenschaften dem Vitamin-B-Komplex zugeordnet werden und einen entsprechenden Index erhielten. Über ihre biologische Wirksamkeit herrscht z.Z. noch keine völlige Klarheit. Es ist außerdem möglich, daß einige der aufgezählten Faktoren identisch mit bereits bekannten Verbindungen der Vitamin-B-Gruppe sind.

Bezeichnung:	Bemerkungen:
Vitamin B_3	Vorkommen: In Hefen. Wirkung: Gewichtsanstieg nach Beriberi. Existenz zweifelhaft. Evtl. identisch mit Pantothensäure. Die Bezeichnung Vitamin B_3 wird im franz. Schrifttum oft für Nicotinsäureamid verwendet.
Vitamin B_4	Vorkommen: In Hefen. Wirkung: Wachstumsfaktor für einige Tiere. Existenz zweifelhaft. Evtl. identisch mit Cholin. Die Bezeichnung Vitamin B_4 wird gelegentlich auch für Nicotinsäureamid gebraucht. In der franz. Literatur wird Adenin mit Vitamin B_4 bezeichnet.
Vitamin B_5	Wirkung: Wachstumsfaktor für bestimmte Tiere. Existenz umstritten. Evtl. identisch mit Nicotinsäureamid oder Vitamin B_6. Die Bezeichnung Vitamin B_5 wird oft, besonders in der franz. Literatur für Pantothensäure verwendet.
Vitamin B_7	Vorkommen: In Reiskleie. Wirkung: Soll Magen- und Darmstörungen bei Vögeln verhüten. Existenz zweifelhaft. Möglicherweise identisch mit Biotin.
Vitamin B_8	Identisch mit Adenylsäure (AMP).
Vitamin B_9	Identisch mit Folsäure.
Vitamin B_{10}	Vorkommen: In der Leber. Wirkung: Soll bei Vögeln die Befiederung und das Wachstum fördern. Die Substanz ist möglicherweise ein Gemisch von Folsäure und B_{12}-Faktoren.
Vitamin B_{11}	Entspricht dem Vitamin B_{10}.
Vitamin B_{13}	Frühere, gelegentliche Bezeichnung für Uracil-4-carbonsäure. Nach neueren Forschungsergebnissen gehört diese Verbindung nicht zu den Vitaminen.
Vitamin B_{14}	Ist evtl. identisch mit Xanthopterin oder enthält dieses. Wirkung: Regt das Zellwachstum an, soll bei Ratten Anämien verhüten.

Acidum Ascorbicum ÖAB 9, DAB 7 – DDR, Nord. 63, Pl.Ed. I/1. Helv. V – Suppl. I, CsL 2. Acidum Ascorbinicum Ross. 9. Ascorbic Acid USP XVII, BP 63. Ascorbique

(Acide d') CF 65. Ascorbinsäure DAB 7 – BRD. Askorbinsäure. L-Ascorbinsäure. Vitamin C. Antiskorbutisches Vitamin. Antiskorbutin. Hexuronsäure.

$$\begin{array}{c} \text{HO} \diagdown \underset{\parallel}{\text{C}} \diagup \overset{\text{O}}{\underset{\diagdown}{\text{C}}} \\ \text{HO} \diagup \underset{\mid}{\text{C}} \diagdown \underset{\text{H}}{\text{C}} \diagup \text{O} \\ \text{CH}-\text{CH}_2-\text{OH} \\ \mid \\ \text{OH} \end{array}$$

$C_6H_8O_6$ M.G. 176,13

3-Oxo-L-gulonsäure-γ-lacton
bzw. L-Threo-2,3,4,5,6-pentoxy-hexon-2-carbonsäurelacton
bzw. L-Threo-3-ketohexonsäure-enol-lacton

Geschichtliches. Schon im 16. Jahrhundert wußte man, daß die charakteristische Mangelkrankheit, der von allen Seefahrern gefürchtete Skorbut, durch Genuß frischer Kräuter wie Cochlearia oder Veronica geheilt werden konnte. Man verabreichte auch Abkochungen aus Fichtennadeln (CARTIER 1545) und erkannte ziemlich bald die gute Wirkung der Citrusfrüchte. Offenbar wurden aber diese Kenntnisse nicht Allgemeingut und gingen immer wieder verloren. Die systematische Erforschung begann erst, als im durch Mangelkost erzeugten Meerschweinchenskorbut ein geeigneter Test gefunden war (HOLST u. FRÖHLICH 1912). 1932 wurde fast gleichzeitig eine Hexuronsäure von SZENT GYÖRGYI aus Nebenniere und von C. G. KING u. WAUGH aus Zitronen isoliert und ihre antiskorbutische Wirkung festgestellt. Sie wird seit 1933 auf Vorschlag von SZENT GYÖRGYI Ascorbinsäure genannt.

An der Konstitutionserforschung beteiligten sich insbesondere HAWORTH, HIRST, KARRER, MICHEEL und v. EULER. Auch die Totalsynthese gelang (REICHSTEIN, HAWORTH und HIRST) und die L-Ascorbinsäure wurde das erste synthetisch zugängliche Vitamin.

Vorkommen. Das Vitamin ist in allen grünen, d. h. assimilierenden, Pflanzen enthalten; besonders reichlich tritt es in deren Früchten auf. Der Vitamingehalt der Zitronen, Mandarinen, Apfelsinen, Paprikaschoten, Hagebutten und Gladiolen ist als hoch zu bezeichnen. Eine gute Vitaminqelle sind auch die schwarzen Johannisbeeren. In den übrigen Obstarten und im Gemüse ist der Vitamingehalt zwar geringer, aber doch völlig ausreichend für die normale Ernährung. Rohe Kartoffeln enthalten etwa ein Fünftel bis ein Drittel der Vitaminmenge des Zitronensaftes. Beim Kochen der Kartoffeln, insbesondere im geschälten Zustande, verringert sich der Vitamingehalt. Im tierischen Organismus findet sich das Vitamin in fast allen Organen, am reichlichsten in der Nebennierenrinde. In den meisten Fällen handelt es sich hierbei um den aus der Nahrung stammenden Vitamingehalt; doch sind Hund und Ratte auf diesen nicht angewiesen, sie vermögen die Ascorbinsäure in ihrem Organismus selbst zu synthetisieren.

100 g Substanz enthalten	mg Vitamin C	100 g Substanz enthalten	mg Vitamin C
Obst und Obstprodukte:		Gemüse:	
Äpfel	8–22	Paprika (rot)	150–225
Apfelsine (Fruchtfleisch)	16–100	Tomaten	10–100
		Feldsalat	20–60
Erdbeere	40–100	Petersilie	100–300
Johannisbeere (schwarz)	110–420	Rosenkohl	65–150
Himbeere	20–40	Grünkohl	60–150
Stachelbeere	15–40	Schnittlauch	60–120
Hagebutte	70–4800	Blumenkohl	50–90
Johannisbeere (rot)	20–65	Gartenkresse	60–80
Weintrauben	2–6	Kohlrabi (Knollen)	35–120
Zitronensaft	30–80	Löwenzahn	35–100
Grapefruitsaft	35–50	Wirsing	30–70
Johannisbeersaft (schwarz)	90–360	Spinat	20–80
		Spargel	20–35
Sanddornbeerensaft	360–900	Kartoffeln	10–35
Puerto-Rico-Kirschen-Saft	1200–2500	Bohnen (grün)	10–30
		Karotten	2–7

100 g Substanz enthalten	mg Vitamin C	100 g Substanz enthalten	mg Vitamin C
Säugetierprodukte:		Fischprodukte:	
Kalbsleber	20–70	Kabeljauleber	ca. 25
Rinderleber	30–40	Dorschrogen	20–50
Schafleber	25–50	Kabeljaurogen	120–160
Schweineleber	20–30		
Rinderniere	10–20	Getränkegrundstoffe:	
Schafniere	ca. 18	Kaffee (frisch geerntet)	56–61
Nebennierenrinde (Schwein)	90–115	Tee (frische Blätter)	ca. 120
Nebennierenrinde (Rind)	180–270	Menschlicher Organismus:	
		Nebenniere	ca. 460
Kalbshirn	ca. 11	Corpus luteum	ca. 150
Schweinehirn	ca. 25	Hypophysenvorderlappen	ca. 150
Butter	Spuren		
Kuhmilch (frisch)	1–1,7	Hypophysenhinterlappen	ca. 100
Ziegenmilch (frisch)	ca. 5,5		
Nebennierenmark (Rind)	ca. 100	Muskel	ca. 2
		Augenkammerwasser	ca. 50
Hühnerprodukte:		Liquor cerebrospinalis	0,7–3
Leber	30–60	Speichel	0,07–0,25
Ei	Spuren	Magensaft (nüchtern)	ca. 1
		Blut (Normbereich)	0,8–1
Fischprodukte:		Colostralmilch	ca. 7,5
Dorschleber	ca. 10	Frauenmilch	3,2–5

Herstellung. Früher wurde das Vitamin C aus vitaminreichen Früchten und Blättern, wie Paprika, Zitronen, Irisblättern, Gladiolenblättern und Hagebutten gewonnen.
Heute stellt man die Ascorbinsäure ausschließlich auf synthetischem Wege her.

Synthese. Die Synthese des Vitamin C ist von verschiedenen Autoren auf mehreren Wegen durchgeführt worden. Wegen der strukturellen Ähnlichkeit der Ascorbinsäure mit den Zuckern kamen als Ausgangsmaterial naturgemäß nur diese in Frage. Da die Monosaccharide in beliebiger Menge durch hydrolytischen Abbau der Polysaccharide (Stärkesorten, Xylosane) erhältlich sind, können letztere als die eigentlichen Ausgangsmaterialien für die Ascorbinsäure-Synthese angesehen werden. Daneben kommen auch andere natürliche Kohlenhydrate und mehrwertige Alkohole wie Rohrzucker, Milchzucker und D-Sorbit als Ausgangsstoffe in Betracht.

Der synthetische Weg führt sowohl von Hexosen (D-Glucose, L-Sorbose) als auch von Pentosen (L-Xylose, L-Lyxose) zur Ascorbinsäure. Im letzteren Falle wird durch eine Cyanhydrinreaktion das sechste C-Atom in das Molekül der Pentose eingebaut. Von den zahlreichen Synthesen seien hier nur 2 Beispiele wiedergegeben.

1. Der Weg von Glucose zur Ascorbinsäure. Die durch hydrolytischen Abbau der Stärke erhältliche D-Glucose wird durch katalytische Hydrierung in einen 6-wertigen Alkohol, D-Sorbit, übergeführt. Letzterer kann aber auch direkt aus den Früchten von Sorbus aucuparia, der Eberesche, gewonnen werden. Der D-Sorbit wird bakteriell zu L-Sorbose mittels Bacterium xylinum oxydiert. Mit Phenylhydrazin bereitet man das Osazon, aus welchem man durch Abspaltung der Phenylhydrazinreste das entsprechende Oson erhält. Durch Oxydation mit Brom geht das Oson in eine Ketohexonsäure über, welche beim Erhitzen ihrer wäßrigen Lösung unter Schließung des Lactonringes und Enolisation in die Ascorbinsäure übergeht.

$$[C_6H_{10}O_5]_n \text{ Stärke} \xrightarrow{\text{hydrolysiert}} \begin{array}{c} CH_2 \cdot OH \\ | \\ HO-C-H \\ | \\ HO-C-H \\ | \\ H-C-OH \\ | \\ HO-C-H \\ | \\ CHO \end{array} \xrightarrow{\text{katalytisch hydriert}} \begin{array}{c} CH_2 \cdot OH \\ | \\ HO-C-H \\ | \\ HO-C-H \\ | \\ H-C-OH \\ | \\ HO-C-H \\ | \\ CH_2OH \end{array} \xrightarrow{\text{oxydiert durch Bact. xylinum}}$$

D-Glucose   D-Sorbit (auch erhältlich aus Sorbus aucuparia)

Vitamine

[Reaction scheme: L-Sorbose → (+ Phenylhydrazin) → Osazon → (Abspaltung der Phenylhydrazinreste) → Oson → (mit Brom oxydiert) → Ketohexonsäure (L-Xylo-2-keto-hexonsäure) → (Erhitzen, wobei Lactonbildung und Enolisierung) → L-Ascorbinsäure]

Eine ähnliche, von der D-Glucose (I) ausgehende Synthese, die heute große technische Bedeutung besitzt, besteht zunächst im gleichen Verfahren, d. h. in der katalytischen Reduktion zum D-Sorbit (II) und anschließender Oxydation, die hier jedoch durch Acetobacter suboxydans bewirkt wird, zu L-Sorbose (III). III wird dann mit Aceton zu einem ketalischen Diacetonderivat IV umgesetzt, in dem außer der OH-Gruppe an C 1 alle Hydroxylgruppen geschützt sind. IV wird mit alkalischer Permanganatlösung oder anderen Oxydationsmitteln zum Diacetonderivat der 2-Oxo-L-gulonsäure (V) oxydiert. Bei der anschließenden sauren Hydrolyse entsteht über die freie 2-Oxo-L-gulonsäure (VI) unter Enolisierung das stabile Lacton VII, die übliche Form der L-Ascorbinsäure:

[Structures I through VII showing the synthesis pathway from D-Glucose to L-Ascorbinsäure]

2. Der Weg von einer Pentose zur Ascorbinsäure. Als Ausgangsmaterial dient L-Xylose, eine Pentose, die aus den Xylosanen der Buchenholzspäne und ähnlicher Rohprodukte,

ferner aus der Reisstärke durch chemischen Abbau gewonnen wird. Die L-Xylose wird mit Phenylhydrazin in ihr Osazon übergeführt, aus welchem man durch Abspaltung der beiden Phenylhydrazinreste mittels Säuren das Oson gewinnt. Durch Anlagerung von Blausäure an die Aldehydgruppe dieses Osons erhält man ein Nitril, das durch Verseifung in eine 3-Keto-hexonsäure übergeht. Letztere lagert sich beim Erhitzen ihrer wäßrigen Lösung unter H_2O-Abspaltung (Lactonbildung) und Enolisation in die Ascorbinsäure um.

$$\underset{\text{L-Xylose}}{\begin{array}{c}\text{CHO}\\|\\\text{HO–C–H}\\|\\\text{H–C–OH}\\|\\\text{HO–C–H}\\|\\\text{CH}_2\cdot\text{OH}\end{array}} \xrightarrow{+\ \text{Phenylhydrazin}} \underset{\text{Osazon}}{\begin{array}{c}\text{CH=N}\cdot\text{NH}\cdot\text{C}_6\text{H}_5\\|\\\text{C=N}\cdot\text{NH}\cdot\text{C}_6\text{H}_5\\|\\\text{H–C–OH}\\|\\\text{HO–C–H}\\|\\\text{CH}_2\cdot\text{OH}\end{array}} \xrightarrow{\text{Abspaltung der Phenylhydrazinreste}}$$

$$\underset{\text{Oson}}{\begin{array}{c}\text{CHO}\\|\\\text{CO}\\|\\\text{H–C–OH}\\|\\\text{HO–C–H}\\|\\\text{CH}_2\text{OH}\end{array}} \xrightarrow{+\ \text{HCN}} \underset{\text{Cyanhydrin}}{\begin{array}{c}\text{CN}\\|\\\text{CH}\cdot\text{OH}\\|\\\text{CO}\\|\\\text{H–C–OH}\\|\\\text{HO–C–H}\\|\\\text{CH}_2\cdot\text{OH}\end{array}} \xrightarrow{\text{verseift}}$$

$$\underset{\text{3-Keto-hexonsäure}}{\begin{array}{c}\text{COOH}\\|\\\text{CH}\cdot\text{OH}\\|\\\text{CO}\\|\\\text{H–C–OH}\\|\\\text{HO–C–H}\\|\\\text{CH}_2\cdot\text{OH}\end{array}} \xrightarrow{\substack{\text{Lactonbildung}\\\text{Enolisation}}} \underset{\text{L-Ascorbinsäure}}{\begin{array}{c}\text{CO}\\|\\\text{HO–C}\\\|\\\text{HO–C}\\|\\\text{CH}\\|\\\text{HO–C–H}\\|\\\text{CH}_2\cdot\text{OH}\end{array}}\text{O}$$

Eigenschaften. Weißes, oder fast weißes, kristallines Pulver, ohne Geruch, von saurem Geschmack. pK_a-Werte: 4,2 und 11,6 (Nord. 63). Die wäßrigen Lösungen reagieren schwach sauer. Unter Licht- und Lufteinwirkung verlieren sie rasch an Wirksamkeit. Bei einem pH von etwa 5,4 besitzen sie maximale Stabilität (CF 65). Löslichkeit: Löslich in etwa 4 T. W., in etwa 30 T. A., löslich in Methanol, schwer löslich in Aceton, unlöslich in Ae., Chloroform, Benzol und Petroläther.

Fp.: 188 bis 193° (DAB 7 – DDR); 189 bis 192° u. Zers. (ÖAB 9, CsL 2); 189 bis 194° (Dan. IX); etwa 190° u. Zers. (DAB 7 – BRD, USP XVII); 190 bis 192° u. Zers. (BP 63); 190 bis 193° u. Zers., bei Temperatursteigerung von 4 bis 5° pro Minute (Ross. 9); 191 bis 194° (PI.Ed. I/1); 191 bis 195°, bei schnellem Erwärmen (Nord. 63); etwa 192° (CF 65).

Optisches Drehungsvermögen:

$[\alpha]_D^{20°} = +22{,}0$ bis $+23{,}0°$, $c = 2{,}0$ in W. (DAB 7 – BRD, DAB 7 – DDR, BP 63, PI.Ed. I/1)

$[\alpha]_D^{20°} = +20{,}0$ bis $+23{,}0°$, $c = 10$ in W. (ÖAB 9)

$[\alpha]_D^{20°} = +22$ bis $+24°$, $c = 2{,}0$ in W. (CF 65)

$[\alpha]_D^{20°} = $ mindestens $+20{,}5°$ und höchstens $+21{,}5°$, $c = 10$ in W. (USP XVII)

$[\alpha]_D = +47{,}5$ bis $+52{,}0°$, $c = 2{,}0$ in Methanol (Nord. 63)

$\alpha_D = +1{,}90$ bis $+2{,}08°$ im 200-mm-Rohr (Nord. 63)

$[\alpha]_D^{20°} = +112$ bis $+115°$, $c = 2{,}0$, in 12 ml n NaOH + H_2O ad 100,0 ml (CsL)

$[\alpha]_D^{20°} = +49$ bis $+51°$, $c = 2$ in Methanol (Helv. V – Suppl. I und CF 65).

Ultraviolettabsorption: $E_{1\,cm}^{0,002\%} = 550$, gemessen bei 245 mµ, gelöst in W., pH etwa 3 (PI.Ed. I/1).

Die wäßrige, 0,002%ige, mit der äquimolaren Menge KCN versetzte Lösung zeigt ein einziges Maximum bei 265 mµ. In wäßriger Lösung zeigt die Substanz bei einem pH von 3 oder darunter ein Maximum bei 245 mµ. Das gleiche Maximum besitzt die 0,002%ige äthanolische Lösung (CF 65).

Die hervorstechendste chemische Eigenschaft der Ascorbinsäure ist ihr starkes Reduktionsvermögen. Sie reduziert in der Kälte Jodlösung, Silbernitrat, FEHLINGsche Lösung und Kaliumpermanganat. Hierbei wird die Ascorbinsäure irreversibel oxydiert. Das hohe Reduktionsvermögen bedingt gleichzeitig eine hohe Empfindlichkeit gegen alle Oxydationsmittel. Wäßrige Ascorbinsäurelösungen werden bereits durch den Luftsauerstoff schnell zersetzt, besonders bei alkalischer Reaktion. Eine sehr schnelle oxydative Zerstörung des Vitamins erfolgt bei Gegenwart geringer Kupfermengen, selbst wenn der Luftsauerstoff weitgehend ausgeschaltet ist. Daher muß bei der Herstellung von Lösungen, Säften, Extrakten auf absolute Abwesenheit von Kupfer oder Kupfersalzen strengstens geachtet werden. Ferner dürfen Vitamin C-Lösungen, die man entfärben oder klären will, nicht mit Kohle (Carbo med., Carbo Ligni) geschüttelt werden, da der von der Kohle okkludierte Sauerstoff das Vitamin schädigt. Gegen erhöhte Temperaturen sind die Vitaminlösungen ebenfalls empfindlich. Bei völligem Luftabschluß und saurer Reaktion können sie jedoch einige Zeit auf 100° erhitzt werden. Als sehr guter Stabilisator für Vitamin C-Lösungen hat sich die Metaphosphorsäure (HPO_3) erwiesen. Die saure Natur des Vitamins ist deutlich ausgeprägt. Das pH seiner 5%igen wäßrigen Lösung beträgt etwa 2,2. Die Ascorbinsäure läßt sich daher gegen Natronlauge als einbasische Säure titrieren (Phenolphthalein). Bei der Titration ist eine Verseifung des Lactonringes nicht zu befürchten, da dieser sehr stabil ist und auch in der Hitze von Alkalien schwer verseift wird.

Erkennung. 1. Auf Zusatz von 0,50 g Natriumhydrogencarbonat zu 2 ml Prüflösung (1,00 g Substanz zu 20,0 ml gelöst) entwickelt sich Kohlendioxid (DAB 7 − BRD). − 2. 1,0 ml Prüflösung (s. o.) geben nach Zusatz von 0,5 ml Salpetersäure und 1,0 ml 0,1 n Silbernitratlösung einen grauen Niederschlag (DAB 7 − BRD, ähnlich ÖAB 9, DAB 7 − DDR, Ross. 9, BP 63). − 3. Die Verdünnung von 2 Tr. Prüflösung (s. o.) mit 5,0 ml W. entfärbt 10,0 ml 2,6-Dichlorphenol-indophenolnatriumlösung (DAB 7 − BRD, ähnlich CsL 2, Ross. 9, CF 65, BP 63). − 4. Versetzt man eine Lösung von einigen mg Substanz in 1 ml W. mit einigen mg Natriumhydrogencarbonat und einigen Kriställchen Eisen(II)-sulfat, so färbt sich die Lösung rasch violett (ÖAB 9, ähnlich Nord. 63 und DAB 7 − DDR: die violette Farbe verschwindet auf Zusatz von Salzsäure). − 5. 2,0 ml Prüflösung (2%ig) geben nach Zusatz von 2,0 ml FEHLINGscher Lösung einen orangeroten oder roten Niederschlag (DAB 7 − DDR, ähnlich CF 65, Helv. V − Suppl. I, USP XVII). − 6. Wird 1 ml der 2%igen Lösung mit 1 Tr. Natriumpentacyano-nitroso-ferrat(II)-Lösung und 3 Tr. verd. Natronlauge versetzt, so färbt sich die Mischung auf tropfenweisen Zusatz von verd. Salzsäure blau (Helv. V − Suppl. I, ähnlich USP XVII). − 7. Die wäßrige Lösung reduziert Kaliumpermanganatlösung in der Kälte sofort zu einem braunen Niederschlag (PI.Ed. I/1). − 8. 15 mg Substanz werden in 15 ml einer 5%igen Lösung von Trichloressigsäure in W. gelöst, mit 200 mg Aktivkohle versetzt und 1 Min. lang kräftig geschüttelt. Zu 5 ml des klaren Filtrates wird 1 Tr. Pyrrol gegeben und bis zur völligen Auflösung geschüttelt. Beim anschließenden Erwärmen im Wasserbad auf etwa 50° entwickelt sich eine blaue Farbe (USP XVII).

Prüfung. 1. Löslichkeit: 2 g Substanz müssen sich vollständig in 100 ml W. lösen. Die Lösung muß farblos sein (PI.Ed. I/1, ähnlich DAB 7 − BRD, ÖAB 9, DAB 7 − DDR). − 2. Die Prüflösung (2%ig) zeigt einen pH-Wert im Bereich von 2,3 bis 2,8 (DAB 7 − DDR, wobei die Messung potentiometrisch durchzuführen ist). − 3. Schwermetallionen: 0,50 g Substanz werden in W. zu 9,0 ml gelöst. Die Lösung darf nach Zusatz von 1,0 ml 6 n Ammoniaklösung bei der Prüfung auf Schwermetallionen nach Methode I weder eine Trübung noch eine stärkere Färbung als die Vergleichsprobe zeigen (höchstens 0,002%, berechnet als Pb^{2+}) (DAB 7 − DDR, ähnlich USP XVII, DAB 7 − BRD, ÖAB 9). − 4. Sulfat: Höchstens 0,025% SO_4^{2-} (DAB 7 − DDR). − 5. Organische Verunreinigungen: 0,50 g Substanz werden in 5,0 ml konz. Schwefelsäure unter Schütteln gelöst. 15 Min. nach dem Schwefelsäurezusatz darf die Lösung keine Färbung zeigen (DAB 7 − DDR, ähnlich DAB 7 − BRD, Helv. V − Suppl. I). − 6. Chloridionen: Höchstens 0,04% Cl^- [DAB 6 − 3. Nachtr. (BRD)(!)]. Die Lösung von 0,100 g Substanz in 4,0 ml Ammoniakflüssigkeit wird nach Zusatz von 2,0 ml Wasserstoffperoxidlösung in einem Porzellanschälchen zur Trockne eingedampft. Die Lösung des Rückstandes in 1,0 ml Salpetersäure und 9,0 ml W. wird nach Bd. I, 257 geprüft. − 7. Sulfatasche: Höchstens 0,10% (DAB 7 − DDR, DAB 7 − BRD, BP 63, Ross. 9). − 8. Trocknungsverlust: Höchstens 0,20%, 24 Std. lang über Silicagel getrocknet (DAB 7 − DDR); 0,1%, bei 90° 3 Std. lang getrocknet (Ross. 9). − 9. Verbrennungsrückstand: 0,300 g dürfen keinen wägbaren

Rückstand hinterlassen (Helv. V − Suppl. I); höchstens 0,1% (USP XVII, Nord. 63, ÖAB 9).

Gehaltsbestimmung. Acidimetrische Titrationen sind enthalten in: DAB 7 − BRD, Pl.Ed. I/1, ÖAB 9, CF 65.

Arbeitsvorschrift des DAB 7 − BRD: Etwa 0,30 g Substanz, genau gewogen, werden in 20 ml frisch ausgekochtem und wieder abgekühltem W. gelöst und nach Zusatz einiger Tr. Phenolphthaleinlösung mit 0,1 n Natronlauge bis zum Auftreten einer etwa 5 Sek. lang anhaltenden Rotfärbung titriert. 1 ml 0,1 n Natronlauge entspricht 17,61 mg $C_6H_8O_6$.

Direkte jodometrische Bestimmungen sind zu finden in: DAB 7 − BRD, Helv. V − Suppl. I, USP XVII, Nord. 63, ÖAB 9, CF 65.

Arbeitsvorschrift des DAB 7 − BRD: Die nach der oben gegebenen Vorschrift titrierte Lösung wird sofort mit 10 ml 3 n Schwefelsäure versetzt und nach Zusatz einiger Tr. Stärkelösung mit 0,1 n Jodlösung bis zur anhaltenden Blaufärbung titriert. 1 ml 0,1 n Jodlösung entspricht 8,806 mg $C_6H_8O_6$.

Indirekte jodometrische Bestimmungen sind enthalten in DAB 7 − DDR, Ross. 9 und BP 63.

Arbeitsvorschrift des DAB 7 − DDR (ähnlich in Ross. 9): 0,2000 g getrocknete Substanz werden in 10,0 ml W. gelöst. Nach Zusatz von 10 Tr. frisch bereiteter Kaliumjodidlösung (10%ig), 2,0 ml Stärkelösung und 1,0 ml 3 n Salzsäure wird die Mischung mit 0,1 n Kaliumjodatlösung bis zur beständigen Blaufärbung titriert: 1 ml 0,1 n Kaliumjodatlösung entspricht 8,806 mg $C_6H_8O_6$.

Arbeitsvorschrift der BP 63: Etwa 0,17 g Substanz werden genau gewogen und in einem Jodzahlkolben in 10 ml W. gelöst. Man fügt 50 ml Salzsäure hinzu, kühlt und läßt unter Umschwenken aus einer Bürette 47 ml 0,01 m Kaliumjodatlösung zufließen. Nach erneutem Kühlen werden 5 ml Chloroform zugegeben. Der Kolben wird verschlossen und die Mischung kräftig geschüttelt. Anschließend wird die Titration unter kräftigem Schütteln sukzessive fortgesetzt bis die violette Farbe der Chloroformschicht eben verschwindet. 1 ml 0,01 m Kaliumjodatlösung entspricht 3,523 mg $C_6H_8O_6$.

Außer diesen offizinellen Bestimmungsmethoden werden in der Praxis einige weitere Verfahren benutzt, die auf dem starken Reduktionsvermögen des Vitamin C beruhen. Bestimmte organische Farbstoffe werden zu ungefärbten Leukoverbindungen reduziert, so daß sich aus dem Verbrauch an Farbstoff der Gehalt an Ascorbinsäure ermitteln läßt. Die Bestimmung wird auf titrimetrischem Wege vorgenommen. Als Titerflüssigkeit hat sich besonders 2,6-Dichlorphenol-indophenol bewährt. Außer diesem wird auch Methylenblaulösung benutzt. Unter der Voraussetzung, daß die zu analysierende Lösung keine störenden, insbesondere keine oxydierenden oder reduzierenden Substanzen enthält, liefert diese Methode Werte, die mit den Resultaten des biologischen Versuches in relativ guter Übereinstimmung stehen. Da in den meisten Fällen mit störenden Substanzen zu rechnen ist, muß der eigentlichen Titration eine Abtrennung der störenden Begleitstoffe vorausgehen. Bei der Mannigfaltigkeit der zu prüfenden Materialien existiert naturgemäß keine Aufarbeitungsmethode, die allgemein anwendbar wäre. Es muß daher jeweils der geeignete Weg eingeschlagen werden. Bei unsicheren Resultaten ist allein der Tierversuch entscheidend.

Eine ausführliche Beschreibung der verschiedenen Bestimmungsmethoden gibt F. GSTIRNER in „Chemisch-physikalische Vitaminbestimmungsmethoden", 5. Aufl., Stuttgart: F. Enke 1965. Die Bestimmungen sehen auch die Erfassung der ebenfalls wirksamen Dehydro-Ascorbinsäure vor (vgl. „Physiologische Bedeutung des Vitamin C").

Eine spezifische Vitamin-C-Bestimmung schlägt M. OTT vor [Z. angew. Chem. *54*, 170 (1941)]. Die Methode besteht darin, daß der mit verdünnter Schwefelsäure oder Phosphorsäure gewonnene Extrakt zunächst in einfacher Weise reduziert wird (Überführung der Dehydro-Ascorbinsäure in Ascorbinsäure) und hierauf einmal direkt, ein zweites Mal nach Zusatz von Kupfersulfat mit der Farbstofflösung titriert wird. Die erste Titration liefert die Gesamtheit aller reduzierenden Substanzen, während durch die zweite Titration − nach erfolgter Zerstörung des Vitamins durch das Kupfersulfat − nur die fremden reduzierenden Substanzen ermittelt werden. Die Differenz beider Titrationswerte ergibt den Ascorbinsäuregehalt.

Prüfung des Vitamin C-Gehaltes im Harn. Zur Verwendung gelangt das oben erwähnte 2,6-Dichlorphenol-indophenol (= 2,6-Dichlorchinon-4-p-oxyphenyl-imid).

$$HO-\langle\!\!\!\bigcirc\!\!\!\rangle-N=\!\!\!\langle\!\!\!\bigcirc\!\!\!\rangle\!\!=\!O \quad \text{(Cl, Cl)}$$

2,6-Dichlorphenolindophenol.

Das Reagens stellt ein schwarzgrünes Pulver dar, das sich in Wasser und in Alkohol löst. Seine wäßrige Lösung ist höchstens 2 Tage haltbar.

Für den Gebrauch in der Harnanalyse wird das Reagens von E. Merck, Darmstadt und F. Hoffmann-La Roche, Grenzach/Baden in Tablettenform in den Handel gebracht. Der Farbstoff einer Tablette wird durch 1 mg Ascorbinsäure entfärbt.

Mit Hilfe dieser Tabletten kann in einfacher Weise ermittelt werden, ob bei einem Patienten der normale Vitamin C-Sättigungszustand erreicht oder unterschritten ist. Bekanntlich scheidet der Organismus den Überschuß an Vitamin durch den Harn wieder aus. Als untere Grenze für die Sättigung betrachtet man den Zustand, bei welchem 100 ml Harn den Reduktionswert von 5 mg Ascorbinsäure aufweisen, bei welchem also durch 20 ml Harn der Farbstoff einer Indikatortablette entfärbt wird.

Ausführung (nach GANDER und NIEDERBERGER): 1 Indikator-Tablette wird in 50 ml dest. Wasser gelöst und hierauf mit 20 ml des frischen Harns versetzt. Erfolgt innerhalb von 30 Sek. Entfärbung, so ist der geforderte Sättigungszustand erreicht oder auch überschritten, falls sofortige Entfärbung eintritt.

Wird die Indikatorlösung nicht entfärbt, so kann die Vitaminbilanz im Körper noch ausgeglichen sein; es kann aber auch ein Defizit vorliegen. In der Praxis verabreicht man in diesem Falle dem Patienten eine größere Menge Ascorbinsäure (etwa 0,3 g) und prüft, ob nunmehr der Sättigungszustand erreicht ist. Im negativen Falle wird die Verabreichung von Vitamin C so lange fortgesetzt, bis Entfärbung des Indikators eintritt.

Eine *polarographische Bestimmungsmethode* gibt die CsL 2. Ferner: E. KODICEK u. K. WENIG: Nature (Lond.) *142*, 35 (1938); L. NEBBIA: Acta vitamin. (Milano) *12*, *107* (1958); K. O. RÄKER: Fresenius Z. analyt. Chem. *173*, 102 (1960); T. S. ONO, M. TAGAKI u. T. WASA: Bull. chem. Soc. Japan *31*, 356, 364 (1958); K. SCHARRER u. W. WERNER: Z. Pflanzenernähr. Düngg. Bodenkde. *77*, 111 (1957).

Bestimmung der Ascorbinsäure mit *2,4-Dinitrophenylhydrazin* siehe I. H. ROE u. C. A. KUETHER: J. biol. Chem. *147*, 399 (1943).

Bestimmung mit *Folins Reagens* siehe A. FUJITA u. T. EBIHARA: Biochem. Z. *290*, 182 (1937).

Bestimmung mit *diazotiertem 4-Methoxy-2-nitranilin* siehe M. SCHMALL, Ch. W. PIFER u. E. G. WOLLISH: Analyt. Chem. 25 1486 (1953).

Potentiometrische Bestimmung siehe S. M. DESHPANDE u. R. NATARAJAN: J. Amer. pharm. Ass. *47*, 633 (1958).

Papierchromatographie siehe R. STROHECKER, W. HEIMANN u. F. MATT: Fresenius Z. analyt. Chem. *145*, 401 (1955); W. FELDHEIM u. J. SEIDEMANN: Pharmazie *14*, 265 (1959).

Dünnschichtchromatographie siehe H. GÄNSHIRT u. A. MALZACHER: Naturwissenschaften *47*, 279 (1960).

Bestimmung des Vitamin C auf biologischem Wege. Die biologische Bestimmung wird an Meerschweinchen durchgeführt, die mit einer Vitamin C-freien Nahrung gefüttert werden. Diejenige kleinste Tagesdosis, die imstande ist, ein Meerschweinchen von 200 g Körpergewicht mindestens 2 Monate vor Ausbruch des Skorbuts zu schützen, wird als 1 Meerschweincheneinheit (1 M.E.) bezeichnet; sie beträgt 0,05 mg krist. Vitamin C. Unter einer internationalen Einheit (1 I.E.) versteht man diejenige Vitaminwirksamkeit, die durch 0,05 mg reines Vitamin C ausgelöst wird. Es entsprechen also 1 M.E. = 1 I.E. = 0,05 mg Vitamin C = etwa 1 ml Zitronensaft.

Enzymatische Bestimmung mit Ascorbinase siehe H. TAUBER u. I. S. KLEINER: J. biol. Chem. *110*, 559 (1935); T. NAGAYAMA: Biochem. Z. *307*, 107 (1940).

Klinische Bestimmungsmethoden siehe F. H. L. TAYLOR u. Mitarb.: Biochem. J. *30*, 1119 (1936); C. C. LUND: Klin. Wschr. *16*, 1085 (1937).

Literatur zu Bestimmungsmethoden: WENDLAND, G.: Pharm. Ztg (Frankfurt) *85*, 60 (1949); Übersichtsreferat. – SCHWARZE, W. K., u. E. GÜNTHER: Biochem. Z. *319*, 139 (1948); Bestimmung in Pflanzenmaterial; Methylenblau- und Phosphorwolframsäuremethode. – JÄGER, H.: Pharmazie *3*, 536 (1948); Stabilisierung von Lösungen. – BRAUN, H., u. E. MEYER: Biochem. Z. *319*, 304 (1949); Stabilisierung von Lösungen. – BARAKAT, M. Z. u. Mitarb.: Chem. Zbl. *1952*, S. 5604; Urannitratmethode.

Aufbewahrung. Vor Licht geschützt, in dicht schließenden Gefäßen.

Entkeimung. ÖAB 9: Wäßrige Lösungen können bei einem den Wert 6 nicht überschreitenden pH durch Erhitzen im freiströmenden Wasserdampf von etwa 100° während 30 Min. sterilisiert werden.

Dosierung. ÖAB 9: Gebräuchliche Einzeldosis: 0,05 bis 0,2 g. USP XVII: Gebräuchliche Dosis: Täglich oral oder subcutan etwa 75 mg (= Tagesbedarf), therapeutisch: 500 mg; täglicher Dosierungsbereich: 75 mg bis 1 g.

Standardisierung. 1 I.E. = 50 mcg Ascorbinsäure. 1 Meerschweinchen-Einheit (ME) = 50 mcg Ascorbinsäure.

Wirkungsmechanismus. Auf Grund ihres günstig gelegenen Redoxpotentials vermag die Ascorbinsäure in eine Reihe von Stoffwechselreaktionen einzugreifen und Fermente zu aktivieren. In welchem Umfang die meist in vitro gewonnenen Ergebnisse auf den menschlichen Organismus zu übertragen sind, mag im einzelnen schwer zu bestimmen sein; sicher ist, daß auch im Organismus die Hauptfunktionen auf der Redoxeigenschaft beruhen. So greift sie z. B. in noch ungeklärter Weise in den Stoffwechsel aromatischer Aminosäuren z. B. von Tyrosin ein [SEALOCK, R. R., u. H. E. SILBERSTEIN: J. biol. Chem. *135*, 251 (1940)]. Bemerkenswert ist ferner, daß innersekretorische Organe wie der Hypophysenvorderlappen, die Nebenniere und das Corpus luteum besonders viel Ascorbinsäure enthalten [vgl. H. v. EULER u. H. HASSELQUIST: Hoppe-Seylers Z. physiol. Chem. *303*, 176 (1956) u. H. v. EULER: Naturw. Rdsch. *9*, 83 (1956)].

Schicksal im Organismus. Nach der Resorption wird ein Teil der Ascorbinsäure auf die Gewebe verteilt und gespeichert, ein weiterer Anteil wird unverändert hauptsächlich im Harn ausgeschieden und eine nicht unbeträchtliche Menge auf noch unbekannte Weise abgebaut. Die im Organismus zurückgehaltene Menge hängt ab vom Bedarf, der z. B. im Wachstum und in der Schwangerschaft erhöht ist, und von der Speicherung. Durch die Bilanz zwischen Vitamin C-Zufuhr und Vitamin C-Ausscheidung kann man einen Einblick in die Versorgungslage erhalten. Wenn der Körper sich im Vitamin C-Gleichgewicht befindet, beträgt die im Körper abgebaute Menge 25 bis 50 mg pro Tag. Die Ausscheidung im Harn beläuft sich auf etwa 35 mg. Eine Ausscheidung von weniger als 10 bis 15 mg zeigt Vitamin C-Mangel an. Die Größe der Ausscheidung im Harn kann man als klinischen Test für den Vitamin C-Bedarf benützen. Wenn beim Erwachsenen nach einer Einzeldosis von 600 mg weniger als 30% innerhalb 24 Std. ausgeschieden werden, liegt ein Bedarf vor.

Mangelsymptome. Die Ascorbinsäure kann vom Menschen und einigen Tieren wie Meerschweinchen, Reh und Affe nicht synthetisiert werden. Es ist deshalb verständlich, daß bei diesen besonders leicht Mangelerscheinungen auftreten, die sich in erster Linie und besonders frühzeitig im mesenchymalen Gewebe (Stützgewebe) abspielen. Hier kommt es zu ungenügender Ausbildung von „Kittsubstanz". Diese ist die Ursache für Blutungen und für Verzögerung der Heilung von Wunden und Knochenbrüchen. Ferner ist die normale Funktion der Osteoblasten gestört, so daß es an den Zähnen zu mangelhafter Dentinbildung und am Knochen zur Störung der Kalkeinlagerung kommt. Weiterhin ist die Resistenz gegenüber Infektionen herabgesetzt. Man findet eine Herabsetzung von Komplementtitern und eine Hemmung der Phagozytose. Daher ist Vitamin C auch als „antiinfektiöses" Vitamin bezeichnet worden.

Die ausgesprochene C-Avitaminose, der Skorbut, kommt zwar nicht mehr als Massenerkrankung, aber doch immer wieder in Einzelfällen bei ungenügender Ernährung mit Frischgemüse vor. Die Hauptsymptome bestehen in feinen oder flächenhaften Blutungen an Haut und Schleimhäuten, an Muskulatur und Gelenken, in Entzündung des Zahnfleisches mit Lockerwerden und Ausfall der Zähne. Beim Säugling tritt die Avitaminose unter den Zeichen der MÖLLER-BARLOWschen Erkrankung auf, die durch flächenhafte Blutungen unter der Knochenhaut und in der Muskulatur sowie durch Brüchigkeit der Knochen charakterisiert ist.

Wesentlich häufiger sind C-Hypovitaminosen. Solche können durch unzweckmäßig zusammengesetzte oder durch langes Kochen geschädigte Nahrung gefördert werden, ferner aber auch durch Verminderung der Resorption bei Darmerkrankungen verursacht werden. Ein Mehrbedarf liegt bei langdauernden Infektionen vor. Als Symptome seien angeführt: Müdigkeit, herabgesetzte Leistungsfähigkeit, Neigung zu Blutungen, z. B. am Zahnfleisch, Anfälligkeit gegen Infektionen und schlechte Wundheilung.

Anwendung. Bei allen C-Hypovitaminosen, bei erhöhtem Vitamin C-Bedarf wie Infektionskrankheiten, Schwangerschaft, Lactation und bei künstlich ernährten Säuglingen. Unter Umständen wirkt Ascorbinsäure auch günstig bei schlecht heilenden Frakturen. – *Innere Medizin:* Skorbut, Infektionskrankheiten, Diphtherie, Scharlach, Pneumonie, Tuberkulose, Malaria, Keuchhusten, Typhus, Angina Plaut-Vicent usw., rheumatische Erkrankungen, Magen-Darm-Krankheiten, Ödeme, Herzinsuffizienz. – *Pädiatrie:* MÖLLER-BARLOWsche Krankheit, Präskorbut, Dystrophie, Atrophie, Ernährungsstörungen. – *Chirurgie:* Verhütung von Narkoseschäden, bei postoperativem Erbrechen, bei erhöhter Blutungsneigung, bei schweren Verbrennungen, bei verzögerter Wundheilung. – *Gynäkologie:* Bedarfsdeckung in Schwangerschaft und Stillzeit, Hyperemesis gravidarum, Gingivitis gravidarum, Chloasma uterinum, zur Wehenverstärkung und Abkürzung der Geburtsdauer, habitueller Abort, Menstruationsstörungen, Genitalblutungen. – *Dermatologie:* Pathologische Pigmentierungen, Unverträglichkeitserscheinungen bei der Therapie mit Arsenobenzolderivaten, Furunkulose, noduläre Tuberkulide. – *Ophthalmologie:* Verätzungen, Blutungen nach Staroperationen. – *Hals-Nasen-Ohrenheilkunde:* Entzündungen, Larynxödem, Erkältungskrankheiten, Nasenbluten. – *Zahnheilkunde:* Zahnfleischbluten, Gingivitiden, Stomatitiden, Paradentose.

Handelsformen: Cebion (Merck), Redoxon (Hoffmann-La Roche).

Reduktone.

Unter ,,Reduktonen" versteht man im allgemeinen Substanzen, die bei der Vitamin C-Bestimmung durch Titration mit 2,6-Dichlorphenol-indophenol miterfaßt werden, die aber keine antiskorbutische Wirkung haben. Vom chemischen Gesichtspunkt gehört aber auch Vitamin C zu den Reduktonen. Das eigentliche Redukton, das nach H. v. EULER u. C. MARTIUS [Justus Liebigs Ann. Chem. *505*, 73 (1933)] aus Glucose dargestellt werden kann, ist Oxymethylglyoxalenol. Eine starke Reduktionswirkung hat auch die sog. Reduktinsäure, die aus ,,Tetragalacturonsäure" [Chem. Ber. *62*, 1974 (1929)] nach T. REICHSTEIN u. R. OPPENAUER [Helv. chim. Acta *16*, 988 (1933)] darstellbar ist [vgl. Synthese von G. HESSE u. E. BÜCKING: Justus Liebigs Ann. Chem. *563*, 31 (1949)].

$$
\begin{array}{cc}
\text{HC—OH} & \text{OC—\!\!—C—OH} \\
\|\ & |\quad\quad\ | \\
\text{C—OH} & \text{H}_2\text{C}\quad\text{C—OH} \\
|\ & \diagdown\!\diagup \\
\text{CHO} & \text{CH}_2 \\
\text{Redukton} & \text{Reduktinsäure}
\end{array}
$$

G. HESSE bezeichnet als ,,Reduktone" im allgemeinen solche α-Oxyaldehyde und α-Ketole, die in der Endiolform beständig sind [Angew. Chem. *64*, 512 (1952); *62*, 27 (1949)]. Eine moderne Zusammenfassung über das Gebiet der ,,Reduktone" im weitesten Sinne dieser Bezeichnung geben H. v. EULER, B. EISTERT unter Mitwirkung von H. HASSELQUIST: Chemie und Biochemie der Reduktone und Reduktonate, Stuttgart: F. Enke 1957.

Redukton, Triose-Redukton, $C_3H_4O_3$.

Farblose, glänzende bis schwach gelbe Kristalle. Zersetzungspunkt etwa 220°. Leicht löslich in W., A. und Aceton, schwerer in Essigester, noch schwerer löslich in Ae., unlöslich in Bzl. und Petroläther. Beständig nur unter Luftabschluß [DIEMAIR, W., u. E. LÖTZBEYER: Z. Lebensmittel-Untersuch. *89*, 125 (1949)].

Reduktinsäure, $C_5H_6O_3$.

Zersetzung zwischen 161 und 198°. Leicht löslich in W. und A., schwerer in Essigester, Ae. und Aceton, unlöslich in Bzl. Beständig nur unter Luftabschluß [DIEMAIR, W., u. E. LÖTZBEYER: Z. Lebensmitt.-Untersuch. *89*, 125 (1949)].

Acidum para-aminobenzoicum ÖAB 9. Para-aminobenzoic Acid USP XVII. 4-Aminobenzoic Acid BP 63. p-Aminobenzoesäure. 4-Aminobenzoesäure. Vitamin H′. PABA.

$$H_2N-\!\!\left\langle\!\!\bigcirc\!\!\right\rangle\!\!-COOH$$

$C_7H_7NO_2$ \hfill M.G. 137,14

Herstellung. Aus p-Nitrotoluol oder p-Nitrozimtsäure wird durch Oxydation mit Kaliumdichromat/Schwefelsäure p-Nitrobenzoesäure erhalten, die mit Zinn/Salzsäure oder anderen Reagentien zur p-Aminobenzoesäure reduziert wird.

Geschichtliches. Bei der Beschäftigung mit dem Wirkungsmechanismus der Sulfonamide wurde von verschiedenen Forschergruppen (WOODS; STAMP u. a.) 1939/40 beobachtet, daß Extrakte aus Hefe und Bakterien den bacteriostatischen Effekt dieser Substanzen aufzuheben vermögen. Als das wirksame Prinzip konnte die p-Aminobenzoesäure, die chemisch schon lange bekannt war, identifiziert werden. Es fand sich, daß diese für viele Bakterien, aber auch für Pflanzen, ein unentbehrlicher Wuchsstoff ist. Da sich weiterhin herausstellte, daß auch bei Tieren Krankheitssymptome durch p-Aminobenzoesäure zu beheben sind, sprach man ihr Vitamincharakter zu.

Eigenschaften. Weiße bis gelbliche Kristalle oder kristallines Pulver, ohne Geruch, und von schwach säuerlichem sowie bitterem Geschmack. Die Substanz färbt sich bei Belichtung allmählich braun. Löslichkeit: Löslich in etwa 200 T. W., in etwa 6 T. A., in etwa 50 T. Ae., in Lösungen von Alkalihydroxiden, von Alkalicarbonaten oder Ammoniak sowie in verd. Mineralsäure ist die Substanz leicht und unter Salzbildung löslich, leicht löslich in Chloroform, löslich in warmem Glycerin. Fp. 186 bis 169° unter Zers.

Erkennung. 1. Versetzt man eine Lösung von etwa 5 mg Substanz in 5 Tr. verd. Salzsäure und 1 ml W. mit 5 Tr. Natriumnitritlösung und macht hierauf mit 1 ml verd. Natronlauge alkalisch, so färbt sich die Lösung auf Zusatz von etwa 5 mg β-Naphthol orangerot (ÖAB 9). – 2. Versetzt man eine Lösung von etwa 5 mg Substanz in 2 ml verd. Salzsäure mit 1 ml Phenollösung und 2 Tr. Kaliumbromatlösung, so färbt sich die Lösung rotviolett (ÖAB 9).

Prüfung. 1. Laugeunlösliche Stoffe: Eine Lösung von 1 T. Substanz in 9 T. verd. Natronlauge muß klar sein (ÖAB 9). – 2. Chlorid: In einer Mischung von 2 ml der alkalischen Lösung (1 + 9), 4 ml verd. Salpetersäure und 5 ml W. darf Chlorid in unzulässiger Menge nicht nachweisbar sein. Bei der Prüfung ist keine Salpetersäure mehr zuzusetzen (ÖAB 9). – 3. Sulfat: In einer Mischung von 0,5 ml der alkalischen Lösung (1 + 9), 2 ml verd. Salzsäure und 8,5 ml W. darf Sulfat in unzulässiger Menge nicht nachweisbar sein. Bei der Prüfung ist keine Salzsäure mehr zuzusetzen (ÖAB 9). – 4. Trocknungsverlust: Höchstens 0,5% (ÖAB 9); höchstens 0,2% 2 Std. bei 105° getrocknet (USP XVII). – 5. Verbrennungsrückstand: Höchstens 0,1%, bestimmt mit 0,5000 g Substanz (ÖAB 9, USP XVII); höchstens 0,2% (BP 63). – 6. Schwermetalle: Der Verbrennungsrückstand wird unter Erwärmen in 3 ml verd. Salzsäure gelöst. In der erhaltenen Lösung dürfen nach Zusatz von 2 ml W. und 5 ml verd. Ammoniak Schwermetalle in unzulässiger Menge nicht nachweisbar sein (ÖAB 9). – 7. Eisen: 1,0 g werden mit 1 g wasserfreiem Natriumcarbonat verascht. Der Rückstand wird in 15 ml verd. Salzsäure gelöst. Mit der Lösung wird die Grenzwertbestimmung für Eisen durchgeführt (BP 63).

Gehaltsbestimmung. Nach BP 63 werden eine acidimetrische, nach USP XVII eine Diazo-Titration und nach ÖAB 9 beide Bestimmungen durchgeführt.

Arbeitsvorschriften des ÖAB 9: a) 0,2742 g Substanz werden in etwa 50 ml CO_2-freiem W. gelöst und nach Zusatz von 10 Tr. Phenolphthaleinlösung mit 0,1 n Natronlauge titriert. Für die angegebene Einwaage müssen 19,80 bis 20,04 ml 0,1 n Natronlauge verbraucht werden, entsprechend 99,0 bis 100,2% d. Th. 1 ml 0,1 n Natronlauge entspricht 13,71 mg $C_7H_7NO_2$. 1 g p-Aminobenzoesäure entspricht 72,92 ml 0,1 n Natronlauge.

b) Die austitrierte Lösung versetzt man mit 10 ml verd. Salzsäure und 30 ml W., kühlt auf 15° ab und titriert hierauf langsam und unter kräftigem Umrühren mit 0,1 m Natriumnitritlösung. Der Endpunkt der Titration ist erreicht, wenn 1 Tr. der Lösung 2 Min. nach der letzten Zugabe von 0,1 m Natriumnitritlösung beim Tüpfeln auf einem Kaliumjodid-Stärke-Papier sofort Blaufärbung hervorruft. Eine zweite Titration führt man in gleicher Weise ohne die zu untersuchende Substanz als Blindprobe aus. Die Differenz der bei den beiden Titrationen verbrauchten Anzahl ml 0,1 m Natriumnitritlösung muß für die angegebene Einwaage 19,70 bis 20,10 ml betragen, entsprechend 98,5 bis 100,5% d. Th. 1 ml 0,1 m Natriumnitritlösung entspricht 13,71 mg $C_7H_7NO_2$. 1 g p-Aminobenzoesäure entspricht 72,92 ml 0,1 m Natriumnitritlösung.

Aufbewahrung. Vor Licht geschützt, in gut schließenden Gefäßen.

Dosierung. ÖAB 9: Gebräuchliche Einzeldosis: 1,0 bis 4,0 g.

Wirkungsmechanismus. Bei Escherichia coli ist p-Aminobenzoesäure am Purinstoffwechsel beteiligt nach folgenden Schema (nach W. Shive):

$$\begin{array}{ccc}
\text{Amino-imidazolcarbonsäureamid} & \longrightarrow & \text{Hypoxanthin} \\
& \uparrow & \\
\text{p-Aminobenzoesäure} & \rightarrow & \text{Co-enzym (Folsäure)} \\
& \downarrow & \\
\text{Vorstufe} & \longrightarrow & \text{Thymin}
\end{array}$$

Ferner greift sie in die Bildung von Serin aus Glykokoll ein.

Mangelerscheinungen. An Kücken und Ratten wurden Wachstumsstörungen beobachtet. Bei Ratten ist PABA unentbehrlich für die normale Pigmentierung. Über Mangelerscheinungen am Menschen ist nichts bekannt.

Anwendung. In großen Dosen verstärkt PABA die Wirkung von Cortison bei Gelenkrheumatismus, wahrscheinlich infolge Hemmung des Abbaus in der Leber. Auch bei Parotitis epidemica wurden Erfolge mit PABA-Medikation beobachtet. Die frühere Indikation bei Rickettsiosen ist durch die viel stärker wirksamen Antibiotica heute überholt.

Einige handelsübliche Polyvitaminpräparate. (Die Tabelle erhebt keinen Anspruch auf Vollständigkeit.)

Name und Hersteller	Vit. A I.E.	Vit. B_1 mg	Vit. B_2 mg	Pantothen-säurederiv. mg	Nicotin-amid mg	Vit. B_6 mg	Fol-säure mg	Vit. B_{12} γ	Vit. C mg	Vit. D_3 I.E.	Vit. E (α-Toc. acet.) mg	Vit. K mg	Biotin mg	Rutin mg	Meso-inosit mg	Sonstige Bestandteile
Aletavit Pulver Alete GmbH, München	12000	1,4	1,8	—	15,0	—	—	—	172,0	1300	13,7	—	—	—	—	dazu auf 100 g Pulver 94,13 g Milchinhaltsstoffe u. anorganische Salze
Bi-Color „Kollath" Dragees Schaper & Brümmer, Ringelheim	2500	2	2	5 Ca-Salz	15 Nic.-Säure	2	0,5	2,5	—	500	5	2	0,05	20	1	Vitamine in grünen Dragees; in gelben Dragees je 4,52 mg Spurenelemente
Cal-C-Vita Hoffmann-La Roche, Grenzach/Baden	—	—	—	—	—	15	—	—	1000	300 D_2	—	—	—	—	—	+ 625 mg Calciumcarbonat, 1,35 g Citronensäure, 880 mg Zucker, je Brausetablette
Combionta E. Merck, Darmstadt	1250	0,5	0,75	2,5 Ca-Salz	7,5	1,0	0,125	0,5	25,0	250	1,0	—	—	—	—	dazu 321,964 mg Spurenelemente je Dragee
Darthronol Chas. Pfizer C.H.Boehringer,Ingelheim/Rh.	5000	3,0	2,0	1,0 Ca-Salz	15,0	0,3	—	—	75,0	50000 D_2	3,3	—	—	—	—	je Kapsel
Eunova Dragees Bauer/Wülfing, Düsseldorf	4000	2	2	6,0 Ca-Salz	15,0	2	0,2	1	70	400	3	1 K_3	0,01	10	—	je Dragee + 83,835 mg Spurenelemente

Polyvitaminpräparate

Präparat	(1)	(2)	(3)	(4)	Vit. A (I.E.)	(6)	(7)	(8)	(9)	(10)	(11)	(12)	(13)	(14)	(15)	Bemerkungen
Gerobion E. Merck, Darmstadt	5000	—	4 (Phosphorsäureester)	—	25	4	—	—	50	200	10	—	—	10	50	dazu lipotrope Substanzen 100 mg je Kapsel
Gevrabon Lederle	2500	2,5	3 (Phosphorsäureester)	2,5 Ca-Salz	7,5	0,25	2,5	0,5	25	250	5 I.E.	—	—	12,5	25	+Lysin, Cholin, Spurenelemente je Kapsel
Lütrison Hoffmann-La Roche, Grenzach/Baden	—	2	2	3 Panthenol	6	2	0,4	0,67	—	—	3	—	0,1	—	—	dazu je 100 mg dl-Methionin u. Cholintartrat im Dragee
Martol J. E. Stroschein, Bad Ems	5000	1,5	0,66	5 Ca-Salz	6,6	1,0	—	—	40	800	—	—	—	—	—	dazu 67,6 mg Spurenelemente je 2 Teelöffel in 2 Kapseln, dazu 100 mg Spurenelemente u. 10 mg Lecithin
	5000	1,5	0,66	5,0 Ca-Salz	6,6	1,0	—	1	40,0	800	2,0	—	—	10	—	
Multibionta Merck, Darmstadt	2500	1,0	1,5	5,0 Ca-Salz	15,0	2,00	0,25	1	50,0	500	2,0	—	—	—	—	je Kapsel
	5000	2	0,8	10 Panthenol	30	4	—	—	100	1000	4	—	—	—	—	
	3000	2	2,5	8 Ca-Salz	20	4	—	2	100	—	2,5	—	0,3	10	—	+1,5 mg o-Benzoesäuresulfimid-Na je ml Tropfen +5 mg Benzoesäuresulfimid-Na je Brausetablette
Multi-Vico-trat Heyl & Co., Berlin-Stegl.	3000	1,5	1,5	5,0 Ca-Salz	15,0	0,5	0,25	3	50,0	500	2,0	—	—	—	—	je Kapsel

Einige handelsübliche Polyvitaminpräparate (*Fortsetzung*)

Name und Hersteller	Vit. A I.E.	Vit. B_1 mg	Vit. B_2 mg	Pantothen-säurederiv. mg	Nicotinamid mg	Vit. B_6 mg	Folsäure mg	Vit. B_{12} γ	Vit. C mg	Vit. D_3 I.E.	Vit. E (α-Toc. acet.) mg	Vit. K mg	Biotin mg	Rutin mg	Mesoinosit mg	Sonstige Bestandteile
Multivitamin „Bonz" Bonz & Sohn, Chem. Fabr., Böblingen/Württ.	5000	2,5	2,5	5 Ca-Salz	20	0,5	0,5	1	40	1000	2	—	—	—	—	je Kapsel
Multivitamin-Lappe P. Lappe, Bensberg/Köln	2500	1,5	1,75	5,25 Vit.B_3?	15	2	0,5	2	50	400	1,5	—	7,25	5,25	—	je Dragee
Multivitamin-Schi-Wa Schi-Wa GmbH, Glanzdorf, Bez. Osnabrück	5000	2,5	2,5	5 Ca-Salz	20	0,5	0,5	1	40	1000	2	—	—	—	—	je Kapsel
	2500	1	1	10 Na-Salz	20	—	0,15	0,25	50	200	2	—	—	—	—	je 5 ml Sirup
Nicalzon Wülfing, Düsseldorf	—	2	2	—	50	—	—	—	20	350	—	—	—	—	—	dazu 100 mg Calcium je Dragee
Obron-Kapseln Chas. Pfizer C. H. Boehringer, Ingelheim/Rh.	2500	1,0	1,0	1,5 Ca-Salz	10,0	0,25	—	—	18,75	200 D_2	200	—	—	—	—	je Kapsel, dazu 393,457 mg anorganische Verbindungen (viel Calcium)

Präparat	A	B₁	B₂	Pantothensäure	B₆					D	E			K		Bemerkung
Pluri-Viton, C.F. Asche & Co., Hamburg	2500	1,5	1,0	2,0 Ca-Salz	5,0	0,5	0,3	—	25,0	250	1,0	—	—	—	—	je Kapsel, dazu 65,0 mg Hefe
Poly-Mulsin Mucos Emulsionsges. m.b.H., München	2500	0,7	0,35	1,5 Ca-Salz	4	0,25	0,2	0,3	12	250	4	—	—	—	—	je Lutschdragee
Polyvitamin "Dr. Bode" Dr. F. Bode KG, Köln/Rhein	2000	0,5	1,0	2,0 Ca-Salz	6,0	0,25	0,1	5	15,0	200 D₂	1,0	—	0,01	—	—	je Kapsel
Prenatal-Kapseln Lederle	1000	1,0 (Nitrat)	1,0	—	3,5	—	0,5	0,5	17,5	200 D₂	—	0,25	—	—	—	je Kapsel mit Ca, P, Fe, Mn
Protovita "Roche" (Dtsch. Hoffmann-La Roche AG, Grenzach)																
Kapseln:	2500	2	1,5	10 Panthenol	10	1	0,25	1	50	500	1,5	—	0,05	—	—	je Kapsel
Tropfen:	5000	2	1	10 Panthenol	10	1	—	—	50	1000	3	—	0,1	—	—	je ml
Rovigon Roche, Grenzach/Baden	30000	—	—	20 Ca-Salz	100	2	1,5	4	300	—	70	—	—	2 Menadion	—	je Dragee
Stresscaps-Kapseln Chem. Grünenthal, Stolberg/Rhld.	—	10 Nitrat	10	—	—	—	—	—	—	—	—	—	—	—	—	je Kapsel

Einige handelsübliche Polyvitaminpräparate (*Fortsetzung*)

Name und Hersteller	Vit. A I.E.	Vit. B_1 mg	Vit. B_2 mg	Pantothensäurederiv. mg	Nicotinamid mg	Vit. B_6 mg	Folsäure mg	Vit. B_{12} γ	Vit. C mg	Vit. D_3 I.E.	Vit. E (α-Toc. acet.) mg	Vit. K mg	Biotin mg	Rutin mg	Mesoinosit mg	Sonstige Bestandteile
Supradyn-Kapseln, Brausetabl. Hoffmann-La Roche	25000	20	5	10 Pantothenol 11,6 Ca-Salz	50	10	—	5	150	1000 D_2	10	—	0,25	—	—	+ Ca, Fe, Mg, Mn, Cu, Co, Mo, B, P je Kapsel
	25000	20	5		50	10	—	5	150	—	10	—	0,25	—	—	+ Ca, Fe, Mg, Mn, Cu, Mo, Co, Zucker je Brausetablette
Viliquid-Tropfen Desitinwerk, Hamburg	5000	3	3	10 Na-Salz	20	2	—	1	50	1000	2	—	—	—	—	je ml bzw. Dragee
Vi-Magna Lederle	5000	3,0	3,0 bzw. 2,0	1,0 Ca-Salz	20,0	0,2	1,0	1 bzw. 5	75,0	500	—	—	—	—	—	je Kapsel bzw. Teelöffel Sir.
Vi-Magna forte Lederle	5000	3	3	1	20	0,5	0,2	1	50	500	5	—	—	—	—	+ Bioelemente, Spurenelemente je Kapsel
Vitayutt Chemipharm GmbH, Saarbrücken	5000	2	1	10 Ca-Salz	15	1	—	—	50	800 D_2	2	—	—	—	—	+ 1 mg Benzoesäuresulfimid; je ml
	3000	2	2	5 Ca-Salz	20	1	0,5	1	50	500 D_2	5	—	0,01	—	20	+ Spurenelemente, Cholin; je Dragee
Vitamin „10", Orgapharm GmbH, München	1000	0,5 Nitrat	0,5	1,0 Ca-Salz	5,0	0,2	0,1	0,5	20,0	500 D_2	—	—	—	—	—	je Dragee
Vitaminets Hoffmann-La Roche	4000	10	2	10 Ca-Salz	20	3	—	1	50	400 D_2	1,5	—	0,05	—	—	+ Ca, Fe, Mg, Mn, P; je Drag.

Polyvitaminpräparate

Präparat	1	2	3	4	5	6	7	8	9	10	11	12	13	14	15	Bemerkungen
Viterra Pfizer	2500	1,5	1,5	2,5 Ca-Salz	12,5	0,25	—	0,5	25,0	250	1,15	—	—	—	—	je Kapsel, dazu 201,325 mg Spurenelemente (viel Calcium)
Vitamin-B-Kombinationspräparate																
Bevimult Desitin-Werk, Hamburg	—	6	2	6 Na-Salz	30	3	—	15	—	—	—	—	—	—	—	je ml
B-Viton-Kapseln C. F. Asche & Co., Hamburg	—	3,0	0,75	3,0 Ca-Salz	5,0	0,75	—	—	—	—	—	—	—	—	—	dazu Hefe 75,00 mg je Kapsel
Gevrabon Sirup Chem. Grünenthal, Stolberg/Rhld.	—	5	2,5	1,0 Panthenol	50	1	—	1	—	—	—	—	—	—	100	dazu 100 mg Cholin, 124 mg anorg. Best., 18% Alkohol in 15 ml
Iloban E. Merck, Darmstadt	—	5,0	0,5	—	10,0	—	—	10	—	—	—	—	—	—	—	je ml Leberextrakt
Lederplex Lederle	—	2,0 Nitrat	2,0	3,0 Ca-Salz	10,0	0,2	0,2	1,0	—	—	—	—	—	—	10,0	je Kapsel 20,0 mg Cholin u. 414,0 mg unlösliche Leberfraktion
Lederplex Lederle	—	0,5 Nitrat	0,5	0,5 freie Säure	2,5	0,05	0,05	1,25	—	—	—	—	—	—	2,5	je ml Sirup 5,0 mg Cholin und 117,5 mg lösl. Leberfraktion
Ledinac Lederle	—	1 Nitrat	1,5	1,25 freie Säure	5,3	0,15	1,5	30	—	—	—	—	9	—	23	+ Fe, Ca, P, hydrolysierte Leberproteide, Malzsirup; je 30 g

Einige handelsübliche Polyvitaminpräparate *(Fortsetzung)*

Name und Hersteller	Vit. A I.E.	Vit. B₁ mg	Vit. B₂ mg	Pantothensäurederiv. mg	Nicotinamid mg	Vit. B₆ mg	Folsäure mg	Vit. B₁₂ γ	Vit. C mg	Vit. D₃ I.E.	Vit. E (α-Toc. acet.) mg	Vit. K mg	Biotin mg	Rutin mg	Mesoinosit mg	Sonstige Bestandteile
Litrison-Sirup Hoffmann-La Roche	—	3	3	4,5 Pantothenol	9	3	—	1	—	—	—	—	0,15	—	—	+ 150 mg DL-Methionin u. 85 mg Cholintartrat je 5 ml
Neurotrat Bohnen	—	5	—	—	—	3	—	10	—	—	—	—	—	—	—	+ 300 mg Leberextrakt je Bohne
Ampullen Nordmark-Werke	—	100	—	—	—	100	—	300	—	—	—	—	—	—	—	+ 300 mg Leberextrakt, 6 mg Lidocain je Ampulle zu 3 ml
Polybion Merck, Darmstadt — forte	—	5	2	3 Ca-Salz	20	2	—	4	—	—	—	—	—	—	—	je Dragee
— Amp.	—	15	15	25 Ca-Salz 6 Panthenol	50	10	—	10	—	—	—	—	—	—	—	je Dragee
	—	10	4		40	4	—	8	—	—	—	—	—	—	—	je Ampulle
— Tropfen	—	50	20	30 Panthenol	200	20	—	40	—	—	—	—	—	—	—	in 20 ml
Polyvital Bayer, Leverkusen	—	2,8	0,084	0,256	0,56	0,028	—	—	—	—	—	—	—	—	—	+ Hefeextrakt; je ml
	—	3,3	0,1	0,333	0,60	0,033	—	—	—	—	—	—	—	—	—	+ Hefeextrakt; je Kapsel
Vitamin-B-Komplex Roche, Grenzach/Baden (BVK) Syn.	—	5,15 Nitrat	2	3 Ca-Salz	20	2	—	4	—	—	—	—	0,05	—	—	je Dragee
	—	5	2	—	20	2	—	4	—	—	—	—	0,25	—	—	je 2 ml Tropfen
— forte	—	15	15	25	50	10	—	—	—	—	—	—	—	—	—	je Dragee

Polyvitaminpräparate

Präparat														
— Ampulle	—	10	4	6 Panthenol	40	4	—	—	—	—	—	—	—	je Ampulle
— Sir.	—	5	2	3 Panthenol	20	2	—	—	—	—	—	—	—	je 5 ml
Vitamin-B-Komplex Organon Orgapharm/München	—	1,5	2	10	20 Nic.-Säure	2	0,25	—	—	—	—	—	—	dazu 100 mg Hefe je Dragee
Vitamin-B-Komplex „Bonz" Bonz & Sohn, Chem. Fabr., Böblingen/Württembg	—	10	5	5 Na-Salz	50	5	—	10	—	—	—	—	—	je Ampulle
	—	5	2	3 Ca-Salz	20	2	—	4	—	—	—	—	—	je Dragee
Vitamin-B-Komplex „Schi-Wa" (Schi-Wa-plex)	—	10	4	6 Panthenol	40	4	—	8	—	0,5	—	—	—	je Ampulle
	—	5	2	3 Ca-Salz	20	2	0,25	4	—	0,05	—	—	—	je Dragee
	—	5	2	3 Panthenol	20	2	0,24	4	—	0,25	—	—	—	je 2 ml Tropfen
Vitamin-B-forte-Komplex „Schi-Wa" (Schi-Wa-plex forte)	—	50	4	10 Panthenol	100	10	—	30	—	0,5	—	—	—	je Ampulle
	—	15	15	25 Ca-Salz	50	10	0,6	10	—	0,15	—	—	—	je Dragee
Schi-Wa GmbH, Glanzdorf, Krs. Osnabrück	—	15	2	25 Panthenol	50	10	0,6	10	—	0,5	—	—	—	je 2 ml Tropfen

In den letzten Jahren ist es üblich geworden, *Antibiotica*, insbesondere die „Breitspektrumantibiotica", mit Vitaminen zu kombinieren. Solche Präparate sind in der Tabelle nicht berücksichtigt (vgl. Antibiotica): *Geriatrica* enthalten oft zusätzlich Hormonpräparate.

Vitamineinheiten des täglichen Vitaminbedarfs und der Dosierung

Vitamin	Einheit	Ungefährer täglicher Bedarf	Durchschnittliche therapeutische Dosis[1]
A	1 I.E. = 0,3 γ Vit. A-Alkohol = 0,344 γ Vit. A-Acetat = 0,6 γ β-Carotin	2000–5000 I.E.	25000–200000 I.E.
D	1 I.E. = 0,025 γ krist. Vit. D_3	400–800 I.E.	5000–50000 I.E.
E	1 I.E. = 1 mg D,L-Tocopherolacetat	?	10–100 mg
K	keine I.E. festgelegt 1 Dam.E. = 0,1 γ Vit. K_1	–	1–5 mg
B_1	1 I.E. = 3 γ krist. Aneurinchloridhydrochlorid	1–2 mg	5–100 mg
Pantothensäure	keine I.E. festgelegt	?	10 mg
B_2	keine I.E. festgelegt	3 mg	2–20 mg
Nicotinamid	keine I.E. festgelegt	15 mg	150–500 mg
B_6	keine I.E. festgelegt	2–4 mg	40–80 mg
Biotin	keine I.E. festgelegt	0,01 mg	5–10 mg
Mesoinosit	keine I.E. festgelegt	1 mg	100 mg
B_{12}	keine I.E. festgelegt	1–3 γ	50–100 γ in der Woche
Folsäure	keine I.E. festgelegt	1–2 mg	5–20 mg
C	1 I.E. = 0,05 mg krist. L-Ascorbinsäure	75 mg	200–1000 mg

[1] Prophylaktisch werden meist Mengen verabfolgt, die an der oberen Grenze des ungefähren Bedarfs liegen.

Die Vitaminisierung von Lebensmitteln

Eine zusammenfassende Darstellung über die Situation in einer Reihe von europäischen und außereuropäischen Ländern haben S. W. SOUCI u. A. SCHILLINGER gegeben [Dtsch. Leb. Rdsch. 52, 49 (1956)].

In Deutschland wurde am 1. 9. 1942 die „Verordnung über vitaminisierte Lebensmittel" (Reichsges.-Bl. I, 1942, S. 538) erlassen. Danach dürfen „Lebensmittel, deren Vitamingehalt ganz oder teilweise auf einem Zusatz von natürlichen oder synthetischen Vitaminen oder von besonders vitaminreichen Stoffen oder auf der Anwendung von chemischen, physikalischen oder biologischen Verfahren beruht", nur dann mit einem Hinweis auf ihren Vitamingehalt in den Verkehr gebracht werden, wenn sie beim Reichsgesundheitsamt (jetzt bei den Gesundheitsbehörden der Länder) angemeldet worden sind. Nach § 1 (2) dieser Verordnung kann die zuständige Behörde den Verkehr mit vitaminisierten Lebensmitteln einschränken oder untersagen. Als Vitamine im Sinne der Verordnung gelten auch die Provitamine. Die Art und Menge der zugesetzten Vitamine sowie das Herstellungsdatum müssen auf der Verpackung angegeben werden. – Da diese Verordnung nicht mehr in allen Punkten den jetzigen Verhältnissen entspricht, ist in der Deutschen Bundesrepublik ein

Richtlinien für die Bewertung des Vitamingehaltes eines Lebensmittels auf Grund der Schweizer Bestimmungen

Vitamin	„genügend"	„reich"
A	1000 I.E. (entspr. 0,3 mg Vit.-A-Alkohol	3000 I.E. (entspr. 0,9 mg Vit.-A-Alkohol)
B_1	0,240 mg	0,720 mg
B_2	0,300 mg	1,0 mg
Nicotinsäureamid	30 mg	100 mg
C	15 mg	45 mg
D	150 I.E. (entspr. 0,0038 mg)	450 I.E. (entspr. 0,0113 mg)

"Entwurf für die Neufassung der Verordnung über vitaminisierte Lebensmittel" vom „Ausschuß Lebensmittelchemie der Arbeitsgemeinschaft der für das Gesundheitswesen zuständigen Minister" ausgearbeitet worden. Literatur siehe S. W. Souci u. A. Schillinger.

In der Schweiz gelten die „Leitsätze über die Bewilligung von Anpreisungen vitaminhaltiger Lebensmittel" vom 2. 8. 1940. Danach darf der Vitamingehalt eines Lebensmittels als „genügend" bzw. „reich" bezeichnet werden, wenn in der Tagesration des Lebensmittels die in der vorhergehende Tabelle angeführten Vitaminmengen enthalten sind.

Das am häufigsten vitaminisierte Lebensmittel ist die Margarine. Die nachfolgende Tabelle zeigt, welche Zusätze in verschiedenen Ländern üblich sind.

Die Vitaminzusätze zur Margarine in verschiedenen Ländern

Land	Zusatz pro kg Margarine Vitamin A	Vitamin D
Dänemark	14000 I.E. als Vitamin A und 6000 I.E. als β-Carotin (entspr. 4,2 mg Vit.-A-Alkohol u. 3,6 mg β-Carotin)	500 I.E. (entspr. 0,0125 mg)
Deutsche Bundesrepublik	20000 I.E. (entspr. 6,0 mg Vit.-A-Alkohol)	300 I.E. (entspr. 0,0075 mg)
Westberlin	30000 I.E. (entspr. 9,0 mg Vit.-A-Alkohol)	–
England	30000 I.E. (entspr. 9,0 mg Vit.-A-Alkohol)	2900–3500 I.E. (entspr. 0,0725 bis 0,0875 mg)
Niederlande	22000 I.E. (entspr. 6,6 mg Vit.-A-Alkohol)	1000 I.E. (entspr. 0,0250 mg)
Norwegen	20000 I.E. (entspr. 6,0 mg Vit.-A-Alkohol)	2500 I.E. (entspr. 0,0625 mg)
Schweden	30000 I.E., wovon 5000 I.E. als β-Carotin vorliegen dürfen (entspr. 9,0 mg Vit.-A-Alkohol bzw. 7,5 mg Vit.-A-Alkohol u. 3,0 mg β-Carotin)	1500 I.E. (entspr. 0,0375 mg)
Schweiz	22000 I.E. (entspr. 6,6 mg Vit.-A-Alkohol)	kein Zusatz
USA	33000 I.E. (früher 20000) [entspr. 9,9 mg Vit.-A-Alkohol (früher 6,0 mg)]	keine Mengenangabe

Antivitamine

Die Antivitamine gehören zu der größeren Gruppe der Antimetabolite. Man versteht darunter unphysiologische Substanzen, die auf Grund einer Affinität zu einem biologischen Reaktionssystem, meist einer Fermentreaktion, den natürlichen Reaktionspartner nach dem Massenwirkungsgesetz verdrängen (competitive inhibition), ohne dessen physiologische Funktion zu übernehmen. Den Grad der Verdrängung kann man zahlenmäßig erfassen mit dem Hemmungsindex. Dieser ergibt sich aus der folgenden Gleichung:

$$\text{Enzymsubstrat} + \text{Hemmstoff} \rightleftarrows \text{Enzymhemmstoff} + \text{Substrat}.$$

Daraus ergeben sich die Konstanten:

$$\frac{[\text{Enzym}] \times [\text{Substrat}]}{[\text{Enzymsubstrat}]} = k_S \quad \frac{[\text{Enzym}] \times [\text{Hemmstoff}]}{[\text{Enzymhemmstoff}]} = k_H$$

$$\text{Hemmungsindex} \frac{[\text{Hemmstoff}]}{[\text{Substrat}]} = \frac{k_S \times [\text{Enzymhemmstoff}]}{k_H \times [\text{Enzymsubtrat}]}.$$

Ein altbekanntes Beispiel für eine solche Verdrängungsreaktion ist die Kohlenoxidhämoglobinbildung. Ohne das übrige Hämoglobinmolekül zu verändern, tritt dabei das

CO am Fe^{2+} des Hämoglobins an die Stelle des O_2, wobei die Affinität des CO zum Hämoglobin etwa 250mal größer ist als die des Sauerstoffs. Der Hemmungsindex beträgt 1 : 250.

Strenge zahlenmäßige Beziehungen sind vor allem aus Versuchen mit Mikroorganismen gewonnen worden. Am komplizierteren Organismus des Tieres und des Menschen sind die Antagonismen zwar ebenfalls ausgeprägt, in ihrem quantitativen Verhalten aber wegen des chemischen Umbaus und Ausscheidung der Hemmsubstanz wesentlich unübersichtlicher.

Die Antivitamine haben zur Erzeugung experimenteller Avitaminosen Bedeutung erlangt. Sie spielen aber auch eine wichtige praktische Rolle. So beruht die Wirkung der Sulfonamide auf ihrer Antivitamineigenschaft gegenüber der p-Aminobenzoesäure, einem essentiellen Wachstumsvitamin für viele Bakterien. Am Menschen kann es bei länger dauernder Anwendung des Tuberkulosemittels Isonicotinsäurehydrazid auf dem Wege der Verdrängung zu einer Pyridoxinhypovitaminose kommen. Beispiele für Antivitamine:

1. Ersatz einer Carboxylgruppe durch einen Sulfosäurerest bzw. eine Ketogruppe:

Vitamin	Antivitamin
p-Aminobenzoesäure	Sulfanilamid, p-Aminoacetophenon
Nicotinsäure	Pyridin-3-sulfosäure, 3-Acetylpyridin
Pantothensäure	Thiopansäure (= Pantoyl-taurin), Phenylpantothenon

2. Veränderungen in Ringsystemen:

Vitamin	Antivitamin
Thiamin	Pyrithiamin (Thiazol- durch Pyridinring ersetzt)
Nicotinsäureamid	5-Thiazolcarbonsäureamid (Pyridin- durch Thiazolring ersetzt)
Lactoflavin	2,4-Diamino-7,8-dimethyl-10-d-ribityl-5,10-dihydrophenazin
Biotin	Desthiobiotin

3. Veränderung von Seitenketten:

Vitamin	Antivitamin
Thiamin	Oxythiamin (Oxyaneurin), Butylthiamin
Riboflavin	Araboflavin (statt Ribose Arabinose), Dichlorflavin
Pyridoxin	Desoxypyridoxin
Folinsäure	7-Methylfolinsäure

4. Homologe Substanzen:

Vitamin	Antivitamin
Pantothensäure	Pantoylglycin, Pantoyl-γ-aminobuttersäure
Biotin	Homobiotin enthält $(CH_2)_5$ statt $(CH_2)_4$, Norbiotin.

Außer durch Verdrängung können Vitamine auch durch andere Mechanismen unwirksam gemacht werden. So kommt bei gewissen Fischen ein Ferment Thiaminase vor, das Aneurin spaltet. Verfütterung solcher Fische erzeugt im Experiment eine schwere B_1-Avitaminose. Auch in Pflanzen wurden thiaminzerstörende Substanzen gefunden. Ein andersartiges Beispiel der Inaktivierung liegt beim Biotin vor, das durch das im Eiklar vorkommende Avidin gebunden und dadurch unwirksam gemacht wird.

Zytostatica

In der Gruppe der Zytostatica sind Stoffe zusammengefaßt, die in der Chemotherapie von Tumoren, insbesondere von verschiedenen Krebsformen, von Leukämien, der Lymphogranulomatose (Hodgkinschen Krankheit) sowie von Polyzythämien verwendet werden. Sie hemmen nach verschiedenen Wirkungsmechanismen allgemein die Zellvermehrung, bevorzugt die von rasch wachsenden Geweben. Ihre Wirkung ist somit nicht spezifisch gegen das maligne Wachstum gerichtet, sondern betrifft auch normale Zellen. Dies erklärt das Auftreten von Nebenwirkungen, die bei längerem Gebrauch von Zytostatica fast unvermeidlich sind. Besonders häufig kommt es dabei zu Störungen am Knochenmark, an den Keimdrüsen, am Haarwachstum und an der Darmschleimhaut. Sofern die Substanzen durch die Placentarschranke gehen, können auch Schädigungen an Foeten auftreten. Schließlich wird auch die Bildung von Abwehrstoffen (Immunkörpern) gehemmt. Dieser Effekt wird zur Zeit therapeutisch bei Organverpflanzungen ausgenützt. Da Zytostatica in den Stoffwechsel der Nucleinsäuren, auch den der Desoxyribonucleinsäuren, eingreifen, ist es möglich, daß in überlebenden Zellen Mutationen erzeugt werden. Diese mutagene Wirkung muß bei der Indikationsstellung berücksichtigt werden.

Im weiteren Sinne gehören zu diesem Kapitel auch die in der zytostatischen Therapie verwendeten Hormone (Nebennierenrinde, Gonaden). Sie seien hier nur erwähnt, da sie an anderer Stelle ausführlich abgehandelt werden. Auch auf die Verwendung von radioaktiven Isotopen (z. B. Radiojod, Radiogold) in der Tumortherapie sei in diesem Zusammenhang hingewiesen.

Insgesamt haben in der Tumortherapie Operation und Bestrahlung nach wie vor den Vorrang vor der Chemotherapie. Nur wo die beiden ersten Maßnahmen nicht oder nicht mehr möglich sind, wird man die Zytostatica alleine verwenden.

Nachfolgende Einteilung wird dem Abschnitt zugrunde gelegt:

A. Alkylantien (Stickstofflost-Analoga, Äthyleniminderivate, Oxiranderivate).
B. Antimetaboliten des Nucleinsäurestoffwechsels.
C. Naturstoffe mit zytostatischem Effekt.
D. Antibiotica.
E. Andere Präparate.

Zu A. Der Wirkungsmechanismus der alkylierenden Substanzen wird in der Übertragung von Alkylgruppen auf biologische Substrate gesehen. Solche Veränderungen an den Nucleinsäuren sind besonders folgenschwer, da sie unmittelbar am Zellwachstum und an der Zellteilung beteiligt sind. Da ein Wirkungsbild resultiert, das formal den Folgen einer Bestrahlung ähnlich ist, werden die Alkylantien auch als Radiomimetica bezeichnet.

Zu B. Die Antimetabolite hemmen kompetitiv die Bildung von Nucleinsäuren, insbesondere von Desoxynucleinsäure. Die hierher gehörigen Antifolsäuren greifen in die Übertragung von C_1-Bruchstücken in die Basen der Nucleotide ein, die Antipurine und die Antipyrimidine in die Polymerisierung der Nucleinsäurebausteine.

A. Alkylantien

$$R_1-N \begin{matrix} \diagup CH_2-CH_2Cl \\ \diagdown CH_2-CH_2Cl \end{matrix}$$

Nr.	R_1 bzw. Formel	Internationale Bezeichnung	Eingetragene Warenzeichen und sonst übliche Bezeichnungen
		I. Stickstofflostderivate	
1	Methyl	Chloraethazin	Chloramin (Simes) Chlorethazin (2,2'-Dichlor)-diäthylmethylamin β,β'-Dichlordiäthylmethylamin Mechloraethamin Mechlorethamin Methyl-bis-(2-chloraethyl)-amin Methyl-(β,β'-dichlor)-diaethylamin Mustine-hydrochloride BP 63 Stickstofflost

A. Alkylantien (*Fortsetzung*)

Nr.	R₁ bzw. Formel	Internationale Bezeichnung	Eingetragene Warenzeichen und sonst übliche Bezeichnungen
2	β-Naphthyl	Chlornaphazin	Chloronaftina (Simes, Mailand) Erysan (Meco-Dumex) β,β′-Dichlordiäthyl-naphthyl-amin
3	2,6-Dihydroxypyrimidyl (Uracilyl)	Chlor-aethaminacil	Uracil-Lost Uracil-Mustard (Upjohn) Dopan (UdSSR)
4	[Phenyl]–CH₂–CH₂–CH₂–COOH	Chlorambucil	4-[4′-(Bis-β-chloräthyl)-amino]-phenylbuttersäure 4-[N-Bis-(2′-chloräthyl)-4-aminophenyl]-buttersäure Chlorambucil BP 63 Chloraminophen Amboclorin (Simes) p-[Di-(2-chloräthyl)-amino]-phenylbuttersäure Leukeran (Burroughs Wellcome)
5	[Phenyl]–CH₂–CH(NH₂)–COOH	Melphalan	Alkeran (Burroughs Wellcome) 3-[p-(Bis-2-chloräthyl)-4′-aminophenyl]-alanin 3-[N-Bis-(2″-chloräthyl)-4′-aminophenyl]-2-amino-propionsäure [Di-(2′-chloräthyl)-4-amino]-L-phenylalanin Sarcoclorin (Simes) Sarcolyszin (UdSSR)
6	β-Chloräthyl	Trimustin	Sinalost (Nordmark Werke GmbH) Tri-(β-chloraethyl)-amin Trillekamin (Crookes-Barnes Laboratories Inc. USA) 2,2′,2″-Trichlortriäthylamin β,β′,β″-Trichlortriäthylamin Tris-(2-chloräthyl)-amin Trimitan (VEB Ankerwerke DDR)
7	N′,O-Trimethylenphosphorsäure-ester-diamidyl	Cyclo-phosphamid	Cyclophosphamid DAB 7 – DDR Cyclophosphamide (BP 63 – Add. 64) N,N-Bis-(2-chloräthyl)-N′,O-propylenphosphorsäure-ester-diamid N,N-Bis-(β-chloräthyl)-N′,O-trimethylenphosphorsäure-ester-diamid 2-[Di-(β-chloräthyl)]-amino-1-oxa-3-aza-2-phosphacyclohexan-2-oxid
8	$-P{=}O$ mit NH–CH₂–CH₂–CH₂OH und OCH₂–CH₂Cl	Trichlor-äthoxy-phosphamid	Mitarson (Asta)

A. Alkylantien (Fortsetzung)

Nr.	R_1 bzw. Formel	Internationale Bezeichnung	Eingetragene Warenzeichen und sonst übliche Bezeichnungen
9	$ClCH_2-CH_2$ \ $O^\ominus-N^\oplus-CH_3$ / $ClCH_2-CH_2$	Mechloräthaminoxid	Methyl-bis-(β-chloräthyl)-amin-N-oxid Nitromin (Takeda, Osaka/Jap.) Mitomen (Asta)
10	$CH_3-CH-CH_2-N\begin{smallmatrix}CH_2-CH_2Cl\\CH_2-CH_2Cl\end{smallmatrix}$ mit Cl an CH	Novembichine	Novembichinum Ross. 9 2-Chlorpropyl-bis-(β-chloräthyl)-aminhydrochlorid
11	$ClCH_2-CH_2-NH-CH_2-CH-OH$ $\vert$ $CH-OH$ $\vert$ $CH-OH$ $\vert$ $ClCH_2-CH_2-NH-CH_2-CH-OH$	Mannomustin	Mannomustine Hydrochloride (BPC 63) 1,6-Bis-(β-chloraethyl-amino)-1,6-di-desoxy-D-mannit 1,6-Di-desoxy-1,6-bis-(2-chloraethylamino)-D-mannit Degranol (Berk Pharmaceuticals)

II. Aethyleniminderivate

Nr.	Formel	Internationale Bezeichnung	Eingetragene Warenzeichen und sonst übliche Bezeichnungen
1	Tris-(aziridinyl)-P=S	Thiotepa	Thiophosphorsäure-tri-(aethylenimid) Thiophosphorsäure-N,N',N''-triaethylentriamid N,N',N''-Triaethylen-thiophosphorsäuretriamid Tris-(1-aziridinyl)-phosphinsulfid Thiotepa (Lederle), Onco-Thiotepa (Simes)
2	Bis(aziridinyl)-P(=O)-N(C$_2$H$_5$)-thiadiazolyl	Azetepa (Lederle)	Bis-äthylenimino-N-äthyl-1,3,4-thiodiazolyl-(2)-phosphorsäureamid
3	Bis(aziridinyl)-P(=O)-NH-COOCH$_2$-C$_6$H$_5$	Benzodepa	Benzyl-[N-(di-aziridinyl)-phosphinyl]-carbamat N-[(Di-aziridinyl)-phosphinyl]-carbamidsäurebenzylester Dualar (Armour USA)
4	Bis(2,2-dimethyl-aziridinyl)-P(=O)-NH-COOC$_2$H$_5$	Meturedepa	N-[Bis-(2,2-dimethyl-äthylenimino)-phosphoryl-]-carbamidsäureäthylester Dimethyl-urethimine Phosphorsäure-[N,N'-di-(1,1-dimethyl-äthylen)-imid]-N''-äthoxycarbonylamid Turloc (Armour)
5	Bis(aziridinyl)-P(=O)-NH-COOC$_2$H$_5$	Uredepa	N-[Bis-(äthylenimino)-phosphoryl]-carbamidsäureäthylester

A. Alkylantien (*Fortsetzung*)

Nr.	R₁ bzw. Formel	Internationale Bezeichnung	Eingetragene Warenzeichen und sonst übliche Bezeichnungen
6	*(Strukturformel: 2,4,6-Tris-(aziridinyl)-1,3,5-triazin)*	Tretamin	TEM (Lederle, Simes) 2,4,6-Triaethylenimino-s-triazin Triaethylenmelamin Triamelin (Imperial Chemicales). 2,4,6-Tris-(aethylenimino)-1,3,5-triazin 2,4,6-Tris-(1'-aziridinyl)-1,3,5-triazin
7	*(Strukturformel: 2,3,5-Tris-aethylenimino-benzochinon)*	Triaziquonum	Trenimon (Bayer) 2,3,5-Tris-aethylen-imino-benzochinon-(1,4)

III. Oxiranderivate

Nr.	R₁ bzw. Formel	Internationale Bezeichnung	Eingetragene Warenzeichen und sonst übliche Bezeichnungen
1	*(Strukturformel: Triäthylenglykol-diglycidyläther)* HC—CH₂ mit O; H₂C—(OCH₂—CH₂)₃—O; H₂C—CH—CH₂ mit O	Epodyl (ICI)	1,2-15,16-di-epoxy-4,7,10,13-tetraoxahexadecan Triäthylenglykol-diglycidyläther

B. Antimetaboliten

Nr.	R₁ bzw. Formel	Internationale Bezeichnung	Eingetragene Warenzeichen und sonst übliche Bezeichnungen
	I. Folsäurederivate		
1	*(Strukturformel Aminopterin/Methotrexat)* H₂N-, NH₂, N—CH₃, C=O, HO-C-CH₂-CH₂-CH-NH, C-OH	Aminopterin	4'-Aminofolsäure 4-Amino-pteroyl-glutaminsäure 4'-Desoxy-4'-aminofolsäure N-{4-[(2',4'-Diamino-6'-pteridylmethyl)-amino]-benzoyl}-glutaminsäure Methotrexat (USP XVII, Lederle)
2	s. 1.	Aminopterin-Natrium	Di-natriumsalz der 4'-Aminofolsäure Di-natriumsalz der 4-Aminopteroylglutaminsäure Aminopterin-Natrium (Lederle)

Zytostatica-Übersicht

B. Antimetaboliten (*Fortsetzung*)

Nr.	R₁ bzw. Formel	Internationale Bezeichnung	Eingetragene Warenzeichen und sonst übliche Bezeichnungen
		II. Purinderivate	
1	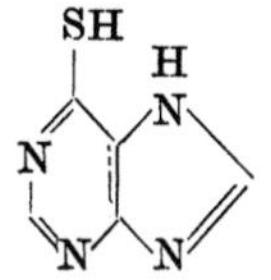 (Struktur 6-Mercaptopurin)	Mercaptopurin	Mercaptopurin (USP XVII, BP 63) 6-Mercaptopurin Mercapto purina (Simes) Puri-Nethol (Burroughs Wellcome, USA)
2	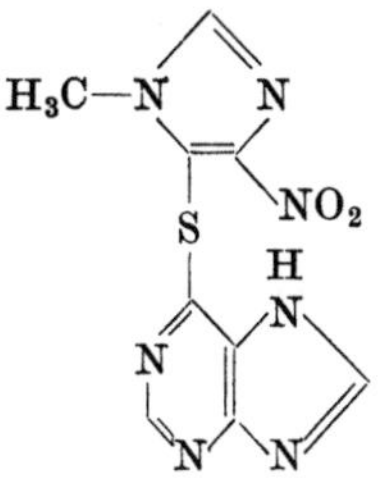 (Struktur Azathioprin)	Azathioprin	6-(4'-Nitro-1'-methyl-5'-imidazolyl)-mercaptopurin Imuran (Burroughs Wellcome)
		III. Pyrimidinderivate	
1	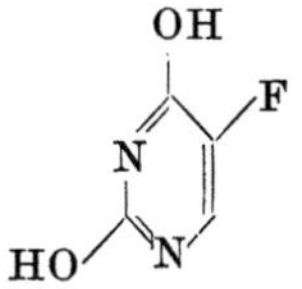 (Struktur Fluracil)	Fluracil	2,6-Dihydroxy-5-fluor-pyrimidin 5-Fluor-uracil Fluoro-Uracil (Roche)

C. Naturstoffe mit zytostatischem Effekt

1. Demecolcin
   Colcemide (Ciba)
   Demecolcine
   Desacetyl-N-methyl-colchicin

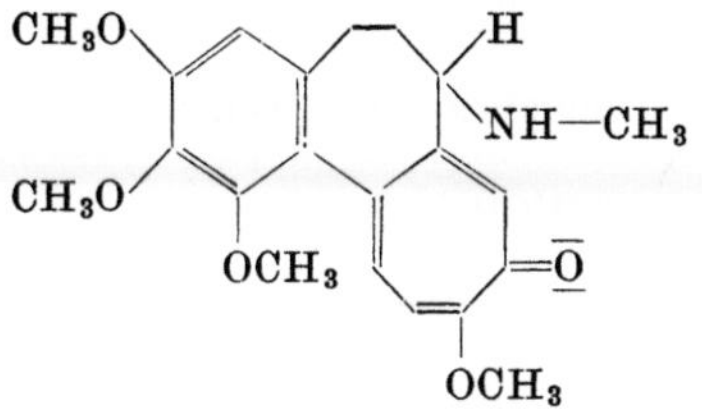

2. 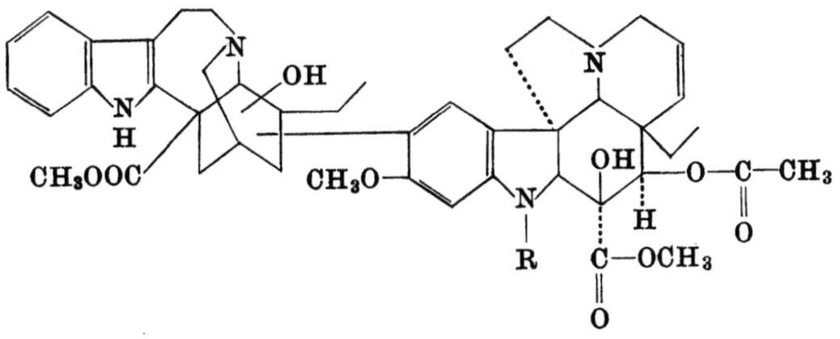
   a. R = CH₃   Vinblastin Velbe (Lilly)
   b. R = —C(H)(=O)   Vincristin (Lilly)

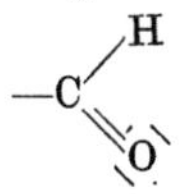

3.

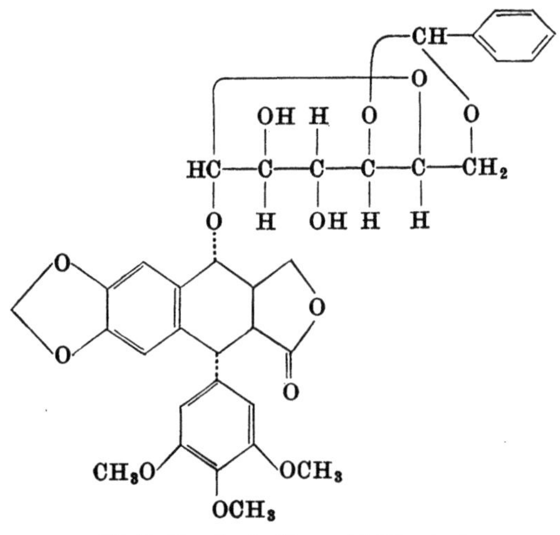

SP-G (Sandoz). Proresid (Sandoz)

4.

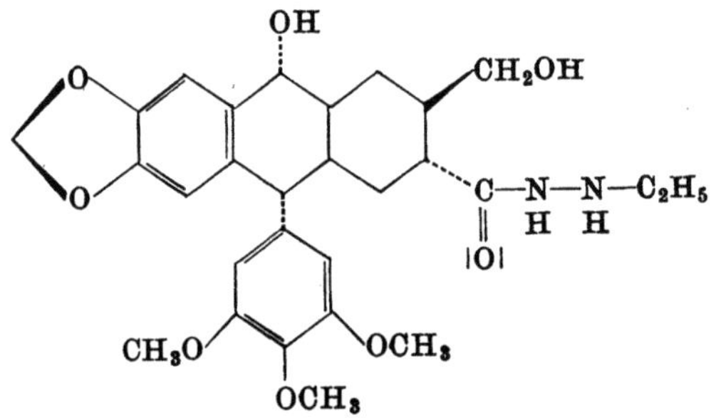

Podophyllinsäureäthylhydrazid. SP-I-(Sandoz). Proresid (Sandoz)

D. Antibiotica mit zytostatischem Effekt

1.

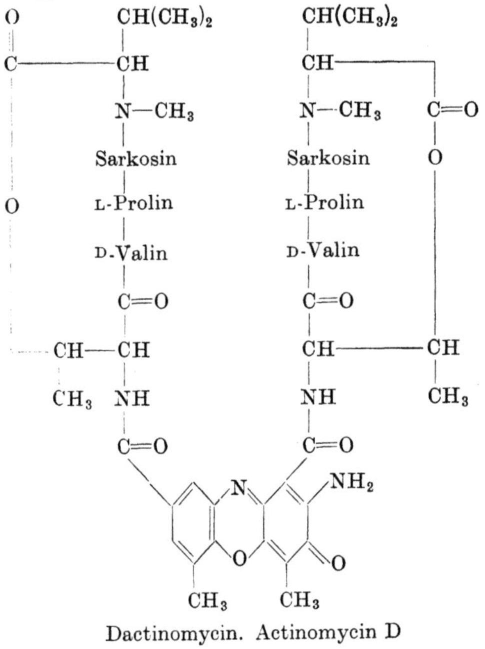

Dactinomycin. Actinomycin D

2. Actinomycin C (Bd. I, 1040)
Cactinomycin

3.
$$N\equiv\overset{\oplus}{N}-\overset{\ominus}{CH}-\underset{O}{\overset{\|}{C}}-O-CH_2-\underset{NH_2}{CH}-COOH$$

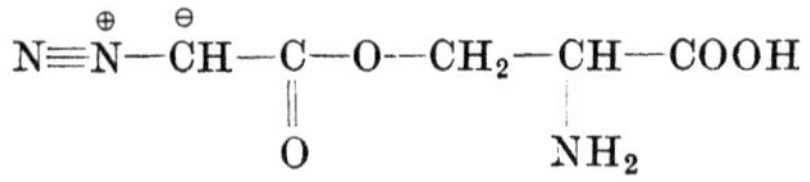

Azaserin (Parke-Davis)
Diazoessigsäure-serinester

4.
$$N\equiv\overset{\oplus}{N}-\overset{\ominus}{CH}-\underset{O}{\overset{\|}{C}}-CH_2-CH_2-\underset{NH_2}{CH}-COOH$$

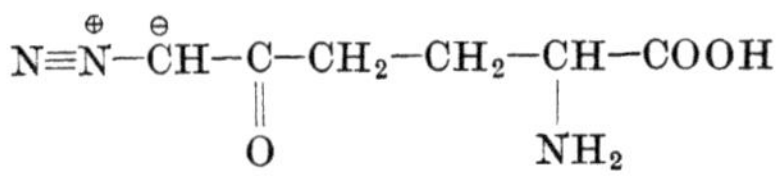

6-Diaza-5-oxo-L-norleucin

E. Andere Präparate

1.

$CH_3—SO_2—O—(CH_2)_4—O—SO_2—CH_3$

Busulfan
Busulphan (BP 63, USP XVII)
Butandiol-1,4-bis-methylsulfonat
Myleran (Burroughs Wellcome)
1,4-Bis-(methansulfonoxy)-butan
Miclucin (Simes)
Sulfabutin (Sanabo)

2.

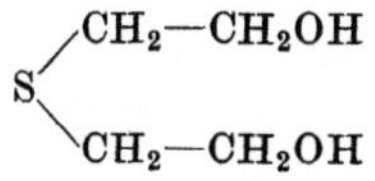

$S(CH_2—CH_2OH)_2$

Thiodiglycol
Bis-(2-hydroxyäthyl)-sulfid
Tedegyl (Labaz)

3.

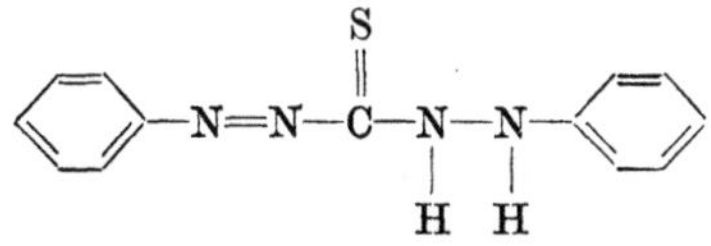

Ph—N=N—C(=S)—N(H)—N(H)—Ph

Diphenyl-thiocarbazon
Diphenyl-thiocarbazone
Dithizon (Fischers Scientific)

4.

$H_2N—COOC_2H_5$

Urethanum (DAB 7 – BRD, DAB 7 – DDR, ÖAB 9, BP 63, BPC 63)
Aethylurethan
Carbaminsäureäthylester

5.

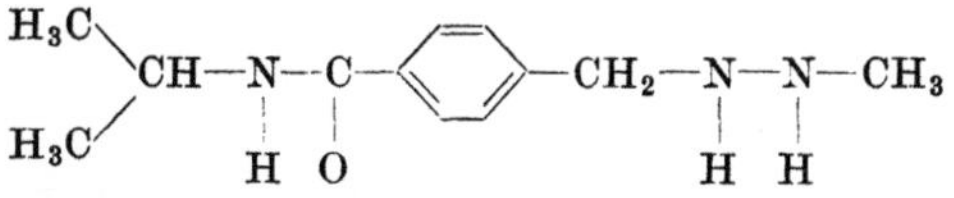

$(H_3C)_2CH—N(H)—C(=O)—C_6H_4—CH_2—N(H)—N(H)—CH_3$

Natulan (Roche)
1-Methyl-2-p-(isopropylcarbamoyl)-benzyl-hydrazin

6.

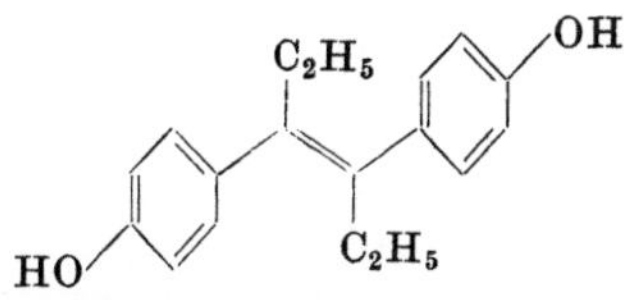

Diaethylstilboestrol[1]
Diaethylstilboestrolum (DAB 6 – 3. Nachtr.)
d,d'-Diaethyl-4,4'-dihydroxystilben
Diaethyl-dioxystilben
4,4'-Dioxy-α,α'-diaethylstilben
Trans-3,4-Di-(p-oxyphenyl)-3-hexan
Stilboestrol

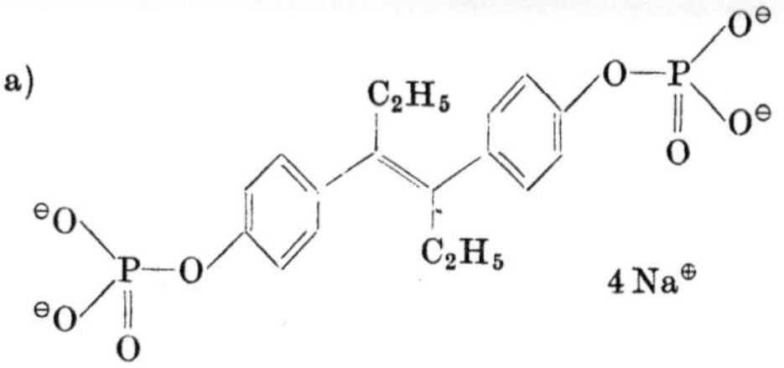

a) als Tetra-natrium Diphosphat DAB 7 – DDR

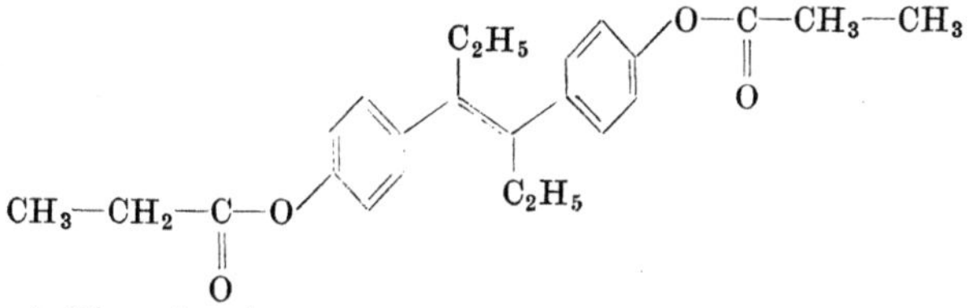

b) als Dipropionat

Diaethylstilboestrolum dipropionicum (DAB 6 – 3. Nachtr., DAB 7 – BRD, DAB 7 – DDR Ross. 9, Dan. IX)
Diaethylstilboestroldipropionat
4,4'-(Dipropionoxy)-α,α'-diaethylstilben

---

[1] Siehe auch Hormone, S. 165ff.

A. Alkylantien

I. Stickstofflostderivate

Mustine Hydrochloride BP 63. Chloraethazin-hydrochlorid (INN). Chlorethazin-hydrochlorid. (2,2′-Dichlor)-diäthylamin-hydrochlorid. β-Dichlordiäthylmethylamin-hydrochlorid. Mechloraethamin-hydrochlorid. Mechlorethamin-hydrochlorid. Methyl-bis-(2-chloraethyl)-amin-hydrochlorid. Methyl-(β,β′-dichlor)-diaethylamin-hydrochlorid.

$C_5H_{12}Cl_3N$ Formel A. I-1   M.G. 192,52

Gehalt. Mindestens 98% und nicht mehr als 101,0% an $C_5H_{12}Cl_3N$.

Herstellung. Durch Einwirken von Thionylchlorid auf Di-(2-hydroxyäthyl-)-methylamin [Chem. Zbl. VI, 2817 (1935); I, 30 (1942)].

Eigenschaften. Weißes, oder nahezu weißes, kristallines, sehr hygroskopisches, blasenziehendes Pulver; leicht lösl. in W., lösl. in A. Fp. 108° (BP 63).

Erkennung (BP 63). 1. Etwa 50 mg Substanz löst man in 5 ml W. und gibt 1 ml Natriumhydroxidlsg. hinzu; es bilden sich ölige Tröpfchen, die sich durch Erwärmen auflösen. – 2. Es werden etwa 50 mg Substanz in 5 ml W. gelöst und 0,02 ml $K_2[HgJ_4]$-Lsg. zugegeben, worauf ein cremefarbener Niederschlag entsteht.

Gehaltsbestimmung. Zu 0,2 g gibt man 15 ml 1 n alkoholische Kalilauge und 15 ml W., kocht 2 Std. am Rückflußkühler, konzentriert durch Erhitzen auf dem Wasserbad auf etwa das halbe Volumen, verdünnt auf 150 ml mit W., fügt 3 ml Salpetersäure sowie 50 ml 0,1 n Silbernitratlsg. hinzu. Nach kräftigem Schütteln wird filtriert und das Filtrat mit W. gewaschen. Filtrat und Waschwasser werden vereinigt und mit 0,1 n Ammoniumrhodanidlsg. (Eisenammoniumsulfatlsg. als Indikator) titriert. 1 ml 0,1 n Silbernitratlsg. entspr. 0,006418 g $C_5H_{12}Cl_3N$ (BP 63).

Anwendung. Bei Lymphogranulomatose, Lymphosarkom, Leukämie, Polycythaemia rubra. Die Wirkung kann mehrere Monate anhalten; eine zweite Behandlung ist meistens weniger erfolgreich.

Als Nebenerscheinungen treten bei den behandelten Patienten oft Nausea und Erbrechen auf. Subcutane Injektion von 0,5 bis 1 mg Scopolaminhydrobromid oder orale Verabfolgung von 0,2 g Pyridoxinhydrochlorid sollen diese Nebenwirkungen unterdrücken.

Dosierung. Bei intravenöser Verabreichung 400 μg/kg Körpergewicht als Einzeldosis oder verteilt über 4 Tage.

Handelsformen: Chloramin (Simes), Dichloren (Ciba, Wehr/Baden), Mustine Hydrochloride (Boots, England), Sinalost (Nordmark-Werke).

Chlornaphazin (INN). β,β′-Dichlordiäthyl-naphthylamin.

$C_{14}H_{15}Cl_2N$ Formel A. I-2   M.G. 268,19

Gehalt. Mindestens 98,3%, höchstens 100,5% $C_{14}H_{15}Cl_2N$.

Eigenschaften. Farblose oder schwach gelb gefärbte, geruchlose Kristalle. Wird die Substanz der Lichteinwirkung ausgesetzt, so verfärbt sie sich gelb. Unlösl. in Äthanol, leicht lösl. in Ae. und Chlf. Fp. 52,0 bis 55,0°.

$E_{1\ cm}^{1\%}$ (in abs. A.): 348 mμ = 103 ± 5; 296 mμ = 377 ± 12; 286 mμ = 432 ± 12; 254 mμ = 2050 ± 150.

Erkennung. 1. 0,1 g Substanz wird in 2 ml 37%iger Salzsäure durch schwaches Erwärmen gelöst; anschließend werden 10 ml W. hinzugefügt. Es entsteht eine opaleszierende Trübung. – 2. 0,1 g Substanz reagiert heftig mit 2 ml 69%iger Salpetersäure; nach Zugabe von 10 ml W. zu der rotbraunen Lsg. entsteht ein rotbrauner flockiger Niederschlag.

Gehaltsbestimmung. Der Gehalt wird nach der Kjeldahl-Methode ermittelt. 1 ml 0,1 n Salzsäure entspr. 0,02682 g $C_{14}H_{15}Cl_2N$.

Anwendung. Lymphogranulomatose, lymphatische Leukämie, chronische leukämische Myelose, Polycythaemia rubra.

Dosierung. 1. Intramuskuläre Verabreichung: 1 Amp. mit 200 mg pro Tag. 2. Peroral: 1 bis 2 Kapseln (100 mg) pro Tag für Behandlungszyklen von 10 bis 15 Tagen.

Aufbewahrung. Kühl, in luftdicht verschlossenen Behältern aufzubewahren.

Handelsformen: Erysan (Meco-Dumex, Tabletten), Chloronaftine (Simes, Kapseln, Ampullen).

Chloraethaminacil (INN). 5-[Bis-(β-chloräthyl-)amino]-uracil. Uracil-Lost. Uracil-Mustard.

$C_8H_{11}Cl_2N_3O_2$ Formel A. I-3   M.G. 252,11

Herstellung.

[Reaktionsschema: 5-Amino-uracil + 2 H₂C—CH₂ (Ethylenoxid) → in wss. Essigsre. bei 0°–5° → 5-[Bis-(β-hydroxyäthyl)amino]-uracil → mit SOCl₂ → 5-[Bis-(β-chloräthyl)amino]-uracil]

Eigenschaften. Weiße, geruchlose Kristalle, die bei 203 bis 206° unter Zersetzung schmelzen und sich nur wenig in M. sowie Aceton lösen.

Erkennung. Das UV-Absorptionsspektrum einer 2,5%igen alkoholischen Lsg. von Chloraethaminacil zeigt ein Maximum bei 256 ± 3 mμ, eine Schulter bei 295 ± 3 mμ und ein Minimum bei 232 ± 3 mμ. Die Extinktion bei 256 ± 3 mμ darf um nicht mehr als 3% von dem Extinktionswert einer Standardvergleichslsg. abweichen.

Gehaltsbestimmung. 100 mg Substanz werden in einen 200-ml-Meßkolben eingewogen, in 50 ml A. gelöst und der Kolben mit weiterem A. aufgefüllt. Danach werden 5 ml dieser Lsg. in einen 100-ml-Meßkolben gegeben, mit A. bis zur Marke aufgefüllt und gut umgeschüttelt. Die Extinktion dieser Lsg. wird in einem geeigneten UV-Spektrophotometer bei 256 mμ ermittelt.

Anwendung. Lymphatische Leukämie, Kaposi-Sarkom, Lymphoblastome, Morbus Hodgkin.

Dosierung. Oral: 0,01 bis 0,03 mg/kg Körpergewicht, täglich einige Wochen lang.

Handelsformen: Uracil-Lost, Uracil-Mustard (Upjohn).

Chlorambucil BP 63, (INN). 4-[4'-(Bis-β-chloräthyl)-amino]-phenylbuttersäure. 4-[N-Bis-(2'-chloräthyl)-4-aminophenyl]-buttersäure. Chloraminophen. p-[Di-(2-chloräthyl)-amino]-phenylbuttersäure.

$C_{14}H_{19}Cl_2NO_2$ Formel A. I-4   M.G. 304,21

Gehalt. Nicht weniger als 98,5% und nicht mehr als 101,0% $C_{14}H_{19}Cl_2NO_2$.

Herstellung. Durch Einwirkung von Phosphoroxychlorid auf γ-[p-Bis-(β-hydroxyäthyl)-amino-phenyl]-buttersäure-methylester.

Eigenschaften. Fp. 64 bis 67°; weißes kristallines Pulver, unlösl. in W., lösl. in 1,5 T. 95%igem A. bei 20°, in 2,5 T. Chlf. und in 2 T. Aceton.

Erkennung. 10,4 g Substanz werden unter gelegentlichem Umschütteln in verd. Salzsäure (10%ig) 30 Min. stehengelassen; nach Filtration und wiederholtem Waschen des Rückstandes mit je 10 ml W. wird sowohl das erste Filtrat als auch die folgenden wäßrigen Filtrate für eine weitere Identifizierung aufbewahrt.

Der Schmelzpunkt des auf dem Filter verbliebenen Rückstandes muß nach dreistündigem Trocknen über Phosphorpentoxid bei 5 Torr ungefähr 146° betragen.

1. Zu 10 ml der vereinigten Filtrate werden 0,5 ml einer $K_2[HgJ_4]$-Lsg. (Mayers Reagens) zugegeben; ein lederfarbener Niederschlag fällt aus (BP 63). — 2. Zu weiteren 10 ml Filtratlsg. werden 0,5 ml einer 1%igen Kaliumpermanganatlsg. zugegeben; die rote Farbe verschwindet. — 3. 0,6 g Chlorambucil werden mit 0,2 ml Phenylhydrazin 10 Min. im Wasserbad unter Rühren erhitzt, nach Zugabe von 2 ml abs. A. weitere 20 Sek. erhitzt, anschließend filtriert und 30 Min. stehengelassen. Es bildet sich Phenylhydrazinium-chlorid, das nach wiederholtem Waschen mit je 1 ml abs. A. und Trocknen bei 105° einen Schmelzpunkt von ungefähr 245° (Zers.) besitzt.

Prüfung. 1. 0,5 g werden in 50 ml einer Mischung aus gleichen Teilen Aceton und W. gelöst, und hierzu 0,5 ml 5%ige Silbernitratlsg. sowie 0,05 ml 70%ige Salpetersäure gegeben; es darf weder eine opaleszierende Trübung noch ein Niederschlag auftreten. – 2. Sulfatasche. Nicht mehr als 0,1%.

Gehaltsbestimmung. 0,5 g, genau gewogen, werden in 20 ml einer 0,1 n alkoholischen Kalilauge 2 Std. unter Rückfluß erhitzt. Nach dem Abkühlen wird diese Lsg. in einen 100-ml-Meßkolben gegossen, 50,0 ml 0,1 n Silbernitratlsg. sowie 5 ml 70%ige Salzsäure zugegeben und mit W. auf 100 ml aufgefüllt. Vom ausgefallenen Silberchlorid wird abfiltriert und in 50,0 ml des Filtrates das überschüssige Silbernitrat mit 0,1 n NH_4SCN in Gegenwart von 3 ml einer 10%igen wss. Ferriammoniumsulfatlsg. zurücktitriert.

1 ml 0,1 n $AgNO_3$ entspr. 0,01521 g $C_{14}H_{19}Cl_2NO_2$.

Anwendung. Zur Behandlung von Leukämie und anderen bösartigen Neoplasmen.

Dosierung. 0,2 mg/kg Körpergewicht täglich 3 bis 6 Wochen lang, dann reduzieren auf 0,03 mg/kg Körpergewicht pro Tag. Einzeldosis 15 mg, Tagesdosis 15 mg.

Aufbewahrung. Gut verschlossen, kühl, in lufttrockenen Gefäßen aufzubewahren.

Handelsformen: Leukeran (Burroughs Wellcome), Amboclorin (Simes).

Melphalan (INN). 3-[(p-Bis-2-chloräthyl)-4′-aminophenyl-]-alanin. 3-[N-Bis-(2″-chloräthyl)-4′-aminophenyl]-2-amino-propionsäure. [Di-(2′-chloräthyl)-4-amino]-L-phenylalanin.

$C_{13}H_{18}Cl_2N_2O_2$ Formel A. I-5   M.G. 305,20

Herstellung.

1. Ph–CH_2–CH(NH_2)–COOH $\xrightarrow{\text{Nitrierung}}$ O_2N–C$_6$H$_4$–CH_2–CH(NH_2)–COOH $\xrightarrow{\text{Phthalylierung}}$ O_2N–C$_6$H$_4$–CH_2–CH(N=Phthalyl)–COOH $\xrightarrow{\text{Reduktion}}$ H_2N–C$_6$H$_4$–CH_2–CH(N=Phthalyl)–COOH $\xrightarrow{\text{Hydroxyäthylierung}}$ (HO–CH_2–CH_2)$_2$N–C$_6$H$_4$–CH_2–CH(N=Phthalyl)–COOH $\xrightarrow[\text{2. Verseifung}]{\text{1. Chlorierung}}$ (ClCH_2–CH_2)$_2$N–C$_6$H$_4$–CH_2–CH(NH_2)–COOH

2. O_2N–C$_6$H$_4$–CH_2Cl + HC($COOC_2H_5$)$_2$–NH–$COCH_3$ $\xrightarrow{C_2H_5ONa}$ O_2N–C$_6$H$_4$–CH_2–C($COOC_2H_5$)$_2$–NH–$COCH_3$ $\xrightarrow{Ni/H_2}$ H_2N–C$_6$H$_4$–CH_2–C($COOC_2H_5$)$_2$–NH–$COCH_3$ $\xrightarrow[\text{2. Chlorierung}]{\text{1. Hydroxyäthylierung}}$ (ClCH_2–CH_2)$_2$N–C$_6$H$_4$–CH_2–C($COOC_2H_5$)$_2$–NH–$COCH_3$ $\xrightarrow[\text{2. Decarboxylierung}]{\text{1. Verseifung}}$ (ClCH_2–CH_2)$_2$N–C$_6$H$_4$–CH_2–CH(NH_2)–COOH

Eigenschaften. D,L Gemisch: Fp. 180 bis 181°. D-Isomeres: Fp. 181,5 bis 182° (Zers.)
$[\alpha]_D^{21°} = -7,5° \pm 0,5°$ ($c = 1,26$ in n HCl)

L-Isomeres: Fp. 182 bis 183° (Zers.)
$[\alpha]_D^{21°} = +7,5° \pm 0,5°$ ($c = 1,33$ in n HCl)
$[\alpha]_D^{22°} = -31,5° \pm 0,5°$ ($c = 0,67$ in CH_3OH).

(BERGEL, F., u. J. A. STOCK: J. chem. Soc. *1954*, S. 2414).

Anwendung. Zur Behandlung multipler Myelome, Morbus Hodgkin, chronische Leukämien.

Kontraindikationen. Das Präparat soll nicht gegeben werden, wenn ähnliche Chemotherapeutica oder Röntgenbestrahlung zur Behandlung der Krankheit angewandt worden sind.

Dosierung. Die übliche Dosis beträgt 6 mg (3 Tabl.) täglich.

Handelsformen: Alkeran (Burroughs Wellcome), Sarcoclorin (Simes), Sarcolysin (UdSSR).

Trimustin (INN). Tri-(β-chloräthyl)-amin. 2,2′,2″-Trichlortriäthylamin. β,β′,β″-Trichlortriäthylamin. Tris-(2-chloräthyl)-amin. Als Hydrochlorid.

$C_6H_{13}Cl_4N$ Formel A. I-6   M.G. 241,00

Gehalt. 5,8% Stickstoff (Kjeldahl), Gesamtchlor 58,9%.

Herstellung. Zu einer Suspension von 185,5 g (1 Mol) Triäthanolaminhydrochlorid in 1100 ml Chlf. werden im Laufe von 3 Std. in der Siedehitze und unter intensivem Rühren 445 g (3,75 mol) Thionylchlorid getropft. Man hält eine weitere Stunde im Sieden und saugt nach dem Abkühlen die gebildeten Kristalle ab. Das feuchte Rohprodukt wird aus A. umkristallisiert.

Ausbeute: 70% d. Th. (Nordmark-Werke GmbH).

Eigenschaften. Farblose, wasserlösliche Kristalle vom Fp. 125 bis 126° (korr.); die Substanz wird durch Feuchtigkeit allmählich zersetzt.

Erkennung. Es wird das Pikrat gebildet: $N(CH_2CH_2Cl)_3 \cdot C_6H_3N_3O_7$; goldgelbe Nadeln aus Aceton vom Fp. 136,5 bis 147.

Gehaltsbestimmung. 1. Eine Ampulle wird vorsichtig aufgeschnitten und der tropfenförmige Inhalt mit wenig W. von den Wänden gespült. Man versetzt mit 2 ml 0,1 n Silbernitratlsg. und titriert mit 0,1 n Ammoniumrhodanidlsg. unter vorsichtigem Umrühren mit einem dünnen Glasstab zurück.

1 ml 0,1 n Silbernitratlsg. entsprechen 24,10 mg $C_6H_{13}Cl_4N$.

2. Der Inhalt einer oder mehrerer Ampullen wird mit W. in einen Erlenmeyerkolben gespült. Man titriert die Lsg. mit 0,1 n Natronlauge gegen Phenolphthalein als Indikator. Die vorher verbrauchte Menge an 0,1 n Silbernitratlsg. wird abgezogen. 1 ml 0,1 n entspr. 7 mg Citronensäure ($C_6H_8O_7 \cdot H_2O$).

Anwendung. Lymphogranulomatose, Lymphosarkom, chronische myeloische Leukämie, lymphatische Leukämie, Myelomatose, Polycythaemia rubra, Mycosis fungoides, maligne Tumoren, besonders Bronchialcarcinome.

Sinalost (Nordmark-Werke GmbH) ist ausschließlich in Ampullen im Handel, die die Trockensubstanz als durchsichtigen Film enthalten. Diese Trockensubstanz wird in etwa 2 bis 2,5 ml steriler 0,5%iger Kochsalzlsg. durch gelindes Schütteln gelöst. Die Lsg. wird in einer 10-ml-Spritze aufgezogen. Nach Venenpunktion wird Blut bis zur Spritzenfüllung aspiriert, wodurch eine Mischung mit der Sinalostlsg. eintritt. Unmittelbar danach kann langsam injiziert werden.

Handelsformen: Sinalost (Nordmark-Werke GmbH), Trillekamin (Crookes-Barnes Laboratories Inc.), Trimitan (VEB Ankerwerke).

Cyclophosphamidum DAB 7 – DDR. Cyclophosphamid (INN). Cyclophosphamide BP 63 – Add. 64. N,N-Bis-(2-chloräthyl)-N′,O-propylen-phosphorsäureester-diamid. N,N-Bis-(β-chloräthyl)-N′,O-trimethylen-phosphorsäureester-diamid. 2-[Di-(β-chloräthyl)]-amino-1-oxa-3-aza-2-phosphacyclohexan-2-oxid.

$C_7H_{15}Cl_2N_2O_2P \cdot H_2O$ Formel A. I-7   M.G. 279,11

Gehalt. 98,0 bis 101,0% wasserfreies $C_7H_{15}Cl_2N_2O_2P$, berechnet auf die wasserfreie Substanz.

Herstellung.

$$\text{ClCH}_2\text{-CH}_2\diagdown\text{NH} \xrightarrow{\text{POCl}_3} \text{ClCH}_2\text{-CH}_2\diagdown\text{N-P=O}\diagup\text{Cl}$$
$$\text{ClCH}_2\text{-CH}_2\diagup \qquad\qquad \text{ClCH}_2\text{-CH}_2\diagup \quad\diagdown\text{Cl}$$

$$\xrightarrow[(\text{C}_2\text{H}_5)_3\text{N}]{\text{H}_2\text{N-(CH}_2)_3\text{-OH}} \quad \text{ClCH}_2\text{-CH}_2\diagdown\text{N-P=O}\diagup\overset{\text{H}}{\text{N}}\text{-CH}_2$$
$$\text{ClCH}_2\text{-CH}_2\diagup \quad\diagdown\text{O-CH}_2 \quad \text{CH}_2$$

Eigenschaften. Weißes, kristallines Pulver mit bitterem Geschmack, lösl. in W. und Ae., sehr leicht lösl. in A. und Chlf. Fp. 49,5 bis 53° (BP 63 – Add. 64).

Erkennung. 1. Zu einer Lsg. von 0,1 g Substanz in 10 ml Wasser werden 5 ml Silbernitratlsg. gegeben; es entsteht kein Niederschlag. Nach kurzem Erhitzen fällt ein weißer Niederschlag aus, der in Salpetersäure unlösl. ist, jedoch im verd. Ammoniak in Lsg. geht und mit Salpetersäure erneut ausgefällt werden kann (BP 63 – Add. 64). – 2. Das IR-Absorptionsspektrum einer 5%igen Lsg. in Chlf. muß dieselben charakteristischen Absorptionsbanden bei den gleichen Wellenlängen haben wie eine entsprechende authentische Vergleichsprobe mit reinstem Cyclophosphamid (BP 63 – Add. 64). – 3. 0,200 g Substanz werden in kohlendioxidfreiem W. zu 10,00 ml gelöst. Die Lsg. zeigt einen pH-Wert im Bereich von 4,3 bis 6,0. Die Messung ist potentiometrisch durchzuführen (DAB 7 – DDR). – 4. Papierchromatographische Prüfung (DAB 7 – DDR). Als Chromatographierpapier wird solches der Sorte D (DAB 7 – DDR) verwendet (Abmessung 35 cm × 9 cm). Auf dem Papierstreifen werden die Startpunkte a und b markiert.

Aufzutragende Lösungen: Lsg. 1: 0,05 g Substanz werden in 5,0 ml Natriumcitrat-Natronlauge-Puffer-Lsg. gelöst. 10,0 µl dieser Lsg. werden unmittelbar nach der Herstellung auf den Startpunkt a aufgetragen. Lösung 2: 0,05 g Substanz werden in 5,0 ml W. gelöst. Die Lsg. wird unter Rückflußkühlung 30 Min. im Sieden gehalten und anschließend auf 20° abgekühlt. 10,0 µl dieser Lsg. werden auf den Startpunkt b aufgetragen. Beim Auftragen darf das Trocknen nicht durch einen Heißluftstrom beschleunigt werden.

Lösungsmittelgemisch: 100,0 ml n-Butanol werden nach Zusatz von 50,0 ml Natriumcitrat-Natronlauge-Puffer-Lsg. in einem Scheidetrichter 60 Sek. geschüttelt. Nach dem Entmischen wird die klare, obere Schicht als Laufmittel verwendet.

Laufstrecke: 24 bis 25 cm.

Trocknung: Der Papierstreifen wird bei 20° getrocknet.

Reagens: Triketohydrindenhydratlsg.

Sichtbarmachung: Der Papierstreifen wird gleichmäßig mit dem Reagens besprüht und bei 20° getrocknet. Anschließend wird der Papierstreifen bei 105° 15 Min. erhitzt.

Auswertung: Auf dem Chromatogramm muß über dem Startpunkt a ein bräunlichvioletter Fleck mit einem Rf-Wert im Bereich von 0,80 bis 0,95 sichtbar werden. Über dem Startpunkt b darf jedoch in diesem Bereich kein bräunlichvioletter Fleck sichtbar sein; während auf dem Startpunkt b ein bräunlichvioletter Fleck vorhanden sein muß.

Gehaltsbestimmung. 0,200 g Substanz werden in einem 250-ml-Erlenmeyerkolben mit 20,0 ml äthanolischer 0,5 n Kalilauge versetzt. Die Mischung wird im Wasserbad unter Rückflußkühlung 60 Min. im Sieden erhalten. Nach dem Erkalten werden 30,0 ml W., 10,0 ml 5 n Salpetersäure und 20,00 ml 0,1 n Silbernitratlsg. hinzugefügt. Nach Zusatz von 5,0 ml Nitrobenzol und 5,0 ml Eisen(III)-ammoniumsulfatlsg. wird der Überschuß an 0,1 n Silbernitratlsg. bis zur rötlichgelben Färbung titriert.

Berechnung. DAB 7 – DDR: Prozent wasserfreies Cyclophosphamid, berechnet auf die wasserfreie Substanz $= \dfrac{a \cdot 130{,}5}{Ew \cdot (100 - b)}$.

a = Anzahl Milliliter verbrauchter 0,1 n Silbernitratlsg., b = Wassergehalt in Masseprozent, Ew = Einwaage der Substanz in Gramm.

Anwendung. Zusatztherapie bei Carcinomen und Sarkomen als Ergänzung der operativen Tumorbehandlung und der Strahlentherapie, bei Tumoren mit disseminiertem Wachstum, bei chronischen lymphatischen und myeloischen Leukämien, Lymphogranulomatose, Lymphosarkom, Retothelsarkom, Plasmozytom.

Dosierung. Einzelmaximaldosis: oral 0,5 g, i.v. 0,5 g. Tagesmaximaldosis: oral 1,0 g, i.v. 1,0 g.

Lsg. der Substanz sind bei Bedarf frisch zu bereiten.

Aufbewahrung. Vorsichtig! In sehr gut verschlossenen Gefäßen aufzubewahren.

Handelsformen: Endoxan (Asta; Ampullen, Dragees), Cytoxan (Mead Johnson), Procytox (Herner), Sendoxan (Pharmac).

Trichloräthoxy-phosphamid (INN). N,N,O-Tris-(β-chlor-äthyl-)-N'-(3-hydroxypropyl)-phosphorsäureesterdiamid.

$C_9H_{19}Cl_3N_2O_3P$ Formel A. I-8   M.G. 340,60

Anwendung. Dauerbehandlung bei malignen Tumoren zur Fortsetzung und Ergänzung einer mit Endoxan (Asta-Werke AG) eingeleiteten Therapie (HELWIG, B.: Moderne Arzneimittel, Stuttgart: Wissenschaftl. Verl.-Ges. 1967).

Dosierung. Beginn mit 4 bis 6 Kapseln täglich. Zur Dauertherapie 2 bis 3 Kapseln täglich (s. HELWIG, B.: l.c.).

Handelsform: Mitarson (Asta-Werke AG, Kapseln).

Mechloräthaminoxid-hydrochlorid (INN). Methyl-bis-(β-chloräthyl)-amin-N-oxid-hydrochlorid.

$C_5H_{12}Cl_3NO$ Formel A. I-9   M.G. 208,53

Herstellung. N-Oxydation von N-Methyl-N,N-bis-(2-chloräthyl)-amin mit Benzopersäure.

Eigenschaften. Weißes, geruchloses Pulver, in W. und A. lösl., Fp. 109 bis 110° (Merck Ind. 60).

Anwendung. „Schutztherapie" bei Carcinomen und Sarkomen (Kombination mit Operation und Strahlentherapie), Tumoren mit disseminiertem Wachstum, chronische myeloische und lymphatische Leukämie, Lymphogranulomatose u.a. Reticulosen.

Dosierung. Dosis anfangs einmal 25 mg pro die intravenös, steigend auf zweimal 25 mg oder zweimal 50 mg bis zu einer Gesamtdosis von 600 bis 700 mg.

Nebenwirkungen. Als Nebenwirkungen können bei empfindlichen Personen Nausea, Erbrechen, Appetitlosigkeit, Fieber, Kopfschmerzen, auftreten. Gleichzeitige Gabe von hohen Dosen Vitamin C und Kochsalz steigern die Verträglichkeit, evtl. können Antiemetica verabreicht werden. Blutbildkontrolle ist unerläßlich; bei Leukozytenzahlen unter 3000 ist die Behandlung abzubrechen.

Handelsformen: Mitomen (Asta), Nitromin (Takeda, Osaka/Jap.).

Novembichinum Ross. 9. Novembichine (INN). 2-Chlorpropyl-bis-(β-chloräthyl)-amin-hydrochlorid.

$C_7H_{15}Cl_4N$ Formel A. I-10   M.G. 255,03

Gehalt. Mindestens 98,5% $C_7H_{15}Cl_4N$.

Eigenschaften. Weißes Pulver mit Fp. 69 bis 71°; lösl. in W. und A., unlösl. in Ae.

Erkennung. 1. Zu einer mit verd. Salpetersäure angesäuerten Lsg. von Novembichinum (1:100) werden 0,5 ml Silbernitratlsg. gegeben, worauf ein in Ammoniak lösl. Nd. ausfällt. – 2. Auf ein Uhrglas werden einige Tropfen der Prüflsg. (1:100), 1 Tr. verd. Schwefelsäure sowie 2 bis 3 Tr. einer Kaliumtetrajodo-wismutat(III)-Lsg. gegeben; ein orange gefärbter Niederschlag fällt aus.

Prüfung. Eine Lsg. von 0,04 g Substanz in 2 ml W. muß klar und farblos sein.

Gehaltsbestimmung. 0,1 g Substanz, genau gewogen, werden in 5 ml W. gelöst; diese Lsg. wird mit 2 ml verd. Salpetersäure sowie mit 5 ml 0,1 n Silbernitratlsg. versetzt und kräftig umgeschüttelt. Das überschüssige Silbernitrat wird mit 0,1 n Ammoniumrhodanidlsg. in Gegenwart von einigen Tropfen Ferriammoniumsulfatlsg. zurücktitriert. 1 ml 0,1 n Silbernitratlsg. entspr. 0,02550 g $C_7H_{15}Cl_4N$.

Anwendung. Als Zytostaticum.

Dosierung. Einzeldosis 0,01 g.

Aufbewahrung. In gut verschlossenen Gefäßen oder in Ampullen kühl aufzubewahren.

Mannomustine Hydrochloride BPC 63. Mannomustin (INN). 1,6-Bis-(β-chloraethylamino)-1,6-di-desoxy-D-mannit. 1,6-Di-desoxy-1,6-bis-(2-chloraethylamino)-D-mannit.

$C_{10}H_{24}Cl_4N_2O_4$ Formel A I-11   M.G. 378,13

Eigenschaften. Weißes, geruchloses bzw. nahezu geruchloses, kristallines Pulver. Eine 2,5%ige Lsg. des Salzes in W. hat einen pH-Wert von 2 bis 3,5. Lösl. in 2 T. W., schwer lösl. in A., unlösl. in wasserfreiem A., in Chlf. und in Ae.

Anwendung. Chronische, lymphatische Leukämie, Reticulosarkome, multiple Myelome sowie Polycythaemie.

Dosierung. Intravenöse Injektion täglich oder jeden 2. Tag 100 mg. Die Gesamtdosis variiert zwischen 0,6 und 1,0 g bei Hodgkinscher Krankheit sowie zwischen 0,7 und 1,8 g bei Leukämie.

Nebenwirkungen. Anorexie, Nausea, weniger häufig Thrombocytopenie, Agranulocytose.

Handelsformen: Degranol (Berk Pharmaceuticals), Trockenampullen, überzogene Tabletten.

II. Aethyleniminderivate

Thiotepa (INN). Thiophosphorsäure-tri-(aethylenimid). Thiophosphorsäure-N,N′,N″-triaethylentriamid. N,N′,N″-Triaethyl-thiophosphorsäure-triamid. Tris-(1-aziridinyl)-phosphinsulfid.

$C_6H_{12}N_3PS$ Formel A. II-1   M.G. 189,22

Gehalt. Mindestens 97% und nicht mehr als 102% $C_6H_{12}N_3PS$, berechnet auf die getrocknete Substanz.

Herstellung. Aus Thiophosphorylchlorid und Aethylenimin in Gegenwart von Kaliumcarbonat bei —5 bis —10°.

Eigenschaften. Weiße, kristalline Flocken von Fp. 52 bis 57°.

Erkennung. Das IR-Spektrum einer Lsg. von 75 mg in 10 ml Chlf. zeigt bei denselben Wellenlängen dieselben Absorptionsbanden wie eine entsprechende authentische Vergleichssg.

Prüfung. Der Wassergehalt darf nicht größer als 2% sein.

Gehaltsbestimmung. 250 mg Substanz, genau gewogen, werden in einen 250-ml-Jodzahlkolben gegeben; anschließend erfolgt Zugabe von 50 ml 20%iger Natriumthiosulfatlsg. sowie 1 Tr. Methylorangelsg. Die Lsg. wird auf einmal mit 0,1 n Salzsäure auf schwach Rot titriert; der Endpunkt soll mindestens 10 Sek. bestehen bleiben. Der Kolben wird verschlossen und 30 Min. lang stehengelassen. 4 Tr. Phenolphthaleinlsg. werden zugegeben und anschließend mit 0,1 n Natronlauge titriert. Die Menge an 0,1 n verbrauchter Salzsäure wird aus der Differenz von verbrauchter 0,1 n Natronlauge und 0,1 n Salzsäure ermittelt; gleichzeitig ist der erhaltene Blindwert zu berücksichtigen.

1 ml 0,1 n HCl entspr. 6,307 mg $C_6H_{12}N_3PS$.

Anwendung. Chronische Leukämie, myeloische und lymphatische Leukämien, Neoplasien der Brustdrüsen, der Ovarien sowie der Lungen.

Dosierung. Die therapeutischen Dosen können zwischen 5 bis 10 mg täglich und zwei- bis dreimal je 20 bis 30 mg wöchentlich bis zu einem Gesamtverbrauch von 300 bis 400 mg schwanken. Die intravenöse oder intramuskuläre Verabreichung ist absolut frei von sekundären toxischen Erscheinungen wie Übelkeit, Erbrechen oder Schmerzen; die intravenöse Verabreichung hat selten Erscheinungen wie Thrombose zur Folge.

Aufbewahrung. In dunklen Behältern vor Licht geschützt aufzubewahren.

Handelsformen: Thiotepa (Lederle), Onco-Thiotepa (Simes).

Azetepa (Lederle). Bis-äthylenimino-N-äthyl-1,3,4-thiodiazolyl-(2)-phosphorsäureamid.

$C_8H_{14}N_5OPS$ Formel A. II-2   M.G. 259,28

Herstellung.

1. $CH_3CH_2N{=}C{=}S + H_2N{-}NH_2 \rightarrow CH_3{-}CH_2NH{-}\underset{\underset{\displaystyle}{\|}}{\overset{S}{C}}{-}NHNH_2$

2. $CH_3CH_2NH{-}\overset{S}{\underset{\|}{C}}{-}NHNH_2 + HCOOH \xrightarrow{110°} C_2H_5NH{-}\overset{S}{\underset{\|}{C}}{-}NH{-}NHCHO$

3. $C_2H_5NH{-}\overset{S}{\underset{\|}{C}}{-}NH{-}NHCHO \xrightarrow{HCl} C_2H_5{-}\underset{H}{N}{-}\!\!\begin{array}{c}N{-}N\\ \diagdown\;\diagup\\ S\end{array}$

4. $\text{C}_2\text{H}_5-\underset{\text{H}}{\text{N}}-\underset{\text{S}}{\overset{\text{N}=\text{N}}{\bigsqcup}} + \text{POCl} \rightarrow \underset{\text{S}}{\overset{\text{N}=\text{N}}{\bigsqcup}}-\overset{\text{C}_2\text{H}_5}{\underset{}{\text{N}}}-\text{POCl}_2$

5. $\underset{\text{S}}{\overset{\text{N}=\text{N}}{\bigsqcup}}-\overset{\text{C}_2\text{H}_5}{\underset{}{\text{N}}}-\text{POCl}_2 + 2\,\text{HN}{\triangleleft} \xrightarrow{(\text{C}_2\text{H}_5)_3\text{N}} {\triangleright}\text{N}-\overset{\text{H}_5\text{C}_2\,\,\,\text{N}=\text{N}}{\underset{\text{N}{\triangleleft}}{\overset{|}{\text{P}}}}-\overline{\text{O}}$

Eigenschaften. Weißes Pulver vom Fp. 95 bis 97°, lösl. in n-Hexan.

Das Präparat befindet sich noch im Versuchsstadium.

Benzodepa (INN). Benzyl-[N-(di-aziridinyl)-phosphinyl]-carbamat. N-[(Di-aziridinyl)-phosphinyl]-carbamidsäure-benzylester.

$\text{C}_{12}\text{H}_{16}\text{N}_3\text{O}_3\text{P}$ Formel A. II-3   M.G. 281,24

Anwendung. Zur Behandlung von Bronchialcarcinomen [LIDDLE, H. V., u. J. M. THOMAS: Cancer Chemother. Rep. *39*, 61 (1964)].

Handelsform: Dualar (Armour, USA).

Meturedepa (INN). N-[Bis-(2,2-dimethyl-äthylenimino)-phosphoryl-]-carbamidsäure-äthylester. Dimethylurethimine. Phosphorsäure-[N,N'-di-(1,1-dimethyl-äthylen)-imid]-N''-äthoxycarbonylamid.

$\text{C}_{11}\text{H}_{22}\text{N}_3\text{O}_3\text{P}$ Formel A. II-4   M.G. 275,28

Anwendung. Bronchialcarcinome. Es wird während einer Bestrahlungstherapie verabreicht [VELASCO, H. A. u. Mitarb.: Cancer (Philad.) *17*, 841 (1964); Int. pharm. Abstr. *1*, 1525 (1964)].

Dosierung. i.v. 0,5 bis 1,0 täglich.

Handelsform: Turloc (Armour).

Uredepa. N-[Bis-(äthylenimino)-phosphoryl]-carbamidsäure-äthylester.

$\text{C}_7\text{H}_{14}\text{N}_3\text{O}_3$ Formel A. II-5   M.G. 188,21

Handelsform: Avinar (Armour).

Tretamine BPC 63. Tretamin (INN). 2,4,6-Tri-aethylenimino-s-triazin. Triaethylenmelamin. 2,4,6-Tris-(aethylenimino)-1,3,5-triazin. 2,4,6-Tris-(1'-aziridinyl)-1,3,5-triazin.

$\text{C}_9\text{H}_{12}\text{N}_6$ Formel A. II6-   M.G. 204,23

Gehalt. Nicht weniger als 97%.

Herstellung. Aus Cyanursäurechlorid und Aethylenimin in Gegenwart von Kaliumcarbonat.

Eigenschaften. Weißes, oder nahezu weißes, kristallines Pulver. Lösl. in 3 T. W. bei 20°, in 15 T. A., in 200 T. Ae. und in 4 T. Chlf.

Erkennung. 5 mg werden in 5 ml W. gelöst, 0,3 ml Phenolphthaleinlsg. und 0,02 g Natriumthiosulfat hinzugegeben, anschließend umgeschüttelt und dann 3 Min. lang stehengelassen; das Gemisch färbt sich rosa.

Prüfung. Sulfatasche: Nicht mehr als 0,1%.

Gehaltsbestimmung. 0,4 g Substanz, genau gewogen, werden in 25 ml W. gelöst, 1,6 g Natriumthiosulfat und 25 ml Aceton zugegeben. Die Reaktionslsg. wird zum Sieden erhitzt und langsam mit 0,2 n Essigsäure titriert, indem nach jeder Zugabe 1 Min. lang die Lsg. aufgekocht wird. (Phenolphthaleinlsg. als Indikator.) Die Titration ist dann beendet, wenn die Lsg. nach 3 Min. Kochen keine basische Reaktion mehr zeigt.

1 ml 0,2 n Essigsäure entspr. 0,01361 g $\text{C}_9\text{H}_{12}\text{N}_6$.

Anwendung. Zur Behandlung von chronischer lymphatischer Leukämie, chronischer myeloischer Leukämie, Lymphosarkom und Morbus Hodgkin.

Dosierung. 2,5 mg werden an 2 aufeinanderfolgenden Tagen gegeben, am 3. Tag ebenfalls wieder 2,5 mg sofern sich keine Anorexie eingestellt hat. Die durchschnittlich zu verabreichende Dosis schwankt zwischen 0,5 und 1 mg alle 7 bis 14 Tage, und 2,5 bis 5,0 mg alle 2 bis 5 Tage in Abhängigkeit von der Empfindlichkeit des Patienten (BPC 63).

Handelsformen: Triaethylenmelamin (Lederle, Simes; Tabletten, Ampullen), Triamelin (Imperial Chemicales).

Triaziquonum (INN). 2,3,5-Tris-aethylenimino-benzochinon-(1,4).

$C_{12}H_{13}N_3O_2$ Formel A. II-7   M.G. 231,25

Herstellung. Durch Umsetzung von 2,6-Dimethoxybenzochinon mit Aethylenimin wird unter geeigneten Bedingungen 2,3,5-Tris-äthyleniminobenzochinon-(1,4) erhalten.

Eigenschaften. Rötlichviolett gefärbte, kristalline Substanz vom Fp. 159 bis 162°; lösl. in Chlf., schwer lösl. in A. und W. sowie praktisch unlösl. in Ae.

Erkennung. 1. Werden 10 ml einer 0,05%igen wss. Lsg. der Substanz mit 1 ml 25%iger Salzsäure versetzt, so schlägt die ursprüngliche blauviolette Färbung der Lsg. nach Blaßrot um; wird anschließend mit Ae. ausgeschüttelt, dann färbt sich die Ätherschicht schwach bläulich. – 2. Werden 10 ml einer 0,05%igen wss. Lsg. der Substanz mit 1 ml 15%iger Natronlauge versetzt, so schlägt die blauviolette Färbung nach Blau um. – 3. Etwa 0,05 g Substanz werden in einem Gemisch von 8 ml M. und 2 ml 25%igem Ammoniak durch gelindes Erwärmen gelöst. Auf Zusatz von 3 Tr. Cyanessigsäureäthylester und 1 ml 15%iger Natronlauge schlägt die blauviolette Färbung nach Grün um.

Gehaltsbestimmung. Etwa 130 mg Substanz werden genau gewogen und in 100 ml M. durch Erwärmen auf 50 bis 60° gelöst. Die Lsg. wird mit 20 ml 25%iger Salzsäure versetzt und bei etwa 50° unter Einleitung von Kohlendioxid mit 0,1 n Titantrichloridlsg. titriert bis die Eigenfärbung der Lsg. nahezu verschwunden ist. Nach Zugabe von 10 Tr. einer 0,1%igen wss. Safraninlsg. wird bis zum Umschlag von Rotviolett nach Gelb weitertitriert. (Die zur Titration verwendete 0,1 n TiCl$_3$-Lsg. muß gegen Safraninlsg. eingestellt werden.) 1 ml 0,1 n Titantrichloridlsg. entspr. 11,562 mg $C_{12}H_{13}N_3O_2$.

Anwendung. Zur zusätzlichen prä- und postoperativen Behandlung bei allen Carcinomen oder Sarkomen, von myeloischen und lymphatischen Leukämien.

Dosierung. 0,2 mg langsam i. v. jeden 2. oder 3. Tag. Für die orale Anwendung 0,5 mg ein- bis zweimal pro Woche. Beim Absinken der Gesamtleukocytenzahlen unter 3000 pro mm^3 ist eine Pause in der Behandlung einzuschalten.

Handelsform: Trenimon (Bayer).

III. Oxiranderivate

Epodyl. 1,2-15,16-di-epoxy-4,7,10,13-tetraoxahexadecan. Triäthylenglykol-diglycidyläther.

$C_{12}H_{22}O_6$ Formel A. III-1   M.G. 262,29

Eigenschaften. Klare, farblose, schwach viskose Flüssigkeit der Dichte 1,13. Die Substanz erstarrt bei Temperaturen unterhalb −10° und läßt sich mit W. in jedem Verhältnis mischen; hierbei entstehen neutrale Lsg. (ICI, Ind. limit., Wilmslow).

Anwendung. Maligne Melanome, lymphatische Leukämie, Lymphosarkome, Carcinome des Gastro-intestinaltraktes.

Aufbewahrung. Kühl aufzubewahren.

Handelsform: Epodyl (ICI, Wilmslow Ampullen).

B. Antimetaboliten des Nucleinsäurestoffwechsels

I. Folsäurederivate

Methotrexat USP XVII. Aminopterin (INN). 4′-Aminofolsäure. 4-Amino-pteroyl-glutaminsäure. 4′-Desoxy-4′-aminofolsäure. N-{4-[(2′,4′-Diamino-6′-pteridyl-methyl)-amino]-benzoyl-}glutaminsäure.

$C_{20}H_{22}N_8O_5$ Formel B. I-1   M.G. 454,45

Methotrexat ist eine Mischung aus 4-Amino-N[10]-methylpteroylglutaminsäure und verwandten Verbindungen.

Gehalt. Nicht weniger als 95% $C_{20}H_{22}N_8O_5$, berechnet auf die getrocknete Substanz.

Herstellung.

$$\underset{I}{\underset{BrCH_2-CH}{\overset{O=C-H}{}}\underset{Br}{}} + \underset{II}{\underset{H_2N}{\overset{H_2N}{}}\underset{NH_2}{}\underset{N}{\overset{N}{}}NH_2} \longrightarrow \underset{III}{\underset{BrH_2C}{\overset{N}{}}\underset{NH_2}{}\underset{N}{\overset{N}{}}NH_2} +$$

$$+ \underset{IV}{HN-\underset{CH_3}{}-C_6H_4-\underset{O}{\overset{}{C}}-NH-CH(COOH)-CH_2-CH_2-COOH} \longrightarrow$$

$$\underset{V}{\text{Methotrexat (V)}}$$

2,3-Dibrompropionaldehyd (I) wird in wäßrigem Milieu mit 2,4,5,6-Tetraaminopyrimidin (II) kondensiert unter Bildung von 6-Brom-methyl-2,4-diaminopteridin (III). Eine weitere Kondensation von III mit p-Methylaminobenzoylglutaminsäure (IV) ergibt Methotrexat (V).

Eigenschaften. Orangebraunes, krist. Pulver, praktisch unlösl. in W., A., Chlf. und in Ae. Gut lösl. in verd. Lsg. von Alkalihydroxiden und Alkalicarbonaten. Schlecht lösl. in verd. Salzsäure.

Erkennung (USP XVII). 1. Das IR-Spektrum muß bei den gleichen Wellenlängen dieselben Maxima und Minima enthalten wie ein authentisches Vergleichspräparat. – 2. Das UV-Spektrum einer Lsg. muß ebenfalls dieselben Maxima und Minima bei denselben Wellenlängen aufweisen wie ein authentisches Vergleichspräparat. Die Herstellung der Lsg. erfolgt nach der bei der Gehaltsbestimmung angegebenen Vorschrift.

Prüfung (USP XVII). Wassergehalt: Nicht größer als 8%, ermittelt nach der Karl-Fischer-Methode. – Der Verbrennungsrückstand darf nicht größer als 0,1% sein.

Gehaltsbestimmung (USP XVII). 250 mg Methotrexat, genau gewogen, werden in 10 ml W. gelöst, 2 Tr. konz. Ammoniaklsg. zugegeben und auf 50,0 ml verdünnt. 10,0 ml dieser Lsg. werden mit W. auf 200,0 ml verdünnt und zu 10,0 ml dieser Lsg. werden 25 ml 1 n HCl hinzugefügt; anschließend wird auf 250,0 ml ergänzt. Gleichzeitig wird eine Vergleichsstandardlsg. in 0,1 n Salzsäure hergestellt; die Konzentration beträgt ungefähr 10 mcg/ml. Nun werden in einem geeigneten Spektrophotometer die Extinktionen von beiden Lsg. in 1 cm Schichtdicke bei ungefähr 306 mµ gegen 0,1 n Salzsäure ermittelt. Die Menge an $C_{20}H_{22}N_8O_5$ in Milligramm kann nach folgender Gleichung errechnet werden:

$$25 \cdot c \left(\frac{E_U}{E_S}\right).$$

c = Konzentration in mcg/ml der Methotrexat-Vergleichsstandard-Lsg.,
E_U = Extinktion der Methotrexatlsg.,
E_S = Extinktion der Vergleichsstandardlsg.

Anwendung. Akute Leukämien vor allem des Kindesalters; bei malignen Neoplasmen im Bereich von Kopf, Nacken, Uterus sowie bei primären und sekundären Hirntumoren. Gelegentlich können auch manche Fälle von Mammacarcinomen, Seminomen, Blasencarcinomen, Lymphosarkomen und Mycosis fungoides vorübergehend gebessert werden.

Dosierung. 1. Peroral: Säuglinge und Kleinkinder 1,25 bis 2,5 mg 3- bis 6mal wöchentlich. Kinder 2,5 bis 5,0 mg 3- bis 6mal wöchentlich. Erwachsene 5,0 bis 10,0 mg 3- bis 6mal wöchentlich. – 2. Intravenös und intramuskulär: Die Dosierung bei intravenöser und intramuskulärer Darreichung ist die gleiche wie bei peroraler Gabe. Da peroral gegebenes Methotrexat sehr gut resorbiert wird und die intravenöse sowie intramuskuläre Verabreichung keine besonderen Vorteile bietet, wird die perorale Behandlung vorgezogen. – 3. Intraarteriell: als Dauerinfusion in physiologischer Kochsalzlsg. oder in Glucose. – 4. Intrathekal: 0,02 bis 0,05 mg/kg in etwa einwöchentlichen Abständen.

Aufbewahrung. Dicht verschlossen, vor Licht geschützt aufzubewahren.

Handelsformen: Methotrexat (Lederle: Ampullen, Tabletten).

Aminopterin-Natrium (INN). Di-natriumsalz der 4'-Aminofolsäure. Di-natriumsalz der 4-Amino-pteroylglutaminsäure. Di-natriumsalz der 4'-Aminofolsäure.

$C_{19}H_{18}N_8Na_2O_5$ Formel B. I-2   M.G. 484,38

Herstellung. Die freie Säure kann in derselben Weise wie bei Methotrexat beschrieben, hergestellt werden; es wird jedoch p-Aminobenzoylglutaminsäure anstelle von p-Methylamino-benzoyl-glutaminsäure verwendet.

Eigenschaften. Gelbes, geruchloses Pulver.

Anwendung. Zur Behandlung akuter Leukämie bei Kindern.

Dosierung. Für Säuglinge 0,25 mg (oral) und für Kinder 3- bis 6mal wöchentlich 0,5 mg.

Handelsform: Aminopterin-Natrium (Lederle).

II. Purinderivate

Mercaptopurin USP XVII, BP 63. (INN). 6-Mercaptopurin.

$C_5H_4N_4S \cdot H_2O$ Formel B. II-1   M.G. 170,19

Gehalt. Mercaptopurin enthält nicht weniger als 97% und nicht mehr als 102% $C_5H_4N_4S$, berechnet auf die wasserfreie Substanz.

Herstellung. Aus Hypoxanthin und Phosphorpentasulfid [ELION, BURGI u. HITCHINGS: J. Amer. chem. Soc. 74, 411 (1952)].

Eigenschaften. Gelbes, kristallines, nahezu geruchloses Pulver vom Fp. 308° (Zers.). Unlösl. in W., Aceton, Ae., lösl. in heißem A. und in verd. alkalischen Lsg., schlecht lösl. in verd. Schwefelsäure.

Erkennung (USP XVII). 1. Eine Lsg. von 20 mg Substanz in 20 ml warmem A. (95%) wird mit 1 ml einer gesättigten alkoholischen Lsg. von Quecksilber(II)-acetat versetzt; ein weißer Niederschlag fällt aus. – 2. Zu einer Lsg. von 20 mg Substanz in 20 ml warmem A. (95%) wird 1 ml einer 1%igen alkoholischen Lsg. Bleiacetat zugegeben; ein gelber Niederschlag fällt aus. – 3. Zu einer Lsg. von 600 mg Substanz in 6 ml Natriumhydroxidlsg. (1:33) werden unter Umschütteln 0,5 ml Methyljodid gegeben. Die Probe läßt man 2 Std. bei Raumtemperatur stehen, kühlt anschließend mit Eis und bringt die Probelsg. mit Essigsäure auf einen pH-Wert von 5. Die erhaltenen Kristalle werden 30 Min. bei 120° getrocknet; das erhaltene Methylmercaptopurintrihydrat schmilzt im Bereich von 218 bis 222° (Zers.).

Prüfung. 1. Hypoxanthin (BP 63). 0,1 g Substanz werden in 500 ml warmem W. gelöst und nach dem Abkühlen die Lsg. mit W. auf 1000 ml verdünnt. Zu 5 ml dieser Lsg. werden 40 ml 0,5 n Salzsäure gegeben und erneut mit W. auf 250 ml verdünnt. Die Extinktion einer Probe wird bei 325 mµ ermittelt (Schichtdicke 1 cm). 25 ml dieser Probelsg. werden nun mit weiteren 10 ml 0,5 n Salzsäure versetzt und auf 50 ml mit W. verdünnt; die Extinktion dieser Lsg. wird anschließend bei 255 mµ ermittelt (Schichtdicke 1 cm). Der Quotient aus der Extinktion bei 255 mµ und jener bei 325 mµ darf nicht größer als 1,60 sein. – 2. Sulfat (BP 63). Zu einer Lsg. von 50 mg Substanz in 10 ml verd. Salzsäure werden 0,2 ml Bariumchloridlsg. gegeben und 5 Min. lang stehengelassen; es darf keine Trübung auftreten. – 3. Phosphor (USP XVII). 200 mg Substanz werden mit 2 ml verd. Schwefelsäure digeriert, wobei von Zeit zu Zeit einige Tropfen Salpetersäure vorsichtig zugegeben werden. Dieses Reaktionsgemisch wird zur Trockne eingedampft. Der Rückstand wird mit Hilfe von W. in einen 25-ml-Meßkolben gespült, 1 ml verd. Schwefelsäure, 0,5 ml Salpetersäure, 0,75 ml Ammoniummolybdatlsg. sowie 1 ml 1,2,4-Aminonaphtholsulfonsäurelsg. zugegeben und anschließend mit W. auf das genannte Volumen aufgefüllt. Nach 5 Min. Stehenlassen der Lsg. wird die Extinktion bei 750 mµ in einem geeigneten Spektrophotometer bestimmt, indem als Vergleichslsg. eine solche dient, die sich aus denselben Reagentien gleicher Konzentration zusammensetzt. Die Extinktion der Untersuchungsprobe darf nicht größer sein als die einer Vergleichsstandardlsg., hergestellt aus 2 ml einer Phosphatlsg., wobei in 1 ml 43,96 mcg getrocknetes einbasisches Kaliumphosphat enthalten sind.

Gehaltsbestimmung (USP XVII). 300 mg Mercaptopurin, genau gewogen, werden in 80 ml Dimethylformamid gelöst. Dazu werden 5 Tr. einer 1%igen Thymolblau-Dimethylformamidlsg. gegeben und mit 0,1 n Natrium-methylat-Lsg. titriert. Gleichzeitig ist eine Blindwertbestimmung durchzuführen. 1 ml 0,1 n Natriummethylatlsg. entspr. 15,22 mg $C_5H_4N_4S$.

Anwendung. Akute Leukämien, wobei Kinder anscheinend besser als Erwachsene ansprechen. Bei anderen Leukämien, Lymphogranulomatose und Tumoren ist es wirkungslos. Als Nebenwirkungen können bei hoher Dosierung Thrombopenien und Hämorrhagien auftreten, ferner Leukopenie, Stomatitis, Übelkeit, Erbrechen, Diarrhoe; infolge Gewebszerfall kommt es zu einem Ansteigen der Harnsäure im Blut.

Dosierung. Anfangsdosis im allgemeinen etwa 2,5 mg/kg Körpergewicht pro Tag (bei Erwachsenen etwa 100 bis 200 mg, bei einem 5 Jahre alten Kind etwa 50 mg).

Bei 2,5 mg/kg Körpergewicht kann bei Erwachsenen mit akuten Leukämien und chronischer myeloischer Leukämie ein schneller Leukozytenabfall eintreten, weshalb eine Blutbildkontrolle dringend notwendig ist. Bei den ersten Anzeichen einer Knochenmarkschädigung die Behandlung sofort abbrechen oder die Dosis herabsetzen.

Aufbewahrung. In gut verschlossenen Gefäßen aufzubewahren.

Handelsformen: Tabletten (BP 63, USP XVII), Mercapto purina (Simes), Puri-Nethol (Burroughs Wellcome, USA).

Azathioprin (INN). 6-(4'-Nitro-1'-methyl-5'-imidazolyl)-mercaptopurin.

$C_9H_7N_7O_2S$ Formel B. II-2   M.G. 277,27

Herstellung. Azathioprin wird hergestellt aus 6-Mercaptopurin und 1-Methyl-4-nitro-5-chloro-imidazol.

Eigenschaften. Fp. liegt über 245° (Zers.); lösl. in W., verd. Salzsäure sowie verd. Natronlauge.

Anwendung. Das Präparat wird allein oder in Kombination mit einer Röntgenbestrahlung, Azaserin, Actinomycin C, Steroiden, Stickstofflostverbindungen und in Verbindung mit Thymektomie bzw. Splenektomie verwendet. Zur Behandlung akuter sowie chronischer Leukämie, idiopathischer Thrombopenie, hämolytischer Anämie und Erythema nodosum.

Dosierung. Bei Nierentransplantationen in Dosen von 2 bis 5 mg/kg Körpergewicht pro Tag; bei Leukämie und anderen Erkrankungen beträgt die Dosierung 1,5 bis 3 mg/kg Körpergewicht.

Aufbewahrung. Unter normalen Lagerungsbedingungen haltbar.

Handelsform: Imuran (Burroughs Wellcome; Tabletten).

III. Pyrimidinderivate

Fluracil. 2,6-Dihydroxy-5-fluor-pyrimidin. 5-Fluor-uracil.

$C_4H_3FN_2O_2$ Formel B. III-1   M.G. 130,08

Herstellung.

1. $FCH_2-COOC_2H_5 + HCOOCH_3 + C_2H_5-S-C(=NH)-NH_2 \rightarrow$

2. $FCH_2-COOC_2H_5 + \begin{array}{c} COOC_2H_5 \\ | \\ COOC_2H_5 \end{array} + C_2H_5-S-C(=NH)-NH_2 \rightarrow$

Erkennung. Die UV-Absorptionskurve von 5-Fluoro-Uracil in 0,1 n Salzsäure muß bei 265 bis 266 nm ein Maximum und bei 232 nm ein Minimum aufweisen. Zur Ausmessung wird die zur Gehaltsbestimmung verwendete Lsg. benutzt.

Gehaltsbestimmung. Man pipettiert 2,0 ml Ampullenlsg. in einen 200-ml-Meßkolben, fügt 20 ml 1 n Salzsäure hinzu und füllt mit W. auf. Von dieser Lsg. pipettiert man 2,0 ml in einen zweiten 200-ml-Meßkolben, fügt 20 ml 1 n Salzsäure hinzu und füllt wieder mit W. auf (Meßlsg.). Man mißt die Extinktion der Meßlsg. bei 265 bis 266 nm in einer 1-cm-Quarzküvette gegen 0,1 n Salzsäure als Vergleichslsg.

$E_{1\,cm}^{1\%} = 552$ beim Maximum (265 bis 266 nm).

Anwendung. Zur Palliativbehandlung von Mamma-, Rectum- und Coloncarcinomen.

Kontra-Indikationen. Schlechter Ernährungszustand, Knochenmarkschädigung, Blutbildveränderung, schwere Leberschädigungen, Ikterus, Schwangerschaft.

Dosierung. Maßgebend für die Dosierung ist das Körpergewicht des Patienten; bei adipösen Personen, oder solchen, bei denen Ödeme, Ascites oder andere Formen abnormer Flüssigkeitsretention zu einer Gewichtszunahme geführt haben, wird vom Sollgewicht ausgegangen.

15 mg/kg Körpergewicht bis zu insgesamt höchstens 1 g verdünnt mit 300 bis 500 ml 5%iger Glucoselsg. werden täglich als vierstündige i.v. Infusion verabreicht. Beim Auftreten der ersten Nebenwirkungen ist die Therapie abzubrechen.

Handelsform: Fluoro-Uracil (Hoffmann-La Roche, Ampullen).

C. Naturstoffe mit zytostatischem Effekt

Demecolcin (INN). Demecolcine. Desacetyl-N-methyl-colchicin.

$C_{21}H_{25}NO_5$ Formel C. I   M.G. 371,42

Gewinnung. Aus den Zwiebeln der Herbstzeitlose (Colchicum autumnale L.) sowie aus den Zwiebeln anderer Colchicumarten oder verwandter Liliaceen [SANTAVÝ, F., R. WINKLER u. T. REICHSTEIN: Helv. chim. Acta 36, 1319 (1953)].

Eigenschaften. Fp. 185°; $[\alpha]_D^{23°} = -123,0 \pm 2°$. ($c = 1,0217$ in Chlf.).

Anwendung. Demecolcin hemmt wie Colchicin die Zellteilung, indem es die Metaphase des Kernteilungsvorgangs verhindert. Es zeichnet sich durch geringere Toxizität und daher bessere Verträglichkeit als Colchicin aus. Bei chronischen, myeloischen Leukämien, Präcancerosen, Hautcarcinomen.

Dosierung. Durchschnittliche Tagesdosis von 3 bis 5 bis 8 mg oral oder i.v. Wichtig ist die tägliche Leukozytenkontrolle, wöchentlich einmal eine Bestimmung des Hämoglobins, der Erythrozyten sowie der Thrombozyten.

Handelsform: Colcemide (Ciba; Tabletten, Ampullen, Salben).

Vinblastinsulfat.

$C_{46}H_{58}N_4O_9 \cdot H_2SO_4$ Formel C. 2-a   M.G. 909,03

Gewinnung. Aus der Immergrünart Vinca rosea L. wird das Alkaloid durch Extraktion erhalten.

Eigenschaften. Fp. 202 bis 205° (Zers.); $[\alpha]_D^{26°} = +42$. (in Chlf.); U.V. λ_{max} 214,259 (in A.).

Anwendung. Zur Behandlung von Morbus Hodgkin, Lymphosarkom, Leukolymphosarkom, Retothelsarkom, großfollikuläre Lymphoblastome, chronische lymphatische und myeloische Leukämien, Mykosis fungoides, Bronchialcarcinom, Leukosarkomatose, Astrozytom, Plasmazellmyelom, Rhabdomyosarkom, Histioblastensarkom, Melanom, Liposarkom, Hypernephrom, maligne Nierentumoren, Neoplasmen des Magen-Darm-Trakts.

Dosierung. Es hat sich bewährt, bei der Behandlung nach folgendem vereinfachtem Dosierungsschema vorzugehen (wöchentlich eine Gabe): 1. Dosis 0,10 mg/kg; 2. Dosis 0,15 mg/kg; 3. Dosis 0,20 mg/kg; 4. Dosis 0,25 mg/kg; 5. Dosis 0,30 mg/kg usw.

Die evtl. weitere Steigerung bis zur maximal verträglichen Dosis (höchstens 0,50 mg/kg) erfolgt im gleichen Rhythmus. Wenn die Dosis erreicht ist, die die Leukozytenzahl auf etwa 3000/mm³ absinken läßt, sollte keine Steigerung mehr vorgenommen werden. Eine solche Leukopenie kann in einzelnen Fällen bereits bei einer Dosis von 0,10 mg/kg eintreten, es können aber auch mehr als 0,30 mg/kg und in sehr seltenen Fällen sogar 0,50 mg/kg erforderlich sein, ehe es zur Leukopenie dieses Ausmaßes kommt. Für die Mehrzahl der Patienten reichen wöchentlich Dosen der Größenordnung von 0,15 bis 0,20 mg/kg aus.

Sobald die Dosis, die eine Leukopenie des oben beschriebenen Ausmaßes hervorruft, feststeht, kann die nächst niedrigere Dosis als Erhaltungstherapie wöchentlich gegeben werden, d. h. also, der Patient erhält die seinen individuellen Verhältnissen angepaßte Maximaldosis, die noch keine nennenswerte Leukopenie auslöst. Die nächste Dosis ist immer erst dann zu verabreichen, wenn der Patient wieder eine Leukozytenzahl von mindestens 4000/mm³ erreicht hat, auch wenn bereits mehr als 7 Tage seit der letzten Injektion vergangen sind. Mitunter kann der onkolytische Effekt vor dem leukopenischen eintreten. Eine Dosiserhöhung ist dann nicht mehr erforderlich.

Wenn eine leukopenische bzw. onkolytische Wirkung erzielt worden ist, sollte der Patient auf eine zeitlich unbegrenzte Erhaltungsbehandlung in regelmäßigen Abständen von 1 bis 2 Wochen eingestellt werden. Dabei ist die maximale Dosis zu wählen, die bei regelmäßiger ambulanter Applikation noch vertragen wird, ohne daß die Leukozytenzahl auf ein gefährliches Niveau absinkt.

Aufbewahrung. Die Substanz ist im Kühlschrank zu lagern. Nach Auflösung kann das Präparat noch 30 Tage lang ohne wesentlichen Wirkungsverlust im Kühlschrank aufbewahrt werden.

Handelsform: Velbe (Lilly).

Vincristinsulfat.

$C_{46}H_{54}N_4O_{10}$ Formel C. 2-b   M.G. 921,00

Gehalt. Nicht weniger als 95% Vincristinsulfat, spektrophometrisch ermittelt und bezogen auf die getrocknete Substanz.

Gewinnung. Aus der Immergrünart Vinca rosea L. wird das Alkaloid durch Extraktion erhalten.

Eigenschaften. Das Salz ist ein weißes bis schwach gelb gefärbtes, geruchloses, kristallines Pulver; lösl. in W., M., wenig lösl. in A. Die 0,1%ige Lsg. des Salzes in Dimethylformamid-Wasser (1:2) darf einen pH-Wert im Bereich 3,5 bis 4,5 haben; die Bestimmung erfolgt mit Glas-Kalomel-Elektroden.

Erkennung. 1. Dünnschichtchromatographisch gibt Vincristinsulfat einen einheitlichen Fleck – Kieselgel GF als Sorptionsmittel, Diäthylamin/Chloroform/Benzol 15:100:200 als Fließmittel; der R_f-Wert muß von derselben Größe sein wie der der entsprechenden Standardsubstanz. Nach Besprühen mit Cer-ammoniumsulfat-Lsg. wird dieser Fleck blau.

Prüfung. Trocknungsverlust. Nicht mehr als 12,0%, wenn die Substanz 16 Std. bei 40° in einem Vakuumtrockenschrank getrocknet worden ist.

Anwendung. Akute, vor allem kindliche, Leukämieformen.

Dosierung. Bei akuten kindlichen Leukämien wurden mit wöchentlichen Dosen in Höhe von 0,05 bis 1,50 mg/kg Körpergewicht Remissionen erreicht. Als Grundlage für die Einleitung der Therapie kann folgendes Dosierungsschema gelten: 1. Dosis 0,050 mg/kg; 2. Dosis 0,075 mg/kg; 3. Dosis 0,100 mg/kg; 4. Dosis 0,125 mg/kg; 5. Dosis 0,150 mg/kg (Maximaldosis).

Wenn bei einer bestimmten Dosis ein therapeutischer Erfolg zu verzeichnen ist, ist eine weitere Steigerung nicht mehr erforderlich. Ist eine Remission erreicht, dann kommt man in manchen Fällen mit wöchentlichen Erhaltungsgaben von 0,050 bis 0,075 mg/kg aus.

Nebenwirkungen. Die nach Verabfolgung von Vincristin auftretenden Nebenwirkungen sind im allgemeinen reversibel und dosisabhängig. Bei wöchentlichen Gaben von weniger als 0,1 mg/kg ist das Nebenwirkungsrisiko verhältnismäßig gering. Am häufigsten wird Alopezie beobachtet; sehr unangenehm sind die neuromuskulären Störungen.

Eine wirksame Therapie wird bei Anwendung von Vincristin in weitaus geringerem Maße als bei Vinblastin und anderen onkolytisch wirkenden Substanzen durch leukopenische Reaktionen beeinträchtigt. Eine Analyse der nach Vincristin auftretenden Nebenwirkungen in allen Altersgruppen zeigt vielmehr, daß nicht die Knochenmarks-, sondern die neuromuskuläre Toxizität der dosisbegrenzende Faktor ist. Da das Leukopenierisiko jedoch nicht einfach ausgeschlossen werden kann, sollten Arzt und Patient sorgfältig auf jedes Zeichen infektiöser Komplikationen achten. Wenn es während der Behandlung zu einer Leukopenie kommt, ist die nächste Dosis erst nach sorgfältiger Beurteilung des Falles zu verabfolgen. Ein wesentlicher Einfluß auf Erythrozyten und Thrombozyten wird nicht beobachtet. Eine bei Beginn der Behandlung bestehende Thrombopenie kann sogar gebessert werden, ehe es zur Remission des Knochenmarks kommt.

Bei einmal wöchentlicher Verabfolgung des Mittels sind Nebenwirkungen wie Leukopenie, neuritische Schmerzen und Gehbeschwerden normalerweise von kurzer Dauer. Bei Herabsetzung der wöchentlichen Dosen können diese Erscheinungen schwächer werden oder ganz verschwinden. Eine Verteilung der Wochendosis auf mehrere Einzelgaben kann dazu führen, daß die Nebenerscheinungen erst nach Absetzen der Behandlung wieder zurückgehen. Es ist daher unbedingt zu empfehlen, Vincristin nur einmal wöchentlich zu verabfolgen. Andere Nebenwirkungen, wie Haarausfälle, Beeinträchtigung der sensorischen Funktionen, Parästhesien, schleppender Gang, Verlust tiefer Sehnenreflexe und Muskelschwund sind hartnäckiger und klingen frühestens nach Beendigung der Behandlung wieder ab; in der Mehrzahl der Fälle werden sie nach 6 Wochen abgeklungen sein.

Die neuromuskulären Nebenwirkungen laufen häufig in einer ganz bestimmten Reihenfolge ab. Anfangs registriert man lediglich sensorische Störungen und Parästhesien.

Unter fortgesetzter Behandlung treten dann neuritische Schmerzen und schließlich Störungen der Motorik auf. Eventuell auftretende Obstipation spricht gut auf die übliche Behandlung (Abführmittel, Einläufe) an. Die Obstipation kann in Form einer Verstopfung im oberen Kolon auftreten, so daß das Rektum bei digitaler Untersuchung leer sein kann. Eine routinemäßige Obstipationsprophylaxe von Beginn der Behandlung an hat sich gut bewährt.

Aufbewahrung. Vincristin muß im Kühlschrank gelagert werden. Nach Auflösung kann das Präparat noch 14 Tage lang ohne nennenswerten Wirkungsverlust im Kühlschrank aufbewahrt werden.

Handelsform: Vincristin (Lilly; Ampullen).

Proresid[1]. SP-G.

$C_{35}H_{34}O_{13}$ Formel C. 3 M.G. 662,62

Benzylidenverbindungen der gesamten Glucoside von Podophyllum emodi, wobei das Podophyllotoxin-β-D-benzyliden-glucosid (Formel) mit 70% den Hauptanteil stellt.

Gewinnung. Durch Extraktion der schonend getrockneten Wurzelstöcke von Podophyllum emodi konnte eine Fraktion vorwiegend glykosidischer Substanzen gewonnen werden. Durch Verteilungschromatographie der Rohglykoside zwischen Wasser und Essigester ließen sich zwei einheitliche Verbindungen isolieren, die sich als Podophyllotoxin-β-D-glucosid und 4'-Demethylpodophyllo-toxin-β-D-glucosid erwiesen. Diese beiden Glucoside wurden auch aus Podophyllum peltatum erhalten. Die amerikanische Spezies enthält zudem noch zwei weitere zuckerhaltige Stoffe: nämlich α-Peltatin-β-D-glucosid und β-Peltatin-β-D-glucosid [RENZ, R., u. A. VON WARTBURG: Arzneimittel-Forsch. *11*, 327 (1961)].

Eigenschaften. Hell cremefarbenes Pulver von bitterem Geschmack, schmilzt nicht unter 150° (nach Vorheizen auf 100°). Lösl. in Ae. und M., reagiert neutral gegen Lackmuspapier.

Erkennung. Der Identitätsnachweis erfolgt durch dünnschichtchromatographische Auftrennung mit verschiedenen Fließmitteln, Anfärbung des Chromatogramms mit Schwefelsäure/Äthanol und anschließendem Erhitzen.

Gehaltsbestimmung. Gravimetrisch nach Trennung der Komponenten durch Säulenchromatographie oder kolorimetrisch nach Farbreaktionen mit den Reagentien von KELLER-KILIANI oder LIEBERMANN.

Anwendung. 1. Zur Metastasen- und Rezidivprophylaxe. 2. Zusätzliche Verabreichung von Zytostatica bei Bestrahlungen. 3. Zur Behandlung fortgeschrittener Carcinome, die operiert und ausbestrahlt sind, und bei denen die klassischen Methoden keine Erfolgschancen mehr bieten. 4. Zur Kombinationsbehandlung mit anderen Zytostatica.

---

[1] Siehe auch Proresid, SP-I, S. 761.

Dosierung. 1. Beginn der oralen Therapie mit kleinen Dosen von 4 Kapseln (bzw. viermal 7 Tr.) täglich. Steigerung der Dosis täglich um 1 Kapsel (bzw. 7 Tr.) bis zur Toleranzgrenze (Durchfall, Übelkeit), die bei einzelnen Patienten bereits nach 6 bis 8 Kapseln, bei anderen nach 15 und mehr Kapseln erreicht wird. Ist infolge von Nebenerscheinungen eine Reduzierung der Dosis notwendig, so sollte nach 2 bis 3 Wochen eine erneute Steigerung der Dosis versucht werden. 2. Lokale Anwendung (Frauen-, Hals-Nasen-Ohren-Heilkunde). Applikation der SP-G-Tropflsg. mittels Gazestreifen und Tampons.

Handelsformen: Proresid (Sandoz, Kapseln, Tropfen).

Proresid[1]. SP-I. Podophyllinsäureäthylhydrazid.

$C_{24}H_{29}N_2O_8$ Formel C. 4   M.G. 473,49

Herstellung.

[Reaction scheme: Stobbe-Kondensation with CH_2–$COOC_2H_5$ / CH_2–$COOC_2H_5$, then $OH^\ominus$ → diester intermediate → $+H_2$ → reduced diacid → 1. CH_3COCl, 2. $AlCl_3$ in Nitrobenzol → tetralone-COOH → 1. C_6H_5–OH|H_2SO_4, 2. $HCOOC_2H_5$|NaH, 3. $NaBH_4$, 4. $OH^\ominus$ → hydroxymethyl-hydroxy intermediate → H_2SO_4 10% → lactone intermediate → 1. HCl|Eisessig, 2. $CaCO_3$|Aceton → **Pikropodophyllin**.]

---
[1] Siehe auch Proresid, SP-G, S. 760.

Eigenschaften. Weißes bis gelbliches, feinkristallines Pulver von bitterem Geschmack. Fp. nicht unter 115° (nach Vorheizen auf 100°). Leicht lösl. in A., lösl. in W. Reagiert neutral gegen Lackmus.

Erkennung. Durch Dünnschichtchromatographie mit verschiedenen Fließmitteln, Anfärbung des Chromatogramms mit Schwefelsäure-Alkohol sowie anschließendem Erhitzen.

Gehaltsbestimmung. Spektrophotometrisch im UV oder kolorimetrisch nach Farbreaktionen mit den Reagentien von KELLER-KILIANI oder LIEBERMANN.

Anwendung. 1. Zur Metastasen- und Rezidivprophylaxe. 2. Zusätzliche Verabreichung von Zytostatica bei Bestrahlungen. 3. Die Behandlung fortgeschrittener Carcinome, die operiert und ausbestrahlt sind, und bei denen die klassischen Methoden keine Erfolgschancen mehr bieten. 4. Kombinationsbehandlung mit anderen Zytostatica.

Absolute Gegenindikation ist die Schwangerschaft.

Dosierung. 1. Initialbehandlung. Täglich 2 bis 4 Amp. SP-I i.v. infundieren; (pro Amp. etwa 100 ml Lsg.; Infusionsdauer pro 100 ml etwa 1 Std.) oder 1 bis 2 Amp. SP-I in 20 bis 40 ml 5%iger Glucose- oder physiologischer Kochsalzlsg. verdünnt langsam intravenös injizieren. Die Verdünnung ist nur wenige Stunden haltbar. Bei guter Verträglichkeit kann die Dosis ohne weiteres gesteigert werden.

Dauertherapie. Nach einigen Wochen wird die Dosis schrittweise auf täglich 1 Amp. reduziert, evtl. 3- bis 4mal wöchentlich 1 bis 2 Amp. An den injektionsfreien Tagen ist SP-G oral zu geben.

Zur Metastasenprophylaxe empfiehlt es sich, 2 bis 3 Tage vor der Operation beginnend, täglich eine i.v. Infusion mit 2 Amp. SP-I oder mehr zu verabreichen und eine Infusion (2 bis 3 Amp. SP-I oder mehr) während und nach der Operation laufen zu lassen. Nach einigen Tagen, speziell bei Entlassung des Patienten, geht man auf die orale Erhaltungsbehandlung mit SP-G-Kapseln oder -Tropfen über.

Handelsform: Proresid (Sandoz, Ampullen).

D. Antibiotica mit zytostatischem Effekt

Dactinomycin. Actinomycin D.

$C_{62}H_{86}N_{12}O_{16}$ Formel D. 1   M.G. 1255,40

Gewinnung. Dactinomycin ist der Hauptbestandteil des Actinomycingemisches, das der Streptomyces parvullus bildet.

Eigenschaften. Kristallines, hygroskopisches, goldgelb gefärbtes Pulver. 1 mg löst sich in 1 ml W. von 37°. Elektrolyte vermögen die Löslichkeit in W. erheblich herabzusetzen. Die Löslichkeit der Substanz in anderen Lösungsmitteln bei 25° beträgt: in 95% Äthanol 128 mg/kg; in Propylenglykol 5 mg/ml; in Diäthyläther 0,6 mg/ml; in Methylenchlorid 10 mg/ml.

Lösungen von Dactinomycin sind im pH-Bereich 6 bis 7 relativ stabil; sie sollen vor direkter Lichteinwirkung geschützt werden; Alkali vermag Dactinomycin abzubauen.

Erkennung. Das UV-Spektrum einer methanolischen Lsg. zeigt Maxima bei 440 und 240 nm. $E_{1\,cm}^{1\%} = 200$ bei 440 nm, berechnet auf die getrocknete Substanz.

Gehaltsbestimmung (Sharp und Dohme GmbH). 15 mg der Substanz werden genau gewogen, in einen 100-ml-Meßkolben gegeben und dieser mit reinem M. aufgefüllt. Nach dem Umschütteln werden in einem geeigneten Spektrophotometer bei 240 und 440 nm die Extinktionen gegen reines M. gemessen. Die Berechnung erfolgt nach folgender Gleichung:

$$\% = \frac{a_{440} \cdot D \cdot 1000}{W \cdot (1 - 0,1 \cdot L) \cdot E}.$$

a_{440} = beobachtete Extinktion bei 440 nm,
D = Verdünnungsfaktor = 500,
W = Gewicht der Probe in mg,
L = Trocknungsverlust,
E = $E_{1\,cm}^{1\%}$, beträgt für Actinomycin bei 440 nm 202.

Anwendung. Zur stationären Behandlung von Patienten mit Wilms-Tumor, Rhabdomyosarkom und Carcinomen des Hodens und des Uterus (embryonale Tumoren, Teratome, Seminome, Chorionepitheliome) unter entsprechender Kontrolle. Alle anderen Anwendungsmöglichkeiten z.B. Ewing-Sarkom, osteogenes Sarkom, Lymphome, malignes Melanom, Sarcoma botryoides, Neuroblastom des Magen-Darm-Traktes, Mammacarcinom und Lungenkrebs werden zur Zeit noch experimentellen und klinischen Prüfungen unterzogen.

Dosierung. Toxische Reaktionen sind häufig und können schwerwiegend sein; dadurch muß man in vielen Fällen die applizierbare Menge des Zytostaticums einschränken. Der Schweregrad der toxischen Wirkungen schwankt jedoch deutlich und hängt nur zum Teil von der verabreichten Menge ab.

Toxische Symptome erscheinen gewöhnlich erst 2 bis 4 Tage nach Beendigung der Behandlung und erreichen manchmal erst nach Ablauf von 1 bis 2 Wochen ihren Höhepunkt. Übelkeit und Erbrechen treten jedoch schon einige Stunden nach der Applikation auf. Aus diesem Grund sollte man dieses Zytostaticum jeweils nur kurzfristig anwenden.

1. Intravenöse Verabreichung: Erwachsene: Die Normaldosis für Erwachsene beträgt 0,5 mg (500 γ) täglich intravenös, höchstens 5 Tage lang.

Kinder: Bei Kindern kann man täglich 0,015 mg (15 γ) pro kg Körpergewicht 5 Tage lang intravenös verabreichen. Ein anderer Dosierungsplan sieht eine Gesamtmenge von 2,4 mg (2400 γ) pro m^2 Körperoberfläche vor, die im Laufe 1 Woche intravenös gegeben wird.

Sowohl bei Erwachsenen als auch bei Kindern kann man nach Ablauf von wenigstens 2 Wochen das Medikament erneut applizieren, sofern alle toxischen Symptome abgeklungen sind.

2. Intraarterielle Verabreichung: Das zur intraarteriellen Infusion von Dactinomycin angewandte Dosierungsschema sowie die Technik selbst sind von Fall zu Fall verschieden. Im allgemeinen wird die folgende Dosierung als Richtwert vorgeschlagen.

Regionale intraarterielle Infusion

0,05 mg (50 γ) pro kg Körpergewicht für die untere Extremität oder den Beckenbereich.
0,035 mg (35 γ) pro kg Körpergewicht für die obere Extremität.

Bei adipösen Patienten und nach vorausgegangener Bestrahlung oder Chemotherapie sind niedrigere Dosen, gleichzeitige Therapie mit Dactinomycin und anderen Zytostatica ratsam. 10 mg Chlorambucil und 5 mg Methotrexat werden täglich über einen Zeitraum von 16 bis 25 Tagen peroral verabreicht. Am 3. Tag der Chlorambucil-Methotrexat-Behandlung beginnt man mit der intravenösen Verabreichung von täglich 0,5 mg Dactinomycin und gibt diese Menge an 5 aufeinanderfolgenden Tagen. Am 12. und 21. Tag beginnt man mit 2 weiteren fünftägigen Behandlungszyklen mit Dactinomycin.

Während der ersten beiden Wochen der Kombinationsbehandlung können Anzeichen für ein Fortschreiten der Erkrankung bestehen. Andererseits kann es bei fortgesetzter Verabreichung dieser Zytostatica nach Beendigung des 25tägigen Behandlungszyklus zu objektiver und subjektiver Besserung kommen.

Übelkeit und Erbrechen als Folge von Dactinomycin machen eine intermittierende Verabreichung des Mittels erforderlich. Da gelegentlich ein vollständiger Behandlungszyklus nicht vertragen wird, ist es außerordentlich wichtig, den Patienten bei der Anwendung einer derartigen multiplen Chemotherapie täglich auf toxische Nebenwirkungen hin zu beobachten. Treten im Verlaufe der Behandlung Stomatitis, Diarrhoe und eine starke Hemmung der Hämatopoese auf, so sollten die Medikamente abgesetzt werden, bis der Patient sich erholt hat.

Eine Erhaltungstherapie (bestehend aus einer 7tägigen Behandlung mit Chlorambucil/ Methotrexat und einer 5tägigen Behandlung mit Dactinomycin vom 3. Tag an) wird insgesamt zweimal im Abstand von 2 Wochen durchgeführt, dann einmal im Monat, bis alle objektiven Anzeichen der Erkrankung verschwunden sind, danach alle 2 Monate einmal.

Vorsichtsmaßnahmen. Dactinomycin ist ein toxisches Arzneimittel und bedarf einer besonders sorgfältigen und regelmäßigen Überwachung des Patienten auf unerwünschte Wirkungen. Es empfiehlt sich außerdem, die Nieren-, Leber- und Knochenmarksfunktionen häufig zu überprüfen. Während der Schwangerschaft wird die Anwendung von Dactinomycin nicht empfohlen. Die toxischen Erscheinungen klingen im allgemeinen nach Absetzen der Medikation ab. Der besseren Übersicht wegen seien die möglichen toxischen Reaktionen bei der Therapie mit Dactinomycin in den folgenden Gruppen zusammengestellt:

1. Oral: Cheilitis, Stomatitis ulcerosa, Pharyngitis.

2. Gastrointestinal: Anorexie, Übelkeit, Erbrechen, Bauchschmerzen, Diarrhoe, Magen-Darm-Ulcera. Übelkeit und Erbrechen treten frühzeitig in den ersten Stunden nach Verabreichung auf; diese Wirkungen können durch Gaben von Antiemetica gemindert werden.

3. Hämatologisch: Anämie, Leukopenie, Thrombozytopenie, Retikulozytopenie. Um eine schwere Beeinträchtigung des hämatopoetischen Systems aufzudecken, sollten die Leukozyten täglich und die Thrombozyten alle 3 Tage gezählt werden. Sinkt einer der beiden Werte deutlich ab, so sollte man Dactinomycin nicht mehr verabreichen bis eine Normalisierung eingetreten ist.

4. Dermatologisch: Alopezie, Exantheme, Akne, Verstärkung des Erythems oder vermehrte Pigmentierung zuvor bestrahlter Hautabschnitte.

5. Weichteile: Dactinomycin ist außerordentlich ätzend. Gelangt die Substanz während der intravenösen Verabreichung in extravasale Abschnitte, so wird das Gewebe schwer geschädigt.

Handelsform: Lyovac-Cosmegen (Merck, Sharp and Dohme).

Actinomycin C. Cactinomycin. (Extra P. 67). Vgl. Bd. I, 1040.

Mischung aus Actinomycin C_2 (45%), Actinomycin C_3 (45%) sowie Actinomycin D (10%).

Herstellung. Aus Streptomyces chrysomallus, der auf einem Glycerin sowie Kaliumnitrat enthaltenen Nährboden kultiviert wird.

Eigenschaften. Orangerote Kristalle, mäßig lösl. in W., Chlf. und M.; nahezu unlösl. in A. und Ae., lösl. in Aceton und Methylenchlorid. Die Lsg. sollten unmittelbar vor Gebrauch hergestellt werden, sind jedoch einige Tage stabil, wenn diese unter sterilen Bedingungen im Dunkeln aufbewahrt werden; außerdem sollen die Lsg. nicht mit anderen Arzneimitteln gemischt werden außer mit Kochsalz (Extra P. 67).

Anwendung. Zur Behandlung von Morbus Hodgkin sowie Leukämie.

Dosierung. Dosen im Bereich von 25 bis 1000 µg sind gegeben worden, außerdem solche im Bereich von 5000 bis 45000 µg (Extra P. 67).

Nach den Angaben der Farbenfabriken Bayer AG soll es sich bei Sanamycin um Actinomycin C handeln. Die Actinomycine A, B und C stellen rote, kristallisierte Antibiotica dar. Actinomycin A wurde von WAKSMAN und WOODRUFF [Proc. Soc. exp. Biol. (N. Y.) *45*, 609 (1940)] aus Streptomyces antibioticus isoliert. 1949 berichteten DAGLIESH und TODD [Nature (Lond.) *164*, 830 (1949)] über ein Actinomycin B, das ebenfalls aus Actinomyceten gewonnen wurde und sich in seinen Eigenschaften nicht vom Actinomycin A unterscheidet. Es besitzt nach JOHNSON, TODD und VINING (J. chem. Soc. *1952*, S. 2672) die Summenformel $C_{61}H_{88}O_{16}N_{12}$ und liefert bei der Hydrolyse mit Bariumhydroxid das peptidfreie Chinon Actinomycinol B. Aus Streptomyces chrysomallus isolierten BROCKMANN und Mitarb. [Naturwissenschaften *36*, 376 (1949)] das Actinomycin C, das mit den Actinomycinen A und B nicht identisch ist und nach Säurehydrolyse 6 Aminosäuren ergibt. Actinomycin C ist als kristallisiertes, zytostatisch wirkendes Antibioticum in Deutschland in die Therapie eingeführt und wird bei Lymphogranulomatose (Morbus Hodgkin) empfohlen. Die antibiotische in vitro-Wirksamkeit beträgt bei Bacillus subtilis 0,01 µg/ml, bei Staphylokokken 0,05 µg/ml und bei Bact. coli 100 µg/ml. Die Toxizität beträgt bei der Maus 5 mg/kg intraperitoneal.

Azaserin. Diazoessigsäure-serinester.

$C_5H_7N_3O_4$ Formel D. 3   M.G. 173,13

Gewinnung. Ein Antibioticum aus Streptomyces fragilis.

Eigenschaften. Helle, gelbgrüne Nadeln vom Fp. 157°; sehr leicht lösl. in W., nur sehr schlecht lösl. in kaltem, wasserfreiem M., wasserfreiem A. sowie Aceton, lösl. in warmen wäßrigen Gemischen dieser Lösungsmittel.

Erkennung. Das IR-Spektrum enthält bei 4,66 µ die für die —N≡N-Gruppierung charakteristische Absorptionsbande, im UV-Spektrum ist eine solche bei 250,5 nm (pH = 7) vorhanden.

Anwendung. Zur Behandlung von Morbus Hodgkin, Lymphatischer Leukämie, Carcinomen und Sarkomen.

Dosierung. 8 bis 10 mg/kg Körpergewicht per os oder i.v.

Nebenerscheinungen. Zungenbrennen, Stomatitis ulcerosa, Übelkeit, Erbrechen, Leberparenchymschäden.

Handelsform: Azaserin (Parke-Davis).

DON. 6-Diaza-5-oxo-L-norleucin.

$C_6H_9N_3O_3$ Formel D. 4   M.G. 171,15

Gewinnung. Aus verschiedenen Streptomycesarten.

Eigenschaften. Helle, gelbgrüne Kristalle vom Fp. 145 bis 155°. Die Substanz ist leicht lösl. in W. und wäßrigen Lsg. M., A. und Aceton, jedoch nur schlecht lösl. in absolutem A. DON ist sehr empfindlich gegen Hitze und gegen pH-Wertänderungen. Das trockene Pulver zersetzt sich innerhalb weniger Wochen, wenn es der Lichteinwirkung bei Raumtemperatur ausgesetzt wird.

Erkennung. In einer phosphatgepufferten Lsg. vom pH = 7 sind im UV-Spektrum bei 274 nm $\left(E_{1\,cm}^{1\%} = 683\right)$ und bei 244 nm $\left(E_{1\,cm}^{1\%} = 376\right)$ charakteristische Absorptionsbanden vorhanden.

Anwendung. Zur Behandlung von Lymphosarkom, Morbus Hodgkin und anderen malignen Geschwülsten.

Dosierung. Oral 0,2 bis 1,0 mg/kg Körpergewicht täglich.

Nebenerscheinungen. Stomatitis ulcerosa, Diarrhoen, Übelkeit, Erbrechen, gastrointestinale Blutungen.

Aufbewahrung. Trocken, vor Licht geschützt in dunklen Flaschen aufzubewahren.

Das Präparat DON (Parke-Davis) befindet sich noch in klinischer Erprobung.

E. Andere Präparate[1]

Busulphan BP 63, USP XVII. Busulfan (INN). Butandiol-1,4-bis-methansulfonat. 1,4-Butandiol-bis-methansulfonsäure-ester. 1,4-Bis-(methansulfonoxy)-butan.

$C_6H_{14}O_6S_2$ Formel E. 1   M.G. 246,30

Gehalt. Busulfan enthält nicht weniger als 98,5% $C_6H_{14}O_6S_2$, bezogen auf die bei 60° und 5 Torr getrocknete Substanz.

Herstellung. Die Verbindung wird durch Veresterung von 1,4-Butandiol mit Methylsulfonylchlorid in Gegenwart von Pyridin gewonnen.

Eigenschaften. Sehr giftiges, weißes, kristallines, im allgemeinen geruchloses Pulver; Fp. 115 bis 118°. Bei 20° ist 1 T. in 750 T. W. und 25 T. Aceton lösl.

Erkennung und Prüfung. 1. 0,1 g Substanz werden mit 0,1 g Kaliumnitrat sowie 0,25 g Kaliumhydroxid geschmolzen, abkühlen gelassen und der Rückstand in W. gelöst. Nach dem Ansäuern mit verd. Salzsäure und Zugabe von einigen Tropfen Bariumchloridlsg. muß ein weißer Nd. ausfallen. – 2. Eine Lsg. von 0,1 g Substanz in 15 ml W. und 1 ml Natriumhydroxidlsg. wird kurze Zeit erhitzt; es tritt ein intensiver pyridinähnlicher Geruch auf. Anschließend wird die Lsg. abgekühlt. Zur Hälfte dieser Lsg. wird 1 Tr. Kaliumpermanganatlsg. zugegeben; die purpurne Farbe wechselt nach Violett, Blau und schließlich nach Grün. Der Rest wird mit verd. Schwefelsäure angesäuert, und 1 Tr. Kaliumpermanganatlsg. zugegeben; die Farbe des Kaliumpermanganats ändert sich nicht (BP 63). – 3. Wird die Substanz bei 60° und 5 Torr getrocknet, so darf sie nicht mehr als 2% ihres Gewichtes verlieren.

Gehaltsbestimmung. Eine Lsg. von 0,25 g Substanz in 25 ml W. wird unter Rückfluß 30 Min. lang erhitzt. Nach Durchspülen des Rückflußkühlers mit einer kleinen Menge W. und Abkühlen der Lsg. wird mit 0,1 n Natriumhydroxidlsg. gegen Phenolphthalein als Indikator titriert. 1 ml 0,1 n NaOH entspr. 0,01232 g $C_6H_{14}O_6S_2$.

Anwendung. Zur Behandlung von chronischer myeloischer Leukämie.

Dosierung. 0,5 bis 2 mg täglich, in Ausnahmefällen 2 bis 10 mg täglich (Simes, Mailand) verteilt auf 24 Std.

Aufbewahrung. Gut verschlossen und vor Licht geschützt aufzubewahren.

Handelsformen: Miclucin (Simes), Myleran (Burroughs Wellcome), Sulfabutin (Sanabo).

Thiodiglykol. Bis-(2-hydroxyäthyl)-sulfid.

$C_4H_{10}O_2S$ Formel E. 2   M.G. 122,19

Handelsform: Tedegyl (Labaz).

Diphenyl-thiocarbazon. Diphenyl-thiocarbazone.

$C_{13}H_{13}N_4S$ Formel E. 3   M.G. 256,32

---

[1] Siehe auch Hormone, S. 165 ff.

Anwendung. Intravenöse Infusion in Dosen von 160 mg zur Behandlung von Prostatacarcinomen [MEI-CHIAU LO: Canad. med. Ass. J. *80*, 1203 (1960)].

Handelsform: Dithizon (Fischers, Scientific).

Urethanum DAB 7 – BRD, DAB 7 – DDR, ÖAB 9, BP 63, BPC 63, (INN). Aethylurethan. Carbaminsäureäthylester.

$C_3H_7NO_2$ Formel E. 4   M.G. 89,10

Gehalt. Nicht weniger als 89,0%.

Herstellung. $H_2N-CO-NH_2 + C_2H_5OH \rightarrow H_2N-COOC_2H_5 + NH_3$.

Eigenschaften. Farblose, prismatische Kristalle oder Plättchen, die geruchlos sind oder nur einen schwachen Geruch haben; würziger, salzig kühlender und schwach bitterer Geschmack. Lösl. in etwa 1 T. W. oder A., in etwa 1,5 T. Ae. oder Chlf. oder in etwa 3 T. Glycerin. Es ist mäßig lösl. in fetten Ölen. Fp. 48 bis 50° nach längerem Trocknen über Phosphorpentoxid.

Erkennung. 1. Durch Erhitzen mit Kaliumhydroxidlsg. entwickelt sich Ammoniak. – 2. Schwaches Erhitzen mit Schwefelsäure bewirkt die Entstehung von Kohlendioxid. – 3. 0,5 g Substanz werden in 5 ml W. gelöst, 1 g Natriumcarbonat sowie 10 mg Jod hinzugefügt und das Gemisch erwärmt. Es bilden sich gelbe Kristalle von Jodoform beim Abkühlen. – 4. Eine Lsg. von 1 Teil Äthylurethan in 9 T. W. muß klar und farblos sein.

Prüfung (ÖAB 9). 1. Freie Säure. Eine Mischung von 5 ml der Lsg. (1 + 9) und 5 ml W. muß sich nach Zusatz von 2 Tr. Phenolphthaleinlsg. und 0,20 ml 0,1 n Natriumhydroxidlsg. rot färben. – 2. Chlorid. In einer Mischung von 5 ml der Lsg. (1 + 9) und 5 ml W. darf Chlorid in unzulässiger Menge nicht nachweisbar sein. – 3. Nitrat. In einer Mischung von 2 ml der Lsg. (1 + 9) und 1 ml verd. Salzsäure wird etwa 0,1 g Eisen(II)-sulfat gelöst. Unterschichtet man die Lsg. mit konz. Schwefelsäure, so darf sich zwischen den beiden Flüssigkeiten keine gefärbte Zone bilden. – 4. Ammonium. Eine Mischung von 5 ml der Lsg. (1 + 9) und 5 ml W. darf sich auf Zusatz von 2 Tr. Nesslers Reagens innerhalb von 5 Min. nicht verändern. – 5. Schwermetalle. In der Lsg. (1 + 9) dürfen Schwermetalle in unzulässiger Menge nicht nachweisbar sein. – 6. Harnstoff. Eine Lsg. von 2 g Äthylurethan in 2 ml W. darf auf Zusatz von 2 ml konz. Salpetersäure nicht getrübt werden.

Gehaltsbestimmung (ÖAB 9). 0,1782 g Äthylurethan werden in einem Kjeldahl-Kolben 2 Std. lang mit 5 ml konz. Schwefelsäure zum gelinden Sieden erhitzt. Nach dem Abkühlen verdünnt man mit 20 ml W. und bestimmt in der erhaltenen Lsg. den Ammoniakgehalt nach dem Verfahren zur Bestimmung flüchtiger Basen nach KJELDAHL.

Für die angegebene Einwaage muß sich ein Verbrauch an 0,1 n Schwefelsäure von 19,90 bis 20,10 ml ergeben, entsprechend 99,5 bis 100,5% des theoretischen Wertes.

1 ml 0,1 n Schwefelsäure entspr. 8,910 mg $C_3H_7O_2N$. 1 g Äthylurethan entspr. 112,2 ml 0,1 n Schwefelsäure.

Anwendung. Zur Behandlung von chronischer, myeloischer Leukämie sowie multiplen Myelomen.

Dosierung. 0,5 bis 3 g täglich. Einzelmaximaldosis; oral 0,3 g. Tagesmaximaldosis; oral 6,0 g.

Aufbewahrung. Vorsichtig aufzubewahren.

Handelsformen: Urethan-Tabletten (U.S.N.F.); Urethan-Elixier (Jud.N.F.).

Natulan (Roche). 1-Methyl-2-p-(isopropylcarbamoyl)-benzylhydrazin-hydrochlorid.

$C_{12}H_{20}ClN_3O$ Formel E. 5   M.G. 257,76

Erkennung. In einem Reagensglas suspendiert man 0,5 g des Kapselpulvers in 3 ml W., schüttelt gut und filtriert. 1. 0,5 ml des Filtrats mischt man mit 0,5 ml 1%iger Kupfersulfatlsg. und fügt 2 Tr. 10%ige Natronlauge zu. Es entsteht ein grüner Niederschlag, der sich nach einiger Zeit gelb und dann orange färbt. – 2. 0,5 ml einer 1%igen Kupfersulfatlsg. werden mit 0,5 ml 2 n Ammoniaklsg. versetzt. Zu dieser Lsg. gibt man 1 bis 2 ml des Filtrats. Die intensive Blaufärbung verschwindet und die klare Lsg. wird nach kurzem Stehen fast farblos.

Gehaltsbestimmung. Den Inhalt von 6 Kapseln wiegt man genau in ein Becherglas ein, fügt 50 ml Eisessig zu und rührt während 10 Min. gut um. Nach Zugabe von 6 ml 6%iger Quecksilber(II)-acetatlsg. titriert man sofort potentiometrisch mit 0,1 n $HClO_4$ in Eisessig unter Verwendung einer kombinierten Glaselektrode. 1 ml 0,1 n $HClO_4$ entspr. 25,87 mg $C_{12}H_{20}ClN_3O$.

Anwendung. Zur Behandlung von Lymphogranulomatose (Morbus Hodgkin) sowie bei einigen anderen malignen Neoplasien (maligne Retikulose, Retikulosarkom, Morbus Brill-Symmers, Polycythaemia vera rubra).

Dosierung. Auf Grund von Erfahrungen ist es angezeigt, mit kleinen Dosen zu beginnen und diese dann schrittweise zu steigern, bis Tageshöchstdosen von 250 oder 300 mg erreicht sind. Schema für Initialbehandlung: 1. Tag 50 mg; 2. Tag 100 mg; 3. Tag 150 mg; 4. Tag 200 mg; 5. Tag 250 mg; 6. Tag 250 bis 300 mg; folgende Tage 250 bis 300 mg.

Die Behandlung sollte mindestens solange fortgesetzt werden, bis eine Gesamtdosis von 6 g appliziert worden ist. Während der Therapie mit Natulan sind häufige Blutbildkontrollen angezeigt; beim Auftreten von Hautreaktionen sollte die Behandlung sofort abgebrochen werden. Die Wirkung von Barbituraten, Phenothiazinderivaten und Präparaten vom Imipramintyp wird bei gleichzeitiger Behandlung mit Natulan verstärkt. Wegen einer möglicherweise auftretenden Alkoholintoleranz ist unter der Therapie mit Natulan Abstinenz geboten.

Kontraindikationen. Bereits bestehende stärkere Leuko- und Thrombopenien irgendwelcher Genese; bei schweren Leber- und Nierenschäden, sowie bei Schwangerschaft.

Handelsformen: Kapseln 50 und 250 mg.

Diäthylstilboestrol DAB 7 – BRD, (INN). Diaethylstilboestrolum DAB 7 – DDR. α,α'-Diaethyl-4,4'-dihydroxystilben. Diaethyl-dioxystilben. 4,4'-Dioxy-α,α'-diaethylstilben. Trans-3,4-Di-(p-oxyphenyl)-3-hexen. Stilboestrol. Diaethylstilboestrol als Tetranatrium-diphosphat DAB 7 – DDR.

$C_{16}H_{18}O_8P_2Na_4$ Formel E. 6-a M.G. 492,22

Eigenschaften, Erkennung, Prüfung und *Gehaltsbestimmung* s. Hormone, S. 165 ff.

Anwendung. Es dient zur Behandlung von Prostata-carcinomen.

Wirkungsweise. Diäthylstilboestrol ist in hoher Dosierung ein starkes Zytostaticum. Die gut lösl., in hoher Dosierung intravenös anwendbare phosphorylierte Verbindung (Honvan) stellt die Transportform dieser Substanz dar. Die hohe Aktivität der sauren Phosphatase sowohl im Primärtumor als auch in Metastasen beim Prostatakrebs führt zur Phosphatabspaltung und damit zur Umwandlung von Honvan in das schwer lösl. zytostatisch wirksame Diäthylstilboestrol, das als Wirkform in den Tumorzellen selbst angereichert wird. Hierdurch wird eine gezielte intensive, organspezifische Chemotherapie beim Prostatakrebs möglich.

Die Anwendung des Stilbens in der phosphorylierten pharmakologisch indifferenten Transportform ermöglicht eine intensive Behandlung mit sehr hohen Dosen. Unerwünschte oestrogene Nebenwirkungen (Gynäkomastie) werden hierbei nur selten und im geringen Ausmaß beobachtet (Asta-Werke AG).

Dosierung. Es ist zu unterscheiden zwischen der Anfangs- und der Dauerbehandlung. 1. Anfangsbehandlung. Diese ist intensiv mit täglichen Injektionen durchzuführen. 5 bis 10 Tage 10 ml (= 2 Amp.), anschließend 10 bis 20 Tage täglich 5 ml (= 1 Amp.).

Unter Umständen muß die Behandlung mit täglichen Injektionen länger fortgesetzt werden.

Wenn tägliche Injektionen von Honvan nicht möglich sind, – besonders in den Anfangsstadien der Erkrankung – oder wenn eine längere Behandlung noch nicht vorangegangen war, kann die Anfangsbehandlung auch oral bei einer Dosis von 3mal täglich 3 bis 4 Tabletten erfolgen. – 2. Dauerbehandlung. Im Anschluß an die intensive Anfangsbehandlung kann nach eintretender klinischer und biochemischer Besserung die Dosis herabgesetzt werden. Hierzu empfiehlt sich eine regelmäßig durchgeführte Therapie mit Honvantabletten, zunächst mit 3mal 1 bis 2 Tabletten täglich, später mit 1 bis 2 Tabletten täglich.

Handelsform: Honvan (= Diäthylstilböstrol-diphosphat) (Asta-Werke AG).

Diäthylstilboestroldipropionat DAB 7 – BRD, (INN). Diaethylstilboestrolum dipropionicum DAB 7 – BRD, DAB 7 – DDR, Ross. 9, Dan. IX. Diaethylstilboestroldipropionat. 4,4'-(Dipropionoxy)-α,α'-diaethylstilben.

$C_{24}H_{28}O_4$ Formel E. 6-b M.G. 380,46

Herstellung.

$$2\ CH_3O-C_6H_4-CHO \rightarrow CH_3O-C_6H_4-CH(OH)-C(H)(OH)-C_6H_4-OCH_3$$

$$\rightarrow CH_3O-C_6H_4-CH_2-CO-C_6H_4-OCH_3 \rightarrow CH_3O-C_6H_4-CH(CH_2CH_3)-CO-C_6H_4-OCH_3$$

$$\rightarrow CH_3O-C_6H_4-C(H)(CH_2CH_3)-C(OH)(CH_2CH_3)-C_6H_4-OCH_3$$

$$\rightarrow CH_3O-C_6H_4-C(C_2H_5)=C(C_2H_5)-C_6H_4-OCH_3 \rightarrow HO-C_6H_4-C(C_2H_5)=C(C_2H_5)-C_6H_4-OH$$

Eigenschaften. Farblose Kristalle oder weißes, kristallines Pulver vom Fp. 104 bis 108° (DAB 7 – BRD). Praktisch unlösl. in W., lösl. in A., fetten Ölen, leicht lösl. in Ae. und Chlf.

Prüfung und *Gehaltsbestimmung* s. Hormone, S. 165 ff.

Anwendung. Prostata-Carcinom und Prostata-Hypertrophie.

Dosierung (DAB 7 – DDR). Einzelmaximaldosis oral 0,001 g, i. m. 0,0005 g. Tagesmaximaldosis oral 0,005 g, i. m. 0,0005 g.

Aufbewahrung. Vor Licht geschützt und gut verschlossen aufzubewahren.

Handelsformen: Cyren „B" (Bayer), Mulicrin (Schaub, Delmenhorst), Oestro-Gynaedron (Artesan).

Nachwort zu den Wirkstoffgruppen

In den vorstehend aufgeführten „Wirkstoffgruppen" wurden solche Stoffe zusammengefaßt, die nach ihrer pharmakologischen Wirkung, ihrer wirtschaftlichen Anwendung oder nach ihren chemischen Eigenschaften zusammengehören. In mehr oder weniger ausführlichen Vorspannen sind zur jeweiligen Gruppe allgemeine Überblicke über ihre chemischen und physikalischen Eigenschaften und pharmakologischen Wirkungen u. a. Erläuterungen gegeben. Die sich anschließende Aufzählung und Beschreibung der Stoffe kann naturgemäß nicht vollständig sein. Sie enthält stets die in den herangezogenen Arzneibüchern offizinellen Verbindungen und eine Anzahl nicht offizineller handelsüblicher Stoffe, soweit die Angaben darüber den Autoren zugänglich waren. Wenn nachträglich Verbindungen in die in den folgenden Bänden erscheinenden Monographien übernommen wurden, findet sich dort, falls sie zu einer der Wirkstoffgruppen gehören, ein entsprechender Hinweis.

Der Grund für eine solche Trennung ist meist darin zu sehen, daß viele Arzneistoffe nicht eindeutig nur einer der Wirkstoffgruppen zuzuordnen sind. Aus dem gleichen Grund ist auch die Auswahl der Wirkstoffgruppen auf die vorstehend aufgeführten beschränkt worden. Soweit sich Möglichkeiten einer weiteren Zusammenfassung ergaben, sind diese bei der Gestaltung der Monographien genutzt worden.

Anhang

Identifizierung organischer Substanzen nach L. Kofler[1]

Spezieller Teil: Kennzahlen und Beschreibung der Substanzen

**Verwendete Abkürzungen,
die im Verzeichnis der Abkürzungen, S. XIX, nicht enthalten sind**

Acetan.	Acetanilid	P.D.	Polyäthylendichtung
Aggr.	Aggregate	Präp.	Präparat
Azobenz.	Azobenzol	Rotl.	Rotlicht
Benzan.	Benzanilid	Rückst.	Rückstand
Best.	Bestimmung	Saloph.	Salophen
Br. Ind.	Brechungsindex	Schm.	Schmelze
Dicyand.	Dicyandiamid	schm.	schmelzen, schmilzt
ET	Eutektische Temperatur	Sphärol.	Sphärolith(e)
Glgw.	Gleichgewicht	sphärol.	sphärolithisch
HB	Heizbank	stab.	stabil
homog.	homogen	Subl.	Sublimation
inhomog.	inhomogen	subl.	sublimieren
instab.	instabil	Subst.	Substanz
Interff.	Interferenzfarben	teilw.	teilweise
Krist.	Kristall(e)	umw.	umwandeln
Mod.	Modifikation	Umw.	Umwandlung
Na.-L.	Natriumlicht	U.P.	Umwandlungspunkt
n_D	Brechungsindex des Glases	Vbg.	Verbindung(en)
Par.	Paraffin	wäßr.	wäßrig
Phenac.	Phenacetin	*	Ablesung nach 10 Sek.
Phenolphth.	Phenolphthalein	– – bei ET	träges Schm. des Eutektikum.

Acediasulfon.
  Fp. 203–207°   ET Saloph. 172°
            Dicyand. 155°
  Ab 190° Tröpfchen. Schm. unter Gasblasenbldg. u. bräunlicher Verfbg. Schm. erstarrt glasig. – In verd. HCl gelöst, mit einigen Krist. NaNO$_2$ u. alkal. β-Naphthollsg. versetzt, gibt orangerote Fbg.
  HB: Fp. 210°, Schm. bräunlich. ET Saloph. 176°, Dicyand. 158°.

Acenocumarin.
  Fp. 191–201°   ET Saloph. 165° n_D Rotl.   Na-L.
            Dicyand. –180°–   1,5897   175–177°   189–190°
  Ab 180° starke Tr.-Bldg. Restkrist. wachsen träg zu Stäbchen u. Stengeln. Schm. färbt sich rötlich-braun, erstarrt glasig.
  HB: Fp. 199°, ET Saloph. –170°–, Dicyand. 185°.

Acetamid.
  Fp. 80°   ET Azobenz. 66° n_D Rotl.   Na-L.
            Benzil   77°   1,4339   57–58°   58–59°
  Ab 50° Subl. v. kurzen Prismen, Nadeln u. Stengeln. Glgw.: Prismen u. Balken. Schm. erstarrt meist zu Mod. II, Fp. 70°. Subst. ist hygrosk.
  HB: Übereinstimmend.

---

[1] Siehe auch Bd. I, 66 ff.

p-Acetaminophenol.
Fp. 167–169° ET Phenac. 115° n_D Rotl.   Na-L.
              Benzan. 136°   1,5403   174°   181–182°

Ab 140° Subl. v. Körnern, sechsseitigen Prismen u. Rhomboiden. Restkrist. wachsen zu sechsseitigen bis polyedr. Körnern u. Prismen. Schm. erstarrt glasig, bei 110° zu instab. stengeligen Aggr., an denen sich ab etwa 140° rechteckige Platten u. Prismen der stab. Mod. induzieren. Fp. Mod. II 154 bis 156°.
HB: Übereinstimmend.

Acetanilid.
Fp. 114,5°   ET Benzil 78° n_D Rotl.   Na-L.
              Acetan. 113°   1,5299   110–112°   117–118°

Ab 60° Subl. v. Nadeln, Prismen u. Blättchen. Glgw.: Körner, Prismen u. Stengel. Schm. erstarrt zu instab. Sphärol. mit sofortiger Umw.
HB: Fp. 115°, ET Benzil 78°, Acetan. 115°.

Acetarsol.
Fp. 230–240° ET Saloph. 190°
amorph   Dicyand. 163°

Subst. verliert v. 230 bis 240° d. Doppelbrechg. ohne zu schm., nur vereinzelte braune Tr. treten auf. In Par. ab 210° Gasblasen; zerfließt v. 230 bis 245° zu hellbrauner Schm. – Die schwefelsaure Lsg. wird alkalisiert. Nach Zugabe von $NaNO_2$-Lsg. u. β-Naphthol entsteht eine rote Fbg.

Acetazolamid.
Fp. 258–260° ET Saloph. 186°
              Dicyand. 190°   Phenolphth. 241°

Von 210 bis 225° Umlagerung der klaren Krist. zu körnigen Aggr. Ab. 235° Subl. v. Stäbchen, Blättchen, Rosetten, daneben viele Tr. Schm. unter Braunfbg., Gasblasenbldg. und Ausscheidung vieler feiner Körnchen. In Par. ab 220° Umlagerung der klaren Krist. zu Stengeln, ab 230° beginnende Zers. u. Gasblasenbldg.

Acetbadional.
Fp. 188–196° ET Saloph. 175° n_D Rotl.   Na-L.
              Dicyand. 150°   1,6126   156–158°   171–172°

Schm. unter Gasblasenbldg. u. Gelbfbg. Best. d. Br. Ind. durch Blasen erschwert.

Acetphenolisatin.
Fp. 235–246° ET Saloph. 183° n_D Rotl.   Na-L.
              Dicyand. 192°   1,5299   254–255°   261–262°

Ab 200° Subl. v. einigen Stäbchen, später reichl. Tr.-Bldg. Schm. gelblich, erstarrt glasig.
HB: Fp. 256° *, ET Saloph. 183°, Dicyand. 192°.

Acetrizoesäure.
Fp. 275–285° ET Saloph. 184°
              Dicyand. –184°–   Phenolphth. –240°–

Ab 240° Subl. v. Nadeln u. Nadelbüscheln. Tröpfchenbldg. Schm. unter Gasblasenbldg. u. Braunfbg. Beim Erhitzen auf ca. 300° entweichen aus der Schm. violette Joddämpfe.

Acetylcarbromal.
Fp. 109°   ET Benzil 76° n_D Rotl.   Na-L.
              Acetan. 77°   1,4842   108–109°   111–112°

Ab 85° Subl. v. Stäbchen u. Blättchen. Glgw.: Prismen. Schm. erstarrt kleinkrist.
HB: Übereinstimmend.

Acetylcholinchlorid.
Fp. 145–152° ET Phenac. 95° n_D Rotl.   Na-L.
              Benzan. 110°   1,4683   172–174°   172–174°

Beginnt an der Luft schon nach 10 Sek. zu zerfließen, daher gleich bei ca. 100° auflegen. Glgw.: Stengel u. Prismen. Mischungen für die Best. der ET auf dem Heiztisch bei ca. 90° bereiten. Für Best. des Br.Ind. ohne Deckglas bis 140° erwärmen, dann erst bedecken. Schm. erstarrt derbstrahlig.

Acetyldigitoxin.
Fp. 220–225° in Par.   ET Saloph. –174°–
(240–248°)   Dicyand. 204°

Ab 160 bis 165° Erweichen d. Krist. unter Umlagerung zu kleinkrist. Aggr., bei etwa 240 bis 248° vollständige Auflsg. In Par. ab 215° Gasblasenbldg., Schm. bei 220 bis 225° unter Bldg. kleiner Nadeln, Körner u. Blättchen, Fp. 245 bis 248°. – Mit $FeCl_3$, Eisessig u. 1 Tr. konz. H_2SO_4 entsteht grauviolette Fbg., die in Blaufbg. übergeht.

N-Acetyl-d,l-homocystein-thiolacton (aus Reductyn).
Fp. 108–110°   ET Benzil –80°– n_D Rotl.   Na-L.
              Acetan. 68°   1,5204   105–106°   108–109°

Ab 75° Subl. v. Nadeln, Büscheln u. Stengeln, ab 105° Kondenstr. Restkrist. wachsen zu Prismen, Spindeln u. Stengeln. Schm. erstarrt zu faserigen Sphärol.
HB: Fp. 96°, erstarrt wieder, vorgeschoben Fp. 109°, ET Benzil 77°, Acetan. 68°.

Acetylnirvanol.
Fp. 180°   ET Benzan. 138° n_D Rotl.   Na-L.
           Saloph. 156°   1,5000   174–176°   178–179°

Ab 140° Subl. v. Stengeln, Rhomboiden u. Prismen. Glgw.: Prismen, Stengel; sinkt ab. Schm. erstarrt strahlig. Zers.Präp. enthalten hochschm. Rückstände.
HB: Übereinstimmend.

Acetylsalicylsäure.
Fp. 122–134°   ET Acetan. 81° n_D
               Phenac. 96°   1,4842–1,4936

Ab 105° viele große Kondenstr., Subl. v. einzelnen Nadeln u. Stengeln. Restkrist. wachsen zu Balken. Zers.-Probe mit 2 bis 3 Tr. NaOH ca. 1 Min. auf 120° erwärmt u. nach Erkalten mit verd. H_2SO_4 versetzt gibt weißen Nd. v. Salicylsäure.
HB: Fp. 142° *, stechender Geruch nach Essigsäure. ET Acetan. 96°, Phenac. 116°.

Acetylsalicoyltheobromin.
Fp. 190–198°   ET Saloph. –165°– n_D Rotl.   Na-L.
               Dicyand. –168°–   1,5502   159–160°   168–169°

Ab 180° Tröpfchen. Schm. erstarrt glasig. Bei längerem Erhitzen Zers.
HB: Fp. 195°, ET Saloph. 164°, Dicyand. 171°.

Acetylsulfisoxazol.
Fp. 190–195°   ET Saloph. –166°– n_D Rotl.   Na-L.
               Dicyand. –174°–   1,5403   163–165°   172–173°

Ab 175° Subl. v. einzelnen Stäbchen u. rhomboidischen Blättchen. Restkrist. wachsen träg zu Prismen. Schm. erstarrt glasig. Zur Best. des Br.Ind. wird das Präp. rasch durchgeschm. u. sofort abgekühlt. Am Rand des Präp. Schm. Beginn bei 182°.
HB: Fp. 196°, ET Saloph. 166°, Dicyand. 184°.

Acoin.
Fp. 165–185°   ET Benzan. 110° n_D Rotl.   Na-L.
               Saloph. 129°   1,5795   181–182°   188–189°

Ab 70° W.-Verlust unter Trbg. u. Umlagerung der Krist. In Par. inhomog. Schm. bei 80 bis 82°. Für die Best. der ET wird die Subst. bei 90° getrocknet, da sie sonst beim Verreiben erweicht.
HB: Fp. 171°, ET Benzan. 111°, Saloph. 129°.

Aconitin.
Fp. 185–195°   ET Saloph. 165° n_D Rotl.   · Na-L.
               Dicyand. –172°–   1,5101   150–148°   155–152°

Schm. unter Gelbfbg. u. Gasblasenbldg. Br.Ind. bei sinkender Temp. bestimmen, steigt bei Wiederholg. an.
HB: Fp. 210 bis 215° *, Fp. sinkt sehr rasch ab. ET Saloph. 165°, Dicyand. 184°, sinkt auf 178° ab.

Aconitinnitrat.
Fp. 188–200°   ET Saloph. 158°
               Dicyand. 149°

Erweicht träg unter Braunfbg. ET mit Benzan. 142°. – Krist. $K_2Cr_2O_7 + H_2SO_4$ gibt mit der Subst. nach einigen Min. eine Grünfbg. – Wäßr. Lsg. + $K_2Cr_2O_7 + H_2O_2$ gibt Blaufbg.
HB: Fp. 218° *, ET Saloph. 161°, Dicyand. 151°.

Acranildihydrochlorid.
Fp. 238–245°   ET Saloph. –178°–
               Dicyand. 155°   Phenolphth. –185°–

Subst. gelb. Fp. vom Erhitzungstempo abhängig (4° pro Min.) Schm. unter Braunfbg. u. Gasblasenbldg. u. stellenw. Ausscheidg. hochschm. Nadeln mit Fp. oberhalb 300°. – Nach Behandeln mit $NaHCO_3$ u. Extrakt. mit Chlf. krist. aus dem glasigen Rückst. mit 1 Tr. Bzl. kurze Nadeln u. Sphärol. mit Fp. 65 bis 68°, bei Weitererwärmen bilden sich ab 70° vier- u. sechseckige Blättchen, Fp. 102 bis 106°.
HB: Fp. 258° *, Schm. wird sofort schwarz. ET Saloph. 185°, Dicyand. 156°.

Adenosin.
   Fp. 234–236°   ET Saloph. 179° n_D Rotl.   Na-L.
                  Dicyand. 185°   1,5700   225–227°   232–234°
   Ab 220° Subl. v. Stäbchen u. Prismen. Schm. unter Gasblasenbldg. Schm. erstarrt glasig, bei 150° Blättersterne u. Sphärol. einer instab. Mod. (Fp. 208 bis 210°) u. Dreiecke, Rhomben u. Sechsecke der stab. Form. – Pikrat: Fp. 192 bis 194° unter Zers.
   HB: Fp. 236°, ET Saloph. 190°, Dicyand. 188°.

Adiphenin.
   Fp. 112–115°   ET Benzil –70°– n_D Rotl.   Na-L.
                  Acetan. 50°   1,5403   118–119°   122–123°
   Ab 92° teilw. Schm. u. Wiedererstarren. In Par. teilw. inhomog. Schm. bei 92 bis 96°. Schm. erstarrt glasig.

Adipinsäure.
   Fp. 152°   ET Phenac. 113° n_D
                  Benzan. 136°   <1,4339
   Ab 110° Subl. v. spitzen Rhomben, Stäbchen u. Prismen, reichl. Subl. Glgw.: Balken u. Spieße. Schm. erstarrt grobkrist.
   HB: Übereinstimmend.

Adrenalin.
   Fp. 205–210°   ET Saloph. –168°–
                  Dicyand. –182°–
   Beim Schm. Bräunung u. Zers. – Hydrochlorid: Fp. 160 bis 161°. – Mit NH_3 entsteht eine karminrote Fbg., mit $FeCl_3$-Lsg. eine Grünfbg., die in Braun übergeht.

Adrenalinbitartrat.
   Fp. 150–153°   ET Phenac. 133° n_D
                  Benzan. 150°   1,5502–1,5611
   Restkrist. vermögen nicht zu wachsen. Während des Schm. Gasblasenbldg. u. gelbliche Verfbg. – Wird die wäßr. Lsg. am Objektträger mit 1 Tr. 10fach verd. $FeCl_3$-Lsg. versetzt, entsteht Grünfbg., die auf Zusatz von 1 Tr. verd. NH_3 in Rot übergeht.
   HB: Fp. 157° *, ET Phenac. 135°, Benzan. 154°. Mit beiden Testsubst. keine Depression.

Adrenalonhydrochlorid.
   Fp. 220–238°   ET Saloph. –182°–
                  Dicyand. –160°–
   Ab 90° körnige Umlagerung u. Trbg. der Krist., ab 200° bräunliche Verfbg., ab 210° Tr. Ab 220° Schm. unter Gasblasenbldg. u. intensiver Braunfbg. In Par. ab 105° Gasblasen, Umlagerung der Krist. oder stellenweise inhomog. Schm. Ab 220° erneut Blasenbldg. Zers. bei 235 bis 245° (in der Mitte d. Präp.). – Mit $NaHCO_3$ fällt die Base in Körnern u. kurzen Prismen aus, Fp. 230 bis 235°.
   HB: Fp. 244° *, die Subst. wird beim Aufstreuen sofort dunkelbraun-schwarz. ET Saloph. 186°, Dicyand. 165°.

Adrenosteron.
   Fp. 220–224°   ET Saloph. –163°– n_D Rotl.   Na-L.
                  Dicyand. –183°–   1,4936   225–227°   228–231°
   Ab 140° Subl. v. Rechtecken, Prismen u. Nadeln. Restkrist. wachsen zu Rechtecken. Schm. erstarrt glasig, bei 80 bis 100° bilden sich breitstrahlige Sphärol. Br.Ind. steigt bei Wiederholg. an.

Adumbran.
   Fp. 192–198°   ET Saloph.   172°
                  Dicyand. –178°–
   Ab 190° Tr. Schm. unter heftiger Gasblasenbldg. u. Braunfbg. Schm. erstarrt glasig, bei Wiedererwärmen über 60° krist. ein Zers. Produkt in mehreren Mod: Nadeln, Nadelbüschel u. Sterne v. Mod. III, Fp. 135 bis 140°, Prismen u. skelettierte Blättchen, die zu Sphärol. wachsen, von Mod. II, Fp. 138 bis 145°. Mod. I bildet sich erst ab 120° vom Deckglasrand aus in rasch wachsenden Platten u. schm. bei 176 bis 178°.
   HB: Fp. 222°, Schm. braun. ET Saloph. 180°, Dicyand. 191°.

dl-Äpfelsäure.
   Fp. 130–131°   ET Acetan. 88° n_D Rotl.   Na-L.
                  Phenac. 104°   1,4584   110–112°   112–113°
   Restkrist. wachsen zu Rhomben. Schm. erstarrt mosaikartig.

Äsculin.
Fp. 146–152°   ET Phenac. 123° n_D Rotl.   Na-L.
(200–206°)   Benzan. 143°   1,5795   200–202°   216–217°

Bei 125 bis 130° kleinkrist. Umlagerung mit Sinken der Doppelbrechg., schm. bei 146 bis 152° zu zäher Masse. Während d. Schm. oder nachher krist. träg feinfaserige Sphärol. mit niedrigen Interff. Sie schm. bei 200 bis 206° unter Ausfallen v. Nadeln mit Fp. 210 bis 212°.

Äthacridinlactat.
Fp. 225–250°   ET Saloph.   167°
            Dicyand. –150°–   Phenolphth. 176°

Subst. gelb. Ab 200° bilden sich zahlr. Tr. Schm. unter Braunfbg. u. Zers. – Nach Verdunsten einer alkoh. Lsg. bleibt ein anisotroper Rückstand, der bei 110° erweicht u. aus dem sich langsam Scheiben bilden. Bei 130° aufgelegt wird die anisotrope Flüssigkeit sofort isotrop u. scheidet skelettierte Rhomben aus.

HB: Fp. 226° *, ET Saloph. 167°, Dicyand. 150°.

17α-Äthinyl-Δ_5-androsten-3β,17β-diol.
Fp. 245–247°   ET Saloph.   –178°– n_D Rotl.   Na-L.
            Dicyand. –207°–   1,4842   253–255°   254–256°
            Phenolphth. 218°

Ab 160° Subl. v. Körnern, Prismen, Spießen, Rhomben u. Sechsecken. Subst. subl. vollständig um. Restkrist. wachsen zu Körnern u. Prismen. Schm. erstarrt glasig, bei 170° zu feinfasrigen Sphärol.

Äthinylöstradiol.
Fp. 185°   ET Benzan. 136° n_D Rotl.   Na-L.
        Saloph. 151°   1,5403   177–178°   179–181°

Ab 140° Subl. v. Nadeln u. Prismen. Glgw.: Träg, Prismen. Schm. erstarrt glasig, nach Impfen u. Erwärmen bilden sich strahlige Aggr.

Äthisteron.
Fp. 270–276°   ET Saloph.   186°
            Dicyand. 208°   Phenolphth. 223°

Ab 200° Subl. v. gekrümmten Nadeln u. Prismen u. einseitig zugespitzten Stengeln. Restkrist. wachsen zu Trapezen u. Prismen. – Lsg. in konz. H_2SO_4 rotbraun. 1 Tr. der H_2SO_4-Lsg. gibt mit 1 Tr. Fe(III)-ammonsulfatlsg. eine blauschwarze Fbg.

Äthoxybenzamid.
Fp. 130,5°   ET Acetan.   87° n_D Rotl.   Na-L.
            Phenac. 104°   1,5101   150–151°   155–156°

Ab 100° Subl. v. Nadeln u. Nadelbüscheln. Glgw.: Lange Nadeln. Schm. erstarrt sphärol.
HB: Übereinstimmend.

Äthylbiscoumacetat.
Fp. 172–182°   ET Benzan. 137°(127°) n_D Rotl.   Na-L.
(153–160°)   Saloph. 152°(141°)   1,5795   184–189°   –
                                1,5897   –   169–171°

Die Subst. ist als Mod. I oder Mod. II im Handel. Mod. II schm. bei 153 bis 160° unter gleichzeit. Bldg. derber Rhomben u. Prismen der Mod. I, die bei 172 bis 182° schm. Restkrist. der Mod. I wachsen zu Prismen, Rhomben u. Quadern. Aus Aceton u. Bzl. krist. Mod. II.

HB: Fp. 179° (157°), ET Benzan. 139° (130°), Saloph. 157° (142°). Die in Klammern gesetzten Werte gelten für Mod. II.

Äthylmalonsäure.
Fp. 112°   ET Benzil   86° n_D
        Acetan.   50°   <1,4339

Ab 90° Subl. v. Nadeln, Blättchen u. Stengeln. Glgw.: Rhomben, Balken u. Prismen. Schm. erstarrt sphärol. Vereinzelt treten instab. Sphärol. auf, die bald fleckig umgew. werden. – Mit Phenylhydrazin entsteht eine Vbg., Fp. 125 bis 130°.

5-Äthyl-3-methyl-5-phenylhydantoin.
Fp. 138°   ET Acetan.   92° n_D Rotl.   Na-L.
        Phenac. 108°   1,5101   137–139°   142–143°

Ab 100° Subl. v. Körnern, Sechsecken u. Prismen. Glgw.: Sechsecke u. Prismen. Schm. erstarrt schwer nach ca. 30 Min. zu stab. u. instab. Sphärol., Fp. Mod. II 120°, Mod. III 111°.

HB: Übereinstimmend.

Äthylmorphinhydrochlorid.
Fp. 148–155° ET Phenac. 98° n_D Rotl.   Na-L.
              Benzan. –110°– 1,5795 145–148° 149–150°
Bei 110 bis 130° Verlust der Doppelbrechg. Zerfließt ab 148° zu zäher Schm. mit vielen Blasen. In Par. homog. Schm. bei 122 bis 125°. Stellenw. bilden sich w.-freie Körner, die bei 170 bis 174° schm.
HB: Fp. 161° *, Schm. klebrig. ET Phenac. 102°, Benzan. 116°.

N-Äthylphenylharnstoff.
Fp. 66°   ET Azobenz. 41° n_D Rotl.   Na-L.
          Benzil 46°   1,5299 79–80° 80–81°
Glgw.: Körner, Rhomboide, Sechsecke u. Prismen. Schm. erstarrt glasig.

Ätiocholan-3α-ol-17-on.
Fp. 150–152° ET Phenac. 106° n_D Rotl.   Na-L.
(141–143°)   Benzan. 114°   1,5000 140–141° 141–142°
Ab 125° Subl. v. kleinen Nadeln u. Stäbchen. Ein Teil der ursprüngl. Krist. schm. bei 141 bis 143°, ein Teil wird in Mod. I mit Fp. 150 bis 152° umgew. Restkrist. wachsen zu Körnern u. Prismen. Schm. erstarrt glasig, bei 85° u. Druck auf das Deckglas zu breitstrahligen Sphärol. v. Mod. III, an denen sich bald Stengel v. Mod. I induzieren u. Mod. III rasch umw. Läßt man Mod. I einige Zeit bei 70° liegen, so entstehen stellenw. Balken v. Mod. II, die Mod. I allmählich umw., bei Erwärmen Rückverwandlung in Mod. I bei 95 bis 100° (Enantiotropie).

Ajmalicin.
Fp. 254–258° ET Saloph.   183°
              Dicyand. –207°–   Phenolphth. 225°
Ab 235° Subl. v. Körnern u. sechseckigen od. einseitig zugespitzten Prismen. Fp. stark abhängig von Probenmenge u. Aufheizgeschwindigkeit. Schm. braun u. blasig. Restkrist. wachsen zu sechseckigen od. fünfeckigen Prismen. In Par. ab 150° Gasblasenbldg., Fp. 215 bis 225°. – Lsg. in konz. H_2SO_4 mit Kaliumbichromat versetzt gibt violette Fbg., die später in Blau übergeht.
HB: Fp. 264° *, Schm. rasch braunschwarz. ET Saloph. 184°, Dicyand. 210°.

Ajmalin.
Fp. 195–202° ET Saloph. –135°– n_D Rotl.   Na-L.
              Dicyand. –176°–   1,5611 171–173° 174–175°
Ab 80° an klaren Krist. Umlagerung erkennbar. Ab 125° Abnahme der Doppelbrechg., bei 130° Subst. amorph. Ab 145° Subl. v. kleinen Nadeln, bei 150 bis 160° erweicht die amorphe Masse unter gleichzeitiger Bldg. v. nadeligen Auswüchsen, bis 170° ist die gesamte Subst. wieder kleinnadelig krist. Ab 190° bilden sich Tr., träges Schm. bei 195 bis 202°. In Par. bei 125 bis 130° Gasblasenbldg. u. kleinkrist. Umlagerung, Bldg. v. kleinen Stäbchen u. Vierecken, die sich ab 185° auflösen, die Aggr. lösen sich ab 205°.
HB: Fp. 205°; bei 190° aufgestreut sofort Schm. u. Wiedererstarren. Nach Vorschieben Fp. 205°. ET Saloph. 140°, Dicyand. 193°.

Aldrin.
Fp. 96–102° ET Benzil 54° n_D Rotl.   Na-L.
             Acetan. 72°   1,5403 111–112° 112–113°
Bei 84 bis 86° Umw. unter starkem Sinken der Doppelbrechg., Tröpfchenbldg. Restkrist. wachsen zu rundl. od. gelappten Scheiben. Bei weiterem Abkühlen unter 60° rasch fortschreitende Umw. in die Raumtemperaturform mit lebhaften Interff. (Enantiotropie).
HB: Fp. 101°, ET Benzil 52°, Acetan. 72°.

Alival.
Fp. 46–48° ET Azobenz. 44° n_D Rotl.   Na-L.
            Benzil 45°   1,5700 52–53° 56°
Restkrist. wachsen zu Spindeln u. asymmetrischen Blättern. Schm. erstarrt erst bei Impfen zu strahligen Aggr.

Allopregnan-3β,20α-diol.
Fp. 215–219° ET Saloph. –176°– n_D Rotl.   Na-L.
              Dicyand. –204°–   1,4842 194–196° 195–197°
Ab 160° Subl. v. Körnern u. polygonalen Blättchen. Restkrist. wachsen zu Spießen u. Platten. Schm. erstarrt zu kleinen instab. Sphärol. mit niedrigen Interff., bei Erwärmen rasch Umw. Beim Abkühlen am Heiztisch unter 160° entstehen Strahlen u. Platten v. Mod. III mit niedrigen Interff., Fp. 162 bis 168°, darin eingeschlossen manchmal Einzelkrist. od. Drusen v. Mod. II. Beide Mod. werden bald v. stab. Sphärol. mit palmwedelartiger Struktur umgew.

5-Allyl-5-phenylbarbitursäure.

Fp. 159°	ET Phenac. 110°	n_D	Rotl.	Na-L.
	Benzan. 130°	1,5403	156–157°	164–165°

Ab 140° Subl. v. Nadeln, Blättchen u. Stengeln. Glgw.: Prismen u. Stengel, sinkt ab. Schm. erstarrt glasig, bei Erwärmen u. Kratzen bilden sich strahlige Aggr.

HB: Übereinstimmend.

Ambazon.

Fp. 192–194° ET Saloph. 173°
　　　　　　　　Dicyand. –176°–

Subst. rotbraun. Bei 130 bis 140° kleinkrist. Umlagerung. Schm. unter Aufblähen u. Zerfall. In Par. ab 145° kleinkrist. Umlagerung u. Gasblasenbldg., die bei 170° beendet ist. Ab 185° neuerliche Gasblasenbldg.

HB: Fp. 208° *, wird beim Aufstreuen sofort schwarz, Gasblasenbldg. ET Saloph. 174°, Dicyand. 187°.

p-Aminobenzoesäure.

Fp. 187°	ET Benzan. 142°	n_D	Rotl.	Na-L.
	Saloph. 155°	1,5795	183–184°	194–195°

Ab 110° Subl. v. Nadeln u. Stäbchen. Glgw.: Prismen u. Spieße, sinkt ab. Gasblasenbldg. Schm. erstarrt zu Strahlenbündeln.

HB: Übereinstimmend.

ε-Aminocapronsäure.

Fp. 208–211° ET Saloph. 161°
　　　　　　　　Dicyand. 155°

Ab 150° Subl. v. Körnern, Vierecken, Sechsecken, Prismen, Stengeln u. Spießen, ab 200° Tröpfchen. Restkrist. wachsen erst unter 200° zu rundl. Scheiben, Körnern u. breiten Spindeln. Schm. braun, erstarrt glasig.

HB: Fp. 214° *, verdampft, Geruch. ET Saloph. 174°, Dicyand. 160°.

2-Amino-2-methyl-1-propanol-8-bromtheophyllin (aus Donasil).

Fp. 308–310° ET Saloph. –182°–
　　　　　　　　Dicyand. –202°–

Trbg. d. Krist. nimmt beim Erwärmen zu. Ab 150° Zerspringen der Krist. unter Hüpfen. Ab 170° Subl. v. Stäbchen, Körnern u. Blättern, bis 260° ist die Subst. zu grobkörnigem Aggr. umgelagert. Schm. unter heftiger Gasblasenbldg., Braunfbg. u. Abscheidg. vieler Körner. In Par. ab 115° Gasblasenbldg., die immer heftiger u. sichtstörend wird, nach Entfernung durch Druck auf das Deckglas bei 140° Neubldg. v. prismatischen Krist. erkennbar. Schm. bei 182 bis 184° inhomog. unter Ausscheidg. v. Stäbchen, Körnern u. Blättchen, die bei 278 bis 282° unter Gasblasenbldg. u. Braunfbg. u. neuerlicher Abscheidg. v. Stäbchen, Nadeln u. Prismen schm.

Aminophyllin.

Fp. 274–278° ET Saloph. 181°
　　　　　　　　Dicyand. 188° Phenolphth. 222°

Zers. sich bei 150 bis 170°. Ab 160° subl. Theophyllin in Nadelsternen, Blättchen, Stengeln u. Prismen. Die Hauptmasse schm. als Mod. II bei 274°. Glgw.: Prismen u. Platten. Während des Schm. wachsen langsam Balken v. Mod. I, Restkrist. wachsen zu Balken u. Prismen. Für die Best. der ET muß die Subst. vorher auf 150° erhitzt werden. – Unterscheidg. v. Theophyllin: In 2 Tr. W. gelöste Subst. gibt mit 2 Tr. Pikrinsre. oder Pikrolonsre. einen gelben Nd.

Aminophenazon.

Fp. 108°	ET Benzil 69°	n_D	Rotl.	Na-L.
	Acetan. 60°	1,5403	113–115°	120–121°

Ab 80° Subl. v. Nadeln, Blättchen u. Balken. Glgw.: Spindeln u. Prismen. Schm. erstarrt zu Sphärol. der Mod. III, bei Erwärmen Umw. zu Mod. II.

HB: Übereinstimmend.

p-Aminosalicylsäure.

Fp. 148–150° ET Phenac. 123°
　　　　　　　　Benzan. 143°

Ab 140° Gasblasen. Schm. unter heftiger Gasblasenbldg. Schm. erstarrt strahlig mit Fp. 118 bis 121°. – Mit FeCl$_3$-Lsg. entsteht violette Fbg.

Ammoniumsalicylat.

Fp. 145–148° ET Phenac. – 94°–
　　　　　　　　Benzan. –116°–

Ab 50° Subl. v. Nadeln, Stengeln u. Rhomboiden, vollständige Verflüchtig. der Ursubst. Rhomboide schm. bei 145° oder sie werden von den Stengeln umgew., Stengel schm. bei

148°. Gasblasenbldg. Schm. erstarrt sphärol. In Par. ab 160° Gasblasenbldg., Subl. v. Rhomboiden u. gestuften Aggr. mit Fp. 180 bis 190°. – Aus dem getrockn. Rückst. einer mit verd. HCl behandelten wäßr. Lsg. subl. bei 100° Salicylsre. in langen Nadeln (Fp. 158°).
HB: Fp. 144°, Dämpfe hustenreizend, rasche Verflüchtig. ET Phenac. 94°, Benzan. 118°.

Amobarbital.
Fp. 157°   ET Phenac. 115° n_D Rotl.   Na-L.
             Benzan. 135°   1,4584   139–141°   143–144°

Ab 120° Subl. v. Nadeln, Prismen u. Rhomboiden. Glgw.: Stengel u. Prismen. Schm. erstarrt auf Holz zu instab. Sphärol., ab 135° Umw. in stengelige od. parkettierte Aggr.
HB: Fp. 158°, ET Phenac. 118°, Benzan. 136°.

Amodiaquinhydrochlorid.
Fp. 172–180°   ET Benzan. –130°–
               Saloph. –150°–

Subst. hellgelb. Schm. orange u. zäh. In Par. ab 145° Gasblasenbldg., schm. bei 152 bis 158° zu zäher Schm. – Fällg. der Base mit $NaHCO_3$. Fp. 200 bis 202°. – Wäßr. Lsg. gibt mit Kobaltrhodanidlsg. Grünfbg.
HB: Fp. 188°, als Streifen aufgetragen. Schm. sehr klebrig. ET Benzan. 140°, Saloph. 165°.

Amphetaminsulfat
Fp. 260–275°   ET Saloph. 190°
               Dicyand. 163° (156°)   Phenolphth. –222°–

Schm. unter Gasblasenbldg. u. Braunfbg. In Par. Zers. erst bei 300 bis 320°. Manche Handelspräp. liegen in einer instab. Form vor, dis sich ab ca. 150° deutlich umw. oder ab 170° amorph wird. – Sulfatnachweis mit $CaCl_2$.

Amydricainhydrochlorid.
Fp. 171°   ET Benzan. 109° n_D
         Saloph. 115°   1,4842–1,4936

Ab 80° W.-Verlust unter Trbg. der Krist. Ab 125° Subl. v. vielflächigen Körnern u. Prismen. Glgw.: Körner u. Prismen, sinkt ab. Schm. erstarrt glasig, bei Erwärmen strahlig. In Par. homog. Schm. bei 90 bis 96°. – Lsg. mit konz. H_2SO_4 u. Resorcin erhitzt gibt gelbgrüne Fbg. – Dipikrat: Fp. 195 bis 198°, Monopikrat: Fp. 130 bis 134°.
HB: Hydrat, schm. bei 150 bis 160°, erstarrt wieder, nach Vorschieben Fp. 171°. ET Benzan. 101°, Saloph. 104°.

Amydricainnitrat.
Fp. 162–165°   ET Phenac. 103° n_D
            Benzan. 116°   1,4842–1,4936

Ab 140° Subl. v. Nadeln. Restkrist. wachsen zu Sechsecken u. Prismen. Schm. zersetzt sich unter Gasblasenbldg. u. Verfbg., erstarrt sphärol. – Lsg. mit konz. H_2SO_4 u. Resorcin gibt bei Erhitzen gelbgrüne Fbg. – Dipikrat: Fp. 195 bis 198°, Monopikrat: Fp. 130 bis 134°.
HB: Übereinstimmend.

Amylocainhydrochlorid.
Fp. 175–178°   ET Benzan. 124° n_D Rotl.   Na-L.
             Saloph. –137°–   1,4936   167–169°   168–169°

Ab 130° Subl. v. Körnern, rechteckigen u. sechseckigen Prismen, später Spindeln u. Stäbchen. Restkrist. wachsen träg zu derben Spindeln u. Prismen, unter 155° zu strauchartigen Aggr., unter 140° zu instab. blättrig-strahlig. Sphärol. Bei sofortigem Wiederanheizen Fp. d. Mod. II 155 bis 165°. Schm. erstarrt glasig, bei 100° Sphärol. der Mod. II.
HB: Fp. 180° *, rasche Verflüchtig. ET Benzan. 127°, Saloph. 139°.

Androstan-3β,17β-diol.
Fp. 168–169°   ET Phenac. 116° n_D Rotl.   Na-L.
             Benzan. 135°   1,4936   177–179°   179–180°

Ab 100° Subl. v. kl. Nadeln u. Nadelbüscheln, ab 140° v. Körnern, Rechtecken u. Prismen, stellenw. Umw. Nadeln der Mod. III Fp. 158 bis 161°, Körner der Mod. II Fp. 163 bis 164°. Schm. erstarrt glasig, bei 80 bis 100° zu kleinen Sphärol. der Mod. IV mit niedr. Interff. Bei weiterem Erhitzen Umw. v. Mod. IV in höher schm. Mod.

Androstan-3α,17β-diol.
Fp. 227°   ET Saloph. –175°– n_D Rotl.   Na-L.
        Dicyand. –205°–   1,4683   239–241°   239–241°

Ab 150° Subl. v. Nadeln u. Nadelbüscheln, später v. Körnern, Prismen u. Stengeln. Subl. vor dem Schm. vollständig um. Glgw.: Prismen u. Stengel, sinkt ab. Schm. erstarrt zu derbstrahl. Sphärol.

Androstanolon.
  Fp. 182°   ET Benzan. 133° n_D Rotl.   Na-L.
                Saloph. 150°   1,4936   169–170°   170–171°
  Ab 150° Subl. v. Körnern, Stäbchen u. Blättchen. Glgw.: Körner u. asymmetr. Prismen. Schm. erstarrt spontan zu Mod. III u. Mod. II, die sehr rasch in die stab. Form umgew. werden.

Δ5-Androsten-3β,17β,diol.
  Fp. 181–185° ET Benzan. 143° n_D Rotl.   Na-L.
                Saloph. 157°   1,5000   189–191°   192–193°
  Teilw. körnig verändert, klare Prismen werden bei 130–140° trüb. Ab 150° Subl. v. einzelnen Stäbchen u. Blättchen, später v. Rechtecken, Blättersternen u. Stengeln mit niedrigen Interff. Restkrist. wachsen zu Rechtecken u. Stengeln. Schm. erstarrt auf Holz zu einem Mosaik der Mod. IV, bei Erwärmen ab $\sim$115° kleinfleckige Umw. in Mod. III, Fp. 155 bis 158°, ab $\sim$130° grobfleckige Umw. in Mod. II, Fp. 177 bis 180°, bald auch Bldg. von Stengeln der Mod. I.

Δ_5-Androsten-3β,17α-diol.
  Fp. 202–205° ET Saloph. $-170°-$ n_D Rotl.   Na-L.
                Dicyand. $-193°-$ 1,4936   205–207°   207–209°
  Ab 120° Trbg. od. Umw. zu feinkörn. Aggr., zugleich Subl. v. Mod. II in Stäbchen u. Spießen. Ab 150° Subl. v. neuen Körnern, Prismen, Sechsecken u. Stengeln, Kornvergröberung der umgelagerten Krist. Restkrist. wachsen zu Prismen, Sechsecken u. Platten mit niedrigen Interff. Schm. erstarrt zu instab. feinfasrigen Sphärol. oder zu feinkörnigen Massen von Mod. II, Fp. 180 bis 195°; Restkrist. wachsen zu Stengeln u. Balken. Mod. I wächst nicht spontan in der Schm., bei Impfen mit Mod. I erfolgt Umw. ab 170°.

Δ_4-Androsten-17α-ol-3-on.
  Fp. 218–220° ET Saloph. 167° n_D Rotl.   Na-L.
                Dicyand. $-191°-$ 1,4936   231–233°   234–236°
  Ab 150° Subl. v. Stäbchen, Körnern, rechtwinkligen u. sechseckigen Prismen. Restkrist. wachsen zu Rechtecken, sechseckigen u. rhomboidischen Prismen. Schm. erstarrt zu gekrümmtstrahligen Sphärol.

Anhydromethylencitronensäure.
  Fp. 185–196° ET Saloph. $-170°-$ n_D
                Dicyand. $-132°-$ 1,4584–1,4683
  Ab 150° Subl. v. Tröpfchen. Schm. unter Zers. u. Gasblasenbldg. – Mit konz. H_2SO_4 u. Guajakolkarbonat erhitzt gibt Rotviolettfbg.
  HB: Fp. 197°, ET Saloph. 166°, Dicyand. 134°.

Anilinhydrochlorid.
  Fp. 199°   ET Saloph. 169° n_D Rotl.   Na-L.
                Dicyand. 123°   1,5403   210–212°   218–220°
  Ab 100° Subl. v. Körnern u. Stäbchen, später mosaikartig. Glgw.: Körner u. Prismen. – Pikrat: Stengelig, schon während des Waschens mit W. Umlagerung zu körnigen Aggr., Fp. 165 bis 168°, Schm. dunkelbraun.
  HB: Fp. 197° *, ET Saloph. 169°. Rasche Verflüchtigung.

Antazolinhydrochlorid.
  Fp. 244–248° ET Saloph. 168° n_D Rotl.   Na-L.
                Dicyand. 151°   1,5611   245–247°   249–250°
                Phenolphth. 163°
  Ab 190° Subl. v. Prismen, Nadeln u. Balken. Schm. färbt sich bald braun.
  HB: Fp. 254° *, ET Saloph. 168°, Dicyand. 151°.

Anthralin.
  Fp. 178–180° ET Benzan. 140° n_D Rotl.   Na-L.
                Saloph. 156°   1,6231   185–188°   –
                                   1,6353   –   178–180°
  Subst. orange. Ab 120° Subl. v. Stäbchen u. Körnern. Glgw.: Körner u. Rhomben. Schm. verfärbt sich. Br.Ind. steigt bei Wiederholung an. Schm. erstarrt derbkrist.
  HB: Fp. 180°, ET Benzan. 140°, Saloph. 154°.

Apoatropin.
  Fp. 62°   ET Azobenz. 38° n_D Rotl.   Na-L.
                Benzil   48°   1,5299   65–66°   66–67°
  Glgw.: Prismen, Sechsecke u. Rhomben. Schm. erstarrt derbstrahlig.

Apoatropinhydrochlorid.
  Fp. 242–254°   ET Saloph. 167°
              Dicyand. 146°   Phenolphth. 156°
  Ab 220° Subl. v. Körnern. Schm. gelb, erstarrt glasig. – Base: Fp. 62°. – Mit Pikrinsre. zweierlei Pikrate, die nach Umkrist. aus Aceton mit 1 Tr. A. in sechseckig. Blättern u. Leisten, Fp. 164 bis 168°, und in rechteckigen Prismen, Fp. 172 bis 174°, krist.

Apomorphinhydrochlorid.
  Fp. 220–260°   ET Saloph. 178°
              Dicyand. 168°   Phenolphth. 217°
  Ab 220° Trbg. der Krist., langsames Verkohlen. Bei manchen Krist. bleibt die Doppelbrechung bis 265°. – Mit konz. HNO_3 entsteht Rotfbg.

Aprobarbital.
  Fp. 141°   ET Phenac. 108° n_D Rotl.   Na-L.
          Benzan. 124°   1,4842   134–136°   138–139°
  Ab 80° Subl. v. Körnern, später Nadeln. Glgw.: Nadeln, Spieße u. Prismen. Schm. erstarrt zu instab. Sphärol. Bei Erwärmen Umw.
  HB: Übereinstimmend.

l-Arabinose.
  Fp. 157–160°   ET Phenac. 134° n_D Rotl.   Na-L.
              Benzan. 153°   1,4936   145–147°   148–149°
  Ab 150° Tröpfchen. Schm. erstarrt glasig, bei Erwärmen träge Kristallisation.
  HB: Fp. 160°, ET Phenac. 134°, Benzan. 160°. Mit beiden Testsubst. keine Depression.

Arachinsäure.
  Fp. 76°   ET Azobenz. 60° n_D Rotl.   Na-L.
          Benzil   71°   1,4339   75–76°   76–77°
  Glgw.: Gelappte Platten u. Spieße. Schm. erstarrt zu blättrigen u. stengeligen Sphärol.

Arbutin.
  Fp. 200°   ET Saloph   178°(160°) n_D Rotl.   Na-L.
  (165°)   Dicyand. 158°(135°)   1,5299   196–197°   203–204°
  Ab 65° Trbg. Ab 150° Subl. v. Stäbchen u. Prismen. Glgw.: Prismen u. Balken. Schm. erstarrt glasig, bei 140° sphärol. Manchmal Schm. bei 165° u. Wiedererstarren. In Par. ab 95° Gasblasenbldg., inhomog. Schm. bei 100 bis 105°. Für ET u. Br.Ind. Subst. bei 120° trocknen.

Arecolinhydrobromid.
  Fp. 173–177°   ET Benzan. 131° n_D Rotl.   Na-L.
              Saloph. 146°   1,5204   168–165°   172–170°
  Ab 165° Subl. v. Blättchen, Nadeln u. Rhomboiden. Restkrist. wachsen zu Körnern u. Prismen. Fp. sinkt ab. Schm. erstarrt glasig, bei Erwärmen krist. Spindeln od. Sphärol. Br.Ind. steigt rasch an, Best. bei sinkender Temp., Auflegen bei 180°. – Pikrolonat: Fp. 200 bis 206°, daneben höher schm. Zers. Produkte.
  HB: Fp. 177° *, ET Benzan. 133°, Saloph. 147°.

Arecolinhydrochlorid.
  Fp. 163°   ET Phenac. 103° n_D Rotl.   Na-L.
          Benzan. 117°   1,5000   165–168°   165–168°
  Das Hydrat schm. ab 55°, die Schm. krist. wieder aus. Ab 120° Subl. v. Nadeln u. Prismen. Glgw.: Körner u. Prismen. In Par. inhomog. Schm. bei 55 bis 58° unter Abscheidg. w.-freier Stengel. Für ET und Br.Ind. Subst. trocknen. Br.Ind. steigt bei Wiederholung an.

Ascorbinsäure.
  Fp. 175–192°   ET Saloph. 173° n_D
              Dicyand. 135°   1,5101–1,5204
  Ab 170° Gelbfbg. der Krist. u. winzige Bläschen. Während des Schm. Gasblasenbldg. – Wäßr. Lsg. gibt mit $NaHCO_3$ u. Fe(II)-sulfatlsg. dunkelviolette Fbg.
  HB: Fp. 192° *, ET Saloph. 180°, Dicyand. 137°.

Ascorbylpalmitat.
  Fp. 110–114°   ET Benzil 93° n_D Rotl.   Na-L.
  (160–164°)   Acetan. 82°   1,4584   123–125°   123–125°
  Bei 82 bis 85° Umw. der Ursubst. u. Sinken der Doppelbrechung. Bei 110 bis 114° Zerfließen zu schlierigen fl. Krist. Bei weiterem Erwärmen z. T. sphärol. erscheinende Umlagerung der fl. Krist., die dann bei 160 bis 164° schm. Br.Ind. gilt für die fl. Kristallphase.
  HB: Fp. 110°, ET Benzil 93°, Acetan. 83°

Atochinol.
Fp. 34–36° ET Azobenz. 12° n_D Rotl. Na-L.
　　　　　　Benzil　　17° 1,6353 55–57° 61–62°
Restkrist. wachsen zu Körnern u. Prismen. Schm. erstarrt nicht, nach Impfen wachsen langsam Körner u. Stäbchen.

Atropin.
Fp. 114–117° ET Benzil 83° n_D Rotl. Na-L.
　　　　　　　Acetan. 90° 1,5101 110–111° 112–113°
Ab 100° Subl. v. Körnern u. Stäbchen. Restkrist. wachsen zu Prismen u. Sechsecken. Schm. erstarrt glasig.
HB: Fp. 119°, ET Benzil 83°, Acetan. 90°.

Atropinmethylbromid.
Fp. 222–226° ET Saloph. −166°−
　　　　　　　Dicyand. 127°
Während d. Schm. fallen Nadeln aus. – Probe mit 2 Tr. W. und 3 Tr. konz. H_2SO_4 bis zur beginnenden Bräunung erhitzt gibt honigartigen Geruch.
HB: Übereinstimmend.

Atropinmethylnitrat.
Fp. 163–168° ET Phenac. 118° n_D Rotl. Na-L.
　　　　　　　Benzan. 130° 1,5204 160–163° 166–168°
Restkrist. wachsen träg. Schm. erstarrt glasig. Nach Impfen u. Erwärmen auf 120° krist. strahlige Aggr.
HB: Fp. 168°, ET Phenac. 118°, Benzan. 132°.

Atropinsulfat.
Fp. 190–193° ET Saloph.　149° n_D
　　　　　　　Dicyand. −108°− 1,5101–1,5204
Subst. oberfl. entwässert u. trüb. Bei 150° auf den Heiztisch gelegt, schm. einige Hydratkrist. In Par. ab 145° Gasblasenbldg. u. Umlagerung zu flachstengeligen Aggr. mit kaum erkennbarer Schm. – Pikrat: Fp. 175 bis 178°.
HB: Fp. 198° *, aromat. Geruch. Bei 170° aufgestreut Schm. des Hydrats, erstarrt sofort wieder. Nach Vorschieben Fp. 198° *. ET Saloph. 155°, Benzan. 108°. Für ET Subst. vorher kurz bei 150° auflegen.

Atroscin.
Fp. 45–48° ET Azobenz. −38°− n_D Rotl. Na-L.
　　　　　　Benzil　　−40°− 1,5299 46–50° 54–56°
Schmilzt träg. ET unscharf, Schm. zäh. Br.Ind. steigt bei Wiederholg. an. – Pikrat: Fp. 172 bis 176°.

Avertin.
Fp. 81° ET Azobenz. 44° n_D Rotl. Na-L.
　　　　　Benzil　　45° 1,5700 97–98° 98–99°
Ab 50° Subl. v. Rhomben, Prismen, Spießen u. Blättchen. Ab 70° Umwandlung in isotrope Krist., Verlust der Doppelbrechung, teilw. Wabenstruktur. Glgw.: Rundl. Scheiben, gelappte Platten u. Dendriten. Schm. erstarrt zu strahl. Aggr. mit niedrigen Interff.
HB: Fp. 80°.

Azelainsäure.
Fp. 106,5° ET Benzil　91° n_D Rotl. Na-L.
　　　　　　Acetan. 81° 1,4339 103–105° 104–106°
Glgw.: Körner u. Prismen. Schm. erstarrt sphärol. Best. des Br.Ind. wegen Erstarrens erschwert.
HB: Fp. 107°. ET Benzil 89°, Acetan. 81°.

Azobenzol.
Fp. 68° ET Azobenz. 66,5° n_D Rotl. Na-L.
　　　　　Benzil　　52° 1,6353 73–74° 88–89°
Subst. orangerot. Ab 45° Subl. v. Rhomben. Glgw.: Rhomben, Sechsecke u. Prismen. Schm. erstarrt zu strahl. u. flächigen Aggr.
HB: Übereinstimmend.

Bamethansulfat.
Fp. 172–175° ET Benzan. 161° n_D
　　　　　　　Saloph.　171° 1,5204–1,5299
Schm. unter Gasblasenbldg. – Darstellung der Base mit NaOH, Fp. 124 bis 125°. Restkrist. wachsen zu Körnern u. Prismen. Schm. erstarrt glasig, mit 1 Tr. A. krist. strahlige Aggr. v. Mod. II, Fp. 116 bis 119°, neben Körnern u. Prismen v. Mod. I.
HB: Fp. 185° *, ET Benzan. 162°, Saloph. 171°.

Barbital.
Fp. 190°   ET Saloph. 164° n_D Rotl.   Na-L.
           Dicyand. 170°   1,4584 182–183° 184–185°

Ab 100° Subl. v. Körnern, Stäbchen u. zugespitzten Prismen. Häufig Umw., nur vereinzelt früheres Schm. v. Subl. Krist. Glgw.: Stengel, Schm. erstarrt spontan zu strahligen Aggr. v. Mod. IV. Während des Erwärmens zweimalige Umw. in Mod. III und Mod. I. (Fp. Mod. V 176°, Mod. IV 181°, Mod. III 183°, Mod. II 183,5°.)
HB: Übereinstimmend.

Baygnostil.
Fp. 116–119°   ET Benzil 80° n_D Rotl.   Na-L.
               Acetan. 72°   1,6598 114–115° 121–122°

Restkrist. wachsen träg zu Prismen, Stengeln oder rundlichen Scheiben. Schm. erstarrt glasig, bei Impfen um 100° sehr träge zu Nadeln.
HB: Fp. 119°, ET Benzil 80°, Acetan. 76°.

Bemegride.
Fp. 124–127°   ET Acetan. 87° n_D Rotl.   Na-L.
               Phenac. 104°   1,4584 122–123° 123–124°

Ab 70° reichl. Subl. v. ausgezackten u. sechseckigen Blättchen, Trapezen, Blätternsternen, Spießen u. Platten. Schm. erstarrt zu plattenartigen od. gefiedertstrahligen Aggr.
HB: Übereinstimmend.

Bendroflumethiazid.
Fp. 220–232°   ET Saloph. 174°
               Dicyand. –180°–

Ab 215° vereinzelte Schm. Tr. Schm. gelb mit Gasblasen, erstarrt glasig. – Subst. löst sich in Aceton unter Abscheidung v. Rhomboiden, Sechsecken u. Leisten, die sich ab 120° trüben u. umlagern oder bei 132 bis 138° schm.
HB: Fp. 228°, ET Saloph. 173°, Dicyand. 182°.

Benoxinathydrochlorid.
Fp. 158–160°   ET Phenac. 102° n_D Rotl.   Na-L.
               Benzan. –114°–   1,5299 146–147° 156–157°

Ab 140° Subl. v. Blättchen u. kl. Nadeln. Restkrist. wachsen zu gestreckten Sechsecken u. Prismen. Schm. erstarrt glasig, bei 120° krist. träg Stengel u. Platten.
HB: Fp. 159°, ET Phenac. 103°, Benzan. 114°.

Benzanilid.
Fp. 163°   ET Phenac. 114° n_D Rotl.   Na-L.
           Benzan. 161°   1,5700 162–163° 171–172°

Ab 100° Subl. v. Nadeln u. Blättchen. Glgw.: Stengel u. Platten. Schm. erstarrt sphärol.
HB: Übereinstimmend.

Benzathin-Penicillin G.
Fp. 118–128°   ET Acetan. 88°
               Phenac. 101°

Schm. zäh, erstarrt nicht. – Eine Probe wird in einem Mikroreagenzglas in 2 bis 3 Tr. Ae. gelöst. Nach Zugabe von je 1 bis 2 Tr. einer gesättigt. alkohol. Lsg. von Hydroxylaminhydrochlorid u. einem Überschuß v. KOH wird die Mischung zu schwachem Sieden erhitzt. Die abgekühlte u. mit verd. HCl angesäuerte Mischung gibt auf Zusatz v. 1 Tr. $FeCl_3$-Lsg. Rotfbg.
HB: Fp. 128° *, ET Acetan. 94°, Phenac. 104°.

Benzathin-Penicillin V.
Fp. 102–113°   ET Benzil –78°–
               Acetan. –76°–

Schm. zäh. Schm. in Par. bei 115 bis 120° unter Zers.
HB: Fp. 112° *, sinkt sehr rasch ab. Schm. zäh. ET Benzil 77°, Acetan. 76°.

Benzethoniumchlorid.
Fp. 160–162°   ET Phenac. 86° n_D Rotl.   Na-L.
               Benzan. 98°   1,5101 155–157° 158–160°

Ab 105° Trbg. u. Umlagerung d. Krist. unter Sinken d. Doppelbrechg. Restkrist. wachsen zu Rhomben u. Sechsecken. In Par. bei 106 bis 110° homog. od. inhomog. Schm. unter Abscheidung v. Sechs- u. Achtecken, die sich bei 120 bis 125° in der Schm. lösen. Br.Ind. sinkt bei Wiederholung ab.
HB: Hydrat schm. beim Aufstreuen um 140°, nach Vorschieben Fp. 162°. ET Phenac. 86°, Benzan. 98°.

Benzil.
Fp. 95° ET Azobenz. 52° n_D Rotl. Na-L.
Benzil 93,5° 1,5700 94—95° 103—104°
Subst. hellgelb. Ab 85° Subl. v. Nadeln u. Stengeln. Glgw.: Stengel mit spitzen Enden. Schm. erstarrt strahlig. Polymorph.
HB: Übereinstimmend.

Benzocain.
Fp. 90° ET Azobenz. 57° n_D Rotl. Na-L.
Benzil 63° 1,5502 98—99° 104—105°
Ab 75° Subl. v. kleinen rechteckigen Blättchen. Glgw.: Prismen. Schm. erstarrt sphärol., bei Erwärmen fleckige Umwandlung.
HB: Übereinstimmend.

Benzoesäure.
Fp. 122,5° ET Acetan. 76° n_D Rotl. Na-L.
Phenac. 89° 1,5000 132—133° 138—139°
Ab 60° Nadeln, Balken, schiefwinklige Blättchen. Glgw.: Balken u. Prismen. Schm. erstarrt strahlig.
HB: Übereinstimmend.

Benzonaphthol.
Fp. 108° ET Benzil 73° n_D Rotl. Na-L.
Acetan. 91° 1,6011 102—104° 112—113°
Glgw.: Schiefwinklige Prismen u. Spieße. Schm. erstarrt zu instab. Sphärol., bei Erwärmen Umw.
HB: Übereinstimmend.

Benzophenon.
Fp. 48° ET Azobenz. 28° n_D Rotl. Na-L.
Benzil 34° 1,5897 51—52° 59°
Glgw.: Körner. Schm. erstarrt glasig.

Benzoylekgonin.
Fp. 200—203° ET Saloph. 144° n_D Rotl. Na-L.
Dicyand. 164° 1,5101 179—181° 183—185°
Ab 70° teils inhomog., teils homog. Schm. Ab 175° Subl. v. Rechtecken u. kurzen Prismen. Restkrist. wachsen zu rechteckigen u. schiefwinkligen Blättchen. Schm. erstarrt zu stab. u. instab. Sphärol. die sich bei Erwärmen umw. In Par. homog. Schm. bei 85 bis 90°. Für ET u. Br.Ind. Subst. trocknen. Br.Ind. steigt bei Wiederholung an.
HB: Hydrat. Bei 150° aufgestreut, Schm. u. Wiedererstarren. Nach Vorschieben Fp. 202°. ET Saloph. 144°, Dicyand. 164°.

N-Benzoyltetrahydropapaverin.
Fp. 158—160° ET Phenac. 120° n_D Rotl. Na-L.
Benzan. −132°− 1,5502 166—168° 172—173°
Ab 130° Subl. v. Nadeln. Restkrist. wachsen zu Nadeln. Schm. erstarrt glasig, bei 120° krist. träg Strahlensterne.

α-Benzoyltriäthylaminhydrochlorid (aus Regenon).
Fp. 172—175° ET Benzan. 114° n_D Rotl. Na-L.
Saloph. −125°− 1,5204 170—172° 174—176°
Ab 110° Subl. v. Körnchen u. Stäbchen, später Rhomboiden, Prismen u. gerieften Platten. Restkrist. wachsen träg zu Rhomboiden u. Prismen. Schm. bräunlich-gelb, Br.Ind. sinkt bei Wiederholung ab.
HB: Fp. 175° *, verflüchtigt schnell, hinterläßt braune Flecken. ET Benzan. 117°, Saloph. 131°.

Berberinhydrochlorid.
Fp. 182—188° ET Benzan. −136°−
Saloph. −128°−
Subst. gelb. Ab 150° Verfbg. Schm. träg zu rotbraunen Tr. Gasblasenbldg. — Wäßr. Lsg. gibt mit wäßr. Styphninsäurelsg. sofort Trbg., nach Versetzen mit 1 Tr. A. u. leichtem Erwärmen fällt das Styphnat in Nadeln u. Stäbchen aus, die bei 228 bis 232° zu bräunlichen Tr. schm.
HB: Fp. 220° *, Schm. dunkel, Gasblasen. ET Saloph. 134°, Dicyand. 132°.

Bernsteinsäure.
Fp. 188° ET Benzan. 152° n_D
Saloph. 165° $<1,4339$
Ab 110° Subl. v. Körnern, Stengeln, Rhomboiden u. Prismen. Glgw.: Lange Stengel, sinkt ab.
HB: Übereinstimmend.

Betainhydrochlorid.
Fp. 240–250°   ET Saloph. 182°
                    Dicyand. 135°   Phenolphth. –176°–
Schm. unter heftiger Gasblasenbldg. Beginn u. Ende des Schm. nicht überall gleichzeitig. – Pikrat: Fp. 181 bis 183°.

Bethanecholchlorid.
Fp. 214–218°   ET Saloph. –168°– n_D
                    Dicyand. –105°–   1,4683–1,4842
Restkrist. wachsen kaum. Schm. erstarrt glasig. – Chloridnachweis mit $AgNO_3$. Mit Mayers Rg. entsteht ein weißer Nd.
HB: Fp. 223°, ET Saloph. 173°, Dicyand. 108°.

Bilamid.
Fp. 146–148°   ET Phenac. 123° n_D Rotl.   Na-L.
                   Benzan. 138°   1,5403   142–144°   (147–149°)
                                      1,5502   –   122–123°
Ab 120° Subl. v. Stäbchen, kleinen Rechtecken u. Prismen, vor dem Schm. zahlreiche Tr. Restkrist. wachsen sehr träg zu Spindeln u. kleinen Prismen. Schm. erstarrt glasig, bei 70° rasch wachsende gekörnt-strahl. Sphärol. v. Mod. I und helle Sphärol. v. Mod. II. Beim Erwärmen Umwandlung od. Fp. 105 bis 108°.
HB: Fp. 150°, ET Phenac. 125°, Benzan. 142°.

Biotin.
Fp. 226–232°   ET Saloph. 183° n_D Rotl.   Na-L.
                   Dicyand. 170°   1,5101   224–225°   224–225°
Restkrist. wachsen zu Spindeln u. Spießen. Schm. unter Gasblasenbldg. u. Verfbg. Schm. erstarrt zu feinfasrigen Sphärol.
HB: Fp. 230°, ET Saloph. 189°, Dicyand. 170°.

Biperidenhydrochlorid.
Fp. 114,5°   ET Benzil 80° n_D Rotl.   Na-L.
(112°)   Acetan. –98°–   1,5101   108–109°   110–111°
Ab 90° Subl. v. vier- u. sechseckigen Blättchen der Mod. II, dazwischen wenig lange Nadeln u. Büschel v. Mod. I. Ursubst. liegt als Mod. II vor, schm. bei 112°. Glgw.: Sechsecke od. Rhomben. Glgw. Mod. I: Prismen u. Stengel Schm. erstarrt glasig, bei 80° bilden sich Sphärol.
HB: Fp. 114°, ET Benzil 77°, Acetan. 98°.

Bisacodyl.
Fp. 132–133°   ET Acetan. 95° n_D Rotl.   Na-L.
(133–135°)   Phenac. 112°   1,5403   135–136°   139–140°
Restkrist. wachsen nur sehr träg zu Rhomben od. Körnern. Unter 125° entstehen neue, rascher wachsende sechs- u. achteckige Blättchen v. Mod. I, Fp. 133 bis 135°. Schm. erstarrt glasig.
HB: Fp. 133°, ET Acetan. 97°, Phenac. 112°.

Boldin.
Fp. 162–165°   ET Phenac. 123°
                   Benzan. 140°
Schm. zersetzlich, Braunfbg. – Subst. in A. leicht löslich, der glasige Rückstand gibt mit Chlf. Rhomben u. Kristalldrusen.

Borneol.
Fp. 208°   ET Saloph. 156° n_D
            Dicyand. 207° $<1{,}4339$
Ab 40° Subl. v. isotropen sechsstrahligen Blättchen u. Spießen. Glgw.: Gelappte Platten, rundliche Scheiben, Best. des Fp. u. der ET mit P.D.

Bradosol.
Fp. 108–113°   ET Benzil 81° n_D Rotl.   Na-L.
                   Acetan. 43°   1,5000   112–113°   114–115°
Träges Schm. Restkrist. wachsen zu Rhomben, Scheiben u. Platten. Schm. erstarrt sphärol. In Par. Erweichen ab 55° u. Schm. unter Gasblasenbldg. Ausfallen v. kleinen Sphärol. u. quergefaserten Ringen u. Bändern, die sich bei 90 bis 94° auflösen. Für ET u. Br.Ind. Subst. bei 100° trocknen.
HB: Fp. 86°, durch Kratzen Wiedererstarren, nach Vorschieben Fp. 107°. ET Benzil 80°.

Brenzcatechin.
Fp. 104° ET Benzil 62° n_D Rotl.   Na-L.
              Acetan. 39° 1,5403 106–108° 113–115°
Ab 75° Subl. v. Prismen u. viereckig. Blättchen. Glgw.: Vierecke u. Prismen. Schm. erstarrt strahlig.
HB: Übereinstimmend.

ω-Bromacetophenon.
Fp. 50° ET Azobenz. 34° n_D Rotl.   Na-L.
              Benzil 36° 1,5700 54–55° 61–62°
Stechender Geruch. Glgw.: Platten. Schm. erstarrt glasig.

1-Bromäthinylcyclohexanol.
Fp. 57° ET Azobenz. 39° n_D Rotl.   Na-L.
              Benzil 46° 1,5101 59–61° 62–63°
Ab 40° Subl. v. Körnern, Stäbchen u. Prismen. Glgw.: Körner. Schm. erstarrt träg zu stab. u. instab. Sphärol., Fp. Mod. II 42°.
HB: Fp. 57°.

m-Brombenzylpyridyläthyläthylendiaminmaleat (aus Xanyl-Salbe).
Fp. 108–110° ET Benzil 80° n_D Rotl.   Na-L.
                 Acetan. 68° 1,5502 116–117° 121–122°
Restkrist. wachsen zu rhombischen u. rechteckigen Prismen. Schm. erstarrt glasig.
HB: Fp. 109°, ET Benzil 79°, Acetan. 69°.

p-Brombenzylpyridylmethyläthyläthylendiaminmaleat (aus Adeptolon).
Fp. 92–98° ET Azobenz. 65° n_D Rotl.   Na-L.
   (99–103°)   Benzil 75° 1,5611 95–96° 99–100°
Restkrist. wachsen nur sehr träg zu Sechsecken. Schm. erstarrt glasig. Bei 60° bilden sich nach längerer Zeit Nadeln, die sehr träg zu stengeligen Aggr. krist. Fp. 99 bis 103°.
HB: Fp. 95°, ET Azobenz. 65°, Benzil 75°.

3-Bromcampher.
Fp. 76° ET Azobenz. 41° n_D Rotl.   Na-L.
              Benzil 51° 1,4936 70–71° 71–72°
Camphergeruch. Ab 65° Subl. v. Spießen u. Stengeln. Glgw.: Abgeschrägte Stengel, Rhomboide u. Fünfecke. Schm. erstarrt zu grobgefiederten Aggr.
HB: Übereinstimmend.

Bromdiphenhydraminhydrochlorid.
Fp. 148–152° ET Phenac. 98° n_D Rotl.   Na-L.
                 Benzan. 107° 1,5611 138–139° 141–142°
Restkrist. wachsen zu Nadeln, Prismen u. Stengeln. Schm. erstarrt glasig, bei 100° zu sphärol. Aggr. Br.Ind. sinkt ab. – Pikrat: Fp. 120 bis 122°.
HB: Fp. 150°, ET Phenac. 98°, Benzan. 110°.

Bromessigsäure.
Fp. 49° ET Azobenz. 36° n_D Rotl.   Na-L.
              Benzil 33° 1,4683 71–72° 71–72°
Stechender Geruch. Ab 30° Subl. v. Blättchen u. Körnern. Glgw.: Große Rhomben, Platten u. Stengel, sinkt ab. Schm. erstarrt teils flächig, teils strahlig. Dimorph.

Bromisoval.
Fp. 154° ET Phenac. 113° n_D Rotl.   Na-L.
   (148°)   Benzan. 127° 1,4842 126–128° 129–130°
Ab 110° Subl. v. Nadeln, Rhomboiden u. Spießen. Glgw.: Lange Nadeln u. Spieße. Schm. erstarrt meist zu instab. Sphärol., Fp. Mod. II 148°.
HB: Fp. 148°, liegt instab. vor, nach Vorschieben Fp. Mod. I 154°. Geruch nach Isovaleriansäure. ET Phenac. 113°, Benzan. 129°.

N-(α-Bromisovaleryl)-piperazid.
Fp. 182–185° ET Benzan. 136° n_D Rotl.   Na-L.
                 Saloph. 158° 1,4936 166–167° 169–170°
Ab 130° Subl. v. langen Nadeln. Restkrist. wachsen zu Stäbchen u. Prismen. Schm. färbt sich braun. Br.Ind. steigt bei Wiederholg. an. Schm. erstarrt zu winzigen v. Stengeln durchsetzten Sphärol.

5-Bromsalicyl-4′-chloranilid (aus Multifungin).
Fp. 242–245°   ET Saloph. 173° n_D Rotl.   Na.-L.
             Dicyand. 203°   1,5795   246–248°   252–253°
             Phenolphth. 223°

Ab 165° Subl. v. Nadeln, Prismen u. Stengeln, bis 200° meist vollständig umsubl. Restkrist. wachsen zu Prismen, Stengeln u. Balken. Schm. erstarrt zu Sphärol. v. Mod. II, bei Erwärmen Umwandlung.

HB: Fp. 248°, ET Saloph. 176°, Dicyand. 208°.

Brucin.
Fp. 170–180°   ET Benzan. 129° n_D Rotl.   Na.-L.
             Saloph. 150°   1,5795   170–171°   177–178°

Hydratkrist. selten klar, meist teilw. entwässert u. zu dichten körnigen Aggr. umgelagert. Bei Erwärmen weitere Trbg. unter W.-Verlust. Schm. träg. Restkrist. wachsen sehr langsam. Bei 140° auf den Heiztisch gelegt, setzt sofortiges Schm. ein, daneben langsame Abscheidung v. w.-freien Krist. In Par. inhomog. Schm. der klaren Hydratkrist. bei 80 bis 90°, bei 105 bis 110° Umlagerung zu w.-freien Blättchen u. Körnern, die infolge Löslichkeit in Par. bei 140 bis 160° verschwinden.

HB: Hydrat. Schm. beim Aufstreuen bei 170° u. erstarrt wieder. Nach Vorschieben Fp. 180°. ET Benzan. 129°, Saloph. 150°.

Brucinhydrochlorid.
Fp. 260–270°   ET Saloph. –155°–
(190–205°)   Dicyand. –130°–

Ab 120° Verlust d. Doppelbrechung, bei 180° ist die Subst. amorph. Inzwischen bilden sich neue Stäbchen, die zu Strahlensternen wachsen. Die amorphen Massen nehmen ab 190 bis 205° Tr.-Form an, Braunfbg. Die neuen Krist. schm. bei 260 bis 270°. – Nach Behandlg. mit NaHCO$_3$ u. Extraktion mit A. krist. mit einigen Tr. W. die Base als Hydrat, Fp. 170 bis 180°.

Brucinnitrat.
Fp. 225–245°   ET Saloph. 157°
             Dicyand. –135°–   Phenolphth. –188°–

Ab 185° Tröpfchen, ab 200° kleine nadelige Auswüchse an Krist., ab 210° reichl. Tröpfchen, in denen stellenweise Nadeln u. Körnchen wachsen. Schm. dunkelrotbraun, Gasblasen. In Par. bei 80° Gasblasen, ab 130° Umlagerung. – Subst. in konz. HNO$_3$ mit roter Farbe lösl. – Nach Behandeln einer Probe mit NaHCO$_3$ u. Extraktion mit A. krist. auf Zugabe von 1 Tr. W. ein feinfaseriges Aggr. des Brucinhydrates, Fp. 170 bis 180°.

HB: Fp. 238° * (wird schwarz), ET Dicyand. 141°, Phenolphth. 192°.

Brucinsulfat.
Fp. 130–165° amorph   ET Phenac. –125°–
                     Benzan. –155°–

Ab 130° allmähliche Abnahme der Doppelbrechung, bei 165° amorph. In Par. ab 140° Gasblasen. Großteil der Subst. schm. bei 160 bis 168° zu zähen Massen, das Schm. der restl. Subst. zieht sich bis 180° hin. – 1 Tr. des A.-Auszuges einer mit NaHCO$_3$ behandelten Probe + 1 Tr. W. gibt feinstrahl. Aggr. u. Sphärol. eines Hydrats der Brucin-Base. Fp. 170 bis 180°.

HB: Fp. 192°, ET Saloph. 115°, Dicyand. 135°. Schm. klebrig.

Bulbocapninhydrochlorid.
Fp. 240–260°   ET Saloph. –180°–
             Dicyand. –178°–   Phenolphth. –206°–

Ab 200° Subl. v. Prismen. Ab 230° treten einzelne braune Schm.-Tr. auf, die Hauptmasse schm. bei 240 bis 260° zu fast schwarzen Tr. Stellenweise hinterbleiben hochschm. Blättchen mit niedrigen Interff. In Par. Fp. erst bei 270 bis 285°. – Nach Behandlung mit NaHCO$_3$ subl. bei 180 bis 190° Rechtecke u. Prismen der Base, Fp. 200 bis 205°.

Buscopan.
Fp. 135–142°   ET Phenac. 99° n_D Rotl.   Na.-L.
             Benzan. 111°   1,5502   111–113°   116–117°

Während des Schm. Gasblasenbldg., oberhalb des Fp. rasch zunehmend. Restkrist. wachsen bei sinkender Temp. nur äußerst träg zu Blättchen.

HB: Fp. 141°, ET Phenac. 100°, Benzan. 116°.

Busulfan.
Fp. 112–116°   ET Benzil 91° n_D Rotl.   Na.-L.
             Acetan. 85°   1,4339   123–124°   123–124°

Restkrist. wachsen zu Körnern u. Prismen. Schm. erstarrt zu zweierlei Sphärol. Die instab. Mod. wird beim Erwärmen rasch umgew. Br.Ind. sinkt ab.

HB: Fp. 116°, ET Benzil 90°, Acetan. 86°.

Butabarbital.
Fp. 165°   ET Phenac. 117° n_D Rotl.   Na-L.
          Benzan. 136°   1,4584   176–177°   179–180°
Ab 130° Subl. v. Nadeln u. Prismen. Glgw.: Prismen, Stengel u. Balken. Schm. erstarrt teils sphärol., teils mosaikartig.
HB: Übereinstimmend.

Butallylonal.
Fp. 128–131°   ET Acetan. 84° n_D Rotl.   Na-L.
            Phenac. 103°   1,5101   138–139°   141–142°
Schmilzt träg. Schm. erstarrt erst nach längerem Liegen feinkörnig.
HB: Übereinstimmend.

Butethal.
Fp. 127°   ET Acetan. 82° n_D Rotl.   Na-L.
          Phenac. 101°   1,4683   123–124°   126–127°
Ab 60° Subl. v. Nadeln. Glgw.: Balken u. Nadeln. Schm. erstarrt glasig, bei Erwärmen strahl. Aggr.
HB: Übereinstimmend.

Buthalital.
Fp. 149°   ET Phenac. 111° n_D Rotl.   Na-L.
          Benzan. 127°   1,5299   152–153°   160–161°
Ab 105° Nadeln, gestreckte Sechsecke u. Prismen. Schm. erstarrt glasig, bei 90° zu instab. Sphärol. u. rasch wachsenden derbstrahligen stab. Aggr., die die instab. Mod. umw.
HB: Übereinstimmend.

Butocainsulfat.
Fp. 100–101,5°   ET Benzil 83° n_D Rotl.   Na-L.
              Acetan. –54°–   1,5299   105–107°   108–109°
Subst. hygroskopisch, bei 70° trocknen. Restkrist. wachsen träg zu Körnern. Schm. zäh, erstarrt glasig.
HB: Fp. 101°, ET Benzil 86°, Acetan. 60°.

Butolan.
Fp. 144°   ET Phenac. –103°– n_D Rotl.   Na-L.
          Benzan. –118°–   1,5403   145–147°   152–153°
Ab 110° Subl. v. rechtwinkligen Blättchen u. Stäbchen. Glgw.: Rechtecke, sinkt ab. Schm. erstarrt sphärol.
HB: Fp. 144°, ET Phenac. 107°, Benzan. 124°.

5-tert.-Butyl-5-phenylhydantoin.
Fp. 276–290°   ET Saloph. 183°
              Dicyand. 205°   Phenolphth. 237°
Ab 180° Subl. v. Nadeln, Nadelbüscheln, Stengeln u. Balken. Stark flüchtig, daher größere Substanzmenge u. großes Deckglas nehmen. Schm. unter Verflüchtigung. Fp. schlecht reproduzierbar. Schm. erstarrt zu instab. Sphärol. aus blättr. Krist., bei Erwärmen Umwandlung in stab. Stengel mit niedrigen Interff. – A.-Lsg. der Subst. mit 1 Tr. Eisessig u. 2 Mikrotr. Brom auf dem Wasserbad zur Trockne eingedampft gibt nach Erhitzen des Rückstandes mit 1 Tr. Diäthyloxalat u. einigen Körnchen Thiobarbitursäure Rotfbg.

Campher.
Fp. 174–178°   ET Benzan. 104° n_D
              Saloph. 132° $<1,4339$
Ab 35° Subl. v. Rosetten, später wabenartige Aggr. Best. der ET im Sublimat, Präp. ca. 5 bis 10° unter ET auflegen. ET schwankt bei verschiedenen Präp. zw. 100 u. 105° bzw. 128 u. 132°.
HB: Fp. 178°, sehr stark flüchtig. ET Benzan. 104°, ET mit Saloph. nicht bestimmbar, mit Benzil 50°.

d-Camphersäure.
Fp. 190°   ET Saloph. 161° n_D Rotl.   Na-L.
          Dicyand. 157°   1,4339   205–207°   209–211°
Ab 130° Subl. v. Stäbchen, Stengeln u. dendrit. Aggr., mosaikartig. Glgw.: Rhomboide, Spieße, sinkt ab. Br.-Ind. mit P.D., sinkt bei Wiederholg. ab.

Cantharidin.
   Fp. 218°   ET Saloph. 172° n_D Rotl.   Na-L.
                    Dicyand. 193°   1,4339   –   192–190°
   Ab 100° Subl. v. Körnchen, Blättchen u. Prismen. Glgw.: Rechtecke u. Sechsecke, Schm. erstarrt strahlig oder gefiedert.

Caprinsäure.
   Fp. 29–31,5°   ET Azobenz. 25° n_D
                      Benzil 29° $<1,4339$
   Unangenehmer Geruch. Restkrist. wachsen zu ovalen Scheiben, Sechsecken, Stäbchen u. Platten. Schm. erstarrt bei raschem Abkühlen zu blättrigen Aggr. – Im Kontaktpräp. mit Nicotinsäureamid Molekülverbindung mit Fp. 62°.

Caramiphenhydrochlorid.
   Fp. 144°   ET Phenac. 97° n_D Rotl.   Na-L.
   (148,5°)   Benzan. 106°   1,5000   155–157°   160–161°
   Liegt als Mod. II vor. Ab 100° Subl. v. Nadeln u. Blättchen. Während d. Schm. bilden sich manchmal stab. Stengel u. Spieße mit Fp. 148,5°. Glgw.: flache Stengel u. dünne Balken. Schm. erstarrt zu Sphärol. der Mod. I.
   HB: Fp. 149°. Liegt instab. vor, Fp. Mod. II 144° nicht deutlich, sofort Bldg. der stab. Mod. Nach Vorschieben Fp. 149°. ET Phenac. 99°, Benzan. 106°.

Carbachol.
   Fp. 198–204°   ET Saloph. 172° n_D
                      Dicyand. 109°   1,4842–1,4936
   Restkrist. wachsen zu Prismen. Während des Schm. Gasblasenbldg. Schm. zäh u. gelblich, erstarrt glasig, beim Erwärmen entstehen große Rhomben u. Sphärol. – Mit Nesslers Rg. gelber Nd. – Beim Erhitzen mit Lauge fischartiger Geruch.
   HB: Fp. 209°, ET Saloph. 172°, Dicyand. 109°.

Carbazol.
   Fp. 246°   ET Saloph. 171° n_D Rotl.   Na-L.
                      Dicyand. 204°   1,5897   254–255°   265–266°
                      Phenolphth. 220°
   Ab 130° Subl. v. Blättchen. Glgw.: Runde Scheiben u. Platten. — Im Kontaktpräp. mit Pikrinsäure entsteht eine orangegelbe Vbg., Fp. 184°.
   HB: Fp. 246° *, ET Saloph. 170°, Dicyand. 204°. Geruch u. rasche Verflüchtigung.

Carbimazol.
   Fp. 123°   ET Acetan. 85° n_D Rotl.   Na-L.
                      Phenac. 102°   1,5299   134–135°   –
                                         1,5403   –   117–118°
   Ab 80° Subl. v. Stäbchen, Rhomben, Sechsecken u. Trapezen. Glgw.: Sechsecke, Prismen u. Platten. Schm. erstarrt sphärol.
   HB: Übereinstimmend.

Carbromal.
   Fp. 119°   ET Benzil 81° n_D Rotl.   Na-L.
                      Acetan. 88°   1,4842   116–118°   117–119°
   Ab 75° Subl. v. Nadeln, Stengeln u. Balken. Glgw.: Prismen u. Balken. Schm. erstarrt zu zweierlei feinstrahligen Sphärol. Die Sphärol. mit niedrigen Interff. lagern sich beim Erwärmen um.
   HB: Übereinstimmend.

Carbutamid.
   Fp. 140–144°. ET Phenac. 109° n_D Rotl.   Na-L.
                      Benzan. 125°   1,5611   118–120°   126–127°
   Restkrist. lösen sich nach Abstellen der Heizung trotz sinkender Temp. noch auf.
   HB: Fp. 140°, Schm. klebrig. ET Phenac. 109°, Benzan. 124°.

β-Carotin.
   Fp. 170–178°   ET Benzan. 157° n_D
                      Saloph. 170° $>1,6877$
   Subst. besteht aus dunkelroten, blättr. Krist., ist licht- u. luftempfindlich. Schm. rotbraun, erstarrt glasig. — Mit konz. H_2SO_4 tritt Blaufgb. ein, beim Verdünnen fallen grüne Flocken aus.

Caryophyllin.
   Fp. 290–305°   ET Saloph. 186°
                      Dicyand. 209°   Phenolphth. 250°
   Ab etwa 210° Subl. v. Nadeln u. Nadelbüscheln, ab 220° wachsen Nadeln aus der getrübten Ursubst. Vollständige Umsubl. Restkrist. wachsen zu Nadeln u. Stengeln. Schm. bräunlich verfärbt, erstarrt zu Sphärol.

Cetylalkohol.
Fp. 49,5° ET Azobenz. 41° n_D Rotl. Na-L.
               Benzil 45° 1,4339 63–64° 69–71°

Glgw.: Gelappte Blätter u. Kreissegmente. Schm. erstarrt kleinkrist.
HB: Fp. 50°, wachsartige Krist.

Cetylpyridiniumchlorid.
Fp. 78–80° ET Azobenz. 66° n_D
               Benzil 73° etwa 1,4842

Schm. zu flüssigen Krist., Fp. 200°. Schm. erstarrt kleinkrist.

Chinidin.
Fp. 171° ET Benzan. 141° n_D Rotl. Na-L.
               Saloph. 155° 1,5611 158–160° 161–162°

Ab 160° Subl. v. Nadeln. Glgw.: Nadeln u. Stengel. Schm. erstarrt glasig, bei 120° krist. Spindeln u. Strahlensterne.
HB: Fp. 171°, ET Benzan. 141°, Saloph. 153°.

Chinidinhydrochlorid.
Fp. 262–265° ET Saloph. 176°
               Dicyand. 164° Phenolphth. –185°–

Ab 90° W.-Verlust u. Trbg. d. Krist. Ab 190° Subl. v. Körnern, kleinen Rhomben u. Stäbchen. In Par. ab 110° Gasblasenbldg., ab 130 bis 140° Umlagerung zu w.-freien Krist. – Nach Behandeln mit $NaHCO_3$ subl. aus dem getrockneten Rückst. bei 160° Nadeln v. Chinidin, Fp. 171°.

Chinidinsulfat.
Fp. 205–210° ET Saloph. 161° n_D
               Dicyand. 147° 1,5502–1,5611

Schm. färbt sich bald braun u. zeigt Schlieren. In Par. ab 168° träges inhomog. Schm., ab 190 bis 196° Schm. der neuen Krist. – Nach Behandeln mit $NaHCO_3$ subl. aus dem getrockneten Rückstand bei 160° Nadeln von Chinidin, Fp. 171°.
HB: Fp. 216° *, ET Saloph. 164°, Dicyand. 147°.

Chinin.
Fp. 176° ET Benzan. 144° n_D Rotl. Na-L.
               Saloph. 157° 1,5611 163–165° 169–170°

Ab 125° Subl. v. Nadeln u. Nadelbüscheln. Glgw.: Nadeln u. Balken. Schm. erstarrt glasig od. sphärol.
HB: Übereinstimmend. Für Fp. einige Min. bei 120° trocknen.

Chininäthylcarbonat.
Fp. 93,5° ET Azobenz. 49° n_D Rotl. Na-L.
               Benzil 63° 1,5403 105–106° 107–108°

Ab 65° Subl. v. Nadeln. Glgw.: Nadeln u. Stengel. Schm. erstarrt glasig, beim Erwärmen feine Nadeln.
HB: Fp. 86°, ET Azobenz. 49°, Benzil 63°.

Chininbihydrochlorid.
Fp. 180–215° ET Saloph. –152°–
               Dicyand. –125°–

Erweicht langsam, Schm. färbt sich braun, erstarrt glasig. – Mit Form.-Schwefelsäure bläul. Fluoreszenz. – Aus wäßr. Lsg. fällt mit Kaliumchromatlsg. das Chininchromat-dihydrat in hellgelben Nadeln, die in Par. bei 85 bis 92° unter Abscheidung w.-freier Faserbündel schm. Die w.-freien Krist. verlieren bei 125 bis 132° die Doppelbrechung ohne zu schm.
HB: Fp. 220° *, Subst. wird gelb. ET Saloph. 162°, Dicyand. 140°. ET schlecht bestimmbar.

Chininbisulfat.
Fp. 155–160° ET Phenac. –110°– n_D Rotl. Na-L.
               Benzan. –132°– 1,5700 140–145° 140–145°

Ab ca. 60° Trbg. od. fleckige Veränderung infolge W.-Abgabe. Einzelne Hydratkrist. schm. bei ca. 90°. Subst. erweicht ab 150 bis 160° zu zähen Tr. Br.Ind. steigt an. Beim Auflegen eines Präp. bei 130° schm. das Hydrat sofort u. es fallen w.-freie Nadeln aus, Fp. 165 bis 170°. In Par. inhomog. Schm. ab 74° u. Ausfallen w.-freier Nadeln u. einiger Prismen eines w.-ärmeren Hydrates, die sich bei 95 bis 110° auflösen. Ab 120° Gasblasen.

Chinincarbonat.
Fp. 191–194° ET Saloph. 172° n_D Rotl. Na-L.
               Dicyand. 189° 1,5502 186–187° 193–194°

Restkrist. wachsen zu schräg abgeschnittenen asymm. Prismen. Schm. erstarrt glasig. Nach Impfen u. Erwärmen auf 160° krist. träg Stengel.
HB: Fp. 193°, ET Saloph. 168°, Dicyand. 190°.

Chininhydrobromid.
Fp. 145—152° ET Phenac. —100°— n_D Rotl.   Na-L.
              Benzan. —115°—   1,6011   142—144°   153—154°

Ab 90° entweicht W., Sinken der Interff., Zerspringen der Krist. Ab 142° Erweichen, bei 152° sehr zähe Schm. In Par. inhomog. Schm. ab 75° od. homog. Schm. bei 115 bis 120°. Für ET Subst. trocknen.

HB: Fp. 150°, Schm. stark klebrig. ET Phenac. 103°, Benzan. 118°.

Chininhydrochlorid.
Fp. 145—153°   ET Phenac. —100°—
(220—230°)   Benzan. —114°—

Von 90 bis 100° entweicht teilw. W. unter Trbg. Beim Schm. fallen stellenweise w.-freie Blättchen aus, die bei steigender Temp. zu Platten u. Stengeln wachsen. Fp. der w.-freien Form 220 bis 230° unter Zers. In Par. schm. das Hydrat bei 104 bis 107°.

HB: Fp. 165 bis 162° *. Schm. zäh u. klebrig, erstarrt wieder. Nach Vorschieben Fp. 220°. ET Phenac. 108°, Benzan. 122°.

Chininsäure.
Fp. 290—295°   ET Saloph. 186°
               Dicyand. 194°   Phenolphth. 240°

Ab 190° Subl. v. Körnern, Stengeln u. Prismen. Ab 240° Verflüchtig. der ersten Subl. Bldg. neuer Prismen u. Rechtecke. Schm. unter Gasblasenbldg.

Chininsulfat.
Fp. 219—223°   ET Saloph. —175°— n_D
               Dicyand. 197°   1,5403—1,5502

Bei 70 bis 105° Trbg. der Krist. unter W.-Verlust. Fp. v. Erhitzungstempo abhängig. Schm. färbt sich leicht braun, später rotbraun. In Par. ab 140° Gasblasen u. Trbg. der Krist. — Sulfatnachweis mit $CaCl_2$-Lsg. — Aus wäßr. Lsg. fällt mit wäßr. Kaliumchromatlsg. das Chininchromatdihydrat in hellgelben Nadeln, die in Par. bei 85 bis 92° unter Abscheidung w.-freier Faserbündel schm. Letztere verlieren bei 125 bis 132° die Doppelbrechung ohne zu schm.

HB: Fp. 238° *, mit Lanzettnadel aufstreichen. Schm. rotbraun. ET Saloph. 177°, Dicyand. 197°.

Chinintartrat.
Fp. 205—210°   ET Saloph. 170° n_D
                Dicyand. 165°   1,5502—1,5611

Ab 180° Trbg. der Krist. unter W.-Verlust. Schm. färbt sich braun. In Par. Beginn der Zers. ab 180° unter Gasblasenbldg. — Mit konz. H_2SO_4 u. Resorcin erhitzt violettrote Fbg. — Aus wäßr. Lsg. fällt mit wäßr. Kaliumchromatlsg. das Chininchromatdihydrat, das in Par. bei 85 bis 92° unter Ausscheidung w.-freier Faserbündel schm. Die Faserbündel verlieren bei 125 bis 133° die Doppelbrechung.

HB: Fp. 196°, ET Saloph. 170°, Dicyand. 160°.

Chinosol.
Fp. 172—182°   ET Benzan. —152°— n_D Rotl.   Na-L.
               Saloph. 162°   1,6011   200—202°   —
                                    1,6126   —   188—189°

Subst. gelb. Ab 95° Bldg. v. Tröpfchen, bald große Tr. Bei 105 bis 120° teilw. Schm., teilw. dichte Trbg. der klaren Krist. Ab 125° Verdampfen d. Tr., stellenw. Wiederauskrist. Restkrist. wachsen zu Vierecken u. gegitterten Blättern. Schm. erstarrt auf Holz zu trübem Mosaik. Für Best. der ET Subst. bei 130° trocknen, für Br.Ind. Deckglas erst bei 160° auflegen.

Chloralformamid.
Fp. 120—122°   ET Acetan. 79° n_D Rotl.   Na-L.
                Phenac. 93°   1,4842   115—117°   117—118°

Ab 55° Subl. v. Körnern, Fünf- u. Sechsecken u. Leisten. Schm. träg, zersetzt sich bald. Schm. erstarrt träg zu derben Krist.

HB: Fp. 126° *, ET Acetan. 79°, Phenac. 93°.

Chloralhydrat.
Fp. 60—65°   ET Azobenz. 51° n_D
               Benzil 40°   1,4683—1,4842

Ab 35° Subl. v. Körnern, Dreiecken, Sechsecken u. Stäbchen. Schm. träg unter Zers. Schm. erstarrt zu Strahlensternen. Fp. in Par. 42 bis 50°.

HB: Fp. 78° *, ET Azobenz. 51°.

α-Chloralose.
Fp. 182–186° ET Benzan. 148° n_D
               Saloph. 161° 1,4683–1,4842
Ab 100° Subl. v. Nadeln, Restkrist. wachsen zu Stengeln u. Spießen, in der Schm. bald Gasblasenbldg. Schm. erstarrt zu sehr schwach anisotropen Sphärol.
HB: Übereinstimmend.

Chloralurethan.
Fp. 105° ET Benzil 75° n_D Rotl.   Na-L.
          Acetan. 71°   1,4584   106–108°   109–110°
Ab 70° Subl. v. Blättchen, Körnern u. Prismen. Glgw.: Balken u. Prismen, Schm. erstarrt zu Sphärol.
HB: Fp. 105° *, ET Benzil 75°, Acetan. 70°.

Chloramin-T.
Fp. 171–174° ET Benzan. 158°
              Saloph. 133°
Ab 55° W.-Verlust unter Trbg. der Krist. Subst. schm. unter Zers. u. Gasblasenbldg. Schm. erstarrt glasig. In Par. schm. das Hydrat inhomog. bei 78 bis 80° unter Bldg. w.-freier Krist. Für ET Subst. bei 100° trocknen. – Beim Erhitzen in verd. HCl Geruch nach Chlor.

Chloramphenicol.
Fp. 151° ET Phenac. 109° n_D Rotl.   Na-L.
          Benzan. 128°   1,5403 157–159°   163–165°
Ab 140° einz. Körner u. Stäbchen. Glgw.: Prismen. Schm. erstarrt glasig, bei Impfen u. Erwärmen strahlig.
HB: Übereinstimmend.

o-Chlorbenzoesäure.
Fp. 140° ET Phenac. 90° n_D Rotl.   Na-L.
          Benzan. 112°   1,5204 141–142°   147–148°
Ab 90° Subl. v. Nadeln u. Balken. Glgw.: Balken u. Körner. Schm. erstarrt zu derbstrahl. Büscheln.
HB: Fp. 140°, ET Phenac. 90°, Benzan. 116°.

5-Chlor-7-brom-8-hydroxychinolin.
Fp. 180–182° ET Benzan. 147°
              Saloph. 163°
Ab 150° Subl. v. Nadeln, Prismen u. Platten. Restkrist. wachsen zu langen Stengeln. Nach dem Schm. bilden sich Spindeln mit Fp. über 240°. Schm. rasch braun, erstarrt sphärol. – Im Kontaktpräp. mit Pikrinsre. gelbe Vbg. mit Fp. 150°.
HB: Fp. 180°, keine Schm. Tr., verflüchtigt. ET Benzan. 146°, Saloph. 164°.

Chlorbutanol.
Fp. 99,5° ET Azobenz. 33° n_D Rotl.   Na-L.
           Benzil 35°   1,4339 119–121°   126°
Campherartiger Geruch. Ab 30° Subl. v. Stäbchen u. Blättchen. Starke Subl. Glgw.: Platten.
HB: Fp. übereinstimmend.

Chlorcyclizindihydrochlorid.
Fp. 215–225° ET Saloph. –152°–
              Dicyand. –136°–
Ab 180° Subl. v. Rhomben. Tr.-Bldg. Restkrist. wachsen nur sehr träg zu Rhomben. Schm. färbt sich braun. – Pikrat: Fp. 214 bis 218° unter Ausfallen neuer Krist. mit Fp. 250 bis 255°. Schm. dunkelbraun.
HB: Fp. 231° *, sehr starke Rauchentwicklung. ET Saloph. 153°, Dicyand. 141°.

Chlordan.
Fp. 96° ET Azobenz. 46° n_D Rotl.   Na-L.
         Benzil 62°   1,5403 103–104°   105–106°
Ab 75° Subl. v. einzelnen Rechtecken, die später wieder verschwinden, daneben viele, immer größer werdende Tröpfchen, die zum Großteil oberh. 85° zu isotropen, rundl. od. gelappten Scheiben erstarren. Glgw.: Runde Scheiben u. dendritische Skelettkrist. Umw. v. Mod. I in anisotrope Form II auch bei Vorhandensein von anisotrop. Resten nur sehr langsam.
HB: Übereinstimmend.

Chlordiazepoxid.
Fp. 241–243° ET Saloph. 176°
              Dicyand. 201° Phenolphth. 198°
Subst. hellgelb. Ab 195° Subl. v. Körnchen, Rhomben, Sechsecken u. Prismen, reichl. Subl. Restkrist. wachsen zu Sechsecken u. Prismen. Schm. bei längerem Erhitzen orange,

Gasblasen, erstarrt glasig mit vielen Sprüngen, bei 200° zu kleinen dichten Sphärol. Bei 220° subl. Rhomben u. Sechsecke mit niedrigen Interff.
HB: Fp. 241°, ET Saloph. 181°, Dicyand. 199°.

Chlorkresol.
Fp. 64°   ET Azobenz. 37° n_D Rotl.   Na-L.
                Benzil 32°   1,5403   69–70°   72–73°

Ab 45° Subl. v. einzelnen Körnern. Glgw.: Körner u. Prismen. Schm. erstarrt zu schwach anisotropen, verfilzt strahligen Aggr. v. Mod. II, Fp. 55°. Beim Erwärmen setzt derbstrahlige Umw. ein.
HB: Fp. übereinstimmend.

Chlormerodrin.
Fp. 145–152°   ET Phenac. 125°
                Benzan. 137°

Nach dem Schm. ab 154° Ausfallen v. langen, häufig gekrümmten Nadeln, später körnige Umlagerung. Bldg. v. Gasblasen neben Körnern u. Drusen, Zers.-Produkte schm. nicht. – Probe mit 1 Tr. 1%iger Ferrocyankalilsg., 2 n NH_3 u. 1%iger alkoh.-Lsg. von $α,α'$-Dipyridil erwärmt gibt hellrote Fbg.
HB: Fp. 152° *, in den hellbraunen Schm.Tr. Gasblasen, ET Phenac. 125°, Benzan. 139°.

Chlorophenotan.
Fp. 109°   ET Benzil 69° n_D Rotl.   Na-L.
                Acetan. 93°   1,5795   106–108°   110–111°

Ab 90° Subl. v. Nadeln, Stäbchen u. Prismen. Glgw.: Stengel u. Prismen. Schm. erstarrt schwer zu feinstrahligen Sphärol. v. Mod. I u. zu Einzelkrist. v. Mod. II, Fp. 95°.
HB: Übereinstimmend.

Chloropyraminhydrochlorid.
Fp. 172°   ET Benzan. 121° n_D Rotl.   Na-L.
                Saloph. 134°   1,5611   162–163°   167–168°

Ab 150° Subl. v. Stäbchen, Rhomboiden u. Prismen. Glgw.: Stengel u. Prismen. Schm. erstarrt glasig. Nach Impfen u. Erwärmen auf 140° krist. strahlige Aggr.
HB: Fp. 172°, ET Benzan. 122°, Saloph. 136°.

Chloroquinediphosphat.
Fp. 190–202°   ET Saloph. –182°–
                Dicyand. –141°–

Schm. unter Gasblasenbldg. – Aus der amorphen Pikrinsäurefällung erhält man durch Umkrist. aus Aceton große sechsseitige Prismen mit Fp. 202 bis 206°.
HB: Fp. 202° *, ET Saloph. 185°, Dicyand. 145°.

Chloroquinesulfat.
Fp. 209–213°   ET Saloph. –154°– n_D Rotl.   Na-L.
                Dicyand. –135°–   1,5611   221–223°   228–230°

Schm. unter Gasblasenbldg. u. leichter Verfbg.
HB: Fp. 202°, ET Saloph. 167°, Dicyand. 140°.

Chlorothiazid.
Fp. 345–350°   ET Saloph. –188°–
                Dicyand. –199°–   Phenolphth. –255°–

Schm. unter Gasblasenbldg. u. Braunfbg. – Wird die Subst. mit Barbitursäure bei 230 bis 250° erhitzt, so entsteht eine tief orangerote Fbg.

Chlorpheniraminmaleat.
Fp. 129–134°   ET Acetan. 82° n_D Rotl.   Na-L.
                Phenac. 103°   1,5299   135–137°   141–142°

Restkrist. wachsen träg zu Platten u. Rhomben. Schm. erstarrt glasig, bei ca. 80° nach längerer Zeit strahlig.
HB: Fp. 133°, ET Acetan. 85°, Phenac. 105°.

Chlorphenoxaminhydrochlorid.
Fp. 145–149°   ET Phenac. 91° n_D Rotl.   Na-L.
                Benzan. 101°   1,5502   126–127°   129–130°

Ab 110° Tr.-Bldg., später sichtstörend. Die blättrigen Restkrist. wachsen kaum, unter 100° induzieren sich an diesen Krist. Stengel v. Mod. V. Läßt man dieses Präp. bei 90° auf dem Heiztisch liegen, so bildet sich Mod. II in feinstrahligen Sphärol. u. Mod. III in blättrigen Sphärol. Selten entsteht Mod. IV in Form v. Sechsecken od. Stengeln. Fp. Mod. II 134 bis 138°, Mod. III 128 bis 135°, Mod. IV 125 bis 132°, Mod. V 115 bis 120°.
HB: Fp. 146°, ET Phenac. 94°, Benzan. 101°.

p-Chlorphenol.
Fp. 42° ET Azobenz. fl. n_D Rotl. Na-L.
 Benzil fl. 1,5502 53–54° 57–58°
Glgw.: Körner u. Prismen. Schm. erstarrt nicht, nach Impfen bilden sich strahlige Aggr.

2-Chlorprocainhydrochlorid.
Fp. 172–174° ET Benzan. 144° n_D Rotl. Na-L.
 Saloph. −154°− 1,5611 173–175° 186–187°
Restkrist. wachsen zu Nadeln u. Stengeln. Schm. erstarrt glasig.
HB: Übereinstimmend.

Chlorpromazinhydrochlorid.
Fp. 192–195° ET Saloph. −139°− n_D Rotl. Na-L.
 Dicyand. −115°− 1,6126 165–166° 174–175°
Ab 140° Subl. v. Stäbchen, Prismen, gezähnten Stengeln u. gestuften Platten. Daneben bilden sich bräunlichgelbe Tr. Restkrist. wachsen zu Prismen u. Stengeln. Schm. erstarrt glasig.
HB: Fp. 194°, ET Saloph. 141°, Dicyand. 118°.

Chlorprothixenhydrochlorid.
Fp. 95–97,5° ET Azobenz. 54° n_D Rotl. Na-L.
 Benzil 71° 1,6126 92–93° 98–99°
Ab 85° Tr., Restkrist. wachsen träg zu Körnern, Prismen u. Sechsecken. Schm. erstarrt glasig, nach längerem Liegen zu derbstrahligen Sphärol.
HB: Fp. 97°, ET Azobenz. 52°, Benzil 71°.

Chlorquinaldol.
Fp. 112–114° ET Benzil 78° n_D Rotl. Na-L.
 Acetan. 95° 1,6011 116–117° 121–122°
Ab 90° Subl. v. Nadeln u. Stengeln. Restkrist. wachsen zu Nadeln u. Stengeln. Schm. erstarrt in verfilzten Büscheln od. Sphärol.
HB: Übereinstimmend.

Chlortetracyclinhydrochlorid.
Fp. 210–230° ET Saloph. −185°−
 Verkohlg. Dicyand. −174°−
Subst. hellgelb. Ab 200° Bräunung der Krist., bei 210 bis 230° Verkohlung. In Par. ab 150° Gasblasenbldg., besonders heftig während des Verkohlens. − Pikrat aus A. umkrist. verkohlt bei 200 bis 230°.

8-Chlortheophyllin.
Fp. 300–310° ET Saloph. −178°−
 Dicyand. −198°− Phenolphth. −238°−
Ab 180° Subl. v. Körnchen u. Blättchen, dichte Subl. Ab 300° Zers., Gasblasenbldg. u. Ausscheidung hochschm. Körnchen. − Murexidprobe positiv.

Chlorzoxazon.
Fp. 192° ET Saloph. 148° n_D Rotl. Na-L.
 Dicyand. 168° 1,5403 193–194° 202–203°
Ab 120° Subl. v. Körnern, Rhomboiden u. Prismen. Glgw.: Derbe Körner u. rhomboidische Prismen. Schm. erstarrt zu derbstrahligen Sphärol. Br.Ind. mit P.D.
HB: Fp. 191°, ET Saloph. 149°, Dicyand. 170°.

Cholecalciferol.
Fp. 80–86° ET Azobenz. 48° n_D Rotl. Na-L.
 Benzil 67° 1,5204 77–78° 81–83°
Restkrist. wachsen auch bei Sinken der Temp. auf 70° sehr träg. Schm. erstarrt glasig. Br.Ind. sinkt ab.
HB: Übereinstimmend.

Choleinsäure.
Fp. 185–188° ET Benzan. 152° n_D Rotl. Na-L.
 Saloph. −164°− 1,4842 195–197° 195–197°
Restkrist. wachsen zu Stäbchen u. zugespitzten Prismen. Br.Ind. steigt an. Schm. erstarrt glasig, bei 160° kleinkrist. mit niedrigen Interff.
HB: Fp. 188°, ET Benzan. 150°, Saloph. 164°.

Cholesterin.
Fp. 148° ET Phenac. 122° n_D Rotl. Na-L.
 Benzan. 132° 1,4842 141–142° 143–144°
Glgw.: Rechtecke u. Spieße. Schm. erstarrt strahlig, häufig Faserdrillung, niedrige Interff.
HB: Fp. 148°, ET Phenac. 124°, Benzan. 132°.

Cholesterylacetat.
Fp. 116°   ET Benzil 82° n_D Rotl.   Na-L.
              Acetan. 100°   1,4683   144–145°   144–145°

Bei 70 bis 80° Trbg. der Krist. infolge Umw. Glgw.: Rundliche Scheiben, Spindeln, Spieße u. Leisten. Schm. erstarrt zuerst fl.-krist., erkennbar am Farbschillern, dann sofort Umw. zu zweierlei Sphärol. Enantiotrop.
HB: Übereinstimmend. Liegt instab. vor. Schm. erstarrt sofort wieder, nach Vorschieben Fp. 116°.

Cholindihydrogencitrat.
Fp. 102–105° ET Benzil 94° n_D Rotl.   Na-L.
              Acetan. 95°   1,4936   81–82°   83–84°

Restkrist. wachsen langsam zu Körnern u. Prismen. Schm. erstarrt zu instab. rundl. Scheiben u. Sphärol. mit niedrigen Interff. Mit beiden Testsubst. Mischungslücken der flüssigen Phasen.
HB: Fp. 104°, ET Benzil 94°, Acetan. 97°.

Cholintartrat.
Fp. 150°   ET Phenac. 132° n_D Rotl.   Na-L.
              Benzan. 147°   1,4842   130–132°   130–132°

Glgw.: Derbe Körner u. Prismen. Schm. erstarrt zu instab. Mosaik mit niedrigen Interff. Sofort Umw. in stab. Sphärol.
HB: Fp. 150°, ET Phenac. 134°, Benzan. 148°.

Cholsäure.
Fp. 196–200° ET Saloph. 167° n_D Rotl.   Na-L.
              Dicyand. 162°   1,5101   172–173°   172–174°

Ab 180° Tröpfchen. Schm. erstarrt glasig. Br.Ind. steigt an.
HB: Fp. 199°, ET Saloph. 170°, Dicyand. 163°.

Chrysophansäure.
Fp. 196°   ET Saloph. 164° n_D Rotl.   Na-L.
              Dicyand. 194°   1,6598   182–183°   225–226°
                                1,6715   –   200–201

Subst. orange. Ab 110° Subl. v. Vierecken, Sechsecken, Spießen u. gekerbten Platten. Glgw.: Rhomboide u. Prismen. Schm. erstarrt zu hellgelben stab. u. orangen instab. Sphärol. Fp. Mod. II 190°. Br.Ind. sinkt ab.
HB: Übereinstimmend.

Cinchonidin.
Fp. 200–204° ET Saloph. 166°   Rotl.   Na-L.
              Dicyand. 193°   1,5403–1,5502   1,5502–1,5611

Ab 180° Subl. v. Körnern, Blättchen u. Prismen. Restkrist. wachsen zu Körnern u. Sechsecken. Schm. verfärbt sich braun, erstarrt glasig, bei 150° bilden sich Sphärol. – Mit Ammonmolybdat u. HCl entsteht nach Erwärmen tiefblaue Fbg.
HB: 200° *, ET Saloph. 166°, Dicyand. 193°.

Cinchonidinsulfat.
Fp. 200–208° ET Saloph. 179° n_D
              Dicyand. 188°   1,5502–1,5611

Ab 40° Trbg. der Krist. unter W.-Verlust. Schm. färbt sich braun. In Par. ab 110° Gasblasenbldg. u. Trbg. einzelner Krist., die restlichen klaren Krist. schm. bei 200 bis 210°. – Nach Behandlg. mit NaHCO₃ subl. ab 180° sechseckige Prismen u. Stengel von Cinchonidin, Fp. 200 bis 204°.
HB: Fp. 218°, Schm. dunkelbraun. ET Saloph. 183°, Dicyand. 190°.

Cinchonin.
Fp. 260–264° ET Saloph. 180°
              Dicyand. 206°   Phenolphth. 212°

Ab 160° Subl. v. Stengeln, Nadeln, Sechsecken u. Prismen. Restkrist. wachsen zu Stengeln u. Sechsecken. Schm. färbt sich braun. – Wird die Lsg. der Subst. in wäßr. Furfurollsg. mit konz. H_2SO_4 unterschichtet, so bildet sich ein kirschroter Ring.

Cinchoninhydrochlorid.
Fp. 208–216° ET Saloph. –142°– n_D
              Dicyand. –120°–   1,5611–1,5700

Ab 50° Trbg. der Krist., bei 160 bis 162° teilw. Schm. u. Abscheidung feinkörniger Massen od. nur Umlagerung. Schm. färbt sich gelb. In Par. ab 115° Gasblasenbldg., ab 130° reichlich, allmählich Auffaserung u. Schm. bei 205 bis 208°. – Nach Behandlung mit NaHCO₃ subl. bei 220° Stengel u. Blättchen von Cinchonin, Fp. 260 bis 264°.

Cinchophen.
Fp. 209–214°   ET Saloph. 172° n_D Rotl.   Na-L.
(215–218°)   Dicyand. 176°   1,6353   214–216°   227–228°

Ab 160° Subl. v. Nadeln, Stengeln u. Büscheln. Restkrist. wachsen zu Prismen u. Balken. Manchmal fallen während des Schm. oder nachher einzelne Körner u. Prismen der stab. Mod. aus, Fp. 215 bis 218°. Schm. erstarrt kleinkrist., bei Erwärmen Umw. Beim langsamen Abkühlen am Heiztisch bilden sich Rhomboide v. Mod. III, Fp. 194 bis 196°.
HB: Fp. 213°, Schm. sofort hellgrün. ET Saloph. 172°, Dicyand. 181°.

Citraconsäure.
Fp. 88–91°   ET Azobenz. 67° n_D Rotl.   Na-L.
              Benzil 83°   1,4339 99–100° 99–100°

Ab 80° Tröpfchenbldg. Restkrist. wachsen bei sinkender Temp. nur langsam. Schm. erstarrt glasig.
HB: Fp. 95°, ET Azobenz. 67°, Benzil 83°.

Citronensäure.
Fp. 152–155°   ET Phenac. 108° n_D Rotl.   Na-L.
               Benzan. 146°   1,4683 138–140° 143–144°

Bei 60 bis 70° Trbg. der Krist. unter W.-Verlust u. teilw. Schm. Restkrist. wachsen zu Prismen. In Par. teils inhomog. Schm. ab 62°, teils homog. Schm. ab 73°.
HB: Hydrat Fp. 72°, Schm. erstarrt sofort wieder, nach Vorschieben Fp. 155°. ET Phenac. 110°, Benzan. 150°. Für ET Substanz vorher kurze Zeit bei 100° auflegen.

Citrophen.
Fp. 166–176°   ET Benzan. –158°– n_D
               Saloph. –164°–   1,5000–1,5101

Schm. langsam unter Gasblasenbldg. Schm. färbt sich gelb. Br.Ind. steigt bei Wiederholg. rasch an. – Die mit H_2SO_4 od. HCl angesäuerte Lsg. färbt sich mit Chromsäure violett (Phenetidin-Nachweis). – Die neutralisierte Lsg. gibt mit $Ba(NO_3)_2$ eine Fällg. (Citronensäurenachweis.)
HB: Fp. 178°, ET Benzan. 157°, Saloph. 166°.

Clemizolhydrochlorid.
Fp. 230–245°   ET Saloph. –165°–
               Dicyand. 151°   Phenolphth. –159°–

Ab 160° Subl. v. Nadeln u. Stengeln. Am Rand des Präp. Schmelzbeginn bereits ab 200°. Restkrist. wachsen erst unter 230° zu langen Stengeln. Schm. rostbraun, erstarrt glasig, bei 150° bilden sich schwach anisotrope Vierecke u. kleine Sphärol.
HB: Fp. 245° *, unangenehmer Geruch, rasche Braunfbg. u. Dämpfe. ET Saloph. 165°, Dicyand. 152°.

Clidiniumbromid.
Fp. 242–244°   ET Saloph. 169° n_D Rotl.   Na-L.
               Dicyand. 146°   1,5611   218–220° 221–223°
               Phenolphth. –167°–

Restkrist. wachsen langsam zu Prismen mit höheren Interff. u. Sechsecken mit grauen oder bräunlichen Farben. Für Best. des Br.Ind. Schm. wegen Gasblasenbldg. rasch abkühlen.
HB: Fp. 245°, ET Saloph. 171°, Dicyand. 147°.

Cocain.
Fp. 98°   ET Azobenz. 47° n_D Rotl.   Na-L.
            Benzil 64°   1,5000 103–105° 107–108°

Ab 70° Subl. v. Körnern u. Nadeln. Glgw.: Träg, Körner u. Prismen. Schm. erstarrt glasig, beim Erwärmen sphärol.
HB: Übereinstimmend.

Cocainhydrochlorid.
Fp. 180–195°   ET Saloph. 154° n_D
               Dicyand. –116°–   1,5101–1,5204

Ab 170° Subl. v. Nadeln, Rechtecken, Sechsecken u. Prismen. Ab 180° Bläschen in den Krist. Schm. unter Gasblasenbldg. – Pikrat: Fp. 165 bis 166°. – Nach Behandeln mit $NaHCO_3$ u. Extraktion mit A. entsteht eine glasige Masse, mit 1 Tr. Bzl. fallen Nadeln der Base aus, Fp. 98°.
HB: Fp. 210 bis 215° *, ET Saloph. 154°, Dicyand. 120°.

Cocainnitrat.
Fp. 55–59°   ET Azobenz. –50°– n_D Rotl.   Na-L.
             Benzil –55°–   1,5204   72–73°   73–74°

Schm. zäh. Br.Ind. steigt an. Manchmal treten als Zers.-Prod. Nadeln auf, die erst bei etwa 75° verschwinden. – Pikrat: Fp. 165 bis 166°. – Base: Fp. 98°.
HB: Fp. 67 bis 70°, Schm. klebrig. ET Azobenz. 60°, Benzil 63°.

Codein.
Fp. 156°   ET Phenac. 118° n_D Rotl.   Na-L.
           Benzan. 127°   1,5502   147–149°   151–152°

W.-Verlust unter Trbg. der Krist. Ab 70° Subl. v. Körnern, später Nadeln, u. Prismen. Glgw.: Körner u. Prismen. Schm. erstarrt glasig, bei Erwärmen sphärol. In Par. inhomog. Schm. bei 55 bis 60°.
HB: Übereinstimmend.

Codeinhydrochlorid.
Fp. 260–275°   ET Saloph. –145°–
               Dicyand. –122°–   Phenolphth. –165°–

Teilw. Schm. bei 165 bis 170°. Ab 230° Braunfbg. In Par. Gasblasenbldg. ab 135° u. Abscheiden neuer Krist., teilw. homog. Schm. bei 140 bis 145°. – Nach Behandlg. mit $NaHCO_3$ subl. bei 130° die Base in Prismen u. Stengeln, Fp. 156°. – Mit H_2SO_4 u. $FeCl_3$ entsteht nach Erwärmen eine blauviolette Fbg.
HB: Fp. 175° *, Hydrat. Schm. zäh, erstarrt wieder, nach Vorschieben Fp. über 260° Zers. u. Verkohlung. ET Benzan. 131°, Saloph. 149°.

Codeinphosphat.
Fp. 225–240°   ET Saloph. 187° n_D
               Dicyand. –143°–   1,5502–1,5611

Schm. unter Gelbfbg. u. Gasblasenbldg. – Probe mit konz. H_2SO_4 u. $FeCl_3$ erhitzt gibt blauviolette Fbg. – Pikrolonat: Fp. 225 bis 230°. – Nach Behandlung mit $NaHCO_3$ subl. bei 130° die Base in Prismen, Stengeln u. Strahlensternen, Fp. 156°.
HB: Fp. 245 bis 248° *, sinkt rasch ab. ET Saloph. 187°, Dicyand. 149°.

Coffein.
Fp. 236°   ET Saloph. 164° n_D Rotl.   Na-L.
           Dicyand. 174°   1,4936   253–254°   261–262°

Ab 95° Subl. v. Nadeln, Spießen u. Balken. Das Subl. verdichtet sich später zu einem Mosaik. Glgw.: Körner u. Stengel. Schm. erstarrt zu flächigen Aggr.
HB: Übereinstimmend.

Colchicin.
Fp. 145–150°   ET Phenac. 95° n_D Rotl.   Na-L.
               Benzan. 103°   1,6011   160–162°   171–173°

Ab 142° Abnahme der Doppelbrechung. Schm. sehr zäh, färbt sich bald gelb. Schm. erstarrt glasig. Br.Ind. sinkt ab.
HB: Fp. 154° *, Schm. klebrig. ET Phenac. 100°, Benzan. 114°.

Compral.
Fp. 76°   ET Azobenz. 51° n_D Rotl.   Na-L.
          Benzil 58°   1,5299   71–72°   74–75°

Glgw.: Fünf- od. sechseckige Prismen. Schm. erstarrt nicht.
HB: Übereinstimmend.

Coniinhydrobromid.
Fp. 212°   ET Saloph. 156° n_D Rotl.   Na-L.
           Dicyand. 134°   1,4683   222–223°   226–228°

Beim Erwärmen Geruch. Ab 180° Subl. v. Nadeln. Glgw.: Stengel. Schm. erstarrt strahlig. Subst. etwas hygroskopisch, muß für Best. der ET getrocknet werden.

Coniinhydrochlorid.
Fp. 222°   ET Saloph. 155°
           Dicyand. 126°

Ab 130° Subl. v. feinen, pinsel- u. sternartigen Aggr., später verfilzte Stengel u. Balken. Glgw.: Prismen u. Balken. Schm. bald braun, erstarrt strahlig. – Pikrolonat in Körnern, Fp. 178 bis 182° od. 195 bis 202°.

Contrathion.
Fp. 109–111°   ET Benzil 93° n_D Rotl.   Na-L.
               Acetan. 75°   1,5403   113–114°   122–123°

Restkrist. wachsen zu Prismen, Stengeln u. Balken. Schm. erstarrt glasig, nach längerem Liegen zu Strahlensternen einer instab. Mod. mit Fp. 96 bis 98°.
HB: Übereinstimmend.

Cordabromin.
Fp. 140–142°, ET Phenac. 113° n_D Rotl.   Na-L.
Benzan. 119°   1,5299   135–137°   139–141°

Ab 120° Subl. v. Nadeln, Prismen u. Büscheln. Restkrist. wachsen langsam zu Prismen u. Stengeln. Schm. erstarrt glasig, bei 110° zu breiten Spindeln, Rosetten u. Sphärol. einer instab. Mod. mit Fp. 130 bis 132°.

HB: Fp. 141°, ET Phenac. 114°, Benzan. 121°.

Cornecainhydrochlorid.
Fp. 135–137°   ET Acetan. 82° n_D Rotl.   Na-L.
Phenac. 104°   1,5502   140–141°   145–146°

Restkrist. wachsen nur sehr träg zu würfelartigen Körnern, unter 100° keine Kristallisation mehr.

HB: Fp. 136°, ET Acetan. 85°, Phenac. 105°.

Cornecain-Base.
Fp. 76–78°   ET Azobenz. 55° n_D Rotl.   Na-L.
Benzil 63°   1,5403   70–71°   77–78°

Restkrist. wachsen zu Prismen u. Körnern. Schm. erstarrt glasig.

HB: Übereinstimmend.

Corticosteron.
Fp. 180–186°   ET Benzan. 132° n_D Rotl.   Na-L.
Saloph. 150°   1,5299   162–164°   165–166°

Subst. erscheint trüb durch Umw. Ab 175° Schm. einiger Krist. Restkrist. wachsen zu Körnern, spitzen Rhomben u. Prismen. Schm. erstarrt glasig, bei 110 bis 120° zu Mod. IV in fasergedrillten Sphärol. mit niedrigen Interff., Fp. 155 bis 160°, bei 120 bis 130° zu Mod. II in sichelartigen Krist., Fp. 175 bis 179°; Mod. III, Fp. 162 bis 168°, bildet sich durch Induktion an Mod. I, wird ab 130° rasch umgew.

Cortisonacetat.
Fp. 230–245°   ET Saloph. –175°– n_D Rotl.   Na-L.
Dicyand. –192°–   1,5000   200–204°   205–208°
Phenolphth. –203°–

In der Schm. Gasblasen u. Gelbfbg. Schm. erstarrt glasig, bei 150° teils sphärol., teils in Platten.

Cotarninchlorid.
Fp. 184–192°   ET Saloph. 137°
Dicyand. –88°– (46°)

Subst. gelb. Bei 70 bis 90° Trbg. unter W.-Verlust. Schm. färbt sich rotbraun, Gasblasenbldg. In Par. inhomog. Schm. bei 90 bis 92° unter Ausfallen v. Stengeln u. Prismen, die bei 180 bis 195° zu rostbrauner Schm. zerfließen. – Mit NaOH Fällung der Base, Fp. 118 bis 125°, Schm. färbt sich braun. – Pikrat: Fp. Mod. II 130 bis 133°, Mod. I 141 bis 143°.

HB: Fp. 210° *, Schm. unter Rotfbg. u. Aufblähen. ET Saloph. 137°, Dicyand. <50°.

Cotoin.
Fp. 130–131°   ET Acetan. 73° n_D Rotl.   Na-L.
Phenac. 87°   1,6011   137–138°   147–148°

Subst. hellgelb. Ab 120° Subl. v. Körnern, Stengeln u. Prismen. Glgw.: Prismen u. Stengel. Schm. erstarrt glasig, bei 100° bilden sich strahlige Aggr. v. Mod. II, Fp. 120 bis 121°. Bei Erwärmen träge Umw.

HB: Übereinstimmend.

Cumarin.
Fp. 69°   ET Azobenz. 44° n_D Rotl.   Na-L.
Benzil 48°   1,6011   63–64°   71–72°

Ab 55° Subl. v. Stäbchen, kleinen Drei- u. Vierecken. Glgw.: Prismen u. Dreiecke. Schm. erstarrt entweder körnig in Mod. I oder strahlig in Mod. II mit anschließender Umw., Fp. Mod. II 64,5°.

HB: Fp. 69°.

Cyclizindihydrochlorid.
Fp. 300–302°   ET Saloph. –178°–
Dicyand. 176°   Phenolphth. –188°–

Ab 185° Subl. v. Rhomben, Körnern u. Prismen, ab 290° Verflüchtigung der Subst. unter Hinterlassung vieler Tr. Es ist daher zweckmäßig, mit viel Subst. u. P.D. zu arbeiten. – Fällung der Base mit $NaHCO_3$, Fp. 103 bis 107°.

Cyclobarbital.
  Fp. 166–173°   ET Benzan. 136° n_D Rotl.   Na-L.
                 Saloph. 151°   1,5000   168–170°   185–187°
  Ab 130° Subl. v. Nadeln, Stengeln u. Prismen. Restkrist. wachsen zu Stengeln, Prismen u. Rhomben. Schm. erstarrt glasig. Nach Impfen krist. bei 150° träg Rechtecke u. Platten.
  HB: Übereinstimmend.

Cycloform.
  Fp. 64°   ET Azobenz. 43° n_D Rotl.   Na-L.
            Benzil 46°   1,5403   65–66°   71–72°
  Ab 50° Subl. v. Körnchen, Nadeln u. Blättchen. Glgw.: Rechtecke u. Prismen. Schm. erstarrt zu Sphärol.
  HB: Fp. übereinstimmend.

Cyclomethycainsulfat.
  Fp. 160–166°   ET Phenac. 115° n_D Rotl.   Na-L.
                 Benzan. 134°   1,5000   167–168°   173–174°
  Restkrist. wachsen kaum. Schm. erstarrt glasig. Nach Impfen u. Erwärmen träge Krist.
  HB: Übereinstimmend.

Cyclopal.
  Fp. 138–140°   ET Acetan. 89° n_D Rotl.   Na-L.
                 Phenac. 108°   1,5101   146–147°   149–150°
  Ab 105° Subl. v. Nadeln u. verfilzten Nadelbüscheln. Glgw.: träg, Prismen u. Nadeln. Schm. erstarrt glasig, bei 100° zu flächig-strahligen Sphärol. der Mod. II, Fp. 126°, daneben Garben v. Mod. I u. derbstrahl. Aggr. v. Mod. III, Fp. 124°. Bei 60° krist. manchmal auch Mod. IV in Sphärol., Fp. 115°.
  HB: Fp. 140°, ET Phenac. 108°, Benzan. 123°.

Cycloserin.
  Fp. 150–152°   ET Phenac. 133°
                 Benzan. 150°
  Ab 145° viele kleine Tr. Schm. unter heftiger Gasblasenbldg. Schm. bildet eine feste poröse Masse. — Mit 1 Tr. gesättigter 50%iger alkoh. 1,2-Naphthochinon-4-sulfonnatrium-Lsg. bildet sich rotbraune Lsg., die mit 2 bis 3 Tr. 0,5 n NaOH dunkelgrüne Fbg. gibt.

Dehydrocholsäure.
  Fp. 225–238°   ET Saloph. −171°− n_D Rotl.   Na-L.
                 Dicyand. −174°−   1,4936   214–216°   216–217°
  Ab 190° Subl. v. Tröpfchen. Glgw.: Nadeln, sinkt ab. Schm. bräunlich verfärbt, erstarrt glasig, bei Erwärmen bilden sich Sphärol.
  HB: Fp. 242°, sinkt langsam ab. ET Saloph. 172°, Dicyand. 176°.

Dehydroepiandrosteron.
  Fp. 149–153°   ET Phenac. 109° n_D Rotl.   Na-L.
                 Benzan. 120°   1,5101   138–140°   141–143°
  Ab 120° Subl. v. kleinen Nadeln, Stäbchen, Körnern, kleinen Prismen u. reichl. Tröpfchen. Restkrist. wachsen zu Rhomboiden, Stengeln u. Balken. Schm. erstarrt zu einem Mosaik der Mod. IV, bei Erw. ab etwa 90° Umw. zu großflächigen Aggr. v. Mod. III u. II, später zu Stengeln v. Mod. I. Fp. Mod. IV 132 bis 136°, Mod. III 137 bis 140°, Mod. II 139 bis 141°.

Dehydroepiandrosteronacetat.
  Fp. 170–172°   ET Benzan. 124° n_D Rotl.   Na-L.
                 Saloph. 143°   1,4683   183–185°   184–186°
  Ab 150° Subl. v. langen, feinen Nadeln, Körnern u. Prismen. Restkrist. wachsen zu Stengeln u. Balken. Schm. erstarrt glasig, bei 50° entstehen viele kleine Sphärol. v. Mod. IV, Fp. 65 bis 69°, in denen sich rasch kleine Vierecke v. Mod. III bilden, Fp. 94 bis 96°. Daneben Bldg. v. glattstrahligen Sphärol. v. Mod. II, Fp. 132 bis 135°, u. Stengeln v. Mod. I.

Dehydropregnenolon.
  Fp. 208–214°   ET Saloph. −169°− n_D Rotl.   Na-L.
                 Dicyand. −201°−   1,4936   203–205°   205–207°
  Ab 130° Subl. v. Blättchen, gestuften Platten u. blättrigen Aggr. Restkrist. wachsen zu Rechtecken, Stengeln u. Platten. Schm. bräunlich verfärbt, erstarrt sphärol.

Deriphyllin.
  Fp. 267–270°   ET Saloph. 180°
                 Dicyand. 185°
  Bei 105 bis 110° Zers. unter Ausscheidung blättriger Krist. v. Theophyllin II. Tröpfchen des freigewordenen Diäthanolamins am Deckglas verdampfen bis 180°. Ab 150° Subl.

v. Stäbchen u. Blättchen, später v. zugespitzten Bändern, Trapezen, Blättern u. gestuften Platten von Theophyllin II. Restkrist. wachsen zu Trapezen, Platten u. Spießen. Schm. erstarrt glasig, bei Wiedererwärmen zu Sphärol. Zur Best. der ET werden Sublimate von Theophyllin verwendet.

Desferal.
Fp. 103–109°   ET Benzil 92° n_D Rotl.   Na-L.
                Acetan. 88°   1,5000   118–120°   121–122°

Restkrist. wachsen träg zu Körnchen. Schm. zäh, erstarrt glasig, bei Erwärmen auf etwa 90° kleinkrist. Manchmal kleine Sphärol. in feinkörnigen Krist., die ab 120° die Doppelbrechg. verlieren u. sich bei 120 bis 130° auflösen. Bei Best. d. Br.Ind. wird die Schm. krümelig.
HB: Fp. 108°. ET Benzil 95°, Acetan. 91°.

Desoxycholsäure.
Fp. 170–175°   ET Benzan. 152° n_D Rotl.   Na-L.
                Saloph. 158°   1,5000   175–176°   177–178°

Restkrist. wachsen langsam zu Nadeln. Schm. erstarrt glasig. Mit Par. Fp. 200 bis 203°.
HB: Fp. 171°, ET Benzan. 153°, Saloph. 157°.

11-Desoxycorticosteronönanthat.
Fp. 52–55°   ET Azobenz. fl. n_D Rotl.   Na-L.
                Benzil 38°   1,5101   77–78°   79–80°

Restkrist. wachsen nur äußerst träg zu Stäbchen u. Spindeln. Schm. erstarrt glasig, bei Impfen krist. träg Stengel u. Nadeln.

Desoxycorticosteronpropionat.
Fp. 161–164°   ET Phenac. 116° n_D Rotl.   Na-L.
                Benzan. 122°   1,4936   164–166°   167–169°

Ab 140° Subl. v. Stäbchen u. Körnchen. Restkrist. wachsen zu Prismen u. Stengeln. Schm. erstarrt zu breitstrahligen stab. u. feinfaserigen instab. Sphärol., die meistens einen stab. prismatischen Krist. im Mittelpunkt enthalten. Die Umw. von der instab. in die stab. Mod. erfolgt plötzlich.

Desoxycortonacetat.
Fp. 159°   ET Phenac. 111° n_D Rotl.   Na-L.
            Benzan. 116°   1,5000   163–164°   164–165°

Ab 140° Subl. v. wenig Nadeln. Glgw.: Träg, Nadeln, Sechsecke u. Prismen. Schm. erstarrt glasig, bei Erwärmen sphärol.

11-Desoxy-17-hydroxycorticosteron.
Fp. 195–212°   ET Saloph. 163°   UV: max. 241 mµ, $\varepsilon = 16.430$
                Dicyand. –170°–

Ab 190° Tröpfchenbldg., die später sichtstörend werden. Restkrist. vermögen nicht zu wachsen. Beim Schm. Gasblasen u. bräunliche Verfbg.

11-Desoxy-17-hydroxycorticosteronacetat.
Fp. 228–238°   ET Saloph. 174°   UV: max. 240 mµ, $\varepsilon = 16.430$
                Dicyand. –198°–   Phenolphth. –193°–

Ab 210° Tröpfchen. Restkrist. wachsen zu Körnern u. Prismen. Schm. erstarrt glasig, bei 170° Dendriten u. schiefwinkelige Platten mit grauen Interff.

Detigon.
Fp. 121,5°   ET Acetan. 95° n_D Rotl.   Na-L.
              Phenac. 108°   1,5299   128–129°   130–131°

Ab 110° Subl. v. Nadeln. Glgw.: Nadeln u. Stengel mit niedriger Doppelbrechung. Schm. erstarrt glasig, bei 60° bilden sich stab. Sphärol., dazw. instab. Vierecke u. Rosetten. Umw. bei weiterem Erwärmen.
HB: Übereinstimmend.

Dexamethason.
Fp. 238–258°   ET Saloph. 179° n_D Rotl.   Na-L.
                Dicyand. –195°–   1,5611   127–128°   130–132°
                Phenolphth. 215°

Ab 225° Tr.-Bldg., die ab 230° zusammenfließen. Schm. unter Gasblasenbldg. u. bräunlicher Verfbg. Schm. erstarrt glasig, bei 160° feinstrahl. Sphärol.

Dexamethasonacetat.
Fp. 225–231°   ET Saloph. 171° n_D Rotl.   Na-L.
                Dicyand. 190°   1,5000   221–222°   224–225°

Subst. besteht aus körnig umgelagerten Krist. Ab 200° Tr.-Bldg. Restkrist. wachsen zu Prismen u. Stengeln. Schm. nach einiger Zeit bräunlich verfärbt mit Gasblasen. Nach Impfen bei 190° krist. aus der glasig erstarrten Schm. stengelige Aggr.

Dextroamphetaminsulfat.
Fp. 285–310° ET Saloph. −189°−
                  Dicyand. −165°−   Phenolphth. −230°−

Für Best. des Fp. viel Subst. verwenden. Ab 250° am Rand der Probe Schm.-Tr. Schm. unter Gasblasenbldg. u. Braunfbg. − Die Subst. schm. mit p-Dimethylaminobenzaldehyd bei 120 bis 150° zu einer gelb gefärbten Schiffschen Base.

Dextromethorphanhydrobromid.
Fp. 114–118° ET Benzil −74°−
                  Acetan. 65°

Ab 114° Zerfließen zu zäher Schm., in einigen Tr. fallen Stäbchen od. kleine Rechtecke aus. In Par. Fp. 124 bis 129°. − Pikrat: Fp. 186 bis 189°. − Mit Formalin + H_2SO_4 entsteht intensive Grünfbg., die bei Erwärmen in Rot übergeht.
HB: Fp. 120°, Schm. klebrig. ET Benzil 74°, Acetan. 65°.

Dextromoramidtartrat.
Fp. 188–194° ET Saloph. −163°−
                  Dicyand. −145°−

Ab 185° vereinzelt Schm.-Tr., schm. unter Gasblasenbldg. − Fällung der Base mit $NaHCO_3$, Fp. 182 bis 184°.
HB: Fp. 192°, ET Saloph. 165°, Dicyand. 149°.

Diacetyldienöstrol.
Fp. 121°   ET Acetan. 91° n_D Rotl.   Na-L.
(111–112°)   Phenac. 103°   1,5204   121–122°   126–127°

Liegt als Mod. II vor, teilw. Schm. bei 111 bis 112°, teilw. Umw. in Mod. I. Glgw.: Körner, zugespitzte Prismen. Schm. erstarrt zu stab. u. instab. Sphärol.

Diacetylphenolphthalein.
Fp. 145–147°   ET Phenac. 110° n_D Rotl.   Na-L.
                 Benzan. 116°   1,5502   142°   149°

Restkrist. wachsen zu sechs- od. achtseitigen Prismen u. Körnern. Schm. erstarrt glasig.
HB: Fp. 146°, ET Phenac. 111°, Benzan. 116°.

Diäthylaminoäthyltheophyllinhydrochlorid.
Fp. 245–252° ET Saloph. 161°
                  Dicyand. 129°   Phenolphth. −156°−

Ab 140° Subl. v. Körnchen, Stäbchen, Rhomboiden, Prismen u. Stengeln. Sehr starke Subl., daher größere Probe u. großes Deckglas verwenden. Restkrist. wachsen zu Rhomboiden, Prismen, Stengeln u. Balken, starke Gasblasenbldg. Schm. erstarrt sphärol. − Pikrat in langen Nadeln, Fp. 212 bis 216°.
HB: Fp. 256° *, rasche Verflüchtigung. ET Saloph. 166°, Dicyand. 162°.

Diäthylcarbamazincitrat.
Fp. 134–138°   ET Acetan. 99° n_D Rotl.   Na-L.
                 Phenac. 119°   1,4936   102–104°   103–105°

Ab 130° Tröpfchenbldg. Restkrist. wachsen nur sehr träg zu Rhomben u. Sechsecken. Schm. erstarrt glasig.
HB: Fp. 138°, ET Acetan. 101°, Phenac. 120°.

N,N′-Diäthylharnstoff.
Fp. 112°   ET Benzil   81° n_D
                 Acetan. 63°   <1,4339

Ab 35° Subl. v. Nadeln u. Stengeln. Ab 70° Umw. Glgw.: Stengel u. Prismen. Schm. erstarrt zu derbstrahl. Sphärol. − Im Kontaktpräp. mit Pikrinsre. entsteht eine Vbg., Fp. 97°.
HB: Übereinstimmend.

Diäthylstilböstrol.
Fp. 172°   ET Benzan. 122° n_D Rotl.   Na-L.
                 Saloph. 139°   1,5299   186–188°   189–191°

Subst. feinkörnig veränderte undurchsichtige Krist. Ab 120° Subl. v. Nadeln u. Stengeln. Glgw.: Stengel, sinkt ab. Schm. erstarrt zu stab. u. instab. Sphärol. Fp. Mod. II 162°.

Diäthylstilböstroldimethyläther.
Fp. 123°   ET Acetan. 103° n_D Rotl.   Na-L.
                 Phenac. 115°   1,5299   113–114°   118–119°

Ab 110° Subl. v. kl. Sechsecken, Rhomben u. Stäbchen. Glgw.: Rhomben, Sechsecke u. Prismen. Schm. erstarrt zu zweierlei Sphärol., beim Erwärmen Umw.

Diäthylstilböstroldipropionat.
Fp. 108° ET Benzil 72° n_D Rotl. Na-L.
　　　　　Acetan. 87°   1,5101 91–92° 96°
Glgw.: Derbe Körner u. Prismen. Schm. erstarrt zu instab. Sphärol., beim Erwärmen Umw., Fp. Mod. II 91,5°.

Diallylbarbitursäure.
Fp. 173° ET Benzan. 144° n_D Rotl. Na-L.
　　　　　Saloph. 158° 1,4842 155–158° 162–165°
Ab 130° Subl. v. Körnern, Rhomben u. Prismen. Glgw.: Rhomben u. Prismen. Br.Ind. steigt an. Schm. erstarrt sphärol.
HB: Übereinstimmend.

Diaphenylsulfon.
Fp. 177° ET Benzan. 139° n_D Rotl. Na-L.
(179°)　　Saloph. 157° 1,6353 183–184° 194–195°
Ab 120° Trbg. u. Umlagerung der Krist. Mod. II Glgw.: Prismen, rechteckige Tafeln u. Stengel. Schm.-Tr. erstarren häufig nach Ausschalten der Heizung zu Mod. I mit Glgw.: Körner u. Prismen, Fp. 179°. Schm. erstarrt glasig, bei 110° Sphärol. v. Mod. II u. Mod. III, letztere werden beim Erwärmen in Mod. II umgew.
HB: Übereinstimmend.

p-Dibrombenzol.
Fp. 87,5° ET Azobenz. 45° n_D Rotl. Na-L.
　　　　　Benzil 62° 1,5700 94–96° 98–99°
Ab 40° Subl. v. Körnern, Blättchen, Stengeln, Nadeln u. Prismen. Glgw.: Platten u. Prismen. Schm. erstarrt strahlig.
HB: Übereinstimmend.

5,7-Dibrom-8-hydroxychinolin.
Fp. 198–200° ET Saloph. 171°
　　　　　　　Dicyand. 198°
Ab 130° Subl. v. Nadeln u. Prismen. Restkrist. wachsen zu Prismen. Schm. erstarrt sphärol. Schm. zersetzt sich unter Braunfbg. u. Abscheidung schwarzer Kügelchen. — Im Kontaktpräp. mit Pikrinsre. bildet sich eine inhomog. schm. Vbg., E_1 116°, P. 135°. (Das Präp. wird auf 160° erwärmt u. bei 100° auf den Heiztisch übertragen.)

dl-α,β-Dibromhydrozimtsäureäthylester.
Fp. 76° ET Azobenz. 46° n_D Rotl. Na-L.
　　　　　Benzil 57° 1,5403 73–74° 84–85°
Glgw.: Blättchen u. Tafeln. Schm. erstarrt zu instab. Sphärol., die sich beim Erwärm. umw. Fp. Mod. II 66°.
HB: Übereinstimmend.

3-Dibrompropyl-5-diäthylbarbitursäure.
Fp. 125–127° ET Acetan. 95° n_D Rotl. Na-L.
　　　　　　　Phenac. 110° 1,5101 134–135° 137°
Schmilzt träg, manchmal bleiben feine Nadeln zurück. Schm. erstarrt glasig, beim Erwärmen Strahlenbüschel.
HB: Übereinstimmend.

Dibucain.
Fp. 65° ET Azobenz. 44° n_D Rotl. Na-L.
　　　　　Benzil 54° 1,5299 71–72° 75–76°
Glgw.: Träg, Körner u. Prismen. Schm. erstarrt träg sphärol.
HB: Übereinstimmend.

Dibucainhydrochlorid.
Fp. 93–101° ET Benzil 74° n_D Rotl. Na-L.
　　　　　　 Acetan. 50° 1,5502 99–100° 106–107°
Schm. u. krist. sehr träg. Schm. zäh, erstarrt glasig.
HB: Fp. 100°, ET Azobenz. 65°, Benzil 74°.

1,1-Dichlor-2,2-bis-(p-chlorphenyl)-äthan.
Fp. 110° ET Benzil 66° n_D Rotl. Na-L.
　　　　　Acetan. 88° 1,5795 91–93° 96–97°
　　　　　　　　　　　 1,5700 114–115° 119–120°
Glgw.: Etwas träg, Körner, Sechsecke u. Prismen. Schm. erstarrt zu Sphärol., die sich körnig od. fleckig umw., dazwischen strahlige Sphärol., die unverändert bleiben.
HB: Übereinstimmend.

Dichlorophen.
   Fp. 178°   ET Benzan. 114° n_D Rotl.   Na-L.
                 Saloph. 131°   1,5700   164–165°   171–172°
   Ab 130° Subl. v. Nadeln, Stengeln u. Prismen. Glgw.: Prismen u. Balken. Schm. erstarrt zu feinstrahligen Sphärol.
   HB: Übereinstimmend.

Dicumarol.
   Fp. 285–290°   ET Saloph. 186°
                   Dicyand. –202°–   Phenolphth. –241°–
   Ab 210° Subl. v. Körnern, Rhomben u. Prismen, später bräunl. Tr. Schm. unter Gasblasenbldg. u. Braunfbg. Restkrist. wachsen zu Rhomben u. Prismen. Schm. erstarrt unter 275° zu stab. Prismen u. Balken u. instab. Stengeln, die sich beim Erwärmen umw. – Schm. man die Subst. mit der gleichen Menge festem KOH ca. 2 bis 3 Min. bei 230° durch, kühlt ab, gibt 2 bis 3 Tr. verd. HCl zu bis zum Verschwinden der gelben Farbe u. trocknet bei ca. 100°, so subl. bei 140° Salicylsäure, Fp. 156 bis 158°, die sich bei Zusatz von $FeCl_3$-Lsg. violett färbt.

Dicyandiamid.
   Fp. 210°   ET Saloph.   175° n_D Rotl.   Na-L.
                 Dicyand. 208°   1,5502   184–186°   192–193°
   Ab 175° Subl. v. Nadeln, Prismen u. Blättchen. Glgw.: Prismen u. Körner, sinkt ab, später Gasblasen. Schm. erstarrt zu Platten u. Strahlen. Br.Ind. steigt an.
   HB: Übereinstimmend.

Dienöstrol.
   Fp. 228–234°   ET Saloph. 168° n_D Rotl.   Na-L.
                   Dicyand. 205°   1,5403   224–226°   225–227°
   Ab 180° Subl. v. Nadeln, Prismen u. Stengeln. Ab 215° Verflüchtigung unter Hinterlassung v. Tr. Restkrist. wachsen zu auskeilenden Stengeln u. Balken. Schm. verfärbt sich bräunlich, erstarrt teils flächig, teils strahlig. Br.Ind. steigt an. – Probe in 1 Tr. A. gelöst gibt mit 1 Tr. konz. HCl Gelbfbg. Zugesetzte Vanillinkrist. färben sich blau bis blaugrün.

Diethazinhydrochlorid.
   Fp. 183–186°   ET Benzan. –123°– n_D Rotl.   Na-L.
                   Saloph. –136°–   1,5897   194–195°   200–201°
   Ab 140° Subl. v. Nadeln, Prismen, Stengeln u. großen Tr. Restkrist. wachsen zu derben Körnern u. Prismen. Schm. erstarrt glasig. Nach Impfen u. Erwärmen bis 140° bilden sich derbstrahlige Aggr.
   HB: Fp. 185°. ET Benzan. 123°, Saloph. 139°.

Digitonin.
   Fp. 240–245°   ET Saloph. –180°–
                   Dicyand. –185°–   Phenolphth. –222°–
   Sintert bei 240 bis 245° zu Tr. mit anisotropem Rückst., der sich ab 290° zu lösen beginnt. Bei 310° alles isotrop, Gasblasen.

Digitoxin.
   Fp. 232–248°   ET Saloph. –182°–
                   Dicyand. 204°   Phenolphth. –225°–
   Ab 220° Abnahme der Doppelbrechung. Schm. bräunlich verfärbt. In Par. ab 250° Gasblasenbldg., Fp. 260 bis 265°. – Mit $FeCl_3$, Eisessig u. 1 Tr. konz. H_2SO_4 entsteht zunächst eine grauviolette Fbg., die nach einiger Zeit in eine Blaufbg. übergeht.

Digoxin.
   Fp. 250–260°   ET Saloph. –183°–
                   Dicyand. 207°   Phenolphth. –227°–
   Schm. gelbbraun, ab 255° rege Gasblasenbldg. In Par. bei 50 bis 120° träge Gasblasenbldg., ab 190° treten erneut Gasblasen auf. Fp. 268 bis 274°. – Mit $FeCl_3$, Eisessig u. 1 Tr. konz. H_2SO_4 entsteht zunächst eine grauviolette Fbg., die nach einiger Zeit in eine Blaufbg. übergeht.

Dihydralazinsulfat.
   Fp. 238–242°   ET Saloph. 189°
                   Dicyand. 159°   Phenolphth. 136°
   Ab 80° kleinkrist. Umlagerung u. Trbg. Schm. unter heftiger Gasblasenbldg. u. Aufblähen. Schm. zäh. In Par. ab 105° Gasblasen, bis 130° Umlagerung. Schm. bei 252 bis 256° inhomog. unter Abscheidung vieler kleiner Körnchen. – Pikrat: Fp. 200 bis 202° unter heftiger Gasblasenbldg., Braunfbg. u. Abscheidung neuer Stäbchen u. Nadeln. Pikrolonat: Fp. 225 bis 235°.
   HB: Fp. 260°. Beim Aufstreuen sofort Umwandlung in nadelige Subl. (Zischen), Schm. gelb u. heftiges Aufblähen. ET Saloph. 192°, Dicyand. 170°.

Dihydrocholesterin.
Fp. 142°   ET Phenac. 120° n_D Rotl.   Na-L.
            Benzan. 131°   1,4842   123–124°   124–125°
Ab 90° Subl. v. Stäbchen u. Spießen. Glgw.: Stengel u. Prismen. Schm. erstarrt instab. kleinkrist., beim Erwärmen Umw. zu stab. Sphärol.
HB: Übereinstimmend.

Dihydrocodeinbitartrat.
Fp. 190–202°   ET Saloph. 171° n_D
                Dicyand. –136°–   1,5403–1,5502
Ab 185° Tröpfchen. Ab 195° Gasblasenbldg. Schm. erstarrt glasig. – Mit konz. H_2SO_4 u. Resorcin entsteht bei Erhitzen violettrote Fbg. – Pikrat: Feinnadelig, Fp. 210 bis 218°, Schm. braun.
HB: Fp. 198° *, ET Saloph. 177°, Dicyand. 135°.

Dihydrocodeinhydrochlorid.
Fp. 250–260°   ET Saloph. –165°–
                Dicyand. –132°–   Phenolphth. –170°–
Ab 180° Subl. v. Körnern u. Prismen. Schm. bräunlich, Gasblasenbldg. – Mit Formalin-Schwefelsre. entsteht Violettfbg.

Dihydroergotaminmethansulfonat.
Fp. 235–240°   ET Saloph. 183°
                Dicyand. 175°
Ab 230° Verfbg. der Subst. u. Schm. unter Gasblasenbldg. Schm. dunkelbraun. – Bei Erwärmen der wäßr. Lsg. mit schwefelsaurer p-Dimethylaminobenzaldehydlsg., die eine geringe Menge $FeCl_3$ enthält, tritt blauviolette Fbg. auf.

d-7,8-Dihydrokawain.
Fp. 55–57°   ET Azobenz. 36° n_D Rotl.   Na-L.
              Benzil   41°   1,5299   77–78°   79–80°
                                1,5403   48–49°   50–51°
Restkrist. wachsen zu rechteckigen u. schiefwinkligen Prismen. Schm. erstarrt glasig, bei Impfen stengelige Aggr.

dl-7,8-Dihydrokawain.
Fp. 72–75°   ET Azobenz. 47° n_D Rotl.   Na-L.
              Benzil   55°   1,5299   77–78°   79–80°
Restkrist. wachsen sehr träg zu Körnern u. Prismen. Schm. erstarrt glasig, bei Impfen äußerst träge Krist. zu Prismen, Blättern u. Stengeln.

d-7,8-Dihydromethysticin.
Fp. 115–119°   ET Benzil   75° n_D Rotl.   Na-L.
                Acetan.   80°   1,5611   111–113°   115–116°
Restkrist. wachsen zu rechteckigen u. sechseckigen Krist. u. Stengeln. Schm. erstarrt sphärol.

dl-7,8-Dihydromethysticin.
Fp. 109–113°   ET Benzil   73° n_D Rotl.   Na-L.
                Acetan.   79°   1,5611   114–115°   117–118°
Restkrist. wachsen zu rechteckigen u. sechseckigen Prismen. Schm. erstarrt bei 60° sphärol.

1,8-Dihydroxyanthrachinon.
Fp. 194°   ET Saloph. 162° n_D Rotl.   Na-L.
            Dicyand. 191°   1,6598   212–214°   –
                             1,6715   188–189°   224–225°
Subst. orangegelb. Ab 120° Subl. v. zitronengelben Blättchen der Mod. II u. orangefarbenen Stengeln der Mod. I. Umw. v. Mod. II in Mod. I. Schm. erstarrt zu derbstrahligen Aggr. Fp. Mod. II 183°.
HB: Fp. 194°, ET Saloph. 162°, Dicyand. 194°.

Dihydroxyephedrinhydrochlorid.
Fp. 192–194°   ET Saloph. 175° n_D Rotl.   Na-L.
                Dicyand. –150°–   1,5700   129–131°   133–134°
Restkrist. wachsen träg zu kleinen Nadeln u. Platten. Beim Schm. Gasblasenbldg. Zur Best. des Br. Ind. Schm. rasch abkühlen. – Fällg. der Base mit $NaHCO_3$, Fp. 188 bis 192°, Zers.
HB: Fp. 196° *, ET Saloph. 178°, Dicyand. 150°.

Dijodhydroxychinolin.
    Fp. 208–213°   ET Saloph. –180°–
                     Dicyand.   –203°–
Ab 150° Subl. v. Nadeln, Prismen u. Stengeln. Ab 200° braune Tr. Schm. färbt sich dunkelbraun. – Die alkoh. Lsg. zeigt mit MgO im UV gelbgrüne Fluoreszenz.
HB: Fp. 230° *, Schm. dunkelbraun, rasche Verflüchtigung. ET Saloph. 185°, Dicyand. 205°.

Dijodoform.
    Fp. 191°   ET Saloph. 179°
                     Dicyand.   190°
Subst. hellgelb, beim Erwärmen Geruch. Bei 70 bis 85° Umw., ab 135° Subl. v. Körnern, Rhomben u. Prismen. Glgw.: Rhomboide u. Platten. Schm. erstarrt fleckig strahlig, beim Erwärmen Umw. zu Mosaik.

Dijodyl.
    Fp. 66–68°   ET Azobenz. 55° n_D Rotl.   Na-L.
                     Benzil   63°   1,5299   81–82°   85–86°
Subst. feinnadelig. Schmilzt träg. Schm. erstarrt glasig, bei Impfen sehr träg zu feinnadeligen Aggr.
HB: Übereinstimmend.

3,5-Dijodtyrosin.
    Fp. 198–200°   ET Saloph. 180°
                     Dicyand.   –165°–
Während des Erwärmens Trbg. Ab 185° Subl. v. Körnern u. Tr. Schm. unter Gasblasenbldg. u. Braunfbg. In Par. ab 120° Gasblasen. Teilw. Schm. unter Zers. ab 160°. – Lsg. in verd. HCl gibt mit $NaNO_2$ nach einiger Zeit Gelbfbg., die nach Zusatz von konz. NH_3 tiefrot wird.

Dimenhydrinat.
    Fp. 102–105°   ET Benzil   71°
    (200–250°)   Acetan.   73°
Schm. unter Ausscheidung vieler Stäbchen u. Körnchen, die sich bei 200 bis 250° in der braunen Schm. auflösen. In Par. bei 70 bis 80° Bldg. feiner Nadeln u. Nadelsterne, die bei 95 bis 98° umw. löst sich erst bei 260 bis 275° auf. Die Ursubst.
HB: Fp. 104° *. Bringt man die Subst. bei 170 bis 200° auf die Heizbank, so bildet sich eine trübe, schmutzig gelbbraune Schm., aus der das Wasser entweicht. Die entstandene Masse schm. über 260°. ET Benzil 72°, Acetan. 74°.

Dimethisochinhydrochlorid.
    Fp. 146°   ET Phenac. 94° n_D Rotl.   Na-L.
                     Benzan.   104°   1,5299   153–154°   161–162°
Ab 60° Trbg. u. Umlagerung der Krist. Ab 120° Subl. v. Körnern u. Stäbchen, später v. Vierecken u. Platten. Glgw.: Prismen, Platten u. Stengel. Schm. erstarrt sphäröl. In Par. inhomog. Schm. bei 88 bis 90° unter Ausfallen von Blättchen, Gasblasenbldg.
HB: Fp. 144°. Teilw. Schm. u. Wiedererstarren bei 130 bis 135°, nach Vorschieben Fp. 144°. ET Phenac. 94°, Benzan. 104°.

Dimethocainhydrochlorid.
    Fp. 195–199°   ET Saloph. 154° n_D Rotl.   Na-L.
                     Dicyand.   126°   1,5403   174–176°   188–189°
Ab 160° Subl. v. Nadeln, Keilen u. Spindeln. Restkrist. wachsen zu Prismen u. Platten. Schm. erstarrt glasig, bei Erwärmen bilden sich strahlige Aggr.
HB: Fp. 199°, ET Saloph. 159°, Dicyand. 128°.

(3,4-Dimethoxyphenyl)-cyanessigsäuremethylester.
    Fp. 75°   ET Azobenz. 54° n_D Rotl.   Na-L.
                     Benzil   59°   1,5000   81–82°   84–85°
Glgw.: Prismen u. Körner. Schm. erstarrt nach längerem Liegen zu Sphäröl.

p-Dimethylaminoazobenzol.
    Fp. 117°   ET Benzil   75° n_D Rotl.   Na-L.
                     Acetan.   96°   1,6877   197–198°   242–244°
Subst. orange. Ab 100° Subl. v. Nadeln u. Blättchen. Glgw.: Rhomboide u. Stengel. Schm. erstarrt meist zu strahlig gefiederten stab. Sphäröl. u. zweierlei feinstrahligen instab. Sphäröl., die sich bei Erwärmen umw.
HB: Übereinstimmend.

p-Dimethylaminobenzaldehyd.
Fp. 74° ET Azobenz. 42° n_D Rotl. Na-L.
                Benzil 50° 1,6231 79–81° 97–98°

Ab 65° Subl. v. Blättchen. Glgw.: Sechsecke, Vierecke, Tafeln u. Leisten. Schm. erstarrt zu instab. Mod. mit sofortiger Umw.
HB: Übereinstimmend.

Dimethylaminopropiophenonhydrochlorid (aus Ipepharm).
Fp. 205–210° ET Saloph. 147° n_D Rotl. Na-L.
                Dicyand. 106° 1,5101–1,5204 1,5204–1,5299

Ab 140° Subl. v. Stäbchen, Rechtecken u. Prismen. Ab 180° treten neue Krist. in Form v. Rhomboiden, Platten u. Leisten auf. Ab 195° rasches Verdampfen v. Mod. II, daher Fp. nicht genau bestimmbar. Restkrist. wachsen zu Rhomboiden u. Platten, Schm. erstarrt glasig, bei 170° krist. stab. Sphärol. – Pikrat: Fp. 135 bis 137°.
HB: Fp. 210° *, verdampft rasch, hinterläßt schwarze Flecken. ET Saloph. 148°, Dicyand. 110°.

N,N'-Dimethylharnstoff.
Fp. 108° ET Benzil 79° n_D Rotl. Na-L.
                Acetan. 63° 1,4339 116–118° 118–119°

Ab 60° Subl. v. Nadeln u. Stengeln. Glgw.: Stengel u. Prismen. Schm. erstarrt zu breitstrahligen Sphärol.
HB: Übereinstimmend.

Dimethyl-n-octyl-(β-benzilsäureäthylester)-ammoniumbromid (aus Cholipin).
Fp. 125–128° ET Acetan. 62° n_D Rotl. Na-L.
                Phenac. 88° 1,5299 140–142° 143–144°

Restkrist. wachsen träg zu Rhomben u. Prismen. Schm. erstarrt glasig, nach Impfen u. Erwärmen auf etwa 115° sehr träg Blättchen u. Stengel.
HB: Übereinstimmend.

Dimethylphenyliminothiazolidinhydrochlorid.
Fp. 243–245 ET Saloph. –155°–
            Dicyand. 132° Phenolphth. –152°–

Ab 165° Subl. v. Körnern, vier- u. sechseckigen Prismen. Restkrist. wachsen zu Prismen. Beim Abkühlen auf dem Heiztisch bilden sich unter 180° strahlige Aggr. v. Mod. II, die nur sehr langsam in Mod. I umgew. werden. Fp. Mod. II 235 bis 237°. – Die Base wird mit NaHCO$_3$ gefällt u. krist. aus Äther in Platten. Dimorph, Fp. Mod. I 78°, Fp. Mod. II 74°.
HB: Fp. 247° *, rasche Verflüchtigung. ET Saloph. 165°, Dicyand. 136°.

Dimethylphenyliminothiazolidinhydrorhodanid.
Fp. 174° ET Benzan. 134° n_D Rotl. Na-L.
            Saloph. 148° 1,5897 165–167° 174–176°

Ab 140° Subl. v. Nadeln, Stäbchen u. Prismen. Glgw.: Sechsecke, Prismen u. Balken. Schm. erstarrt glasig, bei Erwärmen sphärol.
HB: Übereinstimmend.

N-Dimethylphenylisopropylaminhydrochlorid (aus Metrotonin).
Fp. 184–186° ET Benzan. 117° n_D Rotl. Na-L.
            Saloph. –130°– 1,5101 175–176° 180–181°

Ab 140° Subl. v. Stäbchen u. Rechtecken. Restkrist. wachsen zu rechteckigen u. sechseckigen Prismen. Schm. erstarrt sphärol.
HB: Fp. 186° *, verfärbt sich gelbbraun u. verdampft rasch. ET Benzan. 117°, Saloph. 132°.

Dimethyltubocurarinjodid.
Fp. 230–250° ET Saloph. –160°–
            Dicyand. 178°

Braungelbe Schm. mit Gasblasen. – Mit FeCl$_3$-Lsg. nach Erwärmen Braunfbg. u. Nd.

Dimitronal.
Fp. 118–120° ET Benzil 80° n_D Rotl. Na-L.
            Acetan. 103° 1,5700 107–109° 113–114°

Restkrist. wachsen träg zu Stengeln, Spindeln u. flachen Prismen. Schm. erstarrt glasig, bei Erwärmen auf 80° u. Druck auf das Deckglas wachsen schlanke Spindeln, Blätter u. Blättersterne.
HB: Übereinstimmend.

2,4-Dinitro-1-chlorbenzol.
Fp. 51° ET Azobenz. 31° n_D Rotl. Na-L.
Benzil 35° 1,5795 62—63° 70—71°
Glgw.: Vielflächige Prismen u. Balken. Schm. erstarrt bei etwa 10° zu Sphärol. mehrerer Mod., die sich bei Erwärmen in die stab. Form umw.
HB: Übereinstimmend.

4,6-Dinitro-o-kresol.
Fp. 86° ET Azobenz. 39° n_D Rotl. Na-L.
Benzil 52° 1,5795 93—94° 105—106°
Subst. gelb. Ab 70° Subl. v. Stäbchen u. Nadeln. Glgw.: Rhomben u. Prismen. Schm. erstarrt zu Strahlensternen.
HB: Übereinstimmend.

2,4-Dinitrophenol.
Fp. 113,5° ET Benzil 69° n_D Rotl. Na-L.
Acetan. 79° 1,5897 102—103° 117—118°
Subst. gelb. Ab 60° Subl. v. Körnern, Stengeln u. Spießen. Glgw.: Stengel, Prismen u. Balken. Schm. erstarrt zu Sphärol., die sich bei Erwärmen umw.
HB: Fp. 114°, ET Benzil 69°, Acetan. 76°.

Diphenhydraminhydrochlorid.
Fp. 168° ET Phenac. 100° n_D Rotl. Na-L.
Benzan. 114° 1,5299 178—179° 183°
Ab 130° Subl. v. Nadeln, Stäbchen u. fünfeckigen Prismen. Glgw.: Körner u. fünfeckige Prismen. Schm. erstarrt glasig, bei 80° krist. stab. u. instab. Sphärol.
HB: Fp. 169°, ET Phenac. 102°, Benzan. 116°.

o,o-Diphenol.
Fp. 110° ET Benzil 65° n_D Rotl. Na-L.
Acetan. 48° 1,5897 124—125° 128—129°
Ab 60° Subl. v. Rhomben, Sechsecken, Stäbchen u. Prismen. Glgw.: Rhomben, Sechsecke u. Prismen. Schm. erstarrt glasig. Bei Erwärmen bilden sich langsam Platten.
HB: Übereinstimmend.

Diphenyl.
Fp. 70° ET Azobenz. 38° n_D Rotl. Na-L.
Benzil 49° 1,5795 83—85° 90—91°
Ab 50° Subl. v. gelappten Blättchen u. Prismen. Glgw.: Gelappte Platten. Schm. erstarrt zu flächenartigen Krist.
HB: Übereinstimmend.

Diphenylamin.
Fp. 53,5° ET Azobenz. 33° n_D Rotl. Na-L.
Benzil 34° 1,6231 62—64° 66°
Ab 45° Subl. v. Körnchen u. Blättchen. Glgw.: Rechtwinklige Tafeln u. Prismen. Schm. erstarrt strahlig in Mod. II. Bei Erwärmen Umw., Fp. Mod. II 53°.
HB: Fp. 54°.

Diphenylcarbazon.
Fp. 155—158° ET Phenac. 115°
Benzan. 134°
Ab 140° Tröpfchen. Schm. unter Zers. u. Gasblasenbldg., gleichzeitig Bldg. v. vierseitigen Platten mit Fp. 174°.
HB: Übereinstimmend.

Diphenylpiperidinoäthylacetamidbrommethylat (aus Baralgin).
Fp. 176—182° ET Benzan. 120° n_D Rotl. Na-L.
Saloph. −137°− 1,5897 152—154° 157—159°
Schm. sehr träg. Restkrist. wachsen wenig zu rechteckigen Blättchen u. Stäbchen. Schm. erstarrt glasig. Br.Ind. sinkt ab, daher rasches Arbeiten erforderlich.
HB: Fp. 182°, ET Benzan. 124°, Saloph. 139°.

Diphenylpiperidinoäthylacetamidhydrochlorid (aus Efosin).
Fp. 175—178° ET Benzan. −98°−
(125—135°, 215—225°) Saloph. −120°−
Subst. liegt in Mod. IV vor mit Fp. 125 bis 135°, gleichzeitig Bldg. v. Stäbchen u. Stengelpaketen v. Mod. III, Fp. 175 bis 178°. In einzelnen Tr. krist. ab etwa 160° derbe Rhomben u. Körner v. Mod. II, die nur langsam wachsen u. ab 190° meist in Stengel u.

Prismen von Mod. I umgew. werden. Fp. Mod. I 215 bis 225°, Fp. Mod. II 200 bis 204°. — Pikrat: Fp. 186 bis 190°.
HB: Fp. 130°, zähe Tr., die beim Kratzen mit der Lanzettnadel wieder krist. u. nach einiger Zeit vorgeschoben werden können: Fp. 224°. ET Benzan. 79°, Saloph. 100°.

Diphenylpiperidinopropanhydrochlorid (aus Aspasan).
Fp. 217°   ET Saloph. 137° n_D Rotl.   Na-L.
           Dicyand. 117°   1,5403   196–197°   200–201°

Ab 160° Subl. v. Körnern, Stäbchen, Prismen, Rechtecken u. Platten. Vollständige Umlagerung der Ursubst. Glgw.: Rechtecke u. Platten mit niedrigen Interff. Schm. erstarrt auf Holz zu feinstrahl. Sphärol., die sich beim Erwärmen teilw. zu Balken umlagern.
HB: Fp. 216° *, rasche Verflüchtigung u. leichte Braunfbg., ET Saloph. 141°, Dicyand. 122°.

Diprophyllin.
Fp. 160–163°   ET Phenac. 128° n_D Rotl.   Na-L.
            Benzan. 143°   1,5403   166–167°   172–173°

Restkrist. wachsen zu abgestumpften Spindeln. Schm. erstarrt glasig, ab 130° bilden sich stab. u. instab. Sphärol. (Fp. Mod. II 150°) od. ein mosaikartiges Kristallisat.
HB: Fp. 164°, ET Phenac. 128°, Benzan. 143°.

5,5-Dipropylbarbitursäure.
Fp. 148°   ET Phenac. 109° n_D Rotl.   Na-L.
          Benzan. 126°   1,4584   151–153°   153–154°

Ursprüngl. Krist. Hydrat. In Handelsware z. T. entwässert u. trüb. Bei Erwärmen vollst. Trbg. Ab 110° Subl. v. Nadeln u. Balken. Glgw.: Balken. Schm. erstarrt glasig, bei Erwärmen krist. Mod. II u. Mod. I in breitstrahligen Aggr., Fp. Mod. II 146° od. Umw.
HB: Übereinstimmend.

Dipyron.
Fp. 224–228°   ET Saloph. 160° n_D
             Dicyand. 138°   1,5403–1,5502

Ab 105° Zerspringen u. Trbg. unter W.-Verlust. Schm. unter Gasblasenbldg. In Par. tritt ab 130° Gasblasenbldg. ein, ab 150° allmähliche Umlagerung zu feinkörnigen od. feinstrahligen Aggr. — Mit FeCl$_3$-Lsg. Blaufbg.
HB: Fp. 244° *, ET Saloph. 164°, Dicyand. 138°.

Disulfiram.
Fp. 71°   ET Azobenz. 42°(55°) n_D Rotl.   Na-L.
      Benzil 54°   1,6126   80–81°   84–85°

Glgw.: Rhomboide, Sechsecke u. Prismen. Schm. erstarrt glasig, manchmal bilden sich instab. Sphärol., die sich rasch umw.
HB: Übereinstimmend.

N,N'-Di-o-tolylguanidin.
Fp. 173°   ET Benzan. 128° n_D Rotl.   Na-L.
      Saloph. 120°   1,5700   157–159°   162–164°

Ab 100° Subl. v. Nadeln u. Spießen. Glgw.: Stengel, sinkt ab. Schm. erstarrt zu Sphärol. od. gebündelten Aggr.
HB: Übereinstimmend.

Dominal.
Fp. 158–160°   ET Phenac. −74°− (100°) n_D Rotl.   Na-L.
(120–123°)   Benzan. −76°− (110°)   1,6126   160–163°   172–175°

Zerfließen des hygrosk. Hydrats bei 80 bis 90° u. Entstehung v. zwei w.-freien Kristallformen. Meist Bldg. v. instab. Stäbchen, Spindeln u. flachen Stengeln mit Fp. 120 bis 123° u. v. wenigen derben stab. Stengeln, Rhomboiden u. Platten mit Fp. 158 bis 160°. Restkrist. v. Mod. I wachsen sehr träg zu Rhomben, Rhomboiden u. Prismen. In Par. homog. Fp. des Hydrats 108 bis 111°. Auch das Hydrat ist dimorph. Nach Abkühlen des geschm. Par.Präp. glasiges Erstarren, bei 60° Auftreten v. zwei Hydraten. Die instab. Hydratform krist. in Stäbchen u. flachen Prismen mit Fp. 85 bis 90°, die stab. in Rhomben, Prismen u. Stengeln mit Fp. 108 bis 111°. Für ET der w.-freien Subst. bei 140° längere Zeit trocknen.
HB: Fp. 160°. Bei 150° aufgelegt, Auftreten v. Schm. Tr., nach einiger Zeit Erstarren, nach Vorschieben Fp. 160°. ET Phenac. 101°, Benzan. 110°. ET mit getrockneter Subst.

Dormovit.
Fp. 171°   ET Benzan. 138° n_D Rotl.   Na-L.
      Saloph. 153°   1,4936   157–158°   164–165°

Ab 120° Subl. v. Nadeln u. Stengeln. Glgw.: Stengel. Schm. erstarrt glasig, bei Erwärmen parkettartiges Mosaik.
HB: Übereinstimmend.

Doxylaminsuccinat.
Fp. 101–104°   ET Benzil 82° n_D Rotl.   Na-L.
               Acetan. 73°   1,5204   98–99°   100–102°
Schm. unter Gasblasenbldg. Restkrist. wachsen nur träg zu Rhomboiden, Stäbchen u. kurzen Prismen. Schm. erstarrt glasig. Nach mehrstündigem Liegen bei 65° bilden sich Sphärol. v. Mod. II, Fp. 78–82° u. derbkrist. Aggr. v. Mod. I.
HB: Fp. 102°, ET Benzil 83°, Acetan. 74°.

Dulcin.
Fp. 173°   ET Benzan. 140° n_D Rotl.   Na-L.
              Saloph. 153°   1,5204   178–180°   181–183°
Ab 130° Subl. v. Nadeln, später Stäbchen. Glgw.: Platten, sinkt ab. Schm. erstarrt zu breitstrahligen Sphärol. Br.Ind. steigt an.
HB: Übereinstimmend.

Dulcitol.
Fp. 189°   ET Benzan. 162° n_D Rotl.   Na-L.
              Saloph. 173°   1,4842   188–190°   190–192°
Glgw.: Körner u. Prismen. Schm. erstarrt auf Holz zu Sphärol. der Mod. III, Fp. 170°, u. Vierecken der Mod. II, Fp. 176°. Beim Erwärmen zuerst langsame Umw. in Mod. II, dann rascher in Mod. I.
HB: Übereinstimmend.

Edrophoniumchlorid.
Fp. 170–174° ET Benzan. –138°–
              Saloph. –147°–
Campherartiger Geruch. Ab 165° steigen Gasblasen aus den Krist. Schm. unter heftiger Gasblasenbldg. – Pikrat: Fp. 161,5°.
HB: Fp. 183°, heftige Gasblasenbldg. ET Benzan. 137°, Saloph. 148°.

Effortil.
Fp. 119–121° ET Acetan. 86° n_D Rotl.   Na-L.
              Phenac. 105°   1,5502   125–127°   134–135°
Restkrist. wachsen nur sehr träg zu kleinen Rechtecken u. Rhomboiden.
HB: Übereinstimmend.

Elaidinsäure.
Fp. 44,5°   ET Azobenz. 37° n_D Rotl.   Na-L.
              Benzil 42°   1,4339   88–90°   91–92°
Glgw.: Rhomboide u. Stengel. Schm. erstarrt zu gefiedert-strahligen Aggr.

Elbon.
Fp. 190–200° ET Saloph. 165° n_D Rotl.   Na-L.
(260–275°)   Dicyand. 178°   1,5897   200–202°   212–213°
Während des Schm. od. nachher krist. lange Spindeln u. Nadeln, Fp. 260 bis 275°. Für die Best. des Br.Ind. wird das Präp. bei 210° aufgelegt u. mit einer P.D. bedeckt. Br.Ind. steigt an.
HB: Fp. 200°, ET Saloph. 165°, Dicyand. 186°.

Eldoral.
Fp. 217°   ET Saloph. 172° n_D Rotl.   Na-L.
              Dicyand. 185°   1,4842   201–203°   204–205°
Ab 140° Subl. v. Stengeln, Prismen u. Körnern. Glgw.: Körner. Bei 180° subl. Mod. II in garbenartigen Aggr., Fp. 210°. Schm. erstarrt auf Holz sphärol.
HB: Fp. 217°, ET Saloph. 177°, Dicyand. 185°.

Emetinhydrochlorid.
Fp. 205–215° ET Saloph. –154°–
              Dicyand. –132°–
Erweicht langsam zu zäher gelber Schm. Schm. erstarrt glasig. In Par. schm. das Hydrat träg bei 90 bis 105° zu zähen Massen, Gasblasenbldg. – Mit Molybdän-Schwefelsäure entsteht eine smaragdgrüne Fbg., die Körner werden blau. – Mit konz. HNO_3 tritt orangegelbe Fbg. auf.
HB: Fp. 236° *, ET Saloph. 167°, Dicyand. 142°.

Emodin.
Fp. 263°   ET Saloph. 174° n_D Rotl.   Na-L.
              Dicyand. 201°   1,6715   254–256°   1,6877
              Phenolphth. 234°   270–272°
Subst. orange. Ab 160° Subl. v. Nadeln, Stäbchen u. Stengeln. Glgw.: Stengel. Schm. erstarrt zu instab. Sphärol. mehrerer Mod., die sich bei Erwärmen in die stab. Mod. umw. Fp. II 258°.
HB: Fp. 265°, ET Saloph. 171°, Dicyand. 203°.

Endoxan.
Fp. 40–47° ET Azobenz. 34° n_D Rotl. Na-L.
　　　　　　Benzil 35°　　1,4936　41–43°　44–45°

Subst. schm. als Hydrat. Restkrist. wachsen sehr langsam zu Körnern u. schiefwinkligen Prismen. In der Schm. nach einigen Min. stellenweise neue Krist., stäbchenförmig, sechseckig od. fast quadratisch mit grauen Interff. Bei neuerlichem Erwärmen Auflösung bis 50°.

Entobex.
Fp. 310–320°　ET Saloph. −185°−
　　　　　　　　Dicyand. −178°−

Subst. orangefarbig. Ab 210° Subl. v. Stäbchen, Nadeln, Stengeln, Prismen u. Spießen. Vollständige Umlagerung. Ab 300° brauner Belag am Deckglas, Krist. zunehmend braun. Schm. zäh u. dunkelbraun. − Subst. in Anilin mit braunroter Farbe lösl.

L-Ephedrin.
Fp. 38–40°　ET Azobenz. 31°　n_D　Rotl.　Na-L.
　　　　　　　Benzil　　33°　　1,5204　43°　　46–47°

Restkrist. wachsen träg zu Körnern u. Prismen. Schm. erstarrt langsam zu Balken.

L-Ephedrinhydrochlorid.
Fp. 220°　ET Saloph. 176°　n_D　Rotl.　　　Na-L.
　　　　　　Dicyand. 150°　　1,5101　207–210°　220–221°

Ab 170° Subl. v. kleinen Nadeln u. Nadelbüscheln. Glgw.: Balken. Schm. erstarrt sphärol.
HB: Übereinstimmend.

L-Ephedrinsulfat.
Fp. 225–245°　ET Saloph. 186°
　　　　　　　　Dicyand. 150°　Phenolphth. −190°−

Subst. liegt instab. vor, daher langes Schmelzintervall. Ab 210° teilw. Umw. zu Mod. I. Andere Krist. schm. bei 225 bis 235°, ihre Schm. erstarrt z. T. zu Stengeln der stab. Mod. Gemeinsames Schm. der umgew. u. wiedererstarrten Krist. bei 238 bis 245° unter Braunfbg. − Fp. des w.-freien Pikrolonats Mod. I 158 bis 162°, Mod. II 148 bis 152°.
HB: Fp. 242° *, ET Saloph. 188°, Dicyand. 156°.

Epiandrosteron.
Fp. 174–176°　ET Benzan. 130°　n_D　Rotl.　　Na-L.
　　　　　　　　Saloph. 147°　　1,4936　156–157°　157–159°

Ab 140° Subl. v. Stäbchen, Rechtecken, Sechsecken, Rhomben u. Prismen. Restkrist. wachsen zu derben Prismen, Balken u. Platten. Schm. erstarrt glasig, bei 100° bilden sich feinstengelige Sphärol. der Mod. II, Fp. 167 bis 169° u. einzelne stab. Sphärol. Ab 120° Umw. der instab. Krist. zu grobem Mosaik.

Epicarin.
Fp. 196–200°　ET Saloph. 161°　n_D　Rotl.　　　Na-L.
　　　　　　　　Dicyand. 187°　　1,6353　210–212°　223–225°

Ab 180° Subl. v. Nadelbüscheln, Schm. färbt sich braun. Br. Ind. sinkt ab.
HB: Fp. 202°, ET Saloph. 158°, Dicyand. 191°.

Ergocalciferol.
Fp. 112–118°　ET Benzil　83°　n_D　Rotl.　　Na-L.
　　　　　　　　Acetan. 93°　　1,5101　108–110°　112–113°

Restkrist. wachsen erst unter 105° träg. Schm. erstarrt glasig.
HB: Fp. 120°, ET Benzil 83°, Acetan. 93°.

Ergocornin.
Fp. 185–187°　ET Benzan. −132°−
　　(174°)　　　Saloph. −162°−

Ab 120° teilw. Trbg., ab 165° stellenw. neue Krist. in Prismen. Ursubst. schm. bei 174°, die neuen Krist. bei 185 bis 187°. − Der Lsgs.-Rückstand aus Chlf. oder Aceton gibt mit A. Körner, Vierecke u. Linsen.

Ergocorninin.
Fp. 229–231°　ET Saloph. 181°
　　　　　　　　Dicyand. −198°−

Schm. färbt sich unter Gasblasenbldg. braun. In Par. Zerfließen bei 214 bis 219° u. Braunfbg. − Lsgs.-Rückst. aus Chlf. gibt a) mit Ae. Spindeln u. flächenartige Krist.; b) mit M. Sechsecke; c) mit A. gestreckte Sechsecke, Stäbchen bis Stengel.

Ergocristin.
Fp. 156–160°   ET Phenac. 110°
                  Benzan. –123°–
Schm. gelb. In Par. ab 153° Gasblasen u. träges Zerfließen bei 140 bis 150°, dabei treten vereinzelt neue Krist. mit Fp. 180 bis 183° auf. – Lsgs.-Rückst. aus Chlf. gibt mit Aceton Stengel, Prismen u. Rosetten.

Ergocristinin.
Fp. 220–223°   ET Saloph. 182°
                  Dicyand. 197°
Ab 190° Trbg. einzelner Krist. Die Schm. ist zähflüssig u. braun. – Lsgs.-Rückst. aus Chlf. gibt a) mit Bzl. Spieße, Prismen u. Nadelbüschel; b) mit M. Stengel; c) mit A. Stengel u. Nadeln.

Ergokryptin.
Fp. 213–214°   ET Saloph. 175°
                  Dicyand. –187°–
Ab 180° stellenw. Trbg. der Krist. Schm. färbt sich braun. – Lsgs.-Rückst. aus Chlf. gibt a) mit Bzl. rechteckige Prismen, einzelne Blättchen u. Körner; b) mit Aceton Quadrate, Sechsecke u. kleine Prismen.

Ergokryptinin.
Fp. 236–237°   ET Saloph. –178°–
                  Dicyand. –200°–
Schm. dunkelbraun, isoliert liegende Krist. verkohlen. In Par. braune Tr. bei 225 bis 228°. – Lsgs.-Rückst. aus Chlf. gibt a) mit Ae. Spindeln Rosetten u. Stengel;, b) mit M. Nadeln, gefiederte u. treppenartige Krist.; c) mit A. Nadeln u. zugespitzte Stengel.

Ergometrin.
Fp. 158–162°   ET Phenac. 128°
(190–200°)   Benzan. 135°
Ab 130° Blasen, teilw. Umlagerung. Schm. verfärbt sich braun. – Lsgs.-Rückst. aus A. gibt mit Bzl. lange Nadeln der Mod. II mit Fp. 158 bis 162° u. einzelne Nadeln der Form I, Fp. 190 bis 200°. – Mit Pikrinsre. entstehen zwei Pikrate: a) hellgelbe Nadeln u. Stengel, Fp. 128 bis 132°, b) orangerote Vierecke u. Drusen, die bei 182 bis 192° verkohlen.

Ergometrinin.
Fp. 187–191°   ET Saloph. –158°–
                  Dicyand. –167°–
Schm. zäh u. dunkelbraun. – Lsgs.-Rückst. aus A. gibt a) mit Bzl. kleine Rechtecke, Sechsecke u. Rhomboide; b) mit Aceton sechsseitige Blättchen; c) mit Chlf. Rechtecke u. Sechsecke.

Ergometrinmaleat.
Fp. 180–190°   ET Benzan. –156°–
in Par.   Saloph. –174°–
Subst. verkohlt. In Par. Schm. bei 180 bis 190°. – Mit Pikrinsre. entstehen zwei Pikrate: Das gelbe Pikrat krist. in Nadeln u. Strahlensternen, Fp. 130 bis 135°, das orangerote Pikrat krist. in Drusen u. verliert die Doppelbrechg. bei 180 bis 195° u. verkohlt.

Ergometrintartrat.
Fp. 145–155°   ET Phenac. –122°–
                  Benzan. –140°–
Bei 120 bis 125° Verlust der Doppelbrechung. Ab 140° kleine Tr. Bei 145 bis 155° Zerfließen zu zäher dunkelbrauner Masse u. schwarzen Tr. Bei langsamem Anheizen Verkohlung ohne Schm. In Par. bei 94 bis 102° Zerfließen zu zähen Massen. – Fp. des Monopikrats 130 bis 135°, das Dipikrat verliert die Doppelbrechg. bei 180 bis 195° u. verkohlt. – Die wäßr. Lsg. gibt mit schwefelsaurer p-Dimethylaminobenzaldehydlsg., die eine geringe Menge $FeCl_3$ enthält, eine tiefblaue Fbg.

Ergosin.
Fp. 208–210°   ET Saloph. 174°
in Par.   Dicyand. –195°–
Bei 190 bis 200° Verlust d. Doppelbrechung mit Verkohlung ohne Schm. In Par. ab 205° Blasen, schm. bei 208 bis 210° zu braunen Tr. – Im Rückst. aus Chlf. od. M. bilden sich nach Zugabe von Äthylacetat u. Impfen mit der Ursubst. nach einiger Zeit Rechtecke u. Stengel (warme Unterlage!).

Ergosinin.
   Fp. 217–222°   ET Saloph. 177°
               Dicyand. –193°–
   Schm. färbt sich braun unter Bldg. einiger Gasblasen. In Par. träges Zerfließen bei 211 bis 214° u. Bräunung. – Lsgs.-Rückst. aus Chlf. gibt a) mit Ae. sofort flache Prismen, dachförmig oder gekerbt begrenzt; b) mit A. gerade od. schräg begrenzte Prismen u. Stengel; c) mit M. Stengel u. derbe Prismen.

Ergotamin.
   Fp. 172–174°   ET Benzan. 135°
               Saloph. 158°
   Liegt meist in aceton- u. w.-haltigen Prismen vor. Ab 60 bis 65° Blasen u. Verlust der Doppelbrechung. Schm. bei 172 bis 174° unter Braunfbg. u. Gasblasenbldg. In Par. treten ab 75° reichlich Gasblasen auf. Ab 130° fallen Nadeln aus, Fp. 197 bis 200°. – Pikrat verkohlt bei 180 bis 190° ohne zu schm. – Subst. wird mit 2 bis 3 Tr. konz. H_2SO_4 versetzt. Auf Zugabe von einigen Krist. p-Dimethylaminobenzaldehyd entsteht Rosafbg., die bei Erwärmen auf 70 bis 80° rasch in Blauviolett übergeht.

Ergotaminin.
   Fp. 242–250°   ET Saloph. 185°
               Dicyand. 200°   Phenolphth. 218°
   Ab 240° Verlust der Doppelbrechung. Zerfließen zu zäher brauner Schm. In Par. bei 234 bis 235° braune Tr.

Ergotamintartrat.
   Fp. 188–195°   ET Saloph. –170°–
               Dicyand. –167°–
   Ab 180° Abnahme der Doppelbrechg. Schm. bei 188 bis 195° zu zähen, fast schwarzen Tr. In Par. ab 140° Gasblasenbldg., ab 150° Bldg. langer Nadeln u. Nadelbüschel. Die verbleibenden Krist. schm. bei 188 bis 195°, die Nadeln lösen sich bei 198 bis 200°. – Mit konz. H_2SO_4 u. Dimethylaminobenzaldehyd entsteht bei Erwärmen eine blauviolette Fbg.

Erythritol.
   Fp. 120°   ET Acetan. 108° n_D Rotl.   Na-L.
              Phenac. 118°   1,4683   135–136°   135–136°
   Ab 110° Subl. v. einzelnen Körnern. Glgw.: Körner u. Prismen. Schm. erstarrt zu feinstrahligen instab. Sphärol. Fp. 107°. Daneben bilden sich selten stab. Sphärol.
   HB.: Übereinstimmend.

Erythritoltetranitrat.
   Fp. 61°   ET Azobenz. 57°
             Benzil 52°
   Glgw.: Körner, Stengel u. Balken. Gasblasenbldg. Schm. erstarrt sphärol. – Mit a.-Schwefelammonlsg. entsteht Erythrit, Fp. 120°. – Bei längerem Erhitzen wird Fehlingsche Lsg. reduziert.
   HB: Übereinstimmend.

Erythromycin.
   Fp. 137–147°   ET Phenac. –104°– n_D Rotl.   Na-L.
   (190–193°)   Benzan. –110°–   1,4683   143–145°   145–147°
   Ab 60° entweicht W. unter Trbg. u. Zerspringen. Träges Schm. der Mod. II bei 137 bis 147° zu zähen Tr. Bei 160 bis 170° in der Schm. Bldg. v. Prismen u. Stengeln der Mod. I mit Fp. 190 bis 193°. In Par. ab 90° vereinzelte, ab 110° heftige Gasblasenbldg. Umwandlung der ursprüngl. Krist. zu Prismen, Büscheln u. Strahlensternen der Mod. I.
   HB: Fp. 139°, ET Phenac. 110°, Benzan. 120°.

β-Eucain.
   Fp. 69–71°   ET Azobenz. 43° n_D Rotl.   Na-L.
                Benzil 54°   1,4936   74–75°   79–80°
   Restkrist. wachsen zu Körnern. Schm. erstarrt glasig.
   HB: Fp. 70°, ET Benzil 54°.

β-Eucainhydrochlorid.
   Fp. 275–278°   ET Saloph. 176°
                Dicyand. 170°   Phenolphth. 192°
   Ab 170° Subl. v. Nadeln, Blättchen, u. Blättersternen, starke Subl. Restkrist. wachsen zu Stäbchen, Prismen u. gestreckten Sechsecken. In der Schm. Gasblasen. – Wäßr. Lsg. gibt mit alkoh. Pikrinsäurelsg. feinkrist. Nd. des Pikrats. Isolierung durch Subl. bei 200 bis 210°, Fp. 235 bis 236°, stellenweise 230 bis 231°. – Base: Fp. 69 bis 71°.

Eucupin.
Fp. 152–155° ET Phenac. 122° n_D Rotl.   Na-L.
                    Benzan. 134°   1,5299   142–144°   147–148°

Ab 130° Subl. v. feinen Nadeln. Restkrist. wachsen zu schwach anisotropen Nadeln. Schm. erstarrt glasig, bei 120° zu schwach anisotropen Sphärol.

Eupaverinhydrochlorid (alt).
Fp. 150–160° ET Phenac. –102°–
(210–240°) Benzan. –114°–

Subst. schm. zum großen Teil als Hydrat. Aus der zähen Schm. fallen zuerst einzelne w.-freie Krist., später mehrere Prismen u. Stengel aus. Fp. 210 bis 240°. – Nach Behandlung mit $NaHCO_3$ u. Extraktion mit A. bildet sich beim Trocknen eine glasige Masse, aus der mit 1 Tr. Bzl. Stengel u. Prismen der Base krist., Fp. 141 bis 142°.
HB: Fp. 166° *, nach 1 Min. 150°, Schm. stark klebrig. ET Phenac. 102°, Benzan. 114°.

Eventinhydrochlorid.
Fp. 137–138° ET Acetan. 64° n_D Rotl.   Na-L.
(133–134°) Phenac. 91°   1,4683   128–129°   130–131°

Liegt in Mod. II vor. Ab 110° Tr., ab 120° Subl. v. gebogenen Nadeln der stab. Mod. Fp. der Mod. II 133 bis 134°, gleichzeitig Auskrist. v. langen Nadeln u. flachen Stengeln. v. Mod. I. Restkrist. wachsen zu Nadeln u. Stengeln. Schm. erstarrt zu blättrigen Sphärol. der Mod. III, Umw. zu Mod. I. Mod. I u. II enantiotrop.
HB: Fp. 135°, Acetan. 66°, Phenac. 92°.

Falicainhydrochlorid.
Fp. 157–164° ET Phenac. 99° n_D Rotl.   Na-L.
                    Benzan. 111°   1,6011   171–173°   177–178°

Ab 145° stellenw. Umw. Ab 150° Subl. v. Stäbchen u. Blättchen. Restkrist. wachsen zu Rechtecken u. Platten. Schm. erstarrt zu Sphärol. v. Mod. I. Bei Raumtemp. Umw. in Mod. II, enantiotrop. Fp. Mod. II 155–160°.
HB: Fp. 176° *, Schm. gelb. ET Phenac. 101°, Benzan. 112°.

Fantan.
Fp. 170–174° ET Benzan. 137° n_D Rotl.   Na-L.
                    Saloph. 152°   1,5897   173–177°   182–190°

Ab 160° Tr., einzelne rechteckige Blättchen u. Prismen. Restkrist. wachsen langsam zu Prismen. Schm. erstarrt glasig, nach Impfen bei 140° zu Spindeln u. kleinen Vierecken mit niedrigen Interff. Br.Ind. am Rand der Tr. höher, steigt an.
HB: Fp. 174°, ET Benzan. 139°, Saloph. 154°.

Felogen.
Fp. 85–88° ET Azobenz. 56° n_D Rotl.   Na-L.
              Benzil 68°   1,4584   72–73°   74–75°

Restkrist. wachsen träg zu Sechsecken u. Prismen. Schm. erstarrt glasig, bei Wiedererwärmen auf 65° langsam zu Scheiben, Spindeln u. Sphärol. aus blättrigen Krist. Nach längerem Liegen bei Raumtemp. Ausbldg. einer instab. Mod. in Form v. zugespitzten Stengeln u. Strahlenbüscheln mit Fp. 54 bis 56°.
HB: Fp. 85°, ET Azobenz. 57°, Benzil 69°.

p-Fluorbenzoesäure.
Fp. 183°   ET Benzan. 143°
        Saloph. 155°

Ab 85° Subl. v. Stäbchen, Blättchen u. flachen Stengeln. Vollständige Umsubl., ab 170° rasche Verflüchtigung. Für Best. des Fp. Präp. 5° unter Schm.-Temp. auflegen u. sofort weiter erhitzen. Glgw: Rechtwinklige Blätter u. flache Stengel. Schm. erstarrt zu Platten.
HB: Fp. 186° *, subl. sehr stark, verflüchtigt sofort. ET Benzan. 143°, Saloph. 158°. Bei ET mit Salophen störende Subl., daher sofort ablesen.

9α-Fluorhydrocortisonacetat.
Fp. 225–233°, ET Saloph. 172° n_D Rotl.   Na-L.
               Dicyand. –190°–   1,5101   175–177°   177–179°

Ab 210° Tröpfchenbldg. Restkrist. wachsen zu Körnern, Quadraten u. Sechsecken, die sich zu einem Mosaik schließen. Schm. erstarrt glasig, bei 160° entstehen 3 bis 4 Mod. Hauptmasse in der Regel Mod. II in langstengeligen Sphärol., Fp. 208 bis 212°, u. Mod. III teils in blättrigen, teils in wedelartigen strahligen Sphärol. mit niedrigen Interff., Fp. 205 bis 208°. Mod. I Mosaik mit höheren Interff. Seltener Mod. IV in fasergedrillten Sphärol. Beim Schm. Gasblasen, leichte Braunfbg.

Fluoxymesteron.
Fp. 285–295° ET Saloph. 183°   UV: max. 240 mµ, ε = 16.700
Dicyand. 206°   Phenolphth. 227°

Ab 210° Subl. v. Stäbchen, Körnern, Prismen u. Stengeln. Ab 275° Entweichen v. Gasblasen aus den Krist. Schm. unter Braunfbg. u. Gasblasenbldg. Restkrist. wachsen zu Stengeln.

Folsäure.
Fp. ca. 250°   ET Saloph. 191°
Dicyand. 176°

Subst. gelb. Verlust der Doppelbrechung bei 190 bis 200°. Ab 250° teilw. Erweichen u. Verfbg. Später Verkohlung ohne Tr.-Bldg. – Die Lsg. in konz. H_2SO_4 färbt sich mit Guajacolcarbonat braun.
HB: Fp. 220° *, Schm. verkohlt. ET Saloph. 191°, Dicyand. 188°.

Fructose.
Fp. 100–110°   ET Benzil 94° n_D Rotl.   Na-L.
Acetan. 98°   1,5101   108–109°   108–109°

Geringe Doppelbrechung. Subst. erweicht langsam. Schm. erstarrt glasig.
HB: Fp. 106°, ET Benzil 95°, Acetan. 105°.

Furazolidin.
Fp. 255°   ET Saloph 179°
Dicyand. –188°–   Phenolphth. –218°–

Subst. gelb. Ab 180° Subl. v. Nadeln, Nadelsternen u. rechteckigen Blättchen, später zahlreichen Prismen u. Stengeln. Glgw.: Rechteckige Prismen u. Stengel. Gasblasenbldg u. Braunfbg. der Schm. Mit 1 Tr. verd. NaOH tritt vorübergehende Rotfbg. auf.
HB: Fp. 258°, Schm. braun. ET Saloph. 185°, Dicyand. 192°.

Gallacetophenon.
Fp. 171°   ET Benzan. 137° n_D Rotl.   Na-L.
Saloph. 146°   1,5611   172–174°   183–184°

Ab 90° Subl. v. Körnern, Prismen u. Sechsecken. Glgw.: Sechsecke, Körner u. Stengel. Schm. erstarrt zu stab. u. instab. Sphärol.
HB: Übereinstimmend.

Gallamintriäthjodid.
Fp. 230–235°   ET Saloph. –171–
Dicyand. –124°–

Schm. unter heftiger Gasblasenbldg. – Jodidnachweis mit $AgNO_3$.
HB: Fp. 254° *, sinkt rasch ab. ET Saloph. 170°, Dicyand. 127°.

Gammabenzenhexachlorid.
Fp. 113°   ET Benzil 67° n_D Rotl.   Na-L.
Acetan. 89°   1,5299   123–124°   123–124°

Ab 85° Subl. v. Prismen, Körnern u. Blättchen. Glgw.: Körner u. Prismen. Schm. erstarrt zu stengeligen Aggr. mit niederen Interff.
HB: Übereinstimmend.

Gastrotest.
Fp. 137–139°   ET Acetan. 95°
Phenac. 107°

Subst. orangegelb. Ab 120° Subl. v. Stäbchen, Nadeln u. Blättchen, bei 122 bis 124° Umwandlung der Ursubst. unter Trbg. Restkrist. wachsen zu Rhomboiden, Stengeln u. Balken. Schm. erstarrt bei 60° zu Sphärol. mehrerer Mod. Fp. Mod. II 132 bis 135°, Mod. III 122 bis 124°, Mod. IV 113 bis 115°, Mod. V 110 bis 112°. – Aus heiß gesättigt. Lsg. in verd. A. fällt das Hydrat: Fp. 95 bis 98° in Par.
HB: Fp. 138°, ET Acetan. 95°, Phenac. 105°.

Gelsemin.
Fp. 155–165°   ET Phenac. 114° n_D Rotl.   Na-L.
(174–178°)   Benzan. –125°–   1,5611   177–180°   180–181°

Die amorphe Subst. erweicht v. 155 bis 165°. Die Schm. od. die amorphe Ursubst. gibt mit 1 Tr. Aceton derbe Prismen u. Stengel eines Aceton-Adduktes, das bei 98 bis 108° unter Aufblähen teils homog., teils inhomog. unter Ausscheidung v. Stäbchen schm. Bei weiterem Erwärmen krist. die Schm. zum acetonfreien Gelsemin, das bei 174 bis 178° schm.
HB: Fp. 159°, ET Phenac. 115°, Benzan. 127°.

Gelseminhydrochlorid.
   Fp. 310–330°   ET Saloph. −185°−
                  Dicyand. 183°   Phenolphth. −228°−
   Die schwach anisotrop. Blättchen u. Stengel beginnen ab 280° vom Rand der Probe her unter Zers. zu verdampfen. Schm. unter Zers. u. Braunfbg. zu zäher Schm. − Base aus Aceton schm. bei 98 bis 108° inhomog. unter Abscheidung v. Stäbchen, Fp. 174 bis 178°.

δ-Gluconlacton.
   Fp. 140–152°   ET Phenac. 130° n_D Rotl.   Na-L.
                  Benzan. −140°−   1,5000   140–142°   141–143°
   Subst. schm. träg. Schm. erstarrt glasig. Bei Erwärmen u. Kratzen bilden sich Strahlen u. Platten.
   HB: Fp. 162°, ET Phenac. 131°, Benzan. 158°.

D-Glucose.
   Fp. 145–150°   ET Phenac. 133° n_D Rotl.   Na-L.
                  Benzan. 143°   1,5101   134–136°   134–136°
   Ab 70° langsames Entweichen v. Krist.-W. Krist. lagern sich zu körnigen od. stengeligen Aggr. um. Schm. zäh. In Par. inhomog. Schm. v. 75 bis 80° unter Abscheidung v. Stengeln u. Prismen.
   HB: Fp. 152° *, w.-freies Präp. ET Phenac. 135°, Benzan. 150°. Mit beiden Testsubst. keine Depression.

D,L-Glutaminsäure.
   Fp. 185–192°   ET Saloph.   −180°−
                  Dicyand.   −161°−
   Ab 105° langsame Umlagerung der klaren Krist. in körnige od. blättrige Aggr. Ab 170° Kondenstr. Schm. unter heftiger Gasblasenbldg. Schm. erstarrt glasig, bei 130° spontan oder nach Druck auf das Deckglas teilw. in blättr. Sphärol. der Pyrrolidoncarbonsäure, die sich bei 170 bis 180° auflösen. In Par. bei 100° Blasenbldg. bis Schäumen u. Umlagerung zu w.-freien Aggr. Fp. der Hauptmasse nach Ausdrücken der Gasblasen bei 185 bis 190°, Krist.-Reste bis 200°. − Im Kontaktpräp. mit Benzidin Molekülverbdg. mit inhomog. Fp. bei 166° unter Ausscheidung v. Sphärol. u. Nadelsternen.
   HB: Fp. 210° *, ET Saloph. 191°, Dicyand. 168°.

L(+)-Glutaminsäure.
   Fp. 195–203°   ET Saloph.   187°
                  Dicyand.   170°
   Ab 190° Tr. Schm. unter starker Gasblasenbldg. Schm. erstarrt glasig, bei 120° krist. durch Druck auf das Deckglas blättr. Sphärol. u. Platten der Pyrrolidoncarbonsäure. In Par. ab 190° Gasblasen, Fp. 200 bis 205°. − Im Kontaktpräp. mit Benzidin blättrige Molekülverbdg., Fp. 168 bis 175°.
   HB: Fp. 226° *, sinkt sehr rasch ab, ET Saloph. 191°, Dicyand. 178°.

Glutarsäure.
   Fp. 98°   ET Azobenz. 67° n_D Rotl.   Na-L.
             Benzil 86°   1,4339   96–98°   99–100°
   Ab 80° Umw. Ab 85° Subl. v. Stäbchen. Glgw.: Rhomben, Sechsecke, Prismen u. Tafeln. Schm. erstarrt sphärol.
   HB: Übereinstimmend.

Glutethimid.
   Fp. 85–88°   ET Azobenz. 53° n_D Rotl.   Na-L.
                Benzil 61°   1,5403   89–90°   93–94°
   Restkrist. wachsen erst unter 80° träg zu Körnern u. Prismen. Schm. erstarrt glasig.
   HB: Übereinstimmend.

Glycin.
   Fp. 250–257°   ET Saloph. 190°
                  Dicyand. −176°−   Phenolphth. −245°−
   Ab 170° Subl. v. Rhomboiden, Stäbchen u. Prismen. Schm. unter Braunfbg. − Pikrat: Fp. 195 bis 202°.

Griseofulvin.
   Fp. 217–220°   ET Saloph. 170° n_D Rotl.   Na-L.
                  Dicyand. 193°   1,5403   208–209°   216–217°
   Ab 180° Subl. v. Stäbchen u. Körnchen. Restkrist. wachsen zu Körnern u. Prismen. Schm. erstarrt glasig, bei 160° feinfaserige sphärol. Aggr.
   HB: Fp. 219°, bald feiner Pelz v. Subl. über dem Präp. ET Saloph. 172°, Dicyand. 196°.

Guajacol.
Fp. 28° ET Azobenz. 18° n_D Rotl. Na-L.
Benzil 17° 1,5299 42° 49–50°
Restkrist. wachsen zu Prismen. Schm. erstarrt nicht.

Guajacolbenzoat.
Fp. 60° ET Azobenz. 38° n_D Rotl. Na-L.
Benzil 44° 1,5611 57–58° 62°
Ab 50° Subl. v. kleinen Stäbchen. Glgw.: Derbe Körner. Schm. erstarrt zu strahligen Aggr., die sich beim Erwärmen teilw. buntfleckig umw.
HB: Fp. übereinstimmend.

Guajacolcarbonat.
Fp. 88° ET Azobenz. 54° n_D Rotl. Na-L.
Benzil 65° 1,5299 82° 86–87°
Glgw.: Körner u. sechseckige Prismen. Schm. erstarrt nach einigen Min. zu strahligen Aggr.
HB: Übereinstimmend.

Guanidinnitrat.
Fp. 211–214° ET Saloph. 181° n_D Rotl. Na-L.
Dicyand. 152° 1,4683 219–221° 220–222°
Restkrist. wachsen zu Körnern. Schm. erstarrt zu grobem Mosaik. – Pikrat: Fp. 310 bis 330°.

Gynodal.
Fp. 135–138° ET Acetan. 79° n_D Rotl. Na-L.
Phenac. 102° 1,5502 134–135° 145–146°
Restkrist. wachsen träg zu Körnern u. Prismen. Schm. erstarrt glasig. – Pikrat: Fp. 145 bis 147°.

Haflutan.
Fp. 210–215° ET Saloph. 173° n_D Rotl. Na-L.
(230°) Dicyand. 165° 1,5611 212–213° 215–216°
Hauptmasse schm. bei 210 bis 215°, dünne Nadeln lösen sich erst bis gegen 230° auf. Restkrist. wachsen träg zu langen dünnen Nadeln, unter 210° rascher zu verfilzten Aggr. Schm. erstarrt glasig, bei 200° zu strahligen Sphärol. der Mod. I u. zu sektorenartig flächigen der Mod. II mit Fp. 203 bis 207°.
HB: Fp. 215°, ET Saloph. 178°, Dicyand. 168°.

Harnstoff.
Fp. 134° ET Acetan. 103° n_D Rotl. Na-L.
Phenac. 124° 1,4683 152–154° 153–154°
Ab 110° Subl. v. Spießen. Glgw.: Körner, Prismen u. Balken. Schm. erstarrt zu fleckig-strahligen Aggr. Br.Ind. steigt an.
HB: Übereinstimmend.

Harnstoffnitrat.
Fp. 142–152° ET Phenac. 114°
Benzan. 141°
Ab 100° Subl. v. schwach anisotrop. Stäbchen, Blättchen u. flachen Stengeln. Schm. unter starker Gasblasenbldg. – Pikrat: Fp. Mod. II 130 bis 132°, Fp. Mod. I 145 bis 148°. Erhitzt man die Schm. weiter, so krist. ab ca. 150° hochschm. Zers.-Produkte aus, sechseckige Prismen mit Fp. 215 bis 225° od. Stengel mit Fp. 230 bis 240°.
HB: Fp. 152° *, starke Gasblasenbldg., ET übereinstimmend.

Helmitol.
Fp. 165–171° ET Benzan. 158°
Saloph. –161°–
Schm. zersetzt sich unter Verfbg. u. Gasblasenbldg. – Nach Behandeln mit $NaHCO_3$ subl. bei 180° isotrope, sechsseitige Körner v. Hexamethylentetramin. – Mit konz. H_2SO_4 u. Guajacol blauviolette Fbg.
HB: Fp. 172°, ET Benzan. 160°, Saloph. 168°.

Heptabarbital.
Fp. 174° ET Benzan. 144° n_D Rotl. Na-L.
Saloph. 158° 1,4936 177–179° 181–182°
Ab 70° Subl. v. Nadeln u. Platten. Glgw.: Platten u. Rechtecke. Schm. erstarrt glasig, nach Impfen u. Erwärmen bilden sich derbstrahlige Aggr.
HB: Fp. 174°, ET Benzan. 144°, Saloph. 160°.

Heptalgin.
    Fp. 215–235°   ET Saloph. 157°
                     Dicyand. 150°
Ab 150° Subl. v. Körnchen u. Blättchen, später verschiedene Polygone u. Prismen. Weitgehende Umlagerung. Schm. hellbraun, Verflüchtigung. In Par. Fp. 250 bis 253°, Restkrist. wachsen zu Polygonen u. Prismen. ET mit Subl. bestimmen. Subl.Temp. 170°, Impfen der Vorlage. – Pikrolonat: Fp. 204 bis 207°, Diliturat: Fp. 260 bis 263°.

Heroinhydrochlorid.
    Fp. 218–232°   ET Saloph. –145°–
                     Dicyand.   –125°–
Ab 115 bis 120° Trbg. der Krist. Ab 170° Subl. v. Stäbchen u. viereckigen Blättchen. Ab 190° Tr., Schm. braun. In Par. bei 150 bis 160° deutliche Umlagerung zu körnigen Aggr. mit höherer Doppelbrechung, Gasblasenbldg. – Nach Behandeln mit $NaHCO_3$ subl. bei 160° schwach anisotrope Blätter u. Bündel von Heroin, Fp. 170 bis 172°.

Hexachloräthan.
    Fp. 180–190° Verflüchtigung.   ET Saloph. 168°
    (195°)
Subl. ab 30°. Ab etwa 50° erste Umw. der Ursubst., Subl. in Körnern, Spießen, dendritischen Prismen. Ab 70° isotrop (zweite Umw.). Beim Abkühlen unter 70° wieder anisotrop (U.P.$_2$ 70°), zweite Umw. meist erst unter 30° (UP.$_1$ 46°). Bei 190° Verflüchtigung. Fp mit P.D. 195°. ET mit Azobenz. 50°, mit Benzil 73°.

Hexachlorbenzol.

		n_D	Rotl.	Na-L.
Fp. 228°	ET Saloph. 180°			
	Dicyand. 208°	1,5299	153–154°	159–160°

Ab 90° Subl. v. Nadeln u. Stäbchen. Schm. unter rascher Verflüchtigung. Best. d. Fp. und des Br.Ind. mit P.D.
HB: Fp. 228° *, sehr rasche Verflüchtigung. ET Saloph. 184°, Dicyand. 208°.

Hexachlorinden-(1)-on-(3).

		n_D	Rotl.	Na-L.
Fp. 148°	ET Phenac. 117°			
	Benzan. 127°	1,6353	144–146°	154–155°

Subst. gelb. Ab 120° Subl. v. Nadeln u. einzelnen Prismen. Glgw.: Sechsecke u. Prismen, sinkt ab. Schm. erstarrt zu verfilzt stengeliger Mod. II, bei Erwärmen Umw., Fp. Mod. II 123°.
HB: Übereinstimmend.

Hexachlorophen.

		n_D	Rotl.	Na-L.
Fp. 160–164°	ET Phenac. 100°			
	Benzan. 121°	1,6011	157–159°	161–162°

Ab 140° Subl. v. Nadeln u. Nadelbüscheln. Restkrist. wachsen träg zu fein zugespitzten Nadeln. Schm. erstarrt glasig, bei 80° zu Mosaik aus Blättchen der Mod. II u. Nadelbüscheln der Mod. I. Fp. Mod. II 140 bis 143°.
HB: Fp. 159°, ET Phenac. 100°, Benzan. 121°.

Hexal.
    Fp. 180–195°   ET Saloph. –178°–
    (118–124°)   Dicyand.   –155°–
Bei 118 bis 124° inhomog. Schm. u. Umlagerung. Beim Schm. Gasblasenbldg. u. Gelbfbg. In Par. inhomog. Schm. bei 122 bis 124°. – Aus dem getrockneten Rückstand subl. nach Behandeln mit $NaHCO_3$ bei 180° isotrope Körner von Hexamethylentetramin. – Mit $FeCl_3$-Lsg. Violettfbg.
HB: Fp. 199° *, ET Saloph. 184°, Dicyand. 159°.

Hexamethoniumtartrat.
    Fp. 182–192°   ET Saloph. –170°–
                     Dicyand.   –95°–
Schm. unter Gasblasenbldg. In Par. inhomog. Schm. bei 108 bis 112° unter Gasblasenbldg. W.-freie Krist. wachsen in kleinen sechseckigen Blättchen oder viereckigen Prismen. Hauptteil schm. bei 180 bis 188°. – Pikrat: Fp. 235 bis 242°.
HB: Fp. 192°. Bei 170° Trocknen, nach Vorschieben Fp. 192°. Gasblasen. ET schlecht bestimmbar.

Hexethal.

		n_D	Rotl.	Na-L.
Fp. 124,5°	ET Acetan. 85°			
	Phenac. 102°	1,4584	133–134°	135–136°

Ab 100° Subl. v. kleinen Nadeln. Glgw.: Nadeln u. schlanke Spindeln. Schm. erstarrt glasig, bei Erwärmen bilden sich Nadeln.
HB: Übereinstimmend.

Hexobarbital.
Fp. 146° ET Phenac. 115° n_D Rotl. Na-L.
Benzan. 124° 1,5000 138–139° 139–140°
Ab 110° kurze Nadeln. Glgw.: Stengel. Schm. erstarrt glasig. Bei Erwärmen Prismen u. Sphärol. einer instab. Mod., ab 85° Umw.
HB: Fp. 146°, ET Phenac. 116°, Benzan. 126°.

Hexöstrol.
Fp. 185–190° ET Benzan. 127°
Saloph. 146°
Ab 130° Subl. v. feinen Nadeln u. Stengeln, später dichte Subl. Zers. unter Ausscheidung winziger Krist. Aus alkoh. Lsg. fallen beim Versetzen mit W. rechteckige Hydratkrist. aus, die sich bald unter W.-Abgabe trüben. Werden die Hydratkrist. sofort in Par. erwärmt, so lagern sie sich ab 60° körnig um. – Erhitzen mit konz. H_2SO_4 gibt orangebraune Fbg.
HB: Fp. 188°, ET Benzan. 127°, Saloph. 146°.

Hexophan.
Fp. 282–286° ET Saloph. 190°
Dicyand. 180° Phenolphth. –256°–
Subst. gelb. Ab 270° Tröpfchen, die bald zusammenfließen, stellenw. Nadeln. Schm. unter Zers., Braunfbg. u. Gasblasenbldg., bald Auskrist. v. derben Stengeln u. Strahlensternen.

Hexylresorcinol.
Fp. 62° ET Azobenz. 43° n_D Rotl. Na-L.
(67°) Benzil 42° 1,5101 73–74° 77–78°
Teilw. Schm. bei 60 bis 62°, teilw. Umw. in Mod. I, Fp. 67°. Glgw.: Dünne Rechtecke u. Stengel. Schm. erstarrt zu Sphärol. v. Mod. I, bei Impfen mit der Ursubst. setzt langsame Umw. in Mod. II ein, enantiotrop.
HB: Fp. 62°. Liegt instab. vor. Schm. erstarrt wieder, nach Vorschieben Fp. 67°.

Hippursäure.
Fp. 191° ET Saloph. –163°– n_D Rotl. Na-L.
Dicyand. 144° 1,5101 198–199° 206–207°
Ab 165° Subl. v. Körnern, Nadeln, kurzen Prismen u. Stengeln. Glgw.: Körner u. Prismen, sinkt ab. Schm. färbt sich über 190° rosa, dann dunkler.
HB: Fp. 191°, ET Saloph. 160°, Dicyand. 147°.

Histamindihydrochlorid.
Fp. 232–246° ET Saloph. –187°–
Dicyand. –137°– Phenolphth. –222°–
Ab 190° zahlreiche Tröpfchen, ab 220° Umw. Restkrist. wachsen zu Prismen, Spießen u. dendritischen Aggr., die unter 165° umgew. werden. Schm. erstarrt auf Holz zu porösen Platten. – Dipikrat: Fp. 235 bis 240° unter Zers., Dipikrolonat: Fp. 255 bis 260°.

Histamindiphosphat.
Fp. 124–132° ET Acetan. 113° n_D
(143–145°) Phenac. 133° 1,5101–1,5204
Die Subst. liegt als Hydrat vor. Teilw. Schm. bei 90°, Hauptteil schm. bei 124 bis 132°. An einzelnen Stellen Auftreten w.-freier Krist., Fp. 143 bis 145°. Restkrist. wachsen zu Körnern u. Prismen. Für ET Subst. trocknen.
HB: Schm. bei ca. 125°, krist. wieder aus, nach Vorschieben Fp. 139°. ET Acetan. 115°, Phenac. 135°. Mit beiden Testsubst. keine Depression.

Histapyrrodinhydrochlorid.
Fp. 198° ET Saloph. –138°– n_D Rotl. Na-L.
Dicyand. 117° 1,5502 196–197° 202–203°
Die Subst. liegt als Mod. II vor. Ab 100° Umw. der Krist. unter Trbg. od. Bldg. strahliger Aggr. Ab 150° Subl. v. gezackten Blättchen, gestuften Platten, Rhomboiden u. Stengeln. Glgw.: Rhomboide, Stengel u. Balken, sinkt bei Wiederholg. ab. Schm. erstarrt zu stab. Sphärol. Mod. I u. Mod. II sind enantiotrop.
HB: Fp. 198°, ET Saloph. 141°, Dicyand. 121°.

Histidinmonohydrochlorid.
Fp. 155–176° ET Benzan. –152°–
(245–255°) Saloph. –150°–
Schm. ab 155° teilw. inhomog., wobei körnige od. strahlige Aggr. ausfallen. Die restl. Krist. schm. homog. bei 165 bis 176°. Ein Teil der Schm.-Tr. krist. wieder u. schm. bei 245 bis 255° unter Gasblasenbldg. u. bräunl. Verfbg. In Par. ab 160° Gasblasen, teils inhomog., teils homog. Schm. bei 165 bis 176°. – Isolierung der Base mit $NaHCO_3$, Fp. 285° unter Braunfbg.

Homatropin.
  Fp. 96–99°   ET Azobenz. 60° n_D Rotl.   Na-L.
                Benzil 73°   1,5204   91–92°   91–92°
  Restkrist. wachsen träg zu Körnern u. Prismen. Schm. erstarrt glasig, bei Erwärmen langsame Krist.
  HB: Übereinstimmend.

Homatropinhydrobromid.
  Fp. 213–218° ET Saloph. 169° n_D Rotl.   Na-L.
                Dicyand. 144°   1,5403   174–176°   182–183°
  Ab 200° Tröpfchenbldg. Subst. schm. unter leichter Braunfbg. Schm. erstarrt glasig.
  HB: Fp. 217° *, ET Saloph. 171°, Dicyand. 144°.

Homatropinhydrochlorid.
  Fp. 222–226° ET Saloph. 166° n_D Rotl.   Na-L.
                Dicyand. 126°   1,5204   200–202°   205–207°
  Ab 170° subl. rundl. vier- od. sechseckige Blättchen. Restkrist. wachsen zu Sechsecken u. Leisten. Schm. erstarrt glasig. – Pikrat: Fp. 180 bis 184°. – Fällung der Base mit $NaHCO_3$, Fp. 96 bis 99°.
  HB: Fp. 214° *, ET Saloph. 163°, Dicyand. 126°.

Homatropinmethylbromid.
  Fp. 192–198° ET Saloph. –152°– n_D Rotl.   Na-L.
  (180–185°)   Dicyand. –112°–   1,5502   182–184°   188–190°
  Subst. liegt meist als Mod. II vor, bei Erwärmen entweder vollst. Umwandlung od. teilw. Schm. bei 180 bis 185°. Schm. erstarrt glasig, bei 140° bilden sich verschiedene Aggr. v. zwei instab. Mod. Subst. hygroskopisch.
  HB: Fp. 186° *, liegt instab. vor, Fp. der stab. Mod. tritt nicht auf. ET Benzan. 143°, Saloph. 158°.

Homosulfanilamidhydrochlorid.
  Fp. 250–260° ET Saloph. 187°
  (II 235–240° Dicyand. 151°   Phenolphth. –228°–
  III 220–225°)
  Ab 165° Subl. v. Körnern, Blättchen u. Stengeln. Ab 200° stellenweise Umwandlung. Ein Teil schm. bei 220 bis 225°, ein Teil bei 235 bis 240°, dabei krist. Spindeln u. Spieße v. Mod. I aus. Schm. träg. Restkrist. wachsen nur langsam zu Spindeln u. Spießen. – Mit 0,1 n NaOH u. $CuSO_4$ entsteht ein hellblauer Nd., der nach einiger Zeit in Violett übergeht.

Hordenin.
  Fp. 118°   ET Benzil 85° n_D Rotl.   Na-L.
                Acetan. 93°   1,5101   114–116°   119–120°
  Ab 90° Subl. v. Körnern u. Prismen. Glgw.: Körner u. Prismen. Schm. erstarrt sphärol.

Hostacainhydrochlorid.
  Fp. 230–234° ET Saloph. 174° n_D Rotl.   Na-L.
                Dicyand. 155°   1,5000   228–230°   229–231°
  Ab 160° Subl. v. Nadeln, Blättchen u. Balken. Restkrist. wachsen zu Stengeln u. Balken. Schm. erstarrt zu kleinen Sphärol. – Pikrat: Fp. 154 bis 157°.
  HB: Fp. 235°, rasche Verflüchtigung. ET Saloph. 174°, Dicyand. 155°.

Hostacainphosphat.
  Fp. 150–156° ET Phenac. 119° n_D Rotl.   Na-L.
                Benzan. 138°   1,5101   149–150°   155–156°
  Restkrist. wachsen zu Rhomben, Rhomboiden u. Sechsecken. Schm. erstarrt glasig, bei 135° zu stengeligen Aggr. – Pikrat: Fp. 148 bis 152°.
  HB: Fp. 153°, ET Phenac. 122°, Benzan. 141°.

Hydralazinhydrochlorid.
  Fp. 268–275° ET Saloph. 181°
                Dicyand. 162°   Phenolphth. –208°–
  Ab 210° Subl. v. Stäbchen, Körnchen u. Prismen. Schm. unter Gasblasenbldg. u. Abscheidung v. Nadeln u. strauchartigen Aggr., die über 300° schm. – Pikrat: Fp. 210 bis 212° unter Zers., Styphnat: Fp. 200 bis 203°.

Hydrastin.
  Fp. 130–132° ET Acetan. 93° n_D Rotl.   Na-L.
  (141–143°)   Phenac. 109°   1,5611   131–132°   137°
  Restkrist. wachsen zu Körnern, Stengeln u. Prismen. Während des Schm. stellenweise Bldg. stab. Prismen, die bei 141 bis 143° schm. Restkrist. dieser Mod. wachsen träg zu viereckigen u. sechseckigen Prismen. Schm. erstarrt glasig.

Hydrastininchlorid.
Fp. 210–225°   ET Saloph. 130°
(230–245°)   Dicyand. −75°−
Schm. unter Braunfbg. u. Gasblasenbldg. Gegen Ende des Schm. bilden sich neue Prismen u. Strahlensterne, die meist bei 230 bis 245° wieder verschwinden. Für Best. der ET Subst. trocknen. − Isolierung der Base mit NaOH, Fp. 98 bis 104°. − Pikrat: Fp. 170 bis 173°.
HB: Fp. 225°, sinkt sehr rasch ab, rasche Verflüchtigung, Schm. braun. ET Saloph. 134°, Phenolphth. 137°.

Hydrochinon.
Fp. 172,5°   ET Benzan. 126° n_D Rotl.   Na-L.
               Saloph. 140°   1,5204   194–196°   201–202°
Ab 95° Subl. v. Stengeln, Rhomben u. Prismen. Glgw.: Stengel. Schm. erstarrt zu breitstrahligen instab. Krist.
HB: Übereinstimmend.

Hydrochlorothiazid.
Fp. 266–272°   ET Saloph. 185° n_D Rotl.   Na-L.
               Dicyand. 182°   1,6011   245–247°   250–252°
               Phenolphth. −234°−
Restkrist. wachsen nur sehr langsam zu Dreiecken u. Rhomben.

Hydrocodonbitartrat.
Fp. 115–130°   ET Acetan. − 90°−
               Phenac. −112°−
Ab 100° Abnahme der Doppelbrechung. Bei 115 bis 130° Erweichen zu zähen Massen. In Par. inhomog. Schm. bei 100 bis 105° unter Gasblasenbldg. u. Abscheidung neuer Strahlenbüschel, Fp. 145 bis 150°, Restkrist. wachsen zu Stengeln u. Spindeln. − Probe in 1 Tr. konz. H_2SO_4 gelöst gibt mit Resorcin bei Erwärmen rotviolette Fbg.
HB: Fp. 134° *, Schm. klebrig. ET Acetan. 97°, Phenac. 116°.

Hydrocortison.
Fp. 205–215°   ET Saloph. −172°−   UV: max. 242 mµ, ε = 16.280
               Dicyand. −177°−   max. 267 mµ, ε = 2.555
Restkrist. wachsen nur sehr träg zu Körnern in der gelb bis braun gefärbten Schm. Nach längerer Zeit bilden sich bei 160° kleine breite Linsen.

Hydrocortisonacetat.
Fp. 210–222°   ET Saloph. −174°− n_D Rotl.   Na-L.
               Dicyand. 190°   1,5101   191–193°   196–197°
Ab 200° winzige Nadeln. Restkrist. wachsen zu Stäbchen, Trapezen u. Spießen. Schm. erstarrt glasig.

Hydrocortisoncapronat.
Fp. 146–154°   ET Phenac. 106° n_D Rotl.   Na-L.
               Benzan. 116°   1,5000   162–163°   164–165°
Restkrist. wachsen nur träg zu Rechtecken u. Rhomboiden.

Hydrocortisonhemisuccinat.
Fp. 198–205°   ET Saloph. 160° (−150°−) n_D Rotl.   Na-L.
(182–188°)   Dicyand. −152°− (146°)   1,5204   172–174°   174–176°
(168–172°)
Ab 85° W.-Verlust unter Trbg. Dabei bildet sich entweder Mod. III, Fp. 168 bis 172°, od. Mod. II, Fp. 182 bis 188°. Während des Schm. krist. Stengel u. Prismen von Mod. I, Fp. 198 bis 205°. ET gelten für Mod. II u. III.

Hydroflumethiazid.
Fp. 260–273°   ET Saloph. 182° n_D Rotl.   Na-L.
               Dicyand. 185°   1,5403   235–237°   240–242°
               Phenolphth. −233°−
Restkrist. wachsen erst unter 260° zu schiefwinkligen Prismen, dicken Rhomben u. Deltoiden. Schm. braun, erstarrt glasig.

Hydromorphonhydrochlorid.
Fp. 310–330°   ET Saloph. 186°
               Dicyand. 178°   Phenolphth. −232°−
Ab 300° Subl. v. einzelnen Körnern, ab 310° Braunfbg. u. langsame Verkohlung. − Nach Behandlung mit $NaHCO_3$ u. Extraktion mit A. krist. mit 1 Tr. W. die Base, Fp. 258 bis 260°.

4-Hydroxyacetanilid.
Fp. 167–169°   ET Phenac. 115° n_D Rotl.   Na-L.
                Benzan. 136°   1,5403   174°   181–182°

Ab 140° Subl. v. Körnern, sechsseitigen Prismen u. Rhomboiden. Schm. erstarrt glasig. Ab 110° bilden sich stengelige Aggr. v. Mod. II, an denen sich ab ca. 140° rechteckige Platten u. Prismen der stab. Mod. induzieren, Fp. Mod. II 154 bis 156°.
HB: Übereinstimmend.

Hydroxyäthyltheophyllin.
Fp. 163°   ET Phenac. 124° n_D Rotl.   Na-L.
           Benzan. 137°   1,5403   158–159°   162–163°

Ab 140° Subl. v. Stäbchen u. Spindeln. Glgw.: Stengel u. Prismen. Schm. erstarrt glasig, bei 100° körnig od. mosaikartig, bald stengelige Umw.
HB: Übereinstimmend.

Hydroxyamphetaminhydrobromid.
Fp. 188–193°   ET Saloph. –166°– n_D Rotl.   Na-L.
                Dicyand. –137°–   1,5611   199–200°   205–206°

Ab 170° geringe Subl. v. Rhomboiden u. Bldg. zahlreicher Kondenstr. Restkr. wachsen zu Prismen, Balken u. Rhomben. Schm. erstarrt glasig, ab 60° bilden sich glattstrahlige Sphärol. v. Mod. III, Fp. 157 bis 159°. Bei weiterem Erwärmen Umw. in Mod. II, Fp. 165 bis 168° u. in Mod. I.
HB: Fp. 191° ET Saloph. 168°, Dicyand. 139°.

p-Hydroxybenzoesäureäthylester.
Fp. 116°   ET Benzil 79° n_D Rotl.   Na-L.
          Acetan. 72°   1,5101   115–116°   122°

Ab 85° Subl. v. Körnern, dichte Subl. Glgw.: Derbe Prismen. Schm. erstarrt mosaikartig, teilw. auch sphärol.
HB: Übereinstimmend.

p-Hydroxybenzoesäurebenzylester.
Fp. 112°   ET Benzil 75° n_D Rotl.   Na-L.
          Acetan. 70°   1,5611   115–116°   122–123°

Ab 70° Subl. v. Körnchen u. Stäbchen. Glgw.: Stäbchen u. Stengel. Schm. erstarrt langsam zu verfilzt feinfasrigen instab. Sphärol. der Mod. II, Fp. 107°.
HB: Übereinstimmend.

8-Hydroxychinolin.
Fp. 74°   ET Azobenz. 47° n_D Rotl.   Na-L.
         Benzil 54°   1,6126   84–86°   91–92°

Ab 50° Subl. v. Nadeln. Glgw.: Prismen u. Stengel. Schm. erstarrt zu derbstrahligen Aggr. v. Mod. I u. körnig-strahligen Aggr. v. Mod. II, die sich sofort umw.
HB: Übereinstimmend.

m-Hydroxydiphenylamin.
Fp. 81°   ET Azobenz. 53° n_D Rotl.   Na-L.
        Benzil 52°   1,6353   87–88°   94–95°

Glgw.: Rechtecke, Rhomboide u. Prismen. Schm. erstarrt in kleinen Sphärol. oder körnig.

p-Hydroxyephedrinhydrochlorid.
Fp. 214–220°   ET Saloph. –182°–
               Dicyand. 158°

Ab 190° Subl. v. Körnern, Stäbchen u. kleinen Rechtecken, ab 205° Tröpfchen. Schm. gelb, Gasblasen. – Diliturat: Fp. 280 bis 288° unter Zers. – Probe mit verd. NaOH auf 70° erwärmt u. Zusatz v. Jodlsg. bis zur bleibenden Gelbfbg. gibt Jodoformgeruch.
HB: Fp. 220°, Verflüchtigung u. Braunfbg., ET Saloph. 188°, Dicyand. 161°.

7-Hydroxy-4-methylcumarin.
Fp. 188°   ET Benzan. 140° n_D Rotl.   Na-L.
         Saloph. 156°   1,6011   190–192°   205–207°

Ab 70° Trbg. der Krist. unter W.-Verlust. Ab 140° Subl. v. instab. Vierecken u. stab. Körnern, Rhomben u. Prismen. Restkrist. wachsen zu derben Körnern u. Prismen. Schm. erstarrt bei 120° zu feinstrahligen stab. Sphärol. u. instab. Einzelkrist., die sich bei Erwärmen umw. Fp. Mod. II 176°.
HB: Übereinstimmend.

17α-Hydroxyprogesteron.
Fp. 210–220°   ET Saloph. 166°   UV: max. 240 mμ, ε = 16,340
               Dicyand. –190°–

Ab 160° Subl. v. Stäbchen, Blättchen u. Prismen. Restkrist. wachsen zu Sechsecken u. Balken. Während des Schm. bilden sich stellenweise neue rechteckige Prismen, die sich bei weiterem Erw. vergrößern u. gegen 260° in Lsg. gehen. Hält man ein Präp. mit dem neuen Prod. einige Zeit bei 190°, so krist. fast die ganze Schm. wieder aus, subl. ab 240° in Prismen mit Fp. 250 bis 270°.

17α-Hydroxyprogesteroncapronat.
Fp. 117–122° ET Acetan. 72° n_D Rotl.   Na-L.
              Phenac. 93°   1,4936   132–134°   134–136°

Restkrist. wachsen träg zu Körnern, Prismen u. Balken. Schm. erstarrt glasig, bei 80° nach längerem Liegen od. bei Impfen zu breitstengeligen Aggr. u. Stengeln mit grauen Interff.

Hydroxytetracainhydrochlorid.
Fp. 155,5°   ET Phenac. 107° n_D Rotl.   Na-L.
              Benzan. 122°   1,5502   157–158°   168–169°

Ab 130° Subl. v. Nadeln u. Blättchen. Glgw.: Prismen, lange Rhomboide u. Stengel. Schm. erstarrt glasig, bei 120° stengelig.
HB: Übereinstimmend.

Hyoscinbicamphorat.
Fp. 140–153° ET Phenac. 116° n_D Rotl.   Na-L.
              Benzan. 131°   1,5000   134–136°   135–136°

Subst. teilw. feinkörnig verändert, z. T. wird sie ab 80° trüb u. undurchsichtig. Ab 125° Kondenstr., ab 130° Subl. v. Stäbchen, Blättchen u. Nadeln. Restkrist. wachsen zu Nadeln u. Stengeln mit niedrigen Interff. In Par. ab 80° Trbg., ab 100° in den trüben Massen z. T. neue Körnchen u. Prismen. Schm. der feinkörnigen Masse bei 148 bis 150°, der neuen Krist. bei 155 bis 158°.
HB: Fp. 152°, ET Phenac. 119°, Benzan. 135°.

Hyoscinhydrobromid.
Fp. 195–200° ET Saloph. 165° n_D Rotl.   Na-L.
              Dicyand. 126°   1,5502   165–166°   167–168°

Ab 90° schm. das Hydrat, teilw. Bldg. neuer w.-freier Krist. Für die Best. des Br.-Ind. wird das Präp. bei 190° aufgelegt. Schm. gelbbraun, erstarrt glasig. In Par. homog. Schm. bei 88–90°. Für ET Subst. trocknen.
HB: Hydrat schm. bei 103°, Schm. erstarrt wieder, bei Vorschieben Erweichen, Wiedererstarren und Fp. 200°. ET Saloph. 168°, Dicyand. 130°. Für ET Subst. trocknen.

Hyoscinhydrochlorid.
Fp. 195–205° ET Saloph. –165°– n_D
              Dicyand. 123°   1,5204–1,5299

Ab 70° Trbg. der Krist. unter W.-Verlust. Ab 95 bis 100° allmähliches Erweichen u. Ausfallen w.-freier Krist. Ab 150° Subl. v. Nadeln. Schm. verfärbt sich bald braun. In Par. teils inhomog. Schm. bei 72 bis 75°, teils homog. Schm. bei 80 bis 82°. Für ET Substanz trocknen. – Pikrat: Fp. 190 bis 194°.

Hyoscinmethylbromid.
Fp. 212–218° ET Saloph. 188°
              Dicyand. 166°

Bei 140 bis 145° Trbg. der Krist., Schm. unter Gasblasenbldg. u. Braunfbg. In Par. ab 140° Gasblasen, ab 145° körnige Umlagerung der Krist. – In wäßr. Lsg. mit 1 Tr. Jodlsg. Ausscheidung eines Perjodids in schwarzbraunen harzigen Flocken.

l-Hyoscyamin.
Fp. 107–109° ET Benzil 80° n_D Rotl.   Na-L.
              Acetan. 85°   1,5101   113–114°   113–114°

Schm. träg. Schm. erstarrt glasig, bei Erwärmen schwach doppelbrechende feinstrahlige Aggr. mit feiner Faserdrillung.
HB: Übereinstimmend.

Hyoscyaminhydrobromid.
Fp. 150–152° ET Phenac. 109° n_D Rotl.   Na-L.
              Benzan. –123°–   1,5403   158–160°   165–166°

Schm. langsam. Restkrist. wachsen sehr langsam zu Körnern u. Prismen. Schm. erstarrt glasig.
HB: Übereinstimmend.

Hyoscyaminhydrochlorid.
Fp. 152–155° ET Phenac. 108° n_D Rotl.   Na-L.
              Benzan. –118°–   1,5299   151–152°   155–156°

Während des Erwärmens Trbg. der Krist. unter W.-Verlust. Schm. erstarrt glasig. Schm. in Par. bei 63° inhomog. unter Ausscheidung feiner Nadeln. Für ET Subst. trocknen.
HB: Hydrat schm. bei 90 bis 100°, durch Kratzen Wiedererstarren. Nach Vorschieben Fp. 152°. ET Phenac. 105°, Benzan. 120°.

Hyoscyaminsulfat.
  Fp. 200–205°   ET Saloph. 164° n_D
                 Dicyand. –105°–   1,5101–1,5204
  Ab 130° Umlagerung der Krist. u. Abnahme der Doppelbrechung. Ab 190° schm. kleine Partikel, ab 200 bis 205° größere Krist.-Aggr. In Par. ab 140° Gasblasen. – Pikrat: Fp. 162 bis 165°.
  HB: Fp. 200°, ET Saloph. 165°, Dicyand. 113°.

Idobutal.
  Fp. 129°   ET Acetan. 84° n_D Rotl.   Na-L.
                 Phenac. 101°   1,4683   141–143°   143–144°
  Ab 100° Subl. v. Nadeln u. Stengeln. Glgw.: Träg, Prismen, Nadeln u. Stengel. Schm. erstarrt schwer zu Sphärol.
  HB: Übereinstimmend.

Imipraminhydrochlorid.
  Fp. 172–174°   ET Benzan. 109° n_D Rotl.   Na-L.
                 Saloph. 124°   1,5700   163–165°   173–174°
  Ab 140° Subl. v. Stäbchen, Rhomboiden u. Sechsecken. Tr.-Bldg. Restkrist. wachsen zu spitzen Rhomben, Sechsecken u. Prismen. Schm. erstarrt glasig, bei 120° bilden sich zweierlei instab. Aggr., Mod. III breitstrahlig, Fp. 159 bis 161°, Mod. II in abgeschrägten Stengeln, Fp. 163 bis 165°.
  HB: Fp. 173°, ET Benzan. 111°, Saloph. 126°.

Inactin.
  Fp. 165°   ET Phenac. 118° n_D Rotl.   Na-L.
                 Benzan. 136°   1,5299   162–164°   171–172°
  Ab 120° Subl. v. Blättchen, Leisten, Spießen u. Tafeln, totale Umlagerung der feinkörnigen Ursubst. Glgw.: Rechtecke u. Tafeln. Schm. erstarrt sphärol.
  HB: Übereinstimmend.

Indol.
  Fp. 52°   ET Azobenz. 29° n_D Rotl.   Na-L.
                 Benzil 25°   1,6126   49–50°   54–55°
  Ab 40° Subl. v. Stengeln u. Prismen. Glgw.: Rundl. Scheiben u. gelappte Formen. Schm. erstarrt sphärol.
  HB: Fp. übereinstimmend.

Iproniacid.
  Fp. 178–180°   ET Benzan. 155° n_D Rotl.   Na-L.
                 Saloph. –170°–   1,5101   167–169°   174–176°
  Restkrist. wachsen träg zu Körnern u. Prismen. Schm. gelb, erstarrt glasig. Br.Ind. sinkt bei Wiederholg. ab.
  HB: Fp. 181° *, ET Benzan. 158°, Saloph. 169°.

Irgafen.
  Fp. 215–218°   ET Saloph. 173° n_D
                 Dicyand. 182°   1,5700–1,5795
  Ab 190° Subl. v. Körnchen u. kleinen Nadeln. Schm. unter Zers. u. sofortigem Abscheiden krümeliger Massen. – In verd. H_2SO_4 gelöst u. mit $NaNO_2$-Lsg. u. alkoh.-β-Naphthol-Lsg. versetzt gibt intensive Rotfbg.

Irgamid.
  Fp. 176–180°   ET Benzan. 140° n_D Rotl.   Na-L.
                 Saloph. 158°   1,5611   166–168°   173–174°
  Restkrist. wachsen träg zu Körnern u. Prismen. Schm. erstarrt glasig, bei 140° sphärol.

Isatin.
  Fp. 204°   ET Saloph. –158°– n_D Rotl.   Na-L.
                 Dicyand. 164°   1,5795   201–202°   219–220°
  Subst. ziegelrot. Ab 160° Subl. v. kurzen Prismen u. Körnern. Glgw.: Prismen. Schm. erstarrt zu Strahlensternen od. Mosaik.
  HB: Fp. 204°, ET Saloph. 158°, Dicyand. 162°.

d-Isobutyryl-p-phenetidid.
  Fp. 135°   ET Acetan. 87° n_D Rotl.   Na-L.
                 Phenac. 105°   1,4936   126–128°   130–131°
  Ab 90° Subl. v. Nadeln. Glgw.: Stengel. Schm. erstarrt sphärol.

Isoniazid.
Fp. 171°   ET Benzan. 145° n_D Rotl.   Na-L.
            Saloph. 154°   1,5502   174–175°   179–181°
Ab 130° Subl. v. Körnern, Stäbchen u. Prismen. Glgw.: Körner, Prismen u. Balken. Schm. erstarrt zu dreierlei Sphärol., die sich bei Erwärmen umw. Fp. Mod. II 166°, Fp. Mod. III 69°.
HB: Übereinstimmend.

4-Isopropylphenazon.
Fp. 103°   ET Benzil 67° n_D Rotl.   Na-L.
            Acetan. 57°   1,5403   93–94°   98–99°
Ab 80° Subl. v. Nadeln u. Stengeln. Glgw.: Nadeln u. Stengel. Schm. erstarrt zu stab. u. instab. Sphärol. Bei Erwärmen Umw.
HB: Übereinstimmend.

l-Isoprenalin-d-bitartrat.
Fp. 74–78°   ET Azobenz. 67° n_D Rotl.   Na-L.
              Benzil 74°   1,5403   63–64°   65–66°
Schm. zäh, mit vielen Gasblasen.
HB: Fp. 77°, ET Azobenz. 67°, Benzil 74°.

Isoprenalinhydrochlorid.
Fp. 167–172°   ET Benzan. 159°
                Saloph. 167°
Ab 160° Subl. v. einzelnen Körnchen. Schm. unter Braunfbg. u. Gasblasenbldg. – Die neutrale od. essigsaure Lsg. der Subst. gibt mit $FeCl_3$-Lsg. eine intensive Grünfbg.
HB: Fp. 176° ET Benzan. 159°, Saloph. 170°.

Isoprenalinsulfat.
Fp. 120–128°   ET Acetan. –106°– n_D Rotl.   Na-L.
                Phenac. –120°–   1,5611   103–105°   103–105°
Schm. zäh. Best. des Br.Ind. durch Blasenbldg. erschwert. Schm. erstarrt glasig.
HB: Fp. 134° *, sinkt sehr rasch ab, nach 1 Min. 124°. Schm. klebrig. ET Acetan. 112°.

Isothipendylhydrochlorid.
Fp. 215–220°   ET Saloph. 153°
                Dicyand. 132°
Ab 160° Subl. v. Körnern u. Prismen. Restkrist. wachsen unter 200° zu Körnern u. Vielecken. Schm. färbt sich gelb bis orange, erstarrt glasig, ab 160° bilden sich derbe Körner neben feinstrahligen Aggr., die etwa 10° früher schm. als die Körner. – Aus übersättigter alkoh. Lsg. krist. Mod. III in blättr. Sphärol., ab 140° Umw. in Mod. II. – Molybdän-Schwefelsäure gibt intensive Rotfbg.
HB: Fp. 220° *, ET Saloph. 153°, Dicyand. 135°.

Isoxuprinehydrochlorid.
Fp. 212–216°   ET Saloph. –178°– n_D Rotl.   Na-L.
                Dicyand. –173°–   1,5204   168–170°   184–186°
Ab 170° Subl. v. Körnern, Stäbchen, Prismen u. Sechsecken, dazwischen zahlreiche Tr. Schm. unter Gasblasenbldg. u. Zers. Schm. erstarrt glasig. Best. des Br. Ind. erst nach Beendigung der Blasenbldg.
HB: Fp. 219°, Verflüchtigung, Schm. braun. ET Saloph. 184°, Dicyand. 176°.

Itobarbital.
Fp. 139°   ET Acetan. 90° n_D Rotl.   Na-L.
            Phenac. 109°   1,4683   148–150°   151–152°
Ab 100° Subl. v. kurzen, dicht gelagerten Nadeln. Glgw.: Kurze Stengel u. Balken. Schm. erstarrt glasig, bei Erwärmen sphärol.
HB: Übereinstimmend.

Jadit.
Fp. 91°   ET Azobenz. 58° n_D Rotl.   Na-L.
           Benzil 63°   1,5299   94–95°   99–100°
Glgw.: Sechsecke u. Platten mit grauen od. bräunlichen Interff. Schm. erstarrt zu trüb erscheinenden Sphärol. der Mod. II mit Fp. 87°.
HB: Übereinstimmend.

Jodchlorhydroxychinolin.
Fp. 182°   ET Benzan. 144°
            Saloph. 165°
Ab 100° Subl. v. Nadeln u. Stengeln. Allmählich subl. die gesamte Subst. Glgw.: Stengel, sinkt ab. Schm. verfärbt sich braun unter Abscheidung kleiner Nadeln. Schm. erstarrt strahlig. – Bei Versetzen einer alkoh. Lsg. mit $AgNO_3$ entsteht ein eigelber Nd.
HB: Fp. 182°, Rauchentwicklung. ET Benzan. 147°, Saloph. 165°.

Jodival.
Fp. 182–187°   ET Benzan. 144° n_D
                 Saloph. 161°   >1,6877

Ab 120° Subl. v. Nadeln u. Stäbchen. Während des Schm. Ausfallen kleiner Sphärol., die sich bei 190 bis 195° in der braunen Schm. lösen. Daneben Rechtecke u. Quadrate ohne Doppelbrechg., die nicht schm. Schm. gelb, erstarrt sphärol. – Probe + alkoh. HgJ_2-Lsg. gibt bei Erwärmen braunroten Nd.
HB: Fp. 189°, ET Benzan. 144°, Saloph. 161°.

Jodoform.
Fp. 123°   ET Acetan. 103°
             Phenac. 117°

Ab 70° Subl. v. sechseckigen Blättchen. Dichte Subl. Glgw.: Prismen u. Platten, sinkt ab. Schm. wird braun.
HB: Übereinstimmend.

Jodopyracet.
Fp. 242–248°   ET Saloph. 179°
                 Dicyand. 157°   Phenolphth. –226°–

Ab 180° Umw. zu körnigen Aggr. Ab 210° Kondenstr., später bräunlicher Belag auf dem Deckglas. Ab 240° Gasblasen aus den Krist. Schm. unter heftiger Blasenbldg. zu dunkelbrauner Schm. unter Abscheidung ausgezackter Blättchen mit Fp. 258 bis 264°. – Mit 5 bis 6 Tr. Dimethylsulfat im verschlossenen Mikroreagenzgl. 2 bis 3 Std. im kochenden Wasserbad erwärmt u. nach Abkühlen mit 2 bis 3 Tr. ges. 50%iger alkoh. 1,2-Naphthochinon-4-sulfonnatrium-Lsg. versetzt u. mit alkoh. NaOH alkalisch gemacht, gibt dunkelrote Fbg., die nach Ansäuern in Zitronengelb übergeht.

Jodopyrin.
Fp. 160°   ET Phenac. 108° n_D Rotl.   Na-L.
             Benzan. 118°   1,6011   153–154°   158–159°

Glgw.: Balken u. Prismen. Schm. bald gelb, erstarrt glasig. Bei 120° strahlige Aggr.
HB: Übereinstimmend.

Jopanoesäure.
Fp. 148–155°   ET Phenac. 115° n_D Rotl.   Na-L.
               Benzan. 133°   1,6715   138–139°   149°

Vor dem Schm. viele Tr. Restkrist. wachsen träg zu gerade abgeschnittenen od. zugespitzten Stengeln. Schm. erstarrt glasig.
HB: Fp. 154°, ET Phenac. 117°, Benzan. 135°.

Kalypnon.
Fp. 112–119°   ET Benzil –80°– n_D Rotl.   Na-L.
               Acetan. 74°   1,4842   120–122°   124–125°

Ab 90° Subl. v. Körnchen, reichl. Tröpfchen. Restkrist. wachsen zu Nadeln u. Spießen. Schm. erstarrt glasig, bei 60° bilden sich stab. Stäbchen u. Prismen, die zu Sphärol. wachsen. Daneben instab. achteckige bis rundliche Scheiben, schwach anisotrop, Fp. 90°.
HB: Fp. 116°, ET Benzil 79°, Acetan. 74°.

d-Kawain.
Fp. 109–111°   ET Benzil 72° n_D Rotl.   Na-L.
               Acetan. 75°   1,5403   148–149°   154–155°
                                  1,5502   122–123°   127–128°

Restkrist. wachsen zu Prismen, Stengeln u. Balken. Schm. erstarrt glasig, bei 100° sphärol.

dl-Kawain.
Fp. 144–146°   ET Phenac. 110° n_D Rotl.   Na-L.
               Benzan. 118°   1,5403   148–149°   154–155°

Ab 130° Subl. v. Stäbchen, kleinen Rhomboiden, Nadeln u. Prismen. Restkrist. wachsen zu Rhomboiden, Prismen u. Stengeln. Schm. erstarrt glasig, bei 100° zu Sphärol.

Keithon.
Fp. 132–140°   ET Acetan. –64°– n_D Rotl.   Na-L.
               Phenac. –91°–   1,5403   133–134°   138–139°

Ab ca. 110° Kondenstr. Restkrist. wachsen nur sehr träg. Schm. erstarrt glasig, erst nach mehrstündigem Tempern bei 70 bis 80° sphärol.
HB: Fp. 138°, ET Acetan. 67°, Phenac. 91°.

Khellin.
Fp. 153°   ET Phenac. 112° n_D Rotl.   Na-L.
             Benzan. 120°   1,5611   160–161°   169–170°

Ab 120° Subl. v. Stäbchen, kleinen Rechtecken, Sechsecken u. Prismen. Glgw.: Derbe Körner u. Prismen. Schm. erstarrt sphärol.
HB: Übereinstimmend.

Koprosterin.
Fp. 103,5° ET Benzil 83° n_D Rotl.   Na-L.
            Acetan. 90°   1,4936 93–94° 96–97°

Glgw.: Balken u. Stengel. Schm. erstarrt glasig. Bei Erwärmen auf 80° bilden sich feinfasrige Sphärol., selten tritt Mod. II auf, Fp. 96°.

Korksäure.
Fp. 141°   ET Acetan. 110° n_D
           Phenac. 128° $<1,4339$

Ab 110° Subl. v. Nadeln u. Blättchen, teilw. skelettierte Krist. Ab 130° Umw. u. Trbg. der Krist Glgw: Gelappte Blättchen. Schm. erstarrt zu mosaikartiger Mod. I, die sich bald in Mod. II, Fp. 138°, umw. Mod. I u. II sind enantiotrop. Manchmal tritt Mod. III in Lamellen auf. – Im Kontaktpräp. mit Nikotinsäureamid entstehen 2 Verbindungen: $Fp._1$ 114°, $Fp._2$ 120°.
HB: Fp. 141°, ET Acetan. 110°, Phenac. 130°.

m-Kresalol.
Fp. 74,5° ET Azobenz. 45° n_D Rotl.   Na-L.
           Benzil 55°   1,5611 68–70° 70–71°

Ab 50° Subl. v. Körnern u. Nadeln. Glgw.: Platten. Schm. erstarrt glasig.
HB: Übereinstimmend.

p-Kresalol.
Fp. 36–38° ET Azobenz. 23° n_D Rotl.   Na-L.
            Benzil 27°   1,5700 44–45° 50°

Restkrist. wachsen zu Stäbchen, Rhomboiden u. Platten. Schm. erstarrt nicht.

o-Kresolcarbonat.
Fp. 55°   ET Azobenz. 34° n_D Rotl.   Na-L.
          Benzil 39°   1,5204 68–69° 73–74°

Glgw.: Körner, Prismen u. Balken. Schm. erstarrt sphärol.
HB: Fp. übereinstimmend.

Lactophenin.
Fp 118°   ET Benzil 85° n_D Rotl.   Na-L.
          Acetan. 83°   1,5101 130–131° 133–134°

Ab 110° Subl. v. Nadeln, Blättchen u. Stengeln. Glgw.: Körner u. Prismen. Schm. erstarrt zu feinstrahligen Sphärol.
HB: Übereinstimmend.

Lactose.
Fp. 205–216° ET Saloph. 187° n_D
              Dicyand. 167°   1,5000–1,5101

Schm. unter Gelbfbg. u. Gasblasenbldg. Schm. erstarrt glasig. In Par. ab 145° Trbg. u. Gasblasenbldg. – Wäßr. Lsg. mit alkoh. α-Naphthollsg. u. konz. H_2SO_4 unterschichtet gibt violetten Ring.
HB: Unter 180° aufgestreut u. rasch vorgeschoben Fp. 218°, w.-frei. Caramelgeruch. ET Saloph. 191°, Dicyand. 167°.

Lanatosid C.
Fp. ca. 210–245° ET Saloph. –180°–   Dicyand. 198°
(230–260° mit P.D.)   Phenolphth. –215°–

Ohne P.D. schm. der Großteil der Subst. schon bis 220°, die stäbchen- u. blättchenförmigen Restkrist. lösen sich unter Gasblasenbldg. bis etwa 245° in der Schm. auf. Mit P.D. Beginn des Schm. bei 230° unter Gasblasenbldg. Hauptmasse schm. bei 255°, vereinzelte Stäbchen lösen sich bis 260° in der gelbbraun verfärbten Schm. – Probe mit 1 Tr. verd. $FeCl_3$-Lsg., 2 Tr. Eisessig u. 1 Tr. konz. H_2SO_4 gibt Braunfbg., die in Grauviolett übergeht. Nach etwa 5 Min. tritt blaue bzw. grünblaue Fbg. auf.

Laurinsäure.
Fp. 44°   ET Azobenz. 35° n_D
          Benzil 40° $<1,4339$

Fp. meist unscharf, ET dann 2° tiefer. Glgw.: Rundl. Blättchen u. Spindeln. Schm. erstarrt teils flächig, teils strahlig. – Im Kontaktpräp. mit Nikotinsäureamid bildet sich eine kleinkrist. Vbg., die sich ab 45° blättrig umw., Fp. 67°.

p-Lauroylphenoxyäthylbenzyldimethylammoniumchlorid (aus Fortasept).
Fp. 110–117° ET Benzil –87°– n_D Rotl.   Na-L.
              Acetan. –52°–   1,5204 123–124° 128–129°

Schon ab 100° stellenweises Erweichen. Restkrist. wachsen träg zu Stäbchen u. Spindeln. Schm. erstarrt glasig, später Krist. verschiedener Mod. Fp. Mod. II 108 bis 111°, Mod. III 88 bis 92°, Mod. IV 85 bis 90°, Mod. V 40 bis 46°.
HB: Fp. 112°, ET Benzil 89°, Acetan. 52°.

Laurylgallat.
Fp. 98°   ET Azobenz. 66° n_D Rotl.   Na-L.
(99°)   Benzil 78°   1,5000   83–84°   88–89°

Subst. liegt als instab. Mod. vor, Fp. 98°. Glgw.: Stäbchen u. Stengel. Manchmal treten während des Schm. sechseckige Platten v. Mod. I auf, Fp. 99°. Schm. erstarrt auf Holz zu fasergedrillten Sphärol.
HB: Fp. 98°, ET Azobenz. 66°, Benzil 80°.

Levallorphantartrat.
Fp. 173–179°   ET Benzan. 152° n_D Rotl.   Na-L.
               Saloph. –165°–   1,5502   142–145°   144–146°

In der Schm. verbleiben kleine Stäbchen u. Körnchen, die sich erst bei 200 bis 210° lösen. Ab 180° Gasblasenbldg. u. Braunfbg. – Nach Behandlung mit $NaHCO_3$ subl. die Base bei 150° in Prismen, Fp. 174 bis 178°.
HB: Fp. 181°, ET Benzan. 152°, Saloph. 165°.

Levarterenol.
Fp. 210–220°   ET Saloph. 165°
               Dicyand. –177°–

Ab 200° Abnahme der Doppelbrechung, Braunfbg. u. Verkohlung ohne Tr.-Bldg. Schm. nur bei Temp. Anstieg von 10° pro Min. Schm. sofort rostbraun. – Wäßr. Lsg. gibt mit $FeCl_3$-Lsg. Grünfbg., nach Zugabe von 1 Tr. NH_3 Rotfbg.
HB: Grenze zwischen rubinroten Tr. u. rostbrauner Masse: 226° *, ET Saloph. 179°, Dicyand. 189°.

Levarterenolbitrat.
Fp. 93–103°   ET Benzil 92° n_D Rotl.   Na-L.
               Acetan. 93°   1,5611   106–108°   108–110°

Schm. zäh, Gasblasenbldg., daher Best. des Br.Ind. erschwert. – Mit $FeCl_3$ entsteht Grünfbg.
HB: Fp. 103° *, ET Benzil 95°, Acetan. 102°. Mit beiden Testsubst. keine Depression.

Levonordefrinhydrochlorid.
Fp. 167–170°   ET Phenac. 128° n_D
               Benzan. 161°   1,5700–1,5795

Schm. unter Gasblasenbldg. Br.Ind. steigt rasch an. – Nach Versetzen der wäßr. Lsg. mit $NaHCO_3$ u. leichtem Erwärmen fallen derbe Spindeln u. Stengel aus. Fp. 205 bis 218°, Schm. färbt sich braun. ET mit Saloph. 166°.
HB: Fp. 170°, ET Benzan. 162°, Saloph. 169°. Mit beiden Testsubst. keine Depression.

Lidocain.
Fp. 68°   ET Azobenz. 33° n_D Rotl.   Na-L.
               Benzil 42°   1,5000   67–69°   72–73°

Glgw.: Derbe Körner u. Prismen. Schm. erstarrt sphärol.
HB: Fp. übereinstimmend.

Lidocainhydrochlorid.
Fp. 65–78°   ET Azobenz. 52° n_D
               Benzil –55°–   1,5299–1,5403

Schm. zäh. Restkrist. wachsen auch bei Sinken der Temp. auf 60° nicht. – Pikrat: Fp. 225 bis 227°.
HB: Fp. 78° *, Schm. zäh. ET Azobenz. 52°, Benzil 67°.

Lithocholsäure.
Fp. 188–191°   ET Saloph. 169° n_D Rotl.   Na-L.
               Dicyand. –170°–   1,4936   169–171°   170–171°

Ab 150° Tr.-Bldg. Restkrist. wachsen zu Spindeln u. Körnern. Schm. erstarrt glasig, bei 150° träg sphärol.

Lobelinhydrochlorid.
Fp. 175–185°   ET Benzan. 135° n_D
               Saloph. 146°   1,5403–1,5502

Schm. unter Gasblasenbldg. Br.Ind. steigt bei Wiederholg. an. – Aus W. krist. derbe Körner, die sich in Par. bei 94 bis 96° unter Entweichen v. Gasblasen in strahlige Aggr. umlagern.
HB: Fp. 192° *, ET Saloph. 152°, Dicyand. 134°.

Lucanthonhydrochlorid.
Fp. 191–197°   ET Saloph. 143° n_D Rotl.   Na-L.
(216–219°)   Dicyand. 125°   1,6353   187–189°   –
                                    1,6483   –   182–183°

Subst. hellorange, liegt als Mod. II vor. Ab 140° Subl. v. Stäbchen, Nadeln, Spindeln u. Stengeln. Restkrist. wachsen zu Stengeln u. Nadeln. Schm. orangegelb, erstarrt glasig.

Bei leichtem Erwärmen entsteht fast immer Mod. II in Nädelchen, Blättchen od. kleinen Sphärol. Mod. I bildet sich selten, krist. in Sphärol., Fp. 216 bis 219° (Enantiotropie).
HB: Fp. 196°, ET Saloph. 143°, Dicyand. 129°.

Lyspafen.
Fp. 150–154° ET Phenac. 115° n_D Rotl. Na-L.
Benzan. −128° − 1,4842 151–153° 157–158°

Ab 120° Subl. v. Stäbchen, kleinen Vierecken u. Sechsecken, später viele Kondenstr. Schm. unter Gasblasenentwicklung. Restkrist. vermögen nicht zu wachsen. Schm. erstarrt glasig.
HB: Fp. 152° *, ET Phenac. 118°, Benzan. 130°.

Lyspamin.
Fp. 159–161° ET Phenac. 116° n_D Rotl. Na-L.
Benzan. 129° 1,5611 156–157° 161–162°

Ab 120° Subl. v. Nadeln, Stäbchen u. Stengeln. Restkrist. wachsen zu Nadeln u. Stäbchen. Unter 140° krist. Mod. II in derben Stengeln, Fp. 156 bis 157,5°.
HB: Fp. 159°, ET Phenac. 120°, Benzan. 132°.

Maleinanhydrid.
Fp. 53° ET Azobenz. 47° n_D Rotl. Na-L.
Benzil 44° 1,4584 45–46° 48–49°

Ab 30° Subl. v. Nadeln u. Prismen. Glgw.: Prismen u. Spieße. Schm. erstarrt sphärol.

Malonsäure.
Fp. 134–136° ET Acetan. 66° n_D
(130–132°) Phenac. 85° < 1,4339

Ab 100° Subl. v. Nadeln, Prismen u. Rhomben. Ursprüngl. Krist. der Mod. II wandeln sich teilweise bei 110° um, teilw. schm. sie bei 130 bis 132°. Fp. Mod. I 134 bis 136°. Glgw.: Stengel, Prismen u. Rhomben, Gasblasenbldg. Schm. erstarrt zu Aggr. von Mod. I. – Im Kontaktpräp. mit p-Toluidin entsteht eine Vbg., Fp. 111°.
HB: Fp. 134°, ET Acetan. 67°, Phenac. 85°.

DL-Mandelsäure.
Fp. 119,5° ET Benzil 85° n_D Rotl. Na-L.
Acetan. 62° 1,5204 104–105° 108°

Ab 90° Subl. v. Prismen, Rhomben u. Sechsecken. Glgw.: Sechsecke u. Prismen. Schm. erstarrt zu kleinen Sphärol. v. Mod. II, Fp. 108°. Bei Erwärmen bildet sich die breitstrahlige Mod. I.
HB: Fp. 120°, ET Acetan. 64°, Phenac. 80°.

Mandelsäurebenzylester.
Fp. 93,5° ET Azobenz. 60° n_D Rotl. Na-L.
Benzil 71° 1,5299 99–100° 101–102°

Ab 80° Subl. v. Stäbchen u. Nadeln. Glgw.: Rechtecke, Prismen u. Balken. Schm. erstarrt sphärol.
HB: Übereinstimmend.

Mannithexanitrat.
Fp. 110–112° ET Benzil 72°
Acetan. −52°−

Ab 60° Trbg. der körnigen Krist. unter W.-Verlust. Während des Schm. Gasblasenbldg. Stellenweise Ausscheidung körniger Massen, aus denen ab 120° Nadeln wachsen, die sich bis etwa 130° lösen. In Par. ab 90° Gasblasen, ab 95 bis 98° teils homog., teils inhomog. Schm. u. Ausscheidung v. Nadeln, die bei 106 bis 108° schm.

Mannitol.
Fp. 167° ET Phenac. 133° n_D Rotl. Na-L.
Benzan. 161° 1,4936 156–157° 157–158°

Glgw.: Balken u. Nadeln. Schm. erstarrt sphärol.
HB: Fp. 167°, ET Phenac. 135°, Benzan. 163°. Mit beiden Testsubst. keine Depression.

D-Mannose.
Fp. 131–133° ET Acetan. 114° n_D Rotl. Na-L.
Phenac. 125° 1,5101 139–140° 140–141°

Schm. zäh, mit vielen Luftblasen, erstarrt glasig.
HB: Fp. 138°, ET Acetan. 114°, Phenac. 132°.

Maretin.
Fp. 185° ET Benzan. 146° n_D Rotl. Na-L.
Saloph. 161° 1,5403 171–172° 175–176°

Ab 160° Subl. v. unregelmäßigen Blättchen u. Spießen. Glgw.: Rhomboide u. Platten mit niedrigen Interff., sinkt ab. Schm. erstarrt sphärol.
HB: Übereinstimmend.

Methydrolinnaphthalin-1,5-disulfonat (Omeril).
Fp. 278–282°   ET Saloph. 188°
              Dicyand. 193°   Phenolphth. 222°
Schm. unter Braunfbg. u. Ausfallen vieler anisotroper Vierecke, die sich erst gegen 340° lösen. Stellenweise kleine Nadeln. – In W. u. org. Lsgs.-mitteln schwer lösl.

Mecamylaminhydrochlorid.
Fp. 245–260°   ET Saloph. −161°−
              Dicyand. −140−°   Phenolphth. −157°−
Ab 140° reichl. Subl. v. Körnern u. Stäbchen, die später ein Krist.-Mosaik bilden. Ab 220° Blasenbldg. in den Krist. Schm. unter starker Zers. – Pikrat: Fp. 183 bis 192°, Pikrolonat: Fp. 224 bis 226°.
HB: Fp. 260° *, sehr rasche Verflüchtigung. ET Saloph. 162°, Dicyand. 142°.

Meclozinhydrochlorid.
Fp. 206–216°   ET Saloph. −146°−
              Dicyand. −138°−
Ab 160° Subl. v. Nadeln, Nadelbüscheln u. Stengeln. Die Schm. ist hellbraun verfärbt. In Par. bei 120 bis 130° Gasblasenbldg., ab 160° neue nadelige Krist., ab 180° erneut Gasblasen. Schm. bei 218 bis 228°.

Meconin.
Fp. 100–102°   ET Benzil 70° n_D Rotl.   Na-L.
              Acetan. 75°   1,5299   109–111°   114–115°
Ab 70° Subl. v. Körnchen, Stäbchen u. Nadeln. Restkrist. wachsen zu Körnern, Spießen, Prismen u. Balken. Schm. erstarrt zu sehr feinkörnigen sphärol. Aggr.
HB: Fp. 99°, ET Benzil 70°, Acetan. 74°.

Meconsäure.
Fp. 275–285°   ET Saloph. 170°
Verkohlg.   Dicyand. 199°   Phenolphth. 245°.
Bei 90 bis 110° entweicht W. Ab 190° Subl. v. dicken Körnern u. Rhomben. Ab 280° Verflüchtigung u. Verkohlg. In Par. ab 105° Gasblasenbldg. Bei 105 bis 110° inhomog. Schm. Ab 155° neuerliche Gasblasenbldg, ab 180°'Bldg. neuer Krist., die bei 285 bis 290° zu braunen Tr. schm. – Probe gibt mit FeCl$_3$ blutrote Fbg., die durch H$_3$PO$_4$ oder Oxalsre. verschwindet.

Menadion.
Fp. 104–107°   ET Benzil 66° n_D Rotl.   Na-L.
              Acetan. 81°   1,5700   109–110°   116–117°
Subst. gelb. Schm. erstarrt zu derbstrahligen Sphärol. der Mod. II mit Fp. 101 bis 103°. Ab 100° wachsen aus Mod. II auch Nadeln der Mod. I.

Menthadioxycholansäure.
Fp. 172–185°   ET Benzan. 153°
              Saloph. 157°
Beim Erwärmen Mentholgeruch. Ab 160° Subl. v. wenig Nadeln. Bei Schmelzbeginn in den Schm.-Tr. Stengel u. kleine Prismen; Stengel schm. meist unter 180°, Prismen bis 185°. In Par. ab 160° Auflösen feiner Substanzkrümel, ab 165° entstehen viele kleine Nadeln. Bei 186 bis 192° Schm.
HB: Schm. bei 156°, erstarrt wieder, nach Vorschieben Fp. 171°. Geruch nach Menthol. ET Benzan. 151°, mit Saloph. 156°.

Menthol.
Fp. 42°   ET Azobenz. 33° n_D Rotl.   Na-L.
              Benzil 38°   1,4339   87–88°   88–90°
Ab 35° Subl. v. feinen Nadeln. Glgw.: Stengel, lange Nadeln. Schm. erstarrt zu mehreren instab. Sphärol., die sich bei Erwärmen umw.

Mepazinhydrochlorid.
Fp. 170–186°   ET Benzan. −102°− n_D Rotl.   Na-L.
(228–234°)   Saloph. −120°−   1,6011   202–204°   212–213°
Subst. liegt als Hydrat vor. Ab 160° Subl. v. kleinen Körnchen, Tröpfchenbldg. An einzelnen Stellen bilden sich teils vor, teils nach dem Schm. w.-freie derbe Prismen u. Strahlensterne, Fp. 228 bis 234°. Schm. gelbbraun. In Par. treten ab 140° Gasblasen auf, das Hydrat schm. bei 170 bis 178° unter Abscheidung w.-freier Prismen.
HB: Hydrat, Fp. 152°, Schm. nicht klar. Nach Vorschieben Fp. 234°. ET Saloph. ca. 130°, Dicyand. 134°.

Mephenesin.
Fp. 68–70°   ET Azobenz. 58° n_D Rotl.   Na-L.
                Benzil 61°   1,5204   66–68°   72–74°
Restkrist. wachsen zu Spindeln u. Stengeln. Schm. erstarrt träg zu stab. u. instab. Sphärol. Bei Erwärmen träge Umw., Fp. Mod. II 52 bis 53°.
HB: Übereinstimmend.

Mephenterminsulfat.
Fp. 190–220°   ET Saloph. 154° n_D Rotl.   Na-L.
(180–214°)   Dicyand. –120°–   1,4842   232–233°   235–236°
Ab 120° Umlagerung der Krist. unter Trbg. Ein Teil der Subst. beginnt bereits bei 180° zu schm., ein Teil wird umgew., Mod. I u. II sind enantiotrop. U.P. 172°. In Par. ab 135° Gasblasenbldg., ab 140° Umlagerung. Br.Ind. sinkt bei Wiederholung ab.
HB: Fp. 190° *, sinkt sehr rasch ab, nach 1 Min. 170°. ET Saloph. 157°, Dicyand. 120°.

Mephobarbital.
Fp. 178°   ET Benzan. 142° n_D Rotl.   Na-L.
         Saloph. 160°   1,5101   170–171   174–176°
Ab 150° Subl. v. Stengeln u. Prismen, später große Subl.-Tr. Glgw.: Sechsecke und Prismen, sinkt ab. Aus der Schm. krist. kleine Sechsecke, bei Erwärmen Sphärol.
HB: Übereinstimmend.

Meprobamat.
Fp. 103–105,5°   ET Benzil 89° n_D Rotl.   Na-L.
               Acetan. 83°   1,4584   80–81°   82–83
Schm. erstarrt bei 40° zu instab. Mosaik, bei weiterem Erwärmen bilden sich Sphärol. v. Mod. I, Fp. Mod. II 95 bis 96°.
HB: Übereinstimmend.

Mepyraminmaleat.
Fp. 98–101°   ET Benzil 78° n_D Rotl.   Na-L.
             Acetan. 65°   1,5502   95–96°   101–102°
Restkrist. wachsen zu Nadeln u. Stengeln. Schm. erstarrt glasig, bei Erwärmen auf 70° Nadeln u. Sechsecke, die sich dicht überlagern.
HB: Übereinstimmend.

Mercamphoramid.
Fp. 168–172°   ET Benzan. –130°–
               Saloph. –155°–
Subst. erweicht bei 168 bis 172° zu zähflüssiger Masse. In Par. schm. die aus Körnchen bestehenden Subst.-Klumpen bei 90 bis 105° zu klaren oder mit Krümeln gefüllten Tr. — Subst. gibt mit 1 Tr. verd. H_2SO_4 u. 1 Tr. Mayers Rg. einen gelben Nd., der sich bald mennigerot färbt.

Mercaptopurin.
Fp. 300–325°   ET Saloph. –183°–
               Dicyand. –196°–   Phenolphth. –240°–
Ab 160° Trbg. der Krist. Ab 240° Vergrößerung der Struktur. Ab 250° Tröpfchenbldg. u. Subl. v. Körnchen u. Prismen. Schm. unter Gasblasenbldg., Braunfbg. u. Ausscheidung eines feinkörnigen Rückstandes. In Par. ab 140 bis 220° Gasblasenbldg., ab 270° Verkohlung. Bei 325° verschwinden die letzten doppelbrechenden Reste. — Jod-Azidprobe: Zu 1 bis 2 Tr. einer alkoh. Lsg. gibt man 1 Tr. alkoh. Jodlsg., der man zuvor einige Krist. NaN_3 zugesetzt hat. Es entsteht eine rege N_2-Entwicklung, unter dem Mikroskop Gasblasen, zugleich Verschwinden der braunen Jodfarbe.

Mersalylsäure.
Fp. 192–195°   ET Saloph. 182°
               Dicyand. –162°–
Subst. feinkrist. u. undurchsichtig, schm. unter Gasblasenbldg. Schm. erscheint zunächst schwarz, gegen 200° Aufhellung. — Subst. gibt mit verd. H_2SO_4 u. Mayers Rg. Rotfbg.
HB: Fp. 222° *, sinkt sehr rasch ab. Zers., Schm. schwarz. ET Saloph. 187°, Dicyand. 166°.

Methadonhydrochlorid.
Fp. 230–234°   ET Saloph. 152° n_D Rotl.   Na-L.
               Dicyand. –135°–   1,5299   189–190°   195–196°
Ab 180° Subl. v. Körnern, Prismen u. Sechsecken. Restkrist. wachsen nur sehr träg zu Sechsecken u. Prismen. Schm. erstarrt glasig. — Darstellung der Base mit $NaHCO_3$ u. Extraktion mit Chlf., Fp. 75 bis 78°. Restkrist. wachsen zu rechteckigen Prismen.
HB: Fp. 236°, ET Saloph. 154°, Dicyand. 136°.

Methamphetaminhydrochlorid.
Fp. 174° ET Benzan. 133° n_D Rotl. Na-L.
Saloph. 146° 1,5101 158–160° 165–166°
Ab 125° Subl. v. Nadeln u. Blättchen. Glgw.: Balken u. Tafeln. Schm. erstarrt zu derbstrahligen Sphärol.
HB: Fp. 174°, ET Benzan. 131°, Saloph. 146°.

Methandriol.
Fp. 208° ET Saloph. 168° n_D Rotl. Na-L.
Dicyand. 200° 1,4936 195–198° 198–200°
Ab 120° Subl. v. kurzen Stäbchen. Glgw.: Stengel u. Balken. Schm. erstarrt spontan zu bunten feinfasrigen Sphärol. v. Mod. III u. feinfasrigen Sphärol. mit niedrigen Interff. v. Mod. II. Beide Mod. werden rasch in die stab. Form umgew. Fp. Mod. II 205°, Fp. Mod. III 195°. Br.Ind. steigt an.
HB: Fp. 208° *, ET Saloph. 170°, Dicyand. 201°.

Methapyrilenhydrochlorid.
Fp. 162–164° ET Phenac. 105° n_D Rotl. Na-L.
Benzan. 118° 1,5611 175–177° 185–186°
Ab 130° Subl. v. Körnern u. Blättchen. Restkrist. wachsen zu Prismen, Sechs- u. Achtecken. Schm. erstarrt glasig. Bei 140° u. Impfen krist. Platten u. Balken.
HB: Fp. 163°, Verflüchtigung. ET Phenac. 105°, Benzan. 118°.

Methaqualon.
Fp. 112–116° ET Benzil 70° n_D Rotl. Na-L.
Acetan. 76° 1,5897 120–122° 129–130°
Ab 100° Subl. v. einzelnen Körnchen. Restkrist. wachsen nur sehr träg zu vielfläch. Körnern u. Prismen. Schm. erstarrt glasig, nach Impfen u. Erwärmen auf 80° träge Krist.
HB: Fp. 116°, ET Benzil 70°, Acetan. 78°.

Metharbital.
Fp. 154° ET Phenac. 117° n_D Rotl. Na-L.
Benzan. 133° 1,4584 131–133° 133–135°
1,4339 200–203° 203–205°
Ab 90° Subl. v. Nadeln, Prismen u. Balken. Glgw.: Prismen u. Balken. Schm. erstarrt zu großen Sphärol.
HB: Übereinstimmend.

Methenamin.
Fp. 250° ET Saloph. 179°
Verflüchtigung. Dicyand. 178° Phenolphth. 195°
Ab 80° Subl. v. isotropen, meist sechsseitigen Körnern, später wabenartig. Verflüchtigt sich bis 250° vollständig. – Lsg. in konz. H_2SO_4 gibt mit Guajacol bei Erwärmen Violettfbg.

Methimazol.
Fp. 145° ET Phenac. 103° n_D Rotl. Na-L.
Benzan. 117° 1,6011 131–132° 138–139°
Ab 110° Subl. v. Stäbchen, Körnern u. Stengeln. Glgw.: Balken u. Körner. Schm. erstarrt strahlig, teils instab., bei Erwärmen Umw.
HB: Übereinstimmend.

Methituralsäure.
Fp. 88–93° ET Azobenz. 61° n_D Rotl. Na-L.
Benzil 73 1,5700 93–95° 100–101°
1,5611 118–119° –
Restkrist. wachsen auch unter 60° nicht. Schm. erstarrt glasig.
HB: Fp. 90°, ET Azobenz. 62°, Benzil 74°.

Methoxaminhydrochlorid.
Fp. 212–216° ET Saloph. –171°– n_D Rotl. Na-L.
Dicyand. –152°– 1,5204 187–189° 192–193°
Ab 170° Subl. v. Körnchen, Stäbchen, Vier- u. Sechsecken, später gr. bräunlichen Tr. Restkrist. wachsen zu Vier- u. Sechsecken. Später Ausfallen v. Zers.-Produkten als skelettierte kleine Vierecke u. Kristallbäumchen. – Base: Fp. 82 bis 85°.
HB: Fp. 216° *, ET Saloph. 175°, Dicyand. 156°.

Methoxychlor.
Fp. 87–89° ET Azobenz. 45° n_D Rotl. Na-L.
Benzil 58° 1,5700 92–93° 97–98°
Ab 80° Subl. v. langen Nadeln u. Tr. Restkrist. wachsen nur sehr träg zu sechseckigen od. rhomboiden Prismen.

N-Methylacetanilid.
Fp. 100°   ET Benzil 63° n_D Rotl.   Na-L.
            Acetan. 59°   1,4936   110–111°   114°

Ab 60° Subl. v. Körnern, Prismen u. Rechtecken. Glgw.: Rechtecke, Prismen u. Körner. Schm. erstarrt teils strahlig, teils parkettartig.
HB: Übereinstimmend.

1-Methyl-Δ_1-androstenolonacetat.
Fp. 143°   ET Phenac. 105° n_D Rotl.   Na-L.
            Benzan. 109°   1,4936   154–155°   155–156°

Ab 100° Subl. v. Körnern u. Stäbchen. Glgw.: Sechs- bis achteckige Blättchen, Prismen u. Körner. Schm. erstarrt in zweierlei Sphärol. Mod. II wird sehr rasch in die stab. Form umgew., Fp. Mod. II 106°.

Methylarbutin.
Fp. 176°   ET Benzan. 156° (146°) n_D Rotl.   Na-L.
(160,5°)   Saloph. 162° (152°)   1,5101   187–189°   193–194°

Bei 160,5° teilw. Schm. der instab. Mod. u. Krist. der stab. Glgw.: Nadeln u. Stengel. Schm. erstarrt glasig, bei 150° zu stab. u. instab. Sphärol.

Methylephedrinhydrochlorid.
Fp. 192–195°   ET Saloph. 158° n_D Rotl.   Na-L.
            Dicyand. 125°   1,5204   163–165°   169–171°

Ab 150° Subl. v. Körnern u. Stäbchen, später Sechsecken, Prismen u. blättrigen Aggr. Restkrist. wachsen zu Rhomben, Sechsecken u. Prismen. Schm. erstarrt glasig, bei 60° bilden sich Sphärol. v. Mod. III, die ab 80° von vielen Herden aus in die stengelig wachsende Mod. II umgew. werden, später Umw. zu flächigen Aggr. v. Mod. I. Fp. Mod. III 154 bis 156°, Fp. Mod. II 165 bis 167°.
HB: Fp. 193°, ET Saloph. 156°, Dicyand. 129°.

Methylergometrinmaleat.
Fp. 195–202°   ET Saloph. –182°–
In Par.   Dicyand. –154°–

Abnahme der Doppelbrechung ab 170°, später Verkohlung. In Par. ab 190° Abnahme der Doppelbrechung u. Gasblasenbldg. Schm. bei 195 bis 202° zu braunen Tr. – Probe gibt mit konz. H_2SO_4 u. p-Dimethylaminobenzaldehyd blauviolette Fbg.

Methylharnstoff.
Fp. 102°   ET Benzil 92° n_D Rotl.   Na-L.
            Acetan. 77°   1,4683   74–76°   74–76°

Ab 80° Subl. v. Körnern, Stäbchen u. Prismen. Glgw.: Prismen u. Balken. Schm. erstarrt zu instab. Sphärol., Fp.,100,5°, bei Erwärmen langsame Umw.
HB: Übereinstimmend.

1-Methyl-(methylergometrin).
Fp. 165–173°   ET Benzan. –148°–
               Saloph. –162°–

Ab 150° Verlust der Doppelbrechung unter Braunfbg. u. bei raschem Erhitzen träges Schm. zu braunen Tr. mit Gasblasenbldg. Bei normaler Aufheizgeschwindigkeit Verkohlung. – Mit schwefelsaurer p-Dimethylaminobenzaldehydlsg., die eine geringe Menge $FeCl_3$ enthält, tritt rötlichblaue Fbg. auf.

Methylnicotinat.
Fp. 39°   ET Azobenz. 25° n_D Rotl.   Na-L.
            Benzil 29°   1,5000   53–55°   57–58°

Ab 25° Subl. v. Körnern, Blättchen u. Nadeln. Glgw.: Prismen, Körner. Schm. erstarrt zu gekörnten Sphärol.

Methylöstradiol.
Fp. 190–194°   ET Saloph. 160° n_D Rotl.   Na-L.
            Dicyand. 182°   1,5299   193–195°   195–196°

Ab 150° Subl. v. Rechtecken, Stengeln u. Prismen. Restkrist. wachsen zu Körnern, rechteckigen od. sechseckigen Prismen. Schm. erstarrt glasig, bei 110° zu Sphärol. der Mod. I, seltener zu breitstrahligen Kryst. v. Mod. II, Fp. 188°.

6α-Methylprednisolon.
Fp. 225–235°   ET Saloph. –175°–
               Dicyand. –188°–   max = 243 mμ, ε = 14.825 (A.)

Ab 200° Trbg. der größeren Krist. u. Bldg. v. Kondenstr. Schm. unter Gelb- bis Braunfbg. u. Gasblasenbldg.

16α-Methylprednisolon.
Fp. 212–228° ET Saloph. −172°− n_D Rotl. Na-L.
　　　　　　　Dicyand. −183°− 1,5611 151–153° 158–160°
　　　　　　　(+50% Saloph.)

Ab 200° Tröpfchen, später große Tr. Schm. wird hellbraun u. erstarrt glasig.

6α-Methylprednisolonacetat.
Fp. 205–210° ET Saloph. 167° n_D Rotl. Na-L.
　　　　　　　Dicyand. 184° 1,5299 152–154° 153–154°

Subst. liegt in Mod. III vor. Restkrist. wachsen langsam zu Prismen u. Stengeln. Bei weiterem Sinken der Temp. unter 180° krist. Mod. II in fein strukturierten Aggr. mit niedr. Interff. Beim Wiedererwärmen wird Mod. III bei 200 bis 205° in Mod. II umgew., Fp. 208 bis 212°. An einzelnen Stellen krist. während des Schm. Mod. I in Körnern, Rhomben u. Prismen, Fp. 225 bis 229°, Gasblasen u. Zers.

Methyltestosteron.
Fp. 165° ET Phenac. 112° n_D Rotl. Na-L.
　　　　　　Benzan. 123° 1,5204 143–144° 144–145°

Ab 150° Subl. v. Nadeln. Glgw:. Nadeln u. Stengel. Schm. erstarrt glasig, bei Erwärmen u. Impfen bilden sich strahlige Aggr.

17-Methyltestosteronönanthat.
Fp. 70° ET Azobenz. 28° n_D Rotl. Na-L.
　　　　　Benzil 47° 1,5101 58–69° 60–61°

Glgw.: Dünne vieleckige Blätter. Schm. erstarrt glasig, bei leichtem Erwärmen bilden sich blättrige Aggr.

Methylthiouracil.
Fp. 328–332° ET Saloph. 185°
　　　　　　　Dicyand. 198° Phenolphth. −245°−

Ab 210° Subl. v. Stäbchen, Rhomboiden, Sechsecken u. Prismen. Ab 260° Tröpfchen, die sich ab 300° verfärben. Schm. unter Braunfbg.

Methyprylon.
Fp. 74–76° Azobenz. 46° n_D Rotl. Na-L.
　　　　　　Benzil 55° 1,4683 67–68° 70–71°

Ab 60° Subl. v. Nadeln u. Körnern. Restkrist. wachsen nur träg zu sechseckigen od. tonnenförmigen Prismen. Schm. erstarrt zu breitstrahligen Sphärol.
HB: Fp. 75°, ET Benzil 55°.

d-Methysticin.
Fp. 133–135° ET Acetan. 92° n_D Rotl. Na-L.
(II 137–139°　Phenac. 109° 1,5611 142–143° 148–149°
  I 140–141°)

Subst. liegt in Mod. III vor. Restkrist. wachsen zu gerade abgeschnittenen Stengeln. Während des Schm. krist. Mod. II u. I in sehr ähnlichen, rhomboidischen Prismen. Mod. II u. I sind enantiotrop. Schm. erstarrt glasig, bei 60° zu dichten Kugeln.

dl-Methysticin.
Fp. 125–127° ET Acetan. 89° (90°) n_D Rotl. Na-L.
(133–135°)　　Phenac. 105° (106°) 1,5611 142–143° 148–149°

Subst. besteht aus rechteckigen flachen Stengeln der Mod. II. Restkrist. wachsen zu rechteckigen Prismen. Während des Schm. Ausfallen v. Rhomboiden, Körnern u. Prismen v. Mod. I mit Fp. 133 bis 135°.

Metol.
Fp. 235–245° ET Saloph. 189°
　　　　　　　Dicyand. 158° Phenolphth. 225°

Ab 230° bräunl. Tr. Beim Schm. reichlich Gasblasenbldg., Schm. fast schwarz. In Par. ab 240° Gasblasen, Fp. 255 bis 263°. − Pikrolonat: Fp. 232 bis 234°; Diliturat: 250 bis 270° unter Zers.

Mezcalinsulfat.
Fp. 230–250° ET Saloph. −165°−
　　　　　　　Dicyand. −165°−

Ab 125° entweicht Krist.-W. unter Umlagerung u. Trbg. der Krist. Bei 180 bis 185° inhomog. Schm. unter Abscheidung feinkrist. Massen. Diese lagern sich ab 230° unter Abscheidung kleiner Sphärol. od. feinstreifiger Aggr. plastischer Krist. um. In Par. ab 150° Gasblasen, inhomog. Schm. bei 165 bis 170°. − Pikrat: Fp. 224 bis 227°; Styphnat: Fp. 218 bis 225°.

Spezieller Teil: Kennzahlen und Beschreibung der Substanzen

Mitomen.
Fp. 108–110°   ET Benzil 94° n_D Rotl.   Na-L.
Acetan. 75°   1,5100   107–109°   109–110°
Subst. ist hygroskop., langsames Erhitzen erforderlich. Restkrist. wachsen zu Körnern, Prismen u. Balken. Schm. erstarrt glasig, nach Impfen feinstrahlige Aggr. – Pikrat: Fp. 110 bis 112° oder Umlagerung bei 105° u. Fp. 120 bis 124°.
HB: Fp. 108°, ET Benzil 94°, Acetan. 77°.

Mogadon.
Fp. 225–227°   ET Saloph. 170°
Dicyand. 192°
Ab 170° Subl. v. kleinen Rhomben, Stäbchen, fünf- u. sechseckigen Blättchen. Restkrist. wachsen zu Rhomben, Sechsecken u. Platten. Schm. verfärbt sich gelb, dann olivgrün, erstarrt glasig, bei 170° zu strahligen Aggr.
HB: Fp. 226°, ET Saloph. 175°, Dicyand. 195°.

Monofluortyrosin.
Fp. 265–268°   ET Saloph. 188°
Dicyand. –195°–   Phenolphth. –242°–
Während des Schm. heftige Gasblasenbldg. – Zur Lsg. v. α-Nitroso-β-naphthol in konz. A. gibt man einige Krist. der Subst. u. erwärmt kurz auf 80°. Auf Zugabe v. 1 Tr. konz. HNO_3 zur warmen Lsg. entsteht eine purpurrote Farbe, die nach einigen Min. verblaßt.

Monzal.
Fp. 137–141°   ET Phenac. 92° n_D Rotl.   Na-L.
Benzan. 100°   1,5403   143–145°   146–148°
Ab 125° Kondenstr. Restkrist. wachsen sehr träg zu Stäbchen mit sehr niedrigen Interff. Schm. zäh, erstarrt glasig. – Styphnat: Fp. 113 bis 115°.
HB: Fp. 140°, ET Phenac. 96°, Benzan. 102°.

Morphin.
Fp. 245–255°   ET Saloph. –164°–
Dicyand. –192°–   Phenolphth. –210°–
Bei 115 bis 140° W.-Verlust unter Trbg. der Krist. Ab 175° Subl. v. Körnern u. Prismen. Ursubst. verflüchtigt sich fast vollständig. Schm. braun, Gasblasenbldg. In Par. beginnen sich kleine Krist. am Rand der Probe ab 130° zu lösen, ab 155° Gasblasenbldg. Während feinere Krist. immer mehr in Lsg. gehen, wandeln sich größere Aggr. um, daneben krist. Vierecke, Sechsecke oder Prismen der w.-freien Base, die sich bis gegen 250° lösen. – In Formalin-Schwefelsäure Purpurfbg., die über Violett in Blau übergeht.

Morphinhydrochlorid.
Fp. 285–310°   ET Saloph. 189°
Dicyand. 179°   Phenolphth. 235°
Ab 80° W.-Verlust unter Trbg. Ab 185° körnige Umlagerung der getrübten Stengel. Ab 200° Subl. v. Körnern u. instab. Stengeln. Schm. nur bei sehr raschem Erhitzen, sonst Verkohlung. In Par. inhomog. Schm. bei 90 bis 95°. – Base: Fp. 245 bis 255°, Pikrat: Fp. 152 bis 156°, feinkörniger Rückstand.

Morphinsulfat.
Fp. 230–240°   ET Saloph. 185°
Dicyand. –150°–
Von 230 bis 240° Verlust der Doppelbrechung u. Erweichen zu zäher brauner Schm. Für ET Subst. vorher bei 130° trocknen. – Mit $NaHCO_3$ Nd. des Morphinmonohydrats, bei 150° Umlagerung der Base unter Zerspringen in w.-freie Krist., Fp. zum Teil instab. bei 197°, zum Teil stab. bei 245 bis 255°. – Pikrat: Fp. 152 bis 156° bzw. 162 bis 168°.
HB: Fp. 263° *, sinkt rasch ab. Gasblasen u. Braunfbg. ET Saloph. 189°, Dicyand. 156°.

Movellan.
Fp. 320–340°   ET Saloph. 184°
Verkohlung.   Dicyand. –176°–
Ab 300° Verfbg. der Krist., ab 315° Abnahme der Doppelbrechung u. Braunfbg., Verkohlung ohne Schm. – Pikrat: Fp. 220 bis 228°. – Lsg. gibt mit Kaliumdichromat gelben Nd., der filtriert, gewaschen u. mit konz. H_2SO_4 übergossen vorübergehende Blauviolettfbg. zeigt.

Mydriaticum „Roche".
Fp. 95–97°   ET Azobenz. 63° n_D Rotl.   Na-L.
Benzil 76°   1,5502   83–84°   87–88°
Restkrist. wachsen sehr träg zu vier- u. sechseckigen Körnern.
HB: Fp. 98°, ET Azobenz. 63°, Benzil 76°.

53 Hagers Handbuch, Bd. II

Myristinsäure.
Fp. 54°   ET Azobenz. 44° n_D Rotl.   Na-L.
            Benzil 50°   1,4339   53°   53–54°

Fp. meist unscharf, ET dann 2° tiefer. Glgw.: Gelappte Platten u. Spindeln. Schm. erstarrt zu Sphärol. aus blättrigen Krist.

Nalorphinhydrochlorid.
Fp. 250–263°   ET Saloph. –183°–
               Dicyand. –158°–   Phenolphth. –201°–

Ab 210° Subl. v. Prismen u. Körnern, später Auftreten v. braunen Kondenstr. Schm. unter Gasblasenbldg. u. Braunfbg. Subst. liegt teilw. als Hydrat vor. In Par. Gasblasenbldg. bei 125 bis 140° u. während des Schm., Fp. 260 bis 266°. – Darstellung der Base mit $NaHCO_3$, Fp. 208 bis 210°.

Naphazolinhydrochlorid.
Fp. 250–258°   ET Saloph. –165°–
               Dicyand. 142°   Phenolphth. –163°–

Ab 190° Subl. v. Körnchen, Stäbchen, Rhomben u. Sechsecken. Schm. färbt sich dunkelbraun. Restkrist. wachsen zu Rhomben u. Prismen. – Pikrat Fp. 195 bis 198°. – Mit Formalin-H_2SO_4 entsteht blaugrüne Fbg.
HB: Fp. 261°, ET Saloph. 166°, Dicyand. 142°.

Naphazolinnitrat.
Fp. 170°   ET Benzan. 127° n_D Rotl.   Na-L.
            Saloph. 141°   1,5795   175–176°   185–187°

Glgw.: Dicke Rhomben u. Prismen. Schm. erstarrt glasig.
HB: Fp. 170°, ET Benzan. 128°, Saloph. 144°.

Naphthalin.
Fp. 80,5°   ET Azobenz. 42° n_D Rotl.   Na-L.
            Benzil 52°   1,5897   75–76°   83–84°

Ab 45° Subl. v. Rhomben, Sechsecken, schiefwinkligen Blättchen u. Spießen. Glgw.: Sechsecke u. gelappte Platten. Schm. erstarrt in Platten.
HB: Übereinstimmend.

α-Naphthol.
Fp. 96°   ET Azobenz. 50° n_D Rotl.   Na-L.
           Benzil 48   1,6126   107–108°   115–116°

Ab 80° Subl. v. langgestreckten rechteckigen Krist. Glgw.: Rechtecke, erstarrt zu trüben od. fleckigen Aggr.
HB: Fp. 96°.

β-Naphthol.
Fp. 122,5°   ET Acetan. 60° n_D Rotl.   Na-L.
             Phenac. 69°   1,6011   134–135°   143–144°

Ab 90° Subl. v. dünnen u. gelappten Blättchen. Glgw.: Stengel u. Spindeln. Aus der Schm. krist. Platten v. Mod. I, die bei Abkühlen langsam in Büschel v. Mod. II übergehen.
HB: Übereinstimmend.

α-Naphthylamin.
Fp. 49°   ET Azobenz. 32° n_D Rotl.   Na-L.
           Benzil 28°   1,6598   61–63°   75–76°

Ab 45° Subl. v. Stäbchen. Glgw.: Lange Prismen. Bei starker Abkühlung der Schm. kann Mod. II entstehen.

β-Naphthylamin.
Fp. 112°   ET Benzil 66° n_D Rotl.   Na-L.
            Acetan. 82°   1,6353   121–122°   132–133°

Subst. häufig rötl. verfärbt. Ab 60° Subl. v. übereinander gelagerten Blättchen. Glgw.: Unregelmäßige Blättchen. Schm. erstarrt in Platten.
HB: Übereinstimmend.

β-Naphthylsalicylat.
Fp. 95°   ET Azobenz. 50° n_D Rotl.   Na-L.
           Benzil 63°   1,6126   98–99°   107–108°

Glgw.: Träg, Rhomboide u. Prismen. Schm. erstarrt zu Sphärol., bei Erwärmen teilw. Umw.
HB: Fp. 95°, ET Azobenz. 53°, Benzil 66°.

Narcein.
  Fp. 165–170°   ET Phenac. 116° n_D
                   Benzan. –125°–   1,5502–1,5611
  Ab 155° Erweichen. Die verbleibenden Nadeln schm. bei 165 bis 170°. Schm. gelb u. Gasblasenbldg., in älteren Präp. fallen neue Stäbchen u. Prismen aus. – Probe mit 1 bis 2 Tr. konz. H_2SO_4 gelöst u. auf ca. 90° erwärmt gibt sofort gelbe Fbg., die innerhalb 1 Min. in Kirschrot übergeht.

Narceinhydrochlorid.
  Fp. 180–202°   ET Saloph. –158°– n_D
                   Dicyand. 142°   1,5611–1,5700
  Schm. sehr träg unter Gelbfbg. Schm. erstarrt glasig. In Par. inhomog. Schm. bei 98 bis 100° unter Abscheidg. v. Körnern u. Nadeln. – In verd. H_2SO_4 entsteht nach Erwärmen violettrote Fbg. – Mit $NaHCO_3$ Fällung der Base, Fp. 165 bis 170°.
  HB: Fp. 198° *, ET Saloph. 160°, Dicyand. 144°.

Narconumal.
  Fp. 48–62°   ET Azobenz. 36° n_D Rotl.   Na-L.
                   Benzil –40°–   1,4936   62–63°   67–68°
  Hygroskopisch. Restkrist. wachsen nur sehr träg zu Körnern u. Prismen. Schm. erstarrt glasig, bei Impfen träg zu feinstengeligen Krist.
  HB: Fp. 57°.

Narcyl.
  Fp. 200–207°   ET Saloph. 157° n_D
                   Dicyand. 142°   1,5403–1,5502
  Ab 190° Subl. v. einzelnen Nadeln u. Prismen. Schm. gelb, Gasblasenbldg., erstarrt glasig. – In konz. H_2SO_4 gelbbraun löslich, nach W.-Zusatz weißlicher Nd.
  HB: Fp. 206°, ET Saloph. 160°, Dicyand. 144°.

Natriumacetat.
  Fp. 330°   ET Saloph. 180°
                   Dicyand. 180°   Phenolphth. –240°– (Schmelze rotbraun)
  Ab 50° entweicht W. unter Trbg. Einzelne Krist. schm. inhomog. ab 60°. Wird ein Präp. über 65° aufgelegt, schm. die Subst. unter Ausfallen schwach anisotroper Stengel. Glgw.: Stengel u. Platten. Für ET Subst. trocknen. – Bei Verreiben der Subst. mit $KHSO_4$ u. W. tritt Geruch nach Essigsäure auf.

Natulan.
  Fp. 212–220°   ET Saloph. –172°–
                   Dicyand. –140°–
  Ab 170° Tr., aus denen kleine Nadeln, Spieße u. flache Stengel krist. u. bei 220° dichtes Netzwerk bilden. Schm. der Ursubst. bei 212 bis 220° unter Zers., Zers.-Produkt schmilzt erst bei 260 bis 270°. – Pikrat: lange gelbe Nadeln u. Stengel, zerfließen bei 90 bis 104°. Pikrat in Par. ab 110° Gasblasenbldg., Fp. 115 bis 118° unter Zers.
  HB: Fp. 220°, ET Saloph. 176°, Dicyand. 152°.

Neoauxin.
  Fp. 165–169°   ET Phenac. 103°
                   Benzan. 130°
  Ab 110° Subl. v. Blättchen, Rhomben u. Stäbchen. Restkrist. wachsen zu Rhomben. Beim Schm. Braunfbg. – Pikrat: Fp. 175 bis 182°.

Neocinchophen.
  Fp. 72–75°   ET Azobenz. 44° n_D Rotl.   Na-L.
                   Benzil 57°   1,6231   65–66°   79–80°
  Schm. träg. Restkrist. wachsen beim Abkühlen nur sehr langsam zu Prismen od. dicken Spindeln. Schm. erstarrt langsam zu feinnadeligen Strahlenbüscheln.
  HB: Fp. 74°, ET Benzil 57°.

Neostigminbromid.
  Fp. 190–196°   ET Saloph. 148°
     (205–215°)   Dicyand. 105°
  Ab 180° treten Bläschen auf, außerdem Trbg. Teilw. Schm. bei 190 bis 196°. Die körnigen Restkrist. lösen sich bei 205 bis 215° od. verflüchtigen sich. – Konz. H_2SO_4 + Guajacolcarbonat geben rotviolette Fbg., die nach Grün umschlägt.
  HB: Fp. 214°, Verflüchtigung. ET Saloph. 150°, Dicyand. 107°.

Neostigminmethylsulfat.
    Fp. 143–147°   ET Phenac. 103° n_D Rotl.   Na-L.
                      Benzan. 115°   1,4936   138–139°   142–143°
    Restkrist. wachsen zu Körnern u. Prismen. Schm. erstarrt glasig.
    HB: Übereinstimmend.

Neo-Uliron.
    Fp. 148–151°   ET Phenac. 109° n_D Rotl.   Na-L.
    (144–146°)   Benzan. 125°   1,6011   150–151°   159–160°
    Schm. teilw. bei 144 bis 146°, teilw. Umw. in schiefwinklige Krist. mit Fp. 148 bis 151°. Restkrist. wachsen nur sehr träg.
    HB: Fp. 144°, ET Phenac. 109°, Benzan. 128°.

Nicotinamid.
    Fp. 130°   ET Acetan.   91° n_D Rotl.   Na-L.
                         Phenac. 106°   1,5502   130–131°   135–136°
    Ab 90° Subl. v. wenig Nadeln u. Stäbchen. Glgw.: Stengel u. Balken. Schm, erstarrt zu Sphärol. mehrerer Mod., bei Erwärmen Umw.
    HB: Übereinstimmend.

Nicotinsäure.
    Fp. 237°   ET Saloph. 178° n_D Rotl.   Na-L.
                        Dicyand. 170°   1,4936   240–241°   242–243°
    Ab 115° Subl. v. Blättchen, Nadeln u. Stengeln. Glgw.: Zugespitzte Platten.
    HB: Übereinstimmend.

Nirexon.
    Fp. 185–187°   ET Benzan. 144° n_D Rotl.   Na-L.
    (172–174°)   Saloph. 157°   1,5700   195–196°   202–204°
    Ursubst. schm. bei 172–174°. Restkrist. wachsen zu Stengeln u. Prismen. Während des Schm. od. durch Umw. bilden sich stab. Stengel, Fp. Mod. I 185 bis 187°. Restkrist. wachsen zu langen Stengeln, Bändern u. Platten. Schm. erstarrt glasig, bei 150° bilden sich stab. Sphärol. – Aus A. krist. Mod. II.
    HB: Liegt instab. vor. Fp. 172°, erstarrt wieder. Nach Vorschieben Fp. 190°. ET Benzan. 144°, Saloph. 157°, Dicyand. 148°.

Nirvanol.
    Fp. 199–200°   ET Saloph. 165° n_D Rotl.   Na-L.
                        Dicyand. 175°   1,5101   198–200°   204–205°
    Ab 160° geringe Subl. v. Spindeln u. Spießen. Restkrist. wachsen zu Balken u. Spießen. Schm. erstarrt glasig. Bei Erwärmen bilden sich Strahlenbüschel.
    HB: Übereinstimmend.

Nitrofurantoin.
    Fp. 266–270°   ET Saloph. –182°–
                      Dicyand. –187°–   Phenolphth. –231°–
    Subst. gelb. Ab 230° Subl. v. Prismen u. Körnern. Ab 250° Bldg. bräunlicher Tr. Schm. unter Gasblasenbldg. u. Braunfbg. – Gibt man zu 1 Tr. einer wäßr. Suspension 1 Tr. NaOH 15%ig, so färben sich zuerst die hellgelben Partikel rotbraun, nach kurzer Zeit auch die umgebende Fl.

Nitrofurazon.
    Fp. 233–243°   ET Saloph.   181°
                      Dicyand. 192°   Phenolphth. –215°–
    Subst. gelb. Ab 200° Subl. v. einzelnen Stäbchen u. Blättchen, ab 215° Trbg. u. Verfbg., ab 230° Gasbläschen. Schm. unter Braunfbg. – In NaOH mit dunkelroter Farbe lösl.

m-Nitrophenol.
    Fp. 96,5°   ET Azobenz. 58° n_D Rotl.   Na-L.
                        Benzil   59°   1,5611   97–98°   106–107°
    Subst. gelb. Ab 65° Subl. v. schiefwinkligen Stäbchen, Prismen u. vieleckigen Körnern. Glgw.: Körner. Schm. erstarrt zu Sphärol. mit derben, gezähnten Strahlen.
    HB: Übereinstimmend.

p-Nitrophenol.
    Fp. 113,5°   ET Benzil   64° n_D Rotl.   Na-L.
                        Acetan.   36°   1,5897   114–116°   127–128°
    Subst. gelblich. Ab 75° Subl. v. Prismen u. Stengeln. Glgw.: Körner, Rhomboide u. Prismen. Schm. erstarrt meist zu einer gefiederten derbstrahligen Mod. II, Fp. 113°. Glgw.: Rhomboide, Sechsecke u. Prismen. Während d. Schm. treten stellenweise derbe Körner, manchmal auch derbstrahlige Aggr. v. Mod. I auf.
    HB: Übereinstimmend.

p-Nitroso-N,N-dimethylanilin.
Fp. 86°   ET Azobenz. 49° n_D
          Benzil   54°   >1,6877
Ab 75° Subl. v. Körnchen, Stäbchen, Rhomben u. Sechsecken. Glgw.: Sechsecke u. Rhomboide. Schm. erstarrt teils sphärol., teils blättrig. Im Kontaktpräp. mit Azobenz. entsteht eine Vbg., Fp. 59°.

Noräthisteron.
Fp. 200–207°   ET Saloph. –165°– n_D Rotl.   Na-L.
               Dicyand. –188°–   1,5101   200–202°   203–205°
Ab 140° Subl. v. Körnern u. Prismen. Restkrist. wachsen zu Körnern u. Prismen. Schm. färbt sich gelb, erstarrt glasig. Bei Erwärmen bilden sich ab 130° feinfasrige Sphärol.
HB: Fp. 204°, ET Saloph. 165°, Dicyand. 191°.

Noräthisteronacetat.
Fp. 148–163°   ET Phenac. –107°– n_D Rotl.   Na-L.
               Benzan. –115°–   1,5000   163–165°   165–166°
Restkrist. wachsen nur sehr träg zu Rhomben u. Rechtecken.
HB: Fp. 158°, ET Phenac. 108°, Benzan. 115°.

Nordefrinhydrochlorid.
Fp. 178–180°   ET Benzan. –162°–
               Saloph. 175°
Schm. unter heftiger Gasblasenbldg. – Mit $NaHCO_3$ Fällung der Base, Fp. 198 bis 206°.
HB: Fp. 186°, Schm. braun, Gasblasen. ET Benzan. 163°, Saloph. 184°.

Norfenefrinhydrochlorid.
Fp. 159–160°   ET Phenac. 126° n_D Rotl.   Na-L.
               Benzan. 154°   1,5795   134–135°   141–142°
Restkrist. wachsen zu vier- u. sechseckigen Blättchen u. Prismen, in der Schm. Gasblasen. – Pikrolonat: Fp. 220 bis 235°, Zers. u. Braunfbg. Diliturat fällt als Hydrat, ab 120° Umlagerung zu w.-freien Krist. u. Fp. 245 bis 252°, Zers. u. Braunfbg.
HB: Fp. 159°, ET Phenac. 129°, Benzan. 154°.

Normethadonhydrochlorid.
Fp. 175°   ET Benzan. 112° n_D Rotl.   Na-L.
           Saloph. –126°–   1,5403   157–159°   161–163°
Ab 130° Subl. v. Körnern. Glgw.: Körner u. Prismen. Schm. erstarrt glasig, nach Impfen u. Erwärmen bilden sich breite Stengel.
HB: Fp. 175°, ET Benzan. 114°, Saloph. 128°.

Noscapin.
Fp. 175°   ET Benzan. 134° n_D Rotl.   Na-L.
           Saloph. 154°   1,5403   165–167°   174–175°
Glgw.: Prismen, sinkt ab. Schm. erstarrt glasig, nach Impfen u. Erwärmen derbstrahlige Aggr.
HB: Übereinstimmend.

Noscapinhydrochlorid.
Fp. 190–198°   ET Saloph. –140°–
               Dicyand. –118°–
Bei Erwärmen eventuell Umlagerung. Ab 140° wachsen aus den Krist. Nadeln. Schm. färbt sich gelb, dann braun unter Gasblasenbldg. In Par ab 110° Gasblasenbldg. u. Umlagerung, ab 200° erneut Gasblasenbldg. u. Fp. 205 bis 212°. In einem bei 150° aufgelegten Par.-Präp. schm. die Subst. sofort, daneben Ausscheidung v. Nadeln u. Nadelbüscheln u. heftige Gasblasenbldg. – Darstellung der Base mit $NaHCO_3$. Fp. 175°.
HB: Fp. 152° *. Hydrat. Schm. erstarrt langsam wieder, nach Vorschieben Fp. 195° *. ET Saloph. 140°, Dicyand. 126°.

Novex.
Fp. 176–178°   ET Benzan. 123° n_D Rotl.   Na-L.
               Saloph. 138°   1,5897   187–188°   193–194°
Ab 140° Subl. v. Nadeln, Prismen u. Stengeln, ab 160° zahlr. Kondenstr. Restkrist. wachsen zu Stengeln u. Balken. Schm. erstarrt zu verfilzten Stengeln.
HB: Fp. 176°, ET Benzan. 123°, Saloph. 138°.

Novobiocin.
Fp. 150–162°   ET Phenac. –105°– n_D Rotl.   Na-L.
               Benzan. –120°–   1,5795   155–157°   164–166°
Schm. zäh u. Gasblasenbldg. Br.Ind. sinkt ab.
HB: Fp. 164° *, klebt stark. ET Phenac. 109°, Benzan. 126°.

Novonal.
Fp. 75°   ET Azobenz. 53° n_D Rotl.   Na-L.
           Benzil 61°   1,4584   76–77°   76–77°
Ab 50° Subl. v. feinen Nadeln. Glgw.: Nadeln u. Stengel. Schm. erstarrt zu strahligen Aggr.

Octadecylalkohol.
Fp. 58°   ET Azobenz. 49° n_D Rotl.   Na-L.
           Benzil 55°   1,4339   69–70°   72–73°
Über 50° Umw. mit Sinken der Doppelbrechung. Glgw.: Nadeln u. Blättchen. Schm. erstarrt verfilzt feinnadelig.
HB: Übereinstimmend.

α-Östradiol.
Fp. 225°   ET Saloph. 170° n_D Rotl.   Na-L.
           Dicyand. 204°   1,5204   228–230° 230–232°
Ab 150° Subl. v. Stäbchen u. Blättchen, später Stengel, Prismen u. Nadeln. Glgw.: Stengel u. Balken Schm. erstarrt spontan zu stengeligen Sphärol. v. Mod. I u. breitstrahligen Sphärol. v. Mod. II, Fp. 223°.

β-Östradiol.
Fp. 178°   ET Benzan. 138° n_D Rotl.   Na-L.
           Saloph. 153°   1,5403   178–180° 182–184°
Ab 140° Subl. v. Stäbchen u. rechteckigen Blättchen u. Büscheln. Glgw.: Stäbchen, Stengel u. Rechtecke. Schm. erstarrt glasig, bei 110 bis 120° krist. zweierlei Sphärol., Fp. Mod. II 169°.

Östradiolbenzoat.
Fp. 188–195°   ET Saloph. –165°– n_D Rotl.   Na-L.
               Dicyand. –185°–   1,5403   180–183° 187–188°
Ab 170° Subl. v. einzelnen Körnern u. Stäbchen neben vielen Tr. pfchen. Restkrist. wachsen zu Körnern, Stengeln u. Prismen. Schm. erstarrt glasig, bei 120° bilden sich instab. Sphärol. Fp. Mod. II 177,5°, Fp. Mod. III 176°.

Östradiol-17-cyclopentylpropionat.
Fp. 149–153°   ET Phenac. 112° n_D Rotl.   Na-L.
               Benzan. 126°   1,5101   147–148° 148–149°
Restkrist. wachsen träg zu sechseckigen Prismen u. Stengeln. Schm. erstarrt glasig. Nach Kratzen u. Erwärmen auf 110° bilden sich stengelige Aggr. mit niederen Interff.

Östradioldipropionat.
Fp. 107°   ET Benzil 70° n_D Rotl.   Na-L.
           Acetan. 83°   1,5000   109–110° 112–113°
                             1,5101   83–85°   86–87°
Glgw.: Träg, Rechtecke u. Prismen. Schm. erstarrt glasig, bei 60° entstehen dreierlei Sphärol. Mod. III Fp. 82°, wird rasch in Mod. II, Fp. 97°, umgew.

Östradiolmethyläther.
Fp. 120–122°   ET Acetan. 86° n_D Rotl.   Na-L.
               Phenac. 101°   1,5403   114–116° 117–118°
Ab 110° Subl. v. einzelnen Stäbchen u. Nadeln. Restkrist. wachsen zu rechtwinkligen od. sechseckigen Prismen u. Stengeln. Schm. erstarrt glasig, bei 90° u. Impfen zu breitstrahligen Aggr.

Östradiol-17-propionat.
Fp. 198–200°   ET Saloph. 160° n_D Rotl.   Na-L.
               Dicyand. –192°–   1,4936   203–205° 206–207°
Ab 160° Subl. v. einzelnen Stäbchen u. polygonalen Blättchen. Restkrist. wachsen zu Vierecken, Sechsecken u. Platten. Schm. erstarrt bei 120° zu feinstrahligen instab. Sphärol., Fp. 154 bis 156° u. breitstrahligen stab. Sphärol.

Östradiolvalerianat.
Fp. 146–148°   ET Phenac. 108° n_D Rotl.   Na-L.
               Benzan. 122°   1,5000   157–158° 158–159°
Restkrist. wachsen zu Rechtecken u. Prismen. Schm. erstarrt glasig, ab 60° krist. Sphärol.

Östriol.
Fp. 275–285°   ET Saloph. –181°–   UV: max. 280 mμ, ε = 2,050
               Dicyand. 205°   UV: max. 287 mμ, ε = 1,860
               Phenolphth. 235°
Ab 230° Subl. v. Stäbchen, Rhomboiden u. Prismen. Ab 275° einzelne Schm.-Tr. Restkrist. wachsen zu Stäbchen, Rhomboiden u. Platten. Schm. erstarrt zu feinstrahligen Sphärol., meist mit feiner Faserdrillung.

Östron.
Fp. 260–263° ET Saloph. −178°−
Dicyand. −205°− Phenolphth. −222°−

Liegt meist als Mod. III vor. Ab 180° subl. instab. Stäbchen, Sechsecke u. Prismen, später dicke stab. Rechtecke. Ab 230° teilw. Umw. Fp. Mod. III 254°, Fp. Mod. II 256°. Restkrist. v. Mod. I wachsen zu Rechtecken u. Prismen. Schm. färbt sich bald braun. − Probe in 1 Tr. konz. H_2SO_4 gelöst zeigt gelbgrüne Fbg. mit intensiver Fluoreszenz. Bei Zugabe von 2 Tr. W. verschwindet die Fluoreszenz u. es tritt ein rosa Nd. auf.

Östronmethyläther.
Fp. 172–174° ET Benzan. 138° n_D Rotl.   Na-L.
Saloph. 155°   1,5204   157–159°   159–161°

Ab 120° Subl. v. Körnern u. pyramidal begrenzten Prismen. Restkrist. wachsen zu derben polyedrischen Körnern, sechsseitigen od. zugespitzten Prismen. Schm. erstarrt glasig, bei 60° bilden sich instab. Sphärol. v. Mod. III, Fp. 88–92°, die später zu einem Mosaik v. Mod. II, Fp. 123 bis 126°, umgew. werden. Mod. II wird bald in Mod. I umgew. Die Fp. der instab. Mod. sind schwer zu bestimmen.

Opiansäure.
Fp. 148–150° ET Phenac. 108° n_D Rotl.   Na-L.
Benzan. 126°   1,5299   141–142°   146–147°

Restkrist. wachsen träg zu rundlichen Scheiben, Stengeln u. Prismen. Schm. erstarrt glasig, bei 100° sphärol.

Orphenadrinhydrochlorid.
Fp. 155–163° ET Phenac. 99° n_D Rotl.   Na-L.
Benzan. 111°   1,5299   175–176°   180–181°

Ab 130° Subl. v. Stäbchen, Blättchen u. Tr. Schm. erstarrt glasig. Bei Wiedererwärmen können vier Mod. auftreten. Fp. Mod. II 145 bis 152°, Mod. III 130 bis 142°, Mod. IV 125 bis 130°. Die Schm.-Intervalle sind v. der Subst.-Menge u. dem Erhitzungstempo abhängig.
HB: Fp. 163°, ET Phenac. 101°, Benzan. 112°.

Orthoform.
Fp. 143° ET Phenac. 102° n_D Rotl.   Na-L.
Benzan. 122°   1,5611   145–147°   153–154°

Ab 100° Subl. v. Körnern. Glgw.: Körner u. Prismen. Schm. färbt sich bald braun, erstarrt auf kalter Unterlage zu sphärol. Herden, die bei Erwärmen weiterwachsen.
HB: Übereinstimmend.

Osbil.
Fp. 150–158° ET Phenac. 107° n_D Rotl.   Na-L.
Benzan. −125°−   1,6715   171–173°   182–183°

Restkrist. vermögen nicht zu wachsen. Schm. erstarrt glasig.
HB: Fp. 155°, ET Phenac. 112°, Benzan. 126°.

Ospolot.
Fp. 185–187° ET Benzan. 145° n_D Rotl.   Na-L.
Saloph. 162°   1,5403   193–195°   198–199°

Restkrist. wachsen zu einseitig zugespitzten Prismen u. Stengeln mit höheren Interff. Schm. erstarrt glasig, bei 160° feinstrahlige Sphärol.
HB: Fp. 188°, ET Benzan. 144°, Saloph. 161°.

Ouabain.
Fp. 178–184° ET Benzan. −150°− n_D Rotl.   Na-L.
Saloph. −170°−   1,5403   178–180°   181–182°

Schm. unter langsamem Erweichen. Schm. zäh; daher für Br.-Ind. Glas fest anpressen. In Par. inhomog. Schm. des Hydrats bei 92°.
HB: Fp. 195° *, schlecht reproduzierbar. ET Saloph. 150°, Dicyand. 169°.

Oxalsäure.
Fp. 190–192° ET Saloph. 132°
Dicyand. −160°−

Ab 60 bis 90° W.-Verlust unter Trbg. Ab 75° Subl. v. Spießen u. Prismen, ab 110° rapide Subl. Schm. unter heftiger Gasblasenbldg. In Par. schm. das Dihydrat homog. bei 101°. − Mit $FeCl_3$ entsteht eine hellgrüne Fbg. Beim Zusammenschm. mit Diphenylamin tritt nach einigen Min. Blaufbg. auf.
HB: Hydrat Fp. 105°. Schm. erstarrt wieder, nach raschem Vorschieben Fp. 191°. Hustenreizende Dämpfe u. Verflüchtigung. ET Saloph. 133°, mit w.-freier Subst. bestimmen.

β-Oxybuttersäure-p-phenetidid.
Fp. 156–158°   ET Phenac. 120° n_D Rotl.   Na-L.
                Benzan. 135°   1,5000   147–149°   155–156°

Ab 135° Subl. v. Stäbchen, Körnern, Fünf- u. Sechsecken u. Prismen, später große Tr. Restkrist. wachsen zu Sechsecken, Platten u. Prismen. Schm. erstarrt sphärol.
HB: Übereinstimmend.

Oxycainhydrochlorid.
Fp. 158–163°   ET Phenac. 118° n_D Rotl.   Na-L.
(152–156°)   Benzan. 134°   1,5700   151–153°   162–163°

Die Subst. liegt als Mod. II vor u. schm. bei 152 bis 156°. Dabei bilden sich Körner u. Prismen des Mod. I mit Fp. 158 bis 163°. Restkrist. wachsen zu Körnern, Prismen u. Stengeln. Schm. erstarrt glasig, bei 100° bilden sich kleine instab. Sphärol., die bald v. stab. umwachsen werden. Ab 140° Subl. v. Nadeln v. Mod. II u. Körnern u. Prismen v. Mod. I.
HB: Fp. 156°. Liegt instab. vor. Schm. trüb, nach Vorschieben Fp. 160°. ET Phenac. 118°, Benzan. 136°.

Oxycodonhydrochlorid.
Fp. 245–260°   ET Saloph. 163°
                Dicyand. –150°–   Phenolphth. –175°–

Ab 70° W.-Verlust unter Trbg. der Krist. Ab 150° wachsen aus den Krist. Nadeln u. Blättchen. Schm. zäh u. bräunlich. Gasblasenbldg. In Par. ab 90° träges inhomog. Schm. Für ET Subst. trocknen. – Nach Behandlung mit NaHCO$_3$ Subl. der Base, Fp. 220 bis 222°.

Oxylon.
Fp. 280–295°   ET Saloph. 186°
                Dicyand. 207°   Phenolphth. 237°

Ab 250° Subl. v. Stäbchen, Stengeln u. Prismen. Restkrist. wachsen träg zu Stäbchen, Trapezen u. Prismen. Schm. Gasblasen u. Braunfbg. Schm.-Intervall v. Probengröße u. Erhitzungstempo abhängig, Auflegen des Präp. erst bei 250° zweckmäßig.

Oxyphenbutazon.
Fp. 65–85°   ET Azobenz. –46°– n_D Rotl.   Na-L.
               Benzil –54°–   1,5700   61–63°   64–66°

Zerfließt ab 60°. Restkrist. wachsen in größeren Tr. nur sehr träg zu Rhomboiden, Stäbchen u. Keilen. Schm. erstarrt glasig. Nach längerem Liegen bei 60° bilden sich Rhomboide, Nadeln u. Strahlensterne.
HB: Fp. 75° *, nach 1 Min. 64°, Schm. klebrig. ET Benzil 56°.

Oxytetracyclinhydrochlorid.
Fp. 185–200°   ET Saloph. –167°–
                Dicyand. –152°–

Subst. gelb. Schm. zu zähen braunen Tr., mehrere Körnchen u. Stäbchen bleiben bis 208°. In Par. ab 150° Gasblasen, schm. bei 170 bis 180° zu zähen rotbraunen Tr., die bei 190° zu rotbraunen Massen zusammenfließen. – Fällung der Base mit NaHCO$_3$, Fp. in Par. 180 bis 185° unter Gasblasenbldg.
HB: Fp. 218° *, Schm. dunkelbraun, hinterläßt schwarze Flecken. ET Saloph. 169°, Dicyand. 152°.

Palmitinsäure.
Fp. 63°   ET Azobenz. 52° n_D Rotl.   Na-L.
        Benzil 60°   1,4339   62°   63–64°

Fp. meist unscharf, ET kann bis zu 2° tiefer liegen. Glgw.: Gelappte Platten u. Rhomben. Br.Ind. durch rasches Erstarren erschwert.
HB: Übereinstimmend.

Panthesin.
Fp. 170–173°   ET Benzan. 130° n_D Rotl.   Na-L.
(160–162°)   Saloph. –140°–   1,5101   163–164°   174–175°

Schm. beginnt bei 160°, dabei fallen derbe Körner aus, die bei 170 bis 173° schm. Restkrist. wachsen zu Körnern. Schm. erstarrt glasig.
HB: Fp. 163°, nach einigen Min. vorgeschobene Krist. Fp. 172°. ET Benzan. 130°. Saloph. 140°.

Papaverin.
Fp. 146°   ET Phenac. 117° n_D Rotl.   Na-L.
            Benzan. 123°   1,5700   155–156°   165–166°

Glgw.: Prismen u. Blättchen. Schm. erstarrt glasig, bei Erwärmen sphärol.
HB: Fp. 146°, ET Phenac. 118°, Benzan. 126°.

Papaverinhydrochlorid.
Fp. 200–225°   ET Saloph. 165° n_D
  Dicyand. 155°   1,6231–1,6353
Ab 180° Schm.-Beginn an der Oberfläche der Krist. Kleine Krist. verfärben sich. Schm. färbt sich gelbbraun. Gasblasenbldg. – In konz. H_2SO_4 farblos lösl., bei Erhitzen dunkelviolett. – Fällung der Base mit $NaHCO_3$, Fp. 146°.
HB: Fp. 230° *, sinkt sehr rasch ab. Starke Rauchentwicklung. ET Saloph. 165°, Dicyand. 157°.

Papaverinsulfat.
Fp. 95–100°   ET Azobenz. –65°–
(190–210°)   Benzil –70°–
Verlust der Doppelbrechung bei 75 bis 85°. Schm. bei 95 bis 100° träg zu zähen Tr. Ab 110° fallen aus der Schm. unter Gasblasenbldg. Körnchen u. Stäbchen aus, die sich bei Weitererwärmen zunächst vermehren. Ab 160° verschwinden die kleinen Krist. u. es entwickeln sich derbe Körner, Rhomben u. kurze Prismen, die sich bei 190 bis 210° in der Schm. lösen. In Par. homog. Schm. bei 84 bis 92°. – Fällung der Base mit $NaHCO_3$, Fp. 146°.
HB: Fp. 100°, ET Azobenz. 65°, Benzil 72°.

Paracotoin.
Fp. 152°   ET Phenac. 115° n_D Rotl.   Na-L.
  Benzan. 125°   1,6353   132–134°   152–154°
    1,6231   156–157°   –
Ab 105° Subl. v. Nadeln u. flachen Stengeln. Glgw.: Prismen u. Platten. Schm. gelb, erstarrt zu kleinen instab. u. großen stab. Sphärol., Fp. Mod. II 148°.
HB: Übereinstimmend.

Pellidol.
Fp. 70–76°   ET Azobenz. 43° n_D Rotl.   Na-L.
  Benzil 53°   1,6126   58–59°   75–76°
    1,6011   84–85°   100–101°
Subst. orange. Restkrist. wachsen nur sehr träg.

Pempidintartrat.
Fp. 150–161°   ET Phenac. 120° n_D Rotl.   Na-L.
  Benzan. 135°   1,4842   131–133°   131–133°
Restkrist. wachsen zu derben Körnern u. Prismen. Schm. erstarrt glasig, bei 120° zu Sphärol. – Pikrat: Fp. 270 bis 276°.
HB: Fp. 140°, ET Phenac. 120°, Benzan. 135°.

Pentachlorphenol.
Fp. 191°   ET Saloph. 135° n_D Rotl.   Na-L.
  Dicyand. 188°   1,5502   204–205°   209–210°
Ab 70° Subl. v. Nadeln u. Spießen. Ab 60° Umw. der Ursubst. Glgw.: Gelappte Platten u. Spieße. Schm. erstarrt zu Platten.
HB: Fp. 190° *, hustenreizende Dämpfe, ET Saloph. 135°, Dicyand. 188°.

Pentaerythrit.
Fp. 265°   ET Saloph. 160°
  Dicyand. 160°   Phenolphth. 205° (188°)
Ab 140° Subl. v. Quadraten, Stäbchen u. Platten. Glgw.: Gelappte Blättchen. Bei höherer Temp. Gasblasenbldg. Schm. erstarrt zu opt. isotropem Mosaik mit anschließender Umw. in anisotrope Krist., U.P. 180°. Manchmal ET mit Phenolphth. 188°.

Pentaerythrityltetranitrat.
Fp. 142°   ET Phenac. 124° n_D Rotl.   Na-L.
  Benzan. 133°   1,4584°   116–117°   119–120°
Ab 115° Subl. v. Nadeln u. Körnern. Glgw.: Körner, Prismen u. Stengel. Schm. erstarrt sphärol.
HB: Übereinstimmend.

Pentamidinisethionat.
Fp. 188–193°   ET Saloph. –164°– n_D Rotl.   Na-L.
  Dicyand. 115°   1,5502   166–168°   170–172°
Subst. ist hygroskopisch u. muß bei 150° getrocknet werden. Ab 95° Umlagerung der Krist. unter Sinken der Doppelbrechung. Ab 180° treten vereinzelt Schm.-Tr. auf. Restkrist. wachsen zu Prismen u. Stengeln. In Par. Schm.-Beginn ab 85°, bei 95 bis 110° teils homog., teils inhomog. Schm. unter Abscheidung neuer Prismen u. Balken, die sich bis 190° lösen. Schm. erstarrt glasig.
HB: Hydrat schm. beim Aufstreuen, nach Vorschieben Fp. 191°. ET Saloph. 166°, Dicyand. 115°.

Pentetrazol.
Fp. 59°   ET Azobenz. 36° n_D Rotl.   Na-L.
                Benzil 39°   1,4936   60–61°   62–63°
Glgw.: Sechseckige Körner u. Prismen. Schm. erstarrt derbstrahlig.
HB: Fp. 59°.

Pentobarbital.
Fp. 129°   ET Acetan. 85° n_D Rotl.   Na-L.
                Phenac. 102°   1,4683   136–138°   138–140°
Ab 70° Subl. v. einzelnen Nadeln. Glgw.: Spieße u. Balken. Schm. erstarrt träg.

Pentoliniumtartrat.
Fp. 202–210°   ET Saloph. 180°
                Dicyand. 139°
Schm. unter heftiger Gasblasenbldg. – Pikrat: Zweierlei Krist. mit Fp. 260 bis 268° bzw. 270 bis 272°. Pikrolonat: Fp. 186 bis 190°. Styphnat: Fp. 215 bis 222° unter Braunfbg.
HB: Fp. 213°, ET Saloph. 183°, Dicyand. 144°.

Perphenazin.
Fp. 93–97°   ET Azobenz. 55° n_D Rotl.   Na-L.
                Benzil 72°   1,6011   104–106°   109–110°
Restkrist. wachsen nur sehr träg zu Prismen. Schm. erstarrt glasig.
HB: Fp. 95°, ET Azobenz. 56°, Benzil 72°.

Persantin.
Fp. 162–165°   ET Phenac. 115° n_D Rotl.   Na-L.
                Benzan. 127°   1,5897   156–158°   177–178°
Subst. gelb. Restkrist. wachsen zu Nadeln, Stengeln u. Stengelpaketen mit eingelagerten rhomboidischen Prismen. Schm. erstarrt langsam zu feinen Nadeln.
HB: Fp. 164°, ET Phenac. 118°, Benzan. 128°.

Perthane.
Fp. 59°   ET Azobenz. 31° n_D Rotl.   Na-L.
                Benzil 41°   1,5502   71–72°   74–75°
Glgw.: Träg, Prismen mit flachem Dach, Balken. Schm. erstarrt erst nach Impfen zu stengeligen Aggr.

Pethidinhydrochlorid.
Fp. 188°   ET Benzan. 119° n_D Rotl.   Na-L.
                Saloph. 134°   1,5101   163–160°   163–160°
Ab 110° Subl. v. Körnern, Blättchen u. Rhomben. Später sichtstörende Tr. Glgw.: Sechsecke, Körner u. Spindeln, sinkt ab. Bei längerem Erwärmen Gasblasenbldg. Schm. erstarrt glasig, bei 140° krist. instab. Sphärol. mit grauen Interff. Fp. Mod. II 162 bis 166°, daneben stab. Sphärol. mit höheren Interff. Br.Ind. muß bei sinkender Temp. bestimmt werden, steigt bei Wiederholg. an.
HB: Übereinstimmend.

Phenacain.
Fp. 115–118°   ET Benzil 76° n_D Rotl.   Na-L.
                Acetan. 85°   1,5611   120–122°   124–125°
Restkrist. wachsen zu Prismen u. Stengeln. Schm. erstarrt glasig, bei 70° träg zu sechseckigen Blättchen v. Mod. II, Fp. 80 bis 82°. Die Umw. in die stab. Mod. setzt erst nach Impfen ein.

Phenacainhydrochlorid.
Fp. 190–194°   ET Saloph. 135° n_D Rotl.   Na-L.
                Dicyand. 117°   1,5502   178–179°   189–190°
Ursubst. meist schon teilw. entw. u. körnig umgelagert. Ab 80° W.-Verlust unter Trbg. Ab 150° Subl. v. Nadeln u. Stengeln. Restkrist. wachsen zu gestreckten Sechsecken, Prismen u. Balken. Schm. erstarrt glasig. In Par. ab 115° Gasblasenbldg., ab 120 bis 125° Umlagerung mit Sinken der Doppelbrechung.
HB: Fp. 193°, ET Saloph. 135°, Dicyand. 118°.

Phenacetin.
Fp. 134,5°   ET Acetan. 92° n_D Rotl.   Na-L.
                Phenac. 133°   1,5101   133–134°   138–139°
Ab 100° Subl. v. Nadeln, Blättchen u. Balken. Glgw.: Rechtecke u. Balken. Schm. erstarrt zu Sphärol. der Mod. II. Bei Erwärmen Umw.
HB: Fp. 135°, ET Acetan. 91°, Phenac. 135°.

Phenazon.
Fp. 111° ET Benzil 70° n_D Rotl.   Na-L.
         Acetan. 51°   1,5611   118–120°   123–124°
Ab 85° Subl. v. Nadeln, Stengeln u. Blättchen. Glgw.: Körner. Schm. erstarrt langsam zu stab. u. instab. Sphärol.
HB: Übereinstimmend.

Phenazonsalicylat.
Fp. 92°   ET Azobenz. 53° n_D Rotl.   Na-L.
         Benzil 67°   1,5611   99°   102–103°
Glgw.: Prismen. Schm. erstarrt erst nach längerer Zeit zu trüben Sphärol. Bei 70° krist. aus der Schm. derbstrahlige stab. Sphärol. oder instab. strahlige Aggr. mit Fp. 88° od. Umw.
HB: Fp. 92°, ET Azobenz. 58°, Benzil 67°.

Phenindamintartrat.
Fp. 160–167°   ET Phenac. 125°
              Benzan. 141°
Die Hauptmasse der Krist. schm. bei 160 bis 163°, wenige Restkrist. lösen sich bis 167° auf. Die Schm. färbt sich braun u. bildet Blasen. – Base: Fp. 70 bis 82°.
HB: Fp. 168° *, ET Phenac. 127°, Benzan. 143°.

Pheniramin-p-aminosalicylat.
Fp. 146–149°   ET Phenac. –116°–
              Benzan. –128°–
Ab 135° Subl. v. feinen Nadeln u. Stäbchen. Schm. unter heftiger Gasblasenbldg. – Mit $FeCl_3$ entsteht tiefdunkelrote Fbg.
HB: Fp. 152° *, ET Phenac. 118°, Benzan. 130°.

Pheniraminmaleat.
Fp. 105–109°   ET Benzil 79° n_D Rotl.   Na-L.
              Acetan. 66°   1,5299   120–122°   124–125°
Ab 80° Subl. v. einzelnen Nadeln u. Stäbchen. Restkrist. wachsen nur sehr träg zu Körnern u. Prismen. Schm. erstarrt glasig.
HB: Fp. 108°, ET Benzil 80°, Acetan. 69°.

Phenmetrazinhydrochlorid.
Fp. 174–177°   ET Benzan. 132° n_D Rotl.   Na-L.
              Saloph. 148°   1,5204   174–175°   177–178°
Ab 150° Subl. v. einzelnen Blättchen, später Bldg. v. Tr. Restkrist. wachsen nur träg zu Vier- u. Sechsecken u. Stäbchen. Bei Sinken der Temp. unter 150° bilden sich neue Krist. in Form v. Rhomben u. Prismen. Diese beginnen bei 172 bis 174° zu schm. unter Hinterlassung eines Netzwerkes, das bei 175° verschwindet. Schm. erstarrt glasig, nach Impfen krist. bei 150° träg stengelige Aggr.
HB: Fp. 177°, ET Benzan. 134°, Saloph. 149°.

Phenobarbital.
Fp. 176°   ET Benzan. 140° n_D Rotl.   Na-L.
(174°)   Saloph. 154°   1,5299   176–177°   179–180°
Ab 135° reichl. Subl. v. Nadeln u. Rhomben. Ursubst. liegt in Mod. II vor, ebenso ein Teil der Subl., Fp. 174°. Während des Schm. fallen sofort stab. Stengel aus, Fp. 176°. Glgw.: Rhomben u. Stengel. Schm. erstarrt glasig, bei Erwärmen bilden sich Sphärol. mehrerer Mod.
HB: Fp. 174°, liegt metastab. vor. Schm. bis 176° etwas trüb. ET Benzan. 140°, Saloph. 154°.

Phenol.
Fp. 40°   ET Azobenz. 25° n_D Rotl.   Na-L.
         Benzil 19°   1,5403   36–37°   43–44°
Subst. hygroskop., vollst. w.-freie Krist. Fp. 41 bis 43°. Ab 25° Subl. v. Nadeln. Glgw.: Nadeln. Schm. erstarrt strahlig.

Phenolphthalein.
                              n_D Rotl.   Na-L.
Fp. 261–264°   ET Saloph. 173°   1,5700   274–275°   280–282°
              Dicyand. 203°   Phenolphth. 261°
Ab 230° Subl. v. Fünfecken, Stäbchen u. Rosetten. Restkrist. wachsen zu Fünfecken u. Prismen. Schm. erstarrt langsam breitstrahlig.
HB: Fp. 263°, ET Saloph. 173°, Dicyand. 203°.

Phenolphthalol.
Fp. 199–202°   ET Saloph. 164° n_D Rotl.   Na-L.
               Dicyand. 178°   1,5897   198–200°   206–207°

Ab 190° Subl. v. wenig Nadeln u. Tr. Restkrist. wachsen zu Rhomboiden, Sechsecken, Prismen u. flachen Stengeln. Schm. erstarrt glasig, bei 170° nach Kratzen zu derbstrahligen Aggr.
HB: Fp. 201°, ET Saloph. 166°, Dicyand. 178°.

Phenothiazin.
Fp. 186°   ET Benzan. 135° n_D Rotl.   Na-L.
           Saloph. 156°   1,6353   200–202°   211–213°

Ab 100° Subl. v. Rhomben, gelappten Scheiben u. Strahlensternen. Glgw.: Rundliche, gekerbte Scheiben, Platten u. Spieße. Schm. erstarrt teils in Platten, teils garbenartig.
HB: Fp. 186°, stark flüchtig. ET Benzan. 137°, Saloph. 156°.

Phenoxymethylpenicillin.
Fp. 124–130°   ET Acetan. 90°
               Phenac. 106°

Erweicht ab 124°, Gasblasenbldg. u. Entwicklung eines charakteristischen Geruches.
HB: Fp. 142°*, unangenehmer Geruch. Schm. zäh u. klebrig. ET Acetan. 92°, Phenac. 108°.

Phentolaminmethansulfonat.
Fp. 177–188°   ET Benzan. 139° n_D Rotl.   Na-L.
               Saloph. 153°   1,5611   165–167°   172–173°

Restkrist. wachsen zu Prismen u. Stengeln. Schm. färbt sich gelb, dann braun. Br.Ind. steigt langsam an. Schm. erstarrt glasig.
HB: Übereinstimmend.

Phenylbutazon.
Fp. 104–107°   ET Benzil 70° n_D Rotl.   Na-L.
               Acetan. 80°   1,5502   93–94°   96–97°

Ab 95° Subl. v. feinen Nadeln. Glgw.: Prismen, Stengel u. Balken. Schm. erstarrt zur feinblättr. Mod. II, Fp. 95 bis 96°. Mod. I tritt erst nach dem Schm. v. Mod. II in langen Stengeln u. Bändern auf.
HB: Übereinstimmend.

2-Phenylcinchoninsäuremethylester.
Fp. 60°   ET Azobenz. 34° n_D Rotl.   Na-L.
          Benzil 44°   1,6483   63–64°   72–73°

Glgw.: Träg, Körner u. Prismen. Schm. erstarrt langsam zu Sphärol.
HB: Fp. 60°.

Phenylephedrinhydrochlorid.
Fp. 141–143°   ET Phenac. 121° n_D Rotl.   Na-L.
               Benzan. 136°   1,5611   129–130°   134–135°

Restkrist. wachsen zu Prismen u. Tafeln. Schm. erstarrt glasig.
HB: Fp. 142°, ET Phenac. 122°, Benzan. 138°.

Phenylessigsäure.
Fp. 77°   ET Azobenz. 49° n_D Rotl.   Na-L.
          Benzil 57°   1,5101   69–70°   70–71°
                       1,5000   92–93°   95–96°

Geruch. Ab 60° Subl. v. gelappten Blättchen. Glgw.: Große Rhomben, Sechsecke u. Stengel. Schm. erstarrt teils flächig, teils strahlig.
HB: Übereinstimmend.

Phenylisopropylhydantoin.
Fp. 216–217°   ET Saloph. 170° n_D Rotl.   Na-L.
               Dicyand. –185°–   1,5000   208–209°   211–212°

Ab 130° Subl. v. Stäbchen, rechtwinkligen Prismen u. gestreckten Sechsecken. Restkrist. wachsen zu rechtwinkligen Prismen u. Stengeln. Schm. erstarrt glasig, bei 180° träg zu Sphärol. Br.Ind. mit P.D.
HB: Fp. 214°, ET Saloph. 169°, Dicyand. 187°.

1-Phenyl-2-methyl-3,4-cyclotetramethylen-5-pyrazolon (aus Temagin).
Fp. 105–107°   ET Benzil 61° n_D Rotl.   Na-L.
               Acetan. 44°   1,5700   106–107°   111–112°

Glgw.: Prismen u. Stengel. Schm. erstarrt glasig. Nach Impfen bilden sich bei 60° stengelige Aggr.
HB: Übereinstimmend.

1-Phenyl-3-methylpyrazolon-(5).
Fp. 126–128°   ET Acetan. 82° n_D Rotl.   Na-L.
(110–112°)   Phenac. 94°   1,5611   119–120°   123–124°

Ab 95° Subl. v. Stäbchen u. fünfeckigen Blättchen. Ab 100° teilw. Umw. Ab 105° Bldg. v. neuen Prismen. Die nicht umgew. Blättchen schm. bei 110 bis 112°. Die Schm.-Tr. verdampfen od. krist. wieder zu Mod. I, Fp. 126 bis 128°. Restkrist. wachsen zu Prismen u. Körnern. Schm. erstarrt glasig, bei Erwärmen auf 80° u. Impfen bilden sich drei Mod., die infolge geringer Umwandlungsgeschwindigkeit nacheinander schm. Fp. Mod. III 110 bis 112°, Fp. Mod. II 116 bis 118°, Fp. Mod. I 126 bis 128°.

HB: Liegt instab. vor. Teilw. Schm. bei 114°, nach Vorschieben Fp. 128°. ET Acetan. 82°, Phenac. 96°.

Phenylpropanolaminhydrochlorid.
Fp. 192–198°   ET Saloph. −172°− n_D Rotl.   Na-L.
    Dicyand. 146°   1,5299   183–184°   185–186°

Ab 170° Subl. v. dünnen Blättchen u. Stäbchen, ab 180° große Tr., die bald zusammenfließen. Restkrist. wachsen träg zu Körnern u. unregelmäßigen Prismen. Schm. erstarrt zu feinkörnigen Aggr. v. Mod. III mit Fp. in Par. 118 bis 122°. Wird Mod. III ohne Par. auf 160° erhitzt, so erfolgt Umwandlung in Mod. II u. I; Fp. Mod. II 186 bis 189°.

HB: Fp. 194°, Rauchentwicklung. ET Saloph. 175°, Dicyand. 145°.

Phenylpseudohydantoin.
Fp. 242–250°   ET Saloph. 184°
    Dicyand. 190°   Phenolphth. 217°

Ab 190° Subl. v. Stäbchen u. Vierecken. Während des trägen Schm. Gasblasenbldg. u. Ausfallen v. Körnchen. Schm. färbt sich bräunlichgelb. − Mit 1 Tr. $AgNO_3$ entsteht ein weißer Nd.

HB: Fp. 266° *, ET Saloph. 184°, Dicyand. 192°.

1-Phenyl-2-pyrrolidinopentanhydrochlorid (aus Katovit).
Fp. 128–132°   ET Acetan. fl. n_D Rotl.   Na-L.
    Phenac. −78°−   1,5204   126–127°   128–129°

Ab 100° Tröpfchen. Restkrist. wachsen langsam zu Nadeln u. Stengeln. In Par. ab 100° teilw Schm.

HB: Übereinstimmend.

Phenylquecksilberacetat.
Fp. 148–152°   ET Phenac. 107° n_D Rotl.   Na-L.
    Benzan. 121°   1,5700   153–155°   159–163°

Ab 120° Subl. v. Stäbchen, Stengeln u. Bändern. Restkrist. wachsen zu Rhomboiden, rundlichen Scheiben u. Platten. Schm. erstarrt teils sphärol., teils flächig. Br.Ind. steigt bei Wiederholung an.

HB: Übereinstimmend.

Phenylquecksilbernitrat.
Fp. 155–175°   ET Benzan. −134°−
(190–195° in Par.)   Saloph. 138°

Schm. unter Gasblasenbldg., es bleiben kleinkörnige Reste zurück, die braun werden, aber nicht schm. In Par. Fp. 190 bis 195° unter lebhafter Gasblasenbldg. u. mit kleinkrist. Rückstand. − Mit 1 Tr. konz. H_2SO_4 verrieben Geruch nach bitteren Mandeln.

HB: Fp. 174° *, ET Benzan. 133°, Saloph. 139°.

Phenylsalicylat.
Fp. 42,5°   ET Azobenz. 27° n_D Rotl.   Na-L.
    Benzil. 30°   1,5795   35–36°   41–42°

Glgw.: Stengel u. Rhomben. Schm. erstarrt erst bei starkem Abkühlen u. Impfen zu strahligen Aggr.

Phenylurethan.
Fp. 50°   ET Azobenz. 35° n_D Rotl.   Na-L.
    Benzil 37°   1,5204   57–58°   62°

Ab 45° Subl. v. Stäbchen. Glgw.: Balken u. Prismen. Schm. erstarrt nicht, nach Impfen bilden sich derbstrahlige Aggr.

HB: Fp. 50°.

Phenytoin.
Fp. 294–297°   ET Saloph. 186°
    Dicyand. 207°   Phenolphth. 238°

Ab 220° Subl. v. Stäbchen u. Stengeln. Schm. bräunlich, erstarrt glasig. − Probe in 1 Tr. verd. NH_3 gelöst, mit 1 Tr. $AgNO_3$-Lsg. versetzt, gibt dichten weißen Nd.

Phloroglucin.
Fp. 218–220°   ET Saloph. 159° n_D
             Dicyand. 154°   1,5611–1,5700
Bei 55 bis 90° Trbg. unter W.-Verlust. Ab 150° Subl. v. Körnern, Nadeln u. Prismen. Restkrist. wachsen zu Körnern u. Prismen. In Par. inhomog. Schm. bei 115° unter heftiger Gasblasenbldg. – Ein mit HCl befeuchteter Fichtenspan färbt sich mit Phloroglucin rot.
HB: Fp. 223°. Krist.-W. entweicht unter Hüpfen der Krist. Schm. unter Aufbrausen u. rascher Verflüchtigung. ET Saloph. 159°, Dicyand. 154°.

Pholcodin.
Fp. 98–99° in Par. n_D Rotl.   Na-L.
                             1,5502   96–97°   97–98°
Stark hygroskopisch, daher Fp. in Par. ET aus demselben Grund nicht reproduzierbar.

Pholedrinformiat.
Fp. 120–123°   ET Acetan. 86° n_D Rotl.   Na-L.
              Phenac. 102°   1,5204   116–118°   120–122°
Ab 100° Subl. v. Nadeln, kleinen Spindeln u. Nadelsternen. Restkrist. wachsen träg zu Spindeln, Prismen u. Platten. – Base: Fp. 162 bis 163°. – Pikrolonat: Fp. 212 bis 216°.
HB: Fp. 122° *, ET Acetan. 88°, Phenac. 105°.

Pholedrinsulfat.
Fp. 270–290°   ET Saloph. 188°
              Dicyand. 178°   Phenolphth. 238°
Schm.-Beginn am Rand des Präp. schon bei 235°. Schm. braun. – Fällung der Base mit NaHCO$_3$, Fp. 162 bis 163°. – Pikrolonat: Fp. 212 bis 216°.

Phthalamudin.
Fp. 212–224° in Par.   ET Saloph. 179°
(250–260°)   Dicyand. 183°
Ab 205° Trbg. der Krist., Verlust der Doppelbrechung bis 235°. Erweichen der amorphen Massen bei 250 bis 260° unter Braunfbg. In Par. bei 212° heftige Gasblasenbldg. u. Schm. – In verd. HCl gelöst, mit NaNO$_2$ u. alkal. β-Naphthollsg. versetzt gibt rosarote Fbg., die später in Lila übergeht.

Phthalid.
Fp. 74,5°   ET Azobenz. 47° n_D Rotl.   Na-L.
           Benzil 52°   1,5403   78–79°   83–85°
Ab 50° Subl. v. Körnern u. Blättchen. Schm. erstarrt meist in körnig-faserigen Sphärol. v. Mod. II u. derbstrahligen Sphärol. v. Mod. I Fp. Mod. II 66°.
HB: Übereinstimmend.

Phthalylsulfacetamid.
Fp. 190–203°   ET Saloph. –173°–
              Dicyand. –160°–
Schm. unter Gasblasenbldg. Über 210° fallen ovale bis sechseckige Blättchen aus. – Eine Probe Subst. schm. mit 1 Lanzettnadelspitze Resorcin zu bräunlich-gelber Schm. Nach dem Abkühlen mit 1 Tr. NaOH versetzt gibt gelbgrüne Fluoreszenz.
HB: Fp. 222° *, sinkt sehr rasch ab. ET Saloph. 173°, Dicyand. 161°.

Phthalylsulfathiazol.
Fp. 260–274°   ET Saloph. –175°–
              Dicyand. –185°–   Phenolphth. –216°–
Ab 210° Subl. v. Nadeln, flachen, verfilzten Stengeln u. Blättchen. Ab 240° Verfbg. der Subst. Schm. unter Gasblasenbldg. u. Braunfbg. – Die Subst. wird mit gleicher Menge Oxalsäuredihydrat sehr langsam bis 190° erhitzt. Wenn die überschüssige Oxalsäure vollständig verflüchtigt ist, wird das Präp. gekühlt u. mit Thiobarbitursäure auf 180 bis 200° erhitzt. Nach 3 bis 5 Min. tritt eine intensive Rotfbg. auf.

Physostigmin.
Fp. 105°   ET Benzil 72° n_D Rotl.   Na-L.
          Acetan. 72°   1,5299   111–112°   116–117°
Gl$_k$w.: Körner u. Prismen. Schm. erstarrt glasig.
HB: Übereinstimmend.

Physostigminsalicylat.
Fp. 178–185°   ET Benzan. 139° n_D Rotl.   Na-L.
              Saloph. 156°   1,5502   122–124°   145–146°
Ab 150° reichl. Subl. v. Körnern u. Prismen. Restkrist. wachsen zu Balken. Br.Ind. steigt bei Wiederholung an. – Wäßr. Lsg. gibt mit FeCl$_3$-Lsg. violette Fbg.
HB: Fp. 185° *, schm. träg. ET Benzan. 141°, Saloph. 156°.

Physostigminsulfat.
Fp. 145–148° ET Phenac. –102°– n_D Rotl. Na-L.
 Benzan. –114°– 1,5502 100–102° 100–104°
Restkrist. wachsen kaum. Bei längerem Erwärmen Gasblasenbldg. – Fällung der Base mit NaHCO$_3$, Fp. 105°.
HB: Fp. 149°, ET Phenac. 106°, Benzan. 118°.

Pikrinsäure.
Fp. 122° ET Acetan. 71° n_D Rotl. Na-L.
 Phenac. 89° 1,6011 118–119° 131–132°
Subst. gelb. Ab 115° Subl. v. Nadeln. Glgw.: Prismen u. Balken. Schm. erstarrt zu flächigen od. gefiederten Aggr.
HB: Übereinstimmend.

Pikrotoxin.
Fp. 200–203° ET Saloph. 161° n_D Rotl. Na-L.
 Dicyand. 170° 1,4842 208–211° 211–213°
Ab 170° Subl. v. Stäbchen, Nadeln u. Prismen. Restkrist. wachsen in Stengeln u. Balken. Schm. färbt sich braun.
HB: Übereinstimmend.

Pikrylbromid.
Fp. 123° ET Acetan. 83° n_D Rotl. Na-L.
 Phenac. 100° 1,5795 133–135° 142–143°
Subst. hellgelb. Ab 90° Subl. v. Körnern u. Sechsecken. Glgw.: Sechsecke u. Prismen. Schm. erstarrt zu instab. Sphärol., bei Erwärmen Umw., Fp. Mod. II 121°.
HB: Übereinstimmend.

Pilocarpinhydrochlorid.
Fp. 195–202° ET Saloph. 149° n_D Rotl. Na-L.
 Dicyand. –100°– 1,5101 171–172° 175–177°
Ab 140° Subl. v. Körnern, Blättchen u. Nadeln. Restkrist. wachsen in Körnern u. Prismen. Schm. erstarrt auf Holzunterlage zu stab. u. instab. Sphärol. Br.Ind. am Rand der Tr. niedriger.
HB: Fp. 202° *, ET Saloph. 152°, Dicyand. 101°.

Pilocarpinnitrat.
Fp. 160–176° ET Benzan. –140°– n_D
 Saloph. –150°– 1,4842–1,4936
Ab 160° stellenweise Bläschen in den Krist. Schm. unter Gelbfbg. u. Gasblasenbldg. – Pikrat: Fp. 158 bis 161°. – Wäßr. Lsg. + K$_2$Cr$_2$O$_7$ + H$_2$O gibt Blaufbg.
HB: Fp. 178° *, ET Benzan. 140°, Saloph. 150°.

Pimelinsäure.
Fp. 104° ET Benzil 86° n_D Rotl. Na-L.
 Acetan. 71° 1,4339 106–107° 110°
Glgw.: Körner, Rhomboide u. ausgezackte Prismen. Schm. erstarrt teils flächig, teils strahlig. Umw.
HB: Übereinstimmend.

Pimetremidhydrobromid.
Fp. 84–102° ET Benzil –83°–
 Acetan. –70°–
Zerfließt langsam. In Par. Fp. 100 bis 104°, ET mit Azobenz. 66°. – Mit Molybdänsre. entsteht eine intensive Blaufbg. der Körner u. später auch der Lsg.
HB: Fp. 102° *, Schm. klebrig. ET Benzil 84°, Acetan. 70°.

Pipacethatehydrochlorid.
Fp. 162–164° ET Phenac. 105°
 Benzan. 114°
Restkrist. wachsen sehr träg zu Körnern. In der Schm. Gasblasen. – Pikrat: Fp. 121 bis 124°, Pikrolonat: Fp. 152 bis 154°.
HB: Fp. 164°, ET Phenac. 107°, Benzan. 117°.

Piperazinhexahydrat.
Fp. 35–42° ET Azobenz. fl. n_D
 in Par. Benzil fl. <1,4339
Subst. hygroskopisch. Zerfließt v. Raumtemp. bis etwa 40°. Restkrist. wachsen zu Körnern u. Prismen, die bald zu Dendriten auswachsen. In Par. Fp. 35 bis 42°. – Die wäßr. Lsg. gibt mit Pikrinsäureüberschuß ein kleinkörniges Pikrat, das sich bei 220° in gelben Blättchen, Stäbchen u. Spindeln subl. läßt. Verkohlung bei 260 bis 280°.

Piperazinadipat.
Fp. 235–242° ET Saloph. –186°–
Dicyand. 173° Phenolphth. –220°–
Ab 170° Subl. v. Körnern, dicken Rhomboiden u. Prismen, dichte Subl. Schm. unter Gasblasenbldg. u. Braunfbg. — Mit $FeCl_3$ färbt sich die ungelöste Subst. nach Erwärmen ockergelb. — Pikrat: Fp. 250 bis 280° Verkohlung.

Piperazincitrat.
Fp. 192–212° ET Saloph. –180°–
Dicyand. –145°–
Subst. liegt als Hydrat vor. Bei 120 bis 140° W.-Verlust unter Trbg. u. Umlagerung der Krist. zu nadeligen od. körnigen Aggr. Schm. unter Gasblasenbldg. u. Aufblähen zu zäher Schm. In Par. ab 130° heftige Gasblasenbldg., bei 135 bis 140° Umlagerung zu nadeligen Aggr. Für ET 5 Min. bei 180° trocknen. — Pikrat: Fp. 260 bis 280° Verkohlung.

Piperazinphosphat.
Fp. 220–224° ET Saloph. 187°
(315–325°) Dicyand. –165°–
Ab 160° W.-Verlust unter Trbg. Schm. bei 220 bis 224° unter Abscheidung v. Nadeln od. Blättern, die bei 315 bis 325° schm. In Par. ab 175° Gasblasenbldg., ab 190° Abnahme der Doppelbrechung. Für ET 5 Min. bei 180° trocknen. — Pikrat: Fp. 260 bis 280° Verkohlung.
HB: Fp. 228°, Schm. erstarrt wieder, nach Vorschieben Fp. >260°. ET Saloph. 191°, Dicyand. 167°.

Piperazintartrat.
Fp. 250–260° ET Saloph. 190°
Dicyand. 170° Phenolphth. –240°–
Schm. unter starkem Schäumen. Schm. rotbraun. — Pikrat: Fp. 260 bis 280° Verkohlung. — Mit Resorcin u. konz. H_2SO_4 entsteht nach Erwärmen rotviolette Fbg.

p′-Piperidinoäthoxy-o-carbmethoxybenzophenonhydrochlorid (aus Baralgin).
Fp. 160–172° ET Benzan. –116°– n_D Rotl. Na-L.
Saloph. –134°– 1,5611 152–154° 158–160°
Ab 130° Kondenstr. Beim Schm. leichte Verfbg., vereinzelte Gasblasen. Schm. erstarrt glasig, bei 120 bis 130° viereckige Blättchen. Br.Ind. steigt an. — Mit $NaHCO_3$ Fällung der Base, Fp. 81 bis 83°.
HB: Fp. 173° *, ET Benzan. 120°, Saloph. 136°.

Piperidion.
Fp. 104° ET Benzil 75° n_D Rotl. Na-L.
Acetan. 72° 1,4584 119–120° 119–120°
Ab 70° Subl. v. Stäbchen, Körnern u. Nadeln. Glgw.: Spieße. Schm. erstarrt in gr. Sphärol.
HB: Übereinstimmend.

Piperin.
Fp. 129,5° ET Acetan. 83° n_D Rotl. Na-L.
Phenac. 101° 1,6231 127–128° 147–148°
Subst. gelblich. Glgw.: Körner. Schm. erstarrt glasig.
HB: Übereinstimmend.

Piperocainhydrochlorid.
Fp. 173° ET Benzan. 116° n_D Rotl. Na-L.
Saloph. 131° 1,5101 161–162° 167–168°
Ab 115° Subl. v. Nadeln. Glgw.: Nadeln, Stengel, sinkt ab. Schm. erstarrt glasig, bei 120° krist. träg Sphärol.
HB: Übereinstimmend.

Piperylonmaleinat.
Fp. 165–172° ET Benzan. 138°
Saloph. 153°
Beim Schm. Schlieren, Gasblasen u. Verfbg. Schm. erstarrt glasig.
HB: Fp. 173°, Schm. braun mit Bläschen, klebrig. ET Benzan. 140°, Saloph. 154°.

Piperonal.
Fp. 36° ET Azobenz. 26° n_D Rotl. Na-L.
Benzil 27° 1,5795 43–44° 43–44°
Glgw.: Körner, Prismen u. Rhomboide. Schm. erstarrt zu derbstrahligen Sphärol.

Piprinhydrinat.
Fp. 178–182°   ET Benzan. 135°
             Saloph. 155°

Ab 160° Tr. Während d. Schm. fallen Körnchen u. Stäbchen v. 8-Chlortheophyllin aus, die sich (in den einzelnen Tr. verschieden) bei 190 bis 240° lösen. Schm. färbt sich gelb bis braun, erstarrt glasig, bei 70° stab. Sphärol. u. instab. Rhomben, Fp. Mod. II 145 bis 150°. – Die trockene Subst. gibt mit 1 Tr. konz. H_2SO_4 Orangefbg.
HB: Fp. 181° *, ET Benzan. 135°, Saloph. 157°.

Pramoxinhydrochlorid.
Fp. 170°   ET Benzan. 111° n_D Rotl.   Na-L.
           Saloph. 128°   1,4842   198–199°   205–207°
                           1,4936   –   175–177°

Ab 130° Subl. v. rundlichen Scheiben u. Spindeln. Glgw.: Platten, Schm. erstarrt sphärol.
HB: Fp. 170° *, ET Benzan. 112°, Saloph. 129°.

Prednisolon.
Fp. 218–234°   ET Saloph. –174°– n_D Rotl.   Na-L.
               Dicyand. –182°–   1,5611   148–150°   153–155°
               Phenolphth. 200°   (+ 50% Saloph.)

Ab 200° Tröpfchen. Schm. unter Gasblasenbldg. u. Braunfbg. Bei älteren Präparaten früherer Schm.-Beginn.

Prednisolonacetat.
Fp. 238–244°   ET Saloph. 179° n_D Rotl.   Na-L.
               Dicyand. 197°   1,5299   163–165°   164–166°
               Phenolphth. 202°

Ab 220° Tröpfchen. Restkrist. wachsen zu dreieckigen od. halbmondförmigen Krist. Beim Schm. einzelne Gasblasen u. bald Verfbg. Schm. erstarrt glasig, bei 170° u. Kratzen zu feinstrahligen Aggr. Für Best. des Br.Ind. Subst. rasch durchschmelzen u. bei 160° auf den Heiztisch bringen, da sonst Verfbg. einsetzt.

Prednisolonhemisuccinat.
Fp. 200–207°   ET Saloph. –166°–   UV: max. 243 mµ, ε = 15.230
               Dicyand. –164°–

Ab 190° Tr. Restkrist. wachsen nur sehr langsam zu sechseckigen Prismen. Beim Schm. Gasblasenbldg. u. gelbliche Verfbg.

Prednison.
Fp. 212–222°   ET Saloph. 175° n_D Rotl.   Na-L.
               Dicyand. 182°   1,5299   230–228°   230–228°

Ab 205° Tröpfchen. Verdampfen vom Rand der Probe her. Zers. von kleineren Subst.-Teilchen v. 212 bis 216°, v. größeren v. 212 bis 222°. Br.Ind. steigt an.

Prednisonacetat.
Fp. 232–241°   ET Saloph. 171°
(217–220°)   Dicyand. 189° (186°)   UV: max. 238 mµ, ε = 16.100
               Phenolphth. –202°– (–193°–)

Subst. liegt in Mod. III vor, ab 190° teilw. Umw. in Mod. I. Ab 200° Subl. v. einzelnen Körnern u. Prismen, ab 210° große sichtstörende Tr. Ursubst. Fp. 217 bis 220°, umgew. Krist. Fp. 232 bis 241°. Restkrist. wachsen zu Körnern, schief- u. rechtwinkligen, auch sechsseitigen Prismen. Schm. erstarrt glasig, bei 150° bilden sich geflockte, fiedrig-strahlige Sphärol. v. Mod. II, Fp. 225 bis 228°, seltener kleine, glattstrahlige Sphärol. v. Mod. III. Bei Schm.-Beginn v. Mod. II fallen neue derbe Prismen v. Mod. I aus. Mod. III ist die beständigste, Mod. II die unbeständigste Form.

Pregnan-3α,20α-diol.
Fp. 239°   ET Saloph. –179°– n_D Rotl.   Na-L.
           Dicyand. –208°–   1,4683   234–235°   235–236°

Ab 150° Subl. v. Stäbchen, Körnern, Prismen, Sechsecken, Rhomben u. Stengeln. Glgw.: Sechsecke, Prismen u. Stengel. Schm. erstarrt zu stengeligen Sphärol. mit niedrigen Interff.

Pregnan-3α,17α,20α-triol.
Fp. 253–255°   ET Saloph. 178° n_D Rotl.   Na-L.
               Dicyand. 201°   1,4683   261–263°   262–263°
               Phenolphth. –217°–

Ab 180° Subl. v. Rhomboiden, Sechsecken, Prismen u. flachen Stengeln. Restkrist. wachsen zu gestreckten Sechsecken, Prismen u. Balken. Schm. bräunlich verfärbt, erstarrt glasig, bei 140° zu feinfasrigen Sphärol. mit niedrigen Interff.

Pregnenolon.
Fp. 178–192°   ET Saloph. 160° n_D Rotl.   Na-L.
                Dicyand. –177°–   1,4936   179–181°   182–184°

Ab 140° Subl. v. Körnern, Nadeln u. Stäbchen, ab 165° v. flachen Stengeln u. Tröpfchen. Restkrist. wachsen langsam zu Körnern u. Prismen. Schm. erstarrt zu kleinkörnigen Aggr.

Prenylaminlactat.
Fp. 135–139°   ET Acetan. 89° n_D Rotl.   Na-L.
                Phenac. –108°–   1,5204   145–146°   147–148°

Ab 125° Kondenstr. Restkrist. wachsen zu Nadeln, Spindeln u. Stengeln mit niedrigen Interff. Schm. erstarrt glasig, erst bei 100° zu Strahlenbüscheln u. Sphärol.
HB: Fp. 136°, ET Acetan. 90°, Phenac. 109°.

Presidon.
Fp. 92°   ET Azobenz. 62° n_D Rotl.   Na-L.
           Benzil 71°   1,4936   111–112°   117–118°
                         1,5000   93–94°   98–99°

Ab 70° Subl. v. Nadeln u. Körnern. Glgw.: Prismen u. Rhomboide. Schm. erstarrt zu strahligen Aggr. v. Mod. II u. III, die sich anschließend umw.
HB: Übereinstimmend.

Primaquindiphosphat.
Fp. 198–205°   ET Saloph. 186° n_D Rotl.   Na-L.
                Dicyand. 147°   1,5611   179–181°   –
                                 1,5700   –   156–157°

Subst. ziegelrot. Ab 190° einzelne Schm.-Tr. Restkrist. wachsen zu Rhomboiden u. Prismen.
HB: Fp. 205°, ET Saloph. 190°, Dicyand. 156°.

Primidon.
Fp. 280–284°   ET Saloph. –183°–
                Dicyand. –200°–   Phenolphth. –224°–

Ab 210° Subl. v. Körnchen, Sechsecken u. Stengeln. Ab 230° werden die Stengel v. den quergestellten Rhomben u. Sechsecken aufgezehrt. Schm. unter Gasblasenbldg. – Wird die Subst. mit Barbitursre. auf ca. 260° erhitzt, so entsteht eine orange Fbg.

Probarbital.
Fp. 203°   ET Saloph. 170° n_D Rotl.   Na-L.
            Dicyand. 180°   1,4584   182–184°   185–186°

Ab 140° Subl. v. Nadeln, Prismen u. Spießen. Glgw.: Balken u. Nadeln. Schm. erstarrt sphärol. Best. des Br.Ind. infolge der geringen Unterkühlbarkeit erschwert.
HB: Übereinstimmend.

Probenecid.
Fp. 198°   ET Saloph. 161° n_D Rotl.   Na-L.
            Dicyand. 165°   1,4683   203–205°   209–211°

Ab 150° Subl. v. Rhomboiden u. Stengeln. Glgw.: Rhomboide, Balken u. Platten. Schm. erstarrt zu gefiederten strahligen Sphärol. Br.Ind. mit P.D.
HB: Fp. 198°, ET Saloph. 161°, Dicyand. 172°.

Procain.
Fp. 59–61,5°   ET Azobenz. 41° n_D Rotl.   Na-L.
                Benzil 47°   1,5403   67–68°   73–74°

Restkrist. wachsen zu Rhomben od. Sechsecken. Schm. erstarrt glasig.
HB: Fp. 60°.

Procainamidhydrochlorid.
Fp. 168°   ET Phenac. 120° n_D Rotl.   Na-L.
            Benzan. 137°   1,5700   165–167°   178–179°

Glgw.: Träg, Körner, Rhomben u. Prismen. Schm. erstarrt glasig, bei 150° träge Krist. v. derbstrahligen Aggr.
HB: Fp. 168°, ET Phenac. 122°, Benzan. 138°.

Procain-Benzylpenicillin.
Fp. 93–107°   ET Benzil 83°
               Acetan. 78°

Schm. träg unter Zers. u. Gasblasenbldg. In Par. ab 115° Gasblasenbldg. u. Schm. bei 118 bis 125°. – Procaindipikrat: Fp. 150 bis 153°.
HB: Fp. 103° *, ET Benzil 86°, Acetan. 79°.

Procainhydrochlorid.
Fp. 156°   ET Phenac. 115° n_D Rotl.   Na-L.
　　　　　　Benzan. 130°　　　1,5611　155–156°　166°

Glgw.: Prismen u. derbe Körner. Schm. erstarrt glasig, nach einiger Zeit bilden sich strahlige Aggr.
HB: Übereinstimmend.

Procainnitrat.
Fp. 101–103°　ET Benzil 92°　n_D　Rotl.　Na-L.
　　　　　　　Acetan. 73°　　1,5502　110–112°　120–122°

Restkrist. wachsen zu Körnern. Schm. erstarrt glasig, bei Erwärmen auf 90° sehr träge Kristallisation.
HB: Übereinstimmend.

Procainphosphat.
Fp. 194–198°　ET Saloph. 178°　n_D　Rotl.　Na-L.
　　　　　　　Dicyand. 138°　　1,5403　159–161°　168–169°

Restkrist. wachsen zu Körnern, Prismen u. Spindeln. Beim Schm. Gasblasen, bei längerem Erhitzen ölige Tr. Schm. erstarrt glasig, bei Erwärmen Sphärol. – Monopikrat: Fp. 132 bis 135°, Dipikrat: Fp. 150 bis 152°.
HB: Fp. 193°, ET Saloph. 181°, Dicyand. 138°.

Prochlorperazindimaleat.
Fp. 190–202°　ET Saloph. –175°–
　　　　　　　Dicyand. 162°

Ab 170° Subl. v. Stäbchen, Rhomboiden u. Sechsecken. Ab 180° treten am Rand des Präp. einzelne Schm.-Tr. auf. Richtiges Schm. bei 190 bis 202° unter Gasblasenbldg. u. Braunfbg. der Schm. Restkrist. wachsen nur sehr träg zu Rhomboiden u. Stengeln. – Pikrat: Fp. 240 bis 260° (195 bis 210°).
HB: Fp. 218° *, Schm.-Tr. werden braun. ET Saloph. 182°, Dicyand. 166°.

Procyclidinhydrochlorid.
Fp. 227°　ET Saloph. 159°　n_D　Rotl.　Na-L.
　　　　　Dicyand. 146°　　1,5101　202–204°　203–205°

Ab 190° Subl. v. einzelnen Stäbchen u. Blättchen. Restkrist. wachsen zu Prismen u. Stengeln. Schm. erstarrt glasig, ab 170° krist. Sphärol. – Base: Fp. 85 bis 87°.
HB: Fp. 224° *, sinkt sehr rasch ab, rasche Verflüchtigung. ET Saloph. 161°, Dicyand. 147°.

Profenaminhydrochlorid.
Fp. 218–228°　ET Saloph. 156°
　　　　　　　Dicyand. 145°

Ab 150° Subl. v. Rhomben, Körnern u. Prismen. Später vollständige Umlagerung. Restkrist. wachsen in der braunen Schm. nur träg zu Körnern u. Prismen. Schm. erstarrt glasig. – Pikrat: Fp. 140 bis 142°.
HB: Fp. 241° *, starke Rauchentwicklung, Braunfbg. ET Saloph. 158°, Dicyand. 150°.

α-Progesteron.
Fp. 131°　ET Acetan. 76°　n_D　Rotl.　Na-L.
　　　　　　Phenac. 95°　　1,5204　117–118°　121–122°

Glgw.: Derbe Körner u. Prismen. Schm. erstarrt glasig. Bei Erwärmen auf 60° Sphärol. mehrerer Mod.

β-Progesteron.
Fp. 123°　ET Acetan. 73°　n_D　Rotl.　Na-L.
　　　　　　Phenac. 91°　　1,5204　117–118°　121–122°

β-Progesteron ist die Mod. II des Progesterons. Glgw.: Rechtecke, Rhomben, Sechsecke u. Prismen. Schm. erstarrt glasig, bei Erwärmen auf 60° krist. mehrere Mod.

Proguanilhydrochlorid.
　　　　　　　　　　　　　　　n_D　Rotl.　Na-L.
Fp. 244–250°　ET Saloph. –180°–　1,5403　230–232°　236–238°
　　　　　　　Dicyand. –182°–　Phenolphth. –208°–

Ab 230° stellenw. Subl. v. Blättchen. Schm. unter Gasblasenbldg. – Pikrat: Fp. 182 bis 187°.

Promethazin.
Fp. 68–71°　ET Azobenz. 41°　n_D　Rotl.　Na-L.
　　　　　　Benzil 52°　　　1,6126　64–65°　69–70°

Restkrist. wachsen nur sehr träg zu flachen Rhomboiden u. Rechtecken. Schm. erstarrt glasig. Nach Impfen bilden sich Nadeln, die zu strahligen Aggr. v. Mod. II auswachsen, Fp. 58 bis 60°.
HB: Fp. 70°, ET Benzil 52°.

Promethazinhydrochlorid.
Fp. 215–225°   ET Saloph. 152°
              Dicyand. 133°
Ab 160° Subl. v. Stäbchen, Rechtecken u. Prismen. Schm. träg. Schm. braun. – Pikrat: Fp. 160 bis 164° Zers.
HB: Fp. 228° *, starke Rauchentwicklung. ET Saloph. 158°, Dicyand. 137°.

Pronarcon.
Fp. 112–116°   ET Benzil –77°– n_D Rotl.   Na-L.
               Acetan. –85°–   1,5000   125–126°   132–133°
Ab 100° Subl. v. Stäbchen, Nadeln u. Nadelbüscheln. Restkrist. wachsen zu Spindeln u. Stengeln. Schm. erstarrt zu Sphärol.

Prontosil.
Fp. 224–230°   ET Saloph. –178°–
               Dicyand. –191°–
Subst. rot. Restkrist. wachsen zu schiefwinkligen Platten. Schm. rotbraun mit Gasblasen. – Subst. löst sich in konz. HNO_3 mit roter Farbe, die beim Erhitzen in Gelb übergeht.

Propallylonal.
Fp. 183,5°   ET Benzan. 144° n_D Rotl.   Na-L.
(180°)   Saloph. 159°   1,5000   180–181°   180–181°
Ab 160° Subl. v. wenigen Blättchen u. Nadeln. Glgw.: Körner u. Prismen. Schm. erstarrt zu Sphärol. v. Mod. I, die sich in A. unter Bldg. v. Mod. II auflösen. Fp. Mod. II 180°, Fp. Mod. III 179°.
HB: Fp. 180°, liegt instab. vor, nach Vorschieben Fp. 183°. ET Benzan. 144°, Saloph. 159°.

Propanthelinbromid.
Fp. 158–163°   ET Phenac. 85°
(115–120°)   Benzan. –100°–
Subst. besteht aus stengeligen Aggr. der Mod. III u. Bruchstücken v. Krist.-Blättern der Mod. I. Bei 115 bis 120° teilw. Schm. v. Mod. III u. teilw. Umw. in Mod. I. Die stab. Mod. schm. unter heftiger Gasblasenbldg. Restkrist. wachsen zu rechteckigen Blättern u. Spindeln. Aus wäßr. Lsg. krist. meist Mod. III in Sphärol., die sich bald in Mod. II umw. Fp. Mod. II 140 bis 145°. – Bromid-Nachweis mit $AgNO_3$.
HB: Fp. 159°. Zuerst Schm. bei 128°, krist. wieder, nach Vorschieben Fp. 159°. ET Phenac. 87°, Benzan. 95°.

Propäsin.
Fp. 74°   ET Azobenz. 50° n_D Rotl.   Na-L.
               Benzil   54°   1,5502   70–71°   78–79°
Glgw.: Prismen. Schm. erstarrt zu gefiederten oder trübstrahligen Aggr.
HB: Übereinstimmend.

α-Propoxyphenhydrochlorid.
Fp. 162–166°   ET Phenac. 99° n_D Rotl.   Na-L.
               Benzan. 114°   1,5204   164–166°   172–173°
Ab 130° Subl. v. Körnern, Sechsecken, Rhomben, Trapezen u. Prismen, ab 140° Tr. Restkrist. wachsen zu Körnern, Rhomben u. Prismen. Schm. erstarrt glasig, nach Impfen u. Erwärmen zu stengeligen Aggr. – Styphnat: Fp. 160 bis 165°, Diliturat: Fp. 202 bis 204°.
HB: Fp. 166°, ET Phenac. 101°, Benzan. 115°.

Propylgallat.
Fp. 148°   ET Phenac. 105° n_D Rotl.   Na-L.
               Benzan. 117°   1,5204   157–158°   166–167°
Glgw.: Nadeln u. Stengel. Schm. erstarrt sphärol.
HB: Übereinstimmend.

Propyl-p-hydroxybenzoat.
Fp. 96°   ET Azobenz. 62° n_D Rotl.   Na-L.
               Benzil 73°   1,5101   95–97°   101°
Glgw.: Körner u. Prismen. Schm. erstarrt mosaikartig.
HB: Übereinstimmend.

Propyliodon.
Fp. 190°   ET Saloph. 139° n_D Rotl.   Na-L.
               Dicyand. 158°   1,5897   187–188°   199–200°
Ab 170° Subl. v. feinen Nadeln u. Stäbchen. Glgw.: Prismen, Stengel u. Balken. Schm. erstarrt glasig, erst bei 140° Bldg. v. feinfasrigen Sphärol.
HB: Übereinstimmend.

Propylthiouracil.
Fp. 217°   ET Saloph. 170° n_D Rotl.   Na-L.
           Dicyand. 172°   1,5795   212–213°   225–226°
Ab 160° Subl. v. Nadeln u. Stengeln. Glgw.: Stengel. Schm. erstarrt auf Holz sphärol.
HB: Übereinstimmend.

d-Pseudoephedrin.
Fp. 118°   ET Benzil 82° n_D Rotl.   Na-L.
           Acetan. 91°   1,4842   123–124°   128–129°
Ab 75° Subl. v. Rechtecken u. Prismen. Glgw.: Rechteckige Tafeln u. Balken. Schm. erstarrt zu derbstrahligen Sphärol.
HB: Übereinstimmend.

d-Pseudoephedrinhydrochlorid.
Fp. 184°   ET Benzan. 145° n_D Rotl.   Na-L.
           Saloph. 157°   1,5204   176–177°   184–185°
Ab 160° Subl. v. Nadeln u. Blättchen. Glgw.: Rechtecke u. Prismen. Schm. erstarrt sphärol.
HB: Übereinstimmend.

rac. Pseudoephedrinhydrochlorid.
Fp. 164–166°   ET Phenac. 116° n_D Rotl.   Na-L.
               Benzan. 137°   1,5204   175–178°   181–183°
Ab 130° Subl. v. Nadeln. Restkrist. wachsen zu Stengeln u. Balken. Schm. erstarrt glasig, bei 110° bilden sich instab. Sphärol., bei weiterem Erwärmen Umw., Fp. Mod. II 156 bis 158°.
HB: Fp. 161°, ET Phenac. 116°, Benzan. 137°.

Pseudokoprosterin.
Fp. 115–118°   ET Benzil 85° n_D Rotl.   Na-L.
               Acetan. 92°   1,4842   120–122°   122–123°
Ab 100° Subl. v. kl. Nadeln. Restkrist. wachsen zu Nadeln u. Spießen. Schm. erstarrt zu feinfasrigen gegitterten Aggr.
HB: Fp. 119°, ET Benzil 82°, Acetan. 91°.

Psicain.
Fp. 145–149°   ET Phenac. 121° n_D Rotl.   Na-L.
               Benzan. 134°   1,5101   141–142°   141–142°
Restkrist. wachsen träg zu dünnen Blättchen, Stäbchen, gestreckten Sechsecken u. Spindeln. In Par. homog. Schm. bei 118 bis 125°. Schm. erstarrt glasig.

Psicain-Neu.
Fp. 222–226°   ET Saloph. 155° n_D
               Dicyand. 136°   1,4683–1,4842
Ab 130° Subl. v. Nadeln u. langen Stengeln. Schm. gelblich gefärbt, Gasblasenbldg., erstarrt zu feinfasrigen Sphärol. – Diliturat: Fp. kleiner Krist. 144 bis 148°, größere Aggr. Restkrist. bis 160°, rostbraune Schm. mit Gasblasen. Diliturat in Par. Fp. 166 bis 174°.
HB: Fp. 228° *, rasche Verflüchtigung. ET Saloph. 155°, Dicyand. 139°.

Pyridostigminbromid.
Fp. 153–154°   ET Phenac. 90° n_D Rotl.   Na-L.
               Benzan. –98°–   1,5700   128–130°   138–139°
Subst. sehr hygroskopisch, zerfließt an der Luft sehr rasch, krist. bei Erwärmen wieder aus. Restkrist. wachsen zu Körnern u. sechseckigen Prismen. Für die Best. der ET wird die Subst. am Heiztisch bei 80° getrocknet u. mit der Testsubst. verrieben. Für die Best. des Br.Ind. wird die Subst. offen bis 150° erwärmt u. dann erst mit dem Deckglas bedeckt. Schm. erstarrt glasig, bei Impfen u. Erwärmen auf 100° bilden sich stengelige od. fleckige Aggr.
HB: Fp. 154°. Bei 120 bis 130° aufgetragen, krist. die fast flüssige Subst. wieder. ET Phenac. 88°, Benzan. 101°. Für ET auf der Bank bei 75 bis 80° mischen.

Pyridoxinhydrochlorid.
Fp. 200–212°   ET Saloph. –176°–
               Dicyand. –142°–
Ab 160° Subl. v. Tröpfchen, aus denen Blättchen u. Nadeln wachsen. Schm. unter Gasblasenbldg. u. Braunfbg. – Wäßr. Lsg. gibt mit $FeCl_3$-Lsg. Rotfbg., mit verd. HCl Entfbg.
HB: Fp. 212° *, ET Saloph. 179°, Dicyand. 146°.

Pyridoxinphosphat.
Fp. 122–124°   ET Acetan. 112° n_D Rotl.   Na.-L.
               Phenac. 121°   1,5611   95–98°   103–105°

Ab 65° Trbg. u. feinkörnige Umlagerung. Restkrist. wachsen zu Prismen u. Stengeln. In Par. inhomog. Schm. bei 76 bis 80° u. Ausscheidung v. Nadeln, die sich bei 100 bis 110° zu lösen beginnen. Gasblasenbldg. meist ab 105°. Für die Best. des Br.Ind. u. der ET nicht über 50° auflegen. Für Br.Ind. außerdem langsam bis 115° ohne Deckglas erwärmen, dann erst bedecken.

HB: Hydrat, Schm. über 70°, durch Kratzen Wiedererstarren, nach Vorschieben Fp. 122°. ET Acetan. 112°, Phenac. 121°. Für ET Subst. vorher kurze Zeit bei 100° trocknen.

Pyrimethamin.
Fp. 239–241°   ET Saloph. 179° n_D Rotl.   Na.-L.
               Dicyand. 206°   1,5502   243–244°   247–249°

Ab 180° Subl. v. Sechsecken, Rhomboiden, Prismen u. Stengeln. Restkrist. wachsen zu Sechsecken, Balken u. Platten. Schm. erstarrt teils gefiedert-strahlig, teils in Balken.

HB: Fp. 242°, rasche Verflüchtigung. ET Saloph. 183°, Dicyand. 207°.

Pyrogallol.
Fp. 133°   ET Acetan. 59° (49°) n_D Rotl.   Na.-L.
               Phenac. 71° (60°)   1,5611   129–131°   133–134°

Liegt meist als Hydrat vor, daher Umlagerung der Krist. unter Trbg. Ab 100° Subl. v. Blättchen u. Balken. Glgw.: Viereckige Stengel. ET des Hydrats in Klammern. In Par. inhomog. Schm. unter Ausfallen w.-freier Krist. bei 78 bis 100°.

HB: Übereinstimmend. Falls Hydrat, Schm. bei etwa 130° u. sofortiges Wiedererstarren, nach Vorschieben Fp. 134°.

Quercetin.
Fp. 300–320°   ET Saloph. 178°
               Dicyand. 197°   Phenolphth. 252°

Subst. gelb. Ab 170° Subl. v. feinen Nadeln, später Stengeln, Sternen u. Prismen. Schm. braun, wird bald schwarz. – A. Lsg. gibt mit $FeCl_3$-Lsg. Grünfbg., die bei Erhitzen in Dunkelrot übergeht. – A.-Lsg. gibt mit Bleiacetatlsg. roten Nd.

Quiloflex.
Fp. 183–186°   ET Benzan. 119° n_D Rotl.   Na.-L.
               Saloph.   –134°–   1,5000   190–192°   194–196°

Ab 130° Tröpfchenbldg., ab 150° runde od. gelappte isotrope Scheiben, daneben anisotrope Stäbchen. Restkrist. wachsen zu anisotropen Prismen u. Stengeln u. isotropen Platten. Schm. erstarrt sphärol.

HB: Fp. 184°, ET Benzan. 123°, Saloph. 138°.

Quinacrinhydrochlorid.
Fp. 245–260°   ET Saloph. –165°–
               Dicyand. –122°–   Phenolphth. –156°–

Subst. gelb. Ab 130° zunehmende Trbg., ab 220° bräunliche Tr., die später zusammenfließen. Schm. dunkelbraun u. undurchsichtig mit Gasblasen. In Par. ab 130° Gasblasen, bei 150 bis 160° feinkörnige Umlagerung der Krist., Fp. 250 bis 260°.

Racephedrinhydrochlorid.
Fp. 188–190°   ET Benzan. 153° n_D Rotl.   Na-L.
               Saloph. 165°   1,5204   174–176°   179–180°

Ab 160° Subl. v. Körnern, Stäbchen u. Prismen. Restkrist. wachsen zu Körnern, Stäbchen u. Prismen. Schm. erstarrt glasig, bei Erwärmen sphärol.

HB: Fp. 190°, ET Saloph. 164°, Dicyand. 140°.

Raffinose.
Fp. 132–135°   ET Acetan. 114° n_D Rotl.   Na.-L.
               Phenac. 133°   1,5299   126–128°   127–128°

Während d. Schm. Gasblasenbldg. Schm. zäh, erstarrt glasig. In Par. homog. Schm. des Hydrats bei 78 bis 80°. Für die Best. des Br.Ind. Subst. bei 110° trocknen.

HB: Übereinstimmend. Subst. vorher einige Min. bei 110° auflegen, dann vorschieben. Schm. klebrig.

Reaktivan-Wirkstoff.
Fp. 190–194°   ET Saloph. –148°– n_D Rotl.   Na.-L.
               Dicyand. –132°–   1,5299   167–168°   170–171°

Ab 160° Subl. v. Nadeln, Stäbchen u. Prismen, Tröpfchenbldg. Restkrist. wachsen zu Nadeln u. Stengeln mit niedrigen Interff. Schm. erstarrt glasig. Nach Impfen u. Erwärmen auf 150° bilden sich träg derbstrahlige Aggr.

HB: Fp. 192°, ET Saloph. 149°, Dicyand. 134°.

Rectidon.
Fp. 163–166°   ET Phenac. 120° n_D Rotl.   Na-L.
                 Benzan. 137°   1,4936   163–164°   165–167°
Ab 150° Subl. v. Stäbchen, Nadeln u. Drusen, später zahlreiche Tr. Restkrist. wachsen langsam zu Prismen u. Stengeln. Schm. erstarrt glasig, bei 120° wachsen träg Sphärol.
HB: Fp. 163°, ET Phenac. 120°, Benzan. 139°.

Rescinnamin.
Fp. 230–234°   ET Saloph. 177°
                 Dicyand. –206°–
Restkrist. wachsen langsam zu Nadeln. Schm. braun mit Gasblasen. – Die gelbgrüne Lsg. in konz. H_2SO_4 gibt mit 1 bis 2 Tr. $FeCl_3$-Lsg. Blaufbg., die mit verd. HNO_3 in Gelbbraun übergeht.
HB: Fp. 238°, ET Saloph. 184°, Dicyand. 210°.

Reserpin.
Fp. 250–260°   ET Saloph. –183°–
                 Dicyand. 208°   Phenolphth. 225°
Ab 245° Verfbg. der Krist. Schm. dunkelbraun. – Die Lsg. der Subst. in verd. Essigsäure mit einigen Krist. $NaNO_2$ versetzt, zeigt im UV-Licht gelbgrüne Fluoreszenz.

Reserpinhydrochlorid.
Fp. 215–225°   ET Saloph. –161°–
                 Dicyand. –155°–
Ab 180° Trbg. der Krist. Schm. zu schlieriger rostbrauner Schm. unter Gasblasenbldg. In Par. Fp. 222 bis 225°. – Eine Lsg. in verd. Essigsäure färbt sich auf Zugabe von einigen Krist. $NaNO_2$ gelb u. fluoresziert im UV-Licht grün.
HB: Fp. 235° *, rotbraune Schm. ET Saloph. 164°, Dicyand. 157°.

Resorcinol.
Fp. 110,5°   ET Benzil 68° n_D Rotl.   Na-L.
(108°)   Acetan. 34°   1,5502   118–119°   124–125°
Liegt als Mod. II vor. Ab 90° Subl. v. Körnern u. Prismen. Bei 108° z.T. Schm. v. Mod. II, z.T. Umw. in Mod. I. Glgw.: Prismen u. Stengel. Schm. erstarrt zu derbstrahliger Mod. II oder zu kleinkrist. Mod. I.
HB: Fp. 109°. Liegt metastabil vor. Fp. der stab. Mod. (110,5°) tritt selten auf. ET Benzil 67°.

Reten.
Fp. 98°   ET Azobenz. 46° n_D Rotl.   Na-L.
                 Benzil 64°   1,6126   105–106°   113–114°
Ab 70° Subl. v. Stäbchen u. Blättchen. Glgw.: Breite Linsen u. Leisten. Schm. erstarrt teils flächig, teils strahlig.

Rhamnose.
Fp. 70–95°   ET Azobenz. 67° n_D Rotl.   Na-L.
(91–97°)   Benzil 69°   1,4842   91–93°   94–96°
in Par.)
Subst. hygroskopisch. Träges Schm. In Par. Schm. ab 85°, Hauptschm. bei 91 bis 97°. Schm. erstarrt glasig. Br.Ind. muß in der Mitte eines größeren Tr. bestimmt werden.
HB: Fp. 80°, sehr schlecht zu bestimmen, ET Azobenz. 67°, Benzil 74°.

Rhinogutt.
Fp. 218–221°   ET Saloph. –185°–
                 Dicyand. 156°
Ab 200° Subl. v. Körnchen, Vierecken, Stäbchen u. Kondenstr. Restkrist. wachsen zu rundlichen od. viereckigen Blättchen u. Spindeln. – Pikrolonat: Als Hydrat Umlagerung bei 105 bis 130°. Fp. 220 bis 235°.
HB: Fp. 225°, Schm. braun. ET Saloph. 188°, Dicyand. 165°.

Rhotane.
Fp. 110°   ET Benzil 66° n_D Rotl.   Na-L.
                 Acetan. 88°   1,5700   115–116°   119–120°
Glgw.: Träg, Körner, Sechsecke u. Prismen. Schm. erstarrt zu Sphärol., die sich anschließend od. fleckig umlagern, dazwischen glattstrahlige Sphärol., die unverändert bleiben.
HB: Übereinstimmend.

Riboflavin.
Fp. 285–290°   ET Saloph. 188°
                 Dicyand. –189°–   Phenolphth. 248°
Subst. gelb. Ab 260° geringe Subl. v. Nadeln. Schm. unter starker Zers. u. Gasblasenbldg. – Lsg. intensiv gelb mit grüner Fluoreszenz, die durch Mineralsäure u. Alkali verschwindet.

Ronicoltartrat.
Fp. 145–148° ET Phenac. 129° n_D Rotl.   Na-L.
                Benzan. 146°   1,5299   118–120°   121–122°
Restkrist. wachsen träg zu derben Körnern u. Prismen.
HB: Fp. 150° *, ET Phenac. 130°, Benzan. 146°.

Rutin.
Fp. 190–195° ET Saloph. 173°
              Dicyand. –155°–
Subst. gelblich. Schmilzt träg zu zähen Tr. Schm. färbt sich bald braun. – 1 Tr. FeCl$_3$-Lsg. gibt beim Umrühren eine hellgrüne Fbg., die bald in Dunkelgrün umschlägt.
HB: Fp. 200° *, Schm. klebrig. ET Saloph. 176°, Dicyand. 159°.

Rutonal.
Fp. 226°   ET Saloph. 175° n_D Rotl.   Na-L.
              Dicyand. 183°   1,5204   229–231°   232–233°
Ab 150° Subl. v. Stäbchen, Sechsecken, Spießen u. Platten. Glgw.: Stengel, Vierecke u. Platten. Schm. erstarrt sphärol.
HB: Übereinstimmend.

Saccharin.
Fp. 228°   ET Saloph. 165° n_D Rotl.   Na-L.
              Dicyand. 162°   1,5299   215–216°   221–222°
Ab 170° Subl. v. Sechsecken, Rhomben u. Prismen. Glgw.: Sechsecke u. Stengel. Schm. erstarrt sphärol.
HB: Übereinstimmend. Stechender Geruch. Stark flüchtig.

Salicylaldehydmethyläther.
Fp. 37°   ET Azobenz. 23° n_D Rotl.   Na-L.
              Benzil   25°   1,5502   36–37°   42–43°
Glgw.: Körner u. Prismen. Schm. erstarrt glasig, bei Impfen zu strahligen Aggr.

Salicylalkohol.
Fp. 85,5°   ET Azobenz. 63° n_D Rotl.   Na-L.
              Benzil   68°   1,5403   92–94°   97–98°
Ab 65° Subl. v. dünnen Rhomben, vier- u. sechseckigen Blättchen. Glgw.: Rhomben u. Sechsecke. Schm. erstarrt sphärol.
HB: Übereinstimmend.

Salicylamid.
Fp. 140°   ET Phenac. 103° n_D Rotl.   Na-L.
              Benzan.   118°   1,5502   149–150°   156–157°
Ab 120° Subl. v. Nadeln. Glgw.: Nadeln u. Balken. Schm. erstarrt zu Sphärol. mehrerer Mod. Bei Erwärmen Umw.
HB: Übereinstimmend.

Salicylsäure.
Fp. 158°   ET Phenac. 93° n_D Rotl.   Na-L.
              Benzan.   123°   1,5204   152–154°   158–159°
Stark flüchtig. Ab 65° Subl. in Nadeln, Balken mit abgeschrägten Enden u. kurzen Prismen. Glgw.: Prismen u. Balken. Schm. erstarrt meist instab., anschließend Umw.
HB: Übereinstimmend. Hustenreizend, rasche Verflüchtigung.

Salicylsäurechininester.
Fp. 140°   ET Phenac. 120° n_D Rotl.   Na-L.
              Benzan.   126°   1,5700   140–142°   152–153°
Glgw.: Nadeln. Schm. erstarrt glasig, bei Impfen u. Erwärmen auf 130° äußerst träg zu feinen Nadeln.

Salicylsäureguajacoläther.
Fp. 71°   ET Azobenz. 43° n_D Rotl.   Na-L.
              Benzil   52°   1,5611   76–77°   82°
Ab 55° Subl. kleiner Körner. Glgw.: Prismen. Schm. erstarrt zu derbstrahligen instab. Sphärol., Fp. Mod. II 68°.
HB: Übereinstimmend.

Salicylsalicylsäure.
Fp. 144–148° ET Phenac. –100°– n_D Rotl.   Na-L.
              Benzan.   –122°– 1,5611   134–135°   139–140°
Ab 80° Subl. v. Körnern, ab 135° große Tr. Schm. erstarrt glasig, bei Erwärmen krist. instab. Bündel mit Fp. 126 bis 128°.
HB: Fp. 148°, ET Phenac. 103°, Benzan. 128°.

Salophen.
Fp. 191° ET Saloph. 189° n_D Rotl.   Na-L.
          Dicyand. 178°   1,5502 187–188°   199–200°

Ab 150° Subl. v. Nadeln u. Blättchen. Glgw.: Körner, Prismen u. Balken, sinkt ab. Schm. erstarrt zu instab. Sphärol., bei Erwärmen Umw.
HB: Fp. 191°, ET Saloph. 191°, Dicyand. 176°.

Salthion.
Fp. 113–118° ET Benzil 93° n_D Rotl.   Na-L.
              Acetan. 102°   1,5611 101–104°   107–109°

Restkrist. wachsen nur sehr träg zu dreieckigen od. trapezförmigen Krist.

Santonin.
Fp. 173° ET Benzan. 124° n_D Rotl.   Na-L.
          Saloph. 144°   1,5000 173–175°   177–178°

Ab 120° Subl. v. Nadeln u. Blättchen. Glgw.: Prismen u. Körner. Schm. erstarrt glasig. bei Erwärmen strahlig. Dimorph.
HB: Übereinstimmend.

Secobarbital.
Fp. 92–100° ET Azobenz. 63° n_D Rotl.   Na-L.
             Benzil 75°   1,4936 84–85°   88–89°

Restkrist. wachsen bei Sinken der Temp. sehr langsam.
HB: Fp. 98°, ET Azobenz. 63°, Benzil 74°.

Sedormid.
Fp. 195° ET Saloph. 170° n_D Rotl.   Na-L.
          Dicyand. 186°   1,4339 179–181°   182–184°

Ab 100° Nadeln, später verfilzte Stengel u. Balken. Glgw.: Stengel u. Balken. Schm. erstarrt strahlig od. sphärol. Br.Ind. mit P.D.
HB: Fp. 195°, ET Saloph. 172°, Dicyand. 186°. Rasch ablesen, Verflüchtigung.

Serpentinbitartrat.
Fp. 240–246° ET Saloph. –184°–
              Dicyand. –155°–

Subst. gelb. Ab 220° bräunliche Verfbg. Schm. unter starkem Aufblähen zu dunkelbrauner, zäher Masse. – Pikrat: Nach W.-Verlust Fp. 260 bis 268° unter Zers.
HB: Fp. >260° *, sinkt sehr rasch ab, nach 1 Min. 257°, Schwarzfbg. u. Gasblasenbldg. ET Saloph. 188°, Dicyand. 165°.

Silomat.
Fp. 173–175° ET Benzan. 123° n_D Rotl.   Na-L.
              Saloph. –137°–   1,5101 188–190°   190–191°

Gemisch v. Hydratkrist. u. körnig umgelagerten w.-freien Krist. Ab 135° Tr., dazwischen Stäbchen, Rhomboide u. Prismen. Ab 160° teilw. Schm., bei 165° Schm. der Hauptmasse unter Ausfallen w.-freier Rhomboide u. Sechsecke, die sich bei 170 bis 174° auflösen. Fp. subl. Krist. 173 bis 175°. Schm. erstarrt glasig, nach Impfen bei 140° derbstengelige Aggr. In Par. ab 135° Gasblasen, bei 140 bis 160° träges, inhomog. Schm.
HB: Fp. 164°, ET Benzan. 129°, Saloph. 138°.

Sitosterin.
Fp. 138° ET Acetan. 105° n_D Rotl.   Na-L.
          Phenac. 115°   1,4842 142–144°   143–144°

Glgw.: Nadeln, Blätter u. Stengel. Schm. erstarrt sphärol.
HB: Übereinstimmend.

Sorbinsäure.
Fp. 134° ET Acetan. 88° n_D Rotl.   Na-L.
          Phenac. 103°   1,4842 133–134°   140–141°

Ab 60° Subl. v. Nadeln, Körnern u. Prismen. Glgw.: Körner, sinkt ab.
HB: Fp. 134° *, Verflüchtigung. ET Acetan. 88°, Phenac. 100°.

Sorbitol.
Fp. 97–98°   ET Azobenz. 67° n_D Rotl.   Na-L.
(90–94°)   Benzil 92°   1,5101 89–90°   90–91°

Subst. ist in zwei verschied. Mod. im Handel, Fp. Mod. II 90 bis 94°. Schm. zu zäher Schm. mit Gasblasen.
HB: Übereinstimmend.

Soventolhydrochlorid.
    Fp. 214–217°   ET Saloph. 153°
                        Dicyand. 132°
    Ab 60° W.-Verlust unter Hüpfen der Krist. u. Trbg. oder Umlagerung. Ab 160° Subl. v. Stäbchen, Prismen, Rechtecken u. Stengeln. Restkrist. wachsen träg zu Rechtecken mit niederen Interff. Schm. erstarrt glasig, bei 180° krist. Tafeln. In Par. inhomog. Schm. des Hydrats bei 102 bis 104° unter Ausscheidung v. Blättchen. — Base: Fp. 115 bis 117°.
    HB: Fp. 216° *, ET Saloph. 155°, Dicyand. 136°.

Soventollactat.
    Fp. 83–86°   ET Azobenz. 56° n_D Rotl.   Na-L.
    (105°)   Benzil 65°   1,5502   80–81°   84–85°
    Subst. hygroskopisch. Während od. nach dem Schm. fallen Prismen u. Stengel der Base aus, die sich bei weiterem Erwärmen zunächst vermehren u. dann bis 105° in Lsg. gehen. — Die Base wird durch Weglösen der Milchsäure mit W. isoliert, Fp. 115 bis 117°.
    HB: Fp. 85°, ET Azobenz. 58°, Benzil 66°.

Sparteinsulfat.
    Fp. 100–130°   ET Acetan. −80°− n_D Rotl.   Na-L.
                       Phenac. −65°−   1,5299   100–102° 100–102°
    Bei 60 bis 80° Trbg. od. Umlagerung der Krist. unter W.-Verlust. Erweicht bei 100 bis 105° zu zäher Schm. mit körnigem Rückstand, der sich bis etwa 130° auflöst. In der Schm. Gasblasen. In Par. inhomog. Schm. bei 75 bis 80° unter Abscheidung v. Körnern. Größere w.-freie Krist. schm. erst bei 135 bis 145°. Für Br.Ind. zuerst bei 150° auflegen, nach Schäumen rasch abkühlen. Temp. sinkt ab. — Pikrat: Fp. 200 bis 206°.

Spasmaparid.
    Fp. 180–187°   ET Benzan. 126°
                        Saloph. 144°
    Umlagerung bei 110–120° unter Trbg. Ab 140° Subl. v. Körnchen, Sechsecken, kleinen Vierecken u. kurzen Prismen. Schm. unter Gasblasenbldg. In Par. Umlagerung bei 120 bis 125° unter Gasblasenbldg. od. inhomog. Schm. unter Abscheidung v. Körnchen. Nach Trocknung bei 140° Fp. 187 bis 192°. Für ET vorher bei 140° trocknen. — Pikrolonat: Fp. 120 bis 128°.
    HB: Fp. 155 bis 160°, krist. wieder, nach Vorschieben Fp. 194° *, ET Benzan. 122°, Saloph. 144°.

Spasminhydrochlorid.
    Fp. 195–216°   ET Saloph. 168°
                        Dicyand. 152°
    Ab 180° Tröpfchen. Schm. träg unter Braunfbg. — Behandlung mit $NaHCO_3$ u. Extraktion des getrockneten Rückst. mit Chlf. gibt mit 1 Tr. A. Prismen u. derbstrahlige Sphärol. mit Fp. 144 bis 146°.

Stearinsäure.
    Fp. 70°   ET Azobenz. 57° n_D Rotl.   Na-L.
               Benzil 67°   1,4339   69–70° 70–71°
    Fp. meist unscharf, daher ET bis zu 2° tiefer. Glgw.: Gelappte Platten. Schm. erstarrt sphärol. oder in Garben. Best. des Br.Ind. infolge raschen Erstarrens erschwert.

Stigmasterin.
    Fp. 167°   ET Phenac. 128° n_D
                Benzan. 147°   1,4339–1,4584
    Ab 90° kleinkrist. Umlagerung der blättr. Krist. Ab 130° Subl. v. Nadeln. Glgw.: Stengel. Schm. erstarrt sphärol. oder kleinkrist.
    HB: Fp. 168°, ET Phenac. 130°, Benzan. 147°.

Strychnin.
    Fp. 274–280°   ET Saloph. 181°
                      Dicyand. 202°   Phenolphth. 208°
    Ab 220° Subl. v. Prismen u. Körnern. Schm. färbt sich braun, Gasblasenbldg. — Mit konz. HCl erhitzt u. einer Spur HNO_3 versetzt entsteht eine blutrote Fbg.

Strychninhydrochlorid.
    Fp. 290–310°   ET Saloph. 170°
                      Dicyand. 162°   Phenolphth. −190°−
    Ab 70° W.-Verlust unter Trbg. d. Krist. Ab 175° Subl. v. einzelnen Körnern u. Blättchen. Ab 220° starke Subl. Schm. unter Zers. u. Braunfbg., in Par. ab 130° Gasblasenbldg. Bei 150 bis 170° totale Umw. — Darstellung der Base mit $NaHCO_3$, Fp. 274 bis 280°.

Strychninnitrat.
Fp. 280–310°   ET Saloph. 180°
                Dicyand. 165°   Phenolphth. 208°
Ab 230° Subl. v. viereckigen Blättchen, ab 250° Braunfbg. – Nach Behandlung mit $NaHCO_3$ subl. bei 240° die Base, Fp. 274 bis 280°.

Succinylsulfathiazol.
Fp. 190–193°   ET Saloph. 171° n_D
                Dicyand. 142°   1,5897–1,6011
Ab 120° Umw. der Krist. in ein mikrokrist. Aggr. In der Schm. Gasblasen. Schm. erstarrt glasig. In Par. ab 135° Gasblasenbldg. Über 140° aufgelegt Schm. u. Wiedererstarren. Br.Ind. steigt an.
HB: Bei 150° aufgestreut Schm. des Hydrats u. Wiedererstarren. Nach Vorschieben Fp. 192°. Für ET Subst. kurze Zeit bei 120° trocknen. ET Saloph. 171°, Dicyand. 144°.

Sucrose.
Fp. 188–190°   ET Benzan. 162° n_D Rotl.   Na-L.
                Saloph. –176°–   1,5101   172–174°   173–174°
Restkrist. wachsen zu Prismen. Bei starkem Erhitzen Karamelbldg. Schm. erstarrt glasig. Best. des Br.Ind. durch Blasenbldg. erschwert.
HB: Fp. 190°, ET Saloph. 188°, Dicyand. 154°.

Sulfacetamid.
Fp. 184°   ET Benzan. 143° n_D Rotl.   Na-L.
                Saloph. 160°   1,5611   167°   175–176°
Ab 160° Subl. v. Körnern. Glgw.: Körner, zugespitzte Prismen, sinkt rasch ab. Schm. erstarrt glasig.
HB: Übereinstimmend.

Sulfadiazin.
Fp. 258–262°   ET Saloph. 186°
                Dicyand. 198°   Phenolphth. 226°
Ab 170° Subl. v. Körnern, Prismen u. Blättchen. Träge Zers. unter Gasblasenbldg. u. Gelbfbg. Schm. erstarrt glasig. – Lsg. in verd. HCl gibt auf Zusatz von $NaNO_2$-Lsg. u. a.-β-Naphthollsg. intensive Rotfbg.

Sulfaäthylthiodiazol.
Fp. 188°   ET Benzan. 144° n_D Rotl.   Na-L.
                Saloph. 162°   1,6126   162–164°   168–169°
Glgw.: Körner u. Prismen. Schm. erstarrt glasig, bei 130° bilden sich strahlige instab. Aggr., ab 150° neue stab. Stengel u. Umw. der instab. Krist., Fp. Mod. II 181°.
HB: Übereinstimmend.

Sulfadimethoxin.
Fp. 196–202°   ET Saloph. 170°
                Dicyand. 180°
Ab 170° Subl. einzelner Prismen, später reichl. Tröpfchen. Restkrist. wachsen zu Körnern u. Prismen. Schm. erstarrt glasig, bei 170° bilden sich Rhomben, Prismen u. Sphärol.
HB: Fp. 205°, ET Saloph. 170°, Dicyand. 185°.

Sulfadimethyloxazol.
Fp. 188–195°   ET Saloph. 160° n_D Rotl.   Na-L.
(200–204°)   Dicyand. 157°   1,5795   175–176°   184–185°
Schm. unter Gasblasenbldg., bräunlicher Verffbg. u. Ausfallen v. derben Körnern u. rhomboidischen Prismen der stab. Mod., die bei 200 bis 204° schm. Restkrist. wachsen träg zu rhomboidischen Prismen u. Platten. Schm. erstarrt glasig, bei 145° wächst langsam Mod. II in Stengeln u. Stengelpaketen mit Fp. 175 bis 179°. Außerdem entstehen plattenartige od. sphärol. Aggr. der Mod. I.
HB: Fp. 196° *, rasch bräunliche Verffbg. ET Saloph. 164°, Dicyand. 160°.

Sulfafenazol.
Fp. 180–182°   ET Benzan. 142° n_D Rotl.   Na-L.
                Saloph. 157°   1,6011   162–163°   173–174°
Restkrist. wachsen zu Körnern u. rhombischen Prismen. Schm. erstarrt glasig, nach Impfen bei 110° zu derbstengeligen od. breitblättrigen Aggr.
HB: Übereinstimmend.

Sulfafurazol.
Fp. 190–195°   ET Saloph. –163°– n_D
                Dicyand. –167°–   1,5403–1,5502
Ab 165° geringe Subl. v. Nadeln u. Stäbchen, Tröpfchenbldg. Restkrist. wachsen zu Spindeln, auskeilenden Prismen u. Platten. – Die Subst. wird mit Oxalsäuredihydrat ver-

mischt u. langsam bis 200° erhitzt. Nach dem Abdampfen der überschüssigen Oxalsäure wird abgekühlt, mit Thiobarbitursäure vermischt u. bis ca. 240° erhitzt. Es entsteht eine Rotfbg.

HB: Fp. 196° *, Schm. braun. ET Saloph. 164°, Dicyand. 171°.

Sulfaguanidin.
Fp. 187–191°   ET Saloph. 166° (161°) n_D Rotl.   Na-L.
(174–176°)   Dicyand. 158° (151°)   1,6126   171–173°   184–186°

Ab 90° W.-Verlust unter Trbg. Einige Krist. schm. instab. bei 174 bis 176°. Restkrist. der Mod. I wachsen zu Prismen u. Körnern. Schm. erstarrt glasig, bei 120° zu Sphärol. mehrerer Mod. In Par. bei 132 bis 135° teilw. homog. Schm., teilw. Umlagerung u. heftige Blasenbldg.

HB: Fp. 190°, ET Saloph. 168°, Dicyand. 153°.

Sulfamerazin.
Fp. 235–238°   ET Saloph. 180° n_D Rotl.   Na-L.
Dicyand. 190°   1,5502–1,5611   1,5611–1,5700

Ab etwa 100° Umw. Ab 200° Subl. v. Stäbchen, Körnchen, rechteckigen u. sechseckigen Blättchen. Manchmal teilw. Schm. bei 208°. Restkrist. wachsen zu Rechtecken, Stengeln u. Rhomboiden. – Die salzsaure Lsg. färbt sich mit NaNO$_2$-Lsg. u. a.-β-Naphthollsg. intensiv rot.

HB: Übereinstimmend.

Sulfamethazin.
Fp. 199°   ET Saloph. 168° n_D Rotl.   Na-L.
Dicyand. 172°   1,5700   187–188°   197–198°

Ab 190° Subl. v. Körnern, Nadeln u. Prismen. Glgw.: Körner, Sechsecke u. Balken, sinkt ab. Schm. erstarrt glasig.

HB: Übereinstimmend.

Sulfamethizol.
Fp. 209°   ET Saloph. 171° n_D Rotl.   Na-L.
Dicyand. 167°   1,6126   205–206°   213–215°

Glgw.: Blättchen, Prismen, Stengel u. Platten. Schm. erstarrt glasig.

HB: Fp. 209°, ET Saloph. 172°, Dicyand. 169°.

Sulfamethoxazol.
Fp. 169°   ET Phenac. 116° n_D Rotl.   Na-L.
Benzan. 138°   1,5611   172–174°   178–179°

Glgw.: Rhomboide, Sechsecke, Prismen u. Stengel. Schm. erstarrt auf Holz zu dreierlei Sphärol., bei Erwärmen Umw. in die stab. Mod. Fp. Mod. II 167,5°, Mod. III 166°.

HB: Fp. 169°, ET Phenac. 118°, Benzan. 138°.

Sulfamethoxypyridazin.
Fp. 180–182°   ET Benzan. 147° n_D Rotl.   Na-L.
Saloph. 160°   1,6011   183–184°   192–193°

Restkrist. wachsen träg zu Körnern, Rhomboiden u. Prismen. Schm. wird gelb u. erstarrt glasig. Nach Impfen wachsen bei 140° stengelige Aggr.

HB: Fp. 165°, erstarrt wieder, nach Vorschieben Fp. 181°. ET Benzan. 144°, Saloph. 161°. ET Saloph. mit vorher geschmolzenem u. wieder erstarrtem Präp.

Sulfamethyldiazin.
Fp. 267–270°   ET Saloph. 186°
Dicyand. 200°   Phenolphth. 230°

Ab 200° Subl. v. Stäbchen, Stengeln u. Prismen, ab 260° viele Tr. Restkrist. wachsen langsam zu Spindeln. Schm. wird braun unter Gasblasenbldg. – Subst. mit der gleichen Menge Barbitursre. rasch auf 260° erhitzt gibt Orangefbg. innerhalb 1 Min.

Sulfamethylthiazol.
Fp. 244°   ET Saloph. 181°
Dicyand. 185°   Phenolphth. 216°

Ab 230° Subl. v. kleinen Nadeln, Körnchen u. Blättern. Glgw.: Spitze Prismen u. Dreiecke. Schm. erstarrt glasig.

HB: Übereinstimmend.

Sulfanilamid.
Fp. 165°   ET Phenac. 119° n_D Rotl.   Na-L.
(156°)   Benzan. 143°   1,5897   147–149°   157–158°

Ab 140° Subl. v. Blättchen u. Körnern. Beim Erwärmen Umw. od. teilw. Schm. der Mod. II bei 156°. Glgw.: Derbe Körner. Schm. erstarrt zu strahligen Aggr. v. Mod. I, aus A. bildet sich Mod. II (Enantiotropie).

HB: Übereinstimmend.

Sulfanilylharnstoff.
Fp. 150–154° ET Phenac. 122° n_D
Verlust d. Doppelbr. Benzan. −150°− 1,6126–1,6231

Ab 80° Trbg. der Krist., zwischen 154 u. etwa 190° langsames Erweichen, Temp. abhängig von Erhitzungstempo u. Substanzmenge, reichlich Gasblasen. Schm. erstarrt glasig. In Par. aus klaren Krist. ab 100° Gasblasen, ab 105° kleinkrist. Umlagerung. − Probe in verd. HCl gelöst, mit NaNO₂-Lsg. u. alkoh. β-Naphthollsg. versetzt gibt intensive Rotfbg.

Sulfaproxylin.
Fp. 185–187° ET Benzan. 142° n_D Rotl. Na-L.
Saloph. 160° 1,5700 175–176° 187–188°

Restkrist. wachsen zu Körnern, Prismen u. Stengeln. Schm. erstarrt glasig, nach Impfen bei 140° stengelige Aggr. Br.Ind. sinkt ab.
HB: Fp. 188°, ET Benzan. 142°, Saloph. 160°.

Sulfapyridin.
Fp. 192° ET Saloph. 169° n_D Rotl. Na-L.
Dicyand. 170° 1,6126 173–174° 181–182°

Ab 180° Subl. v. einzelnen kleinen Krist. Glgw.: Schief- u. rechtwinklige Krist. Schm. erstarrt glasig, bei 150° bilden sich instab. Sphärol. Bei Erwärmen Umw. Fp. Mod. III 174°, Mod. II 179°.
HB: Übereinstimmend.

Sulfathiazol.
Fp. 202° ET Saloph. 171° (160°) n_D Rotl. Na-L.
(175°) Dicyand. 167° (154°) 1,6483 164–166° 174–176°

Ab 160° teilw. Umw., bei 175° teilw. Schm. Glgw. Mod. II (nicht bei allen Präp. erhältlich): Stengel, Glgw. Mod. I: Schiefwinklige Stengel u. Blättchen. Schm. erstarrt glasig, bei Erwärmen kristallin. Br.Ind. steigt an.
HB: 175°. Liegt instab. vor. Nach Vorschieben Fp. 202°. ET Benzan. 150°, Saloph. 172°.

Sulfathiourea.
Fp. 178–180° ET Benzan. 152°
Saloph. −160°−

Ursubst. besteht aus Platten u. Bändern mit geringer Doppelbrechung. Schm. zu zähen Massen, die kaum Tr. bilden. − Lsg. in verd. HNO₃ gibt mit AgNO₃-Lsg. einen weißen Nd., der auf Zusatz v. verd. NH₃ schwarz wird.
HB: Fp. 194° *, ET Benzan. 152°, Saloph. 160°.

Sulfatolamid.
Fp. 172–177° ET Benzan. 156°
Saloph. 162°

Während d. Schm. Gasblasenbldg. − Mit p-Dimethylaminobenzaldehyd u. verd. HCl tritt orange Fbg. auf.

Sulfisomidin.
Fp. 244–246° ET Saloph. 184° n_D Rotl. Na-L.
Dicyand. 188° 1,5795 225–226° 228–229°
Phenolphth. 214°

Ab 200° Subl. v. Nadeln. Schm. erstarrt glasig. Nach Impfen u. Erwärmen auf 180° bilden sich träg strahlige Aggr. Für Br.Ind. erst bei 150° auflegen. Br.Ind. steigt an.
HB: Fp. 250° *, ET Saloph. 185°, Dicyand. 190°.

Sulfonäthylmethan.
Fp. 76° ET Azobenz. 49° n_D Rotl. Na-L.
Benzil 56° 1,4842 56–57° 58–59°

Ab 65° Subl. v. rechtwinkligen Blättchen. Glgw.: Rechtecke. Schm. erstarrt zu breitstrahligen Sphärol.
HB: Übereinstimmend.

Sulfonmethan.
Fp. 127° ET Acetan. 92° n_D Rotl. Na-L.
Phenac. 107° 1,4584 119–120° 120–121°

Ab 80° Subl. v. Körnern u. rechteckigen Blättchen. Glgw.: Körner, Prismen u. Rechtecke. Schm. erstarrt strahlig od. gefiedert.
HB: Übereinstimmend.

Suxamethoniumchlorid.
Fp. 198–204° ET Saloph. −142°− n_D Rotl. Na-L.
(188–195°) Dicyand. −110°− 1,4936 188–195° 188–195°

Ab 130° Trbg. der Krist. unter W.-Verlust. Ab 188° Erweichen der feinkörnigen Mod. II. Bei 195° liegen in den klaren Tr. derbe Krist. v. Mod. I, die sich ab 198° abrunden u. bis

204° schm. Restkrist. wachsen beim Abkühlen nur sehr langsam zu Vierecken u. Prismen. Für Br.Ind. Subst. vorher trocknen.

Synephrintartrat.
Fp. 186–192°   ET Saloph. 177° n_D
                Dicyand. 151°   etwa 1,5700
Schm. unter Gelbfbg. u. Gasblasenbldg. — Mit $Fe(NO_3)_2$ tritt zitronengelbe Fbg. auf. HB: Fp. 193°, ET Saloph. 182°, Dicyand. 153°.

Terpinhydrat.
Fp. 105,5°   ET Benzil 82° n_D Rotl.   Na-L.
              Acetan. 79°   1,4584   80–82°   80–82°
Subst. liegt meist als Hydrat vor. Ab 60° Subl. v. Körnern, Sechsecken u. Prismen. Bei 65 bis 70° Umlagerung zu w.-freien Krist. Glgw.: Körner u. Prismen. In Par. Fp. 115 bis 120°, Dampfblasen. Schm. erstarrt glasig, bei Erwärmen sphärol.

Testosteron.
Fp. 155°   ET Phenac. 107° n_D Rotl.   Na-L.
            Benzan. 120°   1,5204   153–154°   157–158°
Ab 130° Subl. v. wenigen Körnern, Stäbchen u. Nadeln. Glgw.: Körner u. Prismen. Schm. erstarrt glasig. Bei 90° krist. mehrere Mod. Fp. Mod. III 143°, Mod. II 147 bis 148°.

Testosteroncyclopentylpropionat.
Fp. 100–102°   ET Benzil 60° n_D Rotl.   Na-L.
                Acetan. 68°   1,5101   93–95°   95–97°
Restkrist. wachsen zu Stengeln. Schm. erstarrt glasig, nach Kratzen krist. dünne Stengel.

Testosteronisobutyrat.
Fp. 131–133°   Acetan. 81° n_D Rotl.   Na-L.
                Phenac. 102°   1,4842   149–150°   151–152°
Ab 90° Subl. v. Körnern. Restkrist. wachsen zu Körnern, recht- u. sechseckigen Prismen. Schm. erstarrt glasig. Bei leichtem Erwärmen krist. gedrillte Stengel v. Mod. I u. seltener breitstrahlige Aggr. v. Mod. II, Fp. 89°.

Testosteronnicotinsäureester.
Fp. 194–196°   ET Saloph. 151° n_D Rotl.   Na-L.
(185–188°)   Dicyand. –175°–   1,5204   180–182°   182–184°
                                   1,5101   215–216°   216–217°
Subst. liegt in Mod. II vor mit Fp. 185 bis 188°. Während des Schm. entstehen stab. Prismen u. Platten mit Fp. 194–196°. Restkrist. wachsen zu Vierecken, Achtecken, Prismen u. Balken. Schm. erstarrt zu einem Mosaik aus Blättern u. Stengeln von Mod. II, die bei höherer Temp. in die stab. Mod. umgewandelt wird (Enantiotropie).

Testosteronpropionat.
Fp. 122°   ET Acetan. 74° n_D Rotl.   Na-L.
            Phenac. 93°   1,5000   117–119°   122–123°
Glgw.: Körner u. Prismen. Schm. erstarrt träg zu stab. u. instab. Sphärol. mit anschließender Umw.

Tetraäthylthiurammonosulfid.
Fp. 32°   ET Azobenz. fl. n_D Rotl.   Na-L.
           Benzil fl.   1,6126   35–36°   43–44°
Subst. gelb. Glgw.: Körner u. Prismen. Schm. erstarrt glasig.

Tetracainhydrochlorid.
Fp. 149°   ET Phenac. 107° n_D Rotl.   Na-L.
(140°)   Benzan. 119°   1,5502   132–133°   143–144°
Liegt meist als Mod. II mit Fp. 140° vor. Glgw.: Körner u. Prismen. Teilw. Umw. in Mod. I, Fp. 149°. Glgw.: Dünne viereckige Leisten u. Platten. Enantiotropie, U.P. unter 90°. Schm. erstarrt zu stab. Sphärol.
HB: Übereinstimmend.

Tetracainnitrat.
Fp. 133°   ET Acetan. 87° n_D Rotl.   Na-L.
            Phenac. 105°   1,5299   143–144°   150–151°
                             1,5403   –   120–121°
Glgw.: Derbe Körner, träg. Schm. erstarrt glasig. Bei Erwärmen auf 70° z.T. instab. Sphärol. mit Umw.
HB: Übereinstimmend.

Tetracyclinhydrochlorid.
Fp. 210–222°   ET Saloph. –183°–
(in Par.)   Dicyand. 163°

Subst. gelb. Ab 200° Verfbg., 210 bis 225° Braunfbg. u. Verlust der Doppelbrechg., vereinzelt dunkelbraune, aufgeblähte Tr. In Par. ab 200° Gasblasenbldg. Hauptmasse schm. bei 218 bis 222° zu dunkelrotbraunen Tr. – Fällung der Base mit $NaHCO_3$, Fp. 170 bis 172°, Schm. hellbraun.

HB: Fp. 246° *, Schm. schwarzbraun mit Gasblasen. ET Saloph. 183°, Dicyand. 170°.

Tetrophan.
Fp. 250–255°   ET Saloph. –178°–
          Dicyand. –194°–   Phenolphth. 218°

Ab 120° Umlagerung unter Hüpfen u. Trbg., ab 210° Tr. Restkrist. wachsen zu dicken Spindeln, Prismen u. rundlichen Körnern. Schm. enthält Gasblasen u. erstarrt glasig. In Par. Umlagerung der Krist. bei 150 bis 155° unter heftiger Gasblasenbldg.

HB: Fp. 260°, ET Saloph. 180°, Dicyand. 201°.

Thebain.
		n_D	Rotl.	Na-L.
Fp. 194°	ET Saloph. 165°		195–190°	196–193°
	Dicyand. –185°–	1,5502		

Ab 150° Subl. v. Rechtecken u. Körnern. Glgw.: Rechtecke, Prismen u. Stengel. Bei Wiederholg. Zers. Schm. erstarrt sphärol. oder mosaikartig. Für Best. des Br.Ind. über 200° auflegen, mit P.D. bedecken u. bei sinkender Temp. best. Bei Wiederholung steigt der Br. Ind. stark an. – In konz. H_2SO_4 mit tiefroter Farbe lösl., in konz. HNO_3 Gelbfbg.

HB: Fp. 194°, ET Saloph. 164°, Dicyand. 192°.

Thebainhydrochlorid.
Fp. 185–195°   ET Saloph. –140°– n_D
          Dicyand. –130°–   1,6126–1,6231

Während des Erwärmens Hüpfen der Krist. Beim Schm. Gasblasenbldg., Schm. gelb u. sehr zäh mit Schlieren. Für ET Subst. trocknen. – Wäßr. Lsg. gibt mit konz. Na-Salicylat-Lsg. einen Nd. v. Thebainsalicylat. – Darstellung der Base mit $NaHCO_3$, Fp. 194°.

HB: Fp. 194°, Schm. klebt. ET Saloph. 155°, Dicyand. 138°.

Thenalidintartrat.
		n_D	Rotl.	Na-L.
Fp. 166–171°	ET Benzan. 148°		132–134°	135–136°
	Saloph. –155°–	1,5611		

Schm, zäh, erstarrt glasig. Br.Ind. sinkt ab. – Pikrat: Fp. 165 bis 168°.

HB: Fp. 171°, ET Benzan. 152°, Saloph. 158°.

Theobromin.
Fp. 345–350°   ET Saloph.   186°
          Dicyand. 202°   Phenolphth. 244°

Ab 150° Subl. v. Körnern u. Platten. Bei 200° starke Subl. Schm. unter Braunfbg. u. Verkohlung. – In verd. HNO_3-Lsg. mit $AgNO_3$-Lsg. Abscheidung v. Nadeln u. Verwachsungskrist.

Theophyllin.
		n_D	Rotl.	Na-L.
Fp. 274°	ET Saloph. 181°	1,5204	283–285°	288–289°
(276–278°)	Dicyand. 188°		Phenolphth. 222°	

Bei 70 bis 80° W.-Verlust unter Trbg. der Krist. Ab 140° Subl. v. Nadeln, Blättchen u. Prismen. Glgw.: Trapeze, Prismen u. Stengel, sinkt ab. Schm. erstarrt sphärol. Manchmal entsteht während des Schm. die stab. Mod., Fp. 276 bis 278°. Restkrist. wachsen zu Stengeln u. Prismen.

Thiabutazid.
		n_D	Rotl.	Na-L.
Fp. 218–224°	ET Saloph. 173°		210–212°	216–127°
	Dicyand. 181°	1,5502		

Restkrist. wachsen auch bei starker Unterkühlung nur ganz wenig zu rundlichen od. gelappten Schreiben od. kleinen Spindeln. Schm. erstarrt glasig.

HB: Übereinstimmend.

Thiacetazon.
		n_D	Rotl.	Na-L.
Fp. 224–228°	ET Saloph. 187°	1,6598–1,6715	1,6715–1,6877	
	Dicyand. 193°			

Beim Erhitzen schwefeliger Geruch. Schm. unter Braunfbg. u. Gasblasenbldg.

Thialbarbital.
Fp. 140–146°   ET Phenac. 116° (105°) n_D Rotl.   Na-L.
(122–125°)   Benzan. –114°– (125°)   1,5700   154–155°   162–163°
Teilw. Schm. bei 122 bis 125°, dann bis 146° langsames Auflösen. Restkrist. wachsen nur äußerst langsam zu kleinen Nadeln. Unter 90° induzieren sich an den Nadeln kleine Vierecke, die um die Nadeln herumwachsen. Bei Wiedererwärmen verschwinden die Blättchen bei 105 bis 110°, wobei Nadeln u. Schüppchen ausfallen, die sich mit steigender Temp. verdichten.
HB: Fp. 145°, Klarschmelzgrenze. Teilw. Schm. d. instab. Mod. bei 124°. Bei frisch gefälltem Präp. oft nur Fp. 124°. ET Phenac. 106°, Benzan. 125°.

Thiaminhydrochlorid.
Fp. 248–252°   ET Saloph.   188°
                 Dicyand.   144°   Phenolphth. Zers.
Ab 225° Braunfbg. Schm. langsam zu zäher brauner Schm. Gasblasenbldg. – Bei Zugabe v. Fe(III)-cyanid u. verd. HCl tritt grüne bis blaue Fbg. auf.
HB: Fp. 264° *, ET Saloph. 188°, Dicyand. 144°.

dl-Thioctsäure.
Fp. 60–62°   ET Azobenz. 44° n_D Rotl.   Na-L.
                 Benzil   51°   1,5403   56–57°   58–59°
Restkrist. wachsen nur langsam zu sechseckigen, viereckigen od. tonnenförmigen Blättchen. Schm. erstarrt zu Sphärol.
HB: Fp. 62°, ET Benzil 50°.

Thiodiglycolsäure.
Fp. 128–130°   ET Acetan.   78° n_D Rotl.   Na-L.
                 Phenac.   94°   1,4936   125–126°   127–128°
Ab 100° Subl. v. Blättchen u. Körnern. Glgw.: Rhomben, Sechsecke, Leisten u. Prismen. Schm. erstarrt sphärol.
HB: Übereinstimmung.

Thiopental.
Fp. 157–159°   ET Phenac.   118° n_D Rotl.   Na-L.
                 Benzan.   136°   1,5204   159–161°   168–169°
Ab 120° Subl. v. Blättchen u. Kreissegmenten. Restkrist. wachsen zu Nadeln u. Spindeln. Schm. erstarrt zu Sphärol. versch. Größe.
HB: Fp. 160°, ET Phenac. 117°, Benzan. 136°.

Thioquinalbarbiton.
Fp. 136–138°   ET Acetan.   94° n_D Rotl.   Na-L.
                 Phenac.   111°   1,5299   146–148°   153–154°
Ab 115° Rhomben u. einzelne Stäbchen. Restkrist. wachsen zu kleinen Rhomben, Rechtecken u. Stäbchen. Schm. erstarrt glasig, bei 100° krist. Rhomben, Rechtecke u. Stäbchen, die sich zu einem Mosaik schließen.
HB: Fp. 136°, ET Acetan. 96°, Phenac. 111°.

Thioridazinhydrochlorid.
Fp. 158–168°   ET Phenac.   –105°– n_D Rotl.   Na-L.
                 Benzan.   –113°–   1,6231   168–170°   180–181°
Restkrist. wachsen nicht. Schm. ist bräunlich verfärbt u. erstarrt glasig.
HB: Fp. 165° *, ET Phenac. 107°, Benzan. 116°.

Thiosinamin.
Fp. 71°   ET Azobenz. 66° n_D Rotl.   Na-L.
(78°)   Benzil   65°   1,6011   69–71°   74–75°
Glgw.: Prismen. Schm. erstarrt meist feinkörnig-strahlig in Mod. I, Fp. 78°. Daneben bilden sich Sphärol. v. Mod. II, Fp. 71°, u. Mod. III, Fp. 70°. Mod. I u. II sind enantiotrop.
HB: Fp. 70°, ET Azobenz. 67°, Benzil 66°.

Thiothyr.
Fp. 176°   ET Benzan.   140° n_D Rotl.   Na-L.
                 Saloph.   157°   1,5299   192–194°   202–203°
Ab 100° Subl. v. Stäbchen u. Rechtecken, die bei 150 bis 165° wieder verdampfen, während reichlich fünf- u. sechseckige zugespitzte Blättchen wachsen. Glgw.: Stengel u. Balken. Schm. erstarrt zu stab. Strahlenbüscheln.
HB: Übereinstimmung.

Thymol.
Fp. 50°   ET Azobenz. 31° n_D Rotl.   Na-L.
                 Benzil   29°   1,5000   64–66°   68–69°
Ab 40° Subl. v. Körnern, Rhomben u. Sechsecken. Glgw.: Rhomben, Sechsecke u. Prismen. Schm. erstarrt glasig, bei Impfen zu breitstrahligen Aggr.
HB: Fp. 50°.

DL-Thyroxin.
Fp. 228–230°   ET Saloph. 186°
              Dicyand. 190°

Schm. unter Braunfbg. u. Gasblasenbldg. – Wird eine Probe mit 3 Tr. W., 1 Tr. HCl u. 1 Tr. $NaNO_2$-Lsg. versetzt, so tritt langsam schwache Gelbfbg. ein. Auf Zugabe von 1 Tr. konz. NH_3 färbt sich die ungelöste Subst. rotviolett.

HB: Fp. 252° *, schm. unter Aufblähen u. Verkohlung. ET Saloph. 191°, Dicyand. 190°.

L-Thyroxin-Natrium.
Fp. 195—202°   ET Saloph. 170°
  in Par.   Dicyand. –176°–

Ab 70° Abgabe v. W. unter Hüpfen u. Zerspringen. Ab 120° Abnahme der Doppelbrechung, von 170 bis 200° werden die Krist. unter bräunl. Verfbg. vollständig amorph, später Verkohlen ohne zu schm. In Par. ab 125° Gasblasen, bei 150° stark vermehrt u. Abnahme der Doppelbrechung, die bei 180° vollständig verschwindet. Erweichen bei 195 bis 202° zu rostbrauner Schm. – Probe in 96%igem A. u. 1 Tr. konz. HCl gelöst u. mit $NaNO_2$-Lsg. versetzt gibt schwache Gelbfbg., die sich beim Erwärmen vertieft. Auf Zusatz von NH_3 nach dem Abkühlen Übergang zu Rotfbg.

HB: Fp. 240° *, wird beim Aufstreuen gelb- bis dunkelbraun. Schm. klebt an der Bank. ET Saloph. 178°, Dicyand. 190°.

Tolazolinhydrochlorid.
Fp. 174,5°   ET Benzan. 124° n_D Rotl.   Na-L.
             Saloph. 138°   1,5502   183–184°   189–190°

Ab 160° Subl. v. Körnern u. Stäbchen. Glgw.: Körner, Rhomben u. Prismen. Schm. erstarrt glasig, nach Kratzen u. Erwärmen bilden sich strahlige Aggr.

HB: Fp. 174°, ET Benzan. 125°, Saloph. 142°.

Tolbutamid.
Fp. 127°   ET Acetan. 79° n_D Rotl.   Na-L.
            Phenac. 87°   1,5000   123–124°   127–128°

Glgw.: Dreiecke, einseitig zugespitzte Prismen. Schm. erstarrt glasig, bei 50° bildet sich ein kleinkrist. Mosaik aus Blättchen u. Stäbchen v. Mod. III, daneben einzelne Rosetten u. Sphärol. v. Mod. II u. breitstrahligen Sphärol. v. Mod. I. Fp. Mod. III 106°, Mod. II 117°. Bei Erwärmen Umwandlung.

HB: Fp. 128°, ET Acetan. 79°, Phenac. 97°.

p-Toluidin.
Fp. 44°   ET Azobenz. 28° n_D Rotl.   Na-L.
            Benzil 27°   1,5502   45–46°   52–53°

Ab 35° Subl. v. Blättchen. Glgw.: Unregelmäßige Platten u. Stengel. Schm. erstarrt strahlig.

Torecan.
Fp. 175–185°   ET Benzan. 153°
               Saloph. –167°–

Ab 160° Subl. v. kleinen rundlichen Scheiben, längl. Blättchen u. Tr. Restkrist. wachsen unter 170° zu Rhomben, Sechsecken u. dünnblättrigen Aggr. Schm. bräunlich verfärbt u. Gasblasen, erstarrt teils sphärol. teils kleinkrist.

HB: Fp. 190°, ET Benzan. 154°, Saloph. 172°.

Tribromäthanol.
Fp. 81°   ET Azobenz. 44° n_D Rotl.   Na-L.
            Benzil 45°   1,5700   97–98°   98–99°

Ab 50° Subl. v. Rhomben, Prismen, Blättchen u. Spießen. Ab 70° Umwandlung in isotrope Krist., Wabenstruktur. Glgw.: Rundliche Scheiben, gelappte Platten. Schm. erstarrt zu strahligen Aggr. mit niedrigen Interff. (Enantiotropie).

Tribromphenol.
Fp. 94°   ET Azobenz. 48° n_D Rotl.   Na-L.
            Benzil 56°   1,6231   109–110°   113–114°

Ab 50° Subl. v. Nadeln, Stengeln u. Prismen. Ab 85° stachelige Umlagerung der Ursubst. Glgw.: Stengel u. Spieße. Schm. erstarrt zu Sphärol. der Mod. I, nach wenigen Min. bilden sich Herde v. Mod. II, die Mod. I umw. Enantiotropie, U.P. 84°, Fp. Mod. II 92°.

HB: Fp. 92°, liegt instab. vor, Schm. erstarrt wieder. Nach Vorschieben Fp. 94°, ET Benzil 56°.

Trichloressigsäure.
Fp. 50–56° ET Azobenz. fl. n_D Rotl.   Na-L.
            Benzil fl.   1,4584   61–63°   62–63°

Stechender Geruch. Schm. erstarrt sphärol. in zwei Mod.

HB: Fp. 56°, zerfließl. Krist., stechender Geruch.

2,4,6-Trichlorphenol.
Fp. 66°   ET Azobenz. 30° n_D Rotl.   Na-L.
               Benzil 33°   1,5700   66–68°   72–73°

Ab 40° Subl. v. Nadeln u. Stengeln. Glgw.: Spieße, Prismen u. Stengel. Schm. erstarrt zu instab. Sphärol. mit sofortiger Umw.
HB: Fp. 66°.

Trigemin.
Fp. 82–84°   ET Azobenz. 55° n_D Rotl.   Na-L.
               Benzil 64°   1,5299   78–80°   80–82°

Ab 65° Subl. v. Nadeln. Restkrist. wachsen zu Nadeln. Schm. erstarrt langsam in spitzen Stengeln.
HB: Fp. 84°, ET Azobenz. 59°, Benzil 66°.

Trihexyphenidylhydrochlorid.
Fp. 254–256°   ET Saloph. 170°
(250–252°)   Dicyand. 161°   Phenolphth. –158°–

Subst. liegt als instab. Mod. vor. Ab 200° starke Subl. v. spulenartig eingekerbten instab. Rechtecken u. ab 210° v. stab. Rhomboiden u. Sechsecken. Die instab. Subl. schm. bei 250 bis 252°. Restkrist. der stab. Mod. wachsen zu Prismen u. Balken. Schm. erstarrt sphärol. – Fällung der Base mit $NaHCO_3$, Fp. 109 bis 114°.
HB: Fp. 260° *, rasche Verflüchtigung. ET Saloph. 172°, Dicyand. 164°.

Trimethadion.
Fp. 44°   ET Azobenz. 35° n_D Rotl.   Na-L.
             Benzil 36°   1,4339   63–65°   65–66°

Glgw.: Träg, vier- u. sechsseitige Prismen. Schm. erstarrt derbstrahlig.

Trimethaphancamphersulfonat.
Fp. 238–243°   ET Saloph. 161°
               Dicyand. –120°– n_D
               Phenolphth. –146°–   1,5101–1,5204

Restkrist. wachsen erst unter 220° zu Stengeln. – Pikrat: Zunächst ölig, krist. durch Reiben mit Glasstab, Fp. 137 bis 140°.
HB: Fp. 256° *, sinkt rasch ab, Schm. wird braun. ET Saloph. 162°, Dicyand. 126°.

Trimethylacetylprednisolon.
Fp. 120–125°   ET Acetan. 75°
(205–220°)   Phenac. –100°–

Schm. zäh, enthält wenige doppelbrechende Körnchen u. Krümel, die ab 140° zu Blättchen u. Nadeln wachsen. Blättchen bleiben bis 185° erhalten, Nadeln schm. erst bei 205 bis 220°).

2,4,6-Trinitrotoluol.
Fp. 81°   ET Azobenz. 53° (47°) n_D Rotl.   Na-L.
            Benzil 56°   1,5611   90–91°   96–97°

Ab 70° Subl. v. vereinzelten Stäbchen. Glgw.: Prismen. Schm. erstarrt sphärol.
HB: Übereinstimmend.

Tripelennaminhydrochlorid.
Fp. 191°   ET Saloph. 142° n_D Rotl.   Na-L.
            Dicyand. 114°   1,5502   180–182°   188–190°

Ab 140° Subl. v. Körnern, Vierecken u. Prismen. Glgw.: Prismen, sinkt ab. Schm. erstarrt glasig, bei 130° bilden sich stab. u. instab. Sphärol. Br.Ind. sinkt ab. – Dipikrat: Fp. 178 bis 182°, während des Schm. bilden sich neue, derbe Prismen mit Fp. 190 bis 194°.
HB: Übereinstimmend.

Triperidolhydrochlorid.
Fp. 205–208°   ET Saloph. 157° n_D Rotl.   Na-L.
               Dicyand. 151°   1,4936   216–218°   220–222°

Ab 160° Kondstr., später Subl. v. vielen rundlichen u. viereckigen Blättchen. Die Tr. krist. zu höckerigen Platten mit niedrigen Interff. Restkrist. wachsen zu viereckigen u. sechseckigen Blättchen. Schm. erstarrt kleinkrist., bei 150° sphärol.
HB: Fp. 207°, ET Saloph. 158°, Dicyand. 153°.

Tropin.
Fp. 48–53°   ET Azobenz. 40° n_D
            Benzil 44°   1,4842–1,4936

Subst. sehr hygroskopisch, ab 38° bilden sich oberflächl. teilw. neue Krist. Ab 48° langsames Zerfließen. Restkrist. wachsen zu schiefwinkligen Prismen.

Tubocurarinchlorid.
Fp. 245–260°   ET Saloph. –172°–
               Dicyand. –177°–   Phenolphth. –207°–

Schm. unter Braunfbg. – Wird die wäßr. Lsg. leicht erwärmt, mit 1 Tr. konz. H_2SO_4 u. 1 bis 2 Tr. wäßr. KJO_3-Lsg. versetzt, so tritt eine orangerosa Fbg. ein, die nach Erwärmen rotbraun wird.

Tyramin.
Fp. 162°	ET Phenac. 124°	n_D	Rotl.	Na-L.
	Benzan. 142°	1,5299	165–166°	172–173°

Ab 120° Subl. v. Körnern u. Prismen. Glgw.: Körner u. Prismen. Schm. erstarrt sphärol. – Zwischen 130 ml 140° subl. neben stab. Körnern u. Prismen auch instab. rhomboedrische od. sechseckige Blättchen u. Sterne, Fp. Mod. II 153°, die sich bei Erwärmen meist umw. Schm. verfärbt sich braun. – Pikrat: Fp. 205 bis 208°.

L-Tyrosin.
Fp. 260–270°   ET Saloph. 186°
               Dicyand. 198°   Phenolphth. 245°

Schm. träg unter Gasblasenbldg. u. Braunfbg. – In verd. HNO_3 farblos lösl., bei Erwärmen u. Zusatz v. NaOH (15%) tritt gelbbraune Fbg. auf.

Uliron.
Fp. 197°	ET Saloph. 166°	n_D	Rotl.	Na-L.
	Dicyand. 173°	1,5795	174–175°	185–187°

Glgw.: Körner u. Prismen. Schm. erstarrt glasig, bei Impfen u. Erwärmen zu derbstrahligen Aggr.

HB: Fp. 194°, ET Saloph. 164°, Dicyand. 172°.

Uliron C.
Fp. 112–134°	ET Acetan. 80°	n_D	Rotl.	Na-L.
	Phenac. 95°	1,6231	137–139°	145–146°

Schmilzt langsam, erstarrt glasig.

HB: Fp. 134° *, Schm. klebrig. ET Acetan. 83°, Phenac. 98°.

Umbelliferon.
Fp. 232°	ET Saloph. 168°	n_D	Rotl.	Na-L.
	Dicyand. 182°	1,5897	242–244°	–
		1,6011	–	232–233°

Ab 160° Subl. v. Nadeln u. Blättchen. Heugeruch. Glgw.: Prismen u. Balken. Schm. färbt sich bald bräunlich.

Urethan.
Fp. 48°   ET Azobenz. 43° n_D
          Benzil 43°   <1,4339

Ab 40° Subl. v. Stengeln u. Spießen. Glgw.: Rhomboide u. Prismen. Schm. erstarrt strahlig. – Mit $AgNO_3$ + KOH gelbroter Nd.

Valamin.
Fp. 97°	ET Azobenz. 60°	n_D	Rotl.	Na-L.
	Benzil 73°	1,4683	92–94°	93–95°

Ab 70° Subl. v. Körnern, Rechtecken u. kleinen Prismen. Glgw.: Rechtecke u. Prismen. Schm. erstarrt erst nach Impfen strahlig.

HB: Übereinstimmend.

Valium.
Fp. 130–132°	ET Acetan. 87°	n_D	Rotl.	Na-L.
	Phenac. 105°	1,6126	114–115°	121–122°

Ab 115° Subl. v. Körnchen u. kleinen Prismen. Restkrist. wachsen träg zu derben, rechteckigen Prismen, Rhomben u. Sechsecken. Schm. erstarrt glasig, nach längerem Liegen bei 115° zu Körnern u. Prismen, die nur langsam wachsen.

HB: Fp. 133°, ET Acetan. 90°, Phenac. 107°.

Valmorin.
Fp. 140–144°   ET Phenac. 114°
               Benzan. 126°

Ab 130° Subl. v. Spindeln, Nadelsternen u. Büscheln. Krist. werden porös. Schm. unter heftiger Gasblasenbldg. u. Braunfbg. Restkrist. wachsen sehr träg zu Spindeln u. Prismen. Schm. erstarrt zu Strahlensternen.

HB: Fp. 146°, ET Phenac. 118°, Benzan. 127°.

Vanillin.
  Fp. 81,5°   ET Azobenz. 56° n_D Rotl.   Na-L.
                    Benzil 63°   1,5700   91–93°   102–104°
  Ab 70° Subl. v. Sechsecken u. Prismen. Glgw.: Sechsecke, Körner u. Prismen. Schm. erstarrt zu Sphärol. mehrerer Mod.
  HB: Übereinstimmend.

o-Vanillin.
  Fp. 44°   ET Azobenz. 31° n_D Rotl.   Na-L.
                    Benzil 32°   1,5700   41–42°   50–51°
  Ab 30° Subl. v. Nadeln. Glgw.: Nadeln. Schm. erstarrt nicht, nach Impfen bilden sich gefiedert strahlige Aggr.

Vermitin.
  Fp. 230–232°   ET Saloph. 167° n_D Rotl.   Na-L.
                    Dicyand. –198°–   1,6011   226–228°   235–237°
  Subst. hellgelb. Ab 190° Subl. v. Nadeln, Körnern, Prismen u. Stengeln. Restkrist. wachsen zu rechtwinkligen Prismen, Stengeln u. Spießen. Schm. erstarrt zu Sphärol. zweier Mod.
  HB: Fp. 231°, ET Saloph. 170°, Dicyand. 203°.

Vinbarbital.
  Fp. 164–166°   ET Phenac. 119° n_D Rotl.   Na-L.
                    Benzan. 139°   1,4683   171–174°   174–176°
  Ab 130° Subl. v. rundlichen od. unregelmäßigen Blättchen. Glgw.: Quadrate u. Rechtecke. Schm. erstarrt glasig, bei 100° fasergedrillte Sphärol.
  HB: Übereinstimmend.

Voluntal.
  Fp. 59,5°   ET Azobenz. 45° n_D Rotl.   Na-L.
  (62,5°)   Benzil 45°   1,4842   51–52°   52°
  Subst. liegt als Mod. III vor. Ab 45° Subl. v. Körnchen u. Stengeln. Glgw.: Rechtecke. Mod. I, Fp. 62,5°, Glgw.: Stengel. Schm. erstarrt zu Mod. II, bei Erwärmen teilw. Umw. Fp. Mod. II 60°. Mod. III ist mit Mod. I u. II enantiotrop.
  HB: Fp. 60°.

d-Weinsäure.
  Fp. 170°   ET Benzan. 157° n_D Rotl.   Na-L.
                    Saloph. 163°   1,4683   148–150°   148–150°
  Glgw.: Prismen, in der Schm. treten Blasen auf. Schm. erstarrt glasig. Nach Impfen u. Erwärmen auf 140° krist. träg Körnchen. Br.Ind. steigt bei Wiederholg. an.
  HB: Übereinstimmend.

Xylopropaminsulfat.
  Fp. 275–300°   ET Saloph.   190°
                    Dicyand. 180°   Phenolphth. 236°
  Schm. zu dunkelbraunen Tr., Gasblasenbldg. – Pikrat: Fp. 176 bis 178°.

d-Xylose.
  Fp. 144–150°   ET Phenac. 130° n_D Rotl.   Na-L.
                    Benzan. 142°   1,4936   149–150°   151–152°
  Schm. zäh, erstarrt glasig.
  HB: Fp. 147°, ET Phenac. 133°, Benzan. 145°.

Yohimbin.
  Fp. 228–232°   ET Saloph. 174° n_D
                    Dicyand. 195°   1,5611–1,5700
  Ab 210° Subl. v. Nadeln. Schm. verfärbt sich orange. – Millions Rg. ergibt eine tiefrote Fbg. – Aus äther. Lsg. fällt mit HCl das Hydrochlorid in Blättchen. Fp. 265 bis 280°.

Yohimbinhydrochlorid.
  Fp. 265–280°   ET Saloph.   188°
                    Dicyand. 193°   Phenolphth. –245°–
  Ab 250° Tröpfchenbldg. Krist. schon vor dem Schm. braun. Schm. zäh, braun, mit vielen Gasblasen. – Mit Na_2CO_3 Fällung der Base, Fp. 228 bis 232°.

Zimtsäure.
  Fp. 134°   ET Acetan. 86° n_D Rotl.   Na-L.
                    Phenac. 99°   1,5611   134–135°   142–143°
  Ab 100° Subl. v. Rhomben u. quadratischen Blättchen. Glgw.: Rhomben, Körner u. Prismen. Schm. erstarrt derbstrahlig od. in Platten.
  HB: Übereinstimmend.

Chemikalien und Drogen

Abies

Abies alba MILL. [A. pectinata (LAM.) DC., Pinus picea L.]. Coniferae – Pinaceae – Abietoideae. Tanne. Edeltanne. Weißtanne. Silbertanne.
Heimisch in den mittel- und südeuropäischen Gebirgen und in Nordamerika.

Ein bis etwa 55 (selten bis 75) m hoher Baum. – Krone pyramidenförmig, Äste und Zweige horizontal abstehend. Jüngste Triebe kurz, rauhhaarig, grünlich. – Blätter nadelförmig, ledrig, immergrün, bis 2,5 cm lang und 3 mm breit, spiralig angeordnet, unterseits mit 2 weißlichen Wachsstreifen versehen. – Weibliche Blüten zapfenförmig, etwa 6 cm lang, hellgrün, aufrecht stehend, bei der Reife zerfallend. Deckschuppen senkrecht aufsteigend, oberwärts gezähnelt. Fruchtschuppen am Grunde zwei Samenanlagen tragend. Samenflügel mit dem Samen fest verwachsen. Samen fast dreikantig, verkehrt kegelförmig, 8 bis 13 mm lang, glänzend, braun. – Die männlichen Blüten bilden zur Zeit des Stäubens ein 20 bis 27 mm langes, meist schräg nach unten gerichtetes gelbes Kätzchen, das am Grunde zahlreiche, bräunliche Schuppenblätter trägt.

Terebinthina alsatica. Terebinthina argentoratensis. Straßburger Terpentin. Kontinentaler Terpentin. Strasbourg turpentine. Térébenthine d'Alsace. Térébenthine de Strasbourg. Trementino de abeto. Trementino de Alsacia.

Hauptherkunftsgebiete. Frankreich, Elsaß (Vogesen), Österreich.

Das im unverletzten Baum enthaltene Harz wird in Form der Balsamtropfen aus der Rinde gewonnen im Gegensatz zu den übrigen Terpentinen, die erst durch tiefgreifende Verletzungen der Bäume ausfließen.

Über Entstehung und Gewinnung der Terpentine s. Pinus.

Straßburger Terpentin wird im Unterschied zu den „gewöhnlichen" Terpentinen der Pinusarten zu den sog. „feinen" Terpentinen gerechnet, wie der venezianische Terpentin aus Larix decidua MILL. (s.d.).

Eigenschaften. Hell, klar und durchsichtig, von Sirupkonsistenz. Setzt keine Kristalle ab. Geruch weniger an Terpentinöl, mehr an Melisse und Zitrone erinnernd, Geschmack balsamisch, etwas scharf, hinterher bitterer Nachgeschmack. Löslich in Äther, Chloroform, Eisessig, Essigäther, Amylalkohol, Benzol, Toluol, Schwefelkohlenstoff und Tetrachlorkohlenstoff, teilweise löslich in Äthyl- und Methylalkohol, Aceton und Petroläther. Reagiert schwach sauer.

Bestandteile. Harzsäuren, deren Strukturen in Details noch nicht aufgeklärt sind. Nach BERGER 8 bis 10% amorphe Abietinsäure, 1,5 bis 2% Abietinolsäure, α- und β-Abietinolsäure, zusammen 46 bis 50%. Nach HEGNAUER ist die Abietinsäure $C_{20}H_{30}O_2$, Fp. 173°, ein Isomerisierungsprodukt, das aus Neoabietin-, Laevopimar- und Palustrinsäure entsteht. Die Strukturen der 4 Säuren haben WENKERT et al. [J. Amer. chem. Soc. *86*, 2038–2053 (1964)] durch Synthese bewiesen. Nach BERGER ferner 24 bis 26% leichtflüchtiges und 4 bis 6% schwerflüchtiges äth. Öl, 12 bis 16% Resen, 0,05 bis 0,08% Bernsteinsäure und 1 bis 2% Bitterstoffe. ZAVRIN und SNAJBERK [Phytochem. *4*, 141 (1965)] wiesen g.chr. 39% α-Pinen, 3% β-Pinen, 4,5% Δ^3-Caren, 53,5% Limonen, Spuren von Camphen, Myrcen und β-Phellandren nach.

Anwendung. Wie andere Terpentine (s. Pinus), Anwendung heute jedoch zurückgegangen.

Die Nadeln von Abies alba liefern Oleum Pini piceae (Oleum Abietis albae, Oleum Abietis pectinatae), Edeltannennadelöl, Weißtannennadelöl (s.d.). Sie enthalten ferner das γ-Pyron Maltol. Im Wachs der Nadeln findet sich Junipersäure.

Die Zapfen liefern Oleum Abietis fructuum (Oleum Templini), Edeltannenzapfenöl, Templinöl (s.d.). Aus ihren Samen wird das Edeltannensamenöl gewonnen. Es besteht zu

25 bis 32% aus stark trocknenden Ölen, die zur Firnisbereitung und als Brennöl gebraucht werden.

Die Sproßspitzen sind als Turiones Pini (s. Pinus) im Handel. Sie dienen zur Herstellung von Sprays bei Erkrankungen der Atmungsorgane, von Einreibungen sowie von Tannenduftessenzen und Badetabletten, von Desinfektionsmitteln in der Parfümerie- und Seifenindustrie.

Abies balsamea (L.) MILL. (Pinus balsamea L.). Balsamtanne.

Heimisch in Kanada und den östlichen Staaten der USA.

Die weißen Streifen der Blattunterseite bestehen aus etwa 6 Spaltöffnungsreihen. Charakteristisch für die Balsamtanne sind die gelbgrauen, erdfarbenen Zweige, die kleinen glasigen Knospen und die ziemlich kurzen, an Seitenzweigen immer gescheitelten Nadeln, die beim Zerreiben sehr stark nach Balsam riechen.

Inhaltsstoffe. Äth. Öl. SUBRAHMANIA AYYAR et al. [Tetrahedron L. *47*, 4677ff. (1967)] isolierten die Sesquiterpene Juvabion und Dehydrojuvabion.

Abies balsamea und Abies fraseri (PURSH) POIR., etwas südlicher wachsend, liefern zusammen mit Tsuga canadensis (L.) CARR. Balsamum canadense, Kanadabalsam (s. d.).

Abies sibirica LEDEB. [Pinus sibirica (LEDEB.) TURCZ.]. Sibirische Edeltanne.

Heimisch in Nordrußland und Sibirien, in Mitteleuropa als Forstbaum zu empfindlich.

Die weißen Streifen der Blattunterseite bestehen aus 3 bis 4 Spaltöffnungsreihen. Kleine Deckschuppen.

Inhaltsstoffe. Äth. Öl, Oleum Abietis sibiricum, Sibir. Edeltannennadelöl, Sibirian fir oil. Die Handelsbezeichnung „Oleum Pini sibiricum" oder „Sibirisches Fichtennadelöl", die sehr häufig verwendet wird, ist unrichtig, da nicht die sibirische Fichte Picea obovata LEDEB., sondern Abies sibirica dieses Öl liefert. Ferner im Harz der bicyclische Diterpenalkohol Abienol $C_{20}H_{34}O$.

Abies nordmanniana (STEV.) SPACH. Nordmannstanne. Kaukasische Tanne.

Heimisch auf der Krim, im westlichen Kaukasus und den angrenzenden Gebirgen Kleinasiens.

Mit Abies alba verwandt, die jüngeren Zweige jedoch viel dichter (nicht zweizeilig) benadelt; die Nadeln stehen in Form eines Halbzylinders ab, sind schräg nach aufwärts gerichtet und nur an älteren Zweigen unregelmäßig zweizeilig. Meist vier harzfreie Endknospen an den Zweigspitzen (statt drei bei Abies alba). Junge Zweige meist gelbgrün. Nadeln am Grund etwas schildförmig verbreitert, an den Ästen sind die Nadeln der Sproßoberseite um 180° gedreht (resupiniert), sie wenden daher nicht die weiße Unterseite (Außenseite) nach oben zum Licht – wie es ihrer ursprünglichen Stellung am mehr oder weniger waagerechten Sproß nach zu erwarten wäre – sondern ihre morphologische Oberseite (Innenseite). – Rinde schwarz- oder rötlichgrau, die Äste reichen bis zum Boden, sie fallen im unteren Teil des Stammes nicht ab; das Holz enthält wie bei Taxus keine Harzgänge, diese finden sich nur in Rinde und Nadeln.

Inhaltsstoffe. In den Nadeln 0,24 bis 0,35% äth. Öl, Oleum Abietis nordmannianae, Kaukasisches Tannennadelöl. Im Estolidwachs der trockenen Nadeln 0,1% Junipersäure.

Abies concolor LINDL. et GORD., Abies magnifica MURR., beide heimisch im pazifischen Nordamerika und Abies pindrow ROYLE, West-Himalaya, liefern ebenfalls äth. Nadelöl.

Abies canadensis HAB 34 und HPUS 64 s. Tsuga.

Acidum abietinicum. Abietinsäure. 1,12-Dimethyl-7-isopropyl-1,2,3,4,5,6,10,11,12,13-dekahydro-phenanthren-carbonsäure-(1). β-Pimarabietinsäure.

$C_{20}H_{30}O_2$ M.G. 302,44

Die Abietinsäure ist ein Hauptbestandteil des Kolophoniums und kommt, entgegen früherer Ansicht, bereits im natürlichen Harz vor.

Herstellung. Aus Kolophonium (DIETZEL, R.: Anltg. z. Darst. org. Arzn.Mittel, Stuttgart: F. Enke 1936, S. 129. – FIESER, L., u. M. FIESER: The Chemistry of Natural Products Related to Phenanthrene, 3. Aufl., New York 1949).

Eigenschaften. Monokline Platten aus wss. A. Leicht lösl. in Ae. und Bzl., lösl. in A., M., Aceton u. verd. Natronlauge, schwer lösl. in PAe., unlösl. in W. Lösungen in warmer wss. oder alkoholischer Ammoniaklösung erstarren beim Abkühlen gallertartig. Fp. = 172 bis 175° (The Merck Index 1960). $[\alpha]_D^{25} = -116°$ ($c = 1$ in abs. A.) (The Merck Index 1960). $\lambda_{max} = 2410$ Å.

Anwendung. Technische Abietinsäure wird mit verschiedenen Alkoholen verestert. Die Ester finden zur Herstellung von Lacken, Firnissen u.ä. Verwendung. Herstellung von Metallsalzen, Seifen, Kunststoffen und Papierkleistern.

Literatur: FIESER, L., u. M. FIESER: Organ. Chemie, Weinheim/Bergstraße: Verlag Chemie 1965.

Abroma

Abroma augusta (L.) L.f. Sterculiaceae – Sterculieae. Devils cotton. Olatkambal. Ulatkambal.

Heimisch in Indien und auf den Philippinen; in Uganda und Tanganjika zur Fasergewinnung angebaut.

Immergrüne Staude oder kleiner Baum mit behaarten Zweigen. – Blätter häutig, am Ende zugespitzt; die oberen eiförmig oder lanzettlich, herzförmig, manchmal ungeteilt, etwa 15 cm lang, kurzgestielt; die unteren rund bis herzförmig, mehr oder weniger gelappt und gezackt; bei jungen Bäumen bis zu 45 cm im Durchmesser, langgestielt. – Blüten endständig oder den Blättern gegenüber stehende Trugdolde mit wenigen Blüten. Kelchblätter blaßgrün, lanzettlich bis spitz, etwa 2,5 cm lang. Blütenblätter leicht konkav, weißlich und dunkelviolett mit violetten Haaren, 6 mm lang, am oberen Ende mit schokoladenfarbenen, elliptischen, 2,5 cm langen Anhängseln. Antheren sitzend, sehr klein, abwechselnd mit größeren, weißpurpurnen Stamminodien. Griffel 5. – Die Frucht ist eine häutige, fünfeckige, geflügelte, wandspaltige, fünfklappige Kapsel mit kurzer Spitze, 5 cm lang und breit. – Samen zahlreich, von seidigen Haaren umgeben.

Abroma Ind. P. C. 53.
Die frische oder getrocknete Wurzelrinde.

Die luftgetrocknete Wurzelrinde ist zäh, jedoch nicht brüchig, und 0,5 bis 1 mm dick; die Breite ist abhängig von Alter und Größe der Wurzel. Äußere Oberfläche der Rinde dunkelbraun und längsrunzelig mit kleinen warzigen Flecken. Innenfläche gelblich-weiß mit Längsriefen. Geruch- und geschmacklos, schleimig.

Mikroskopisches Bild. Das Periderm bildet eine leicht abspringende Korkschicht. Unter dem Korkkambium ist die sekundäre Rinde durch die Anwesenheit von Sekretzellen, Calciumoxalatdrusen und Stärke gekennzeichnet. Faserzellen 3 bis 4 mm lang, 14 bis 16 μ im Durchmesser, an beiden Enden spitz zulaufend. Schleimhaltige Sekrethöhlen in den Markstrahlen. Stärkekörner 5,5 bis 30 μ groß, finden sich sowohl im Phelloderm als auch in den Markstrahlen.

Inhaltsstoffe. Schleimstoffe, Harze, Phlobaphene, eine inulinähnliche Substanz, Spuren eines Alkaloides und 0,1% wasserlösliche Basen. In der Wurzel laut SRIVASTAVA [Chem. Abstr. *52*, 14089 g (1958)] 4,14% Glucose, 0,03 bis 0,05% Alkaloide, darunter Abromin $C_6H_{13}NO_2$, Fp. 283 bis 285°, ein Phytosterol $C_{30}H_{52}O_2$ und ein festes Öl. Ferner Harz, Hydroxysäuren und Magnesiumsalze. SADIQ ALI [Chem. Abstr. *53*, 18392 c (1959)] isolierte Friedelin $C_{30}H_{50}O$, Fp. 257 bis 265° und Abromasterol A.

Prüfung. Fremde Beimengungen max. 2%.

Anwendung. Als Emmenagogum und Uterotonicum. Der klebrige Saft der Wurzelrinde bei schmerzhafter Dysmenorrhoe.

Dosierung. 2 g des Wurzelrindensaftes, Ind. P.C. 53. 2 bis 4 ml des Saftes als Fluidextrakt 1:1, USD 50, Extra P. 58.

Abrus

Abrus precatorius L. Leguminosae – Faboideae – Fabeae. Süßstrauch. Wetterpflanze. Wild liquorice. Indian liquorice. Liquorice bush. Saga.

Heimisch in Ostindien, Florida und Brasilien (Minas Gerais, Esperito Santo); jetzt in vielen tropischen Gegenden der alten und neuen Welt kultivierter Kletterstrauch.

Semen Abri. Semen Jequirity. Semen Coralli. Pisum americanum. Paternostererbsen. Abrusbohnen. Giftbohnen. Love pea. Prayer beads. Jumble beads. Crabs eyes. Red bean. Scarlet seed. Grains (Pois) de réglisse d'Amérique. Periquity. Yokerty. Olhos de pombo. Tento. Arvoeiro. Assacv mirim. Semilla de jequirity. Abro de cucutas.

Jequiritī Brasil. 1.

Eirunde bis ellipsoidische, 5 bis 9 mm lange, 5 bis 7 mm breite, hartschalige, glatte, glänzende, auf dem größeren Teil ihrer Oberfläche scharlachrote Samen mit tief schwarzem Nabelfleck.

Geruchlos, Geschmack bohnenartig.

Mikroskopisches Bild. Die Epidermis der Samenschale aus einer Lage palisadenartiger, bis 3 mm hoher Sklereiden mit nur im unteren Teile deutlichem Lumen. In den Zellen ein rosaroter, am schwarzen Nabelfleck ein violetter Farbstoff. Nahe der Kutikula eine breite Lichtzone.

Verwechslungen. Mit den Samen von Ormosia dasycarpa JACKS., Papilionaceae, Brasilien und Venezuela. Früchte und Samen enthalten das morphinartig wirkende Alkaloid Ormosin; mit Adenanthera pavonina L., Leguminosae, Korallenbaum, Indien, Südamerika und Madagaskar. Die Samen kommen als „falsche Semen Jequirity" in den Handel, und mit Rhynchosia phaseoloides DC., Leguminosae. Alle diese Samen sind durch ihre abweichende Größe (Abb. bei BERGER) zu erkennen.

Inhaltsstoffe. Das sehr giftige Alkaloid Abrin $C_{12}H_{14}N_2O_2$, Fp. 295°, vom Typus des Ricins, Abrussäure, ein krampferzeugendes Glykosid, Hämagglutinin und ein ungiftiges Agglutinin, das in einer Verdünnung von 1:1000 und geringer in vitro Koagulation hervorruft und durch Kochen inaktiviert wird. Im entfetteten Samen Pektinsubstanzen (5,86% Polygalakturonsäure, 9,21% Pentosen und nach sechsstündiger Hydrolyse mit 2%iger Schwefelsäure 32% reduzierende Zucker). HAMEED KHAN et al. [Chem. Abstr. 56, 10869 a (1962)] isolierten aus der Eiweißfraktion des Samens das toxisch wirkende Abrulin. I-CHIH TUNG et al. [Chem. Abstr. 55, 17770 g (1961)] fanden im Samen Gallussäure, Hypaphorin und ein unbekanntes Alkaloid. Nach BHATIA et al. [Chem. Abstr. 57, 2748 e (1962)] in den Samen Blutgruppensubstanzen und Hämagglutinine. In der äußersten Zellschicht der Samenschale ein scharlachroter, in den darunterliegenden ein gelber Farbstoff. Diese Pigmente sind laut KRISHNA MOORTHY [Chem. Abstr. 58, 8235 f (1963)] Anthocyane.

Wirkung. Abrin ist sehr giftig, die Dosis letalis beträgt für Versuchstiere etwa 0,01 mg/kg Körpergewicht. Laut SAHA [Chem. Abstr. 55, 14827 d (1961)] haben die Albumine und Globuline der Samen eine dem Oxytocin ähnliche Wirkung. Auszüge aus der Droge, die früher in der Augenheilkunde verwendet wurden, sind heute obsolet, da sie unkontrollierbare Entzündungen hervorrufen, die zum Verlust der Sehkraft führen können.

Anwendung. In Afrika als Vermifugum, in Indien als Aphrodisiacum. Eine aus den Samen hergestellte Paste wird dort auch zum Töten von Tieren gebraucht. In China als Febrifugum. Als Schmuck, Talisman, Amulett und zu Rosenkränzen. – Reines Abrin wird nach USD 60 in einer Konzentration von 1:500000 zur Behandlung von chronischen Augenerkrankungen verwendet, insbesondere bei Hornhauttrübungen und trachomatösem Pannus. Es ruft eine eitrige Entzündung der Bindehaut hervor, die anscheinend eine Steigerung der lokalen Zirkulation erzeugt und dadurch zu einer Resorption entzündlicher Exsudate führt.

Bemerkung. Giftdroge!

Jequirity HAB 34.
Reife Samen.

Arzneiform. Tinktur nach § 4 durch Perkolation mit 90%igem Weingeist, 2. und 3. Dez. Pot. mit 90%igem, 4. Dez.Pot. mit 60%igem, höhere Verdünnungen mit 45%igem Weingeist.

Arzneigehalt. 1/10.

Aufbewahrung. Bis 3. Dez.Pot. vorsichtig.

Jequiritol nach P. RÖMER war eine von E. MERCK, Darmstadt, hergestellte Lösung von Abrin, die mit 50% Glycerin versetzt war und in vier bestimmten Stärken in den Handel gebracht wurde. Verwendung bei Augenerkrankungen und Hornhauttrübungen.

Jequiritolserum nach P. RÖMER war ein nach BEHRINGschem Prinzip ebenfalls von E. MERCK hergestelltes Serum (ähnlich dem früher von EHRLICH hergestellten Abrinserum), das die Wirkung des Jequiritols im menschlichen Körper schnell und sicher aufzuheben vermochte.

Folia Abri. Abrusblätter. Daoen Saga. Folia Abri Ned. 5.

Die Blätter vielpaarig (8 bis 15), unterbrochen gefiedert, die Fiederblättchen 1 bis 1,5 cm lang, etwa 5 mm breit, länglich mit fast geraden parallelen Rändern, kurzgestielt, vorne abgerundet und durch die austretende Mittelrippe kurzstachelspitzig, am Rande glatt. Farbe oberseits lebhaft grün, unterseits gelblich. Blattunterseite und Blattstiel behaart, Haare angedrückt, zur Blattspitze hin gerichtet; Blattoberseite fast kahl.

Geschmack nach Süßholz.

Mikroskopisches Bild. Die Blättchen sind durch die auf beiden Blattseiten stark wellig begrenzten, dünnwandigen Epidermiszellen, durch das Fehlen von Spaltöffnungen auf der Oberseite, durch das Fehlen von Nebenzellen der Spaltöffnungen, durch die auf beiden Blattseiten sowohl auf, als auch zwischen den Nerven stehenden dreizelligen Papilionatenhaare mit zwei kleinen Basalzellen und bis über 300 µ langen, ziemlich dünnwandigen, glatten, charakteristischerweise am Ende scharf zugespitzten Endzellen und durch undeutlich bifaziales Mesophyll gekennzeichnet. Zwischen Palisaden- und Schwammgewebe findet sich im Mesophyll eine Lage länglicher, deutlich netzförmig angeordneter Zellen, deren jede einen etwas schiefsechseckigen Oxalatkristall enthält. Die Gefäßbündel der größeren Nebennerven sind von Fasern und Kristallkammerreihen mit Einzelkristallen von Calciumoxalat begleitet.

Inhaltsstoffe. Bis zu 10% Glycyrrhizin.

Anwendung. Vereinzelt in der Augenheilkunde und bei Erkrankungen der Mund- und Rachenhöhle. In Afrika Abkochungen der ganzen Pflanze gegen Urethritis, die Wurzel als Aphrodisiacum und gegen Schlangenbiß.

Species antiaphthosae (Ned. IV).

Folia Symploci conc. 20 g – Folia Abri conc. 20 g – Folia Blumeae conc. 20 g – Folia Hydrocotyles conc. 20 g – Folia Bidentis conc. 20 g – Radix Liquiritiae conc. 10 g – Cortex Alyxiae conc. 10 g – Fructus Foeniculi contus. 10 g.

Abutilon

Abutilon angulatum MAST. Malvaceae – Malveae – Abutilinae. Abutilon. Pantropische Unkräuter. Heimisch in Afrika.

Die Blätter werden roh oder gekocht als Mittel gegen Schluckauf und Fieber verwendet.

Abutilon graveolens W. et A. Heimisch in den Tropen und in Rußland.

Die Samen, Abutilonsamen, (chines.) Jute, die in den Tropen etwa 6%, in Rußland etwa 17% fettes Öl enthalten, werden zur Ölgewinnung verwendet. Die russischen Abutilonöle sollen dem Soja- oder Baumwollsamenöl ähnlich sein. Die Samen dienen als Laxans.

Abutilon hildebrandtii BAK. f. Ostafrika. Die Wurzel wird als Anthelminticum verwendet.

Abutilon indicum HARV. In Afrika werden Wurzel und Blätter bei Augen- und Nierenentzündungen, in kleinen Dosen als Purgans und Antifebrinum verwendet.

Abutilon sonneratianum SWEET. In Afrika als Stimulans für junge Stiere im Frühjahr gebraucht. Nach HAERDI [Afrikanische Heilpflanzen. Acta trop. (Basel) Suppl. 8 (1964)] werden auch Abutilon bidentatum, A. muticum aus Indien und Pakistan und A. mauritianum (JACQ.) volksmedizinisch verwendet.

Acacia

Die Gattung Acacia (Leguminosae – Mimosoideae – Acacieae) umfaßt 700 bis 800 Arten, die in den Tropen und Subtropen vorkommen.

In Australien (nationales Emblem) sind sie mit über 50% vertreten. In Afrika dominieren sie vielfach in den Savannen auf weite Strecken. Sie bilden teils Dornbuschdickichte, teils treten sie als einzeln stehende Bäume, häufig mit schirmförmiger Baumkrone als „Schirmakazien" auf. Sehr viele Arten liefern Gummi (s. Gummi arabicum), die gerbstoffreiche „Mimosarinde" des Handels, geschätzte Holzarten und die als „Mimosen" beliebten Ziergehölze.

Acacia albida DEL. Kommt in Transvaal und Südwestafrika vor. Ein Dekokt der Rinde wird gegen Diarrhoe verwendet.

Acacia berlendieri. Guejillo. Kommt in Texas vor.

Inhaltsstoffe. Im Strauch nach CAMP und LYMAN [J. Amer. pharm. Ass., sci. Ed. 45, 719 (1956)] das toxische Alkaloid N-Methyl-β-phenylaethylamin. Dieses verursacht im westlichen Texas während der Dürrezeit, wenn der Strauch die einzige Nahrung für die Tiere darstellt, eine als „limberleg" bezeichnete Erkrankung unter Schafen und Ziegen. CAMP und MOORE [J. Amer. pharm. Ass., sci. Ed. 49, 158 (1960)] synthetisierten die Verbindung und beschreiben eine quantitative Bestimmungsmethode zur Ermittlung des Gehaltes des sympathicomimetisch wirksamen Amins.

Acacia catechu WILLD. Ostafrika. Siehe Catechu.

Acacia farnesiana WILLD. Cassiestrauch. In den Tropen und Mittelmeerländern kultiviert.

Anwendung. Die wohlriechenden Blüten, fälschlich als „Cassiablüten" bezeichnet, werden zu krampfstillenden Teeaufgüssen, als Insektizidum und Aphrodisiacum, ihr Öl in der Parfümerie verwendet. Die übrigen Pflanzenteile enthalten Gerbstoffe und wirken adstringierend bei Diarrhoen, Hautkrankheiten und Schleimhautentzündungen.

Acacia giraffae WILLD. Kameldorn. Heimisch in Südafrika.

Die fetthaltigen, grünlichbraunen Samen (1,2 cm lang, 0,8 cm breit und 0,4 cm dick) finden als Kaffeesurrogat Verwendung.

Acacia nilotica (L.) DEL. [Acacia arabica (LAM.) WILLD., Acacia vera WILLD., Mimosa arabica ROXB.].

Kommt in Ägypten, Senegal, Ostindien und Australien vor.

Cortex Acaciae. Akazienrinde. Acacia bark.
Acacia Bark BPC 34.

Die Akazienrinde des BPC 34 ist die getrocknete Rinde von A. nilotica und A. mearnsii.
Die Rinde wird von wilden und kultivierten Bäumen gesammelt; sie soll nach THOMS mindestens sieben Jahre alt sein.
Die Rinde von Acacia nilotica (Babul bark) ist holzig-hart, rotbraun, von zusammenziehendem, schleimigem Geschmack und läßt sich leicht in tangentiale Schichten teilen. Ältere Stücke sind außen von dicklicher, schwärzlicher, meistens längs- und querrissiger Borke bedeckt, die Innenseite ist rot, längsstreifigfaserig.
Die Rinde von Acacia mearnsii (Black wattle), ist meist rinnig, 1,5 bis 3 mm dick, außen graubraun bis dunkelbraun, oft unregelmäßig runzelig, öfters auch querrissig und auf der Innenseite rötlichbraun. Längsgestreifte Stücke zeigen einen grobfaserigen Bruch mit heller Bruchfläche.
Der Geschmack der Droge ist zusammenziehend, der Geruch schwach loheartig.

Inhaltsstoffe. Die Stücke von A. nilotica enthalten 17 bis 20% Gerbstoff und Gallussäure, die von A. mearnsii 28 bis 40%. In A. mearnsii wurden ferner die Anthocyanidine Robinetinidin als Hauptbestandteil und Fisetinidin sowie ein weiteres Pigment nachgewiesen. – SAAYMAN und ROUX [Biochem. J. 97, 794 (1965)] untersuchten auch die Blätter, Zweig-, Stamm- und Wurzelrinde sowie das Stamm- und Wurzelholz eingehend. MAC KENZIE (Tetrahedron L. 1967, S. 2519) isolierte aus den Blättern von Acacia mearnsii das neue Flavonolglykosid Mearnsitrin.

Anwendung. Technisch als Gerbmaterial.

Fructus Bablah. Bablah. Indischer Gallus. Garrat. Neb–Neb. Galles d'Indes. Gambia pock.

Sammelbezeichnung für Früchte verschiedener tropischer Akazien.

Der Gerbstoffgehalt der Hülsen schwankt zwischen 11 und 25%. Sie dienen zum Gerben und Schwarzfärben und werden besonders bei Schaffellen zur Zubereitung des Glacéleders verwendet.

Mikroskopisches Bild. Nach BERGER wird die Epidermis der Außenseite größtenteils von einzelligen, derbwandigen, bis 200 μ langen, geraden oder gekrümmten Haaren gebildet. Haarlose Stellen finden sich fast nur um die Spaltöffnungen, deren Zellen im Querschnitt kurz gehörnt erscheinen. In der trockenen Frucht ist die unter den Spaltöffnungen liegende Atemhöhle auf einen sehr kleinen Raum reduziert. Unmittelbar darunter liegt eine Reihe von schmalen Zellen, die je einen länglichen Kristall (wahrscheinlich einen Zwilling) von Calciumoxalat führen. Die nun folgenden Zellen haben einen kollenchymatischen Charakter, gehen aber bald in große, dickwandige, getüpfelte, tangential gestreckte Parenchymzellen über, die den Hauptbestandteil dieser Perikarpabteilung ausmachen. Die innersten Zellen dieses Parenchyms nehmen an Größe des Lumens und an Wanddicke bedeutend ab und grenzen unvermittelt an eine Zone echter, verholzter und poröser, gerundeter Steinzellen, die in 1 bis 4 und noch mehr Reihen entwickelt sind. Bei den meisten dieser Steinzellen ist das Lumen breiter als die Wandstärke. Die nun folgende Abteilung stellt die Gerbstoffschicht dar. Von dem ursprünglichen Gewebe sind nur noch einige Reste erhalten, die nur dort, wo sich ein Gefäßbündel vorfindet, noch den zellulären Charakter besitzen. In einer sehr jugendlichen Frucht von A. nilotica, deren Glieder erst 2 bis 3 mm maßen, konnte WIESNER dieses Gewebe als ein großzelliges, sehr dünnwandiges Parenchym erkennen, das durch den dort auftretenden Gerbstoff allmählich zum Verschwinden gebracht wird. Der Gerbstoff bildet in der reifen Frucht eine mächtige, zusammenhängende, harzig aussehende Masse, die nach innen zu wieder von einem Geweberest, an dem sich aber die Parenchymzellen mitunter noch gut erkennen lassen, begrenzt wird. Den Abschluß des Perikarps bildet eine Faserschicht, dem alten Endokarpbegriff entsprechend, die aus mehreren, teils schief, teils senkrecht sich kreuzenden Faserzellagen besteht und eine Auflagerung von Kristallzellen besitzt. Die Kristallzellen zeigen in ihrem Zusammenhang den Charakter der Kristallkammerfaserzellen, jede Zelle führt einen schön entwickelten monoklinen Oxalatkristall. Die Innenepidermis des Perikarps ist nur sehr schwer zu beobachten, sie scheint mitunter obliteriert zu sein und nur in Flächenpräparaten läßt sie sich als sehr dünne, aus rundlichen, zarten Zellen gebildete Haut zeigen. Die Endokarpfasern sind dickwandig, getüpfelt und verholzt.

Acacia senegal WILLD. (Acacia verek GUILL. et PERR.).

Heimisch in Uganda, Kenia, Tanganjika und im Sudan.

Liefert die beste Qualität von Gummi arabicum.

Anwendung. Als Adstringens.

Flores Acaciae s. Prunus.

Fructus Acaciae s. Prunus.

Flores Acaciae Robiniae s. Robinia.

Gummi Acaciae s. Gummi arabicum.

Acaena

Acaena pinnatifida RUIZ et PAV. Rosaceae – Rosoideae – Sanguisorbeae. Amor seco.

In Chile weitverbreitet, auf hügeligem Gelände und besonders unter Wiesenpflanzen.

Dauerpflanze mit ungleichförmigen Blättern, kleinen Blüten und einfacher Pfahlwurzel. Die Blätter sind fiederspaltig mit fast runden Abschnitten und gewöhnlich gezähnt. Die Blütenblätter sind weiß, nur selten rötlich oder gelb.

Anwendung. Die ganze Pflanze, insbesondere die Wurzel, besitzt adstringierende, erfrischende und diuretische Wirkung. Sie wird allein oder zusammen mit anderen Pflanzen, wie Salbei, Rosmarin und Lavendel, verwendet. Im Verhältnis von 10 g Wurzel mit 500 g Wasser gekocht, sollen mehrere Tassen je Tag eingenommen werden.

Acaena argentea RUIZ et PAV. Cadillo. Proquin.

Kommt in allen Provinzen Chiles vor.

Die Pflanze hat eine faserige Wurzel und mehrere krautige, behaarte Stengel. An ihnen sitzen an häutigen und sehr langen Stielen zahlreiche Blätter. Die kleinen Blüten befinden sich in der Kugelknospe am Ende eines dicken, behaarten Stengels.

Anwendung. Ein Infus aus den Blättern wirkt adstringierend und diuretisch.

Acaena splendens Hook. Cepa de caballo.

Die Pflanze hat mehr oder weniger dieselben Eigenschaften wie Acaena argentea.

Acalypha

Acalypha indica L. (Acalypha spicata Forsk., A. ciliata Wall., A. canescens Wall., A. caroliana Blanco, Cupamensis indica Rafin., A. chinensis Benth., A. somalium Müll.-Arg., Ricinocarpus indica O.Ktze., A. somalenis Pax.). Euphorbiaceae – Euphorbioideae – Acalypheae. Indisches Brennkraut.

Heimisch in Vorder- und Hinterindien, Südchina und Abessinien.

Ricinelle indienne. Indian nettle. Cats nettle. Kuppi. Khokali. Dadaro. Mut kajhuri. Shwet-basanta. Kuppaimeni. Cupameni. Koopamenie. Kuppai chettu. Murcanda chettu. Pippanti. Haritamanjari. Chalmari. Kuppa-mani. Malaiisch: Chika mas, Rumput lis-lis. In Java: Lelatang, Rumput bolong-boling. In Siam: Tamye tuapu, Tamye meao. In Ostafrika: Ol Munjagara.

Herba Acalyphae indicae. In Indien gebräuchlich. Im BPC 49 im Appendix XII (Deleted Monographs) beschrieben.

Einjähriges Kraut, Stengel etwa 30 bis 60 cm lang, im unteren Teil verholzt, selten verzweigt, am oberen Ende mit kurzen Haaren dicht besetzt. Blätter wechselständig, oval bis rhombisch oval, zugespitzt, 1,5 bis 5 cm breit, 2 bis 6 cm lang, 5nervig, glatt, nur am Rande und auf den Nerven behaart. Blattrand gezähnt. Blattstiel 1- bis 2mal so lang wie das Blatt, mit 2 pfriemlichen Nebenblättern. Blütenähren 1 bis 7 cm lang; am oberen Ende die kleineren männlichen Blüten (K 4, A 8), unten 3 bis 7 weibliche Blüten [K 3, G (3)]. Früchte dreifächerige, einsamige, fein behaarte Kapseln.

Mikroskopisches Bild. Stengel: Epidermis nach außen verdickt, darunter Assimilationsparenchym mit Bastbündeln. Zwischen Parenchym und Epidermis Kollenchymgruppen, bis 5 Zellreihen stark. Dünnwandige Markzellen mit großen Calciumoxalatdrusen. Stengelhaare 2- bis 4zellig, spitz, meist gekrümmt, warzige Kutikula, am Grunde verdickt und verholzt. — Blätter: Im Lupenbild punktiert (Calciumoxalatdrusen), bilateral, Haare wie bei Stengel. Ausführliche Angaben über die Pharmakognosie der Pflanze bei Schenk [Arch. Pharm. (Weinheim) *289*, 628 (1956)].

Inhaltsstoffe. Acalyphin (Alkaloid), Harz, Gerbstoff, ätherisches Öl, 0,27% HCN, entstanden durch Spaltung eines Blausäureglykosides ($C_{14}H_{20(22)}N_2O_{10}$), die Base Triacetonamin, Quebrachit und l-Inositolmonomethyläther [Rimington u. Roets: Chem. Abstr. *32*, 4629[6] (1938)]. Eine Substanz, die beim Kaninchen dunkel-schokoladebraune Verfärbung des Blutes und gastrointestinale Entzündungen hervorruft [Steyn: Chem. Abstr. *32*, 8617 (1938)].

Anwendung. Nach Extra P. 58 wird ein Fluidextrakt 1 : 1 (in Dosen von 0,3 bis 2 ml) oder eine Tinktur 1 : 8 (in Dosen von 2 bis 4 ml) als Expectorans (bei Bronchitis, Pneumonie und Phthisis) und Emeticum verwendet; äußerlich bei Flechten und Ekzemen. Die eingeborenen indischen Heilkundigen gebrauchen die frischen Blätter zu Umschlägen bei Geschwüren, als Wurmmittel und als Suppositorium bei Obstipation. Ferner dient die Pflanze als Ersatz für Ipecacuanha und Senega.

Acalypha indica HAB 34. Brennkraut.

Ganze frische Pflanze.

Arzneiform. Essenz nach § 3.

Arzneigehalt. 1/3.

Nach den Vorschlägen für das neue Deutsche HAB, Heft 1, S. 20 (1955) soll die frische blühende Pflanze ohne Wurzel verwendet werden.

Für die Urtinktur werden eine Dichte von 0,898 bis 0,910, ein Trockenrückstand von mind. 1,4% und ein pH von 4,6 bis 5 verlangt. Ferner werden eine Prüfungsreaktion und die Chromatographie [Heft 7, S. 360 (1962)] der Tinktur beschrieben.

Acalypha indica HPUS 64. India Acalypha.

Frische Pflanze.

Arzneiform. Urtinktur: *Arzneigehalt.* 1/10. Acalypha indica, feuchte Masse mit 100 g Trockensubstanz und 300 ml Wasser = 400 g, Alkohol USP (94,9%) 730 ml zur Bereitung von 1000 ml der Tinktur. − Dilutionen: D 2 (2×) wird aus 1 Teil der Tinktur, 2 Teilen destilliertem Wasser und 7 Teilen 94,9 vol.-%igem Alkohol bereitet; D 3 (3×) und höher, mit Alkohol HPUS (88 Vol.-%). − Medikationen: D 3 (3×) und höher.

Acalypha fruticosa FORSK. var. villosa PAX. et HUTSCH.

In Indien und Afrika wird der Blattsaft als Expectorans, gegen Magenbeschwerden, Cholera und bei Reizung der Augen verwendet. Die Wurzel dient als fiebersenkendes Mittel, gegen Harnröhrenentzündung und Schlangenbiß.

Acalypha ornata HOCHST. ex A. RICH.

Die Wurzel in Tanganjika als Lepra- und Zaubermittel, in Zentralafrika als Laxans verwendet. Nicht toxisch.

Acalypha petiolaris HOCHST.

In Südrhodesien als Wundmittel, Anticoncipiens und Abortivum gebraucht.

Acalypha peduncularis MEISSN. und Acalypha punctata MEISSN. werden als Expectorans, Emeticum und Tonicum verwendet.

Acalypha senensis KLOTZCH dient den Eingeborenen als Mittel gegen rheumatische und neuralgische Schmerzen, die durch „Hexerei" verursacht werden.

Acanthophyllum

Acanthophyllum glandulosum BGE., A. gypsophiloides und verwandte Arten dieser Gattung. Caryophyllaceae.

Steppenpflanzen des trockenen Zentralasiens.

Reich verzweigte kleine Halbsträucher in Polsterform mit langen und starken Pfahlwurzeln.

Radix Acanthophylli. Turkestanische Seifenwurzel.

Inhaltsstoffe. Saponine.

Anwendung. Als Expectorans und Emeticum für Pferde. Zur Herstellung einer Vaccine gegen Pferderotz. Ferner als Waschmittel. In der UdSSR:

Species expectorans.
Radix Acanthophylli glandulosi 4 T. − Radix Liquiritiae 1 T.

Zur Bereitung des Tees wird 1 Eßlöffel der Teemischung mit 150 g kochendem Wasser infundiert. Der Tee wird ungesüßt auf 3 bis 4mal geteilt und innerhalb von 24 Std. getrunken.

Acanthosicyos

Acanthosicyos horrida WELW. Cucurbitaceae − Cucurbiteae − Cucumerinae. Naraspflanze.

Blattloser dorniger Strauch auf Sanddünen Südwestafrikas, besonders in der Walfisch-Bay, mit eßbarem Fruchtfleisch und ölreichen Samen.

Die unreifen Früchte sind bitter, die reifen haben ananasähnlichen Geschmack; verwendet wird vor allem der Samen.

Eigenartiger, blattloser, 1 bis 1,5 m hoher, mehr oder weniger kugeliger, dichter Dornstrauch mit bis 15 m langen, 3 bis 5 cm dicken, kräftigen Wurzeln. − Letztere von einer dicken, korkhaltigen, für Wasser undurchlässigen Rinde umgeben. − Zweige reich verästelt mit starren, grünen Dornen (umgewandelte Nebenzweige) besetzt, die in den Achseln von kleinen, schuppenförmigen, meist sehr frühzeitig abfallenden Laubblättern entspringen. − Blüten 2häusig. − Frucht mehr oder minder kugelig, 10 bis 15 cm im Durchmesser, leicht in 10 Teile zerfallend, etwas größer als Orangen, bis 1,5 kg schwer. Nach außen von einer harten, festen, bitterschmeckenden (Schutz gegen Schakale und Affen), etwas höckerigen Rinde umgeben. Im Innern zahlreiche, ölhaltige Samen. Fruchtfleisch anfänglich gallenbitter, zur Zeit der Reife (Weihnachten bis Ende März) süßlich-säuerlich, wohlschmeckend, orangerot. − Samen ölreich, von haselnußartigem Geschmack, von der Größe eines Kirschkernes.

Inhaltsstoffe. Im Fruchtfleisch Cucurbitacin B, $C_{32}H_{46}O_8$, Cucurbitacin D, $C_{30}H_{46}O_8$, Eiweiß, Zucker und ein Milchgerinnung bewirkendes Enzym. Im Samen (Narassamen): etwa 48% fettes Öl mit geringem Säuregehalt und von mildem Geschmack.

Anwendung. Das Öl wird wegen seines ausgezeichneten Geschmackes wie Mandelöl gebraucht. Die gekochten Samen werden als „Butter Pits" wie Nüsse gegessen und zu Backwaren gebraucht.

Acanthus

Acanthus mollis L. Acanthaceae – Acanthoideae – Acanthinae. Echter Bärenklau. Bears breech. Acanto.

Heimisch in Südeuropa, Steppen- und Wüstenpflanze; in Deutschland häufig als Zierpflanze angebaut.

Die Blätter grundständig, gestielt, in reichblättriger Rosette, bis 1/2 m lang, bis 20 cm breit, im Umriß herzförmig bis eirund, fiederspaltig bis fiederlappig. Sie sind glänzend, kahl und zeigen beiderseits 5 bis 6 buchtig gezähnte, nicht dornige Fiederlappen. Die Stengel bis etwa 1 m hoch, blütentragend, schaftartig oder mit nur wenigen, fast ungeteilten kleinen Blättern. Die Blüten in langen, endständigen Ähren mit stachelig gezähnten Deckblättern; Kelchblätter ebenfalls stachelig gezähnt, Blüten bis 5 cm lang, gelblichweiß, rötlich geadert.

Anwendung. Als Radix und Herba Acanthi (H. Brancea ursinae verae), Acanthusblätter, wegen des Schleimgehaltes früher innerlich und äußerlich.

Acanthus mollis HAB 34. Bärenklaue.
Die frische, blühende Pflanze.

Arzneiform. Essenz nach § 1.

Arzneigehalt. 1/2.

Acanthus virilis wird ebenfalls zur Gewinnung der Droge herangezogen.

Acanthus pubescens ENGL. Heimisch in Tanganjika. Dort als Heilmittel gegen Gelbsucht verwendet.

Acer

Acer negundo L. [Acer fraxinifolium NUTT., Negundo aceroides MÖNCH N. fraxinifolium (RAF.) C. DE VOS.]: Aceraceae. Eschenblättriger Ahorn. Box elder.

Heimisch im atlantischen Nordamerika; in Deutschland häufig in Anlagen angebaut.

Bis 6 (selten 25) m hoher, oft mehrstämmiger Baum, mit breiter, locker und unregelmäßig verzweigter Krone. Äste mit gelbgrauer, fein längsrissiger Borke. – Zweige öfters überhängend, meist kahl, glänzend, die 1- bis 2jährigen oft weißlich oder bläulich bereift. Knospen nackt, nur vom Blattgrund geschützt. – Laubblätter unpaarig, 3-, 5- oder (selten) 7zählig gefiedert (eschenähnlich); Fiederblättchen sehr verschiedenartig, mehr oder weniger gestielt, meist länglich-eiförmig, spitz, etwa 5 bis 13 cm lang und 2 bis 7,5 cm breit, ganzrandig oder oft eingeschnitten gelappt und ungleich grob gezähnt, dünn, fiedernervig, kahl oder unterseits (selten beiderseits) mehr oder weniger behaart. – Blütenstände meist lang, vor oder mit dem Laub sich entfaltend, 2häusig. Männliche Blüten an langen, mehr oder weniger behaarten Stielen in an Kurztrieben seitenständigen, doldig verkürzten, hängenden Trauben, klein, ohne Kronblätter und ohne Diskus, mit meist 5-(4-)blättrigem Kelch und 4 bis 6 langen, bespitzten Staubblättern, ohne Fruchtknotenrudiment. Weibliche Blüten in an besonderen Kurztrieben endständigen, armblütigen, hängenden Trauben, mit 4- oder 5teiligem, kleinem Kelch und behaartem, später bald verkahlendem Fruchtknoten mit 2 langen völlig getrennten Narbenästen, ohne Kronblätter, Staubblätter und Diskus. Teilfrüchte länglich-walzlich, vortretend gerippt, mit den spitzwinklig spreizenden oder bogenförmig gegeneinander gekrümmten, vorn etwas verbreiterten Flügeln, etwa 3 cm lang.

Geschmack süßlich.

Inhaltsstoffe. Im Frühlingssaft bis 5,5% Ahornzucker (Saccharose). Er wird hauptsächlich aus dem Saft des Zuckerahorns, Acer saccharum MARSH. (Sugar oder Rock maple) gewonnen. Andere Ahornarten, insbesondere saccharinum L. (Weißer oder Silberahorn) und A. saccharum MARSH. var. nigrum (MICH. f.) BRITTON (schwarzer Zuckerahorn) liefern geringere Mengen Ahornzucker. Der Saft wird durch Einkochen oder Auspressen konzentriert (Ahornsirup) und zur Kristallisation gebracht. Im Haushalt zu Backwaren verwendet. — In den Blättern wurde Trifolin, Isoquercitrin und Hyperin nachgewiesen.

Acer negundo HAB 34.
Die frische Rinde.

Stammrinde und Zweigrinde sind glatt, außen olivgrün bis grau, innen weißlich bis gelblich; auf dem Bruche kurzfaserig. Geschmack süßlich.

Arzneiform. Essenz nach § 3.

Arzneigehalt. 1/3.

Acer platanoides L. Spitzahorn. Nordamerika. Europa.

Inhaltsstoffe. Saponine [HEINE, E. W.: Pharmazie *8*, 493 (1966)]. Gerbstoffe, nach DÄSSLER [Naturwissenschaften *46*, 448 (1959)] Himbeeraromastoffe im Blatt sowie laut EICHENBERGER und GROB [Helv. chim. Acta *48*, 1194 (1965)] Fettsäuren.

Cortex Aceris platanoides. Spitzahornrinde.

Als Adstringens und Gerbmaterial gebraucht.

Ferner werden verwendet: A. capillipes, A. cappadocicum, A. dasycarpum (Silberahorn) und A. rubrum (Rotahorn), der nach PACHTER [J. Amer. pharm. Ass., sci. Ed. *49*, 670 (1959)] Gramin enthält. Aus einer skandinavischen Art wurde ein Antibioticum isoliert. In Früchten von Acer-Arten wurde Acerin, eine angeblich virustötende Substanz, entdeckt.

Acetaldehyd

Acetaldehyd. Aldehyd. Aldéhyde. Äthanal.

CH_3CHO M.G. 44,05

Acetaldehyd wurde von SCHEELE 1774 bei der Einwirkung von Braunstein und Schwefelsäure auf Alkohol beobachtet. Die Konstitution klärte LIEBIG 1835 auf [Ann. *14*, 133 (1835)] und gab ihm den Namen „Aldehyd" (Zusammenziehung von alcohol dehydrogenatus).

Acetaldehyd ist ein wichtiges Zwischenprodukt im pflanzlichen und tierischen Stoffwechsel. Er kommt in sehr geringen Mengen im Blut und in verschiedenen Pflanzenteilen, vor allem in Früchten, vor (Mais, Obst, Ölsaat). Er findet sich in geringer Menge in Destillaten der Holzverkohlung, im Vorlauf der Spiritusrektifikation und im Wein. Bei der Vergärung von Zucker durch Hefe zu Glycerin wird als Zwischenprodukt die unlösliche Bisulfitverbindung des Acetaldehyds abgefangen.

Herstellung. Technisch kommen folgende Verfahren in Frage:
1. Anlagerung von Wasser an Acetylen unter Einwirkung von Quecksilbersalzen.
2. Oxydation oder Dehydrierung von Äthanol.
3. Anlagerung von Essigsäure an Acetylen und Spaltung des Äthylidendiacetats.

$$CH\equiv CH + 2CH_3COOH \rightarrow CH_3-CH\begin{matrix}O\cdot CO\cdot CH_3\\O\cdot CO\cdot CH_3\end{matrix} \rightarrow CH_3\cdot CHO + \begin{matrix}CH_3-C\lessgtr^O_O\\CH_3-C\lessgtr^O_O\end{matrix}$$

4. Oxydation von Kohlenwasserstoffen.
5. Anlagerung von Methanol an Acetylen und Spaltung des Methylvinyläthers.

$$HC\equiv CH \xrightarrow[KOH]{CH_3OH} H_2C=CH-OCH_3 \xrightarrow[H_2SO_4]{H_2O} CH_3\cdot CHO + CH_3OH$$

In Deutschland wird hauptsächlich nach dem 1. Verfahren gearbeitet, und zwar in Form des Hoechster „Naßoxydationsverfahrens" (DRP 292818, 1914 und Zusatzpatente).

Die Reaktion findet nach folgender vereinfachter Gleichung statt:

$$HC\equiv CH + HgSO_4 \rightarrow \underset{\underset{Hg-SO_4}{|\quad|}}{CH=CH} \xrightarrow{H_2O} HgSO_4 + CH_2=CHOH \rightleftharpoons CH_3 \cdot CHO$$

Als Katalysator dient metallisches Quecksilber, das mit Oxydationsmitteln, wie Eisen-(III)-salzen, in der Reaktionsflüssigkeit direkt umgesetzt wird. Die verbrauchte eisen(II)-salzhaltige Schwefelsäure wird von Zeit zu Zeit abgezogen und nach Regenerieren mit Stickoxiden wieder in den Prozeß zurückgegeben. Der Vorteil liegt darin, daß das Quecksilber stets im Reaktionskessel verbleibt und der Katalysator auf dem Umweg über Eisensalze regeneriert wird.

Im Laboratoriumsmaßstab stellt man Acetaldehyd am einfachsten durch Oxydation von Äthanol mit Dichromat-Schwefelsäure dar. Dabei ist für ständige Abführung des gebildeten Aldehyds aus der Reaktionsflüssigkeit zu sorgen (vgl. L. GATTERMANN u. H. WIELAND: Die Praxis des organischen Chemikers, 39. Aufl., Berlin: de Gruyter 1959, S. 180ff.).

Eigenschaften. Farblose, leicht bewegliche Flüssigkeit von stechendem und erstickendem Geruch. Kp. 20,8°; Fp. — 124,6°; d_4^{20} 0,783; n_D^{20} 1,33157; Viskosität η^{20} 0,222 cP. Er ist mit Wasser in jedem Verhältnis mischbar, ebenso mit den meisten organischen Lösungsmitteln. — Acetaldehyd polymerisiert unter Einwirkung geringer Mengen Säure leicht zum flüssigen trimolekularen Paraldehyd und zu festem Metaldehyd (s. u.). Die unkontrollierte, exotherme Reaktion kann bei größeren Aldehydmengen explosionsartig verlaufen! — Aus der Luft nimmt der Acetaldehyd leicht Sauerstoff auf und geht in Essigsäure über.

Erkennung. Acetaldehyd gibt die allgemeinen Aldehydreaktionen. 1. Mit ammoniakalischer Silbersalzlösung entsteht ein Silberspiegel (nach TOLLENS). — 2. Fuchsinschweflige Säure färbt sich bei Anwesenheit von Aldehyden rot. — 3. Zum Unterschied von Formaldehyd gibt Acetaldehyd mit Nitroprussidnatrium eine kirschrote Färbung.

Eindeutig identifiziert wird Acetaldehyd durch die schwerlöslichen Verbindungen mit p-Nitrophenylhydrazin (p-Nitrophenylhydrazon Fp. 128,5°), mit 2,4-Dinitrophenylhydrazin (Fp. des Hydrazons 147°). — Das 2,4-Dinitrophenylhydrazon dient auch zum papierchromatographischen Nachweis des Acetaldehyds in Gemischen. Man imprägniert das Papier nach L. HORNER und W. KIRMSE [Ann. *597*, 48 (1955)] mit einer 50%igen Lösung von Dimethylformamid in Aceton und entwickelt mit Cyclohexan. R_f = 0,40. — Die quantitative Bestimmung des Acetaldehyds erfolgt am bequemsten titrimetrisch mit Hydroxylaminhydrochlorid. Die Aldoximbildung setzt aus dem Salz eine dem Aldehyd äquivalente Menge Mineralsäure frei, die direkt mit Lauge titriert werden kann.

Aufbewahrung. In sehr dicht schließenden Gefäßen, am besten in zugeschmolzenen Glasröhren. Vor dem Öffnen gut kühlen!

Anwendung. Hauptsächlich als Zwischenprodukt für eine Reihe wichtiger großtechnischer Erzeugnisse wie Essigsäure, Essigsäureanhydrid, Aldol, Butanol, Aldehydharze u. a. m.

Toxizität. DL_{50} (oral) bei Ratten 1,9 g/kg. Acetaldehyd reizt die Schleimhäute, besitzt allgemein zentral lähmende Wirkungen. Große Dosen können Tod durch Atemlähmung verursachen.

Paraldehyd DAB 6, DAB 7 – BRD. Paraldehydus ÖAB 9. Paraldehyde USP XVII, BP 63. Paraacetaldehyd. 2,4,6-Trimethyl-1,3,5-trioxan.

$C_6H_{12}O_3$
$$CH_3-CH\underset{O-CH\diagdown CH_3}{\overset{O-CH\diagup CH_3}{\diagup\diagdown}}O$$
M.G. 132,16

Herstellung. Unter der Einwirkung kleiner Mengen konz. Schwefelsäure, Zinkchlorid oder Chlorwasserstoffgas polymerisiert Acetaldehyd unter starker Wärmeentwicklung zu Paraldehyd. Dieser kann durch Destillation leicht von Acetaldehyd getrennt werden. — Technisch stellt man Paraldehyd durch Überleiten von Acetaldehyd über einen festen Säureaustauscher und anschließende Destillation dar (AP 2479559, 1947).

Eigenschaften. Wasserklare, ätherisch riechende Flüssigkeit mit brennend scharfem Geschmack. Kp. 123 bis 125° (DAB 7 – BRD); Fp. 12,6°; E.P. 10 bis 12°; d_4^{20} 0,994; n_D^{20} 1,4049; Viskosität η^{20} 1,31 cP.

Paraldehyd ist mit Alkohol und Äther in jedem Verhältnis mischbar. 100 T. W. lösen bei 15° etwa 12 T. Paraldehyd, bei 100° 6 T., so daß sich die Lösung bei Erwärmen trübt; – Paraldehyd gibt keine Aldehydreaktion, da keine Oxogruppen mehr vorliegen. Beim Erhitzen mit Säuren depolymerisiert er wieder zu Acetaldehyd. Paraldehyd des Handels enthält stets kleine Mengen von Acetaldehyd und gelegentlich auch etwas Metaldehyd (s. u.).

Erkennung. 1. Eine kleine Menge Paraldehyd wird mit verd. Schwefelsäure erhitzt: es entsteht Acetaldehyd, der an seinem Geruch zu erkennen ist (USP XVII, BP 63). – 2. Beim Erwärmen mit ammoniakalischer Silbernitratlösung entsteht ein Silberspiegel (BP 63).

Prüfung. 1. Peroxidverbindungen (BP 63): Die durch 5 ml Paraldehyd bei Gegenwart von Schwefelsäure aus KJ innerhalb 15 Min. im Dunkeln freigesetzte Menge Jod darf nicht mehr als 2 ml 0,1 n Natriumthiosulfatlösung entsprechen. – 2. Acetaldehyd: Der Gehalt an Acetaldehyd wird acidimetrisch nach Zusatz von Hydroxylaminhydrochlorid bestimmt (USP XVII, BP 63). ÖAB 9 verwendet statt Hydroxylaminhydrochlorid eine neutralisierte Lösung von Natriumsulfit. – 3. Amylverbindungen: 5,0 ml Substanz werden unterhalb 50° verdampft; der Rückstand darf nicht fuselölartig riechen (DAB 7 – BRD). – 4. Nichtflüchtige Verunreinigungen: Höchstens 10 mg/100 ml. 10,0 ml Substanz werden auf dem Wasserbad verdampft; der Rückstand wird bei 105° getrocknet (DAB 7 – BRD).

Reinigung (Helv. V). Ein durch Peroxide verunreinigter Paraldehyd kann auf folgende Weise gereinigt werden: 100 g Paraldehyd werden in einem 200 ml fassenden Scheidetrichter mit 10 ml verd. Natronlauge und 25 ml Silbernitratlösung während 1/2 Std. häufig kräftig geschüttelt. Nach Trennung der Schichten wird der Paraldehyd abgehoben, mit 10 g entwässertem Natriumsulfat getrocknet und durch Watte filtriert. Sollte die Reaktion auf Perverbindungen noch positiv ausfallen, so muß die Reinigung wiederholt werden.

Aufbewahrung. Vor Licht geschützt, an einem kühlen Ort, in gut verschlossenen Gefäßen von höchstens 100 ml Inhalt.

Anwendung. Als Schlafmittel in der Allgemeinpraxis wenig gebräuchlich. Er ist jedoch gut wirksam und ziemlich unschädlich, so daß er in Heilanstalten noch eine gewisse Rolle spielt.

Dosierung. 2,0 bis 5,0 g(!) pro dosi. Verordnung nur in verdünnter (3- bis 6%iger) wäßriger Lösung. Bei status epilepticus und Tetanus auch rektal 10 bis 40 g in 10%iger Lösung mit Stärkezusatz alle 3 Std. Größte Einzelgabe 5,0 g, größte Tagesgabe 15,0 g (DAB 7 – BRD).

Sterile Paraldehyde USP XVII. Steriler Paraldehyd.

Steriler Paraldehyd ist ein zur Injektion geeigneter Paraldehyd.

Achtung! Zum Zeitpunkt der Abfüllung in die Endbehälter muß Steriler Paraldehyd den Anforderungen auf Reinheit nach USP XVII entsprechen.

Aufbewahrung. In lichtdichten Einzeldosenbehältern, vorzugsweise aus Glas der Güteklasse I, bei Temperaturen unter 25°.

Beschriftung. Das Etikett muß die Angabe enthalten, daß die Packung unter 25° aufzubewahren ist, und daß ein Anbruchrest verworfen werden muß.

Metaldehyd. Metaaldehyd.

$C_8H_{16}O_4$ $(CH_3CHO)_4$ M.G. 176,29

Metaldehyd ist nach kryoskopischer Bestimmung in Phenol ein Tetrameres von Acetaldehyd. Er kristallisiert in farblosen Nadeln oder tetragonalen Prismen.

Herstellung. Metaldehyd wird technisch aus Acetaldehyd in Gegenwart von Erdalkalibromiden und Bromwasserstoff bei tiefen Temperaturen hergestellt (DRP 396344, 1922).

Eigenschaften. Metaldehyd beginnt ab etwa 110° zu sublimieren. Fp. im zugeschmolzenen Röhrchen 246,2°. Unlöslich in W., Aceton, Schwefelkohlenstoff, Essigsäure. 1 g Metaldehyd löst sich in 55,5 g sied. A., in 200 g Ae., in 100 g Chlf. von 26° und in 24 g Chlf. von 60°. Bei Zimmertemperatur ist Metaldehyd haltbar und, frisch bereitet, geruchlos. Er gibt keine Aldehydreaktionen. Ältere Präparate riechen aber deutlich nach Acetaldehyd.

Anwendung. Unter der Bezeichnung „Hartspiritus" oder „Meta"-Tabletten (Napp) als Brennstoff. In neuerer Zeit wird Metaldehyd mit Kleie (als Köder) vermischt als Schneckengift verwendet.

Toxizität. Obwohl es üblich ist, Metaldehydtabletten mit einem scharfbitteren Zusatz zu versehen, sind Vergiftungsfälle vorgekommen. Eine Tablette von 4 g kann schon tödlich wirken. Man behandelt mit Natriumbicarbonat-Magenspülungen, medizinischer Kohle und salinischen Abführmitteln.

Acetalum. Acetal. Diäthylacetal. Äthylidendiäthyläther.

$C_6H_{14}O_2$ $CH_3 \cdot CH(OC_2H_5)_2$ M.G. 118,16

Acetal ist ein Kondensationsprodukt des Acetaldehyds mit Äthylalkohol und findet sich in dem durch Kohle filtrierten Rohspiritus.

Herstellung. In eine Lösung von 200 g Calciumchlorid in 1050 g Alkohol (96%ig) werden unter Kühlung auf 8° 500 g Acetaldehyd langsam eingetragen. Nach einem Tag wird die obere Schicht abgetrennt, dreimal mit 330 ml W. gewaschen, getrocknet und destilliert. Ausbeute 61 bis 69% d. Th.

Eigenschaften. Farblose, ätherisch riechende, neutrale Flüssigkeit. Kp 102°; d_4^{20} 0,8314; n_D^{20} 1,38193 – Geschmack schwach bitter, wenig brennend, mit pfefferminzähnlichem Nachgeschmack. 100 g Wasser lösen 5 g. Mischbar mit A., 60%ig. A. und Ae. Beständig gegen Alkalien; wird jedoch durch Erwärmen mit wenig verd. Schwefelsäure in Alkohol und Acetaldehyd gespalten. Jodoformprobe erst nach Säurebehandlung positiv.

Anwendung. Als Lösungsmittel; in synthetischen Parfümen; in der organischen Synthese. Früher gelegentlich als Hypnoticum verwendet.

Toxizität. DL_{50} oral bei Ratten 4,6 g/kg.

Acetazolamidum

Acetazolamidum DAB 7-DDR. Acetazolamid (INN).

Acetazolamide USP XVII, BP 63. Acétazolamide CF 65.

2-Acetylamino-1,3,4-thiadiazol-5-sulfonamid.

$C_4H_6N_4O_3S_2$ $CH_3-CO-NH-\underset{S}{\overset{N-N}{\diagdown}}-SO_2NH_2$ M.G. 222,25

Gehalt der bei 105° getrockneten Substanz 99° bis 101,0% $C_4H_6N_4O_3S_2$.

Herstellung. Durch oxydierende Chlorierung von 2-Acetamino-5-mercapto-1,3,4-thiadiazol bzw. seiner S-Benzyl- oder S-Acylderivate und Umsetzung des gebildeten Sulfochlorids mit Ammoniak [American Cyanamid Co., AP 2554816 (1950), 2744907 (1957)].

Eigenschaften. Weißes oder fast weißes, kristallines Pulver, ohne Geruch und von schwach bitterem Geschmack. Lösl. in Aceton; schwer lösl. in A.; sehr schwer lösl. in W.; fast unlösl. in Ae. Fp. oberhalb 244° (Zers.) (DAB 7 – DDR), ~ 258° (BP 63).

Erkennung. 1. 0,20 g Substanz werden mit 0,50 g gekörntem Zink und 5,0 ml 6 n Salzsäure versetzt. Die entweichenden Dämpfe färben angefeuchtetes Bleiacetatpapier innerhalb 2 Min. braun (DAB 7 – DDR). – 2. 0,10 g Substanz wird in 6,0 ml 3 n Salzsäure unter Erhitzen gelöst. Die Lsg. wird 5 Min. im Sieden gehalten und nach dem Abkühlen auf 20° mit 5 Tr. frisch bereiteter Natriumnitrit-Lsg. (1,00 g/100,0 ml) sowie 5,0 ml β-Naphthol-Lsg. versetzt. Die Lsg. zeigt eine Orangefärbung und innerhalb 20 Min. einen orangenroten Nd. (DAB 7 – DDR). – 3. Etwa 100 mg werden in 5 ml Natronlauge gelöst und mit 5 ml einer Lsg. aus 100 mg Hydroxylaminhydrochlorid und 50 mg wasserfreiem Kupfersulfat in 10 ml W. versetzt. Man mischt und erhitzt die entstandene blaßgelbe Lsg. 5 Min. lang im Wasserbad: es entsteht eine klare, leuchtend gelbe Lsg., jedoch kein Nd. und keine Dunkelfärbung (USP XVII). – 4. Zu 25 mg gibt man 5 ml W., 0,15 ml 1 n Natronlauge und 0,1 ml Kupfersulfat-Lsg. Es entsteht eine blaugrüne Färbung oder ein solcher Nd. (BP 63). – 5. Papierchromatographische Erkennung nach DAB 7 – DDR.

Papier: Sorte D/I; 25 cm × 9 cm. Aufzutragende Lsg.:

Lsg. 1: 0,050 g Sulfathiazol werden in 10,0 ml Aceton gelöst. 15 bis 20 µl der Lsg. werden in kleinen Anteilen auf Startpunkt a aufgetragen.

Lsg. 2: 0,050 g Substanz werden in 10,0 ml Aceton gelöst. 5 bis 10 µl der Lsg. werden auf Startpunkt b aufgetragen.

Lösungsmittelgemisch: n-Butanol-Chlf.-W. = 1:1:1.

Untere Schicht = mobile Phase; obere Schicht zum Klimatisieren der Kammer (2 Std.).

Laufstrecke: 20 cm.

Trocknung: 10 Min. bei 115°.

Sprühreagens: 0,50 g Thymolblau werden in 100,0 ml A. gelöst. Die Lsg. wird mit 0,1 n Natronlauge auf pH 8,0 eingestellt. Vor Anwendung frisch zu bereiten.

Sichtbarmachung: Chromatogramm gleichmäßig besprühen und sofort beurteilen.

Auswertung: Über Startpunkt a zeigt sich ein gelber Fleck auf blaugrauem Grund, über b ein gleicher mit einem R_x-Wert von 0,70 bis 0,79.

6. USP XVII läßt das IR-Spektrum der Substanz in KBr mit USP Acetazolamide Reference Standard vergleichen.

Prüfung. 1. Unlösl. Verunreinigungen, Farbe der Lösung. 0,75 g Substanz müssen sich in 6,00 ml 1 n Kalilauge klar lösen. Die Lsg. wird mit 9,0 ml W. versetzt. (Sie ist für Prüf. 4 aufzubewahren.) 5,0 ml der Lsg. dürfen nicht stärker gefärbt sein als 5,0 ml der Mischung aus 0,050 ml Eisen-Farblösung und 20,0 ml 0,5 n Salzsäure (DAB 7 – DDR). – 2. pH der Lösung. Die Suspension von 1 g in 50 ml W. (filtriert) zeigt ein pH von 4,0 bis 6,0 (CF 65). – 3. Alkalisch oder sauer reagierende Verunreinigungen. 1,00 g Substanz wird mit 50,0 ml kohlendioxidfreiem W. 60 Sek. geschüttelt. 25,0 ml des Filtrats müssen nach Zusatz von 6 Tr. Bromphenolblau-Lsg. blauviolett und nach darauffolgendem Zusatz von 0,80 ml 0,01 n Salzsäure gelb gefärbt sein. Der Rest des Filtrats ist für die Prüf. 5 und 6 aufzubewahren (DAB 7 – DDR). – 4. Schwermetallionen. 5,0 ml der Lsg. von 1 werden zu 3 Tr. Natriumsulfid-Lsg. gegeben. Diese Lsg. darf weder eine Trübung noch eine stärkere Färbung zeigen als 5,0 ml der Lsg. von 1. (DAB 7 – DDR). Höchstens 20 ppm (USP XVII, CF 65). – 5. Chlorid. 1,00 ml des Filtrats von 3 darf nach Zusatz von 9,0 ml W. keine stärkere Trbg. als die Vergleichsprobe (Bd. I, 257) zeigen (höchstens 0,05% Cl$^-$) (DAB 7 – DDR). Höchstens 140 ppm (USP XVII); 0,014% (CF 65). – 6. Sulfat. 10,0 ml des Filtrats von 3 dürfen bei der Prüf. auf Sulfat (Bd. I, 263) keine Trbg. zeigen (DAB 7 – DDR). Höchstens 400 ppm (USP XVII); 100 ppm (CF 65). – 7. Silber reduzierende Substanzen. 5,0 g werden sorgfältig mit A. befeuchtet. Dann gibt man 125 ml W., 10 ml Salpetersäure und 5,0 ml 0,1 n Silbernitrat-Lsg. zu und rührt 30 Min. mechanisch um. Dann filtriert man, fügt 5 ml Eisen(III)-ammoniumsulfat-Lsg. zu und titriert mit 0,1 n Ammoniumrhodanid-Lsg. nach Rotbraun. Es müssen mindestens 4,8 ml 0,1 n Rhodanid-Lsg. verbraucht werden (USP XVII). – 8. Trocknungsverlust. Höchstens 0,20% (DAB 7 – DDR); 0,5% (BP 63, CF 65) (USP XVII läßt titrieren: 0,5%). – 9. Sulfatasche. Höchstens 0,10% (DAB 7 – DDR, CF 65, BP 63).

Gehaltsbestimmung. 1. 0,2000 g getrocknete Substanz werden in 60,0 ml kohlendioxidfreiem W. unter Erhitzen gelöst. Diese heiße Lsg. wird mit 25,0 ml 0,1 n Silbernitrat-Lsg. und 2,0 ml Bromkresolgrün-Lsg. versetzt und unter Schütteln mit 0,1 n Kalilauge nach Blau titriert. 1 ml 0,1 n Kalilauge entspr. 11,11 mg Acetazolamid (DAB 7 – DDR). – 2. Etwa 0,15 g, genau gewogen, werden in 200 ml siedendem W. gelöst, mit W. zu etwa 900 ml verdünnt, abgekühlt und auf 1000 ml aufgefüllt. 5 ml der Lsg. versetzt man mit 10 ml 1 n Salzsäure, verdünnt mit W. zu 100 ml und mißt die Extinktion der erhaltenen Lsg. bei 265 mµ. $E^{1\%}_{1\,cm}$ bei 265 mµ = 474 (BP 63). – 3. Etwa 0,10 g Substanz, genau gewogen (p) wird in 50 ml Dimethylformamid gelöst. Dann gibt man 0,3 ml Alizaringelb-Lsg. zu und titriert unter Ausschluß von Luft mit 0,1 n Natriummethylat-Lsg. nach Grauviolett (n ml). Man führt einen Blindversuch durch (n' ml) und berechnet nach folgender Formel:

$$\% \text{ Acetazolamid} = \frac{1{,}11\,(n - n')}{p}.$$

1 ml 0,1 n Natriummethylat-Lsg. entspr. 0,0111 g Acetazolamid (CF 65).

Anwendung und Wirkung. Acetazolamid war 1950 das erste, therapeutisch verwendbare, diuretisch wirksame Sulfonamid ohne chemotherapeutische Wirkung. Die diuretische Wirkung beruht auf einer Blockierung der in den Nierentubuli vorhandenen Carboanhydrase. Das ebenfalls in den Erythrozyten, der Magenschleimhaut, im Gehirn und im Ciliarkörper des Auges vorkommende Enzym wird erst durch höhere Dosen gehemmt. Das Enzym katalysiert in den proximalen Tubuluszellen die Umsetzung von CO_2 und H_2O zu Kohlensäure. Diese dissoziiert, und ihre Ionen ermöglichen die Rückresorption von Alkaliionen.

$$CO_2 + H_2O \rightleftharpoons H_2CO_3 \rightleftharpoons H^+ + HCO_3^-.$$

Die Wasserstoffionen werden in den Tubuli gegen Natriumionen ausgetauscht, die dann mit den Hydrogencarbonationen rückresorbiert werden.

Bei Blockade der Carboanhydrase wird demnach auch der Austausch von Na^+- und H^+-Ionen gehemmt. Der Harn enthält mehr Na^+, das als $NaHCO_3$ vorliegt, da die Rückresorption von Hydrogencarbonationen ebenfalls gehemmt ist. In den distalen Tubulusabschnitten wird infolge des erhöhten Na^+-Gehalts des Harns vermehrt Na^+ gegen K^+ ausgetauscht, so daß es zu Verlust von K^+-Ionen und bei längerer Anwendung zur Hypokaliaemie kommen kann. Mit der Mehrausscheidung von Salzen erfolgt die Mehrausscheidung eines isoosmotischen Aequivalents an Wasser. Der Harn wird alkalisch; im Körper entsteht eine leichte Acidosis. Nach 2 bis 3 Tagen kommt die Wirkung von Acetazolamid u.a. Carboanhydrasehemmer zum Stillstand; der Organismus wird gegen das Pharmakon refraktär. Deshalb wird intermittierende Behandlung vorgeschlagen. Acetazolamid wird vom Magen-Darm-Trakt rasch resorbiert. Der höchste Blutspiegel ist nach 2 Std. erreicht, und die Wirkung hält 8 bis 12 Std. an. Etwa 80% des Arzneimittels werden in der gleichen Zeit unverändert über die Nieren ausgeschieden. Acetazolamid wird heute hauptsächlich bei Glaukom, bei Hirnödem und erhöhtem Liquordruck, ferner bei gewissen Formen der Epilepsie (petit mal) verwendet. Bei kardialem Oedem wird es wegen der bei längerer Anwendung häufig auftretenden Nebenwirkungen kaum mehr gegeben.

Andere Carboanhydrasehemmer sind Ethoxzolamid, Butamid, Methazolamid, *p*-Carboxybenzolsulfonamid, Sulocarbilat, Dichlorphenamid, Nirexon u.a.

(Vgl. dazu K. H. BEYER u. J. E. BAER: Newer Diuretics. Fortschr. Arzneimittelforsch., Bd. 2, ERNST JUCKER, Basel u. Stuttgart: Birkhäuser 1960).

Dosierung. Zwei- bis viermal täglich 250 mg (BP 63).
Einzelmaximaldosis: oral 0,5 g.
Tagesmaximaldosis: oral 1,5 g (DAB 7 – DDR).

Handelsform: Diamox (Lederle, München).

Acetazolamid-natrium. Sodium Acetazolamide USP XVII.

$$CH_3-CO-NH-\underset{S}{\overset{N-N}{\underset{\|}{\diagup\diagdown}}}-SO_2-N\diagdown_{Na}^{H}$$

$C_4H_5N_4NaO_3S_2$ \hspace{5cm} M.G. 244,23

Gehalt. Mindestens 98% $C_4H_5N_4NaO_4S_2$.

Erkennung. 1. Etwa 500 mg werden in 5 ml W. gelöst und mit 2 Tr. Salzsäure versetzt. Nach 15 Min. wird durch eine feine Glasfritte filtriert, der Nd. mit mehreren kleinen Portionen W. gewaschen und über Silicagel im Vakuum 3 Std. getrocknet. Die so erhaltenen Kristalle geben die unter Acetazolamid aufgeführten Erkennungsreaktionen. – 2. Die Substanz gibt die für Na^+ charakteristischen Rk.

Prüfung. pH der Lösung (1 in 10) 9 bis 10.

Gehaltsbestimmung. Zur Gehaltsbestimmung eignet sich die bei Acetazolamid angegebene photometrische Bestimmung (2).

Anwendung. Zur parenteralen Applikation wie Acetazolamid.

Dosierung. I.m. 275 mg (entspr. 250 mg Acetazolamid) alle 6 bis 12 Stunden.

Handelsform: Diamox parenteral (Lederle, München).

Aceton

Acetonum. Aceton. Dimethylketon. Propanon. Spiritus pyroaceticus.

C_3H_6O \hspace{3cm} $CH_3 \cdot CO \cdot CH_3$ \hspace{3cm} M.G. 58,08

Aceton ist ein Metabolit des Abbaus von Kohlenhydraten, Fetten und Eiweißkörpern. Während es im normalen Harn und Blut nur in Spuren vorkommt, findet es sich bei akutem Hunger und Diabetes in stark erhöhter Konzentration (Geruch der Ausatmungsluft; im Harn bis zu 20 g pro Tag). – Es entsteht bei der thermischen Zersetzung vieler Stoffe, z.B. essigsaurer Salze, Holz, Kohle, Torf usw. Es tritt daher im Holzessig und in den Braunkohlenschwelwässern auf. Außerdem entsteht es durch eine besondere Art der Gärung aus Getreide, Mais, Melasse, Seetang usw.

Herstellung. 1. In Deutschland wird der größte Teil des Acetons aus Essigsäure hergestellt (Bayer, DRP 298851, 1916).

$$2CH_3-COOH \rightarrow CH_3-CO-CH_3 + CO_2 + H_2O$$

Technischer Karbidessig wird verdampft und auf 400° überhitzt über einen Cer-Kontakt geleitet. Das entstandene Aceton wird kondensiert, mit Alkali gereinigt und destilliert. Nach Wiederholung der Alkalireinigung und Destillation erhält man technisch reines Aceton mit mindestens 99,5% Gehalt.

2. In den USA wird der größte Teil aus Propylen (Nebenprodukt der Erdölindustrie) über Isopropylalkohol gewonnen:

$$CH_2=CH-CH_3 \xrightarrow{H_2O} CH_3-CH(OH)-CH_3 \rightarrow CH_3-CO-CH_3 + H_2$$

Isopropanol wird entweder bei 300° und mehr über Katalysatoren aus Cu, Messing, Blei, verschiedenen Metalloxiden etc. dehydriert oder mit ähnlichen Katalysatoren zwischen 200 und 800° oxydiert.

3. Das älteste Verfahren der Darstellung von Aceton aus Graukalk besitzt keine nennenswerte Bedeutung mehr.

4. Von Bedeutung ist die Gewinnung durch Acetongärung aus zucker- oder stärkehaltigem Material, da dabei u.a. billige landwirtschaftliche Abfallprodukte wie Maisspindeln, Haferspelzen, Erdnußschalen u.a. Verwendung finden. Meist wird von Mais ausgegangen.

100 kg Mais liefern 20 l Äthanol, 10 l Aceton, 22 m³ CO_2 und 16 m³ H_2. – Die anfallende Schlempe stellt ein gutes Viehfutter dar.

Eigenschaften. Klare, farblose, leicht bewegliche Flüssigkeit von neutraler Reaktion, leicht entzündlich. Geruch ätherisch, Geschmack brennend süßlich. d_{25}^{25} 0,788; Kp. 56,5°; Fp. –94°; Flammpunkt –20°; n_D^{20} 1,3591. – Mischbar mit Wasser, Alkohol, Chloroform, Äther, Dimethylformamid und den meisten fetten und ätherischen Ölen.

Achtung! Nicht mit offenem Feuer arbeiten, nicht mit Kunststoffen wie Rayon u.ä. in Berührung bringen!

Erkennung. Beim Erwärmen wäßriger Acetonlösungen mit Kalilauge und Jod entsteht Jodoform; die Reaktion verläuft schon bei Gegenwart von Ammoniak positiv im Gegensatz zu Alkohol (LIEBENsche Probe). Eine wäßrige Acetonlösung wird nach Zusatz von Natronlauge durch Nitroprussidnatriumlösung gelbrot gefärbt; beim Ansäuern mit Essigsäure wird die Flüssigkeit violettrot (LEGALsche Probe).

Prüfung. Aceton muß klar und farblos sein. Eine Mischung von 1 ml Aceton mit 1 ml Wasser muß klar und neutral sein. Die Mischung von 10 ml Aceton und 1 Tr. Kaliumpermanganatlösung muß nach 15 Min. noch deutlich rosa gefärbt sein (Empyreuma). Erwärmt man, vor Licht geschützt, eine Mischung von 5 ml Aceton, 3 ml Wasser und 2 ml ammoniakalischer Silbernitratlösung während 15 Min. im Wasserbad von etwa 50°, so darf weder ein Niederschlag noch eine Braun- oder Gelbfärbung auftreten (Aldehyde und andere reduz. Stoffe). Beim Mischen von 1 ml Aceton und 4 ml Petroläther darf weder eine Trübung noch eine Schichtbildung auftreten (Wasser) (Helv. V) – BP 63 läßt in trockenem Aceton (Reagens) den Wassergehalt wie folgt bestimmen:

12 ml Acetylchlorid werden mit Toluol auf 100 ml aufgefüllt. Genau 10 ml dieser Mischung werden mittels einer Sicherheitspipette in einen trockenen 250-ml-Schliffkolben überführt, genau 2 ml Pyridin zugesetzt, sofort dicht verschlossen und kräftig geschüttelt, wobei ein Benetzen des Stopfens zu vermeiden ist. Dann fügt man genau 50 ml des zu prüfenden Acetons zu und schüttelt kräftig mit der gleichen Vorsicht. Man läßt 5 Min. bei Zimmertemperatur stehen, pipettiert 1,5 ml abs. A. zu, schüttelt kräftig um und läßt 10 Min. lang stehen. Dann versetzt man mit 25 ml abs. A. und titriert mit 1 n Natronlauge gegen α-Naphtholphthalein als Indikator. Man gibt einen leichten Überschuß von 1 n Natronlauge zu und titriert nach Zugabe einiger weiterer Tropfen Indikator mit 1 n Salzsäure zurück.

Die Best. ist ohne das Aceton zu wiederholen. Die Differenz zwischen den beiden Titrationen gibt die dem Wassergehalt äquivalente Menge 1 n Natronlauge an. 1 ml 1 n Natronlauge entspricht 0,01802 g Wasser.

Aufbewahrung. Gut verschlossen, kühl.

Anwendung. Als Lösungsmittel für Fette, Öle, Wachse, Harze u.a.m. Ausgangsstoff für zahlreiche organische Verbindungen. Gutes Lösungsmittel zum Aufbewahren von Acetylen; es löst bis zum 24fachen seines Volumens. Mischungen von Aceton mit Alkohol (1 bis 10 T. auf 100 T.) sind nach v. HERFF das beste Reinigungsmittel der Haut bei Operationen. – Mit fester Kohlensäure gibt Aceton Kältemischungen bis –77°.

Toxizität. Lange oder wiederholte oberflächliche Anwendung führt zu Erythem und Austrocknung der Haut. Eingeatmet kann es Kopfschmerzen, Müdigkeit, Erregung, Reizung der Bronchien und in großen Dosen Narkose verursachen. Ernsthafte Vergiftungen sind selten.

Acetonum DAB 6, DAB 7 – DDR, Helv. V, ÖAB 9, Ned. 6, Nord. 63, Jap. 61. Acetone BPC 63, NF XII. Acétone CF 65. Aceton.

C_3H_6O $CH_3-CO-CH_3$ M.G. 58,08

Eigenschaften. Dichte: d_{20}^{20} 0,790 bis 0,793 (DAB 6); 0,790 bis 0,792 g · ml^{-1} (DAB 7 – DDR). Siedebereich: 55,5 bis 57°; die Substanz muß innerhalb eines Grades übergehen (DAB 7 – DDR). Kp. 56,5°; Fp. —94°; Flammpunkt —20°; n_D^{20} 1,3591.

Erkennung. 1. 1 Tr. Substanz zeigt nach Zusatz von 1,0 ml W., 1,0 ml frisch bereiteter Dinatriumpentacyanonitrosylferrat-Lsg. (1,00 g/100,0 ml) und 1,0 ml 3 n Natronlauge eine rote Färbung, die nach Zusatz von 2,0 ml 5 n Essigsäure in eine rotviolette umschlägt (DAB 7 – DDR) (LEGALsche Probe). – 2. Versetzt man eine Mischung von einigen Tr. Aceton und 1 ml W. mit 1 ml verd. Natronlauge und fügt einige Tr. Jod-Lsg. hinzu, so entsteht ein gelber Nd. und es tritt ein intensiver Geruch nach Jodoform auf (ÖAB 9, CF 65, Nord. 63).

Prüfung. 1. Unlösliche Verunreinigungen, Farbe der Lösung. 5,0 ml Substanz werden mit 5,0 ml kohlendioxidfreiem W. versetzt. Die Lsg. muß klar und farblos sein. Sie ist für Prüf. 2 zu verwenden (DAB 7 – DDR). – 2. Alkalisch oder sauer reagierende Verunreinigungen. Die Lsg. von 1. muß nach Zusatz von 2 Tr. Bromthymolblau-Lsg. gelb oder gelbgrün und nach darauffolgendem Zusatz von 0,50 ml 0,01 n Kalilauge blau gefärbt sein (DAB 7 – DDR). – 3. Aldehyde. 1,00 ml Substanz wird in einer Abdampfschale mit 9,0 ml W. und 2 Tr. Dimedon-Lsg. versetzt. Die Mischung wird auf dem Wasserbad auf 5 bis 7 ml eingedampft, anschließend auf 20° abgekühlt, quantitativ in ein mit Glasstopfen verschließbares Reagensglas übergeführt und mit 10,0 ml aufgefüllt. Diese Mischung wird sofort unter fortwährendem, kräftigem Schütteln 2 Min. in Eiswasser aufbewahrt. Danach darf die Mischung keine stärkere Trbg. zeigen als die nachstehend angegebene Vergleichsprobe (höchstens 0,0003%, berechnet als Formaldehyd).

Vergleichsprobe: 1,00 ml Formaldehyd-Lsg. wird mit W. zu 200,0 ml aufgefüllt. 1,00 ml Lsg. wird mit W. zu 100,0 ml aufgefüllt. 1,00 ml dieser Lsg. wird wie vorstehend behandelt (DAB 7 – DDR). – ÖAB 9 läßt mit ammoniakalischer Silbernitrat-Lsg. prüfen. – 4. Methanol. 1,00 ml Substanz wird mit W. zu 10,0 ml aufgefüllt. 1,00 ml der Lsg. wird nach Zusatz von 2 Tr. 3 m Phosphorsäure und 3 Tr. Kaliumpermanganat-Lsg. (1,00 g/100,0 ml) 15 Min. stehengelassen. Danach wird die Mischung durch Zusatz von 2 Tr. Natriumhydrogensulfit-Lsg. entfärbt und unter Kühlung mit 5,00 ml der Mischung aus 2,00 ml W. und 6,00 ml konz. Schwefelsäure versetzt. Nach Zusatz von 0,100 ml Chromotropsäure-Lsg. wird die Mischung 20 Min. im Wasserbad erhitzt. Sie darf nicht stärker violett gefärbt sein als nachstehend beschriebene Vergleichsprobe (höchstens 0,05% M.).

Vergleichsprobe: 1,00 ml M. wird mit W. zu 200,0 ml aufgefüllt. 1,00 ml Lsg. wird mit W. zu 100,0 ml aufgefüllt. 1,00 ml dieser Lsg. wird wie vorstehend angegeben, behandelt (DAB 7 – DDR). – 5. Ester. 20,0 ml Substanz werden in einem 100-ml-Schliffkolben nach Zusatz von 10,0 ml kohlendioxidfreiem W., 5,00 ml 0,01 n Kalilauge und 2 Tr. Phenolphthalein-Lsg. unter Rückflußkühlung 30 Min. gekocht. Danach darf die Lsg. nicht entfärbt sein (DAB 7 – DDR). – 6. Reduzierende Verunreinigungen. 10,0 ml Substanz werden mit 0,100 ml frisch bereiteter Kaliumpermanganat-Lsg. (0,100 g/100,0 ml) versetzt. Die Lsg. darf nach 15 Min. keine schwächere Färbung zeigen als die gleichzeitig hergestellte Mischung aus 10,0 ml W. und 0,050 ml Kaliumpermanganat-Lsg. (0,100 g/100,0 ml) (DAB 7 – DDR). – 7. Verdampfungsrückstand. Von 60,0 ml höchstens 0,0010 g (DAB 7 – DDR).

Gehaltsbestimmung. CF 65 läßt von einer 1-ml-Menge, genau gewogen, nach Verdünnen auf 1000 ml 10 ml entnehmen, alkalisieren, mit 20 ml 0,1 n Jod-Lsg. versetzen, nach 5 Min. ansäuern und mit 0,1 n Natriumthiosulfat-Lsg. den Jodüberschuß titrieren. Der Prozentgehalt der Probe errechnet sich nach

$$\frac{(20-n) \cdot 9{,}68}{p},$$

worin n Anzahl ml verbrauchter Thiosulfat-Lsg. und p die Einwaage in g bedeuten. 1 ml 0,1 n Jod-Lsg. entspr. 0,000968 g Aceton.

Geforderter Gehalt. Mindestens 98%.

Acetophenonum

Acetophenonum. Acetophenon. Methylphenylketon. Hypnon.

C_8H_8O $C_6H_5 \cdot CO \cdot CH_3$ M.G. 120,15

Herstellung. Durch trockene Destillation eines Gemisches von Calciumbenzoat und Calciumacetat (je 1 Mol.): $(C_6H_5COO)_2Ca + (CH_3COO)_2Ca = 2CaCO_3 + 2C_6H_5COCH_3$. Durch Erhitzen von Benzol mit Acetylchlorid und Aluminiumchlorid $C_6H_6 + CH_3COCl = C_6H_5COCH_3 + HCl$. Das Destillat wird rektifiziert, die zwischen 195 und 205° übergehenden Anteile erstarren bei starker Abkühlung kristallin. Die Kristalle werden abgesaugt, sie schmelzen bei 20° wieder.

Eigenschaften. Farblose oder gelbliche Flüssigkeit, $d = 1,035$, bei niedriger Temperatur kristallin, Kp. 202°, Fp. 20°. Geruch nach Benzaldehyd und Jasmin; fast unlöslich in Wasser, sehr leicht löslich in Alkohol, Äther, Chloroform, fetten Ölen, in 60 T. Glycerin.

Anwendung. Früher, jetzt kaum mehr, als Schlafmittel zu 0,2 bis 0,5 g in fetten Ölen gelöst, in Kapseln oder Emulsion.

Acetylaceton

Acetylaceton. 2,4-Pentadion. Diacetylmethan.

$C_5H_8O_2$ $\qquad\qquad CH_3-CO-CH_2-CO-CH_3 \qquad\qquad$ M.G. 100,11

Herstellung. Aus Essigsäureäthylester und Aceton durch Einwirkung von Natrium oder Natriumamid.

Eigenschaften. Die farblose, oder schwach gelbe, leicht brennbare Flüssigkeit von angenehmem Geruch siedet bei 137 bis 140°. d 0,976; Kp. 140,5°; Fp. $-23°$; n_D^{20} 1,4512; 1 T. löst sich in 8 T. W.; Acetylaceton ist mischbar mit A., Bzl., Chlf., Ae., Aceton und Essigsäure.

Anwendung. Metallorganische Komplexe des Acetylacetons werden als Benzinzusätze verwendet. Die Cu-Komplexe haben sich als wirksam gegen bakterielle Geruchsstoffbildung erwiesen (Imprägnierung von Zellstoff oder anderen klinisch verwendeten Geweben) [GILLISSEN, G., u. E. v. WASIELEWSKI: Arzneimittel-Forsch. *12*, 196 (1962)].

Acetylenum

Acetylenum. Acetylen. Äthin.

C_2H_2 $\qquad\qquad HC\equiv CH \qquad\qquad$ M.G. 26,02

H. DAVY stellte 1836 erstmals Acetylen dar, ohne seine Zusammensetzung zu erkennen. Erst 1860 wurde sie von M. BERTHELOT nach Reindarstellung aus Methan ermittelt. 1862 schließlich wurde Acetylen von F. WÖHLER aus Calciumcarbid und Wasser hergestellt. Diese Reaktion stellt auch heute noch das wichtigste Verfahren zur Acetylengewinnung dar. Während Acetylen selbst Bestandteil vieler pyrogener [pyrogen (grch.) = im Feuer entstanden] Zersetzungsprodukte organischer Substanzen ist und sich deshalb beispielsweise in geringer Menge im Leuchtgas findet, sind in letzter Zeit zahlreiche Homologe des Acetylens, Äthinverbindungen und Polyine in vielen Pflanzen nachgewiesen worden [vgl. K. E. SCHULTE u. J. REISCH: Pharm. Ztg (Frankfurt) *105*, 678 (1960)]. Größte Bedeutung hat jedoch das Acetylen selbst.

Herstellung. 1. Aus Calciumcarbid und Wasser.

$$CaC_2 + 2H_2O \rightarrow C_2H_2 + Ca(OH)_2$$

1 kg Handelscarbid, das etwa 80% CaC_2 enthält, liefert etwa 300 l Acetylen (feucht; bei 15° und 760 Torr). Da eine stark positive Wärmetönung auftritt (1 kg Handelscarbid entwickelt etwa 406 kcal) und Acetylen in weiten Grenzen hoch explosiv ist, sind in der „Acetylenverordnung" (MÖBIUS/GOERTZ: Die Acetylenverordnung, Köln/Berlin: C. Heymanns Verlag 1953; „Polizeiverordnung über die Herstellung, Aufbewahrung und Verwendung von Acetylen sowie über die Lagerung von Kalziumkarbid – Acetylenverordnung –" vom 17. 11. 1923) genaue Richtlinien über den Aufbau der zur Acetylenentwicklung zu verwendenden Geräte gegeben. Auch liegen hier Vorschriften zur Reinigung des

Rohacetylens vor. – 2. In neuerer Zeit gewinnt die Herstellung aus Methan durch Zersetzung im elektrischen Lichtbogen mehr und mehr an Bedeutung. Als Ausgangsgase dienen Erdgas, Abgase der Kohlehydrierung, Kokereigase.

Eigenschaften. Farbloses Gas. Reines Acetylen hat einen angenehmen, schwach ätherischen Geruch und etwas süßlichen, kühlenden Geschmack. Das aus dem Handelscarbid erhaltene Gas hat wegen seiner Beimengungen von Schwefelwasserstoff, Arsenwasserstoff und vor allem Phosphorwasserstoff einen unangenehmen Geruch. Dieses ungereinigte Acetylen ist giftig.

In 1 l W. lösen sich bei 15,5° 1,1 l Acetylen, bei 0° 1,7 l. Aceton löst bei 15° 25 Volumina, bei – 80° 2000 Volumina Acetylen. $d_4^{20} = 0,001\,194$; 1 l Acetylen wiegt bei 0° und 760 Torr 1,1709 g. Kritische Temperatur 35,7°. Kritischer Druck 61,6 Atm. Temperatur der Acetylen-Sauerstoff-Flamme (Schweißbrenner) ca. 3000 bis 3300°.

Acetylen ist unter normalem Druck an sich nicht explosiv; wenn es aber mit über 2 Atm Druck zusammengepreßt ist, pflanzt sich eine an einer Stelle durch Funken oder sonstwie eingeleitete Zersetzung durch die ganze Menge fort, wobei eine Temperaturerhöhung von etwa 3000° stattfindet; es tritt Explosion ein. Ebenso verhält sich flüssiges Acetylen. Bei der Explosion wird der Kohlenstoff als Ruß abgeschieden. Mit anderen Kohlenwasserstoffen gemischtes Acetylen explodiert auch unter Druck viel weniger leicht. Gemische von Acetylen mit Chlor oder Sauerstoff explodieren mit großer Heftigkeit, Gemische mit Luft, wenn sie mehr als etwa 3% und weniger als 65% Acetylen enthalten. Das Explosionsmaximum liegt bei einer Mischung von 1 Vol. Acetylen mit 12,5 Vol. Luft. Leitet man Acetylen in eine ammoniakalische Kupfer(I)-salzlösung, so scheidet sich ein roter Niederschlag von Kupfer(I)-acetylenid in Form des Hydrates $C_2Cu_2 \cdot H_2O$ ab, das in trockenem Zustand höchst explosiv ist; durch Einwirkung von Säuren wird es unter Rückbildung von Acetylen zerlegt. Auch mit metallischem Kupfer kann das Acetylen, besonders bei Gegenwart von Ammoniak, Kupferacetylenid bilden. Ähnliche explosive Metallverbindungen des Acetylens entstehen beim Einleiten von Acetylen in ammoniakalische Silber- und Quecksilber(I)-salzlösungen.

Wird unvermischtes Acetylen an der Luft entzündet, so verbrennt es mit heller, stark rußender Flamme. Mit besonderen Brennern, die die Vermischung mit Sauerstoff oder Luft gestatten, wird das Rußen unterdrückt. Die so erhaltene Flamme eignet sich gut als Lichtquelle. Im Gebläsebrenner dient Acetylen zum Schweißen.

Für die Verwendung von Acetylen aus Stahlflaschen eignet sich die völlig ungefährliche acetonige Lösung. Zur Herstellung solcher Lösungen wird eine in Stahlflaschen befindliche poröse Masse (Holzkohle und Kieselgur) mit Aceton getränkt und dann gut gereinigtes und getrocknetes Acetylen in die Flaschen gepreßt. In 1 l Flaschenraum lassen sich auf diese Weise etwa 130 l Acetylen aufspeichern. Es herrscht dann in der Flasche ein Druck von etwa 15 Atm.

Anwendung. Man hat früher in der Technik Acetylen hauptsächlich zu Chlorierungen und Darstellung von Acetaldehyd verwendet. WALTER REPPE hat ein neues Gebiet der Acetylenchemie erschlossen, das sehr zahlreiche Synthesen ermöglicht. Bisher galt es der Explosionsgefahr wegen als unmöglich, mit Acetylen unter Druck zu arbeiten. Das eingehende Studium des Zerfalls von reinem Acetylen und Acetylen-Gas-Gemischen zeigte aber, daß bei Einführung verschiedener apparativer Maßnahmen laboratoriumsmäßig und technisch Acetylen-Druck-Reaktionen durchführbar sind. Große Bedeutung kommt hierbei neuartigen Katalysatoren, wie Schwermetallacetyleniden (insbesondere Acetylenkupfer) und Metallcarbonylen sowie Metallcarbonylwasserstoffen zu.

Die Acetylen-Druck-Reaktionen lassen sich in 4 Gruppen zusammenfassen:

1. Vinylierung. – 2. Äthinylierung. – 3. Cyclisierende Polymerisation. – 4. Carbonylierung.

Unter „Vinylierung" versteht man Umsetzungen, bei denen die Dreifachbindung des Acetylens zur Doppelbindung (Vinylgruppe) aufgerichtet wird. Als Beispiel sei die Darstellung des Vinyl-äthyl-äthers angeführt:

$$CH\equiv CH + HO\,C_2H_5 \xrightarrow[150-200°]{} CH_2=CH-O-C_2H_5$$
Ätzalkalien als Katalysatoren

Vinyläther sind sehr polymerisationsfreudig und können zur Darstellung von Kunststoffen dienen.

Mit „Äthinylierung" werden Reaktionen des Acetylens mit Aldehyden oder Ketonen bezeichnet, bei denen Acetylen unter Erhaltung der Dreifachbindung reagiert. Die Reaktion kann einseitig oder doppelseitig erfolgen. Als Katalysatoren dienen Schwermetall-Acetylenide. Die Reaktionen verlaufen bei Temperaturen zwischen 70 und 120° unter 5 bis 20 atü.

Von großem technischem Interesse ist die Umsetzung von Acetylen mit Formaldehyd:

1. $\quad OHCH + HC\equiv CH + HCHO \rightarrow HOCH_2-C\equiv C-CH_2OH$
   Butindiol

   $\downarrow + 2\,H_2$

   $CH_2=CH-CH=CH_2 \xleftarrow{-2\,H_2O} HOCH_2-CH_2-CH_2-CH_2OH$
   Butadien $\qquad\qquad -2\,H_2 / 200°\qquad$ Butandiol
   $\qquad\qquad\qquad\qquad\swarrow\qquad\qquad\qquad\downarrow -2\,H_2O$

   $\begin{array}{cc} CH_2-CH_2 & CH_2-CH_2 \\ | \quad | & | \quad | \\ CH_2 \;\; CO & CH_2 \;\; CH_2 \\ \searrow O \swarrow & \searrow O \swarrow \end{array}$

   $\quad\gamma$-Butyrolacton $\quad$ THF = Tetrahydrofuran

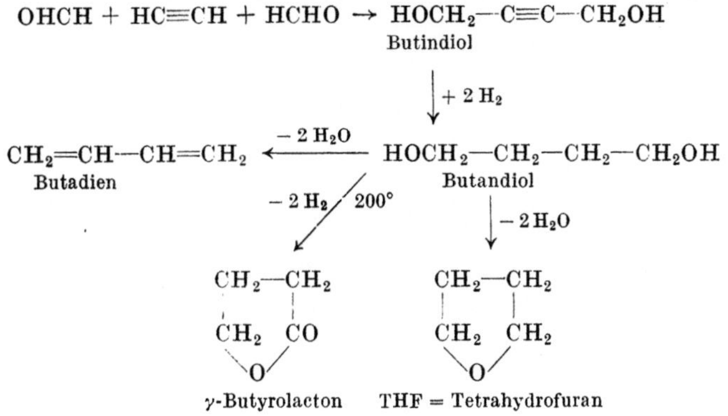

2. $\quad HC\equiv CH + OHCH \rightarrow CH\equiv C-CH_2OH$
   Propargylalkohol

   $\swarrow$ je nach Reaktionsbedingungen

   Allylalkohol
   Propionaldehyd
   n-Propanol
   Glycerin

   $2\,CH\equiv C-CH_2OH \xrightarrow[Cu^{1+}]{^{1}/_{2}O_2} HOCH_2-C\equiv C-C\equiv C-CH_2OH$
   Hexadiin-2,4-diol-1,6

   $\swarrow$ je nach Reaktionsbedingungen

   Adipinsäure $\;\;\}$ Ausgangsstoffe für Polyamidfasern
   ε-Caprolactam $\}$ (Nylon)

Unter „Cyclisierung" ist die Polymerisation von Acetylen unter Einfluß selektiv wirkender Katalysatoren zu verstehen. Mit „Triphenylphosphin-Nickelcarbonyl" [Ni(CO)$_2$—(C$_6$H$_5$)$_3$P)$_2$] als Katalysator erhält man aus Acetylen 88% Benzol neben 12% Styrol; mit anderen Nickelverbindungen entsteht das interessante Cyclo-octa-tetraen:

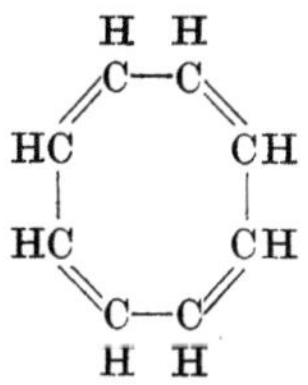

$$\begin{array}{c} H \;\; H \\ C-C \\ HC \qquad CH \\ | \qquad\quad | \\ HC \qquad CH \\ C-C \\ H \;\; H \end{array}$$

Als „Carbonylierungen" werden Umsetzungen von Acetylen oder olefinischen Verbindungen mit Kohlenmonoxid bezeichnet. Sie verlaufen unter dem Einfluß von Metallcarbonylen und Metallcarbonylwasserstoffen. Aus Acetylen und CO entsteht die Acrylsäure:

$$HC\equiv CH + H_2O + CO \rightarrow H_2C=CH-COOH$$
Acrylsäure

Die Reaktion kann entweder „stöchiometrisch" mit Nickelcarbonyl als Kohlenoxiddonator ohne Anwendung von Druck durchgeführt werden oder nach der „katalytischen" Arbeitsweise, bei der man ein Gasgemisch (HC≡CH : CO = 1 : 1) bei 30 atü und 170° auf Wasser oder Alkohole (man erhält dann Ester) einwirken läßt.

Medizinische Anwendung. Als Inhalationsnarcoticum hat sich Acetylen trotz vieler Bemühungen bis jetzt nicht durchsetzen können, da offenbar der Nachteil der Explosibilität schwerer wiegt als seine Vorteile, die vor allem in einer weitgehenden Freiheit von ungünstigen Nebenwirkungen bestehen.

Literatur: REPPE, W.: Neue Entwicklungen auf dem Gebiete der Chemie des Acetylens und Kohlenoxids, Berlin/Göttingen/Heidelberg: Springer 1949. – REPPE, W.: Chemie und Technik der Acetylen-Druck-Reaktionen, Weinheim/Bergstraße: Verlag Chemie 1950. – REPPE, W. u. Mitarb.: Justus Liebigs Ann. Chem. *596*, 1–224 (1955).

Achillea

Achillea millefolium L. (A. alba, A. myriophylli, A. setacea). Compositae – Asteroideae – Anthemideae – Anthemidinae. Schafgarbe. Feldgarbe. Schafrippe. Grundheil. Tausendblatt. Milfoil. Nosebleed. Yarrow. Millefeuille. Achillea.

Mittel-, Ost- und Südosteuropa, Nordasien, Pakistan, Nordamerika; nach Australien und Neuseeland verschleppt. Hauptherkunftsgebiete sind Deutschland, Italien, die Balkanländer und Rußland (Ukraine). An steinigen, sonnigen, trockenen Abhängen, an Mauern, Wegrändern, Felsen, auf unbebauten Orten, Grasplätzen und in Weinbergen.

Pflanze ausdauernd, 0,2 bis 0,6 m hoch, stark aromatisch. – Wurzelstock kurz, mehrköpfig, nicht kriechend. – Stengel 20 bis 80 cm hoch, zylindrisch, markig, längsgefurcht, schwach behaart, nur in der Blütenregion verzweigt und stellenweise rötlich angelaufen. – Blätter bis 30 cm lang, grundständig, rosettenförmig angeordnet, langgestielt, die stengelständigen dagegen kleiner, kurz gestielt oder sitzend. Alle Blätter länglich-lanzettlich, 2- bis 3fach fiederschnittig, verschieden stark behaart mit schmal-lanzettlichen, in weiße Stachelspitzchen auslaufenden Zipfeln. – Blütenkörbchen in ebenen Doldenrispen (Trugdolden) angeordnet, mit länglich-eiförmigen Hüllkelchblättern, die am Rande braun und trockenhäutig sind und sich dachziegelartig decken; ferner wenig weißliche bis rötliche, weibliche Zungenblüten und bis 20 gelbe, zwitterige Röhrenblüten, die in den Achseln gekielter, mehrspitziger Deckblättchen stehen. – Fruchtknoten an Stelle des Pappus einen schmalen, gezähnten Wulst bildend. Früchte 1 mm lang.

Herba Millefolii[1]. Folia (Summitates) Millefolii. Herba (Summitates) Achilleae millefolii (albae, vulgaris). Garben-, Schafgarben-, Katzen-, Achilles-, Jungfrauenkraut. Milfoil. Herbe de millefeuille. Herbe au charpentier. Erba di millefoglie. Achillea. Yerba de milefolio. Röllike. Chiliophúlloa póa. Cickafarkfü. Hajducka trava. Stalisnik. Milenrama. Ziele krawnika. Tysjacelistnik.

Herba Millefolii Erg. B. 6, ÖAB 9, Helv. V, Ross. 9, Pol. III. Millefolii herba Hung. V, Jug. II.

Ganzdroge[1]. Die zur Blütezeit (Mai–Juni) gesammelten und getrockneten oberirdischen Teile. Nach Jug. II die getrockneten Spitzen der blühenden Pflanze.

Schnittdroge[1]. Die Droge ist in Teemischungen sehr leicht an den auch als Flores Millefolii bekannten Schafgarbenblüten zu erkennen. Die Blütenköpfchen besitzen 5 kurze, breite, weiße, manchmal auch rötliche Zungenblüten, viele kleine gelbe Röhrenblüten und sind außen von zahlreichen trockenhäutig gerandeten, länglich eiförmigen, am Rande braunen Hüllkelchblättchen dachziegelartig bedeckt. Die stark geschrumpften, dunkelgrünen Blattstückchen sind doppelt bis dreifach fiederschnittig und unterseits mit vertieften Öldrüsen'versehen.Derbe runde und längsgerillte, behaarte, grüne bis rotviolette, markige Stengelstücke kommen häufig vor.

Mikroskopisches Bild. Die Epidermiszellen der Blätter sind wellig-buchtig, häufig mit einer kutikularen Längsstreifung versehen. Große, elliptische Spaltöffnungen kommen beiderseits vor. Die oft mehrere 100 μ langen Deckhaare besitzen einen mehrzelligen Stiel und eine sehr lange, gewundene Endzelle. Die Compositendrüsen mit etagenförmig angeordneten Zellen sind in die Epidermis eingesenkt. Das Mesophyll besitzt oberseits 2 bis 3 Reihen Palisadenzellen; unterseits sind die Schwammparenchymzellen oft auch palisadenartig angeordnet. Stengel und Hüllkelch weisen ähnliche Haare auf wie die Blätter. Die Markzellen des Stengels sind verholzt und getüpfelt. Die Hüllkelchblätter enthalten sehr stark verdickte und reichlich getüpfelte Fasern. Die Epidermiszellen der Korollblätter besitzen stumpfkegelförmige, zart gestreifte Papillen und lassen ebenso wie der Fruchtknoten kleine Calciumoxalatdrusen erkennen. Die Pollenkörner sind gerundet-dreiseitig, dreiporig, mit grobstacheliger Exine.

Inhaltsstoffe. In den frischen Blüten 0,07 bis 0,25%, in getrockneten 0,24 bis 0,5%, in den frischen Blättern 0,025%, in den frischen Stengeln 0,01%, in der getrockneten Pflanze 0,18% äth. Öl mit d-α-Pinen, β-Pinen, l-Limonen (?), l-Borneol, Bornylacet und anderen Estern des Borneols, Thujon, l-Campher, Aldehyden, Cineol, Ameisen-, Essig-, Butter-(?), Isovalerian-,

---

[1] Abbildungen bei L. HÖRHAMMER: Teeanalyse, Taf. 35, Abb. 205 u. 206.

Salicylsäure, Caryophyllen (?), Sesquiterpenalkoholen, bis 20% Chamazulen. Nach STAHL ist die unmittelbare Vorstufe des im Kamillen- und Schafgarbenöl enthaltenen Chamazulens die blaue Chamazulencarbonsäure („Terpenochrom", „Proazulen") $C_{15}H_{16}O_2$, die bei der Wasserdampfdestillation leicht in Chamazulen übergeht. „Proazulen" ist vor allem in den Drüsenhaaren der Pflanze abgelagert. 90% der im Handel befindlichen Partien von Herba Millefolii enthalten kein Proazulen.

Mit Hilfe der Colchicinmethode wurde die Bildung tetraploider Pflanzen erzielt, die 1,2mal mehr Azulen enthalten. Über die Azulenverbindungen der Achillea-Arten berichten TETENYI et al. [Pharmazie *17*, 463 (1962); *19*, 56 (1964)] und STAHL [Farmazeuttinen Aikakauslehti *7–8*, 213 (1963)]. Ferner nach PAILER und KUMP [Arch. Pharm. *293/65*, 646 (1960)] Achillein (Betonicin) $C_{14}H_{26}N_2O_6$, Fp. 243 bis 244° (Zers.), L-(−)-Stachydrin, Cholin, Glykokollbetain; nach BOHLMANN und JASTROW [Chem. Ber. *95*, 1742 (1962)] die Polyine Tridecatrien-(1,3,5)-triin-(7,9,11), Ponticaepoxid und cis- und trans-Dehydromatricariaester; nach MICHALUK [Diss. Pharm. (Warszawa) 1962, S. 14] freies Apigenin, ein Glucosid des Apigenins und Kaffeesäure; nach HÖRHAMMER et al. [Acta Chim. Hung. Tomus *40*, 463 (1964)] Luteolin-7-glucosid sowie nach SMOLENSKI et al. [Lloydia *30*, 144 (1967)] das Sesquiterpenlacton Achillin $C_{15}H_{18}O_3$, Fp. 144 bis 145°. Ferner etwa 2,8% Gerbstoffe, Aconitsäure, Asparagin, etwa 1,86% fettes Öl mit Linol-, Öl-, Cerotin-, Myristin- und Palmitinsäure, ein Ferment, 0,6% Harz, Benzaldehydcyanhydringlykosid, Inulin, 0,058% Ascorbinsäure in den frischen, 0,31% in den getrockneten Blättern.

Prüfung. Mindestgehalt an äth. Öl: 0,3% ÖAB 9; 0,25% Pol. III; 0,15% Erg. B. 6; 0,13% Jug. II. – Wäßriger Extraktgehalt mind. 20% Hung. V. – Max. Aschegehalt: 8% ÖAB 9, Pol. III; 10% Erg. B. 6; 15% Helv. V, Ross. 9, Hung. V, Jug. II. – Säureunlösliche Asche max.: 2,5% Hung. V; 3% Ross. 9. – Max. Feuchtigkeitsgehalt: 11% Pol. III, 13% Ross. 9, 14% Hung. V. – Fremde Beimengungen max.: 2% ÖAB 9, 3% Hung. V. – Organ. Beimengungen max. 0,5%. – Mineral. Beimengungen max. 1% Ross. 9. – Andere Pflanzenteile max. 5% Hung. V. – Bitterwert: Infus 1:100 ist in 30facher Verdünnung noch bitter, Hung. V.

STAHL (s.o.) entwickelte zur Erkennung der Azulenausbeute (Proazulen) der Schafgarbe einen Schnelltest, mit dessen Hilfe man feststellen kann, ob Blüten blaues Öl liefern oder nicht: Erhitzt man in einem Reagensglas 10 Blütenköpfchen mit 2,5 ml EP-Reagens [0,25 g *p*-Dimethylaminobenzaldehyd werden in einer Mischung von 45 ml Eisessig, 5 ml *o*-Phosphorsäure (8 T. proz., und 45 ml Wasser gelöst und in einer braunen Flasche aufbewahrt. Monatelang haltbar!] 10 Min. im kochenden Wasserbad, so ergeben stark proazulenhaltige Rassen eine dunkelblaue Färbung der Lösung. Bei geringerem Gehalt ist die Färbung entsprechend weniger intensiv. Proazulenfreie Drogen ergeben nur eine gelbbräunliche Färbung. Ein ähnliches, photometrisches Verfahren zur Bestimmung von Azulen-Bildern in Schafgarbenblüten und -kraut beschreiben MÜLLER und HONERLAGEN [Dtsch. Apoth.-Ztg. *100*, 309 (1960)], das ebenfalls auf einer Reaktion dieser Stoffe mit *p*-Dimethylaminobenzaldehyd beruht.

Weitere Bestimmungen s. GSTIRNER.

Aufbewahrung. Vor Licht geschützt in gut schließenden Behältnissen. Nach BENZINGER [Dtsch. Apoth.-Ztg *99*, 731 (1959)] höchstens 1 Jahr.

Wirkung. MILLER et al. [J. Amer. chem. Soc. *76*, 1353 (1954)] fanden bei Untersuchungen mit Kaninchenblut, daß Achillein die Koagulationszeit reduziert. CHABROL et al. [C. R. Soc. Biol. (Paris) *108*, 1100 (1931)] untersuchten die choleretische Wirkung und bestätigten, daß die intravenöse Injektion einer Abkochung (entspricht 5 g frischer Pflanze), analog der Artischocke die Gallensekretion innerhalb einer halben Stunde verdrei- bis vervierfachen kann. Ferner wurden noch antibiotische Effekte festgestellt.

Anwendung. Als Aromaticum, Stomachicum, Adstringens, Cholereticum, bei Hämorrhoidalleiden, Blutungen, Störungen der Menstruation, Leberleiden, Krampfadern, zur Anregung der Harnabsonderung bei Hypertonikern, zur Beseitigung lästiger Schweiße, bei Blutergüssen, Lungentuberkulose, Pertussis, als Emmenagogum und Abortivum, als Aufguß (15–20:200), der Saft des frischen Krautes zu Frühlingskuren. Bei sklerotischen Altersbeschwerden. Äußerlich bei Wunden und Geschwüren ähnlich den Kamillen. In der Homöopathie bei Kreislaufstörungen. In der Zahnheilkunde sowie in der Likörindustrie.

Dosierung. Mittlere Einzelgabe als Einnahme 1,5 g (zu 1 Tasse Aufguß) Erg. B. 6; 2 bis 4 g Extra P. 58.

Millefolium HAB 34. Schafgarbe.

Frisches, zur Blütezeit gesammeltes Kraut.

Arneiform. Essenz nach § 3.

Arzneigehalt. 1/3.

In den Vorschlägen für das neue Deutsche HAB, Heft 7, S. 392 (1961) werden für die Urtinktur eine Dichte von 0,894 bis 0,907, ein Trockenrückstand von 1,6 bis 2% und ein pH von 4,8 bis 5 verlangt. Außerdem werden einige Prüfungsreaktionen sowie die Chromatographie der Tinktur beschrieben.

Millefolium HPUS 64. Yarrow.
Die ganze frische Pflanze.

Arzneiform. Urtinktur: Arzneigehalt. 1/10. Millefolium, feuchte Masse mit 100 g Trockensubstanz und 200 ml Wasser = 300 g, dest. Wasser 200 ml, Alkohol USP (94,9 Vol.-%) 635 ml zur Bereitung von 1000 ml der Tinktur. – Dilutionen: D 2 (2×) enthält 1 Teil Tinktur, 3 Teile dest. Wasser, 6 Teile Alkohol; D 3 (3×) und höher mit Alkohol HPUS (88 Vol.-%). – Medikationen: D 3 (3×) und höher.

WEIDHAAS' Sterntee soll enthalten entbittertes isländ. Moos, Veilchenblätter, Schafgarbenblätter, Schwarzwurzel, Süßholzwurzel, Eibischblätter, Iriswurzel, Virgin. Klapperschlangenwurzel, Huflattichblätter und -blüten mit Ammoniumchlorid getränkt, Ehrenpreis, Tausendgüldenkraut, russ. Knöterich, Cocablätter, Hohlzahn, entharzte Sennesblätter und Fenchel.

Flores Millefolii. Flores Achilleae millefolii (albae). Schafgarbenblüten. Milfoil (Yarrow) flowers. Fleurs de millefeuille.

Flores Millefolii Erg. B. 6.

Die getrockneten Doldentrauben, befreit von dickeren Stengelteilen. Die Blütenköpfchen, etwa bis 5 mm im Durchmesser, haben einen eirunden Hüllkelch aus dachziegelartig angeordneten, abgerundeten, schwach filzig behaarten Blättern, die am Rande trockenhäutig sind, und einen gewölbten Blütenboden, auf dem die Blüten in der Achsel von Spreublättern stehen. Sie bestehen aus 5 bis 6 weißen oder rötlichen, weiblichen Zungenblüten und gelben, zwitterigen Röhrenblüten mit fünfzähnigem Saum. Ohne Pappus, auf dem Rande des Fruchtknotens ein schmaler, gezähnter Rand. Die Blüten, die Fruchtknoten und die Blätter des Hüllkelches tragen 4 bis 8zellige Drüsenhaare.

Geruch würzig, Geschmack bitter.

Inhaltsstoffe. Bis 0,5% äth. Öl, Sesquiterpenlactone u. a. s. Herba Millefolii.

Prüfung. Mindestgehalt an äth. Öl. 0,2% Erg. B. 6. – Max. Aschegehalt 8% Erg. B. 6.

Achillea moschata JACQ. [Ptarmica moschata (JACQ.) DC., Achillea genippi MURR.],
Moschus-Schafgarbe, Achillea atrata L., Schwarze Schafgarbe, Achillea nana L., Zwergschafgarbe, Achillea herba-rota ALL. und andere Arten.

In den Alpen heimisch.

Herba Ivae moschatae. Herba Achilleae moschatae. Herba Genippi veri. Moschusschafgarben-, Iva-, Genipp-, Bisamkraut. Bisamgarbe. Achillée musquée.

Herba Ivae moschatae Erg. B. 6.

Das zur Blütezeit gesammelte Kraut. Achillea moschata hat stielrunde, fast kahle Stengel und kahle, kammförmig fiederteilige Blätter mit geflügelter, ganzrandiger Spindel und lanzettlich linealen, punktierten Zipfeln. Die Blütenkörbchen in einfachen Doldentrauben zu 5 bis 9 an der Spitze des Stengels. Achillea atrata hat meist abstehend-behaarte Stengel, längliche, 2 bis 3fach fiederschnittige Blätter mit linealen, zugespitzten Zipfeln. Achillea nana ist langhaarig, fast wollig-zottig, die Endzipfel der Blätter sind eiförmig oder lanzettlich stachelspitzig. Achillea herba-rota ist kahl, der Stengel trägt sitzende, keilförmige, gegen die Spitze gesägte, drüsig braun-punktierte und etwas runzelige Blätter. Das Äußere der Pflanzen erinnert an Schafgarbe, nur in kleiner, alpiner Form. Die Blätter haben monofazialen Bau, oberseits 2 bis 3, unterseits meist 2, seltener 3 Reihen von Palisadenzellen; Spaltöffnungen sind an beiden Epidermen vorhanden, unterseits reichlicher, von 3 bis 6, meist 4 Epidermiszellen umgeben. Auf beiden Seiten finden sich Drüsenschuppen, stets zweizellreihig, aus 2 bis 4 Zellpaaren bestehend, und 4 bis 6zellige Gliederhaare, deren Endzelle 3 bis 6mal länger ist als die basalen Zellen.

Moschusschafgarbe ist beim Zerreiben von eigentümlichem, aromatisch-moschusartigem Geruch und von angenehmem, kräftigem, gewürzhaft bitterem Geschmack.

Inhaltsstoffe. 0,3 bis 0,6% äth. Öl (im trockenen Kraut), Cineol, Valeraldehyd (?), l-Campher, Palmitinsäure. Die Bitterstoffe Ivain, Achillein und Moschetin sind fraglich; nach PAILER und KUMP [Arch. Pharm. (Weinheim) *293/65*, 646 (1960)] 1-Methyl-pipecolinsäuremethylbetain.

Prüfung. Mindestgehalt an äth. Öl 0,4% Erg. B. 6. – Max. Aschegehalt 15% Erg. B. 6.

Anwendung. Als Aromaticum, Amarum, äußerlich zur Wundbehandlung und zur Herstellung des Iva-Likörs („Ivabitter").

Dosierung. Mittlere Einzelgabe als Einnahme 1,5 g, Erg. B. 6.

Achillea filipendulina LAM. (A. eupatorium M.B.).
Stattliche, bis über 1 m hohe Staude mit eingeschnitten fiederteiligen Laubblättern und vielköpfiger, goldgelber (Randblüten schwach ausgebildet bis fehlend) Doldentraube. „Kompaßpflanze" (Laubblätter werden in beliebige Ebenen gestellt).

Achillea eupatorium HAB 34.
Das frische blühende Kraut.

Arzneiform. Essenz nach § 3.

Arzneigehalt. 1/3.

Achillea nobilis L. Edelschafgarbe. Edelgarbe.
In Mittel- und Südeuropa auf Kalkböden.

Pflanze ausdauernd, 0,2 bis 0,6 m hoch, stark aromatisch. – Wurzelstock kurz, mehrköpfig, nicht kriechend. – Stengel aufrecht, oberwärts oft ästig, kurz flaumig und zerstreut wollhaarig. – Laubblätter mehr oder weniger flaumig; die grundständigen gestielt, lanzettlich, 3fach fiederteilig mit entfernt stehenden Abschnitten erster Ordnung und mit schmal geflügelter, aber durch einzelne, oft gespaltene Fiederlappen gezähnter Spindel. Stengelblätter fiederspaltig, mit 3 bis 6 Paaren entfernt stehenden, einfachen, seltener doppelt fiederspaltigen Fiedern und lineal-lanzettlichen, kurz zugespitzten, 0,5 bis 1 mm breiten Zipfeln. –Köpfe 3 mm breit, in direkten, oft zusammengesetzten Ebensträußen. Hülle eiförmig, 5 mm lang, flaumig; Hüllblätter grünlichgelb, hellbraun berandet. Strahlenblüten zurückgebogen, weiß oder gelblich, 3 bis 4mal kürzer als die Hülle, breiter als lang, Zungen 1 bis 2 mm breit, Früchte 1 mm lang.

Inhaltsstoffe. Im Kraut, Herba Millefolii (Achilleae) nobilis, und in den Blüten, Flores Millefolii nobilis, äth. Öl von ähnlicher Zusammensetzung wie das von Achillea millefolium L.

Anwendung. Als Aromaticum.

Achillea clavenae L. (A. argentea VIS.). Bittere Garbe. Weißer Speick. Steinraute.
Europa.

Pflanze ausdauernd, etwa 0,1 bis 0,25 m hoch. Wurzelstock holzig, kurzästig, mehrköpfig. – Stengel aufrecht, weißseidig-filzig, einfach, oberwärts sehr locker beblättert. – Laubblätter fast stets weiß-seidig-filzig, nach oben zu an Größe rasch abnehmend; die unteren lang gestielt, verkehrt-eiförmig bis verkehrt-lanzettlich, tief fiederspaltig mit 2 bis 5 mm breiten, gezähnten bis fiederlappigen Abschnitten, die oberen sitzend, einfach fiederspaltig bis eingeschnitten gezähnt. – Köpfe 10 bis 18 mm breit, zu einem 5- bis vielköpfigen, einfachen oder zusammengesetzten, endständigen Ebenstrauß vereinigt, ziemlich lang gestielt. Hülle eiförmig, seidig-zottig; Hüllblätter mehr oder weniger breit, schwarz berandet; die äußeren spitz, die inneren stumpf. Spreublätter lanzettlich, spitz, an der Spitze schwärzlich, meist kahl. Scheibenblüten schmutzig-weiß; Zungenblüten 5 bis 9, breit-elliptisch bis eiförmig oder an der Spitze 3kerbig, so lang wie die Hülle, weiß. – Früchte 2 mm lang, zusammengedrückt, keilförmig, grau.

Inhaltsstoff. Im Kraut, Herba Achilleae clavenae, äth. Öl.

Anwendung. In der Volksheilkunde.

Achillea ptarmica L. (Ptarmica vulgaris DC.). Wiesenbertram. Wilder oder deutscher Bertram. Bertram-Schafgarbe. Weißer Dorant. Sumpfgarbe.
In Europa, Sibirien, Nordamerika, auf Wiesen, Triften, an Wegen usw.

Pflanze bis 0,8 m hoch, Stengel steif, aufrecht, oben trugdoldig verästelt, unten glatt, oben kurz und zart behaart. – Blätter abwechselnd, sitzend, linien-lanzettförmig, 3 bis 8 cm lang, 2 bis 6 mm breit; einnervig, meist kahl oder nur unten zart behaart, sehr fein oder nicht durchscheinend-punktiert, scharf gesägt, mit kurz gewimpert-spitzen Sägezähnen. Blütenköpfchen am Ende der Stengel und Zweige in aufrechten Doldentrauben, etwa 1,5 cm breit, mit 5 bis 10, meist 10 breiten, weißen, zungenförmigen Strahlenblüten und gelblichweißen Scheibenblüten. Stiele der Blütenköpfchen flaumig behaart. Köpfchen 12 bis 17 mm breit, meistens zu reichblütigen Ebensträußen zusammengestellt. Hülle fast halbkugelig, mit grünen, schmalen, dunkelhäutig berandeten und behaarten Hüllblättern, von denen die äußeren ungefähr so lang wie das sich öffnende Köpfchen sind. Die im Köpfchen vorhandenen Spreublätter sind lanzettlich, an der Spitze meist zottig. Scheibenblüten schmutzigweiß, Zungenblüten reinweiß, breit eiförmig, 4 bis 6,5 mm lang und stehen zu 8 bis 15 in einem Blütenkörbchen.

Herba Ptarmicae. Herba Achilleae ptarmicae. Wildes (deutsches) Bertramkraut. Nießkraut. Achillée sternutatoire.

Inhaltsstoffe. In den Blüten äth. Öl, nach BOHLMANN und JASTROW [Chem. Ber. *95*, 1742 (1962)] Tridecatrien-(1,3,5)-triin-(7,9,11)-cis-dehydromatricariaester, Ponticaepoxid, trans-Dehydromatricariasäureisobutylamid.

Anwendung. Als Tonicum und Adstringens.
Die Blütenköpfchen werden als Verwechslung der römischen Kamillen genannt.

Radix Ptarmicae. Wiesenbertramwurzel.

Schmeckt scharf und würzig. Wird noch in der Volksheilkunde verwendet, früher auch als Nießmittel gebraucht.

Achillea fragrantissima (FORSK.) SCH.BIP. (Santolina fragrantissima FORSK.).

In den Wüsten Ägyptens, im Antilibanon, um Damaskus, in den Wüsten Mesopotamiens.

Eine 0,6 bis 1 m hohe, viele Stengel aus einem halbstrauchigen Rhizom treibende Pflanze. - Stengel rutenförmig, steif, oberwärts sparrig rispig-ebensträußig. — Blätter klein, sitzend, dicklich, weiß bis gräulich, schließlich kahl werdend, länglich-lineal oder eiförmig-länglich, die Stiele etwa gleich lang, gestützt von Tragblättern, zu dreien bis vieren an den Ästen der Doldentraube dicht gedrängt. — Das Involucrum ist weißlich-grau, dessen Blätter sind länglich stumpf oder stumpf gekielt.

Inhaltsstoffe. Nach SHALABY und STEINEGGER [Pharm. Acta Helv. *39*, 756 (1964)] 4 bis 5% Catechin-Gerbstoffe (lufttrockene Droge), Cholin, Fett mit Glycerin, Laurin-, Myristin-, Stearin-, Linol-, Linolen- und Ölsäure sowie ein bitterschmeckender Stoff, Keissosid, vom Fp. 194°, vermutliche Formel $C_{18(21)}H_{24(28)}O_{6(7)}$, der bei der Hydrolyse Galaktose liefert. STEINEGGER et al. [Pharm. Acta Helv. *40*, 11 (1965)] isolierten 4 Flavonoide, darunter Afrosid, ein Vitexin-7-glucosid, und einen weiteren Vertreter des Apigenintyps. Ferner im frischen Kraut 0,83% äth. Öl, nach SHALABY und RICHTER [J. pharm. Sci. *53*, 1502 (1964)] mit α-Pinen, *d*-Myrcen und Sabinen, Ester der Ameisen-, Essig- und Buttersäure mit *l*-Linalool, *d*-Terpineol, *n*-Hexan(3)-ol(1), kleine Mengen Nerol, Äthyl-*n*-amyl-keton, Eugenol, Carvacrol, *l*-Linalool, *n*-Hexen-(3)-ol(1), 3-Nonanol u. a.

Anwendung. In Ägypten als Kamillenersatz und Stomachicum.

Achillea santolina L.

Eine einjährige Pflanze der Halbwüstengebiete der Mittelmeerküste.

Inhaltsstoffe. Nach Untersuchungen von HADDAD [J. pharm. Sci. U.A.R. *1*, 75 (1960)] die Bitterstoffe Santolin, Fp. 197 bis 198° und Santolinol, Fp. 173 bis 175°; nach BOHLMANN et al. [Chem. Ber. *95*, 1742 (1962)] Ponticaepoxid und Tridecatrien-(1,3,5)-triin-(7,9,11).

Anwendung. Als Wurmmittel und Stomachicum.

Achillea santifolia L.

Enthält nach Angaben von HADDAD et al. (Boll. chim. farm. *1962*, S. 101) Santonin und Santolinol.

Achillea lanulosa NUTT.

Nordamerika.

Inhaltsstoffe. Nach WHITE und WINTER (Tetrahedron L. *1963*, S. 137) vier Sesquiterpenlactone, darunter Matricarin und Desacetylmatricarin sowie zwei des Guajanolid-Typs, Achillin und eine Substanz $C_{15}H_{18}O_4$, Fp. 161 bis 162°.

Achillea asplenifolia VENT.
Heimisch in Österreich, Ungarn, Tschechoslowakei, Rumänien, Jugoslawien.

Pflanze ausdauernd, 0,2 bis 0,7 m hoch. – Wurzelstock kriechend, ästig, Ausläufer treibend. – Stengel aufrecht, wenig behaart, einfach oder oberwärts ästig, oft braunrot. – Laubblätter kahl oder spärlich behaart, oberseits drüsig-eingestochen punktiert, fiederspaltig mit breit geflügelter, ungezähnter Spindel und mehr oder weniger genäherten, eiförmigen, einfach bis doppelt eingeschnitten gesägten Fiedern; letztere mit knorpelig bespitzten Sägezähnen. Untere Laubblätter gestielt, lanzettlich, die oberen länglich, sitzend. – Köpfe 4 mm breit, zu dichten, oft zusammengesetzten Ebensträußen vereinigt. Hülle glockig, kahl oder fast kahl; Hüllblätter strohgelb, vorn schmal braun berandet. Blüten rosenrot bis rötlich, sehr selten weiß, Zungen halb so lang wie die Hülle. – Früchte 1,8 mm lang, kahl.

Inhaltsstoffe. Nach Angaben von TYIHAK et al. [Pharmazie *18*, 566 (1963)] 0,72% äth. Öl mit zwei charakteristischen blaufarbigen Azulenverbindungen sowie nach BOHLMANN (s.o.) Tridecatrien-(1,3,5)-triin-(7,9,11), cis- und trans-Dehydromatricariaester. Die Pflanze steht in Bezug auf Azulen der Kamille nahe.

Achras

Achras sapota L. (Sapota achras MILL., Manilkara zapotilla JACQ.). Sapotaceae-Achradoideae-Achradeae. Sapotillbaum. Sapodilla. Sapotier. Sapota.

In Mittelamerika wildwachsend, in den Tropen vielfach kultiviert wegen der eßbaren Früchte.

Fructus Sapotae. Sapotillfrüchte. Breiapfel. Chicle.

Inhaltsstoffe. Verschiedene Zucker, Aminosäuren, Vitamin C und Carotin.

Anwendung. Die Früchte werden als Obst gegessen.

Cortex Sapotae. Sapotillrinde. Corteza de chicazapote. Zapotillo.

Inhaltsstoffe. Gerbstoffe, ein Alkaloid und eine chinonartige Substanz. MIRIMANOFF u. IBAÑEZ [Pharm. Acta Helv. *36*, 97 (1961)] wiesen außerdem einen wasserlöslichen Wirkstoff mit tuberkulostatischen Eigenschaften nach.

Anwendung. Als Chinarindenersatz, Tuberkulostaticum auf Haiti. Die Hauptbedeutung kommt dem eingedickten und getrockneten Milchsaft (Latex) zu, der als Chicle- oder Chewinggummi zur Herstellung von Kaugummi verwendet wird.

Zur Gruppe der Chiclegummi gehören ferner die Guttae von Leche di Caspi oder Sorwa aus dem Amazonasgebiet und von Jelutong auf den Sundainseln.

Achyranthes

Achyranthes aspera L. (Cyathula prostrata DE WILD., non BLUME). Amaranthaceae – Amarantheae – Achyranthinae.

In Afrika, in Ostindien, Ostpakistan und Australien vorkommend.

Die Pflanze besteht aus einem etwa 1 m hohen Kraut.

Inhaltsstoffe. Nach GROPALCHARI [J. Sci. Ind. Res. *17B*, 276 (1958)] sind das Sapogenin Oleanolsäure, Glucose, Galaktose, Xylose und Rhamnose in der Pflanze enthalten. – In den Samen Hentriacontan $C_{31}H_{64}$, ein neutrales und zwei saure Sapogenine (eines davon Oleanolsäure). Aus der Wurzel isolierten KAPOOR und HARKISHAN [Ind. J. Chem. *4*, 461 (1966)] Betain.

Anwendung. In Afrika, auf den Philippinen und in Indien sehr verschiedenartig verwendet. Samen und Wurzeln meist als Diureticum und Antispasmodicum.

Achyranthes bidentata BLUME.

Von GEDEON [Arch. Pharm. (Weinheim) *289*, 162 (1956)] wurde in den Samen Oleanolsäure gefunden.

Achyranthes fauriei LEVEILLE et VANIOT.

Radix Achyranthis Jap. 62.

Die Droge besteht aus den Wurzeln von A. fauriei und A. bidentata. Stabförmige Hauptwurzeln oder Hauptwurzeln mit zahlreichen Seitenwurzeln, die an der Spitze von einem

Stengelrest begleitet sein können. Die Hauptwurzeln sind 15 bis 90 cm lang, 0,3 bis 0,7 cm dick, außen graugelb bis gelbbraun mit zahlreichen Längsfalten, deutlichen Lentizellen und Narben von Seitenwurzeln. Im Bruch grauweiß bis schwach braun, glatt und weich.

Meistens geruchlos, von süßlichem und schleimigem Geschmack.

Mikroskopisches Bild. Der Querschnitt zeigt ein deutliches Kambium, das die Rinde vom Xylem trennt; die Gefäßbündel liegen meistens in der Mitte der Wurzel zusammen und nur vereinzelt treten radial verstreute Gefäßbündel auf, die dann einen ungewöhnlichen Zentralzylinder bilden. In den Parenchymzellen häufig Calciumoxalatsandzellen, Stärkekörner fehlen.

Inhaltsstoffe. TAKEMOTO et al. [Z. Naturforsch. *226*, 681 (1967)] wiesen in den Wurzeln von Achyranthes fauriei die Steroide Inokosteron, Fp. 255° und iso-Inokosteron, Fp. 242° (identisch mit Ecdysteron) nach, die Häutungshormonaktivität besitzen.

Prüfung. 0,5 g pulverisierte Droge werden mit 10 ml Wasser kräftig geschüttelt; es bildet sich ein beständiger, feiner Schaum (Saponin).

Max. Aschegehalt 13%. – Säureunlösliche Asche max. 4%. – Fremde organische Substanz max. 1%. – Stengelteile max. 5%.

Dosierung. Übliche Tagesdosis 5 bis 8 g als Dekokt.

Achyrocline

Achyrocline satureioides DC. Compositae. Alecrim da parede. Macella.

Die einjährige krautige Pflanze ist in ganz Südamerika sehr verbreitet.

SOUZA GROTTA [Sci. pharm. (Wien) *32*, 172 (1964)] beschreibt ausführlich die Morphologie und Anatomie der Pflanze.

Inhaltsstoffe. Äth. Öl mit Pinen, Limonen, p-Cymol, Caryophyllen sowie vermutlich Dihydrocarvon und Citronellol.

Anwendung. Die Blüte als Tonicum, Amarum und Antidiarrhoicum.

Achyropsis

Achyropsis leptostachya HOOK. f. Amaranthaceae. Afrika.

Die Pflanze dient als Emeticum, Antifebrinum und Expectorans.

Acidum aceticum

Acidum aceticum. Essigsäure. Äthansäure. Acetic acid. Acid acétique.

$C_2H_4O_2$ CH_3COOH M.G. 60,05

Essigsäure ist wohl die älteste bekannte organische Säure. J. BERZELIUS ermittelte 1814 ihre quantitative Zusammensetzung. Schon 1702 beschrieb G. E. STAHL die Gewinnung konzentrierter Essigsäure durch Zersetzung und Destillation essigsaurer Salze mit Schwefelsäure. Dieses Verfahren war ein Jahrhundert lang das einzige zur Herstellung konzentrierter Essigsäure. Noch bis in die erste Hälfte des 20. Jh. wurde die Hauptmenge so aus Graukalk gewonnen. Dieser wiederum entstand durch Neutralisation des bei der Holzverkohlung anfallenden Holzessigs mit Kalk als etwa 80%iges Calciumacetat.

Herstellung. Die weitaus größte Menge an Essigsäure wird heute rein synthetisch hergestellt. 1953 wurden etwa 10% (auf 100%ige Säure bezogen) nach dem Gärverfahren (siehe Acetum) gewonnen.

Es sind z. Z. folgende Verfahren bekannt:
1. Oxydation von Acetaldehyd mit Sauerstoff oder Luft.
2. Oxydation von Alkohol.
3. Darstellung aus Methanol und Kohlenmonoxid.
4. Oxydation von Kohlenwasserstoffen.

Außerdem fallen große Mengen Essigsäure als Nebenprodukt bei der Acetylierung von Cellulose mit Essigsäureanhydrid an. Acetanhydrid wiederum wird aus Aceton über Keten hergestellt.

Zu 1. Aus Acetaldehyd und Sauerstoff entsteht Acetpersäure, die in Gegenwart von Essigsäure bei über 40° gefahrlos in Essigsäure und Sauerstoff zerfällt, der wieder mit Acetaldehyd reagiert:

$$CH_3CHO + O_2 \rightarrow CH_3C\begin{smallmatrix}O\\OOH\end{smallmatrix}$$

$$CH_3C\begin{smallmatrix}O\\OOH\end{smallmatrix} \rightarrow CH_3C\begin{smallmatrix}O\\OH\end{smallmatrix} + O$$

$$CH_3CHO + O \rightarrow CH_3COOH$$

Als Katalysator wird meist Manganacetat verwendet.

Zu 2. Die direkte Oxydation von A. zu Essigsäure ist vielfach beschrieben und patentiert worden. Doch hat diese Synthese keine wirtschaftliche Bedeutung erlangt. Meist wird der Umweg über Acetaldehyd gewählt.

Zu 3. Unter den sehr zahlreichen Verfahren ist ein Patent der BASF (W. REPPE, N. v. KUTZEPOW, E. TITZENTHALER, DBP 922231, 1952) zu erwähnen. Bei Temperaturen von 100 bis 350° und Drücken über 50 atü preßt man in eine Mischung aus 500 T. Methanol, 150 T. W., 20 T. Kobaltacetat, 13 T. Jodwasserstoff und 0,2 T. Schwefelkohlenstoff so lange Kohlenmonoxid ein bis kein weiteres Gas mehr aufgenommen wird. Die Ausbeute an Essigsäure aus dem Reaktionsgemisch beträgt 81%.

Zu 4. Von den zahlreichen untersuchten Methoden zur Oxydation von niederen Kohlenwasserstoffen zu Aldehyden, Ketonen, Säuren usw. wird die der Celanese Corp. am häufigsten angewandt. Dabei werden Kohlenwasserstoffe (Äthan, Propan), die in natürlichen Gasen enthalten sind, bei Gegenwart von Katalysatoren unter Druck durch Luft oxydiert. Das Verfahren ist aber nur bei sehr großer Produktion wirtschaftlich.

Vorkommen. Essigsäure kommt in der Natur sowohl frei als auch in Form von Salzen vor. Freie Essigsäure findet sich in manchen ätherischen Ölen, in Adriafeigen, in Sirup und Melasse aus Zuckerrohr, im Fleischsaft und in verschiedenen Mineralwässern (z.B. von Brückenau).

Eigenschaften. Essigsäure, bei Konzentrationen über 98% „Eisessig" genannt, ist bei Zimmertemperatur eine farblose, klare, sehr hygroskopische Flüssigkeit mit einem stechend sauren Geruch und ätzend saurem Geschmack. Sie ist in jedem Verhältnis mit A., Ae., Chlf., Glycerin, Terpentinöl u.a. organischen Lösungsmitteln mischbar. Bei Abkühlung erstarrt sie zu farblosen, blättrigen Kristallen. Fp. 16,75°. Der Schmelzpunkt kann zu Gehaltsbestimmungen von Essigsäure-Wasser-Mischungen herangezogen werden. Die folgende Tabelle gibt die Schmelzpunkte reiner wäßriger Essigsäure an.

Schmelzpunkte reiner, wäßriger Essigsäurelösungen

% CH_3COOH	Fp °C	% CH_3COOH	Fp °C
100,0	16,75	97,0	11,81
99,8	16,28	96,8	11,48
99,6	15,84	96,6	11,16
99,4	15,47	96,4	10,83
99,2	15,12	96,2	10,50
99,0	14,80	96,0	10,17
98,8	14,19	95,24	9,4
98,6	14,17	93,46	7,1
98,4	13,86	90,1	3,6
98,2	13,55	80,6	7,4
98,0	13,25	66,4	− 20,5
97,8	12,96	50,6	− 19,8
97,6	12,66	20,8	− 7,2
97,4	12,37	18,11	− 6,3
97,2	12,09	16,21	− 5,4

Kp. 118,2° (Intern. Bureau für Physikochem. Eichsubstanzen). η^{15} 0,1314 cP; η^{30} 0,1040 cP; n_D^{15} 1,3744; n_D^{20} 1,3721.

Die Dichte der Säure steigt zunächst beim Verdünnen mit Wasser infolge Bildung von Hydraten, dann fällt sie wieder. Einer Dichte von über 1,0498 entsprechen immer zwei Mischungen (vgl. Tabelle).

Essigsäure

Dichte g/ml (bei 20 °C)	Gehalt an CH₃COOH in g		Dichte g/ml (bei 20 °C)	Gehalt an CH₃COOH in g		Dichte g/ml (bei 20 °C)	Gehalt an CH₃COOH in g	
	in 100 g	in 1 l		in 100 g	in 1 l		in 100 g	in 1 l
0,9996	1	9,996	1,0438	35	365,3	1,0682	69	737,1
1,0012	2	20,02	1,0449	36	376,2	1,0685	70	748,0
1,0025	3	30,08	1,0459	37	387,0	1,0687	71	758,8
1,0040	4	40,16	1,0469	38	397,8	1,0690	72	769,7
1,0055	5	50,28	1,0479	39	408,7	1,0693	73	780,6
1,0069	6	60,41	1,0488	40	419,5	1,0694	74	791,4
1,0083	7	70,58	1,0498	41	430,4	1,0696	75	802,2
1,0097	8	80,78	1,0507	42	441,3	1,0698	76	813,0
1,0111	9	91,00	1,0516	43	452,7	1,0699	77	823,8
1,0125	10	101,3	1,0525	44	463,1	1,0700	78	834,5
1,0139	11	111,5	1,0534	45	474,0	1,0700	79	845,3
1,0154	12	121,8	1,0542	46	484,9	1,0700	80	856,0
1,0168	13	132,2	1,0551	47	495,9	1,0699	81	866,6
1,0182	14	142,5	1,0559	48	506,8	1,0698	82	877,2
1,0195	15	152,9	1,0567	49	517,8	1,0696	83	887,8
1,0209	16	163,3	1,0575	50	528,8	1,0693	84	898,2
1,0223	17	173,8	1,0582	51	539,7	1,0689	85	908,6
1,0236	18	184,2	1,0590	52	550,7	1,0685	86	918,9
1,0250	19	194,8	1,0597	53	561,1	1,0680	87	929,2
1,0263	20	205,3	1,0604	54	572,6	1,0675	88	939,4
1,0276	21	215,8	1,0611	55	583,6	1,0668	89	949,5
1,0288	22	226,3	1,0618	56	594,6	1,0661	90	959,5
1,0301	23	236,9	1,0624	57	605,6	1,0652	91	969,3
1,0313	24	247,5	1,0631	58	616,6	1,0643	92	979,2
1,0326	25	258,2	1,0637	59	627,6	1,0632	93	988,8
1,0338	26	268,8	1,0642	60	638,5	1,0619	94	998,2
1,0349	27	279,4	1,0648	61	649,5	1,0605	95	1007
1,0361	28	290,1	1,0653	62	660,5	1,0588	96	1016
1,0372	29	300,9	1,0658	63	671,5	1,0570	97	1025
1,0384	30	311,5	1,0662	64	682,4	1,0549	98	1034
1,0395	31	322,2	1,0666	65	693,3	1,0524	99	1042
1,0406	32	333,0	1,0671	66	704,3	1,0498	100	1050
1,0417	33	343,8	1,0675	67	715,2			
1,0428	34	354,6	1,0678	68	726,1			

Anmerkung. Die maximale Dichte der Essigsäure entspricht einer Konzentration von 78%; deshalb gehören die Dichtewerte des Essigsäure = 1,0498 g/ml zu zwei verschiedenen Konzentrationen der Säure. Im Zusammenhang damit ist es bei der Bestimmung der Konzentration der Essigsäure aus der Dichte notwendig zu wissen, ob man sich oberhalb oder unterhalb der Konzentration um 78% befindet. Dies stellt man durch Zufügen einer kleinen Menge Wasser zur Essigsäure fest. Wenn die Dichte zunimmt, ist die Säure stärker als 78%ig, wenn sie abnimmt, schwächer.

Erkennung. In nicht zu starker Verdünnung wird Essigsäure leicht am Geruch erkannt. Wäßrige Lösungen von essigsauren Salzen und von Essigsäure nach dem Neutralisieren mit Natronlauge werden durch Eisenchloridlösung tief rot gefärbt; die Färbung verschwindet auf Zusatz von Mineralsäure. Natriumacetat (aus Essigsäurelösungen durch Neutralisieren mit Natriumcarbonat und Eindampfen erhalten) gibt mit Arsentrioxid gemischt im Glühröhrchen erhitzt das widerlich riechende Kakodyloxid, $(CH_3)_2As \cdot O \cdot As(CH_3)_2$. Essigsäure und Acetate geben beim Erhitzen mit Alkohol unter Zusatz von konz. Schwefelsäure Essigsäureäthylester (Essigäther).

Nachweis kleiner Mengen Essigsäure bzw. von Substanzen mit Acetylgruppen [Jod-Lanthan-Reaktion nach E. TSCHIRCH: Pharm. Zentralh. *89*, 387 (1950)]. Etwa 100 mg Substanz werden mit 1 ml 12,5%iger Salpetersäure in einem lose verschlossenen Kölbchen 10 Min. im siedenden Wasserbad erhitzt. Nach dem Erkalten fügt man 9 ml W. hinzu. 1 ml dieser Lösung wird mit 1 ml 5%iger Lanthannitratlösung und 1 ml 0,25%iger Jodlösung versetzt und tropfenweise 10%ige Ammoniakflüssigkeit hinzugegeben. Die Lösung trübt sich nach dem Neutralisieren der freien Säure unter Ausscheidung von basischem Lanthannitrat bzw. -acetat. Wenn kein Acetat zugegen ist, bleibt die Mischung auch nach dem Erwärmen im Wasserbad gelblich. Ist Acetat zugegen, so wird der Niederschlag blau. Die Erfassungsgrenze liegt bei etwa 0,2 mg CH_3COO^-.

Quantitative Acetyl-Gruppen-Bestimmung (GATTERMANN, L.: Die Praxis des organischen Chemikers, 38.Aufl., Berlin: de Gruyter 1958). Die Substanz wird durch Kochen mit 50%iger Schwefelsäure unter Rückfluß verseift und die gebildete Essigsäure nach dem Abdestillieren im Wasserdampfstrom mit Natronlauge gegen Phenolphthalein titriert. – *Ausführung der Bestimmung.* Der Blasenzähler wird mit etwa 50%iger Kalilauge, das U-Rohr und das darauffolgende Trockenrohr mit Chlorcalcium gefüllt.

Zur Acetylbestimmung wägt man mit Hilfe des üblichen Einwägeröhrchens mit langem Stiel 20 bis 30 mg Substanz in den Zersetzungskolben ein. Nachdem man den Kühler in Rückflußstellung aufgesetzt hat, wobei der Schliff C durch einen Tr. W. gedichtet wird, stellt man mit Hilfe des Präzisionsquetschhahnes den die Apparatur passierenden Luftstrom auf 30 Blasen je Minute ein und dichtet den Zuführungsschliff A mit etwas zerflossenem Phosphorpentoxid. Durch den Trichter des ebenso gedichteten Schliffkolbens B gibt man nun 2 bis 3 ml der 50%igen Schwefelsäure in den Reaktionskolben, setzt den Glasstab S ein und beschickt den Trichter mit 1 ml W.

Darauf erhitzt man den Inhalt des Reaktionskolbens unter Rückfluß zum mäßigen Sieden.

Die Verseifung von O-Acetylverbindungen ist in den meisten Fällen nach 60 Min. beendet. Bei N-Acetylverbindungen sind bis zu 3 Std. zur vollständigen Verseifung erforderlich. Man kann die Verseifung auch über Nacht mit etwas konz. H_2SO_4 vor sich gehen lassen. Nach Beendigung der Verseifung wird der Kühler sorgfältig mit 10 bis 12 ml W. ausgespült; dann destilliert man durch den absteigenden Kühler bis auf 5 ml in ein Erlenmeyerkölbchen aus Quarz ab, wenn nötig, nach Einbringen einiger Siedekapillaren. Nach Zugabe von je 7 ml W. wird dreimal nachdestilliert. Das Destillat (etwa 20 ml) wird mit etwas Bariumchlorid auf Abwesenheit von Schwefel-

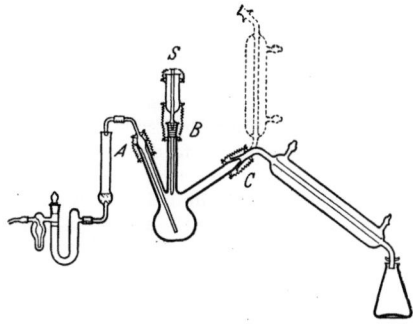

Abb. 10. Quantitative Acetyl-Gruppen-Bestimmung nach GATTERMANN.

säure geprüft, 7 bis 8 Sek. zum Sieden erhitzt und sofort aus einer in 0,02 ml geteilten Mikrobürette mit n/30 NaOH und Phenolphthalein (der Faktor der Lauge ist mit Oxalsäure bei annähernd gleicher Verdünnung zu bestimmen) auf eben beginnende, mehrere Sekunden bestehenbleibende Rosafärbung titriert. Zur zweiten Titration werden 2 bis 3mal je 7 ml abdestilliert, für die dritte und folgende Titration nur noch etwa 7 ml.

Beispiel für den Destillationsverlauf:

1. Titration (etwa 20 ml Destillat): 5,885 ml
2. Titration   2 × 7 Destillat): 0,680 ml
3. Titration   2 × 7 Destillat): 0,040 ml
4. Titration   1 × 7 Destillat): 0,040 ml

Bei der letzten Titration sollen nicht mehr als 0,05 ml n/30 NaOH verbraucht werden.

1 ml n/30 Natronlauge entspricht 1,434 mg $-COCH_3$

Fehlergrenze der Bestimmung: ± 0,5%.

In der vorstehend beschriebenen Apparatur lassen sich auch C-ständige Methylgruppen durch Oxydation mit Chromsäure nach dem Prinzip der Methode von R. KUHN und F. L. ORSA bestimmen [Angew. Chem. **44**, 847 (1931); **66**, 1274 (1933)].

Prüfung und Bestimmung. Zollamtlich wird der Prozentgehalt der Essigsäure durch Titration mit n NaOH oder n KOH und Phenolphthalein als Indikator ermittelt. – Man bestimmt außerdem bei technisch reiner und chemisch reiner Essigsäure den Ameisensäuregehalt entweder gravimetrisch oder titrimetrisch. Ameisensäure reduziert Quecksilber(II)-chlorid zu unlöslichem Quecksilber(I)-chlorid. Dieses kann durch Wägung bestimmt werden [Chemist-Analyst **17**, 7 (1928)] oder durch Zurücktitrieren des Quecksilber(II)-chlorid-Überschusses. – Ameisensäure kann auch mit Kaliumpermanganat ermittelt werden. Bei 60° wird diese innerhalb 1 Std. quantitativ oxydiert, während Essigsäure nicht angegriffen wird. Der Überschuß an Permanganat wird zurücktitriert [POLAK, H. L.: Z. anal. Chem. **176**, 34 (1960)].

Anwendung. Zur Herstellung von Essig, in der Färberei, Photographie, zur Darstellung von essigsauren Salzen, Essigsäureestern, vielen synthetischen Arznei- und Riechstoffen, als Lösungsmittel usw.

Handelssorten. 1. Rohe Essigsäure mit einem Gehalt von 40 bis 80% ist verunreinigt mit Salzsäure, Schwefelsäure, schwefliger Säure, Calciumchlorid, Calciumsulfat, Teerbestandteilen (empyreumatische Stoffe).

2. Technische Essigsäure mit 25 bis 50% CH_3COOH, wie sie beim Rektifizieren der rohen Säure erhalten wird, enthält Ameisensäure, Buttersäure und auch empyreumatische Stoffe.

3. Technisch reine Essigsäure mit 96 bis 99,5% CH_3COOH (Eisessig) enthält kleine Mengen von Ameisensäure und anderen fremden organischen Stoffen, so daß sie die Kaliumpermanganatprobe (s. unter Prüfung) nicht hält.

4. Essigessenz für Speisezwecke mit 80% CH_3COOH entspricht in der Reinheit dem technischen Eisessig.

5. Chemisch reine Essigsäure (Eisessig) mit 96 bis 99,5% CH_3COOH.

6. Verdünnte reine Essigsäure mit 30 und 50% CH_3COOH.

Gesetzliche Bestimmungen. Eine VO über den Verkehr mit Essigsäure v. 24. 1. 1940 (Rg.-Bl. I S. 235) hat die alte VO den Verkehr mit Essigsäure betreffend vom 14. 7. 1908 ersetzt.

§ 1

(1) Essigsäure, die in 100 g mehr als 15,5 g wasserfreie Essigsäure enthält, darf, vorbehaltlich der Vorschriften des § 2, als Lebensmittel nur in Flaschen von höchstens 3 Liter Inhalt zum Verkauf vorrätig gehalten, feilgehalten, verkauft oder sonst in den Verkehr gebracht werden.

(2) Die Flaschen müssen aus weißem oder halbweißem Glase gefertigt, länglich rund geformt, an einer Breitseite in der Längsrichtung gerippt und mit einem Sicherheitsausguß versehen sein, der von dem ersten Drittel des Inhaltes nicht mehr als 30 cm^3, von den beiden letzten Dritteln nicht mehr als 50 cm^3 in einer min ausfließen läßt. Der Sicherheitsausguß muß derart in oder an dem Flaschenhals angebracht sein, daß er ohne Zerbrechen der Flasche nicht entfernt werden kann.

(3) An der nicht gerippten Breitseite der Flasche muß ein Flaschenschild angebracht sein, auf dem in deutscher Sprache und in deutlich sichtbarer, leicht lesbarer Schrift angegeben sind:
1. die Art des Inhaltes und sein Gehalt an wasserfreier Essigsäure in Gewichtshundertteilen;
2. die Menge des Inhalts nach deutschem Maß und Gewicht;
3. die Firma, welche den Inhalt hergestellt oder abgefüllt hat, sowie der Ort ihrer gewerblichen Hauptniederlassung;
4. am oberen Ende in roten Buchstaben von gleicher Schriftart und Schriftgröße auf weißem Grund die Warnung: „Vorsicht! Unverdünnt genossen lebensgefährlich!";
5. eine Gebrauchsanweisung für die Verwendung zu Speisezwecken.

(4) Weitere Aufschriften sowie Abbildungen irgendwelcher Art dürfen nicht angebracht werden. Das Flaschenbild darf, außer in Buchstaben der Warnung, keinen roten Farbton aufweisen.

§ 2

An Händler und Großverbraucher darf Essigsäure (§ 1; Abs. 1) als Lebensmittel auch in größeren Behältnissen abgegeben werden, die den Vorschriften des § 1 nicht unterliegen; diese Behältnisse müssen jedoch in großen roten Buchstaben auf weißem Grunde an auffallender Stelle die dauerhafte, deutlich sichtbare Aufschrift tragen: „Vorsicht, Essigsäure! Unverdünnt genossen lebensgefährlich!". Soweit sie aus Glas bestehen, müssen sie durch ein Korb- oder Eisengeflecht oder ähnliche wirksame Weise geschützt sein. Eine Gebrauchsanweisung für die Verwendung zu Speisezwecken muß beigegeben werden.

§ 3

Essigsäure darf nicht als Essig bezeichnet werden.

Zollamtliche Bestimmungen (Essigverordnung). Nach § 1 der Essigsäureverordnung unterliegt der Übergang von synthetischer Essigsäure in den freien Verkehr der Essigsäuresteuer. Der doppelten Essigsäuresteuer unterliegt der Import aus dem Ausland in das Monopolgebiet. Nach § 2 wird die Essigsäuresteuer bei jeder Neufestsetzung des Essigbranntweinpreises vom Monopolamt neu berechnet.

Von der Steuer ist befreit die Essigsäure, die unter amtlicher Aufsicht ausgeführt wird, die nur zu gewerblichen Zwecken geeignet ist, und Essigsäure, die zwar zu Genußzwecken geeignet ist, die aber unter vorgeschriebenen Bedingungen für gewerbliche Zwecke verwendet wird. Die Befreiung von der Steuer muß beantragt werden. Der Antrag muß enthalten die Bezeichnung des Betriebes, des Antragstellers, die Angabe des Verwendungszweckes, die Art der Verwendung und eine Erklärung darüber, ob die Essigsäure vergällt oder unvergällt verwendet werden soll. Bei genügender Begründung kann die Zollbehörde den bestehenden Vergällungszwang aufheben. Sind alle Bedingungen erfüllt, so erhält der Antragsteller einen Ankauferlaubnisschein, auf dem die genehmigte jährliche Gewichtsmenge vermerkt ist. Einmal im Jahr (meist im Dezember) wird eine zollamtliche Bestandsaufnahme gemacht. Über alle Bestandsänderungen, wie Produktion, Abgaben und Verkauf, ist Buch zu führen.

Angaben der Pharmakopöen.

Acidum aceticum DAB 6, DAB 7 – DDR. Essigsäure DAB 7 – BRD. Acidum aceticum concentratum ÖAB 9, Helv. V, Ned. 6, Nord 63. Glacial Acetic Acid USP XVII, BP 58 (!). Acidum aceticum glaciale Jap. 61, Ross. 8. Acide Acétique CF 65. USP XVII und BP 63 verstehen unter Acetic Acid, ÖAB 9, Ned. 6, Jap. 61 unter Acidum aceticum verdünnte Essigsäure (s. Acidum aceticum dilutum).

Gehalt 96 bis 100% CH_3COOH M.G. 60,05

Pharmakopoe	Dichte	Mindestgehalt % CH_3COOH	Erstarrungspunkt °C	Siedebereich °C
DAB 6	< 1,058	96	< 9,5	
DAB 7 – DDR	1,050 bis 1,059	96,0	9,5 bis 16,7	110 bis 118
DAB 7 – BRD	1,049 bis 1,051	99,0	≧ 15,5	110 bis 119
Helv. V	1,056 bis 1,0614	98	13,5 bis 16,7	
ÖAB 9	1,050 bis 1,059	96,1	9,5 bis 16,7	110 bis 118
Ned. 6	1,052 bis 1,058	97,0	12,0 bis 16,5	
Nord. 63	1,050 bis 1,058	98,5	10 bis 16,5	112 bis 120
CF 65	1,0516	98	16,7	118
USP XVII	~ 1,049	99,4	≧ 15,6	~ 118
Jap. 61	~ 1,049	99,0	~ 15	~ 118

Eigenschaften. Farblose Flüssigkeit mit saurem, schmerzhaft stechendem Geruch. Fp. 9,5 bis 16,7° (je nach W.-Gehalt), Kp. 110 bis 120°. Klar mischbar mit W., A., Chlf., Glycerin, Terpentinöl.

Erkennung. 1. Mit gleichem Vol. A. und wenig konz. Schwefelsäure zum Sieden erhitzt entsteht Essigester, der an seinem Geruch erkennbar ist (DAB 7 – BRD, DAB 7 – DDR, Helv. V, USP XVII, ÖAB 9). – 2. Eine mit Natronlauge neutralisierte Lsg. von Essigsäure gibt mit Eisen(III)-chlorid-Lsg. eine orangerote Färbung, die auf Zusatz von Mineralsäure verschwindet (USP XVII, BP 58, ÖAB 9). – 3. Eine mit Natronlauge neutralisierte Lsg. von Essigsäure gibt mit Silbernitratlsg. einen weißen, kristallinen Niederschlag (ÖAB 9). – 4. Erhitzt man Acetate mit CaO so entsteht Aceton, das an der indigoblauen Färbung zu erkennen ist, die entsteht, wenn man die Dämpfe auf ein mit 2% (w/v) Lsg. von o-Nitrobenzaldehyd in A. getränktes Filter einwirken läßt, das Filter trocknet und mit 1 n Natronlauge betupft (BP 58).

Prüfung. Dichte und Erstarrungspunkt müssen der betreffenden Pharmakopöe entsprechen (s. obige Tabelle). – Nicht flüchtige Bestandteile: 20 ml Eisessig werden aus einem tarierten Gefäß verdampft und der Rückstand bei 105° eine Std. lang getrocknet. Es darf nicht mehr als 1,0 mg zurückbleiben (USP XVII). – Chlorid, Sulfat, Arsen dürfen nicht nachweisbar sein (ÖAB 9). Die Prüfung auf Schwermetalle wird nach USP XVII aus dem Verdampfungsrückstand (s. oben) vorgenommen: Grenzwert 10 ppm (USP XVII), 3 ppm (BP 58) (s. Grenzwertbestimmungen, Bd. I, 244 ff.). – Leicht oxydierbare Verbindungen, wie Ameisensäure, schweflige Säure, Aldehyde, empyreumatische Stoffe, werden mit Kaliumpermanganat nachgewiesen: 2 ml Eisessig werden mit 10 ml W. verdünnt und in einem Schliffkolben mit 0,1 ml 0,1 n Kaliumpermanganatlösung versetzt. Die rosa Färbung muß 2 Std. unverändert bleiben (USP XVII). Ameisensäure. Acetaldehyd. 1,00 ml Substanz wird nach Zusatz von 10,0 ml Natriumcarbonat-Lsg. (20,0 g/100,0 ml) und 5,0 ml Quecksilber(II)-chlorid-Lsg. (5,0 g/100,0 ml) im Wasserbad 30 Min. erhitzt. Die Lsg. darf weder eine Nd. noch eine Trbg. zeigen (DAB 7 – DDR).

Gehaltsbestimmung. Etwa 2 ml Eisessig werden in einem tarierten Schliffkolben genau gewogen und nach Zusatz von 40 ml W. gegen Phenolphthalein mit 1 n Natronlauge titriert. 1 ml 1 n Natronlauge entspricht 60,05 mg CH_3COOH.

Aufbewahrung. Vor Licht geschützt, in mit Glasstopfen verschlossenen Gefäßen, vorsichtig aufzubewahren. – *Abgabe.* Da Eisessig nur zu wenigen technischen Zwecken verwendet wird, so überzeuge man sich, daß der Käufer auch wirklich Eisessig haben will. Wenn im Handverkauf „Essigsäure" verlangt wird, so gebe man Acidum aceticum dilutum. Die Abgabe von kleinen Mengen für Genußzwecke darf nur in Essigessenzflaschen erfolgen (s. S. 900)!

Anwendung. Technisch s. Essigsäure, S. 899. – Medizinisch: Früher als Causticum. Verdünnte Essigsäure (36 bis 37%ig) wird gelegentlich äußerlich als Adstringens und Stypticum verwendet. 2- bis 3%ige Lösungen dienen zur Neutralisation von Alkaliverätzungen der Haut; 0,5- bis 1%ig als Antisepticum; 1 bis 2%ig als Vaginalspülung für verschiedene Formen der Vaginitis. – Tiermedizinisch: Als Stypticum. Bei Aufblähung der Rinder 50 ml in 2 l W.

Toxizität. Einnahme von Essigsäure führt zu schweren Verätzungen des Verdauungstraktes, zu Erbrechen (oft blutig), Durchfällen, Versagen des Kreislaufs, Urämie und schließlich zum Tod. Chronische Vergiftungen erzeugen Kachexie, zerstören den Zahnschmelz und führen zu Verdauungsstörungen und Bronchitis. Lange Einwirkung von Dämpfen ruft Augenentzündungen hervor.

Acidum aceticum dilutum. Verdünnte Essigsäure.

Pharmakopoe	Bezeichnung	Gehalt % CH_3COOH	Dichte
DAB 6	Acidum aceticum dilutum	29,7 bis 30,6	1,037 bis 1,038
Helv. V	Acidum aceticum dilutum	29,5 bis 30,5	1,0416 bis 1,0428
ÖAB 9	Acidum aceticum	33,7 bis 35,5	1,042 bis 1,045
	Acidum aceticum dilutum	11,5 bis 12,2	1,015 bis 1,016
Ned. 6	Acidum aceticum	30,0	1,040 bis 1,041
	Acidum aceticum dilutum	6,0	1,008
CF 65[1]	Acide Acétique dilué	10	1,0125
USP XVII	Acetic Acid	bis 37	~ 1,045
BP 63	Acetic Acid	32,5 bis 33,5	1,039 bis 1,040
	Dilute Acetic Acid	5,7 bis 6,3	~ 1,005
Jap. 61	Acidum aceticum	30,0 bis 32,0	~ 1,04

[1] CF 65 enthält eine Dichtetabelle für Essigsäure-Wasser-Mischungen von 0 bis 100% Essigsäure.

Erkennung. Verdünnte Essigsäure gibt die gleichen Rk. wie Eisessig. Sie ist jedoch nicht in jedem Verhältnis mit Chlf. und Terpentinöl mischbar (Unterscheidung zu konz. Essigsäure mit möglicherweise gleicher Dichte).

Prüfung. Muß in Reinheit den Anforderungen der Arzneibücher an Eisessig entsprechen. – Schwermetallgrenzwert: 1 ppm (BP 63); 10 ppm (USP XVII). – Aldehyde: Zur Prüfung werden 15 ml destilliert. Mit den ersten 5 ml wird wie bei Eisessig (BP 58!) verfahren (BP 63). – Gehaltsbest.: Analog Eisessig. Einwaage 6 ml (USP XVII).

Anwendung s. Acidum aceticum, S. 901.

Acetum. Essig. Vinegar. Vinaigre.

Für Essig fehlt eine besondere Regelung durch Gesetz oder VO. Es besteht nur der Entwurf einer VO in einer Fassung vom 5. 9. 1942, der jedoch als Wiedergabe von reellem Handelsbrauch und Verbrauchererwartung angesehen wird und der amtlichen Lebensmittelkontrolle als Richtlinie dient.

Er lautet im Auszug wie folgt:
Auf Grund des § 5 und des § 20 des Lebensmittelgesetzes in der Fassung vom 17. 1. 1936 (RGBl. I S. 17) wird verordnet:

§ 1
Begriffsbestimmungen

Essig ist das durch Essiggärung aus weingeisthaltigen Flüssigkeiten oder durch Verdünnen von Essigsäure oder von Essigessenz mit Wasser gewonnene Erzeugnis oder das Gemisch dieser, das als solches nur mit einem Gehalt von mindestens 5 Gramm und höchstens 15,5 Gramm wasserfreier Essigsäure in 100 Kubikzentimeter in den Verkehr gebracht werden darf. Essig wird auch als Speiseessig, Tafelessig oder Einmachessig bezeichnet.

A. Gärungsessig

Gärungsessig ist das ausschließlich durch Essiggärung aus weingeisthaltigen Flüssigkeiten gewonnene Erzeugnis. Nach den Rohstoffen des Gärungsessigs oder der Gärungsessigmaische werden insbesondere unterschieden:

1. *Spritessig.* „Spritessig" oder „Branntweinessig" ist Gärungsessig, dessen Maische ausschließlich aus Branntwein bestanden hat.

2. *Echter Weinessig.* „Echter Weinessig" ist Gärungsessig, dessen Maische zu 100 v. H. ihres Volumens aus verkehrsfähigem oder zur Weinessigbereitung zugelassenem Wein bestanden hat.

3. *Weinessig. 40 Hundertteile Weinessig.* „Weinessig 40 Hundertteile Weinessig" ist Gärungsessig, dessen Maische zu 40 v. H. ihres Volumens aus verkehrsfähigem oder zur Weinessigbereitung zugelassenem Wein, im übrigen aus Branntwein bestanden hat. Weinessig 40 Hundertteile Weinessig wird auch durch Verschneiden von Echtem Weinessig mit Branntweinessig hergestellt: der Anteil an Echtem Weinessig muß 40 v. H. des Gemisches betragen.

4. *Weinessig 20 Hundertteile Weinessig.* „Weinessig 20 Hundertteile Weinessig" ist Gärungsessig, dessen Maische zu 20 v. H. ihres Volumens aus verkehrsfähigem oder zur Weinessigbereitung zugelassenem Wein, im übrigen aus Branntwein bestanden hat. Weinessig 20 Hundertteile Weinessig wird auch durch Verschneiden von Echtem Weinessig mit Branntweinessig hergestellt; der Anteil an Echtem Weinessig muß 20 v. H. des Gemisches betragen. Weinessig 20 Hundertteile Weinessig kann auch durch Verdünnen von Weinessig 40 Hundertteile Weinessig mit Wasser hergestellt werden; der Anteil an Weinessig 40 Hundertteile Weinessig muß 50 v. H. des Gemisches betragen.

A. 5 bis 8. Hier werden Begriffsbestimmungen für Malz-, Kartoffel-, Obst- und Bieressig gegeben.

B. 1 und 2 enthalten Begriffsbestimmungen für Essigsäure und Essigessenz. (s. Essigsäure).

C. *Kräuteressig, Essig mit Fruchtsaft usw.*

1. *Kräuteressig, Gewürzessig, Kräuteressigessenz, Gewürzessigessenz.* Kräuteressig, Gewürzessig, Kräuter-Spritessig, Echter Weinessig mit Estragon, Estragon-Weinessig 40 Hundertteile Weinessig, Estragon-Weinessig 20 Hundertteile Weinessig, Kräuteressigessenz, Gewürzessigessenz u. dgl. sind Erzeugnisse, die durch Ausziehen von Pflanzenteilen oder Gewürzen mit der Bezeichnung entsprechendem Essig oder mit Essigsäure hergestellt sind. Die Erzeugnisse müssen in den im § 2 Abs. 1 genannten Mindestgebrauchsstärken den bezeichneten Kräuter- bzw. Gewürzgeschmack aufweisen.

C. 2 gibt Begriffsbestimmungen für Essig mit Fruchtsaft und Essigessenz mit Fruchtsaft.

(Vgl. KLOESEL-SPERLICH-BERGNER: Deutsches Lebensmittelrecht, Stuttgart: W. Kohlhammer 1959.)

Weinessig.

Nach MOHLER, FARNSTEIN und REIF wird der Gehalt an Acetylmethylcarbinol (50 bis 60 mg/l) als charakteristisch bezeichnet.

Ausführung der Probe (STROHECKER, R.: Methoden der Lebensmittelchemie, Berlin: de Gruyter 1943). Acetylmethylcarbinol kann in Gärungsessig wie folgt nachgewiesen werden: Aus 50 ml Essig werden 10 ml abdestilliert. Das Destillat wird mit Natriumcarbonat neutralisiert und in einem Reagensglas mit 10 ml FEHLINGscher Lösung (je 5 ml I und II) versetzt. Nach einigen Std. erscheint bei Gärungsessig eine schwache Kupferausscheidung. Am nächsten Tag auftretende Erscheinungen bleiben außer Betracht. Zweckmäßig ist ein Blindversuch aus W. mit FEHLINGscher Lösung.

Charakteristisch für Gärungsessig ist ferner das Verhalten gegen Kaliumpermanganat-Lösung. In ein Reagensglas gibt man 5 ml Weinessig, 15 ml W. und 1 ml 0,1%ige Permanganatlösung. 100%iger Weinessig entfärbt nach 3 Sek., 40%iger nach 30 Sek., 20%iger nach 5 Min. – Ferner werden zur Beurteilung nach A. SCHMITT die Oxydationszahl (mindestens 8) und die Jodzahl (mindestens 90) bestimmt.

Acetum DAB 6. Essig.

Gehalt 6% CH_3COOH.

Durch Essiggärung oder durch Verdünnen von Essigsäure mit Wasser erhaltene, klare, farblose oder schwach gelbliche, sauer riechende und schmeckende Flüssigkeit. Essig wird nach dem Neutralisieren mit Natronlauge durch einige Tropfen Eisenchloridlösung tiefrot gefärbt.

Prüfung. Essig darf durch 3 Tr. Natriumsulfidlösung nicht verändert werden (Schwermetallsalze). 20 ml Essig müssen nach Zusatz von 0,5 ml Bariumnitratlösung und 1 ml 0,1 n Silbernitratlösung ein Filtrat geben, das weder durch Bariumnitrat- noch durch Silbernitratlösung verändert wird (unzulässige Mengen Schwefelsäure oder Salzsäure). Wird eine Mischung von 2 ml Essig und 2 ml Schwefelsäure nach dem Erkalten mit 1 ml Eisen(II)-sulfatlösung überschichtet, so darf sich zwischen den beiden Flüssigkeiten keine gefärbte Zone bilden (Salpetersäure). 10 g durch Verdünnen von Essigsäure erhaltener Essig dürfen nach dem Verdampfen keinen Rückstand hinterlassen; die gleiche Menge durch Essiggärung gewonnener Essig darf höchstens 0,05 g Rückstand hinterlassen; dieser darf weder scharf noch bitter schmecken und muß eine alkalisch reagierende Asche hinterlassen (freie Mineralsäuren).

Gehaltsbestimmung. Zum Neutralisieren von 10 g Eisessig müssen 10 ml n Kalilauge verbraucht werden, was einem Gehalt von 6% Essigsäure entspricht (1 ml n Kalilauge = 0,06005 g Essigsäure, Phenolphthalein als Indikator).

Anwendung s. Acidum aceticum, S. 901.

Acetum pyrolignosum crudum. Roher Holzessig. Vinegar from Wood. Vinaigre de bois.

Roher Holzessig ist das bei der trockenen Destillation des Holzes gewonnene, wässerige Destillat. Seine Zusammensetzung hängt wesentlich vom Wassergehalt des verwendeten Holzes ab und ist bei etwa 25% W.-Gehalt ungefähr folgende: 9 bis 10% Essigsäure oder Homologe, 3% Rohholzgeist (Methanol), 7% gelöster Teer und 80 bis 81% Wasser (Ullmanns Encyklopädie der technischen Chemie, München-Berlin: Urban & Schwarzenberg 1953).

Die Verwendung des Holzessigs ist sehr alt. In Ägypten wurde er zum Einbalsamieren verwendet. Lange Zeit war Holzessig die einzige Quelle zur Gewinnung von Methanol und, über den Graukalk, von Aceton. Roher Holzessig ist heute noch in DAB 6 und Helv. V offizinell, rektifizierter nur noch im DAB 6.

Gehalt mindestens 8,4% Essigsäure (DAB 6).

Eigenschaften. Braune, nach Teer und Essigsäure riechende, sauer und schwach bitter schmeckende Flüssigkeit, aus der sich beim Aufbewahren teerartige Stoffe abscheiden.

Prüfung. Roher Holzessig darf keine Schwefelsäure und nur Spuren von Salzsäure enthalten. Schwermetallsalze dürfen nicht, Eisensalze nur in geringen Mengen vorhanden sein.

Gehalt. 10 g roher Holzessig dürfen nach Zusatz von 14 ml n Kalilauge Lackmuspapier nicht bläuen, was einem Mindestgehalt von 8,4% Essigsäure entspricht (DAB 6).

100 g roher Holzessig müssen bei der Destillation mindestens 70 g klares Destillat geben, von den 10 ml zur Neutralisation mindestens 8,4 ml n Kalilauge verbrauchen (Indikator Phenolphthalein) = mindestens 5% Essigsäure im Destillat.

Anmerkung: Nur wenn der rohe Holzessig diese Probe hält, gelingt es, aus ihm vorschriftsmäßigen gereinigten Holzessig darzustellen. Der rohe Holzessig des Handels enthält zwar meist genügend Gesamtsäure, aber häufig viel zu wenig Essigsäure, die wahrscheinlich zum großen Teil in den Fabriken bereits abdestilliert wurde.

Acetum pyrolignosum rectificatum DAB 6. Gereinigter Holzessig.

Gehalt mindestens 5,4% Essigsäure.

Herstellung. Roher Holzessig wird destilliert, bis 80% übergegangen sind.

Eigenschaften. Gelbliche, nach Teer und Essigsäure riechende, sauer und etwas bitter schmeckende Flüssigkeit.

Bestandteile. Der gereinigte Holzessig enthält die gleichen Bestandteile wie der rohe, nur erheblich weniger Teerbestandteile und auch weniger höhere Homologe der Essigsäure.

Prüfung. Eine Mischung von 1 ml gereinigtem Holzessig, 9 ml W., 30 ml verd. Schwefelsäure und 20 ml Kaliumpermanganatlösung muß die rote Farbe innerhalb 5 Min. vollständig verlieren.

Schwermetallsalze, Schwefelsäure dürfen nicht, Salzsäure nur in Spuren vorhanden sein.

Gehalt. Zum Neutralisieren von 10 g gereinigtem Holzessig müssen mindestens 9 ml n Kalilauge verbraucht werden, was einem Mindestgehalt von 5,4% Essigsäure entspricht (1 ml n Kalilauge = 0,06005 g Essigsäure, Phenolphthalein als Indikator).

Anwendung. Roher und gereinigter Holzessig wurden früher als adstringierende und desinfizierende Mittel angewandt. Roher Holzessig ist wirksamer. Technisch dient der rohe Holzessig zum Räuchern des Fleisches.

Ammonium aceticum. Ammoniumacetat. Essigsaures Ammonium. Ammonium Acetate. Acétate d'ammonium.

$C_2H_7NO_2$ $\qquad\qquad$ CH_3COONH_4 $\qquad\qquad$ M.G. 77,08

Herstellung. Das Salz kann nicht durch Abdampfen der wässerigen Lösung erhalten werden, da es sich mit den Wasserdämpfen teils verflüchtigt, teils unter Ammoniakverlust in saueres Ammoniumacetat übergeht. Man stellt es durch Einleiten von trockenem Ammoniak in möglichst wasserfreie Essigsäure dar oder aus Essigsäure und Ammoniumcarbonat.

Eigenschaften. Farblose aus Nadeln bestehende Kristallmasse, die an der Luft sehr leicht zerfließt. Fp. = 89°. Beim raschen Erhitzen auf über 160° entsteht Acetamid. Sehr leicht lösl. in W. und A.

Das handelsübliche Salz enthält 95 bis 97% CH_3COONH_4, der Rest ist Essigsäure und W.

Aufbewahrung. In sehr dicht verschlossenen Gefäßen.

Anwendung. In Form der Lösung (Liquor Ammonii acetici) zu Umschlägen bei Quetschungen, Drüsenschwellungen. Innerlich als Diaphoreticum und Diureticum. In der Veterinärmedizin wird Liquor Ammonii acetici oft als Lösungsmittel für stärkere Wirkstoffe verwendet. Dosierung: Pferde 60 bis 120 ml. Hunde 8 bis 15 ml der 7%igen Lsg.

Saures Ammoniumacetat.

$$NH_4OOCCH_3 + CH_3COOH$$

Herstellung. Man löst neutrales Ammoniumacetat in heißem Eisessig und läßt auskristallisieren. – *Eigenschaften.* Fp. = 66 bis 66,5°. Läßt sich im Vakuum unzersetzt destillieren und bei niedrigen Drücken sublimieren.

Kalium aceticum. Kaliumacetat. Essigsaures Kalium. Potassium Acetate. Acétate de potassium. Acetas Kalii (kalicus potassicus). Sal diureticum. Terra foliata Tartari.

$C_2H_3KO_2$ $\qquad\qquad$ CH_3COOK $\qquad\qquad$ M.G. 98,14

Herstellung. Aus Kaliumbicarbonat und Essigsäure.

Eigenschaften. Farblose, glänzende, sehr hygroskopische Kristalle oder weißes kristallines Pulver oder Flocken. 1 g löst sich in 0,5 ml W., in 0,2 ml sied. W., in 2,9 ml A. Fp. = 292°. pH einer 1%igen wässerigen Lsg. = 9,7.

Aufbewahrung. In sehr dicht schließenden, kleinen, möglichst ganz gefüllten Gefäßen. Zerflossenes Kaliumacetat säuert man mit Essigsäure schwach an und bringt es wieder zur Trockne.

Anwendung. Wurde vorwiegend in Form der 33%igen Lsg. (Liquor Kalii acetici) bei Hydrops als Diureticum, bei Gicht und Nierensteinleiden sowie bei Herzarrythmien (Vorsicht! Hyperkaliämie kann ebenfalls Ursache für Herzarrythmien sein!) verwendet. – *Toxizität.* Große Dosen können Hyperkaliämie verursachen, besonders bei Nierenschädigung.

Dichteverhältnis d_{15}^{15} und Gehalt wässeriger Kaliumacetatlösungen
(nach EKKERT)

d_{15}^{15}	% Gehalt	d_{15}^{15}	% Gehalt	d_{15}^{15}	% Gehalt	d_{15}^{15}	% Gehalt	d_{15}^{15}	% Gehalt
1,050	9,90	1,085	16,60	1,120	22,99	1,155	29,19	1,190	35,27
1,055	10,88	1,090	17,53	1,125	23,88	1,160	30,07	1,195	36,13
1,060	11,85	1,095	18,46	1,130	24,77	1,165	30,95	1,200	36,99
1,065	12,81	1,100	19,38	1,135	25,66	1,170	31,81	1,205	37,84
1,070	13,77	1,105	20,29	1,140	26,55	1,175	32,68	1,210	38,69
1,075	14,72	1,110	21,19	1,145	27,43	1,180	33,55	1,215	39,53
1,080	15,66	1,115	22,09	1,150	28,31	1,185	34,41	1,220	40,37

Natrium aceticum. Natriumacetat. Essigsaures Natrium. Sodium Acetate. Acetate de sodium. Acetas Natrii (natricus). Sodii acetas. Terra foliata Tartari crystallisata.

$C_2H_3NaO_2 \cdot 3H_2O$ $\qquad\qquad$ $CH_3COONa + 3H_2O$ $\qquad\qquad$ M.G. 136,09

Herstellung. Verdünnte Essigsäure wird mit Soda neutralisiert und nach Eindampfen der Lösung das Trihydrat gewonnen.

Eigenschaften und Erkennung. Farblose, durchsichtige, in warmer, trockener Luft verwitternde Kristalle. Schmilzt bei 58° im Kristallwasser, das bei 123° verlorengeht. Bei weiterem Erhitzen erstarrt das wasserfreie Salz und schmilzt erneut bei etwa 315°. Bei noch stärkerem Erhitzen zersetzt es sich unter Bildung von Aceton (Geruch!) und Hinterlassung eines alkalisch reagierenden Rückstandes (Natriumcarbonat). Die wässerige Lsg. von Natriumacetat wird durch Eisen(III)-chlorid dunkelrot gefärbt.

Aufbewahrung. In gut verschlossenen Gefäßen.

Anwendung. Techn. als Farbbeize; in der Photographie; als Puffersubstanz. Da Natriumacetat zum Schmelzen etwa die vierfache Menge an Kalorien braucht als die gleiche Menge Wasser und diese nur langsam wieder abgibt, wird es als Füllung für Fußwärmer und Milchflaschenwärmer verwendet. — In der Medizin dient es gelegentlich als schwaches Diureticum und Expectorans.

Natrium aceticum siccum. Wasserfreies Natriumacetat. Natrium aceticum fusum.

$C_2H_3NaO_2$ $\qquad\qquad$ CH_3COONa $\qquad\qquad$ M.G. 82,04

Herstellung. Das kristallwasserhaltige Natriumacetat erhitzt man in einer flachen Schale aus Eisen oder Nickel direkt über freier Flamme. Nachdem das Kristallwasser verdampft ist, erstarrt die Schmelze. Es wird hierauf noch vorsichtig weiter erhitzt bis auch das wasserfreie Salz schmilzt. Dann entfernt man die Flamme und läßt erstarren. Die Masse wird noch heiß gepulvert und in dicht verschließbare Gefäße gefüllt. Auch gekauftes wasserfreies Natriumacetat muß nochmals geschmolzen werden.

Eigenschaften. Strahlig kristallinische, weiße oder grauweiße Masse oder weißes bis grauweißes Pulver, das an der Luft W. anzieht.

Anwendung. Das wasserfreie Natriumacetat wird zur Darstellung von Essigsäureestern (Acetylierung von ätherischen Ölen) verwendet.

Acidum aceticum anhydricum Erg.B. 6. Essigsäureanhydrid. Acetic Anhydride. BP 63 (Rg.).

$C_4H_6O_3$ $\qquad\qquad$ $(CH_3CO)_2O$ $\qquad\qquad$ M.G. 102,09

Nicht zu verwechseln mit wasserfreier Essigsäure!

Herstellung. Labor: Auf einen Überschuß von Natriumacetat läßt man $POCl_3$ einwirken.

$2 CH_3COONa + POCl_3 \rightarrow 2 CH_3COCl + PO_3Na + NaCl$
$2 CH_3COONa + 2 CH_3COCl \rightarrow 2 (CH_3CO)_2O + 2 NaCl$

Technisch: 1. Aus Essigsäure und Phosgen. — 2. Durch thermische Zersetzung von Essigsäure oder Aceton. — 3. Durch Oxydation von Acetaldehyd zu Acetanhydrid. — 4. Aus Äthylidendiacetat.

Eigenschaften. Farblose, leicht bewegliche Flüssigkeit von sehr stechendem Geruch (Vorsicht!). $d^{20} = 1,081$ [g/ml]. Kp. = 139°; Fp. = — 73°.

In Wasser sinkt es zunächst unter und löst sich erst allmählich unter Bildung von Essigsäure.

Prüfung. Die Lösung von 1 ml Essigsäureanhydrid in 50 ml Wasser darf nach Zusatz von 5 ml Salpetersäure durch Silbernitratlösung höchstens opalisierend getrübt werden (Salzsäure, Phosphoroxychlorid, Phosphortrichlorid). 3,5 g entsprechen dem Chlorid-Grenzwert (BP 63). 2,0 g entsprechen dem Sulfat-Grenzwert (BP 63). — 5,0 g dürfen nach Absampfen und gelindem Glühen bis zum konstanten Gewicht nicht mehr als 1 mg Rückdtand ergeben (BP 63).

Gehaltsbestimmung. BP 63: 2 g, genau gewogen, werden in 50 ml 1 n Natriumhydroxid in einem Schliffkolben gelöst und 1 Std. stehengelassen. Den Überschuß an Alkali titriert man mit 1 n Salzsäure gegen Phenolphthalein als Indikator zurück. Die für 1 g Essigsäureanhydrid verbrauchten ml 1 n Natronlauge bezeichnet man als „a". Weitere 2 g, genau gewogen, werden in einem Schliffkolben mit 20 ml trockenem Benzol versetzt, eisgekühlt und zu der gekühlten Mischung eine Lösung von 10 ml trockenem Anilin in 20 ml trockenem Benzol gegeben. Man läßt die Mischung 1 Std. stehen, fügt dann 50 ml 1 n Natronlauge zu und schüttelt kräftig. Dann titriert man die überschüssige Lauge mit 1 n Salzsäure gegen Phenolphthalein als Indikator zurück und berechnet die für 1 g Einwaage verbrauchten ml 1 n Natronlauge. Diese bezeichnet man mit „b". Der Gehalt an Essigsäureanhydrid errechnet sich aus (a — b) × 10,2 = % Essigsäureanhydrid. Es dürfen nicht weniger als 95,0% enthalten sein.

Anwendung. Zu Acetylierungen; hauptsächlich zur Darstellung von Zelluloseacetat. [Acetylierungsgemisch DAB 6 — 3. Nachtr. (BRD); Bd. I, 677].

Zur Bereitung wasserfreier Essigsäure für die Titration im wasserfreien Medium (Bd. I, 319).

Acidum monochloraceticum. Monochloressigsäure. Monochloracetic Acid. Acid monochloracétique.

$C_2H_3ClO_2$ $\qquad\qquad$ $CH_2ClCOOH$ $\qquad\qquad$ M.G. 94,50

Monochloressigsäure wurde von LEBLANC 1841 erstmals als Produkt der Essigsäurechlorierung beobachtet und von R. HOFFMANN auf gleichem Wege hergestellt [LIEBIGS Ann. Chem. *103*, 1 (1857)].

Herstellung. In eine Mischung von Eisessig und ca. 10% rotem Phosphor leitet man am besten in direktem Sonnenlicht trockenes Chlor ein, bis eine Probe durch Kühlen in Eiswasser und Reiben mit einem Glasstab erstarrt. Die Masse wird fraktioniert destilliert.

$$2P + 3Cl_2 \rightarrow 2PCl_3$$
$$PCl_3 + 3CH_3COOH \rightarrow 3CH_3COCl + H_3PO_3$$
$$CH_3COCl + CH_3COOH \rightarrow (CH_3-CO)_2O + HCl$$
$$(CH_3-CO)_2O + Cl_2 \rightarrow ClCH_2-CO \cdot O \cdot CO-CH_3 + HCl \rightarrow ClCH_2-COOH + CH_3COCl$$

(GATTERMANN-WIELAND: Die Praxis des organischen Chemikers, 38. Aufl., Berlin: de Gruyter 1958.)

Eigenschaften. Farblose, leicht zerfließliche, rhombische Tafeln oder weiße, aus feinen Nadeln bestehende Kristallmassen, in der Kälte fast geruchlos, erwärmt von erstickendem, zu Tränen reizendem Geruch. Lösl. in W., A., Ae. Fp. = 63°; Kp. 185 bis 187°. Die wässerige Lösung entwickelt, mit einem Stückchen Zink erwärmt, den Geruch nach Essigsäure.

Prüfung. Meist genügt Bestimmung des Schmelz- oder Erstarrungspunktes zur Reinheitsprüfung.

Gehaltsbestimmung (Erg.B. 6). Etwa 1,5 g Monochloressigsäure werden im Wägeglas über Schwefelsäure getrocknet, genau gewogen, mit Wasser in einen Meßkolben von 100 ml gespült und bis zur Marke aufgefüllt. 20 ml der Lösung werden mit 0,1 n Kalilauge gegen Phenolphthalein titriert. 1 ml entspricht 9,450 mg $CH_2ClCOOH$.

Aufbewahrung. Vorsichtig, in dichtschließenden Gefäßen.

Anwendung. In Substanz oder konz. Lösung als Ätzmittel bei Warzen und Hautverdickungen. Zum Konservieren von Grünfutter. In den USA als konservierender Zusatz zu Fruchtsäften und Getränken.

Acidum dichloraceticum. Dichloressigsäure.

$C_2H_2Cl_2O_2$ $CHCl_2COOH$ M.G. 128,95

Durch weitergehende Chlorierung der Essigsäure erhaltene klare, farblose, stark ätzende Flüssigkeit. Fp. = 13,5°, Kp. = 194° (schwache Zersetzung). d^{15} = 1,52 [g/ml].

Aufbewahrung. Vorsichtig!

Anwendung. Nach G. A. RAU [Chim. Surg. *44*, 196 (1937)] zur Behandlung von Hautschäden wie Tätowierungen, Muttermalen, Warzen, Hühneraugen usw. Wird nur sehr wenig gebraucht.

Nach R. CASTLE eignet sich Dichloressigsäure als Farbreagens für Harze. Es entstehen Färbungen, die teilweise mit der Liebermann-Storch-Rk. übereinstimmen. So färbt sich z.B. Kolophonium schön rot, wenn man 0,05 bis 0,1 g Substanz mit 1 ml Dichloressigsäure schüttelt [Seifen, Öle, Fette, Wachse *77*, 285 (1951)].

Acidum trichloraceticum DAB 6, DAB 7 – DDR, DAB 7 – BRD, Helv. V, ÖAB 9. Ned. 6, Nord. 63, Jap. 61. Trichloroacetic Acid BP 63, USP XVII. Trichloressigsäure. Acide trichloracétique.

$C_2HCl_3O_2$ CCl_3COOH M.G. 163,39

Trichloressigsäure wurde als erste der 3 chlorierten Essigsäuren 1838 von J. B. DUMAS hergestellt.

Gehalt. Mindestens 99,0% $C_2HCl_3O_2$ der getrockneten Substanz (DAB 7 – BRD).

Herstellung. Labor.: Durch Oxydation von Chloral mit rauchender Salpetersäure. Techn.: Durch erschöpfende Chlorierung von Essigsäure.

Eigenschaften. Farblose, leicht zerfließliche, rhomboedrische Kristalle. Fp. = 59°; DAB 6: ca. 55°; BP 63: 55 bis 57°; ÖAB 9, DAB 7 – BRD: 55 bis 61°; Kp. = 197°. Sehr leicht lösl. in W.; lösl. in vielen organischen Lösungsmitteln. Die wässerige Lösung rötet Lackmuspapier.

Erkennung. Wird Trichloressigsäure mit Alkalilauge erhitzt, so bildet sich Alkalicarbonat und Chloroform (Geruch) (DAB 6, USP XVII, Helv. V, ÖAB 9). Setzt man der erhitzten Lösung einen Tr. Anilin oder gesättigte Anilinlösung zu, so tritt der unangenehme Geruch von Phenylisocyanid (Isonitril) auf (USP XVII, Helv. V, ÖAB 9).

Prüfung. Trichloressigsäure muß frei von Chloriden sein (Helv. V); darf nach USP XVII 350 ppm enthalten. Sulfat darf höchstens 800 ppm enthalten sein (USP XVII). Geschmolzene Trichloressigsäure muß klar und farblos sein und zwischen 55 und 59° erstarren (Helv. V). Nitrat. Zu einer Lsg. von 1,0 g in 10 ml W. fügt man 0,5 ml Indigokarminlsg. und 10 ml N-freie Schwefelsäure und erhitzt zum Sieden; die Lsg. muß blau bleiben (BP 63). – Fremde organische Säuren dürfen nicht enthalten sein und werden bei der Gehaltsbestimmung erfaßt (s. Gehalt). Sulfatasche nicht mehr als 0,1% (BP 63).

Gehaltsbestimmung. Etwa 4 g Trichloressigsäure, die vorher 18 Std. lang über Kieselgel getrocknet worden waren, werden in einen tarierten Schliff-Erlenmeyerkolben gebracht und genau gewogen. Nach Auflösen in 40 ml W. und Zusatz von einigen Tr. Phenolphthaleinlösung wird mit n Natronlauge titriert. Es müssen zwischen 6,06 und 6,12 ml n Natronlauge verbraucht werden. 1 ml n Natronlauge entspricht 163,4 mg $C_2HCl_3O_2$ (USP XVII). Mehr- oder Minderverbrauch deutet auf fremde organische Säuren hin.

Aufbewahrung. Vorsichtig. In dichten Glasstopfengefäßen. Nicht über 30°.

Anwendung. In Substanz oder konz. Lsg. als Ätzmittel. In 3%iger Lsg. auf Tampons bei Nasenbluten – Reagens auf Eiweiß. Technisch zur Darstellung reinsten Chloroforms.

Handelsform: Acetocaustin (50%ige Lösung von Trichloressigsäure) (obsolet).

Acetamid.

C_2H_5NO $\qquad\qquad CH_3 \cdot CO \cdot NH_2 \qquad\qquad$ M.G. 59,07

Herstellung. Durch fraktionierte Destillation aus Ammoniumacetat [Org. Synth. 3, 3 (1923)].

Eigenschaften. Die reine Verbindung schmilzt bei 80° und siedet bei 223°. 1 Teil löst sich in etwa 0,5 Teilen W., 2 Teilen A. oder 6 Teilen Pyridin. Aus Benzol kann Acetamid umkristallisiert werden.

Anwendung. Für organische Synthesen und als Lösungsvermittler für organische und anorganische Stoffe.

Substituierte Acetamide besitzen narkotische Wirkung. Durch Verlängerung der Alkylreste am —C-Atom auf eine Gesamtlänge von 12 bis 17 Kohlenstoffen erhält man Spasmolytica (KAUFMANN, H. P.: Arzneimittelsynthese, Berlin/Göttingen/Heidelberg, Springer 1953, S. 117). – Diäthylallylacetamid ist Novonal, ein Schlafmittel, das nicht mehr im Handel ist (ehem. Curta & Co. GmbH, Berlin-Britz). – Tri-n-butylacetamid ist Jucundal (Schering), das als Spasmolyticum verwendet wurde.

Acetonitril. Aethannitril. Acetonitrile USP XVII – Reagens.

C_2H_3N $\qquad\qquad CH_3 \cdot CN \qquad\qquad$ M.G. 41,05

Herstellung. Durch Destillation von Dimethylsulfat mit Natriumcyanid.

Eigenschaften. Kp. 81 bis 82° 95% destilliert zwischen 80 u. 81,5° (USP XVII). d = 0,775 bis 0,783. Flüssigkeit von ätherischem Geruch. Brennt mit leuchtender Flamme. Mit W., A. und Ae. mischbar.

Anwendung. Als Lösungsmittel für zahlreiche organische Stoffe.

Acetylum chloratum. Acetylchlorid. Essigsäurechlorid. Acetyl Chloride USP XVII – und BP 58 – Reagens.

C_2H_3ClO $\qquad\qquad CH_3COCl \qquad\qquad$ M.G. 78,50

Herstellung. Durch Einwirkung von Phosphorpentachlorid auf wasserfreie Essigsäure:

$$CH_3COOH + PCl_5 \rightarrow CH_3COCl + POCl_3 + HCl$$

Eigenschaften. Klare farblose Flüssigkeit mit starkem, stechendem Geruch. Reagiert mit W. zu Essigsäure und Chlorwasserstoff, mit A. zu Essigsäureäthylester und Chlorwasserstoff. Mit Benzol und Chlf. mischbar. $d \approx 1,1$.

Prüfung. USP XVII: Siedebereich: mindestens 94% müssen zwischen 49 und 53° überdestillieren. Verdampfungsrückstand: 10 ml werden auf dem Dampfbad verdunstet und der Rückstand 1 Std. lang bei 105° getrocknet. Es dürfen nicht mehr als 2,5 mg (ca. 0,02%) zurückbleiben.

Mischbarkeit mit Benzol und Chlf.: Je 5 ml geben mit 20 ml Benzol oder 20 ml Chlf. klare Lösungen.

Löslichkeit: In einem 50-ml-Meßzylinder bringt man 5 ml Acetylchlorid und gibt vorsichtig tropfenweise etwa 3 ml W. zu, wobei nach jeder Zugabe umgeschüttelt wird, bis die Reaktion beendet ist. Dann verdünnt man mit W. auf 50 ml. Die Lösung muß klar sein.

Phosphorverbindungen: Zu 5 ml der wie vorstehend erhaltenen Lösung fügt man 3 ml Salpetersäure und verdampft auf dem Wasserbad zur Trockne. Der in 20 ml W. gelöste Rückstand darf nicht mehr als 0,03 mg PO_4-Ionen enthalten (0,02% berechnet als P) (s. Bd. I, 261).

Schwermetalle: 10 ml der bei der Prüfung der Löslichkeit erhaltenen Lösung werden auf 30 ml verdünnt, mit 10 ml Schwefelwasserstoffwasser versetzt und mit Ammoniaklösung alkalisiert. Es darf keine Farbänderung eintreten.

Anwendung. Zu Acetylierungen in der Analytik und in der organischen Synthese.

Aufbewahrung. In Glasstopfenflaschen. Vorsichtig!

Acidum acrylicum und Acidum methacrylicum

Acidum acrylicum. Aethencarbonsäure. Acrylsäure.

$C_3H_4O_2$ $\qquad\qquad CH_2{=}CH \cdot COOH \qquad\qquad$ M.G. 72,06

Herstellung. Die technische Gewinnung ist auf verschiedenen Wegen möglich. Von Äthylen ausgehend kann die Acrylsäure über Anlagerung von HOCl, Umsetzung mit NaCN und anschließende Verseifung gewonnen werden; Acetylen kann man nach dem „Carbonylierungsverfahren" (siehe Acetylen) mit CO und H_2O in Acrylsäure überführen.

Eigenschaften. Acrylsäure ist eine stechend riechende, mit W., A. oder Ae. in jedem Verhältnis mischbare Flüssigkeit. Fp. 12,3 bis 14°; Kp_{760}: 141 bis 142°; Kp_{100}: 86°; d_4^{20}: 1,05 bis 1,06; n_D^{20}: 1,422.

Von naszierendem Wasserstoff wird Acrylsäure zu Propionsäure reduziert. Acrylsäure polymerisiert leicht zu festen glasartigen „Polyacrylsäuren" der allgemeinen Formel:

$$\ldots \underset{\mathrm{CH-CH_2}}{\overset{\mathrm{COOH}}{|}} {-}\left[\underset{\mathrm{-CH-CH_2-}}{\overset{\mathrm{COOH}}{|}}\right]_n \underset{\mathrm{CH-CH_2}}{\overset{\mathrm{COOH}}{|}} \ldots$$

Anwendung. Polymere Acrylsäureester dienen z.B. unter der Bezeichnung „Plexigum" zur Herstellung von Klebstoffen, Lackrohstoffen u.ä. Zur Herstellung von splittersicherem Glas (s. auch „Kunststoffe", S. 240ff.).

Acrylsäurenitril. Vinylcyanid.

C_3H_3N $\qquad\qquad CH_2{=}CH \cdot CN \qquad\qquad$ M.G. 53,06

Herstellung. Leitet man gleichzeitig Acetylen und Blausäure bei etwa 60 bis 100° in Kupfer(I)-chlorid/Ammoniumchloridlösung, so bildet sich neben Divinylacetylen ($CH_2{=}CH{-}C{\equiv}C{-}CH{=}CH_2$) in guter Ausbeute Acrylsäurenitril (DRP 730, 727-1942).

Eigenschaften. Acrylsäurenitril ist eine brennbare Flüssigkeit. Fp. − 82°; Kp_{760}: 78,5°; Kp_{100}: 22,8°; d_4^{20}: 0,806; n_D^{25}: 1,388. Bei 25° lösen sich 7,4 Teile in 100 Teilen W. und 3,4 Teile W. in 100 Teilen Acrylsäurenitril. Mit den üblichen organischen Flüssigkeiten ist es in jedem Verhältnis mischbar.

Acrylsäurenitril ist nahezu ebenso giftig wie Blausäure!

Vergiftungssymptome sind: Kopfschmerzen, Brechreiz, Schwindel, Krämpfe und Atemnot.

Maximale Arbeitsplatz-Konzentration 20 ppm.

Methacrylsäure

$$(H_2C{=}\underset{\underset{\mathrm{CH_3}}{|}}{C}{-}COOH)$$

bzw. ihre Ester − gewonnen durch Addition von Blausäure an Aceton und Verseifung des durch Wasserabspaltung entstandenen Methacrylsäurenitrils mittels konzentrierter Schwefelsäure – lassen sich in Anwesenheit geeigneter Katalysatoren (Terpentinöl, Peroxide, Schwefeldioxid) polymerisieren. Es entstehen dabei glasartige, sehr witterungsbeständige, thermoplastische Massen von guten elektrischen Eigenschaften und sehr hoher Lichtdurchlässigkeit. Sie sind beständig gegen Wasser, Laugen und verdünnte Säuren sowie gegen Benzin, Terpentinöl, Mineralöle und fette Öle. Von Alkoholen, Estern, Ketonen, chlorierten Kohlenwasserstoffen, aromatischen Kohlenwasserstoffen und verwandten Verbindungen werden die Produkte teils gelöst, teils in gequollenen Zustand überführt.

Durch gemeinsame Polymerisation mit Butadien werden bestimmte Sorten von künstlichem Kautschuk gewonnen (s. auch „Kunststoffe", S. 241 ff.).

Anwendung. Kabinenfenster und Kanzeln im Flugzeugbau, gebogene Fenster im Karosseriebau, Abdeckscheiben und Schaugläser für Apparate und Instrumente, Schutzbrillengläser, Haushaltsgegenstände verschiedenster Art, künstliche Gebisse, Prothesen, Teile von Armaturen und elektrischen Apparaten, zu Knöpfen, Schmuckgegenständen u. dgl. – Polymethacrylate in organischen Lösungsmitteln finden für Hautschutzzwecke Verwendung. Ein derartiges Erzeugnis ist z. B. der „flüssige Handschuh" von Mack/Illertissen „Mirasol", eine wasserklare Flüssigkeit, die auf der Haut verrieben einen wasserunlöslichen Schutzfilm erzeugt. – Nach bakteriologischen Versuchen in vitro und in vivo wurden nach G. GRIESSER [Dtsch. med. Wschr. *82*, 964 (1957)] Methacrylsäureester, die in Äthylacetat gelöst sind, als Verbandmaterial für brauchbar gefunden. Die Flüssigkeit kommt in Sprühdosen in den Handel. Als Treibmittel dient Freon (s. S. 1207). Als Desinfiziens ist Tetramethylthiuramdisulfid (0,6%) zugesetzt. Der auf die Haut aufgesprühte Belag trocknet rasch zu einem elastischen Film ein, der wasser- und luftdurchlässig ist. Mit Wundbenzin, Waschäther oder Aceton kann der Belag leicht entfernt werden, dessen Haltbarkeit als Wundverband 6 bis 7 Tage beträgt, sofern nicht eine vorzeitige Entfernung aus ärztlichen Gründen notwendig ist.

Handelsform: Nobecutan, Bastian-Werk, München-Pasing. – Nobekzem (enthält noch 5% Steinkohlenteer und 15% Albapyrol).

Acidum adipinicum

Acidum adipinicum DAB 7 – DDR. Adipinsäure. Butandicarbonsäure 1, 4. Adipic Acid. Hexanedioic Acid. Hexandisäure.

$C_6H_{10}O_4$ HOOC · $(CH_2)_4$ · COOH   M.G. 146,14

Gehalt der bei 105° getrockneten Substanz 99,0 bis 100,5% Adipinsäure.

Herstellung. Aus Cyclohexanol, das seinerseits durch Hydrierung von Phenol gewonnen wird, durch Oxydation mit 54%iger Salpetersäure bei 70°.

Eigenschaften. Adipinsäure kristallisiert aus Äthylacetat oder W. oder Aceton + Petroläther in monoklinen Prismen; Fp. 152 bis 153° (148 bis 153° DAB 7 – DDR). Sehr gut lösl. in A. oder Aceton; 100 ml einer gesättigten wäßrigen Lösung enthalten 1,44 g; 100 ml W. lösen bei 100° 160 g; 100 g Ae. lösen 0,63 g bei 19°. Adipinsäure ist praktisch unlösl. in Bzl.

Erkennung. 1. 10 Tr. Prüflsg. geben nach Zusatz von 1,0 ml W., 1,0 ml 0,1 n Kalilauge und 4,0 ml Silbernitrat-Lsg. (5,0 g/100,0 ml) einen weißen Nd., der sich nach Zusatz von 1,0 ml 2 n Salpetersäure löst (DAB 7 – DDR). – 2. Zum Nachweis in Lebensmitteln wird nach H. BÖHME u. H. OPFER [Z. Lebensmitt.-Untersuch. *173*, 97 (1953)] zunächst das schwerlösliche Ag-Salz abgeschieden, dieses mit HNO_3, HCl oder Phosphorsäure zerlegt und die freie Adipinsäure durch Mikrosublimation abgetrennt. – 3. Identifizierung durch Mikroschmelzpunktsbestimmung. E. T. mit Phenacetin 113°, mit Benzanilid 134°.

Prüfung (DAB 7 – DDR). Prüflösung. 5,00 g Substanz werden nach Zusatz von 50,0 ml W. 1 Min. geschüttelt. Das Filtrat wird als Prüflösung verwendet. – 1. Unlösl. Verunreinigungen, Farbe der Lösung. 0,400 g Substanz müssen sich in 10,0 ml A. klar und farblos lösen. – 2. Arsen. Höchstens 0,0001% As^{3+}. – 3. Eisen. 10,0 ml Prüflsg. dürfen bei der „Prüfung auf Eisen-Ionen" (Bd. I, 259) keine Färbung zeigen. – 4. Ebenso müssen Schwermetall-Ionen, Nitrat, Nitrit, Oxalat abwesend sein. – 5. Chlorid. Höchstens 0,0035% Cl. – 6. Trocknungsverlust. Höchstens 0,30%.

Gehaltsbestimmung. 0,1500 g getrocknete Substanz werden in 50,0 ml W. unter Erwärmen gelöst. Nach dem Erkalten und Zusatz von 5 Tr. Bromthymolblau-Lsg. wird mit 0,1 n Kalilauge nach Grünblau titriert.

1 ml 0,1 n Kalilauge entspr. 7,307 mg Adipinsäure (DAB 7 – DDR).

Anwendung. Da Adipinsäure nicht hygroskopisch ist, verwendet man sie in Lebensmitteln anstelle von Weinsäure, z.B. in Backpulvern. Durch Verschmelzen von Adipinsäure mit Hexamethylendiamin erhält man ein Polykondensationsprodukt der allgemeinen Formel HOOC · $(CH_2)_4$ · CO · NH · $(CH_2)_6$ ·NH · CO · $(CH_2)_4$ · CO ... NH · $(CH_2)_6$ · NH_2, das sich verspinnen läßt (Nylon).

Acidum aethylosulfuricum

Acidum aethylosulfuricum. Äthylschwefelsäure.

$C_2H_6O_4S$ $C_2H_5OSO_3H$ M.G. 126,12

Entsteht durch Einwirkung von konz. Schwefelsäure auf Alkohol und ist in der Mixtura sulfurica acida enthalten. Wss. Lsg. von Äthylschwefelsäure erhält man durch Zusatz der berechneten Menge Schwefelsäure zu einer Lsg. von äthylschwefelsaurem Barium und Eindampfen der vom Bariumsulfat abfiltrierten Lsg. unter vermindertem Druck, oder durch Zerlegung von äthylschwefelsaurem Blei mit Schwefelwasserstoff in wss. Lsg.

Natrium aethylosulfuricum. Natriumäthylsulfat. Äthylschwefelsaures Natrium. Sodium Ethylsulphate. Sulfovinate de sodium. Natrium sulfovinylicum.

$C_2H_5OSO_3Na + H_2O$ M.G. 166,11

Eigenschaften. Farblose, hygroskopische Kristalle; Geschmack bitterlich, nachher süßlich; lösl. in 0,6 T. W. mit neutraler Rk., auch in wasserhaltigem A., schwer in abs. A., unlösl. in Ae. In wss. Lsg. zerfällt es allmählich, rascher beim Erhitzen, in Alkohol und Natriumbisulfat, und die Lsg. wird sauer. Auch das kristalline Salz kann, wenn es feucht ist, sich allmählich zersetzen.

Anwendung. Früher selten als mildes Abführmittel.

Acidum agaricinicum

Acidum agaricinicum DAB 6, Helv. V. Agaricinum. Agaricinsäure. Agaricin. Laricin. Agaricic Acid. Acide agarique.

$C_{22}H_{40}O_7 + 1,5 H_2O$ M.G. 443,56

Die Agaricinsäure ist eine dreibasische Oxysäure wie die Citronensäure, und leitet sich von dieser ab durch Ersatz eines H-Atomes in einer der beiden CH_2-Gruppen durch die Cetylgruppe, $C_{16}H_{33}$; sie ist demnach β-Cetylcitronensäure, $C_{16}H_{33} · C_3H_3(OH)(COOH)_3$.

Herstellung. Gepulverter Lärchenschwamm wird mit A. bis zur Erschöpfung ausgezogen. Konzentriert man die alkoholischen Auszüge, so scheidet sich beim Erkalten eine weiße Harzmasse aus, während rote Harze in Lösung bleiben. Die weiße Harzmasse enthält die Agaricinsäure, die durch Behandlung mit warmem verd. A. (60%) in ziemlich reinem Zustande ausgezogen werden kann. Um sie vollkommen zu reinigen, wird sie durch Erwärmen in heißem A. gelöst und mit einer Lsg. von Kaliumhydroxid in A. versetzt. Das α-Harz bildet nun ein in A. lösl. Kaliumsalz, das γ-Harz bildet gar kein Salz, das Kaliumsalz des β-Harzes (der Agaricinsäure) ist in abs. A. unlösl. – Man filtriert nach einiger Zeit ab, löst den Rückstand in W. und filtriert wiederum, wobei das γ-Harz zurückbleibt, und versetzt das Filtrat mit Bariumchloridlsg. Es bildet sich nun das unlösl. Bariumsalz der Agaricinsäure, das mit verd. A. von 30% erhitzt und in siedendheißer Lsg. mit verd. Schwefelsäure zerlegt wird. Aus dem Filtrat scheidet sich die Agaricinsäure kristallin aus; sie wird durch Umkristallisieren aus verd. A. (30%) ganz rein erhalten.

Versuche zur Synthese der Agaricinsäure s. E. GRAF und K.-C. LIU [Arch. Pharm. (Weinheim) *300*, 53, 348 (1967)].

Eigenschaften. Die reine Agaricinsäure bildet ein rein weißes, seidenglänzendes Kristallmehl aus mikroskopischen, vierseitigen Blättchen bestehend. Sie schmilzt, bei 100° getrocknet, bei etwa 140°, bei stärkerer Erhitzen zersetzt sie sich unter Bildung weißlicher, sauer reagierender Dämpfe und Verbreitung des Geruches nach verbranntem Fett. Sie verbrennt mit leuchtender Flamme. In kaltem W. ist sie nur wenig lösl., in heißem W. quillt sie auf, in siedendem W. ist sie zu einer klaren, schäumenden Fl. lösl., die Lackmuspapier rötet und sich beim Erkalten trübt. Lösl. in 180 T. kaltem oder 10 T. siedendem A., noch leichter in heißer Essigsäure, auch in heißem Terpentinöl, wenig lösl. in Ae., kaum lösl. in Chlf.; Alkalilauge (KOH, NaOH) und Ammoniakflüssigkeit lösen sie zu einer beim Schütteln stark schäumenden Fl. Beim Kochen von 0,1 g Agaricinsäure mit 10 ml verd. Schwefelsäure erhält man eine trübe Fl., aus der sich beim Stehen im Wasserbad ölige Tröpfchen (sehr klein) abscheiden, die beim Erkalten kristallin erstarren.

Prüfung. 1. Schmelzpunkt nicht unter 140° (Helv. V: nach sehr gutem Trocknen 138 bis 143°). – 2. 0,1 g Agaricinsäure muß sich in 10 ml Ammoniakfl. klar und ohne Färbung lösen (unreines Agaricin gibt trübe, gelbliche bis gelbe Lösungen). – 3. Beim Verbrennen darf sie höchstens 0,1% Rückstand hinterlassen.

Gehaltsbestimmung. Helv. V. 0,2000 g Agaricinsäure, gelöst in 40 ml A., und Phenolphthaleinlsg. müssen mindestens 13,46 und höchstens 13,53 ml 0,1 n Natronlauge verbrauchen $\triangleq$ mindestens 99,5% $C_{22}H_{40}O_7 + 1,5 H_2O$. 1 ml 0,1 n NaOH $\triangleq$ 14,77 mg.

Anwendung. Als schweißhemmendes Mittel, namentlich gegen die profusen Schweiße der Phthisiker und gegen die durch gewisse Medikamente, z. B. Antipyrin, erzeugten Schweiße, in Gaben von 0,005 bis 0,03 g. Die Wirkung tritt etwa nach 5 bis 6 Std. ein. Bewirkt mitunter Durchfälle. Subcutane Injektionen sind schmerzhaft. Größte Einzelgabe 0,1 g (DAB 6).

Acidum amygdalicum

Acidum amygdalicum ÖAB 9. Mandelsäure DAB 7 – BRD. DL-2-Hydroxy-2-phenylessigsäure. Phenylglykolsäure. Acidum mandelicum BPC 59 (!). Mandelic Acid NF VIII (!).

$C_8H_8O_3$ M.G. 152,15

Mandelsäure wurde zuerst von WÖHLER durch Erhitzen von Amygdalin mit Salzsäure dargestellt und erhielt daher ihren Namen.

Gehalt. Mindestens 99,0% $C_8H_8O_3$.

Herstellung. Durch Verseifen von Benzaldehydcyanhydrin (Mandelsäurenitril) mit Salzsäure:

$$C_6H_5-CH(OH)-CN + HCl + 2 H_2O \rightarrow C_6H_5CH(OH)-COOH + NH_4Cl$$

Man dampft in einer Porzellanschale auf dem Wasserbad 10 g Benzaldehydcyanhydrin mit 40 ml rauchender Salzsäure bis zur beginnenden Kristallisation ab. Nach völliger Abkühlung wird die Mandelsäure abgesaugt und mit wenig Wasser gewaschen. Durch Umkristallisieren aus heißem Wasser wird sie rein erhalten. Aus der Mutterlauge können durch Ausschütteln mit Ae. noch weitere Mengen gewonnen werden.

Eigenschaften. Weißes, kristallines Pulver von schwachem, eigenartigem Geruch und saurem, schwach zusammenziehendem Geschmack. Mandelsäure färbt sich an der Luft allmählich gelblich. Sie löst sich in etwa 6 T. W., in etwa 1 T. A. oder Aceton, in etwa 4 T. Ae. oder in etwa 75 T. Chlf. In Lösungen von Alkalihydroxiden, Alkalicarbonaten oder Ammoniak ist sie leicht lösl. Fp. = 118 bis 122° (ÖAB 9, DAB 7 – BRD).

Erkennung. 1. Eine Lösung von Mandelsäure färbt sich auf Zusatz von Eisen(III)-chloridlösung zitronengelb (ÖAB 9). – 2. Versetzt man eine Lösung von etwa 5 mg Mandelsäure in 2 ml W. mit etwa 1 mg Eisen(II)-sulfat, so färbt sie sich rasch olivgrün. Macht man die Lösung mit verdünntem Ammoniak alkalisch, so geht die Färbung in Weinrot über (ÖAB 9). – 3. Erhitzt man eine Lösung von Mandelsäure mit Kaliumdichromatlösung und verdünnter Schwefelsäure, so tritt der Geruch nach Benzaldehyd auf (ÖAB 9, DAB 7 – BRD).

Prüfung. 1. Eine Lösung von 1 T. Mandelsäure in 9 T. W. muß klar und farblos sein. – 2. Chlorverbindungen: 0,25 g Mandelsäure werden in einem Porzellantiegel mit 0,5 g wasserfreiem Natriumcarbonat gemischt. Die Mischung wird mit 0,5 g wasserfreiem Natriumcarbonat bedeckt und hierauf erhitzt, bis eine homogene Schmelze entstanden ist. Nach dem Erkalten löst man den Schmelzkuchen in 5 ml W. und 5 ml Salpetersäure und filtriert die Lösung durch ein chloridfrei gewaschenes Filter. Das Filtrat darf auf Zusatz von 2 ml W. und 3 Tr. Silbernitratlösung nicht stärker getrübt werden als eine Vergleichslösung aus 10 ml Chlorid-Standardlösung, 1,0 g wasserfreiem Natriumcarbonat und 2 ml konzentrierter Salpetersäure mit 3 Tr. Silbernitratlösung (ÖAB 9). – 3. Sulfat. In einer Mischung von 2,5 ml der Lösung (1 + 9) und 7,5 ml W. darf Sulfat in unzulässiger Menge nicht nachweisbar sein. – 4. Cyanid. Erhitzt man 5 ml der Lösung (1 + 9) mit etwa 2 mg Eisen(II)-sulfat und 3 ml verdünnter Natriumhydroxidlösung zum Sieden und säuert hierauf mit 2 ml Salzsäure an, so darf sich die Lösung weder blau noch grünlich färben (ÖAB 9). – 5. Ammonium. Erhitzt man 2 ml der Lösung (1 + 9) mit 3 ml verdünnter Natriumhydroxidlösung 5 Min. lang im Wasserbad, so dürfen die entweichenden Dämpfe rotes Lackmuspapier nicht bläuen (ÖAB 9). – 6. Arsen. In einer Lösung von 0,5 g Mandelsäure in 4 ml W. darf nach Zusatz von 0,1 g Kaliumjodid mit 6 ml Hypophosphitlösung Arsen nicht nachweisbar sein (ÖAB 9). – 7. Schwermetalle. In einer Mischung von 5 ml der Lösung (1 + 9) und 5 ml verdünntem Ammoniak dürfen Schwermetalle in unzulässiger Menge nicht nachweisbar sein (ÖAB 9). – 8. Verbrennungsrückstand: Höchstens 0,1% (ÖAB 9).

Gehaltsbestimmung. 0,3043 g Mandelsäure werden in etwa 20 ml kohlensäurefreiem Wasser gelöst und nach Zusatz von 10 Tr. Phenolphthaleinlösung mit 0,1 n Natriumhydroxidlösung titriert.

Für die angegebene Einwaage müssen 19,80 bis 20,10 ml 0,1 n Natriumhydroxidlösung verbraucht werden, entsprechend 99,0 bis 100,5% des theoretischen Wertes. 1 ml 0,1 n Natriumhydroxidlösung entspricht 15,22 mg $C_8H_8O_3$. 1 g Mandelsäure entspricht 65,73 ml 0,1 n Natriumhydroxidlösung (ÖAB 9).

Anwendung. Als Harndesinfiziens bei Infektionen mit Colibakterien, Enterokokken und Streptococcus faecalis. Sie wirkt jedoch nur als freie Säure, so daß der Harn unbedingt sauer gestellt werden muß (Kontrolle!). Je saurer der Harn ist, desto geringere Dosen von Mandelsäure sind erforderlich. Wegen zu starker Reizung der Magenschleimhaut wird sie in Form ihrer Salze gegeben. Orale Dosis 3,0 g.

Vorsicht bei schweren Herzschäden, Diabetes mellitus, Gicht und Leberschäden. Die Behandlung sollte nicht länger als 2 Wochen erfolgen, um Nierenreizungen zu vermeiden. – *Toxizität.* Schon mit Normaldosen können Nausea, Diarrhoe, Hämaturie, Dysurie und Überempfindlichkeit auftreten!

Handelsform siehe mandelsaure Salze.

Ammonium mandelicum. Ammonium Mandelate. Ammonii Mandelas. Ammoniummandelat.

$C_8H_7O_3NH_4$ M.G. 169,18

Eigenschaften. Weißes, sehr hygroskopisches, fast geruchloses, kristallines Pulver mit unangenehm beißendem Geschmack. Verfärbt sich am Licht. Wässerige Lösungen reagieren schwach sauer gegen Lackmus. Sehr leicht lösl. in W., wenig lösl. in A.

Anwendung. Wie Mandelsäure, jedoch meist in Form einer Mixtur, die durch Neutralisation der wässerigen Lösung mit Ammoniak erhalten wird.

Vgl. Mixtura Ammonii Amygdalatis Ph.Dan. IX.

Handelsformen: Ammonium-Mandelat „Asta" (Asta, Brackwede) 10 ml = 3,6 g Mandelsäure. „Mandelat" (Promassol, DDR); „Mandelix" (British Drug Houses).

Calcium mandelicum. Calcium Mandelate USP XV(!). Calcii Mandelas BPC 54(!), Ph.Jug. II. Calciummandelat. Calciumamygdalat.

$(C_8H_7O_3)_2Ca$ M.G. 342,36

Eigenschaften. Weißes, kristallines Pulver mit schwach aromatischem Geruch und leicht salzigem Geschmack. Wässerige Lösungen sind neutral oder schwach sauer gegen Lackmus. Lösl. in 100 T. W., in 80 T. siedendem W., in 4500 T. A. (90%ig).

Erkennung [USP XV(!)]: 1. 2 g werden in etwa 160 ml sied. W. gelöst und die Lösung allmählich mit einer Lösung von 820 mg Oxalsäure in 10 ml W. versetzt. Man dampft auf etwa 75 ml ein und filtriert. Das Filtrat wird auf etwa 5 ml konzentriert, heiß filtriert und das Filtrat 2 Std. im Eisschrank stehengelassen. Man filtriert die ausgeschiedene Mandelsäure und wäscht den Niederschlag 2mal mit je 1 ml eiskaltem W. Nach 1std. Trocknen bei 80° wird der Schmelzpunkt bestimmt, der zwischen 118 und 120° liegen soll. – 2. 100 mg der gemäß 1. gewonnenen Mandelsäure werden in 2 ml W. gelöst und die Lösung mit 3 ml Kaliumdichromatlösung und 5 ml Schwefelsäure versetzt: es entsteht Benzaldehydgeruch.

Prüfung [USP XV(!)]. Gewichtsverlust beim Trocknen: 4 Std. bei 105° nicht über 1%. – Vollständigkeit und Klarheit der Lösung: 1 g soll sich klar und farblos in 100 ml sied. W. lösen. – Acidität: zu einer Lösung von 1 g in 100 ml sied. W. gibt man Phenolphthaleinlösung und titriert mit 0,1 n Natronlauge: es dürfen nicht mehr als 0,5 ml erforderlich sein. – Chlorid: zu einer Mischung von 1 g mit 40 ml W. gibt man 3 ml Salpetersäure; Chloridgehalt nicht über 200 ppm. – Sulfat: 1 g wird mit 40 ml W. gemischt und die Mischung tropfenweise mit so viel Salzsäure versetzt, bis Lösung eintritt. Nach Zugabe eines Überschusses von 3 Tr. wird auf Sulfat geprüft: nicht über 500 ppm. – Schwermetalle: 1 g erhitzt man mit 15 ml W. und gibt bis zur Lösung tropfenweise verd. Salzsäure hinzu. Nach dem Erkalten werden 1 Tr. Phenolphthaleinlösung und verd. Ammoniaklösung bis zur schwachen Rotfärbung hinzugefügt. Nach Zugabe von 1 ml 1 n Salzsäure verdünnt man mit W. auf 25 ml, kühlt, filtriert und benutzt das Filtrat zur Prüfung: höchstens 20 ppm. – Magnesium- und Alkalisalze: Nach Ausfällung des Calciums als Oxalat in ammoniakalischem Milieu wird der Eindampfrückstand des Filtrates mit Schwefelsäure verglüht: 500 mg dürfen nicht mehr als 10 mg Rückstand hinterlassen (2%).

Gehaltsbestimmung. 500 mg werden 4 Std. bei 105° getrocknet und eine genau gewogene Menge in 10 ml heißer verd. Salzsäure gelöst. Man verdünnt auf 120 ml und fällt wie üblich das Calcium als Oxalat. Der Calciumoxalatniederschlag wird in 30 ml heißer verd. Schwefelsäure (1 in 3) gelöst und bei 80° mit 0,1 n Kaliumpermanganatlösung titriert. 1 ml 0,1 n Permanganatlösung entspr. 17,12 mg $C_{16}H_{14}CaO_6$. Forderung: Mindestens 98,5% in der getrockneten Substanz [USP XV(!)].

Anwendung. Wie andere mandelsaure Salze; es ist der Geschmackfreiheit wegen besser einzunehmen.

Handelsform: Mandecal (British Drug Houses).

Hexamethylentetraminmandelat. Methenamine Mandelate USP XVII. Hexamin Mandelate.

$C_6H_{12}N_4 \cdot C_8H_8O_3$ M.G. 292,34

Eigenschaften. Weißes, kristallines Pulver von saurem Geschmack. Praktisch geruchlos, pH der wässerigen Lösung ist etwa 4. Sehr leicht lösl. in W., lösl. in etwa 10 T. A., in 20 T. Chlf. und in 350 T. Ae. Fp. = 127 bis 130°.

Erkennung (USP XVII). 1. Man löst etwa 500 mg Methenaminmandelat in 10 ml W. in einem Erlenmeyerkolben und fügt 10 ml verd. Schwefelsäure zu. Eine mit Silberdiaminnitratlösung befeuchtete Filterzunge wird in den Kolben gehalten und die Lösung erhitzt: der entweichende Formaldehyd erzeugt eine braune bis schwarze Verfärbung des Papiers und ist an seinem Geruch zu erkennen. Der warmen Lösung fügt man einen Überschuß an Natronlauge zu: es entweicht Ammoniak, das feuchtes, rotes Lackmuspapier bläut. – 2. Man löst etwa 100 mg Substanz in 2 ml W., fügt 3 ml Kaliumdichromatlösung und 5 ml Schwefelsäure hinzu: es entsteht der Geruch nach Benzaldehyd.

Prüfung (USP XVII). 1. Chlorid. Man löst 1 g Substanz in 10 ml W. und fügt nach und nach 500 mg wasserfreies Natriumcarbonat zu. Dann verdampft man zur Trockne und erhitzt den Rückstand zur Dunkelrotglut. Nach Abkühlen fügt man vorsichtig 20 ml verd. Salpetersäure zu, rührt leicht um und filtriert. Das Filtrat darf nicht mehr Chloridionen enthalten als 0,15 ml einer 0,02 n Salzsäure entsprechen (100 ppm). – 2. Sulfat. 200 mg Substanz werden in 10 ml W. gelöst und mit 5 Tr. verd. Salzsäure und 5 Tr. Bariumchloridlösung versetzt. Es darf innerhalb 1 Min. keine Trübung entstehen. – 3. Schwermetalle. 1 g Substanz in 10 ml W. gelöst und mit 2 ml verd. Salzsäure versetzt wird auf 25 ml mit W. verdünnt. Der Schwermetallgrenztest ist mit dieser Lösung durchzuführen: höchstens 15 ppm. – 4. Freie Mandelsäure. 1 g Methenaminmandelat, genau gewogen, wird in einem 250-ml-Kolben mit 50 ml W. versetzt. Der klaren Lösung fügt man Phenolphthaleinlösung zu und titriert mit 0,1 n Natronlauge. 1 ml 0,1 n Natronlauge entspricht 15,22 mg $C_8H_8O_3$.

Gehaltsbestimmung. 1 g Substanz, genau gewogen, wird in einem 250-ml-Erlenmeyerkolben mit 100 ml W. und 25 ml verd. Salzsäure gelöst und 15 Min. lang am Rückflußkühler gelinde gekocht. Nach Abkühlen wird der Kühler mit W. gespült und die Flüssigkeit in einen 25-ml-Meßkolben überführt und mit W. bis zur Marke aufgefüllt. Dann stellt man ein modifiziertes Reagens nach NESSLER wie folgt her: 10 g Quecksilberchlorid, 30 g Kaliumjodid und 5 g arabisches Gummi werden in 200 ml W. gelöst und durch Watte filtriert. Unmittelbar vor Gebrauch mischt man 20 ml dieser Lösung mit 10 ml Natriumhydroxidlösung (3 in 20) in einem 250-ml-Erlenmeyerkolben und kühlt im Eisbad. 10 ml der Probelösung werden in das modifizierte Nessler-Reagens pipettiert, der Kolbenhals mit W. nachgespült und die Mischung mindestens 30 Min. stehengelassen. Dann wäscht man die Kolbenwände mit 10 ml Essigsäurelösung (2 T. Eisessig und 3 T. W.), mischt rasch und fügt 40,0 ml 0,1 n Jodlösung hinzu. Der Überschuß an Jod wird mit 0,1 n Natriumthiosulfatlösung gegen Stärkelösung zurücktitriert. 1 ml 0,1 n Jodlösung entspricht 2,436 mg $C_6H_{12}N_4 \cdot C_8H_8O_3$ (USP XVII).

Anwendung. Wie Mandelsäure. Hexamethylentetramin verstärkt die desinfizierende Wirkung (s. Hexamethylentetramin).

Handelsformen: Mandelamine (Goedecke, Berlin/Freiburg); Mandelamine (Nepera Chemical Co.: Warner); Hexa-Mandelate (Southon).

Magnesiummandelat. Magdelate.

$C_{16}H_{15}MgO_6$ M.G. 326,61

Eigenschaften. Weißes, geruchloses Pulver. Wenig lösl. in kaltem, lösl. in etwa 250 T. siedendem W.; unlösl. in A. Die wässerige Lösung ist praktisch neutral.

Anwendung. Wie Mandelsäure und deren andere Salze.

Handelsform: Magnesium-Mandelat „Asta" (Asta, Brackwede).

Mandelsaures Äthanolamin.

$C_8H_7O_3 \cdot NH_3C_2H_4OH$ M.G. 213,23

Mandelsaures Äthanolamin ist in Mandelat „Asta" pro injectione (Asta, Brackwede) enthalten. 5 g entsprechen 3,56 g Mandelsäure.

Natrium mandelicum. Natriummandelat.

Zusammen mit Mandelsäure enthalten in Mandelat „Asta" Pufferlösung (Asta, Brackwede). 20 ml entsprechen 2,4 g Mandelsäure. Zur Lokalbehandlung der Colicystitis und bei Mischinfektionen der Blase.

Mandelsäure-Ester

D. J. MACHT berichtete 1922 über die spasmolytische Wirkung von Estern der Mandelsäure. Inzwischen ist eine größere Anzahl davon dargestellt und pharmakologisch untersucht worden. N. BROCK, E. KÜHAS und D. LORENZ [Arzneimittel-Forsch. 2, 165 (1952)] verglichen 16 Ester und fanden, daß die spasmolytische Wirkung mit der Zahl der C-Atome in der Esterkomponente zunimmt und daß das Wirkungsoptimum zwischen C_5 und C_9 liegt. Die Wirkung ist eine musculotrope papaverinähnliche; spezifisch anticholinergische Eigenschaften (atropinähnlich) kommen den Mandelsäureestern nicht zu. A. B. H. FUNCKE, M. J. E. ERNSTING, R. F. REKKER und W. TH. NAUTA [Arzneimittel-Forsch. 3, 503 (1953)] beschrieben 44 Mandelsäureester und bestätigten in großen Linien die Ergebnisse von N. BROCK und Mitarb. Therapeutische Verwendung finden von stickstofffreien Verbindungen der Isoamylester, der Benzylester und der 3,3,5-Trimethylcyclohexanolester der Mandelsäure.

Mandelsäure-isoamylester ist als „Atractyl" (Asta, Brackwede) im Handel.

$C_{13}H_{18}O_3$ ⟨C₆H₅⟩—$CHOH \cdot COO \cdot (CH_2)_2 \cdot CH \cdot CH_3$ | CH_3 M.G. 222,28

Herstellung. Durch Veresterung von Mandelsäure mit überschüssigem Isoamylalkohol in Gegenwart von konz. Schwefelsäure.

Eigenschaften. Die Substanz ist bei gewöhnlicher Temperatur flüssig. Kp.$_{12\,mm}$ 155°. Gut lösl. in lipophilen Lösungsmitteln, praktisch unlösl. in W.

Anwendung. Bei Spasmen im Bereich des Magen-Darm-Traktes, Gastritis, Ulcus ventriculi und duodeni, spastische Obstipationen und leichtere Formen von Nierenstein-, Gallenstein- und Gallengangkoliken, bei Gefäßspasmen, z. B. Migräne, bei spastischer Dysmenorrhöe und Krampfwehen in der Nachgeburtsperiode.

Handelsformen: Dragees, Ampullen (zur i.m. Inj.) und Suppositorien.

In der Veterinärpraxis wird die Substanz als „Mandaverm" (Asta) als Wurmmittel verwendet bei Ascaridiasis der Pferde, Hunde, Katzen, Pelztiere, Schweine und Hühner, Hakenwurmbefall der Katzen und Pelztiere, Peitschenwurmbefall der Hunde, Lungenwurmbefall der Wiederkäuer.

Dosierung. Kleintiere etwa 1 ml/kg Körpergewicht in Kapseln oder mit der Magensonde, Pferde 25 bis 30 ml/Ztr. mit der Nasenschlundsonde.

Handelsformen: Kapseln mit 0,3, 0,5, 1,0, 2,0 und 3,0 ml. Größere Mengen in Flaschen

Mandelsäure-benzylester.

$C_{15}H_{14}O_3$ ⌬—CHOH·COO·CH₂—⌬   M.G. 242,28

Eigenschaften. Fp. 94°. Gut lösl. in A., praktisch unlösl. in W.

Anwendung. In Kombination mit Analgeticis z.B. in „Spalt-Tabl." (Much, Bad Soden) und „Tispol" (Woelm, Eschwege).

Mandelsäure-3,5,5-trimethylcyclohexylester ist als „Cyclospasmol" (Brocades, Amsterdam) im Handel. Synonym: Spasmocyclone (Merck JB 52).

Eigenschaften. Fp. 47°, Kp.$_{0,005\,mm}$ 133 bis 136°. Lösl. in 1,2-Propylenglykol.

„**Cyclospasmol** (Chem. Fabr. Berlin-Tempelhof)" ist ein kombiniertes Spasmolyticum und enthält 150 mg salzs. Cyclohexyl-phenylacetyl-diäthyl-amino-äthanol (I), 50 mg Phenyldiallylacetamid (II) und 150 mg Dimethylaminophenazon (III) im Suppositorium; die Ampullen haben eine andere Zusammensetzung.

I. (= Trasentin Ciba)   II.

Kinder-Suppositorien: 30 mg I, 30 mg II, 75 mg III.

Acidum benzoicum

Acidum benzoicum. Benzoesäure. Benzoic Acid. Acide benzoique.

$C_7H_6O_2$ C_6H_5COOH M.G. 122,12

Benzoesäure wurde erstmals 1608 von BLAISE DE VIGENERE durch Sublimation aus Benzoeharz erhalten. Sie dürfte allerdings vorher schon durch A. LIEBAU (latin. Libavius), 1540 bis 1616, mittels Wasserdampfdestillation daraus hergestellt worden sein (SCHELENZ, H.: Geschichte der Pharmazie, Hildesheim: Georg Olms 1962). Die als Flores Benzoes bezeichneten Kristalle hielt man lange Zeit für ein Salz, bis LICHTENBERG ihre Säurenatur erkannte. 1775 beschrieb SCHEELE ein Verfahren zur Darstellung der Benzoesäure aus Benzoe mittels Kalkmilch. Das aus dem Harz gelöste Calciumbenzoat wurde mit Salzsäure zerlegt.

Benzoesäure kommt in der Natur weit verbreitet vor. Sie ist zu 10 bis 20% im Benzoeharz enthalten. In geringeren Mengen findet sie sich im Perubalsam, Tolubalsam, Storax und vielen anderen Harzen. Sie kommt in den meisten Gräsern vor und ist in Beeren häufig in nennenswerter Konzentration (0,05%) enthalten. Sie entsteht bei Fäulnis des Harns von Pflanzenfressern aus der darin enthaltenen Hippursäure.

Herstellung. Die Gewinnung aus Benzoeharz hat nunmehr historisches Interesse, da synthetische Benzoesäure billiger und reiner ist. Aus guten Benzoe-Qualitäten, die vor allem frei von Zimtsäure sein mußten (Siam-Benzoe), wurde die Säure entweder durch Natriumcarbonatlösung unter gleichzeitiger Verseifung von Estern herausgelöst und durch Salzsäure abgeschieden oder durch Sublimation gewonnen, wobei nur etwa 2/3 der vorhandenen Benzoesäure erhalten wurden. Weitere Ausnutzung führte zu unangenehm riechenden Produkten. Heute wird Benzoesäure praktisch nur noch synthetisch gewonnen.

1. Aus Toluol über Benzotrichlorid:

$$C_6H_5\text{—}CH_3 + 3\,Cl_2 \rightarrow C_6H_5\text{—}CCl_3 + 3\,HCl$$
$$C_6H_5\text{—}CCl_3 + 2\,H_2O \rightarrow C_6H_5\text{—}COOH + 3\,HCl$$

Da bei Chlorierung von Toluol auch kleine Mengen von kernhalogenierten Benzotrichloriden entstehen, die sich nur sehr schwer von Benzoesäure trennen lassen, ist so gewonnene Benzoesäure chlorhaltig (vgl. Prüf. der Pharmakopöen).

2. Durch Oxydation von Toluol mittels Salpetersäure, Kaliumdichromat oder Luft.
3. Die wichtigste technische Darstellung erfolgt aus Naphthalin, das durch Luftsauerstoff zu Phthalsäureanhydrid oxydiert wird. Aus diesem kann dann entweder durch Einleiten von Dampf in die Schmelze bei Anwesenheit von Chromatkatalysatoren oder in der Dampfphase über Zinkoxidkatalysatoren Benzoesäure erhalten werden.
4. Die veraltete Darstellung aus der Hippursäure des Kuh- oder Pferdeharnes kommt nicht mehr in Betracht.

Eigenschaften. Monokline Tafeln oder Blättchen. Fp. = 122,4° (The Merck Index 1960); beginnt bei etwa 100° zu sublimieren. Wasserdampfflüchtig. 1 T. löst sich in etwa 270 T. kaltem W., in 17 T. siedendem W., in etwa 2 T. A., in 3 T. Ae.; leicht lösl. in Chlf., Benzol, Schwefelkohlenstoff, in fetten und ätherischen Ölen.

Erkennung. 1. Versetzt man 0,2 g Benzoesäure mit 1 ml 1 n Kalilauge, läßt unter häufigem Umschütteln 15 Min. lang stehen und filtriert von der überschüssigen Benzoesäure ab, so ergibt das Filtrat auf Zusatz eines Tropfens Eisen(III)-chloridlösung einen hellrötlichbraunen Niederschlag von Eisen(III)-benzoat. – 2. Wird Benzoesäure mit A. und einigen Tr. konz. Schwefelsäure erhitzt, so tritt der Geruch von Benzoesäureäthylester auf, der am besten durch Zusatz von W. nach dem Erhitzen zu erkennen ist. – 3. Wird eine Lösung von etwa 50 mg Benzoesäure in 20 ml W. mit 5 ml Wasserstoffperoxidlösung versetzt und dann tropfenweise eine frisch bereitete Lösung von 5 g Eisen(II)-sulfat und 5 g Borsäure in 100 ml W. zugefügt, so färbt sich die Flüssigkeit dunkelblauschwarz. Aus Benzoesäure entsteht dabei Salicylsäure, die mit Eisen(II)-sulfat bei Gegenwart von Wasserstoffperoxid Eisen(III)-salicylat bildet. Bei Anwesenheit sehr kleiner Mengen entsteht eine graugrüne Färbung.

Nachweis und Bestimmung von Benzoesäure in Lebensmitteln (BEYTHIEN-DIEMAYR: Laboratoriumsbuch für die Lebensmittelchemiker, 7. Aufl., Dresden u. Leipzig: Th. Steinkopff 1957): Benzoesäure wird entweder aus der angesäuerten Untersuchungsflüssigkeit mit Ae. ausgeschüttelt oder aus festen Stoffen durch Sublimation abgetrennt. Rückstand oder Sublimat geben folgende Reaktionen:

1. MOHLERsche Reaktion: Rückstand oder Sublimat werden im Reagensglas mit 1 ml einer Lösung von 10 g Kaliumnitrat in 100 ml konz. Schwefelsäure 20 Min. lang im Wasserbad erhitzt. Nach Abkühlen wird mit 2 ml W. verdünnt und erneut gekühlt. Dann gibt man 2 ml Hydroxylaminlösung (2 ml in 100 ml W.) zu und versetzt mit 10 ml 15%iger Ammoniakflüssigkeit. Nach Umschütteln stellt man 5 Min. lang in ein Wasserbad von 60° ein. Rotfärbung zeigt Benzoesäure an.

Vorgang: Benzoesäure wird zu Dinitrobenzoesäure nitriert und durch Hydroxylamin zu Aminonitrobenzoesäure reduziert. Diese gibt mit Ammoniak Rotfärbung.

2. Benzoesäureäthylesterprobe nach RÖHRIG (wie Erk. 2).
3. Salicylsäureprobe nach FISCHER und GRUENERT: analog Erk. 3, nur daß die Oxydation durch Alkalischmelze erfolgt.

Gehaltsbestimmung. Zur quantitativen Bestimmung wird die MOHLERsche Reaktion kolorimetrisch ausgewertet.

Prüfung. Benzoesäure muß farb- und geruchlos sein. – Beim Erhitzen auf dem Platinblech muß sie sich ohne zu verkohlen mit höchstens 0,1% Rückstand verflüchtigen. Prüfung auf Chlorbenzoesäure siehe Acid. benzoic. DAB 6 (S. 918).

Anwendung. Innerlich nur noch vereinzelt als Expektorans, öfters als solches in der Veterinärmedizin für Hunde (0,1 bis 0,5 g pro dosi). Äußerlich bei Pilzinfektionen der Haut. Nicht angezeigt in akuten, nässenden oder blasigen Formen. Dosierung: In 6%iger Konzentration zusammen mit 3% Salicylsäure in „Whitfields Ointment" USP XVI, oder auch in 12%iger Konzentration mit 6% Salicylsäure in „former Whitfields Ointment". Technisch: Vorwiegend als Konservierungsmittel für Fette, Fruchtsäfte, Marinaden u.a. (vgl. Gesetzliche Bestimmungen). Zur Herstellung von Farbstoffen, als Zusatz von Farblacken, als Beizmittel in der Kalikofärberei u.a.m.

Gesetzliche Bestimmungen. Die Konservierungsstoff-Verordnung vom 19. Dez. 1959 läßt Benzoesäure und ihre Natriumverbindung unter dieser Bezeichnung und der Kenn-Nummer 2 unvermischt oder zusammen mit Sorbinsäure und ihren Natrium-, Kalium- und Calciumverbindungen, mit p-Hydroxybenzoesäure-Äthylester, -Propylester und deren Natriumverbindungen oder mit Ameisensäure und ihren Natrium-, Kalium- und Calciumverbindungen zum Schutz von Lebensmitteln gegen den mikrobiellen Verderb zu. Von den so zu konservierenden Lebensmitteln sind alle Grundnahrungsmittel ausgenommen. Die in Frage kommenden Lebensmittel und die zugelassenen Mengen an Konservierungsstoff sind in Anlage 2 zu § 2 aufgeführt. Es handelt sich im wesentlichen um Fischmarinaden, Mayonnaise, Obstmuttersäfte, Sauerkonserven, Marzipan u.a. In allen Fällen muß die Verwendung von Konservierungsmitteln kenntlich gemacht werden, z.B. auf Packungen, auf Speisekarten oder Preisschildern.

Acidum benzoicum DAB 7 – DDR, Helv. V, ÖAB 9, Ned. 6, Nord. 63, PI.Ed. II, Ross. 9. Benzoesäure DAB 7 – BRD. Benzoic Acid BP 63, USP XVII. Acide Benzoique CF 65.

$C_7H_6O_2$ M.G. 122,12

Gehalt. Mindestens 99,5% $C_7H_6O_2$ (PI.Ed. II).

Eigenschaften. Fp. 120,5 bis 121,5° (Helv. V); 121° ± 1° (CF 65); 120 bis 123° (DAB 7 – DDR); 121 bis 122° (DAB 7 – BRD); 121 bis 124° (PI.Ed. II).
Benzoesäure löst sich in etwa 350 T. W. [in 270 T. W. (DAB 6)], in etwa 18 T. siedendem W., in etwa 3 T. A. oder Ae. oder in etwa 8 T. Chlf. Lösl. in fetten Ölen (ÖAB 9).

Erkennung. 1. Die wässerige Lösung von Benzoesäure reagiert gegen Methylrot (BP 63), gegen Methylorange (ÖAB 9) sauer. – 2. Benzoesäure ist mit Wasserdämpfen flüchtig. Beim Erhitzen in einem Probierrohr schmilzt sie zu einer fast farblosen Flüssigkeit und sublimiert dann (DAB 6). – 3. Übergießt man 0,2 g Benzoesäure mit 20 ml W. und 1 ml 1 n Kalilauge, schüttelt häufig um, filtriert nach einer Viertelstunde und fügt zum Filtrat 1 Tr. Eisen(III)-chloridlösung hinzu, so entsteht ein hellrötlichbrauner Niederschlag (DAB 6, BP 63, USP XVII). – 4. Eine gesättigte Lösung von Benzoesäure gibt mit Eisen(III)-chloridlösung einen rötlichgelben Niederschlag (Helv. V, ÖAB 9); fügt man 1 bis 2 Tr. verdünnte Salpetersäure und 1 Tr. verdünnte Wasserstoffperoxidlösung hinzu und erhitzt, so entsteht eine violette Lösung (ÖAB 9).

Prüfung. 1. Chlorierte Verbindungen: 500 mg Benzoesäure und 700 mg Calciumcarbonat werden mit wenig W. in einem Tiegel gemischt und die Mischung getrocknet. Dann wird der Tiegel in einen kalten Muffelofen gestellt und auf 575 bis 625° erhitzt und diese Temperatur 10 Min. lang gehalten. Nach Abkühlen löst man den Rückstand in 20 ml verdünnter Salpetersäure, wäscht Filter und unlöslichen Rückstand mit 15 ml W. nach und fügt dem Filtrat 0,5 ml 0,1 n Silbernitratlösung zu. Dann füllt man mit W. auf genau 50 ml auf. In einem zweiten Gefäß löst man 700 mg des gleichen Calciumcarbonats in 20 ml verdünnter Salpetersäure, filtriert, falls nötig, und fügt 0,5 ml 0,1 n Silbernitratlösung zu. Auch diese Mischung wird auf 50 ml mit W. aufgefüllt. Dann gibt man aus einer Bürette tropfenweise so viel 0,02 n Salzsäure hinzu und mischt nach jedem Tropfen gut durch, bis die entstehende Trübung gleich der aus Benzoesäure erhaltenen Mischung ist. Es dürfen nicht mehr als 0,6 ml 0,02 n Salzsäure verbraucht werden (USP XVII). – Ähnlich verfährt ÖAB 9, jedoch wird anstelle von Calciumcarbonat Natriumcarbonat verwendet.
BP 63 verfährt wie folgt: 2,0 g Benzoesäure werden mit 50 ml Amylalkohol in einen trockenen Kolben gebracht und in kleinen Stücken 3 g Natrium zugefügt. Dann erwärmt man am Rückflußkühler vorsichtig bis die Gasentwicklung beendet ist und läßt dann 1 Std. lang gelinde sieden. Man kühlt die Flüssigkeit auf etwas unter 100° ab, gibt 50 ml W., 5 ml 0,1 n Silbernitratlösung und 20 ml Salpetersäure zu und titriert mit 0,1 n Ammoniumrhodanidlösung gegen Eisen(III)-ammoniumsulfat als Indikator. Man wiederholt den Vorgang ohne Benzoesäure; die Differenz der beiden Titrationen darf nicht mehr als 0,8 ml betragen. – DAB 6: In einem trockenen Probierrohr reibt man 0,1 g Benzoesäure und 0,5 g gelbes Quecksilberoxid mit Hilfe eines Glasstabes gleichmäßig zusammen und erhitzt das Gemisch unter ständigem Drehen des Probierrohres über einer kleinen Flamme. Sobald die hierbei eintretende Gasentwicklung und die Glimmerscheinung vorüber ist, läßt man abkühlen, setzt 10 ml verd. Salpetersäure zu, erwärmt bis nahe zum Sieden und filtriert. Das Filtrat darf durch Silbernitratlösung höchstens opalisierend getrübt werden. – DAB 7 –BRD: Die Mischung von 5,00 ml Prüflsg. (2,50 g Substanz werden unter Zusatz von 20,0 ml n Natronlauge und 25,0 ml A. (90%) mit W. zu 50,0 ml gelöst) mit 2,0 ml 3 n Natronlauge und 50 mg Raney-Nickel wird im Wasserbad 10 Min. lang erhitzt. Nach dem Erkalten wird filtriert; Rückstand und Filter werden 3mal mit je 1,0% ml A. (90) nachgewaschen. Das auf 11,0 ml verdünnte Filtrat wird unter Zusatz von 1,50 ml 6 n Salpetersäure und 1,0 ml 0,1 n Silbernitrat-Lsg. auf Cl⁻ geprüft. Diese Lsg. darf nicht stärker getrübt sein als folgende Vergleichslsg.: Die Mischung von 1,00 ml Natriumchlorid-Lsg. IV, 2,0 ml 3 n Natronlauge und 50 mg Raney-Nickel wird wie oben behandelt. Das auf 6,0 ml verdünnte Filtrat wird mit 5,00 ml Prüflsg., 1,50 ml 6 n Salpetersäure und 1,0 ml 0,1 n Silbernitrat-Lsg. versetzt. – DAB 7 – DDR: 2,00 g Substanz werden in einen 200-ml-Erlenmeyerschliffkolben in 50,0 ml

iso-Pentanol gelöst. Nach Zusatz von 3,0 g Natrium in kleinen Anteilen wird die Mischung bis zur Beendigung der Gasentwicklung unter Rückfluß erwärmt und dann noch 60 Sek. im Sieden gehalten. Nach dem Abkühlen auf 90° werden 50,0 ml W. zugegeben und die Mischung geschüttelt, bis der Nd. gelöst ist. Dann wird mit 20,0 ml konz. Salpetersäure versetzt und auf 20° gekühlt. Nach Zusatz 5,00 ml 0,1 n Silbernitrat-Lsg. und 5,0 ml Eisen(III)-ammoniumsulfat-Lsg. wird der Überschuß an Silbernitrat mit 0,1 n Ammoniumrhodanid-Lsg. zurücktitriert. Es müssen mindestens 4,44 ml 0,1 n Ammoniumrhodanid-Lsg. verbraucht werden (höchstens 0,10% Chlorbenzoesäuren, berechnet als Cl^-). – Helv. V verfährt ebenso, läßt aber 2 ml des letzten Filtrates 1 g Zinkfeile zusetzen, innerhalb 15 Min. häufig umschütteln und filtrieren. Chloridionen dürfen anschließend nicht nachweisbar sein.

Zur Prüfung auf Chlorbenzoesäuren kann man auch die ganz allgemein zum Nachweis von Halogen in organischen Verbindungen anwendbare BEILSTEINsche Kupferprobe benutzen. Ein ausgeglühter Kupferdraht färbt die Flamme nicht; die geringsten Spuren von Halogen bilden flüchtiges Halogenkupfer, das die Flamme grün färbt. Man befestigt einen etwa 12 cm langen, etwa 1 mm dicken Kupferdraht in einem Korkstopfen und glüht ihn solange aus, bis er die Flamme nicht mehr färbt. Dann bringt man etwas der zu prüfenden Substanz auf ein Uhrglas, taucht den etwas erhitzten Draht hinein und bringt ihn dann mit der Substanz in die Flamme. Eine Grünfärbung zeigt Halogen an. Je länger die Grünfärbung anhält, desto größer ist der Gehalt der Substanz an Halogen.

2. Zimtsäure: Zu 100 ml W. gibt man 1,5 ml konz. Schwefelsäure und erhitzt zum Sieden. Dann gibt man tropfenweise 0,1 n Kaliumpermanganatlösung zu, bis die Rosafärbung 30 Sek. lang bestehen bleibt. In der heißen Mischung löst man genau 1 g Benzoesäure und titriert mit 0,1 n Kaliumpermanganatlösung bis zur Rosafärbung, die 15 Sek. lang bestehen bleibt. Es dürfen nicht mehr als 0,5 ml 0,1 n Kaliumpermanganatlösung verbraucht werden (USP XVII). – Ähnlich lassen DAB 6, Helv. V und ÖAB 9 prüfen. – BP 58(!): 0,10 g Benzoesäure wird mit 0,1 g Kaliumpermanganat und 5 ml verd. Schwefelsäure erwärmt: es darf kein Geruch nach Benzaldehyd auftreten. – 3. Benzaldehyd. 2,00 g Substanz werden mit 10,0 ml W. 60 Sek. geschüttelt. 2,50 ml des Filtrats dürfen nach Zusatz von 2,50 ml Fuchsin-Schweflige-Säure-Lsg. keine stärkere Färbung zeigen als die Mischung von 2,50 ml W. und 2,50 ml Rg. (DAB 7 – DDR). – 4. Organische Verunreinigungen. 0,200 g Substanz werden in 5,0 ml konz. Schwefelsäure unter Schütteln gelöst. 15 Min. nach dem Schwefelsäurezusatz darf die Lsg. keine stärkere Färbung zeigen als 5,0 ml Farbvergleichs-Lsg. F (Bd. I, 238) (DAB 7 – DDR). – 5. Sulfatasche: BP 63, nicht mehr als 0,1%. – 6. Arsen: BP 58 (!), nicht mehr als 2 ppm (s. Bd. I, 242). – 7. Blei: BP 63, nicht mehr als 5 ppm (s. Bd. I, 244).

Helv. V, die unter Acidum benzoicum ausdrücklich synthetische Benzoesäure versteht, läßt durch Lösungsversuche in A. und Ammoniaklösung auf Harzbenzoesäure prüfen: 1 g Benzoesäure muß in 3 ml A. klar und farblos völlig löslich sein. 0,5 g Benzoesäure müssen sich in 5 ml verd. Ammoniaklösung klar und farblos lösen.

Gehaltsbestimmung. Man löst 500 mg Benzoesäure, die vorher 3 Std. lang über Silicagel getrocknet und genau gewogen worden waren, in 25 ml verd. A., den man zuvor mit 0,1 n Natronlauge neutralisiert hatte, gibt Phenolphthaleinlösung zu und titriert mit 0,1 n Natronlauge bis zur Rosafärbung. Vom verbrauchten Volumen 0,1 n Natronlauge ist ein Fünftel des Volumens der für die Bestimmung der chlorierten Verbindungen verbrauchten 0,02 n Salzsäure abzuziehen. 1 ml 0,1 n Natronlauge entspricht 12,21 mg $C_7H_6O_2$ (USP XVII).

Aufbewahrung. In gut verschlossenen Gefäßen.

Acidum benzoicum e resina Helv. V. Flores Benzoes. Harzbenzoesäure. Acide benzoique du benjoin. Acido benzoico dal benzoino.

Helv. V führt noch die aus Harz gewonnene Benzoesäure, während die meisten anderen Pharmakopöen diese nicht mehr ausdrücklich erwähnen oder zulassen. Eine Ausnahme macht Benzoic Acid BP 58, die synthetisch oder aus Harz gewonnen sein kann. Allerdings muß letztere dann den Anforderungen, die an synthetische Benzoesäure gestellt werden, entsprechen.

Gewinnung. Benzoe wird, mit dem gleichen Gewichte gewaschenem Sand gemischt, in eine flache Schale gebracht. Diese wird mit mehrfach perforiertem Filtrierpapier bedeckt und darüber ein konischer Papierhut gestülpt. Dann wird die Schale im Sandbad auf 160 bis 180° erhitzt. Die sublimierte Säure wird aus dem Rezipienten sorgfältig herausgenommen (Helv. V).

Eigenschaften. Harz-Benzoesäure Helv. V besteht aus gelblich bis bräunlich gefärbten glänzenden Blättchen oder Nadeln von eigentümlichem, brenzligem, an Benzoe erinnerndem Geruch und zuerst süßlich-saurem, dann kratzendem Geschmack. Fp. = 118 bis 121°.

An Begleitstoffen der Harz-Benzoesäure sind bisher gefunden worden:

Benzoesäuremethylester, C_6H_5—$COOCH_3$, Benzoesäurebenzylester, C_6H_5—$COOCH_2$—C_6H_5, Vanillin, $C_8H_8O_3$, Guajacol, $C_6H_4(OH)OCH_3$, Brenzkatechin, $C_6H_4(OH)_2$, Acetylguajacol, $C_6H_4(OCH_3)$—OCO—CH_3, Benzoylguajacol, $C_6H_4(OCH_3)$—OCO—C_6H_5 und Benzophenon, $(C_6H_5)_2CO$.

Anwendung. Zur Bereitung von Tinctura Opii benzoica Helv. V.

Ammonium benzoicum Erg.B. 6, Helv. V, HAB. Ammonii benzoas. Ammoniumbenzoat. Benzoesaures Ammonium. Ammonium Benzoate. Benzoate d'ammonium.

$C_7H_9NO_2$ $C_6H_5COONH_4$ M.G. 139,15

Herstellung. Man übergießt in einem Becherglas 100 g Benzoesäure mit 80 g Ammoniakflüssigkeit von 20% ($d = 0,925$) und erwärmt bis zur vollständigen Auflösung. Beim Erkalten scheidet sich das Salz in Blättchen aus. Es wird abgesaugt, auf Filterpapier an der Luft getrocknet und in dicht schließenden Gefäßen aufbewahrt.

Eigenschaften. Weiße, dünne, vierseitige Tafeln oder kristallines Pulver von salzigem, hinterher etwas scharfem Geschmack und schwachem Geruch nach Benzoesäure. Fp. = 198°. Verliert an der Luft allmählich etwas Ammoniak und reagiert dann sauer. Lösl. in 5 T. kaltem W., in 1,2 T. siedendem W., in 28 T. A.

Anwendung. Früher als orales Harndesinfiziens in Dosen von 0,6 bis 2 g. Gelegentlich als Expectorans.
Technisch als Konservierungsmittel für Leim und Latex.

Handelsform: Eupatal (Madaus, Köln) enthält u. a. 8% Ammoniumbenzoat.

Lithium benzoicum. Lithiumbenzoat.

$C_7H_5LiO_2$ M.G. 128,04

Eigenschaften. Weißes, kristallines Pulver. Lösl. in 3 T. W., in 13 T. A. Die wässerige Lösung reagiert gegen Lackmus schwach alkalisch.

Anwendung. Früher gelegentlich als Gicht- und Rheumamittel (s. Lithiumsalze). Technisch wurde es als Gleitmittel in der Tablettenfabrikation gebraucht.

Natrium benzoicum DAB 6, DAB 7 – DDR, Helv. V, ÖAB 9, Ross. 9. Natriumbenzoat DAB 7 – BRD. Natrii benzoas Ned. 6, Nord. 63. Sodium Benzoate BP 63, USP XVII. Benzoate de Sodium CF 65. Benzoesaures Natrium.

$C_7H_5NaO_2$ C_6H_5—$COONa$ M.G. 144,11

Gehalt. Mindestens 99,0% $C_7H_5NaO_2$, bezogen auf die getrocknete Substanz.

Herstellung. Aus Natriumcarbonat und reiner synthetischer Benzoesäure. Durch Einengen der Lösung und Abkühlenlassen erhält man kristallwasserhaltiges Natriumbenzoat. Durch Trocknen des Salzes bei 100° erhält man die kristallwasserfreie Form.

Eigenschaften. Weiße, geruchlose Körnchen oder kristallines Pulver von süßem, zusammenziehendem Geschmack. Lösl. in etwa 2 T. W., in etwa 45 T. A. (DAB 6).

Erkennung. 1. Beim Erhitzen schmilzt Natriumbenzoat unter Entwicklung charakteristisch riechender Dämpfe, verkohlt dann und hinterläßt schließlich einen Rückstand von Natriumcarbonat und Kohle (ÖAB 9, Helv. V, DAB 6). – 2. Natriumbenzoat gibt die Reaktionen auf Natrium (Bd. I, 218) und Benzoat (Bd. I, 212) (USP XVII, BP 63). – 3. Identifizierung der Benzoesäure nach L. KOFLER (ÖAB 9). Isolierung durch Mikrosublimation nach dem angegebenen Verfahren bei 110 bis 120°. Schmelzintervall (unter dem Mikroskop): 121 bis 123°. Eutektische Temperatur der Mischung mit Phenacetin: 89°. – 4. Wird eine Lsg. von 0,25 g Substanz in 5,0 ml W. mit 1,0 ml 3 n Salzsäure versetzt, so scheiden sich weiße Kristalle von Benzoesäure ab, die nach Abfiltrieren, Auswaschen und Trocknen unterhalb 20 Torr zwischen 121 und 123° schmelzen (DAB 7 – BRD).

Prüfung. 1. Prüflösung. 4,00 g Substanz werden unter Zusatz von 40,0 ml A. (90%) zu 80,0 ml gelöst (DAB 7 – BRD). – 0,300 g Substanz werden in kohlendioxidfreiem W. zu 30,0 ml gelöst (DAB 7 – DDR). – 2. 10,0 ml Prüflsg. dürfen nach Zusatz von 0,05 ml Phenolphthalein-Lsg. höchstens 0,10 ml 0,1 n Natronlauge bis zum Umschlag nach Rot oder höchstens 0,10 ml 0,1 n Salzsäure bis zur Entfärbung verbrauchen (DAB 7 – BRD). – 3. Schwermetalle. Höchstens 10 ppm (BP 63), 0,001% (Ross. 9). – 4. Arsen. Höchstens 2 ppm (BP 63). – 5. Chlorid-Ionen. Höchstens 0,02% (Ross. 9). – 6. Sulfat-Ionen. Höchstens 0,02% (Ross. 9). – 7. Organische Chlorverbindungen (Chlorbenzoesäuren). Der Nachweis ist mit 5,00 ml Prüflsg. wie bei Acidum benzoicum, Prüf. 1, S. 918 zu führen (DAB 7 – BRD). – 8. Leicht oxydierbare

Stoffe (Zimtsäure). Eine Mischung von 10 ml der Lösung (1 + 19), 2 ml verd. Schwefelsäure und 0,10 ml Kaliumpermanganatlösung darf die rote Farbe innerhalb 5 Min. nicht vollst. verlieren (ÖAB 9). – 9. Organische Verunreinigungen. 0,200 g Substanz werden wie bei Acidum benzoicum, Prüf. 4, S. 919, geprüft (DAB 7 – DDR). – 10. Trocknungsverlust. Höchstens 1,0% (DAB 7 – DDR u. BRD).

Gehaltsbestimmung (ÖAB 9). 0,2882 g getrocknetes Natriumbenzoat werden in 20 ml wasserfreier Essigsäure gelöst und nach Zusatz von 20 ml Dioxan und 5 Tr. Gentianaviolettlösung mit 0,1 n Perchlorsäure-Eisessiglösung auf rein Blau titriert. Für die angegebene Einwaage müssen 19,80 bis 20,00 ml 0,1 n Perchlorsäure-Eisessiglösung verbraucht werden, entsprechend 99,0 bis 100,0% des theoretischen Wertes. – 1 ml 0,1 n Perchlorsäure-Eisessiglösung entspricht 14,41 mg $C_7H_5NaO_2$. 1 g Natriumbenzoat entspricht 69,39 ml 0,1 n Perchlorsäure Eisessiglösung.

Aufbewahrung. In gut schließenden Gefäßen.

Anwendung. In der Lebensmittelindustrie als Konservierungsmittel (s. Gesetzliche Bestimmungen, S. 917). Die konservierende Wirkung ist von leicht saurem Milieu abhängig. – Medizinisch zur Leberfunktionsprüfung verwendet. Benzoesäure wird in der Leber zu Hippursäure gepaart und als solche mit dem Harn ausgeschieden. Früher wurde es bei rheumatischen Arthritiden, Gelenkrheumatismus, Rheumafieber verwendet, ebenso bei akuter Tonsillitis und Cystitis. Wurde auch zusammen mit oralen Penicillinpräparaten gegeben, um den Penicillin-Blutspiegel zu erhöhen und länger zu erhalten (The Merck Index 1960).

Benzoesäureester

Allen Benzoesäureestern kommt eine mehr oder weniger starke bakterizide und insektizide Wirkung zu. Auf Grund ihres teilweise angenehmen Geruches finden sie Anwendung in Parfümindustrie.

Methylium benzoicum. Methylbenzoat. Benzoesäuremethylester. Niobeöl.

$C_8H_8O_2$ $\qquad\qquad$ $C_6H_5COOCH_3$ $\qquad\qquad$ M.G. 136,14

Herstellung. Durch Kochen von Benzoesäure mit Methylalkohol unter Zusatz von konz. Schwefelsäure, Auswaschen mit W. und Destillation.

Eigenschaften. Farblose Flüssigkeit. Kp. = 198 bis 200°; d_4^{15} = 1,094; n_D^{15} = 1,5205; Ep. ~ −15°. Unlösl. in W., lösl. in 4 T. A. (60%ig), in 1,5 T. A. (70%ig), leicht lösl. in Ae und fetten Ölen.

Anwendung. In der Parfümerie.

Aethylium benzoicum. Äthylbenzoat. Benzoesäureäthylester. Äther benzoicus.

$C_9H_{10}O_2$ $\qquad\qquad$ $C_6H_5COOC_2H_5$ $\qquad\qquad$ M.G. 149,17

Herstellung. Wie Methylbenzoat.

Eigenschaften. Farblose Flüssigkeit, Kp. = 203°. Geruch sehr angenehm. Unlösl. in W., leicht lösl. in A., Ae. und fetten Ölen.

Anwendung. In der Parfümerie.

Monobenzoesäureglykolester.

$C_9H_{10}O_3$ $\qquad\qquad$ $C_6H_5COOCH_2CH_2OH$ $\qquad\qquad$ M.G. 166,17

Herstellung. Durch Einwirkung von Natriumbenzoat auf Aethylenchlorhydrin.

Eigenschaften. Fast weiße, kristalline Masse. Fp. ~ 46°. Geruch angenehm. Schwer lösl. in W., leicht lösl. in A., Glycerin, fetten Ölen.

Anwendung. Früher unter der Bezeichnung Ristin (Bayer, Leverkusen) in 25%iger Lösung in Glycerin-Weingeist als Krätzemittel.

Benzylium benzoicum Erg.B. 6, Helv. V – Supp. II. Benzylum Benzoicum ÖAB 9. Benzyli benzoas Nord. 63. Benzylis Benzoas Ned. 6. Benzyl Benzoate BP 63, USP XVII. Benzylbenzoat. Benzoesäurebenzylester. Benzoate de benzile. Peruscabin.

$C_{14}H_{12}O_2$ $\qquad\qquad$ $C_6H_5\text{–}CO\text{–}O\text{–}CH_2\text{–}C_6H_5$ $\qquad\qquad$ M.G. 212,25

Benzylbenzoat ist Bestandteil des Peru- und des Tolubalsams.

Gehalt. Mindestens 99,0% $C_{14}H_{12}O_2$.

Herstellung. 1. Durch Einwirkung von Natriumbenzylat auf Benzaldehyd [KAMM u. KAMM: Org. Synth. **2**, 5 (1922)]. – 2. Durch Veresterung von Natriumbenzoat mit Benzylchlorid bei Gegenwart von Triäthylamin.

Eigenschaften. Farblose Kristalle oder ölige Flüssigkeit von schwachem, angenehm aromatischem Geruch und scharf brennendem Geschmack. Fp. = 21° (The Merck Index 1960). Ep. nicht unter 17,0° (BP 63); zwischen 18 und 18,5° (Helv. V – Suppl. II); nicht unter 18,0° (USP XVII). n_D^{20} = 1,568 bis 1,570 (BP 63, Helv. V – Suppl. II); 1,5680 bis 1,5700 (USP XVII). d_4^{25} = 1,118 (The Merck Index 1960). Mit Wasserdampf wenig flüchtig. Unlösl. in W. und Glycerin, lösl. in A., Aceton, Chlf., Ae. in fetten und ätherischen Ölen.

Erkennung. BP 63: 1. 2 g Substanz werden mit 25 ml alkoholischer Kalilauge 2 Std. am Rückflußkühler erhitzt. Dann wird der A. auf dem Wasserbad verdampft, der Rückstand mit 50 ml W. versetzt und so lange destilliert, bis die übergehende Flüssigkeit klar ist. Die im Kolben verbleibende Flüssigkeit gibt nach Ansäuern mit verd. Salzsäure eine weiße Fällung von Benzoesäure. Setzt man dem Destillat 2,5 g Kaliumpermanganat und 2 ml Natronlauge zu, erhitzt 15 Min. am Rückflußkühler, kühlt ab, filtriert und säuert das Filtrat mit verd. Salzsäure an, so erhält man ebenfalls eine weiße kristalline Fällung von Benzoesäure. – 2. Kp. etwa 320°.

Prüfung. 1. Freie Säure. 10 ml der alkoholischen Lsg. (1 + 9) müssen sich auf Zusatz von 2 Tr. Phenolphthalein-Lsg. und 0,10 ml 0,1 n Natronlauge rot färben (ÖAB 9). – 2. Organische Chlorverbindungen. 0,20 g Substanz werden in einem Porzellantiegel mit 0,2 g wasserfreiem Natriumcarbonat gemischt. Die Mischung wird mit 0,3 g wasserfreiem Natriumcarbonat bedeckt und hierauf bis zur homogenen Schmelze erhitzt. Nach dem Erkalten löst man den Schmelzkuchen in 10 ml verd. Salpetersäure und filtriert durch ein chloridfrei gewaschenes Filter. Eine Mischung von 2,5 ml des Filtrats und 7,5 ml W. darf auf Zusatz von 3 Tr. Silbernitrat-Lsg. nicht stärker getrübt werden als eine Vergleichslsg. aus 10 ml Chlorid-Standardlsg., 0,12 g wasserfreiem Natriumcarbonat, 0,5 ml konz. Salpetersäure und 3 Tr. Silbernitrat-Lsg. (ÖAB 9). – 3. Schwermetalle. 5 ml der alkoholischen Lsg. (1 + 9) werden mit 2,5 ml verd. Natronlauge im Wasserbad erwärmt, bis eine klare Lsg. entstanden ist, und hierauf mit W. auf 10 ml verdünnt. In dieser Lsg. dürfen Schwermetalle nicht nachweisbar sein (ÖAB 9). – 4. Verbrennungsrückstand. Höchstens 0,1% (ÖAB 9); Sulfatasche höchstens 0,1% (BP 63). – 5. 0,5 g Benzylbenzoat werden mit 2,5 ml verd. Natronlauge und 6 ml A. unter gelegentlichem Umschwenken 5 Min. auf dem Wasserbad erhitzt. Dabei muß die Mischung klar werden, und es dürfen sich auf der Oberfläche keine öligen Tröpfchen abscheiden (Mineralöl) (Helv. V – Suppl. II). – 6. Die Mischung von 0,1 g Benzylbenzoat und 0,5 g gelbem Quecksilberoxid wird in einem trockenen Reagensglas gelinde erhitzt, bis die Gasentwicklung vorüber ist. Man läßt abkühlen, setzt 8 ml verd. Salpetersäure zu, erwärmt bis nahe zum Sieden, läßt abkühlen und filtriert. 2 ml des Filtrates werden mit 1 g Zinkfeile versetzt, während 15 Min. häufig geschüttelt und filtriert. Bei der Prüfung des Filtrates auf Abwesenheit von Chlorid darf höchstens eine schwache Opaleszenz auftreten (Chlorid, organische Chlorverbindungen) (Helv. V – Suppl. II). – 7. 2 Tr. Phenolphthaleinlösung werden zu 25 ml A. gegeben und 0,1 n Natronlauge bis zur Rosafärbung zugesetzt. Dann gibt man 5 ml Benzylbenzoat zu, mischt gut durch und titriert mit 0,1 n Natronlauge bis zur gleichen Rosafärbung: es dürfen nicht mehr als 0,3 ml 0,1 n Natronlauge verbraucht werden (NF XI).

Gehaltsbestimmung. Man bringt 2 g Benzylbenzoat, genau gewogen, in einen Erlenmeyerkolben, gibt genau 50 ml 0,5 n alkoholische Kalilauge zu und kocht 1 Std. am Rückflußkühler. Man kühlt, gibt Phenolphthaleinlösung zu und titriert mit 0,5 n Salzsäure. Eine Blindprobe wird in gleicher Weise behandelt und titriert.

1 ml 0,5 n alkoholische Kalilauge entspricht 106,1 mg $C_{14}H_{12}O_2$ (USP XVII).

Anwendung. Benzylbenzoat ist zwar ein wirksames Akarizid und wurde früher in großem Umfang gegen Skabies gebraucht. Doch ist es heute weitgehend durch Kontaktinsektizide verdrängt. Es wurde auch gegen Pediculosis empfohlen. Die Wirkung hält aber nur 24 Std. an. Nisse werden nicht angegriffen. Die Anwendung erfolgt in Form von Emulsionen (vgl. Benzyl Benzoate Application BP 63) oder Lösungen (10 bis 30%ig). In 5%iger Lösung zu Behandlung von Kleidungsstücken als insektenabwehrendes Mittel.

Früher auch als Antispasmodicum besonders bei Keuchhusten und Schluckauf. Es hat sich jedoch als wirkungslos erwiesen. – Tiermedizinisch: Antispasmodicum, gegen Räude, parasitäre Otitis der Kaninchen. 4- bis 10fach verdünnt gegen Pediculosis der Hunde. Nicht bei Katzen anwenden! – Technisch: Als Lösungsmittel für Celluloseester und Harze, als Fixativ für Parfüms, als Campherersatz in Celluloid.

Toxizität. Benzylbenzoat kann bei empfindlichen Personen Hautausschläge verursachen. Vorsicht: nicht in die Augen bringen! LD_{50} (Ratte) 1,7 mg/kg.

Acidum hippuricum. Hippursäure. Benzoylaminoessigsäure. Benzoylglykokoll.

$C_9H_9NO_3$ $\qquad\qquad$ $C_6H_5CO \cdot NH \cdot CH_2COOH$ $\qquad\qquad$ M.G. 179,17

Hippursäure ist im Harn der Pflanzenfresser enthalten (Rinderharn etwa 2 bis 3%) und kann daraus gewonnen werden; im menschlichen Harn findet sie sich besonders bei Pflanzenkost und nach dem Genuß von Benzoesäure und Zimtsäure und anderen Benzolverbindungen. Künstlich entsteht sie durch Einwirkung von Benzoylchlorid auf Aminoessigsäure (Glykokoll) bei Gegenwart von Alkalien.

Eigenschaften. Farblose, glänzende Prismen, Fp. = 188°; geruchlos. Lösl. in 600 T. W., leicht in heißem W. und in A. Bei stärkerem Erhitzen zersetzt sie sich unter Bildung von Benzoesäure, Cyanwasserstoff und Benzonitril. Beim Kochen mit Säuren oder Alkalien wird sie in Benzoesäure und Glykokoll gespalten.

Acidum nitrobenzoicum. Nitrobenzoesäure.

$C_7H_5NO_4$ $\qquad\qquad$ $C_6H_4(NO_2)COOH$ $\qquad\qquad$ M.G. 167,11

Alle drei möglichen Mononitrobenzoesäuren sind bekannt. Bei der Nitrierung von Benzoesäure mit rauchender Salpetersäure entsteht in der Hauptsache m-Nitrobenzoesäure, aber daneben auch etwas der p- und o-Analogen.

o-Nitrobenzoesäure.

Herstellung. Aus o-Nitrotoluol oder o-Nitrobenzylchlorid durch Oxydation mittels Kaliumpermanganat.

Eigenschaften. Gelblich-weiße, intensiv süß schmeckende Kristalle. Fp. = 147 bis 148°. Lösl. in 150 T. W., 3 T. A.

m-Nitrobenzoesäure.

Herstellung. Durch Nitrierung der Benzoesäure.

Eigenschaften. Monokline Blättchen mit bitterem Geschmack. Fp. = 141°; schmilzt aber schon in heißem W. Lösl. in 320 T. W., in 3 T. A.

Anwendung. Reagens auf Alkaloide und Thorium. Zwischenprodukt der organischen Synthese.

p-Nitrobenzoesäure.
Wichtigste der 3 Mononitrobenzoesäuren.

Herstellung. Aus p-Nitrotoluol durch Oxydation mit Chromsäure-Schwefelsäure in wässeriger Lösung.

Eigenschaften. Monokline Plättchen, Fp. = 242°. Sublimiert. Sehr schwer lösl. in W., lösl. in A., leicht lösl. in M.

Anwendung. Hauptsächlich als Ausgangsmaterial zur Darstellung von p-Aminobenzoesäure und deren Estern. – R. L. MAYER und CH. OECHSLIN [C. R. Soc. Biol. (Paris) 130, 211 (1939)] entdeckten die bakteriziden Eig. der p-Nitrobenzoesäure und ihrer Ester gegen Streptokokken und Pneumokokken. Die Aktivität liegt bei Konzentrationen zwischen 1 : 2500 und 1 : 2000.

Acidum ortho-aminobenzoicum. o-Aminobenzoesäure. Anthranilsäure.

$C_7H_7NO_2$ $\qquad\qquad$ $C_6H_4(NH_2)COOH$ (1,2) $\qquad\qquad$ M.G. 137,13

Herstellung. Aus Phthalimid durch Einwirkung von Natriumhydroxid und Natriumhypochlorit.

Eigenschaften. Farblose Kristalle; Fp. = 144 bis 145°; sublimierbar, schwer lösl. in W., leicht in A. Die wässerige Lösung schmeckt süßlich und fluoresziert blau.

Anwendung. Zur Darstellung von künstlichem Indigo, von Azofarbstoffen, von Thiosalicylsäure und Anthranilsäuremethylester.

Methylicum orthoaminobenzoicum. o-Aminobenzoesäuremethylester. Anthranilsäuremethylester.

$C_8H_9NO_2$ $\qquad\qquad$ $C_6H_4(NH_2)COOCH_3$ (1,2) $\qquad\qquad$ M.G. 151,16

Findet sich im Orangenblüten- und Jasminöl.

Herstellung. Durch Einleiten von Chlorwasserstoff in eine Lösung von Anthranilsäure in Methylalkohol, Abscheiden und Auswaschen mit Wasser und Destillieren.

Eigenschaften. Farblose oder gelbliche Kristalle; Fp. = 24,5°; $Kp._{15}$ = 135°. Schwer lösl. in W., leicht lösl. in A. und Ae. Geruch sehr angenehm.

Anwendung. In der Parfümerie.

Methylium methylanthranilicum. N-Methylanthranilsäuremethylester.

$C_9H_{11}NO_2$ $\qquad\qquad$ $C_6H_4(NHCH_3)COOCH_3$ (1,2) $\qquad\qquad$ M.G. 165,19

Findet sich im Mandarinenöl und wird dargestellt durch Einleiten von Chlorwasserstoff in eine Lösung von Methylanthranilsäure (aus Anthranilsäure und Dimethylsulfat) in M. Kristalle oder gelbliche Flüssigkeit. Fp. = 19°.

Anwendung. In der Parfümerie.

Acidum para-aminobenzoicum. ÖAB 9. Acidum paraminobenzoicum Helv. V – Suppl. III. Para-aminobenzoic Acid USP XVII (Reagens). p-Aminobenzoic Acid BP 63 (Reagens). p-Aminobenzoesäure. 4-Aminobenzoesäure DAB 6 – 3. Nachtr. (BRD) (Reagens). Acide p-aminobenzoique.

Synonyma: PABA, Vitamin H', Papacidum.

$C_7H_7NO_2$ $\qquad\qquad$ $H_2N \cdot C_6H_4COOH$ $\qquad\qquad$ M.G. 137,14

p-Aminobenzoesäure ist in der Natur als ein B-Komplex-Faktor sowohl frei als auch in Form von Estern weit verbreitet. So enthält Bierhefe 10 bis 100 ppm. p-Aminobenzoesäure erwies sich als Wuchsstoff für gewisse Bakterien. Die Isolierung und Aufklärung des Wuchsstoffes gelang R. KUHN [Ber. dtsch. chem. Ges. 74, 1617 (1941)] und gleichzeitig D. S. RUBO und I. M. GILESPIE [Nature (Lond.) 146, 838 (1940)]. Die Wachstumswirkung kann durch Sulfonamide aufgehoben werden. Der Angriffspunkt der Sulfonamide liegt offenbar in einer Störung des Aufbaues der Folsäure, deren Bestandteil die p-Aminobenzoesäure ist.

Herstellung. Durch Reduktion von p-Nitrobenzoesäure, katalytisch oder durch Zink oder Eisen und Salzsäure. Kann auch durch Aminierung von p-Chlorbenzoesäure erhalten werden.

Eigenschaften. Weißes oder schwach gelbliches, geruchloses oder fast geruchloses, kristallines Pulver von schwach säuerlich-bitterem Geschmack. Fp. = 187° (184 bis 186,5°, Helv. V – Suppl. III; 186 bis 189°, ÖAB 9, BP 63, USP XVII). Lösl. in etwa 200 T. W., in etwa 6 T. A. und in etwa 50 T. Ae. Leicht lösl. in Alkalilaugen, Alkalicarbonatlösungen, Ammoniak und in verd. Mineralsäuren. – UV-Absorptionsmaximum in W. bei 266 mµ $\left(E_{1 cm}^{1\%} = 107,0°\right)$, auf Koropanol bei 288 mµ $\left(E_{1 cm}^{1\%} = 1370\right)$ (The Merck Index 1960).

Erkennung. 1. Versetzt man eine Lösung von etwa 5 mg p-Aminobenzoesäure in 5 Tr. verd. Salzsäure und 1 ml W. mit 5 Tr. Natriumnitritlösung und macht hierauf mit 1 ml Natriumhydroxidlösung alkalisch, so färbt sich die Lösung auf Zusatz von etwa 5 mg β-Naphthol orangerot (ÖAB 9). – 2. Versetzt man eine Lösung von etwa 5 mg p-Aminobenzoesäure in 2 ml verd. Salzsäure mit 1 ml Phenollösung und 2 Tr. Kaliumbromatlösung, so färbt sich die Lösung rotviolett (ÖAB 9). – 3. 50 mg p-Aminobenzoesäure werden in 0,5 ml verd. Natronlauge gelöst. Nach Zusatz von 0,5 ml(!) Kaliumjodid, 1 ml verd. Salzsäure und 0,5 ml(!) Natriumhypochlorit entsteht ein brauner Niederschlag (Helv. V – Suppl. III). – 4. Identifizierung nach L. KOFLER: Schmelzintervall (unter dem Mikroskop): 185 bis 188°. Eutektische Temperatur der Mischung mit Salophen: 155°. Lichtbrechungsvermögen der Schmelze: n_D = 1,5795 bei 192 bis 195° (ÖAB 9).

Prüfung. Helv. V – Suppl. III: 0,1 g muß sich in 20 ml W. vollständig lösen. Diese Lösung dient als Stammlösung für die folgenden Prüfungen. Das pH der Lösung muß zwischen 3,2 und 3,8 liegen. In der Stammlösung dürfen Schwermetalle, Chlorid und Sulfat nicht nachweisbar sein. Der Verbrennungsrückstand, bestimmt mit 1 g, darf höchstens 0,1% betragen. Der Feuchtigkeitsgehalt, bestimmt mit 1 g, darf höchstens 0,2% betragen.

Gehaltsbestimmung. Etwa 0,3 g getrocknete p-Aminobenzoesäure, genau gewogen, werden unter leichtem Erwärmen in 60 ml W. gelöst. Nach Zusatz von 3 Tr. Phenolphthaleinlösung wird die erkaltete Lösung mit 0,1 n Natronlauge bis zur Rosafärbung titriert.

1 ml 0,1 n Natronlauge entspricht 0,013 714 g $C_7H_7NO_2$.

Der Verbrauch an 0,1 n Natronlauge muß einem Gehalt von 99,5 bis 100,5% $C_7H_7NO_2$ entsprechen (Helv. V – Suppl. III).

Aufbewahrung. Vor Licht geschützt, in gut verschlossenen Gefäßen.

Anwendung. Techn. zur Herstellung verschiedener Ester mit lokalanästhetischer Wirkung (s. Lokalanästhetica, S. 275), Azofarbstoffen, Folsäure u.a. Medizinisch früher gegen Rickettsieninfektionen, gegen Typhus, Rocky-Mountains-Fleckfieber verwendet. Wurde aber durch Antibiotica verdrängt. Um Wirkung zu erzielen, mußten sehr große Dosen gegeben werden (1 bis 4 g pro dosi; max. 12 g pro Tag). Äußerlich in Cremes gegen Sonnenbrand.

Acidum aminomethylbenzoicum DAB 7 – DDR. 4-Aminomethylbenzoesäure.

$C_8H_9NO_2 \cdot H_2O$

M.G. 169,18
M.G. (wasserfrei) 151,16

Gehalt. 98,0 bis 100,5% $C_8H_9NO_2$, berechnet auf die wasserfreie Substanz.

Eigenschaften. Farblose Kristalle oder weißes, kristallines Pulver, ohne Geruch und von schwachem Geschmack. Schwer lösl. in W.; lösl. in sied. W.; fast unlösl. in A., in Ae., in Chlf.

Erkennung. 1. 1,0 ml Prüflsg. wird nach Zusatz von 10 Tr. Formaldehyd-Lsg., 1,0 ml Natriumsulfanilat-Lsg. (10,0 g/100,0 ml) und 10 Tr. frisch bereiteter Natriumnitrit-Lsg. (10,0 g/100,0 ml) 2 Min. stehengelassen. Die Lsg. zeigt nach Zusatz von 2 Tr. α-Naphthylamin-Lsg. sofort eine kräftig orangerote Färbung. – 2. 2,0 ml Prüflsg. werden nach Zusatz von 0,010 g Tosylchloramid-Natrium 60 Sek. im Sieden gehalten. Die Lsg. zeigt nach Zusatz von 3 Tr. Fuchsin-Schweflige-Säure-Lsg. sofort eine rote Färbung. – 3. 2 Tr. Prüflsg. zeigen nach Zusatz von 1,0 ml W., 1,0 ml Natriumnaphthochinonsulfonat-Lsg. und 1 Tr. 3 n Natronlauge eine braune Färbung, die nach Zusatz von 2 Tr. 3 n Salzsäure in eine braunrote umschlägt. – Die Prüflsg. gibt beim Erhitzen mit Ninhydrin-Lsg. eine violettblaue Färbung.

Prüfung. 1. Prüflösung. 0,500 g Substanz werden unter Erwärmen in kohlendioxidfreiem W. zu 50,0 ml gelöst. – 2. Reaktion der Lsg.: pH 6,0 bis 6,8. – 3. Lichtabsorption. 1,00 ml Prüflsg. wird mit W. zu 200,0 ml aufgefüllt. 10,00 ml Lsg. werden nach Zusatz von 10,00 ml n Salzsäure mit W. zu 100,0 ml aufgefüllt. Diese Lsg. zeigt, in 1 cm Schichtdicke gemessen, ein Maximum bei 232 nm. – 4. Unlösl. Verunreinigungen, Farbe der Lsg. 5,0 ml Prüflsg. müssen klar und farblos sein. – 5. Chlorid. Höchstens 0,02% Cl^-. – 6. Nickel-Ionen. 10,0 ml Prüflsg. werden mit 0,50 g Ammoniumchlorid und 1 Tr. 6 n Ammoniaklsg. versetzt. Die Lsg. wird zu 3 Tr. Natriumsulfid-Lsg. gegeben und geschüttelt. Nach 60 Sek. darf weder eine Trbg. noch eine stärkere Färbung als bei nachstehend angegebener Vergleichsprobe auftreten (höchstens 0,01% Ni^{2+}). Vergleichsprobe: 0,0957 g Nickel(II)-sulfat werden in W. zu 200,0 ml gelöst. 1,00 ml Lsg. wird mit W. zu 100,0 ml aufgefüllt. 10,0 ml dieser Lsg. werden wie oben behandelt. – 7. 4-Cyanbenzoesäure. 5,0 ml Prüflsg. werden wie bei „Prüfung auf Ammonium" (Bd. I, 241) behandelt. Anstelle von 3 n Natronlauge ist 6 n Natronlauge zu verwenden. Das Lackmuspapier darf keine blaue Färbung zeigen. – 8. Organische Verunreinigungen. 0,100 g Substanz wird in 5,0 ml konz. Schwefelsäure gelöst. Nach 15 Min. darf keine stärkere Färbung entstanden sein als 5,0 ml Farbvergleichs-Lsg. A zeigen (Bd. I, 238). – 9. Sulfatasche. Höchstens 0,10%. – 10. Wassergehalt. 8,0 bis 11,5%.

Gehaltsbestimmung. 0,1200 g Substanz werden in 20,0 ml Essigsäure gelöst und gegen Kristallviolett mit 0,1 n Perchlorsäure nach Blaugrün titriert. Die Titration ist innerhalb 3 Min. durchzuführen.

Berechnung:

$$\% \ C_8H_9NO_2 = \frac{a \cdot 151,2}{Ew \cdot (100-b)}.$$

a = Anzahl ml verbrauchter 0,1 n Perchlorsäure,
b = Wassergehalt in Masseprozent,
Ew = Einwaage in g.

Anwendung. Als Antifibrinolyticum.

Dosierung. Einzelmaximaldosis oral 1,0 g, i. m. 0,2 g, i. v. 0,2 g (Dauerinfusion).
Tagesmaximaldosis oral 2,0 g, i. m. 0,6 g, i. v. 0,6 g (Dauerinfusion).

Benzoylperoxid. Dibenzoylperoxid.

$C_{14}H_{10}O_4$ $(C_6H_5CO)_2O_2$ M.G. 242,22

Herstellung. Durch Einwirkung von Natriumperoxid (100 T.) auf Benzoylchlorid (180 T.) in W. von 4° und Umkristallisieren aus heißem A.

Eigenschaften. Farbl. Prismen; Fp. = 103,5°; geruchlos, wenig lösl. in W., leichter lösl. in A. und fetten Ölen.

Anwendung. Bei Hautkrankheiten und als Wundantisepticum, als Streupuder und in Salben 1:10. Es wirkt durch Abgabe von Sauerstoff.
Als Fixiermittel in der Mikroskopie.

Handelsform: Früher als Lucidol (Verein. Chem. Werke, Charlottenburg).

Benzoylacetylperoxid.

$C_9H_8O_4$ $C_6H_5CO \cdot O_2 \cdot OCCH_3$ M.G. 180,15

Herstellung. Durch Luftoxydation von Benzaldehyd und Essigsäureanhydrid auf Filtrierpapier. Das gebildete Peroxid wird durch Petroläther aus dem Papier extrahiert, die Lösung eingeengt und kristallisieren gelassen.

Eigenschaften. Farbl. Kristalle. Fp. = 40°. Wird durch W. unter Bildung von Dibenzoylperoxid, Essigsäure und Acetylperoxidhydrat zerlegt.

Anwendung. Als Antisepticum; wirkt wie Dibenzoylperoxid.

Handelsform: Früher als Benzozon oder Acetozon (Parke, Davis & Co., Detroit).

Acidum p-hydroxybenzoicum. p-Hydroxy-benzoesäure. p-Oxy-benzoesäure. 4-Hydroxybenzoesäure. 4-Oxybenzoesäure.

$C_7H_6O_3$ $HO\ C_6H_4COOH$ M.G. 138,12

Herstellung. Beim Erhitzen von CCl_4 mit Phenol und wss.-alkohol. Natron- oder Kalilauge auf 100° entstehen Salicylsäure und 4-Hydroxybenzoesäure; hierbei wird mehr 4-Hydroxybenzoesäure als Salicylsäure gebildet [REIMER u. TIEMANN: B. *9*, 1285 (1876); HASSE: B. *10*, 2168 (1877)]. 4-Hydroxybenzoesäure bildet sich ferner beim Behandeln von siedendem Phenol mit Kalium und CO_2 [KOLBE, H.: J. prakt. Chem. *10*, 101 (1874)] und auch durch Erhitzen von Monokaliumsalicylat auf 240° [BUEHLER u. CATE: Org. Synth. *14*, 48 (1934); Coll. *II*, 341 (1943)].

Eigenschaften. Farblose, wasserfreie Prismen (aus einer siedenden Mischung von Xylol und abs. A.); Fp. = 210°. Die wasserfreie Säure löst sich in 580 T. W. bei 0°, sehr leicht lösl. in A., unlösl. in CS_2, sehr wenig lösl. in Chlf.

Erkennung. Die alkalische Lösung der 4-Hydroxybenzoesäure löst im Gegensatz zu derjenigen der Salicylsäure kein Kupferhydroxid. 4-Hydroxybenzoesäure gibt mit Eisen(III)-chlorid einen gelben amorphen Niederschlag, der im Überschuß des Fällungsmittels lösl. ist.

Anwendung. p-Hydroxybenzoesäure findet in Form ihrer Ester als Konservierungsmittel ausgedehnte Verwendung.

Ester der 4-Hydroxybenzoesäure

Die Methyl-, Äthyl-, Propyl-, Butyl- und Benzylester der 4-Hydroxybenzoesäure und ihre Salze werden als Konservierungsmittel in kosmetischen und pharmazeutischen Präparaten wie Cremes, Emulsionen, Schüttelmixturen und Collyria, viel gebraucht. Zur Konservierung von Injektionsflüssigkeiten sind sie nicht geeignet. Ihre bakteriostatische Wirkung ist, verglichen mit Chlorkresol, gering. Sie sind unverträglich mit nichtionogenen Emulgatoren, durch die sie ihre konservierenden Eig. verlieren.

Konzentrationen bis zu 0,6% von lösl. Propyl-p-hydroxybenzoat und gesättigte Lsg. von Methyl- und Propyl-p-hydroxybenzoesäureestern sind gegen Staphylococcus aureus von geringer bakterizider Wirkung. Diese Ester, die gute Konservierungsmittel für Sirupe, Mucilagines, Infuse u. a. sind, eignen sich nicht zur Konservierung steriler Lösungen.

Die Ester sind geschmacklos, geruchlos, indifferent, stabil und nicht toxisch. Aber sie lösen sich nur wenig in W. Der am besten wasserlösl. Methylester wird in Konzentrationen von 0,1 bis 0,2% gebraucht, während die höheren Homologen in nahezu gesättigten Lösungen angewandt werden. Die phenolische Gruppe hat schwach saure Eigenschaften. Ersatz des Wasserstoffatoms durch Alkalimetall, vorwiegend Natrium, führt zu besser wasserlöslichen Phenolaten. Diese wasserlöslichen Derivate eignen sich zur Konservierung mit höheren Konzentrationen. Doch reagieren ihre Lösungen alkalisch und dürfen nicht zur Konservierung sauer reagierender Präparate verwendet werden, da sonst die freien Ester ausfielen. Die Ester selbst werden den Präparaten meist in Form heißer, wässeriger Lösung zugefügt. Bei nichtwässerigen Präparaten kann auch eine acetonige, alkoholische, ölige Lsg. oder eine Lsg. in Glycerin, in geschmolzenem Fett oder in Triäthanolamin verwendet werden.

Jeder Ester ist wirksam gegen eine besondere Reihe von Mikroorganismen, wobei sich die höheren Homologen besser gegen Schimmelpilze und Hefen eignen. Kombinationen zweier oder mehrerer Ester sind besser wirksam, da die Gesamtkonzentration erhöht werden kann und außerdem ein weiterer Bereich von Organismen erfaßt wird. In zahlreichen Präparaten finden sich Mischungen von Methyl- und Propylester im Verhältnis 2 : 1 (entsprechend den Konzentrationen von 0,06 und 0,03%).

Von den p-Hydroxybenzoesäureestern sind laut Konservierungsstoffverordnung vom 19. 12. 1959 (BGBl. I S. 735) p-Hydroxybenzoesäure-äthylester und -propylester und ihre Na-Salze unter der Bezeichnung PHB-Ester mit der Kenn-Nr. 3 vorwiegend zur Konservierung von Fischmarinaden, Mayonnaisen, Fleischsalat, Gewürz- und Salatsoßen, Marzipan u.ä. zugelassen. Im übrigen gelten die gleichen Bestimmungen wie unter Benzoesäure aufgeführt (S. 917). Vgl. dazu KLOSSEL-SPERLICH-BERGNER: Fremdstoffverordnungen und sonstiges neues Lebensmittelrecht, Stuttgart: W. Kohlhammer 1961.

Interessant ist, daß sich im Pygidialdrüsensekret des Gelbrandkäfers (Dytiscus marginalis L.) neben Benzoesäure, p-Hydroxybenzaldehyd und p-Hydroxybenzoesäuremethylester finden, die der Schwimmkäfer bei seiner Winterruhe im Schlamm schmutziger Gewässer zur Abwehr von Mikroorganismen benötigt. [SCHILDKNECHT, H., u. K. H. WEIS: Z. Naturforsch. *17 b* (1962); ref. in Angew. Chem. *75*, 253 (1963).]

Zur quantitativen Bestimmung von Estern der p-Hydroxybenzoesäure in pharmazeutischen Zubereitungen, Lebensmitteln oder kosmetischen Erzeugnissen sind zunächst störende Begleitsubstanzen, insbesondere Eiweißstoffe zu beseitigen. Die Isolierung und Reinigung der Ester erfordert je nach der Zusammensetzung des Untersuchungsmaterials einen verschiedenen Arbeitsgang.

1. Bestimmung von p-Hydroxybenzoesäureestern in fettfreien flüssigen und festen Materialien. 5 g Substanz werden unter Nachwaschen mit 15 ml Wasser in einen Scheidetrichter gebracht, mit 2 ml 25%iger Schwefelsäure versetzt und zweimal mit je 25 ml Äther ausgeschüttelt. Die vereinigten Ätherauszüge werden auf dem Wasserbad in einer Glasschale langsam bis auf ein kleines Volumen eingeengt, dann die verbliebene Ätherlösung in ein Reagensglas übergeführt und der Äther im Wasserbad vollkommen abgedampft. Der so erhaltene Rückstand dient zum qualitativen Nachweis der Ester (s. o.). Zur Ausführung der kolorimetrischen Bestimmung mit Millons-Reagens wird der Äther bereits in der Glasschale vollkommen verdampft, der verbliebene Rückstand durch zweimaliges Übergießen mit je 2 ml kochend heißem Wasser und kurzes Erwärmen der Glasschale auf dem Wasserbad aufgenommen, die Lösung in einem geeigneten graduierten Gefäß gesammelt und nach dem Abkühlen auf 5 ml ergänzt. Die so erhaltene wässerige Esterlösung dient zur kolorimetrischen Bestimmung.

Enthält das Untersuchungsmaterial ebenfalls leicht in Äther übergehende organische Säuren (z.B. Salicylsäure!), so schüttelt man vor dem Eindunsten des Äthers mit wenig 5%iger wässeriger Natriumbicarbonatlösung aus, wodurch die Säuren entfernt werden. Durch dieses Verfahren werden auch andere Begleitstoffe (z.B. Farbstoffe), die den Nachweis oder die Bestimmung der Ester stören, beseitigt. Nicht geeignet sind verdünnte Sodalösung oder Lauge, da in diese auch die Ester übergehen.

2. Bestimmung von p-Hydroxybenzoesäureestern in fetthaltigen Materialien. 5 g Substanz werden unter Nachspülen des Wägegefäßes mit 50 ml Äther in einen Scheidetrichter mit kurzem Ausflußrohr gebracht und durchgemischt. Das Wägegefäß wäscht man mit 20 ml

Haltbarzumachendes Material	Konzentration in v.H. im fertigen Präparat				Verarbeitung des Zusatzes
	Nipagin	Nipasol	Nipasol-Natrium	Nipagin+Nipasol Kombination (65 T.+35 T.) Nipacombin	
Augentropfen, Injektionsflüssigkeiten und sonstige wässerige Lösungen	0,052 + 0,028 oder		0,2	0,08	Bereitung einer 0,08% starken wässerigen Lösung einer Kombination von 65 T. Nipagin + 35 T. Nipasol durch 5 Min. langes Aufkochen. Darin Auflösen des Arzneimittels oder bei Gebrauch von Nipasol-Natrium 0,2% kalt lösen
Drogenauszüge (Dekokte und Infuse)	0,15 oder		0,15–0,2	0,12	Lösen in dem noch heißen Auszug bei kalten Auszügen Nipasol-Natrium
Emulsionen	0,1–0,2 + 0,05			0,15	Erwärmen in der wässerigen oder öligen Phase
Extrakte (Extract. aquos., spirtuos., Malz, Fichtennadel usw.)	0,1–0,15			0,1	Lösen in dem noch warmen Extrakt
Fette, Öle, ölige Lösungen	0,15 + 0,15			0,2–0,3	Lösen im erwärmten Öl
Fettfreie Salben	0,15 oder		0,2	0,1	Erwärmen im wässerigen Anteil; Nipasol-Natrium kalt lösen
Latwergen	0,1–0,15			0,1	10% starke alkohol. Lösung
Milchpräparate (z.B. Caseinsalbenmixturen) (z.B. solv., Pepsini)	0,25–0,5 + 0,05 oder 0,1–0,15		0,3	0,1	Zubereitung mit der fertigen, heiß bereiteten Nipaginlösung Lösen im heißen Wasser
Mundwässer, antiseptisch	0,26 + 0,14			0,4	Lösen im Alkohol
Pillen	0,13 + 0,07			0,2	Anstoßen mit 0,5% Nipagin, Alkohol, Glycerin-Wasserlösung (evtl. höherer Prozentsatz)
Salben, stark fetthaltig	0,2 + 0,1			0,3	Lösen in einem Teil des Öles oder Fettes unter leichtem Erwärmen
Schleime, Gallerten	0,1–0,2 oder		0,15	0,1	Herstellung mit vorher bereiteter heißer Nipaginlösung oder bei Gebrauch von Nipasol-Natrium kalt lösen
Sirupe, Hustensäfte	0,06–0,15 oder		0,15	0,08–0,1	Heiß bei Bereitung des Sirupes lösen oder Zusatz von konz. alkohol. Lösung oder von konz. wässeriger Nipasol-Natriumlösung (40% stark)
Suppositorien, Stäbchen Vaginalkugeln	0,15–0,5 + 0,1–0,2			bis 1%	In heißem Ol. Cacao lösen. Bei hohem Wasserzusatz empfiehlt sich eine Verarbeitung von Ol. Cacao mit 1% starker Kombination
Wasserstoffperoxid	0,15				Fein verreiben, durch Umrühren lösen
Zahnpasten	0,1–0,2 oder		0,1	0,1	Im flüssigen Anteil lösen (Glycerin)
Zinkleim	0,15			0,1	Heiß lösen

und dann mit 15 ml 5%iger Kalilauge nach, gibt die Lauge ebenfalls in den Scheidetrichter und schüttelt durch. Nach hinreichender Trennung beider Schichten läßt man die Lauge sofort ab und säuert mit 15 ml 25%iger Schwefelsäure an. Ist die Lösung trüb, so versetzt man mit 6 Tr. gesättigter Zinksulfatlösung und hierauf mit 2 Tr. Kaliumferrocyanidlösung, saugt durch ein kleines Kieselgurfilter ab und wäscht mit Wasser nach. Es ist darauf zu achten, daß das Zinksulfat im Überschuß vorhanden ist, da andernfalls mitunter blaue Färbungen entstehen, die die weitere Verarbeitung stören. Zweckmäßig setzt man der Flüssigkeit vor der Filtration etwas Kieselgur zu. Die klare schwefelsaure Lösung schüttelt man zweimal mit der Hälfte ihres Volumens Äther im Scheidetrichter aus und verarbeitet die vereinigten Ätherauszüge nach den unter *1* gemachten Angaben.

Bilden sich beim Ausschütteln des ursprünglichen ätherischen Auszuges mit Lauge Emulsionen, welche die hinreichende Trennung der beiden Phasen verzögern, so findet dabei eine teilweise Verseifung der Ester statt. In solchen Fällen führt man die Ester restlos in freie p-Hydroxybenzoesäure über und bestimmt dann die erhaltene Säure. Zu diesem Zweck erwärmt man die vom Äther abgetrennte, esterhaltige Lauge noch 15 Min. auf dem Wasserbade in einem kleinen Kolben unter wiederholtem Durchmischen. Nach dem Abkühlen versetzt man mit 15 ml 25%iger Schwefelsäure und klärt, wenn nötig, in der vorher angegebenen Weise. Die klare saure wässerige Lösung muß aber viermal mit der Hälfte ihres Volumens Äther ausgeschüttelt werden, da die freie p-Hydroxybenzoesäure schwerer in den Äther übergeht. Die vereinten Ätherauszüge werden weiter, wie unter *1* angegeben, behandelt.

3. Bestimmung von p-Hydroxybenzoesäureestern in Emulsionen. Soll der Estergehalt einer Emulsion ermittelt werden, so ist diese vorher zu zerstören. 5 g Emulsion erwärmt oder kocht man mit der 10fachen Menge Wasser und 5 ml 25%iger Schwefelsäure. Das erkaltete Gemisch klärt man durch Filtration über Kieselgur unter Zusatz von Zinksulfat und Kaliumferrocyanid wie unter *2* beschrieben, läßt Kieselgurfilter und Filterrückstand bei Zimmertemperatur oder unter gelindem Erwärmen (ohne daß das Fett schmilzt) trocknen, gibt das Filtrat in einen Scheidetrichter, wäscht Filter und Filterrückstand nach hinreichendem Trocknen mit 25 ml Äther nach, gibt diesen in den Scheidetrichter und schüttelt durch. Nach der Trennung des Äthers von der wässerigen Schicht gibt man den Äther in einen weiteren Scheidetrichter, wäscht nochmals Filter und Filterrückstand mit dem gleichen Äthervolumen und schüttelt anschließend damit das Filtrat in gleicher Weise aus. Die beiden Ätherauszüge werden vereinigt, mit 35 ml Lauge extrahiert und nach *2* weiterverarbeitet [SABALITSCHKA, TH.: Microchimica Acta *2*, 111 (1937)].

Anwendung. Über die Anwendungsweise gibt nebenstehende Tabelle [nach ESCHENBRENNER: Pharm. Zentralh. *75*, Nr. 1 (1934)] Auskunft.

Methylium hydroxybenzoicum DAB 7 – DDR. *p*-Hydroxybenzoesäuremethylester DAB 7 – BRD. Methylum para-hydroxybenzoicum ÖAB 9. Methylium paraoxybenzoicum Helv. V. Methylis oxybenzoas Ned. 6. Methyli para-oxibenzoas Nord. 63. Methyl Hydroxybenzoate BPC 63. Methylparaben USP XVII. Methylparabenum CsL 2. 4-Hydroxybenzoesäuremethylester. Nipagin M. Solbrol M.

$C_8H_8O_3$ HO—⟨⟩—C(=O)—O—CH$_3$ M.G. 152,15

Gehalt. Mindestens 99,0% $C_8H_8O_3$.

Herstellung. Durch Veresterung der 4-Hydroxybenzoesäure (s. S. 926).

Eigenschaften. Feines, weißes, fast geruchloses, kristallines Pulver. Es ist geschmacklos, erzeugt aber auf der Zunge leichtes Brennen, gefolgt von vorübergehender Gefühllosigkeit. 1 T. löst sich in 400 ml W., bei 80° in 50 ml W., in 2,5 ml A., in 3 T. Aceton, in 10 ml Ae. Schwer lösl. in Bzl. und CCl$_4$. 1 T. löst sich in 40 ml warmem Öl und in etwa 70 ml warmem Glycerin (The Merck Index 1960).

Fp. = 125 bis 127° (DAB 7 – BRD und DDR); 125 bis 128° (USP XVII, BPC 63); 124 bis 129° (Nord. 63); 125 bis 129° (ÖAB 9); 126 bis 129° (CsL 2).

Erkennung. 1. Eine unter Erwärmen bereitete, gesättigte Lsg. von p-Hydroxybenzoesäuremethylester färbt sich nach dem Abkühlen auf Zusatz von 1 Tr. Eisen(III)-chloridlsg. violett (ÖAB 9). – 2. 500 mg werden 30 Min. in 10 ml Natronlauge gekocht. Man konzentriert auf 5 ml und säuert nach dem Erkalten mit verd. Schwefelsäure an. Die sich abscheidenden Kristalle werden abfiltriert, mit wenig W. gewaschen und über Schwefelsäure getrocknet.

Fp. = 212 bis 215° (USP XVII, ÖAB 9), 215 bis 218° (Nord. 63), 213 bis 216° (DAB 7 – BRD). – 3. Identifizierung nach L. KOFLER (ÖAB 9): Fp. unter dem Mikroskop = 125 bis 127°. Eutektische Temperatur der Mischung mit Phenacetin: 87°. Lichtbrechungsvermögen der Schmelze: $n_D = 1,5204$ bei 136 bis 137°.

Prüfung. 1. Prüflsg. 1,50 g Substanz werden in A. (90%) zu 30,0 ml gelöst (DAB 7 – BRD). – 2. Aussehen der Lösung. 5,0 ml der Prüflsg. müssen klar und farblos sein (DAB 7 – BRD). – 3. Sauer oder alkalisch reagierende Verunreinigungen. Je 4,0 ml einer Verd. von 5,0 ml Prüflsg. mit 5,0 ml W. dürfen nach Zusatz von 0,05 ml Bromkresolgrün-Lsg. höchstens 0,20 ml 0,02 n Natronlauge bis zum Umschlag nach Blau und höchstens 0,20 ml 0,02 n Salzsäure bis zum Umschlag nach Gelb verbrauchen (DAB 7 – BRD). – 4. Schwermetall-Ionen. Höchstens 0,002%, berechnet als Pb^{2+} (DAB 7 – DDR). – 5. Salicylsäure. 5,0 ml Prüflsg. dürfen durch 0,10 ml Eisen(III)-chlorid-Lsg. III nicht bleibend rot- oder blau-violett gefärbt werden (DAB 7 – BRD). – 6. Verhalten gegen Schwefelsäure. 0,200 g Substanz werden wie in Bd. I, 239 angegeben geprüft. Die Lsg. darf nicht stärker gefärbt sein als eine Mischung von 0,30 ml Eisen(III)-chlorid-Lsg. III, 0,30 ml Kobalt(II)-chlorid-Lsg., 0,40 ml Kupfer(II)-sulfat-Lsg. II und 4,00 ml 1%ige Salzsäure (DAB 7 – BRD). – 7. Sulfatasche. Höchstens 0,2% (DAB 7 – BRD). – 8. Verbrennungsrückstand. Höchstens 0,1% (ÖAB 9). – 9. Trocknungsverlust. Höchstens 0,25% (DAB 7 – DDR).

Gehaltsbestimmung. 0,10 g Substanz, genau gewogen, werden in einem Jodzahlkolben in 10,0 ml n Natronlauge gelöst und auf dem Wasserbad 15 Min. lang erhitzt. Der abgekühlten Lsg. werden 50,00 ml 0,1 n Kaliumbromat-Lsg., 3,0 g Kaliumbromid und nach dessen Auflösung 10,0 ml 3 n Schwefelsäure zugesetzt. Nach 15 Min. wird mit einer Lsg. von 1,0 g Kaliumjodid in 5,0 ml W. versetzt und mit 0,1 n Natriumthiosulfat-Lsg. gegen Stärke zurücktitriert.

1 ml 0,1 n Kaliumbromat-Lsg. entspr. 2,537 mg $C_8H_8O_3$ (DAB 7 – BRD; praktisch identisch mit anderen Pharmakopöen).

Anwendung. Zur Konservierung kosmetischer und pharmazeutischer Präparate. Von der Konservierungsstoffverordnung zur Konservierung von Lebensmitteln nicht zugelassen.

Handelsformen: Nipagin M (Nipa Laboratorien, Berlin), Solbrol M (Bayer, Leverkusen).

Methylium para-hydroxybenzoicum solubile. Methylis Hydroxybenzoas Solubilis BPC 54 (!). Natrium-methyl-p-hydroxybenzoat.

$C_8H_7NaO_3$ $C_6H_4(ONa)COOCH_3$ M.G. 174,13

Eigenschaften. Weißes, fast geruchloses, hygroskopisches, kristallines Pulver. Es ist geschmacklos, erzeugt aber auf der Zunge Brennen und vorübergehende Gefühllosigkeit.
1 T. löst sich in 1 T. W. unter Bildung einer stark alkalischen Lsg. Lösl. in etwa 50 T. A. Fast unlösl. in fetten Ölen.

Erkennung. 0,5 g werden in 5 ml W. gelöst und mit Salzsäure gegen Lackmus angesäuert; der Niederschlag wird filtriert, gewaschen und getrocknet: Fp. = 126°.
Ein Teil des wie oben gewonnenen Niederschlages wird in 2 ml heißem A. gelöst und die Lösung mit 0,5 ml Quecksilbernitratlsg. versetzt: es entsteht Rotfärbung (BPC 54).

Prüfung. Alkalität: pH einer 0,1%igen (w/v)-Lsg. in CO_2-freiem W. ist 10,0 bis 11,0. – Klarheit der Lsg.: 1,0 g muß sich in 10 ml W. bei 20° klar lösen. – Sulfatasche: 38,5 bis 43,0%, bezogen auf die im Vakuum getrocknete Substanz. – Gewichtsverlust beim Trocknen: bis zum konstanten Gewicht über P_2O_5 im Vakuum (unter 5 Torr) nicht über 5,0%. – Chlorid: 0,1 g wird in 1 ml W. gelöst, die Lsg. mit 1 ml verd. Salpetersäure versetzt und filtriert. Das Filtrat darf mit 0,2 ml Silbernitratlsg. keine Trübung geben. – Sulfat: 0,1 g wird in 1 ml W. gelöst, die Lösung mit 1 ml verd. Salzsäure versetzt und filtriert. Das Filtrat darf mit 0,2 ml Bariumchloridlsg. keine Trübung geben.

Aethylium para-hydroxybenzoicum. Aethyl-p-hydroxybenzoat. 4-Hydroxybenzoesäure-äthylester. Aethyli para-oxybenzoas Dan. IX.

$C_9H_{10}O_3$ $C_6H_4(OH)COOC_2H_5$ (1,4)   M.G. 166,08

Eigenschaften. Weißes Kristallpulver. Geruch- und geschmacklos. 1 T. löst sich in etwa 1300 T. W., in etwa 2 T. A., in etwa 4 T. Ae.

Erkennung. Die mit etwa 5 ml W. verd. Lösung von etwa 0,01 g des Esters in einigen Tr. A. wird durch 3 Tr. Eisen(III)-chloridlsg. violett gefärbt, auf Zusatz von 3 ml A. wird die Farbe gelb. – Werden 0,5 g des Esters mit 5 ml Natronlauge (8%ig) 5 Min. im Wasserbad erhitzt und die Lsg. mit 6 ml verd. Schwefelsäure (9,2%) versetzt, so scheidet sich beim Abkühlen p-Hydroxybenzoesäure kristallin aus, die nach dem Auswaschen und Trocknen bei 208 bis 210° schmilzt (die Säure wird für Prüf. b verwendet). 5 ml des Filtrates geben nach Zusatz von 5 ml Natronlauge und Erwärmen auf etwa 50° nach Zusatz von 5 ml 0,1 n Jodlsg. die Jodoformreaktion. Zum Nachweis eignet sich auch MILLONS Rg. (s. Bd. I, 736), das beim Kochen mit dem Ester eine Rotfärbung ergibt (Empfindlichkeit: 0,001 mg p-Hydroxybenzoesäure bzw. Ester). [Zur quantitativen Auswertung der MILLONschen Probe s. TH. SABALITSCHKA: Mikrochimica Acta 2, 111 (1937)].

Prüfung. 1. Fp. = 112 bis 118°. – 2. Die Lsg. von 0,1 g der abgeschiedenen freien p-Hydroxybenzoesäure (s. Erk.) in 2 ml A. und 2 ml W. muß durch 1 Tr. Eisen(III)-chlorid gelb, darf aber nicht violett gefärbt werden (Salicylsäure). – 3. 0,4 g des gepulverten Esters werden mit 10 ml W. 1 Min. lang geschüttelt und dann filtriert: 3 ml des Filtrates dürfen nach Zusatz von 2 bis 3 Tr. verd. Salzsäure durch 2 bis 3 Tr. Bariumchloridlsg. nicht getrübt werden (Sulfat). – 4. 5 ml des Filtrates 3 müssen nach Zusatz von 0,05 ml 0,1 n Natronlauge durch 3 Tr. Methylrot gelb gefärbt werden (freie Säure). – 5. 0,1 g des Esters muß sich in 1 ml konz. Schwefelsäure farblos lösen. – 6. 0,5 g des Esters dürfen beim Verbrennen höchstens 0,001 g Rückstand hinterlassen.

Gehaltsbestimmung. Analog Methylium p-oxybenzoicum. 1 ml 0,1 n Kaliumbromatlsg. entspricht 0,002768 g $C_9H_{10}O_3$.

Anwendung. Konservierungsmittel für Lebensmittel, kosmetische und pharmazeutische Präparate.

Handelsform: Nipagin A, Solbrol A.

Propylium hydroxybenzoicum DAB 7 – DDR. *p*-Hydroxybenzoesäurepropylester DAB 7 – BRD. Propylum parahydroxybenzoicum ÖAB 9. Propylium para-oxybenzoicum DAB 6–3. Nachtr. (BRD), Helv. V. – Suppl. I. Propyli para-oxibenzoas Nord. 63. Propyl Hydroxybenzoate BP 63. Propylparaben USP XVII. Propylparabenum ČsL 2. 4-Hydroxybenzoesäure-n-propylester.

$C_{10}H_{12}O_3$ $C_6H_4(OH)COOC_3H_7$ (1,4)   M.G. 180,21

Nach 2stdg. Trocknen bei 60° soll die Substanz nicht weniger als 99% $C_{10}H_{12}O_3$ enthalten.

Eigenschaften. Farbloses, kristallines Pulver. 1 g löst sich in etwa 2500 ml W. (USP XVII), lösl. in 1,5 T. A., in 40 T. fettem Öl, in 140 T. Glycerin. Fp. = 95 bis 97° (DAB 7 – BRD, Ph.Helv. V – Suppl. I, ÖAB 9), 95 bis 98° (USP XVII, BP 63), 94 bis 98° (ČsL 2).

Erkennung. Wie Methylium p-hydroxybenzoicum. – Identifizierung nach L. KOFLER (ÖAB 9): Fp. unter dem Mikroskop = 95 bis 97°. Eutektische Temperatur der Mischung mit Benzil: 73°. Lichtbrechungsvermögen der Schmelze: $n_D = 1,5101$ bei 101°.

Prüfung. Nach DAB 7 – BRD, analog Methylium para-oxybenzoicum.

Gehaltsbestimmung. DAB 7 – BRD: Wie Methylium para-oxybenzoicum 1 ml 0,1 n Kaliumbromat-Lsg. entspr. 3,003 mg $C_{10}H_{12}O_3$.

Anwendung. Als Konservierungsmittel wie Parahydroxybenzoesäureester allgemein.

Handelsformen: Nipasol M, Propyl Butex (Bush, Engl.); Propyl Parasept (Heyden Chemical Corp., USA); Tegosept P (Goldschnidt, USA).

Propylis Hydroxybenzoas Solubilis BPC 54. Natrium-propyl-p-hydroxybenzoat.

$C_{10}H_{11}NaO_3$ $C_6H_4(ONa)COOC_3H_7$ M.G. 202,18

Eigenschaften. Hygroskopisches, kristallines Pulver. 1 T. löst sich in 1 T. W. (die Lsg. reagiert alkalisch), in etwa 50 T. A., in etwa 2 T. A. (50%ig); fast unlösl. in fetten Ölen.

Erkennung. 1. 0,5 g werden in 5 ml W. gelöst und die Lsg. mit Salzsäure gegen Lackmus angesäuert; der Niederschlag wird filtriert, gewaschen und getrocknet: Fp. = ca. 95°. – 2. Wie Methylium para-hydroxybenzoicum solubile.

Prüfung. Alkalität, Klarheit der Lösung, Chlorid und Sulfat sowie Gewichtsverlust beim Trocknen – wie Methylium para-hydroxybenzoicum solubile.
Sulfatasche: 33,3 bis 37,0%, bezogen auf die im Vakuum getrocknete Substanz.

Butylium para-hydroxybenzoicum. Butyl-hydroxybenzoat. Butylparaben (Extra P.).

$C_{11}H_{14}O_3$ $C_6H_4(OH)COOC_4H_9$ (1,4)   M.G. 194,22

Eigenschaften. Weißes, geruch- und geschmackloses Pulver, das auf der Zunge vorübergehende Gefühllosigkeit erzeugt. Sehr schwer lösl. in kaltem und heißem W., lösl. in 2 T. A.; lösl. in Ae., Chlf., ätherischen Ölen und anderen organischen Lösungsmitteln.
Fp. = 68 bis 69° (The Merck Index 1960).

Erkennung, Prüfung, Gehalt. Analog den anderen PHB-Estern.

Handelsformen: Butyl Butex (Bush, Engl.); Nipabutyl (Nipa Laboratorien, Berlin).

Benzylium para-hydroxybenzoicum. Benzyl-p-hydroxybenzoat (Extra P.).

$C_{14}H_{12}O_3$ M.G. 228,24

Eigenschaften. Fast unlösl. in W., leicht lösl. in A., ätherischen Ölen, Glycerin und anderen organischen Lösungsmitteln.
Fp. = 108 bis 113°.

Handelsform: Nipabenzyl (Nipa Laboratorien, Berlin).

Gebräuchliche Mischungen der PHB-Ester: Nipa 82121 (Nipa: Samuelson): ist eine Mischung von Methyl-, Äthyl-, Propyl- und verschiedenen Butylestern der p-Hydroxybenzoesäure. – Nipasept (Nipa: Samuelson): ist eine wasserlösl. Mischung von Methyl-, Äthyl- und Propylestern der p-Hydroxybenzoesäure, die sich in Konzentrationen von 0,04 bis 0,08% als Konservierungsmittel und Antisepticum in Augentropfen und Collyrien eignet.

Acidum boricum

Acidum boricum. Borsäure. Boric (Boracic) Acid. Acide borique. Acor boracicus. Sal sedativum (narcoticum) Hombergi.

HB_3O_3 $B(OH)_3$ MG. 61,83

Die Borsäure kommt frei in der Natur vor und findet sich als Sassolin in technisch ausbeutbaren Mengen in den heißen Quellen der Maremmen Toscanas.

Synthetisch wurde sie erstmals von G. HOMBERG 1702 aus Borax durch Erhitzen mit Eisen(II)-sulfat hergestellt.

Gewinnung. Die Gewinnung der Borsäure richtet sich maßgeblich nach der Art des Vorkommens und den örtlichen Gegebenheiten. Naturborate werden heute allgemein mit Schwefelsäure aufbereitet, in dem man in die schwach schwefelsaure Lösung (0,1% freie Säure) Dampf und Luft einleitet. Eisenoxid, Tonerde, Calciumsulfat u.a. Niederschläge werden abfiltriert und die konz. Borsäurelösung erkalten lassen. Die sich abscheidende Borsäure ist „technisch rein" und kann durch Umkristallisation zu „chemisch reiner" Borsäure verarbeitet werden (Ullmanns Enzyklopädie der techn. Chemie, Bd. 4, München-Berlin: Urban & Schwarzenberg 1953).

Eigenschaften. Borsäure kann in Form von Grieß, harten Kristallen, großen oder kleinen Schuppen, gewöhnlichem Pulver, extra feinem Pulver und Puder vorliegen.
Fp. = 169°; $d = 1,5463$. Dissoziationsgrad $\alpha = 0,0001$ (in 0,1 m Lsg.). In 100 ml W. lösen sich bei

0°	2,66 g
20°	4,9 g
40°	8,7 g
60°	14,8 g
80°	23,6 g
100°	39,7 g.

Mineralsäuren erniedrigen die Löslichkeit, Salze erhöhen sie, Natriumchlorid jedoch nicht! Sehr schwer lösl. in trockenem Ae., schwer lösl. in feuchtem Ae., lösl. in M., und A., leicht lösl. in Glycerin. Mit Wasserdampf ist Borsäure flüchtig. Bildet mit zahlreichen organischen Stoffen, die Hydroxylgruppen enthalten, Komplexe, die erheblich stärkere Säuren sind als Borsäure selbst.

Erkennung. Borsäure bildet mit M. und A. bei Gegenwart von Schwefelsäure flüchtige Ester, die mit grüngesäumter Flamme brennen.

Anwendung. Technisch: In Emaillierwerken als Flußmittel, in der Glasindustrie. Als technisches Konservierungsmittel von Häuten, Holz, Textilien, Leim, Klebstoffen. In Deutschland ist die Konservierung von Lebensmitteln mit Borsäure verboten.

Medizinisch und kosmetisch wird Borsäure in Pudern, Salben, Cremes, Lotiones u.a. verwendet.

Toxizität. Eingenommene Borsäure wird innerhalb 12 Std. zu etwa 50% mit dem Harn ausgeschieden. Der Rest bleibt etwa 3 bis 4 Tage im Körper. Dadurch besteht bei wiederholten Gaben Kumulationsgefahr. Gleichfalls werden erhebliche Mengen bei wiederholter äußerer Applikation durch die verletzte Haut oder durch Schleimhäute resorbiert und kumuliert. Besonders Säuglinge und Kleinkinder sind gegen Borsäure empfindlich. Streupuder oder andere Arzneiformen für Kinder sollten daher nie mehr als 5% Borsäure enthalten.

Vergiftungssymptome sind erythematöse Hautausschläge, Erbrechen und Diarrhoe, Blutdrucksenkung, Temperaturrückgang, schwerer Schock und Koma. Die tödliche Dosis für Erwachsene liegt zwischen 15 und 20 g, für Kinder bei 3 bis 6 g.

Acidum boricum DAB 6, DAB 7 – DDR, Helv. V, ÖAB 9, Pl.Ed. I – Suppl., Ned. 6, Nord. 63, Ross. 9, Jap. 61. Borsäure DAB 7 – BRD. Boric Acid BP 63, USP XVII. Acide Borique Cristallisé CF 65.

Gehalt. Mindestens 99,5% H_3BO_3 (DAB 7 – BRD).

Eigenschaften. Weißes, kristallines Pulver oder farblose, glänzende, fettig anzufühlende Schuppen ohne Geruch und von schwach saurem und bitterem, nachher süßlichem Geschmack. Borsäure ist mit Wasserdampf flüchtig. Beim Erhitzen über 75° geht sie unter Wasserabgabe allmählich in Metaborsäure (HBO_2) über, die bei 160° unter Bildung einer glasigen Masse schmilzt. Bei starkem Erhitzen bläht sich die Schmelze auf und es entsteht Borsäureanhydrid (B_2O_3). 1 T. Borsäure löst sich in etwa 22 T. W., in etwa 4 T. siedendem W., in etwa 17 T. A. oder in etwa 4 T. Glycerin (ÖAB 9).

Erkennung. 1. Eine mit einigen Tr. Salzsäure versetzte Lsg. von Borsäure färbt Curcumapapier nach dem Trocknen braunrot. Befeuchtet man hierauf mit Ammoniak, so schlägt die Farbe nach Blau bis Grünschwarz um. – 2. Lsg. von Borsäure in A. verbrennen mit grüngesäumter Flamme (DAB 6, ÖAB 9). – 3. Borsäure entspricht den Nachweisreaktionen für Borate (s. Bd. I, 212) (USP XVII).

Prüfung. 1. Die Lsg. von 1 T. Borsäure in 29 T. W. (andere Pharmakopöen: 25 T. W.) muß klar und farblos sein (ÖAB 9). – 2. Chlorid. In einer Mischung von 5 ml der Lsg. (1 + 29) und 5 ml W. darf Chlorid nicht nachweisbar sein (ÖAB 9). – 3. Nitrat, Nitrit. Wird 1 ml der obigen Lsg. mit Diphenylamin-Schwefelsäure unterschichtet, so darf sich zwischen den beiden Flüssigkeiten innerhalb 5 Min. keine blaue Zone bilden (ÖAB 9). – 4. Borate, fremde Säuren. Eine Lsg. von 0,3 g Borsäure in 5 ml heißem W. muß nach dem Abkühlen auf Zusatz von 1 Tr. Methylorangelsg. eine schwach saure Rk. zeigen. Diese muß jedoch verschwinden, wenn man die Lsg. auf das fünf- bis zehnfache verdünnt (ÖAB 9). – 5. Arsen. In einer Lsg. von 1 g Borsäure in 4 ml heißem W. darf mit 6 ml Hypophosphitlösung Arsen in unzulässiger Menge nicht nachweisbar sein (ÖAB 9) (s. Bd. I, 243); höchstens 10 ppm (USP XVII); höchstens 4 ppm (BP 63). – 6. Calcium, Magnesium. 10 ml der Lsg. (1 + 29) dürfen nach Zusatz von 1 ml Ammoniumchloridlsg. und 1 ml Ammoniak mit 1 ml Dinatriumhydrogenphosphatlsg. innerhalb von 5 Min. nicht getrübt werden (ÖAB 9). – 7. Schwermetalle. In einer Mischung von 9 ml der Lsg. (1 + 29) und 1 ml Ammoniak dürfen Schwermetalle in unzulässiger Menge nicht nachweisbar sein (s. Bd. I, 253) (ÖAB 9); höchstens 20 ppm (USP XVII, BP 63).

Gehaltsbestimmung. 2 g getrocknete Borsäure, genau gewogen, werden in 100 ml einer Mischung aus gleichen Volumina Glycerin und W., die vorher gegen Phenolphthalein neutralisiert worden war, gelöst. Dann titriert man mit 1 n Natronlauge bis zur Rosafärbung. Nach Zusatz weiterer 50 ml Glycerin, das gegen Phenolphthalein neutralisiert worden war, verschwindet die Färbung. Man setzt nun die Titration bis zum Wiederauftreten der Farbe fort. 1 ml 1 n Natronlauge entspricht 61,83 mg H_3BO_3 (USP XVII, BP 63). ÖAB 9 verwendet statt Glycerin Mannit, DAB 7 – BRD Sorbit.

Aufbewahrung. In verschlossenen Gefäßen.

Das Etikett muß eine Warnung tragen, daß Borsäure nicht zum inneren Gebrauch und nicht zur Behandlung größerer Flächen verletzter Haut abgegeben werden darf (USP XVII)!

Anwendung. Lokales, schwaches Desinfiziens, in Lsg. als Collyrium.

Natrium tetraboricum DAB 7 – DDR, ÖAB 9, Ross. 9. Natriumtetraborat DAB 7 – BRD. Natrium biboricum Helv. V. Natrii biboras Ned. 6. Natrii boras Nord. 63, Jap. 61. Natrii tetraboras Pl.Ed. I – Suppl. Borax DAB 6, BP 63. Sodium borate USP XVII. Borate de Sodium officinale CF 65.

$Na_2B_4O_7 \cdot 10 H_2O$ \hfill M.G. 381,37

Die arabischen Chemiker verstanden unter Borax verschiedene Salze (nicht nur der Borsäure); später wurde ebenfalls jedes zum Löten brauchbare Salz als Borax bezeichnet. Die Venetianer brachten das hauptsächlich aus Natriumborat bestehende Mineral „Tinkal" von Tibet nach Europa und raffinierten es zu „venetianischem Borax".

Natürlicher Borax kommt im südlichen Asien als Tinkal vor. Weiter finden sich zahlreiche Borate in Kalifornien, Asien und Algier in Boraxseen, in Chile große Lager von Boronatrocalcit, in Nevada und Kleinasien Kalkborate (Borocalcit, Borkalk, Ulexit), in Deutschland (Staßfurt) Borazit.

Gewinnung. Heute fast ausschließlich aus den Naturboraten.

Eigenschaften. Natriumtetraborat bildet farblose, durchscheinende Kristalle oder ein weißes, kristallines Pulver. Es ist geruchlos und besitzt einen zunächst süßlichen, dann laugenhaften Geschmack. Es verwittert an warmer, trockener Luft. Wässerige Lsg. reagieren gegen Lackmus alkalisch. Beim Erhitzen schmilzt Natriumtetraborat im Kristallwasser; dieses entweicht dann unter Aufblähen, wobei eine poröse Masse zurückbleibt, die bei stärkerem Erhitzen schmilzt und beim Erkalten glasartig erstarrt.

Lösl. in etwa 20 T. W., prakt. unlösl. in A.

Erkennung. 1. Taucht man Curcumapapier in eine salzsaure Lsg. von Natriumtetraborat, so färbt es sich nach dem Trocknen rosarot. Befeuchtet man es hierauf mit Ammoniak, so schlägt die Farbe nach Blau bis Grünschwarz um (ÖAB 9). – 2. Erhitzt man einige mg der Substanz mit 1 ml A. und 1 ml konz. Schwefelsäure, so brennen die entweichenden Dämpfe mit grüner Flamme (ÖAB 9). – 3. Eine Lösung von etwa 0,1 g Substanz in 2 ml W. bleibt auf Zusatz von 2 ml Kaliumcarbonatlsg. klar. Versetzt man die Lsg. hierauf mit 4 ml Kaliumantimonatlsg. und erhitzt, so entsteht ein weißer, kristalliner Niederschlag (ÖAB 9). – 4. Natriumtetraborat färbt die nicht leuchtende Flamme anhaltend intensiv gelb (ÖAB 9). – 5. Eine Lsg. von Natriumborat (1 in 20) entspricht den Rk. für Natrium (s. Bd. I, 218) und für Borate (s. Bd. I, 212) (USP XVII).

Prüfung. 1. Carbonat und Bicarbonat. Eine Lsg. (1 in 20) darf beim Ansäuern nicht aufbrausen (USP XVII, ÖAB 9). – 2. Arsen. Höchstens 10 ppm (USP XVII). – 3. Schwermetalle. 1 g Substanz wird in 16 ml W. gelöst, 6 ml 1 n Salzsäure zugegeben und mit W. auf 25 ml aufgefüllt: die Grenzwertbestimmung für Schwermetalle (s. Bd. I, 252) darf höchstens 20 ppm ergeben (USP XVII).

Nach ÖAB 9 dürfen ferner Chlorid, Nitrat, Sulfat, Eisen, Calcium und Magnesium in unzulässiger Menge nicht nachweisbar sein.

Gehaltsbestimmung. Etwa 3 g Substanz, genau gewogen, werden in 50 ml W. gelöst, mit Methylrotlsg. versetzt und mit 0,5 n Salzsäure titriert. 1 ml 0,5 n Salzsäure entspricht 95,36 mg $Na_2B_4O_7 \cdot 10 H_2O$. Forderung: 99,0 bis 103,0% (DAB 7 – DDR).

Anwendung. Borax hat schwach bakteriostatische Eigenschaften, ähnlich denen der Borsäure. Äußerlich wird es als mildes Adstringens, als Gurgelmittel bei Diphtherie, Aphthen, Mundkrebs und Stomatitis, als Spülung bei Pruritus ani et vulvae und bei Bindehautentzündungen angewandt.

Boraxglycerin und Boraxhonig werden zur Pinselung des Rachens und der Zunge von Kindern angewendet. Sie sollten jedoch wegen der bestehenden Vergiftungsgefahr nur sparsam gebraucht werden.

Techn. Zum Löten, als Flußmittel bei Schmelzen, in der Glasindustrie, zur Herst. von Emaillen, in der Analyse (Boraxperle, Lötrohrkunde). Große Mengen werden für die Waschmittelindustrie zu Perboraten verarbeitet.

Zum Löten ist der „oktaedrische Borax" geeigneter, da er nicht wie der gewöhnliche prismatische Borax beim Erhitzen in kleine Stücke zerspringt.

Oktaedrischer Borax. Juwelierborax.

Die Bezeichnung „oktaedrischer Borax" ist nicht korrekt, da es sich um hexagonalrhomboedrische Kristalle handelt.

Er wird erhalten, wenn man Borax aus einer konzentrierten Lsg. bei über 56° auskristallisieren läßt. Seine Zusammensetzung ist $Na_2B_4O_7 \cdot 5 H_2O$.

Natrium boricum neutrale. Neutraler Borax. Borsäure-Borax. Boro-Borax. Antipyonin. „Natrium tetraboricum".

Unter diesen Bezeichnungen wird ein Gemisch von Borax mit Borsäure verstanden. Die Bezeichnung Natrium tetraboricum kann zu Verwechslungen mit dem gewöhnlichen Borax führen.

Herstellung. Je 1 T. Borax und Borsäure werden in 1 T. W. heiß gelöst, die Lsg. zur Trockne verdampft und der Rückstand gepulvert. – *Eigenschaften.* Weißes Pulver, lösl. in 11 T. W. die wässerige Lsg. reagiert nahezu neutral.

Anwendung. Zu Augenwässern. In Mischungen von mit Borax unverträglichen Alkaloid- oder Metallsalzen wie Quecksilberchlorid, Zinksulfat u. a.

Natriumperborat.

$NaBO_2 \cdot H_2O_2 \cdot 3H_2O$ 10,4% aktiver Sauerstoff

Herstellung. Techn. aus Boraten und Wasserstoffperoxid, das entweder als 30%ige Lsg. oder gasförmig zugeführt wird.

Technische Präparate sind meist Gemische mit mehr oder weniger Hundertteilen aktivem Sauerstoff.

Anwendung. In Waschmitteln zum Bleichen.

Natrium perboricum Erg.B. 6. Natrium perborat.

$NaBO_3 + 4H_2O$ M.G. 153,86

Gehalt 97,8 bis 100%.

Weißes, kristallines Pulver, in ungefähr 50 T. W. von 20°, leichter in W. von 35° lösl. Die wässerige Lsg. darf nicht über 40° erhitzt werden; sie bläut Lackmuspapier und färbt, mit Salzsäure angesäuert, Curcumapapier beim Eintrocknen braunrot. Die Färbung geht beim Befeuchten mit wenig Ammoniakflüssigkeit in Grünschwarz über. Natriumperborat färbt beim Erhitzen am Platindraht die Flamme gelb.

Schüttelt man 1 ml der mit verdünnter Schwefelsäure angesäuerten Lsg. von Natriumperborat (1 + 49) mit etwa 2 ml Ae. und einigen Tr. Kaliumdichromatlsg., so färbt sich die ätherische Schicht tief blau.

Die wässerige Lsg. (1 + 49) darf nach dem Ansäuern mit Salpetersäure durch Bariumnitratlsg. (Schwefelsäure) nicht verändert, durch Silbernitratlsg. (Salzsäure) nur opalisierend getrübt werden. 1 g Natriumperborat soll nach dem Glühen nicht weniger als 0,43 g und nicht mehr als 0,44 g Rückstand hinterlassen. Die mit verdünnter Essigsäure schwach angesäuerte Lsg. des Glührückstandes darf durch Natriumsulfidlsg. nicht verändert werden (Schwermetallsalze).

Eine Lsg. von 2 g Natriumperborat in 100 ml W., die mit einem Tr. Methylorangelsg. versetzt ist, soll bis zum Farbumschlag nicht mehr als 13,0 und nicht weniger als 12,8 ml n Salzsäure erfordern (Natriumperoxid, Natriumborat).

Gehaltsbestimmung. Etwa 1 g Natriumperborat wird in einem Meßkolben von 100 ml Inhalt genau gewogen und in einem Gemisch von 50 ml W. und 10 ml verdünnter Schwefelsäure durch sanftes Umschwenken gelöst; die Lsg. wird mit W. bis zur Marke aufgefüllt. 10 ml dieser Lsg. werden mit 1 g Kaliumjodid versetzt; die Mischung wird in einem verschlossenen Glase eine halbe Std. lang unter bisweiligem Umschwenken stehengelassen. Zur Bindung des ausgeschiedenen Jodes müssen für je 0,1 g Natriumperborat 12,7 bis 13,0 ml 0,1 n Natriumthiosulfatlsg. verbraucht werden, was einem Gehalt von 97,8 bis 100 vom Hundert Natriumperborat entspricht (1 ml 0,1 n Natriumthiosulfatlsg. entspr. 0,0077 g Natriumperborat, Stärkelsg. als Indikator).

Acidum borotannicum. Borotanninsäure.

Borotanninsäure ist ein Komplex aus Borsäure und Gerbsäure analog den stark sauren Borsäure-Polyol-Estern und dient als Antiekzematicum, Antihidroticum und Antimykoticum.

Handelsformen: Derma-Wynlit, Onycho-Wynlit, Ekzematin (Wynlit, Madison/USA).

Acidum camphoricum

Acidum camphoricum. Erg.B. 6, Helv. V. Camphersäure. Kampfersäure. Rechts-Kampfersäure.

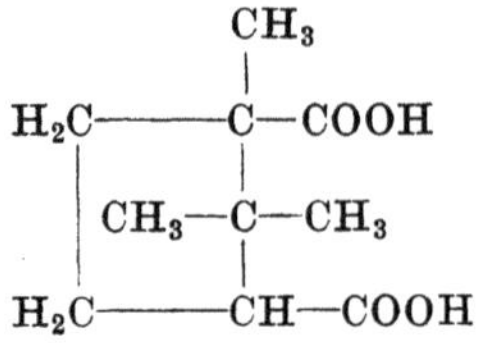

$C_8H_{14}(COOH)_2$

```
            CH₃
             |
    H₂C——————C—COOH
             |
          CH₃—C—CH₃
             |
    H₂C——————CH—COOH
```

M.G. 200,13

Herstellung. Durch Oxydation von natürlichem Campher mittels Salpetersäure.

Eigenschaften. Farblose, monokline Kristalle ohne Geruch. Fp. = 186 bis 188° (The Merck Index 1960); 184 bis 185° (Helv. V).

$[\alpha]_D^{20} = +47$ bis $+48°$ (in A.) (Helv. V).

1 g löst sich in 125 ml W., in 10 ml siedendem W., in 1 ml A., in 20 ml Glycerin; lösl. in Chlf., Ae., Fetten und Ölen (The Merck Index 1960).

Prüfung. Helv. V: Der Drehungswinkel von 4,000 g Camphersäure, gelöst in abs. A. zu 20 ml, muß zwischen +18,80 und 19,20° liegen. – 0,6 g müssen sich in 1 ml A. klar und farblos völlig lösen. Die Lsg. muß stark sauer reagieren. – Natrium darf nicht nachweisbar sein. – Im Filtrat einer Anschlämmung von 0,5 g Camphersäure in 10 ml W. dürfen Chlorid, Sulfat, Nitrat und Schwermetalle nicht nachweisbar sein. – 0,5 g dürfen keinen wägbaren Verbrennungsrückstand hinterlassen.

Gehaltsbestimmung. Helv. V: Etwa 0,4 g Camphersäure, genau gewogen, werden in 20 ml A. gelöst und unter Zusatz von 2 bis 3 Tr. Phenolphthaleinlsg. mit 0,1 n Natronlauge bis zur Rosafärbung titriert.

1 ml 0,1 n Natronlauge entspricht 0,010006 g $C_{10}H_{16}O_4$.

Unverträglichkeiten. Mit Antipyrin, Menthol und Phenol gibt Camphersäure feucht werdende oder sich verflüssigende Gemische!

Anwendung. Früher innerlich gegen Nachtschweiß Tuberkulöser, äußerlich als mildes, desinfizierendes Adstringes.

Synthobilin ist das Diäthanolaminsalz des Camphersäure-p-α-dimethylbenzyl-esters. Diäthanolamin-p-tolylmethylcarbinol-camphorat.

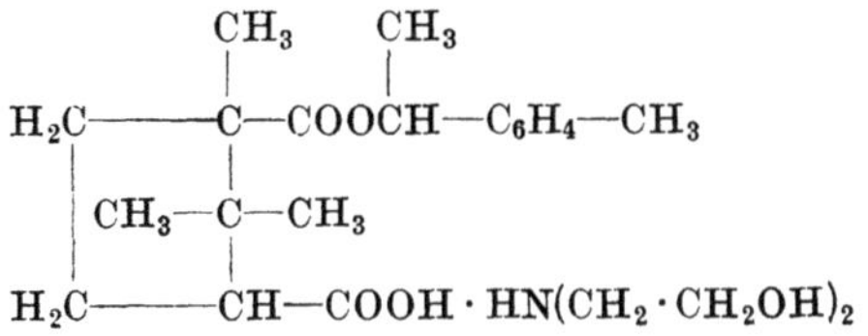

$C_{23}H_{37}NO_6$

```
            CH₃     CH₃
             |       |
    H₂C——————C—COOCH—C₆H₄—CH₃
             |
          CH₃—C—CH₃
             |
    H₂C——————CH—COOH · HN(CH₂·CH₂OH)₂
```

M.G. 423,53

Herstellung. s. Chem. Zbl. *I*, 2972 (1941) und *I*, 808 (1944). – *Eigenschaften.* Wasserlösl. farblose Kristalle.

Anwendung. Cholereticum.

Handelsform: Synthobilin (Chemiewerk Homburg) (nicht mehr im Handel!).

Acidum camphorsulfonicum. Campher-sulfonsäure.

Es gibt mehrere Camphersulfonsäuren, die zur Salzbildung mit organischen Basen für Arzneimittelzwecke verwendet und häufig als Camsylate bezeichnet werden. Man kann vom

Campher Sulfonsäuren der l-Form, der d-Form und des Racemates herstellen, die zudem je nach der Bereitung die Sulfonsäuregruppe an verschiedenen Stellen des Moleküls tragen. Alle Camphersulfonsäuren sind leicht löslich in W., praktisch unlöslich in Ae. und an der Luft zerfließlich.

[d-Campher]-α-sulfonsäure. [d-Campher]-sulfonsäure(3).

$$\begin{array}{c} CH_3 \\ | \\ C \\ H_2C \diagup \diagdown C=O \\ \quad | H_3C-C-CH_3 | \\ H_2C \diagdown \diagup CH-SO_3H \\ C \\ | \\ H \end{array}$$

$C_{10}H_{16}O_4S$ M.G. 232,29

Herstellung. Aus d-Campher und Chlorsulfonsäure-methylester und nachfolgender Hydrolyse durch Erhitzen mit W. im Autoklaven.

[d-Campher]-β-sulfonsäure. [d-Campher]-sulfonsäure(1^1). Konstitution vgl. LOUDEN (J. chem. Soc. *1933*, S. 823).

$$\begin{array}{c} CH_2-SO_3H \\ | \\ C \\ H_2C \diagup \diagdown C=O \\ \quad | H_3C-C-CH_3 | \\ H_2C \diagdown \diagup CH_2 \\ C \\ | \\ H \end{array}$$

Herstellung: Mischt man unter Kühlung 2 Mol Essigsäureanhydrid mit 1 Mol Schwefelsäure und 1 Mol d-Campher, so kristallisiert nach einiger Zeit die ß-Sulfonsäure aus, die aus Eisessig oder Essigester umkristallisiert werden kann.

[d-Campher]-π-sulfonsäure.

$$\begin{array}{c} CH_3 \\ | \\ C \\ H_2C \diagup \diagdown C=O \\ \quad H_3C-C-CH_2-SO_3H \\ H_2C \diagdown \diagup CH_2 \\ C \\ | \\ H \end{array}$$

Herstellung. Aus d-Campher und rauchender Schwefelsäure oder Chlorsulfonsäure.

Camphotamidum (INN). Camphotamide. Camphosulfonyl-N-methylpyridin-β-diäthyl-carboxamid. 3-Diäthylcarbamoyl-1-methylpyridinium-camphersulfonat. Camphetamid. Camphramine.

$C_{21}H_{32}N_2O_5S$ M.G. 424,55

Eigenschaften. Kleine Kristalle mit schwach campherähnlichem Geruch, bitterem Geschmack und süßem Nachgeschmack. Fp. 174 bis 175°. Lösl. in W., A., Ae.; unlösl. in Bzl. (Merck Ind. 60).

Anwendung. Analepticum; respiratorisch und zirkulatorisch wirkendes Stimulans.

Dosierung. Oral 100 bis 600 mg; i.m. oder i.v. 100 bis 200 mg (Merck Ind. 60).

Acidum caprylicum

Acidum caprylicum. Caprylsäure. Caprylic Acid NNR 50. n-Octanoic Acid. Acidum Octoicum BPC 54(!).

$C_8H_{16}O_2$ $CH_3(CH_2)_6 \cdot COOH$ M.G. 144,21

Eigenschaften [BPC 54(!)]. Farblose bis gelbliche, ölige Fl. von charakteristischem Geruch; wenig lösl. in kaltem W., lösl. in 400 T. sied. W., sehr gut lösl. in A., Ae., Chlf. 95% sollen zwischen 234 und 244° überdestillieren. Ep. nicht unter 15°. $n_D^{20} = 1,4270$ bis 1,4285.

Erkennung [BPC 54(!)]. Man neutralisiert 0,5 ml W. mit Natronlauge (gegen Phenolphthalein), säuert mit 0,1 n Salzsäure eben an, versetzt mit 0,5 g α-Bromphenacylbromid und 15 ml A. und kocht 1 Std. am Rückflußkühler. Nach dem Erkalten wird der entstandene Nd. aus 50%ig. A. umkrist.: Fp. etwa 66°.

Anwendung. Wurde als Antimycoticum vorgeschlagen. Seine Wirksamkeit besonders gegen Trichophyton, Mikrosporon und Monilia gleicht der der Undecansäure. Wird vorwiegend als Natrium- oder Zinksalz in Salben und Pudern verwendet.

Natrium caprylicum. Sodium Caprylate NNR 50. Natriumcaprylat. Sodii Octoas BPC 54(!).

$C_8H_{15}NaO_2$ M.G. 166,20

Eigenschaften. Das gelbliche Salz löst sich sehr gut in W., nur wenig in A. – *Erkennung.* Analog Caprylsäure. – *Anwendung* s. Caprylsäure.

Zincum caprylicum. Zinc. Caprylate NNR 50, Zinkcaprylat.

$C_{16}H_{30}O_4Zn$ $Zn(C_8H_{15}O_2)_2$ M.G. 351,78

Eigenschaften. Das sehr feine weiße Pulver ist prakt. unlösl. in W. und A.

Anwendung s. Caprylsäure.

Caprylsäurediäthylamid Merck Ind. 61.

$C_{12}H_{25}NO$ $CH_3(CH_2)_6 \cdot CO \cdot N(C_2H_5)_2$ M.G. 199,34

Eigenschaften. Farblose, verhältnismäßig schwer flüchtige Fl. von aromatischem Geruch. Prakt. unlösl. in W., lösl. in fast allen organischen Lösungsmitteln, wirkt quellend auf Kunststoffe!

Anwendung. Insektenabwehrmittel mit großer Wirkungsbreite und guter Dauerwirkung.

Handelsform: Repellent 790 „Merck".

Acidum carbonicum

Acidum carbonicum. Kohlensäure. Kohlensäureanhydrid. Kohlendioxid. Carboneum dioxydatum Helv. V – Suppl. II, ÖAB 9, DAB 7 – DDR. Carbon Dioxide BP 63, USP XVII. Carbonic Acid Gas. Anhydride carbonique CF 65. Acide carbonique. Carbonei Dioxydum Ned. 6, Pl. Ed. I/1. Carbonei dioxidum Nord. 63.

CO_2 M.G. 44,01

Kohlendioxid findet sich zu 0,03% in der Erdatmosphäre, ferner gelöst in Kohlensäurequellen, besonders in vulkanischen Gegenden, in vielen Mineralquellen und in kleiner Menge in jedem Quell-, Fluß- und Seewasser. Gebunden in Form von Carbonaten findet es sich besonders als Calciumcarbonat (Kalkstein, Kreide, Marmor, Kalkspat), ferner als Natrium-, Barium-, Strontium-, Magnesium-, Zink-, Mangan- und Eisencarbonat.

Gewinnung und Herstellung. Im kleinen erhält man Kohlendioxid am einfachsten durch Zerlegen von Calciumcarbonat (Marmor) mit Salzsäure (etwa 15%ig) oder von Magnesiumcarbonat mit verdünnter Schwefelsäure im KIPPschen Apparat oder ähnlichen Gasentwicklungsapparaten. Das Gas wird zur Reinigung durch Wasser oder verdünnte Sodalösung geleitet; soll es getrocknet werden, so kann dies durch Calciumchlorid, konz. Schwefelsäure oder glasige Phosphorsäure geschehen. Grauer und schwarzer Marmor sowie Kreide liefern beim Zersetzen mit Säuren ein übelriechendes, schwefelwasserstoffhaltiges Kohlendioxid.

Technisch wird Kohlendioxid aus den natürlichen Kohlensäurequellen gewonnen, außerdem durch Verbrennen von Kohle (Koks) und durch Glühen von Kalkstein in den Kalköfen. Im Ausland wird in großem Umfang die bei der Gärung freiwerdende Kohlensäure technisch genutzt.

Das Gas wird durch W. gewaschen, dann in den unteren Teil eines Turmes geleitet, in dem Kaliumcarbonatlösung herunterrieselt. Diese bindet die Kohlensäure zu Kaliumbicarbonat. Hat die Lauge genügend Kohlendioxid aufgenommen, so wird sie erhitzt, wobei Rückbildung von Kaliumcarbonat unter Abspaltung von Kohlendioxid erfolgt. Das Kaliumcarbonat geht in den Betrieb zurück, das Kohlendioxid wird, falls nötig, durch Silicagel getrocknet und in Stahlflaschen gepreßt. Es kommt als flüssige Kohlensäure in den Handel.

Der Versand der flüssigen Kohlensäure erfolgt in Stahlflaschen, die amtlich auf einen Druck von 250 Atm geprüft sind. Die Prüfung ist alle 3 Jahre zu wiederholen. Über den Verkehr mit flüssiger Kohlensäure bestehen besondere gesetzliche Verordnungen.

Feste Kohlensäure. Kohlensäureschnee. Kohlensäureeis. Flüssiges Kohlendioxid wird bei rascher Verdunstung teilweise gasförmig, wobei durch die Verdunstungskälte die noch vorhandene flüssige Kohlensäure erstarrt. Man bringt eine Kohlensäureflasche mit der Öffnung nach unten in so stark geneigte Lage, daß die Flüssigkeit im Innern über dem Ausflußventil steht. Dann bindet man einen Beutel von lockerem Wollgewebe vor das Ventil und öffnet dieses für kurze Zeit. Es wird nun aus der Flasche ein dünner Strahl flüssige Kohlensäure in den Beutel getrieben; ein Teil vergast und der übrige Teil wird fest. Den im Beutel befindlichen, lockeren Schnee kann man durch Klopfen und Pressen zu Brocken von Kohlensäureeis zusammendrücken, die sich in einem Dewargefäß oder auch nur mit wollenen Tüchern umwickelt einige Zeit halten. Heute ist Kohlensäureeis nahezu überall leicht zu beziehen. Es kommt in kompakten Blöcken in den Handel und wird in isolierten Behältern aufbewahrt.

Eigenschaften. Kohlendioxid ist ein farbloses, nicht brennbares, Verbrennung und Atmung nicht unterhaltendes Gas von säuerlich-stechendem Geruch und Geschmack. Es rötet feuchtes Lackmuspapier vorübergehend. Es ist 1,52 mal schwerer als Luft. Bei 0° und 760 Torr entspr. 1000 ml = 1,9781 g (rund 2 g) oder 1 g = 505,52 ml. In W. ist es ziemlich lösl. 1 Vol. W. löst bei 0° unter gewöhnlichem Druck 1,79 Vol. CO_2, bei 5° 1,45 Vol., bei 10° 1,18 Vol., bei 15° 1,00 Vol., bei 20° 0,90 Vol. Durch Kochen wird es aus den wässerigen Lsg. wieder ausgetrieben. Die Löslichkeit in W. ist bei höherem Druck größer. Nach The Merck Index 60 ist die Löslichkeit in A. und anderen neutralen organischen Lösungs mitteln geringer. In wässeriger Lösung stellt sich zwischen W. und gelöstem CO_2 einerseits und Kohlensäure andererseits folgendes Gleichgewicht ein:

$$CO_2 + H_2O \rightleftharpoons H_2CO_3,$$

das nur zu etwa 1% auf der Seite der Kohlensäure liegt.

Ermittelt man unter Zugrundelegung dieses Gleichgewichts die „wahre Dissoziationskonstante" von H_2CO_3, so erhält man für $K \sim 5 \cdot 10^{-4}$, also die Größenordnung der Dissoziationskonstante der Ameisensäure (vgl. H. AUTERHOFF: Lehrbuch der Pharmazeutischen Chemie, Stuttgart: Wissenschaftl. Verlagsges. 1966).

Bei 0° kann Kohlendioxid durch einen Druck von 30 Atm verflüssigt werden. Kritische Temperatur ist 31°, oberhalb dieser Temperatur bleibt es auch unter stärkstem Druck gasförmig. – Flüssiges Kohlendioxid ist eine farblose Flüssigkeit, die bei −78° siedet. Der Dampfdruck des flüssigen Kohlendioxids beträgt bei +5° = 40,5, bei +20° = 58,5 und bei +30° = 73 Atm. Da der Druck des Gases von 31° mit steigender Temperatur rasch zunimmt, ist es gefährlich, Stahlflaschen mit CO_2 über 30° zu erwärmen. Sie sollen bei einer Temperatur von 15 bis 20° gehalten werden.

Festes Kohlendioxid ist entweder eine schneeartige Masse oder festes Eis. Bei gewöhnlicher Temperatur verdampft es, ohne sich vorher zu verflüssigen.

Erkennung. In größerer Menge erkennt man CO_2 schon an dem stechenden Geruch. Kohlendioxid löscht die Flamme. – Es gibt mit Bariumhydroxidlsg. eine weiße Fällung, die sich in Essigsäure unter Aufbrausen löst (BP 63, USP XVII, Helv. V – Suppl. II). Leitet man Kohlendioxid in einige ml W. so muß dieses sauer reagieren (Helv. V – Suppl. II).

Prüfung. Für die folgenden Prüfungen ist die Stahlflasche 6 Std. lang bei einer Temperatur von 18 bis 22° (USP XVII: 25 ± 2°) aufzubewahren (BP 63).

Säure und Schwefeldioxid; Phosphin, Schwefelwasserstoff und organische, reduzierende Substanzen. Für die folgenden Prüf. werden 100-ml-Gaswaschflaschen verwendet, deren Einleitungsrohre bis 1 mm über den Boden reichen. Man läßt etwa 1000 ml des Gases, bezogen auf Normaltemperatur und Normaldruck, innerhalb von 15 Min. durch die eingefüllte Rg.-Lsg. strömen.

Säure und Schwefeldioxid. 1000 ml Gas läßt man nacheinander durch 50 ml Natriumbicarbonatlösung, durch einen Wattebausch und durch eine Mischung von 40 ml W. mit 2 Tr. Methylorangelsg. strömen. Dann läßt man weitere 1000 ml des Gases sofort durch eine Mischung von 40 ml W. und 2 Tr. Methylorangelsg. strömen. Die Farbe der ersten darf sich von der der zweiten Methylorangelsg. nicht unterscheiden (BP 63, prakt. ident. mit USP XVII und ÖAB 9).

Phosphin, Schwefelwasserstoff und organische, reduzierende Substanzen. 1000 ml Gas läßt man durch eine Mischung von 25 ml Silbernitratlsg., 7 ml verd. Ammoniaklsg. und 20 ml W. strömen. Es darf keine Trübung entstehen und die Farbe der Rg.-Lsg. darf nicht dunkler sein als die einer gleichen Lsg., durch die kein Gas strömte (BP 63, prakt. ident. mit USP XVII und ÖAB 9).

Oxydierende Stoffe. Leitet man 1000 ml Kohlendioxid durch eine Mischung von 50 ml frisch über Natronlauge destilliertem W., 1 ml Stärkelsg., 1 Tr. konz. Essigsäure und 0.5 g Kaliumjodid, so darf sich die Lsg. nicht färben (ÖAB 9).

Kohlenmonoxid, BP 63: Man füllt einen 250-ml-Meßkolben unter Normalbedingungen mit Kohlendioxid und gibt 2,5 ml verd. Blut (1 T. Blut und 20 T. W.) so zu, daß möglichst jede Vermischung mit Luft ausgeschlossen ist. Dann schüttelt man den Inhalt des Kolbens 15 Min. lang sorgfältig durch und überführt die Blutlsg. in ein kleines Rg.-Glas. Man versetzt mit 40 mg einer Mischung aus gleichen T. Pyrogallol und Gerbsäure, schüttelt gut durch und läßt 45 Min. lang stehen. Der Niederschlag muß eine graubraune Färbung zeigen, darf aber nicht rot sein (auch Ned. 6 läßt so prüfen).

ÖAB 9: s. Untersuchung von Gasen, Bd. I, 263.

USP XVII: Man läßt 300 ml Kohlendioxid gleichmäßig innerhalb 3 Min. durch ein Kohlenmonoxid-Detektor-Röhrchen strömen. [Ein brauchbares Gerät liefert Mine Safety Appliances Co., Pittsburgh 8, Pa. (USP XVII). Es besteht aus beiderseits zugeschmolzenen Röhrchen, die Kieselgel enthalten, das mit Ammonmolybdat und Palladiumsulfat imprägniert ist]. Die gelbe Zone im Röhrchen darf nicht stärker grün gefärbt sein, als wenn man durch ein gleiches Rohr 300 ml frische Luft strömen läßt (10 ppm).

Helv. V – Suppl. II: Ein trockener Scheidetrichter von 250 ml Inhalt, dessen Schliffe mit Vaselin gedichtet wurden, wird mit einem etwa 1 cm² großen Filtrierpapierstück beschickt, das während 15 Min. in Bromwasser gelegt, nachher sechsmal mit W. gewaschen, an einem staubfreien Ort getrocknet und unmittelbar vor dem Versuch mit Palladium(II)-chloridlsg. befeuchtet wurde. Durch diesen Scheidetrichter läßt man innerhalb 5 Min. 1 Liter Kohlendioxid strömen. Man schließt den Hahn und gibt in den aufrechtgehaltenen Scheidetrichter 4 Tr. Aceton, das frisch über Kaliumpermanganat destilliert wurde. Der Stopfen wird sofort aufgesetzt und festgebunden. Sodann wird der Scheidetrichter während 1/2 Std. auf 40° erwärmt. Nach dieser Zeit wird das dem Scheidetrichter entnommene Filtrierpapier während einiger Sekunden über konz. Ammoniak gehalten; das Filtrierpapier darf keine Dunkel- oder gar Schwarzfärbung aufweisen.

Gehaltbestimmung. ÖAB 9: In einer Gasbürette werden 98,0 ml bis 100,0 ml Kohlendioxid abgemessen. Das Gas wird nun mittels Quecksilber als Sperrflüssigkeit in eine Gaspipette gedrückt und in dieser durch eine Lösung von 1 T. Kaliumhydroxid in 1 T. W. absorbiert. Das Volumen des nicht absorbierten Anteiles darf für 100,0 ml Kohlendioxid nicht mehr als 1,0 ml betragen, entsprechend einem Reinheitsgrad des Kohlendioxids von mindestens 99,0 Vol.-.%. Analog verfahren BP 63 und USP XVII.

Helv. V – Suppl. II: Durch einen tarierten, aufrechtstehenden Scheidetrichter von 100 ml Inhalt mit 1 cm langem Stutzen läßt man aus der aufrechtstehenden Bombe Kohlendioxid strömen, bis die Luft völlig verdrängt ist. Dann wird der Hahn sofort geschlossen und der Stopfen aufgesetzt; beide sind zuvor mit Vaselin zu fetten. Der Stutzen wird durch ein kurzes Schlauchstück mit einem Trichter verbunden. Man füllt Trichter, Schlauch und Stutzen luftblasenfrei mit verd. Natronlauge und läßt diese durch den wieder geöffneten Hahn unter stetigem Schütteln in den Scheidetrichter einfließen, bis keine sichtbare Absorption mehr stattfindet. Man schüttelt noch einige Minuten weiter und schließt hierauf den Hahn. Einfülltrichter und Schlauch werden entfernt, der Stutzen des Scheidetrichters mit W. gespült und innen und außen trocken gewischt. Der Scheidetrichter wird gewogen (a), hierauf gänzlich mit verd. Natronlauge gefüllt, von etwa außen anhaftenden Flüssigkeitstropfen befreit und wieder gewogen (b).

$$\text{Gehalt an CO}_2 = \frac{a-c}{b-c} \cdot 100 \, \text{Vol.-\%}$$

c = Gewicht des leeren Scheidetrichters.

Anwendung. Technisch: In großem Ausmaß für die Getränkeindustrie. Zur Herstellung von Carbonaten; in Feuerlöschern; als Treibmittel; in fester Form als Kältemittel, zu Kältemischungen u. v. a. m.

Medizinisch wird Kohlensäure zur Anregung des Atemzentrums verwendet. Gebräuchlich sind Mischungen von 5 bis 10 Vol.-% CO_2 und 95 bis 90 Vol.-% Sauerstoff.

Enthält normale Atemluft mehr als 5,6% Kohlendioxid – das ist die der Alveolarluft entsprechende Konzentration – so beginnen Kopfschmerz, Verwirrung, Pulsverlangsamung, Dyspnoe und Cyanose.

Feste Kohlensäure dient zur Vereisung bei kleinen Hautoperationen, zur Verödung von Warzen u. a.

Vergiftungen mit Kohlendioxid führen über die oben genannten Erscheinungen zu Bewußtlosigkeit. Konzentrationen von 10 Vol.-% und mehr erreichen dies in wenigen Minuten. Der Vergiftete soll sofort in frische Luft gebracht und künstlich beatmet werden.

Schon kurzzeitige Berührung von fester Kohlensäure kann zu erheblichen, örtlichen Erfrierungen führen.

Aufbewahrung. In Stahlflaschen mit grauem Anstrich.

Carboxygenum, Karbogen Nord. 63.

Karbogen ist eine Mischung von 4% (v/v) Kohlendioxid und 96% (v/v) Sauerstoff. Reinheit und Gehalt müssen denen von Kohlendioxid und Sauerstoff entsprechen.

Anwendung. Zur künstlichen Beatmung mit Sauerstoff. Der CO_2-Gehalt dient zur Anregung des Atemzentrums.

Acidum chinicum

Acidum chinicum. Erg.B. 6. Chinasäure. Quinic Acid. Kinic Acid. Acide quinique. Tetrahydroxyhexahydrobenzoesäure.

$C_7H_{12}O_6 \cdot H_2O$ M.G. 210,19

Chinasäure ist in der Chinarinde zu 5 bis 8% enthalten, gebunden an Calcium und an Alkaloide. Sie findet sich ferner in Heidelbeeren, in den Kaffeebohnen, in vielen Gräsern, in der Zuckerrübe und verschiedenen anderen Pflanzen.

O. REICHARD und A. PFISTER [Dtsch. Lebensm.-Rdsch. *51*, 11 (1955)] erkannten die Chinasäure als charakteristischen Bestandteil von Heidelbeeren, wodurch Heidelbeerenweinzusatz bei Rotwein sicher erkannt werden kann, da echte Traubenweine frei von Chinasäure sind. Das Bestimmungsverfahren beruht auf der Oxydation zu Chinon und dessen jodometrischer Erfassung:

$$2 C_6H_7(OH)_4COOH + 2 O \rightarrow O{=}\langle\rangle{=}O + C_6H_3(OH)_2COOH + CO_2 + H_2O$$
$$\phantom{2 C_6H_7(OH)_4COOH + 2 O \rightarrow O{=}\langle\rangle{=}O +} \text{Chinon} \text{Protokatechusäure}$$

$$O{=}\langle\rangle{=}O + 2 KJ + H_2SO_4 \rightarrow J_2 + K_2SO_4 + HO{-}\langle\rangle{-}OH$$

Durchführung. A. Weine mit mehr als 1 g Zucker/l.

25,0 ml Wein werden je nach Zuckergehalt in einem 50-ml- oder 100-ml-Meßkolben mit so viel Fehling-Lsg. versetzt, daß nach 1stdg. Erhitzen auf dem Wasserbad die Flüssigkeit noch deutlich blau gefärbt bleibt. Dann wird zur Marke aufgefüllt, umgeschüttelt und filtriert.

20 ml Filtrat (= 10,0 ml bzw. 5,0 ml Wein) werden in einen 250-ml-Langhals-Kjeldahlkolben, der etwa 3 g Mangandioxidpulver, 10 ml Schwefelsäure (50%ig) und 1 ml Eisessig enthält, unter ununterbrochenem Durchleiten von Wasserdampf in etwa 30 Min. zugetropft – zum Verhindern des Übersteigens kann der Kolbenhals mit einer Spur Siliconentschäumer bestrichen werden –, die entstehenden Dämpfe mit Kugelaufsatz in einen Stehkühler geleitet und das Destillat in einer Vorlage mit etwa 5 ml KJ-Lsg. (10%ig) und 1 ml Salzsäure (10%ig) aufgefangen. Als Destillationsapparat eignet sich nach PARNAS-WAGNER oder eine ähnliche Apparatur. Die Menge des durch überdestilliertes Chinon freigemachten Jods wird mit 0,1 n Natriumthiosulfatlsg. gemessen (bleibende Entfärbung nach Stärkezusatz). Berechnung:

ml 0,1 n Thiosulfat × 19,21 = mg Chinasäure/10 ml bzw. 5 ml Wein.

B. Weine mit weniger als 1 g Zucker/l. 10,0 ml Wein werden direkt und ohne Vorbehandlung in der unter A., Abs. 2, beschriebenen Weise oxydiert und weiterbehandelt.

Gewinnung und Herstellung. Gepulverte Chinarinde wird mehrere Tage mit W. extrahiert, der Auszug mit wenig Kalkmilch versetzt, um Chinagerbsäure und Alkaloide zu fällen; das Filtrat wird zum Sirup eingedampft. Nach längerem Stehenlassen bei tiefer Temperatur kristallisiert das Calciumsalz aus. Dieses wird durch Schwefelsäure oder Oxalsäure zerlegt und das Filtrat zur Kristallisation eingeengt.

Technisch fällt Chinasäure bei der Chiningewinnung an.

Totalsynthetisch ist sie von R. GREWE, W. LORENZER und U. VINING [Chem. Ber. *87*, 793 (1954)] dargestellt worden.

Eigenschaften. Weiße Kristalle von stark saurem Geschmack. Fp. = 162 bis 163°. Bei höheren Temperaturen entsteht das Lacton. $[\alpha]_D^{20}$ = – 42 bis – 44°. Lösl. in 2,5 T. W., in A., in Eisessig.

Anwendung. Früher gegen Gicht gebraucht.

Harnstoffchinat. Urol. Chinasaurer Harnstoff.

Entsteht durch Eindampfen einer Lsg. äquimolarer Mengen von Chinasäure und Harnstoff.

Eigenschaften. Farblose, feucht aussehende Kristalle von sauersalzigem, etwas bitterem Geschmack. Fp. = 107°.

Anwendung. Früher gegen Gicht, Harn- und Nierengrieß.

Handelsformen: Urocol oder Urol-Colchicin-Tabletten, dienten zur Kupierung des akuten Gichtanfalles.

Urosin enthielt chinasaures Lithium.

Acidum chloricum

Acidum chloricum. Chlorsäure. Chloric Acid. Acide chlorique.

$HClO_3$ M.G. 84,46

Herstellung. Chlorsäure ist nur in wässeriger Lsg. bekannt. Sie wird erhalten durch Zersetzung von Bariumchlorat mit verd. Schwefelsäure [LAMB, BRAY, GELDARD: J. Amer. chem. Soc. *42,* 1643 (1920)] oder durch Umsetzung von Natrium- oder Kaliumchlorat mit sauren Ionenaustauschern [KLEMENT, R.: Z. anorg. allg. Chem. *260,* 271 (1949)].

Eigenschaften. Wässerige Lsg. sind farblose oder schwach gelbliche Flüssigkeiten. Sie sind in reinem Zustand und vor Licht geschützt haltbar.

Dichteverhältnis der wässerigen Lösungen:

Konzentration	1%	6%	10%	16%	20%	24%	40%
d_4^{18}	1,0044	1,0344	1,0594	1,0991	1,1273	1,1568	1,282

Bei höherer Konzentrierung durch Eindampfen beginnt die Säure sich zu zersetzen in Chlor und Sauerstoff.

Chlorsäure gibt auf Zusatz von Salzsäure große Mengen Chlor frei:

$$HClO_3 + 5HCl \rightarrow 3H_2O + 3Cl_2.$$

Auf Zusatz von konz. Schwefelsäure entwickelt sich gelbgrünes Chlordioxid, das leicht explodiert. Chlorsäure bringt in konz. Zustand leicht brennbare Stoffe zur Entzündung, die u. U. zur Explosion führt.

Prüfung. 1. Eine Mischung von 5 ml der Lsg. und 50 ml W. darf durch 1 ml verd. Schwefelsäure innerhalb 30 Min. nur schwach getrübt werden (Barium). – 2. 20 ml werden mit 100 ml W. verdünnt und mit überschüssiger Salzsäure auf dem Wasserbad bis zur vollständigen Zers. erwärmt. Die Hälfte der Flüssigkeit prüft man im MARSHschen Apparat (s. Bd. III) auf Arsen. – 3. Die andere Hälfte der Flüssigkeit darf weder mit Schwefelwasserstoff, noch, nach dem Übersättigen mit Ammoniak, mit Ammoniumsulfid eine Fällung geben (Metalle). Eine leichte Gelbfärbung durch Ammoniumsulfid ist zuzulassen, weil Spuren von Eisen in der Chlorsäure fast stets enthalten sind.

Aufbewahrung. Vorsichtig! Von leicht brennbaren Substanzen getrennt, in Flaschen mit Glasstopfen.

Anwendung. Man benutzt die Chlorsäure anstelle von Kaliumchlorat zusammen mit Salzsäure zur bequemen Zerstörung organischer Stoffe in der toxikologischen Analyse. Die Chlorsäure des Handels ist aber gelegentlich arsenhaltig. Man muß daher vor der Verwendung auf Arsenfreiheit prüfen.

Acidum cinnamylicum

Acidum cinnamylicum Erg.B. 6. Zimtsäure. *β*-Phenylacrylsäure. Cinnamic Acid. Acide cinnamique.

$C_9H_8O_2$ $C_6H_5CH:CHCOOH$ M.G. 148,16

Zimtsäure ist frei und in Form von Estern in Styrax, Perubalsam, Tolubalsam, im Zimtöl und in Kokablättern enthalten.

Herstellung. Aus Benzaldehyd und Acetanhydrid bei Gegenwart von Kaliumacetat (PERKINsche Reaktion). Es entsteht das trans-Isomere.

Eigenschaften. Monokline Kristalle. Fp. = 133°. 1 g löst sich in etwa 2000 ml W. von 25°, leichter lösl. in heißem W., lösl. in 6 ml A., in 5 ml M., in 12 ml Chlf. Sehr leicht lösl. in Bzl., Ae., Aceton, Eisessig, Schwefelkohlenstoff und Ölen. Die Alkalisalze sind wasserlöslich.

Anwendung. Zimtsäure, ihre Salze und verschiedene Ester wurden früher zur Behandlung der Tuberkulose verwendet. Als Nebenwirkung trat häufig Leukozytose auf. Die tuberkulostatische Wirkung ist nicht erwiesen.

Zimtsäure hat ähnliche bakterizide Eigenschaften wie Benzoesäure. Heute fast ausschließlich zur Herstellung der Ester für die Parfümindustrie verwendet.

Acidum hydrocinnamylicum. Dihydrozimtsäure. *β*-Phenolpropionsäure.

$C_9H_{10}O_2$ $C_6H_5CH_2CH_2COOH$ M.G. 150,18

Eigenschaften. Farbl. Kristalle von eigenartigem Bockgeruch. Fp. = 47,5°. Flüchtig mit Wasserdampf.

Anwendung. Früher bei Phthisis.

Handelsformen: Zebromal (E. Merck, Darmstadt) war Dibromhydrozimtsäureäthylester, β-Phenyl-α,β-dibrompropionsäureäthylester, und wurde als Ersatz der Alkalibromide bei Epilepsie gegeben.

Glycobrom (Gedeon Richter, Budapest) war der analoge Glycerinester, Adamon (Bayer, Leverkusen) der Borneolester der Dibromhydrozimtsäure.

Acidum citricum

Acidum citricum. Citronensäure. 2-Hydroxy-1,2,3-propantricarbonsäure. β-Hydroxytricarballylsäure. Citric Acid. Acide citrique.

$C_6H_8O_7 \cdot H_2O$
$$\begin{array}{c} H_2C-COOH \\ | \\ HO-C-COOH + H_2O \\ | \\ H_2C-COOH \end{array}$$
M.G. 210,14

Citronensäure ist in pflanzlichen und tierischen Geweben und Flüssigkeiten weit verbreitet. Sie kommt teils frei, teils an Basen gebunden vor. In Pflanzen findet sie sich meist vermischt mit Äpfel-, Wein- und anderen Säuren. Besonders reichlich ist sie in sauren Früchten von Citrusarten (Zitronen, Pomeranzen u.a.) enthalten, ferner in Früchten von Prunus Padus, Vaccinium Vitis Idaea, in Tamarinden u.v.a.

Citronensäurezyklus (nach E. LEHNARTZ: Einf. i. d. Chem. Physiologie, 11. Aufl., Berlin/Göttingen/Heidelberg: Springer 1959; vgl. auch P. KARLSON: Biochemie, Stuttgart: Thieme 1962).

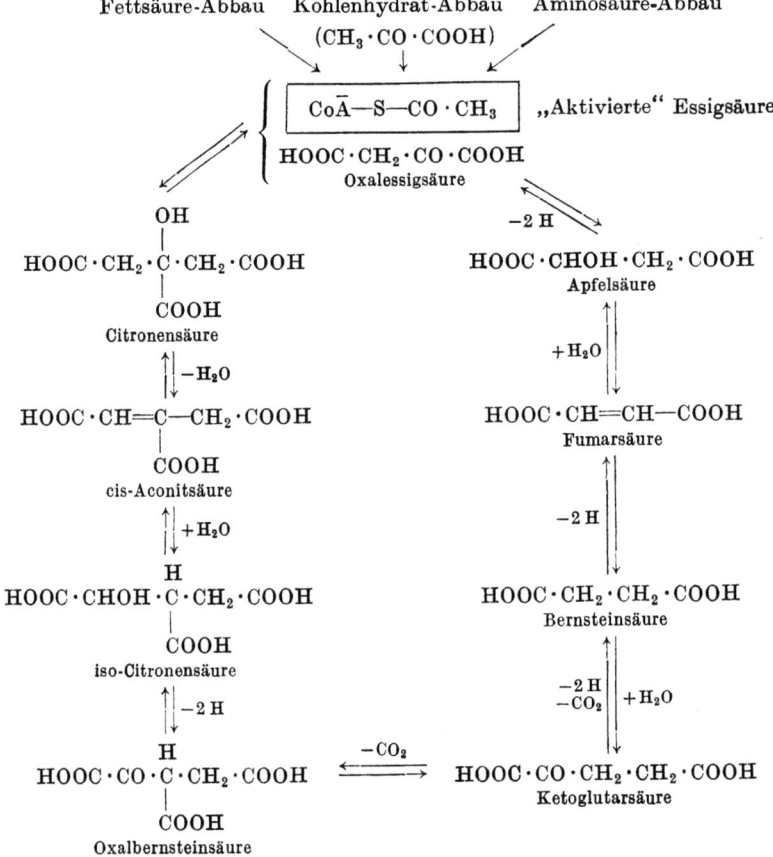

Die Citronensäure spielt im Stoffwechsel der tierischen Zelle eine wesentliche Rolle, denn der oxydative Abbau aller Körperbausteine geht über den von MARTIUS und KNOOP einerseits und von KREBS (1937) andererseits fast gleichzeitig entdeckten sog. Citronensäurezyklus. Die aus dem Fettsäure-, Kohlenhydrat- und Aminosäureabbau entstehende „aktivierte" Essigsäure (= nach LYNEN am Schwefel acetyliertes Coenzym A) bildet mit Oxalessigsäure Citronensäure, die beim Abbau durch Fermentsysteme über eine Reihe von Zwischenstufen wieder Oxalessigsäure gibt. Dabei wird der in den Zyklus eingeführte Acetylrest vollkommen oxydiert.

Gewinnung und Herstellung. Im industriellen Maßstab wird Citronensäure heute auf mikrobiologischem Wege aus rohen Zuckerlösungen wie Melasse und anderen mit Hilfe von Stämmen von Aspergillus niger gewonnen [LOESECKE: Chem. Eng. News *23*, 1952 (1945)]. Große Mengen werden aus dem Saft von Citrusfrüchten isoliert und aus Ananasabfällen. Der aus unreifen und den bei der Zitronenölgewinnung abfallenden Zitronen gepreßte Saft enthält zwischen 6 und 8% Citronensäure. Durch Gärung wird zunächst die Hauptmenge der Begleitstoffe ausgeschieden. Anschließend wird aufgekocht, um Eiweißstoffe zu koagulieren, und filtriert. Der so geklärte Saft wird in geeigneten Gefäßen durch Einleiten von Dampf bis nahe zum Sieden erhitzt und unter Rühren mit Schlämmkreide neutralisiert. Das gebildete Calciumcitrat, das in der Hitze schwerer löslich ist als in der Kälte, läßt man in der noch heißen Flüssigkeit absitzen, dekantiert und wäscht den Niederschlag mit heißem W. Durch Umsetzen mit verd. Schwefelsäure erhält man Calciumsulfat, von dem abfiltriert wird. Die klare Citronensäurelsg. wird bis zur Kristallisation eingeengt. Durch Umkristallisieren der Citronensäure in Steingutgefäßen erhält man sie rein.

Eigenschaften. Farblose, rhombische Prismen, die an der Luft oberflächlich verwittern. Geschmack stark und rein sauer. Gepulverte Citronensäure sintert beim Erhitzen unter Abgabe von W. bei 70 bis 75° etwas zusammen und schmilzt je nach Schnelligkeit des Erhitzens zwischen 135 und 152°. Wasserfreie Citronensäure schmilzt bei 153°. Auf etwa 175° erhitzt tritt Zersetzung unter Abspaltung von W., Kohlenmonoxid, Kohlendioxid, Aceton und Bildung von Aconitsäure, Itaconsäure und deren Anhydriden auf (kein Caramelgeruch!).

Durch Oxydation mit wenig Kaliumpermanganat entsteht Oxalsäure; beim Erwärmen des Gemisches mit verd. Schwefelsäure wird Acetondicarbonsäure, $CO(CH_2COOH)_2$, gebildet. Beim Erhitzen auf dem Platinblech verkohlt sie unter Entwicklung stechend riechender Dämpfe.

1 T. löst sich in 0,6 T. W., in 1,5 T. A. (90%); schwer lösl. in Ae.

Citronensäure ist eine dreibasische Säure; sie bildet drei Reihen von Salzen (Citrate), auch Doppelsalze und mit Alkoholen Ester. Die Citrate der Alkali- und Schwermetalle sind in W. ziemlich leicht lösl.

Erkennung. Die wässerige Lsg. von Citronensäure bleibt auf Zusatz von Calciumhydroxidlsg. bis zur alkalischen Rk. klar. Erhitzt man die Mischung, so fällt flockiges Calciumcitrat aus, das sich beim Abkühlen innerhalb von 3 Std. größtenteils wieder löst.

Erhitzt man 5 ml wässeriger Lsg. mit 1 ml Quecksilbersulfatlsg. (1 g HgO in 4 ml konz. Schwefelsäure und 20 ml W.) zum Sieden und fügt einige Tropfen Kaliumpermanganatlsg. (2%ig) hinzu, so tritt Entfärbung ein, und es entsteht ein weißer Niederschlag von acetondicarbonsaurem Quecksilberoxid.

Man versetzt die Lsg. von weniger als 5 mg Citronensäure mit 2 bis 4 Tr. 0,1 n Kaliumpermanganatlsg. und erwärmt auf 30°. Durch Zusatz von 1 ml 2 n Schwefelsäure und 1 bis 2 Tr. Ammonoxalatlsg. wird die Flüssigkeit entfärbt. Dann gibt man Bromwasser bis zur schwachen Gelbfärbung zu. Es entsteht ein weißer, kristalliner Niederschlag von Pentabromaceton, das mit Ae. ausgeschüttelt und aus der ätherischen Lsg. in langen Nadeln erhalten werden kann. Andere Pflanzensäuren stören die Rk. nicht, es muß jedoch eine größere Menge Kaliumpermanganat verwendet werden.

Dünnschichtchromatographischer Nachweis von Citronensäure (vgl. E. STAHL: Dünnschichtchromatographie, ein Laboratoriumsbuch, Berlin/Göttingen/Heidelberg: Springer 1962; 2. Aufl. 1967):

Auf Kieselgel-G-Schichten lassen sich Gemische mehrbasischer Carbonsäuren mit polaren basischen und sauren Fließmitteln trennen.

Fließmittel 1: Methanol-5n Ammoniaklsg. (80 + 20)
R_f Citronensäure = 0,15.

Fließmittel 2: A.-W.-Ammoniaklsg. 25%ig (100 + 12 + 16)
R_f Citronensäure = 0,05.

Die Trennkammern müssen dampfgesättigt sein.

Sprühmittel: 0,04 g Bromkresolgrün werden in 100 ml 96%ig. A. gelöst.

Die Lsg. wird mit 0,1 n Natronlauge bis zur eben auftretenden Blaufärbung versetzt. Beim Besprühen treten die Säuren als blaue Flecke auf gelbem Grund hervor.

Anwendung. In Form von Limonaden zur Durstlinderung Fieberkranker; bei der Konfektionierung, in pharmazeutischen Sirupen, in Brausepulver und -tabletten. Wurde früher zum Auflösen von Harnkonkrementen in der Blase verwendet.

Acidum citricum DAB 6, DAB 7 – DDR, Helv. V, ÖAB 9, Ned. 6, Nord. 63, Jap. 61. Citronensäure DAB 7 – BDR. Citric Acid BP 63, USP XVII. Acide citrique CF 65. Citronensäure. 2-Hydroxypropan-1,2,3-tricarbonsäure.

$C_6H_8 \cdot H_2O$

M.G. 210,15
M.G. wasserfrei 192,13

DAB 6, DAB 7 – DDR, Helv. V, ÖAB 9, BP 63, Ned. 6, CF 65, Jap. 61 verstehen unter Citronensäure die kristallwasserhaltige Form. DAB 7 – BRD führt die wasserfreie Form. USP XVII erlaubt beide Formen. Nord. 63 enthält als Monographie zusätzlich Acidum citricum siccatum.

Gehalt. 98,5 bis 101,0% Citronensäure (DAB 7 – DDR). DAB 7 – BRD schreibt vor: 99,5% $C_6H_8O_7$, berechnet auf die getrocknete Substanz.

Eigenschaften. Farblose, durchscheinende, geruchlose, stark sauer schmeckende Kristalle, die an der Luft verwittern (ÖAB 9).
Die wasserfreie Form ist schwach hygroskopisch; Fp. 151 bis 157° (DAB 7 – BRD).

Erkennung. 1. Die neutralisierte Lsg. gibt die Rk. auf Citrate (s. Bd. I, 214) (BP 63). – 2. Eine Lsg. von Citronensäure färbt sich auf Zusatz von einigen Tr. Eisen(III)-chloridlsg. zitronengelb (ÖAB 9). – 3. Erhitzt man etwa 5 mg Citronensäure mit 1 ml Essigsäureanhydrid zum Sieden, so entsteht eine rotviolette Lsg. (ÖAB 9). – 4. Eine mit verd. Ammoniak bis zur alkalischen Rk. versetzte Lsg. bleibt auf Zusatz von Calciumchloridlsg. klar. Erhitzt man die Mischung zum Sieden, so entsteht ein weißer, kristalliner Niederschlag (ÖAB 9). – 5. Man erwärmt einige mg mit 5 Tr. konz. Schwefelsäure im Wasserbad, bis sich alles gelöst und die Gasentwicklung aufgehört hat, und kühlt hierauf ab. Versetzt man sodann vorsichtig mit 1 ml W. und macht mit Ammoniak stark alkalisch, so färbt sich die Lsg. beim Schütteln mit einem Kriställchen Natriumnitroprussiat erst violett, dann intensiv blau (ÖAB 9). – 6. 1,0 ml der Prüflsg. (4,000 g in 40,0 ml W.) wird nach Zusatz von 4,0 ml W. und 1,0 ml Quecksilber(II)-sulfat-Lsg. zum Sieden erhitzt. Die heiße Lsg. gibt nach Zusatz von 10 Tr. 0,1 n Kaliumpermanganat-Lsg. unter Entfärbung einen weißen Nd. (DAB 7 – DDR). – 7. 1,0 ml Prüflsg. (4,00 g Substanz und 15,0 ml 3 n Natronlauge mit W. zu 40,0 ml gelöst) wird mit 0,50 ml Kaliumpermanganat-Lsg. und 2,5 ml 3 n Schwefelsäure auf 30 bis 40° bis zur Entfärbung erwärmt. Bei tropfenweisem Zusatz von Bromlsg. II bis zur bleibenden Gelbfärbung scheidet sich ein weißer, kristalliner Nd. von Pentabromacetaten ab (DAB 7 – BRD). – 8. Schmelzintervall (im Kapillarröhrchen, bestimmt mit der 3 Std. lang bei 50° vorgetrockneten und hierauf bei 105° völlig entwässerten Substanz): 151 bis 155° (ÖAB 9). – 9. Identifizierung nach L. KOFLER: Schmelzintervall (unter dem Mikroskop): 152 bis 155° (zwischen 60 und 70° schmelzen einige Kristalle des Hydrates). Eutektische Temp. der Mischung mit Phenacetin: 108°, n_D der Schmelze bei 143 bis 144° 1,4683 (ÖAB 9).

Prüfung. 1. Die Lsg. von 1 T. Citronensäure in 9 T. W. muß klar und farblos sein (ÖAB 9). – 2. Oxalat. Eine Mischung von 5 ml der obigen Lsg., 2,5 ml verd. Ammoniak und 2,5 ml W. darf auf Zusatz von 1 ml Calciumchloridlsg. innerhalb von 5 Min. nicht getrübt werden (ÖAB 9; ähnlich prüfen USP XVII, BP 63 u. a.). – 3. Sulfat. In einer Mischung von 5 ml der ob. Lsg. mit 6 ml W. darf Sulfat nicht nachweisbar sein. ÖAB 9 läßt bei dieser Prüf. keine Salzsäure zusetzen, USP XVII und BP 63 wohl. – 4. Arsen. In einer Lsg. von 1,0 g Citronensäure in 4 ml W. darf nach Zusatz von 0,1 g KJ mit 6 ml Hypophosphitlsg. Arsen nicht nachweisbar sein (ÖAB 9). – 5. Calcium. Eine Mischung von 5 ml obig. Lsg., 2,5 ml verd. Ammoniak und 2,5 ml W. darf auf Zusatz von 1 ml Ammoniumoxalatlsg. innerhalb von 5 Min. nicht getrübt werden (ÖAB 9, ähnlich DAB 6). – 6. Kupfer und Eisen. 2,0 g werden in 40 ml W. gelöst und 10 ml verd. Ammoniaklsg. und 5 Tr. Natriumsulfidlsg. zugefügt; die entstehende Färbung darf nur wenig tiefer sein als die einer gleichen Mischung, der noch 1 ml Calciumcyanidlsg. zugesetzt wurde (BP 63). – 7. Blei. Nicht mehr als 10 ppm (BP 63). – 2 g werden in 10 ml W. gelöst, 1 Tr. Phenolphthaleinlsg. und so viel Ammoniaklsg. zugeben, daß die Mischung schwach rosa erscheint. Dann fügt man 2 ml verd. Essigsäure zu und füllt auf 25 ml mit W. auf: der Schwermetallgrenzwert für Citronensäure liegt bei 10 ppm (USP XVII, BP 63) (s. Bd. I, 245ff.). – 8. Leicht verkohlbare Substanzen. 1,0 g gepulverte Citronensäure wird unter Ausschluß von Licht im

Wasserbad 30 Min. lang mit 10 ml Schwefelsäure erhitzt; es darf höchstens eine blaßbraune Färbung auftreten (BP 63). – ÖAB 9 läßt 0,1 g mit 5 ml Schwefelsäure 10 Min. lang erhitzen. Die Färbung darf nicht stärker sein als die einer Mischung von 0,80 ml Eisen-Farbstandard, 0,10 ml Kobalt-Farbstandard, 0,10 ml Kupfer-Farbstandard und 4,00 ml 1%ig. Salzsäure. – 9. *Wassergehalt*. ÖAB 9 bestimmt den Trocknungsverlust bei 105° der 3 Std. bei 50° vorgetrockneten Substanz: 8,2 bis 9,0%. USP XVII läßt den Wassergehalt titrimetrisch (KARL FISCHER) bestimmen: für wasserfreie Citronensäure höchstens 0,5%, für kristallwasserhaltige höchstens 8,8%.

Gehaltsbestimmung. Etwa 3 g Citronensäure werden in einem Kolben genau gewogen, mit 40 ml W. und Phenolphthaleinlsg. versetzt und mit 1 n Natronlauge titriert.

1 ml 1 n Natronlauge entspricht 64,04 mg $C_6H_8O_7$ oder 70,05 mg $C_6H_8O_7 \cdot H_2O$.

Aufbewahrung. In dicht schließenden Gefäßen.

Abgabe. Zur Herst. von Solutio Natrii citrici composita darf nur pyrogenfreie Citronensäure verwendet werden (ÖAB 9).

Anwendung (Zusatz). Zur Herstellung von gesäuerter Milch als Dauernahrung für den gesunden Säugling.

Handelsform: Citretten (J. A. Benckiser, Ludwigshafen).

Acidum citricum siccatum Nord. 63. Getrocknete Citronensäure.

$C_6H_8O_7$ M.G. 192,13

Eigenschaften. Weißes, kristallines Pulver. – *Erkennung*. Wie Acid. citric. – *Prüfung*. 0,20 g getrocknete Citronensäure werden bei 105° bis zur Gewichtskonstanz getrocknet. Gewichtsverlust nicht mehr als 0,0020 g. – *Gehalt*. Wie Acid. citric.

Ammonium citricum dibasicum. Diammoniumcitrat.

$C_6H_{14}N_2O_7$ $(NH_4)_2HC_6H_5O_7$ M.G. 226,19

Eigenschaften. Weiße Körnchen oder Kristalle von saurer Rk. Lösl. in etwa 1 T. W., wenig lösl. in A.

Anwendung. Techn. Analytisch zur Phosphatbestimmung, besonders in Düngemitteln. Medizinisch früher in oralen Dosen von 1 bis 3 g als Diureticum verwendet.

Kalium citricum DAB 7 – DDR. Potassium Citrate BP 63. Kaliumcitrat. Tertiäres Kaliumcitrat.

$C_6H_5K_3O_7 \cdot H_2O$ M.G. 324,44

Gehalt. 99,0 bis 101,0% $C_6H_5K_3O_7 \cdot H_2O$ (BP 63).

Eigenschaften. Farblose, hygroskopische Kristalle oder kristallines Pulver von laugigsalzigem Geschmack, ohne Geruch. Sehr leicht lösl. in W.; fast unlösl. in A. und in Ae.

Erkennung. Die Substanz gibt die Rk. auf Kalium- und Citrat-Ionen (s. S. 946 und Bd. I, 214 u. 217).

Prüfung. Die Reinheitsprüfungen entspr. denen von Natriumcitrat (s. S. 948), bis auf den Trocknungsverlust.

Gehaltsbestimmung. 0,0800 g Substanz werden in 25,0 ml wasserfreier Essigsäure gelöst. Die Lsg. wird nach Zusatz von 3 Tr. Malachitgrün-Lsg. mit 0,1 n Perchlorsäure bis zum Umschlag nach Grün titriert (Feinbürette). 1 ml 0,1 n Perchlorsäure entspr. 10,81 mg Kaliumcitrat (DAB 7 – DDR).

Anwendung. Als Expektorans; als schweißtreibendes, temperatursenkendes Mittel bei Rheuma, Gicht, Malaria; zur Alkalisierung des Harns; als Antacidum. Orale Gaben von 1 bis 3 g. – *Toxizität*. Große Dosen rufen Hyperkaliämie hervor, besonders bei bestehenden Nierenerkrankungen.

Kalium citricum effervescens. Kaliumcitrat brausend. Effervenscent Potassicum citrate.

Gemische aus 20 T. Kaliumcitrat, 47,7 T. Natriumbicarbonat, 25,2 T. Weinsäure und 16,2 T. Citronensäure.

Anwendung. Wie Kaliumcitrat; wurde wegen seines angenehmeren Geschmackes bevorzugt.

Natrium citricum DAB 7 – DDR, ÖAB 9. Natriumcitrat DAB 7 – BRD. Natrium citricum tribasicum Helv. V. Natrii citras Ned. 6, Nord. 63, Jap. 61. Natrium citricum pro injectionibus Ross. 9. Citrate de sodium CF 65. Sodium Citrate BP 63, USP XVII.

$C_6H_5Na_3O_7 \cdot 2 H_2O$ M.G. 294,11

$C_6H_5Na_3O_7 \cdot 5^1/_2 H_2O$ M.G. 357,17

USP XVII erlaubt sowohl die wasserfreie Form als auch die mit 2 Molekülen Kristallwasser. DAB 7 – DDR und BRD, Ned. 6, Nord. 63, Jap. 61, CF 65, BP 63 schreiben die Form mit 2 Kristallwasser, ÖAB 9 und Ross. 9 die mit $5^1/_2$ Kristallwasser vor.

Gehalt der bei 180° getrockneten Substanz 99,0 bis 101,0% wasserfreies Natriumcitrat ($C_6H_5Na_3O_7$, M.G. 258,07) (DAB 7 – BRD).

Eigenschaften. Farblose, körnige Kristalle oder weißes, kristallines Pulver von salzigkühlendem Geschmack. Leicht lösl. in kaltem, sehr leicht lösl. in siedendem W.; sehr schwer lösl. in A.; fast unlösl. in Ae.

Erkennung. Natriumcitrat gibt die Rk. auf Natrium- und Citrationen (s. S. 946 und Bd. I, 214 u. 218).

Prüfung. 1. Prüflösung. 6,00 g Substanz werden in kohlendioxidfreiem W. zu 60,0 ml gelöst (DAB 7 – DDR; prakt. identisch mit DAB 7 – BRD). – 2. 5,0 ml Prüflsg. müssen klar und farblos sein (DAB 7 – DDR u. BRD). – 3. Alkalisch oder sauer reagierende Verunreinigungen. 10,0 ml Prüflsg. müssen nach Zusatz von 1 Tr. Phenolphthalein-Lsg. rot gefärbt und nach darauffolgendem Zusatz von 2,00 ml 0,01 n Salzsäure farblos sein (DAB 7 – DDR). – 4. Arsen. Nicht mehr als 2 ppm (BP 63). – 5. Blei. Höchstens 10 ppm (BP 63, USP XVII, Ross. 9, DAB 7 – DDR). – 6. Kalium. 5,0 ml Prüflsg. dürfen bei der Prüf. auf Kalium-Ionen (Bd. I, 260) keine Trübung zeigen (DAB 7 – DDR). – 7. Calcium. Höchstens 0,01% Ca^{2+} (DAB 7 – DDR). – 8. Chlorid. Höchstens 0,002% Cl^- (DAB 7 – DDR). – 9. Oxalat. 5,0 ml Prüflsg. dürfen sich nach Zusatz von 6 n Essigsäure und 5,0 ml Calciumchlorid-Lsg. I innerhalb 1 Std. gegenüber einer Mischung von 5,0 ml Prüflsg. mit 5,0 ml W. nicht verändern (DAB 7 – BRD). – 10. Sulfat. Höchstens 0,01% SO_4^{2-} (DAB 7 – DDR). – 11. Verhalten gegen Schwefelsäure. 0,50 g Substanz werden in 5,0 ml konz. Schwefelsäure gelöst und 1 Std. lang im Wasserbad auf 80° bis 90° erwärmt. Die Lsg. darf nicht stärker gefärbt sein als eine Mischung von 3,0 ml Eisen(III)-chlorid-Lsg. III, 1,0 ml Kobalt(II)-chlorid-Lsg., 0,20 ml Kupfer(II)-sulfat-Lsg. II und 0,80 ml 1%ige Salzsäure (DAB 7 – DDR). – 12. Trocknungsverlust. 10,0 bis 13,0% (getrocknet bei 180°) (DAB 7 – DDR u. BRD), 26,0 bis 28,0% (ÖAB 9).

Gehaltsbestimmung. 0,15 g Substanz, genau gewogen, werden in 20,0 ml Essigsäure unter Erwärmen auf etwa 50° gelöst. Nach dem Abkühlen auf Raumtemperatur und Zusatz von 0,050 ml 1-Naphtholbenzein-Lsg. wird mit 0,1 n Perchlorsäure bis zum Umschlag nach Grün titriert. 1 ml 0,1 n Perchlorsäure entspr. 6,303 mg $[C_6H_5O_7]^{3-}$, daraus berechnet 8,603 mg $C_6H_5Na_3O_7$.

Anwendung. Als Anticoagulans in Blutkonserven. Zur Herstellung von Solutio Natrii citrici composita darf nur pyrogenfreies Natriumcitrat verwendet werden! (ÖAB 9). – Zur Behandlung der Acidosis; als Diureticum, Expektorans und als schweißtreibendes Mittel. Als Zusatz zur Kuhmilch in der Säuglingsernährung, um Bildung großer Klumpen zu verhindern.

Als Antidot bei akuter Bleivergiftung: 5 g in 30 ml W. oral. – *Toxizität.* Große Dosen bewirken Alkalosis mit Reizbarkeit, Ruhelosigkeit, muskulärer Übererregbarkeit, Tetanie.

Natrium-Kalium citricum. Natrium-Kaliumcitrat.

$C_3H_4(OH)(COONa)_3 + C_3H_4(OH)(COOK)_3 + 6 H_2O$

Herstellung. Durch Eindampfen einer Lsg. von 210 T. Citronensäure, 150 T. Kaliumhydrogencarbonat und 215 T. krist. Natriumcarbonat.

Eigenschaften. Farblose, luftbeständige Kristalle.

Anwendung. Wurde als Ersatz von Kaliumnatriumtartrat in Brausepulver empfohlen.

Acidum cresotinicum

Acidum cresotinicum. Kresotinsäure.

$C_8H_8O_3$ $C_6H_3(CH_3)(OH)COOH$ M.G. 152,14

Kresotinsäuren sind Hydroxytoluylsäuren. Sie leiten sich von den Toluylsäuren, $C_6H_4(CH_3)COOH$, ab, wie die Salicylsäure von der Benzoesäure. Es sind 10 Isomere möglich und bekannt. 4 Isomere leiten sich von der Salicylsäure ab durch Ersatz eines H-Atomes durch eine CH_3-Gruppe; sie sind Homologe der Salicylsäure. Praktische Bedeutung hat nur die Parahomosalicylsäure, $C_6H_3(CH_3)(OH)COOH$ [5, 2, 1] oder p-Kresotinsäure.

Acidum paracresotinicum. Parakresotinsäure. α-Kresotinsäure. α-Orthohydroxymetatoluylsäure.

$C_8H_8O_3$ $\qquad$ $C_6H_3(CH_3)(OH)COOH$ [5, 2, 1] $\qquad$ M.G. 152,14

Diese Kresotinsäure ist abzugeben, wenn Acidum cresotinicum ohne nähere Bezeichnung gefordert wird.

Herstellung. Durch Einwirkung von Kohlendioxid auf p-Kresolnatrium, wie Salicylsäure aus Phenolnatrium (s. Acidum salicylicum). Durch Umkrist. aus W. erhält man sie in langen Nadeln.

Eigenschaften und Erkennung. Farblose Nadeln (rhombische Prismen), Fp. = 151°. Mit Wasserdampf flüchtig. Schwer lösl. in W., leicht in A. Die wässerige Lsg. wird durch Eisenchloridlsg. violett gefärbt.

Prüfung. Fp. = 151°. Die weitere Prüf. kann wie bei der Salicylsäure ausgeführt werden.

Anwendung. Die Parakresotinsäure wirkt wie die Salicylsäure. Sie wurde wie diese als Antisepticum, Antirheumaticum und Antipyreticum zu 0,05 bis 0,25 g mehrmals täglich gegeben. Vor der Salicylsäure soll sie den Vorzug geringerer Nebenwirkungen haben. Die Ausscheidung erfolgt durch den Harn als Glucuronid, zum geringeren Teil als Kresotinsäure. Sie wurde wie Salicylsäure auch als Frischhaltungsmittel angewandt.

Acidum cresotinicum crudum. Rohe Kresotinsäure.

Besteht zum größten Teil aus der Paraverbindung, daneben enthält sie kleine Mengen o- und m-Kresotinsäure. Die wässerige Lösung 2 : 1000 wird als Desinfektionsflüssigkeit zum Waschen der Tiere verwendet.

Natrium cresotinicum (para). Parakresotinsaures Natrium.

$C_8H_7NaO_3$ $\qquad$ $C_6H_3(CH_3)(OH)COONa$ $\qquad$ M.G. 174,13

Wird aus der Säure durch Sättigung mit Natriumbicarbonat (wie Natriumsalicylat) erhalten. Weißes, kristallines Pulver, Geschmack deutlich bitter, aber nicht widerlich. Lösl. in etwa 24 T. W. Die wässerige Lsg. wird durch Eisenchlorid violett gefärbt.

Anwendung. Wie Natriumsalicylat zu 0,1 bis 1,5 g.

Calcium cresotinicum ist eine falsche Bezeichnung für Kresolkalk, Calcium cresolicum, siehe unter Cresolum.

Acidum acetyloparacresotinicum. Acetyl-p-kresotinsäure.

$C_{10}H_{10}O_4$ $\qquad$ $CH_3CO \cdot OC_6H_3(CH_3)COOH$ $\qquad$ M.G. 194,18

früher als Ervasin (Gideon Richter, Budapest) im Handel.

Eigenschaften. Farblose Kristalle, Fp. = 140 bis 141°, wenig lösl. in W., leicht in A.

Erkennung und Prüfung. Wie bei Acetylsalicylsäure.

Calcium acetyloparacresotinicum. Acetyl-p-kresotinsaures Calcium.

$C_{20}H_{18}CaO_8$ $\qquad$ $[CH_3CO \cdot OC_6H_3(CH_3) COO]_2Ca$ $\qquad$ M.G. 426,44

Früher als Ervasincalcium (Gideon Richter, Budapest) im Handel.

o-Kresotinsäure.

$C_8H_8O_3$ $\qquad$ $C_6H_3(CH_3)(OH)COOH$ [3, 2, 1] $\qquad$ M.G. 152,14

Entsteht aus o-Kresolnatrium und Kohlendioxid, wie Salicylsäure. Kristallisiert aus W. in langen, flachen, farblosen Nadeln; Fp. = 163 bis 164°, mit Wasserdampf flüchtig, in W. schwer lösl., leicht in A. Die wässerige Lsg. wird durch Eisenchlorid violett gefärbt.

Sie findet keine Verwendung, weil schon nach kleinen Gaben lähmende Wirkung auf den Herzmuskel eintritt.

m-Kresotinsäure.

$C_8H_8O_3$ $\qquad$ $C_6H_3(CH_3)(OH)COOH$ [4, 2, 1] $\qquad$ M.G. 152,14

Aus m-Kresolnatrium und Kohlendioxid. Bildet farblose Nadeln; Fp. = 177°, in W. schwer lösl., leicht in A., mit Wasserdampf flüchtig. Die wässerige Lsg. färbt sich mit Eisenchlorid violett. Sie ist therapeutisch unwirksam.

Acidum dehydro-aceticum

Acidum dehydro-aceticum. 3-Acetyl-6-methyl-1,2-pyran-2,4-(3H)-dion. Dehydracetsäure.

$C_8H_8O_4$ $\qquad\qquad\qquad\qquad\qquad\qquad$ M.G. 168,14

Herstellung. Man leitet Dämpfe von Acetessigester durch eine mit Bimsstein gefüllte, nahezu auf Dunkelrotglut erhitzte eiserne Röhre und kristallisiert die aus dem Kondensat ausgeschiedene Dehydracetsäure aus heißem W. um [Chem. Ber. *9*, 324 (1876)].

Eigenschaften. Fp. = 108 bis 110°; Dehydracetsäure löst sich schwer in W., gut in Ae. und heißem A. Das Natriumsalz ist gut wasserlösl.

Erkennung. 1. Das Absorptionsspektrum zeigt ein Maximum bei 310 mµ (log ε = 4,05). – 2. Im alkalischen Milieu entsteht mit Salicylaldehyd eine orange Färbung, die für kolorimetrische Messungen geeignet ist. – 3. Löst man wenig Dehydracetsäure in 1 ml 0,1 n Natronlauge und gibt 3 ml Chlf. sowie 3 Tr. Kupfersulfatlsg. (Fehling I) hinzu, so färbt sich beim Durchschütteln die Chlf.-Schicht blauviolett.

Anwendung. Dehydracetsäure wurde zur Konservierung von Lebensmitteln vorgeschlagen. Doch ist ihre Unschädlichkeit nicht einwandfrei erwiesen. Sie ist demzufolge in der Konservierungsstoff-Verordnung nicht aufgeführt.

Acidum flufenamicum

Acidum flufenaminicum (INN). Flufenaminsäure. Flufenamic acid. 2-(3′-Trifluormethylanilino)-benzoesäure. N-(m-Trifluormethylphenyl)-anthranilsäure. o-(α,α,α-Trifluoro-m-tolylamino)-benzoesäure.

$C_{14}H_{10}F_3NO_2$ $\qquad\qquad\qquad\qquad\qquad\qquad$ M.G. 281,23

Herstellung. Aus o-Chlorbenzoesäure und Trifluormethylanilin in alkalischem Milieu bei Gegw. von Cu-Pulver. [MOFFETT, R. B., u. B. D. ASPERGREN: J. Amer. chem. Soc. *82*, 1605 (1960)]. — *Eigenschaften.* Fp. 134 bis 136°. — *Anwendung.* Flufenaminsäure gehört zu einer Reihe neuer Antiphlogistica wie Clofenaminsäure (Trichlormethylphenylanthranilsäure) und Mefenaminsäure (N-2,3-Xylylanthranilsäure), von denen es die geringsten Nebenwirkungen haben soll [Chem. Engng. News *42*, 36 (1964)].

Handelsform: Arlef (Parke-Davis, Detroit, USA).

Acidum formicicum

Ameisensäure. Formic Acid. Acide formique.

CH_2O_2 $\qquad\qquad\qquad\qquad\qquad\qquad$ M.G. 46,03

Ameisensäure wurde um 1670 in der Waldameise entdeckt und daraus durch Destillation dargestellt. Formel von J. LIEBIG aufgeklärt.

Herstellung. Technisch: Die meisten Verfahren beruhen auf der Anlagerung von Wassser an Kohlenmonoxid

$$CO + H_2O \rightarrow HCOOH$$

bei Gegenwart von Alkalien oder Erdalkalien, wobei durch Bindung der freien Ameisensäure das Gleichgewicht nach rechts verschoben wird.

Gereinigtes Generatorgas (Gemisch aus CO und N_2) wird unter Druck mit Ätznatron oder Kaliumhydroxid und W. zusammengebracht. Das gebildete Formiat wird dann mittels Schwefelsäure zerlegt. Die Schwierigkeit liegt darin, die Zersetzung der Ameisensäure durch Mineralsäuren zu verhindern, was vor allem durch geeignete Abführung der Reaktionswärme geschieht.

Durch Destillation erhält man eine 85- bis 90%ige Säure.

98- bis 100%ige Ameisensäure kann durch Ausfrieren der verdünnteren erhalten werden.

Eigenschaften. Wasserhelle, leicht bewegliche, stechend riechende, stark ätzende Fl. $d_4^{15} = 1,22647$.

Fp. = 8,4°; Kp_{760} = 100,8°.

Stärkste aller Fettsäuren; Dissoziationskonstante $k = 1,765 \cdot 10^{-4}$ bei 20°.

Mischbar in jedem Verhältnis mit W., A. und Ae.

Dichteverhältnisse der wässerigen Lsg. (d_4^{15}):

10%	20%	30%	40%	50%	60%	70%	75%
1,0256	1,0505	1,0750	1,0988	1,1225	1,1458	1,1685	1,1794
80%	85%	90%	95%				
1,1902	1,2005	1,2102	1,2191				

Erkennung. 1. Durch Umsetzung mit p-Bromphenylacylbromid (Rg. auf Carboxylgruppen) erhält man Kristalle vom Fp. = 100°.

Dazu verdünnt man etwa 1 ml der Probe mit 5 ml W. und versetzt vorsichtig mit Natriumcarbonatlsg. bis pH 6. Dann gibt man die Lsg. von 1 g p-Bromphenylacylbromid in 10 ml A. zu und erhitzt 1 Std. im Wasserbad. Sollte während des Kochens ein Niederschlag auftreten, so ergänzt man den verdampften A. bis zur völligen Lsg. Beim Abkühlen scheidet sich der Ester kristallin ab. Nach Absaugen und Umkristallisieren aus A. wird der Fp. bestimmt.

$$HCOONa + BrH_2C \cdot CO \cdot C_6H_4Br \rightarrow HCOOCH_2 \cdot CO \cdot C_6H_4Br + NaBr$$

2. Mit NESSLERS Rg. entsteht eine zunächst orange Fällung, die rasch schwarz wird.

3. Mit Quecksilber(II)-chlorid entsteht ein weißer Niederschlag von Hg_2Cl_2, der allmählich schwarz wird (Reduktion zu Hg).

4. Silbernitratlsg. gibt eine Fällung von weißem Silberformiat, die allmählich schwarz wird (Reduktion zu Ag).

5. Versetzt man 1 bis 2 ml Ameisensäure oder ameisensäurehaltiges Destillat mit einigen Tr. Bleiessig, so entsteht ein weißer Niederschlag von Bleiformiat, der im Überschuß des Fällungsmittels lösl. ist.

Konz. Ameisensäure läßt sich von Eisessig wie folgt unterscheiden: Man erhitzt in einem Probierrohr etwa 10 ml konz. Schwefelsäure auf etwa 100° und gibt tropfenweise die zu prüfende Säure zu: Ameisensäure gibt Gasentwicklung (CO), Essigsäure nicht.

Anwendung. Technisch: Die größte Menge wird in Kautschukplantagen zur Koagulation von Latex verbraucht. Weitere große Mengen in der Textilindustrie und Färberei. Zur Herstellung von Kunstfasern als Kondensationsmittel. Bei der Lederherstellung. Als Konservierungsmittel sind Ameisensäure und ihre Natrium-, Kalium- und Calciumverbindungen unter der Kennummer 4 und der Bezeichnung „Ameisensäure" zum Schutz gegen den mikrobiellen Verderb vor allem von Obstpulpen, Obstmuttersäften, Zwiebeln und Meerrettich und Marmeladen zugelassen (Konservierungsstoff-Verordnung vom 19. 12. 1959; BGBl. I. S. 735).

Medizinisch: In Einreibungen zur Erzeugung von Hyperämie bei rheumatischen Erkrankungen. Die früher gebräuchliche i.m. Injektion von 0,1%igen Lsgn. in Dosen von 0,1 bis 1 ml gegen rheumatische Beschwerden ist von zweifelhaftem Wert.

Acidum formicicum. Ameisensäure. Methansäure.

CH_2O_2 $\qquad\qquad\qquad$ HCOOH $\qquad\qquad\qquad$ M.G. 46,03

Eigenschaften. Klare, farblose, konzentriert stark ätzende und stechend riechende Flüssigkeit, die noch in sehr starker Verdünnung sauer schmeckt. Sie ist mit W., A. und in konz. Form auch mit Ae. und Chlf. mischbar. Konz. Ameisensäure siedet zwischen 100 und 102° (DAB 7 – BRD).

Pharmakopöe	Bezeichnung	Gehalt %	Dichte
DAB 6	Acidum formicicum	24–25	1,057–1,060
DAB 7 – DDR	Acidum formicicum	84,0–86,5	1,193–1,199
DAB 7 – BRD	Verdünnte Ameisensäure	24,0–25,0	1,057–1,061
	Wasserfreie Ameisensäure	$\geq 98,0$	1,215–1,221
Helv. V	Acidum formicum	24–25	1,060–1,064
ÖAB 9	Acidum formicicum	24,5–26,5	1,062–1,066
	Acidum formicicum concentratum	98,0–100,0	1,215–1,220

Erkennung. Prüflösung. DAB 7 – DDR: 10,00 ml werden mit W. zu 50,0 ml aufgefüllt. DAB 7 – BRD: 5,00 ml wasserfreie Ameisensäure werden mit 40,0 ml 3 n Natronlauge versetzt und mit W. zu 100 ml verdünnt. – 1. Eine Mischung von 1,0 ml Substanz und 3,0 ml W. gibt mit 2,0 ml Blei(II)-acetat-Lsg. I einen weißen, kristallinen Nd. (DAB 7 – BRD). – 2. Eine Mischung von 2 ml verd. Natronlauge und einem Tr. Phenolphthaleinlsg. wird bis zur Entfärbung tropfenweise mit konz. Ameisensäure versetzt. Einen T. der Lsg. versetzt man mit Silbernitratlsg. Es tritt zunächst keine Veränderung ein. Allmählich, rascher beim Erhitzen, wird die Lsg. grau und trüb durch Ausscheidung von metallischem Silber (ÖAB 9). – 3. Versetzt man den Rest der Lsg. mit Eisen(III)-chloridlsg., so färbt sich die Lsg. orangerot bis braunrot (ÖAB 9). – 4. Erwärmt man eine Mischung von 5 Tr. konz. Ameisensäure und 1 ml W. mit 1 ml Quecksilber(II)-chloridlsg., so fällt ein weißer, feinkristalliner Nd. aus. Wird dieser abfiltriert und ausgewaschen, so färbt er sich beim Auftropfen von verd. Natronlauge schwarz (ÖAB 9).

Prüfung. 1. Aussehen. 5,0 ml Substanz müssen klar und farblos sein (DAB 7 – BRD). – 2. Eisen-Ionen. 1,70 ml Substanz werden auf dem Wasserbad verdampft. Der Rückstand wird in 10,0 ml W. gelöst. Die Lsg. darf bei der Prüf. auf Eisen-Ionen (s. Bd. I, 259) keine stärkere Färbung als die Vergleichsprobe zeigen (höchstens 0,0005% Fe^{2+}/Fe^{3+}) (DAB 7 – DDR). – 3. Schwermetall-Ionen. höchstens 0,0005% (DAB 7 – DDR). – 4. Chlorid. Höchstens 0,0005% Cl^- (DAB 7 – DDR). – 5. Oxalat. 1,00 ml Prüflsg. darf nach Zusatz von 4,0 ml W. bei der Prüf. auf Oxalat (s. Bd. I, 261) keine Trbg. zeigen (DAB 7 – DDR). – 6. Sulfat. Höchstens 0,002% SO_4^{2-} (DAB 7 – DDR). – 7. 10,0 ml Substanz müssen nach Zusatz von 10,0 ml W. und 0,050 ml 0,1 n Jodlsg. nach 15 Min. noch eine gelbe Färbung zeigen (DAB 7 – DDR). – 8. Essigsäure. Eine Lsg. von 0,50 ml Substanz in 10,0 ml W. wird im Wasserbad unter Rückfluß mit 3,0 g Quecksilber(II)-oxid unter häufigem Umschütteln bis zur Beendigung der Gasentwicklung erhitzt. Nach Zugabe von weiteren 2,0 g Quecksilber(II)-oxid und Abspülen des Kühlrohres mit 5,0 ml W. wird erneut 20 Min. lang erhitzt. Nach dem Erkalten wird filtriert und das Filtrat unter Nachwaschen von Kolben und Filter auf etwa 40 ml verdünnt. Nach Zugabe von 0,10 ml Phenolphthalein-Lsg. und 1,00 ml 0,1 n Natronlauge muß sich die Lsg. rot färben (DAB 7 – DDR). – 9. Verdampfungsrückstand. Von 42,0 g Substanz höchstens 0,001 g (DAB 7 – DDR).

Achtung! Wird „Ameisensäure" oder „Acidum formicicum" verordnet, ist so „Verdünnte Ameisensäure" abzugeben (DAB 7 – BRD).

Die Erkennungs-Rk. und Prüf. der Verdünnten Ameisensäure sind sinngemäß die gleichen.

Gehaltsbestimmung. Etwa 0,1 ml konz. Ameisensäure wird in einen etwa 20 ml kohlensäurefreies W. enthaltenden Schliffkolben genau eingewogen und mit 0,1 n Natronlauge gegen Phenolphthalein titriert.

Für 0,1000 g konz. Ameisensäure müssen 21,30 bis 21,73 ml 0,1 n Natronlauge verbraucht werden, entsprechend 98,0 bis 100,0% des theoret. Wertes. 1 ml 0,1 n Natronlauge entspricht 4,603 mg HCOOH (ÖAB 9).

Formamidum. Formamid. Ameisensäureamid. Formamide. Methanamide.

CH_3NO $HCONH_2$ M.G. 45,04

Herstellung. Technisch: Aus Kohlenmonoxid und Ammoniak bei hohem Druck und Temp. Labor.: Man erhitzt 2 T. Ammoniumformiat mit 1 T. Harnstoff so lange auf 140°, wie noch Ammoniumcarbonat entweicht, und dest. dann unter vermindertem Druck.

$$2 HCOONH_4 + CO(NH_2)_2 \rightarrow CO_3(NH_4)_2 + 2 HCONH_2$$

Eigenschaften. Farblose oder schwach gelbliche, sirupartige, geruchlose Flüssigkeit (techn. Produkte können schwach nach Ammoniak riechen).

$n_D^{20} = 1{,}44754$; Fp. $= +2{,}55°$; $Kp_{760} = 210{,}5°$ (teilw. Zers. zu CO und NH_3); $Kp_{20} = 122{,}5°$.

Mischbar mit W., M., A., Aceton, Eisessig, Dioxan, Äthylenglykol, Glycerin, Phenol. Sehr wenig lösl. in Ae. und Bzl.

Anwendung. Als Lösungsmittel für Casein, Glucose, Zein, Tannin, Stärke, Lignin, Polyvinylalkohol, Zelluloseacetat, Nylon, eine Reihe von Metallchloriden, einige anorganische Sulfate und Nitrate. In der P. C. zur Imprägnierung des Papiers.

Medizinisch: Früher unter der Bezeichnung „Epileptol" als Antiepilepticum verwendet (nach ZERNIK war Epileptol nicht reines Formamid!).

Dimethylformamid. N,N-Dimethylformamid. DMF.

C_3H_7NO $\qquad\qquad\qquad$ $HCON(CH_3)_2$ $\qquad\qquad\qquad$ M.G. 73,09

Herstellung. Aus Dimethylamin und Ameisensäure [J. Amer. chem. Soc. *53*, 1879 (1931)].

Eigenschaften. Flüssigkeit von schwachem Amingeruch.

Fp. $= 61°$; $Kp_{760} = 153$; $Kp_{39} = 76°$.
$d_4^{25} = 0{,}9445$; $n_D^{25} = 1{,}42803$.

Mischbar mit W. und den meisten organischen Lösungsmitteln.

Anwendung. Gutes Lösungsmittel für Flüssigkeiten und Gase. Zur Formylierung organischer Verb. Lösungsmittel für Orlon und Polyacrylfasern. Wurde als Universallösungsmittel bezeichnet.

Toxizität. Sehr stark reizend für Haut, Augen und Schleimhäute. Dämpfe wirken durch Inhalation und Resorption durch die Haut evtl. leberschädigend.

Acidum gallicum

Acidum Gallicum DAB 6, Helv. V. Gallussäure. 2,3,5-Trihydroxybenzoesäure. Gallic Acid. Acide gallique.

$C_7H_6O_5 \cdot H_2O$ $\qquad\qquad$ HO—⟨OH⟩—COOH $\cdot H_2O$ $\qquad\qquad$ M.G. 188,13

Gallussäure kommt in vielen Pflanzen vor, meist neben Gerbsäure, z. B. in Galläpfeln, Sumach, Dividivi, Bärentraubenblättern und im chinesischen Tee. Sie entsteht durch saure oder alkalische Hydrolyse von Gallusgerbsäure.

Herstellung. 10 T. Gallusgerbsäure (Tannin) werden mit 10 T. W. und 50 T. verd. Schwefelsäure 1/4 Std. lang gekocht und dann 1 bis 2 Tage in der Kälte stehengelassen. Die ausgeschiedenen Kristalle werden in der 6fachen Menge W. heiß gelöst, mit Tierkohle weiter erhitzt und noch heiß filtriert. In der Kälte kristallisiert reine Gallussäure aus. Evtl. ist die Umkristallisation und die Behandlung mit Tierkohle zu wiederholen. Eisen ist sorgfältig fernzuhalten.

Eigenschaften. Weiße oder schwach gelbliche, geruchlose Prismen oder seidig glänzende Nadeln. Verliert bei 100 bis 200° das Kristallwasser. Fp. $= 225$ bis $250°$ (Zers.). 1 T. löst sich in 87 T. W., in 3 T. sied. W., in 6 T. A., in 100 T. Ae. Unlösl. in Bzl., Chlf., PAe.

Erkennung. Die kalt gesätt. Lsg. rötet Lackmuspapier, reduziert ammoniakalische Silberlsg. und nimmt nach Zusatz von 1 Tr. Eisen(III)-chloridlsg. eine klarschwarze Farbe an (DAB 6).

Prüfung (DAB 6). Die heiß bereitete Lsg. (1 + 19) muß farblos oder darf höchstens schwach gelb gefärbt sein. Die kalt gesättigte Lsg. darf durch eine Lsg. von Eiweiß oder weißem Leim nicht gefällt (Gerbsäure) und nach Zusatz von Salzsäure durch Bariumnitratlsg. (Schwefelsäure) nicht getrübt werden.

0,2 g Gallussäure dürfen durch Trocknen bei 100° höchstens 0,02 g an Gewicht verlieren und nach dem Verbrennen keinen wägbaren Rückstand hinterlassen.

Aufbewahrung. Vor Licht geschützt.

Anwendung. Techn. zur Herst. von Gallussäureestern (Antioxydantien, Propylgallat u. a.), Pyrogallol, Tinten, in der Photographie usw. Med. Früher bei verschiedenen Hämorrhagien und als mildes Adstringens.

Bismutum subgallicum und Bismutum oxyjodogallicum s. unter Bismutum.

Ester der Gallussäure

Gallussäuremethylester. Methylium gallicum.

$C_8H_8O_5$ $\qquad\qquad$ $C_6H_2(OH)_3COOCH_3$ $\qquad\qquad$ M.G. 184,14

Eigenschaften. Farbl. wasserfreie Prismen oder feine, verfilzte Nadeln. Fp. = 202°. Die Lsg. in Ammoniak nimmt an der Luft feurig rote Färbung an.

Anwendung. Früher unter der Bezeichnung „Gallikum" (Sandoz AG, Basel) als Antisepticum bei Augenkrankheiten.

Triacetylgallussäureäthylester.
Früher als „Etelen" (Bayer, Leverkusen) in Kombination mit Resorcinbenzoylcarbonsäureäthylester in „Combalen" (Bayer, Leverkusen) enthalten: bei akuten und chronischen Darmkatarrhen.

Gallussäureäthylester und -n-propylester s. Antioxydantien, Bd. I, 1214.

Acidum gentisinicum

Acidum gentisinicum. Gentisinsäure. Gentisic Acid. 2,5-Dihydroxy-benzoesäure. 5-Hydroxysalicylsäure.

$C_7H_6O_4$ $\qquad\qquad\qquad\qquad$ M.G. 154,13

Herstellung. Die Herst. kann durch Carboxylierung von Hydrochinon mit $KHCO_3$ bzw. $(NH_4)_2CO_3$ oder nach REIMER-TIEMANN durch Umsetzung mit Tetrachlorkohlenstoff und Natronlauge in Gegenwart von Kupfer erfolgen [The Merck Index 1960; Angew. Chem. *63*, 176 (1951)]. Nach J. LOWENTHAL u. J. M. PEPPER [J. Amer. chem. Soc. *72*, 3292 (1950)] führt die Umsetzung von 5-Bromsalicylsäure mit Natronlauge und Kupfer im Autoklaven mit 72% Ausbeute zur Gentisinsäure.

Eigenschaften. Fp. = 199 bis 200° (The Merck Index 1960); 205° (LOWENTHAL u. PEPPER), 204,5 bis 205° [J. Amer. chem. Soc. *72*, 2301 (1950)]. 1 T. Gentisinsäure löst sich in etwa 100 T. W. von 5°; gut lösl. in A. und Ae.; unlösl. in CS_2, $CHCl_3$ u. Bzl.

Erkennung. Gentisinsäure reduziert Fehlingsche Lösg. sowie ammoniakalische Silbernitratlsg. Mit Eisen(III)-Salzen tritt eine blaue Färbung auf, die nach kurzer Zeit verschwindet [J. Amer. pharm. Ass., sci. Ed. *42*, 104 (1953)]. Mit Molybdänwolframsäure [USP XIV (!)] tritt schon in saurem Milieu eine Grünfärbung auf. In alkalischer Lsg. gibt Gentisinsäure mit dem Folin-Ciocalteu-Phenolreagens eine Blaufärbung, die nach M. J. M. SMITH [J. Pharm. (Lond.) *2*, 439 (1950)] zur photometrischen Gehaltsbestimmung geeignet ist. Die UV-Absorptionskurve des Natriumsalzes der Gentisinsäure hat ein Maximum bei 320 mµ, das Natriumsalz der Salicylsäure bei 296 mµ. So können beide Säuren nebeneinander erfaßt werden.

Jodometrische Bestimmung nach R. RUTKOWSKI [Arzneimittel-Forsch. *4*, 209 (1954)]: 20 ml einer etwa 1%igen Natriumgentisatlsg. werden in einem mit Schliffstopfen versehenen Erlenmeyerkolben von 250 ml Inhalt mit 100 ml W. verdünnt und mit 2 ml 50%ig. Essigsäure angesäuert. Man gibt 50 ml 0,1 n Jodlsg. hinzu. Nach 25 Min. langem Stehen wird der Jodüberschuß mit 0,1 n Natriumthiosulfatlsg. zurücktitriert (Stärkelsg., Feinbürette). 1 ml 0,1 n Jodlsg. entspricht 5,556 mg Natriumgentisat.

Zur Bestimmung im Serum ist die photometrische Methode (siehe oben) von R. RUTKOWSKI verbessert worden [Arzneimittel-Forsch. *4*, 453 (1954)]. Für die Bestimmung von Gentisinsäure im Urin geben L. NANNINGA und B. BINK [Nature (Lond.) *1951*, S. 168, 389; ref. in Chem. Zbl. *1954*, S. 2461] eine kombinierte chromatographisch-fluorometrische Methode an.

Anwendung. Zubereitungen der Gentisinsäure finden als Rheumamittel Verwendung. Salicylsäure wird im Organismus z. T. zu Gentisinsäure oxydiert. Es wurde deswegen angenommen, daß die antirheumatische und antineuralgische Wirkung der Salicylsäure allein auf diesem Oxydationsprodukt beruht [MEYER, R., u .C. RAGAN: Science *108*, 281 (1948)]. Die beiden Autoren fanden weiterhin, daß das Permeabilitätsferment Hyaluronidase durch Gentisinsäure stärker gehemmt wird als durch Salicylsäure [Schweiz. Apoth.-Ztg *88*, 565 (1950)]. Gentisinsäure soll weniger toxisch sein als Acid. acetylosalicyl. (Extra P.). Die therapeutischen Erfolge sollen jedoch nicht die der Salicylate erreichen (Mercks J. B. *1952*, S. 173).

Natrium gentisinicum. Natriumgentisat. Sodium gentisate.

Aus W. kristallisiert eine Verbindung mit $5^{1}/_{2}$ Mol Kristallw.; an der Luft verwittern die Kristalle unter Verlust von $3H_2O$; 1/2 Mol W. wird auch noch bei 100° festgehalten. Nach einem Hoffmann-La-Roche-Patent (Chem. Zbl. *1952*, S. 572) ist für pharmazeutische Zubereitungen das Dihydrat geeignet, das aus Aceton bei 20 bis 30° kristallisiert.

Handelsform: Rheumasan „Dragees" und „pro injectione" (Dr. R. Reiss, Berlin) enthalten u.a. Natr. gentisinicum. Rheumasan pro injectione heißt „Prigenta".

Gentisin-Resorcylat „Herbrand" (Dr. Herbrand, Gegenbach/Baden).

Gentamidon (Krugmann, Hamburg) enthält u.a. Dimethylaminophenazon und Gentisinsäure in Dragees und Ampullen.

Gentisan (Funk Remagan): Tabl. mit Alkaligentisat.

Gentochin (Casella-Curta, Frankfurt a.M.): gentisinsaures Chinin (nicht mehr im Handel).

Stodinal (Lorenz, Essen-Werden).

Acidum glucuronicum

Acidum glucuronicum. Glucuronsäure.

$C_6H_{10}O_7$

$$\begin{array}{c} OH \\ | \\ H-C- \\ | \\ H-C-OH \\ | \\ HO-C-H \quad O \\ | \\ H-C-OH \\ | \\ H-C- \\ | \\ COOH \end{array}$$

M.G. 194,14

Glucuronsäure kann formelmäßig von der Glucose abgeleitet werden; die endständige CH_2OH-Gruppe ist zur Carboxylgruppe oxydiert.

Herstellung. Die direkte Oxydation der Glucose zur Glucuronsäure ist nicht möglich; dagegen können Glucoside mit NO_2 in wasserfreiem Medium zu Glucuroniden oxydiert werden, die nach Hydrolyse Glucuronsäure geben [HEYNS, K., u. G. GRAEFE: Chem. Zbl. *1953*, S. 9313; Chem. Ber. *86*, 646 (1953); vgl. G. JAYME u. W. DEMMIG: Chem. Ber. *88*, 434 (1955)].

Glucuronsäure kommt im Gummi arabicum in glykosidischer Bindung vor und kann daraus, allerdings mit schlechter Ausbeute, dargestellt werden.

Eigenschaften. Die β-Form kristallisiert in Nadeln aus A. oder Aethylacetat; Fp. = 165°; Glucuronsäure ist gut wasserlösl., Fehlingsche Lsg. wird reduziert.

Papierchromatographische Trennung u. Bestimmung neben anderen Uronsäuren und Uronen siehe F. G. FISCHER u. H. DÖRFEL: Hoppe-Seylers Z. physiol. Chem. *301*, 224 (1955).

Vorkommen. Die Glucuronsäure wird in der Leber des Warmblüters in erster Linie aus Glucose-1-phosphat, vielleicht auch aus Triosen gebildet. Sie vermag mit ihrem acetalischen Hydroxyl glykosidische Bindungen einzugehen. So werden zahlreiche körpereigene Stoffe (z.B. Steroidhormone), Darmfäulnisprodukte (z.B. Phenol, Kresol, Indoxyl), in gleicher Weise auch Arzneistoffe (z.B. Campher, ätherische Öle, Emodine, Phenacetin, Chloralhydrat, Morphin) als Glucuronide ausgeschieden. Je nach Angebot der zu transformierenden Produkte schwankt die Menge der im Harn erscheinenden „gepaarten Glucuronsäuren" beträchtlich. Zum quantitativen Nachweis der Paarlinge ist die Spaltung der Glucuronide erforderlich; sie lassen sich in mineralsaurem Milieu hydrolysieren. Freie Glucuronsäure gibt die gleichen Reduktionsproben wie Glucose. Da aber ihre Menge meist sehr klein ist, kann sie bei den üblichen Zuckernachweisen im Harn vernachlässigt werden. [Über das Schicksal der Glucuronsäure im tierischen Organismus s. S. HOLLMANN: Hoppe-Seylers Z. physiol. Chem. *297*, 74 (1954)].

Anwendung. Bei akuter Hepatitis 2,0 bis 6,0 g pro die intravenös (Mercks J. B. *1952*, S. 94).

Glucuronsäurelacton. Anhydrid der Glucuronsäure.

$$C_6H_8O_6$$

Leicht lösl. in heißem W., lösl. in A. Fp. = 170° (Zers.).

Anwendung. Das Lacton ist als Antirheumaticum vorgeschlagen worden. „Glucurone" – Corn Products Rifining Co., USA [Angew. Chem. *62*, 178 (1950)].

Acidum hydrobromicum

Acidum hydrobromicum. Bromwasserstoffsäure. Hydrobromic Acid. Acide bromhydrique.

Als Bromwasserstoffsäure werden wässerige Lsg. von Bromwasserstoff mit verschiedenem Gehalt bezeichnet.

Bromwasserstoff.
HBr   M.G. 80,92

Herstellung. Techn. durch Verbrennen eines Gemisches von Brom-Dampf und Wasserstoff. Durch geeignete Katalysatoren wird die Rk.-Temperatur auf 200 bis 300° erniedrigt. Überschüssiges Brom wird durch Aktivkohle adsorbiert.

Im Labor stellt man HBr-Gas am einfachsten durch Einwirkung von Brom auf Tetralin her:

$$C_{10}H_{12} + 4Br_2 \rightarrow C_{10}H_8Br_4 + HBr.$$

Ältere Herstellungsweise: Aus einem Tropftrichter läßt man Brom (10 T.) langsam auf eine Anschlämmung von rotem Phosphor (1 T.) tropfen. Die anfangs heftige Rk. beruhigt sich bald, und es entsteht über Phosphortribromid Bromwasserstoff:

$$3Br_2 + 2P \rightarrow 2PBr_3$$
$$PBr_3 + 3H_2O \rightarrow 3HBr + H_3PO_3.$$

Man leitet diesen zur Reinigung von Bromdämpfen durch ein mit feuchten Glasperlen und rotem Phosphor gefülltes U-Rohr. Den so gewonnenen Bromwasserstoff fängt man über Quecksilber auf oder leitet ihn in W. ein.

Eigenschaften. Farbloses, an feuchter Luft rauchendes Gas, das die Atemwege stark reizt.
Fp. = −86,9°, Kp. = −66,8°.
In 100 g W. lösen sich bei 760 Torr und 0° 221 g, bei 25° 193 g, bei 100° 130 g HBr.

Bromwasserstoffsäure.

Herstellung. Durch Einleiten von HBr-Gas in Wasser.
Im Labor übergießt man 60 T. grob gepulvertes KBr mit einer Mischung von 50 T. konz. Schwefelsäure und 25 T. W., fügt 2 T. roten Phosphor hinzu und destilliert. Das Destillat wird zur Oxydation der mit übergegangenen schwefligen Säure vorsichtig bis zur eben bleibenden Gelbfärbung mit Bromwasser versetzt; dann fällt man die Schwefelsäure mit $BaCO_3$ oder $BaBr_2$ aus. Die nach Absetzen klar abgegossene Säure wird rektifiziert. Man erhält etwa 150 T. reiner Säure von 25% HBr.

Eigenschaften. Eine der stärksten bekannten Säuren, da HBr in wässeriger Lsg. prakt. vollständig dissoziiert ist. Farblose, sehr sauer schmeckende Fl. Bei Destillation entsteht ein konstant siedendes Gemisch von 48% HBr (Kp. 125°). Durch Luft und Licht wird Bromwasserstoffsäure unter Gelbfärbung (freies Brom) zersetzt. Evtl. rührt Gelbfärbung aber von Eisensalzen her.

Millilitergewicht (g/ml) der wässerigen Lsg. von HBr bei 20°.

% (g/g)	g/ml	% (g/g)	g/ml
2	1,012	24	1,196
6	1,042	30	1,258
10	1,072	35	1,315
14	1,105	40	1,377
18	1,140	45	1,445
20	1,158	50	1,517

Erkennung. Erwärmt man die Säure mit etwas Braunstein oder Salpetersäure oder fügt man Chlorwasser hinzu, so wird Brom frei, das sich in Chlf. mit braungelber Farbe löst. — Mit Silbernitrat entsteht ein gelblichweißer, käsiger, in Ammoniak lösl., in Salpetersäure unlösl. Nd. von AgBr.

Anwendung. Als Sedativum in Hustenmixturen, bei Ohrensausen und Schwindel. Früher konzentriert (25%ig) als Ätzmittel bei Stomatitis mercurial., bei Diphtherie 1 : 10 verdünnt.

Aufbewahrung. Vorsichtig! In Glasstopfenflaschen, vor Licht geschützt. Gelb gewordene Bromwasserstoffsäure kann durch Zusatz von schwefliger Säure bis zur Entfärbung und Destillation wieder gereinigt werden. Die ersten Anteile der Destillation werden so lange verworfen, bis die Säure nach Zusatz von Bromwasser mit Bariumnitratlsg. keine Trübung mehr ergibt.

Bromwasserstoffsäure. Hydrobromic Acid BP 63 (Reagens).

Lsg. von Bromwasserstoff in W., Gehalt 46,0 bis 48,0% (w/w).

Eigenschaften. Klare, farblose oder blaßgelbe Fl.

Prüfung. Glührückstand: Nach Eindampfen zur Trockne und gelindem Glühen dürfen nicht mehr als 0,05% (w/w) verbleiben.

Sulfat: 0,5 ml versetzt mit 0,5 ml verd. Salzsäure entsprechen der Sulfatgrenzwertbestimmung.

Gehaltsbestimmung. Etwa 5 g, genau gewogen, werden mit 25 ml W. versetzt und mit n Natronlauge gegen Methylrot titriert.

1 ml n NaOH entspricht 0,08092 g HBr.

Acidum hydrobromicum Erg.B. 6. Bromwasserstoffsäure.

Gehalt 24,8 bis 25,2% Bromwasserstoff.

Eigenschaften. d 1,203 bis 1,205.

Prüfung. Muß prakt. den gleichen Anforderungen wie Acidum hydrobromicum dilutum Ph.Helv. V entsprechen (s. u.).

Aufbewahrung. Vorsichtig.

Acidum hydrobromicum dilutum Helv. V. Verdünnte Bromwasserstoffsäure. Acide bromhydrique dilué.

Wässerige Lsg. von Bromwasserstoff mit einem Gehalt von 9,9 bis 10,1% oder 106,6 bis 108,9 g im Liter.

Eigenschaften. d = 1,077 bis 1,078. — *Prüfung.* Arsen, Jodid und Phosphat dürfen nicht nachweisbar sein. Eine Verdünnung von 1 ml und 4 ml W. muß durch 1 Tr. Jodlsg. bleibend gelb gefärbt werden, und Sulfat darf in dieser Mischung nicht nachweisbar sein (Sulfat, Sulfit).

Gehalt. Analog BP 63 (Reagens).

Aufbewahrung. Vor Licht geschützt, in mit Glasstopfen verschlossenem Glase.

Acidum hydrochloricum

Acidum hydrochloricum. Salzsäure. Chlorwasserstoffsäure. Hydrochloric Acid. Acide chlorhydrique. Acidum muriaticum[1].

---

[1] Acidum muriaticum stammt von Muria, der Bezeichnung für unreines Kochsalz (PLINIUS).

Als Salzsäure oder Chlorwasserstoffsäure bezeichnet man wässerige Lsg. von Chlorwasserstoff,

$$\text{HCl} \qquad \text{M.G. 36,46}$$

mit verschiedenem Gehalt.

In reiner Form wurde Salzsäure erstmals von PRIESTLEY 1772 hergestellt, nachdem sie lange vorher schon in mehr oder weniger rohem Zustand bekannt war (Glauber).

Vorkommen. Freie Salzsäure findet sich in vulkanischen Gasen und in einigen südamerikanischen Flüssen, die ihren Ursprung in vulkanischen Gebieten haben. – Magensaft enthält etwa 0,1 n Salzsäure. Gebunden in Form ihrer Salze ist Salzsäure die am weitesten verbreitete Säure.

Herstellung. Durch Einleiten von HCl-Gas in Wasser.

Chlorwasserstoffgas wird technisch gewonnen:
a) als Nebenprodukt bei der Chlorierung von organischen Verbindungen. b) als Nebenprodukt bei der Sodagewinnung nach LEBLANC aus Natriumchlorid und Schwefelsäure, c) aus den Elementen H_2 und Cl_2 mit Hilfe sog. Langmuir-Fackeln, d) neuerdings bei der Verbrennung von PVC-Abfällen.

Zur Darstellung von reinem Chlorwasserstoff im kleinen gibt man in einen 1-l-Rundkolben gewöhnliches, grobes Kochsalz und läßt durch einen Tropftrichter, der mit einem doppelt durchbohrten Stopfen mit dem Kolben verbunden ist, ein erkaltetes Gemisch von 180 g konz. Schwefelsäure und 40 g W. allmählich zufließen. Die zunächst schon in der Kälte ablaufende Reaktion,

$$\text{NaCl} + \text{H}_2\text{SO}_4 \rightarrow \text{HCl} + \text{NaHSO}_4,$$

wird allmählich schwächer. Ist alle Säure zugegeben, so erhitzt man das Gemisch über einem Sandbad oder Baboblech, wodurch erneut HCl gebildet wird:

$$\text{NaCl} + \text{NaHSO}_4 \rightarrow \text{Na}_2\text{SO}_4 + \text{HCl}.$$

Das entweichende HCl-Gas wird durch ein in der zweiten Bohrung steckendes Glasrohr in eine Waschflasche mit W., reiner konz. Salzsäure oder – zum Trocknen – konz. Schwefelsäure geleitet. Will man den erhaltenen Chlorwasserstoff in W. auffangen, so läßt man das Einleitungsrohr nur sehr wenig in W. eintauchen, um ein Zurücksteigen des W. zu verhindern.

Einen leicht regulierbaren Strom von Chlorwasserstoffgas erhält man durch Einleiten reiner konz. Salzsäure in konz. Schwefelsäure.

Der wichtigste Teil der in Abb. 11 wiedergegebenen Apparatur ist das Kapillarrohr. Dieses muß vor Beginn der Gasentwicklung vollständig mit Salzsäure gefüllt sein, um den hydrostatischen Druck zu gewährleisten, der zum Einfließen der spezifisch leichteren Salzsäure auf den Boden des die schwere Schwefelsäure enthaltenden Gefäßes nötig ist.

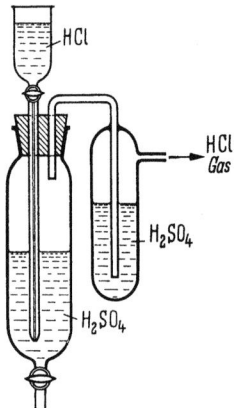

Abb. 11. Apparatur zur Herstellung von trockenem HCl-Gas.

Man bringt etwa 200 ml konz. Schwefelsäure in den Scheidetrichter und läßt je nach erwünschtem Gasstrom aus dem Tropftrichter konz. Salzsäure (d 1,18) zufließen. Wenn 200 ml Salzsäure verbraucht sind, muß die jetzt verdünnte Schwefelsäure gegen frische konzentrierte ersetzt werden. Die Ausbeute pro 200 ml konz. Salzsäure beträgt 67 g HCl (BRAUER, G.: Handbuch der Präparativen Anorganischen Chemie, Stuttgart: Enke 1954).

Eigenschaften. Chlorwasserstoff ist ein farbloses, an der Luft Nebel bildendes Gas von stechendem Geruch und stark saurem Geschmack. In 100 g W. von 0° lösen sich 82,5 g oder 50,7 l, bei 20° 72,1 g oder 44,2 l. Chlorwasserstoff kann bei $-4°$ durch einen Druck von 25 Atm oder bei 10° durch 40 Atm verflüssigt werden.

Wäßrige Lsg. heißen Salzsäure. Eine 20,24%ige Lsg. siedet konstant bei 110°; $d_4^{25} = 1,097$. Bei der Destillation stärkerer oder schwächerer Lsg. entweicht HCl-Gas oder W. bis zur Einstellung des azeotropen Gemisches mit 20,4% HCl.

Erkennung, Prüfung s. Acidum hydrochloricum DAB 6 usw., S. 959.

Anwendung. Technisch: in der Herstellung von Metallchloriden, als Katalysator und Lösungsmittel in der organischen Synthese, als Reagens, zur Hydrolyse von Stärke und Proteinen, in der Metallurgie u. v. a. m. – Medizinisch: Innerlich bei Anacidität und Hypoacidität, äußerlich manchmal als Antisepticum in Verd. 1 : 20000 bis 1 : 200.

Dichte der Salzsäure in Abhängigkeit vom Gehalt an HCl

% (g/g) HCl	d_{20}^{20}	% (g/g) HCl	d_{20}^{20}
0	0,9982	21	1,1031
1	1,0032	22	1,1083
2	1,0082	23	1,1135
3	1,0132	24	1,1187
4	1,0181	25	1,1239
5	1,0230	26	1,1290
6	1,0279	27	1,1341
7	1,0327	28	1,1392
8	1,0376	29	1,1443
9	1,0425	30	1,1493
10	1,0474	31	1,1543
11	1,0524	32	1,1593
12	1,0574	33	1,1642
13	1,0624	34	1,1691
14	1,0675	35	1,1740
15	1,0725	36	1,1789
16	1,0776	37	1,1837
17	1,0827	38	1,1885
18	1,0878	39	1,1933
19	1,0929	40	1,1980
20	1,0980		

Toxizität. Konzentrierte Lsg. verursachen äußerlich und innerlich starke Verätzungen. Innerlich genommen treten Nausea, Erbrechen, starker Durst und Durchfälle auf. Bei starken Vergiftungen sind Kreislaufkollaps und Tod möglich.

Einatmung der Dämpfe führt zu Husten, Keuchen sowie Entzündungen und Ulceration der Atemwege.

Handelssorten:

Acidum hydrochloricum crudum, etwa 30,32% (g/g) HCl, $d = 1,16 = 20°$ Bé.
Acidum hydrochloricum crudum „arsenfrei", etwa 30 bis 32% (g/g) HCl.
Acidum hydrochloricum (purum) mit 32% (g/g) HCl und mit 25% (g/g) HCl ($d = 1,126 = 16°$ Bé).
Acidum hydrochloricum dilutum, 12,5% (g/g) HCl; $d = 1,062$.
Acidum hydrochloricum fumans, etwa 38% (g/g) HCl, $d = 1,19$.
Acidum hydrochloricum pro analysi, 25% (g/g) HCl.
Acidum hydrochloricum pro anal. absolut arsenfrei für forensische Zwecke.

Acidum hydrochloricum. Salzsäure. Hydrochloric acid. Acide chlorhydrique.

Pharmakopöe	Bezeichnung	Gehalt % (g/g)	Dichte
DAB 6	Acidum hydrochloricum	24,8–25,2	1,122–1,123
	Acidum hydrochloricum dilutum	12,4–12,6	1,059–1,061
DAB 7 – DDR	Acidum hydrochloricum concentratum	37,0–39,0	1,183–1,194
	Acidum hydrochloricum dilutum	9,5–10,5	1,042–1,050
DAB 7 – BRD	Verdünnte Salzsäure	9,8–10,2	1,046–1,049
Helv. V	Acidum hydrochloricum fortius	24,9–25,1	1,1266–1,1276
	Acidum hydrochloricum dilutum	9,9–10,1	1,0495–1,0505
ÖAB 9	Acidum hydrochloricum	19,0–21,0	1,093–1,103
	Acidum hydrochloricum dilutum	6,89–7,22	1,032–1,034
Pl.Ed. II	Acidum hydrochloricum	25,0–38,0	~1,18
	Acidum hydrochloricum dilutum	9,5–10,5	1,043–1,049
BP 63	Hydrochloric Acid	35,0–38,0	~1,18
	Dilute Hydrochloric Acid	9,5–10,5	1,042–1,049
Ned. 6	Acidum hydrochloricum	25,0	1,126
	Acidum hydrochloricum dilutum	4 n[1]	1,068–1,069
Nord. 63	Acidum hydrochloricum concentratum	36,0–40,0	1,179–1,198

[1] Ned. 6 gibt die Normalität „4 n" an, entspr. 14,5% (g/g).

Fortsetzung der Tabelle von S. 959

Pharmakopöe	Bezeichnung	Gehalt % (g/g)	Dichte
Ross. 9	Acidum hydrochloricum purum	24,8–25,2	1,125–1,127
	Acidum hydrochloricum purum dilutum	8,2–8,4	1,040–1,041
CF 65	Acide Chlorhydrique officinal	35,5–38	1,175–1,186
	Acide Chlorhydrique officinal dilué	~10	~1,047
USP XVII	Hydrochloric Acid	35–38	~1,18
Jap. 61	Acidum hydrochloricum	35,0–38,0	~1,18
	Acidum hydrochloricum dilutum	9,5–10,5	~1,05

Eigenschaften. Klare, farblose, stechend riechende, beim Erhitzen vollständig flüchtige Fl. (DAB 6). Bei der Destillation erhält man eine konstant bei etwa 110° siedende Mischung von etwa 20% (g/g) Chlorwasserstoff (BP 63). Die höher konzentrierten Lsg. rauchen an der Luft.

Erkennung. Die mit W. verdünnte Salzsäure gibt mit Silbernitratlsg. einen weißen, käsigen, in Ammoniak lösl., in Salpetersäure unlösl. Nd. (alle Pharmakopöen). 1 ml Salzsäure gibt mit 1 ml Kaliumpermanganat eine braune Lsg., die sich beim Erhitzen unter Chlorentwicklung entfärbt. Das entweichende Chlorgas besitzt einen erstickenden Geruch und färbt befeuchtetes Kaliumjodidstärkepapier blau (ÖAB 9).

Prüfung. 1. Glührückstand. Zu 20 ml Salzsäure gibt man 2 Tr. Schwefelsäure, verdampft zur Trockne und glüht. Es dürfen nicht mehr als 2 mg Rückstand bleiben (etwa 0,008%) (USP XVII). – 2. Bromid oder Jodid. Zu 10 ml einer Verdünnung mit etwa 12% HCl gibt man 1 ml Chlf. und fügt unter ständigem Schütteln vorsichtig tropfenweise Chlorwasser, das zuvor 1 : 1 mit W. verdünnt wurde, zu (ÖAB 9 verwendet verd.Wasserstoffperoxidlsg.!): die Chloroformschicht muß völlig farblos bleiben (USP XVII). BP 63 läßt einen Farbvergleich anstellen: 5 ml Salzsäure werden mit W. auf 50 ml verdünnt. 5 ml dieser Lsg. werden mit 1 n Natronlauge gegen Lackmuspapier neutralisiert und mit 0,25 ml 1 n Schwefelsäure und 3 Tr. Chloraminlsg. versetzt, gut geschüttelt und 2 Min. stehengelassen. Dann schüttelt man mit 5 ml Chlf. aus, überführt den Extrakt in einen 10-ml-Mischzylinder, gibt 3 ml Fuchsin-Essigsäurelsg. zu, schüttelt kräftig durch und läßt absetzen. Die Farbe der Chloroformschicht darf nicht tiefer sein als die, die unter Verwendung einer Mischung von 0,5 ml 0,001 n Kaliumbromidlsg. und 9,5 ml W. bei gleicher Behandlung, beginnend mit „mit 0,25 ml 1 n Schwefelsäure ...", erzielt werden. – 3. Freies Brom oder Chlor (oxydierende Stoffe). Zu 10 ml der etwa 12%igen Verdünnung gibt man 1 Tr. Kaliumjodidlsg. und 1 ml Chlf. und schüttelt die Mischung: die Chlf.-Schicht muß mindestens 1 Min. lang farblos bleiben (USP XVII, BP 63). – 4. Sulfat. Zu einer Mischung von 3 ml der etwa 12%igen Verdünnung und 5 ml W. gibt man 5 Tr. Bariumchloridlsg.: es darf innerhalb 1 Std. weder eine Trübung noch eine Fällung auftreten (USP XVII). – 5. Sulfit. Gibt man zu der auf Sulfat geprüften Mischung noch 2 Tr. 0,1 n Jodlsg., so dürfen weder eine Trübung noch eine Entfärbung des Jods eintreten (USP XVII). – 6. Arsen, In 6 ml Salzsäure darf mit 4 ml Hypophosphitlsg. Arsen nicht nachweisbar sein (ÖAB 9). – 7. Schwermetalle. 3,5 ml (4 g) Salzsäure werden auf dem Wasserbad zur Trockne verdampft. Dann gibt man 2 ml verd. Essigsäure zu und verdünnt mit W. auf 25 ml: mit dieser Lsg. wird der Schwermetallgrenztest (Bd. I, 252) durchgeführt (höchstens 5 ppm) (USP XVII). – 8. Eisen. Im Verdampfungsrückstand von 9,0 ml Salzsäure darf nach Lösen in 2 ml warmer verd. Salpetersäure Eisen nicht in unzulässiger Menge nachweisbar sein. Bei der Prüf. ist keine Salzsäure zuzusetzen (ÖAB 9).

Gehaltsbestimmung. Etwa 4 ml Salzsäure werden in einen etwa 20 ml enthaltenden Schliffkolben genau eingewogen und mit 1 n Natronlauge gegen Methylorange titriert (ÖAB 9).
1 ml 1 n Natronlauge entspricht 36,47 mg HCl.

Aufbewahrung. Vorsichtig, in dicht schließenden Gefäßen. – *Abgabe.* Acidum hydrochloricum fortius ist nur dann abzugeben, wenn sie ausdrücklich als „fortius" (25%ig!) verordnet ist. Wird Acidum hydrochloricum oder Salzsäure ohne nähere Bezeichnung verordnet, so muß Acidum hydrochloricum dilutum abgegeben bzw. verwendet werden (Ph. Helv. V).

Acidum hydrochloricum crudum. Erg.B. 6. Rohe Salzsäure.
Gehalt mindestens 30% (g/g) Chlorwasserstoff (Erg.B. 6). – Dichte nicht unter 1,150.

Prüfung. Wird 1 ml rohe Salzsäure mit 3 ml Natriumhypophosphitlsg. 1/4 Std. im siedenden Wasserbad erhitzt, so darf die Mischung keine braune Färbung annehmen (Arsenverbindungen) (Erg. B. 6).

Acidum hydrocyanicum

Acidum hydrocyanicum. Cyanwasserstoffsäure. Blausäure. Hydrocyanic Acid. Acide cyanhydrique. Acidum borussicum. Acidum zooticum.

HCN   M.G. 27,03

Als Blausäure werden sowohl der reine Cyanwasserstoff, HCN, als auch dessen wässerige Lösungen von verschiedenem Gehalt bezeichnet.

Blausäure war schon im Altertum bekannt und wurde als reine, wässerige Lösung erstmals von C. W. SCHEELE 1782 dargestellt.

Sie kommt in der Natur glykosidisch gebunden, z. B. als Amygdalin, vor und wird durch Säuren oder Fermente freigesetzt. Der Blausäuregehalt mancher tropischen Gräser kann auf Weidevieh tödlich wirken.

Herstellung. Technisch:

1. Aus Ammoniak und Kohlenmonoxid:

oder
$$CO + NH_3 \rightarrow HCONH_2 \rightarrow HCN + H_2O \quad \text{(Formamid-Verfahren)}$$
$$2CO + NH_3 \rightarrow HCN + CO_2 + H_2 \quad \text{(Direkt-Verfahren)}$$

u. a. m.

2. Aus Stickstoff und Kohle oder Kohlenwasserstoffen:

oder
$$Na_2CO_3 + 4C + N_2 \xrightarrow{Fe_2O_3} 2NaCN + 3CO \quad \text{(Bucher-Verfahren)}$$
$$CaO + 3C \xrightarrow{2000°} CaC_2 + CO;$$
$$CaC_2 + N_2 \xrightarrow{1300°} CaCN_2 + C;$$
$$CaCN_2 + C + 2NaCl \xrightarrow{1100-1200°} 2NaCN + CaCl_2.$$

3. Aus organischen N-Verbindungen. Zum Beispiel trockene Destillation von Melasseschlempe.

Labor. Herstellung aus Cyaniden: Eine kalte Mischung von 100 ml konz. Schwefelsäure und 100 ml W. wird auf 100 g grobkörniges, reines Kaliumcyanid in einem Kolben aufgetropft. Mit dem Kolben sind zwei mit geglühtem Calciumchlorid und porösem Material gefüllte U-Rohre verbunden, die im Wasserbad auf 35° erwärmt werden. Daran schließen sich zwei Kühler mit Vorlagen an, von denen der erste auf −10° und der zweite auf −20° gehalten wird. Aus dem ersten Kühler soll die Blausäure stetig abtropfen. Der zweite, in einem guten Abzug entlüftete Kühler bringt keine nennenswerte Erhöhung der Ausbeute. Nach Zugabe der gesamten Schwefelsäure soll das Gemisch im Entwickler kurz zum Sieden erhitzt werden, um alle Blausäure überzutreiben [WADE, J., u. L. C. PLANTING: J. chem. Soc. 73, 255 (1898)].

Eigenschaften. Wasserfreie Blausäure ist bei Zimmertemperatur eine farblose, leicht bewegliche Fl.

$d^0 = 0{,}7156$; $d^{18} = 0{,}6969$
Kp. = +25,65°; Fp. = −13,14°.
Lösl. in jedem Verhältnis in W., A. und Ae.

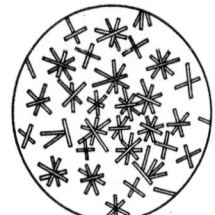

Abb. 12.
Prismen von AgCN.

Erkennung. 1. Blausäure und ihre Alkalisalze geben mit Silbernitrat in wässeriger Lsg. einen weißen, käsigen Nd. von Silbercyanid, AgCN, der in kalter, verdünnter Salpetersäure unlösl. ist. Von Ammoniaklsg. wird er schwer, von Kaliumcyanid leicht gelöst. Silbercyanid verfärbt sich am Licht nicht und zerfällt beim Glühen in Dicyan $(CN)_2$ und Silber (Unterschied von Silberchlorid). Kocht man Silbercyanid mit 25%iger Salpetersäure, so löst es sich und kristallisiert aus der erkalteten Lsg. in Prismen (Abb. 12). – 2. Man fügt zu einer Lsg. von freier Blausäure oder eines Alkalicyanids etwas Natronlauge, dann einige Tr. Eisen(II)-sulfatlsg. und 1 Tr. Eisen(III)-chloridlsg. und erwärmt auf etwa 40°. Säuert man nun mit Salzsäure an, so entsteht eine blaue Färbung oder Fällung von Berlinerblau. – 3. Säuert man eine verd. Blausäurelsg. oder die eines Alkalicyanids mit Weinsäure in einem Rundkölbchen an (Abzug!) und befestigt mittels eines Korkstopfens einen Filterpapierstreifen, der mit Guajaktinktur und einer 1%igen Kupfersulfatlsg. getränkt ist, im Hals des Kolbens, so färbt sich das Papier blau. Da auch Ammoniak, Salzsäure, Oxydationsmittel wie nitrose Gase und Chlor, das Guajakharz-Kupfersulfatpapier blau färben, ist die Rk. von geringem Wert. – 4. Mit gelbem Ammoniumsulfid im Überschuß, bilden Alkalicyanide beim Eindampfen auf dem Wasserbad Rhodanide, die nach Auflösen und Ansäuern und Zusatz von wenig Eisen(III)-chlorid eine blutrote Färbung ergeben.

Gehaltsbestimmung. Bestimmung von Cyaniden in biologischem Material (vgl. BAMANN-ULLMANN: Chemische Untersuchung von Arzneigemischen, Arzneispezialitäten und Giftstoffen, Stuttgart: Wissenschaftl. Verlagsges. 1960):

Ein gewogener Teil des Untersuchungsgutes wird aus weinsaurer Lsg. im Kohlensäurestrom der Destillation unterworfen. Als Vorlage dient eine mit Salpetersäure angesäuerte 10%ige Silbernitratlsg. Das abgeschiedene Silbercyanid wird auf einem gewogenen Filter oder im Filtertiegel gesammelt, bei 100° getrocknet und gewogen.

$$g\ AgCN \cdot 0{,}2018 = g\ HCN.$$

Führt man das Silbercyanid durch Glühen in Silber über, so errechnet sich der HCN-Gehalt nach

$$g\ Ag \cdot 0{,}25 = g\ HCN.$$

Maßanalytische Bestimmung von Cyanidionen siehe Acidum hydrocyanicum dilutum Erg.B. 6 (s. u.).

Anwendung. Blausäure und ihre Salze werden seit langem zur Herstellung von Berlinerblau und in der Cyanidlaugerei verwendet. Zur Schädlingsbekämpfung (Entwesung) in Mühlen, Getreidespeichern, Schiffsräumen. Zur Synthese zahlreicher organischer Verb. wie Plexiglas, Perbuna, Polyacrylnitrilfaser ("Orlon") u.a.m.

Toxikologie. HCN ist eines der am schnellsten wirkenden Gifte. Die Aufnahme erfolgt über Lunge, Magen, durch die Haut, besonders schnell durch Schleimhäute. Blausäure bewirkt im Organismus sofortige Blockierung des gelben Atmungsfermentes [Fe(III)-Cytochromoxydase]. Sie lagert sich leicht an Eisen(III)-komplexe an. Der normale Blutfarbstoff reagiert als Eisen(II)-komplex nicht mit HCN. Methämoglobin jedoch bindet Blausäure sehr schnell, so daß als *Sofort*maßnahme bei HCN-Vergiftungen Amylnitrit inhalieren zu lassen ist, das Hämoglobin zu Methämoglobin oxydiert. Der aus dem Methämoglobin-cyan-Komplex bald wieder freigegebene Cyanwasserstoff muß dann durch Injektion von Natriumthiosulfat entgiftet werden (Bildung von wenig giftigem Rhodanid!).

Behandlung einer Blausäurevergiftung. Rettung ist nur bei sofortiger Behandlung möglich. Erst Amylnitrit inhalieren lassen (mit Gewebe überzogene Glasampullen zu 0,3 ml Amylnitrit, sog. Vitrellae, im Taschentuch zerbrechen, einatmen lassen) dann Arzt rufen! Dieser muß Natriumthiosulfat injizieren. Den Verunglückten in frische Luft bringen, künstlich beatmen.

Bei Aufnahme von Cyaniden durch den Magen wurde eine Aufschlämmung von 5 g Magnesia usta und 2 g Eisen(II)-sulfat in 100 ml W. empfohlen (Komplexbindung der Blausäure vor der Resorption). Die Zweckmäßigkeit ist umstritten.

Blausäure hat zwar einen „bittermandelartigen" Geruch, der jedoch von vielen Menschen nicht empfunden wird. Rauchen erhöht die Geruchsempfindlichkeit für Blausäure. Die Geruchsschwelle liegt nicht weit unterhalb der gefährlichen Konzentration.

Acidum hydrocyanicum dilutum Erg.B. 6. Verdünnte Blausäure. Dilute Hydrocyanic Acid BPC 54(!). Dilute Prussic Acid.

Gehalt. 2% (g/g) HCN. M.G. 27,03

Eigenschaften. Klare, farblose, in der Wärme flüchtige Fl. Verdünnte Blausäure besitzt bittermandelähnlichen Geruch und rötet Lackmuspapier (Erg.B. 6). – *Erkennung.* Wie Blausäure.

Gehalt. Werden 5 g verdünnte Blausäure mit 100 ml W. verdünnt und mit 2 ml Kaliumjodidlsg. und 4 ml Ammoniakfl. versetzt, so müssen bis zum Eintritt einer gelblichen Opaleszenz 18,4 ml 0,1 n Silbernitratlsg. verbraucht werden, was einem Gehalt von 2% (g/g) Cyanwasserstoff entspricht (Erg.B. 6).

1 ml 0,1 n Silbernitratlsg. entspricht 0,0054 g HCN (Kaliumjodid als Indikator).

Aufbewahrung. Vor Licht geschützt und kühl (sonst braune Verfärbung durch Polymerisate).

Anwendung. Blausäure besitzt in starker Verdünnung sedierende Wrkg. auf den Magen und wurde in Dosen von 1 Tr. (= 0,05 g) auf 1 Eßlöffel W. gegen Erbrechen und dyspeptische Beschwerden gegeben. – Größte Einzelgabe 0,1 g. – Größte Tagesgabe 0,3 g.

Acidum hydrocyanicum fortius. Stronger Hydrocyanic Acid BPC 34(!).

Gehalt. 4% (g/g) HCN.

Eigenschaften. Entsprechen der verdünnten Blausäure.

Anwendung. Praktisch nicht mehr im Gebrauch.

Kalium cyanatum. Kaliumcyanid. Kaliumcyanatum Erg.B. 6. Potassium cyanide. Cyanure de Potasse.

KCN M.G. 65,12

Eigenschaften. Weiße, grobkörnige Kristalle oder weiße Stäbchen oder (häufig) eiförmig gegossene Gebilde. An feuchter Luft zerfließlich, zersetzt sich zu Kaliumcarbonat und Blausäure. Sehr leicht lösl. in W. und heißem, verdünntem A., aus dem es beim Erkalten größtenteils wieder auskristallisiert. Sehr schwer lösl. in A. 1 T. löst sich in 2 T. Glycerin.

Erkennung. Die wässerige Lsg. gibt mit überschüssiger Weinsäurelsg. (Achtung! Entwicklung von Blausäure) allmählich einen weißen, kristallinen Nd. von Kaliumhydrogentartrat (Erg.B. 6). Nachweis des Cyanidions wie bei Acidum hydrocyanicum.

Prüfung. Beim Erhitzen am Platindraht darf die Flamme nur vorübergehend gelb gefärbt werden (Na-Salze) (Erg.B. 6). – Die wässerige Lsg. (1 + 19) darf beim Ansäuern mit Salzsäure (Achtung! Entwicklung von Blausäure) nur wenig aufbrausen (Kohlensäure); diese saure Fl. darf durch Bleiacetatlsg. nicht braun oder schwarz gefärbt werden (Schwefelwasserstoff), durch Eisen(III)-chloridlsg. weder gerötet (Rhodanwasserstoffsäure), noch gebläut (Ferrocyanwasserstoffsäure), durch Bariumnitratlsg. nicht verändert werden (Schwefelsäure) (Erg.B. 6).

Gehaltsbestimmung. Etwa 1 g Kaliumcyanid wird in einem Meßkolben von 100 ml Inhalt genau gewogen und mit W. zu 100 ml gelöst. Werden 10 ml dieser Lsg. mit 100 ml W., 1 ml Ammoniakfl. und 2 ml Kaliumjodidlsg. versetzt, so müssen bis zum Eintritt einer gelblichen Opaleszenz für je 0,1 g Kaliumcyanid mindestens 7,30 ml 0,1 n Silbernitratlsg. verbraucht werden, was einem Mindestgehalt von 95% (g/g) Kaliumcyanid entspricht (Erg.B. 6).

1 ml 0,1 n Silbernitratlsg. entspricht 0,01302 g KCN, Kaliumjodid als Indikator.

Anwendung. Ähnlich wie Natriumcyanid, ist jedoch weitgehend durch dieses verdrängt. Zur Herst. von galvanischen Bädern zur Vernickelung, Versilberung und Vergoldung; in der Photographie; zur Reinigung von Gold- und Silbergegenständen; zur Schädlingsbekämpfung (s. S. 471). Med. früher gegen Husten und äußerlich als Lsg. zur Entfernung von Silbernitratflecken im Auge verwendet.

Sehr starkes Gift! Vergiftungen können durch Einnehmen, durch Resorption durch die verletzte Haut oder durch Einatmen der aus KCN freigesetzten Blausäure eintreten. Starke Lsg. ätzen die Haut (The Merck Index 1960).

Handelsformen: Technisches, geschmolzenes Kaliumcyanid enthält noch Kaliumcarbonat und ist mit Gehalten von 30, 40, 90 und 95% KCN erhältlich (Cyansalz). Auch als Gemisch mit Natriumcyanid mit 98 bis 100% berechnet als KCN im Handel. Diese Form wird als „Gold-Cyankali" zur Goldlaugerei verwendet. Stäbchen mit 30% KCN-Gehalt sind als „Silber-Cyankali" zur Silberlaugerei gebräuchlich.

Aufbewahrung. Sehr vorsichtig! Vor Licht und Feuchtigkeit geschützt.

Natrium cyanatum. Natriumcyanid. Cyannatrium. Sodium Cyanide. Cyanure de Sodium.

NaCN M.G. 49,01

Herstellung. Aus Calciumcyanamid und Kochsalz (s. Herstellung Ziffer 2 auf S. 961). Natriumcyanid wird heute mehr als Kaliumcyanid gebraucht. – *Eigenschaften.* Wie Kaliumcyanid. – *Erkennung.* Es gibt die Rk. auf Cyanidionen (s. Acidum hydrocyanicum, S. 961) und auf Natrium. – *Prüfung.* Wie bei Kaliumcyanid.

Gehaltsbestimmung. Wie bei Kaliumcyanid. 1 ml 0,1 n Silbernitratlsg. entspricht 9,8 mg NaCN.

Anwendung. Wie Kaliumcyanid. Besonders zur Gewinnung von Gold aus goldarmem Gestein (Cyanidlaugerei). Zur Oberflächenbehandlung von Stählen (Durferrit-Verfahren der Degussa) (vgl. Ullmanns Enzyklopädie der Technischen Chemie).

Kalium-Natrium-Cyanid. Potassium Sodium Cyanide BPC 49(!). Potassium Cyanide Duble Salt.

Geschmolzenes Gemisch aus Kalium- und Natriumcyanid. Weiße, zerfließliche, kubische Kristalle oder weiße, opale, geschmolzene Masse mit Geruch nach Blausäure.

Eigenschaften und Anwendung wie Kalium- oder Natriumcyanid.

Hydrargyrum cyanatum s. unter Hydrargyrum.

Zincum cyanatum s. unter Zincum.

Acidum ferrohydrocyanicum. Ferrocyanwasserstoffsäure. Hexacyanoeisen(II)-wasserstoffsäure.

$H_4[Fe(CN)]_6$ M.G. 215,98

Herstellung. Eine kalt gesättigte Kaliumferrocyanidlsg. wird mit dem gleichen Volumen eisenfreier Salzsäure versetzt. Der entstandene weiße Nd. wird bei Luftabschluß auf porösen Tontellern getrocknet, dann in A. gelöst und mit Ae. wieder ausgefällt und auf porösen Tontellern getrocknet. Versetzt man eine wässerige Lsg. von Kaliumferrocyanid mit Salzsäure und schüttelt das Gemisch mit Ae., so scheidet sich eine kristalline Verbindung von Ferrocyanwasserstoffsäure mit Ae. aus, die beim Trocknen den Ae. abgibt und die Säure als weißes Pulver hinterläßt.

Eigenschaften. Weißes, kristallines, aus Nädelchen bestehendes Pulver. Ferrocyanwasserstoffsäure ist leicht lösl. in W. und A. Die Lsg. schmeckt und reagiert stark sauer. Die Ferrocyanwasserstoffsäure oxydiert sich rasch an der Luft, besonders schnell beim Erhitzen, unter Bildung von Blausäure und Williamsons Blau.

Anwendung. Geeignet als Fällungsmittel für einige Alkaloide, besonders für quartäre Ammoniumverbindungen, mit denen sie schwer lösl. Nd. ergibt.

Kalium ferrocyanatum. Kaliumhexacyanoferrat(II). Kaliumferrocyanid. Gelbes Blutlaugensalz. Potassium Ferrocyanide. Yellow Prussiate of Potash. Ferrocyanure de potassium. Potassi ferrocyanidum. Ferrokalium cyanatum flavum. Kalium ferroso-cyanatum. Kali zooticum. Kali borussicum. Kaliumeisencyanid. Cyaneisenkalium. Kalium ferrocyanatum Erg.B. 6.

$K_4[Fe(CN)_6] \cdot 3 H_2O$ M.G. 422,41

Herstellung. Früher wurde es ausschließlich aus tierischen Abfällen (Blut, Harn, Haaren, Klauen, Lederabfällen usw.) durch Glühen mit Pottasche und Eisenfeilspänen gewonnen.

Heute wird gebrauchte Gasreinigungsmasse, die Eisencyanverbindungen enthält, mit Kalkmilch gekocht und das erhaltene Calciumhexacyanoferrat(II) mit Kaliumcarbonat umgesetzt.

Eigenschaften. Große, zitronengelbe, etwas zähe Kristalle von salzigem Geschmack. Nicht giftig. Beginnt bei 60° Kristallwasser abzugeben und wird bei 100° wasserfrei erhalten. Lösl. in etwa 3,2 T. kaltem, in 1,2 T. siedendem W.; unlösl. in A. Wird durch starke Mineralsäuren unter Abspaltung von HCN zersetzt.

Erkennung. Die wässerige, schwach salzsaure Lsg. gibt mit Eisen(III)-chlorid eine tiefblaue Fällung von Berlinerblau, mit Kupfersulfat die braune Fllg. von Kupferhexacyanoferrat(II). − Versetzt man die schwach essigsaure, stark verdünnte Lsg. mit einigen Tr. einer frisch bereiteten Lsg. von Natriumhexanitritokobaltat(III), so entsteht eine gelbe Fällung des schwer lösl. Kaliumsalzes.

Prüfung. Kaliumferrocyanid darf, mit verd. Schwefelsäure übergossen, nicht aufbrausen (Kohlensäure). Die wässerige Lsg. (1 + 99) darf durch Bariumnitratlsg. nicht sofort verändert werden (Schwefelsäure). Der in der wässerigen Lsg. durch Silbernitrat entstehende weiße Nd. muß sich nach dem Auswaschen vollständig oder fast vollständig in 5 ml eines Gemisches gleicher Raumteile Schwefelsäure und W. lösen (Salzsäure, Bromwasserstoffsäure) (Erg.B. 6).

Anwendung. Zum Färben von Wolle und Seide; in der Stahl- und Eisenverarbeitung zum Härten; zur Herst. von Berlinerblau.

Da es völlig ungiftig ist, wird es gelegentlich bei akuter Kupfervergiftung in Lsg. von 0,5 bis 1,0 g gegeben.

In der Analyse dient es als Rg. auf Eisen(III)- und Kupfersalze.

Kaliumferrocyanatum venale. Technisches gelbes Blutlaugensalz.

Es ist meist mit Kaliumhydrogencarbonat und Kaliumsulfat verunreinigt.

Anwendung. Wie Kalium ferrocyanatum.

Kalium ferricyanatum. Kaliumhexacyanoferrat(III). Kaliumferricyanid. Rotes Blutlaugensalz. Potassicum Ferricyanide. Red Prussiate of Potash. Ferricyanure de potassicum. Ferrikalium cyanatum rubrum. Ferricyankalium. Kalium ferricyanatum Erg.B. 6.

$K_3[Fe(CN)_6]$ M.G. 329,26

Herstellung. Zu einer Lsg. von 100 T. gelbem Blutlaugensalz in 1000 T. W. setzt man in kleinen Anteilen unter Umrühren so lange Brom hinzu (etwa 19 bis 20 T.), bis eine Probe durch Eisen(III)-chlorid nicht mehr blau gefärbt wird. Ein Überschuß von Brom ist zu vermeiden. Die so erhaltene Lsg. wird vor Licht geschützt eingedampft. Die Kristalle werden durch Umkristallisieren gereinigt.

Eigenschaften. Glänzende, rubinrote Prismen oder Tafeln. Lsl. in 2,5 T. kaltem oder in 1,5 T. siedendem W. mit braungelber Farbe; wenig lösl. in A. Nicht giftig.

Erkennung. Die verdünnte wässerige Lsg. ist bräunlich bis zitronengelb und gibt mit Eisen(III)-salzen nur eine Farbvertiefung. Mit Eisen(II)-salzen entsteht ein blauer Nd. von Turnbulls Blau.

Prüfung. Die wässerige Lsg. (1 + 99) der zuvor mit W. abgewaschenen Kristalle darf durch Eisen(III)-chloridlsg. nicht blau gefärbt werden (Ferrocyankalium); mit Silbernitrat entsteht ein gelbbrauner Nd., der sich nach dem Auswaschen vollständig in 5 ml eines Gemisches gleicher Raumteile Schwefelsäure und W. lösen muß (Salzsäure, Bromwasserstoffsäure) (Erg.B. 6).

Anwendung. Rg. auf Eisen(II)-salze, auf Morphin, in saurer Lsg. auf quartäre Ammoniumverbindungen. Als Oxydationsmittel in der org. Synthese, in der Photographie; zur Herst. von Lichtpausen.

Aufbewahrung. Vor Licht geschützt, da es sonst oberflächlich zu gelbem Blutlaugensalz reduziert wird.

Ammonium rhodanatum (sulfocyanatum). Ammoniumrhodanid. Ammoniumsulfocyanid. Ammonium Thiocyanate. Ammonium sulfocyanate. Sulfocyanure d'ammonicum. Rhodanammonium. Schwefelcyanammonium. Ammonium rhodanatum Erg.B. 6.

NH_4SCN M.G. 76,12

Herstellung. Durch Einleiten von Ammoniak in ein Gemisch von Schwefelkohlenstoff und A.:

$$CS_2 + 4NH_3 \rightarrow NH_4SCN + (NH_4)_2S.$$

Aus der eingeengten Lsg. kristallisiert das Ammoniumrhodanid aus. Es wird mit A. gewaschen, aus A. umkristallisiert und an der Luft getrocknet.

Eigenschaften. Farblose, in W. und A. leicht lösl. Kristalle. Fp. der trockenen Substanz etwa 160°.

Erkennung. Die wässerige Lsg. wird durch Eisen(III)-chloridlsg. blutrot gefärbt. – Beim Erwärmen mit Natronlauge entwickelt sich Ammoniak.

Prüfung. Erg.B. 6. 1 g Ammoniumrhodanid soll sich in 10 ml abs. A. vollständig lösen (fremde Salze). Die wässerige Lsg. (1 + 19) darf nach Zusatz einiger Tr. Salpetersäure durch Bariumnitratlsg. innerhalb 5 Min. nicht verändert werden (Schwefelsäure); dieselbe Lsg. darf nach Zusatz von einigen Tr. Ammoniumsulfatlsg. weder einen Nd., noch grüne oder braune Färbung zeigen (Schwermetallsalze). 2 g Ammoniumrhodanid dürfen nach dem Glühen keinen wägbaren Rückstand hinterlassen.

Anwendung. In der Analytik zum Nachweis von Fe und als Maßlsg. zur Bestimmung von Silber und Quecksilber. Technisch zur Herst. von Thioharnstoff, Kunstharzen u.a.m.

Kalium rhodanatum (sulfocyanatum). Kaliumrhodanid. Kalium rhodanatum Erg. B.6. Potassium Thiocyanate BPC 54(!). Sulfocyanure de potassium. Rhocya.

KSCN M.G. 97,18

Herstellung. Durch Zusammenschmelzen von KCN mit Schwefel.

Eigenschaften. Farblose, zerfließliche Kristalle. Fp. 173°. Leicht lösl. in W.; 1 T. löst sich in 0,5 T. Aceton, in 12 T. A., in 8 T. siedendem A. – Beim Auflösen in der gleichen Menge W. tritt Temperaturerniedrigung um etwa 30° ein. Die Lsg. reagiert neutral.

Erkennung. Die Lsg. von KSCN ergibt mit wenig Eisen(III)-chloridlsg. eine blutrote Färbung. – Mit Weinsäure versetzt, entsteht allmählich ein weißer, kristalliner Nd.

Prüfung. Wie Ammonium rhodanatum.

Anwendung. Technisch: Zur Herst. von künstlichem Senföl; in der Textilfärberei; in der Photographie, in der Analytik. Wird heute meist durch das billigere Natriumsalz ersetzt.

Medizinisch: Kaliumrhodanid wurde zur symptomatischen Behandlung des Hochdruckes verwendet, wegen der dabei häufig auftretenden, meist chronischen toxischen Nebenwirkungen wie Schwäche, Müdigkeit, Osteoporose, Thrombophlebitis, Anämie u. a. und wegen der Tatsache, daß allenfalls ein Drittel der Patienten auf das Mittel ansprach, ist seine Anw. durch weniger toxische und wirksamere Mittel ersetzt worden (Extra P. 1967). Antidot bei akuten Vergiftungen: Magenspülung oder Brechmittel anwenden, dann Abführmittel geben. Große Flüssigkeitsmengen zuführen (peroral und i.v.), um die Ausscheidung zu beschleunigen. Evtl. Bluttransfusion.

Handelsform: Enseals Potassium Thiocyanate (Lilly, Indianapolis USA). Manteltabletten zu 1 oder 3 grains (1 grain = 64,799 mg). Der Überzug besteht aus einer Pflanzenwachsmischung.

Natrium rhodanatum (sulfocyanatum). Natriumrhodanid. Natriumsulfocyanid, Sodium Thiocyanate NF X(!). Sodii Thiocyanas. Sulfocyanure de sodium. Rhodannatrium. Schwefelcyanatrium.

NaSCN M.G. 81,07

Eigenschaften. Farblose oder weiße, geruchlose, hygroskopische Kristalle mit kühlendem, salzigem Geschmack. 1 T. löst sich in 0,7 ml W. von 25°, wobei die Temperatur erheblich absinkt. Lösl. in 4 T. A. Die wässerige Lsg. reagiert neutral und gibt die Rk. auf $Na^{\oplus}$ und $SCN^{\ominus}$. - *Prüfung.* Wie KSCN.

Anwendung. Analog Kaliumrhodanid. Das Na-Salz verdrängt im technischen Gebrauch das K-Salz wegen größerer Wirtschaftlichkeit.

Handelsform: Mucidan Präparate (Kali-Chemie AG, Hannover) enthalten teilweise Ammoniumrhodanid oder Kaliumrhodanid. In Mucidan-Nasenöl ist Calciumrhodaniddihexamethylentetramintetrahydrat, $Ca(SCN)_2 \cdot (C_6H_{12}N_4)_2 \cdot 4H_2O$ [DRP 623495 (1936)] enthalten.

Acidum hydrofluoricum

Acidum hydrofluoricum. Flußsäure. Fluorwasserstoffsäure. Hydrofluoric Acid. Fluorhydric Acid. Fluoric Acid. Acide fluorique.

Als Flußsäure oder Fluorwasserstoffsäure bezeichnet man eine wässerige Lsg. von Fluorwasserstoff.

Flußsäure wurde zuerst 1771 von C. W. SCHEELE als die dem Flußspat zugrunde liegende Säure nachgewiesen. Erst 1810 wurde von A. M. AMPÈRE und später von H. DAVY erkannt, daß es sich um eine Verbindung aus Wasserstoff und Fluor handelt.

HF M.G. 20,01

Herstellung. Im Labor erhält man wasserfreien Fluorwasserstoff am besten durch Erhitzen von Kaliumhydrogenfluorid, KHF_2, in einer Edelmetallapparatur (vgl. G. BRAUER: Handbuch der Präparativen Anorganischen Chemie, Stuttgart: Enke 1954).

Technisch werden Fluorwasserstoff und Flußsäure ausschließlich aus Flußspat und Schwefelsäure gewonnen.

Eigenschaften. Fluorwasserstoff ist bei 0° und 760 Torr eine farblose, bewegliche Fl.; $Kp._{760} = 19{,}4°$; Fp. $= -83°$.

Fluorwasserstoffmoleküle sind, in starker Abhängigkeit von Temperatur und Druck, assoziiert. Bei etwa 20° und 760 Torr entspricht die Dampfdichte durchschnittlich Molekülen von der Formel $(HF)_3$ (Ullmanns Enzyklopädie der techn. Chemie, Bd. 7, 1956). Fluorwasserstoff ist in W., A., Ae., Ketonen und Nitrilen in jedem Verhältnis lösl. Mit W. bildet sich bei Atmosphärendruck ein konstant bei 112° siedendes azeotropes Gemisch von 38,2% HF. - Gegen wasserfreien Fluorwasserstoff sind bei Zimmertemperatur fast alle Metalle beständig. Beim Arbeiten mit Flußsäure in Edelmetallapparaturen müssen Oxydationsmittel wie Peroxide, Stickoxide, Chlor, Schwefelsäure u.a. ferngehalten werden. - Eisen wird von Flußsäure bis herab zu 70% HF nur wenig angegriffen. Gegen Flußsäure von weniger als 80% HF sind Kautschuk, Paraffin, Polyäthylen, Polytri- und Polytetrafluoräthylen beständig. Flußsäure ist eine schwache Säure. Ihre Dielektrizitätskonstante beträgt $3{,}5 \cdot 10^{-4}$, entspricht also der der Essigsäure. Alkalifluoride reagieren in Lsg. infolge Hydrolyse demnach alkalisch.

Erkennung. Flußsäure ätzt Glas, löst Kieselsäure und zersetzt Silicate. In Lsg. von Flußsäure oder Fluoriden erzeugt $BaCl_2$ einen in Ammoniak unlösl., in viel Salzsäure oder Salpetersäure lösl. weißen Nd.; $CaCl_2$ gibt einen gallertigen Nd. von CaF_2, unlösl. in Ammoniak, lösl. in viel heißer Salzsäure. Alle Fluoride geben beim Erwärmen mit konz. Schwefelsäure gasförmigen Fluorwasserstoff, der Glas ätzt. – Erwärmt man in einem Bleitiegel mit durchbohrtem Deckel ein Gemisch eines Fluorids mit Sand und Schwefelsäure, so entweicht Kieselfluorwasserstoff, H_2SiF_6, der durch W. hydrolytisch in SiO_2 und H_2F_2 gespalten wird. Auf einem auf die Deckelöffnung gelegten feuchten, schwarzen Filterpapier erscheint ein weißer Fleck.

Gehaltsbestimmung. Fluorwasserstoff und Fluoride können gravimetrisch als Bleifluoridchlorid, PbFCl, bestimmt werden, indem man ihre Lsg. mit einer kalt gesättigten Bleichloridlsg. versetzt, den Nd. abfiltriert, mit W. wäscht, trocknet und wägt.

g Nd. $\times\ 0{,}0726 = $ g F.

Natrium fluoratum. Natriumfluorid. Sodium Fluoride. Flurocid. Fluorure de sodium. Fluornatrium. Fluorol.

NaF $\hspace{6cm}$ M.G. 41,99

Herstellung. Techn. durch Schmelzen von Kryolith ($AlF_3 \cdot 3\,NaF$) mit NaOH. Im Labor durch Eintragen von Natriumcarbonat in Flußsäure und Eindampfen der Lsg. in Platinschalen.

Eigenschaften. Kubische oder tetragonale, glänzende Kristalle, die beim Erhitzen wie Natriumchlorid dekrepitieren. Lösl. in 25 T. W. Greift in feuchtem Zustand Glas an.

Aufbewahrung. Vorsichtig. In Hartgummi-, PVC- oder Polyäthylengefäßen oder Glasflaschen, die innen mit Paraffin ausgekleidet sind.

Anwendung. Insektizid, bes. gegen Ameisen und Schaben. Techn. als Zusatz zu Flußmitteln, in der Elektroplatierung; zur Desinfektion von Braugeräten. In den USA als „Fluorierungszusatz" zu Trinkwasser (s. Aqua). – Medizinisch: Um die Kariesanfälligkeit der Zähne herabzusetzen, werden dem Trinkwasser geringe Mengen (0,7 bis 1 ppm) zugesetzt (USA) oder Fluorpräparate verabreicht (Tabl. zu 0,25 mg Fluor als NaF). Früher auch bei rheumatischer Arthritis, Hyperthyreoidose und Epilepsie. Wenn W. weniger als 0,5 mg F/l enthält, treten Fluormangelschäden (Karies) auf. In den USA wird deshalb Trinkwasser mit „Flural" oder mit Kieselfluorwasserstoffsäure „auffluoriert". In Deutschland durch das Lebensmittelgesetz nicht zugelassen. – Nachweis von Fluoriden in Trinkwasser (nach SANCHIS): Zu 100 ml Wasserprobe und Vergleichslsg. werden genau 5 ml Zirkonsäure-Alizarin-Rg. zugesetzt und nach dem Umschwenken 1 Std. bei Zimmertemp. stehengelassen. Dann wird in einem geeigneten Kolorimeter der Farbvergleich vorgenommen. – Prüf.- und Vergleichslsg. müssen genau die gleiche Temperatur haben (Thermostat). – Vergleichslsg.: 0,221 g Natriumfluorid wird zu 1000 ml aufgelöst. 10 ml der Lsg. werden auf 100 ml verdünnt. 1 ml der Verdünnung entspricht 0,01 mg F.

Zirkonsäure-Alizarin-Rg.: In einem 1000-ml-Kolben löst man 0,3 g Zirkonoxychlorid ($ZrOCl_2 \cdot 8\,H_2O$) in zunächst 50 ml W. Daneben löst man in einem Becherglas 0,07 g Alizarinsulfosaures Natrium in 50 ml W. und gießt diese Lsg. langsam unter Umschwenken in die Zirkonoxychloridlsg. Die Mischung klärt sich beim Stehen in wenigen Min. Ferner werden 112 ml rauchender Salzsäure ($d = 1{,}19$) auf 500 ml verdünnt. In weitere 400 ml W. gibt man 37 ml Schwefelsäure und füllt mit W. auf 500 auf. Nach dem Erkalten werden beide Säuren gemischt. Mit dieser Mischsäure wird das Alizaringemisch auf 1000 ml aufgefüllt und durchgemischt. Im Kühlschrank aufbewahrt ist das Rg. 2 bis 3 Monate haltbar (vgl. K. HÜLL: Wasser, Berlin: de Gruyter 1958).

Ammonium fluoratum. Ammoniumfluorid. Fluorammonium. Ammonium Fluoride. Fluorure d'ammonium.

NH_4F $\hspace{6cm}$ M.G. 37,04

Herstellung. Durch Sublimation eines Gemisches von Natriumfluorid und Ammoniumchlorid bei etwas über 100° oder durch Sättigung von Flußsäure mit Ammoniakfl. und Eindampfen in Platinschalen.

Eigenschaften. Farblose Kristalle, in W. leicht lösl.; die Lsg. rötet Lackmuspapier, weil das Salz fast immer saures Ammoniumfluorid enthält. Es greift Glas an.

Prüfung. Beim Erhitzen auf dem Platinblech soll 1 g Ammoniumfluorid höchstens 1 mg Rückstand hinterlassen.

Aufbewahrung. Vorsichtig, wie Natriumfluorid.

Anwendung. Früher bei Hypertrophie der Milz, gegen Kropf 0,3 bis 1,25 ml einer Lsg. mit 0,75% NH_4F. Zum Glasätzen und in der Analyse wie Flußsäure zum Aufschließen von Silicaten.

Glasätztinte. I. Ammonii fluorati 30,0, Aquae 15,0, Acidi sulfurici conc. 6,0 werden in einem Bleifläschchen gemischt und auf 40° (nicht höher) erwärmt. Nach dem Abkühlen fügt man hinzu Acidi hydrofluorici fumantis 6,0 und Mucilaginis Gummi arabici q. s. Vorsicht!! – II. Ammonii fluorati, Barii sulfurici āā 10,0 im Porzellanmörser innig verreiben, dann in einer Platinschale (oder Gummischale oder Bleischale) mit so viel Acidum hydrofluoricum vermischen, daß ein zum Schreiben geeigneter Brei entsteht (DIETERICH). Man schreibt mit jeder dieser Tinten mittels Gänse- oder Stahlfeder, läßt 1 bis 2 Min. einwirken, spült mit W. ab und reibt mit Druckerschwärze ein.

Aluminium fluoratum. Aluminiumfluorid.

$AlF_3 \cdot 9 H_2O$ M.G. 246,12

Herstellung. Durch Auflösen von Aluminiumhydroxid in Flußsäure und Eindampfen zur Kristallisation.

Eigenschaften. Farblose Kristalle, in kaltem W. langsam lösl., leicht lösl. in heißem W.

Aufbewahrung. Vorsichtig!

Anwendung. In den Branntweinbrennereien zur Desinfektion. Wasserfreies Aluminiumflourid wird bei der Gewinnung von Aluminium als Flußmittel verwendet.

Natrium Aluminium fluoratum. Natrium-Aluminiumfluorid.

Aus Natriumaluminiumfluorid besteht der Kryolith (Eisstein), der in Grönland vorkommt.

$AlF_3 \cdot 3 NaF$ M.G. 209,94

Herstellung. Künstlich wird es aus Flußspat und Aluminiumsulfat gewonnen nach verschiedenen Verfahren, indem man erst Natriumfluorid darstellt und dieses mit Aluminiumsulfat umsetzt.

Eigenschaften. Weißes, kristallines Pulver, unlösl. in W.

Anwendung. In geschmolzenem Zustand dient es bei der Gewinnung von Aluminium als Elektrolyt; ferner wird es bei der Herst. von Milchglas und Email als Trübungsmittel verwendet.

Acidum hydrosilicofluoricum

Acidum hydrosilicofluoricum. Hexafluorkieselsäure. Kieselfluorwasserstoffsäure. Silicium-Fluorwasserstoffsäure. Fluorilicic Acid. Hydrosilicofluoric Acid. Acide hydrofluosilicique. Wässerige Lsg. von Kieselfluorwasserstoff.

H_2SiF_6 M.G. 144,08

Herstellung. Gemäß der Gleichung

$$6 HF + SiO_2 \rightarrow H_2SiF_6 + 2 H_2O.$$

Man trägt in ein Eisengefäß 70 bis 95%ige Flußsäure, zu der man zuvor etwas H_2SiF_6 zugesetzt hat, portionsweise Quarzmehl (99,9%ig) ein, bis dieses nicht mehr gelöst wird. Die Rk. muß durch Eiskühlung gemäßigt werden. Das Vorlegen von H_2SiF_6 ist nötig, damit die Rk. ruhig anspringt. Nach beendigter Umsetzung läßt man das überschüssige Quarzmehl absitzen und dekantiert die 60- bis 70%ige H_2SiF_6 (BRAUER, G.: Handbuch der Präparativen Anorganischen Chemie, Stuttgart: Enke 1954; 2. Aufl. 1960/62).

Eigenschaften. Farblose Fl., von saurem Geschmack und stechendem Geruch, die bei einem Gehalt von 60 bis 70% bei etwa 19° erstarrt und dabei ein kristallines Dihydrat bildet. Kann nur als etwa 13%ige Lsg. unzersetzt destilliert werden.

Anwendung. Fällungsmittel für Kalium und Alkaloide. In 1- bis 2%iger Lsg. findet sie in der Brauindustrie als Desinfektionsmittel Anwendung. Andere Konzentrationen werden in der galvanischen Industrie, zum Härten von Zement u.a. gebraucht.

Toxizität. Kieselfluorwasserstoffsäure ist giftig und wirkt stark ätzend.

Aufbewahrung. Vorsichtig. In Glasflaschen mit Gummistopfen, da Glasstopfen eingekittet werden.

Ammonium silicofluoratum. Ammoniumhexafluorosilicat. Ammoniumsilicofluorid. Kieselfluorammonium.

$(NH_4)_2SiF_6$ M.G. 178,15

Weißes, kristallines Pulver, das in 2 T. heißem und in 6 T. kaltem W. lösl. ist.

Natrium silicofluoratum. Natrium hexafluorosilicat. Kieselfluornatrium.

Na_2SiF_6 M.G. 188,06

Weißes, körniges Pulver oder weiße Kristalle. Wenig lösl. in W.

Anwendung. Wurde früher äußerlich bei Wunden, Cystitis, Gonorrhöe, zur Desinfektion der Mundhöhle, bei kariösen Zähnen in sehr verdünnter Lsg. (0,2 : 100) verwendet. Gelegentlich auch zur Ungeziefervertilgung (Ratten, Mäuse, Schaben u.a.).

Wegen seiner Giftigkeit heute praktisch nicht mehr verwendet.

Acidum lacticum

Acidum lacticum. Milchsäure. Gärungsmilchsäure. Aethylidenmilchsäure. α-Hydroxypropionsäure. Lactic Acid. α-Hydroxypropanoic Acid. Acide lactique.

$C_3H_6O_3$ $\qquad$ $CH_3-CH-COOH$ $\qquad$ M.G. 90,08
$\qquad\qquad\qquad\quad\ \ |$
$\qquad\qquad\qquad\ \ OH$

Milchsäure wurde 1780 von C. W. SCHEELE in saurer Milch entdeckt. Sie entsteht aus Zuckerarten durch die sog. Milchsäuregärung, die durch den Bacillus acidi lactici HUEPPE und andere Bakterien hervorgerufen wird. Sie kommt auch im Sauerkraut und in der Silage vor. Je nach Bakterienart entsteht dabei die L- oder D-Form, meist beide gemeinsam, so daß Gärungsmilchsäure praktisch optisch inaktiv ist.

Die im Muskel bei körperlicher Arbeit entstehende „Fleischmilchsäure" ist die rechtsdrehende L-Milchsäure. D-Milchsäure dreht links.

Milchsäure bildet beim Konzentrieren z. T. aus 2 Molekülen unter Wasserabspaltung Lactylmilchsäure,

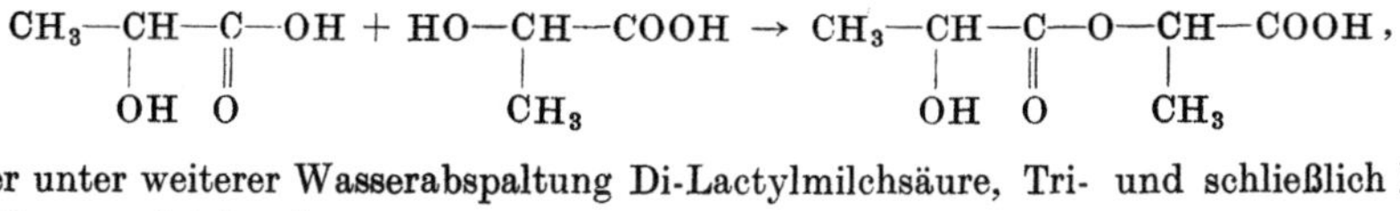

$$CH_3-CH-C-OH + HO-CH-COOH \rightarrow CH_3-CH-C-O-CH-COOH,$$
$$\quad\ \ |\quad\ \ \|\qquad\qquad\quad |\qquad\qquad\qquad\quad |\quad\ \ \|\qquad\quad |$$
$$\ \ OH\ \ O\qquad\qquad\quad CH_3\qquad\qquad\qquad OH\ \ O\qquad CH_3$$

aus der unter weiterer Wasserabspaltung Di-Lactylmilchsäure, Tri- und schließlich Polymilchsäuren entstehen.[1]

Je nach Arbeitsbedingungen kann aus 2 Molekülen Milchsäure unter Abspaltung von 2 Molekülen Wasser auch Lactid entstehen:

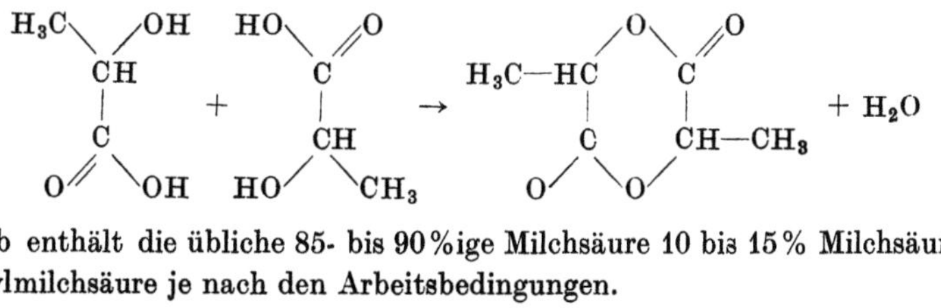

$$\begin{array}{c} H_3C\diagdown\quad\diagup OH \\ CH \\ | \\ C \\ O\diagup\quad\diagdown OH \end{array} + \begin{array}{c} HO\diagdown\quad\diagup O \\ C \\ | \\ CH \\ HO\diagup\quad\diagdown CH_3 \end{array} \rightarrow \begin{array}{c} \quad O\diagdown\quad\diagup O \\ H_3C-HC\quad\ C \\ |\qquad\qquad | \\ C\qquad CH-CH_3 \\ O\diagup\quad\diagdown O \end{array} + H_2O$$

Deshalb enthält die übliche 85- bis 90%ige Milchsäure 10 bis 15% Milchsäureanhydrid oder Lactylmilchsäure je nach den Arbeitsbedingungen.

Herstellung. Milchsäure wird fast ausschließlich durch Gärung gewonnen. Als Mikroorganismen dienen Lactobacillus Delbrückii, L. bulgaricus und L. Leichmanii. Ausgangsmaterial sind Kartoffel-, Mais-, Reisstärke, ferner Zucker, Rübenmelasse, Molke u.a.m., also Rohstoffe, die in Hexosen spaltbar sind (vgl. Ullmanns Enzyklopädie).

---

[1] Als intermolekulare Ester von Hydroxysäuren werden diese Verb. als Estolide bezeichnet.

Eigenschaften. Sirupöse, hygroskopische Fl. Der Kp. kann wegen ihrer Zersetzlichkeit auch bei vermindertem Druck nicht exakt bestimmt werden. The Merck Index 1960 gibt an $Kp_{15} = 122°$. Milchsäure ist bei Normaldruck nicht unzersetzt destillierbar.

$pK = 3,87$. Mischbar mit W., A., Aceton und Glycerin in jedem Verhältnis. Unlösl. in Bzl., Chlf., PAe., Schwefelkohlenstoff.

Erkennung. Wird 1 Tr. Milchsäure mit 10 ml Kaliumpermanganatlsg. (1:1000) erwärmt, so tritt Geruch nach Acetaldehyd auf. – Erhitzt man Milchsäure in wässeriger Lsg. (0,5 g + 10 ml) mit Zinkoxid und filtriert heiß, so scheidet sich aus dem Filtrat beim Erkalten Zinklactat kristallin aus. Zum Nachweis kleiner Mengen ist das Filtrat durch Eindampfen zu konzentrieren. – Man mischt eine Lsg. von Milchsäure mit dem zehnfachen Vol. an konz. Schwefelsäure; nach dem Erkalten versetzt man mit einigen Tr. einer 5%igen alkoholischen Guajakollsg.: der durch Oxydation gebildete Acetaldehyd gibt mit dem Rg. Rotfärbung.

Prüfung s. Acidum lacticum der verschiedenen Pharmakopöen, s. unten.

Gehaltsbestimmung. Konzentrierte Milchsäure besteht aus einem Gemisch von Milchsäure mit wechselnden Anteilen von Lactylmilchsäure,

$$(CH_3-\underset{OH}{CH}-CO-O-\underset{CH_3}{CH}-COOH),$$

die bei der alkalimetrischen Bestimmung mit erfaßt und meist als Milchsäure mit berechnet wird. In einem zweiten Arbeitsgang wird dann mit gemessenem Laugenüberschuß der Ester in der Hitze verseift und der Laugenverbrauch durch Rücktitration mit Säure ermittelt: werden z.B. bei einer Einwaage von 0,2 g Milchsäure nach ÖAB 9 in der ersten Titration 16 ml 0,1 n NaOH verbraucht, so entspricht dies

$$\frac{16 \cdot 9{,}008}{0{,}2} \cdot 100 = 72\% \text{ freie Säure (berechnet als Milchsäure)}.$$

Sind nach der zweiten Titration insgesamt 21 ml 0,1 n NaOH verbraucht, so sind von der ersten Titration 5 ml 0,1 n NaOH abzuziehen, da diese zur Neutralisation der Lactylmilchsäure nötig waren. Damit errechnet sich der Gehalt an Milchsäure zu

$$\frac{11 \cdot 9{,}008}{0{,}2} \cdot 100 = 49{,}5\%,$$

und der der Lactylmilchsäure zu

$$\frac{5 \cdot 16{,}208}{0{,}2} \cdot 100 = 40{,}5\%.$$

Da aus Lactylmilchsäure durch Wasseraufnahme beim Verdünnen allmählich Milchsäure entsteht, entsprechen 40,5% Lactylmilchsäure 45% Milchsäure. Somit enthielt die Probe 94,5% Gesamtsäure, berechnet als Milchsäure.

Anwendung. Techn. wird Milchsäure im Wolldruck, in der Textilfärberei, als Lösungsmittel für wasserunlösl. Farbstoffe, in der Lebensmittelindustrie bei der Käsebereitung und als Säurezusatz zu Getränken verwendet. Sie dient ferner zum Enthaaren, Quellen und Entkalken von Häuten.

Med. findet sie Anwendung zum Säuern von Säuglingsnahrung (3 bis 5 ml/0,5 l Milch). Bei Coma hepaticum werden 5 ml Milchsäure in 50 ml physiol. NaCl-Lsg. i.v. empfohlen. Mit Ausnahme der Behandlung von Gastroenteritis bei Kindern ist die innerliche Verabreichung selten.

Dagegen ist die Verwendung einer 0,5 bis 2%igen Lsg. als Vaginalspülung bei Fluor albus relativ häufig. 20- bis 50%ig zur Ätzung des Rachens und Kehlkopfes bei tuberkulösen Geschwüren.

Toxizität. Bei ungenügender Verdünnung wirkt Milchsäure ätzend, besonders auf Schleimhäute. Innerlich genommen kommt es zu Verätzungen des Oesophagus. Im Vergiftungsfall ist sofort eine Anschlämmung von Magnesia usta, Magnesiumcarbonat oder Kreide zu geben.

Acidum lacticum DAB 6, DAB 7 – DDR, Helv. V, ÖAB 9, Pl.Ed. II, Ned. 6, Nord. 63, Jap. 61. Milchsäure DAB 7 – BRD. Lactic Acid USP XVII, BP 63. Acide lactique officinal CF 65.

Nach DAB 7 – DDR ist Milchsäure eine Mischung aus DL-Milchsäure ($C_3H_6O_3$, M.G. 90,08), Lactylmilchsäure ($C_6H_{10}O_5$, M.G. 162,1), Lactid ($C_6H_8O_4$, M.G. 144,1) und Wasser. DAB 7 – BRD definiert Milchsäure als konzentrierte Lösung von 2-Hydroxypropionsäure und ihren Estoliden (s. S. 969). Gehalt an DL-Milchsäure und veresterten Milchsäuren, berechnet als wasserfreie Milchsäure, 88,0 bis 92,0 %; Gehalt an DL-Milchsäure und Lactylmilchsäure, berechnet als wasserfreie Milchsäure, mindestens 72,0 % (DAB 7 – DDR). Nur ÖAB 9 liegt in seiner Mindestforderung höher und verlangt einen Gesamtgehalt an freier und als Lactylmilchsäure veresterter Milchsäure von 89,0 bis 100,0 % und einen Gehalt an freier Säure von 70,0 bis 75,0 %, jeweils auf $C_3H_6O_3$ berechnet.

Eigenschaften. Klare, farblose bis schwach gelbliche, sirupöse, fast geruchlose Fl. In verd. Lsg. hat Milchsäure einen mild sauren Geschmack. Die konz. Säure wirkt ätzend!

In jedem Verhältnis mischbar mit W., A., Ae.; praktisch nicht mischbar mit Chlf. Hygroskopisch.

Erkennung. 1. Eine Mischung von 1 Tr. Milchsäure und 2 ml W. färbt sich auf Zusatz von Eisen(III)-chloridlsg. zitronengelb (ÖAB 9). – 2. Erwärmt man eine Mischung von 2 Tr. Milchsäure und 2 ml verd. Schwefelsäure mit etwa 2 ml Kaliumpermanganatlsg., so entfärbt sich die Lsg. und es tritt der Geruch nach Acetaldehyd auf (ÖAB 9; prakt. ident. mit DAB 6, BP 63, USP XVII). – 3. Versetzt man eine Mischung von 1 Tr. Milchsäure und 2 ml verd. Natriumhydroxidlsg. mit einigen Tr. Jodlsg., so entsteht allmählich eine gelbe Trübung, und es tritt ein intensiver Geruch nach Jodoform auf (ÖAB 9). – 4. Wird Milchsäure mit etwa dem 10fachen Volumen konz. Schwefelsäure versetzt, die Mischung auf gewöhnliche Temperatur abgekühlt und mit einigen Tr. Guajacollsg. versetzt, so tritt eine tiefrote, beständige Färbung auf (Helv. V).

Prüfung. 1. Kennzahl: Dichte $\varrho = 1{,}20$ bis $1{,}22$ (ÖAB 9); $\sim 1{,}206$ (USP XVII); 1,20 (BP 63); 1,206 bis 1,216 (DAB 7 – DDR und BRD); ca. 1,21 (Helv. V).

2. Arsen: Nicht mehr als 1 ppm (BP 63) (Bd. I, 242).

3. Eisen: 4,0 g Milchsäure müssen der Grenzwertbestimmung für Eisen entsprechen (BP 63) (Bd. I, 258). Höchstens 0,004 % Fe^{2+}/Fe^{3+} (DAB 7 – DDR).

4. Blei: Nicht mehr als 5 ppm (BP 63); 10 ppm (USP XVII).

5. Chlorid: 1,0 g Milchsäure muß der Grenzwertbestimmung für Chlorid entsprechen (BP 63) (Bd, I, 256). Höchstens 0,01 % Cl^- (DAB 7 – DDR).

6. Sulfat: 0,50 g müssen der Grenzwertbestimmung für Sulfat entsprechen (BP 63) (Bd. I, 262).

7. Citronen-, Oxal- und Phosphorsäure: Zu 1,0 g fügt man 3 ml verd. Ammoniaklsg., 2 ml Calciumchloridlsg. und 15 ml A. und erhitzt 15 Min. lang auf 75°. Die Lsg. muß klar bleiben (BP 63) (ÖAB 9 läßt ohne Zusatz von A. prüfen; USP XVI prüft mit Calciumhydroxidlsg.).

8. Flüchtige Fettsäuren: Erhitzt man 1 ml Milchsäure mit 4 ml W. zum Sieden, so darf kein Geruch nach niederen Fettsäuren auftreten (ÖAB 9).

9. Ae.-unlösl. Substanzen: 1 ml Milchsäure wird in 25 ml Ae. gelöst; es muß eine klare Lsg. entstehen (BP 63)[1].

10. Leicht verkohlende Substanzen: Man schichtet vorsichtig 5 ml Milchsäure auf 5 ml Schwefelsäure in einem Reagensglas und achtet darauf, daß die Temp. 15° nicht übersteigt. Bei dieser Temp. beläßt man 15 Min.; es darf nicht mehr als eine blaßgelbe Färbung an der Berührungszone auftreten (BP 63, USP XVII).

11. Reduzierende Zucker: 1,0 g Milchsäure wird mit 10 ml W. verdünnt und mit Natronlauge neutralisiert. Dann fügt man Kalium-Kupfertartratlsg. zu und kocht 2 Min.; es darf kein roter Nd. entstehen (BP 63) (praktisch ident. mit USP XVII) (ÖAB 9 läßt TROMMERsche Probe durchführen).

12. Weinsäure: Man versetzt 1,0 g mit 15 ml A. und 0,5 ml einer 33,0 %igen (g/v) Lsg. von Kaliumacetat und läßt 15 Min. stehen; die Lsg. muß klar bleiben (BP 63).

13. Sulfatasche: Nicht mehr als 0,02 % (g/g) (BP 63) (Bd. I, 435).

Verbrennungsrückstand: Höchstens 0,1 % (ÖAB 9; USP XVI).

Gehaltsbestimmung (ÖAB 9). Freie Säure: 0,2000 g Milchsäure werden mit 20 ml kohlensäurefreiem W. verdünnt und nach Zusatz von 10 Tr. Phenolphthaleinlsg. mit 0,1 n Natronlauge titriert.

Für die angegebene Einwaage müssen 15,54 bis 16,65 ml 0,1 n Natronlauge verbraucht werden, entsprechend einem Gehalt an freier Säure, berechnet als Milchsäure, von 70,0 bis 75,0 %.

---

[1] Diese Probe führt ÖAB 9 als Prüfung auf Glycerin und Mannit.

Gesamtsäure: Die austitrierte Lsg. wird mit 20,00 ml 0,1 n Natronlauge versetzt und 5 Min. lang am Rückflußkühler mit aufgesetztem Natronkalkrohr gekocht. Nach dem Abkühlen titriert man die überschüssige Natronlauge mit 0,1 n Salzsäure zurück.

Der Gesamtverbrauch an 0,1 n Natronlauge bei der ersten und zweiten Titration muß 19,76 bis 22,20 ml betragen, entsprechend einem Gesamtsäuregehalt, berechnet als Milchsäure, von 89,0 bis 100%.

1 ml 0,1 n Natronlauge entspricht 9,008 mg $C_3H_6O_3$.
1 g Milchsäure entspricht 111,0 ml 0,1 n Natronlauge.

DAB 7 – DDR: DL-Milchsäure und Lactylmilchsäure. 5,000 g Substanz werden mit W. zu 100,00 ml aufgefüllt. 40,00 ml der Mischung werden nach Zusatz von 2 Tr. Phenolphthalein-Lsg. mit n Kalilauge titriert. Diese Mischung ist für die weitere Titration aufzubewahren.

DL-Milchsäure, Lactylmilchsäure und Lactid. Die austitrierte Mischung wird mit 5,00 ml n Kalilauge versetzt, im Wasserbad 5 Min. erhitzt und der Überschuß an n Kalilauge mit n Salzsäure titriert. Nach Zusatz von 2,00 ml n Salzsäure wird die Mischung im Wasserbad 2 Min. erhitzt und der Überschuß an n Salzsäure mit n Kalilauge titriert.

Der Gehalt wird aus dem Gesamtverbrauch an n Kalilauge beider Titrationen, vermindert um den Gesamtverbrauch an n Salzsäure, berechnet.

1 ml n Kalilauge entspricht 90,08 mg $C_3H_6O_3$.

DAB 7 – BRD erwähnt noch, daß bei der Berechnung der Faktor der n Lauge (hier Natronlauge) gegen Methylorange zu verwenden ist.

Aufbewahrung. In dicht schließenden Gefäßen.

Dosierung. Gebräuchliche Konzentration zu Spülungen: 0,5% (ÖAB 9).

Natrium lacticum. Natriumlactat. Milchsaures Natrium. Sodium Lactate. Lacolin.

$C_3H_5NaO_3$ M.G. 112,07

Handelsüblich sind nur wässerige Lsg. mit 70 bis 80% Natriumlactat.

Herstellung. Techn. durch Umsetzen von Calciumlactat (100 T.) mit Natriumhydrogencarbonat (62 T.) in wässeriger Lsg. durch Erhitzen, Filtrieren und Eindampfen der Lsg. Im kleinen erhält man es aus Milchsäure durch Neutralisieren mit Natriumcarbonat (bis zur schwach alkalischen Rk.) und Eindampfen der Lsg.

Eigenschaften. Die konz. wässerige Lsg. ist eine farblose oder schwach gelbliche, neutrale oder schwach alkalische Fl., Geschmack mild salzig; mischbar mit W. und A., unlösl. in Ae.

Anwendung. Es wurde in ziemlich großen Gaben (10 bis 60 g) als Sedativum und mildes Schlafmittel empfohlen, ist aber wirkungslos. Eine konz. Lsg. von Natriumlactat hat unter dem Namen Perkaglycerin als Ersatz für Glycerin Anw. gefunden.

Natriumlactat wird i.v. zur Behandlung der Acidose und zur Alkalischstellung des Harns infundiert. Gewöhnlich wird eine 1/6 m Lsg. (1,87% Natriumlactat) verwendet. Diese Lsg. ist blutisotonisch. Im Organismus wird das Lactation zu Kohlensäure abgebaut, so daß das Alkalikation mit den Bicarbonationen des Blutes ins Gleichgewicht treten kann. Die Umwandlung in Bicarbonat dauert etwa 1 bis 2 Std. Höhere Konzentrationen (1 m oder 0,5 m Natriumlactat, 100 bis 200 ml in 10 bis 20 Min.) wurden zur Beschleunigung des Herzrhythmus ohne Blutdruckerhöhung eingesetzt und haben sich bei Herzblock als wirksam erwiesen (Extra P.).

Natriumlactatinjektion. Sodium Lactate Injection USP XVII, BP 63.
Compound Sodium Lactate Injection BP 63.

Acidum laevulinicum

Acidum laevulinicum. Lävulinsäure ist β-Acetyl-propionsäure.

$C_5H_8O_3$ $CH_3 \cdot CO \cdot CH_2 \cdot CH_2 \cdot COOH$ M.G. 116,11

Herstellung. Synthetisch aus Acetessigester und Monochloressigsäureester durch nachfolgende Ketonspaltung oder durch Kochen von Hexosen bzw. Stärke mit Salzsäure. Als Zwischenprodukt entsteht 5-Hydroxymethylfurfurol, das in Ameisensäure und Lävulinsäure übergeht:

$$OHC-\underset{O}{\square}-CH_2OH \xrightarrow[-HCOOH]{+2H_2O} \underset{OHC\quad CO-CH_2OH}{CH_2-CH_2} \rightarrow \underset{HOOC\quad CO-CH_3}{CH_2-CH_2}$$

Eigenschaften. Farblose Kristalle. Fp. 33 bis 37°. Kp. 245 bis 250° (Zers.). Lösl. in W., A., Ae. Bei längerem Erhitzen entsteht ein Enollacton:

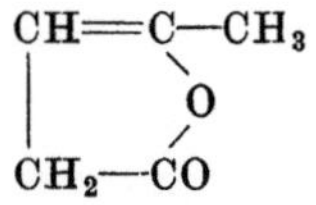

$$\begin{array}{c} CH=C-CH_3 \\ | \quad \searrow O \\ CH_2-CO \nearrow \end{array}$$

Die Lävulinsäure gibt die Keton-Rk. (Oxim, Hydrazon, HCN-Anlagerung). Durch Bromeinwirkung entsteht β,δ-Dibromlävulinsäure vom Fp. 115°, die zur Identifizierung dienen kann.

Acidum linolicum

Acidum linolicum. Linolsäure. Linoleic Acid. Linolic acid. cis-9,cis-12-Octadecadiensäure.

$C_{18}H_{32}O_2$ M.G. 280,44

$$CH_3-(CH_2)_4-CH=CH-CH_2-CH=CH-(CH_2)_7-COOH$$

Linolsäure gehört zu den essentiellen Fettsäuren und findet sich als Hauptbestandteil in vielen Pflanzenölen als Glycerid. Etwa 40% der Fettsäuren von Leinöl, 55% der von Mohnöl und 65% der von Sonnenblumenöl sind Linolsäure.

Ebenso wie Linolensäure (s. unten) nimmt Linolsäure leicht Luftsauerstoff auf und verharzt. Dadurch „trocknen" die ob. gen. Öle.

Eigenschaften (The Merck Index 1960). Farbloses Öl, das an der Luft leicht oxydiert. Es kann nicht unzers. destilliert werden.

$d_4^{18} = 0,9038$; Fp. = 12°; $n_D^{20} = 1,4699$.

Jodzahl 181,1; Rhodanzahl 96,7.

Leicht lösl. in Ae.; lösl. in abs. A.; 1 ml löst sich in 10 ml PAe. Mischbar mit Dimethylformamid, Lipoidlösungsmitteln und Ölen.

Anwendung. Technisch zur Herst. von Malfarben, Firnissen, Emulgatoren. Med. wurde Linolsäure zusammen mit anderen ungesättigten Fettsäuren als diätetische Ergänzung bei Hypercholesterinämie und möglicherweise auch zur Prophylaxe und Behandlung von Atherosklerose vorgeschlagen. Ebenso wird das Gemisch zur Behandlung verschiedener Hauterkrankungen verwandt. Der vermutete Vitamincharakter der ungesättigten Fettsäuren (Vitamin F) ist nicht erwiesen.

Handelsformen: Linacidin (Badische Arzneimitt.-Ges. Baden-Baden). – Linocylen „Kreußler", „Vitamin-F"-Salbe (Kreußler, Wiesbaden). – Linola-Oel; Linola-Emulsion (Wolff, Bielefeld). – Lipostabil. – Vitamin „F 99" (Badag, Heidelberg). – Vitamin-F-Kapseln „Extracta" (Extracta, Rheinfelden).

Acidum linolenicum

Acidum linolenicum. Linolensäure, Linolenic Acid. 9,12,15-Octadecatriensäure.

$C_3H_{30}O_2$ M.G. 278,42

$$CH_3-(CH_2-CH=CH)_3-(CH_2)_6-COOH$$

Farbl. Fl. $d_4^{18} = 0,914$. Unlösl. in W., lösl. in organischen Lösungsmitteln.

Anwendung s. Linolsäure.

Acidum nicotinicum

Acidum nicotinicum. Nicotinsäure. Pyridincarbonsäure(3). Pyridin-β-carbonsäure. Pyridin-3-carbonsäure. Nicotinic Acid. Niacin. Niconacid. Acide nicotinique. P.P.-Faktor (pellagra preventive factor).

$C_6H_5NO_2$ M.G. 123,11

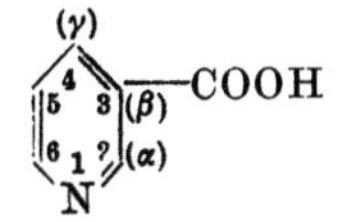

Die Oxydation von Nicotin mit Salpetersäure, Chromschwefelsäure oder Kaliumpermanganat führt zu Nicotinsäure (Name).

Sie findet sich in geringer Menge in allen lebenden Zellen und kommt in größerem Ausmaß in Leber, Hefe, Milch, Alfalfagras, Gemüsen, ganzen Getreidekörnern, ferner in der Nebenniere vor. Weizenschrot enthält etwa 60 mcg Nicotinsäure pro g, während Weizenmehl nur noch etwa 16 mcg/g enthält.

Herstellung. 1. Chinolin wird mit Permanganat oder anderen Oxydationsmitteln zu Pyridin-2,3-dicarbonsäure (Chinolinsäure) oxydiert, die beim Erhitzen oder Kochen mit Säuren zur Nicotinsäure decarboxyliert wird [WOODWARD, C. F. u. Mitarb.: Industr. Engng. Chem. *36*, 544 (1944); CAMPS, C.: Arch. Pharm. (Weinheim) *240*, 352 (1902)].

2. Oxydation von Picolin (3-Methylpyridin) oder anderen 3-substituierten Pyridinderivaten, z.B. Nicotin mit $KMnO_4$ [WEIDEL, H.: Ber. dtsch. chem. Ges. *12*, 1992, 2004 (1879); LADENBURG, A.: Justus Liebigs Ann. Chem. *301*, 152 (1898); RAIBLING, A.: Ber. dtsch. chem. Ges. *10*, 2136 (1877)] oder mit konz. Schwefelsäure und Selen [WOODWARD, C. F., C. O. BADGETT u. J. G. KAUFMAN: Industr. Engng. Chem. *36*, 544 (1944)].

3. Hydrolyse des Nicotinsäurenitrils. Nicotinsäurenitril kann durch Destillation des Natriumsalzes der Pyridin-3-sulfonsäure mit Kaliumcyanid [FISCHER, O.: Ber. dtsch. chem. Ges. *15*, 62 (1882)] oder aus 3-Brompyridin durch Behandeln mit Kupfer(I)-cyanid [ELVAIN, S. M. Mc., u. M. A. GOESE: J. Amer. chem. Soc. *63*, 2283 (1941)] dargestellt werden [DAB 6 – 3. Nachtr. (BRD), Kommentar].

Eigenschaften. Nadeln aus A. oder W.; nicht hygroskopisch, luftbeständig. Fp. = 236,6° (The Merck Index 1960); beginnt bei 150° unzers. zu sublimieren. $\lambda_{max} = 263$ mµ. 1 T. löst sich in 60 T. W. pH. der gesättigten wässerigen Lsg. etwa 3,3 [DAB 6 – 3. Nachtr. (BRD), Kommentar], bei 2,7 (The Merck Index 1960). Leicht lösl. in siedendem W. und sied. A., ebenso in Alkalihydroxid- und Alkalicarbonatlsg.; lösl. in Propylenglykol, unlösl. in Ae. (worin sich Nicotinamid löst und das so von Nicotinsäure getrennt werden kann). In Mineralsäuren leichter lösl. als in reinem W.

Erkennung. Eine der meistbenutzten Nachweismeth., die für Pyridinderivate mit freier α-Stellung spezifisch ist, ist die Rk. nach König mit Bromcyan und aromatischen Aminen. Bei dieser Rk. erfolgt nach Addition des Bromcyans zunächst Öffnung des heterocyclischen Rings zu Glutaconaldehyd, der sofort mit dem anwesenden aromatischen Amin ein intensiv gefärbtes Iminderivat bildet.

Anwendung der Rk. in der PC. durch C.F. HUEBUES [Nature (Lond). *167*, 119 (1951)]. Zur Trennung von Pyridincarbonsäuren sind folgende Lsgm.-Systeme geeignet:

n-Butanol-Methanol + 35% W.

2-Butanol-Ameisensäure-W. (75 : 15 : 10).

Rg. für die König-Rk. s. I. M. HAIS u. K. MACEK: Handbuch der Papierchromatographie, Bd. 1, Jena: VEB Gustav Fischer Verlag 1958, S. 759. Dünnschichtchromatographisch mit Eisessig-Aceton-Methanol-Benzol (5 + 5 + 20 + 70) auf Kieselgel-G-Schichten (aktiviert!):

Nicotinsäure R_f 0,75, Nicotinsäureamid R_f 0,65.

Die Sichtbarmachung gelingt wie bei PC. mit Bromcyan oder Chlorcyan und aromatischen Aminen (vgl. E. STAHL: Dünnschichtchromatographie, Berlin/Göttingen/Heidelberg: Springer 1962).

Königs Rg. für Alkaloide mit Pyridinring.

Vorbehandlung: Das Chromatogramm wird vor dem Besprühen 1 Std. lang in einer Kammer aufbewahrt, in der ein Becherglas mit Bromcyanlsg. steht (giftig!). Die Bromcyanlsg. wird aus eisgekühltem gesättigtem Bromwasser bereitet, das mit so viel 10%iger wässeriger Natriumcyanidlsg. versetzt wird, bis die Bromfärbung verschwunden ist.

Sprühlsg.: 2 g p-Aminobenzoesäure werden in 75 ml 0,75 n Salzsäure gelöst. Die Lsg. wird mit 96%igem A. auf 100 ml aufgefüllt.

DAB 7 – BRD führt als Erkennungsreaktion den Nachweis des beim Erhitzen durch Decarboxylierung entstehenden Pyridins mit 2,4-Dinitrochlorbenzol an (s. S. 975):

Anwendung. Nicotinsäure selbst kann zwar grundsätzlich wie Nicotinsäureamid verwendet werden, da sie im Organismus in dieses übergeführt wird; dennoch wird sie selbst weniger angewandt als das Amid. Sie kann als Prophylakticum und zur Behandlung der Pellagra herangezogen werden und wurde auch schon als Vasodilatator verwendet. – Dosierung: oral 50 bis 100 mg pro die; i.v. 25 bis 100 mg.

Techn. dient sie als Ausgangsmaterial für Nicotinsäureamid, Trigonellin, Nicotinursäure, Nicotinsäurediäthylamid, Nicotinsäureäthylesterchlormethylat u. a.

Daneben gehört Nicotinsäure zu den sog. indirekten Thrombolytica. Bei i. v. Injektion konnte in 70% der Fälle eine Fibrinolyse festgestellt werden, die 5 bis 10 Min. nach der Injektion einsetzte. Nicotinsäure wird empfohlen bei thromboembolischen Erkrankungen im Bereich des Kopfes, der Gliedmaßen, bei Zentralvenenthrombose u. a. Heparinzusatz steigert die Wirksamkeit und verhindert eine initiale Hypercoagulabilität.

Handelsformen: Niconacid-Heparin (Wander, Frankfurt/M.); Solvosal und Solvosal forte (Helfenberg, Wevelinghofen).

Acidum nicotinicum DAB 6 – 3. Nachtr. (BRD), DAB 7 – DDR, Helv. V – Suppl. II, ÖAB 9, Nord. 63, Ned. 6, Ross. 9, Jap. 61, PI.Ed. II. Nicotinsäure DAB 7 – BRD. Nicotinic Acid BP 63.

$C_6H_5NO_2$ M.G. 123,11

Gehalt der bei 105° getrockneten Substanz 99,5 bis 100,2% $C_6H_5NO_2$ (DAB 7 – DDR).

Eigenschaften. Farblose Kristalle oder weißes, kristallines Pulver, geruchlos oder fast geruchlos, mit schwach saurem Geschmack.

Wenig lösl. in W., A.; schwer lösl. in Aceton, Chlf. und M.; in Alkalilaugen und Natriumcarbonatlsg. unter Salzbildung lösl. Leicht lösl. in siedendem W. und sied. A. Praktisch unlösl. in Ae. Fp. = 234 bis 237° PI.Ed. II; BP 63), 234 bis 238° (ÖAB 9, Ross. 9, DAB 7 – DDR), 234 bis 239° (DAB 7 – BRD), 235 bis 240° (Ned. 6, Nord 63).

Erkennung. 1. Man verreibt Nicotinsäure mit dem doppelten Gewicht 2,4-Dinitrochlorbenzol. 10 mg der Mischung werden im Röhrchen bis zum Schmelzen erhitzt. Gibt man nach dem Abkühlen 3 ml 0,5 n alkoholische Kalilauge zu, so entsteht eine weinrote Fbg. (DAB 7 – BRD und DDR, Ned. 6, PI.Ed. II). – 2. 50 mg werden in 20 ml W. gelöst, mit 0,1 n Natronlauge gegen Lackmus neutralisiert und mit 3 ml Kupfersulfatlsg. versetzt: es entsteht eine blaue Fällung (ÖAB 9, Helv. V – Suppl. II) (Ross. 9 läßt mit Kupferacetatlsg. prüfen). – 3. Beim Erhitzen eines Gemisches von 0,020 g Substanz mit 1,0 g getrocknetem Natriumcarbonat entwickelt sich der Geruch von Pyridin (DAB 7 – BRD, ÖAB 9, DAB 7 – DDR, Nord. 63, PI. Ed. II, Ross. 9) (BP 63 läßt mit Natronkalk erhitzen). – 4. Zu 2 ml einer 0,1%igen wässerigen Lsg. gibt man 6 ml Bromcyanlsg. und 1 ml 2,5%ige wässerige Anilinlsg.: Es entsteht eine goldgelbe Färbung (BP 63). – 5. 100 mg Substanz und 35 mg Natriumhydrogencarbonat werden in 10 ml W. gelöst und gekocht. Nach dem Abkühlen färbt Dimethylgelb die Lsg. gelb, Methylrot dagegen rot (Ned. 6). – 6. Wird in einer Porzellanschale eine Mischung von 100 mg Substanz und 10 mg Citronensäure mit 1 Tr. Essigsäureanhydrid vorsichtig erwärmt, so entsteht eine rotviolette Färbung (Ned. 6). – 7. Eine Lsg. von etwa 1 mg Nicotinsäure in etwa 1 ml W. färbt sich auf Zusatz von 1 Tr. Eisen(III)-chloridlsg. schwach rötlichgelb (ÖAB 9). – 8. 0,25 mg Nicotinsäure werden in einer Porzellanschale in 2 ml Salpetersäure gelöst und anschließend auf dem Wasserbad eingedampft. Der Verdampfungsrückstand, der aus Nicotinsäurenitrat besteht, gibt nach Umkristallisieren aus 5 ml A. einen Fp. zwischen 195 und 197° (Ph. Dan. IX). – 9. Zu 10 ml einer 1%igen Lsg. werden 0,5 ml Kupfersulfatlsg. und 2 ml Ammonrhodanidlsg. zugefügt. Die Mischung färbt sich grün (Ross. 9). – 10. Identifizierung nach L. KOFLER: Schmelzintervall (unter dem Mikroskop): 236 bis 237°. Eutektische Temp. der Mischung mit Salophen: 178°. n_D der Schmelze = 1,4936 bei 242 bis 243° (ÖAB 9).

Prüfung. Prüflsg. 0,500 g Substanz werden in kohlendioxidfreiem W. zu 50,00 ml gelöst (DAB 7 – DDR u. BRD). – 1. Aussehen der Lsg. 5,0 ml Prüflsg. müssen klar und farblos sein. – 2. Schwermetalle. Höchstens 10 ppm (BP 63). – 3. Ammonium-Ionen. 10,0 ml Prüflsg. werden nach Bd. I, 241 geprüft. – 4. Chlorid. Höchstens 0,1% Cl⁻ (DAB 7 – DDR). – 5. Sulfat. 5,0 ml Prüflsg. dürfen nach Zusatz von 5,0 ml W. bei der Prüf. auf Sulfat (Bd. I, 263) keine Trbg. zeigen (DAB 7 – DDR). – 6. Nitrat. 3,00 ml Prüflsg. dürfen bei der Prüf. auf Nitrat (Bd. I, 261) keinen blauen Ring zeigen (DAB 7 – DDR). – 7. Organische Nitroverbindungen. Eine Lsg. von 0,5 g Nicotinsäure in 4 ml verd. Natronlauge und 6 ml W. muß klar und darf nicht stärker gefärbt sein als eine Mischung von 0,10 ml Eisen-Farbstandard, 0,05 ml Kobalt-Farbstandard, 0,05 ml Kupfer-Farbstandard und 9,80 ml 1%iger Salzsäure (ÖAB 9). – 8. 2,6-Pyridindicarbonsäure. 0,05 g Substanz werden in 5,0 ml siedendem W. gelöst. Die Lsg. darf nach Zusatz von 10 Tr. frisch bereiteter Eisen(II)-sulfat-Lsg. (5,0 g/100,0 ml) nur eine rein gelbe, jedoch keine orangerote

Färbung zeigen (DAB 7 – DDR). – 9. *Trocknungsverlust.* Höchstens 0,5% (alle Arzneibücher). – 10. *Sulfatasche.* Höchstens 0,1% (DAB 7 – DDR u. BRD); Glührückstand: Höchstens 0,1% (Pl.Ed. 11).

Gehaltsbestimmung. Etwa 0,30 g Substanz, genau gewogen, werden in 50 ml W. gelöst und nach Zusatz von 0,05 ml Phenolphthaleinlsg. mit 0,1 n Natronlauge titriert.
1 ml 0,1 n Natronlauge entspricht 0,01231 g $C_6H_5NO_2$ (DAB 7 – BRD).

Ross. 9: 0,5 g werden in 25 ml sied. W. gelöst und nach Erkalten mit 0,5 n, anschließend mit 0,1 n Natronlauge gegen Phenolphthalein neutralisiert. Man gibt 20 ml 5%ige Kupfersulfatlsg. hinzu und füllt mit W. auf 100 ml auf. Nach 10 bis 15 Min. wird filtriert. 50 ml des Filtrates versetzt man mit 10 ml verd. Salzsäure und 2 g Kaliumjodid. Nach 10 Min. Stehenlassen im Dunkeln wird mit 0,1 n Natriumthiosulfatlsg. titriert. Stärkelsg. als Indikator. – 10 ml der gleichen Kupfersulfatlsg. versetzt man mit 10 ml verd. Salzsäure und 2 g Kaliumjodid. Nach 10 Min. Stehenlassen im Dunkeln wird mit 0,1 n Natriumthiosulfatlsg. titriert. Die Differenz beider Bestimmungen gibt die Anzahl ml 0,1 n Natriumthiosulfatlsg., die der Nicotinsäure entsprechen. 1 ml 0,1 n $Na_2S_2O_3$ entspr. 0,02462 g Nicotinsäure.

Aufbewahrung. Vor Licht geschützt, in gut schließenden Gefäßen. – *Dosierung.* Gebräuchliche Einzeldosis bei oraler oder i.m. Verabreichung: 0,02 bis 0,05 g.
Einzelmaximaldosis bei oraler oder i.m. Verabreichung: 0,1 g.
Tagesmaximaldosis bei oraler oder i.m. Verabreichung: 0,5 g (ÖAB 9).
DAB 7 – DDR: Einzelmaximaldosis 0,5 g, Tagesmaximaldosis 2,0 g (oral und s.c.).

Nicotinamid s. Vitamine.

Nicethamidum DAB 7 – DDR, Pl.Ed. II, Nord. 63, Jap. 61. Nicotinsäurediäthylamid DAB 7 – BRD. Nicaethamidum Helv. V – Suppl. II. Nikethamidum Ned. 6. Nikethamide BP 63, NF XII. Nicethamide CF 65. Diaethylamidum acidi nicotinici Ross. 9. Nicotinoyläthylamid. Nizethamid. N,N-Diäthylnicotinamid. Pyridin-3-carbonsäure-diäthylamid.

$C_{10}H_{14}N_2O$ M.G. 178,24

Herstellung. Durch Umsetzung von Nicotinsäure mit Thionylchlorid und Behandlung des Säurechlorids mit Diäthylamin (DRP 351085). Auch die Umsetzung von Nicotinsäure mit Diäthylamin in Gegenwart von P_2O_5 ist möglich (Franz. Pat. 791783, 793633). Nach Schweiz. Pat. (114376, 114626–8) setzt man Chinolinsäure (= Pyridin-2,3-dicarbonsäure) mit Diäthylamin um und decarboxyliert bei 180°. Nach dem Pol. Pat. 13355 kann Nicotinsäureamid mit Diäthylsulfat äthyliert werden.

Literatur: KAUFMANN, H. P.: Arzneimittel-Synthese, Berlin/Göttingen/Heidelberg: Springer 1953, S. 233. – The Merck Index 1960. – DAB 6 – 3. Nachtr. Kommentar, Stuttgart: Wissenschaftl. Verlagsges. 1959.

Eigenschaften. Farblose oder schwach gelbe, viskose Fl., die beim Stehen in der Kälte erstarrt und bei Temperaturanstieg wieder schmilzt. Der Geruch ist charakteristisch, der Geschmack etwas bitter. Mischbar mit W., A., Ae. und Chlf. Erstarrungspunkt 22 bis 24° (DAB 7 – DDR). Nach Helv. V – Suppl. II muß bei der Bestimmung mit einer geringen Menge festem Nicethamid geimpft werden (dies kann durch Unterkühlen auf mindestens –30° z.B. in einem Gemisch von Kohlensäureschnee und Brennspiritus, und Kratzen mit einem Glasstab erhalten werden).
$n_D^{20} = 1,524$ bis $1,526$ (DAB 7 – DDR); $n_D^{25} = 1,522$ bis $1,524$ (DAB 7 – BRD). Ross. 9: $n_D^{20} = 1,5250$ bis $1,5258$. $d^{20} = 1,060$ bis $1,065$ (Pl.Ed. II), $1,061$ bis $1,065$ (ÖAB 9, Ned. 6); $1,059$ bis $1,065$ (Nord. 63); $1,060$ bis $1,068$ (Helv. V – Suppl. II). Gew. pro ml bis 20° $1,060$ bis $1,065$ g (BP 63). Kp. ca. 300° (Nord. 63). $pK_A = 3,5$ (Nord. 63). Sehr leicht lösl. in W.; lösl. in A., Chlf., Aceton.

Erkennung. 1. Beim Erhitzen von 5 Tr. Subst. mit 1,0 g getrocknetem Natriumcarbonat entwickelt sich der Geruch von Pyridin (ÖAB 9; Pl.Ed. II). – 2. Auf Zusatz von 0,30 ml rauchender Salpetersäure zu 1,0 ml Substanz entsteht beim Reiben mit einem Glasstab unter Eiskühlung das kristalline Nitrat des Nicotinsäurediäthylamids, das nach dem Waschen mit Aceton und kurzem Trocknen bei 85° zwischen 100 und 102° schmilzt (DAB 7 – BRD). – 3. Eine 25%ige (w/v) Lsg. der Substanz gibt einen voluminösen Nd. mit alkalischer Kaliumquecksilberjodidlsg. (NESSLERS Rg.) und einen graubraunen flockigen Nd. mit Tanninlsg. Es entsteht kein Nd. mit Jodlsg., mit Trinitrophenollsg. oder mit neutraler Kaliumquecksilberjodidlsg. (BP 63). − 4. Die Lsg. von 1,0 ml Substanz in 5,0 ml 3 n Kalilauge entwickelt beim Erhitzen den Geruch von Diäthylamin (DAB 7 − BRD). − 5. 0,3 g werden mit 10 ml Natronlauge unter Ersatz des verdampfenden W. 30 Min. auf dem Wasserbad erhitzt. Nach dem Abkühlen wird 2mal mit je 20 ml einer Mischung von 3 Vol. Chlf. und 1 Vol. Isopropanol im Scheidetrichter ausgeschüttelt. Der abgetrennten Wasserphase gibt man 1 Tr. Methylrot-Lsg. und tropfenweise verd. Schwefelsäure bis zum Umschlag nach Rosa zu. Dann schüttelt man erneut 2mal mit je 20 ml der Chlf.-Isopropanol-Mischung, vereinigt die Auszüge, filtriert und bringt auf dem Wasserbad zur Trockne. Der Fp. der so isolierten Nicotinsäure liegt nach Kristallisation aus 4 ml A. und Trocknen bei 105° bei etwa 235° (Pl.Ed. II). − 6. Sättigt man eine 25%ige (w/v) Lsg. mit Natriumcarbonat, so entsteht eine ölige Schicht (BP 63). − 7. Versetzt man eine Lsg. von 1 Tr. Nicotinsäurediäthylamid in 1 ml W. mit 2 Tr. Kupfersulfatlsg., so entsteht eine intensiv blau gefärbte Lsg. Auf Zusatz von Ammoniumrhodanidlsg. ein grüner, voluminöser Nd. (ÖAB 9, Ned. 6) [Wahrscheinliche Zusammensetzung des Nd. $(C_{10}H_{14}N_2O \cdot Cu(SCN)_2 \cdot 2H_2O$; DAB 6 − 3. Nachtr. (BRD), Kommentar]. Die gleiche Probe, jedoch mit Kaliumrhodanid lassen USP XV(!), Helv. V − Suppl. II und Ross. 9 durchführen. − 8. 2 Tr. werden in 2 ml Ae. gelöst und mit 5 ml 2%iger Trichloressigsäure in Ae. versetzt. Es wird mit einem Glasstab gerieben, bis der Nd. kristallin geworden ist. Man wäscht unter Dekantieren 5mal mit je 2 bis 3 ml Ae., nutscht ab und löst in 5 ml Ae. Die, wenn nötig, filtrierte Lsg. wird auf dem Wasserbad bis zur beginnenden Kristallisation eingeengt und unter Schütteln milliliterweise mit insgesamt 5 ml Ae. versetzt. Nach kurzem Stehenlassen wird der Nd. unter Dekantieren 3mal mit je 2 bis 3 ml Ae. gewaschen, abgenutscht und 15 Min. bei 85° getrocknet: Fp. 102 bis 108° (Helv. V − Suppl. II). − 9. Wird eine Mischung von 100 mg Substanz und 10 mg Citronensäure in einer Porzellanschale mit 1 Tr. Essigsäureanhydrid vorsichtig erwärmt, so entsteht eine rotviolette Färbung (Ned. 6).

Prüfung. Prüflsg.: 3,000 g Substanz werden in kohlendioxidfreiem W. zu 30,0 ml gelöst (DAB 7 − DDR). 0,60 g Substanz werden zu 30,0 ml gelöst (DAB 7 − BRD). − 1. Eine Lsg. (1 in 3) in frisch gekochtem und abgekühltem W. hat ein pH von 6,0 bis 8,0, gemessen mit der Glaselektrode [USP XV(!)]; das pH einer 25%igen (w/v) Lsg. liegt zwischen 6,5 und 7,5 (BP 63). 1 ml einer Lsg. von 1,5 g in 13,5 ml CO_2-freiem W. muß durch 1 Tr. Methylrotlsg. gelb, durch 1 Tr. Bromthymolblaulsg. gelb oder grün gefärbt werden (Helv. V − Suppl. II; prakt. ident. mit ÖAB 9). − 2. Organische Verunreinigungen. 2 Tr. werden mit 1 ml konz. Schwefelsäure 5 Min. im Wasserbad erhitzt; die Lsg. muß klar und farblos bleiben (Helv. V − Suppl. II; ÖAB 9). − 3. 10,0 ml Prüflsg. dürfen 0,30 ml 0,01 n Kaliumpermanganatlsg. innerhalb 2 Min. nicht entfärben (DAB 7 − BRD), (ähnlich prüfen BP 63, Ned. 6; ÖAB 9 prüft unter Zusatz von 1 ml verd. Schwefelsäure auf „reduzierende Stoffe"). − 4. Alkaloide. Beim Hinzufügen von Kaliumquecksilberjodid zur Prüflsg. (1 = 4) darf sich diese nicht verändern (Ned. 6). − 5. Chlorid. Höchstens 0,002% Cl⁻ (DAB 7 − DDR). − 6. Sulfationen. Höchstens 0,1% SO_4^{--}. (DAB 7 − BRD). − 8. Schwermetalle dürfen in der Mischung 1 + 9 in unzulässiger Menge nicht nachweisbar sein (ÖAB 9). − 9. Sulfatasche. Höchstens 0,1% (DAB 7 − BRD; Ross. 9). − Verbrennungsrückstand: Höchstens 0,1% (ÖAB 9; Pl.Ed. II).

Gehaltsbestimmung. 0,1782 g (oder eine ähnliche Menge, genau gewogen) Nicotinsäurediäthylamid werden in 10 ml wasserfreier Essigsäure gelöst und nach Zusatz von 5 Tr. Gentianaviolettlsg. mit 0,1 n Perchlorsäureeisessiglsg. auf Blaugrün titriert. 1 ml 0,1 n Perchlorsäureeisessiglsg. entspricht 17,82 mg $C_{10}H_{14}N_2O$. 1 g Nicotinsäurediäthylamid entspricht 56,10 ml 0,1 n Perchlorsäureeisessiglsg. (ÖAB 9) (Pl.Ed. II läßt den Endpunkt potentiometrisch bestimmen).

BP 63: Etwa 0,3 g, genau gewogen, werden in einem Langhalskolben mit 10 ml stickstofffreier Schwefelsäure (50%ig v/v) 2 Std. lang erhitzt, abgekühlt, mit W. verdünnt und in eine Parnas-Wagner-Apparatur überführt. Dann versetzt man mit 50 ml Natronlauge und destilliert das freigesetzte Diäthylamin in eine Vorlage von 25 ml 0,1 n Salzsäure. Der Überschuß an Säure wird gegen Methylrot zurücktitriert.

Ein Blindversuch wird durchgeführt und die Differenz der verbrauchten ml 0,1 n Salzsäure ermittelt. Sie ist der überdestillierten Menge Diäthylamin äquivalent.

1 ml 0,1 n Salzsäure entspricht 0,01782 g $C_{10}H_{14}N_2O$ (prakt. ident. mit Ross. 9; mind. 95% $C_{10}H_{14}N_2O$).

Anwendung. Nicethamid wirkt ähnlich, jedoch schwächer wie Pentamethylentetrazol (Cardiazol). Seine Hauptanwendung erfährt es als Analepticum, das das Vasomotoren- und vor allem das Atemzentrum anregt, bei Intoxikationen mit Morphin und bei Narkosezwischenfällen.

Dosierung. Gebräuchliche Einzeldosis bei oraler oder subcutaner Verabreichung: 0.25 bis 0,5 g. − Einzelmaximaldosis: 0,5 g. − Tagesmaximaldosis: 1,0 g (ÖAB 9).

Handelsformen: Coramin (Ciba, Wehr). – Cormed (Reiß, Berlin). – Anacordome (Brit. Drug Houses). – Corediol (Richter, Engl.). – Corvotone (Boots, Engl.). – Nicamide (Borroughs Wellcome, Engl.). – Coramin-R-Tabletten (Ciba) sind nicht mehr im Handel.

Cordiamidum Ross. 9 entspricht einer 25%igen Lsg. von Nicotinsäurediäthylamid.

Nicotinhydroxymethylamidum DAB 7 – DDR. Pyridin-3-carbonsäurehydroxymethylamid.

$C_7H_8N_2O_2$ M.G. 152,15

Gehalt der bei 105° getrockneten Substanz 98,0 bis 100,5% $C_7H_8N_2O_2$.

Eigenschaften. Farblose Kristalle oder weißes, kristallines Pulver ohne Geruch und von bitterem Geschmack. Lösl. in W., A.; fast unlösl. in Ae., Chlf.
Fp. 144 bis 148°.

Erkennung. 1. 0,020 g Substanz werden in einem Glühröhrchen nach Zusatz von 0,030 g wasserfreiem Natriumcarbonat erhitzt. Es ist der Geruch des Formaldehyds sofort und der des Pyridins innerhalb 60 Sek. wahrnehmbar. – 2. 0,10 g Substanz wird mit 5,0 ml 6 n Natronlauge erhitzt. Es ist der Geruch des Ammoniaks wahrnehmbar. – 3. Entspr. Erk.-Rk. 1 von Acidum nicotinicum, S. 975.

Prüfung. Prüflösung. 1,000 g Substanz wird in kohlendioxidfreiem W. zu 25,0 ml gelöst. – 1. Unlösl. Verunreinigungen, Farbe der Lsg. 5,0 ml Prüflsg. müssen klar und farblos sein. – 2. 10,0 ml Prüflsg. müssen nach Zusatz von 2 Tr. Phenolphthalein-Lsg. farblos und nach darauffolgendem Zusatz von 0,150 ml 0,01 n Kalilauge rot gefärbt sein. – 3. Schwermetall-Ionen. 2,50 ml Prüflsg. und 7,5 ml W. dürfen nach Methode I (Bd. I, 254) weder Trbg. noch eine Fbg. zeigen. – 4. Sulfat. 2,50 ml Prüflsg. und 7,5 ml W. dürfen bei der Prüf. auf Sulfat (Bd. I, 263) keine Trbg. zeigen. – 5. Organische Verunreinigungen. 0,200 g Substanz werden in 5,0 ml konz. Schwefelsäure unter Schütteln gelöst. 15 Min. nach dem Säurezusatz darf die Lsg. nicht stärker gefärbt sein als 5,0 ml Farbvergleichslsg. A (Bd. I, 238). – 6. Sulfatasche. Höchstens 0,10%. – 7. Trocknungsverlust. Höchstens 0,5%.

Gehaltsbestimmung. 0,1300 g getrocknete Substanz werden in 20,0 ml wasserfreier Essigsäure gelöst. Nach Zusatz von 1 Tr. Kristallviolett-Lsg. und 1 Tr. Malachitgrün-Lsg. wird mit 0,1 n Perchlorsäure nach Grün titriert (Feinbürette).
1 ml 0,1 n Perchlorsäure entspr. 15,22 mg $C_7H_8N_2O_2$.

Anwendung. Die Verbindung hat durch ihre Hydroxymethylgruppe (Formaldehydabspaltung in alkalischem Milieu) bakterizide und bakteriostatische Eigenschaften; die Vitamineigenschaften des Nicotinsäureamids bleiben erhalten. Sie findet Anwendung zur Behandlung entzündlicher Gallenerkrankungen, bei Enteritiden und Colitiden, bei lokalen Mischinfektionen; als „Leberschutzpräparat" [s. Arzneimittel-Forsch. *4*, 654 (*1954*); *12*, 652 (1962)].

Dosierung. Oral: 3mal täglich 2 Tabletten zu 0,5 g nach dem Essen. I.v.: 1- bis 2mal täglich 1 Amp. zu 10 ml (4%ig).

Handelsform: Bilamid-Cilag (Cilag, Alsbach/Bergstraße).

β-Pyridyl-carbinol.

C_6H_7NO M.G. 109,12

Herstellung. Aus 3-(Aminomethyl)-pyridin (Schweiz. P. 249970) oder 3-(Brommethyl)-pyridin [Chem. Ber. *33*, 3498 (1900)].

Eigenschaften. Farblose, hygroskopische Fl., Kp.$_{16}$ 145°; das Pikrat schmilzt bei 162 bis 163° (The Merck Index 1960). Handelsüblich ist das Tartrat: $C_6H_7NO \cdot C_4H_6O_6$; Fp. 147 bis 148°.

Anwendung. Zur Gefäßerweiterung bei Durchblutungsstörungen verschiedener Genese bei Zirkulationsstörungen der Gefäße des Augenhintergrundes und bei Menièreschem Symptomenkomplex. Die Dosierung ist dem Einzelfall anzupassen; durchschnittlich oral: 3- bis 4mal täglich 25 bis 50 mg nach dem Essen, subkutan oder intramuskulär 100 bis 200 mg, intravenös 100 mg täglich.

Handelsformen: Ronicol (Hoffmann-La-Roche, Grenzach) Tabl. u. Amp. als Tartrat; in den USA: „Roniacol", Elixir und Tabl.

Nicotinsäure-benzylester.

$C_{13}H_{11}NO_2$

[Structure: pyridine-3-C(=O)-O-CH₂-phenyl]

M.G. 213,23

Eigenschaften. Gelblichbraune, ölige Fl. Kp.$_6$ 179 bis 180°; Kp.$_{760}$ 295° (Zers.).
$d_4^{20} = 1,161$ bis $1,163$ (Merck Informat. *1954*, S. 4).

Anwendung. Die Substanz bewirkt bei örtlicher Anwendung eine erhöhte Hautdurchblutung, die Rötung und Wärmegefühl hervorruft. Sie ist indiziert bei rheumatischen und neuralgischen Beschwerden und bei Durchblutungsstörungen der Haut.

Handelsformen: Rubriment (Nordmark-Werke, Hamburg): Salbe 5%ig, Tinktur 3%ig; Rubrimentöl (Nordmark-Werke, Hamburg): Rubriment 0,5%. Capsicin 0,1%ig, Salicylamid 2,0%, Camphora 3%, Ol. Conifer. 3,0%; Thrombophob-Salbe (Nordmark-Werke, Hamburg): Rubriment 2,5%, Heparin 5000 I.E.-% zur Anwendung bei oberflächlichen Thrombosen und Thrombophlebitiden, entzündlichen Infiltrationen, Furunkulose u.ä.

Rubriment ist auch in der „K$_5$-Tinktur" der Nordmark-Werke neben Vitamin K$_5$ enthalten (DBP 835038).

Nicotinsäuretetrahydrofurfurylester.

$C_{11}H_{13}NO_3$

[Structure: pyridine-3-COO·CH₂-tetrahydrofuryl]

M.G. 207,22

Anwendung. Wie Nicotinsäurebenzylester.

Handelsformen: Trafuril-Liniment (Ciba AG, Wehr/Baden): Trafuril (10 mg/ml) im Gemisch mit Methyl- und Äthylglykolsäureestern der Salicylsäure (Salen) und Methylsalicylat als Liniment; Trafuril Cream (Ciba, Engl.): 5% Subst. in mit W. mischbarer Grundmasse.

Nicotinsäure-β-butoxy-äthylester [Arzneimittel-Forsch. *1*, 305 (1951); *3*, 515 (1953)].

Herstellung. DBP 912229 als Zusatz zu DBP 858401 (Ref. in Chem. Zbl. *1953*, S. 1690; *1954*, S. 10773).

[Structure: pyridine-3-CO·CH₂·CH₂·O·C₄H₉]

Kp$_{11}$ 166 bis 167°; gelbe ölige Fl.

Anwendung. Wie Nicotinsäurebenzylester.

Handelsform: Finalgon-Salbe (Thomae, Biberach a. d. Riss): 2,5% Nicotinsäure-β-butoxyäthylester + 0,4% Nonylsäurevanillylamid in linimentartiger Salbengrundlage. Finalgon-Liniment: 1,08% Nicotinsäure-β-butoxyäthylester und 0,17% Nonylsäurevanillylamid.

Nicotinsäurealkylester.
W. Huber [zitiert nach Arzneimittel-Forsch. *1*, 307 (1951)] berichtete 1947, daß Alkylester der Nicotinsäure, bei welchen die Alkylgruppe 4 bis 8 C-Atome haben, die Hautdurchblutung am stärksten anregen, während Ester von Alkoholen mit weniger als 4 C- und mehr als 8 C-Atomen geringer wirksam sind. Dabei wurde der Ester mit 6 C-Atomen als der wirkungsvollste dieser Gruppe bezeichnet.

Literatur: Braasch, D., F. F. Doerr u. H. Hensel: Untersuchungen der menschlichen Hautdurchblutung mit einem neuen Wärmeleitmesser bei lokaler Einwirkung von Nicotinsäureestern. Arzneimittel-Forsch. *11*, 102 (1961). – Watanaba, S., H. Yoshicka u. M. Yokosawa: Studien über den physiologischen Effekt einer Salbe aus Nonylsäurevanillylamid und Nicotinsäure-β-butoxyaethylester. Arzneimittel-Forsch. *11*, 840 (1961).

Nicotinsäuremethylester.
Gelbl. Kristalle, Fp. 42 bis 54°, 1 T. löst sich in 20 T.W. (Merck Informat. *1954*, S. 10).

Nicotinsäure-isoamylester und -n-heptylester
s. Arzneimittel-Forsch. *2*, 163 (1952).

Herstellung durch oxydative Behandlung von Chinolin DBP 912216 (ref. in Chem. Zbl. *1954*, S. 10817).

4-Nicotinoylaminobenzoesäure-(β-diäthylamino)-äthylestermonohydrochlorid.

Fp. 190 bis 191°; sehr leicht lösl. in W., wenig lösl. in A. und sehr schwer lösl. in abs. A.
Fp. der Base = 68 bis 70°.
LD_{50} bei der weißen Ratte i.p. 325 mg/kg, s.c. 2745 mg/kg.

Anwendung als Lokalanästheticum: ZIRUM, K. L., u. A. POUGRATZ: Arzneimittel-Forsch. *10*, 412 (1960).

Acidum isonicotinicum. Isonicotinsäure. Pyridin-4-carbonsäure.

$C_6H_5NO_2$ M.G. 123,12

Herstellung s. Isonicotylhydrazinum.

Eigenschaften. Fp. 315 bis 316°; in allen gebräuchlichen Lösungsmitteln wenig lösl.; in H_2O bei Raumtemperatur zu 0,5%, bei Siedetemperatur etwa 3%; in Essigsäure bei Raumtemperatur 1%, bei Siedetemperatur 4%. In Aceton und A. lösen sich bei Siedetemperaturen etwa 0,4%; in Ae. ist Isonicotinsäure praktisch unlösl. [LOCK, G.: Pharm. Ind. (Aulendorf) *14*, 366 (1952)].

Isonicotinsäurechlorid.

C_6H_5ClNO M.G. 141,55

Herstellung. Durch kurzes Erhitzen von Isonicotinsäure mit Thionylchlorid erhält man das salzsaure Salz des Chlorids; Fp. 164 bis 165° [LOCK, G.: Pharm. Ind. (Aulendorf) *14*, 366 (1952)].

Isonicotinsäureäthylester.

$C_8H_9NO_2$ M.G. 151,55

Herstellung. Aus Isonicotinsäurechlorid-hydrochlorid und abs. A. oder aus Isonicotinsäure, abs. A. und Chlorwasserstoff Ausbeute etwa 90 bzw. 64% [LOCK, G.: Pharm. Ind. (Aulendorf) *14*, 366 (1952)].

Eigenschaften. $Kp._{15}$: 105 bis 107°. Schwer lösl. in W., leicht in A., Ae., Chlf.

Trigonellin. Nicotinsäure-methylbetain. N-Methylpyridin-β-carbonsäure.

$C_7H_7NO_2 + H_2O$ M.G. 155,15

Trigonellin, zuerst aus Trigonella foenum graecum isoliert, ist ein im Pflanzen- und Tierreich weit verbreitetes Betain, das meist mit dem isomeren Homarin (N-Methylpyridin-α-carbonsäure) vergesellschaftet ist.

Es ist normaler Bestandteil des Harns und tritt bei Kaffeegenuß erheblich vermehrt auf. Trigonellin kann von der Leber z. T. zu Nicotinsäure entmethyliert werden.

Eigenschaften. Leicht lösl. in W. mit neutraler Rk. Fp. der kristallwasserhaltigen Subst. 130°. Wasserfrei Fp. 200 bis 218° (Zers.). Bildet gut kristallisierende Salze mit Goldchlorid-chlorwasserstoffsäure ($C_7H_7NO_2 \cdot HAuCl_4$; Fp. 198°) und mit Pikrinsäure (Fp. 198 bis 200°) (vgl. D. ACKERMANN in FLASCHENTRÄGER-LEHNARTZ: Physiol. Chemie, Berlin/Göttingen/Heidelberg: Springer 1951, S. 785).

Acidum nitricum

Acidum nitricum. Salpetersäure. Nitric Acid. Acide Azotique. Acide nitrique. Acidum azoticum.

HNO_3 M.G. 63,021

Herstellung. Heute wird Salpetersäure zum weitaus größten Teil durch katalytische Ammoniakverbrennung gewonnen:

$$4 NH_3 + 5 O_2 \rightarrow 4 NO + 6 H_2O;$$
$$2 NO + O_2 \rightarrow 2 NO_2;$$
$$3 NO_2 + H_2O \rightarrow 2 HNO_3 + NO.$$

Eigenschaften. Völlig wasserfreie Salpetersäure ist nur unter $-41°$ beständig. Sie bildet eine farblose Kristallmasse, die oberhalb $-41°$ schmilzt, wobei ein kleiner Teil der Salpetersäure in W. und N_2O_5, zerfällt. Letzteres zerfällt dann weiter in Sauerstoff und Distickstofftetroxid, N_2O_4, das die Salpetersäure gelblich färbt und allmählich entweicht. Die höchst konz. flüssige Salpetersäure enthält 98,7% HNO_3; sie ist durch kleine Mengen von Stickstoffdioxid gelblich gefärbt und raucht an der Luft; d_4^{15} 1,52, Kp. 86°. Im Licht wird sie stärker gelb gefärbt durch Zerlegung weiterer Mengen in Stickstoffdioxid, Sauerstoff und W. Praktische Verwendung finden wässerige Lösungen von Salpetersäure mit verschiedenem Gehalt.

Salpetersäure ist ein kräftiges Oxydationsmittel, auch in wässerigen Lösungen. Je nach dem Wassergehalt ist die Einwirkung auf oxydierbare Stoffe verschieden heftig. Bei den Oxydationen durch Salpetersäure wird diese zu Stickoxiden reduziert, besonders zu NO und N_2O_3, die mit dem Sauerstoff der Luft braunes NO_2 und N_2O_4 geben. Die Reduktion der Salpetersäure kann aber auch bis zu Stickstoff, Ammoniak und Hydroxylamin gehen. Bei der Einwirkung von Salpetersäure auf organische Stoffe kann die Oxydation so heftig verlaufen, daß Entzündung eintritt. Viele organische Verbindungen, besonders Benzol und seine Abkömmlinge werden durch konz. Salpetersäure in Nitroverbindungen übergeführt; Alkohole geben Salpetersäureester, z.B. Salpetersäureglycerinester (sog. Nitroglycerin) u.a. Viele Metalle werden unter Reduktion eines Teiles der Salpetersäure zu Nitraten gelöst, Zinn und Antimon werden in unlösl. Metazinnsäure und Metaantimonsäure übergeführt. Nur Gold, Platin und einige andere Metalle der Platingruppe werden von Salpetersäure nicht angegriffen.

Werden wässerige Lösungen von Salpetersäure mit einem Gehalt von unter 70% HNO_3 erhitzt, so entweicht so lange Wasserdampf mit wenig Salpetersäure, bis der Gehalt auf etwa 70% HNO_3 gestiegen ist, Salpetersäure von über 70% HNO_3 gibt beim Erhitzen Salpetersäure und wenig Wasserdampf ab, bis der Gehalt auf etwa 70% gesunken ist; mit diesem Gehalt destilliert die Säure dann bei 122° (760 Torr) über.

Erkennung. Ist die Salpetersäure nicht zu sehr verdünnt, so erkennt man sie daran, daß sie beim Erhitzen mit einem Stückchen Kupferblech braune Dämpfe von Stickstoffdioxid gibt. Es entsteht dabei zunächst farbloses Stickoxid, NO, das sich mit dem Sauerstoff der Luft zu braunem NO_2 vereinigt. – Bringt man zu einer Lsg. von etwa 0,01 g Brucin in etwa 3 ml konz. Schwefelsäure einige Tr. einer Salpetersäure oder Nitrate enthaltenden Lsg., so färbt sich die Mischung rot; die Färbung geht allmählich in Gelb über. – Erhitzt man eine sehr verdünnte Phenollsg. (etwa 0,1 bis 0,2%) nach Zusatz von verdünnter Schwefelsäure mit einer Salpetersäure oder Nitrate enthaltenden Lsg., so färbt sich die Fl. gelb (infolge der Bildung von Nitrophenol); die Färbung wird beim Übersättigen mit Ammoniakfl. dunkelgelb. – Mischt man etwa 1 ml einer Salpetersäure oder Nitrate enthaltenden Lsg. mit 2 bis 3 ml konz. Schwefelsäure und überschichtet mit Eisen(II)-sulfatlsg. [1 T. Eisen(II)-sulfat + 1 T. W. + 1 T. verd. Schwefelsäure, frisch bereitet], so färbt sich die Berührungsfläche der Flüssigkeiten braun. Die Rk. ist am empfindlichsten, wenn man die heiße Mischung gleich mit der Eisen(II)-sulfatlsg. überschichtet. Die Färbung ist am besten zu erkennen, wenn man das Probierrohr vom Licht abgewandt gegen ein weißes Blatt Papier hält. – Löst man etwa 0,01 g Diphenylamin in 2 Tr. W. und etwa 3 ml konz. Schwefelsäure und fügt einige Tr. einer Lsg. von Salpetersäure oder eines Nitrates hinzu, so färbt sich die Mischung dunkelblau (verschiedene andere oxydierend wirkende Verbindungen rufen die Färbung auch hervor). – Vermischt man Indigolsg. mit viel konz. Schwefelsäure, fügt eine Lsg. von Salpetersäure oder eines Nitrates hinzu, so verschwindet beim Erhitzen die Blaufärbung, und die Fl. wird gelb. Chlor und unterchlorige Säure entfärben Indigolsg. schon in der Kälte. — Kleine Mengen von Nitraten und Salpetersäure lassen sich mit Nitron nachweisen (in saurer Lsg. entsteht das fast unlösl. Nitronnitrat als weißer, käsiger Nd.) (vgl. Nitron, Bd. I, 232).

Nachweis von Salpetersäure neben salpetriger Säure. Man versetzt die Lsg. mit Hydrazinsulfat und läßt bei gewöhnlicher Temperatur stehen, bis die Gasentwicklung aufgehört hat; dann prüft man mit einer der oben angegebenen Rk. auf Salpetersäure. Alle lösl. Nitrite werden durch Hydrazinsulfat schon bei Zimmertemperatur zersetzt nach den Gleichungen:

$$N_2H_4 + 2HNO_2 \rightarrow N_2 + N_2O + 3H_2O; \quad N_2H_4 + HNO_2 \rightarrow NH_3 + N_2O + H_2O.$$

Nachweis von Nitriten neben Nitraten. Man versetzt, nach A. LECLÈRE, 2 bis 3 ml der Lsg. mit Citronensäure bis zur Sättigung und überschichtet mit Eisen(II)-sulfatlsg.: bei Anwesenheit von salpetriger Säure entsteht eine braune Zone. Empfindlichkeit 1 : 10000. Salpetersäure wird durch Citronensäure nicht in Freiheit gesetzt.

Quantitative Bestimmung: Freie Salpetersäure wird mit n Kalilauge titriert, Dimethylaminoazobenzol als Indikator, das aber erst kurz vor dem Ende der Titration zugesetzt wird, weil es durch die Salpetersäure in stärkeren Konzentrationen zersetzt wird.

Bestimmung von Salpetersäure in Nitraten s. u. Nitrogenium.

Toxikologischer Nachweis: Erfolgt der Tod durch Einatmen der Dämpfe oder durch Einnehmen stark verdünnter Salpetersäure, so pflegt eine ziemliche Zeit bis zum Eintritt des Todes zu verstreichen, die Salpetersäure kann dann ganz oder zum Teil bereits wieder ausgeschieden sein, und die Möglichkeit des chemischen Nachweises wird höchst fraglich. Ist die Zufuhr von konz. Salpetersäure die Todesursache gewesen, so wird die Sektion ganz charakteristische gelbe Verätzungen an Haut und Schleimhaut ergeben, die von der Umwandlung der Eiweißstoffe in Xanthoprotein herrühren; in solchen Fällen ist die Möglichkeit vorhanden, die Salpetersäure nachzuweisen.

1. Das Blut ist auf seine Rk. und auf das Vorhandensein von Methämoglobin oder Hämatin zu prüfen.
2. Die Objekte (Erbrochenes, Leichenteile) sind auf die Rk. zu prüfen, dann unter Vermeidung von Erwärmen mit absolutem A. auszuziehen. In den alkoholischen Auszügen kann man (in einem Teil) den Säuregehalt titrieren. Einen Teil der Auszüge macht man mit Kalilauge schwach alkalisch, dampft ein und bestimmt in dem Rückstand die Salpetersäure (s. u. Nitrogenium).

Handelssorten. Die höchstkonz., fast wasserfreie Salpetersäure findet nur selten Verwendung, allenfalls in der chemischen Analyse. Als Salpetersäure bezeichnet man im Handel wässerige Lösungen mit verschiedenem Gehalt an Salpetersäure. Es werden unterschieden:

1. Rohe Salpetersäure, Acidum nitricum crudum, Scheidewasser, chlorhaltig und chlorfrei, geklärt und ungeklärt, mit verschiedenem Gehalt, meistens mit etwa 50% HNO_3 (d 1,32, 35° Bé), einfaches Scheidewasser), etwa 62% HNO_3 (d 1,38, 40° Bé, doppeltes Scheidewasser) und etwa 70% HNO_3 (d 1,42, 43,5° Bé).
2. Reine Salpetersäure, Acidum nitricum purissimum, mit etwa 25% HNO_3 (d 1,151, 19° Bé), 30% HNO_3 (d 1,18, 22,5° Bé), 32% HNO_3 (d 1,20, 24° Bé), 49% HNO_3 (d 1,30, 34° Bé), 66% HNO_3 (d 1,40, 42° Bé), 70% HNO_3 (d 1,42, 43,5° Bé).
3. Rauchende Salpetersäure, Acidum nitricum fumans, purum, d 1,486, 47,5° Bé, und purissimum, d 1,525, 50,5° Bé.

d_4^{15}	% HNO_3	d_4^{15}	% HNO_3	d_4^{15}	% HNO_3	d_4^{15}	% HNO_3
1,010	1,90	1,160	26,36	1,310	49,07	1,460	79,98
1,020	3,70	1,170	27,88	1,320	50,71	1,470	82,90
1,030	5,50	1,180	29,38	1,330	52,37	1,480	86,05
1,040	7,26	1,190	30,88	1,340	54,07	1,490	89,60
1,050	8,99	1,200	32,36	1,350	55,79	1,500	94,09
1,060	10,68	1,210	33,82	1,360	57,57	1,502	95,08
1,070	12,33	1,220	35,28	1,370	59,39	1,504	96,00
1,080	13,95	1,230	36,78	1,380	61,27	1,506	96,76
1,090	15,53	1,240	38,29	1,390	63,23	1,508	97,50
1,100	17,11	1,250	39,82	1,400	65,30	1,510	98,10
1,110	18,67	1,260	41,34	1,410	67,50	1,512	98,53
1,120	20,23	1,270	42,87	1,420	69,80	1,514	98,90
1,130	21,77	1,280	44,41	1,430	72,17	1,516	99,21
1,140	23,31	1,290	45,95	1,440	74,68	1,518	99,46
1,150	24,84	1,300	47,49	1,450	77,28	1,520	99,67

Acidum nitricum crudum. Rohe Salpetersäure. Crude Nitric Acid. Acide azotique ordinaire. Scheidewasser (doppeltes).

Gehalt an HNO_3: DAB 6: 61 bis 65% = d 1,372 bis 1,392.

Eigenschaften. Klare, farblose oder schwach gelbliche, an der Luft rauchende Fl., beim Erhitzen flüchtig. Sie enthält etwas Stickstoffdioxid, NO_2, und ist meist verunreinigt mit kleinen Mengen Chlor, Schwefelsäure, ferner enthält sie meist Spuren von Calcium- und Natriumnitrat und Eisen.

Erkennung. Die rohe Salpetersäure wirkt auf Kupfer schon bei gewöhnlicher Temperatur lebhaft ein unter Entwicklung brauner Dämpfe von Stickstoffdioxid. Es entsteht zunächst eine grüne Lsg., die erst bei Verdünnen mit W. die blaue Farbe einer Kupfernitratlsg. annimmt.

Aufbewahrung. Vorsichtig. In Flaschen mit Glasstopfen (Korkstopfen werden rasch zerstört) mit übergestülpter Glasglocke, an einem kühlen, dunklen Ort. Im Licht färbt sich die konz. Salpetersäure gelb durch Bildung von Stickoxiden. Das gleiche geschieht beim Einfallen von Holz, Stroh, Papier u. dgl. Beim Umgießen benutze man stets einen Trichter und hüte sich vor dem Einatmen der Dämpfe. Größere Vorräte füllt man in Standflaschen von 5 bis 8 Liter um. Verschüttete Säure wird durch Aufschütten von Sand (nicht Sägespäne!) und Aufnahme mit viel W. unschädlich gemacht; dabei hüte man sich vor dem Einatmen der Dämpfe.

Für die Verschickung der rohen Salpetersäure beachte man folgendes: Die Ballone dürfen nicht zu mehr als 9/10 angefüllt werden. Sie sind nur mit Feuerzügen versendbar und dürfen nicht so verfrachtet werden, daß sie den direkten Sonnenstrahlen ausgesetzt sind; durch die entwickelten Stickstoffoxide können die Ballone gesprengt werden. Ergießt sich dann die konz. Salpetersäure auf Holz, Stroh, Papier und ähnliche brennbare Stoffe, so können gefährliche Brände ausbrechen.

Das Einatmen der aus Salpetersäure entwickelten Dämpfe (Stickoxide) ist sehr gefährlich. Die Dämpfe pflegen zunächst nicht lästig zu fallen. Nach mehreren Stunden anscheinend guten Befindens treten aber schwere Vergiftungserscheinungen auf, und nicht selten erfolgt der Tod durch Herzstillstand oder Lungenödem.

Bei Vergiftungen mit Stickoxiden, die beim Umgehen mit konz. Salpetersäure, besonders mit rauchender, leicht vorkommen können, soll nach der Vorschrift der Berufsgenossenschaft der chemischen Industrie Chloroform verwendet werden, von dem mehrmals 3 bis 5 Tr. in einem Glas W. genommen werden sollen. Sonst wie bei Lungenödem.

Anwendung. Die rohe Salpetersäure wird verwendet zur Trennung von Silber und Gold (daher die Bezeichnung Scheidewasser); bei der Darstellung der Schwefelsäure nach dem gelegentlich noch angewandten Kammerverfahren, ferner zur Darstellung salpetersaurer Salze, von Nitroglycerin, Schießbaumwolle, von Nitroverbindungen der Benzol- und Naphthalinreihe und für viele andere Zwecke.

Therapeutisch als Ätzmittel bei Warzen. Vorsicht! – *Abgabe.* Es bestehen keine Bedenken, die rohe Salpetersäure an zuverlässige Personen abzugeben; dabei befolge man indessen folgende Grundsätze: 1. Man fülle sie niemals in Flaschen oder Gefäße, die für Getränke bestimmt sind. 2. Man signiere die Gefäße ordnungsgemäß mit „Vorsicht" und „Gift". 3. Man verweigere die Abgabe an Jugendliche. 4. Man stelle in allen Fällen fest, wozu die Säure gebraucht werden soll.

Einfaches Scheidewasser: Aqua fortis, Spiritus Nitri. Mit diesem Namen wurde früher rohe Salpetersäure mit einem Gehalt von etwa 50% HNO_3 bezeichnet.

Acidum nitricum. Salpetersäure.

Pharmakopöe	Bezeichnung	Gehalt an NHO_3 %	Dichte
DAB 6	Acidum nitricum	24,8–25,2	1,145–1,148
	Acidum nitricum crudum	61–65	1,372–1,392
	Acidum nitricum fumans[1]	$\geq$ 86	$\geq$ 1,476
DAB 7 – DDR	Acidum nitricum concentratum	64,5–66,5	1,388–1,398
Helv. V	Acidum nitricum concentratum	64–66	1,395–1,405
ÖAB 9	Acidum nitricum	31,1–32,2	1,187–1,195
	Acidum nitricum concentratum	64,3–66,4	1,388–1,398
BPC 63	Nitric Acid	69,0–71,0	$\sim$ 1,41
CF 65	Acide nitrique officinal	68	1,383–1,395

[1] Eigenschaften s. Acidum nitricum fumans, S. 984.

Eigenschaften. Klare, farblose oder nahezu farblose schwach rauchende Fl., die eigenartig stechend riecht und sich beim Erwärmen vollständig verflüchtigt. Konz. Salpetersäure wirkt ätzend und erzeugt auf der Haut gelbe Flecken (sog. Xanthoproteinreaktion). Sie ist in jedem Verhältnis mit W. mischbar.

Erkennung. 1. Eine Mischung von 1 Tr. konz. Salpetersäure und 2 ml W. färbt sich auf Zusatz von Thymolblaulsg. rot (ÖAB 9). – 2. Eine Mischung von 10 Tr. konz. Salpetersäure und 2 ml W. wird mit 20 ml Eisen(II)-sulfatlsg. versetzt und ohne Umschütteln stehengelassen. Zwischen der am Boden des Reagensglases entstehenden konzentrierten Eisen(II)-sulfatlsg. und der übrigen Fl. bildet sich allmählich eine braune Zone, die beim Umschütteln verschwindet und bei weiterem Zusatz von Eisen(II)-sulfat wieder entsteht (ÖAB 9). – 3. Die neutralisierte Säure gibt die Rk. auf Nitrate (BPC 63) (Bd. I, 218). – 4. 1 Tr. Prüflsg. (10,00 ml/50,0 ml) zeigt nach Zusatz von 5,0 ml Sulfanilsäure-Naphthylamin-Lsg. und 0,020 g Zinkstaub innerhalb 30 Sek. eine rotviolette Färbung (DAB 7 – DDR).

Prüfung. 1. Arsen: Nicht mehr als 1 ppm (BPC 63). – 2. Kupfer und Zink: 1 ml wird mit 20 ml W. versetzt und ein geringer Überschuß an verdünnter Ammoniaklsg. zugegeben. Es darf keine Blaufärbung auftreten. Dann leitet man Schwefelwasserstoff durch die Lsg. Es darf keine Fällung entstehen (BPC 63). – 3. Eisen: 0,5 ml entsprechen der Grenzwertbestimmung für Eisen (BPC 63). Höchstens 0,0005% Fe^{2+}/Fe^{3+} (DAB 7 – DDR). – 4. Blei. Nicht mehr als 2 ppm (BPC 63). – 5. Ammoniumion: In der vorsichtig bereiteten Mischung von 1 ml konz. Salpetersäure + 20 ml W. + 10 ml verd. Natronlauge darf Ammonium nicht nachweisbar sein (NESSLERS Rk.) (Helv. V). – 6. Chlorid: 5 ml, die mit verd. Ammoniaklsg. gegen Lackmuspapier neutralisiert wurden, entsprechen der Grenzwertbestimmung für Chloride (BPC 63). Höchstens 0,0003% Cl^- (DAB 7 – DDR). – 7. Sulfat: Zu 2,5 ml gibt man 0,01 g Natriumhydrogencarbonat, dampft auf dem Wasserbad zur Trockne ein und löst den Rückstand in W. Die Lsg. entspricht der Grenzwertbestimmung für Sulfate (BPC 63). Höchstens 0,002% SO_4^{2-} (DAB 7 – DDR). – 8. Salpetrige Säure, Stickoxide: 10 ml der Mischung (1 + 4) dürfen nach Zusatz von 1 Tr. Kaliumpermanganatlsg. die rote Farbe innerhalb von 5 Min. nicht verlieren (ÖAB 9). – Verdampfungsrückstand: 4,0 ml dürfen nach dem Verdampfen und Trocknen höchstens 1 mg Rückstand hinterlassen (ÖAB 9). – 10. Sulfatasche: Nicht mehr als 0,01% (w/w) (BPC 63).

Gehaltbestimmung. Etwa 2 ml werden in einen etwa 20 ml W. enthaltenden Schliffkolben eingewogen und hierauf mit n Natronlauge gegen Methylorange titriert.

1 ml n Natronlauge entspricht 63,02 mg HNO_3 (ÖAB 9).

Anmerkung. Der Indikator ist erst gegen Ende der Titration zuzugeben, da er in stärker salpetersaurer Lsg. zerstört wird!

Vergiftung. Bei Einnahme von Salpetersäure sollten Magensonden und Brechmittel nicht verwendet werden. Die Säure ist schnellstmöglich zu neutralisieren; Kalkwasser und Magnesiumhydroxid-Mixtur sind geeignet. Carbonate und Bicarbonate müssen wegen der Gefahr einer Ruptur vermieden werden! Nach Neutralisation gibt man Milch, rohes Ei oder Olivenöl ein, hält warm und verabreicht falls nötig, i.v. Infusionen. Gegen die starken Schmerzen wird Morphin empfohlen.
Äußerliche Verätzungen müssen sofort mit viel fließendem W. und anschließend mit Natriumbicarbonat- oder Calciumcarbonatpulver behandelt werden.

Aufbewahrung. Vor Licht geschützt, in mit Glasstopfen verschlossenen Gefäßen. Vorsicht!

Acidum nitricum dilutum. Verdünnte Salpetersäure. Diluted Nitric Acid. Acide azotique (nitrique) dilué.

Wässerige Lsg. mit 10% HNO_3 ist in verschiedenen Pharmakopöen als Rg. enthalten. DAB 6 läßt aus 1 T. Acid. nitricum (25%ig) und 1 T. W. das Rg. bei Bedarf frisch bereiten.

Acidum nitricum fumans. Rauchende Salpetersäure (rote). Fuming Nitric Acid. Acide azotique fumant. Acidum nitriconitrosum.

Die rote rauchende Salpetersäure ist konzentrierte Salpetersäure, in der Stickstoffoxide enthalten sind. Gehalt an HNO_3 mindestens 86% (DAB 6), 86,1 bis 100,8% (Dan. IX). (Als weiße rauchende Salpetersäure wird zuweilen reine Salpetersäure mit einem Gehalt von 70% HNO_3 bezeichnet.) Dichte d_4^{20} mindestens 1,476.

Prüfung. Es genügt die Ermittlung der Dichte (Aräometer) und die Prüf. auf nichtflüchtigen Rückstand: 1 g der Säure soll beim Verdampfen im Porzellantiegel (Abzug!)

und Glühen höchstens 3 mg Rückstand hinterlassen (für analytische Zwecke nur 1 mg Rückstand). Außerdem muß sie den Anforderungen der konz. Salpetersäure genügen.

Gehaltsbestimmung. Analog Acidum nitricum concentratum.

Aufbewahrung. Die rauchende Salpetersäure ist mit noch größerer Vorsicht zu behandeln, als die rohe Säure. Man bewahrt sie in nicht zu großen Flaschen mit Glasstopfen und Glaskappe an einem kühlen Ort auf. In der Offizin halte man sie nicht vorrätig, da die Dämpfe alles in der Nähe befindliche stark angreifen.

Anwendung. Die rauchende Salpetersäure wird äußerlich als Ätzmittel (z.B. bei Warzen) angewandt. Im Handverkauf gebe man sie zu diesem Zwecke nicht ab, sondern an ihrer Stelle die rohe Salpetersäure mit 61 bis 65% HNO_3, die nicht ganz so gefährlich ist. Der Abgabe zu wissenschaftlichen und gewerblichen Zwecken (an Chemiker, Metallarbeiter) steht unter Beobachtung der nötigen Vorsichtsmaßregeln nichts im Wege.

Acidum chloronitrosum. Salpetersalzsäure. Königswasser. Nitrohydrochloric Acid. Eau régale.

Als Königswasser bezeichnet man Mischungen von starker (roher) Salpetersäure und Salzsäure, in der Regel eine Mischung von 1 T. Salpetersäure (50 bis 70% HNO_3) und 3 T. Salzsäure (25% HCl).

Abgabe. Die Mischungen werden bei Bedarf hergestellt und in gut schließenden Glasstopfengläsern abgegeben, die nur zur Hälfte bis Dreiviertel gefüllt werden dürfen. Wegen der starken Ätzwirkung ist bei der Abgabe größte Vorsicht angebracht.

Anwendung. Früher gelegentlich für Fußbäder (30 bis 50 g auf ein Fußbad, in Holzgefäßen zubereiten). Technisch zum Auflösen von Gold und Platin. In der Analyse.

Acidum oleinicum

Acidum oleinicum DAB 7 – DDR, Helv. V, ÖAB 9. Ölsäure. Oleic Acid BP 63, USP XVII. Acide oleique. Acidum elainicum. Elainsäure. Δ9,10-Octadecensäure.

$C_{18}H_{34}O_2$ $CH_3—(CH_2)_7—CH=CH—(CH_2)_7—COOH$ M.G. 282,47

Die reine Ölsäure ist bei Zimmertemp. eine farblose oder fast farblose, geruchlose Fl. d_{25}^{25} etwa 0,895. Sie erstarrt bei 4° zu einer kristallinen Masse. $Kp._{100}$ 286°. Bei 760 Torr zersetzt sie sich zwischen 80 und 100°. n_D^{20} 1,457 bis 1,460 (DAB 7 – DDR).

Jodzahl 85 bis 92; Säurezahl 195 bis 203 (DAB 7 – DDR). Unter Sauerstoffeinwirkung nimmt sie allmählich gelbbraune Farbe und ranzigen Geruch an, besonders rasch, wenn sie nicht rein ist. Unlösl. in W., lösl. in A., Bzl., Chlf., Ae., in Ölen und äth. Ölen.

Ölsäure liegt in der cis-Form (Elainsäure) vor

$CH_2—(CH_2)_7—CH$
$\parallel$
$HOOC—(CH_2)_7—CH$
Ölsäure
(cis-Form)

$CH_3—(CH_2)_7—CH$
$\parallel$
$HC—(CH_2)_7—COOH$
Elaidinsäure
(trans-Form)

und wird durch geringe Mengen salpetriger Säure in die erst bei 51,5° schmelzende trans-Form, die Elaidinsäure, umgelagert (Elaidinprobe zur Erk. des Olivenöles DAB 6).

Ölsäure kann beim Abkühlen in zwei Formen kristallin erhalten werden (Dimorphie), die bei 13,4 und 16,3° schmelzen.

Zur Gew. der reinen Ölsäure wird z.B. eine Lsg. von 225 g Olivenölfettsäuren in 3450 ml Aceton auf – 20° 12 Std. lang abgekühlt. Dann wird filtriert und das Filtrat in einer Trokkeneis-A.-Mischung auf – 60° gekühlt. Die sich ausscheidenden Kristalle werden abfiltriert und zur Entfernung der Linolsäure 3mal aus 200 ml Aceton bei – 60° umkristallisiert. Das erhaltene Produkt wird auf 1250 ml Aceton aufgefüllt und bis zum Auftreten der ersten Kristalle bis etwa – 35° abgekühlt. Die Kristalle bestehen im wesentlichen aus Ölsäure, die noch durch gesättigte Fettsäuren verunreinigt ist. Aus dem Filtrat ist eine Ölsäure von hoher Reinheit zu gewinnen (s. Ullmanns Enzyklopädie der technischen Chemie, München–Berlin: Urban & Schwarzenberg 1956).

Ölsäure des Handels oder der Pharmakopöen ist niemals rein, sondern ein Gemisch von Ölsäure mit anderen höheren Fettsäuren und kleinen Mengen von Glycerinestern.

Gewinnung. Bei der Gew. von Stearinsäure aus Fetten durch Spaltung mit überhitztem Wasserdampf erhält man ein Gemisch von Stearinsäure und Ölsäure, aus dem die letztere nach dem Abkühlen abgepreßt wird. Durch längeres Abkühlen werden die noch darin gelösten Fettsäuren weiter abgeschieden und dann abfiltriert. Durch Behandlung mit Tierkohle oder Bleicherde wird sie entfärbt. Sie kann auch durch Destillation unter vermindertem Druck oder mit überhitztem Wasserdampf gereinigt werden (Acidum oleinicum redestillatum).

Eigenschaften. Gelbliche, ölige, eigenartig riechende und schmeckende Fl., die sich an der Luft allmählich dunkel färbt und einen ranzigen Geruch annimmt. Ölsäure ist prakt. unlösl. in W.; mit A., Ae. oder Chlf. ist sie in jedem Verhältnis mischbar (ÖAB 9); die Lsg. in A. reagiert stark sauer (Helv.V). In Lsg. von Alkalihydroxiden und Alkalicarbonaten löst sie sich leicht unter Bildung einer schäumenden Fl. (ÖAB 9).

Bei starkem Erhitzen unter Luftzutritt zersetzt sie sich und bildet stechende Dämpfe (USP XVII).

d_4^{20} = 0,890 bis 0,910 (ÖAB 9); 0,895 (USP XVII);
d_4^{15} = 0,895 bis 0,900 (Helv. V);
d_4^{20} = 0,890 bis 0,900 (DAB 7 - DDR).

Erkennung. 1. 1 Tr. Substanz wird mit 10,0 ml A. und 1,0 ml Vanillin-Schwefelsäure versetzt. Die Lsg. zeigt eine kräftig violette Färbung (DAB 7 - DDR). - 2. 0,50 g Substanz werden mit 10,0 ml A. versetzt. Die Lsg. wird zum Sieden erhitzt und zu 25,0 ml sied. Blei(II)-acetat-Lsg. gegeben. Beim Erkalten entsteht ein weißer Nd., der auf einem Filter gesammelt wird. Die mit 5,0 ml A. gewaschenen Kristalle werden aus 5,0 ml Ae. umkristallisiert. Die über Silicagel 24 Std. getrockneten Kristalle schmelzen zwischen 79 und 81° (DAB 7 - DDR).

Prüfung. 1. Der Erstarrungspunkt darf nach USP XVII nicht über 10° liegen. - 2. BP 63 und ÖAB 9 verbinden die Best. des Erstarrungspunktes mit der Probe auf Stearinsäure (höhere Fettsäuren): Man trocknet etwa 10 ml durch Erhitzen auf 110° unter ständigem Rühren, überführt in ein 20 mm weites Rg.-Glas, kühlt ab und bringt das Rg.-Glas, wenn 15° erreicht sind, in ein Wasserbad, das eine weitere Abkühlung von 2° pro Min. gewährleistet. Sie darf bis 10° nicht trübe werden und muß bei etwa 4° zu einer weißen, festen oder halbfesten Masse erstarren (BP 63). - 3. Säurezahl: 190 bis 203, bestimmt mit 1,000 g Ölsäure. Die austitrierte Lsg. ist zur Prüf. auf Ester zu verwenden (ÖAB 9). 195 bis 204 (USP XVII); 195 bis 202 (BP 63); 195 bis 203 (DAB 7 - DDR). - 4. Jodzahl: 86 bis 92 (ÖAB 9); 85 bis 95 (USP XVI); 85 bis 92 (BP 63, DAB 7 - DDR). - 5. Fette, Paraffine: Erhitzt man 1,0 g Ölsäure mit 5 ml Natriumcarbonatlsg. und 25 ml W. in einem 250 ml fassenden Erlenmeyerkolben zum Sieden, bis eine homogene Lsg. entstanden ist, so darf diese in der Hitze nicht stärker trüb sein als eine mit 10 ml Chloridstandardlsg. vorschriftsmäßig bereitete Vergleichslsg. (s. Prüf. auf Chlorid, Bd. I, 256) (ÖAB 9). (USP XVII, DAB 7 - DDR, Helv. V und BP 63 prüfen prakt. gleich). - 6. Wasserlösl. Säuren, Seifen: Kocht man 1,0 g Ölsäure mit 10 ml W. auf und filtriert nach dem Erkalten durch ein mit W. befeuchtetes Filter, so müssen sich 5 ml des Filtrats auf Zusatz von 2 Tr. Bromthymolblaulsg. gelb und bei darauffolgendem Zusatz von 0,10 ml 0,1 n Natronlauge blau färben (ÖAB 9). - 7. Ester: Versetzt man nach der Best. der Säurezahl erhaltene austitrierte Lsg. mit 10,00 ml 0,1 n Natronlauge und erhitzt 15 Min. lang unter Rückflußkühlung zum Sieden, so müssen nach dem Abkühlen der Lsg. mindestens 9,00 ml 0,1 n Salzsäure zur Neutralisation erforderlich sein (ÖAB 9). - 8. Peroxidzahl: Höchstens 10 (ÖAB 9). - 9. Verbrennungsrückstand: Höchstens 0,1% (ÖAB 9).

Aufbewahrung. Vor Licht geschützt, in kleinen, dicht schließenden, möglichst vollständig gefüllten Gefäßen, an einem kühlen Ort.

Anwendung. Ölsäure wird technisch zur Herst. von Türkischrotöl, von Schmierseifen und anderen Oleaten verwendet; weiterhin in Polituren, Schmiermitteln u.a. - Pharmaz. dient sie zur Bereitung von Salben (fördert die Resorbierbarkeit durch die Haut), von Pflastern. - Die frühere med. Anwendung als Choleretikum und als Mittel zur Verhinderung der Gallensteinbildung [z.B. Eunatrol (Chininfabr. Zimmer u. Co., Frankfurt), Gemisch aus 70% Natriumoleat und 30% Ölsäure] ist von fraglichem Wert.

Acidum oleinicum venale. Rohe Ölsäure.

Sie besteht in der Hauptsache aus Ölsäure, die noch feste Fettsäuren und auch Ester gelöst enthält und wird in der Technik als Olein bezeichnet. Braune, ölige Fl. von ranzigem Geruch.

Anwendung. Als Putzmittel für Metalle, zur Herst. von Putzpomade.

Aethylium oleinicum. Äthyloleat. Ölsäureäthylester. Ethyl Oleate BP 63. Ethylis oleas Pl.Ed. II.

$C_{20}H_{38}O_2$ $\qquad$ $CH_3-(CH_2)_7-CH=CH-(CH_2)_7-COOC_2H_5$ $\qquad$ M.G. 310,50

Gehalt. 98,0 bis 103,0% (w/w) $C_{20}H_{38}O_2$ (Pl.Ed. II).

Herstellung. Durch Veresterung von Ölsäure mit Äthanol. BP 63 erlaubt den Zusatz von Antioxydantien.

Eigenschaften. Blaßgelbes Öl von schwachem, unangenehmem, aber nicht ranzigem Geruch und Geschmack.
Unlösl. in W., mischbar mit A., Ae. und fetten Ölen. Gewicht pro ml bei 20° 0,869 bis 0,874 (BP 63).

Prüfung. Säurezahl nicht größer als 0,5 (BP 63).
Jodzahl 75 bis 84 (Jodmonochloridmethode) (BP 63).
Peroxide (BP 63): Nach der Methode zur Best. der Peroxide (Bd. I, 393) dürfen für 1 ml Substanz nicht mehr als 0,5 ml 0,01 n Natriumthiosulfatlsg. verbraucht werden.

Gehaltsbestimmung. Es ist die Esterspaltung nach Vorschrift der BP 63 (Bd. I, 382) durchzuführen; 1 ml 0,5 n alkoholische Kalilauge entspricht 0,1533 g $C_{20}H_{38}O_2$.

Anwendung. Es besitzt ähnliche Eigenschaften wie Mandel- und Erdnußöl, ist aber weniger viskos und wird schneller resorbiert. Als Menstruum für ölige Injektionen und Linimente.

Oleylium oleinicum. Ölsäureoleylester DAB 7 – BRD.

$$CH_3(CH_2)_7CH=CH(CH_2)_7COOCH_2(CH_2)_7CH=CH(CH_2)_7CH_3$$

Herstellung. Ölsäureoleylester wird durch Veresterung von Ölsäure mit dem aus Naturprodukten durch Spaltung oder Reduktion gewonnenen Gemisch natürlicher, ungesättigter Fettalkohole – vorwiegend Oleylalkohol – hergestellt. Zusatz von geeigneten Stabilisatoren ist gestattet.

Eigenschaften. Schwach gelbliches, klares Öl von charakteristischem Geruch und Geschmack. Es trübt sich beim Abkühlen unterhalb 10° und erstarrt unterhalb 5° zu einer salbenartigen Masse. Sehr leicht lösl. in Ae., PAe., fetten Ölen und flüssigem Paraffin, sehr schwer lösl. in A. und prakt. unlösl. in W. $d_4^{20} = 0,860$ bis $0,880$, $n_D^{20} = 1,464$ bis $1,466$, Viskosität = 25 bis 30 cP.

Prüfung. JZ beträgt 75 bis 90, SZ höchstens 2, VZ 100 bis 115 und Hydroxylzahl höchstens 15 (DAB 7 – BRD).

Aufbewahrung. Gut verschlossen und vor Licht geschützt.

Handelsformen: U.a. Cetiol (Deutsche Hydrierwerke, Düsseldorf). – Loxiol K (Oskar Neynaber u. Co., Loxstedt).

Anwendung. Anstelle von flüssigem Paraffin zum Geschmeidigmachen von Salben und Cremes in Kosmetik und Dermatologie. Besitzt gutes Eindringungsvermögen und ist trotz des ungesättigten Charakters der beiden Komponenten auf Grund der beigegebenen Stabilisatoren verhältnismäßig stabil. Bei paraffinempfindlichen Patienten von großer Bedeutung.

Literatur: KERN, W., O. SALZMANN, G. LIETZ u. F. NEUWALD: Pharm. Ztg (Frankfurt) 1955ff. – KERN, W.: Unveröffentlichte Arbeiten. – SCHMIDT-LA-BAUME-LIETZ: Die Emulsionen in der Hauttherapie, Stuttgart: S. Hirzel 1951.

Decylium oleinicum. Cetiol V.

Cetiol V ist der dem Cetiol entsprechende Ester aus Ölsäure mit flüssigen Fettalkoholen, vorwiegend Decylalkohol. Cetiol V findet eine dem Cetiol weitgehende entsprechende Anwendung, es unterscheidet sich von diesem durch seine niedrige Viskosität und seinen schwächer entwickelten Fettcharakter.

Eigenschaften. d^{20} 0,835 bis 0,870. VZ. 130 bis 140; SZ. < 1; JZ. 55 bis 65; OHZ. < 2. η^{20} 15 bis 20 cP.

Anwendung wie Oleyloleat.

Handelsform: Cetiol V (Deutsche Hydrierwerke, Düsseldorf).

Acidum oxalicum

Acidum oxalicum. Oxalsäure. Kleesäure. Oxalic Acid. Acide oxalique. Aethandisäure.

$C_2H_2O_4 \cdot 2H_2O$ HOOC—COOH M.G. 126,07
M.G. wasserfrei 90,04

Oxalsäure ist im Pflanzenreich weit verbreitet und kommt besonders als Calciumsalz und als saures Kaliumsalz vor. Letzteres findet sich v. a. in Rumex- und Oxalisarten (Name Kleesalz!).

Herstellung. 1. Die wichtigste Methode der Herstellung von Oxalsäure ist heute die thermische Dehydrierung von Natriumformiat zu Natriumoxalat:

$$NaOH + CO \xrightarrow{Druck} HCOONa$$

$$2\,HCOONa \xrightarrow{380°} (COONa)_2 + H_2.$$

Dabei ist Natriumformiat rasch auf 380° zu erhitzen, um die bei tieferen Temperaturen ablaufende Bildung von Natriumcarbonat zu vermeiden. Aus dem erhaltenen Natriumoxalat wird das schwer lösl. Calciumoxalat mit Kalkmilch hergestellt und dieses in mit Blei ausgekleideten Gefäßen unter Erhitzen mit Schwefelsäure umgesetzt. Aus den vom Calciumsulfat abfiltrierten Lsg. erhält man nach Einengen die Oxalsäure als Dihydrat.

2. Das älteste Verfahren (SCHEELE 1776) ist die Salpetersäureoxydation von Kohlenhydraten. Ausgangsmaterial sind Zucker, Stärke, Glucose, Cellulose, Holzabfälle u. a. Die Oxydation von Glucose verläuft nach der Gleichung:

$$C_6H_{12}O_6 + 6\,HNO_3 \rightarrow 3\,(COOH)_2 + 6\,NO + 6\,H_2O.$$

Die nitrosen Gase werden in Absorbern als Salpetersäure zurückgewonnen.
(Vgl. Ullmanns Enzyklopädie der technischen Chemie, Bd. 13, München—Berlin: Urban & Schwarzenberg 1962).

Eigenschaften. Farblose, prismatische Kristalle, luftbeständig, von stark saurem Geschmack. Lösl. in 10 T. W., in 3 T. sied. W., in 2,5 T.A., in 60 T. Ae. (dagegen löst sich wasserfreie Oxalsäure in 5 T. Ae.). Über konz. Schwefelsäure oder beim Erhitzen verliert sie Kristallwasser, bei 70° wird sie wasserfrei, bei 100° beginnt wasserfreie Oxalsäure zu sublimieren. Die Dämpfe reizen heftig zum Husten. Beim raschen Erhitzen auf mehr als 160° zerfällt Oxalsäure in Kohlenmonoxid, Kohlendioxid und Wasser. Desgleichen beim Erhitzen mit konz. Schwefelsäure.

Oxalsäure ist eine sehr starke Säure: $K_1 = 6{,}5 \cdot 10^{-2}$, $K_2 = 6 \cdot 10^{-5}$. Sie besitzt reduzierende Eigenschaften und wird bei 60° in schwefelsaurer Lsg. von Permanganat quantitativ zu CO_2 und H_2O oxydiert.

Erkennung. 1. Beim Erhitzen ist Oxalsäure ohne Verkohlung und ohne Rückstand flüchtig. — 2. Die wss. Lsg. (1 + 19) gibt nach dem Übersättigen mit Ammoniaklsg. mit Calciumchlorid-Lsg. einen weißen, in Essigsäure unlösl., in Salzsäure lösl. Nd. von Calciumoxalat. — 3. Die schwefelsaure Lsg. entfärbt beim Erhitzen Kaliumpermanganat-Lsg. rasch.

Prüfung. Die wss. Lsg. (1 + 19) darf nicht verändert werden: 1. durch Schwefelwasserstoffwasser (Schwermetalle). — 2. nach Zusatz von Salzsäure durch Bariumchlorid-Lsg. (Schwefelsäure, Sulfate). — 3. nach Zusatz von Salpetersäure durch Silbernitrat-Lsg. (Salzsäure, Chloride). — 4. Glührückstand: Höchstens 0,1%.

Gehaltsbestimmung. 1. Freie Säure: alkalimetrisch, 1 ml 0,1 n Kalilauge entspr. 6,3 mg $C_2H_2O_4 \cdot 2\,H_2O$. — 2. Freie Säure und Salze: permanganometrisch. Die Lsg., die keine anderen reduzierenden Stoffe enthalten darf, wird mit verd. Schwefelsäure angesäuert, bis fast zum Sieden erhitzt und mit 0,1 n Kaliumpermanganat-Lsg. bis zur bleibenden Rosafärbung titriert.

1 ml 0,1 n Kaliumpermanganat-Lsg. entspr. 6,303 mg $C_2H_2O_4 \cdot 2\,H_2O$.

Toxizität. Verdünnte Lösungen von Oxalsäure und ihrer Salze wirken wegen ihrer Calciumionen bindenden Wirkung giftig. Oxalsäure selbst und ihre konz. Lsg. wirken auf Schleimhäute ätzend. Akute Vergiftungen durch Einnahme führen zu schmerzhaften Verätzungen des Mund- und Rachenraumes, der Speiseröhre und des Magens. Es treten Erbrechen, Muskeltremor, Convulsionen und Kollaps auf. Der Tod kann innerhalb weniger Minuten eintreten. Nach einer scheinbaren Erholung kann Nierenblock wegen des in den Tubuli ausgefallenen Calciumoxalats eintreten.

Als Gegenmittel sind sofort Calciumhydroxid-Lsg., Kreide oder Magnesiumoxid zu geben. Alkalicarbonate oder -bicarbonate sowie Ammoniak sind wegen der Löslichkeit ihrer Oxalate nicht zu gebrauchen. Magenspülungen mit Calciumhydroxid-Lsg.

Keine Brechmittel! Patienten warm halten, Milch oder Wasser nach Belieben geben!

Die akut letale Dosis liegt bei 3 bis 10 g (oral).

Anwendung. Technisch als Textilhilfsmittel in der Zeugdruckerei und Färberei, zum Bleichen von Stroh, Federn, Stearin, Celluloid, zum Entfernen von Rost- und Tintenflecken. Wasserfreie Oxalsäure dient als Dehydratisierungsmittel bei Kondensationen oder zur Überführung sekundärer Alkohole in Olefine. In der Analytik.

Medizinisch wird Oxalsäure kaum gebraucht, allenfalls in der Veterinärmedizin als Haemostaticum zusammen mit Malonsäure in Lösungen von je 0,33 bis 5,0%.

Acidum oxalicum DAB 7 – DDR. Oxalsäure. Aethandisäure.

$C_2H_2O_4 \cdot 2\,H_2O$ \hfill M.G. 126,07

Gehalt. 99,3 bis 101,0% Oxalsäure.

Eigenschaften. Farblose Kristalle oder weißes, kristallines Pulver ohne Geruch und von stark saurem Geschmack. Leicht lösl. in W., in A. Fp. 99 bis 104°. Die Substanz darf vor der Bestimmung nicht getrocknet werden.

Erkennung. 1. Wie 2. und 3. S. 989. – 2. 2,0 ml Prüflsg. werden mit 0,010 g Resorcin versetzt. Die Mischung wird mit 2,0 ml konz. Schwefelsäure unterschichtet. Beim Erhitzen entsteht ein blauer oder blaugrüner Ring.

Prüfung. Prüflösung. 1,500 g Substanz werden in W. zu 30,0 ml gelöst. – 1. Unlösl. Verunreinigungen, Farbe der Lösung. 7,00 g Substanz werden in 140 ml heißem W. gelöst. Die heiße Lsg. wird durch einen bis zur Gewichtskonstanz getrockneten Glasfiltertiegel G 4 filtriert. Der Rückstand wird dreimal mit je 20,0 ml heißem W. gewaschen und bei 105° bis zur Gewichtskonstanz getrocknet. Der Rückstand darf höchstens 0,015% betragen. 5,0 ml Prüflsg. müssen farblos sein. – 2. Schwermetall-Ionen. 2,500 g Substanz werden in einem Quarz- oder Platintiegel nach Zusatz von 0,020 g wasserfreiem Natriumcarbonat und 2 Tr. konz. Schwefelsäure vorsichtig erhitzt und dann 5 Min. geglüht. Der Rückstand wird nach dem Erkalten in 1,0 ml 6n Salzsäure gelöst. Nach Zusatz von 5,0 ml W. wird die Lsg. filtriert und das Filtrat unter Waschen des Filters mit W. zu 50,0 ml aufgefüllt. 10,0 ml dieser Lsg. dürfen bei der Prüf. auf Schwermetall-Ionen nach Methode II (Bd. I, 254) weder eine Trbg. noch eine stärkere Frbg. als die Vergleichsprobe zeigen (höchstens 0,002%, berechnet als Pb^{2+}). – 3. Chlorid. Höchstens 0,002% Cl^-. – 4. Sulfat. Höchstens 0,025% SO_4^{2-}. – 5. Sulfatasche. Höchstens 0,20%.

Gehaltsbestimmung. 0,1300 g Substanz werden in 175 ml W. gelöst. Die Lsg. wird mit 5,0 ml konz. Schwefelsäure versetzt, auf 70 bis 80° erhitzt und mit 0,1n Kaliumpermanganat-Lsg. bis zur Rosafärbung titriert.

1 ml 0,1n Kaliumpermanganatlsg. entspr. 6,303 mg Oxalsäure.

Ammonium oxalicum Erg. B. 6. Ammoniumoxalat. Oxalsaures Ammonium. Ammonium Oxalate. Oxalate d'ammonium.

$C_2H_8N_2O_4 \cdot H_2O$ \hfill $(COONH_4)_2 + H_2O$ \hfill M.G.142,12

Herstellung. Die Lsg. von 10 T. Oxalsäure in 70 bis 80 T. heißem W. wird mit 27 bis 28 T. Ammoniakflüssigkeit (10% NH_3) versetzt (bis zur alkalischen Reaktion), zum Sieden erhitzt, filtriert und erkalten gelassen. Die ausgeschiedenen Kristalle werden gesammelt und die Mutterlauge zur weiteren Kristallisation eingeengt.

Eigenschaften. Farblose, glänzende, nadelförmige Kristalle, die beim Erhitzen ihr Kristallwasser verlieren und sich dann unter vollständiger Zersetzung verflüchtigen. Lösl. in 24 T. W.

Erkennung. Die wäßrige Lösung gibt mit Calciumchloridlösung einen weißen, kristallinen, in Salzsäure und Salpetersäure lösl., in Essigsäure und Ammoniakflüssigkeit unlösl. Nd. von Calciumoxalat. Beim Erwärmen mit Natronlauge entwickelt es Ammoniak.

Prüfung. Je 10 ml der wss. Lsg. (1 + 49) dürfen 1. durch 3 Tr. verd. Essigsäure, 3 Tr. Natriumsulfidlsg. nicht verändert werden (Schwermetalle). – 2. und 3. nach dem Ansäuern mit Salpetersäure weder durch Bariumnitratlösung (Sulfate), noch durch Silbernitratlösung (Chloride) getrübt werden. – 4. Beim Erhitzen darf es höchstens 0,1% Rückstand hinterlassen.

Anwendung. Als Reagens. Die hierfür nötige Lösung (1 + 24) kann auch durch Auflösen von 2,5 g kristallisierter Oxalsäure in einer Mischung aus 6,8 g Ammoniakflüssigkeit und 70 g W. hergestellt werden.

Kalium bioxalicum. Kaliumbioxalat. Kaliumhydrogenoxalat. Saures Kaliumoxalat. Potassium Binoxalate. Bioxalate de potassium.

$C_2HKO_4 + H_2O$ $\qquad$ M.G. 146,14

Eigenschaften und Erkennung. Farblose Kristalle, luftbeständig, lösl. in 38 T. W. Die Lsg. rötet Lackmuspapier stark. Sie gibt mit Weinsäure einen weißen, kristallinen Nd. von Kaliumbitartrat, mit Calciumchloridlösung einen weißen, in Salzsäure lösl., in Essigsäure unlösl. Nd. von Calciumoxalat.

Kalium oxalicum (neutrale). Kalium oxalicum Erg. B. 6 Kaliumoxalat (neutrales). Potassium Oxalate. Oxalate de potassium.

$C_2K_2O_4 \cdot H_2O$ $\qquad$ $(COOK)_2 + H_2O$ $\qquad$ M.G. 184,23

Eigenschaften. Weiße, rhombische Kristalle, lösl. in 3 T. W.

Erkennung. Die wäßrige Lsg. (1 + 9) scheidet nach Zusatz von Weinsäurelsg. allmählich einen weißen, kristallinen Nd. ab; auf Zusatz von Calciumchloridlsg. entsteht ein weißer, in Salzsäure lösl., in Essigsäure unlösl. Nd.

Prüfung. 1. Die Lösung von 10 g Kaliumoxalat in 100 ml W. darf durch Phenolphthaleinlösung nicht verändert werden (Kaliumcarbonat), nach Zusatz von 0,1 ml 0,1 n Kalilauge muß Rotfärbung eintreten (saures Kaliumoxalat). – Die wäßrige Lsg. (1 + 19) darf nach Ansäuern mit Salpetersäure: – 2. durch Bariumnitratlösung (Schwefelsäure) und – 3. durch Silbernitratlösung (Salzsäure) nicht mehr als opalisierend getrübt werden. – 4. Die wäßrige Lösung (1 + 24) darf durch 3 Tr. Natriumsulfidlösung nicht verändert werden und auf Zusatz von Ammoniakflüssigkeit und einigen Tr. Schwefelammoniumlsg. weder eine Färbung, noch einen Nd. zeigen (Schwermetalle).

Anwendung. Selten medizinisch; es ist weniger giftig als saures Kaliumoxalat. In der Photographie zur Herstellung des Eisenoxalatentwicklers.

Kalium tetraoxalicum. Kaliumtetraoxalat. Übersaures Kaliumoxalat.

$C_2HKO_4 + (COOH)_2 + 2H_2O$ $\qquad$ M.G. 254,14

Eigenschaften. Farblose Kristalle, lösl. in 50 T. W., die Lsg. reagiert stark sauer.

Erkennung und Prüfung. Wie bei Kalium bioxalicum.

Oxalium. Kleesalz. Sauerkleesalz. Sal Acetosellae.

Das Kleesalz des Handels, das vielfach auch als Kalium bioxalicum bezeichnet wird, besteht nicht aus reinem Kaliumbioxalat, sondern aus Gemischen von Kaliumbioxalat und Kaliumtetraoxalat in wechselnden Mengen oder auch fast ganz aus Kaliumtetraoxalat.

Anwendung. Zur Entfernung von Rost- und Tintenflecken.

Acidum phosphoricum

Acidum phosphoricum. Phosphorsäure. Orthophosphorsäure. Phosphoric Acid. Acide phosphorique.

H_3PO_4 $\qquad$ $\begin{bmatrix} O & O \\ & P & \\ O & O \end{bmatrix} H_3$ $\qquad$ M.G. 98,04

Die allgemein nur als Phosphorsäure bezeichnete Orthophosphorsäure, H_3PO_4, wird in Form ihrer wässerigen Lösungen von verschiedenem Gehalt angewandt. Ihre Salze, die Phosphate, sind als Mineralien weit verbreitet und sind normaler Bestandteil des pflanzlichen und tierischen Organismus. Als Baustein mehr oder weniger komplizierter Naturstoffe, spielt die Phosphorsäure im biologischen Geschehen eine bedeutende Rolle.

Herstellung. Phosphorsäure kann technisch entweder durch Verbrennen von Phosphor oder auf nassem Wege durch Aufschluß von Rohphosphaten erhalten werden.

Bei der thermischen Herst. wird zunächst Rohphosphat mit Koks und Kieselsäure im elektrischen Ofen zu elementarem Phosphor reduziert und dieser dann entweder sofort oder nach Isolierung bei Gegenwart von Wasser zu Phosphorsäure verbrannt.

$$2\,Ca_3(PO_4)_2 + 6\,SiO_2 + 10\,C \rightarrow P_4 + 6\,CaSiO_3 + 10\,CO$$

$$P_4 + 5\,O_2 + 6\,H_2O \rightarrow 4\,H_3PO_4.$$

Auf nassem Wege werden die Rohphosphate vorwiegend mit Schwefelsäure aufgeschlossen.

$$Ca_3(PO_4)_2 + 3\,H_2SO_4 + 6\,H_2O \rightarrow 2\,H_3PO_4 + 3\,(CaSO_4 \cdot 2\,H_2O).$$

Eigenschaften. In wasserfreiem Zustand kristallisiert die Phosphorsäure in farblosen, monoklinen Kristallen; Fp. 42,4°. Sie ist in jedem Verhältnis mit W. mischbar.

Die wässerigen Lsg. stellen farblose, geruchlose, rein sauer schmeckende Fl. dar, die je nach der Konzentration von wässeriger bis sirupöser Beschaffenheit sind. Durch Eindampfen der konz. wss. Lsg. erhält man wasserfreie Orthophosphorsäure (konz. Phosphorsäure greift Porzellan an!); erhitzt man weiter über 213° hinaus, so erhält man Diphosphorsäure, $H_4P_2O_7$, (Pyrophosphorsäure), und über 300° polymere Metaphosphorsäure, $(HPO_3)_n$ (s. S. 994).

Dichteverhältnis d_{20}^{20} und Gehalt an Orthophosphorsäure in wässerigen Lösungen

(PERELMAN, W. I.: Taschenbuch der Chemie, Berlin: VEB Deutscher Verlag d. Wissenschaften 1959)

d_{20}^{20}	Gehalt an H_3PO_4 in g		Gew.-% P_2O_5	d_{20}^{20}	Gehalt an H_3PO_4 in g		Gew.-% P_2O_5
	in 100 g	in 1 l			in 100 g	in 1 l	
1,004	1	10,04	0,72	1,254	40	501,6	29,0
1,009	2	20,18	1,4	1,293	45	581,9	32,6
1,020	4	40,80	2,9	1,335	50	667,5	36,2
1,031	6	61,85	4,3	1,379	55	758,5	39,8
1,042	8	83,36	5,8	1,426	60	855,6	43,5
1,053	10	105,3	7,2	1,475	65	958,8	47,1
1,065	12	127,8	8,7	1,526	70	1068	50,7
1,076	14	150,7	10,1	1,579	75	1184	54,3
1,089	16	174,1	11,6	1,633	80	1306	58,0
1,101	18	198,1	13,0	1,689	85	1436	61,6
1,113	20	222,7	14,5	1,746	90	1571	65,2
1,126	22	247,8	15,9	1,770	92	1628	66,6
1,140	24	273,5	17,4	1,794	94	1686	68,1
1,153	26	299,8	18,8	1,819	96	1746	69,5
1,167	28	326,6	20,3	1,844	98	1807	71,0
1,181	30	354,2	21,7	1,870	100	1870	72,4
1,216	35	425,6	25,4				

Erkennung. 1. Eine Lsg. von Orthophosphorsäure gibt nach dem Neutralisieren mit Natriumcarbonatlsg. oder Natronlauge mit Silbernitratlsg. gelbes Silberphosphat, Ag_3PO_4, lösl. in Salpetersäure und in Ammoniakfl. Die gleichen Rk. geben lösliche sekundäre und tertiäre Alkaliphosphate, saure Alkaliphosphate nach dem Neutralisieren mit Natronlauge. – 2. Wird eine Lsg. von Phosphorsäure oder die mit Salpetersäure angesäuerte Lsg. eines Phosphates mit einer Lsg. von Ammoniummolybdat in Salpetersäure im Überschuß versetzt und auf etwa 60° erwärmt, so fällt gelbes kristallines Ammoniummolybdophosphat, $(NH_4)_3[P(Mo_3O_{10})_4] \cdot 6\,H_2O$ aus, das in Ammoniakfl. lösl. ist. – 3. Die mit Ammoniak übersättigte Lsg. von Phosphorsäure oder eines Phosphates gibt mit Magnesiamischung (Magnesiumchloridlsg. + Ammoniumchlorid + Ammoniakfl.) einen weißen Nd. von Ammoniummagnesiumphosphat, $MgNH_4PO_4 \cdot 6\,H_2O$, unlösl. in Ammoniakfl., lösl. in Mineralsäuren. – 4. Uranylacetat erzeugt in neutralen oder essigsauren Lsg. von Phosphaten einen apfelgrünen Nd. von Uranylphosphat, $(UO_2)PO_4 \cdot 3\,H_2O$.

Pyrophosphorsäure und Metaphosphorsäure verhalten sich analytisch ähnlich wie Orthophosphorsäure. Sie gehen durch Kochen der wss. Lsg., namentlich bei Gegenwart von Salpetersäure, allmählich in Orthophosphorsäure über. Am sichersten gelingt die Überführung in Orthophosphorsäure durch Schmelzen dieser Säuren oder ihrer Salze mit einem Überschuß von Natriumcarbonat oder Natriumhydroxid und Ansäuern der Lsg. der Schmelze mit Salpetersäure. Qualitativ unterscheiden sich beide Säuren von der Orthophosphorsäure durch folgende Rk.: Pyrophosphorsäure, $H_4P_2O_7$. Die neutralisierte Lsg.

gibt mit Silbernitrat einen weißen Nd. von $Ag_4P_2O_7$. Die freie Säure fällt Eiweiß nicht. – Metaphosphorsäure, HPO_3. Die neutralisierte Säure gibt mit Silbernitrat einen weißen Nd. von $AgPO_3$. Die freie Säure fällt Eiweiß.

Bestimmung. Gewichtsanalytisch 1. als Magnesiumpyrophosphat. Diese Best. ist anwendbar, wenn freie Phosphorsäure oder eine phosphorsäurehaltige Substanz vorliegt, die durch Ammoniak nicht gefällt wird. Man wägt so viel Substanz ab, als etwa 0,1 bis 0,2 g P_2O_5 entspricht, löst in etwa 100 ml Wasser, übersättigt schwach mit Ammoniakfl. und läßt tropfenweise unter beständigem Umrühren (aber ohne daß man mit dem Glasstabe die Gefäßwandung berührt!) Magnesiamischung in einigem Überschuß zufließen, etwa 25 ml. Der entstehende Nd. wird um so besser kristallin, je stärker man rührt. Nach beendigter Fällung fügt man 1/3 Vol. der vorhandenen Fl. an 10%ig. Ammoniakfl. hinzu und läßt 12 Std. absetzen. Dann filtriert man ab, wäscht den Nd. mit 2,5%ig. Ammoniakfl. (6- bis 8mal) bis zur Chloridfreiheit aus, trocknet und führt ihn durch Glühen – zum Schluß vor dem Gebläse – in Magnesiumpyrophosphat über. Um die letzten Reste von Filterkohle zu verbrennen, befeuchtet man den erkalteten Tiegelinhalt mit einigen Tr. Salpetersäure und erhitzt von neuem bis zum Glühen. $Mg_2P_2O_7 \times 0,6377 = P_2O_5$; $Mg_2P_2O_7 \times 0,8805 = H_3PO_4$. Magnesiamischung: 55,0 g krist. Magnesiumchlorid und 70,0 g Ammoniumchlorid werden in 600 ml W. gelöst, die Lsg. mit 250 ml Ammoniakfl. (10%) versetzt, mit W. auf 1 Liter aufgefüllt und nach einigen Tagen filtriert.

2. Molybdän-Verfahren. Läßt sich das vorstehende Verfahren nicht anwenden, weil entweder die Substanz in W. unlösl. ist oder weil durch Zusatz von Ammoniak allein schon ein Nd., gebildet wird so stellt man durch Anwendung von Salpetersäure eine Lsg. (entsprechend 0,1 bis 0,2 g P_2O_5) her, versetzt diese mit einem großen Überschuß Molybdän-Salpetersäurelsg. (100 ml), erwärmt etwa 1 Std. auf dem Wasserbad auf 50 bis 60° und läßt 12 Std. an einem warmen Ort stehen. Sollte jedoch die ursprüngliche Lsg. Chloride enthalten, so ist die Lsg. zur Entfernung derselben mehrmals mit Salpetersäure zur Trockne zu verdampfen und der Rückstand alsdann in Salpetersäure zu lösen. Zur Beschleunigung der Fällung wird zweckmäßig 1/4 des Vol. der Mischung an Ammonnitratlsg. (7,5 : 100) zugesetzt. Der Nd. wird durch Dekantieren im Becherglas mit einer Fl., die aus 100 T. der Molybdänlsg., 20 T. Salpetersäure, d 1,2, und 80 T. W. besteht, ausgewaschen. Das Auswaschen kann auch mit 5%ig. Ammoniumnitratlsg., die mit Salpetersäure angesäuert ist, erfolgen. Die Waschwässer werden, um mitgerissenen Nd. zu sammeln, durch ein kleines Filter filtriert. Nach dem Auswaschen wird der Trichter über das Becherglas gestellt und der Inhalt des Filters in möglichst wenig Ammoniakfl. (2,5%ig) gelöst und mehrmals mit heißem W. nachgewaschen. Sollte die Ammoniakmenge auch zur Lsg. des in dem Becherglas befindlichen gelben Nd. nicht gereicht haben, so wird noch wenig Ammoniak bis zur Auflösung zugesetzt. Die Lsg. muß völlig klar sein. Diese ammoniakalische Lsg. versetzt man tropfenweise mit soviel Salzsäure, daß eben eine Trübung eintritt. Diese beseitigt man durch Zugabe von soviel Ammoniakfl., daß die Lsg. schwach alkalisch ist. Alsdann fällt man, wie bei 1. angegeben, mit Magnesiamischung, fügt 1/3 Vol. Ammoniakfl. (10%ig) zu und führt das ausgeschiedene Ammoniummagnesiumphosphat durch Glühen in Magnesiumpyrophosphat über.

Molybdän-Lösung: Eine Lsg. von 150 g chemisch reinem molybdänsauren Ammonium in 1000 ml W. wird in 1000 ml Salpetersäure, d 1,2, gegossen; die Lsg. bleibt 24 Std. bei 35° stehen und wird, wenn nötig, filtriert.

Anwendung. Während die auf nassem Wege hergestellte Phosphorsäure vor allem zur Erzeugung von Phosphatdüngemitteln verwendet wird, dient die sog. thermische Phosphorsäure zur Herstellung von Phosphaten und Polyphosphaten für die Lebensmittel- und Waschmittelindustrie. Phosphorsäure dient weiterhin zur Bearbeitung von Metalloberflächen, als Katalysator in der Erdölraffination, als Stabilisator für Peroxide. Chemisch reine Säure wird in der Getränkeindustrie gebraucht.

Handelsform: Phosphorsäure ist in Konzentrationen von 75, 80 oder 85% H_3PO_4 im Handel.

Acidum phosphoricum. Phosphorsäure.

H_3PO_4 M.G. 98,00

Eigenschaften. Konzentrierte Phosphorsäure ist eine klare farblose Fl. von sirupartiger Konsistenz. In der Kälte aufbewahrt kann Erstarrung zu einer farblosen Kristallmasse eintreten. Die Kristalle schmelzen erst wieder über 28°. Sie ist in jedem Verhältnis mit W. und A. (90%ig) mischbar.

Erkennung. Prüflsg. (DAB 7 – BRD): 10,0 g Substanz werden zu 100 ml aufgefüllt; DAB 7 – DDR: 10,00 ml Substanz werden mit W. zu 50,0 ml aufgefüllt. – 1. Phosphorsäure reagiert selbst in großer Verdünnung stark sauer (BP 63); die Mischung von 1 Tr. konz. Phosphorsäure in 1 ml W. färbt sich auf Zusatz von Thymolblaulsg. rot (ÖAB 9). –

Pharmakopöe	Bezeichnung	Gehalt an H_3PO_4 %	Dichte
DAB 6	Acidum phosphoricum	24,8–25,2	1,150–1,153
DAB 7 – DDR	Acidum phosphoricum concentratum	85,0–88,2	1,689–1,725
DAB 7 – BRD	Konzentrierte Phosphorsäure	85,0–90,0	1,689–1,760
Helv. V	Acidum phosphoricum dilutum	9,9–10,1	1,0561–1,0573
ÖAB 9	Acidum phosphoricum concentratum	84,8–88,2	1,687–1,725
	Acidum phosphoricum dilutum	9,10–9,54[1]	1,048–1,051
BP 63	Phosphoric Acid	88,0–90,0	~1,74
	Dilute Phosphoric Acid	9,5–10,5	1,051–1,057
Ned. 6	Acidum phosphoricum	25,0	1,153
CF 65	Acide phosphorique officinal	49,7–50	1,342[2]
NF XII	Phosphoric Acid	85–88	~1,71
Jap. 61	Acidum phosphoricum	85,0–90,0	~1,71

[1] etwa 1 m Phosphorsäure.
[2] bei 17,5°.

2. Die neutralisierte Säure gibt die Rk. auf Phosphate (Bd. I, 219) (BP 63). – 3. In einer Mischung von 1,0 ml Prüflsg., 2,0 ml W., 2,0 ml konz. Salpetersäure (65%) entsteht auf Zusatz von 5,0 ml Ammoniummolybdatlsg. ein gelber, kristalliner Nd. (DAB 7 – BRD). – 4. Eine Verdünnung von 1,0 ml Prüflsg. mit 5,0 ml W. und 0,50 ml 3 n Natronlauge gibt auf Zusatz von 1,0 ml Silbernitratlsg. einen gelben Nd. (DAB 7 – BRD). – 5. Eine Mischung von 1 Tr. konz. Phosphorsäure und 1 ml W. gibt auf Zusatz von 1 ml Ammoniak und 1 ml Magnesiamixtur einen weißen, krist. Nd. Wird dieser abfiltriert und gründlich gewaschen, so färbt er sich beim Auftropfen von Silbernitratlsg. gelb (ÖAB 9).

Prüfung. 1. 5,0 ml Prüflsg. (s. o.) müssen klar und farblos sein (DAB 7 – DDR). – 2. Arsen: Nicht mehr als 2 ppm (BP 63). – 3. Schwermetallionen: Nicht mehr als 10 ppm Blei (BP 63). – 4. Eisenionen: Höchstens 0,0003% Fe^{2+}/Fe^{3+} (DAB 7 – DDR); 5 ml der Mischung (1 + 15) dürfen durch 2 Tr. Kalium-Eisen(II)-cyanidlsg. nicht verändert werden (ÖAB 9). – 5. Aluminium und Calcium: 1 ml, mit 10 ml W. verdünnt, gibt durch Alkalisierung mit Ammoniak keinen Nd. (BP 63). – 6. Chloridionen: Höchstens 0,0003% Cl^- (DAB 7 – DDR). – 7. Sulfationen: 5,0 ml Prüflsg. werden nach Bd. I, 263 geprüft. Der Salzsäurezusatz entfällt (DAB 7– DDR). – 8. Nitrationen: Die Mischung von 2,0 ml Prüflsg. und 2,0 ml konz. Schwefelsäure darf nach dem Überschichten mit 2,0 ml Eisen(II)-sulfatlsg. (10%ig) innerhalb 15 Min. an der Berührungsfläche der beiden Schichten keine braune Verfärbung zeigen (DAB 7 – BRD). – 9. Oxydierbare Verunreinigungen (Phosphitionen): Die Mischung von 5,0 ml Prüflsg. 5,0 ml 3 n Schwefelsäure und 0,25 ml 0,1 n Kaliumpermanganatlsg. wird 5 Min. lang auf dem Wasserbad erhitzt. Die rote Färbung darf nicht völlig verschwinden (DAB 7 – BRD; prakt. ident. mit ÖAB 9).

Gehaltsbestimmung. 1,0 g Substanz, genau gewogen, wird mit 100 ml W. gemischt. In dieser Mischung werden 15,0 g Natriumchlorid aufgelöst; nach Zugabe von 1,0 ml Phenolphthaleinlsg. wird mit n Natronlauge titriert. 1 ml n Natronlauge entspricht 49,00 mg H_3PO_4 (DAB 7 – BRD); (prakt. ident. mit ÖAB 9, BP 63).

Aufbewahrung. Abgesondert, in dicht schließenden Gefäßen (ÖAB 9).

Acidum phosphoricum ex ossibus. Knochenphosphorsäure. Acidum ossium. Knochensäure.

Diese heute nicht mehr gebrauchte Form der Phosphorsäure wurde durch Einwirkung von Schwefelsäure auf Knochenasche (tert. Calciumphosphat) erhalten. Sie entsprach bis auf ihren wechselnden Gehalt an Calcium- und Magnesiumphosphat der reinen Phosphorsäure und wurde zur Darstellung phosphorsaurer Salze verwendet.

Acidum pyrophosphoricum. Pyrophosphorsäure. Diphosphorsäure. Pyrophosphoric Acid. Acide pyrophosphorique.

$H_4P_2O_7$
$$\begin{bmatrix} & O & & O & \\ O & P & O & P & O \\ & O & & O & \end{bmatrix} H_4$$
M.G. 177,99

Herstellung. Aus sirupöser Phosphorsäure und Phosphoroxychlorid:

$$5 H_3PO_4 + POCl_3 \rightarrow 3 H_4P_2O_7 + 3 HCl,$$

oder durch Erhitzen von Orthophosphorsäure auf 230 bis 250° in Platinschalen bis eine Probe in W. gelöst und mit Ammoniak neutralisiert mit Silbernitrat nicht mehr einen gelblichen, sondern rein weißen Nd. ergibt. Die geschmolzene Masse gießt man in einen kalten Porzellanmörser aus.

Eigenschaften. Weiche Glasmasse oder undeutliche Kristalle; sehr hygroskopisch. In wässeriger Lsg. geht sie bei Zimmertemperatur sehr langsam, in der Hitze rasch in Orthophosphorsäure über. — *Erkennung.* Die mit Natriumcarbonatlsg. oder Natronlauge neutralisierte wässerige Lsg. gibt mit Silbernitrat einen weißen Nd. von $Ag_4P_2O_7$. Eiweiß wird durch Pyrophosphorsäure nicht gefällt.

Acidum metaphosphoricum. Acidum phosphoricum glaciale. Metaphosphorsäure. Metaphosphoric Acid. Acide metaphosphorique. Eisphosphorsäure.

HPO_3 $\qquad \left[\begin{array}{c} O \\ O\ P \\ O \end{array} \right] H \qquad$ M.G. 79,98

Herstellung. Man erhitzt sirupöse Phosphorsäure in einer Platinschale so lange über 300° bis kein W. mehr entweicht (bis eine darübergehaltene Glasscheibe nicht mehr beschlägt). Dann gießt man die geschmolzene Säure in einen kalten Porzellanmörser oder in Stangenform aus.

Eigenschaften. Farblose, durchsichtige, glasartige Stücke oder Stangen, die an der Luft zerfließen, beim Erhitzen zu einer klaren, zähen Fl. schmelzen und in W. langsam, aber vollständig lösl. sind.

Erkennung. Die wss. Lsg. (0,5 in 10 ml) gibt nach Neutralisieren mit Ammoniaklsg. mit Silbernitratlsg. einen weißen Nd. von Silbermetaphosphat, $AgPO_3$, der in überschüssiger Ammoniakfl. und in Salpetersäure lösl. ist. Mit Eiweißlsg. gibt die wässerige Lsg. einen weißen gallertigen Nd.

Anwendung. Als Rg. auf Eiweiß.

Acidum phosphoricum anhydricum. Phosphorsäureanhydrid. Phosphorpentoxid. Phosphor(V)-oxid. Phosphoric Anhydride. Anhydride phosphorique.

P_2O_5 $\qquad$ M.G. 141,94

Es wird durch Verbrennen von Phosphor in einem trockenen Luftstrom erhalten und bildet amorphe, weiße Flocken, die nach dem Schmelzen zu einer glasigen Masse erstarren. Sehr hygroskopisch. Es löst sich in W. unter Zischen und Bildung von Phosphorsäure.

Anwendung. Als starkes Trockenmittel, zur Füllung von Exsikkatoren, Trockenpistolen und Gastrockentürmen. Als Kondensationsmittel in der organischen Synthese.

Polyphosphate.

Beim Erhitzen von primären Phosphaten, z.B. NaH_2PO_4, entstehen polymere Produkte, die „Polyphosphate" genannt werden. Je nach der Temperatur, nach der Dauer des Erhitzens und der Art der anschließenden Abkühlung kommt man zu Stoffen verschiedener Struktur und verschiedenen Polymerisationsgrades. Eine Reihe solcher Verbindungen ist bereits im vorigen Jahrhundert dargestellt worden; die Salze wurden dann meist nach ihren Entdeckern benannt: Grahamsches Salz (1834), Maddrellsches Salz (1847), Tammansches Salz (1890) u.a. Konstitutionsbeweise sind – auch nur für einen Teil dieser Stoffe – erst in den letzten Jahrzehnten erbracht worden. Danach bahnt sich eine vorläufige Ordnung an. E. THILO [Angew. Chem. 63, 508 (1951)] unterscheidet 4 Gruppen von kondensierten Phosphaten:

I. Metaphosphate der Zusammensetzung $(NaPO_3)_n$. Gut bekannt und scheinbar auch als einzige existenzfähig sind das trimere Trimetaphosphat ($Na_3[P_3O_9]$) und das tetramere Tetrametaphosphat ($Na_4[P_4O_{12}]$), denen folgende Ringkonstitutionen zugeschrieben werden:

II. Polyphosphate der Zusammensetzung $(NaPO_3)_x \cdot Na_2O$ bzw. $(NaPO_3)_x \cdot H_2O$. Das Monomere dieser Reihe ist das Orthophosphat, besser als Monophosphat zu bezeichnen; das Dimere ist das Pyrophosphat, besser als Diphosphat zu bezeichnen. Das erste „Poly"-phosphat dieser Reihe ist das Triphosphat: $Na_5[P_3O_{10}]$. Es entsteht durch Alkalieinwirkung aus Trimetaphosphat und hat folgende Konstitution:

$$\left[\begin{array}{ccccccc} & O & & O & & O & \\ & \parallel & & \parallel & & \parallel & \\ O\!\!-\!\!\!\!&P\!\!&\!\!-\!\!O\!\!-\!\!&P\!\!&\!\!-\!\!O\!\!-\!\!&P\!\!&\!\!-\!\!O \\ & | & & | & & | & \\ & O & & O & & O & \end{array} \right]^{5-} 5\,Na^+$$

Alkalitriphosphate sind leicht, die der anderen Kationen schwer in W. lösl. – Tetraphosphate ($Na_6[P_4O_{13}]$) sind nicht stabil und hydrolysieren in wss. Lsg. unter Bildung von zwei Molekeln Trinatrium-diphosphat: $Na_3[HP_2O_7]$. – Das Maddrellsche Salz ist ein „Poly"-phosphat mit etwa 36 bis 72 (PO_3)-Gliedern für die über 300° entstehende sog. „Hochtemperaturform" und mit etwa 16 bis 32 Gliedern für die bei 230 bis 300° entstehende „Tieftemperaturform".

III. Iso-Metaphosphate sind Kombinationsverbindungen aus Bausteinen der Gruppen I und II.

IV. Kompliziert gebaute kondensierte Phosphate mit unbekannter Konstitution. In diese Gruppe gehören:

Das Grahamsche Salz, das durch Abschrecken der aus primärem Natriumphosphat bei Temperaturen über 550° erhaltenen Schmelze gewonnen wird, bezeichnet man auch fälschlich als „Hexametaphosphat". Die Strukturaufklärung hat den Beweis der Kettenform erbracht.

Das Kurrolsche Salz entsteht aus dem Grahamschen Salz durch Erhitzen auf bestimmte Temperaturen und sieht asbestähnlich aus. [Zur Chemie der Polyphosphate vgl. auch B. GARRE u. H. HUBER: Seifen-Öle-Fette-Wachse 75, 543 (1949) und O. PFRENGLE: Fette-Seif.-Anstr. 58, 81 (1956)].

Sog. „entwässerte Phosphorsäure" ist auf 350° erhitzte Phosphorsäure und enthält linear kondensierte Phosphate, nicht cyclische [Helv. chim. Acta 38, 15 (1955)].

Polyphosphate haben große Bedeutung als Enthärter von W. erlangt und werden z.B. Waschmitteln zugesetzt. Während man universellen Abwasch-, Wasch- und Reinigungsmitteln („light duty detergents") etwa bis zu 10% Polyphosphate zusetzt, können Grobwaschmittel („heavy duty detergents") bis zu 40% Polyphosphate enthalten [Seifen-Öle-Fette-Wachse 77, 43 (1951)].

In der Technik finden Polyphosphate als Katalysatoren Verwendung. In der Lebensmittelindustrie haben Polyphosphate als konsistenzerhöhende Zusätze eine gewisse Bedeutung erlangt.

Über Physiologie und Toxilogie polymerer Phosphate berichten K. PFLEGER und M. FRIMMER [Arzneimittel-Forsch. 4, 646 (1954)]. Die verschiedenen Polyphosphate zeigen kein einheitliches Verhalten; für die physiologischen Wirkungen ist insbesondere das Komplexbildungsvermögen wichtig.

Über die Polyphosphate als Cyclisierungsmittel in der organischen Chemie berichtet F. UHLIG [Angew. Chem. 66, 435 (1954)].

Über die Verwendung in der Weinbehandlung s. E. PLYNAUD [Ref. in Z. Lebensmitt.-Untersuch. 99, 473 (1954)].

Analytik der Polyphosphate [Angew. Chem. 66, 717 (1954)]:

J. P. EBEL berichtet, daß mittels Papierchromatographie sich die niederen Poly- und Metaphosphate quantitativ trennen lassen. Als Lösungsmittel eignet sich eine Mischung von Isopropanol (oder Isobutanol), W., Trichloressigsäure und Ammoniak (vgl. Chem. Zbl. 1954, S. 4676). Nach J. PEDLEY CROWTHER (Chem. Zbl. 1954, S. 11012) sind Schleicher-Schüll, Pap. Nr. 589 und als Lösungsmittel tert. Butanol, W. und HCOOH-Gemische geeignet. J. FISCHER und G. KRAFT fanden, daß die Bariumsalze der Polyphosphate unterschiedliche Löslichkeiten haben; es läßt sich darauf eine Trennung aufbauen. Vgl. H. ROUX, E. THILO, H. GRUNZE und M. VISKONTINI [Helv. chim. Acta 38, 15 (1955)]. Für das Grahamsche Salz ist die Bildung gelber Emulsionen mit Triäthylendiamin-kobalt(III)-chlorid charakteristisch.

Eine Unterscheidung von Meta-, Ortho- und Pyrophosphat kann nach R. NEU mit langkettigen quartären Ammonium- und Phosphoniumverbindungen durchgeführt werden [Z. anal. Chem. 131, 102 (1950); ref. in Pharm. Zentralh. 90, 161 (1951)].

C. GRIEBEL [Z. Lebensmitt.Untersuch. 100, 3 (1955)] beschreibt das mikroskopische Aussehen und mikrochemische Verhalten der für lebensmittelchemische Zwecke gebräuchlichen Polyphosphate.

GILBY und HODGSON [ref. in Seifen-Öle-Fette-Wachse 77, 47 (1951)] geben Hinweise zur qualitativen Untersuchung von Reinigungsmitteln:

Bautypen der kondensierten Phosphate

Bezeichnung	Metaphosphate	Polyphosphate	Vernetzte Phosphate			
			iso-Polyphosphate	iso-Metaphosphate	Ultraphosphate	P(V)-oxid
Zusammensetzung u. Ladung der Anionen	$[PO_3]_n^{n-}$	$[P_nO_{3n+1}]^{(n+2)-}$	$[P_nO_{3n+1}]^{(n+2)-}$	$[P_nO_{3n}]^{n-}$	O : P zwischen 3 und 2,5 (Me + H) : P < 1	$(P_4O_{10})_n$
Kondensationsgrad n	n = 3 oder 4	n = 1 bis ~10	n ≧ 4	n ≧ 4	n ≧ 4	n = 1 bis ∞
(P–O)-Verknüpfung	Ringe	Ketten	verzweigte Ketten	ein Ring mit Seitenketten	Kombinationen von Ringen und Ketten	Tetraeder, Schichten, Raumnetze
Aufklärungsstand d. Strukt.	geklärt	geklärt	als definierte Verbindg. bisher nicht isoliert	nur in Form von Estern bekannt	als definierte Verbindg. bisher nicht isoliert	geklärt
Haupteigenschaft in neutraler wss. Lsg.	stabil	stabil	hydrolysiert zu Polyphosphaten	hydrolysiert zu H_3PO_4 und Estern der H_3PO_4	hydrolysiert	das P_4O_{10} hydrolisiert zu Tetrametaphosphat

0,1 g eines alkoholunlöslichen Rückstandes löst man in 10 ml W., fügt 2 ml konz. Salpetersäure hinzu, erwärmt auf 40° und versetzt mit 5 ml Ammoniummolybdatlsg. Ein gelber Nd. deutet auf Orthophosphate. – Tritt kein Nd. auf, so kocht man den Rückstand mit 5 ml W. und 5 ml Salpetersäure, kühlt auf 50° ab und gibt 5 ml Ammoniummolybdatlsg. hinzu. Bei Gegenwart von Metaphosphat entsteht ein Nd. – Zur Feststellung von „Hexametaphosphat" löst man den Rückstand in 5 ml W. und gibt tropfenweise eine Lsg. gleicher Teile 0,1 m Eisen(III)-chloridlsg. und 0,1 m Ammoniumrhodanidlsg. hinzu; verschwindet die rote Lsg., so kann Hexametaphosphat vorliegen (vgl. Chem. Zbl. *1954*, S. 3366).

Nach E. HEINERTH [Z. Lebensmitt.-Untersuch. **92**, 274 (1951)] fällt man Pyro- und „Polypyrophosphate" zweckmäßig in der mit Salpetersäure auf pH 3,8 bis 3,9 angesäuerten Lsg. mit Zinkacetat, es bildet sich sofort ein schleimiger, weißer Nd. (Tripolyphosphat bildet z. B. $Zn_2NaP_3O_{10} \cdot 9 H_2O$).

Eine Zusammenstellung von Nachweisreaktionen für Ortho-, Pyro-, Poly- und Metaphosphate findet sich im „Albert-Handbuch" (Chem. Werke Albert, Wiesbaden-Biebrich), Analyt. Abt. Nr. VIII, 1, Teil A.

Vgl. dazu Ullmanns Enzyklopädie der technischen Chemie, Bd. 13, München–Berlin: Urban & Schwarzenberg 1962, S. 545 ff.

Acidum glycerinophosphoricum. Glycerinphosphorsäure. Glycero phosphoric Acid BPC 63. Acide glycero phosphorique. Glycerylphosphoric Acid.

$C_3H_9O_6P$ HOCH$_2$—CH(OH)—CH$_2$—O—PO(OH)$_2$ M.G. 172,06

Glycerinphosphorsäure ist Bestandteil der Phospholipide und entsteht beispielsweise bei der Spaltung von Lecithin. Synthetisch wird sie als Gemisch der α- und β-Form durch Einwirkung von Phosphor(V)-oxid oder Metaphosphorsäure auf Glycerin erhalten.

Die Darstellung der wasserfreien Säure ist sehr schwierig, da sie sich beim Konzentrieren zersetzt.

In den Handel kommen Lsg. von 20, 25 und 50% Glycerinphosphorsäure. Gehalt nach BPC 63 20% w/w.

Herstellung. In 1 T. Glycerin ($d = 1,25$) wird unter Erwärmen nach und nach 1 T. Metaphosphorsäure eingetragen und die Lsg. im Paraffinbad einige Std. auf 100 bis 110° erhitzt. Die zähe Masse wird noch warm in W. gegossen und die Lsg. mit Bariumcarbonat erwärmt und filtriert. Nach Bestimmung des Bariumgehaltes einer Probe des Filtrats wird dieses mit der dem Bariumgehalt äquivalenten Menge verd. Schwefelsäure versetzt und die Lsg. nach Filtrieren unter vermindertem Druck eingedampft. – Zur Darstellung von Salzen wird die Bariumglycerinophosphatlsg. mit den entsprechenden Sulfaten versetzt.

Eigenschaften. Die Lsg. sind klare, farblose Fl., die sich bei längerer Aufbewahrung oder beim Erwärmen unter teilweiser Verseifung gelb färben.

Als zweibasige Säure bildet Glycerinphosphorsäure 2 Reihen von Salzen, die Glycerophosphate. – Reagentien auf Phosphorsäure, wie Magnesiamischung, Ammoniummolybdat, Uranylacetat geben mit Glycerinphosphaten in der Kälte keine Fllg. Dagegen entsteht durch Bleiacetat ein Nd. von Bleiglycerophosphat, der in Essigsäure schwer, in Salpetersäure leicht lösl. ist.

Erkennung. 1. Man verdampft 2 ml und erhitzt den Rückstand mit 0,1 g Kaliumhydrogensulfat; es entweicht Acrolein, das an seinem stechenden Geruch erkannt wird (BPC 63). – 2. Zu 2 ml fügt man 10 ml verd. Salpetersäure und 5 ml Ammoniummolybdatlsg. und kocht einige Min. Dabei entsteht ein gelber Nd. (BPC 63).

Prüfung nach BPC 63. 1. Arsen: Nicht mehr als 2 ppm. – 2. Barium: Man verdünnt 2 ml mit 50 ml W., gibt 5 ml verd. Schwefelsäure zu und läßt 30 Min. stehen; es darf keine Trübung entstehen. – 3. Blei: Nicht mehr als 10 ppm. – 4. Sulfat: 0,10 g muß dem Grenzwert für Sulfat entsprechen (Bd. I, 262). – 5. Alkaliionen: Nicht mehr als 0,4%, berechnet als Na_2O, und bestimmt wie bei Gehalt angegeben. – 6. Freies Glycerin oder andere alkohollösl. Verunreinigungen: Nicht mehr als 3,0%, bestimmt nach folgender Methode: Man neutralisiert etwa 5 g, genau gewogen, mit Natronlauge unter Verwendung von Phenolphthaleinlsg. als Indikator; dann mischt man sorgfältig mit 20 ml abs. A., gibt 5 g frisch geglühtes Calciumsulfat zu und schüttelt, bis die überstehende Fl. fast klar ist; man filtriert, wäscht den Rückstand mit 4 ml abs. A., verdampft die vereinigten Filtrate zur Trockne, läßt den Rückstand 1 Std. bei 70° stehen und wiegt nach dem Erkalten. – 7. Freies Phosphat. Nicht mehr als 0,5%, berechnet als P_2O_5 und bestimmt wie bei Gehalt angegeben.

Gehaltsbestimmung. Gehalt an $C_3H_9O_6P$ 19,0 bis 21,0% w/w, bestimmt nach folgender Methode: Etwa 5 g, genau gewogen, werden mit W. verdünnt und gegen Bromkresolgrün mit n Natronlauge auf pH 4,0 titriert. Man rechnet den Verbrauch an n Natronlauge für 1 g aus. Dann wiederholt man die Titration mit weiteren 5 g, genau gewogen, gegen Thymolblau als Indikator und errechnet wiederum den Verbrauch an n Natronlauge für 1 g Einwaage. Die Menge n Lauge, die bei der zweiten Titration das doppelte des Verbrauchs bei der ersten Titration – jeweils auf 1 g Einwaage berechnet – übersteigt, entspricht den Alkaliionen. 1 ml n Natronlauge entspricht 0,031 g Na_2O. Zu der gegen Thymolblau austitrierten Lsg. gibt man 40 ml einer 30%igen (w/v) Calciumchloridlsg., die vorher gegen Thymolblau neutralisiert worden war, kocht 5 Min., kühlt, titriert mit n Natronlauge und berechnet den Laugenverbrauch für 1 g Einwaage. Dies ergibt den Anteil freien Phosphates. 1 ml n Natronlauge entspricht 0,0710 g P_2O_5. Die Differenz zwischen der ersten und der zweiten Titration ergibt nach Abzug der für evtl. vorhandene freie Phosphorsäure verbrauchten Laugenmenge – alle Werte auf 1 g Einwaage berechnet – den Anteil an Glycerinphosphorsäure.

1 ml n Natronlauge entspricht 0,1721 g $C_3H_9O_6P$.

Anwendung. Glycerinphosphorsäure hat keine spezifische pharmakologische Wirkung. Ihre Calcium-, Magnesium- und Eisensalze sind leichter lösl. als die entsprechenden Eisensalze und werden deshalb häufig zu Tonica verwendet.

Kalium glycerinophosphoricum. Glycerinphosphorsaures Kalium. Kaliumglycerophosphat.

$C_3H_7K_2O_6P \cdot 3 H_2O$ M.G. 302,30

Farblose oder schwach gelb gefärbte, teigartige Masse, die in W. in jedem Verhältnis mit alkalischer Rk. lösl. ist. Kommt meist als 50- und 75%ige Lsg. in den Handel.

Natrium glycerinophosphoricum. Glycerinphosphorsaures Natrium. Natriumglycerophosphat. Sodium Glycerophosphate BPC 49(!).

$C_3H_7Na_2O_6P \cdot 5,5 H_2O$ M.G. 315,15

Gewöhnlich wird die sog. β-Form medizinisch angewandt und in fester Form erhalten, während die α-Form nur schwer kristallin zu erhalten ist. Sie ist sirupös.

Eigenschaften. Weiße Kristalle, Stücke oder Pulver, zerfließlich, sehr leicht lösl. in W. Die wässerige Lsg. bläut Lackmuspapier (pH $\sim$ 9,5). Unlösl. in A.

Anwendung. Wurde früher als Tonicum gebraucht.

Calcium glycerolum phosphoricum DAB 7 – DDR. Calcium glycerinophosphoricum Helv. V. Calciumglycerolphosphat. Glycerinphosphorsaures Calcium. Calciumglycerophosphat. Calcium Glycerophosphat BPC 63.

$C_3H_7CaO_6P \cdot 2 H_2O$ M.G. 246,17

Calciumglycerophosphat ist eine Mischung der verschiedenen Calciumsalze des Propantriol-(1,2,3)-1-monophosphats und des Propantriol-(1,2,3)-2-monophosphats.

Gehalt mindestens 84,0% Calciumglycerophosphat ($C_3H_7CaO_6P$, M.G. 210,1) (DAB 7 – DDR).

Eigenschaften. Weißes, geruchloses Pulver von schwach bitterem Geschmack. Lösl. in 40 T. W. (stark abhängig vom Mischungsverhältnis der α- und β-Form), weniger lösl. in heißem W., unlösl. in A. – Unverträglich mit Mineralsäuren, mit lösl. Carbonaten, Phosphaten und Sulfaten. Lösungen zersetzen sich in der Hitze.

Erkennung. 1. 1,0 ml Prüflsg. gibt nach Zusatz von 4,0 ml W. und 10 Tr. Ammoniumoxalat-Lsg. (4,00 g/100,0 ml) einen weißen Nd., der sich nach Zusatz von 2,0 ml 6 n Salzsäure löst (DAB 7 – DDR). – 2. 1,00 g Substanz und 1,0 g Kaliumhydrogensulfat werden gemischt. Die Mischung wird erhitzt, bis ein stechender Geruch wahrnehmbar ist. Dann wird ein mit frisch bereiteter Dinatriumpentacyanonitrosylferrat-Lsg. (1,00 g/100,0 ml) befeuchtetes Filtrierpapier in die Dämpfe gehalten. Dieses zeigt nach dem Betupfen mit Piperidin eine kräftig blaue Färbung. Der Rückstand ist für Erk. 3. aufzubewahren (DAB 7 – DDR). – 3. Der Rückstand von 2. wird mit 5,0 ml 2n Salpetersäure versetzt, die Mischung zum Sieden erhitzt und nach dem Erkalten filtriert. Das Filtrat wird nach Zusatz von 2,0 ml Ammoniummolybdat-Lsg. (10,0 g/100,0 ml) zum Sieden erhitzt. Es entsteht ein gelber, kristalliner Nd. (DAB 7 – DDR).

Prüfung. Prüflösung. 1,000 g Substanz wird in einer Mischung aus 5,0 ml 5n Essigsäure und 45,0 ml W. bei 20° gelöst (DAB 7 – DDR). – 1. Acidität, Alkalinität: 1,0 g wird in

100 ml CO_2-freiem W. gelöst. Zur Neutralisation gegen Phenolphthalein dürfen nicht mehr als 1,7 ml n Natronlauge oder n Salzsäure verbraucht werden (BPC 63). − 2. Arsen: Nicht mehr als 4 ppm (BPC 63). − 3. Blei: Nicht mehr als 20 ppm (BPC 63). − 4. Citrat: 0,5 g werden in 10 ml W. und 5 ml verd. Schwefelsäure gelöst, zum Sieden erhitzt, abgekühlt und wenn nötig filtriert. Dem Filtrat fügt man 2 ml Quecksilbersulfatlsg. zu, kocht auf und versetzt tropfenweise mit 0,1 n Kaliumpermanganatlsg. Es darf kein weißer Nd. entstehen (BPC 63). − 5. Freies Glycerin und andere alkohollösl. Verunreinigungen: Etwa 1 g, genau gewogen, wird mit 25 ml abs. A. 2 Min. lang geschüttelt, filtriert und der Rückstand mit 5 ml abs. A. gewaschen. Filtrat und Waschflüssigkeit werden vereinigt, zur Trockne gebracht und der Verdampfungsrückstand 1 Std. bei 70° getrocknet. Es darf nicht mehr als 1,0% der Einwaage zurückbleiben (BPC 63). − 6. Barium-Ionen. 5,0 ml Prüflsg. dürfen nach Zusatz von 2,5 ml Calciumsulfat-Lsg. keine Trbg. zeigen (DAB 7 − DDR). − 7. Chlorid. Höchstens 0,03% Cl⁻ (DAB 7 − DDR). − 8. Sulfat. Höchstens 0,03% SO_4^{2-} (DAB 7 − DDR). − 9. Phosphat. 5,0 ml Prüflsg. dürfen nach Zusatz von 1,0 ml Ammoniummolybdat-Lsg. (10,0 g/100,0 ml) und 2,0 ml 5 n Salpetersäure weder eine Trbg. noch eine Fbg. zeigen (DAB 7 − DDR). − 10. Trocknungsverlust. Bei 150° getrocknet, höchstens 15,0% (DAB 7 − DDR). − 11. Verbrennungsrückstand: Etwa 0,5 g, genau gewogen, werden mit 1 g Ammoniumnitrat in einer Platinschale gemischt, mit 0,2 ml W. versetzt und auf dem Wasserbad zur Trockne gebracht. Dann glüht man gelinde, bis das Ammoniumnitrat sich verflüchtigt hat. Nach dem Abkühlen fügt man 0,2 ml Salpetersäure zu, verdampft zur Trockne und glüht gelinde. Salpetersäurezugabe und Glühen werden nochmals wiederholt. Schließlich glüht man 30 Sek. lang stark, kühlt ab und wiegt. Es müssen 51,0 bis 57,0% zurückbleiben.

Gehaltsbestimmung (BPC 63). Etwa 1 g, genau gewogen, wird in 100 ml CO_2-freiem W. gelöst, mit 0,1 n Natronlauge oder 0,1 n Salzsäure gegen Phenolphthalein neutralisiert, und mit 0,5 n Salzsäure gegen Methylorange titriert. Je g Einwaage müssen mindestens 7,5 ml 0,5 n Salzsäure verbraucht werden (BPC 63).

Praktisch identisch mit DAB 6. Dieses läßt mit 1 n Salzsäure titrieren. 1 ml n Salzsäure entspricht 0,2101 g wasserfreien glycerinphosphorsauren Calciums.

DAB 7 − DDR: 0,300 g Substanz werden in 100 ml W. gelöst. Nach Zusatz von 30,00 ml 0,1 n ÄDTA-Lsg. und 2 Tr. Methylrot-Lsg. wird mit 6 n Ammoniaks-Lsg. bis zum Farbumschlag nach Gelb versetzt und dann 10 Min. im Sieden gehalten. Nach dem Erkalten und Zusatz von 5,0 ml Ammonchlorid-Ammoniak-Puffer sowie 0,100 g Eriochromschwarz T-Indikator wird der Überschuß an 0,1 m ÄDTA-Lsg. mit 0,1 m Zinksulfat-Lsg. bis zum Umschlag nach Rot titriert.

1 ml 0,1 m ÄDTA-Lsg. entspr. 21,01 mg Calciumglycerophosphat.

Anwendung. Als Tonicum in versch. Zubereitungen.

Ferrum glycerinophosphoricum Erg.B. 6. Ferriglycerophosphat. Glycerinphosphorsaures Eisen. Eisen(III)-glycerophosphat. Ferric Glycerophosphate BPC 63.

Herstellung. Eisen(III)-glycerophosphat kann durch Auflösen von frisch gefälltem Eisen-(III)-hydroxid in Glycerinphosphorsäure bei Gegenwart von Alkalicitrat, Eindampfen der Lsg. unter vermindertem Druck und Trocknen des sirupösen Rückstandes in dünner Schicht unter 40° erhalten werden.

Eigenschaften. Grüngelbe Blättchen oder Pulver. In W. langsam aber reichlich lösl., auch lösl. in verd. A., unlösl. in A.

Erkennung. Die Lsg. gibt positive Rk. auf Eisen(III)-ionen. − Werden etwa 0,2 g geglüht, so entstehen stechend riechende Dämpfe (Acrolein), und die Lsg. des Glührückstandes in Salpetersäure gibt positive Phosphat-Rk.

Prüfung. Arsen: Nicht mehr als 4 ppm (BPC 63). − Blei: Nicht mehr als 50 ppm (BPC 63). − Sulfat und Chlorid: Die wss. Lsg. (1 + 19) muß klar sein und darf nach dem Ansäuern mit 2 ml Salpetersäure durch Silbernitratlsg. höchstens getrübt und durch Bariumnitratlsg. nicht sofort verändert werden (Erg.B. 6). − Glührückstand: Etwa 0,5 g, genau gewogen, werden erst gelinde und dann stark bis zum konstanten Gewicht geglüht. Der Rückstand muß 48,0 bis 55,0% betragen (BPC 63).

Gehalt an Eisen: 13,0 bis 16,0%, bestimmt nach der Methode der BPC 63 für Eisenammoniumcitrat unter Verwendung von etwa 1 g, genau gewogen. 1 ml 0,1 n Natriumthiosulfatlsg. entspricht 5,585 mg Fe.

Aufbewahrung. Vor Licht geschützt.

Anwendung. Wie andere Eisenpräparate bei Anämie und Chlorose und als Tonicum. − Dos. 60 bis 300 mg.

Handelsformen: Enthalten in Aktivanad (Nordmark, Hamburg), Bioferrin (Hoechst, Frankfurt a. M.), Herzpunkt forte (Herz-Punkt, Beypard).

Magnesium glycerinophoricum. Glycerinphosphorsaures Magnesium. Magnesiumglycerophosphat. Magnesiumglycerophosphate BPC 63.

$C_3H_7MgO_6P$ M.G. 194,35

Magnesiumglycerophosphat ist das kristallwasserhaltige Salz.

Herstellung. Durch Neutralisieren von Glycerinphosphorsäure mit $MgCO_3$. — *Eigenschaften.* Weißes, amorphes Pulver; geruchlos, mit schwach bitterem Geschmack. Leicht lösl. in W. mit alkal. Rk.; unlösl. in A. — *Erkennung.* Die wss. Lsg. gibt positive Rk. auf Mg^{++}. Die übrigen Identitätsreaktionen entsprechen den bei Calciumglycerophosphat. — *Prüfung und Gehalt.* Wie Calciumglycerophosphat.

Anwendung. In einigen Tonica. — Unverträglich mit Alkalicarbonaten.

Manganum glycerophosphoricum. Mangan(II)-glycerophosphat. Manganese Glycerophosphate.

$C_3H_7MnO_6P \cdot (x\,H_2O)$ M.G. (wasserfrei) 224,98

Hellrosa, amorphes Pulver, ohne Geruch und Geschmack. Es enthält wechselnde Mengen Kristallwasser. Lösl. in 100 T. W., unlösl. in A.; lösl. in 5 T. 25%iger Citronensäurelsg.

Anwendung. Früher – selten – zur Entkalkung bei Sklerose, oder wie andere Mangansalze (s. Mangan).

Inositolhexaphosphorsäure. Inositolhexaphosphoric Acid. 1,2,3,4,5,6-Cyclohexanolhexaphosphat. Phytinsäure.

$C_6H_{18}O_{24}P_6$ $C_6H_6[OPO(OH)_2]_6$ M.G. 660,04

Inositolhexaphosphorsäure findet sich in Form gemischter Salze in zahlreichen Pflanzen, aus denen sie gewonnen werden kann.

Eigenschaften. Sirupöse, strohgelbe Fl., die sich beim Erhitzen zersetzt. pH der 10%igen Lsg. wird mit 0,86 angegeben. Mischbar mit W., A. und Glycerin. Lösl. in wasserhaltigen A.-Ae.-Mischungen. Sehr wenig lösl. in abs. A. und abs. M. Praktisch unlösl. in Ae., Bzl., Chlf.

Anwendung. In Form der Natrium-, Calcium- und Magnesiumsalze in zahlreichen Roborantien und Tonica.

Handelsformen: Phytin (Ciba, Wehr/Baden) Natriumsalz der Inosithexaphosphorsäure. – Optilenth (Starke, Berlin) enthält u. a. Ca, Mg-Salz der Inosithexaphosphorsäure. – Zumba B_{12} (Zumba, München) (nicht mehr im Handel).

Eine Reihe anderer Präparate enthalten Ca- und Mg-Salze von Zuckerphosphorsäureestern verschiedener Zusammensetzung; z.B. Aktivanad (Nordmark, Hamburg) und Heprahorm-Sirup (Hormon-Chemie, München).

Acidum hypophosphorosum

Acidum hypophosphorosum. Unterphosphorige Säure. Hypophosphorous Acid BPC 63. Acide hypophosphoreux.

H_3PO_2 $H\begin{bmatrix}O & O \\ \diagdown P \diagup \\ H & H\end{bmatrix}$ M.G. 66,00

Herstellung. Durch Erwärmen von Phosphor mit Bariumhydroxidlsg., wobei selbstentzündlicher Phosphorwasserstoff entweicht,

$$3\,Ba(OH)_2 + 8\,P + 6\,H_2O \rightarrow 3\,Ba(PH_2O_2)_2 + 2\,PH_3,$$

entsteht Bariumhypophosphit, das mit verd. Schwefelsäure versetzt Unterphosphorige Säure ergibt. Das Filtrat wird durch Eindampfen auf eine Dichte von 1,14 gebracht, entspr. 30 bis 32% freier Säure.

Eigenschaften. Farblose Fl. ohne nennenswerten Geruch und mit stark saurem Geschmack. Die wasserfreie Säure bildet Kristalle; Fp. etwa 17°. Sehr leicht lösl. in W. Reduziert Silberionen zu Silber, Quecksilber(II)-ionen zu Quecksilber(I)-ionen und schließlich zu Quecksilber sowie Arsenite und Arsenate zu Arsen. Die Säure ist einbasisch: ihre Salze heißen Hypophosphite.

Erkennung (BPC 63). 1. 2 ml der wss. Lsg. verdünnt man mit 10 ml W., gibt 2 ml Kupfersulfatlsg. zu und kocht; es entsteht ein roter Nd. – 2. 1 ml der Lsg. versetzt man mit 10 ml verd. Salzsäure und gibt 2 ml Quecksilber(II)-chloridlsg. zu; es entsteht ein weißer Nd., der beim Stehenlassen grau wird. In der Hitze scheiden sich Kügelchen metallischen Quecksilbers aus.

Prüfung (BPC 63). 1. Arsen: Nicht mehr als 6 ppm. – 2. Blei: Nicht mehr als 15 ppm. – Für die weiteren Best. ist eine Prüflsg. aus 1 Vol. T. der Säure mit 2 Vol. T. W. zu verwenden. – 3. Barium und Calcium: 1 ml der Prüflsg. wird mit 10 ml W. und 1 ml verd. Schwefelsäure versetzt und 1 Std. stehengelassen. Es darf keine Trübung entstehen. – 4. Eisen: 0,2 ml müssen der Grenzwertbestimmung entsprechen. – 5. Chlorid: 1 ml der Prüflsg. wird mit 1 ml Salpetersäure auf dem Wasserbad so lange erhitzt, bis die Rk. aufhört; die so erhaltene Lsg. muß der Grenzwertbestimmung für Chloride entsprechen. – 6. Phosphor- und Phosphorige Säure: 1 ml der Prüflsg. wird mit 10 ml W., 2 ml Calciumchloridlsg. und 2 ml verd. Ammoniaklsg. versetzt. Es darf höchstens eine schwache Trübung entstehen. – 7. Sulfat: 0,5 ml Prüflsg. entsprechen der Grenzwertbestimmung für Sulfate.

Gehaltsbestimmung (BPC 63). 30,0 bis 32,0% (w/w), bestimmt nach folgender Methode. Etwa 4 g, genau gewogen, werden mit 50 ml W. versetzt und mit 0,5 n Natronlauge gegen Methylorange titriert.
1 ml 0,5 n Natronlauge entspricht 0,03300 g H_3PO_2.

Anwendung. Unterphosphorige Säure hat keine spezifischen pharmakologischen Wirkungen. Ihre Calcium-, Magnesium- und Eisensalze sind jedoch leichter lösl. als die entsprechenden Phosphate. Sie werden daher als Komponenten von Tonica eingesetzt. Die verd. freie Säure wird gelegentlich zur Stabilisierung von flüssigen Eisen(II)-zubereitungen verwendet.

Acidum hypophosphorosum dilutum. Dilute Hypophosphorous Acid BPC 63.

Enthält 10% (w/w) H_3PO_2.

Achtung! Unterphosphorige Säure und ihre Salze sind unverträglich mit Nitraten, Chloraten und anderen oxydierenden Stoffen. Sie können beim Verreiben oder Erhitzen mit ihnen zu Explosionen führen.

Calcium hypophosphorosum DAB 6, Helv. V. Calciumhypophosphit. Calcium hypophosphite BPC 63. Hypophosphite de calcium Gall. 49. Calcii hypophosphis.

$Ca(H_2PO_2)_2$ M.G. 170,05

Calciumhypophosphit kann durch Erhitzen von Phosphor mit Kalkmilch erhalten werden. Nach Beendigung der Rk. wird die Mischung filtriert und durch Einengen das Salz zur Kristallisation gebracht.

Eigenschaften. Farblose, glänzende Kristalle oder weißes Pulver. Geschmack schwach laugenartig und bitter; ohne Geruch. Lösl. in 7 T. W., unlösl. in A.

Erkennung. 1. Beim trockenen Erhitzen verknistert Calciumhypophosphit erst und entwickelt dann selbstentzündlichen Phosphorwasserstoff. An den oberen Wandungen des Probierrohres schlagen sich roter und weißer Phosphor nieder (DAB 6). – 2. Die angesäuerte Lsg. gibt die unter Acidum hypophosphorosum aufgeführten Identitätsrk. – 3. Es gibt die charakteristischen Rk. auf Ca^{++}.

Prüfung (BPC 63). 1. Freie Säure: 1,0 g, in CO_2-freiem W. gelöst, dürfen zur Neutralisation nicht mehr als 0,5 ml 0,1 n Natronlauge verbrauchen. Indikator: Phenolphthalein. – 2. Arsen: Nicht mehr als 4 ppm. – 3. Blei: Nicht mehr als 10 ppm. – 4. Barium: 1,0 g wird in 20 ml W. gelöst, filtriert und die gleiche Menge an Calciumsulfatlsg. zugesetzt. Es darf keine Trübung entstehen. – 5. Phosphat und andere unlösl. Verb.: Etwa 5 g, genau gewogen, werden in 50 ml W. gelöst und filtriert. Der Rückstand wird mit W. gewaschen und bis zur Gewichtskonstanz bei 105° getrocknet. Es dürfen höchstens 0,5% zurückbleiben.

Gehaltsbestimmung (BPC 63). 98,0 bis 101,0%. Etwa 0,5 g, genau gewogen, werden in W. gelöst und auf 100 ml verdünnt. Zu 10 ml der Lsg. gibt man sofort in einem Jodzahlkolben 50 ml 0,1 n Bromlsg. und 20 ml verd. Schwefelsäure, schwenkt innerhalb 15 Min. wiederholt um und läßt 2 Std. bei 20 bis 25° stehen. Dann kühlt man 5 Min. lang in Eis, fügt 30 ml Kaliumjodidlsg. zu und titriert das ausgeschiedene Jod mit 0,1 n Natriumthiosulfatlsg. In gleicher Weise führt man einen Blindversuch ohne die Substanz durch. Die Differenz zwischen den beiden Titrationen gibt den Verbrauch an Bromlsg. durch die Substanz an. 1 ml 0,1 n Bromlsg. entspr. 0,002 126 g $CaH_4O_4P_2$.

Anwendung s. Acidum hypophosphorosum, S. 1000.

Natrium hypophosphorosum. Natriumhypophosphit. Sodium hypophosphite BPC 63.

NaH_2PO_2 M.G. 87,98

Weißes, geruchloses, körniges Pulver, das an feuchter Luft zerfließt, und etwas bitter und laugig schmeckt. – Die wss. Lsg. dient als Rg. auf Arsenverbindungen (s. Bd. III).

Acidum phthalicum

Acidum phthalicum. Phthalsäure. o-Phthalsäure. Phthalic Acid. Acide Phthalique.

$C_8H_6O_4$ $C_6H_4(COOH)_2$ [1, 2]   M.G. 166,16

Von den 3 Isomeren o-, m- und p-Phthalsäure wird praktisch nur die o-Phthalsäure verwendet.

Herstellung. Durch Oxydation von Naphthalin mit konz. Schwefelsäure bei Gegenwart von Quecksilber.

Eigenschaften. Farblose Kristalle. Fp. (bei raschem Erhitzen) etwa 290° (Zers. zum Anhydrid und W.). Lösl. in 160 T. W., 10 T. A., 200 T. Ae., 6 T. M., unlösl. in Chlf.

Acidum phthalicum anhydricum. Phthalsäureanhydrid. Phthalic Anhydride.

$C_8H_4O_3$ M.G. 148,11

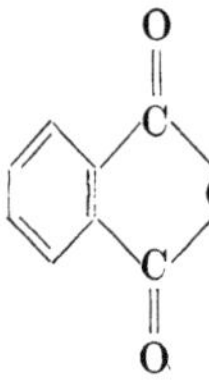

Herstellung. Durch Erhitzen von Phthalsäure; durch Überleiten von Naphthalin und Sauerstoff über geeignete Katalysatoren bei 400 bis 500°.

Eigenschaften. Weiße, glänzende Nadeln; Fp. 130°; Kp. 295° (The Merck Index 1960). Sublimiert. Lösl. in 162 T. W., leichter in heißem W. unter Bildung von Phthalsäure; lösl. in A., wenig lösl. in Ae.

Anwendung. In der org. Synthese; zur Darst. von Farbstoffen, vor allem von synth. Indigo; Herst. von Kunstharzen.

Methyli phthalas Nord. 63. Dimethylphthalat. Phthalsäuredimethylester.

$C_{10}H_{10}O_4$ M.G. 194,19

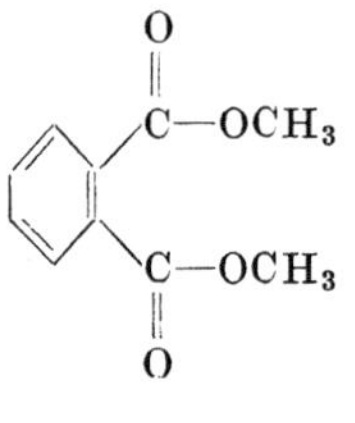

Gehalt. 98,0 bis 100,5% $C_{10}H_{10}O_4$.

Eigenschaften. Farblose oder fast farblose, stark lichtbrechende Fl. mit schwach aromatischem Geruch und eigentümlichem, stark brennendem Geschmack. Kp. ~285°. Lösl. in 250 T. W.; mischbar mit A., Ae., Chlf., Aceton. d^{20} 1,190 bis 1,194; n_D^{20} 1,514 bis 1,517.

Erkennung. 1. Nach Verseifen der Substanz mit 2n Natronlauge und Ansäuern mit 2n Schwefelsäure entstehen Kristalle, die zwischen 129 und 133° schmelzen. – 2. In dem unter 1 erhaltenen Filtrat läßt sich nach Oxydation mit 0,025 m Kaliumpermanganat-Lsg., Entfärben des Überschusses mit 0,25m Ammoniumoxalat-Lsg., mit fuchsinschwefliger Säure Methylalkohol nachweisen (Rotviolettfärbung).

Prüfung. Prüflösung. 1,50 g werden 1 Min. mit 30 ml W. geschüttelt und durch ein feuchtes Filter filtriert. — 1. 1,0 g wird 1 Min. mit 10 ml A. gekocht. Die Lsg. muß sich auf Zusatz von 0,3 ml 0,01n Natronlauge und 5 Tr. Phenolrot-Lsg. rot färben. — 2. Chlorid. Höchstens 0,1 mg/g. — 3. Glührückstand. Höchstens 0,1%. — 4. Schwermetalle. Die Prüflsg. muß die Grenzprobe A halten (Bd. I, 253).

Gehaltsbestimmung. Durch Verseifen des Esters mit 0,5n alkoholischer Kalilauge und Rücktitration des Laugenüberschusses mit 0,5n Salzsäure.

1 ml 0,5n Kalilauge entspr. 0,04855 g $C_{10}H_{10}O_4$.

Aufbewahrung. Vor Licht geschützt.

Anwendung. Lösungsmittel und Weichmacher für Celluloseacetat und Cellulose-acetat-butyrat-Mischungen. Bestandteil einiger Insektrepellent-Formulierungen.

Toxizität. Es reizt Schleimhäute, vor allem Augen. LD_{50} oral (Ratte) 7 mg/kg (The Merck Ind. 60).

Aethylium phthalicum. Phthalsäurediäthylester. Ethyl Phthalate. Diethyl phthalate. Diäthylphthalat.

$C_{12}H_{14}O_4$ 　　　　　　　　　　　　　　　　　M.G. 222,23

Farblose oder fast farblose, viskose Fl. von schwach ätherischem Geruch. $d \approx 1{,}117$. Unlösl. in W., mischbar mit A., Ae. und aromatischen KW-Stoffen.

Anwendung. Zur Denaturierung von A.; als Lösungsmittel für Acetylcellulose; Ersatz von Campher bei der Zelluloidherst.; als Fixativ für Parfüme.

Phthalsäure-bis-diaethylamid. N,N,N',N'-Tetraaethylphthalamid.

$C_{16}H_{24}N_2O_2$ 　　　　　　　　　　　　　　　M.G. 276,37

Herstellung. Durch Umsetzung von Phthalylchlorid mit Diäthylamin, oder durch Erhitzen von Natriumphthalat mit Diäthylaminphosphat (vgl. The Merck Index 1960).

Eigenschaften. Leicht wasserlösl. Kristalle; Fp. 39°; Kp.₅ 170 bis 180°.

Anwendung. Stimulans für Kreislauf und Atmung.

Handelsform: Neospiran (Chem. Fabr. Grünau, Berlin-Grünau).

Phthaleine entstehen aus Phthalsäureanhydrid und Phenolen durch Erhitzen mit wasserentziehenden Mitteln, z.B. Phenolphthalein aus Phthalsäureanhydrid und Phenol:

Die Phthaleine sind teils farblos, teils sind sie Farbstoffe, z.B. das Eosin. Mit Alkalien vermögen sie Salze zu bilden, die, auch wenn die Phthaleine farblos sind, stark gefärbt sind.

Phenolphthaleinum DAB 6, DAB 7 − DDR, Helv. V, ÖAB 9, Jap. 61. Phenolphthalein BP 63, BPC 63, NF XII. Phénolphthaléine CF 65. 3,3-Bis-(4-hydroxyphenyl)-phthalid.

$C_{20}H_{14}O_4$ M.G. 318,33

Herstellung. Durch Kondensation von Phenol mit Phthalsäureanhydrid bei Gegenwart wasserentziehender Mittel, wie Zinkchlorid, konz. Schwefelsäure oder Toluolsulfonsäure; BAEYER: Ann. *202*, 69 (1880); HERZOG: Chem.-Ztg *51*, 84 (1927); HUBACHER: US-Pat. 2192485 (1940).

Eigenschaften. Weißes Kristallpulver ohne Geruch und Geschmack (gelblichweißes oder gelbes Phenolphthalein, s. S. 1005). In W. fast unlösl., lösl. in etwa 10 T. A. und in etwa 300 T. Ae.

Erkennung. Es löst sich in verdünnten Alkalilaugen oder in heißer Natriumcarbonatlsg. mit roter Farbe, die beim Ansäuern wieder verschwindet. Bei Zusatz konz. Lauge wird die anfangs rote Lsg. ebenfalls entfärbt:

farblos — rotes Farbanion — farbloses Trianion

Fp. 255 bis 260° (DAB 6); 250 bis 254° (Helv. V); 258 bis 262° (ÖAB 9); 258 bis 263° (BP 63).

Identifizierung nach L. KOFLER: Schmelzintervall (unter dem Mikroskop): 260 bis 265°, Eutektische Temperatur der Mischung mit Salophen: 173°. Lichtbrechungsvermögen der Schmelze: $n_D = 1{,}5700$ bei 280 bis 282°.

Prüfung. 1. Fluoran: Verreibt man 0,5 g Phenolphthalein mit 1 ml Natronlauge und versetzt die Mischung mit 50 ml W., so muß vollständige Lsg. eintreten (DAB 6; praktisch identisch mit Helv. V und BP 63). Fluoran ist das bei der Phenolphthaleinschmelze entstehende, laugenunlösl. Anhydrid des Phenolphthaleins:

Fluoran

2. Blei: Nicht mehr als 10 ppm (BP 63). − 3. Arsen: 0,2 g Phenolphthalein werden in einer etwa 100 ml fassenden Porzellanschale in 5 ml verdünnter Natronlauge gelöst. Die Lsg. versetzt man mit 10 ml konz. Wasserstoffperoxid und dampft auf dem Wasserbad zur Trockne ein, fügt erneut Wasserstoffperoxid zu, dampft ab und wiederholt den Vorgang nochmals. Den so erhaltenen Rückstand spült man mit 4 ml Salzsäure in ein Rg.-Glas und ergänzt nach Zusatz von etwa 0,1 g Kaliumjodid mit Hypophosphitlsg. auf 10 ml. In dieser Lsg. darf Arsen nicht nachweisbar sein (ÖAB 9). − 4. Freie Säure: Eine Mischung von 5 ml

der alkoholischen Lsg. (1 + 19) und 5 ml W. muß sich auf Zusatz von 1 Tr. Methylrotlsg. und 1 Tr. 0,01 n Natronlauge gelb färben (ÖAB 9). − 5. Sulfat: In einer gleichen Mischung darf Sulfat in unzulässiger Menge nicht nachweisbar sein (ÖAB 9). − 6. Chlorid. Höchstens 0,004% Cl⁻ (DAB 7 − DDR). − 7. Verbrennungsrückstand: Höchstens 0,1% (ÖAB 9); 0,2 dürfen keinen wägbaren Rückstand hinterlassen (DAB 6; Helv. V 0,5 g). − 8. Sulfatasche: Höchstens 0,1% (BP 63).

Anwendung. Vielfach als Abführmittel, da es ähnlich den Anthrachinonderivaten die Dickdarmwand reizt. Es wirkt meist innerhalb von 6 Std. und hält mit etwas verminderter Wrkg. 2 bis 3 Tage an. Phenolphthalein wird hauptsächlich unverändert mit den Faeces ausgeschieden, daneben geringe Mengen im Harn, der bei alkalischer Rk. rot erscheint.

Stärker wirksam ist sog. ,,Gelbes Phenolphthalein", dessen Anw. jedoch als bedenklich gilt (s. unten).

Phenolphthalein dient als Indikator bei der Säure-Basen-Titration.

Gelbes Phenolphthalein. Yellow Phenolphthalein.

In mehreren US-Patenten (1711048; 1940495; 2192485) wird die Darstellung eines Phenolphthaleins beschrieben, das noch nicht von Nebenprodukten der Synthese gereinigt ist. Es stellt ein gelbes bis braungelbes Pulver dar. Mischt man es weißem Phenolphthalein zu, so entsteht ein Produkt von charakteristischer gelber Farbe.

Eigenschaften. Das handelsübliche Produkt ist ein Pulver von gelber Farbe und einem Fp. von 255 bis 260°. 1 g löst sich in 12 ml A. und 100 ml Ae. Die Lösungen zeigen eine leicht grünliche Fluoreszenz. Es wurde gefunden, daß ,,gelbes Phenolphthalein" bei Rhesusaffen eine 2,5mal stärkere Abführwirkung entfaltet als reines Phenolphthalein. Auf welche Bestandteile die stärkere Abführwirkung zurückzuführen ist, kann nicht gesagt werden. In einem nach dem US-Pat. 2168346 dargestellten Präparat fanden HUBACHER und DOERNBERG [J. Amer. pharm. Ass., sci. Ed. *37*, 261 (1948)] folgende Bestandteile: Phenolphthalein 93,16%, Fluoran 0,32%, Isophenolphthalein 0,08%, ein weißes Produkt vom Fp. 250° 0,04%, 2-(4-Hydroxybenzoyl)-benzoesäure 0,10%. Sa. 93,70%.

Literatur: The Merck Index 1960. − Zur ,,Giftigkeit" des Ph. s. Zusammenfassung (KREBS) in Ther. Gegenw. *71*, 298 (1952). − Zum Wirkungsmechanismus des Ph. s. Diss. GELLER, Tübingen 1954, und SCHULTZ-GELLER: Arch. Pharm. (Weinheim) *287/59*, 574 (1954).

Acetylphenolphthalein und **Isovalerylphenolphthalein** sind die Diester der Essigsäure und Isovaleriansäure des Phenolphthaleins und wurden früher als Laxans in Fruchtbonbons verabreicht (Aperitol, J. D. Riedel, Berlin-Britz).

Carvacrolphthalein.

$C_{28}H_{30}O_4$ M.G. 430,54

wurde früher ebenfalls als reizloses, gleichmäßig wirkendes Abführmittel gebraucht.

Fluoresceinum Erg.B. 6. Fluorescein. 3′,6′-Dihydroxyfluoran. Resorcinphthalein.

$C_{20}H_{12}O_5$ M.G. 332,30

Fluorescein wird durch Schmelzen von Phthalsäureanhydrid mit Resorcin erhalten.

Eigenschaften. Gelbrotes bis rotes Pulver. Fp. 314 bis 316° im geschlossenen Rohr (Zers.). Unlösl. in W., Bzl., Chlf., Ae.; lösl. in heißem A. und Eisessig. Lösl. in Alkalihydroxid- und Alkalicarbonatlsg. unter Bildung einer leuchtend grünen Fluoreszenz.

λ max. 4935 und 4600 Å.

Anwendung. Fluorescenpapier: Schwarzes Filtrierpapier wird mit Fluoresceinlsg. getränkt und getrocknet. Es stellt ein außerordentlich empfindliches Rg. auf Alkali und Ammoniak dar. Empfindlichkeit für Alkali 1 : 3 000 000, für Ammoniak 1 : 5 000 000.

Fluoresceinum Natrium DAB 7 – DDR. Fluoresceini Natrium ÖAB 9. Fluoresceinum Natrium Pl.Ed. II, Jap. 61. Fluoresceinum solubile Helv. V, Ross. 9. Fluorescein Sodium BP 63. Sodium Fluorescein USP XVII. Fluoresceinnatrium Nord. 63. Fluorescein-Natrium.

$C_{20}H_{10}Na_2O_5$ \hfill M.G. 376,28

Gehalt. Mindestens 98,5% $C_{20}H_{10}Na_2O_5$, bezogen auf die bei 105° bis zum konst. Gew. getrocknete Substanz (Pl.Ed. II).

Eigenschaften. Orangerotes oder orangebraunes, hygroskopisches, geruchloses, schwach salzig und laugenhaft schmeckendes Pulver. Es löst sich in etwa 2 T. W. und in etwa 8 T. A.; praktisch unlösl. in Ae. und Chlf.

Erkennung. 1. Eine Lsg. von Fluoresceinnatrium fluoresziert intensiv gelbgrün – selbst noch in sehr starker Verdünnung. Die Fluoreszenz verschwindet beim Ansäuern und kehrt beim Alkalisieren zurück (ÖAB 9, Helv. V, BP 63, USP XVII, Pl.Ed. II). – 2. Versetzt man eine Lsg. von einigen mg in 1 ml W. mit Bromwasser bis die Lsg. nach Brom riecht, und versetzt hierauf mit verd. Natronlauge, so entsteht eine rote, schwach grün fluoreszierende Lsg. (ÖAB 9). – 3. BP 63 läßt 1 Tr. einer 0,05%igen Lsg. auf Filtrierpapier und dieses nach dem Antrocknen 1 Min. in Bromdampf bringen. Anschließend in Ammoniakatmosphäre gebracht, wird der anfangs gelbe Fleck tief rosa (ebenso USP XVII, Pl.Ed. II, DAB 7 – DDR). – 4. Der Verbrennungsrückstand gibt die charakteristische Rk. auf Natriumionen (BP 63, USP XVII). – 5. Eine Lsg. von etwa 10 mg Fluoresceinnatrium in 5 ml W. gibt mit einer Lsg. von 0,1 g Natriumsalicylat in 1 ml W. keinen Nd. (Unterschied gegenüber Acridinverb.) (ÖAB 9).

Prüfung. 1. Eine Lsg. von 1 T. Fluoresceinnatrium in 49 T. W. muß klar sein (ÖAB 9). – 2. Freies Alkali: 5 ml der Lsg. (1 + 49) dürfen durch Zusatz von 5 Tr. Thymolphthalein nicht verändert werden (ÖAB 9). – 3. Chlorid: 0,1 g in 20 ml W. und 1 ml Salpetersäure muß dem Grenztest für Chlorid entsprechen (BP 63; Pl.Ed. II). – 4. Sulfat: Versetzt man 10 ml der Lsg. (1 + 49) mit 1 ml konz. Salzsäure und filtriert nach 5 Min. den entstandenen Nd. ab, so darf in der Mischung von 5 ml des Filtrats mit 6 ml W. Sulfat nicht nachweisbar sein (ÖAB 9). – 5. Zink: 4 ml des für die Prüf. auf Sulfat bereiteten Filtrates dürfen auf Zusatz von 1 ml Kaliumhexacyanoferrat(II)-Lsg. innerhalb von 5 Min. nicht getrübt werden (ÖAB 9); (prakt. ident. mit BP 63, USP XVII, Pl.Ed. II, Helv. V). – 6. Alkoholunlösl. Stoffe: 0,20 g werden mit 20 ml A. 1 Min. lang unter Rückflußkühlung zum Sieden erhitzt. Die heiße Lsg. filtriert man durch einen zur Gewichtskonstanz getrockneten Filtertiegel und wäscht mit A. nach, bis die ablaufende Fl. fast farblos geworden ist. Das Gewicht des ungelöst gebliebenen Rückstandes darf nach dem Trocknen nicht mehr als 0,020 g betragen (ÖAB 9) DAB 7 – DDR erlaubt nur 5,0% Rückstand. – 7. Trocknungsverlust: Höchstens 10% (bei 110° getrocknet) (ÖAB 9); höchstens 5% (Helv. V, DAB 7 – DDR); < 10% (bei 105° getr.) (BP 63, Pl.Ed. II); < 7% (bei 105° 4 Std. getr.) (USP XVII).

Gehaltsbestimmung. Etwa 0,5 g, genau gewogen, werden in 20 ml W. gelöst, mit 5 ml verd. Salzsäure versetzt, und mit 4 Portionen zu 20 ml einer Mischung gleicher Volumina iso-Butanol und Chlf. ausgeschüttelt. Die vereinigten Ausschüttelungen werden mit 10 ml W. gewaschen, das Waschwasser wieder mit 5 ml der iso-Butanol-Chlf.-Mischung extrahiert und der Extrakt dem ersten zugefügt. Die vereinigte Auszüge bringt man auf dem Wasserbad in einem Luftstrom zum Trocknen, löst den Rückst. in 10 ml A. (95%), verdampft erneut auf dem Wasserbad und trocknet bei 105° bis zum konst. Gew. (USP XVII).

1 g Rückst. entspr. 1,132 g $C_{20}H_{10}Na_2O_5$.

Anwendung. Als Diagnosticum bei Verletzungen der Cornea, hervorgerufen durch Fremdkörper. Wird 1 Tr. einer 2%igen Lsg. in das durch Cocain anästhesierte Auge gebracht, so erscheinen epithelfreie Stellen der Hornhaut grün. Ein in der Hornhaut steckender Fremdkörper ist dann von einem grünen Ring umgeben. – *Dosierung.* Gebräuchliche Konz. in Augentropfen: 2%.

Eosinum. Eosin. Eosinum Dan. IX. Natrium-2,4,5,7-tetrabromfluoresceinat.

$C_{20}H_6Br_4Na_2O_5$

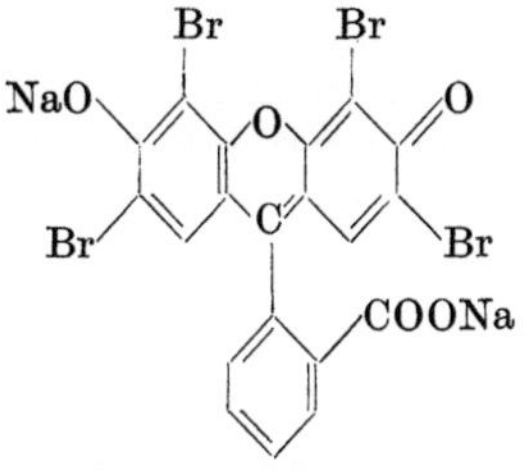

M.G. 691,91

Eigenschaften. Bräunlichrotes, kristallines Pulver, das sich in W. oder A. mit rötlicher Farbe löst. Die Lsg. zeigen deutliche gelbgrüne Fluoreszenz. Lösl. in 3 T. W., in 35 T. A.; unlösl. in Ae. und Chlf. Die wss. Lsg. reagiert schwach basisch.

Erkennung. 1. 1 ml Prüflsg. (s. u.) gibt nach Zusatz von 1 ml 2 n Salzsäure einen gelbroten Nd., der sich auf Zusatz von 8 ml A. mit gelbroter Farbe wieder löst. Die Lsg. zeigt keine Fluoreszenz. – 2. Etwa 0,05 g werden in einem Porzellantiegel mit 0,5 g Natriumcarbonat geschmolzen und der Glührückstand nach dem Abkühlen mit 10 ml 2 n Salzsäure aufgenommen und filtriert. Das Filtrat gibt auf Zusatz von einigen Tr. Chloramin-Rg. (0,075 m) eine gelbbraune Fbg., die mit 1 ml Chlf. ausgeschüttelt werden kann. – 3. Eosin färbt die Flamme anhaltend gelb.

Prüfung (Dan. IX). Prüflsg. 1 T. Eosin in 9 T. W. gelöst. – 0,20 g Eosin werden in 20 ml A. 1 Min. gekocht, der ungelöste Rückst. auf einem gewogenen Filter gesammelt, mit A. ausgewaschen und bei 105° getrocknet. Es dürfen höchstens 0,01 g = 5% zurückbleiben.

Anwendung. Zur Herst. roter Tinte, zum Färben von Seide und Wolle; zum Anfärben von Mundwässern u. a.

Tetrajodfluorescein. Jodeosin.

Scharlachrotes Pulver. Unlösl. in W., wenig lösl. in A. und Ae., leicht lösl. in Laugen. Wurde früher als Indikator in der Maßanalyse gebraucht.

Erythrosin ist das Kalium- oder Natriumsalz des Jodeosins und wurde als Lebensmittelfarbstoff verwendet.

Acidum picronitricum

Acidum picronitricum Erg.B. 6. Pikrinsäure. Picric Acid. Acide picrique. 2,4,6-Trinitrophenol. Ekrasit. Lyddit.

$C_6H_3N_3O_7$

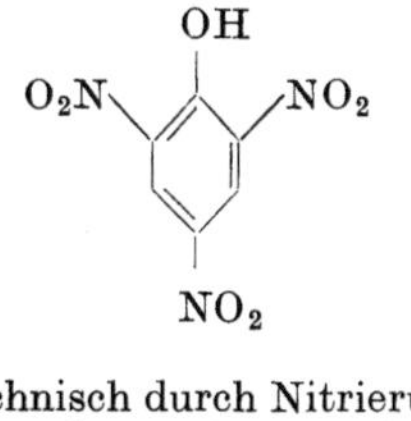

M.G. 229,11

Herstellung. Pikrinsäure wird technisch durch Nitrierung von Phenol oder Dinitrophenol hergestellt. – *Eigenschaften.* Gelbe, glänzende, geruchfreie Blättchen oder Prismen, die sehr bitter schmecken. Lösl. in etwa 90 T. W. (die gesättigte wss. Lsg. enthält 1,2%), in 30 T. heißem W., in 9 T. A., in 44 T. Ae. Die menschliche Haut und tierisches Gewebe werden von Pikrinsäure intensiv gelb gefärbt. Fp. 122°. Sie bildet sehr stoßempfindliche explosible Metallsalze! – *Erkennung.* Pikrinsäure sublimiert beim vorsichtigen Erhitzen und verpufft beim schnellen Erhitzen unter Entzündung. – *Prüfung.* 1. Die Lsg. von 1 g in 100 ml W. muß klar sein und darf nach Zusatz von 1 bis 2 Tr. verd. Schwefelsäure keine Abscheidung zeigen. – 2. 1 g Pikrinsäure soll sich in 20 ml Bzl. klar lösen (Pikrate). – 3. Die wss. Lsg. darf durch Calciumchlorid-Lsg. nicht verändert werden (Oxalsäure). – 4. 0,2 g dürfen keinen wägbaren Verbrennungsrückstand hinterlassen. – *Aufbewahrung.* Vorsichtig! Nicht in Gefäßen mit Glasstopfen, die festbacken können! Es sind die gesetzlichen Bestimmungen über den Verkehr mit Sprengstoffen zu beachten

(s. Ullmanns Encyklopädie der technischen Chemie, Bd. 16, München–Berlin: Urban & Schwarzenberg 1965).

Anwendung. Früher techn. als Sprengstoff. Analytisch als Basenfällungsmittel, in der Mikroskopie. Med. als Oberflächenantisepticum, Adstringens und zur Anregung der Epithelbildung in Form von Pinselungen (0,5% wss. Lsg. oder bis 3% alkohol. Lsg.).

Toxizität. Der äußeren Anwendung können allergische Rk. folgen. Einnahme führt zu Nausea, Erbrechen, Diarrhoe, Leibschmerzen, Oligurie bis Anurie, Gelbfärbung der Haut (kein Icterus!); Pruritus, Convulsionen und Tod.

Acidum propionicum

Acidum propionicum BPC 54(!). Propionsäure. Methylessigsäure. Propanoic Acid.

$C_3H_6O_2$ $CH_3 \cdot CH_2 \cdot COOH$ M.G. 74,08

Herstellung. Durch Oxydation von n-Propanol mit Chromsäure oder durch Verseifung von Äthylcyanid.

Eigenschaften. Stechend riechende Fl., die bei $-22°$ erstarrt; mit W., A., Chlf. und Ae. mischbar. 95%ig (v/v) soll sie zwischen 135 und 143° überdestillieren; Gewicht pro ml bei 20° beträgt 0,993 bis 1,000 g. Kp. 140 bis 141°; n_D^{20} 1,387; d_{15}^{15} 0,992 bis 0,998.

Erkennung gemäß BPC 54: 0,5 ml werden mit 1 ml Anilin 1 Std. bei 160° am Rückflußkühler erhitzt. Nach dem Erkalten wäscht man 4mal mit je 5 ml verd. Salzsäure und kristallisiert den Rückstand aus 50%ig. A. um: Fp. etwa 105°. Im Gegensatz zur Essigsäure kann die Propionsäure aus wss. Lsg. durch leicht lösliche Salze, z.B. Calciumchlorid, ausgeschieden werden: man gibt zu 2 ml W. 2 ml Propionsäure und eine zur Sättigung genügende Menge Calciumchlorid: an der Oberfläche bildet sich eine Propionsäureschicht.

Prüfung. BPC 54: Leicht oxydierbare Verunreinigungen: zu 5 ml gibt man 20 ml W. und 0,5 ml 0,1 n Kaliumpermanganatlsg.: die Rotfärbung muß mindestens 30 Sek. bestehenbleiben. — Verdampfungsrückstand nach dem Trocknen bei 105°: nicht über 0,2% (w/w).

Gehaltsbestimmung. BPC 54: 1 g wird in 25 ml W. gelöst und mit 0,5 n Natronlauge titriert. Phenolphthalein als Indikator. 1 ml 0,5 n Natronlauge entspr. 0,03704 g $C_3H_6O_2$. Forderung: 99,0 bis 101,0% (w/w). NNR 53: Titration mit 0,1 n Kalilauge. 1 ml entspr. 0,007408 g Propionsäure. Forderung: 99,0 bis 101%.

Anwendung. Als Antimykoticum gewöhnlich in Form des Calcium-, Natrium- oder Zinksalzes.

Calcium propionicum. Calciumpropionat. Calcii Propionas. Calcium propionate NNR 53.

$C_6H_{10}CaO_4$ $(C_3H_5O_2)_2Ca$ M.G. 186,22

Eigenschaften. Sehr gut wasserlösl., wenig lösl. in A.

Gehaltsbestimmung. 250 mg Calcium propionicum werden genau gewogen und in einer Mischung von 10 ml verd. Salzsäure und 10 ml W. gelöst. Man gibt 100 ml W. hinzu und erhitzt zum Sieden; nun wird mit verd. Ammoniaklsg. alkalisiert und unter Rühren Ammoniumoxalatlsg. hinzugegeben. Man erhitzt 1 Std. auf dem Wasserbad, filtriert durch ein gehärtetes Filter und wäscht mit kleinen Portionen warmem W. nach, bis das Filtrat mit Calciumchloridlsg. keine Trübung mehr gibt. Der Nd. wird in 30 ml verd. Schwefelsäure (1 + 3) gelöst, mit W. verdünnt, auf 80° erhitzt und mit 0,2 m Kaliumpermanganatlsg. titriert. 1 ml 0,2 m Kaliumpermanganatlsg. entspr. 0,009311 g Calc. propionic. NNR 53 fordert 98 bis 102%.

Anwendung wie Acid. propionic.; außerdem als Konservierungsmittel für Brot nur in der warmen Jahreszeit (0,4 bis 0,5%) gestattet. Durch A.O. des Magistrats Berlin vom 4. 12. 1950 ist ein Zusatz bis 1,0% gestattet.

Natrium propionicum. Natriumpropionat. Sodii Propionas NF XII, BPC 54(!).

$C_3H_5NaO_2$ $CH_3 \cdot CH_2 \cdot COONa$ M.G. 96,06

Eigenschaften. Farblose, durchsichtige Kristalle. 1 g löst sich bei 25° in etwa 1 ml W. oder 24 ml A.

Erkennung. Erwärmt man Natriumpropionat mit Schwefelsäure, so wird die an ihrem Geruch erkennbare Propionsäure frei.

Prüfung. 1. Alkalität (BPC 54). 2,0 g löst man in 20 ml kohlendioxidfreiem W.; zur Titration dürfen nicht mehr als 0,6 ml 0,1 n Salzsäure verbraucht werden (Phenolphthalein als Indikator). − 2. Arsen. Höchstens 10 ppm As_2O_3 (NF XII). − 3. Schwermetalle. Höchstens 10 ppm (NF XII). − 4. Trocknungsverlust. Höchstens 10% (NF XII).

Gehaltsbestimmung. BPC 54. 1,5 g werden mineralisiert und der Rückstand nach dem Erkalten mit 50 ml W. und 50 ml 0,5 n Salzsäure gekocht. Man filtriert, wäscht mit W. und titriert mit 0,5 n Natronlauge (Methylorange als Indikator). 1 ml 0,5 n Salzsäure entspr. 0,04803 g $C_3H_5NaO_2$. Forderung: mindestens 99,0%.

NF XII. Natriumpropionat wird 1 Std. bei 105° getrocknet, davon 0,25 g genau gewogen, in einem Platin- oder Porzellantiegel vorsichtig mineralisiert, bis der Rückstand weiß wird. Man löst mit 50 ml W. heraus und titriert mit 0,1 n Schwefelsäure.

1 ml 0,1 n Schwefelsäure entspr. 9,606 mg $CH_3 \cdot CH_2 \cdot COONa$.

Handelsformen: C 3 (Endopharm, Frankfurt), Sorgoa (Scheurich).

Zincum propionicum. Zinkpropionat. Zinc Propionate NNR 50. Zinci Propionas (Extra P.).

$C_6H_{10}O_4Zn$ $(C_3H_5O_2)_2Zn$ M.G. 211,52

Eigenschaften. Feines weißes Pulver; in A. und W. kaum lösl.

Gehaltsbestimmung. 0,5 g Zinkpropionat, genau gewogen, werden mit 10 ml W. suspendiert. Man gibt 2,5 ml 85%ige Phosphorsäure hinzu und destilliert 10 ml über. Der Kühler wird mehrmals mit je 5 ml neutralisiertem A. nachgespült und die Lsg. mit 0,1 n Natronlauge (Phenolphthalein) titriert.

1 ml 0,1 n Natronlauge entspr. 0,01058 g Zinkpropionat. NNR 50 fordert 93(!) bis 102%.

Propionate-Caprylate-Mixtures NNR 55 enthalten in variierten Mengenverhältnissen Calc. propionic., Ac. caprylic., Ac. propionic., Zinc. caprylic. und propionic. zur Anwendung bei Dermatophytosen speziell der Füße, Hände und Leistengegend.

Propionate Compound NNR 55, Propion Gel (Wyeth) enthält Calc. propionic., 10% Natr. propionic. zur Behandlung vulvovaginaler Moniliasis.

Handelsformen: Procid Solution (Harker Stagg) neutrale sterile 10%ige Natriumpropionatlsg. zur Behandlung von Infektionen des Auges und Ohres.

Sopronolzubereitungen (Wyeth): Salbe, Puder, Lsg. mit Natr. propionic., Ac. propionic. Natr. caprylic., Zinc. caprylic. und Trägersubstanzen bzw. Lsg.-Vermittler.

C_3-Augentropfen, -Augensalbe (Endopharm Frankfurt. Arzneim. Fabr.): 5%ige Natriumpropionatlsg. in einer Pufferlsg. vom pH 7,1 bzw. Salbengrundlage.

Acidum salicylicum

Acidum salicylicum DAB 7 − DDR, Helv. V, ÖAB 9, Pl.Ed. II, Ned. 6, Ross. 9, Nord. 63, Jap. 61. Salicylsäure DAB 7 − BRD. Salicylic Acid BP 63, USP XVII. Acide salicylique CF 65. *o*-Oxybenzoesäure. 2-Hydroxybenzoesäure. 2-Hydroxybenzolcarbonsäure (1). Acidum spicicum. Spiroylsäure. Salicoylsäure.

$C_7H_6O_3$ M.G. 138,12

Salicylsäure findet sich, vorwiegend verestert, in Spiraeaarten, im amerikanischen Wintergrünöl von Gaultheria procumbeus L., im Öl von Betula lenta L. u. a.

Herstellung. Aus Natriumphenolat und Kohlendioxid unter Druck (Kolbesche Salicylsäuresynthese)

$$2 C_6H_5ONa + CO_2 \rightarrow C_6H_5OH + C_6H_4(ONa)COONa.$$

Nach R. Schmitt wurde die Synthese dadurch verbessert, daß im Druckgefäß zunächst bei gewöhnlicher Temp. CO_2 auf trockenes Phenolnatrium einwirkt, wobei phenolkohlensaures Na entsteht, das sich dann bei 120 bis 140° in Natriumsalicylat umlagert:

$$C_6H_5ONa + CO_2 \rightarrow [C_6H_5O \cdot COONa] \rightarrow C_6H_4(OH)COONa.$$

Der Vorteil besteht darin, daß das gesamte Phenol zu Salicylat wird.

Aus dem so erhaltenen Natriumsalicylat wird die freie Säure durch verdünnte Mineralsäuren abgeschieden. Zur Reinigung wird sie sublimiert oder umkristallisiert.

Eigenschaften. Leichte, weiße Kristallnadeln ohne Geruch, mit anfangs süßlich-saurem, dann kratzendem Geschmack. 1 T. löst sich in etwa 500 T. W., in 15 T. sied. W., in etwa 4 T. A., in etwa 2 T. Ae., in etwa 50 T. Chlf. oder in etwa 100 T. Glycerin (ÖAB 9). Salicylsäure ist mit Wasserdampf flüchtig. Lsg. mit Borax schmecken stark bitter. Die Salze der Salicylsäure heißen Salicylate.

Fp. 157 bis 159° (Merck Ind. 60); 156 bis 160° (DAB 7 – BRD); 155 bis 157° (Helv. V); 158,5 bis 161° (BP 63); 158 bis 161° (USP XVII, PI.Ed. II, DAB 7 – DDR).

Erkennung. Identifizierung nach KOFLER (ÖAB 9). Schmelzintervall (unter dem Mikroskop): 157 bis 159°. Eutektische Temperatur der Mischung mit Phenacetin: 93°.

Lichtbrechungsvermögen der Schmelze: $n_D = 1,5204$ bei 158 bis 159°.

Die Lsg. von 10 mg Subst. in 20 ml A. gibt auf Zusatz von 0,10 ml Eisen(III)-chloridlsg. eine violette Färbung (DAB 7 – BRD). – Eine neutralisierte Lsg. von Salicylsäure gibt die für Salicylate charakteristische Rk. (USP XVII, BP 63, PI.Ed. II, s. Bd. I, 220). – Eine Lsg. von Salicylsäure gibt mit Bromwasser einen weißen, flockigen Nd. (ÖAB 9).

Prüfung. Prüflsg.: 2,5 g Subst. werden 5 Min. lang mit 50 ml W. kräftig geschüttelt, die Lsg. wird filtriert (DAB 7 – BRD). – 1. Die Lsg. von 0,20 g in 2,0 ml A. muß klar und farblos sein (DAB 7 – BRD). – 2. Je 1,0 ml Prüflsg. muß auf Zusatz von 0,05 ml Metanilgelblsg. II orange und auf Zusatz von 0,05 ml Bromphenolblaulsg. II gelb gefärbt sein (DAB 7 – BRD). – 3. Schwermetallionen: 12,0 ml Prüflsg. werden nach Bd. I, 254 geprüft (DAB 7 – BRD). – Nicht mehr als 20 ppm (USP XVII). – 4. Chloridionen: Höchstens 0,004% (DAB 7 – DDR); höchstens 140 ppm (USP XVII). – 5. Sulfationen: Höchstens 200 ppm (USP XVII). – 6. Phenol, Salol: 10,0 ml Prüflsg. müssen beim Erwärmen geruchlos sein (DAB 7 – BRD). – 7. Eisen und färbende Stoffe: 0,5 g werden mit 10 ml W. geschüttelt und filtriert; nach Verdampfen des Filtrats hinterbleibt ein weißer Rückstand, der höchstens am Rand etwas gefärbt sein darf (BP 63; PI.Ed. II). – 8. Rasch verkohlende Substanzen: 500 mg Salicylsäure dürfen beim Erhitzen mit 3 ml konz. Schwefelsäure (USP XVII: 5 ml) im Wasserbad binnen 3 Min. höchstens eine schwach gelbbräunlich gefärbte (USP XVII: Farbvergleichslsg. C) Lsg. geben (Helv. V). – 9. Sulfatasche: Höchstens 0,1% (DAB 7 – BRD; BP 63; ÖAB 9, PI.Ed. II).

Gehaltsbestimmung. 0,30 g Substanz, genau gewogen, werden in 15,0 ml A. (70%ig) gelöst und nach Zusatz von 0,25 ml Phenolphthaleinlsg. mit 0,1 n Natronlauge titriert (DAB 7 – BRD). 1 ml 0,1 n Natronlauge entspricht 13,81 mg $C_7H_6O_3$.

Unverträglichkeiten. Salicylsäure reagiert mit Jod. Wss. Lsg. geben schon mit kleinsten Spuren von Eisen(III)-ionen Violettfärbung.

Anwendung. Salicylsäure hat etwa die gleiche antiseptische Wrkg. wie Benzoesäure; sie reizt jedoch die Magenschleimhaut zu stark, um innerlich verabreicht werden zu können. Ihre konservierende Wrkg. auf Lebensmittel ist bekannt, doch ist die Anwendung als Konservans im technischen Maßstab in den meisten Ländern (darunter BRD) untersagt. Äußerlich wirkt sie als Keratolyticum und wird als solches in Salben und Lösungen gebraucht. In Pudern soll sie die Schweißproduktion vermindern.

Fortgesetzte Anwendung kann zu Dermatiden führen. Große Gaben können zu Übelkeit, Kollaps, Albuminurie, Ödemen und Dyspnoe führen.

Aluminium salicylicum. Aluminiumsalicylat. Alunozal.

$C_{21}H_{15}AlO_9$ $Al[C_6H_4(OH)COO]_3$ M.G. 438,30

Weißes bis schwach rötliches, geruchloses Pulver. Schwer lösl. in W.; unlösl. in A.; lösl. in Alkalilaugen. Wird durch Mineralsäuren unter Abscheidung von Salicylsäure zersetzt.

Anwendung. Früher als Streupulver bei katarrhalischen Affektionen der Nase und des Kehlkopfes.

Salumin insolubile. Basisches Aluminiumsalicylat.

Salumin solubile. Ammonium-Aluminiumsalicylat. Ungefähre Zusammensetzung:

$$Al[C_6H_4(ONH_4)COO]_8 \cdot H_2O.$$

Weißes oder schwach rötliches Pulver. Lösl. in W.

Anwendung wie Aluminiumsalicylat.

Ammonium salicylicum. Ammoniumsalicylat.

$C_7H_9NO_3$ $\qquad\qquad$ $C_6H_4(OH)COONH_4$ $\qquad\qquad$ M.G. 155,15

Farbloses Kristallpulver oder seidenglänzende nadelförmige Kristalle, in W. leicht, in A. weniger leicht lösl.

Anwendung. Als Antipyreticum, Antirheumaticum, Expektorans. Vor Natriumsalicylat hat es keine Vorzüge.

Calcium salicylicum. Calciumsalicylat.

$C_{14}H_{10}CaO_6 \cdot 2\,H_2O$ $\qquad\qquad$ $Ca[C_6H_4(OH)COO]_2 \cdot 2\,H_2O$ $\qquad\qquad$ M.G. 350,33

Geruch- und geschmacklose Kristalle oder Pulver. Verliert bei 120° das gesamte Kristallwasser. Löst sich langsam in 25 T. W., leichter lösl. in heißem W., unlösl. in A. Die wss. Lsg. reagiert schwach sauer.

Anwendung. Wurde bei Diarrhoe und Gastroenteritis allein oder zusammen mit Wismutsalicylat angewandt.

Natrium salicylicum DAB 7 – DDR, Helv. V, ÖAB 9, Ross. 9. Natriumsalicylat DAB 7 – BRD. Natrii salicylas Pl.Ed. II, Ned. 6, Nord. 63, Jap. 61. Sodium Salicylate BP 63, USP XVII. Salicylate de sodium CF 65. 2-Hydroxybenzoesaures Natrium.

$C_7H_5NaO_3$ $\qquad\qquad\qquad\qquad\qquad\qquad\qquad\qquad$ M.G. 160,11

Herstellung. Zur Herst. von Natriumsalicylat aus Natriumhydrogencarbonat und Salicylsäure müssen Ausgangsstoffe und Geräte absolut eisenfrei sein, da sonst kein weißes Produkt erhalten werden kann.

Gehalt. Natriumsalicylat muß nach DAB 7 – BRD mindestens 99,0%, nach BP 63, USP XVII, Pl.Ed. II mindestens 99,5% $C_7H_5NaO_3$ enthalten, bezogen auf die bei 105° getrocknete Substanz.

Eigenschaften. Farblose Kristalle oder Kristallschuppen oder weißes, kristallines Pulver ohne Geruch und von süßlich-salzigem Geschmack. Durch Licht wird die Verbindung verfärbt. 1 T. löst sich in etwa 1 T. W., in etwa 10 T. A. oder in etwa 4 T. Glycerin. Sehr leicht lösl. in sied. W. und sied. A. Die frisch bereitete wss. Lsg. reagiert gegen Lackmus neutral oder schwach sauer. Natriumsalicylat ist in Ae. oder Chlf. praktisch unlösl.

Erkennung. Eine Lsg. von 1 T. Natriumsalicylat in 20 T. W. gibt die für Natriumionen und Salicylationen charakteristischen Rk. (USP XVII) (s. Bd. I, 218 u. 220). – Identifizierung der durch Mikrosublimation (s. Bd. I, 73) gewonnenen Salicylsäure nach L. KOFLER: Acidum salicylicum, S. 1010 (ÖAB 9).

Prüfung. Prüflsg.: 2,50 g Substanz werden zu 50,0 ml gelöst (DAB 7 – BRD u. DDR). – 1. 5,0 ml der Prüflsg. müssen klar und farblos sein (DAB 7 – BRD) (ÖAB 9 stellt die gleiche Forderung bei doppelt so hoher Konzentration). – 2. Je 1,0 ml darf auf Zusatz von 0,05 ml Methylrotlsg. nicht rot und auf Zusatz von 0,05 ml Bromthymolblaulsg. nicht blau gefärbt werden (DAB 7 – BRD). (Ähnliche Prüfungen mit anderen Indikatoren lassen die übrigen Pharmakopöen ausführen.) – 3. Schwermetallionen: 12,0 ml Prüflsg. werden nach Bd. I, 254 geprüft (DAB 7 – BRD). Nicht mehr als 20 ppm (Pl.Ed. II; USP XVII); 10 ppm (berechnet als Blei; BP 63). – 4. Chlorid: In einer Mischung von 25 ml der Lsg. (1 + 9), 2,5 ml W. und 5 ml A. darf Chlorid nicht nachweisbar sein (ÖAB 9). – 5. Sulfat: In einer Mischung von 5 ml der Lsg. (1 + 9) und 6 ml W. darf Sulfat nicht nachweisbar sein. Bei der Prüf. ist keine Salzsäure zuzusetzen (ÖAB 9). – 6. Sulfit-, Thiosulfationen: 1,00 g Substanz wird in 20,0 ml W. gelöst und mit 1 ml 6 n Salzsäure versetzt. Das farblose Filtrat darf nach Zusatz von 0,20 ml Stärkelsg. höchstens 0,15 ml 0,1 n Jodlsg. bis zur Blaufärbung verbrauchen (DAB 7 – BRD). (Praktisch ident. mit USP XVII, ÖAB 9.) – 7. Organische Verunreinigungen. 0,500 g Substanz werden in 5,0 ml konz. Schwefelsäure unter Schütteln gelöst. 15 Min. nach dem Säurezusatz darf die Lsg. keine stärkere Fbg. zeigen als 5,0 ml Farbvergleichs-Lsg. B (Bd. I, 238) (DAB 7 – DDR). – 8. Trocknungsverlust: Höchstens 0,5%, bei 105° getrocknet (DAB 7 – BRD) (0,5% USP XVII, ÖAB 9; PI.Ed. II; 1,0% BPC 63).

Gehaltsbestimmung (DAB 7 – BRD). 0,09 bis 0,11 g Subst., genau gewogen, werden in einem 300-ml-Jodzahlkolben in 10,0 ml W. gelöst. Die Lsg. wird mit 50,00 ml 0,1 n Kaliumbromatlsg. und 2,0 g Kaliumbromid versetzt. Nach *schnellem* Zusatz von 20,0 ml 3 n Schwefelsäure wird die Lsg. *sofort* einmal umgeschwenkt. Das Gemisch wird dann 15 Min. lang ruhig und vor Licht geschützt aufbewahrt. Danach wird 1,0 g Kaliumjodid hinzugefügt, kräftig geschüttelt und weitere 5 Min. vor Licht geschützt stehengelassen. Nach Zugabe von 50 ml W. wird unter Zusatz von Stärkelsg. mit 0,1 n Natriumthiosulfatlsg. zurücktitriert. 1 ml 0,1 n Kaliumbromatlsg. entspr. 2,285 mg $[C_7H_5O_3]^-$ oder 2,668 mg $C_7H_5NaO_3$. (Prakt. ident. mit ÖAB 9). USP XVII und BP 63 lassen bei Gegenwart von Ae. acidimetrisch titrieren. 1 ml 0,5 m Salzsäure entspr. 80,05 mg $C_7H_5NaO_3$. PI.Ed. II läßt wie DAB 7 – DDR im wasserfreien Medium titrieren; Vorschrift DAB 7 – DDR: 0,1500 g Substanz, 24 Std. über Silicagel getrocknet, werden in einer Mischung aus 5,0 ml wasserfreier Essigsäure und 25,0 ml wasserfreiem Benzol gelöst. Nach Zusatz von 5 Tr. Brillantgrün-Lsg. wird die Lsg. mit 0,1 n Perchlorsäure bis zum Farbumschlag nach Gelb titriert (Feinbürette). 1 ml 0,1 n Perchlorsäure ist 16,01 mg $C_7H_5NaO_3$ äquivalent.

Aufbewahrung. Vor Licht geschützt in dicht schließenden Gefäßen.

Anwendung. Natriumsalicylat wird als Analgeticum, Antipyreticum und schwaches Antisepticum verwendet. Es gilt als Spezifikum gegen Gicht und rheumatisches Fieber. Um einen deutlichen therapeutischen Effekt zu erzielen, müssen so große Dosen gegeben werden, daß bereits leichte, toxische Nebenwirkungen eintreten können, wie z.B. Nausea, Ohrensausen, Benommenheit, Erbrechen, Kopfschmerzen u.a. Wegen seiner schleimhautreizenden Eig. sollte es nicht auf leeren Magen gegeben werden. – Natriumsalicylat sollte nicht gegeben werden bei Nieren- und Leberschäden und bei Überempfindlichkeit gegen Salicylate.

Methylium salicylicum DAB 7 – DDR, Helv. V, Ross. 9. Methylum salicylicum ÖAB 9. Methylsalicylat. Methylis salicylas Ned. 6. Methyl Salicylate BP 63, USP XVII. Salicylsäuremethylester. 2-Hydroxybenzoesäuremethylester.

$C_8H_8O_3$ M.G. 152,15

Methylsalicylat ist der Hauptbestandteil des amerikanischen Wintergrünols von Gaultheria procumbens L. und des ätherischen Öls von Betula lenta L. Da es zum größten Teil synthetisch gewonnen wird (s. Herst.), schreiben USP XVII, Mex. P. 52 und Egypt. P. 53 die genaue Herkunftsbezeichnung des verwendeten Esters vor.

Herstellung. Entweder durch Wasserdampfdestillation aus den oben genannten Pflanzen oder durch Verestern von Salicylsäure mit abs. M. bei Gegenwart von konz. Schwefelsäure. Die Reinigung erfolgt über die Wasserdampfdestillation.

Eigenschaften. Klare, farblose, ölige Fl. von charakteristischem Geruch und süßlichbrennendem Geschmack. Natürliche Produkte können schwach gelb oder rötlich gefärbt sein.

Kp. 219 bis 224° mit geringer Zers. (USP XVII), 221 bis 225° (ÖAB 9, DAB 7 – DDR); 215 bis 221° (Helv. V). $d^{20} = 1,180$ bis 1,185 (DAB 7 – DDR; ÖAB 9).

Spez. Gewicht 1,180 bis 1,185 für synthetisches und 1,176 bis 1,182 für natürliches Methylsalicylat (USP XVII). n_D^{20} 1,536 bis 1,538 (BP 63).

Sehr wenig lösl. in W., in jedem Verhältnis mischbar mit A., Ae., Chlf. oder fetten Ölen.

Erkennung. 1. Schüttelt man 1 Tr. Methylsalicylat mit 5 ml W. und 1 Tr. Eisen(III)-chloridlsg., so färbt sich die Fl. violett (ÖAB 9, DAB 7 – DDR, USP XVII, BP 63). – 2. Versetzt man 10 Tr. Methylsalicylat mit 2 ml verd. Natronlauge, so entsteht ein weißer Nd., der sich in der Wärme löst. Säuert man die Lsg. nach 5 Min. mit 3 ml verd. Schwefelsäure an, so entsteht ein weißer Nd. von Salicylsäure, der nach Absaugen, Waschen und Trocknen im Exsikkator bei 157 bis 161° schmilzt (ÖAB 9). – 3. Eine Lsg. in A. (95%) zeigt Absorptionsmaxima bei 238 mµ und 306 mµ; $E_{1\,cm}^{0,001}$ 0,57 bei 238 mµ, 0,28 bei 306 mµ (BP 63).

Prüfung. 1. Löslichkeit in 70%igem A.: 1 Vol. synthetischen Methylsalicylats löst sich in 7 Vol. 70%igem A. Desgleichen 1 Vol. natürlichen Methylsalicylats; dabei darf die Lsg.

nur schwach getrübt sein. Opt. Aktivität: Synthetisches Methylsalicylat und das aus Betula lenta sind optisch inaktiv. Das aus Wintergrünol dreht schwach links, wobei α_D nicht größer als $-1,5°$, in 100-mm-Rohr gemessen, sein darf (USP XVII). – 2. Freie Säure: 5 ml Methylsalicylat werden mit 25 ml frisch gekochtem und wieder erkaltetem W. 1 Min. lang geschüttelt. Der abgetrennten Wasserschicht setzt man 1 Tr. Phenolrotlsg. zu und titriert mit 0,1 n Natronlauge. Es dürfen nicht mehr als 0,45 ml verbraucht werden (entspr. 0,1% Salicylsäure) (USP XVII; BP 63 erlaubt 0,4 ml Laugenverbrauch) (ähnlich ÖAB 9). – 3. Kohlenwasserstoffe, ätherische Öle: 1 ml Methylsalicylat muß mit 10 ml verd. Kalilauge eine klare, farblose oder fast farblose Lsg. geben, in der keinerlei Öltröpfchen sichtbar sein dürfen (ÖAB 9). – 4. Schwermetalle: In einer Mischung von 1,5 ml der alkoholischen Lsg. (1 + 2), 6,5 ml A. und 2 ml W. dürfen Schwermetalle nicht nachweisbar sein (ÖAB 9). – 5. Verbrennungsrückstand: Höchstens 0,1% (ÖAB 9).

Gehaltsbestimmung. Etwa 0,75 g, genau gewogen, werden in 5 ml kohlensäurefreiem, neutralem A. (95%) gelöst. Dann gibt man 20 ml 0,5 n alkoholische Kalilauge zu und erhitzt am Rückflußkühler 90 Min. lang zum Sieden. Anschließend verdünnt man mit 20 ml W. und titriert den Laugenüberschuß mit 0,5 n Salzsäure gegen Phenolphthalein zurück. In gleicher Weise wird ein Blindversuch ausgeführt. Die Differenz zwischen den beiden Titrationen entspr. der zur Verseifung verbrauchten Menge an Kalilauge. 1 ml 0,5 n alkoholische Kalilauge entspr. 0,07608 g $C_8H_8O_3$ (BP 63).

Anwendung. Methylsalicylat besitzt die Wirkung der Salicylate, wird aber nur selten oral verabreicht. Dagegen findet es äußerlich zu Einreibungen gegen Lumbago und Rheuma Anwendung. Es wird leicht durch die Haut resorbiert. – Techn. in der Parfümerie.

Aethylium salicylicum. Aether salicylicus Erg.B. 6. Aethylsalicylat. Salicylsäureäthylester. Ethyl Salicylate.

$C_9H_{10}O_3$ M.G. 166,17

Eigenschaften. Farblose oder schwach gelbliche, stark lichtbrechende Fl., die angenehm nach Gaultheriaöl riecht und sich an Licht und Luft allmählich gelbbraun färbt. d_4^{20} 1,131; Kp. 231 bis 234°; Fp. $+1°$; n_D^{20} 1,5226 (Merck Ind. 60). Kaum lösl. in W.; mischbar mit Ae., A., fetten und ätherischen Ölen.

Erkennung. 1. Physikalische Kennzahlen. – 2. Die wss. Lsg. wird durch 1 Tr. Eisen(III)-chlorid-Lsg. violett gefärbt (Erg.B. 6).

Prüfung. 1. Die Lsg. in Isopropanol (1 + 9) darf Lackmuspapier höchstens schwach röten. – 2. Werden 10 ml Kalilauge mit 1 ml Aethylsalicylat geschüttelt, so muß eine klare, farblose oder eine höchstens schwach gelblich gefärbte Lsg. entstehen, die nach einiger Zeit weder an der Oberfläche der Fl. noch am Boden ölige Tröpfchen zeigt (flüchtige Öle, Petroleumbestandteile).

Anwendung. Zu Einreibungen als hyperämisierendes Mittel bei Rheuma. Technisch zur Herstellung von Parfums.

Amylium salicylicum. Salicylsäureamylester. Amylsalicylat.

$C_{12}H_{16}O_3$ $C_6H_4(OH)COOC_5H_{11}$ M.G. 208,26

Farblose, angenehm riechende Fl., die wie Methylsalicylat erhalten wird.

Anwendung. In der Parfümerie. Äußerlich als Rheumamittel.

Methoxymethylium salicylicum. Salicylsäuremethoxymethylester. Mesotan. Ericin.

$C_9H_{10}O_4$ M.G. 182,17

Gelbliche, klare, schwach aromatisch riechende, ölige Fl. d^{15} 1,2; Kp_{42} 162°. Wenig lösl. in W., mischbar mit A., Bzl., Chlf., Ae. und fetten Ölen.

Anwendung. Als fast geruchlose flüssige Salicylsäureverb. für äußerliche Anw. bei rheumatischen Leiden, zu gleichen T. mit fettem Öl gemischt, 2- bis 3mal täglich mit einem Haarpinsel auftragen oder *leicht* einreiben. Früher auch bei Erysipel und Furunkulose.

Aufbewahrung. Vor Licht und Feuchtigkeit geschützt. Wegen der leichten Verseifbarkeit darf die Abgabe nur in völlig trockenen Gefäßen erfolgen.

Acetolum salicylicum Helv. V. Salicylsäureacetolester. Salicylsäureester des 1-Hydroxypropanon(2). Salacetol. Salantol.

$C_{10}H_{10}O_4$ M.G. 194,08

Eigenschaften. Farblose Nadeln oder Schuppen, geruchlos und von schwach bitterem Geschmack. Fp. 70 bis 73°. Lösl. in 2200 T. W., 15 T. A., 25 T. fettem Öl.

Anwendung. Früher wie Natriumsalicylat bei Gelenkrheumatismus.

Monosalicylsäureglykolester, $C_6H_4(OH)COOCH_2 \cdot CH_2OH$, war früher als Spirosal (Bayer, Leverkusen) im Handel.

Eigenschaften. Nahezu farb- und geruchlose Fl.; Kp_{12} 169 bis 170°. Leicht lösl. in Lipoidlösungsmitteln, lösl. in 110 T. W.

Anwendung. Äußerlich, in A., Öl oder Salbengrundlagen gelöst, gegen Rheuma.

Monosalicylsäureglycerinester,

$$C_6H_4(OH) \cdot CO \cdot OCH_2—CH(OH) \cdot CH_2OH$$

war als Glycosal (E. Merck, Darmstadt) im Handel.

Eigenschaften. Weißes krist. Pulver, Fp. 71°. Schwer lösl. in W., sehr leicht lösl. in A., leicht lösl. in Ae. und Chlf.

Anwendung. Antirheumaticum.

Phenylium salicylicum DAB 7 – DDR, Ross. 9. Phenylum salicylicum ÖAB 9. Salolum Helv. V. Phenyli salicylas Nord. 63, Jap. 61. Phenylis salicylas Ned. 6. Phenylsalicylat. Salicylsäurephenylester. Salicylate de phényle.

$C_{13}H_{10}O_3$ M.G. 214,22

Gehalt der über Phosphor(V)-oxid getrockneten Substanz 99,5 bis 100,5% $C_{13}H_{10}O_3$ (DAB 7 – DDR).

Herstellung. Durch Einwirkung von Phosphoroxychlorid auf eine Mischung von Phenol und Salicylsäure.

Eigenschaften. Farblose Kristalle oder weißes, kristallines Pulver von schwachem, aromatischem Geruch und schwachem, würzigem Geschmack. Sehr wenig lösl. in W., lösl. in etwa 6 T. A., in 1,5 T. Bzl., 10 T. flüssigem Paraffin, 4 T. fettem Öl; lösl. in Aceton, Ae. Chlf. Fp. 41 bis 43° (ÖAB 9; Helv. V; DAB 7 – DDR).

Erkennung. 1. Eine alkoholische Lsg. von Salicylsäurephenylester färbt sich auf Zusatz von 1 Tr. Eisen(III)-chloridlsg. violett (Helv. V; ÖAB 9; DAB 7 – DDR). – 2. 0,2 g werden mit 2 ml verd. Natronlauge erhitzt. Säuert man nach dem Abkühlen die Lsg. mit 3 ml verd. Schwefelsäure an, so entsteht ein weißer, kristalliner Nd. von Salicylsäure; gleichzeitig tritt Geruch nach Phenol auf. Der Nd. wird abgesaugt, mit W. gewaschen und im Exsikkator getrocknet. Fp. 157 bis 161° (ÖAB 9). – 3. Identifizierung nach L. KOFLER: Schmelzintervall (unter dem Mikroskop): 41 bis 42,5°. Eutektische Temp. der Mischung mit Benzil: 30°. Lichtbrechungsvermögen der Schmelze: $n_D = 1{,}5795$ bei 41 bis 42° (ÖAB 9).

Prüfung. Prüflösung. 2,000 g Substanz werden nach Zusatz von 40,0 ml kohlendioxidfreiem W. von 40° ± 1° 2 Min. geschüttelt. Nach dem Erkalten wird das Filtrat als Prüflsg. verwendet (DAB 7 – DDR). – 1. Eine Lsg. von 1 T. Salol in 9 T. A. muß klar und farblos sein (ÖAB 9). – 2. Freie Säure: 10 ml der alkoholischen Lsg. (1 + 98) dürfen nach Zusatz von 3 Tr. Bromthymolblaulsg. höchstens 0,10 ml 0,1 n Natronlauge bis zum Farbumschlag nach Grün verbrauchen (ÖAB 9). – 3. Salicylsäure, Phenol: 1,5 g Phenylsalicylat werden mit 30 ml W. bis zum Schmelzen erwärmt; die Mischung wird hierauf unter kräftigem Schütteln abgekühlt und filtriert. 5 ml des Filtrats dürfen sich auf Zusatz von 1 Tr. Eisen-(III)-chloridlsg. nicht verfärben (ÖAB 9, Helv. V). – 4. Sulfat, Chlorid: In einem weiteren Teil des zur Prüf. auf Salicylsäure und Phenol erhaltenen Filtrates dürfen Chlorid und Sulfat nicht nachweisbar sein (Helv. V). – 5. Schwermetalle: In einer Mischung von 9 ml des gleichen Filtrates und 1 ml verd. Ammoniakflüssigkeit dürfen Schwermetalle in unzulässiger Menge nicht nachweisbar sein (s. Bd. I, 253) (ÖAB 9). – 6. Verbrennungsrückstand: Höchstens 0,1 % (ÖAB 9). – 7. Trocknungsverlust: 4 Std. über Phosphorpentoxid getrocknet, darf der Verlust nicht mehr als 1 % betragen (DAB 7 – DDR).

Gehaltsbestimmung (ÖAB 9). 0,1428 g Phenylsalicylat werden in einem 100 ml fassenden Meßkolben mit 5 ml W. und 10 ml verd. Natronlauge 15 Min. lang auf dem Wasserbad unter häufigem Umschütteln erhitzt. Nach dem Abkühlen füllt man mit W. bis zur Marke auf.

25,00 ml dieser Lsg. versetzt man in einem Schliffkolben mit 30,00 ml 0,1 n Kaliumbromatlsg., fügt etwa 1 g Kaliumbromid und 20 ml verd. Schwefelsäure hinzu und läßt 15 Min. lang verschlossen stehen. Nun titriert man nach Zusatz von 10 ml Chlf. und einer Lsg. von etwa 1 g Kaliumjodid in 10 ml W. mit 0,1 n Natriumthiosulfatlsg. unter Verwendung von Stärkelsg. als Indikator zurück.

1 ml 0,1 n Kaliumbromatlsg. entspricht 1,785 mg $C_{13}H_{10}O_3$.

Anwendung. Salol wurde als Darmdesinfiziens verwendet, doch sind wirksame Dosen wegen der Freisetzung von Phenol bereits toxisch.

Galenisch wurde Salol zu magensaftresistenten Tablettenüberzügen verwendet.

Chlorsalole sind Salicylsäureester des o- oder p-Chlorphenols, die im Organismus verseift werden und so eine energischere desinfizierende Wrkg. entfalten sollten.

o-Chlorsalol, farblose Kristalle, Fp. 55°. – p-Chlorsalol, farblose Kristalle, Fp. 72°. – Salicylsäuretribromphenylester, Cordol, farblose Kristalle, Fp. 189°, wurde als Darmantisepticum verwendet.

Acetylparaminosalolum Helv. V, das Salophen der Farbenfabriken Bayer, war der Salicylsäureester des Acetyl-p-aminophenols, auch *Phenosol* gen.

Es fand als Antipyreticum, Antineuralgicum und bei *akutem* Gelenkrheumatismus Verwendung. Nicht mehr im Handel.

Kresylsalicylat. Kresalol. Salicylsäureester der Kresole (in Frage kommen nur die Ester des m- und des p-Kresols).

$C_{14}H_{12}O_3$ $C_6H_4(OH) \cdot CO \cdot OC_6H_4CH_3$ M.G. 228,24

Weißes, kristallines Pulver. Unlösl. in W., lösl. in A. und in Ae. m-Kresalol Fp. 74°; p-Kresalol Fp. 51°.

Wurden bei Rheumatismus und in den Anfangsstadien der Cholera angewandt.

Salocresol war Kreosotsalicylat, Salicylsäurekreosotester, und wurde äußerlich als Antirheumaticum angewandt.

α-**Naphthylsalicylat.** Alphol. Salicylsäure-α-naphtholester.

$C_{17}H_{12}O_3$ $C_6H_4(OH)CO \cdot O \cdot C_{10}H_7$ M.G. 264,27

Kristallines Pulver; Fp. 83°; unlösl. in W., lösl. in A., Ae., fetten Ölen. Wurde als Darmdesinfiziens und Antirheumaticum verwendet.

β-Naphthylsalicylat. Betol. Salicylsäure-β-naphtholester.

Weißes, kristallines Pulver; Fp. 95°; unlösl. in W., wenig lösl. in kaltem A., besser in siedendem A., lösl. in Bzl. und in Ae.

Anwendung. Früher als Magen-, Darm- und Harnweg-Desinfiziens.

Bornylsalicylat. Salicylsäureester des Borneols.

$C_{17}H_{22}O_3$ $\qquad\qquad$ $C_{10}H_{17}OCO \cdot C_6H_4 \cdot OH$ $\qquad\qquad$ M.G. 274,35

Ölige Fl., unlösl. in W., wenig lösl. in Glycerin, mischbar mit A., Ae., Chlf. und fetten Ölen.

Anwendung. In Form öliger Lsg. früher als äußerlich angewandtes Antirheumaticum. War als Salit (v. Heyden, Radebeul) im Handel.

Acidum borosalicylicum. Borsalicylsäure.

1 T. Borsäure wird in 5 T. heißem W. gelöst und mit einer Lsg. von 2 T. Salicylsäure in 10 T. A. versetzt, hierauf das Ganze im Wasserbad zur Trockne verdampft und nachgetrocknet.

Eigenschaften. Farbloses, kristallines Pulver von bitterem Geschmack. [Salicylsäure gibt Mono- und Disalicylborate (SCHÄFER, H.: Z. anorg. allg. Chem. **250**, 82, 96 (1942)]. [Disalicylborsäure (A. FOELSING, DRP 288338, 1914) und ihr Silbersalz (O. F. SCHULZ u. P. JOERRENS, DRP 388669, 1922) sind als Therapeutica hergestellt worden].

Anwendung. Antisepticum in Form von Salben und Waschungen.

Antirheumol war eine zu Einreibungen gebrauchte 20- oder 50%ige Lsg. des rohen Salicylsäureglycerinesters in Glycerin und A.

Acidum acetylosalicylicum DAB 7 – DDR, Helv. V, ÖAB 9. Acetylsalicylsäure DAB 7 – BRD. Acidum acetylsalicylicum Pl. Ed. II, Ned. 6, Nord. 63, Ross. 9, Jap. 61. Acetylsalicylic Acid BP 63. Acide acétylsalicylique CF 65. Aspirin USP XVII. 2-Acetoxybenzoesäure.

$C_9H_8O_4$ $\qquad\qquad\qquad\qquad\qquad\qquad\qquad\qquad\qquad\qquad$ M.G. 180,16

Gehalt der getrockneten Substanz 99,5 bis 100,3% $C_9H_8O_4$ (DAB 7 – DDR).

Herstellung. Durch Einwirkung von Acetanhydrid auf Salicylsäure bei Gegenwart kleiner Mengen konz. Schwefelsäure oder aus Acetylchlorid und Salicylsäure. Umkristallisation aus Aceton, Chloroform oder anderen wasserfreien Lösungsmitteln.

Eigenschaften. Acetylsalicylsäure bildet farblose Plättchen oder Nadeln oder ein weißes Pulver von saurem Geschmack. Sie ist geruchlos oder doch fast geruchlos, haltbar an trockener Luft. Bei Gegenwart von Feuchtigkeit tritt Hydrolyse zu Salicyl- und Essigsäure ein. Fp. 135° (bei raschem Erhitzen!) (The Merck Index 1960); etwa 136° (BP 63; Röhrchen in das auf 130° vorgeheizte Bad bringen); 135 bis 140° (ÖAB 9; Temperatursteigerung 4 bis 5° pro Min.); 136 bis 140° (DAB 7 – BRD; Heizbad auf 130° vorgeheizt, Temperatursteigerung 4° pro Min.); 141 bis 144° (DAB 7 – BRD; Metallblock).

Erkennung. 1. 0,20 g werden mit 4,0 ml 6 n Natronlauge 3 Min. lang erhitzt. Die erkaltete Lsg. gibt beim Ansäuern mit 5,0 ml 6 n Schwefelsäure einen weißen, kristallinen Nd. von Salicylsäure, der nach Auswaschen und Trocknen zwischen 156 und 160° schmilzt (DAB 7 – BRD). – 2. Das Filtrat von 1. gibt beim Erwärmen mit 2,0 ml A. und 2,0 ml konz. Schwefelsäure den Geruch nach Äthylacetat (DAB 7 – BRD). – 3. Erhitzt man Acetylsalicylsäure einige Min. lang mit W., kühlt ab und fügt 1 bis 2 Tr. Eisen(III)-chloridlsg. zu, so entsteht eine rotviolette Farbe (USP XVII). Nach ÖAB 9 entsteht zunächst ein rötlichgelber Nd., der sich in der Wärme nach Zusatz von 2 Tr. verd. Salzsäure violett löst. − 4. Identifizierung nach L. KOFLER: Schmelzintervall (unter dem Mikroskop): 115 bis 136° (Zers.). Eutektische Temperatur der Mischung mit Phenacetin: 96°, mit Acetanilid: 81° (ÖAB 9).

Prüfung. Prüflsg.: 1,50 g feingepulverte Substanz werden mit 30,0 ml W. 1 Min. lang kräftig geschüttelt und abfiltriert (DAB 7 − BRD). − 1. Aussehen der Lsg.: Die Lsg. von 0,20 g Substanz in 2,0 ml A. 90% muß klar und farblos sein (DAB 7 − BRD). − 2. Schwermetalle: 1 g wird in 25 ml Aceton gelöst, mit 1 ml W. und 10 ml Schwefelwasserstoffwasser versetzt. Eine evtl. auftretende Färbung darf nicht stärker sein als die von einer Kontroll-Lsg. aus 25 ml Aceton, 1 ml Standardbleilsg. und 10 ml Schwefelwasserstoffwasser (entspr. 10 ppm) (USP XVII). − 12,0 ml Prüflsg. werden nach Bd. I, 254, geprüft (DAB 7 − BRD). − 3. Arsen: Nicht mehr als 2 ppm (BP 63) (s. Bd. I, 242). − 4. Verhalten gegen Schwefelsäure. 0,100 g Substanz wird wie in Bd. I, 239, beschrieben geprüft. Die Lsg. darf nicht stärker gefärbt sein als 5 ml einer Mischung von 0,75 ml Eisen(III)-chlorid-Lsg. III, 0,50 ml Kobalt(II)-chlorid-Lsg., 0,25 ml Kupfer(II)-sulfat-Lsg. II und 98,5 ml 1%ige Salzsäure (DAB 7 − BRD). − 5. Chloridionen: Höchstens 140 ppm (USP XVII). − 6. Sulfationen: Höchstens 400 ppm (USP XVII). − 7. Salicylsäure. Die Lsg. von 0,200 g Substanz in 5,0 ml A. (90%) darf nach Zusatz von 15,0 ml W. und 0,15 ml Eisen(III)-chlorid-Lsg. V innerhalb 1 Min. nicht stärker gefärbt sein als eine Mischung von 1,00 ml Salicylsäure-Lsg., 4,0 ml A. (90%), 0,10 ml 6 n Essigsäure, 15,0 ml W. und 0,15 ml Eisen(III)-chlorid-Lsg. V (DAB 7 − BRD). − 8. Alkaliunlösl. Stoffe, Eisen: Eine Lsg. von 0,5 g Substanz in 5 ml Natriumcarbonatlsg. und 5 ml W. muß klar und farblos sein (ÖAB 9). − 9. Trocknungsverlust: Höchstens 0,25% (DAB 7 − DDR). − 10. Verbrennungsrückstand: Höchstens 0,1% (ÖAB 9); höchstens 0,05% (USP XVII). − 11. Sulfatasche: Höchstens 0,1% (DAB 7 − BRD; BP 63).

Gehaltsbestimmung. 0,30 g Substanz, genau gewogen, werden in 10,0 ml A. 90% gelöst und nach Zusatz von 0,25 ml Phenolphthaleinlsg. mit 0,1 n Natronlauge titriert. Die austitrierte Lsg. wird dann mit 30,00 ml 0,1 n Natronlauge versetzt und 15 Min. lang am Rückflußkühler mit aufgesetztem Ätznatronrohr im schwachen Sieden gehalten. Nach dem Abkühlen wird mit 0,1 n Salzsäure zurücktitriert. Aus dem Verbrauch 0,1 n Natronlauge bei der 2. Titration wird der Gehalt berechnet. 1 ml 0,1 n Natronlauge entspr. 18,02 mg $C_9H_8O_4$. Die Differenz zwischen dem Verbrauch an 0,1 n Natronlauge bei der 1. und 2. Titration, berechnet auf 0,30 g Substanz, darf höchstens 0,15 ml betragen (DAB 7 − BRD).

Anwendung. Acetylsalicylsäure besitzt nicht die schleimhautreizenden Eigenschaften der Salycylsäure. Sie passiert den Magen unzersetzt und wird erst im Darm allmählich verseift. Durch die so verzögerte Resorption von Salicylsäure treten deren Nebenwirkungen weit weniger auf. Sie wirkt als Antipyreticum besser als Natriumsalicylat, und auch ihre analgetische Wirkung ist stärker. Neben ihrem entzündungshemmenden Effekt und der Beeinflussung der Antigen-Antikörperreaktion fördert sie den Kohlenhydratstoffwechsel. Der Sauerstoffverbrauch im Gewebe steigt, der Blutharnsäurespiegel sinkt. − Sie wird allgemein bei Kopfweh, Zahnschmerz, Gelenk- und Muskelrheumatismus, Gicht, Fieber bei Erkältungskrankheiten in Dosen von 0,5 bis 1 g, 3 bis 4 mal tägl., genommen. Es empfiehlt sich, Acetylsalicylsäure stets mit W. zusammen zu nehmen.

Handelsformen: Aspirin (Bayer, Leverkusen); Acetylin (v. Heyden, München); Apyron (Wülfing-Bauer, Düsseldorf); A. S. A. (Lilly, Indianapolis); Acytosal (Oppenheimer, Son u. Co., London); Aspro (Aspro Ltd., Bucks); Empirin (Burroughs Welcome, London).

Lithium acetylosalicylicum. Lithiumacetylsalicylat. Hydropyrin. Litmopyrine. Tyllithin.

$C_9H_7Li_4$ $\qquad\qquad$ $CH_3COOC_6H_4COOLi$ $\qquad\qquad$ M.G. 186,08

Herstellung. Aus Acetylsalicylsäure und Lithiumcarbonat.

Eigenschaften. Weißes, schwach hygroskopisches Pulver von angenehm säuerlichem Geschmack. Es zersetzt sich an feuchter Luft teilweise zu Essigsäure, Salicylsäure und deren Lithiumsalzen. Lösl. in 1 T. W., in 4 T. A.

Anwendung. Anstelle von Acetylsalicylsäure zu 0,1 bis 1,0 g in Pulvern und Tabletten.

Calcium acetylosalicylicum. Calciumacetylsalicylat. Acetylsalicylsaures Calcium. Lösliches Aspirin. Solsprin. Dispril. Kalmopyrin.

$C_{18}H_{14}CaO_8 \cdot 2H_2O$ $\qquad$ $(CH_3CO \cdot OC_6H_4COO)_2Ca \cdot 2H_2O$ $\qquad$ M.G. 434,40

Herstellung. Durch Neutralisieren von Acetylsalicylsäure in alkoholischer Lsg. mit Calciumäthylat oder durch Umsetzen von acetylsalicylsauren Salzen in alkoholischer Lsg. mit Calciumsalzen organischer Säuren.

Eigenschaften. Weißes Pulver; leicht lösl. in W.; Rk. der Lsg. neutral bis schwach sauer. Die Lsg. ist fast geschmacklos. Zers. sich nach längerem Stehenlassen unter Bildung kleiner Mengen Essigsäure und Calciumsalicylat. Lsg. sind deshalb stets frisch zu bereiten. Das Salz enthält rund 80% Acetylsalicylsäure.

Anwendung. Wegen der besseren Löslichkeit ist Calciumacetylsalicylat gut anstelle von Acetylsalicylsäure zu verwenden. Es wirkt praktisch nicht reizend auf die Magenschleimhaut, wird rascher resorbiert als Acetylsalicylsäure und wird deshalb gern bei bestehenden Magenschleimhauterkrankungen gegeben.

Zahlreiche Handelsform mit „löslicher Acetylsalicylsäure" enthalten neben Acetylsalicylsäure Calciumcarbonat in äquivalenter Menge oder Calciumacetylsalicylat.

Acetylsalicylsaurer Harnstoff,

$C_{10}H_{12}N_2O_5$ $CH_3CO \cdot OC_6H_4COOH \cdot NH_2 \cdot CO \cdot NH_2$ M.G. 240,22

war als Diafor (D. Schütz u. Co., Bonn) im Handel.

Weißes, kristallines Pulver oder derbe Kristalle. Fp. 88 bis 90°.

Anwendung wie Acetylsalicylsäure.

Methylium acetylosalicylicum. Acetylsalicylsäuremethylester. Methylrodin(e).

$C_{10}H_{10}O_4$ M.G. 194,18

Entsteht aus Acetylsalicylsäure und Diazomethan. Platten aus PAe., Fp. 51 bis 52°. Sehr wenig lösl. in W., lösl. in A., Ae., Chlf., fetten Ölen.

Anwendung. Früher wie Acetylsalicylsäure. – Techn. als Fixativ für Parfüme.

Phenylum acetylosalicylicum. Acetylsalicylsäurephenylester. Vesipyrin. Spiroform. Acetylsalol.

$C_{15}H_{12}O_4$ $CH_3CO \cdot OC_6H_4 \cdot CO \cdot OC_6H_5$ M.G. 256,25

Weißes, kristallines Pulver. Fp. 97°. Fast unlösl. in W., leicht lösl. in A. und Ae.

Anwendung. Früher als Antipyreticum, Analgeticum bei Gelenkrheumatismus, Neuralgien und als Harndesinfiziens.

Diaspirin (Bayer), Bernsteinsäureester der Salicylsäure, ist nicht mehr im Handel.

Acidum salicylosalicylicum Helv. V. Salicylsalicylsäure. Salicylester der Salicylsäure. Disalicylsäure.

$C_{14}H_{10}O_5$ M.G. 258,22

Herstellung. Durch gelinde Einwirkung von wasserentziehenden Mitteln auf Salicylsäure.

Eigenschaften. Kristallines Pulver. Fp. 141 bis 143° (Bad auf 130 bis 135° vorgeheizt; Temperaturanstieg 8 bis 10° pro Min.). Fast unlösl. in W., lösl. in A., Ae.; wenig lösl. in Bzl. Von W. wird es allmählich, von Laugen rasch zu 2 Mol. Salicylsäure verseift.

Anwendung. Wie salicylsaure Salze. Wegen seiner Wasser- und Säureunlöslichkeit passiert es den Magen ohne Störung, wird im alkalischen Darmsaft rasch gelöst, allmählich verseift und resorbiert. Gut verträgliches Antipyreticum, Analgeticum bei Gelenk- und Muskelrheumatismus, Migräne, Neuralgien.

Handelsform: Diplosal (C. F. Boehringer u. Söhne, Mannheim) Tabl., Salbe, Substanz.

Salicylid.

Bei der Einwirkung von $POCl_3$ auf Salicylsäure in Toluol entstehen verschiedene intramolekulare Ester der Salicylsäure, sog. Salicylide. Kocht man das mit W. und Natronlauge gewaschene Reaktionsprodukt mit Chlf. aus, so geht fast ausschließlich das Tetrasalicylid in Lsg. Beim Einengen der Lsg. scheidet sich die gut kristallisierende Verbindung $(C_7H_4O_2)_4 \cdot 2\,CHCl_3$ aus.

An der Luft, schneller beim Erhitzen, gibt die Verbindung das Kristallchlf. quantitativ ab. Fp. (Chlf.-frei) 260 bis 261°. Schwer lösl. in A. und Bzl. Wird von kochendem W. nicht angegriffen und von Alkalilaugen nur langsam zu Salicylsäure verseift.

Tetrasalicylid

Salicylid-Chloroform s. Chloroformium.

Acidum acetylsalicylosalicylicum. Salicylacetylsalicylsäure. Acesalum Ross. 8. Diplosalacetat.

$C_{10}H_{12}O_6$ M.G. 300,26

Herstellung. Durch Acetylierung von Salicylsalicylsäure. DRP 236196 (Boehringer, 1908).

Eigenschaften. Farblose Plättchen aus verd. Essigsäure; Fp. 159°. Prakt. unlösl. in W., lösl. in 3 T. sied. A., in 70 T. sied. Ae., in 45 T. sied. Bzl.; prakt. unlösl. in kaltem Bzl. Lösl. in Alkalilaugen und Alkalicarbonatlsg., wird jedoch beim Erhitzen in alkalischer Lsg. verseift.

Erkennung. Beim Ansäuern einer verseiften Lsg. scheidet sich Salicylsäure aus.

Anwendung. Analgeticum.

(Acetylsalicylsäure)-anhydrid. [2-Acetoxybenzoesäure]-anhydrid.

$C_{18}H_{14}O_7$ M.G. 342,31

Herstellung. Aus Acetylsalicylsäure durch Einw. von Thionylchlorid, Phosgen oder Phosphoroxychlorid.

Eigenschaften. Weiße Kristalle aus A. Fp. 85°. Sehr leicht lösl. in Aceton; leicht lösl. in heißem A.; sehr wenig lösl. in Ae.; fast unlösl. in W.

Anwendung. Anstelle von Acetylsalicylsäure, da es nicht sauer reagiert, nicht von der Magenschleimhaut festgehalten wird. Es löst sich im Magendarmtrakt allmählich unter Bildung von Acetylsalicylsäure, die jeweils sofort resorbiert wird. [Vgl. E. R. GARETT: Der physikalisch-chemische Beweis für die Überlegenheit des Aspirinanhydrids bei oraler Verabreichung gegenüber Aspirin. J. Amer. pharm. Ass., sci. Ed. *48*, 676 (1959)].

Methylencitronensäureester der Salicylsäure.

$$\text{CH}_2 \begin{array}{c} \diagup \text{O} \diagdown \\ \diagdown \text{O}-\text{CO} \diagup \end{array} \text{C} \begin{array}{c} \diagup \text{CH}_2-\text{CO}-\text{OC}_6\text{H}_4\text{COOH} \\ \diagdown \text{CH}_2-\text{CO}-\text{OC}_6\text{H}_4\text{COOH} \end{array}$$

War als Novapirin (Bayer) als Antipyreticum und Analgeticum im Handel.

Benzoylsalicylsäuremethylester,

$$\text{C}_6\text{H}_5\text{CO} \cdot \text{OC}_6\text{H}_4 \cdot \text{CO} \cdot \text{OCH}_3$$

war als Salhypnon (Dr. A. Voswinkel, Berlin) und Benzosalin (Hoffmann-La Roche, Basel) im Handel.

Methyldisalicylsäure. 5,5-Methylendisalicylsäure. 4,4-Dihydroxydiphenylmethan-3,3-dicarbonsäure.

$C_{15}H_{12}O_6$ M.G. 288,25

Herstellung. Aus Salicylsäure und Formaldehyd bei Ggw. von Schwefelsäure (The Merck Index 1960).

Eigenschaften. Farblose Kristalle aus Aceton und Bzl., von bitterem Geschmack. Beginnt bei 180° rot zu werden unter Abgabe von CO_2; Zers. bei 238°. Leicht lösl. in M., A., Ae., Aceton, Eisessig. Sehr wenig lösl. in heißem W. Prakt. unlösl. in Bzl., Chlf., PAe.

Anwendung. Zur Darst. von Bacitracinmethylendisalicylat.

Salicylamidum DAB 7 – DDR, ÖAB 9, CsL 2, Jap. 61. Salicylsäureamid. Salicylamide NF XII. 2-Hydroxybenzoesäureamid.

$C_7H_7NO_2$ M.G. 137,14

Gehalt der getrockneten Substanz 99,0 bis 101,0% $C_7H_7NO_2$ (DAB 7 – DDR).

Eigenschaften. Farblose oder schwach gelbliche Kristalle oder kristallines Pulver ohne Geruch und Geschmack. Lösl. in etwa 700 T. W., etwa 8 T. A., 25 T. Ae. oder 180 T. Chlf. In Lsg. von Alkalihydroxiden oder -carbonaten löst es sich unter Phenolatbildung. Fp. 139 bis 143° (ÖAB 9); 139 bis 142° (NF XI, DAB 7 – DDR).

Erkennung. 1. Eine Lsg. von etwa 1 mg in 1 ml W. färbt sich auf Zusatz von Eisen(III)-chlorid tiefviolett (ÖAB 9). – 2. Etwa 200 mg Substanz werden in 5 ml A. gelöst, mit W. auf 20 ml verdünnt und so lange tropfenweise Bromwasser unter Umschütteln zugesetzt, bis eine Gelbfärbung bestehen bleibt. Dann läßt man die Mischung 30 Min. lang bei Zimmertemp. stehen, sammelt den Nd. auf einem Filter, wäscht mit W. und kristallisiert aus verd. A. um. Die getrockneten Kristalle schmelzen bei 183 bis 185° (NF XII). – 3. Erhitzt man Salicylamid mit verd. Natronlauge, so entweicht Ammoniak (ÖAB 9). – 4. Identifizierung nach L. Kofler (ÖAB 9): Schmelzintervall (unter dem Mikroskop): 140 bis 141°. Eutektische Temperatur der Mischung mit Phenacetin: 103°. Lichtbrechungsvermögen der Schmelze: $n_D = 1{,}5502$ bei 156 bis 157°.

Prüfung. Prüflösung. 0,600 g Substanz werden nach Zusatz von 60,0 ml W. 60 Sek. geschüttelt. Das Filtrat wird als Prüflsg. verwendet (DAB 7 – DDR). – 1. Wasser: Der W.-Gehalt von Salicylamid ist durch Karl-Fischer-Titration (s. Bd. I, 58) oder durch 4 Std. langes Trocknen bei 105° zu ermitteln. Er darf nicht mehr als 0,5% betragen (NF XII). – 2. Eine Lsg. von 1 T. Salicylamid in 19 T. siedendem W. muß klar und farblos sein (ÖAB 9). – 3. Freie Säure: Die siedende Lsg. (1 + 19) wird abgekühlt und filtriert. 10 ml des Filtrats müssen sich auf Zusatz von 2 Tr. Bromthymolblaulsg. und 0,15 ml 0,1 n Natronlauge blau färben (ÖAB 9). – 4. Chlorid: In dem für die Prüf. auf freie Säure bereiteten Filtrat darf

Chlor in unzulässger Menge nicht nachweisbar sein (s. Bd. I, 257) (ÖAB 9). – 5. Sulfat: In einer Mischung von 5 ml des für die Prüf. auf freie Säure bereiteten Filtrats und 5 ml W. darf Sulfat nicht nachweisbar sein (ÖAB 9). – 6. Eisensalze, Phenol, gefärbte Stoffe: Eine Lsg. von 0,5 g Salicylamid in 5 ml verd. Natronlauge und 5 ml W. muß klar, farblos oder fast farblos und geruchlos sein (ÖAB 9). – 7. Ammonium: 5 ml der bei der Prüf. auf Eisensalze usw. bereiteten Lsg. dürfen auf Zusatz von 5 Tr. Neßlers Rg. nicht verändert werden (ÖAB 9). – 8. Schwermetalle: In einer Mischung von 2 ml der bei der Prüf. auf Eisensalze usw. bereiteten Lsg. und 8 ml W. dürfen Schwermetalle nicht nachweisbar sein (s. Bd. I, 253) (ÖAB 9). – 9. Verbrennungsrückstand: Höchstens 0,1% (ÖAB 9); 0,05% (NF XII).

Gehaltsbestimmung. Man bringt etwa 100 mg, genau gewogen, vorher 4 Std. lang bei 105° getrocknetes Salicylamid in ein mit mechanischem Rührer versehenes 100-ml-Becherglas, das mit einer Pappscheibe abgedeckt werden kann. Die Pappscheibe hat ein Loch für die Bürettenspitze. Dann fügt man 30 ml frisch neutralisiertes Dimethylformamid und einige Tr. Thymolblaulsg. zu und titriert mit einer soeben eingestellten 0,1 n Natriummethylatlsg. auf den gleichen Blauton, der bei der Einstellung der Maßlsg. erreicht wurde.
1 ml 0,1 n Natriummethylatlsg. entspr. 13,71 mg $C_7H_7NO_2$ (NF XII).
ÖAB 9: Etwa 0,3 g, genau gewogen, werden in einem 100-ml-Meßkolben in 10 ml verd. Natronlauge und W. zu 100,0 ml gelöst. 20,00 ml dieser Lsg. versetzt man in einem Schliffkolben mit 30,00 ml 0,1 n Kaliumbromatlsg., fügt etwa 1 g Kaliumbromid und 15 ml verd. Schwefelsäure zu und läßt 15 Min. lang verschlossen stehen. Dann titriert man nach Zusatz von 5 ml Chlf. und einer Lsg. von 1 g Kaliumjodid in 10 ml W. mit 0,1 n Natriumthiosulfatlsg. gegen Stärkelsg. zurück. 1 ml 0,1 n Kaliumbromatlsg. entspr. 3,429 mg $C_7H_7NO_2$.

Anwendung. Salicylamid ist bereits seit 1848 bekannt: 1889 erkannte Nesbit die therapeutische Verwendungsmöglichkeit. Es hat aber lange Zeit keine größere therapeutische Bedeutung erlangt, und erst seit etwa 1946 betont man die gute Verträglichkeit gegenüber anderen Salicylsäurederivaten bei gleicher Wirkung.
In Untersuchungen mit C^{14}-Salicylamid fanden H. Mandel, V. Rodwell u. P. Smith (ref. in Chem. Zbl. *1954*, S. 2662), daß im Urin die Hauptmenge des an die Patienten verabfolgten Salicylamids als Glucuronsäureester des Salicylamids vorlag; Salicylsäure wurde als Stoffwechselprodukt nicht gefunden und kann als solche für die pharmakologische Wirkung demnach nicht verantwortlich sein.
Bei der Salicylattherapie wurde eine vermehrte Ausscheidung von Nebennierenhormonen im Harn festgestellt. Auf Grund weiterer Untersuchungen nimmt man an, daß Salicylate durch Erregung des Zwischenhirns zu einer Ausschüttung von ACTH aus der Hypophyse und damit zu einer Stimulierung der Nebennierenrinde führen und daß dadurch ihr antiphlogistischer Effekt zustande kommt. Es scheinen jedoch auch andere zentrale sowie direkte Wirkungen am Entzündungsherd selbst mit im Spiele zu sein [van Cauwenberge u. Lecomte: Experimentia *8*, 469 (1952); Domenjoz: Naunyn-Schmiedebergs Arch. exp. Path. Pharmak. *225*, 14 (1955)].
Übersichtsreferat: Öst. Apoth.-Ztg *8*, 580 (1954).

Handelsformen: Artesanum 55 (Artesan, Winsen) (enth. noch p-Aminobenzoesäure, Phenacetin) Tabl. – Salizell (Byk-Gulden-Lomberg, Konstanz) Amp., Suppos. – Salopur (Dr.Mann, Berlin) Drag. – Salimed (Dr. Mann, Berlin) Drag. (enthalten noch Phenacetin, Aminophenazon, Coffein, Benzylphenylglykolat). – Algamon (Leuna-Werke). – Glutisal-Tabl. (Ravensberg GmbH) enthalten Salicylamid und Dimethylaminophenyldimethylpyrazolon. – Glutisal-Salbe. – Glutisal „parenteral" Amp. – Oramid (Pharm.Werk Oranienburg). – Romigal (Romigal-Werk, München) Tabl. enthalten noch Phenacetin, Coff. citr. – Raspberin (Miller Lab., Los Angeles, USA). – Lopirin (v. Heyden, Dresden). – Salrin (Warren-Teed, USA).

Literatur: Helwig, B.: Moderne Arzneimittel, Stuttgart: Wissenschaftl. Verlagsges. 1967. – Wagner-Jauregg, Th., U. Jahn u. O. Büch: Arzneimittel-Forsch. *12*, 1160, (1962). – Eichholtz, F., u. K. Alexander: Arzneimittel-Forsch. *11*, 516 (1961). – Fuchs, H. R., u. H. Giertz: Arzneimittel-Forsch. *10*, 526 (1960).

o-Aethoxybenzamidum. o-Aethoxybenzamid. Aethylaether des Salicylamids. 2-Aethoxybenzamid.

$C_9H_{11}NO_2$ M.G. 165,19

Eigenschaften. Weißes oder fast weißes Pulver von leicht bitterem Geschmack. Leicht lösl. in Chlf.; lösl. in M., A. und in Aceton; schwer lösl. in Bzl.; prakt. unlösl. in W. und in Ae. Fp. 129 bis 132°.

Anwendung. Äthoxybenzamid besitzt eine dem Aminophenazon vergleichbare analgetische Wrkg. Es ist doppelt so stark wirksam wie Salicylamid und mehrfach stärker als Acetylsalicylsäure.

Es besitzt außerdem antiphlogistische und antipyretische Wrkg. Es ist weniger toxisch als Salicylamid und Aminophenazon. Es wird deshalb, vor allem in Kombinationen, gegen Erkältungskrankheiten angewendet. – *Dosierung.* 200 mg mehrmals täglich.

Handelsform: Gompyrid (Boehringer, Mannheim); Dragees mit 0,2 g Äthoxybenzamid, 0,05 g Chininsulfat, 0,01 g Orphenadrine-HCl, 0,025 g Ascorbinsäure.

Salicylanilidum. Salicylsäureanilid. Salicylanilide NF XII. 2-Hydroxy-N-phenylbenzamid.

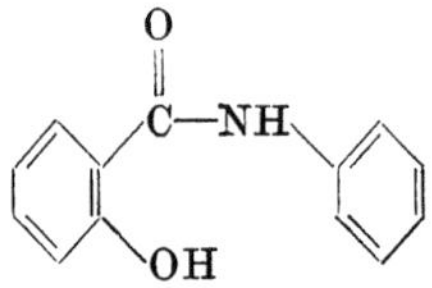

$C_{13}H_{11}NO_2$ M.G. 213,24

Herstellung. Aus Salicylsäure und Aluminiumanilin in Anilin bei 100° (DRP 347607, Chem. Fabrik Griesheim-Elektron). Laboratoriumsmethode: Man erhitzt 2 g Salicylamid mit 4 g Brombenzol, 1 g Natriumacetat und 0,1 g fein verteiltem Kupfer. Ausbeute etwa 56% der Theorie [GOLDBERG: B. *39*, 1692 (1906)].

Eigenschaften. Weiße oder schwach rosa gefärbte Kristalle ohne Geruch. Fp. 136 bis 138°. Wenig lösl. in W., gut lösl. in A., Ae., Chlf. und Bzl.

Erkennung. 1. Gibt man zu 0,1 g in 5 ml A. 5 ml einer gesätt. Lsg. von Eisen(III)-chlorid, so färbt sich die Lsg. violett. – 2. Fügt man zu etwa 50 mg Salicylamid oder einer entspr. Salbenmenge 5 Tr. Dimethylanilin und 3 Tr. Phosphoroxychlorid, so entsteht Grünfärbung. – 3. Löst man 100 mg in 5 ml Natronlauge und gießt die Mischung in 100 ml Essigsäure (1 in 50), die 2 Tr. Eisen(III)-chlorid enthalten, so entsteht eine lachsrote Fllg., die beim Stehenlassen verblaßt (NF XII).

Gehaltsbestimmung einer Salicylanilidsalbe gemäß NNR 50: Eine genau gewogene Salbenmenge, die etwa 75 mg Salicylanilid entspr., wird in einem Jodzahlkolben in 2 ml Chlf. gelöst. Man gibt 25 ml 0,1 n Kaliumbromid-bromat-Lsg. (USP XVII) zu. Nach weiterer Zugabe von 10 ml Salzsäure wird 1 Min. geschüttelt und der Ansatz 30 Min. stehengelassen. Nach Zugabe von 20 ml 5%iger KJ-Lsg. wird mit 0,1 n Natriumthiosulfatlsg. titriert (Stärkelsg. als Indikator).

1 ml 0,1 n Kaliumbromid-bromat-Lsg. entspr. 3,554 mg $C_{13}H_{11}NO_2$.

Anwendung. Als Fungizid in 4- bis 5%igen Salben bei Pilzerkrankung des Kopfes (Tinea capitis).

Handelsform: Salinidol (Doak Pharmacal. Comp., New York, USA).

Multifungin (Knoll, Ludwigshafen a.Rh.) enthält ein halogeniertes Salicylanilid: 5-Bromsalicyl-4'-chloranilid (2%) und Soventolsalicylat (1%) bzw. -lactat (in Lsg.).

Herstellung s. DBP 920790; ref. in Chem. Zbl. *1955*, S. 7731.

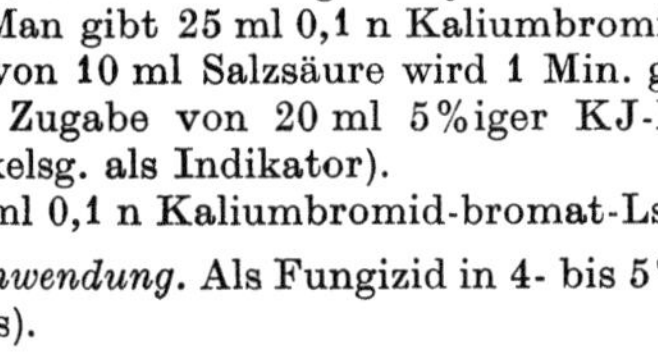

M.G. 326,58

Handelsform: Salbe, Lsg. Puder.

Acidum para-aminosalicylicum ÖAB 9. Acidum paraminosalicylicum Helv. V – Suppl. II. p-Aminosalicylsäure DAB 7 – BRD. Aminosalicylic Acid USP XVII. 2-Hydroxy-4-aminobenzoesäure. PAS.

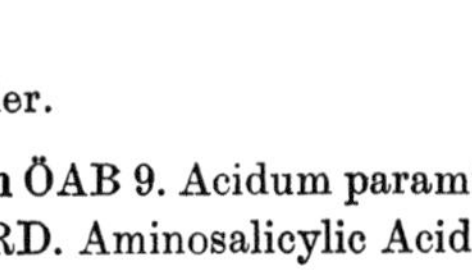

$C_7H_7NO_3$ M.G. 153,14

Die Feststellung der tuberkulostatischen Wirksamkeit der p-Aminosalicylsäure durch J. LEHMANN [Lancet *15*, 6384 (1946)] geht auf Untersuchungen von J. BERNHEIM [Science *1940*, S. 204; J. Bact. *41*, 387 (1941)] zurück, nach deren Ergebnissen insbesondere die Salicylsäure die Sauerstoffaufnahme und Kohlensäureproduktion pathogener Tuberkelbazillenstämme zu steigern vermag. J. LEHMANN stellte fest, daß die 2-Hydroxy-4-aminobenzoesäure das Wachstum von Tuberkelbazillen in vitro in einer Konzentration von 10^{-5} Mol zu 50 bis 75% hemmt. Die Wirksamkeit bleibt auch in vivo erhalten, wenn sie auch geringer als die von INH und Streptomycin ist.

Die geringe Toxizität ermöglicht eine hohe Dosierung. Die tuberkulostatische Wirkung ist für die 4-Aminosalicylsäure spezifisch. 3- und 5-Aminosalicylsäure sind wirkungslos. Durch p-Aminobenzoesäure wird die PAS-Wirkung schon in einem Molverhältnis 1:1 völlig aufgehoben.

Der Wirkungsmechanismus der PAS ist der gleiche wie der der Sulfonamide: PAS verdrängt p-Aminobenzoesäure, die zur Synthese der Formylfolsäure gebraucht wird [WACKER, GRIESEBACH, TREBST u. WEYGAND: Angew. Chem. *66*, 712 (1954)]. Bei der Anwendung von 10 bis 159 g pro Tag werden Blutspiegel zwischen 3 und $6 \cdot 10^{-4}$ Mol erreicht. Die Konzentration im Harn beträgt dabei das 100fache.

Die Ausscheidung der PAS aus dem Organismus erfolgt außerordentlich rasch, da sie durch aktive Sekretion der Tubuli ausgeschieden wird; nur 1/4 der gesamten Ausscheidung entfällt auf die glomuläre Filtration.

Herstellung. PAS wird heute ausschließlich aus 3-Aminophenol analog der KOLBEschen Salicylsäuresynthese mit Kohlendioxid unter Druck (bzw. Ammoniumcarbonat oder Kaliumcarbonat) und erhöhter Temp. (90°) dargestellt [DRP 50835 (1889); US-Pat. 427564 (1890)].

Der Syntheseweg über 4-Nitroanthranilsäure, Diazotierung der Aminogruppe und Red. der Nitrogruppe wird heute kaum mehr beschritten.

Eigenschaften. Weißes bis gelblich-weißes Pulver von schwach säuerlichem Geschmack. Am Licht und an der Luft, bes. bei Anwesenheit von Feuchtigkeit, färbt es sich allmählich dunkel. Beim trockenen Erhitzen spaltet die Substanz Kohlendioxid ab. Lösl. in 600 bis 700 T. W., in etwa 20 T. A., etwa 50 T. Ae., 6 T. Aceton; prakt. unlösl. in Bzl. In Lsg. von Alkalihydroxiden, Alkalicarbonaten oder Ammoniak sowie in verd. Salpetersäure löst sich PAS leicht unter Salzbildung; in verd. Salzsäure ist sie prakt. unlösl.

Fp. Da PAS einen stark von den Versuchsbedingungen abhängigen Schmelzpunkt unter Zers. gibt, sind die Angaben der Arzneibücher sehr unterschiedlich. DAB 7 – BRD verzichtet auf Fp. USP XVII läßt den Fp. des Diacetylderivates ermitteln (191 bis 197°). Helv. V – Suppl. II verlangt Fp. 135 bis 145° (Zers.), das dabei beobachtete Schmelzintervall darf höchstens 2° betragen. ÖAB 9: Innerhalb von 2° zwischen 132 und 145° (Zers.).

Erkennung. 1. In einem Reagensglas mit durchbohrtem Stopfen, durch den ein 2mal rechtwinklig gebogenes Glasrohr führt, wird eine Mischung von 0,30 g Substanz, 5,0 ml W. und 0,50 ml 3 n Salzsäure zum Sieden erhitzt. Das übergehende Gas gibt beim Einleiten in Barytw. einen weißen Nd. (DAB 7 – BRD). – 2. Die Lsg. von 0,050 g Substanz in 30 ml A. (90%) gibt mit 3 Tr. Eisen(III)-chloridlsg. eine blauviolette Färbung (DAB 7 – BRD). – 3. 0,50 g Substanz werden in einem Porzellantiegel auf dem Asbestdrahtnetz über einer annähernd 1 cm hohen leuchtenden Flamme bis zum Nachlassen der anfangs lebhaften Gasentwicklung erhitzt. Der mit einem Uhrglas bedeckte Tiegel wird weiter erhitzt. Das an der Unterseite des Glases sich bildende kristalline Sublimat von 3-Aminophenol schmilzt zwischen 121 und 124° (DAB 7 – BRD). – 4. Löst man 0,01 g Substanz unter Erwärmen in 1 ml Essigsäure und fügt 1 ml Furfurolessigsäure zu, so tritt eine rotgelbe Fbg. auf; fügt man nach 2 Min. 1 Tr. Schwefelsäure zu, so färbt sich die Mischung tiefrot [DAB 6 – Nachtr. 54 (DDR)]. – 5. Versetzt man eine Lsg. von 0,05 g Substanz in 3 ml 0,1 n Kalilauge mit einigen Tr. Silbernitratlsg., so entsteht ein weißer, voluminöser Nd. [DAB 6 – Nachtr. 54 (DDR)]. – 6. Man bringt etwa 1 g Substanz in einen kleinen Rundkolben und versetzt mit 10 ml Acetanhydrid. Der Kolben wird 30 Min. lang auf dem Dampfbad erhitzt. Dann gibt man 40 ml W. zu, mischt, filtriert, kühlt und läßt stehen, bis das Diacetylderivat ausgefallen ist. Das abfiltrierte, mit W. gewaschene und 1 Std. bei 105° getrocknete Produkt schmilzt zwischen 191 und 197° (USPX VII). – 7. Man löst 250 mg p-Aminosalicylsäure in 3 ml Natronlauge, bringt die Lsg. in einen 500-ml-Meßkolben, füllt mit W. auf und mischt. 5 ml der Lsg. überführt man in einen 250-ml-Meßkolben, der 12,5 ml Phosphatpuffer (pH 7) enthält, füllt mit W. auf und mischt. Wird diese Lsg. spektrophotometrisch gegen eine Blindlsg. (Pufferlsg. in gleicher Konz.) gemessen, so zeigen sich Absorptionsmaxima bei 265 ± 2 mµ und 299 ± 2 mµ; das Verhältnis von A_{265}/A_{299} muß zwischen 1,50 und 1,56 liegen (USP XVII). – 8. 0,01 g wird in 1 ml 0,1 n Natronlauge und 4 ml W. gelöst und mit 0,5 ml verd. Salzsäure, 1 Tr. 1,0%iger (w/v) Natriumnitritlsg. und 5 Tr. einer 1,0%igen (w/v) α-Naphthylaminlsg. in A. versetzt. Es entsteht eine rote Farbe, die beim Alkalisieren mit Natronlauge in Orange umschlägt (Pl.Ed. I/2). – 9. Identifizierung nach L. KOFLER (ÖAB 9): Schmelzintervall (unter dem Mikroskop): 148 bis 150° (Zers.). Eutektische Temperatur der Mischung mit Phenacetin: 123°; mit Benzanilid: 143°.

Prüfung. 1. Die gesätt. Lsg. hat ein pH von 3,0 bis 3,7 (USP XVII). – 2. 1 g muß sich in 10 ml Natriumhydrogencarbonatlsg. (1 in 15) klar lösen; die Lsg. darf allenfalls schwach gelb gefärbt sein. 1 g muß sich in einer frisch bereiteten Mischung von 5 ml Salpetersäure und 45 ml W. klar und nahezu farblos lösen (USP XVII). – Stammlsg. Eine Lsg. von 2,0 g in 12,5 ml Natriumcarbonatlsg. und 5,5 ml W. muß klar sein (ÖAB 9). – Die Stammlsg. darf nicht stärker gefärbt sein als eine Mischung von 2,00 ml Eisenfarbstandard, 1,50 ml Kobaltfarbstandard, 2,00 ml Kupferfarbstandard und 4,50 ml 1%iger Salzsäure (ÖAB 9). – 3. Schwermetallionen. Höchstens 30 ppm (USP XVII); 10 ppm (Pl.Ed. I/2). – 4. Arsen: 5 ml der Stammlsg. werden mit 5 ml verd. Salzsäure versetzt und nach kräftigem Umschütteln filtriert. In 5 ml des Filtrates darf mit 5 ml Hypophosphitlsg. Arsen nicht nachweisbar sein (ÖAB 9). – 5. Chloridionen: Höchstens 420 ppm (USP XVII). – 6. Sulfationen. 6 ml Stammlsg. werden mit 9 ml verd. Essigsäure versetzt und nach 5 Min. filtriert. In einer Mischung von 2 ml des Filtrates und 9 ml W. darf Sulfat in unzulässiger Menge nicht nachweisbar sein (Bd. I, 262). Bei der Prüf. ist keine Salzsäure zuzusetzen (ÖAB 9). – 7. Schwefelwasserstoff und Schwefeldioxid. Etwa 500 mg werden in 5 ml Natronlauge gelöst, mit 6 ml verd. Salzsäure versetzt und kräftig umgerührt. Es darf weder der Geruch nach Schwefelwasserstoff noch nach Schwefeldioxid auftreten und höchstens ein schwacher Geruch nach Amylalkohol wahrnehmbar sein. Ein Stück feuchtes Bleiacetatpapier darf sich, über die Mischung gehalten, nicht verfärben (USP XVII). – 8. Reduktionsmittel: Eine Lsg. von 0,8 g Substanz in 5 ml Natronlauge wird langsam und unter ständigem Umschwenken in eine abgekühlte Mischung von 8 ml konz. Phosphorsäure mit 7 ml W. gegossen. Sobald sich der entstehende Nd. wieder gelöst hat, fügt man 10 Tr. Stärkelsg. hinzu. Die erkaltete Lsg. muß sich auf Zusatz von 1 Tr. 0,1 n Jodlsg. blau färben (ÖAB 9). – 9. 5-Aminosalicylsäure. Versetzt man 1 ml der Stammlsg. und 3 ml W. mit 1 ml ammoniakalischer Silbernitratlsg., so darf sich die Fl. innerhalb von 5 Min. nicht stärker färben als eine Mischung von 0,25 ml Eisen-Farbstandard, 0,25 ml Kobalt-Farbstandard, 0,25 ml Kupfer-Farbstandard und 4,25 ml 1%iger Salzsäure (ÖAB 9). – 10. 3-Aminophenol. Die Prüf. auf 3-Aminophenol ist wegen der Toxizität der Verb. besonders wichtig. Bei allen Bestimmungen ist die jeweilige Vorschrift exakt einzuhalten. 3-Aminophenol kann als Verunreinigung sowohl von der Darstellung der p-Aminosalicylsäure als auch wegen deren Neigung zu decarboxylieren vorhanden sein [vgl. Kommentar zum DAB 6 – 3. Nachtr. (BRD)]. – Die Lsg. von 0,60 g Substanz in einer Mischung von 5,0 ml 1 n Natronlauge und 2,0 ml W. wird mit 4,0 ml 6 n Salzsäure versetzt. Nach kräftigem Umschütteln wird vom Nd. abgesaugt und das Filtrat mit W. auf 50,0 ml ergänzt. 5,0 ml dieser Lsg. dürfen sich nach Zusatz von 3,0 ml Kaliumjodatlsg. innerhalb 10 Min. nicht rötlich färben (DAB 7 – BRD; ähnlich ÖAB 9). – 500 mg Aminosalicylsäure werden genau gewogen und in einem 100-ml-Meßkolben in 5 ml Natronlauge und 5 ml W. gelöst. Dann wird mit W. auf etwa 80 ml verd. 10 ml verd. Schwefelsäure (1 in 10) gibt man so schnell wie möglich zu, füllt mit W. auf 100 ml auf und mischt. Innerhalb 150 Sek. nach dem Säurezusatz überführt man 5 ml der Lsg. in einen zweiten 100-ml-Meßkolben, der in einem Eisbad steht und 50 ml W. zwischen 0 und 5° enthält, und fügt 2,5 ml Natriumnitritlsg. (1 in 100) zu. Man mischt und läßt 3 Min. ± 5 Sek. lang im Eisbad stehen, gibt dann 25 ml Natriumcarbonatlsg. zu, mischt und stellt den Kolben 15 Min. in ein W.-Bad von Zimmertemp. Schließlich füllt man mit W. bis zur Marke auf und mischt. Nach 3 Std. ist die Absorption dieser Lsg. in einem geeigneten Photometer bei 420 bis 435 mµ und 1 cm Schichtdicke gegen W. als Blindlsg. zu bestimmen. Der 3-Aminophenolgehalt errechnet sich nach der Formel $(A - 0,320)/0,84$, worin A die Absorption der Lsg., 0,320 einen empirischen Faktor zur Kompensation von Färbungen, die nicht auf der Rk. mit ursprünglich vorhandenem 3-Aminophenol herrühren, und 0,84 den Faktor zur Umrechnung der Absorption in Prozente 3-Aminophenol in Aminosalicylsäure bedeuten. Es dürfen nicht mehr als 0,25% 3-Aminophenol gefunden werden (USP XVII). – 0,5 g werden in 15 ml W. gelöst und mit 1 g Natriumhydrogencarbonat versetzt. Dann extrahiert man zweimal mit je 15 ml Ae., filtriert die vereinigten Ae.-Auszüge und verdampft den Ae. in einer tarierten Schale auf dem W.-Bad. Der Rückstand wird 1 Std. bei 105° getrocknet und gewogen. Es dürfen nicht mehr als 0,003 g zurückbleiben (Pl.Ed. I/2). – Etwa 1 g p-Aminosalicylsäure (genau gewogen) wird in einer Mischung von 5 ml verd. Natronlauge + 3 ml W. gelöst und mit so viel verd. Schwefelsäure versetzt, daß die sich ausscheidende p-Aminosalicylsäure beim Umschwenken eben noch in Lsg. geht. Die Lsg.

muß rotes Lackmuspapier blau färben und darf Phenolphthaleinpapier nicht röten. Nach Auflösen von 1 g Natriumchlorid wird mit 30, 20 und 10 ml Narkose-Ae. ausgeschüttelt; die vereinigten Ae.-Auszüge werden mit 2 g entwässertem Natriumsulfat getrocknet. Man filtriert in einen Erlenmeyerkolben von mindestens 200 ml Inhalt mit Glasstopfen und spült Kolben und Filter dreimal mit je 20 ml Narkose-Ae. nach. Dann wird der Ae. abdestilliert und der Kolben unmittelbar vor dem völligen Eintrocknen des Rückstandes vom W.-Bad entfernt. Man nimmt mit 10 ml W. auf, setzt 10 ml 0,1 n Bromid-Bromat-Lsg. (genau gemessen) und 10 ml verd. Salzsäure zu und mischt durch. Der Kolben wird sofort verschlossen, gut durchgeschüttelt und 15 Min. im Dunkeln stehengelassen. Hierauf fügt man rasch 1 g festes Kaliumjodid zu, verschließt sogleich wieder, schwenkt um und läßt weitere 5 Min. im Dunkeln stehen. Dann wird das ausgeschiedene Jod mit 0,1 n Natriumthiosulfatlsg. bis zur Entfärbung titriert. Gegen Ende der Titration können 10 bis 20 Tr. Stärkelsg. zugesetzt werden. – 1 ml 0,1 n $KBrO_3$ entspr. 0,00182 g 3-Aminophenol. Es dürfen höchstens 0,3% gefunden werden (Helv. V – Suppl. II). – Der Nachw. von m-Aminophenol in PAS kann nach T. Biću-Fister [J. Pharm. (Lond.) *14*, 280 (1962)] mit Phosphormolybdänsäure geführt werden, obwohl auch PAS einen blauen Farbkomplex gibt. Der Extinktionskoeffizient des m-Aminophenols ist 90mal größer als der der PAS. Gemessen wird bei 727 mµ. – 11. Verbrennungsrückstand: Höchstens 0,1% (ÖAB 9); 0,15% (Pl.Ed. I/2); 0,2% (USP XVII). – 12. Sulfatasche: Höchstens 0,1% (DAB 7 – BRD).

Gehaltsbestimmung. 1. Etwa 0,30 g Substanz, genau gewogen, werden in 15,0 ml M. gelöst und nach Zusatz von 10,0 ml W. und 0,50 ml Bromthymolblaulsg. mit 0,1 n Natronlauge bis zur bleibenden hellgrünen Färbung titriert.

1 ml 0,1 n Natronlauge entspr. 0,01531 g $C_7H_7NO_3$ (DAB 7 – BRD). Ebenso lassen alkalimetrisch titrieren: DAB 6 – Nachtr. 54 (DDR), Ph.Dan. IX – Add., Helv. V – Suppl. II, Pl.Ed. I/2, ÖAB 9, evtl. unter Verw. anderer Indikatoren. – 2. Etwa 300 mg Amminosalicylsäure, genau gewogen, werden in einer Mischung von 5 ml Natronlauge und 5 ml W. gelöst. Man fügt 15 ml W. und 25 ml Eisessig sowie 20 ml Kaliumbromidlsg. (1 in 4) zu, kühlt auf 15° und gibt 25 g Eisstückchen und 10 ml Salzsäure zu. Dann titriert man langsam mit 0,1 m Natriumnitritlsg. unter kräftigem Rühren, bis durch Tüpfeln auf einem Ausstrich von Stärke-Jodid-Paste eine Blaufärbung entsteht. Der Endpunkt der Titration ist erreicht, wenn die Farbreaktion auch nach 1 Min. Stehenlassen der Mischung reproduzierbar ist.

1 ml 0,1 m Natriumnitritlsg. entspr. 15,31 mg $C_7H_7NO_3$ (USP XVII; ähnlich ÖAB 9).

Allgemeines zur Analytik von PAS. Nach G. Haberland [Arzneimittel-Forsch. *1*, 31 (1951)] kann man die Reaktionen der PAS nach Carboxyl-, Hydroxyl-, Aminogruppe und Benzolkern einteilen.

a) Rk. der —COOH-Gruppe. Schwermetallsalze sind schwer lösl. und eignen sich zur quantitativen Best. von PAS: 20 ml einer Lsg. von 350 bis 400 mg PAS-Na. $2 H_2O$ werden auf pH 7,0 bis 7,3 gebracht, mit 25 ml 0,1 n Silbernitratlsg. versetzt und mit A. auf 50,0 aufgefüllt. Man filtriert durch ein trockenes Filter, verwirft die ersten 10 ml des Filtrates und titriert 25,0 ml des Filtrates nach Zusatz von 2 ml Salpetersäure und 0,5 ml Eisenalaunlsg. mit 0,1 n Ammoniumrhodanidlsg. 1 ml 0,1 n $AgNO_3$ = 21,1 mg PAS-Na·$2 H_2O$.

b) Rk. der —OH-Gruppe. PAS gibt mit Fe^{3+}-Lsg. eine rotviolette Färbung. Geeignet ist eine Eisenchloridlsg., die durch Glykokoll-Salzsäure nach Sörensen auf pH 2 gepuffert ist. Fe^{3+}-Puffer: 500 ml 0,1 n Glykokoll-NaCl + 500 ml 0,1 n HCl + 5 ml 2 n $FeCl_3$-Lsg.

Kolorimetrische Best.: Eine neutrale Lsg., die 0,1 bis 1,0 mg PAS-Na·$2 H_2O$ enthält, wird mit 5 ml Fe^{3+}-Puffer versetzt und mit W. auf 10 ml aufgefüllt. Die entsprechende Färbung wird nach 15 Min. kolorimetrisch und mittels einer Eichkurve ausgewertet.

c) Rk. der —NH_2-Gruppe. Die primäre aromatische NH_2-Gruppe läßt sich diazotieren oder mit p-Dimethylamino-benzaldehyd kuppeln; beide Verfahren werden zur Best. von PAS in Körperflüssigkeiten benutzt. Ausführung: Eine Lsg. von 5 bis 200 γ PAS-Na·$2 H_2O$ wird mit Trichloressigsäure oder p-Toluol-sulfonsäure erhitzt, um PAS in Aminophenol überzuführen. Nach dem Abkühlen wird:

I. diazotiert, der Überschuß der salpetrigen Säure mit Amidosulfonsäure zerstört und durch Zugabe von Naphthyläthylendiaminlsg. der Farbstoff gebildet oder

II. unmittelbar mit einer Lsg. von Dimethyl-amino-benzaldehyd in Essigsäure-Natriumacetat-Puffer versetzt und die gelbe Farbe photometrisch gemessen.

Blut muß vor diesen Bestimmungen hämolysiert und enteiweißt, Harn wegen des üblicherweise hohen Gehaltes an PAS verdünnt werden (s. auch Bd. I, 655).

Identitätsnachweis nach L. Rosenthaler [Pharm. Ztg (Frankfurt) *100*, 20 (1955)]: Es entsteht Orangefärbung, wenn man 1 ml einer 0,1%igen Lsg. mit 1 Tr. 1% Natriumnitritlsg. versetzt und dann Lauge hinzugibt.

d) Rk. des Benzolkerns. PAS läßt sich bromieren, wobei unter Decarboxylierung Tribromaminophenol entsteht.

Ausführung: In einem Jodzahlkolben werden etwa 10 ml, die ungefähr 50 mg PAS-Na · 2H$_2$O enthalten, mit 20,0 ml 0,1 n KBrO$_3$-Lsg. und 1 g KBr versetzt und auf etwa 50 ml verdünnt. Nun wird mit 5 ml konz. Salzsäure angesäuert und 5 Min. unter gelegentlichem Umschütteln stehengelassen. Nach Zugabe von 5 ml 20%iger KJ-Lsg. bleibt der Kolben nochmals 5 Min. stehen, dann wird mit 100 ml W. verd. und mit 0,1 n Na$_2$S$_2$O$_3$-Lsg. zurücktitriert.

1 ml 0,1 n KBrO$_3$ entspr. 3,517 mg PAS-Na · 2H$_2$O.

Das Ultraviolett-Absorptionsspektrum von PAS zeigt charakteristische Absorptionsbanden, die beim Natriumsalz, Hydrochlorid bzw. bei der freien Säure verschieden liegen. USP XVII läßt die Maxima des Na-Salzes bei 265 und 299 mµ bestimmen.

Prüfung auf 5-Aminosalicylsäure, die keine therapeutische Bedeutung hat. Sie ist durch ihr Reduktionsvermögen gegenüber Silbersalzen nachzuweisen. Spezifischer ist nach F. v. BRUCHHAUSEN, H. KARBE u. W. KUNZ [Arch. Pharm. (Weinheim) *238*, 110 (1950)] die Vlezenbeek-Rk.: 10 mg der zu untersuchenden Substanz werden mit 100 mg Resorcin und 1 ml konz. Schwefelsäure 2 Min. auf 180° erhitzt und nach dem Abkühlen vorsichtig in 5 ml W. gegossen. Unter Kühlung wird dann mit Natronlauge alkalisiert und die Lsg. mit einigen Tr. Jodtinktur oder Kupfersulfatlsg. versetzt. Es tritt eine blauviolette Färbung auf, die auf Bildung von rotem Resorufin und blauem Resazurin beruht:

PAS (= 4-Aminosalicylsäure) gibt die Vlezenbeek-Probe nicht.

Nachweis des Zersetzungsproduktes 3-Aminophenol.

a) Nach M. PESEZ (Bull. Soc. Chim. biol. *1949*, S. 1369) unterscheidet sich diazotiertes PAS von diazotiertem 3-Aminophenol dadurch, daß das erstere sich leicht und quantitativ in Resorcylsäure umsetzt, während das zweite unter den Reaktionsbedingungen stabil ist. Ausführung: Zu einer Lsg., die 3,5 bis 4 mg PAS-Na · 2H$_2$O enthält, fügt man 1 ml 10%iger Trichloressigsäure, kühlt auf 0° und gibt 0,5 ml 0,15%ige PAS-Na-Lsg. (zur Bildung von kupplungsfähiger Resorcylsäure!) und 0,5%ige Natriumnitritlsg. hinzu und läßt 15 Min. bei Raumtemp. stehen, ergänzt mit W. auf 10,0 ml und kolorimetriert gegen eine im Blindversuch gewonnene Lsg.

Nachweisbare Grenzkonzentration: 0,1% Aminophenol in PAS:

b) Nach G. HABERLAND kann man PAS aus saurem Milieu ausschütteln, wobei 3-Aminophenol als Salz in der wäßrigen Phase zurückbleibt und hier bestimmt werden kann.

Ausführung: 100 mg PAS-Na · 2H$_2$O werden in 5 ml W. gelöst, mit 5 ml n Ameisensäure versetzt und 4mal mit etwa je 5 ml Essigester ausgeschüttelt. Die wss. Schicht wird durch ein trockenes Filter filtriert. Die ersten Tr. des Filtrats werden verworfen, ein aliquoter Teil mit Dimethylaminobenzaldehydlsg. versetzt und kolorimetriert. (Dieses Verfahren ist etwa 25mal empfindlicher als Pesez-Verfahren).

c) Prüfung auf Aminophenol gemäß BP 53 (!): Man löst 0,5 g in einer Mischung von 5 ml 1 n Natronlauge und 16 ml 5%iger Natriumhydrogencarbonatlsg., extrahiert 3mal mit je 20 ml Ae. und wäscht die vereinigten Ae.-Phasen mit 16 ml 5%iger Natriumhydrogencarbonatlsg. Anschließend gibt man 2 ml 1 n Salzsäure und 8 ml W., dunstet den Ae. ab und ergänzt mit W. auf 10 ml. 4 ml dieser Lsg. versetzt man mit 5 ml 1 n Natronlauge, kühlt auf 0° ab, gibt 2 ml diazotierte Sulfanilsäurelsg. hinzu und läßt 20 Min. bei 0° stehen. Die entstandene Färbung darf nicht dunkler sein als die einer Vergleichslsg., die man sich unter den gleichen Bedingungen mit 4 ml einer 0,0025% (w/v)-Lsg. von 3-Aminophenol herstellt.

d) Prüfung von PAS auf 3-Aminophenol durch Craig-Verteilung s. Arch. Pharm. (Weinheim) *288/60*, 129 (1955).

e) Papierchromatographische Reinheitsprüfung: Ref. in Dtsch. Apoth.-Ztg *95*, 264 (1955); J. Amer. pharm. Ass., sci. Ed. *44*, 65 (1955).

Aufbewahrung. Vor Licht geschützt, in dicht schließenden Gefäßen. p-Aminosalicylsäure darf nicht mit Papier in Berührung sein.

Abgabe. Lsg. von p-Aminosalicylsäure sind stets frisch zu bereiten.

Anwendung. Zur Behandlung verschiedener Formen der Tuberkulose in Dosen von 2 bis 4 g. Tagesdosis 6–12 g.

Handelsformen: Pasalon (Bayer, Leverkusen) (Natriumsalz der PAS), Dragees, Trockenampullen. – Aminox (Hoechst) (Natrium- oder Calciumsalz der PAS) Tabl., Dragees, Granulat, Trockenampullen. – Aminacyl (Wander, Frankfurt a. M.) (Calciumsalz der PAS) Dragees, Granulat. – Multipas-Cilag (Cilag, Alsbach) (PAS-Salze) Infusionslsg. – PAS-Burgthal (Conzen, Düsseldorf) Substanz, Tabletten, Dragees. – PAS-Burgthal K und S (flüssig) (Conzen, Düsseldorf) (S für Erwachsene), (K für Kinder), Na-PAS in Zuckersirup unter Zus. von Pflanzenextrakten. – PAS-Calcium-Cassella (Curta, Frankfurt) Dragees, Granulat. – PAS-Kalium-Cassella (Curta, Frankfurt) Substanz. – PAS-Natrium-Cassella (Curta, Frankfurt) Substanz, Dragees, Granulat. – PAS-Cilag (Cilag, Alsbach) (freie PAS) Tabl., Dragees, Granulat. – Na-PAS-Cilag (Cilag, Alsbach) Trockenampullen. – PAS-Heyl (Heyl, Berlin) (Na-PAS) Dragees. – Natri-PAS (Glenwood Laboratories, USA) (Na-PAS) Pulver, Tabl. – Para-Aminosalicylate Sodium (Philadelphia) (Na-PAS) Tabl. – Parasal (Panray-Parlam, USA): Parasal-INH. – Parasal-Calcium. – Parasal-Sodium. – Parasal-Potassium, Kapseln, Tabletten, Brausepulver. – Parasa Calcium (Dorsey, Lincoln, USA). – Parasa Sodium, Kapseln, Granulat, Pulver und Tabl. – Pasca (Barnes-Hind Laboratories, USA) (Ca-PAS) Granulat. – Pasna (Barnes-Hind Laboratories, USA) (Na-PAS). – Pasem Sodium (Massengill, USA) Kapseln. – Paskalium (Glenwood Laboratories, USA) Kapseln, Pulver, Tabletten.

Achtung! Flecken von oxydierter p-Aminosalicylsäure und ihren Salzen können durch Natriumbisulfit entfernt werden.

Natrium aminosalicylicum DAB 7 – DDR. p-Aminosalicylsaures Natrium DAB 7 – BRD. Natrium para-aminosalicylicum ÖAB 9, Ross. 9. Natrii para-aminosalicylas Pl.Ed. II. Natrium paraminosalicylicum Helv. V – Suppl. II. Sodium Aminosalicylate BP 63, USP XVII. P.A.S. sodique CF 65. Natrii aminosalicylas Ned. 6. Natrii para-aminosalicylas Jap. 61. Aminosalicylnatrium Dan. IX – Add. Natrium-2-hydroxy-4-aminobenzoat.

$C_7H_6NNaO_3 \cdot 2H_2O$ $\left[H_2N-\underset{}{\bigcirc}-\underset{O}{\overset{OH}{C}}\right]^- Na^+ \cdot 2H_2O$ M.G. 211,15

Gehalt. Mindestens 98,0% $C_4H_6NNaO_3$, berechnet auf die bei 100 bis 105° bis zum konst. Gew. getrocknete Substanz (DAB 7 – BRD; Ned. 6); 99,0 bis 101,0% (BP 63).

Eigenschaften. Weißes bis gelblichweißes, kleinkristallines Pulver von süß-salzigem Geschmack und prakt. ohne Geruch. Seine Lsg. zersetzen sich allmählich unter Dunkelfärbung. 1 T. löst sich in etwa 2 T. W., in etwa 30 T. A.; sehr wenig lösl. in Ae., in Chlf. und in Bzl.

Erkennung. 1. Die mit 6 n Salzsäure angefeuchtete Substanz färbt die nicht leuchtende Flamme intensiv und anhaltend gelb (DAB 7 – BRD; Ross. 9). – 2. Die Lsg. von 1,5 g Substanz in 30 ml W. wird mit 6 n Essigsäure angesäuert, der Nd. abgesaugt, mit W. gewaschen und über Schwefelsäure getrocknet. Die Kristalle müssen die unter p-Aminosalicylsäure angeführten Identitäts-Rk. geben (DAB 7 – BRD). – 3. 0,02 g Substanz werden in 10 ml W. gelöst, mit 1 ml verd. Salzsäure und 1 ml 0,1 m Natriumnitritlsg. versetzt. Dann gibt man 5 ml einer alkalischen Lsg. von β-Naphthol zu. Die Mischung färbt sich rot (Ross. 9).

Prüfung. Prüflsg.: 2,50 g Substanz werden zu 50,0 ml gelöst (DAB 7 – BRD). 1. Aussehen der Lösung. 5,0 ml Prüflsg. dürfen nicht stärker gefärbt sein als eine Mischung von 0,40 ml Eisen(III)-chlorid-Lsg. III, 0,10 ml Kobalt(II)-chlorid-Lsg., 0,10 ml Kupfer(II)-sulfat-Lsg. II und 4,40 ml 1%ige Salzsäure (DAB 7 – BRD). – 2. Sauer oder alkalisch reagierende Verunreinigungen. 5,0 ml Prüflsg. müssen sich nach Zusatz von 0,10 ml Bromthymolblau-Lsg. grün oder blau und nach darauffolgendem Zusatz von 0,40 ml 0,02 n Salzsäure gelb färben (DAB 7 – BRD). – 3. Wasser: Der Wassergehalt muß, nach KARL FISCHER bestimmt (s. Bd. I, 58), zwischen 16 und 18% betragen (USP XVII, Pl.Ed. II). Andere Arzneibücher lassen den W.-Gehalt als Trocknungsverlust bestimmen: DAB 7 – BRD 16,0 bis 18,0%; Ross. 9 nicht mehr als 17%; ÖAB 9, BP 63 16,0 bis 17,5%; Ned. 6 16,5 bis 18,0%. – 4. Andere Verunreinigungen. Die Substanz muß den Prüf. auf Schwermetallionen, Cl^-, SO_4^{--}, S^{--}, SO_3^{--}, Reduktionsmittel bei para-Aminosalicylsäure (S. 1024) entsprechen. − 5. *Arsen.* 5 ml der Lsg. (2 + 13) werden mit 5 ml verd. Salzsäure versetzt und nach kräftigem Umschütteln filtriert. In 5 ml des Filtrates darf mit 5 ml Hypophosphit-Lsg. Arsen nicht nachweisbar sein (ÖAB 9). − 6. *Nitrosalicylsaures Natrium und andere säureunlösliche Stoffe.* Eine unter Erwärmen bereitete Lsg. von 0,5 g Substanz in 4 ml verd. Salpetersäure muß geruchlos und auch nach dem Abkühlen klar sein (ÖAB 9). − 7. *5-Aminosalicylsaures Natrium.* Versetzt man eine Mischung von 1 ml der Lsg. (2 + 13) und 3 ml W. mit 1 ml ammoniakalischer Silbernitrat-Lsg., so darf sich die Fl. innerhalb von 5 Min. nicht verfärben (ÖAB 9). − 8. *3-Aminophenol:* Die Lsg. von 0,60 g Substanz in 7,0 ml W. wird wie unter p-Aminosalicylsäure geprüft (DAB 7 – BRD). − USP XVII und PI.Ed. II: 690 mg, genau gewogen, werden in einem 100-ml-Meßkolben mit 1,8 ml Natronlauge und etwa 80 ml W. versetzt. Dann wird weiter wie unter 3-Aminophenol bei Aminosalicylsäure (s. S. 1024) verfahren, beginnend mit „10 ml verd. Schwefelsäure...". Der 3-Aminophenolgehalt wird nach der Formel (A − 0,320)/1,16 berechnet, worin A die abgelesene Absorption, 0,320 einen empirischen Korrekturfaktor (s. p-Aminosalicylsäure, S.1024) und 1,16 den Umrechnungsfaktor für Prozent 3-Aminophenol in Natriumaminosalicylat bedeuten. Es dürfen nicht mehr als 0,2% 3-Aminophenol gefunden werden. − Ross. 9 läßt mit der Perjodat-Rk. gegen einen 3-Aminophenol-Standard vergleichen. 1 ml Standardlsg. enthält 0,000 066 g 3-Aminophenol. − Ned. 6 läßt neben einer qualitativen Probe auf 3-Aminophenol mit Bromwasser (es darf kein Nd. entstehen) die Giftigkeit des p-aminosalicylsauren Natriums gegen ein National-Standard-Präparat biologisch ermitteln: Der Nationale Standard ist kristallines Natriumsalz der p-Aminosalicylsäure mit 2 Molen Kristallwasser. Davon werden 2,0 g in 10 ml W. gelöst. Diese Lsg. kann i.v. gespritzt werden. Vom Standard und von der zu prüfenden Substanz werden mindestens 2 Dosen (berechnet pro g Körpergewicht) mindestens je 10 Mäusen in die Schwanzvene injiziert. Die Mäuse werden 3 Tage lang in Käfigen bei etwa 22° gehalten und beobachtet. Aus dem Prozentsatz der getöteten Tiere wird eine Dosiswirkungskurve gebildet, aus der die Giftigkeit des zu untersuchenden Musters berechnet werden kann. Sie darf nicht mehr als 20% höher sein als die des Nationalen Standards.

Gehaltsbestimmung. 1. Etwa 0,40 g Substanz, genau gewogen, werden in einem Meßkolben von 50 ml Inhalt in 20 ml W. gelöst, mit 25,00 ml 0,1 n Silbernitratlsg. versetzt und mit A. 90% aufgefüllt. Nach dem Umschütteln filtriert man durch ein trockenes Filter, verwirft die ersten Anteile und titriert in 25,00 ml des Filtrats nach Zugabe von 10,0 ml Salpetersäure das überschüssige Silbernitrat mit 0,1 n Ammoniumrhodanidlsg. zurück [Feinbürette, 5,0 ml Eisen(III)-ammoniumsulfatlsg. als Indikator]. 1 ml 0,1 n Silbernitratlsg. entspricht 0,01751 g C_7H_6NNa (DAB 7 − BRD). − 2. Etwa 400 mg, genau gewogen, werden in 25 ml W. gelöst und mit 25 ml Eisessig und 20 ml Kaliumbromidlsg. (1 in 4) versetzt. Dann fährt man fort wie unter p-Aminosalicylsäure (S. 1025), beginnend mit „..., kühlt auf 15°...". 1 ml 0,1 m Natriumnitritlsg. entspr. 17,51 mg $C_7H_6NNaO_3$ (USP XVII; PI.Ed. II; ÖAB 3; ähnlich BP 63). − 3. Etwa 0,5 g, genau gewogen, werden in einem Meßkolben mit W. zu 100 ml gelöst. 10 ml der Lsg. werden in einem Jodzahlkolben mit 100 ml W. verdünnt, mit 20 ml 0,1 n Chlorjodlsg. versetzt, geschüttelt und 5 Min. stehengelassen. Dann gibt man 10 ml KJ-Lsg. zu und titriert das ausgeschiedene Jod mit 0,1 n Natriumthiosulfatlsg. gegen Stärke. Unter gleichen Bedingungen ist eine Blindprobe auszuführen. 1 ml 0,1 n Chlorjodlsg. entspr. 0,005279 g Natrium-p-aminosalicylat (Ross. 9). − 4. Helv. V − Suppl. II und Ned. 6 lassen die durch Salzsäure freigesetzte Aminosalicylsäure mit Ae. ausschütteln und alkalimetrisch bestimmen. − 5. Dan. IX − Add. läßt bromometrisch bestimmen. Dabei wird jedoch 3-Aminophenol mit erfaßt. − Bestimmung von PAS-Natrium durch Perchlorsäuretitration in wasserfreiem Medium s. M. RINK u. R. LUX: Arch. Pharm. (Weinheim) *294/31*, 117 (1961).

Aufbewahrung. Gut verschlossen und vor Licht geschützt.

Anwendung. Wie p-Aminosalicylsäure.

Handelsformen s. p-Aminosalicylsäure.

Calcium aminosalicylicum DAB 7 − DDR. Calcium para-aminosalicylicum ÖAB 9. Calcium paraminosalicylicum Helv. V − Suppl. II. Calcii para-aminosalicylas PI.Ed. II. Aminosalylcalcium Nord. 63. Calcium Aminosalicylate BP 63, NF XII. Calcii paraaminosalicylas Jap. 61. 2-Hydroxy-4-aminobenzoesaures Calcium.

$C_{14}H_{12}CaN_2O_6 \cdot 3H_2O$ M.G. 398,38

Gehalt. 98,0 bis 101,0% $C_{14}H_{12}CaN_2O_6$, bezogen auf die getrocknete Substanz (PI. Ed. II).

Eigenschaften. Weißes oder schwach gelbliches oder graustichiges, etwas hygroskopisches, mikrokristallines Pulver ohne Geruch und von zuerst bitterem, nachher schwach süßlichem Geschmack. Es färbt sich am Licht, an der Luft, besonders in Lsg. allmählich dunkel und zers. sich. Lösl. in etwa 8 T. W.; wenig lösl. in A., prakt. unlösl. in Ae. oder Chlf. sowie in verd. Salzsäure.

Erkennung. p-Aminosalicylsaures Calcium gibt die Rk. auf Ca^{++}. Erk. des Aminosalicylations wie unter Natrium-p-aminosalicylat (S. 1027).

Prüfung. Entspricht den allgemeinen Anforderungen an Natrium-p-aminosalicylat. − Arsen: Nicht mehr als 2 ppm (BP 63). − Blei: Nicht mehr als 5 ppm (BP 63). − Alkohol und Aceton: Man destilliert 3 ml einer 15%igen (w/v)-Lsg., bis 0,5 ml übergegangen sind. Dem Destillat gibt man 1 ml einer 5%igen Natronlauge und tropfenweise Jodlsg. bis zur Gelbfärbung zu und erwärmt; es darf weder eine gelblichweiße Opaleszenz noch der Geruch nach Jodoform auftreten (BP 63). − Wasser: 12,5 bis 14,5%, bestimmt durch 12stünd. Trocknen bei 103 bis 105° (ÖAB 9); 12,0 bis 14,0%, titriert nach KARL FISCHER (BP 63). Nord. 63 fordert das Salz mit $1/2\,H_2O$. Die titrimetrische Best. muß zwischen 2,0 und 4,0% W. ergeben. DAB 7 − DDR läßt p. chr. auf 3-Aminophenol prüfen: Papier: Sorte D, 15 cm × 9 cm; auf dem Streifen werden die Startpunkte a und b markiert. − Imprägnierung: mit einer Mischung aus 2,50 ml Natriumcarbonat-Lsg. (20,0 g/ 100,0 ml) und 225 ml W. Lufttrocknen für 12 Std. − Aufzutragende Lösungen: Lösung 1: 0,0500 g 3-Aminophenol werden zu 500,0 ml in W. gelöst. 25,00 ml Lsg. werden mit W. zu 100,0 ml verdünnt. 10,0 µl dieser Lsg. werden bei a aufgetragen. Lösung 2: 0,500 g Substanz werden in W. zu 10,00 ml gelöst. 10,0 µl der Lsg. werden bei b aufgetragen. Beim Auftragen darf das Trocknen nicht durch einen Heißluftstrom beschleunigt werden. − Lösungsmittelgemisch: Wassergesättigtes n-Butanol. − Klimatisierungszeit: 5 Min. − Laufstrecke: 7 bis 9 cm. − Trocknung bei 20°. − Sprühreagens: 3,0 ml Sulfanilsäure-Lsg. werden mit 2,0 ml frisch bereiteter Natriumnitrit-Lsg. (1,00 g/100,0 ml) versetzt. Nach 1 Min. mit 2,0 ml Natriumcarbonat-Lsg. (20,0 g/100,0 ml) sowie 2,0 ml W. versetzt. Das Rg. ist innerhalb 15 Min. zu verwenden. − Auswertung. Der rote Fleck über Startpunkt b darf nicht stärker gefärbt sein als der über a.

Gehaltsbestimmung. Die Best. erfolgt wie unter Natrium-p-aminosalicylat. ÖAB 9, BP 63 durch Titration mit 0,1 m Natriumnitritlsg. 1 ml 0,1 m $NaNO_2$ entspr. 0,01722 g $C_{14}H_{12}CaN_2O_6$ oder 0,01992 g $(C_7H_6O_3N)_2Ca \cdot 3\,H_2O$. − Nach ÖAB 9 wird zusätzlich der Calciumgehalt wie folgt ermittelt: 0,3984 g p-aminosalicylsaures Calcium werden in 100 ml W. gelöst. Die Lsg. versetzt man mit etwa 0,3 g Eriochromschwarzverreibung, 5 ml Ammoniumchlorid-Ammoniak-Pufferlsg. und etwa 10 mg Magnesium-ÄDTA. Hierauf titriert man mit 0,1 m Natrium-ÄDTA-Lsg. auf Blau. Gegen Ende der Titration ist die Titerlsg. nur langsam und tropfenweise zuzusetzen. 1 ml 0,1 m Natrium-ÄDTA-Lsg. entspr. 39,84 mg $(C_6H_7NO_3)_2Ca \cdot 3\,H_2O$.

Aufbewahrung. Vor Licht geschützt, in dicht schließenden Gefäßen. Es darf nicht mit Papier in Berührung sein.

Abgabe. Lsg. von p-aminosalicylsaurem Calcium sind bei Bedarf stets frisch zu bereiten.

Anwendung s. p-Aminosalicylsäure.

4-Benzamidosalicylsaures Calcium. Calcium-N-benzoyl-p-aminosalicylat. Calcium B-PAS.

$(C_{14}H_{10}NO_4)_2Ca \cdot 5\,H_2O$ M.G. 642,63

Herstellung aus dem entspr. Na-Salz (s. S. 1030). − *Eigenschaften.* Weißes Pulver oder Kristalle, ohne Geschmack. Prakt. unlösl. in W.

Anwendung. Wie das entspr. Na-Salz ist es wegen seiner besseren oralen Verträglichkeit als Substitut für p-aminosalicylsaures Natrium vorgeschlagen worden, obwohl seine tuberkulostatische Wrkg. geringer ist.

Handelsformen: Benzacyl (Wander, Frankfurt a. M.). − PAS-Benzoyl-Casella (Curta, Frankfurt a. M.). − Benzapas (Dorsey, USA). − Therapas (Smith u. Nephev).

4-Benzaminosalicylsaures Natrium. Natrium-N-benzoyl-aminosalicylat. Natrium B-PAS.

$C_{14}H_{10}NNaO_4$ M.G. 279,22

Herstellung. Durch Behandeln von Natrium-4-aminosalicylat mit Benzoylchlorid in alkalischer Lsg. – *Eigenschaften.* Weißes Pulver; lösl. in 4 T. heißem W. – *Anwendung* wie Calcium B-PAS (s. S. 1029).

Phenyl-p-aminosalicylsäure. p-Aminosalicylsäurephenylester.

$C_{13}H_{11}NO_3$ M.G. 229,23

Eigenschaften. Farblose Kristalle aus Isopropanol; Fp. 153°. 100 ml W. lösen etwa 0,7 mg. 1 g entspr. 0,67 g PAS. – *Anwendung* wie PAS.

Handelsform: Pheny-PAS-Tebamin (Purdue Frederick, USA).

Acidum sulfosalicylicum. Sulfosalicylsäure. Salicylsulfonsäure. 3-Carboxy-4-hydroxybenzolsulfonsäure (1). 5-Sulfosalicylsäure.

$C_7H_6O_6S \cdot 2\,H_2O$ M.G. 254,22

Weiße Kristalle oder kristallines Pulver, durch Spuren von Eisen manchmal schwach rosa gefärbt. Die wasserfreie Verb. schmilzt bei etwa 120°. Bei höheren Temp. Zers. zu Phenol und Salicylsäure. Sehr leicht lösl. in W. oder A.; lösl. in Ae.

Anwendung. Hauptsächlich als Eiweißfällungsmittel (Harnanalyse) und als Farbreagens auf Eisen- und Titanionen.

Medizinisch wurde früher das Na-Salz bei Gelenkrheumatismus verwendet.

Acidum silicicum

Acidum silicicum. Kieselsäure. Siliciumdioxid.

SiO_2

Kieselsäure ist die wichtigste Siliciumverbindung und bildet den Hauptbestandteil der Erdrinde. Sie kommt in einer großen Zahl von Modifikationen vor, die in wasserfreie und wasserhaltige Kieselsäuren gegliedert werden können.

Unter den wasserfreien Formen finden sich kristallisierte Kieselsäure mit hoher Dichte, solche mit niedriger Dichte und amorphe Kieselsäure.

1. Quarz. Wichtigste Modifikation der Kieselsäure. Wasserfrei. Kristallisiert in hexagonalen Prismen ($d = 2,65$). Er findet sich im Urgestein in Kristallen von mehreren Millimetern Länge. Besonders rein liegt er im Bergkristall vor, der in Stücken von bis zu 50 cm Durchmesser und etwa 1 kg Gewicht gefunden wurde.

Quarzkristalle sind häufig gefärbt und finden als Halbedelsteine Verwendung:
Violett – Amethyst, bräunlich – Rauchquarz, gelb – Citrin. Rosenquarz enthält Spuren von Titan.

Unreiner Quarz mit geringen Mengen Wasser bildet die sog. Chalcedone, zu denen wiederum der Achat zu rechnen ist. Dieser durch Eisenoxidhydrate oft lebhaft braun, gelb oder rot gefärbte Halbedelstein, der in Deutschland vor allem in Idar und Oberstein gefunden wird, dient u.a. der Herst. von Reibschalen.

2. Durch Erhitzen von Quarz entstehen kristallisierte Kieselsäuren von geringerer Dichte wie Tridymit ($d = 2,28$) und Christobalit, Minerale, die sich in vulkanischem Gestein finden.

3. Amorphe Kieselsäure. Hierher gehören das glasartige Siliciumdioxid, das durch Schmelzen einer beliebigen Modifikation bei sehr hohen Temperaturen erhalten werden kann (s. Quarzglas), und Kieselsäureanhydrid, das durch Glühen wasserhaltiger Kieselsäure oder durch Hydrolyse von Siliciumhalogeniden in der Dampfphase erhalten wird (s. Aerosil).

Wasserhaltige Kieselsäure kommt in der Natur in Form von Opal, Geyserit, Schwimmkiesel, Infusorienerde u.a. vor.

Infusorienerde oder Kieselgur besteht aus den Kieselpanzern von Diatomeen, die sich auf dem Boden ehemaliger Seen abgesetzt haben. Lagerstätten sind in Deutschland (Lüneburger Heide), Frankreich (Auvergne), Australien, USA (vgl. Terra silicea, S. 1032).

Technisch werden verschiedene Formen der wasserhaltigen Kieselsäure dargestellt und finden als Kieselsäuresole und als Kieselsäuregele Anwendung (s. Acidum silicium praecipitatum, S. 1041).

Acidum silicicum (neutrale) praeparatum. Quarzpulver. Siliciumdioxid. Kieselsäureanhydrid.

SiO_2 $\qquad\qquad$ M.G. 60,06

Das alte Synonym Terra silicea purificata wird schon lange für Infusorienerde verwendet.

Als Quarzpulver ist reiner, weißer, eisenfreier sog. Glasmachersand zu verwenden.

Eigenschaften. Weißes, aus Kristallbruchstücken bestehendes Pulver. Unlösl. in W., Säuren, kalten Alkalilaugen. Mit Flußsäure gibt es flüchtiges Siliciumfluorid. Beim Kochen mit Alkalilaugen unter Druck oder beim Schmelzen mit Alkalien oder Alkalicarbonaten gibt es lösl. Alkalisalze.

Prüfung. Werden 5 g Quarzpulver mit 50 ml W. erhitzt, so darf das Filtrat beim Verdampfen höchstens 1 mg Rückstand hinterlassen.

Anwendung. Als Hilfsmittel in der Analyse (Soxhlet-Extraktion u.a.). Filtrationshilfsmittel für starke Säuren und Laugen (ähnlich wie Asbest und Glaswolle).

Amorphe, kolloide Kieselsäure. Aerosil.

Die röntgenographische Untersuchung des Quarzes hat für das Kristallinnere folgende Struktur ergeben.

$$\begin{array}{ccccccccc}
 & & & & \mathrm{O} & & \mathrm{O} & & \\
 & & & & | & & | & & \\
-\mathrm{O}-\mathrm{Si}-\mathrm{O}-\mathrm{Si}-\mathrm{O}-\mathrm{Si}-\mathrm{O}-\mathrm{Si}-\mathrm{O}-\mathrm{Si}-\mathrm{O}- \\
 & | & & | & & | & & | & | \\
 & \mathrm{O} & & \mathrm{O} & & \mathrm{O} & & \mathrm{O} & \mathrm{O} \\
 & | & & | & & | & & | & | \\
-\mathrm{Si}-\mathrm{O}-\mathrm{Si}-\mathrm{O}-\mathrm{Si}-\mathrm{O}-\mathrm{Si}-\mathrm{O}-\mathrm{Si}-\mathrm{O}- \\
 & | & & | & & | & & \\
 & \mathrm{O} & & \mathrm{O} & & \mathrm{O} & & \\
\end{array}$$

Jedes positiv vierwertige Siliciumion ist von vier Sauerstoffatomen umgeben und bildet jeweils ein SiO_4-Tetraeder.

An der Oberfläche, Bruchfläche oder auch Grenzfläche von SiO_2 zu Luft muß nun, sowohl bei kristallinen als auch bei amorphen Modifikationen der Kieselsäure, eine Reihe von SiO_4-Tetraedern zerstört werden. Es entstehen an der Oberfläche Bausteine, denen folgende Struktur zugeschrieben werden kann:

$$\begin{array}{cc}
\mathrm{O}^{\ominus} & \\
| & \\
-\mathrm{O}-\mathrm{Si}-\mathrm{O}- \quad + \quad -\mathrm{O}-\overset{\oplus}{\mathrm{Si}}-\mathrm{O}- \\
| & | \\
\mathrm{O} & \mathrm{O} \\
| & | \\
\end{array}$$

[STÖBER, W.: Kolloid-Z. *145*, 17 (1956)].

Diese nicht stabilen Gruppen besitzen starke Affinität gegenüber polaren Molekülen und einwertigen Ionen. Bei genügender Luftfeuchtigkeit entstehen durch Hydratation die stabilen Tetraederformen

$$\begin{array}{cccccccc}
\mathrm{OH} & & \mathrm{OH} & & \mathrm{OH} & & \mathrm{OH} & \\
| & & | & & | & & | & \\
-\mathrm{O}-\mathrm{Si}-\mathrm{O}-\mathrm{Si}-\mathrm{O}-\mathrm{Si}-\mathrm{O}-\mathrm{Si}-\mathrm{O}- \\
| & & | & & | & & | & \\
\mathrm{O} & & \mathrm{O} & & \mathrm{O} & & \mathrm{O} & \\
| & & | & & | & & | & \\
\mathrm{Si}-\mathrm{O}-\mathrm{Si}-\mathrm{O}-\mathrm{Si}-\mathrm{O}-\mathrm{Si}-\mathrm{O}- \\
| & & | & & | & & | & \\
\mathrm{O} & & \mathrm{O} & & \mathrm{O} & & \mathrm{O} & \\
| & & | & & | & & | & \\
\end{array}$$

Das Vorhandensein solcher schwach sauren Hydroxylgruppen, sog. Silanolgruppen, an den Bruchstellen und Oberflächen von SiO_2-Teilchen wurde von U. Hofmann, K. Endell u. D. Wilm [Angew. Chem. *47*, 539 (1934)] gefordert. H. P. Boehm u. M. Schneider [Z. anorg. Chem. *301*, 326 (1959)] haben die Theorie dann durch Bestimmung der Silanolgruppen bewiesen.

Polare Substanzen können in Wechselwirkung mit den Hydroxylgruppen an der Oberfläche von SiO_2-Partikeln adsorbiert werden. Die Zahl der Silanolgruppen und damit also die Oberflächengröße bestimmen die Adsorptionskapazität. (Als Oberfläche ist auch die durch Poren und Risse entstandene innere Oberfläche zu verstehen.) Die Adsorptivität steigt also mit dem Zerteilungsgrad.

Kolloide Kieselsäure hat demnach eine besonders große Oberfläche und starke Adsorptivität.

Herstellung. Aerosil wird nach einem Verfahren von H. Klöpfer aus Siliciumtetrachlorid in der Knallgasflamme hergestellt.

$$SiCl_4 + 2 H_2O \rightarrow SiO_2 + 4 HCl.$$

Das zur Hydrolyse nötige W. entsteht in der Knallgasflamme selbst. Nach Verlassen der Knallgaszone liegt SiO_2 als Aerosol vor, das erst durch Koagulation zu Staub und Pulver von bestimmter Teilchengröße wird.

Eigenschaften. Aerosil besteht zu über 99,8% aus SiO_2. Es bildet ein weißes, in dünner Schicht bläulichweiß opalesierendes, sehr lockeres Pulver. Schüttgewicht etwa 40 g/l; Rüttelgewicht etwa 65 g/l. $d \sim 2,2$; $n_D \sim 1,45$. Je nach Herstellung hat Aerosil eine Oberfläche von 50 bis 400 m²/g. Die Teilchengröße variiert von 20 bis 5 mµ. pH einer 10%igen wss. Suspension liegt zwischen 4 und 5. — Aerosil ist in W. und organischen Lsg.-mitteln unlösl. In konzentrierten Alkalilaugen löst es sich in der Hitze zu den betreffenden Silicaten. Mit Glycerin, Paraffinöl, Tetrachlorkohlenstoff u. a. bildet Aerosil in entspr. Konzentration transparente, thixotrope Gele.

Anwendung. Durch seine besonderen physikalisch-chemischen Eig. eignet sich Aerosil einerseits als Adsorbens für Geruchsstoffe, als Mittel zum Trockenhalten von Pulvern (z. B. Extracta sicca), als Tablettenkonstituens und andererseits als Verdickungs- und Stabilisierungsmittel für Salben, Pasten, Suspensionen, Suppositorien u. v. a. m. (vgl. dazu die betr. galenischen Kapitel).

Hersteller. Degussa (Frankfurt a. M.).

Literatur: Schaller, P.: Über das rheologische Verhalten von Aerosil in Wasser, Zürich: Juris-Verlag 1962. — Gstirner, F., u. J. Knipp: Über die Adsorption von Arzneistoffen an Aerosil in Tabletten. Pharm. Ind. (Aulendorf) *24*, 475 (1962). — Gstirner, F., u. J. Knipp: Die Stabilisierung von Trockenpinselungen mit Aerosil u. Emulgatoren. Pharm. Ztg (Frankfurt) *108*, 61 (1963). — Brünner, H.: Zur Kolloidchemie hochdisperser Metalloxyde. Pharm. Ind. (Aulendorf) *20*, 581 (1958). — Tawashi, R.: Der Einfluß von Aerosil auf die Fließeigenschaften von Pulvern. Pharm. Ind. (Aulendorf) *25*, 64 (1963). — Gstirner, F., u. H. J. Bodenbach: Rheologische Untersuchungen an Salbengrundlagen. Elektronenmikroskopische Unters. eines thixotropen Geles aus Erdnußöl und Aerosil. Pharm. Acta Helv. *38*, 235 (1963).

Terra silica purificata. Gereinigte Kieselgur. Kieselerde. Infusorienerde. Terra silica Dan. IX. Purified Silicous Earth USP XVII (Filtering Media).

Eigenschaften. Feines weißes, allenfalls gräulichweißes Pulver ohne Geruch und Geschmack. Unlösl. in W. und Säuren, mit Ausnahme von Flußsäure, unlösl. in organ. Lösungsmitteln. Lösl. in starken Alkalilaugen.

Erkennung. Wird eine geringe Menge mit 1 Tr. W. auf einem Objektträger angeschlämmt, so erkennt man unter dem Mikroskop bei 100- bis 300facher Vergrößerung die Kieselschalen zahlreicher Diatomeen.

Prüfung (Dan. IX). 3,00 g gereinigte Kieselgur werden in einem Erlenmeyerkolben mit 20,00 ml W. angeschüttelt, bis die Masse gleichmäßig zerteilt ist. Dann wird durch ein vorher mit W. eben befeuchtetes Rundfilter von 10 cm Durchmesser filtriert und der Kolben über dem Filter zum Trocknen aufgehängt. Man läßt 1 Std. lang (notfalls länger) so stehen. Es müssen 11,0 ml Filtrat erhalten werden. — 1,5 g gereinigte Kieselgur werden 1 Min. lang mit einer Mischung von 3 ml Salzsäure und 27 ml W. gekocht und dann filtriert. Das Filtrat muß farblos sein. Ferner dürfen 10 ml des Filtrats nach Eindampfen und Trock-

Technische Daten verschiedener AEROSIL-Typen
(nach Degussa, Frankfurt a.M.)

	AEROSIL/ ungepreßt	AEROSIL/ gepreßt	AEROSIL 2491	AEROSIL 2491/380	AEROSIL 2491/460	AEROSIL „O"	AEROSIL Al 0111/200	AEROSIL TT 600
Chem. Zusammensetzung (% SiO_2)	>99,8*	>99,8*	>99,8*	>99,8*	>99,8*	>99,8*	>98,3*	>99,8*
Aussehen	bläulich-weißes, lockeres Pulver	weiße, stückige Masse	bläulich-weißes, lockeres Pulver	bläulich-weißes, lockeres Pulver	bläulich-weißes, lockeres Pulver	bläulich-weißes, lockeres Pulver	bläulich-weißes, lockeres Pulver	weißes, lockeres Pulver
Schüttgewicht (g/l)	40—60	ca. 125	40—60	40—60	40—60	40—60	40—60	40—60
Größe der Primärteilchen (mµ)	10—40	10—40	5—20	3—15	3—15	10—40	10—40	20—50
Oberfläche nach BET (m²/g)	175 ± 25	175 ± 25	300 ± 30	380 ± 40	460 ± 50	175 ± 25	200 ± 50	200 ± 50**
anhaftende Feuchtigkeit (105°C) (%)	<1,5	<1,5	<1,5	<1,5	<1,5	<1,5	<1,5	<2,5
HCl (%)	<0,025	<0,025	<0,025	<0,025	<0,025	<0,025	<0,025	<0,025
Al_2O_3 (%)	<0,05	<0,05	<0,05	<0,05	<0,05	<0,03	0,3—1,5	<0,05
TiO_2 (%)	<0,03	<0,03	<0,03	<0,03	<0,03	<0,02	<0,03	<0,03
Fe_2O_3 (%)	<0,003	<0,003	<0,003	<0,003	<0,003	<0,001	<0,003	<0,003
Grit (%)	<0,05	<0,05	<0,05	<0,05	<0,05	<0,03	<0,05	<0,05
pH-Wert in 4%iger wäßriger Suspension	3,6—4,3	3,6—4,3	3,6—4,3	3,6—4,3	3,6—4,3	3,6—4,3	3,6—4,3	3,6—4,3
Brechungsindex	1,45	1,45	1,45	1,45	1,45	1,45	1,45	1,45
Wärmeleitzahl (kcal/m · h · °C bei 0°C)	0,022	—	0,022	0,022	0,022	0,022	0,022	0,022

* Bezogen auf wasserfreie Substanz.
** Nur teilweise äußere Oberfläche, die weitgehend mit Hydroxylgruppen gesättigt ist.

nen bei 105° bis zum konst. Gew. nicht mehr als 0,0050 g Rückstand hinterlassen. 1 ml des Filtrats, gemischt mit 2 ml Ammoniak und 7 ml W., muß der Grenzwertbestimmung für Metalle entspr. – Bei der mikroskopischen Erk. dürfen höchstens geringe Mengen Mineralbestandteile zu finden sein. – Ein in der Hitze bereiteter wss. Auszug aus 1 g muß neutral reagieren. – 0,25 g Substanz müssen der Grenzwertbestimmung für Carbonate entsprechen.

Anwendung. Filtrationshilfsmittel; als Bestandteil von Zahnpulvern, Zahnpasten, mit Milchsäure als Ätzpaste. Zum Aufsaugen von Säuren, Brom, Formaldehydlsg., von Acetylen-Acetonlsg. (s. Acetylen). Zur Herst. von Dynamit. Herst. von Filtersteinen (Hansa-Zement- und Filterwerke, Haiger, Dillkreis).

Alkalisilicate. Alkalisalze der Kieselsäure.

Schmilzt man Kieselsäureanhydrid, SiO_2, mit Alkalihydroxiden oder -carbonaten zusammen, so erhält man Alkalisilicate in Form von Glasflüssen, die in W. lösl. sind und die deshalb als Wasserglas bezeichnet werden. Die Zusammensetzung der Alkalisilicate ist verschieden je nach dem Verhältnis, in dem man Kieselsäureanhydrid und Alkali verwendet. In den gebräuchlichen Kali- und Natronwasserglaslösungen sind in der Hauptsache Kalium- und Natriumdisilicate neben -monosilicaten enthalten; kieselsäurearme Silicate (Orthosilicate) dürfen nicht vorhanden sein.

Natrium silicicum purum. Natriumsilicat. Kieselsaures Natrium.

Na_2SiO_3 M.G. 122,06

Herstellung. Durch Zusammenschmelzen von 100 T. reinem entwässertem Natriumcarbonat und 56,6 T. Quarzpulver. Harte glasartige Masse, in W. langsam lösl.

Anwendung. Zur Herst. einiger künstlicher Mineralwässer. Früher selten medizinisch in Gaben von 0,3 bis 1,0 g einer Lsg. 1 + 2; mit viel W. verd. 3- bis 4mal tägl. bei Gicht.

Kalium silicicum purum. Kaliumsilicat. Kieselsaures Kalium.

K_2SiO_3 M.G. 154,28

Herstellung. Man schmilzt eine sorgfältig hergestellte Mischung von 100 T. frischgeglühtem reinem Kaliumcarbonat mit 43,5 T. feingepulvertem Quarz, bis die Menge ohne Kohlensäureentwicklung ruhig fließt. – Man gießt den Fluß in einen Porzellanmörser, bringt ihn in die Form erbsengroßer Stücke und bewahrt diese ihrer hygroskopischen Eigenschaften wegen in möglichst dicht geschlossenen Gefäßen auf.

Anwendung. Zur Herst. einiger künstlicher Mineralwässer, selten medizinisch wie Natrium silicicum purum.

Silicone.

Silicone sind einerseits als Derivate der Kieselsäure und der Silicatgläser, andererseits als Verwandte der Kohlenwasserstoffe zu betrachten. Sie zeichnen sich durch zwei wesentliche Merkmale aus:

1. Sie enthalten organische Reste wie z. B. Methyl-, Phenyl- oder Vinylgruppen, die mit einem ihrer C-Atome direkt an Si gebunden sind, d. h. sie sind echte Organosiliciumverbindungen.

2. Sie enthalten zwei oder mehr Si-Atome, die durch Sauerstoffbrücken miteinander verknüpft sind. Derartige Derivate werden Siloxane genannt, und nach der Anzahl der gebundenen Si-Atome spricht man von Di-, Tri-, Tetra- oder Polysiloxanen.

Die Silicone sind folglich Organopolysiloxane.

Herstellung. Bei der Synthese der Silicone kann man drei Teilreaktionen unterscheiden:

1. Herst. der Organohalogensilane (meist der entsprechenden Organosiliciumchloride R_3SiCl, R_2SiCl_2, $RSiCl_3$),

2. Hydrolyse der Organohalogensilane zu den entspr. Organosilanolen,

3. Polykondensation bzw. Mischkondensation der Organosilanole zu Organopolysiloxanen (Siliconen).

Für die erste Teilreaktion, bei der es um die Bindung organischer Reste an das Silicium geht, sind für die Technik besonders interessant:

a) die direkte Synthese aus Silicium und Kohlenwasserstoffhalogeniden,
b) die Grignard-Synthese aus Siliciumtetrachlorid und Organomagnesiumverbindungen,
c) die Anlagerung von ungesättigten Kohlenwasserstoffen an Halogensilane wie $HSiCl_3$.

Die direkte Synthese nach ROCHOW ist besonders gut geeignet zur Darst. von Methylsiliciumverbindungen. Zur Herst. der Methylsiliciumchloride wird Chlormethyl bei einer Temp. von 280° unter normalem Druck mit feinkörnigem Silicium zur Rk. gebracht, dem man metallisches Kupfer als Katalysator beigemischt oder einlegiert hat.

$$2\,CH_3Cl + Si \rightarrow (CH_3)_2SiCl_2.$$

Sie läßt sich durch Variationen der Versuchsbedingungen (höhere Temp., Silber als Katalysator) auch für die Herst. von Phenylhalogensilanen einsetzen.

Organosiliciumhalogenide mit höheren Alkylgruppen werden mit Hilfe der metallorganischen Synthese nach GRIGNARD dargestellt – z.B.:

$$SiCl_4 + 2\,C_2H_5MgCl \rightarrow (C_2H_5)_2SiCl_2 + 2\,MgCl_2.$$

Als drittes Gewinnungsverfahren für Organosilicium-Monomere spielt noch die Umsetzung von Kohlenwasserstoffen mit Silanen eine Rolle. Dabei kann es sich um Additions- oder Substitutions-Rk. handeln. Läßt man z.B. bei einer Temp. von ca. 425° und einem Druck von 17 atü in Gegenwart eines Katalysators (Platin auf Kohle, Hexachloroplatinsäure) Acetylen auf Trichlorsilan einwirken, so erhält man Vinyltrichlorsilan:

$$HSiCl_3 + HC \equiv CH \xrightarrow{(Pt)} CH_2 = CHSiCl_3.$$

Als Beispiel für eine Substitutionsrk. der oben erwähnten Art sei die Umsetzung von Benzol mit Trichlorsilan genannt, die zu Phenyltrichlorsilan führt.

Die Hydrolyse der Organosiliciumchloride und die Polykondensation der dabei entstehenden Organosilanole zu den Organopolysiloxanen läßt man meist nebeneinander ablaufen. Durch die Hydrolyse werden die Organosilanole erhalten:

$Si(OH)_4$ Orthokieselsäure („Silantetrol"), tetrafunktionell

$RSi(OH)_3$ Organosilantriol, trifunktionell

$R_2Si(OH)_2$ Diorganosilandiol, difunktionell

$R_3Si(OH)$ Triorganosilanol, monofunktionell.

Diese Organosilanole stellen die monomeren Bausteine bei der eigentlichen Herst. der Silicone dar. Die Kombinationsmöglichkeiten sind durch die Anzahl der kondensationsfähigen OH-Gruppen an ihrem Si-Atom (Funktionalität) gegeben. Difunktionelle Monomere liefern ketten- oder ringartige Strukturen; monofunktionelle werden als Kettenstopper bzw. Kettenlängenregler benutzt; trifunktionelle Monomere wirken als Vernetzer. Gelegentlich macht man auch Gebrauch von der besonders stark vernetzenden Wirkung der Orthokieselsäure.

Die kettenförmigen Kondensationsprodukte aus Diorganosilandiolen können durch Kokondensation mit monofunktionellen Triorganosilanolen blockiert werden. Andererseits können sie durch Kokondensation mit trifunktionellen (oder tetrafunktionellen) Baueinheiten räumlich vernetzt werden.

Es entstehen so:

Raumnetzstruktur: Siliconharze

extrem lange Ketten: Siliconkautschuk

kürzere Ketten: Siliconöle

Ringstruktur: Siliconöle.

Zustandsformen der Methylsilicone in Abhängigkeit von der Funktionalität der Siloxaneinheiten ($R=CH_3$).

Siloxaneinheit	$SiO_{4/2}$	$RSiO_{3/2}$	$R_2SiO_{2/2}$	$R_3SiO_{1/2}$
Funktionalität	4	3	2	1
Symbol	Q	T	D	M
Zustandsformen	kieselsäureähnliche Polymere (Gele, Gläser)	Harze Kautschuk Öle		niedrig siedende quasiorganische Flüssigkeiten

Siliconöle:

$$(1)\quad (CH_3)_3Si-O-\underset{\underset{CH_3}{|}}{\overset{\overset{CH_3}{|}}{Si}}-O-\ldots\ldots\ldots Si(CH_3)_3 \qquad MD_nM$$

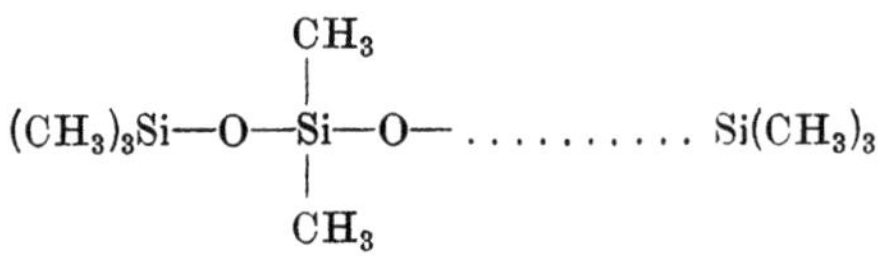

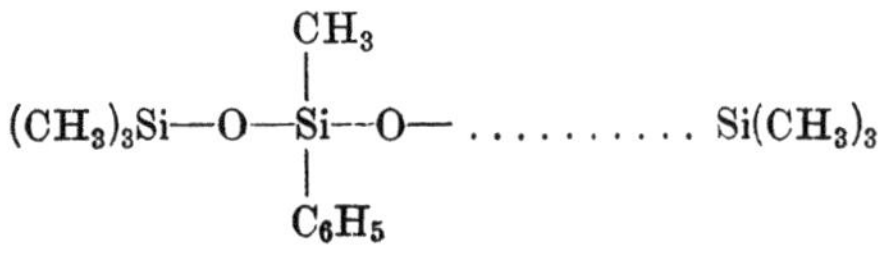

$$(2)\quad (CH_3)_3Si-O-\underset{\underset{C_6H_5}{|}}{\overset{\overset{CH_3}{|}}{Si}}-O-\ldots\ldots\ldots Si(CH_3)_3 \qquad MD_nM$$

$$(3)\quad (CH_3)_3Si-O-\underset{\underset{CH_3}{|}}{\overset{\overset{CH_3}{|}}{Si}}-O-\underset{\underset{C_6H_5}{|}}{\overset{\overset{C_6H_5}{|}}{Si}}-O-\ldots Si(CH_3)_3 \qquad MD_nM$$

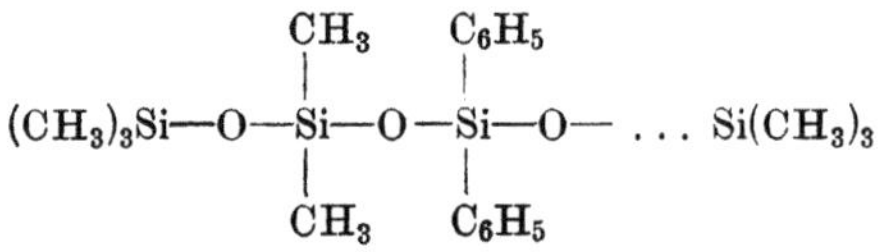

Zum klassischen Typ ist die Gruppe derjenigen Öle geworden, die trimethylsiloxyblokkierte Dimethylpolysiloxanketten vom Typ MD_nM enthalten (1).

Siliconharze: Sie sind im wesentlichen aus T- und D-Einheiten in wechselndem Molverhältnis und vorwiegend aus Phenyl- und Methyl-Polysiloxanen aufgebaut: Strukturschema eines Siliconharztypes:

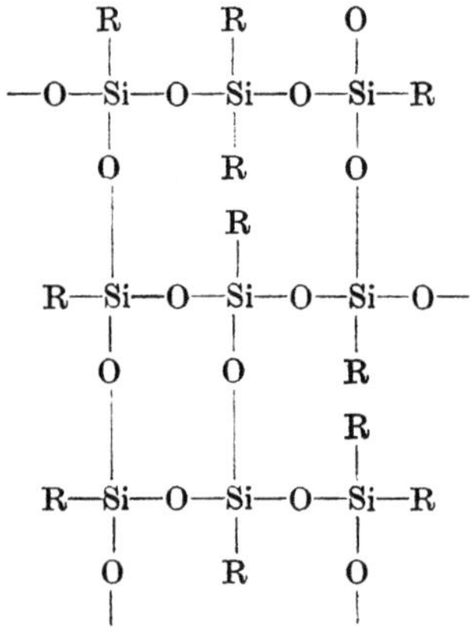

$$D_nT_m(m > n)$$

Silicongummi[1]:
Siliconkautschuktypen[1]:

Silicongummi wird durch Vernetzung (Vulkanisation) von hochmolekularen kettenpolymeren Siloxanen gewonnen. Die Bautypen der wichtigsten technischen Ausgangsmaterialien sind in nachstehender Tabelle zusammengestellt:

$$(1)\quad (CH_3)_3Si-O-\underset{\underset{CH_3}{|}}{\overset{\overset{CH_3}{|}}{Si}}-O-\ldots\ldots Si(CH_2)_3$$

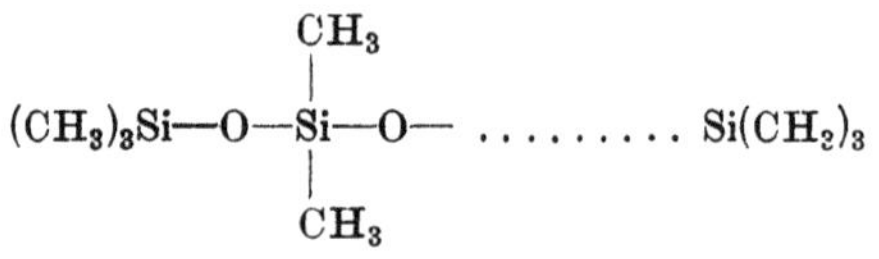

$$(2)\quad (CH_3)_3Si-O-\underset{\underset{CH_3}{|}}{\overset{\overset{CH_3}{|}}{Si}}-O-\underset{\underset{\underset{CH_2}{||}}{CH}}{\overset{\overset{CH_3}{|}}{Si}}-O-\ldots Si(CH_3)_3$$

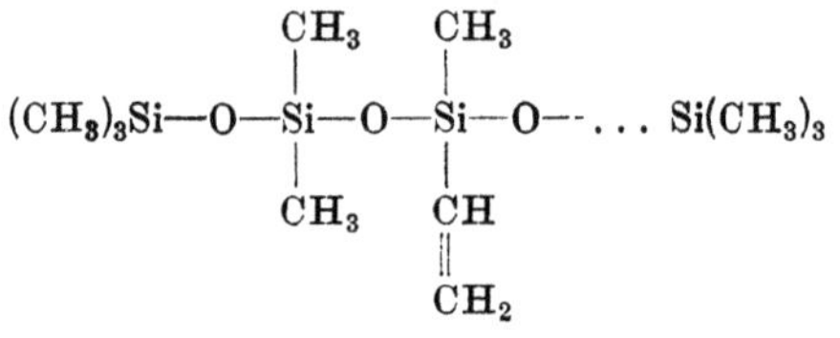

[1] Im deutschen Sprachgebrauch wird unter „Gummi" das Vulkanisat, unter „Kautschuk" die hochmolekulare Ausgangskomponente zur Herst. des Vulkanisates verstanden. Im angelsächsischen Sprachgebrauch liegen die Verhältnisse umgekehrt: hier bedeutet „gum" das Rohmaterial, „rubber" das Fertigprodukt.

$$(3)\ (CH_3)_3Si-O-\underset{\underset{CH_3}{|}}{\overset{\overset{CH_3}{|}}{Si}}-O-\underset{\underset{C_6H_5}{|}}{\overset{\overset{C_6H_5}{|}}{Si}}-O-\ldots Si(CH_3)_3$$

$$(4)\ HO-\underset{\underset{CH_3}{|}}{\overset{\overset{CH_3}{|}}{Si}}-O-\underset{\underset{CH_3}{|}}{\overset{\overset{CH_3}{|}}{Si}}-O-\ldots\ldots\ldots\underset{\underset{CH_3}{|}}{\overset{\overset{CH_3}{|}}{Si}}-OH$$

Man unterscheidet heiß- und kaltvulkanisierende Siliconkautschuktypen. Heißvulkanisierende Siliconkautschuktypen werden im allgemeinen mit organischen Peroxiden bei erhöhter Temperatur vernetzt. Dabei gewinnen Si-Kautschuktypen, die im Kettentyp MD_nM (1) einen kleinen Anteil der Methylgruppen durch Vinylgruppen ersetzt haben (2), immer mehr an Bedeutung. Letztere sprechen auf die Peroxidkatalysatoren besser an. Kaltvulkanisierende Si-Kautschuktypen enthalten Dimethylpolysiloxanmoleküle mit endständigen, an Silicium gebundenen Hydroxylgruppen (4), an denen sich schon bei Raumtemperatur ablaufende Vernetzungsreaktionen abspielen.

(Peroxidische Vernetzung von Dimethylpolysiloxanen.)

(Peroxidische Vernetzung von Methylvinylpolysiloxanen.)

(Vernetzung mit polyfunktionellen Si-Verbindungen unter Metallkatalyse) [Kaltvulkanisation].

Die peroxidische Heißvernetzung beruht auf der Wirkung von Radikalen RO·, die in der Wärme aus Peroxiden gebildet werden, und führt zur Vernetzung der Siloxanketten über Kohlenwasserstoffbrücken; die Kaltvernetzung der hydroxylgruppenhaltigen Polysiloxane wird im Prinzip durch Umsetzung mit Kieselsäureestern, die mit organischen Metallverbindungen katalysiert wird, erreicht. An den Vernetzungsstellen entstehen also Siloxanbrücken.

Literatur: NOLL, W.: Silicone – hochwertige Werk- und Hilfsstoffe des Ingenieurs. Werkstoffe u. Korrosion *1961*, H. 9. – STAMM, H.: Aus der Chemie der Silicone. Chimia *16*, 221–231 (1962).

Eigenschaften. Siliconöle sind farblose, klare und geruchlose Fl. Ihrem unpolaren Charakter entspricht ihre Löslichkeit, die sich mit der Viskosität ändert. Die niedrigviskosen Öle bis 10 cSt (bei 25°) lösen sich in einigen Lösungsmitteln in jedem Verhältnis, während die höherviskosen Glieder nur noch teilweise in diesen Flüssigkeiten lösl. sind.

Die Lösungsmittel für die (Methyl)-Siliconöle kann man in 3 Gruppen zusammenfassen:

1. Lösungsmittel, mit denen alle Siliconöle in jedem Verhältnis mischbar sind.	Äthyläther Amylacetat aliphatische u. aromatische Kohlenwasserstoffe	Chlorkohlenwasserstoffe Cyclohexan Dibutyläther Methyläthylketon Methylisobutylketon
2. Lösungsmittel, mit denen sich Öle bis 10 cSt (25°) in jedem Verhältnis mischen, in denen die Öle ab 50 cSt jedoch nur teilweise lösl. sind.	Aceton Äthanol Butanol	Dioxan Isopropanol
3. Lösungsmittel, in denen die Silicone ab 5 cSt (25°) nicht lösl. sind.	Äthylenglykol Cyclohexanol Dimethylphthalat Dibutylphthalat	Methanol Paraffinöl Wasser

Siliconöle sind in ihrer *Viskosität* nur relativ wenig von der Temp. abhängig. Besonders in dieser Hinsicht ist der Unterschied zwischen Siliconölen und Mineralölen deutlich. Der Viskositätsbereich, in dem Siliconöle liegen können, ist außerordentlich groß und reicht z.B. bei den Methylsiliconölen von leicht beweglichen Flüssigkeiten bis zu äußerst zähflüssigen Produkten. Alle Methylsiliconöle bis 1000 cSt (25°) verhalten sich nahezu wie Newtonsche Flüssigkeiten. Die Fließeigenschaft der höhermolekularen Glieder dagegen entspricht nicht mehr dem Newtonschen Ansatz.

Physikalische Eigenschaften der Methylpolysiloxane

Viskosität in cSt bei 25°C	Dichte bei 25°C	Viskositäts-temperatur-koeffizient[1]	Erstarrungspunkt in °C	Flüchtigkeit[2]	Brechungsindex bei 25°C	Wärme-leitfähig-keit[3]	Dielektri-zitäts-konstante[4]
0,65 ± 10%	0,76	0,31	−68°	Kp 99,5°C	1,375	0,00024	2,18
5 ± 10%	0,92	0,55	−65°	[5]	1,397	0,00028	2,58
10 ± 10%	0,94	0,57	−65°	[5]	1,399	0,00032	2,65
20 ± 10%	0,95	0,59	−60°	[5]	1,400	0,00034	2,68
50 ± 10%	0,96	0,59	−55°	ca. 5%	1,402	0,00036	2,72
100 ± 5%	0,97	0,60	−55°	unter 5%	1,403	0,00037	2,74
250 ± 5%	0,97	0,62	−52°	unter 5%	1,403	0,00037	2,74
350 ± 5%	0,97	0,62	−50°	unter 5%	1,403	0,00038	2,75
500 ± 5%	0,97	0,62	−50°	unter 5%	1,403	0,00038	2,75
1000 ± 5%	0,97	0,62	−50°	unter 5%	1,403	0,00038	2,76
12500 ± 5%	0,97	0,61	−46°	unter 5%	1,403	0,00038	2,77
30000 ± 5%	0,97	0,61	−44°	unter 5%	1,403	0,00038	2,77
60000 ± 5%	0,97	0,61	−43°	unter 5%	1,403	0,00038	2,77

[1] $1 - \dfrac{\text{Viskosität bei 99°C}}{\text{Viskosität bei 38°C}}$

[2] Gewichtsverlust in % bei einer Einwaage von 5 g in einem 10-ml-Porzellantiegel nach 2stündigem Erhitzen auf 250°C.

[3] cal/cm · sec · 50°C. [4] Bei 1000 Hz und 25°C.

[5] Die Siliconöle AK 5 bis AK 20 sind im Vakuum weitgehend destillierbar.

Durch Mischen von Siliconölen mit höheren und niedrigeren Viskositäten können beliebige Viskositäten eingestellt werden. Dabei ist zu beachten, daß nur z.B. Methylpolysiloxane miteinander gemischt werden, da mit Siliconölen anderer Zusammensetzung (z.B. Phenylpolysiloxane) nur geringe oder gar keine Mischbarkeit besteht. Weiter sollen möglichst Typen mit nahe beieinander liegenden Viskositäten verwendet werden.

Silicone werden durch verd. Säuren oder Alkalien nicht angegriffen, jedoch durch konz. Säuren, wie Schwefelsäure, Salpetersäure, durch aggressive Gase, wie Chlor, sowie durch konz. Alkalien, vor allem in der Wärme, allmählich zersetzt. Flußsäure zerstört Polysiloxane vollständig. Luftsauerstoff bleibt bis 115° ohne Einwirkung, so daß die Siliconöle auch bei längerem Erhitzen in Gegenwart von Luft keinen Zersetzungserscheinungen unterliegen, die zu einer Bildung von Nd. oder zu Verfärbungen führen könnten. Ab 200° kann eine allmähliche Oxydation der Organogruppen durch Luft eintreten, wobei als Reaktionsprodukte im Falle der Methylsilicone Formaldehyd und Ameisensäure entstehen. Wird das Siliconöl unter Luftabschluß erhitzt, so verträgt es noch eine Temp. von 350 bis 400°. Siliconöle können oberhalb von etwa 400° zu SiO_2, W. und Kohlendioxid verbrennen.

Temperaturbeständigkeit und Empfindlichkeit gegen Oxydation hängen wesentlich von der Art der an das Silicium gebundenen Organogruppen ab. Methylsilicone sind außerordentlich gut temperaturbeständig. Aus diesem Grund haben sie die größte technische Bedeutung.

Physiologische Eigenschaften. Die Silicone sind in physiologischer Hinsicht praktisch inert, ausgenommen die ersten Glieder der Reihe, die in ihrem Verhalten etwa Benzin entsprechen. Es handelt sich um farblose, klare Fl. ohne Geschmack und Geruch. Bei Fütterungsversuchen an Tieren traten keine Krankheitserscheinungen auf. Auch durch langes Einwirken wird die Haut nicht angegriffen. Lediglich wenn man Siliconöle direkt in die Augen bringt, tritt eine vorübergehende Reizung der Bindehaut auf. Die Hornhaut wird durch Silicone nicht angegriffen. Beim Arbeiten mit Siliconölen bietet normale Sauberkeit ausreichenden Schutz [vgl. auch GLOXHUBER u. HECHT: Arzneimittel-Forsch. 5, 10–12 (1955)].

Anwendung. Wärme- und Kälteübertragungsmittel, hydraulische Öle, flüssige Dielektrica, Hydrophobierungsmittel, Oberflächenpflegemittel, Formentrennmittel, Gleitmittel, Entschäumer, Lackhilfsmittel, Dämpfungsflüssigkeiten, Hilfsmittel zur Herstellung kosmetischer u. pharmazeutischer Präparate.

Siliconharze stellen ebenfalls hochpolymere Methyl- bzw. Phenylmethylpolysiloxane dar, die jedoch stark dreidimensional vernetzt sind. Sie zeichnen sich wie die Siliconöle durch hohe Temperaturbeständigkeit und chemische Resistenz aus.

Anwendung. Als Isolierstoffe in der Elektrotechnik; als Bindemittel für wärmebeständige, wetterfeste und vergilbungsechte Einbrennlacke; als trennwirksames Überzugsmaterial u.a. für Backbleche und Backformen. Weiter als Bindeharz und Imprägnierungsmittel für Asbest, Glimmer, Papier usw. sowie für Glasfaserschichtstoffe.

Siliconkautschuk ist ein elastischer, gummiartiger Kunststoff, dessen chemischer Aufbau ebenfalls von der äußerst stabilen SiO-Bindung ausgeht (s. Siliconöle). Hochpolymere SiO-Ketten tragen einzelne organische Gruppen und sind untereinander räumlich sparsam vernetzt. Neben füllstofffreien Siliconkautschuken mit besten Eigenschaften gibt es solche, die in dieses Gerüst anorganische Füllstoffe eingebettet haben.

Anwendung. Rohstoffe zur Herst. von wärmebeständigen Dichtungen, Profilen, Schläuchen, Walzen, Dämpfungselementen, Isolierungen für wärme-, kälte- und koronabeständige Kabel. Gewebebeschichtungen oder Imprägnierungen, Gummiwaren für medizinische und pharmazeutische Zwecke und für die Lebensmittelindustrie.

Handelsform: Pharmazeutisch wichtige Siliconerzeugnisse. Th. Goldschmidt AG, Essen:

Siliconöle – lieferbar in Viskositäten von 3 bis 20000 cP. Hydrophobierungsmittel, Zusatz zu Hautschutzsalben, kosmetischen Artikeln u. ä. – Siliconentschäumer. Entschäumungsmittel für Seifenlösungen, für Abwässerkläranlagen und Destillationsvorgänge. – Siliconfett A – durchscheinend vaselinartiges Fett für Ventile, Hähne, Gelenke usw. sowie Gleitmittel und Isolierungspaste in einem Arbeitsbereich zwischen −45 und +200°. – Siliconemulsion G. Emulsion für die Siliconisierung von Ampullen zur Aufnahme von Pharmazeutica (z.B. Penicillin, physiol. Kochsalzlsg. u.a.) sowie zur Herst. von wasserabweisenden Siliconfilmen auf Glas, Metall und Keramik.

Wacker-Chemie GmbH, 8 München 22, Postfach 1:

Siliconöle AK – flüssige Dimethyl-Polysiloxane mit Viskositäten bis zu 1 Million cSt. Sie haben flache Viskositätstemperaturkurven, hohe Flammpunkte, geringe Flüchtigkeit und gute elektrische Eigenschaften, sind wasserabweisend und physiologisch inert. Verwendung als Antischaummittel und Gleitmittel; für wasserabweisende Überzüge; als Zusätze zu kosmetischen Erzeugnissen. – Siliconemulsion E 2 – enthält 35% Siliconöl und kann mit Wasser weiter verdünnt werden; ist besonders für pharmazeutische Zwecke geeignet. Siliconöle AR und AP – flüssige Phenyl-Methyl-Polysiloxane. Sind hitzebeständig, haben eine geringe Flüchtigkeit und sind in organischen Lsgm. gut lösl. Geeignet für kosmetische Zwecke (z.B. das alkohollösl. Siliconöl AR 20). – Siliconpasten P und PH – vaselineartig, etwas thixotrop; die Pasten sind auch in einer weicheren Konsistenz lieferbar. Anwendungsmöglichkeiten u.a. als Salbengrundlage und als Zusatz für kosmetische Präparate. Physiologisch wurde speziell PH weich eingehend untersucht und hat sich als völlig unbedenklich erwiesen. – Siliconpaste P 4 – vaselineartig, nicht thixotrop und sehr hitzefest. Ihre Konsistenz ist nahezu unabhängig von der Temperatur. Sie dient als Schmierpaste für Hähne, Schliffe und Ventile. – Siliconpaste P 8 – sehr zähe Paste von klebriger Konsistenz, die sich besonders als Hahn- und Ventilfett eignet. – Siliconöle CR – halogenierte Silicone mit verbesserten Schmiereigenschaften, die mit Viskositäten von 10 bis 1000 cSt zur Verfügung stehen; Anwendungsbereich: −60 bis +250°. Einsatzgebiete: zum Schmieren und Sterilisieren medizinischer Instrumente. – Silicon-Hochvakuumfett – zähes Fett mit sehr geringem Dampfdruck, das in einem weiten Temperaturbereich die Konsistenz behält. Brauchbar für alle Arbeiten im Vakuum, besonders in Hochvakuum. – Silicon-Antischaummittel SH und SL – verhindert das Schäumen von Seifenlösungen, Lösungen von Netz- und Reinigungsmitteln, in Gärprozessen usw. SL ist besonders alkalibeständig. – Silicon-Antischaumemulsion SLE und SE 2 – milchigweiße, mit W. verdünnbare Antischaumemulsionen von großer Wirksamkeit. Sie entschäumen wässerige Systeme besonders schnell. SE 2 ist auch bei Frosttemperaturen beständig; SLE eignet sich auch für alkalische Lösungen. – Siliconbackformenstreichmittel – 20%ige Lsg. eines Siliconharzes. Zum sauberen Lösen von Backgut aus der Form ohne Verwendung von Fett; entspricht dem Lebensmittelgesetz. – Siliconharzlsg. HK 15a – steht als 50%ige und 70%ige Lsg. in Aceton zur Verfügung und wird hauptsächlich für pharmazeutische Zwecke verwendet (z.B. beim Dragieren zum Besprühen der Kerne um diese hydrophob zu machen). – Siliconkautschuk – Ausgangsprodukt für Elastomere, die im Temperaturbereich von −100 bis +250° ihre gummielastischen Eigenschaften beibehalten und Dauertemperaturen bis +200° ertragen. Sie haben gute elektrische Eigenschaften, hervorragende Wetter- und Ozonbeständigkeit, sind frei von Weichmachern und Stabilisatoren und daher physiologisch einwandfrei. – Siliconkautschukpolymere – füllstofffreie, hochpolymere Silicone, die zur Herst. von Mischungen eingesetzt werden.

In medizinischen Anw. hat sich vielfach der Siliconkautschuk R 20 V bewährt.

Farbenfabriken Bayer AG, Leverkusen:
Siliconöle Bayer M – Im Viskositätsbereich von 3 bis 300000 cSt lieferbar. Rohstoffe zur Herst. von Oberflächenpflegemitteln verschiedener Art; von kosmetischen Präparaten. – Siliconöl Bayer PK – Phenylmethylpolysiloxan zum Einsatz in kosmetischen und pharmazeutischen Präparaten. – Siliconölemulsion Bayer H – 35%ige Emulsion eines niedrigviskosen Siliconöles zum Hydrophobieren und Verbessern der elektrischen Oberflächeneigenschaft von Glas und Keramik; als Hilfsmittel in der kosmetischen Industrie. – Siliconölemulsion Bayer T – 35%ige Emulsion eines mittelviskosen Siliconöles zum Hydrophobieren von Oberflächen. – Siliconölemulsion Bayer Z – 35%ige Emulsion eines hochviskosen Siliconöles zum Hydrophobieren von Oberflächen. – Siliconpasten Bayer (niedrig-, mittel- und hochviskos) Gleitmittel für verschiedene Zwecke, Oberflächenschutz. – Siliconpaste Bayer C – Salbengrundlage für kosmetische Präparate. – Siliconentschäumer Bayer 100%. – Siliconentschäumer Bayer E – Zur Schaumbekämpfung und Schaumverhütung bei der Herst. und Verarbeitung von pharmazeutischen Produkten, Netz- und Reinigungsmitteln. In der chemischen Industrie bei Kochprozessen, Destillationen, Neutralisationen und dergleichen.

Siliconharze Bayer M 120 – 50% in Xylol – hartes Methylsiliconharz. Als trennwirksames Überzugsmaterial u.a. für Backbleche und Backformen. – Siliconkautschuk Silopren – Rohstoffe zur Herst. von Gummiwaren für pharmazeutische Zwecke und für die Lebensmittelindustrie. – Silopren RS – Reiner Siliconkautschuk.

Dimethicone BPC 63. Dimethylsilicon. Dimethylsiloxan.

$$CH_3 - \left[\begin{array}{c} CH_3 \\ | \\ -Si-O- \\ | \\ CH_3 \end{array} \right]_n \begin{array}{c} CH_3 \\ | \\ Si-CH_3 \\ | \\ CH_3 \end{array}$$

Dimethicone ist Permethylpolysiloxan und kann durch Hydrolyse einer Mischung von Dichlordimethylsilan, $(CH_3)_2SiCl_2$, und Chlortrimethylsilan, $(CH_3)_3SiCl$, erhalten werden.

Die Hydrolyseprodukte enthalten aktive Silanolgruppen (SiOH), über die die Polykondensation fortschreitet. Durch Veränderung des Chlortrimethylsilananteils werden Silicone verschiedenen Molekulargewichts erhalten. Mit steigendem M.G. nimmt auch die Viskosität zu, so daß Öle mit Viskositäten von 0,65 bis 3000000 cSt zur Verfügung stehen. Die verschiedenen Polymerisationsgrade sind durch die nach der Bezeichnung Dimethicone stehende Zahl angegeben. Die Zahl entspr. ungefähr der jeweiligen Viskosität in cSt.

Eigenschaften. Dimethicone sind klare, farblose und geruchlose Fl. Sie sind lösl. in Ae., Xylol, Chlorkohlenwasserstoffen und PAe. Dimethicone 20, 200, 350 und 500 sind auch in Bzl., Amylacetat, Cyclohexan und in Kerosin lösl. Alle Dimethicone sind unlösl. in W., A., M. und Aceton.

Dimethicone 20.

Erkennung. 1. Erhitzt man 0,3 ml mit 0,3 ml einer Mischung gleicher T. Schwefelsäure und Salpetersäure, so entsteht eine weiße, flockig-fädige Masse. Verkohlung tritt nicht ein.

2. Beim Verbrennen entstehen dichte weiße Dämpfe, und es bleibt ein weißer Rückstand.

Prüfung. Freie Säure. Werden 15,0 g in einer Mischung von 15 ml Toluol und 15 ml n-Butanol, die vorher gegen alkoholische Bromphenolblaulsg. neutralisiert worden war, gelöst, so dürfen zur Neutralisation nicht mehr als 0,1 ml 0,05 n alkoholische Kalilauge verbraucht werden; alkoholische Bromphenolblaulsg. als Indikator.

Brechungsindex n_D^{20} 1,401 bis 1,406. – Viskosität v^{20} 19,0 bis 25,0 cSt. – Gew. pro ml bei 20° 0,950 bis 0,965 g.

Dimethicone 200.

Erkennung und Prüfung auf freie Säure wie oben. – n_D^{20} 1,402 bis 1,407; v^{20} 200 bis 240 cSt. – Gew. pro ml bei 20° 0,965 bis 0,980 g.

Dimethicone 350.

Erkennung und Prüfung auf freie Säure wie oben. – n_D^{20} 1,402 bis 1,407; v^{20} 360 bis 410 cSt. – Gew. pro ml bei 20° 0,965 bis 0,980 g.

Dimethicone 500.

Erkennung und Prüfung auf freie Säure wie oben. – n_D^{20} 1,402 bis 1,407; v^{20} 520 bis 590 cSt. – Gew. pro ml bei 20° 0,965 bis 0,980 g.

Dimethicone 1000.

Erkennung und Prüfung auf freie Säuren wie oben. – n_D^{20} 1,402 bis 1,407; v^{20} 1040 bis 1180 cSt. – Gew. pro ml bei 20° 0,965 bis 0,980 g.

Wirkung und Anwendung. Dimethicone sind wasserabweisende, bewegliche Fl. mit niedriger Oberflächenspannung. Sie sind widerstandsfähig gegen Hitze und gegen die meisten Chemikalien, werden jedoch von starken Säuren angegriffen. Dimethicone werden in Schutzsalben gegen Affektionen der Haut durch Chemikalien angewandt. In Cremes, Lotionen und Salben mit 10 bis 30% Dimethicone finden sie Verwendung gegen Wundliegen. Sie sollten nicht angewandt werden, wo Sekretabfluß erwünscht ist, und nicht bei Verbrennungen und Hautabschürfungen. Am Auge reizen sie!

Technische Anw. s. Silicone, S. 1039.

Kieselgel. Acidum silicicum praecipitatum. Gefällte Kieselsäure. Silicagel.

Herstellung. Durch Ansäuern von Wasserglaslsg. mit verschiedenen Mineralsäuren und bei verschiedenen Temp. erhält man Kieselsäuregele, die nach Auswaschen und Trocknen unterschiedliche Eigenschaften aufweisen.

Eigenschaften. Durchscheinende Stücke, Körner, Granulate oder weißes Pulver ohne Geruch. Die innere Oberfläche der einzelnen Sorten liegt je nach Herstellungsart etwa bis 600 m²/g. Kieselgel zieht begierig Feuchtigkeit aus der Luft an.

Anwendung. Als Trockenmittel in großem Umfang verwendet (Trocknung von Gasen, org. Lsg.-mitteln, Trockenhalten von empfindlichen Geräten in Verpackungen u.v.m.). Mit Kobaltsalzen belegt (Indikatorgel) erscheint es in trockenem Zustand blau, in feuchtigkeitsgesättigten Zustand rosa. Bei Trocknung Ammoniak enthaltender Gase kann Indikatorgel nicht als Feuchtigkeitsanzeiger benutzt werden, weil das als Indikatorsubstanz benutzte Kobaltsalz mit Ammoniak eine sehr beständige, tiefblau gefärbte Verbindung bildet. Indikatorgel kann – wie alle Kieselgele – bei 150° getrocknet und damit regeneriert werden. Nicht über 170° erhitzen, da sonst der Indikator dunkel wird und nicht mehr auf W. reagiert. Besonders reines Kieselgel wird in der Chromatographie als Adsorbens oder als

Träger der stationären Phase (Wasser) in der Verteilungschromatographie (s. Bd. I, 182) und in der Dünnschichtchromatographie (Bd. I, 195) verwendet.

Handelsformen: Kieselgel A engporig, hochaktiv zur Trocknung technischer Gase. Kieselgel B weitporig, als Trägersubstanz für Kontakte. Zur Trocknung org. Fl., die mit W. nicht mischbar sind. Kieselgel K Indikatorgel. Kieselgel BS Trägersubstanz für Katalysatoren (alle BASF, Ludwigshafen). – Kieselgel Perlform. Blau-Gel Indikatorgel. Kieselgel für die Chromatographie in verschiedenen Korngrößen. Kieselgel G mit Gipszusatz für DC. Kieselgel H ohne Gipszusatz für DC (mit F werden Fluoreszenzzusätze bezeichnet) (alle E. Merck, Darmstadt).

Acidum sorbinicum

Acidum sorbinicum. Sorbinsäure. Sorbic Acid. Acidum Sorbicum. 2,4-Hexadiensäure.

$C_6H_8O_2$ $\qquad$ $CH_3-CH=CH-CH=CH-COOH$ $\qquad$ M.G. 112,12

Herstellung. Sorbinsäure wurde erstmals von A. W. HOFMANN aus dem im Saft der Vogelbeere (Sorbus aucuparia L.) enthaltenen Sorbinöl durch stark saure oder alkalische Hydrolyse erhalten. Dabei geht die genuine Parasorbinsäure [= 5-Hydroxy-2-hexensäure(1)-lacton] unter Ringöffnung und Wasserabspaltung in Sorbinsäure über:

$$CH_3-\underset{\underset{O}{|_____|}}{CH-CH_2-CH=CH-CO} \rightarrow CH_3-CH=CH-CH=CH-C\underset{OH}{\overset{O}{\diagup}} + H_2O.$$

Technisch wird Sorbinsäure entweder aus Crotonaldehyd und Keten nach folgender Gleichung

$$CH_3-CH=CH-C\underset{H}{\overset{O}{\diagup}} + CH_2=CO \rightarrow CH_3-CH=CH-\underset{\underset{O}{|\_\_\_\_\_|}}{CH-CH_2-CO}$$

$$\xrightarrow{H_2SO_4} CH_3-CH=CH-CH=CH-C\underset{OH}{\overset{O^1}{\diagup}},$$

oder durch Oxydation von Sorbinaldehyd, der seinerseits durch Aldolkondensation aus Acetaldehyd gewonnen wird, hergestellt.

$$3\,CH_3-C\underset{H}{\overset{O}{\diagup}} \rightarrow CH_3-CH=CH-CH=CH-C\underset{H}{\overset{O}{\diagup}}$$

$$\xrightarrow{O_2} CH_3-CH=CH-CH=CH-C\underset{OH}{\overset{O^2}{\diagup}}.$$

Eigenschaften. Weiße Kristalle, Fp. 133 bis 134°; Kp. 228° (Zers.). Wenig lösl. in kaltem W., besser lösl. in heißem W.; sehr gut lösl. in A. und Ae.

Das Natriumsalz ist unbeständig, so daß von den Salzen das Kaliumsalz die größte Rolle spielt. Seine Beständigkeit hängt vom Wassergehalt ab, der unter 1% liegen soll.

Das schwer lösl. Ca-Salz dient zur konservierenden Imprägnierung von Verpackungsmaterial für Lebensmittel.

Anwendung. Als Konservierungsmittel zur Haltbarmachung bestimmter Lebensmittel, z.B. zum Schutze der Käseoberfläche vor Schimmelbefall, zur Herst. von Salzgurken u.a. Sorbinsäure in pharmazeutischen Zubereitungen [J. Amer. pharm. Ass., sci. Ed. *44*, 85 (1955)].

Nach TH. SABALITSCHKA ist die Sorbinsäure wegen ihrer leichten Zersetzlichkeit und des Entstehens pharmakologisch nicht unbedenklicher Substanzen als Konservierungsmittel für Arzneizubereitungen zu meiden. In wss. Lsg. unterliegt die Sorbinsäure bereits bei Zimmertemperatur der Autoxydation, wobei unter Absinken des pH-Wertes u.a.

---

[1] QUADBECK, G.: Angew. Chem. *68*, 361 (1956).
[2] BAUMGARTEN, P., u. G. GLATZEL: Ber. dtsch. chem. Ges. *59*, 2658 (1925).

Malondialdehyd, Acrolein und Crotonaldehyd neben Ameisensäure auftreten. Die antimikrobielle Wirksamkeit bleibt dabei erhalten, auch wenn bereits 90% der Sorbinsäure abgebaut sind. Unter Lichteinwirkung verläuft der Prozeß rascher als im Dunkeln [vgl. dazu H. E. KLIE: Pharm. Ztg (Frankfurt) *112*, 458 (1967)].

Analytik. Zur quantitativen Bestimmung der Sorbinsäure in Lebensmitteln oder kosmetischen Zubereitungen kann ihre Wasserdampfflüchtigkeit ausgenutzt werden. Es ist zweckmäßig, dem sauren Ansatz Magnesiumsulfat zuzusetzen [LUCKMANN, F. H.: Food Res. *19*, 20 (1954)]. Im Destillat kann Sorbinsäure durch Extinktionsmessung bei etwa 260 mµ (abhängig von pH der Lsg. und vom Lösungsmittel) erfaßt werden [Roos, J. B., u. A. VERSNEL: Dtsch. Lebensmitt.-Rdsch. *56*, 128 (1960)]. Andere Methoden s. W. DIEMAIR, K. FRANZEN u. A. SIEGLITZ [Naturwissenschaften *44*, 180 (1957)] und H. SCHMIDT [Z. analyt. Chem. *178*, 173 (1960)].

Literatur: Dtsch. Lebensmitt.-Rdsch. *50*, 267 (1954). – Chem. Zbl. *1954*, S. 11324; Chem. Zbl. *1955*, S. 1162 u. 1163; Z. Lebensmitt.-Untersuch. *100*, 313, 314 (1955). – Angew. Chem. *67*, 631 (1955). – MARX, H., u. TH. SABALITSCHKA: Zur Unbeständigkeit der Sorbinsäure. Riechstoffe u. Aromen *13*, 376 (1963). – Ullmanns Encyklopädie der technischen Chemie, Bd. 16, München–Berlin: Urban & Schwarzenberg 1965, S. 4ff.

Acidum stearinicum

Acidum stearinicum DAB 7 – DDR, Helv. V. Acidum stearicum ÖAB 9, Nord. 63. Stearic Acid USP XVII, BPC 63. Stearinsäure. Acide stearique. Octadecansäure. Octadecanoic Acid. Heptadecancarbonsäure (1). Stearin.

Die Bezeichnung Stearin für Stearinsäure des Handels ist inkorrekt. Chemisch ist unter Stearin das Triglycerid der Stearinsäure zu verstehen.

$C_{18}H_{36}O_2$ $\qquad$ $CH_3-(CH_2)_{16}-COOH$ $\qquad$ M.G. 284,49

Stearinsäure kommt als Glycerinester in tierischen und pflanzlichen Fetten, hauptsächlich in Talg vor und wurde zuweilen auch frei, z.B. in einigen Pilzen, gefunden. Die Stearinsäure der Arzneibücher stellt ein Gemisch höherer Fettsäuren dar, das hauptsächlich aus Stearinsäure und Palmitinsäure besteht. Nach BPC 63 kann Stearinsäure ein geeignetes Antioxydans, wie z.B. 2,6-Di-t-butyl-p-kresol, enthalten. Dies muß jedoch aus der Beschriftung hervorgehen.

Gepulverte Stearinsäure: Man schmilzt 2 T. Stearinsäure mit 1 T. abs. A. zusammen und rührt bis zum Erkalten; den A. läßt man an der Luft abdunsten.

Eigenschaften der reinen Stearinsäure. Fp. 69 bis 70°; d^{70} 0,847; n_D^{80} 1,4299. Fast unlösl. in W.; lösl. in 21 ml A., in 5 ml Bzl., in 2 ml Chlf., in 6 ml CCl_4. Sie verflüssigt sich langsam zwischen 90 und 100°.

Stearinsäure der Arzneibücher:
Herstellung. Durch Hydrolyse natürlicher Fette, die im wesentlichen Stearinsäureglyceride enthalten, oder durch Hydrierung von Ölen oder Ölsäure.

Eigenschaften. Weiße, fettige, kristalline Masse oder Pulver von schwachem, an Talg erinnerndem Geruch und Geschmack. Fp. 55 bis 69° (ÖAB 9); 56 bis 70° (Helv. V); 55 bis 70° (Nord. 63); nicht unter 54° (BPC 63). Ep. nicht unter 54° (USP XVII, Helv. V). Prakt. unlösl. in W., lösl. in etwa 20 T. A., in 2 T. Chlf. und in etwa 3 ml Ae.

Prüfung. Säurezahl: 197 bis 210 (ÖAB 9); 200 bis 210 (Helv. V, BPC 63). (Die austitrierte Lsg. ist zur Prüf. auf Ester zu verwenden.) – Ester: Versetzt man die nach der Best. der Säurezahl erhaltene Lsg. mit 10,00 ml 0,1 n Natronlauge und erhitzt 15 Min. lang am Rückflußkühler zum Sieden, so müssen nach dem Abkühlen der Lsg. mindestens 9,00 ml 0,1 n Salzsäure zur Neutralisation erforderlich sein (ÖAB 9) [Verseifungszahl höchstens 220 (Helv. V)]. – Fette, Paraffine: 1,0 g Stearinsäure, 5 ml Natriumcarbonatlsg. und 5 ml W. werden in einem Erlenmeyerkolben zum Sieden erhitzt. Die noch heiße Lsg. darf nicht stärker getrübt sein als eine mit 10 ml Chloridstandardlsg. bereitete Vergleichslsg. (vgl. Bd. I, 699) (ÖAB 9; andere Arzneibücher ähnlich). – Wasserlösl. Säuren, Seifen: Kocht man 1,0 g Stearinsäure mit 10 ml W. auf und filtriert nach dem Erkalten durch ein mit W. befeuchtetes Filter, so müssen sich 5 ml des Filtrats auf Zusatz von 2 Tr. Bromthymolblaulsg. gelb und auf Zusatz von 1 Tr. 0,1 n Natronlauge blau färben (ÖAB 9). – Verbrennungsrückstand: 4 g Stearinsäure dürfen nicht mehr als 4 mg Glührückstand hinterlassen (USP XVII). Höchstens 0,1% (ÖAB 9, Nord. 63). — Sulfatasche: höchstens 0,1% (BPC 63). — Schwermetallionen: Man fügt zum Verbrennungsrückstand 1 ml Salzsäure und 0,5 ml Salpetersäure und verdampft auf dem Wasserbad zur Trockne. Dann löst man in 20 ml W., gibt 8 ml verd. Essigsäure zu, füllt mit W. auf 100 ml auf, mischt und filtriert. 25 ml des Filtrates werden auf Schwermetalle geprüft (s. Bd. I, 252). Es dürfen höchstens 20 ppm enthalten sein (USP XVII). — Jodzahl: Nicht über 4 (USP XVII; ÖAB 9; BPC 63, DAB 7 — DDR); nicht über 7,5 (Nord. 63).

Anwendung. Techn. zur Herst. von Kerzen, Seifen, Metallstearaten, plastischen Massen z. B. in der Schallplattenindustrie. Ferner als Appretur zum Imprägnieren von Gips u. a. Reine Stearinsäure dient in der Pharmazie zur Herst. von Suppositorien, Salben, Cremes, zum Überziehen von Pillen, zur Herst. von Stearinseifen.

Aufbewahrung. Kühl, gut verschlossen, vor Licht geschützt.

Natrium stearinicum. Natriumstearat. Sodium Stearate USP XVI(!).

Natriumstearat besteht hauptsächlich aus den Natriumsalzen der Stearin- und der Palmitinsäure.

Eigenschaften. Feines, weißes Pulver, das sich seifig anfühlt. Es hat meist einen leicht talgartigen Geruch. Die Substanz zers. sich am Licht. Ihre Lsg. reagieren alkalisch. Langsam lösl. in kaltem W. oder A., schneller in heißem W. und in heißem A.

Erkennung (USP XVI). 1. Natriumstearat schmilzt beim Erhitzen, zersetzt sich bei höheren Temp. unter Entw. brennbarer Dämpfe und dem Geruch nach verbranntem Fett, und hinterläßt schließlich einen Rückstand, der feuchtes Lackmuspapier bläut, mit Säuren aufbraust und der die nichtleuchtende Bunsenflamme anhaltend gelb färbt. — 2. Man löst 25 g Substanz in 300 ml heißem W., gibt 60 ml verd. Schwefelsäure zu und erhitzt unter beständigem Rühren, bis sich die Fettsäuren sauber als durchscheinende Schicht abgeschieden haben. Dann wäscht man mit siedendem W. sulfatfrei, sammelt die Fettsäuren in einem kleinen Becherglas und läßt auf dem Dampfbad stehen, bis die Fettsäureschicht klar ist. Dann läßt man in der Kälte erstarren, gießt die W.-Schicht ab, schmilzt die Fettsäuren und filtriert heiß in ein trockenes Becherglas und trocknet bei 105° 20 Min. lang. Der Ep. der Fettsäuren darf nicht unter 54° liegen.

Prüfung (USP XVI). Acidität, Alkalität: 2 g werden genau gewogen, in 50 ml heißem, vorher neutralisiertem A. gelöst und mit 3 Tr. Phenolphthaleinlsg. versetzt: es darf keine Rosafärbung eintreten. Dann titriert man mit 0,1 n Natronlauge bis zum Farbumschlag nach Rosa. Hierzu müssen für 2 g Natriumstearat 0,60 bis 0,85 ml 0,1 n Natronlauge verbraucht werden, was einer Verunreinigung mit 0,85 bis 1,2% Stearinsäure entspr. — Trocknungsverlust: Man tariert ein Becherglas mit 1 g gereinigtem und bei 105° getrocknetem Seesand, gibt etwa 500 mg Natriumstearat zu und wägt erneut. Dann fügt man 10 ml A. zu, bringt die Mischung bei 80° zur Trockne und erhitzt dann 4 Std. lang auf 105°. Es dürfen nicht mehr als 5% an Gew. verlorengehen (USP XVI). — Alkoholunlösl. Substanzen: 1 g wird mit 25 ml A. am Rückflußkühler erhitzt: die Substanz muß sich vollständig und klar oder höchstens schwach opalisierend lösen (USP XVI).

Jodzahl der freien Fettsäuren. Die unter Erk. 2 erhaltenen Fettsäuren haben eine Jodzahl von höchstens 4 (USP XVI).

Aufbewahrung. Gut verschlossen, vor Licht geschützt.

Anwendung. Natriumstearat wird zu Glycerinsuppositorien (USP) verwendet. Weiter in Zahnpasten.

Acidum succinicum

Acidum succinicum Erg.B. 6. Bernsteinsäure. Succinic Acid. Amber Acid. Acide succinique. Aethylendicarbonsäure.

$C_4H_6O_4$ HOCO—CH_2—CH_2—CO · OH   M.G. 118,09

Bernsteinsäure findet sich in Fossilien, im Bernstein, in Pilzen und Flechten.

Sie bildet farblose oder weiße, geruchlose, monokline Prismen von sehr saurem Geschmack. Fp. 185 bis 187°; Kp. 235° (unter teilweiser Bildung von Bernsteinsäureanhydrid). Lösl. in 13 T. kaltem und in 1 T. sied. W., in 18,5 T. A., in 6 T. M., unlösl. in Bzl., PAe.

Anwendung. Techn. zur Herst. von Lacken, Farbstoffen, Estern für Parfümerie; in der Photographie. Med. wurde sie früher in Kombination mit Salicylaten bei Arthritiden und rheumatischem Fieber und alleine als Laxans eingesetzt.

Acidum sulfanilicum

Acidum sulfanilicum Erg.B. 6. Sulfanilsäure. p-Aminobenzolsulfonsäure. 1-Aminobenzol-sulfonsäure (4).

$C_6H_7NO_3S \cdot 2 H_2O$ $H_2N-\!\!\!\left\langle\right\rangle\!\!\!-SO_3H$ M.G. 209,22

$C_6H_7NO_3S \cdot 1 H_2O$ M.G. 191,21

Herstellung. Durch Erhitzen von saurem Anilinsulfat.

Eigenschaften. Farblose Kristalle, die an der Luft verwittern. Verkohlt zwischen 280 und 300°, ohne zu schmelzen. Bei 100° wasserfrei. Langsam lösl. in etwa 150 T. W., in 15 T. siedendem W. Nahezu unlösl. in A., Bzl., Ae.

Anwendung. Zur Herst. von Azofarbstoffen u. a. organischen Verb.; als Rg.

Acidum sulfuricum

Acidum sulfuricum. Schwefelsäure. Sulphuric Acid. Sulfuric Acid. Acide sulfurique.

H_2SO_4 M.G. 98,08

Herstellung. Schwefelsäure wird in der Hauptsache nach dem sog. Kontaktverfahren hergestellt. Man röstet Schwefelkies (FeS_2) oder andere sulfidische Erze wie Kupferkies ($CuFeS_2$), Bleiglanz (PbS) oder Zinkblende (ZnS) in Röst- oder Drehrohröfen:

$$4 FeS_2 + 11 O_2 \rightarrow 2 Fe_2O_3 + 8 SO_2.$$

Außerdem lassen sich auch Schwefelwasserstoff oder Schwefel zur SO_2-Gewinnung heranziehen:

$$2 H_2S + 3 O_2 \rightarrow 2 H_2O + 2 SO_2; \quad S + O_2 \rightarrow SO_2.$$

Das erkaltete Röstgas (Gemisch aus SO_2 und Luft) wird von Staub und chemischen Verunreinigungen (Kontaktgifte wie Arsenverb.) durch sog. Elektrofiltration gereinigt und dann über Kontakte [Platinasbest, Eisenoxid oder Vanadin(V)-oxid] geleitet:

$$SO_2 + V_2O_5 \rightarrow SO_3 + V_2O_4; \quad 2 V_2O_4 + O_2 \rightarrow 2 V_2O_5.$$

Schließlich wird das so erhaltene SO_3 in konz. Schwefelsäure eingeleitet, wobei Dischwefelsäure $H_2S_2O_7$ (Pyroschwefelsäure) entsteht, die mit W. zu Schwefelsäure hydrolysiert wird.

$$H_2SO_4 + SO_3 \rightarrow H_2S_2O_7; \quad H_2S_2O_7 + H_2O \rightarrow 2 H_2SO_4.$$

Beim weitaus seltener angewandten Bleikammerverfahren oxydieren nitrose Gase das SO_2 des gereinigten Röstgasgemisches in mit Bleiplatten ausgekleideten Kammern bei Gegenwart von Luft. Die Abgase werden zur Rückgewinnung in Türmen einem Strom von Schwefelsäure entgegengeleitet und die sog. „nitrose Säure" zur Oxydation von weiterem SO_2 verwendet.

Die nach dem Bleikammerverfahren erhaltene Säure mit 80% muß noch weiter konzentriert werden. Schwefelsäure ist zweibasisch. Ihre sauren Salze heißen Hydrogensulfate (Bisulfate); ihre neutralen Salze heißen Sulfate.

Handelssorten. Rohe Schwefelsäure, Acidum sulfuricum crudum, mit verschiedenem Gehalt. Reine Schwefelsäure, Acidum sulfuricum (purissimum). Rauchende Schwefelsäure, Acidum sulfuricum fumans, Oleum, die wechselnde Mengen SO_3 enthält. Im englischen Sprachgebrauch sind folgende Bezeichnungen üblich: Concentrated oil of vitriol, „C.O.V.", mit 95 bis 98% (w/w) H_2SO_4; brown oil of vitriol, „B.O.V.", mit 75 bis 85% (w/w) H_2SO_4; Nordhäuser sulphuric acid, fuming sulphuric acid oder „oleum" enthält wechselnde Mengen SO_3.

Batterie- oder Akkumulatorsäure ist eine Schwefelsäure, die mit dest. W. auf eine Dichte von 1,20 bis 1,26 verd. wurde.

Anwendung. Die hauptsächlichsten technischen Anw. der Schwefelsäure sind die Herst. von Düngemitteln, Sprengstoffen, Farbstoffen, die Gewinnung anderer Säuren, Reinigung von Erdöl u. v. a. m.

Vergiftungen! Bei Einnahme von Schwefelsäure dürfen weder Brechmittel noch Magensonde gebraucht werden. Die Säure ist so schnell wie möglich mit Aqua Calcariae oder einer Anschlämmung von Magnesiumhydroxid zu neutralisieren. Carbonate sind wegen Perforationsgefahr durch die CO_2-Entwicklung möglichst zu vermeiden. Nach der Neutralisation sind Milch, rohes Ei, Pflanzenöle zu geben. Gegen einen Schock sind Wärme und evtl. Infusionen angebracht. Morphin gegen die Schmerzen.

Äußerliche Verätzungen sind sofort durch Abspülen mit viel W. und anschließendes Pudern mit Natriumhydrogencarbonat oder Kreide zu behandeln.

Acidum sulfuricum fumans. Rauchende Schwefelsäure. Fuming Sulphuric Acid. Acide sulfurique fumant. Nordhäuser Schwefelsäure. Vitriol. Oleum Vitrioli (fumans). Oleum.

Als rauchende Schwefelsäure bezeichnet man Auflösungen von Schwefelsäureanhydrid, SO_3, in konz. Schwefelsäure. SO_3 und H_2SO_4 verbinden sich zu Dischwefelsäure oder Pyroschwefelsäure, $H_2S_2O_7$, so daß die rauchende Schwefelsäure eine Mischung von Schwefelsäure und Dischwefelsäure darstellt. Bei genügendem Gehalt an Schwefelsäureanhydrid kann sie auch ganz aus Dischwefelsäure bestehen.

Eigenschaften. Klare, selten farblose, meist bräunliche, ölige Fl., die an der Luft weiße erstickende Dämpfe von Schwefelsäureanhydrid abgibt.

$d = 1,852$ bis $1,892$ (Erg.B. 6). Beim Abkühlen erstarrt sie zu einer Kristallmasse. Das Erstarren erfolgt bei verschiedenen Temp., je nach dem Gehalt an SO_3. Beim Vermischen mit W. tritt eine noch stärkere Wärmeentwicklung ein als bei der gewöhnlichen Schwefelsäure.

Der Gehalt der rauchenden Schwefelsäure des Handels an Schwefelsäureanhydrid beträgt 12 bis 16%, doch kommt sie auch mit einem Gehalt von 25% und mehr SO_3 in den Handel.

Prüfung. 1. 1 g der Säure soll beim Verdampfen (Abzug!) und Glühen höchstens 3 mg Rückstand hinterlassen. – 2. Auf Arsen wird sie wie die rohe Schwefelsäure geprüft.

Gehaltsbestimmung. In einem gutschließenden Wägegläschen wägt man etwa 10 g rauchende Schwefelsäure genau ab, lüftet dann den Stopfen des Wägegläschens ein wenig und läßt das Glas in ein Becherglas von etwa 500 ml gleiten, das etwa 150 ml W. enthält. Auf das Becherglas legt man dann sofort ein Uhrglas. Nach dem Erkalten bringt man die Mischung in einem Meßkolben von 500 ml, spült mit W. nach und füllt bis zur Marke auf. 50 ml der Mischung werden dann mit 1 n Kalilauge gegen Methylorange titriert.

Man berechnet aus dem Verbrauch an Lauge die Zahl der ml 1 n Kalilauge für 10 g der angewandten rauchenden Schwefelsäure. Für 10 g reine Schwefelsäure mit 100% H_2SO_4 werden 204 ml, für 10 g reines SO_3 250 ml 1 n Kalilauge verbraucht. 46 ml mehr als 204 ml für 10 g = 100% SO_3, je 0,46 ml mehr als 204 ml für 10 g zeigen 1% SO_3 an. Angenommen, es seien abgewogen 10,24 g rauchende Schwefelsäure und für 50 ml der Verdünnung 21,1 ml 1 n Kalilauge verbraucht worden. Dann ist der Verbrauch für 10 g der Säure

$$= \frac{21,4 \cdot 10}{1,024} = 209,5$$

oder 5,5 ml mehr als 204 ml = $5,5 : 0,46 = 10,9\%$ SO_3 (und 89,1% H_2SO_4).

Aufbewahrung und Behandlung. Die rauchende Schwefelsäure wird unter 0° fest und vergrößert dabei ihr Volumen beträchtlich. Die Flaschen sind deshalb nicht ganz zu füllen und vor starker Abkühlung zu schützen, ebenso vor starker Erwärmung, da dann das entweichende SO_3 einen ziemlich starken Druck ausüben kann. Ist die Säure erstarrt, so läßt man sie an einem mäßig warmen Ort langsam wieder flüssig werden. Beim Umfüllen der Säure benutze man einen Trichter und vermeide das Verspritzen. Im übrigen ist die Säure wie die rohe Schwefelsäure zu behandeln.

Anwendung. In der chemischen Technik zur Darst. von Sulfonsäuren. Zur Erhöhung des Gehaltes der rohen Schwefelsäure. Wird im Handverkauf Vitriolöl gefordert, ohne daß sich feststellen läßt, daß für den zu erreichenden Zweck unbedingt die rauchende Schwefelsäure erforderlich ist, so gibt man gewöhnliche rohe Schwefelsäure ab.

Acidum sulfuricum crudum DAB 6. Rohe Schwefelsäure. Vitriolic Acid. Acide sulfurique ordinaire.

Gehalt mindest. 94% (DAB 6).

Eigenschaften. Klare, farblose bis bräunliche, ölige Fl. Dichte mindestens 1,829 (DAB 6).

Rohe Schwefelsäure des Handels kann durch organische Substanzen (Stroh, Staub usw.) mehr oder weniger braun verfärbt sein. Jedoch kann die Färbung auch von Arsen- oder

Selenverb. herrühren. So verunreinigte Säure kann beim Auflösen oder Reinigen von Metallen zu giftigem Arsenwasserstoff führen.

Für alle pharmazeutischen Arbeiten ist Acidum sulfuricum purissimum zu verwenden.

Prüfung. Wird 1 ml einer erkalteten Mischung von 1 ml roher Schwefelsäure und 2 ml W. mit 3 ml Natriumhypophosphitlsg. versetzt, so darf die Mischung nach viertelstündigem Erhitzen im siedenden W.-Bad weder eine rote (Selenverb.) noch eine braune Färbung (Arsenverb.) annehmen (DAB 6).

Aufbewahrung. Vorsichtig. In starken Glasflaschen oder Ballonen mit dicht schließendem Glasstopfen. Schwefelsäure ist stark hygroskopisch! Transportgefäße für Schwefelsäure dürfen nicht zu voll gefüllt werden, da die Säure infolge der Ausdehnung beim Erwärmen die Gefäße sprengen und ausfließen kann. Organisches Material wie Holz, Sägemehl, Stroh wird verkohlt und kann sich bei Gegenwart von Sauerstoff abgebenden Substanzen, wie Salpeter, Kaliumchlorat, Pikrinsäure, Zündhölzern u. dgl. entzünden.

Abgabe von Schwefelsäure darf mit der nötigen Vorsicht nur an Erwachsene erfolgen. Abgabegefäße – nicht Bierflaschen, Mineralwasserflaschen o. ä.! – müssen hinreichend signiert sein: ,,Schwefelsäure. Gift! Stark ätzend!"

Acidum sulfuricum. Schwefelsäure.

Pharmakopöe	Bezeichnung	Gehalt % (g/g)	Dichte
DAB 6	Acidum sulfuricum	94–98	1,829–1,834
	Acidum sulfuricum crudum	$\geq$ 94	$\geq$ 1,829
	Acidum sulfuricum dilutum	15,6–16,3	1,106–1,111
DAB 7 – DDR	Acidum sulfuricum concentratum	94,0–98,0	1,831–1,836
Helv. V	Acidum sulfuricum concentratum	95–100	1,8383–1,8414
	Acidum sulfuricum dilutum	9,9–10,1	1,0648–1,0698
ÖAB 9	Acidum sulfuricum concentratum	95,1–98,6	1,834–1,837
	Acidum sulfuricum dilutum	9,10–9,40	1,060–1,062
Ned. 6	Acidum sulfuricum	94,0–96,0	1,836–1,840
	Acidum sulfuricum dilutum	4 n	1,122–1,124
Nord. 63	Acidum sulfuricum concentratum	95,0–98,5	1,833–1,838
BPC 63	Sulphuric Acid	95–98	$\sim$ 1,84
CF 65	Acide sulfurique officinal	$\geq$ 94	$\sim$ 1,832

Eigenschaften. Klare, farblose oder nahezu farblose, geruchlose, schwere, ölige Fl., die hygroskopisch ist, stark ätzend wirkt, bei etwa 340° unter Zers. und Entw. schwerer, weißer Dämpfe siedet und vollständig flüchtig ist. Mit W. in jedem Verhältnis mischbar (s. unten unter Achtung).

Erkennung. 1. Selbst sehr verd. Lsg. reagieren stark sauer (BPC 63). – 2. Eine Mischung von 1 Tr. konz. Schwefelsäure und 10 ml W. gibt mit einigen Tr. Bariumchloridlsg. einen weißen, feinkristallinen Nd., der in Salzsäure unlösl. ist (ÖAB 9). – 3. Ein Tr. konz. Schwefelsäure entwickelt beim Erhitzen in einem geeigneten Gefäß schwere, weiße Dämpfe und verdampft schließlich ohne Rückstand (Nord. 63).

Prüfung. Prüflösung: 5,00 ml werden zu 45,0 ml W. gegeben (DAB 7 – DDR). – 1. 5,0 ml Prüflsg. müssen klar und farblos sein (DAB 7 – DDR). – 2. Arsen. 5,50 ml Substanz werden zu 15,0 ml W. gegeben. Nach dem Erkalten und Zusatz von 22,0 ml 6 n Natronlauge wird diese Lsg., wie bei der ,,Prüfung auf Arsen-Ionen" (Bd. I, 242) angegeben, behandelt. Das Quecksilberbromidpapier darf keine stärkere Fbg. als das der Vergleichsprobe zeigen (höchstens 0,00001% As^{3+}) (DAB 7.– DDR). – 3. Schwermetall-Ionen. 1,10 ml Substanz werden zu 3,0 ml W. gegeben. Die erkaltete Lsg. wird mit 6 n Natronlauge auf pH 6,0 bis 8,0 eingestellt und mit W. zu 10,0 ml aufgefüllt. Diese Lsg. darf bei der ,,Prüfung auf Schwermetall-Ionen" nach Methode II (Bd. I, 254) weder eine Trbg. noch eine stärkere Fbg. als die Vergleichsprobe zeigen (höchstens 0,0005%, berechnet als Pb^{2+}) (DAB 7 – DDR). – 4. Chlorid: In der Mischung (2 + 33) darf Chlorid nicht nachweisbar sein (ÖAB 9). – 5. Nitrat, Nitrit: Werden 3 ml der Mischung (2 + 33) mit Diphenylamin-Schwefelsäure unterschichtet, so darf sich zwischen beiden Fl. keine blaue Zone bilden (ÖAB 9). – 6. Oxydierbare Stoffe (schweflige Säure u. a.): Eine erkaltete Mischung von 2 ml konz. Schwefelsäure und 10 ml W. darf nach Zusatz von 1 Tr. Kaliumpermanganatlsg. innerhalb 5 Min. die rote Farbe nicht vollständig verlieren (ÖAB 9). – 7. Ammonium: 1 ml einer Mischung von 1 ml konz. Schwefelsäure, 30 ml W. und 20 ml verd. Natronlauge darf sich auf Zusatz von 1 ml Neßlers Rg. nicht stärker gelb färben als eine Mischung von 1 ml Ammoniumchlorid-Standard und 1 ml Neßlers Rg. (ÖAB 9).

Gehaltsbestimmung. Etwa 1 g, genau gewogen, wird mit 20 ml W. verd. und mit 1 n Natronlauge gegen Methylorange titriert.

1 ml 1 n Natronlauge entspr. 49,04 mg H_2SO_4 (ÖAB 9).

Es ist zweckmäßig die Einwaage in einem Gefäß vorzunehmen, in dem sich bereits 10 ml W. befinden (abkühlen lassen!), da sonst die genaue Wägung durch die Hygroskopizität der konz. Schwefelsäure erschwert wird.

Aufbewahrung. In dicht schließenden Gefäßen.

Achtung! Beim Vermischen von konz. Schwefelsäure mit W. tritt durch Hydratbildung sehr starke Erwärmung ein. Am stärksten ist die Wärmeentwicklung beim Mischen von 36 T. W. und 98 T. H_2SO_4 ($\rightarrow H_2SO_4 \cdot 2H_2O$). Wird W. in größere Mengen Säure gegossen, so kann die Wärmeentwicklung zum plötzlichen Verdampfen von Wassertropfen und damit zum Verspritzen von Schwefelsäure führen. Beim Verdünnen von Schwefelsäure ist deshalb stets die Säure in dünnem Strahl in Wasser zu gießen!

Acidum sulfuricum dilutum. Verdünnte Schwefelsäure. Dilute Sulfuric Acid.

Erkennung, Prüfung und Gehalt analog Acidum sulfuricum concentratum. Für die Gehaltsbestimmung ist bei einer Einwaage von 1 g 0,1 n Natronlauge zu verwenden. 1 ml 0,1 n Natronlauge entspr. 4,904 mg H_2SO_4.

Acidum sulfurosum

Acidum sulfurosum anhydricum. Schwefligsäureanhydrid. Schwefeldioxid.

SO_2 M.G. 64,07

Herstellung. Durch Verbrennen von Schwefel an der Luft oder durch Erhitzen von konz. Schwefelsäure mit Kupfer oder Kohle. $Cu + 2H_2SO_4 = CuSO_4 + SO_2 + 2H_2O$; bei Anwendung von Kohle entsteht ein Gemisch von SO_2 und CO_2 nach der Gleichung: $C + 2H_2SO_4 = 2SO_2 + CO_2 + 2H_2O$. Kleine Mengen von SO_2 erhält man am einfachsten, indem man konz. Schwefelsäure in eine konz. Lsg. von Natriumhydrogensulfit, $NaHSO_3$, oder Natriumsulfit, Na_2SO_3, eintropfen läßt.

Eigenschaften. Farbloses Gas von stechendem Geruch, feuchtes Lackmuspapier zunächst rötend, dann bleichend. 1 Liter des Gases wiegt bei 0° und 760 Torr 2,862 g. Es löst sich reichlich in W. und A. Campher löst 308 Vol., Eisessig 318 Vol. SO_2. Bei $-10°$ unter gewöhnlichem Druck oder unter etwa 6 Atm Druck bei gewöhnlicher Temperatur wird das Gas zu flüssigem Schwefeldioxid verdichtet und kommt so in Stahlflaschen in den Handel. Es siedet bei $-8°$ unter Bindung von Wärme (Kälteerzeugung) und erstarrt bei $-76°$ zu weißen Flocken, die bei etwa $-75°$ schmelzen.

In geringen Mengen eingeatmet, reizt es zum Husten, in größeren Mengen kann es den Tod durch Ersticken herbeiführen. Schwefeldioxid ist besonders in wss. Lsg. ein kräftiges Reduktionsmittel. Es reduziert Hg(II)-Salze zu Hg(I)-Salzen, Chlor zu Chlorwasserstoff, Jod zu Jodwasserstoff, Chromsäure zu Chrom(III)-Salz, Mangansäure und Übermangansäure zu Mangan(II)-Salz, Kaliumpermanganatlsg. wird sofort entfärbt, Jodsäure, HJO_3, wird zunächst zu Jod reduziert, Jodsäurestärkepapier wird blau gefärbt; bei weiterer Einwirkung wird das Jod weiter reduziert zu Jodwasserstoff, und die Blaufärbung verschwindet wieder. Andererseits wird Schwefeldioxid durch naszierenden Wasserstoff zu Schwefelwasserstoff reduziert. Die neutralen Salze der schwefligen Säure heißen Sulfite, die sauren Hydrogensulfite (Bisulfite).

Erkennung. Schwefeldioxid wird in nicht zu geringen Mengen leicht am Geruch erkannt. Aus den Salzen der schwefligen Säuren wird es durch verd. Schwefelsäure oder Phosphorsäure in Freiheit gesetzt. Beim Einleiten in Jodlsg. wird Schwefelsäure gebildet, die mit Bariumchloridlsg. nachgewiesen wird. Die kleinsten Mengen erkennt man mit Hilfe von Kaliumjodatstärkepapier. (Filtrierpapier, das mit einer Lsg. von 1 g Kaliumjodat, KJO_3 in 100 ml Stärkelsg. getränkt und wieder getrocknet ist. Die Stärkelsg. darf kein Jod enthalten).

Man erwärmt die zu prüfende Substanz in einem Kölbchen unter Zusatz von Phosphorsäure (25% H_3PO_4) und verschließt das Kölbchen mit einem Korkstopfen, in dem ein Streifen Kaliumjodatstärkepapier befestigt ist, der an seinem unteren Ende mit W. befeuchtet wird; es tritt eine Blaufärbung ein, besonders an der Grenze zwischen dem feuchten und trockenen Teil des Papiers. Nach einiger Zeit verschwindet die Blaufärbung, besonders wenn größere Mengen SO_2 vorliegen, weil das Jod zu Jodwasserstoff reduziert wird.

Gehaltsbestimmung. Man fängt das durch Erwärmen mit verd. Schwefelsäure oder Phosphorsäure freigemachte Schwefeldioxid in Jodlsg. auf und bestimmt die entstandene Schwefelsäure als Bariumsulfat: $BaSO_4 \times 0{,}27468 = SO_2$.

Anwendung und Wirkung. Schwefeldioxid tötet Bakterien, Hefe und Schimmelpilze. Es wird deshalb als Desinfektions- und Konservierungsmittel benutzt. Der Gebrauch als Konservierungsmittel für Fleisch und Fleischwaren ist in Deutschland verboten. Nach KIONKA ist die schweflige Säure nicht harmlos, sie kann schwere Blutungen der feinsten Kapillaren verursachen. Schwefeldioxid wird ferner verwendet zum Töten von Ratten und Mäusen, besonders auf Schiffen und in Lagerräumen. Technisch dient es als Bleichmittel, zur Herst. der Sulfitcellulose, zur Entfärbung von Zuckerlösungen in den Zuckerfabriken. Flüssiges Schwefeldioxid dient zur Erzeugung von Eis und als Lsgm. für zahlreiche chemische Umsetzungen.

Acidum sulfurosum Erg.B. 6. Schweflige Säure. Sulphurous Acid. Acide sulfureux dissous.

Unter schwefliger Säure versteht man wss. Lsg. von SO_2 mit verschiedenem Gehalt. Schwefeldioxid gibt mit W. die weitgehend dissoziierte zweibasige Säure H_2SO_3.

$$H_2SO_3 \rightleftarrows H^+ + HSO_3^- \rightleftarrows 2H^+ + SO_3^{--}$$

Eigenschaften. Klare, farblose Fl. von stechendem Geruch des Schwefeldioxids. Sie rötet Lackmuspapier erst und bleicht es dann. Kaliumpermanganatlsg. und Jodlsg. werden durch schweflige Säure sofort entfärbt. An der Luft nimmt die Lsg. allmählich Sauerstoff auf und bildet Schwefelsäure.

Gehaltsbestimmung. 10 g schweflige Säure, genau gewogen, werden in einem 100-ml-Meßkolben mit frisch ausgekochtem und unter Luftabschluß wieder erkaltetem W. bis zur Marke verd. Von dieser Lsg. läßt man aus einer Bürette in eine ständig umgeschwenkte Vorlage von 30 ml 0,1 n Jodlsg. bis zur Entfärbung einfließen.

1 ml 0,1 n Jodlsg. entspr. 3,205 mg SO_2 (Erg.B. 6) (gefordert sind 5 bis 6% SO_2).

Aufbewahrung. Vorsichtig, in dicht schließenden Glasstopfenflaschen.

Anwendung. Techn. als Bleichmittel, als Rg. Pharmazeutisch als Natriumsalz zur Haltbarmachung von Injectabilia.

Acidum tannicum

Acidum tannicum DAB 6, DAB 7 – DDR, Helv. V, Jap. 61. Tannin DAB 7 – BRD. Tanninum ÖAB 9, Ross. 9, Ned. 6, Nord. 63. Tannic Acid BP 63, NF XII. Tanin officinal CF 65. Acidum gallotannicum. Gerbsäure. Gallusgerbsäure. Acidum scytodepsicum.

$C_{76}H_{52}O_{46}$ 				M.G. 1701,18

Gerbsäure ist Pentadigalloylglucose folgender Konstitution

Pentadigalloylglucose
(X = m-Digalloylrest)

m-Digallussäure (Didepsid)
(m-Galloyl-gallussäure)

Gerbsäure der Arzneibücher ist ein Gemisch von Estern der $D(+)$-Glucose mit Gallussäure und Galloylgallussäure (ÖAB 9).

Sie kommt in Rinden und Früchten vieler Pflanzen vor, z.B. in verschiedenen Eichenarten. In großen Mengen findet sie sich in Gallen.

Nach DAB 7 – DDR wird das Stoffgemisch aus Gallen von Quercus infectoria OLIVIER (Fagaceae) oder Rhus semialata MURRAY (Anacardiaceae) gewonnen.

Herstellung. Gerbsäure kann aus türkischen, chinesischen oder japanischen Galläpfeln durch Extraktion mit A.-Ae.-Gemischen gewonnen werden. Aus dem Extrakt wird sie mit W. ausgeschüttelt. Die wss. Fl. wird filtriert und bis zur Sirupdicke eingeengt. Den Rückstand löst man in W., erwärmt, versetzt mit Aktivkohle und läßt einige Tage stehen. Dann filtriert man und engt im Vakuum zur Trockne ein. Die erhaltene Masse kann gepulvert werden.

Handelssorten: 1. Acidum tannicum pulveratum, durch Pulvern der getrockneten Gerbsäure erhalten. Gelblichweißes bis hellbräunliches Pulver.

2. Acidum tannicum levissimum, Kristalltannin, durch Aufstreichen der konz. Lsg. auf Glasplatten in kleinen Schüppchen erhalten; es ist nicht kristallin. Das leichte Tannin wird auch gewonnen, indem man die zur Sirupdicke eingedampfte Lsg. in einen feinblasigen Schaum verwandelt und diesen trocknet.

3. Acidum tannicum in filis, Gerbsäure in dünnen Fäden, wird durch Pressen des erwärmten Extraktes aus dünnen Öffnungen und Trocknen der Fäden erhalten.

Eigenschaften. Gelbliches, leichtes Pulver oder glänzende gelblichweiße Schuppen von schwachem, eigenartigem Geruch und stark zusammenziehendem Geschmack. Lösl. in etwa 1 T. W. oder A.; leicht lösl. in Glycerin; sehr wenig lösl. in Ae., fast unlösl. in abs. Ae.; prakt. unlösl. in Chlf., Bzl., PAe. oder fetten Ölen. – Gerbsäure ist in alkalischer wss. Lsg. autoxydabel und färbt sich dunkel. Die Salze der Gerbsäure heißen Tannate. Alkali- und Erdalkalitannate sind wasserlösl., Schwermetalltannate nicht.

Erkennung. 1. Eine Lsg. von etwa 5 mg Tannin in 1 ml W. gibt mit Eisen(III)-chloridlsg. eine schwarzblaue Färbung, die auf Zusatz von verd. Schwefelsäure in Hellgrün übergeht (ÖAB 9). – 2. Eine Lsg. von Tannin färbt sich nach Zusatz von Natriumcarbonatlsg. beim Schütteln an der Luft grünbraun (ÖAB 9). – 3. Eine Tanninlsg. gibt mit Gelatine- und Eiweißlsg. einen Nd. (BP 63). – 4. Eine Lsg. von Tannin gibt mit Eisen(II)-sulfatlsg. eine blauviolette Färbung (Nord. 63; ÖAB 9). – 5. Tanninlsg. geben mit Kaliumantimonyltartratlsg. einen weißen Nd. (Ph.Ned. 6). – 6. Die Lsg. von Tannin dreht die Ebene des polarisierten Lichtes nach rechts und reagiert gegen Methylrot sauer (BP 63). – 7. Versetzt man 1 ml der Lsg. (1 + 9) mit 1 ml verd. Schwefelsäure, so entsteht ein gelblicher Nd. von Gerbsäure (Ross. 9). – 8. 0,05 ml Prüflsg. geben mit 5,0 ml W. und 0,10 ml Bariumhydroxid-Lsg. einen grünlichen Nd. (DAB 7 – BRD).

Prüfung. Prüflösung: 7,0 g/30,0 ml (DAB 7 – BRD); 0,50 g/5,0 ml (DAB 7 – DDR). – 1. Wasserunlösl. Bestandteile: 5 ml der Lsg. (1 + 4) werden durch ein zur Gewichtskonstanz getrocknetes feinporiges Filter filtriert. Das Gew. des auf dem Filter gesammelten ungelösten Anteils darf nach dem Auswaschen und Trocknen bei 103 bis 105° nicht mehr als 0,010 g betragen (ÖAB 9). – 2. Dextrine, Gummistoffe, Salze, Zucker. 2,0 ml Prüflsg. müssen nach Zusatz von 2,0 ml A. (90%) klar bleiben oder dürfen nicht stärker getrübt sein als 2,0 ml Prüflsg. Auch auf nachträglichen Zusatz von 1,0 ml Ae. darf keine stärkere Trbg. auftreten (DAB 7 – BRD). – 3. Gallussäure: Eine Mischung von 5 ml der Lsg. (1 + 4) und 45 ml W. wird mit 2,0 g Hautpulver versetzt und 20 Min. unter häufigem Umschütteln stehengelassen. Dann wird filtriert und das Filtrat in gleicher Weise nochmals mit 1,0 g Hautpulver behandelt. 10 ml des Filtrats müssen nach Zusatz von 5 Tr. 0,2 n Bariumhydroxidlsg. mindestens 5 Min. klar bleiben und dürfen sich weder grünlich noch bläulich verfärben [Ph.Dan. IX(!)]. – 4. Schwermetalle höchstens 0,003% (Ross. 9). – 5. Sulfat: In einer Mischung von 0,6 ml der filtrierten Lsg. (1 + 4) und 9,4 ml W. darf Sulfat in unzulässiger Menge nicht nachweisbar sein (ÖAB 9). – 6. Trocknungsverlust: Höchstens 12,0% (ÖAB 9, Ross. 9, DAB 7 – DDR und BRD, Nord. 63, Ned. 6); 9,0% (BP 63). – 7. Verbrennungsrückstand 0,1% (DAB 7 – BRD). – 8. Sulfatasche: Höchstens 0,2% (ÖAB 9; BP 63); 0,3% (Ross. 9, DAB 7 – DDR).

Gehaltsbestimmung. 0,500 g Substanz werden wie unter „Gehaltsbestimmung von Gerbstoffdrogen" angegeben (s. Bd. I, 466) behandelt (DAB 7 – DDR).

Anwendung. Die Bildung von schwerlösl. Verb. mit Schwermetallsalzen, Alkaloiden, Glykosiden läßt Tannin als Antidot bei entsprechenden Vergiftungen angezeigt erscheinen. Seine Wirkung auf die intakte Haut ist gering, doch bildet es bei verletzter Haut feste Krusten. Es wurde deshalb früher bei Verbrennungen angewandt. Heute wird dies nur noch selten getan, da die Kontraktionen stören und außerdem durch großflächige Wunden genügend Tannin resorbiert werden kann, um Leberschäden zu verursachen (BPC 63). – Unverträglichkeiten: Basen, Schwermetallsalze, manche Alkaloide, Glykoside, Eiweißstoffe, Gelatine, Gummi arabicum.

Es wird als Adstringens in Spülungen, Gurgelmitteln und Sprays verwendet. In Form tanninhaltiger Drogen gegen Diarrhoe.

Gerbstoffe.

Unter Gerbstoffen versteht man Substanzen, die die Eigenschaft besitzen, mit dem Eiweiß der toten Haut unlösl., nicht quellende Verbindungen zu ergeben, also Haut in Leder zu verwandeln. Chemisch kann es sich dabei um sehr verschiedene Stoffe handeln. Nach K. FREUDENBERG lassen sich die natürlichen Gerbstoffe in zwei Gruppen einteilen:

1. Die „hydrolysierbaren Gerbstoffe" geben bei der Hydrolyse meistens Gallussäure und Zucker. So ist Tannin (Gallotannin) aus Gallussäure und Glucose aufgebaut und wahr-

scheinlich ein Gemisch von Stoffen, die der von K. FISCHER synthetisch dargestellten „Pentadigalloylglucose" sehr ähnlich sind.

Ester aromatischer Oxycarbonsäuren mit sich selbst bzw. mit anderen Oxycarbonsäuren bezeichnet man als „Depside". Depside haben bereits Gerbstoffeigenschaften. Als Beispiel eines Depsides sei die in Kaffeebohnen in größeren Mengen vorkommende Chlorogensäure (Kaffeesäure + Chinasäure) genannt.

2. Die „kondensierten Gerbstoffe" sind keine Ester, sondern als hydrierte Flavonole bzw. Anthocyane aufzufassen. Als Beispiel eines in seinem Aufbau geklärten kondensierten Gerbstoffes sei das Epicatechin aus Acacia catechu angeführt.

Epicatechin

Die chemische Verschiedenheit der Gerbstoffe hat zu einer Vielzahl von Nachweismethoden und Bestimmungsverfahren geführt, die im Einzelfall zu befriedigenden Ergebnissen führen können, generell aber unvollkommen bleiben müssen, denn jeder einzelne Pflanzengerbstoff stellt strenggenommen ein Problem für sich dar.

Von qualitativen Reaktionen haben allgemeine Bedeutung:

1. Die Eisen(III)-chloridrk. Abkömmlinge der Gallussäure geben tiefblaue bis schwarze Färbungen, die kondensierten Gerbstoffe als Brenzcatechinderivate Grünfärbung. Die reinsten Färbungen erzielt man in alkoholischer Lsg.

2. Die Phosphorwolfram-Molybdänsäure-Reaktion. Nach G. REIF versetzt man 10 ml der auf Gerbstoffe zu prüfenden Lsg. mit 0,5 ml 10%iger Salzsäure und 1 ml Rg. Beim Erhitzen entsteht eine Violettfärbung. Rg.: 3 g Natriumwolframat, 2 g Natriumphosphat, 0,05 g Molybdänsäure werden unter Erhitzen in 25 g W. gelöst und nach dem Erkalten mit Salpetersäure gegen Lackmus neutralisiert.

3. Die Ammoniummolybdat-Reaktion. Nach GARDINER werden Gerbsäurelsg. durch Ammoniummolybdat braun gefärbt.

Eine Zusammenstellung qualitativer Gerbstoffreaktionen gibt G. KRIEGER [Dtsch. Apoth.-Ztg 92, 849 (1952)]. Weitere Rk.: Pharm. Zentralh. 88, 303 (1949).

Von quantitativen Bestimmungsverfahren entspricht der Definition des Gerbstoffbegriffs am besten die „Hautpulvermethode".

I. Hautpulververfahren, gewichtsanalytisch. a) Internationales Verfahren: Zur Bestimmung des Gerbstoffes wird von einer Gerbmittellsg. der Abdampfrückstand vor und nach der Behandlung mit chromiertem Hautpulver bestimmt.

Man wägt 4 g Gerbmittel (z. B. Tannin) genau und löst es im Meßkolben in W. zu 1000 ml (von flüssigen Gerbextrakten nimmt man eine entsprechend größere Menge). Etwa 250 ml der Lsg. werden mit 2 g Kaolin durchgeschüttelt und durch ein Faltenfilter filtriert. Das erste Filtrat wird verworfen. Durch das mit Kaolin gedichtete Filter wird die übrige Gerbmittelsg. filtriert. Von dem völlig klaren Filtrat werden 100 ml in einer flachen Schale (Platin, Nickel, Glas, Porzellan) von etwa 10 cm Durchmesser auf dem Wasserbad zur Trockne eingedampft; der Rückstand (A) wird im Trockenschrank bei 98 bis 100° getrocknet und nach dem Erkalten gewogen. Dann werden 100 ml der Gerbstofflsg. in einem weithalsigen Glasstopfenglas von etwa 200 ml mit 26,5 g feuchtem chromierten Hautpulver 15 Min. lang geschüttelt. Die Mischung wird dann auf ein trockenes, vorher sehr gut ausgewaschenes Leinen gebracht und abgepreßt. Die Fl. wird mit 1 g Kaolin geschüttelt und filtriert. 60 ml des Filtrats werden in einer Schale auf dem Wasserbad eingedampft, der Rückstand (B) wie vorher getrocknet und gewogen. Das Gew. des Rückstandes B wird verdoppelt und von dem Gewicht des Rückstandes A abgezogen; der Unterschied ist die Gewichtsmenge des von dem Hautpulver aufgenommenen Gerbstoffes in 100 ml der Gerbmittellsg. Der Prozentgehalt läßt sich danach leicht berechnen.

Von dem chromierten Hautpulver bestimmt man in einer Probe den Wassergehalt durch Trocknen bei 100° und verwendet für die Gerbstoffbestimmung die Menge, die 6,5 g trockenem Hautpulver entspricht. Diese Menge wird in einer Porzellanschale mit 100 ml W. übergossen, durchgerührt und nach halbstündigem Stehenlassen auf einem Leinentuch abgepreßt, mit W. nachgewaschen und erneut abgepreßt, bis das Gewicht 26,5 g beträgt. Man hat dann in dieser Menge 20 ml W., um die die Menge der Gerblsg. vermehrt wird. 60 ml des Filtrats entsprechen deshalb der Hälfte der 100 ml Gerblsg., die mit dem Hautpulver geschüttelt wurden. Chromiertes Hautpulver wird durch Behandlung von weißem Hautpulver mit Chromsalzlsg. (Chromalaun, Chromsulfat, Chromchlorid) unter Zusatz von Natriumcarbonat erhalten; es soll 0,2 bis 1% Chrom enthalten und soll an W. höchstens geringe Mengen abgeben, vor allem keine Salze, die bei ungenügendem Waschen zurückbleiben.

Nach M. NIERENSTEIN läßt sich anstelle von Hautpulver auch Casein verwenden. Für Gerbstoffextrakte eignet es sich nicht, wenn diese Aluminiumverbindungen enthalten.

b) Ausführung nach J. v. SCHROEDER: 10 ml der klaren, höchstens 0,35 bis 0,45%igen Gerbstofflsg. dampft man auf dem Wasserbad zur Trockne ein, trocknet bei 100°, wiegt und verascht. Man ermittelt so die Gesamtmenge der organischen Stoffe. — Weitere 200 ml der Gerbstofflsg. schüttelt man 1/2 bis 1 Std. mit 10 g Hautpulver, filtriert durch ein Tuchfilter, preßt ab und behandelt das Filtrat 20 bis 24 Std. mit 4 g Hautpulver. Vom klaren Filtrat werden 100 ml eingedampft und der Gehalt an ,,Nichtgerbstoffen" ermittelt. Die Differenz beider Bestimmungen gibt den Gerbstoffgehalt der Lsg.

II. Hautpulververfahren, titrimetrisch nach LOEWENTHAL-J. v. SCHROEDER: Die Methode ist für Serienanalysen geeignet; die erhaltenen Werte sind aber nicht absolut richtig, sondern nur relativ auswertbar, denn man erfaßt mit dem Verfahren nicht nur Gerbstoffe, sondern auch andere Substanzen, die unter den Versuchsbedingungen Kaliumpermanganat reduzieren.

Die zu untersuchende Gerbstofflsg. wird wie bei der gravimetrischen Methode mit Hautpulver behandelt und vor und nach dieser Behandlung mit Kaliumpermanganatlsg., die gegen Tanninlsg. eingestellt ist, titriert (Indigolsg. als Indikator). Die Differenz beider Titrationen entspricht dem Reduktionswert der Gerbstoffe.

Permanganatlsg.: Eine etwa 0,2%ige $KMnO_4$-Lsg. wird mit 0,2 g Tanninlsg. eingestellt, indem 10 ml Tanninlsg. mit 20 ml Indigolsg. versetzt und mit der Kaliumpermanganatlsg. unter kräftigem Rühren titriert werden, bis die Fl. goldgelb wird.

Indigolsg.: 10 g Indigotin werden in 1000 ml verd. Schwefelsäure (1 : 5 Vol.) gelöst und die Lsg. mit 1000 ml W. verdünnt.

Die Bestimmung mit der zu untersuchenden Gerbstofflsg. soll möglichst genauso durchgeführt werden wie die Titerstellung. 10 ml Lsg. werden mit 20 ml Indigolsg. versetzt und mit Kaliumpermanganatlsg. titriert; weiter wird der Kaliumpermanganatverbrauch nach Behandlung der Lsg. mit Hautpulver (3 g auf 50 ml Lsg. 18 bis 20 Std.) bestimmt. Die Differenz beider Titrationswerte gibt den der Gerbstoffmenge entsprechenden Kaliumpermanganatverbrauch. Da zwischen Gerbstoffgehalt und Kaliumpermanganatverbrauch keine strenge Proportionalität besteht, darf die Gerbstofflsg. die titriert wird, keine extremen Gehalte haben; günstig ist es, wenn 10 ml Lsg. 4 bis 10 ml Permanganatlsg. reduzieren.

III. Kupferacetatmethode [LINDE, O., u. H. TEUFER: Pharm. Zentralh. *70*, 21 (1929)]. 2 g der auf Gerbstoff zu untersuchenden Droge oder Zubereitung werden 3mal mit je 100 ml W. 30 bis 60 Min. lang gekocht. Die vereinigten, heiß filtrierten Lösungen versetzt man mit 20 bis 30 ml 4- bis 5%iger Kupferacetatlsg., filtriert den Nd. und wäscht ihn bis zum Verschwinden der Kupferreaktion mit W. aus. Der Nd. wird verascht, die Asche mit Salpetersäure behandelt und geglüht. 1 g CuO entspr. 1,306 g Gerbstoff.

Über die Parallelität der mit der Kupferacetat- und der Hautpulvermethode ermittelten Werte vgl. E. Soos [Sci. pharm. (Wien) *15*, 42 (1947)]. Nach RISLER-BEUNAT führt man die Bestimmung in analoger Weise mit $SnCl_2$ durch.

IV. Photometrische Phosphorwolframsäuremethode. A. Nach W. LANG [Pharmazie *6*, 137 (1951)]: Das Verfahren beruht auf der Fällbarkeit der Gerbstoffe mit basischer Zinkacetatlsg. und einer Farbreaktion mit Phosphorwolframsäure.

Ausführung. Erforderliche Reagentien: 1. Die Zinkacetatlsg. wird nach MALVEZIN folgendermaßen zubereitet: 10 g Zinkoxid werden in der eben erforderlichen Menge verd. Essigsäure gelöst. Dann wird zu dieser Lsg. so viel 10%ige Ammoniaklsg. zugesetzt, daß der anfänglich entstehende Nd. wieder verschwindet. Die Lsg. wird mit W. auf 1 Liter ergänzt.

2. Phosphorwolframsäurerg. nach FOLIN: Natr. wolfram. 100,0, Acid. phosphoric. 85% 80 ml, W. 750 ml 3 Std. lang kochen und nach dem Abkühlen mit W. auf 1000 ml ergänzen, $c = 13{,}7 \times K$ mg-% = ,,Tanninwert" der untersuchten Lsg.

$$K = \frac{\text{Extinktion}}{\text{Schichtdicke}}.$$

Eine Drogenmenge von etwa 0,1 g wird 2- bis 3mal mit W. ausgekocht und das Filtrat mit W. auf 100 ml ergänzt. 10 ml dieser Verdünnung werden in einem 15 ml fassenden Zentrifugenglas mit 5 ml basischer Zinkacetatlsg. nach MALVEZIN versetzt. Hierbei fallen die Gerbstoffe als voluminöser Nd. aus, während Alkaloide, Glykoside, Kohlenhydrate sowie die meisten organischen Säuren in Lsg. bleiben. Nach dem Abzentrifugieren (Filtrieren empfiehlt sich wegen der möglichen Adsorption der geringen Gerbstoffmengen nicht) und Waschen wird der Nd. in wenig 5%iger Schwefelsäure gelöst und die Lsg. mit W. auf 10 ml ergänzt. 1 ml dieser schwach schwefelsauren Lsg. wird mit 0,5 ml Phosphorwolframsäurerg. nach FOLIN versetzt und mit gesättigter Natriumcarbonatlsg. auf 10 ml aufgefüllt. Die entstandene tiefblaue Färbung, die im Bereich der angegebenen Konzentration dem BEERschen Gesetz gehorcht, wird nach 5 bis 10 Min. im Stufenphotometer mit Filter S 72 gemessen oder in einem Kolorimeter mit einer Tanninlsg., von welcher 1 ml ebenfalls mit Phosphorwolframsäure und Sodalsg. versetzt wurde, verglichen.

B. Nach G. KRIEGER [Dtsch. Apoth.-Ztg 92, 849 (1952)].

Ausführung: 10 g Droge extrahiert man mit W. 72 Std. bei Zimmertemperatur, filtriert und preßt den Rückstand ab. Das Filtrat wird im Bedarfsfall im Vakuum konzentriert und auf 100 ml eingestellt. 10 ml versetzt man mit 2 ml 1%iger Gelatinelsg. und 10 ml Bleiessig. Nach kräftigem Umschütteln wird zentrifugiert, der Nd. mit 3 ml einer 12,5%igen Phosphorsäurelsg. und 20 bis 30 ml W. aufgenommen und mit 1 ml 10%iger Natriumphosphatlsg. versetzt. Man filtriert, fügt 2 ml Natriumwolframatrg. und 10 ml 2%iger Natriumcarbonatlsg. hinzu und füllt auf 100 ml auf. Die Blaufärbung wird im Pulfrich-Photometer (Filter S 66, Küvette 1 cm) nach 30 bis 45 Min. gemessen. Den Gerbstoffgehalt ermittelt man anhand einer für Ac. tannicum Merck aufgestellten Eichkurve: 1 mg Ac. tannicum − E = 0,3; 2 mg − E = 0,63; 3 mg − E = 0,9.

Extrahiert man die Droge nicht wie üblich mit W., sondern mit anderen Lsgm., z.B. A. + Ae. (3 : 1), so erhält man abweichende Gerbstoffwerte.

Tannalbinum Ned. 6. Tanninum albuminatum ÖAB 9. Tannalbin DAB 6. Albumini tannas Nord. 63. Tannin-Eiweiß. Tannalbin (Knoll, Ludwigshafen).

Ein durch Erhitzen einer Gerbsäure-Eiweißverbindung auf 110 bis 120° gewonnenes Präparat mit einem Gehalt von etwa 50% Gerbsäure.

Herstellung. 100 T. einer 10%igen Eiweißlsg. werden mit 65 T. einer 10%igen Gerbsäurelsg. gemischt. Der Nd. wird abfiltriert und so lange gewaschen, bis das Filtrat durch Eisen(III)-chlorid kaum noch blau gefärbt wird. Dann wird er auf porösen Unterlagen bei 30° vollständig getrocknet. Nach Pulverisieren des trockenen Rückstandes wird er 6 Std. lang auf 110 bis 120° erhitzt (DRP 88029). Dieses Erhitzen macht das in Magensaft ursprünglich leicht lösl. Pulver darin schwerlösl., es wird „gehärtet".

Eigenschaften. Hell bräunlichgelbes, amorphes, fast geruchloses und geschmackloses Pulver. Tannalbin ist sehr wenig lösl. in W. oder A. Der wss. Auszug reagiert schwach sauer.

Erkennung. 1. Schüttelt man etwa 50 mg Tannalbin mit etwa 5 ml W. kräftig durch und filtriert, so färbt sich das Filtrat auf Zusatz von 1 Tr. zehnfach verd. Eisen(III)-chloridlsg. blau (ÖAB 9). − 2. Tannalbin löst sich in verd. Natronlauge beim Schütteln an der Luft zum größten Teil unter Bildung einer roten, schäumenden Fl. (ÖAB 9). − 3. Beim Erhitzen auf der Magnesiarinne verkohlt Tannalbin, und es tritt der Geruch nach verbrennendem Eiweiß auf (ÖAB 9).

Prüfung. Trocknungsverlust. Höchstens 10,0%, bestimmt bei 110° (ÖAB 9; Nord. 63). Verbrennungsrückstand: Höchstens 1,0% (Ned. 6; ÖAB 9; Nord. 63).

Wertbestimmung. 1,0000 g Tannalbin wird mit einer auf 40° erwärmten Lsg. von 0,1 g Pepsin in einer Mischung von 45 ml W. und 4 ml 1 n Salzsäure übergossen. Man läßt die Mischung 3 Std. unter häufigem Umschütteln bei 39 bis 41° stehen. Dann filtriert man durch ein zur Gewichtskonstanz getrocknetes Filter oder einen Filtertiegel, wäscht den Nd. 3mal mit je 10 ml W. und trocknet zuerst im Exsikkator und dann bei 103 bis 105°. Das Gewicht des Nd. muß 0,5000 bis 0,6000 g betragen (ÖAB 9).

Durch diese Probe wird festgestellt, ob das Präparat genügend gehärtet, d.h. genügend magensaftresistent ist.

Anwendung. Als unschädliches, den Magen nicht angreifendes Darmadstringens bei akuten und subakuten Dünn- und Dickdarmkatarrhen. − *Dosierung.* 0,5 bis 1,0 g viermal täglich.

Handelsformen: Eldoform (Bayer, Leverkusen), Antidiarrhoicum aus Hefe und Gerbsäure; Tabletten. − Tannalbin (Knoll, Ludwigshafen), Antidiarrhoicum; Tabletten. − Noventerol (Laves, Hannover), Antidiarrhoicum aus Gerbsäure und Eiweiß mit einem Zusatz von 4% Aluminiumoxid; Tabletten.

Nicht mehr gebrauchte Handelsf. sind:

Multanin (Schering, Berlin), gerbsaures Aluminium. − Tannal (J. D. Riedel, Berlin), basisches Aluminiumtannat. − Altannol (Chem. Werke Rudolstadt), Verb. von bas. Aluminiumacetat und Gerbsäure. − Optannin (Knoll, Ludwigshafen), basisches Calciumtannat. − Tannigen (Bayer, Leverkusen), Gemisch aus Diacetyl- und Triacetyltannin. − Tannoform (E. Merck, Darmstadt) Methylen-Ditannin.

Tannigen DAB 6. Acetyltannin.

Im wesentlichen ein Gemisch von Diacetyl- und Triacetyltannin.

Eigenschaften. Grauweißes oder gelblichweißes, fast geruch- und geschmackloses Pulver. Schwer lösl. in W., leichter lösl. in A.; leicht lösl. in Natronlauge und Natriumcarbonatlsg.

Anwendung. Wurde früher als Antidiarrhoicum und als Adstringens bei Pharyngitis und Laryngitis angewandt.

Tannigen (Bayer, Leverkusen) ist nicht mehr im Handel.

Tannoform DAB 6. Methylen-Ditannin.

Ein durch Einwirkung von Formaldehyd auf Gerbsäure gewonnenes Präparat.

Eigenschaften. Leichtes, schwach rötlichbraunes, geruch- und geschmackloses Pulver; unlösl. in W., lösl. in abs. A.

Anwendung. Innerlich als Antidiarrhoicum. Äußerlich als stark austrocknendes, sekretionsbeschränkendes Streupulver gegen übermäßige Schweißabsonderung; als Trockenantisepticum.

Tannoform (E. Merck, Darmstadt) ist nicht mehr im Handel. Tannoformzement aus Tannoform und Formaldehydlsg. diente zu Zahnfüllungen.

Ellagsäure. Ellagic Acid.

$C_{14}H_6O_8$ M.G. 302,19

Ellagsäure findet sich frei oder gebunden in Pflanzengallen. Sie kann durch Persulfatoxydation von Gerbsäure oder durch Säurehydrolyse von Rohtannin erhalten werden.

Eigenschaften. Gelbgrüne Nadeln aus Pyridin oder blaßgelbes, kristallines Pulver. Fp. über 360°. Sehr schwer lösl. in W. oder A.; lösl. in Alkalien, wobei die Lsg. stark gelb gefärbt ist und unter Lufteinwirkung blutrot wird.

Anwendung. Früher als Darmadstringens.

Handelsform: Gallogen (Heinemann, Eberswalde) nicht mehr im Handel.

Acidum tartaricum

Acidum tartaricum DAB 6, DAB 7 – DDR, Helv. V, ÖAB 9, Pl.Ed. II, Nord. 63, Ned. 6, Jap. 61. Weinsäure DAB 7 – BRD. Tartaric Acid BP 63, NF XII. Acide tartrique officinal CF 65. L-1,2-Dihydroxy-äthan-1,2-dicarbonsäure. L-2,3-Dihydroxybutandisäure. Dihydrooxybernsteinsäure.

$C_4H_6O_6$ M.G. 150,09

Von der Weinsäure existieren 2 optisch aktive (enantiomere) Formen, ein Racemat aus beiden und eine optisch inaktive Form, die Mesoweinsäure.

COOH	COOH	COOH
H—C—OH	HO—C—H	H—C—OH
HO—C—H	H—C—OH	H—C—OH
COOH	COOH	COOH
L-Weinsäure (Acid. tartaricum)[1]	D-Weinsäure	Mesoweinsäure
Fp. 170°	Fp. 170°	Fp. 140°
$[\alpha]_D^{20} + 12°$ (Wasser)	$[\alpha]_D^{20} - 12°$ (Wasser)	$[\alpha]_D^{20}\ 0°$

Rac. Weinsäure-Traubensäure = Acid. racemicum. Fp. 204°; $[\alpha]_D^{20}\ 0°$

---

[1] ÖAB 9 bezeichnet Acid. tartaric. fälschlicherweise als D-(+)-Weinsäure [vgl. dazu G. ZINNER: Arch. Pharm. (Weinheim) *295*/67, 556 (1962)].

(vgl. H. AUTERHOFF: Lehrbuch der Pharmazeutischen Chemie, 5. Aufl., Stuttgart: Wissenschaftl. Verlagsges. 1968).

Die natürliche Weinsäure ist die L-(+)-Weinsäure. Sie ist als Fruchtsäure in der Natur sowohl frei als auch in Form ihrer Kalium-, Magnesium- und Calciumsalze weit verbreitet.

Herstellung. L-(+)-Weinsäure wird fast ausschließlich als Nebenprodukt in der Weinerzeugung gewonnen. Das anfallende Kaliumhydrogentartrat (Weinstein) wird zunächst in das schwer lösl. Calciumsalz übergeführt und dieses dann mit Schwefelsäure zerlegt. Da bei der Herst. Metallgeräte verwendet werden, ist Weinsäure häufig mit Blei, Kupfer oder Eisen verunreinigt (vgl. Prüf.).

Eigenschaften. Farblose, durchscheinende Kristalle oder weißes, kristallines Pulver ohne Geruch und von stark saurem Geschmack. 1 T. löst sich bei 20° in weniger als 1 T. W. und in 2,5 T. A.; sehr wenig lösl. in Ae. und in Chlf. Fp. 168 bis 174° (ÖAB 9); etwa 170° (DAB 7 – BRD).

$[\alpha]_D^{20}$ = + 11,98° (c = 20; in W.) (DAB 6); + 12,5 bis 14,0° (c = 10; in W.) (ÖAB 9); + 11,9° bis 12,3° (c = 20,0; in W.) (DAB 7 – BRD); 11,9° bis 12,5° (c = 20,0; in W.) (DAB 7 – DDR).

Erkennung. 1. Die wss. Lsg. von Weinsäure dreht die Ebene des polarisierten Lichtes nach rechts und reagiert stark sauer (BP 63). – 2. Die neutralisierte Lsg. gibt die allgemeinen Rk. auf Tartrate (s. Bd. I, 221) (BP 63). – 3. Eine Lsg. von etwa 0,1 g Weinsäure in 1 ml W. gibt mit Kaliumacetatlsg. allmählich einen weißen, kristallinen Nd. (ÖAB 9). – 4. In 2,0 ml Prüflsg. werden 0,20 g Resorcin gelöst. Nach Unterschichten mit 5,0 ml konz. Schwefelsäure entsteht bei schwachem Erwärmen der Schwefelsäureschicht etwas unterhalb der Berührungszone eine violettrote Fbg., die bei weiterem Erhitzen auf die gesamte Schwefelsäure übergeht (DAB 7 – BRD). – 5. 8 Tr. Prüflsg. werden nach Zusatz von 2,0 ml W. und 1,0 ml Silbernitrat-Lsg. erhitzt. Es entsteht ein grauer Nd. oder ein Silberspiegel an der Reagensglaswand (DAB 7 – DDR). – 6. 8 Tr. Prüflsg. werden mit 2,0 ml W., 0,010 g Eisen(II)-sulfat und 2 Tr. verd. Wasserstoffperoxid-Lsg. versetzt. Die Mischung zeigt eine kräftig gelbe Fbg., die wieder verschwindet, und nach Zusatz von 5 Tr. 3 n Natronlauge sowie 10,0 ml W. eine kräftig violette Fbg. (DAB 7 – DDR) – 7. Identifizierung nach L. KOFLER: Schmelzintervall (unter dem Mikroskop): 165 bis 171° (Zers.), eutektische Temperatur der Mischung mit Salophen: 163°, mit Benzamid: 155° (ÖAB 9). – 8. Beim Erhitzen verkohlt Weinsäure unter Entwicklung karamelartig riechender Dämpfe (ÖAB 9).

Prüfung. Prüflösung: 5,00 g Substanz werden unter Zusatz von 10,0 ml 6 n Natronlauge mit W. zu 50,0 ml gelöst (DAB 7 – BRD). 4,000 g/40,0 ml (DAB 7 – DDR). – 1. Eine Lsg. von 1 T. Weinsäure in 9 T. W. muß klar und farblos sein (ÖAB 9). – 2. Traubensäure, Oxalsäure: 5 ml der Lsg. (1 + 9) dürfen nach Zusatz von 5 ml Natriumacetatlsg. und 5 ml Calciumsulfatlsg. innerhalb von 30 Min. nicht getrübt werden (ÖAB 9). – 3. Sulfat: In einer Mischung von 5 ml der Lsg. (1 + 9) und 6 ml W. darf Sulfat nicht nachweisbar sein. Bei der Prüf. ist keine Salzsäure zuzusetzen (ÖAB 9). – 4. Chlorid: Höchstens 0,002% Cl⁻ (DAB 7 – DDR). – 5. Arsen: In einer Lsg. von 1,0 g Weinsäure in 4 ml W. darf nach Zusatz von 0,1 g Kaliumjodid mit 6 ml Hypophosphitlsg. Arsen nicht nachweisbar sein (ÖAB 9). Höchstens 1 ppm (BP 63). – 6. Kupfer und Eisen: 2,0 g werden in 40 ml W. gelöst und mit 10 ml verd. Ammoniaklsg. und 5 Tr. Natriumsulfidlsg. versetzt. Die evtl. entstehende Färbung darf nur wenig stärker sein als die in einer gleichen Mischung, die zusätzlich 1 ml Kaliumcyanidlsg. enthält (BP 63). – 7. Blei: Nicht mehr als 10 ppm (BP 63; NF XII). – 8. Trocknungsverlust: Höchstens 0,5% (ÖAB 9; DAB 7 – BRD) – höchstens 1,0% (BP 63). – 9. Verbrennungsrückstand: Höchstens 0,1% (ÖAB 9) – 0,1% Sulfatasche (BP 63). – 10. Andere Säuren: Berechnet aus der Gehaltsbestimmung muß 1 g vorher getrockneter Weinsäure 13,28 bis 13,40 ml 1 n Natronlauge verbrauchen [NF XI(!)].

Gehaltsbestimmung. Etwa 2 g vorher 3 Std. über Phosphorpentoxid getrocknete Weinsäure, genau gewogen, werden in 40 ml W. gelöst und mit 1 n Natronlauge gegen Phenolphthalein titriert.

1 ml 1 n Natronlauge entspr. 75,04 mg $C_4H_6O_6$ (NF XII; BP 63).

ÖAB 9 läßt bei 0,15 g Einwaage mit 0,1 n Natronlauge titrieren.

Zur Bestimmung kleiner Mengen Weinsäure neben anderen Fruchtsäuren ist eine polarographische Methode von A. P. MATHERS et. al. [Analyt. Chem. *23*, 1767 (1951)] in Extra Pharm. *II*, 405 (1955) ausführlich beschrieben.

Anwendung. Zur Herst. von Brauselimonaden, Brausetabletten und kühlenden Getränken. Die freie Säure muß gut verd. eingenommen werden, da sonst akute Gastroenteritis entsteht. Gaben von 30 g können tödlich wirken. Als Gegenmittel Calcium- oder Magnesiumhydroxidsuspensionen und Ricinusöl. Weitere Anw. zu Backpulvern. Techn. in der Färberei und Textildruckerei.

Kalium bitartaricum Helv. V. Tartarus depuratus DAB 6. Kalium hydrogentartaricum ÖAB 9. Kalii bitartras Dan. IX, Ned. 6. Kaliumhydrogentartrat. Gereinigter Weinstein. Potassium bitartrate NF XII. Potassium Acid Tartrate BPC 63. Tartrate acide de potassium. Cremor Tartari. Cream of Tartar. Saures Kaliumtartrat.

$C_4H_5KO_6$ M.G. 188,18

Kaliumhydrogentartrat ist das Monokaliumsalz der L-(+)-Weinsäure.

Herstellung. Durch Reinigung des rohen Weinsteins, der sich in Weinfässern bei der Gärung abscheidet und im wesentlichen aus Kaliumhydrogentartrat und Calciumtartrat besteht. Der Weinstein wird mit W. gekocht, wobei Calciumtartrat größtenteils ungelöst bleibt (es wird auf Weinsäure verarbeitet). Die Lsg. von Kaliumhydrogentartrat wird mit Eiweiß und Tierkohle geklärt und entfärbt. Aus der erkalteten Lsg. erhält man entweder größere Kristalle (Crystalli Tartari) oder unter Umrühren ein feines Kristallmehl (Cremor Tartari). So gereinigter Weinstein ist nur technisch rein (enthält noch Calciumtartrat). Zur Gewinnung von Arzneibuchware muß noch mit verd. Salzsäure und W. behandelt werden.

Eigenschaften. Weiße Kristalle oder kristallines Pulver ohne Geruch und von angenehm säuerlichem Geschmack. 1 T. löst sich in etwa 200 T. W., in etwa 16 T. siedendem W.; prakt. unlösl. in A., Ae., Chlf.; leicht lösl. in Alkalien und Mineralsäuren. $[\alpha]_D^{20} = +8,00$ bis $+9,25°$ ($c = 10$, in einer Mischung von 40 ml verd. Salzsäure und 60 ml W.; im 200-mm-Rohr) (ÖAB 9).

Erkennung. Beim Erhitzen auf der Magnesiarinne verkohlt Kaliumhydrogentartrat unter Entwicklung karamelartig riechender Dämpfe. Der Rückstand färbt sie Flamme violett (ÖAB 9). – Kalium: Der mit verd. Salzsäure neutralisierte Glührückstand gibt nach Filtrieren die für Kalium charakteristischen Rk. (BPC 63). – Tartrat: Die Lsg. der Substanz gibt die charakteristischen Rk. auf Tartrate (BPC 63).

Prüfung. 1. 1 T. Kaliumhydrogentartrat wird in 20 T. sied. W. gelöst. Die Lsg. wird nach Abkühlen filtriert. Das Filtrat muß klar und farblos sein (ÖAB 9). – 2. Freie Säure: In CO_2-freiem W. gelöst muß die Lsg. gegen Bromphenolblaulsg. neutral sein (BPC 63). – 3. Arsen: Höchstens 1 ppm (BPC 63). – 4. Kupfer und Eisen: Wie bei Weinsäure. – 5. Blei: Höchstens 10 ppm (BPC 63). – 6. Chlorid: 1,0 g, unter Erwärmen gelöst, muß die Grenzwertbestimmung für Chlorid halten (BPC 63) (s. Bd. I, 256). – 7. Sulfat: 0,50 g, in heißem W. gelöst und mit 3 ml verd. Salzsäure versetzt, müssen die Grenzwertbestimmung für Sulfat halten (BPC 63) (s. Bd. I, 262). – 8. Freie Weinsäure: Nicht mehr als 0,2%, bestimmt nach folgender Methode: etwa 1 g feines Pulver, genau gewogen, wird mit 20 ml A. (90%ig) geschüttelt und filtriert. 10 ml des Filtrats verdampft man zur Trockne und bringt den Rückstand bei 105° zum konstanten Gew. – 9. Trocknungsverlust: Höchstens 0,5% (ÖAB 9, Dan. IX), 1,0% (BPC 63).

Gehaltsbestimmung. Etwa 0,3 g, genau gewogen, werden in 20 ml CO_2-freiem W. gelöst und mit 0,1 n Natronlauge gegen Phenolphthalein titriert (ÖAB 9).

1 ml 0,1 n Natronlauge entspr. 18,82 mg $C_4H_5KO_6$.

Gefordert sind mindestens 99,5% $C_4H_5KO_6$ (BPC 63), 99,5 bis 100,5% (ÖAB 9), 98,8 bis 100,2% (Dan. IX), mindestens 99,0% (Ned. 6).

Anwendung. Kaliumhydrogentartrat ist in Dosen von 1 bis 4 g ein salinisches Abführmittel, das in 1/2 bis 2 Std. wirkt. In kleineren Dosen hat es milde diuretische Wirkung. Große Dosen verursachen Nierenschädigung! Die üblichen Einzeldosen sind in den verschiedenen Pharmakopöen sehr unterschiedlich angegeben:

BPC 63 u. Extra P. 1 bis 4 g; ÖAB 9 5,0 bis 10,0; NF XII 2 g; Ned. 6 10 bis 30 g.

In großen Mengen wird es zu Backpulvern verwendet.

Technisch in der Galvanotechnik und Wollfärberei.

Kalium tartaricum DAB 6. Kaliumtartrat. Dikaliumtartrat. Neutrales weinsaures Kalium. Potassium Tartrate. Tartrate de potassium neutre.

$C_4H_4K_2O_6 \cdot 1/2\,H_2O$ M.G. 235,27

Herstellung. Aus reinem Weinstein und Kaliumhydrogencarbonat in stöchiometrischen Mengen.

Eigenschaften. Farblose, durchscheinende Kristalle oder kristallines, luftbeständiges Pulver von salzig-bitterem Geschmack. 1 T. löst sich in 0,7 T. W.; fast unlösl. in A.

Erkennung. Beim Verbrennen entsteht Karamelgeruch. Der Glührückstand reagiert alkalisch und gibt die Rk. auf Kalium. Die wss. Lsg. der Substanz gibt die Rk. auf Tartrat.

Prüfung. Wie Kaliumhydrogentartrat.

Gehaltsbestimmung. Kaliumtartrat kann durch Titration mit Perchlorsäure in wasserfreiem Eisessig bestimmt werden [vgl. A. H. BECKETT et al.: J. Pharm. (Lond.) **4**, 399 (1952)]. Siehe auch Gehaltsbestimmung bei Kaliumnatriumtartrat.

Eine andere Bestimmung beruht auf dem vollständigen Verglühen zu K_2CO_3, Auflösen des Rückstandes in 0,5 n Schwefelsäure und Rücktitration des Überschusses mit Alkali. 1 ml 0,5 n Schwefelsäure entspr. 0,05881 g $C_8H_8K_4O_{12} \cdot H_2O$ (Extra P. II).

Anwendung. Es wirkt ähnlich dem Kaliumacetat, milde abführend und diuretisch in Dos. von 2,5 bis 10 g mehrmals tgl.

Kalium-Ammonium tartaricum. Kalium-Ammoniumtartrat. Tartarus ammoniatus. Ammoniakweinstein. Sal ammoniacum tartaricum.

$C_4H_8KNO_6$ M.G. 205,21

Eigenschaften. Farblose Kristalle oder krist. Pulver. Geruch schwach nach Ammoniak, Geschmack erst salzig-kühlend, dann stechend-ammoniakalisch. 1 T. löst sich in 2 T. W.; fast unlösl. in A.

Anwendung. Selten, wie Kaliumnatriumtartrat.

Kalium-Natrium tartaricum ÖAB 9. Tartarus natronatus DAB 6. Kaliumnatriumtartrat. Kalio-Natrium tartaricum Helv. V. Sodium Potassium Tartrate BPC 63. Potassium Sodium Tartrate NF XII. Tartrate droit de potassium et de sodium. Soda tartrata. Seignettesalz. Rochellesalz.

$C_4H_4KNaO_6 \cdot 4H_2O$ M.G. 282,23

Herstellung. Aus Kaliumhydrogentartrat und Natriumcarbonat in stöchiometrischen Mengen. Man läßt die vereinigten wss. Lsg. so lange unter öfterem Umrühren stehen bis die CO_2-Entwicklung aufgehört hat, erhitzt dann zur Entfernung gelöster Kohlensäure. Die so erhaltene Lsg. muß neutral bis schwach alkalisch sein (pH 7 bis 8). (Evtl. Zusatz von ger. Weinstein oder Natriumcarbonat.) Die Lsg. wird auf dem Wasserbad eingeengt bis eine Probe auf einer Glasplatte kristallisiert und läßt dann erkalten. Die gut ausgebildeten Kristalle werden abfiltriert und mit wenig W. gewaschen. Die Mutterlauge wird erneut eingeengt.

Eigenschaften. Große, farblose, durchsichtige Kristalle oder weißes, kristallines Pulver ohne Geruch und von schwach salzigem Geschmack. Es verwittert allmählich an trockener warmer Luft. Beim Erhitzen auf 130° wird es wasserfrei. Bei 220° beginnende Zers. Lösl. in 1,4 T. W.; prakt. unlösl. in A.

Erkennung. Beim Erhitzen schmilzt Kaliumnatriumtartrat zu einer farblosen Fl. und verkohlt dann unter Entwicklung karamelartig riechender Dämpfe. Der Rückstand färbt die nichtleuchtende Flamme gelb; bei Betrachtung durch ein Kobaltglas erscheint die Flamme violett (ÖAB 9). – Kaliumnatriumtartrat gibt die Rk. auf Kalium, Natrium und Tartrat. – $[\alpha]_D^{20} = +20,75$ bis $21,25°$ ($c = 2$, in W., im 200-mm-Rohr) (ÖAB 9).

Prüfung. 1. Eine Lsg. von 1 T. in 19 T. W. muß klar und farblos sein (ÖAB 9). – 2. Freies Alkali, freie Säure: 1,0 g gelöst in 10 ml CO_2-freiem W. darf zur Neutralisation gegen Phenolphthalein nicht mehr als 0,1 ml 0,1 n Natronlauge oder 0,1 ml 0,1 n Salzsäure verbrauchen (BCP 63). – 3. Arsen: Nicht mehr als 2 ppm (BPC 63). In einer Lsg. von 1 g in 2 ml W. und 2 ml konz. Salzsäure darf nach Zusatz von 0,1 g Kaliumjodid mit 6 ml Hypophosphitlsg. Arsen nicht nachweisbar sein (ÖAB 9). – 4. Eisen: 0,50 g müssen der Grenzwertbestimmung für Eisen entsprechen (BPC 63) (s. Bd. I, 258). – 5. Blei: Nicht mehr als 10 ppm (BPC 63). – 6. Schwermetalle: 2 g werden in einer Mischung von 20 ml W. und 1 ml 0,1 n Salzsäure gelöst und mit W. auf 25 ml verdünnt. Der Schwermetallgrenzwert liegt bei 10 ppm (NF XII) (s. Bd. I, 252). – 7. Ammonium: Wird 1 g mit 5 ml verd. Natronlauge zum Sieden erhitzt, so dürfen die entweichenden Dämpfe rotes Lackmuspapier nicht bläuen (ÖAB 9). – 8. Calcium: 1 g wird in 10 ml W. gelöst; die Lsg. versetzt man mit 5 ml Essigsäure und filtriert nach 10 Min. 10 ml des Filtrats dürfen auf Zusatz von 5 Tr. Ammoniumoxalatlsg. innerhalb 1 Min. nicht getrübt werden (ÖAB 9). – 9. Chlorid: In einer Mischung von 5 ml der Lsg. (1 + 19) darf W. darf Chlorid in unzulässiger Menge nicht nachweisbar sein (ÖAB 9). – 10. Sulfat: In der Lsg. (1 + 19) darf Sulfat nicht nachweisbar sein (ÖAB 9). – 11. Trocknungsverlust: 21,0 bis 26,0 % bestimmt bei 150° nach dreistündigem Vortrocknen bei 50° (ÖAB 9).

Gehaltsbestimmung. Etwa 0,3 g fein gepulverte Substanz, genau gewogen, werden mit etwa 4 ml Glycerin vorsichtig bis zur vollständigen Lsg. erwärmt. Hierauf versetzt man mit 10 ml Essigsäureanhydrid und erwärmt vorsichtig und unter Umschütteln so lange, bis eine homogene, klare Lsg. entstanden ist. Nach dem Abkühlen fügt man 5 Tr. Gentianaviolettlsg. hinzu und titriert hierauf mit 0,1 n Perchlorsäure-Eisessiglsg. auf rein Blau (ÖAB 9).

1 ml 0,1 n Perchlorsäurelsg. entspr. 14,11 mg $C_4H_4KNaO_6 \cdot 4H_2O$.

BPC 63 läßt wie folgt bestimmen:
Etwa 2 g, genau gewogen, werden vorsichtig verascht, abgekühlt und der Rückstand mit 50 ml W. und 50 ml 0,5 n Salzsäure ausgekocht und filtriert. Der Rückstand wird mit W. gewaschen. In dem mit dem Waschwasser vereinigten Filtrat wird der Säureüberschuß mit 0,5 n Natronlauge gegen Methylorange zurücktitriert.

1 ml 0,5 n Salzsäure entspr. 0,07056 g $C_4H_4KNaO_6 \cdot 4H_2O$.

Geforderter Gehalt: Mindestens 99,0% (BPC 63; NF XII); 98,0 bis 100,2% (ÖAB 9).

Anwendung. Kaliumnatriumtartrat ist ein salinisches Abführmittel. Es bewirkt innerhalb 1/2 bis 2 Std. wss. Stuhlentleerungen ohne Nebenbeschwerden. Seine diuretische und alkalisierende Wirkung auf den Harn sind geringer als die von Calciumcitrat. Es wird meist in Form von Brausepulvern und zur Bereitung von Species laxantes verwendet.

Gebräuchliche Einzeldosis: 8 bis 16 g (BPC 63); 5,0 bis 10,0 g (ÖAB 9); 10 g (NF XII).

Natrium bitartaricum. Natriumhydrogentartrat. Saures Natriumtartrat. Sodium Acid Tartrate. Sodium bitartrate. Bitartrate de sodium.

$C_4H_5NaO_6 \cdot H_2O$ M.G. 190,08

Eigenschaften. Weißes, kristallines Pulver oder farblose Kristalle von saurem Geschmack. Lösl. in 9 T. kaltem und in 1,8 T. siedendem W., fast unlösl. in A.

Erkennung. Wie Natriumtartrat.

Prüfung. Wie Kaliumhydrogentartrat.

Anwendung. In gesätt. wss. Lsg. als Rg. auf Kalium. In Brausepulvern und Backpulvern.

Natrium tartaricum. Natriumtartrat. Neutrales, weinsaures Natrium. Sodium Tartrate. Tartrate de sodium. Tartras Sodii. Tartras Natrii.

$C_4H_4Na_2O_6 \cdot 2H_2O$ M.G. 230,08

Eigenschaften. Farblose, durchscheinende Kristalle von salzigem Geschmack. 1 T. löst sich in 2 T. kaltem W.; fast unlösl. in A.

Erkennung. Gibt die Rk. auf Natrium und Tartrate. Die konz. wss. Lsg. gibt auf Zusatz von Essigsäure keinen Nd. (Unterschied zu Kaliumnatriumtartrat).

Prüfung. Wie bei Kaliumtartrat.

Anwendung. Wie Kaliumnatriumtartrat.

Acidum undecylenicum

Acidum undecylenicum. 9-Undecylensäure. 10-Hendecenoic acid. Undecenoic Acid BP 63. Undecylenic Acid USP XV(!).

$C_{11}H_{20}O_2$ $CH_2=CH \cdot (CH_2)_8 \cdot COOH$ M.G. 184,28

Herstellung. Durch Pyrolyse der Ricinolsäure bzw. Vakuumdestillation von Ricinusöl [Chem. Ber. **10**, 2035 (1877); J. Amer. chem. Soc. **49**, 1073 (1927)].

Eigenschaften. Ölige Fl. mit charakteristischem Geruch; Erstarrungspunkt nicht unter 21° (USP XV); $d = 0{,}910$ bis 0,913 (USP XV); n_D^{25} 1,448 bis 1,450 (BP 63), n_D^{20} 1,4475 bis 1,4485 (USP XV), Kp.$_{100}$ 213 bis 213,5°. Jodzahl (Jodmonochloridmethode) 135 bis 140 (BP 63), 131 bis 138 (USP XV, PI.Ed. II). Säurezahl: Mindestens 285 entspr. mindestens 95% $C_{11}H_{20}O_2$ (USP XV). Die Undecylensäure löst sich nicht in W., sie ist mit A., Chlf., Ae., Bzl. und ätherischen Ölen mischbar. Die Natrium- und Kaliumsalze sind kristallin.

Erkennung. 1. Gibt man zu 1 g Substanz tropfenweise Kaliumpermanganatlsg., so tritt Entfärbung ein (BP 63). — 2. 3 g werden mit 3 ml frisch destilliertem Anilin in einem langen Reagensglas 10 Min. erhitzt, nach dem Erkalten mit 10 ml 95%igen A. verdünnt und die Mischung 4mal mit je 20 ml W. gewaschen. Die Waschwässer werden verworfen, der Ae. abgedunstet, die restliche Fl. mit 5 mg Kohle versetzt und das Filtrat zur Trockne eingedunstet. Man kristallisiert aus 70%igem A. um: Fp. etwa 66° (BP 63), 66 bis 67,5° (USP XV).

Prüfung. BP 63, USP XV: 1. Neutrale Fette und Paraffine: Man kocht 1,0 g mit 0,5 g wasserfreiem Natriumcarbonat und 30 ml W. — die heiße Lsg. soll klar oder wenig opaleszierend sein. — 2. Wasserlösl. Säuren: 0,5 g werden mit 5 ml warmem W. geschüttelt. Man filtriert die wss. Schicht durch ein angefeuchtetes Filter. Zur Neutralisation des Filtrats dürfen nicht mehr als 0,1 ml 0,1 n Natronlauge (Methylorange als Indikator) gebraucht werden. — 3. Sulfatasche: Nicht über 0,15%. — 4. USP XV: Schwermetalle höchstens 10 ppm.

Gehaltsbestimmung. BP 63: Zu etwa 3 g Substanz, genau gewogen, gibt man 10 ml neutral. A. (95%ig) und titriert mit 0,5 n Natronlauge (Phenolphthalein als Indikator); 1 ml 0,5 n Natronlauge entspr. 0,092 14 g $C_{11}H_{20}O_2$.

Anwendung. Undecylensäure hat antimykotische Eigenschaften und wird 2,5 bis 5%ig in Pudern und Salben verwendet. Die fungizide Wirkung ist im sauren pH-Bereich am größten. Unter den aliphatischen Säuren kommt der Undecylensäure die stärkste Wirkung zu; dies ist der nachfolgenden Tabelle, die von FOLEY u. LEE (zitiert nach A. BURGER: Med. Chemestry, New York/London: Intersc. Publ. 1951) stammt, zu entnehmen:

Die fungistatische Wirkung aliphatischer Säuren auf Trichophyton Gypseum in vitro

Säuren	1000fache molare Konzentration, die bei pH 5,0 fungistatisch wirkt:	
	in wss. Lsg.	in Propylenglykol
Propionsäure	2,7	2,7
Caprylsäure	0,7	0,14
Pelargonsäure	2,1	0,08
Undecylensäure	0,6	0,055

Undecylensäure ist auch oral in Kapseln zur Behandlung der Psoriasis empfohlen worden: Dosis etwa 2,2 bis 7,5 g tgl. Der Erfolg der inneren Anw. ist jedoch unsicher. Vgl. hierzu G. WEITZEL: Die biologische Sonderstellung der Fettsäuren mittlerer Kettenlänge. Dtsch. med. Wschr. 75, 1616 (1950).

Handelsform: Mykotin (Frankf. Arzneim.-Fabrik GmbH) Lsg.: 23% Undecylensäure in Propanol/Glycerin mit NH_4-Thioglykolat (0,2%) und Hexylresorcin (3%).

Zincum undecylenicum. Zinc Undecylenate USP XV (!). Zinc Undecenoate BP 63. Zinkundecylenat.

$C_{22}H_{38}O_4Zn$ $\qquad$ $[CH_2=CH \cdot (CH_2)_8 \cdot COO]_2Zn$ $\qquad$ M.G. 431,93

Herstellung. Aus Natriumundecylenat und Zinksulfat oder aus ZnO und Undecylensäure.

Eigenschaften. Feines weißes Pulver; praktisch unlösl. in W. und A. Fp. 114 bis 118°.

Erkennung. 1. 5 g werden mit 25 ml verd. Schwefelsäure und 20 ml W. versetzt und 2mal mit je 25 ml Ae. extrahiert. Der Ae. wird abgedunstet; der Rückstand gibt die Undecylensäure-Rk. (USP XV, BP 63). — 2. 100 ml löst man in 10 ml W. und 1 ml konz. Ammoniaklsg. und gibt einige Tr. Natriumsulfidlsg. hinzu; es entsteht eine weiße Fllg. (USP XV). — 3. 100 mg werden geglüht und der Rückstand in verd. Salzsäure gelöst: die Lsg. gibt Zink-Rk. (BP 63).

Prüfung. 1. Alkalien und Erdalkalien: 1,5 g werden mit 50 ml W. und 10 ml Salzsäure gekocht, heiß filtriert und mit etwa 50 ml heißem W. gewaschen. Die vereinigten Filtrate alkalisiert man mit Ammoniak und versetzt mit Ammoniumsulfidlsg., verdünnt auf 200 ml und filtriert. 100 ml des klaren Filtrats werden mit 0,5 ml Schwefelsäure versetzt, die Lsg. zur Trockne eingedunstet und der Rückstand bis zum konstanten Gew. geglüht; Rückstand nicht über 7,5 mg (USP XV); gemäß BP 63 bei ähnlicher Ausführung nicht über 2%. — 2. Sulfat: 0,2 g erwärmt man mit 25 ml W. und 1,5 ml Salzsäure und filtriert; das Filtrat soll der Sulfat-Grenzwertbestimmung entsprechen (BP 63). — 3. Gewichtsverlust beim Trocknen bis zum konstanten Gewicht bei 105° — nicht über 1,5% (BP 63), 2 Std. bei 105° — nicht über 1,25% (USP XV).

Gehaltsbestimmung. USP XV: 1 g kocht man 10 Min. mit 50 ml 0,1 n Schwefelsäure, ergänzt verdunstetes W., kühlt und filtriert. Nach dem Auswaschen mit W., bis das Waschwasser gegen Lackmus nicht mehr sauer reagiert, wird 1 g Ammoniumchlorid zum Filtrat hinzugegeben. Man titriert mit 0,1 n Natronlauge, Methylorange als Indikator. 1 ml 0,1 n Schwefelsäure entspr. 21,60 mg $C_{22}H_{38}O_4Zn$. Forderung: 98 bis 102%.

BP 63: Zu etwa 0,5 g, genau gewogen, gibt man 10 ml 1 n Salzsäure und 10 ml W., kocht 10 Min., filtriert noch heiß und wäscht den Rückstand mit heißem W. Die vereinigten Filtrat und Waschwässer werden gekühlt und mit verd. Ammoniaklsg. gegen Lackmus neutralisiert. Dann gibt man 3 ml verd. Salzsäure und 5 g Hexamethylentetramin zu und titriert mit 0,05 m ÄDTA-Lsg. unter Verwendung von 0,4 ml Xylenolorangelsg. als Indikator bis zur Gelbfärbung.

1 ml 0,05 m ÄDTA-Lsg. entspr. 0,02160 g $C_{22}H_{28}O_4Zn$. Forderung: 98,0 bis 102,0% im getrockneten Präparat.

Acidum valerianicum

Acidum valerianicum Erg. B.6, Helv. V. Valeriansäure. Baldriansäure. Valerianic Acid. Acide valerianique officinal.

$C_5H_{10}O_2$ M.G. 102,13

Valeriansäure ist n-Butylcarbonsäure(1), $CH_3-CH_2-CH_2-CH_2-COOH$, und wird durch Decarboxylierung von n-Propylmalonsäure oder durch bakterielle Oxydation von Amylalkohol erhalten.

Eigenschaften. Farblose Fl. von unangenehmem Geruch.

d_4^{20} 0,939; Fp. −34,5°; Kp. 186 bis 187°; n_D^{20} 1,4086. Lösl. in 30 T. W.; mischbar mit A. und mit Ae.

Anwendung. Zwischenprodukt der Parfümerie.

Valeriansäure der Arzneibücher (Helv. V) ist ein Gemisch aus vorwiegend Isovaleriansäure, $\begin{matrix}H_3C\\ \\H_3C\end{matrix}\!\!>\!CH-CH_2-COOH$, und α-Methylbuttersäure, $CH_3-CH_2-\underset{\underset{CH_3}{|}}{CH}-COOH$.

Sie wird entweder durch Wasserdampfdestillation aus Baldrianwurzeln oder durch Oxydation von Gärungsamylalkohol mit Chromschwefelsäure erhalten.

Eigenschaften. Klare, farblose, ölige Fl. von starkem, baldrianartigem Geruch und saurem, brennend-scharfem Geschmack. d = 0,933 bis 0,936 (Helv. V).

Erkennung. 1. Baldriansäure ist an ihrem durchdringenden Geruch zu erk. − 2. Erwärmt man sie oder ihre Salze mit einer Mischung von 3 T. konz. Schwefelsäure und 1 T. A., so tritt der angenehme Fruchtäthergeruch des Valeriansäureäthylesters auf. − 3. 10 ml der wss. Lsg. (1 + 29) geben nach dem Neutralisieren mit Ammoniaklsg. mit einigen Tl. Eisen(III)-chloridlsg. einen rotbraunen Nd., der sich beim Schütteln harzartig zusammenballt; die überstehende Fl. darf nur schwach gelblich gefärbt sein (Ameisen- und Essigsäure geben Rotfärbung).

Prüfung. Helv. V: 1. Bei der Kp.-Bestimmung darf der 1. Tr. nicht unter 165° übergehen. Unter Abrechnung des ersten ml Destillat muß die Säure zwischen 170,5 und 176° überdestillieren. − 2. 1 ml muß sich in 29 ml W. klar und farblos völlig lösen. Diese Lsg. muß stark sauer reagieren. Chlorid und Sulfat dürfen darin nicht nachweisbar sein. − 3. 0,5 g dürfen keinen wägbaren Verbrennungsrückstand hinterlassen.

Gehaltsbestimmung. Helv. V: Etwa 1,5 g Baldriansäure, genau gewogen, werden in 50 ml W. gelöst und mit 1 n Natronlauge gegen Phenolphthalein bis zur Rosafärbung titriert (Mikrobürette).

1 ml 1 n Natronlauge entspr. 0,10213 g $C_5H_{10}O_2$.

Aufbewahrung. In mit Glasstopfen verschlossenem Glas.

Anwendung. Die freie Baldriansäure wurde früher sehr selten gegen Krämpfe, epileptische Anfälle, Hysterie verwendet. Ebenso ihre Salze, die Valerianate. Techn. zur Herst. von Estern, die teils als Arzneimittel, teils als Fruchtaromen verwendet werden.

Ammonium valerianicum. Ammoniumvalerianat. Baldriansaures Ammonium. Ammonium Valerate. Ammonium Valerianate. Valérianate d'ammonium.

Das übliche Ammoniumvalerianat besteht aus 1 Mol Ammoniumvalerianat und 2 Mol Valeriansäure von der ungefähren Zusammensetzung

$C_5H_{13}NO_2 \cdot 2\,C_5H_{10}O_2$ M.G. 323,42

Eigenschaften. Farblose, sehr hygroskopische Prismen mit dem Geruch nach Baldriansäure und mit scharfem, süßem Geschmack. Die wss. Lsg. reagiert sauer. 1 g löst sich in 0,3 ml W., 0,6 ml A. Beim Verdünnen der wss. Lsg. tritt Hydrolyse ein und Valeriansäure scheidet sich ölig ab.

Aufbewahrung. Gut verschlossen in Glasstopfengefäßen.

Anwendung. Siehe Valeriansäure.

Natrium valerianicum. Natriumvalerianat. Baldriansaures Natrium. Sodium Valerate. Sodium isovalerate.

$C_5H_9NaO_2$ M.G. 124,12

Eigenschaften. Weiße, fettig anzufühlende, neutrale oder schwach alkalische, hygroskopische Stücke, die in W. oder wss. A. leicht lösl. sind und beim Versetzen mit verd. Mineralsäuren einen starken Baldriangeruch entwickeln.

Prüfung. Auf Natriumformiat und -acetat prüft man wie bei der freien Säure mit Eisen(III)-chloridlsg. Das trockene Salz muß 42% Glührückstand (Na_2CO_3) hinterlassen.

Anwendung. Prakt. nur zur Darst. anderer Valerianate.

Valeriansäureester und andere Derivate.

Von den zahlreichen Valeriansäureestern, die alle als Beruhigungsmittel bei verschiedenen nervösen Zuständen gegeben wurden, ist praktisch keiner mehr im Handel.

Verwendet wurden:

Valamin[1] (Dr. Neumann u. Co., Charlottenburg), Isovaleriansäureester des Amylenhydrates, $(CH_3)_2CH \cdot CH_2COOC_5H_{11}$. – Bornyval (J. D. Riedel, Berlin-Britz) Isovaleriansäure-Bornylester. – Neu-Bornyval (J. D. Riedel, Berlin-Britz) Isovalerylglykolsäure-Bornylester. – Gynoval (Bayer, Leverkusen) Isovaleriansäureester des Isoborneols. – Fenchyval (A. Deppe u. Söhne, Hamburg) Isovaleriansäureester-Fenchylester. – Dubotal (v. Heyden, Radebeul) Isovalerylmandelsaures Calcium. – Quietol (Poulenc Frères, Paris) Hydrobromid des Isovaleryldimethylamino-α-oxyisobuttersäurepropylesters. Valyl (Farbwerke Hoechst) Isovaleriansäurediacethylamid.

Kurzbezeichnung von Salzen einiger seltener gebrauchter Säuren

In neuerer Zeit werden basische Arzneistoffe häufig als Salze bisher nicht oder weniger gebräuchlicher Säuren eingesetzt. Der Grund dafür liegt meist in der guten Kristallisierbarkeit dieser Salze.

Bezeichnung	Salze der
Aethylsuccinat	Aethylbernsteinsäure $\overset{\overset{\displaystyle C_2H_5}{\mid}}{HOOC-CH-CH_2-COOH}$
Camsylat	Camphersulfonsäure (s. S. 936)
Closylat	p-Chlorbenzolsulfonsäure 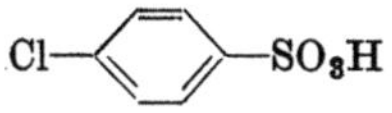 $Cl-\langle\!\!\!\bigcirc\!\!\!\rangle-SO_3H$
Cypionat	Cyclopentanpropionsäure $\triangle\!\!\!\!\Box-CH_2-CH_2-COOH$ 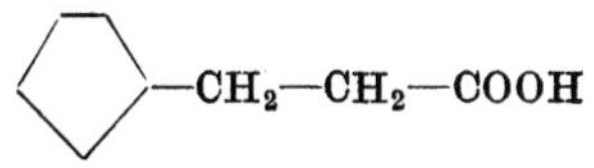
Edetat	Aethylendiamintetraessigsäure (Bd. I, 324)
Edysilat	1,2-Aethandisulfonsäure $HO_3S-CH_2-CH_2-SO_3H$
Enanthat (auch Oenanthat)	Heptansäure (Oenanthsäure) $CH_3-(CH_2)_5-COOH$
Estolat	Laurylschwefelsäureester $C_{12}H_{25}OSO_3H$

---

[1] Valamin (Schering, Berlin) ist heute (1-Äthinyl-cyclohexyl)-carbamat (s. S. 233).

Fortsetzung der Tabelle von S. 1061

Bezeichnung	Salze der
Esylat	Aethylsulfonsäure $CH_3-CH_2-SO_3H$
Gluceptat	Glucoheptonsäure
	$HO-CH_2-\underset{OH}{\overset{H}{C}}-\underset{OH}{\overset{H}{C}}-\underset{H}{\overset{OH}{C}}-\underset{OH}{\overset{H}{C}}-\underset{OH}{\overset{H}{C}}-C\underset{OH}{\overset{O}{\diagup}}$
Hybenzat	o-(4-Hydroxybenzoyl)-benzoesäure
Isethionat	2-Hydroxyäthylsulfonsäure $HOCH_2-CH_2-SO_3H$
Mesylat	Methansulfonsäure CH_3-SO_3H
Napsylat	Naphthalinsulfonsäure
Pamoat	4,4'-Methylen bis-(3-hydroxy-2-naphthonsäure)
Pivalat	Trimethylessigsäure $(CH_3)_3C-COOH$
Tosylat	p-Toluolsulfonsäure

Acipenser

Acipenser huso L., der Hausen oder die Beluga, **A. sturio** L., der Stör, **A. glaber** FITZ., der Glattstör, **A. ruthenus** L., der Sterlet, **A. güldenstädtii** BRANDT et RATZEBURG, der Osseter, **A. stellatus** PALLAS, der Scherg. Pisces – Ganoidei – Chondrostei – Acipenseridae.

In den meisten europäisch-asiatischen Gewässern, vor allem in dem Schwarzen und Kaspischen Meer und deren Zuflüssen vorkommend.

Acipenser huso erreicht eine Länge von 5 bis 9 m und ein Gewicht von 1500 kg, A. sturio wird bis 5,5 m, A. ruthenus höchstens 1 m lang.

Ichthyocolla. Colla piscium. Hausenblase. Fischleime. Isinglass. Colle de poisson. Gelatina de peixe. Cola des pescado.

Colla piscium Erg.B. 6. Ichthyocolla Belg. IV, Brasil. 1, Hisp. VIII, Ital. VI. Ichthocolle CF 37. Gelatina de peixe Portug. 35.

Die Droge besteht nach Erg.B. 6 aus den hornartigen, von der äußeren silberglänzenden Haut befreiten, weißlichen durchscheinenden, irisierenden, blattartigen Häuten, die zähe, biegsam, geruch- und geschmackfrei sind. Die getrockneten, zubereiteten Schwimmblasen.

Gewinnung. Man schneidet die frischen oder wieder aufgeweichten Schwimmblasen der Länge nach auf, reinigt sie sorgfältig durch Waschen, Ausreiben usw., spannt sie auf Bretter auf, trocknet an der Sonne und zieht, wenn sie halbtrocken geworden sind, die äußere, keinen Leim liefernde, silberglänzende Haut ab. Die Hausenblase wird dann in verschiedene Formen gebracht und getrocknet. Einfach auf Bretter genagelt und getrocknet, liefert sie die Blätterhausenblase, Ichthyocolla in foliis. Durch Über- und Ineinanderschlagen größerer Stücke, die dann in der Mitte durchlocht werden, entsteht die Bücherhausenblase. Oder die Blätterhausenblase wird mit Maschinen in feine Fäden zerschnitten und liefert dann die Fadenhausenblase, Ichthyocolla in filis. Für den pharmazeutischen Gebrauch kommt die Klammern- oder Ringel-Hausenblase nicht in Betracht. Von jeder Sorte unterscheidet man verschiedene Qualitäten.

Handelssorten. Unter den verschiedenen Handelssorten ist die beste Hausenblase die russische oder astrachanische vom Osseter, besonders das sogenannte Patriarchgut, die auch allein pharmazeutische Verwendung finden sollte. Dann folgen die vom Scherg (Sewrjuga-Sorte), die vom Sterlet und die vom Hausen (Beluga-Sorte). Die ungarische Ware ist dicker, stärker runzelig, rauher und weniger durchscheinend, wird aus den Gedärmen und der oberen Schwimmblasenhaut (obige Sorten jedoch von der inneren Haut) von Acipenser- und anderen Fischarten gewonnen. Diese und die brasilianische wie auch die am geringsten bewertete Samooy-(Samowi-)Hausenblase vom Wels, Silurus glanis L., sind neben einer Anzahl anderer, unter der Bezeichnung „Hausenblase" in den Handel kommenden Produkte pharmazeutisch nicht gebräuchlich.

Inhaltsstoffe. 79 bis 85% Collagen bzw. Glutin, etwa 4% Salze.

Prüfung. Max. Aschegehalt: 1% Erg.B. 6, Hisp. VIII; 1,2% CF 37, Brasil. 1; 2% Ital. VI, Portug. 35. – Max. Wassergehalt: 12% Portug. 35 (3 Std. bei 105° getrocknet), Hisp. VIII. – Weitere Prüfungen: Brasil. 1: 1 g muß sich in 30 ml heißem Wasser bis auf höchstens 0,03 g Rückstand lösen. – Hisp. VIII: In Wasser Unlösliches höchstens 2%. – Ital. VI: Löst man den bei der Bestimmung der Asche erhaltenen Rückstand in Salpetersäure und dampft auf dem Wasserbad zur Trockne ein, so darf die nach dem Aufnehmen mit Wasser und Filtrieren erhaltene Lösung des Abdampfrückstandes beim Übersättigen mit Ammoniak sich nicht blau färben (Kupfer). – Erg.B. 6: Gelbe oder braune und in Wasser wenig lösliche Ware ist zu verwerfen. Die heiß hergestellte wäßrige Lösung muß beim Erkalten noch gelatinieren und darf nicht sauer reagieren.

Anwendung. In der Pharmazie hauptsächlich zur Herstellung des Englischen Pflasters, seltener zur Bereitung von Abkochungen oder wohlschmeckenden Gallerten für den innerlichen Gebrauch, in welchem Falle gerbsäurehaltige Zusätze als unverträglich zu vermeiden sind. Vielfach verwendet man sie als vorzügliches, durch Gelatine nicht völlig zu ersetzendes Klärmittel für Wein und Bier; man löst sie in heißem Wasser, mischt zunächst mit einem kleinen Teile der zu klärenden Flüssigkeit, dann nach und nach mit dem Ganzen. In der Technik ein Hauptbestandteil vieler Kitte. Die als „Fischleim" bezeichneten Klebmittel des Handels enthalten gewöhnlich keine Hausenblase, sondern Kölner Leim.

Dosierung. Mittlere Einzelgabe als Einnahme 5,0 g (1%ig als Getränk, 10%ig als Gallerte), Erg.B. 6.

Acokanthera

Acokanthera-Arten. Apocynaceae – Plumerioideae – Carisseae.

Heimisch in den nicht zu trockenen, vor allem küstennahen Gebieten des südlichen und östlichen Afrikas, vom Cap bis ins Hochland von Abessinien und in Somaliland; nur im Jemen nach Asien übergreifend.

Es handelt sich durchweg um Sträucher oder kleine Bäume von etwa 2 bis 7 m Höhe, die gelegentlich ganze Bestände bilden. Sie gelten als Giftpflanzen, die lähmend wirkende Pfeilgifte liefern. Die Wirkstoffe sind herzwirksame Glykoside vom Cardenolidtyp.

Nach REICHSTEIN [Planta med. (Stuttg.) *13*, 382 (1965)] sind folgende 8, der Sektion Carissa sehr nahestehende Sippen, bekannt: Acokanthera oppositifolia (LAM.) L. E. CODD

(A. venenata G. DON); Acokanthera oblongifolia (HOCHST.) L. E. CODD) [A. spectabilis (SONDER) HOOK.]; Acokanthera longiflora STAPF; Acokanthera rhodesica MERXMÜLLER; Acokanthera deflersii SCHWEINF. ex MARKGR.; Acokanthera friesiorum MARKGR.; Acokanthera ouabaio (FRANCH. et POISS.) CATHEL. (non SCHWEINF. ex LEWIN, nec MARKGR.); Acokanthera schimperi (A. DC.) BENTH. et HOOK.

Acokanthera oppositifolia (LAM.) L. E. COOD (A. venenata G. DON).

Semen Acokantherae venenatae. Acokantherasamen.

Neuerdings herrscht die Meinung vor, daß die Samen weniger von Acokanthera oppositifolia, A. deflersii und A. ouabaio, sondern ausschließlich von A. schimperi stammen.

Sie werden in recht erheblichen Mengen zur Gewinnung von Pfeilgiften verwendet. Immer wieder werden in den einzelnen Wildschutzdepartements mehrere hundert Kilogramm Acokanthera-Pfeilgifte beschlagnahmt, die genügen würden, 40 bis 50 Millionen Menschen zu töten.

In jeder Frucht befinden sich zwei bräunlichgelbe Samen, die rohen Kaffeebohnen ähnlich, jedoch weich und sehr zäh sind. Sie schmecken stark bitter.

Inhaltsstoffe (s. Abb. 13). Nach REICHSTEIN [Planta med. (Stuttg.) *13*, 382 (1965)] und HAUSCHILD-ROGAT et al. [Helv. chim. Acta *50*, 2299, 2323 (1967)]: Glykosid 1′, $C_{30}H_{46}O_8(?)$, Fp. 221 bis 230°; Oppovenosid (vermutlich Acoflorogenin und Acovenose) $C_{30}H_{44}O_9$, Fp. 222 bis 225°; Acovenosid B (1-O-Acetyl-acovenosigenin A und L-Acovenose) $C_{32}H_{48}O_{10}$, Fp. 251 bis 253°; Acofriosid L (Canarigenin und L-Acofriose) $C_{30}H_{44}O_8$, Fp. 264 bis 268°; Acovenosid A (Acovenosigenin A und L-Acovenose) $C_{30}H_{46}O_9$, Fp. 162 bis 164° und 222

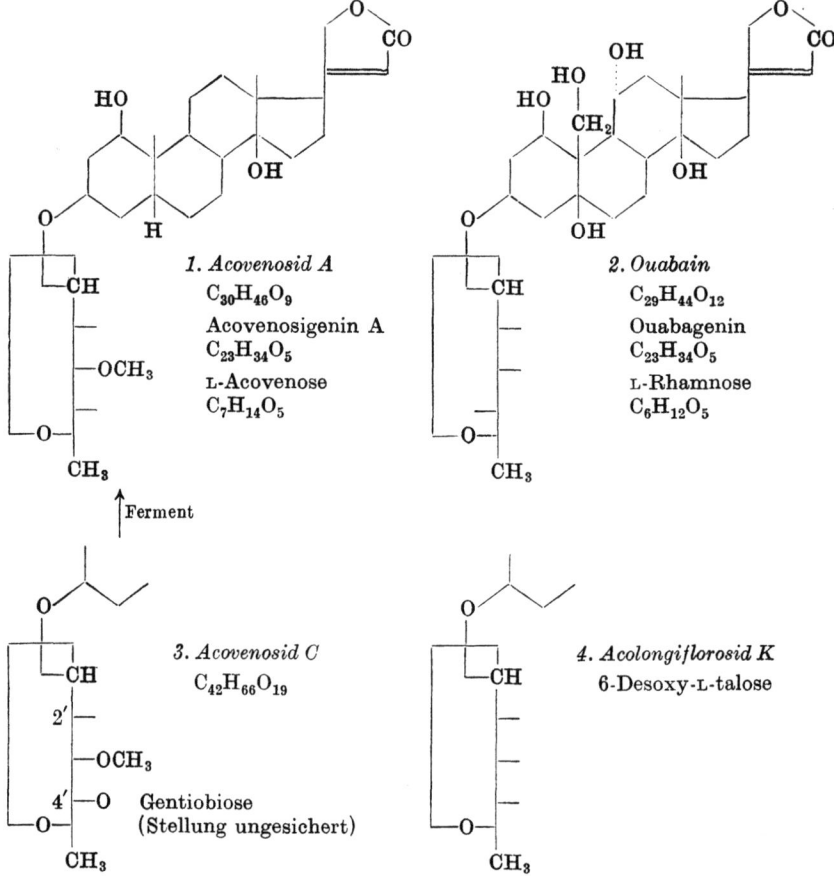

Abb. 13. Vier Cardenolidglykoside, die für verschiedene Acokanthera-Sippen typisch sind. Sie enthalten eine 1β-ständige HO-Gruppe, wie man sie in anderen natürlichen Steroiden relativ selten findet [nach REICHSTEIN: Planta med. (Stuttg.) *13*, 382 (1965)].

bis 223°; Acolongiflorosid H [Acoflorogenin (?) und L-Acofriose] $C_{30}H_{44}O_9$, Fp. 250 bis 254°; Oppofriosid (vermutlich Acovenosigenin A und Acofriose) $C_{30}H_{46}O_9 + 2H_2O$, Fp. 272 bis 276°; Acotalosid (vermutlich Acovenosigenin A und 6-Desoxytalose) $C_{29}H_{44}O_9 + H_2O$, Fp. 253 bis 260°; Opposid (Gratogenin und 6-Desoxy-L-talose) $C_{29}H_{44}O_{11}$, Fp. 292 bis 295°; Acovenosid C (Acovenosigenin A und L-Acovenose und 2 D-Glucose) $C_{42}H_{66}O_{19}$, Fp. 201 bis 203°; Acolongiflorosid K (Ouabagenin und 6-Desoxy-L-talose) $C_{29}H_{44}O_{12}$, Fp. 224 bis 232°; Ouabain (Ouabagenin und L-Rhamnose) $C_{29}H_{44}O_{12}$, Fp. 183 bis 188°.

Acokanthera oblongifolia (HOCHST.) L. E. CODD [A. spectabilis (SONDER) HOOK.].

Inhaltsstoffe. In den Blättern das Herzglykosid Spectabilin mit digitalisähnlicher Wirkung sowie laut KAPADIA [J. Pharm. Sci. **54**, 1834 (1965)] Friedelin, Acospectosid A, Fp. 290 bis 298°. In Blättern und Früchten Sterole, in den Stengeln Acobiosid A und Acovenosid A. Im Holz auch Ouabain.

Acokanthera longiflora STAPF.

Inhaltsstoffe. In den Samen Acovenosid A, Acolongiflorosid E, G, H, J, K, zwei Substanzen D und F sowie Ouabain. Im Stamm und in der Wurzelrinde Acovenosid A und Acolongiflorosid K.

Acokanthera deflersii SCHWEINF. ex MARKGR.

Liefert Acokantheraholz.

Inhaltsstoffe. In den Samen 5,4%, in den Blüten 0,9%, im Holz 0,7%, in den Blättern 0,4% und in den Früchten 0,05% herzwirksame Glykoside.

Acokanthera friesiorum MARKGR.

Die Frucht ist nicht giftig und wird gegessen.

Inhaltsstoffe. In den Samen 1,7% Acovenosid A, 0,015% Acolongiflorosid E, 0,0037% Acolongiflorosid G, 0,098% Acolongiflorosid H, 0,024% Acolongiflorosid K, 0,058% Acofriosid L, 0,0018% Acofriosid M und 0,016% Ouabain. In der Wurzelrinde wurden 0,424% Acovenosid gefunden.

Acokanthera ouabaio (FRANCH. et POISS.) CATHEL.

Liefert Acokantheraholz.

Inhaltsstoffe. In den Samen Acoschimperosid N, P, Q, S, T, V, W, Y 1, Y 2, Z, und Ψ-K, Digluco-acoschimperosid N, Digluco-acoschimperosid P, Acolongiflorosid G, Acolongiflorosid H, Subst. R 1 und Subst. R 2 (Mischkrist.), Subst. U, Subst. FTh 25, Subst. FTh 12, Subst. FTh 28 und Ouabain.

Acokanthera schimperi (A. DC.) BENTH. et HOOK.

Die Pflanze, mit Ausnahme der eßbaren, bitteren Früchte, ist während der Trockenzeit am stärksten toxisch.

Inhaltsstoffe. In den Samen 0,3 bis 0,74% Acovenosid A, 0,3 bis 0,5% Ouabain, Acoschimperosid N und O und Acolongiflorosid G, H und K.

Lignum Acokantherae. Acokantheraholz.

Das Holz ist schwer, verhältnismäßig dicht, von gelblichweißer Farbe und bitterem Geschmack. Es besteht der Hauptmasse nach aus Libriformfasern. Die zahlreichen Gefäße sind jedoch nicht gleichmäßig verteilt. Die Markstrahlen sind meist einreihig und 5 bis 8 Zellreihen hoch. In den Parenchymzellen finden sich gut ausgebildete Zwillingskristalle von Calciumoxalat.

Inhaltsstoffe. 0,2% Ouabain, Acoschimperosid N, P, S, T und U, Acolongiflorosid, aber kein Acovenosid A.

Aufbewahrung. Vorsichtig.

Anwendung. Versuche, das Holz ähnlich wie Folia Digitalis therapeutisch zu verwenden, haben keine Bedeutung erlangt.

Acokanthera lamarckii DON.

Enthält ebenfalls Glykoside.

Zur Bestimmung des Ouabains in den Samen von Acokanthera abyssinica (wahrscheinlich identisch mit A. schimperi) beschrieben MENZIANI et al. [Boll. chim. farm. *103*, 825

(1964); ref. Sci. pharm. (Wien) *34*, 234 (1966)] eine d.chr. Methode. Dabei wird im System Methylenchlorid-Methanol-Formamid 80:19:1 das Ouabain ($R_f = 0{,}15$) auf Silicagel G Merck von den anderen Substanzen ($R_f = 0{,}75$ und darüber) abgetrennt und in reiner Form bestimmt.

Aconitum

Aconitum napellus L. (A. napellus ASCHERS. u. GRAEBN., A. vulgare DC.). Ranunculaceae – Helleboroideae – Caltheae. Eisenhut. Blauer Eisenhut. Echter Eisenhut. Sturmhut. Fischer-, Mönchs-, Reiterkappe. Kappenblume. Giftheil. Würgling. Hundstod. Ziegentod. Monkshood. Wolfsbane. Priest's pintle. Friars cape. Blue rocket. Aconit napel. Capushon. Capuze de moine. Casque de Jupiter. Casque bleu. Char de Venus. Aconito. Napello.

Heimisch in Europa (in den Gebirgen Mitteleuropas, im Norden bis Schweden und Norwegen), Asien (Sibirien, Himalaya) und Nordamerika, besonders auf feuchten, überdüngten Böden der alpinen und subalpinen Region.

Mehrjährige, staudenartige, bis 1,5 m hohe, blaublühende Pflanze mit krautartigem, kahlem oder kraus-anliegend behaartem Stengel und rübenartigen Knollen (s. Tubera Aconiti). – Blätter alternierend, bis zum Grunde 5- bis 7teilig, in frischem Zustand oberseits glänzend dunkelgrün, unterseits hellgrün (s. Folia Aconiti). – Blüten meist in endständigen, gewöhnlich einfachen, länglichen, lockeren Trauben mit 5 ungleichen kronblattartigen Kelchblättern, von denen das nach oben gerichtete helmartig-kahnförmig gewölbt ist. Der „Helm" enthält 2 Kronblätter, die zu taschenförmigen Nektarien („Honigblätter") umgestaltet sind. – Früchte mehrsamige Balgkapseln. – In Gärten kultivierte Zierarten variieren nach Standort und Bodenbeschaffenheit (oft rein weiße Blüten). – HEGI (Illustr. Flora v. Mitteleuropa) beschreibt außerdem noch mehrere Subspecies.

Tubera (Radix) Aconiti[1]. Radix Napelli. Radix Contrajervae germanicae. Eisenhut-, Aconit-, Sturmhutknollen. Fuchs-, Mönchs-, Teufelswurz. Gift- und Wolfswurzel. Aconite root. Aconite tuber. Tubercule (Racine) d'aconit. Tubero di aconito. Tubérculo de acónito. Bulbos de acónito. Raiz des acónito. Napello.

Tubera Aconiti Erg.B. 6. Tuber Aconiti Helv. V, Pol. II. Aconiti Tuber Pl.Ed. I/1, Beld. IV, Hisp. IX, Ned. 6, Jap. 62. Aconitum Ind. P. C. 53. Aconite BPC 63, NF X, USD 60, Ind. P. 66. Aconit Napel CF 65. Aconito Ital. VII, Chil. III. Acônito Brasil 2.

Jap. 62 gibt als Stammpflanze Aconitum japonicum THUNB. (s. d.) an, Ind.P.C. 53 Aconitum chasmanthum STAPF ex HOLMES (s. d.).

Giftdroge.

Gewinnung. Die im Herbst von wildwachsenden Pflanzen gesammelten, rasch bei 40° getrockneten und nach Helv. V anschließend 1 Std. bei 50° erhitzten Knollen. Die Droge kommt meistens aus den Schweizer Alpen in den Handel. DORDI [Quart. Pharm. Pharmacol. *21*, 154 (1948)] empfiehlt des höheren Alkaloidgehaltes wegen das Sammeln der Knollen in mittlerer Höhenlage (unter 1000 m).

Nach dem Erg.B. 6 sind nur die von den Wurzeln befreiten Tochterknollen offizinell. Knollen dunkelgraubraun, derb, prall oder etwas längsrunzelig, 4 bis 8 cm lang, bis über 2 cm dick, kurz oder gestreckt rübenförmig. Laufen meist allmählich in eine einfache, in der Droge mehr oder weniger erhaltene Spitze aus. An der Außenseite die Narben der abgeschnittenen, dünnen Seitenwurzeln; an der Spitze die verschrumpfte Knospe des nächstjährigen Sprosses. Querbruch glatt, weiß, mehlig, nicht hornartig, bräunlich.

Geschmack anfangs süßlich, dann kratzend, später würgend scharf.

Nach der Helv. V die dunkelbraune Mutterknolle mehr oder weniger entleert, daher stark geschrumpft. An der Spitze ein Stengelrest und meist reichlich mit Nebenwurzeln besetzt. Die Tochterknolle außen braun, innen weiß, prall oder nur wenig runzelig, kurz oder gestreckt rübenförmig, nicht knollig-rund, oder schlank wurzelartig. An der Spitze eine Knospe und an einigen Stellen Nebenwurzeln oder deren Narben. Bruch mehlig.

BPC 63, Belg. IV, Ned. 6, Pl.Ed. I/1 lassen ebenfalls Mutter- und Tochterknollen zu.

Lupenbild. Kambiumring rundlich, mehr oder weniger ausgebuchtet (sternförmig, 5- bis 8- und mehrstrahlig). Innerhalb desselben in den vorgeschobenen Spitzen des Sternes kleine Gruppen von Gefäßen. Mark mit stärkeführendem Parenchym.

---

[1] Abbildungen bei L. HÖRHAMMER: Teeanalyse, Tafel 59, Abb. 531 und 523.

Mikroskopisches Bild. Querschnitt. Etwa in der Mitte des Längsdurchmessers der Knollen sind anstelle von Kork die äußeren Zellreihen der primären Rinde zu Metaderm umgewandelt. In der Rinde einzelne kurze, gleichmäßig verdickte, deutlich getüpfelte Sklerenchymzellen. Die Endodermis noch nahe dem Rande als einfache Lage quergestreckter, dünnwandiger, meist bräunlich gefärbter Zellen erhalten, trennt die dünne primäre von der stärkeren sekundären Rinde. In der Rinde zahlreiche Siebröhrenbündel zerstreut. Xylem in kleinen isolierten Bündeln kreis- oder sternförmig angeordnet. Alles übrige ist stärkeerfülltes Parenchymgewebe.

Pulverdroge. Charakteristisch sind Metadermstücke, zahlreiche Fetzen stärkehaltigen, getüpfelten Parenchymgewebes, Stärkekörner einzeln, rundlich, bis 18 µ, meist 8 bis 15 µ groß oder zu 2 bis 5 zusammengesetzt; gestreckte, oft quadratische, gleichmäßig verdickte, deutlich getüpfelte Steinzellen und Gefäßfragmente.

Verwechslungen und Verfälschungen. Als solche kommen die Knollen anderer bei uns heimischer, blaublühender Aconitum-Arten in Betracht. 1. Aconitum cammarum L. (s. d.). – 2. Aconitum variegatum L. (s. d.). Beide Drogen besitzen gleiche Wirksamkeit aber nicht den anhaltend scharf würgenden Geschmack. Sie sind kaum als Verfälschung zu betrachten. – 3. Aconitum lycoctonum L. (s. d.). – 4. Aconitum japonicum THUNB. und A. ferox WALL. (s. d.) dürfen nach Erg.B. 6 der größeren Giftigkeit ihrer Knollen wegen nicht vorhanden sein. Aconitum ferox kommt öfters zusammen mit A. deinorrhizum STAPF in den Handel. Die Droge ist größer und besitzt eine weniger zugespitzte Form als A. napellus.

Inhaltsstoffe. Leicht hydrolysierbare Esteralkaloide von terpenoider Struktur. Hauptalkaloid ist das Aconitin (Acetylbenzoylaconin) $C_{34}H_{47}NO_{11}$. In geringeren Mengen Pikroaconitin (Benzoylaconin, Isaconitin, Benzaconin) $C_{32}H_{45}NO_{10}$, Mesaconitin (Acetylbenzoylmesaconin) $C_{33}H_{45}NO_{11}$, Hypaconitin (Acetylbenzoylhypaconin) $C_{33}H_{45}NO_{10}$ sowie die freien Alkamine Aconin $C_{25}H_{41}NO_9$, Napellin $C_{22}H_{33}NO_3$, Neopellin $C_{32}H_{43-45}NO_8$, und Neolin $C_{24}H_{39-41}NO_6$. Von den Estergruppen ist vor allem die Essigsäure leicht abspaltbar (schon während der Lagerung der Droge!). Nach BPC 63 ist die toxische Wirkung der Droge allein auf das Aconitin zurückzuführen. Mit fortschreitender hydrolytischer Spaltung nimmt die Wirksamkeit des Aconitins schnell ab. Aconitin ist etwa 400 bis 500mal giftiger als Pikroaconitin und etwa 3500- bis 4000mal giftiger als Aconin. Spuren von L(−)-Spartein und L(−)-Ephedrin. Der Gesamtalkaloidgehalt schwankt zwischen 0,2 und 3%, an ätherunlöslichen Alkaloiden (hauptsächlich Aconitin) zwischen 0,2 und 0,6%. Der Aconitingehalt kann zwischen 13 und 99% der Gesamtalkaloide betragen. Die amerikanischen Aconitum-Arten, die unserer Napellus-Art entsprechen (Aconitum columbianum NUTT.), enthalten bis zu 0,9% Aconitin. Der Aconitingehalt ist nach Untersuchungen von MADAUS und SCHINDLER [Arch. Pharm. (Weinheim) *1938*, S. 280] zur Blütezeit am niedrigsten, steigt im Herbst an und erreicht im Winter sein Maximum. Die Basen sind in der Pflanze meist salzartig an org. Säuren, vor allem Aconitsäure gebunden. LASCOMBES [Ann. pharm. franç. *16*, 429 (1958)] wies in Wurzelknollen und Blättern folgende Säuren chromatographisch nach: Aconit-, Itaconit-, Äpfel-, Citronen-, Isocitronen-, Wein-, Oxal-, Malon-, Bernstein-, Glycerin- und Pyrrolidoncarbonsäure. JERMSTAD und JENSEN [ref. Dtsch. Apoth.-Ztg *93*, 432 (1953)] fanden Aconit-, Äpfel-, China-, Chlorogen- und Kaffeesäure. An weiteren Inhaltsstoffen bis zu 25% Stärke, Glucose, Fructose, Saccharose, Inosit, Mannit, Fett und harzartige Substanzen. In den Mutterknollen im allgemeinen weniger Stärke als in den Tochterknollen.

Chromatographischer Alkaloidnachweis.

a) *Papierchromatographie.* Im Rahmen eines systematischen Analysenverfahrens für Alkaloide von MACEK et al. [Pharmazie *11*, 533 (1956)] wird Aconitin zunächst auf das Papier aufgetragen und der Streifen dann mit einer 50%igen Lösung von Formamid in Methanol oder Äthanol und einem Zusatz von 1% Essigsäure imprägniert. 2 cm entlang des Startes werden nicht imprägniert. Die überschüssige Formamidlösung wird zwischen Filtrierpapier abgetrocknet und die trockene Stelle um den Start durch feines Besprühen mit der Formamidlösung ebenfalls imprägniert. Sodann läßt man das Papier 15 Min. frei an der Luft hängen, damit sich das Lösungsmittel verflüchtigen kann. Laufmittelsysteme und Werte für Aconitin: Chloroform $R_f = 0{,}70$; n Butanol-Essigsäure-Wasser (4 : 1 : 5; Oberphase) $R_f = 0{,}76$; Sichtbarmachung entweder mit 0,03 bis 0,15 n $KMnO_4$-Lösung in 0,06 bis 0,3 n H_2SO_4 oder 1%iger Cer-IV-sulfatlösung in 2 n H_2SO_4. Nach Besprühen entstehen gelbe Flecken; Dragendorff-Reagens gibt Flecken auf gelbem Grund. – Nach MITAL und MÜHLEMANN [Pharm. Acta Helv. *31*, 420 (1956)] auf säuregewaschenem Papier (s. Gehaltsbestimmung) mit dem System Amylalkohol-Ameisensäure-25%iges Benzin (85 bis 91°) (24 : 26 : 30; Oberphase). R_f-Werte: Aconitin etwa 0,62; Pikroaconitin etwa 0,47; die übrigen Nebenalkaloide wesentlich kleiner als 0,47.

b) *Dünnschichtchromatographie.* Aconitınnachweis (ref. RANDERATH: Dünnschicht-Chromatographie, Weinheim: Verlag Chemie 1962), auf neutralem Kieselgel-G (I), Aluminiumoxid-G (II) oder basischem Kieselgel-G (III) (zur Herstellung der Platten 0,1 n NaOH anstelle von Wasser). Laufmittelsysteme und R_f-Werte für Aconitin. I: Chloroform-Aceton-Diäthylamin (5 : 1 : 4) $R_f = 0,68$; Chloroform-Diäthylamin (9 : 1) $R_f = 0,90$; Cyclohexan-Chloroform-Diäthylamin (5 : 1 : 5) $R_f = 0,35$; Benzol-Äthylacetat-Diäthylamin (7 : 2 : 1) $R_f = 0,49$. II: Chloroform $R_f = 0,36$; Cyclohexan-Chloroform (3 : 7) + 0,05% Diäthylamin (3 Tr./100 ml) $R_f = 0,60$. III: Methanol $R_f = 0,65$. — Sichtbarmachung entweder mit Dragendorff-Reagens oder Jodoplatinat (3 ml 10%ige Platin-IV-chlorwasserstoffsäurelösung Merck werden mit 97 ml Wasser versetzt und 100 ml 6%ige Kaliumjodidlösung zugefügt. Das Reagens ist in braunen Flaschen längere Zeit haltbar). Aconitin gibt einen rotbraunen Fleck.

Prüfung. Identität nach Ind.P.C. 53: Ein alkoholischer (90%) Extrakt der Droge erzeugt mit dem gleichen Volumen konz. Schwefelsäure versetzt eine dunkelviolette Färbung. — Der alkoholische Extrakt bildet mit 5%iger Silbernitratlösung einen weißen, mit gesättigter Pikrinsäurelösung einen gelben Niederschlag.

Mindestalkaloidgehalt. 0,8%, berechnet auf Aconitin, Erg.B. 6, Helv. V, Hisp. IX, Extra P. 58; 0,75% in Äther lösliche Alkaloide, berechnet auf Aconitin, Ned. 6; 0,6% Aconitalkaloide, wovon mindestens 30% Aconitin sein müssen, Pl.Ed. I/1, Ital. VII, Ind. P. 66; 0,5%, berechnet auf Aconitin, BPC 63, CF 65, Pol. II, Portug. 35, Jap. 62, Brasil. 2, Chil. III; nach NF X und USD 60 sollen 100 mg Eisenhutknollen in der Wirksamkeit mindestens der Wirksamkeit von 0,15 mg Aconitin-Standard (Reference-Aconitine N.F.; National Formulary Reference Standards können vom Chairman of the Committee on National Formulary, 2215 Constitution Avenue, Washington 7, D.C., bezogen werden) entsprechen. — Max. Aschegehalt: 5% Erg.B. 6, Ital. VII, Pl.Ed. I/1; 6% Helv. V, Ned. 6, Hisp. IX, Pol. II, Jap. 62, Brasil. 2, Chil. III, Ind. P. 66. — Säureunlösliche Asche max.: 1% Ind. P.C. 53, Ind. P. 66; 1,5% BPC 63. — Stengelgehalt max. 5% Pl.Ed. I/1, USD 60, NF X, Ital. VII, Brasil. 2, Chil. III, Ind. P. 66. — Fremde org. Substanz max. 2% Pl.Ed. I/1, USD 60, NF X, BPC 63, Ital. VII, Ind. P.C. 53, Ind. P. 66, Chil. III.

Gehaltsbestimmung. Die meisten Arzneibücher bestimmen nur den Gesamtalkaloidgehalt. Bei der oft unterschiedlichen Zusammensetzung des Alkaloidgemisches und der stark differierenden Toxizität der Einzelalkaloide ist eine solche Bestimmung zur Wertbestimmung der Droge ungeeignet. Sie erfordert zusätzlich eine biologische Standardisierung. Zusammenfassungen über die alkalimetrischen bzw. acidimetrischen, jodometrischen und gravimetrischen Bestimmungsverfahren geben EDER und RUCKSTUHL [Pharm. Acta Helv. 19, 53 (1944)], GSTIRNER und BERGER. Die im Erg.B. 6 und in der Helv. V vorgeschriebenen acidimetrischen Gesamtalkaloidbestimmungen sind identisch. Auch BPC 63 und Ind. P.C.53 lassen nur den Gesamtalkaloidgehalt titrimetrisch bestimmen. Die in Portug. 35 angegebene gravimetrische Methode gibt nach LECOQ [J. Pharm. Chim. (Paris) 28, 321 (1938)] im Vergleich zur acidimetrischen Bestimmung zu niedrige Werte. Die Pl.Ed. I/1 nimmt zunächst eine Bestimmung des Gesamtalkaloidgehaltes vor, die mit geringen Änderungen auf dem Erg.B.6-Verfahren beruht, und führt mit der titrierten Lösung anschließend eine gesonderte Aconitinbestimmung durch. Kritik und Vorschläge für eine Neufassung der Pl.-Bestimmung finden sich bei CARLASSARE [Boll. chim. farm. 97, 612 (1958)].

Zur besseren Erkennung des Umschlagspunktes bei der Titration haben MÜHLEMANN und WEIL [Pharm. Acta Helv. 24, 419 (1949)] ein Verfahren ausgearbeitet, wobei weiter gereinigte Alkaloide zur Titration gelangen. Die Methode gestattet, Aconitin und Pikroaconitin titrimetrisch zu erfassen. Sie ist allerdings umständlich und erfordert relativ große Mengen Ausgangsmaterial. MITAL und MÜHLEMANN [Pharm. Acta Helv. 31, 420 (1956)] trennen die Alkaloide papierchromatographisch auf und bestimmen die Hauptalkaloide Aconitin und Pikroaconitin nach Elution des Papiers auf spektrophotometrischem Wege. Ebenfalls spektrophotometrisch, aber in wesentlich kürzerer Zeit, läßt sich laut FISCHER und WEIXLBAUMER [Pharm. Zentralh. 104, 298 (1965)] das Aconitin nach dünnschichtchromatographischer Abtrennung bestimmen.

Bestimmung nach Erg.B. 6. 6 g fein gepulverte Eisenhutknollen übergießt man in einem 150 ml Arzneiglas mit 60 g Äther und 2,5 g Ammoniakflüssigkeit und läßt das Gemisch unter häufigem, kräftigem Umschütteln eine halbe Stunde lang stehen. Dann fügt man 2,5 g Wasser hinzu und schüttelt kräftig durch. Nach dem Absetzen gießt man 40 g der ätherischen Lösung (= 4 g Eisenhutknollen) durch ein Wattebäuschchen in einen 150 ml Erlenmeyerkolben und destilliert das Lösungsmittel auf dem Wasserbad ab. Den Rückstand nimmt man noch zweimal mit je 5 ml Äther auf und verdampft auch diesen jeweils vollständig. Dann versetzt man den Rückstand mit 5 ml Weingeist und erwärmt unter häufigem Umschwenken 5 Min. lang auf dem Wasserbad. Nach Zusatz von 30 ml frisch ausgekochtem und wieder erkaltetem Wasser und 10 Tr. Methylrot-Lsg. titriert man mit 0,1 n Salzsäure bis zum Farbumschlag. Es müssen mindestens 0,50 ml 0,1 n Salzsäure verbraucht werden, was einem Mindestgehalt von 0,8% Alkaloiden entspricht. 1 ml 0,1 n HCl = 0,0645 g Alkaloide, berechnet als Aconitin (Mol.Gw. 645,55). Analog Helv. V, Ital. VII (Methylenblau als Indikator), Hisp. IX, Jap. 62, Chil. III.

Bestimmung nach Pl.Ed. I/1. a) Gesamtalkaloide. Die Gesamtalkaloidbestimmung wird, wie in Erg.B. 6 vorgeschrieben, mit 6 g Droge und folgenden Abweichungen ausgeführt: Statt Weingeist DAB 6 wird 95%iges Äthanol zur Aufnahme des Abdampfrückstandes verwendet und statt 10 Tr. Methylrotlösung als Indikator 8 Tr. Methylrotlösung und 1 Tr. einer 0,1%igen (g/ml) Lösung von Methylenblau in 95%igem Äthanol zugesetzt. Die Titration erfolgt bis zur rosavioletten Färbung. 1 ml 0,1 n HCl = 0,06 45g Gesamtalkaloide, berechnet auf Aconitin.

b) Aconitinbestimmung. Der titrierten Lösung aus der Bestimmung unter a) werden 10 Tr. 0,1 n HCl hinzugefügt, diese in eine Porzellanschale überführt und auf dem Wasserbad bis auf 10 g eingedampft. Dann wird durch Watte in einen 100 ml Scheidetrichter filtriert. Der Rückstand in der Porzellanschale wird in wenig Äther gelöst, 3 ml mit verd. Salzsäure schwach angesäuertes Wasser zugesetzt, der Äther abgedampft, die wäßrige Lösung durch Watte in den Scheidetrichter filtriert und diese Behandlung des Rückstandes zweimal wiederholt. Falls notwendig, ist das Waschen der Porzellanschale und des Wattefilters mit einer weiteren Portion des angesäuerten Wassers zu wiederholen. Die wäßrige Lösung im Scheidetrichter wird zweimal mit je 10 ml einer Mischung von 3 Volumenteilen Chloroform und 1 Volumenteil Isopropan ausgeschüttelt. Die Chloroform-Isopropanollösungen werden in einem zweiten Scheidetrichter mit denselben 10 ml Wasser gewaschen. Die wäßrige Flüssigkeit wird aus dem zweiten in den ersten Scheidetrichter überführt und die vereinigten wäßrigen Lösungen mit einer Mischung von 1 Volumenteil verd. Ammoniak und 2 Volumenteilen Wasser versetzt, bis die Flüssigkeit schwach alkalisch reagiert. Dann wird nacheinander mit 30 und 20 ml der Chloroform-Isopropanol-Mischung und falls nötig mit 2 weiteren 10 ml Portionen der Lösungsmittelmischung extrahiert, bis einige Tropfen der Chloroform-Isopropanollösung nach dem Eindampfen und Lösen des Rückstandes in einigen Tropfen verd. HCl mit 2 oder 3 Tr. Kalium-Quecksilberjodid keine Trübung ergeben. Die vereinigten Chloroform-Isopropanollösungen werden durch Watte in einen 200 ml Erlenmeyerkolben filtriert und das Lösungsmittel auf dem Wasserbad abgedampft, indem die letzten Spuren der Lösungsmittel im Vakuum entfernt werden. Der Rückstand wird in 3 ml 95%igem Äthanol gelöst, 10 ml 0,5 n äthanolische Kalilauge sowie 10 ml Wasser hinzugefügt und 2 Std. am Rückflußkühler über einer kleinen freien Flamme gekocht. Die Lösung wird in eine Porzellanschale gebracht, auf dem Wasserbad bis auf 5 g eingedampft und die Lösung mit Hilfe einer kleinen Menge Wasser in einen 150 ml Jodzahlkolben überführt und 10 ml verd. Schwefelsäure hinzugefügt. Nun werden 60 g einer Mischung von 4 Volumenteilen Leichtpetroleum und 1 Volumenteil Äther zugesetzt, 30 Min. mechanisch geschüttelt und durch Watte filtriert. 50 g des Filtrates werden in einen 150 ml Erlenmeyerkolben gebracht, der Äther sorgfältig auf dem Wasserbad abgedampft und die letzten Spuren des Lösungsmittels im Vakuum ohne Anwendung von Wärme entfernt sowie in einem Vakuumexsiccator 24 Std. getrocknet. Der Rückstand wird in 5 ml 0,01 n NaOH gelöst, mit frisch ausgekochtem und wieder erkaltetem Wasser verdünnt und die überschüssige NaOH mit 0,01 n HCl unter Verwendung von 8 bis 10 Tr. Methylrot-Lsg. und 1 Tr. einer 0,1%igen (g/ml) Lösung von Methylenblau in 95%igem Äthanol als Indicator bis zur rosavioletten Farbe titriert. In einer Kontrolltitration wird die Menge an 0,01 n HCl bestimmt, die zur Neutralisation des Wassers verwendeten frisch ausgekochten und wieder erkalteten Wassers erforderlich ist. Dieser Blindwert ist von der verbrauchten Menge 0,01 n HCl in der Bestimmung abzuziehen. Die Menge 0,01 n NaOH, die zur Neutralisation des Rückstandes erforderlich war, wird berechnet. In einem Blindversuch wird die Anzahl ml 0,01 n NaOH bestimmt, die erforderlich ist, um die Spuren freier H_2SO_4 zu neutralisieren, die durch die Mischung Äther-Leichtpetroleum in den Rückstand gelangt sind. Dieser Blindwert wird von der in der Bestimmung ermittelten Menge 0,01 n NaOH subtrahiert. Die Differenz ergibt die Menge 0,01 n NaOH, die zur Neutralisation der aus Aconitin entstandenen Benzoesäure erforderlich war. 1 ml 0,01 n NaOH = 0,0645 g Aconitin.

Bestimmung nach BPC 63. 20 g Aconit, genau gewogen, werden als Pulver Nr. 60 BP mit 200 ml einer Mischung von 3 Volumenteilen Äther und 1 Volumenteil Chloroform übergossen, 15 Min. geschüttelt, 10 ml verd. Ammoniaklösung hinzugefügt und unter gelegentlichem Umschütteln 1½ Std. stehen gelassen. Die Mischung wird in einen mit Watte verschlossenen Perkolator überführt und, wenn die Flüssigkeit abzutropfen beginnt, festgestopft sowie die Perkolation mit der Äther-Chloroform-Mischung so lange fortgesetzt, bis die Alkaloidextraktion vollständig beendet ist. Das Perkolat wird in einem Scheidetrichter mit n H_2SO_4 angesäuert und nacheinander mit mehreren Portionen 0,1 n H_2SO_4 ausgeschüttelt, bis die Alkaloide vollständig extrahiert sind. Die vereinigten sauren Auszüge werden mit 10 ml Chloroform gewaschen und das Chloroform in einen zweiten Scheidetrichter, der 20 ml 0,1 n H_2SO_4 enthält, ablaufen gelassen, geschüttelt, sich trennen gelassen und das

Chloroform entfernt. Das Waschen wird mit je 2mal 5 ml Chloroform fortgesetzt, jede Portion Waschchloroform in den 2. Scheidetrichter überführt und mit der gleichen Säure wie zuerst gewaschen. Die Säure wird dann in den ersten Scheidetrichter gegeben, der die vereinigten sauren Auszüge enthält, mit verd. Ammoniaklösung alkalisiert und nacheinander mit mehreren Portionen Chloroform ausgeschüttelt, bis die Alkaloide vollständig extrahiert sind. Jede Portion der Chloroformlösung wird mit denselben 20 ml Wasser gewaschen. Aus den vereinigten Chloroformlösungen wird bei möglichst niedriger Temperatur das Chloroform abgedampft, der Rückstand mit 2 ml Lösungsmitteläther versetzt, der Äther durch Verdampfen entfernt und der Rückstand bei 60° 1 Std. getrocknet. Der Rückstand wird in 20 ml 0,02 n H_2SO_4 gelöst und mit 0,02 n NaOH unter Verwendung von Methylrotlösung oder Cochenilletinktur als Indikator titriert. 1 ml 0,02 n H_2SO_4 = 0,01291 g Aconitin. Ähnlich CF 65.

Bestimmung nach Portug. 35. 10 g gepulverte Aconitknollen werden mit 40 ml 10%iger Ammoniakflüssigkeit 1/2 Std. mazeriert. Das Gemisch wird mit 200 ml Äther während 24 Std. häufig geschüttelt. 100 ml des abgegossenen Äthers werden in einem Scheidetrichter mit 20 ml 5%iger Salpetersäure ausgeschüttelt und das Ausschütteln mit je 20 ml verd. Salpetersäure 4mal wiederholt. Die vereinigten Ausschüttelungen werden nach dem Verdampfen des Äthers durch Erwärmen mit einer 5%igen Silicowolframsäurelösung versetzt und auf 90° erhitzt. Nach 24 Std. wird der Niederschlag abfiltriert, mit 5%iger Salpetersäure gewaschen, getrocknet, geglüht und gewogen. Das Gewicht des Rückstandes ergibt durch Multiplikation mit 15,86 die Menge der Alkaloide in 100 g Droge. Ähnlich Brasil. 2.

Bestimmung der Gesamtalkaloide und des Aconitins (nach MÜHLEMANN und WEIL). a) Gesamtalkaloide: 5 g Tubera Aconiti (Sieb VI) werden mit 10 ml dest. Wasser und 15 ml 25 prozentigem Ammoniak versetzt und nach Zugabe von 100 g Äther 1/2 Std. lang gut verschlossen geschüttelt. Um einen Überdruck zu vermeiden, ist es angezeigt, nach 2 bis 3 Min. den Kolben zu öffnen und dann wieder gut zu verschließen. Anschließend werden 5 g Traganth zugegeben, kurz geschüttelt und die Lösung stehen gelassen, bis sich der Traganth-Extrakt-Klumpen abgesetzt hat. Dann wird die ätherische Lösung durch ein Papierfilter gegossen, das mit einem Uhrglas bedeckt ist und das Filtrat abgewogen. Der Äther wird 5mal mit je 10 ml 0,1 n H_2SO_4 ausgeschüttelt und verworfen, die wäßrige Alkaloidlösung mit 2,5 ml 25%igem Ammoniak alkalisch gemacht. Diese Lösung wird nun 5mal mit je 20 ml Äther ausgeschüttelt und die vereinigten ätherischen Lösungen auf dem Wasserbad eingedampft. Der Rückstand wird einmal mit 5 ml Äther gelöst und der Äther wieder abdestilliert. Dann wird einmal mit 5 ml Alkohol analog verfahren. Der Rückstand wird nun in 10 ml Äthanol 5 Min. lang auf dem Wasserbad unter häufigem Umschwenken durch leichtes Erwärmen gelöst. Nun werden genau 10 ml 0,1 n H_2SO_4 und der Mischindikator (8 Tr. Methylrot plus 2 Tr. einer alkoholischen Methylenblaulösung 1 : 1000) zugesetzt und mit 0,1 n NaOH bis zum Farbumschlag zurücktitriert (vorher ist mit 10 ml Äthanol ein Blindversuch auszuführen). 1 ml 0,1 n H_2SO_4 = 0,06457 g Alkaloide, berechnet als Aconitin.

b) Aconitinbestimmung. Die titrierte Gesamtalkaloidlösung (herrührend von der Gesamtalkaloidbestimmung der Droge, des Extraktes oder der Tinktur), wird mit 10 ml 5prozentiger NaOH alkalisch gemacht und 30 Min. lang am Rückflußkühler auf dem Wasserbad verseift. Nach Erkalten der Lösung wird diese in den Destillierkolben eines Stickstoffbestimmungsapparates nach PARNAS gegossen, der Kühler und das Verseifungskölbchen mit Wasser ausgespült und der Lösung im Kolben zugegeben. Es werden 35 ml konz. Phosphorsäure (d = 1,7) und 3 ml Paraffinöl zugesetzt und die Wasserdampfdestillation durchgeführt. Das Destillat wird in einem 1,5 l Erlenmeyerkolben aufgefangen, in dem etwas dest. Wasser vorgelegt wird, das vorgängig mit 0,1 n NaOH bis zum Umschlag auf Phenolphthalein neutralisiert und mit 1 Tr. 0,1 n NaOH im Überschuß versetzt wird. Es werden 1200 bis 1400 ml Destillat aufgefangen und mit 0,1 n NaOH bis zum Umschlag mit Phenolphthalein titriert. Bei der Wasserdampfdestillation soll der Kühler stets etwa 3 bis 5 mm in das Destillat bzw. in das vorgelegte Wasser eintauchen. 1 Tr. 0,1 n NaOH-Überschuß bei der Neutralisation des vorgelegten Wassers hat sich als notwendig erwiesen, um den Fehler, der sich während der Destillation infolge Kohlensäureaufnahme des Destillates ergibt, zu kompensieren. Nachdem 1 Mol Aconitin 2 Mol Säure und 1 Mol Pikroaconitin 1 Mol Säure bei der Wasserdampfdestillation entsprechen, stellen die Autoren folgende Formel auf:

$$x = \frac{100\,(2\,a - b)}{a}.$$

a = Anzahl ml 0,1 n H_2SO_4, die zur Titration der Gesamtalkaloide benötigt werden;
b = Anzahl ml 0,1 n NaOH, die zur Titration der bei der Wasserdampfdestillation freigewordenen Säuren verbraucht werden;
x = Gehalt an Pikroaconitin (in %), berechnet auf den Gesamtalkaloidwert.

Die Differenz zum Gesamtalkaloidgehalt ergibt den Aconitingehalt. Bei dieser Berechnung ist das unterschiedliche Molekulargewicht von Aconitin und Pikroaconitin nicht berücksichtigt, da die Differenz praktisch nicht ins Gewicht fällt.

Papierchromatographische Trennung und quantitative, spektrophotometrische Bestimmung von Aconitin und Pikroaconitin (nach MITAL und MÜHLEMANN).

a) Vorbereitung des Papiers: Durch Papierstreifen (Whatman Nr. 1) von 46,3 cm Länge und 14,3 cm Breite werden im absteigenden Verfahren analog wie bei der Durchlauf-P.chr. während 24 Std. 1%ige Salzsäure fließen gelassen. Anschließend wird an der Luft getrocknet und in gleicher Weise dest. Wasser durch das Papier laufen gelassen, bis die abtropfende Flüssigkeit chloridfrei ist und erneut bei Zimmertemperatur getrocknet.

b) Bestimmung von Tubera Aconiti: Die Gesamtalkaloide von 12 g Tubera Aconiti werden nach der Methode der Ned. 6, modifiziert nach VAN ARKEL und MEIJST bzw. nach MÜHLEMANN und WEIL, extrahiert. Der Extraktionsrückstand wird 2mal in 5 ml Äther gelöst und der Äther anschließend auf dem Wasserbad verdampft. Der Rückstand wird unter Erwärmen in 3 ml abs. Alkohol gelöst und durch ein kleines Filter in einen 5 ml Meßkolben filtriert. Das den Alkaloidrückstand ursprünglich enthaltende Kölbchen wird in kleinen Portionen mit abs. Alkohol ausgewaschen und die Waschflüssigkeit durch das Filter in das Meßkölbchen filtriert, bis letzteres bis zur Marke aufgefüllt ist. Von dieser alkoholischen Stammlösung werden auf der Startlinie in 2 cm Entfernung vom linken und rechten Rand je 0,04 ml auf das Papier aufgetragen. Anstelle der Stammlösung können auf dem links gelegenen Startpunkt auch je etwa 100 γ Aconitin und Pikroaconitin in alkoholischer Lösung aufgetragen werden. Der so vorbereitete Papierstreifen wird in eine Chromatographierkammer (23,5× 20× 47 cm) eingehängt. Zur Klimatisierung wird die Kammer mit zwei Porzellanschalen beschickt, die die laufende bzw. die stehende Phase enthalten und in die zum rascheren Ausgleich je ein Streifen Filtrierpapier eingehängt wird. Als laufende Phase wird die spezifisch leichtere Schicht eines Gemisches von 24 Volumenteilen Amylalkohol (frisch destilliert), 26 Volumenteilen 25%iger Ameisensäure und 30 Volumenteilen Siedegrenzbenzin (Kp. 85 bis 91°) verwendet. Nach einer Klimatisierungsdauer bei etwa 20° von 48 Std. wird frisch bereitete laufende Phase in die Küvette gegeben und 14 Std. im absteigenden Durchlaufverfahren chromatographiert. In dieser Zeit durchläuft das am schnellsten wandernde Aconitin eine Laufstrecke von etwa 30 cm, was einem R_f-Wert von etwa 0,62 entspricht. Unter diesen Bedingungen weist Pikroaconitin einen R_f-Wert von etwa 0,47 auf, während die übrigen Nebenalkaloide nicht scharf getrennt sind, aber wesentlich kleinere R_f-Werte aufweisen. Anschließend wird das Papier herausgenommen und bei Zimmertemperatur an der Luft während etwa 2 bis 3 Std. getrocknet. Vom Papier wird auf der linken Seite ein Streifen von etwa 4 cm Breite abgeschnitten und mit Dragendorffreagens nach MUNIER und MACHEBOEUF besprüht, wobei die Alkaloide als orangerote Flecke sichtbar werden. Aus dem restlichen Papier werden entsprechend der Lage der Flecken von Aconitin und Pikroaconitin auf dem besprühten Streifen zwei etwa 2 cm breite Papierstreifen und für die Bezugslösung ein dritter analoger Papierstreifen aus dem oberen Teil des Papiers vor der Startlinie herausgeschnitten, wobei darauf zu achten ist, daß alle drei Streifen eine gleich große Oberfläche aufweisen. Zur Elution werden die Papierstreifen nach BRINDLEY am stumpfen Ende etwa 2 cm von diesem entfernt umgeknickt, und der kurz umgeknickte Lappen in eine kleine Schale mit 1%iger Salzsäure getaucht. Infolge der Kapillarität fließt die Salzsäure durch das Papier hindurch und tropft am unteren, spitz zugeschnittenen Ende ab, wobei mit Hilfe eines kleinen Trichters dafür gesorgt wird, daß die abtropfende Flüssigkeit in einem 5 ml Meßkölbchen aufgefangen wird. Die ganze Vorrichtung wird während der Elution zur Vermeidung von Verdunstung unter ein umgestülptes Becherglas gestellt. Es wird so lange eluiert, bis das Meßkölbchen annähernd bis zur Marke aufgefüllt ist. Dann wird mit 1%iger Salzsäure bis zur Marke aufgefüllt und die Lösung direkt spektrophotometrisch gegen das Eluat des leeren Papierstreifens als Bezugslösung gemessen. Max. 233 bis 234 mμ, dabei Wert für $E_{1\,cm}^{1\%}$ von 205 bis 207. VAN ARKEL und MEIJST [Pharm. Weekbl. *88*, 46 (1953)]; MUNIER und MACHEBOEUF [Bull. Soc. chim. Fr. *31*, 1144 (1949); *33*, 846 (1951)]; BRINDLEY [J. Pharm. Pharmacol. *3*, 801 (1951)].

Dünnschichtchromatographische Bestimmung des Aconitins (nach FISCHER und WEIXLBAUMER). 1 g Droge wird in einer Reibschale mit 1 g basischem Aluminiumoxid Woelm verrieben und in einer gut schließenden Arzneiflasche mit 45 ml Äther-Chloroform (2 + 1) 15 Min. geschüttelt. Nach Zusatz von 1 ml 10%iger Ammoniaklösung wird 1 Std. lang auf der Maschine geschüttelt. Man filtriert in einen 50 ml Meßkolben und wäscht den Rückstand im Filter mit dem Lösungsmittelgemisch nach, bis der Meßkolben bis zur Marke gefüllt ist. 1 ml Lösung entsprechen 0,02 g Droge. Eine möglichst gleichmäßig bestrichene Kieselgel-G-Platte (20 × 20 cm) wird bei 30° in eine Küvette eingestellt und 1mal mit Chloroform-Isopropanol (3 + 1) durchgewaschen. Nach dem Einzeichnen von 2 cm breiten Bahnen wird die bereitete Lösung mittels einer Agla-Spritze (rund 100 μg Aconitin = 0,15 bis 0,5 ml) in mehreren Bahnen aufgetragen, eine oder zwei Bahnen werden zum Nachweis der Alkaloidflecken herangezogen. Mit dem Gemisch Isopropanol-Methanol-23%iger Ammoniaklösung (36 : 23 : 1) wird bei 30° mit einer Laufstrecke von 14 cm entwickelt. Die 4 bis 5 Bahnen werden bis auf das ausgewählte Leitchromatogramm abgedeckt und mit möglichst wenig 0,1 n Jodlösung besprüht. Die Jodlösung darf nicht in den abgedeckten Teil des Chromatogrammes hineinwandern. Die Lage des Aconitins auf dem Analysenchromatogramm wird an Hand der Jodflecke lokalisiert. Die dem Aconitin entsprechenden Flächen werden sorgfältig abgeschabt und quantitativ in ein mit Asbest verschlossenes Spitzröhrchen (6 bis 8 mm Durchmesser, 10 bis 12 cm Länge) gebracht. Das Adsorbens wird mit wenig Asbest nach oben hin abgedeckt. Durch Auftropfen von Chloroform-Isopropanol (2 : 1) (mit dem auch der Asbest ausgekocht wurde!) wird zuerst das Extraktionsgut durchfeuchtet. 5 ml Lösungsmittel werden aufgezogen, und erst wenn die Flüssigkeit in die oberste Asbestschicht einzieht, werden neuerlich jeweils 5 ml nachgefüllt, bis 30 ml abgetropft sind. Durch leichtes Klopfen an der Glaswand können kleine Luftbläschen ausgetrieben werden. Das Eluat wird im Vakuumexsiccator verdunstet, der trockene Rückstand mit genau 5,00 ml 1%ige HCl übergossen und nach mehrmaligem Umschwenken gegen 1%ige HCl bei einer Wellenlänge von 234 mm im Spektrophotometer gemessen. Von einer unter gleichen Bedingungen im Bereich zwischen 30 µg und 100 µg mit Aconitin crist. aufgestellten Eichkurve (s. Abb. 14) werden die Werte abgelesen und auf den Alkaloidgehalt der Droge umgerechnet.

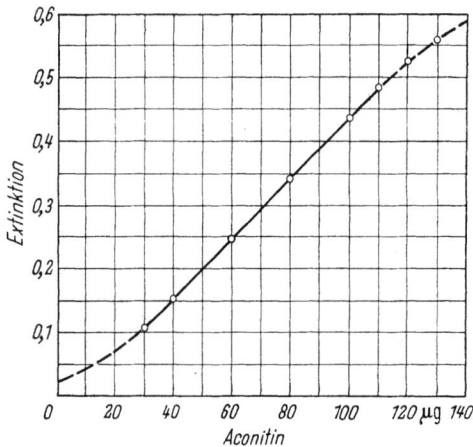

Abb. 14. Zeiß-Spektrophotometer PMQ II, 5-ml-Küvette, 1 cm Schichdicke, 234 nm.

Biologische Wertbestimmung nach NF X. Zur Bestimmung der Wirksamkeit von Eisenhutknollen nach dem NF X wird eine aus dem feingepulverten Aconit nach der Vorschrift der NF bereitete Tinktur verwendet. Es werden Meerschweinchen im Gewicht von 250 bis 350 g aus einer Meerschweinchenzucht gebraucht, die unter gleichen Bedingungen gehalten werden. Für jede Bestimmung soll das Gewicht der Versuchstiere sowohl für das zu prüfende Muster als auch für den Standard (Reference Aconitine NF) nicht mehr als 50 g abweichen. Das Perkolat wird mit soviel Wasser verdünnt, daß die Dosis etwa 1 ml beträgt, und diese Verdünnung den Meerschweinchen unter die Haut des Hinterleibes injiziert. Der Aconitin-Standard wird in 70 volumenprozentigem Alkohol in einem Verhältnis von genau 15 mg Aconitin in 100 ml gelöst und der pH der Lösung mit HCl auf 3 ± 0,2 eingestellt. Diese alkoholische Lösung kann in verschlossenen Ampullen aufbewahrt werden, jedoch muß die Wirksamkeit solcher Vorrats-Standardlösungen mindestens alle 6 Monate gegenüber frisch bereiteten Lösungen kontrolliert werden. Falls die Standardwirksamkeit nicht mehr vorhanden ist, ist die Vorratslösung zu verwerfen. Die Aconitin-Standardlösung ist mit soviel Wasser zu verdünnen, daß die Dosis etwa 1 ml beträgt und in gleicher Weise wie das Muster zu injizieren. Auf diese Weise sind die Dosen des Aconitin-Standards und des Musters zu ermitteln, die nicht mehr als 7 und nicht weniger als 3 Meerschweinchen von je 10 Tieren innerhalb von 6 Std. töten. Falls die entsprechenden Mortalitäten des Standards und des Musters um nicht mehr als 2 Tiere differieren, können die Dosen als äquivalent angesehen werden. Es wird darauf hingewiesen, daß es wegen einiger verschiedener Faktoren bei dieser Bestimmung schwierig ist, für verschiedene Untersucher gleiche Ergebnisse zu erzielen. Daher wird eine Fehlergrenze der Bestimmung der Wirksamkeit von ± 20% zugelassen. Nach USD 60 ist die biologische Wertbestimmung des Aconits von zweifelhaftem Wert, da mit dieser toxischen Bestimmung der therapeutische Wert nicht festgestellt werden kann.

Prüfung der Toxizität an der Maus nach CF 65. Man stellt durch Ausziehen mit 90prozentigem Alkohol eine Tinktur 1 : 10 her und verdünnt diese Tinktur 1 : 5 mit Wasser. Hiervon injiziert man 10 Mäusen von 20 g ± 1 g Gewicht, die 4 Std. lang vor der Injektion nüchtern blieben, subkutan eine Dosis, die etwa 50 % der Tiere innerhalb von 24 Std. tötet. Die Toxizität von 1 ml der Tinktur 1 : 10 soll einem Standard von 0,15 mg Aconitin entsprechen, oder umgerechnet sollen 2,4 ml der Tinktur an 1 kg Tiergewicht einer DL 50 entsprechen.

Aufbewahrung. Vorsichtig! Da die Aconitknollen oft von Insektenlarven zerfressen werden, ist es von Vorteil, sie nach sorgfältiger Säuberung für einige Stunden in ein Gefäß zu bringen, in dem man Äther oder Chloroform verdunsten läßt, und hierauf scharf nachzutrocknen. Man bewahrt sie in gut schließenden Blechgefäßen, das Pulver in Flaschen aus gelbem Glas und in einem trockenen Raum auf. Beim Pulvern der Knollen ist Vorsicht geboten (Verbinden von Mund und Nase mit einem feuchten Schwamm). Vor Insektenfraß geschützt und über Kalk, Helv. V. In dicht verschlossenen Behältern, vor Licht geschützt und an einem trockenen Ort, Pl.Ed. I/1. Vor Insektenfraß geschützt bei einem relativen Wasserdampfdruck, kleiner als 0,05, Ned. 6.

Wirkung. Es muß hier vorausgeschickt werden, daß die verschiedenen Aconitum-Arten Aconitine enthalten, die sich sowohl in ihrer Zusammensetzung als auch in ihrer Toxizität unterscheiden. Sie haben jedoch qualitativ alle dieselbe pharmakologische Wirkung.

Lokale Wirkung. Zubereitungen von Aconitum (Extrakt, Tinktur) und das Aconitin in verd. Lösung rufen, lokal auf die Haut oder Schleimhaut appliziert, anfangs eine Erregung der sensiblen Nervenendigungen und eine leichte Wärmeempfindung hervor, auf die ein charakteristisches Kribbeln und ein Abstumpfen der Empfindlichkeit mit anschließender Anaesthesie folgen.

Therapeutische Wirkung. Therapeutische Dosen von Tinctura Aconiti oder von Aconitin wirken per os ebenfalls auf die sensiblen Nervenendigungen einiger vom Trigeminus innervierter Regionen. Auch hier folgt einer anfänglichen Erregung eine Depression und eine mehr oder weniger lange Anaesthesieperiode, die vor allem bei der Behandlung jener Trigeminusneuralgien nützlich ist, die sich jeglicher anderer Behandlung entziehen. Höhere Dosen regen die Bulbärzentren an, die nach anfänglicher Erregung eine Depression erfahren. Je nach Maß der verabreichten Dosen stellen sich die Symptome der Atemschwierigkeit, Bradykardie, geringer und schwacher Puls sowie Hypotonie ein. Die Empfindlichkeit der Sinnesorgane (Sehen, Hören) stumpft ab, gefolgt von einem Prickelgefühl, das sich von den Fingerspitzen über den ganzen Arm ausbreitet. Zunge, Lippen, Nase, Backen, oft sogar der ganze Körper werden unempfindlich. Bei Vergiftungen werden die oben genannten Symptome noch durch Speichelabsonderung, Übelkeit, Erbrechen, Diarrhöe, Atemnot, kardiovaskuläre und thermoregulierende Schwierigkeiten, Dyspnoe, langsamen Puls (schwach und unregelmäßig), Kältegefühl im Körper, Asthma, Schwindel und Zittern verstärkt. Die Pupillen sind zuerst verengt, dann erweitert, die geistigen Fähigkeiten bleiben gewöhnlich voll erhalten. Der Tod, der durch hohe Dosen augenblicklich eintreten kann, erfolgt durch Atemlähmung in einem Zeitraum von 2 bis 6 Std. Aconitin ist das giftigste unter den bekannten Alkaloiden; Aconitpräparate dürfen nicht über längere Zeit hinweg ununterbrochen verabreicht werden.

Behandlung der Vergiftung. Nach GESSNER. 1. Ätiotrop: Brech- und andere Entleerungsmittel für Gifte, die allgemeinen Antidota für Alkaloide (Gerbsäure, Tierkohle, Jodwasser, Lugolsche Lösung), Analeptica, Hautreize (Sinapismen usw.). – 2. Symptomatisch: Warmhalten, gegen die meist stark ausgeprägten Kreislaufstörungen Herzmittel, wenn nötig auch Strophanthin i.v., gegen die starke Bradycardie Atropin. Bei der tierexperimentellen Aconitinvergiftung wirkt Magnesium antagonistisch auf die Herzstörungen, nach anderen Untersuchungen Magnesium und Calcium zusammen, beim Menschen scheinen bisher keine Erfahrungen vorzuliegen, doch dürften Versuche mit Magnesiumsulfat i.v., eventuell kombiniert mit Calcium gluconicum, angebracht sein. Bei vorhandener Atemschädigung Analeptica, unter Umständen auch lang fortgesetzte künstliche Atmung.

Nach BPC 63 soll bei Aconitvergiftungen der Magen durch Magenspülung geleert oder Apomorphinhydrochlorid 1/10 Grain (= 6,5 mg) subkutan injiziert werden. Als Arzneimittel sind Atropin sowie bei medullarer Depression Nicethamid (Coramin) oder Leptazol (Cardiazol) geeignet. Der Patient soll liegen und warm gehalten werden.

Anwendung. Selten in Pillen, Pulvern und Infusen. Häufiger zur Herstellung von Extrakten und Tinctura Aconiti. In England als Liniment (Liniment of Aconite BPC 63) und zusammengesetztes Liniment mit Belladonna und Chloroform (Liniment of Aconite, Belladonna and Chloroform BPC 63). Ferner in der Homöopathie sowie zur Darstellung des Aconitins und seiner zahlreichen Verbindungen.

Dosierung. Max. Einzeldosis 0,02 g, max. Tagesdosis 0,06 g, mittlere Einzelgabe als Einnahme 0,01 g, Erg.B. 6. Durchschnittsdosis als Dekokt 0,2 bis 0,5 g, max.Dosis als Dekokt 0,5 g, Jap. 62. Durchschnittsdosis 60 mg, NF X. Durchschnittsdosis 30 bis 60 mg, Tagesdosis möglichst unter 150 mg, USD 60. 0,05 bzw. 0,15 g, Chil. III.

Helv. V, Hisp. IX, Portug. 35 und Fenn. 37 stellen zur Abgabe ein mit Milchzucker oder Reisstärke auf 0,5% Alkaloide eingestelltes Pulver her. – Dosierung hierfür: 0,02 bzw. 0,06 g Helv. V. 0,05 bzw. 0,15 g Hisp. IX. Die DL für Erwachsene wird auf Grund der vorgekommenen Vergiftungen mit 2 bis 4 g Tubera Aconiti per os angegeben.

Aconitum Napellus e radice HAB 34. Sturmhut. Eisenhut.

Frische Wurzelknollen mit anhängenden Wurzeln.

Arzneiform. Essenz nach § 2.

Arzneigehalt. 1/2.

Aconitum e radice HPUS 64.

Die getrocknete Aconitwurzel.

Arzneiform. Urtinktur.

Arzneigehalt. 1/10.

Feingepulverte Aconitwurzel, die ein Sieb von 60 Maschen auf 1 Inch (= 25,4 mm) passiert, 100 g Alkohol (94,9 Vol.-%) USP q.s. zur Bereitung von 1000 ml der Tinktur. – Dilutionen: D 2 (2✕) und höher mit Alkohol HPUS (88 Vol.-%). – Triturationen: D 1 (1✕) und höher. – Medikationen: D 2 (2✕) und höher. – Die HPUS 64 schreibt keine Gehaltsbestimmung vor.

Pulvis Aconiti. Aconitpulver. Powdered Aconite. Poudre d'aconit.

Pulvis Aconiti Tuberis Pl.Ed. I/1. Aconiti Pulvis Belg. IV (mit Reisstärke auf 0,5% Alkaloide eingestellt). Aconito Polvere Ital. VII. Pó de acônito Brasil. 2.

Gewinnung. Aconitknollen werden sorgfältig gewaschen, bei 40° getrocknet, zerschnitten und fein gepulvert.

Graubraunes Pulver mit tafelförmigen Metadermzellen mit braunen Wänden. Parenchym mit einzelnen (2–6 bis 15–20 μ Durchmesser) oder zusammengesetzten (2–6) Stärkekörnern, einzelnen Sklerenchymzellen, quadratisch, auch verdickt, mit einfachen Tüpfeln und großen Lumina. Fragmente von Spiral- und Tüpfelgefäßen. Einzelne Fasern aus dem Stengel. Calciumoxalat fehlt.

Prüfung. Mindestalkaloidgehalt, Asche, fremde org. Substanz und Aufbewahrung s. Aconiti Tuber Pl.Ed. I/1.

Dosierung. 0,05 bzw. 0,15 g, Belg. IV.

Aconit-Dispert (Kali-Chemie-AG, Hannover) ist ein Trockenkonzentrat aus Tubera Aconiti in Tablettenform.

Aconitysat Bürger (Johannes Bürger Ysatfabrik GmbH, Bad Harzburg). Ysat (Frischpflanzenzellsaft) aus Tubera Aconiti, Tropfen (1 ml = 0,5 mg Aconitin), Salbe (10% Aconitysat).

Folia Aconiti[1]. Herba Aconiti napelli (caerulei). Herba Contrajervae germanicae. Herba Napelli. Eisenhutblätter. Sturmhut-, Aconit-, Appollonien-, Teufels-, Helmkraut. Aconite leaves. Feuilles d'aconit napel. Feuilles de capushon. Feuilles de pistolet. Hojas de acónito. Folhas de Napello.

Aconit Napel Feuille fraîche CF 49.

Die Blätter der wildwachsenden blühenden Pflanzen werden zu Anfang der Blütezeit oder kurz vorher (Juni bis Juli) gesammelt. 5 Teile frische Blätter liefern 1 T. Droge. Die Droge darf nicht über 1 Jahr aufbewahrt werden.

Blätter durchschnittlich 8 bis 10 cm im Durchmesser, langgestielt, fast kahl, getrocknet blaßgrün, oberseits dunkler bis bräunlich, im Umriß breit keil- oder rautenförmig, selbst kreisrund bis herzförmig und bis fast an die Basis in 5 bis 7 Primärlappen von höchstens 1 cm Breite geteilt. Letztere mit schmallinealen oder lanzettlichen, bisweilen etwas sichelförmig gekrümmten, unbehaarten Sekundär- und Tertiärlappen von 1 bis 4 mm Breite. Die kleineren, oberen Blätter kürzer gestielt und einfacher geteilt, Deckblätter der Blütenstiele so gut wie ungeteilt, lineal und 3zähnig. Die Art ist außerordentlich vielgestaltig und variiert besonders in der Fiederschnittigkeit der Blätter.

Geruch der frischen Blätter beim Zerreiben etwas widerlich. Geschmack der frischen und getrockneten Blätter zuerst schwach bitterlich, später anhaltend scharf brennend.

Mikroskopisches Bild. Querschnitt. Epidermis der Blattoberseite aus welligen oder wellig-buchtig begrenzten Zellen mit schwacher Verdickung der Außenseite und glatter Kutikula. Palisadenparenchym einreihig mit zumeist aus V- oder Y-artig nach oben gerichteten 2 bis 3 armförmigen Zellen (Armpalisaden). Schwammparenchym netzartig mit nahezu flacharmigen Zellen. Epidermis der Unterseite mit zahlreichen Spaltöffnungen ohne Nebenzellen. Auf beiden Blattseiten einzellige, mäßig verdickte Haare mit glatter oder feinwarziger Kutikula und abgerundeten Enden.

---

[1] Abbildungen bei L. Hörhammer: Teeanalyse, Tafel 15, Abb. 87 und 88.

Verwechslung. Aconitum lycoctonum L. (s. d.).

Inhaltsstoffe. 0,12 bis 0,96% Alkaloide, vor allem Aconitin, Mesaconitin und Hypaconitin. Der Alkaloidgehalt ist nach MADAUS und SCHINDLER [Arch. Pharm. (Weinheim) *1938*, S. 280] zu Beginn der Blütezeit am höchsten und sinkt während und nach der Blüte stark ab. An Nebenalkaloiden die Spaltprodukte Pikroaconitin, Homoisoaconitin und Aconin, ferner Napellin, Neopellin, Ephedrin und Spartein. Weiterhin Pflanzensäuren, besonders Aconitsäure, Inosit, Zucker und Gerbstoffe.

Prüfung. Max. Aschegehalt 16,6%, CF 49.

Gehaltsbestimmung. MADAUS und SCHINDLER [Arch. Pharm. (Weinheim) *1938*, S. 280] bestimmten die Gesamtalkaloide, berechnet auf Aconitin, titrimetrisch nach der im DAB 6 angegebenen Methode analog der Bestimmung von Folia Belladonnae.

Bestimmung nach WASICKY. 12 g Drogenpulver werden mit 120 g Äther geschüttelt und nach Zusatz von 5 g Natronlauge 1/2 Std. unter häufigem Umschütteln stehen gelassen. Dann gießt man so viel wie möglich vom Äther ab, eventuell nach Zufügen von etwas Wasser, schüttelt den Äther mit 1 g Talcum, filtriert dann mit 2 ml Wasser durch, filtriert ihn nach dem Absetzen und wägt das Filtrat, das man zur Entfernung der Amine auf die Hälfte abdestilliert, dann mit 5 ml 0,1 n Salzsäure ausschüttelt und mit Wasser wäscht. In den vereinigten wäßrigen Flüssigkeiten titriert man den Säureüberschuß mit 0,1 n Kalilauge und Jodeosin (unter Zufügung von einigen ml Äther) oder Methylrot als Indikator zurück. Prozentgehalt der Droge an Gesamtalkaloiden berechnet als Aconitin

$$x = \frac{64 \cdot 5 (5 F_s - n F_k)}{a}.$$

a = Gewicht des ätherischen Filtrates; n = verbrauchte ml Lauge;
F_s = Säurefaktor;
F_k = Laugenfaktor

Anwendung. Bei rheumatischen Beschwerden. In der Homöopathie bei Herzleiden, Neurasthenie, Fieber.

Aconitum HAB 34. Sturmhut. Eisenhut.

Die ganze, wildwachsende, frische, zur Zeit der beginnenden Blüte gesammelte Pflanze.

Arzneiform. Essenz nach § 1.

Arzneigehalt. 1/2.
Mindestgehalt an Aconitin 0,03%.

Aufbewahrung. Bis 3. Dez.Pot. vorsichtig.

Gehaltsbestimmung. Wie nach Helv. V bei Tinctura Aconiti mit 100 g der Essenz. Die vom HAB vorgeschriebene Menge von 25 g der Essenz ist zu klein. ERBRING et al. [Dtsch. Apoth.-Ztg *93*, 332 (1953)] zeigten, daß eine nach § 2 angesetzte Urtinktur sowohl in der Ausbeute als auch im Alkaloidgehalt günstigere Ergebnisse aufweist. Als Bestimmungsmethode schlagen die Autoren eine nach Helv. V modifizierte Bestimmung des Gesamtalkaloidgehaltes vor.

In den Vorschlägen für das neue Deutsche HAB, Heft 1, S. 27 (1955), wird für die Urtinktur eine Dichte von 0,925 bis 0,930, ein Trockenrückstand von 2,5 bis 3,2% und ein pH von 4,5 bis 5,5 verlangt. Außerdem werden eine Prüfungsreaktion, die Chromatographie [Heft 7, S. 360 (1961)] sowie eine Gehaltsbestimmung der Tinktur beschrieben. Urtinktur nach § 2.

Aconitum napellus HPUS 64.

Frische, zu beginnender Blüte gesammelte ganze Pflanze und Wurzel.

Arzneiform. Urtinktur: Arzneigehalt 1/10. Aconitum, feuchte Masse mit 100 g Trockensubstanz und 350 ml Wasser = 450 g, Alkohol USP (94,9 Vol.-%) 683 ml zur Bereitung von 1000 ml der Tinktur. – Dilutionen: D 2 (2×) enthält 1 Teil Tinktur, 2 T. dest. Wasser und 7 T. Alkohol. D 3 (3×) und höher mit Alkohol HPUS (88 Vol.-%). – Medikationen: D 3 (3×) und höher. – Die HPUS 64 schreibt keine Gehaltsbestimmung vor.

Alcoholatura aconiti CF 49.

1000 g frische Aconitblätter CF werden zerstoßen und 8 Tage lang mit 1000 g 95%igem Alkohol unter zeitweiligem Umschütteln in einem verschlossenen Gefäß mazeriert. Nach dem Abpressen wird filtriert.

Braungrüne Flüssigkeit, beim Altern rotbraun werdend. Geschmack scharf und brennend. Sie trübt sich auf Zusatz eines gleichen Volumens Wasser leicht.

Wertbestimmung und Standardisierung. 200 g Aconitalkoholatur werden bei einer 60° nicht überschreitenden Temperatur eingedampft und die Bestimmung wie bei Radix Aconiti (s. Gehaltsbestimmung CF 49, S. 139) durchgeführt. Die Alkoholatur wird durch Zusatz von 60%igem Alkohol oder durch Mischen mit einer schwächeren Alkoholatur auf einen Gehalt von 0,01% + Gesamtalkaloide eingestellt.

Aufbewahrung. Vorsichtig. Tab.C.

Aconitum anthora L. Gelber, Fahler, Feinblättriger Sturmhut. Gichtheil. Maclou.

Auf Gebirgszügen des südlichen Mitteleuropas und in Mittelasien vorkommend.

Wurzelstock kurz, mehr oder weniger rübenförmig, dunkelbraun, innen weiß. Stengel meist einzeln, steif aufrecht, bis 1 m hoch, seltener verästelt, dicht beblättert. – Blätter kurzgestielt, 5- bis 7teilig, doppelt fiederspaltig, die Abschnitte spitz, schmal linealisch. Blätter nach oben zu kleiner, zuletzt nur 3teilig bis einfach. – Blüten blaßgelb, zygomorph, in einer nicht sehr reichblütigen, endständigen Traube oder am Grunde noch mit einigen achselständigen, kleineren Nebentrauben. Ein Kelchblatt helmartig gewölbt, in eine Spitze ausgezogen. – Die ganze Pflanze mehr oder weniger stark flaumhaarig.

Inhaltsstoffe. Etwa 2% Alkaloidgemisch, bestehend aus Anthorin (= Atisin) $C_{22}H_{33}NO_2$ und Pseudanthorin. Anthorin soll weniger, Pseudanthorin stärker giftig sein als Aconitin.

Aconitum Anthora HAB 34. Gelber Sturmhut.

Die frische, blühende Pflanze.

Arzneiform. Essenz nach § 1.

Arzneigehalt. 1/2.

Aufbewahrung. Bis 3. Dez.Pot. vorsichtig.

Aconitum variegatum L. Bunter Sturmhut.

In den Alpen und Mittelmeergebirgen vorkommend.

Ausdauernd, bis 1,5 m hoch. Wurzel wie Aconitum napellus. – Stengel meist ästig, samt der Traubenspindel, den Blütenstielen und der Außenseite der Perianthblätter kahl. – Laubblätter tief 5- bis 7teilig mit keilig-rhombischen, doppelt fiederlappigen Abschnitten. Trauben locker, die endständigen nicht mehrmals länger als die seitlichen, diese meist nicht viel später aufblühend. Blütenstiele ziemlich lang, aufrecht abstehend. Tragblätter den Laubblättern ähnlich, kleiner, einfacher geteilt, die Blüte nicht überragend und rasch an Größe abnehmend. – Blüten groß, heller oder dunkler violett, selten blau, weiß oder gescheckt. Helm hochgewölbt, deutlich höher als breit, vorne geschnäbelt. Stiel der Honigblätter gerade, ihr Sporn kopfig zurückgekrümmt. Staubfäden kahl. – Fruchtknoten kahl, 3 bis 5. Balgkapseln bis 30 mm lang, an der Spitze schief abgerundet. Samen 3kantig mit wellenförmig gebogenen, hellen Querstreifen besetzt.

Inhaltsstoff. Aconitin.

Die Wirkung soll ebenso stark sein wie bei A. napellus.

Aconitum cammarum L. (A. stoerkianum Rchb.). Blauer Sturmhut. Stoerks Eisenhut. Blaue Wolfswurz.

Aconitum cammarum ist eine Kreuzung zwischen A. napellus und A. variegatum.

Heimisch in den Gebirgen Mitteleuropas, Nord- und Mittelasiens, als Zierpflanze auch kultiviert.

Robuste Pflanze. Stengel dick, bis 0,6 m, selten höher, kahl, dicht beblättert. – Laubblätter bis zum Grunde 5- bis 7teilig, die Abschnitte tief eingeschnitten mit 1 bis 4 mm breiten, linealen oder lanzettlichen, genäherten Zipfeln. Blütentraube einfach, sehr dicht, bis 20 cm lang. Untere Tragblätter laubblattartig, langsam an Größe abnehmend (Traube daher im unteren Teil stets durchblättert). – Blütenstiele aufrecht, kürzer als der Helm. Vorblätter 2 bis 4 mm lang. Blüten tief violett. Helm aufliegend, meist kahl, breiter als hoch, fast halbkreisförmig, schief aufsteigend, die Grundlinie gerade oder schwach gebuchtet. Staubfäden kahl oder bewimpert. Sporn der Honigblätter stumpf oder undeutlich kopfig, ihr Stiel meist kahl. – Fruchtknoten kahl. – Wurzelknollen kurz, rübenförmig, 1 bis 2 cm dick, unten ziemlich plötzlich in eine starke, bis 25 cm lange Wurzel übergehend. Außen dunkelbraunschwarz, im Querschnitt hellgrau bis weiß, mit dunklerem, 5- bis 7strahligem Kern.

Inhaltsstoffe. 0,5% Gesamtalkaloide. Die Art soll die gleichen Alkaloide enthalten wie A. napellus. Die Spaltbasen Pikroaconitin und Aconin konnten jedoch nicht nachgewiesen werden.

Aconitum Cammarum HAB 34. Blauer Sturmhut.

Frische Wurzelknollen mit daranhängenden Wurzeln.

Arzneiform. Essenz nach § 2.

Arzneigehalt. 1/2.

Aufbewahrung. Bis 3. Dez.Pot. vorsichtig.

Aconitum japonicum Thunb. (A. fischeri Rchb., A. chinense Sieb.). Japanischer Eisenhut.

Heimisch in China und Japan. Nach USD 60 nur auf Kamtschatka.

Tubera Aconiti japonici. Japanischer Aconit. Japanische Eisenhutknollen. Japanese Aconite.

Nach BPC 63 stammt japanischer Aconit von Aconitum uncinatum L. var. japonicum Reg.

Die Droge kam lange Zeit unter den Bezeichnungen Kusauzu-Knollen (von Hokkaido) und Bushi-Knollen (von Hondo) in den Handel. Letztere sollen von einer Varietät von A. japonicum stammen und der offizinellen Droge beträchtliche Konkurrenz machen. Sie enthalten wenig harzartige Stoffe und sind zur Bereitung von Extrakten sehr geeignet.

Inhaltsstoffe. Jesaconitin und Japaconitin, ein Gemisch aus 6 Alkaloiden, u.a. Hypaconitin und Mesaconitin. Aus der ganzen Pflanze isolierten Iwasa et al. [Yakugaku Zasshi *85*, 469 (1965)] β-Sitosterin-β-D-glucosid (Daucosterin), 9% Saccharose, 0,05% Mesoinositol, 9,7 bis 0,9% trans-Aconitinsäure, Benzoe-, p-Hydroxybenzoe-, Fumar- und Citronensäure und wiesen g.chr. Myristin-, Palmitin-, Stearin-, Olein- und Linolensäure nach.

Aconitum japonicum HAB 34.

Frischer Wurzelstock.

Arzneiform. Essenz nach § 3.

Arzneigehalt. 1/3.

Aufbewahrung. Bis 3. Dez.Pot. vorsichtig.

Aconitum chasmanthum Stapf.

Alpine und subalpine Zonen des westlichen Himalayagebietes, Pakistans und Indiens.

Indischer Aconit.

Die Wurzel wird in Indien Nohri oder Pinu genannt.

Wurzel gewöhnlich 25 bis 37 mm, selten über 50 mm lang, 12 bis 18 mm dick, dunkelbraun, mit zahlreichen Rudimenten von Würzelchen, die Vorsprünge bilden, quer- und längsrunzelig sind, letzteres weniger deutlich. Bruch etwas knorpelig, hart, im Bereich des Kambiums weiß, außen bräunlich. Geschmack zuerst schwach bitter, dann anhaltend brennend.

Mikroskopisches Bild. Epidermis aus einer oder mehreren Schichten verkorkter Zellen, auf der Außenseite papillös. Steinzellen fehlen, primäre Rinde durch eine deutlich sichtbare Endodermis abgeteilt. Innere Rinde parenchymatisch mit nur sehr vereinzelten Gruppen von Siebteilfasern, die sich über die Hälfte des Durchmessers verteilen. Kambiumring mit 6 bis 10 Winkeln verlaufend, aber nicht genau sternförmig. In jungen Wurzeln die Holzgefäße verstreut, oft einen V-förmigen Ring bildend, dabei etwas Holzparenchym umschließend. In älteren Teilen dichte, kegelige Bündel, häufig keilförmig und mit einer scharfen Spitze. Innere Rinde lückenhaft. Stärkekörner vielfach rund, 6 bis 18 μ im Durchmesser, mit einem zentralen Kern.

Verfälschungen. Die Wurzeln von Aconitum heterophyllum Wall. und die Wurzeln gewisser anderer Aconitum-Arten enthalten nach Ind. P.C. 53 nicht giftige Alkaloide, was durch einen Ausfall des brennenden Nachgeschmackes beim Kauen festgestellt werden kann. Ferner die Wurzeln von Aconitum palmatum D. Don, A. balfourii Stapf, A. spicatum Stapf und A. laciniatum Stapf.

Inhaltsstoffe. 4,2 bis 4,8% Indaconitin $C_{34}H_{47}NO_{10}$, das bei der Hydrolyse Pseudaconin $C_{25}H_{41}NO_8$, Essig- und Benzoesäure liefert. Gesamtalkaloidgehalt etwa 4,3%. Ferner Aconitsäure und Stärke.

Bemerkung. Die Droge ist giftig!

Die folgenden Aconitum-Arten bis einschließlich Aconitum laciniatum STAPF liefern ebenfalls Indischen Aconit; sie gelten jedoch nicht als offizinell. Häufig handelt es sich dabei um Mischungen der Wurzeldrogen.

Aconitum ferox WALL. (A. virosum DON). Wilder Sturmhut. Nepalscher Eisenhut. Bish. Bikh.

Heimisch im Himalaya und in Nepal.

Knollen 6 bis 12 cm lang, 2 bis 4 cm dick, keulenförmig, rund, oder etwas abgeplattet, nach unten sich in eine zylindrische Hauptwurzel fortsetzend. Den offizinellen Aconitknollen ähnlich, jedoch größer und schwerer. Außen tieffurchig, dunkelbraun, innen weiß, mehlig.

Der Querschnitt zeigt einen 7- bis 9strahligen Holzteil. Schwefelsäure färbt die Schnittfläche nur gelblichgrau.

Inhaltsstoffe. 0,86% Pseudoaconitin und ein amorphes Alkaloid $C_{30}H_{47}NO_7$(?). Gesamtalkaloidgehalt etwa 1,1%.

Aconitum ferox HAB 34. Wilder Sturmhut.

Der frische Wurzelstock.

Arzneiform. Essenz nach § 2.

Arzneigehalt. 1/2.

Aufbewahrung. Bis 3. Dez.Pot. vorsichtig.

Aconitum spicatum DONN.

Enthält Bikhaconitin $C_{36}H_{51}NO_{11}$, das bei der Hydrolyse in Bikhaconin $C_{25}H_{41}NO_7$, Essig- und Veratrumsäure zerfällt.

Aconitum palmatum D. DON und A. luridum HOOK. f. et TH.

Heimisch im Himalaya, wahrscheinlich Varietäten von A. ferox.

Inhaltsstoffe. Das ungiftige Alkaloid Palmatisin sowie nach JOWETT (zit. in USD 60) Aconitin und Anthorin.

Aconitum heterophyllum WALL. Atis root. Utees. Atees.

Vorkommen im Himalaya.

Rhizom oben etwas flach gedrückt, nach unten meist kegelförmig, selten spitz zulaufend.

Inhaltsstoffe. Anthorin, Heterasin $C_{22}H_{33}NO_5$ und Hetisin $C_{20}H_{27}NO_3$; nach PELLETIER (Chem. and Ind. *1956*, S. 1016) ferner Atidin, ein neues Diterpenalkaloid. Über die Struktur des Diterpenalkaloides Heteratisin berichteten ANEJA und PELLETIER (Tetrahedron L. *1964*, S. 669). PELLETIER et al. (Tetrahedron L. *1967*, S. 557) isolierten ferner die Alkaloide Heterophyllisin $C_{22}H_{33}NO_4$, Fp. 178 bis 179°, Heterophyllin $C_{21}H_{31}NO_4$, Fp. 221,5 bis 223° und Heterophyllidin $C_{21}H_{31}NO_5$, Fp. 269 bis 272°.

Anwendung. Als Antiperiodicum.

Dosierung. Etwa 1,3 g.

Aconitum deinorrhizum STAPF.

Enthält 0,86% Pseudoaconitin.

Aconitum balfourii STAPF.

Enthält 0,4% Pseudoaconitin.

Aconitum laciniatum STAPF.

Wird nach USD 60 als Nepal-Aconit gehandelt.

Aconitum lycoctonum L. (A. vulparia RCHB.). Gelber Eisen-, Wolfs-, Wolfseisen-, Fuchseisenhut. Wolfswurz. Wolfs-, Hundstod.

In feuchten Wäldern Europas, in Nordrußland, Sibirien und Mittelasien vorkommend.

Die Droge wurde früher unter der Bezeichnung Radix Aconiti lutei gehandelt (s. auch Verwechslungen und Verfälschungen von Tubera Aconiti).

Wurzelstock kurz, schräg aufsteigend, stark verzweigt mit zahlreichen Wurzeln und einem oder mehreren, bis 1,3 m hohen, aufrechten Stengeln. Untere Blätter sehr langgestielt, handförmig, 3- bis 7teilig, mit breiten, keilförmig lanzettlichen, gespaltenen oder 2- bis 3lappigen, gezähnten Abschnitten. Stengelblätter kürzer gestielt und weniger geteilt. Blüten gestielt, zygomorph, in langen, dichtblütigen, einfachen Trauben, seltener noch mit kleineren Nebentrauben. Kelch fünfblättrig, das obere Blumenblatt zu einer keulenförmigen Haube umgewandelt, die mittleren und unteren gleich lang, gelb. Die ganze Pflanze rauhhaarig. Haare bis über 1 mm lang, gekrümmt, anliegend oder gerade.

Inhaltsstoffe. Lycaconitin $C_{36}H_{46}N_2O_{10}$ und Lycotonin $C_{25}H_{39}NO_7$. Gesamtalkaloidgehalt etwa 0,94%. Kein Aconitin.

Aconitum lycoctonum HAB 34. Wolfs-Eisenhut.

Das frische, zur Zeit der beginnenden Blüte gesammelte Kraut.

Arzneiform. Essenz nach § 1.

Arzneigehalt. 1/2.

Aufbewahrung. Bis 3. Dez.Pot. vorsichtig.

Aconitum paniculatum Lam. Rispiger Sturmhut.

Im Alpengebiet vorkommend.

Ausdauernd, 0,6 bis 1,5 m hoch. Wurzel wie Aconitum napellus. — Stengel meist ausgebreitet ästig, im oberen Teil (besonders an der Traubenspindel und an den Blütenstielen) abstehend weichhaarig und drüsig. — Blätter tief 5- bis 7teilig mit keilig-rhombischen, fiederlappigen Zipfeln. Trauben locker. Blüten violett, lang gestielt. Tragblätter klein, lineal oder die unteren geteilt. Helm so hoch wie breit, selten etwas höher, am Grunde schief aufsteigend, unten tief bogig ausgeschnitten, über dem in einen vorragenden Schnabel ausgezogenen Grund etwas ausgebuchtet, breit gerundet. Stiel der Honigblätter gebogen, ihr Sporn kopfförmig. Staubfäden und Fruchtknoten kahl. — Balgkapseln bis 30 mm lang. Samen 3kantig mit wellenförmig gebogenen hellen Querstreifen besetzt.

Inhaltsstoffe. Das Alkaloid Paniculatin (nicht identisch mit Aconitin!) und Pikroaconitin.

Aconitum septentrionale Koelle.

In Nordeuropa, besonders in Norwegen, vorkommend.

Inhaltsstoffe. Lappaconitin $C_{32}H_{44}N_2O_8$, Cynoctonin $C_{36}H_{35}N_2O_{13}$ und Septentrionalin. Jermstad und Jensen [Pharm. Acta Helv. 26, 33 (1951)] bestätigten die Summenformel des Lappaconitins. Nach ihren Untersuchungen beträgt der Gesamtalkaloidgehalt vor der Blüte 5,41 bis 5,78%, nach der Blüte 2,33 bis 3,96%. Außerdem konnten sie p.chr. Aconit-, Äpfel-, China-, Chlorogen- und Kaffeesäure nachweisen.

Aconitum columbianum Nutt.

Nordamerika, besonders in den Rocky Mountains.

Die Knollen enthalten durchschnittlich 0,8% Alkaloide.

Aconitum talassicum M. Prop.

Heimisch in Zentralasien, in den Gebirgen von Talass-Alatau.

Inhaltsstoffe. Nach Junusow et al. [J. allg. Chem. UdSSR 24, 2237 (1954)] Talatisamin $C_{24}H_{39}NO_5$, Fp. 145 bis 146° und Talatisin $C_{20}H_{29}NO_3$, Fp. 246 bis 247°. In den Verseifungsprodukten der Alkaloide wurde Veratrumsäure gefunden. Nach anderen Autoren ferner Isotalatisidin und Condelphin.

Aconitum tianschanicum Rupr.

Früher in der UdSSR offizinell; enthält nach BPC 63 1,5 bis 2% Gesamtalkaloide.

Aconitum sachalinense Frdr. Schmidt.

Ostasien; enthält Jesaconitin.

Aconitum orientale Mill. und A. autumnale Rchb.

In China, der Mandschurei und in Korea vorkommend.

Aconitum yesoense Nakai und A. subcuneatum Nakai.

Enthalten neben Spuren von Aconitin hauptsächlich Jesaconitin.

Aconitinum. Aconitin. Aconitine.

Aconitum-Alkaloide gehören wie die Delphinium-Alkaloide zu den Diterpenalkaloiden und sind Alkaminester. Da die Reindarstellung des Hauptalkaloids des Blauen Eisenhutes, Aconitum napellus, des Aconitins große Schwierigkeiten bereitete und erst durch die modernen analytischen Hilfsmittel gut zu bewerkstelligen ist, waren neben krist. Aconitin zahlreiche andere Formen bekannt und unter folgenden Namen im Handel:

Aconitinum amorphum, Amorphes oder auch Deutsches Aconitin, ein uneinheitliches Alkaloidgemisch, das schwächer wirksam ist als kristallisiertes Aconitin.

Aconitinum gallicum war ein nach besonderen Vorschriften hergestelltes amorphes Aconitin.

Aconitinum Duquesnel war kristallisiertes Aconitin.

Pseudo-(ψ)-Aconitinum. Nepalin. Napelein.

Aconitinum anglicum, ein je nach der Ätherverdunstung kristallines oder amorphes Aconitin, das angeblich stärker wirksam sein sollte als krist. Aconitin.

Japaconitinum crystallisatum war ein von E. Merck aus japanischen Aconitknollen gewonnenes kristallisiertes Aconitin mit angeblich stärkerer Wirkung als Aconitin aus A. napellus.

Nach Untersuchungen von K. WIESNER u. Mitarbeitern [Tetrahedron L. 2, 15–24 (1959); CA (N. Y.) 53, 16184 (1959)] und einer pers. Mitt. von W. SCHNEIDER hat Aconitin folgende Struktur:

Aconitin: $R_1 = COC_6H_5$; $R_2 = OH$
Pseudoaconitin: $R_1 = COC_6H_3(OCH_3)_2$; $R_2 = H$.

Es ist ein Benzoyl- und Acetylester des Alkamins Aconin. Die Spaltprodukte des Aconitins sind bedeutend weniger toxisch als das intakte Esteralkaloid. Benzoylaconin ist etwa 400- bis 500mal, das Alkamin Aconin 3500- bis 4000mal weniger giftig als Aconitin. Infolgedessen ist der acidimetrisch ermittelte Gesamtalkaloidgehalt kein Maßstab für die pharmakologische Wrkg. eines Aconitins bzw. einer Aconitumzubereitung.

H. MÜHLEMANN und R. WEIL [Pharm. Acta Helv. 24, 419 (1949)] haben eine Bestimmungsmethode ausgearbeitet, die auf Hydrolyse des Aconitins zu Essigsäure und Benzoesäure beruht. Beide Säuren werden mit W.-Dampf überdestilliert und im Destillat mit Natronlauge gegen Phenolphthalein titriert. – Auf dem Prinzip der Verseifung beruht auch die Aconitin-Gehaltsbestimmung der Pl.Ed. I/1 von Tubera Aconiti; anstelle der Destillation wird nach alkalischer Hydrolyse angesäuert und mit einem PAe.-Ae.-Gemisch extrahiert (vgl. Tubera Aconiti, S. 1069). Die Methode geht auf O. RUCKSTUHL (Diss. Zürich 1944) zurück [ref. in Dtsch. Apoth.-Ztg 93, 332 (1953)].

G. BACKER und C. B. JORDAN [J. Amer. pharm. Ass., sci. Ed. 25, 291 (1936)] geben folgende Aconitinbestimmung in galenischen Zubereitungen an.

Aconitin kann vom Benzoylaconin durch die üblichen Isolierungsmethoden nicht getrennt werden. Die Trennung erfolgt deshalb auf Grund der unterschiedlichen Dissoziationskonstanten:

Zu 10 ml des flüssigen Auszuges oder 100 ml der Tinktur fügt man 1 ml 10%ige Schwefelsäure und verdampft den A. auf dem W.-Bad. Dann versetzt man mit etwa 20 ml W. und filtriert vom Unlöslichen, wäscht den Rückstand mehrmals mit kleinen Mengen W., dann mit angesäuertem W. und extrahiert die vereinigten Filtrate und Waschwässer mit Ae. Der Ae.-Auszug wird verworfen.

Die wss. Fl. macht man mit 10%iger Ammoniaklsg. alkalisch und schüttelt die Alkaloide vollständig mit Ae. aus. Die vereinigten Ae.-Auszüge werden sodann mit 10 ml 0,01 n Salzsäure versetzt und der Ae. abgedunstet. Der Säureüberschuß wird mit 0,01 n Natronlauge gegen Methylrot zurücktitriert.

1 ml 0,1 n Salzsäure entspr. 0,00645 g Gesamtalkaloide, berechnet als Aconitin.

Die austitrierte Lsg. überführt man dann quantitativ in einen mit 50 ml Pufferlsg. beschickten Scheidetrichter (Puffer: 0,0159 n Ammoniak und 0,75 n Ammoniumchlorid) und schüttelt 4mal mit je 25 ml Ae. aus, wobei jedesmal 10 Min. zu schütteln ist. Die vereinigten Ae.-Auszüge werden wieder mit 10 ml 0,01 n Salzsäure versetzt, der Ae. entfernt und der Säureüberschuß mit 0,01 n Natronlauge zurücktitriert.

Das Gewicht des Aconitins in mg, A, errechnet sich aus der Gleichung

$$A = 7{,}236\,\alpha - 0{,}1106\,h\,,$$

worin α die verbrauchten ml 0,01 n Salzsäure und h die Menge der Gesamtalkaloide darstellen.

Wirkung: Das Aconitin gehört zu den stärksten Pflanzengiften. *Äußerlich* auf die unverletzte Haut oder auf die Schleimhaut gebracht, erzeugt es Prickeln und Brennen, dem später Gefühllosigkeit folgt. Resorption erfolgt auch durch Haut und Schleimhaut, besonders leicht, wenn Verletzungen vorhanden sind.

Größere Gaben bewirken Erbrechen, Durchfall, Kriebeln auf der Haut, allgemeine Schwäche und Atemnot. Der Tod erfolgt durch Atemlähmung oder Herzstillstand.

Anwendung. Innerlich als temperatursenkendes Mittel bei Gelenkrheuma, Neuralgien, Kopf-, Zahn- und Ohrenschmerzen. Jedoch praktisch wegen der zu großen Toxizität nicht mehr gebraucht.

Äußerlich in Form von Salben, Linimenten, Lösungen (1 bis 2%ig) zur Einreibung bei Muskelrheumatismus und Neuralgien (bes. Trigeminusneuralgie). *Achtung!* Nicht in Wunden oder auf die Schleimhaut des Auges bringen!

Dosierung. Innerlich ist mit Gaben von 0,05 mg zu beginnen und allenfalls bis 0,2 mg (0,5 mg/die) zu steigern.

Bei äußerlicher Anw. sind diese Dos. möglichst einzuhalten, da ungewiß ist, wieviel Aconitin durch die Haut resorbiert wird. − Höchstdosen Pl.Ed. I/1: 0,2 mg (Einzeldosis), 0,5 mg (Tagesdosis).

Isolierung und Nachweis von Aconitin in der toxikologischen Analyse s. SWARUP NARAIN TEWARI: Z. analyt. Chem. *180*, 36 (1961); ref. in Chem. Zbl. *1962*, S. 6163.

Aconitinum Helv. V, Erg.B. 6, Pl.Ed. I/1, ÖAB 9.

$C_{34}H_{47}NO_{11}$ M.G. 645,72

Aconitin ist Acetylbenzoylaconin und muß mindestens 99,0% $C_{34}H_{47}NO_{11}$ enthalten (Pl.Ed. I/1); 99,1% $C_{34}H_{47}NO_{11}$ (Helv. V).

Eigenschaften. Farblose Kristalle oder weißes, kristallines Pulver ohne Geruch. 0,000006 g schmecken noch merklich kratzend, aber nicht bitter. Aconitin ist extrem giftig. Unter dem Mikroskop soll man bei 100facher Vergrößerung Kristalle, aber keine amorphen Partikel sehen. Lsl. in etwa 4500 T. W., in etwa 40 T. A. (90%ig), in etwa 70 T. Ae., in etwa 2800 T. PAe. und in etwa 10 T. Bzl.; sehr leicht lösl. in Chlf. (Pl.Ed. I/1). Fp. 192 bis 196° (Zers.) (Pl.Ed. I/1); 186 bis 190° (Helv. V).
$[\alpha]_D^{20} = +14{,}0$ bis 17,0° ($c = 2$, in Chlf.) (ÖAB 9).

Erkennung. 1. Gibt man zu einer schwach essigsauren, wss. Lsg. Kaliumjodidlsg., so entsteht ein farbloser, kristalliner Nd. − 2. Versetzt man eine Lsg. von etwa 1 mg Aconitin in 2 Tr. verd. Salzsäure und 1 ml W. mit 5 Tr. Jodlsg., so scheidet sich ein Perjodid als dunkelbrauner, flockiger Nd. aus (ÖAB 9). − 3. Versetzt man eine Lsg. von etwa 2 mg Aconitin in 1 Tr. verd. Salzsäure und 1 ml W. mit 1 Tr. Kaliumdichromatlsg. und 2 ml Bzl., so tritt auf Zusatz von 1 ml verd. Wasserstoffperoxidlsg. eine intensive Blaufärbung auf, die bei kräftigem Schütteln in die Benzolschicht übergeht, wobei sich diese blauviolett färbt[1] (ÖAB 9). − 4. Versetzt man etwa 10 mg Aconitin mit 5 Tr. W. und 10 Tr. konz. Schwefelsäure und erhitzt, bis sich die Fl. bräunt, so tritt nach kurzer Zeit der Geruch nach Benzoesäuremethylester auf (ÖAB 9). − 5. Identifizierung nach L. KOFLER: Schmelzintervall unter dem Mikroskop: 185 bis 195° (Zers.). Eutektische Temperatur der Mischung mit Salophen 165°, mit Benzanilid 150°.

Prüfung. 1. Die für die Bestimmung des optischen Drehungsvermögens bereitete Chlf.-Lsg. (1 + 49) muß klar und farblos sein (ÖAB 9). − 2. Pseudoconitin[2], Veratrin, Atropin, Scopolamin: Dampft man 0,01 g Aconitin mit 1 ml rauchender Salpetersäure auf dem W.-Bad zur Trockne ein und befeuchtet den gelblichen Rückstand mit einigen Tr. alkoholischer Kalilauge, so darf keine Rot- oder Violettfärbung auftreten (ÖAB 9, Pl.Ed. I/1, Helv. V). −

---

[1] Die durch Bildung von Peroxychromat verursachte Blaufärbung der wss. Schicht tritt auch ohne Aconitin auf. Beweisend ist nur der Übergang der Färbung in die Benzolschicht.
[2] Pseudoconitin ist Acetylveratroylaconin.

3. Nitrat. Eine Lsg. von 0,01 g Aconitin in 2 ml Diphenylamin-Schwefelsäure darf nicht blau gefärbt sein (ÖAB 9). – 4. Chlorid und Sulfat dürfen nicht nachweisbar sein (Helv.V). – 5. Verbrennungsrückstand: Höchstens 0,25%. Zur Bestimmung dampft man 10 ml der Chlf.-Lsg. (1 + 49) zur Trockne ein und verascht den Rückstand (ÖAB 9).

Gehaltsbestimmung. Etwa 0,06 g Aconitin, genau gewogen, werden in 10 ml wasserfreier Essigsäure gelöst. Nach Zusatz von 10 ml Dioxan und 5 Tr. Gentianaviolettlsg. titriert man mit 0,01 n Perchlorsäure-Eisessiglsg. auf rein Blau. 1 ml 0,01 n Perchlorsäure-Eisessiglsg. entspr. 64,58 mg $C_{31}H_{47}NO_{11}$ (ÖAB 9).

Pl.Ed. I/1 läßt 0,3 g in 10 ml 0,1 n Salzsäure lösen und mit 0,1 n Natronlauge den Säureüberschuß zurücktitrieren (Methylrot als Indikator).

Aufbewahrung. Verschlossen! Vor Licht geschützt, in gut schließenden Gefäßen.

Dosierung. Einzelmaximaldosis 0,2 mg (ÖAB 9, Erg.B. 6); 0,1 mg (Helv. V), Tagesmaximaldosis 0,6 mg (ÖAB 9, Erg.B. 6); 0,3 mg (Helv. V).

Aconitinum hydrobromicum. Aconitinhydrobromid.

Fp. $\sim 180°$ (Zers.); $[\alpha]_D = -30,5°$ (in W.).

Aconitinum hydrochloricum. Aconitinhydrochlorid.

Fp. $\sim 180°$ (wasserfreies Salz); $[\alpha]_D^8 = -35°$ (wasserfreies Salz in W.); $[\alpha]_D^8 = -30,5°$ (Salz mit 3,5 Mol Kristallwasser in W.).

Aconitinum nitricum. Aconitinnitrat.

Fp. $\sim 200°$ (Zers.); $[\alpha]_D^{20} = -35°$ (in W.).

Aconitinum styphnicum. Aconitinstyphnat.

Fp. 120°.

Acorus

Acorus calamus L. [A. aromaticus GILIB., A. odoratus LAM., A. vulgaris (WILLD.) KERN., A. calamus vernus WILLD.]. Araceae – Pothoideae – Acoreae. Kalmus. Gewürzkalmus. Deutscher Zitwer. Deutscher Ingwer. Sweet flag. Roseau aromatique. Calamo aromatico.

Ursprünglich in Ostasien und wahrscheinlich auch in Nordamerika heimisch. Heute in den gemäßigten Klimaten über die ganze nördliche Erdhälfte verbreitet, in Rußland in Sumpfgebieten große Bestände bildend, in China, Korea, Japan, Indien, auf Burma, Ceylon, Java, in Nordamerika, hie und da auch zum arzneilichen Gebrauch in Kultur.

Kraut bis 1,5 m hoch. – Rhizom bis 1,5 m lang, verzweigt, dick, rund. – Blätter zweizeilig gestellt, senkrecht stehend, schwertförmig. – Blüten gelbgrün, zu etwa 700 spiralig in einem langen, zugespitzten, aus dem Ende des Rhizoms hervorragenden Blütenkolben. – Kalmus erzeugt in Westeuropa (einschließlich Deutschland) niemals reife Samen; Fortpflanzung hier rein vegetativ.

Rhizoma Calami. Radix Calami aromatici (odorati, vulgaris). Radix (Rhizoma) Acori. Radix Acori veri. Kalmus. Acker-, Magen-, Zehrwurz. Kalmusrot. Acorus root. Calamus root. Sweet flag root. Racine d'acore vrai. Cálamo raíz. Calamo aromatico. Acoro odoroso (vero).

Rhizoma Calami DAB 6, DAB 7 – DDR, ÖAB 9, Helv. V, Ross. 9, Norv. V, Pol. III. Radix Calami aromatici CsL 2. Calami Rhizoma Ned. 6, Jug. II, Hung. V. Calami Aromatici Rhizoma Ital. VI. Calamus NF VIII, BPC 34, Ind. P.C. 53. Cálamo aromático Brasil. 1.

DAB 6 und NF VIII fordern geschälte Droge (Rhizoma Calami mundata), die der Länge nach gespalten sein kann. ÖAB 9, Helv. V, Ross. 9, Pol. III, CsL 2, Ital. VI, Jug. II und Ned. 6 lassen ungeschälte Droge zu (Rhizoma Calami cruda). Das Pulver muß aus geschälter Droge hergestellt werden. Für die Herstellung von Extraktpräparaten kann nach NF VIII ungeschälter Kalmus verwendet werden. DAB 6 gestattet zur Verwendung für Bäder auch ungeschälte Droge.

Ganzdroge. Das im Herbst gesammelte, von den Wurzeln und Blattresten befreite, bei gelinder Wärme getrocknete Rhizom. 9 T. des frischen Wurzelstockes ergeben 2 T. Droge.

Im Handel in bis 20 und mehr cm langen, etwas plattgedrückten, bis 3 cm breiten, oft der Länge nach gespaltenen Stücken. Sie zeigen oberseits abwechselnd rechts und links die spitzdreieckigen Narben der reitenden, schwertförmigen Blätter, in deren Achseln die Knospen oder Reste der Zweige, unterseits die kleineren kreisförmigen Narben der Wurzeln, die in der Regel eine ungleichmäßige Zickzacklinie bilden. Die Internodien sind kurz, etwa 12 Wurzelnarben auf jedem Stammglied. Der geschälte Wurzelstock ist gewöhnlich der Länge nach gespalten, von weißlichgelber bis duftig rosenroter Farbe. Im Querschnitt ist der dunkle, von vielen Gefäßbündeln punktierte Zentralzylinder deutlich zu sehen. Geruch aromatisch, Geschmack brennend aromatisch.

Schnittdroge[1]. Die rötlichweißen, unregelmäßig geformten, geschälten Rhizomstückchen lassen in Querschnittsansicht in der Rinde und im Zentralzylinder verstreute Gefäßbündel erkennen. Auf der Unterseite besitzen sie einzelne, kreisförmige Wurzelnarben. Bei Verwendung ungeschälter Droge sind an der braunen Außenfläche oberseits die Blattnarben in Form brauner, dreieckiger Felder und stark runzeliger Streifen und unterseits die Wurzelnarben sehr ausgeprägt vorhanden.

Die porösen, weichen Kalmusstückchen riechen stark gewürzhaft und schmecken würzig-bitter.

Bei guter Droge ist der Querschnitt weißlich, bei minderwertiger, alter Ware gelblich oder bräunlich.

Mikroskopisches Bild. Die Epidermis ist vollständig erhalten, nur an den Blattnarben ein unregelmäßiger Kork. Die Interzellularräume der Rinde werden von außen nach innen größer, sie sind durch einschichtige Parenchymzellplatten aus rundlich-polyedrischen getüpfelten Zellen voneinander getrennt. Im Rindenparenchym eingestreut an den Kreuzungsstellen der Parenchymplatten je eine etwas größere, fast kugelige, verkorkte Sekretzelle mit ätherischem Öl. Die Rindenschicht ist reicher an Ölzellen als der Kern. Die Leitbündel der Rinde sind kollateral und von einer Sklerenchymfaserscheide umgeben, daneben einige Kristallkammerfasern mit Oxalateinzelkristallen. Die Endodermiszellen treten nicht besonders hervor. Die Gefäßbündel im Inneren sind konzentrisch, der Siebteil innen, der Gefäßteil außen, ohne Sklerenchym. Stärke in sehr großer Menge im ganzen Parenchymgewebe, daneben Gerbstoff. Letzterer reichlicher in den peripheren Gewebslagen und in Zellgruppen des Grundgewebes, meist um die Sekretzellen herum (mit Vanillinsalzsäure Rotfärbung).

Pulverdroge. Reichlich stärkehaltiges, dünnwandiges Schwammgewebe aus einschichtigen Zellplatten mit großen Interzellularen und mit fast kugeligen verkorkten Sekretzellen mit gelbem Inhalt. Die Stärkekörner rundlich-oval, selten polyedrisch, einzeln, selten zu 2 bis 4 zusammengesetzt. Gerbstofführende Zellen inmitten des Parenchymgewebes; kleinzellige Epidermis, Kork nur vereinzelt, nur spärlich Sklerenchymfasern; vereinzelt Calciumoxalateinzelkristalle bzw. Stücke von Kristallzellreihen.

Verwechslungen. 1. Radix Acori vulgaris (palustris) von Iris pseudacorus L., Iridaceae. Schrumpft beim Trocknen sehr stark zusammen, wird runzelig, dunkelgrau, ist geruchlos und von zusammenziehendem, nicht aromatischem Geschmack. – 2. Der Wurzelstock von Acorus gramineus AIT., Araceae. Enthält in großer Zahl von Kristallzellreihen umgebene Sklerenchymfaserstränge. Bei der Mikrosublimation sind die Kriställchen in ihrer Form verschieden. – 3. Die Wurzeln von Alpinia galanga (L.) WILLD., Zingiberaceae und Tubera Aconiti, die gelegentlich am indischen Markt beobachtet werden.

Inhaltsstoffe. 1,5 bis 3,5% ätherisches Öl mit dem scharf schmeckenden Isaron (Phenylpropan), Oleum Calami (s. d.). Der Ölgehalt soll mit dem Polyploidiegrad zunehmen und bei tetraploiden Pflanzen bis 7% betragen. Ferner 0,2% Acorin (bitteres, gelbes Glykosid) $C_{36}H_{60}O_6$, Cholin (Calamin), als Zersetzungsprodukte des Cholins Methyl-, Dimethyl- und Trimethylamin; Gerbstoff, Stärke, Schleim, 0,8% Dextrose, Saponin, Aneurin, Vitamin C, Weichharz. Das Weichharz ist identisch mit Acoretin, das aus Acorin durch Oxydation entsteht.

Prüfung. Identität nach DAB 7 – DDR: Die Prüfung wird dünnschichtchromatographisch durchgeführt. Dünnschichtplatte: Abmessung und Herstellung wie unter ,,Dünnschichtchromatographische Prüfung" angegeben. – Adsorptionsschicht: Kieselgel G. – Aufzutragende Lösung: 1,00 g gepulverte Substanz wird in einem 50 ml Erlenmeyerkolben mit 10,0 ml Wasser versetzt. Der Erlenmeyerkolben wird mit einem Stopfen verschlossen, durch den ein zweimal rechtwinklig gebogenes Glasrohr von 5 mm Durchmesser und 40 cm Länge geführt wird. Der zweite Schenkel des Glasrohres wird in ein Reagensglas eingeführt. Die Mischung wird zum Sieden erhitzt. Es wird langsam destilliert, bis 0,9 bis 1,1 ml Destillat übergegangen sind. Die Vorlage wird in kaltem Wasser gekühlt. Das Destillat wird mit 1,00 ml n-Pentan versetzt und geschüttelt. 18 bis 20 µl der n-Pentanlösung werden auf den

---

[1] Abbildungen bei L. HÖRHAMMER: Teeanalyse, Tafel 56, Abb. 491 und 492.

Startpunkt *a* aufgetragen. – Aufzutragende Lösung der Testsubstanz: 0,020 g Sudanrot G werden in 10,0 ml Chloroform gelöst. 4 bis 5 µl der Lösung werden auf den Startpunkt *b* aufgetragen. – Lösungsmittelgemisch: 95,0 ml Benzol und 5,00 ml Äthylacetat werden gemischt. Die Mischung wird als Laufmittel verwendet. – Laufstrecke: 10 bis 12 cm. – Trocknung: Die Dünnschichtplatte wird bei 20° aufbewahrt, bis das Laufmittel verdunstet ist. – Reagens: Antimon(III)-chlorid-RL. – Sichtbarmachung: Die Dünnschichtplatte wird mit dem Reagens besprüht und in einem Trockenschrank bei 120° 5 Min. erhitzt. – Auswertung: Der R_f-Wert des rotvioletten Testsubstanzfleckes muß im Bereich von 0,30 bis 0,40 liegen. Das Chromatogramm zeigt über dem Startpunkt *a* einen bläulich- oder grünlichgrauen Fleck mit einem Rx-Wert im Bereich von 0,80 bis 1,0. Weitere Flecke sind vorhanden.

Mindestgehalt an ätherischem Öl. 3 bis 5 ml/100 g wasserfreie Substanz DAB 7 – DDR; 3% Pol. III; 2,5% DAB 6, Ned. 6; 2% ÖAB 9, CsL 2; 1,8% (Ganzdroge) und 1,5% (Pulver) Helv. V; 1,2 ml in 100 g Droge NF VIII; 1,5% (Ganzdroge) Jug. II, (Pulver) Ross. 9. – Extraktgehalt mind.: 20% Ind. P.C. 53, (wäßrig) Hung. V; 18% (alkoholisch) ÖAB 9. – Max. Aschegehalt: 5% DAB 7 – DDR; 6% DAB 6, ÖAB 9, Helv. V, Ross. 9, Ned. 6, Pol. III, Ital. VI, Brasil. 1, NF VIII, Jug. II, CsL 2, Norv. V, Hung. V, Ind. P.C. 53. – Säureunlösliche Asche max.: 0,5% CsL 2, NF VIII, Ind. P.C. 53; 2% Hung. V; 2% (ungeschälte Droge) NF VIII. – Max. Feuchtigkeitsgehalt: 10% Pol. III; 12% CsL 2, Hung. V; 14% Ross. 9. – Fremde org. Substanz max. 1% CsL 2, Ross. 9, NF VIII, Ind. P.C. 53. – Fremde mineralische Substanz max.: 0,5% CsL 2; 2% Ross. 9. – Fremde Beimengungen: Kalmuspulver darf Stärkekörner über 10 µ Größe und erhebliche Mengen von Steinzellen, von Sklerenchym- und Kristallfasern (Ind. P.C. 53) und von Kristallen (besonders größeren) nicht enthalten (Wurzeln und Wurzelstücke von Althaea, Atropa, Dryopteris filix max, Iris pseudacorus) DAB 6, ÖAB 9, NF VIII. – Unschädliche Beimengungen max. 1% DAB 7 – DDR. – Fremde Pflanzenteile max. 2% Hung. V. – Im Bruch braune Rhizomstücke max. 5%, DAB 7 – DDR, Ross. 9. – Von Wurzeln und Blättern ungenügend befreite Rhizomstücke max. 5% Ross. 9. – Bitterzahl: Ein Infus 1 : 100 ist noch in einer Verdünnung von 1 : 18 bitter, Hung. V.

Gehaltsbestimmung nach DAB 7 – DDR. 5,00 g grob gepulverte Substanz werden in einem 250 ml Kurzhalsrundkolben mit 75,0 ml Wasser und einigen Tropfen Siliconölemulsion oder dickflüssigem Paraffin versetzt und, wie unter „Bestimmung des Gehaltes an äth. Öl" angegeben, behandelt. Es ist eine Destillationszeit von 2 Std. einzuhalten.

10,00 g grob gepulverte Substanz werden, wie unter „Bestimmung des Wassergehaltes", Methode II angegeben, behandelt.

Berechnung. Milliliter ätherisches Öl, berechnet auf 100 g wasserfreie Substanz

$$= \frac{a \cdot 10\,000}{Ew \cdot (100 - b)}.$$

a = Volumen des ätherischen Öles in Milliliter;
b = Wassergehalt in Masseprozent;
Ew = Einwaage der Substanz in Gramm.

Aufbewahrung. Gut nachgetrocknet, geschnitten und grob gepulvert, in Blechbüchsen; fein gepulvert in braunen, dichtschließenden Gläsern vor Insektenfraß und Licht geschützt. Die gepulverte Substanz darf höchstens 24 Std. aufbewahrt werden, DAB 7 – DDR.

Wirkung. SWINYARD [J. A. Ph. A. *38*, 201 (1949)] stellte eine krampflösende, SOHAN et al. [J. A. Ph. A. *45*, 656 (1956)] eine sedative und analgesierende, jedoch keine antiepileptische Wirkung fest. Sie beschrieben weiterhin einen hypotensiven und respirationsdeprimierenden Effekt bei Tieren, die in Anaesthesie waren.

Anwendung. Innerlich als Amarum, Stomachicum und Carminativum in Form von Pulvern zu 0,5 bis 2 g, Aufguß 1 : 10, Fluidextrakt 5 bis 10 Tr., Tinktur 20 bis 40 Tr., Oleum 1 bis 4 Tr.; zu Mundwässern und Zahntinkturen. Äußerlich bei Gicht und Rheuma als mildes Hautreizmittel. Grob geschnitten zu Bädern bei Rachitis und Skrophulose (als wäßriger Aufguß 1/4 bis 1 kg auf ein Bad). Neuerdings wird in Indien das Pulver zusammen mit Pulvern anderer einheimischer Drogen, z.B. Rauvolfia serpentina (L.) BENTH., mit guten Ergebnissen bei nervösen Erscheinungen, Schlaflosigkeit, Melancholie, Hysterie und Neurasthenie gegeben. In der Likör-, Seifen- und Parfümerieindustrie. In der Gewürz-, Zuckerwaren- und Tabakindustrie. Eine Mischung aus Kalmuspulver und Ammoniumcarbonat wird zur Vertreibung von Ameisen empfohlen. In Indien als Anthelminticum und Insektizid. Zur Herstellung des ätherischen Öles.

Dosierung. 1,5 g auf eine Teetasse, ÖAB 9. 1 g, Jug. II.

Calamus aromaticus HAB 34. Kalmus.

Geschälter, getrockneter Wurzelstock.

Arzneiform. Zur Tinktur nach § 4 durch Perkolation mit 60%igem Weingeist. 10 T. Droge zu 100 T. Tinktur.

Arzneigehalt. 1/10. Trockenrückstand 1,13 bis 3,17%.

Dr. ENGELS Nektar wurde nach Angabe des Fabrikanten Ullrich in Leipzig bereitet aus 300 g Malagawein, 50 g Weinsprit, 200 g Rotwein, 100 g Ebereschen- und 200 g Kirschsaft, 20 g Schafgarbenblüte, 30 g Walderdbeeren, 30 g Wermutkraut und je 10 g Fenchel, Anis, Helenen-, Enzian- und Kalmuswurzel sowie Kamillen, war also ein abgeänderter Ullrichscher Kräuterwein.

Acorus gramineus SOLAND.

Ostasien.

Das Rhizom enthält 0,5 bis 0,9% ätherisches Öl, das gegenüber Oleum Calami gewisse Unterschiede zeigt, sowie Asparagin, Isoleucin, Valin, γ-Aminobuttersäure, Glucose, Mannose und Mannit. Es wird in China als Stomachicum und Tonicum verwendet.

Acridocarpus

Acridocarpus natalitius JUSS. Malpighiaceae.

Heimisch in Ostafrika.

Das frischgeschnittene Holz riecht schwach nach Pfeffer. Die Pflanze erfreut sich in der afrikanischen Volksmedizin einer vielseitigen Anwendung.

Acridocarpus alopecurus SPRAGUE.

Kommt in Dickichten des afrikanischen Alluvialwaldes vor.

Die Pflanze besteht aus Stauden, die bis 1,5 m hoch werden. Sie besitzen gelbe Blütentrauben.

Anwendung. Bei Herzarythmien.

Acrocomia

Acrocomia sclerocarpa MART. (Cocos aculeata JACQ.). Palmae-Cocosoideae-Cocoseae. Macasubapalme.

Kommt in Südamerika, bes. in Brasilien, am Amazonas, in Pará, Goia, Rio de Janeiro und auf Westindien vor.

Die Fruchtpulpe und die Samen, Gru-Gru-Nüsse, liefern das Mocayaöl bzw. -butter, Macanbaöl und Hacujaöl.

Inhaltsstoffe. In den Samen 60% Fett mit 17% gesättigten Fettsäuren, 74,6% Ölsäure und 8% Linolsäure. CASTELLANOS [Chem. Abstr. *51*, 8456f (1957)] untersucht auch das fette Öl von A. totai und A. sclerocarpa. Die Früchte (Mocayafrüchte) enthalten laut FLOCH [Chem. Abstr. *53*, 6473d (1959)] 4,58 mg/100 g Frischgewicht Carotin. TAKEUCHI [Chem. Abstr. *58*, 9411d (1963)] wies papierchromatografisch eine Reihe von Aminosäuren im Endosperm nach. In den Blüten 2,1% Gallussäure und Gerbstoff.

Anwendung. Gereinigt als Speisefett, ähnlich dem Palmkernöl, zur Margarinefabrikation verwendet. Das ungereinigte Öl hat eine dunkle Farbe und einen unangenehmen Geruch. Fruchtfleisch und Kerne (Gru-Gru-Kerne) dienen als Purgans und Wurmmittel.

Acrocomia vinifera (MART.) OERST. (Mauritia vinifera MART.). Mauritipalme.

Tropisches Südamerika, besonders Brasilien, in Überschwemmungsgebieten.

In den Kernen 48 bis 50% Fett, Muritifett, Weinpalmenkernfett, Moritipalmenfett. Die Früchte werden vergoren und liefern „Sajetta", einen Palmwein.

Acrodiclidium

Acrodiclidium puchury major (MART.) MEZ [Nectandra puchury major (MART.) NEES, Ocotea puchury major MART.]. Lauraceae. – Lauroideae – Cinnamomeae.

Heimisch im nördlichen Brasilien, aber auch in anderen tropischen Gebieten kultiviert.

Semen Pichurim. Fabae Pichurim (majores). Pichurimbohnen. Muskatbohnen. Macisbohnen. Große Sassafrasnüsse.

Die in Portugal offizinellen Pichurimbohnen sind die von den Frucht- und Samenschalen befreiten, in ihre beiden Hälften zerfallenen Samen von etwa 40 mm Länge und 20 mm Breite. Diese sind stets in die beiden länglichen, im Querschnitt halbrunden, auf der flachen Seite eingesunkenen Kotyledonen zerfallen. Die Abbruchstelle des hypokotylen Gliedes ist auf der flachen Seite der Bohne deutlich zu sehen.

Die dunkelbraunen Samen besitzen einen sassafrasähnlichen Geruch und einen bitteren aromatischen Geschmack. Nicht selten finden sich zerbrochene Samen mit braunem Querbruch.

Mikroskopisches Bild. Die Epidermis ist relativ kleinzellig und derbwandig, das Mesophyll ist ein Stärke und Ölplasma enthaltendes dünnwandiges Parenchym, in das zahlreiche Sekretzellen mit braunem Inhalt und zarte Gefäßbündel eingebettet sind. Die Stärkekörner sind einfach oder zu wenigen zusammengesetzt, die Einzelkörner sind rundlich bis schiefeiförmig, bis gegen 40 µ lang und zeigen einen stark exzentrisch gelegenen mehrstrahligen Spalt.

Inhaltsstoffe. Etwa 2 bis 2,5% ätherisches Öl mit etwa 5% Eugenol, etwa 8% Laurinsäure, 5 bis 10% Cineol, Safrol, etwa 30% fettes Öl, Harz, Gerbstoff und Stärke.

Anwendung. Früher als Stomachicum, Aromaticum und Antidiarrhoicum sowie als Ersatz für Vanille. In der Homöopathie.

Pichurim HAB 34.

Die Keimblätter der großen Pichurimbohnen.

Arzneiform. Tinktur 1/10 = 1. Dez.Pot. nach § 4 durch Perkolation mit 90%igem Weingeist, 10 T. Droge zu 100 T. Tinktur.

Acrodiclidium mahuba, Brasilien, bes. Para.

Die Samen enthalten 65% Fett, das Mahubafett.

Verschiedene Acrodiclidium-Arten Brasiliens und Franz. Guyanas liefern Cayenne-Linalolöl.

Acronychia

Acronychia baueri SCHOTT (Bauerella australiana BORZI). Rutaceae – Toddalioideae.

Heimisch in Australien (Neusüdwales, Queensland) und im tropischen Asien.

Inhaltsstoffe. In der Rinde neben Lupeol und dem Triterpenalkohol Bauerenol $C_{30}H_{50}O$, Fp. 207 bis 208°, die Acridinalkaloide Acronycin $C_{20}H_{19}NO_3$, Fp. 174 bis 176°, Melicopin $C_{17}H_{15}NO_5$, Fp. 179 bis 181° und Melicopidin $C_{17}H_{15}NO_5$, ferner das Furochinolinalkaloid Acronycidin $C_{15}H_{15}NO_5$ und laut SVOBODA et al. [J. pharm. Sci. 55, 758 (1966)] Normelicopidin $C_{16}H_{13}NO_5$, Fp. 210 bis 211°. Dieselben Autoren prüften Acronycin an Mäusen gegen Leukämie und verschiedenartige Tumoren, wobei sich eine sehr beachtliche Wirksamkeit gegen 12 von 17 untersuchten, experimentellen Geschwulstbildungen zeigte. – In den Blättern laut LAMBERTON und PRICE [Aust. J. Chem. 6, 66 (1935)] neben den oben genannten Alkaloiden noch Melicopicin $C_{18}H_{19}NO_5$, 2,4-Dimethoxy-10-methylacridon, Acronidin $C_{18}H_{17}NO_4$ und Kokusaginin sowie laut LAMBERTON [Aust. J. Chem. 19, 1995 (1966)] 1,2-Dimethylquinol-4-on und Xanthevodin.

Anwendung. Das Holz eignet sich vorzüglich zur Herstellung von Hammer-, Schläger- und Meißelstielen.

In **Acronychia pedunculata,** heimisch in der Gegend von Hongkong, wiesen ARTHUR et al. [Phytochemistry 5, 379 (1966)] Bauerenol nach.

Acrotome

Acrotome inflata BENTH. Labiatae.

Die im Basutoland heimische Pflanze wird in der Tierheilkunde gegen Klauenseuche verwendet.

Actaea

Actaea spicata L. (Christophoriana spicata MOENCH, A. americana, A. brachypetala, A. longipes, A. nigra, A. rubra). Ranunculaceae – Helleboreae – Cimicifuginae. Ähriges Christophskraut. Wolfskraut. Berufskraut. Heidnisch Wundkraut. Baneberry. Cohosh. Herb Christopher.

An feuchten, schattigen Orten in Gebirgswäldern Nordeuropas, der Schweiz und des nördlichen Asiens.

Ausdauernde Pflanze. Die Stengel aufrecht, bis 70 cm hoch, glatt, kahl, mit 2 bis 3 großen Blättern besetzt. Blätter dreizählig, doppelt gefiedert, Blättchen eiförmig oder länglich, 3spaltig, ungleich eingeschnitten bis gesägt. Blüten weiß, unscheinbar, in eiförmigen, gedrängten Trauben an der Spitze der Stengel oder in den Blattachseln. Beerenfrüchte blauschwarz, glänzend, rundlich, eiförmig, etwa 1 cm lang.

Verfälschung. Actaea alba (L.) MILL. (A. pachypoda ELLIOTT).

Inhaltsstoffe. Beeren und Samen enthalten trans-Aconitsäure, einen protoanemoninartigen Stoff, der auf der Haut Rötung und Blasenbildung, innerlich Nausea, Erbrechen, Gastroenteritis, Dyspnoe und Delirium bewirken kann.

Radix Christophorianae. Christophswurz. Racine de Saint-Christophe.

Der gelbbraune, fingerdicke, ästige, geringelte, etwa 5 cm lange Wurzelstock ist von Stengelresten gekrönt und zeigt zahlreiche quergeringelte, bis 6 cm lange und bis 6 mm dicke, längsgefurchte Äste. Diese, häufig verflochten, treiben zahlreiche Nebenwurzeln. Im Bruch weißlich, hart und holzig; schmale Rinde und starker, gelber Holzkörper. Die 3 bis 5 Gefäßbündel durch breite, keilförmige Markstrahlen getrennt, ein mehr oder weniger deutliches Kreuz bildend oder auch 5strahlig. Geruch süßholzartig, Geschmack süßlichbitter, kratzend. Nach USD 50 ist die dunkelbraune, bittere, etwas scharf schmeckende Wurzel der von Helleborus niger ähnlich und soll gelegentlich für diese substituiert werden. Die Christophskrautwurzel enthält Anemol. Sie ist ein wirksames Brech- und Abführmittel, das bei Überdosierung toxisch wirkt.

Actaea HAB 34 Christophskraut.

Der frische, im Mai vor der Blüte gesammelte Wurzelstock mit den anhängenden Wurzeln.

Arzneiform. Essenz nach § 2.

Arzneigehalt. 1/2.

Aufbewahrung. Bis 3. Dez. Pot. vorsichtig.

Actaea spicata HPUS 64.

Die frische Wurzel.

Arzneiform. Urtinktur: *Arzneigehalt.* 1/10. Actaea spicata, feuchte Masse mit 100 g Trockensubstanz und 200 ml Wasser = 300 g, Alkohol (94,9 Vol.-%) USP 824 ml zur Bereitung von 1000 ml der Tinktur. – Dilutionen: D 2 (2×) und höher mit Alkohol HPUS (88 Vol.-%). Medikationen: D 3 (3×) und höher.

Anwendung. In der Homöopathie bei Rheuma der Hand- und Fußgelenke und früher bei Magenkrebs empfohlen.

Actaea foetida. Osteuropa.

Anwendung. Das alkaloidhaltige Rhizom als mildes Herzmittel und in der Homöopathie bei klimakterischen Beschwerden.

Actaea cordifolia s. Cimicifuga.

Adansonia

Adansonia digitata L. Bombacaceae – Bombaceae. Affenbrotbaum. Bread nut. Monkey bread. Baobab.

Heimisch in Afrika, von Senegal bis Abessinien, in Westindien eingeführt.

Der Affenbrotbaum zeichnet sich durch seine gewaltigen Stämme aus, wächst in extrem trockener Umgebung und speichert große Wassermengen. In trockenen Gebieten dient er als Wasserquelle, indem in den Stamm ein Spund getrieben wird, mit dem beim Öffnen nach Belieben Wasser entnommen werden kann. Ein guter Speicherbaum kann bis 3700 l Wasser enthalten. Die Bäume werden mehrere tausend Jahre alt [MAY: Nature (Lond.) *198*, Mai (1963)].

Inhaltsstoffe. Die Früchte enthalten nach USD 50 2% freie Weinsäure und 12% Kaliumbitartrat, ferner freie Citronen- und Äpfelsäure, Pektin, reduzierende Zucker, Proteine sowie viel Gummi und Pflanzenschleim. – Die Blätter führen Schleim, Gerbstoff, Natriumchlorid, Kaliumtartrat, Calciumoxalat, Uronsäure und Adansoniaflavonosid (Fp. 160 bis 162°). CARR [Nature (Lond.) *176*, 1273 (1955) und Cent. Afr. J. Med. *4*, 372 (1958)] fand in der Frucht 350 mg und in den frischen jungen Blättern 85,5 mg Vitamin C. BUSSON [Med. trop. (Madr.) *17*, 437 (1957)] wies 41,6% Eiweiß, auf Trockengewicht bezogen, nach. – Die bitterschmeckende Rinde enthält nach Merck. Ind. 52 die kristalline Substanz Adansonin ($C_{84}H_{36}O_{33}$), die strophanthusähnliche Wirkung besitzt. – Das Öl der Samen ist klar viskos, gelb, ohne Geruch und Geschmack und enthält 11,6 bis 13% festes Fett.

Anwendung. Das Fruchtfleisch dient hauptsächlich als Nahrungsmittel. Es wird ferner gegen Fieber (Malaria), Diarrhoe, als Adstringens, Diaphoreticum und Expectorans verwendet. Der Extrakt des Fruchtfleisches dient in Ostafrika als Koagulans für die Latex des Ceara-Gummibaumes. – Die Rinde ist seit 1848 in Europa Handelsprodukt unter dem Namen Cortex Cael Cedra. Sie dient als Fiebermittel und als Ersatz für Chinarinde. Nach USD 50 wird sie als Antiperiodicum empfohlen. Sie wird als Antidot bei Strophanthusvergiftungen gegeben und dient als Faserquelle zur Herstellung von Seilen und Papier. – Das Holz ist sehr leicht und weich. – Das Fett der Samen (Baobaöl, Affenbrotbaumfett) dient als Speisefett und für kosmetische Präparate. Hierfür findet auch das Fett der Samen von A. grandidieri aus Madagaskar Verwendung.

Adansonia situla SPRENG. Wird in Mozambique medizinisch verwendet.

Adenandra

Adenandra fragrans ROEM et SCHULT. (Diosma fragrans SIMS). Rutaceae.

Die zerriebenen Blätter dieser in Südafrika heimischen Pflanze riechen nach Anis und Süßholz. Sie enthalten ätherisches Öl. Auf der Unterseite der Blätter Öldrüsen.

Verwendung. Aromaticum und Tee-Ersatz.

Adenanthera

Adenanthera pavonina L. Leguminosae – Mimosoideae – Adenanthereae. Roter Sandelholzbaum. Rotholzbaum. Indischer Korallenbaum. Condoribaum. False red sandalwood. Zangavara.

Heimisch in Afrika, Indien, Südamerika und auf Madagaskar. In den Tropen als Zier- und Schattenbaum kultiviert.

Inhaltsstoffe. Nach ROCHEBRUNE (Toxicologie Africaine; zit. aus USD 50) enthält der Baum eine kristalline Substanz, die in ihrer Wirksamkeit Physostigmin gleicht, jedoch die Muskeln nicht beeinflußt. Nach PATEL, SHAH und PARIKH [Curr. Sci. *16*, 346 (1947); zit. aus HENRY: Plant Alkaloids (1949)] enthalten die Blätter ein Alkaloid vom Fp. 88°. Aus der Wurzel und den Samen wurde Saponin isoliert, aus letzteren ferner 35% Fett (Korallenbaumöl). VISWANATHAN [J. chromatog. *6*, 264 (1961)] wies in den Samen papierchromatographisch verschiedene Fettsäuren nach.

Anwendung. Die Wurzel als Purgativum und Emeticum. Die Blätter bei chronischem Rheumatismus und Gicht, sowie gegen innere Blutungen. Die Samen werden gegen Cholera und äußerlich bei Geschwüren und Entzündungen, ferner als Gewürz verwendet. Das Öl als Korallenbaumöl im Handel. Die glänzend roten Samen, Korallenerbsen, werden auch als Gewicht und Schmuck gebraucht. Das tiefrote Holz des Baumes, Korallen- oder Condoriholz, wird zum Färben benutzt.

Adenia

Adenia digitata ENGL. Passifloraceae.
Heimisch in den Trockengebieten Afrikas.

Xerophyt mit großem knollenförmigem, dickfleischigem Stamm und mehrere Meter langen, mit großen Dornen besetzten Zweigen. Giftpflanze.

Inhaltsstoffe. Die Wurzel enthält ein CN-haltiges Glucosid, das durch Trocknung zerstört wird und ein äußerst giftiges Toxalbumin, Modeccin.

Wirkung. Die Früchte und die Wurzel sind sehr giftig. Ihr Genuß führt meistens innerhalb weniger Stunden zum Tod, zumindest rufen sie schwerste Gastroenteritiden und Erbrechen hervor.

Anwendung. Abkochungen der Wurzel zur lokalen Behandlung von Lepra, Geschwüren und anderen Hautkrankheiten.

Adenia fructicosa BURTT DAVY.
Wird als Tuberkuloseheilmittel verwendet.

Adenia glauca SCHINZ.
Die Blätter enthalten HCN. Die Knollen und Früchte sind nicht giftig.

Adenia globosa ENGL.
Die Knolle wird in der Tierheilkunde gebraucht.

Adenia gummivera HARMS.
Die Pflanze ist giftig.

Anwendung. Die gepulverten Blätter als Emeticum; die in Wasser kochenden Blätter als Dampfbad bei Malaria; Abkochungen der Wurzel ebenfalls bei Malaria und Lepra. Der rotgefärbte Gummi dient als Emeticum, Kosmeticum und als Zaubermittel.

Adenia hastata SCHINZ.
Die Frucht ist eßbar, aber kaum von den giftigen Arten zu unterscheiden.

Adenia kirkii ENGL.
Soll ein Toxalbumin enthalten. Gegen Bronchitis verwendet.

Adenia repanda ENGL.
Ungiftig.

Weitere Adeniaarten werden bei Tuberkulose und Krämpfen bei Kindern verwendet.

Adenium

Adenium boehmianum SCHINZ. Apocynaceae – Apocynoideae – Nerieae.
Heimisch in Ost- und Südwestafrika, in Kenia und Nordnigeria, in Steppen und Wüsten. Sukkulente mit dickem fleischigem Stamm.

Giftpflanze.

Inhaltsstoffe. Echujin $C_{12}H_{66}O_{17}$, Fp. 165 bis 172°. Nach REICHSTEIN und Mitarb. [Helv. chim. Acta 35, 2202 (1952)] ein Cardenolidtriglykosid. Es besteht aus dem Aglykon Digitoxigenin, das direkt an D-Cymarose gebunden ist, an die zwei weitere D-Glucosemoleküle geknüpft sind (mittlere Dosis letalis 0,303 mg/kg Katze). Die gleichen Autoren fanden ferner Somalin $C_{30}H_{46}O_7$ (Digitoxigenin + 1 Mol D-Cymarose, den 3-Methyläther der Digitoxöse; mittlere Dosis letalis 0,288 mg/kg Katze), das aus Echujin durch Abspaltung der beiden endständigen Glucosemoleküle gewonnen werden kann (identisch mit Honghelosid G), Digitalinum verum (frei oder an C-16 acetyliert) sowie das Cardenolidglykosid Abobiosid, das aus dem Aglykon Abogenin und den Zuckern D-Cymarose und D-Glucose (?) besteht (mittlere Dosis letalis 0,699 mg/kg Katze).

Anwendung. Aus dem Milchsaft wird das Pfeilgift Echuja oder Echuga gewonnen.

Adenium coetaneum STAPF.

In Tanganjika als Pfeil- und Fischgift verwendet.
In Nigeria heimisch.

Adenium honghel A. DC.

In Nigeria heimisch.

Inhaltsstoffe. Somalin, Honghelin (ein Digitoxigenin-β-d-thevethosid), Digitalinum verum (frei oder an C-16 acetyliert) sowie Honghelosid A (ein 16-Acetylderivat des Gitoxigenins mit D-Cymarose; mittlere Dosis letalis 0,387 mg/kg Katze). — In den oberirdischen Trieben und Wurzeln eine Anzahl Glykoside, die als Hongheloside mit den Buchstaben A—G gekennzeichnet wurden. Honghelosid A, $C_{32}H_{48}O_8$, Fp. 208 bis 211° (Oleandrigenin + D-Cymarose) (m. D. l. 0,387 mg/kg Katze), Honghelosid B (identisch mit Digitalinum verum), Honghelosid C, $C_{38}H_{58}O_{14}$, Fp. 155 bis 158° (Oleandrigenin + D-Cymarose + D-Glucose) (m. D. l. 0,364 mg/kg Katze), Honghelosid G (identisch mit Somalin, s. o.), die anderen noch ungeklärt. Honghelin $C_{30}H_{48}O_8$, Fp. 133 bis 136° (ein Digitoxigenin-β-d-thevetosid) (m. D. l. 0,213 mg/kg Katze), die anderen noch ungeklärt.

Adenium multiflorum KLOTZSCH.

Inhaltsstoffe. 3 Glykoside wurden aus dem Samen isoliert: 16-Desacetyl-anhydrohonghelosid 0,62%, 16-Anhydrostrospesid (Monoacetat) 0,085% und ein partiell acetyliertes Strospesid (0,042%). Alle 3 werden aus Honghelosid C und einem partiell acetylierten Digitalinum verum, das vielleicht ursprünglich in den Samen ist, gebildet. Ferner ein Ferment, das die endständige Glucose in den Herzglykosiden abspaltet.

Anwendung. In port. Ostafrika und Nordost-Transvaal als Fisch- und Pfeilgift.

Adenium obesum ROEM. et SCHULT.

In Ostafrika. Pfeilgift.

Adenium oleifolium STAPF. (A. lugardii N. E. Br.).

Kalahari-Wüste.

Inhaltsstoffe. Echujin 0,057%, Honghelosid A 0,028%, Somalin 0,019%, ferner eine Substanz, die wahrscheinlich eine Mischung aus Odorotritriosid G mit Strospesid-diglucosid oder 16-Acetylstrospesid-diglucosid [STRIEBEL, P. R., CH. TAMM u. T. REICHSTEIN: Helv. chim. Acta *38*, 1001 (1955)] ist.

Anwendung. Als Salbe gegen Schlangen- und Skorpionbisse; als Wurzelinfus, als Tonicum, besonders bei Magenstörungen und als fiebersenkendes Mittel.

Adenium somalense BALF. f.

Ostafrika.

Enthält Somalin und wird von den Somali als Pfeilgift verwendet.

Adenium volkensii. Ostafrika. Enthält ein CN-haltiges Glucosid sowie ein Toxalbumin.

Adenocarpus

Adenocarpus complicatus (L.) J. GAY ex GREN. et GODR. Papilionaceae.

Heimisch in Spanien.

Unbewehrter Strauch, etwas an Cytisus nigricans erinnernd, aber mit viel kleineren Laubblättern, kürzeren Blütentrauben und kleinen, hellen Drüsen an den jungen Achsen, Kelchen und Hülsen.

Inhaltsstoffe. 1,5% der Alkaloide D-Adenocarpin (Teidin) $C_{19}H_{24}N_2O$, Orensin, Isoorensin $C_{19}H_{24}N_2O$ und D-Santiaguin $C_{38}H_{48}N_4O_2$, Fp. 235 bis 236°. Ferner konnten PARIS und FAUGERAS [C. R. Acad. Sci. (Paris) *261*, 1761 (1965)] das Isoflavon Genistosid isolieren.

Wirkung. Die Alkaloide verursachen Bradykardie beim Frosch.

Adenocarpus commutatus Guss. (A. intermedius DC.).

Heimisch in Spanien.

Inhaltsstoffe. 1,5% der Alkaloide l-Adenocarpin, dl-Adenocarpin (Orensin) und d-Santiaguin.

Wirkung. Sie verursachen Bradykardie beim Frosch. – Ferner sind auf Inhaltsstoffe untersucht: A. argyrophyllus [Chem. Abstr. *49*, 4681g (1955)], A. foliolosus DC. [Chem. Abstr. *49*, 6279e (1955)], A. grandiflorus [Chem. Abstr. *52*, 17313e (1958)], A. hispanicus [Chem. Abstr. *49*, 5497c (1955)], A. parvifolius [Chem. Abstr. *45*, 1303f (1951)] und A. viscosus [Chem. Abstr. *45*, 7582a (1951)].

Adenophora

Adenophora liliifolia (L.) Bess. Campanulaceae – Campanuloideae – Campanulinae. Wohlriechende Becherglocke.

Kommt im östlichen Deutschland, Österreich und in den Wolgagebieten bis Sibirien vor.

Pflanze ausdauernd, 0,3 bis 1 m hoch. – Wurzel dick, spindelig, oft rübenförmig, mehrere Stengel und Blattsprosse treibend. – Stengel steif aufrecht, kantig, kahl, reich beblättert. – Grundblätter zur Blütezeit fehlend, lang gestielt, rundlich-herzförmig, grob gezähnt. Unterste Stengelblätter verkehrt-eiförmig oder elliptisch, in den kurzen Stiel verschmälert; die oberen breit-lanzettlich bis elliptisch, gesägt oder ganzrandig, kahl, etwas glänzend, unterseits bleicher und netzaderig. – Blüten kurz gestielt, in einer einfachen oder ästigen endständigen Traube. Kelch mit 5 kurzen, dreieckig-lanzettlichen, gesägten, kahlen Zipfeln. Blumenkrone trichterförmig-glockig, 12 bis 20 mm lang, mit 5 breiten Zipfeln, blaß blaulila, wohlriechend. Staubblätter 5, dem Blütenboden eingefügt, am Grunde verbreitert, frei. Griffel zuletzt weit aus der Blumenkrone herausragend, am Grunde von einem röhren- oder becherförmigen Diskusring umgeben. – Kapsel verkehrt birnenförmig, 8 bis 12 mm lang, kantig-nervig.

Inhaltsstoffe. 35 bis 48% Invertzucker, Eiweiß und Fett.

Anwendung. Zu Nahrungsmittelzwecken. Die Wurzeln von A. bockiana, A. capillaris und A. verticillata aus Ostasien werden bei Lungenleiden empfohlen.

Adenopsus

Adenopsus abyssinicus Hook. f. Cucurbitaceae.

In Kenia heimisch. Sehr giftig.

Die Pflanze besitzt eine Frucht von der Größe einer Orange mit einem sehr bitteren Mesokarp.

Geringste Mengen der Frucht bewirken eine sehr starke hämorrhagische Gastroenteritis und Schädigung der Verdauungsorgane.

Adeps lanae

Siehe Cera lanae.

Adeps solidus

Adeps solidus DAB 6 – 3. Nachtr. (BRD), Nord. 63. Hartfett DAB 7 – BRD. Adeps neutralis ÖAB 9. Neutralfett.

Gemisch der Mono-, Di- und Triglyceride der gesättigten Fettsäuren $C_{12}H_{24}O_2$ bis $C_{18}H_{36}O_2$.

Herstellung. Gesättigte Fettsäuren der Kettenlängen C_{12} bis C_{18} werden mit Glycerin verestert. Dadurch entstehen Gemische von Triglyceriden, die je nach dem gewählten Überschuß an Glycerin mehr oder weniger hohe Anteile an Mono- und Diglyceriden enthalten. Die erhaltenen Gemische werden durch Laugen entsäuert, mit Wasser gewaschen, über Bleicherden entfärbt und durch Dämpfen (entsprechend einer Wasserdampfdestillation flüchtiger Begleitstoffe) desodoriert.

Die erforderlichen Fettsäuren werden vorwiegend aus Kokos- und Palmkernfett durch alkalische Verseifung und Hydrierung ungesättigter Anteile gewonnen. Sie enthalten in der Hauptsache Laurinsäure.

Eigenschaften. Weiße, bruchfähige, fast geschmack- und geruchlose, fettige Masse, die beim Erwärmen zu einer farblosen bis schwach gelblichen Flüssigkeit schmilzt. Die Substanz bildet nach dem Schmelzen bei kräftigem Schütteln mit der gleichen Menge warmem Wasser eine weiße Emulsion. Hartfett ist leicht lösl. in Ae., Chlf., Bzl. oder PAe.; schwer lösl. in abs. A.; prakt. unlösl. in W.
Fp. (Steigschmelzpunkt, s. Bd. I, 79) 33,5 bis 35,5° (DAB 7 - BRD, ÖAB 9); 33 bis 36° (Nord. 63). Ep. 32,5 bis 34,5° (ÖAB 9); 30 bis 34,5° (Nord. 63). VZ 225 bis 240 (DAB 7 - BRD, ÖAB 9, Nord. 63). OHZ 10 bis 50 (DAB 7 - BRD, ÖAB 9); 8 bis 35 (Nord. 63). JZ höchstens 7 (DAB 7 - BRD, ÖAB 9, Nord. 63). SZ höchstens 0,3 (DAB 7 - BRD, ÖAB 9); <0,5 (Nord. 63). Peroxidzahl höchstens 3 (DAB 7 - BRD), höchstens 5 (ÖAB 9). Unverseifbare Anteile höchstens 0,3% (DAB 7 - BRD, ÖAB 9); <0,5% (Nord. 63).

Prüfung. 1. Alkalisch reagierende Verunreinigungen. Die Lsg. von 2,00 g Substanz in 1,5 ml A. (96%) und 3,0 ml Ae. darf nach Zusatz von 0,05 ml Bromphenolblau-Lsg. II höchstens 0,10 ml 0,01 n Salzsäure bis zum Umschlag nach Gelb verbrauchen (DAB 7 - BRD). - 2. Verdorbenheit. Die Substanz darf nicht ranzig riechen und schmecken. Im Zweifelsfall darf die Peroxidzahl nicht größer als 3 sein und bei der Prüfung auf Baumwollsamen- und Kapoköl (Bd. I, 410) die wss. Schicht nicht stärker gefärbt sein als 1,00 ml einer Mischung von 0,050 ml 0,01 n Kaliumpermanganat-Lsg. mit 9,95 ml W. Im Standgefäß der Offizin darf die Substanz eine Peroxidzahl bis zu 6 haben. Bei der Prüfung auf Baumwollsamen- und Kapoköl darf die wss. Schicht nicht stärker gefärbt sein als 1,00 ml einer Mischung von 0,40 ml 0,01 n Kaliumpermanganat-Lsg. mit 9,60 ml W. (DAB 7 - BRD). - 3. Asche. Bei Einwaage von 2,00 g höchstens 0,05%.

Anwendung. Zur Herstellung von Suppositorien. Vgl. dazu den Abschnitt Suppositorien in Bd. VI.

Handelsformen: Massa estarinum (Edelfettwerke, Hamburg); Witepsole (Chemische Werke, Witten/Ruhr); Stadimol (Stada, Dortelweil).

Adeps suillus

Adeps suillus DAB 6, Helv. V, ÖAB 9, Ned. 6, Jap. 61. Adeps suillus depuratus Ross. 9. Lard BPC 63.

Schweineschmalz DAB 7 - BRD. Schweinefett. Axonge. Axungia porci.

Schweineschmalz ist das aus dem sinnfällig nicht veränderten, ungesalzenen und gewaschenen Fettgewebe des Netzes und der Nierenumhüllung stammende Fett von Schweinen [Sus scrofa L. var. domesticus GRAY (Suidae)] die vor und nach der Schlachtung tierärztlich untersucht und im Sinne der Fleischbeschauvorschriften tauglich befunden wurden. Das aus dem Speck gewonnene Schmalz enthält mehr Glyceride der flüssigen Fettsäuren, ist daher in der Konsistenz weicher und deshalb für pharmazeutische Zwecke nicht zugelassen. Es hat eine höhere Jodzahl als das Eingeweidefett.

Das handelsübliche Schweineschmalz, das in großen Mengen aus den USA unter der Bezeichnung „Prime Steam Lard" importiert wird, besteht aus dem Fett aller Teile des Schweines mit Ausnahme des Eingeweidefettes („Leaf Lard"). Es wird nicht durch trokkenes Ausschmelzen, sondern in einem nassen Prozeß (mit Dampf unter Druck ausschmelzen) gewonnen. Zur Erhöhung der Konsistenz wird nach USD 55 Eingeweidefett, hydriertes Schweinefett oder Schmalzstearin zugesetzt, das als Rückstand bei der Gewinnung von Schmalzöl (Triolein) anfällt. Ein durch trockenes Ausschmelzen gewonnenes Handelsprodukt unterscheidet sich von dem „Prime Steam Lard" durch den Geruch und ist im allgemeinen etwas dunkler. Das offizinelle, aus dem Netz- und Eingeweidefett gewonnene Präparat wird in den USA als Leaf Lard bezeichnet. Eine weitere Schmalzsorte des Handels ist „Neutral Lard", das durch nasses Ausschmelzen aus ausgewähltem Material bei niedriger Temperatur gewonnen wird und einen sehr milden Geruch aufweist. Es wird heute nur noch in geringem Maße in der Margarineherstellung verwendet, da es gelungen ist, pflanzliche Öle im hohen Maße zu desodorieren. Als letzte Sorte ist noch „Rendered Pork Fat" zu erwähnen, das aus wenig ansehnlichem Rohmaterial gewonnen wird. Nach ÖAB 9 ist

Schweineschmalz, das nicht sofort verarbeitet und abgegeben wird, mit 0,01 % Gallussäurepropylester (Bd. I, 1214) als Antioxydans zu versetzen. BPC 63 schreibt dafür 0,01 % Butylhydroxytoluol als Antioxydans und 0,01 % Citronensäure als Synergist vor.

Zusammensetzung. Schweineschmalz besteht aus einem Gemisch von Triglyceriden der folgenden Fettsäuren: Ölsäure (ca. 45%), Linolsäure (ca. 10%), Stearinsäure (ca. 15%) Palmitinsäure (ca. 25%), Myristinsäure (ca. 2%). Daneben sind noch kleine Mengen Arachidonsäure und im unverseifbaren Anteil Sterine (Cholesterin) enthalten.

Eigenschaften. Weiße, streichbare Masse von gleichmäßig weicher Konsistenz. Es schmeckt mild und besitzt einen schwachen, eigenartigen Geruch. Schweineschmalz ist leicht lösl. in Ae., PAe., Bzl. oder Chlf.; wenig lösl. in abs. A.; unlösl. in W.

Erkennung. 1. 5 g werden in 20 ml Ae. gelöst und 18 Std. bei 20° stehen gelassen. Die dabei sich absetzenden Kristalle werden in A. (96%) oder einem fetten Öl suspendiert und unter dem Mikroskop bei etwa 200facher Vergrößerung betrachtet. Sie besitzen die Form flacher, rhomboider Plättchen mit einem schräg geschnittenen Ende in regelloser Anordnung (BPC 63). – 2. Fp. (Steigschmelzpunkt) 36 bis 42° (ÖAB 9, Jap. 61), 33 bis 41° (BPC 63); 34 bis 46° (Ross. 9). – 3. VZ 194 bis 197 (ÖAB 9); 192 bis 198 (BPC 63); 195 bis 203 (Jap. 61). – 4. JZ 46 bis 66 (ÖAB 9); 50 bis 66 (BPC 63); 40 bis 70 (Jap. 61). – 5. n_D^{50} 1,456 bis 1,460 (Ross. 9). – 5. Nachweis von Gallussäurepropylester. 5 g Substanz werden in 15 ml PAe. gelöst und mit 10 ml A. ausgeschüttelt. Die alkoholische Lsg. wird auf dem Wasserbad auf etwa 2 ml eingedampft. Versetzt man die erhaltene Lsg. nach dem Abkühlen mit 1 Tr. Eisen(III)-chlorid-Lsg., so färbt sie sich blaugrün (ÖAB 9).

Prüfung. 1. 5,0 g Schweineschmalz müssen, im Wasserbad geschmolzen eine klare Fl. geben, von der sich kein W. absetzt. In 1 cm Schichtdicke muß die Schmelze farblos bis schwach gelblich sein (Jap. 61). – 2. Alkali. 2,0 g Substanz werden mit 10 ml W. versetzt, im Wasserbad geschmolzen und kräftig geschüttelt. Nach dem Erkalten muß die wss. Schicht auf Zusatz von 1 Tr. Phenolphtalein-Lsg. farblos bleiben (Jap. 61). – 3. Chlorid. 1,0 g Substanz wird mit 20 ml A. (90%) 5 Min. am Rückflußkühler gekocht und nach Abkühlen mit 40 ml W. und 0,5 ml Salpetersäure versetzt und filtriert. Zum Filtrat gibt man 0,25 ml 1%iger Silbernitrat-Lsg. in A. (90%) und läßt 5 Min. stehen. Eine evtl. auftretende Opaleszenz darf nicht stärker sein als die bei gleicher Behandlung von 0,5 ml 0,02 n Salzsäure entstehende (BPC 63). – 4. Rinderfett. 5 g Substanz werden geschmolzen und mit 25 ml warmem Ae. bis zur vollständigen Lsg. geschüttelt. Man läßt 18 Std. bei 16 bis 20° stehen, dekantiert und wäscht die Kristalle zweimal mit je 5 ml Ae., ohne den Bodensatz zu zerstören. Dann schüttelt man mit weiteren 5 ml Ae., filtriert und wäscht den Rückstand mit kleinen Ae.-Mengen, bis 15 bis 20 ml Ae. verbraucht sind. Die letzten Ae.-Reste werden abgesaugt. Der Schmelzpunkt des Rückstandes im Röhrchen (1 mm Durchmesser) darf nicht tiefer als 63° liegen (BPC 63). – 5. Baumwollsamen- und Sesamöl dürfen nicht anwesend sein (s. Bd. I, 409 und 410) (BPC 63). – 6. SZ höchstens 1,0 (ÖAB 9). – 7. Peroxidzahl höchstens 5 (ÖAB 9). – 8. Unverseifbarer Anteil höchstens 0,5% (BPC 63).

Aufbewahrung. Vor Licht geschützt, in gut schließenden Gefäßen, in Mengen über 500 g an einem kühlen Ort.

Anwendung. Als Salbengrundlage. Wegen seiner leichten Verderblichkeit und stark fettenden Eigenschaften ist Schweineschmalz heute weniger gebraucht als beispielsweise gehärtetes Erdnußöl, obwohl es rasch in die Haut eindringt.

Adeps benzoatus. Benzoeschmalz. Benzoated Lard. Axonge benzoinée. Axungia benzoata.

Um das Schweineschmalz haltbarer und wohlriechend zu machen, wurde es längere Zeit im Wasserbad mit gepulverter Benzoe digeriert und filtriert. In den modernen Pharmakopöen wird Adeps benzoatus nicht mehr aufgeführt. Vorschrift des DAB 6:

        Schweineschmalz   50 T.
        Benzoe   1 T.
        Getrocknetes Natriumsulfat 3 T.

Die Benzoe wird mit dem getrockneten Natriumsulfat fein zerrieben. Das Schweineschmalz wird mit diesem Gemisch unter häufigem Umrühren 2 Std. lang auf etwa 60° erwärmt und dann filtriert.

Benzoeschmalz ist gelblichweiß, streichbar weich und riecht nach Benzoe.

Oleum adipis. Schmalzöl. Lard oil. Specköl. Huile de graisse.

Schmalzöl ist das durch Pressen von Schweineschmalz bei 0° erhaltene Öl. Es besteht größtenteils aus Triolein. VZ 191 bis 196. JZ 70 bis 76.

Anwendung. Als Speiseöl, Brennöl, Schmieröl für feinere Maschinen, zum Fetten der Wolle in Spinnereien.

Lebensmittelchemische Angaben für Schweineschmalz

Für die lebensmittelchemische Beurteilung des Schweineschmalzes gelten in der Bundesrepublik Deutschland die folgenden Gesetze und Verordnungen des Lebensmittelgesetzes:

a) Fleischbeschaugesetz vom 15. 3. 1960 (BGBl. I., S. 186).

b) Verordnung über Fleisch und Fleischerzeugnisse vom 19. 12. 1959 (BGBl. I., S. 726).

c) Verordnung über unzulässige Zusätze und Behandlungsverfahren bei Fleisch vom 18. 12. 1959 (BGBl. I., S. 725).

d) Verordnung über die Untersuchung des in das Zollinland eingehenden Fleisches vom 8. 3. 1961 (BGBl. I., S. 143).

Im Sinne des Gesetzes gilt Schweineschmalz als zubereitetes Fleisch. Ein Zusatz von Fremdfett wird als Verfälschung betrachtet. Die Färbung und Raffination des Schweineschmalzes sowie der Zusatz von Konservierungsstoffen und Antioxydantien, die in den USA verwendet werden (BHA, BHT, NDGA, Ester der Gallussäure), sind in Deutschland verboten. Zum Schutz gegen das Ranzigwerden sind dagegen nach b) Natriumcitrat sowie die Ester von Vitamin C und E mit Essigsäure, Myristin-, Palmitin- und Stearinsäure zugelassen. Nach d) wird Schweineschmalz mit einem Wassergehalt über 0,3%, einem Gehalt an freien Fettsäuren über 0,65% und einer Peroxidzahl über 4 zurückgewiesen. Die Untersuchung erfolgt nach den aufgeführten amtlichen Vorschriften und anderen wissenschaftlich anerkannten und praktisch erprobten Methoden.

Organoleptische Prüfung. 1. Etwa 20 g Schweineschmalz werden in einem Aluminiumbecher (ca. 5 bis 7 cm Durchmesser; 140 bis 180 ml) langsam über freier Flamme bis zum Auftreten des ersten bläulichen Rauches (160 bis 170°) erhitzt. Während des Erhitzens ist das Fett von Zeit zu Zeit unter gleichzeitigem Umschütteln geruchlich zu prüfen. Geruchsabweichungen, die erst bei der Rauchbildung auftreten, werden bei der Erhitzungsprobe nicht berücksichtigt.

2. In der Praxis wird häufig auch die folgende Kochprobe angewandt: Etwa 20 g Schweineschmalz werden in einem 100-ml-Erlenmeyerkolben mit 50 ml W. langsam bis zum gelinden Sieden des Wassers erwärmt. Der Kolben bleibt während des Erwärmens mit einem Uhrglas bedeckt. Von Zeit zu Zeit wird unter Lüften des Uhrglases eine kurze Geruchsprüfung der aufsteigenden Dämpfe vorgenommen.

Bestimmung des Wassergehaltes. 1. Etwa 10 g des gut durchgemischten Schweineschmalzes werden in ein starkwandiges Reagensglas von 9 cm Länge und etwa 18 ml Inhalt gebracht. Darauf wird das Glas mit einem Gummistopfen verschlossen, durch dessen Bohrung ein Thermometer soweit eingeführt ist, daß sich die Quecksilberkugel in der Mitte des Fettes befindet. Durch vorsichtiges Erwärmen über freier Flamme wird das Fett auf 50 bis 52° erhitzt und dann, wenn es bei dieser Temperatur klar geschmolzen ist, an der Luft solange geschüttelt, bis die Temperatur auf 40° gefallen ist. Tritt dabei eine Trübung nicht ein, so beträgt der Wassergehalt weniger als 0,15%, während er bei vorheriger Trübung zwischen 0,15 und 0,2% liegt. Falls das Fett bei 50 bis 52° noch deutlich trübe erscheint, erhitzt man auf 95°, wird es klar, so sind 0,2 bis 0,45%, andernfalls mehr als 0,45% W. zugegen.

Trübungstemperatur °C	Wassergehalt %
95,5	0,45
90,8	0,40
85,0	0,35
72,2	0,30
64,5	0,25
53,5	0,20
40,5	0,15

Liegt die Trübungstemperatur bei zwei- bis dreimaliger Wiederholung des Versuches höher als 75°, so sind mehr als 0,3% W. zugegen. Ist das auf 95° erwärmte Fett beim Schütteln nicht zu einer klaren Flüssigkeit geschmolzen, so enthält es mehr als 0,45% W. Voraussetzung für die Anwendbarkeit dieser Arbeitsweise ist die Abwesenheit anderer unlöslicher Stoffe (Gewebeteile usw.).

2. In Verdachtsfällen sind 5 bis 10 g der zuvor sorgfältig durchmischten Fettprobe in einer mit Seesand, der mit Salzsäure gereinigt und ausgeglüht ist, beschickten flachen Schale möglichst gleichmäßig zu verteilen und abzuwiegen. Die Schale ist danach in einem Trockenschrank auf 105° zu erwärmen. Nach 1/2 Std. ist das Gewicht festzustellen, ebenso jeweils nach weiteren 10 Min., bis keine Gewichtsabnahme zu bemerken ist.

Bestimmung des Gehaltes an freien Fettsäuren. Bei der Untersuchung auf Gehalt an freien Fettsäuren sind 5 bis 10 g (genau gewogen) der filtrierten Fettprobe in etwa 100 bis 150 ml einer neutralen Mischung aus gleichen Teilen A. (95%) und Ae. oder aus einem Gemisch aus 2 Teilen Reinbenzol und 1 Teil 96%igem A. zu lösen. Das zum Lösen des Schmalzes zu verwendende Lösungsmittelgemisch ist vor Gebrauch nach Zusatz einiger Tropfen 1%iger Lsg. von Phenolphthalein durch Titration mit 0,1 n alkoholischer Kalilauge auf ganz leichte Rotfärbung einzustellen. Nach Zusatz von einigen Tropfen einer 1%igen alkoholischen Phenolphthaleinlsg. ist schnell mit 0,5 n alkoholischer Kalilauge – im Falle eines geringen Gehaltes an freien Fettsäuren mit 0,1 n alkoholischer Kalilauge – bis zum Farbumschlag des Indikators zu titrieren. Der Endpunkt der Titration ist erreicht, wenn die Rotfärbung der Lsg. 3 bis 5 Sek. bestehen bleibt.

Berechnung:

$$\text{Freie Fettsäure} = \frac{a \cdot 28,05}{E} \cdot 0,5027,$$

worin a die verbrauchten ml 0,5 n Kalilauge und E die Einwaage in Gramm bedeuten.

Bestimmung der Peroxidzahl. Der Umfang der Oxydation eines Fettes im Anfangsstadium läßt sich durch die Bestimmung der Peroxidzahl ermitteln. Sie gibt die in 1 kg Fett enthaltenen Milliäquivalente Sauerstoff an.

Zur Bestimmung der Peroxidzahl werden 2 g Schmalz im kleinen Becherglas oder Erlenmeyerkolben mit 10 ml farbloser 0,5 n alkoholischer Kalilauge zum Sieden erhitzt, bis eine klare Lösung erreicht ist. Tritt hierbei keine bzw. nur eine geringe Farbänderung auf, so liegen nur wenig Oxydationsprodukte vor; in diesen Fällen kann auf die Bestimmung der Peroxidzahl verzichtet werden.

Tritt jedoch eine deutliche Gelbbraunfärbung auf, so muß die Peroxidzahl bestimmt werden.

In Verdachtsfällen sind zur Bestimmung der Peroxidzahl 5 g Fett in einem mit Glasstopfen verschließbaren Kolben von 250 ml Inhalt auf 50 mg genau einzuwiegen und mit 30 ml eines Gemisches von Eisessig und Chloroform (3 : 2) zu lösen. Darauf sind 0,5 ml einer gesättigten Kaliumjodid-Lsg. zuzufügen. Der Kolben ist zu verschließen und sofort mit der Hand oder auf der Schüttelmaschine zu schütteln. Genau 1 Min. nach Einbringen des Kaliumjodids sind 30 ml W. hinzuzugeben und unmittelbar danach das abgeschiedene Jod mit 0,1 oder 0,01 n Natriumthiosulfat-Lsg. unter Verwendung von Stärke-Lsg. als Indikator unter kräftigem Schütteln zu titrieren. In gleicher Weise ist ein Blindversuch auszuführen, dessen Verbrauch entsprechend zu berücksichtigen ist.

Die Peroxidzahl berechnet sich nach folgender Gleichung:

$$\text{Peroxidzahl} = \frac{a \cdot 10}{E},$$

worin a die Anzahl ml 0,01 n Thiosulfat-Lsg. (Hauptversuch minus Blindversuch) und E die Einwaage in Gramm bedeuten.

Nachweis der Raffination. Unter Raffination ist sowohl die Behandlung der Fette mit Alkali und Bleicherden als auch die Anwendung aller Verfahren und Mittel zu verstehen, die dem Zweck dienen, tierische Fette von Geruchsstoffen, Geschmacksstoffen, Farbstoffen und freien Fettsäuren zu befreien.

1. Als Vorprobe auf Raffination ist auf die Eigenfluoreszenz und auf kreidig-weißliche Farbtönung bei der Neutralrot-Fluoreszenzprobe zu achten.

Sowohl raffiniertes und gehärtetes Schmalz als auch raffiniertes Abfallschmalz fällt durch die ausgesprochene bläulich-weiße Eigenfluoreszenz auf, die sich unter der Ultraviolett-Analysen-Quarzlampe auch im Grundton der Neutralrot-Fettprobe auswirkt.

Weist die Fluoreszenzfarbe bei der Neutralrot-Fettprobe einen stark weißen (kreidigen), zuweilen auch bläulich-weißen Grundton auf, so besteht der Verdacmt, daß gehärtetes Schmalz oder raffinierte Fette vorliegen.

Auf eine Porzellan-Tüpfelplatte werden 3 Schmalzproben (je 1 g) gegeben. Die erste Probe bleibt unverändert und wird glattgestrichen.

Die zweite und dritte Probe werden jeweils mit einigen Tropfen (0,3 ml aus Pipette) einer mit Leitungswasser (1 : 10000) frisch hergestellten Neutralrot-Lsg. mit einem Spatel kräftig verrieben und die überstehende Farbstoff-Lsg. nach etwa 3 Min. abgegossen. Unter dem filtrierten UV-Licht einer Analysenquarzlampe wird auf blau-violette bis weiß-bläuliche Eigenfluoreszenz und besonders auf etwaige kreidig-weißliche Tönungen der beiden Neutralrot-Flzoreszenzproben geachtet. Falls die sehr pH-empfindliche Neutralrot-Rk. infolge stark ausgeprägter Orange-Rosa-Rot-Färbungen den zu beobachtenden Grundtoneffekt stört, ist eine der beiden Proben mit wenig Ammoniak vorsichtig zu neutralisieren, um die Beurteilung hinsichtlich des Raffinationsverdachtes zu erleichtern.

2. Als sicherste Methode zur Erkennung einer Raffination unter Verwendung von Bleicherde gilt die Methode von KAUFMANN u. Mitarb. [Fette, Seifen, Anstrichmittel *58*, 505, 995, 1046 (1956)], die auf der Beobachtung beruht, daß hierbei eine typische Trien-Struktur ausgebildet wird, Die aus dem Innern des Untersuchungsmaterials zu entnehmende Probe ist in einem Reagenzglas vorsichtig im Wasserbad zu schmelzen. Danach sind 0,25 g (bis auf 0,01 g genau) des geschmolzenen Fettes in 25-ml-Meßkolben einzuwiegen, in optisch reinem Hexan bis zur Marke aufzufüllen. Diese Lsg. ist im Spektralphotometer bei den Wellenlängen 264, 268, und 272 mµ gegen optisch reines Hexan in der 1-cm-Quarzküvette zu messen und die Extinktion abzulesen.

Berechnung:
$$E^{1\%}_{1\text{ cm}} = \frac{E_{\text{abgelesen}}}{c \cdot d},$$

wobei c die Einwaage in g · 4 und d die Schichtdicke in cm bedeuten.

$$T = \frac{E_{268} - E_{264} - E_{272}}{2} \cdot 100,$$

$$Q = \frac{T}{E_{268}}.$$

Grenzwerte sind T-Wert: 1,0
Q-Wert: 6,0, wenn T-Wert 1,0.

Bei Q-Werten über 5,0 ist nach dem Anreicherungsverfahren zu prüfen.

Als Lösungsmittel ist optisch reines Hexan zu verwenden. Dieses ist durch Fraktionieren zu reinigen, wobei von 1 Liter Hexan 200 ml Vorlauf und 200 ml Nachlauf zu verwerfen sind. Die mittlere Fraktion ist durch eine mit Silicagel dicht gepackte Säule von 120 cm Länge und 4,5 cm Durchmesser zu schicken. Der Durchlauf ist in Partien von 50 bis 100 ml auf seine optische Reinheit durch Bestimmung der Extinktion im Spektralphotometer bei den Wellenlängen 220, 230 und 255 mµ gegen reines W. zu prüfen. Dabei darf ein Extinktionswert von 0,1 nicht überschritten werden.

3. Zum Nachweis der Alkalibehandlung von Schweineschmalz kann nach H. KONRAD [Nahrung *6*, 175 (1961)] der Gehalt an Natrium herangezogen werden. Man bestimmt Na^+ und K^+ flammenphotometrisch. Der physiologische Gehalt an Na^+ beträgt bei einwandfrei hergestelltem Schmalz 1,00 ± 0,31 mg/100 g, an K^+ 0,70 ± 0,23 mg/100 g, wobei Dampfschmalz die niedrigsten Werte zeigt. Die K^+- und Cl^--Werte sind dabei nicht signifikant erhöht. Um eine durch Kochsalz bedingte Erhöhung des Na^+-Gehaltes auszuschalten, wird aus dem nephelometrisch bestimmten Cl^--Gehalt der äquivalente Na^+-Gehalt berechnet und vom Gesamtgehalt abgezogen. Der Rest-Na-Gehalt dient als Kriterium für den Nachweis einer Alkalibehandlung.

Prüfung auf die Anwesenheit von Fremdfetten. Für die Prüfung von Schweineschmalz auf die Anwesenheit von Fremdfetten reichen im allgemeinen die Kennzahlen (Dichte bei 20/20°: 0,14 bis 0,922; n_D^{40}: 1,458 bis 1,461; Klarschmelzpunkt: 26 bis 39°; Erstarrungspunkt: 22 bis 32°; VZ: 193 bis 200; JZ: 46 bis 70; RMZ: 0,3 bis 0,9; Unverseifbares: bis 1% nicht aus. Zur Untersuchung kommen die folgenden Methoden in Frage:

1. Vorprobe zum Nachweis von Talg. 2 g geschmolzenes Schweineschmalz werden im 50-ml-Erlenmeyerkolben in 20 ml Ae. gelöst und etwa 24 Std. im Kühlschrank stehengelassen. Wenn sich Kristalle gebildet haben, wird der Ae. abgegossen und der Rückstand unter dem Mikroskop bei etwa 30facher Vergrößerung untersucht. Rinder- und Hammeltalg kristallisieren stets in Büscheln vereinigten, spitzen, meist gebogenen Nadeln (Pferdeschweifform), während Schweinefett meist in Tafeln mit schief abgeschnittenen Enden auftritt; gelegentlich kann sich reines Schweinefett auch in nadelähnlichen Kristallen ausbilden. Es empfiehlt sich dann, den Versuch mit 0,5 bis 1,0 g des umkristallisierten Fettes in 10 ml Ae. zu wiederholen. Bei Anwesenheit von Rinderfett wird auch bei 0,5 g Einwaage noch eine Kristallbildung erhalten, während dies bei reinem Schweinefett unter diesen Bedingungen meist nicht der Fall ist.

2. Zur annähernd quantitativen Bestimmung von Rindertalg und anderen tristearinreichen Fetten in Schweineschmalz hat sich die von A. BÖMER und R. LIMPRICH [Z. Lebensmitt.-Untersuch. 26, 559 (1913)] entwickelte Methode gut bewährt. Die mit ihr erhaltenen Werte werden häufig als „Bömer-Zahl" in der Literatur erwähnt. Die Methode beruht auf der Tatsache, daß in Rinder- und Hammeltalg als gesättigte Triglyceride Tristearin, Dipalmitostearin und α-Palmitostearin auftreten, im Schweinefett dagegen Dipalmitostearin und β-Palmitostearin. Die Differenzen zwischen den Schmelzpunkten dieser Glyceride und der aus ihnen abgeschiedenen Fettsäuregemische weichen eindeutig voneinander ab. Diese Differenz ist für reines Schweinefett groß, für Talg jedoch gering. Die Methode ist für hydriertes Schweinefett nicht anwendbar [TOLMANN, L. M., u. A. A. ROBINSON: Oil and Soap 9, 13 (1932)].

Arbeitsweise (AOCS-Methode Cb 5–40): 20 g des vorsichtig geschmolzenen und filtrierten Fettes werden in einem 150-ml-Becherglas in 100 ml Aceton gelöst und 18 Std. bei 30° ± 2° stehengelassen. Sollte die Menge an ausgeschiedenen Kristallen unzureichend sein, so muß die Einwaage erhöht werden und dementsprechend auch die Menge an Aceton. Der Kristallbrei wird in einer Zentrifuge (etwa 5 Min.) getrennt und die überstehende Flüssigkeit abgegossen. Man setzt 20 ml Aceton (30 ± 2°) zu, mischt gut und zentrifugiert erneut. Nach nochmaligem Waschen mit Aceton wird das Kristallisat auf ein Filter übergeführt, 5mal mit kleinen Mengen an Aceton gewaschen und scharf abgesaugt. Man trocknet im Vakuum und bestimmt den Schmelzpunkt gemeinsam mit dem der isolierten Fettsäuren (s. u.).

Zur Isolierung der freien Fettsäuren versetzt man etwa 1 bis 2 g der so gewonnenen Glyceride in einem 500-ml-Erlenmeyerkolben mit 100 ml 0,5 n alkoholischer Kalilauge, setzt einen Trichter zur Vermeidung von Lösungsmittelverlusten auf und verseift 1 Std. unter gelindem Sieden. Anschließend werden 100 ml W. zugesetzt und der A. auf dem Wasserbad so weit wie möglich abdestilliert. Nach Überführung der Seifenlösung in einen 500-ml-Scheidetrichter bringt man das Volumen mit W. auf 250 ml und versetzt mit 25%iger Salzsäure bis zur sauren Reaktion. Mit 75 ml Ae. wird ausgeschüttelt und die ätherische Phase 3mal mit je 50 ml W. gewaschen, bis das Waschwasser gegen Methylorange neutral reagiert. Man filtriert die Ätherlösung durch ein trockenes Filter, entfernt das Lösungsmittel durch Destillation und trocknet die Fettsäuren etwa 30 Min. bei 100°. Man bestimmt die Schmelzpunkte der Glyceride und der Fettsäuregemische gleichzeitig, um die Gleichheit der Arbeitsweise sicherzustellen. Schmelzkapillaren gleicher Wandstärke und lichter Weite (etwa 1 mm) werden mit der gepulverten Substanz gefüllt und $1^1/_2$ Std. in Eiswasser gelegt. Anschließend wird der Schmelzpunkt in bekannter Weise ermittelt. Als Schmelzpunkt gilt die Temperatur bei vollständig klarer Schmelze. Temperaturschwankungen von Parallelbestimmungen sollen 0,2° nicht übersteigen, die ermittelten Schmelzpunktsdifferenzen sollen auf 0,1° übereinstimmen.

Die Bömer-Zahl errechnet sich wie folgt:

Bömer-Zahl $= A + 2(A - B)$.
$A =$ Schmelzpunkt der Glyceride,
$B =$ Schmelzpunkt der Fettsäuren.

Für die Bömer-Zahl wurden folgende Werte gefunden:

Schweineschmalz	73,4–78,1	Schweineschmalz + 10% Hammeltalg	67,9–70,1
Rindertalg	62,8–67,0		
Hammeltalg	63,9–66,0	Schweineschmalz + 20% Hammeltalg	64,0–66,0
Preßtalg	65,6–67,0		
Schweineschmalz + 10% Talg	67,7–75,4	Schweineschmalz + 10% Preßtalg	64,4–66,0
Schweineschmalz + 20% Rindertalg	65,3–73,9	Schweineschmalz + 20% Preßtalg	63,9–66,1

Glyceride, die oberhalb von 68,5° schmelzen, sind im Schweineschmalz nicht enthalten. Die Anwesenheit von Kokosfett, Erdnuß-, Sesam- und Baumwollsamenöl stört das Verfahren nicht. Dagegen erniedrigen feste Pflanzenfette wie Mowrah- und Sheabutter sowie gehärtete Pflanzenfette die Schmelzpunktsdifferenz.

3. Prüfung auf Pflanzenfette. a) Zum allgemeinen Nachweis von Pflanzenöl in Schweineschmalz dient die Reaktion nach J. BELLIER: 5 g geschmolzenes, filtriertes Fett werden mit 5 ml farbloser Salpetersäure ($d = 1,4$) versetzt und mit 5 ml einer kalt gesättigten Lsg. von Resorcin in Benzol in einem dickwandigen, mit Glasstopfen verschließbaren Reagensglas 5 Sek. lang kräftig durchgeschüttelt. Treten nach dem Schütteln sofort oder innerhalb von 5 Sek. rote, violette oder grüne Farbtöne auf, so deuten sie auf die Anwesenheit von Pflanzenölen hin. Später auftretende Färbungen werden nicht berücksichtigt.

b) Nachweis von Baumwollsamenöl. Halphensche Reaktion [DFG-Einheitsmethoden C–II 14 (53)]. Als Reagens dient eine 1%ige Lsg. von Schwefel in Schwefelkohlenstoff, die mit dem gleichen Volumen Amylalkohol versetzt ist. 10 ml des flüssigen Fettes werden in einem Kolben mit dem gleichen Volumen des Reagenses gemischt und unter Rückflußkühlung mit heißem W. unter gelegentlichem Umschütteln erwärmt, bis der Schwefelkohlenstoff unter Schäumen des Gemisches zu sieden beginnt. Darauf wird in einem Bad von 110 bis 115° 1 bis 2 Std. lang weiter erwärmt. Eine während dieser Zeit auftretende Rotfärbung zeigt die Gegenwart von Baumwollsamenöl an. Bei Anwesenheit größerer Mengen kann die Färbung schon zu Beginn des Erhitzens auftreten.

Bei Fetten von Tieren, die mit Baumwollsamenöl gefüttert wurden, fällt die Reaktion auch positiv aus.

c) Nachweis von Sesamöl. Reaktion nach A. BAUDOUIN: Wenn keine Farbstoffe vorhanden sind, die sich mit Salzsäure rot färben, werden 5 g geschmolzenes Fett in 5 ml PAe. gelöst und mit 0,1 ml einer alkoholischen Furfurol-Lsg. (1 Vol. Furfurol in 100 Vol. abs. A.) sowie mit 10 ml Salzsäure ($d = 1,19$) mindestens 30 Sek. lang kräftig geschüttelt. Bei Anwesenheit von Sesamöl zeigt die sich am Boden abscheidende Schicht von Salzsäure eine nicht alsbald verschwindende Rotfärbung. Der Nachweis gelingt bis zu einem Gehalt von 0,5% Sesamöl.

Reaktion nach P. SOLTSIEN: Wenn Farbstoffe vorhanden sind, die durch Salzsäure rot gefärbt werden, so werden 5 ml geschmolzenes Fett in 10 ml PAe. gelöst und 2,5 ml stark rauchende Zinn(II)-chlorid-Lsg. zugesetzt. Die Mischung wird kräftig durchgeschüttelt und in ein Wasserbad von 40° getaucht. Nach Abscheiden der Zinn(II)-chlorid-Lsg. taucht man die Mischung in Wasser von 80°, so daß dieses nur die Zinn(II)-chlorid-Lsg. erwärmt und ein Sieden des PAe. verhindert wird. Bei Anwesenheit von Sesamöl zeigt die Zinn(II)-chlotid-Lsg. nach 3 Min. eine deutliche, bleibende Rotfärbung.

d) Nachweis von Erdnußöl. Der sicherste Nachweis von Erdnußöl gelingt über die Abscheidung der hoch schmelzenden Arachin- und Lignocerinsäure nach der Methode von H. KREIS und E. ROTH [Z. Lebensmitt.-Untersuch. 42, 232 (1921)]. Man verseift 20 g Fett mit 40 ml alkoholischer 20%iger Kalilauge (70% A.), verdünnt mit 60 ml A., säuert mit etwa 15 ml 50%iger Essigsäure an und gibt 1,5 g in 50 bis 100 ml A. gelöstes Bleiacetat hinzu. Am folgenden Tage werden die Bleisalze abfiltriert und durch Kochen mit 5%iger Salzsäure zersetzt, bis die Fettsäuren ganz klar oben schwimmen. Nach dem Erstarren preßt man sie zwischen Filtrierpapier ab, löst sie durch gelindes Erwärmen in 50 ml 90%igem A. und stellt die Lsg. 30 Min. in W. von 15°. Die ausgeschiedenen Kristalle werden abgesaugt und noch einmal aus 25 ml und dann aus 12,5 ml A. umkristallisiert. Bei Gegenwart von Arachinsäure (z. B. 5% Erdnußöl) liegt der Schmelzpunkt nach der dritten Kristallisation über 70°.

e) Nachweis von Pflanzenfett durch die Phytosterinprobe. Phytosterin, Cholesterin und einige andere Sterine bilden mit Digitonin Additionsverbindungen (Digitonide), die sich nach der folgenden Methode aus Fetten abscheiden lassen. Die aus den Digitoniden hergestellten Sterinacetate oder freien Sterine lassen sich qualitativ unterscheiden, so daß die Gegenwart von Pflanzenfett mit Hilfe des Phytosterinnachweises erkannt werden kann.

Digitoninfällung: 50 g Fett werden in einem 500-ml-Kolben mit 100 ml alkoholischer Kalilauge (200 g KOH in 1000 ml 70%igem A. gelöst) auf dem siedenden Wasserbad 1/2 Std. lang verseift. Die Seifenlösung verdünnt man mit dem gleichen Volumen heißen Wassers, versetzt mit 50 ml Salzsäure (25%ig), erhitzt, bis sich die Fettsäuren als klares Öl auf der Oberfläche abgeschieden haben, und filtriert im Heißwassertrichter durch ein zunächst halb mit heißem Wasser gefülltes Filter. Nach dem Abtropfen der wss. Fl. werden die Fettsäuren durch ein trockenes Filter in ein Becherglas von 200 ml klar filtriert, auf 70° erhitzt und unter ständigem Rühren mit 25 ml einer Lsg. von Digitonin (0,2 g in 25 ml 96%igem A.) bei einer ständigen Temperatur von 70° versetzt. Tritt innerhalb von 1 Std. keine Fällung ein, so ist die Prüfung auf Phytosterin negativ verlaufen. Anderenfalls gibt man zu dem noch heißen Gemisch 20 ml Chlf. hinzu, saugt den Nd. auf einer zuvor erwärmten Nutsche mit dicht schließender Filterplatte oder durch Zentrifugieren ab und wäscht mit Chlf. und Ae. nach. Zur völligen Entfernung von Fettsäuren trocknet man das Filter bei 100°, wäscht nochmals mit Ae. und trocknet wieder bei 100° 10 Min. lang.

Herstellung der Acetate. Der Digitonin-Nd. wird mit 3 bis 5 ml Essigsäureanhydrid 10 Min. lang am Steigrohr zum Sieden erhitzt, die noch heiße Lsg. mit dem 4fachen Volumen 50%igem A. verdünnt und mit kaltem W. abgekühlt. Nach 15 Min. filtriert man das ausgeschiedene Sterinacetat ab, wäscht mit 50%igem A., löst in wenig Ae. und trocknet in einer kleinen Schale ein.

Schmelzpunkt der Acetate. Der meist hellbraune, in der Wärme harzige, nach dem Erkalten feste Rückstand wird unter Bedecken mit einem Uhrglas mit so viel abs. A., wie zur Lösung des Esters erforderlich, erhitzt und die klare Lsg. der Kristallisation überlassen. Bis zum Erkalten auf Zimmertemperatur hält man das Schälchen mit dem Uhrglas bedeckt und sorgt durch entsprechende Bemessung des Lösungsmittels dafür, daß die Kristallisation erst 1 bis 2 Std. später erfolgt. Nachdem die Hälfte des Lösungsmittels verdunstet ist, filtriert man die Kristalle durch ein kleines Filter ab und bringt den in der Schale noch verbleibenden Rest mit Hilfe eines Spatels und durch Aufgießen von 2 bis 3 ml 95%igem A.

hinzu. Nach dem Abtrocknen des auf einem Tonteller ausgebreiteten Filters bringt man den Inhalt in das Schälchen zurück, löst 2 bis 10 ml abs. A. und überläßt wieder der Kristallisation. Man kristallisiert wenigstens 4mal um. Von der dritten Kristallisation an trocknet man auf einem Tonteller und bestimmt den Schmelzpunkt des Esters im Kapillarröhrchen.

Ist nach diesem Verfahren der Ester der letzten Kristallisation bei 116° (korr.) noch nicht vollständig geschmolzen, so ist ein Zusatz von Pflanzenfett anzunehmen, schmilzt der Ester erst bei 117° oder aber noch höher, so kann ein solcher Zusatz mit Bestimmtheit angenommen werden.

Herstellung und Untersuchung der Reinsterine. Zur Herstellung der Sterine aus den Digitoniden werden diese in wenig Pyridin gelöst und die Lsg. mit Ae. versetzt. Nach dem Abtrennen des dabei ausfallenden Digitonins verjagt man den Ae. und versetzt die bleibende Lsg. mit W., worauf das Sterin ausfällt. Das abgeschiedene Sterin wird in 5 bis 25 ml abs. A. gelöst und in einem bedeckten Schälchen langsam kristallisieren lassen. Cholesterin schmilzt bei 148,4 bis 150,8° (korr.), Phytosterine schmelzen bei 132 bis 144° (korr.). Zum mikroskopischen Nachweis bringt man ein Tröpfchen alkoholischer Sterinlösung oder einige Kristalle auf einen Objektträger. An den breiten rhombischen Tafeln erkennt man Cholesterin, an den dünnen Nadeln, die an den Enden zugespitzt oder abgeschrägt sind, die Phytosterine. Mischungen kristallisieren vorwiegend in der Form der Phytosterine.

f) Zum Nachweis von hydrierten Fetten wird die sogenannte „Isoölsäurezahl" herangezogen (DFG-Einheitsmethoden CIII, 5, 1953), durch die die bei der Hydrierung entstehenden festen ungesätigten Fettsäuren erfaßt werden.

In einen Erlenmeyerkolben von 250 ml Inhalt bringt man etwa 4 g Schweineschmalz, genau gewogen, und in einen zweiten Kolben gleicher Größe 1,5 g Bleiacetat. Den Inhalt beider Kolben löst man mit je 50 ml A. durch Erwärmen auf dem Wasserbad und gibt die Bleiacetat-Lsg. unter Schütteln zu der Fettsäure-Lsg. Nach dem Zusammengeben muß die Lsg. unter Umschütteln wieder erwärmt werden, bis sie zum Sieden kommt. Man läßt abkühlen und bei 15° über Nacht stehen. Die abgeschiedenen Bleisalze filtriert man mittels eines Büchner-Trichters und wäscht mit je 15 ml A., der auf 15° gekühlt ist. Sie werden daraufhin quantitativ in den Erlenmeyerkolben zurückgegeben, wobei man das Filter mit 100 ml warmem A. wäscht. Zu dem Gemisch gibt man 1,5 ml Eisessig und erwärmt auf dem Wasserbad bis zur klaren Lsg. Das Gemisch bleibt nach dem Abkühlen etwa 15 Std. lang bei 15° stehen. Die auskristallisierten Bleiseifen der festen Fettsäuren werden wie oben beschrieben abgetrennt und quantitativ in den vorher benutzten Kolben gebracht, wobei man 75 ml Ae. als Waschflüssigkeit benutzt. Man fügt 75 ml Ae. hinzu, zersetzt mit 25 ml Salpetersäure (1 : 3) und überführt quantitativ in einen Scheidetrichter von 500 ml Inhalt, wobei man mit 100 ml Ae. nachwäscht. Die ätherische Lsg. wäscht man einige Male mit 50 bis 100 ml W., bis sie säurefrei ist und gibt sie darauf in einen gewogenen Kolben, aus dem das Lösungsmittel abdestilliert wird. Die letzten Reste des Lösungsmittels entfernt man durch Einblasen von Luft und einstündiges Trocknen bei 100°. Nach dem Wägen wird erneut eine Std. getrocknet, wobei sich das Gewicht der Fettsäuren um nicht mehr als 0,1 % verändern darf. Die festen ungesättigten Fettsäuren, die mit der vorstehenden Bleisalzmethode ausgefällt werden, ermittelt man mit Hilfe der Jodzahl. Man bezieht ihren Gehalt auf die Isoölsäure, deren Jodzahl (89,9) man zugrunde legt:

$$\% \text{ Isoölsäure} = \frac{(\% \text{ feste Fettsäure}) \times (\text{Jodzahl d. Festen Fettsäure})}{89,9}.$$

Bei Fetten, die nach modernen Verfahren hydriert werden, läßt sich trotz der erfolgten Hydrierung keine „Isoölsäure" nachweisen. Hier gelingt der Nachweis der Hydrierung infrarotspektroskopisch über die bei 10,3 µ auftretende Bande, die der trans-Doppelbindung zugeordnet wird. Diese trans-Doppelbindungen entstehen bei der katalytischen Hydrierung aus den in der Natur vorkommenden cis-ungesättigten Fettsäuren (Ausnahme: Fett von Wiederkäuern enthält Vaccensäure = trans-11-Octadecensäure bis zu 5%). Da Triglyceride bei 10,3 µ eine die Prüfung auf hydrierte Fette störende Bande besitzen, erfolgt die infrarotspektroskopische Messung an den Fettsäuremethylestern, die durch Veresterung der isolierten Fettsäuren mit Diazomethan oder durch Umsetzung der Fette direkt (z.B. mit Natriummethylat) hergestellt werden. Bei der quantitativen Bestimmung bestimmt man den Anteil an gehärteten Fette als Elaidinsäuremethylester, der zur Aufstellung einer Eichkurve verwendet wird [KAUFMANN, H. P. u. Mitarb.: Fette, Seifen, Anstrichmittel 61, 613 (1959) und 63, 8 (1961)].

Nachweis von Konservierungsstoffen. Die in Frage kommenden fettlöslichen Konservierungsstoffe Sorbinsäure, Benzoesäure, p-Hydroxy-benzoesäure-ester (PHB-Ester) und Salicylsäure lassen sich durch eine Wasserdampfdestillation aus dem Fett isolieren und p. chr. oder d. chr. auf Celluloseplatten nachweisen.

Etwa 20 g Fett werden in einer geeigneten Apparatur mit 5 g Weinsäure, 20 g Magnesiumsulfat ($+ 7 H_2O$) und etwa 10 ml W. einer Wasserdampfdestillation unterworfen. Man destilliert 200 ml W. über, schüttelt in einem Scheidetrichter 3mal mit wenig Ae. aus und läßt den Ae. bis auf einen kleinen Rest eindunsten. Diese Lsg. trägt man auf ein Rundfilter auf (S u. S 2043b o.a.). Man entwickelt in einem kleinen Exsikkator, dessen Boden mit 10%igem Ammoniak bedeckt ist, mit Isobutanol (wassergesättigt) als Fließmittel. Mit dem gleichen Fließmittel kann man das Chromatogramm auch dc auf einer Celluloseplatte entwickeln, wenn die Kammer ein Becherglas mit 10%igem Ammoniak enthält.

Zur Sichtbarmachung besprüht man mit einem Gemisch von 0,6%igem Wasserstoffperoxid und gesättigter, wss. Mangansulfat-Lsg. (10 : 1) und nach kurzem Trocknen im Trockenschrank bei 105° mit einer Lsg. von 5 g Eisen(III)-chlorid und 5 g Eisen(II)-sulfat in 100 ml W. Benzoesäure erkennt man als einen Fleck nicht weit vom Zentrum des Chromatogramms, Sorbinsäure liegt als gelber Fleck dicht dabei, PHB-Ester erscheint dicht hinter der Lösungsmittelfront.

Da die Erkennung von Benzoesäure neben Sorbinsäure manchmal Schwierigkeiten bereitet, kann man das Chromatogramm auch zuerst mit einer 1%igen Lsg. von Chininsulfat in A. besprühen und unter der UV-Lampe betrachten. Benzoesäure erscheint dabei als heller, Sorbinsäure ebenso wie PHB-Ester und Salicylsäure als dunkler Fleck.

Zur Erkennung von Sorbinsäure neben den anderen genannten Konservierungsstoffen kann auch die Thiobarbitursäure-Reaktion verwendet werden. Man besprüht mit einer Mischung von 4 ml 0,1 n Kaliumdichromat-Lsg., 4 ml Eisessig, 32 ml W. und 10 ml 0,5 prozentiger Thiobarbitursäure-Lsg. (0,5 g Thiobarbitursäure werden mit 11 ml n Natronlauge und 20 ml W. gelöst und nach Zugabe von 11 ml n Essigsäure mit W. zu 100 ml aufgefüllt), und trocknet 5 Min. im Trockenschrank bei 105°. Sorbinsäure erscheint als hellroter, im UV-Licht rosa fluoreszierender Fleck. Benzoesäure, PHB-Ester und Salicylsäure reagieren nicht.

Nachweis von Antioxydantien. Die zur Verhinderung des Ranzigwerdens von Schweineschmalz verwendeten Antioxydantien sind: Butylhydroxyanisol (BHA), Butylhydroxytoluol (BHT), Ester der Gallussäure und Nordihydroguajaretsäure (NDGA). Zur Orientierung dienen die folgenden Vorproben. Der endgültige Nachweis wird d. chr. geführt.

1. Reaktion mit 2,6-Dichlorchinon-chlorimid. 1 g Schweineschmalz wird mit 2 ml abs. A. (über Kaliumpermanganat destilliert) erwärmt, abgekühlt und mit 12 ml einer 0,002prozentigen Lsg. von 2,6-Dichlorchinon-chlorimid in 75%igem A. versetzt. Nach gutem Durchmischen gibt man 2 ml wss. Borax-Lsg. zu. Bei Gegenwart von BHA entsteht die blaue Farbe des Indophenols, deren Intensität nach 10 Min. ein Maximum erreicht. Ein Zusatz von 0,001% BHA ist deutlich erkennbar.

2. Reaktion mit Ammoniak. Die Lsg. von 1 g Schweineschmalz in 2 ml A. wird in der Kälte mit 0,5 bis 1 ml konz. Ammoniak-Lsg. kräftig geschüttelt. Bei Anwesenheit von Gallaten tritt eine Rosafärbung auf, die nach 15 Min. verschwindet.

3. Reaktion mit Phosphormolybdänsäure. Auf einer Tüpfelplatte wird 1 g Schweineschmalz mit 5 Tr. einer 20%igen Phosphormolybdänsäure-Lsg. etwa 1 Min. lang verrieben. Dann setzt man etwa 7 Tr. konz. Ammoniak-Lsg. zu und beobachtet die entstehenden Färbungen.

Gallate und BHA geben eine stark blaue, BHT eine schwach bläuliche und NDGA eine grünliche Färbung.

4. Dünnschichtchromatographie der Antioxydantien. 5 g Schweineschmalz werden in 25 bis 30 ml PAe. (Kp. 40°) gelöst und 2 ml mit je 3 ml Acetonitril ausgeschüttelt, die Auszüge vereinigt und auf wenige Tr. vorsichtig eingeengt. Der so erhaltene Extrakt wird auf eine Kieselgel-Platte aufgetragen und mit Chlf. als Fließmittel entwickelt. Als Sprühmittel verwendet man eine 20%ige Lsg. von Phosphormolybdänsäure in A. Ergeben sich deutliche Flecken, so werden zwei weitere Platten in gleicher Weise angesetzt und eine mit 1%iger alkoholischer Lsg. von 2,6-Dichlorchinon-chlorimid besprüht, die andere mit diazotierter p-Nitranilin-Lsg. Zeigt sich dabei die Anwesenheit von Gallaten, die im Startpunkt des Chromatogramms verbleiben, so wird eine Platte aus 2 T. Kieselgel und 1 T. Kieselgur angesetzt. Als Fließmittel verwendet man Hexan-Eisessig (6 : 1). Beim dünnschichtchromatographischen Nachweis von Antioxydantien muß darauf geachtet werden, daß die die Reinsubstanzen als Vergleich zur Verfügung stehen.

[SEHER, A.: Fette, Seifen, Anstrichmittel *61*, 345 (1959). – SCHNEIDER, E.: Mitt.-Bl., Fachgr. Lebensmittelchem. u. ger. Chem. *17*, 172 (1963). – MEYER, H.: Dtsch. Lebensmitt.-Rdsch. *57*, 170 (1962)].

Adhatoda

Adhatoda vasica NEES. (Justicia adhatoda L.). Acanthaceae – Acanthoideae – Justicieae. Malabar nut tree.

Heimisch in Ostpakistan, Ostindien und auf indomalayischem Gebiet.

Immergrüner, unangenehm riechender, im Verband wachsender Strauch. – Blätter 12 bis 20 cm lang, 2,5 bis 6 cm breit, mit einem Nerv, ungeteilt, lanzettlich oder elliptisch, spitz auslaufend, dünn, ledrig, auf beiden Seiten glatt. Blattspreite und Blattstiel fein behaart. Blattstiel 1,3 bis 2,5 cm lang. – Blütenstand eine dichte, kurzstielige Ähre, 2,5 bis 7,5 cm lang. Deckblatt 2,2 cm lang, 1,3 cm breit, eiförmig oder rund-eiförmig, sitzend. Blütenstiel 20 mm lang, 4 mm breit. Kelch höchstens 1,3 cm lang, tief 5lappig mit gleichmäßig lanzettlichen Zipfeln, Blütenröhre 1,3 cm lang, weiß, unten kurz, tonnenförmig. Unterlippe mit 2 Reihen schräger, purpurfarbener Bänder. 2 Staubgefäße mit verbreiterten Filamenten. Antheren oben spitz, an der Basis manchmal gespornt. Kapseln 1,9 bis 2,2 cm lang, 0,8 cm breit, längsrillig, behaart, 4 Samen in jedem Fach. Same 6 mm lang, 5 mm breit, unbehaart, warzig.

Folia Adhatodae. Malabar nut leaves. Arusha.

Adhatoda BPC 49. Vasaka Ind. P.C. 53, Ind. P. 66.

Mikroskopisches Bild. Caryophyllaceenähnliche Stomata auf beiden Oberflächen, besonders zahlreich auf der Unterseite. Epidermiszellen mit welligem Rand. Auf der Epidermis wenige 1- bis 3zellige, dünnwandige, warzige Haare und kleine, sitzende, braune, vierzellige Drüsen. Cystolithen im Palisaden- und Schwammparenchym. Palisadenverhältnis 4,5 bis 5,5.

Pulver. 2- bis 4zellige, warzige Haare, 4zellige Drüsen, wellige Epidermiszellen, caryophyllaceenähnliche Stomata, Cystolithen, keine Stärke, Spiral- und Netzgefäße.

Geruch kräftig, charakteristisch, teeähnlich; Geschmack bitter.

Inhaltsstoffe. Bitteres, kristallines Alkaloid Vasicin (= Peganin) $C_{11}H_{12}N_2O$, Fp. 211 bis 212°, das nach CHOPRA [Indian med. Gaz. *60*, 354 (1925)] auf die Bronchien erweiternd wirkt, Oxyvasicin (6-Oxypeganin) sowie eine organische Säure, die Adhatodsäure. Über ein weiteres bronchienerweiterndes Alkaloid Vasicinon $C_{11}H_{10}N_2O_2$, Fp. 203 bis 204°, berichten AMIN [Nature (Paris) *184*, 1317 (1959)] und MEHTA [J. org. Chem. *28*, 445 (1963)]. Ein für den Menschen unschädliches Insektizid fand SRIVASTAVA [Chem.Abstr. *54*, 2646h (1960)]. INAMDAR et al. [Planta med. (Stuttg.) *13*, 194 (1965)] isolierten eine stickstofffreie, als Vasakin bezeichnete Substanz vom Fp. 273 bis 274°, die, pharmakologisch getestet, weitgehende Ähnlichkeit mit den Eigenschaften des Atropins, allerdings ohne dessen zentrale Wirkungen, zeigte. Aus den jungen Blüten isolierten IKRAM et al. [Pak. J. Sci. Ind. Res. *8*, 76 (1965); ref. Chem. Abstr. *64*, 9721d (1966)] 1% eines neuen Alkaloides Vasicinin, Fp. 208°.

$R = H_2$; $R_1 = H$: Vasicin (Peganin)
$R = O$; $R_1 = H$: Vasicinon
$R = H_2$; $R_1 = OH$: Oxyvasicin (Oxypeganin)

Prüfung. Fremde organische Beimengungen max. 2% Ind. P. C. 53, Ind. P. 66.

Anwendung. Expectorans. Als Asthmamittel in Form von Asthmazigaretten und als Tuberculostaticum. Zur Darstellung des Vasicins.

Dosierung. 1 bis 2 g, Ind. P. C. 53, Ind. P. 66. 1,3 bis 4 ml (flüssiger Extrakt) oder 4 bis 15 ml (frisch gepreßter Saft), USD 60.

Bemerkung. In größeren Dosen erzeugen die Blätter Erbrechen und Durchfall.

Justicia Adhatoda HAB 34.
Frische Blätter.

Arzneiform. Essenz nach § 3.

Arzneigehalt. 1/3.

Adhatoda engleriana C. B.
Cl. Süd- und Ostafrika.

Anwendung. Die Wurzel und Blätter als Abführ- und Schmerzlinderungsmittel bei Geburten.

Adiantum

Adiantum capillus-veneris L. (Capillus veneris verus J. GER.). Polypodiaceae – Gymnogrammoideae – Adianteae. Venushaar. Frauenhaar.

Ein weit verbreiteter Erdfarn mit reizvollem Blattschnitt und charakteristischen, marginalen Coenosori. Heimisch in allen wärmeren Gebieten, so im südlichen Europa (in Italien, Spanien, Griechenland, Ungarn, der Schweiz, Tirol, Istrien), in England, Afrika, Südasien und Amerika usw. Auch als Zierpflanze kultiviert.

Die 20 bis 40 cm langen Wedel haben unten 2- bis 3fach, nach oben zu einfach gefiederte Blätter, einen 3kantigen, kahlen, glänzend rotbraunen bis schwarzen, dünnen Stiel und kurzgestielte, etwa 1 cm lange, keilförmige, kahle, zarte, nach vorne abgerundete Fiederblättchen. Unter den nach unten umgeschlagenen Endlappen des vorne tief gekerbten Randes der Fiederblättchen die linienförmigen, kurzen, blaßbraunen Sori.

Herba Capilli Veneris Erg. B. 6 (Folium Adianti Helv. V, Herba Adianti magni, nigri, veri, vulgaris. Folia Linguae veris). Venushaar. Frauenhaar. Jungfernhaar. Steinraute. Ladies hair. Maiden hair. Capillaire de Montpellier. Herbe de Capillaire. Avença. Culantrillo.

Die getrockneten, im Juni oder Juli gesammelten, von den Stielen befreiten, lebhaft grünen Fiederblätter. Der Geschmack ist süßlich, etwas bitter und herb, der Geruch ist schwach aromatisch, er tritt beim Zerreiben sowie beim Übergießen mit heißem Wasser deutlicher hervor.

Mikroskopisches Bild. Bei Betrachtung der oberen Epidermis in Flächenansicht sieht man die Epidermiszellen in Richtung der Nerven parallel gestreckt mit welligen Seitenwänden, vorgewölbter derber Außenwand und mehrere chlorophyllführende zylinderförmige Zellen, die palisadenartig in das Blattinnere vordringen. Zellen über den Nerven chlorophyllfrei mit glatten Seitenwänden. Untere Epidermis mit Spaltöffnungen, die parallel zu den Nerven liegen, jedoch ohne die palisadenförmigen Ausstülpungen. Sporangien etwa 60 μ breit, bis 30 μ hoch, aus U-förmig verdickten Annuluszellen bestehend. Sori auf der Unterseite von braunen, zuletzt schleierartig zurückgeschlagenen Randlappen umgeben. Schleier fehlt.

Verfälschung. In ausgedehntem Maße mit Pteridium aquilinum KUHN, Polypodiaceae, dem Adlerfarn. Als Unterwuchs borealer Wälder und auf gerodetem Waldboden dichte, hohe Bestände bildend. Kosmopolit. Wurzelstock als Anthelminticum verwendet. Aus der vermahlenen Wurzel auf den Kanaren das Helochobrot bereitet. Merkmale der Droge bei BERGER, Handbuch der Drogenkunde, Bd. IV, 1954.

Inhaltsstoffe. Gerbstoff, Bitterstoff, Schleim, Zucker und ä. Öl. Nach BERTI [Tetrahedron L. *I*, 1 (1964)] Adiantoxid, ein Triterpenepoxid. ZAMAN et al. (Tetrahedron L. *1966*, S. 3943) isolierten eine neue Substanz vom Fp. 281 bis 284°, die als 21-Hydroxyadianton identifiziert wurde.

Prüfung. Max. Aschegehalt: 9,5% Helv. V; 10% Erg.B. 6.

Anwendung. Als reizmilderndes, auswurfförderndes Mittel bei Erkrankungen der Luftwege. Im Aufguß 1 bis 5 : 100. In Brusttees (Helv. V). Als Adstringens und Emmenagogum in der Volksheilkunde sowie als Geschmackskorrigens in galenischen Zubereitungen.

Dosierung. Mittlere Einzelgabe als Einnahme 1,5 g (zu 1 Tasse Aufguß), Erg.B. 6.

Adiantum capillus Veneris HAB 34.
Frische Pflanze.

Arzneiform. Essenz nach § 3.

Arzneigehalt. 1/3.

Herba Adianti rubri. Zweckmäßiger als Herba Trichomanis bezeichnet, stammt von Asplenium trichomanes L. Polypodiaceae – Asplenioideae – Asplenieae. Roter Widerton. Widerton-Streifenfarn. Dunkelstieliger oder brauner Streifenfarn. Haar-Streifenfarn. Haar-Milzfarn. Rotes Frauenhaar.

Weit verbreitet an Felsen, Mauern, an Baumwurzeln, bis in die Gebirge. Kosmopolit.

Die Wedelstiele sind starr, von glänzend schwarzbrauner Farbe, rinnig und besitzen nur ein Leitbündel. Sie sind einfach gefiedert, überwinternd, 10 bis 30 cm lang. Die sitzenden

Fiedern sind rundlich eiförmig, an der Basis keilförmig, fein gekerbt, meist kahl. Die zahlreichen Sori reichen bis nahe zum Blattrand. Das Rhizom ist dick, spreublättrig, die Spreuschuppen haben meist einen Scheinnerv. Anatomische und mikroskopische Angaben bei BERGER, Handbuch der Drogenkunde, Bd. IV, 1954.

Anwendung. Als Expectorans.

Adiantum aureum HAB. Siehe unter Polytrichum.

Adiantum pedatum L. (Adiantum peltatum L., A. patens WILD.). Fußförmiger Krüllfarn.

Heimisch in Kanada, den nördl. Vereinigten Staaten, Nordostasien, Japan und Ostindien.

Fast doppelt so groß wie die vorige Art, mit hellbraunen bis rötlichen, innen zitronengelben, glänzenden Wedelstielen. Die kurzgestielten Fiederblättchen sind regelmäßiger gestaltet als bei A. capillus-veneris, fast dreieckig oder dreiseitig-sichelförmig.

Der Geruch ist stärker aromatisch als bei A. capillus-veneris.

Herba Adianti pedati. (Herba Adianti canadensis). Kanadisches Frauenhaar. Culantrillo. Avença do Canada Brasil. 1. Capillaire du Canada CF 37.

Die getrockneten Wedel kommen zu Kuchen gepreßt von Amerika aus in den Handel und sind häufig mit A. trapeziforme L. (trop. Amerika) vermischt.

Inhaltsstoffe. Aus den Wedeln isolierten AGETA und IWATA (Tetrahedron L. *1966*, S. 6069) 7 Triterpenoide, darunter Adipedatol $C_{29}H_{48}O_2$, Fp. 185 bis 188° und Filicenal $C_{30}H_{48}O$, Fp. etwa 272°.

Anwendung. Als Expectorans und Antirheumaticum.

In gleicher Weise werden verwendet: Adiantum aethiopicum L. (Ostafrika), A. caudatum L., A. cristatum L. (Westindien), A. formosissimum KT. (Chile), A. fragile L. (Neusüdwales), A. tenerum Sw. (Mexiko), A. trapeziforme L. (tropisches Amerika), A. villosum (tropisches Amerika), A. venustum DON (Indien, China, Iran) u. a. m.

Adlumia

Adlumia fungosa (AIT) GREENE ex B. S. P. (A. cirrhosa RAF ex D. C., Fumaria fungosa AIT.). Papaveraceae – Papaveroideae – Corydaleae. Kletternder Erdrauch. Alleghanyrebe.

Kommt im atlantischen Nordamerika vor.

2jährige, 20 bis 40 cm hohe, zarte Pflanze mit kurzgestielten, rankenden Blättern und achselständigen Blüten. Kronblätter vereinigt, bis zur Reife bleibend, am Grunde nur sehr schwach ausgesackt. – Frucht 2klappig. – Samen ohne Anhang.

Inhaltsstoffe. Die Alkaloide D-Adlumin $C_{21}H_{21}NO_6$, Fp. 180°, Adlumidin $C_{20}H_{17}NO_6$, Fp. 237°, Bicucin $C_{20}H_{19}NO_7$, Fp. 222°, Bicucullin $C_{20}H_{17}NO_6$, Fp. 177° oder 196° und Protopin $C_{20}H_{19}NO_5$ (Macleyin, Fumatin), Fp. 207°.

Adonis

Adonis vernalis L. (A. apennina JACQ.). Ranunculaceae – Ranunculoideae – Ranunculeae. Adonis. Christwurzelkraut. Falsche, böhmische Nieswurz. Ziegenblume. Braunmäglein. Teufelsauge. Frühlingsteufelsauge. Ackerröschen. Spring Adonis. Pheasants eye. Spring pheasants eye. False hellbore. Adonide de printemps. Grand oeil de boeuf.

Heimisch in Ost- und Südeuropa, Mitteleuropa, bis Sibirien, auf offenen, sonnigen, kalkigen Hügeln und Weiden, auf Äckern und Stoppelfeldern. Kultivierte Pflanzen sind weniger wirksam.

Pflanze 1jährig, 25 bis 45 (60) cm hoch, mit gerader Pfahlwurzel. Stengel 2 bis 5 mm dick, aufrecht, stielrund, längsgefurcht, markig, wenig behaart, dicht beblättert mit am Grunde schuppenartigen, schwarzen Niederblättern. Blätter sitzend, stengelumfassend, 3- mehrfach fiederschnittig, kahl oder schwach behaart, mit linealen, ganzrandigen, nach unten umgebogenen Zipfeln. – Blüte meist vereinzelt, 3,5 cm breit, endständig, überhängend, aus einem leicht abfallenden, 5blättrigen, außen behaarten Kelch, zahlreichen (10 bis 20, meist

12) länglich spitzen, an der Spitze gezähnten, zitronengelben, kahlen Blumenblättern und zahlreichen Staubblättern bestehend. – Die zahlreichen gerundeten, allseits samtartigen Karpelle sind von einem sehr kurz gebogenen Griffel gekrönt und zu einer fast kugeligen oder eiförmigen Sammelfrucht zusammengedrängt. Früchte auf spindelförmig verlängertem Blütenboden locker stehend (Spindel sichtbar) mit einer zahnlosen Längskante und gleichfarbigem, geradem, aufstrebendem Schnabel.

Geruchlos, Geschmack scharf bitterlich.

Herba Adonidis (vernalis)[1]. Frühlingsadonis-, Adonisröschen-, falsches oder böhmisches Nieswurz-, böhmisches Christwurzkraut. Herb of lynchnis. Herb of spring Adonis. Herbe d'adonide. Yerba de adonis. Herva de adonis.

Herba Adonidis vernalis Erg.B. 6, Ross. 9, Pol. III. Herba Adonidis ÖAB 9, Helv. V, CsL 2. Adonidis vernalis Herba Hung. IV, Ned. 6. Adonis CF 65, NF VI, Brasil. 1. Adonis folium Hisp. IX. Adonide Ital. VII.

Verwendet werden die eine halbe Stunde lang bei 55 bis 60° getrockneten, während der Blütezeit (April bis Mai) gesammelten oberirdischen Teile von Adonis vernalis L., Erg.B. 6, ÖAB 9, Helv. V.

Mikroskopisches Bild. Blatt: Die Epidermiszellen beiderseits langgestreckt, wellig-buchtig, in den Wandungen perlschnurartig verdickt, mit deutlicher Kutikularfaltung. Große, in Längsreihen angeordnete Spaltöffnungen kommen nur unterseits vor, sind oval, meist von 4 Epidermiszellen eingeschlossen. Palisadengewebe 1/4 der Blattdicke, einreihig, aus stabförmigen und breiteren gebabelten Armpalisaden, dann dichtes Schwammgewebe aus sternförmigen Zellen. Gefäßbündel mit oder ohne Sklerenchymbelag. Nur in der unteren Partie des Blattes und vereinzelt an den Blatträndern befinden sich einzellige, schlauchförmige, fingerförmig abgerundete, bis 0,5 mm lange, dünnwandige Haare und kürzere, keulenförmige Haare. Die Korollblätter sind unbehaart und besitzen schlanke kutikulargestreifte Epidermiszellen. Die kugeligen Pollenkörner zeigen eine feingekörnte Exine und 3 Austrittsspalten. Das Endothezium ist grob perlschnurartig verdickt.

Verfälschungen. Erg.B. 6 läßt in der geschnittenen Droge Bruchstücke heller Stengel, kleiner, roter Blüten mit unbehaarten Kelchen und Blattstückchen mit Spaltöffnungen auch auf der Blattoberseite und mit kugeligen Drüsenhaaren (Adonis aestivalis, A. autumnalis) nicht zu. – Nach CsL 2 dürfen Pflanzenteile von Adonis aestivalis und A. autumnalis überhaupt nicht beigemischt werden. – Helv. V gibt an, daß der Stengel nicht trichterig, scheidig (Equisetum) und nicht hohl (Adonis aestivalis und A. autumnalis) sein darf. Im Gegensatz zu diesen makroskopisch feststellbaren Unterscheidungsmerkmalen beschreiben HUFSCHMIDT und REINHARD [Dtsch. Apoth.-Ztg *98*, 771 (1958)] eine leicht durchzuführende mikroskopische Methode zur Unterscheidung von Adonis vernalis und A. aestivalis. Hierbei zeigt das mit Chloralhydrat aufgehellte Blatt von Adonis aestivalis bei Betrachtung im polarisierten Licht und bei entsprechender Vergrößerung deutliche „Sphäritenkreuze" aus Calciumphosphat, während diese bei Adonis vernalis fehlen.

Inhaltsstoffe. Die wirksamen Inhaltsstoffe sind Cardenolid-Glykoside vom Typ der Strophanthidinglykoside. Adonidosid und Adonivernosid sind unreine Glykosidfraktionen, aus denen REICHSTEIN et al. Adonitoxin $C_{29}H_{42}O_{10}$ [Adonitoxigenin + L-Rhamnose; Adonitoxigenin isomer mit Strophanthidin, anstelle der OH-Gruppe am C_5 ist eine sekundäre OH-Gruppe am C_{16} vorhanden; Adonitoxin ist daher mit Convallatoxin isomer; m. D. l. 0,191 mg/kg Katze; REICHSTEIN und KATZ: Pharm. Acta Helv. *22*, 437 (1947); Konstitutionsaufklärung von TSCHESCHE und PETERSEN: Chem. Ber. *86*, 574 (1953)] und Cymarin $C_{30}H_{44}O_9$ [(s. Strophanthus); REICHSTEIN und ROSENMUND: Pharm. Acta Helv. *15*, 150 (1940)] als die wirksamen Herzgifte isolierten.

Adonitoxin: R = L-Rhamnose
Adonitoxigenin R = H

Cymarin: R = Cymarose
Strophanthidin: R = H

---

[1] Abbildungen bei L. HÖRHAMMER: Teeanalyse, Tafel 22, Abb. 127 und 128.

Ferner wurden K-Strophanthin und Strophanthidin nachgewiesen. Aus einem fermentierten Adonis-vernalis-Extrakt mit 16 Kedde-positiven Chromatogrammflecken konnten ČEKAN und PITRA (Chem. and Ind. *1960*, S. 497) 2 neue Cardenolide, die wohl als Glykosidspaltprodukte aufzufassen sind, isolieren: 16-Hydroxy-strophanthidin (5-Hydroxyadonitoxigenin) $C_{23}H_{32}O_7$, Fp. 238 bis 241° (Zers.) und Acetyladonitoxin (Adonitoxigenin-3-O-acetyl-L-rhamnosid) $C_{31}H_{44}O_{11}$, Fp. 213 bis 219°. CSEREP et al. [Chem. Zvesti *18*, 273 (1964)] isolierten ein weiteres Herzglykosid, das Adonitoxol, POLAKOVA und ČEKAN [Čs. Farm. *14*, 307 (1965)] die Cardenolide β-D-Diginosid (Vernadigin), 3-Acetylstrophadogenin und Adonitoxigenin-2-acetyl-rhamnosid sowie Thymin, Pentatriacontan und L-Asparagin. HÖRHAMMER et al. [Arch. Pharm. (Weinheim) *293*, 264 (1960)] isolierten das Flavonglykosid Adonivernith; PITRA und ČEKAN [Planta med. (Stuttg.) *9*, 227 (1961)] wiesen nach, daß das Adoniskraut, ähnlich wie die Digitalisblätter, eine an die Zellstruktur festgebundene β-Glucosidase, genannt Adonisvernidase, enthält. Ferner 4% Adonit (5wertiger Zuckeralkohol), Adonit-, Citronen-, Kaffee-, Chlorogensäure, Cholin, Harz, Fett, Phytosterin, 14% Eiweiß, 14% Pentosane, 0,6% 2,6-Dimethoxychinon (Blüte), Palmitin- und Leinölsäure. In der Wurzel das Cumarinderivat Vernadin. In den Blüten wurden von PUSZ und BÜCHNER [Arzneimittel-Forsch. *12*, 932 (1962)] mittels Papierchromatographie neben Cymarin, Adonitoxin, k-Strophanthin, β-Acetyl-adonitoxin, Strophanthidin und Hydroxystrophanthidin noch 23 weitere Cardenolide nachgewiesen. Die Methode ist auch zur quantitativen Bestimmung geeignet. Dieselben Autoren [Arzneimittel-Forsch. *13*, 409 (1963)] konnten ebenfalls papierchromatographisch den Wirkungsverlust bei Extrakten genau verfolgen.

Prüfung. Max. Aschegehalt: 8 bis 10% Hung. IV; 10% Erg.B. 6, ÖAB 9, Helv. V, Ned. 6, Ital. VII, Ross. 9, Pol. III, Hisp. IX; 12% Brasil. 1; 14% CsL 2. – Säureunlösliche Asche max. 2% CsL 2. – Fremde Beimengungen max.: 2% CsL 2; 3% ÖAB 9, Ross. 9; 5% NF VI.

Gehaltsbestimmung. BOGS und HARNISCH [Pharm. Zentralh. *105*, 582 (1966)] führten eine Gehaltsbestimmung in der Weise durch, daß sie zunächst den Gesamtglykosidgehalt eines Adonisauszuges bestimmten und dann nach papierchromatographischer Trennung den Gehalt an Adonitoxin, Cymarin und Hydroxystrophanthidin ermittelten. Die Bestimmung wird folgendermaßen durchgeführt: 30 g des im Verhältnis 1:10 hergestellten Drogenauszuges werden mit 50 g Wasser verdünnt, mit 10 g basischer Bleiacetatlösung versetzt, kräftig durchgeschüttelt und 1 Std. stehengelassen. Anschließend wird der entstandene Niederschlag abfiltriert, 60 g des klaren Filtrates, die 2 g Droge entsprechen, mit Chloroform und Chloroform-Äthanol-Gemisch ausgeschüttelt. Die vereinigten Extraktionsflüssigkeiten werden über Natriumsulfat getrocknet und in einen 200-ml-Meßkolben filtriert. 5 ml werden dem aufgefüllten Meßkolben entnommen und auf dem Wasserbad zur Trockne eingedampft. Der Rückstand wird mit Methanol aufgenommen, mit 5 ml Baljet-Reagens (alkalische Pikrinsäurelösung) versetzt und die Extinktion im Spektral-Photometer gegen einen Blindansatz gemessen. Anhand einer Eichkurve, die mit Reinglykosid Adonitoxin hergestellt wird, kann aus dem jeweiligen Extinktionswert der Gesamtglykosidgehalt des Adonisauszuges, berechnet auf Adonitoxin, die Eichkurvensubstanz, ermittelt werden. Adonitoxin, Cymarin und Hydroxystrophanthidin werden nach papierchromatographischer Trennung quantitativ bestimmt. Als Lösungsmittel zur Isolierung des Cymarins wird eine Mischung von Xylol-Methyläthylketon im Verhältnis 1:1 formamidgesättigt und zur Isolierung des Adonitoxins und Hydroxystrophanthidins eine Mischung von Chloroform-Tetrahydrofuran-Formamid im Verhältnis 50:50:6,5 verwendet.

BÜCHNER [Dissertationes Pharm. (Warschau) *12*, 267 (1960)] führte Untersuchungen über die pharmakologische Wirksamkeit von Herba Adonidis vernalis durch und erklärte die Ursache der Wirkungsänderung [Acta Pol. pharm. *17*, 455 (1960)]. Infolge der leichten Zersetzlichkeit der herzwirksamen Glykoside durch Fermentspaltung ist eine Stabilisierung der Droge nötig. Dies geschieht nach Erg.B. 6 und Helv. V durch halbstündiges Erhitzen der sofort getrockneten Droge bei 55 bis 60°.

Standardisierung. Auf Grund der schwankenden Wirkung wurde nach einem Vorschlag von SCHAUB (Diss. Braunschweig 1931) die Droge auf einen Wirkungswert von 2000 FD/g eingestellt. Über ein neues deutsches Adonis-Standardpräparat berichteten SCHÜTZ et al. [Arzneimittel-Forsch. *8*, 566 (1958)]. Nach Ross. 9 wird die biologische Aktivität des Krautes und seiner Zubereitungen am Frosch und an der Katze im Vergleich mit einem Standard von krist. Cymarin bestimmt. Danach soll 1 g Adoniskraut 50 bis 66 Froscheinheiten oder 6,3 bis 8 Katzeneinheiten an Aktivität entfalten. PIGULEWSKAJA et al. [Apt. Delo *9*, 4, 51 (1960); ref. Pharm. Zentralh. *100*, 623 (1961)] empfehlen Cymarin in einer Konzentration von 1:12500 als Standard zur biologischen Bewertung von Adonispräparaten. LIZIS und BÜCHNER [Arzneimittel-Forsch. *13*, 999 (1963)] berichten über die unterschiedliche Empfindlichkeit von Tauben gegen Adoniskraut.

Aufbewahrung. Die Droge ist gesondert, vor Licht geschützt, in dicht schließenden Gefäßen, mit einem geeigneten Trocknungsmittel (Kalk) aufzubewahren, ÖAB 9, Helv. V, Ross. 9. — Separandum!

Wirkung. Da Adonis herzwirksame Glykoside vom Typ der Strophanthusglykoside enthält, gilt für die orale Anwendung und für die Wirkung nach oraler Applikation das gleiche wie für Strophanthus und Convallaria (s. d.). Laut HOPPE weist die Droge eine typische Digitaliswirkung auf, wirkt allerdings milder und weniger kumulierend. Sie erweitert die Coronargefäße, wirkt diuretisch und sedativ. Als Nebenwirkungen treten Reizungen des Magen-Darm-Kanals auf. BECHTEREW (zit. in USD 60) fand, daß Adonis die Behandlung von Epilepsie mit Bromaten unterstützt, MASSLOW [Arch. exp. Path. u. Pharm. *111*, 114 (1926)], daß Adonis als Antagonist einiger zentralangreifender krampferregender Mittel, wie z. B. Cocain und Pikrotoxin, wirkt.

Anwendung. In der Homöopathie bei Hyperthyreose, nervösen Herzstörungen, Pneumonie, Rheuma, Angina pectoris usw. In Rußland in der Augenheilkunde und zur Behandlung von Kreislauferkrankungen.

Dosierung. Max. Einzelgabe 1,0 g, max. Tagesgabe 3,0 g, Erg.B. 6, ÖAB 9, Hisp. IX. 2,0 g bzw. 6,0 g, Helv. V, Pol. III. 0,5 g bzw. 1,5 g, Ned. 5. 1,0 g bzw. 5,0 g, Ross. 9. 0,5 bis 1,0 g, Extra P. 58.

Adonis vernalis HAB 34. Teufelsauge.

Die ganze, frische Pflanze.

Arzneiform. Essenz nach § 2.

Arzneigehalt. 1/2.

Aufbewahrung. Urtinktur, 1., 2, und 3. Dez.Pot. vorsichtig. Nach den Vorschlägen für das neue Deutsche HAB, Heft 1, S. 28 (1955) zur Urtinktur nach § 2. Außerdem werden einige Prüfungsreaktionen und die Chromatographie (Heft 7, S. 361) der Tinktur beschrieben. Der Glykosidgehalt der Tinktur, ermittelt nach der Methode am Grasfrosch, soll 400 FD/ml ± 20% betragen.

Adonis vernalis HPUS 64. Pheasants Eye.

Ganze frische Pflanze.

Arzneiform. Urtinktur.

Arzneigehalt. 1/10. Adonis vernalis, feuchte Masse mit 100 g Trockensubstanz und 250 ml Wasser = 350 g, dest. Wasser 250 ml, Alkohol USP (94,9 Vol.-%) 537 ml zur Bereitung von 1000 ml der Tinktur. — Dilutionen: D 2 (2×) enthält 1 T. Tinktur, 3 T. dest. Wasser, 6 T. Alkohol. D 3 (3×) und höher mit Alkohol HPUS (88 Vol.-%).

Medikationen. D 3 (3×) und höher.

Pulvis cardialis sedativus RF.

Glandulae Lupuli   0,2 g.
Herba Adonidis „Stada" 0,5 g.
D. tal. dos. Nr. XII ad chart. cerat.

Adonigen (Chemiewerk Homburg AG). Standardisierter Extrakt aus Herba Adonidis vernalis und Radix Valerianae. 1 ml = etwa 30 Tropfen = 1000 FD.

Adovern (F. Hoffmann-La Roche & Co. AG, Berlin) enthielt die beiden Adonisglykoside Adonidosid (Glykosid I) und Adonivernosid (Glykosid II) im Verhältnis ihres Vorkommens in der Pflanze. 6 mg Glykoside in 1 ml Tropfen, 1,5 mg Glykoside in 1 Körnchen.

Hochkonzentrate der Glykoside lassen sich laut GSTIRNER durch Adsorption an Kohle und Elution mit Chloroform gewinnen. Dieses Verfahren, das geschützt ist (Hoffmann-La Roche & Co. AG, DRP 480418 und 484361), wird von MEYER [Pharmazie *4*, 431 (1949)] näher erläutert.

SANDBERG und THORSEN [Lloydia *25*, 201 (1962)] beschreiben eine präparative Methode zur Isolierung der wasserlöslichen Herzglykoside von Adonis vernalis sowie den chromatographischen Nachweis von 8 Glykosiden, deren eines Adonitoxin ist.

Adonis aestivalis L. (A. miniatus JACQ., A. flammula). Sommer-Blutströpfchen. Sommerteufelsauge. Blutauge. Felddadonis. Feuerröschen.

In Süd- und Mitteleuropa auf kalk- und tonhaltigem Ackerboden verbreitet.

Stengel gefurcht, kahl, einfach oder nach oben etwas verästelt. — Blätter 2- bis 3fach gefiedert, Blättchen linealisch, stengelumfassend, an den unteren Blättern breiter und gestielt, kahl. — Blüten einzeln und endständig, Kelch 5blättrig, Kelchblätter fest an die ausgebreiteten, meist 8 Kronblätter angedrückt. Letztere doppelt so lang wie die Kelchblätter, länglicheirund, mennigrot oder gelb, am Grunde mit einem mehr oder weniger deutlichen schwarzen Fleck (dieser kann fehlen). Zahlreiche Staubgefäße. Früchtchen zahlreich, etwas zusammengedrückt, kugelig bis schief eiförmig, oberseits geschnabelt.

Geruchlos: Geschmack scharf, bitterlich.

Über die Anatomie der Pflanze berichtet BERGER ausführlich.

Herba Adonidis aestivalis. Ackerröschenkraut. Sommeradoniskraut. Herbe d'adonide d'été.

Verwendet wird das zur Blütezeit (Mai bis Juli) gesammelte Kraut.

Inhaltsstoffe. 0,2% des Glykosides Adonin, das nur 1/200 der Wirkung von Adonis vernalis besitzt. Während Adonis vernalis durchschnittlich 2857 FD/g besitzt, hat Adonis aestivalis nur 30 FD und ist daher als minderwertige Beimengung bzw. Verfälschung von A. vernalis zu bewerten.

Anwendung. Wie Herba Adonidis vernalis. Ist in Italien neben A. vernalis offizinell.

Adonis aestivalis HAB 34.

Frische blühende Pflanze.

Arzneiform. Essenz nach § 3.

Arzneigehalt. 1/3.

Adonis autumnalis L. und A. flammea JACQ.

lieferten die früher verwendeten Flores und Semina Adonidis (Hellebori hippocratis).

Adonis microcarpa DC. (A. cupaniana GUSS.),

Sizilien, enthält ein Herzglykosid.

Adonis amurensis REG. und RADL.

Mandschurei und Japan.

Inhaltsstoffe. In der Wurzel Cymarin und eine weitere bittere, herzwirksame „Substanz C" $C_{48}H_{78}O_{20}$, Fp. 210 bis 212°. Im Kraut nur Cymarin.

Adonis annua L. Blutstropfen. Europa.

Inhaltsstoffe. Die Pflanze besitzt ein digitalisartig wirkendes Prinzip, ist aber von geringer Wirksamkeit. EGGER [Phytochemistry 4, 609 (1965)] wies in den roten Blumenblättern die Carotinoide Astaxanthin, Adonirubin, Adonixanthin und Hydroxyechinenon nach, aus denen nach Hydrolyse die Dehydroverbindungen entstehen. Bei allen 4 Pigmenten ist laut EGGER und KLEINIG [Phytochemistry 6, 437 (1967)] die Hauptkomponente Myristinsäure, daneben treten auch noch Ester der Palmitin-, Laurin-, Caprinsäure und einer ungesättigten Säure auf.

Adonis sibirica PATRIN., A. wolgensis STEW. und A. villosa LEDEB.

kommen im asiatischen Rußland vor und finden dort als Volksheilmittel Verwendung.

Einen Bestimmungsschlüssel der Gattung Adonis gibt BERGER.

Adoxa

Adoxa moschatellina L.

Dipsacales – Adoxaceae. Gemeines Moschuskraut. Adoxe moscatelline. A. moscatelle. A. muscatelle. A. petite musquée. Moschatel. Dentaria moscatellina. Ranuncolino muschiato. R. fumaria. Herbe du musc. Herbe musquée. Herba fumaria. Almizle vegetal. Hierba de la mizle.

In ganz Europa, im Kaukasus, Sibirien, Nordamerika und Chile heimisch.

Ausdauernde, zarte, schwach nach Moschus riechende, 5 bis 15 cm hohe Pflanze, die besonders in Wäldern und an feuchten schattigen Stellen wächst. Wurzelstock weiß, fleischig, knotig, waagrecht, kriechend, mit zahnartigen Niederblättern und einzelnen Laubblättern besetzt. – Stengel aufrecht, kahl, in oder über der Mitte einen Blattquirl tragend, sonst unbeblättert. – Grundständige Laubblätter lang gestielt, doppelt 3zählig mit 2- bis 3spaltigen Blättchen und ganzrandigen oder eingeschnitten 2- bis 3lappigen Abschnitten. Stengelblätter 3, quirlig, kahl, unterseits glänzend, kurz gestielt, 3zähnig mit 2- bis 3lappigen Blättchen und ganzrandigen oder lappig-eingeschnittenen Zipfeln. Tragblatt selten ausgebildet. Vorblätter klein, rudimentär. – Blüten in einem lang gestielten, endständigen, kugeligen Köpfchen, gelbgrün, etwa 5 mm breit. Die Gipfelblüte des Köpfchens mit 2lappigem Kelch und 4spaltiger Blumenkrone; die übrigen Blüten mit 3lappigem Kelch und 5spaltiger Blumenkrone. Staubblätter so viele als Kronblätter, aber gespalten und jede Hälfte eine Anthere tragend; demnach scheinbar 8 oder 10 Staubblätter. Antheren intrors aufspringend. Endblüte mit 4 Griffeln und 4fächerigem Fruchtknoten; Seitenblüten mit 5 Griffeln und mit 5fächerigem Fruchtknoten. Frucht steinfruchtartig, grünlich-gelb, von den bleibenden Kelchzähnen umgeben, niedergedrückt, kugelig, 4 bis 5 mm breit, anfangs 5- (oder 4-), später durch Fehlschlagen wenigerfächerig. Köpfchenstiel zur Zeit der Fruchtreife bogig herabgekrümmt.

Inhaltsstoffe. PLOUVIER [C. R. Acad. Sci. (Paris) *256*, 1397 (1963)] wies ein Heterosid vom Typus der Pseudoindikane nach, das dem Asperulin sehr ähnlich ist.

Anwendung. Volkstümlich bei vegetativer Dystonie, Fieber und bei Hysterie.

Adromischus

Adromischus caryophyllaceus LEM. Crassulaceae – Cotyledonoideae.

Die in Afrika (Kapland) heimische Pflanze soll eine neuromuskuläre Intoxikation verursachen.

Adromischus mamillaris LEM. ex BERG.

Die Pflanze ist nicht giftig, soll aber Cotyledontoxin enthalten. Zur Behandlung von Epilepsie verwandt.

Adromischus umbraticolus C. A. SM.

Versuche an Meerschweinchen ergaben, daß die Pflanze ähnliche Wirkung wie Cotyledontoxin zeigt.

Aegiceras

Aegiceras corniculatum BLANCO (Aegiceras majus GAERTN.). Myrsinaceae – Aegiceratoideae.

Der strauchartige Baum ist in Indomalesien, Südchina und Nordostaustralien ein Bestandteil der Mangrovewälder.

Inhaltsstoffe. Nach KINCL [Arch. pharm. (Weinheim) *289*, 221 (1956)] in Frucht, Blättern und in der Rinde ein Saponin, das als Aglykon ein gesättigtes, neutrales Sapogenin der Triterpenreihe von der Summenformel $C_{30}H_{52}O_3$ besitzt, Kanjalagin. RAO [Sci. Cult., Calcutta, *24*, 486 (1959)] fand in der Rinde einen Triterpenalkohol, den er Aegiceradienol nannte. VENKATESWARA [J. org. Chem. *27*, 1470 (1962)] isolierte aus der Rinde 28-Noroleana-12,17-dien-3β-ol und berichtet über die Struktur von Aegiceradiol [Tetrahedron L. *18*, 461 (1962)].

Anwendung. Die Früchte und die Rinde werden als Gift zum Fischfang gebraucht.

Aegiphila

Aegiphila obducta VELL. Verbenaceae – Viticoideae – Callicarpeae.

In Brasilien heimische Lianen.

Verwendet wird das fette Öl der Samen.

Aegle

Aegle marmelos (L.) CORREA. Rutaceae – Citroideae. Modjobaum. Belbaum.

Heimisch im westlichen Himalaya und in den Wäldern der Coromandel-Ghâts, vielfach in Ostindien und auf den Sundainseln kultiviert.

Kleiner oder mittelgroßer Laubbaum mit 2,5 cm langen, geraden, scharfen, axillaren Dornen. – Blätter wechselständig, selten 5geteilt. Blättchen oval-lanzettlich, ganzrandig oder gekerbt. – Blüten in kurzen lateralen Rispen, grünlichweiß, süß duftend, etwa 2,5 cm im Durchmesser. 4 oder 5 schuppenartig angeordnete Blumenblätter. 30 bis 60 Stamina, kurze Filamente.

Fructus Belae indicae. Fructus Baël. Bela-, Baël-, Marmelosfrüchte. Indische Quitten. Modjabeeren. Bael fruits. Indian bael. Béla. Marmelos de Benguela. Beli. Bengal Quince.

Fructus Belae indicae Erg.B. 5. Belae Fructus Ind. P. C. 53. Bael BPC 49, Ind. P. 66.

Gebräuchlich sind die getrockneten Längs- und Querscheiben oder Bruchstücke halbreifer Früchte. Die ganzen Früchte kugelig oder oval, außen gelblichgrün oder gelbbraun und körnig uneben. 12- bis 15fächerig. In der Droge zeigt das sehr harte, holzige, 2 mm dicke, gelbliche Exokarp anhängende Massen eines eingetrockneten, hornartig harten oder wachsartigen, roten oder gelbroten, auf dem Bruch weiß erscheinenden Fruchtfleisches mit zahlreichen flachgedrückten, ovalen, 8 bis 12 mm langen, hellbraunen, eiweißlosen, außen behaarten Samen.

Geschmack schleimig, etwas säuerlich.

Mikroskopisches Bild. Unter dem dünnwandigen, große ovale Ölräume führenden Mesokarp eine mehrreihige Schicht kurzer, nach innen zu größer werdender Steinzellen. Gewisse Zellgruppen der schleimführenden Epidermis der Samenschale sind zu langen, im Wasser schleimig aufquellenden, eigenartigen Haaren ausgewachsen.

Verwechslungen. 1. Die Früchte von Feronia elephantum CORREA, Rutaceae. Ähnliche, einfächerige, vielsamige Scheinfrucht. – 2. Die Rinde der Früchte von Garcinia mangostana L., Guttiferae. Exokarp dicker und nicht mit dem Fruchtfleisch verwachsen. – 3. Die Rinden der Granatfrüchte. An ihrem Gerbstoffreichtum und der großen Verschiedenheit ihres inneren Baus jedoch leicht zu erkennen.

Inhaltsstoffe. 0,03 bis 0,4% Marmelosin (identisch mit Imperatorin) $C_{16}H_{14}O_4$, Fp. 102 bis 105° als wirksames Prinzip, 3,7% reduzierende Zucker, 4,6% Gesamtzucker; in der Schale 20% Gerbstoffe, im Fruchtfleisch 9%. Im Samen 17,5% Stärke, 12% braunrotes fettes Öl, 13% Eiweiß. In den Blättern ätherisches Öl mit p-Cymol, α-Phellandren, d-Citronellal, Cuminaldehyd, ferner Aegelin $C_{18}H_{19}NO_3$, Fp. 178 bis 179°, Dictamnin $C_{12}H_9NO_2$, Fp. 132 bis 133°, γ-Fagarin $C_{13}H_{11}NO_3$, Fp. 142 bis 143°, Skimmianin (β-Fagarin), Fp. 176 bis 177° und Aegelenin $C_{14}H_{10}N_2O_2$, Fp. 248 bis 250°. In der Rinde Marmin $C_{19}H_{26}O_5$, Fp. 125°.

Prüfung. Nach Ind. P. 66: Alkohol (90%) löslicher Extrakt mind. 40%. – Wasserlöslicher Extrakt mind. 30%. – Max. Aschegehalt 3,5%. – Säureunlösliche Asche max. 0,25%.

Anwendung. In Indien die frischen Früchte, ebenso eingemachte und Fluidextrakte der frischen Früchte gegen Diarrhöe und Dysenterie, als Adstringens. Bei getrockneten Früchten scheint die Wirkung fragwürdig. Diese zur Herstellung von Limonaden und Marmeladen, in Indien auch als Zusatz zu Mörtel bei Brunnenbauten. Rinde und Wurzel bei Verdauungsbeschwerden. Aus den Fruchtschalen werden Schnupftabakdosen hergestellt, aus den Blüten ein wohlriechendes Parfüm. Als wohlschmeckendes Obst.

Dosierung. 4 bis 8 ml eines flüssigen Extraktes, Ind. P. C. 53, Extra P. 58.

Aegopodium

Aegopodium podagraria L. (Sium podagraria WEBER, Sison podagraria SPR.). Umbelliferae – Apieae – Apiinae. Geißfuß. Dreiblatt. Giersch. Zaungiersch. Wilde Angelika.

Europa, Asien und Nordamerika.

Die Pflanze ist 0,6 bis 1 m hoch, ihr Stengel nur oberwärts ästig. Die unteren Blätter sind doppelt, die oberen dreifach dreizählig, die einzelnen Blättchen eiförmig länglich, ungleich kerbig gesägt. – Die Blüten sind weiß, ihre Kronenblätter verkehrt eiförmig, das eingebogene Spitzchen herzförmig ausgerandet. – Die Frucht ist eiförmig länglich, mit an der Spitze gespaltenem Fruchtträger.

Herba Aegopodii podagrariae. Herba Podagrariae. Herba Gerhardi. Common ashweed. Pied de chèvre.

Mikroskopisches Bild. Blatt: Epidermiszellen oberseits geradwandig bis leicht gewellt, unterseits welligbuchtig, die Kutikula gestreift. Spaltöffnungen nur unterseits, mit 2 bis 4 Nachbarzellen. Langgestreckte Sekreträume, eingelagert im einschichtigen Palisadengewebe oder in der Begrenzungszone. Nur die größeren Nerven mit ober- wie unterseitigem Kollenchymbelag, die übrigen ohne Belag, Sekretkanäle ober- und unterhalb der größeren Gefäßbündel und nur unterhalb der kleineren. Haarbildungen: Am Blattrand 1- bis 4zellige, dickwandige und spitze, 90 bis 100 μ lange Kegelhaare; die Haare über dem Hauptnerv entweder nur papillenartig, klein, oder 1- bis 2zellig, bis 180 μ, stumpf.

Inhaltsstoffe. Ätherisches Öl. In den Wurzeln wiesen BOHLMANN et al. [Chem. Ber. 94, 958 (1961)] das Polyin Falcarinolon nach.

Anwendung. Bei Gicht und Rheumatismus, besonders in der Homöopathie. In der Volksheilkunde gegen Hämorrhoiden.

Aegopodium Podagraria HAB 34. Geißfuß.

Die frische blühende Pflanze.

Arzneiform. Essenz nach § 3.

Arzneigehalt. 1/3.

Aeolanthus

Aeolanthus canescens GUERKE. Labiatae.

Ein Dekokt der in Afrika wachsenden Pflanze wird bei Erkältungen der Kinder angewandt.

Aeolanthus gamwelliae G. TAYL. Nordrhodesien.

Die Blüte enthält ätherisches Öl, das zu 66 bis 76% aus Alkoholen, hauptsächlich Geraniol, besteht und nach Rosen duftet. Die an der Luft getrockneten Blätter liefern bei der Destillation 2,7% ätherisches Öl, das nach Zitronen riecht.

Aerva

Aerva leucura MOQ. [A. burchellii MOQ., A. lanata (L.) JUSS. var. intermedia SUESSENGUTH, A. lanata (L.) JUSS. var. leucuroides SUESSENGUTH, A. lanata (L.) JUSS. var. oblonga SUESSENGUTH non ASCHERS., Illecebrum leucurum (auct.?), Ouret scandens HIERN.]. Amaranthaceae – Amaranthoideae – Amarantheae – Achyranthinae.

Die Pflanze kommt in Betschuanaland und oberhalb Kiberge sowie bei Ifakara als in alten Eingeborenenfeldern niederliegendes und windendes Kraut vor.

Anwendung. Das zerstampfte Kraut wird bei Panaritien aufgebunden. Die getrocknete Blüte wird zum Ausstopfen von Kopfkissen verwendet.

Aesculus

Aesculus hippocastanum L. (A. castanea GILIB., A. procera SALISB., Castanea folio multifido C. B., Castana equina, Hippocastanum vulgare GÄRTN.). Hippocastanaceae. Roßkastanie. Gemeine oder weiße Roßkastanie. Wilde Kastanie. Pferdekastanie. Common horse chestnut. Marronier d'Inde. Castanheiro da India. Castanhas da India. Castaño de Indias.

Heimisch in Persien, Nordindien, dem Kaukasus und in den Vorgebirgen Nordgriechenlands; durch Kultur weit verbreitet und verwildert. In Deutschland gepflanzt, stellenweise eingebürgert. Eine Zählung im Jahre 1937 ergab die stattliche Zahl von 2 740 770 Bäumen in Deutschland.

Sommergrüner Baum, der mehr als 200 Jahre alt werden kann und sich verhältnismäßig rasch bis zu einer maximalen Höhe von 25 bis 35 m entwickelt. Dichte, schön gewölbte Krone mit zuletzt überhängenden Außenzweigen. – Wurzel glatt, aber weit streichend. – Stamm mit anfangs glatter, zuletzt ziemlich dünnschuppig abblätternder, graubrauner oder grauschwarzer Borke. Jüngere Zweige gelblich- bis rotbraun, anfangs braunfilzig behaart. Knospen dick kegelförmig, stark klebrig, die Endknospen sehr groß, die Seitenknospen kleiner, mit dunkelrotbraunen, undeutlich gesäumten Knospenschuppen. – Laubblätter 5- bis 7zählig gefingert, auf bis 20 cm langen, rinnigen Stielen; Blättchen sitzend, über 20 cm lang, länglich verkehrt-eiförmig, im oberen Drittel am breitesten, gegen den Grund keilförmig verschmälert, am Rande ungleich kerbig gesägt, fiedernervig mit parallelen Seitennerven, oberseits mattglänzend sattgrün, unterseits hellgrün, anfangs braunrot behaart, zuletzt nur noch in den Nervenwinkeln flaumig, Haare einzellig; Drüsenhaare der Nervenwinkel 1zellreihig, häufig mit einer rundlichen Zelle abschließend. – Blüten in reichblütigen, steif aufrechten, kegel- oder lang-eiförmigen Rispen. Kelch ungleich 5lappig. Kronblätter 5 (bis 4), 10 bis 15 mm lang, rundlich-eiförmig, genagelt, am Grunde herzförmig, am Rande kraus zurückgebogen und gewimpert, weiß, am Grund mit gelbem, später rotem Saftmal. Staubblätter meist 7, am Grunde aufwärts gekrümmt, viel länger als die Kronblätter. Fruchtknoten fein samtig und stieldrüsig behaart. Kapsel kugelig, bis 6 cm im Durchmesser, gelbgrün, weichstachelig und fein behaart. Samen flach-kugelig, 1 bis 2 cm im Durchmesser, glänzendbraun, mit großem, gelblichgraubraunem Nabelfleck und derber Schale.

Cortex Hippocastani[1]. Brasil. 1. Portug. 35. (Cortex Castaneae equinae.) Roßkastanienrinde. Horse-chestnut bark. Ecorce de marronier d'Inde.

Die Rinde wird entweder im Frühjahr oder im Herbst von 3- bis 5jährigen (nach Brasil. 1 und Portug. 35 von 2- höchstens 3jährigen) Zweigen gesammelt. Sie ist leicht, 1 bis 2 mm dick, außen kupferrot und besitzt einen grauen bis violett spiegelnden Metallglanz. Jüngere Rinden sind ziemlich glatt und mit zerstreuten runden Korkwärzchen besetzt. Ältere Rindenstücke sind matt grau bis schwärzlich, mehr oder weniger runzelig oder rissig, oft mit Flechten bedeckt und zeigen horizontal stehende breite Lentizellen. Die Innenfläche ist glatt und von gelbbrauner Farbe. Der Bruch ist kurz, außen körnig und innen faserig. — Die Rinde schmeckt etwas bitter, herb und zusammenziehend.

Mikroskopisches Bild. In der primären Rinde neben Chlorophyll, fettem Öl, Gerbstoff und Stärke reichlich Calciumoxalatdrusen. Zwischen den Bündeln stark verdickter schmaler Bastfasern sklerosiert die Mittelrinde, oft breitere zusammenhängende tangentiale Bänder bildend. Auch unterhalb dieses sklerenchymatischen Ringes kleinere tangentiale Gruppen von verschieden großen, mannigfach gestalteten Steinzellen. In jüngeren Rinden die Bastfasern der sek. Rinde in spärlichen Bündeln, häufig von Steinzellen umlagert; in älteren Rinden Steinzellen nur in den äußeren Lagen, die Bastfasern in tangentiale Bänder geordnet, durch einreihige Markstrahlen unterbrochen. Die Fasern sind ungleich breit, knorrigästig, stumpfendigend, von kurzen Kammfasern mit großen rhomboedrischen Kristallen, seltener Drusen begleitet.

Inhaltsstoffe. Etwa 3% Aesculin, ein Cumarin-Glykosid $C_{15}H_{16}O_9$, Fp. 204 bis 205° sowie das Aglykon Aesculetin. Außerdem sind nach CORCILIUS [Dtsch. Apoth.-Ztg *102*, 31 (1962)] die Oxycumaringlykoside Fraxin $C_{16}H_{18}O_{10}$, Fp. 205°, Scopolin $C_{16}H_{18}O_9$, Fp. 217 bis 219° und deren Aglykone Fraxetin und Scopoletin enthalten. Weiterhin das Flavonolglykosid Quercitrin und dessen Aglykon Quercetin sowie das Saponinglykosid Aescin $C_{54}H_{84}O_{23} \cdot H_2O$, Allantoin $C_4H_6N_4O_3$, Fp. 238° bis 240° (Zers.), Phytosterine, Leucocyanidin, Leucodelphinidin, (−)-Epicatechin, Citronensäure, Stärke, Harz, fettes Öl, Gummi und Farbstoff.

Anwendung. Die Rinde dient hauptsächlich zur Darstellung des Aesculins (Sonnenschutzsalbe und Sonnenschutzöle) sowie als Adstringens und Febrifugum. Der Extrakt der Rinde wird technisch zu Gerbzwecken gebraucht.

Flores Hippocastani albi. Roßkastanienblüten. Horse chestnut flowers. Fleur de marronier d'Inde.

Die zygomorphen Blüten in aufrechten kegelförmigen Rispen mit 5 Kelch- und 5 Blumenblättern. Letztere weiß mit einem roten oder gelblichen Fleck am Grunde, am Rande etwas wellenförmig gebogen, Staubblätter meist 7, niedergebogen.

Inhaltsstoffe. Nach HÖRHAMMER, GEHRMANN u. ENDERS [Arch. Pharm. (Weinheim) *292/64*, 113 (1959)] und CORCILLIUS [Dtsch. Apoth.-Ztg *102*, 31 (1962)] die Flavonolglykoside Kämpferol-3-glucosid (Astragalin, Hauptglykosid) $C_{21}H_{20}O_{11}$, Fp. 173 bis 175°, Kämpferol-3-arabinosid $C_{20}H_{18}O_{10}$, Fp. 223 bis 226°, Kämpferol-3-rhamnoglucosid $C_{27}H_{30}O_{15}$, Fp. 182 bis 185° ($4H_2O$), Isoquercitrin $C_{21}H_{20}O_{12}$, Fp. 226 bis 228°; Rutin, Fp. 186 bis 188°, das Saponinglykosid Aescin, die Aminopurine Adenin, Adenosin, Guanin, Harnsäure sowie Gerbstoff und Cholin.

Anwendung. Als Adstringens und Tonicum sowie als Volksheilmittel bei Gicht und Rheuma.

Aesculus hippocastanum e floribus HAB 34. Roßkastanie.

Die frischen Blüten.

Arzneiform. Essenz nach § 2.

Arzneigehalt. 1/2.

Flores Hippocastani rubri. Als Stammpflanze gelten die rotblühenden Arten Aesculus carnea, A. octandra MARSH. var. purpurascens, A. pavia und A. rubicunda.

Der Blütenstand ist 10 bis 20 cm lang, der Kelch mehr oder minder fünfzähnig, die Kronblätter sind rot, ungleich, mit einem den Kelch deutlich überragenden Nagel. Die Staubblätter sind kahl, der Pollen zinnoberrot.

Die aus den Blüten hergestellte Tinktur oder Auszüge mit Öl wurden gegen Rheumatismus und Gicht verwendet.

---

[1] Abbildungen bei L. HÖRHAMMER: Teeanalyse, Tafel 47, Abb. 411 und 412.

Folia Hippocastani. Roßkastanienblätter.

Die Blätter der Roßkastanie sind 5- bis 7teilig, bis 20 cm lang, länglich, verkehrt eiförmig, im oberen Drittel am breitesten und ungleich gekerbt. Junge Blätter sind braunrot behaart, ältere dagegen kahl. Die Blätter sind fiedernervig, mit parallelen Seitennerven. Die Blattoberseite ist sattgrün, die Unterseite hellgrün.

Mikroskopisches Bild. Durch kugelige Ölzellen und Oxalatdrusen im Mesophyll, durch die kutikulare Streifung der Epidermis der Oberseite und durch lange mehrzellige Haare mit kutikularen Warzen gekennzeichnet.

Inhaltsstoffe. Nach HÖRHAMMER, GEHRMANN u. ENDERS [Naturwissenschaften *42*, 181 (1955) und Arch. Pharm. (Weinheim) *292/64*, 113 (1959)] und CORCILIUS [Dtsch. Apoth.-Ztg *102*, 31 (1962)] die Oxycumaringlykoside Aesculin, Fraxin, Scopolin, während die Aglykone fehlen. Die Flavonolglykoside Quercitrin, Rutin, Kämpferol-3-arabinosid, Kämpferol-3-rhamnoglucosid. Außerdem Violaxanthin, Aescin, Gerbstoff, Vitamin K_1, Phytosterine, die Purinderivate Adenin, Adenosin, Guanin, Harnsäure sowie Harz und Phosphorverbindungen. — WELLBURN et al. [Biochem. J. *102*, 313 (1967)] isolierten ferner eine Mischung aus cis-trans-Polyprenolen (Castaprenol-11, Castaprenol-12, Castaprenol-13).

Anwendung. Zur Herstellung von Hustenmitteln.

Semen Hippocastani. Belg. IV, Brasil. 2, CF 65, Chil. 41, Erg. B. 6, Extra P. 58, Portug. 35. Semen Castaneae equinae. Roßkastaniensamen. Horse chestnut-seed. Semences du marronier d'Inde. Semilla de castaño de Indias.

Die Frucht der Roßkastanie ist eine lederige, stachelige, 1- bis 3fächerige Kapsel; in jedem Fach liegt ein mehr oder weniger kugeliger oder halbkugeliger, glänzendbrauner Samen mit großem weißem Nabel und lederiger Samenschale. Die Samen sind meist 3 bis 3,3 cm breit, 3 bis 4 cm lang und 2 bis 2,5 cm dick; die Oberfläche mit Ausnahme des matten, 2,6 cm Durchmesser breiten scheibenförmigen Nabelfleckes glänzend rotbraun mit dunkleren wellenförmigen Zonen. Der Embryo groß, gekrümmt, mit großen, dicken, fleischigen Kotyledonen. Das Gewebe der letzteren dicht erfüllt mit überwiegend einfachen, sehr selten zusammengesetzten Stärkekörnern.

Inhaltsstoffe. 30 bis 60% Stärke, die aber nicht durch einfaches Auswaschen rein gewonnen werden kann, da ihr Bitterstoffe und Saponine beigemischt bleiben. Durch Ausziehen mit Weingeist läßt sich die Stärke und das Samenmehl entbittern. Die Samen enthalten ferner etwa 2,5 bis 7% fettes Öl (mit Olein als Hauptbestandteil), das man durch Ausziehen mit Lösungsmitteln gewinnen kann. Die geschälten Samen enthalten etwa 40% Wasser, 42% N-freie Extraktstoffe, 4,4% N-Substanzen, 1,5% Rohfaser, 1,4% Asche, 9% zuckerartige Stoffe und 8 bis 11% Eiweiß, 8 bis 26% Aesculussaponin, Farbstoff, Gummi und Gerbstoff KARTNIZ et al. [Planta med. (Stuttgart) *12*, 429 (1964); *13*, 39 (1965)] ermittelten im ruhenden Samen 5,5% Saponin in den Kotyledonen und 11,2% im Nährgewebe (wobei allerdings zu bemerken ist, daß die Samen als endospermfrei gelten). Die Zusammensetzung des reinen Aesculus-Saponins ist bei SCHINDLER [Arzneimittel-Forsch. *1*, 186 (1951)] angegeben. Aus dem Saponin wurden isoliert: Das Triterpenglykosid Aescin (Haemolytischer Index 9500 bis 12500 im Vergleich mit Saponin albissimum Merck von 11000 bis 14300), Aesculussaponin, Aphrodäscin und Argyräscin der älteren Literatur. Die Totalhydrolyse ergibt nach TSCHESCHE et al. [Justus Liebigs Ann. Chem. *669*, 171–182 (1963)] Aescigenin $C_{30}H_{48}O_5$, Fp. 317 bis 318°, Tiglin-, Essig- und Glucuronsäure, Glucose, Xylose und Wasser. Die Autoren kommen auch zu dem Ergebnis, daß Aescin den α-Methyl-β-acetoxy-buttersäureester eines 3-[2 (β-D-Xylo-pyranosido)-4-(α-D-glucopyranosido)-β-D-glucurono-pyranosido]-aescigenins darstellt.

Aescigenin

Nach neuesten Ergebnissen [KUHN u. LOEW: Justus Liebigs Ann. Chem. *669*, 183 (1963), Tetrahedron L. *22*, 1899 (1966) und TOSIOKA et al.: Tetrahedron L. *27*, 2577 ff. (1967)] stellt das Aescigenin kein genuines Aglykon dar. Sie geben die Sapogenine Protoaescigenin, Barringtogenol C (Aescinidin) und 16-Desoxy-barringtogenol C an. WAGNER und BOSSE [Hoppe-Seylers Z. physiol. Chem. *320*, 27 (1960); *322*, 254 (1960)] beschrieben ferner Cryptoaescin $C_{59}H_{94}O_{27} \cdot H_2O$, das aus Cryptoaescigenin, α-Methyl-β-hydroxybuttersäure, Essigsäure Xylose, Arabinose, Glucose und Glucuronsäure aufgebaut ist. Die gleichen Autoren zeigten, daß sowohl das Aescin als auch das Cryptoaescin in verschiedenen Formen existiert: Aescin: α-Form gut wasserlöslich, H. I. = 1 : 20000; β-Form kaum wasserlöslich, H. I. = 1 : 40000. Cryptoaescin: Cryptoaescin A hämolysiert nicht, Cryptoaescin B hämolysiert. PATT u. WINKLER [Arzneimittel-Forsch. *10*, 273 (1960)] entwickelten nach papierchromatographischen Arbeiten eine präparative Darstellungsmethode für Aescin durch Verwendung von Ionenaustauschern. Für das Aescin geben MENSSEN u. HONERLAGEN [Mitt. dtsch. pharm. Ges. *34*, 97 (1964)] einen exakten dünnschichtchromatographischen Nachweis an. Über einen quantitativen Nachweis kleinster Saponinmengen durch Beachten der Hämolysedauer berichtet SCHULZ-LANGNER [Planta med. (Stuttg.) *14*, 49 (1965)]. RÖMISCH [Pharmazie *13*, 707 (1958)] beschrieb eine Methode zur Bestimmung des Saponingehaltes auf gravimetrischem oder titrimetrischem Wege. W. SCHLEMMER [Dtsch. Apoth.-Ztg *106*, 1315 ff. (1966)] berichtet über eine verbesserte photometrische Bestimmung von Aescin. Über die IR-Spektrographie und Photometrie des Aescins berichten NEUWALD u. OVERLACH [Arch. Pharm. (Weinheim) *293/65*, 753 (1960)]. FIEDLER u. HILDEBRAND [Arzneimittel-Forsch. *8*, 447 (1955)] konnten auf papierchromatographischem Wege den Nachweis für die Purinderivate Adenin, Adenosin, Guanin und Harnsäure in den Samen (auch in den Blüten und Blättern) feststellen. Eine weitere papierchromatographische Methode zum qualitativen Nachweis der wichtigsten Inhaltsstoffe des Samens auf einem Chromatogramm mit Hilfe zweier spezifischer Reagentien wurde von GIESSNER [Pharm. Zentralh. *98*, 562 (1959)] beschrieben. HAENEL [Pharmazie *9*, 489 (1954)] ermittelte mikrobiologisch den Gehalt an Vitaminen des B-Komplexes. An Flavonglykosiden sind in Roßkastaniensamen laut FIEDLER [Naturwissenschaften *42*, 181 (1955) und Planta med. (Stuttg.) *2*, 203 (1954)] Bi- und Trioside des Quercetins und Kämpferols enthalten. WAGNER [Naturwissenschaften *47*, 158 (1960)] erhielt aus Roßkastanienextrakten das Flavonolglykosid Spiraeosid, isolierte aus den Samen Quercetin-3,4-diglucosid, ebenfalls ein Flavonolglykosid [Naturwissenschaften *48*, 54 (1961)] und wies später [Hoppe-Seylers Z. physiol. Chem. *335*, 232 (1964)] papierchromatographisch 9 Flavonolverbindungen nach, von denen er die 3 Hauptglykoside isolierte und quantitativ bestimmte. KARRER (Konstitution u. Vorkommen d. organischen Pflanzenstoffe, 1958) führt als Inhaltsstoffe der Roßkastanien noch D-Xylose, L(+)-Lysin und L(−)-Tryptophan an. Über die Aminopurine berichten FIEDLER u. HILDEBRAND [Arzneimittel-Forsch. *8*, 447 (1955) und *9*, 498 (1956)]. − MAY et al. [Tetrahedron L. *4*, 429 (1966)] fand in unreifen Samenschalen Procyanidino(−)-epicatechin, ein zweiarmig verknüpftes, kondensiertes Proanthocyanidin.

Wirkung. Bei der Verschiedenartigkeit der Wirkstoffe einerseits und dem auch quantitativ verschiedenem Wirkstoffgehalt der einzelnen, arzneilich genutzten Pflanzenteile befaßt sich eine Reihe von Arbeiten mit dem therapeutisch wirksamen Prinzip der Roßkastanie bzw. dem Wirkungsmechanismus des Saponins Aescin und mit diesbezüglichen pharmakologischen Testmethoden. − AUSTER [Pharmazie *11*, 357 (1956)] stellt fest, daß die Wirkung eines Extraktes aus Roßkastanien im Gegensatz zur Wirkung von Rutin über Wochen anhält und daß die Dosis proportional der Wirkung ist. Außerdem berichtet er [Pharmazie *11*, 726 (1956)] über ein Verfahren, die Kapillarresistenzsteigerung aesculushaltiger Arzneimittel an der Ratte zu ermitteln. Wie er in einem Vortrag [Pharm. Ztg (Frankfurt) *2*, 28 (1957)] schildert, sind bei Tieren mit erhöhter Wasserpenetration nach Aesculinjektion osmotische Kräfte nicht verantwortlich, sondern es ist mit Sicherheit die Saponinkomponente der Aesculuszubereitung. Nach SIERING [Naturwissenschaften *44*, 426 (1954)] beruht die Wirkung von Extrakten aus Roßkastaniensamen auf einer Verminderung pathologisch gesteigerter Permeabilität der Grenzmembranen, insbesondere beim EHRLICHschen Mäuse-Ascites-Carcinom. Über die klinische Wirksamkeit und den Wirkungsmechanismus einer neuen Prosaponinverbindung aus Aesculus hippocastanum berichtet WELLER [Dtsch. Gesundh.-Wes. *14*, 2017 (1959)]. Laut LORENZ u. MAREK [Arzneimittel-Forsch. *10*, 263 (1960)] ist die ödemhemmende und Gefäßfragilität vermindernde Wirksamkeit allein auf das Roßkastaniensaponin Aescin zurückzuführen. Oral ist die Verbindung unwirksam. Nach VOGEL u. UEBEL [Arzneimittel-Forsch. *10*, 275 (1960)] hemmt Aescin die Exsudation während einer durch Fremdkörper hervorgerufenen Entzündung unter Verminderung der entzündlichen Schwellung. Allerdings ist eine intakte Funktion der Nebennierenrinde Voraussetzung für seine Wirksamkeit. PREZIOSI et al. [Arzneimittel-Forsch. *15*, 404 ff. (1965)] berichten über die Antiödem- und die antiinflammatorische Wirkung von Aescin und ihre Beziehung zur Hypophysen-Nebennieren-Achse. Über die Toxikologie des Aescins berichten UEBEL u. PATT [Arzneimittel-Forsch. *10*, 280 (1960)]. Hiernach werden Veränderungen der Gewebe nach i.v. zugeführtem Aescin in erster Linie durch das Ausmaß der Haemolyse bedingt. Während Aescin an verschiedenen Tieren (Ratten, Meerschweinchen, Kaninchen, Mäusen) bei hohen i.v. Dosen akute Vergiftungen über eine starke Haemolyse zur Anoxie bzw. Hypoxie lebenswichtiger Gewebe mit Todesfolge verursacht, kommt es bei chronischer Zufuhr von 1,1 mg Aescin/kg bis zu 30 Tagen am Kaninchen zu keiner Änderung des klinischen Verhaltens und nicht zum Tode. Die nach i.v. Zufuhr von 2 mg Aescin beim Menschen auftretende intravitale Hämolyse ist so geringfügig, daß sie 1 Min. nach der Injektion nicht mehr faßbar ist. Bei direkter Berührung von Aescin mit Geweben (Muskel, Schleimhaut) kommt es zu starken Reizerscheinungen (Hämorrhagien, Nekrosen). Die Giftwirkung beruht auf einer Störung der Gefäß-Gewebsschranke in Form von Blutungen in den Parenchymen mit partieller oder totaler Ödembildung. Laut KURT [Farmakol. i Toksikol. *23*, 61 (1960); ref. in Dtsch. Apoth.-Ztg *102*, 685 (1962)] zeigt Aescin nach i.v. Applikation an Versuchstieren eine blutdrucksenkende Wirkung und bewirkt ferner eine Beschleunigung der Respiration sowie eine Erhöhung der Pulsfrequenz. Nach VOGEL u. Mitarb. [Arzneimittel-Forsch. *13*, 59 (1963)] verändert Aescin die Permeabilität der Zellen derart, daß in einem hypotonen Milieu weniger Flüssigkeit aufgenommen bzw. vermehrt aufgenommene Flüssigkeit nach Verbringen in ein isotones Milieu rascher eliminiert wird. Aescin bewirkt eine Ödemausschwemmung durch Steigerung des Lymphflusses. Es wirkt antiexsudativ durch Antagonisierung von Entzündungssubstanzen, die nicht Histamin und Serotonin sind. Nach SCHWEIZER (Med. Klin. *1952*, S. 20) sind Vergiftungsfälle nicht selten, aber kaum tödlich, da die Saponine nur langsam und in kleinsten Mengen resorbiert werden. Die Resorption wird jedoch begünstigt, wenn katharrhalische Entzündungserscheinungen des Gastrointestinaltraktes bestehen.

Anwendung. Zur Bereitung von Extrakten. In der Therapie und in der Technik läßt sich das Saponin der Roßkastanie an Stelle des Saponins der weißen Seifenwurzel gebrauchen. Die Saponine eignen sich zur Herstellung von Wasch- und Reinigungsmitteln, zur Bereitung kosmetischer Präparate und alkoholfreier Getränke, als Schaummittel für Feuerlöschapparate und die verschiedensten technischen Zwecke, s. BERGER, Handbuch der Drogenkunde, Bd. IV, 1954. Das Pulver der geschälten Samen dient als Zusatz zu Schnupfpulvern ("Schneeberger Schnupftabak"). Das entbitterte Mehl fand Verwendung als Nahrungsmittel. Es kann nach Verzuckerung vergoren werden (Ausbeute etwa 19 l Weingeist aus 100 kg Trockensubstanz) und ist zur Gewinnung von Milchsäure geeignet. Ein wäßriger Auszug der Samen, der für Pflanzen unschädlich ist, beseitigt Würmer aus Blumentöpfen. In ausgedehntem Maße Verwendung als Wildfutter.

Prüfung. Identität nach Brasil. 2: 0,1 g Droge werden mit 10 ml Wasser 15 Min. geschüttelt. Es muß sich ein starker bleibender Schaum bilden.

Max. Aschegehalt 4%, Brasil. 2.

Aufbewahrung. In gut verschlossenen und vor Insekten geschützten Behältern, Brasil. 2.

Aesculus HAB 34. Gemeine Roßkastanie.

Frische geschälte Samen.

Arzneiform. Essenz nach § 3.

Arzneigehalt. 1/3.

In den Vorschlägen für das neue Deutsche HAB, Heft 9, S. 507 (1964) werden für die Urtinktur eine Dichte von 0,900 bis 0,910, ein Trockenrückstand von 5,00 bis 6,70% und ein pH von 5 bis 5,5 verlangt; Flavongehalt (berechnet als Quercetin) mind. 70 mg-%; hämolytischer Index mind. 1 : 700. Ferner werden eine Reihe von Prüfungsreaktionen und Chromatographie angegeben.

Aesculus Hippocastanum HPUS 64. Horse Chestnut.

Die frischen reifen Samen ohne die äußere Schale.

Arzneiform. Urtinktur: *Arzneigehalt.* 1/10. Aesculus hippocastanum, feuchte Masse mit 100 g Trockensubstanz und 120 ml Wasser = 220 g, destilliertes Wasser 280 ml, Alkohol USP (94,9 Vol.-%) 635 ml zur Bereitung von 1000 ml der Tinktur. – Dilutionen: D 2 (2×) enthält 1 T. Tinktur, 3 T. dest. Wasser und 6 T. Alkohol; D 3 (3×) und höher mit Alkohol HPUS (88 Vol.-%). – Medikationen: D 3 (3×) und höher. – Triturationen: D 1 (1×) und höher.

Anwendung. Bei blutenden Hämorrhoiden mit Obstipation.

Alcoholatura Aesculi stabilisata. Alcoolature de Marron d'Inde stabilisé CF 65.

1000 g frische, in größere Stücke geschnittene Roßkastanien werden in 1000 g am Rückflußkühler kochenden Weingeist (75 Vol.-%) eingetragen und 20 Min. gekocht. Man gießt nach dem Erkalten den Weingeist ab, zerkleinert die Kastanien und kocht sie nochmals mit dem zuerst gebrauchten Weingeist 20 Min. lang. Nach dem Erkalten wird der verdampfte Weingeist ersetzt, die Tinktur koliert und filtriert.

Aesculi stabilati Alcoholatura. (Alcoolature de Marron d'Inde stabilisé) Belg. IV.
1000 T. frische ungeschälte zerschnittene Roßkastanien werden mit 1000 T. Weingeist (75 Vol.-%) und 5 T. Calciumcarbonat im Wasserbad am Rückflußkühler 30 Min. zum Sieden erhitzt. Nach dem Erkalten wird der Weingeist abgegossen und der Rückstand zerkleinert. Dieser wird dann nochmals mit dem Weingeist 30 Min. gekocht. Nach dem Erkalten wird der Inhalt des Kochgefäßes auf 2005 T. mit 75 Vol.-% Weingeist ergänzt, abgepreßt und filtriert. Spez. Gew. 0,950; Trockenrückstand mindestens 7%.

Oleum Hippocastani. Roßkastanienöl. Horse Chestnut Oil. Huile de marronier d'Inde.

Das bei der Extraktion der geschälten Samen anfallende Öl (4 bis 6%) enthält 65% Ölsäure, 21% Linolsäure, 4,5% Palmitinsäure, 3,7% Stearinsäure und 2,3% Linolensäure. ALLAN, MCLEAN u. THOMSON [Arch. Pharm. (Weinheim) *295*, 865 (1962)] beschreiben die Isolierung von Triakontan, Spinasterol, Friedelin, Butyrospermol und Taraxerol aus dem unverseifbaren Anteil des Samenöls.

Anwendung. Das bei der Stärke- und Alkoholgewinnung anfallende Öl wird zur Seifenfabrikation, für Fütterungszwecke und auch als Speiseöl benutzt.

Die Zahl von Aesculus-Spezialpräparaten, meist in Kombination mit Vitamin B_1, Hamamelis, Bioflavonoiden u. a. m. ist sehr groß. Siehe GRÄSER [Dtsch. Apoth.-Ztg *6*, 67 (1954)] und Rote Liste.

Aesculus glabra WILLD. (Aesculus carnea, A. echinata, A. ohioensis, A. pallida, A. rubicunda, A. watsoniana, Pavia glabra, P. pallida und P. watsoniana). Kahle Kastanie. Fetid oder Ohio buckeye. Buckeye tree. Smooth-leaved horse-chestnut.

Nord- und Mittelasien; in Europa und Nordamerika vielfach als Alleebaum gepflanzt.

Meist kleiner, von unten auf verästelter Baum mit flachrunder Krone und meist graubrauner, nur wenig rissiger und fest anliegender Rinde. – Einjährige Zweige kahl, rundlich, glänzend olivgrau bis fast silbergrau, an der Sonnenseite mehr oder weniger gebräunt. Knospenschuppen graubräunlich, am Rande gewimpert, nicht klebrig. – Blättchen gestielt, unterseits längs der Mittelnerven behaart und bebärtet, bis 18 cm lang, Kelch mehr oder weniger kurz 5zähnig. Kronblätter 4, ungefähr gleich lang, gelb oder rötlich, drüsenlos bewimpert. Staubblätter so lang oder nur wenig länger als die Kronblätter. Fruchtknoten meist weichstachelig.

Die Früchte sind sehr kurz bestachelt. Die Samen unterscheiden sich kaum von denen der Roßkastanie.

Aesculus glabra HAB 34.
Frische, geschälte Samen.

Arzneiform. Essenz nach § 3.
Arzneigehalt. 1/3.

Aesculus glabra HPUS 64. Buckeye.
Die frischen reifen Samen ohne die äußere Schale.

Arzneiform. Urtinktur: *Arzneigehalt.* 1/10. Aesculus glabra, feuchte Masse mit 100 g Trockensubstanz und 120 ml Wasser = 220 g, destilliertes Wasser 280 ml, Alkohol USP (94,9 Vol.-%) 635 ml zur Bereitung von 1000 ml Tinktur. – Dilutionen: D 2 (2×) enthält 1 T. Tinktur, 3 T. destilliertes Wasser und 6 T. Alkohol; D 3 (3×) und höher mit Alkohol HPUS (88 Vol.-%). – Medikationen: D 3 (3×) und höher.

Aesculus chinensis BGE. Ölkastanie. Tonkinensische Kastanie. China. Indochina.

Bis 20 m hoher Baum mit kahlen oder rasch verkahlenden, rot- oder hellgraubraunen, 1jährigen Zweigen. – Blättchen 5 bis 7 (9), oberseits sattgrün, jung meist unterseits behaart, am Grunde stets mehr oder weniger deutlich rund-keilig oder rundlich, bis 17 cm lang, gestielt. – Blütenstand sehr schmalrispig, bis 22 cm lang. Kelchblätter ungefähr gleich. Kronblätter selten über 10 mm lang. Staubblätter 7 bis 8. – Frucht mehr spitz-eiförmig, über 6 cm lang, braun, etwas rauh.

Inhaltsstoffe. Die Samen enthalten bis zu 30% fettes Öl mit etwa 70% Ölsäure und 20% Stearinsäure, 36% Stärke und 1% Eiweiß.

Aesculus pavia L. (Pavia rubra LAM.).
Nordamerika.

Strauch oder kleiner, bis 6 m hoher Baum. Sehr ähnlich Aesculus octandra MARSH., aber namentlich durch die reichdrüsigen Kronblätter und den mehr röhrigen Kelch unterschieden. – Blättchen unterseits mehr oder weniger locker behaart, zuletzt fast kahl, bis 15 cm lang. – Blütenstand 10 bis 20 cm lang. Kelch mehr oder weniger kurz 5zähnig, rot. Kronblätter rot, ungleich, mit den Kelch deutlich überragendem Nagel. Staubblätter kahl, Pollen zinnoberrot. – Frucht mehr oder weniger rundlich, 3 bis 5 cm lang, glatt.

Liefert zusammen mit Aesculus x carnea HAYNE (A. hippocastanum x A. pavia; A. x rubicunda LOISEL.), Aesculus octandra MARSH. var. purpurascens (A. GRAY) C. SCHNEID., Nordamerika, Flores Hippocastani rubri s. S. 1111.

Aethanolum

Aethanolum. Aethanol. Ethanol. Aethylalkohol. Alcohol aethylicus. Spiritus. Alkohol. Weingeist[1]. Sprit. Branntwein[1].

C_2H_6O $\qquad$ CH_3-CH_2OH $\qquad$ M.G. 46,07

Vorkommen. Aethanol kommt, wenn auch nur in minimalen Mengen, in der belebten Natur vor, z.B. in pflanzlichen und tierischen Geweben, im Blut, in humusreichen Böden, in ätherischen Ölen u.a. Durch Gärung entsteht Aethanol in zuckerhaltigen Materialien, worauf die Herstellung mehr oder weniger alkoholreicher Getränke beruht.

Herstellung. Aethanol wird entweder durch Vergärung kohlenhydratreicher Ausgangsmaterialien (s. u.) oder durch Synthese gewonnen. Nach Übereinkunft der EWG-Länder darf für Genußzwecke nur Gärungsalkohol aus Cerealien verwendet werden, obgleich die Destillationstechnik heute in der Lage ist, auch Alkohol aus Sulfitablaugen oder Synthesesprit absolut zu reinigen. In den USA und anderen Ländern wird kein Unterschied mehr zwischen Synthese- und Gärungsalkohol gemacht.

1. Gärungsalkohol. Ausgangsmaterial sind

a) Rohstoffe, die bereits vergärbare Zucker enthalten: Beeren, Kernobstfrüchte, Feigen, Datteln (sowie die Trester der gen.), zuckerhaltige Wurzeln (Enzian u.a.), Zuckermelassen (Rüben- und Rohrzucker), Sulfitablaugen der Zellstoffgewinnung, Glucoselösungen der Holzverzuckerung.

b) Rohstoffe, die Polysaccharide enthalten: Kartoffeln, Getreidearten, Topinamburknollen.

Die unter b) genannten Rohstoffe müssen vor der Gärung erst aufgeschlossen, d.h. ihre Polysaccharide zu gärfähigen Zuckern hydrolysiert werden. Dies geschieht durch fermentativen Abbau mit Hilfe von Diastasen. Säurehydrolyse wird in der Brennereitechnik nicht angewandt.

Der Gärung liegt die bereits von GAY-LUSSAC ermittelte summarische Gleichung

$$C_6H_{12}O_6 \rightarrow 2C_2H_5OH + 2CO_2$$

zugrunde.

Die zahlreichen Einzelschritte dieser Gesamtgleichung laufen unter der Wirkung von spezifischen Hefeenzymen ab. Das von EMBDEN und MEYERHOF aufgestellte Schema veranschaulicht die einzelnen Schritte. (Schema auf S. 1117 u. 1118.)

Zur technischen Durchführung der alkoholischen Gärung s. Ullmanns Encyklopädie der technischen Chemie, Bd. 16, München-Berlin, Urban & Schwarzenberg 1965.

2. Synthesesprit.

a) Aus Äthylen und Wasserdampf. Äthylen lagert bei 100 bis 400° und 250 at bei Gegenwart von Mineralsäuren (auf Bimsstein, aktiver Kieselsäure u.a. als Träger) Wasser an. Der wss. Äthylalkohol wird kondensiert und das nicht umgesetzte Äthylen im Kreislauf zurückgeführt

$$CH_2=CH_2 + H_2O \rightarrow C_2H_5OH.$$

Dies ist der heute fast ausschließlich verwendete Syntheseweg.

b) Teuerer und nur unter besonderen Umständen rentabel ist die Herstellung aus Äthylen über die Äthylschwefelsäure:

$$CH_2=CH_2 + H_2SO_4 \rightarrow CH_3-CH_2-O-SO_3H$$
$$CH_3-CH_2-OSO_3H + H_2O \rightarrow C_2H_5OH + H_2SO_4.$$

c) Durch Reduktion von Acetaldeyd. In den Chemischen Werken Hüls wird aus Methan im Lichtbogen Acetylen erzeugt und an dieses über Quecksilberkatalysatoren Wasser angelagert (s. Acetylen, S. 887).

$$CH\equiv CH \xrightarrow[HgSO_4]{+H_2O} CH_3-C{\overset{O}{\underset{H}{\diagdown}}}$$

---

[1] Nach dem deutschen Branntweinmonopolgesetz ist „Weingeist" 100%iges Aethanol, während Aethanol-Wasser-Mischungen als „Branntwein" bezeichnet werden (s. S. 1119).

Alkoholische Gärung

Embden-Meyerhof-Schema für Gärung und Glykolyse

(Aus Ullmanns Encyklopädie der technischen Chemie, Bd. 16. München-Berlin: Urban & Schwarzenberg 1965)

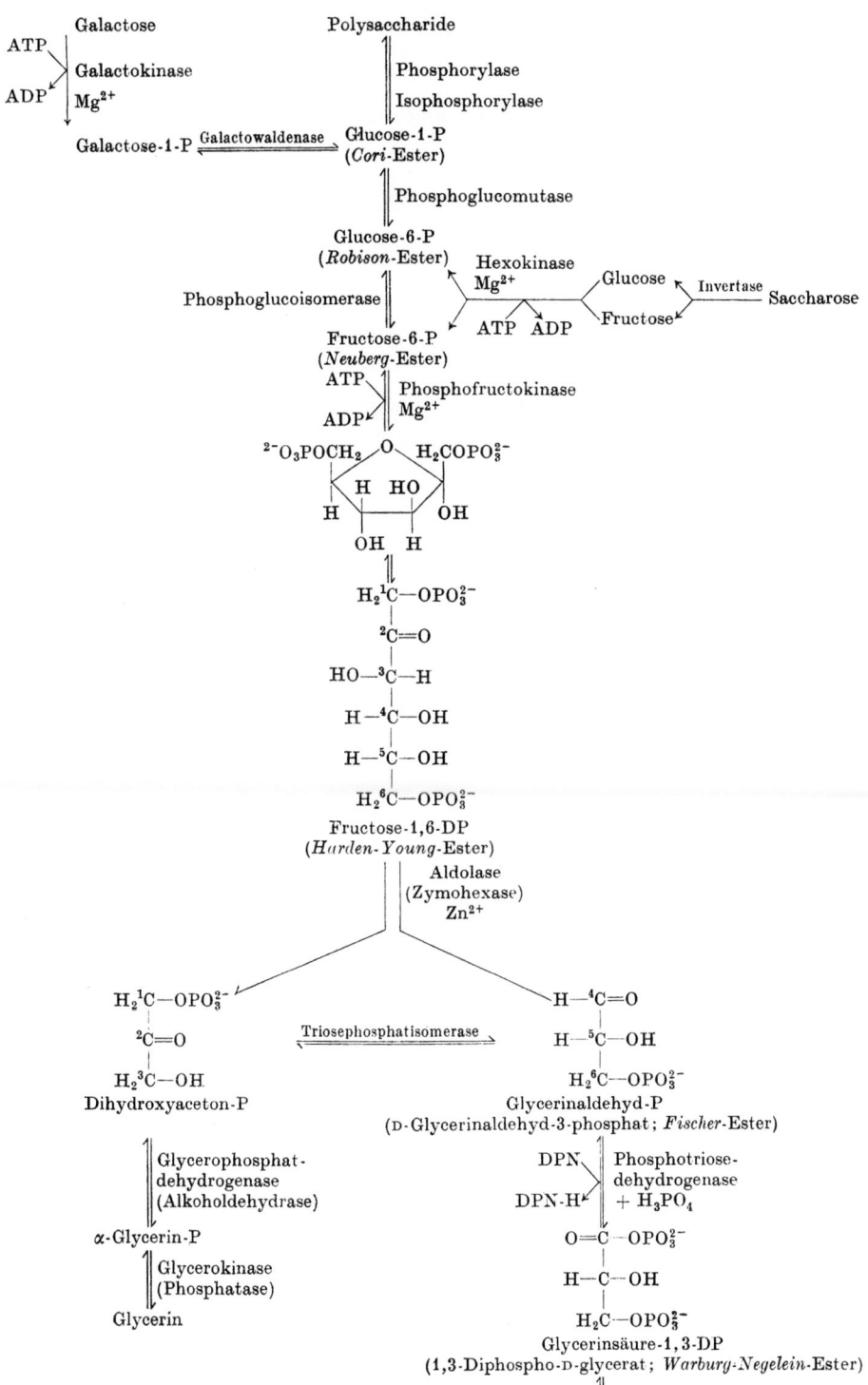

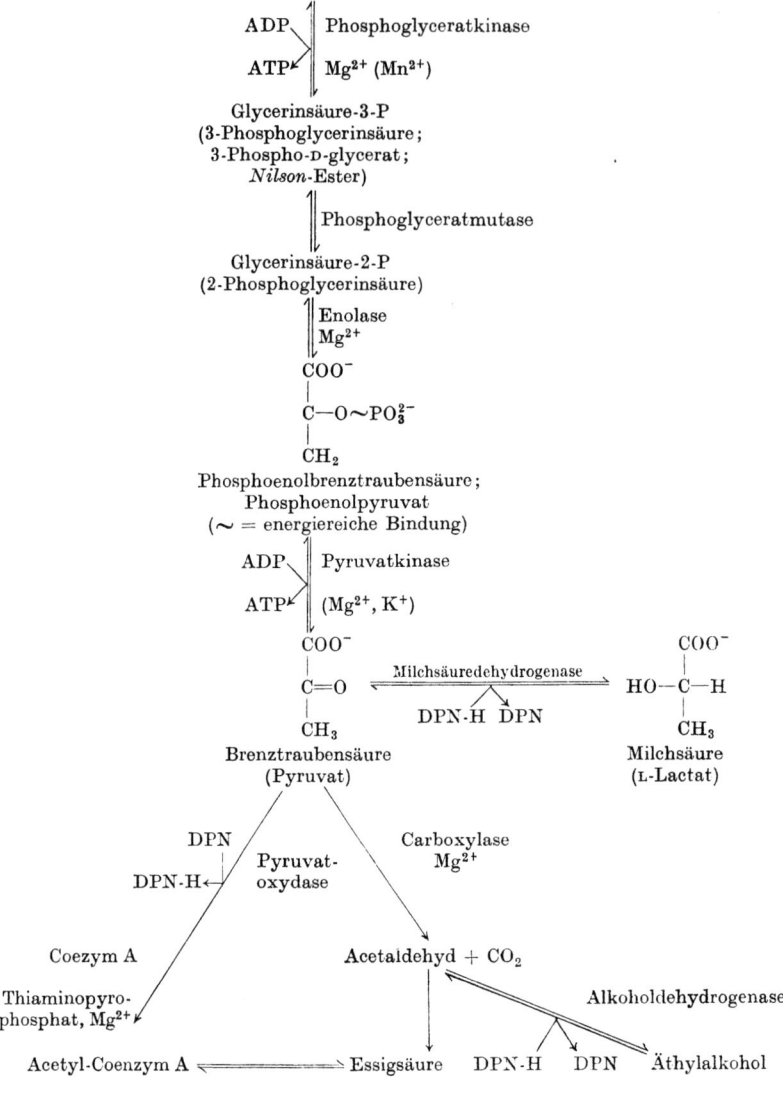

P = Phosphat; DP = Diphosphat; TP = Triphosphat; ATP = Adenosintriphosphat; ADP = Adenosindiphosphat; DPN = Diphosphopyridinnucleotid; DPN-H = hydriertes DPN.

Phosphorylase[1] spaltet 1,4-α-glucosidische Bindungen von Polysacchariden phosphorolytisch.

Isophosphorylase spaltet analog 1,6-α-glucosidische Bindungen.

β-Fructofuranosidase (Intervase) katalysiert die hydrolytische Spaltung von Saccharose (Rohrzucker, Sucrose) zu Glucose und Fructose unter Inversion (Änderung der Drehung des polarisierten Lichtes). Wirkt spezifisch auf β-Fructofuranoside (z.B. Saccharose, Raffinose u.a.).

Maltase spaltet nichtsubstituierte α-D-Glucopyranosylreste (von Maltose, Saccharose, Melezitose) hydrolytisch unter Bildung von Flucose ab.

Trehalase setzt Trehalose zu Glucose um.

β-Glucosidase spaltet β-Glucoside zu Glucose.

α-Galactosidase wirkt spezifisch auf α-D-Galactoside (Melibiose, Raffinose u.a.); **spaltet** z.B. Melibiose zu D-Galactose und D-Glucose.

β-Galactosidase (Lactase) spaltet Lactose zu D-Galactose und D-Glucose.

Der entstehende Acetaldehyd wird kontinuierlich unter 300 at Wasserstoffdruck in Gegenwart von Kupfer-Katalysatoren zu Äthanol reduziert:

$$CH_3-C\overset{O}{\underset{H}{\diagup}} \xrightarrow[Cu]{H_2/300\ at} CH_3-CH_2OH.$$

Die aus der Gärung oder durch Synthese erhaltenen wässerig-alkoholischen Flüssigkeiten müssen durch Destillation zu hochprozentigem Sprit verarbeitet werden. Bei Normaldruck bildet sich ein bei 78,15° siedendes azeotropes Gemisch mit 95,57% (g/g) Alkohol. (Bei Druckverminderung wandert der azeotrope Punkt in das alkoholreichere Gebiet und verschwindet bei 70 Torr ganz, so daß bei diesem Druck wasserfreier Alkohol erhalten werden könnte.)

Um hochprozentigen Rohsprit zu erhalten, muß mehrfach destilliert werden, wobei durch geeignete Anordnung auch Fuselöle des Gärungsalkohols abgetrennt werden. Der Rohsprit wird schließlich über mehrere Kolonnen rektifiziert.

Zur Herstellung von wasserfreiem (absolutem) Alkohol wird in der Technik nur die azeotrope Destillation mit Schleppmitteln angewandt. Als solche dienen Benzol, Benzin-Benzol-Gemische und Trichloräthylen.

So bildet z. B. Benzol mit Äthanol und Wasser ein ternäres azeotropes Gemisch [7,5% (g/g) W., 18,5% (g/g) A., 74,0% (g/g) Bzl.], das bei 65° siedet. Nach Entfernen des Wassers steigt die Temperatur auf 68°, den Siedepunkt des binären Azeotrops aus 32,4% (g/g) A. und 67,6% (g/g) Bzl. Nach Abdestillieren des Bzl. bleibt absoluter Alkohol zurück.

Im Laboratorium wird der zu entwässernde Alkohol in der Destillierblase mit der erforderlichen Menge gebranntem Kalk so lange am Rückflußkühler erhitzt, bis das Wasser gebunden ist. Dann destilliert man den wasserfreien Alkohol ab. Die Ausbeute beträgt nur etwa 70%, da etwa 30% A. vom Kalk zurückgehalten werden. Die Apparatur ist gegen Eindringen von Luftfeuchtigkeit (abs. A. ist stark hygroskopisch) durch ein Trockenrohr zu schützen (als Füllung Silicagel, Blaugel oder $CaCl_2$).

Eigenschaften. Farblose Fl. von charakteristischem Geruch und brennendem Geschmack. Brennbar mit nicht leuchtender, blauer Flamme, leicht entzündlich. Stark hygroskopisch. Mit W. in jedem Verhältnis mischbar. Die Mischbarkeit mit unpolaren organischen Flüssigkeiten hängt vom Wassergehalt des Äthanols ab. Reines Äthanol mischt sich mit Benzin, Bzl., Schwefelkohlenstoff in jedem Verhältnis. Chlf., Ae., Aceton und andere Alkohole mischen sich auch mit wasserhaltigem A. Kp. des abs. A. 78,39°; n_D^{20} 1,36048. Beim Mischen mit W. kommt es zu einer beträchtlichen Volumenkontraktion, die zu berücksichtigen ist, wenn Mischungen mit bestimmtem Alkoholgehalt hergestellt werden sollen.

Anwendung. Äthanol dient in der Technik als Lösungsmittel, als Zusatz zu klopffesten Treibstoffen (seine Octanzahl ist 120), als Ausgangsprodukt zahlreicher Synthesen. Pharmazeutisch dient es als Menstruum und Vehikel für zahlreiche Arzneiformen. Als Genußmittel in verdünnter Form unterliegt Äthanol besonderen gesetzlichen Bestimmungen. In Einzelfällen wird er auch injiziert, z. B. zur Verödung von Hämorrhoiden.

Über die Verwendung als Desinfektionsmittel s. Bd. I, 1242. In Konz. über 20% wirkt Alkohol konservierend.

Bestimmungen der Bundesmonopolverwaltung. Im Branntweinmonopolgesetz wird unter „Branntwein" das zu versteuernde Produkt und unter „Weingeist" die Steuerbemessungsgrundlage verstanden. Weingeist ist demnach reiner Äthylalkohol. Branntwein ist jedoch nicht mit Trinkbranntwein gleichzusetzen, da auch die Rohbranntweine und die vergällten Branntweine unter diesen Begriff fallen. Sprite sind nach dem Gesetz die bei der Reinigung von Rohbranntweinen anfallenden Produkte Prima-, Sekunda-, Tertia-Sprit und die sich von ihnen ableitenden Folgeprodukte: entwässerter Alkohol, eff. Sprit und vergällter Branntwein. Während Primasprit im Bundesgebiet nur aus Agrarrohstoffen durch Gärung und entspr. Rektifikation gewonnen wird, ist Sekundasprit entweder aus weniger reinen Primasprit-Fraktionen, aus Sulfit-Ablaugen oder synthetisch hergestellt. Tertiasprit kommt mit Sekundasprit gemischt nur als Brennspiritus in den Handel.

Die von der Monopolverwaltung an Prima- und Sekundasprit gestellten Anforderungen sind in nachfolgender Tabelle aufgeführt.

Fußnote 1 zu S. 1118.

[1] Im Text werden die bisher üblichen Fermentbezeichnungen gebraucht. Zu den neuen internationalen Enzymnamen und ihre Klassifikation vgl. O. Hoffmann-Ostenhof in Hoppe-Seyler/Thierfelder: Handbuch der physiologischen und pathologischen chemischen Analyse, Bd. VI A, Berlin/Göttingen/Heidelberg: Springer 1964, S. 1/13; H. M. Rauen: Biochemisches Taschenbuch, 2. Aufl., Springer 1964, S. 1/36; Report on the Commission on Enzymes of the International Union of Biochemistry 1961, Oxford: Pergamon Press 1961.

Beschaffenheitsbedingungen der Bundesmonopolverwaltung für Prima- und Sekundasprite

	Primasprit, eff. Sprit, entwässerter Alkohol nach DAB 6 [1]	Sekundasprit, entwässerter Sprit für technische Zwecke [1]
Aussehen	farblos, klar	farblos, klar
Geruch und Geschmack	neutral	kein fremdartiger Nebengeruch
Permanganattest (s. S.1122); kein Farbumschlag innerhalb mindestens	20 min	8 min
Zugelassener Aldehydgehalt, als Acetaldehyd gerechnet höchstens	4 mg/l	150 mg/l
Zugelassener Fuselölgehalt, höchstens	4 mg/l	150 mg/l
Säuregehalt, als Essigsäure gerechnet, höchstens	4 mg/l	10 mg/l
Flüchtige Basen, als Methylamin gerechnet, höchstens	0 mg/l	2 mg/l
Abdampfrückstand, höchstens	15 mg/l	20 mg/l
Methylalkohol, höchstens	0,2 Vol.-%	0,3 Vol.-%

[1] Entwässerter Alkohol muß mindestens 99,6 Gew.-% Alkohol enthalten.

Wirkung. Alkohol wird praktisch niemals in reiner Form, sondern stets mehr oder weniger verdünnt in Form alkoholischer Getränke eingenommen. Vom Magen (20%) und Darm wird er schnell resorbiert und ist bereits nach wenigen Minuten im Blut nachweisbar. Art und Menge des Magendarminhalts beeinflussen die Resorption. Bei reichlicher Fettzufuhr kommt der lipoidlösliche Alkohol langsamer zur Resorption. Von der äußeren Haut und den Schleimhäuten wird er nur in kleinen Mengen resorbiert, nach Inhalation ist er wirksamer. Lokal schädigen Konzentrationen über 50 bis 60% die Schleimhaut durch Wasserentzug und Eiweißfällung. Die äußere Haut wird ebenfalls gereizt und reagiert mit Wärmegefühl infolge Hyperämie und Erregung der sensiblen Nervenendigungen, die von vorübergehender Anästhesie gefolgt sein kann.

Die Elimination erfolgt vorwiegend durch Oxydation, nur kleine Mengen werden unverändert über die Lunge (0,5 bis 5%) und Nieren (0,1 bis 10%) ausgeschieden. In mäßigen Mengen resorbiert, beeinflußt Alkohol zunächst nur die Hirnrinde. Das Ausmaß wird durch den aktuellen Blutspiegel bestimmt, sowie durch den „Anstiegsgradienten" der Blutalkoholkonzentration (= % Zuwachs pro Zeiteinheit). Nach F. Hauschild „Pharmakologie und Grundlagen der Toxikologie", Edition Leipzig, 1961, treten klinisch nachweisbare Symptome bei 50% der Menschen nach folgenden Blutspiegelwerten auf:

Stadium 1 Blutalkoholspiegel 0,1 bis 1,0⁰/₀₀ = 0,1 bis 1 mg/ml, nach 30 bis 40 ml Alkohol als 45%iges Getränk nüchtern: Euphorie, Rededrang, erhöhtes Selbstvertrauen. Spinalreflexe verlangsamt und abgeschwächt. „Schön beschwingt".

Stadium 2 Blutalkoholspiegel 1,0 bis 2,0⁰/₀₀ = 1 bis 2 mg/ml, nach 40 bis 60 ml Alkohol: Gangstörungen und Verlust der Selbstkontrolle beim Ungewöhnten; beim Gewöhnten u.U. übertriebene Gegenregulation und besondere Vorsicht, die zum Entgleisen führen kann.

Stadium 3 Blutalkoholspiegel 2,0 bis 3,0⁰/₀₀ = 2 bis 3 mg/ml, nach 60 bis 150 ml Alkohol: Sogenannte „sinnlose Trunkenheit", „voller Rausch"; Stellreflexe gestört. Gangstörungen und Torkeln bzw. Unfähigkeit, vorgeschriebene Bahn einzuhalten, psychische Verwirrtheit.

Stadium 4 Blutalkoholspiegel 4,5 bis 5,0⁰/₀₀ = 4 bis 5 mg/ml, nach 175 bis 300 ml Alkohol: Lebensgefahr, volle Bewußtlosigkeit, eventuell Atemlähmung und Tod.

Zahlreiche Pharmaka, vor allem Narcotica und andere zentralwirksame Verbindungen, (Tranquilizer, Analgetica) verstärken oft die Alkoholwirkung! Andere Stoffe wie z.B. Calciumcyanamid und Tetraäthylthiuramdisulfid führen zu einer „Giftung" des Alkohols (s. bei den genannten Verbindungen).

Aethanol. Angaben der Pharmakopöen.

Pharmakopöe	Bezeichnung	Vol.-%	Gew.-%	Dichte
DAB 6	Alcohol absolutus	99,66–99,46	99,44–99,11	0,791–0,792
	Spiritus	91,29–90,09	87,35–85,80	0,824–0,828
	Spiritus dilutus	69–68	61–60	0,887–0,891

Pharmakopöe	Bezeichnung	Vol.-%	Gew.-%	Dichte
DAB 7 – DDR	Aethanolum	95,0–96,9	92,4–95,1	0,812 –0,804
	Aethanol-Wasser-Mischungen			
	Aethanol (90 Vol.-%)	89,0–91,0	84,4–87,0	0,832 –0,826
	Aethanol (70 Vol.-%)	69,9–71,0	61,3–63,5	0,888 –0,883
	Aethanol (50 Vol.-%)	49,0–51,0	41,5–43,4	0,932 –0,927
DAB 7 – BRD	Aethanol	>96,0	>93,9	0,803 –0,808
	Aethanol-Wasser-Gemische			
	Aethanol 90% (ml/ml)	89,5–90,7	85,0–86,5	0,827 –0,831
	Aethanol 80% (ml/ml)	79,7–80,5	73,2–74,0	0,850 –0,860
	Aethanol 70% (ml/ml)	69,4–70,2	61,8–62,1	0,885 –0,887
	Aethanol 45% (ml/ml)	44,8–45,4	37,6–38,1	0,939 –0,940
Helv. V	Spiritus absolutus	>99,46	>99,1	0,7943–0,7970
	Spiritus	94,8–95,3	92,1–92,9	0,8152–0,8173
	Spiritus dilutus	69,8–70,3	62,2–62,7	0,8896–0,8908
ÖAB 9	Aethanolum absolutum	>99,4	>99,0	0,792 –0,7895
	Aethanolum	94,9–96,8	92,3–95,0	0,812 –0,804
	Aethanolum dilutum	69,0–71,0	61,4–63,5	0,888 –0,883
Pl.Ed. II	Ethanolum absolutum	>98,8	>98,1	0,7965–0,7905
	Ethanolum	95,0–96,8	92,5–95,0	0,8125–0,8055
	Ethanolum dilutum	69,1–71,0	61,5–63,5	0,8892–0,8845
BP 63	Dehydrated Alcohol	99,4–100,0	99,0–100,0	0,7904–0,7935
	Alcohol (95%)	94,7–95,2	92,0–92,7	0,8119–0,8139
	Alcohol (90%)	89,6–90,5		0,8289–0,8319
	Alcohol (80%)	79,5–80,3		0,8599–0,8621
	Alcohol (70%)	69,5–70,4		0,8860–0,8883
	Alcohol (60%)	59,7–60,2		0,9103–0,9114
	Alcohol (50%)	49,6–50,2		0,9314–0,9326
	Alcohol (45%)	44,7–45,3		0,9407–0,9417
	Alcohol (25%)	24,6–25,4		0,9694–0,9703
	Alcohol (20%)	19,5–20,5		0,9748–0,9759
Ned. 6	Alcohol absolutus		>98,0	0,791 –0,796
	Spiritus fortior	95,1–96,8	92,5–95,0	0,805 –0,812
	Spiritus dilutus	69,1–71,0	61,5–63,5	0,885 –0,889
Nord. 63	Aethanolum		>98,8	0,789 –0,793
	Spiritus fortis	94,6–96,4	91,8–94,4	0,806 –0,813
Ross. 9	Spiritus äthylicus 95°	96–95		0,809 –0,813
	Spiritus äthylicus 90°	91–90		0,827 –0,831
	Spiritus äthylicus 70°	71–70		0,885 –0,887
	Spiritus äthylicus 40°	40–39		0,949 –0,951
CF 65	Alcohol ethylique a 95°	95		0,81140 (d_4^{20})
USP XVII	Alcohol	>94,9	>92,3	<0,816 ($d^{15,56}$)
	Diluted Alcohol	48,4–49,5	41–42	0,935–0,937($d^{15,56}$)
Jap. 61	Aethanolum absolutum	>99,5		<0,796 (d_{15}^{15})
	Aethanolum	95,0–95,5		0,814 –0,813 (d_{15}^{15})
	Aethanolum pro desinfectione	76,8–81,2		0,861–0,873 (d_{15}^{15})

Eigenschaften. Klare farblose, flüchtige, leicht entzündliche Fl., die mit schwach bläulicher, nichtrußender Flamme brennt; eigenartiger, brennender Geschmack. Kp. 78,0 bis 79,0°.

Erkennung. 1. 0,50 ml Substanz werden mit 5,0 ml Kaliumdichromat-Lsg. (5,0/100,0 ml) und 3,0 ml konz. Schwefelsäure versetzt. In die entweichenden Dämpfe wird ein mit frisch bereiteter Dinatriumpentacyanonitrosylferrat(III)-Lsg. (1,00 g/100 ml) angefeuchtetes Stück Filterpapier gehalten. Dieses zeigt nach dem Betüpfeln mit Piperidin eine kräftig blaue Färbung (DAB 7 – DDR; BRD prakt. gleich). – 2. Eine Mischung von 0,10 ml Substanz und 5,0 ml Bzl. wird mit 0,50 g 3,5-Dinitrobezoylchlorid und 1,0 ml wasserfreiem Pyridin versetzt und 15 Min. auf 60° erwärmt. Nach dem Abkühlen wird mit 20,0 ml Ae.

verdünnt, nacheinander je einmal mit 10,0 ml 3 n Salzsäure, mit 20 ml W. und 10,0 ml 3 n Natronlauge geschüttelt. Man wäscht noch dreimal mit je 30 ml W. und verdampft die mit geglühtem Natriumsulfat getrocknete Benzol-Äther-Schicht zur Trockne. Der gelbliche Rückstand wird zweimal aus Benzin umkristallisiert und im Exsikkator unterhalb 20 Torr getrocknet. Die weißen Kristalle des 3,5-Dinitrobenzoesäureäthylesters schmelzen zwischen 90 und 94° (DAB 7 – BRD). – 3. Versetzt man eine Mischung von einigen Tropfen Substanz und 1 ml W. mit 1 ml verd. Natronlauge und einigen Tropfen Jod-Lsg., so entsteht beim Erwärmen eine gelbe Trbg. und es tritt ein intensiver Geruch nach Jodoform auf (ÖAB 9). – 4. Erwärmt man eine Mischung von 5 Tr. Substanz und 5 Tr. Essigsäure mit 10 Tr. konz. Schwefelsäure, so tritt der Geruch nach Essigsäureäthylester auf (ÖAB 9).

Prüfung. 1. Aussehen. 20,0 ml Substanz müssen klar und farblos sein (DAB 7 – BRD). – 2. 15,0 ml Substanz werden mit 35,0 ml W. von 30° in einem Glasstopfengefäß kräftig geschüttelt. Die Mischung darf bei sofortiger Prüfung keinen fremden Geruch und Geschmack zeigen und muß nach Entweichen der Luftblasen klar sein (DAB 7 – BRD). – 3. Eine Mischung von 15,0 ml Substanz und 15,0 ml W. darf nach Zusatz von 0,10 ml Bromkresolgrün-Lsg. höchstens 0,10 ml 0,1 n Natronlauge bis zum Umschlag nach Blau oder höchstens 0,10 ml 0,01 n Salzsäure bis zum Umschlag nach Gelb verbrauchen (DAB 7 – BRD). – 4. Schwermetall-, Zink-Ionen. Der Rückstand von 15. wird mit 1,0 ml n Salzsäure aufgenommen und die Lsg. mit W. zu 50,0 ml verdünnt. 12,0 ml dieser Verd. werden nach Bd. I, 254 a) geprüft. Die Lsg. darf nicht stärker gefärbt sein als die Vergleichsprobe und nicht stärker getrübt sein als die Vergleichsprobe der Prüf. auf Chlorid-Ionen, Bd. I, 257; für die 0,20 ml Natriumchlorid-Lsg.IV zu verwenden sind (DAB 7 – BRD). – 5. Eisen-Ionen. 10,0 ml der Lsg. von 4. werden nach Bd. I, 259 geprüft (DAB 7 – BRD). – 6. Fuselöl. Die Prüf. ist in einem mit eingeschliffenem Glasstopfen verschließbaren, gereinigten und trockenen Prüfglas (Länge 120 mm, innerer Durchmesser 20 mm) durchzuführen. Eine Mischung von 2,00 ml Substanz und 0,20 ml Salicylaldehyd-Lsg. wird in dem Prüfglas mit 4,0 ml konz. Schwefelsäure vorsichtig unterschichtet. 10 Min. nach dem Mischen wird das Glas in ein Wasserbad von 20° gestellt. Die Mischung darf nach weiteren 20 Min. nicht stärker gefärbt sein als eine Vergleichslsg. aus 5,00 ml Eisen(III)-chlorid-Lsg. III, 0,60 ml Kobalt(II)-chlorid-Lsg., 0,20 ml Kupfer(II)-sulfat-Lsg. II und 0,20 ml 1%iger Salzsäure (DAB 7 – BRD). – 7. Methanol. Eine Mischung von 0,20 ml Substanz und 5,0 ml Kaliumpermanganat-Phosphorsäure wird nach 15 Min. mit 0,2 ml Oxalsäurelsg. entfärbt und mit 5,0 ml Schiffs Rg. versetzt. Nach 2 Std. darf die Mischung nicht stärker gefärbt sein als eine in gleicher Weise behandelte Vergleichsprobe von 0,20 ml einer Mischung von 1,00 ml Substanz und 9,0 ml Methanol 0,2% (DAB 7 – BRD). – 8. Höhere Alkohole. Eine Mischung von 1,0 ml Substanz und 2,0 ml W. wird mit 2,0 ml 3-Nitrobenzaldehyd-Schwefelsäure unterschichtet. Die Mischung darf sich innerhalb 10 Min. nicht rot färben (DAB 7 – BRD). – 9. Ester. 25 ml Substanz werden nach Zusatz von 10 Tr. Phenolphthaleinlsg. mit 0,1 n Natronlauge neutralisiert. Hierauf fügt man 2,00 ml 0,1 n Natronlauge zu und erhitzt 15 Min. lang unter Rückflußkühlung auf dem Wasserbad. Nach dem Abkühlen titriert man mit 0,1 n Salzsäure bis zur Entfärbung. Es müssen mindestens 1,80 ml 0,1 n Salzsäure verbraucht werden (ÖAB 9). – 10. Reduzierende Verunreinigungen. 10,0 ml Substanz werden mit 1,0 ml 0,1 n Kaliumpermanganat-Lsg. versetzt und im Wasserbad von 20° ± 10 gekühlt. Die Mischung verfärbt sich langsam von Violett nach Lachsfarben und darf dabei den Farbton einer Vergleichslsg. aus 1,10 ml Eisen(III)-chlorid-Lsg. III, 2,60 ml Kobalt(II)-chlorid-Lsg. und 6,30 ml 1%iger Salzsäure frühestens nach 10 Min. erreichen (DAB 7 – BRD). – 11. Aceton. 1,0 ml Substanz wird mit 2,0 ml 3 n Natronlauge und 0,30 ml Natriumpentacyanonitrosylferrat(III)-Lsg. II versetzt. Die Mischung darf nicht rot gefärbt sein und sich bei Zusatz von 3,0 ml 6 n Essigsäure auch nicht vorübergehend rotviolett färben (DAB 7 – BRD). – 12. Methylketone, Isopropanol, tert. Butanol. 1 ml Substanz wird mit 1,0 ml W. und 10 ml Quecksilber(II)-sulfat-Lsg. versetzt und im siedenden Wasserbad erhitzt: es darf innerhalb 3 Min. kein Nd. auftreten (USP XVII). – 13. Furfurol. 10,0 ml Substanz werden mit 1,0 ml frisch destilliertem Anilin und 0,10 ml konz. Salzsäure versetzt. Innerhalb 5 Min. darf keine Farbänderung auftreten (DAB 7 – BRD). – 14. Flüchtige Basen. 10,0 ml Substanz werden mit 0,50 ml 3 n Schwefelsäure versetzt und auf dem Wasserbad auf etwa 0,5 ml eingedampft. Der Rückstand wird mit 10,0 ml W. aufgenommen, mit 0,50 ml 3 n Natronlauge und 1,0 ml Nesslers Rg. versetzt. Die Lsg. darf nicht stärker gefärbt sein als eine Mischung von 0,15 ml Ammoniumchlorid-Lsg. III, 10,0 ml W. und 1,0 ml Nesslers Rg. (DAB 7 – BRD). – 15. Nichtflüchtige Bestandteile. Höchstens 1,5 mg/100 ml, Einwaage 50,0 ml (DAB 7 – BRD).

Hinweis. Wird „Spiritus" bzw. „Spiritus dilutus" verordnet, so ist Äthanol 90% bzw. Äthanol 70% abzugeben (DAB 7 – BRD).

Aethanolum Benzino denaturatum. DAB 7 – DDR.
Benzinvergälltes Aethanol.

Die Substanz wird aus Äthanol und Benzin nach der „Anordnung über preis-(abgaben-) begünstigten Branntwein vom 26. 1. 1963" (GBl. II S. 133) hergestellt und enthält etwa 1 Vol.-% Benzin.

Eigenschaften. Wie Äthanol. Geruch sehr schwach nach Benzin. Dichte 0,811 bis 0,802.

Erkennung. 1. Wie Äthanol. – 2. Werden 15,0 ml Substanz wie bei Äthanol Prüf. 2. behandelt, so ist die Mischung trübe. Es ist schwach der Geruch des Benzins wahrnehmbar.

Aethanolum Camphora denaturatum DAB 7 – DDR.

Camphervergälltes Aethanol.

Die Substanz wird aus Äthanol und Campher nach der „Anordnung über preis-(abgaben-) begünstigten Branntwein vom 26. 1. 1963" (GBl. II S. 133) hergestellt und enthält etwa 0,6% Campher.

Eigenschaften. Wie Äthanol. Geruch und Geschmack nach Campher. Dichte 0,812 bis 0,805.

Erkennung. 1. Wie Äthanol. – 2. Werden 15,0 ml Substanz wie bei Äthanol, Prüf. 2. behandelt, so sind Geruch und Geschmack des Camphers wahrnehmbar.

Ergänzende Angaben zur Analytik.

Zur vollständigen Vergällung des Alkohols dient seit 1962 laut Rundschreiben der Bundesmonopolverwaltung für Branntwein V 7153–927/62–II/51 Methyläthylketon in einer Konzentration von 0,75 Vol.-%. Das von der Monopolverwaltung verwendete, toxikologisch unbedenkliche Vergällungsmittel enthält neben etwa 96% Methyläthylketon, das relativ schwach vergällend wirkt, noch etwa 4% homologe Ketone, die sehr viel wirksamer sind.

H. Böhme und D. Eichler [Dtsch. Apoth.-Ztg *108*, 33 (1968)] beschrieben eine Methode zum Nachweis von noch 0,005% des Vergällungsmittels. Durch Umsetzung von Methyläthylketon mit Amylnitritt in salzsaurer Lsg. entsteht Methyl-(α-oximino-äthyl)-keton, das mit Hydroxylamin Dimethylglyoxim liefert. Letzteres gibt mit Ni(II)-Ionen einen in Amylalkohol lösl., roten Komplex:

$$CH_3-\underset{\underset{O}{\|}}{C}-CH_2-CH_3 \xrightarrow{HNO_2} CH_3-\underset{\underset{O}{\|}}{C}-\underset{\underset{NOH}{\|}}{C}-CH_3 \xrightarrow{H_2NOH} CH_3-\underset{\underset{NOH}{\|}}{C}-\underset{\underset{NOH}{\|}}{C}-CH_3$$

I II III

$$\begin{array}{c}
H_3C \diagdown \quad O\cdots H\cdots O \quad \diagup CH_3 \\
C=N \qquad\qquad N=C \\
\diagdown \quad Ni \quad \diagup \\
C=N \qquad\qquad N=C \\
H_3C \diagup \quad O\cdots H\cdots O \quad \diagdown CH_3 \\
IV
\end{array}$$

Ausführung. 5 ml Äthanol bzw. 5 ml des bei der Bestimmung des Äthanolgehaltes nach Ziff. 59 der Allgemeinen Bestimmungen des DAB 7 – BRD (s. Bd. I, 94) erhaltenen Destillates werden mit 2 Tr. 3 n Salzsäure und 1 ml Amylnitrit (DAB 6) 10 Min. lang im Wasserbad erwärmt. Alsdann wird 1 ml 6 n Natronlauge zugesetzt und weitere 2 Min. lang im Wasserbad erhitzt. Nach dem Abkühlen fügt man 3 ml 10%ige Hydroxylamin-hydrochlorid-Lsg. hinzu, wobei darauf zu achten ist, daß das Gemisch alkalisch reagiert. Es wird weitere 5 bis 10 Min. lang im Wasserbad erhitzt, nach dem Erkalten mit 2 bis 3 Tr. 10%iger Nickelsulfat-Lsg. versetzt und mit 6 n Essigsäure angesäuert. Bei Anwesenheit von Methyläthylketon bildet sich sofort ein roter Nd.; bei geringen Konzentrationen von Methyläthylketon färbt sich die Mischung zunächst rot, und es scheiden sich erst nach einiger Zeit rote Flocken aus.

Bestimmung von Alkohol in Blut s. Bd. I, 650, **im Atem** und **im Harn** s. Bd. I, 654.

Äthanolamine

Äthanolamin, N-Alkyl-äthanolamine und besonders N,N-Dialkyl-äthanolamine sind wichtige Ausgangsstoffe zur Synthese stickstoffhaltiger Arzneimittel. So sind formal betrachtet die meisten synthetischen Lokalanästhetica, Sympathicomimetica, Parasympathicomimetica sowie viele Antihistaminica und Spasmolytica veresterte, verätherte oder alkylierte Äthanolamine.

Äthanolamin, Diäthanolamin und Triäthanolamin werden als Lösungsvermittler, beispielsweise für Theophyllin- und Theobrominzubereitungen benutzt (Salzbildung) und dienen als Emulgatoren für Öl-in-Wasser-Emulsionen (Seifenbildung). Dem Äthanolamin (Colamin) und dem Diäthylamino-äthanol kommen eigene Arzneimittelwirkungen zu.

Monoäthanolamin ÖAB 9. 1-Aminoäthanol-(2). 2-Aminoäthanol. 2-Hydroxyäthylamin. Äthanolamin. Colamin.

C_2H_7NO $\qquad$ $H_2N-CH_2-CH_2-OH$ $\qquad$ M.G. 61,09

Herstellung. Aus Äthylenoxid und Ammoniak oder aus Äthylenchlorhydrin und Ammoniak.

Eigenschaften. Klare, farblose bis gelbliche, viskose Flüssigkeit von stark basischer Reaktion und schwach ammoniakalischem Geruch. Zieht an der Luft Kohlendioxid an. Mischbar in jedem Verhältnis mit W., A. und Chlf., wenig lösl. in Ae., praktisch unlösl. in Bzl. und Kohlenwasserstoffen.

Kp. 171 bis 172°; Ep. 6 bis 10°; d 1,015 bis 1,025; n_D^{20} 1,452 bis 1,458.

Erkennung. ÖAB 9: 1. Eine Mischung von 1 Tr. Äthanolamin und 5 ml W. färbt sich auf Zusatz von 1 Tr. Phenolphthaleinlsg. rot. – 2. Versetzt man eine Mischung von 1 ml Äthanolamin und 2 ml W. mit 1 ml 0,25 m Kupfersulfatlsg., so entsteht eine tiefblaue Lsg., die sich auf Zusatz von verd. Natronlauge, auch beim Erhitzen nicht verändert.

Prüfung. ÖAB 9: 1. Eine Mischung von 1 T. Äthanolamin und 19 T. W. muß klar und farblos sein. – 2. Chlorid: In 10 ml der Mischung (1 + 19) darf nach Zusatz von 1 ml konz. Salpetersäure mit Silbernitratlsg. Chlorid nicht nachweisbar sein. – 3. Carbonat: Versetzt man 5 ml der Mischung (1 + 19) mit 5 ml verd. Salzsäure, so darf keine Gasentwicklung auftreten. – 4. Ammonium: 1 ml der Mischung (1 + 19) darf sich nach dem Verdünnen mit 9 ml W. auf Zusatz von 5 Tr. Nesslers Rg. innerhalb von 5 Min. nicht stärker färben als eine Mischung von 10 ml 0,0001 m Ammoniumchloridlsg. und 5 Tr. Nesslers Rg. – 5. Schwermetalle: In der Mischung (1 + 19) dürfen Schwermetalle in unzulässiger Menge nicht nachweisbar sein. – 6. Verbrennungsrückstand: Höchstens 0,1%.

Gehaltsbestimmung. Durch Titration mit n HCl (Methylrot-Methylenblau als Indikator). 1 ml n HCl entspricht 61,09 mg C_2H_7NO (ÖAB 9).

Aufbewahrung. In dicht verschlossenen, aus alkalifreiem Glas gefertigten Gefäßen, vor Licht geschützt.

Diäthanolamin. 2,2'-Iminodiäthanol. Bis-(hydroxyäthyl)-amin. 2,2'-Dihydroxydiäthylamin.

$C_4H_{11}NO_2$ $\qquad$ $HN\begin{smallmatrix}\diagup CH_2-CH_2-OH \\ \diagdown CH_2-CH_2-OH\end{smallmatrix}$ $\qquad$ M.G. 105,14

Herstellung. Aus Äthylenoxid und Ammoniak.

Eigenschaften. Farblose Kristalle, die an feuchter Luft rasch zerfließen. Meist als viskose Fl. von schwach ammoniakalischem Geruch vorliegend. Fp. 28°; Kp. 268°; n_D^{20} 1,4776, n_D^{30} 1,4753; pH-Wert einer wss. 0,1 n Lösung 11,0. Lösl. in W. und A., mischbar mit heißem Aceton, unlösl. in Ae. und Bzl.

Triäthanolamin USP XV(!), BPC 63, ÖAB 9. 2,2',2''-Nitrilotriäthanol. Trihydroxytriäthylamin.

$C_6H_{15}NO_3$ $\qquad$ $N\begin{smallmatrix}\diagup CH_2-CH_2-OH \\ -CH_2-CH_2-OH \\ \diagdown CH_2-CH_2-OH\end{smallmatrix}$ $\qquad$ M.G. 149,19

Herstellung. Durch Ammonolyse von Äthylenoxid. Die handelsüblichen Qualitäten bestehen in der Hauptsache aus Triäthanolamin, denen von der Herst. kleine, wechselnde Mengen an Di- und Monoäthanolamin beigemischt sind. Nach USP XV soll 1 g zur Neutralisation 6,7 bis 7,2 ml n Säure verbrauchen.

Eigenschaften. Klare, farblose bis hellgelbe, viskose, hygroskopische Fl. von schwach ammoniakalischem Geruch. Mischbar in jedem Verhältnis mit W., A. und Glycerin; lösl. in etwa 1 T. Chlf., praktisch unlösl. in Ae., Bzl., Kohlenwasserstoffen und fetten Ölen. d 1,120 bis 1,128 (ÖAB 9), 1,1204 bis 1,1284 (USP XV); Gewicht pro ml bei 20°: 1,120 bis 1,130 (BPC 63); n_D^{20} 1,481 bis 1,486 (USP XV), 1,482 bis 1,485 (BPC 63), 1,482 bis 1,496 (ÖAB 9).

Erkennung. 1. Eine Mischung von 1 Tr. Triäthanolamin und 5 ml W. färbt sich auf Zusatz von 1 Tr. Phenolphthaleinlsg. rot (ÖAB 9). − 2. Versetzt man 1 ml Triäthanolamin mit wenigen Tr. einer 0,2 m Kupfersulfatlsg., so entsteht eine tiefblaue Lsg., die sich nach Zusatz von 5 ml verd. Natronlauge und dem Einengen auf 1/3 des ursprünglichen Volumens nicht verändern darf (ÖAB 9). − 3. 1 ml wird mit 0,3 ml Kobaltchloridlsg. versetzt, wobei eine karminrote Färbung entsteht (USP XV). − 4. Erhitzt man 1 ml im Reagensglas, so färben die Dämpfe angefeuchtetes Lackmauspapier blau (USP XV). − 5. Versetzt man eine Mischung von 1 ml Triähtanolamin und 1 ml W. mit konz. Salzsäure bis zur sauren Reaktion, so entsteht beim Abkühlen ein weißer, kristalliner Nd. von Triäthanolaminhydrochlorid, der abfiltriert, mit A. gewaschen und getrocknet wird. Fp. 177 bis 178° (ÖAB 9). − 6. Eine 10%ige Lsg. in verd. Salzsäure gibt mit Phosphorwolframsäure eine voluminöse Fällung, mit Jodlösung eine geringe Fällung. Fällungen entstehen auch mit Kaliumquecksilberjodid und mit Platinchloridlösung (BPC 63).

Prüfung. 1. Eine Mischung von 1 T. Triäthanolamin und 19 T. W. muß klar und farblos sein (ÖAB 9). − 2. Chlorid: In 6 ml der Mischung (1 + 19) darf nach Zusatz von 4 ml verd. Salpetersäure Chlorid in unzulässiger Menge nicht nachweisbar sein (ÖAB 9). − 3. Carbonat: Versetzt man 5 ml der Mischung (1 + 19) mit 5 ml verd. Salzsäure, so darf keine Gasentwicklung auftreten (ÖAB 9). − 4. Schwermetalle: In der Mischung (1 + 19) dürfen Schwermetalle in unzulässiger Menge nicht nachweisbar sein (ÖAB 9). − 5. Verbrennungsrückstand USP XV: 1 g darf keinen wägbaren Rückstand hinterlassen, ÖAB 9: Höchstens 0,05%.

Gehaltsbestimmung. USP XV: 2 g werden in 75 ml Wasser gelöst, mit 2 Tr. Methylrotlösung versetzt und mit 0,1 n Salzsäure titriert. 1 ml 0,1 n HCl entspricht 14,92 mg $C_6H_{15}NO_3$. − BPC 63: *Gesamtbasen:* 3 g werden in 20 ml Wasser gelöst und mit 0,1 n HCl, Methylrot als Indikator, titriert. 1 ml entspricht 0,1492 g $C_6H_{15}NO_3$. Forderung: 104,0 bis 110,0% (w/w). *Tri-(2-hydroxyäthyl)-amin:* 0,5 g werden mit 6 ml verd. Jodwasserstoffsäure versetzt und auf dem Wasserbad zur Trockne eingedunstet. Den Rückstand versetzt man mit 5 ml Isopropanol, spült auf eine Glassinternutsche und wäscht 3mal mit je 5 ml Isopropanol nach. Nach dem Trocknen bei 105° wird gewogen. Man addiert als Korrektur 1 mg für jeden verwendeten ml Isopropanol. 1 g Rückstand entspricht 0,536 g $C_6H_{15}NO_3$. Forderung: Mindestens 65,0% (w/w).

Aufbewahrung. In dicht verschlossenen Gefäßen aus alkalifreiem Glas, vor Licht geschützt.

Anwendung. Zur Herstellung von Seifen, z.B. mit Stearin- oder Ölsäure. Diese Seifen dienen als Emulgatoren für Öl-in-Wasser-Emulsionen. Man verwendet Triäthanolamin in einer Menge von 2 bis 4% des zu emulgierenden Öles.

Dimethylaminoäthanol. Dimethyl-(2-hydroxyäthyl)-amin. Deanol.

$C_4H_{11}NO$ $\qquad$ $\begin{array}{c}H_3C\diagdown\\ N-CH_2-CH_2-OH\\ H_3C\diagup\end{array}$ $\qquad$ M.G. 89,14

Herstellung. Durch Aminolyse von Äthylenoxid mit Dimethylamin. − *Eigenschaften.* Kp. 135°; d_4^{20} 0,8866; n_D^{20} 1,43. − *Anwendung.* Als Ataracticum.

Diäthylaminoäthanol. Diäthyl-(2-hydroxyäthyl)-amin. Dehydasal (Dtsch. Handelsges. West-Ost m.b.H., Düsseldorf). Perdilaton.

$C_6H_{15}NO$ $\qquad$ $\begin{array}{c}H_5C_2\diagdown\\ N-CH_2-CH_2-OH\\ H_5C_2\diagup\end{array}$ $\qquad$ M.G. 117,19

Herstellung. Durch Aminolyse von Äthylenoxid mit Diäthylamin. − *Eigenschaften.* Basisch reagierende Flüssigkeit, Kp. 163°, lösl. in W., A., Ae. Fp. des p-Nitrophenylurethans 60°. − *Anwendung.* Als Vasodilatator und Gefäßspasmolyticum.

Äther

Äther sind Verbindungen der allgemeinen Formel R—O—R', worin R und R' Alkyl- oder Arylreste sein können. Ist R = R', so handelt es sich um symmetrische Äther, ist R ≠ R', so spricht man von unsymmetrischen Äthern.

Die Darstellung der einfachen Äther erfolgt am leichtesten durch Wasserentzug aus den zugrundeliegenden Alkoholen mit Schwefelsäure. Die Rk. verläuft über Alkylschwefelsäure, die mit weiterem Alkohol zum entsprechenden Äther reagiert.

$$Alk-OH + HOSO_3H \rightarrow Alk-O-SO_3H + H_2O$$
$$Alk-O-SO_3H + HO-Alk \rightarrow Alk-O-Alk + H_2SO_4.$$

Alkylschwefelsäure kann zur Gewinnung komplizierter Äther dienen (Alkylierung). Andere Alkylierungsmittel sind Alkylhalogenide bei Gegenwart von Silberoxid oder Silbercarbonat oder, in geeigneten Fällen, Diazomethan.

Äther sind, verglichen mit Alkoholen, reaktionsträge. Die Ätherspaltung gelingt nur unter Einwirkung starker Säuren. Wichtig ist die Zerlegung mit konz. Jodwasserstoffsäure (s. Methoxyl- und Äthoxylzahlbestimmung, Bd. I, 266).

Unter den niederen Äthern hat der Diäthyläther die weitaus größte Bedeutung. Er wird allgemein auch schlechthin als Äther bezeichnet.

Äther. Äthyläther. Diäthyläther. Ether. Éther officinal. Aether aethylicus. Aether sulfuricus. Schwefeläther. Naphtha vitrioli.

$C_4H_{10}O$ $\qquad\qquad$ $CH_3-CH_2-O-CH_2-CH_3$. $\qquad\qquad$ M.G. 74,12

Herstellung. Es kommen zwei Verfahren in Frage: 1. Dehydratisierung von Äthanol. 2. Absorption von Äthylen in Schwefelsäure und Spaltung der gebildeten Alkylsulfate. Zur Dehydratisierung von A. können entweder Schwefelsäure oder Alaun genommen werden.

1. Äther aus Alkohol und Schwefelsäure: In eisernen, verbleiten Reaktionskesseln werden 1,2 Mol Alkohol mit 1 Mol Schwefelsäuremonohydrat gemischt und mit Dampfschlangen auf 130 bis 140° erhitzt. Das entweichende Dampfgemisch besteht aus Äther, Alkohol und Wasser. Unter 130° geht zu viel unverbrauchter A. über, bei über 140° setzt Äthylenbildung ein. Das gleiche Verfahren kann in Reaktionstürmen kontinuierlich durchgeführt werden.

2. Äther aus Alkohol im Kontaktverfahren: Als Kontakt dient reiner, teilweise entwässerter Alaun (Restwasser 15 bis 20%), über den in einem Röhrenofen Alkoholdampf geleitet wird. Die Rk. ist exotherm, so daß mit siedendem W. in Schlangen gekühlt werden muß. Die Arbeitstemperatur liegt zwischen 180 und 230°. Mit einer Kontaktfüllung von 500 bis 800 kg können bei einer Laufzeit von 3 bis 6 Monaten 200 000 bis 500 000 l Alkohol dehydratisiert werden.

Der nach beiden Verfahren erhaltene Rohäther (Ofenäther) ist immer geringfügig sauer. Er wird deshalb vor der Destillation mit verd. Natronlauge neutralisiert, wodurch auch Aldehyd kondensiert und unschädlich gemacht wird. Durch mehrmalige Destillation wird der Ae. gereinigt.

Zur Herst. von *Narkoseäther* muß der technisch reine Äther einer Bisulfitwäsche unterzogen werden. Hernach wird mehrmals mit W., dann mit Sodalsg. gewaschen und der Ae. aus einer Kupferkolonne destilliert. Vor- und Nachlauf werden zum Reinigungsprozeß zurückgegeben.

Herstellung aus Äthylen: Die Gewinnung von Äther aus Äthylen spielt in Deutschland eine untergeordnete Rolle. In den USA wird das Verfahren so gelenkt, daß je nach Bedarf in der Hauptsache Ae. oder A. anfallen. Äthylen wird in konz. Schwefelsäure eingepreßt. Es bilden sich Mono- und Diäthylsulfat. Setzt man wenig W. zu, so entstehen zunächst Äthanol und Schwefelsäure. Äthanol setzt sich mit Äthylsulfat weiter zu Diäthyläther und Schwefelsäure um. Bei Zusatz von viel W. entsteht nur Alkohol (vgl. Ullmanns Encyklopädie der technischen Chemie, Bd. 5, München/Berlin: Urban & Schwarzenberg 1954).

Handelssorten. 1. Technischer Äther. d_{15}^{15} 0,722; enthält etwa 0,2% W. und geringe Mengen A. 2. Äther DAB 6; d_4^{20} 0,7135; enthält noch Spuren von A. und etwa 0,1% W. Narkoseäther (Äther pro narcosi), d_4^{20} 0,7135; ist meist mit Tannin stabilisiert.

Eigenschaften, Erkennung, Prüfung s. Äther DAB 6, S. 1127.

Anwendung. Äther gehört nicht zu den technischen Großprodukten. Er dient als Lösungs- und Extraktionsmittel, zusammen mit A. zur Gelatinierung von Nitrocellulose, als Vergällungsmittel für Branntwein, zur Herst. von Narkoseäther. — Med. Im allgemeinen wird Äther als Inhalationsnarcoticum dem Chlf. vorgezogen, da Narkosezwischenfälle seltener auftreten. Die Toleranzbreite des Ae. ist größer. Spätschäden wie nach Chlf. treten bei Ae. nicht auf. Die Gefahr einer Respirations- oder Herzlähmung ist geringer als bei Chlf. Dagegen reizt Äther die Schleimhäute stärker und verursacht Hypersekretion in den Atemwegen, des Magens und der Speicheldrüsen (postnarkotisches Erbrechen). — Innerlich genommen wirkt Äther als starkes Erregungsmittel, in Gaben von 5 bis 20 Tr., unvermischt oder mit alkoholischen Fl. bei Ohnmachten, Kollaps, krampfhaften Zuständen, Hysterie, Kolik.

Gewohnheitsmäßiger Genuß (auch Einatmen) von Äther führt zu gleichen oder noch schlimmeren gesundheitlichen Störungen wie der Alkoholmißbrauch. — Äußerlich auf die Haut gebracht, erzeugt Äther Kälte. Zur Kälteanästhesie werden heute aber lieber halogenierte Kohlenwasserstoffe wegen ihrer geringeren Feuergefährlichkeit verwendet.

Aufbewahrung und Handhabung. Größere Mengen Äther werden in eisernen Fässern oder Kannen versandt. Narkoseäther in Kupferbehältern. Das Versenden in Glasballonen ist in Deutschland verboten. — Äther soll kühl und vor Licht geschützt in feuersicheren Räumen mit exgeschützter Installation aufbewahrt werden. Beim Umfüllen sind geerdete Metalltrichter zu verwenden. Ätherdämpfe sind schwerer als Luft. Sie kriechen und können sich dabei elektrostatisch aufladen. Kunststoffbelag von Fußböden und Handläufen sowie Kunstfasertextilien können zu Funkenbildung führen. Äther-Luft-Gemische sind hochexplosiv.

Alter Äther ist peroxidhaltig. Die Ätherperoxide sind nicht flüchtig, reichern sich also bei der Destillation im Kolben an und sind die häufigste Ursache für Unfälle mit Äther. Zusätze von Eisen(II)-sulfat oder Tannin verhindern die Peroxidbildung.

Kleine Mengen Äther werden in gut schließenden, braunen Schliffstopfenflaschen oder solchen mit guten Korkstopfen aufbewahrt. Die Gefäße sind nur zu 4/5 zu füllen.

Verschütteter Äther wird mit W. verdünnt und mit Lappen aufgenommen. Der Raum ist so lange gut zu belüften, bis am Boden kein Äthergeruch mehr wahrnehmbar ist.

Aether DAB 6, DAB 7 — DDR, Helv. V, ÖAB 9, Ned. 6, Nord. 63, Jap. 61. Äther DAB 7 — BRD. Aether medicinalis Ross. 9. Solvent Ether BP 63. Ether USP XVII. Éther rectifié CF 65. Diäthyläther. Äthyläther.

$C_4H_{10}O$ $\qquad\qquad\qquad CH_3-CH_2-O-CH_2-CH_3 \qquad\qquad\qquad$ M.G. 74,12

Eigenschaften. Äther ist eine klare, farblose, leicht bewegliche Fl. von charakteristischem Geruch und von süßem und brennendem Geschmack. Äther ist leicht flüchtig und sehr leicht entflammbar. Gemische von Ätherdämpfen mit Luft, Sauerstoff oder Stickoxydul (Distickstoffoxid) sind explosiv. Am Licht wird Äther durch Luftsauerstoff unter Bildung von Peroxiden oxydiert.

d 0,713 (DAB 6); 0,713 bis 0,715 (ÖAB 9, DAB 7 — BRD, Ned. 6); 0,713 bis 0,716 (USP XVII, DAB 7 — DDR); 0,720 bis 0,722 (Helv. V), 0,715 bis 0,718 (Ross. 9). Millilitergewicht 0,714 bis 0,718 (BP 63). Kp. 34,5° (DAB 6); etwa 35° (USP XVII); 34 bis 35° (ÖAB 9; DAB 7 — BRD, Ned. 6); 34 bis 36° (BP 63, Ross. 9, DAB 7 — DDR).

Äther löst sich in etwa 15 T. W.; er ist in jedem Verhältnis mischbar mit A., Chlf., Bzl., PAe., fetten Ölen und den meisten anderen organischen Lösungsmitteln. 100 T. Ae. lösen etwa 1,3 T. W.

Erkennung. Äther wird leicht an seinem charakteristischen Geruch und an seiner Flüchtigkeit erkannt. Darüber hinaus dienen Dichte- und Siedepunktsbestimmung der Erk.

Prüfung. 1. 10 ml Ae. werden in einer trockenen Abdampfschale freiwillig bis auf etwa 1 ml verdunsten gelassen: dabei darf kein fremder Geruch wahrnehmbar sein. Den Rückstand bringt man auf ein Filterpapier; nach vollständigem Verdunsten des Ae. darf kein fremder Geruch auftreten (USP XVII). — 2. Freie Säure: In einem Schliffkolben mischt man 8 ml A. mit 2 ml W., fügt 10 Tr. Phenolphthaleinlsg. und soviel 0,01 n Natronlauge zu, bis die auftretende Rosafärbung 30 Sek. lang bestehen bleibt. Hierauf versetzt man mit 25 ml Ae., schüttelt um und titriert neuerdings mit 0,01 n Natronlauge bis die Rosafärbung 30 Sek. lang bestehen bleibt. Es dürfen nicht mehr als 0,50 ml 0,01 n Natronlauge verbraucht werden (ÖAB 9). (USP XVII erlaubt 0,4 ml 0,02 n Natronlauge.) — 3. Wasser: Werden in einen trockenen Kolben 10 ml Ae. mit 20 mg Tannin 30 Sek. lang geschüttelt, so darf die Mischung nicht klar sein; Tannin darf nicht zusammenballen (Ned. 6). — 4. Aceton: 25 ml Ae. werden in einem Scheidetrichter 1 Min. lang mit 5 ml W. geschüttelt. Versetzt man die sorgfältig abgetrennte wss. Schicht mit 0,5 ml Natriumnitroprussiatlsg., fügt 1 ml verd. Natronlauge zu und säuert hierauf mit 1,5 ml verd. Essigsäure an, so darf die erhaltene Lsg. nicht stärker gefärbt sein als eine Mischung von 5 ml W., 0,5 ml Natriumprussiatlsg. und 1 ml verd. Natronlauge nach dem Ansäuern mit 1,5 ml verd. Essigsäure (ÖAB 9). – 5. *Aldehyde*: 20 ml Ae. werden in einem Mischzylinder mit 7 ml einer Mischung von 1 ml alkalischer Kaliumquecksilberjodidlsg. (Nesslers Rg.) und 17 ml gesättigter Kochsalzlsg. versetzt, 10 Sek. lang kräftig durchgeschüttelt und 1 Min. beiseitegestellt: die wss. Schicht darf keine Trübung zeigen (USP XVII). – 6. *Peroxide*: In einem 25-ml-Mischzylinder versetzt man 10 ml Ae. mit so viel frisch ausgekochtem und wieder erkaltetem W., daß das Gefäß fast vollständig gefüllt ist. Hierauf fügt man etwa 0,1 g Kaliumjodid, 1,00 ml 0,1 n Schwefelsäure und 1 ml Stärkelsg. zu, schüttelt kräftig durch und läßt 30 Min. lang unter häufigem Umschütteln im Dunkeln stehen. Eine etwa auftretende Färbung muß auf Zusatz von 0,10 ml 0,1 n Natriumthiosulfatlsg. wieder verschwinden (ÖAB 9). Helv.V, DAB 7 – BRD u.a. lassen mit Vanadin-Schwefelsäure prüfen. – 7. *Methylalkohol*: In einem Scheidetrichter schüttelt man 2 Vol. Ae. mit 1 Vol. A. (20%ig) und 1 Vol. W. Man läßt absitzen und zieht die untere Schicht ab. 5 ml dieser Schicht müssen der Prüf. auf Methylalkohol bei Alkohol (s. S. 1122) entsprechen (BP 63). – 8. *Unzulässige Mengen Alkohol*: Schüttelt man in einem 25-ml-Mischzylinder 10 ml Ae. und 10 ml W. kräftig durch, so muß nach Trennung der Schichten das Volumen der Ae.-Schicht mindestens 9 ml betragen (ÖAB 9). – 9. *Verdampfungsrückstand*: 50 ml Ae. dürfen nach dem Verdampfen bei Zimmertemp. und Trocknen im Exsikkator höchstens 1 mg Rückstand hinterlassen (ÖAB 9).

Wegen der Feuergefährlichkeit der Ae.-Dämpfe ist mit Vorsicht zu arbeiten!

Aufbewahrung. Vor Licht geschützt, kühl, in dicht schließenden Gefäßen. Mengen über 500 ml an einem kühlen, feuersicheren Ort. – Dosierung (innerlich): Höchste Einzeldosis 0,33 ml (20 Tr.); höchste Tagesdosis 1 ml (60 Tr.) (Ross. 9).

Aether pro narcosi DAB 7 – DDR, Ross. 9. Äther zur Narkose DAB 7 – BRD. Aether ad narcosim ÖAB 9. Aether ad narcosin Helv. V, Nord. 63. Aether anaestheticus Ned. 6, Jap. 61. Ether anestheticus Pl.Ed. II. Anesthetic Ether BP 63. Éther anesthésique CF 65. Narkoseäther.

Narkoseäther gleicht in seinen Eigenschaften dem Äther. Die Anforderungen der Arzneibücher an die Reinheit entsprechen denen von Äther und sind in den Prüf. auf Aldehyde und Peroxide verschärft.

Aldehyde. Schüttelt man in einem Mischzylinder 10 ml Narkoseäther mit 2 ml Nesslers Rg. 10 Sek. lang kräftig durch und läßt hierauf 5 Min. lang stehen, so darf weder eine Trübung noch eine Verfärbung auftreten (ÖAB 9).

Peroxide. Versetzt man in einem 25-ml-Mischzylinder 10 ml Narkoseäther mit so viel frisch ausgekochtem und wieder erkaltetem W., daß das Gefäß fast vollständig gefüllt ist, fügt hierauf etwa 0,1 g Kaliumjodid, 1,00 ml 0,1 n Schwefelsäure und 1 ml Stärkelsg. zu, schüttelt kräftig durch und läßt 1 Std. lang unter häufigem Umschütteln im Dunkeln stehen, so darf sich die Mischung nicht verfärben (ÖAB 9). – Beim Schütteln von 10,0 ml Substanz mit 2,0 ml Vanadin-Schwefelsäure darf die Vanadin-Schwefelsäure nicht anders gefärbt sein als das verwendete Reagens (DAB 7 – BRD).

Aufbewahrung. Vor Licht geschützt, in Mengen zu 100 g, in sorgfältig getrockneten Flaschen von höchstens 150 ml Fassungsvermögen, an einem kühlen, feuersicheren Ort. Werden zum Verschließen der Flaschen Korkstopfen verwendet, so sind diese mit Zinnfolie, die vorher mit Narkoseäther gereinigt wurde, zu unterlegen. Die Flaschen müssen mit schwarzem Papier umhüllt sein. Der Inhalt angebrochener Flaschen darf für Narkosezwecke nicht mehr verwendet werden (ÖAB 9).

Aether vinylicus. Vinylaether Nord. 63. Ether Vinylicus Pl.Ed. II. Vinyl Ether BP 63, USP XVI(!) Éther vinylique CF 65. Divinyläther. Divinyl Oxide.

C_4H_6O $\qquad CH_2=CH-O-CH=CH_2$. $\qquad$ M.G. 70,09

Herstellung. Divinyläther kann durch Abspaltung von 2 Mol Halogenwasserstoff aus β,β'-Dihalogendiäthyläther mit geschmolzenem Alkalihydroxid erhalten werden [US-Pat. 2 021 872 (1935)].

Eigenschaften. Reiner Divinyläther ist eine farblose, sehr leicht flüchtige, brennbare Fl. von charakteristischem Geruch. Er zersetzt sich am Licht oder unter Einwirkung von Säuredämpfen zu Acetaldehyd, der dann zu einer glasigen Masse polymerisiert.

d_{20}^{20} 0,774; d_4^{20} 0,773; Kp. 28,4°; n_D^{20} 1,3989. Lösl. in etwa 200 T. W., mischbar mit fast allen organischen Lösungsmitteln.

Divinyläther der Arzneibücher enthält noch 4% (v/v) abs. A. und bis zu 0,025% eines geeigneten Konservierungsmittels (USP XVI) (bis 0,01% Phenyl-α-naphthylamin, BP 63, Pl.Ed. II, Nord 63). Der A.-Zusatz soll die Eisbildung in Inhalationsmasken verhindern. Divinyläther ist farblos und zeigt eine schwach violette Fluoreszenz, die vom Konservierungsmittel herrührt. – d 0,770 bis 0,778 (BP 63, Pl.Ed. II); 0,767 bis 0,771 (USP XVI).

Erkennung. 1. Werden 2 ml Substanz mit 2 ml verd. Schwefelsäure erwärmt, so tritt der Geruch nach Acetaldehyd auf (PI.Ed. II). — 2. Werden 2 ml Substanz mit 2 ml Bromwasser geschüttelt, so tritt sofort Entfärbung ein (PI.Ed. II). — 3. Der zugesetzte A. kann durch die Jodoformprobe nachgewiesen werden.

Prüfung. 1. Säure oder Alkalität: 5 ml Vinyläther werden in einem kleinen Mischzylinder mit 2 ml frisch ausgekochtem und wieder erkaltetem W. 30 Sek. (BP 63: 2 Min.) kräftig geschüttelt. Danach muß die wss. Schicht neutral gegen Lackmus sein (USP XVI). — 2. Siedebereich: Bei der Destillation darf kein Anteil unter 28° und dürfen nicht mehr als 5% über 31° übergehen (BP 63). — 3. Aldehyd: Zu 5 ml Vinyläther in einem 10-ml-Mischzylinder gibt man 1 ml einer frisch bereiteten, alkalischen Lsg. von Phloroglucin [20 mg in 4 ml Natronlauge (10%ig) gelöst und auf 50 ml verdünnt] und schüttelt 3 Min. lang kräftig durch. Nach Absetzen darf die untere Schicht nicht dunkler gefärbt sein als eine Kontrolle aus 5 ml Bzl. und 1 ml der Phloroglucinlsg. (USP XVI; prakt. ident. mit PI.Ed. II und BP 63.) — 4. Chlorverbindungen: 25 ml Vinyläther werden in einem mit Rückflußkühler versehenen Kolben mit 20 ml Amylalkohol und 2 g Natrium in kleinen Stücken versetzt. Man erwärmt im Wasserbad, bis die H_2-Entwicklung nachläßt und erhitzt dann zum gelinden Sieden, bis alles Natrium gelöst ist, und erhitzt weitere 20 Min. Nach dem Abkühlen fügt man 25 ml W., 15 ml Salpetersäure, 1 ml Nitrobenzol und 10 ml 0,02 n Silbernitratlsg. zu und titriert den Überschuß an Silbernitrat mit 0,02 n Ammoniumrhodanidlsg. gegen Eisen-(III)-Ammoniumsulfat zurück. Die Bestimmung ist ohne Vinyläther zu wiederholen. Die Differenz der beiden Titrationen darf 4 ml nicht übersteigen (BP 63, PI.Ed. II). — USP XVI: In das eine Loch eines doppelt durchbohrten Gummistopfens setzt man einen kleinen Tropftrichter, in das andere ein Glasrohr ein, dessen unteres Ende etwa 1 cm über dem Boden einer Saugflasche endet. Das Rohr wird mit der Gasleitung und die Olive der Saugflasche mit einem in sicherer Entfernung stehenden Bunsenbrenner verbunden. Dann läßt man Leuchtgas ausströmen und entzündet den Brenner. Durch den Tropftrichter läßt man nun tropfenweise 5 ml Vinyläther in die Saugflasche einfließen. Dabei bringt man ein sauberes, vorher ausgeglühtes, schweres Kupferdrahtnetz in die nichtleuchtende Bunsenbrennerflamme. In verdunkeltem Raum oder gegen einen dunklen Hintergrund darf über dem Drahtnetz keine grüne Flamme zu sehen sein. — 5. Fremdartiger Geruch: 10 ml Vinyläther werden in einer kleinen trockenen Abdampfschale freiwillig bis auf etwa 1 ml Rückstand verdunsten gelassen. Dabei darf kein fremder Geruch auftreten. Der Rückstand wird auf ein Filterpapier gebracht. Hier darf nur der Geruch nach A. mit dem Verdunsten der letzten Anteile wahrgenommen werden (USP XVI). — 6. Nichtflüchtiger Rückstand: Wird der Rückstand nach freiwilligem Verdunsten des Vinyläthers bei 105° bis zum konstanten Gewicht getrocknet, so darf höchstens 0,01% (w/v) Substanz zurückbleiben (BP 63).

Aufbewahrung. Vinyläther soll in gut verschlossenen Gefäßen von höchstens 200 ml Inhalt vor Licht geschützt, kühl aufbewahrt werden.

Achtung! Zur Narkose darf Vinyläther im Anbruch bis höchstens 48 Std. nach der ersten Öffnung verwendet werden.

Anwendung. Vinyläther ist ein für kurze Narkosen geeignetes Inhalationsnarcoticum. Es wirkt etwa 4mal stärker als Ae. und wirkt schneller. Allerdings ist sehr sorgfältig zu dosieren, da der Übergang von der narkotisch wirksamen Menge zu gefährlichen Überdosierungen klein ist. Vinyläther ist toxischer als Äther und sollte nicht für Narkosezeiten über 30 Min. gebraucht werden. Überdosierungen werden leicht an beginnender Cyanose erkannt. Das Erwachen aus Narkose geht rascher als nach Äther, der Patient ist nach wenigen Minuten voll bewegungsfähig. Postoperative Komplikationen sind selten. Nachteilig ist die toxische Wrkg. auf die Leber.

Vinyläther wird für Kurznarkosen in der kleinen Chirurgie, Zahnheilkunde und in der Geburtshilfe gebraucht, zuweilen in Kombination mit Ae., mit Distickstoffoxid oder mit Sauerstoff.

Handelsformen: Vinesthene (May u. Baker, Dagenham, Essex); Vam (Mischungen von 25% Vinyläther und 75% Äther); Vinydan (Promonta, Hamburg); Ethydan (Lundbeck); Vinethene (Merck, Scharp u. Dohme, West Point, Pa.).

Methylpropyläther. 1-Methoxypropan. Methyl propyl ether. Metopryl.

$C_4H_{10}O$ $CH_3—O—CH_2—CH_2—CH_3$.   M.G. 74,12

Methylpropyläther zur Narkose enthält gewöhnlich 0,002% Diphenylamin als Stabilisator.

Eigenschaften. Klare, farblose, flüchtige Fl. mit charakteristischem Geruch. Leicht brennbar. Kp. 39°; d 0,73; n_D^{14} 1,3602.

Lösl. in etwa 20 T. W.

Anwendung. Als Kurz- oder Basisnarcoticum wie Äther und Vinyläther. Es wirkt rascher als Ae. Das Exzitationsstadium ist weniger ausgeprägt und es tritt eine merkliche Entspannung der Bauchmuskulatur ein. Nebenerscheinungen sind selten.

Handelsform: Neothyl (Macfarlan, Edinburgh).

Aether methylatus. Methylated Ether.

Methylierter Äther war ein in England als Kälteanästheticum benutztes Präparat, das aus einer Mischung von Diäthyläther und Methyläthyläther in wechselnder Zusammensetzung bestand. Kp. 24 bis 34°.

Aethusa

Aethusa cynapium L. (Aethusa cicuta NECKER. Aethusa petroselini folio GILIB., Aethusa toxicaria SALISB.). Umbelliferae – Apieae – Seselinae. Gartenschierling. Gleiße. Gemeine Hundspetersilie. Hundsdill. Hundsdolde. Foots parsley. Dog parsley. Dog poisin. Garden hemlock. Lesser hemlock. Petite Cigue. Cigue des Jardins.

In Europa in Gebüschen, auf Äckern und Gartenland. Giftpflanze.

Die Pflanze ist etwa 60 cm hoch, 1- bis 2jährig, krautig, mit einfacher, dünner, spindelförmiger, verzweigter Wurzel. Der Stengel rund, feingestreift, gabelig verästelt, dunkelgrün, am Grunde rötlich, nicht selten schmutzig-violett überlaufen. Die Blätter beiderseits, besonders unterseits glänzend, oberseits dunkelgrün, unterseits hellgrün, bis 22 cm lang und 15 cm breit. Die unteren Blätter gestielt, die oberen sitzend, der Stiel eine offene Scheide bildend. Alle Blätter im Umriß dreieckig, 2- bis 3fach fiederschnittig, mit vorgezogenen Lappen. Die letzten Lappen lanzettförmig, fein gewimpert, laufen in eine helle Spitze aus. Blüten in reichblütigen, langgestielten, zusammengesetzten Dolden, weiß; Doldenäste erster Ordnung besitzen keine, die zweiter Ordnung drei einseitswendige, schmal-lineale, nach unten geschlagene Hüllblätter. Der Kelch 5blättrig, verwachsen; die Blumenkrone 5blättrig, weiß, die Kronblätter ungleich, an der Spitze eingebogen. Staubblätter 5, der Fruchtknoten eiförmig, 2fächerig. Die Früchte stielrund, breit eiförmig, 2 bis 4 mm lang, strohgelb, oben von einem konvexen Griffelfuß und 2 kürzeren, gekrümmten Griffeln gekrönt. Jede Hälfte zeigt 5 dicke, dreikantige Rippen. Die schmalen Tälchen mit je einem rotbraunen Ölstriemen, auf der Fugenseite zwei. Die Frucht ist nicht rinnig.

Der Geruch der Pflanze ist namentlich beim Verreiben unangenehm; Geschmack widerlich.

Mikroskopisches Bild. Blatt: Palisadengewebe einschichtig. Sekretkanäle nur unterhalb der Gefäßbündel, in Einzahl und mit orange bis braunrot gefärbtem Inhalt. Am Blattrand und auf den größeren Nerven 1zellige, bis 140 μ lange Kegelhaare, dickwandig, mit etwas aufwärts abgewinkelter Spitze, die knopfartig rundlich endet.

Inhaltsstoffe. Coniinähnliches Alkaloid (= früher Cynapin), in frischem Kraut 0,00023% Alkaloid und 0,015% ätherisches Öl. Ferner nach BOHLMANN u. Mitarb. [Chem.Ber. *93*, 981 (1960) und *97*, 2598 (1964)] die Polyine Aethusin, Aethusanol A und B sowie Acetylenverbindungen wie Matricarnianal.

Wirkung. Ähnlich dem Coniin (s. Conium); über die Wirkung des ätherischen Öles ist bisher nichts bekannt, es dürfte aber an der Giftwirkung der Pflanze kaum beteiligt sein. Nach LEWIN soll der ausgepreßte Saft der Pflanze bis zu 120 g, die Tinktur sowie das Weichharz bis zu 0,6 g beim Menschen angeblich keine Vergiftung hervorrufen. Die Vergiftungssymptome bestanden in Übelkeit, bisweilen Erbrechen, Schlingbeschwerden, Schmerzen im Schlund und Magen, Krämpfen und Bewußtlosigkeit.

Anwendung. Das früher offizinelle Kraut, Herba Aethusae, Herba Cicutae minoris, Herba Cynapii, wird in der Homöopathie bei Krämpfen, nervösen Magenleiden, Koliken, Diarrhöen und Pollakisurie gebraucht.

Aethusa HAB 34. Hundspetersilie.

Die frische, blühende, einjährige Pflanze.

Arzneiform. Essenz nach § 3.

Arzneigehalt. 1/3.

Aufbewahrung. Urtinktur, 1., 2. und 3. Dez.Pot. vorsichtig.

Nach den Vorschlägen für das neue Deutsche HAB, Heft 2, S. 72 (1956) wird zur Bereitung der Urtinktur auch die Wurzel verwendet. Für die Urtinktur werden eine Dichte von 0,900 bis 0,910, ein Trockenrückstand nicht unter 1,5% und ein pH von 4,5 bis 5 verlangt. Ferner werden Prüfungsreaktionen [Heft 7, S. 362 (1961)] sowie die Chromatographie der Tinktur beschrieben.

Aethusa Cynapium L. HPUS 64. Fools Parsley.

Ganze frische Pflanze.

Arzneiform. Urtinktur: *Arzneigehalt.* 1/10. Aethusa Cynapium, feuchte Masse mit 100 g Trockensubstanz und 200 ml Wasser = 300 g, destilliertes Wasser 200 ml, Alkohol USP (94,9 Vol.-%) 635 ml zur Bereitung von 1000 ml der Tinktur. – Dilutionen: D 2 (2×) enthält 1 Teil Tinktur, 3 Teile destilliertes Wasser und 6 Teile Alkohol; D 3 (3×) und höher mit Alkohol HPUS (88 Vol.-%). – Medikationen: D 3 (3×) und höher.

Aethionamidum

Aethionamidum DAB 7 – DDR. Äthionamid. Éthionamide CF 65. Ethionamide. 2-Äthylpyridin-4-thiocarbonsäureamid.

$C_8H_{10}N_2S$ M.G. 166,24

Gehalt der bei 105° getrocknete Substanz 98,0 bis 100,5% Aethionamid.

Herstellung. Aus 2-Äthylpyridin-4-carbonsäurenitril mit H_2S in Gegenwart von Triäthanolamin [LIBERMANN et al.: C. R. Soc. Biol. (Paris) 242, 2409 (1956); Bull. Soc. Chim. biol. (Paris) *1958*, S. 687].

Eigenschaften. Gelbes, kristallines oder mikrokristallines Pulver. Fast unlösl. in W. und in Ae.; schwer lösl. in M.; leicht lösl. in Pyridin; lösl. in 3 n Salzsäure unter Salzbildung. Fp. 157 bis 163° (die Heiztemperatur soll von 147° an um 3 bis 4° je Min. steigen) (DAB 7 – DDR); 164 bis 166° (Zers.) (Merck. Ind. 60).

Erkennung (DAB 7 – DDR). 1. 0,020 g Substanz werden in einem Porzellantiegel mit 0,10 g wasserfreiem Natriumcarbonat erhitzt. Es tritt der Geruch nach Pyridin auf. – 2. 0,050 g Substanz, in 5,0 ml Methanol gelöst, geben nach Zusatz von 1,0 ml 0,1 n Silbernitratlsg. einen braunschwarzen Nd.

Prüfung (DAB 7 – DDR). Prüflösung I. 2,000 g Substanz werden mit 20,0 ml kohlendioxidfreiem W. versetzt. Die Mischung wird geschüttelt und nach 5 Min. filtriert. Das Filtrat wird als Prüflsg. I verwendet. Prüflsg. II. Der Rückstand von 7. wird mit 2,0 ml konz. Salzsäure versetzt, die Mischung auf dem Wasserbad zur Trockne eingedampft und der Rückstand in 10,00 ml W. gelöst. – 1. Unlösliche Verunreinigungen. 0,100 g Substanz wird nach Zusatz von 10,0 ml n Natronlauge kräftig geschüttelt. Die Mischung wird 60 Min. stehengelassen, wobei in Abständen von 15 Min. geschüttelt wird. Danach darf die Lsg. nicht stärker getrübt sein als folgende Vergleichsprobe. 1,00 ml konz. Sulfat-Vergleichslsg. (s. Bd. I, 263) wird mit W. zu 20,00 ml aufgefüllt. 1,00 ml dieser Lsg. wird mit 0,50 ml Eisen-Farblsg. (Bd. I, 707), 7,0 ml W., 10 Tr. 3 n Salzsäure und 1,00 ml Bariumchloridlsg. (5,0 g/100,0 ml) versetzt. Die Mischung ist nach 15 Min. zum Vergleich zu verwenden. – 2. Sauer reagierende Verunreinigungen. 10,0 ml Prüflsg. I müssen nach Zusatz von 8 Tr. Bromthymolblaulsg. und 0,100 ml 0,1 n Kalilauge grün oder blau gefärbt sein. – 3. Eisen-Ionen. 1,00 ml Prüflsg. II darf nach Zusatz von 9,0 ml W. bei der Prüf. auf Eisen-Ionen (Bd. I, 259) keine stärkere Färbung als die Vergleichsprobe zeigen (höchstens 0,005% Fe^{2+}/Fe^{3+}). – 4. Schwermetall-Ionen. Höchstens 0,002% berechnet als Pb^{2+}. Geprüft werden 5,0 ml Prüflsg. II mit 5,0 ml W. nach Methode II (Bd. I, 254). – 5. Sulfid. 2,00 ml Prüflsg. I werden mit 2,5 ml W. und 10 Tr. 5 n Essigsäure versetzt. Nach Zusatz von 3 Tr. Blei(II)-acetat-Lsg. darf die Lsg. keine Veränderung zeigen. – 6. Cyanid. 2,00 ml Prüflsg. I und 3,0 ml W. dürfen, nach Bd. I, 258 geprüft, keine grüne oder blaue Färbung zeigen. – 7. Sulfatasche. 2,000 g Substanz dürfen höchstens 0,20% Rückstand hinterlassen. Dieser ist zur Herstellung von Prüflsg. II zu verwenden. – 8. Trocknungsverlust. Höchstens 0,50%.

Gehaltsbestimmung (DAB 7 – DDR). 0,1500 g getrocknete Substanz werden in 20,0 ml wasserfreier Essigsäure gelöst und mit 0,1 n Perchlorsäurelsg. gegen 2 Tr. Malachitgrünlsg. nach Orange titriert (Feinbürette). 1 ml 0,1 n Perchlorsäurelsg. entspr. 16,62 mg Äthionamid.

Anwendung. Als Tuberculostaticum wie Isoniazid. Es soll 5mal weniger toxisch sein als dieses.

Dosierung (DAB 7 – DDR). Einzelmaximaldosis oral 0,5 g; Tagesmaximaldosis oral 1,5 g.

Handelsformen: Iridocin und Iridocin pro infusione (Bayer, Leverkusen); Fatoliamid (Saarstickstoff-Fatol, Schiffweiler/Saar).

Aethohexadiol

Aethohexadiol. Ethohexadiol USP XVII. 2-Aethyl-1,3-hexandiol.

$$CH_3-CH_2-CH_2-\underset{OH}{CH}-\underset{C_2H_5}{CH}-CH_2OH$$

$C_8H_{18}O_2$ M.G. 146,23

Gehalt. Mindestens 97% $C_8H_{18}O_2$.

Eigenschaften. Klare, farblose, ölige Fl. mit nur schwachem Geruch. 1 ml löst sich in etwa 50 ml W. Mischbar mit A., Chlf., oder Ae. d 0,936 bis 0,940. n_D^{20} 1,4465 bis 1,4515.

Prüfung. 1. Mindestens 98% müssen zwischen 240 und 250° überdestillieren. – 2. Saure Verunreinigungen. In einen 250-ml-Erlenmeyerkolben gibt man 50 g Substanz und 50 ml abs. A. Man erhitzt im Wasserbad auf 50° und titriert rasch mit 0,05 n Natronlauge gegen Phenolphthalein, bis die auftretende Rosafärbung 30 Sek. bestehen bleibt. Zur Korrektur ist ein Blindversuch durchzuführen. Es dürfen nicht mehr als 3,20 ml 0,05 n Natronlauge verbraucht werden, entspr. 0,02% Essigsäure.

Gehaltsbestimmung. Etwa 1 g Substanz, genau gewogen, wird in einem Jodzahlkolben mit 10,0 ml einer frisch bereiteten Mischung von 1 Vol. Acetanhydrid und 3 Vol. Pyridin versetzt. Die lose verschlossene Mischung wird 1 Std. im Wasserbad erhitzt. Dann gibt man 10 ml W. so zu, daß der gesamte Kolbeninhalt mit dem W. in Kontakt kommt, kühlt nach 2 Min., spült Stopfen und Kolbenwände mit A., gibt Kresolrot-Thymolblau-Lsg. zu und titriert mit 0,5 n alkoholischer Kalilauge. Es wird ein Blindversuch durchgeführt.

1 ml 0,5 n alkoholischer Kalilauge entspr. 36,56 mg $C_8H_{18}O_2$.

Aufbewahrung. Dicht verschlossen.

Anwendung. Insektenrepellent. Siehe Schädlingsbekämpfungsmittel, S. 472.

Aethosuccimidum

Aethosuccimidum DAB 7 – DDR. Ethosuximide BP 63 w Add. 64. 3-Äthyl-3-methyl-pyrrolidindion-(2,5). α-Äthyl-α-methylsuccinimid.

$C_7H_{11}NO_2$ M.G. 141,18

Gehalt der getrockneten Substanz 98,5 bis 100,5% Äthosuccimid (DAB 7 – DDR).

Eigenschaften. Weiße oder fast weiße, wachsartige Masse oder weißes, mikrokristallines Pulver, von höchstens schwachem Geruch und brennend bitterem Geschmack. Leicht lösl. in W.; sehr leicht lösl. in A., Ae. oder Chlf. Fp. 43 bis 50° (DAB 7 – DDR). n_D^{50} 1,472 bis 1,474 (DAB 7 – DDR), 1,4715 bis 1,4745 (BP 63 – Add. 64). Die Prüflsg. zeigt einen pH-Wert von 3,5 bis 5,5 (DAB 7 – DDR).

Erkennung. 1. 1,0 ml Prüflsg. wird mit 5,0 ml 6 n Natronlauge erhitzt. Die entweichenden Dämpfe bläuen Lackmuspapier (DAB 7 – DDR). – 2. 0,010 g Substanz wird mit 2,0 ml Kobalt(II)-nitrat-Lsg. gelöst. Nach Zusatz von 1 Tr. 6 n Ammoniaklsg. tritt eine violette Färbung auf (DAB 7 – DDR). – 3. 0,0050 g Substanz werden mit 0,0050 g Resorcin und 5 Tr. konz. Schwefelsäure versetzt und vorsichtig bis zum Auftreten schwerer, weißer Nebel erhitzt. Nach dem Erkalten werden 5,0 ml W. und 2,0 ml konz. Ammoniaklsg. zugefügt. Die Lsg. zeigt eine bräunliche Fbg. und eine kräftige, grüne Fluoreszenz (DAB 7 – DDR, BP 63 – Add. 64). – 4. 0,050 g Substanz werden mit 0,30 g Zinkstaub über kleiner Flamme erhitzt. Die entweichenden Dämpfe färben mit Dimethylaminobenzaldehydlsg. angefeuchtetes Filterpapier rötlich (DAB 7 – DDR). – 5. In alkoholischer Lsg. zeigt Äthosuccimid im Bereich von 230 bis 350 mµ nur bei 248 mµ eine Absorption. $E_{1\,cm}^{0,1\%} \sim 0{,}85$ (BP 63 – Add. 64). – 6. Das IR-Spektrum, als Film aufgenommen, entspricht dem des Referenzstandards (BP 63 – Add. 64).

Prüfung. Prüflösung. 1,000 g/20,0 ml W. (DAB 7 – DDR). 1. 5,0 ml Prüflsg. müssen klar und farblos sein (DAB 7 – DDR). – 2. Ammonium. Auf einem Hohlschliffobjektträger wird ein beiderseits plangeschliffener Glasring von 10 mm Höhe und 17 mm Weite aufgesetzt, wobei die Ansatzfläche des Ringes leicht mit Vaseline einzufetten ist. In diesen Ring werden 0,050 g gepulverte Substanz eingebracht und mit 10 Tr. 3 n Natronlauge durchfeuchtet. Der Ring wird mit einem zweiten Hohlschliffobjektträger bedeckt, in dessen Vertiefung feuchtes rotes Lackmuspapier befestigt ist. Nach 15 Min. darf dieses nicht blau gefärbt sein (DAB 7 – DDR). – 3. Chlorid. Höchstens 0,004% Cl$^\ominus$ (DAB 7 – DDR). – 4. Cyanid. 1,0 g Substanz wird mit 1 ml n Natronlauge 2 Min. im Wasserbad erhitzt, abgekühlt und mit 5 ml verd. Essigsäure versetzt. Dann fügt man 1 ml 10%iger Hydroxylaminhydrochloridlsg., 5 ml Natriumphosphatlsg. und 2 Tr. Thymolblaulsg. zu, mischt und versetzt mit 1 n Natronlauge, bis die Lsg. blau ist. Nun versetzt man mit 1 ml Phenanthrolin-Eisen(II)-Komplexlsg. und erhitzt 15 Min. im Wasserbad. Nach dem Abkühlen schüttelt man zweimal mit je 10 ml Chlf. aus, vereinigt die Auszüge und füllt sie zu 25 ml mit Chlf. auf. $E_{1\,cm}$ bei 597 mµ darf nicht größer sein als die einer Vergleichsprobe, die in gleicher Weise mit 2 ml einer 0,0025%igen (w/v) Lsg. von KCN hergestellt wurde (BP 63 – Add. 64). – 5. Organische Verunreinigungen. 0,100 g gepulverte Substanz wird in 5,0 ml konz. Schwefelsäure unter Schütteln gelöst. 15 Min. nach dem Säurezusatz darf die Lsg. nicht stärker gefärbt sein als 5,0 ml Farb-VL A. (DAB 7 – DDR). – 6. Sulfatasche. Höchstens 0,1% (DAB 7 – DDR, BP 63 – Add. 64). – 7. Trocknungsverlust. Höchstens 0,50% (DAB 7 – DDR, BP 63 – Add. 64).

Gehaltsbestimmung. 0,4000 g getrocknete Substanz werden nach KJELDAHL behandelt. 1 ml 0,1 n Schwefelsäure entspr. 14,12 mg $C_7H_{11}NO_2$.

Anwendung. Als Antiepilepticum. Vgl. dazu Bd. I, 1168.

Dosierung. Einzelmaximaldosis oral 0,5 g; Tagesmaximaldosis oral 2,0 g (DAB 7 – DDR).

Handelsformen: Petnidan (Desitin-Werke, Hamburg), Pyknolepsinum (Rhein-Pharma, Heidelberg), Petinimid (Gerot, Wien), Suxinutin (Parke, Davis, München).

Aethylbenzhydraminum

Aethylbenzhydraminum hydrochloricum DAB 7 – DDR. Aethylbenzhydraminhydrochlorid. β-Diäthylaminoäthylbenzhydrylätherhydrochlorid.

$C_{19}H_{26}ClNO$

M.G. 319,88

Gehalt der bei 105° getrockneten Substanz 98,0 bis 101,0% $C_{19}H_{26}ClNO$.

Herstellung. Analog Diphenhydramin (Bd. I, 1199).

Eigenschaften. Farblose Kristalle oder weißes, kristallines Pulver, ohne Geruch und von brennend bitterem Geschmack. Erzeugt auf der Zunge vorübergehend Gefühllosigkeit. Leicht lösl. in W., A. oder Chlf.; fast unlösl. in Ae. Fp. 137 bis 145° (DAB 7 – DDR).

Erkennung (DAB 7 – DDR). 1. 0,005 bis 0,010 g Substanz werden in 1,0 ml konz. Schwefelsäure gelöst. Die Lsg. zeigt eine gelbe Färbung, die über Orange in Orangerot übergeht. Allmählich entsteht eine rötlichbraune Trbg. – 2. 0,005 bis 0,010 g Substanz zeigen nach Zugabe von 2,0 ml einer Mischung aus 1,0 ml konz. Salpetersäure und 9,0 ml konz. Schwefelsäure sofort eine rote Färbung. Nach 60 Sek. werden unter Schütteln und Kühlen 10,0 ml W. tropfenweise zugegeben. Dabei wird die Fbg. zunächst kräftiger, dann braun, gelb bis orange, wobei sich die Mischung trübt. Schüttelt man nun mit 5,0 ml Chlf. aus, so ist die Chloroformschicht violett. – 3. 10,0 ml Prüflsg. werden nach Zusatz von 1,00 ml 6 n Salzsäure im Wasserbad 30 Min. erhitzt und dann in Eiswasser gekühlt. Es entsteht ein kristalliner Nd. Die mit 10,0 ml kaltem W. gewaschenen Kristalle werden in 20,0 ml W. 2 Min. zum Sieden erhitzt und die Lsg. heiß filtriert. Im Filtrat entsteht ein Nd., der abfiltriert und 24 Std. über Silicagel getrocknet wird. Fp. der Kristalle 62 bis 67°. – 4. Der Nachweis von Chloridionen ist positiv.

Prüfung (DAB 7 – DDR). Prüflösung. 0,500 g/50,0 ml in kohlendioxidfreiem W. – 1. 10,0 ml Prüflsg. müssen klar und farblos sein. – 2. Ammonium. Wie bei Aethosuccimid, S. 1132. – 3. Schwermetall-Ionen. Methode II, Bd. I, 254. – 4. Sulfat. 10,0 ml Prüflsg. dürfen bei der Prüf. (Bd. I, 263) keine Trbg. zeigen. – 5. Sulfatasche. Höchstens 0,15%. – 6. Trocknungsverlust. Höchstens 0,50%.

Gehaltsbestimmung (DAB 7 – DDR). 0,2000 g getrocknete Substanz werden in 20,0 ml wasserfreier Essigsäure gelöst, mit 15,0 ml Quecksilber(II)-acetat-Lsg. und 3 Tr. Kristallviolettlsg. versetzt und mit 0,1 n Perchlorsäurelsg. nach Blau titriert (Feinbürette).
1 ml 0,1 n Perchlorsäurelsg. entspr. 31,99 mg $C_{19}H_{22}ClNO$.

Anwendung. Wie Diphenhydramin (s. Bd. I, 1198).

Dosierung. Einzelmaximaldosis oral 0,1 g, Tagesmaximaldosis oral 0,3 g (DAB 7 – DDR).

Äthylen

Äthylen. Ethylene NF XII. Äthen.

C_2H_4 $\qquad\qquad CH_2{=}CH_2 \qquad\qquad$ M.G. 28,05

Äthylen ist der längst bekannte künstliche hergestellte Kohlenwasserstoff. 1795 wurde er von Holländern bei der Behandlung von Alkohol mit Schwefelsäure entdeckt und untersucht. Heute ist Äthylen technisch der wichtigste Kohlenwasserstoff und wird in größten Mengen hergestellt.

Herstellung. Die Hauptmenge wird durch Cracken von Kohlenwasserstoffen gewonnen. Es kommt außerdem im Kokereigas und den Crackgasen der Erdölraffinerien vor. Gelegentlich wird auch die Wasserabspaltung aus Äthanol technisch zur Herst. von Äthylen angewandt. (Dieses Verfahren stellt insbesondere eine Labormethode zur Äthylengewinnung dar.)

Eigenschaften. Farbloses Gas mit schwach süßlichem Geruch und Geschmack. Etwas leichter als Luft. 1 l Äthylen wiegt bei 760 Torr und 0° 1,260 g. Äthylen ist leicht entzündlich und bildet mit Luft explosive Gemische. Die Esplosionsgrenzen von Äthylen in Luft bei 760 Torr und 20° liegen bei 2,7 und 34 Vol.-%. Die Zündtemperatur liegt bei 540°. 1 Vol. Äthylen löst sich bei 0° in etwa 4 Vol. W., bei 25° in etwa 9 Vol. W., in etwa 0,5 Vol. A. bei 25°, in etwa 0,05 Vol. Ae. bei 15,5°.

Anwendung. Ausgangsprodukt zahlreicher Verbindungen, heute vor allem der Hochdruck- und Niederdruckpolyäthylene (s. Kunststoffe, S. 237). Medizinisch wird Äthylen als Inhalationsnarcoticum verwendet. In diesem Fall sind besondere Reinheitsanforderungen zu stellen. NF XII macht folgende Angaben:

Gehalt. Mindestens 99 Vol.-% C_2H_4. Achtung! Äthylenflaschen sind vor der Entnahme zur Prüf. mindestens 6 Std. bei 25° ± 2° zu lagern. Die Ergebnisse der Prüf. sind auf 25° und 760 Torr zu korrigieren.

Erkennung. 1. Äthylen ist in Schwefelsäure langsam lösl., wird jedoch von rauchender Schwefelsäure und von konz. Kaliumpermanganatlsg. rasch absorbiert. – 2. Läßt man Äthylen durch Bromwasser perlen, so wird das Rg. entfärbt.

Prüfung. 1. Saure oder basische Verunreinigungen. 0,3 ml Methylrotlsg. und 0,3 ml Bromthymolblaulsg. werden mit 400 ml siedendem W. gemischt und 5 Min. lang gekocht. Je 100 ml der siedenden Lsg. gibt man in 3 gleiche Farbvergleichsgläser. Zum einen gibt man 0,2 ml 0,01 n Salzsäure (A) und 0,4 ml 0,01 n Salzsäure zum zweiten (B). Man verschließt die Gläser und läßt auf Raumtemperatur abkühlen. Dann läßt man innerhalb 30 Min. durch Lsg. A 2000 ml Äthylen streichen. Die Farbe der Lsg. darf nicht tiefer orangerot sein als die von Lsg. B und nicht gelbgrün als die der unbehandelten Lsg. im dritten Glas. – 2. Kohlendioxid. 1000 ml Äthylen läßt man innerhalb 15 Min. durch 50 ml klarer Bariumhydroxidlsg. in 12 bis 14 cm hoher Schicht mittels eines 1 mm weiten Glasrohres perlen. Eine etwa auftretende Trbg. darf nicht stärker sein, als wenn 1 ml einer Lsg. von 100 mg Natriumbicarbonat in 100 ml kohlendioxidfreiem W. zu 50 ml klarer Bariumhydroxidlsg. gefügt werden (etwa 400 ppm). – 3. Acetylen, Aldehyde, Schwefelwasserstoff, Phosphin. In gleicher Weise wie unter 2. läßt man 1000 ml Äthylen durch 25 ml Silberammoniumnitratlsg. perlen. Weder Trbg. noch Dunkelfärbung dürfen auftreten. – 4. Kohlenmonoxid. In geeigneten Gefäßen nimmt man je 1000 ml Äthylen und 1000 ml kohlenmonoxidfreie Luft auf. Dann gibt man zu jedem Gefäß sofort 2,5 ml Blutlsg. (0,5 ml Blut auf 10 ml W.), verschließt die Gefäße und schüttelt 15 Min. lang kräftig durch. Dann gibt man zu jedem Gefäß 40 mg einer Mischung aus gleichen Teilen Pyrogallol und Gerbsäure, schüttelt gut durch und läßt 15 Min. im Dunkeln stehen. Anschließend füllt man den Inhalt in 2 gleiche Reagensgläser. Die Testlsg. darf nicht rosa gefärbt sein und muß den Grauton der Vergleichslsg. haben.

Gehaltsbestimmung. Man führt eine Gasabsorptionsanalyse nach Bd. I, 263 durch, wobei reines Quecksilber als Verdrängungsflüssigkeit und Bromwasser als Absorptionsflüssigkeit verwendet werden. Bei Einsatz von 100 ml Äthylen darf nicht mehr als 1 ml Gas zurückbleiben.

Aufbewahrung. Äthylen wird in Stahlflaschen feuersicher aufbewahrt.

Aethylendiaminum

Aethylendiaminum hydratum Helv. V – Suppl. II, ÖAB 9. Ethylenediamini hydras Pl.-Ed. II. Aethylendiamini hydras Ned. 6, Nord. 63. Ethylenediamine Hydrate BP 63.

$C_2H_{10}N_2O$ $\qquad\qquad H_2N{-}CH_2{-}CH_2{-}NH_2 \cdot H_2O \qquad\qquad$ M.G. 78,11

USP XVII führt Ethylenediamine

$C_2H_8N_2$ $\qquad\qquad\qquad\qquad\qquad\qquad\qquad\qquad\qquad\qquad$ M.G. 60,09

Gehalt. 98,0 bis 102,0% $C_2H_8N_2 \cdot H_2O$ (PI.Ed. II), mindestens 97% $C_2H_8N_2$ (USP XVII).

Eigenschaften. Klare, farblose oder fast farblose Fl. mit ammoniakähnlichem Geruch. Geschmack laugig, ätzend. Die wss. Lsg. reagiert gegen Lackmus alkalisch. Mischbar mit W. und A., wenig lösl. in Ae. oder Chlf. Kp. 119 bis 121°; d 0,950 bis 0,970 (PI.Ed. II).

Erkennung. 1. Erhitzt man 1 Tr. Substanz mit 2 ml Natronlauge und 2 Tr. Chlf., so entsteht der unangenehme Geruch nach Isonitril (PI.Ed. II). – 2. Man versetzt 0,2 g Substanz mit 0,5 ml Acetanhydrid und erhitzt auf etwa 200°. Die beim Abkühlen ausgeschiedenen Kristalle löst man in 3 ml A., versetzt mit 10 ml Ae. und kratzt an der Glaswand. Es entsteht ein weißer, kristalliner Nd. von Diacetyläthylendiamin, der nach Waschen mit Ae. bei etwa 176° schmilzt (PI.Ed. II, Nord. 63). – 3. Versetzt man 1 Tr. Substanz mit 1 ml W. und 3 Tr. Kupfersulfatlsg., so entsteht eine tiefviolette Fbg. (Helv. V – Suppl. II, BP 63, USP XVII, Ned. 6). – 4. Die Mischung von 1 Tr. Substanz und 5 ml W. wird mit 6 Tr. Benzoylchlorid und 1 ml verd. Natronlauge erwärmt und einige Minuten kräftig geschüttelt. Die entstandene weiße Fllg. (Dibenzoyläthylendiamin) wird abfiltriert, mit W. gewaschen und in 8 ml A. heiß gelöst. Dann wird mit 8 ml W. verdünnt. Die sich beim Erkalten abscheidenden Kristalle werden abgenutscht, mit W. gewaschen und bei 103 bis 105° getrocknet. Fp. 242 bis 246° (Helv. V – Suppl.). – 5. Versetzt man 1 Tr. Substanz und 2 ml W. mit 5 Tr. Jodlsg., so scheidet sich ein Perjodid als schwarzbrauner Nd. ab, der sich in Essigsäure allmählich löst (ÖAB 9).

Prüfung. Prüflösung. 0,5 ml Substanz plus 9,5 ml W. (Helv. V – Suppl. II). – 1. Ammoniak. 0,25 g werden in 5 ml W. gelöst und mit 1 ml Nesslers Rg. versetzt. Es entsteht eine weiße oder fast weiße Fllg., die nicht gelb oder braun gefärbt sein darf (PI.Ed. II). USP XVII verfährt wie folgt: 1,5 ml, genau gewogen, werden in eine kleine Schale mittels A. überführt und unter Rühren mit 20 ml verd. Salzsäure versetzt. Der Glasstab wird mit 5 ml A. nachgespült. Die Mischung wird auf dem Wasserbad zur Trockne verdampft. Das Gewicht des 1 Std. bei 105° getrockneten Rückstandes multipliziert mit 0,4518 entspricht dem Gewicht an Äthylendiamin und darf nur um $\pm 0,5\%$ vom ermittelten Gehalt abweichen. – 2. Schwermetalle. Höchstens 20 ppm (PI.Ed. II, USP XVII); 5 ppm (BP 63, berechnet als Pb^{2+}). – 3. Eisen. Zum Rückstand der Probe 4 gibt man 1 ml Salzsäure und 0,5 ml Salpetersäure und verdampft auf dem Wasserbad zur Trockne. Der Rückstand wird mit W. zu 100 ml gelöst. 40 ml dieser Lsg. müssen der Grenzwertbestimmung für Eisen (Bd. I, 258) entspr. (BP 63). – 4. Nicht flüchtige Bestandteile. 5 ml werden verdampft und der Rückstand 1 Std. bei 105° getrocknet; es darf höchstens 1 mg Rückstand bleiben. – 5. Organische Chlorverbindungen. 0,25 g werden in 10 ml W. mit 0,05 g Raney-Nickel 10 Min. im Wasserbad erhitzt. Man kühlt, filtriert und wäscht den Rückstand bis 25 ml Filtrat erhalten sind. 5 ml der Lsg. muß der Grenzwertbestimmung für Chlorid entspr. (Bd. I, 256) (PI.Ed. II). – 6. Carbonat. Versetzt man 5 ml der Mischung (1 + 19) mit 5 ml verd. Salzsäure, so darf keine Gasentwicklung auftreten (ÖAB 9).

Gehaltsbestimmung. Etwa 1,5 g, genau gewogen, werden in 75 ml W. gelöst und mit 1 n Salzsäure gegen Bromphenolblaulsg. nach Gelb titriert.

1 ml 1 n HCl entspr. 0,03906 g $C_2H_8N_2 \cdot H_2O$ (BP 63).

Achtung! Äthylendiamin ätzt und seine Dämpfe reizen die Schleimhäute. Vorsicht bei Umgang mit der Substanz. Äthylendiamin nimmt aus der Luft begierig CO_2 unter Bildung nichtflüchtigen Carbonats auf. Möglichst wenig mit Luft in Berührung bringen.

Anwendung. Hilfsmittel zur Herst. von Aminophyllinlsg. (s. Theophyllin).

Äthylenoxid

Äthylenoxid. Ethylene oxide.

C_2H_4O
$$\underset{O}{H_2C\!-\!\!-\!\!-\!CH_2}$$
MG. 44,05

Herstellung. 1. Durch Anlagerung von unterchloriger Säure, HOCl, an Äthylen entsteht Äthylenchlorhydrin, von dem mit Hilfe von Alkali bei 100° 1 Mol HCl abgespalten wird.

$$CH_2\!=\!CH_2 + HOCl \rightarrow \underset{HO\ \ \ Cl}{H_2C\!-\!CH_2}$$

$$CH_2(OH)\!-\!CH_2Cl \xrightarrow[100°]{NaOH} \underset{O}{H_2C\!-\!\!-\!\!-\!CH_2} + NaCl + H_2O.$$

2. Durch Direktoxydation von Äthylen mit Luftsauerstoff bei Gegenwart von Silberkatalysatoren.

Eigenschaften. Farblose, niedrig siedende Fl. von charakteristischem, süßlich ätherischem Geruch. Kp. 10,5°; Fp. −112,5°. d^{10} 0,887. Flüssiges Äthylenoxid dehnt sich beim Erwärmen sehr stark aus[1]. Flammpunkt −57°. Zündtemperatur etwa 430°. Äthylenoxid-Luft-Gemische sind explosiv. Die Explosionsgrenzen liegen zwischen 3 und 100% Äthylenoxid.

Es ist äußerst reaktionsfähig. Substanzen mit beweglichem Wasserstoffatom setzen sich mit Äthylenoxid unter Wärmeentwicklung leicht um:

$$RH + H_2C\underset{O}{\overset{}{-\!\!\!-\!\!\!-}}CH_2 \rightarrow R-CH_2-CH_2OH$$

(β-Hydroxyäthylierung). Die Umsetzung wird durch Säuren, Alkalien, Metallsalze u. a. katalysiert.

Reines Äthylenoxid polymerisiert schon bei Raumtemperatur sehr langsam unter Wärmeentwicklung. Gestaute Polymerisationswärme ist gefährlich, da sie die Polymerisation wachsend beschleunigt. Aus diesem Grund kommt Äthylenoxid meist in Gemischen mit CO_2 in den Handel (s. Handelsformen).

Gehaltsbestimmung. Etwa 0,20 bis 0,35 g Probe (etwa 100%ig) werden in einem Glaskügelchen eingeschmolzen und gewogen (= E g). Das Glaskügelchen wird in 30 ml wasserfreiem Eisessig zertrümmert, dann versetzt man die Eisessiglösung mit 5 Tr. einer 0,1%igen Lsg. von Kristallviolett in Eisessig. Anschließend titriert man langsam mit einer 0,1 n Lsg. von wasserfreiem, gasförmigem HBr in wasserfreiem Eisessig, bis die Farbe der Lsg. von Blau nach Gelbgrün umschlägt. Die Einstellung der HBr-Lsg. erfolgt mit einer Lsg. von wasserfreier, reiner Soda in Eisessig unter Verwendung von Kristallviolett als Indikator.

Verbrauch = a ml 0,1 n HBr.

$$\%\ \text{Äthylenoxid} = \frac{a \cdot 0{,}4405}{E}.$$

DURBETAKI, I.: Analyt. Chemistry **28**, 2000 (1956).

Anwendung. Äthylenoxid ist in erster Linie Zwischenprodukt für die organische Synthese, z. B. für Polyäthylenglykole, deren Ester und Äther. Äthylenoxid selbst wird in großem Umfang als Schädlingsbekämpfungsmittel zur Entwesung von Wohnräumen, Schiffen, Mühlen verwendet. In letzter Zeit hat sich die Entwesung von Drogen eingebürgert. Sie sollte jedoch nur bei solchen Drogen angewendet werden, bei denen nachgewiesen ist, daß die Wirkstoffe unter den Bedingungen der Entwesung nicht mit Äthylenoxid reagieren. [Vgl. dazu P. H. LIST u. K. TERLINDEN: Pharm. Industrie **30**, 219 (1968).]

Weiterhin zur sogenannten Kaltsterilisation (s. Bd. VI).

Toxikologie. Äthylenoxidgas ist ein starkes Gift für Insekten; für Warmblüter ist es nicht ganz so toxisch. Schon bei geringen Konzentrationen in der Raumluft macht sich der typische, ätherische Geruch bemerkbar, so daß man rechtzeitig gewarnt wird.

Die maximale Arbeitsplatz-Konzentration (der MAK-Wert) soll 50 ppm niemals übersteigen, das sind 50 cm^3 Gas pro m^3 Raumluft.

Es reizt Schleimhäute der Augen und Atemwege und verursacht eingeatmet Kopfschmerzen, Benommenheit, Schwindel, schließlich Übelkeit und Erbrechen. Größere Konzentrationen führen zu Leibschmerzen, Durchfällen und Atemnot. Als Gegenmaßnahme werden Frischluft und Verabreichung von Milch empfohlen.

Flüssiges Äthylenoxid führt auf der Haut zu Erfrierungen und Blasenbildung. Längere Einwirkung konz. Lsg. ergeben schlecht heilende Nekrosen.

Handelsformen: T-Gas (Degesch, Frankfurt a. M.) Gemisch aus 90% Äthylenoxid und 10% CO_2 (als Polymerisationsinhibitor). Cartox (Degesch, Frankfurt a. M.) .Gemisch aus 10% Äthylenoxid und 90% CO_2 (das Gemisch ist nicht mehr explosiv!).

Aethylium aceticum

Aethylium aceticum. Aether aceticus DAB 6, Helv. V. Essigsäureäthylester. Äthylacetat. Ethyl Acetate NF XII. Acetic Esther. Acetate d'ethyle. Acetas aethylicus. Essigester. Essignaphtha.

$C_4H_8O_2$ $\qquad\qquad$ $CH_3-CO-O-C_2H_5$ $\qquad\qquad$ M.G. 88,11

Herstellung. Durch Erhitzen von A. mit Eisessig unter Zusatz von konz. Schwefelsäure und nachfolgender Destillation. Techn. wird ein Gemisch von A. und Schwefelsäure wie

---

[1] Die Druckgasverordnung schreibt vor, daß für 1 kg Äthylenoxid 1,3 l Füllvolumen vorhanden sein müssen.

bei der Herst. von Äther auf 140° erhitzt. Dann läßt man eine Mischung gleicher Vol. A. und Eisessig in dem Maß stetig zufließen, wie der Essigester abdestilliert.

Im Labor erhitzt man in einem Kolben eine Mischung von 1 T. A. und 2 T. Schwefelsäure im Ölbad auf 140° und läßt durch einen Tropftrichter die Mischung von 60 T. Essigsäure und 50 T. A. langsam zufließen.

Daneben sind zahlreiche andere Verfahren in Gebrauch.

Der nach irgendeinem Verfahren erhaltene rohe Essigester wird in Scheidetrichtern jeweils mit 1/4 seines Vol. gesättigter Kochsalzlsg. und Natriumcarbonat so oft ausgewaschen, bis er gegen Lackmus neutral reagiert. Beim ersten Waschen entweicht eine erhebliche Menge CO_2. Es ist deshalb im offenen Scheidetrichter zu mischen. Der gewaschene Essigester wird mit Calciumchlorid getrocknet, filtriert und destilliert.

Eigenschaften. Leicht bewegliche, farblose, klare Fl. von eigenartig erfrischendem Geruch und zunächst brennendem, dann kühlendem Geschmack. Fp. − 83°; Kp.$_{760}$ 77°; d_4^{20} 0,902, d_{25}^{25} 0,898; n_D^{20} 1,3719. 1 ml löst sich in 10 ml W. bei 25°; mischbar mit A., Ae., Chlf., Aceton. Das azeotrope Gemisch mit W. (6,1%) siedet bei 70,4°. Die azeotrope Mischung mit W. und A. (7,8% W.; 9,0% A.) siedet bei 70,3°. Bei Gegenwart von W. zersetzt sich Essigester allmählich und reagiert dann sauer.

Erkennung. Essigester verdampft sehr leicht bei niedriger Temp. und ist mit gelbleuchtender Flamme brennbar, wobei Essiggeruch auftritt (NF XII).

Prüfung. 1. Spezifisches Gew., Dichte: d_4^{20} 0,896 bis 0,900 (DAB 6); spez. Gew. 0,894 bis 0,898 (NF XII); 0,900 bis 0,904 (Helv. V). − 2. Siedebereich: Essigester muß zwischen 74 und 77° übergehen (DAB 6); 76 bis 77,5° (NF XII); nach Helv. V darf der erste Tr. nicht unter 72° abfallen, die ganze auf den Vorlauf von höchstens 6 ml folgende Fraktion (50 ml werden geprüft) muß zwischen 74 und 77° überdestillieren. − 3. Freie Säure: Eine Lsg. von 2 ml Essigester in 10 ml neutralisiertem A. darf nicht mehr als 0,1 ml 0,1 n Natronlauge zur Neutralisation gegen 2 Tr. Phenolphthaleinlsg. verbrauchen (NF XII). − 4. Verdampfungsrückstand: Essigester wird aus einem tarierten Porzellanschälchen auf dem Wasserbad verdunstet und der Rückst. 1 Std. bei 105° getrocknet. Es dürfen nicht mehr als 0,02% zurückbleiben (NF XII). − 5. Amylacetat; leicht verkohlbare Substanzen: Werden 5 ml konz. Schwefelsäure mit 5 ml Essigester vorsichtig überschichtet, so darf sich innerhalb 15 Min. zwischen den beiden Fl. keine gefärbte Zone bilden (DAB 6). − 6. Butyl- oder Amylderivate: Man läßt nach und nach 10 ml von einem sauberen Filterpapier verdunsten. Hernach darf das Papier nicht nach Ananas oder Bananen riechen (NF XII). − 7. Methylverbindungen: In einen 500-ml-Scheidetrichter bringt man 20 ml Essigester und gibt eine Lsg. von 20 g Natriumhydroxid in 50 ml W. zu. Den verschlossenen Scheidetrichter wickelt man zum Schutz gegen die auftretende Hitze in ein Handtuch und schüttelt etwa 5 Min. lang kräftig durch. Dabei muß durch öfteres Öffnen des Stopfens die Luft entweichen können. Man schüttelt so lange, bis eine homogene Fl. entstanden ist, von der man etwa 25 ml abdestilliert. Das Destillat muß die Prüf. auf Methanol unter Äthylalkohol (S. 1122) halten (NF XII).

Gehaltsbestimmung. Etwa 1,5 g Essigester, genau gewogen, werden in einem Kolben mit 50,0 ml 0,5 n Natronlauge 1 Std. lang am Rückflußkühler auf dem Wasserbad erhitzt. Dann läßt man abkühlen und titriert den Überschuß an Lauge mit 0,5 n Salzsäure gegen Phenolphthalein zurück. Unter gleichen Bedingungen ist ein Blindversuch durchzuführen. 1 ml 0,5 n Natronlauge entspr. 44,05 mg $C_4H_8O_2$ (NF XII).

Aufbewahrung. Kühl, vor Licht und Feuchtigkeit geschützt in gut verschlossenen Gefäßen feuersicher aufzubewahren.

Anwendung. Essigester wurde früher zu Inhalationen bei Kehlkopfkatarrh angewandt. Die innerliche Anw. als Carminativum, Antispasmodicum und Diaphoreticum war selten. − Techn. dient Essigester als Lösungsmittel.

Aethylium formicicum

Aethylium formicicum. Aether formicicus. Ameisensäureäthylester. Äthylformiat. Formic Ether. Ethyl Formate. Éther formique. Rumäther.

$C_3H_6O_2$ $HCOOC_2H_5$ M.G. 74,08

Leicht bewegliche, brennbare Fl. von ätherischem Geruch, ähnlich Arrak und Rum. Kp. 53 bis 54°; d_4^{20} 0,917; n_D^{20} 1,3597. Lösl. in etwa 10 T. W. unter teilweiser Verseifung. Mischbar mit A. und Ae.

Anwendung. Reines Äthylformiat wirkt in Dampfform bakteriostatisch. Wegen seiner hydrolytischen Spaltung in Ameisensäure und Alkohol bei feuchter Luft wird es als Fungizid und Larvizid für Tabak, Cerealien und Trockenfrüchte verwendet. Med. wurde es früher bei Rachen- und Kehlkopfkatarrhen und als Diureticum gebraucht. (Der Ester bildet sich stets im Spiritus formicarum!). — Techn. findet es als Lösungsmittel für Nitrocellulose Anw. Künstl. Rum- und Arrakessenz.

Aethylium nitrosum

Aethylium nitrosum. Aether nitrosus. Salpetersäureäthylester. Äthylnitrit. Nitrous ether. Ethyl Nitrite.

$C_2H_5NO_2$ $\qquad\qquad$ $C_2H_5 \cdot ONO$ $\qquad\qquad$ M. G. 75,07

Herstellung. Durch Einwirkung einer wss. Lsg. von Natriumnitrit auf eine kalte Mischung von Alkohol und Salpetersäure. Handelsüblich ist 90 bis 95%iges Äthylnitrit, das als Konservierungsmittel 5 bis 10 % A. enthält.

Eigenschaften. Farblose oder gelbliche, klare, brennbare, vollständige flüchtige Fl. von charakteristischem Geruch und brennend-süßem Geschmack. Kp. 17°; d_{15}^{15} 0,90. In W. wenig und unter Zers. lösl., mischbar mit A. und Ae. Leicht zersetzlich unter Einwirkung von Luft, Licht und Feuchtigkeit.

Anwendung. Zur Herst. von alkoholischer Lsg. wie Spirit Nitrous Ether BPC 50 (vgl. Spiritus aetheris nitrosi, Bd. VI).

Aethylium orthoformicicum

Aethylium orthoformicicum. Äthylorthoformiat ist der Äthylester der Orthoameisensäure.

$C_7H_{16}O_3$ $\qquad\qquad$ $HC(OC_2H_5)_3$ $\qquad\qquad$ M.G. 148.21

Herstellung. Durch Einwirkung von Chloroform auf Natriumalkoholat.

$$HCCl_3 + 3\,C_2H_5ONa = 3\,NaCl + HC(OC_2H_5)_3.$$

Eigenschaften. Farblose, leicht bewegliche Fl., d 0,896. Kp. 145 bis 146°. Geruch eigenartig. Mit W. in jedem Verhältnis mischbar. — *Anwendung.* Früher gegen Husten, tropfenweise auf Zucker, auch zusammen mit Tolubalsam.

Aethylium undecylenicum

Aethylum undecylenicum ÖAB 9. Undecylensäureäthylester. Δ^{10}-Undecylensäureäthylester.

$C_{13}H_{24}O_2$ $\qquad\qquad$ $CH_2=CH-(CH_2)_8-\overset{\overset{\displaystyle O}{\|}}{C}-OC_2H_5$ $\qquad\qquad$ M.G. 212,34

Eigenschaften. Farblose oder fast farblose Fl. von charakteristischem Geruch. Praktisch unlösl. in W.; mischbar mit A., Ae., Chlf., Bzl. oder fetten Ölen. d 0,875 bis 0,877; Kp. 257 bis 261°; n_D^{20} 1,437 bis 1,441.

Erkennung (ÖAB 9). 1. Versetzt man 1 ml Substanz tropfenweise mit Kaliumpermanganatlsg., so wird diese beim Umschütteln rasch unter Braunfärbung reduziert. — 2. Etwa 1 ml Substanz wird mit 5 ml verd. Natronlauge unter Rückflußkühlung erhitzt, bis eine klare, homogene Lsg. entstanden ist. Versetzt man 2 ml der erhaltenen Lsg. mit 1 ml Jodlsg., so tritt der Geruch nach Jodoform auf.

Prüfung (ÖAB 9). 1. Jodzahl. 115 bis 120 (Bd. I, 385). — 2. Verseifungszahl. 260 bis 265 (Bd. I, 380). — 3. Esterzahl. Mindestens 260 (Bd. I, 381). — 4. Säurezahl. Höchstens 0,5 (Bd. I, 379). — 5. Peroxidzahl. Höchstens 6 (Bd. I, 392). — 6. Reinheit. Eine Mischung von 1 ml Substanz und 10 ml A. muß klar und farblos sein. — 7. Verbrennungsrückstand. Höchstens 0,1%.

Aufbewahrung. Vor Licht geschützt, dicht verschlossen, kühl.

Anwendung. Als Antimykoticum wie Undecylensäure und ihre Salze (s. S. 1059).

Dosierung. Gebräuchliche Konzentration bei äußerlicher Anwendung 3 bis 5%.

Afraegle

Afraegle paniculata. Rutaceae.

Kommt in Afrika (Liberia, Nigeria, Togo) vor.

Inhaltsstoffe. QUARTEY [Chem. Abstr. *56*, 12015a (1962)] isolierte aus der Rinde γ-Sitosterol und TORTO (J. chem. Soc. *1961*, S. 5234) wies im Schleim D-Galaktose, L-Arabinose, L-Rhamnose und D-Glucuronsäure nach. — Die Samen enthalten Öl mit etwa 38% festem Fett, dessen Hauptbestandteil Palmitinsäure ist. In den Früchten wies QUARTEY [Indian J. Appl. Chem. *26*, 12 (1963)] Xanthotoxin nach.

Anwendung. Als Speisefett.

Aframomum

Aframomum melegueta (ROSC.) K. SCHUM. (Amomum grana paradisi AFZEL., A. melegueta ROSC.). Zingiberaceae. Paradieskörnerpflanze.

Heimisch auf Ceylon und an der tropischen Westküste Afrikas (Pfefferküste, Sierra Leone bis Kongo).

Semen (Grana) Paradisi. Semen Amomi paradisi. Semen Cardamomi majoris. Piper melegueta (Malagnetta). Paradieskörner. Guineakörner. Meleguetapfeffer. Grain of paradise. Melegueta pepper. Guinea grains. Semence de paradis. Graine de Maniguette ou de paradis. Pimenta de costa. Semillas de amomo. Manigette. Melegette. Melligetta. Mallaguetta. Manigete. Maniguette.

Samen bis 4 mm lang, 2 bis 3 mm breit, dick, mit rötlichbrauner, am unteren Ende hellerer Farbe. Samen feinhöckerig, hart, glänzend, durch gegenseitigen Druck in der reifen Frucht von verschiedener Gestalt, meistens abgerundet, etwas kantig und dann im Umriß verkehrt-eiförmig oder rundlich, auch kreiselförmig, an der Basis meist in den Funiculus konisch verjüngt.

Lupenbild. Tiefbraune Samenschale und ein mächtiges, durch die Raphe gefurchtes, fast weißes Perisperm, das größtenteils aus Stärke besteht. Das Endosperm gelblich, hornartig, der Keimling gerade. Dieser besteht zum größten Teil aus einem keuligen, an der Chalaza endigenden, an dieser Stelle manchmal gebogenen und als Saugorgan fungierenden Cotyledo. Sein mikropylares Ende mit Radicula und Plumula steckt, von einer einzigen Zellschicht des Endosperms umgeben, in einer eigenartigen, innerhalb einer Vertiefung der Samenschale sich erhebenden Ausstülpung. Am chalazalen Ende des Keimlings sind Endosperm und Perisperm unterbrochen.

Mikroskopisches Bild der Samenschale. Epidermis aus dickwandigen, gelblichen, bis 70 μ langen und 25 μ breiten, radial gestreckten, von einer braunen Kutikula bedeckten Zellen. Darunter eine inhaltsleere, langgestreckte Zellreihe, aus braunen Wänden bestehend, auf die ein mehrschichtiges, mit tiefbraunem Inhalt erfülltes Parenchym folgt. Im Parenchym eingebettet größere Ölzellen. Sklerenchym 25 μ hoch, 12 μ breit, tief dunkelbraun und stark exzentrisch verdickt. Infolge der außergewöhnlichen Härte ist nur sehr schwer ein wirklich einwandfreier Schnitt zu erzielen. Kieselkorn sehr klein. Es schließt das dünnwandige Perisperm an, das aus radial gestreckten Zellen besteht und mit 2 bis 4 μ großen Stärkekörnern erfüllt ist. Diese rundlich, jedoch zu Ballen verklebt, schließen meistens einen rhombischen Oxalatkristall ein.

Inhaltsstoffe. 0,3 bis 0,75% äth. Öl, Paradol (Träger des scharfen Geschmackes), Harz, Gerbstoff, Stärke und etwas fettes Öl.

Anwendung. Als Gewürz, als Stimulans, zur Herstellung scharfer Liköre, in der Parfümerieindustrie. In Kriegszeiten als Pfefferersatz und als Pfefferverfälschung.

Aframomum korarima (PEREIRA) ENGL. (Amomum korarima PEREIRA).

Heimisch in Südwestäthiopien (Somaliland).

Liefert Korarima-Kardamomen, Guragi-Gewürz, Nutmeg Cardamom.

Inhaltsstoffe. Etwa 2% äth. Öl, fettes Öl, Stärke und Zucker.

Anwendung. Als Gewürz.

Aframomum amaniense LOES. **A. angustifolium** K. SCHUM., **A. mala** K. SCHUM., **A. sanguineum** K. SCHUM.

Tanganjika.

Aframomum angustifolium ist laut HOPPE wahrscheinlich identisch mit A. clusii, A. hanbury und A. daniellii. Nach BERGER lassen sich zwischen A. angustifolium, A. clusii und A. hanburyi keinerlei Unterschiede feststellen; außerdem sind A. clusii und A. daniellii zumindest anatomisch mit A. angustifolium identisch.

Inhaltsstoffe. 0,76 bis 4% äth. Öl, 8% Harz und Farbstoffe.

Anwendung. Von den Eingeborenen als Konfekt, im Mittelkongogebiet bei den Haschischrauchern als geruchverdeckende Zutat und als speichelflußanregendes Mittel. In Arabien gelegentlich zu Kaffee gemischt. In Tanganjika und Uganda zur Herstellung von Halsketten.

Die unter Verfälschungen von echten Malabarkardamomen aufgeführten weiteren Vertreter werden eingehend von BERGER beschrieben.

Afrolicania

Afrolicania elaeosperma. Chrysobalanaceae – Hirtelleae – Grangeriinae.

Heimisch im tropischen Westafrika, südlich Sierra Leone, an der Küste von Liberia bis Südnigeria.

Liefert die ölhaltigen Nico-Nüsse.

Inhaltsstoffe. Die Samenkerne enthalten 52 bis 58% stark trocknendes Öl mit Lican- und Elaeostearinsäure.

Anwendung. Das Öl (Nicoöl, Po-Yoaköl) wird in der Lack- und Farbenindustrie gebraucht.

Afrormosia

Afrormosia angolensis (BAKER) HARMS. [A. bequaertii DE WILD., A. angolensis (BAK.) HARMS var. brasseuriana (DE WILD.) J. LOUIS., Ormosia angolensis BAKER, O. brasseuriana DE WILD.]. Leguminosae.

Ein in Afrika heimischer, etwa 15 m hoher Baum.

Anwendung. Eine Abkochung der Holzsplitter als Aphrodisiacum; die Wurzel als Tonicum und bei Lungenleiden. – Die Pflanze liefert ein hartes, schweres und dauerhaftes Nutzholz.

Aus Afrormosia elata isolierte McMURRY (J. chem. Soc. *1960*, S. 1491) das Isoflavon Afrormosin.

Afzelia

Afzelia africana SM. Leguminosae – Caesalpinioideae – Amherstieae.

Der Baum kommt im tropischen Asien und in Afrika (Senegambien, Togo, Lagos und Kamerun) vor. Liefert das mahagoniähnliche Nutzholz Doussié.

Inhaltsstoffe. Das in den Kernrissen des Holzes befindliche Pulver (Handelsbezeichnung: Afzelin) besteht zum größten Teil aus Kämpferol-3-rhamnosid. EGGER [J. Chromatog. 5, 74 (1961)] gibt papierchromatographische Daten des Flavonols Afzelin an. Die Samenkerne enthalten etwa 20%, die Arilli etwa 54% fettes Öl.

Anwendung. Als Anthelminticum, Laxans und Aphrodisiacum. Der Arillus der Samen wird gegessen.

Afzelia cuanzensis WELW. In Afrika.

Die Pflanze besitzt schwarze Samen mit hellgelben, orangen oder roten Arilli, die in Nordrhodesien zu Ketten verarbeitet werden.

Inhaltsstoffe. In den äußersten Zellschichten der Samen ein gelbes Lipoxanthin.

Anwendung. Das mahagoniähnliche Holz als Nutzholz.

Afzelia bijuga SM. (Intsia bijuga Intsia amboinensis PET. TH.)

Seychellen bis Polynesien.

Liefert das sog. Eisenholz von Neuguinea, Neuguinea-Holz.

Inhaltsstoffe. In der Rinde fand KORYTNYK [Aust. J. Chem. *11*, 248 (1958)] β-Amyrin und verschiedene Fettsäuren.

Anwendung. Die Rinde gegen Durchfall und Ruhr, auch als Antidot bei Fisch- und Pilzvergiftungen verwendet.

Agapanthus

Agapanthus africanus HOFFMGG. (Agapanthus umbellatus L'HÉRIT.). Liliaceae – Allioideae – Agapantheae.

Südl. bis trop. Afrika. Bekannte stattliche Zierpflanze.

Rhizom kriechend mit dicken, fleischigen Wurzeln. Laubblätter schmal, grundständig. Blütenstand doldenähnlich (d.h. Schrauben mit verkürzter Achse), 9 bis 30 Blüten enthaltend. Blüten prächtig blau (in Gärten auch weiß oder lilafarben), unten verwachsenröhrig, langgestielt.

Inhaltsstoffe. Die Zwiebel der Pflanze enthalten das hämolytisch wirksame Sapogenin Yuccagenin und das steroide Sapogenin Agapanthagenin. ARBEL [Chem. Abstr. *56*, 8838i (1962)] isolierte eine antimykotisch wirkende Substanz. SHARMA [J. Sci. Ind. Res. *14b*, 211 (1955)] fand bei der papierchromatographischen Untersuchung der Blüte das Anthocyan Petunidin.

Anwendung. Abkochungen werden von schwangeren Frauen vom 4. bis 6. Monat getrunken, um eine leichte Geburt und ein gesundes Kind zu haben. Zu Umschlägen bei Unterleibserkrankungen. Heiße Infuse als Emeticum.

Agapanthus hollandii LEIGHTON.

In der Zwiebel hämolytisch wirksames Saponin.

Agapanthus pendulus L. BOLUS.

Enthält Yuccagenin.

Agapanthus orientalis LEIGHTON. [A. africanus anot. mult. non (L.) HOFFMGG.].

Die Zwiebel dient als Aphrodisiacum.

Agar-Agar

Als Stammpflanzen stehen an erster Stelle Gelidium-, Gracilaria-, Eucheuma- und Gloiopeltis-Arten. HOLMES gibt für gute japanische Agar-Agar-Qualitäten hauptsächlich folgende Arten an: **Gelidium amansii** LAMOUR. (Tengusa-Agar), **G. polycladum** KÜTZ bzw. **G. polycladum** SOND. als richtigere Bezeichnung für die japanische Form (Tengusa-Agar), **G. elegans** KÜTZ. (Kinnhusa-Agar), weniger **G. japonicum** OKAM. (Onigusa-Agar) und **G. subcostatum** SCHMITZ (Hirakusa-Agar) und in neuerer Zeit **Acanthopeltis japonica** OKAM. (Toriashi-Agar), an Qualität dem Tengusa-Agar gleich). Minder guten Agar liefern **Campyloeophora hypneoides** (Ego-Agar), **Ceramium rubrum** AGARDH (geringwertig), **Gracilaria confervoides** (L.) GREV. (Ogo-Agar), **G. lichenoides** GREV. (Sphaerococcus lichenoides AGARDH), Agar von Ceylon (auch Fucus amylaceus benannt) und **Eucheuma spinosum** AGARDH, Agar von Java und Makassar (Alga spinosa). TUNMANN gibt an, auch in feineren Handelssorten Gracilaria confervoides angetroffen zu haben. Als Material für die Bereitung des japanischen Agar-Agar wie zur Erzeugung anderer Agar-Sorten Süd- und Ostasiens wird in der Literatur noch eine Anzahl Arten genannt, die aber alle zu den Rhodophyceen, Florideen, Gelidiaceen bzw. Sphaerococcaceen, Rhodophyllidaceen usw. gehören. Die Agar-Agar liefernden Algen werden zusammenfassend als Agarophyten bezeichnet.

Ostasiatische Meere. Gesammelt werden die Algen in Japan hauptsächlich an den Küsten der Provinzen Izu, Tosa und Sado.

Agar-Agar. Gelatina japonica. Japanische Hausenblase. Japan-Agar. Agartang. Vegetabilischer Fischleim. Japanischer Fischleim. Japanische (chinesische) Gelatine. Isinglass.

Vegetable Gelatin. Japanese oder Chinese Gelatin. Phycocolle. Gélose. Mousse de Chine. Colle du Japon. Gelatina de musgo. Gelosa. Kantén.

Agar-Agar DAB 6, Jug. II, ÖAB 9, Helv. V, Pol. III, Hung. V, Hisp. IX. Agar DAB 7 – DDR, CsL 2, BPC 54, USP XVII, Nord. 63, Jap. 61. Gélose CF 65. Gelosa Brasil. 2. Außerdem in Portug. 35 und Fenn. 37 offizinell. Pl.Ed. I/1, BPC 63, BP 53 und Ross. 9 führen Agar als Reagens auf.

Die Arzneibücher geben folgende Stammpflanzen für Agar-Agar an: DAB 6: Gelidium amansii LAMOUR. ÖAB 9, CsL 2 und Nord. 63: Versch. Gelidiumarten. Helv. V.: Versch. Gelidiumarten, läßt aber nur den Band- und Fadenagar, nicht den Stangenagar zu. DAB 7 – DDR: Versch. Rhodophyceen. Pol. III: Gelidium amansii, Gracilaria-, Pterocladia- u. a. Arten. Hisp. IX, Hung. V und CF 65: Gelidium-, Gracilaria-, Eucheuma-, Gloiopeltis-, Ceramium-, Laurentia-, Ahnfeltia- u. a. Arten. BPC 54: Versch. Gelidiumarten und andere Rhodophyceen. USP XVII: Gelidium cartilagineum, Gracilaria confervoides und verwandte Rhodophyceen. Ross. 9: Rhodophyceen, bes. Ahnfeltia-Arten.

Gewinnung. In Japan stellt man den Agar-Agar in folgender Weise her: Die vermittels Haken, Rechen, Netzen oder durch Taucher gesammelten Algen werden von den Fischern am Strande getrocknet und z.T. gebleicht; am Ufer aufgelesene Algen geben eine schlechtere Qualität. Alsdann kommt das Material zu den Fabriken, wo es in steinernen Mörsern unter fortwährendem Wasserzusatz von den anhaftenden Muscheln usw. gereinigt wird. Hierauf wird der Agar völlig gebleicht, bei trockenem Wetter muß er ziemlich fleißig begossen werden. Dieser Prozeß ist in höchstens einigen Tagen beendet; dann wird der Agar in Wasser eingeweicht und über freiem Feuer gekocht oder mit Wasserdampf behandelt. Sind minderwertige Algen zugefügt, so werden diese 1 Std. früher in den Kessel gegeben. Nach 5 bis 6 Std. wird etwas Essig- oder Schwefelsäure zugefügt und dann wieder frisches Wasser zugelassen; ungefähr 30 Min. nach dem abermaligen Aufkochen ist der Prozeß beendet. Die gelatinöse Flüssigkeit wird dann durch ein Hanf- oder Baumwollgewebe gepreßt; die Preßrückstände werden nochmals 4 Std. gekocht und aufs neue verarbeitet. Nach ungefähr 18 Std. ist die Flüssigkeit zu einer Gallerte erkaltet. Jetzt setzt man den Agar der Nachtkälte aus (man fabriziert nur bei kaltem und trockenem Wetter, November bis Februar, das Sammeln der Algen kann schon im Mai bis August geschehen) und in ungefähr 3 Tagen ist er ganz erstarrt. Schließlich wird der Agar an der Sonne völlig getrocknet. Die Hauptmenge des japanischen Agar-Agar wandert nach China und Hongkong, nur ein kleiner Teil findet seinen Weg nach Europa. Die Fabrikation liegt hauptsächlich in den Gebieten Osaka, Kioto, Nagano und Hiogo.

In Kalifornien werden die Algen nach der Ernte in großen Reinigungsbehältern gewaschen und eingeweicht, um Sand und andere Verunreinigungen zu entfernen. Dann werden sie in Druckkocher überführt und die amorphe gelatinöse Substanz durch heißes Wasser aus dem Pflanzenmaterial herausgelöst. Die heiße Lsg. wird durch Filterpressen in Bottiche filtriert und darin unter Gelbildung abkühlen gelassen. Das entstandene Gel wird zerkleinert in Gefrierbüchsen gefüllt und eingefroren. Das gefrorene Material wird dann aufgetaut und die im kalten Wasser enthaltenen Verunreinigungen in rotierenden Vakuumfiltern von den Agarteilchen entfernt. Die so erhaltenen Agarflocken werden in große zylindrische Stapeltrockner gefüllt und darin durch aufsteigende umlaufende Heißluft getrocknet.

In Australien werden die Algen von sandigen Untiefen geerntet, etwas auf Gras gebleicht, in Zentrifugen gewaschen, um den anhaftenden Sand zu entfernen, zerkleinert und 2 bis 4 Std. bei 95 bis 98° mit strömendem Dampf in einer Konzentration von 4% Algen in der Digestionsflüssigkeit gekocht, die auf ein pH von 5 bis 6 eingestellt ist. Die ungelösten Anteile werden aus der heißen Flüssigkeit durch Zentrifugieren oder Filtration über dampfbeheizte Filtertücher abgetrennt. Die geklärte Flüssigkeit wird in ein dampfbeheiztes Becken geleitet, mit Aktivkohle behandelt und durch eine Filterpresse filtriert. Die klare, farblose Flüssigkeit wird bei niedriger Temperatur konzentriert und bei 21° absetzen gelassen, um gewisse organische Verunreinigungen abzutrennen. Das entstandene Gel wird bei 35° geschmolzen, mit fließendem Wasser gewaschen und bei 40 bis 50° in einem Tunneltrockner getrocknet.

Handelssorten. Man unterscheidet im europäischen Handel folgende Provenienzen:

Japan-Agar stammt nach USD 60 von einer Reihe von Algen, besonders von Sphaerococcus compressus AG., Gloiopeltis tenax J. AG., Gelidium cartilagineum (L.) GAILION und anderen Gelidium-Arten. Für den Japan-Agar ist im Gegensatz zum amerikanischen Agar die Anwesenheit der 100 bis 300 μ großen Diatomee Arachnoidiscus ehrenbergii BAILL. charakteristisch. – Man unterscheidet 3 Handelssorten: 1. Bis 35 cm, selten bis

50 cm lange strohhalm- oder bleistiftdicke, stark geschrumpfte, farblose oder etwas gelbliche Streifen; 2. Platten von 20 bis 30 cm Länge, etwa 3 cm Breite und von gleicher Farbe; 3. lange, vierkantige Stücke, 20 bis 30 cm lang und 3 bis 4 cm im Durchschnitt, etwas gelblich an Farbe, von lockerem, zellig-blättrigem Gefüge. Alle ohne Geruch und Geschmack. Qualitäten: Kobe I bis III, Yokohama I bis III. Die Japaner unterscheiden Tengusa-, Kinnhusa-, Toriashi-, Quigusa- und Hirakusa-Agar.

Amerikanischer Agar, der in San Diego, Los Angeles, South Pasadena, Whittier und Orange, Kalifornien sowie in Beaufort, N. C., und in Scituate, Mass., hergestellt wird, stammt von Gelidium cartilagineum, die an der Küste Kaliforniens wächst (Pacific Coast Agar), und von Gracilaria confervoides (L.) GREV. sowie Hypnea musciformis (WULFEN) LAMOUR., die an der atlantischen Küste in Nord-Carolina wachsen (Atlantic Coast Agar). Endocladia muricata (P. & B.) J. G. AG. wächst an der Pazifikküste der USA und wird zur Fabrikation von kalifornischem Agar herangezogen.

Ceylon-Agar. Ceylonmoos. Ceylon moss. Mousse de Ceylon. Mousse de Jaffna. Alga amylacea (ceylanica). Fucus (Lichen) amylaceus (ceylanicus). Jaffnamoos. Ceylonmoos stammt von Gracilaria lichenoides GREV. (Sphaerococcus lichenoides AGARDH), Sphaerococcaceae, einer im Indischen Ozean, besonders an den Küsten von Ceylon, Singapore und Java häufigen Alge. Geruch- und geschmacklose, wiederholt gabelig geteilte, bis 12 cm lange, weiche, etwas zähe, an der Oberfläche fein runzelige Stücke von weißer oder etwas gelblicher Farbe. Der Hauptstamm etwa 2 mm dick, stilrund, die Äste allmählich dünner werdend. Ceylonmoos gibt mit 50 Teilen Wasser eine durchsichtige geschmacklose Gallerte. Diese Alge wird von einer indischen Schwalbenart (Hirundo esculenta) zum Bau des eßbaren Nestes benutzt.

Agar von Makassar und Java. Ostindisches Carrageen, Alga spinosa, besteht aus dem getrockneten Thallus von Eucheuma spinosum AGARDH (Eucheuma muriaticum f. depauperata, E. denticulatum, Gigartina spinosa GREV.) und ist im Indischen Ozean (Meerenge zwischen Borneo und Celebes) und bei Mauritius heimisch. 3 bis 4 cm lange, 2 bis 3 mm dicke, unregelmäßig verzweigte, stielrunde, bräunlichgelbe oder blaßrötliche Stücke von hornartiger Konsistenz. Gibt mit 17 Teilen Wasser eine Gallerte. Ungereinigter Eucheuma spinosum-Agar enthält inkrustiertes Salz.

Südafrikanischer Agar stammt von Gracilaria confervoides (L.) GREV., G. verrucosa PAPENF., Gelidium cartilagineum GAILL., G. pristoides KÜTZ., Suhria vittata J. AG., Hypnea spicifera HARV., Caulacanthus divaricatus PAPENF. und anderen Arten.

Australischer Agar stammt von Gracilaria confervoides (L.) GREV. und Gelidium pulchrum (australe). Eucheuma speciosum liefert westaustralischen Agar.

Neuseeländischer Agar besteht aus Pterocladia lucida (TURN.) J. AG. und P. capillacea (GMEL.) BORN et THUR. sowie aus Gelidium caulacentheum.

Russischer Agar von Phyllophora rubens liefert ein agarähnliches Produkt. P. nervosa (D. C.) GREV., Schwarzes Meer, hat einen hohen Jodgehalt und besitzt laut GUEVEN u. AKTIN [Eczacil. Bül. *4*, 199 (1962); ref. Pharm. Zentralh. *102*, 530 (1963)] antilipämische Aktivität. Ahnfeltia plicata (HUDS.) FRIES., vorkommend an den Küstengebieten des Weißen Meeres und des japanischen Meeres (Wladiwostok, Sachalin) dient zur Fabrikation von russischem und Sachalin-Agar. Die Alge kommt in geringen Mengen auch in der Ostsee vor.

Dänischer Agar wird aus der Alge Polyides rotundus gewonnen, die, wie auch Furcellaria fastigiata, „Ostsee-Agar" liefert.

Spanischer Agar stammt von Gelidium latifolium BORN. [G. corneum (HUDS.) LAMOUR.], die an den westeuropäischen und nordafrikanischen Atlantikküsten vorkommt.

In Spanien wird aus Algen auch ein Pflanzenschleim als Appreturmittel für die Textilindustrie gewonnen. Gelidium pulchellum und G. latifolium, Irische Küstengebiete, werden in Großbritannien auf Agar-Agar ausgewertet. Delesseria sanguinea, Nordsee und nördliche

Teile des Atlantischen Ozeans, besitzt eine starke Antikoagulatonswirkung. Gelidium nudifrons, G. arborescens und G. densum wachsen an der pazifischen Küste und werden ebenfalls zur Agar-Agar-Produktion herangezogen.

Eigenschaften. Die verschiedenen Handelssorten zeichnen sich durch verschieden starke Gelierfähigkeit aus: so entspricht nach BPC 54 die Konsistenz eines 1%igen Gels von Japanagar einem 2%igen Austral-Agar, einem 0,7%igen Neuseeland-Agar und einem 1%igem Südafrika-Agar. In kaltem Wasser quillt Agar nur auf, beim Kochen mit Wasser gibt er eine Lsg., die beim Erkalten gallertartig erstarrt. Mit viel Wasser (etwa 1 : 200) gekocht, gibt er eine nach dem Erkalten schlüpfrig-schleimige Lsg., die geruch- und geschmacklos ist und Lackmuspapier nicht verändert.

Verfälschungen und Ersatz. In Notzeiten wurde Agar aus einheimischen Rohstoffen hergestellt [s. KIRSCHNINCK: Pharmazie *3*, 171 (1948)]. Als Ausgangsmaterial dienten Braunalgen und Rotalgen der Ostsee (Fucus vesiculosus, Laminaria saccharina, Ceramium rubrum, Polysiphonia nigrescens, Delesseria sanguinea, Chordaria flagelliformis, Polyides rotundus, Dictyosiphon foeniculaceus und Castagnea virescens). Dieser ,,Deutsche Agar" ist durch hohen Aschegehalt ausgezeichnet (etwa 17%). BPC 54 nennt als Agar-Ersatz ,,British-Agar" und ,,Galway-Agar", die zur Hauptsache aus Chondrus crispus STACKH. und Gigartina stellata (STACKH.) BATT. hergestellt werden und durch hohen Aschegehalt (etwa 16 bis 37%) charakterisiert sind.

Inhaltsstoffe. Bis 37% Gelose (Pararabin) $(C_6H_{10}O_5)_n$, 6,5% Paramylan, 1,3% Metarabin, 3% Holzgummi, 10% Cellulose. Nach JONES und PEAT (J. Amer. chem. Soc. *1942*, S. 225; zit. aus USD 60) ist der Hauptbestandteil des Agars der Schwefelsäureester einer linearen Polygalaktose, die als wiederkehrende Einheit 9 D-Galaktopyranosereste mit einem L-Galaktoserest am reduzierenden Ende verknüpft enthält. Die D-Galaktoseeinheiten sind vermutlich durch 1,3-glykosidische Bindungen miteinander verknüpft und der L-Galaktoserest in 4-Stellung an die Kette gebunden. Dieses Molekül ist am Kohlenstoffatom 6 mit Schwefelsäure verestert. Die von PERCIVAL und THOMSON (J. Amer. chem. Soc. *1943*, S. 750; zit. aus USD 60) bei der Hydrolyse von Agarderivaten gefundenen analytischen Daten stehen z.T. in Widerspruch zu denen von JONES und PEAT, deren Struktur somit zu sehr vereinfacht erscheint. Nach ITANO [Proc. Imp. Acad. Tokyo *9*, 398 (1933); zit. aus USD 60] kann Handelsagar 25,5 bis 101,9 Teile Jod auf 1 Million enthalten. Durch geeignete Reinigungsmaßnahmen kann der Jodgehalt auf 6 bis 7 Teile/Million reduziert werden. Agar ergibt nach Hydrolyse und Oxydation mit Salpetersäure Schleim-, Brenztrauben-, Uron- und Oxalsäure. Nach BPC 54 enthält Agar ferner etwa 1 bis 2% Protein und geringe Spuren von Bor und Arsen, außerdem Calciumionen, Chlorophyll, Fucoxanthin (gelber Farbstoff), Fucoerythrin (roter Forbstoff) und Spuren von Fett. KATSUURA et al. [J. chem. Soc. Japan, Ind. Chem. Sect. *69*, 205 (1965)] berichteten über einige physikalische Eigenschaften von aus Agar isolierter Agarose und Agaropektin. Der Galaktosegehalt des japanischen Agar beträgt 67% (G. amansii = 25 bis 35%) gegenüber dem Rohstoff, da er in konzentrierter Form vorliegt.

Erkennung und Prüfung. Der als Gallerte an sich strukturlose Agar-Agar läßt sich mikroskopisch immer an den reichlich vorkommenden, sehr verschiedenen Arten angehörenden Diatomeen erkennen; so kommt nach HOLMES auf dem Thallus von Gelidium stets die kleine Diatomee Arachnoidiscus ornatus EHRENB. reichlich vor, so daß durch diese auch eine Verfälschung von Gelee mit Agar gut nachgewiesen werden kann. Nach CsL 2 und CF 65 erfolgt eine mikroskopische Prüfung, welche die Anwesenheit von Arachnoidiscus, Cocconeis und Grammatophora bestätigt. Man läßt einen dünnen Schleim aus Agar-Agar längere Zeit in der Wärme absetzen und untersucht den Bodensatz auf Diatomeen, oder man verascht eine Probe auf Platin und untersucht in einem Tropfen verdünnter Salzsäure. Es lassen sich für die verschiedenen Agar-Handelssorten keine für jede Sorte charakteristischen Diatomeen feststellen; die Bestimmung der angetroffenen Diatomeen-Arten läßt nicht auf die Herkunft der Ware schließen. Neben den Diatomeen sind Spongillennadeln verschiedener Form nachzuweisen. Je reiner eine Agar-Sorte, desto weniger Diatomeen, Spongillennadeln usw. sind anzutreffen. Stärkezusatz läßt sich unter dem Mikroskop leicht erkennen, da Agar-Agar des Handels nur verkleisterte Florideenstärke zeigt. Reines Agarpulver gibt im Verhältnis 1 : 100 mit Wasser angeschüttelt und erwärmt auf Zusatz einiger Tropfen Jodjodkaliumlsg. eine weinrote bis schwach rotviolette, nicht dunkelblaue Färbung (Blaufärbung läßt auf Zusatz fremder Stärke schließen). 1 T. Agar soll nach dem Kochen mit 100 T. W. beim Abkühlen eine feste, möglichst farblose Gallerte geben, die auch bei kräftigem Schütteln nicht schlüpfrig wird, noch dabei ihre Form verliert. Eine elegante Methode zum Nachweis des Vorkommens von Agar hat YAPHE [Canad. J. Botany *37*, 751 (1959)] beschrieben, nachdem er spezifische Bakterienenzyme gefunden hatte, die Agarose zu hydrolysieren (Pseudomonas atlantica: produziert Agarase) vermögen. Läßt man auf wäßrige Extrakte der Thalli Agarase einwirken, dann werden nur reduzierende Zucker gebildet, wenn die entsprechenden Substrate im Extrakt enthalten sind. Die mit dieser mikrobiologischen Methode bisher erhaltenen Resultate zeigen, daß Agar nicht bei allen Rotalgen vorkommt (s. Tabelle bei HEGNAUER: Chemotaxonomie der Pflanzen, Bd. I).

Identität (nach DAB 7 – DDR). Prüflösung: 0,200 g gepulverte Substanz werden in einem 100-ml-Rundkolben mit Normschliff mit 40,0 ml Wasser versetzt und 15 Min. stehengelassen. Danach wird die Mischung unter Rückflußkühlung 15 Min. im Sieden gehalten. Die heiße Mischung wird als Prüflösung verwendet. – a) 10,0 ml Prüflösung werden auf 20° abgekühlt. Es entsteht eine feste Gallerte. – b) 10,0 ml Prüflsg. werden in einem Reagensglas schnell auf 20° abgekühlt. Danach wird die innere Wand des Reagensglases mit einigen Tropfen 0,1 n Jodlsg. benetzt. Beim vorsichtigen Schütteln des Reagensglases zeigt die Gallerte insbesondere in der Nähe der Reagensglaswand eine rotviolette oder blauviolette Färbung. Die Mischung ist für die Prüfung nach g) aufzubewahren. – c) 5,0 ml Prüflsg. werden nach Zusatz von 1,00 ml konz. Salzsäure im Wasserbad 15 Min. erhitzt. 2,5 ml der Mischung sind für die Prüfung nach d) aufzubewahren. 2,00 ml der Mischung werden mit 2,00 ml 6 n Natronlauge sowie 3,00 ml Kupfertartrat-RL versetzt und zum Sieden erhitzt. Die Mischung gibt einen roten oder braunroten Niederschlag. – d) 2,5 ml der Mischung von c) werden nach Zusatz von 1,0 ml Bariumchloridlsg. (5,0 g/100,0 ml) zum Sieden erhitzt. Die Mischung gibt nach 10 Min. einen weißen, kristallinen Niederschlag. – e) 0,10 g gepulverte Substanz wird mit 5,0 ml 6 n Natronlauge versetzt. Die Mischung wird zum Sieden erhitzt. Sie zeigt eine kräftig gelbe Färbung.

Reinheit (nach DAB 7 – DDR). f) Alkalisch oder sauer reagierende Verunreinigungen: 5,0 ml Prüflsg. müssen nach Zusatz von 2 Tr. Bromthymolblau-Lsg. gelb oder gelbgrün und nach darauffolgendem Zusatz von 0,300 ml 0,01 n Kalilauge blau gefärbt sein. – g) Stärke, Dextrin: Die Mischung von b) darf nach kräftigem Schütteln keine blaue oder rotviolette Färbung zeigen. – h) Stickstoffhaltige Verunreinigungen: 0,500 g getrocknete Substanz von l) werden, wie unter „Bestimmung des Stickstoffes nach KJELDAHL" angegeben, behandelt. Als Vorlage bei der Destillation wird ein 200-ml-Weithalserlenmeyerkolben verwendet, der 20,00 ml 0,01 n Schwefelsäure enthält. Nachdem 50,0 ml Destillat übergegangen sind, wird die in der Vorlage befindliche Flüssigkeit mit 3 Tr. Methylrot-Methylthioninchlorid-Lsg. versetzt und mit 0,01 n Kalilauge bis zum Farbumschlag nach Grün titriert. Unter den gleichen Bedingungen ist ein Blindversuch durchzuführen. 1 ml 0,01 n Schwefelsäure ist 0,14 mg Stickstoff äquivalent. Die Substanz darf höchstens 0,25% Stickstoff enthalten. – i) In siedendem Wasser unlösliche Verunreinigungen: 2,00 g gepulverte Substanz werden in einem 600-ml-Becherglas mit 400 ml Wasser übergossen. Nach 60 Min. wird die Mischung 15 Min. im Sieden gehalten. Die heiße Mischung wird durch einen bei 105° bis zur Massekonstanz getrockneten und auf 100° erhitzten Glasfiltertiegel G 2 filtriert. Das Becherglas und der Rückstand werden 5mal mit je 20,0 ml heißem Wasser gewaschen. Der Rückstand wird bei 105° bis zur Massekonstanz getrocknet.

Berechnung: Prozent in siedendem Wasser unlösliche Verunreinigungen, berechnet auf die bei 105° getrocknete Substanz

$$= \frac{a \cdot 10\,000}{\text{Ew} \cdot (100 - b)} \, .$$

a = Masse des Rückstandes in Gramm;
b = Trocknungsverlust in Masseprozent;
Ew = Einwaage der Substanz in Gramm.

Die Substanz darf höchstens 0,50% in siedendem Wasser unlösliche Verunreinigungen enthalten. – j) Wasserlösliche Verunreinigungen: Der Rückstand von m) wird bei 40° 12 Std. und anschließend bei 105° bis zur Massekonstanz getrocknet.

Berechnung. Prozent wasserlösliche Verunreinigungen, berechnet auf die bei 105° getrocknete Substanz

$$= 100 - \frac{a \cdot 10\,000}{\text{Ew} \cdot (100 - b)} \, .$$

a = Masse des Rückstandes in Gramm;
b = Trocknungsverlust in Masseprozent;
Ew = Einwaage der Substanz in Gramm.

Die Substanz darf höchstens 10,0% wasserlösliche Verunreinigungen enthalten.
Die Prüfungen werden von zahlreichen anderen Arzneibüchern in ähnlicher Weise durchgeführt.

Reinheit (nach ÖAB 9). Zur Prüfung auf Gelatine darf auf Zusatz von 1 ml einer Tanninlösung zu 10 ml einer heißen, wäßrigen 0,2%igen Agarlsg. weder eine milchige Trübung noch ein Niederschlag auftreten. Analog BP 53, CF 65. BPC 54, USP XVII und Brasil. 2 führen diese Prüfung mit Pikrinsäurelsg. durch. — Zum Nachweis von arabischem Gummi schüttelt man 1 g Agarpulver mit 100 g kaltem Wasser, versetzt mit 1 bis 2 ml frischer Guajakharztinktur, woraufbei Gegenwart von arabischem Gummi, wenn dessen Oxydase nicht abgetötet ist, in spätestens 1/2 Std. Blaufärbung eintritt. Eine Verwechslung mit Traganth läßt sich durch die Jodprobe erkennen, da Traganth stärkehaltig ist. — Zur Prüfung auf Traganth und Gummi arabicum nach BP 53 und BPC 54 werden 0,1 g Agarpulver mit 1 ml 0,02 n Jodlsg. versetzt. Die Mischung nimmt eine karmesinrote Farbe an. Zum Nachweis von Traganth dient auch der Identitätsnachweis d (s. o.). BPC 54 schreibt ferner zur Unterscheidung des Agars von Gummi arabicum und Traganth vor, daß eine kleine Menge Agarpulver, in Rutheniumrotlsg. BP aufgeschwemmt und mikroskopisch betrachtet, eine Rosafarbe der Teilchen zeigen soll. — ÖAB 9 führt eine Reinheitsprüfung auf Diatomeen und Spongiennadeln durch. Diese dürfen nach 5minütigem Erhitzen von 0,1 g Agar in 50 ml Wasser bis zum Sieden bei der mikroskopischen Untersuchung des Sedimentes nur vereinzelt zu sehen sein.

Maximaler Aschegehalt. 4% ÖAB 9, Hisp. IX; 4,5% DAB 7 — DDR, Jap. 61, Portug. 35; 5% Pol. III, BP 53, BPC 54, Fenn. 37, Nord. 63, Jug. II, Brasil. 2; 6% CF 65; 6,5% USP XVII; 7,5% CsL 2; 8% Hung. V. — Säureunlösliche Asche max.: 0,5% USP XVII, Brasil. 2, Jap. 61 (auf getrockneten Agar bezogen); 0,6% CsL 2; 0,7% Hung. V; 1% BP 53, BPC 54, Pol. III. — Nach Behandlung der Asche mit verd. Salzsäure sind unter dem Mikroskop Diatomeen und Spongiennadeln sichtbar. Bei Japan-Streifen-Agar sind besonders zahlreich die Diatomeen der Gattung Arachnoidiscus zu finden, BP 53. — Max. Trocknungsverlust: 18% (bei 100° zu konstantem Gewicht) ÖAB 9, BP 53, BPC 54, Jug. II, Pol. III; 20% (nach 5stündigem Trocknen bei 105°, wobei nach USP XVII die Ganzdroge vor dem Trocknen in kleine Stücke zu 5 qmm zu schneiden ist) USP XVII, Brasil. 2, CF 65, CsL 2, Hisp. IX; 21% DAB 7 — DDR [die getrocknete Substanz ist für die Prüfung nach h) aufzubewahren]; 22% Nord. 63, Jap. 61. — Fremde org. Substanz max. 1% USP XVII, CsL 2. — Fremde unlösliche Substanz: Nach USP XVII werden 7,5 g Agar mit Wasser auf 500 g ergänzt, 100 g der einheitlich gemischten Masse werden mit heißem Wasser auf 200 ml gebracht, zum Kochen erhitzt und heiß durch einen gewogenen Filtertiegel filtriert. Der Glaskolben wird mehrmals mit heißem Wasser gespült und diese Waschwässer werden ebenfalls durch den Filtertiegel filtriert. Schließlich wird der Filtertiegel mit Rückstand bei 105° zum konstanten Gewicht getrocknet. Der Rückstand darf höchstens 1% des verwendeten Agars (1,5 g), auf Trockengewicht bezogen, betragen. Analog Brasil. 2.

Wasserabsorption (Quellfähigkeit): Nach USP XVII werden 5 g Agar in einen 100-ml-Meßzylinder gefüllt, bis zur Marke mit Wasser aufgefüllt, gut gemischt und 24 Std. bei 25° stehengelassen. Der Inhalt des Zylinders wird durch feuchte Glaswolle gegossen und das ablaufende Wasser in einem zweiten 100-ml-Meßzylinder aufgefangen. Es sollen höchstens 75 ml Wasser erhalten werden. Analog Brasil. 2. Agar soll nach USP XVII mindestens das 5fache seines Gewichtes an Wasser aufnehmen, wenn er in der beschriebenen Weise geprüft wird. Quellungszahl etwa 7 nach Jug. II.

Bestimmung des Wasserbindungsvermögens (nach DAB 7 — DDR). 2,000 g grob gepulverte Substanz werden in einem 250-ml-Becherglas mit 150 ml Wasser von 15 bis 20° versetzt und bei 15 bis 20° unter wiederholtem Rühren 4 Std. stehengelassen. Danach wird die überstehende Flüssigkeit durch einen bei 105° bis zur Massekonstanz getrockneten Glasfiltertiegel G 1 filtriert. Der Rückstand im Becherglas wird innerhalb 30 bis 40 Std. 4mal mit je 150 ml Wasser, wie vorstehend angegeben, behandelt und die Flüssigkeit jeweils durch den Glasfiltertiegel filtriert. Anschließend wird der Rückstand in den Glasfiltertiegel gebracht, 3mal mit je 20,0 ml Wasser gewaschen und so lange scharf abgesaugt, bis kein Filtrat mehr vom Glasfiltertiegel abtropft. Danach wird der Rückstand gewogen. Der Rückstand ist für die Prüfung nach j) aufzubewahren.

Berechnung. Gramm Wasser, berechnet auf 1 g der bei 105° getrockneten Substanz

$$= \frac{100 \cdot (a - \mathrm{Ew})}{\mathrm{Ew} \cdot (100 - b)}.$$

a = Masse des Rückstandes in Gramm;
b = Trocknungsverlust in Masseprozent;
Ew = Einwaage der Substanz in Gramm.

Es dürfen nicht weniger als 10,0 g und nicht mehr als 16,0 g Wasser gebunden werden, berechnet auf 1 g der bei 105° getrockneten Substanz.

LUCKNER (Prüfung von Drogen, Jena: VEB G. Fischer Verlag 1966) beschreibt folgendes Verfahren zur Bestimmung der Gallertfestigkeit: 0,800 bis 0,810 g der bei 105° bis zur Konstanz getrockneten Droge werden mit 90 g kaltem Wasser versetzt. Nach 15 Min. wird die Mischung zum Sieden erhitzt und 15 Min. unter Rückflußkühlung gekocht. Die Lsg.

wird nach dem Abkühlen auf 40 bis 50° mit Wasser auf 100,0 g verdünnt. Mit der verd. Lsg. wird ein 50 ml Becherglas von 40 mm Durchmesser und 70 mm Höhe vollständig gefüllt. Das Becherglas wird bei 20° 18 bis 20 Std. stehengelassen. An einem Stativ wird senkrecht über der Oberfläche der Gallerte ein 400 mm langes Glasrohr mit einem inneren Durchmesser von 8 mm so befestigt, daß die untere Öffnung 2 bis 3 mm von der Oberfläche der Gallerte entfernt ist. Zur Ausführung der Bestimmung wird ein Glasstab, der eine Masse von 8,00 g, einen Durchmesser von 4,50 mm und eine Länge von 200 mm besitzt, aus 300 mm Höhe durch das Glasrohr in die Gallerte fallengelassen. Die Eindringtiefe des Glasstabes muß bei Agar für mikrobiologische Zwecke mindestens 15 mm und darf höchstens 40 mm betragen. Der Mittelwert der Ergebnisse von 3 Messungen wird der Bewertung zugrunde gelegt.

Aufbewahrung. Agar und Agarpulver in gut verschlossenen Gefäßen, vor Feuchtigkeit geschützt.

Wirkung. Agar wird im Magen- und Darmkanal nicht hydrolysiert und passiert ihn fast unzersetzt. Wegen seines Vermögens, stark zu quellen und damit Wasser zu binden, eignet sich Agar vorzüglich als Abführmittel bei chronischer Obstipation. Die Peristaltik wird angeregt und die Faeces aufgelockert und erweicht. Im allgemeinen wird Agar mit pflanzlichen Anthrachinonextrakten kombiniert. Der Zusatz von Agar zu Paraffinölemulsionen ist therapeutisch ohne Bedeutung, da er hier nur als Emulsionshilfsmittel wirkt.

Anwendung. Selten als eigentliches Arzneimittel. Als Arzneimittelträger, z.B. zur Herstellung von Vaginalkugeln (10 T. Agar-Agar werden nach dem Abwaschen mit 100 T. Glycerin und 200 T. Wasser erhitzt), fettfreien Suppositorien, als Quellmittel zu Tablettenmassen, seltener zu fettfreien Salbengrundlagen. — Nach KRAMER kann Agar zu Prothesen verwendet werden. Bei Inguinalhernien wurde durch Injektion der Agarmasse vollständiger Verschluß des Bruchringes erzielt. Nach BAUER eignet sich Agar zur Herstellung gewisser Pflaster. Agar wird in heißem Wasser gelöst, mit Kaliseife versetzt (um späteres Schrumpfen des Pflasters zu vermeiden) und diese Masse auf Platten oder Gewebe ausgegossen. Das trockene Pflasterhäutchen wird nötigenfalls mit geeignetem Klebstoff versehen. Medizinische Zusätze, wie Glycerin, Antiseptica usw., zur Grundmasse sind angängig (DRP 138 626). Sehr häufig wird Agar-Agar zur Herstellung von festen Nährböden für die Bakteriologie verwendet. Therapeutisch kann Agar in kleinen Stücken mit Fruchtsaft oder Milch gemischt eingenommen werden. In Industrie und Technik werden die besseren Sorten in Bierbrauereien und Konditoreien, die geringeren zum Appretieren von Geweben und von Papier verwendet. Im Haushalt dient Agar als Ersatz für Gelatine, in der Landwirtschaft zur Gewinnung von Ausgangsmaterial für die Beimpfung von Getreide bei der Züchtung von Claviceps purpurea, zur Stabilisierung von Milchprodukten sowie in der Käse-, Fleisch- und Fischindustrie, ferner zum Klären von Wein und in der Fotopapierindustrie. Algenproteinzubereitungen dürften dem tierischen Eiweiß überlegen sein, da sie infolge ihres Gehaltes an Tocopherolen eine Art Leberschutzwirkung besitzen. Einen umfassenden Überblick über Vorkommen, Inhaltsstoffe, Verwendung und Nutzbarmachung verschiedener Algenarten gibt BÉZANGER-BEAUQUESNE [Prod. pharm. *13*, 339–351 (1958)]. Für Laborzwecke läßt sich Agar-Agar laut KIRSCHNINCK [Seifen-Öle-Fette-Wachse *84*, 284 (1958)] folgendermaßen reinigen: Das im Handel befindliche Agar wird in wäßriger Lsg. durch Schütteln mit Kohle und anschließender Feinfiltration bzw. Vakuumfiltration über eine mehrstufige Adsorptionssäule weitgehend vereinigt. Trübende Ca- und Mg-Verbindungen lassen sich durch Elektrodialyse entfernen. Einen absolut optisch leeren Agar gibt es nicht.

Dosierung. Nach BPC 54 und USP XVI 4 bis 16 g; die übliche Dosis nach USP XVI ist 4 g, nach Hisp. IX 20 g.

Agar pulveratum. Agarpulver.

Agar pulveratum Jap. 61. Pulvis Gelosae Portug. 35.

In kleine Stücke zerschnittener Agar wird bei höchstens 100° getrocknet und fein gepulvert.

Weißes bis fast weißes Pulver, geruch- und geschmacklos, schleimig. Unter dem Mikroskop (als Emersionsflüssigkeit dient Olivenöl oder flüssiges Paraffin) sind eckige mit Riefen versehene oder fast sphäroidale, farblose, durchscheinende, 50 bis 60 μ messende Körner zu sehen. Agarpulver wird auf Zusatz von Chloralhydratlsg. durchscheinend. Genauere Beschreibung siehe Agar.

Verfälschungen. Käufliches Agarpulver ist sorgfältig auf Verfälschungen mit Stärke, Gelatine u.a. zu prüfen, die bei unzerkleinertem Agar kaum vorkommen.

Prüfung (nach Jap. 61). Reinheit s. Agar. Max. Aschegehalt 4,5%. — Säureunlösliche Asche max. 0,5%. — Max. Trocknungsverlust 22%.

Aufbewahrung. In dichten Behältnissen.

Anwendung. Agarpulver wird als Zerfallbeschleuniger für Tabletten verwendet.

Agar sterilisatus (Merck). Ein 2,5%iger Wasseragar, der mehr oder weniger verdünnt als Vehikel für einzuspritzende Antigonorrhoica verwendet wird.

Gelose. Agar-Agar wird in Streifen geschnitten, diese 24 Std. in 6%iger Salzsäure mazeriert, dann mit Wasser gewaschen und 24 Std. in 5%iger Ammoniakflüssigkeit mazeriert und wiederum mit Wasser gewaschen. Die so gereinigten Agarstreifen löst man in siedendem Wasser. Die Lsg. wird koliert, eingedampft, der Rückstand getrocknet und gekörnt, oder man streicht die Lsg. auf Glasplatten und läßt sie eintrocknen.

Agarase-Tabletten enthalten Agar-Agar und bulgarisches Lactoferment. Anwendung bei Magen- und Darmkrankheiten.

Tegment, ein Verbandpflaster, besteht aus einem dünnen, von einem feinen Gewebe durchzogenen Agarhäutchen, auf das mit Chinosol (oder Jodoform, Airol, Xeroform usw.) versetzte Glyceringelatine aufgetragen ist.

Agathisanthemum

Agathisanthemum bojeri KLOTZSCH. Rubiaceae.

Die in Afrika vorkommende Pflanze soll in ihren Blättern Alizarin enthalten.

Anwendung. Die Eingeborenen rauchen den Samen zur Erleichterung bei Husten und Atembeschwerden. Die Blätter werden gegen Schlangenbiß gebraucht.

Agathisanthemum globosum KLOTZSCH. ex HIERN. Afrika.

Anwendung. Gegen Hämorrhoiden und Dysenterie.

Agathosma

Agathosma variabilis SOND. Rutaceae - Rutoideae-Diosmeae. Anis-Bucco. Anis Buchu. Anis-Seed Buchu.

Kapland, viele Arten in Kultur.

Die Blätter besitzen einen anisartigen Geruch und treten gelegentlich als Verwechslung von Folia Bucco auf (s. Barosma).

Agathosma apiculata G. F. W. MEY.

Laubblätter eiförmig, fast herzförmig, in eine borstige Spitze auslaufend. Staminodien kurz, dicklich, mit einer Druse am Ende.

Inhaltsstoffe. In den frischen Blättern 0,32% äth. Öl mit 25% l-β-Pinen und 30% Butyl-l-pentenyldisulfid.

Anwendung. In der Eingeborenenmedizin Süd- und Ostafrikas als Stomachicum und Febrifugum.

Agathosma cerefolium BARTL. et WENDL.

Inhaltsstoffe. 3 bis 5% gelbes äth. Öl, das aus 50% Phenoläther (Methylchavicol und wahrscheinlich Anethol), 30% Alkohol (z. T. l-Linalool) sowie 3% Terpenen (Myrcen) besteht. Stark anisartiger Geruch.

Agathosma ciliata (L.) LINK.

Etwa 3 bis 4 m hoher Strauch mit eiförmig-lanzettlichen oder lanzettlichen, flachen, am Rande zurückgekrümmten und gewimperten Laubblättern. Blüten in Dolden angeordnet, deren Staminodien so lang oder länger sind als der Kelch.

Inhaltsstoffe. In den frischen Blättern 0,4%, in den getrockneten 1,2% äth. Öl.

Agathosma crenulata PILLANS.

Inhaltsstoffe. Maximal 1% äth. Öl. In den Blättern Diosmin, in den Blüten und Früchten Harz.

Agathosma gnidioides SCHLTR.

Inhaltsstoffe. In den Blättern 0,61 bis 1% äth. Öl mit 2,4% Schwefel in Form von Bis-(1-pentenyl-2-)-tetrasulfid $C_{10}N_{18}S_4$, 70% Terpene (60% Myrcen, 5% L-β-Pinen und 4% L-Limonen und Dipenten) sowie 25% d-Linolylisobutyrat.

Anwendung. Eine Abkochung der Blätter ist bei den Eingeborenen Südafrikas als Stomachicum, Antispasmodicum und als Febrifugum in Gebrauch.

Agauria

Agauria salicifolia HOOK. f. Ericaceae.
In Afrika und auf Madagaskar heimisch.

Inhaltsstoffe. Das pentacyl. Triterpen Agauriol $C_{30}H_{46}O_3$, Fp. 321°, isomer mit Taraxacol und Sanguisorbigenin; Agauriolsäure (Morolsäure) $C_{29}H_{46}(OH)COOH$, Fp.309°, in der Rinde als Acetylverbindung mit dem Fp. 315° vorliegend; die Isomeren von Morol-, Ursol- und Oleanolsäure, ferner verschiedene Derivate von Agauriol. Die getrocknete Rinde enthält 0,03 bis 0,04 % Alkaloide, das getrocknete Blatt doppelt so viel; Rinde und Blätter enthalten sehr viel Gerbstoff.

Wirkung. Die giftigen Blätter und Wurzeln führen bei Schafen und Rindern zu Erbrechen, Krämpfen, Atemstörungen und Koma.

Anwendung. Als Antidot für Pfeilgifte, gegen rheumatische Schmerzen und als Insektizid.

Agauria pyrifolia DC. Mapou.
Heimisch auf Réunion.

Wirkung. Die gleiche Wirkung wie A. s.

Agave

Agave americana L. (Agave altissima ZUMAGL., A. vera-cruz DRUM., A. virginica MILL.). Agavaceae – Agaveae. Agave. Hundertjährige Aloe. Maguei-pflanze. American aloe. Maguay. Pito. Agave o Pita o Maguei.

Im tropischen Mittel- und Südamerika einheimisch (Entwicklungszentrum Mexiko), vielfach in wärmeren Gegenden als Nutzpflanze zur Faser- und Pulquegewinnung angebaut; häufig in der Mittelmeerregion (Charakterpflanze) verwildert. Ornamentale Zierpflanze.

Der Wurzelstock ist dick, kräftig, schuppig. Die Blätter sind grundständig, etwa 1 bis 1,5 m und darüber lang, 15 bis 25 cm breit, dickfleischig, in einer Rosette spiralig angeordnet. Die unteren, ältesten Blätter zurückgekrümmt, die mittleren aufrecht abstehend, die obersten zu einer langen, stielrunden, sehr spitzen Knospe zusammengedreht. Am Rande der Blätter derbe, scharfe Stacheln, an der Blattspitze ein etwa 5 cm langer Endstachel. Im saftigen, grünen Blattgewebe zahlreiche starke Blattfaserbündel, teilweise den Gefäßbündeln anliegend. Blütenschaft armdick, aus der Mitte der Blattrosette sich erhebend, bis zu 6 m hoch, mit kandelaberartig verzweigter Blütenrispe. Blüten trichterförmig, grünlichgelb, 7 bis 9 cm lang, mit starkem, angenehmen Geruch.

Inhaltsstoffe. Saponin, Agavose $C_{12}H_{22}O_{11}$, ein optisch inaktiver reduzierender Zucker, 0,4 bis 3 % Hecogenin (Zwischenprodukt für Cortisondarstellung), Chlorogenin, scharfes, äth. Öl, Gummi, Eiweiß und Oxalsäure.

Anwendung. Als Laxans, Diureticum, Emmenagogum; äußerlich bei Rheuma und Quetschungen. Der Saft ruft Hautreizungen hervor. Als Insektizidum gegen Termiten. – Der während der Blütenentwicklung aus der abgeschnittenen Stammknospe über etwa 3 Monate in einer Menge von 4 bis 5 l täglich ausfließende, süße Saft ist zucker- und schleimhaltig (8,8 % Zucker, 0,5 % Gummi, 1 % Eiweiß). Er schmeckt angenehm säuerlich, wird zur Gärung gebracht und bildet das „Pulque", das berauschende Nationalgetränk der Mexikaner (enthält laut USD 60 etwa 7 % Alkohol). Durch Destillation gewinnt man aus dem vergorenen Saft den Mescal (Tequila, Mexikal), einen sehr berauschenden Branntwein. – Die Blätter dienen frisch und zubereitet als Nahrungsmittel; auch als Futtermittel für Tiere, können aber toxisch wirken. Außerdem liefern sie Fasermaterial, das unter dem Namen Pitafaser bekannt ist. Die Faser wird zur Herstellung von Seilen verwendet, kann aber Sisalhanf nicht ersetzen. – Der eingedickte Wurzelsaft wird wie Honig verwendet. – Die Wurzel, Radix Agave, Mageyawurzel, dient als Ersatz für Radix Sarsaparillae.

Agave americana. HAB 34. Hundertjährige Aloe.
Frische Blätter.

Arzneiform. Essenz nach § 2.

Arzneigehalt. 1/2.

Agave americana HPUS 64. Century Plant.
Die frischen Blätter.

Arzneiform:. Urtinktur: Arzneigehalt 1/10. Agave, feuchte Masse mit 100 g Trockensubstanz und 800 ml Wasser = 900 g, Alkohol USP (94,9 Vol.-%) 222 ml, zur Bereitung von 1000 ml der Tinktur. – Dilutionen: D 2 (2×) enthält 1 T. Tinktur, 6 T. dest. Wasser und 3 T. Alkohol; D 3 (3×) und höher mit Alkohol HPUS (88 Vol.-%). – Medikationen: D 3 (3×) und höher.

Agave sisalana PERR. Sisalagave. Sisalhanf. Sisal hemp. Bahama hemp. Green agave.

In Mittel- und Südamerika heimisch; in Westindien, Ost- und Westafrika (Tanganjika), Madagaskar und Indonesien häufig kultiviert.

Inhaltsstoffe. Tigogenin, Hecogenin, Gitogenin, die 3 Steroidsapogenine: Neo-tigogenin, Sarsasapogenin, Sisalagenin, ferner Pektin und reichlich Vitamin C. In der Kutikula 5 bis 17% eines sehr harten Wachses mit Eigenschaften, die dem Carnauba- und Candelilla-Wachs gleichen.

Anwendung. Zur Hecogenin-Gewinnung. Faser als Sisalhanf im Handel. Sisalwachs.

Für die Gewinnung von Agaveprodukten kommen u. a. in Frage:

Agave tequilana TRELEASE (außerdem lt. HPUS 64 A. atrovirens). Mexican maguey. Maguey de Pulque. Maguey de tequila.

Mexiko und Zentralamerika.

Eine ausdauernde, kurze Stengel treibende Pflanze. Blätter 125 oder mehr cm lang, 8 bis 30 cm breit, hell blaugrün mit beständigem weißem Schmelz überzogen und mit einem rot- oder purpurbraunen Dorn, der 3 bis 4 mm breit und 15 bis 20 mm lang ist; die dicken, fleischigen Blätter besitzen entlang des Randes ebenfalls Dornen, die im Querschnitt dreieckig sind. Die Blüte kann 10 bis 12 m hoch werden und einen Durchmesser von 30 bis 40 cm erreichen.

Anwendung. In Mexiko zur Herstellung des „Pulque" und des Destillates „Mezcal de tequila".

Agave Tequilana HPUS 64. Mexican Maguey.
Die Spitze und die frischen Blätter.

Arzneiform. Urtinktur: Arzneigehalt 1/10. Agave, feuchte Masse mit 100 g Trockensubstanz und 800 ml Wasser = 900 g, Alkohol USP (94,9 Vol.-%) 222 ml zur Bereitung von 1000 ml der Tinktur. – Dilutionen: D 2 (2×) enthält 1 Teil Tinktur, 6 Teile dest. Wasser und 3 Teile Alkohol; D 3 (3×) und höher mit Alkohol HPUS (88 Vol.-%). – Medikationen: D 3 (3×) und höher.

Agave amaniensis TRELEASE and NOVELL.

In Ostafrika als Faserpflanze, auf den Philippinen (Blattinfus) als Insektizid verwendet.

Agave cantala Rox B. Cantola fibre.

Inhaltsstoffe. Im Jugendstadium neben geringen Mengen Tigogenin hauptsächlich Gitogenin enthalten. Im mittleren Alter Hecogenin und zur Blütezeit wieder Gitogenin. In Indien eingebürgerte Pflanzen führen außerdem Diosgenin.

Agave rigida. Der Saft der Blütenstiele enthält ein Phytonzid, ferner Hecogenin.

Desgleichen A. chinensis, A. deserti, A. fourcroydes (Mexican sisal), A. succotrina und A. toumeyana.

Ageratum

Ageratum conyzoides L. (Ageratum mexicanum SIMS.). Compositae – Asteroideae – Eupatorieae. Leberbalsam. „Appa Gras".

Heimisch im tropischen Afrika, Amerika und Asien.

Ein 1 bis 1,5 m hohes einjähriges Kraut. Mehr oder weniger behaart. Blütenköpfe 4 bis 8 mm im Durchmesser, himmelblau. Pappus frei, schuppenförmig. Griffeläste aus der Kronröhre herausragend, aber nicht doppelt so lang als wie diese.

Inhaltsstoffe. 0,02% (Frischmaterial) oder 0,16% (getrocknetes Material) äth. Öl mit Ageratochromen $C_{12}H_{16}O_3$ als Hauptbestandteil. Das äth. Öl riecht intensiv und angenehm nach einem Phenolester, ähnlich dem Äthyleugenol. Bei der Oxydation bildet sich Äthylvanillin. Außerdem enthält die Pflanze ein Cumarin, Alkaloid und Blausäure. KASTURI und MANITHOMAS (Tetrahedron L. *1967*, 2573) isolierten d.chr. aus dem äth. Öl 2 weitere Verbindungen, Substanz A, $C_{12}H_{14}O_2$, Kp. 142 bis 144° und Substanz B, Fp. 154 bis 154,5°.

Ageratochromen

Anwendung. Die Wurzel oder die ganze Pflanze als Dekokt bei Verdauungsbeschwerden, Fieber und Rheuma sowie als Tonicum. Äußerlich die ganze Pflanze oder die Blätter zur Wundbehandlung, besonders bei Brandwunden; auch bei syphilitischen Erkrankungen. Ein Verfälschungsmittel für Folia Theae.

Agonandra

Agonandra brasiliensis. Santalales – Opiliaceae – Agonandreae.
Heimisch in Brasilien.

Inhaltsstoffe. Die Früchte 35% fettes und etwa 2 bis 3,8% äth. Öl, die Samen etwa 65% fettes Öl.

Anwendung. Das äth. Öl bei Bronchitis. Das fette Öl wird unter dem Namen Elfenbeinholzsamenöl, Agonandrasamenöl, Marfimöl nach Europa exportiert. Die Eingeborenen verwenden es als Brennöl.

Agonis

Agonis flexuosa (WILLD.) LINDL. Myrtaceae. Willow myrtle.
Heimisch in Südafrika und Australien.

Inhaltsstoffe. 0,8 bis 1% äth. Öl, ähnlich dem von Eucalyptus globulus. Es besteht aus 62 bis 72,2% Cineol, sowie Cymol, Pinen, einem Alkohol, Ester und Spuren von Phenol; keine Aldehyde, freien Säuren oder Phellandren.

Wirkung. Die Blätter hemmen im antibiotischen Testversuch Staphylococcus aureus.

Agrimonia

Agrimonia eupatoria L. (A. officinarum PIT. TOURN., A. officinalis LAM., A. pilosa LADEB., A. viscidula BUNGE). Rosaceae – Sanguisorbeae – Agrimoniinae. Odermennig. Ackerblume. BERGER gibt eine große Anzahl weiterer volkstümlicher Namen an.

Vorkommen in Nord- und Mitteleuropa, Rußland, den Balkanländern, dem gemäßigten Asien und in Nordamerika. An Waldrändern, Hecken, Zäunen, auf Wiesen; trockene Standorte bevorzugt. Blütezeit Juni bis September.

Herba Agrimoniae. Herba Eupatoriae. Herba Lappulae hepaticae. Odermennig-, Acker-, Stein-, Bruch-, Fünffinger-, Griechisches Leberkraut. Ackerminze. Heil aller Welt. Agrimony leaves. Liverwort. Herbe d'aigremoine eupatoire. Folhas de agrimonia. Yerba de agrimonia. Herba Agrimoniae Erg.B. 6, ÖAB 9, CsL 2.

Die gut getrockneten Blätter, seltener das ganze, kurz vor der Blüte (Juni bis August) gesammelte Kraut.

Stengel meist 40 bis 50 cm hoch, aufrecht, langrauhhaarig, verästelt; Äste enden in eine lange, aufrechte, lockere, ährenartige Blütentraube. Blätter wechselständig, fast sitzend, unterbrochen unpaarig leierförmig gefiedert, am Grunde mit halbpfeilförmigen, stengelumfassenden, eingeschnitten gesägten Nebenblättern. Blättchen spitzeiförmig bis länglichlanzettlich, grobkernig-gesägt, oberseits dunkelgrün, unterseits hellgrün, dicht grauweiß behaart und zerstreut drüsig punktiert. Zwischen den großen Fiederblättern regelmäßig kleine mit fast herzförmigem Grunde. Blüten kurz gestielt, Kelch mit fünfspaltigem Saum. 5 hochgelbe Blumenblätter, 10 bis 15 Staubgefäße; Fruchtknoten aus zwei Fruchtblättern mit je einem Griffel; Früchtchen nußartig, einsamig.

Geruch schwach aromatisch, Geschmack gewürzhaft adstringierend, bitterlich.

Verfälschungen. 1. Verbascum nigrum L., Scrophulariaceae sowie 2. Verbascum austriacum SCHRAD. (V. orientale NEILR. non MB., V. virens HOST).

Inhaltsstoffe. In allen Teilen (im Blatt bis 5%) Catechingerbstoff, Quercitrin und wenig Ellagengerbstoff. In Stengeln und Wurzeln Gallotannine und Nicotinsäure. In der frischen Wurzel Agrimonolid $C_{18}H_{18}O_5$. Ferner Palmitin- und Stearinsäure sowie Cerylalkohol und Phytosterin. Im frischen Kraut ein glykosidischer Bitterstoff, Nicotinsäureamid, Spuren von äth. Öl und org. Säuren, Vitamin B 1, Vitamin K, Ascorbinsäure, 1,5% Triterpene, davon 0,6% Ursolsäure und ein Derivat des α-Amyrins. In den Samen etwa 35% fettes, trocknendes Öl mit Öl-, Linol- und Linolensäure. An organischen Bestandteilen hoher Gehalt an Sulfat, Eisen und bis 12% Kieselsäure. Kein Saponin. RACZ [Acta pharm. hung. *29*, 64 (1959)] erhielt bei der Untersuchung des Krautes eine positive Reaktion auf Leucoanthocyane.

Prüfung. Maximaler Aschegehalt: 10% ÖAB 9; 12% Erg.B. 6. – Stengel der Stammpflanze von mehr als 3 mm Dicke max. 5% ÖAB 9. – Stärker wollig behaarte Bestandteile (Verbascum nigrum) dürfen nicht vorhanden sein, Erg.B. 6.

Aufbewahrung. Vor Licht geschützt in gut schließenden Behältnissen.

Wirkung. SANTINI beobachtete die Verwendung der Droge in der italienischen Volksmedizin als Mittel zur Abschwellung und Anaesthesie von Bindehautentzündungen und Pharyngitis, zur Linderung von Juckreiz bei verschiedenen Hautkrankheiten und den innerlichen Gebrauch als Spasmolyticum, Sedativum und Depurativum. Er bestätigte experimentell die spasmolytische Wirkung, speziell dann, wenn die Spasmen durch Histamin, Acetylcholin oder Bariumchlorid hervorgerufen wurden; er fand ferner beim Einträufeln eines dialysierten wäßrigen Extraktes in den Tränensack (bei Bindehautentzündung) bessere Resultate als bei Cortisonspülungen, ebenso gute Ergebnisse bei allergischer Rhinitis, Asthma bronchiale, juckenden Dermatitiden und gute Analgesie bei Neuralgien, Neuritis usw. Diese Wirkungen können in Relation zur Anwesenheit von Steroiden und Triterpenen in der Droge gesetzt werden. Tatsache ist, daß in Drogen mit adrenocorticotroper, androgener oder östrogener Wirkung häufig steroid- oder triterpenähnliche Substanzen enthalten sind. FERRARINI [Med. Int. *50*, 121 (1942)] stellte ferner fest, daß die vor der Blüte gesammelten Blätter eine hypoglykämische Wirkung zeigen.

Anwendung. Als Adstringens. Bei Leber-, Magen- und Gallenleiden, besonders bei Gallen- und Nierensteinen, bei verschiedenen Arten von Rheuma, bei Verdauungsbeschwerden mit Durchfall, gegen Bettnässen. Als Gurgelmittel für Sänger und Redner. Zu Umschlägen bei Geschwüren. In der Homöopathie. In der Veterinärmedizin bei Mauke der Pferde.

Dosierung. Mittlere Einzelgabe als Einnahme 1,5 g (zu einer Tasse Aufguß), mittlerer Gehalt als Mundspülung 1,5% (als Aufguß), Erg.B. 6. Gebräuchliche Einzeldosis als Aufguß oder Abkochung 1,5 g auf 1 Teetasse, ÖAB 9.

Herbogrimon (Curta u. Co. GmbH, Berlin-Britz) war ein konzentrierter, alkoholhaltiger Auszug aus dem frischen, blühenden Kraut von Agrimonia eupatoria.

Agrimonia odorata MILL. Mittel- und Südeuropa.

Stengel kräftig, etwa 0,5 bis 1,8 m hoch, kantig und meist stark verzweigt, gleich den Laubblättern mit etwas größeren, deutlicher gestielten und etwas stärker terpentinartig duftenden Drüsen versehen. Laubblätter meist groß, weniger stark behaart, auch die oberen meist länger als die Stengelinternodien; die unteren nicht rosettig gehäuft. Größere Blättchen der mittleren Stengelblätter etwa 4 bis 7 cm lang und 2 bis 3 cm breit, mit 5 bis 8 Paar von meist deutlich netzig verzweigten, in jederseits 6 bis 14 grobe Sägezähne mündenden Seitennerven. Blütenstand meist ziemlich dicht. Blüten und Früchte etwas größer als bei ssp. officinalis. Kelchblätter zur Blütezeit 2 bis 3, zur Fruchtzeit 5 bis 6 mm lang, weniger dicht und weicher behaart, mit viel seichteren, meist nur wenig bis über die Mitte herabreichenden Furchen, postfloral sich bald herabkrümmend; äußere Stacheln meist deutlich zurückgekrümmt.

Im ÖAB 9 als Bestandteil von Herba Agrimoniae zugelassen.

Agrimonia pilosa LEDEB. Europa.

Stengel schlanker als bei den Unterarten, etwa 0,5 bis 1,5 m hoch, meist ziemlich locker beblättert. Laubblätter meist unter 10 cm lang, mit fast ganzrandigen, oft mehr oder weniger halbpfeilförmigen Nebenblättern; größere Blättchen nur etwa 2 bis 4 cm lang und 1 bis 2 cm breit, am Grunde stark keilförmig, mit nur 3 bis 5 Paar von ziemlich dünnen, in ebensoviele Zähne auslaufenden Fiedernerven, meist nur spärlich behaart (unterseits nur auf den Nerven) und mit vereinzelten, sehr kleinen Drüsen, im Herbst meist blutrot. Blüten und Früchte meist kleiner als bei den anderen Unterarten. Kelchblätter meist schwach behaart und mit vereinzelten, abstehenden Drüsenhaaren, tief gefurcht, lange aufrecht bleibend, erst kurz vor der völligen Reife nickend; alle Stacheln über den Kelchblättern zusammenneigend.

Inhaltsstoff. YAMATO [Chem. Abstr. *53*, 5178f. (1959)] isolierte aus den Wurzeln Agrimonolid.

Schädlinge. Der Rostpilz Melampsora agrimoniae, die Mehltauarten Peronospora potentillae und Sphaerotheca fuliginea. Die Gallwespe Fenusella pygmaea befällt mitunter die ganze Pflanze. Teils in den Blättern, teils in den Samen die kleinen Raupen von Kleinschmetterlingen.

Agrimonia capensis HARV. Ostafrika.

Eine Abkochung der Blätter wird gegen Fieber verwendet.

Agropyron

Agropyron repens (L.) BEAUV. [Triticum repens L., Elytrigia repens (L.) IND. KEW. ex HYL., Agropyrum repens (L.) PB., Bromus glaber SCOP., Elymus dumetorum HOFFM.]. Gramineae – Pooideae – Triticeae. Quecke. Laufquecke. Acker-, Knoten-, Saatgras. Kriechweizen. Couch. Dog. Quick grass. Couch grass. Quickens. Quitch. Chiendent.

Ein in ganz Europa, Nordasien, Nordamerika, auch in Patagonien und Feuerland häufiges Ackerunkraut mit weithin dicht unter der Oberfläche kriechenden Ausläufern. An Wegen, Hecken und auf Feldern.

Ausdauernd, 0,2 bis 1,5 m hoch. Grundachse meist unterirdisch weit kriechend, etwa bindfadenstark, zäh, Ausläufer treibend. – Stengel aufrecht, glatt, meist kahl. Blattscheiden glatt, gewöhnlich kahl, an den freien Rändern immer ungewimpert. Jung stets behaart. – Blattröhrchen lang und spitz, übereinander greifend. Blattspreiten lebhaft grün oder blaugrau (bereift), meist nicht über 5 (15) mm breit, flach, von kurzen Haaren rauh. Blattnerven im durchfallenden Licht als feine, weiße Linien erscheinend, die zwischen breiten, grünen Streifen liegen. Ähre meist kurz, etwa 10 cm lang, selten länger, aufrecht, meist dicht. – Ährchen meist 3 bis 5 (oder noch mehr) blütig, selten 2blütig, während der Blüte fast rhombisch, 0,8 bis 1,7 cm lang, blaßgrün, zuweilen rötlich-violett überlaufen. Hüllspelzen meist 5-(7- bis 9-)nervig, 6 bis 11 mm lang, scharf zugespitzt, allmählich in eine bis 3 oder 4 mm lange, grannenartige Spitze verschmälert oder spitz. Ährenachse kahl. Deckspelzen 8 bis 11 mm lang, zugespitzt oder begrannt, 5nervig. Staubbeutel 5 bis 6 mm lang. Früchte 6 bis 7 mm lang, vorn flach, von einer Furche durchzogen, am Scheitel behaart. Ährchen mitsamt den Hüllspelzen meist als Ganzes abfallend.

Rhizoma (Radix) Graminis[1]. Radix Agropyri. Radix Cynagrostis. Radix Tritici repentis. Radix Graminis albi (arvensis, canini, officinarum, repentis, vulgaris). Stolones graminis. Quecken-, Laufquecken-, Gras-, Ackergras-, Knotengras-, Saatgras-, Bayer-, Feg-, Kriech-, Quecksilber-, Pädenwurzel. Quitochroot. Quitch grass root. Gramont. Petit chiendent. Grama. Raiz de grama. Gramigna.

Rhizoma Graminis Erg.B. 6, Helv. V. Rhizoma Agropyri Pol. III. Graminis rhizoma Hung. V. Tritici rhizoma Belg. IV. Couch grass BPC 34. Chiendent official CF 5. Grama Brasil. 1. Außerdem im ÖAB 8 offizinell.

Das im Herbst oder im ersten Frühjahr vor der Entwicklung der Halme gesammelte, von schlecht aussehenden Teilen, den Nebenwurzeln und dem größten Teil der Niederblätter befreite, gewaschene und getrocknete Rhizom, im Handel meist zerschnitten. 5 Teile frischer Wurzeln geben 2 Teile der getrockneten Droge. – Wurzelstock 4 mm dick mit 2 bis 5 cm langen, hohlen, außen längsgefurchten, glatten, glänzenden, blaßstrohgelben Stengelgliedern. Nur an den an den Innern geschlossenen, nicht hohlen und nicht verdickten Knoten, nicht an den Internodien, sehr dünne, mehr oder weniger verzweigte Wurzeln und weißliche, zerfranste, vertrocknete, häutige, zweizeilig alternierende Scheiden von Niederblättern. In den Achseln der Niederblätter die zur Verzweigung des Rhizoms führenden Seitensprosse.

Geschmack schwach süßlich.

---

[1] Abbildungen bei L. HÖRHAMMER: Teeanalyse, Tafel 56, Abb. 495 und 496.

Schnittdroge. In der stärkemehlfreien Rindenschicht als äußerst feine Punkte die etwa 6 in die Blätter abzweigenden Gefäßbündel. Die Leitbündel in einem fast zitronengelben, dichten Ring angeordnet; das Markgewebe in der Mitte zerrissen, ein unregelmäßig begrenzter, zentraler Hohlraum.

Mikroskopisches Bild. Epidermis aus zweierlei Zellen in Längsrichtung abwechselnd aus großen, gestreckten Zellen mit dicken, gewellten Wandungen und kleinen, rundlichen, fast quadratischen, dünnwandigen Zellen. Letztere zuweilen in ein kurzes Haar ausgewachsen. Zellen der Endodermis an den Seitenwänden und an der Innenwand verdickt und verholzt. Im Zentralzylinder nahe der Endodermis zwei Kreise dicht aneinanderstoßender und miteinander wechselnder, kollateraler Gefäßbündel, die des äußeren Kreises kleiner als die des inneren. Sämtliche Bündel eingebettet in dickwandiges, einen geschlossenen Ring bildendes, sklerenchymatisches Gewebe. Das Markgewebe mehr oder weniger geschwunden. Keine Stärke.

Verfälschungen. Am häufigsten mit 1. Rhizoma Graminis italici (enthält Stärke) von Cynodon dactylon (L.) Pers., Gramineae, Bermudagras, Hundszahngras; 2. Carex arenaria L., Cyperaceae (s. Carex); 3. Carex disticha Huds. (s. Carex). Rhizoma Graminis führt normalerweise keine Stärke (ein Querschnitt der Droge eine Minute in Jodlsg. gelegt, mit Wasser abgespült, auf ein weißes Filter gebracht, darf keinen blauschwarzen Fleck zeigen, deutet sonst auf Cynodon- oder Carex-Art). Bestes Unterscheidungsmerkmal sind Größe und Form der Endodermiszellen. Bei Rhizoma Graminis 24 bis 30 μ; bei Rhizoma Graminis italici 20 bis 24 μ; bei Rhizoma Caricis 8 bis 10 μ; bei Rhizoma Caricis distichae 10 bis 12 μ.

Inhaltsstoffe. 0,052% äth. Öl, das zu 95% aus dem Polyin Agropyren $C_{12}H_{10}$ besteht, dem laut Cymerman-Craig et al. (Chem. and Ind. *1959*, S. 952) die Struktur eines 1-Phenyl-2,4-hexadiins zukommt.

$$\text{C}_6\text{H}_5-\text{CH}_2-\text{C}\equiv\text{C}-\text{C}\equiv\text{C}-\text{CH}_3$$
Agropyren (Capillen)

Die Substanz soll nach Treibs [Parfümerie u. Kosmetik *40*, 451 (1959)] eine breite antibiotische Wirkung haben (Anwesenheit und Wirkung des Agropyrens wird von anderen Autoren verneint). Diese Wirkung soll aber auf das Keton 1-Phenyl-hexa-2,4-diin-1-on zurückzuführen sein, das sich leicht aus Agropyren in Gegenwart von Sauerstoff bildet.

$$\text{C}_6\text{H}_5-\text{CO}-\text{C}\equiv\text{C}-\text{C}\equiv\text{C}-\text{CH}_3$$

Der wichtigste Inhaltsstoff, das Polysaccharid Triticin $(C_6H_{10}O_5)_n \cdot H_2O$, das in Mengen zwischen 3,52 und 7,87% vorkommt, ist ein weißes, amorphes, geschmackloses Pulver, Fp. 200°, löslich in Wasser, linksdrehend, wird durch Weingeist ausgefällt und liefert bei der Hydrolyse Fructose.

Triticin $(C_6H_{10}O_5)_n$

Ferner Inosit, Mannit, insgesamt 2 bis 3%, 11% Schleim, 1,5% fettes Öl, Äpfelsäure, β-Alanin, ein schwach wirkendes Saponin, Vanillinglucosid, noch ein weiteres Glykosid sowie ein amygdalinspaltendes Enzym, etwa 11% eines gummiartigen, stickstoffhaltigen Körpers und Vitamin A und B. In der Asche bis 30% Kieselsäure und Eisen.

Der histochemische Nachweis des Triticins in der Wurzel ergibt mit α-Naphtholschwefelsäure eine rotviolette Färbung. – Beim Saponinnachweis mit Blutgelatine erhält man einen deutlich hämolytischen Hof.

Prüfung. Maximaler Aschegehalt: 3% ÖAB 8, Brasil. 1; 5% Erg.B. 6, Pol. III; 6% Helv. V, Hung. V. – Säureunlösliche Asche max. 4% Hung. V. – Max. Feuchtigkeitsgehalt: 10% Pol. III; 14% Hung. V. – Nach Hung. V dürfen nur max. 2% andere Pflanzenteile und max. 2% fremde Bestandteile (Cynodon dactylon) enthalten sein. – ÖAB 8 verlangt 30 bis 35% wäßrigen Extrakt, Hung. V 35%.

Wirkung. Beim an Hypertonie leidenden Menschen bewirkt die auf i.m. und s.c. Wege erfolgte Verabreichung eines Graminis-Extraktes eine systolische und diastolische Blutdruckverringerung. Der Blutdruck beginnt etwa 1/2 Std. nach der Injektion abzunehmen und erreicht seinen kleinsten Wert 1 oder 2 Std. danach, um dann wieder langsam zu den Anfangswerten zurückzukehren. Bei Hunden bewirkt eine intravenöse Injektion eines Extraktes eine merkliche Verminderung des arteriellen Druckes, während die im Bereich der Nierenarterie zirkulierende Blutmenge zunimmt. Dadurch wird die harntreibende Wirkung erklärt.

Anwendung. In der Volksheilkunde: Als auflösendes, einhüllendes, reizmilderndes, harn- und schweißtreibendes sowie blutreinigendes Mittel, bei Verschleimung, katarrhalischer Erkrankung der Atmungs- und Harnorgane, Unterleibsleiden, Hämorrhoiden, Leber- und Nierenerkrankungen, Gicht, Rheuma, fieberhaften Erkrankungen, Gelbsucht, Nieren- und Blasensteinen und chronischen Hauterkrankungen. Außerdem gilt der Extrakt als diätetisches Mittel für Zuckerkranke.

Dosierung. Mittlere Einzelgabe als Einnahme 3 g (zu 1 Tasse Abkochung), Erg.B. 6. Bei Infektionen des Harntraktes eine Abkochung von 1:20 (als Dosis 15 bis 60 ml) oder ein flüssiger Extrakt 1:1 (Dosis 4 bis 8 ml) verwendet, Extra P. 58.

Triticum repens HAB 34.

Die frische Wurzel (Wurzelstock).

Arzneiform. Essenz nach § 3.

Arzneigehalt. 1/3.

Triticum repens HPUS 64. Couch Grass.

Die frische Wurzel.

Arzneiform. Urtinktur: Arzneigehalt 1/10. Triticum repens, feuchte Masse mit 100 g Trockensubstanz und 233 ml Wasser = 333 g, dest. Wasser 167 ml, Alkohol USP (94,9 Vol.-%) 635 ml zur Bereitung von 1000 ml der Tinktur. – Dilutionen: D 2 (2×) enthält 1 T. Tinktur, 3 T. dest. Wasser, 6 T. Alkohol; D 3 (3×) und höher mit Alkohol HPUS (88 Vol.-%). Medikationen: D 3 (3×) und höher.

Flores Graminis. Heublumen. Hay flowers.

Europa, Nordasien.

Die Infloreseenzen verschiedener Gramineen und anderer Pflanzen, wechselnd je nach Herkunft und Erntezeit, bilden die Droge.

Heublumen oder Grasblüten werden gewöhnlich gewonnen, indem man die vom Heu abgerebelten Blüten durch Sieben von Staub, Stengeln und Halmen befreit. Je nach Zusammensetzung der Wiese können Kleearten, Gramineen oder sonstige Arten überwiegen. Gelblichgrüne oder rötlich verlaufende Spelzen der Gramineen, Köpfchen von Trifoliumarten und Stengel bilden die Hauptbestandteile.

Inhaltsstoffe. Kein besonderer Wirkstoff bekannt. Spuren von äth. Öl und Gerbstoff, Carotin (Provitamin A) und Vitamin D in wechselnden Mengen.

Anwendung. Hauptsächlich zu Bädern (Species balneorum) und Packungen mit schmerzlindernder Wirkung, besonders bei Rheuma, Hexenschuß, Erfrierungen und Neurasthenie.

Agrostemma

Agrostemma githago L. (Lychnis githago Scop., L. segetum Lam., Githago segetum Link). Caryophyllaceae – Silenoideae-Lychnideae. Kornrade. Kornnelke.

Heimisch in Europa, in Afrika eingeschleppt. Samen giftig.

Einjähriges Unkraut, bis 1 m hoch, Stengel einfach oder wenig verzweigt, filzig behaart, Blätter gegenständig, linealisch, lang zugespitzt. Blüten einzeln endständig, groß; Kelch 10rippig, mit 5 sehr langen Zipfeln; 5 Blumenblätter, lebhaft blau. Vom Kelch umschlossene, aufrechte, einfächerige Kapseln. Samen früher im Getreide sehr verbreitet, führte zu Vergiftungen.

Inhaltsstoffe. Saponine: Sapotoxin A, dessen Prosapogenin Githagin $C_{35}H_{54}O_{11}$, das Aglucon Githagenin $C_{30}H_{46}O_4$, Fp. 274 bis 276° und Agrostemmasäure $C_{35}H_{54}O_{10}$. Die Saponine sind im Samen ausschließlich im Embryo lokalisiert; Endosperm und Samenschale saponinfrei; Gehalt steigt mit der Reifung. Ferner im reifen Samen laut Schneider [Biochem. Z. *330*, 428 (1958); Physiol. Plantarum *14*, 638 (1961)] aromatische Aminosäuren, darunter eine neue Aminosäure, das 2,4-Dihydroxy-6-methyl-phenylalanin sowie L(+)-Citrullin $C_6H_{13}N_3O_3$, Fp. 219 bis 221°, Zucker, fettes Öl und Stärke. Im Keimling Allantoin und Allantoinsäure.

$$HO-\underset{CH_3}{\overset{OH}{\bigcirc}}-CH_2-\underset{NH_2}{CH}-COOH$$

2,4-Dihydroxy-6-methylphenylalanin

In Wurzel- und Stengelbasis neben Stärke bis 2,02% Lactosin.

Anwendung. Heute nur noch in der Homöopathie bei Gastritis, Tenesmen und Lähmungen. Früher in der Volksheilkunde innerlich und äußerlich wie andere Saponinpflanzen bei Hautunreinheiten, innerlich bei Gelbsucht, als Diureticum und Anthelminticum (gegen Spulwürmer).

Vergiftungen. In früheren Zeiten, als Kornradesamen mangels ausreichender Reinigung des Brotgetreides in erheblicher Menge (bis zu 7%) ins Brotkorn gelangen konnten, waren Vergiftungen verhältnismäßig häufig, zumal der Backprozeß die Saponine nur teilweise zerstört. Auch wurden Vergiftungen mit kornradehaltigem Kornkaffee beobachtet. Kornradehaltiges Mehl kann nur dann als unbedenklich angesehen werden, wenn es < 0,1 % Kornradesamen enthält. Von 100%igem Rademehl = Sem. Githaginis pulv. gelten 2 bis 3 g für den Menschen als unschädlich, 3 bis 5 g sind bereits toxisch. Im übrigen sind Mensch, Katze und Hund viel empfindlicher gegenüber dem Kornradegift als Pflanzenfresser, bei denen anscheinend die Resorption geringer ist bzw. eine stärkere Zerstörung der Saponine bereits im Darmkanal erfolgt. Heute dürften Kornradevergiftungen in den Ländern, in denen eine moderne Brotkorn- und vor allem auch Saatgutreinigung stattfindet und schon dadurch die Pflanze fast zur Seltenheit geworden ist, durch Brotkorn oder Kornkaffee nicht mehr und auch sonst nur höchst selten vorkommen. Vergiftungen sind übrigens besonders dann zu befürchten, wenn bei Aufnahme der Kornradesaponine eine Enteritis besteht und dadurch die Resorption der Giftstoffe wesentlich begünstigt wird.

Vergiftungserscheinungen. 1. Örtliche Wirkungen infolge Schleimhautreizung sind vor allem Niesen, Tränenfluß, Conjunctivitis (bei direkter Einwirkung von Samenpulverstaub), Brennen und Kratzen in Mund und Schlund, Speichelfluß, Aufstoßen, Übelkeit, Erbrechen, Koliken und Diarrhöen. – 2. Resorptive Wirkungen sind Kopfschmerzen, Schwindel, Unruhe, selbst Delirien, evtl. Krämpfe, dann Kreislaufschädigung (Puls klein, stark beschleunigt), in tödlichen Fällen zentrale Atemlähmung.

Behandlung der Vergiftung. 1. Ätiotrop: Ein spezifisches Gegengift gegen das resorbierte Radegift gibt es nicht. – 2. Symptomatisch: Mucilaginosa und Uzara gegen die gastroenteritischen Erscheinungen. Beim Auftreten von Unruhe und Krämpfen Sedativa bzw. Hypnotica. Besonderer Wert ist auf die Behandlung der Kreislaufschädigung und der Atmung zu legen.

Agrostemma Githago HAB 34.

Die reifen Samen.

Arzneiform. Tinktur 1/10 = 1. Dez.Pot. nach § 4 durch Perkolation mit 90%igem Weingeist.

Arzneigehalt. 1/10.

Agrostemma Githago HPUS 64. Corn Cockle.

Die frischen reifen Samen.

Arzneiform. Urtinktur: Arzneigehalt 1/10. Agrostemma, grobgepulvert 100 g, dest. Wasser 500 ml, Alkohol USP (94,9 Vol.-%) 537 ml zur Bereitung von 1000 ml der Tinktur. – Dilutionen: D 2 (2×) enthält 1 T. Tinktur, 4 T. dest. Wasser und 5 T. Alkohol; D 3 (3×) und höher mit Alkohol HPUS (88 Vol.-%). – Medikationen: D 3 (3×) und höher. – Triturationen: D 1 (1×) und höher.

Ailanthus

Ailanthus altissima (MILL.) SWINGLE [A. glandulosa DESF., A. peregrina (BUC'HOZ) BARKL., A. procerus, A. cacodendron SCHINZ et THELL.; außerdem laut HPUS 64 Rhus cacodendron, R. chinense, R. hypsilodendron). Simarubaceae – Surianoideae – Picrasmeae. Götterbaum. Japanischer Firnisbaum. Chinesischer (persischer) Sumach. Chinese sumach.

Heimisch in Indien, China, Japan, Afrika und Neu-Südwales; in Mittel- und Südeuropa als Parkbaum kultiviert.

10 bis 20 m hoch mit hartem, schwerem, glänzendem Holz und glatter Rinde. – Blätter wechselständig, unpaarig gefiedert, bis 50 cm lang; Fiederblätter zahlreich, eiförmig bis länglich-lanzettlich, zugespitzt, ganzrandig, an der Basis häufig mit 1 bis 2 kleinen, stumpfen Lappen, hierdurch spießförmig. In jedem Lappen eine Drüse. – Blüten grünlich, in großen endständigen Rispen. – Rinde mit einem Kork aus tafelförmigen, etwas derben Zellen. Schon frühzeitig treten isolierte Steinzellengruppen und eine Sklerosierung des Parenchymgewebes zwischen den primären Bastfaserbündeln auf (geschlossener Sklerenchymring). Calciumoxalatdrusen, bei älteren Stücken in Rhomboedern. Innenrinde aus 5 und mehr Zellreihen, breiten gegen 20 Zellen hohen Markstrahlen und breiteren Rindenstrahlen; Bastfaserbündel oft von Steinzellen umgeben, Bastfasern etwa 2 mm lang; stark verdickt, nicht von Kristallzellreihen begleitet. Letztere nur in der Umgebung der aus sehr stark verdickten Zellen gebildeten Steinzellenklumpen. Im Parenchym der Rindenstrahlen vereinzelt Drüsenschläuche. Sekreträume spärlich, unterscheiden sich von den Parenchymzellen durch eine derbere Membran.

Inhaltsstoffe. 4,96% Quassiin oder Ailanthin $C_{36}H_{50}O_{10}$. In den Blättern 12% Gerbstoff, Quercetin, Isoquercetin und der Bitterstoff Linuthin. – In der Rinde Alianthin, Bitterstoff, Tannin, Phlobaphene, Polysaccharide, org. Säuren, Cerylpalmitat und Saponin. CHIARLO und PINCA [Boll. chim. farm. *104*, 485 (1965)] wiesen d.chr. Quassin und Neoquassin nach. – In den Samen Quassiin. – Aus der Rinde isolierten CASINOVI et al. (Tetrahedron L. *1965*, S. 2273) 2 bitter schmeckende Substanzen, die dem Quassin nahestehen. Für die eine wird die Bezeichnung Amarolid $C_{20}H_{28}O_6$, Fp. 253 bis 255°, vorgeschlagen. Die zweite Verbindung ist das Monoacetylderivat von Amarolid $C_{22}H_{30}O_7$, Fp. 264 bis 265°. Über die Struktur von Ailanthon berichteten POLONSKY und FOURREY (Tetrahedron L. *1964*, S. 3983).

Anwendung. Als Amarum, Vermifugum und Antidiarrhoicum. ADAMIK [Chem. Abstr. *50*, 2167d (1956)] berichtet über die Verwendung als Papierholz. Nach KHRISTOV [Chem. Abstr. *53*, 9656i (1959)] nimmt der Cellulosegehalt des Baumes mit zunehmendem Alter ab, während der Ligningehalt ansteigt. Die Rinde ist zur Cellulosegewinnung ungeeignet und sollte vorher entfernt werden. Als Verfälschungsmittel von Folia Belladonnae und Folia Sennae.

Bemerkung. Der Same führt bei Genuß zu Vergiftungen.

Ailanthus glandulosa HAB 34. Götterbaum.

Gleiche Gewichtsteile frischer Sprossen, Blüten und junger Rinde.

Arzneiform. Essenz nach § 3.

Arzneigehalt. 1/3.

Ailanthus glandulosus HPUS 64. Tree of Heaven.

Die frische Rinde der jungen Sprosse und die frischen, gut entwickelten Blüten.

Arzneiform. Urtinktur: Arzneigehalt 1/10. Ailanthus, feuchte Masse mit 100 g Trockensubstanz und 300 ml Wasser = 400 g, Alkohol USP (94,9 Vol.-%) 730 ml zur Bereitung von 1000 ml der Tinktur. – Dilutionen: D 2 (2×) enthält 1 Teil Tinktur, 2 Teile dest. Wasser und 7 Teile Alkohol; D 3 (3×) und höher mit Alkohol HPUS (88 Vol.-%). – Medikationen: D 3 (3×) und höher.

Ajuga

Ajuga reptans L. Labiatae – Ajugoideae. Kriechender Günsel.

Europa bis Iran. Fast Kosmopolit.

Ausdauernde Rosettenpflanze mit frühzeitig absterbender, primärer Grundachse, daher mit „kurz abgebissenem" Erdstock, von diesem kräftige, büschelig verzweigte Wurzeln und meist (nur bei manchen Bergformen fehlend) etwa 10 bis 30 cm lange, oberirdische, nicht oder nur an den Erdknoten wurzelnde, meist ganz kahle Ausläufer ausgehend. Blütenstengel meist einzeln, aufrecht, oft in Mehrzahl, etwa 10 bis 20 (bis 50) cm hoch, 4kantig, unterwärts meist wie die Ausläufer glatt und mehr oder weniger rotviolett überlaufen, oberwärts flaumig, ringsum oder nur 2zeilig behaart, wie die ähnlich behaarten Blütenstände geruchlos. Laubblätter spatelig, gegenständig; die unteren stets rosettig gehäuft mit dem 1/4 bis 1/2 der Länge einnehmenden, mehr oder weniger deutlich abgesetzten Stiel, meist 4 bis 8 (bis 12) cm lang und 1 bis 3 (bis 5) cm breit, abgerundet, gewöhnlich wellig bis seicht gekerbt oder fast ganzrandig, runzelig, mit 3 bis 5 nur netzig verbundenen, bogigen Fiedernerven, beiderseits oder nur unterseits kurz rauhhaarig, dunkelgrün, oft mehr oder weniger rotviolett angelaufen. Stengelblätter wenig zahlreich, zuweilen schon das unterste, mindestens das drittunterste Paar Blüten tragend, die oberen allmählich kleiner werdend, meist ganzrandig, oft deutlich kürzer als die Blüten, dunkelgrün, hie und da mehr oder weniger violett überlaufen. Scheinquirle sitzend, aus 2 meist 3 bis 6blütigen Cymen gebildet, meist zu 4 bis 8 (3 bis 10); die unteren entfernt, die oberen zu einer endständigen Scheinähre zusammengedrängt. Blüten etwa 1 bis 1,5 cm lang, sehr kurz gestielt, aufrecht abstehend. Kelch glokkig, mehr oder weniger rauhhaarig, zur Fruchtzeit wenig vergrößert, Kelchzähne 3eckig, etwa so lang wie die Röhre. Krone meist lebhaft violettblau (an einzelnen Stöcken oft schmutzig rosa, seltener weiß), außen flaumig behaart, mit langer, gerader Röhre mit tief unter den Staubblättern sitzendem, ununterbrochen weißem Haarkranz; Unterlippe mindestens 3mal so lang wie die kurz 2spitzige Oberlippe, etwa halb so lang wie die Röhre, tief 3lappig, mit ausgerandetem Mittellappen. Staubblätter fast gleich lang, mit gelben Staubbeuteln. Nüßchen eiförmig, etwa 2 mm lang, sehr fein netzig, mit fast die ganze Innenseite einnehmender, von dem Elaiosom bedeckter Anheftungsfläche.

Inhaltsstoffe. Über 15% Gerbstoff, 3 Glykoside des Cyanidins und Delphinidins sowie Heteroside, die dem Aucubin und Asperulin ähneln.

Ajuga reptans HAB 34.

Zur Zeit der Blüte gesammelte ganze Pflanze.

Arzneiform. Essenz nach § 2.

Arzneigehalt. 1/2.

Ferner werden verwendet:

Ajuga bracteosa. WALL.

Heimisch in Pakistan.

Inhaltsstoffe. β- und γ-Sitosterin, Cerylalkohol, Cerotinsäure, glykosidische Bitterstoffe sowie eine Alkaloidfraktion mit herzstimulierender Wirkung.

Anwendung. Als Stimulans und Diureticum.

Ajuga multiflora. China.

Ajuga nipponensis MAKINO.

COURTOIS [Ann. pharm. franç. *18*, 17 (1960)] isolierte aus den Wurzeln Ajugose, Stachyose und Verbascose.

Ajuga ophrydis BURCH. Afrika.

Inhaltsstoffe. Äth. Öl.

Anwendung. Abkochungen der Wurzeln gegen Sterilität, Menstruationsbeschwerden und gegen Hautausschläge.

Akebia

Akebia quinata (HOUTT.) DECNE. Ranunculineae – Lardizabalaceae.

Japan, China.

Zierstrauch mit eßbaren Früchten. Der Stamm dieser Pflanze und anderer Vertreter der gleichen Art liefern

Akebiae Lignum Jap. 62.

Kreisrunde oder elliptische, 2 bis 3 mm dicke Stücke von 1 bis 3 cm Durchmesser. Borke graubraun, häufig grob gemustert wie die Außenseite einer Tanne mit kreisförmigen oder schräg in die Länge gezogenen elliptischen Lentizellen. Rinde dunkelbraun, über ein Drittel des Stammes reichend, mit einem leicht grauen Ring an der Grenze zum Kork hin und einer geteilten schwach grauen Linie, die auf die Markstrahlen des Xylems trifft. Das von diesen Elementen umgebene Phloem liegt verstreut, zusammen mit grauweißen Stellen und Hohlräumen. Xylem bräunlich-weiß, von dichtem und festem Gewebe. Markstrahlen schwach grau, radial verlaufend mit radial verstreut liegenden, zahlreichen Tracheen, Mark von etwas dunklerer Farbe.

Geruchlos, Geschmack schwach bitter.

Mikroskopisches Bild. Querschnitt. Kreisförmige Ringe, von mit Kristallzellreihen besetzten Faserbündeln und Steinzellenverbänden. Markstrahlen der Rinde aus Steinzellen, die gelegentlich einen einzigen Kristall enthalten. Kambium hell, deutlich gegen die Mitte der äußeren Markzone zu gebogen. Tracheen von 18 bis 180 μ Durchmesser und faserige Tracheiden liegen im Xylem. Zellen um das Mark deutlich dickwandig, in den Markstrahlen und anderen Parenchymzellen häufig Stärkekörner, kleiner als 8 μ.

Inhaltsstoffe. Saponine, die bei der Hydrolyse Oleanolsäure und Hederagenin liefern.

Prüfung. Identität. Zu 0,5 g Droge gibt man 10 ml Wasser, erhitzt kurze Zeit zum Sieden, läßt abkühlen und schüttelt kräftig. Es entsteht ein anhaltender feiner Schaum (Akebin).

Maximaler Aschegehalt 7%.

Dosierung. Übliche Tagesdosis 5 bis 10 g (als Dekokt).

Alangium

Alangium salviifolium (L. f.) WANGERIN. (A. lamarckii THW.). Umbelliflorae – Alangiaceae.

Von den Comoren durch ganz Indien bis Siam und den Philippinen.

Inhaltsstoffe. In der Rinde des Busches das gut kristallisierende, gelb gefärbte Alkaloid Alangin $C_{19}H_{25}NO_2$, Fp. 205 bis 208° (Zers.) sowie nach BASU [J. Ind. Chem. Soc. *34*, 629 (1957)] Lamarckin $C_{13}H_{12}N_2O_6$, Fp. 60 bis 62°, Alkaloid B_1, $C_{20}H_{31}NO_5$, Fp. 197 bis 198°, Alkaloid B_2, $C_{27}H_{43}NO_6$, Fp. 119 bis 120°, Alkaloid B_3, $C_{17}H_{23-25}NO_4$, Fp. 160 bis 161°, Alkaloid B_4, $C_{19}H_{27}NO_7$, Fp. 149 bis 151°, Alkaloid B_5, $C_{21}H_{31}NO_8$, Fp. 177 bis 179°, Akkarkantin, Fp. 146 bis 148°; ferner Alkaloid A, $C_{21}H_{24-26}N_2O_3$ (?), Fp. 219 bis 220°. – Aus der Wurzelrinde isolierte PARKASHI [Indian J. Chem. *2*, 379 (1964)] die Alkaloide Emetin, Cephaelin und Psychotrin sowie ein neues Alkaloid, das vorläufig als AL 64, $C_{29}H_{37}N_3O_3$, Fp. 272° [Indian J. Chem. *2*, 468 (1964)] bezeichnet wird. ALBRIGHT et al. [Lloydia *28*, 212 (1965)] fanden Tubulosin, BHAKUNI et al. [J. Sci. Ind. Res. *19*B 8 (1960)] Alangin A, $C_{15}H_{23}NO_2$, Fp. 85°, Alangin B, $C_{14}H_{17-19}NO_2$, Fp. 107 bis 108° und aus der Baum- und Wurzelrinde isolierten POPELAK et al. (Tetrahedron L. *1966*, S. 1081) ein neues Alkaloid der Summenformel $C_{28}H_{35}N_3O_3$, Fp. 198 bis 200°, das als Demethyltubulosin angesehen wird. Daneben etwas Harz, fettes Öl, Gerbstoffe und Kalisalze. – In den Samen fand SUBRARATNAM [J. Sci. Ind. Res. *15* B, 432 (1965)] 0,26% amorphe Alkaloide. Für eine Base wird der Name Alamarckin (N-Methylcephaelin) $C_{28}H_{36}N_2O_4$, Fp. 190 bis 191°, identifiziert nach BUDZIKIEWICZ et al. [Tetrahedron L. *20*, 399 (1964)] vorgeschlagen. Die Samenkerne sind praktisch fettfrei, enthalten 0,8% Alkaloide, darunter Emetin, Cephaelin und Psychotrin sowie 0,08% Alamarckin. Ferner viel Stärke, etwas Gerbstoff, wenig Zucker und Eiweiß sowie 0,08% eines Alangol genannten Sterins. – Aus den Blättern isolierte DASGUPTA [J. pharm. Sci. *54*, 481 (1965)] das Alkaloid Ankorin $C_{19}H_{29}NO_4$, Fp. 174 bis 176°. BATTERSBY et al. (Tetrahedron L. *1966*, S. 4965) isolierten ebenfalls aus Blättern Alangimarckin $C_{29}H_{37}N_3O_3$, Fp. 184 bis 186°, und eine Verbindung, die sich als identisch mit Dihydroprotoemetin erwies. – SALGAR und MERCHANT [Curr. Sci. *33*, 745 (1965)] wiesen auch in den Früchten Alkaloide nach, von denen BATTERSBY et al. (Chem. Commun. *1965*, S. 315) Deoxytubulosin $C_{29}H_{37}N_3O_2$ isolierten. Neueste Literatur über neue Alkaloide bei PAKRASHI (Tetrahedron L. *1967*, S. 2143).

Wirkung. Alangin wirkt nach CHOPRA und CHOWHAN [Indian J. med. Res. *21*, 507 (1954); zit. aus USD 50] auf den Parasympathicus erregend. Über die pharmakologische Untersuchung eines neuen Alkaloides aus der Stammrinde und seine Wirkung auf die Herzgefäße berichtet DUTTA [Chem. Abstr. *56*, 4049b (1962) und Chem. Abstr. *57*, 14381e (1962)].

Anwendung. In kleinen Dosen als Fiebermittel, in höheren Dosen (nach USD 50 3,2 g) als Emeticum. In Indien Wurzeln, Wurzelrinde, Stammrinde, Samen und Blätter gegen Lepra und andere Hautkrankheiten sowie als Anthelminticum, Purgans und Tonicum.

Albizia

Albizia anthelmintica (A. RICH.) BRONGN. (Acacia anthelmintica BAILL.). Leguminosae – Mimosoideae – Ingeae.

Von Äthiopien, Kordofan, durch das östliche Afrika bis zum Sambesi, Gasaland, Angola, Südafrika und Asien vorkommend.

Der Baum wird bis zu 8 m hoch und besitzt dicke, horizontal abstehende, dornenlose, wie abgebrochen endende Zweige, an denen die kurzen, nur 1 bis 3 Paar Fiedern und je 2 bis 5 Paar schiefe, verkehrt-eiförmige, stumpfe, graugrüne, blättchentragende Blüten stehen. – Die weißen oder hell-schwefelgelben, im September vor den Blättern erscheinenden Blüten stehen in walnußgroßen, halbkugeligen lockeren Köpfchen. – Die weißlichgelben oder rotbraunen Hülsen sind 12 bis 15 cm lang und 15 bis 20 cm breit und enthalten 4 bis 8 linsenförmige, 1 cm große Samen.

Cortex Musennae. Musena-, Mesenna-, Massena-, Basena-Rinde.

In der Eingeborenensprache Omuama oder Pomuamur genannt.

Inhaltsstoffe. In der Wurzelrinde das Saponin Musennin, das nach TSCHESCHE et al. [Z. Naturforsch. *21*b, 596 (1966)] ein Glykosidgemisch ist, aus dem als Aglykon Echinocystsäure und als Zucker L-Arabinose und D-Glucose nachgewiesen wurden; ferner Kosotoxin, Phloroglucin, Gerbstoff und Gummi.

Anwendung. Als Anthelminticum besonders gegen Band- und Hakenwürmer, als Purgans und fiebersenkendes Mittel, gegen Syphilis, Rheuma, als Aphrodisiacum, Antikonzipiens, Adstringens, Antidiarrhoicum und bei Magenbeschwerden.

Albizia amara BOIV. Afrika, Indien.

Inhaltsstoffe. In den Früchten und in der Rinde Musennin. In der Wurzel ebenfalls ein Saponin. In den Samen ein trocknendes Öl.

Anwendung. In Zentralafrika als Emeticum sowie gegen Husten und Malaria. Das Öl wird von den Hindu gegen Lepra verwendet.

Albizia procera BENTH.

Heimisch in Afrika, Australien, Indien und auf den Philippinen.

Inhaltsstoffe. Rotbraunes Gummi; in Rinde, Blättern und Wurzeln Saponin und Blausäure. VARSHNEY und KHAN [J. pharm. Sci. *53*, 1532 (1964)] isolierten aus den Samen Procerasäure, eine neue pentacyclische Triterpensäure. VARSHNEY et al. [Indian J. Pharm. *27*, 231 (1965)] berichteten über Saponine und Sapogenine der Rinde, auch der von Albizia amara; FAROOQI und KAUL isolierten bei der chemischen Untersuchung des Gummis Aldobiuronsäuren [Indian J. Chem. *3*, 217 (1965)] und das Disaccharid 3-O-D-Galaktopyranosyl-L-arabinose [Indian J. Chem. *3*, 473 (1965)]. ROY und ROY (Tetrahedron L. *1966*, S.5743) berichteten über Proceragenin A, $C_{30}H_{46}O_4$, Fp. 294 bis 296°, einem in den Samen vorkommenden Triterpensapogenin.

Anwendung. Als Fischgift.

Albizia lebbeck (L.) BENTH. [Mimosa lebbeck L., Acacia lebbeck (L.) WILLD.].

Ein in Indien, Java und Tanganjika angepflanzter Baum.

Inhaltsstoffe. In der Rinde 7 bis 11% Gerbstoff, Saponin und ein rotbraunes Gummi. In den Samen ein dunkelgelbes, fettes Öl mit 7,26% Palmitin-, 9,63% Stearin-, 10,9% Arachidin-, 39,3% Öl- und 32,9% Linolsäure. – In den Samen und im Perikarp ferner ein Saponin, das aus Oleanol- und wahrscheinlich auch aus Echinocystsäure besteht. Aus dem Perikarp wurde das Sapogenin Albiziagenin $C_{27}H_{42}O_4$, Fp. 316°, sowie ein saures Saponin mit dem Triterpensapogenin Albigensäure, Fp. 225°, isoliert.

Anwendung. Das Holz als Nutzholz, die Blätter als Futtermittel und zum Gerben. Die gepulverte Rinde auf Java als Seifenersatzmittel. Die adstringierend wirkenden Samen gegen Diarrhoe und Gonorrhoe, das Öl der Samen gegen Lepra.

Weitere Albizia-Arten enthalten ebenfalls Saponine und Gerbstoffe und werden in der Eingeborenenmedizin Afrikas und Indiens verwendet.

Albuca

Albuca altissima DRYRAND und Albuca fastigiata DRYRAND. Liliaceae – Scilloideae – Silleae.

Heimisch in Afrika bis Arabien.

Die Knolle und das Laub erwiesen sich bei der Untersuchung am Kaninchen als nicht giftig.

Albuca caudata JACQ.
Eine in Nordrhodesien vorkommende Art.
Giftig.

Albuca cooperi BAK.
Anwendung. Wird von den Süd-Sotho als Zaubermittel und in Form einer Lotio aus der Pflanze zum Auswaschen von Tierwunden verwendet.

Albuca major L.
Ist eßbar.

Anwendung. Der Stengel ist schleimhaltig und wird von den Hottentotten zur Durststillung verwendet. Von den Sotho wird die Pflanze auch als Zaubermittel benutzt.

Albuca setosa JACQ.
Inhaltsstoffe. Die Knolle und das Laub enthalten 1% eines hämolytisch wirkenden Sapogenins, das zu 47% aus Tigogenin und zu 53% aus Gitogenin besteht. Die Knolle enthält aber keine Alkaloide und Gerbstoffe; sie hat auch keine antibiotische Wirksamkeit.

Albuca trichophylla BAK.
Anwendung. Von den Sotho zur Behandlung von Gonorrhoe.

Albumen ovi

Albumen ovi. Albumen Ovi recens Helv. V. Eiereiweiß.

Das frische Eiweiß der Hühnereier. Es besteht zu etwa 12 bis 14% aus Eiweiß und zu 86 bis 88% aus Wasser; außerdem enthält es kleine Mengen von Salzen, besonders Alkalichloride und Phosphate. Das Eiweiß besteht zum größten Teil aus Ovalbumin; daneben ist ein Globulin und ein Mucoid vorhanden.

Anwendung. Zur Bereitung von Liquor Ferri albuminati und ähnlichen Präparaten; als Reagens.

Albumen ovi siccum. Albumen Ovi siccatum Erg.B. 6. Trockenes Eiereiweiß. Eieralbumin ist das von den Häuten befreite und bei mäßiger Wärme getrocknete Hühnereiweiß.

Gewinnung. Man öffnet frische Hühnereier vorsichtig und trennt sorgfältig den Dotter vom Eiweiß, so daß der sog. Hahnentritt (die Chalaza) zu dem letzteren kommt. Zur Abscheidung der Häute läßt man das Eiweiß nun durch ein feines Seidensieb laufen, was man durch Rühren mit einem Pinsel befördern kann; dabei muß man sich hüten, zu stark zu reiben, um Schaumbildung zu vermeiden. – Oder man läßt das Eiweiß 24 bis 30 Std. an einem kühlen Ort stehen, damit sich die Häute absetzen.

Die durch Absetzen geklärte Eiweißlösung wird dann auf flache Porzellanteller in nicht zu dicker Schicht gegossen und in gut ventilierten Trockenräumen bei einer 55° nicht übersteigenden Temperatur getrocknet. Das Eintrocknen ist zu beschleunigen, um Fäulnis zu verhindern. Die trockene Masse wird von den Tellern abgestoßen und dann bei Zimmertemperatur nachgetrocknet. Bei dem Eindunsten kann man selbstverständlich auch Vakuumapparate benutzen. – Für 1 kg trockenes Eiweiß sind etwa 250 bis 300 Eier erforderlich.

Für technische und lebensmittelindustrielle Zwecke wird heute auch die Sprühtrocknung von Eiweiß angewandt. Häufig wird vorher das flüssige Eiklar entzuckert, d.h. es wird durch Hefegärung oder bakterielle Fermentation von der natürlich enthaltenen Glucose befreit. Die so erhaltenen Produkte besitzen größere Stabilität, kommen aber für pharmazeutische Zwecke nicht in Frage.

Eigenschaften. Gelbliche, gummiähnliche, durchscheinende Masse oder Lamellen, oder gelblichweißes, grobes Pulver, geruchlos. Geschmack etwas fade. In W. von etwa 40° quillt es zunächst auf und löst sich dann zu einer trüben Fl. Die Lsg. gerinnt beim Erhitzen auf 60 bis 70°. Durch A. wird es aus der wss. Lsg. ausgeschieden. Durch eine Reihe von Säuren, besonders Salpetersäure und Metaphosphorsäure, ferner Sulfonsäuren, wie Salicylsulfonsäure, β-Naphtholsulfonsäure, durch Trichloressigsäure, Phenol, Pikrinsäure und verschiedene Metallsalze, wie Quecksilber(II)-salze, Kupfersulfat, Bleiacetat, Eisen(III)-chlorid werden in der wss. Lsg. Niederschläge erzeugt. Die wss. Lsg. unterliegt ebenso wie frisches Eiweiß bald der Fäulnis.

Das Eiweiß ist keine einheitliche Verbindung, sondern ein Gemisch verschiedener Eiweißstoffe; in der Hauptmenge besteht es aus Ovalbumin neben kleinen Mengen eines Globulins und eines Mucoids. Es enthält etwa 53 bis 55% Kohlenstoff, 7 bis 7,2% Wasserstoff, 16% Stickstoff und 1,7 bis 1,8% Schwefel. Beim Verbrennen hinterläßt es bis zu 5% Asche, die hauptsächlich aus Chloriden, Phosphaten und Sulfaten der Alkalimetalle besteht.

Prüfung. 1. Das getrocknete Eiweiß darf nur schwach gelblich gefärbt sein. – 2. 1 g getrocknetes Eiweiß muß sich in 20 ml W. bis auf eine geringe Trübung lösen. – 3. Die Lsg. muß geruch- und geschmacklos sein und darf Lackmuspapier nicht verändern. – 4. In einer Petrischale werden 2 g grobgepulvertes getrocknetes Eiweiß mit 2 ml Natriumcarbonatlsg. verrieben. Ein nach kurzer Zeit auftretender widerlicher Geruch zeigt Zersetzungsprodukte an. Wird das Schälchen dann mit dem zugehörigen Deckel verschlossen, an dessen Unterseite ein 1 cm breiter Streifen von feuchtem rotem Lackmuspapier klebt, so darf innerhalb 5 Min. das Lackmuspapier höchstens an den Rändern eine schwache Blaufärbung zeigen (Zersetzungsprodukte, die bei der Einwirkung von Natriumcarbonat Ammoniak oder flüchtige Amine abspalten, rufen sehr bald eine starke Bläuung des Lackmuspapiers hervor). – 5. Beim Verbrennen darf es höchstens 5% Asche hinterlassen. – 6. Zur Prüfung auf *Dextrin*, *Gummi* und *Leim* trägt man 2 g zerriebenes Eiweiß unter Umrühren in 50 ml siedendes W. ein, erhitzt noch einige Zeit lang, und filtriert; das Filtrat wird auf etwa 10 ml eingedampft und 24 Std. kühl stehengelassen; bei Gegenwart von Leim bildet sich eine Gallerte. Eine Probe der Fl. (oder der wieder erwärmten Gallerte) wird mit Fehlingscher Lsg. erhitzt; Dextrin und Gummi geben Abscheidung von Kupfer(I)-oxid. – Erg.B. 6 läßt auf Dextrin wie folgt prüfen: Ein Gemisch von 10 ml einer wss. Lsg. (1 + 99) und 5 ml Phenollsg., das mit 5 Tr. Salpetersäure versetzt wird, soll nach dem Durchschütteln ein klares Filtrat geben, auf dem 5 ml durch Zusatz eines Tr. Jodlsg. nur rein gelb, nicht aber rotgelb gefärbt werden. – 7. Borsäure: 2 g getrocknetes Eiweiß werden mit Natriumcarbonatlsg. befeuchtet, soweit wie möglich verascht und der kohlige Rückstand mit 5 bis 10 ml verd. Salzsäure ausgezogen. Mit dem filtrierten Auszug wird Curcumapapier befeuchtet und das Papier bei 60 bis 100° wieder trocknen gelassen. Eine Rotfärbung des Papiers, die beim Befeuchten mit Natriumcarbonat in Blau übergeht, zeigt Borsäure an. – 8. Fluoride: 2 g getrocknetes Eiweiß werden mit 0,2 g Calciumoxid gemischt, mit einigen Tr. W. befeuchtet und soweit wie möglich verascht. Der Rückstand wird in einem Nickeltiegel von etwa 5 cm Höhe mit etwa 5 ml konz. Schwefelsäure übergossen und der Tiegel mit einem Uhrglas verschlossen, auf dessen Unterseite in einem Wachsüberzug einige Zeichen angebracht sind. Der Tiegel wird auf dem Wasserbad erwärmt, wobei das Uhrglas zur Abkühlung mit kaltem W. angefüllt wird. Wird nach etwa 15 Min. das Wachs von dem Uhrglas durch Erwärmen und Abreiben mit A. entfernt, so darf das Uhrglas keine Ätzung zeigen. – 9. Benzoesäure und Salicylsäure: 2 g grobgepulvertes getrocknetes Eiweiß werden mit 20 ml A. kurze Zeit erwärmt. 10 ml des Filtrats dürfen beim Verdampfen keinen Rückstand hinterlassen. Der Rest des Filtrats darf nach dem Mischen mit der gleichen Menge W. Lackmuspapier nicht röten. Die Mischung darf durch 1 Tr. Eisen(III)-chloridlsg. weder getrübt noch violett gefärbt werden.

Anwendung. Technisch in der Zeugdruckerei, zum Klären trüber Flüssigkeiten, zur Herst. von photographischem Papier, von Kitten. Für diese Zwecke wird aber, wenn angängig, besser frisches Eiweiß verwendet. – Eiweißlösung, die als Reagens dient, wird hergestellt aus frischem Hühnereiweiß, indem man das frische Eiweiß mit der gleichen Menge W. kräftig schüttelt und die Lsg. durch ein angefeuchtetes leinenens Läppchen seiht. Wenn kein frisches Eiweiß zu haben ist, kann auch eine Lsg. von 1 T. getrocknetem Eiweiß von einwandfreier Beschaffenheit in 15 T. W. verwendet werden.

Albumine und Globuline

Albuminum und Globulinum. Albumine und Globuline.

Albumine und Globuline sind die am meisten verbreiteten tierischen Eiweißstoffe.

Albumine sind in W. gut lösl. Neutrale Lsg. werden durch NaCl, Magnesiumsulfat und halbgesättigte Ammoniumsulfatlsg. nicht ausgesalzen. Der Schwefelgehalt der Albumine ist relativ hoch, der Glykokollgehalt niedrig. Menschliches Blutserum enthält etwa 4% Albumin, das aber nicht einheitlich ist; durch Fraktionierung mit Ammoniumsulfat unter pH-Veränderungen lassen sich 4 verschiedene Albumine gewinnen, von denen nur eine relativ leicht kristallisierende Form frei von Kohlenhydraten und Lipoiden ist („Crystalbumin" Hewitt). – Zu den Albuminen rechnet man auch das Globin, die Proteinkomponente des Hämoglobins, ferner das Insulin.

Globuline sind in reinem W. unlösl., in verd. Salzlsg. beim isoelektrischen Punkt dagegen lösl. Von Magnesiumsulfat werden sie bei 30° vollkommen, von NaCl nur unvollkommen ausgesalzen. Durch Halbsättigung mit Ammoniumsulfat lassen sie sich vollkommen abscheiden, wobei man mehrere Fraktionen gewinnen kann; Euglobulin (bei 28- bis 30%iger Sättigung mit Ammoniumsulfat), Pseudoglobuline I und II (bei 33- bis 46%iger Sättigung mit Ammoniumsulfat). Eine bessere Trennung ist durch Elektrophorese zu erreichen: aus menschlichem Serum gewinnt man so $\alpha\text{-}(\alpha_1 + \alpha_2)$, $\beta\text{-}$ und $\gamma\text{-}(\gamma_1 + \gamma_2)$-Globuline. Euglobulin scheint $\beta + \gamma$-Globulin zu sein, Pseudoglobulin dem α-Globulin zu entsprechen. — Zu den Globulinen gehört das Thyreoglobulin der Schilddrüse, das Fibrinogen des Blutplasmas und das Myosin des Muskels.

Über Serum-Albumine und -Globuline s. Bd. VI, Sera und Impstoffe.

Literatur: LEHNARTZ, E.: Einführung in die chemische Physiologie, 10. Aufl., Berlin/Göttingen/Heidelberg: Springer 1952. — KARLSON, P.: Kurzes Lehrbuch der Biochemie, Stuttgart: Thieme 1962.

Alchemilla

Alchemilla vulgaris L. Rosaceae – Rosoideae – Potentilleae – Alchemillinae. Frauen-, Marien-, Taumantel. Löwenfuß. Tauschüsselchen. Sinau.

In ganz Europa, Nordamerika und Asien, an feuchten Standorten, in schattigen oder trockenen Wäldern weit verbreitet.

Ausdauernde Pflanze, bis 30 cm hoch, mehr oder minder dicht behaart, älterwerdend fast kahl, mit langgestielten, bis 8 cm großen, nierenförmigen, 7- bis 9lappigen Wurzelblättern, wobei die Lappen fast halbkreisförmig 1/3 der gesamten Blattlänge einnehmen. — Stengelblätter kurz gestielt und undeutlich 8lappig. Blattrand gesägt. Junge Blätter in der Knospe gefaltet. — Blüten sehr zahlreich, klein, meist hellgrün, in einer endständigen, trugdoldigen Rispe. Kelch 4blättrig, Außenkelch 4blättrig, keine Krone, vier Staubgefäße und ein unterständiger Fruchtknoten. Blütezeit Mai bis September.

Herba Alchemillae vulgaris[1]. Herba Leontopodii. Frauenmantel-, Alchimisten-, Silberkraut. Common ladies mantle. Manteau des dames. Yerba de alchemilla.

Herba Alchemillae Erg.B. 6.

Einzelne oder ineinandergefaltete, weißsilbrig glänzende, seidig behaarte oder hellgrau bis graugrüne, weniger stark behaarte Blattstückchen, die auf der Unterseite die Hauptnerven, bei den weniger behaarten ein dunkelbraunes, sehr feinmaschiges Nervennetz zeigen und vielfach den grobgezähnten Blattrand erkennen lassen sowie gelblichgrüne Blütenteile und weichseidig behaarte Stengelstücke.

Geruchlos, Geschmack schwach bitter.

Mikroskopisches Bild. Auf beiden Blattseiten charakteristische lange, mehr oder weniger gewunden-knorrige, spitz zulaufende, sehr stark verdickte, in der Verdickung deutlich geschichtete, einzellige Haare mit sehr engem, unregelmäßigem, zuweilen etwas aufgetriebenem Lumen. Das Palisadenparenchym zweireihig, bis über die Hälfte des Blattquerschnittes, nur oberseits, die Zellen der oberen Reihe um 2- bis 3mal länger als die der zweiten Reihe. Vereinzelt Calciumoxalatdrusen im Mesophyll.

Inhaltsstoffe. 6 bis 8% Gerbstoff vom Tannintyp, Gerbstoffglykoside der Ellagsäuregruppe, Salicylsäure in Spuren. Im Petrolätherextrakt Phytosterin, Dotriakontan, Palmitin-, Stearinsäure u.a.

Prüfung. Max. Aschegehalt 6% Erg.B. 6.

Anwendung. In der Volksmedizin als Adstringens, Diureticum, Blutreinigungsmittel, zu Bädern und Umschlägen bei Entzündungen und Eiterungen sowie als Spülung bei Unterleibsentzündungen, Menorrhagie und Erschlaffungszuständen des Unterleibes.

Dosierung. Mittlere Einzelgabe als Einnahme 1,0 g (als Abkochung), mittlerer Gehalt als Umschlag 10%, Erg.B. 6.

Alchemilla alpina L. (A. argentea LAM.). Alpen-Frauenmantel. Alpensinau.

Alpenpflanze, heimisch in Europa, Nordamerika, an felsigen Orten der höheren Gebirge.

Kräftige, gedrungene Halbrosettenstaude mit frühzeitig durch die Adventivwurzeln des kurzen, schiefen Wurzelstockes ersetzter Primärwurzel. Rhizom verholzt, dicht von braunen Nebenblattresten umscheidet, meist deutlich verlängerte, zu oberirdischen, etwa 2 bis 7 cm langen, aufsteigenden Langtrieben auswachsende, mit Laubblattrosetten abschlie-

---

[1] Abbildungen bei L. HÖRHAMMER: Teeanalyse, Tafel 27, Abb. 159 und 160.

ßende Äste bildend. Stengel meist zu mehreren aus den Achseln der Rosettenblätter entspringend, diese nicht oder nur ein Mehrfaches überragend, aus aufsteigendem Grunde aufrecht, gleich den Blatt- und Blütenstielen und Kelchen anliegend seidigschimmernd behaart. Rosettenblätter mit etwa 2 bis 5 cm langem Stiel und 5 oder 7 (sehr selten bis 9), meist bis zum Grund getrennten Fingerabschnitten (nur die seitlichen zuweilen schwach fußförmig verbunden), Abschnitte länglich-elliptisch bis lanzettlich, etwa 1 bis 2 cm lang und etwa 1/5 bis 1/2 so breit, ziemlich derb, fiedernervig, vorn jederseits mit 2 bis 4 meist sehr kurzen, spitzen, mehr oder weniger zusammenneigenden Zähnen, oberseits meist kahl und mehr oder weniger glänzend (frisch) dunkelgrün, am Rande und unterseits dicht silberglänzend seidenhaarig; Nebenblätter etwa 1 bis 2 cm lang, hoch hinauf unter sich und mit dem Blattstiel verbunden, in breite Öhrchen auslaufend, verkahlend und frühzeitig trockenhäutig und lebhaft rotbraun werdend: Stengelblätter wenig zahlreich und sehr rasch an Größe abnehmend, diejenigen im Blütenstand auf die Nebenblätter reduziert. Blüten etwa 3 bis 4 mm breit, mit kreiselförmigem, behaartem Kelchbecher und kürzerem bis undeutlichem Stiel, in mehr oder weniger kugeligen, 3 bis 4 mm breiten, zu schwach verzweigten, traubig-rispigen Gesamtblütenständen vereinigten Knäueln. Außenkelchblätter meist mehr oder weniger verkümmert, viel kleiner als die meist deutlich gelblichen, sich postfloral aufrichtenden Kelchblätter. Staubblätter 4, zwischen den Kelchblättern stehend, bei allen bisher untersuchten Rassen ohne befruchtungsfähigen Pollen.

Herba Alchemillae alpestris (alpinae).

Inhaltsstoffe. Gerbstoff, Paraffin $C_{28}H_{58}$, Lecithin, Öl- und Linolsäure (nicht als Glyceride), ein Harzkörper, Phlobaphen.

Anwendung. In der Volksmedizin gelegentlich als Diureticum. Soll die Milchsekretion bei Weidetieren erhöhen. Von den Sennern als Fieber- und Wundmittel.

Alchemilla conjuncta BABINGT. [A. hoppeana (RCHB.) DALLA TORRE].
Ostalpen.

Sprosse sehr kräftig, bis über 25 cm hoch. Laubblätter derb, fast lederig, oberseits kahl, dunkelgrün, unterseits stark silberglänzend, mit 7 bis 9 elliptischen, hoch verbundenen, etwa 33 bis 40 mm langen und 14 bis 16 mm breiten, stumpfen Abschnitten mit sehr kleinen Zähnen. Blüten groß, grün, apogam. Kelchblätter eiförmig.

Alchemilla woodii O. KTZE.

Von den Eingeborenen Afrikas (Süd-Sotho) wird der Rauch des brennenden Krautes gegen Kopfschmerzen eingeatmet.

Alchornea

Alchornea latifolia Sw. Euphorbiaceae – Euphorbioideae – Acalypheae.
Südamerika.

Inhaltsstoff. In der Rinde der Bitterstoff Alchornin $C_{22}H_{34}O$, Fp. 205°.

Alchornea floribunda MUELL. ARG.
Afrika.

Inhaltsstoffe. In den Wurzeln etwa 1,2% Alkaloide, darunter Yohimbin, das bisher in Euphorbiaceen noch nicht aufgefunden wurde; ferner Anthranilsäure und reichlich Gentisinsäure soll vorhanden sein,

Anwendung. Bei verschiedenen afrikanischen Völkern als Aphrodisiacum Blutdrucksenkende Wirkung soll vorhanden sein.

Alchornea iricurana.
Tropisches Amerika.

Anwendung. Als Nutzholz.

Alcohol amylicus

Als Amyl oder Pentyl werden die Radikale C_5H_{11} der verschiedenen Amylalkohole bezeichnet. Davon haben der primäre Isoamylalkohol, das 2-Methyl-butanol(1) und das Amylenhydrat praktische Bedeutung.

Alcohol amylicus. Amylalkohol. Amyl Alcohol. Amylic Alcohol. Alcool amylique. Gärungsamylalkohol. Fuselöl.

Gärungsamylalkohol besteht je nach Gärgut aus einem Gemisch von Isoamylalkohol und 2-Methyl-butanol(1), wobei der erstere meist überwiegt.

Gewinnung. Bei der alkoholischen Gärung entstehen außer Äthylalkohol auch höhere Alkohole, die wahrscheinlich aus Aminosäuren gebildet werden, die als Abbauprodukte der in den Ausgangsmaterialien, Kartoffeln, Getreide, Zuckerrüben enthaltenen Eiweißstoffe entstehen. Bei der Gewinnung des Alkohols werden diese höher siedenden Alkohole als „Fuselöl" teilweise während der Destillation für sich aufgefangen; die Hauptmenge des Fuselöls bleibt zunächst in der Destillierblase zurück und wird nachher abgetrieben (Nachlauf). Das Fuselöl war früher ein lästiges Nebenprodukt der Spiritusbrennereien; heute hat es einen hohen Wert erlangt, da es in großen Mengen zur Darstellung von Amylacetat gebraucht wird.

Handelssorten. Man unterscheidet 1. Alcohol amylicus crudus, rohes Fuselöl. 2. Alcohol amylicus purus, Kp. 123 bis 132°. 3. Alcohol amylicus purissimus (Isoamylalkohol), Kp. 130 bis 132°.

Alcohol amylicus crudus. Rohes Fuselöl.

Eigenschaften. Meist gelbliche bis bräunliche Flüssigkeit; Geruch unangenehm, hustenerregend; d etwa 0,830. Das Fuselöl enthält außer Isoamylalkohol kleine Mengen von 2-Methyl-butanol(1) (aktiven Amylalkohol), ferner Äthylalkohol, Propyl-, Butylalkohol und höhere Alkohole, außerdem noch Pyridin und Furfurol. Die Zusammensetzung ist bei den verschiedenen Arten der zur Alkoholgewinnung dienenden Rohstoffe verschieden, der Isoamylalkohol ist aber immer der Hauptbestandteil, 65 bis 80%. Das rohe Fuselöl wird steuerfrei zum Handel zugelassen, wenn es mindestens 75% höhere Alkohole (nicht Äthylalkohol) enthält.

Steueramtliche Prüfung. 1. Schüttelt man 10 ml Fuselöl mit 30 ml Calciumchloridlsg., d 1,225, kräftig durch, so soll die Amylalkoholschicht nach dem Absetzen noch mindestens 7,5 ml betragen. – 2. Schüttelt man 100 ml Fuselöl mit 5 ml W., so soll sich eine trübe Mischung ergeben (bei größerem Äthylalkoholgehalt würde die Mischung klar sein).

Anwendung. Zur Gewinnung von reinem Amylalkohol und von Amylverbindungen. Zur Darstellung von technischem Amylacetat wird es ohne weitere Reinigung verwendet. Als Lösungsmittel für Harze und Lacke.

Alcohol amylicus purus. Gereinigter Amylalkohol. Reines Fuselöl.

Herstellung. Zur Reinigung wird das rohe Fuselöl durch Destillation in die verschiedenen Bestandteile zerlegt. Die unter 129° übergehenden Anteile enthalten hauptsächlich Äthylalkohol, Propylalkohol, Butylalkohol und Wasser. Die von 128 bis 132° übergehenden Anteile bilden den gereinigten Amylalkohol. Im Destillationsrückstand verbleiben noch Ester des Amylalkohols, die durch Kochen mit Natronlauge zerlegt werden und so weitere Mengen von Amylalkohol geben.

Eigenschaften. Farblose oder schwach gelbliche Flüssigkeit, die sich wie reiner Amylalkohol verhält, d 0,815, Kp. 128 bis 132°. Der gereinigte Amylalkohol enthält noch kleine Mengen Furfurol und oft auch Pyridin.

Prüfung. 1. Dichte und Siedepunkt. – 2. Schüttelt man 10 ml Amylalkohol mit 30 ml Calciumchloridlsg. (d 1,225), so darf nach dem Absetzen die Amylalkoholschicht nur höchstens 0,1 ml abgenommen haben.

Anwendung. Zur Darstellung von Amylnitrit, reinem Amylacetat und andern Amylestern sowie zur Darstellung von Baldriansäure. Ferner bei der Milchfettbestimmung nach GERBER.

Alcohol amylicus purissimus. Alcohol amylicus. Reiner Amylalkohol.

Herstellung. Alcohol amylicus purus (Kp. 128 bis 132°) wird erst mit verd. Schwefelsäure, dann mit Kalilauge und schließlich mit gesättigter Kochsalzlsg. gewaschen, dann mit entwässertem Natriumsulfat getrocknet und destilliert, wobei die bei 130 bis 132° übergehenden Anteile gesammelt werden. Der so gereinigte Amylalkohol ist frei von Pyridin und Furfurol. Er besteht aus primärem Isoamylalkohol, $(CH_3)_2CHCH_2CH_2OH$, neben kleinen Mengen von 2-Methylbutanol(1), $CH_3-CH_2-CH(CH_3)-CH_2OH$.

Eigenschaften. Farblose, klare Flüssigkeit von durchdringendem Geruch, stark zum Husten reizend, in W. kaum lösl., mischbar mit A., Ä., PAe., Essigsäure, fetten und ätherischen Ölen. $d = 0{,}814$ bis $0{,}816$. Kp. 130 bis 132°.

Erkennung. Werden einige Tr. Amylalkohol mit 1 bis 2 ml Essigsäure und einigen Tr. konz. Schwefelsäure erhitzt, so tritt der fruchtartige Geruch des Amylacetats auf.

Prüfung. 1. Eine Mischung von 2 ml Amylalkohol und 2 ml konz. Schwefelsäure muß klar sein und darf sich höchstens schwach gelb färben (fremde organische Verbindungen). – 2. Werden 5 ml Amylalkohol mit einer Lsg. von 2 g Ätzkali in 4 ml W. geschüttelt, so darf keine Färbung auftreten (Furfurol). – 3. 5 ml Amylalkohol dürfen beim Verdampfen auf dem Wasserbad keinen wägbaren Rückstand hinterlassen.

Aufbewahrung. Vorsichtig.

Anwendung. Wie gereinigter Amylalkohol. In der Analyse auch als Ausschüttelungsflüssigkeit für Alkaloide, besonders für Morphin.

Toxizität. Reizt gelegentlich die Schleimhäute. Große **Dampfkonzentrationen** lähmen das ZNS und führen zu Narkose, kleinere Konz. bewirken Kopfschmerz und Benommenheit. Die orale Giftigkeit ist größer als die des Äthylalkohols. 30 ml haben schon zum Tod geführt.

Amylenum hydratum DAB 6, Helv. V. Amylenhydrat. Amyleni Hydras Pl.Ed. II, Dan. IX, Nord. 63. Amylene Hydrate NF XII. 1,1-Dimethylpropanol(1). 2-Methylbutanol(2). Tert. Amylalkohol. Dimethyläthylcarbinol.

$$CH_3-CH_2-\underset{\underset{CH_3}{|}}{\overset{\overset{OH}{|}}{C}}-CH_3$$

$C_5H_{12}O$ M.G. 88,15

Herstellung. 300 ml Amylen (s. S. 1167) werden durch Schütteln mit 600 ml einer abgekühlten Mischung von 300 ml konz. Schwefelsäure und 300 ml W. in Amylschwefelsäure übergeführt:

$$CH_3-CH=\underset{\underset{}{|}}{\overset{\overset{CH_3}{|}}{C}}-CH_3 + H_2SO_4 \rightarrow CH_3-CH_2-\underset{\underset{OSO_2OH}{|}}{\overset{\overset{CH_3}{|}}{C}}-CH_3$$

Die vom nicht gelösten Amylen getrennte und filtrierte Lsg. der Amylschwefelsäure wird mit Natronlauge stark übersättigt (es sind etwa 50 g NaOH erforderlich) und destilliert:

$$CH_3-CH_2-\underset{\underset{OSO_2OH}{|}}{\overset{\overset{CH_3}{|}}{C}}-CH_3 + 2\,NaOH \rightarrow CH_3-CH_2-\underset{\underset{OH}{|}}{\overset{\overset{CH_3}{|}}{C}}-CH_3 + Na_2SO_4 + H_2O$$

Das übergegangene Amylenhydrat wird vom W. getrennt, mit frisch geglühtem Kaliumcarbonat getrocknet und erneut destilliert, wobei die bei 99 bis 103° übergehenden Anteile aufgefangen werden.

Eigenschaften. Klare, farblose, ölige Flüssigkeit von an Campher erinnerndem Geruch und brennendem Geschmack. Lösl. in etwa 8 T. W.; die gesättigte Lsg. reagiert neutral und trübt sich beim Erwärmen. In jedem Verhältnis mischbar mit A., Ae., Chlf., Benzin, Glycerin und fetten Ölen.

Pharmakopöe	DAB 6	Helv. V	Pl.Ed. II	Dan. IX	Nord. 63	NF XII
Dichte	0,810 bis 0,815	0,815 bis 0,820	0,810 bis 0,815	0,810 bis 0,815	0,808 bis 0,814	0,803 bis 0,807
Siedebereich	97–103°	98–102°	97–103°	97–103°	>95% 100–104°	97–103°

n_D = 1,404 bis 1,406 (Nord. 63); = 1,405 bis 1,407 (Dan. IX).

Erkennung. 1. Man mischt 2 ml Amylenhydrat mit 15 ml W., 5 ml Schwefelsäure und 10 g Kaliumdichromat, erhitzt die Mischung 2 Std. am Rückflußkühler und destilliert dann. Die beiden ersten ml Destillat werden gesondert aufgefangen und aufbewahrt. Es wird so lange destilliert, bis das meiste W. übergegangen ist. Das Destillat alkalisiert man mit Natronlauge, neutralisiert vorsichtig mit verd. Schwefelsäure und verdampft zur Trockne. Der Rückstand gibt die Rk. auf Acetationen (Bd. I, 210) (NF XII). – 2. 1 ml des bei 1 reservierten Destillats wird mit 200 ml W. gemischt. Zu 1 ml dieser Verdünnung gibt man 5 Tr. Nitroprussidnatriumlsg. und 2 ml Natronlauge, dann säuert man mit Essigsäure schwach an. Es entsteht eine tiefe Rotfärbung, die beim Verdünnen mit viel W. einen violetten Ton annimmt (NF XII). – 3. Zu 10 ml einer Lsg. von Amylenhydrat (1 in 10) gibt man rasch 5 ml einer 1%igen Vanillin-Schwefelsäure. Es entsteht eine rotviolette Färbung (NF XII, Dan. IX; ähnlich PI.Ed. II). – 4. Zu 5 Tr. Amylenhydrat gibt man 1 ml verd. Schwefelsäure und 2 ml 0,1 n Kaliumpermanganatlsg. und erhitzt bis zur Entfärbung. Dann fügt man 2 ml Natronlauge zu, filtriert und versetzt mit einigen Tr. 0,1 n Jodlsg. Es entstehen eine gelbe Fällung von Jodoform und dessen charakteristischer Geruch (PI.Ed. II, Dan. IX).

Prüfung. 1. Freie Säure. 10 ml einer 5%igen (v/v) Lsg. in W. muß gegen Bromthymolblau neutral oder höchstens schwach sauer sein und muß auf Zusatz von 1 Tr. 0,1 n Natronlauge alkalisch reagieren (PI.Ed. II; Dan. IX). – 2. Aldehyd. Zu 10 ml einer Amylenhydratlsg. (1 in 20) gibt man 1 ml Silberdiamminnitratlsg. und erhitzt 10 Min. lang im Wasserbad auf 60°. Die Mischung darf nicht dunkler werden (NF XII; PI.Ed. II) – Dan. IX läßt mit fuchsinschwefliger Säure prüfen. – 3. Amylen, andere Amylalkohole, andere organische Verunreinigungen. Zu 10 ml einer 5%igen (v/v) wss. Lsg. gibt man 0,05 ml 0,01 n $KMnO_4$ und läßt 5 Min. stehen. Die Lsg. darf sich nicht vollständig entfärben (PI. Ed. II). – 4. Schwermetalle. Höchstens 5 ppm, geprüft im Verdampfungsrückstand von 2,5 ml Amylenhydrat, der mit 1 ml 0,1 n Salzsäure und W. zu 25 ml gelöst worden ist (s. Bd. I, 252) (NF XII). – 5. Wasser. Zu 10 ml Amylenhydrat gibt man 1 g wasserfreies Kupfersulfat und schüttelt gut durch. Das Kupfersulfat darf nicht blau werden (NF XII). – 10 ml werden mit 10 ml PAe. (Kp. 50 bis 60°) gemischt. Es darf keine Trübung entstehen (PI.Ed. II). – 6. Verdampfungsrückstand. Höchstens 0,01% (w/v) (PI.Ed. II, Nord. 63) – 0,02% (Dan. IX).

Anwendung. Als Hypnoticum, dessen Wirkungsstärke etwa zwischen der von Chloralhydrat und Paraldehyd liegt. Es dient als Lösungsmittel für Tribromäthanol (Tribromaethanol Solution NF XII), dessen Wirkung es verstärkt.

Dosierung. 2 bis 4 ml.

Man beachte die Schwerlöslichkeit des Amylenhydrats und verwende stets so viel W., daß völlige Auflösung eintritt.

Amylenum. Amylen.

C_5H_{10} \hfill M.G. 70,13

Amylene oder Pentylene sind ungesättigte Kohlenwasserstoffe der Olefinreihe von der Formel C_5H_{10}, von denen es fünf Isomere gibt. Sie entstehen durch Einwirkung von wasserentziehenden Mitteln, z. B. Zinkchlorid, auf Amylalkohole.

Fuselöl-Amylen. Aus dem Gärungsamylalkohol, der neben Isoamylalkohol, $(CH_3)_2CHCH_2CH_2OH$, kleine Mengen von 2-Methylbutanol, $(CH_3)(C_2H_5)CHCH_2OH$, enthält, entsteht durch Erhitzen mit Zinkchlorid ein Gemisch von Iso-Amylen oder Trimethyläthylen, $(CH_3)_2C:CHCH_3$, mit kleinen Mengen von Isopropyläthylen, $(CH_3)_2CHCH:CH_2$, und Methyläthyläthylen $(CH_3)(C_2H_5)C:CH_2$. Dieses Gemisch wird als Amylen bezeichnet.

Herstellung. Gleiche Teile sorgfältig gereinigter und entwässerter Gärungsamylalkohol (Kp. 128 bis 132°) und geschmolzenes, zerkleinertes Zinkchlorid werden in einer geräumigen Retorte, die mit Kühler und Vorlage verbunden wird, gemischt einige Tage sich selbst überlassen, darauf aus dem Sandbad der Destillation unterworfen. Das unter sorgfältiger Abkühlung gesammelte Destillat wird mit geschmolzenem Calciumchlorid entwässert, darauf im Wasserbad mit eingesetztem Thermometer rektifiziert, wobei man nur die zwischen 30 und 40° übergehenden Anteile auffängt.

Eigenschaften. Farblose, leicht bewegliche, eigentümlich ätherartig riechende, süßlich schmeckende, neutrale Flüssigkeit, leicht entzündlich, mit leuchtender Flamme brennend. $d^{15} = 0,660$ bis $0,680$; Kp. 30 bis 40°. Es polymerisiert schon beim bloßen Stehen allmählich zu höher siedenden Kohlenwasserstoffen wie Diisoamylen (Kp. 156°), Triisoamylen (Kp. 246°).

Anwendung. Zur Darstellung von Amylenhydrat.

Amylium aceticum Erg.B. 6. Amylacetat. Essigsäureamylester.

$C_7H_{14}O_2$ $\qquad\qquad\qquad$ $CH_3COOC_5H_{11}$ $\qquad\qquad\qquad$ M.G. 130,18

Das aus dem Gärungsamylalkohol gewonnene Amylacetat besteht zum größten Teil aus Essigsäureisoamylester, $CH_3CO{-}OCH_2CH_2CH(CH_3)_2$, das bei 138° siedet und durch fraktionierte Destillation aus dem technischen Amylacetat rein gewonnen werden kann. In dem technischen Präparat sind neben Amylacetat auch wechselnde Mengen der Essigsäureester anderer Alkohole enthalten, die im käuflichen Fuselöl vorkommen, z.B. des Propylalkohols, Isobutylalkohols u.a.

Eigenschaften. Farblose, leicht bewegliche, neutrale, entzündliche, durchdringend nach Birnen riechende Flüssigkeit. Die Dämpfe reizen zum Husten, nach kurzer Zeit wird man aber unempfindlich dagegen. d^{15} etwa 0,875. Kp. etwa 138°. Wenig lösl. in W., mischbar mit A., Ae., und Essigester. Nach längerer Aufbewahrung nimmt der Ester saure Reaktion an, was jedoch seine Verwendung als Fruchtäther nicht beeinträchtigt. Nötigenfalls kann er mit Natriumbicarbonat entsäuert und nochmals rektifiziert werden.

Anwendung. Zur Bereitung von Fruchtessenzen. Zum Auflösen von Schießbaumwolle (Amylacetatkollodium) und Zelluloid (Zaponlack). Völlig reines Amylacetat diente zur Herstellung des Flammenmaßes in der Photometrie. (HEFNER-ALTENECKS Amylacetatlampe).

Amylium nitrosum DAB 6, Helv. V, Ross. 9. Amylis nitris Pl.Ed.II, Ned. 6, Jap. 61, Amyl Nitrite BPC 63, NF XII. Amylnitrit. Salpetrigsäureamylester. Azotite d'amyle. Amylii nitris Dan. IX.

$$\begin{array}{c} H_3C{\diagdown} \\ CH{-}CH_2{-}CH_2{-}O{-}N{=}O \\ H_3C{\diagup} \end{array}$$

$$\begin{array}{c} CH_3 \\ | \\ CH_3{-}CH_2{-}CH{-}CH_2{-}O{-}N{=}O \end{array}$$

$C_5H_{11}NO_2$ $\qquad\qquad\qquad\qquad\qquad\qquad\qquad\qquad\qquad\qquad$ M.G. 117,15

Gehalt. 90,0 bis 100,0% (w/w) $C_5H_{11}NO_2$ (Pl.Ed. II).

Amylnitrit ist ein Gemisch, das hauptsächlich aus: Salpetrigsäureisoamylester und zu geringen Anteilen des Salpetrigsäureesters des 2-Methylbutanol(1) besteht.

Herstellung. In den Kolben A (Abb. 15) bringt man 100 g gereinigten Amylalkohol (Kp. 128 bis 132°), in den Kolben B, der mindestens 1 l fassen muß, 20 g Stärke. Man erhitzt nun zunächst den Amylalkohol im Kolben A bis auf 100° (das Thermometer taucht in die Flüssigkeit ein). Sobald dies der Fall ist, entfernt man die Flamme unter A und gießt in B mittels des Trichterrohres 250 g Salpetersäure, d 1,20. Man erwärmt Kolben B vorsichtig so weit, daß ein ruhiger Strom von Salpetrigsäureanhydrid, N_2O_3, durch A hindurchgeht. Die jetzt in A eintretende Reaktion hält den Inhalt von A in leichtem Sieden. Es destilliert Amylnitrit über, das durch den Kühler kondensiert und in der durch Eis kühl gehaltenen Vorlage aufgefangen wird. Gegen Ende der Operation erwärmt man

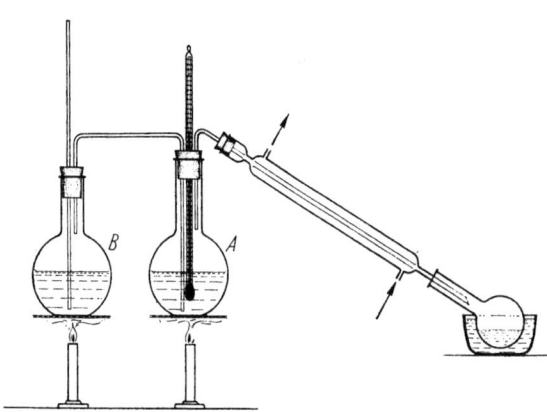

Abb. 15. Herstellung von Amylnitrit.

den Kolben A so weit, daß das Thermometer auf 100° stehenbleibt. Destilliert bei dieser Temperatur nichts mehr über, so unterbricht man das Einleiten von N_2O_3 und läßt erkalten. Vorsicht! Man hüte sich, den Dampf des Amylnitrits einzuatmen.

Das Destillat wird zuerst nach und nach mit kleinen Mengen zerriebenen Natriumbicarbonats versetzt und nach Abstumpfung der freien Säure im Scheidetrichter mit einem gleichen Volum kalten Wassers durchgeschüttelt. Nach dem Absetzen wird das Wasser abgelassen und das Amylnitrit noch einmal mit 1/3 Vol. Wasser gewaschen, mit geschmolzenem Calciumchlorid entwässert und auf dem Sandbad rektifiziert. Die von 95 bis 97° (760 Torr) übergehenden Anteile werden gesammelt.

Eigenschaften. Klare, gelbliche bis gelbe, flüchtige, leicht entflammbare Fl. von ätherischem Geschmack. Unlösl. in W.; mischbar mit A. oder Ae.

Pharma-kopöe	DAB 6	Helv. V	Ross. 9	NF XII	BPC 63	PI.Ed. II	Ned. 6	Dan. IX
Dichte	0,872 bis 0,882	0,875 bis 0,880	0,870 bis 0,880	0,871 bis 0,875	0,868 bis 0,878	0,871 bis 0,877	0,870 bis 0,880	0,871 bis 0,877
Kp.	95–97°	–	–	–	85% 90–100°	–	–	96–99°

n_D^{20} = 1,386 bis 1,389 (Ned. 6).

Erkennung. 1. Mischt man 2 Tr. Amylnitrit mit 2 Tr. W. und 2 ml Schwefelsäure, so tritt beim Verdünnen mit W. der Geruch nach Amylvalerat auf (NF XII, PI.Ed. II, BPC 63) (Ross. 9 schreibt: Geruch nach Äthylvalerianat). – 2. Gibt man zu 0,2 ml eine Mischung aus 2 ml Eisen(II)-sulfatlsg. und 5 ml verd. Salzsäure, so entsteht eine grünlichbraune Färbung (BPC 63, NF XII, Ned. 6). – Dan. IX und Ross. 9 verfahren ähnlich. – 3. Werden 0,2 ml mit 0,5 ml Anilin und 5 ml Eisessig gemischt, so entsteht eine tief orangerote Färbung (BPC 63). – 4. Läßt man auf 1 Tr. Amylnitrit etwa 1 Min. lang 2 ml 2 n Salzsäure und 2 ml p-Nitroanilin einwirken und versetzt mit einigen Tr. einer Lsg. von etwa 10 mg β-Naphthol in 1 ml 2 n Natronlauge, so entsteht eine rote Fällung (Dan. IX). – 5. Erwärmt man 3 Tr. mit einigen Tr. Natronlauge, verd. mit etwas W., kühlt ab, setzt 1 Kristall Kaliumjodid und einige Tr. Stärkelsg. zu und säuert mit verd. Schwefelsäure an, so entsteht eine blaue Färbung (PI.Ed. II).

Prüfung. 1. Freie Säure. Werden 5 ml Amylnitrit mit einer Mischung von 9 ml W., 1 ml 1 n Natronlauge und 0,05 ml Phenolphthaleinlsg. kräftig geschüttelt, so muß die wss. Schicht noch nach 1 Min. rosa gefärbt sein (prakt. ident. mit allen Pharmakop.). – 2. Aldehyde. 1 ml Amylnitrit wird mit einer Mischung aus einigen Tr. verd. Ammoniaklsg., 1,5 ml Silbernitratlsg. und 1,5 ml A. (der anfänglich entstehende Nd. von Silberhydroxid muß sich durch Ammoniaklsg. eben wieder gelöst haben) 1 Min. lang gelinde erwärmt. Es darf keine Braun- oder Schwarzfärbung eintreten (PI.Ed. II, Helv. V; Ross. 9 läßt 5 Min., Ned. 6 15 Min. auf 60° erwärmen). – 3. Wasser. Wird Amylnitrit auf 0° gekühlt, so darf keine Trübung eintreten (DAB 6, Helv. V, Ross. 9, Ned. 6). – 4. Verdampfungsrückstand. Nicht mehr als 0,01% (w/v) (PI.Ed. II).

Gehaltsbestimmung. 1. Etwa 0,5 g, genau gewogen, bringt man in einen 100-ml-Meßkolben, gibt 10 ml A. (95%ig), 20 ml 0,1 n Silbernitratlsg., 15 ml einer 5,0%igen Kaliumchloratlsg. und 5 ml Salpetersäure zu, verschließt sofort und schüttelt 5 Min. lang kräftig durch. Dann füllt man mit W. auf 100 ml auf, mischt und filtriert durch ein trockenes Filter in ein trockenes Gefäß, wobei die ersten 20 ml des Filtrates zu verwerfen sind. 50 ml des Filtrates werden mit 0,1 n Ammonrhodanidlsg. unter Verwendung von 5 ml Eisen(III)-ammonsulfatlsg. als Indikator titriert. Der gleiche Versuch ist ohne Amylnitrit zu wiederholen. Die Differenz der beiden Titrationen gibt die von Amylnitrit verbrauchten ml 0,1 n Silbernitratlsg. an (PI.Ed. II, Ross. 9, Helv. V, Ned. 6). 1 ml 0,1 n Silbernitratlsg. entspr. 0,0351 g $C_5H_{11}NO_2$.

2. Etwa 3 ml Amylnitrit werden mit 500 mg wasserfreiem Natriumcarbonat geschüttelt, vorsichtig in einen mit 20 ml A. tarierten 100-ml-Meßkolben dekantiert und genau gewogen. Dann füllt man mit A. bis zur Marke auf und mischt. Man füllt nun ein Azotometer mit gesättigter Kochsalzlsg., pipettiert 10 ml der Amylnitritlsg. in den Trichter, zieht diese ohne Luftblasen in das Azotometerrohr und spült den Trichter mit 5 ml A. Dann läßt man 10 ml Kaliumjodidlsg. und zuletzt 5 ml verd. Schwefelsäure in die Meßröhre einfließen. Wenn das Gasvolumen konstant bleibt (in etwa 30 bis 60 Min.) wird die Menge abgelesen, die Temp. am Azotometer und der Luftdruck gemessen. Das erhaltene Volumen wird mit 4,8 multipliziert und das Produkt durch die Einwaage an Amylnitrit dividiert. Bei 25° und 760 Torr entspr. der Quotient dem Prozentgehalt an $C_5H_{11}NO_2$ in der Flüssigkeit. Die Temperaturkorrektur beträgt 1/298 des gefundenen Prozentgehaltes für je 1° und ist zu addieren, wenn die Temp. unter 25°, und zu subtrahieren, wenn diese über 25° liegt. Die Luftdruckkorrektur beträgt 1/760 des Prozentgehaltes für je 1 Torr und ist zu addieren,

wenn der Luftdruck über 760 Torr, und zu subtrahieren, wenn dieser unter 760 Torr liegt (NF XII; prakt. ident. mit BPC 63).

Aufbewahrung. In dicht schließenden Gefäßen.

Anwendung. Amylnitrit hat vasodilatorische Wirkung, ähnlich der von Nitroglycerin. Es wird nach Inhalation sofort resorbiert, so daß es augenblicklich wirkt. Die Wirkung hält 5 bis 10 Min. an. Die Hauptanwendung ist bei akuten Anfällen von Angina pectoris. Kontraindiziert bei Coronarthrombosen. Es wird als Antidot bei Blausäurevergiftungen angewandt, um rasch Methämoglobin zu erzeugen, das ein ungiftiges Cyanmethämoglobin bildet. Amylnitrit wird in Form von Vitrellae zur Inhalation angewandt.

Dosierung. 0,1 bis 0,3 ml zur Inhalation.

Alcohol benzylicus

Alcohol benzylicus DAB 7 – DDR. Benzylalkohol. Alcoholum benzylicum Jap. 61. Benzyl Alcohol BP 63, NF XII. Alcool benzylique CF 65. Hydroxymethylbenzol.

C_7H_8O 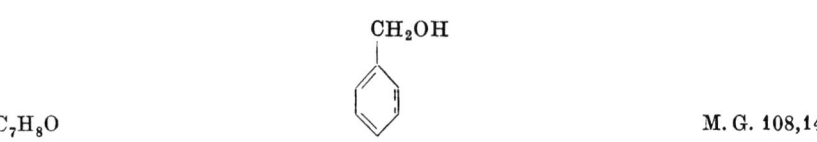 M. G. 108,14

Gehalt. 98,5 bis 100,6% C_7H_8O (DAB 7 – DDR).

Vorkommen. Benzylalkohol findet sich als Bestandteil verschiedener ätherischer Oele und Balsame, wie Jasmin-, Hyazynthen-, Ylang-Ylang-Oel, Perubalsam, Tolubalsam, Styrax u. a.

Herstellung. Ursprünglich von CANNIZARO aus Benzaldehyd und KOH erhalten (Cannizaro-Rk.) wird er heute technisch durch Verseifen von Benzylchlorid mit Soda hergestellt.

Eigenschaften. Klare, farblose Fl. von schwachem Geruch und mit scharfem, brennendem Geschmack. 1 T. löst sich in etwa 25 T. W.; mischbar mit A., Ae., Chlf. d_4^{25} 1,0454 (The Merck Index 60); d 1,043 bis 1,047 (DAB 7 – DDR), 1,043 bis 1,046 (BP 63), 1,042 bis 1,047 (NF XII), 1,043 bis 1,053 (Jap. 61). Kp_{760} 203 bis 206° (DAB 7 – DDR), 203 bis 208° (CF 65, BP 63; mind. 95% müssen in diesem Bereich übergehen), 202,5 bis 206,5° (NF XII, Jap. 61). n_D^{20} 1,538 bis 1,541 (DAB 7 – DDR, BP 63, Jap. 61), 1,5385 bis 1,5405 (NF XII).

Erkennung. 1. 5 Tr. Substanz werden mit 5,0 ml Kaliumpermanganat-Lsg. (5,0 g/100,0 ml) und 5,0 ml 3 n Natronlauge versetzt. Es ist der Geruch nach Benzaldehyd wahrzunehmen. Die Mischung ist für Probe 2. aufzuheben (DAB 7 – DDR; die anderen Arzneibücher lassen die Probe bei schwefelsaurer Rk. durchführen). – 2. Die Mischung von 1. wird 30 Sek. zum Sieden erhitzt und nach dem Erkalten filtriert. Das Filtrat gibt nach Zusatz von 6,0 ml 3 n Schwefelsäure allmählich einen weißen, kristallinen Nd., der abfiltriert, mit W. gewaschen und bei 105° getrocknet wird. Fp. 120 bis 123° (DAB 7 – DDR).

Prüfung. Prüflösung. 1,00 ml/50,0 ml in CO_2-freiem W.(DAB 7 – DDR). – 1. Die Prüflsg. muß klar und farblos sein (Jap. 61). – 2. 10,0 ml Prüflsg. müssen nach Zusatz von 2 Tr. Phenolphthalein-Lsg. und 0,200 ml 0,01 n Kalilauge rot gefärbt sein (DAB 7 – DDR). – 3. Benzaldehyd. 2,00 ml Prüflsg. dürfen nach Zusatz von 8,0 ml W. und 1,00 ml Kaliumdijododibrommercurat(II)-Lsg. keine stärkere Fbg. zeigen als die Mischung aus 10,0 ml W. und 1,00 ml Rg. (DAB 7 – DDR). – NF XII läßt wie folgt auf Aldehyde prüfen: In einem 250-ml-Kolben, der 75 ml Rg. enthält (Rg.: 34,7 g Hydroxylaminhydrochlorid werden in 160 ml W. gelöst und mit A. zu 1000 ml aufgefüllt), gibt man 5,0 ml Substanz. Man läßt 10 Min. stehen, fügt dann 1 ml Bromphenolblau-Lsg. zu und titriert mit 0,1 n Natronlauge nach Hellgrün. Mit der gleichen Menge an Rg. wird eine Blindprobe durchgeführt. Bei Einstellung des gleichen Farbtones bei beiden Titrationen darf in der Probe nicht mehr als 1,0 ml 0,1 n Natronlauge mehr verbraucht werden als bei der Blindprobe (entpsr. 0,2% Benzaldehyd). – 4. Benzylchlorid, Chlorid, Chlortoluol. 5,00 g Substanz werden in einem 200-ml-Erlenmeyerkolben in 50,0 ml iso-Pentanol gelöst. Nach Zusatz von 3,0 g Natrium in kleinen Anteilen wird die Mischung unter Rückflußkühlung bis zur Beendigung der Gasentwicklung erwärmt und dann 60 Min. im Sieden gehalten. Die Mischung wird auf 90° abgekühlt, mit 50,0 ml W. sowie 20,0 ml konz. Salpetersäure versetzt, anschließend auf 20° abgekühlt und mit 5,00 ml 0,1 n Silbernitrat-Lsg. versetzt. Nach Zusatz von 5,0 ml Eisen(III)-ammoniumsulfat-Lsg. und 5,0 ml Nitrobenzol wird der Überschuß an 0,1 n Silbernitrat-Lsg. mit 0,1 n Ammoniumrhodanid-Lsg. nach Rötlichgelb zurücktitriert

(Feinbürette). Unter den gleichen Bedingungen ist ein Blindversuch durchzuführen. Die Differenz zwischen dem Verbrauch an 0,1 n Ammoniumrhodanid-Lsg. in beiden Versuchen darf höchstens 0,30 ml betragen (höchstens 0,02% berechnet als Cl^-) (DAB 7 – DDR). – Jap. 61 läßt mit 2 Tr. Substanz in einem Kupfernetz die Beilsteinprobe durchführen. Die Bunsen-Flamme darf sich nicht grün färben. – 5. Peroxide. Durch einen 100-ml-Schliffkolben mit aufgesetztem Luftkühler läßt man einige Min. einen Strom von CO_2 streichen und gibt dann 1 ml Benzylalkohol, 2 ml Chlf., 0,1 g Kaliumjodid und 20 ml einer Mischung aus 1 T. Chlf. und 2 T. Eisessig in den Kolben. Nun erhitzt man mit kleiner Flamme so, daß innerhalb 30 Sek. das Sieden beginnt. Nun steigert man die Hitze so, daß in genau 30 Sek. die Dämpfe den Kühler erreichen, bricht ab und kühlt sofort in Eiswasser. Durch den Kühler gibt man 40 ml CO_2-freies W. und titriert das ausgeschiedene Jod mit 0,005 n Thiosulfat-Lsg. (n ml). Unter gleichen Bedingungen ist eine Blindprobe durchzuführen n' ml). Die Differenz n–n' darf nicht größer als 1 sein, entspr. 40 µg Peroxid (berechnet als O_2) je ml C_7H_8O (CF 65). – 6. Glührückstand. Höchstens 0,005% (Jap. 61).

Gehaltsbestimmung. 2,2000 g Substanz werden in einem 200-ml-Erlenmeyerkolben mit 10,00 ml Acetylierungsgemisch versetzt und mit aufgesetztem Kühlrohr 60 Min. im Wasserbad erhitzt. Nach dem Abkühlen auf 20° werden durch das Kühlrohr 25,0 ml W. gegeben. Nach Zusatz von 10 Tr. Phenolphthalein-Lsg. wird mit n Kalilauge titriert. Unter gleichen Bedingungen ist ein Blindversuch durchzuführen.

1 ml n Kalilauge entspr. 108,1 mg C_7H_8O (DAB 7 – DDR).

Aufbewahrung. In sehr gut verschlossenen Gefäßen. Vor Licht geschützt.

Anwendung. Technisch als Lösungsmittel für Gelatine, Casein (heiß), Celluloseacetat, Schellack u. a. Als Insektenrepellent.

Medizinisch als Oberflächenantisepticum in 1 bis 3%iger Lsg., als Mittel gegen Pruritus in 10%iger Salbe oder 33%iger Lotio, als Mittel gegen Zahnschmerzen (1 bis 2 Tr. in die Cavität des Zahnes). Benzylalkohol wird auch als Lokalanaestheticum zur i. m. und s. c. Injektion verwendet und findet sich aus diesem Grunde in zahlreichen entspr. Arzneimitteln.

Toxizität. Injektionen von mehr als 3 bis 4%iger Lsg. verursachen Entzündungen und Oedeme.

Alcohol butylicus

Es gibt 4 Butylalkohole der Formel C_4H_9OH:
1. n-Butanol, 2. Isobutanol, 3. Sekundäres Butanol, 4. Tertiäres Butanol.

n-Butanol. Butanol-(1). Prim. Butylalkohol. Propylcarbinol. α-Hydroxybutan. n-Butyl Alcohol. Alcool n-butylique.

$C_4H_{10}O$ $\qquad\qquad CH_3—CH_2—CH_2—CH_2—OH \qquad\qquad$ M. G. 74,08

Herstellung. n-Butanol wird hauptsächlich durch Gärung zuckerhaltigen Materials mit Clostridium acetobutylicum u. a. Stämmen vom Typus des WEIZMANNschen Bacillus gewonnen. Daneben spielt die Herst. aus Acetaldehyd über den durch Aldolkondensation gewonnenen Crotonaldehyd und dessen Hydrierung noch eine Rolle.

Eigenschaften. Klare, farblose bis schwach gelbliche stark lichtbrechende Fl. von charakteristischem Geruch und brennend scharfem Geschmack. Die Dämpfe reizen zum Husten. n-Butanol brennt mit hell leuchtender Flamme. Kp. 117,5°; Ep. —90°; d_4^{20} 0,810; n_D^{20} 1,3993. Explosionsgrenzen in Luft: 2 und 12%.

Lösl. in etwa 15 T. W.; mischbar mit A., Ae., Chlf. u. a. n-Butanol bildet mit 37% W. ein azeotropes Gemisch vom Kp. 92°.

Anwendung. n-Butanol dient als vielseitiges Lösungsmittel, als Ausgangsstoff für zahlreiche Ester zur Lackherstellung u. a.

Toxizität. Reizt die Schleimhäute, kann zu Kontaktdermatitis führen. Eingeatmete Dämpfe können Kopfschmerzen, Benommenheit verursachen. Im übrigen ist die Giftigkeit von n-Butanol wie die der anderen Butanole gering. DL_{50} bei Ratten oral 4,3 g/kg.

Isobutanol. 2-Methyl-propanol-(1). Isobutylalkohol. Isopropylcarbinol. α-Hydroxy-β-methyl-propan. Gärungs(iso)butylalkohol. Isobutyl Alcohol. Alcool isobutylique.

$C_4H_{10}O$ $\qquad\qquad \begin{matrix} H_3C \\ \diagdown \\ \diagup CH—CH_2OH \\ H_3C \end{matrix} \qquad\qquad$ M. G. 74,08

Herstellung. Vorwiegend durch Modifikation der Methanolsynthese aus CO und H_2. Verwendet man Zink-Chrom-Kontakte bei hohen Temperaturen und hohen Drücken, so entstehen höhere Alkohole, insbes. Isobutanol.

Eigenschaften. Farblose, stark lichtbrechende Fl. mit charakteristischem Geruch. $Kp._{760}$ 107,9°; d_4^{20} 0,8027; n_D^{15} 1,39768. Lösl. in etwa 20 T. W.; mischbar mit A., Ae.

Anwendung. Zur Herst. von Estern in der Aromaindustrie als Lösungsmittel.

Toxizität. Siehe n-Butanol. DL_{50} bei Ratten oral 2,4 g/kg.

Sek. Butanol. Butanol-(2). Sek. Butylalkohol. Methyläthylcarbinol. Secondary Butyl Alcohol.

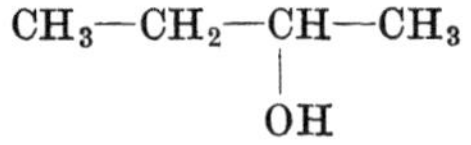

$$CH_3-CH_2-CH(OH)-CH_3$$

$C_4H_{10}O$ M. G. 74,08

Sek. Butanol existiert in 2 optisch aktiven Formen und wird synthetisch als Racemat erhalten.

Herstellung. Durch Wasseranlagerung an α- oder β-Butylen.

Eigenschaften (D,L-sek. Butanol). Farblose Fl. mit weinähnlichem Geruch. $Kp._{760}$ 99,5°; Ep. —100°; Fp. —114,7°; d_4^{20} 0,806; n_D^{25} 1,3949. Lösl. in 12 T. W.; mischbar mit A., Ae.

Anwendung. In der organischen Synthese und als Lösungsmittel.

Toxizität. Siehe n-Butanol. DL_{50} bei der Ratte oral 6,5 g/kg.

Tertiäres Butanol. 2-Methyl-propanol-(2). Tert. Butylalkohol. Trimethylcarbinol. β-Methyl-β-hydroxypropan. Tertiary Butyl Alcohol.

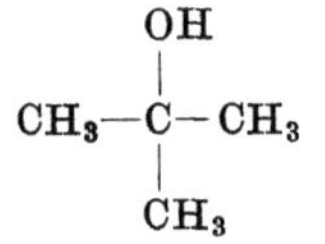

$$(CH_3)_3C-OH$$

$C_4H_{10}O$ M. G. 74,08

Herstellung. Durch Wasseranlagerung an Isobutylen.

Eigenschaften. Farblose Kristalle mit an Campher erinnerndem Geruch. Fp. 24,5°; $Kp._{760}$ 82°; n_D^{20} 1,3878. Lösl. in W.; mischbar mit A., Ae.

Anwendung. Zum Denaturieren von Aethanol. Als Lösungsmittel; Ausgangsprodukt zahlreicher Synthesen.

Toxizität. Siehe n-Butanol. DL_{50} bei der Ratte oral 3,5 g/kg.

Alcohol trichlorisobutylicus Helv. V. Chlorbutanolum DAB 7 – DDR, Ned. 6. Chlorobutanolum PI.Ed. II, Jap. 61. Chlorbutanolum hydratum Ros. 9. Chlorbutolum Nord. 63. Chlorbutol BP 63, CF 65. Chlorbutanol USP XVII. Trichlorbutanol. Chloreton. Acetonchloroform. 1.1,1-Trichlor-2-methylpropanol-(2). 2,2,2-Trichlor-1,1-dimethyläthanol.

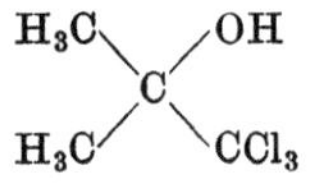

$$(H_3C)_2C(OH)(CCl_3)$$

$C_4H_7Cl_3O$ M. G. 177,46
$C_4H_7Cl_3O \cdot 1/2\ H_2O$ M. G. 186,47

Gehalt. Es liegt entweder die wasserfreie Form oder die Verbindung mit maximal 1/2 Mol Kristallwasser vor. Der Gehalt muß zwischen 99,0 und 101,0% Chlorbutanol liegen (DAB 7 – DDR).

Herstellung. Durch Einwirkung von KOH oder Kaliumalkoholat auf eine Mischung aus Aceton und Chlf. [FISHBURN u. WATSON: J. Amer. pharm. Ass. *28*, 491 (1939)].

Eigenschaften. Farblose Kristalle oder weißes, kristallines Pulver. Geruch nach Campher, Geschmack schwach bitter, kühlend. Die Substanz ist flüchtig. Schwer lösl. in W., leicht lösl. in A., Ae., Chlf. Fp. wasserfrei 76° (PI.Ed. II), 75 bis 78° (CF 65); wasserhaltig 95° (PI.Ed. II), 94 bis 96° (Ned. 6).

Erkennung. 1. 1,00 ml Prüflsg. gibt nach Zusatz von 4,0 ml W., 1,0 ml n Natronlauge und 3,0 ml 0,1 n Jod-Lsg. einen grünlichgelben Nd. Es tritt der Geruch nach Jodoform auf

(DAB 7 − DDR). − 2. 0,100 g Substanz wird nach Zusatz von 10 Tr. Anilin und 1,0 ml 3 n Natronlauge erwärmt. Es tritt der Geruch nach Phenylisonitril auf (DAB 7 − DDR). − 3. Beim Kochen mit Resorcin und Natronlauge entsteht Rosafärbung (Helv. V). − 4. Beim Erwärmen mit Silberdiaminnitrat-Lsg. fällt metallisches Silber aus (Helv. V).

Prüfung (DAB 7 − DDR). Prüflösung. 2,500 g Substanz werden mit 50,0 ml W. 1 Min. geschüttelt. Das Filtrat wird als Prüflsg. verwendet. − 1. Unlösl. Verunreinigungen, Farbe der Lösung. 0,500 g Substanz müssen sich in 5,00 ml A. klar und farblos lösen. − 2. Alkalisch oder sauer reagierende Verunreinigungen. 10,0 ml Prüflsg. müssen nach Zusatz von 5 Tr. Bromthymolblau-Lsg. gelb und nach daraufflogendem Zusatz von 0,150 ml 0,01 n Kalilauge blau gefärbt sein. − 3. Schwermetall-Ionen. Höchstens 0,002%, berechnet als Pb^{2+}. − 4. Chlorid. Höchstens 0,005% Cl^-. − 5. Sulfat. 10,0 ml Prüflsg. dürfen, nach Bd. I, 263 geprüft, im Vergleich zu 11,0 m, Prüflsg. keine Trübung zeigen. − 6. Organische Verunreinigungen. 0,200 g Substanz werden in 5,0 ml konz. Schwefelsäure unter Schütteln gelöst. 15 Min. nach dem Säurezusatz darf die Lsg. keine stärkere Fbg. zeigen als 5,0 ml Farb-VL C (s. Bd. I, 238). − 7. Glührückstand. Höchstens 0,10%.

Gehaltsbestimmnung (DAB 7 − DDR). 0,2000 g Substanz werden in einem 100-ml-Meßkolben in 10,0 ml A. gelöst. Nach Zusatz von 8,0 ml 3 n Natronlauge wird die Mischung 5 Min. im Wasserbad erhitzt, nach dem Erkalten mit 20,0 ml 2 n Salpetersäure sowie 50,00 ml 0,1 n Silbernitrat-Lsg. versetzt und nach W. zu 100,00 ml aufgefüllt. Diese Mischung wird geschüttelt, bis sich der Nd. zusammenballt, und anschließend durch ein trockenes Filter der Sorte h filtriert. Die ersten 20 ml Filtrat werden verworfen. In 50,00 ml des Filtrats wird nach Zusatz von 5,0 ml Eisen(III)-ammoniumsulfat-Lsg. der Überschuß an 0,1 n Silbernitrat-Lsg. mit 0,1 n Ammoniumrhodanid-Lsg. bis zur rötlichgelben Färbung titriert.

1 ml 0,1 n Silbernitrat-Lsg. entspr. 6,216 mg Chlorbutanol.

Aufbewahrung. Vor Licht geschützt.

Anwendung. Technisch als Weichmacher für Celluloseester und -äther. Konservierungsmittel für biologische Fl. und Alkaloidlösungen. Medizinisch innerlich als Sedativum und Hypnoticum, äußerlich als Anaestheticum und Antisepticum. Die Toxizität entspr. der des Chloralhydrats.

Dosierung. Einzelmaximaldosis oral 1,5 g, Tagesmaximaldosis oral 3,0 g (DAB 7 − DDR).

Alcohol methylicus

Alcohol methylicus Erg.B. 6. Methylalkohol. Methanol. Carbinol. Holzgeist. Methylic alcohol. Alcool methylique. Alcohol (Spiritus) Ligni.

CH_4O CH_3OH M. G. 32,04

Herstellung. Das alte Verfahren der Gewinnung durch trockene Destillation des Holzes (Holzgeist) spielt heute keine große Rolle mehr. Die größte Bedeutung hat die Herstellung aus Kohlenmonoxid und Wasserstoff. Das heute übliche Verfahren ist die direkte Synthese in einem Arbeitsgang

$$CO + 2H_2 \rightarrow CH_3OH,$$

bei Gegenwart von kupfer- und zinkhaltigen Katalysatoren und hohem Druck.

In Ländern mit einem Überschuß an niederen Kohlenwasserstoffen (aus Erdgas- und Erdölvorkommen) wird auch deren Oxydation zu Methanol und Formaldehyd eingesetzt. Dabei entstehen sehr komplex zusammengesetzte Gemische.

Handelssorten. 1. Alcohol methylicus crudus, Roher Holzgeist, der zur Vergällung von Branntwein verwendet wird. 2. Alcohol methylicus purus, Reines Methanol, Reiner Holzgeist, fast reiner Methylalkohol, der noch 0,1 bis 1% Aceton enthält. 3. Alcohol methylicus acetonfrei, der für wissenschaftliche Zwecke verwendet wird.

Die an Reinmethanol gestellten Forderungen sind sehr hoch (s. Prüf.).

Eigenschaften. Klare, farblose, leicht entzündbare Fl., die mit schwach leuchtender Flamme brennt. Methanol riecht schwach und eigenartig, verändert Lackmuspapier nicht und ist mit W., A., Ae., Chlf. in jedem Verhältnis mischbar. d_4^{20} 0,791 bis 0,794 (Erg.B. 6). Kp. 65 bis 67° (Erg.B. 6); $Kp._{760}$ 64,5° (Ullmanns Encyklopädie der technischen Chemie). $n_D^{20} = 1,329$.

Erkennung. 1. Wird 1 ml Substanz mit 0,5 g Salicylsäure und 5 Tr. Schwefelsäure zum Sieden erhitzt, so erfolgt Abscheidung öliger Tröpfchen mit dem Geruch von Methylsalicylat (Erg.B. 6). − 2. Erhitzt man ein linsengroßes Körnchen Kupferoxid zum Glühen und gibt es in wenige Tr. Methanol, so entwickeln sich Dämpfe von Formaldehyd; gleichzeitig wird die Oberfläche des Kornes zu metallischem Kupfer reduziert (Erg.B. 6).

Prüfung. 1. 1 ml Methanol muß sich mit 10 ml W. ohne Trbg. mischen (Erg.B. 6). – 2. Fremde organische Stoffe. Läßt man 2 ml Schwefelsäure unter Kühlung in 2 ml Methanol eintropfen, so darf sich die Mischung höchstens schwach gelblich färben (Erg.B. 6). – 3. Aldehyde. Eine Mischung aus 1 ml Silbernitrat-Lsg., 5 Tr. Ammoniak-Lsg. und 10 ml Methanol soll sich bei Stehen im Dunkeln innerhalb 10 Min. nicht verändern (Erg.B. 6). – 4. Aldehyde und andere reduzierende Stoffe. 1,3 ml einer 0,1%igen $KMnO_4$-Lsg. werden zu 100 ml Methanol gegeben. Die Mischung wird im Wasserbad auf 18° gehalten. Die Fbg. soll nach mehr als 20 Min. von Violett in Braun übergehen. Je länger diese Zeit ist, um so besser ist das Produkt (Verabredung der Methanol-Hersteller). – 5. Aceton. Höchstens 0,1%. Zur Bestimmung wird Methanol mit 0,1 n Jodlsg. in Chlf. versetzt und das nicht umgesetzte Jod mit Thiosulfat zurücktitriert (Verabredung der Methanol-Hersteller). – 6. Eisengehalt. 10 ml Ammoniak-Lsg. (25%) und 10 ml Wasserstoffperoxid-Lsg. (30%) werden zu 100 ml Methanol gegeben. Die Mischung wird 30 Min. unter Rückfluß gekocht. Das ausgeschiedene Eisenhydroxid wird abfiltriert, mit W. gewaschen, in Salzsäure gelöst und kolorimetrisch bestimmt. Gesamtgehalt an nicht flüchtigen Bestandteilen höchstens 1 mg/100 ml (Verabredung der Methanol-Hersteller).

Anwendung. Methanol ist einer der wichtigsten Rohstoffe in der organisch-chemischen Industrie, wo es als Lösungsmittel, Zwischenprodukt, Kältemittel, Zusatzkomponente für azeotrope Destillation u.v.a.m. gebraucht wird. Pharmazeutisch wird Methanol z.B. als Extraktionsmittel zu Herst. von Trockenextrakten verwendet.

Toxizität. Vergiftungen mit Methanol sind zwar grundsätzlich sowohl durch orale Einnahme, Einatmen der Dämpfe, als auch durch perkutane Resorption möglich, doch kommen sie praktisch nur nach oraler Einnahme vor. Dennoch soll die maximale Arbeitsplatzkonzentration (MAK-Wert) in der Atemluft 200 ppm (= 260 mg/m^3) nicht überschreiten. Akute Vergiftungen führen zu Kopfschmerzen, Müdigkeit, Nausea, Sehstörungen bis zur zeitweiligen oder dauernden Erblindung, Acidosis, Konvulsionen, Kreislaufkollaps, Atemlähmung und Tod. Die perorale tödliche Dosis für den Menschen wird auf 1 g/kg geschätzt. Doch sind schon Todesfälle nach Einnahme von nur 30 ml beschrieben worden. Gegen die stets auftretende Acidosis werden Gaben von Natriumbicarbonat (6 g alle 2 Std.) bis zur alkalischen Rk. des Harns empfohlen. Die Alkalisierung des Organismus bis zu einem Harn-pH von 7,5 wird schon empfohlen, wenn eine vorübergehende, stärkere Exposition gegen Methanoldämpfe stattgefunden hat. Da auch eine Resorption durch die Haut erfolgen und bei großflächiger Benetzung Vergiftung eintreten kann, ist methanolfeuchte Kleidung sofort abzulegen.

Nachweis von Methanol. Vor Durchführung von Proben gewinnt man aus dem Untersuchungsmaterial ein Destillat oder bei festem Material ein Wasserdampfdestillat. Mit diesem lassen sich folgende Prüfungen vornehmen:

1. Reaktion nach DENIGÈS-v. FELLENBERG. 0,25 ml Destillat werden mit 5 ml $KMnO_4$-Lsg. (1%) und 0,2 ml konz. Schwefelsäure versetzt und 2 bis 3 Min. kräftig geschüttelt. Dann wird mit 1 ml Oxalsäure-Lsg. (8%) und 1 ml konz. Schwefelsäure entfärbt und mit 5 ml Fuchsin-Schwefliger-Säure versetzt. Bei Anwesenheit von Methanol entsteht eine blauviolette Färbung. (Achtung! Außer Methanol geben auch n-Propyl-, i-Propyl-, i-Butyl- und Amylalkohol sowie Zucker eine schwach, Glycerin eine stark positive Rk. Ursprünglich vorhandenen Formaldehyd schaltet man aus, indem man der Probe vor der Destillation Bisulfit zusetzt.)

2. Prüfung auf Methanol nach DAB 7 – BRD. 20,00 ml Substanz werden, falls nicht anders angegeben ist, in einem 150-ml-Fraktionierkolben mit 30,00 ml W. verdünnt. Nach Zusatz einiger Siedesteinchen werden langsam 40 bis 45 ml in ein 50-ml-Pyknometer destilliert und mit W. aufgefüllt. (DAB 7 – BRD läßt nun die Dichte zwecks Ermittlung des A.-Gehaltes bestimmen.)

0,25 ml des verd. Destillats werden mit 1,0 ml W. und 5,0 ml Kaliumpermanganat-Phosphorsäure versetzt und unter gelegentlichem Umschwenken 15 Min. lang stehengelassen. Die Lsg. wird mit 2,0 ml Oxalsäure-Lsg. entfärbt und nach weiteren 15 Min. zu 20,0 ml aufgefüllt. 1,00 ml dieser Lsg. wird langsam unter Umschütteln mit einer Mischung von 1,0 ml Chromotropsäure-Lsg. und 8,0 ml Schwefelsäure 80% versetzt und 10 Min. im Wasserbad von 60° erwärmt. Nach dem Erkalten darf die Lsg. nicht stärker gefärbt sein als folgende Vergleichs-Lsg.: 0,10 ml einer Mischung von 1,0 ml A. 96% und 4,0 ml Methanol 0,2% werden in gleicher Weise behandelt, wie es bei der Prüf. der Substanz angegeben ist.

3. In ein Reagensglas mit 15 bis 20 ml Destillat läßt man eine kleine rotglühende Rolle aus Kupferdrahtnetz fallen (Oxydation des Methanols zu Formaldehyd) und wiederholt den Vorgang 8 bis 10mal, während man das Reagensglas unter fließendem W. kühlt. Zu

10 ml des oxydierten Destillats gibt man nun 1,5 ml gesätt. wss. Phenylhydrazin-Lsg. und 2 Tr. frisch bereiteter gesätt. Nitroprussidnatrium-Lsg. Nach dem Mischen läßt man an der Wand des schräggestellten Glases 5 Tr. Natronlauge (10%) zulaufen. Eine gleiche Probe führt man mit nichtoxydiertem Destillat aus.

Bei Anwesenheit von Methanol tritt im ersten Glas eine Blaufärbung auf. Ist gleichzeitig Aethanol anwesend, so entstehen beim Eintropfen der Natronlauge blaue Schlieren in rot werdender Lsg.

4. Weitere Nachweisreaktionen für Methanol s. F. v. BRUCHHAUSEN [Pharm. Ztg (Frankfurt) *85*, 114 (1949); Pharmazie *4*, 517 (1949)], W. DECKENBROCK [Pharmazie *5*, 564 (1950)], A. F. LINDNER und C. H. BRIESKORN [Pharmazie *2*, 542 (1947)].

Allgemeine Literatur zum Methanol-Nachweis: BAMANN, E., u. E. ULLMANN: Chemische Untersuchung von Arzneigemischen, Arzneispezialitäten und Giftstoffen, Stuttgart: Wissenschaftl. Verlagsges. 1960. – STEWART, C. P., u. A. STOLMAN: Toxicology, Bde. I u. II, New-York/London: Academic Press 1961.

Alcohol propylicus

Alcohol iso-propylicus Erg.B. 6. Isopropylalkohol. Alcool isopropylique. Isopropanol. 2-Propanol. Sek. Propylalkohol. Dimethylcarbinol. Petrohol. Hartosol.

C_3H_8O $\quad\quad\quad\quad$ CH$_3$—CH—CH$_3$ $\quad\quad\quad\quad$ M.G. 60,09
$\quad\quad\quad\quad\quad\quad\quad\quad\quad\quad\quad$ |
$\quad\quad\quad\quad\quad\quad\quad\quad\quad\quad$ OH

Herstellung. 1. Durch Anlagerung von Wasser an Propylen, das aus Crack-Gasen erhalten wird, 2. durch Reduktion von Aceton, 3. durch Gärung.

Eigenschaften. Klare, farblose, leicht entzündbare Fl. mit eigenartigem Geruch und brennendem, schwach bitterem Geschmack. d_4^{20} 0,786 bis 0,790, Kp. 81 bis 84°, n_D^{20} 1,377 bis 1,378 (Erg.B. 6). Mischbar mit W., A., Ae. und Chlf. Unlösl. in Salzlsg. (läßt sich deshalb aus Wassermischungen durch NaCl, Na$_2$SO$_4$, NaOH u. a. verdrängen).

Prüfung (Erg.B. 6). 1. 20 ml Isopropanol werden in ein 100-ml-Kölbchen, das mit einem zweimal rechtwinklig gebogenen, ca. 75 cm langen Glasrohr verbunden ist, gegeben. Das Rohr mündet in einen Meßzylinder. Es werden 2 ml Destillat mit kleiner Flamme übergetrieben. In 1 ml des Destillats darf kein Methanol nachzuweisen sein (s. Alcohol methylicus, S. 1174). – 2. Der zweite ml des nach 1. erhaltenen Destillats wird mit 1 ml Natronlauge und 5 Tr. Nitroprussidnatrium-Lsg. versetzt. Hierbei darf keine Rotfärbung auftreten, die nach sofortigem Zusatz von 1,5 ml Essigsäure in Violett übergeht (Aceton). – 3. Die rote Farbe einer Mischung von 10 ml Isopropanol und 1 ml KMnO$_4$-Lsg. darf nicht vor Ablauf von 20 Min. in Gelb übergehen (Aldehyde, fremde organische Stoffe). – 4. Eine Mischung gleicher T. Isopropanol und W. darf durch 3 Tr. Natriumsulfid-Lsg. nicht verändert werden (Schwermetalle). – 5. 5 ml Isopropanol dürfen keinen wägbaren Verdunstungsrückstand hinterlassen.

Anwendung. Als Händedesinfektionsmittel in 50%iger Lsg., zu Waschungen (80%ig) und in Haartinkturen (80%ig). Technisch als Lösungs- und Extraktionsmittel, als Zusatz zu Gefrierschutzmitteln.

Toxizität. Isopropanol unterscheidet sich in seiner biologischen Wirkung nicht wesentlich von Aethanol. Er wirkt etwa doppelt so stark bakterizid. Isopropanoldämpfe reizen die Schleimhäute. Der MAK-Wert beträgt 400 ppm (= 980 mg/m^3).

n-Propanol. 1-Propanol. Propylalkohol. n-Propyl Alcohol. Optal.

C_3H_8O $\quad\quad\quad\quad\quad\quad$ CH$_3$—CH$_2$—CH$_2$OH $\quad\quad\quad\quad\quad\quad$ M.G. 60,09

Herstellung. 1. Durch fraktionierte Destillation von Fuselöl. 2. Als Nebenprodukt der Methanolsynthese.

Eigenschaften. Farblose Fl. mit alkoholischem, leicht betäubendem Geruch. d_{20}^{20} 0,804; Kp. 97 bis 98°; n_D^{20} 1,386. Mischbar mit W., A., Ae.

Anwendung. Lösungsmittel für Harze und Celluloseester.

Toxizität. Siehe Isopropanol. DL$_{50}$ bei der Ratte oral 1,8 g/kg.

Alepidea

Alepidea amatymbica E. et Z. Umbelliferae.

In den Hochgebirgen Afrikas und in S.Afrika. Die Wurzel ist bitter und soll Harz enthalten.

Anwendung. Bei den Eingeborenen in Form von Infusen und Dekokten bei Erkältung, Magen- und Bauchschmerzen oder bei Kindern in Form von Klistieren. In großen Dosen wirkt die Pflanze als Purgans, in kleinen als Tonicum. Zerquetscht dient sie als blutstillendes Mittel. Ferner wird die brennende Wurzel geraucht.

Alepidea cilaris DE LA ROCHE und A. setifera N. E. BR.

Enthalten ebenfalls Harz. Die rohe Wurzel wird gekaut oder als Dekokt bei Brustschmerzen verwendet.

Alepidea longifolia E. MEY. Afrika.

Anwendung. Dekokt der Wurzel bei Husten, die gekochten Blätter als Gemüse.

Aletris

Aletris farinosa L. Liliaceae – Aletroideae. Ague-grass. Bettie-grass. Blazing-star. Crow corn. Devil's bit. Mealy starwort. Alétris farineux.

Die bis 90 cm hohe, ausdauernde, mit knollenartigen Rhizomen versehene Pflanze ist in den USA von Maine bis Minnesota, Florida, Tennessee usw. heimisch; an trockenen, schattigen Plätzen, auf Sand und Kies.

Radix (Rhizoma) Aletris farinosae. Stern-, Leuchtstern-, Runzelwurzel. Aletris. Agueroot. Aloe-root. Colic-root. Star root. Unicorn root. Uniom root.
Aletris NF VII.

Wurzelstock knollig-zylindrisch, 1,5 bis 3 cm lang, mit zahlreichen, bis 30 cm langen Faserwurzeln, außen graubraun, innen weißmehlig, auf der Oberseite mit zahlreichen Blatt- und Stengelresten besetzt. Unter der lockeren, sehr leicht abreibbaren Rinde liegt eine festere, rotbraune Endodermis.

Geschmack durch einen harzigen, abführenden Stoff außerordentlich bitter.

Mikroskopisches Bild. Unter der Epidermis ein zweischichtiges Hypoderm aus kaum verdickten, verholzten Zellen, darunter ein sehr lockeres Rindenparenchym, das sich leicht an der braunen, nicht sehr deutlichen Endodermis trennt. Im Gefäßbündelzylinder kleine, konzentrische, in Fasern eingebettete Bündel. In der Rinde viele Raphidenzellen.

Inhaltsstoffe. Nach USD 60 ein Saponin, dessen Aglykon von MARKER als Diosgenin $C_{27}H_{42}O_3$ identifiziert wurde. Ferner ein pharmakologisch wirksames äth. Öl und eine wirksame Harzsubstanz, die den Uterus beeinflussen soll, sowie Bitterstoffe und Stärke.

Diosgenin

Prüfung. Nach NF VII: Fremde Pflanzenteile max. 5%. – Säureunlösliche Asche max. 10%.

Wirkung. Die Droge soll eine östrogene Wirkung sowie eine antagonistische gegenüber Pitocin besitzen.

Anwendung. Als bitteres Tonicum gegen Uteruserkrankungen, wie „Senkungsbeschwerden" (Descensus vaginae).

Dosierung. 1,3 bis 2 g der Droge, USD 60. 0,3 bis 1 ml eines Fluidextraktes 1 : 1, Extra P. 58. 2mal tgl. 20 bis 30 Tropfen Aletris oplx (Dr. Madaus & Co.).

Aletris farinosa HAB 34. Stern- und Runzelwurzel.
Die frische Wurzelknolle.

Arzneiform. Essenz nach § 3.

Arzneigehalt. 1/3.

Nach den Vorschlägen für das neue Deutsche HAB, Heft 1, S. 34 (1955) werden der frische Wurzelstock und die Faserwurzeln verwendet. Für die Urtinktur werden eine Dichte von 0,890 bis 0,910, ein Trockenrückstand von mind. 1,5% und ein pH von etwa 4,5 verlangt. Außerdem werden Prüfungsreaktionen und die Chromatographie der Tinktur in Heft 7, S. 364 (1961) beschrieben.

Aletris farinosa HPUS 64. Star Grass.
Die frische Wurzel.

Arzneiform. Urtinktur: Arzneigehalt 1/10. Aletris, feuchte Masse mit 100 g Trockensubstanz und 200 ml Wasser = 300 g, dest. Wasser 200 ml, Alkohol USP (94,9 Vol.-%) 635 ml, zur Bereitung von 1000 ml der Tinktur. − Dilutionen: D 2 (2×) enthält 1 Teil Tinktur, 2 Teile dest. Wasser und 7 Teile Alkohol; D 3 (3×) und höher mit Alkohol HPUS (88 Vol.-%). − Medikationen: D 3 (3×) und höher.

Aleurites

Aleurites fordii Hemsl. Euphorbiaceae − Euphorbioideae − Chrozophoreae. Tungölbaum. Holzölbaum.

Heimisch in Zentralchina, Indien, Indochina, Australien, Afrika, Brasilien, Argentinien, in den Südstaaten der USA, wildwachsend und in allen wärmeren Gegenden kultiviert.

Inhaltsstoffe. In den Früchten 14 bis 20%, in den Kernen 53 bis 60%, in den Nüssen 30 bis 40% fettes Öl, das Oleum Dryandrae, Tungöl, Holzöl, Chinesisches Holzöl, Aleuritenöl, Tung oil, Wood oil, Huile de bois. Es besteht zu 75 bis 79,7% aus α-Elaeostearin-, etwa 15% Öl-, etwa 4% Palmitin- und etwa 1,3% Stearinsäure. Ferner Tannin, Phytosterol sowie ein toxisches Saponin.

Wirkung. Der Genuß der Pflanze führt zu Erbrechen, Krämpfen im Unterleib und in den Beinen, zum Kollaps und ruft Schleimhautreizung hervor. Das Öl wirkt stark abführend.

Anwendung. Das gut trocknende Öl ist sehr geeignet für die Seifen- und Lackindustrie, zur Herstellung von Farben und Firnissen, zu widerstandsfähigen Holzanstrichen gegen Klima- und chem. Einflüsse, als Holzpoliermittel, als Imprägniermittel für Holz, Papier, Stoff, Leder, als Brennöl und Ausgangsmaterial für Motorbrennstoffe. Der Ruß des unvollkommen verbrannten Öles ist ein wertvoller Grundstoff für Tusche, Druckerschwärze und Tinte. In China zum Behandeln von Geschwüren, Schwellungen und Verbrennungen.

Bemerkung. Giftdroge!

Aleurites montana (Lour.) Wils.
Südostchina. In den USA, Brasilien, Indonesien und Afrika kultiviert.

Liefert ebenfalls chinesisches Holzöl, auch als Abrasinöl bezeichnet. Der Ölgehalt der Samen beträgt etwa 50 bis 60%.

Aleurites cordata (Thunb.) R. Br. ex Steud.
Südjapan. In den USA, Brasilien, Südrußland und Marokko kultiviert.

Liefert japan. Holzöl. Der Ölgehalt der Samen beträgt etwa 58 bis 66%.
Beide Öle gleichen völlig dem von Aleurites fordii.

Aleurites molaccana (L.) Willd. (A. triloba J. R. et G. Forst.).
Molukken, Inseln des Pazifik, Indien, Marokko, Westafrika. In den Tropen weit verbreitet, besonders in Südamerika und Westindien kultiviert.

Das Öl, Lichtnußöl, Kerzennußöl, Candle-, Bankul-, Lumbangöl, Candle nut oil, Huile de noix de Bankoul, enthält etwa 54% Öl-, etwa 32% Linol- und 6% Linolensäure, jedoch keine Elaeostearinsäure und ist weniger trocknend als das der anderen Arten.

Aleurites moluccana var. lanceolata (A. lanceolata).
Indochina.

Die Kerne haben eine drastische Abführwirkung.

Aleurites triloba.
Tropen.

Liefert Kemirinußfett. Die Stammpflanze ist vielleicht mit A. moluccana identisch. Das Holz (Bankul) wird zum Gerben und Färben verwendet.

Aleurites trisperma BLANCO.
Philippinen.

Liefert weiches Lumbangöl, Bagilumbangöl, das dem chinesischen Holzöl ähnlich, aber für den Handel von geringerer Bedeutung ist.

Alginsäure und Alginate

Alginsäure und Alginate.

Die Alginsäure ist ein hochmolekularer Stoff, der erstmals 1883 von E. C. C. STANFORD aus Seealgen isoliert worden ist. Ihre Salze nennt man Alginate. Industriell hergestellt wird Alginsäure seit etwa 1920. Als Ausgangsmaterial geeignet sind verschiedene Braunalgen, die bis zu 40% ihres Trockengewichtes Alginsäure enthalten können. Die an Alginsäure reichsten Tangarten wachsen in Europa besonders an den atlantischen Küsten Irlands, Schottlands und Norwegens.

Chemisch ist Alginsäure ein d-Mannuronsäure-polymerisat:

Mannuronsäure

Nach F. G. FISCHER und H. DÖRFEL [Hoppe-Seylers Z. physiol. Chem. *302*, 186 (1955)] enthält die Alginsäure schwankende, unter Umständen auch große Mengen an Guluronsäure bzw. entspr. Polymerisate.

Eigenschaften. Die Eig. der Alginsäure sind von der Größe des Moleküls abhängig. Das Molekül kann leicht abgebaut werden. In wss. Lsg. katalysiert die Alginsäure ihrer Acidität wegen ihre eigene Hydrolyse. Freie Alginsäure ist schwer lösl. in W. und organischen Lösungsmitteln, leicht lösl. in Alkalihydroxid- und Carbonatlsg., lösl. auch in Ammoniaklsg. Die Viskosität der Lsg. hängt von dem Molekulargewicht der Säure, der Konzentration und der Temperatur ab. Praktische Verwendung findet nicht die Säure, sondern ihre Salze, besonders das Natrium- und Kaliumsalz.

Das Natriumsalz ist ein cremefarbenes Pulver, das in W. viskose, kolloide Lsg. gibt; es ist unlösl. in A., wenn dieser stärker als 30%ig ist; unlösl. in wss. Säurelsg., wenn das pH unter 3 liegt. Das Calciumsalz ist unlösl. in W.

Anwendung. Alginate finden als Dickungsmittel und Geliermittel, als Stabilisatoren für Emulsionen, zur Herstellung besonderer Fasern u. a. Anwendung. Größte Verbreitung haben sie in der Lebensmittelindustrie gefunden. Ein Zusatz von 0,1 bis 0,2% stabilisiert Eiscreme. Bei der Marmeladeherstellung konnten Alginate das bisher als Dickungsmittel allein verwendete Pektin z. T. verdrängen; Alginate haben vor Pektin den Vorteil, daß sie auch bei einem Zuckergehalt unter 45% und in schwachsaurem Milieu quellen. Man rechnet mit 2,5 bis 3 g Alginat pro kg fertiger Marmelade. Weiter verwendet man Alginate als Dickungsmittel für Saft und Fruchtsaucen, zum Stabilisieren von Mayonnaisen, als Gelatinierungsmittel in Milchpuddingen u. a. m. Wegen des hohen Quellvermögens wirken Alginate laxierend und werden deshalb als „Entfettungsmittel" verwendet. Verabreichung als Granulat oder als Konfekt bzw. Gebäck (s. auch Celluloseäther). In der Pharmazie können Alginate z. T. Agar-Agar und Carrageen ersetzen. Die Eigenschaften der Alginsäure, im tierischen Körper abgebaut zu werden, führte zur Schaffung von Nähfäden für die Chirurgie, die nicht entfernt zu werden brauchen. Alginate haben auch gewisse hämostyptische Eigenschaften. Schließlich kann das Quellungsvermögen der Alginate ausgenützt werden, z.B. in der Tablettenfabrikation. Technische Anwendung finden Alginate bei der Herst. von Farben, als Zusätze zu Klebemitteln, in der Textilindustrie für Appreturzwecke u. a. Der sehr unterschiedlichen Ansprüche wegen finden in der Technik Alginate verschiedener Reinheit und verschiedenen Molekulargewichtes Verwendung. Auch sind Alginsäurepropylenglykolester neben Amiden bekannt geworden, die versuchsweise Anwendung in den verschiedensten Industriezweigen gefunden haben. Die Alginsäurepropylenglykolester, bei denen etwa 70 bis 80% aller Carboxylgruppen der Alginsäure mit Propylenglykol verestert sind, sind wasserlöslich und bilden bereits in geringen Konzentrationen Lösungen hoher Viskosität. Von den Natriumsalzen der Alginsäure unterscheiden sich diese Produkte dadurch, daß sie mit Säuren und mit Salzen mehrwertiger Metalle weitgehend verträglich sind und daß sie besonders gute dispergierende Eigenschaften haben. Somit lassen sie sich im Gegensatz zu den Alginaten auch als Verdickungsmittel in sauren Flüssigkeiten verwenden. Bei den Alginsäureamiden hat eine weitegehende Umwandlung der Carboxylgruppen der Alginsäure in Säureamidgruppen stattgefunden. Diese Produkte sind in Wasser quellbar. Beim Erwärmen bildet sich eine Lsg., die beim Abkühlen zu einer Gallerte erstarrt. Die Gelatinierung ist reversibel. Die Gallertbildung erfolgt bereits in Konzentrationen unter 1%. Ferner sind Alginsäureamide im Handel, die noch Carboxylgruppen enthalten und die wiederum als Ammonium- oder Natriumsalze vorliegen können. Beim Erwärmen bildet sich eine Lsg., die beim Abkühlen zu einer Gallerte erstarrt. Mit kaltem W. ist das Produkt quellbar.

Literatur: Seifen-Öle-Fette-Wachse *75*, 347 (1949). – KIRSCHNINCK, H.: Pharmazie *5*, 598 (1950). – PLESCH, P. H.: Umschau *50*, 140 (1950). – VOGT, H.: Pharm. Zentralh. *93*, 323 (1954). – BROWN, E. G.: Ind. Chemist *29*, 157 (1953) (Analysenmethoden).

Sodium Alginate BPC 63, NF XII. Algin. Natriumalginat. Sodii Alginas.

Natriumalginat wird hauptsächlich aus Phaeophyzeen, wie Laminaria, Ascophyllum, Fucus, durch Extraktion mit Natriumcarbonatlsg. gewonnen.

Eigenschaften. Weißes oder schwach gelblichbraunes Pulver; fast geruch- und geschmacklos. Unter dem Mikroskop sind 10 bis 50 µ lange Bruchstücke von Alginatfasern mit unregelmäßigen Rissen zu erkennen. Mit ammoniakalischer Kupfer(II)-hydroxidlsg. färben sie sich blau und gehen in Lösung. Versetzt man das mikroskopische Präparat mit 5%iger Natriumcitratlsg., so lösen sich die Partikel rasch auf. Mit 0,02 n Jodlsg. färben sich die meisten Teilchen gelb und geben auf Zusatz von 80%iger (v/v) Schwefelsäure keine Blaufärbung; dafür aber treten nach einiger Zeit an verschiedenen Stellen Calciumsulfatkristalle auf (Anwesenheit von Calciumalginat). Zum Unterschied von Nylonpulver haben Ameisensäure und verflüssigtes Phenol keine Löseeigenschaften (BPC 63).

Erkennung. 1. Zu 5 ml einer 1%igen (w/v) Lsg. gibt man 1 ml Calciumchloridlsg. Es entsteht ein voluminöser, gallertiger Nd. (BPC 63, NF XII). – 2. Zu 10 ml einer 1%igen (w/v) Lsg. gibt man 1 ml verd. Schwefelsäure. Es entsteht ein schwerer, gallertiger Nd. (BPC 63, NF XII). – 3. Der nach 2. erhaltene Nd. wird getrocknet und 0,01 g davon in 0,15 ml 0,1 n Natronlauge so weit wie möglich gelöst. Dann fügt man 1 ml saure Eisen(III)-sulfatlsg. zu und läßt 3 Min. lang stehen. Die Mischung färbt sich purpurn (BPC 63). Saure Eisen(III)-sulfatlsg., Solution of Ferric Sulphate BPC 63, besteht aus Eisen(III)-sulfat 800 g, Salpetersäure 75 ml, Schwefelsäure 75 ml und W. ad 1100 ml.

Prüfung. 1. Viskosität: Eine 1,0%ige (w/v) Lsg. in W. hat eine kinematische Viskosität von 30 bis 60 cSt. bei 20°. Die Lsg. wird wie folgt bereitet: 1,0 g wird in 25 ml kaltes W. eingerührt; dann werden 70 ml sied. W. zugegeben und das Ganze einige Minuten aufgekocht, abgekühlt, mit W. auf 100 ml ergänzt und 16 Std. lang stehengelassen (BPC 63). – 2. Arsen: Höchstens 2 ppm (BPC 63). – 3. Eisen: 1,0 g wird verascht, der Rückstand in 3 ml eisenfreier Salzsäure gelöst und die Lsg. mit W. auf 50 ml verdünnt. 5 ml dieser Lsg. müssen dem Grenztest für Eisen (BP 63) entsprechen (BPC 63). – 4. Blei: Höchstens 10 ppm (BPC 63). – 5. Gelatine: Zu 5 ml einer 1%igen Lsg. gibt man 1 ml 5%ige Ammoniummolybdatlsg. Es darf innerhalb 5 Min. kein Nd. entstehen (NF XII, BPC 63). – 6. Stärke: Zu 5 ml einer 1%igen Lsg. gibt man 0,05 ml Jodlsg. Es darf keine Blaufärbung auftreten (BPC 63, ähnlich NF XII). – 7. Trocknungsverlust: Nach 4stündiger Trocknung bei 105° darf der Gewichtsverlust höchstens 15% (NF XII), 22,0% (BPC 63) betragen. – 8. *Wasserunlösliche Anteile:* 500 mg löst man in 200 ml sied. W. und erhitzt unter ständigem Rühren 1 Std. lang im bedeckten Becherglas auf dem Dampfbad. Die noch heiße Lsg. wird durch einen tarierten Gooch-Tiegel mit Asbesteinlage filtriert, das Filtrat mit heißem W. gewaschen. 1 Std. bei 105° getrocknet und gewogen. Der Filterrückstand darf nicht mehr als 1 mg wiegen (NF XII). – 9. *Aschegehalt:* Natriumalginat muß, bei höchstens Dunkelrotglut geglüht, zwischen 18 und 24% Asche hinterlassen (NF XII). BPC 63 läßt die Sulfatasche bestimmen: 30,0 bis 35,0%, bezogen auf die getrocknete Substanz.

Anwendung s. Alginsäure, S. 1178.

Unverträglichkeiten. Natriumalginat ist unverträglich mit Acridinderivaten, Kristallviolett, Calciumsalzen, Alkohol in Konzentrationen über 5% und mit Schwermetallen. Lösungen sollten nicht in Metallbehältern aufbewahrt werden.

Sterilisation. Natriumalginat wird durch Erhitzen im Autoklaven sterilisiert. Lösungen können in gleicher Weise sterilisiert werden, doch tritt dabei eine geringe Abnahme der Viskosität ein.

Handelsform: Manucol (Alginate Industries, London). Natriumalginatversch. Qualität. Triäthanolaminalginat und Alginsäure.

Alisma

Alisma plantago-aquatica L. (A. plantago auct. plur.). Helobiae – Alismatineae – Alismataceae. Echter (gemeiner) Froschlöffel. Wasserwegerich.

Vorkommen in Europa, Asien und Nordamerika in Gräben und Wassertümpeln.

Bis über 50 cm hohe Staude mit teils langen, sitzenden, bandartigen, im Wasser flutenden, teils langgestielten, länglich-eiförmigen bis länglich-lanzettlichen, am Grunde herzförmigen oder verschmälerten Blättern über dem Wasser. Blätter gitternervig. Blütenstand aufrecht, reich verzweigt, pyramidenförmig. Früchte stumpf-dreieckig, ohne Stachelspitze.

Rhizoma Alismatis. Radix Alismae. Radix Plantaginis aquaticae. Froschlöffelwurzel.

Der Wurzelstock besteht aus einem sympodialen Rhizom, dessen einzelne Sproßgenerationen in den unteren, die Laubblätter tragenden Internodien knollig geschwollen sind. Knollen bis 5 cm lang, 4 cm dick, mit breiten Scheiden umfassenden Blättern, sehr zahlreichen fädigen Wurzeln und terminalem Blütenstandschaft. In den Achseln der oberen Blätter werden Knospen angelegt, von denen meist mehrere zu den nächstjährigen Sprossen auswachsen. Einzelne Knollen trocken, bis 2 cm dick, schwärzlich bis bräunlich, innen weiß bis weißlich mit einer sehr schmalen, unter der Lupe schwammig porösen Rinde, die durch eine bräunliche Linie von dem großen Zentralstrang getrennt ist, der zahlreiche bräunliche Punkte und Streifen erkennen läßt und weniger porös erscheint.

Geruch veilchenwurzelähnlich; Geschmack scharf, schleimig. Durch Trocknen verliert die Wurzel diese Schärfe.

Verwechslungen. Mit dem Rhizom von Sagittaria sagittifolia L., Alismataceae, Pfeilkraut. Es kommt unter dem gleichen Namen wie Alisma plantago-aquatica im chinesischen Drogenhandel vor. Ausführliche Angaben über die Unterschiede beider Knollen s. BERGER.

Inhaltsstoffe. Spuren eines flüchtigen Öles, geringe Mengen Kautschuk (auch in den Blättern), Cholin, Lecithin und ein weiterer, chemisch noch nicht identifizierter Stoff mit deutlicher Wirkung auf den Fettgehalt von Leber und Plasma von Versuchstieren. Ferner zwei Ketosen. In den Blättern drei flavonoide Verbindungen, eine davon ist vermutlich Rutin. T. Murata et al. [Tetrahedron L. *1*, 103 (1968)] fanden 5 neue Triterpene (Alisol A, $C_{30}H_{50}O_5$, A,B, $C_{30}H_{48}O_4$, A.A-monoacetat $C_{33}H_{52}O_6$, A.B-monoacetat $C_{32}H_{50}O_5$ und Epi-Alisol A, $C_{30}H_{50}O_5$.

Anwendung. In China als harntreibendes Mittel gegen Diabetes und Nierenkrankheiten, in Rußland gegen Tollwut. In China und in der Mongolei als Nahrungsmittel.

Alisma Plantago HAB 34. Froschlöffel.
Die frische Wurzel.

Arzneiform. Essenz nach § 1.

Arzneigehalt. 1/2.

Alisma orientale JUZEPCUCK oder verwandte Arten liefern

Alismatis Rhizoma Jap. 62. Alisma.
Die Droge ist fast völlig ohne Stengel, Blätter und Wurzeln.

Rhizom mit unregelmäßig verästeltem Hals oder eiförmigem Aststück, 3 bis 8 cm lang, etwa 2 cm dick, äußerlich grau bis hell gelbbraun, oft mit Resten von Blättern und Wurzeln. Im Falle von sphärischen oder konischen Knollen, 3 bis 5 cm dick, schwach geringelt; Reste von Stengeln und Blättern sind kaum zu erkennen, aber viele Wurzelnarben erscheinen als kleine Unebenheiten; ziemlich leicht und schlecht brechbar, Bruch dicht, äußerer Teil graubraun, innerer Teil weiß bis hell gelbbraun.
Fast geruch- und geschmacklos.

Prüfung. Max. Aschegehalt 5%. – Säureunlösliche Asche max. 0,5%.

Dosierung. Täglich 5 bis 15 g als Dekokt.

Alkaloide

Alkaloide sind mehr oder weniger komplizierte, stickstoffhaltige Verbindungen pflanzlichen Ursprungs, die am menschlichen oder tierischen Organismus charakteristische physiologische Wirkungen hervorrufen. Sie lassen sich durch vollständigen oder teilweisen Ersatz der Wasserstoffatome des Ammoniaks durch mehr oder weniger komplizierte Reste entstanden denken und besitzen demzufolge den Charakter organischer Basen, die mit Säuren Salze bilden, und die meist als solche in Pflanzen vorliegen. Dabei sind primäre, sekundäre und tertiäre Amine, aber auch quartäre Ammoniumverbindungen unter den Alkaloiden zu finden, wenn auch die meisten Alkaloide tertiäre Amine sind.

$$R-NH_2 \qquad \underset{R'}{\overset{R}{\diagdown}}NH \qquad R-N\underset{R''}{\overset{R'}{\diagdown}} \qquad \left[\underset{R''\diagup \ \diagdown R'''}{\overset{R \diagdown \ \diagup R'}{N}}\right]^{\oplus}$$

primäres   sendundäres   tertiäres   quartäres Ammoniumion
          Amin

Eine absolut gültige Definition des Begriffes Alkaloid ist wegen zahlreicher, fließender Übergänge zu anderen Naturstoffklassen nicht möglich. Während beispielsweise Morphin, Chinin, Ephedrin, Nicotin und andere eindeutige Vertreter der Alkaloide sind, werden Cholin und seine physiologisch stark wirkenden Ester meist zu den biogenen Aminen und nicht zu den Alkaloiden gerechnet. Auch die Beschränkung der Definition auf den pflanzlichen Ursprung läßt sich heute nicht mehr unbedingt aufrechterhalten, da z.B. bei Kröten und Salamandern Gifte mit Alkaloidnatur gefunden wurden.

Geschichte. Der Mensch hat von frühester Zeit an die Wirkung der Alkaloide in Arzneien und Zaubertränken gekannt, ohne um die wirksamen Bestandteile zu wissen. Der erste Bericht über den Versuch einen solchen Wirkstoff zu isolieren stammt aus dem Jahr 1803, als CHARLES DEROSNE das Abscheiden einer kristallinen Substanz aus mit Wasser verdünntem Opiumextrakt beobachtete. Er hatte wahrscheinlich unreines Narcotin (heute Noscapin) gewonnen. Versetzte er den verdünnten Extrakt mit Ammoniak, so erhielt er eine andere Substanz, zweifellos ein morphinhaltiges Alkaloidgemisch. Auch A. SÉGUIN erhielt zur gleichen Zeit unreines Morphin auf ähnliche Weise. Das Verdienst, ein typisches Alkaloid in reiner Form isoliert und seine chemischen und physiologischen Eigenschaften exakt beschrieben zu haben, gebührt jedoch dem Paderborner Apotheker FRIEDRICH WILHELM SERTÜRNER, der 1806 Morphin isolierte, es als neue organische, dem Ammoniak verwandte Base beschrieb, eine Reihe von Salzen davon herstellte und seine physiologische Wirkung nachwies.

Damit war der Anfang zahlreicher Alkaloiddarstellungen in der Folgezeit gemacht. 1810 wurde von B. A. GOMES aus Chinarinde eine kristalline Substanz isoliert und Cinchonino genannt, die PIERRE PELLETIER und J. B. CAVENTOU kurze Zeit später als Gemisch von Chinin und Cinchonin erkannten. Zwischen 1820 und 1840 wurden zahlreiche neue Alkaloide entdeckt, von denen als wichtigste Veratrin, Strychnin, Piperin, Berberin, Coniin, Atropin, Codein, Thebain, Aconitin, Colchicin zu nennen wären. Wegen der komplizierten Zusammensetzung der meisten dieser Stoffe, wurden im 19. Jh. nur wenige Konstitutionsaufklärungen mit Erfolg durchgeführt. Erst durch die rasche Entwicklung neuer chemisch-analytischer Methoden und durch die Erkenntnisse der theoretischen organischen

Chemie konnten in den letzten Dezennien nahezu alle wichtigen Alkaloide völlig aufgeklärt werden. Dazu kamen und kommen noch immer neue Alkaloide und bereichern diese bedeutende Gruppe von Naturstoffen.

Einteilung. Man kennt heute mehr als 1000 Alkaloide doch ist ihr Vorkommen anscheinend auf eine relativ kleine Anzahl von Pflanzenfamilien beschränkt. Sie finden sich hauptsächlich in Rubiaceae, Papaveraceae, Solanaceae, Leguminosae, Apocynaceae und in geringerer Menge in Rosaceae, Gramineae, Labiatae und Compositae. Es darf allerdings nicht vergessen werden, daß auch Pilze, Bärlappe und zahlreiche andere Pflanzenfamilien Alkaloide enthalten, wenn auch weniger häufig und viel.

Innerhalb einer alkaloidführenden Pflanzenfamilie liegen oft gleiche oder ähnlich gebaute Alkaloide vor, so daß eine Art der Alkaloideinteilung die Benennung nach dem Ursprung ist, z.B. Papaverazeenalkaloide, Chinaalkaloide, Ephedraalkaloide, Belladonnaalkaloide, Mutterkornalkaloide u.a. Demgegenüber steht die Einteilung nach dem chemischen Bauprinzip, dem Grundgerüst, auf das die Alkaloidmolekel zurückzuführen ist, z.B. Indolalkaloide, Chinolin- und Isochinolinalkaloide, die Pyrrolidingruppe, die Pyridingruppe, die Purine u.a.m.

Pharmakologie. Die physiologischen Wirkungen einiger Alkaloide sind allgemein bekannt; so bringt man z.B. Chinin stets in Zusammenhang mit der Behandlung von Malaria, Morphin mit der Bekämpfung starker Schmerzen, Cocain mit der Lokalanästhesie und Atropin mit Mydriasis. Obgleich fast alle Alkaloide eine bestimmte physiologische Wirkung im menschlichen oder tierischen Organismus auslösen, werden doch nur relativ wenige für medizinische Zwecke verwendet. Der Großteil der Alkaloide hat entweder überhaupt keine erwünschte Wirkung oder ist als Arzneimittel zu toxisch. Wie andere Arzneigruppen auch, sind die medizinisch verwendeten Alkaloide nicht frei von unerwünschten Nebenwirkungen. Morphin z.B., das nach wie vor zu den stärksten Schmerzmitteln zählt, ist stark euphorisierend und kann zur Sucht führen. Codein und Cocain haben die gleichen Mängel. Es ist Aufgabe des pharmazeutischen Chemikers, die chemische Struktur dieser Alkaloide so zu verändern, daß ihre Wirkung der der natürlichen Verbindung überlegen ist, daß aber die Nebenwirkungen weniger ernst sind.

Obgleich über die biochemischen Vorgänge im Organismus nach Applikation eines Alkaloids wenig bekannt ist, kann man Alkaloide nach ähnlichen Wirkungen, die sie im Körper ausüben, in Gruppen einteilen.

Beispiele einiger dieser Gruppen mit repräsentativen Vertretern sind die pressorisch wirksamen Alkaloide (Ephedrin, Gramin), die zur Blutdrucksteigerung brauchbar sind; kardioaktive Alkaloide sind Chinidin, Erythrophlein; Stimulantien für die Atmung stellen Nicotin und Lobelin dar; Uterotonica sind Ergotamin, Chinin u.a.; unter den phrenotropen Alkaloiden finden sich Reserpin und Mezcalin.

Viele Alkaloide besitzen Wirkungen in zwei oder mehreren dieser Gruppen, wie beispielsweise Reserpin, das sowohl zu den blutdrucksenkenden, den sedativ wirksamen, wie zu den phrenotropen Alkaloiden gehört.

Ein wesentlicher Faktor für die physiologische Wirkung eines Alkaloids ist die angewandte Dosis. Strychnin z.B. kann in kleinen Dosen ein Kreislaufstimulans sein, in größeren Dosen ist es ein tödliches Gift.

Curarealkaloide, die Wirkstoffe der tödlichen Pfeilgifte südamerikanischer Indianer, sind in kleinen Dosen sehr brauchbare Arzneimittel, z.B. als Muskelrelaxantien.

Nachweis und Isolierung. Alkaloide lassen sich aus Drogen oder frischen Pflanzen durch Extraktion mit einem geeigneten Lösungsmittel, meist Alkohol oder angesäuertem Wasser, gewinnen. Die Extraktion muß für analytische, vornehmlich quantitative Zwecke vollständig sein; für die technische Gewinnung von Alkaloiden wird erschöpfend extrahiert, d.h. der Einsatz von Lösungsmittel muß in einem wirtschaftlich tragbaren Verhältnis zur erzielbaren Ausbeute stehen. Das Extraktionsmittel wird dann meist im Vakuum abgezogen, der Rückstand mit Wasser aufgenommen, deutlich angesäuert und zum Ausfällen von Ballaststoffen einige Zeit in der Kälte stehengelassen. Nach Filtration wird mit Ammoniak oder Natriumcarbonatlsg. alkalisiert, wobei die Alkaloide meist als in W. schwer lösl. Basen ausfallen und abfiltriert werden können, oder sie lassen sich durch Ausschütteln mit geeigneten Lösungsmitteln, wie Äther, Chloroform, Methylenchlorid, von der wss. Flüssigkeit trennen. Durch Reextraktion aus der organischen Flüssigkeit mittels saurem Wasser und erneuter Ausschüttelung aus der alkalisierten wss. Phase lassen sich die Alkaloide reinigen. Man erhält auf diese Weise meist Alkaloidgemische, da Alkaloide in den seltensten Fällen in Pflanzen einzeln vorkommen. Die weitere Trennung erfolgt dann durch fraktionierte Kristallisation der freien Basen, ihrer Salze mit geeigneten Säuren, durch Adsorptions-, Verteilungs- oder Ionenaustauschchromatographie, durch Gegenstromverteilung oder durch andere moderne Verfahren der Pflanzenanalytik. Flüchtige Alkaloide lassen sich bei alkalischer Reaktion mit Wasserdampf entweder aus dem Pflanzenbrei oder aus einer der genannten Aufarbeitungsstufen abtrennen. Wasserlösliche Alkaloide müssen aus dem wss. Auszug durch geeignete Fällungsmittel, wie Phosphorwolframsäure (Dodekawolframatophosphorsäure), Phosphormolybdänsäure (Dodekamolybdatophosphorsäure), Gerbsäure, Reineckesäure (Tetrahodanodiamminochrom(III)-säure) oder andere, abgetrennt werden. Aus den Niederschlägen lassen sich die Alkaloide durch Umsetzen mit Barium-, Calcium-, Magnesium-, Blei-, Zink- und anderen Metallhydroxiden in Freiheit setzen und mit Alkohol extrahieren.

In allen Fällen richtet sich das Isolierungsverfahren nach der Natur der vorliegenden Alkaloide.

Erkennung von Alkaloiden. Für den qualitativen Nachweis und die Identifizierung werden heute in größtem Ausmaß Papierchromatographie und Dünnschichtchromatographie herangezogen (s. Bd. I, 177ff.). Daneben spielen Fällungs- und Farbreaktionen eine immer noch bedeutende Rolle.

Die Alkaloidnatur eines Stoffes zeigt sich in dem Vermögen, mit Säuren Salze zu bilden, die durch stärkere Basen wieder zerlegt werden. Manche Alkaloide reagieren deutlich alkalisch gegen Lackmus. Man löst eine kleine Menge des zu prüfenden Stoffes in einigen Tr. A. und prüft mit rotem Lackmuspapier, das mit W. angefeuchtet ist. Liegt ein freies Alkaloid vor, so wird in den meisten Fällen das Lackmuspapier mehr oder weniger gebläut. Ferner bringt man eine kleine Menge des Stoffes auf ein Uhrglas mit 1 bis 2 Tr. W. und 1 Tr. verd. Salzsäure zusammen. Liegt ein freies Alkaloid vor, so löst sich dieses meistens schon in W. allein auf, vorausgesetzt, daß es nicht zu schwer löslich ist; schwer lösliche Alkaloidsalze lösen sich meistens beim Zusatz von verd. Salzsäure auf. Wird die Lsg. des Stoffes in säurehaltigem W. tropfenweise mit Natriumcarbonatlsg. versetzt, so scheiden sich die meisten Alkaloide ab, zuweilen kristallin. Durch die Auflösung des Stoffes in säurehaltigem W. und die Ausfällung durch Natriumcarbonat gibt sich die Basennatur der Alkaloide zu erkennen. Zur weiteren Feststellung der Alkaloidnatur eines Stoffes dient die Bildung von schwer lösl. Salzen und Komplexsalzen mit Hilfe einer Reihe von allgemeinen Alkaloidreagentien. Man löst eine kleine Menge des zu prüfenden Stoffes in wenig W. unter Zusatz einer sehr geringen Menge von verd. Salzsäure und fügt zu den auf einer Anzahl von Uhrgläsern tropfenweise verteilten Lösungen ein Tröpfchen der verschiedenen Reagentien. Entstehen mit mehreren der allgemeinen Reagentien Niederschläge, so ist auf die Anwesenheit eines Alkaloides zu schließen.

Aus nicht zu stark salzsauren Alkaloidlösungen kann man in der Regel mit Goldchloridchlorwasserstoff oder Platinchloridchlorwasserstoff gut kristallisierende Gold- und Platinkomplexsalze der Alkaloide darstellen. Auch Quecksilberchlorid gibt mit vielen Alkaloidhydrochloriden kristallisierende Komplexsalze.

Zum Nachweis des Stickstoffs, den alle Alkaloide enthalten, ist eine etwas größere Menge Alkaloid erforderlich. Man bringt etwa 0,05 bis 0,1 g des Stoffes in ein enges Probierrohr, gibt ein linsen- bis erbsengroßes Stück Natriummetall hinzu und erhitzt über kleiner Flamme bis zum Verglühen des Metalls und Verkohlung. (Die Mündung des Probierrohres ist dabei so zu halten, daß beim Herausspritzen von glühenden Natriumteilchen, was gelegentlich vorkommt, keine Verletzungen entstehen können.)

Das noch heiße Rohr taucht man in ein Becherglas mit 10 bis 15 ml W., wobei es zerspringt; etwa noch vorhandenes Natrium löst sich unter Entzündung in kurzer Zeit auf. Die Lösung wird von der Kohle abfiltriert und auf das entstandene Natriumcyanid geprüft. Man gibt zu dem Filtrat einige Tr. Eisen(II)-sulfatlsg. (ohne Schwefelsäure), einen Tr. Eisen(III)-chloridlsg. und übersättigt mit Salzsäure; Blaufärbung durch Berlinerblau zeigt Natriumcyanid und damit Stickstoff an.

Toxikologischer Nachweis von Alkaloiden[1]. Zur Isolierung von Alkaloiden bei der Untersuchung von Leichenteilen oder anderem forensischen ähnlichen Material benutzt man in der Regel das Verfahren von STAS-OTTO, das auf folgenden Erfahrungen beruht: die sauren weinsauren Salze der Alkaloide sind in Alkohol von 80 bis 90% und auch in Wasser lösl.; mit Weinsäure enthaltendem A. lassen sich die Alkaloide aus fast allen möglichen Untersuchungsobjekten ausziehen. Aus Leichenteilen gehen in die alkoholische Lsg. außerdem auch noch andere Extraktivstoffe über, wie Fette und Fettsäuren, Leim, Pepton u. dgl. Man reinigt die alkoholisch-weinsaure Alkaloidlsg. dadurch, daß man sie zur Sirupdicke ein-

---

[1] Ohne Berücksichtigung synthetischer Arzneistoffe!

dunstet, darauf mit Wasser aufnimmt und die Lösung filtriert, wodurch das Fett der Hauptsache nach abgeschieden wird. Dampft man nun das wss. Filtrat zur Sirupdicke ab und rührt den Rückstand mit dem mehrfachen Volumen A. an, so werden die peptonartigen Leimsubstanzen im wesentlichen ausgefällt. Dadurch, daß man die beschriebenen Operationen mehrfach wiederholt, werden die störenden Verunreinigungen fast völlig beseitigt. Die restliche Lösung wird nun unter bestimmten Bedingungen mit Lösungsmitteln ausgeschüttelt. Der Gang der Untersuchung ist folgender:

Das Untersuchungsobjekt wird zerkleinert, in einen Kolben gebracht, und, wenn es alkalisch reagiert, mit Weinsäure deutlich angesäuert. Reagiert es sauer, so übersättigt man zunächst schwach mit Natriumcarbonat und macht dann mit Weinsäure wieder deutlich sauer. Hierauf übergießt man die angesäuerte Masse mit dem 2- bis 3fachen Volumen A. (96 Vol.-%). Man erwärmt einige Stunden im Wasserbad unter Rückfluß auf 60 bis 70° und läßt erkalten. Ist die Reaktion der Lsg. nicht deutlich sauer, so muß Weinsäure zugegeben und wiederum erwärmt werden. Hierauf gießt man die Flüssigkeit ab, übergießt den Rückstand im Kolben nochmals mit dem 2fachen Volumen weinsäurehaltigen A. und zieht ein zweites und drittes Mal aus.

Man vereinigt die Auszüge, filtriert sie, wobei man eine etwa sich absondernde Fettschicht möglichst entfernt, und dampft sie in einer halbkugeligen Porzellanschale von etwa 12 bis 15 cm Durchmesser bei einer 60° nicht übersteigenden Temp. bis zur Sirupdicke ein. Nach dem Erkalten rührt man den Rückstand mit warmem W. an und filtriert nach dem Absetzen durch ein mit W. befeuchtetes Filter. Das wss. Filtrat wird mehrmals zur Sirupdicke abgedunstet, der Rückstand nach und nach mit dem mehrfachen Volumen A. verrührt, die Flüssigkeit nach dem Absetzen filtriert und das Filtrat eingedampft. Diese Reinigung des Extraktes durch abwechselndes Behandeln mit W. und mit A. wird so oft wiederholt (in den meisten Fällen ist namentlich die Alkoholfällung wiederholt auszuführen, während 2- bis 3malige Behandlung mit W. genügt), bis der erhaltene Verdampfungsrückstand schließlich sowohl in Wasser wie in Alkohol klar lösl. ist. Man verdunstet nun etwa vorhandenen A. auf dem Wasserbad vollständig, löst den Rückstand in etwa 30 bis 50 ml, bei größeren Mengen bis 100 ml W., filtriert die Lsg. durch ein mit W. gut befeuchtetes Filter.

Ausschüttelung der sauren Flüssigkeit mit Äther: Man schüttelt die deutlich sauer reagierende Lsg. mit etwa dem gleichen Volumen reinem Ae. 10 bis 15 Min. aus, läßt absetzen und trennt beide Schichten. Man wiederholt das Ausschütteln noch zweimal mit neuen Mengen Ae., nötigenfalls so oft, bis der Ae. färbende Stoffe nicht mehr aufnimmt.

In die ätherische Lsg. gehen über Fett und Fettsäuren, Harze, Farbstoffe, aber auch in kleinen Mengen einige Alkaloide schwach basischer Natur, wie Colchicin, Coffein, ferner Spuren von Atropin und Veratrin. Ist der Auszug rötlich oder violett gefärbt, so kann, wenn Farbstoffe ausgeschlossen sind, in der sauren wss. Flüssigkeit Apomorphin enthalten sein, dessen Zersetzungsprodukte sich in Ae. mit roter oder violetter Farbe lösen. In die ätherische Lsg. gehen aus saurer Flüssigkeit auch etwa vorhandenes Digitalin, Pikrotoxin und Cantharidin über, auch zahlreiche organische Arzneimittel.

Man verdunstet den Ae. oder destilliert ihn ab und erhält nun einen Rückstand, der vorzugsweise aus Fetten und Fettsäuren besteht. Diesen zieht man unter Erwärmen mit kleinen Mengen W. aus, filtriert die Lsg. durch ein mit W. befeuchtetes Filter und prüft die Lsg. durch den Geschmack, ob sie bitter ist, ferner durch die allgemeinen Alkaloidreagentien darauf, ob überhaupt ein Alkaloid zugegen ist. Sollte dies der Fall sein, so muß die Natur des vorhandenen Alkaloids durch Spezialreaktionen festgestellt werden. Zum Abdunsten des Ae. oder PAe. benutzt man Glasschälchen oder Uhrgläser.

Ausschüttelung der alkalischen Flüssigkeit mit Äther. Die bei der Ausschüttelung mit Ae. hinterbliebene saure Fl. wird durch Zufügen von Natronlauge in kleinem Überschuß (letzterer ist notwendig, um Morphin in Lsg. zu halten) versetzt und wiederum drei- oder mehrmals mit Ae. ausgeschüttelt. Man vermeide hierbei heftiges Schütteln, da sonst häufig die Bildung einer Emulsion eintritt. Letztere kann man durch Zufügen einiger Tr. starken A. oder durch Einstellen des Gefäßes in W. von 30° meist wieder trennen. Man sammelt den Ae. in einem Kölbchen, filtriert ihn nach dem Absetzen etwa vorhandener Wassertröpfchen durch ein trockenes Filter in ein trockenes Kölbchen. Die ätherische Lsg. kann u. a. enthalten: Aconitin, Atropin, Brucin, Chelidonin, Chinin, Delphinin, Emetin, Hyoscyamin, Cocain, Codein, Coniin, Narcotin, Nicotin, Papaverin, Physostigmin, Pilocarpin, Strychnin, Thebain, Veratrin; ferner Reste von Colchicin und Coffein.

Von dem Äther wird eine kleine Probe auf einem Uhrglas verdunstet und der Rückstand mit 1 bis 2 ml W. und einer Spur Salzsäure in Lsg. gebracht. Die Lsg. wird auf verschiedene Uhrgläser verteilt und mit verschiedenen allgemeinen Alkaloidreagentien z. B. Gerbsäurelsg., Jod-Kaliumjodidlsg., Kalium-Quecksilberjodidlsg., Kalium-Wismutjodidlsg. und Phosphormolybdänsäure geprüft. Treten keine Fällungen ein, so sind keine Alkaloide im Ae. enthalten. Treten Fällungen ein, dann wird die ganze Menge des Ae. in einem Scheidetrichter dreimal mit je 5 bis 10 ml W. und 2 bis 3 Tr. verd. Schwefelsäure ausgeschüttelt. Die gesammelten Ausschüttelungen werden mit Natronlauge wieder al-

Übersicht über die Farbreaktionen einiger Alkaloide

Alkaloid	Fröhde	Erdmann	Marquis	HNO_3 konz.	H_2SO_4 konz.	Mandelin
Atropin	farblos	farblos	gelblich	farblos	farblos	farblos
Coffein	farblos	farblos	farblos	farblos	farblos	farblos
Chinin	farblos	farblos	farblos	farblos	farblos	farblos
Cocain	farblos	farblos	farblos	farblos	farblos	farblos
Strychnin	farblos	farblos	farblos	farblos	farblos	blauviolett, allm. gelb
Brucin	rot allm. gelb	blutrot allm. gelb	farblos	blutrot allm. gelb	farblos	rot, allm. gelb
Veratrin	gelb, orange, rot	orange, blutrot	dunkelbraun	gelb	gelb, orange, rot	gelb, orange, rot
Codein	gelbl. grün allm. blau	farblos b. Erwärmen blau	blauviolett	gelb	farblos	grün, allm. blau
Dionin	grün b. Erwärmen blau	farblos b. Erwärmen blau	grün, blau, blauviolett	gelb	farblos, b. Erwärmen schw. rötlich, bläulich	rot
Morphin	violett, dann blau, schmutzig grün, blaßrosa	farblos, schwach rötlich, gelb	purpur, violett allm. blau	blutrot	farblos bis schw. rötlich	rotviolett, allm. blauviolett
Narcotin (Noscapin)	blaugrün, rötlich, gelb	rot	violett, schnell olivgrün, zuletzt gelb	gelb, bald farblos	grünlichgelb, gelbrot	rot, rotbraun, dann karminrot
Papaverin	gelbgrün, b. Erwärmen blau	dunkelrot	schwach rosa, dann violettrot	rot, gelb, orange	farblos, unrein: violett	blaugrün bis blau
Apomorphin	schmutziggrün, allm. blau	farblos	vorübergehend violett, dann schwarzgrün		violettrot, rotbraun	farblos	schmutzig blaugrün

kalisch gemacht und mit reinem Ae. wieder ausgeschüttelt. Der Ae. wird dabei zuerst in einem Kölbchen gesammelt und nach einigem Stehen durch ein trockenes Filter filtriert. Von dem Ae. läßt man kleine Mengen in Probierröhrchen und auf Uhrgläsern verdunsten und prüft die Rückstände auf die einzelnen in Frage kommenden Alkaloide. Vom Rückstand einer der Ae.-Portionen werden mehrere Flecken auf Chromatographiepapier aufgetragen und mit einem geeigneten Lösungsmittel entwickelt (s. Papierchromatographie von Alkaloiden, Bd. I, 193). Das fertige Chromatogramm wird nach Trocknen zunächst im UV-Licht betrachtet. Fluoreszierende Flecke werden markiert. Dann wird der Bogen in mehreren Bahnen parallel zur Laufrichtung zerschnitten, so daß auf jedem Streifen wenigstens 2 Startflecke liegen. Die so erhaltenen Einzelchromatogramme besprüht man mit den üblichen Färbereagentien, zuerst mit Dragendorffs Rg. oder mit einer seiner Modifikationen.

Aus den ermittelten R_f-Werten der auftretenden Flecke lassen sich Rückschlüsse auf die Art der vorliegenden Alkaloide ziehen. In einem zweiten Chromatogramm läßt man die vermuteten Alkaloide als Vergleichssubstanzen mitlaufen und wiederholt im Falle der Identität der resultierenden Flecke die Chromatographie mit anderen Lösungsmittelsystemen.

In gleicher Weise verfährt man bei der dünnschichtchromatographischen Untersuchung des Rückstandes einer weiteren Ae.-Portion (vgl. dazu Dünnschichtchromatographie, Bd. I, 195).

Neben der chromatographischen Untersuchung der Ausschüttelung erhält man auch Hinweise auf die Art der vorliegenden Alkaloide durch die früher hauptsächlich angewendeten Alkaloidfarbreaktionen. Alkaloidfarbreagentien bestehen aus konz. Mineralsäuren

(Schwefelsäure, Salpetersäure), die, rein oder mit Metallsalzen versetzt, Alkaloide zunächst oxydieren, wobei die oft schon farbigen Oxydationsprodukte evtl. durch Komplexbildung noch deutlicher gefärbt erscheinen.

Reagentien. Erdmanns Rg.: 20 ml Schwefelsäure + 0,5 ml 0,15%ige Salpetersäure. − Fröhdes Rg.: Schwefelsäure mit 0,5% Ammoniummolybdat. − Mandelins Rg.: Schwefelsäure mit 0,5% Ammoniumvanadat. − Marquis Rg.: 3 ml Schwefelsäure + 2 bis 3 Tr. 35%ige Formaldehydlsg. Das Rg. ist jeweils frisch zu bereiten.

Alkaloid-Fällungsmittel

Ammoniummolybdat.

$(NH_4)_6Mo_7O_{24} \cdot 4H_2O$ M.G. 1235,95

Eigenschaften. Farblose, evtl. blaß gelbe bis grünliche Kristalle. Lösl. in 2,3 T. W., unlösl. in A. pH der 5%igen wss. Lsg. 5,0 bis 5,5.

Anwendung. In der Photographie, in der Keramikindustrie. Das Rg. erzeugt in gerbstoffhaltigen Zellen einen gelben Nd. In 0,5%iger Lsg. in konz. H_2SO_4 als Fröhdes Rg. zum Nachweis von Alkaloiden.

Literatur: The Merck Index 1960.

Ammoniumreineckat (Reinecke-Salz) ist Ammonium-tetrathiocyano-diamminochromat(III).

$NH_4[Cr(CNS)_4(NH_3)_2] \cdot H_2O$ M.G. 354,47

Herstellung. Durch Eintragen von Ammoniumdichromat in geschmolzenes Ammoniumrhodanid.

Eigenschaften. Dunkelrote Kristalle oder rotes, kristallines Pulver, schwer lösl. in kaltem W., besser lösl. in heißem W. Wss. Lsg. zersetzen sich beim Stehenlassen auch bei Zimmertemperatur.

Prüfung auf Empfindlichkeit (USP XVII). Man löst 50 mg in 10 ml W. Gibt man 0,2 ml der Lsg. zu einer Lsg. von 10 mg Cholinchlorid in 20 ml W. und schüttelt durch, so muß innerhalb 5 bis 10 Sek. ein deutlicher Nd. entstehen.

Anwendung. Als Fällungsrg. für Alkaloide und andere basische Stickstoffverbindungen (auch einige Metallionen fallen mit Reinecke-Salz, z.B. Ag^+, Hg^{++}, Mg^{++}, K^+ u.a.). Man kann die Bestimmung auf verschiedenen Wegen auch quantitativ durchführen. Einmal sind die Alkaloidreineckate in Aceton mit roter Farbe lösl. und können kolorimetriert werden. Zum andern können die Komplexe zerlegt und der Rhodanidgehalt argentometrisch bestimmt werden.

Beispiele: 1. Lokalanästhetica [STEIGER, K., u. F. HIPPENMEYER: Pharm. Acta Helv. *24*, 443 (1949)]. − 2. Folia Belladonnae [VOGT, H.: Pharm. Zentralh. *90*, 1 (1951)]. − 3. Atropin [BRÄUNIGER, H., u. H. W. RAUDONAT: Pharm. Zentralh. *92*, 277 (1953)]. (Zur kolorimetrischen Quecksilberbestimmung über das Reineckat vgl. B. LANGE: Kolorimetrische Analyse, 4. Aufl., Weinheim/Bergstraße: Verlag Chemie 1952.)

Brom-Brom-Kalium (Brom-Kaliumbromid).

Eine Lsg. aus 20 g KBr in 100 ml W. wird mit Brom gesättigt. Alkaloide geben mit dem Rg. Fällungen. Stärke wird braun.

Bromthalliumsäure. Tetrabromo-thallium(III)-säure.

$H[TlBr_4]$ M.G. 248,62

Herstellung. Nach G. SANDRI aus Thalliumbromid (TlBr) und Brom.

Anwendung. Als Rg. auf Alkaloide. Verwendet werden 2, 5 und 10%ige Lsg.

Literatur: SANDRI, G.: Mikrochimica Acta *1958*, S. 253.

Chlorogoldsäure. Goldchloridchlorwasserstoffsäure. Tetrachlorogold(III)-säure.

$H[AuCl_4] \cdot 4H_2O$ M.G. 412,10

Herstellung. Durch Lösen von Gold(III)-chlorid in HCl oder von Gold in Königswasser und Abdampfen der Salpetersäure.

Eigenschaften. Zitronengelbe, längliche Nadeln, an der Luft zerfließlich. In W. und A. sehr leicht lösl., ätzt die Haut, Blasenbildung.

Anwendung. Ätzmittel in der Med.; ferner in der Photographie, Galvanotechnik (Vergolden), als Fällungsrg. auf Alkaloide in salzsaurer Lsg. Man löst dazu 1 T. $H[AuCl_4]$ · $4H_2O$ in 10 T. W.

Chloroplatinsäure. Platinchloridchlorwasserstoffsäure. Hexachloroplatin(IV)-säure.

$H_2[PtCl_6] \cdot 6H_2O$ M.G. 518,08

Herstellung. Durch Behandeln von feinem Platin (Platinschwamm) mit chlorhaltiger Salzsäure oder Königswasser.

Eigenschaften. Braunrote, zerfließliche Prismen, $d = 2{,}43$; leicht lösl. in W. (gelbe Lsg.), A., Ae.

Anwendung. Zum Galvanisieren; zur Herst. von Platinschwamm, als Rg. auf Alkaloide. Es werden außerdem K^+, NH_4^+ als $K_2[PtCl_6]$, $(NH_4)_2[PtCl_6]$ gefällt. Das Rg. wird bereitet durch Lösen von 1 T. $H_2[PtCl_6] \cdot 6H_2O$ in 9 T. W.

Dipikrylamin. 2,4,6-2′,4′,6′-Hexanitro-diphenylamin.

$C_{12}H_5N_7O_{12}$ M.G. 439,22

Eigenschaften. Gelbe Kristalle. Fp. 238° (Zers.). Unlösl. in W. Aceton, A. und Ae. Lösl. in Alkalien und Essigsäure.

Anwendung. Als Fällungsrg. auf Alkaloide in 0,5 n Lsg. als Mg-Salz. Es entstehen auch Nd. mit K^+, Rb^+ und Cs^+.

Literatur: WINKEL, A., u. H. MAAS: Angew. Chem. **49**, 827 (1936).

Flaviansäure. Citronin. Naphtholgelb S. 2,4-Dinitro-1-naphthol-7-sulfonsäure.

$C_{10}H_6N_2O_8S \cdot 3H_2O$ M.G. 368,28

Eigenschaften. Hellgelbe Nadeln. Fp. 100°. Erhitzt man einige Zeit auf 120°, so entsteht eine kristalline Masse, die bei 140 bis 150° schmilzt und unterhalb 175° Zersetzung erleidet. Gut lösl. in W. und A.

Anwendung. Zum Färben von Wolle, Seide, Margarine. Rg. auf organische Basen (Alkaloide).

Gerbsäure. Tannin. Acidum tannicum (s. S. 1049).

In 10%iger wss. Lsg. als Rg. auf Alkaloide. Das Rg. erzeugt meist weiße oder gelbe flockige Nd., die z. T. in Salzsäure lösl. sind. Fällt auch Schwermetalle.

Jod-Jod-Kalium (Jod-Kaliumjodid).

KJ_3, $K(J_3)'$ und Kaliumpolyjodide.

Anwendung. Alkaloide geben mit dem Rg. amorphe Fällungen. Stärke wird blauschwarz, Eiweiß und andere Zellulosestoffe werden braun gefärbt.

Kalium-Cadmiumjodid.

Anwendung. Als Rg. auf Alkaloide (Marmés Rg.). Erzeugt meist nur Fällungen als konz. Alkaloidchloridlsg. Man verwendet eine Lsg. aus 10 T. Cadmiumjodid und 20 T. Kaliumjodid in 70 bis 80 T. W.

Kalium-Quecksilberjodid.

Vermutlich Komplex $K_2[HgJ_4]$.

Anwendung. Wss. Lsg. als Rg. auf Alkaloide (Mayers Rg.). Das Rg. bewirkt in salzsaurer Lsg. meistens weiße oder gelbliche Nd. Nicht gefällt werden Colchicin, Coffein, Solanin.

Man bereitet das Rg. aus 1,35 g $HgCl_2$ und 5 g KJ in 100 T. W.

Kalium-Wismutjodid.

$K[BiJ_4]$ vielfach auch $BiJ_3 \cdot 4 KJ$.

Eigenschaften. Rote Kristalle. Wird aber selten kristallin hergestellt. Die Lsg. enthalten KJ im Überschuß.

Anwendung. In wss. Lsg. als Rg. auf Alkaloide (Dragendorffs Rg.). Die Rk. erfolgt in schwefelsaurer Lsg. und ergibt gelbe bis ziegelrote, meist amorphe Nd.

Man bereitet das Rg. nach BAMANN-ULLMANN aus 8 g $BiO(NO_3) \cdot H_2O$ in 20 ml 30%iger Salpetersäure und gibt dieses in eine konz. wss. Lsg. aus 27,2 g KJ. Nach einigen Tagen wird vom ausgeschiedenen KNO_3 abgegossen und auf 100 ml mit W. aufgefüllt.

Besondere Bedeutung hat das Rg. heute für Papier- und Dünnschichtchromatographie (s. Bd. I, 193).

Literatur: BAMANN, E., u. E. ULLMANN: Chem. Untersuchungen von Arzneimittelgemischen, Stuttgart: Wissenschaftl. Verlagsges. 1960.

5-Nitrobarbitursäure. Dilitursäure.

$C_4H_3N_3O_5$ M.G. 173,02

Eigenschaften. Schwach gelbliche Kristalle. Lösl. in 1200 T. kaltem W., besser in heißem W. Lösl. in A. und Alkalihydroxidlsg., unlösl. in Ae.

Anwendung. Als Fällungs-Rg. auf Alkaloide und K^+.

Perchlorsäure.

$HClO_4$ M.G. 100,47

Herstellung. Aus Kaliumperchlorat und Schwefelsäure durch Destillation

$$KClO_4 + H_2SO_4 \rightarrow HClO_4 + KHSO_4.$$

Eigenschaften. Die wasserfreie Säure ist eine farblose, flüchtige, hygroskopische. Fl.; d 1,768, $Kp._{11}$ 19°, Fp. −112°.

Bei Destillation unter normalen Luftdruck kommt es zu plötzlicher, explosionsartiger Zersetzung. Sie mischt sich heftig mit W. unter Erwärmung. Wss. Lsg. mit 60 bis 70% $HClO_4$ (d 1,5 bis 1,6) neigen noch zu explosiver Zers. Die konz. Lsg. ist stark ätzend. In Berührung mit oxydierbaren Substanzen ist sie entflammbar.

d der wss. Lsg. bei 15°

1% = 1,0050	40% = 1,2991
10% = 1,0597	50% = 1,4103
20% = 1,1279	60% = 1,5389
30% = 1,2067	70% = 1,6736

Anwendung. Die Säure wird in der analytischen Chemie als Oxydationsmittel angewandt. Sie ist ein Fällungsmittel für K^+ (bes. auch in Gegenwart von Na^+) und für Alkaloide.

Literatur: BRAUER, G.: Handbuch der präparativen anorganischen Chemie, Stuttgart: Enke 1954.

Phosphormolybdänsäure. Dodekamolybdatophosphorsäure.

$H_3[P(Mo_3O_{10})_4] \cdot xH_2O$ M.G. 1825,4
(wasserfrei)

Eigenschaften. Hellgelbe Kristalle oder kristallines Pulver. Lösl. in weniger als 0,4 T. W. mit saurer Rk.; leicht lösl. in A.

Anwendung. In 10%iger Lsg. als Rg. auf Alkaloide (Rg. nach DE VRIJS). Reagiert auch mit Harnsäure, Xanthen, Kreatin und einigen Metallionen; mit Haematoxilin zusammen als Färbemittel in der Mikroskopie für Nervenfasern.

Phosphorwolframsäure (engl. Phosphotungstic Acid). Dodekawolframatophosphorsäure.

$H_3[P(W_{12}O_{40})] \cdot x H_2O$ M.G. 2881,04
(wasserfrei)

Eigenschaften. Weiße bis blaßgelbgrüne, leicht verwitternde Kristalle oder kristallines Pulver. Lösl. in 0,5 T. W., gleichfalls lösl. in A. und Ae.

Anwendung. Als Rg. auf Alkaloide (SCHEIBLES Rg.) und viele andere stickstoffhaltige Basen, auf Phenole, Albumine, Peptone, Aminosäuren, Harnsäure, Harnstoff, Blut. Aus den Nd. kann man die Alkaloide mit Barium- oder Calciumhydroxid wieder freimachen.

Herstellung. Zu einer Lsg. von 10 g $Na_2WO_4 \cdot 2 H_2O$ in 30 ml H_2O fügt man 5 g 52%ige Phosphorsäure.

Literatur: The Merck Index 1960, S. 812.

Pikrinsäure. 2,4,6-Trinitrophenol.

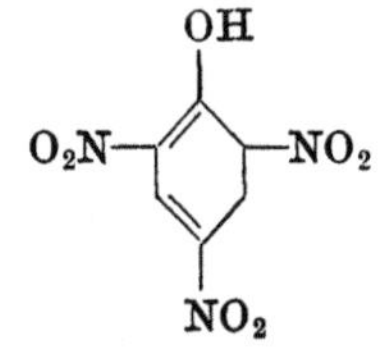

$C_6H_3N_3O_7$ M.G. 229,11

Eigenschaften. Blaßgelbe, geruchlose, intensiv bitter schmeckende Kristalle. Explodiert bei raschem Erhitzen oder durch Schlag. Fp. 122 bis 123°. Explosion über 300°. Lösl. in 78 T. kaltem W., in 15 T. sied. W., in 12 T. A.

Anwendung. Fällungsrg. auf Alkaloide in einer Lsg. aus 5 g gesättigter Pikrinsäurelsg. mit 20 ml W. und 0,5 g 25%iger Salzsäure. Es entstehen gelbe, amorphe, kristallin werdende Nd., die Pikrate, die nach dem Umkristallisieren meist reproduzierbare, scharfe Schmelzpunkte haben.

Pikrolonsäure. 3-Methyl-4-nitro-1-(p-nitrophenyl)-5-pyrazolon.

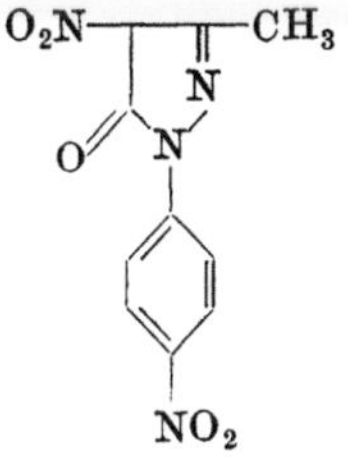

$C_{10}H_8N_4O_5$ M.G. 264,09

Eigenschaften. Gelbes bis gelbbraunes, kristallines Pulver. Fp. 116 bis 117°, Zers. ab 125° (BP 63); 115 bis 117° (USP XVII). Schwer lösl. in W.; lösl. in A., Chlf., Ae., Bzl. und Alkalilaugen.

Prüfung. 1. Verbrennungsrückstand: 200 mg dürfen keinen wägbaren Rückstand hinterlassen (USP XVII). – 2. Sulfatasche: Nicht über 0,1% (BPC 63). – 3. Empfindlichkeit: Man löst 25 mg in 10 ml warmem W. und 0,1 ml Eisessig. 1 ml einer 0,04%igen (w/v) Calciumchloridlsg. wird auf etwa 60° erwärmt und mit 1 ml Pikrolonsäurelsg. versetzt. Innerhalb von 5 Min. muß eine starke Fällung entstehen (USP XVII).

Anwendung. Als Rg. auf Alkaloide in 2,6%iger (= 0,1 n) äthanolischer Lsg. Es entstehen auch Nd. mit Pb^{++}, Ca^{++}, Sr^{++} und Th^{++++}.

Platinbromwasserstoffsäure. Hexabromoplatin(IV)-säure.

$H_2[PtBr_6]$ M.G. 676,55

Herstellung. Nach GIOVANNI SANDRI aus metallischem Platin und einer Mischung aus Bromwasserstoffsäure (d 1,49) und Brom.

Anwendung. Als Mikro-Rg. auf Alkaloide. Der Vorteil gegenüber Platinchlorwasserstoffsäure liegt in der geringen Löslichkeit der Nd. Verwendet werden 2- und 5%ige Lsg.

Literatur: SANDRI, G.: Mikrochimica Acta *1959*, S. 214.

Platinchlorid.

$PtCl_4$ M.G. 336,90

Anwendung. In einer Lsg. aus 1 g $PtCl_4$ in 20 g H_2O als Rg. auf Alkaloide. Das Rg. gibt mit Alkaloiden kristalline, schwer lösliche Nd.

Silicowolframsäure (engl. Silico-tungstic-acid).

$H_4[Si(W_2O_7)_6] \cdot 22 H_2O$ M.G. 3310,83

Herstellung. $12 Na_2WO_4$ (aq.) + SiO_2 + $20 H_2O$ → $Na_2O \cdot SiO_2 \cdot 12 WO_3$ (aq.) + 20 NaCl. Durch Ausschütteln mit Ae. und konz. HCl läßt sich die freie Säure gewinnen.

Literatur: SIGNER, R., u. H. GROSS: Helv. chim. Acta *17*, 1076 (1934).

Eigenschaften. Weiße bis hellgelbe, zerfließliche Kristalle. Sehr leicht lösl. in W. und A.

Anwendung. Techn. zur Herst. von spez. schweren Lsg. zur Abtrennung von Erzen (20 g + 4 ml H_2O; d 2,74). Als Beize für basische Anilinfarbstoffe. Als Rg. auf Alkaloide und zu deren Reindarstellung.

Literatur: ROSENHEIM, A., u. J. JAENICKE: Z. anorg. Chem. *101*, 204 (1917). – The Merck Index 1960.

Quecksilber(II)-chlorid. Sublimat. Mercurichlorid. Hydragyrum bichloratum.

$HgCl_2$ M.G. 271,52

Eigenschaften. Je nach Herst. farblose, rhombische Bipyramiden (aus wss. Lsg.) oder strahlig-kristalline, durchscheinende, weiße Masse (Sublimat). d 5,44. Löslich in 13,5 T. W. von 20°, in 1,8 T. W. von 100° mit saurer Rk. Leicht lösl. in A. Fp. 277 bis 280°.

Anwendung. Als Rg. auf Alkaloide in einer Lsg. aus 1 T. $HgCl_2$ in 19 T. W.

Styphninsäure. 2,4,6-Trinitroresorcin. 2,4-Dihydroxy-1,3,5-trinitrobenzol.

$C_6H_3N_3O_8$ M.G. 245,11

Herstellung. Durch Nitrieren von Resorcin [MERZ u. ZETTER: Chem. Ber. *12*, 681, 2037 (1879); DATTA, R. L., u. P. S. VARMA: J. Am. chem. Soc. *41*, 2043 (1919)].

Eigenschaften. Aus verd. A. hexagonale, gelbe Kristalle. Geschmack zusammenziehend, nicht bitter. Fp. 175,5°. Lösl. in 160 T. W. bei 15°.

Anwendung. Bildet charakt. Verbindungen mit org. Basen, die ähnlich den Pikraten häufig gut definierte Schmelzpunkte haben (Styphnate).

Tetraphenylbornatrium. Kalignost.

$Na[B(C_6H_5)_4]$ M.G. 354,23

Herstellung. Literatur: WITTIG, G. u. Mitarb.: Ann. *563*, 114f. (1949); Ann. *572*, 195 (1951).

Anwendung. In 0,1 m wss. Lsg. als Rg. auf Alkaloide und andere stickstoffhaltige Arzneistoffe. Es reagieren auch K^+, Rb^+, NH_4^+.

Durchführung. Eine schwach essigsaure Lsg. des Alkaloids wird auf 70° erwärmt und unter Umrühren mit einer 0,1 m wss. Lsg. von Tetraphenylbornatrium in 1,5fachem Überschuß versetzt. Nach Zusammenballen des Nd. wird filtriert [SCHULTZ, O. E., u. G. MAYER: Dtsch. Apoth.-Ztg *92*, 358 (1952); vgl. auch Arzneimittel-Forsch. *4*, 38 (1954)].

Trinitrobenzoesäure. 2,4,6-Trinitrobenzoesäure.

$$\text{O}_2\text{N}\underset{\underset{\text{NO}_2}{}}{\overset{\overset{\text{COOH}}{|}}{\bigcirc}}\text{NO}_2$$

$\text{C}_7\text{H}_3\text{N}_3\text{O}_8$ M.G. 257,12

Herstellung. Aus 2,4,6-Trinitrotoluol durch Oxydation mit Chromsäure [CLARKE u. HARTMANN: Org. Synth. Coll. **2**, 95 (1922)].

Eigenschaften. Fp. 228,7° (Ortho-rhombische Kristalle aus Wasser). Lösl. in 50 T. W. von 25°, in 4 T. A., in 6 T. Ae., schneller in Aceton, M. und Bzl.

Spezielle Erkennung bzw. Untersuchung der Alkaloide. Die weitere Untersuchung der evtl. chromatographisch getrennten Alkaloide geschieht durch Mikroschmelzpunktnahme (s. Bd. I, 66), durch UV-Spektroskopie (s. Bd. I, 108) oder durch IR-Spektroskopie (s. Bd. I, 134). Dazu werden aus den Papier- oder Dünnschichtchromatogrammen die alkaloidführenden Zonen ausgeschnitten oder abgeschabt und das jeweilige Alkaloid mit einem geeigneten Lösungsmittel eluiert. Nach Verdunsten der Flüssigkeit kann der Rückstand wie angegeben untersucht werden. Weitere Identitätsreaktionen sind bei den einzelnen Artikeln angegeben. Mit den Rückständen der unten aufgeführten Ausschüttelungen aus ammoniakalischer Lsg. mittels Ae. oder Chlf. und dem Alkoholauszug des Verdampfungsrückstandes verfährt man ebenso.

Ausschüttelung mit Äther aus ammoniakalischer Flüssigkeit. Die bei voriger Ausschüttelung zurückgebliebene Flüssigkeit versetzt man mit soviel Ammoniumchlorid (2 bis 3 g), daß alles Natriumhydroxid sicher umgesetzt wird, und schüttelt 2- bis 3mal mit kleinen Mengen Ae. aus. Bei Anwesenheit von Apomorphin hinterläßt der durch Schütteln mit W. gereinigte Ätherauszug beim freiwilligen Verdunsten einen grünen, kristallinen Rückstand; in der Regel treten beim Ausschütteln und Eindunsten infolge Zersetzung des Apomorphins rote, blaue, grüne Färbungen auf.

Ausschüttelung mit Chloroform (oder Amylalkohol) aus ammoniakalischer Lsg. Die bei der vorigen Ausschüttelung hinterbliebene ammoniakalische Fl., wird zunächst mit Salzsäure deutlich aber schwach angesäuert, dann erwärmt, bis aller Äther verdunstet ist. Man übersättigt alsdann mit Ammoniak und schüttelt mit Chlf. aus. Das Absetzen der leicht emulgierenden Flüssigkeit fördert man an einem warmen Ort. Bevor man zum zweiten und dritten Male mit Chloroform ausschüttelt, macht man die Flüssigkeit jedesmal mit Salzsäure sauer und alsdann mit Ammoniak wieder alkalisch, weil das Morphin nur frisch gefällt (amorph) in Chlf. löslich ist. – Den vereinigten Auszügen entzieht man das Morphin durch Schütteln mit schwefelsaurem W. und prüft eine Probe der Lsg. ob sie Jodsäure reduziert. Ist dies der Fall, so macht man wieder ammoniakalisch und schüttelt von neuem mit Chlf. aus. Das filtrierte Chlf. läßt man auf Uhrgläsern verdunsten und prüft den Rückstand mit den unter Morphin angegebenen Reagentien. Den durch Waschen mit W. gereinigten Chloroformauszug läßt man auf dem Wasserbad abdunsten, worauf das Morphin zurückbleibt. Man prüft: Geschmack, ferner Verhalten gegen Salpetersäure, Fröhdes Reagens, Formaldehyd-Schwefelsäure. Dem Morphin kann etwas Narcein beigemengt sein.

Ausziehen des Verdampfungsrückstandes mit Alkohol. Die bei der letzten Ausschüttelung hinterbliebene Flüssigkeit wird mit Kohlensäure übersättigt, unter Zusatz von reinem Sand zur Trockne verdampft und der zerriebene Rückstand mit absolutem A. im Soxhletapparat ausgezogen. Man verdampft den Alkohol, behandelt den Rückstand mit warmem W., filtriert, dunstet das Filtrat ein, nimmt den Rückstand mit abs. A. auf und überläßt die Lsg. der freiwilligen Verdunstung. Das hinterbleibende Alkaloid kann Narcein und Curarin sein. Ferner würden hier auch z.B. Berberin und Cytisin gefunden werden.

Neben den natürlichen Alkaloiden können bei den entsprechenden Gruppen selbstverständlich auch alle basischen Arzneistoffe von alkaloidähnlicher Beschaffenheit gefunden werden. Von besonderer Bedeutung ist die toxikologische Analyse bei der Suche nach Suchtmitteln jeder Art. Dazu sei auf folgende Spezialliteratur verwiesen:

1. BAMANN, E., u. E. ULLMANN: Chemische Untersuchung von Arzneigemischen, Arzneispezialitäten und Giftstoffe, Stuttgart: Wissenschaftl. Verlagsges. 1960. – 2. AUTHENRIETH, W.: Die Auffindung der Gifte und stark wirkender Arzneistoffe, bearb. von K. H. BAUER, Dresden u. Leipzig 1943. – 3. GRAF, E., u. H. R. PREUSS: Gadamers Lehrbuch der chemischen Toxikologie und Anleitung zur Ausmittelung der Gifte, Göttingen: Vandenhoeck u. Ruprecht 1966. – 4. MÜHLEMANN, H., u. A. BÜRGIN: Qualitative Arzneimittelanalyse, München/Basel 1956. – 5. VIEBÖCK, F.: Analysengang zur Erkennung von Arzneimitteln, Wien 1949. – 6. MACHATA, G.: Dünnschichtchromatographie in der Toxikologie.

Mikrochimica Acta *1960*, S. 79. – 7. STEWART, C. P., u. A. STOLMAN. Toxikology, New York/London: Academic Press 1960.

Quantitative Bestimmung von Alkaloiden (in Drogen und Zubereitungen). Für die quantitative Bestimmung von Alkaloiden in Drogen und Zubereitungen müssen die Alkaloide vollständig von Gerüst- und den störenden Ballaststoffen getrennt werden. Ganz allgemein gilt das, was in den Abschnitten „Nachweis und Isolierung" und „Toxikologischer Nachweis von Alkaloiden" gesagt wurde. Nur ist darauf zu achten, daß bei den verschiedenen Manipulationen keine Alkaloidverluste eintreten.

Die quantitative Bestimmung der so isolierten Alkaloide richtet sich nach der Natur der einzelnen Verbindungen und reicht von der gravimetrischen Bestimmung der reinen Alkaloide oder ihrer schwerlöslichen Salze oder Komplexe mit geeigneten Fällungsmitteln, über die maßanalytische Bestimmung der freien Basen, Kolorimetrie von Farbkomplexen, bis zur spektrophotometrischen Bestimmung.

Die meisten Alkaloide sind basisch genug, um in wss. Lsg. acidimetrisch erfaßt werden zu können. Als Indikator dient meist Methylrot. Andere geeignete Indikatoren s. Maßanalyse, Bd. I, 269.

Durch den Ausbau der Titration in wasserfreiem Medium lassen sich nunmehr auch solche Alkaloide titrieren, die wegen mangelnder Basenstärke vorher nur gravimetrisch erfaßt werden konnten, wie die Purine und einige andere. Vgl. dazu „Titration in wasserfreiem Medium", Bd. I, 319.

Zur Kolorimetrie und Spektrophotometrie von Alkaloiden vgl. Bd. I, 127 und S. 108.

Näheres über die Bestimmung der einzelnen Alkaloide siehe bei den betreffenden Drogen, ihren Zubereitungen und den entsprechenden Alkaloiden.

Literatur: SCHULTZ, O.-E., u. F. ZYMALKOWSKI: Die quantitative Bestimmung der Alkaloide in Drogen und Drogenzubereitungen, Stuttgart: Enke 1960. – GSTIRNER, F.: Prüfung und Verarbeitung von Arzneidrogen, Bd. I, II, Berlin/Göttingen/Heidelberg: Springer 1955.

Alkanna

Alkanna tinctorica TAUSCH. (Anchusa tinctoria L.): Boraginaceae – Heliotropoideae – Lithospermeae.

Heimisch in Südeuropa, im südlichen und mittleren Ungarn und in der kleinasiatischen Türkei; angebaut im südlichen Europa, Frankreich usw.

Halbrosettenstaude, bis 15 cm hoch, mit zahlreichen, aufsteigenden, 10 bis 20 cm langen, dicht grauhaarigen Sprossen. Blüten in anfangs dichten, später sehr verlängerten Wickeln, mit blauer, den tief geteilten Kelch wenig überragender Krone, heterostyl.

Radix Alkannae (rubrae, spuriae). Radix Anchusae rubrae (tinctoriae). Alkanna-, Alkermes-, Färberkraut-, Rote Ochsenzungen-, Rotfärbe-, Schminkwurzel. False Alcanet root. Alkanet root. Alkanna root. Orcanette. Dryer's Alkanet. Spanish bugloss. Racine d'orcanette. Raiz de ancusa. Radix Alkannae Erg.B. 6.

Wurzeln bis 25 cm lang, oben bis 1,5 cm dick, spindelförmig, meist gebogen, einfach oder nur wenig ästig. Am Kopfe des kräftigen Wurzelstockes die roten, weiß und rauhbehaarten Blatt- und Stengelreste. Rinde tief braunrotviolett oder tief purpurrot, leicht zerbrechlich, locker, in den äußeren Teilen schuppenartig blätterig. Nur Mittelrinde und die äußeren Teile der Innenrinde rot gefärbt und Sitz des Farbstoffes, nicht der harte, hellere, weißliche, in isolierte Bündel zerrissene, mehr oder weniger strahlig zerklüftete Holzkörper. Deshalb sind entrindete Wurzeln zu beanstanden. Im Inneren des Holzes ein weites, braunes Mark. Der Bau der Wurzel ist infolge einer oft sehr starken Drehung ungleichmäßig. Der äußere Teil reißt sich los, stirbt ab und stellt für sich einen dunkelgefärbten, bisweilen zylindrischen, oft verzweigten, säulenförmigen Körper dar.

Geruchlos; Geschmack schleimig, schwach bitter, adstringierend.

Der rote Farbstoff färbt Weingeist, fette und einige ätherische Öle, nicht aber Wasser, purpurrot.

Verwechslungen und Verfälschungen. Wurzeln anderer Boraginaceen, die ebenfalls eine farbstoffführende Rinde besitzen oder die mit Fernambuk nachgefärbt sind. Im letzteren Fall ist auch der Holzkörper gefärbt. Hierzu sind zu rechnen die Wurzeln von: 1. Onosma echioides L., Provence, liefert Radix Anchusae luteae, die dicker als die echte Wurzel ist; 2. Onosma emodi WALL., Nepal; 3. Onosma hookeri CLARKE, Afghanistan; 4. Lithospermum euchroma ROYLE; 5. Arnebia thibetana KURZ; 6. Alkanna matthioli TAUSCH; 7. Anchusa officinalis L. usw. Eine japanische Alkannawurzel stammt von Lithospermum erythrorhizon SIEB. et ZUCC. Syrische Alkanna (Syrian Alkanet) ist die getrocknete Wurzel von Macrotomia cephalotes DC., Boraginaceae. Sie ist größer und mehr gedreht als die echte Alkannawurzel und besitzt eine schwarzviolette Farbe mit metallischem Glanz. Sie enthält nach USD 60 einen dem Alkannin ähnlichen Farbstoff. Ausführliche Angaben über Radix Alkannae syriacae sowie über weitere Paralleldrogen s. BERGER.

Inhaltsstoffe. In der Rinde 5 bis 6% des roten Farbstoffes Alkannin $C_{16}H_{16}O_5$, Fp. 148°, der eingehend von BROCKMANN [Justus Liebigs Ann. Chem. *521*, 1 (1935)] untersucht wurde; in geringen Mengen ferner Alkannan $C_{16}H_{18}O_4$, Fp. 91 bis 92°. Nach GAWALOWSKI neben Harzen zwei verschiedene Rotpigmente: Anchusasäure (Anchusarot) und Alkannasäure (Alkannarot); ersteres erhält man durch Ausziehen der Wurzel mit Benzin, letzteres durch Ausziehen der Wurzel mit Alkohol-Äther; die Alkannasäure geht leicht in Anchusasäure über. Mit Alkalihydroxid färben sie sich grün bzw. blau. Ferner Cholin, Consolidin (tox. Nervengift), Consolicin (tox. Alkaloid) und Cerotinsäure-Carnaubylester.

Zum Nachweis von Alkannin beschreibt LUCKNER folgende Methode: 0,100 g gepulverte Droge wird mit 5,0 ml Benzol zum Sieden erhitzt. Nach dem Abkühlen wird die Mischung filtriert. Das Filtrat wird vorsichtig mit 5,0 ml n Natronlauge geschüttelt. Bei Anwesenheit von Alkannin ist die Benzollösung zunächst dunkelrot gefärbt. Der Farbstoff löst sich beim Schütteln mit blauer Farbe in der Natronlauge.

Prüfung. Max. Aschegehalt 14% Erg.B. 6.

Anwendung. Adstringens. Nach Extra P.58 zur Färbung kosmetischer Präparate öliger oder spirituöser Art und als alkoholische Lösung in der Mikroskopie, um Öle und Fette nachzuweisen. „Red oil" wird durch Mazerieren eines Teiles Droge mit 7 Teilen Paraffinum liquidum hergestellt.

Zur Färbung von Lebensmitteln in Deutschland nicht zugelassen!

Bestimmung des Färbewertes. Hierzu werden nach Untersuchungen von MARKWELL und WALKER 5 g der Wurzel mit einem Gemisch aus gleichen Teilen Benzol und 90%igem Alkohol extrahiert. Man füllt dann mit demselben Gemisch auf 200 ml auf und verdünnt 2 ml davon erneut mit demselben Lösungsmittel auf 50 ml. Eine Durchschnittsqualität soll einen gleichtiefen Farbton geben wie eine Mischung von 40 ml 0,01%iger $KMnO_4$-mit 10 ml einer 0,1%igen $K_2Cr_2O_7$-Lösung.

Bemerkung. Unter der Bezeichnung Alkanna wurde früher die Wurzel von Lawsonia inermis L. (L. alba LAM.), Lythraceae, Hennapflanze, verstanden und als Radix Alkannae vera, Radix Alhenna, wahre oder echte Alkannawurzel, bezeichnet.

Alkanna cappadocica BOISS. et BAL.

Wächst hauptsächlich in Kappadocien und dem östlichen Teil von Kleinasien.

Enthält sehr wenig Alkannin.

Alkanna orientalis und A. hausknechtii BORNM.

Heimisch in Amasia.

Enthalten kein Alkannin.

Alkylhalogenide

Monochlormethan. Methylchlorid.

CH_3Cl M.G. 50,49

Es ist das einfachste Alkylhalogenid und besitzt alle Eigenschaften dieser Verbindungsklasse.

Herstellung. 1. Durch Chlorieren von Methan (s. Methylenchlorid, 1194 ff.). 2. Durch Umsetzung von Methanol mit HCl bei Gegenwart von Katalysatoren wie Zinkchlorid.

Eigenschaften. Farbloses Gas oder, komprimiert, farblose Fl. von schwach süßlichem Geruch: Fp. — 97,7°; Kp.$_{760}$ — 23,7; Kp. bei 10 Atm 45°. Methylchlorid ist mit den meisten organischen Lösungsmitteln mischbar. In 100 T. W. lösen sich etwa 0,4 T. — Mit Mg und Al sowie Si bilden sich bei höheren Temp. metallorganische Verbindungen, z.B. CH_3MgCl, $(CH_3)_2SiCl_2$ u.a.

Anwendung. Hauptsächlich als Kältemittel; als Lsgm. für schonende Extraktion von Aromastoffen, als Lsg.- und Treibmittel für Aerosolpackungen (Schädlingsbekämpfungsmittel). — Med. wird es als Kälteanästheticum verwendet. Man richtet einen dünnen Strahl 5 bis 6 Sek. lang auf die mit einem dünnen Baumwolltuch bedeckte, zu anästhesierende Fläche.

Erste Hilfe bei Vergiftungen. Der durch Inhalation größerer Mengen vergiftete Patient soll gelegt und warmgehalten werden. Es ist viel Flüssigkeit oral und eine 3%ige Natriumbicarbonatlsg. mit 5% Traubenzucker als Klysma einzugeben, um die Acidose zu bekämpfen. Öle und Fette sind zu vermeiden. Falls nötig gebe man Sauerstoffbeatmung. Zur Beruhigung bei Konvulsionen sind Barbiturate geeignet; Chloralhydrat ist zu vermeiden.

Dichlormethan. Methylenchlorid. Methylendichlorid.

CH_2Cl_2 M.G. 84,94

Herstellung. Methan und Chlor werden in einem Chlorierofen umgesetzt. Entstandener Chlorwasserstoff wird mit W. herausgelöst, die Reaktionsgase werden mit Natronlauge neutralgewaschen. Die Alkylchloride werden ausgefroren und durch Destillation getrennt. Es entstehen alle 4 möglichen Chlorderivate des Methans nebeneinander. Methylenchlorid ist das Hauptprodukt.

Eigenschaften. Wasserhelle neutrale Fl. mit chloroformähnlichem Geruch. Fp. −96,7°, Kp. 40°, n_D^{20} 1,4244. In 100 T. W. lösen sich 1,6 T.; CH_2Cl_2 wird durch W. oberhalb 60° langsam verseift. Es ist nur schwer entzündlich und brennt mit grüngesäumter Flamme.

Erkennung. 2 g Methylenchlorid werden mit 20 ml A. und 2 g KOH 1/2 Std. lang am Rückflußkühler erhitzt. Nach dem Erkalten wird die Fl. mit verd. Schwefelsäure angesäuert und filtriert. Ein Teil des Filtrates gibt mit Silbernitratlsg. einen Nd. von Silberchlorid. Wird der Rest des Filtrates auf eine Mischung von 5 ml konz. Schwefelsäure und 1 Tr. verflüssigtem Phenol geschichtet, so entsteht eine karminrote Zone.

Anwendung. Methylenchlorid ist das einzige praktisch unbrennbare technische Lösungsmittel. Auf Grund seiner ausgezeichneten Lsg.-Eig. für pflanzliche und tierische Fette, für Mineralöle, Alkaloide, Harze, zahlreiche Kunstharzmassen dient es als Lsgm. − Med. wurde es als Inhalationsnarcoticum zur Rauschnarkose, Narkoseeinleitung und Halbnarkose in Verbindung mit örtlicher Betäubung angewandt.

Handelsform: Solaesthin (Farbwerke Hoechst) ist nicht mehr im Handel.

Chloroformium DAB 7 − DDR, Helv. V, ÖAB 9, Ross. 9, Nord. 63, Jap. 61. Chloroform DAB 7 − BRD, USP XVI(!), NF XII. Chloroformum Ned. 6. Chloroforme rectifié CF 65. Trichlormethan. Formylum trichloratum. Formylchlorid. Methinchlorid.

$CHCl_3$ M.G. 119,38

Chloroform wurde 1831 von J. von Liebig und fast gleichzeitig von M. E. Soubeirain aus Chloral bzw. durch Einwirkung von Chlorkalk auf A. oder Aceton dargestellt. Schon 1847 wandte es J. Y. Simpson als Inhalationsnarcoticum an.

Herstellung. 1. Die Darst. aus A. und Chlorkalk nach Liebig, Dumas oder Soubeirain beruhte auf der Oxydation von A. zu Acetaldehyd, dessen Chlorierung zu Trichloracetaldehyd (Chloral) und Spaltung zu Chloroform und Calciumformiat mit Kalkmilch. Sie wird heute nicht mehr prakt. betrieben. − 2. Herst. durch alkalische Spaltung von Trichloressigsäure: Durch Chlorierung der Endlaugen der Chloressigsäurefabrikation erhält man Trichloressigsäure (s. S. 907) die mit Kalkmilch neutralisiert und zu Chloroform, Calciumcarbonat oder Kohlendioxid verkocht wird. − 3. Die beiden ersten Herst.-Verfahren sind heute fast völlig durch die Chlorierung von Methan verdrängt (s. Methylenchlorid, s. oben). Über die Herst. von Salicylidchloroform s. S. 1019.

Eigenschaften. Klare, farblose, flüchtige, nichtbrennbare Fl. von charakteristischem Geruch und süßlichem, brennendem Geschmack. Chloroformdämpfe färben die nichtleuchtende Flamme grün. Fp. −63,5°; Kp. 61,2°, 59,5 bis 61,3° (Ned. 6); 59,5 bis 62° (DAB 7 − DDR, Nord. 63, Helv. V, Ross. 9); 61° (NF XII): 60 bis 62° (ÖAB 9, Dan. IX, BP 63, DAB 6). d^{20} 1,488.

Chloroform der Arzneibücher darf zur Stabilisierung abs. A.: 0,5 bis 1,0% (Ned. 6, USP XVI), 0,6 bis 1,0% (Nord. 63, ÖAB 9, Ross. 9, DAB 7 − DDR u. BRD), etwa 1% (Helv. V), 1,0 bis 2,0% (BP 63), 0,5 bis 1,5% (Pl.Ed. II).

Demzufolge wird die Dichte mit
d_4^{20} 1,474 bis 1,478 (DAB 7 − DDR u. BRD, ÖAB 9, NF XII, Jap. 61), 1,474 bis 1,479 (BP 63), 1,477 bis 1,486 (Ross. 9), 1,481 bis 1,484 (Ned. 6), 1,485 bis 1,489 (Helv. V) **1,473** bis 1,478 (Pl.Ed. II) angegeben.

Chloroform löst sich in etwa 130 T. W., mit den meisten organischen Fl. ist es in jedem Verhältnis mischbar.

Erkennung. 1. Erwärmt man 5 Tr. Chloroform mit 1 ml Fehlingscher Lsg., so entsteht rasch ein roter Nd. (ÖAB 9). − 2. Erwärmt man 1 Tr. Chloroform mit 1 Tr. Anilin und 1 ml verd. Natronlauge, so tritt der charakteristische, widerliche Isonitrilgeruch auf (ÖAB 9, DAB 7 – DDR u. BRD, Nord. 63, BP 63). – 3. Chloroformdämpfe färben die nichtleuchtende Bunsenflamme grün und ergeben giftige, charakteristisch riechende Dämpfe (Phosgen) (BP 63). – 4. Werden 3 Tr. mit alkoholischer Kalilauge zum Sieden erhitzt, dann mit 10 ml W. verdünnt und mit Salpetersäure angesäuert, so entsteht mit Silbernitratlsg. ein Nd. (Ned. 6). – 5. Wird Chloroform mit dem gleichen Volumen W. geschüttelt und 1 ml der wss. Schicht mit 1 ml Schwefelsäure und 1 Tr. Kaliumdichromatlsg. versetzt, so wird die Fl. grün und der Geruch nach Acetaldehyd tritt auf (Ned. 6). Diese Rk. ist nur spezifisch für den zugesetzten A. und verläuft bei reinem Chloroform negativ.

Prüfung. 1. Fremder Geruch: 20 ml Chloroform werden in kleinen Portionen auf ein reines Filter gegeben, das auf einer erwärmten Glasplatte liegt. Beim Verdunsten darf kein fremdartiger Geruch auftreten und das Papier muß zuletzt völlig geruchlos sein (NF XII). – 2. Freie Säure, Phosgen: In 2 gleiche 50-ml-Mischzylinder bringt man je 10 ml W. und 2 Tr. Phenolphthaleinlsg. und gibt tropfenweise 0,01 n Natronlauge zu, bis in beiden Mischzylindern nach kräftigem Schütteln gleiche Rosafärbung bestehenbleibt. In einen der Zylinder bringt man dann 20 ml Chloroform und fügt nach kräftigem Umschütteln tropfenweise 0,01 n Natronlauge zu, bis eine Rosafärbung von der ursprünglichen Intensität wieder erreicht ist und 15 Min. lang bestehenbleibt. Es dürfen nicht mehr als 0,20 ml 0,01 n Natronlauge verbraucht werden (ÖAB 9, NF XII). – 3. Säure, Chlorid, freies Chlor: 10 ml werden mit 20 ml frisch ausgekochtem und wieder erkaltetem W. 3 Min. lang geschüttelt und die Schichten sich absetzen gelassen. Die wss. Schicht muß folgende Proben halten:

Säure: Zu 5 ml gibt man 0,1 ml neutraler Lackmuslsg.; die auftretende Farbe muß gleich der einer Mischung von 0,1 ml Lackmuslsg. mit 5 ml CO_2-freiem W. sein. – Chlorid: 5 ml werden mit 5 ml W. und 0,2 ml Silbernitratlsg. versetzt. Es darf keine Opaleszenz auftreten. – Freies Chlor: 10 ml werden mit 1 ml Cadmiumjodidlsg. und 2 Tr. Stärkelsg. versetzt; es darf keine Blaufärbung auftreten (BP 63). – 4. Leicht verkohlende Substanzen: 40 ml Chloroform werden in einen Mischzylinder gebracht, den man vorher mit Schwefelsäure spülte und 10 Min. lang abtropfen ließ. Man fügt 5 ml Schwefelsäure zu und schüttelt 5 Min. lang kräftig durch. Dann läßt man absitzen. Die Chloroformschicht muß klar und die Säureschicht darf nicht stärker gefärbt sein als die Farbvergleichslsg. A. (s. Bd. I, 238) (NF XII). – 5. Riechende und chlorhaltige Zersetzungsprodukte: 2 ml der im vorigen Versuch erhaltenen Schwefelsäureschicht werden mit 5 ml W. verdünnt. Die Mischung muß klar und farblos sein und darf, noch heiß vom Verdünnen, höchstens einen schwach weinigen oder ätherischen Geruch besitzen. Bei weiterer Verdünnung mit 10 ml W. muß die Lsg. klar bleiben und darf sich auf Zusatz von 3 Tr. Silbernitratlsg. innerhalb 1 Min. nicht verändern (NF XII). – 6. Aldehyde und Ketone: 3 ml Chloroform werden in einem Mischzylinder 5 Min. lang mit 10 ml ammoniakfreiem W. geschüttelt. Nach Trennung der Schichten werden 5 ml der wss. Phase in einen zweiten, 40 ml ammoniakfreies W. enthaltenden Mischzylinder überführt und mit 5 ml Neßlers Rg. versetzt. Es dürfen innerhalb 1 Min. weder eine Trübung noch eine Fällung entstehen (NF XII). – 7. Tetrachlorkohlenstoff: 2 ml Chloroform werden mit einer Lsg. von etwa 20 mg Brenzcatechin in 2 ml A. versetzt und hierauf sorgfältig mit 0,5 ml konz. Natronlauge unterschichtet. Nach Zusatz von etwa 20 mg Kupferpulver erhitzt man rasch zum Sieden, kühlt ab und filtriert durch ein trockenes Filter. Versetzt man das Filtrat mit 2 ml Salzsäure und schüttelt um, so darf die Fl. nur gelb bis bräunlichgelb, aber nicht rötlichbraun oder rot gefärbt sein (ÖAB 9). – 8. Verdampfungsrückstand: 50 ml Chloroform dürfen nach Verdunsten und 1stdg. Trocknen bei 105° höchstens 1 mg Rückstand hinterlassen (NF XII, DAB 7 –BRD).

Anwendung. Chloroform hat von den vier Chlorderivaten des Methans die universellsten Lösungseigenschaften. Es dient in großem Umfang als Extraktionsmittel, z. B. in der Antibioticagewinnung. – Med. wird es nur noch selten als Inhalationsnarcoticum verwendet. Es wirkt stärker als Äther. Während es den Vorteil der raschen Wirkung, der geringeren Erregung und geringerer Reizung der Atmungsorgane besitzt, weniger leicht zu postoperativem Erbrechen führt, bessere Muskelerschlaffung herbeiführt und nicht brennbar ist, hat es den Nachteil größerer Gefahr für Herz, Nieren und Leber.

Innerlich wird Chloroform in Form von Emulsionen, alkohol. und wss. Lsg. als Carminativum und in Hustenmixturen gegeben.

Äußerlich dient es zu hautreizenden Einreibungen bei Neuralgien, Ischias u. a.

Aufbewahrung. Vor Licht geschützt, in dicht schließenden Gefäßen, bei Temp. nicht über 30°. – Dosierung (innerlich): Einzelmaximaldosis 0,5 g, Tagesmaximaldosis 1,5 g (DAB 7 – DDR).

Chloroformium pro narcosi DAB 6, Ross. 9. Chloroform zur Narkose DAB 7 – BRD. Chloroformium anaesthesicum Pl. Ed. II. Chloroformium anaesthesicum Ned. 6. Chloroformium ad narcosin ÖAB 9. Chloroformium ad narcosin Helv. V, Nord. 63. Chloroforme anasthésique CF 65. Narkosechloroform.

Einige Arzneibücher unterscheiden nicht zwischen Chloroform und Narkosechloroform, so daß die Prüf.-Vorschriften unter Chloroform weitgehend auch für Narkosechloroform ausreichen. Sie müssen auf jeden Fall von Narkosechloroform gehalten werden.

Eigenschaften und *Erkennung* entsprechen denen von Chloroform.

Zusätzliche Prüfungen. 1. Phosgen, Chlorid: In einem trockenen Mischzylinder werden einige Kristalle Benzidin in 10 ml Narkosechloroform gelöst und 24 Std. im Dunkeln stehengelassen. Die Lsg. darf dabei nicht trübe werden (Ross. 9). — 2. 50 ml Chloroform dürfen keinen wägbaren Rückstand hinterlassen (ÖAB 9). — 3. Verhalten gegen Formaldehyd-Schwefelsäure. In einem 3,0 cm weiten, vorher mit konz. Schwefelsäure gereinigten Glasstopfenglas werden 20,0 ml Substanz mit 15,0 ml konz. Schwefelsäure und 0,20 ml Formaldehyd-Lsg. unter häufigem Umschütteln 30 Min. unter Lichtausschluß stehengelassen. Nach Trennung der Schichten dürfen im durchfallenden Licht das Chloroform und die Säure nicht stärker gefärbt sein als eine Mischung von 1,25 ml Eisen(III)-chlorid-Lsg. III, 1,75 ml Kobalt(II)-chlorid-Lsg., 1,25 ml Kupfer(II)-sulfat-Lsg. II und 95,75 ml 1%ige Salzsäure (DAB 7 – BRD). — 4. Gehalt an Aethanol. In einen trockenen 300- bis 500-ml-Schliffkolben gibt man 1 ml Chloroform zu einer gekühlten Mischung von 25 ml 0,1 n Kaliumdichromat-Lsg. und 20 ml Salpetersäure und schüttelt innerhalb 5 Min. mehrmals um. Dann fügt man 100 ml W. und 5 ml Kaliumjodid-Lsg. zu und läßt den Kolben 5 Min. im Dunkeln stehen. Dann titriert man mit 0,1 n Natriumthiosulfat-Lsg. gegen Stärke. 18,75 bis 5,5 ml 0,1 n Natriumthiosulfat-Lsg. entspr. 0,5 bis 1,5% C_2H_5OH (PI.Ed. II).

Aufbewahrung. Vor Licht geschützt, in dicht schließenden, fast vollständig gefüllten Gefäßen von höchstens 60 ml Fassungsvermögen. Werden zum Verschließen der Gefäße Korkstopfen verwendet, so müssen diese mit Zinnfolie oder einem anderen gegenüber Chlf. indifferenten Material umhüllt sein. Diese Umhüllung muß vorher mit abs. A. gereinigt werden. — Der Inhalt angebrochener Flaschen darf für Narkosezwecke nicht mehr verwendet werden (ÖAB 9). Stopfen und Unterlagen aus Kunststoff müssen gegen Chloroform indifferent sein (DAB 7 – BRD).

Reinigung von Narkosechloroform. Narkosechloroform, das den Anforderungen nicht entspricht, kann in folgender Weise gereinigt werden (Helv. V):

„1 Liter Chloroform wird in einer Glasstöpselflasche oder einem Scheidetrichter mit 100 ml konz. Schwefelsäure während 12 Std. alle Viertelstunden durchgeschüttelt, wobei die Flasche an einen dunklen Ort gestellt wird. Nach dem Absetzen trennt man das Chloroform von der Schwefelsäure und wiederholt die gleiche Behandlung mit Schwefelsäure so lange, bis eine neue Menge Schwefelsäure nicht mehr gefärbt wird. Das von der Schwefelsäure getrennte Chloroform wird zweimal mit je 100 ml W., dann zweimal mit je 100 ml Natriumcarbonatlsg. (1 + 9) und wieder mit 100 ml W. gewaschen. Durch trockenes Chlorcalcium wird das Chloroform entwässert und aus einem Glaskolben destilliert. Das bei gleichbleibendem Siedepunkt (etwa 62° je nach Luftdruck) übergehende Chloroform wird getrennt von Vorlauf und Nachlauf aufgefangen und mit 0,6% absolutem A. versetzt. Um bei der Destillation höher siedende Anteile zurückzuhalten, empfiehlt es sich, dem Chloroform vor der Destillation eine kleine Menge (etwa 1 bis 2%) reines Öl (Mandelöl oder ein anderes) zuzusetzen."

Chloroformium e Chloralo hydrato. Chloralchloroform wird aus reinem kristallisierten Chloralhydrat oder reinem Chloral durch Einwirkung von Natronlauge gewonnen: $CCl_3CHO + NaOH = CCl_3H + HCOONa$. Es zeichnet sich durch große Reinheit aus und ist als Narkosechloroform vorzüglich brauchbar.

Herstellung. In einen Scheidetrichter gibt man zu einer Lsg. von 100 T. Chloralhydrat in 200 T. W. 200 T. Natronlauge (15%ig). Nach dem Absetzen trennt man das Chloroform von der wss. Fl., wäscht es zweimal mit W., filtriert es, trocknet es mit Calciumchlorid, filtriert wieder und destilliert, wobei man das bei gleichbleibendem Siedepunkt (etwa 62° je nach Luftdruck) übergehende Chloroform auffängt. Vorlauf und Nachlauf werden für sich aufgefangen und können als gewöhnliches Chloroform verwendet werden, wenn sie den an dieses gestellten Anforderungen genügen. Das reine Chloralchloroform wird zur Haltbarmachung ebenfalls mit 0,6 bis 1% abs. A. versetzt und in Flaschen von 60 ml Inhalt abgefüllt.

Carboneum tetrachloratum DAB 7 – DDR, ÖAB 9, Ross. 9. Tetrachlormethan. Tetrachlorkohlenstoff. Carbonei tetrachloridum PI.Ed. I/1(!), Ned. 6. Carbon Tetrachloride NF XI(!). Tetrachloride de carbone. Carboneum chloratum. Kohlenstofftetrachlorid. Perchlormethan. Tetra.

CCl_4 \hfill M.G. 153,84

Herstellung. Technisch wird Tetrachlorkohlenstoff durch Weiterchlorieren von niederen Methanchlorierungsprodukten, durch Hochtemperaturchlorierung von Methan, chlorierende Spaltung von Crackgasen oder durch Umsetzung von Schwefelkohlenstoff mit Chlor erhalten. — Im Laboratorium erhält man reinen Tetrachlorkohlenstoff leicht durch Einwirkung von Chlor auf Chloroform unter Zusatz einer kleinen Menge Jod, das als Chlorüberträger wirkt, am besten im hellen Sonnenlicht. Man leitet in das Chloroform, das in einem mit Rückflußkühler versehenen Kolben auf dem Wasserbad erwärmt wird, so lange Chlor ein, bis kein Chlorwasserstoff mehr entwickelt, wäscht den Tetrachlorkohlenstoff mit Natriumcarbonatlsg. (1 + 9), dann mit Wasser, trocknet ihn mit Calciumchlorid und destilliert. Kp. 77 bis 78°.

Eigenschaften. Schwere, wasserhelle, nichtbrennbare, flüchtige Fl. von chloroformähnlichem Geruch und brennendem Geschmack. Dämpfe von Tetrachlorkohlenstoff färben die nichtleuchtende Flamme grün. Dabei entsteht ein scharfer Geruch. 1 T. löst sich in etwa 1300 T. W. Tetrachlorkohlenstoff ist in jedem Verhältnis mit den meisten organischen Fl. mischbar. Kp. 75,5 bis 77,5° (Ross. 9); 76 bis 77° (Ned. 6); 76 bis 78° (ÖAB 9, Pl.Ed. I/1, DAB 7 – DDR, NF XI). d 1,593 bis 1,598 (ÖAB 9, DAB 7 – DDR); 1,593 bis 1,596 (Pl.Ed. I/1); 1,598 (Ph.Ned. 6); 1,594 bis 1,600 (Ross. 9). n_D^{20} 1,460 bis 1,461 (ÖAB 9, DAB – DDR); 1,461 (Ned. 6, DAB 7 – DDR).

Erkennung. 2 Tr. Tetrachlorkohlenstoff werden mit einer Lsg. von etwa 20 mg Brenzcatechin in 2 ml A. versetzt und hierauf sorgfältig mit 0,5 ml konz. Natronlauge unterschichtet. Nach Zusatz von etwa 20 mg Kupferpulver erhitzt man rasch zum Sieden, kühlt ab, fügt 2 ml Salzsäure zu und schüttelt um. Nach Absetzen des Nd. erscheint die Fl. rot gefärbt (ÖAB 9, DAB 7 – DDR).

Prüfung. 1. Freie Säure, Phosgen: Schüttelt man in einem Scheidetrichter 20 ml Tetrachlorkohlenstoff mit 20 ml kohlensäurefreiem W. 1 Min. lang kräftig durch, so müssen sich 10 ml der sorgfältig abgetrennten wss. Schicht nach Zusatz von 2 Tr. Phenolphthaleinlsg. mit 0,10 ml 0,1 n Natronlauge rot färben (ÖAB 9). — 2. Säure, Chloridionen, freies Chlor: 15 ml Tetrachlorkohlenstoff werden mit 25 ml zuvor ausgekochtem und wieder erkaltetem W. 5 Min. lang kräftig geschüttelt und die Schichten absetzen gelassen. Die Wasserphase muß gegen Lackmus neutral sein. In 10 ml davon darf mit Silbernitrat keine Änderung auftreten. Weitere 10 ml dürfen auf Zusatz von Kaliumjodidlsg. und Stärkelsg. nicht blau werden (NF XI). — 3. Reduzierende Stoffe: Läßt man 10 ml mit 5 ml verd. Schwefelsäure und 0,10 ml Kaliumpermanganatlsg. 30 Min. lang unter häufigem Umschütteln stehen, so darf die wss. Schicht die rote Farbe nicht vollständig verlieren (ÖAB 9). — 20 ml werden 5 Min. lang mit einer kalten Mischung von 10 ml konz. Schwefelsäure und 10 ml 0,1 n Kaliumdichromatlsg. geschüttelt, dann mit 100 ml W. verdünnt und 3 g KJ zugegeben. Das freigesetzte Jod darf nicht weniger als 9,0 ml 0,1 n Natriumthiosulfatlsg. zur Entfärbung verbrauchen (Pl.Ed. I/1). — 4. Organische Verunreinigungen. 20,0 ml Substanz werden in einem mit konz. Schwefelsäure gereinigten Mischzylinder nach Zusatz von 25,0 ml konz. Schwefelsäure und 2 Tr. Formaldehyd-Lsg. 20 Sek. geschüttelt. In Abständen von 5 Min. wird die Mischung je 20 Sek. geschüttelt. 30 Min. nach dem ersten Schütteln darf die Schwefelsäureschicht bei Betrachtung gegen einen weißen Hintergrund keine Färbung zeigen (DAB 7 – DDR). — 5. Schwefelkohlenstoff: Werden 10 ml mit 1 ml A., 0,5 ml Bleiacetatlsg. und 2,5 ml konz. Kalilauge 15 Min. lang auf dem Wasserbad unter Rückflußkühlung erhitzt, so darf weder eine Braunfärbung der wss. Schicht noch ein schwarzer Nd. auftreten (ÖAB 9). — 10 ml werden mit gleichem Volumen 10%iger alkoholischer Kalilauge gemischt und 1 Std. stehengelassen. Dann gibt man 5 ml Essigsäure und 1 ml Kupfersulfatlsg. zu. Es darf innerhalb 2 Std. kein gelber Nd. auftreten (NF XI; Ross. 9; Ned. 6; Pl.Ed. I/1). — 6. Aldehyde: 5 ml werden mit 5 ml Natronlauge versetzt und unter öfterem Umschwenken 5 Min. lang auf 50 bis 60° erhitzt. Beide Schichten müssen farblos bleiben (Pl.Ed. I/1). — 7. Verdampfungsrückstand: Höchstens 0,02% (w/v) (Pl.Ed. I/1; NF XI); 0,001% (Ross. 9); von 31 ml darf höchstens 1 mg zurückbleiben (ÖAB 9); von 62,5 ml höchstens 1 mg (DAB 7 – DDR).

Aufbewahrung. Vor Licht geschützt in gut schließenden Gefäßen.

Anwendung. Techn. als wichtiges Lsg.-mittel, zur Extraktion von Fetten, in chem. Reinigungen; als Feuerlöschmittel, das jedoch wegen seiner Toxizität und Gefahr der Phosgenbildung nicht in geschlossenen Räumen verwendet werden darf (vgl. hierzu Ullmanns Enzyklopädie der techn. Chemie, Bd. 7, München/Berlin: Urban & Schwarzenberg 1954, S. 570).

In den USA hat sich Tetrachlorkohlenstoff als Schädlingsbekämpfungsmittel in Getreidelagern und zur Entwesung der Ackerböden eingebürgert, wird aber durch Äthylenoxid mehr und mehr verdrängt. Bei der Verwendung als Reinigungsmittel anstelle von Benzin oder als Lösungsmittel ist wegen der Giftigkeit größte Vorsicht geboten! Gute Raumbelüftung!

Medizinisch. Tetrachlorkohlenstoff ist ein wirksames Wurmmittel besonders bei Bandwurm- und Hakenwurmbefall. Es wird jedoch gerade bei letzterem durch das weniger toxische Tetrachloräthylen (s. S. 1201) ersetzt. Weniger wirksam ist er bei Faden- und Peitschenwürmern. Eine Behandlung soll innerhalb 3 Wochen wiederholt werden.

Toxizität. Schon kleine Dosen können Benommenheit, Kopfschmerzen und Erbrechen hervorrufen. In schlimmeren Fällen kommt es zu fettiger Degeneration von Nieren und Leber mit Urämie, Krämpfen und gelegentlich zum Tod. Allerdings ist bei sorgfältiger Auswahl der Patienten das Verhältnis von wurmwirksamer zu toxischer Dosis wie 1 zu 50. Die gleichen Vergiftungserscheinungen können auch beim kurzzeitigen Einatmen der Dämpfe auftreten.

Antidot. Bei Einnahme von Überdosen ist Magenspülung angebracht. Der Patient muß liegen und warmgehalten werden. Dann gibt man $MgSO_4$ als Abführmittel und führt Traubenzucker, Natriumbicarbonat und reichlich Fl. zu. Fette und Öle sind zu vermeiden. Bei Inhalation der Dämpfe ist der Patient an frische Luft zu bringen und evtl. künstlich zu beatmen. Man gibt heißen Kaffee oder Tee, aber niemals Alkohol, als Stimulantien. Arzt rufen!

Dosierung. Einzelmaximaldosis 3 ml, Tagesmaximaldosis 3 ml (Ross. 9) (ÖAB 9 schreibt 2,5 und 2,5 g vor!), 1,0 g und 3,0 g oral (DAB 7 – DDR).

Aethylium chloratum DAB 7 – DDR, Ross. 9. Aethylchlorid DAB 7 – BRD. Aether chloratus DAB 6, Helv. V. Aethylum chloratum ÖAB 9. Ethylis chloridum PI.Ed. II. Aethyli chloridum Nord. 63. Aethylis chloridum Ned. 6, Jap. 61. Ethyl Chloride BP 63, NF XI (!). Chlorure d'ethyle CF 65. Chloräthyl. Kelen. Aether hydrochloricus. Aether muriaticus. Monochloräthan.

C_2H_5Cl $\qquad\qquad\qquad$ CH_3-CH_2-Cl $\qquad\qquad\qquad$ M.G. 64,52

Herstellung. 1. Große Mengen Äthylchlorid werden aus Alkohol, Schwefelsäure und Kochsalz gewonnen, wobei der in statu nascendi sehr aktive Chlorwasserstoff ohne Katalysatorzusatz angreift:

$$CH_3 \cdot CH_2OH + HCl \rightarrow CH_3 \cdot CH_2Cl + H_2O.$$

2. Neuerdings wird mit Hilfe von Friedel-Crafts-Katalysatoren HCl an Äthylen angelagert:

$$CH_2=CH_2 + HCl \rightarrow CH_3-CH_2Cl.$$

Eigenschaften. Farbloses Gas oder, bei niedriger Temp. oder erhöhtem Druck, farblose, leichtbewegliche Fl. von angenehmem, ätherischem Geruch. Der Dampf ist sehr leicht entflammbar und brennt mit grün gesäumter Flamme unter Bildung von Chlorwasserstoff. Äthylchlorid löst sich bei 0° zu 0,33% in W. In organischen Fl. ist es in jedem Verhältnis mischbar.

Fp. —138,3°; $Kp._{760}$ 12,5°; 12,0 bis 12,5° (DAB 7 – BRD; BP 63); 12,2 bis 12,5° (Ned. 6); 12 bis 13° (Nord. 63; ÖAB 9). d^0 0,922 (ÖAB 9); $d^0_{15,5}$ 0,921 bis 0,926 (BP 63); d^0_{20} 0,924 (Ned. 6). n_D^0 1,3790.

Erkennung. 1. Äthylchlorid brennt mit leuchtender Flamme, wobei HCl-Geruch auftritt (BP 63). – 2. Tropft man Äthylchlorid auf ein frisch ausgeglühtes und wieder erkaltetes Kupferblech, so färbt dieses die nichtleuchtende Flamme intensiv grün (ÖAB 9). – 3. Wird Äthylchlorid mit Natronlauge hydrolysiert, so gibt die Lsg. die für Äthanol und Chlorid charakteristischen Reaktionen (PI.Ed. II, DAB 7 – DDR).

Prüfung. Prüflösung. 30,0 ml in Eiswasser gekühlte Substanz werden mit 30,0 ml eisgekühltem W. 1 Min. lang geschüttelt. Das überstehende Aethylchlorid läßt man unter Schütteln bei Raumtemperatur verdampfen (DAB 7 – DDR). – 1. Freier Säure: In einem eisgekühlten Mischzylinder schüttelt man 25 ml Äthylchlorid 1 Min. lang mit 50 ml eisgekühltem W. kräftig durch und trennt die wss. Schicht hierauf in einem Scheidetrichter ab. 10 ml der wss. Lsg. müssen sich nach Zusatz von 2 Tr. Phenolphthaleinlsg. mit 1 Tr. 0,1 n Natronlauge rot färben (ÖAB 9). – 2. Alkohol: Versetzt man 10 ml der zur Prüf. auf freie Säure bereiteten wss. Lsg. mit 2 Tr. Kaliumchromatlsg. und 2 ml konz. Schwefelsäure, so darf kein Geruch nach Acetaldehyd auftreten und die Lsg. darf sich innerhalb von 10 Min. nicht grünlich färben (ÖAB 9). – PI.Ed. II verfährt ebenso; BP 63 läßt durch die Jodoform-Rk. prüfen. – 3. Chlorid: In der zur Prüf. auf freie Säure bereiteten wss. Lsg. darf Chlorid in unzulässiger Menge nicht nachweisbar sein (ÖAB 9). – 4. Aldehyde: 5 ml werden mit 5 ml fuchsinschwefeliger Säure (entfärbter Magentalsg.) geschüttelt; die wss. Phase darf keine Rotfärbung zeigen (PI.Ed. II). – 5. Peroxide: 5 ml werden mit 5 ml einer 10%igen (w/v) Kaliumjodidlsg. geschüttelt; die wss. Schicht darf nicht gelb gefärbt sein [Pl.Ed. I/1(!)]. – 6. Andere organische Verunreinigungen: Werden aus einer Abdampfschale 5 ml verdampft, so darf kein fremder Geruch wahrnehmbar sein (Pl.Ed. II). – 7. Verdampfungsrückstand: 10 ml Äthylchlorid dürfen nach dem Verdampfen bei Zimmertemp. und Trocknen im Exsikkator höchstens 1 mg Rückstand hinterlassen (ÖAB 9). – 8. Äthanol. 5,0 ml Prüflsg. dürfen sich nach Zusatz von 1,00 ml 0,1 n Kaliumdichromat-Lsg. und 4,0 ml konz. Schwefelsäure innerhalb 15 Min. nicht grün färben (DAB 7 – BRD).– 9. Siedebereich. In den doppelt durchbohrten Stopfen eines trockenen 100-ml-Meßzylinders setzt man ein kurzes Glasrohr von wenigstens 6 mm lichter Weite und ein geeichtes Thermometer von -20 bis $+30°$ mit kurzem Quecksilbergefäß ein. Das Quecksilbergefäß umwickelt man mit sehr feinem reinem Musselin, dessen eines Ende etwa 10 mm weit herabhängt. Man kühlt den Zylinder in Eiswasser und füllt mit 100 ml Äthylchlorid, das ebenfalls auf 0° gekühlt wurde, und setzt den Stopfen so ein, daß das Musselinende eintaucht und das Thermometer über der Oberfläche steht. Dann vertauscht man das Eiswasser gegen W. von 24 bis 26° und beobachtet die Temp. nachdem 5 ml verdampft bis noch 5 ml verblieben sind. Dabei wird die Thermometerstellung dem sinkenden Flüssigkeitsspiegel kontinuierlich angepaßt. Die beobachtete Temp. ist durch Addition von 0,35° für je 10 Torr unterhalb 760 Torr, oder durch Subtraktion von 0,35° für je 10 Torr über 760 Torr zu korrigieren. Die korrigierte Temp. muß zwischen 12,0 und 12,5° liegen (Pl. Ed. II).

Aufbewahrung. Vor Licht geschützt, in dicht schließenden, drucksicheren Gefäßen, die mit einer geeigneten Vorrichtung zur Entnahme des Präparates versehen sind, an einem kühlen, feuersicheren Ort (ÖAB 9).

Anwendung. Äthylchlorid wurde als Inhalationsnarcoticum zur Einleitung der Narkose oder bei kleineren chirurgischen Eingriffen wie Tonsillektomie oder Zahnextraktionen, verwendet. Wegen seiner flüchtigen Wrkg. wird es zu Rauschnarkosen verwendet; wegen der geringen Toleranzbreite ist es für Vollnarkosen ungeeignet.
Äußerlich dient es noch immer als Kälteanästheticum in der kleinen Chirurgie und zur Schmerzbekämpfung bei Verstauchungen und Muskelrheuma.

Achtung! Äthylchlorid ist leicht brennbar und Gemische von 5 bis 15% des Dampfes mit Luft sind explosiv.

Handelsform: Chloräthyl „Bonz" (Bonz u. Sohn, Böblingen) – reines Äthylchlorid oder mit Zusatz von Eau de Cologne; Chloräthyl „D. Henning" (Henning, Mannheim) – reines Äthylchlorid oder mit Zusatz von Eau de Cologne; Chloräthyl Medice (Medice, Iserlohn) - reines Äthylchlorid oder mit Zusatz von Eau de Cologne.

Spiritus Aetheris chlorati. Versüßter Salzgeist. Spiritus muriatico-aethereus. Spiritus Salis dulcis. Eine weingeistige Lsg. von Chlorsubstitutionsprodukten und Oxydationsprodukten des Äthylalkohols (Chloral, Acetal, Aldehyd, Äthylacetat u.a.).

Herstellung. 25 T. rohe Salzsäure werden mit 100 T. Weingeist gemischt und in einen Kolben von 500 T. Rauminhalt gegossen, der mit haselnußgroßen Stücken Braunstein vollständig gefüllt ist. Nach 24 Std. werden aus dem Sandbad 105 T. überdestilliert. Falls das Destillat sauer ist, wird es mit etwas getrocknetem Natriumcarbonat geschüttelt und aus dem Wasserbad rektifiziert, bis 100 T. übergegangen sind.

Eigenschaften. Klare, farblose, neutrale Fl.; d 0,838 bis 0,842. – *Prüfung.* 10 ml versüßter Salzgeist dürfen nach Zusatz von 0,2 ml n Kalilauge feuchtes Lackmuspapier nicht röten. – *Aufbewahrung.* Vor Licht geschützt, in kleinen vollständig gefüllten Gläsern.

Aether hydrochloricus chloratus. ARANs Äther. WIGGERS Äther. Chloro-äthylchlorid. Aether anaestheticus (ARAN, WIGGERS). Aether chloratus ARAN.

Wird erhalten durch Einwirkung von Chlor auf Äthylchlorid und besteht aus einem Gemisch der Chlorsubstitutionsprodukte des Äthans mit 2 bis 6 Chloratomen, also $C_2H_4Cl_2$, $C_2H_3Cl_3$, $C_2H_2Cl_4$, C_2HCl_5 und C_2Cl_6. Das Pentachloräthan, C_2HCl_5, ist in größter Menge vorhanden.

Eigenschaften. Klare, farblose Fl.; d 1,55 bis 1,60, Kp. 110 bis 140°. Geruch und Geschmack dem Chlf. ähnlich. Durch Licht und Luft wird es allmählich zersetzt unter Abspaltung von Chlorwasserstoff. Ein kleiner Zusatz von Alkohol erhöht die Haltbarkeit. – *Prüfung.* Wie Chloroform und Äthylchlorid. – *Aufbewahrung.* Vorsichtig, vor Licht geschützt. – *Anwendung.* Früher selten als lokales Anästheticum. Wie Chloroform zu Einreibungen gegen Rheumatismus; Chloroform erfüllt hier aber den gleichen Zweck.

1,2-Dichloräthan. Sym. Dichloräthan. Äthylendichlorid. Oft auch als Äthylenchlorid bezeichnet und mit 1,2-Dichloräthylen verwechselt.

$C_2H_4Cl_2$ $CH_2Cl—CH_2Cl$ M.G. 98,97

Herstellung. Durch Addition von Chlor an Äthylen bei Überschuß von Äthylen. — *Eigenschaften.* Farblose Fl. von chloroformähnlichem Geruch; schwer brennbar. Fp. −35°; Kp.$_{760}$ 83,5°; d_4^{20} 1,257; n_D^{20} 1,4447. — *Anwendung.* Als ein vor allem in den USA billiges Produkt findet es ausgedehnte Anw. als Lösungsmittel. Es wird als einziges Chlorderivat des Äthans und Äthens in größeren Mengen als Insektizid und Fungizid eingesetzt.

Hexachloräthan. Perchloräthan.

C_2Cl_6 $\qquad\qquad\qquad\qquad$ CCl_3—CCl_3 $\qquad\qquad\qquad\qquad$ M.G. 236,76

Herstellung. Durch Chloranlagerung an Tetrachloräthylen.—*Eigenschaften.* Farblose nach Campher riechende Kristalle. Fp. 187° (sublimiert bei 185°). — *Anwendung.* Als Campherersatzmittel, gelegentlich auch noch als Mottenschutzmittel (mit sehr geringer Wirkung). Der größte Teil dient zur Erzeugung von künstl. Nebel. Dazu wird eine Mischung aus Hexachloräthan mit Zn-, Mg- oder Al-Staub hergestellt, die sich nach Zündung unter starker Rauchentwicklung in Kohlenstoff und das Metallchlorid zersetzt.

Trichloraethylenum DAB 7 − DDR, Ned. 6. Trichloraethylenum ad narcosin Nord. 63. Trichloroethylenum PI.Ed. II. Trichloroaethylenum Jap. 61. Trichloroethylene USP XVII, BP 63. Trichloräthylen. Trichloräther. Tri. Tri-Clene. Trielene. Trichloran. Trichloren.

C_2HCl_3 $\qquad\qquad\qquad\qquad$ $CHCl=CCl_2$ $\qquad\qquad\qquad\qquad$ M.G. 131,39

Herstellung. Durch HCl-Abspaltung aus Tetrachloräthan mittels schwacher Basen.

Eigenschaften. Farblose, leicht bewegliche Fl. von süßlichem Geruch, der an Chlf. erinnert. Fp. −86°; Kp.$_{760}$ 86,7°; d_4^{20} 1,4649. Prakt. unlösl. in W., mischbar mit fast allen organischen Fl. Bei Gegenwart von Feuchtigkeit wird es durch Licht langsam unter HCl-Abspaltung zersetzt. − Trichloräthylen der Arzneibücher muß mindetens 99,5% C_2HCl_3 (USP XVII) enthalten und muß zur Konservierung 0,008 bis 0,012% Thymol enthalten (USP XVII). PI.Ed. II erlaubt 0,01% (w/v) Thymol ebenso DAB 7 − DDR; BP 63 verlangt 0,01% Thymol. Zur Kenntlichmachung kann es mit bis zu 0,001% eines geeigneten blauen Farbstoffes versetzt sein (BP 63, PI.Ed. II, USP XVII).

Erkennung. 1. In einem Mischzylinder werden 5 ml Trichloräthylen mit 5 ml Bromwasser versetzt und innerhalb einer Std. alle Viertelstunden kräftig durchgeschüttelt; dabei verblaßt die Farbe des Broms und in der unteren Schicht bildet sich eine weiße Trübung (Unterschied zu Chlf. und Tetrachlorkohlenstoff) (PI.Ed. II, USP XVII). − 2. Einige Tr. werden mit 5 ml Natronlauge 1 Min. gekocht, abgekühlt und mit 10 ml verd. Salpetersäure und 5 Tr. Silbernitrat-Lsg. versetzt; es entsteht ein weißer, in Ammoniak lösl. Nd. (PI.Ed. II).

Prüfung. 1. Siedebereich: Trichloräthylen destilliert völlig zwischen 86 und 88°; dabei müssen 95% innerhalb von 1° übergehen (BP 63, PI.Ed. II, DAB 7 − DDR). − 2. Dichte: 1,463 bis 1,469 (PI.Ed. II), 1,462 bis 1,469 (DAB 7 − DDR). Gew.-% pro ml bei 20°: 1,460 bis 1,466 (BP 63). Spez. Gew.: 1,485 bis 1,463 (USP XVII). − 3. Freie Säure, Chlorid, Chlor (PI.Ed. II). 40 ml werden mit 40 ml kohlendioxidfreiem W. einige Min. geschüttelt und nach Trennung der Schichten die wss. Phase filtriert. Das Filtrat muß folgenden Proben entspr.: Säure. Werden 10 ml mit 5 Tr. Phenolrot-Lsg. versetzt, so entsteht eine Gelbfärbung, die auf Zusatz von 0,05 ml 0,01 n Natronlauge nach Rot umschlagen muß. − Chlorid. 10 ml werden mit 1 Tr. verd. Salpetersäure und einigen Tr. Silbernitrat-Lsg. versetzt. Es darf keine Trbg. entstehen. − Freies Chlor. 10 ml werden mit 1 ml Kaliumjodid-Lsg. und 2 Tr. Stärkelsg. versetzt. Es darf keine Blaufärbung auftreten. − 4. Phosgen: In eine 350-ml-Flasche mit 50 ml Trichloräthylen hängt man einen Streifen Phosgentestpapier so ein, daß sein unteres Ende etwa 1 cm über dem Flüssigkeitsspiegel hängt, verschließt die Flasche und läßt über Nacht im Dunkeln stehen; das Testpapier darf sich nicht gelb färben (PI.Ed. II). − 5. Acetylen: 5 ml Trichloräthylen werden mit 2 ml Silberdiaminnitratlsg. leicht geschüttelt. Es darf in keiner der Schichten innerhalb 10 Min. eine Trübung auftreten (USP XVII). − DAB 7 − DDR läßt auf Äthin, Monochlor-, Dichloräthin wie folgt prüfen: 5,0 ml Substanz werden in einem Schüttelzylinder mit 1,0 ml Kupfer(II)-acetat-Lsg. sowie 6,0 ml abs. A. gemischt und dann mit 0,10 g Hydroxylaminhydrochlorid versetzt. Die Mischung wird geschwenkt bis das Hydroxylaminhydrochlorid gelöst ist und dann 5 Min. vor Licht geschützt stehengelassen. Die Mischung darf keine rötliche oder rotviolette Färbung zeigen. − 6. Verdampfungsrückstand: Nach Verdampfen und Trocknen bei 105° höchstens 0,002% (PI.Ed. II; USP XVII; BP 63) (bei gefärbtem Präparat 0,003%, BP 63, PI.Ed. II). − 7. Thymolgehalt USP XVII: Standard Thymollsg. − Thymol wird in 1%iger Natronlauge gelöst und so mit der Lauge eingestellt, daß 1 ml 0,1 mg Thymol enthält. − Pufferlösung. In einem 1000-ml-Meßkolben werden in etwa 500 ml W. 12,37 g Borsäure und 14,91 g Kaliumchlorid vollständig gelöst, mit 1,60 g Natriumhydroxid versetzt und mit W. auf 1000 ml aufgefüllt. – Chlorimidlösung: 60 mg 2,6-Dibromchinonchlorimid werden in 25 ml abs. A. gelöst. Diese Lsg. ist zu jeder Bestimmung frisch zu bereiten. – Standard-Thymolkurve: In 3 100-ml-Meßkolben werden 1 ml, 3 ml und 5 ml der Standard-Thymollsg. pipettiert und die beiden ersten mit 1%iger Natronlauge auf 5 ml ergänzt. Weitere 5 ml 1%iger Natronlauge gibt man in einen vierten Meßkolben als Blindlsg. Jeden der Kolben versetzt man mit 10 ml Pufferlsg., mischt vorsichtig und gibt je 1 ml Chlorimidlsg. zu. Dann läßt man genau 15 Min. lang stehen, fügt je 3 ml 1%ige Natronlauge zu und füllt mit W. bis zur Marke auf. In einem geeigneten Spektrophotometer mißt man die Lichtdurchlässigkeit gegen die Blindlsg. bei 590 nm und trägt die Werte in ein halblogarithmisches Koordinatensystem ein. – Messung. Etwa 3 ml Trichloräthylen, werden in einen 5 ml Natronlauge (1 in 100) enthaltenden 100-ml-Meßkolben genau eingewogen. Man mischt durch vorsichtiges Schwenken und verdampft das Trichloräthylen im Stickstoffstrom. Dann fügt man 10 ml Pufferlsg. und 1 ml Chlorimidlsg. zu und verfährt wie bei der Aufstellung der Standard-Thymolkurve. Aus der Kurve entnimmt man die dem abgelesenen Wert entsprechende Thymolmenge und rechnet in Prozente um.

Aufbewahrung. In dichten Gefäßen, vor Licht geschützt aufzubewahren. Längere Wärmeeinwirkung vermeiden. Es darf kein Anbruch zu med. Zwecken abgegeben werden.

Anwendung. Trichloräthylen ist eines der verbreitetsten Lösungs- und Entfettungsmittel. Die größten Mengen werden zur Metallreinigung (allerdings nicht für Aluminium und seine Legierungen, da diese angegriffen werden) und zur chem. Textilreinigung gebraucht. – Med. als Inhalationsanalgeticum und -narcoticum für kurze operative Eingriffe und in der Geburtshilfe. Früher gebraucht bei Trigeminusneuralgie, Migräne und Angina pectoris.

Toxizität: Schon bei anästhesierenden Dosen können Herzarrhythmien, Tachykardie, Bradykardie, Nausea, Erbrechen, Kopfschmerzen und selten Krämpfe auftreten. Länger anhaltende Narkose kann zu akuter gelber Leberatrophie führen; chronischer Gebrauch kann Psychosen erzeugen.

Dosierung. Zur Inhalation wird der Dampf von 1 ml oder notfalls mehr verwendet.

Tetrachloraethylenum ÖAB 9, Ned. 6, Nord. 63. Tetrachloroethylenum PI.Ed. II. Tetrachloroaethylenum Jap. 61. Tetrachloroethylene USP XVII, BP 63. Tetrachloräthylen. Tetrachloräthen. Perchloräthylen.

C_2Cl_4 $CCl_2=CCl_2$ M. G. 165,83

Herstellung. Läßt sich praktisch aus allen Chlorkohlenwasserstoffen der Methan-, Äthan- n-Propan- und n-Butanreihe herstellen.

Eigenschaften. Farblose, leicht bewegliche, schwere Fl. mit charakteristischem, an Tetrachlorkohlenstoff erinnerndem Geruch. Prakt. unlösl. in W., mischbar mit A., Bzl., Chlf., Ae., PAe. und Ölen. Fp. – 22,35°; Kp.$_{760}$ 121,1°; d_4^{20} 1,623; n_D^{20} 1,5058.

Tetrachloräthylen ist das beständigste Chlorderivat des Äthans und Äthylens. Es ist auch ohne Stabilisator im diffusen Tageslicht, in Luft und Feuchtigkeit sowie bei Gegenwart von verd. Säuren und Laugen lange Zeit unverändert haltbar. Das technische Produkt enthält einen geringen Zusatz von Alkylamin als Stabilisator. Die Arzneibücher schreiben als Stabilisator vor 0,01% (w/w) Thymol (BP 63, PI.Ed. II), 0,5% (v/v) A. (PI.Ed. II), 0,5 bis 1,0% A. (USP XVII, Ned. 6).

Erkennung. 1. Einige Tr. werden mit 5 ml Natronlauge 1 Min. gekocht, abgekühlt und mit 10 ml verd. Salpetersäure und 5 Tr. Silbernitratlsg. versetzt. Es entsteht ein weißer Nd., der sich in verd. Ammoniak wieder löst (PI.Ed. II; Ned. 6). – 2. In einem Mischzylinder werden 5 ml Tetrachloräthylen mit 5 ml Bromwasser während 1 Std. viertelstündlich kräftig durchgeschüttelt. Dabei verblaßt die Farbe der Bromlsg. und in der unteren Schicht entsteht eine weiße Trübung (Unterscheidung von Chlf. und CCl_4) (BP 63, PI.Ed. II).

Prüfung. 1. Dichte: 1,605 bis 1,625 (PI.Ed. II); spez. Gew. 1,603 bis 1,615 (USP XVII); Gew. pro ml bei 20° 1,620 bis 1,626 (BP 63). – 2. Siedebereich: Es muß vollständig zwischen 118 und 122° übergehen (USP XVII, PI.Ed. II, Ned. 6) (BP 63: 119 und 122°), dabei müssen 95% innerhalb 1,5° destillieren (BP 63, PI.Ed. II). – 3. Acidität, Alkalität: Zu 100 ml frisch ausgekochtem und wieder erkaltetem Wasser in einem Schliffkolben gibt man einige Tr. Bromkresolpurpurlsg. und neutralisiert falls nötig durch Zugabe von 0,1 n Natronlauge oder 0,1 n Salzsäure. 50 ml des neutralisierten W. gibt man in einen anderen Schliffkolben, fügt 100 ml Tetrachloräthylen zu und schüttelt gut durch. Die wss. Schicht darf nicht saurer erscheinen als das neutralisierte W. Schlägt der Indikator ins Alkalische um, so titriert man mit 0,1 n Salzsäure durch tropfenweise Zugabe gegen den Endpunkt und jeweiliges Umschütteln der Mischung. Es dürfen nicht mehr als 0,6 ml 0,1 n Salzsäure verbraucht werden (BP 63). — 4. Chlorid, freies Chlor (BP 63): 10 ml werden mit 20 ml frisch ausgekochtem und wieder erkaltetem W. 3 Min. lang geschüttelt und die Schichten sich trennen gelassen. Die wss. Phase muß folgende Prüf. halten: Chlorid: 5 ml werden mit 5 ml W., 1 Tr. Salpetersäure und 0,2 ml Silbernitratlsg. versetzt. Es darf keine Opaleszenz auftreten. Freies Chlor: Zu 10 ml gibt man 1 ml Cadmiumjodidlsg. und 2 Tr. Stärkelsg. Es darf keine Blaufärbung auftreten. — 5. Phosgen: 20 ml Tetrachloräthylen werden in einem Schliffkolben mit 100 mg Benzidin versetzt. Den verschlossenen Kolben läßt man 24 Std. lang im Dunkeln stehen. Die Lsg. darf danach nicht getrübt und nicht stärker gefärbt sein als Farbvergleichslsg. H. (s. Bd. I, 239) (USP XVII). — BP 63 läßt mit Phosgenreagenspapier prüfen (vgl. Trichloräthylen, S. 1200). — 6. Leicht verkohlbare Substanzen: Man bringt 20 ml Tetrachloräthylen in einen zuvor mit konz. Schwefelsäure gereinigten Mischzylinder, fügt 5 ml konz. Schwefelsäure zu, schüttelt 5 Min. lang kräftig um und läßt die Schichten vollständig absetzen. Die Säureschicht muß farblos oder darf höchstens so stark gefärbt sein wie Farbvergleichslsg. A (s. Bd. I, 239) (USP XVII). — 7. Schwefelverbindungen: 10 ml werden mit 1 ml abs. A. und 3 ml Kaliumplumbitlsg. 15 Min. lang am Rückflußkühler gekocht und dann 5 Min. lang stehengelassen. Die wss. Schicht muß farblos bleiben (Pl.Ed. I/1). — 8. Acetylenverbindungen: In einem Mischzylinder gibt man zu 5 ml 1 ml ammoniakal. Kupfernitratlsg. und 5 ml abs. A., schüttelt gut durch und fügt dann 0,1 g Hydroxylaminhydrochlorid hinzu. Nach leichtem Umschwenken läßt man 15 Min. im Dunkeln stehen. Es darf keine orangerote Färbung auftreten (BP 63). — 9. Verdampfungsrückstand: Nach Abdunsten auf dem Wasserbad und zweistdg. Trocknen bei 105° dürfen höchstens 0,002% (w/v) zurückbleiben (BP 63). — 10. Thymolgehalt BP 63: In einen trockenen 25-ml-Mischzylinder gibt man 0,5 ml Tetrachloräthylen. Dann verdünnt man 10 ml einer 0,193%igen (w/v) Lsg. von Thymol in CCl_4 mit Tetrachlorkohlenstoff auf 100 ml und gibt dann davon 0,5 ml in einen zweiten 25-ml-Mischzylinder. Nun verdünnt man 10 ml der 0,193%igen Thymollsg. mit CCl_4 auf 150 ml und bringt 0,5 ml dieser Verd. in einen dritten 25-ml-Mischzylinder. Zu jedem der 3 Zylinder gibt man 5 ml CCl_4 und 5,0 ml Titandioxidlsg., schüttelt 30 Sek. lang kräftig um und läßt die Schichten sich trennen. Die Intensität der gelbbraunen Färbung der unteren Schicht muß zwischen denen der beiden Vergleichsschichten liegen, entsprechend einem Gehalt von 0,008 bis 0,012% (w/v) Thymol.

Aufbewahrung. Tetrachloräthylen muß in gut verschlossenen Gefäßen vor Licht geschützt aufbewahrt werden.

Anwendung. Tetrachloräthylen ist ein wirksames Mittel gegen Hakenwürmer; es ist jedoch von geringem Wert gegen andere Würmer. Man gibt oral 2 bis 4 ml morgens auf leeren Magen (Emulsion oder Kapseln), nachdem am Abend zuvor fettfreie Kost und ein salinisches Abführmittel verabreicht wurden. 2 Std. später wird nochmals ein salinisches Abführmittel verabreicht. Es ist zweckmäßig, gleichzeitig ein Askarizid zu geben, da Haken- und Spulwürmer oft nebeneinander vorkommen. Tetrachloräthylen erhöht die Aktivität der Askariden, so daß es zu Darmverstopfungen kommen kann. Eine Wiederholung ist meist nicht nötig, sollte aber gegebenenfalls frühestens 10 Tage später erfolgen.

Monobrommethan. Methylbromid. Methyl Bromide.

CH_3Br M.G. 94,95

Herstellung. Methylbromid wird nach verschiedenen Verfahren aus Methanol und Bromwasserstoffsäure gewonnen.

Eigenschaften. Farbloses Gas oder abgekühlt oder unter Druck farblose Fl. von süßlichem, chloroformähnlichem Geruch. Fp. —93°; $Kp._{760}$ +4,5°. 1 T. löst sich in 100 T. W.; es bildet unterhalb 4° ein kristallines Hydrat, $CH_3Br \cdot 20 H_2O$. In den meisten organischen Fl. ist es sehr leicht lösl. Unbrennbar in Luft, aber brennbar in reinem Sauerstoff.

Anwendung. Techn. zum Entfetten von Wolle und zur Ölgewinnung aus Nüssen, Ölfrüchten u. a. Es wird ferner zur Insektenvertilgung in Mühlen, Kellern, Lagerhäusern und Schiffen eingesetzt. Methylbromid ist toxischer als Methylchlorid. Da der Geruch nicht unangenehm ist, fehlt die Warnung vor bereits schädlichen Konzentrationen in der Atemluft.

Bromoformium DAB 6, Pl.Ed. I/1(!), Helv. V, Ned. 6. Bromoform, Tribrommethan. Tribromomethane. Bromoforme officinal CF 65.

$CHBr_3$ M.G. 252,77

Herstellung. Techn. aus Brom und wss. Aceton bei Gegenwart von Alkalilauge (analog Herst. von Chlf.).

Im Laboratorium: Eine Lsg. von 71,5 T. Kaliumbromid in 150 T. W. wird mit 60 T. Chlorkalk (35% Cl), der mit W. zu einem Brei angerührt ist, versetzt; nach Zugabe von

12 T. Aceton wird im Wasserdampfstrom destilliert. Wenn keine öligen Tröpfchen mehr übergehen, läßt man auf 40 bis 50° erkalten, fügt nochmals 60 T. Chlorkalk und 9 T. Aceton hinzu und destilliert nochmals. Man wiederholt nach jeweiligem Erkalten die Destillation noch dreimal unter jedesmaligem Zusatz von 60 T. Chlorkalk und 6 T. Aceton. Das gesammelte Bromoform wird mit W. gewaschen, dann wiederholt längere Zeit mit konz. Schwefelsäure geschüttelt, im Scheidetrichter abgetrennt, mit W. gewaschen, durch Natriumcarbonatlsg. entsäuert, mit geschmolzenem Calciumchlorid oder entwässertem Natriumcarbonat getrocknet und destilliert.

Eigenschaften. Reines Bromoform ist eine farblose, schwere Fl. mit chloroformähnlichem Geruch und süßlichem Geschmack. d_{15}^{15} 2,902; Kp. 149 bis 150°; Ep. $+6° \pm 0,5°$ (CF 65); n_{15}^{D} 1,6005. Lösl. in den meisten organischen Fl., lösl. in etwa 800 T. W. An Licht und Luft wird es noch leichter zersetzt als Chlf. Bromoform der Arzneibücher enthält deshalb abs. A., und zwar: 1% (DAB 6, Ned. 6, CF 65), 1,0 bis 2,0% (v/v) (PI.Ed. I/1), 3 bis 4% (Helv. V).

Erkennung. 1. Erhitzt man 1 Tr. mit 10,0%iger (w/v) alkoholischer Kalilauge und einigen Kristallen Acetanilid, so tritt der Geruch nach Phenylisonitril auf (PI.Ed. I/1, Helv. V). — 2. Werden 3 Tr. mit 5 ml 10,0%iger (w/v) alkoholischer Kalilauge gekocht und abgekühlt, so scheiden sich Kristalle ab, die die Rk. auf Bromide geben (Ned. 6; PI.Ed. I/1). — 3. Man schüttelt 2 ml mit 2 ml W. Zu 1 ml der wss. Schicht gibt man 1 ml Schwefelsäure und 1 Tr. Kaliumdichromatlsg. Es entsteht Grünfärbung und der Geruch nach Acetaldehyd tritt auf (PI.Ed. I/1, Ned. 6, Helv. V).

Prüfung. 1. Dichte: 2,814 bis 2,818 (DAB 6); 2,813 bis 2,817 (PI.Ed. I/1); 2,823 bis 2,833 (Ned. 6). — 2. Siedebereich: 90% des Bromoforms müssen zwischen 148 und 150° übergehen (DAB 6). — 3. Erstarrungspunkt: Nicht unter 6,0° (Ned. 6, PI.Ed. I/1); zwischen 5 und 6° (DAB 6, Helv. V). — 4. n_D^{20} 1,586 bis 1,588 (PI.Ed. I/1, Ned. 6). — 5. Bromid, Acidität, freies Brom: 10 ml werden mit 20 ml W. einige Sek. lang geschüttelt und die wss. Phase sofort nach dem Absetzen der Schichten filtriert. Das Filtrat muß folgende Prüf. halten: Bromid: Gibt man zu 2 ml 3 Tr. Silbernitratlsg., so darf höchstens leichte Opaleszenz auftreten. Acidität: Versetzt man 5 ml mit 1 Tr. Phenolphthaleinlsg. und 0,1 ml 0,1 n Natronlauge, so muß Rotfärbung auftreten. Freies Brom: Gibt man zu 2 ml etwas Kaliumjodid und Stärkelsg., so darf keine blaue Farbe entstehen (PI.Ed. I/1). — 6. Carbonylbromid: Schüttelt man 5 ml mit einer Mischung von 5 ml W. und 3 Tr. Neßlers Rg. und läßt 15 Min. im Dunkeln stehen, so müssen beide Schichten klar und farblos bleiben (PI.Ed. I/1). (Diese Prüf. gibt Ned. 6 auf Aldehyde an). — 7. Leicht verkohlbare Substanzen, fremde Verbindungen: Werden 5 ml mit 5 ml Schwefelsäure geschüttelt, dann dürfen nach 15 Min. beide Schichten höchstens schwach gelb gefärbt sein (Ned. 6).

Aufbewahrung. Bromoform ist in kleinen, möglichst gefüllten dunklen Gläsern mit gut sitzenden Schliffstopfen oder mit Zinnfolie unterlegten Korkstopfen in schwarzes Papier gehüllt an kühlem Ort aufzubewahren.

Anwendung. Es ist nicht genügend flüchtig, um als Inhalationsnarcoticum verwendet zu werden. Es wurde dagegen, allerdings selten, als Sedativum bei Delirien und Erregungszuständen Geisteskranker gegeben. Häufiger war seine Verwendung bei Keuchhusten der Kinder. Verwendet werden gelegentlich noch reines Bromoform, Bromoformelixire, -sirup oder -kapseln. Auf Zucker geträufelt verabreicht man dreimal täglich, aber niemals bei leerem Magen, in folgenden Gaben: Kinder bis zu 1 Jahr 1 bis 2 Tr., von 1 bis 2 Jahren 3 bis 4 Tr., von 2 bis 5 Jahren 4 bis 5 Tr., von 5 bis 8 Jahren 6 bis 8 Tr. und in ähnlicher Weise steigend, Erwachsene bis zu 1 g und 1,5 g. Größte Einzelgabe 0,5 g, Tagesgabe 1,5 g. Die Wirkung soll schon am 2. Tag deutlich eintreten. Nach größeren Bromoformgaben wird nach OLWERS der Harn grün gefärbt, er reduziert dann Fehlingsche Lsg. Man hüte sich, Kindern das Bromoform zugänglich zu machen; der süßliche Geschmack hat schon öfters zum Naschen größerer Mengen veranlaßt mit tödlicher Vergiftung als Folge.

Dosierung. Größte Einzeldosis 0,5 g, größte Tagesdosis 1,5 g.

Monobromäthan. Äthylbromid. Aether bromatus DAB 6, Helv. V. Bromäthyl. Ethyl Bromide. Bromure d'ethyle. Brometum aethylicum. Aethylis Bromidum.

C_2H_5Br $\qquad\qquad CH_3—CH_2Br \qquad\qquad$ M.G. 108,98

Äthylbromid bildet sich durch Erhitzen von Äthylschwefelsäure (Alkohol + Schwefelsäure) mit Kaliumbromid: $HOSO_2OC_2H_5 + KBr = KHSO_4 + C_2H_5Br$, oder durch Einwirkung von Phosphortribromid (Brom und rotem Phosphor) auf Alkohol: $PBr_3 + 3 C_2H_5OH = 3 C_2H_5Br + PO_3H_3$. Für arzneiliche Zwecke darf nur das auf ersterem Wege dargestellte Äthylbromid verwendet werden, da das mit Brom und Phosphor dargestellte giftige Phosphorverbindungen und, weil der Phosphor häufig arsenhaltig ist, auch Arsenverbindungen enthalten kann. Das Äthylbromid wird in der Regel der besseren Haltbarkeit wegen mit etwa 1% absolutem Alkohol versetzt.

Herstellung. 18 T. A. von 95 bis 96 Vol.-% (oder 19 T. A. von 90 bis 91 Vol.-%) werden in einem Kolben unter fortwährendem Umschwenken ohne Abkühlung mit 40 T. konz. Schwefelsäure gemischt. Die dann möglichst tief abgekühlte Mischung wird mit 15 T. (oder 14 T.) möglichst kaltem W. und 20 T. gepulvertem Kaliumbromid versetzt und im Sandbad unter sehr guter Kühlung destilliert. Es wird ein Kolben vorgelegt, der etwa 20 T. W. enthält, in das das Rohr des Kühlers oder eine angesetzte Verlängerung eintaucht. Man erhitzt so lange, wie noch Äthylbromid übergeht, das in dem W. der Vorlage zu Boden sinkt. Dann wird mit einem Scheidetrichter das Äthylbromid (untere Schicht) von dem W. getrennt und mit der halben Raummenge W. zweimal ausgeschüttelt. Das mit W. gewaschene Äthylbromid wird in einem geräumigen Kolben allmählich mit der halben Raummenge konz. Schwefelsäure versetzt, wobei der Kolben von außen gut gekühlt wird. (Die Schwefelsäure nimmt den in dem rohen Äthylbromid enthaltenen Äther auf unter starker Wärmeentwicklung). Nach 6stündigem Stehenlassen gießt man den Inhalt des Kolbens in einen Scheidetrichter, läßt die Schwefelsäure (untere Schicht) nach dem Absetzen abfließen und wiederholt die Behandlung mit der gleichen Menge Schwefelsäure noch einmal. Dann wird das Äthylbromid wieder mit etwas W., darauf mit der halben Raummenge Kaliumcarbonatlsg. (1 + 20) und wieder mit W. gewaschen. (Bei diesen letzteren Waschungen ist das Äthylbromid immer die untere Schicht.) Das gewaschene Äthylbromid wird mit gekörntem Calciumchlorid getrocknet, filtriert und aus dem Wasserbad destilliert. Das Äthylbromid wird schließlich noch mit 1% abs. A. versetzt und in braune Flaschen von höchstens 100 ml abgefüllt.

Das gereinigte Äthylbromid soll nach DAB 6 mit soviel abs. A. versetzt werden, daß die Dichte 1,440 bis 1,444 beträgt. Es kann der Fall eintreten, daß das Äthylbromid nach der Reinigung eine innerhalb dieser Grenzen liegende Dichte hat. Dann ist es nicht genügend von Äther befreit, und die Behandlung mit konz. Schwefelsäure muß wiederholt werden. Das Dichteverhältnis, d_4^{20} 1,451, des vollkommen reinen Äthylbromids wird auch bei genügender Reinigung nicht immer erreicht, weil noch Spuren von Äther zurückbleiben, die es erniedrigen. Der Zusatz von absolutem Alkohol dient der Stabilisierung. Man versetzt das gut gereinigte Äthylbromid mit 1% abs. A.

Eigenschaften. Klare, farblose, neutrale, leichtflüchtige, stark lichtbrechende Fl., d_4^{20} 1,440 bis 1,444, Kp. 36 bis 38,5° (DAB 6), 37 bis 39,5° (Helv. V) (vollkommen reines Äthylbromid ohne Alkohol siedet bei 38,4°), Geruch ätherisch. Es ist in W. unlösl., mischbar mit Weingeist, Ae., Chlf., fetten und ätherischen Ölen.

Prüfung. 1. Fremde organische Stoffe: Läßt man 10 ml Äthylbromid und 10 ml Schwefelsäure in einem 3 cm weiten, mit Schwefelsäure gereinigten Glasstöpselglas unter häufigem Umschütteln 1 Std. lang stehen, so darf sich die Schwefelsäure nicht gelb gefärbt erscheinen (DAB 6). – 2. Phosphorverbindungen: Läßt man 5 ml Äthylbromid freiwillig aus einem Schälchen verdunsten, so darf sich weder während noch nach dem Verdunsten ein fremdartiger Geruch bemerkbar machen (DAB 6). – 3. Freies Brom: Schüttelt man 5 ml Äthylbromid mit 5 ml Jodzinkstärkelsg., so darf sich weder das Äthylbromid noch die Stärkelsg. färben (DAB 6). – 4. Bromwasserstoffsäure: Schüttelt man 5 ml Äthylbromid mit 5 ml W. einige Sek. lang und hebt vom W. 2,5 ml ab, so darf dieses nach Zusatz von 1 Tr. Silbernitratlsg. innerhalb 5 Min. höchstens opalisierend getrübt werden (DAB 6).

Aufbewahrung. In braunen, trockenen, fast ganz gefüllten Flaschen von höchstens 100 ml Inhalt, gut verschlossen, vor Licht geschützt aufzubewahren.

Anwendung. Es wurde früher als Kurznarcoticum angewandt, ist aber als solches wegen seiner Wirkung auf das Atemzentrum nicht zu empfehlen. Zur Kälteanästhesie ist es wegen seines höheren Siedepunktes weniger geeignet als Chloräthyl. Achtung! Äthylbromid darf nicht mit dem wesentlich giftigeren Äthylenbromid, CH_2Br-CH_2Br, verwechselt werden!

Monojodmethan. Methyljodid. Methylium jodatum. Methyl Iodide. Iodomethane.

CH_3J M.G. 141,95

Herstellung. In ein Gemisch von 1 T. rotem Phosphor und 4 T. Methylalkohol werden unter guter Kühlung nach und nach 10 T. zerriebenes Jod eingetragen: $3CH_3OH + PJ_3 = 3CH_3J + H_3PO_3$. Nach eintägigem Stehen wird das Methyljodid unter guter Kühlung abdestilliert, mit Natriumcarbonatlsg. und W. gewaschen, mit Calciumchlorid getrocknet und wieder destilliert. Es wird auch durch Umsetzen von Dimethylsulfat mit Kaliumjodid in wss. Lsg. unter Erwärmen erhalten.

Eigenschaften. Farblose, sich allmählich durch Ausscheidung von Jod bräunlich färbende Fl. Kp. 43°, d_4^{20} 2,28. In W. ist es unlösl. Mit W. gibt es ein kristallines Hydrat,

$2 CH_3J + H_2O$, mit M. eine Verbindung $3 CH_3J + CH_3OH$, die bei 40° unzersetzt destilliert.

Aufbewahrung. Vorsichtig, vor Licht geschützt. Braun gewordenes Methyljodid kann durch Schütteln mit Quecksilber und Destillation wieder gereinigt werden.

Anwendung. In der organischen Chemie als Methylierungsmittel. Medizinisch wurde es gelegentlich als blasenziehendes Mittel verwendet.

Dijodmethan. Methylenjodid. Methylenum jodatum. Methylene Iodide. Diiodomethane.

CH_2J_2 M.G. 267,87

Herstellung. Durch Erhitzen von Jodoform mit Jodwasserstoffsäure: $CH_3J + HJ \rightarrow CH_2J_2 + J_2$. Das freiwerdende Jod wird durch Einwirkung von rotem Phosphor und W. wieder in Jodwasserstoff überführt. Das mit Natriumcarbonatlsg. und W. gewaschene Methylenjodid wird mit Calciumchlorid getrocknet und destilliert.

Eigenschaften. Sehr schwere, stark lichtbrechende, farblose, Fl., die sich unter Einwirkung von Licht, Luft und Feuchtigkeit rasch gelb bis bräunlich färbt. Fp. 6°; Kp. 181°; d_4^{20} 3,3254; n_D^{25} 1,7425. Wenig lösl. in W., mischbar mit A., Ae., Chlf., Bzl. u. a.

Aufbewahrung. Vor Licht geschützt. Vorsichtig.

Anwendung. Wegen seiner hohen Dichte wird es in der Mineralanalyse als mechanisches Trennungsmittel und zur Best. der Dichte von Mineralien verwendet. – Chem. bei der Darstellung von Röntgenkontrastmitteln.

Jodoformium DAB 6, DAB 7 – DDR, Helv. V, Dan. IX, ÖAB 9, Ross. 9, Ned. 6, Jap. 61. Jodoform. Iodoform NF XII. Iodoforme. Formyltrijodid. Trijodmethan.

CHJ_3 M.G. 393,73

Herstellung. Technisch durch Elektrolyse von Jodiden in verd. Aceton oder A. unter Zusatz von Na_2CO_3. Im Labor: Man bringt in einen Kolben eine Lsg. von 2 T. krist. Natriumcarbonat in 10 T. W., fügt 1 T. A. hinzu und erwärmt auf dem Wasserbad auf 60 bis 70°. Dann fügt man unter häufigem Umschwenken in kleinen Anteilen 1 T. zerriebenes Jod hinzu. Dieses löst sich anfangs mit gelbroter Färbung auf; die Färbung verschwindet aber bald. Wenn alles Jod eingetragen und die Fl. farblos geworden ist, läßt man erkalten. Nach etwa 12stündigem Stehen sammelt man das Jodoform, wäscht es mit W., bis eine Probe des Wassers beim Abdampfen keinen Rückstand mehr hinterläßt, und trocknet es unter Lichtabschluß bei gewöhnlicher Temperatur. Durch Umkristallisieren aus A. kann es in größeren Kristallen erhalten werden, in sehr großen Kristallen scheidet es sich aus einer Lsg. in heißem Amylalkohol aus. Auch beim Verdunsten seiner ätherischen Lsg. bleibt es in größeren Kristallen zurück. – Leitet man in die Mutterlauge Chlor ein, so kann man weitere Mengen Jodoform (bis zu 50% des angewandten Jods) erhalten.

Nachfolgende Qualitäten werden unterschieden: Jodoformium absolutum purissimum ist Jodoform, das den Anforderungen der verschiedenen Pharmakopöen entspricht. Jodoformium crystallisatum ist aus Alkohol kristallisiertes Jodoform. Jodoformium farinosum bildet ein feines Kristallmehl, das durch gestörte Kristallisation aus der alkoholischen Lösung erhalten wird. Jodoformium praecipitatum ist durch Fällen heißer alkoholischer Lösungen durch Wasser erhaltenes Jodoform.

Eigenschaften. Glänzende, zitronengelbe Kristalle oder gelbes, kristallines Pulver von charakteristischem, durchdringendem Geruch. Die Kristalle fühlen sich fettig an. Sehr wenig lösl. in W. 1 g löst sich in etwa 60 ml A., in etwa 10 ml sied. A., in etwa 7,5 ml Ae., in etwa 10 ml Chlf.

Fp. 116 bis 120° (Ross. 9); 119 bis 120° (Ned. 6); etwa 120° (DAB 6); 120 bis 124° (ÖAB 9, Dan. IX). – Es ist schon bei gewöhnlicher Temperatur merklich flüchtig und destilliert mit den Dämpfen des siedenden Wassers unverändert über. Wss. Alkalilauge wirkt kaum zersetzend, weingeistige Kalilauge zersetzt es unter Bildung von Kaliumformiat und Kaliumjodid.

Lsg. des Jodoform in Ae., A. oder Chlf. zersetzen sich im Licht bei Luftzutritt unter Ausscheidung von Jod (Braunfärbung). In peroxidhaltigem Ae. (der aus Kaliumjodid Jod frei macht) zersetzt sich das Jodoform in sehr kurzer Zeit. Die Zers. der Lsg. des Jodoforms in Chlf. geht unter dem Einfluß von Luft und Licht ebenfalls sehr schnell vor sich, wobei die Lsg. violette Färbung annimmt, während die Zers. der weingeistigen Lsg. etwas weniger rasch erfolgt. – In alkoholischer Lsg. erfolgt mit Silbernitrat bei Gegenwart von Salpetersäure beim Erwärmen Umsetzung zu Silberjodid, worauf die Best. des Jodoforms (z. B. in

Verbandstoffen) beruht. Beim Verreiben von Jodoform mit Silbernitrat tritt Verpuffung ein unter Entwicklung von Joddampf.

Erkennung. 1. Beim Erhitzen schmilzt Jodoform zu einer dunkelbraunen Fl. und zersetzt sich dann unter Entwicklung violetter Joddämpfe (ÖAB 9). – 2. Erhitzt man 0,1 g mit 1 ml konz. Schwefelsäure, so entstehen violette Dämpfe (Ross. 9). – 3. Etwa 10 mg Jodoform löst man unter gelindem Erwärmen in 10 Tr. 0,5 n alkoholischer Kalilauge und dampft vorsichtig zur Trockne ein. Löst man den Rückstand in 2 ml W., säuert mit 2 n Salpetersäure an und versetzt mit einigen Tr. 0,1 n Silbernitratlsg., so entsteht ein gelber Nd., der in Ammoniak unlösl. ist (Dan. IX). – 4. Identifizierung nach L. KOFLER: Schmelzintervall unter dem Mikroskop 122 bis 123° (Zers.). Eutektische Temp. der Mischung mit Phenacetin 117°, mit Acetanilid 103° (ÖAB 9).

Prüfung. 1. Ätherunlösl. Bestandteile: 1,0 g Jodoform wird in 20 ml Ae. gelöst. Die Lsg. filtriert man durch ein zur Gewichtskonstanz getrocknetes Filter und wäscht mit Ae. nach, bis die ablaufende Fl. farblos geworden ist. Das Gew. des auf dem Filter gesammelten unlösl. Rückstandes darf nach dem Trocknen nicht mehr als 2 mg betragen (ÖAB 9). – 2. Pikrinsäure: Schüttelt man 3,0 g Jodoform 1 Min. lang mit 30 ml W. und filtriert durch ein feinporiges Filter, so muß das Filtrat farblos sein (ÖAB 9). – 3. Freies Alkali, freie Säure: 10 ml des bei Prüf. 2 erhaltenen Filtrates müssen sich auf Zusatz von 2 Tr. Bromthymolblaulsg. gelb oder grün und bei darauffolgendem Zusatz von 0,10 ml 0,01 n Natronlauge blau färben (ÖAB 9). – 4. Chlorid, Jodid: Eine Mischung von 5 ml des bei Prüf. 2 erhaltenen Filtrates, 5 ml W. und 1 ml verd. Salpetersäure darf auf Zusatz von 3 Tr. Silbernitratlsg. nicht stärker getrübt werden als eine mit 10 ml Chloridstandard vorschriftsmäßig bereitete Vergleichslsg. (ÖAB 9). – 5. Sulfat: In einer Mischung von 5 ml des bei Prüf. 2 erhaltenen Filtrates und 5 ml W. darf Sulfat nicht nachweisbar sein (ÖAB 9). – 6. Schwermetalle dürfen im Filtrat von Prüf. 2, mit gleichen T. W., verd. nicht nachweisbar sein (ÖAB 9). – 7. Trocknungsverlust: Höchstens 1,0%, bestimmt bei Zimmertemperatur im Exsikkator (ÖAB 9, Ned. 6) ∼0,5% (Dan. IX), höchstens 0,10% (DAB 7 – DDR). – 8. Aschegehalt: Höchstens 0,2% (Ross. 9, ÖAB 9).

Gehaltsbestimmung. Etwa 0,2 g Jodoform, genau gewogen, werden in einem 300-ml-Erlenmeyerkolben in 100 ml M. gelöst, mit 25 ml 0,1 n Silbernitratlsg. und 10 ml konz. Salpetersäure versetzt und 1 Std. am Rückflußkühler auf dem Wasserbad gekocht. Nach dem Erkalten fügt man 5 ml Eisen(III)-ammoniumsulfatlsg. hinzu und titriert das überschüssige Silbernitrat mit 0,1 n Ammoniumrhodanidlsg. zurück. 1 ml 0,1 n Silbernitratlsg. entspr. 0,013127 g CHJ_3 (Helv. V). – Gehalt an CHJ_3 mind. 99,3% (Helv. V), 99,0 bis 100,2% (ÖAB 9, DAB 7 – DDR); mind. 99,0% (Ned. 6, Ross. 9).

Aufbewahrung. Vorsichtig, vor Licht geschützt, in gut schließenden Gefäßen. Das Jodoform ist räumlich von anderen Arzneimitteln zu trennen; für die Dispensation sind besondere Gefäße zu halten. Aus Porzellanmörsern entfernt man den Jodoformgeruch durch Erwärmen und Ausscheuern mit alkoholischer Kalilauge; auch Ausscheuern mit Leinsamenmehl ist empfohlen worden.

Anwendung. Jodoform ist ein mildes Desinfiziens infolge allmählicher Abspaltung von Jod. Es ist früher sehr häufig zu Wundverbänden gebraucht worden. Wegen seiner geringen Wirksamkeit wird es heute nur noch wenig verwendet. Die früher schon seltene innerliche Anw. zur Jodmedikation entfällt.

Toxizität. Jodoform wird durch Wunden resorbiert und kann bei Behandlung großer Flächen zu Harnflut, Nausea, Kopfschmerzen, Halluzinationen, Krämpfen und Paralyse führen. Es sollten deshalb nie mehr als 2 g äußerlich angewendet werden. – Häufiger sind Idiosynkrasien und Allergien mit Ausschlägen schon nach kleinen Mengen zu beobachten. Besonders alte Leute scheinen empfindlich zu sein.

Monojodäthan. Äthyljodid. Jodäthyl. Ethyl Iodide.

C_2H_5J $\qquad\qquad$ CH_3-CH_2-J $\qquad\qquad$ M.G. 155,98

Herstellung. Durch Einwirkung von Jod auf A. bei Gegenwart von rotem Phosphor.

Eigenschaften. Schwere, klare, farblose, stark lichtbrechende Fl. von ätherischem Geruch. Durch Lichteinwirkung wird die Fl. bald rot. Kp. 72°. d_{20}^{20} 1,950; n_D^{15} 1,5168. Wenig lösl. in W., mischbar mit A., Chlf., Ae. und den meisten organischen Fl.

Anwendung. Früher zur Inhalation bei systemischen Pilzerkrankungen wie Aktinomykose, Blastomykose und Moniliasis in Dosen von 0,2 bis 0,3 ml.

Tetrajodaethylen. Dijodoform. Tetraiodoethylene. Aethylenperjodid. Aethylentetrajodid.

C_2J_4 $\qquad\qquad$ $J_2C = CJ_2$ $\qquad\qquad$ M.G. 531,70

Eigenschaften. Hellgelbe, schwere, kleine Kristalle von schwachem aber charakteristischem Geruch, die am Licht braun werden. Fp. 187°. Unlösl. in W., wenig lösl. in Ae., lösl. in Bzl., Chlf., Toluol, CS_2.

Anwendung. Wurde als chirurgischer Puder und zu antiseptischen Salben empfohlen (vgl. The Merck Index 1960).

Chlor-Fluor-Alkane

Die technisch wichtigsten Alkylfluoride sind die Chlorfluoralkane. Sie sind sowohl chemisch als auch thermisch äußerst stabil, daher unbrennbar und bei hohem Fluoranteil physiologisch inert. In den niederen Gliedern stellen sie Gase dar, die schon unter geringem Druck zu verflüssigen sind. Als Fl. haben sie für viele Stoffe (fette und ätherische Öle, Harze, Insektizide u. v. a.) gute Lösungseigenschaften.

Die meisten Verfahren zu ihrer Herst. gehen von Chlorkohlenwasserstoffen aus, bei denen ein, zwei oder mehrere Chloratome mit Hilfe von Antimontrifluorid gegen Fluor ausgetauscht werden. Oft verwendet man als Fluorierungsmittel den billigeren wasserfreien Fluorwasserstoff und Antimonhalogenide als Katalysator.

Bezeichnung. Die aliphatischen Chlorfluorverbindungen werden in den USA, wo sie zuerst Anwendung fanden, *Freons* genannt. In der BRD heißen sie *Frigene*, in der DDR *Eskimone*, in England *Arctons*.

Man hat sich geeinigt, die Frigene mit einer dreistelligen Zahl zu kennzeichnen, wobei die letzte Ziffer die Anzahl der in der Molekel enthaltenen Fluoratome angibt.

Die vorletzte Ziffer gibt die Anzahl der Wasserstoffatome um eins vermehrt an. Ist die Ziffer also 1, so ist kein Wasserstoff in der Molekel vorhanden. Die drittletzte (linke) Ziffer bedeutet die um eins verminderte Zahl der Kohlenstoffatome. Sie ist demnach bei den Methanderivaten 0 und wird meist gar nicht geschrieben, so daß zweistellige Zahlen resultieren. Bei den Äthanderivaten ist die Zahl 2 −1 = 1. Alle restlichen Atome der Molekel sind Chloratome.

Letzte Ziffer = F-Atome,
vorletzte Ziffer − 1 = H-Atome,
drittletzte Ziffer + 1 = C-Atome.

Die wichtigste Verbindung ist Dichlordifluormethan und erhält nach dem Gesagten die Bezeichnung „F 012" oder kurz „F 12".

Das Bezifferungssystem erstreckt sich brauchbar nur über Methan- und Äthanderivate, ohne die Isomeriemöglichkeit bei letzteren zu berücksichtigen.

Einige wichtige Chlorfluorverbindungen:

F-11	CCl_3F	Trichlor-fluor-methan	Kp. + 23,7°
F-12	CCl_2F_2	Dichlor-difluor-methan	Kp. − 29,8°
F-13	$CClF_3$	Chlor-trifluor-methan	Kp. − 81,5°
F-21	$CHCl_2F$	Dichlor-fluor-methan	Kp. + 8,9°
F-22	$CHClF_2$	Monochlor-difluor-methan	Kp. − 40,8°
F-23	CHF_3	Trifluor-methan, Fluoroform	Kp. − 84,4°
F-112	$CCl_2F—CCl_2F$	1,2-Difluor-tetrachlor-äthan	Kp. + 92,8°
F-114	$CClF_2—CClF_2$	1,2-Dichlor-tetrafluor-äthan	Kp. + 3,5°
F-C316[1]	$CF_2—CFCl$ $\vert\ \ \ \ \ \ \ \vert$ $CF_2—CFCl$	1,2-Dichlor-hexafluor-cyclobutan.	

Anwendung. Die niedrigsiedenden Verb. werden in großem Umfang als Kältemittel verwendet. Die gasförmigen, leicht zu verflüssigenden Derivate werden als Treibgas und Lösungsmittel in den modernen Aerosolpackungen gebraucht.

Literatur: 1. Ullmanns Enzyklopädie der techn. Chemie, München/Berlin: Urban & Schwarzenberg. − 2. LESSENICH, W.: Grundlagen und Stand der Technik der Aerosol-Verpackung. Pharm. Ind. (Aulendorf) *23*, 572 (1961). − 3. Verpackungs-Sonderheft der Pharm. Ind. (Aulendorf) *23*, 572 (1961). − 4. Encyclopaedia Britannica, Bd. 9, 1963, S. 833.

2-Brom-2-chlor-1,1,1-trifluoräthan. 2-Bromo-2-chloro-1,1,1-trifluoroethane. Halothane BP 63. Fluothane.

$C_2HBrClF_3$ $\qquad\qquad$ $CHBrCl—CF_3$ $\qquad\qquad$ M.G. 197,39

---

[1] Bei zyklischen Verbindungen wird vor die Zahl ein C gesetzt.

Eigenschaften. Nicht brennbare, leicht flüssige Fl. von charakteristischem, süßlichem, nicht unangenehmem Geruch.

Kp.$_{760}$ 50,2°; d_4^{20} 1,86. Zers. am Licht.

Halothane der BP 63 enthält 0,01% (w/w) Thymol als Stabilisator. − Lösl. in 400 T. W. bei 20°; mischbar mit abs. A., mit Chlf., Ae., Trichloräthylen, mit fetten und ätherischen Ölen.

Erkennung. 1. 0,3 ml werden unter Vorsicht mit geschmolzenem Natrium abgebrannt, abgekühlt und mit 2 ml W. extrahiert. Die Lsg. wird filtriert und mit 0,5 ml Eisessig versetzt. 0,1 ml dieser Lsg. gibt man zu einer Mischung von 0,1 ml frisch bereiteter 0,1%iger (w/v) Natriumalizarinsulfonatlsg. und 0,1 ml Zirkonnitratlsg. Die rote Farbe schlägt nach gelb um (BP 63). − 2. Zu 5 ml gibt man 5 ml konz. Schwefelsäure. Die Schwefelsäure bildet die obere Schicht (Unterschied zu Chlf. und Trichloräthylen) (BP 63).

Prüfung BP 63. 1. Acidität, Alkalität: 20 ml werden mit 20 ml CO_2-freiem W. 3 Min. lang geschüttelt. Die W.-Phase darf zur Neutralisation nicht mehr als 0,1 ml 0,01 n Natronlauge oder 0,6 ml 0,01 n Salzsäure verbrauchen (Bromkresolpurplsg. als Indikator). − 2. Siedebereich: Halothan muß zwischen 49 und 51° vollständig überdestillieren, wobei mindestens 95% innerhalb von 1° übergehen müssen. − 3. n_D^{20} 1,3695 bis 1,3705. − 4. Gewicht pro ml bei 20° 1,869 bis 1,874 g. − 5. Chlorid und Bromid; freies Chlor und freies Brom: Es muß der Prüf. auf Chlorid und Chlor bei Tetrachloräthylen (S. 1202) entsprechen. − 6. Thymol: Es muß der Bestimmung bei Tetrachloräthylen (S. 1202) entsprechen. Als Vergleichslsg. ist eine 0,225%ige (w/v) Lsg. von Thymol in CCl_4 zu verwenden. − 7. Verdampfungsrückstand wie bei Tetrachloräthylen (S. 1202).

Aufbewahrung. In gut schließenden Gefäßen, vor Licht geschützt, kühl aufzubewahren.

Anwendung. Halothan ist ein Inhalationsanästheticum, das etwa doppelt so stark wie Chlf. und viermal so stark wie Ae. wirkt. Es ist unbrennbar und im Gemisch mit Sauerstoff nicht explosiv. Es reizt nicht die Schleimhäute und verursacht bei direktem Kontakt mit Gewebe keine Nekrosen. − Anästhesie wird erreicht bei Konzentrationen von 1,5 bis 3% in der Atemluft und kann mit 0,5 bis 1,5% unterhalten werden. Anästhesie tritt rasch ein, im allgemeinen ohne Exzitation. Halothan unterbricht die Nervenleitung im Ganglion, so daß zusätzliche Ganglienblocker mit Vorsicht dosiert werden müssen. Das Erwachen aus der Narkose erfolgt rasch. Gelegentlich werden leichter Schüttelfrost und Laryngospasmus beobachtet. Erbrechen ist ungewöhnlich. − Bei Überdosierung treten Bradykardie und Unterdruck auf, die auf 0,5 mg Atropin und bis zu 10 mg Methoxaminhydrochlorid i. v. gut ansprechen.

Allamanda

Allamanda cathartica L. (A. linnei POHL, A. aubletii POHL, A. grandiflora LAM., Orelia grandiflora AUB.). Apocynaceae − Plumerioideae − Allamandeae. Allamanda. Jazmin de Cuba.

In Westindien und Südamerika heimische Kletterpflanze, in Ostindien und in Warmhäusern kultivierter Strauch.

Inhaltsstoff. In den Blättern freie Ursolsäure.

Anwendung. Blatt, Wurzel und Same wirken abführend und emetisch; sollen früher bei Bleikolik verwendet worden sein. Nach USD 50 soll ein Rindenextrakt in Dosen von 0,06 bis 0,12 g ein ausgezeichnetes Mittel bei Ödemen verschiedener Genese sein.

Allanblackia

Allanblackia stuhlmannii ENGL. Guttiferae − Kielmeyeroideae − Garcinieae.

Heimisch in den Regenwäldern des tropischen Ostafrika (Ulugura- und Usambaraberge). Mit riesigen Früchten und fettreichen Samen.

Inhaltsstoffe. In den Samen 55,5 bis 67% hartes Fett, das Talg-, Fettbaumkern-, Allanblackia-, Mkanifett. Es ist von mildem Geschmack und aromatischem Geruch und besteht aus etwa 52% Stearin-, 43% Öl- und 0,5% Laurinsäure.

Anwendung. Das Fett bei den Eingeborenen als Speisefett. Es wird für die Kerzen- und Seifenfabrikation und auch in der Kosmetik verwendet.

Allanblackia floribunda OLIV.

Kongo. Kamerun.

Inhaltsstoffe. In den Samen 46 bis 65,5% eines weißlichen, geruchlosen Fettes, das Bouandjafett, Fp. 40,7%, das aus etwa 60% Stearin- und 12,5% Ölsäure besteht. Ferner Tannin und Resin.

Anwendung. Ausgangsmaterial für die Stearinherstellung.

Allanblackia parviflora A. Cheval.
Sierra Leone bis zur Goldküste.

Inhaltsstoffe. In den Samen neben 44% Fett 0,01% eines Alkaloides, das in einigen Eigenschaften an Physostigmin erinnert.

Allanblackia sacleuxii.
Afrika.

Liefert Kanyé- oder Kagnébutter, die als Speisefett und für Beleuchtungszwecke verwendet wird.

Allantoin

Allantoin ist 5-Ureido-hydantoin.

$$H_2N-CO-NH-CH-NH$$
$$\quad\quad\quad\quad\quad\quad | \quad\quad |$$
$$\quad\quad\quad\quad\quad OC \quad\quad CO$$
$$\quad\quad\quad\quad\quad\quad \backslash N /$$
$$\quad\quad\quad\quad\quad\quad\quad H$$

$C_4H_6N_4O_3$ $\quad\quad\quad\quad\quad\quad\quad\quad\quad\quad\quad\quad$ M.G. 158,12

Vorkommen und Entstehung. Während beim Menschen und den anthropoiden Affen als Endpunkt des Nucleinstoffwechsels Harnsäure entsteht, findet man im Harn anderer Tiere, insbesondere der Carnivoren, Allantoin. Den Vorgang des Abbaues der Harnsäure zum Allantoin bezeichnet man als Uricolyse; daran ist das — wahrscheinlich nicht einheitliche — Ferment, die Uricase, beteiligt. Sehr verbreitet ist Allantoin auch im Pflanzenreich (Allantoin in Pflanzen s. K. Mothes und L. Engelbrecht, ref. in Chem. Zbl. *1955*, S. 4619; L. Engelbrecht, ref. in Chem. Zbl. *1955*, S. 4620).

Herstellung. Synthetisch durch Oxydation von Harnsäure mit alkalischer Permanganatlsg. [Org. Synth. coll. *II*, 23 (1943)] oder durch Erhitzen von Harnstoff mit Glyoxylsäure bzw. Dichloressigsäure (US-Pat. 2158098).

Eigenschaften. Die racemische Form schmilzt bei 238 bis 240°. 1 T. löst sich in 190 T. W., in 500 ml A. Wenig lösl. in Ae. Die gesättigte wss. Lsg. hat ein pH von 5,5.

Anwendung. In der Wundbehandlung. Es soll zellproliferierend wirken. Seine Verwendung in kosmetischen Präparaten und Sonnenschutzmitteln erfolgt in Konzentrationen von 0,05 bis 0,5%. Es wurde auch schon zur Behandlung von Ulcus ventriculi und duodeni eingesetzt.

Handelsformen. Alphosyl Lotion, Alphosyl Lubricating Cream (Stafford-Miller, England).

Alliaria

Alliaria officinalis Andrz. Cruciferae — Sisymbrieae. Lauch.
Europa, W. Asien und N. Afrika.

Zweijährig oder durch Adventivsprosse aus den Wurzeln, ausdauernd, 0,2 bis 1 m hoch, mit spindelförmiger Wurzel. — Stengel aufrecht, beblättert, meist unverzweigt, kantig gestreift, im größten Teil kahl und blaugrün bereift, nur unterwärts zerstreut behaart mit langen, dünnen, schwachen, weißen, abstehenden bis zurückgeschlagenen Haaren. — Laubblätter grundständig, langgestielt, nierenförmig, regelmäßig buchtig-gekerbt bis gezähnt, Stengelblätter kurzgestielt, dreieckig-eiförmig, oft lang zugespitzt, am Grunde meist herzförmig, unregelmäßig buchtig-gezähnt bis etwas eingeschnitten. Alle Laubblätter kahl (nur der Stiel meist, gleich dem Stengelgrunde, behaart), ziemlich dünn, saftig-grün. — Blüten in einfachen oder verzweigten Trauben, weiß. Blütenstiele dünn, meist nur etwa so lang wie der Kelch, die 1 bis 2 untersten fast regelmäßig mit Tragblättern, die folgenden normal ohne solche. Kelchblätter schmal eiförmig, 2,5 bis 3 mm lang, blaßgrün (oft fast ganz weißhäutig). Kronblätter etwa doppelt so lang, 5 bis 6 mm lang, ganzrandig, länglich-verkehrt-eiförmig, in einen kurzen Nagel verschmälert. Staubfäden bandartig verflacht. Seitliche Honigdrüsen ringförmig, mit den großen medianen Drüsen (die außerhalb der Staubfäden liegen) zu einem Ring verbunden. Fruchtknoten sitzend. Griffel meist kurz (etwa 1 bis 2 mm lang), unter der gestutzten, schmäleren Narbe keulenförmig angeschwollen. Fruchtstiele kurz (meist etwa 4 bis 6 mm lang), zur Reifezeit stark verdickt (so dick wie die Frucht) und verhärtet, abstehend. – Frucht schotenförmig, linealisch, etwa 3,5 bis 6 cm lang und 2 mm breit, abstehend bis fast aufrecht, mehrmals länger als ihr Stiel, 4kantig, an der Spitze verschmälert, mit bleibendem Griffel. Fruchtklappen mit stark kantig vorspringendem Mittelnerv und jederseits einem dazu parallelen, schwächeren, mit dem Rahmen und dem Mittelnerv anastomosierenden Seitennerv. – Samen zahlreich, in jedem Fach 1reihig angeordnet, an abwärts gebogenem Funiculus, fast walzlich, etwa 3 mm lang und 1 bis 1,5 mm breit. Samenschale schwarzbraun, durch vorspringende Längsrunzeln rauh, bei Benetzung nicht verschleimend. Keimling rückenwurzelig; Keimblätter fast flach, an der Krümmung des Keimlings entspringend.

Geruch: Beim Zerreiben stark nach Knoblauch.

Herba Alliariae officinalis. Knoblauchsrauke. Knoblauchshederich.

Inhaltsstoffe. Sinigrin (Senfölglykosid), im Samen 0,5 bis 0,96% äth. Öl mit 90% Allylsenföl und 10% Diallyldisulfid, Myrosin, Rhodanwasserstoffsäure, Saponarin sowie geringe Mengen an Cardenoliden. PARIS und DELAVEAU [C.R. Soc. Biol. (Paris) 254, 928 (1962)] isolierten aus den Blättern ein vitexinartiges Glykoflavon, das sie Alliarosid nannten.

Anwendung. In frischem Zustande wie Cochlearia officinalis (s. d.) und innerlich ähnlich wie andere senfölhaltige Pflanzen. Äußerlich bei Wunden und Geschwüren. In der Volksheilkunde innerlich auch bei Erkältungskrankheiten.

Allium

Die Zwiebeln zahlreicher Arten der Gattung Allium; Liliaceae – Allioideae – Allieae, dienen ihres scharfen Geschmackes und Geruches wegen, die sie schwefelhaltigen Ölen verdanken, zu arzneilichen Zwecken, werden jedoch auch häufig als Gewürz und Gemüse verwendet.

Allium sativum L. (Porrum sativum MILL.; außerdem laut HPUS 64 Allium ophioscorodon). GESSNER und BERGER nennen als Stammpflanze Allium sativum L. var. vulgare DÖLL., die über eiförmige Nebenzwiebeln verfügt, im Gegensatz zu Allium sativum L. var. ophioscorodon (LINK) DÖLL. bzw. HOLUB mit rundlichen Nebenzwiebeln (Perlzwiebel). Knoblauch. Gartenknoblauch. Common garlic. Ail. Ail blanc. Ajo. Aglio. Look. Knoflok. Tschesnok.

Heimisch in Vorder- und Südasien, Nordafrika (besonders Ägypten), Mittel- und Südeuropa, vielfach kultiviert, auch in den USA und Mexiko.

Bis 70 cm hohes Kraut, Stengel aufrecht, kahl, rund, im unteren Teil von röhriger Blattscheide umgeben und bis zur Mitte beblättert. – Blätter breit, flach. – Blüten endständig mit 2 mal 3 weißlichen oder rötlichen, zugespitzten Blumenkronblättern, in wenigblütiger Dolde; diese zunächst von einem sehr lang geschnäbelten, weißen, trockenhäutigen, später in toto abfallenden Deckblatt umgeben. – Zwischen den langgestielten, zuweilen ganz fehlenden Blüten zahlreiche Brutzwiebeln und häutige Deckblättchen. – Frucht (gewöhnlich nicht zur Ausbildung kommend) eine dreifächerige Kapsel.

Bulbus (Radix) Allii (sativi)[1]. Knoblauchzwiebel. Garlic. White garlic. Bulbe d'ail. Tête d'ail. Bulbos de aliaria.

Bulbus Allii sativi Erg.B. 6. Allii Bulbus Hisp. IX. Allium Ind.P.C. 53. Garlic BPC 49. Ail CF 65.

Die Droge besteht aus mäßig großen, rundlich bis eiförmigen, zusammengesetzten, von mehreren trockenen Hüllen umgebenen Zwiebeln von durchschnittlich 4 cm Durchmesser. Diese haben auf dem kurzen trockenen Stock im Winkel einer jeden der weißlichen oder rötlichen zähen Zwiebeldecken mehrere 1 bis 2,5 cm lange, dicht beisammenliegende und dadurch kantige Nebenzwiebeln, die sog. „Zehen". Sie sind an der Innenseite konkav, an der Außenseite konvex, nach oben zu verjüngt und bestehen aus einem Niederblatt des Rhizoms, das fleischig und röhrig ist.

Geruch eigenartig, stark aromatisch, widerlich; Geschmack eigenartig, scharf, würzig.

---

[1] Abbildungen bei L. HÖRHAMMER: Teeanalyse, Tafel 59, Abb. 523 und 524.

Schnittdroge[1]. Gekennzeichnet durch gelbliche, hornartige, durchscheinende, stark hygroskopische Bruchstückchen und durch weiße, gelblich glänzende, papierartige Streifen der Schalen.

Pulver. In der bräunlich-weißen Pulverdroge zahlreiche prismatische Oxalatkristalle aus dem Hypoderm der äußeren Niederblätter, großzellige Parenchymbruchstückchen mit Spiralgefäßen aus dem Mesophyll, dickwandige, gestreckte Epidermiszellen der trockenen weißen Schalen und faserartige gestreckte, stark verdickte und getüpfelte Epidermiszellen der trockenen Niederblätter der Nebenzwiebeln.

Inhaltsstoffe. 0,1 bis 0,36% äth. Öl mit einem Gemisch aus Mono-, Di-, Tri- und Polysulfiden, Alliin (= DL-Allylcysteinsulfoxid), wahrscheinlich ein Teil eines Grundmoleküles; das Lyoenzym Alliinase vermag das Alliin in das antibakteriell wirksame Allicin (S-Allylthiosulfinsäureester), Brenztraubensäure und Ammoniak zu spalten. Allicin ist der Träger des typischen Knoblauchgeruches. Ferner Vitamin A und C, Nicotinsäureamid, Stoffe mit der Wirkung männlicher und weiblicher Sexualhormone, Fermente (u. a. Alliinase, Myrosinase, Peroxydase, Desoxyribonuclease, Tyrosinase), Cholin, Rhodanwasserstoffsäure, Jod, Spuren von Uran, 20% inulinartige Polyosen, Saponine, Kohlenhydrate sowie Methylcystein, Methylcysteinsulfoxid (beide als Dipeptide mit Glutaminsäure vorliegend) und, als vermutliche Muttersubstanz des Alliins, das Allylcystein. VIRTANEN und MATIKKALA [Suom. Kemistilehti B *34*, 44, 73 (1961)] isolierten β-L-Glutamyl-S-allyl-cystein und zeigten, daß noch mindestens 9 Glutamylpeptide vorkommen.

Prüfung. Mindestgehalt an äth. Öl 0,2% Erg.B. 6.

Gehaltsbestimmung. Zur Bestimmung des Allicins bzw. des Alliins in frischem Knoblauch schlägt JÄGER [Arch. Pharm. (Weinheim) *288*, 145 (1955)] vor, die beim enzymatischen Abbau des Alliins in stöchiometrischen Mengen entstehende Brenztraubensäure als 2,4-Dinitrophenylhydrazon in ammoniakalischer Lösung zu bestimmen: 2 g frischer Knoblauch, von den trockenen Häuten befreit, werden mit 3 g gereinigtem Seesand fein zerrieben, mit Wasser in einen 100-ml-Kolben überführt und mit Wasser bis zur Marke aufgefüllt. Zur enzymatischen Spaltung des Alliins wird 1 Std. bei 30 bis 35° stehengelassen und in dieser Zeit 2- bis 3mal aufgeschüttelt. Dann werden 2 ml des fermentierten Extraktes zu 8 ml Trichloressigsäurelösung (15 g/100 ml) gegeben, 1 Min. kräftig umgeschüttelt und nach 5 Min. durch ein hartes Filter filtriert. 2 ml des klaren Filtrates werden mit 1 ml 2,4-Dinitrophenylhydrazinlösung (1% in 2 n HCl) versetzt und 1 Std. stehengelassen. Dann wird die Mischung nacheinander mit 4 ml, 2 ml und 1 ml reinem Essigester ausgeschüttelt und die vereinigten Essigesterauszüge 2mal mit je 5 ml 2 n Ammoniaklösung. Die vereinigten ammoniakalischen Lösungen werden durch Ausschütteln mit 2 ml reinem Essigester gereinigt und der Essigester verworfen. Die Absorption der ammoniakalischen Hydrazonlösung wird in einem 10 ml Reagensglas nach 40 Min. im Lange-Colorimeter mit Blaufilter gegen 2 n Ammoniaklösung als Blindlösung gemessen und aus einer Eichkurve der Gehalt an Brenztraubensäure-2,4-dinitrophenylhydrazon (BH) abgelesen. 1 µg Brenztraubensäure-2,4-dinitrophenylhydrazon entspricht 37,798 mg $^0/_{00}$ Allicin oder 82,540 mg $^0/_{00}$ Alliin in der Frischdroge. Die Aufstellung der Eichkurve erfolgt mit einer Lösung von etwa 20 mg reinstem BH in 100 ml Essigester. BH reinst wird durch Fällen einer wäßrigen Lösung von Brenztraubensäure reinst mit einer salzsauren Lösung von 2,4-Dinitrophenylhydrazin hergestellt. Die intensiv gelben Blättchen des Dinitrohydrazons schmelzen nach dem Umkristallisieren aus Essigester bei 216°. HÖRHAMMER et al. (H. VEJDELEK) fanden, daß diese Methode nicht imstande ist, den tatsächlichen Alliin- bzw. Allicin-Gehalt im Knoblauch zu ermitteln, da die aus anderen S-Alkylcysteinsulfoxiden durch enzymatische Spaltung entstandenen Allicin-Analogen (sie besitzen meist nur eine sehr geringe biologische Wirksamkeit) ebenfalls erfaßt werden. Die mikrobiologische Methode kann also nicht ersetzt werden.

Über *Wertbestimmungsmethoden* des Knoblauchs und seiner Präparate finden sich bei GSTIRNER ausführliche Angaben.

Aufbewahrung. An einem kühlen, trockenen Ort, mit freiem Luftzutritt; unter diesen Bedingungen kann die Droge bis ungefähr 6 Monate nach der Ernte gelagert werden, Ind. P. C. 53.

Wirkung. DAMRAU und FERGUSON [Rev. Gastroent. Méx. *16*, 411 (1949); zit. aus Schweiz. Apoth. Ztg *88*, 274 (1950)] haben röntgenographisch die Wirkung von getrocknetem Knoblauch auf die gastrointestinale Motilität studiert und in klinischen Versuchen die Behebung von Blähungen und Aufstoßen, Gaskoliken und Übelkeit nachgewiesen. Befriedigende therapeutische Resultate wurden in Fällen von Gärungsdyspepsie und nervöser Dyspepsie erzielt. Durch Röntgenkontrolle wurde der lytische Effekt auf Magen und Darm bei Spasmen und Hyperperistaltik nachgewiesen und die Verteilung von Gasanhäufungen gezeigt. Die beliebte Indikation bei Arteriosklerose und Hochdruck ist experimentell schwie-

---

[1] Siehe Fußnote 1 Seite 1210.

rig zu beweisen. PETKOV [Dtsch. Apoth. Ztg *106*, 1861 (1966)], der eingehend über pharmakologische und klinische Untersuchungen des Knoblauchs berichtet, erzielte mit Knoblauchauszügen an Katzen eine markante hypotensive Wirkung. An Hunden mit experimentell erzeugtem Hochdruck reduzierte Knoblauch den systolischen Blutdruck bis zu Werten, die dem normalen Blutdruck nahekamen. In geringen Dosen intensiviert Knoblauch den Tonus der Darmmuskulatur und somit die Peristaltik, größere Dosen wirken jedoch entgegengesetzt. In Versuchen an Tieren und ferner in Beobachtungen an Arbeitern, die Bleiintoxikationen ausgesetzt waren bzw. daran litten, erwies sich Knoblauch als wirksames Vorbeugungs- und Heilmittel gegen Saturnismus. Droge und Preßsaft (mit etwa 2/3 des Gehaltes an äth. Öl) wirken auf zahlreiche pathogene Mikroorganismen antimykotisch und bakterizid. Dabei wird die Wirkung durch Erhitzen von Knoblauchauszügen bis zum Siedepunkt nicht beeinträchtigt. Samenextrakte besitzen stark hämolytische Eigenschaften. Auf die Möglichkeit eines Einsatzes von Allium sativum bzw. daraus gewonnener Substanzen in der Krebstherapie wurde wiederholt, besonders von WEISBERGER und PENSKY [Science *126*, 1112, 3283 (1957)] hingewiesen.

Anwendung. Als Droge und in Form verschiedener Zubereitungen bei Hochdruck,- arteriosklerotischen Beschwerden und vor allem bei Magen-Darm-Erkrankungen. Als Anthelminticum, Cholagogum, bei klimakterischen Beschwerden, als Grippeprophylacticum gegen Parodontose und bei chronischen Nicotinvergiftungen. Mit Knoblauchsaft werden eiternde Wunden erfolgreich behandelt. In der Homöopathie als blutzuckersenkendes Mittel. In Indien eines der bekanntesten Tuberkulostatica. Knoblauch dient als Gewürz und als Rohstoff für Gewürzextrakte.

Dosierung. Mittlere Einzelgabe als Einnahme 5 g, Erg.B. 6. 2 bis 8 g, Extra P. 58. 2 bis 4 ml einer Zubereitung, Ind. P. C. 53.

Ausführliche *Angaben über die Pharmakologie* sowie über Vergiftungen mit der Droge und ihrem Öl finden sich bei GESSNER.

Allicin. Allicin ist erstmals von J. CAVALLITO und J. BAILAY [J. Amer. chem. Soc. **66**, 1950 (1944)] durch Wasserdampfdestillation gewonnen worden.

$C_6H_{10}OS_2$ $CH_2=CH-CH_2-S-S-CH_2-CH=CH_2$ M.G. 162,27
$$\qquad\qquad\qquad\qquad\qquad\qquad\downarrow$$
$$\qquad\qquad\qquad\qquad\qquad\qquad O$$

Eigenschaften. Farbloses, unbeständiges Öl mit Knoblauchgeruch. d^{20} 1,112; n_D^{20} 1,561. Bei 10° lösen sich in W. etwa 2,5%. Instabil gegen Hitze und Alkali; stabil gegen Säuren (The Merck Index 1960). Mit A., Bzl. und Ae. ist es mischbar. Die wss. Lsg. besitzt ein pH von 6,5. Es ist optisch inaktiv und zersetzt sich bei der trockenen Destillation und Alkalizusatz. Allicin wirkt bemerkenswert mehr bakteriostatisch als bakterizid. Seine Wirksamkeit erstreckt sich sowohl auf grampositive als auch gramnegative Mikroorganismen (Staphylokokken, Streptokokken, Bact. typhosus, Bact. dysenteriae, Vibr. cholerae, Bact. paratyphosus A und B sowie zahlreiche andere Organismen). Im Zylinderplattentest entspricht 1 mg Allicin etwa 15 I.E. Penicillin. Bei der Zersetzung entsteht aus Allicin durch Sauerstoffabspaltung Diallyldisulfid, das ein wesentlicher Bestandteil des ätherischen Knoblauchöles ist {Berichtigung der Inhaltsstoffe von Oleum Allii sativi, bereits SEMMLER [Arch. Pharm. *230*, 434 (1892)] hat Diallyldisulfid als Hauptbestandteil des Öles beschrieben}.

Alliin. Alliin ist nach A. STOLL und E. SEEBECK [Experientia (Basel) **3**, 114 (1947) die genuine Muttersubstanz des Knoblauchöls. Die Darstellung gelang aus frischem Knoblauch (Allium sativum) und aus Bärlauch (Allium ursinum), indem der enzymatische Abbau durch Gefrieren mit fester Kohlensäure hintangehalten wurde. Das gefrorene Material wurde fein gemahlen und im tiefgekühlten Zustand mit M. extrahiert. Den Methanolrückstand kristallisierte man aus verd. A. oder Aceton um. Der Verbindung kommt folgende Konstitutionsformel zu:

$$CH_2=CH-CH_2-S-CH_2-\overset{NH_2}{\overset{|}{C}H}-COOH$$
$$\qquad\qquad\qquad\quad\downarrow$$
$$\qquad\qquad\qquad\quad O$$

Die Formel wurde von A. STOLL und E. SEEBECK durch die Synthese bewiesen [Experientia (Basel) *6*, 330 (1950)]. Bei der Umsetzung von l-Cystein mit Allylbromid entsteht ein Desoxoalliin, das nach der Oxydation mit Hydrogenperoxid ein S-Allyl-l-cystein-sulfoxid liefert. Diese Substanz unterscheidet sich vom natürlichen Alliin dadurch, daß sie in racemischer Form vorliegt. Durch fraktionierte Kristallisation aus 70%igem Aceton gelang es, die (+)-S-Allyl-cystein-sulfoxid-Form zu gewinnen.

Eigenschaften. Alliin kristallisiert aus verd. A. in langen, feinen, farblosen, zu Büscheln vereinigten, geruchlosen Nadeln; Fp. 163 bis 165° (Zers.) $[\alpha]_D^{21} = +62,8°$ ($c = 2$; W.). Sehr gut lösl. in W., unlösl. in abs. A., Chlf., Aceton, Ae. und Bzl. Eine verdünnte wss. Lsg. gibt mit Alloxan eine Rotfärbung und mit Ninhydrin eine positive Rk., die bis zu einer Verdünnung von 1 : 2000 noch erkennbar ist.

Alliin ist gegen Bakterien unwirksam; durch ein spezifisches Knoblauchferment, die Alliinase, wird es zum antibakteriell wirksamen Allicin, zu Brenztraubensäure und Ammoniak abgebaut.

Allium sativum HAB 34. Knoblauch.

Im Juni, Juli und August gesammelte, frische Zwiebeln.

Arzneiform. Essenz nach § 3.

Arzneigehalt. 1/3.

Aufbewahrung. Bis 2. Dez. Pot. im Raum für Penetrantia.

Nach den Vorschlägen für das neue Deutsche HAB, Heft 1, S. 35 (1955) werden „die im Handel erhältlichen, aus mehreren Zehen bestehenden Zwiebeln" verwendet. Bereitung der Arzneiform: Man läßt die zerkleinerte Masse etwa 18 Std. bei 20° in einem verschlossenen Gefäß stehen, bevor sie nach § 3 mit der erforderlichen Menge Alkohol versetzt wird. Neben verschiedenen Prüfungsreaktionen werden auch die Chromatographie sowie eine Gehaltsbestimmung der Tinktur angegeben.

Allium sativum HPUS 64. Garlic.

Die frische reife Zwiebel.

Arzneiform. Urtinktur: Arzneigehalt 1/10. Allium sativum, feuchte Masse mit 100 g Trockensubstanz und 300 ml Wasser = 400 g, Alkohol USP (94,9 Vol.-%) 730 ml zur Bereitung von 1000 ml der Tinktur. — Dilutationen: D 2 (2×) enthält 1 T. Tinktur, 2 T. dest. Wasser und 7 T. Alkohol; D 3 (3×) und höher mit Alkohol HPUS (88 Vol.-%). — Medikationen: D 3 (3×) und höher.

Allisatin (Sandoz u. Co., Nürnberg) besteht aus der durch Kohlezusatz geruchlos gemachten und schonend getrockneten Gesamtzellsubstanz von Allium sativum. Es enthält die konzentrierten Gesamtwirkstoffe des Knoblauchs. 1 Dragée zu 0,55 g entspricht 1 g frischer Droge.

Alliocaps (Dr. Madaus u. Co., Köln-Merheim). Ölmazerat aus Allium sativum. Kapseln zu 0,3 g.

Alloton (J. D. Riedel-E. de Haen AG, Berlin-Britz) war Knoblauchöl (12%), additionell gebunden an Dioxycholan (= Desoxycholsäure) $C_{23}H_{37}(OH)_2COOH$.

Ilja Rogoff (M. Woelm, Eschwege) Knoblauchpillen mit Rutin.

Allium sativum L. var. ophiscorodon (LINK) DÖLL. bzw. HOLUB.

In Südeuropa als Gemüse kultiviert. Liefert Perlzwiebel, Schlangen(knob)lauch, Echte Rockenbolle, Rocambole, Giant garlic, Serpent garlic, Ail rocambole, Aglio d'India, Rocambole. Sie werden als Einlegegewürz verwendet.

Allium cepa L. Sommerzwiebel. Küchenzwiebel.

Heimisch in Asien (Iran, Beludschistan), Ägypten, Europa, Mexiko; in zahlreichen Arten kultiviert.

Ausdauernd, 0,6 bis 1,2 m hoch. Zwiebel platt gedrückt oder länglich, außen mit rotgelben Häuten, mit oder ohne Nebenzwiebeln. Stengel und Laubblätter blaugrau. Stengel unterhalb der Mitte meist weit, bauchig-aufgeblasen, nur am Grunde zweizeilig beblättert. Laubblätter kürzer als der Stengel, aufgeblasen, hohl. Hülle 2- bis 4klappig. Scheindolde sehr groß, mit oder ohne Brutzwiebeln. Blütenstiele bis 3 cm lang, viel länger (bis 8mal so lang) als die Blüten. Perigonblätter länglich-stumpf, grünlichweiß. Staubblätter bis doppelt so lang wie die Perigonblätter, am Grunde unter sich und mit den Perigonblättern verbunden, die inneren am Grunde stark verbreitert, jederseits mit 2 deutlichen Zähnen, seltener am Grunde ganz zahnlos oder mit sehr kleinen und undeutlichen Zähnen (var. cepiforme REG.). Griffel kaum hervorragend. Frucht fast kugelig, breit.

Bulbus Allii cepae.

Bulbus Cepae. Speisezwiebel. Bolle. Zipolle. Onion. Oignon. Ciboule. Cebolla. Cipolla.

Die frischen Zwiebeln sind rundlich, etwas platt gedrückt, mit scheibenförmiger Achse (Zwiebelkuchen) und etwa 10 bis 12spiralig daran angeordneten, zusammenschließenden Niederblättern (Schalen), von denen die äußeren papierdünn, gelb bis rotgelb und trocken, die inneren weiß und fleischig sind. An der Basis der Zwiebeln sehr viele fadenförmige Wurzeln.

Geruch und Geschmack eigenartig, lauchartig, scharf.

Inhaltsstoffe. 0,005 bis 0,015% äth. Öl, Oleum Allii cepae; Methylalliin, Dihydroalliin (Propylalliin) und Cycloalliin. Nach HERRMANN [Arch. Pharm. (Weinheim) *291*, 238 (1958)] in den äußeren gefärbten Schalen 4% Quercetin, 1% Spiraeosid, 0,45% Protocatechusäure und geringe Mengen zweier unbekannter Quercetinglucoside, Phloroglucin, Protocatechusäuremethylester, Phloroglucinsäuremethylester und eine unbekannte Verbindung. Außerdem Spuren von Brenzcatechin und Phloroglucincarbonsäure. BHANDARI [Naturwissenschaften *53*, 82 (1966)] wies mit Hilfe der Säulen- und Dünnschichtchromatographie Kämpferol als weiteres Flavon nach. In den fleischigen Blättern wurden neben Quercetin und den drei Glucosiden Protocatechusäure, Phloroglucin, Brenzcatechin, Ferulasäure und in den Blättern Quercetin, Spiraeosid, Ferula- (als Ester) und Kaffeesäure p.chr. nachgewiesen. An wasserlöslichen Kohlenhydraten in der Zwiebel laut BACON [Biochem. J. *67*, 5P (1957)] Glucose, Fructose, Sucrose und eine Reihe von Oligosacchariden. In den Zellwänden Mannan, Pektin, Pentosane, Fructosane, Myrosinase und Peroxydase. BRAHMARI und AUGUSTI [J. Pharm. Pharmacol. *XIII*, 128 (1961); *XIV*, 254 (1962)] beschrieben blutzuckersenkende Wirkstoffe aus der Zwiebel. Ferner eine herzwirksame Substanz, 6 bis 9,4 mg-% Vitamin C, 0,07 mg-% Vitamin A als Carotin, Vitamin B 1, B 2 und 0,12 mg-% Pantothensäure. Nach KLOSA [Seifen-Öle-Fette-Wachse *75*, 141 (1949); *77*, 166 (1951)] möglicherweise Phytohormone mit gonadotroper Wirkung. SPARE und VIRTANEN [Acta chem. scand. *18*, 280 (1964)] erwähnen freies Selen enthaltende Aminosäuren als weitere Bestandteile. In den Zwiebeln ein Glykosid der Oleanolsäure.

Wirkung. Die pharmakologische Wirkung beruht zum Großteil wie bei Knoblauch auf dem sehr ähnlich wirkenden ätherischen Zwiebelöl. Über Einzelheiten berichten GESSNER u. BERGER.

Anwendung. Zur Sekretionsanregung, Verdauungsförderung sowie zur Steigerung des Appetites. Eine Steigerung der Diurese scheint auf der Kreislaufwirkung zu beruhen. Über die Herstellung und Wirkungsweise eines diuretischen Präparates aus getrockneten Zwiebelblättern berichten KACZMAREK und KOWALEWSKI [Pharm. Zentralh. *101*, 224 (1962)]. Zwiebelpreßsaft hat bakterizide Eigenschaften. Zwiebeldämpfe regen die Wundheilung selbst bei eiternden Wunden an und lösen eine schnellere Heilung aus. Wäßrige Extrakte aus den äußeren Zwiebelschalen wirken ebenfalls bakterizid. Gegen Skorbut, auch bei Behandlung schwerster Fälle beliebt. Das äth. Öl bei infektiösen Erkältungskrankheiten. In der Homöopathie die aus frischen Zwiebeln bereitete Essenz bei Magenstörungen, Dysurie bei Kindern, Rhinitis, Pertussis, Gesichtsneuralgie und bei Panaritien. In der Kosmetik als haarwuchsförderndes Mittel. Die Schalen der Speisezwiebeln früher zum Färben von Seide, Baumwolle und Wolle, heute nur noch zum Färben von Ostereiern.

Bemerkung. Die „Rotwurzelkrankheit" der Zwiebeln entsteht laut BIRCH et al. (Tetrahedron L. *1964*, S. 1853) durch den Schwamm Phoma terrestris HANSEN, der einen gelbroten Farbstoff, das Phomazarin $C_{19}H_{17}NO_8$, ein Aza-Anthrachinon, erzeugt.

Cepa HAB 34. Zwiebel.

Die aus den Blattscheiden und dem kurzen scheibenförmigen Stamm gebildeten, eiförmigen Zwiebeln.

Arzneiform. Essenz nach § 1.

Arzneigehalt. 1/2.

Aufbewahrnug. Bis 2. Dez.Pot. im Raum für Penetrantia.

Nach den Vorschlägen für das neue Deutsche HAB, Heft 3, S. 142 (1957) werden „die im Handel erhältlichen frischen Zwiebelknollen, von denen sich die Sorten: Birnförmige Gelbe, Eisenkopf, Holländische Blattrunde, Stuttgarter Riesen, eignen", verwendet. Zur Bereitung der Arzneiform läßt man die zerkleinerte Masse etwa 18 Std. bei 20° in einem verschlossenen Gefäß stehen, bevor sie nach § 2 mit der erforderlichen Menge Weingeist versetzt wird. Neben Prüfungsreaktionen werden auch die Chromatographie sowie eine Gehaltsbestimmung der Tinktur beschrieben.

Allium Cepa HPUS 64. Onion.

Die frische, reife Zwiebel der roten Zwiebel.

Arzneiform. Urtinktur: Arzneigehalt 1/10. Allium cepa, feuchte Masse mit 100 g Trockensubstanz und 567 ml Wasser = 667 g, Alkohol USP (94,9 Vol.-%) 468 ml zur Bereitung von 1000 ml der Tinktur. − Dilutionen: D 2 (2×) enthält 1 T. Tinktur, 4 T. dest. Wasser und 5 T. Alkohol; D 3 (3×) und höher mit Alkohol HPUS (88 Vol.-%). − Medikationen: D 3 (3×) und höher.

Contractubex (Merz u. Co., Frankfurt/Main), Salbe aus Extr. Cepae 10% und wasserlöslicher, fettfreier „Serol"-Grundlage.

American Consumption Cure, Schwindsuchtmittel von ZENKER in Berlin war Zuckersirup mit Zwiebelsaft.

MAYERS weißer Brustsirup war weißer Sirup mit einer Spur Zwiebel- oder Rettichsaft.

Ausführliche Literaturangaben bei SCHINDLER [Arzneimittel-Forsch. *2*, 346 (1952)].

Allium ursinum L. Bärenlauch. Waldlauch. Wilder Knoblauch. Waldknoblauch. Zigeuner-Lauch. Ramsel.

Heimisch in Europa, Nordasien, zerstreut, stellenweise selten; wo die Pflanze aber vorkommt meist massenhaft, gewöhnlich den ganzen Waldboden bedeckend und weithin intensiven Knoblauchgeruch verbreitend; feuchte, humusreiche Laub- und Auwälder.

Blätter flach, elliptisch-lanzettlich, grün, die dunklere Unterseite durch Umwendung des Blattes nach oben gekehrt. Blüten in langgestielten, reichblütigen Dolden, weiß, mit 6zipfeliger, sternförmiger Blumenkrone, gestielt, anfänglich von einem Hüllblatt umschlossen. Früchte klein, dreifächerige Kapseln mit schwarzen Samen.

Herba Allii ursini.

Inhaltsstoffe. 0,007% äth. Öl mit Alkylsulfiden und Alkylpolysulfiden (übelriechend), Vitamin C.

Bulbus Allii ursini.

Inhaltsstoffe. Ein uteruswirksamer Stoff, Allicin, Biokatalysatoren, etwa 15% Fructosane. Nach STOLL und SEEBECK [Experientia (Basel) *3*, 114 (1947)] auch Alliin.

Wirkung. Über die pharmakologische Wirkung des Bärenlauchs, die der des Knoblauchs ähnlich ist, berichtet GESSNER.

Anwendung. Wie Knoblauch bei Arteriosklerose und Hypertonie; als Tonicum und bei Verdauungsstörungen. Antibakteriell gegen chronische Hautausschläge empfohlen. Frischpflanzenpräparate, in denen das äth. Öl nicht in der ursprünglichen glykosidischen Bindung vorliegen soll, sind wirksamer als die Droge. In der Volksheilkunde wird der Bärenlauch sehr geschätzt und äußerlich wie innerlich als Ersatz für Knoblauch, aber auch als Abortivum gebraucht.

Comallysat BÜRGER (Johannes Bürger Ysatfabrik GmbH, Bad Harzburg) ist ein Frischpflanzenzellsaft aus Allium ursinum (1 = 1). 1 ml entspricht 1 Dragée.

Allursin (Curta u. Co. GmbH, Berlin-Britz) war ein konzentrierter, alkoholhaltiger Auszug aus der frischen, blühenden Pflanze von Allium ursinum.

Allium victorialis L. (A. plantagineum LAM., Cepa victorialis MOENCH). Allermannsharnisch.

Heimisch in Europa, an felsigen Orten und auf Felsterrassen der Alpen und Voralpen von etwa 1700 bis 2400 m, in den Gebirgen der Pyrenäenhalbinsel, Zentralfrankreich, Alpen, Balkan, Karpaten, Kaukasus, Ural, Altai, westl. Nordamerika, außerdem in China und Japan.

Ausdauernd, 0,3 bis 0,6 (0,75) m hoch. Grundachse lang (enthält Reservestoffe!), schräg aufsteigend, mit zylindrischen bis schlank netzfaserigen, 3 bis 10 cm langen Zwiebeln. Zwiebelhäute (Speicherblätter sind nicht ausgebildet!) stark netzfaserig zerreißend. Stengel rund, aufrecht, unter der Mitte 2 bis 3 Laubblätter tragend, diese in einen kurzen Stiel verschmälert, elastisch, länglich-elliptisch bis lanzettlich, gewöhnlich 2 bis 3 cm breit, zuerst längsgefaltet. Hülle 1- bis 2klappig, häutig, weißlich, so lang oder wenig länger als die Scheindolde. Letztere vielblütig, etwas locker, kugelig bis halbkugelig, vor dem Aufblühen nickend. Blütenstiele länger (bis doppelt so lang) als die weißlichen bis grünlichgelben, stumpfen, etwa 5 mm langen Perigonblätter. Staubblätter bedeutend länger (bis um die Hälfte) als die Perigonblätter. Narbe sehr klein. Frucht breit-verkehrt-herzförmig, am langen, elastischen Stiel (Windverbreitung der Samen!), zuletzt weit aufspringend.

Bulbus Allii victorialis. Bulbus Victorialis longus. Radix Allii montani (alpini). Langer (männlicher) Allermannsharnisch. Alpenknoblauch. Adams-, Siegmars-, Mäuselauchwurzel. Siegwurz. Lange Siegwurz. Wilder Alraun.

Zwiebeln etwa 10 cm lang, 2 bis 3 cm dick, fast zylindrisch, an beiden Enden verschmälert gebogen, aus einem zylindrischen, 2 bis 5 cm langen Zwiebelstock und zahlreichen lockeren, hell- oder dunkelgrauen Schalen bestehend; äußere Zwiebelschalen aderig, netzfaserig.

Inhaltsstoff. Äth. Öl mit Schwefel.

Anwendung. Im Mittelalter als Zaubermittel. Ihre faserige Hülle in der Volksheilkunde, um blutende Schnittwunden zu stillen. Früher als Diureticum und Vermifugum; heute ist die Droge fast gänzlich aus dem Handel verschwunden.

Allium porrum L. Porree. Winterlauch.

0,3 bis 0,85 m hoch, in der Kultur gewöhnlich 2jährig, seltener ausdauernd. Zwiebel länglich, nicht scharf riechend, nur wenige, nicht gestielte Nebenzwiebeln entwickelnd. Laubblätter länglich-lanzettlich, bei Kulturformen bis 3 cm breit, graugrün, am Rande glatt oder wenig rauh, stark längsnervig. Scheindolde vielblütig, groß, kugelig (wie eine Billardkugel), zuweilen mit Brutzwiebeln. Hülle bauchig aufgeblasen, sehr hinfällig, bespitzt. Perigonblätter am Rücken ganz glatt oder am Kiel sehr schwach rauh, rosafarben bis weißlich, mit grünem oder etwas rötlichem Mittelstreifen, 4 bis 5 mm lang. Mittlere Haarspitze der inneren Staubblätter halb so lang wie das gemeinsame, ungeteilte Stück des Staubfadens.

Inhaltsstoffe. 0,06% organisch gebundener Schwefel, Cycloalliin, Kohlenhydrate, Schleim, Galaktose, Fermente und 0,50 mg/g Ascorbinsäure in den Blättern. Außerdem wurden Odorin und β-Sitosterol isoliert. Über die Fettsäuren in der Pflanze berichtete kürzlich DEBUCH [Z. Naturforschung 19b, 358 (1964)].

Anwendung. Als Volksheilmittel bei Schwellungen und Geschwüren, als Diureticum und Anthelminticum, ferner zu Gewürzextrakten und als Gemüsepflanze. Nach WATT ist die geröstete Pflanze im Kapland ein altes Mittel gegen Wassersucht und auch gegen verschiedene Bakterien wirksam. Samenextrakte wirken stark hämolytisch.

Allium schoenoprasum L. Schnittlauch.

Ausdauernd, 0,15 bis 0,3 (0,5) m hoch. Grundachse verzweigt, zahlreiche aufrechte, dichtstehende Laubblätter tragend, deren wenig verdickte Scheiden unvollkommene, längliche Zwiebeln bilden. Zwiebelhäute dünn, weiß, zuletzt zerspaltend. Stengel stielrund, glatt oder wenig rauh, nur am Grunde oder im untersten Drittel beblättert. Laubblätter vollkommen röhrig, stielrund oder fast stielrund, etwas elastisch, grün oder graugrün, ungefähr so lang wie der Stengel. Hülle des Blütenstandes 2- bis 3klappig, weiß oder rötlich. Klappe breiteiförmig, kürzer als der Blütenstand. Scheindolde vielblütig, meist dicht, kugelig bis halbkugelig (selten verlängert) ohne Brutzwiebeln. Perigonblätter lanzettlich bis eiförmig, spitz oder zugespitzt, 7 bis 10 mm lang, bläulich-rosarot (seiten lebhaft purpurrot oder weiß bis gelblichweiß) mit dunklerem Mittelstreifen. Staubblätter kürzer als das Perigon, pfriemlich, zahnlos, am Grunde untereinander und mit den Perigonblättern verbunden. Perigon die reife Kapsel ballonartig (Windverbreitung!) umgebend.

Inhaltsstoffe. In der Pflanze ein schwefelhaltiges, flüchtiges Öl. In den frischen Blättern 72 mg-%, in den getrockneten 5,7 mg-% Ascorbinsäure, ferner Saponin. MATIKKALA und VIRTANEN [Acta chem. scand. 18, 2009 (1964)] berichteten über die Synthese einer als γ-Glutamylpeptid aufgefundenen Aminosäure aus den Samen.

Wirkung. Blätter, Saft und Wurzeln wirken inaktivierend auf Bakterien.

Anwendung. In Europa und Nordamerika als Anthelminticum. Als Gewürz und Gemüsepflanze angebaut.

Allium ascalonicum L. Schalotte.

Heimisch in Kleinasien, in Europa auch kultiviert.

Ausdauernd, 0,15 bis 1 m hoch. Zwiebel schief, länglich-eiförmig mit dünnen, meist unverletzten, violetten, zuletzt braungelben Häuten und mit vielen Nebenzwiebeln. Blätter stielrund, hohl, pfriemlich, kürzer als der Stengel. Hülle häutig, 2klappig, bedeutend kürzer als die Scheindolde. Blütenstand kugelig, vielblütig, zuweilen mit Brutzwiebeln. Blütenstiele länger als die Blüten. Perigonblätter eiförmig-lanzettlich, spitz, rosa, mit dunkelpurpurrotem Mittelstreifen oder weißlich. Innere Staubblätter am Grund verbreitert, oben jederseits mit einem kurzen Zahn.

Inhaltsstoffe. In den Zwiebeln, Bulbus Allii ascalonici, äth. Öl.

Anwendung. Die Zwiebeln bei Verdauungsstörungen und als Gewürz.

Allium fistulosum L. Winterzwiebel.

Korea.

Ausdauernd, 0,3 bis 1 m hoch. Zwiebel länglich, walzenförmig, mit ziemlich dünnen, zuerst weißlichen, später braunen, gewöhnlich nicht zerspaltenden Häuten und mit vielen Nebenzwiebeln. Stengel aufrecht, röhrenförmig, in der Mitte stark bauchig-aufgeblasen, am Grunde zusammengedrückt und unten beblättert. Laubblätter röhrenförmig aufgeblasen, glatt, kürzer oder so lang wie der Stengel. Hülle 2klappig, häutig, breit-eiförmig, stachelspitzig, etwa so lang wie die dichte, kugelige, vielblütige Scheindolde. Blütenstiele ungefähr so lang wie die Blüten. Perigonblätter eiförmig-lanzettlich, etwa 1 cm lang, spitz oder zugespitzt, weißlichgrün, am Rande mehr oder minder unregelmäßig gesägt, durchsichtig. Staubblätter doppelt bis mehrmals so lang wie die Perigonblätter, ungezähnt, untereinander und mit den Perigonblättern verbunden, die inneren am Grunde nur unbedeutend verbreitert.

Anwendung. Die Samen als Tonicum.

Allium bakeri REG., China.

Die Zwiebeln werden bei Husten und Ruhr verwendet.

Allium triquetum L.

Die Zwiebel enthält Alliin.

Alloxan

Alloxan oder Mesoxalylharnstoff ist 2,4,5,6-Tetraoxo-hexahydro-pyrimidin.

$C_4H_2N_2O_4$ M.G. 142,07

Herstellung. Durch oxydativen Abbau der Harnsäure mit Salpetersäure oder mit Chlor in essigsaurer Lsg.

Eigenschaften. Aus W. kann ein kristallines Tetrahydrat erhalten werden; beim Erhitzen auf 100° entsteht ein Monohydrat.

Wasserfreies Alloxan kann aus Aceton, Eisessig oder durch Sublimation im Vakuum dargestellt werden. Es bräunt sich bei etwa 230° und zersetzt sich bei 256°.

Sehr gut lösl. in W.; heiße wss. Lsg. sind gelb und werden beim Erkalten farblos. Lösl. in Aceton, A., M., Essigsäure; wenig lösl. in Chlf., PAe., Toluol, Äthylacetat und Essigsäureanhydrid; unlösl. in Ae. (The Merck Index 1960).

Pharmakologie. Nach intravenöser Injektion von Alloxan tritt im Tierversuch Diabetes auf. Die Wirkung beruht auf einer Schädigung der β-Zellen der LANGERHANSschen Inseln des Pankreas (Ann. Rev. of Biochem. 1946).

Alnus

Alnus serrulata WILLD. (Betula serrulata AIT.). Betulaceae – Betuleae. Glatte Erle. Hasel-Erle. Tag alder. Red alder. Notch-leaved alder. Common smooth.

Heimisch in Nordamerika, in Europa an feuchten Waldstellen angepflanzt; bisweilen verwildert und eingebürgert.

Bis 15 m hoher Baum. – Zweige meist von Anfang an kahl. Blätter unterseits fast kahl (selten auf den Nerven behaart, sonst nur mit mehr oder weniger deutlichen, starren Achselbärten), jederseits mit 8 Seitennerven. – Fruchtstände zu 3 bis 4. – Rinde dunkelbraun, völlig glatt, von alten Stämmen stammend mit Borkenbildung. Junge Rinden haben nur eine dünne Korkschicht, darunter rotbraunes Rindenparenchym, dem ein Ring von Sklerenchymzellen folgt. Bastfasern fehlen der Rinde fast völlig. Bruch körnig. Markstrahlen stark sklerosiert, treten bei der getrockneten Rinde leistenartig hervor.

Inhaltsstoffe. 6% Gerbstoff und ein Flavonglykosid vom Hyperosid-Typus.

Anwendung. In der Homöopathie.

Alnus serrulata sive rubra HAB 34. Glatte Erle.

Die frische Rinde.

Arzneiform. Essenz nach § 3.

Arzneigehalt. 1/3.

Alnus serrulata HPUS 64. Tag Elder.

Die frische Rinde.

Arzneiform. Urtinktur: Arzneigehalt 1/10. Alnus, feuchte Masse mit 100 g Trockensubstanz und 200 ml Wasser = 300 g, dest. Wasser 200 ml, Alkohol USP (94,9 Vol.-%) 635 ml zur Bereitung von 1000 ml der Tinktur. – Dilutionen: D 2 (2×) enthält 1 Teil Tinktur, 3 Teile dest. Wasser, 6 Teile Alkohol; D 3 (3×) und höher mit Alkohol HPUS (88 Vol.-%). – Medikationen: D 3 (3×) und höher.

Alnus glutinosa (L.) GAERTN. (Betula alnus L. var. glutinosa L.). Schwarzerle.

Heimisch in Europa, Asien und Nordamerika in feuchten Wäldern, an Ufern und Gräben.

Strauch oder 20 m hoher Baum. Stamm schlank bis zum Wipfel reichend. – Rinde anfangs grünlich-braun, glänzend, glatt, später in eine zerklüftete, dunkelgraue Borke übergehend. Verästelung breit, ziemlich locker. Krone länglich-eiförmig. – Zweige anfangs kahl (höchstens ganz zerstreut behaart), klebrig. Stengelmark auf dem Querschnitt 3strahlig. Knospen deutlich gestielt, rotbraun. – Laubblätter gestielt (Stiel 1 bis 2 cm lang), kreisrundlich oder rundlich-verkehrteiförmig, am Grunde meist etwas keilförmig, 4 bis 9 cm lang und 3 bis 7 cm breit, an der Spitze stumpf, gestutzt oder ausgerandet, ausgeschweift gesägt, anfangs klebrig, später oberseits kahl, dunkelgrün, unterseitig heller grün und nur in den Nervenwinkeln rostgelb bärtig. Nebenblätter stumpf, schuppenartig, bald abfallend. – Männliche Kätzchen im Herbst und Winter violettbraun, im Frühjahr vor dem Laubausbruch blühend, braun, 6 bis 12 cm lang, zu 3 bis 5 endständig. Tragblätter bräunlich-purpurrot. Staubbeutel gelb. Fruchtzapfen rundlich, 1 bis 2 cm lang, die seitlichen deutlich gestielt. – Samen von einem sehr schmalen, undurchsichtigen Flügel umgeben.

Cortex Alni.

Erlenrinde, Schwarzerlenrinde.

Gerollte oder rinnenförmige, 1 mm dicke Rindenstücke mit einem graubräunlichen, glänzenden Periderm, innen braunrot, mit einem Steinzellenring unter dem Periderm. Die Innenfläche eben, orangerot, der Bruch uneben, nicht faserig.

Mikroskopisches Bild. Außenrinde aus mehreren Reihen tafelförmiger Korkzellen; Mittelrinde aus tangential gestreckten Parenchymzellen mit Chlorophyll oder Kristalldrusen; ein unterbrochener, gelblicher Steinzellenring teilt diese in 2 gleiche Hälften. Markstrahlen einreihig, Zellen fast quadratisch, mit braunem Inhalt, reihenweise Zellen mit Oxalatdrusen an den Begrenzungsstellen. In der äußeren Partie zerstreute Gruppen von Steinzellen. Die an der Innenfläche sichtbaren Leisten setzen sich in das Innere der Rinde als gelblichweiße, radiale Strahlen fort.

Inhaltsstoffe. Bis 20% Gerbstoff, ein Flavonglykosid vom Hyperosid-Typus, ein roter Farbstoff, Emodin(?), Alnulin $C_{30}H_{50}O$, Protalnulin $C_{30}H_{48}O$, fettes Öl, Harzsäuren, Phlobaphene, Taraxerol, Taraxeron, Lupeol, β-Sitosterin, Glutinon $C_{30}H_{48}O$ und Citrullin. In den Blättern Alnusfoliendiolon, 3β-Hydroxyglutin-5-en, δ-Amyrenon, Taraxerol, β-Sitosterin, Wachs und Saccharose.

Anwendung. Als Dekokt zum Gurgeln bei Angina und Pharyngitis, als Klysma bei Darmblutungen. Als Gerbmittel besonders in Ost- und Südeuropa. Die Blätter und Früchte in der Volksheilkunde.

Alnus incana (L.) MOENCH. (Betula alnus L. var. incana L.), Grau- oder Weißerle, und Alnus viridis (CHAIX DC. (Betula viridis CHAIX), Grünerle.

In Europa heimisch.

Ähnlich wie Alnus glutinosa zu bewerten.

Alnus japonica (THUNB.) STEUD. und A. sibirica.

Werden im Fernen Osten als Diureticum verwendet.

Alocasia

Alocasia macrorrhiza (L.) Sweet. Araceae.
Ceylon, malayische Inseln, Molukken.
Die Stärke der Knollen, Apéstärke, dient als wichtiges Nahrungsmittel.

Alocasia odora (Roxb.) Schott, Indien, Formosa, Philippinen, und **A. indica** (Roxb.) Schott var. typica, Indien, indomalayische Gebiete (kult.).
Liefern ebenfalls Stärke. Die Blätter der meisten Alocasia-Arten sind cyanogen.

Aloysia

Aloysia triphylla Britton. Verbenaceae.
Eine in Südamerika heimische Gartenstaude.

Inhaltsstoff. Äth. Öl mit Citral als Hauptbestandteil.

Anwendung. In Deutschland, Italien und Südamerika als Spasmolyticum, Aromaticum und Stomachicum. In Portugal als Stimulans. In Westafrika als Laxans. Die getrockneten Blätter als wohlschmeckender Tee von gutem Geruch und Zitronengeschmack, besonders in USA und Chile. Ein alkoholischer Extrakt aus den Blättern erwies sich als wirksam gegen verschiedene Bakterien.

Aloe

Die wichtigsten Stammpflanzen der Gattung Aloe, von der man heute etwa 250 Arten kennt, sind folgende:

Für Kap-Aloe (vermutlich auch für Uganda-Aloe): **Aloe ferox** Mill. (A. supralaevis Haw.), **Aloe plicatilis** (L.) Mill. (A. linguaeformis L. f.), **Aloe lingua** Willd., **Aloe africana** Mill., **Aloe barbadensis** Mill. [A. vera (L.) Webb non Mill., A. vulgaris Lam.], **Aloe spicata** L. f. sowie Varietäten und Kreuzungen dieser Arten und vermutlich auch **Aloe purpurascens** Haw.

Für Natal-Aloe: Nach Bryant [Pharm. J. *130*, 174 (1933)] **Aloe candelabrum** Berg. und **Aloe marlothii** Berg. Nach Rheede van Oudtshoorn [Planta med. (Stuttg.) *14*, 72 (1966)] nur **Aloe marlothii** Berg.

Für Sokotra-Aloe: **Aloe perryi** Bak. (außerdem laut HPUS 64 A. gummi, A. lucida, A. officinalis, A. rubescens, A. spicata, A. vera).

Für Zanzibar-Aloe: **Aloe perryi** Bak., evtl. auch **Aloe succotrina** Lam. (A. soccotrina DC.).

Für Mokka- (Mocha-) Aloe, Yemen- (Yamani-) Aloe und Aden-Aloe: **Aloe percrassa** Tod., **Aloe schimperi** Tod., **Aloe abyssinica** Lam. und womöglich auch **Aloe perryi** Bak.

Für Curacao-Aloe (sowie für Barbados-Aloe): **Aloe barbadensis** Mill.

Für Jaffarabad-Aloe: **Aloe striatula** Haw. (A. macowanii Bak.), vielleicht auch **Aloe abyssinica** Lam.

Für Musabbar- und Musambra-Aloe: **Aloe vulgaris var. officinalis** Forsk. und **Aloe abyssinica** Lam.

Liliaceae – Asphodeloideae – Aloeae.

Heimisch in Afrika, nach Asien, Amerika und Europa eingeführt. Kulturen in Süd- und Ostafrika, Indien und Westindien.

Typische Xerophyten mit krautigen, strauch- oder baumartigen, manchmal 2 bis sogar 18 m hohen Formen. Letztere mit mehr oder minder gut entwickeltem Stamm, der an seiner Spitze einen Schopf großer, sukkulenter, bis 50 cm langer Blätter trägt. Sie kommen in erster Linie zur Drogengewinnung in Frage.

Aloe[1]. Succus Aloes inspissatus. Bärengalle. Aloes. Aloès. Acibar. Aloe do Cabo. Alona. Sabr. Musabbar. Zabila. Aloj.

Aloe DAB 7 – BRD, DAB 7 – DDR, ÖAB 9, Helv. V, USP XVII, Ital. VII, Hisp. IX, Jug. II, Hung. V, Pol. III, CsL 2, Fenn. 37, Nord. 63, Belg. IV, Ned. 6, Ross. 9, Jap. 62, Ind.P.C. 53, Chil. III. Aloes BP 63, BPC 63, Ind.P. 66. Aloès CF 65. Áloe Brasil. 2. Außerdem in Portug. 35 offizinell.

Verschiedene Arzneibücher (Helv. V, Hisp. IX, Hung. V, Pol. III, CsL 2, Nord. 63, Fenn. 37) schreiben ausschließlich Kap-Aloe vor, Ned. 6 Curacao-Aloe, während alle übrigen Arzneibücher Kap-, Curacao-, Sokotra- und andere Aloe-Arten zulassen.

Die Droge stellt den eingekochten, entweder aus den abgeschnittenen, mit der Schnittfläche nach unten aufgestellten Blättern freiwillig ausgeflossenen, im frischen Zustand gelbbraunen Saft dar; oder man zerschneidet und zerstampft die Blätter und preßt den Saft aus. Es ergibt sich so eine spröde Masse, die je nach Herkunft und Bereitung gelbgrün, braun, dunkelbraun bis schwarz gefärbt, glänzend durchscheinend oder matt sein kann (s. u.).

Mikroskopisches Bild des Pulvers (Glycerinpräparat oder trocken!). Unregelmäßig zerbrochene, gelbbräunliche Splitterchen der amorphen Masse. Je nach Handelssorte findet man sehr selten, gelegentlich oder sehr häufig Einlagerungen von kleinen Aloinkristallen. Bei Hepatica-Sorten (s. u.) ist die ganze Masse von Kristallen durchsetzt. Zusatz von Wasser bedingt teilweise Lösung und Bildung von grünlichbraunen Tröpfchen.

Handelssorten. Nach dem äußeren Aussehen unterscheidet man hauptsächlich zwei Typen, in die sich alle Handelssorten mit Übergängen einordnen lassen: 1. Aloe lucida, glasartig durchscheinend und glänzend; 2. Aloe hepatica, durch kristalline Aloinabscheidung leberfarben mit matter Oberfläche. Diese Einteilung sagt jedoch nichts über die Qualität der Droge aus. Das unterschiedliche Aussehen ist von der Art des Eindickens des frischen Saftes abhängig. Alle mit großer Hitze dargestellten Sorten enthalten das Aloin in amorpher Form und sind durchsichtig, alle durch langsames Einengen dargestellten Sorten enthalten das Aloin in kristalliner Form und sind somit matt. Während früher für ein bestimmtes Erzeugergebiet jeweils eine bestimmte Sorte typisch war, trifft dies heute nicht mehr zu! Eine Einteilung der Sorten nach den Stammpflanzen ist nicht möglich, da diese bis heute nur z. T. genau bekannt sind. Deshalb wird üblicherweise nach der geographischen Herkunft unterschieden.

A. Südafrikanische Sorten.

1. **Kap-Aloe.** Aloe capensis. Aloès du Cap.

Republik Südafrika, Kap-Provinz.

Unter Kap-Aloe versteht man meist die Lucida-Ware, während unter der Bezeichnung Uganda- oder Crown-Aloe (s. u.) eine Hepatica-Sorte im Handel ist.

Gewinnung. Die abgeschnittenen Blätter werden um eine im Boden angebrachte, mit Ziegen- oder Pferdefell ausgekleidete Vertiefung zu einem kuppelartigen, etwa 1 m hohen Bau so aufgestapelt, daß alle Schnittflächen der Vertiefung zugekehrt sind und der aus ihnen austretende Saft in die Vertiefung fließen kann. Nach einigen Stunden wird der ausgeflossene Saft in Kanister oder andere Behälter gefüllt und entweder alsbald von den Eingeborenen über freiem Feuer unter Umrühren eingekocht oder an Fabriken abgeliefert, die das Einkochen in größerem Maßstab betreiben.

Die Lucida-Sorte besteht aus dunkelbraunen, glänzenden, zuweilen leicht bestäubten und grünlich schimmernden Massen, die leicht in glasglänzende Stücke mit muscheligen Bruchflächen und in scharfkantige, rötliche bis hellbraune Splitter zerbrechen.

Gehalt. Die Sorte zerfällt laut L. HÖRHAMMER, H. WAGNER et al. [Arzneimittel-Forsch. *13*, 537 (1963)] in zwei Gruppen: Typ A (Exporthafen Mossel Bay) aloinosidhaltig, Typ B (Exporthafen Port Elizabeth) aloinosidfrei. Typ A stellt auf Grund des zugleich höheren Aloingehaltes (23–27% gegenüber 11–22% beim Typ B) die wertvollere Droge dar. Die beiden Typen lassen sich d. chr. (s. u.) unterscheiden.

2. **Uganda-Aloe.** Crown-Aloe.

Republik Südafrika (Ostafrika).

Uganda-Aloe ist in keinem Arzneibuch besonders aufgeführt. Der Name beruht offenbar auf der irrtümlichen Annahme, die Ware würde aus Uganda stammen. Es handelt sich jedoch um eine Kap-Sorte, die früher von Produzenten geliefert wurde, die den Aloesaft von

---

[1] Abbildung bei L. HÖRHAMMER: Teeanalyse, Tafel 60, Abb. 541 und 542.

den Sammlern kauften, ihn einer leichten Fermentation unterwarfen und in hölzernen Trögen in der Sonne trockneten. In den Handel kam diese Sorte in Ballen als grobes oder feines Pulver und in Ziegelsteinform in rotes Papier eingewickelt.

Die Droge ist leberbraun, mit harzigem Bruch, der im reflektierten Licht einen goldbronzenen Glanz zeigt. Geruch sehr aromatisch; Geschmack bitter aromatisch.

Neuerdings wurden jedoch auch Sorten am Markt beobachtet, die tatsächlich über Uganda in den Handel gebracht wurden; sie haben jedoch mit der eben beschriebenen Sorte nichts zu tun.

3. Natal-Aloe. Natal-Aloes. Aloès du Natal.

Republik Südafrika, Provinz Natal, bei Pietermaritzburg. Nach anderen Autoren aus Rhodesien und Transvaal über Natal in den Handel gebracht.

Natal-Aloe spielt im Handel keine Rolle mehr. Ihre Verwendung ist durch die meisten Arzneibücher ausgeschlossen (s. Prüfung).

Die Droge ist unregelmäßig, meist undurchsichtig, mit einem Bruch, der weniger glänzt als bei Kap-Aloe und mit einer vollkommen abweichenden grünlichen Schieferfarbe. Das Pulver graugrün oder fahlgelb, mit Geruch nach Kap-Aloe.

Übliche Gehaltsbestimmungen (s. d.) ergaben meist Werte unter 5% Aloin, weshalb sie im allgemeinen als minderwertig betrachtet wird.

B. Ostafrikanische Sorten.

1. Sokotra-Aloe. Socotrine Aloe. Aloe socotrino. Aloès Socotrin. Hepatic, Mocha, Moka oder Socotrina aloes.

Insel Sokotra im Golf von Aden.

Nach USD 60 soll sie die ursprüngliche Droge darstellen und bereits zur Zeit Alexanders d. Gr. 333 v. Chr. auf der Insel Sokotra hergestellt worden sein.

Gewinnung. Die Blätter werden das ganze Jahr über geschnitten und der Saft in Schafoder Ziegenfellen aufgefangen. Der gesammelte Saft wird an der Luft eingetrocknet. Nach einem Monat dieser langsamen Trocknung wird der eingedickte, viskose Saft mit dem arabischen Namen Jâyef Gesheeshah und nach weiteren Wochen der Trocknung, wenn er hart geworden ist, als Jâyef Kasahul bezeichnet. Auf Grund dieses primitiven Gewinnungsverfahrens ist Sokotra-Aloe meist stark verunreinigt.

Nach USD 60 verläuft der Handelsweg dieser Sorte von der Insel zunächst an die Ostküste Afrikas zu den arabischen Händlern, die die Droge dann weiter nach Bombay verschiffen. Von dort wird diese Aloe-Sorte dann in Fässern, Kanistern oder Ziegenfellen über London nach den USA exportiert.

Die Droge ist rötlich- bis bräunlichschwarz, undurchsichtig, glatt und glänzend und besitzt einen charakteristischen Geruch. Ihr Bruch ist muschelartig.

Gehalt. Zwischen 22 und 26% Aloin.

2. Zanzibar-Aloe. Aloès de Zanzibar.

Insel Sokotra, evtl. Innerafrika.

Zanzibar-Aloe ist eine leberfarbene Art der Sokotra-Aloe (Hepatica-Sorte), die ebenfalls durch langsames Eintrocknen des Saftes gewonnen wird. Die Droge ist leberbraun, mit mattem, wachsartigem und fast glattem, geradem Bruch. Geruch ebenfalls charakteristisch. Sie wird in Häute gegossen, in Kisten verpackt und verschifft.

3. Mokka (Mocha-) Aloe. Yemen- (Yamani-) Aloe und Aden-Aloe.

Ostafrika, Arabien. Spielen im europäischen Handel nur eine untergeordnete Rolle.

C. Westindische Sorten.

1. Curacao-Aloe (Venezuela Aloe, Barbados-Aloe). Aloe curassavica. Curacao aloes. Aloès du Barbadas. Aloès de Curacao. Aloès des Antilles. Aloe Curacau.

Inseln Aruba und Bonaire (niederl. Antillen), exportiert über Curacao.

Die Droge besteht aus undurchsichtigen, dunkelbraunen Massen mit mattem, wachsartigem und muscheligem Bruch. Sie hat einen charakteristischen, an Jodoform erinnernden Geruch. Gelegentlich kommen auch glasartige Sorten vor.

Gehalt. Zwischen 33 und 40% Aloin.

Gewinnung. Die Ernte erfolgt vom 3. Jahr an, die Normalproduktion hört mit 12 Jahren auf. Zur Ernte werden die Blätter abgeschnitten und in V-förmige Tröge gebracht. Der ablaufende Saft, der sich tagelang ohne sichtbare Zersetzung hält, wird eingedampft, wobei das äth. Öl verlorengeht. Fertige Aloe wird in Holzkisten oder Kalebassen gegossen.

2. Barbados-Aloe.

Die Sorte wurde früher auf der Insel Barbados gewonnen. Heute wird die Bezeichnung „Barbados-Aloe" auch für Curacao-Aloe verwendet.

3. Weitere Sorten aus dem mittelamerikanischen Raum stammen aus der Dominikanischen Republik, aus Jamaika und Cuba.

D. Indische Sorten.

1. Jaffarabad-Aloe.

Jaffarabad.

2. Musabbar- und Musumbra-Aloe.

Methoden zur Unterscheidung der Sorten.

Mikroskopische Unterscheidung. Sie wurde von FAIRBAIRN [Pharm. J. *156*, 381 (1946)] beschrieben. Aloe wird in einer Mischung von 2 Teilen Glycerin und 1 Teil Alkohol (95 Vol.-%) aufgeschwemmt. Unter dem Mikroskop lassen sich dann die einzelnen Sorten an ihrer verschiedenen Kristallform erkennen.

Farbreaktionen der Arzneibücher. 1. Salpetersäurereaktion nach BAINBRIDGE und MORROW: a) USP XVII: Aloepulver löst sich in Salpetersäure unter Aufbrausen zu einer rötlichbraunen bis braunen oder grünen Lösung. Analog BP 63, Ind. P. C. 53. DAB 7 – DDR verwendet für 0,05 g Aloepulver 1,0 ml 5 n Salpetersäure und 3 Tr. rauchende Salpetersäure. – b) USP XVII: In einem Kolben wird 1 g feingepulverte Aloe mit 25 ml kaltem Wasser innig gemischt und unter gelegentlichem Umschütteln 2 Stdn. stehengelassen. Dann wird filtriert und das Filter mit so viel kaltem Wasser nachgewaschen, daß 100 ml Filtrat erhalten werden. Das Filtrat ist bei Sokotra-Aloe dunkelgelb, bei Curacao-Aloe dunkelorange und bei Kap-Aloe grüngelb gefärbt. Bei längerem Stehen dunkelt es nach. – c) USP XVII: Gibt man zu 5 ml des bei b) erhaltenen Filtrates 2 ml Salpetersäure, so gibt Sokotra-Aloe eine orangegelbe, Curacao-Aloe eine rötlichorange und Kap-Aloe eine rötlichbraune, schnell grün werdende Färbung. Analog Ross. 9, Ind. P. C. 53. DAB 7 – BRD gibt zur Prüflösung 2,0 ml einer Mischung von 20,0 ml konz. Salpetersäure (R 412) und 0,50 ml Natriumnitritlösung II (R 329). – 2. Reaktion nach KLUNGE s. unter Prüfung. – 3. Reaktion nach HISTED s. unter Prüfung. – 4. CF 65: Gibt man zu 10 ml der Lösung (0,5 g Droge + 100 ml Wasser, über Tabak filtriert) 1 ml einer 1%igen wäßrigen Perjodsäure-Lsg., so nimmt die Flüssigkeit bei Kap-Aloe eine zartrosa Färbung an, die nach 1 Std. in ein beständiges Gelb übergeht, bei Barbados-Aloe eine johannisbeerrote Färbung, die über Stunden bestehen bleibt. – 5. Reaktion nach WARE mit Essigsäure und Natriumnitrit s. GSTIRNER. – 6. Kap- und Barbados-Aloe geben mit Natronlauge und Ammoniumsulfid beim Erwärmen eine grüne bis grünbraune, Natal-Aloe eine braune Färbung. Empfindlichkeit bei Kap-Aloe etwa 1 : 10000, bei Barbados-Aloe 1 : 50000. Die Färbung ist durch das Aloin bedingt.

Differenzierungsmethode. Nach ROSENTHALER mit Bromwasser oder mit α-Methylphenylhydrazin s. BERGER.

Chromatographische Unterscheidungsmethoden. Die Chromatographie stellt die zuverlässigste Identifizierungsmethode für die einzelnen Aloesorten dar. Gegenüber verschiedenen p. chr. Verfahren hat sich die d. chr. Methode nach L. HÖRHAMMER, H. WAGNER et al. [Dtsch. Apoth. Ztg *105*, 827 (1965)] auf Grund der guten Auftrennung und des geringeren Zeitaufwandes als überlegen erwiesen. Die einzelnen Aloesorten geben jeweils typische Chromatogrammbilder. Das DAB 7 – DDR hat diese Methode übernommen.

Durchführung. Adsorbens: Kieselgel G Merck. Die Platten werden entweder nach dem Streich- oder Gießverfahren hergestellt. – Fließmittel: Äthylacetat-Methanol-Wasser (100 : 16,5 : 13,5). Die Laufzeit beträgt bis zu einer Höhe von etwa 15 cm 75 bis 90 Min. – Mengenangaben: Das Aloepulver wird im Verhältnis 1 : 20 in Methanol unter Schütteln und leichtem Erwärmen gelöst. Von der Lösung werden 0,005 ml aus einer Blutzuckerpipette (oder etwa 5 mm aus einem Schmelzpunktröhrchen mit 1 bis 1,2 mm Durchmesser) als 1 cm breiter Strich aufgetragen. Als Test kann die gleiche Menge einer frisch bereiteten 0,5%igen Lösung von Aloin in Methanol aufgetragen werden.

Identifizierung. Die Auswertung der unbehandelten oder mit 10%iger methanolischer Kalilauge besprühten Chromatogramme erfolgt zunächst unter dem UV-Licht (Abb. 16).

Durch anschließendes Besprühen der Dünnschichtplatten mit einer 0,5%igen wäßrigen Echtblausalz-B-Lösung (Merck) werden zahlreiche der im UV-Licht fluorescierenden Flecke am Tageslicht mit orangegelber, purpurroter, violetter oder grüner Farbe sichtbar (Abb. 17).

Bestandteile. Die laxierenden Wirkstoffe sind Anthrachinonderivate. Hauptbestandteil ist das Aloin (Barbaloin, Kapaloin), ein Glyko-aloeemodin-anthron, das beinahe in jeder Sorte nachweisbar und je nach Drogenart in Mengen von weniger als 5% bis 40% enthalten ist. Nach McCarthy und Rheede van Oudtshoorn [Planta med. (Stuttg.) *14*, 62 (1966)] schwankt der Aloingehalt in Aloe ferox und A. marothii im Verlaufe des Jahres erheblich und ist in den Sommermonaten am höchsten. Weitere aloinartige Stoffe (ähnlich dem Aloin aufgebaute Glykosyl-Anthronverbindungen) z. B. in Natal-Aloe, Homonataloin (10-Glucosylderivat des 1,7-Dihydroxy-8-methoxy-3-methylanthrons) und Nata-

Abb. 16 u. 17. Dünnschichtchromatogramme der einzelnen Aloesorten [nach L. Hörhammer, H. Wagner et al.: Dtsch. Apoth. Ztg *105*, 827 (1965)].

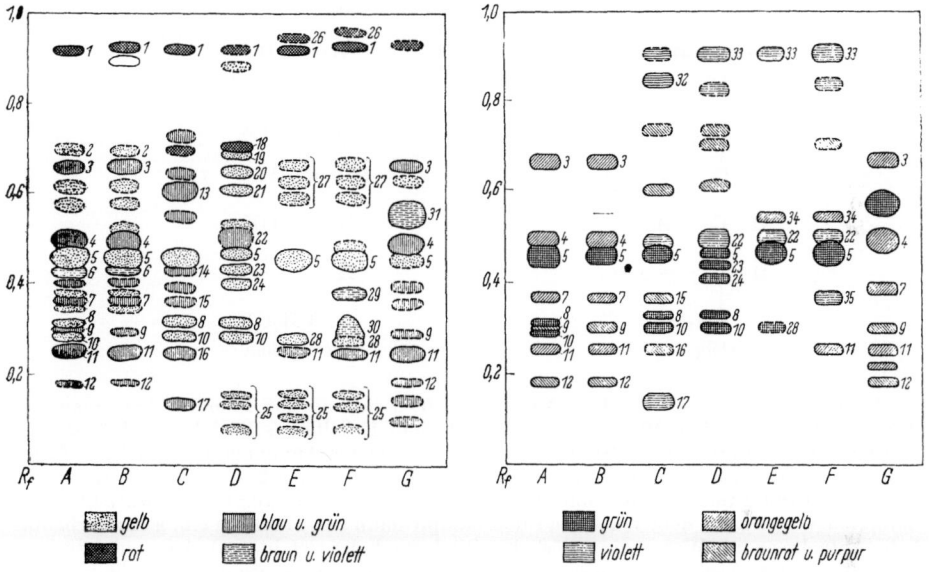

Abb. 16. Chromatogrammschema der Aloesorten nach Besprühen mit methanolischer Kalilauge im UV-Licht.

Abb. 17. Chromatogrammschema der Aloesorten nach Besprühen mit Echtblausalz-Lösung im Tageslicht.

A Kap-Aloe, aloinosidhaltig; *B* Kap-Aloe, aloinosidfrei; *C* Ostafrikanische Aloe; *D* Sokotra-Aloe; *E* Indische Aloe; *F* Westindische Aloe; *G* Natal-Aloe.

1 Aloeemodin; *2* p-cumarsäurehaltiges Harz; *5* Aloin; *8* Aloinosid B; *10* Aloinosid A; *11* Harzgrundkörper; *18* Aloeemodinrhamnosid; *26* Chrysophanol; *29* „Isobarbaloin"; *31* Homonataloin; *34* zimtsäurehaltiges Harz.

Die übrigen mit Ziffern bezeichneten Flecke sind unbekannt und von aloinartigem oder harzartigem Charakter.

loin, nach Haynes et al. (J. chem. Soc. *1960*, S. 4879) vermutlich das Monohydrat des Homonataloins. In Curacao-Aloe soll neben Aloin eine isomere Form, das „Isobarbaloin" enthalten sein (Struktur noch umstritten). Weiter wurden nachgewiesen Aloinosid A und B (Glykoside des Aloins; Aloinosid B = Aloeemodin-9-anthron-10-D-glucosyl-11-mono-α-L-rhamnosid). In geringer Menge auch Aloeemodin (0,05—0,5%) und Chrysophanol in freier Form bzw. als Glykoside, z. B. Aloe-emodin-rhamnosid. Noch nicht völlig aufgeklärt ist die Zusammensetzung des in beträchtlicher Menge (10—20%) enthaltenen Harzes, aus dem sich p-Cumar-, bzw. Zimtsäure (Curacao-Aloe) sowie Essigsäure und Arabinose abspalten lassen. Daneben werden noch geringe Mengen an hormonähnlichen Substanzen, äth. Öl und Aleosol (ein komplexes Phenol) angegeben. McCarthy und Price [Planta med. (Stuttg.) *14*, 146 (1966)] berichteten über die Verteilung von Harzkörpern in 55 Aloearten. Außer Aloin und Aloeharz (Inhalt der Aloezellen) enthalten die Aloearten im zentralen, chlorophyllosen Teil der Blätter viel Schleim.

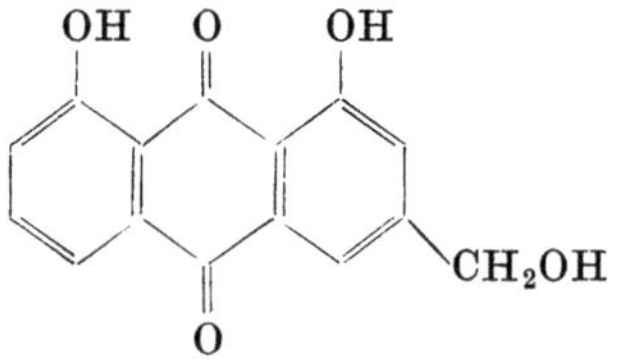

Aloeemodin

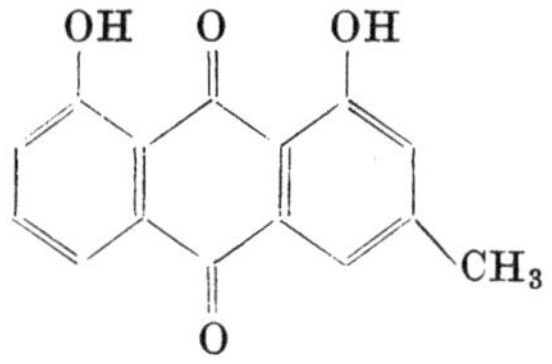

Chrysophanol

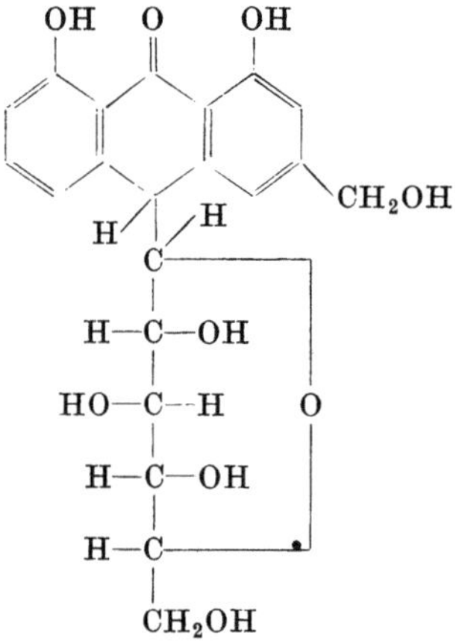

Aloin

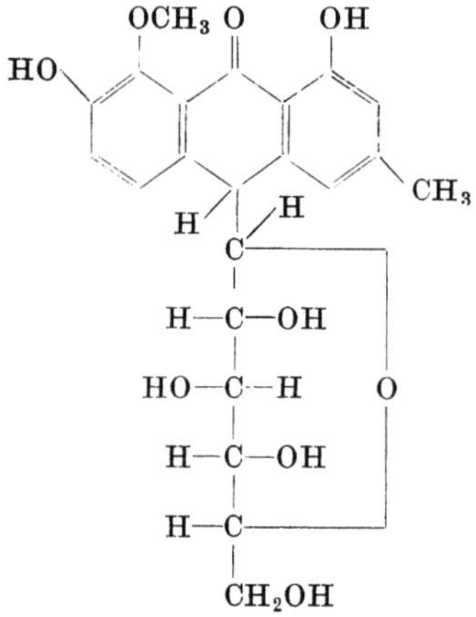

Homonataloin

Nachweis der Bestandteile. 1. BORNTRÄGERsche Reaktion auf Emodin: Löst man 1 g Aloe in 10 g kochendem Wasser, filtriert nach dem Erkalten, schüttelt das Filtrat mit Äther aus und schüttelt den abgetrennten Äther mit etwas Ammoniakflüssigkeit, so färbt sich diese bei den verschiedenen Sorten mehr oder minder rot. – 2. KREMELsche Reaktion auf Aloin: Erhitzt man 1 g Aloe mit 20 ml Salpetersäure 2 Std. lang unter Zusatz des verdampften Wassers auf dem Wasserbad und dampft dann zur Trockene ein, so hinterbleibt beim Aufnehmen mit Wasser ein unlöslicher Rückstand, der sich in verd. Ammoniakflüssigkeit mit violetter Farbe löst. Hierbei wird Aloin zu Chrysaminsäure oxydiert, die ein violettes Ammonsalz liefert. – 3. Chromatographie: Zur Auftrennung und zum Nachweis der Aloebestandteile sind zahlreiche chromatographische Verfahren beschrieben worden, von denen nur Beispiele angegeben werden können. – a) Papierchromatographie nach AWE und WACHSMUTH-MELM [Pharm. Ztg (Frankfurt) *102*, 1034 (1957)]. Technik: Absteigende Papierchromatographie auf 4 cm breiten und 50 cm langen Streifen (S & S 2043 b Mgl) mit Butanol-Eisessig-Wasser (4:1:5, Oberphase) bis zu einer Laufmittelstrecke von 40 cm (etwa 14 Std.). – Auftragmengen: 0,05 ml einer 3%igen methanolischen Aloelösung als 5 mm breiter Strich. – R_f-Werte: Aloin 0,65 (im UV-Licht orange; nach Besprühen mit alkoholischer Kalilauge gelb). – b) Papierchromatographie nach BÖHME und KREUTZIG [Dtsch. Apoth. Ztg *103*, 505 (1963)]. Technik: Absteigende Papierchromatographie (S & S 2043 b Gl) mit Äthylacetat-Eisessig-Wasser (4:1:5, Oberphase) bis zu einer Laufmittelstrecke von 40 cm (etwa 12 Std.). – Auftragmengen: 0,1 bis 0,2 mg Aloe. – R_f-Werte: Aloin 0,67. – c) Dünnschichtchromatographie nach HÖRHAMMER et al. [Pharm. Ztg (Frankfurt) *108*, 259 (1963)]. Technik: Kieselgel-G-Dünnschichtplatten mit Äthylacetat-Methanol-Wasser (100:16,5:13,5) bis zu einer Laufmittelstrecke von 15 cm (75 bis 90 Min.). – Auftragmengen: 0,005 ml einer 5%igen methanolischen Aloelösung als 1 cm breiter Strich. – R_f-Werte: Aloin 0,46; Aloinoside A und B 0,28 bzw. 0,32; Harzstoffe 0,25 und 0,50.

Nachweis von Aloe in bitteren Schnäpsen. Die betreffende Flüssigkeit wird mit Benzin ausgeschüttelt und der Benzinauszug mit einigen Tropfen Ammoniakflüssigkeit unter Schütteln gelinde erwärmt; färbt sich die Ammoniakflüssigkeit dann nicht violettrot, so ist keine Aloe vorhanden, andernfalls kann die Färbung auch durch Cortex Frangulae, Folia Sennae, Rhizoma Rhei, Fructus Rhamni catharticae hervorgerufen werden.

Um Aloe in Bier nachzuweisen, verfährt man nach DRAGENDORFF folgendermaßen: 2 Liter Bier werden im Wasserbad auf die Hälfte eingedampft, noch heiß mit soviel neutralem Bleiacetat versetzt, als noch ein Niederschlag entsteht, und der letztere rasch abfiltriert, aber nicht ausgewaschen. Das Filtrat wird mit verd. Schwefelsäure entbleit und von dem abgesetzten Bleisulfat abfiltriert; das Filtrat wird hierauf mit soviel Ammoniakflüssigkeit versetzt, daß alle Schwefelsäure und ein Teil der Essigsäure neutralisiert sind (Methylanilinviolettlösung darf durch einige Tropfen nicht mehr blau gefärbt werden) und auf 250 bis 300 ml eingedunstet. Der Rückstand wird, um Dextrin u. a. zu fällen, mit 4 Vol. absolutem Alkohol gemischt, die Mischung gut durchgeschüttelt und nach 24stündigem Stehen im Keller filtriert. Nachdem der größte Teil des Alkohols abdestilliert ist, schüttelt man mit Amylalkohol aus. Nach dem Verdunsten der Amylalkoholauszüge bleibt ein Rückstand, der den charakteristischen Aloegeschmack hat, mit Brom-Bromkalium, Bleiessig und Mercuronitrat Niederschläge liefert sowie alkalische Kupfer- und Goldlösung reduziert. Durch Gerbsäure wird die wäßrige Lösung des Rückstandes gefällt, der Niederschlag aber durch einen Überschuß teilweise wieder gelöst. Es empfiehlt sich, mit dem Rückstand auch die DIETERICHsche Aloinreaktion anzustellen: Dampft man eine Spur davon mit 4 Tr. rauchender Salpetersäure ein und nimmt den Rückstand mit einem Tr. Alkohol auf, so geht die hierbei entstandene rote Farbe auf Zusatz von wenig alkoholischer Kaliumcyanidlösung in Rosa über. Diese Reaktion soll bei 0,0005 g Aloin noch deutlich sein.

Prüfung. Identität. Nach ÖAB 9: 1 g Aloe löst sich in 9 ml siedendem Alkohol fast klar; die heiß filtrierte Lösung muß beim Erkalten klar bleiben. Ähnlich Helv. V. – ÖAB 9. 0,5 g Aloe lösen sich in 50 ml siedendem Wasser zu einer leicht trüben Flüssigkeit, die sich beim Erkalten stärker trübt und aus der sich eine schmierige Masse abscheidet. Mit der filtrierten Lösung (Stammlösung) werden die folgenden Prüfungen ausgeführt (ähnlich DAB 7 –BRD, Helv. V; BP 63 und BPC 63 lassen die Lösung mit Kieselgur klären): a) 1 ml der Stammlösung gibt mit 1 ml Bromwasser sofort einen deutlichen, gelben Niederschlag. Ähnlich Helv. V, BP 63, BPC 63. b) Wird 1 ml der Stammlösung mit 20 ml Wasser verdünnt, so tritt auf Zusatz von 20 ml Natriumtetraboratlösung eine grüne Fluorescenz auf. Ähnlich DAB 7 – BRD, Helv. V, BP 63, BPC 63, Ross. 9, Nord. 63. c) Man schüttelt 5 ml der Stammlösung mit 5 ml Benzol aus; wird die abgetrennte gelbe Benzollösung mit 5 ml Ammoniak geschüttelt, so färbt sich diese schwach kirschrot. Ähnlich Helv. V. Ross. 9 schüttelt mit Äther aus. BP 63 und BPC 63 bereiten die Lösung, die anschließend mit Benzol ausgeschüttelt wird, wie folgt: 0,1 g Pulver oder kleine Stücke werden in einer Mischung aus 5 ml Eisenchlorid-Testlösung und 5 ml verd. Salzsäure 5 Min. auf dem Wasserbad erhitzt. – Nach Helv. V: 5 dg Aloe werden in einer Porzellanschale mit einer Mischung von 3 ml konz. Salpetersäure und 6 ml Wasser übergossen; die entstandene Lösung wird 2 Std. lang unter Ersatz der verdampften Salpetersäuremischung auf dem Wasserbade erhitzt und schließlich zur Trockene eingedampft. Der Rückstand muß, mit 30 ml Wasser übergossen, ein braunes Pulver hinterlassen, das nach dem Abfiltrieren und Nachwaschen mit 30 ml Wasser sich in einer Mischung von 2 ml verd. Ammoniak-Lsg. und 28 ml Wasser mit violetter Farbe lösen muß.

Löslichkeit. Nach Helv. V (für Kap-Aloe): Löslich in Alkalien, konz. Essigsäure, Glycerin, abs. Alkohol; teilweise löslich in Wasser; fast unlöslich in Äther; unlöslich in Benzin, Chloroform, Petroläther. – Nach DAB 7 – BRD: Wenig löslich in Wasser von 20° und fast ohne Rückstand löslich in siedendem Wasser. – Nach BP 63, BPC 63, Ind. P. 66: Fast ganz löslich in 60%igem Alkohol. – Nach CF 65: Fast ganz löslich in 60%igem Alkohol und in 1 : 10 verd. Ammoniak.

Reinheit. Auf Hepatica-Sorte. Nach ÖAB 9: 10 ml der Stammlösung (s. o.) werden mit 10 ml Wasser und 1 Tr. Kupfersulfatlösung versetzt. In der gelb gefärbten Lösung darf nach Zusatz von 1 Tr. gesättigter Natriumchloridlösung und einigen Tr. Alkohol keine Rotfärbung auftreten. Ähnlich Helv. V, BPC 63. – Auf Natal-Aloe. Nach ÖAB 9: Versetzt man 3 bis 5 Tr. der Stammlösung (s. o.) in einer Porzellanschale mit 1 ml konz. Schwefelsäure und fügt 1 Tr. rauchende Salpetersäure hinzu, so darf sich die Lösung innerhalb von 1 Min. nicht grün färben. Ähnlich Helv. V, Hisp. IX. Nach BPC 63: Mischt man das Pulver mit Schwefelsäure und bläst Salpetersäuredämpfe darüber, so entsteht eine tiefblaue Farbe. – Auf Gummi und mineralische Beimengungen. Nach Ross. 9: Löst man 1 g Aloe in 50 ml heißem Alkohol, so muß die Lösung nach dem Abkühlen fast durchsichtig sein. – Auf Verfälschungen mit schwarzem Catechu, Eisenteilen und Steinen. Nach Ind. P. C. 53: Der alkohollösliche Extrakt wird unter dem UV-Licht geprüft, wobei Aloe an der braunen und schwarzer Catechu an der schwarzen Farbe zu erkennen sind. – Auf Harze. Werden 0,5 g Aloe mit 10 ml Chloroform unter Umschütteln erwärmt, so darf sich das Chloroform nur schwach gelblich färben. – Werden 0,5 g Aloe mit 10 ml Äther unter Umschütteln erwärmt, so darf sich der Äther nur schwach gelblich färben und beim Verdunsten höchstens 5 mg Rückstand hinterlassen.

Mindestgehalt an Anthracenderivaten: 20% ÖAB 9 (Aloin); 18 bis 21% DAB 7 – DDR (ber. als Aloin, bei 105° getrocknet); 18% DAB 7 – BRD (ber. als wasserfreies Aloin); 2% CsL 2 (ber. als 1,8 Dihydroxyanthrachinon). – Max. Aschegehalt: 1,5% DAB 7 – DDR,

ÖAB 9, Helv. V, Belg. IV, Hisp. IX, Jug. II; 2% DAB 7 – BRD, Nord. 63, Ned. 6; 3% CsL 2; 4% Pol. III, Jap. 62, Ind. P. C. 53, USP XVII, Ross. 9, Brasil. 2; 5% BP 63, BPC 63, Ital. VII, Hung. V, Chil. III. Ind. P. 66. – Sulfatasche max. 3% CF 65. – Säureunlösliche Asche max. 0,5% Hung. V. – Max. Feuchtigkeitsgehalt: 10% DAB 7 – BRD, BP 63, BPC 63, CF 65, CsL 2, Pol. III, Jug. II, Ital. VII, Ross. 9, Ind. P. 66; 12% ÖAB 9, Helv. V, USP XVII, Ned. 6, Hisp. IX, Hung. V, Jap. 62, Ind. P. C. 53, Brasil. 2; 14% Chil. III. – Äthanolunlösliche Bestandteile max.: 5% DAB 7 – BRD; 10% USP XVII, Ital. VII, Ind. P. C. 53, Ind. P. 66, Brasil. 2. – Nichtharzgehalt mind. 80% Helv. V, Chil. III. – Wasserlöslicher Extrakt mind.: 75% BP 63, BPC 63; 70% Nord. 63; 57% Ned. 6; 50% USP XVII, Ital. VII, Hung. V, Ross. 9, Jap. 62. 25% Ind. P. 66. Äthanollöslicher Extrakt mind. 90% Hung. V.

Bestimmung der äthanolunlöslichen Bestandteile. Nach DAB 7 – BRD: 1,0 g gepulverte Droge, bis zur 3. Dezimale des Grammgewichtes genau gewogen, wird in einem Glassintertiegel (G1) mit 50 ml 96%igem Äthanol in einem Extraktionsgerät unter Rückfluß extrahiert. Der Tiegel wird bei 105° getrocknet und gewogen. USP XVII kocht die obige Mischung 15 Min. und schüttelt danach 1 Std.

Bestimmung des Nichtharzgehaltes. Nach Helv. V: In einem 100 ml fassenden, mit einem Siedesteinchen versehenen und damit tarierten Erlenmeyerkolben wird 1 g Aloepulver auf mind. 2 Dezimalen genau gewogen und auf dem Wasserbad am Rückfluß in 5 ml Methanol gelöst. Alsdann gibt man, während die Lösung stets in schwachem Sieden gehalten wird, in kleinen Portionen 30 ml Chloroform durch den Kühler zur Lösung. Man läßt das verschlossene Kölbchen über Nacht bei gewöhnlicher Temperatur stehen, wägt den Inhalt des Kölbchens und filtriert durch ein trockenes Faltenfilterchen von 8 cm Durchmesser in einen mit einem Siedesteinchen versehenen und damit genau tarierten 100 ml fassenden Erlenmeyerkolben mit Glasstopfen. Das Filtrat wird gewogen und das Lösungsmittel auf dem Wasserbad vollständig abdestilliert. Zur gänzlichen Befreiung von Chloroform wird während 20 Min. ein trockener Luftstrom durch das auf dem Wasserbad befindliche Kölbchen geleitet, der Rückstand während 1 Std. bei 103 bis 105° getrocknet und im Schwefelsäure-Exsikkator erkalten gelassen. Hierauf verschließt man das Kölbchen und wägt. Der Prozentgehalt an Nichtharzen ermittelt sich nach folgender Formel.

$$x = \frac{d \cdot b \cdot 100}{a \cdot c}.$$

a = verwendete Menge Aloe;
b = Gewicht des Kölbcheninhaltes;
c = Gewicht des Filtrates;
d = Gewicht des getrockneten Rückstandes.

Bestimmung der wasserlöslichen Substanzen. Nach USP XVII: 2 g Aloe, genau gewogen, werden mit etwa 70 ml Wasser mazeriert und die Mischung während 8 Std. in Abständen von 30 Min. umgeschüttelt und weitere 16 Std. ohne Schütteln stehengelassen. Dann wird filtriert und das Gefäß und der Rückstand mit kleinen Mengen Wasser gewaschen, bis das Filtrat 100 ml beträgt. 50 ml des Filtrates werden auf dem Dampfbad zur Trockene eingedampft und der Rückstand bei 110° bis zur Gewichtskonstanz getrocknet. Der Rückstand soll mind. 50% betragen. – Nach BP 63: Zur Bestimmung werden 1 g feingepulverte Aloe mit 50 ml Wasser von 80° so lange geschüttelt, bis sich nichts mehr löst. Nach dem Abkühlen wird mit Wasser auf 100 ml aufgefüllt und wieder geschüttelt. Die Mischung wird dann über Nacht stehengelassen, 1 g Kieselgur zugesetzt, gut umgeschüttelt und filtriert. 25 ml des Filtrates werden dann in einer Schale zur Trockne eingedampft und der Rückstand bei 105° 3 Std. getrocknet und dann gewogen.

Wertbestimmungen. Die biologische Wertbestimmung an Mäusen ist laut AUTERHOFF und BALL [Arzneimittel-Forsch. 4, 725 (1954)] keine geeignete Methode, da die Ergebnisse nicht auf den Menschen übertragbar sind.

Die chemischen Methoden beruhen auf der Ermittlung des Aloingehaltes, wobei jedoch zum Teil aber andere Anthrachinonderivate miterfaßt werden. Von den neueren Arzneibüchern haben DAB 7 – BRD, DAB 7 – DDR, ÖAB 9 und CsL 2 eine Gehaltsbestimmung aufgenommen. Sie beruht, wie die meisten der in der Literatur beschriebenen Methoden, auf der oxydativen Spaltung des Aloins zum Aloeemodin. Dieses ergibt mit Alkalien einen Farbkomplex (BORNTRÄGERsche Reaktion), dessen Konzentration dann in geeigneten optischen Geräten colorimetrisch oder spektrophotometrisch gemessen wird. – Bestimmung nach DAB 7 – BRD: 50 mg gepulverte Droge (Sieb 5), genau gewogen, werden portionsweise mit 50 ml demineralisiertem Wasser von 60° in einen 100 ml Meßkolben übergespült. Nach etwa 5 Min. langem Umschwenken wird auf 20° abgekühlt, mit Wasser aufgefüllt und umgeschüttelt (Stammlösung). Je 10,00 ml Stammlösung werden in zwei 50-ml-Meßkolben gebracht. Die Lösung in dem einen Kolben wird mit 5,00 ml 25%iger Ammoniaklösung

(Ammoniakansatz), die Lösung in dem anderen Kolben mit 1,00 ml Natriummetaperjodatlösung und anschließend sofort mit 5,00 ml 25%iger Ammoniaklösung (Perjodatansatz) versetzt. Die Ammoniaklösung ist mittels Druckpipette oder einer ähnlichen Vorrichtung abzumessen. Beide Ansätze werden nach kurzem Umschwenken 2 Std. lang bei 20° verschlossen und unter Lichtausschluß aufbewahrt. Nach dem Auffüllen mit demineralisiertem Wasser und Umschütteln werden beide Ansätze nochmals 15 Min. lang unter Lichtausschluß stehengelassen. Die Extinktion des Perjodansatzes wird bei 510 nm in 1 cm Küvetten gegen den Ammoniakansatz gemessen. Die Extinktion muß, berechnet auf 50,0 mg getrocknete Droge in der Stammlösung, mind. 0,270 betragen, entsprechend einem Mindestgehalt von 18,0% Anthracenderivaten, berechnet als wasserfreies Aloin, $C_{21}H_{22}O_9$. Die Drogeneinwaage ist gegebenenfalls so zu verändern, daß die gemessene Extinktion zwischen 0,22 und 0,30 liegt. Zur Kontrolle dieser Methode kann das Verfahren von BÖHME und KREUTZIG [Arch. Pharm. (Weinheim) *297*, 681 (1964)] zur Gehaltsbestimmung durch exakte Abtrennung des Aloins von den Begleitsubstanzen mit Hilfe der Papier- und Dünnschichtchromatographie herangezogen werden: Papierchromatographie: S & S 2045b gewaschen; Äthylacetat-Essigsäure-Wasser (4 : 1 : 5, Oberphase). Dünnschichtchromatographie: Kiesel-G-Platten, 2 bis 3 Wochen luftgetrocknet; Chloroform 95% (g/g)-Äthanol-Wasser (60 : 30 : 2). Der Aloinfleck wird zur quantitativen Bestimmung nach Ausscheiden bzw. Auskratzen mit Methanol eluiert und nach Zentrifugieren direkt bei einer Wellenlänge von 360 mµ gegen das Eluat eines Leerchromatogrammes gemessen. Es ergeben sich gleiche Werte wie nach dem Verfahren des DAB 7 – BRD. – Bestimmung nach AUTERHOFF und BALL, verbessert nach HÖRHAMMER et al. [Pharm. Ztg (Frankfurt) *104*, 1183 (1959)]: Chromatographie: 4 g Perlonpulver (Ultramid K 228 BM 2 BASF Korngröße 100–150 µ) werden mit 40 ml Methanol angeschlämmt und die Suspension nach 10minütigem Stehen in einer Portion in eine Chromatographiesäule von 1,4 cm Durchmesser und 45 cm Länge gegeben und nach dem Abtropfen des Methanols mit 20 ml Wasser nachgewaschen. Die Menge Aloe-Extrakt (je nach Versuch 10 bis 40 mg) wird in einem Porzellanglühtiegel auf einer Analysenwaage genau abgewogen, nach Zusatz von höchstens 0,4 ml Wasser unter vorsichtigem Erwärmen auf dem Wasserbad vollständig gelöst und mit so viel Perlonpulver aufgenommen, daß ein fester Brei entsteht. Dieser wird mit einem Spatel auf die Säulenfüllung gebracht, die Reste im Tiegel mit etwas angefeuchteter Watte abgewischt und die Watte mit einem Glasstab so in die Säule eingebracht, daß sie nach dem Abwischen der Säulenwand als Decklage auf der Aloinschicht liegt. Zunächst wird mit 40 ml Wasser (ein kleiner Überschuß schadet nicht) der im UV-Licht braunorange fluorescierende Anteil des Extraktes entfernt und anschließend das im UV-Licht braunorange fluorescierende Aloin mit 30 ml Methanol eluiert. Die Vorlage wird gewechselt, sobald der erste Tropfen Methanol die Perlonschicht der Säule verläßt. Da das Aloin direkt mit der Methanolfront wandert, andererseits die Methanolfraktion für den weiteren Analysengang möglichst wasserfrei sein soll, ist dieser Augenblick genau abzupassen. Der Übergang kann unter Umständen auch bei Normallicht durch die schwach gelbe Färbung der Aloinzone und noch deutlicher durch das schnellere Abtropfen des Methanols verfolgt werden. Als Vorlage benützt man ein Hydrolysekölbchen mit Schliff, destilliert das Methanol auf dem Wasserbad ab und beginnt mit der Aloingehaltsbestimmung.

Gehaltsbestimmung. Oxydation des Aloins zum Aloeemodin: Man versetzt den Rückstand mit 1 ml 25%iger Eisen(III)-chloridlösung (Liquor Ferri sesquichlorati DAB 6 + Aqua āā) und 10 ml Aceton und hält die Lösung 3 Std. auf dem Wasserbad unter Rückfluß im Sieden. Anschließend wird ohne Kühler 1 Std. lang weiter erhitzt und die Lösung dabei völlig zur Trockne eingedampft. Man fügt 20 ml n Butanol hinzu, erwärmt 5 Min. und spült die Lösung mit wenig Wasser in einen 300 ml Scheidetrichter. Das Kölbchen wird nacheinander mit 15 ml 5%iger Salzsäure und 15 ml Butanol jeweils über freier Flamme vorsichtig zum schwachen Sieden erhitzt und alle Lösungen im Scheidetrichter vereinigt. Nach kräftigem Schütteln und Trennung der Zonen wird die wäßrige Phase verworfen. Die Butanolphase wird nochmals mit 15 ml 5%iger Salzsäure gereinigt und darauf durch einen kleinen Wattebausch in ein 100-ml-Meßkölbchen filtriert. Man spült mit 30 ml Methanol nach und füllt mit Laugengemisch (5%ige NaOH und 2%iger NH_3) auf 100 ml auf. Nach kräftigem Schütteln läßt man 15 Min. stehen. Zur Messung verdünnt man 5 ml mit Laugengemisch auf 100 ml, füllt die Lösung nach vollständiger Mischung in eine 100-ml-Küvette des Lange-Colorimeters und bestimmt die Extinktion unter Verwendung der Glasfilter VG 9 (der abgelesene Wert soll 0,3 nicht überschreiten, andernfalls ist die Lösung entsprechend zu verdünnen). Der Aloingehalt der Probe ergibt sich aus einer mit Reinaloin aufgestellten und mit einer 1%igen $CoCl_2$-Lösung genormten Eichkurve. Diese Bestimmung wurde in wesentlichen in das DAB 7 – DDR aufgenommen. Dort wird jedoch gegen eine 1,8-Dihydroxyanthrachinonvergleichslösung bei 525 mµ gemessen. – Bestimmung nach ÖAB 9: 0,0100 g mittelfein gepulverte (V) Aloe werden in einem 100 ml fassenden Rundkolben mit einer Lösung von 55 g kristallisiertem Calciumchlorid und 0,3 g Eisen(III)-chlorid in 5 ml verd. Salzsäure versetzt und 45 Min. lang unter Rückflußkühlung gekocht. Nach dem Abkühlen verdünnt man mit 20 ml Wasser und filtriert durch Glaswolle in einen 250 ml fassenden Scheidetrichter. Das Filtrat wird nacheinander mit 25, 25, 15 und 10 ml Äther ausgeschüttelt; die ätherischen Lösungen werden vereinigt (Lösung A). Der Kolben und die Glaswolle werden abwechselnd 4- bis 5mal mit je 1 bis 2 ml konz. Natriumhydroxidlösung, Wasser, etwa 1 ml konz. Salzsäure und wieder mit Wasser ausgewaschen, bis mit Natriumhydroxidlösung keine Rotfärbung mehr auftritt. Die vereinigten Waschflüssigkeiten säuert man nötigenfalls mit Salzsäure an und schüttelt sie nacheinander 3mal mit je 10 ml Äther aus (Lösung B). Die gesammelten klaren Ätherlösungen (Lösung A und B) werden nacheinander mit 6 ml Wasser, 2mal mit je 3 ml Pufferlösung vom pH 8 (besteht aus einer Mischung von 25,00 ml 0,2 m Borsäure-Kaliumchloridlösung und 4,00 ml 0,1 n Natriumhydroxidlösung. Zur Herstellung der 0,2 m Borsäure-Kaliumchloridlösung werden 12,369 g Borsäure und 14,911 g Kaliumchlorid in kohlensäurefreiem Wasser zu 1000 ml gelöst und mit 6 ml Wasser extrahiert. Sodann schüttelt man die ätherische Lösung mit 25, 15 und so oft mit 10 ml einer Mischung von 82 Vol. Teilen verd. Natriumhydroxidlösung und 18 Vol. Teilen konz. Ammoniak aus, bis keine Rotfärbung mehr auftritt. Die alkalischen Lösungen werden in einen 100 ml fassenden Meßkolben gebracht und mit der Natriumhydroxid-Ammoniak-Mischung bis zur Marke aufgefüllt. 30 Min. nach Zusatz der Natriumhydroxid-Ammoniak-Mischung wird die Extinktion der Lösung in einem geeigneten Spektrophotometer bei einer Wellenlänge von 530 mµ und einer Schichtdicke von 1 cm gemessen, wobei man Wasser als Vergleichslösung verwendet. Der Gehalt an Aloin ergibt sich nach folgender Formel

$$\%\text{Aloin} = \frac{E \cdot K \cdot 0{,}196}{g}.$$

E = abgelesene Extinktion;
g = Einwaage an Aloe in g;
K = 1,74 (Umrechnungsfaktor von 1,8-Dihydroxyanthrachinon auf Aloin).

Bestimmung nach MÖHRLE [Dtsch. Apoth. Ztg *102*, 227 (1962)]: Etwa 35 mg Aloe oder 30 mg Aloeextrakt werden genau gewogen und 5mal mit je 10 ml heißem Wasser in ein 100-ml-Meßkölbchen gespült. Nach etwa 5minütigem Umschwenken wird auf 20° abgekühlt, mit Wasser auf 100 ml aufgefüllt und umgeschüttelt. 10 ml der Lösung werden in ein 50-ml-Meßkölbchen mit Schliffverschluß einpipettiert, mit 1 ml 5%iger Natriummetaperjodatlösung und sofort anschließend mit 5 ml 25%iger Ammoniakflüssigkeit versetzt. Das Kölbchen wird gut verschlossen und nach kurzem Umschwenken unter Lichtausschluß 2 Std. stehengelassen; man füllt bis zur Marke mit Wasser auf, schüttelt um und läßt das Kölbchen nochmals 15 Min. im Dunkeln stehen. Die Messung erfolgt spektralphotometrisch bei 510 mµ unter Verwendung von 2-cm-Küvetten. Die abgelesene Extinktion gestattet die Ermittlung des Aloingehaltes auf Grund einer Eichkurve (s. Originalliteratur).

BÖHME und KREUTZIG [Arzneimittel-Forsch. *16*, 212–214 (1966)] überprüften die von JANIAK und BÖHMERT vorgeschlagene photometrische Aloinbestimmung auf der Grundlage der SCHOUTETEN-Reaktion und fanden falsche Ergebnisse vor.

Über eine polarographische Aloinbestimmung s. GSTIRNER.

Aufbewahrung. Fast alle Arzneibücher schreiben eine kühle, vor Licht und Feuchtigkeit geschützte Aufbewahrung in dicht schließenden Gefäßen vor. Separandum, CsL 2. Pulver max. 24 Std., DAB 7 – DDR. Nicht gepulvert, ÖAB 9.

Allgemeine Pharmakologie der Anthracenderivate. Die abführende Wirkung der Anthrachinondrogen (außer Aloe noch Cascara sagrada, Frangula, Rhamnus, Rheum und Senna) ist auf die Anthracenderivate zurückzuführen, d.h. auf Anthrone, Dianthrone, Anthranole, auf freie und glykosidisch gebundene Anthrachinone. Es bestehen mehrere Thesen über den Angriffspunkt der Anthracenderivate im Organismus. Im folgenden soll kurz darüber berichtet werden: Im allgemeinen sind die oxydierten Formen (Anthrachinone) weniger wirksam als die reduzierten (Anthrone, Dianthrone, Anthranole); außerdem steigert sich die Wirkung vom Aglykon (z.B. Emodin) über die Anthrachinonglykoside (z.B. Frangulaemodin-rhamnoglykosid) zu den Anthron- und Anthranolglykosiden (z.B. Frangula-emodinanthranol-rhamnoglykosid). FAIRBAIRN [J. Pharm. Pharmacol. *1*, 683f. (1949)] beobachtete, daß orale Dosen von Aloeemodinanthranol etwa 9mal wirksamer sind als gleiche Dosen von Aloeemodin. Die reduzierte Form scheint also viel widerstandsfähiger gegenüber einer metabolischen Zerstörung zu sein als die chinoide. Weiterhin enthalten die Anthrachinone dieser Drogen phenolische Hydroxylgruppen bzw. sind es Polyoxyanthrachinone (Chrysophanol, Aloeemodin, Emodin und Rhein). Hier sind Anzahl und Stellung der Hydroxylgruppen für die abführende Wirkung sehr wichtig. FAIRBAIRN (The Pharmocology of Plants Phenolics, London/New York: Academic Press 1959, S. 46/47) fand nach Versuchen an weißen Mäusen, daß Anthrachinone mit 1 OH-Gruppe inaktiv, mit 2 bzw. 3 OH-Gruppen aktiv sind, wenn nur nicht alle in α-Stellung stehen. FERGUSON [J. A. Ph. A. 45, 650 (1956)] beobachtete, daß Anthrachinone, die 2 OH-Gruppen in 1,8-Stellung, aber keine in 2,3,6 oder 7-Stellung haben, bei Mäusen einen flüssigen Stuhlgang (wie bei Verabreichung von Senna), während jene, die OH-Gruppen in 2,3,6 oder 7-Stellung haben, einen breiigen Stuhlgang (wie bei Verabreichung von Aloe) hervorrufen. LIDDEL et al. [J. A. Ph. A. 31, 161 (1942)] beobachteten, daß die in der Pflanze natürlich vorkommende Mischung von Anthrachinonen viel aktiver ist als die jeweils einzelnen Komponenten. FAIRBAIRN (s. o.) stellt die Theorie auf, daß der Zucker der Glykoside nicht nur eine Transportfunktion für die aktiven Aglykone ausübt, sondern auch eine Schutzfunktion, indem er einer Oxydation der Aglykone (Übergang zur relativ unwirksamen Anthrachinonform) vorbeugt. Arbeiten von STRAUB, GEBHARDT [Arch. exp. Path. Pharmakol. 181, 399 (1936)] u. a. wiesen auf die Bedeutung des Zuckers und auf die damit größere Wirkung in bezug auf die freien Anthrachinone hin, die ja nur aktiv sind, wenn man sie direkt in den Dickdarm einführt. Werden sie per os verabreicht, sind höhere Dosen notwendig, um den gewünschten Effekt zu erzielen. Der größte Teil wird umgewandelt und eliminiert, bevor noch der Dickdarm als spezieller Wirkungsort erreicht ist. Die Glykoside dagegen erreichen unversehrt den Dickdarm, in dem sie einer Hydrolyse unterworfen und als Aglykone, wahrscheinlich nach der Oxydation zu Anthrachinonen, für die peristaltikanregende Wirkung verantwortlich sind. Die Wirkung der Anthrachinondrogen tritt erst nach einer langen Latenzzeit von 8 bis 24 Std. ein und zwar mit einer Erhöhung der Dickdarmperistaltik. Der Mechanismus hierfür ist aber noch nicht geklärt. MAGNUS schließt eine zentrale Wirkung aus, und LENZ [Arch. int. Pharmacodyn. 28 (1924)] bekräftigte, daß eine Wirkung auf den Dickdarm besteht, wo ein peristaltischer Reflex entsteht, dem eine nervöse Reizung der Darmwand folgt. Nach STRAUB und TRIENDL [Arch. exp. Path. Pharmakol. 175, 518ff. (1934)] hingegen sollen die Anthracenglykoside in der Höhe des Dünndarms resorbiert werden und vom Blut aus zu dem Dickdarm gelangen; dort kann nun das Aglykon, durch enzymatische Hydrolyse in Freiheit gesetzt, seine Wirkung entfalten. MEYER [Arch. exp. Path. Pharmakol. 28, 186 (1891)] bestätigte dies schon früher, indem er zeigte, daß aus verschiedenen Aloearten extrahiertes Aloin, sowohl per os als auch subkutan verabreicht, eine abführende Wirkung besitzt. Die Dosis hierfür ist fast gleich. Beim Menschen, Hund und bei der Katze wurde das parenteral verabreichte Aloin zum größten Teil im Darm und zum geringeren Teil im Urin wiedergefunden. VALETTE und HUREAU [Thérapie 12, 885ff. (1957)] hingegen führen an, daß die purgierende Wirkung auf den Teil der aktiven Stoffe zurückzuführen ist, der nicht an den oberen Segmenten des Darmes resorbiert wird, sondern das Colon erreicht und dort einen Anstieg der Peristaltik durch einen direkten Einfluß auf die glatte Muskulatur bewirkt. Nach diesen Autoren kann eine solche Wirkung der Anthracene weder durch Atropin, Antihistaminica, noch durch Ganglienblocker antagonisiert werden. Nach weiteren Autoren soll diese Wirkung nicht nur vom Gehalt an Anthracenen abhängen, sondern auch von Stoffen, die zwar eine purgierende Wirkung (festgestellt an Mäusen), aber keine spezifischen Anthrachinonreaktionen zeigen.

Wirkung und Anwendung. Der Dickdarm reagiert mit einer Hyperämie, die sich auf das kleine Becken ausbreiten kann; aus diesem Grund wird von einem Gebrauch von Aloe während Schwangerschaft und Menstruation, bei Hämorrhoidalbeschwerden, Enterokolitis, bei Entzündungen des Blinddarms, des Uterus, der Gallenblase und der Nieren abgeraten. Je nach Höhe der Dosis läßt sich eine milde oder starke Dickdarmwirkung (Aloe wird hierin zwischen Senna und Cascara sagrada eingereiht) erzielen. Eine mehrmalige Einnahme am Tag ist u. U. besser als eine einmalige Gabe, da auch durch Tierexperimente nachgewiesen wurde, daß stark dosierte Gaben von Aloeextrakt eine totale Einstellung der Darmbewegung hervorrufen. Etwa 8 bis 10 Std. nach der Verabreichung setzt die laxierende Wirkung von Aloepräparaten ein, die speziell in der Therapie der chronischen und atonischen Obstipation, oft zusammen mit Belladonna (besonders bei spastischer Obstipation) oder mit anderen Laxantien als Unterstützung verwendet werden. Der längere Gebrauch von Aloe, wie auch der anderer Anthrachinondrogen, kann die Ansprechbarkeit des Darms herabmindern und dazu führen, daß zur Erzielung desselben Effektes höhere Dosen gegeben werden müssen. Ferner rufen größere Gaben von Aloe einen Anstieg des Galleflusses hervor, jedoch nicht, wenn therapeutische Dosen verabreicht werden. Äußerlich üben frische Aloeblätter, lokal angewendet, eine granulationsfördernde Wirkung auf Röntgenstrahlenverbrennungen, verschiedene Dermatosen und Geschwüre aus. Ferner wurde in den Extrakten von Aloe eine antibiotische Wirkung gegen Staph. Oxford aureus und albus festgestellt, ebenso eine bakteriostatische Wirkung (in vitro) auf den Koch-Bazillus. Parenteral werden Extrakte nach FILATOW in der Therapie von Haut-Leishmaniosen verwendet.

Dosierung. Gebräuchliche Einzeldosis 0,1 g, ÖAB 9; 120 bis 300 mg, BP 63, BPC 63; gebräuchliche Einzeldosis 100 bis 300 mg, Ned. 6, Ind. P. 66; max. Einzeldosis 0,5 g, max. Tagesdosis 1,5 g, übliche Einzeldosis 0,2 g, Jug. II; max. Einzel- und Tagesdosis 0,1 bis

0,5 g Hung. V; übliche Einzeldosis 0,25 g, übliche Tagesdosis 0,75 g, Jap. 62; 0,12 bis 0,3 g Ind. P. C. 53; Einzeldosis 250 mg, Tagesdosis 500 mg, Hisp. IX.

Bemerkung. Nach Ross. 9 darf zur Herstellung von galenischen Präparaten auch Aloe arborescens MILL. verwendet werden.

Aloe HAB 34. Aloe.

Ursubstanz: Eingetrockneter Saft verschiedener Aloearten.

Herstellung der Ursubstanz: Aus den Blättern durch Einkochen und Trocknen des Saftes. Aloe muß den im DAB gestellten Anforderungen entsprechen.

Arzneiformen. Verreibung nach § 7, Tinktur nach § 4 durch Mazeration mit 60%igem Weingeist.

Arzneigehalt. 1/10.

Spez. Gew. 0,924 bis 0,925; Trockenrückstand 9,05 bis 9,19%. Nach den Vorschlägen für das neue Deutsche HAB, Heft 1, S. 37 (1955) darf Natal-Aloe nicht verwendet werden. Für die Urtinktur wird eine Dichte von 0,915 bis 0,940, ein Trockenrückstand von mind. 9% und ein pH von 4,9 bis 5,0 verlangt. Außerdem werden einige Prüfungsreaktionen der Tinktur beschrieben.

Aloe Socotrina HPUS 64. Aloes.

Sokotra Aloe entsprechend der USP XVII.

Arzneiform. Urtinktur: Arzneigehalt 1/10. Aloe, mäßig grob gepulvert, 100 g, Alkohol USP (94,9 Vol.-%) q.s. zur Bereitung von 1000 ml der Tinktur. – Dilutionen: D 2 (2×) und höher mit Alkohol HPUS (88 Vol.-%). – Triturationen: D 2 (2×) und höher. – Medikationen: D 2 (2×) und höher.

Aloe(s) pulvis. Aloe pulverata. Pulvis Aloe(s). Aloepulver. Powdered Aloe.

Powdered Aloe BP 63, BPC 63, USP XVII, Jap. 62. Aloes Powder Ind. P. 66. Aloe polvere Ital. VII. Pó de Áloe Brasil. 2.

Gelblich-braunes bis rotbraunes Pulver.

Mikroskopisches Bild. Nach BP 63 zeigt in Lactophenol aufgenommenes Aloepulver unter dem Mikroskop gelblich- bis rötlichbraune, eckige oder unförmige Bruchstücke, die entweder amorph sind (Kap-Aloe) oder aus Ansammlungen kleiner Kristallnadeln bestehen (Curacao-Aloe). Zuletzt löst sich das Pulver im Agens auf.

Die Beschreibungen der anderen Pharmakopöen sind ähnlich.

Aufbewahrung. Wie Aloe in toto.

Aloe purificata. Gereinigte Aloe.

Purified Aloes USP VIII.

1000 T. Aloe socotrina schmilzt man im Wasserbad, mischt 200 T. Spiritus (94 Vol.-%) hinzu, seiht durch ein in kochendem Wasser gewärmtes Sieb Nr. 60 (= Nr. 5 von DAB 5) und dampft im Wasserbad ein, bis eine erkaltete Probe sich als leicht zerbrechlich erweist. Diese gereinigte Aloe ist in Weingeist vollständig löslich und bildet dunkelbraune bis rotbraune Stücke.

Alcoholatum Garri. Alcoolat de GARRUS (CF 37).

Aloe	5 g
Myrrha	2 g
Caryophyllum	5 g
Semen Myristicae	10 g
Cortex Cinnamomi ceylanici	20 g
Crocus	5 g
Alcohol (80%)	5000 g

Macera per 4 die, filtra, adde Aq. 1000 g et destilla ex balneo Aquae 4,5 kg.

Species ad longam vitam (Erg. B. 4). Schwedische Kräuter.

Aloe gross. contus.		6 g
Rhizoma Rhei conc. (II)		
Radix Gentianae conc. (II)		
Rhizoma Zedoariae conc. (II)		
Rhizoma Galangae conc. (II)		
Crocus		
Myrrha gross. contus.	āā	1 g
Agaricus gr. pulver.		2 g
Electuarium Theriaci		1 g

Man verreibt Theriacum mit Agaricus und mischt mit den übrigen Bestandteilen.

Species laxantes Kneippii. Pfarrer KNEIPPS Wühlhubertee I und II

I. Aloe	8 g
Semen Foenugraeci	8 g
Fructus Foeniculi	25 g
Fructus Juniperi	25 g
II. Aloe	6 g
Semen Foenugraeci	6 g
Fructus Foeniculi	12 g
Fructus Juniperi	18 g
Radix Ebuli	18 g

Fein gepulvert und zu Pillen à 0,1 g geformt, liefern obige Mischungen die Kneipps Wühlhuber-Pillen.

Abolitionstropfen von ALBIN ESRA, gegen Magenkrampf. Enthielten Lebenselixier, Pomeranzentinktur, MYNSICHTS-Elixier, Opiumtinktur.

Anticohol, Mittel gegen Trunksucht von OTTO REICHEL in Berlin. Bestand lediglich aus Aloepulver (JUCKENACK und GRIEBEL).

AYERS Cathartic Pills von J. C. AYER und Co. in Lowall, Mass., USA. Enthielten Aloe, Koloquinthenextrakt, Scammonium- und Jalapenharz, Podophyllin, Capsicumpulver, Ingwerpulver, Pfefferminzöl und wahrscheinlich auch Krauseminzöl (KOCHS).

BRANDTS Schweizer Pillen von A. BRANDT. Sollen enthalten haben: Cascara sagrada-Extrakt, Aloe, Enzian, Cocaextrakt, Faulbaumextrakt, medizinische Seife, Sandelöl (s. auch Pil. Helveticae).

BURKHARDTS Kräuterpillen sollen aus Alraun, Aloeextrakt, spanischem Pfeffer, Frauenminze, Engelwurz, Stachelesche und Zucker bestanden haben. Fabrikant: Adler-Apotheke in Berlin N. 39.

Flußtinktur, SULZBERGERS allgemeine. Enthielt Aloe mit bitteren und gewürzigen Stoffen (ist im wesentlichen Tinct. Aloe comp.).

Hämorrhoidal-Likör. Radix Helenii, Rhizoma Galangae je 5 g, Bolet. Laricis, Myrrha, Radix Angelicae, Radix Gentianae, Rhizoma Rhei, Rhizoma Zedoariae je 10 g, Aloe 80 g werden zerkleinert und mit 1500 g verd. Weingeist (30–40 Gew.-%) 8 Tage ausgezogen. In dem filtrierten Auszug wird so viel Zucker gelöst, daß ein likörähnlicher Geschmack erzielt wird.

Hamburger Tropfen, Familienmedizin Dr. AUG. KÖNIGS. War verstärkte Tinctura Aloes composita.

Karlsbader Pillen (alte Vorschrift): Extr. Aloes 10 g, Extr. Cascarae sagrade sicc. 5 g, Sal. Carolinum 2 g, Radix Glycyrrhizae 1 g, Oleum Foeniculi gtts. V. Fiant. pil. Nr. 100, Sacch. obd. [Pharm. Ztg (Frankfurt)].

Jetzt BOUHONS Silberne Karlsbader Pillen (Apoth. WALTER BOUHON, Chem. Pharm. Präparate GmbH, Nürnberg). 1 Pille enthält: Sal. Carolinum 0,025 g, Extr. Fuci ves. 0,008 g, Extr. Scopoliae 0,005 g, Extr. Aloes 0,001 g, Extr. Turpethi 0,03 g, Fel Tauri 0,04 g, Radix Scammoniae 0,028 g, Diacetyl-diphenolisatin 0,004 g.

Kongopillen, RICHTERS. Enthielten Aloeextrakt, medizinische Seife, Rhabarber, Wermutextrakt, Kalmusextrakt und Rhabarberextrakt.

Kräuter-Likör von DAUBITZ in Berlin. Verdünntes, mit Zucker versetztes Lebenselixier (Tinct. Aloes comp.), das noch Essigäther, aromatische Tinktur und das Lösliche aus Anis, Fenchel, Pfefferminze und Faulbaumrinde enthielt.

LE ROIS' Kräutermittel von GERMANN in Braunschweig: I. Kräuterpulver. Mit Fuchsin gefärbtes Natriumbicarbonat. II. Kräutertee. Eine Mischung aus: Schafgarbenblüten, Sennesblätter, Faulbaumrinde, Huflattich, Stiefmütterchen, Walnußblätter, Eibischwurzel, Quecken, Süßholz, Tausendgüldenkraut, Klatschrosen, Wollblumen. III. Kräuterpillen. Enthielten Aloe, Enzianextrakt, Rhabarber, Sennesblätter.

Lebensbalsam, Dr. ROSAS aus Prag, Lebensbitter, von HELLMICH, Lebensessenz von KIESOW, Schwedische Lebensessenz, Lebensessenz von TREFENSCHEIDT. Waren sämtlich der Tinct. Aloes comp. ähnliche Zubereitungen.

Lebensessenz, Dr. FERNESTS, von C. LÜCK in Kolberg. Wurde aus Aloe 75 g, Rhabarber 120 g, Wurmsamen 75 g, Ammoniacum 65 g, Lärchenschwamm 65 g, Theriak 80 g, Enzian 85 g, Safran 7,5 g durch Ausziehen mit 1500 g Weingeist bereitet, die Seihflüssigkeit dann mit Wasser auf 30 Vol.-% Weingeist verdünnt.

Lebensessenz der Königseer Olitätenhändler wurde in 3 Arten bereitet. I. Gewöhnliche Lebensessenz entsprach der Tinctura Aloes composita, versetzt mit weißem Sirup. II. Lebensessenz mit Campher. III. Feine Lebensessenz enthielt neben Rum die Bestandteile von I in anderen Verhältnissen.

Magentee, Orientalischer Tee, oder Bittere Kräuter: Crocus 2 g, Rhizoma Rhei, Rhizoma Zedoariae, Rhizoma Zingiberis, Rhizoma Galangae, Rhizoma Calami, Cortex Aurantii fructus, Lignum Santali, Lignum Guajaci je 10 g, Flores Lavandulae, Flores Malvae silv., Flores Rhoeados, Folia Menthae pip., Herba Centaurii, Folia Trifolii fibrini, Herba Violae tricolor., Folia Aurantii, Fungus Laricis, Radix Angelicae je 5 g, Radix Gentianae 25 g, Aloe 50 g bis 125 g.

Magentropfen, Mariazeller, von CARL BRADY in Kremsier. Die angebliche Urvorschrift lautet: Königschinarinde 15 g, Zimt, Pimpinellrinde, Weidenrinde, Fenchel, Myrrhe, rotes Sandelholz, Kalmus, Zitwerwurzel, Enzian, Rhabarber, von jedem 1,75 g, Weingeist von 60% 750 g. Vorschrift der Budapester Apotheker: Aloe 5 g, Benzoe 8 g, Kalmus 10 g, Enzian 10 g, Rhabarber 10 g, Zitwerwurzel 10 g, Anis 10 g, Fenchel 10 g, Weingeist (60%) 600 g.

Marienbader Tabletten. Bestanden aus 1,25 g Aloeextrakt, 1,25 g Rhabarber, 0,25 g Podophyllin, 0,5 g Cascara sagrada-Extrakt und 1,6 g Marienbader Salz. Daraus sind 50 Tabletten herzustellen und diese mit Keratin, Zucker oder Silber zu überziehen.

Jetzt Marienbader Pillen „BREMS Laxothyrin" (Apoth. WALTER BOUHON, Chem. Pharm. Präparate GmbH, Nürnberg). 1 Pille enthält Sal. Marienbad 0,025 g, Radix Scammoniae 0,03 g, Phenolphthalein 0,05 g, Extr. Scopoliae 0,005 g, Extr. Aloes 0,01 g, Extr. Turpethi 0,03 g.

REDLINGERsche Pillen. In 15 Pillen vom Gesamtgewicht 1,02 g fanden sich Aloe, Jalapenharz und Quecksilberchlorür; letzteres in Mengen von 0,0035 g pro Pille (B. MOLLE).

Tirgon-Abführdragées (M. WOELM, Eschwege). 1 Dragee: Aloe 100 mg, Extr. Frangulae sicc. 30 mg, Extr. Rhei sicc. 4 mg, Rad. Scammoniae 60 mg, Extr. Leptandrae sicc. 1 mg, Triacetyldiphenolisation 5 mg, Ol. Carvi 1,5 mg, Ol. Menth. pip. 1,5 mg.

Urbanuspillen von AUGUST HEMME in Hannover, Vahrenwalderstr. 6. Enthielten Aloe, Rhabarber und Sennesblätter (Karlsruher Ortsgesundheitsrat).

WARBURGS Fevertincture (Tinctura antiperiodica). Die Originalvorschrift dazu soll gelautet haben: Aloe 543 g, Radix Rhei 120 g, Semen Angelicae 120 g, Confectio Damacratis 120 g, Radix Inulae 60 g, Crocus 60 g, Semen Foeniculi 60 g, Creta praepar. 60 g, Radix Gentianae 30 g, Radix Zedoariae 30 g, Cubebae 30 g, Myrrha 30 g, Camphora 30 g, Bolet. Laricis 30 g, Spiritus dilut. 25 Pints (= etwa 14,21 l). Confectio Damacratis (unter Theriak) und Aloe sollen vielfach fortgelassen werden.

WARNERS Safe Pills. Waren Pillen aus Aloe, medizinischer Seife, Eibisch und Lakritzen.

Wiener Balsam der Königseer Olitätenhändler: Myrrhe 200 g, Rhabarber 300 g, Benzoe und Leberaloe je 125 g, Lakritzensaft und Weihrauch je 60 g, Socotra-Aloe 15 g wurden mit 4 l Weingeist ausgezogen und filtriert.

WINTHERS Nature Health Restorer, natürlicher Gesundheitshersteller von M. A. Winther und Co. in Washington wurde nach den Prospekten der Fabrikanten hergestellt aus Sarsaparille, Wald-Stillingia, Gelbem Duck, Rotem Klee, Goldlack, Türkischem Korn (Wurzeln), Guajakholz, Cascara sagrada, Süßholzwurzel, Chinarinde. Nach ZERNIK bestand er aus mit dünnem Schokoladenüberzug versehenen Tabletten von etwa 0,38 g Gewicht, die viel Aloe und daneben eine brennend scharfschmeckende harzige Substanz enthielten. Diese Tabletten gelangten auch als Nalther-Tabletten in den Handel. Warnungen vor den WINTHERschen Präparaten waren wiederholt veröffentlicht worden.

WUNDRAMsche Kräuter (aus Braunschweig) waren eine grobe Pulvermischung aus Aloe, Rhabarber, Bittersalz und Thymian.

Weitere Präparate s. Rote Liste.

Alpinia

Alpinia officinarum HANCE. Zingiberaceae – Zingibereae.

Heimisch ursprünglich wahrscheinlich an der Süd- und Ostküste der chinesischen Insel Hainan, kultiviert auf Hainan, der gegenüberliegenden chinesischen Halbinsel Leitschou und den benachbarten Küsten, ferner in Siam, Indien und Thailand.

Ingwerähnlich aussehende Staude mit horizontal kriechendem Rhizom, das auf der Rückseite Blätter trägt, die es scheidenförmig umgreifen. Nach etwa 6 bis 10 Blättern richtet sich das Rhizom über dem Boden auf und bringt weitere Blätter und Blüten hervor. Zur Blütezeit werden 2 Seitensprosse entwickelt, von denen später meist nur einer das Rhizom weiter fortsetzt.

Rhizoma Galangae. Rhizoma (Radix) Galangae minoris. Galanga minor. Galanga. Galgant. Galgantwurzel. Fieberwurzel. Galang. Galangal. Lesser Galangal. Chinese ginger. Galangal root. China root. East Indian root. Galanga de al chine (du chine). Petit Galanga. Rhizome de Galanga. Raiz de Galanga. Galangarod.

Rhizoma Galangae DAB 6, Helv. V, Norv.V, Dan. IX, Ross. 34. Galanga BPC 34, CF 49. Rasna Ind.P. 66.

Das Rhizom wird von 4- bis 5-, besser 10jährigen Pflanzen ausgegraben, mißt dann etwa 1 m, wird gewaschen, in 5 bis 8 cm lange Stücke geschnitten und getrocknet. Während der Trocknung färbt es sich infolge Phlobaphenbildung rotbraun. Stücke 5 bis 10, meist bis 6 cm lang, bis 2 cm dick, zylindrisch, oft knieförmig gebogen, zuweilen verästelt oder mehr oder weniger gegabelt. An jedem Stück die zwei breiten Schnittflächen des eigentlichen Rhizomteiles und mehrere kleine Narben der entfernten dünneren Rhizomzweige. Außen kupferrot, der Länge nach fein gestreift und durch fast ringsum laufende, schmale, wellige, weißliche, oft gefranste Niederblattscheidenreste in unregelmäßigen Abständen geringelt. Bruch zäh, faserig, zimtfarben.

Geruch aromatisch; Geschmack eigenartig brennend, gewürzhaft.

Mikroskopisches Bild. Kleinzellige, braune, haarlose, oft mehrschichtige Epidermis. Die an Breite mindestens dem Durchmesser des Zentralzylinders gleichkommende Rinde aus derbwandigen, porösen Parenchymzellen mit eingestreuten braunen, verkorkten Sekretzellen. Die nicht sehr zahlreichen Gefäßbündel der Rinde kollateral, mit einer Faserscheide umgeben. Die nicht sehr deutliche Endodermis aus dünnwandigen, stärkefreien Zellen. Im Zentralzylinder die Gefäßbündel sehr zahlreich, kollateral, von einer gelben Faserscheide umkleidet, die bei den an die Endodermis grenzenden, hier besonders zahlreichen und eng beisammenliegenden Bündeln meist aneinanderstoßen. An ihrer Außenseite die der Endodermis anliegenden Bündel ohne Faserscheide. Im Parenchym reichlich Stärkemehl. Körner keulenförmig, stabförmig, zuweilen etwas gebogen, mit dem Kern am dickeren Ende 25 bis 40 µ groß. Daneben kleinere, rundliche, ovale, auch aus bis vier Teilkörnchen zusammengesetzte Körner. Die keulenförmigen Körnchen sind das am meisten charakteristische Element der Droge. In der Umgebung der Gefäßbündel, in der Nähe der verhältnismäßig wenigen Netz- bzw. Treppen- und Tüpfelgefäße kleine langgestreckte Sekretzellen mit unverkorkter Wandung und tiefbraunem Inhalt (Gerbstoff).

Pulver. Reichlich derbwandiges, stärkehaltiges Parenchymgewebe mit zerstreuten, braunen, verkorkten Sekretzellen; Stärkekörner keulenförmig, 25 bis 80 µ groß, deutlich exzentrisch geschichtet, das Stärkezentrum im dickeren Ende. Kein Kork; Epidermis kleinzellig, braun, ohne Haarbildungen, oft mehrschichtig, mit Spaltöffnungen. Netz- bzw. Treppen- und Tüpfelgefäße; reichlich unverholzte, gelbe Sklerenchymfasern; in der Umgebung der Gefäße kleine braune, gestreckte, unverkorkte Sekretzellen (Gerbstoff).

Verfälschungen. Möglich mit anderen Alpinia-Rhizomen (s. die folgenden Alpiniaarten). Kaempferia galanga L., Zingiberaceae, Indien, liefert ein als Gewürz dienendes Rhizom, das früher dem offizinellen Galgant beigemischt gefunden worden sein soll.

Inhaltsstoffe. 0,5 bis 1% äth. Öl mit Cineol, D-α-Pinen, 3 bis 4% Eugenol, Eucalyptol, 2 Sesquiterpene (Isomere des Cadinens) und Sesquiterpenalkohole. Für den scharfen Geschmack verantwortlich ist ein Harz, das als Alpinol oder Galangol bezeichnet wird und über dessen Zusammensetzung noch wenig bekannt ist. Ferner 20 bis 25% Stärke, 0,06 bis 0,08% Kämpferid (3,5,7-Trihydroxy-4'-methoxy-flavon) $C_{16}H_{12}O_6$, Fp. 225 bis 229°, etwa 0,1% Galangin (3,5,7-Trihydroxyflavon) $C_{15}H_{10}O_5$, Fp. 216 bis 221°, Galangin-3-methyläther $C_{16}H_{12}O_5$, Fp. 299°, Gerbstoffe, Fett, Zucker und „Galgantrot", das für die rote Farbe der Droge verantwortlich ist. Mangangehalt der Asche etwa 3,5 bis 4%.

Prüfung. Identität nach Ind. P. 66: 1 g fein gepulverte Droge wird mit 5 ml Alkohol (60%) 10 Min. lang geschüttelt und filtriert. Dann gibt man 1 Tropfen des Filtrates auf ein Filtrierpapier, trocknet und prüft unter dem UV-Licht; eine helle, bläulich-weiße Fluorescenz wird sichtbar.

Mindestgehalt an äth. Öl 0,5% DAB 6, Ind. P. 66. — Mindestgehalt an ätherlöslichen, bei 110° flüchtigen Substanzen in 10 g gepulverter Droge 0,1 g (1%) Dan. IX. — Max. Aschegehalt: 3 bis 5% Ross. 34; 4,5% Helv. V; 6% DAB 6, Norv. V, Dan. IX, Ind. P. 66. — Säureunlösliche Asche max.: 1% Ind. P. 66; 2% Dan. IX.

Aufbewahrung. Vor Licht und Insektenfraß geschützt, trocken.

Anwendung. Als Stomachicum bei Appetitlosigkeit, Magenschmerzen und Abmagerung. Seltener bei Menstruationsstörungen, „Drüsenschwäche" fettleibiger Frauen. Ohnmacht, Schwindel, Leberschwellung, Hypochondrie und Seekrankheit. Als Gewürz und Kaumittel sowie in der Tierheilkunde. Ferner in der Likörindustrie; in den Ursprungsländern zum Färben von Wolle.

Dosierung. Innerlich 0,5 bis 1 bis 1,5 g als Pulver, 1,5 bis 2 g als Tinktur.

Galanga HAB 34.

Getrockneter Wurzelstock.

Arzneiform. Tinktur 1/10 = 1. Dez. Pot. nach § 4 durch Perkolation mit 90%igem Weingeist, 10 T. Droge zu 100 T. Tinktur.

Alpinia galanga (L.) WILLD. (Maranta galanga L.).

Heimisch auf Java und Sumatra, kultiviert in Vorder- und Hinterindien, auf Ceylon und den Molukken.

Ausdauerndes, knolliges Rhizom. – Blattragende Sprosse, 2 bis 2,3 m lang mit großen, bis 45 cm langen, schmalen scheidenbildenden Blättern. – Blüten klein, grünlichweiß, zu vollen Blütentrauben vereinigt. – Früchte rotorange mit der Größe einer kleinen Kirsche.

Rhizoma (Radix) Galangae majoris. Galanga major. Großer Galgant. Greater Galangal. Java Galangal. Grote Galangal wortel. Galangal de l'Inde. Grand Galanga.

Galanga major Ind. P. C. 53.

Nach Ind. P. C. 53 unterscheidet man zwei Varietäten, eine, deren Wurzel eine gelbweiße Epidermis besitzt, und eine zweite mit roter Epidermis. Nur die letztere findet medizinische Verwendung, wird aber im europäischen Handel nur selten angetroffen. Bei dieser ist das Rhizom bis 4 cm dick, walzenrund, rötlich gefärbt, innen hellbraun, zum Teil graugelblich und fast weißlich und weniger aromatisch.

Mikroskopisches Bild. Einreihige Epidermis. Rindenparenchym aus rundlichen, dünnwandigen Zellen, von denen die meisten Harz oder Stärke enthalten. Zahlreiche kollaterale Leitbündel mit einer 3- bis 4schichtigen Sklerenchymscheide umgeben. Die Endodermis umschließt das Mark vollständig. Ihre nach außen liegenden Zellwände sind verholzt. Zahlreiche Leitbündel liegen dicht beisammen und bilden in der Nähe der Endodermis fast einen geschlossenen Ring. Im Mark ebenfalls Stärke und Harzzellen.

Inhaltsstoffe. 1,5 bis 4,8% äth. Öl mit 25% Eugenol, Cineol-D-pinen, Cadinen. Außerdem Bassorin, Galangin (Trihydroxyflavon), Kämpferid (Trihydroxy-methoxyflavon) und Galangin-methyläther sowie Galangol, Stärke, Harz, Phlobaphen, Fett und Wachs.

Prüfung. Nach Ind. P. C. 53: Mindestgehalt an Alkohol (90%)-löslichen Stoffen 8%. – Säureunlösliche Asche max. 3%. – Fremde Bestandteile max. 2%. –

Anwendung. Nach Ind. P. C. 53 bei Rheuma, Bronchialkatarrh, Atembeschwerden, besonders bei Kindern. Im Tierversuch wird die Atmung bei kleinen Dosen angeregt, bei größeren gehemmt. Die Droge wirkt blutdrucksenkend, außerdem als Tonicum, Stomachicum, Carminativum, Stimulans, Aphrodisiacum und bei (?) Diabetes mellitus in Form eines Dekoktes oder Infuses. Nach ROCCHIETTA [Minerva farm. 6, 7, 177 (1957)] soll das äth. Öl gegegen Protozoen wirken, gegen die Stubenfliege sowie in vitro gegen zahlreiche Bakterien.

Dosierung. 1 bis 2 g, Ind. P. C. 53.

Alpinia japonica MIQ.

Heimisch in Japan.

Alpiniae Japonicae Semen Jap. 62. Japanese Alpinia.

Die vom Arillus befreiten Samen unregelmäßig, vielkantig, 3 bis 5 mm lang, etwa 3 mm breit. 100 Samen wiegen ungefähr 1,5 g. Äußerlich grau- bis dunkelbraun, mit dünner Samenschale. Ein weißes Perisperm umschließt das Endosperm, in dessen Mitte der hellgelbe Embryo sitzt.

Geruch charakteristisch, kampferähnlich; Geschmack bitter, scharf.

Pulver. Hellbraune, dickwandige, polygonale, parenchymatische Stärkezellen. In den dünnwandigen polygonalen Zellen fettes Öl. Außerdem Pigment- und Steinzellen, letztere 70 bis 80 µ lang und 20 bis 23 µ breit. Calciumoxalatkristalle, runde Stärkekörner von 2 bis 4 µ Durchmesser.

Prüfung. Identität. 1 g gepulverte Droge wird mit 10 ml Äther 2 Min. unter gelegentlichem Schütteln auf dem Wasserbad erwärmt. Nach dem Filtrieren wird eingedampft und zum Rückstand einige Tropfen rauchende Salpetersäure gegeben. Es entwickelt sich eine tiefblaue Farbe (Alpinon).

Mindestgehalt an äth. Öl (bestimmt mit 50 g Droge) 0,6%. – Max. Aschegehalt 7%. – Fremde Bestandteile, wie Stücke des Samenmantels (Arillus) u.a., max. 2%.

Anwendung. Als Gewürz, wenig aromatisch.

Dosierung. Einzeldosis 2,0 g, Tagesdosis 6,0 g.

Alpinia calcarata ROSC. China, und A. zingiberina HOOK. f., Siam.

Liefern mit ihren Rhizomen ebenfalls als Galgant bezeichnete Gewürzdrogen.

Alpinia nutans (ANDR.) ROSC. [A. speciosa (WENDL.) K. SCHUM. non A. DIETR.], Malayischer Archipel, **A. allughas** ROSC., Ostindien, und **A. pyramidata** BL., Java, sollen eine schlechtere Sorte des kleinen Galgant liefern.

Als Gewürzdrogen werden weiterhin verwendet: Alpinia malaccensis (BURM. f.) ROSC. (Maranta malaccensis BURM. f.), Java, und A. alba ROSC., Ostindien und Ostasien, deren Früchte etwa 1% äth. Öl enthalten.

Alsidium

Alsidium helminthochorton KTZG. Florideae – Ceramiales – Rhodomelaceae.

Findet sich an Felsen und Gesteinen des Atlantischen Ozeans und des Mittelmeeres, besonders an den Küsten Italiens, Frankreichs, Korsikas und Siziliens.

Kleine, 4 cm hohe, rasenförmig wachsende, aus borstigen, einfachen oder gabelig geteilten Thalluszweigen bestehende Alge. Frisch purpurrot, getrocknet blaßbräunlich.

Helminthochorton. Alga (Conferva, Muscus) Helminthochorton. Muscus (Alga) corsicanus. (Korsikanisches) Wurm-, Korallen-, Wundmoos. Wurmtang. Corsican moss. Mousse de Corse. Coralline de Corse. Mosgo de Corcega. Algade Corsega. Musgo de Corsega.

Kommt aus dem Mittelmeer über Triest und Marseille in den Handel. Früher bestanden gute Handelssorten fast nur aus Alsidium helminthochorton oder mit nur verhältnismäßig wenigen Beimengungen; zur Zeit stellen sie ein wechselndes Gemenge der verschiedensten Meeresalgen dar, so besonders Polysiphonia-, Ulva-, Ceramium-, Cladophora-, Gigartina-, Sphacelaria-, Corallina-, Padina- und andere Arten, und zwar in der Art, daß Alsidium helminthochorton selbst zuweilen gar nicht darunter vorkommt oder, wie gewöhnlich, den kleinsten Teil darstellt. Die im Atlantischen Ozean und in der Nordsee gesammelte Droge enthält die eigentliche Helminthochorton-Alge überhaupt nicht, aber auch die zur Zeit im Handel befindliche Droge aus dem Mittelmeergebiet ist infolge der großen Beimengungen und des verhältnismäßig geringen Gehaltes an Alsidium helminthochorton als Wurmmittel fast wirkungslos.

Inhaltsstoffe. Alkaloidartiger Stoff, Schleim, Brom- und Jodverbindungen.

Anwendung. Ein heute nur noch selten im Handverkauf gefordertes Wurmmittel, früher des Jodgehaltes wegen auch gegen Scrophulose.

Helminthochorton HAB 34.

Die getrocknete Alge.

Arzneiform. Tinktur 1/10 = 1. Dez. Pot. nach § 4 durch Perkolation mit 60%igem Weingeist. 10 T. Droge zu 100 T. Tinktur.

Alstonia

Alstonia constricta F. v. MUELL. Apocynaceae – Plumerioideae – Plumerieae.

Ein im tropischen Afrika, Asien, Ozeanien und Mittelamerika heimischer kleiner Baum oder Strauch.

Cortex Alstoniae constrictae. Fieberbaumrinde. Australische Fieberrinde. Australische Bitterrinde. Bitter bark. Queensland (Australian) fever bark.

Rinnenförmige Stücke, bis 30 cm lang, bis 12 cm breit, etwa 1 cm dick, mit reichlicher Kork- und Borkenbildung. Außen graugelb bis graugrün, häufig mit weißlich-grauen oder grünlichen Flechten besetzt. Unter dem Kork fahlgelb, auf der Innenseite gelbbraun, feinstrahlig. Der Bruch außen körnig glatt, innen faserig, gelb.

Geschmack scharf, unangenehm bitter.

Mikroskopisches Bild. Querschnitt. Der starke Kork aus ziemlich hohen, dünnwandigen, gelbbraunen Zellen. Im Kork Reste von Parenchym und Steinzellen, durch Korkbänder aus der Mittelrinde abgetrennt. Anschließend eine mehrfache Schicht kubischer Steinzellen. Der Rest der primären Rinde aus Parenchym mit eingelagerten Gruppen isodiametrischer Steinzellen und zahlreiche Zellen mit Calciumoxalateinzelkristallen. Die sekundäre Rinde besitzt sehr reichlich Bastfasern, von Kristallkammerfasern umscheidet, und im äußeren Teil vereinzelt Steinzellen oder Steinzellgruppen. Milchsaftschläuche nur in geringer Zahl in primärer und sekundärer Rinde.

Inhaltsstoffe. Die Alkaloide Alstonin (Chlorogenin) $C_{21}H_{20}N_2O_3$ (2 bis 2,5%), Fp. 205 bis 210°, Tetrahydroalstonin $C_{21}H_{24}N_2O_3$, Fp. 230 bis 231°, Alstonidin $C_{22}H_{24}N_2O_4$, Fp. 186 bis 188°, Alstonilin $C_{22}H_{18}N_2O_3$, Fp. 372°, α-Yohimbin $C_{21}H_{26}N_2O_3$, Fp. 235 bis 236°, Reserpin (0,03 bis 0,05%) $C_{33}H_{40}N_2O_9$, Fp. 262 bis 266° bzw. 284 bis 285°, Porphyrin, Porphyrosin, Deserpidin und andere.

Anwendung. Als Fiebermittel, Stimulans und zur Darstellung des Reserpins. Nach Extra P. 58 in Indien und im Fernen Osten gegen Diarrhoe und Malaria.

Dosierung. Als Infus (1:20) 15 bis 30 ml, als Tinktur (1 : 8 oder 1 : 10) 2 bis 4 ml. Ind. P. C. 53 enthält eine Vorschrift für einen Fluidextrakt (1 : 1), der in einer Dosis von 4 bis 8 ml zur Anwendung kommt.

Alstonia constricta HAB 34.

Getrocknete Rinde.

Arzneiform. Tinktur 1/10 = 1. Dez. Pot. durch Perkolation mit 60%igem Weingeist nach § 4. 1 T. Droge zu 10 T. Tinktur.

Trockenrückstand etwa 0,5%.

Alstonia scholaris (L.) R. BR. (Echites malabarica LAM., E. scholaris L.; außerdem laut HPUS 64 Alstonia cuneata). Devil tree. Chatium. Pali-mara. Satium. Satween.

Ein in Indien, Pakistan, Australien, auf Ceylon, Burma, Polynesien und den Philippinen vorkommender Baum.

Cortex Alstoniae (scholaris). Cortex Ditae. Cortex Tabernaemontanae. Cortex Poelai. Ditarinde. Poelai-Rinde. Dita bark. Australian fever bark. Ecorce d'alstonia. Ecorce de dita. Chatim.

Alstonia Ind. P. C. 53.

Flach rinnenförmige oder röhrige, leichte Stücke, bis 2 cm dick, außen gelbgrau, je nach dem Alter mit mehr oder weniger stark ausgebildetem, längsrissigem, etwas schwammigem, hellgelbbräunlichem Kork, innen weißlich oder braun, gestreift, auf dem Querschnitt rötlichgelb und fast ebenbrüchig, körnig.

Geschmack bitter, schwach aromatisch.

Die Rinde unterscheidet sich deutlich von der Constrictarinde.

Mikroskopisches Bild. Der Kork aus abwechselnden Lagen dünnwandiger Zellen mit teilweise braunem Inhalt und solchen, die an der Innenseite etwas verdickt sind. In der Mittelrinde reichliche Gruppen sehr verschieden großer und verschieden stark verdickter, auf dem Querschnitt teilweise tangential gestreckter, reich poröser und deutlich geschichteter Steinzellen, die teilweise fast zu einem Ring zusammentreten. Ferner Milchsaftschläuche. Zahlreiche Gruppen stark verdickter Steinzellen gehen auch weit in den Bast hinein, nur die innersten Partien der Innenrinde sind vollständig frei von Steinzellen. Auf dem Rindenlängsschnitt zeigen manche Steinzellen eine ziemlich langgestreckte Gestalt, sind aber nicht als Bastfasern anzusprechen. Es finden sich zahlreiche Milchsaftschläuche und (meist zusammengefallene) Siebröhren. Die Markstrahlen meist 3, auch 5 Zellreihen breit, nach außen zu durch die großen Steinzellgruppen schlängelig und unregelmäßig, ihre Zellen radial gestreckt. Im Parenchym der Rindenstrahlen und in der Mittelrinde reichlich rhomboedrische Einzelkristalle von Calciumoxalat, weniger in den Markstrahlen. Im Parenchymgewebe feinkörnige Stärke. Da unter dem Namen Ditarinde auch andere Rinden in den Handel gelangen, ist genau auf den Bau zu achten.

Verwechslungen. Nach BERGER kann die Rinde mit Cortex Alstoniae costatae von Alstonia costata R. BR. (Innenfläche eben, fein gestreift, Kork von bogenartig verlaufenden, gelben Periderm- und weißen Steinzellenschichten durchzogen; Außenrinde körnig, Bastschicht strahlig und geschichtet, mit Bastbündeln; Geschmack stark und rein bitter) oder mit Cortex Tabernaemontanae citrifoliae, einer Apocynacee Westindiens verwechselt werden. Letztere ist von bitterem Geschmack und adstringierender Wirkung. Das sehr leichte Holz findet als Korkholz Verwendung.

Inhaltsstoffe. Nach Extra P. 58 0,2% Gesamtalkaloide. Nach HENRY (Plant Alkaloids, London 1949) Ditamin $C_{16}H_{19}NO_2$, Echitamin (Ditain) $C_{22}H_{28}N_2O_4$, 0,16 bis 0,4% Echitamidin $C_{20}H_{26}N_2O_3$, Fp. 135° und 244°, und Echitenin $C_{20}H_{27}NO_4$. Ferner α- und β-Amyrin sowie Lupeol. Nach Ind. P. C. 53 die stickstofffreien Verbindungen Echicerin, Echitin, Echitein und Echiretin. Aus den Blättern isolierten CHATTERJEE et al. (Tetrahedron L. 1965, S. 3633) das Alkaloid Picrinin $C_{20}H_{22}N_2O_3$, Fp. 223 bis 225°, das als biogenetisches Zwischenglied zwischen Echitamin und Echitamidin angesehen wird.

Prüfung. Nach Ind. P. C. 53: Mindestalkaloidgehalt 0,25%. – Fremde organ. Substanz max. 2%.

Anwendung. Nach BPC 49 und Ind. P. C. 53 wie australische Bitterrinde bei chronischer Diarrhöe und Malaria. Außerdem als Febrifugum, Tonicum und Laxans sowie zur Darstellung der Alkaloide. Auf den Philippinen eines der bekanntesten und wichtigsten Heilmittel.

Dosierung. 4 bis 8 g, Ind. P. C. 53.

Alstonia Scholaris HPUS 64. Dita Bark.
Die getrocknete Rinde.

Arzneiform. Urtinktur: Arzneigehalt 1/10. Alstonia 100 g, dest. Wasser 200 ml, Alkohol USP (94,9 Vol.-%) 824 ml zur Bereitung von 1000 ml der Tinktur. – Dilutationen: D 2 (2×) und höher mit Alkohol HPUS (88 Vol.-%). – Medikationen: D 2 (2×) und höher. – Triturationen: D 1 (1×) und höher.

Alstonia costulata MIQ. [Dyera costulata (MIQ.) HOOK.].
Heimisch auf den Malayischen Inseln.

Enthält α- und β-Amyrin und liefert einen Teil der Gutta-Gelutong, Gummi-Gelutong.

Alstonia spectabilis R.BR.
Malayische Inseln.

Enthält Alstonamin und Echitamin und liefert Poelerinde, die gegen Fieber wirksam ist. Verschiedene Alstonia-Arten Borneos liefern Kautschuk. Der Milchsaft enthält 21 bis 22% Kautschuk und 78 bis 79% Harze.

Alstonia congensis ENGL.
Inhaltsstoffe. In der Rinde Echitamin, Echitamidin, β-Amyrin und Lupeol. Der Gesamtalkaloidgehalt beträgt 0,11 bis 0,56%. In Wurzel und Blättern Ditamin.

Anwendung. Die Rinde in Ostafrika vor allem als Fiebermittel. Außerdem liefert sie Kautschuk. Wurzel und Blätter als Rheumamittel.

Alstonia venenata R. BR.
Heimisch in Indien.

Inhaltsstoffe. In der Rinde laut RAY u. CHATTERJEE [J. Indian Chem. Soc. *40*, 1043 (1963)] 2 Alkaloide mit dem Fp. 172 und 194°. Das Alkaloid vom Fp. 172° besitzt die Summenformel $C_{22}H_{28}N_2O_4$ und wird Alstovenin genannt. GOVINDACHARI et al. (Tetrahedron L. *1964*, S. 901) isolierten Stigmasterol, Reserpin (0,02%) und zwei neue Indolalkaloide, die als Venenatin $C_{22}H_{28}N_2O_4$, Fp. 123 bis 126° (0,09%) und Isovenenatin Fp. 169 bis 171° (0,001%) bezeichnet werden. Letzteres scheint mit Alstovenin identisch zu sein. CHATTERJEE et al. (Tetrahedron L. *1965*, S. 159) berichteten über die Isolierung von Kopsinin (0,01%) und einer neuen Indolbase Venoxidin $C_{22}H_{28}N_2O_5$, Fp. 218 bis 219°. DAS et al. [Tetrahedron L. *1965*, S. 2239] isolierten 3 weitere Alkaloide, Venalstonin $C_{21}H_{24}N_2O_2$, Fp. 140 bis 142°, Venalstonidin $C_{21}H_{24}N_2O_3$, Fp. 223 bis 225° und Echitovenin $C_{23}H_{28}N_2O_4$, Fp. 168 bis 170°. Dieselben Autoren (Tetrahedron L. *1966*, S. 2483) isolierten aus den Früchten 2 weitere neue Indolalkaloide, denen sie die Bezeichnung Echitovenidin $C_{26}H_{32}N_2O_4$, Fp. 162 bis 163° und (+)-Minovincinin $C_{21}H_{26}N_2O_3$, Fp. 170 bis 172° gaben. Laut DEY [Naturwissenschaften *52*, 187 (1965)] soll Alstovenin neuroleptische Eigenschaften besitzen.

Alstonia macrophylla WALL.
Inhaltsstoffe. HESSE et al. [Helv. chim. Acta *48*, 689 (1965)] isolierten Villalstonin $C_{40}H_{50}N_4O_4$, KISHI et al. [Helv. chim. Acta *48*, 1349 (1965)] das neue Indolalkaloid Alstophyllin und KHAN et al. [Helv. chim. Acta *50*, 1002 (1967)] das quartäre Alkaloid Macrosalhin $C_{21}H_{26}N_2O_2$. In der Pflanze ferner die dimeren Indolalkaloide Macralstonin $C_{44}H_{54}N_4O_5$, Fp. 293°, Macralstonidin $C_{41}H_{50}N_4O_3$, Fp. 270°, und das monomere Indolalkaloid Pleiocarpamin sowie $N_{(a)}$-Methyl-2,16-dihydroakuammicin, außerdem Macrophyllin $C_{45}H_{54}N_4O_5$, Fp. 267 bis 268°, und ein Alkaloid M.

Über die Inhaltsstoffe der Alstonia-Arten und ihre Verwendung berichtet zusammenfassend ESDORN [Pharm. Acta Helv. *36*, 6 (1961)].

Althaea

Althaea officinalis L. Malvaceae – Malveae – Malvinae. Eibisch. Samtpappel. Marsh mallow. Guimauve sauvage. Bismalva. Malva visco.

Vorwiegend auf salzhaltigem, etwas feuchtem Boden in Mittel-, Ost- und Südeuropa. Hauptherkunftsgebiete der Wurzel sind Deutschland (Franken, Ulmer Gegend), Belgien,

Frankreich, Spanien, Norditalien, Tschechoslowakei, Ungarn, Rußland (Ukraine, Salzsteppen am Schwarzen und Kaspischen Meer), kultiviert bes. in Ungarn, auch von wildwachsenden Pflanzen geerntet, USA (Massachusetts, Connecticut, New-York, Pennsylvania).

Staude, bis 1/2 m hoch, Rhizom kräftig, Wurzeln stark, einfach oder verzweigt, fleischig. Stengel aufrecht, unten holzig, im oberen Teil krautig, kantig, wenig verzweigt, filzigzottig, innen markig. — Blätter breit, eiförmig spitz, am Grunde oft herzförmig, ungleich gekerbt-gesägt, schwach 3- bis 5lappig, beiderseits samtartig filzig. — Blüten im oberen Teil des Stengels achselständig, büschelig gehäuft mit filzigem, grünem, doppeltem Kelch und 5 fast umgekehrt herzförmigen, rötlich-weißen Blumenkronblättern. — Frucht, im bleibenden Kelch, aus 10 bis 18 einsamigen Teilfrüchtchen bestehend, strahlig gefurcht.

Die Pflanzung verfügt über besondere Schleimzellen, die Schleimbildung erfolgt durch Umwandlung von Stärke und durch Anlagerung einer sekundären Schleimmembran an die primäre Membran.

Radix Althaeae[1]. Radix Bismalvae. Radix Doronicae. Radix Hibisci (Ibisci). Radix Malvae visci. Eibisch-, Bismalva-, Althee-, Heil-, Ibischwurzel. Weiße Süßholzwurzel oder Schleimtee. Marshmallow-root. Racine d'althée. Racine de guimauve. Raíz de altéia. Raíz de malvavisco. Radice di altea. Malvavisco. Proskorníkouykoren. Althaearod. Althaías ríza. Ziliz-gyöker. Bismalva. Koren od beloga sleza. Korzen prawoslazv. Hatmi kökü. Koren' alteja. Prosvirnjaka.

Radix Althaeae DAB 6, DAB 7 — DDR, ÖAB 9, Helv. V, Dan. IX, Svec. 46, Pol. III, Ross. 9, CsL 2. Althaeae radix Belg. IV, Hung. V, Ned. 6, Jug. II, Hisp. IX. Althaea BPC 49. Althea NF XI. USP XV. Altea Chil. III, Ital. VII. Alteia Brasil 2. Guimauve CF 65. Eibischwurzel DAB 7 — BRD.

Einsammlung und Bearbeitung. Die Wurzel wird ausschließlich von angebauten Pflanzen im ersten Frühjahr oder im Oktober und November gegraben, von der holzigen Hauptwurzel, den Wurzelfasern und äußeren Rindenschichten befreit und an der Luft oder bei sehr geringer Wärme getrocknet. 4 T. frischer Wurzeln = 1 T. geschälter und getrockneter Ware. Als beste Sorte gilt die in Bayern gezogene Wurzel: diese eignet sich ihres hohen Schleimgehaltes wegen besonders gut zum Schneiden.

Für den Drogenhandel ist laut BERGER die Herkunft der Wurzel von Bedeutung. Besonders die wesentlich minderwertigere ungarische Eibischwurzel ist an ihrer faserigen Beschaffenheit und ihrem „kernlosen Bruch" leicht zu erkennen, während die in Deutschland oder Belgien kultivierte Ware fast nicht fasert und einen „Kern" besitzt. Der Drogenhandel unterscheidet folgende, in schöne Würfel geschnittene Sorten: 1. Radix Althaeae electissima germanica, eine blendend weiße Ware; schöner Schnitt, ohne dunkle Wurzelteilchen, beinhart (exporttrocken). — 2. Radix Althaeae electa germanica, eine etwas abfallende Qualität, in der sich etwas dunklere Wurzelteilchen vorfinden. Nicht immer restlos geschält. — 3. Radix Althaeae germanica alba, eine gegenüber der vorigen Qualität weiter abfallende Ware mit reichlich gelben und bräunlichen Wurzelteilchen. — 4. Radix Althaeae hungarica alba, schöne weiße Ware, von mehr schwammiger, faseriger Beschaffenheit; Schleimgehalt wesentlich geringer als in der deutschen Ware. Es ist sehr schwierig, die zahllosen im Handel befindlichen Sorten auf diesen gemeinsamen Nenner zu bringen. — Die weißen bis gelblichweißen, ziemlich geraden, bis 30 cm langen und bis 2 cm dicken, fleischigen, nicht holzigen Wurzelzweige und Nebenwurzeln zweijähriger, kultivierter Pflanzen. Im Schneiden ist die Wurzel weich und mehlig, die äußere Schicht ist am Querbruch durch Bastfasern zähe und langfaserig, die innere uneben körnig. Die vom Eintrocknen längsfurchige Oberfläche der Wurzeln zeigt viele kleine, bräunliche Wurzelnarben und von der Oberfläche sich ablösende Fäserchen.

Geruch eigenartig; Geschmack schleimig, etwas süßlich.

Schnittdroge[1]. Die gelblich-graue Korkschicht ist mit der primären Rinde entfernt. Im weißen Querschnitt das Cambium als hellbrauner Ring. Die Rinde strahlig; im Holze keine deutliche radiale Streifung, zerstreut kleine gelbliche Gefäßgruppen.

Mikroskopisches Bild. Die Grundmasse besteht aus einem stärkehaltigen, dünnwandigen Parenchym. In den Rindenstrahlen, besonders nahe dem Cambium reichlich Sklerenchymfasergruppen, die Fasern schmal, 0,4 bis 0,8 mm lang, 10 bis 35 μ dick, nur die primäre Membran verholzt, die Enden zuweilen gegabelt. Im Parenchym von Rinde und Holz Zellen mit Calciumoxalatdrusen und Schleimzellen. Die Markstrahlen der Rinde und des Hol-

---

[1] Abbildungen bei L. HÖRHAMMER: Teeanalyse, Tafel 48, Abb. 417 und 418.

zes 1- bis 2reihig; die Cambiumzone etwa 10reihig. Im Holz kleine Gruppen von wenigen Gefäßen mit einzelnen Tracheiden. Sklerenchymfasern im Holz nur selten. An der Stelle des Markes eine zentrale Gefäßgruppe mit reichlicheren, meist völlig verholzten Sklerenchymfasern.

Pulverdroge. Vorherrschend Stücke dünnwandigen, mit Stärke gefüllten Parenchymgewebes; die Stärkekörner einzeln, kugelig, ei-, nieren- oder keulenförmig, hier und da mit kleinen lappigen Ausbuchtungen, meist mit exzentrischem Kern oder Längsspalte, 3 bis 27 µ groß, selten zusammengesetzt; Schleimzellen bzw. herausgefallene Schleimballen; Oxalatdrusen; Stücke von Sklerenchymfaserbündeln oder einzelnen Fasern (aus der Rinde, färben sich mit Phloroglucinsalzsäure nur schwach rosa oder gar nicht, mit Chlorzinkjod hingegen violett), zuweilen auch stärker verholzte Fasern (aus dem zentralen Teil des Holzkörpers); Gefäßfragmente. Das Pulver ist in Ital. VII als Altea radice polvere offizinell.

Verfälschungen und Verwechslungen. 1. Althaea rosea (L.) Cav., Schwarze Malve, Stockmalve. Die Wurzel grobfaseriger, zäher, häufig holzig, mehr gelblich. – 2. Althaea narbonensis Pour. Wurzel dicker, dunkler, holziger, zeigt auf dem Kern abwechselnd gelbe und weiße Kreise.

Inhaltsstoffe. Etwa 2% Asparagin (Althein) $C_4H_8N_2O_3$, Fp. 226 bis 227° (Zers.), 4% Betain, Lecithin, Phytosterin, ein flüchtiger Riechstoff, Enzyme, etwa 25 bis 35%, Schleimstoffe (hauptsächlich aus Glucosan), etwa 5 bis 10% Zucker, etwa 30 bis 38% Stärke, etwa 11% Pektin, etwa 2% Gerbstoff, etwa 1,5% fettes Öl, etwa 7% phosphatreiche Mineralbestandteile. Der Schleimgehalt ist im Herbst am höchsten.

Prüfung. Identität. Nach NF XI: 18 g Althaeawurzelpulver werden mit 10 ml kaltem Wasser gemischt, 30 Min. unter gelegentlichem Umschütteln stehengelassen und dann durch Watte filtriert. Der so erhaltene Schleim soll schwach gelb gefärbt sein und gegenüber Lackmuspapier nur schwach sauer reagieren. Auf Zusatz von NaOH-Lsg. soll sich der Schleim mäßig bis stark gelb färben und darf weder einen säuerlichen noch ammoniakalischen Geruch aufweisen. – Nach Hung. V: 1 g pulverisierte Droge wird mit 10 ml Salzsäure erhitzt. Das abgekühlte Filtrat darf sich auf Zusatz von 3 Tropfen Mayers-Reagens nicht ändern (Belladonna).

Reinheit. Die Eibischwurzel darf nicht mißfarbig sein und nicht dumpfig riechen. Je weißer und reiner die Wurzel ist, desto höher steht sie im Preis. Minderwertige Sorten werden zuweilen durch Bestäuben mit Stärke, Gips, Kreide, Zinkoxid geschönt. Man erkennt die Schönung mit Stärke durch Abspülen mit kaltem Wasser und Prüfung des Bodensatzes auf Stärke. – ÖAB 9: Schüttelt man etwa 2 g zerkleinerte Eibischwurzel mit 20 ml verd. Essigsäure 1 Min. lang und filtriert, so darf in 10 ml des Filtrates auf Zusatz von 3 Tropfen Natriumsulfidlösung keine Verfärbung auftreten (Zink). – Ähnlich Helv. V. Eine Mischung von 1 ml des Filtrates, 7 ml Wasser und 2 ml verd. Ammoniak-Lsg. darf auf Zusatz von 1 ml Natriumphosphatlösung nicht getrübt werden. – Helv. V: Übergießt man 28 g geschnittene Eibischwurzel auf einem kleinen, glatten, kalkfreien Filter mit 5 ml 1%iger Essigsäure, so darf das Filtrat durch Ammoniumoxalatlösung höchstens schwach getrübt werden (gekalkte Eibischwurzel). Analog Hung. V. – Helv. V: 18 g Eibischwurzel dürfen nach dem Verbrennen höchstens 0,078 g Rückstand hinterlassen. Wird dieser Rückstand in 5 ml verd. warmer Salzsäure gelöst und das Filtrat nach Zusatz von Natriumacetat mit Ammoniumoxalat ausgefällt, so darf das auf einem quant. Filter gesammelte Calciumoxalat nach dem Veraschen höchstens 0,0158 g Rückstand ergeben. Die Bleichung der Eibischwurzel mit schwefeliger Säure kann laut Gstirner mit Kaliumjodatstärkepapier nachgewiesen werden. – Schönungsmittel (Sulfit-Ionen) nach DAB 7 – BRD: 5,0 g Droge läßt man in einem weithalsigen 150-ml-Erlenmeyerkolben mit 30 ml Wasser zunächst bei Raumtemperatur und anschließend bei 30° bis 35° auf dem Wasserbad quellen. Nach Zusatz von 5,0 ml Phosphorsäure 25% wird der Kolben mit einem Korken, an dessen Unterseite ein am unteren Ende angefeuchteter Streifen Kaliumjodat-Stärkepapier befestigt ist, lose verschlossen und das Gemisch unter wiederholtem, vorsichtigem Umschwenken auf dem Wasserbad erwärmt. Innerhalb 15 Min. darf das Reagenspapier weder bleibend noch vorübergehend blau gefärbt werden.

Max. Aschegehalt: 6% DAB 7 – BRD (für geschälte Droge), ÖAB 9, Jug. II; 7% DAB 7 – BRD (für ungeschälte Droge), Helv. V, Ital. VII, Ross. 9, Ned. 6, Svec. 46, Brasil. 2, Belg. IV, CsL 2; 8% Dan. IX, Hung. V, Pol. III, Chil. III; 9% DAB 7 – DDR. – Säureunlösliche Asche max.: 0,5% Ross. 9; 1% Hung. V, Ned. 6, NF XI, USD 60, Ital. VII; 2% Dan. IX, CsL 2. – Max. Feuchtigkeitsgehalt: 12% Hung. V; 13% Jug. II; 14% Ross. 9, CsL 2, Pol. III; 15% Ital. VII. – Mineralische Beimengungen max. 0,5% Ross. 9. – Fremde org. Beimengungen max.: 0,5% Ross. 9; 1% USP XV, NF XI. – Unschädliche Beimengungen max. 1% DAB 7 – DDR. – Bei geschälter Droge dürfen braune Stücke nicht vorhanden sein, DAB 7 – BRD. – Verfärbte Wurzelstücke max. 4%, Beimengungen ungeschälter Wurzelstücke max. 1% Jug. II. – Verholzte Wurzeln max. 1%, mangelhaft geschälte Wurzeln max. 3% Hung. V. – Holzartige, harte, schimmelige, wurmstichige oder durch bitteren Geschmack verdorbene Wurzelstücke sind zu verwerfen, Hung. V. – Verholzte und schlecht gereinigte Wurzeln max. 3% Ross. 9. – Quellungszahl etwa 15 Jug. II. – Quellungsfaktor mind. 10 DAB 7 – BRD, ÖAB 9.

Wertbestimmung nach DAB 7 – DDR: 6,000 g gepulverte Substanz werden in einem 200-ml-Erlenmeyerkolben mit Normschliff mit 100 ml Wasser versetzt. Die Mischung wird 60 Min. geschüttelt und bei 1800 bis 2300 g 10 Min. zentrifugiert. Die überstehende Flüssigkeit wird durch einen Glasfiltertiegel 17 G 2 gesaugt. Die Viskosität dieses Auszuges wird unter Verwendung eines UBBELOHDE-Viskosimeters Größe I bestimmt.

Berechnung. Viskosität des Auszuges, berechnet auf die bei 105° getrocknete Substanz,

$$= \frac{a \cdot 600}{Ew \cdot (100 - b)}.$$

a = Viskosität des Auszuges in Zentistokes;
b = Trocknungsverlust in Masseprozent;
Ew = Einwaage der Substanz in Gramm.

Die Viskosität muß im Bereich von 3,00 bis 5,00 cSt liegen.
Weitere Viskositätsbestimmungen des Althaeaschleimes s. GSTIRNER.

Aufbewahrung. Vor Licht und Insektenfraß geschützt, in gut schließenden Behältnissen mit einem geeigneten Trocknungsmittel.

Nach DAB 7 – BRD sind wäßrige Auszüge aus grob zerschnittener Droge durch Mazeration herzustellen. Wird Eibischwurzel ohne besondere Angabe verordnet, so ist geschälte Droge abzugeben.

Anwendung. Eibisch ist ein altes Volksheilmittel. Die Eibischwurzel ist eines der beliebtesten Mittel bei Erkrankungen der Atmungsorgane und mit starker Schleimabsonderung verbundenen Reizzuständen der Respirationsorgane. Man verwendet den Tee nicht nur bei Husten und Keuchhusten, sondern auch bei Bronchial- und Lungenkatarrhen, Heiserkeit, Bronchialasthma und Lungentuberkulose, er wird auch bei entzündlichen und katarrhalischen Affektionen des Urogenitalapparates und des Darmtraktes sowie bei Cystitis, Incontinentia urinae, schmerzhaftem Urinieren, Fluor albus, Gonorrhoe, Enteritis, Diarrhöen, Dysenterie und Cholera infantum verordnet. Aufgüsse äußerlich als Mund- und Gurgelwasser sowie als Kataplasma bei Entzündungen der Augen, der Haut und bei Verbrennungen. Als Klistier bei Proktitis. Eibischwurzel außerdem zur Pillenherstellung, in der Homöopathie, in der Veterinärmedizin, in der kosmetischen Industrie (Eibischschleim dient als Zusatz zu Toilettenseifen und flüssigen Seifen). Zur Herstellung plastischer Massen.

Dosierung. Gebräuchliche Einzeldosis als Mazerat 1,5 g auf eine Teetasse, ÖAB 9.

Althaea HAB 34.

Die frische Wurzel.

Arzneiform. Essenz nach § 3.

Arzneigehalt. 1/3.

Althaea officinalis HPUS 64. Marsh-Mallow.

Die getrocknete Wurzel.

Arzneiform. Urtinktur: Arzneigehalt 1/10. Althaea, grobes Pulver 100 g, dest. Wasser 200 ml, Alkohol USP (94,9 Vol.-%) 824 ml, zur Bereitung von 1000 ml der Tinktur. – Dilutionen: D 2 (2×) und höher mit Alkohol HPUS (88 Vol.-%). – Medikationen: D 2 (2×) und höher. – Triturationen: D 1 (1×) und höher.

Anbau. Boden und Klima. Für den Eibischanbau eignet sich besonders tiefgründiger, humoser und humusreicher, lehmiger Sandboden von mäßiger Feuchtigkeit. Schwere Böden sind ungeeignet. Auf letzteren lassen nicht nur der Ertrag, sondern auch der Schleimgehalt der Wurzeldroge zu wünschen übrig. Auch auf Salzböden gedeiht der Eibisch. Er ist sehr witterungsbeständig; nur gelegentlich sind Auswinterungsschäden zu beobachten.

Herkünfte des Drogenhandels. In Deutschland wird der Eibisch vielerorts angebaut. Alte Anbaugebiete finden sich in der Gegend von Schweinfurt, Nürnberg-Fürth und Bamberg. Fremdländische Herkunftsgebiete sind Belgien, Frankreich (Nordfrankreich), Italien (Norditalien), Österreich, Ungarn, die Balkanländer und die UdSSR, besonders die Gebiete am Kaspischen und Schwarzen Meer.

Sorten. Angebaut werden in Deutschland vielfach die Gruppensorten „Erfurter" und „Oberlausitzer Eibisch". Hochzuchtsorten sind nicht vorhanden. Erwünscht sind rostresistente Sorten mit wenig verzweigten und schleimreichen Wurzeln.

Saatgut. Das in den Handel gelangende Saatgut besteht meist aus Teilfrüchten. Gelegentlich werden aber auch nur die Samen gehandelt. 1000 Teilfrüchte wiegen 1,610 bis 3,548 g. Das 1000-Korn-Gewicht der Samen liegt niedriger. Es beträgt für Teilfrüchte von 3,2 g etwa 2,2 g. Die Mindestreinheit sollte 96% betragen. Es ist darauf zu achten, daß das Saatgut nicht von der Malvenmotte, Platyedra (Gelechia) malvella HB., befallen ist. Als Mindestkeimfähigkeit werden nur 60% gefordert. Die Samen sind häufig hartschalig. Die Keimfähigkeit wird im Dunkeln bei Zimmertemperatur ermittelt. Nach 21 Tagen wird der Keimversuch abgeschlossen. Die Keimfähigkeit des Saatgutes hatte nach fünfjähriger Lagerung zwischen 20 und 43%, nach sechsjähriger zwischen 88 und 100% abgenommen.

Kultur. Der Eibisch wird am besten nach stark gedüngten Hackfrüchten angebaut. In der Fruchtfolge sollte er erst nach 4 bis 5 Jahren wieder auf dem gleichen Felde stehen. Als Folgefrüchte kommen besonders Sommergetreidearten in Frage.

Die Vermehrung erfolgt generativ oder vegetativ. – Zur Anzucht aus Samen wird etwa 1/5 bis 1/10 der künftigen Anbaufläche als Freilandanzuchtbeet benötigt. Die Aussaat kann bis Mitte Juni erfolgen. Es ist also durchaus möglich, die Anzucht als Nachbau zu früh das Feld räumende Kulturen vorzunehmen. Die Saatbettansprüche ähneln denen des Sommerroggens, d.h. der Boden darf nicht so fest wie für Feinsämereien sein, aber auch nicht ganz so locker wie für das übrige Sommergetreide. Ausgedrillt wird im Reihenabstand von 25 cm in einen leichten Eggenstrich mit einer Saatstärke von 20 kg/ha; d.h. also, für 1 ha Hauptanbaufläche werden etwa auf 1000 bis 2000 qm 3 bis 5 kg Saatgut ausgedrillt. Bei der Anzucht auf Freilandsaatbeet empfiehlt es sich, die Aussaat zusammen mit einer Markiersaat vorzunehmen, da die Eibischfrüchte häufig ungleichmäßig keimen und bei Trockenheit längere Zeit (bis 7 Wochen) zum Auflaufen brauchen. Unter normalen Bedingungen geht die Saat etwa nach 2 bis 3 Wochen auf.

Der Bestand wird dann bald mit der Hand und noch ein- bis zweimal mit der Maschine gehackt. Ab Ende September bis zum ersten Frost werden die Sämlinge mit einem Rodepflug gehoben, auf 7 bis 8 cm Länge gestutzt und gleich wieder verpflanzt. Das Kraut wird vorher mit dem Grasmäher oder Ableger gemäht und kann bei guter Qualität gegebenenfalls noch als Industrieware Verwendung finden.

Das Feld für den Hauptanbau soll tief gepflügt sein und sich abgesetzt haben. Mit Egge oder Scheibenegge und Schleppe, oder im kleineren Betrieb mit einer Fräse, wird das Pflanzbeet hergerichtet und mit Drillmaschine oder Reihenzieher markiert. In 40 × 30 cm Abstand wird dann ausgepflanzt. Die Sämlinge sollen tief genug zu stehen kommen, da sie sonst im Winter durch den Frost leicht gehoben werden und dann im Frühjahr noch einmal anzuwalzen sind. Nach der Pflanzung sollen die Augen der Sämlinge mit Boden bedeckt und nicht zu sehen sein. Gelegentlich erfolgt auch Drill- oder Dibbelsaat zusammen mit einer schnell auflaufenden Gemüsesaat, z.B. Kohlrabi. Bei den hohen Saatgutpreisen wird diese Aussaatmethode bei großflächigem Anbau nur für wirtschaftlich gehalten, wenn das Saatgut im eigenen Betrieb gewonnen werden kann. Zu bedenken ist auch, daß der Eibisch nach Aberntung des Gemüses vereinzelt werden muß, da die Pflanzen anderenfalls nur sehr dünne Wurzeln liefern, die als Droge nicht geschätzt und obendrein erst im zweiten Anbaujahr erntereif sind. Die vegetative Vermehrung von Althaea officinalis geschieht am besten durch junge Triebe (Wurzelschößlinge, die sogenannten Fechser oder Keime) und durch geteilte Wurzelstockköpfe, die ganz, halbiert oder geviertelt verwendet werden. Die Fechser sind kräftige, etwa 4 bis 7 cm lange Triebe, die sich bis zum Herbst um den Wurzelhals der älteren Pflanzen gebildet haben. Sie werden nach der im Herbst erfolgten Wurzelernte bei deren Aufbereitung vom Wurzelstock abgeschnitten und eingemietet. Am besten schlägt man die „Keime" aufrechtstehend an einem frostfreien Ort in Sand ein, wobei die Knospen freiliegen sollen. Gelegentlich werden sie auch erst im Frühjahr von älteren Pflanzen entnommen. Die Wurzelstockköpfe fallen bei der Herbsternte an und werden sofort wieder gepflanzt (Oktober bis Mitte Dezember). Die Vermehrung durch Wurzelschößlinge und geteilte Wurzelköpfe hat den Vorteil, daß der Anbau einjährig durchgeführt werden kann. Im zeitigen Frühjahr (März/April) werden die „Keime" ausgepflanzt, und zwar in einem Abstand von 40 × 30 cm und weiter. Je Pflanzstelle steckt man einen gesunden Wurzelschößling. In Süddeutschland wird der Eibisch oft mit Vorteil auf die Kämme der sogenannten „Bifänge", das sind 4 bis 6 Furchen breite Beete, gepflanzt. In den Furchen werden dann gern Gemüsearten angebaut. Überhaupt wird die Eibischkultur häufig im Gemeinschaftsanbau mit Gemüse durchgeführt. Beliebte Gemüsekulturen sind Knoblauch, Speisezwiebeln, Wurzelpetersilie, Rote Rüben, Kohlrabi, Wirsing, Radies und Rettich, frühe Buschbohnensorten, Salat sowie einjährige Küchenkräuter, wie Dill und Gartenkerbel. In Gochsheim bei Schweinfurt erfolgt in der Hauptsache Gemeinschaftsanbau mit Gurken und Zwiebeln, wobei allerdings der Eibisch in einer Standweite bis zu 75 × 75 cm, gelegentlich sogar in einem Reihenabstand von 100 cm gepflanzt wird. Das Gemüse muß spätestens im August geerntet sein, damit noch eine gute Entwicklung der Eibischpflanzen möglich ist. Erfahrungsgemäß empfiehlt sich ein Zusammenbau mit Gemüse nur auf unkrautfreiem Boden bei Drill- oder Dibbelsaat des Eibisches. Der einjährige Reinanbau unter Verwendung von „Fechsern" oder Wurzelköpfen bei einer Pflanzweite von 40 × 30 cm ist zu befürworten. Er bietet den Vorteil einer sorgfältigen Bestandspflege und ermöglicht die Wurzelernte im ersten Jahr.

Hinsichtlich des Nährstoffbedürfnisses ist zu sagen, daß der Eibisch vor allem kaliliebend ist. Es empfiehlt sich, bei Reinanbau vor der Pflanzung eine mittelstarke, kalibetonte Volldüngung zu verabreichen. Bei Stickstoffmangel bilden sich nur dünne und holzige Wurzeln. Wird der Eibisch zur Kraut- oder Blattgewinnung angebaut, so sind reichliche Stickstoffgaben am Platze. Nach jedem Krautschnitt soll Stickstoff als Kopfdünger gegeben werden.

Zur Pflege eines Eibischbestandes ist mehrmaliges Hacken erforderlich. Im zeitigen Frühjahr kann bei genügend tiefer Herbstpflanzung nach dem Abtrocknen des Feldes unbedenklich ein- bis zweimal gestriegelt werden. Die Pflanzen entwickeln sich zunächst langsam und werden sonst leicht vom Unkraut unterdrückt. Bei den Pflegearbeiten ist zu beachten, daß die Keimpflanzen von Althaea officinalis sehr ähnlich denen der Kleinen Taubnessel (Lamium amplexicaule L.) sind, einem häufig massenhaft auftretenden Unkraut. Bei maschineller Bestandspflege ist dafür zu sorgen, daß die zum Teil fast horizontal liegenden oberen Wurzelverzweigungen nicht durch zu tiefes Hacken beschädigt werden.

Ernte. Die Wurzelernte erfolgt im Herbst, solange der Boden nicht gefroren und die Witterung trocken ist. Sie sollte so spät wie möglich vorgenommen werden, da der Schleimgehalt der Wurzeln von der Blütezeit bis zum Winter langsam ansteigt und dann allmählich im Frühjahr wieder fällt. Zum Ausgraben kann eine vierzinkige Grabegabel benutzt werden. Im feldmäßigen Anbau werden die Rhizome auch mit dem Pflug gerodet. Vierspännige Rodung kann unter Umständen erforderlich sein. Häufig lassen sich jedoch bei dieser Art der Ernte die Wurzeln nicht restlos auspflügen, sondern werden abgeschnitten, so daß die Rodeverluste unter Umständen erheblich sein können. Die Wurzeln müssen gut gesäubert werden. Faserige Wurzeln und der holzige Wurzelkopf sind zu entfernen. Hierbei fallen die Wurzelschößlinge für die nächstjährige Pflanzung an. Im frischen Zustand werden die Wurzeln dann geschält, wobei die äußere Rindenschicht und schadhafte Stellen zu entfernen sind. Die geschälten längeren Wurzeln werden in etwa 10 bis 20 cm lange Stücke geschnitten. Besonders starke Wurzeln müssen der Länge nach gespalten werden. Bis zur Aufbereitung in den Wintermonaten ist es möglich, die Wurzeln einzumieten, indem man sie in flache Gräben schichtet und mit Stroh zudeckt. Die Wurzelstöcke mehrjähriger Pflanzen, z. B. die von Samenträgern, verholzen stark und liefern dann eine schlechte Wurzeldroge. Bereits im dritten Vegetationsjahr haben sie schon sehr an Drogenwert verloren.

Die Eibischblätter werden vor der Blüte (Juni/Juli) gesammelt. Die Pflanzen dürfen nicht völlig entblättert werden, da sonst die Wurzelentwicklung leidet. Gelegentlich wird auch das ganze Kraut geerntet, was sich in jedem Falle nachteilig auf die Wurzelernte auswirkt. Der Schnitt wird entweder mit der Sichel oder mit dem Ableger in ungefähr 40 cm Höhe durchgeführt, wobei darauf zu achten ist, daß bei der kurzen Blütezeit des Eibisches die Ernte zum richtigen Zeitpunkt erfolgt. Bei Drill- oder Dibbelsaat kann ein Krautschnitt im Herbst des ersten Jahres bedenkenlos erfolgen.

Die Früchte erntet man im Herbst, sobald sie sich braun zu färben beginnen. Die Reife erfolgt beim Eibisch gleichmäßiger als bei den übrigen zur Drogengewinnung dienenden Malvengewächsen.

Trocknung. Die stark schleimhaltigen Wurzeln werden am besten künstlich bei langsam steigender Temperatur (bis 35°) getrocknet. Die künstliche Trocknung ist der natürlichen vorzuziehen, da sich die Wurzeln beim langsamen Trocknen schnell verfärben und dann leicht einen unerwünschten gelblichen oder grauen Farbton annehmen. Die Droge muß von weißer Farbe und frei von holzigen und korkigen Bestandteilen sein. Sie darf nicht geschönt werden. Die getrockneten Eibischwurzeln müssen den charakteristischen Eibischgeruch und -geschmack aufweisen. Sie dürfen nicht dumpfig riechen. Blätter, Kraut und Blüten werden entweder natürlich oder künstlich getrocknet. Das Kraut wird meist vor der Trocknung zerkleinert. Zur Samengewinnung kann Feldtrocknung erfolgen. Das Eintrocknungsverhältnis beträgt beim Kraut wie bei den Wurzeln etwa 4 bis 5 : 1.

Erträge. In Jahren mit günstiger Witterung schwanken die Erträge an gut getrockneter Wurzeldroge einjähriger Kulturen zwischen 10 und 20 dz/ha. Ältere Kulturen liefern höhere Erträge, jedoch häufig mindere Qualitäten. Ertragswerte für Blätter und Blüten liegen nicht vor. Der Krautertrag beläuft sich auf 12 bis 15 dz/ha. Die Saatguterträge liegen zwischen 2 und 5 dz/ha.

Krankheiten und Schädlinge. Nach MÜHLE kann der Eibisch von den verschiedensten Krankheiten und Schädlingen befallen werden, von denen die wichtigsten nachstehend genannt seien. Der Rostpilz Puccinia malvacearum MONT. verursacht häufig Pustelbildungen an Stengeln und Blättern, die dadurch zur Drogengewinnung wertlos werden. Großen Schaden richten oft die Malvenblattflöhe Podagrica fuscicornis L. und P. malvae ILLIG. durch Fraß an Blättern und Stengeln an. Saugschäden werden hervorgerufen von der Roten Spinne, Tetranychus urticae KOCH (T. althaeae v. HANST.), der Schwarzpunktzikade,

Eupterix atropunctata GOEZE, einer Springwanze (Halticus saltator GEOFFR.) und verschiedenen Blattläusen, insbesondere Doralina malvae KOCH. Die Blütenstände des Eibisches schädigt der Rüsselkäfer, Apion aeneum F., durch Lochfraß, und die Raupe der Malvenmotte, Platyedra (Gelechia) malvella HB., frißt die Samen aus. UDE fand in Leipzig-Probstheida bisweilen häufig die grauen Raupen des Malvenfalters, Carcharodus alceae ESP., an Althaea. Sie fressen zwischen zusammengesponnenen Blättern und verpuppen sich auch dort in leichten Geweben. Der rötlichgraue Falter hat auf den Vorderflügeln dunkle Flecken und einzelne kleine Fensterchen. Er bildet zwei Generationen und ist über ganz Europa verbreitet.

An den Wurzeln fressen gern die Larven des schon genannten Rüsselkäfers Apion aeneum F. und Wühlmäuse.

Folia Althaeae[1]. Folia Hibisci. Folia (Herba) Bismalvae. Herba Malvae visci. Eibisch-, Althaea-, Altheeblätter. Attigkraut. Marshmallow leaves. Feuilles de guimauve. Foglia di altea. Folhas de altéia. Hojas de malvavisco.

Folia Althaeae DAB 6. Folium Althaeae ÖAB 9, Helv. V, CsL 2, Pol. III. Althaeae folium Jug. II, Ned. 6, Hung. V. Feuilles de Guimauve CF 65.

Die im Sommer (Juni, Juli) vor und während der Blüte gesammelten und getrockneten Blätter. 8 T. frische Blätter ergeben 1 T. getrocknete. Im Handel aus Bayern, Belgien, Frankreich und Ungarn, die deutsche Ware ist die gesuchteste.

Blätter bis 10 cm lang, bis 8 cm breit, die untersten breit-herzförmig, die oberen kleineren mehr eiförmig, 3- bis 5lappig mit hervorgezogenen spitzen Endlappen, am Grunde herz- oder keilförmig, drei- oder fünfnervig, grobgesägt, die Kerbzähne verhältnismäßig klein. Blätter der wildwachsenden Pflanze meist kleiner als die der kultivierten mit im allgemeinen schärfer gezähntem Rand und spitzeren Formen. Spreite beiderseits weich samtartig behaart; beim wilden Eibisch ist der Haarfilz als grauweißlicher, etwas glänzender Überzug sichtbar, bei kultivierten Pflanzen ist er mehr durch das Gefühl als durch das Auge wahrnehmbar. Frisch sind die Blätter grün, getrocknet grau oder gelblich-grün und sehr brüchig. Der Blattstiel meist nur halb so lang wie die Spreite.

Geruchlos. Geschmack schleimig.

Mikroskopisches Bild. Auf dem Blattquerschnitt oberseits Palisadengewebe aus einer oder stellenweise zwei Schichten. Zahlreiche Calciumoxalatdrusen im Mesophyll, besonders direkt unter den Büschelhaaren und in den Strängen. Auf beiden Blattflächen Büschelhaare aus 2 bis 8, meist 6zelligen sehr starkwandigen Armen, daneben mehrzellige Drüsenhaare mit kurzem Stiel und einem aus mehreren, paarweise in 2 bis 3 Etagen übereinander gestellten Zellen zusammengesetzten Köpfchen. In der Epidermis reichlich Schleimzellen.

Pulverdroge. Blattepidermisstücke, beiderseits mit Spaltöffnungen, Schleimzellen der Epidermis; Fetzen des Mesophyllgewebes mit ein- bis zweireihiger Palisadenschicht; Oxalatdrusen, frei und im Mesophyll, besonders unmittelbar unter den Büschelhaaren und in den Strängen; reichlich Büschelhaare, 2 bis 8, meist 6armig, je nach Feinheit des Pulvers noch erhalten und den Blattfragmenten anhaftend oder zerbrochen; etagenförmige Drüsenhaare; stachelige, kugelförmige Pollenkörper. Sporen von Puccinia malvacearum kommen oft vor, länglich-ellipsoidische, braune, zweizellige, oft noch dem Stielchen anpickende Gebilde, sollten aber nicht vorhanden sein. Diese Forderung ist oft schwer zu erfüllen.

Verfälschungen. Das Blatt von Lavatera thuringiaca L., Malvaceae, ist sehr ähnlich. Unterschiede: Bei Althaea sind am Blattrand die Blattzähne bei den ungleich grob gekerbten gezähnten Blättern länger als breit, bei Lavatera gewöhnlich doppelt so breit wie lang. Die Sternhaare auf der Unterseite des Hauptnerves sind bei Althaea mit ihrer Basis zwischen den Epidermiszellen eingesenkt, bei Lavatera sitzen sie meistens auf einem sehr erhabenen Gewebepolster. Der Schleimgehalt der Lavatera-Blätter ist wesentlich höher als der der Eibischblätter.

Inhaltsstoffe. Viel Schleim, Spuren eines äth. Öles mit Palmitinsäure und einer flüchtigen Säure (Baldriansäuregeruch) als Glyceride. Nach eingehenden Untersuchungen besitzt Eibisch zur Blütezeit im Juli die geringsten Mengen Pflanzenschleim. Seine Menge steigt bis zum Winter an, um im Frühjahr allmählich wieder abzunehmen. Auch die Stärke ist zur Blütezeit in geringster Menge vorhanden.

Prüfung. Max. Aschegehalt: 15% ÖAB 9, Ned. 6, Jug. II; 16% DAB 6, Helv. V; 17% Hung. V. — Säureunlösliche Asche max.: 2% ÖAB 9; 5% Hung. V. — Max. Feuchtigkeitsgehalt: 13% Jug. II, Hung. V. — Fremde org. Beimengungen max.: 2% Hung. V; 3% ÖAB 9. — Stengel, Früchte und Blüten max. 5%, Blätter, die einen Befall von Puccinia

---

[1] Abbildungen bei L. HÖRHAMMER: Teeanalyse, Tafel 6, Abb. 35 und 36.

malvacearum montagne aufweisen max. 1% CsL 2. Spreuhäufchen von Puccinia malvacearum dürfen nicht vorkommen, ÖAB 9. – Braune Blätter max. 1% und andere Pflanzenteile max. 3% Jug. II. – Nach Hung. V Zweigspitzen, Knospen, Blüten und Früchte max. 15%, Stengelteile max. 2%, ohne Blätter von 3 bis 5 mm Dicke max. 2%. Stengelteile über 5 mm Dicke dürfen nicht enthalten sein. Behaarte Blattstücke, die Calciumoxalatkristalle nicht entlang der Gefäße, sondern zwischen den Gefäßen tragen, dürfen nicht vorhanden sein (Stramonium, Hyoscyamus). Wenn in der Droge solche Verunreinigungen festgestellt werden, so muß die gesamte Droge vernichtet werden. Ausgebleichte Blätter max. 3%. Mit Kolonien von Puccinia malvacearum befallene Blätter dürfen nicht vorhanden sein. – Quellungszahl: 8 bis 10 Jug. II. – Quellungsfaktor: Wertbest. ÖAB 9 mit 0,5 g grob gepulverten (IV) Eibischblättern wird nach Befeuchten derselben mit Aceton der Quellungsfaktor bestimmt. Er muß mind. 10 betragen.

Anwendung. Mucilaginosum, bes. bei Katarrhen der oberen Luftwege sowie des Magen- und Darmtraktes. Emolliens. Zu Kataplasmen und Gurgelwässern.

Flores Althaeae. Flores Bismalvae. Flores Hibisci. Eibischblüten. Altheeblüten. Marshmallow flowers. Fleurs de guimauve. Flores de altéia. Flor de malvavisco.

Fleurs de guimauve CF 65.

Die im Juli und August gesammelten, gut getrockneten Blüten.

Blüten im Durchmesser etwa 3 bis 4 cm groß, mit einem meist 9spaltigen Außenkelch, einem 5spaltigen Innenkelch, einer 5blätterigen, regelmäßigen, fleischfarbenen oder weißlichen Blumenkrone und zahlreichen Staubgefäßen, letztere zu einer den meist 10teiligen scheibenrunden Fruchtknoten bedeckenden Röhre vereinigt. Die seidig glänzenden Kronblätter sind 3eckig bis verkehrt eiförmig. Die Blüte spielt im Gegensatz zu Radix und Folia Althaeae im Drogenhandel eine untergeordnete Rolle.

Fast geruchlos; Geschmack schleimig, süßlich herb.

Inhaltsstoffe. Asparagin, Schleim, Zucker und Spuren äth. Öles.

Anwendung. Hustenreizlinderndes und auswurfförderndes Mittel, zu Gurgelwässern.

Laut BERGER wurden trotz der seltenen Anwendung dieser Droge öfters Verfälschungen mit Lavatera thuringiaca L., Malvaceae, beobachtet.

Species ad Gagarisma (Erg.B. 4)

Folia Althaeae	
Flores Malvae	
Flores Sambuci	āā p. aequal.

Species ad Gagarisma Erg.B. 6.

Tormentillwurzel	300 T.
Eichenrinde	300 T.
Salbeiblätter	200 T.
Kamillen	200 T.

Species Althaeae

	ÖAB 9	Croat. II	Hung. V	Jug. II
Folia Althaeae	55 g	100 g	50 g	50 g
Radix Althaeae	25 g	50 g	25 g	25 g
Radix Liquiritiae	15 g	30 g	20 g	15 g
Flores Malvae	5 g	10 g	5 g	10 g

Species demulcentes Norv. IV

Fructus Cannabis	30 g
Herba Malvae	30 g
Radix Althaeae	30 g
Radix Liquiritiae	10 g

Species emollientes. Species ad Cataplasma. Erweichende Kräuter. Herbs of emollient Cataplasm. Espèces émollientes.

	DAB 6	ÖAB 8	Helv. V
Folia Althaeae gr. pulv.	1 T.	10 g	20 T.
Folia Malvae gr. pulv.	1 T.	10 g	20 T.
Herba Meliloti gr. pulv.	1 T.	10 g	–
Flores Chamomillae gr. pulv.	1 T.	–	20 T.
Semen Lini gr. pulv.	1 T.	20 g	40 T.

Species florum pectoralium Belg. IV. Fleurs pectorales.

Flores Althaeae	10 T.
Flores Malvae	10 T.
Flores Gnaphalii	10 T.
Flores Verbasci	100 T.

Species pectorales albae (F. M. Germ. u. Hambg. Vorschl.).

Fructus Foeniculi cont.	4 g
Radix Liquiritiae conc.	8 g
Radix Althaeae conc.	28 g

Species pectorales. Species ad Infusum pectorale. Species Althaeae compositae. Species demulcentes. Brusttee. Augsburger Tee. Cough-Species. Pectoral-Tea. Espèces pertorales. Fleurs pectorales. Thé pectoral.

DAB 6 und Ross. 34

Radix Althaeae grob zerschn.	8 g
Radix Liquiritiae grob zerschn.	3 g
Rhizoma Iridis grob zerschn.	1 g
Folia Farfarae grob zerschn.	4 g
Flores Verbasci grob zerschn.	2 g
Fructus Anisi contus.	2 g

	ÖAB 9	Ned. 6
Malvenblüte (I)	10 T.	–
Königskerzenblüte (I)	10 T.	–
Eibischblatt (I)	10 T.	40 T.
Huflattichblatt (I)	10 T.	–
Thymianblatt (I)	10 T.	–
Eibischwurzel (I)	20 T.	–
Süßholzwurzel (I)	25 T.	20 T.
Anis (zerstoßen)	5 T.	–
Klatschmohnblüten	–	10 T.

	Dan. 1907	Norv. IV
Fructus Anisi gr. mod. pulv.	80 g	10 g
Flores Verbasci	120 g	–
Folia Farfarae	120 g	15 g
Herba Veronicae	120 g	–
Radix Liquiritiae	120 g	30 g
Radix Althaeae	180 g	30 g
Flores Sambuci	160 g	15 g

CF 65

Flores Verbasci
Flores Rhoeados
Flores Althaeae
Flores Malvae
Flores Farfarae
Flores Violae
Flores Gnaphalii dioici   ā ā

Helv. V

Flores Farfarae (0)	5 T.
Flores Verbasci (0)	5 T.
Flores Malvae (0)	10 T.
Flores Rhoeados (0)	10 T.
Folia Althaeae (I)	10 T.
Folia Farfarae (I)	10 T.

Folia Thymi (I)	10 T.
Fructus Anisi stellati contussus (II)	5 T.
Radix Althaeae (I)	10 T.
Radix Liquiritiae (I)	25 T.

Svec. 25

Fructus Anisi stellati	5 T.
Radix Liquiritiae	15 T.
Flores Sambuci	20 T.
Radix Althaeae	30 T.
Herba Hyssopi	30 T.

Brasil. 1

Fructus Anisi	20 T.
Fructus Anisi stellati	20 T.
Fructus Foeniculi	20 T.
Flores Malvae	20 T.
Flores Rhoeados	20 T.
Flores Caricae papayae	50 T.
Flores Chorisiae speciosae	50 T.
Herba Adianti	50 T.
Folia Guaco	50 T.
Alfavaca campestre (Ocimum canum)	50 T.
Camará (Lantana camara)	50 T.
Radix Althaeae	200 T.
Radix Liquiritiae	700 T.

Fenn. 37

Fructus Anisi stellati	10 T.
Radix Althaeae	40 T.
Radix Liquiritiae	20 T.
Flores Verbasci	5 T.
Folia Farfarae	15 T.
Herba Thymi	15 T.

Jug. II

Flores Malvae (I)	2 g
Flores Rhoeados (I)	2 g
Flores Verbasci (I)	2 g
Fructus Anisi (III)	4 g
Radix Althaeae (II)	15 g
Radix Glycyrrhizae (II)	25 g
Folia Althaeae (I)	30 g
Folia Thymi (I)	20 g

Species pectorales Viennenses. Wiener Brusttee.

Herba Althaeae		500 g
Herba Pulmonariae		
Herba Hepaticae		
Herba Scabiosae	ā ā	50 g
Radix Liquiritiae		
Radix Althaeae	ā ā	150 g
Flores Verbasci		
Flores Papaveris rhoead.		
Flores Malvae silvestr.	ā ā	20 g
Fructus Anisi stellat.		7 g

Dem gemischten Tee werden zugesetzt: Weinbeeren, geschnittene Feigen, geschnittes Johannisbrot, geschälte Gerste je 100 g, sämtlich vorher gut zu trocknen.

Species pectorales cum Fructibus (F. M. Germ.).

Flores Rhoeados		10 g	Passul. minor.	ā ā	40 g
Fructus Anisi stellat.			Radix Liquiritiae		60 g
Fructus Anisi			Folia Farfarae		
Flores Verbasci	ā ā	20 g	Caricar.	ā ā	80 g
Rhizoma Iridis			Radix Althaeae		160 g
Hordeum perlatum					

Species pectorales cum Fructibus Erg.B. 6.

Brusttee mit Früchten	
Zerquetschter Fenchel	200 T.
Zerquetschter Kümmel	150 T.
Grob zerschnittene Feigen	100 T.
Brusttee	550 T.

Species puerperales. Kindbettee:	
Flores Verbasci concis.	10 g
Semen Melonis contus.	10 g
Rhizoma Graminis concis.	20 g
Radix Liquiritiae concis.	20 g
Radix Althaeae concis.	40 g

Elsässer Brusttee.

1800 g Fcl.Farfarae, 750 g Lichen islandicus, 4500 g Radix Althaeae, 750 g Herba Capillis veneris, 750 g Rhizoma Graminis, 1200 g Capit. Papaveris, 1200 g Flores Rhoeados, 450 g Flores Stoechados, 450 g Flores Verbasci tot., 300 g Fructus Foeniculi tot,. 7500 g Fruct. Ceratoniae, 750 g Rhizoma Iridis. Alles ganz grob geschnitten!

LAARMANNs Entfettungstee, Reduzin, bestand nach Angabe von GUST. LAARMANN in Herford aus 4 g Eibisch, 4 g Huflattich, 12 g Wollblumen, 3 g Haferflocken, 7 g sibirischem Wolfstrappkraut (Leonurus lanatus), 15 g Faulbaumrinde, 10 g Hagebutten, 5 g Heidelbeeren, 10 g Lindenblüten, 10 g Holunderblüten, 2,5 g Pareirawurzel, 2,5 g Liebstöckelwurzel, 2,5 g Hauhechelwurzel und 2,5 g Wacholderbeeren.

Pâte pectorale de REGNAULT, wurde aus einem Brustteeaufguß, arabischem Gummi, Zucker, Tolubalsamtinktur bereitet.

Sirop pectoral de LAMOUROUX wurde nach DORVAULT bereitet aus Kalbslunge, isländischem Moos, Jujuben, Datteln, Lakritz, Lungenmoos, Malvenblüten, Altheeblüten, Veilchenblüten, Klatschrosen, Opiumextrakt, Zucker.

Sterntee von PAUL WEIDHAAS in Dresden, ist dem Brusttee ähnlich zusammengesetzt (Karlsruher Ortsges.-Rat).

Eusitin, ein Mittel gegen Fettleibigkeit, soll die ,,Mucinstoffe von Athaea ros. syrians." enthalten haben.

Althaea rosea (L.) CAV. var. nigra HORT. (Alcea rosea L.). Stockmalve. Baummalve. Schwarze Malve. Stockrose. Pappelrose. Rosenpappel. Schwarze Pappel. Roseneibisch.

Heimisch in Mittel- und Südeuropa, Kleinasien, Rußland. Hauptherkunftsgebiete sind Deutschland, Belgien, Frankreich, Balkanländer, Rußland. In fast ganz Europa wegen der verschiedene Formen und Farben aufweisenden Blumen als Zierpflanze gezogen, auch hier und da, in Deutschland, Ungarn usw. als Farbpflanze in größeren Mengen angebaut.

Pflanze 1- oder 2jährig oder ausdauernd, 1 bis 3 m hoch. Stengel steif, aufrecht, zerstreut rauhhaarig. Laubblätter lang gestielt, meist 5- bis 7lappig, mit herzförmigem Grunde, gekerbt, runzelig, steifhaarig-filzig. Blüten groß (offen 6 bis 10 cm breit), einzeln oder zu 2 bis 4 in den Blattwinkeln, die oberen sitzend oder fast sitzend, eine lange Ähre bildend. Außenkelch bedeutend kürzer als der Kelch. Kronblätter weiß, karminrot bis schwarzpurpurn oder schwarzbraun, bis gelb, breiter als lang, bis 4 cm lang und 5 bis 6 cm breit, mit den Rändern sich deckend, am Grunde bebärtet, am Rande seicht ausgerandet, oft gefüllt. Staubbeutel gelblich. Reife Früchtchen in der Mitte eingedrückt, von einem häutigen, gefurchten Rande umzogen; Teilfrüchtchen am Rande nicht gezähnt, kahl.

Flores Malvae arboreae. Flores Malvae hortensis (majoris, roseae, rubrae, hortulanae, hiemalis). Flores Alceae. Stockmalven-, Baummalven-, Pappelrosen-, Stockrosenblüten. Rose mallow flowers. Fleurs de rose alcée. Flor de malva. Rodalthaías ánthê. Fleurs de rose tremière.

Flores Malvae arboreae Erg. B. 6.

Die mit den Kelchen gesammelten, völlig entwickelten, gut getrockneten Blüten, etwa 5 bis 8 cm groß, verschiedenfarbig, schwarzpurpurn bis schwarzviolett. Kelch doppelt, der äußere 6- bis 9spaltig mit eiförmigen, spitzen Zipfeln, der innere 5spaltig, seine Zipfel länger als die des äußeren. Beide graugrün und unterseits durch Büschelhaare filzig behaart. Die 5 Kronenblätter bis 5 cm breit und bis 4 cm lang, schwarzpurpurn usw., rundlichdreieckig oder fast verkehrt herzförmig, an der Spitze stumpf oder ausgestutzt, am Grunde genagelt und weiß gebärtet. Sie sind mit der Röhre der zahlreichen Staubblätter verwachsen, die die zahlreichen Griffel umschließen. Staubbeutel einfächerig.

Geschmack schleimig, herb.

Eine wäßrige Abkochung färbt sich mit Säuren hellrot, mit Alkalien grün.

Flores Malvae arboreae sine calycibus (Blüten ohne Kelch).
Werden des besseren Aussehens wegen im Handverkauf abgegeben.

Inhaltsstoffe. Der Anthocyanfarbstoff Althaein (Mischung der Monoglucoside des Delphinins und Malvidins), Schleimstoffe, eisengrünende Gerbstoffe, Stärke, Phytosterin, 9% Mineralstoffe. In der ganzen Pflanze verschiedene Gibberelline.

Prüfung. Nach Erg. B. 6: Die wäßrige Abkochung der Blüte färbt sich mit Säuren hellrot, mit Alkalien grün. – Max. Aschegehalt 14%.

Anwendung. Wegen des Gerbstoff- und Schleimgehaltes in Form eines Infuses oder Dekoktes (10 bis 20 : 200 g) bei Husten und Heiserkeit, bei leichten Halsentzündungen als Gurgelwasser, als Mucilaginosum bei Magen- und Darmkatarrhen. Äußerlich bei Geschwüren und Entzündungen. Als Färbemittel, bes. in der Fruchtwasserfabrikation, zum Färben von Likören und um Rotwein eine dunklere Farbe zu geben.

Anbau. Boden und Klima. Tiefgründige, humusreiche Böden in warmer, sonniger Lage werden von der Schwarzen Stockrose bevorzugt. Sandiger Lehmboden ist auch gut zum Anbau geeignet. Damit die hohen Pflanzen nicht unter Windbruch leiden, soll der Standort möglichst windgeschützt gewählt werden.

Herkünfte des Drogenhandels. Die Schwarze Stockrose wird nicht nur als Gartenzierpflanze, sondern auch zur Drogengewinnung vielenorts auf kleinen Flächen kultiviert, so z. B. in Franken in der Umgebung von Schweinfurt. Lieferländer sind Belgien, Ungarn, die Balkanländer und die UdSSR.

Sorten und Herkünfte für den Anbau. Die für den Handel zugelassenen Gruppensorte „Erfurter Schwarze Malve" ist noch etwas formenbunt. Sie variiert besonders in der Farbe und Füllung der Blüten. Eine tiefdunkelfarbige, einheitlich gefülltblühende Sorte ist für die Drogengewinnung erwünscht.

Saatgut. Das Saatgut besteht vorwiegend aus Teilfrüchten, deren 1000-Korn-Gewicht zwischen 8,995 und 12,194 g schwankt. Die Mindestreinheit sollte 96%, die Keimfähigkeit 60% betragen. Die Abnahme der Keimfähigkeit nach sechsjähriger Lagerung schwankte zwischen 48 und 88%. Der Keimversuch dauert 20 Tage und wird im Dunkeln bei Zimmer- oder Wechseltemperatur durchgeführt. Die Samen der Schwarzen Stockrose neigen weniger zur Hartschaligkeit als die der Dunkelvioletten Malve und des Eibisches.

Kultur. Als Vorfrucht eignen sich besonders gut gedüngte Hackfrüchte, auch ihr Anbau in Stallmist ist vorteilhaft. Zur Anzucht der Pflanzen erfolgt die Aussaat im März ins kalte Mistbeet oder auf Freilandsaatbeete von April bis Juni. 30 bis 40 g Saatgut (Teilfrüchte) sind erforderlich, um Pflanzgut für 1 a heranzuziehen. Von Mai bis September werden die im Kasten vorgezogenen Pflanzen in einem Abstand von 50 × 40 cm mit 70 cm Laufreihe ins Freiland gepflanzt. Die Reihen werden möglichst von Süden nach Norden angelegt. Im ersten Vegetationsjahr besteht die Möglichkeit, zwischen den Reihen noch Gemüse oder andere Arznei- und Gewürzpflanzenarten anzubauen. Die auf Saatbeeten stehenden Pflanzen werden im August/September oder erst im Frühjahr verpflanzt. Sie sind über Winter gut mit Laub, Kartoffelkraut oder Reisig vor Frostschäden zu schützen. Die Schwarze Stockrose ist etwas frost- und nässeempfindlich.

Die Vermehrung kann auch durch Teilung älterer Stöcke vorgenommen werden, wobei zu beachten ist, daß jeder Teil eine Laubknospe aufzuweisen hat. Diese Art der Vermehrung ist jedoch nicht zu empfehlen.

Im ersten Jahr entwickeln die Sämlinge nur große Blattrosetten, wobei blühende Pflanzen, sogenannte Schosser, meist nur in geringer Zahl auftreten. Vom zweiten Jahre an blüht die Schwarze Stockrose und gibt dann in diesem und dem dritten Jahr nach der Aussaat die besten Erträge. Später gehen die Pflanzen im Wuchs sehr zurück.

Die Schwarze Stockrose hat ein hohes Nährstoffbedürfnis. Daher sollte entweder zur Vorfrucht eine reichliche Stalldüngergabe verabreicht oder im Herbst ein gut verrotteter Stalldünger eingebracht werden. Vor dem Pflanzen wird dann eine mittlere Gabe eines Volldüngers gegeben und außerdem in jedem Frühjahr eine schwache Kopfdüngung. Im dritten Vegetationsjahr sollte letztere etwas reichlicher bemessen werden. Kompostgaben im Herbst und Dunggüsse sind zu empfehlen.

Die Pflegearbeiten bestehen lediglich im Hacken. Nach Möglichkeit sind die Pflanzen gut feucht zu halten. Je gartenmäßiger die Pflege erfolgt, um so länger läßt sich die Kultur nutzen.

Ernte. Die Ernte der Blüten beginnt im zweiten Vegetationsjahr im Juni/Juli und währt bis in den Herbst hinein. Die Haupternte erfolgt jedoch im Juli. Zur Zeit der Hauptblüte muß ein Durchpflücken des Bestandes wenigstens alle zwei Tage, unter Umständen täglich, erfolgen, während späterhin die Blühintensität nachläßt und ein drei- bis viertägiges Abernten genügt. Die Blüten dürfen nicht taufeucht geerntet werden. Sie öffnen sich innerhalb von 24 Std. vollständig. Für die Drogengewinnung dürfen sie aber nicht völlig aufgeblüht sein, sondern sollen noch „glockenartig" am Stiele stehen. Sie werden nicht gern gepflückt, weil sich in ihnen häufig Bienen versteckt finden, die die Pflücker gelegentlich stechen. Die Droge wird mit und ohne Kelch gehandelt. Die kelchfreie Ware erzielt den höchsten Preis.

Für die Saatgutgewinnung werden gesunde Pflanzen mit großen, gefüllten, dunkelfarbigen Blüten ausgesucht. Von diesen Pflanzen läßt man 8 bis 10 Blüten für die Saatgutgewinnung unberührt. Sobald sich die Früchte braun gefärbt haben, sind sie zu ernten.

Trocknung. Die Blüten werden im Schatten möglichst auf Horden getrocknet. Aber auch künstliche Trocknung kann erfolgen. Der Trocknungsprozeß beginnt bei 70°; die Temperatur geht dann langsam auf 40° zurück. Das Trocknungsverhältnis der Blüten frisch: trocken beträgt 5 : 1. Sobald sie völlig trocken sind, werden die Blüten zuerst in 15, später in etwa 30 cm Höhe aufgeschüttet und mehrmals am Tage vorsichtig gewendet. Dann schaufelt man die Blüten in Haufen zusammen, bedeckt sie mit Brettern und beschwert mit Steinen. Nach weiterer, etwa achttägiger Lagerung wird die Blütendroge mäßig kräftig möglichst in Fässer gedrückt. Bei längerer Aufbewahrung empfiehlt es sich, die Droge in Gefäßen über Kalk zu lagern.

Erträge. Die Erträge belaufen sich auf 6 bis 12 kg/a kelchfreie Droge. Mit Kelch werden etwa 1/3 höhere Ernten erzielt. Der Saatgutertrag ergibt 4,0 bis 7,5 kg/a.

Krankheiten und Schädlinge. Die Krankheiten und Schädlinge sind die gleichen, die auch die Malvengewächse Eibisch und die Dunkelviolette Malve befallen. In den Beständen der Schwarzen Stockrose in Leipzig-Probstheida trat 1939 der Malvenblattfloh, Podagrica fuscicornis L., so stark auf, daß die von dem Käfer befallenen großen, graugrünen Blätter einen fast siebartigen Eindruck machten.

Bemerkung. Die Malvenblätter können als Beifutter für das Milchvieh verwendet werden.

Althaea armeniaca TEN. Ist in Ross. 9 neben Althaea officinalis offizinell.

Althaea narbonensis POUR.

Europa.

Die Wurzel enthält ebenfalls Asparagin, ist aber als Verfälschung anzusehen.

Aluminium

Aluminium. Aluminum.

Al Atom-Gew. 26,98

Aluminium kommt in der Natur nur in Form seiner Verbindungen vor. Seine oxidischen Verbindungen sind zu etwa 8% am Aufbau der festen Erdrinde beteiligt. Es übertrifft somit bei weitem alle anderen Metalle (Eisen 5,1%, Kupfer 0,01%).

1825 stellte HANS CHRISTIAN OERSTED (dän. Physiker) als erster das noch unreine Metall durch Einwirkung von Kaliumamalgam auf wasserfreies Aluminiumchlorid und Verdampfen des Quecksilbers aus dem erhaltenen Aluminiumamalgam dar. 1827 beschrieb FRIEDR. WÖHLER die Darstellung von Aluminiumpulver durch direkte Umsetzung von Kalium mit trockenem Aluminiumchlorid. 1845 gelang ihm die Herstellung etwas größerer Mengen, so daß er die physikalischen Eigenschaften des neuen Metalls beschreiben konnte.

Die moderne, elektrolytische Gewinnung des Aluminiums geht auf C. M. HALL (USA) und P. L. T. HEROULT (Frankreich) (1886) zurück.

Herstellung. Ausgangsmaterial der Aluminiumgewinnung ist hauptsächlich Bauxit, ein natürliches Aluminiumoxidhydrat mit mehr oder weniger starken Beimengungen an Eisenoxiden und Silicaten. Nach Verarbeitung zu möglichst reinem, wasserfreiem Aluminiumoxid wird dieses zusammen mit Kryolith (Na_3AlF_6) durch Schmelzflußelektrolyse in mit Kohle ausgekleideten Öfen kathodisch reduziert. Als Anoden dienen in die Schmelze tauchende Kohleblöcke, die oxydiert und kontinuierlich nachgeschoben werden. Von Zeit zu Zeit wird das sich absetzende flüssige Aluminium abgestochen. Man arbeitet mit bis zu 100 hintereinandergeschalteten „Zellen" bei Spannungen von nur 5 bis 6 Volt und Stromstärken von 50 000 bis 100 000 Ampere. Zur Herst. von 1 t Aluminium sind rund 2 t Tonerde (5 t Bauxit), 19 000 kWh, 550 kg Elektrodenkohle und 50 kg Kryolith erforderlich. Das Hüttenaluminium (Reinaluminium H) enthält 99,5 bis 99,7% Al und 0,5 bis 0,3% Verunreinigungen aus Eisen, Titan und Silicium. Reinstaluminium (99,9% Al), Raffinal, wird durch sog. Dreischichtenelektrolyse gewonnen, wobei das zu reinigende Al mit 25 bis 35% Cu legiert als flüssige Anode am Boden der Zelle liegt. Der darauf schwimmende Elektrolyt besteht aus einem geschmolzenen Gemisch von Fluoriden und Chloriden. Obenauf schwimmt das kathodisch abgeschiedene flüssige Reinstaluminium als dritte Schicht, in die die Graphitelektroden eintauchen.

Eigenschaften. Silberweißes, leichtes, duktiles Metall, das polierbar ist und seinen Glanz an trockener Luft behält. An feuchter Luft oxydiert es allmählich an der Oberfläche. Fp. 660°; d_{26}^{20} 2,70.

Dank seiner sehr dünnen, aber zusammenhängenden Oxidhaut wird es von Wasser nicht angegriffen. Durch anodische Oxydation (Eloxieren) kann dieser Schutzfilm bei Aluminiumgerätschaften verstärkt werden. Bringt man Aluminium mit Quecksilber oder Quecksilbersalzen in innige Berührung, so bildet sich oberflächlich Aluminiumamalgam, das W. lebhaft zersetzt unter Bildung von Aluminiumhydroxid. In feuchter Luft bildet sich ein pelziger Belag von $Al(OH)_3$ auf Geräten, die mit Quecksilber oder seinen Salzen in Berührung kamen.

(Achtung! Quecksilber, Quecksilbersalze, Zubereitungen davon, wie Salben, nicht in Aluminiumbehältern verpacken und nicht mit Aluminiumgeräten bearbeiten!)

Aluminium löst sich nur langsam in kalter konz. oder verd. Schwefelsäure, dagegen leicht in der Wärme. Ebenso leicht löst es sich in Salzsäure und in Alkalilaugen unter Wasserstoffentwicklung. Von Salpetersäure wird es kaum angegriffen, auch nicht von heißer Essigsäure.

Anwendung. Techn. als reines Metall oder in Form von Legierungen ist Aluminium heute eines der meist gebrauchten Metalle in der Flugzeug-, Elektro-, Maschinen- und Apparatebau-, sowie in der Bauindustrie. Ferner dient Aluminiumpulver zum Erzeugen hoher Temperaturen in der Aluminothermie, hellen Lichtes in der Feuerwerkerei, zur Herst. von Unterwasserfackeln und von Sprengstoffen. Blattaluminium dient zur Herst. von „Aluminiumbronze" (nicht zu verwechseln mit der als Aluminiumbronze bezeichneten Al-Cu-Legierung). Aluminiumfolie dient als Verpackungsmaterial.

In der Chemie wird Al als Reduktionsmittel, vor allem in Form des Amalgams, verwandt. – Medizinische Anw. s. Aluminiumpulver.

Aluminiumpulver. Aluminum USP XVII. Aluminium Powder BPC 63. Aluminii Pulvis.

Eigenschaften. Aluminiumpulver besteht aus metallischem Aluminium in Form von sehr kleinen Flocken, die durch Zerkleinern in Hammermühlen entstehen. Es stellt ein sehr leichtes, auf nicht völlig glatten und reinen Oberflächen leicht haftendes, silbergraues Pulver dar. Es enthält einen gewissen Prozentsatz von Aluminiumoxid und von der Herst. als Gleitmittel etwas Stearinsäure (BPC 63); USP XVII erlaubt Stearin- und Oleinsäure. Diese Gleitmittel schützen Aluminiumpulver vor Korrosion über lange Lagerzeiten.

Aluminiumpulver ist unlösl. in W. und in A.; lösl. in Salzsäure, Schwefelsäure und in Alkalilaugen.

Erkennung. Eine Lsg. in verd. Salzsäure (1 in 20) gibt die für Aluminiumionen charakteristischen Rk. (Bd. I, 210) (USP XVII, BPC 63).

Prüfung. 1. Blei: Nicht mehr als 100 ppm (BPC 63). – 2. Fremde Metalle BPC 63: 2,0 g werden in 40 ml verd. Salzsäure gelöst. *Metalle außer Eisen:* 20 ml der obigen Lsg. werden auf 100 ml mit W. verd. Dann macht man mit verd. Ammoniaklsg. alkalisch gegen Lackmuspapier, kocht auf und filtriert. Das Filtrat verdampft man zur Trockne, versetzt den Rückstand mit 0,05 ml Schwefelsäure und glüht. Der Glührückstand darf nicht mehr als 0,002 g wiegen. *Eisen:* 16 ml der obigen Lsg. verdünnt man auf 100 ml. 0,5 ml davon müssen der Grenzwertbestimmung für Eisen entsprechen (Bd. I, 258). – 3. Arsen: 1 g Aluminiumpulver wird in ein Rundfilter gewickelt und mitsamt dem Papier in einen 300-ml-Kjeldahl-Kolben gebracht. Man versetzt mit 25 ml verd. Salpetersäure (3 in 5) und schwenkt zum völligen Benetzen der Probe um. Dann erhitzt man gelinde, bis keine braunen Dämpfe mehr entweichen, kühlt ab und gibt 10 ml Schwefelsäure zu. Man erhitzt bis zur Entwicklung starker, weißer Schwefeltrioxidnebel und kühlt wieder ab. Ist die Lsg. nicht wenigstens fast farblos, so fügt man 5 ml Salpetersäure zu, erhitzt bis braune Dämpfe auftreten, verd. mit 10 ml W. und engt ein bis wieder starke SO_3-Nebel auftreten. Dann kühlt man ab, verdünnt vorsichtig mit 75 ml W. und füllt schließlich im 100-ml-Meßkolben bis zur Marke auf. 20 ml dieser Lsg. müssen der Grenzwertbestimmung für Arsen entsprechen (Bd. I, 242), wobei die vorhergehende Behandlung mit schwefliger Säure unterbleibt und 10 ml W. zugefügt werden (maximal 10 ppm) (USP XVII). – 4. Säureunlösl. Verbindungen USP XVII: In einem Becherglas gibt man zu 100 ml verd. Salzsäure (1 in 2) nach und nach 5 g Aluminium und löst, falls nötig, unter Erwärmen. Man erhitzt die Lsg. einige Min. lang auf dem Wasserbad, um das Gleitmittel zu koagulieren, und filtriert durch einen tarierten Tiegel. Das Filtrat wird gesondert von der Waschfl. aufgefangen. Den Rückstand wäscht man 5mal mit je 10 ml kaltem W. und verwirft die Waschwässer. Das Schmiermittel wird durch Waschen des Becherglases und des Filtertiegels mit 100, 50 und 50 ml Aceton entfernt. Der Filtertiegel wird samt Rückstand aufbewahrt. Die vereinigten Acetonlsg. werden in einer tarierten Abdampfschale verdampft und 1 Std. bei 105° getrocknet. Das Gewicht des Rückstandes entspricht dem in der Einwaage enthaltenen Gleitmittel. Den im Tiegel verbliebenen Rückstand wäscht man mit 100 ml heißer verd. Salzsäure (1 in 2) und schließlich mit 200 ml heißem W. Man trocknet den Tiegel 1 Std. bei 105°. Das Gewicht dieses Rückstandes darf zusammen mit dem des Gleitmittels nicht mehr als 250 mg (5%) betragen. – 5. Alkali, Erdalkali, Schwermetalle, Eisen USP XVII. Das unter 4. zuerst erhaltene Filtrat wird auf 250 ml verdünnt (Lsg. A). *Alkali und Erdalkali:* 20 ml der Lsg. A werden auf 150 ml verd. und zum Sieden erhitzt. Nach Zusatz einiger Tr. Methylrotlsg. versetzt man mit Ammoniaklsg. bis zur deutlichen Gelbfärbung, um Aluminiumhydroxid auszufällen. Man ergänzt mit heißem W. auf 150 ml und filtriert noch heiß. 75 ml des Filtrats werden zur Trockne verdampft und bis zum konstanten Gewicht geglüht. Es darf nicht mehr als 1 mg Rückstand bleiben (0,5%). – *Schwermetalle:* 25 ml der Lsg. A verd. man auf 50 ml. 25 ml davon werden zur Grenzwertbestimmung verwendet (Bd. I, 252) 100 ppm. – *Eisen:* 5 ml der Lsg. A werden auf 100 ml verd. Zu 5 ml dieser Verdünnung gibt man 2 ml Salzsäure und verd. auf 50 ml. Dann versetzt man mit 30 bis 50 mg Ammoniumpersulfatkristallen und 3 ml Ammoniumrhodanidlsg. Eine evtl. entstehende Rotfärbung darf nicht stärker sein als die von 5,0 ml Standard-Eisen-Lsg. (Standard-Eisen-Lsg.: 863,4 mg Eisen(III)-ammoniumsulfat werden in W. gelöst, mit 10 ml verd. Schwefelsäure versetzt und mit W. zu 1000 ml aufgefüllt. 1 ml entspr. 0,10 mg Fe) bei gleicher Behandlung in gleichem Volumen gebildete Färbung (0,5%). – 6. Spreitbarkeit (Surface-covering power, BPC 63): Sie muß wenigstens 4000 cm^2 pro g betragen und wird wie folgt bestimmt: Man füllt eine flache, rechteckige Schale (ca. $60 \times 12 \times 1,5$ cm) mit dest. W. Die Wanne muß mit einem verschiebbaren Querbalken (z.B. ein paraffinierter Papierstreifen) versehen sein, der die Fläche in 2 rechteckige Teile zu unterteilen gestattet. Diesen Querbalken setzt man nahe dem Ende des Troges ein, streut auf die Oberfläche des kleineren Rechteckes etwa 0,05 g Aluminiumpulver, genau gewogen, und verteilt das Pulver mit einem Glasstab, daß es die gesamte Oberfläche des kleineren Rechteckes bedeckt. Dann bewegt man den Querbalken ein Stück zum freien Ende des Troges, um die Fläche zu vergrößern und verteilt das Al-Pulver wieder zu einem lückenlosen Film. Man wiederholt den Vorgang und bestimmt die vom Al-Pulver lückenlos bedeckte maximale Fläche. Die Spreitbarkeit entspricht der Fläche, die 1 g Aluminiumpulver eben noch als ungebrochener Film zu bedecken vermag.

Gehalt an metallischem Aluminium. BPC 63: Nicht weniger als 86,0%, berechnet als Al und bezogen auf die von Gleitmittel und flüchtigen Stoffen befreite Substanz, bestimmt nach folgender Methode: Etwa 0,2 g, genau gewogen, bringt man in einen 500-ml-Kolben, der mit einem dreifach durchbohrten Stopfen versehen ist. Dieser trägt einen 150-ml-Tropftrichter, ein mit einer CO_2-Flasche verbundenes Gaseinleitungsrohr und ein Gasauslaßrohr, das mit einer mit W. gefüllten Waschflasche verbunden ist. Man läßt 60 ml frisch ausgekochtes und wieder erkaltetes W. zufließen und verdrängt die Luft durch CO_2. Dann gibt man durch den Tropftrichter 100 ml einer Lsg. von 56 g Eisen(III)-ammoniumsulfat und 7,5 ml Schwefelsäure in frisch ausgekochtem, kaltem W. zu. Unter ständigem Einleiten von CO_2 erhitzt man zum Sieden und kocht nach Auflösen des Al noch 5 Min., kühlt rasch auf 20° und verd. mit frisch ausgekochtem, kaltem W. auf 250 ml. 50 ml der Mischung versetzt man mit 15 ml Phosphorsäure und titriert mit 0,1 n Kaliumpermanganatlsg. bis zur Rosafärbung. 1 ml 0,1 n Kaliumpermanganatlsg. entspricht 0,0008994 g Al.

Anwendung. Aluminiumpulver wird zum Schutz der Haut vor Ausscheidungen rund um Darmfisteln aufgetragen. Desgleichen wird Al-Pulver auf offene Brandwunden nach deren Reinigung aufgetragen, wobei eine trockene, geschmeidige Abdeckung entsteht. Das Einstäuben wird in den ersten 48 Std. alle 6 Std. wiederholt; nach 24 Std. ist eine dichte Decke entstanden, die am nächsten Tag trocken ist. In 8 bis 12 Tagen löst sich der Schorf der oberflächlichen Verbrennung ab. – Auch wird eine Abdeckung der Brandwunden mit dünner Al-Folie (0,025 mm) empfohlen (Extra P. 67).

Sterilisation. Das Al-Pulver kann durch 2stündiges trockenes Erhitzen sterilisiert werden.

Achtung! Das Council of the Pharmaceutical Society of Great Britain weist Apotheker an, Stoffe, die zur Herst. von Feuerwerkskörpern geeignet sind, einschließlich Aluminiumpulver nicht an Jugendliche abzugeben.

Aluminiumverbindungen.

In seinen Verbindungen ist das Aluminium hauptsächlich dreiwertig. Die darstellbaren einwertigen Verbindungen (z.B. AlX; X = Halogen) sind jedoch unbeständig und disproportionieren in Metall und AlX_3.

Das Oxid des Aluminiums, Al_2O_3, wird als Tonerde bezeichnet und die Salze häufig als Tonerdesalze. Die größte Rolle unter ihnen spielten seit jeher die Alaune, worunter man eine Reihe kristallwasserhaltiger Doppelsalze der allgemeinen Formel $Me^IAl(SO_4)_2 \cdot 12 H_2O$

versteht. Als einwertiges Kation kommen die Alkalimetalle und das Ammoniumion in Frage. Als Alaune bezeichnet man ganz allgemein Doppelsalze aus einem einwertigen Kation, einem dreiwertigen Kation und dem Sulfat- sowie dem Selenation, z. B.

$RbAl(SO_4)_2 \cdot 12 H_2O$ = Rubidium-Aluminium-Alaun,
$KFe(SO_4)_2 \cdot 12 H_2O$ = Kalium-Eisen-Alaun,
$KCr(SO_4)_2 \cdot 12 H_2O$ = Kalium-Chrom-Alaun.

Erkennung. 1. Alkalihydroxide fällen gallertiges, weißes $Al(OH)_3$, das sich im Überschuß des Fällungsmittels zu Alkalialuminat löst. NH_4Cl fällt aus der alkalischen Lsg. $Al(OH)_3$ wieder aus. – 2. Ammoniak fällt gallertiges, weißes $Al(OH)_3$, das oft kolloid in Lsg. geht; daraus am besten mit NH_4Cl fällbar.– 3. Dinatriumhydrogenphosphat, Na_2HPO_4, fällt amorphes, in Essigsäure unlösl. Phosphat, das sich in Mineralsäuren löst. – 4. Morin (s. Bd. I, 230) in alkoholischer Lsg. zeigt auf Zusatz von nur Spuren eines neutralen Al-Salzes kräftig grüne Fluoreszenz. – 5. Alizarinsulfosaures Natrium (Alizarin S; s. Bd. I, 224) in 0,1%iger Lsg. gibt auf Zusatz von Al-Salz bei Neutralisation mit NH_4OH eine rote, flockige Fällung (Farblack), mit nur Spuren von Aluminiumionen eine entsprechende Färbung. – 6. Glüht man eine Aluminiumverbindung auf der Magnesiarinne, befeuchtet dann mit stark verd. Kobaltnitratlsg. und glüht wieder, so entsteht eine ungeschmolzene blaue Masse (Thenards Blau). Vgl. auch Allgemeine Nachweismethoden, Bd. I, 210.

Bestimmung. Man bestimmt das Aluminium, indem man es als Aluminiumhydroxid fällt und dieses durch Glühen in Aluminiumoxid überführt. Man versetzt die heiße, mäßig verd. Fl. mit Ammoniumchlorid, hierauf mit Ammoniak in mäßigem Überschuß, erhitzt zum Sieden und erwärmt so lange, bis die Fl. eben noch nach Ammoniak riecht (nicht länger!). Man wäscht mit heißem W. erst durch Abgießen, dann auf dem Filter aus (nicht zu kleine Filter!), trocknet gut aus und glüht; $Al_2O_3 \times 0{,}5303$ = Al. Enthält die Lsg. nichtflüchtige Salze, so können kleine Mengen derselben im Nd. verbleiben. Man löst in diesem Falle den ausgewaschenen Nd. nochmals in Salzsäure, fällt nochmals mit Ammoniak, wäscht aus, trocknet und glüht.

Enthält die Substanz flüchtige organische Säuren, so beseitigt man diese zunächst durch Abrauchen mit konz. Schwefelsäure. Sind nichtflüchtige organische Säuren zugegen, so schmilzt man die Substanz mit Kalium-Natriumcarbonat und etwas Salpeter, oder man zerstört die Säuren durch Erhitzen mit konz. Schwefelsäure nach dem Kjeldahl-Verfahren.

In Säuren nichtlösl. Aluminiumverbindungen (Silicate) schließt man durch Schmelzen mit Kalium-Natriumcarbonat auf. Die Lsg. der Schmelze wird mit Salzsäure übersättigt, die Kieselsäure durch wiederholtes Eintrocknen mit Salzsäure in die unlösl. Form gebracht und aus dem Filtrat das Aluminium durch Ammoniak gefällt. – Man kann die Kieselsäure aus den Silicaten auch durch Eindampfen der Substanz mit Flußsäure im Platingefäß verflüchtigen, das hinterbliebene Aluminiumfluorid durch Erhitzen mit konz. Schwefelsäure in das Sulfat überführen und dessen Lsg. mit Ammoniak fällen.

Aluminium subaceticum. Basisches Aluminiumacetat. Aluminii subacetas Nord. 63. Aluminium aceticum.

Als dreisäurige Base kann das Aluminiumhydroxid mit Essigsäure verschiedene Salze bilden, z. B. $CH_3COOAl(OH)_2$, Aluminiumdihydroxyacetat, und $(CH_3COO)_2Al(OH)$, Aluminiumhydroxydiacetat. Die alten Bezeichnungen Aluminium-1/3-acetat oder 2/3-basisches Aluminiumacetat für das erste und Aluminium-2/3-acetat oder 1/3-basisches Aluminiumacetat für das zweite sollten nicht mehr gebraucht werden.

Das in W. lösl. Aluminiumhydroxydiacetat ist in der essigsauren Tonerde enthalten.

Aus den genannten Acetaten erhält man durch Wasserabspaltung weitere, in W. schwer lösl. Acetate wie $CH_3COOAlO$ und $(CH_3COO)_2Al \cdot O \cdot Al(CH_3COO)_2$. Nord. 63 schreibt als Basisches Aluminiumacetat eine Mischung basischer Aluminiumacetate mit wechselndem Wassergehalt und einem Gehalt an Al von 12,5 bis 18,4% vor.

Eigenschaften. Weißes Pulver mit schwachem Geruch nach Essigsäure und adstringierendem Geschmack. Teilweise lösl. in W., prakt. unlösl. in A., Ae., oder Chlf. Der wss. Auszug reagiert schwach sauer.

Prüflösung. Nord. 63: 0,50 g werden unter Erwärmen in 5 ml 5 m Natronlauge gelöst. Nach dem Abkühlen versetzt man mit 7,5 ml 5 m Salzsäure, erwärmt, bis alles gelöst ist, und gibt 12,5 ml W. zu.

Erkennung. Nord. 63: 1. Die Rk. auf Acetat sind positiv (Bd. I, 210). – 2. Die Rk. auf Aluminium sind positiv (Bd. I, 210). – 3. Unterschied zu Aluminiumacetattartrat. Wird 0,1 g mit 5 Tr. konz. Schwefelsäure ca. 10 Sek. erhitzt, so entsteht höchstens eine schwach braune Fbg.

Prüfung. Nord. 63: 1. 0,20 g Substanz werden 1 Min. mit 5 ml 2 m Salzsäure und 5 ml W. erhitzt, und die Lsg. abgekühlt. 1,0 ml der Lsg. und 9 ml W. müssen klar und farblos sein. − 2. Werden 0,20 g Substanz 2 Min. mit 10 ml W. geschüttelt, so muß die Fl. ein pH von 4,3 bis 4,9 aufweisen (elektrometrisch bestimmt). − 3. Sulfat. Höchstens 1 mg/g. − 4. Arsen. Höchstens 10 µg/g. − 5. Die Prüflsg. muß die Grenzwertbestimmung für Barium, Calcium und Magnesium halten. − 6. Ammonium. Höchstens 0,1 mg/g. − 7. 7 ml Prüflsg. müssen die Grenzwertbestimmung für Schwermetalle halten.

Gehaltsbestimmung Nord. 63. 1. Werden 0,200 g bei 105° bis zur Gewichtskonstanz getrocknet, so muß der Gewichtsverlust zwischen 8,0 und 17,0 % liegen. − 2. Die getrocknete Substanz soll 15,0 bis 22,0 % Al enthalten, bestimmt nach folgender Methode:
0,1000 g, bezogen auf wasserfreie Substanz, werden unter Erhitzen in 1,0 ml 2 m Salzsäure und 10 ml W. gelöst, mit 25,00 ml 0,1 n EDTA-Lsg., 2,0 g Kaliumbiphthalat und, nach dessen Auflösung, 30 ml A. versetzt. Nach Zugabe von 2 ml Dithizon-Lsg. wird sofort mit 0,1 n Zinksulfat-Lsg. nach Rotviolett titriert.

1 ml 0,1 n EDTA-Lsg. entspr. 1,349 mg Al.

Aufbewahrung. In dicht schließenden, nicht metallischen Gefäßen.

Anwendung. Als Austrocknungsmittel und Desodorierungsmittel in Pudern oder in Glycerin.

Handelsformen: Lenicet-Salbe, Lenicet-Wund- und Körperpuder, Lenicet-Formalin-Puder, Lenicet-Kinderpuder (Reiss, Berlin).

Aluminium acetico-tartaricum Erg.B. 6. Aluminiumacetattartrat. Aluminium acetico-tartaricum siccum Helv. V. Aluminii acetotartras Nord. 63. Essigweinsaure Tonerde.

Aluminiumacetotartrat ist ein Gemisch von Aluminiumacetat und -tartrat, vielleicht auch ein Doppelsalz. Nach Nord. 63 entspricht es in seiner Zusammensetzung dem Dialuminium-tetraacetat-monotartrat, $Al_2(CH_3COO)_4(C_4H_4O_6)$, M.G. 438,22, und enthält 12,0 bis 13,5 % Al.

Herstellung. Essigweinsaure Tonerdelsg. wird bei einer 60° nicht übersteigenden Temp. unter ständigem Umrühren zur Trockne eingedampft. Während des Umrührens setzt man allmählich in kleinen Portionen 1 % des ursprünglichen Gewichts der essigweinsauren Tonerdelsg. an konz. Essigsäure zu (Helv. V). − Erg.B. 6 läßt eine Lsg. von 7 T. Weinsäure in 200 T. Aluminiumacetatlsg. bei unter 50° zum Sirup einengen, diesen auf Glasplatten ausstreichen und unter 30° trocknen.

Eigenschaften. Farblose oder schwach gelbliche, durchscheinende, schwach nach Essigsäure riechende und säuerlich, zusammenziehend schmeckende amorphe Körner oder Blättchen oder Kristalle. Lösl. in der gleichen Menge W. zu einer sauren Fl. Beim Erhitzen entwickelt sich unter Schwärzung der Geruch nach Essigsäure und Karamel.

Erkennung. Die Substanz gibt positive Rk. auf Al (Bd. I, 210), Acetat (Bd. I, 210) und Tartrat (Bd. I, 221).

Prüfung. 1. 1,5 g müssen sich in 3 ml W. bei 20° binnen 12 Std. klar und farblos oder höchstens mit schwach gelblicher Farbe völlig lösen (Helv. V). − 2. Beim Erhitzen auf 60° während 3 Min. darf die unter 1. erhaltene Lsg. nicht koagulieren (Helv. V). − Arsen, Schwermetalle, Calcium, Barium, Sulfat und Hexacyanoferrat(II) dürfen nicht nachweisbar sein. Chlorid darf höchstens in geringen Mengen vorliegen (Helv. V).

Gehaltsbestimmung. Nord. 63: 0,1000 g werden durch Erhitzen in 1,0 ml 2 m Salzsäure und 10 ml W. gelöst und wie unter Aluminium subaceticum (s. oben) angegeben weiter behandelt. 1 ml 0,1 n EDTA-Lsg. entspr. 1,349 mg Al.

Aufbewahrung. In dicht schließenden, nicht metallischen Gefäßen.

Anwendung. In Form von 0,75 %iger Lsg. zur Mundspülung, Wundspülung und zu Umschlägen.

Handelsformen: Alsol (Athenstedt & Redeker, Bremen-Hemelingen); Liquor Alsoli 50 %; Alsol Creme; Alsol Salbe; Ungt. Alsoli 10 %; Alsol Streupulver.

Aluminium acetylosalicylicum. Aluminum Aspirin NF XII. Aluminiumacetylsalicylat.

$C_{18}H_{15}AlO_9$ M.G. 402,30

Gehalt. Mindestens 80% Acetylsalisylsäure ($C_9H_8O_4$), entspr. mindestens 90% $C_{18}H_{15}AlO_9$, bezogen auf die getrocknete Substanz. Die getrocknete Substanz muß zwischen 12 und 17% Al_2O_3 ergeben.

Eigenschaften. Weißes oder fast weißes Pulver oder Granulat, das geruchlos oder fast geruchlos ist. Unlösl. in W. oder organischen Lösungsmitteln. Löst sich unter Zers. in Alkalilaugen und Alkalicarbonat-Lsg.

Erkennung. NF XII: 1. Löst man 100 mg Substanz in 10 ml Natronlauge, säuert die Lsg. mit Salzsäure an und versetzt mit 1 bis 2 Tr. Eisen(III)-chlorid-Lsg., so entsteht eine violettrote Fbg. — 2. 2 g Substanz werden in einem Tiegel geglüht. Der mit 1 ml Schwefelsäure versetzte Rückstand wird erneut geglüht, bis alle Kohle verschwunden ist. Dann überführt man den Rückstand in einen Platintiegel, gibt 1 g wasserfreie Soda zu und glüht 20 Min. lang. Die abgekühlte Schmelze wird in verd. Salzsäure gelöst, und die Lsg. filtriert. Sie gibt die Rk. auf Aluminium (s. Bd. I, 210).

Prüfung. NF XII: 1. Wasser. Nicht mehr als 8%. — 2. Schwermetalle. Höchstens 10 ppm. — 3. Salicylat. Man berechnet den Gehalt an Salicylat, indem man die bei 308 nm abgelesenen Absorptionswerte in der Acetylsalicylsäurebestimmung ($A_{U\,308}$) und den Wert der Standard-Salicylsäure-Lsg. ($A_{S\,308}$) in die Formel

$$100\ C_S\ (A_{U\,308}/A_{S\,308})/W$$

einsetzt. Darin bedeutet C_S die Konz. der Standard-Salicylsäure-Lsg. in mcg/ml, $A_{U\,308}$ und $A_{S\,308}$ bei der Gehaltsbestimmung erhaltenen Absorptionswerte und W das Gewicht in mg der Probe. Der Gehalt an Salicylat soll nicht größer sein als 7,5%.

Gehaltsbestimmung. NF XII: 1. Aluminiumoxid. Etwa 1 g, genau gewogen, werden in einem tarierten, zuvor geglühten Tiegel bei 1000° im Muffelofen bis zur Gewichtskonstanz verascht. — 2. Acetylsalicylsäure. Probelösung. In einen 250-ml-Scheidetrichter gibt man etwa 100 mg, genau gewogen, versetzt mit 40 ml Natriumfluorid-Salzsäure-Lsg. (500 mg Natriumfluorid/100 ml 0,1 n Salzsäure) und schüttelt 5 Min. lang. Dann läßt man unter häufigem Schütteln 10 Min. stehen und extrahiert anschließend sechsmal mit je 20 ml Chlf. Die Auszüge werden in einen 200-ml-Meßkolben filtriert und mit Chlf. ergänzt. 20 ml dieser Lsg. werden zu 100 ml mit Chlf. aufgefüllt. — Standard-Acetylsalicylsäure-Lsg. 100 mcg/ml in Chloroform. — Standard-Salicylsäure-Lsg. 25 mcg/ml in Chloroform. — Ausführung. Man bestimmt nebeneinander die Absorptionen der Probelösung bei 278 und 308 nm. der Standard-Acetylsalicylsäure-Lsg. bei 278 nm und der Standard-Salicylsäure-Lsg. bei 278 und 308 nm in 1 cm Schichtdicke gegen Chlf. Der Gehalt an Acetylsalicylsäure errechnet sich nach

$$C_A\ [A_{U\,278} - A_{U\,308}\ (A_{S\,278}/A_{S\,308})]/A_{A\,278},$$

wobei C_A die genaue Konz. in mcg/ml der Standard-Acetylsalicylsäure-Lsg., und A_U, A^s und A_A die Absorptionen der Probelsg., der Standard-Salicylsäure-Lsg. und der Standard-Acetylsalicylsäure-Lsg. bei den entspr. Wellenlängen bedeuten.

Aufbewahrung. Dicht verschlossen.

Anwendung. Wie Acetylsalicylsäure. Die Verbindung soll haltbarer sein.

Dosierung. 670 mg 3mal täglich.

Handelsform. Aspirin Dulcet (Abott, USA).

Aluminium boricum. Aluminiumborat.

Es werden verschiedene Formeln angegeben:

$Al_2(B_4O_7)_3$ M.G. 519,68

und ungefähr

$2\,Al_2O_3 \cdot B_2O_3 \cdot 3\,H_2O$ M.G. 327,59

(The Merck Index 1960).

Eigenschaften. Weißes, körniges Pulver. W. löst Borsäure heraus; lösl. in Mineralsäuren und in Alkalilaugen.

Anwendung. Früher als Wundantisepticum. Techn. in der keramischen und Glasindustrie.

Aluminium-boro-formicicum. Bor-ameisensaures Aluminium, hergestellt durch Auflösen von Al(OH)$_3$ in einer Mischung von Ameisensäure, Borsäure und W. und Eindampfen der filtrierten Lsg. wurde früher als Desinfiziens bei Kehlkopfkrankheiten verwendet.

Aluminium carbonicum. Aluminiumhydroxycarbonat. Basisches Aluminiumcarbonat. Basic Aluminum Carbonate NND 63. Basic Aluminium Carbonate Suspension Extra P.

Nur als wss. Suspension erhältlich, die eine 4,9 bis 5,3% Al$_2$O$_3$ und mindestens 2,4% CO$_2$ entsprechende Menge an Aluminiumhydroxycarbonat enthält.

Eigenschaften. Weißes, cremiges, thixotropes Gel. pH 6,6 bis 7,0. Im offenen Gefäß gibt es allmählich CO$_2$ ab.

Aufbewahrung. In sehr dicht schließenden Gefäßen.

Anwendung. Als Antacidum ähnlich wie Aluminiumhydroxid. Wegen seiner phosphatbindenden Eig. wird es bei Veranlagung zur Phosphatsteinbildung in den Harnwegen gegeben.

Handelsform: Basaljel (Wyeth, Philadelphia).

Aluminium chloratum DAB 7 – DDR. Aluminiumchlorid. Aluminum Chloride NF XII. Aluminii chloridum Dan. IX. Chlorure d'Aluminium.

AlCl$_3$ · 6 H$_2$O   M.G. 241,43

Gehalt. 95,0 bis 102,0% AlCl$_3$ · 6 H$_2$O, nach 4 stdg. Trocknen über Silicagel (NF XII).

Herstellung. Wasserhaltiges Aluminiumchlorid kann durch Aufschluß tonerdehaltiger Rohstoffe mit Salzsäure erhalten werden. Dieses Produkt ist jedoch mehr oder weniger stark mit Eisenchlorid verunreinigt. Aluminiumchlorid der Arzneibücher wird deshalb durch Auflösen von Al(OH)$_3$ in Salzsäure und Einengen der Lsg. im Vakuum bei Säureüberschuß oder durch Umsetzen von Aluminiumsulfat mit Bariumchlorid erhalten.

Eigenschaften. Weißes oder schwach gelblichweißes, zerfließliches, kristallines Pulver oder entsprechende Kristalle. Es ist fast geruchlos und hat einen süßen, stark zusammenziehenden Geschmack. Lösl. in etwa 0,9 T. W., in etwa 4 T. A.; lösl. in Glycerin. Die wss. Lsg. reagiert schwach sauer.

Erkennung. Aluminiumchlorid gibt die Identitätsrk. auf Al-Ionen (Bd. I, 210) und auf Cl-Ionen (Bd. I, 14).

Prüfung. Prüflösung. 1,000 g/20,0 ml W. (DAB 7 – DDR). – 1. Sulfat: 0,2 ml Bariumchloridlsg. dürfen in 10 ml AlCl$_3$-Lsg. (1 in 100) innerhalb 1 Min. keine Trübung hervorrufen (NF XII). – 2. Alkali- und Erdalkali-Ionen: Zu einer siedenden Lsg. von 1 g Aluminiumchlorid in 150 ml W. gibt man einige Tr. Methylrotlsg. und fügt Ammoniaklsg. zu, bis die Farbe eben deutlich nach gelb umschlägt. Man ergänzt mit heißem W. auf die ursprünglichen 150 ml und filtriert noch heiß. 75 ml des Filtrats werden zur Trockne verdampft und bis zum konstanten Gew. geglüht. Es dürfen nicht mehr als 2,5 mg zurückbleiben (NF XII; Dan. IX erlaubt nur 1,0 mg Glührückstand). – 3. Arsen: Es muß der Grenzwertbestimmung für Arsen (Bd. I, 242) entsprechen. Höchstens 10 ppm (NF XII). – 4. Schwermetalle: Man löst 1 g AlCl$_3$ · 6 H$_2$O in 1 ml verd. Essigsäure und füllt mit W. auf 25 ml auf. Mit dieser Lsg. wird die Grenzwertbestimmung für Schwermetalle (Bd. I, 252) durchgeführt. Höchstens 20 ppm (NF XII). – 5. Eisen: Höchstens 0,01% Fe^{2+}/Fe^{3+} (DAB 7 – DDR).

Gehaltsbestimmung. 0,2000 g Substanz werden in 100 ml W. gelöst und nach Zusatz von 20,00 ml 0,1 m ÄDTA-Lsg. 1 Min. im Sieden gehalten. Nach dem Erkalten und Zusatz von 4,0 g Methenamin sowie 0,050 g Xylenolorange wird der Überschuß an ÄDTA mit 0,1 m Blei(II)-nitrat-Lsg. bis zum Umschlag nach Rot titriert.

1 ml 0,1 m ÄDTA-Lsg. entspr. 24,14 mg AlCl$_3$ · 6 H$_2$O.

Aufbewahrung. In dicht schließenden Gefäßen.

Anwendung. In Form 10- bis 25%iger Lsg. als äußerliches Adstringens; lokal gegen übermäßige Schweißsekretion. Früher auch innerlich gegen Bewegungsstörungen (Ataxie) gegeben.

Wasserfreies Aluminiumchlorid.

AlCl$_3$ M.G. 133,34

Wasserfreies AlCl$_3$ kann nicht durch Eindampfen wss. Lsg. von AlCl$_3$ erhalten werden. Es muß entweder aus den Elementen Al und Cl$_2$ oder durch Umsetzen von Bauxit mit

Kohle und Chlor hergestellt werden. Die Reinigung erfolgt durch Sublimation. Doch ist das $AlCl_3$ stets mit $FeCl_3$ verunreinigt.

Eigenschaften. Weißes, gelbliches bis braunes, festes Pulver. Sublimiert bei 180°. Reagiert mit W. explosionsartig. Stark hygroskopisch; an der Luft rauchend (HCl-Nebel).

Anwendung. Techn. in großem Umfang als Katalysator (Friedel-Crafts-Synthesen).

Aluminium chloricum. Aluminiumchlorat. Chlorsaures Aluminium.

$Al(ClO_3)_3 \cdot 9 H_2O$ M.G. 439,48

eventuell

$Al(ClO_3)_3 \cdot 6 H_2O$ M.G. 385,43

Herstellung. Durch Umsetzen von Aluminiumsulfat mit Kaliumchlorat oder besser mit Bariumchlorat in wss. Lsg. und Eindampfen der Lsg. zur Kristallisation.

Eigenschaften. Farblose, zerfließliche Kristalle; leicht lösl. in W. – *Erkennung.* Gibt die Rk. auf Al- und ClO_3-Ionen. – *Anwendung.* Antisepticum.

Handelsformen: Mallebrin „Krewel" (Krewel-Werke, Eitorf); Mallebrin-Salbe „Krewel". – Das früher aus basischem formaldehydschwefligsaurem Aluminium, $CH_2(OH)OSO_2Al(OH)_2$, bestehende Moronal (v. Heyden, Radebeul) ist heute als Moronal „Sqibb" (Chemische Fabrik v. Heyden, München) im Handel und enthält das Antibioticum Nystatin (s. Bd. I. 1125).

Aluminiumdihydroxyglycinat. Dihydroxyaluminiumaminoacetat. Basisches Aluminiumglycinat. Dehydroaluminium Aminoacetate NF XI (!).

$Al(OH)_2OCOCH_2NH_2 (+ x H_2O)$ M.G. 135,06
(wasserfrei!)

Dihydroxyaluminiumglycinat, bei 130° bis zum konst. Gew. getrocknet, muß zwischen 35,5 und 38,5% Al_2O_3 enthalten. Es darf kleine Mengen freies Oxid und Glycin enthalten (NF XI).

Eigenschaften. Weißes, geruchloses Pulver von schwach süßlichem Geschmack. Unlösl. in W. und organischen Lösungsmitteln. Lösl. in verd. Mineralsäuren und Alkalilaugen.

Erkennung. NF XI: 1 g wird in 25 ml W. suspendiert und tropfenweise mit Salzsäure versetzt, bis eine klare Lsg. entsteht. Die Mischung wird zweigeteilt. – 1. Ein Teil der Lsg. wird mit den allgemeinen Rk. auf Al geprüft. 2. Zum anderen Teil der Lsg. gibt man 1 Tr. verflüssigtes Phenol und 5 ml Natriumhypochloridlsg. Es entsteht eine blaue Farbe.

Prüfung. NF XI. 1: Das pH der Suspension von 1 g fein gepulverter Substanz in 25 ml W. liegt zwischen 6,5 und 7,5. – 2. Trocknungsverlust: Etwa 2 g, genau gewogen, werden bei 130° bis zum konst. Gew. getrocknet. Es dürfen nicht mehr als 14,5% verlorengehen. – 3. Säureverbrauch: 250 mg fein gepulverte Substanz werden in einen Kolben mit 50,0 ml 0,1 n Salzsäure gebracht und unter gelegentlichem Umschütteln 10 Min. stehengelassen. Dann titriert man den Säureüberschuß mit 0,1 n Natronlauge gegen Bromphenolblaulsg. zurück. 1 g muß mindestens 140 ml 0,1 n Salzsäure binden. – 4. Pufferkapazität: 200 mg fein gepulverte Substanz bringt man in 25 ml 0,1 n Salzsäure ein und schüttelt 5 Min. lang kräftig durch. Nach 10 Min. muß das pH der Lsg. über 3,0 liegen. – 5. Verlängerte Pufferung: 2 g fein gepulvertes Dihydroxyaluminiumglycinat gibt man in einen Kolben mit 150 ml künstlichem Magensaft von 38° ± 1° und hält die Mischung während des Versuchs bei dieser Temp. Man rührt mit einem mechanischen Rührer, so daß die Substanz nicht sedimentieren kann. In Abständen von 1, 3, 5 und 10 Min., wird das pH mit der Glaselektrode ermittelt. Dann ersetzt man 20 ml der Mischung durch frischen künstlichen Magensaft von 38° und wiederholt den Vorgang alle 10 Min., bis die Pufferkapazität der Probe erschöpft ist. Dihydroxyaluminiumglycinat muß einen raschen pH-Anstieg auf über 3,5 ergeben und das pH wenigstens 2 Std. lang über 3 halten. – 6. Quecksilber: 1 g wird in 10 ml verd. Salzsäure gelöst und die Lsg. mit einer Dithizon-Lsg. in CCl_4 (1:500) geschüttelt. Die CCl_4-Schicht darf sich nicht orange färben. – 7. Isopropanol: Etwa 5 g werden in einem mit Rückflußkühler verbundenen Kolben mit 100 ml etwa 0,1 n Kaliumpermanganatlsg. und 10 ml Schwefelsäure versetzt. Man erhitzt zunächst 30 Min. lang zum Sieden und destilliert dann 10 ml über. Zu 1 ml des Destillats gibt man 5 Tr. Nitroprussidnatriumlsg. und 2 ml Natronlauge; schließlich fügt man einen kleinen Überschuß an Essigsäure zu. Es darf keine Rotfärbung auftreten. – 8. Stickstoffgehalt: Der in der bei 130° bis zum konst. Gew. getrockneten Substanz nach KJELDAHL bestimmte N-Gehalt muß zwischen 9,9 und 10,6% liegen. 1 ml 0,1 n Salzsäure entspr. 1,401 mg N.

Gehaltsbestimmung. Etwa 1 g der bei 130° bis zum konst. Gew. getrockneten Substanz, genau gewogen, wird in einer Platinschale mit 5 ml Salpetersäure und 2 ml verd. Schwefelsäure (1 in 2) versetzt, bis fast zur Trockne verdampft und dann geglüht. Nach dem Abkühlen versetzt man den Rückstand mit 10 ml Salzsäure und 5 ml verd. Schwefelsäure (1 in 2) und spült die Mischung in ein 600-ml-Becherglas. Man verd. auf 400 ml und filtriert nötigenfalls, gibt einige Tr. Methylrotlsg. zu und versetzt bis zum deutlichen Farbumschlag nach Gelb mit konz. Ammoniaklsg. Die Mischung wird 1 bis 2 Min. lang gekocht, noch heiß durch ein aschefreies Filter filtriert und der Rückstand mit heißer Ammoniumchloridlsg. (1 in 50) gründlich gewaschen. Das Filter wird samt Rückstand in einem ausgeglühten und tarierten Tiegel getrocknet, verkohlt und bis zur Gewichtskonstanz geglüht. Der Glührückstand besteht aus Al_2O_3 und muß zwischen 35,5 und 38,5% der Einwaage betragen.

Anwendung. Antacidum.

Handelsformen: Parabrox (Spezialchemie, Berlin); Glycinal Tabl. (Kumar, London); Prodexin (Bencard, London); Tabnet (Calmic, Crewe, Cheslure).

Aluminium formicicum. Aluminiumformiat. Ameisensaures Aluminium.

Aluminiumformiat wird durch Eindampfen einer mit Ameisensäure im Überschuß versetzten wss. Lsg. von Aluminiumformiat bis zur Hautbildung und Stehenlassen bei 25 bis 30° erhalten. Farblose, luftbeständige Kristalle; leicht lösl. in W.

Anwendung. Als Antisepticum.

Aluminium formicium basicum. Basisches Aluminiumformiat ist als Ormicet in Ormicetten der Chem. Fabrik Tempelhof enthalten. Es soll besser als essigsaure Tonerde sein und auch bei längerem Stehenlassen der Lsg. nicht zur Hydrolyse neigen.

Anwendung. Wie essigsaure Tonerde.

Handelsform: Ormicetten (Chem. Fabrik Tempelhof).

Aluminium-hexaurea-sulfat-trijodid. Aluminium Hexaurea Sulfate Triiodide. Hexadine-S. Alure (The Merck Index 1960).

$Al[CO(NH_2)_2]_6SO_4J_3$ M.G. 864,08

Enthält 29,4% aktives Jod.

Herstellung. Siehe MORRIS et al.: Ind. Eng. Chem. **45**, 1013 (1953). – *Eigenschaften.* In W. leicht lösl. Kristalle (590 g/Liter). – *Anwendung.* Zu Dekontaminierung von Trinkwasser in Notfällen. 1 Tabl., die 30 mg und 82 mg $Na_2H_2P_2O_7$ und 4 mg Talcum enthält, reicht für etwa 1 Liter Wasser.

Aluminium hydroxydatum DAB 7 – DDR, ÖAB 9, Ross. 9. Alumina hydrata Erg.B. 6. Aluminium hydroxydatum colloidale Helv. V – Suppl. III. Aluminii hydroxydum colloidale Ned. 6. Dried Aluminium Hydroxide Gel BP 63. Dried Aluminum Hydroxide Gel NF XII. Aluminiumhydroxid. Tonerdehydrat. Hydroxyde aluminique. Argilla pura. Argilla alba.

Wasserhaltiges Aluminiumhydroxid mit einem Gehalt, der mindestens 50,0% Al_2O_3 entspricht (Helv. V – Suppl. III, NF XII) (BP 63: 47,0%; Ned. 6: 32 bis 36% Wasser).

Herstellung. Eine filtrierte, erwärmte Lsg. von 100 T. Aluminiumsulfat, $Al_2(SO_4)_3$ + $18 H_2O$, in 2000 T. W. wird unter Umrühren in eine Mischung von 170 T. Ammoniakfl. (10% NH_3) und 500 T. W. eingegossen. Nach dem Absetzen des Nd. wird die Fl. abgegossen und der Nd. wiederholt mit heißem W. durch Abgießen ausgewaschen, bis eine Probe des Waschwassers mit Bariumchloridlsg. keine Fällung mehr gibt. Dann wird der Nd. auf einem Leinentuch gesammelt, nach dem Abtropfen vorsichtig abgepreßt und erst bei etwa 40°, schließlich bei 100° getrocknet und zerrieben.

Eigenschaften. Weißes, geruch- und geschmackloses, amorphes, leichtes Pulver. Praktisch unlösl. in W. und A. Beim Erwärmen löst es sich in verd. Mineralsäuren und Alkalilaugen.

Erkennung. Die Lsg. von Aluminiumhydroxid in verd. Salzsäure gibt die für Aluminiumionen charakteristischen Rk. (s. Bd. I, 210).

Prüfung. 1. Wasserlösl. Salze: 1 g Aluminiumhydroxid wird mit 30 ml W. 1 Min. lang geschüttelt und dann abfiltriert. 20 ml des Filtrats dürfen nach dem Eindampfen und Trocknen höchstens 15 mg Rückstand hinterlassen (ÖAB 9). – 2. Freies Alkali: Der Rest des für Prüf. 1 bereiteten Filtrats darf sich auf Zusatz von 2 Tr. Phenolphthaleinlsg. nicht rot färben (ÖAB 9). – 3. Chlorid: 1 g Aluminiumhydroxid wird in 30 ml verd. Salpetersäure gelöst, die Lsg. zum Sieden erhitzt, mit W. auf 100 ml verd. und filtriert. 5 ml des Filtrats mit 5 ml W. verd. dürfen keine stärkere Chloridrk. geben als 0,6 ml 0,02 n Salzsäure unter gleichen Bedingungen (entspr. 0,84%) (NF XII). — 4. Sulfat: 330 mg Aluminiumhydroxid werden in 15 ml verd. Salzsäure gelöst, zum Sieden erhitzt, mit W. auf 250 ml gebracht und filtriert. 25 ml des Filtrats dürfen nicht mehr Sulfat enthalten als 0,2 ml 0,02 n Schwefelsäure entspricht (0,6%) (NFX II). Ross. 9 erlaubt nur 0,05%. — 5. Schwermetalle: Nicht mehr als 50 ppm, berechnet als Pb-Ion (BP 63); (0,001%, Ross. 9). — 6. Arsen: Nicht mehr als 5 ppm (BP 63). (0,0002%, Ross. 9). — 7. Eisen: 1 g wird evtl. unter Erwärmen in 30 ml verd. Salzsäure gelöst, mit W. auf 50 ml verd. und filtriert. 5 ml des Filtrats und 5 ml W. dürfen nicht mehr als 0,03% enthalten (Ross. 9). — 8. Glührückstand: 56,0 bis 64,0%, bestimmt durch Erhitzen auf helle Rotglut (ÖAB 9). — 9. Säurebindungsvermögen. Helv. V — Suppl. III: Etwa 0,25 g, genau gewogen, werden in einen Meßkolben von 100 ml Inhalt mit 0,1 n Salzsäure bis zur Marke versetzt und während 2 Std. unter häufigem Umschütteln bei 37° ($\pm$ 0,5°) gehalten. Nach dem Abkühlen werden 20,00 ml der homogenen Mischung in einen 100-ml-Erlenmeyerkolben pipettiert und unter Zusatz von 2 Tr. Bromphenolblau mit 0,1 n Natronlauge bis zur Blaufärbung titriert (Mikrobürette). Aluminiumhydroxid muß ein Säurebindungsvermögen von mindestens 200,0 ml 0,1 n Salzsäure pro g aufweisen. — DAB 7 — DDR läßt wie folgt prüfen: 0,500 g Substanz werden in 200,0 ml 0,05 n Salzsäure von 37° gegeben. Die Mischung wird bei 37% $\pm$ 1° gehalten und ständig gerührt. Nach 10, 15 und 20 Min. wird der pH-Wert gemessen. Er darf nicht tiefer als 1,8, 2,4 und 3,0 und nicht höher als 4,2 sein. Nach Zusatz von 10,00 ml 0,5 n Salzsäure wird weitere 60 Min. gerührt. Die erkaltete Lsg. wird nach Zusatz von 2,0 ml Bromphenolblau-Lsg. mit 0,1 n Kalilauge titriert. Es dürfen nicht mehr als 40,00 ml 0,1 n Kalilauge verbraucht werden.

Gehaltsbestimmung. DAB 7 — DDR: 0,1500 g Substanz werden in 2,0 ml 2 n Salpetersäure unter Erwärmen gelöst. Die Lsg. wird nach Zusatz von 100 ml W. und 20,00 ml ÄDTA-Lsg. 1 Min. im Sieden gehalten. Nach dem Erkalten und Zusatz von 4,0 g Methenamin sowie 0,050 g Xylenolorange wird mit 0,1 m Blei(II)-nitrat-Lsg. bis zum Umschlag nach Rot titriert (Feinbürette).

1 ml 0,1 m ÄDTA-Lsg. entspr. 5,098 mg Al_2O_3.

Aufbewahrung. In sehr gut geschlossenen Gefäßen. Die Substanz ist mindestens in Abständen von 1 Jahr auf Säurebindungsvermögen und Gehalt zu prüfen (DAB 7 — DDR).

Anwendung. Aluminiumhydroxid in Pulver- oder Gelform ist ein langsam wirkendes Antacidum, das nicht zu Alkalose führt. Im akuten Stadium peptischer Ulcerationen gibt man es alle 2 Std. nach den Mahlzeiten, in der Rekonvaleszenz alle 4 Std. Tabletten mit gewöhnlich 0,5 g sollen zerkaut werden. — Äußerlich wird es als austrocknendes Streupulver gebraucht. Techn. als Klär- und Entfärbungsmittel.

Aluminium Hydroxide Gel BP 63 Aluminum Hydroxide Gel USP XVII.

Aluminiumhydroxid-Gel ist eine wss. Suspension von $Al(OH)_3$, die nach BP 63 wechselnde Mengen basischen Aluminiumcarbonats enthalten kann. Man erhält es durch Fällen einer Aluminiumsalzlsg. mit Ammonium- oder Alkalicarbonat. Es darf nicht weniger als 3,5% (w/w) und nicht mehr als 4,4% (w_iw) Al_2O_3 in Form von Aluminiumhydroxid enthalten (USP XVII: 3,6 bis 4,4%). Nach USP XVI dürfen Pfefferminzöl, Glycerin, Sorbit, Zucker, Saccharin oder andere Geschmacksstoffe und ein geeignetes Konservierungsmittel in einer Gesamtmenge von höchstens 0,5% zugesetzt werden. — BP 63 erlaubt neben einem Konservierungsmittel und Saccharin, 0,015% (v/v) Pfefferminzöl.

Eigenschaften. Weiße, viskose Suspension, über der sich beim Stehenlassen wenig klare Fl. abscheiden kann, mit thixotropen Eigenschaften.

Prüfung. 1. Alkalität: Mit dem gleichen Volumen CO_2-freiem W. verd. darf das pH nicht höher als 7,5 sein (BP 63). — Aluminiumhydroxid-Gel ändert die Farbe von sowohl rotem als auch blauem Lackmuspapier schwach, gibt jedoch mit Phenolphthalein keine Rotfärbung (USP XVII). — 2. Ammoniumsalze: Zu 25 g des Gels gibt man in einer Ammoniak-Destillationsapparatur 25 ml Natronlauge und 250 ml W., destilliert etwa 100 ml in 25 ml 0,1 n Salzsäure und titriert den Säureüberschuß mit 0,1 n Natronlauge gegen Methylrot zurück. Es dürfen nicht weniger als 20 ml 0,1 n Natronlauge verbraucht werden (BP 63). — 3. Arsen: Nicht mehr als 1 ppm (BP 63) (USP XVII: 0,8 ppm). — 4. Schwermetalle (Blei): Nicht mehr als 10 ppm (BP 63), 5 ppm (USP XVII). — 5. Chlorid: Höchstens 0,28% (USP XVII). — 6. Sulfat: Höchstens 500 ppm (USP XVII). — 7. Säurebindungsvermögen: 1,5 ml des gut durchgeschüttelten Gels werden in einen tarierten 125-ml-Schliffkolben gebracht und genau gewogen. Man pipettiert 50 ml 0,1 n Salzsäure zu und schüttelt die Mischung 1 Std. lang bei 37°. Dann versetzt man mit Bromphenolblaulsg. und titriert den Überschuß an Säure mit 0,1 n Natronlauge zurück. Für 1 g des Gels müssen zwischen 12,5 und 25,0 ml 0,1 n Salzsäure verbraucht werden (USP XVII).

Gehaltsbestimmung. Etwa 5 g des Gels, genau gewogen, werden in 3 ml Salzsäure durch Erwärmen im Wasserbad gelöst. Dann kühlt man auf 20° ab und verd. mit W. auf 100 ml. Zu 20 ml dieser Lsg. gibt man 40 ml 0,05 m ÄDTA-Lsg., 80 ml W. und 0,15 ml Methylrot-lsg. Dann neutralisiert man durch tropfenweise Zugabe von 1 n Natronlauge. Die Mischung wird 30 Min. auf dem Wasserbad erwärmt, mit 3 g Hexamethylentetramin versetzt und mit 0,05 m Bleinitratlsg. gegen 0,5 ml Xylenol-Orangelsg. titriert.

1 ml 0,05 m ÄDTA-Lsg. entspricht 0,002 549 g Al_2O_3 (BP 63).

Aufbewahrung. An einem kühlen Ort, jedoch frostsicher aufbewahren.

Anwendung s. Aluminiumhydroxid. – Dosierung: 7,5 bis 15 ml (BP 63), 5 bis 30 ml (USP XVII), 10 ml viermal tägl. oder öfter (USP XVII).

Handelsformen: Allizulen Magentabl. (Tosse, Hamburg); Aludrox kolloide Suspension (Asche, Hamburg); Aludrox-Tabletten (Asche, Hamburg); Digestillen, enth. u.a. 50% Aluminiumhydr. coll. (Bika, Stuttgart); Gastrovit (Diwag, Berlin); Palliacol-neu (Wander, Frankfurt); Syntrogel (Dtsch. Hoffmann-La Roche, Grenzach); Ulcophob (Bauer, Lichtenfels); Verosod (Engelhard, Frankfurt).

USA: Aludrox (Wyeth, Philadelphia Pa); Aludrox SA (Wyeth, Philadelphia Pa.); Alupek (Pitman-Moore, Indianapolis); Maalox (Rorer, Fort Washington, Pa.); Syntrogel (Roche, Nutley N.J.).

England: Algelox (Harker, Stagg, London); Alimex (Boots, Nothingham); Alocol (Wander, London); Alumigel (Woolley, Manchester); Ascon (Allied Lab., London); Collumina (Evans Medical Supplies, Liverpool); Gelusil (Warner, Eastleigh).

Aluminium lacticum. Aluminiumlactat. Milchsaures Aluminium.

$[CH_3 \cdot CH(OH)COO]_3Al$ M.G. 294,18

Herstellung. Durch Umsetzen von Calciumlactat mit Aluminiumsulfat oder durch Lösen von frisch gefälltem Aluminiumhydroxid in Milchsäure und nachfolgende Reinigung durch Umkristallisieren.

Eigenschaften. Weißes oder schwach gelblichweißes, feinkörniges Pulver von mild saurem Geschmack. Lösl. in W.; eine heiß hergestellte Lsg. mit 8% Aluminiumlactat bleibt beim Erkalten klar, stärkere Lsg. geben Abscheidungen. Die Lsg. reagieren sauer.

Erkennung. Aus der wss. Lsg. (0,5 + 10 ml) scheidet Ammoniakfl. Aluminiumhydroxid ab. – Wird die wss. Lsg. mit Kaliumpermanganatlsg. erwärmt, so entwickelt sich der Geruch nach Aldehyd.

Anwendung. Eine Lsg. mit 7% Aluminiumlactat kann anstelle der Aluminiumacetatlsg. in gleichen Verdünnungen angewandt werden.

Handelsform: Lacalut (C. H. Boehringer Sohn, Ingelheim) ist Aluminiumlactat.

Aluminium Magnesium silicicum DAB 7 – DDR. Aluminiummagnesiumsilicat.

Gehalt an Aluminiumverbindungen, berechnet als Al_2O_3, M.G. 101,96.

Eigenschaften. Weißes oder bräunlich weißes, amorphes Pulver ohne Geruch und von schwachem, eigentümlichem Geschmack. Fast unlösl. in W., A. und anderen organischen Lösungsmitteln.

Erkennung. Die Substanz gibt die allgem. Rk. auf Al (Bd. I, 210), Mg. (Bd. I, 218) und Silicate (Bd. I, 221).

Prüfung. Prüflösung. 0,500 g Substanz werden mit 20,00 ml 2 n Salpetersäure versetzt und 5 Min. geschüttelt. 1,00 ml des Filtrats wird mit W. zu 100,0 ml aufgefüllt. – 1. Reaktion der Lösung. 1,00 g Substanz wird mit 10,0 ml W. 2 Min. geschüttelt. Die Mischung zeigt einen pH-Wert von 8,5 bis 9,5, potentiometrisch gemessen. – 2. Säureunlösliche Verunreinigungen. 1,000 g Substanz wird mit 25,0 ml 3 n Salzsäure 5 Min. geschüttelt und durch einen gewichtskonstanten Glasfiltertiegel G 4 filtriert. Der Rückstand wird mit W. gewaschen und bei 105° bis zur Gewichtskonstanz getrocknet. Er darf höchstens 2,0% der Einwaage betragen. – 3. Arsen-Ionen. Höchstens 0,001% As^{3+}. – 4. Schwermetall-Ionen. Höchstens 0,004%, berechnet als Pb^{2+}. – 5. Chlorid. Höchstens 2% Cl^-. – 6. Sulfat. Höchstens 4% SO_4^{2-}. – 7. Säurebindungsvermögen. 0,500 g Substanz werden in 200,0 ml 0,05 n Salzsäure von 37° gegeben. Die Mischung wird bei 37° ± 1° gehalten und ständig gerührt. Nach 5, 10 und 20 Min. darf der pH-Wert, potentiometrisch gemessen, nicht tiefer als 2,5, 3,2 und 3,6 und nicht höher als 4,2 sein. Nach Zusatz von 10,00 ml 0,5 n Salzsäure wird weitere 60 Min. gerührt. Die erkaltete Lsg. wird mit 0,1 n Kalilauge potentiometrisch titriert, bis der pH-Wert von 3,5 erreicht ist. Es dürfen nicht mehr als 40,00 ml 0,1 n Kalilauge verbraucht werden.

Gehaltsbestimmung. 0,2000 g Substanz werden in 10,0 ml n Salzsäure unter Erwärmen gelöst. Die Lsg. wird mit 40,0 ml W., 20,00 ml 0,1 m ÄDTA-Lsg. und 0,050 g Eriochromschwarz T sowie tropfenweise mit Pyridin versetzt, bis sie eine blaue Fbg. zeigt. Der Überschuß an ÄDTA wird mit 0,1 m Blei(II)-nitrat-Lsg. bis zum Umschlag nach Violettrot titriert.

1 ml 0,1 m ÄDTA-Lsg. entspr. 5,098 mg Al_2O_3.

Aufbewahrung. Dicht verschlossen. Das Säurebindungsvermögen der Substanz ist mindestens in Abständen von 3 Jahren zu prüfen.

Anwendung. Antacidum.

Aluminium monostearinicum. Aluminii monostearas Pl.Ed. II. Aluminiummonostearat. Aluminum Monostearate USP XVII.

Aluminiummonostearat ist die Verbindung von Aluminium mit Stearin- und Palmitinsäure in wechselndem Verhältnis. Der Gehalt an Aluminium muß 14,5 bis 16,0% Al_2O_3 entsprechen.

Eigenschaften. Feines, weißes bis gelbliches Pulver mit schwachem, charakteristischem Geruch. Unlösl. in W., in A. oder in Ae.

Erkennung. 1. 1 g wird mit einer Mischung aus 25 ml W. und 5 ml Salzsäure 1 Std. lang unter Ersatz des verdampfenden W. erhitzt, wobei sich die Fettsäuren als ölige Schicht an der Oberfläche abscheiden. Die wss. Phase gibt die allgemeine Rk. auf Al-Ionen (s. Bd. I, 210). — 2. 25 g werden in einem Scheidetrichter mit 200 ml Ae. und 150 ml verd. Salzsäure versetzt und die Mischung so lange kräftig geschüttelt, bis sich die Schichten sauber trennen. Die wss. Phase wird abgelassen und die Ae.-Schicht dreimal mit je 30 ml W. gewaschen. Dann bringt man sie in ein Becherglas, verdampft den Ae. im W.-Bad und trocknet die Fettsäuren 20 Min. lang bei 105°. Der Erstarrungspunkt der Fettsäuren darf nicht unter 54° liegen.

Prüfung. 1. Trocknungsverlust: 16 Std. lang bei 80° getrocknet darf es nicht mehr als 2,0% an Gew. verlieren. — 2. Arsen: 4 g versetzt man mit 10 ml Salzsäure und 0,5 ml Bromwasser und erhitzt auf dem Dampfbad so lange, bis sich eine klare Schicht geschmolzener Fettsäuren abgesetzt hat. Dann fügt man 50 ml W. zu, dampft auf der Kochplatte auf etwa 25 ml ein und filtriert noch heiß. Das Filtrat wird auf 50 ml verdünnt. 5 ml der Lsg. müssen der Grenzwertbestimmung für Arsen entsprechen (5 ppm) (s. Bd. I, 242), wobei die vorgeschriebene vorherige Behandlung mit Schwefelsäure und schwefliger Säure entfällt. — 3. Schwermetalle: In einem 250-ml-Kolben versetzt man 2 g Aluminiummonostearat mit 20 ml W. und 10 ml Salzsäure. Man verschließt den Kolbenhals mit einem kleinen Trichter und erhitzt zum gelinden Sieden unter Ersatz des verdampfenden W. bis sich die Fettsäuren klar absetzen. Dann kühlt man unter fließendem W. rasch ab, bis die Fettsäuren erstarren und gießt durch ein zuvor mit verd. Salzsäure gewaschenes Filter. Man wäscht so lange mit W. nach, bis das Filtrat 50 ml beträgt. Zu 20 ml des durchgemischten Filtrates setzt man tropfenweise Ammoniaklsg. bis zur bleibenden Trübung. Dann gibt man zunächst so viel verd. Essigsäure zu, bis der Nd. sich eben wieder löst, fügt weitere 2 ml zu und verdünnt mit W. auf 40 ml. Nach Zusatz von 10 ml Schwefelwasserstoffwasser läßt man 10 Min. lang stehen. Eine evtl. auftretende Braunfärbung darf nicht stärker sein als die der folgenden Vergleichslsg.: 10 ml des obigen Filtrates werden mit 2 ml Blei-Vergleichslsg. (s. Bd. I, 252) und 8 ml W. versetzt und wie die Prüflsg. behandelt (50 ppm).

Gehaltsbestimmung. In einem 20 Min. lang geglühten, 15 Min. über wasserfreiem Magnesiumperchlorat abgekühlten und gewogenen, bedeckten Platintiegel wiegt man genau 5 g Aluminiummonostearat ab. Dann erhitzt man den offenen Tiegel vorsichtig und steigert die Hitze allmählich, bis die Asche weiß ist, wobei das Entflammen der Probe zu vermeiden ist. Nachdem die organische Substanz verbrannt ist, glüht man 20 Min. lang und kühlt 15 Min. lang über $Mg(ClO_4)_2$ ab. Dann versetzt man mit 15 ml W., bedeckt mit einem Uhrglas und kocht 5 Min. lang vorsichtig aus, wobei man mit einem Glasstab die Aschebrocken durch Umrühren zerteilt. Die wss. Lsg. dekantiert man durch ein aschefreies Filter. Die Extraktion der Asche mit W. wird zweimal wiederholt und die Fl. jeweils durch das gleiche Filter dekantiert. Schließlich spült man die gesamte Asche ins Filter und wäscht Tiegel und Rückstand dreimal mit warmem W. Dann werden Filter und Rückstand im Tiegel getrocknet, das Papier verbrannt und die Asche 20 Min. lang geglüht. Nun bedeckt man den Tiegel, läßt ihn 15 Min. lang über $Mg(ClO_4)_2$ erkalten und wägt rasch. Glühen und Abkühlenlassen werden in gleichen Zeitabständen bis zum konst. Gew. wiederholt. Der Tiegelrückstand ist Al_2O_3.

Anwendung. Aluminiummonostearat wird zur Herst. von Steriler Procain-Penicillin-G- und Aluminiumstearat-Suspension gebraucht.

Technisch wird Aluminiummonostearat wegen seiner relativ starken Gelbildungstendenz, seinem Emulgiervermögen und seiner starken Gleitwirkung wegen als Dickungsmittel in Salben und Cremes, als Fließregulierungsmittel und Formentrennmittel in der Tablettenherst. verwendet. Vgl. dazu Metallseifen.

Aluminium naphtholdisulfonicum. β-Naphtholdisulfonsaures Aluminium.

$C_{30}H_{18}AlO_{21}S_6$ $[C_{10}H_5(OH)(SO_3)_2]_3Al$ M.G. 960,83

Feines, fast weißes Pulver; leicht lösl. in kaltem W. und in Glycerin, wenig lösl. in A., unlösl. in Ae. Reduziert Silbernitrat zu Silber.

Anwendung. Früher als Antisepticum und Adstringens zur Schleimhautspülung (*Alumnol*, Hoechst).

Aluminium oxydatum. Aluminiumoxid. Tonerde. Aluminium Oxide. Oxyde aluminique.

Al_2O_3 M.G. 101,96

Weißes, amorphes Pulver, das durch Glühen von Aluminiumhydroxid erhalten wird. Aus Schmelzflüssen bei sehr hoher Temp. kann Al_2O_3 auch kristallin erhalten werden (Korubin, Korundin). Zieht aus der Luft Feuchtigkeit an. Unlösl. in W. und Mineralsäuren. Lösl. in Alkalischmelzen.

Anwendung. In der chem. Synthese als Katalysator, als Adsorbens für Gase, Wasserdampf. In der Porzellanherstellung. Als Adsorptionsmittel in der Chromatographie, s. Bd. I, 180. Technisch als Füllstoff in Pigmenten, als Schleifmittel (Korubin).

Lapis smiridis. Schmirgel Emery. Emeril.

Schmirgel ist natürlich vorkommendes, kristallines Aluminiumoxid, verunreinigt mit kleinen Mengen Eisenoxid und Siliciumoxid; er ist eine Abart des Korunds. Er wird gefunden am Kap Emeri auf Naxos, auf Samos, in Spanien, Portugal, bei Schwarzenberg in Sachsen, und kommt als feines bis grobsandiges braunes bis blauschwarzes Pulver in den Handel. Seine Härte wird nur noch von der des Diamanten übertroffen.

Prüfung. Der Schmirgel kann mit Sand verfälscht sein. Zum Nachweis einer solchen Verfälschung schmilzt man eine Probe des Schmirgels mit Kalium- und Natriumcarbonat. Die Schmelze wird in W. gelöst, die Lsg. filtriert, mit Salzsäure übersättigt und eingedampft. Der Rückstand muß sich beim Erwärmen mit verd. Salzsäure auflösen. Ein hierbei verbleibender weißer Rückstand besteht aus Kieselsäure, deren Menge man nach dem Abfiltrieren und Glühen bestimmen kann.

Anwendung. Als Schleifmittel für Glas, Metalle und Steine in verschiedener Feinheit, Nr. 0 ist der gröbste, Nr. 12 der feinste Schmirgel.

Anmerkung. Levantinischer (venezianischer) Schmirgel besteht nicht aus Aluminiumoxid, sondern aus einem Gemenge von Quarz und Eisenglanz. Auch andere harte Mineralien kommen gepulvert unter der Bezeichnung Schmirgel in den Handel.

Korubin, Corubin, Korundin, ist kristallines Aluminiumoxid.

Es wird als Schlacke erhalten bei der Aluminothermie (Thermitverfahren nach GOLDSCHMIDT), bei der hohe Temp. durch Einwirkung von Metalloxiden auf Aluminiumpulver erzeugt werden. Meist wird Eisenoxid mit Aluminium verwendet, wobei nach der Gleichung: $Fe_2O_3 + 2Al = Al_2O_3 + 2Fe$, Eisen und Aluminiumoxid entstehen. Die gepulverte Schlacke von Aluminiumoxid ist ein vollwertiger Ersatz für Schmirgel.

Alundum, Elektrorubin und Elektrit.

Sie bestehen ebenfalls aus künstlich erzeugtem, kristallinem Aluminiumoxid, das durch Schmelzen von Bauxit im elektrischen Ofen gewonnen wird, besonders bei der Norton Company an den Niagarafällen aus amerikanischem Bauxit (Alundum), von der Firma Meyer & Schmidt in Rheinfelden (Elektrorubin) und von den Elektritwerken in Wien (Elektrit).

Anwendung. Das künstliche kristalline Aluminiumoxid dient besonders zur Herst. von Schleifscheiben.

Bolus alba. Weißer Ton. Kaolin (auch engl.). Bol blanc. Argilla.

Der natürliche, eisenfreie Ton, der unter den Bezeichnungen Porzellanerde, Kaolin oder China Clay zur Herst. von Porzellan und Steingut dient, besteht im wesentlichen aus wasserhaltigem Aluminiumsilicat wechselnder Zusammensetzung, vermischt mit wechselnden Mengen Sand und Calciumcarbonat.

Gewinnung. Für pharmazeutische Zwecke wird der Ton durch Ausziehen mit verd. Salzsäure von Calciumcarbonat und durch Schlämmen von Sand befreit, nach dem Auswaschen und Absetzenlassen einige Zeit auf 100° erhitzt. Das ist nötig, weil der natürliche Ton stark bakterienhaltig sein kann. Anschließend wird getrocknet, zerrieben und gesiebt.

Für die Wundbehandlung ist der Ton besonders zu entkeimen!

Während die meisten Arzneibücher nur eine Art von weißem Ton beschreiben, führt BP 63 Heavy Kaolin (Kaolinum Ponderosum) und Light Kaolin (Kaolinum Leve).

Bolus alba DAB 7 – DDR, Helv. V, ÖAB 9, Ned. 6, Nord. 63, Ross. 9, Weißer Ton DAB 7 – BRD. Kaolinum Jap. 61. Heavy Kaolin BP 63. Kaolin NF XII.

Natürliches, wasserhaltiges Aluminiumsilicat wechselnder Zusammensetzung, das von Sand und anderen Begleitstoffen weitgehend befreit wurde.

Eigenschaften. Feines, weißliches, fast geruchloses und geschmackloses Pulver, das sich beim Befeuchten mit W. grau färbt und eine plastische Masse von eigenartigem Geruch bildet. Prakt. unlösl. in W., verd. Säuren u. Alkalilaugen.

Erkennung. 1. Silicat: In einem Platintiegel oder auf einer Magnesiarinne wird eine kleine Menge Weißer Ton mit etwa der zwei- bis vierfachen Menge wasserfreiem Natriumcarbonat geschmolzen. Die Schmelze wird nach dem Abkühlen in warmem W. gelöst, die Lsg. filtriert, mit verd. Salzsäure angesäuert und zur Trockne eingedampft. Erwärmt man den Rückstand mit verd. Salzsäure, so bleibt unlösl. Kieselsäure zurück. – Aluminium: Die von der Kieselsäure abfiltrierte Fl. gibt mit Ammoniak einen weißen, flockigen Nd., der in verd. Natronlauge lösl. ist (ÖAB 9). – 2. 0,50 g Substanz werden in einer Lsg. von 2,0 g Natriumhydroxid zu 5,0 ml etwa 5 Min. lang zum schwachen Sieden erhitzt. Nach Zusatz von 20 ml W. wird filtriert. Die eine Hälfte des Filtrats gibt auf Zusatz von 5,0 ml Ammoniumchlorid-Lsg. I beim Erhitzen einen weißen gallertartigen Nd. Die andere Hälfte des Filtrats wird nach dem Ansäuern mit 6 n Salpetersäure auf Zusatz von 1,0 ml Ammoniummolybdat-Lsg. gelb gefärbt (DAB 7 – BRD).

Prüfung. 1. Sand: In einer Porzellanschale werden 2 g Weißer Ton mit 100 ml W. aufgeschlämmt. Nach Abgießen der Suspension darf sich der zurückbleibende Bodensatz nicht sandig anfühlen (ÖAB 9). – 2. Freie Säure: 1 g Weißer Ton wird mit 20 ml W. 1 Min. lang kräftig geschüttelt und dann abfiltriert. 10 ml des Filtrats müssen sich nach Zusatz von 2 Tr. Phenolphthaleinlsg. und 0,10 ml 0,01 n Natronlauge rot färben (ÖAB 9). – 3. Carbonat: Wird 1 g Weißer Ton mit 10 ml W. aufgekocht und hierauf mit 2 ml Salzsäure versetzt, so darf keine lebhafte Gasentwicklung auftreten (ÖAB 9). – 4. Chlorid: 2,0 g werden mit 80 ml W. und 20 ml Salpetersäure 5 Min. lang am Rückflußkühler erhitzt, abgekühlt und filtriert. 50 ml des Filtrats müssen der Grenzwertbestimmung für Chlorid (s. Bd. I, 256) entsprechen (BP 63). – 5. Säurelösl. Bestandteile: Die nach 3. erhaltene Mischung wird mit 8 ml W. versetzt, 1 Min. lang gekocht und dann filtriert. 15 ml des Filtrats dürfen nach Eindampfen und Trocknen höchstens 15 mg Rückstand hinterlassen (ÖAB 9; prakt. ident. mit anderen Pharmakopöen). – 6. Arsen: Nicht mehr als 2 ppm (BP 63). – 7. Schwermetalle (Blei): Nicht mehr als 10 ppm (BP 63, NF XII). – 8. Eisen: Nicht mehr als 0,06% (Ross. 9). – 9. Trocknungsverlust: Bei 105° bis zum konst. Gew. getrocknet dürfen nicht mehr als 1,5% des Gewichts verlorengehen (BP 63). – 10. Glührückstand: Mindestens 85,0%, bestimmt durch Erhitzen auf helle Rotglut. Der Rückstand darf höchstens schwach gelblich oder grau gefärbt sein (ÖAB 9; Ross. 9; BP 63).

Wertbestimmung. Adsorptionsvermögen: Schüttelt man 3,5 g Weißen Ton in einem Mischzylinder mit 32 ml Methylenblaulsg. und 18 ml W. 5 Min. lang kräftig durch und läßt absetzen, so muß die überstehende Flüssigkeit entfärbt sein (ÖAB 9; prakt. ident. mit Ross. 9 u. a.). – Quellvermögen: Verreibt man 5 g Weißen Ton mit 7,6 ml W., so darf die entstehende Masse nicht gießbar sein (ÖAB 9).

Anwendung. Weißer Ton dient als Adsorbens. Innerlich gegeben zur Adsorption toxischer Verbindungen bei Lebensmittel- und Alkaloidvergiftungen sowie bei Enteritis, Colitis, Cholera, Dysenterie und Diarrhoe. Äußerlich wird es zu Wund- und kosmetischen Pudern verwendet. – BP 63 schreibt vor, daß bei Verordnung von Kaolin stets „Light Kaolin" zu geben ist (s. S. 1262). – Technisch dient Weißer Ton als Klärmittel für verschiedene Flüssigkeiten.

Kaolinum Leve. Light Kaolin BP 63.

Eigenschaften, Erkennung und Prüfung entsprechen denen von Heavy Kaolin (S. 1261). Zusätzlich sind folgende Prüfungen vorzunehmen:

Grobe Partikel. 5,0 g werden in einen Mischzylinder von etwa 35 mm Weite und etwa 16 cm Höhe eingefüllt, mit 60 ml 1%iger (w/v) Natriumpyrophosphatlsg. versetzt, gründlich geschüttelt und 5 Min. stehengelassen. Dann pipettiert man 50 ml der Fl. ab, wobei die Pipettenspitze etwa 5 cm unterhalb des Flüssigkeitsspiegels stehen soll. In den Mischzylinder gibt man 50 ml W., schüttelt gut durch, läßt 5 Min. stehen und zieht wiederum 50 ml Fl. in gleicher Weise ab. Dies wiederholt man so oft, bis insgesamt 400 ml der Suspension abpipettiert sind. Den im Mischzylinder verbliebenen Rest überführt man quantitativ in eine tarierte Abdampfschale, dampft ein und trocknet bei 105° bis zum konst. Gew. Es dürfen nicht mehr als 25 mg zurückbleiben. – *Teilchen mit mehr als 10 μ Durchmesser.* 20 g werden in einem 1000-ml-Meßzylinder mit Stopfen mit W. von 20° auf 1000 ml ergänzt und 2 Min. lang sehr kräftig geschüttelt. Dann läßt man bei 20° 20 Min. lang stehen und entnimmt mit einer Pipette genau 10 cm unter der Oberfläche 25 ml. Das Gew. pro ml dieser Probe bei 20° muß mindestens 1,0086 g betragen. – *Teilchen mit mehr als 3 μ Durchmesser.* Die soeben entnommene Probe wird zurückgegeben und die Suspension erneut 2 Min. lang kräftig geschüttelt. Dann läßt man $3^1/_2$ Std. stehen und entnimmt wie vorher 25 ml. Das Gew. pro ml dieser Probe bei 20° muß wenigstens 1,0063 g betragen.

Bolus Armenia. Armenischer Bolus. Bolus orientalis. Argilla rubra. Bol d'Arménie. Terra Lemnia. Lemnische Siegelerde.

Ein in Armenien (auch stellenweise in Deutschland) natürlich vorkommender, Eisenoxid enthaltender Ton. Er bildet eine lebhaft rote, erdige Masse, die sich fettig anfühlt und leicht zerreiben läßt. Gegen Wasser verhält er sich wie der Weiße Ton. Für pharmazeutische Zwecke soll er wie der Weiße Ton geschlämmt und frei von Calciumcarbonat sein. Prüf. wie bei Bolus alba.

Bolus rubra. Roter Bolus, ist dem armenischen Bolus in der Zusammensetzung ähnlich, nur meist weniger rein und etwas dunkler von Farbe.

Anwendung. Der armenische und der gewöhnliche rote Bolus finden Verwendung zur Herstellung von Kitten, als Anstrichfarbe, auch als Bestandteil von Tierarzneimitteln. Stifte aus rotem Ton oder ähnlichen Massen werden unter der Bezeichnung Rötel oder rote Kreide zum Zeichnen benutzt.

Medulla saxorum. Steinmark, ist ein natürliches Aluminiumsilicat von weißlicher, gelblicher, rötlicher oder bräunlicher Farbe. Fein gepulvert und geschlämmt dient es als Putzmittel für Metall.

Bentonitum ÖAB 9, Helv. V – Suppl. III, Jap. 61. Bentonit. Bentonite BP 63, USP XVII, CsL 2. Soap Clay.

Bentonit ist ein natürliches, kolloides, wasserhaltiges Aluminiumsilicat wechselnder Zusammensetzung. Er besteht in der Hauptsache aus Montmorillonit, $Al_2Si_4O_{10}(OH)_2 \cdot nH_2O$, bei dem Aluminium teilweise durch Magnesium und Eisen ersetzt ist. Daneben enthält er kleine Mengen an Calcium- und Magnesiumcarbonaten und andere Mineralien. Er findet sich im nordamerikanischen Mittelwesten und in Kanada.

Bentonit besitzt wie andere Aluminiumsilicate, z.B. Hektorit, Beidellit, Elkonite, Veegum (Vanderbilt, New York), Halloysit, plättchenförmige Struktur. In Berührung mit Wasser treten Wassermoleküle in die Räume zwischen den Plättchen und drängen diese in Richtung der C-Achse auseinander. Auf diese Weise können 1 bis 4 Schichten Wasser unter Hydratbildung eindringen. Die Abstände der Plättchen werden dabei etwa verdoppelt. Der Bentonit ist gequollen.

Wegen der negativen Ladung werden Kationen gebunden, hauptsächlich Natrium- und Calciumionen, die gegen andere Kationen ausgetauscht werden können, z.B. NH_4^+, Methylenblau u.a. – Die Wasseraufnahmefähigkeit ist von der Art der gebundenen Kationen abhängig. Natriumionen steigern, Calciumionen vermindern die Quellbarkeit. So enthält der sog. *Wyoming Bentonit*, der die besten Eigenschaften haben soll, eine relativ hohe Natriumionenkonzentration ($\sim 2\%$).

Eigenschaften. Sehr feines, hellgraues oder gelbliches, geruchloses Pulver von schwachem Erdgeschmack. Unlösl. in W., quillt darin jedoch stark auf unter Bildung einer homogenen Masse. Unlösl. in organischen Lösungsmitteln.

Erkennung. Wie Bolus alba.

Prüfung. 1. Freies Alkali, freie Säure: Eine Suspension von 0,2 g Bentonit in 10 ml W. darf zur Neutralisation gegen Phenolphthalein nicht mehr als 0,20 ml 0,1 n Salzsäure oder 0,20 ml 0,1 n Natronlauge verbrauchen (ÖAB 9). pH der Suspension 9 bis 10,5 (BP 63), 9 bis 10 (USP XVII). – 2. Arsen: Nicht mehr als 8 ppm (BP 63). – 3. Trocknungsverlust: 2 Std. bei 105° getrocknet, muß Bentonit zwischen 5 und 8% seines Gewichts verlieren (USP XVII; ÖAB 9). BP 63: 5,0 bis 12,0%. – 4. Sand: In eine Reibschale bringt man 20 ml W., streut darauf 2 g Bentonit und läßt ihn quellen, wobei man die Masse mit dem Pistill zu einem homogenen Brei durcharbeitet. Sodann verdünnt man mit 80 ml W., rührt kräftig um und läßt 30 Min. lang stehen. Nach Abgießen der Suspension darf sich der zurückbleibende Bodensatz nicht sandig anfühlen (ÖAB 9). (USP XVII verfährt ähnlich unter Verwendung eines Siebes Nr. 200). – BP 63: 50 g Bentonit werden auf 1000 ml W. in einer Reibschale gestreut, quellen gelassen, gleichmäßig verteilt und die Suspension durch ein Sieb Nr. 200 gegossen. Man spült und wäscht den Siebrückstand gründlich mit W. nach und überführt ihn schließlich in eine Glasfritte G 3 (15 bis 40 μ Porenweite) und trocknet bei 105° bis zum konst. Gew. Der Rückstand darf nicht mehr als 25 mg betragen.

Wertbestimmung. 1. Gelbildungsvermögen: 6 g Bentonit werden mit 0,3 g Magnesiumoxid innig vermischt. Die Mischung fügt man in kleinen Anteilen zu 200 ml W. in einem 500-ml-Mischzylinder und schüttelt. 1 Std. lang kräftig durch. Hierauf gießt man 100 ml der erhaltenen Suspension in einen 100-ml-Mischzylinder und läßt 24 Std. stehen.Während dieser Zeit dürfen sich an der Oberfläche nicht mehr als 2 ml klare Fl. abgeschieden haben (ÖAB 9; BP 63; USP XVII). – 2. Quellungsvermögen: In einen 100-ml-Meßzylinder streut man auf 100 ml W. in kleinen Anteilen 2 g Bentonit, wobei man vor jeder Zugabe wartet, bis sich der vorhergehende Anteil abgesetzt hat. Nach 2 Std. muß die auf dem Boden des Gefäßes abgesetzte, gequollene Masse ein Vol. von mindestens 20 ml einnehmen (ÖAB 9). BP 63 verwendet statt W. eine 1%ige Natriumlaurylsulfatlsg. und verlangt 24 ml Quellvolumen.

Anwendung. Wegen seiner konzentrationsabhängigen Sol- oder Gelbildung wird Bentonit als Suspensionshilfsmittel zu Salbengrundlagen verwendet. Siehe galenische Zubereitungen mit Bentonit. Er wird außerdem als aufsaugendes Puder in der Dermatologie gebraucht. Techn. als Adsorbens in der chromatographischen Analyse.

Entkeimung. Nach dem unter f) angegebenen Verfahren (ÖAB 9).

Hektorit. Hectorite.

Hektorit ist ein Suspensionsmittel aus der Gruppe der Montmorillonite und nahe mit Bentonit verwandt. Es wird, wenn genügend aufbereitet, wegen seiner einheitlichen Qualität dem Bentonit vorgezogen. Außerdem ist es fast rein weiß (vgl. Extra P. 1958, Bd. I).

Die gereinigte Substanz nimmt mehr W. auf als Bentonit und bildet bereits in 1- bis 2%iger Suspension ein transparentes Gel. Hektorit wird als Suspensions- und Emulsionshilfsmittel für äußerliche Zubereitungen verwendet (Extra P. 67); anorganischer Hydrogelbildner.

Veegum ist eine Markenbezeichnung für ein kolloides Magnesium-Aluminiumsilicat, das wie Bentonit zu den Montmorilloniten gehört. Durch Reinigung und Vermahlung des natürlichen Minerals erhält man weiche, weiße, flockige Blättchen.

Veegum F ist mikrofeines Pulver.

Veegum HV gibt mit W. hochviskose Gele (eine 4%ige Suspension besitzt etwa 300 cp und pH 9).

Veegum K eignet sich für saure Zubereitungen. Es besitzt geringeres Quellungsvermögen. Veegum WG bildet kleine Blättchen mittlerer Korngröße.

Anwendung. Als Suspensionshilfsmittel; anorganischer Hydrogelbildner.

Permutite sind künstliche Zeolithe.

Zeolithe sind natürliche wasserhaltige Natrium-Aluminiumsilicate, z. B. $(SiO_3)_2Al(AlO)Na_2 + 2H_2O$, Natrolith. Sie sind durch Einwirkung von Wasser auf Basaltlava und Phenolithe entstanden.

Künstlich erhält man Zeolithe durch Schmelzen eines Gemisches von Aluminiumsilicat (Ton) mit Sand und Soda und Behandlung der Schmelze mit Wasser. Die künstlichen Zeolithe tauschen das Natrium gegen Calcium, Magnesium, Eisen und andere Metalle aus, wenn sie mit Lösungen von Salzen dieser Metalle zusammengebracht werden. Die aufgenommenen anderen Metalle können dann durch Behandlung mit Natriumchlorid wieder gegen Natrium ausgetauscht werden. Unter der Bezeichnung Permutite dienen die künstlichen Zeolithe zur Wasserreinigung, besonders zur Entfernung des Calciums und Eisens. Durch

Behandlung mit Kochsalzlösung werden nach längerer Benutzung unwirksam gewordene Permutitfilter wieder wirksam gemacht. Vgl. Aqua (Bd. III).

Lapis Pumicis. Bimsstein. Pumice NF XII. Ponce. Pumex.

Ein vulkanisches Mineral, das in Deutschland besonders in den vulkanischen Gegenden des Rheinlandes vorkommt.

Er besteht im wesentlichen aus Aluminium-Alkalisilicat wie die Feldspate und der Obsidian, aus denen er durch vulkanische Schmelzung entstanden ist. Daneben enthält er kleinere Mengen von Calcium-, Magnesium-, Mangan- und Eisensilicaten. Bisweilen sind auch kleine Mengen von Chloriden, auch Spuren von Ammoniumsalzen vorhanden.

Eigenschaften. Spröde, scharf und rauh anzufühlende Stücke von weißlicher, grauer, gelblicher, bläulicher bis bräunlichschwarzer Farbe, durch und durch fein und grob porös und löcherig, zuweilen mit langgewundenen fadenähnlichen verworrenen Lagen durchzogen, mehr oder weniger seidenartig glänzend, auf dem Bruche kleinmuschelig glänzend, an den Kanten wenig durchscheinend. Er schwimmt auf dem Wasser, sinkt aber unter, sobald seine Poren mit Wasser gefüllt sind. d 2,0 bis 2,5. Für pharmazeutische Zwecke wird der weiße oder weißlichgraue (Obsidianbimsstein, Perlitbimsstein) verwendet, der leichter und weicher als die dunkleren Sorten ist. Die Sorte in kleineren Stücken (in frustis minoribus) genügt zur Darstellung des gepulverten Bimssteins. Ein sog. künstlicher Bimsstein ist nur für technische Zwecke verwendbar.

Anwendung. In Stücken zum Abreiben von Hautverdickungen und Hühneraugen. Zu Zahnpulvermischungen ist er ungeeignet, da er auch als feinstes Pulver den Zahnschmelz ritzt, wird aber laut NF XII dazu verwendet. In der Analyse zum Aufsaugen von Flüssigkeiten, die eingetrocknet werden sollen; mit konz. Schwefelsäure getränkt zum Füllen von Trockenröhren für Gase. Technisch zum Polieren, Abreiben des Holzes, Hornes, Elfenbeins, des Leders, der Steine, des Marmors, der Metalle.

Prüfung. NF XII: 1. Gepulverter Bimsstein, Powdered Pumice NF XII muß den folgenden Anforderungen entsprechen: Bimsmehl, „Pumice flour" oder „Superfine Pumice" muß zu mindestens 97% durch Sieb Nr. 200 gehen. – Bimspulver, „Fine Pumice": mindestens 95% müssen Sieb Nr. 150 passieren und höchstens 75% dürfen durch Sieb Nr. 200 gehen. – Bimsgrieß, „Coarse Pumice": mindestens 95% müssen Sieb Nr. 60 und höchstens 5% dürfen Sieb Nr. 200 passieren. – 2. Wasserlösl. Bestandteile: 10 g Bimsstein werden mit 50 ml W. 30 Min. lang unter Ersatz des verdampfenden W. gekocht und filtriert. Das Filtrat reagiert gegen Lackmus neutral und die Hälfte davon darf nach Verdampfen und 1stdg. Trocknen bei 105° höchstens 10 mg Rückstand hinterlassen. – 3. Säurelösl. Bestandteile: 1 g Bimsstein wird mit 25 ml verd. Salzsäure 30 Min. lang unter Ersatz des verdampfenden W. gekocht und filtriert. Dem Filtrat setzt man 5 Tr. Schwefelsäure zu, verdampft zur Trockne, glüht und wägt den Rückstand. Es dürfen höchstens 60 mg zurückbleiben. – 4. Eisen: Die zweite Hälfte des Filtrats von 2. wird mit Salzsäure angesäuert und mit einigen Tr. Kaliumhexacyanoferrat(II)-lsg. versetzt. Es darf keine Blaufärbung entstehen.

Aluminium phosphoricum. Aluminiumphosphat. Aluminium Phosphate. Aluminiumorthophosphat.

$AlPO_4$ M.G. 121,95

Weißes, unschmelzbares Pulver; unlösl. in W. oder Essigsäure; lösl. in Mineralsäuren und in Alkalilaugen.

Anwendung. Techn. als Zement zusammen mit Gips und Wasserglas, als Flußmittel in der keramischen Industrie, als Dentalzement. – Med. bei Hyperacidität; als Adstringens und auskleidendes Mittel bei peptischen Ulcerationen. Vgl. Aluminium Phosphate Gel NF XII.

Aluminium Phosphate Gel NF XII. Aluminiumphosphat-Gel.

Die wss. Suspension enthält mindestens 4 und höchstens 5% Aluminiumphosphat ($AlPO_4$). Sie kann außerdem Pfefferminzöl, Glycerin, Sorbit, Zucker, Saccharin oder andere Geschmackskorrigentien sowie Natriumbenzoat, Benzoesäure oder andere Konservierungsmittel mit einem Gesamtgehalt von 0,5% enthalten.

Eigenschaften. Weiße, viskose Suspension mit allenfalls einem kleinen Überstand wss. Fl.

Erkennung. Das Gel gibt positive Rk. auf Al (Bd. I, 210) und Phosphat (Bd. I, 219).

Prüfung. 1. pH. Zwischen 6,0 und 7,2. − 2. Gibt man zu 6 g des Gels 30 ml 0,1 n Salzsäure und erwärmt 15 Min. auf 37°, so muß der pH-Wert der Mischung zwischen 2,0 und 2,5 liegen. − 3. Säurebindungsvermögen. Zu 250 mg Gel, genau gewogen, gibt man 30,0 ml 0,1 n Salzsäure und digeriert 30 Min. lang bei 30°. Dann titriert man den Säureüberschuß mit 0,1 n Natronlauge bis pH 2,5 gegen eine Glaselektrode. Der Verbrauch an 0,1 n Salzsäure muß zwischen 6 und 11 ml je Aluminiumphosphat-Gel liegen. − 4. Chlorid. Höchstens 0,16% Cl^-. − 5. Lösliches Phosphat. Höchstens 700 ppm. 20 g Gel werden filtriert, und der Rückstand mit 30 ml W. gewaschen. Zum Filtrat gibt man 2 ml Salpetersäure, erhitzt auf 60° und fügt 20 ml Ammoniummolybdat-Lsg. zu. Man erwärmt 30 Min. lang auf 50°, filtriert, wäscht den Nd. mit verd. Salpetersäure (1 in 36) und anschließend mit Kaliumnitrat-Lsg. (1 in 100) bis zur neutralen Rk. des Filtrats. Nun löst man den Nd. in 50,0 ml 0,1 n Natronlauge und titriert den Laugenüberschuß mit 0,1 n Salzsäure gegen Phenolphthalein zurück. 1 ml 0,1 n Natronlauge entspr. 0,413 mg PO_4^{3-}. − 6. Sulfat. Höchstens 500 ppm. − 7. Arsen. Höchstens 0,8 ppm. − 8. Schwermetalle. Höchstens 5 ppm.

Gehaltsbestimmung. Zu etwa 20 g Substanz, genau gewogen, gibt man in einem 100-ml-Meßkolben Salpetersäure bis zur vollständigen Lsg., füllt mit W. auf und mischt. 10,0 ml dieser Lsg. werden in einem 400-ml-Becherglas wie unter Prüf. 5 behandelt. Dabei sind zum Lösen des Nd. 0,5 n Natronlauge und zur Rücktitration 0,5 n Schwefelsäure zu verwenden.

1 ml 0,5 n Natronlauge entspr. 2,651 mg $AlPO_4$.

Aufbewahrung. Dicht verschlossen.

Anwendung. Antacidum.

Dosierung. 15 ml oral.

Aluminii silicas naturalis Jap. 61. Natürliches Aluminiumsilicat. Natural Aluminum Silicate.

Eigenschaften. Weißes oder fast weißes Pulver ohne Geruch und Geschmack. Praktisch unlösl. in W., A. u. a. organischen Lösungsmitteln. 1 g löst sich in der Hitze in 20 ml Natronlauge (1 in 5) unter einiger Zers.

Erkennung. 1. 0,5 g Substanz werden mit 3 ml verd. Schwefelsäure bis zum Auftreten weißer Nebel erhitzt, abgekühlt, mit 20 ml W. versetzt und filtriert. Das Filtrat wird mit Ammoniak-Lsg. abgestumpft bis schwach sauer. Die Lsg. gibt positive Rk. auf Al (Bd. I, 210). − 2. Der Rückstand von 1 gibt positive Rk. auf Silicat (Bd. I, 221).

Prüfung. 1. Alkalische oder saure Verunreinigungen. 1,0 g Substanz wird mit 20 ml W. geschüttelt. Die Mischung reagiert neutral. − 2. Chlorid. Höchstens 0,021% Cl^-. − 3. Sulfat. Höchstens 0,48% SO_4^-. − 4. Schwermetalle. Höchstens 50 ppm. − 5. Arsen. Höchstens 4 ppm. − 6. Lösliche Salze. 5,0 g werden mit 100 ml W. 15 Min. unter Ersatz des verdampfenden W. gekocht, abgekühlt, filtriert und das Filtrat falls nötig zentrifugiert. 50 ml des klaren Filtrats werden zur Trockne verdampft. Der geglühte Rückstand darf nicht mehr als 40 mg betragen. − 7. Sand darf nicht enthalten sein. − 8. Trocknungsverlust von 1 g, bei 105° 3 Std. getrocknet, höchstens 20,0%. − 9. Adsorptionsvermögen. 0,10 g Substanz wird mit 20 ml Methylenblau-Lsg. (0,15 in 100) 15 Min. lang geschüttelt, dann 5 Std. bei 37° stehengelassen und schließlich zentrifugiert. 1,0 ml der überstehenden Fl. wird mit W. zu 200 ml verdünnt. 50 ml davon werden in einem Nessler-Zylinder mit einer Kontroll-Lsg. verglichen. Die Fbg. darf nicht dunkler sein. Kontroll-Lsg.: 1,0 ml Methylenblau-Lsg. (0,15 in 100) werden mit W. zu 400 ml verdünnt. 50 ml davon dienen als Kontroll-Lsg.

Aufbewahrung. Dicht verschlossen.

Anwendung. Als Antacidum, tgl. 3 bis 10 g.

Aluminii silicas syntheticus Jap. 61. Synthetisches Aluminiumsilicat. Synthetic Aluminum Silicate.

Eigenschaften. Feines, weißes Pulver ohne Geruch und Geschmack.

Erkennung. Wie natürliches Aluminiumsilicat, s. oben.

Prüfung. 1. Schwermetalle. Höchstens 30 ppm. − 2. Arsen. Höchstens 2 ppm. − Alle anderen Prüf. entspr. denen von natürlichem Aluminiumsilicat.

Wertbestimmung. Säurebindungsvermögen. Etwa 1 g, genau gewogen, wird in einem Schliffkolben mit genau 200 ml 0,1 n Salzsäure versetzt und 1 Std. lang bei 37° ± 2° geschüttelt. Dann filtriert man, nimmt vom Filtrat genau 50 ml und titriert mit 0,1 n Natronlauge gegen Bromphenolblau. Die von 1 g Substanz gebundene Menge an 0,1 n Salzsäure muß mindestens 50,0 ml betragen.

Aufbewahrung. Dicht verschlossen.

Anwendung. Als Antacidum, tgl. 3 bis 10 g.

Aluminium subgallicum. Aluminiumdihydroxygallat. Basisches Aluminiumgallat.

$Al(OH)_2OOC \cdot C_6H_2(OH)_3$ M.G. 230,11

Herstellung. Gallussäure wird in einer äquivalenten Menge Sodalsg. gelöst und mit einer äquivalenten Menge reinen Aluminiumsulfats versetzt. Der Nd. wird durch mehrmaliges Dekantieren gewaschen, schließlich abgepreßt und getrocknet.

Eigenschaften. Bräunliches, fast geschmackloses Pulver. Lösl. in Ammoniaklsg., in Natronlauge und in verd. Mineralsäuren.

Anwendung. Früher als Adstringens und Desinfiziens [Gallal (Riedel, Berlin 47), nicht mehr im Handel].

Aluminium sulfuricum DAB 7 − DDR, Helv. V, ÖAB 9. Aluminiumsulfat DAB 7 − BRD. Aluminium Sulphate BPC 63. Aluminii sulfas Nord. 63, Ned. 6, Jap. 61. Aluminium Sulfate USP XVII. Sulfate d'aluminium. Sulfas aluminicum. Schwefelsaure Tonerde. Tonerdesulfat. Konzentrierter Alaun. Alumen concentratum.

$Al_2(SO_4)_3 \cdot 18 H_2O$ M.G. 666,42

Aluminiumsulfat der Arzneibücher muß folgenden Gehaltsforderungen entsprechen:

Pharmakopöe	Gehalt an $Al_2(SO_4)_3$	Gehalt an $Al_2(SO_4)_3 \cdot 18 H_2O$
DAB 7 − DDR	56,0−61,0%	
DAB 7 − BRD		99,0−105,0%
ÖAB 9		99,5−106,5%
Ned. 6	51,0−53,3%	
Nord. 63	51,1−57,0%	99,5−111,0%
USP XVII		99,5−112 %
Jap. 61		99,5−112,0%

Herstellung. Durch Zusammenbringen von eisenfreiem, noch feuchtem Aluminiumhydroxid mit Schwefelsäure. Die Lsg. wird in mit Blei ausgekleidete Kästen gegossen und nach dem Erstarren zerkleinert. Es kommt im großen auch in Mühlsteinform in den Handel. Durch Erhitzen von Bauxit oder Ton mit roher konz. Schwefelsäure, Auflösen in W. und Eindampfen der von Kieselsäure und überschüssigem Ton abfiltrierten Lsg. erhält man ein eisenhaltiges, rohes Aluminiumsulfat, das fast nur als Klärmittel für Fabrikabwässer verwendet wird.

Aluminiumsulfat der Arzneibücher muß 51,0 bis 53,3% wasserfreies $Al(SO_4)_3$ enthalten (Ned. 6, Dan. IX) entsprechend einer Menge von 99,4 bis 103,9% $Al_2(SO_4)_3 \cdot 18 H_2O$ (Dan IX); USP XVI: 99,5 bis 112%!

Eigenschaften. Weiße Kristalle, kristalline Stücke oder weißes, kristallines Pulver ohne Geruch und von süßlich-saurem zusammenziehendem Geschmack. Es geht beim Erhitzen unter Aufblähen in die wasserfreie Form über. An trockener Luft verwittert es. Lösl. in 1,5 T. W. mit saurer Rk., prakt. unlösl. in A.

Erkennung. Eine Lsg. von Aluminiumsulfat (1 in 10) gibt die Rk. auf Aluminium- und Sulfationen.

Prüfung. Prüflösung: 10,0 g/100 ml (DAB 7 − BRD). 1. pH: Das pH der Lsg. (1 in 20) darf nicht niedriger als 2,9 sein (USP XVII). − Die Lsg. reagiert gegen Methylorange sauer, nicht aber gegen Thymolblau (ÖAB 9). − 2. Alkali- und Erdalkali Ionen: Zu einer siedenden Lsg. von 1 g Aluminiumsulfat in 150 ml W. gibt man einige Tr. Methylrotlsg. und fügt so lange Ammoniaklsg. zu, bis die Farbe eben nach deutlich gelb umschlägt. Man ergänzt evtl. mit heißem W. auf 150 ml und filtriert noch heiß. 75 ml des Filtrats dampft man zur Trockne ein und glüht bis zum konst. Gew. Es dürfen nicht mehr als 2 mg Rückstand bleiben (USP XVII). − 3. Ammonium-Ionen: Erhitzt man 1 g gepulvertes Aluminiumsulfat mit 1 ml W. und 2 ml konz. Natronlauge zum Sieden, so dürfen die entweichenden Dämpfe rotes Lackmuspapier nicht bläuen (ÖAB 9). − 4. Arsen: Nicht mehr als 10 ppm (USP XVII). − 5. Schwermetalle: In einer Mischung von 2 ml der Lsg. (1 + 19), 2 ml verd. Natronlauge und 6 ml W. dürfen Schwermetalle in unzulässiger Menge nicht nachweisbar sein (s. Bd. I, 253) (ÖAB 9). 40 ppm (USP XVII). – 6. Eisen: Zu 20 ml einer Lsg. von Aluminiumsulfat (1 in 150) gibt man 0,3 ml Kaliumhexacyanoferrat(II)-Lsg. Es darf nicht sofort eine Blaufärbung auftreten (USP XVII).

Gehaltsbestimmung. Etwa 1 g Aluminiumsulfat, genau gewogen, wird in etwa 50 ml W. gelöst. Hierauf fügt man 30 ml Bariumchloridlsg. zu und erhitzt bis zum beginnenden Sieden. Nach Zusatz von 20 Tr. Phenolphthaleinlsg. titriert man mit 1 n Natronlauge bis zur deutlichen Rotfärbung.

1 ml 1 n Natronlauge entspricht 111,1 mg $Al_2(SO_4)_3 \cdot 18H_2O$ (ÖAB 9).

DAB 7 – BRD läßt komplexometrisch wie folgt bestimmen: 0,35 g Substanz, genau gewogen, werden in 10 ml W. gelöst und nach Zusatz von 20,00 ml 0,1 m Natrium-ÄDTA-Lsg. und 30 ml Acetat-Pufferlsg. 1 zum Sieden erhitzt. Nach dem Abkühlen wird nach Zugabe von 60 ml Methanol und 2 bis 3 ml Dithizon-Lsg. II mit 0,1 m Zinksulfat-Lsg. bis zum Umschlag von Violettbraun über Grünviolett nach Rot zurücktitriert (Feinbürette).

1 ml 0,1 m Natrium-ÄDTA-Lsg. entspr. 2,698 mg Al^{3+}, daraus berechnet 33,32 mg $Al_2(SO_4)_3 \cdot 18H_2O$.

Anwendung. Techn. wird Aluminiumsulfat vor allem für die Wasserreinigung und für die Papierleimung verwendet. Außerdem dient es als Beize in der Färberei. Med. wird es ähnlich wie Alaun gebraucht, ist jedoch stärker adstringierend. Eine gesättigte Lsg. wurde als mildes Causticum empfohlen und eine 5- bis 10%ige Lsg. zur örtlichen Behandlung von Ulcerationen.

Alumen DAB 7 – DDR, Helv. V, ÖAB 9, Ross. 9. Alaun. Kaliumalaun. Aluminium-Kaliumsulfat. Alum BP 63, BPC 63, NF XII. Aluminii kalii sulfas Nord. 63, Jap. 61. Aluminii et Kalii Sulfas Ned. 6. Alun de potassium CF 65.

BP 63, BPC 63 und NF XII erlauben neben Kaliumalaun auch Ammoniumalaun, $AlNH_4(SO_4)_2 \cdot 12H_2O$, M.G. 453,33. Auf dem Etikett muß angegeben sein, um welches der beiden Salze es sich handelt.

$AlK(SO_4)_2 \cdot 12H_2O$ \hfill M.G. 474,39

Herstellung. Durch Mischen heißer Lsg. von Kaliumsulfat und Aluminiumsulfat in stöchiometrischen Mengen. Beim Rühren der erkalteten Mischung erhält man Alaunmehl, ohne Rühren große Kristalle.

Eigenschaften. Farblose, durchscheinende Kristalle oder weißes, kristallines Pulver ohne Geruch und von süßlich-saurem, stark zusammenziehendem Geschmack. Alaun schmilzt beim Erhitzen unter Aufblähen und geht in die wasserfreie Form über (s. Alumen ustum, S. 1268). Lösl. in etwa 9 T. kaltem und in etwa 0,3 T. siedendem W.; unlösl. in A. Leicht, aber langsam lösl. in Glycerin.

Erkennung. Alaun gibt die Rk. auf Aluminium-, Kalium- und Sulfationen (s. Bd. I, 210, 217, 221). Bei BP 63 und NF XII evtl. statt der Rk. auf Kalium- die Ammoniumionen.

Prüfung. 1. Eine Lsg. von 1 T. Alaun in 19 T. W. muß klar und farblos sein; sie reagiert sauer gegen Methylorange, nicht aber gegen Thymolblau (ÖAB 9). pH der Lsg. liegt zwischen 3,0 und 3,5 (Nord. 63). – 2. Arsen: Nicht mehr als 0,0001 % (Ross. 9, DAB 7 – DDR). 4 ppm (BP 63). – 3. Ammonium (gilt nicht für BP 63, BPC 63, NF XII): Erhitzt man 1 g gepulverten Alaun mit 1 ml W. und 3 ml verd. Natronlauge zum Sieden, so dürfen die entweichenden Dämpfe rotes Lackmuspapier nicht bläuen (Ross. 9, ÖAB 9). – 4. Calcium, Magnesium: Erhitzt man 3 ml der Lsg. (1 + 19) mit 3 ml verd. Natronlauge und 3 ml Natriumcarbonatlsg. zum Sieden so darf keine Trübung auftreten (ÖAB 9). – Für Ammoniumalaun schreibt NF XII vor: Man fällt das Aluminium aus einer siedenden Lsg. von 1 g Ammoniumalaun in 100 ml W. durch Zusatz von Ammoniaklsg. bis zur deutlichen alkalischen Rk. (Methylrot) und filtriert. Das Filtrat wird zur Trockne verdampft und geglüht. Es dürfen nicht mehr als 5 mg Rückstand verbleiben. – 5. Eisen: Zu 20 ml einer Lsg. (1 in 150) gibt man 5 Tr. Kaliumhexacyanoferrat(II)-lsg. zu. Es darf nicht sofort Blaufärbung auftreten (NF XII). BP 63 läßt mit Thioglykolsäure prüfen. Ross. 9 läßt höchstens 0,002 % zu. – 6. Zink: 1,0 g wird in W. gelöst, mit 0,5 ml verd. Salzsäure und 2 g Ammoniumchlorid versetzt und auf 50 ml aufgefüllt. Dann gibt man 1 ml Kaliumhexacyanoferrat(II)-lsg. zu und läßt 5 Min. stehen. Eine evtl. auftretende Opaleszenz darf nicht stärker sein als die von 4 ml verd. Zinksulfatlsg., die in gleicher Weise behandelt wurde (BP 63). – 7. Schwermetalle: 1,0 g Alaun löst man in 50 ml W., gibt 0,5 ml Essigsäure PbP zu und leitet 1 Min. lang Schwefelwasserstoff ein. Die Lsg. darf sich nicht dunkler färben als 2 ml verd. Bleilsg. PbP, die in gleicher Weise behandelt wurde (BP 63). 20 ppm (NF XII); 0,002 % (Ross. 9, DAB 7 – DDR).

Gehaltsbestimmung. Etwa 1,5 g Alaun, genau gewogen, werden in 50 ml W. gelöst, mit 30 ml Bariumchloridlsg. versetzt und bis zum beginnenden Sieden erhitzt. Nach Zusatz von 20 Tr. Phenolphthaleinlsg. titriert man mit 1 n Natronlauge bis zur deutlichen Rotfärbung. 1 ml 1 n Natronlauge entspricht 158,1 mg $AlK(SO_4)_2 \cdot 12H_2O$ (ÖAB 9). Der Gehalt soll zwischen 97,5 und 100,5% liegen (ÖAB 9); 99,5 bis 105% (NF XII); mindestens 99,5% (Ross. 9, BP 63).

DAB 7 – DDR läßt komplexometrisch wie folgt bestimmen: 0,3000 g Substanz werden in 100 ml W. gelöst. Die Lsg. wird nach Zusatz von 10,00 ml 0,1 m ÄDTA-Lsg. 1 Min. im Sieden gehalten. Nach dem Erkalten und Zusatz von 4,0 g Methenanin sowie 0,050 g Xylenolorange-Lsg. wird der Überschuß an ÄDTA mit 0,1 m Blei(II)-nitrat-Lsg. bis zum Umschlag nach Rot titriert (Feinbürette).

1 ml 0,1 m ÄDTA-Lsg. entspr. 47,44 mg Alaun.

Anwendung. Alaun wirkt desinfizierend und leicht ätzend. Innerlich wurde er in Gaben von 0,05 bis 0,5 g in Pulvern, Pillen oder schleimigen Lsg. (Molken) mehrmals täglich bei Diarrhöen, Dysenterie, Magen- und Darmblutungen gegeben. Große Gaben können schädlich, ja tödlich wirken. Äußerlich zum Aufstreuen auf Wunden, Einblasen in den Kehlkopf, Bestreuen von Tampons für die Vagina in Pulverform entweder unvermischt oder mit 1 bis 2 T. Zucker vermischt. Zu adstringierenden Bädern. Früher zu Injektionen in die Urethra (1 : 100) und in die Vagina (1 bis 4 : 100), zu Gurgelwässern (1 : 100), Inhalationen (0,5 bis 2,0 : 100), zu Pinselsäften (1 bis 2,0 : 25,0 Sirup oder Honig), zu Salben 1 : 10 bis 30 Fett. Unverträglich mit Alaun sind alle Gerbstoffe enthaltenden Substanzen (China-Dekokte), Salze des Quecksilbers, Bleis, Carbonate der Alkalien, Brechweinstein.

Rechteckig geschliffene Stücke von Alaun werden als Rasiersteine zum Einreiben der Haut nach dem Rasieren verwendet.

Technisch wird Alaun in großen Mengen in der Weißgerberei, in der Färberei und Herstellung von Lackfarben, weil die Tonerde in zahlreichen Farbstoffen unlösliche, gefärbte Verbindungen (Farblacke) eingeht, angewandt. Ferner zum Leimen des Papiers, von Wasserdichtmachen von Geweben, Härten des Gipses, zur Reinigung von Wasser und Abwasser. Mit Alaunlsg. getränkte Zeugstoffe sind schwer entzündbar und schwer verbrennlich.

In den meisten Fällen wird bei der technischen Verwendung der Alaun durch das verhältnismäßig billigere, ausgiebigere Aluminiumsulfat ersetzt.

Alumen ad usum veterinarium Helv. V. Kaliumalaun für tierarzneiliche Zwecke. Roher Alaun.

Prüfung. Kaliumalaun für tierarzneiliche Zwecke muß mit Ausnahme der Prüf. auf Eisen und Chlorid allen an Alumen gestellten Anforderungen entsprechen. Eisen und Chlorid dürfen in der Lsg. (1 + 9) höchstens in geringer Menge nachweisbar sein.

Alumen neutrale. Neutraler Alaun.

Fügt man zu einer Lsg. von Alaun soviel Alkali (KOH, NaOH oder Na_2CO_3), daß eben ein Nd. bestehen bleibt, so enthält die Lsg. sog. neutralen Alaun, richtiger: basisches Aluminiumsulfat neben Kaliumsulfat (oder Natriumsulfat). Eine solche Lsg. kann durch Absetzen geklärt werden und ist dann eisenfrei. Aus diesem Grunde, und weil saure Alaunlsg. viele Farbtöne verändern, finden solche neutralen Lsg. vielfach Anwendung in der Färberei.

Alumen romanum. Alumen cibicum. Römischer oder Würfelalaun.

Eine Alaunlsg., die mit einer kleinen Menge Alkali versetzt ist, gibt beim Verdunsten bei gewöhnlicher Temp. kubische Kristalle der gleichen Zusammensetzung wie der oktaedrische Alaun.

Alumen concentratum ist Aluminium sulfuricum.

Alumen ustum DAB 6, Helv.V, Ross. 9. Gebrannter (entwässerter) Alaun. Exsiccated Alum NF XII. Aluminii kalii sulfas siccatus Jap. 61. Alun desseché. Alumen exsiccatum. Sulfas aluminico-kalicus ustus. Burnt Alum.

$AlK(SO_4)_2$ M.G. 258,21

Exsiccated Alum (NF XII) ist wasserfreier Kalium- oder Ammoniumalaun $AlNH_4(SO_4)_2$ (M.G. 237,15).

Herstellung. Gepulverter Alaun wird bei 50° vorgetrocknet, bis er etwa 30% W. verloren hat. Dann erhitzt man ihn unter Umrühren mit einem Porzellanspatel in einer Porzellanschale auf dem Sandbad bis auf etwa 200°, bis alles Kristallwasser entwichen ist. Man erhält so eine weiße Masse, die gepulvert wird.

Eigenschaften. Weißes Pulver, in 30 T. W. langsam, aber vollständig (bis auf eine geringe Trübung) lösl.

Erkennung. Wie Alaun.

Prüfung. Alumen ustum muß allen Anforderungen, die an Alaun gestellt werden, entsprechen

Anmerkung. Die Lsg. für die Prüf. werden jeweils nur mit der Hälfte der für Alaun angegebenen Menge an gebranntem Alaun hergestellt (Ross. 9). Daneben sind noch folgende Prüf. durchzuführen. – 1. Unlösl. Verbindungen: Etwa 2 g, genau gewogen, werden in 60 ml heißem W. gelöst und etwa 3 Min. zum Sieden erhitzt. Man filtriert durch eine tarierte Glasfritte, wäscht den Rückstand mit W., bis im Filtrat kein Sulfat mehr nachweisbar ist, und trocknet bei 100 bis 105° bis zum konst. Gew. Der unlösl. Rückstand darf nicht mehr als 2,5% betragen (Ross. 9). – 2. Trocknungsverlust: Etwa 1 g gebrannter Alaun, genau gewogen, wird 4 Std. lang auf 200° erhitzt. Der Gewichtsverlust darf nicht mehr als 10% betragen (NF XII; Ross. 9).

Gehaltsbestimmung. Etwa 500 mg, genau gewogen, von vorher 16 Std. bei 200° getrocknetem Alaun werden mit 1 ml Schwefelsäure befeuchtet und in 50 ml W. unter vorsichtigem Erwärmen vollständig gelöst. Man kühlt ab, gibt 50,0 ml 0,05 m Natrium-ÄDTA-Lsg. zu und stellt mit Ammoniak-Lsg. auf pH 4,5 ein. Dann gibt man 20 ml Ammoniumacetat-Pufferlsg., 50 ml A. und 2 ml Dithizon-Lsg. zu und titriert mit 0,05 m Zinksulfat-Lsg. nach leuchtend Rosarot. Zur Korrektur ist ein Blindversuch durchzuführen.

1 ml 0,05 m Natrium-ÄDTA-Lsg. entspr. 11,86 mg $AlNH_4(SO_4)_2$ oder 12,91 mg $AlK(SO_4)_2$.

Anwendung. Wegen seiner Eig., sich langsam in W. zu lösen, dient er als allmählich wirkendes styptisches Ätzmittel. Als starkes Adstringens wurde er bei Ulcerationen und Wundsein, auch vorbeugend, aufgestäubt.

Alumen ammoniatum (ammoniacale). Ammoniumalaun. Ammoniakalaun. Aluminium-Ammonium sulfuricum.

Siehe auch Alum (BP 63, BPC 63, NF XII) S. 1267.

$Al(NH_4)(SO_4)_2 \cdot 12 H_2O$ M.G. 453,33

Herstellung. Durch Zusammenbringen von Aluminiumsulfat und Ammoniumsulfat in berechneten Mengen in wss. Lsg. und Auskristallisierenlassen.

Eigenschaften. Farblose Kristalle, äußerlich von dem Kaliumalaun nicht zu unterscheiden. Lösl. in etwa 7 T. W. von 20°. Die Lsg. ist sauer. Beim Erhitzen schmilzt er bei 95°, bei weiterem Erhitzen gibt er unter Aufblähen das Kristallwasser ab, dann verflüchtigt sich Ammoniumsulfat. Das zurückbleibende Aluminiumsulfat zersetzt sich schließlich, und es hinterbleibt nur Aluminiumoxid.

Erkennung. Die wss. Lsg. (0,5 g + 10 ml) gibt mit Natronlauge einen gallertartigen Nd. von Aluminiumhydroxid, der sich in Überschuß von Natronlauge wieder löst. Die mit Natronlauge im Überschuß versetzte Lsg. riecht nach Ammoniak, besonders beim Erwärmen. – *Prüfung.* Wie Kaliumalaun. – *Anwendung.* Wie Kaliumalaun.

Alumen plumosum s. unter Magnesium (Asbest).

Lithiumaluminiumhydrid.

$LiAlH_4$ M.G. 37,95

Herstellung. Durch Behandlung von Lithiumhydrid in ätherischer Lsg. mit Aluminiumchlorid [FINHOLD, A. E., A. C. BOND u. H. J. SCHLESINGER: J. Am. chem. Soc. **69**, 1199 (1947)].

Eigenschaften. Weißes, mikrokristallines Pulver; zersetzt sich an feuchter Luft oder beim Erhitzen über 125° und verliert über 120° langsam Wasserstoff. 1 T. löst sich in 3,3 T. Ae., in 8 T. Tetrahydrofuran (THF), in 50 T. Dibutyläther, in 1000 T. Dioxan (The Merck Index 1960). Zersetzt sich sofort unter Einwirkung von W. oder A.

Anwendung. Als Reduktionsmittel in der organischen Chemie. Aldehyde, Ketone, Carbonsäureester, Carbonsäuren, Säurechloride und Säureanhydride werden unter milden Bedingungen zu den entsprechenden Alkoholen reduziert; aus Halogenalkylen erhält man Kohlenwasserstoffe, aus Nitrilen Amine. Wichtig ist, daß C-C-Doppelbindungen unter normalen Versuchsbedingungen nicht angegriffen werden. Durchführung: Etwas mehr als die berechnete Menge $LiAlH_4$ wird in einem geeigneten Lösungsmittel (z.B. Ae. oder THF) gelöst und mit der Lsg. der Substanz im gleichen Lösungsmittel versetzt. Unter Ausschluß von Luftfeuchtigkeit kocht man einige Zeit (z.B. einige Std.) am

Rückflußkühler und zersetzt nach der Rk. überschüssiges LiAlH$_4$ durch allmähliche Zugabe von A. oder W. – Ähnlich wie LiAlH$_4$ kann Natriumborhydrid (NaBH$_4$) verwendet werden. Die Reduktion erfolgt bedeutend langsamer; dafür kann aber der größeren Stabilität der Verbindung wegen in alkoholischer Lsg. gearbeitet werden.

Literatur. BOHLMANN, F.: Pharmazie 5, 306 (1950); Arzneimittel-Forsch. 4, 28 (1954).

Aluminiumaethylat. Aluminium Ethoxide.

Al(OC$_2$H$_5$)$_3$ M.G. 162,15

Herstellung. Durch Umsetzung von Aluminiumpulver mit absolutem A. in Xylol mit HgCl$_2$ und Jod als Katalysatoren [MEERWEIN, H., u. R. SCHMIDT: Ann. 444, 232 (1925)].

Eigenschaften. Flüssigkeit vom Kp.$_{6-8}$ 200°, die langsam erstarrt und dann bei 140° schmilzt (The Merck Index 1960). Wird durch W. zersetzt.

Anwendung. Als Katalysator zur Meerwein-Ponndorf-Reduktion bzw. Oppenhauer-Oxydation nach folgendem Schema:

$$R \cdot CO \cdot R_1 + R_2 \cdot CHOH \cdot R_3 \xrightleftharpoons[Al(OC_2H_5)_3]{Al(OC_2H_5)_3} R \cdot CHOH \cdot R_1 + R_2 \cdot CO \cdot R_3.$$

Als Katalysatoren finden auch andere Aluminiumalkoholate Verwendung, z.B. Aluminium-isopropylat oder Aluminium-tert.-butylat. Da die Rk. eine Gleichgewichtsrk. ist, muß man, um gute Ausbeuten zu erhalten, entweder einen der Ausgangsstoffe im Überschuß anwenden oder einen in der Rk. entstehenden Stoff fortlaufend aus dem System nehmen. Das Verfahren findet Anwendung, wenn besonders schonend vorgegangen werden muß, z.B. kann Tribromacetaldehyd nach MEERWEIN-PONNDORF zum Tribromäthanol reduziert werden, ohne daß die Tribrommethylgruppe angegriffen wird:

$$CBr_3 \cdot CHO \rightarrow CBr_3 \cdot CH_2OH.$$

Alysicarpus

Alysicarpus glumaceus (VAHL) DC. [A. rugosus auct. non (WILLD.) DC., A. violaceus of SCHINDL., Hedysarum glumaceum VAHL, H. violaceum of FORSK.]. Leguminosae.

Das bis 1,5 m hohe Kraut ist in Ostafrika, Arabien und Indien heimisch.

Inhaltsstoffe. Saponine.

Anwendung. Das Kraut in Arabien und Indien bei geschwollenen Beinen, die Blätter in Ostafrika bei Mundfäule und Entzündungen. Nach HAERDI der Wurzelabsud als Hustenmittel, Blättersaft und Wurzelabsud als Antidiarrhoicum sowie bei drohendem Abort. Getrocknetes Blattpulver wird als Wundmittel in alte Wunden und auf Brandwunden gestreut.

Alysicarpus rugosus DC.
Heimisch in Südafrika.

Inhaltsstoffe. Tannin und Schleim.

Anwendung. In der Eingeborenenmedizin sowie als Viehfutter.

Alysicarpus zeyheri HARV. und SOND.
Süd- und Ostafrika.

Anwendung. Das Kraut bei den Eingeborenen gegen Impotenz. Nach HAERDI Blättersaft, rohe Wurzel und Wurzelabsud als Hustenmittel.

Alyssum

Alyssum campestre L. Cruciferae. Steinkraut. Ghoddumeh.
In Persien weit verbreitet.

Einjährige Pflanze. Blätter kurz, fast rhombisch, spitz, beiderseits graugrün. Sternhaare locker verteilt. Schötchen ohne einfache Haare.

Inhaltsstoffe. In den Samen ein Anthocyan und Schleim.

Anwendung. Als Expectorans und emulgierendes Mittel (Alyssum Mucilage Extra P. 58).

Joneidi [J. Pharm. Pharmacol. *V*, 626 (1953)] gab eine mikroskopische Beschreibung der Samen an, bestimmte ihre Quellfähigkeit, isolierte den Schleim und entwickelte eine Methode zur quantitativen Bestimmung desselben.

Alyxia

Alyxia stellata (Forst.) Roem. et Schult. (A. aromatica, Reinw. A. reinwardtii Bl.). Apocynaceae – Plumerioideae – Rauvolfieae.

Indischer Archipel, Gesellschaftsinseln.

Immergrüner Schlingstrauch.

Cortex Alyxiae. Alyxiarinde. Poelasari.

Cortex Alyxiae Ned. 5.

Die Rinde des Stammes und der Zweige.

Stücke verschieden lang und breit, bis 4 mm dick, stark zusammengerollt, außen schmutzig-grauweiß, grubig, innen dunkler, fast glatt, querfurchig, sehr feingrubig. Rinde meist vom Kork befreit, leicht zerbrechlich. Sie gleicht sehr der Canella alba.

Geruch angenehm, cumarinartig; Geschmack süßlich-bitter-aromatisch.

Mikroskopisches Bild. Auf dem Querschnitt eine starke, weißliche, mit zahlreichen gelben Steinzellgruppen durchsetzte, markige, harte Mittelrinde und ein dünner, radial gestreifter Bast. Im Parenchym Einzelkristalle von Calciumoxalat, Milchsaftschläuche sowie Fasern.

Inhaltsstoffe. Cumarinabspaltende Substanz, Gerbstoff, Bitterstoff, Alkaloide in Spuren. Nach älteren Angaben auch Cumarin und Alyxiakampfer.

Anwendung. Als Aromaticum, Digestivum, Antifebrile, Refrigerans. Die Blüten gegen Fieber.

MIX
Papier aus verantwortungsvollen Quellen
Paper from responsible sources
FSC® C105338

If you have any concerns about our products,
you can contact us on
ProductSafety@springernature.com

In case Publisher is established outside the EU,
the EU authorized representative is:
**Springer Nature Customer Service Center GmbH
Europaplatz 3, 69115 Heidelberg, Germany**

Printed by Libri Plureos GmbH
in Hamburg, Germany